D1997515

B. Herpertz-Dahlmann
F. Resch
M. Schulte-Markwort
A. Warnke

Entwicklungspsychiatrie

2. Auflage

Unter Mitarbeit von

Hubertus Adam, Hedwig Amorosa, Michael von Aster,
Tobias Banaschewski, Jan G. Behrens, Myron L. Belfer,
Carola Bindt, Bernhard Blanz, Romuald Brunner,
Manfred Döpfner, Herman van Engeland,
Jörg M. Fegert, Gereon R. Fink, Christian Fleischhaker,
Nima Forouher, Pia Fuhrmann, Manfred Gerlach,
Christopher Göpel, Alexander von Gontard,
Tiemo Grimm, Karin Grossmann, Klaus E. Grossmann,
Johannes Hebebrand, Kurt Hecher, Hartmut Heinrich,
Sabine C. Herpertz, Agnes Huber, Holger Jahn,
Martin Jung, Kerstin Konrad, Remo H. Largo,
Konrad Lehmann, Gerd Lehmkuhl, Ulrike Lehmkuhl,
Klaus Mathiak, Fritz Mattejat, Walter Matthys,
Claudia Mehler-Wex, Eva Möhler, Rolf Oerter,
Ernst Pfeiffer, Fritz Poustka, Helmut Remschmidt,
Martina Reske, Andreas Richterich, Peter Riedesser,
Veit Roessner, Aribert Rothenberger,
Maria von Salisch, Henning Saß, Renate Schepker,
Ingo Schlupp, Martin H. Schmidt, Frank Schneider,
Silvia Schneider, Wolfgang Schneider,
Gerd Schulte-Körne, Eberhard Schulz, Jürgen Seifert,
Michael Simons, Michael Siniatchkin, Beate Sodian,
Gertraud Teuchert-Noodt, Rainer Thomasius,
Mehmet Toker, Timo D. Vloet, Susanne Walitza,
Ralf Wanker, Michael Wegner, Christoph Wewetzer,
Klaus Wiedemann

Entwicklungspsychiatrie

Biopsychologische Grundlagen und die Entwicklung psychischer Störungen

Herausgegeben von **Beate Herpertz-Dahlmann**
Franz Resch
Michael Schulte-Markwort
Andreas Warnke

Mit Geleitworten von Klaus Minde und
Norman Sartorius

2., vollständig überarbeitete
und erweiterte Auflage

Mit 186 Abbildungen
und 227 Tabellen

Schattauer Stuttgart New York

Bibliografische Information der Deutschen Nationalbibliothek
Die Deutsche Nationalbibliothek verzeichnet diese Publikation in der Deutschen Nationalbibliografie; detaillierte bibliografische Daten sind im Internet über http://dnb.d-nb.de abrufbar.

Besonderer Hinweis: Die Medizin unterliegt einem fortwährenden Entwicklungsprozess, sodass alle Angaben, insbesondere zu diagnostischen und therapeutischen Verfahren, immer nur dem Wissensstand zum Zeitpunkt der Drucklegung des Buches entsprechen können. Hinsichtlich der angegebenen Empfehlungen zur Therapie und der Auswahl sowie Dosierung von Medikamenten wurde die größtmögliche Sorgfalt beachtet. Gleichwohl werden die Benutzer aufgefordert, die Beipackzettel und Fachinformationen der Hersteller zur Kontrolle heranzuziehen und im Zweifelsfall einen Spezialisten zu konsultieren. Fragliche Unstimmigkeiten sollten bitte im allgemeinen Interesse dem Verlag mitgeteilt werden. Der Benutzer selbst bleibt verantwortlich für jede diagnostische oder therapeutische Applikation, Medikation und Dosierung.
In diesem Buch sind eingetragene Warenzeichen (geschützte Warennamen) nicht besonders kenntlich gemacht. Es kann also aus dem Fehlen eines entsprechenden Hinweises nicht geschlossen werden, dass es sich um einen freien Warennamen handelt.
Das Werk mit allen seinen Teilen ist urheberrechtlich geschützt. Jede Verwertung außerhalb der Bestimmungen des Urheberrechtsgesetzes ist ohne schriftliche Zustimmung des Verlages unzulässig und strafbar. Kein Teil des Werkes darf in irgendeiner Form ohne schriftliche Genehmigung des Verlages reproduziert werden.

© 2003, 2008 by Schattauer GmbH, Hölderlinstraße 3, 70174 Stuttgart, Germany
E-Mail: info@schattauer.de
Internet: http://www.schattauer.de
Printed in Germany

Lektorat: Dr. Christina Hardt; Volker Drüke, Münster
Umschlagabbildung: „Bildnis Ursus Dix, sitzend“ von Otto Dix,
© VG Bild-Kunst, Bonn 2007
Satz: Mediendesign Joachim Letsch, Radeweg 5, 73733 Esslingen
Druck und Einband: AZ Druck und Datentechnik GmbH,
Heisinger Straße 16, 87437 Kempten (Allgäu)

ISBN 978-3-7945-2358-0

Geleitwort zur 2. Auflage

Auf dem Gebiet der Psychiatrie hat sich in den letzten Jahrzehnten ein tief greifender Wandel vollzogen. Aus einer Profession, die auf Verwahrung und Überwachung ihrer Patienten ausgerichtet war, und deren therapeutisches Vorgehen nur allzu oft spekulativer Natur war, wurde eine medizinische Disziplin mit zuverlässigen diagnostischen Kriterien, einer Vielzahl an behandlungstechnischen Möglichkeiten, deren Wirksamkeit als erwiesen gilt sowie einem wachsenden Verständnis für jene physiologischen Prozesse, die unserem psychischen Funktionieren sowie den entsprechenden Abweichungen und Störungen zugrunde liegen.

Diese willkommene Revolution ist jedoch von mehreren Entwicklungen begleitet worden, die nicht ungefährlich für die Psychiatrie und für deren Nutzen insgesamt für die Gesellschaft sind. Eine dieser Entwicklungen ist die Aufspaltung der Psychiatrie in einzelne Unterdisziplinen, deren Differenzierung entlang ideologischer oder methodischer Grenzen verläuft. Biologische Psychiatrie und Sozialpsychiatrie florierten gleichermaßen – beides „Disziplinen", die suggerieren, dass man unter Berücksichtigung ausschließlich biologischer oder sozialer Faktoren in Forschung und Klinik psychiatrisch tätig sein kann. Eine andere Aufspaltung entstand entlang demografischer Kriterien und schuf entsprechende Subdisziplinen, die sich mit den psychischen Problemen von Frauen, älteren Menschen, Migranten oder Kindern befassen. Auch dimensionale Überlegungen des Schweregrades einer Störung sorgten für Abspaltungen – die Behandlung von psychosomatischen und „milden psychiatrischen Störungen" (häufig in Verbindung mit dem Gedanken einer „Kur") verabschiedete sich sowohl im Geiste als auch geografisch aus den psychiatrischen Behandlungszentren: Als klassische psychiatrische Behandlungsbereiche blieben Krankheitsbilder wie Psychosen und chronischer Alkoholismus oder aus geistiger Behinderung resultierende psychiatrische Folgeerscheinungen übrig. Schließlich hatte die Trennung zwischen Wissenschaft und klinischer Praxis zunehmend negative Konsequenzen, mit denen beide Bereiche zu kämpfen haben.

Die übermäßige Betonung ökonomischer Effektivitätsnachweise im Bereich medizinischen – und so auch psychiatrischen – Handelns stellt eine weitere gefährliche Entwicklung dar. Behandlungsansätze, die eine schnelle Wiederherstellung der Arbeitsfähigkeit von Patienten versprechen, erhielten Vorrang vor anderen Therapien. Für die Psychiatrie insgesamt hatte dies nachteilige Effekte, da im Rahmen gegenwärtiger Therapiemöglichkeiten eine signifikante Gruppe von psychiatrischen Patienten zwar ihr soziales Funktionsniveau in vielerlei Hinsicht verbessern konnte, ohne dass dies jedoch mit der Fähigkeit verbunden war, in der herkömmlichen Arbeitswelt zu bestehen. Auch die Geriatrie sowie die Kinder- und Jugendpsychiatrie – beides Bereiche, in denen ethische, zukunftsorientierte und humanistische Überlegungen das therapeutische Vorgehen leiten – haben unter den Folgen der Ökonomisierung der Medizin zu leiden.

Die Entwicklungspsychiatrie stellt ein starkes Antidot gegen die schädlichen Folgeerscheinungen dieser beiden Strömungen dar. Sie vermag die Lücke zwischen Kinder-, Jugend- und Erwachsenenpsychiatrie zu schließen und Einsichten in das Gebiet der Psychiatrie als Ganzes zu liefern. Die vom Entwicklungsgedanken getragene sorgfältige Untersuchung psychischer Gesundheit und Erkrankung bereichert unser Verständnis menschlicher Entwicklung und Bedürfnisse auf eine Art und Weise, wie es kein anderer Ansatz vermag. Aus diesem Grund freue ich mich, dass nun die zweite Auflage vorliegt, die zweifelsohne einen wertvollen Beitrag zur Akzeptanz der Entwicklungspsychiatrie liefern wird.

Dieses Buch hilft aber nicht nur, die Subdisziplinen der Psychiatrie wieder zusammenzuführen, sondern ist aufgrund seiner ausgezeichneten Qualität und praktischen Orientierung ein hervorragender Leitfaden für all jene, die sich mit der psychischen Gesundheit und Erkrankung von Kindern und Jugendlichen befassen.

Darüber hinaus gelingt es den Herausgebern und Autoren, Erkenntnisse aus Grundlagenforschung und angewandter Wissenschaft zusammenzubringen – eine selten anzutreffende Leistung, die dazu beitragen wird, dass Patienten von den Fortschritten der Wissenschaft profitieren, während sich die Wissenschaft die Anregungen aus der klinischen Praxis zunutze machen kann.

Prof. Dr. med. Dr. phil. Dr. hc. mult. Norman Sartorius
Genf

Geleitwort zur 1. Auflage

Dieses Buch stellt eine wichtige Wende in der Geschichte der deutschsprachigen Kinderpsychiatrie dar. Ist es doch das erste deutsche Lehrbuch dieser medizinischen Fachrichtung, das Grundlagenwissenschaften mit der Darstellung psychischer Erkrankungen in einem Buch vereinigt.

Der außerordentliche akademische Fortschritt der Kinderpsychiatrie in den deutschsprachigen Ländern zeigt sich auch in der beeindruckenden Liste der über 40 Autoren. Sie kommen von 21 Universitäten oder Fachinstituten. Neben Autoren aus dem Bereich der Kinder- und Jugendpsychiatrie und Psychotherapie sowie der Psychiatrie kommen auch Vertreter der Genetik, der klinischen Psychologie und Entwicklungspsychologie, der Neuropädiatrie und der Zoologie, bis hin zur Biochemie und Pathobiochemie zu Wort. Diese breite Auswahl von Autoren ist natürlich auch ein Ausdruck der Komplexität und besonderen Stellung der Kinderpsychiatrie, deren Wurzeln bekanntlich sowohl in der Pädiatrie liegen, als auch in der bald erkannten Notwendigkeit, den psychosozialen und entwicklungsbedingten Schwierigkeiten vieler Kinder und deren Familien Abhilfe zu schaffen.

Hier wiederum hat sich unser Fach ganz allgemein in den letzten 15 Jahren grundlegend gewandelt. Während unser Verständnis des normalen Entwicklungsablaufs ursprünglich vorwiegend psychodynamisch ausgerichtet war, sind in den letzten Jahren differenzierte genetische, neurophysiologische und umweltbezogene Phänomene in unser Denken eingezogen. Viele dieser Faktoren können heute mit einer ehemals undenkbaren Validität gemessen werden und so kann ihr Einfluss auf das emotionale Leben und die Anpassungsfähigkeit des Einzelnen eindeutig belegt werden. Trotz dieser technologischen Entwicklungen sind wir uns heute aber auch bewusst, welch wichtige Rolle soziokulturelle Bindungen und Traditionen in unserem späteren Weltbild spielen, wie sie sich in unseren persönlichen und kollektiven Vorstellungen von Kindererziehung widerspiegeln und in unseren zwischenmenschlichen Beziehungen ausdrücken. Mit anderen Worten, heute wissen wir, dass Armut und Verzweiflung im Kindesalter auch die Biochemie des menschlichen Gehirns beeinflussen und dass uns die Erschließung des Genoms in der praktischen Behandlung der damit verbundenen Probleme nicht zwangsläufig weiterbringt.

Das Buch befasst sich mit diesen komplexen Phänomenen auf verschiedenen Ebenen. Die ersten beiden Abschnitte dokumentieren entwicklungsbiologische und -psychologische Zusammenhänge, auf denen ein Großteil unseres heutigen klinischen und therapeutischen Wissens basiert. Es ist beispielsweise nicht einfach, Bindungsstörungen von Kinder zu diagnostizieren und zu behandeln, wenn man die biologischen Grundlagen der Eltern-Kind-Bindung nicht kennt. Das Gleiche gilt für Gedächtnisentwicklung und Therapie traumatisierter Kinder.

Die Kapitel des dritten Abschnitts befassen sich mit der Bedeutung von Entwicklungsprozessen für die Manifestation und Behandlung psychischer Störungen. Hier wird unter anderem darauf hingewiesen, inwiefern die spezifische pharmakologische and psychotherapeutische Behandlung vom Entwicklungsstadium des Kindes abhängt. In diesen Kapiteln wird deutlich, wie sehr die entwicklungsbezogene Basis der Kinderpsychiatrie unsere klinische Arbeit definiert. Hier unterscheidet sich dieses Fachbuch auch von anderen, in denen in der Regel weniger als 20 % des Gesamttextes diesen grundlegenden Themen gewidmet sind.

Im letzten Teil des Buchs werden die wichtigsten klinischen Krankheitsbilder beschrieben. Um bei vornehmlich evidenzbasierten Daten Einheitlichkeit zu gewährleisten, werden alle Krankheitsbilder nach einem gemeinsamen Prinzip vorgestellt and besprochen. So beginnen diese Kapitel mit der Definition und Klassifikation des jeweiligen Krankheitsbildes und führen von dort über die Epidemiologie zur spezifischen Ätiologie und Pathogenese. Im Anschluss werden die Differenzialdiagnostik, Behandlung und Prävention sowie der Verlauf und die Prognose des Syndroms besprochen. Zu jedem Krankheitsbild werden am Schluss die jeweiligen Forschungsanliegen und die sich daraus ergebenen zukünftigen Studien aufgezeigt. Dieses Gliederungskonzept unterstützt die Ausgewogenheit der Kapitel und erlaubt dem Leser, Vergleiche anzustellen. Darüber hinaus wird ihm der wissenschaftlich gesicherte Stand zu einzelnen Krankheitsbildern und deren Behandlungsmethoden klar aufgezeigt. Anders als in anderen Fachbüchern der Kinderpsychiatrie entfällt dabei sowohl die individuelle Beschreibung des klinisch-diagnostischen Prozesses einzelner Syndrome, als auch eine Diskussion des Verhältnisses der Kinderpsychiatrie zu ihren angrenzenden Fachgebieten, wie z. B. der Pädiatrie, oder auch zu staatlichen Sozialinstitutionen.

Dieses Buch gibt einen weitreichenden Überblick über den neuesten Stand der Kinderpsychiatrie. Um derart vielfältige Information auf nur 850 Seiten zu bringen, bedarf es einer überzeugenden und einfühlsamen Herausgeberschaft. Die Tatsache, dass manche Kapitel zu einer wahrhaft spannenden Lektüre werden, zeugt einerseits von dem hohen wissenschaftlichen Niveau der Autoren, aber sicherlich auch von der Dynamik unseres Fachs, welches mit der Zeit immer mehr Schlüssel zum Verständnis und der potenziellen Verbesserung der kindlichen Entwicklung im Rahmen der Familie erkennt und klinisch anzuwenden lernt. Das vorliegende Fachbuch kann diesen Prozess nur fördern und bestätigt somit den deutschsprachigen Beitrag zur internationalen Fachliteratur der Kinderpsychiatrie.

Prof. Dr. med. Klaus Minde
Kanada

Vorwort zur 2. Auflage

Liebe Leserinnen und Leser,

mit dieser zweiten Auflage ist ein neues Buch entstanden. So rasch ist Entwicklungspsychiatrie von der Erkenntnisentwicklung vorangetrieben. Die erste Auflage war schnell vergriffen. Nachdrucke wurden notwendig. Nun sind wir allen Autoren dankbar, dass die zweite Auflage erscheinen kann. Diese Neuauflage lässt einen Reifungsprozess erkennen. Alle Kapitel wurden überarbeitet, nicht wenige sind neu hinzugekommen, einzelne Beiträge mussten dem Wissensfortschritt weichen. Farbliche Abbildungen haben Eingang gefunden, manches Kapitel ist anschaulicher geworden.

Die „tragende Idee“ des Buches ist geblieben: Die Betrachtung psychischer Störungen unter dem Aspekt der Entwicklung und die Vereinigung von grundlagenwissenschaftlichen Übersichten mit klinischen Kapiteln in einem Buch. Noch sind allzu oft die Wissenslücken zu groß, um Grundlagenwissenschaft und klinische Wissenschaft und Praxis jeweils für alle einzelnen Störungsbilder als Texteinheit abzuhandeln. Die Grundlagenkapitel haben dennoch relevanten Bezug zu den klinischen Kapiteln. Grundlagenwissenschaftliche Ausführungen in den klinischen Beiträgen lassen sich durch Nachschlagen in den Grundlagenkapiteln vertiefen. So hoffen wir, mit der zweiten Auflage den Dialog und Brückenschlag zwischen entwicklungsorientierter Forschung und klinischer Praxis weiter zu fördern.

Was ist nun alles neu in der zweiten Auflage? Klinische Praxis schöpft aus international gewonnener Erfahrung – auch hier vollzieht sich eine Globalisierung. Ein international gewachsener Erfahrungsaustausch bestärkt Konsensuswissen, macht aber auch auf transkulturelle Besonderheiten aufmerksam. Deutlich werden internationale Entwicklungen, die für unsere eigene Wissenschaft und Praxis zukunftsweisend sind. Die Beiträge der beiden in der WHO herausragenden Vertreter für die Anliegen der Psychiatrie (Norman Sartorius mit Geleitwort) und der Kinder- und Jugendpsychiatrie (Marion Belfer mit Übersicht zu internationalen Versorgungsstrukturen) sind Ausdruck dieser transkulturellen Sichtweise, die unsere eigene historische Position besser begreifen lässt.

Neu sind die Grundlagenkapitel zu Riechen und Schmecken, zur Emotionspsychologie, zur Kognition und Wahrnehmung und zur vorgeburtlichen Entwicklung, zur Psychiatrie des Säuglings- und Kleinkindalters und zu den Regulationsstörungen – Themen, die wichtig sind, aber sich sonst nicht gemeinsam in einem Buch finden lassen. Neu sind auch die Beiträge zur Entwicklungspsychopharmakologie, zu strafrechtlichen Begutachtungen, das Methodenkapitel zur funktionellen Bildgebung und der Abschnitt zur Indikation des EEG in der klinischen Praxis. In den Krankheitskapiteln fanden Schlafstörungen, PTSD und die psychischen Störungen bei pädiatrischen Erkrankungen, Adipositas sowie die Thematik von Tod und Sterben Aufnahme. Eine Neufassung erhielten die Kapitel zu den Störungen des Sozialverhaltens und den Angststörungen.

Diese zweite Auflage ist somit zu einem neuen Buch geworden. Die Autorenliste lässt rasch die hohe Fachkompetenz, die den Kapiteln zu Grunde liegt, erkennen und die große Bereitschaft, die Kooperation von Forschung und Klinik zum weiteren Gelingen des Buches fortzuschreiben.

Wir danken allen Autoren sehr herzlich. Dank gilt auch dem Verlag, zuvorderst Herrn Dr. Wulf Bertram, der die Konzeption des Buches in allen verlegerischen Belangen, aber auch durch seine eigene psychiatrische Fachkompetenz vorbildlich förderte. Wir danken Frau Dr. Hardt für die so geduldige und in allen Einzelheiten aufmerksame Betreuung im Lektorat wie auch wiederum Herrn M. A. Volker Drüke, der die neuen Kapitel konstruktiv lektorierte. Unser Dank gilt auch wieder den Sekretärinnen Frau Ruth Prölß, Frau Monika Rung, Frau Carla Wallraff, Frau Siegried Wegner und Frau Mechthild Taya. Sie haben mit unermüdlicher Geduld die viele Korrespondenz, die mehrfachen Entwürfe und Korrekturen der Manuskripte mitgetragen.

Mit der zweiten Auflage verbindet sich wiederum unser Wunsch, dass sich die Begeisterung für die Idee der Entwicklungspsychiatrie erneut unseren Lesern mitteilt.

Im Herbst 2007

Beate Herpertz-Dahlmann
Franz Resch
Michael Schulte-Markwort
Andreas Warnke

Die Herausgeber

Prof. Dr. med. Beate Herpertz-Dahlmann

Studium der Humanmedizin in Bonn. Weiterbildung zur Ärztin für Kinderheilkunde am Kinderkrankenhaus Amsterdamer Straße, Köln; Weiterbildung zur Ärztin für Kinder- und Jugendpsychiatrie an der Klinik für Kinder- und Jugendpsychiatrie und -psychotherapie der Universität Marburg. Psychotherapie-Weiterbildung am Seminar für Kinder-, Jugendlichen- und Familientherapie, Marburg. Habilitation über das Thema „Essstörungen und Depression in der Adoleszenz".

C3-Professur im Fach Kinder- und Jugendpsychiatrie an der Universität Marburg. Seit 1997 Lehrstuhlinhaberin (C4-Professur) und Direktorin der neu errichteten Klinik für Kinder- und Jugendpsychiatrie und -psychotherapie an der RWTH Aachen.

Ehemalige Präsidentin und derzeitiges Vorstandsmitglied der Deutschen Gesellschaft für Kinder- und Jugendpsychiatrie, Psychosomatik und Psychotherapie; Mitglied des Vorstandes der Deutschen Gesellschaft für Essstörungen; Vorsitzende des Wissenschaftlichen Beirates „Autismus Deutschland e.V."; Vertrauensdozentin der Studienstiftung des Deutschen Volkes; Schriftleitung der Zeitschrift für Kinder- und Jugendpsychiatrie und Psychotherapie.

Wissenschaftliche Schwerpunkte: Essstörungen, Aufmerksamkeitsdefizit-/Hyperaktivitätsstörung, Autismus und weitere neuropsychiatrische Krankheitsbilder.

Prof. Dr. med. Franz Resch

Studium der Humanmedizin an der Universität Wien. Ausbildung zum Facharzt für Psychiatrie und zum Facharzt für Kinder- und Jugendpsychiatrie an der Universitätsklinik für Neuropsychiatrie des Kindes- und Jugendalters im Allgemeinen Krankenhaus Wien. Psychoanalytiker. Habilitationsschrift über schizophrene Psychosen der Adoleszenz.

Seit 1993 Lehrstuhlinhaber (C4-Professur) und Ärztlicher Direktor der Klinik für Kinder- und Jugendpsychiatrie im Psychosozialen Zentrum des Universitätsklinikums Heidelberg.

Vorsitzender der Deutschen Gesellschaft für Kinder- und Jugendpsychiatrie und Psychotherapie (2002/2003), Stellvertretender Chairman der Child and Adolescent Psychiatry Section der Association of European Psychiatrists, Präsident der Deutschen Liga für das Kind in Familie und Gesellschaft, Studiendekan der Medizinischen Fakultät Heidelberg.

Wissenschaftliche Schwerpunkte: Entwicklungspsychopathologie, Adoleszentenkrisen und -psychosen, selbstverletzendes und suizidales Verhalten, Temperamentforschung.

Prof. Dr. med. Michael Schulte-Markwort

Studium der Humanmedizin und Philosophie in Marburg und Kiel. Dissertation 1992 an der Christian-Albrechts-Universität Kiel. Facharztausbildung 1987 bis 1992 an der Klinik für Kinder- und Jugendpsychiatrie der Medizinischen Universität zu Lübeck. Von 1992 bis 1995 Oberarzt. Habilitation 1996. Psychotherapeutische Ausbildung in Psychoanalyse und Psychodrama.

1996 Ruf auf eine C3-Professur für Kinder- und Jugendpsychiatrie an die Universität Hamburg, seit 2004 Lehrstuhlinhaber und Direktor der Klinik und Poliklinik für Kinder- und Jugendpsychosomatik am Universitätsklinikum Hamburg-Eppendorf und am Altonaer Kinderkrankenhaus, Chefarzt der Abteilung für Kinder- und Jugendpsychosomatik in der Seeparkklinik Bad Bodenteich. Präsident der Deutschen Gesellschaft für Kinder- und Jugendpsychiatrie, Psychosomatik und Psychotherapie 2006/2007.

Wissenschaftliche Schwerpunkte: Depression, Epidemiologie, Evaluation, operationalisierte Diagnostik.

Prof. Dr. med. Dipl.-Psych. Andreas Warnke

Studium der Psychologie und Humanmedizin in Gießen und München. Ärztliche Tätigkeiten an der Universitätskinderklinik München, in der Erwachsenenpsychiatrie Kaufbeuren, der Abteilung für Kinder- und Jugendpsychiatrie am Max-Planck-Institut für Psychiatrie in München, an der Universitätsklinik und Poliklinik für Kinder- und Jugendpsychiatrie in Marburg. Erwerb des Zusatztitels „Psychotherapie".

C3-Professur im Fach Kinder- und Jugendpsychiatrie der Universität Marburg. Seit 1992 Lehrstuhlinhaber (C4-Professur) und Direktor der Klinik und Poliklinik für Kinder- und Jugendpsychiatrie und Psychotherapie an der Universität Würzburg, seit 1997 Leiter der Tagesklinik des Diakonischen Werkes Würzburg.

Ehemaliger Vorsitzender der Deutschen Gesellschaft für Kinder- und Jugendpsychiatrie, Psychosomatik und Psychotherapie und ehemaliges Vorstandsmitglied der Bundesvereinigung Lebenshilfe sowie der Vereinigung für Interdisziplinäre Frühförderung. Mitglied des Vorstandes des Weltverbandes für Kinder- und Jugendpsychiatrie, Mitglied des Vorstandes der Europäischen Gesellschaft, Mitglied der Leitlinienkommission der Deutschen Gesellschaft für Kinder- und Jugendpsychiatrie, Psychosomatik und Psychotherapie und Gründungsmitglied des „Beirats Psychotherapie" der Bundesärztekammer. Mitherausgeber der Zeitschrift für Kinder- und Jugendpsychiatrie und Psychotherapie.

Wissenschaftliche Schwerpunkte: Legasthenie, Hyperkinetisches Syndrom, Anorexia nervosa, Zwang, schizophrene Störungen.

Anschriften der Autoren und Herausgeber

Dr. med. Hubertus Adam
Martin Gropius Krankenhaus, Oderberger Str. 8,
16225 Eberswalde
E-Mail: kiju@mgkh.de

Prof. Dr. med. Hedwig Amorosa
Forsterstr. 43, 10999 Berlin
E-Mail: H.Amorosa@gmx.de

Prof. Dr. med. Dipl.-Päd. Michael von Aster
Klinik für Kinder- und Jugendpsychiatrie und Psychotherapie, DRK-Kliniken Berlin Westend,
Spandauer Damm 130, 14050 Berlin
E-Mail: kinder-jugendpsychiatrie@drk-kliniken-westend.de

Dr. med. Dr. rer. nat. Dipl.-Psych. Tobias Banaschewski
Klinik für Psychiatrie und Psychotherapie des Kindes- und Jugendalters, Zentralinstitut für Seelische Gesundheit,
Ruprecht-Karls-Universität Heidelberg,
J 5, 68159 Mannheim
E-Mail: tobias.banaschewski@zi-mannheim.de

Dr. med. Jan G. Behrens
Zentrum für Frauen-, Kinder- und Jugendmedizin,
Klinik und Poliklinik für Kinder- und Jugendpsychosomatik, Universitätsklinikum Hamburg-Eppendorf,
Martinistr. 52, 20246 Hamburg
E-Mail: jbehrens@uke.uni-hamburg.de

Myron L. Belfer, MD
Department of Mental Health and Substance Abuse,
Department of Social Medicine, Harvard Medical School,
641 Huntington Avenue, Boston MA 02115, USA
E-Mail: Myron_Belfer@hms.harvard.edu

Dr. med. Carola Bindt
Zentrum für Frauen-, Kinder- und Jugendmedizin,
Klinik und Poliklinik für Kinder- und Jugendpsychosomatik, Universitätsklinikum Hamburg-Eppendorf,
Martinistr. 52, 20246 Hamburg
E-Mail: bindt@uke.uni-hamburg.de

Prof. Dr. med. Bernhard Blanz
Klinik für Kinder- und Jugendpsychiatrie,
Friedrich-Schiller-Universität Jena,
Philosophenweg 3, 07743 Jena
E-Mail: Bernhard.Blanz@med.uni-jena.de

Priv.-Doz. Dr. med. Romuald Brunner
Klinik für Kinder- und Jugendpsychiatrie,
Zentrum für Psychosoziale Medizin,
Ruprecht-Karls-Universität Heidelberg,
Blumenstr. 8, 69115 Heidelberg
E-Mail: Romuald_Brunner@med.uni-heidelberg.de

Prof. Dr. sc. hum. Dipl.-Psych. Manfred Döpfner
Klinik und Poliklinik für Psychiatrie und Psychotherapie des Kindes- und Jugendalters, Universität zu Köln,
Robert-Koch-Str. 10, 50931 Köln
E-Mail: manfred.doepfner@medizin.uni-koeln.de

Prof. Dr. med. Herman van Engeland
Department of Child and Adolescent Psychiatry, B01.324,
UMC Utrecht, PO box 85500, NL-3508 GA Utrecht
E-Mail: H.vanengeland@psych.azu.nl

Prof. Dr. med. Jörg M. Fegert
Klinik für Kinder- und Jugendpsychiatrie/Psychotherapie,
Universität Ulm,
Steinhövelstr. 5, 89075 Ulm
E-Mail: joerg.fegert@medizin.uni-ulm.de

Prof. Dr. med. Gereon R. Fink
Klinik und Poliklinik für Neurologie, Universität zu Köln,
Joseph-Stelzmann-Str. 9, 50931 Köln
E-Mail: gereon.fink@uk-koeln.de

Dr. med. Christian Fleischhaker
Abteilung für Psychiatrie und Psychotherapie im Kindes- und Jugendalter, Albert-Ludwigs-Universität Freiburg,
Hauptstr. 8, 79104 Freiburg i. Br.
E-Mail: fleischhaker@psyallg.ukl.uni-freiburg.de

Dr. med. Nima Forouher
Klinik für Kinder- und Jugendpsychiatrie und Psychotherapie, Universitätsklinikum Hamburg-Eppendorf,
Martinistr. 52, 20246 Hamburg
E-Mail: forouher@uke.uni-hamburg.de

Dipl.-Psych. Pia Fuhrmann
Klinik für Kinder- und Jugendpsychiatrie und Psychotherapie, Universitätsklinikum des Saarlandes,
Kirrberger Str., 66421 Homburg/Saar
E-Mail: pia.fuhrmann@uniklinikum-saarland.de

Prof. Dr. rer. nat. Manfred Gerlach
Klinik und Poliklinik für Kinder- und Jugendpsychiatrie und Psychotherapie,
Julius-Maximilians-Universität Würzburg,
Füchsleinstr. 15, 97080 Würzburg
E-Mail: manfred.gerlach@mail.uni-wuerzburg.de

Dr. med. Christopher Göpel
Hôpital Kirchberg, Service national de psychiatrie juvénile,
rue Edward Steichen, L-2540 Luxembourg

Prof. Dr. med. Alexander von Gontard
Klinik für Kinder- und Jugendpsychiatrie und Psychotherapie, Universitätsklinikum des Saarlandes,
Kirrberger Str., 66421 Homburg/Saar
E-Mail: alexander.von.gontard@uniklinikum-saarland.de

Prof. Dr. med. Tiemo Grimm
Abteilung für Medizinische Genetik im Institut für Humangenetik,
Julius-Maximilians-Universität Würzburg, Biozentrum,
Am Hubland, 97074 Würzburg
E-Mail: tgrimm@biozentrum.uni-wuerzburg.de

Dr. phil. Dipl.-Psych. Karin Grossmann
Burgunderstr. 9, 93053 Regensburg
E-Mail: karin.grossmann@psychologie.uni-regensburg.de

Prof. em. Dr. phil. Dipl.-Psych. Klaus E. Grossmann
Burgunderstr. 9, 93053 Regensburg
E-Mail: klaus.grossmann@psychologie.uni-regensburg.de

Prof. Dr. med. Johannes Hebebrand
Klinik für Psychiatrie und Psychotherapie des Kindes- und Jugendalters, Rheinische Kliniken Essen,
Virchowstr. 174, 45147 Essen
E-Mail: Johannes.Hebebrand@uni-duisburg-essen.de

Prof. Dr. med. Kurt Hecher
Klinik und Poliklinik für Geburtshilfe und Pränatalmedizin,
Universitätsklinikum Hamburg-Eppendorf,
Martinistr. 52, 20246 Hamburg
E-Mail: k.hecher@uke.uni-hamburg.de

Dr. sc. hum. Hartmut Heinrich
Kinder- und Jugendabteilung für Psychische Gesundheit,
Universitätsklinikum Erlangen,
Schwabachanlage 6 und 10, 91054 Erlangen
E-Mail: hheinri@arcor.de

Prof. Dr. med. Sabine C. Herpertz
Klinik und Poliklinik für Psychiatrie und Psychotherapie am Zentrum für Nervenheilkunde, Universität Rostock,
Gehlsheimer Str. 20, 18147 Rostock
E-Mail: sabine.herpertz@med.uni-rostock.de

Prof. Dr. med. Beate Herpertz-Dahlmann
Klinik für Kinder- und Jugendpsychiatrie und -psychotherapie, Universitätsklinikum der RWTH Aachen,
Neuenhofer Weg 21, 52074 Aachen
E-Mail: b.herpertz-dahlmann@kjp.rwth-aachen.de

Dr. med. Agnes Huber
Klinik und Poliklinik für Geburtshilfe und Pränatalmedizin,
Universitätsklinikum Hamburg-Eppendorf,
Martinistr. 52, 20246 Hamburg
E-Mail: agnes.huber@gmx.de

Dr. med. Holger Jahn
Klinik und Poliklinik für Psychiatrie und Psychotherapie,
Universitätsklinikum Hamburg-Eppendorf,
Martinistr. 52, 20246 Hamburg
E-Mail: jahn@uke.uni-hamburg.de

Dr. med. Martin Jung
Klinik für Kinder- und Jugendpsychiatrie und -psychotherapie, Schleswig Hesterberg,
Friedrich-Ebert-Str. 5, 24837 Schleswig
E-Mail: M.A.Jung@t-online.de

Prof. Dr. rer. nat. Dipl.-Psych. Kerstin Konrad
Klinik für Kinder- und Jugendpsychiatrie und -psychotherapie, Universitätsklinikum der RWTH Aachen,
Neuenhofer Weg 21, 52074 Aachen
E-Mail: kkonrad@ukaachen.de

Prof. Dr. med. Remo H. Largo
Abteilung Wachstum und Entwicklung,
Kinderspital Zürich, Universität Zürich,
Steinwiesstr. 75, CH-8032 Zürich
E-Mail: Remo.Largo@kispi.unizh.ch

Dr. rer. nat. Konrad Lehmann
Institut für Allgemeine Zoologie und Tierphysiologie,
Universität Jena, Ebertstr. 1, 07743 Jena
E-Mail: Konrad.Lehmann@uni-jena.de

Prof. Dr. med. Dipl.-Psych. Gerd Lehmkuhl
Klinik und Poliklinik für Psychiatrie und Psychotherapie
des Kindes- und Jugendalters, Universität zu Köln,
Robert-Koch-Str. 10, 50931 Köln
E-Mail: gerd.lehmkuhl@uk-koeln.de

Prof. Dr. med. Dipl.-Psych. Ulrike Lehmkuhl
Klinik für Psychiatrie, Psychosomatik und Psychotherapie
des Kindes- und Jugendalters, Charité,
Universitätsmedizin Berlin, Campus Virchow-Klinikum,
Augustenburger Platz 1, 13353 Berlin
E-Mail: ulrike.lehmkuhl@charite.de

Prof. Dr. med. Dr. rer. nat. Klaus Mathiak
Klinik für Psychiatrie und Psychotherapie,
Universitätsklinikum der RWTH Aachen,
Pauwelsstr. 30, 52074 Aachen
E-Mail: kmathiak@ukaachen.de

Prof. Dr. phil. Dipl.-Psych. Fritz Mattejat
Klinik für Kinder- und Jugendpsychiatrie und
-psychotherapie, Philipps-Universität Marburg,
Hans-Sachs-Str. 4 und 6, 35039 Marburg
E-Mail: mattejat@med.uni-marburg.de

Prof. Dr. med. Walter Matthys
Department of Child and Adolescent Psychiatry, B01.324,
UMC Utrecht, PO box 85500, NL-3508 GA Utrecht
E-Mail: W.Matthys@umcutrecht.nl

Prof. Dr. med. Claudia Mehler-Wex
Klinik für Kinder- und Jugendpsychiatrie/Psychotherapie,
Universität Ulm,
Steinhövelstr. 5, 89075 Ulm
E-Mail: claudia.mehler-wex@uniklinik-ulm.de

Dr. med. Eva Möhler
Klinik für Kinder- und Jugendpsychiatrie,
Zentrum für Psychosoziale Medizin,
Ruprecht-Karls-Universität Heidelberg,
Blumenstr. 8, 69115 Heidelberg
E-Mail: eva.moehler@med.uni-heidelberg.de

Prof. em. Dr. phil. Rolf Oerter
Department Psychologie, Ludwigs-Maximilians-Universität
München, Leopoldstr. 13, 80802 München
E-Mail: oerter@edupsy.uni-muenchen.de

Dr. med. Ernst Pfeiffer
Klinik für Psychiatrie, Psychosomatik und Psychotherapie
des Kindes- und Jugendalters, Charité,
Universitätsmedizin Berlin, Campus Virchow-Klinikum,
Augustenburger Platz 1, 13353 Berlin
E-Mail: ernst.pfeiffer@charite.de

Prof. Dr. med. Fritz Poustka
Klinik für Psychiatrie und Psychotherapie des Kindes-
und Jugendalters, Klinikum der Johann-Wolfgang-Goethe-
Universität, Deutschordenstr. 50, 60528 Frankfurt
E-Mail: poustka@em.uni-frankfurt.de

Prof. Dr. med. Dr. phil. Helmut Remschmidt
Klinik für Kinder- und Jugendpsychiatrie und
-psychotherapie, Philipps-Universität Marburg,
Hans-Sachs-Str. 4 und 6, 35039 Marburg
E-Mail: remschm@med.uni-marburg.de

Dr. rer. nat. Dipl.-Psych. Martina Reske
Klinik für Psychiatrie und Psychotherapie,
Universitätsklinikum der RWTH Aachen,
Pauwelsstr. 30, 52074 Aachen
E-Mail: mreske@ukaachen.de

Prof. Dr. med. Franz Resch
Klinik für Kinder- und Jugendpsychiatrie,
Zentrum für Psychosoziale Medizin,
Ruprecht-Karls-Universität Heidelberg,
Blumenstr. 8, 69115 Heidelberg
E-Mail: franz_resch@med.uni-heidelberg.de

Dr. med. Andreas Richterich
Zentrum für Frauen-, Kinder- und Jugendmedizin,
Klinik und Poliklinik für Kinder- und Jugendpsycho-
somatik, Universitätsklinikum Hamburg-Eppendorf,
Martinistr. 52, 20246 Hamburg
E-Mail: richterich@uke.uni-hamburg.de

Prof. Dr. med. Peter Riedesser
Klinik und Poliklinik für Kinder- und
Jugendpsychiatrie und Psychotherapie,
Universitätsklinikum Hamburg-Eppendorf,
Martinistr. 52, 20246 Hamburg
E-Mail: riedesser@uke.uni-hamburg.de

Dr. med. Veit Roessner
Kinder- und Jugendpsychiatrie/Psychotherapie,
Georg-August-Universität Göttingen,
von-Siebold-Str. 5, 37075 Göttingen
E-Mail: vroessn@gwdg.de

Prof. Dr. med. Aribert Rothenberger
Kinder- und Jugendpsychiatrie/Psychotherapie,
Georg-August-Universität Göttingen,
von-Siebold-Str. 5, 37075 Göttingen
E-Mail: arothen@gwdg.de

Prof. Dr. phil. Dipl.-Psych. Maria von Salisch
Institut für Psychologie, Leuphana Universität Lüneburg,
Scharnhorststr. 1, 21335 Lüneburg
E-Mail: salisch@uni-lueneburg.de

Prof. Dr. med. Henning Saß
Universitätsklinikum der RWTH Aachen,
Pauwelsstr. 30, 52074 Aachen
E-Mail: hsass@ukaachen.de

Prof. Dr. med. Renate Schepker
Abteilung für Kinder- und Jugendpsychiatrie und -psychotherapie, Akademisches Krankenhaus der Universität Ulm, Zentrum für Psychiatrie Weissenau,
Weingartshofer Str. 2, 88214 Ravensburg
E-Mail: Renate.Schepker@zfp-weissenau.de

Prof. Dr. rer. nat. Ingo Schlupp
Department of Zoology, University of Oklahoma,
730 Van Vleet Oval, Norman, OK 73019, USA
E-Mail: schlupp@ou.edu

Prof. Dr. med. Dr. rer. nat. Martin H. Schmidt
Zentralinstitut für Seelische Gesundheit,
Ruprecht-Karls-Universität Heidelberg,
J 5, 68159 Mannheim
E-Mail: martin.schmidt@zi-mannheim.de

Prof. Dr. med. Dr. rer. soc. Frank Schneider
Klinik für Psychiatrie und Psychotherapie,
Universitätsklinikum der RWTH Aachen,
Pauwelsstr. 30, 52074 Aachen
E-Mail: fschneider@ukaachen.de

Prof. Dr. rer. nat. Silvia Schneider
Klinische Kinder- und Jugendpsychologie,
Institut für Psychologie, Universität Basel,
Missionsstr. 60/62, CH-4055 Basel
E-Mail: silvia.schneider@unibas.ch

Prof. Dr. phil. Wolfgang Schneider
Institut für Psychologie,
Julius-Maximilians-Universität Würzburg,
Röntgenring 10, 97070 Würzburg
E-Mail: schneider@psychologie.uni-wuerzburg.de

Prof. Dr. med. Gerd Schulte-Körne
Klinik für Kinder- und Jugendpsychiatrie, Psychosomatik und Psychotherapie,
Klinikum der Universität München,
Pettenkoferstr. 8a, 80336 München
E-Mail: Gerd.Schulte-Koerne@med.uni-muenchen.de

Prof. Dr. med. Michael Schulte-Markwort
Zentrum für Frauen-, Kinder- und Jugendmedizin,
Klinik und Poliklinik für Kinder- und Jugendpsychosomatik, Universitätsklinikum Hamburg-Eppendorf,
Martinistr. 52, 20246 Hamburg
E-Mail: schulte.markwort@uke.uni-hamburg.de

Prof. Dr. med. Eberhard Schulz
Abteilung für Psychiatrie und Psychotherapie im Kindes- und Jugendalter, Albert-Ludwigs-Universität Freiburg,
Hauptstr. 8, 79104 Freiburg i. Br.
E-Mail: schulz@psyallg.ukl.uni-freiburg.de

Dr. med. Jürgen Seifert
Klinik und Poliklinik für Kinder- und Jugendpsychiatrie und Psychotherapie,
Julius-Maximilians-Universität Würzburg,
Füchsleinstr. 15, 97080 Würzburg
E-Mail: seifert@kjp.uni-wuerzburg.de

Dr. phil. Dipl.-Psych. Michael Simons
Klinik für Kinder- und Jugendpsychiatrie und -psychotherapie, Universitätsklinikum der RWTH Aachen,
Neuenhofer Weg 21, 52074 Aachen
E-Mail: msimons@ukaachen.de

Dr. med. Michael Siniatchkin
Klinik für Neuropädiatrie,
Christian-Albrechts-Universität Kiel,
Schwanenweg 20, 24105 Kiel
E-Mail: m.siniatchkin@pedneuro.uni-kiel.de

Prof. Dr. phil. Dipl.-Psych. Beate Sodian
Lehrstuhl für Entwicklungspsychologie,
Department Psychologie,
Ludwigs-Maximilians-Universität München,
Leopoldstr. 13, 80802 München
E-Mail: sodian@edupsy.uni-muenchen.de

Prof. Dr. med. Dr. rer. nat. Gertraud Teuchert-Noodt
Fakultät für Biologie, Bereich Neuroanatomie,
Universität Bielefeld,
Universitätsstr. 25, 33615 Bielefeld
E-Mail: G.Teuchert@biologie.uni-bielefeld.de

Prof. Dr. med. Rainer Thomasius
Deutsches Zentrum für Suchtfragen des Kindes- und Jugendalters (DZSKJ),
Universitätsklinikum Hamburg-Eppendorf,
Martinistr. 52, 20246 Hamburg
E-Mail: thomasius@uke.uni-hamburg.de

Dr. phil. Mehmet Toker
LWL-Klinik Hamm, Klinik für Kinder- und Jugendpsychiatrie, Psychotherapie und Psychosomatik,
Heithofer Allee 64, 59071 Hamm
E-Mail: m.toker@wkp.lwl.de

Dr. med. Timo D. Vloet
Klinik für Kinder- und Jugendpsychiatrie und -psychotherapie, Universitätsklinikum der RWTH Aachen,
Neuenhofer Weg 21, 52074 Aachen
E-mail: tvloet@ukaachen.de

Priv.-Doz. Dr. med. Susanne Walitza
Klinik und Poliklinik für Kinder- und Jugendpsychiatrie und Psychotherapie,
Julius-Maximilians-Universität Würzburg,
Füchsleinstr. 15, 97080 Würzburg
E-Mail: walitza@kjp.uni-wuerzburg.de

Dr. rer. nat. Ralf Wanker
Zoologisches Institut und Zoologisches Museum,
AB Ethologie, Universität Hamburg,
Martin-Luther-King-Platz 3, 20146 Hamburg
E-Mail: wanker@zoologie.uni-hamburg.de

Prof. Dr. med. Dipl.-Psych. Andreas Warnke
Klinik und Poliklinik für Kinder- und Jugendpsychiatrie und Psychotherapie,
Julius-Maximilians-Universität Würzburg,
Füchsleinstr. 15, 97080 Würzburg
E-Mail: proelss@kjp.uni-wuerzburg.de

Prof. Dr. rer. nat. Michael Wegner
Institut für Biochemie, Emil-Fischer-Zentrum,
Friedrich-Alexander-Universität Erlangen-Nürnberg,
Fahrstr. 17, 91054 Erlangen
E-Mail: m.wegner@biochem.uni-erlangen.de

Prof. Dr. med. Christoph Wewetzer
Klinik für Kinder- und Jugendpsychiatrie und Psychotherapie,
Kinderkrankenhaus Amsterdamer Str.,
Florentine-Eichler-Str. 1, 51067 Köln
E-Mail: wewetzerc@kliniken-koeln.de

Prof. Dr. med. Klaus Wiedemann
Klinik und Poliklinik für Psychiatrie und Psychotherapie,
Universitätsklinikum Hamburg-Eppendorf,
Martinistr. 52, 20246 Hamburg
E-Mail: wiedeman@uke.uni-hamburg.de

Inhalt

1 Entwicklungsbiologische Grundlagen

1.1 Entwicklungsethologie

I. Schlupp, R. Wanker

Inhalt

1.1.1 Einleitung

Die Entwicklung der Menschen ist von atemberaubender Faszination. Dies betrifft die Entwicklung des Menschen als Art, *Homo sapiens*, aus baumbewohnenden Primaten. Es betrifft ebenso die Entwicklung eines individuellen Menschen von einer befruchteten Eizelle bis zu einem erwachsenen, sich fortpflanzenden Menschen. Entwicklung ist bei allen körperlichen Merkmalen offensichtlich und findet genauso auch als Entwicklung des Verhaltens statt. Verhalten ist allgegenwärtig. Es gehört zum Erscheinungsbild von Tieren und Menschen, genauso wie der Knochenbau oder die Physiologie. So wie sich Letztere von der Zeugung eines Organismus bis zu seinem Tod entwickeln und verändern, entwickelt und verändert sich auch das Verhalten eines Tiers.

Im folgenden Kapitel stellen wir einige wichtige Aspekte der Verhaltensentwicklung der Tiere dar. Wir sind sicher, dass ein Überblick von Entwicklungsvorgängen bei Tieren hilft, normale und pathologische Vorgänge bei unserer eigenen Art zu verstehen. Da wir an vielen Stellen grundlegende evolutionsbiologische Konzepte berühren, haben wir gelegentlich auch Beispiele gewählt, die nicht direkt das Verhalten von Tieren betreffen.

Nach Nichelmann und Tembrock (1992) umfasst Entwicklung „eine hierarchische Struktur mit drei Ebenen“:

- Aktualgenese
- Ontogenese
- Phylogenese

Hierbei umfasst die **Aktualgenese** die kurzzeitige Entwicklung eines raumzeitlichen Verhaltensmusters eines Individuums. Die **Ontogenese** beinhaltet die Individualentwicklung von der befruchteten Eizelle zum geschlechtsreifen Individuum. Die **Phylogenese** hingegen befasst sich mit der stammesgeschichtlichen Entwicklung der Organismen und ihrer Verhaltensweisen.

Alle drei Prozesse haben eines gemeinsam: Sie befassen sich mit der Anpassung der Organismen an ihre Umwelt. Entwicklung lässt sich demnach als Wechselwirkung zwischen den Genen und ihrer Umwelt betrachten und mit den Methoden der modernen **Ethologie** untersuchen.
Die moderne Verhaltensbiologie geht davon aus, dass Verhaltensweisen ebenso der Selektion unterliegen wie alle anderen Eigenschaften eines Organismus.

Anpassung (adaptation): eine Eigenschaft, die dazu beiträgt, dass ihr Träger eine höhere inklusive Fitness hat als alle anderen Individuen einer Population.
Fitness (fitness): ein Maß für die Anzahl der Gene, die ein Individuum in den Gen-Pool der nächsten Generation einbringt. Eine gute Annäherung an dieses Maß ist die Anzahl der Nachkommen. Die **Gesamtfitness** (inclusive fitness) besteht aus den Genen, die ein Individuum selbst einbringt (direkte Fitness, direct fitness), also z.B. eigene Nachkommen. Hinzu kommen Gene, die indirekt durch Verwandte eingebracht werden (indirect fitness), also z.B. durch Neffen oder Nichten.
Selektion (selection): misst die unterschiedliche Fähigkeit eines Individuums, seine Gene in die nächste Generation einzubringen. Zwei wichtige Formen der direkten Selektion sind die natürliche Selektion (natural selection) und die sexuelle Selektion (sexual selection). Bei natürlicher Selektion unterscheiden sich Individuen in ihrer Fähigkeit, eigene Nachkommen zu hinterlassen. Bei sexueller Selektion unterscheiden sich Individuen in der Konkurrenz um Fortpflanzungspartner.

Die Entwicklung von Verhalten ist daher ein dynamischer und interaktiver Prozess. Er sorgt dafür, dass ein Tier überlebt und sich nach Erreichen der Geschlechtsreife erfolgreich fortpflanzen kann. Die Zuverlässigkeit der Entwicklung hat daher einen hohen Anpassungswert für die Tiere. Individuen, deren Verhaltensrepertoire sie dabei erfolgreicher sein lässt als andere, haben eine höhere **evolutive Fitness**. Sie hinterlassen mehr Nachkommen als ihre Konkurrenten. Hierdurch entwickelt sich das erfolgreichere Verhaltensrepertoire auch unter stammesgeschichtlichen Gesichtspunkten. Es wird von Generation zu Generation weitergegeben und für die jeweilige Generation optimiert. Um zu erfolgreicher Fortpflanzung zu kommen, muss jedes Tier eine erfolgreiche Verhaltensentwicklung durchlaufen. Es reicht zur Fortpflanzung keineswegs aus, in den Keimdrüsen die entsprechenden Geschlechtszellen bereitzustellen. Erst wenn diese Gameten unter den richtigen Bedingungen aufeinander treffen können, kann es zur Fortpflanzung kommen (Aktualgenese). Um dies zu erreichen, müssen sich das Tier und seine Verhaltensweisen „richtig" entwickeln (Ontogenese). Nicht nur eine Verhaltensweise als solche hat also einen Anpassungswert und unterliegt der Selektion, sondern auch der Weg dorthin, die Entwicklung des Verhaltens. Darüber hinaus muss sich die Verhaltensweise im Laufe der Stammesgeschichte aus besonderen Vorformen entwickelt haben (Phylogenese).

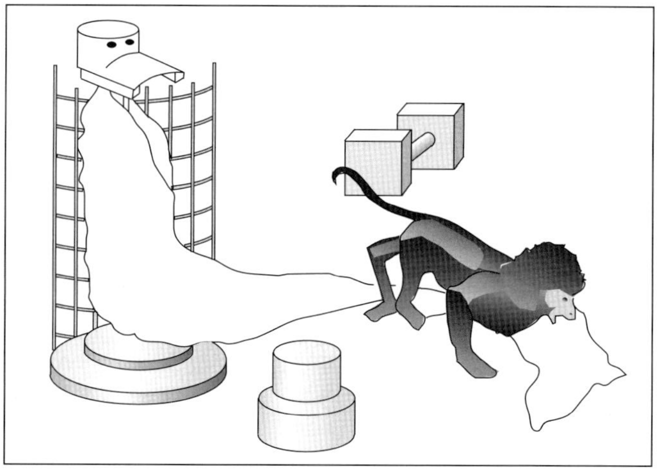

Abb. 1-1: Ein junger Rhesusaffe, der nur mit einer mütterlichen Stoffattrappe aufgewachsen ist, erkundet seine Umwelt und benutzt die Attrappe als sichere Ausgangsbasis (nach Franck 1997). Durch Mutterattrappen konnten Deprivationsschäden wie Bewegungsstereotypien und Angstzustände weitgehend vermieden werden.

Die korrekte Entwicklung einer komplexen morphologischen Struktur, wie z.B. des Insektenauges, erfordert die relevante genetische Information hierfür, Umwelteinflüsse und die Interaktion dieser Komponenten. Das Fehlen einer normalen und typischen Umwelt führt zu Abweichungen von einer adäquaten Entwicklung. Meist führen solche Fehlentwicklungen zu nicht fortpflanzungsfähigen Individuen. So haben z.B. Harlow und Harlow (1962) in ihren klassischen – und heute aus ethischen Gründen nicht mehr durchführbaren – Arbeiten an Rhesusaffen gezeigt, dass soziale Deprivation zu pathologischen Veränderungen im Verhalten dieser Tiere führt (s. Abb. 1-1). Generell haben Wirbeltiere häufig erhebliche Schwierigkeiten, sich erfolgreich fortzupflanzen, wenn sie nicht in adäquaten sozialen Umwelten aufwachsen (Swartz u. Rosenblum 1981).
Alle drei Ebenen der Entwicklung von Verhaltensweisen, die Aktualgenese, die Ontogenese und die Phylogenese, beruhen auf Interaktionen der Organismen mit ihrer Umwelt. Der Organismus erwirbt hierbei auf jeder Ebene Informationen, die er speichert, um sie dann in passenden Situationen abzurufen. Hier wird schnell deutlich, dass insbesondere Lernprozessen eine hohe Bedeutung als Schnittstellen zwischen dem Organismus und seiner Umwelt zukommt. Diese Zusammenhänge wollen wir in den folgenden Abschnitten beleuchten.

1.1.2 Aktualgenese

Aktualgenese kann als kurzzeitige Anpassung eines Tiers auf eine nur kurz auftretende Veränderung seiner Umwelt aufgefasst werden. Um auf die Umweltveränderung in angepasster Weise zu reagieren, muss das Individuum eine bestimmte Verhaltensweise entwickeln. So reagieren z. B. geschlechtsreife Rattenweibchen (*Rattus norvegicus*), die befruchtungsfähige Eier in sich tragen, bei Druck auf ihre hinteren Flanken mit einer charakteristischen Präkopulationshaltung, um eine erfolgreiche Kopulation herbeizuführen (s. Abb. 1-2 sowie Beach 1976). Nach der Theorie der **interaktiven Entwicklung** entsteht dieses Verhalten durch die Wechselwirkung von Genen und Umwelt. Der Flankendruck wird wahrgenommen, und diese Wahrnehmung wird an das Zentralnervensystem (ZNS) weitergeleitet. Dieses erhöht die Ausschüttung von Sexualhormonen zur Erhöhung der Empfängnisbereitschaft und sorgt durch Nervenimpulse für die Muskelkontraktionen, die zur Präkopulationshaltung führen. Die Umwelt in Form des Flankendrucks löst eine Erhöhung der Sexualhormonkonzentration aus, die einen aktivierenden Effekt auf die Verhaltensantwort hat.

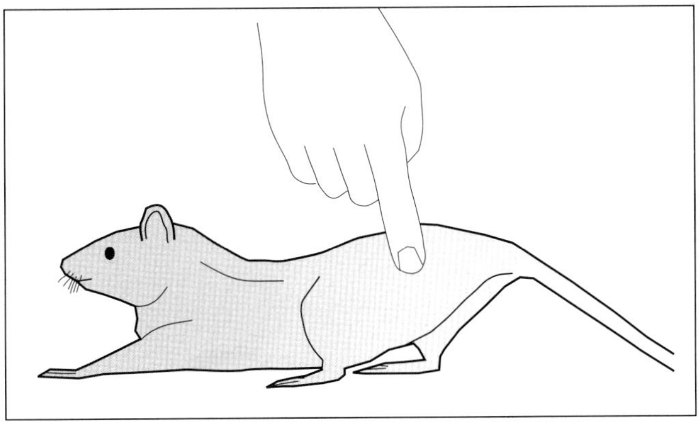

Abb. 1-2: Präkopulationshaltung einer empfängnisbereiten Ratte (nach Alcock 1996). Durch Druck auf die Flanken kann diese für weibliche Ratten typische Verhaltensweise ausgelöst werden.

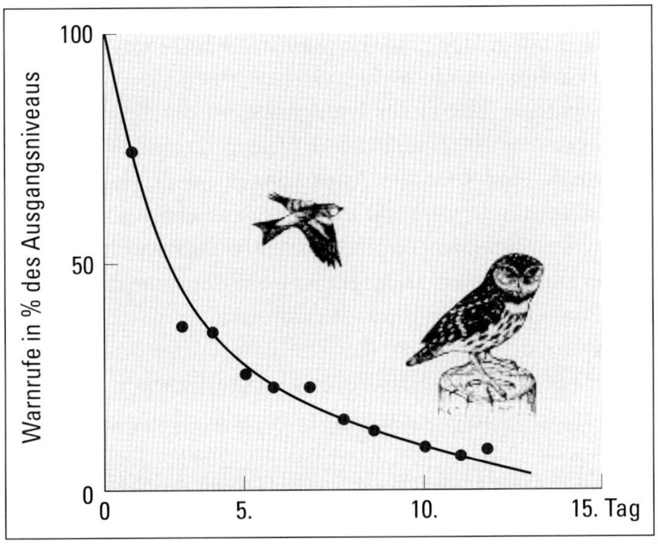

Abb. 1-3: Nachlassen der Hassreaktion von Buchfinken gegenüber einem lebenden Steinkauz, der täglich 20 Minuten dargeboten wurde (nach Franck 1997). Durch die tägliche Anwesenheit des Fressfeindes, der sich ungefährlich verhält, kommt es zu einer Habituation bei den Finken.

Ein anderes Beispiel für die kurzzeitige Anpassung eines Organismus an seine Umwelt ist die **Hassreaktion** von Buchfinken (*Fringilla coelebs*) gegenüber einem Fressfeind, dem Steinkauz (*Athene noctua*). Auf lebende Eulen oder Eulenattrappen reagieren die Buchfinken mit Warnrufen und Scheinangriffen. Dieses Verhalten wird „Hassen“ genannt und alarmiert Artgenossen, die sich den Aktionen anschließen und der Eule so den Jagderfolg nehmen. Reagiert die Eule jedoch nicht, so nimmt die Intensität der Hassreaktion von Tag zu Tag ab (s. Abb. 1-3). Auf den zunächst wirksamen Reiz reagiert der zentralnervöse Auslösemechanismus immer weniger. Das Tier passt sich den Erfordernissen der individuellen Umwelt an und vermeidet unnötige Aktivitäten.

1.1.3 Ontogenese

Ontogenese ist ein Prozess, der eine langfristige Anpassung des **Individuums** an seine Umwelt darstellt. Auch hier finden wir wieder Wechselwirkungen zwischen Genen und Umwelt, wobei die Umwelt aus der direkten Umwelt des Gens, also anderen Zellen oder Organen, oder der Umwelt außerhalb des Organismus bestehen kann. Der Organismus als Ganzes und in seinen Teilen passt sich an verschiedene, häufig auch langfristige Veränderungen seiner Umwelt so an, dass das Individuum nach Eintritt der Geschlechtsreife in der Lage ist, sich erfolgreich fortzupflanzen. Das optimiert seine Fitness, also den Anteil seiner Gene in der nächsten Generation. Dies soll am Beispiel der Ontogenese der Kopulationshaltung der Ratte erläutert werden. Unter ontogenetischen Aspekten ist die Verhaltensweise der Präkopulationshaltung in dem Zeitraum entstanden, in dem aus der befruchteten Eizelle ein geschlechtsreifer Organismus heranwuchs. Bei Säugetieren, z. B. Ratten, besitzen alle Eier ein X-Chromosom. Die Hälfte aller Spermien trägt hingegen ein Y-Chromosom, die andere Hälfte ein X-Chromosom. In der Hälfte aller Befruchtungen kommt es zu befruchteten Eizellen mit zwei X-Chromosomen (s. Abb. 1-4). Aus diesen befruchteten Eizellen entwickeln sich weibliche Embryonen, da nur das männliche Y-Chromosom die nötige Erbinformation besitzt,

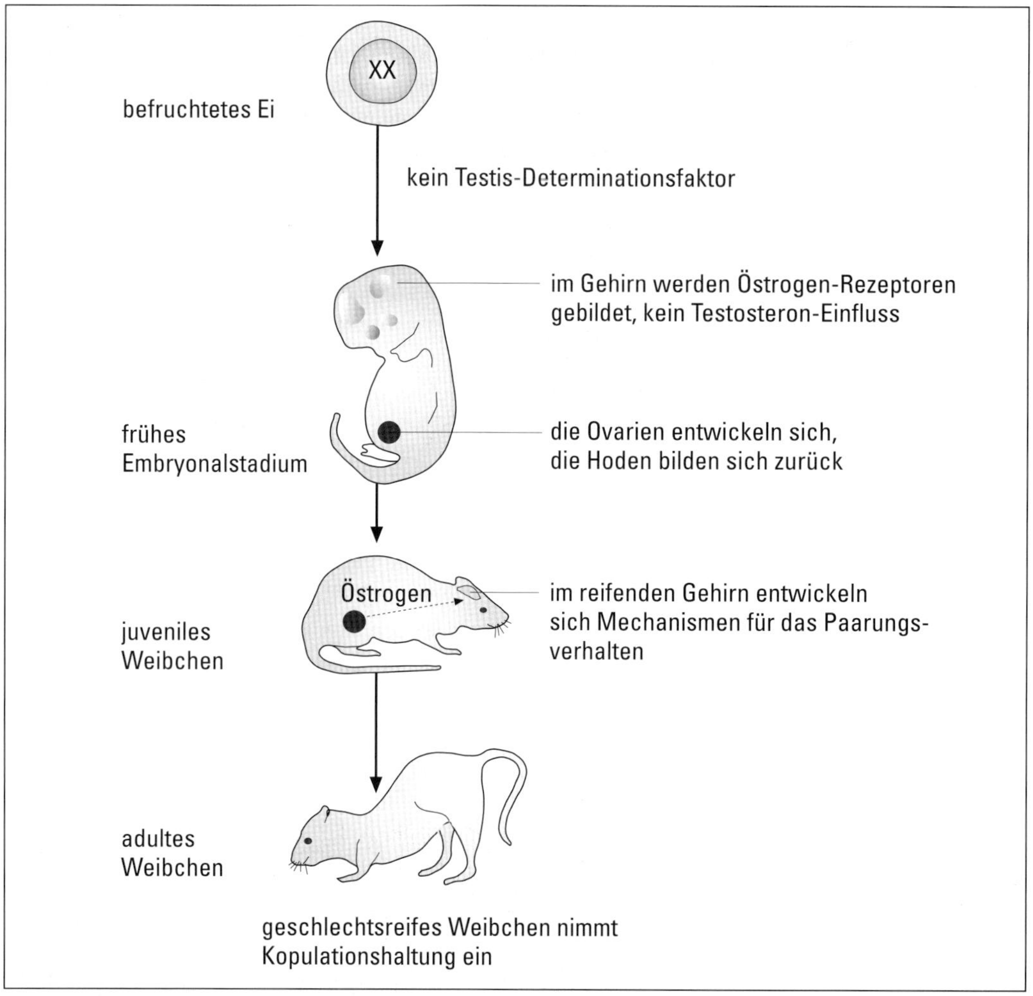

Abb. 1-4: Die Entwicklung der Präkopulationshaltung im Laufe der Ontogenese (nach Alcock 1996)

um männliche Keimdrüsen zu induzieren. Aus den Vorläuferzellen der Keimdrüsen bilden sich im männlichen Embryo Hodenzellen, von denen einige Testosteron produzieren. Dieses Hormon bewirkt, dass sich Zellen, die das Potenzial für weibliche Fortpflanzungsorgane besitzen, nicht vermehren und weiterentwickeln können. Im weiblichen Embryo sind die Testosteron-produzierenden Zellen nicht vorhanden. Daher bilden die Vorläuferzellen der Keimdrüsen Millionen von weiteren Zellen, die zur weiblichen Keimdrüse heranwachsen, dem Ovarium. Das Ovarium beginnt nach der Geschlechtsreife, die **Hormone** Östrogen und Progesteron zu produzieren, welche dann die hormonale Grundlage für das Fortpflanzungsverhalten der adulten Weibchen bilden. Zur Produktion eines einzigen Enzym-Moleküls ist es nötig, dass die genetische Information zur Herstellung des Enzyms abgelesen wird, das entsprechende Gen also angeschaltet wird. Hormone wie Östrogen und Progesteron können bestimmte Gene anschalten, die wiederum die Biochemie und die Entwicklung bestimmter embryonaler Gewebe verändern. Die Ontogenese von Verhalten kann hier also als Interaktion von Gehirn, Hormonen und Zielgewebe gesehen werden. Für die Entwicklung als Interaktion zwischen genetischer Information und Umwelt, sind insbesondere Hormone als Botenstoffe wichtig (Nelson 1995).

Ein wichtiger Aspekt der Ontogenese ist die Tatsache, dass Jungtiere nicht bloß unfertige Erwachsene sind. Viele ihrer Merkmale sind spezielle Anpassungen an die besonderen Lebensumstände während der Ontogenese. Sie sind nur zu einem bestimmten Zeitpunkt adaptiv und werden später wieder umgebildet. Dies gilt sowohl für morphologische Merkmale als auch für Verhaltensweisen.

Ein Beispiel hierfür ist das Kreislaufsystem des menschlichen Fötus. Solange der Fötus vom mütterlichen Kreislauf mit Sauerstoff mitversorgt wird, bleibt der Lungenkreislauf durch eine Verbindung (Ductus arteriosus) abgekoppelt. Diese Öffnung muss aber bei der Geburt geschlossen werden, um eine normale Atmung zu ermöglichen. Wird die kindliche Lunge nicht wie vorgesehen in den Kreislauf mit einbezogen, kann eine gefährliche Unterversorgung mit Sauerstoff entstehen, die behandelt werden muss (persistierender Ductus arteriosus, PDA).

a
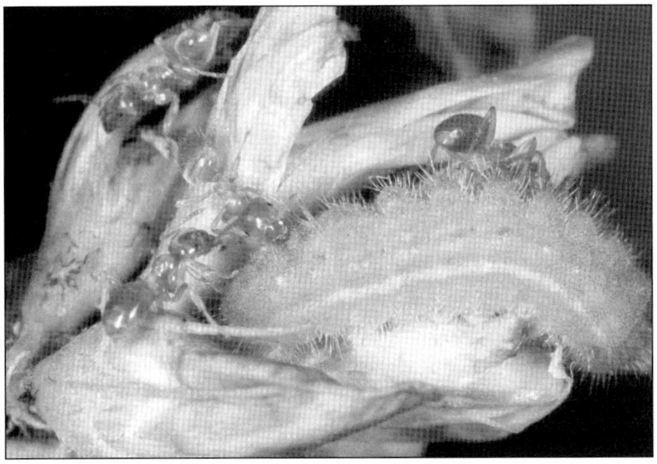
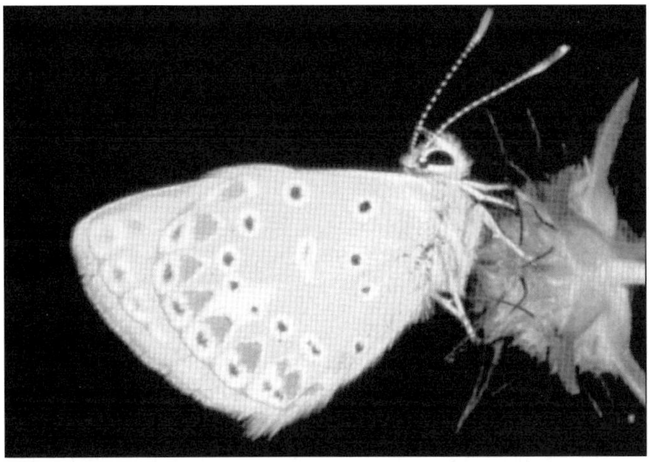
b

Abb. 1-5: Morphologische und ethologische Anpassungen verschiedener Lebensstadien: **a** Raupe von *Polyommatus icarus* mit Ameisen (*Lasius flavus*) auf einem Blütenstand der Luzerne *Medicago sativa*; **b** ausgewachsenes Weibchen von *Polyommatus icarus* (Rottemburg 1775) auf *Medicago sativa* (Fotos: K. Fiedler)

Bei einer überwältigenden Mehrzahl von Organismen gibt es Lebensstadien, die vor der Phase liegen, in der die Fortpflanzung liegt. Diese Stadien besitzen eigenständige Anpassungen, die das Überleben sichern. Sie haben aber nicht das Verhaltensrepertoire der erwachsenen Tiere. Larven sind nicht bloß ein Zwischenstadium zum erwachsenen Tier, sondern erfüllen eine Reihe von wichtigen Aufgaben. So können Larven ungünstige Jahreszeiten überdauern oder als Ausbreitungsstadien dienen. Die meisten Insekten z.B. haben Larven, die sich erst in einer komplizierten Metamorphose in die fortpflanzungsfähigen adulten Tiere verwandeln. So kann man die kriechende Raupe eines Schmetterlings als Vorstufe zu einem fliegenden Insekt begreifen. Es ist völlig klar, dass eine Raupe nicht wie ein adulter Schmetterling reagieren kann und eigenständige Verhaltensanpassungen braucht (vgl. Abb. 1-5). Die Raupen vieler Schmetterlingsarten aus der Familie der Bläulinge (Lycaenidae) zeigen sowohl morphologische als auch Verhaltensanpassungen, um sich gegen Fressfeinde zu wehren. Einige ihrer Larvenstadien bilden an ihrem Hinterleib so genannte „Honigdrüsen“ aus, mit deren Sekret sie bestimmte Ameisenarten anlocken und „befrieden“, sodass diese sie nicht nur nicht angreifen, sondern auch gegen andere Ameisenarten verteidigen (Fiedler et al. 1996).

Auch bei vielen Vogelarten sind die Jungvögel morphologisch anders gebaut als die Eltern und zeigen ebenfalls eigenständige Verhaltensanpassungen. Bei den meisten Arten zeigen die Jungvögel ein typisches Jugendgefieder. Im Gegensatz zum Adultgefieder ist es häufig sehr unscheinbar und lässt das Jungtier mit seiner Umgebung verschmelzen. In Zusammenhang mit dieser Anpassung an Fressfeinde steht auch ein typisches Juvenilverhalten. Bei Gefahr ducken sich die jungen Vögel reglos an den Untergrund, während sie als adulte Vögel bei Gefahr sofort weglaufen, auffliegen oder versuchen, den Feind vom Gelege fortzulocken.

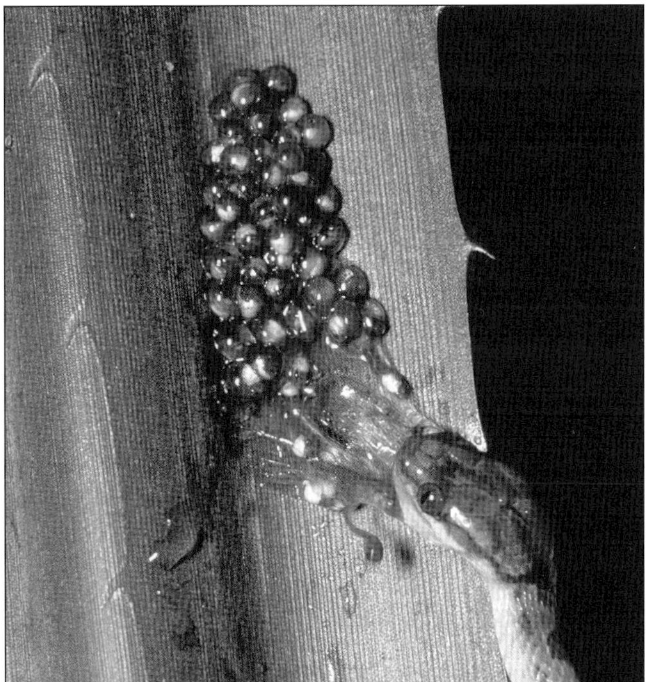

Abb. 1-6: Eine Schlange attackiert ein Gelege des Rotaugenbaumfrosches. Beachte die Kaulquappen, die gerade schlüpfen (Foto: K. M. Warkentin).

Äußerst flexibel reagieren Kaulquappen des tropischen Rotaugenfrosches (*Agalychnis calydrias*). Die erwachsenen Frösche kleben ihre Eier in einer Gallertmasse auf Blätter. Diese Blätter hängen über kleinen Gewässern, in die sich die schlüpfenden Larven fallen lassen. In diesen Gewässern warten wiederum räuberische Garnelen und Fische auf die schlüpfenden Kaulquappen. Vor allem kleine Larven fallen ihnen zum Opfer, sodass Kaulquappen, die lange in der Gallertmasse verharren und wachsen, ihr Risiko, gefressen zu werden, vermindern. Aber auch die Kaulquappen in ihrer Gallerte sind nicht völlig ungefährdet: Die Gelege werden häufig von Schlangen (*Leptodeira septentrionalis*) attackiert. Dieser Schlangenangriff löst bei den Kaulquappen die Flucht ins Wasser aus. Sie schlüpfen unverzüglich und springen quasi der Schlange aus dem Maul (s. Abb. 1-6) (Warkentin 1995; 2000). Dies ist ein besonders dramatisches Beispiel für **adaptive Plastizität** des Verhaltens.

Andere Wirbeltierarten zeigen nicht so drastische Formen des Übergangs vom juvenilen zum erwachsenen Individuum wie Froschlurche mit ihrer Metamorphose von der Kaulquappe zum fertigen Frosch. Aber auch dort gibt es Verhaltensweisen, die erst zu einer bestimmten Zeit aktiviert werden. Dies trifft insbesondere für sexuelle Verhaltensweisen zu, die in der Regel nicht vor der sexuellen Reife auftreten. So zeigen Männchen eines lebendgebärenden Zahnkarpfens (*Poecilia mexicana*) erst mit Beginn ihrer sexuellen Reife das arttypische Sexualverhalten. Die sexuelle Reife kann an der Umformung einer bestimmten Flosse erkannt werden. Weibchen einer anderen Art (*Poecilia formosa*) wählen vor ihrer sexuellen Reife nicht zwischen zwei unterschiedlichen Männchen. Dieselben Weibchen haben aber nach ihrer sexuellen Reife eindeutige Präferenzen (Landmann et al. 1999).

Auch in unserer eigenen Kultur ist Plastizität bei Entwicklungsmerkmalen zu finden. So gibt es eine große kulturelle Vielfalt in der Frage, wann menschliche Gesellschaften Heranwachsende als Erwachsene betrachten. So kann man beispielsweise in unserer Gesellschaft im Alter von 18 Jahren wählen gehen, in anderen Nationen wie Kuba und Nicaragua bereits mit 16. Ähnliches gilt für das Alter für den Führerscheinerwerb (16 in den USA). Die Wahrnehmung des Endes der Kindheit und des Abschlusses dieses ontogenetischen Prozesses ist also nicht einheitlich und vom gesellschaftlichen Kontext abhängig.

Viele Verhaltensweisen von Jugendstadien verschwinden mit dem Ende der Jugend. Sie müssen aber bei Adulten nicht unbedingt verloren gehen, sie können auch abgewandelt werden und eine neue Bedeutung erhalten. So finden sich im **Balzverhalten** von Lachmöwen (*Larus ridibundus*) Elemente, die dem juvenilen Betteln entsprechen. Auch die Beschwichtigungsgeste „Pfötchenheben" bei Hunden in aggressiven Auseinandersetzungen kann von dem Milchtritt junger Hunde abgeleitet werden, mit dem sie den Milchfluss der Mutter anregen (Franck 1997).

Für die Lebensphase nach dem Ende des reproduktionsfähigen Alters (Seneszenz) sind weniger spezielle Anpassungen bekannt. Diese Phase wird oft als mehr oder weniger langsames Nachlassen der Funktionsfähigkeit des Individuums gesehen.

Unterschiedliche genetische Informationen und Entwicklung können in der gleichen Art zu sehr erheblichen Unterschieden im Verhalten führen. So kommen in den Populationen von Schwertträgern der Art *Xiphophorus nigrensis* drei Allele des p-Gens vor (klein, intermediär, groß; s. Kallman 1989 sowie Ryan u. Rosenthal 2001). Dieses Gen bestimmt den Zeitpunkt des Eintritts in die Geschlechtsreife. Schwertträger sind kleine lebendgebärende Fische aus Mexiko. Einige der Männchen werden früh in ihrem Leben geschlechtsreif, andere spät. Da die Männchen nach der Geschlechtsreife nahezu nicht mehr wachsen, gibt es drei distinkte Typen von Männchen, die sich in der Größe, aber auch im Verhalten sehr stark unterscheiden: Große Männchen haben ein ausgeprägtes Balzverhalten, kleine Männchen nicht. Intermediäre Männchen balzen ebenfalls. Alle drei Männchentypen pflanzen sich fort.

Dieser **Polymorphismus** im Verhalten hat eine starke genetische Komponente, andere Verhaltensweisen besitzen weniger starke genetische Anteile. Sehr viele Verhaltensweisen sind sehr stark vom Lernen abhängig und brauchen die Umweltinformation für eine normale Entwicklung.

> Erblichkeit von Verhalten sollte nicht als unentrinnbarer Determinismus missverstanden werden. Genetische Informationen sind von großer Bedeutung für die Entwicklung, aber nur ein Teil des Ganzen. Alle Verhaltensweisen entwickeln sich durch Gene, die Umwelt und die Interaktion dieser beiden Faktoren.

Die fruchtlose Diskussion um die Erblichkeit des Intelligenzquotienten (IQ) (Ehrlich 2000) hat gezeigt, dass die Dichotomie zwischen „Nature" und „Nurture" falsch ist. Komplexe ontogenetische Vorgänge lassen sich nur verstehen, wenn man beide Aspekte mit einbezieht. Lamprecht (1982) vergleicht die Ontogenese eines Merkmales mit dem Aufsteigen in einem verzweigten Baum, dessen Zweigenden die möglichen Endstadien symbolisieren. An jeder Astgabel des Baums muss eine Entscheidung über die weitere Richtung gefällt werden, und diese Entscheidungen werden mal von den Genen und mal von Umweltfaktoren dominiert.

Nicht nur die genetische Information kann somit Unterschiede im Verhalten herbeiführen, auch unterschiedliche Umwelten können dies. Häufig muss die genetische Information daher für Flexibilität im Verhalten kodieren, damit Individuen auf unterschiedliche Umwelteinflüsse adaptiv reagieren können. Bei den südamerikanischen Augenring-Sperlingspapageien (*Forpus conspicillatus*) ziehen sich die Eltern schon sehr frühzeitig nach dem Ausfliegen ihrer Jungen zurück, füttern diese zwar noch, bereiten sich aber schon wieder auf die nächste Brut vor. Die wichtigsten Interaktionspartner für die **Sozialisation** der Jungen sind die eigenen Nestgeschwister (Garnetzke-Stollmann u. Franck 1991). Nur in der Nestgeschwistergruppe können die wichtigsten sozialen Verhaltensweisen angewandt, erprobt und verfeinert werden. Während der frühen Ontogenese werden diese 13 cm großen Papageien von vielen Gefahren bedroht. So zerstört u.a. der amerikanische Zaunkönig (*Troglodytes aedon*) die Gelege der ebenfalls höhlenbrütenden Papageien und tötet auch deren Nestlinge (Wanker 1997). Häufig wachsen Einzelkinder ohne Nestgeschwister auf. Wenn diese Einzelkinder keine Möglichkeiten der Kontaktaufnahme zu gleichaltrigen Juvenilen haben, sind sie nicht in der Lage, sich zu verpaaren und erfolgreich fortzupflanzen. Fliegen in ihrer Nachbarschaft aber gleichaltrige Nestgeschwistergruppen aus, so versuchen sie sofort nach dem Ausfliegen Kontakt zu diesen aufzunehmen. Sie bilden „Ersatzgeschwistergruppen" (Wanker 1999). Obwohl es sonst nie zu engen Kontakten zwischen nicht verwandten Juvenilen kommt, erlaubt die genetische Information genügend Flexibilität im Verhalten, die es den Einzelkindern ermöglicht, sich erfolgreich zu sozialisieren.

1.1.4 Phylogenese

Zwischen Ontogenese und Stammesgeschichte gibt es eine intime Verknüpfung. Der Embryologe Baer (1792–1866) erkannte, dass die Keimesentwicklung des menschlichen Embryos verschiedene Stadien durchläuft, die Ähnlichkeit mit Phasen in der Stammesgeschichte haben. So besitzt der menschliche Embryo für kurze Zeit Strukturen, die dem Kiemendarm und den Kiemenspalten unserer Wirbeltiervorfahren entsprechen. Aus diesen Beobachtungen entwickelte der Biologe E. Haeckel (1834–1919) die biogenetische Grundregel: „Die Ontogenie ist die kurze und schnelle Rekapitulation der Phylogenie." Auch wenn mittlerweile klar ist, dass Haeckel seine Beobachtungen geschönt hat, ist seine Feststellung weiterhin – wenn auch eingeschränkt – gültig. Kritik an einer vereinfachenden Sichtweise wurde z.B. von Gould (1985) geäußert. Die schon erwähnten besonderen Anpassungen an frühe Stadien der Entwicklung zeigen klar, dass die Ontogenese keine verkürzt ablaufende Phylogenese darstellt. Dennoch gibt es Beispiele für Entwicklungsvorgänge, die Merkmale ausprägen, welche beim ausgewachsenen Tier dann – höchst wahrscheinlich – unnötig geworden sind. Am ehesten lassen sich solche Phänomene an morphologischen Merkmalen studieren. Ein gutes Beispiel hierfür sind **Rudimente**. So werden bei Walen Knochen des Beckengürtels noch angelegt und sind dann ohne Funktion bei erwachsenen Walen zu finden. Ein weiteres Beispiel sind die Augen von höhlenbewohnenden Fischarten. Die Erwachsenen sind komplett blind. Die frühen Larvenstadien von Höhlenfischen und sehenden Oberflächenfischen sind kaum zu unterscheiden (Langecker et al. 1993). Die erwachsenen Fische wiederum unterscheiden sich in zahlreichen morphologischen und ethologischen Merkmalen (Parzefall 1993). Viele solcher Merkmale sind der stabilisierenden Selektion entzogen, weil sie ihren adaptiven Wert eingebüßt haben. Der Beckengürtel eines Wales ist überflüssig, weil Wale eben keine Beine haben. Ohne Selektion für oder gegen Beckenknochen kann es sehr lange dauern, bis ein Merkmal verschwunden ist (Wilkens 1993). Diese neutrale Evolution wird bei vielen Merkmalen gefunden.

Stammbäume spiegeln wider, wie neue Arten entstanden sind. Stammbäume machen auch deutlich, dass alle Organismen eine Geschichte haben und dass evolutive Veränderungen eines Organismus immer nur an dem stattfinden können, was schon vorhanden ist. Im Gegensatz zu Ingenieuren kann Evolution nicht mit einem leeren Blatt beginnen und versuchen, mit einer technisch perfekten Lösung aufzuwarten. Diese historische Dimension der Evolution erklärt viele eher unperfekt erscheinende Eigenschaften von Tieren, aber auch des Menschen. So sind die Weisheitszähne des modernen Menschen überflüssig und sorgen bei vielen Menschen für ernste Probleme. Der bipede, aufrechte Gang des Menschen begrenzt die Evolution des weiblichen Beckens: Der Geburtskanal kann nicht weiter werden. Dies wiederum führt dazu, dass Kinder extrem unreif geboren werden müssen, damit sie überhaupt den Geburtskanal passieren können. Ein Ingenieur wäre für diese Lösung sicherlich entlassen worden. Diese und zahlreiche weitere Eigenschaften sind auf unser Säuger-Erbe zurückzuführen. Inwieweit dies auch auf unser Verhalten zutrifft, ist derzeit Gegenstand einer lebhaften Diskussion (z.B. Ehrlich 2000), aber es zeigt sich deutlich, dass auch Verhaltensweisen diesem Muster folgen. Unsere nächsten Verwandten, die Bonobos (*Pan paniscus*) und Schimpansen (*Pan troglodytes*), weisen viele Verhaltensweisen auf, welche die enge Verwandtschaft mit dem Menschen bestätigen. Dies reicht vom Zungenkuss (Bonobo), einer Kopulation, die Gesicht zu Gesicht stattfindet (Bonobo, vgl. de Waal 1989), bis hin zu Werkzeuggebrauch (Schimpanse, vgl. Goodall 1986) und organisierter Jagd (Schimpanse, s. Boesch 1994). Zu diesen im Freiland auftretenden Verhaltensweisen kommen noch zahlreiche hinzu, die im Labor auslösbar sind. Hierbei ist die Fähigkeit zur Kommunikation in Zeichensprache (Savage-Rumbaugh et al. 1998) besonders bemerkenswert.

Das typische Verzweigungsmuster eines Stammbaums entsteht, wenn sich immer wieder neue Arten bilden. Hierbei kann Verhalten eine wichtige Rolle spielen: So fanden wahrscheinlich die Finken, die zum Ende des Tertiärs als Erste vom Festland kommend die 1000 Kilometer zu den Galapagosinseln überwanden, eine Vielzahl von unbesetzten ökologischen Nischen vor. Dies führte dazu, dass in relativ kurzer Zeit 14 Arten entstanden, die in Verhalten und Morphologie an ihren neuen Lebensraum angepasst waren. Dieser Artbildungsprozess wurde vermutlich stark von Verhaltensweisen gefördert. Dies wird sehr deutlich am Zusammenspiel von Nahrungspräferenzen und Bau des Schnabels. Es entstand sogar eine Art, die eine fehlende Anpassung des Schnabels durch Werkzeuggebrauch kompensiert: Der Spechtfink (*Camarhynchus pallidus*) benutzt Kaktusstacheln, um nach Insekten in Baumrinden zu suchen (Grant 1986).
Ein ebenso beeindruckendes Beispiel betrifft die rapide Artbildung von Fischen der Familie Cichlidae im Viktoria-See in Ostafrika. Hier wurde die Artbildung vermutlich durch sexuelle Selektion mit begünstigt. Weibchen bevorzugten Männchen mit bestimmten Farben, was zur Artbildung beitrug. Ironischerweise ist der Viktoria-See mittlerweile durch menschliche Aktivitäten so verändert, dass viele dieser Arten vom Aussterben bedroht oder schon ausgestorben sind. Vermutlich durch die Trübung des Wassers können Weibchen ihre Farbpräferenzen nicht mehr zur Wahl der Männchen benutzen. Dies führt zu Hybridisierungen, und die Artgrenzen brechen zusammen (Seehausen et al. 1997).
Um stammesgeschichtliche Verwandtschaft zu erforschen, werden auch ontogenetische Merkmale herangezogen. So wird aus dem Auftreten von Zahnanlagen bei Bartenwalen wie dem Blauwal (*Balaenoptera musculus*) geschlossen, dass auch die Vorfahren der Bartenwale Zähne hatten. Auch molekularbiologische Methoden werden für diesen Ansatz benutzt. Das Studium der molekularen Aspekte der Entwicklung ist ein sich rasant entwickelndes Feld in der Biologie (z. B. Arendt et al. 2001; Purugganan 1998).
Dass auch Verhaltensweisen für die Erklärung der Stammesgeschichte herangezogen werden können, hat schon Lorenz (1935) bei vergleichenden Untersuchungen verschiedener Entenarten herausgefunden. Viele Elemente des Balzverhaltens männlicher Enten sind bei verschiedenen Arten in unterschiedlichen Ausprägungen zu finden. Art und Umfang dieser Abänderungen der Balz lassen auf die Verwandtschaft der einzelnen Arten zueinander schließen. Unter Zuhilfenahme von ethologischen und morphologischen Merkmalen stellte Lorenz einen Stammbaum der Entenvögel (Anatiden) auf, der von einem mit molekularbiologischen Methoden erstellten nur in einigen Fällen abweicht (Sibley u. Ahlquist 1990).

1.1.5 Lernprozesse

Von allergrößter Wichtigkeit für die Ontogenese sind Lernvorgänge. Hier werden auf verschiedenen Ebenen Informationen aus der Umwelt direkt in das Verhalten einbezogen. Manche Verhaltensweisen sind komplett angeboren und somit sofort verfügbar. Solche Verhaltensweisen sind oft schützende Reflexe (z. B. Lidschlussreflex) oder lebenswichtige Reaktionen, die auch ein Neugeborenes sofort aufweisen muss. Sie müssen also nicht durch Lernen modifiziert werden. Die meisten anderen Verhaltensweisen weisen jedoch eine erlernte Komponente auf.

Prägung

Basal bei den Lernvorgängen ist die **Prägung**. Hier lernt ein Tier während einer sensiblen Phase eine bestimmte Information und behält diese lebenslang. Ein klassisches Beispiel hierfür ist die Nachfolgeprägung bei Entenvögeln (Lorenz 1935). Gänseküken werden in einer kurzen Phase nach dem Schlupf aus dem Ei auf ein sich bewegendes Objekt geprägt. Diese Prägung ist adaptiv, weil unter normalen Umständen dies immer die Mutter ist, die von diesem Zeitpunkt an die Jungen führt. Im Experiment allerdings lässt sich diese Eigenschaft ausnutzen, um Küken z. B. auf Menschen zu prägen. Prägung spielt ebenfalls eine große Rolle beim Gesangslernen der Vögel. Die Gesangsentwicklung verläuft bei den meisten Arten über einen Jugendgesang (subsong), der erst nach mehreren Monaten zum vollen Gesang (cristalysed song) ausgebildet wird (Marler u. Peters 1982). Während der Ausbildung müssen die jungen Männchen die Gesänge ihrer Väter und deren Nachbarn hören, um den arttypischen Gesang zu produzieren (Konishi 1965). Werden junge Weißkopf-Ammernfinken isoliert von den Gesängen ihrer Artgenossen aufgezogen, so sind sie als Erwachsene niemals in der Lage, wie ihre Artgenossen zu singen. Zieht man sie hingegen mit einem artfremden „Tutor" auf, so ähneln ihre Gesänge später dem Gesang der anderen Art (Baptista u. Petrinovitch 1984). Ein ähnliches Phänomen konnten Rowley und Chapman (1986) auch in einem natürlichen Experiment feststellen: Ein Paar Inkakakadus (*Cacatua leadbeateri*) und ein Paar des Rosakakadu (*Eolophus roseicapilla*) brüteten in ein und derselben Bruthöhle, ohne einander für einen längeren Zeitraum zu begegnen. Beide Paare hatten Eier gelegt, als die größeren Inkakakadus das fremde Paar bemerkten und vertrieben. In ihrem Gelege brüteten sie aber auch die Eier der Rosakakadus aus und zogen diese auf. Die Rosakakadus wuchsen also mit den Rufen der anderen Art auf. Die Kontaktrufe der Rosakakadus, mit denen Kakadus im Schwarm Verbindung zueinander halten, ähnelten denen der

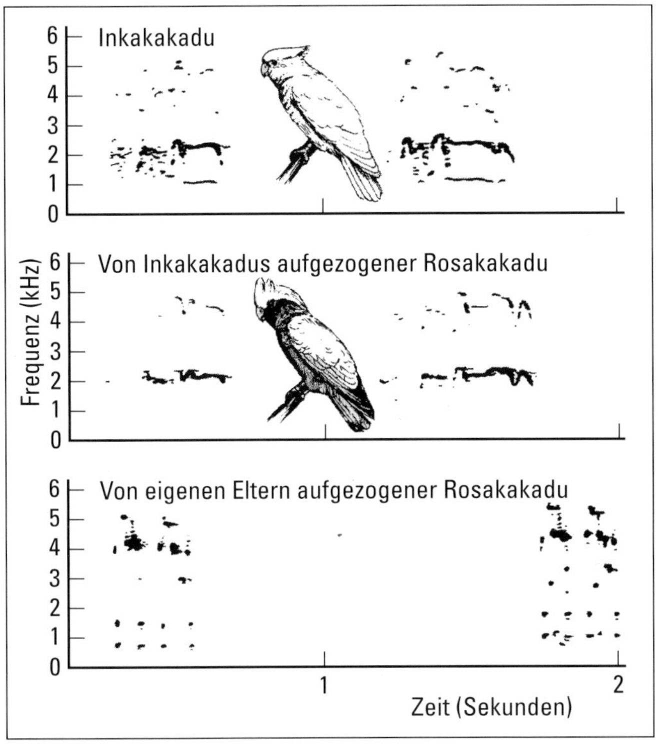

Abb. 1-7: Klangspektrogramme eines Inkakakadus, eines von Inkakakadus aufgezogenen Rosakakadus und eines von den eigenen Eltern aufgezogenen Rosakakadus (nach Alcock 1996). Jungvögel, die von der anderen Art aufgezogen wurden, erlernen deren typische Lautäußerungen.

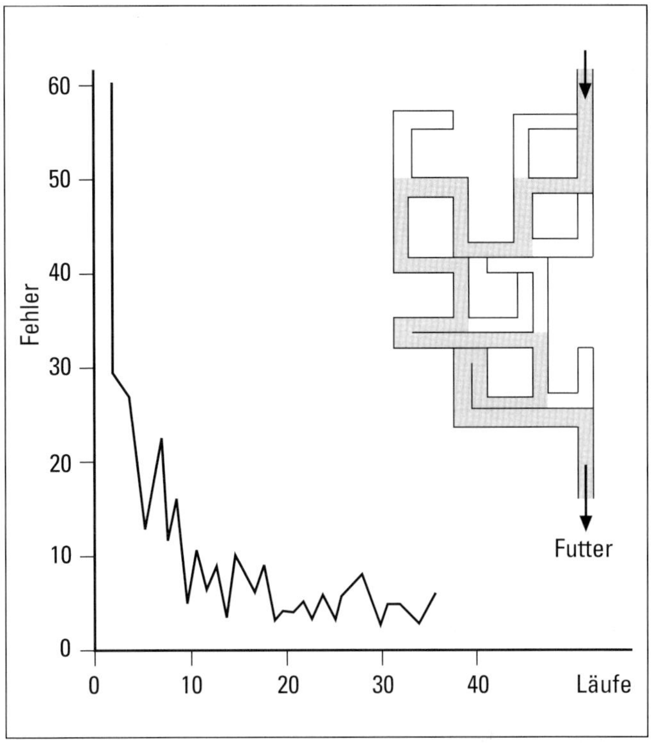

Abb. 1-8: Lernen von Ameisen beim Durchqueren eines Labyrinthes (nach Franck 1997). Je häufiger die Ameisen das Labyrinth durchqueren und belohnt werden, umso geringer wird die Anzahl der Fehler bei jeder Durchquerung.

Inkakakadus (s. Abb. 1-7). Die Schreckrufe jedoch waren typische Rosakakadu-Rufe. Dies illustriert, dass manche Verhaltensweisen ohne Lernen schon komplett sind, andere jedoch durch Lernen modifiziert werden müssen.

Konditionierungen

Konditionierungen spielen in der Lernpsychologie eine große Rolle. Man unterscheidet zwischen klassischer und operanter Konditionierung. Bei der **klassischen Konditionierung**, die vom russischen Physiologen Pawlow beschrieben wurde, wird ein unbedingter Reflex mit einem neuen Auslösereiz verknüpft. So lässt sich der Speichelfluss eines Hundes normalerweise nur durch einen Nahrungsreiz auslösen. Wird aber Futter zusammen mit einem anderen Reiz angeboten, z. B. einer Lampe, lernt der Hund, den Lichtreiz und die Nahrung zu assoziieren. Nach relativ kurzem Training löst dann der Lichtreiz allein schon den Reflex aus. Diese Assoziation ist – im Gegensatz zur Prägung – reversibel.

Während bei der klassischen Konditionierung ein bereits vorhandener unbedingter Reiz zum Lernen benutzt wird, spielt dies bei der **operanten Konditionierung** keine Rolle. Hier wird ein Reiz mit einer zufällig auftretenden Verhaltensweise verknüpft. So erkunden z. B. Ratten (*Rattus norvegicus*) eine so genannte Skinner-Box und berühren zufällig einen von zwei Hebeln. Diese Verhaltensweise wird dann mit Futter belohnt, und nach einigen Wiederholungen hat die Ratte gelernt, das Drücken des Hebels mit einer Futtergabe zu assoziieren. Operantes Konditionieren setzt voraus, dass das Versuchstier neugierig ist und zufällig auf einen Hebel der Skinner-Box drückt. Dies leitet über zum Lernen nach Versuch und Irrtum.

Lernen durch Versuch und Irrtum

Ähnlich wie bei der klassischen Konditionierung spielen auch beim **Lernen durch Versuch und Irrtum** Belohnungen und die Wiederholung von bestimmten Aktivitäten eine große Rolle. Ein typisches Beispiel für diese Lernart sind Labyrinthversuche, bei denen die Testindividuen ein Labyrinth durchlaufen müssen, um am Ende zu einer Futterquelle zu gelangen. Die Tiere müssen ständig neue Entscheidungen treffen und sich an getroffene Entscheidungen erinnern können, um zum Ausgang zu kommen. Jede falsche Entscheidung endet in einer Sackgasse. Setzt man eine Ratte in ein Labyrinth, an dessen Ausgang keine Belohnung auf das Tier wartet, so beginnt sie eigenständig das Labyrinth zu erkunden. Das Lernergebnis wird aber erst deutlich, wenn sie in einem zweiten Versuch das Labyrinth zielgerichtet durchläuft. Lässt man Ameisen durch ein Labyrinth mit anschließender Futterbelohnung laufen und wiederholt diesen Versuch immer wieder, so nimmt die Anzahl der fehlerhaften Läufe bereits in den ersten fünf Durchgängen um bis zu 50 % ab (Franck 1997, s. Abb. 1-8). Bleibt die Belohnung aus, so kann es zu einer Abschwächung des Lernergebnisses führen.

Häufig ist individuelles Spielverhalten wichtig für den Erwerb erfahrungsbedingter Anpassungen an die Umwelt. Durch häufige Wiederholung kommt es zu individuell erworbenen Verhaltenselementen. Junge Schimpansen spielen mit vielen Gegenständen ihrer täglichen Umwelt und versuchen z. B. verschiedene Steine oder Hölzer als Werkzeug zum Nussknacken zu gebrauchen (Boesch u. Boesch-Achermann 2000). Interessanterweise sind Futterbelohnungen hier nicht von Bedeutung, auch wenn die Verhaltensweisen oder Werkzeuge später für die Futtergewinnung genutzt werden.

Lernen durch Beobachtung und Nachahmung

Generell lernen Tiere durch **Beobachten** und wenden die so gewonnene Information später adaptiv an. Dieses Beobachten kann in mehreren Zusammenhängen auftreten. So ahmen z. B. die Weibchen einiger Fischarten die Partnerwahl anderer Weibchen nach, statt eine eigene Wahl zu treffen (Dugatkin 1992; Schlupp et al. 1994). Dieses „mate copying“ genannte Verhalten tritt z. B. auch bei kleineren, vermutlich jungen Weibchen des Guppy (*Poecilia reticulata*) auf, die durch **Nachahmung** erfahrener Weibchen eigene Fehler vermeiden können (Dugatkin u. Godin 1993).

Auch im Kontext von aggressivem Verhalten spielt Lernen durch Beobachtung eine Rolle. So beobachten Männchen des Kampffisches (*Betta splendens*) Kämpfe zwischen anderen Männchen und passen dann ihr eigenes Kampfverhalten an die schon vorher beobachtete Stärke ihres Gegners an („audience effect“, Oliveira et al. 1998). Hormonmessungen haben gezeigt, dass Cichliden-Männchen (*Oreochromis mossambicus*) ihren Testosteronspiegel schon erhöhen, wenn sie einen Kampf zwischen zwei anderen Männchen beobachtet haben (Oliveira et al. 2001). Diese Beispiele zeigen, dass Tiere Informationen aus sozialen Interaktionen ihrer Artgenossen in ihr Verhalten mit einbeziehen. Die Reaktion auf diese Informationen reicht vom hormonellen System bis zum Verhalten. Diese Formen der Nachahmung und Verwertung von Informationen sind sehr verbreitet.

Durch Nachahmung lassen sich auch noch andere Fähigkeiten erwerben: So spielt Nachahmung eine entscheidende Rolle beim Gesangslernen von Vögeln. Viele Vögel haben im Laufe der Evolution die Eigenschaft erworben, gut imitieren zu können. Sumpfrohrsänger integrieren z. B. die Rufe von Grasmücken, Meisen und Bachstelzen in ihren Gesang. Vermutlich erhöhen diese zusätzlichen Elemente im Balzgesang die Attraktivität der Männchen.

Papageien, Beos und Rabenvögel sind sogar in der Lage, die menschliche Stimme nachzuahmen. Diese Fähigkeit lässt sich zumindest bei den Papageien auf ihr komplexes Sozialverhalten zurückführen. Von Wellensittichen ist bekannt, dass sogar erwachsene Tiere, die neu in eine Voliere eingesetzt werden, innerhalb weniger Wochen einen gemeinsamen Gruppenruf ausbilden (Farabaugh u. Dooling 1996). Diese Fähigkeit, im sozialen Kontext Lautäußerungen zu erlernen, nutzt man, um Papageien gezielt bestimmte Wörter beizubringen. Die Bezugsperson des Tiers spricht mit diesem und widmet ihre gesamte Aufmerksamkeit dem Vogel. Nun kommt eine neutrale Person in den Raum und ruft das zu erlernende Wort der Bezugsperson zu. Diese adressiert ihre Aufmerksamkeit nun auf den Neuling. Schon nach wenigen Durchgängen benutzt der Papagei das neue Wort, um wieder die Aufmerksamkeit seiner Bezugsperson zu gewinnen (Pepperberg 1994).

Auch Nahrungspräferenzen bei Ratten (Galef u. White 1997) und die Wahl des Aufenthaltsortes bei Eidechsen (Kiester 1979) werden durch Beobachten und Nachahmung beeinflusst. Ein klassisches Beispiel für diese Lernart wurde von Hinde und Fisher (1952) beschrieben. Verschiedene Meisenarten (Paridae) hatten gelernt, die Deckel von Milchflaschen zu öffnen. Dies geschah offenbar zuerst in London durch Versuch und Irrtum (s. S. 9) und verbreitete sich von diesem Epizentrum aus über weite Teile Großbritanniens. Vermutlich fand dieser horizontale Transfer von Information durch Nachahmung statt.

Tradierung

Eine besondere Form des Lernens durch Beobachtung ist die Traditionsbildung oder **Tradierung**. Hierbei werden die Verhaltensweisen eines Tiers von anderen Tieren beobachtet und später im gleichen Kontext nachgeahmt. Dadurch, dass immer mehr Individuen dem Beispiel folgen und auch die Jungtiere dieses Verhalten erlernen, kann es sich über viele Generationen in einer Population halten.

Ein Beispiel für Traditionsbildung wurde bei einer Gruppe japanischer Rotgesichtsmakaken (*Maccaca fusca*) beobachtet (Itani 1958). Dort fing ein junges Weibchen unvermittelt

an, seine Nahrung, Kartoffeln und später auch Reis, in Wasser zu waschen. Dieses Verhalten breitete sich in der Gruppe aus und wurde auch vertikal, also an die Jungtiere der Gruppe, weitergegeben. Das Nahrungswaschen war zur Tradition geworden, wurde aber nur in dieser einen Gruppe beobachtet.
Auch bei Schimpansen (*Pan troglodytes*) wurden Tradierungen gefunden. Viele Populationen dieser Menschenaffen haben bestimmte Arten des Werkzeuggebrauchs entwickelt. In der Schimpansengruppe, die von der Primatenforscherin Jane Goodall untersucht wurde, zeigten die erwachsenen Tiere eine besondere Form des „Termitenangelns" (Goodall 1991). Sie brachen dünne Zweige ab und entfernten die Blätter. Mit diesen Angeln stocherten sie dann in Termitenbauten herum und zogen die Stöckchen wieder heraus. Die Termiten hatten sich an dem vermeintlichen Eindringling festgebissen und konnten genüsslich abgeleckt werden. Umfangreiches Film- und Fotomaterial belegt, wie junge Tiere diese Verhaltensweise bei ihren Eltern beobachten und dann versuchen, sie nachzuahmen, bis sie endlich selbst erfolgreiche „Termitenangler" sind. Dieses Verhalten ist jedoch nur bei den Tieren in Tansania gefunden worden. Die Gruppe, die von dem Ehepaar Boesch im Taï-Nationalpark an der Elfenbeinküste beobachtet wurde, hatte eine andere Tradition des Werkzeuggebrauchs erfunden. Wenn die reifen Nüsse des Coulabaums (*Coula spec.*) zu Boden fallen, trifft die ganze Gruppe dort ein. Die erfahrenen Tiere suchen sich sofort zwei Steine, die sie als Hammer und Amboss zum Knacken der harten Schalen benutzen können, und machen sich an die Arbeit (Boesch u. Boesch-Achermann 2000). Die jungen Tiere schauen ihnen zu und versuchen, sie nachzuahmen. Auch bei dieser Form des Werkzeuggebrauchs wird eine Verhaltensweise durch Nachahmung tradiert und auf die folgenden Generationen übertragen. Die jungen Schimpansen sind noch völlig unerfahren im Nüsse-Knacken, lernen aber bald, die richtigen Steine zu finden. Sie probieren zuerst verschiedene Größen und Formen nach dem Prinzip von Versuch und Irrtum aus. Bald jedoch können sie die Nützlichkeit eines Steins schon durch bloßes Ansehen einschätzen. Dies führt über zur nächsten Form des Lernens, dem einsichtigen Lernen.

Einsichtiges Lernen

Einsichtiges Lernen zeichnet sich durch das Erfassen von Zusammenhängen und ein gewisses Maß an Voraussicht aus. In den meisten Fällen handelt es sich um eine neuartige Anwendung von bekannten Werkzeugen oder Fähigkeiten.
In den frühen 20er Jahren des letzten Jahrhunderts wurden erste Experimente hierzu an Schimpansen durchgeführt (Köhler 1921). Die Tiere konnten z. B. eine an der Decke hängende Banane nur dadurch erreichen, dass sie mehrere Holzkisten, die im Gehege verteilt waren, aufeinander stellten. In weiterführenden Versuchen hatten Schimpansen gelernt, nacheinander Kisten zu öffnen, in denen sich jeweils sichtbar die Werkzeuge zum Öffnen der nächsten Kiste befanden. Nachdem die Kisten zufällig im Gehege verteilt worden waren, musste eines von mehreren Anfangswerkzeugen gewählt werden, um den richtigen Weg zur Kiste mit der Belohnung zu finden. Das falsche Werkzeug hätte zu einer leeren Kiste geführt. Die getestete Schimpansin begann nach einer Phase des Planens, während der sie sich alle Kisten von einer erhöhten Position aus ansah, das richtige Werkzeug zu wählen (Franck 1997).
Neuere Untersuchungen haben gezeigt, das Graupapageien (*Psittacus erithacus*) die menschlichen Begriffe für bestimmte Eigenschaften von Gegenständen lernen und bei bisher unbekannten Kombinationen dieser Eigenschaften diese Zusammenhänge erfassen können (Pepperberg 1990). Zeigt man ihnen vier Schlüssel aus unterschiedlichen Materialien und von unterschiedlicher Farbe, so können sie die Farbe dem Material zuordnen. Auf die Frage: „Was ist grün?" antworten sie z. B.: „Holz".

Soziales Lernen

Soziales Lernen spielt bei sehr vielen Tierarten eine große Rolle. Durch den Umgang mit ihren Artgenossen lernen die heranwachsenden Individuen in einer arttypischen und vorhersagbaren Weise, auf diese zu reagieren und mit ihnen zu interagieren. Dies geschieht häufig in spielerischer Art und Weise. So erproben z. B. die Jungtiere vieler Säugetiere ihre Fähigkeiten für agonistische Auseinandersetzungen in Kampf- und Fluchtspielen (Franck 1997). Kennzeichnend für diese Spiele sind rasche Rollenwechsel sowie eine totale Beißhemmung. Auch die Ontogenese des Menschen ist von Spiel gekennzeichnet. Hier kann man noch zusätzlich zwischen Objekt- und Fantasiespiel unterscheiden (Pellegrini u. Bjorklund 2004). Da angemessenes artspezifisches Verhalten in sozialen Interaktionen mit Artgenossen die Voraussetzung für eine erfolgreiche Verpaarung und Fortpflanzung ist, kommt dieser Form des Lernens eine hohe evolutive Bedeutung zu. Die Mehrzahl der Untersuchungen zum sozialen Lernen wurde zur **Mutter-Kind-Beziehung** bei Primaten durchgeführt (Übersicht in Swartz u. Rosenblum 1981). Offensichtlich dient die Mutter-Kind-Beziehung bei Schimpansen dem Heranwachsenden als sichere Basis für die Erkundung seines sozialen Umfeldes. In der Mutter-Kind-Beziehung erlangt der Juvenile Erfahrung mit den Anforderungen des sozialen Systems, in dem er aufwächst (Goodall 1986).
Eine Vielzahl von Untersuchungen hat gezeigt, dass nicht nur die Mutter-Kind-Beziehung in der frühen Ontogenese

von Bedeutung für das spätere Verhalten ist. Generell scheinen die Eltern und sozial erfahrene ältere Geschwister bei vielen Tierarten als unabdingbar für den Erwerb sozialer Fähigkeiten im Umgang mit Artgenossen zu sein (Groothuis u. Mulekom 1991; Sachser u. Lick 1991). Wang und Novak (1994) konnten sogar den Erwerb elterlichen Brutpflegeverhaltens durch soziales Lernen vom Vater bei der Präriewühlmaus (*Microtus ochrogaster*) experimentell nachweisen. Neuere Untersuchungen haben gezeigt, dass nicht nur ältere Individuen, sondern auch Beziehungen zu Gleichaltrigen („peer bonds", Solomon 1994; Brent et al. 1997; Kraemer 1997) für die Entwicklung des artspezifischen Sozialverhaltens von Bedeutung sind. In einer Untersuchung an Kuckucken (*Clamator glandarius*) konnten Soler und Soler (1999) zeigen, dass isoliert aufgezogene Individuen nicht in der Lage waren, Mitglieder ihrer Art zu erkennen. Jungvögel, die mit einem gleichaltrigen Artgenossen aufwuchsen, waren hierzu jedoch fähig.

Häufig fallen in der freien Wildbahn einige wichtige Mitglieder des sozialen Netzwerks Fressfeinden oder Krankheiten zum Opfer. Sie stehen dem Heranwachsenden dann nicht mehr als Vorbild und Trainer für soziales Lernen zur Verfügung. Bei einigen Arten kann dieser Verlust jedoch kompensiert werden. Jane Goodall (1991) konnte bei ihrer Schimpansengruppe beobachten, dass sich eine ältere Tante eines Jungtiers annahm, nachdem dessen Mutter gestorben war. Bei den Augenring-Sperlingspapageien können gleichaltrige Jungtiere das Fehlen der Geschwister kompensieren (Wanker 1999).

Lernen und Tradierung erlauben kulturelle Evolution. Zusätzlich zur genetischen Evolution können adaptive Verhaltensweisen von Generation zu Generation weitergegeben werden, sich aber auch horizontal in Populationen ausbreiten.

Unter anderem führt dies auch zu kultureller Diversität. Bei einer Studie, die mehrere intensiv beobachtete Gruppen von Schimpansen verglich (Whiten et al. 1999), zeigte sich, dass alle Gruppen Werkzeuge zum Nahrungserwerb nutzten, jede Gruppe aber eigenständige Techniken entwickelt hatte, die an die lokalen Gegebenheiten angepasst sind. Kulturelle Evolution verläuft viel schneller als genetische Evolution. Sie ist nicht an die DNA als vererbbare Substanz gebunden.

1.1.6 Ausblick

In einer wegweisenden Arbeit hat der spätere Nobelpreisträger Niko Tinbergen (1963) vier Fragen definiert, welche die Verhaltensbiologie beantworten kann. Eine davon handelt von der Entwicklung von Verhaltensmerkmalen. Entwicklung von Verhalten und seine adaptive Bedeutung sind weiterhin wichtige Themen der Verhaltensforschung, sowohl an Menschen als auch an Tieren. Studien zur Verhaltensentwicklung bei Tieren auf allen drei Ebenen, Aktualgenese, Ontogenese und Phylogenese, helfen uns, auch das Verhalten unserer eigenen Art besser zu verstehen.

Literatur

Alcock J (1996). Das Verhalten der Tiere aus evolutionsbiologischer Sicht. Stuttgart: Gustav Fischer.

Arendt D, Technau U, Wittbrodt J (2001). Evolution of the bilaterian foregut. Nature; 409: 81–5.

Baptista L, Petrinovitch L (1984). Social interaction, sensitive phases and the song template hypothesis in the white-crowned sparrow. Anim Behav; 32: 172–81.

Beach F (1976). Sexual attractivity, proceptivity, and receptivity in female mammals. Hormones and Behaviour; 7: 105–38.

Boesch C (1994). Cooperative hunting in wild chimpanzees. Anim Behav; 48: 653–67.

Boesch C, Boesch-Achermann H (2000). The Chimpanzees of the Taï Forest. Behavioural Ecology and Evolution. New York: Oxford University Press.

Brent L, Bramblett CA, Bard KA, Bloomsmith MA, Blangero J (1997). The influence of siblings on wild infant chimpanzee social interactions. Behaviour; 134: 1189–210.

de Waal F (1989). Wilde Diplomaten. Versöhnung und Entspannungspolitik bei Affen und Menschen. München: Hanser.

Dugatkin LA (1992). Sexual selection and imitation: Females copy the mate choice of others. Am Nat; 139: 1384–9.

Dugatkin LA, Godin J-GJ (1993). Female mate copying in the guppy (*Poecilia reticulata*): age-dependent effects. Behav Ecol; 4: 289–92.

Ehrlich PR (2000). On Human Natures. Washington, DC: Shearwater.

Farabaugh SM, Dooling RJ (1996). Acoustic communication in parrots: laboratory and field studies of budgerigars, *Melopsittacus undulatus*. In: Kroodsma DE, Miller EH (eds). Ecology and Evolution of Acoustic Communication in Birds. New York: Cornell University Press; 97–117.

Fiedler K, Hölldobler B, Seufert P (1996). Butterflies and ants: the communicative domain. Experientia; 52: 14–24.

Franck D (1997). Verhaltensbiologie. Stuttgart: Thieme.

Galef BG jr, White DJ (1997). Socially aquired information reduces Norway rat's latencies to find food. Anim Behav; 54: 705–14.

Garnetzke-Stollmann K, Franck D (1991). Socialisation tactics of the Spectacled Parrotlet (*Forpus conspicillatus*). Behaviour; 119:1–29.

Goodall J (1986). The Chimpanzee of Gombe. Patterns of behaviour. Cambridge, MA: Belknap Press.

Goodall J (1991). Ein Herz für Schimpansen. Meine 30 Jahre am Gombe-Strom. Reinbek: Rowohlt.

Gould SJ (1985). Ontogeny and Phylogeny. Harvard: Belknap.

Grant PR (1986). Ecology and Evolution of Darwin's Finches. New Jersey: Princeton University Press.

Groothuis T, Mulekom L van (1991). The influence of social experience on the ontogenetic change in relation between aggression, fear and display behaviour in black-headed gulls. Anim Behav; 42: 873–81.

Harlow HF, Harlow MK (1962). Social deprivation in monkeys. Sci Am; 207: 137–43.

Hinde RA, Fisher J (1952). Further observations on the opening of milk bottles by birds. Brit Birds; 44: 393–6.

Itani J (1958). On the aquisition and propagation of a new food habit in the troop of Japanese monkeys at Takasakiyama. Primates; 1: 131–48.
Kallman K (1989). Genetic control of size at maturity in *Xiphophorus*. In: Meefe GK, Snelson FD jr (eds). Ecology and Evolution of Livebearing Fishes (Poeciliidae). New Jersey: Prentice Hall; 163–84.
Kiester RA (1979). Conspecifics as cues: a mechanism for habitat selection in the Panamanian grass anole (*Anolis auratus*). Behav Ecol Sociobiol; 5: 323–30.
Köhler W (1921). Intelligenzprüfungen an Menschenaffen. Berlin: Springer (Neudruck 1963).
Konishi M (1965). The role of auditory feedback in the control of vocalization in the whitecrowned sparrow. Z Tierpsychol; 22: 770–83.
Kraemer GW (1997). Psychobiology of early attachment in rhesus monkeys. Clinical implications. In: Carter CS, Lederhendler II, Kirkpatrick B (eds). The Integrative Neurobiology of Affiliation. Annals of the New York Academy of Sciences 807. New York: The New York Academy of Sciences; 401–18.
Lamprecht J (1982). Verhalten. Grundlagen – Erkenntnisse – Entwicklungen in der Ethologie. Freiburg: Herder.
Landmann K, Parzefall J, Schlupp I (1999). A sexual preference in the Amazon molly, *Poecilia formosa*. Env Biol Fishes; 56: 325–31.
Langecker TG, Wilkens H, Schmale H (1993). Developmental constraints in regressive evolution: Studies of the expression of the gamma-s-crystallin gene in the developing lens of cave-dwelling *Astyanax fasciatus* (Cuvier, 1819) (Teleostei, Characidae) by in situ hybridization. J Zool Systematics & Evolut Res; 33: 123–8.
Lorenz K (1935). Der Kumpan in der Umwelt des Vogels. J Ornithol; 2: 137–213; 3: 289–413 (Fortsetzung).
Lorenz K (1984). Über tierisches und menschliches Verhalten. Aus dem Werdegang der Verhaltenslehre. Gesammelte Abhandlungen I und II. München: Piper.
Marler P, Peters S (1982). Subsong and plastic song. Their role in the vocal learning process. In: Krodsma DE, Miller EH (eds). Acoustic Communication in Birds. Vol. 2. London: Academic Press; 25–50.
Nelson RJ (1995). An Introduction to Behavioral Endocrinology. Sunderland: Sinauer Ass.
Nichelmann M, Tembrock G (Hrsg) (1992). Verhaltensentwicklung. Berlin: Akademie Verlag.
Oliveira RF, McGregor PK, Latruffe C (1998). Know thine enemy: fighting fish gather information from observing conspecific interactions. Proc R Soc Lond B; 265: 1045–9.
Oliveira RF, Lopes M, Carneiro LA, Canario AVM (2001). Watching fights raises fish hormone levels. Nature; 409: 475.
Parzefall J (1993). Behavioural ecology of cave-dwelling fishes. In: Pitcher TJ (ed). Behaviour of Teleost Fishes. 2nd ed. London, New York: Chapman & Hall; 363–439.
Pellegrini AD, Bjorklund DF (2004). The ontogeny and phylogeny of children's object and fantasy play. Human Nature; 15: 23–43.
Pepperberg IM (1990). Cognition in an African Gray parrot (*Psittacus erithacus*): Further evidence for comprehension of categories and labels. J Comp Psychol; 104: 41–52.
Pepperberg IM (1994). Vocal learning in African Grey parrots: effects of social interaction. Auk; 111: 300–13.
Purugganan MD (1998). The molecular biology of development. BioEssays; 20: 700–11.
Rowley I, Chapman G (1986). Cross-fostering, imprinting, and learning in two sympatric species of cockatoos. Behaviour; 96: 1–16.
Ryan MJ, Rosenthal GG (2001). Variation and selection in swordtails. In: Dugatkin LA (ed). Model Systems in Behavioral Ecology. Princeton: Princeton University Press; 133–48.
Sachser N, Lick C (1991). Social experience, behaviour, and stress in Guinea pigs. Physiol Behav; 50: 83–90.
Savage-Rumbaugh S, Shanker SG, Taylor TJ (1998). Apes, Language, and the Human Mind. New York: Oxford University Press.
Schlupp I, Marler C, Ryan MJ (1994). Benefit to male sailfin mollies of mating with heterospecific females. Science; 263: 373–4.
Seehausen O, van Alphen JJM, Witte F (1997). Cichlid fish diversity threatened by eutrophication that curbs sexual selection. Science; 277: 1808–11.
Sibley CG, Ahlquist JE (1990). Phylogeny and Classification of Birds. New Haven: Yale University Press.
Soler M, Soler JJ (1999). Innate versus learned recognition of conspecifics in great spotted cuckoos *Clamator glandarius*. Anim Cogn; 2: 97–102.
Solomon NG (1994). Effect of pre-weaning environment on subsequent reproduction in prairie voles, *Microtus ochrogaster*. Anim Behav; 48: 331–41.
Swartz KB, Rosenblum LA (1981). The social context of parental behaviour: a perspective on primate socialization. In: Gubernick DJ, Klopfer PH (eds). Parental Care in Mammals. New York: Plenum Press; 417–54.
Tinbergen N (1963). On aims and methods of ethology. Z Tierpsychol; 20: 410–33.
Wang Z, Novak M (1994). Alloparental care and the influence of father presence on juvenile prairie voles *Microtus ochrogaster*. Anim Behav; 47: 281–8.
Wanker R (1997). Der Einfluß unterschiedlicher Sozialisationsbedingungen auf die Paarbindungsfähigkeit des Augenring-Sperlingspapageis *Forpus conspicillatus* (Lafresnaye, 1848). Untersuchungen zum sozialen System unter seminatürlichen Bedingungen und im Freiland. Papk Parrot Biol; 1: 1–100.
Wanker R (1999). Socialization in spectacled parrotlets (*Forpus conspicillatus*): how juveniles compensate for the lack of siblings. Acta Ethol; 2: 23–8.
Warkentin KM (1995). Adaptive plasticity in hatching age: A response to predation risk trade-offs. Proc Natl Acad Sci USA; 92: 3507–10.
Warkentin KM (2000). Wasp predation and wasp-induced hatching of red-eyed treefrog eggs. Anim Behav; 60: 503–10.
Whiten A, Goodall J, McGrew WC, Nishida T, Reynolds V, Sugiyama Y, Tutin CEG, Wrangham RW, Boesch C (1999). Cultures in chimpanzees. Nature; 399: 682–5.
Wilkens H (1993). Neutrale Mutationen und evolutionäre Fortentwicklung. Z zool Syst Evolut-Forsch; 3: 198–209.

1.2 Entwicklungsgenetik

M. Wegner

Inhalt

1.2.1 Allgemeine Grundlagen der Entwicklungsgenetik

Die Entwicklungsgenetik vereinigt Fragestellungen der Entwicklungsbiologie mit denen der Genetik und ist als interdisziplinäres Fach an der Schnittstelle beider Gebiete angesiedelt, wie aus einschlägigen Lehrbüchern der Entwicklungsbiologie (Wolpert 2001; Gilbert 2003) und der Humangenetik zu erkennen ist (Strachnan u. Read 2003). Grundlegende Voraussetzung für das Entstehen der Entwicklungsgenetik war die Erkenntnis, dass einerseits entwicklungsbiologische Prozesse eine erhebliche genetische Komponente aufweisen und andererseits erbliche Eigenschaften im Rahmen der Entwicklung eines Individuums angelegt oder ausgeprägt werden. Zu ihrer heutigen Bedeutung gelangte die Entwicklungsgenetik mit der zunehmend molekularen Ausrichtung biologischer und biomedizinischer Forschung, also mit der Fähigkeit, Gene zu isolieren und ihre Funktion zu bestimmen. Die Gen-Isolation erfordert Techniken zur Lokalisation im Gesamtgenom aufgrund einer korrelierenden Eigenschaft. Analysen der Gen-Funktion können auf vielen Ebenen und mit zahlreichen Methoden in vivo und in vitro durchgeführt werden. Entscheidend ist aber die Fähigkeit, einzelne Gene experimentell im Kontext eines Gesamtorganismus auszuschalten.

Ein zweites wichtiges Element der Entwicklungsgenetik ist die Erkenntnis, dass die genetischen Grundlagen vergleichbarer entwicklungsbiologischer Prozesse zwischen verschiedenen Spezies hochgradig konserviert sind. Dies erlaubt, die Analyse auf wenige Modell-Organismen zu beschränken und die gewonnenen Erkenntnisse auf andere Organismen zu übertragen. Derzeit werden vor allem der Fadenwurm *Caenorhabditis elegans*, die Fruchtfliege *Drosophila melanogaster*, der Zebrafisch (*Danio rerio*), der Glatte Krallenfrosch (*Xenopus laevis*) und die Haus-Maus (*Mus musculus*) verwendet. Je nach Funktion des Gens und des von diesem Gen beeinflussten entwicklungsbiologischen Vorgangs eignet sich mal der eine, mal der andere Modell-Organismus.

Gen-Inaktivierungen werden je nach Modell-Organismus unterschiedlich erreicht. Zum einen ist es möglich, das Gesamtgenom eines Organismus einer rein zufälligen Mutagenese zu unterwerfen und anschließend das Individuum mit der Genomvariante zu identifizieren, das eine Mutation im gewünschten Gen trägt (üblich bei *Drosophila melanogaster* und Zebrafisch). Zum anderen kann durch Injektion von inhibitorischer RNA (RNA_i) die Funktion eines Gens unterbunden (üblich bei *Caenorhabditis elegans*) oder das Gen durch Mechanismen der homologen Rekombination im Rahmen des so genannten **Gene-Targeting** (Joyner 1999) aus dem Genom entfernt werden (üblich bei der Maus). Im Bereich der Mausgenetik werden diese Techniken im Moment so weit verfeinert, dass es nicht nur möglich ist, ein Gen vollständig zu entfernen, sondern alternativ nur zu bestimmten Zeitpunkten der Ontogenese und in definierten Körperbereichen. In diesem Fall spricht man von einer konditionalen Mutagenese. Ebenso lassen sich Gene gezielt durch andere, geringfügig verschiedene Varianten desselben Gens ersetzen. Damit wird es möglich, Eigenschaften einzelner Genvarianten zu bestimmen und miteinander zu vergleichen.

Mit den genannten Techniken wurden in den letzten Jahrzehnten zahlreiche Gene identifiziert, die an grundlegenden ontogenetischen Prozessen wie der Gastrulation, der Neurulation, der Dorsalisierung und Ventralisierung oder der Ausprägung der Rechts-Links-Asymmetrie beteiligt sind. Auch Gene, die für die Bildung einzelner Organe, Gewebe und Zelltypen benötigt werden, sind mittlerweile in erheblichem Umfang bekannt. Wie gut die Entwicklung eines einzelnen Organs untersucht ist, ist in erster Linie von der experimen-

Tab. 1-1: Genetisch bedingte Fehlentwicklungen des Vorderhirns

Entwicklungsprozess	am Prozess beteiligtes Gen	humanes Krankheitsbild
Ausbildung prosenzephaler Mittellinien-Strukturen	HESX1	septo-optische Dysplasie
Spezifikation des Kortex	EMX2	Holoprosenzephalie
Hemisphären-Bildung	SHH, ZIC2, SIX3, TGIF	Schizenzephalie
neuronale Migration	Filamin Doublecortin (DCX) LIS1	knotige Heterotopie girlandenförmige Heterotopie Lisenzephalie

tellen Zugänglichkeit des Organs und der Komplexität seiner Entwicklung abhängig. Aus diesen Gründen stellt das Gehirn eines der vergleichsweise schlecht untersuchten Organe dar.

Aufgrund der bereits erwähnten Konservierung entwicklungsbiologischer Prozesse und der zugrunde liegenden genetischen Steuermechanismen lassen sich aus den Tiermodellen Schlüsse auf die Funktion einzelner Gene im Rahmen der menschlichen Entwicklung ziehen. Bei Ähnlichkeiten zwischen einem humanen Krankheitsbild und Defekten, die nach Inaktivierung eines Gens im Tiermodell auftreten, ist nicht selten dasselbe Gen betroffen. Dies gilt gleichermaßen für singuläre, auf ein Organ oder Gewebe begrenzte Entwicklungsdefekte wie für **Syndrome**, in denen mehrere Entwicklungsdefekte aufgrund einheitlicher ätiologischer Ursachen in charakteristischen Kombinationen auftreten, und für **Assoziationen** als Krankheitsbilder mit nicht zufälligen Defektkombinationen ohne eindeutige Verknüpfung. Nicht selten sind neben dem Primärdefekt auch die daraus resultierenden und durch eine sich anschließende Kaskade embryologischer Ereignisse verursachten Folgestörungen, also die gesamte **Fehlbildungssequenz**, zwischen Mensch und Tiermodell vergleichbar.

Genetisch bedingte Entwicklungsstörungen äußern sich im Regelfall als Malformationen oder Dysplasien. **Malformationen** treten meist früh während der Ontogenese auf, verursachen eine mangelnde Gewebsbildung und beruhen auf Inaktivierungen oder Beeinflussungen von Regulator-Genen, deren Produkte zeitlich begrenzt auf die Musterbildung steuernden Einfluss nehmen. **Dysplasien** hingegen treten erst nach erfolgter und deshalb normaler Musterbildung auf. Betroffen sind vor allem Gene, die für Ausformung und Differenzierungsprozesse innerhalb eines Gewebes benötigt werden. Dysplasien äußern sich entsprechend in abnormen histologischen oder zellulären Strukturen innerhalb eines Gewebes.

Von Malformationen und Dysplasien unterscheiden sich **Disruptionen**, bei denen eine zunächst normale Gewebsanlage durch äußere oder innere Einwirkungen zu einem späteren Zeitpunkt zerstört wird, sowie **Deformationen** als mechanisch bedingte Formabweichungen einer normalen Gewebs- bzw. Organanlage. Disruptionen und Deformationen beruhen nicht primär auf genetischen Defekten.

Ähnliche Ausprägung genetischer Entwicklungsdefekte in Mensch und Tiermodell lässt sich eindrucksvoll am Beispiel von Störungen der Gehirnentwicklung demonstrieren (Tanaka u. Gleeson 2000). Nach der Ausbildung der Hirnbläschen setzt im Prosenzephalon früh die Ausbildung von Mittellinien-Strukturen ein. Einzelne Hirnbereiche wie das dorsale Telenzephalon werden spezifiziert und in der Folge weiter ausgeformt. Im sich aus dem dorsalen Telenzephalon entwickelnden Kortex erfolgt eine Aufspaltung in Hemisphären. Neurone wandern vom Ort ihrer Entstehung in der periventrikulären Matrix an den Ort ihrer Funktion in eine der sechs kortikalen Schichten ein.

An jedem dieser Prozesse sind die Produkte zahlreicher Gene beteiligt, von denen einige aufgrund ihres starken Einflusses auf den jeweiligen Entwicklungsschritt durch Mutationen in der Maus identifiziert wurden (s. Tab. 1-1). Mutationen im HESX1-Gen verursachen Störungen in der Ausbildung von Mittellinien-Strukturen und damit einen Verlust von Septum pellucidum, Hypothalamus oder Corpus callosum (Dattani et al. 1998). Inaktivierungen des EMX2-Gens behindern die Entwicklung des dorsalen Telenzephalons (Yoshida et al. 1997), während die Aufspaltung in Hemisphären durch Mutationen in den Genen für SHH (Sonic Hedgehog), ZIC2 (Zinc Finger Cerebellar expressed 2), SIX3 (Sine Oculis transcription factor 3) oder TGIF (TGF-β Interacting Factor) gestört wird. Mutationen in den Genen für Filamin, LIS1 und Doublecortin (DCX) verhindern oder stören die Wanderung kortikaler Neurone.

Die gleichen Gene sind beim Menschen in analoger Weise an der Hirnentwicklung beteiligt. Ihre Mutationen verursachen korrespondierende Fehlentwicklungen (s. Tab. 1-1). Mutationen im HESX1-Gen liegen Fällen von septo-optischer Dysplasie zugrunde (Dattani et al. 1998). Schizenzephalie lässt sich auf Mutationen im EMX2-Gen zurückführen (Faiella et al. 1997) und Holoprosenzephalie auf Mutationen in SHH,

ZIC2, SIX3 oder TGIF (Brown et al. 1998; Gripp et al. 2000; Roessler et al. 1996; Wallis et al. 1999). Klassische Fälle knotiger Heterotopie mit subependymaler Lokalisation kortikaler Neurone werden durch Mutationen im Filamin-Gen verursacht (Fox et al. 1998). Lissenzephalie und girlandenförmige Heterotopie mit Auftreten kortikaler Neurone im Marklager können durch Mutationen im LIS1- oder im DCX-Gen hervorgerufen sein (des Portes et al. 1998; Pilz et al. 1998).

Wie aus den aufgeführten Beispielen ersichtlich, hat sich die moderne Entwicklungsgenetik besonders dort bewährt, wo Eigenschaften entscheidend von einem Gen bestimmt sind und die zugrunde liegenden Entwicklungsprozesse essenziell von der Funktion dieses Gens abhängen. Dies ist bei Formen der klassischen monogenen Vererbung der Fall. Zahlreiche Eigenschaften und eine hohe Anzahl häufiger Erkrankungen unterliegen aber keiner monogenen Vererbung, sondern sind polygenen oder gar multifaktoriellen Ursprungs. Dies gilt insbesondere für Entwicklung und Funktion des Gehirns, einschließlich seiner kognitiven und emotionalen Leistungen.

1.2.2 Methoden der humanen Entwicklungsgenetik

Analysen der Genexpression und Genfunktion im **Tiermodell** lassen, wie erwähnt, Rückschlüsse auf die Rolle dieser Gene bei der menschlichen Entwicklung zu und stellen eine wichtige Strategie zur Identifizierung entwicklungsrelevanter Gene beim Menschen dar. Wie verfährt man aber, wenn aus Untersuchungen an Modellorganismen keine Anhaltspunkte darüber existieren, welche Kandidaten-Gene an einzelnen Entwicklungsprozessen beteiligt sind und ob ihre Mutationen zu pathologischen Veränderungen dieser Prozesse führen?

Schon vor Beginn der molekularen Entwicklungsgenetik haben **Zwillings- und Adoptionsstudien** in vielen Fällen geholfen, zu entscheiden, ob und zu welchem Anteil Eigenschaften und Erkrankungen erblich sind. Der Zwillingsforschung liegt die einfache Feststellung zugrunde, dass sich Individuen bezüglich genetisch bestimmter Eigenschaften und Krankheitsmerkmale umso ähnlicher sind, je größer ihre genetische Übereinstimmung ist. Eineiige, also genetisch identische Zwillinge sollten sich bezüglich Eigenschaften und Erkrankungen mit einer erblichen Komponente stärker ähneln als dies für zweieiige Zwillinge und Geschwister der Fall ist, und zwar unabhängig davon, ob sie in einer Familie gemeinsam oder nach Adoption voneinander getrennt aufgewachsen sind. Ein höheres Maß an Konkordanz unter eineiigen Zwillingen als unter Geschwistern ist ein guter Hinweis auf eine erbliche Komponente. Unter Adoptivgeschwistern sollte die Ähnlichkeit bezüglich genetisch bedingter Eigenschaften hingegen nicht größer sein als in der Gesamtbevölkerung. Nachteil der Zwillingsforschung ist die begrenzte Größe des Untersuchungskollektivs. Gerade in Bezug auf komplex vererbte Eigenschaften oder seltene Entwicklungsstörungen ist oft keine statistisch abgesicherte Aussage über die Erblichkeit in Zwillingsstudien zu erzielen.

Als Alternativen zu den Zwillingsstudien und zur Identifizierung der beteiligten Gene hat sich die **Kopplungsanalyse** etabliert. Indem man innerhalb großer Familienstammbäume die Vererbung einer Eigenschaft oder Erkrankung mit der Vererbung einzelner über das menschliche Genom verteilter DNA-Marker vergleicht, lässt sich der Bereich eines Chromosoms einengen, auf dem die eigenschaftsbestimmende bzw. krankheitsverursachende Genmutation lokalisiert ist (Lander u. Schork 1994). Die Kopplung eines Markers mit einer bestimmten Eigenschaft gibt aber immer nur mit mehr oder weniger großer Genauigkeit die Region eines Chromosoms an, auf der das gesuchte Gen zu finden ist.

Von der Kenntnis der chromosomalen Lage bis hin zur definitiven Identifizierung eines eigenschaftsbestimmenden Gens ist es meist noch ein weiter Weg. Mit der Sequenzierung des menschlichen Genoms durch das Human-Genom-Projekt (http://www.sanger.ac.uk/HPG), dem Erstellen detaillierter physikalischer Genkarten, der Annotation des menschlichen Genoms und der fortschreitenden Identifizierung von Sequenzvarianten innerhalb des Genoms wird es aber in absehbarer Zeit möglich sein, eine exakte Übersicht der in einem Chromosomen-Abschnitt liegenden Gene zu erhalten und unter ihnen durch Kenntnis der grundlegenden biologischen Prozesse und induktives Denken wenige infrage kommende Kandidaten-Gene zu benennen. Analyse dieser Kandidaten-Gene im Tiermodell und die gezielte Suche nach Veränderungen und Mutationen im jeweiligen Gen-Abschnitt sollten anschließend die definitive Bestimmung des verursachenden Gens erlauben. Diese Form der klassischen Kopplungsanalyse hat sich vielfach bewährt bei **monogener Vererbung**, bei der man den Vererbungsmodus kennt und eine hohe Penetranz dafür sorgt, dass für die überwiegende Zahl der Personen eines Stammbaums entschieden werden kann, ob sie Träger der Eigenschaft und des eigenschaftsbestimmenden Allels sind.

Bei komplexen, multifaktoriell bestimmten Eigenschaften und Erkrankungen sind methodische Anpassungen in der Kopplungsanalyse nötig. Statt sich auf die Untersuchung großer Stammbäume zu fokussieren, untersucht man zahlreiche von einer Erkrankung betroffene bzw. die Eigenschaft tragende Familien mit dem Ziel, über ein gehäuftes Auftauchen eines DNA-Markers in betroffenen Familienangehörigen dessen Kopplung zur untersuchten Eigenschaft bzw. Erkrankung nachzuweisen (Thompson 1994; Brown et al.

1994). Weiter optimierte Formen der Kopplungsanalyse versuchen die Tatsache mit einzubeziehen, dass bei komplexen, multifaktoriellen Erkrankungen einzelne Gene nur einen quantitativen Beitrag zur Erkrankung leisten, also **quantitative Erbmerkmale** (QLT = quantitative trait loci) sind. Um einen solchen quantitativen Beitrag am besten messen zu können, vergleicht man das Verhalten einzelner Marker in maximal konkordanten Geschwisterpaaren mit dem in möglichst diskordanten Geschwisterpaaren (Risch u. Zhang 1995). Vorteil von Kopplungsanalysen ist das Ausreichen einer relativ geringen Anzahl von DNA-Markern zum flächendeckenden Absuchen des Genoms. Nachteilig hingegen wirkt sich aus, dass ein bestimmtes Gen einen Mindestbeitrag von etwa 10 % zu einer bestimmten Eigenschaft oder Erkrankung beisteuern muss, um in Kopplungsanalysen erfasst zu werden. Diese Begrenzung ergibt sich im Wesentlichen daraus, dass das zur Verfügung stehende Untersuchungskollektiv nicht beliebig vergrößert werden kann.

Komplementäre Vor- und Nachteile weisen **Assoziationsstudien** als alternative Methode der Gen-Findung auf (Risch u. Merikangas 1996). Bei Assoziationsstudien versucht man, gleichzeitiges Auftreten eines chromosomalen DNA-Markers und einer Eigenschaft in nicht miteinander verwandten Individuen einer Population zu bestimmen – unter der Annahme, dass bei allgemein zufälliger Verteilung der DNA-Marker in der Population ein mit der Eigenschaft assoziierter Marker in statistisch signifikanter Weise häufiger unter den Individuen auftaucht, die die analysierte Eigenschaft aufweisen. Zur Durchführung von Assoziationsstudien über das Gesamtgenom sind zahlreiche, relativ eng benachbarte Marker notwendig. Durch den Einsatz von Gen-Chips unter Verwendung von derzeit bis zu 500 000 Einzel-Nukleotid-Polymorphismen (SNPs) bekannter Lokalisation werden Assoziationsstudien über das Gesamtgenom möglich.

Unbestreitbarer Vorteil der Assoziationsstudien ist ihre Fähigkeit, Gene mit geringfügigem Beitrag zu einer Eigenschaft zu entdecken. Auf einer typischen Assoziationsstudie beruht die Identifizierung des e4-Allels vom ApoE-Gen als einer der Faktoren, der die Wahrscheinlichkeit der Erkrankung an der sporadischen Form der Alzheimer-Erkrankung erhöht (Corder et al. 1993). Die Häufigkeit, mit der dieses Allel unter Alzheimer-Patienten auftritt, beträgt 40 %, während das gleiche Allel in der Kontrollgruppe nur mit 15 %iger Wahrscheinlichkeit nachzuweisen ist. Mittels Kopplungsanalysen und Assoziationsstudien sind zwischenzeitlich auch eine Reihe von Loci identifiziert worden, die als genetische Ursachen verschiedener komplexer psychiatrischer Erkrankungen diskutiert werden. In keinem dieser Fälle war allerdings die Kopplung statistisch so überzeugend oder die Region so klein, dass ein Versuch unternommen worden wäre, das betroffene, in der Region liegende Gen zu isolieren und dessen Bedeutung im Tiermodell zu verifizieren (Evans et al. 2001).

Entwicklungsgenetik und Psychobiologie

Aus dem bisher Gesagten geht hervor, dass viele Methoden der Entwicklungsgenetik entsprechend dem ursprünglich reduktionistischen Ansatz der Disziplin zur Identifizierung von solchen Genen entwickelt wurden, die in einem erheblichen Maß eine Eigenschaft bestimmen. Die Entwicklungsgenetik hat sich in den letzten Jahrzehnten im Bereich dieser in erster Näherung monogenen Erkrankungen und Entwicklungsstörungen etabliert und bewährt. Die Anzahl der monogen vererbten Eigenschaften ist allerdings vergleichbar gering, und viele treten selten auf.

In der Regel sind Entwicklungsprozesse von zahlreichen Genen, also **polygen** beeinflusst. Dementsprechend sind viele Eigenschaften und Erkrankungen in ihrer Ausprägung und Verlaufsform durch das Zusammenwirken zahlreicher verschiedener Gene bestimmt. Nicht das einzelne Gen bzw. seine Mutation bestimmt demnach, ob es zur Ausprägung einer Eigenschaft oder Erkrankung kommt, sondern es tut dies, je nachdem, in welcher Variante zahlreiche andere Gene vorliegen. Die Summe mehrerer beteiligter Gene bestimmt in additiver oder kooperativer Wirkung die Eigenschaft. Aus der Sicht des einzelnen Gens bilden die übrigen an der Ausprägung einer Eigenschaft beteiligten Gene den **genetischen Hintergrund**, auf dem es wirkt. Im Rahmen komplexer Eigenschaften und Erkrankungen ist der Beitrag des einzelnen Gens häufig nur ein quantitativer.

Neben der Beteiligung mehrerer Gene am Entstehen komplexer Eigenschaften und Erkrankungen tritt als weitere Komplikation der Einfluss von Umweltfaktoren auf. In solchen Fällen wird der Entstehungsmodus als **multifaktoriell** bezeichnet.

> Einzelne Gene tragen hier nicht per se zur Ausprägung einer Eigenschaft oder Erkrankung bei, sondern legen die Wahrscheinlichkeit fest, mit der sich unter bestimmten äußeren Gegebenheiten eine Eigenschaft manifestiert. Die Wirkung von Genen im Rahmen komplexer Eigenschaften und Erkrankungen ist demnach eher probabilistisch als deterministisch.

Gene mit entsprechender Wirkung werden als **Suszeptibilitätsgene** oder als **Prädispositionsgene** bezeichnet. Natürlich muss sich auch der äußere Einfluss nicht in Form einer Alles-oder-nichts-Entscheidung bemerkbar machen. Auch hier sind graduierte Effekte wahrscheinlich. In toto führen die

Beeinflussung einer Eigenschaft durch zahlreiche Gene mit quantitativer Wirkung und die zusätzliche Modulation der Genwirkung durch weitere äußere Faktoren zu erheblichen Unterschieden im Manifestationsgrad, aus der Sicht des einzelnen Gens gesehen, damit auch zu erheblichen Unterschieden in der **Penetranz**. Im Fall komplexer Erkrankungen kann die Schwankungsbreite so erheblich sein, dass nicht unbedingt erkennbar ist, ob die Heterogenität der Symptomatik sich auf verschiedene Manifestationsgrade zurückführen lässt oder durch eine unterschiedliche Ätiologie verursacht wird. Im Umkehrschluss gilt, dass sich Mutationen in ein und demselben Gen durch Modulation weiterer Faktoren genetischer oder nichtgenetischer Natur so unterschiedlich manifestieren können, dass sie sich in verschiedenen Krankheitsbildern äußern.

Die angesprochenen Komplikationen einer komplexen Genetik gelten auch für viele Aspekte der psychiatrischen Entwicklungsgenetik. Als weiter erschwerende Prämisse kommt in der Psychiatrie allerdings noch das Problem der Definition von präzise umschriebenen, robusten Phänotypen hinzu. Standardisierte diagnostische Kriterien sichern zwar die Reproduzierbarkeit der Diagnose. Dennoch bleiben Unwägbarkeiten, die vor allem darauf zurückzuführen sind, dass die Diagnose großenteils auf die von Patienten selbst berichteten Symptomprofile angewiesen ist. Eine der Folgen ist eine erhebliche Überlappung einzelner Krankheitsbilder, wie etwa bei Schizophrenie, bipolaren Störungen und Depressionen. In einigen Fällen scheint diese Überlappung auf verschiedene Manifestationen des gleichen zugrunde liegenden genetischen Defekts zurückzuführen zu sein. Dies kann z. B. dann geschlossen werden, wenn in einer Familie zwei Krankheitsbilder mit überlappender Symptomatik gemeinsam gehäuft auftreten oder wenn es in Patienten zur Ausprägung eines Phänotyps kommt, der sich intermediär zwischen zwei klassischen Krankheitsbildern befindet. Besonders aussagekräftig ist, wenn im Laufe einer Krankengeschichte ein Übergang von einer Erkrankung in die andere festgestellt wird. Daneben ist aber auch die Ausbildung ähnlicher Symptome bei unterschiedlicher genetischer Ätiologie denkbar. Bei Schizophrenie und bipolaren Störungen geht man davon aus, dass es sich um eine gemeinsame Gruppe klinisch ähnlicher Erkrankungen mit zugrunde liegender ätiologischer Heterogenität handelt.

Obwohl viele Argumente dafür sprechen, dass zu einer psychiatrischen Erkrankung im Nervensystem des betroffenen Patienten ein morphologisches Korrelat oder eine zugrunde liegende Entwicklungsstörung existiert, ist dies oft schwer zu fassen. So macht sich die Erkrankung mit erheblicher Latenz zum betroffenen Entwicklungsprozess bemerkbar. Somit kann der Entwicklungsprozess selbst in betroffenen Patienten nicht mehr verfolgt werden, sondern nur anhand seines Ergebnisses, also der Morphologie und Funktion des Gehirns untersucht werden. Grobe strukturelle Veränderungen im Gehirn scheinen bei psychiatrischen Erkrankungen die Ausnahme. Dies kann darauf hindeuten, dass die den psychiatrischen Entwicklungsstörungen zugrunde liegenden morphologischen Veränderungen räumlich begrenzter Natur sind, nur wenige Neurone betreffen oder in den Neuronen selbst nur geringfügige Veränderungen verursachen. Neuere Untersuchungen deuten auf eine veränderte Konnektivität der Neurone und eine gestörte synaptische Transmission bei zahlreichen psychiatrischen Erkrankungen (Harrison u. Weinberger 2004). Genomweite Expressionsanalysen an post mortem Gewebe förderten zusätzliche Funktionsstörungen in glialen Zellpopulationen zu Tage (Tkachev et al. 2003; Aston et al. 2004)

Wenn also schon der Nachweis morphologischer Veränderungen oder neuronaler Konnektivität in Patienten mit psychiatrischen Erkrankungen erschwert ist, so wäre sicherlich für Gene, die mit der Erkrankung in Zusammenhang gebracht werden, eine Analyse im Tiermodell wünschenswert (Flint u. Corley 1996). Zunächst setzt dies die Anwendung neuester Gene-Targeting-Techniken voraus, die den Austausch eines Gens durch eine allelische Variante oder eine konditionale Veränderung des Gens erlauben. Zum zweiten müssen verschiedene solcher Allele auf definiertem genetischen Hintergrund miteinander verkreuzt und unter definierten Umwelteinflüssen gezüchtet und analysiert werden. Weiterhin ist die Entwicklung standardisierter Verhaltensparadigmen erforderlich, die das Korrelat einer psychologisch relevanten Eigenschaft oder einer psychiatrischen Erkrankung darstellen. Dies ist ein sicherlich nicht leichtes, aber nicht unmögliches Unterfangen, wie aus ersten Einsätzen von Maus-Modellen zur Aufklärung der genetischen Grundlagen von Emotionalität zu schließen ist (Flint u. Corley 1996).

Einen Weg zur Etablierung von Verhaltensparadigmen bieten Maus-Modelle einzelner monogener Erkrankungen, bei denen neben auffälligen Änderungen der Hirnmorphologie starke Assoziationen mit bestimmten psychiatrischen Krankheitsbildern auftreten. So weisen Patienten mit Deletionen des Chromosomenbereichs 22q11 neben velo-kardiofazialem Syndrom eine hohe Inzidenz an Schizophrenie auf (Pulver et al. 1994). Eine Deletion der syntenen Region auf Maus-Chromosom 16 führt im heterozygoten Zustand zu messbaren Veränderungen in der Präpuls-Hemmung der Schreck-Reaktion, die auch bei Schizophrenen gestört ist (Kimber et al. 1999). Ähnliche Überlegungen gelten auch für das durch Hypo- oder Aplasie des Vermis cerebelli gekennzeichnete Joubert-Syndrom (Ozonoff et al. 1999) oder für das durch Mutation des X-chromosomal lokalisierten MeCP2-Gens verursachte Rett-Syndrom (Amir et al. 1999; Chen et al. 2001), deren Träger häufig autistische Züge aufweisen. Auch durch die wiederholte Identifizierung von Mutationen im Neuroligin-Gen *NLGN4* auf Xp22.33 in Patienten mit autistischer Erkrankung (Jamain et al. 2003; Laumonnier et al. 2004) und die Möglichkeit, den humanen Gendefekt im Tiermodell nachzustellen, mag Autismus der Analyse im Tiermodell zugänglich werden.

1.2.3 Bisherige Erkenntnisse und zukünftiges Potenzial der psychiatrischen Entwicklungsgenetik

Wie in den folgenden Kapiteln dieses Buchs deutlich wird, darf in vielen Aspekten der Entwicklungspsychiatrie eine genetische Komponente als gesichert angenommen werden. Dafür sprechen nicht zuletzt Erkenntnisse aus der Zwillingsforschung. Für einige der häufigen psychiatrischen Erkrankungen ist das Wiederholungsrisiko unter eineiigen Zwillingen deutlich höher als unter Geschwistern (s. Tab. 1-2). Dies gilt für Autismus ebenso wie für das Gilles-de-la-Tourette-Syndrom, bipolare Störungen, Depressionen und Schizophrenie (vgl. Genetics Workgroup 1999, Tab. 1-2). Weiterhin konnten mit den skizzierten Methoden für einige Erkrankungen Suszeptibilitätsloci identifiziert werden (DeLisi et al. 2000; Harrison u. Weinberger, 2004). Für Schizophrenie ließ sich durch Kopplungsanalysen das Vorliegen potenzieller Suszeptibilitätsgene in folgenden Chromosomenbereichen nachweisen: 1q21-q22, 1q42, 5q21-q33, 6p24-p22, 6q21-q25, 8p22-p21, 10p15-p11, 10q25-q26, 13q32-q34, 22q11-q13. Eine wenn auch geringe Bedeutung von Genen der dopaminergen Neurotransmission (wie dem Dopamin-Rezeptor DRD3 und der Catechol-O-Methyl-Transferase COMT), der glutamatergen Neurotransmission (wie dem metabotropen Glutamatrezeptor mGluR3) und der serotonergen Neurotransmission (wie dem 5-HT_{2A}-Rezeptor) ist ebenfalls nachweisbar (Evans et al. 2001; Harrison u. Weinberger, 2004). Beim Gilles-de-la-Tourette-Syndrom werden Loci auf Chromosom 8p und 4q diskutiert (Leckman u. Riddle 2000), bei bipolaren Störungen scheinen neben einem Gen auf 4p16 Suszeptibilitätsloci in den Chromosomenbereichen 6q16-q22, 8q24, 10q25-q26, 12q23-q24, 13q31-q32, 18p11-q12, 18q21-q23, 21q22 und 22q11-q13 involviert (Blackwood et al. 1996; Sanders et al. 2004). Die Identifizierung von Genen mit Bedeutung für Autismus konzentrieren sich auf 7q32-35, 15q11-q13 sowie auf weitere Regionen in 2q, 16p, 19p und dem X-Chromosom (Lord et al. 2000; Veenstra-Vander-Weele u. Cook 2004). Trotz dieser viel versprechenden Ansätze bleibt darauf hinzuweisen, dass viele der bisher identifizierten Suszeptibilitätsloci noch eine Größe von 20–30 Megabasen besitzen und damit nicht selten mehr als 100 Gene tragen. Darüber hinaus erschwert die geringe statistische Signifikanz der Kopplung die Identifizierung von Suszeptibilitätsgenen.

Die Frage scheint berechtigt, warum man sich überhaupt mit der Genetik psychologischer Phänomene und psychiatrischer Erkrankungen beschäftigen soll, wenn beteiligte Suszeptibilitätsgene nur schwer zu identifizieren sind und die Kenntnis eines Suszeptibilitätsgens nur einen minimalen prädiktiven Charakter besitzt. Man kann aber davon ausgehen, dass mit Bekanntwerden jedes Suszeptibilitätsgens die Identifizierung des nächsten einfacher wird. Sind erst einmal einige Suszeptibilitätsgene bekannt, wird die Klassifizierung psychiatrischer Erkrankungen erleichtert. Verlässliche Kriterien für die Subtypisierung einzelner Krankheitsbilder werden gefunden, und derzeit unter einem Begriff zusammengefasste Störungen werden sich voneinander trennen lassen. Mit zunehmender Klärung der psychiatrischen Klassifikation werden sich grundlegende pathophysiologi-

Tab. 1-2: Wiederholungsrisiko psychiatrischer Erkrankungen und Suszeptibilitätsloci (das relative Wiederholungsrisiko wird relativ zu Personen der Gesamtbevölkerung angegeben; nach Genetics Workgroup 1999 und aktualisiert nach Hamet u. Tremblay 2005; Harrison u. Weinberger 2004; Sanders et al. 2004)

Erkrankung	relatives Wiederholungsrisiko		Suszeptibilitätsloci
	eineiige Zwillinge	Geschwister	
Schizophrenie	48	9	1q21-q22, 1q42, 5q21-q33, 6p24-p22, 6q21-q25, 8p22-p21, 10p15-p11, 10q25-q26, 13q32-q34, 22q11-q13
bipolare Störungen	60	7	4p16-p15; 6q16-q22, 8q24, 10q25-q26, 12q23-q24, 13q31-q32, 18p11-q12, 18q21-q23, 21q22, 22q11-q13
Depressionen	8	2–5	1q, 4q, 7q, 8p, 11q, 12q22-q23, 13q, 15q25
Gilles-de-la-Tourette-Syndrom	1000	200	8p, 4q
Autismus	2000	50–150	7q32-q35, 15q11-q13, 2q, 16p, 19p

sche Prozesse verstehen lassen. Die Kenntnis der genetischen Komponenten wird die molekularen Prozesse psychiatrischer Erkrankungen offen legen und zu einem allgemein verbesserten Verständnis der Krankheit führen, so wie dies durch die Identifizierung von Alzheimer-Vorläuferprotein (APP), Presenilin-1 (PS-1) und Presenilin-2 (PS-2) bei erblichen Formen der Alzheimer-Krankheit der Fall war (Goate et al. 1991; Levy-Lahad et al. 1995; Sherrington et al. 1995). Darüber hinaus wird auch eine gezielte Untersuchung der Umwelteinflüsse und der Interaktion zwischen Genetik und Umwelt möglich. Die Entwicklungsgenetik hilft der Psychiatrie bei der Weiterentwicklung in eine ursachenorientierte Forschung. Gerade im Bereich der psychiatrischen Erkrankungen können genetische Untersuchungen auch dazu beitragen, die unterschiedliche pharmakologische Reaktion von Patienten zu erklären. In der fernen Zukunft scheint eine gezielte therapeutische Intervention aufgrund entwicklungsgenetischer Erkenntnisse denkbar.

Literatur

Amir RE, Van den Veyer IB, Wan, M, Tran, CQ, Francke U, Zoghbi HY (1999) Rett syndrome is caused by mutations in X-linked MECP2, encoding methyl-CpG-binding protein 2. Nat Genet; 23: 185-8.

Aston C, Jiang L, Sokolov BP (2004). Transcriptional profiling reveals evidence for signalling and oligodendroglial abnormalities in the temporal cortex from patients with major depressive disorder. Mol Psychiatry; 10: 309–22.

Blackwood DH, He L, Morris SW, McLean A, Whitton C, Thomson M, Walker MT, Woodburn K, Sharp CM, Wright AF, Shibasaki Y, St. Clair DM, Porteous DJ, Muir WJ (1996). A locus for bipolar affective disorder on chromosome 4p. Nat Genet; 12: 427–30.

Brown DL, Gorin MB, Weeks DE (1994). Efficient strategies for genomic searching using the affected-pedigree-member method of linkage analysis. Am J Hum Genet; 54: 544–52.

Brown SA, Warburton D, Brown LY, Yu CY, Roeder ER, Stengel-Rutkowski S, Hennekam RC, Muenke M (1998). Holoprosencephaly due to mutations in ZIC2, a homologue of Drosophila odd-paired. Nat Genet; 20: 180–3.

Chen RZ, Akbarian S, Tudor M, Jaenisch R (2001). Deficiency of methyl-CpG binding protein-2 in CNS neurons results in a Rett-like phenotype in mice. Nat Genet; 27: 327-31

Corder EH, Saunders AM, Strittmatter WJ, Schmechel DE, Gaskell PC, Small GW, Roses AD, Haines JL, Pericak-Vance MA (1993). Gene dose of apolipoprotein E type 4 allele and the risk of Alzheimer's disease in late onset families. Science; 261: 921–3.

Dattani MT, Martinez-Barbera JP, Thomas PQ, Brickman JM, Gupta R, Martensson IL, Toresson H, Fox M, Wales JK, Hindmarsh PC, Krauss S, Beddington RS, Robinson IC (1998). Mutations in the homeobox gene HESX1/HESX1 associated with septo-optic dysplasia in human and mouse. Nat Genet; 19: 125–33.

DeLisi LE, Craddock NJ, Detera-Wadleigh S, Foroud T, Gejman P, Kennedy JL, Lendon C, Macciardi F, McKeon P, Mynett-Johnson L, Nurnberger JI jr, Paterson A, Schwab S, van Broeckhoven C, Wildenauer D, Crow TJ (2000). Update on chromosomal locations for psychiatric disorders: report of the interim meeting of chromosome workshop chairpersons from the 7th World Congress of Psychiatric Genetics, Monterey, CA, October 1999. Am J Med Genet; 96: 434–49.

des Portes V, Francis F, Pinard JM, Desguerre I, Moutard ML, Snoeck I, Meiners LC, Capron F, Cusmai R, Ricci S, Motte J, Echenne B, Ponsot G, Dulac O, Chelly J, Beldjord C (1998). Doublecortin is the major gene causing X-linked subcortical laminar heterotopia (SCLH). Hum Mol Genet; 7: 1063–70.

Evans KL, Muir WJ, Blackwood DHR, Porteous DJ (2001). Nuts and bolts of psychiatric genetics: building on the Human Genome Project. Trends Genet; 17: 35–40.

Faiella A, Brunelli S, Granata T, D'Incerti L, Cardini R, Lenti C, Battaglia G, Boncinelli E (1997). A number of schizencephaly patients including 2 brothers are heterozygous for germline mutations in the homeobox gene EMX2. Eur J Hum Genet; 5: 186–90.

Flint J, Corley R (1996). Do animal models have a place in the genetic analysis of quantitative human behavioural traits? J Mol Med; 74: 515–21.

Fox JW, Lamperti ED, Eksioglu YZ, Hong SE, Feng Y, Graham DA, Scheffer IE, Dobyns WB, Hirsch BA, Radtke RA, Berkovic SF, Huttenlocher PR, Walsh CA (1998). Mutations in filamin 1 prevent migration of cerebral cortical neurons in human periventricular heterotopia. Neuron; 21: 1315–25.

Genetics Workgroup N (1999). Report of the National Institute of Mental Health's Genetics Workgroup. Biol Psychiatry; 45: 559–602.

Gilbert SF (2003). Developmental Biology. 7th ed. Sunderland, MA: Sinauer Associates, Inc.

Goate A, Chartier-Harlin MC, Mullan M, Brown J, Crawford F, Fidani L, Giuffra L, Haynes A, Irving N, James L (1991). Segregation of a missense mutation in the amyloid precursor protein gene with familial Alzheimer's disease. Nature; 349: 704–66.

Gripp KW, Wotton D, Edwards MC, Roessler E, Ades L, Meinecke P, Richieri-Costa A, Zackai EH, Massague J, Muenke M, Elledge SJ (2000). Mutations in TGIF cause holoprosencephaly and link NODAL signalling to human neural axis determination. Nat Genet; 25: 205–8.

Hamet P, Tremblay J (2005). Genetics and genomics of depression. Metabolism; 54: 10–5

Harrison PJ, Weinberger DR (2004) Schizophrenia genes, gene expression, and neuropathology: on the matter of their convergence. Mol Psychiatry; 10: 40–68.

Jamain S, Quach H, Betancur C, Rastam M, Colineaux C, Gillberg IC, Soderstrom H, Giros B, Leboyer M, Gillberg C, Bourgeron T; Paris Autism Research International Sibpair Study. (2003) Mutations of the X-linked genes encoding neuroligins NLGN3 and NLGN4 are associated with autism. Nat Genet; 34: 27-9.

Joyner AL (1999). Gene Targeting. 2nd ed. New York: IRL Press at Oxford University Press.

Kimber WL, Hsieh P, Hirotsune S, Yuva-Paylor L, Sutherland HF, Chen A, Ruiz-Lozano P, Hoogstraten-Miller SL, Chien KR, Paylor R, Scambler PJ, Wynshaw-Boris A (1999). Deletion of 150 kb in the minimal DiGeorge/velocardiofacial syndrome critical region in mouse. Hum Mol Genet; 8: 2229–37.

Lander ES, Schork NJ (1994). Genetic dissection of complex traits. Science; 265: 2037–48.

Laumonnier F, Bonnet-Brilhault F, Gomot M, Blanc R, David A, Moizard MP, Raynaud M, Ronce N, Lemonnier E, Calvas P, Laudier B, Chelly J, Fryns JP, Ropers HH, Hamel BC, Andres C, Barthelemy C, Moraine C, Briault S. (2004) X-linked mental retardation and autism are associated with a mutation in the NLGN4 gene, a member of the neuroligin family. Am J Hum Genet; 74: 552-7.

Leckman JF, Riddle MA (2000). Tourette's syndrome. When habit-forming systems form habits of their own? Neuron; 28: 349–54.

Levy-Lahad E, Wasco W, Poorkaj P, Romano DM, Oshima J, Pettingell WH, Yu CE, Jondro PD, Schmidt SD, Wang K (1995). Candidate gene for the chromosome 1 familial Alzheimer's disease locus. Science; 269: 973–7.

Lord C, Cook EH, Leventhal BL, Amaral DG (2000). Autism spectrum disorders. Neuron; 28: 355–63.

Ozonoff S, Williams BJ, Gale S, Miller JN (1999). Autism and autistic behavior in Joubert syndrome. J Child Neurol; 14: 636–41.

Pilz DT, Matsumoto N, Minnerath S, Mills P, Gleeson JG, Allen KM, Walsh CA, Barkovich AJ, Dobyns WB, Ledbetter DH, Ross ME (1998). LIS1 and XLIS (DCX) mutations cause most classical lissencephaly, but different patterns of malformation. Hum Mol Genet; 7: 2029–37.

Pulver AE, Nestadt G, Goldberg R, Shprintzen RJ, Lamacz M, Wolyniec PS, Morrow B, Karayiorgou M, Antonarakis SE, Housman D (1994). Psychotic illness in patients diagnosed with velo-cardio-facial syndrome and their relatives. J Nerv Ment Dis; 182: 476–8.

Risch NJ (2000). Searching for genetic determinants in the new millennium. Nature; 405: 847–56.

Risch NJ, Zhang H (1995). Extreme discordant sib pairs for mapping quantitative trait loci in humans. Science; 268: 1584–9.

Risch NJ, Merikangas K (1996). The future of genetic studies of complex human diseases. Science; 273: 1516–7.

Roessler E, Belloni E, Gaudenz K, Jay P, Berta P, Scherer SW, Tsui LC, Muenke M (1996). Mutations in the human Sonic Hedgehog gene cause holoprosencephaly. Nat Genet; 14: 357–60.

Sanders AR, Duan J, Gelman PV (2004). Complexities in psychiatric genetics. Intl. Rev. Psychiatry; 16: 284–93.

Sherrington R, Rogaev EI, Liang Y, Rogaeva EA, Levesque G, Ikeda M, Chi H, Lin C, Li G, Holman K (1995). Cloning of a gene bearing missense mutations in early-onset familial Alzheimer's disease. Nature; 375: 754–60.

Strachan T, Read AP (2003). Human Molecular Genetics. 3rd ed. Oxford: Garland Science Publishers Ltd.

Tanaka T, Gleeson JG (2000). Genetics of brain development and malformation syndromes. Curr Opin Pediatr; 12: 523–8.

Tkachev D, Mimmack ML, Ryan MM, Wayland M, Freeman T, Jones PB, Starkey M, Webster MJ, Yolken RH, Bahn S. (2003) Oligodendrocyte dysfunction in schizophrenia and bipolar disorder. Lancet; 362: 798-805

Thompson G (1994). Identifying complex disease genes: Progress and paradigms. Nat Genet; 8: 108–9.

Veenstra-VanderWeele J, Cook EH (2004) Molecular genetics of autism spectrum disorder. Mol Psychiatry; 9: 819-32.

Wallis DE, Roessler E, Hehr U, Nanni L, Wiltshire T, Richieri-Costa A, Gillessen-Kaesbach G, Zackai EH, Rommens J, Muenke M (1999). Mutations in the homeodomain of the human SIX3 gene cause holoprosencephaly. Nat Genet; 22: 196–8.

Wolpert L, Beddington R, Jessell T, Lawrence P, Meyerowitz E, Smith J (2001). Principles of Development. 2nd ed. London: Oxford University Press.

Yoshida M, Suda Y, Matsuo I, Miyamoto N, Takeda N, Kuratani S, Aizawa S (1997). Emx1 and Emx2 functions in development of dorsal telencephalon. Development; 124: 101–11.

1.3 Entwicklungsneuroanatomie

G. Teuchert-Noodt, K. Lehmann

Inhalt

1.3.1 Epigenese psycho-kognitiver Funktionen

Wenn sich der Kopf durch den Geburtskanal zwängt, befindet sich darin das komplexeste System des Universums. 100 Milliarden Neuronen haben sich in den vorangegangenen 38 Wochen gebildet, sinnvoll geordnet und mit durchschnittlich jeweils 1 000 Synapsen verschaltet, sodass das Neugeborene atmen, wahrnehmen und sich bewegen kann. Es ist offensichtlich, dass diese unerhörte Komplexität nur zum kleinsten Teil – nur in ihren Grundzügen – durch die geschätzten 30 000–40 000 Gene festgelegt sein kann (s. z. B. Levitt et al. 1997). Die Hauptverantwortung für die Gestaltbildung des Gehirns liegt bei epigenetischen, dynamischen Prozessen, die plastisch endogene und äußere Einflüsse in sich aufnehmen und so Struktur und Funktion in enger Kopplung aus sich selbst organisieren.
Anfangs treiben endogene Oszillatoren die Gestaltbildung und -veränderung noch ohne Beteiligung von äußeren Induktoren voran. Ab dem Eintritt in das Fötalstadium fließen dann auch exogene Aktivitäten in die reifenden Nervennetze mit ein. Diese Offenheit und zugleich Abhängigkeit birgt Chancen ebenso wie Risiken in sich. Es sind meist nur jeweils kurze Zeiträume, in denen die einzelnen Entwicklungsvorgänge den Umwelteinflüssen verfügbar sind. Diese kritischen Reifungsphasen, besonders jene der limbischen und kortikalen Systeme, spielen für die spätere emotionale und kognitive Entwicklung des Kindes eine gewaltige Rolle. Wie in ihnen die Öffnung gegenüber der Umwelt vorgesehen ist, wie die Funktion sich durch Gebrauch in die Struktur einschreibt, wie leicht sich dabei eine Fehlanpassung bleibend einschleichen kann und wie davon besonders jene Hirnfelder betroffen sind, die für psycho-kognitive Funktionen bereitgestellt werden, darum soll es in diesem Beitrag gehen.
Demgegenüber wird die beschreibende, statische Morphologie auf den folgenden Seiten vernachlässigt bzw. vorausgesetzt. Hier verschafft „der Benninghoff“ (Zenker 1985) einen farbigen Überblick über die wichtigsten Reifungsstadien. Detaillierte Zeichnungen und histologische Präparate aller Embryonal- und einiger Fötalstadien bietet der Gehirnatlas von O'Rahilly und Müller (1994). Und als zusammenhängende Darstellung der histologischen und funktionalen Prozesse können die Arbeiten von Kostović (1990; Kostović et al. 1995) dienen.

Neuroplastische Mechanismen als Grundlage der Entwicklung psycho-kognitiver Funktionen im assoziativen und limbischen Kortex

Lernen in Nervensystemen geschieht durch die Veränderung von Neuronen, aber umgekehrt bedeutet jede Form struktureller Entwicklung auch Lernen. Nervenzellen wählen nicht aus, ob ein Einfluss angemessen ist oder nicht, gesund oder schädlich, semantisch oder morphogen. Sie passen sich nur ununterbrochen an die eingehenden Erregungsflüsse an und organisieren so das Nervennetz. Und aus dieser Wechselwirkung lokaler Prozesse entstehen die komplexen Leistungen des Wahrnehmens, Lernens, Planens, Handelns.

Dabei laufen, wie sich zunehmend herausstellt, plastische Vorgänge auf zwei unterschiedlichen räumlichen und zeitlichen Ebenen ab, die miteinander wechselwirken. Das ist zum einen die Plastizität an einzelnen Synapsen, die sehr schnell passiert und dabei flüchtig sein kann. Sie wurde zunächst beschrieben von Hebb (1949) mit der „Lernsynapse", die assoziatives Lernen ermöglicht, indem sie gleichzeitige Erregungen miteinander verknüpft. Seine Vermutung wurde durch die Entdeckung der Langzeitpotenzierung (Bliss u. Lømo 1973) und des sie vermittelnden NMDA-Rezeptors (Monaghan u. Cotman 1986) bestätigt. Das Gegenstück bildet die Langzeitdepression, die zunächst im Kleinhirn beschrieben wurde (Ito u. Kano 1982). Diese Mechanismen vermitteln vorwiegend reizbezogene Lernvorgänge innerhalb sehr kurzer Zeit; langfristig – und das meint: nach Minuten – können sie sich dagegen zu Instabilitäten im Netzwerk aufschaukeln (Turrigiano u. Nelson 2000).

Um dies zu verhindern, gibt es einen zweiten Antrieb für neuronale Plastizität, der seit 20 Jahren bekannt ist, aber erst in den letzten Jahren zunehmende Aufmerksamkeit gewinnt, nämlich die neuronale Homöostase (Wolff u. Wagner 1983, Turrigiano et al. 1998). In Antwort auf die ständigen Ungleichgewichte in ihrem Erregungszustand, in welche die Neuronen durch die synaptischen Prozesse geraten, regeln die Neuronen von sich heraus ihr Erregungs-Hemmungs-Gleichgewicht. Dieser Vorgang wurde zuerst anatomisch beschrieben und in der Kompensationstheorie zusammengefasst (Wolff u. Wagner 1983): Weicht der Erregungszustand eines Neurons vom Soll ab, dann bietet es neue Rezeptorfelder an oder löst afferente Synapsen, bis durch veränderte Afferenzen das Ungleichgewicht behoben ist. Zugleich bildet es, wenn übererregt, präsynaptische Angebote aus und zieht sie zurück, wenn es zu wenig aktiv ist (s. Abb. 1-9). Sich ständig verändernde Umwelteinflüsse, Veränderungen des hormonalen Milieus und auch Degenerationen afferenter Strukturen sorgen dafür, dass dieser Prozess nie endet.

Nicht zuletzt die veränderten Fähigkeiten des neu verschalteten Nervennetzes sorgen dafür, dass mit dem reiferen Verhalten auch wieder neue Erfahrungen das Gleichgewicht stören. So organisiert sich das Gehirn in einer nicht endenden Prozesskaskade selbst. Es entsteht eine Lebensspirale komplexer werdender Strukturen und kognitiver Verhaltensmuster, in der das kindliche Gehirn über die körperlichen Repräsentationen hinaus auch die geistige Welt in sich zu gestalten beginnt.

Die engen basalen Windungen der Spirale stehen für die in Reflexen verhafteten Primärfunktionen. Sie öffnen sich über grobmotorische zu motorisch-perzeptuellen Funktionen, die später von perzeptuellen und perzeptuell-begrifflichen Leistungen abgelöst werden (Piaget 1973). Die Übergänge von einer auf die nächste Ebene sind Zeiten des Umbruchs, die sich sowohl auf struktureller als auch auf funktionaler Ebene als kritische Phasen zu erkennen geben. Das Geschehen entspricht einer „ökologischen Sukzession", bei der jede Stufe die notwendige Voraussetzung für die nächste ist. Die treibenden Kräfte sind morphogene Mediatoren, u.a. Neurotransmitter, und die Aktivitäten vieler Neuronen sowie zusätzlich die aus der Umwelt herangetragenen Aktivitäten. Sie gemeinsam veranlassen die Bildung neuer Struktur mit veränderter Funktionalität. Jede individuelle Disposition hat eine lange Vorgeschichte, die bereits in die vorgeburtliche Epigenese zurückreicht.

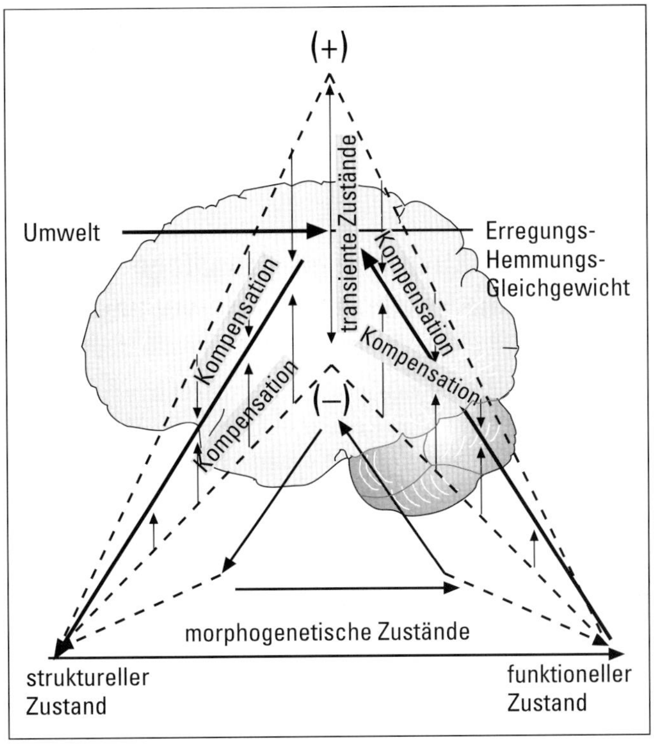

Abb. 1-9: Modell der Kompensationstheorie nach Wolff (Wolff u. Wagner 1983): Jedes Nervennetz strebt homöostatisch nach einem Gleichgewicht von Erregung und Hemmung. Endogene Einflüsse und Umwelteinflüsse versetzen es jedoch stets in transiente Zustände des Ungleichgewichts, die es über die Anpassung seines strukturellen Zustands (synaptische Verbindungen, Membraneigenschaften) zu kompensieren versucht. Der an die strukturellen Einflüsse gekoppelte funktionelle Zustand verändert sich damit ebenfalls, d.h. das Nervennetz hat gelernt. Diese seine neue Funktionalität wird wieder mit veränderten Gegebenheiten konfrontiert. In einem nicht endenden Prozess organisiert sich das Nervensystem von einem morphogenetischen Zustand in den nächsten um.

Vorgeburtliche Reifung von Hirnstrukturen unter dem Einfluss endogener und exogener Aktivitäten

Neuronale Aktivitäten als Grundlage für endogene Rhythmen und Bewegung

Schon früh in der Schwangerschaft werden embryonale Neurone spontan aktiv, ein Reifungsvorgang, der von zervikal nach lumbal fortschreitet (Nakayama et al. 1999). Die Aktivitätsherde rufen Reaktionen hervor, und beide zusammen, Spontanaktivität und Antwortreaktionen, sind notwendig für die funktionale Reifung des Bewegungssystems. Als erste autonome neuronale Strukturen, die später zurückgebildet oder umgeformt werden, entstehen daher lokale Oszillatoren, welche die Motorik antreiben (s. Abb. 1-10, a: Oszillatoren, Bewegungen). Unterstützt durch Außenreize bleiben endogene Oszillationsherde auch später wichtig für die aktivitätsgesteuerte Gestaltbildung von Hirnfunktionen. So wird die im Hirnstamm periodisch erzeugte Aktivität des Traumschlafs im letzten Schwangerschaftsdrittel Sinnesbahnen und Kortexfelder bilden helfen, und die Reifung und fortschreitende Einbindung des hypothalamischen Nucleus suprachiasmaticus in den Monaten vor und nach der Geburt verschafft dem Neugeborenen die Autonomie seines Aktivitätszyklus, während gleichzeitig die Traumschlafphasen zugunsten des Wachens und orthodoxen Schlafs verkürzt werden. So verlagert sich in den verschiedenen Entwicklungsstadien der Hauptoszillator in unterschiedliche Bereiche des Nervensystems; stets jedoch gibt es rhythmische Aktivitäten, die Strukturbildungsprozesse antreiben.

Bewegungsfähig ist der Embryo bereits ab der 5. Schwangerschaftswoche (SSW) (Humphrey 1965). Doch erst wenn die motorischen Nervenendigungen die Muskelvorläuferzellen erreichen, treten die spontanen Bewegungen auf. Das gilt für alle bislang untersuchten Wirbeltiere (O'Donovan et al. 1998). Beim Menschen ist es in der 8. SSW so weit. Im Einklang mit der Entwicklung der Muskulatur, der Neurogenese von Motoneuronen (Nornes u. Das 1974) und der Ausbildung kutaner Reflexe (Narayanan et al. 1971) schreitet die Beweglichkeit, dem Reifungsgradienten spontan aktiver Herde folgend, von rostral nach kaudal fort (Bergström u. Bergström 1963; Barron 1941). Die ersten Bewegungen greifen als zuckende Krümmungen oder Zittern auf den ganzen Körper über; erst später (ab der 10. SSW) können Glieder einzeln bewegt werden (vgl. Prechtl 1974). In diese frühe Phase zurückgreifend reifen u.a. der Rückzugsreflex als ein extremer, zur Erstarrung neigender Schreckreflex und der Moro-Reflex als sein Gegenspieler sowie der asymmetrische tonische Nackenreflex – drei lebensnotwendige Reflexe, die erst 2–4 Monate nach der Geburt von der reifen Schreckreaktion abgelöst werden (Goddard 1998).

Die neurochemischen Grundlagen der in lokalen Nervennetzen erzeugten endogenen Rhythmen werden erst ansatzweise verstanden. Die Tätigkeit der Oszillatoren scheint nicht von den Details der neuronalen Verschaltung abhängig zu sein, sondern ist eher ein allgemeines Merkmal von interagierenden Neuronen in Nervennetzen mit starkem exzitatorischen Anteil. Denn es werden nicht nur die Rhythmen von verschiedenen Herden in Rückenmark und Hirnstamm erzeugt, sie entstehen auch aus Nervennetzen mit ganz verschiedenen Transmitterkombinationen (O'Donovan et al. 1998). So können einerseits Netze aus Neuronen, die mit erregenden Aminosäuren und mit Acetylcholin arbeiten, und andererseits Kombinationen von GABAergen (GABA = Gamma-Aminobuttersäure) und glyzinergen Nervenzellen die Oszillationen hervorbringen. Zudem können die beiden klassischerweise hemmenden Transmitter GABA und Glyzin in der Ontogenese depolarisierend wirken. Im ventralen Rückenmark von Hühner- und Rattenföten gibt es vorübergehend GABA-immunreaktive Neurone, die später verschwinden. Das gleiche Schicksal ereilt viele der Ionenkanäle, die im fötalen Nervensystem die Spontanaktivität ermöglichen, doch für die reife, gebrauchsbezogene Aktivität ungeeignet sind (Moody 1998). Eine Eigenheit fötaler Ionenkanäle ist, dass sie lange Aktionspotenziale und einen großen Ca^{2+}-Einstrom zulassen, der die Bedingung für diejenigen Entwicklungsereignisse ist, die von der Spontanaktivität abhängen (Moody 1998). Das trifft auf sehr viele Prozesse zu: Die gesunde Ausbildung der Gelenke und der Muskulatur setzt spontane Bewegungen voraus, und auch die Differenzierung der Neurone und das Verzweigungsmuster und Überleben der Motoneurone hängen von der Spontanaktivität im Rückenmark ab (vgl. O'Donovan et al. 1998).

Dass umfassende Körperbewegungen nachträglich in die Bewegungen der einzelnen Gliedmaßen aufgebrochen werden, hat früh zu der Hypothese geführt, spontane Erreger im Rückenmark würden später von zentraler Position aus unter Hemmung genommen (Barcroft u. Barron 1939). Dafür spricht auch, dass die Beweglichkeit des Fötus mit fortschreitender Schwangerschaft abnimmt, und zwar je mehr das Gehirn imstande ist, Informationen zu verarbeiten, und je mehr die Antwortstärke eines Reflexes von der Reizstärke unabhängig wird (Barron 1941). Im Zuge der Kontrollverlagerung ersetzt bald Glutamat das Glyzin als exzitatorischen Transmitter in der Spontanaktivität, auch dies ein Prozess, der im Rückenmark von rostral nach kaudal fortschreitet

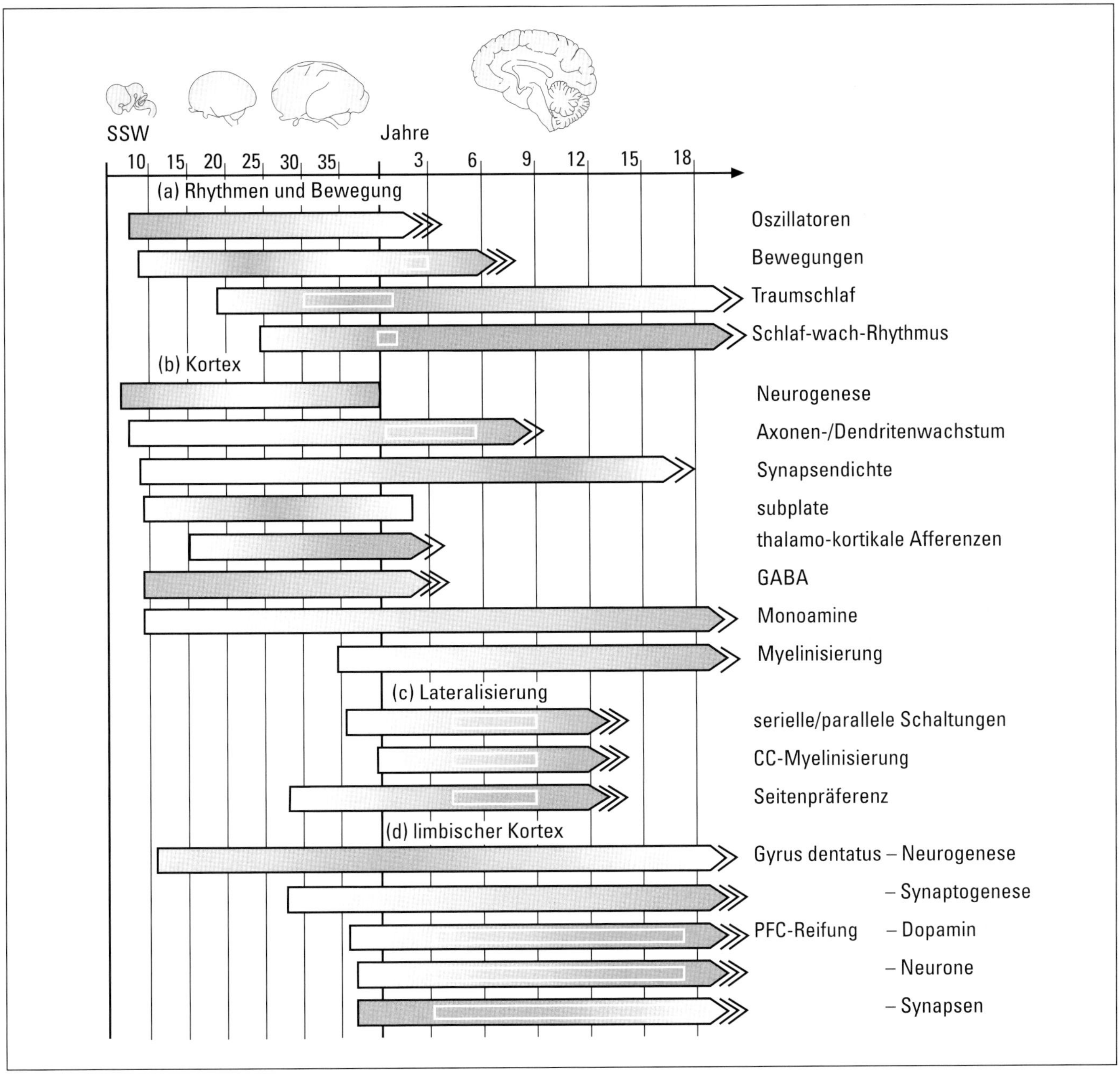

Abb. 1-10: Entwicklungsdynamik einiger ausgewählter Parameter der neuronalen Ontogenese von der 5. Schwangerschaftswoche bis zum jungen Erwachsenenalter. Kritische Phasen (weiße Fenster) bezeichnen Zeiträume, in denen Umwelteinflüsse besonders starke und bleibende Wirkungen auf die Ausreifung von Nervennetzen ausüben. Nicht für alle Vorgänge lassen sich bereits kritische Phasen bestimmen (PFC = präfrontaler Kortex; CC = Corpus callosum; SSW = Schwangerschaftswoche).

(Nakayama et al. 1999). Wenn ab der 9./10. SSW isolierte Bewegungen von Armen, Beinen und Kopf auftreten und der erste Lokalreflex, der also nicht auf den ganzen Körper übergreift, bei Reizung des Nervus trigeminus hervorgerufen werden kann, zeigt das an, dass die Kontrolle senso-motorischer Aktivitäten in das Endhirn übergegangen ist.

Transiente Strukturen in der funktionellen Reifung des Kortex

Offenkundig ist die gängige Sicht falsch, dass die kortikalen Funktionen erst mit der Reifung sensorischer und motorischer Schaltkreise im Kortex beginne und dass der Fötus mithin vorher ein „subkortikales“ Lebewesen sei (Kostović et al. 1995). Funktionale Aktivität beginnt im Kortex schon sehr früh und beeinflusst seine Morphogenese. Neue Zellen entstehen ab der 5. SSW im embryonalen und fötalen Gehirn an der Wand des Ventrikels (ventrikuläre Zone) und später in der darunter entstehenden subventrikulären Zone (s. Abb. 1-10, b: Neurogenese). Sie können dort über beträchtliche Strecken tangential wandern, ehe sie entlang eines Gerüsts radiär ausgerichteter Gliazellen, welche die gesamte Kortexdicke durchspannen, nach außen wandern, um sich dort von innen nach außen anzulagern und zu differenzieren (Rakic 1982). Ab der 7. SSW lagern sich postmitotische Neurone des zukünftigen Kortex im Pallium zwischen die äußere Marginalzone (die spätere Lamina I) und die Intermediärzone und bilden die Kortikalplatte. Während sich aus dieser in den nächsten fünf Monaten die übrigen fünf Kortexschichten differenzieren, bildet die Intermediärzone die **sekundäre Kortikalplatte** (= subplate oder „sekundäre Rindenzone“, Kostović 1990), welche für die Verschaltung des Kortex mit anderen Gehirngebieten eine zentrale Rolle spielt (Ghosh u. Shatz 1993) und mithin auch für die aktuellen zytologischen Vorgänge eine kritische Komponente ist (s. Abb. 1-10, b: subplate).

So nimmt die sekundäre Kortikalplatte während des gesamten zweiten Schwangerschaftsdrittels an Stärke zu, bis sie im somato-sensorischen Bereich viermal dicker ist als die Kortikalplatte (Kostović u. Rakic 1990). Schon in der 9. SSW werden hier und in der Marginalzone die ersten Synapsen gefunden, in der Kortikalplatte hingegen erst ab der 23. SSW (Molliver et al. 1973). Hier finden sich auch die ersten ausdifferenzierten Neurone, die transient funktionierende Nervennetze bilden (Friauf et al. 1990). Die Hauptdifferenzierung von Dendriten und Axonen beginnt aber erst, nachdem die Zellen ihre definitive Lage in der grauen Substanz erreicht haben (Abb. 1-10, b: Axonen-/Dendritenwachstum, Synapsendichte). Generell bilden Projektionsneurone ihre Dendritenbäume früher aus als Interneurone. Sobald ab der 7. SSW mit der Arteria carotis die erste plazentale Blutversorgung dem Gehirn bereitsteht, können von der Rindenoberfläche aus Blutgefäße mit trophischen Substanzen in dieses programmierte Geschehen von Zellproliferation und Differenzierung eingreifen.

Zusätzlich hat die sekundäre Kortikalplatte als transiente Struktur die maßgebliche Aufgabe, das Wachstum der kortikalen Afferenzen zu lenken. Noch ehe die Sinnesbahnen den Thalamus innervieren, projiziert jeder Thalamuskern festgelegt und begrenzt in einen bestimmten Bereich des Kortex (Molnár u. Blakemore 1995). Offensichtlich liefert die sekundäre Kortikalplatte einen Wegweiser für diese Afferenzen, denn wenn Teile von ihr lädiert werden, wachsen die für diesen Bereich bestimmten thalamischen Axone an ihm vorbei (Ghosh u. Shatz 1993). Die Annahme, dass es topographisch angeordnete absteigende Axone aus der sekundären Kortikalplatte seien, welche die Afferenzen leiten, kann jedoch nicht zutreffen, da die einander entsprechenden Bereiche in der sekundären Kortikalplatte und im Thalamus ihre Axone etwa gleichzeitig entsenden (Molnár u. Blakemore 1995). Es scheint daher eher so, dass die Fasern einander entgegenwachsen („Handschlag-Hypothese“, ebd.), geleitet einerseits von einem zeitlichen Gradienten und andererseits von einem noch unbekannten chemischen Gradienten, der die Wachstumsrichtung in der zweiten Dimension kontrolliert. Nachdem erste Pfadfinder-Axone auf diese Weise das Gerüst gelegt haben, wächst die Masse der thalamo-kortikalen Axone hinterher (Abb. 1-10, b: thalamo-kortikale Afferenzen), hält aber in der sekundären Kortikalplatte an und bildet Synapsen (Herrmann et al. 1994).

Die sekundäre Kortikalplatte hat zu diesem Zeitpunkt die ersten ausdifferenzierten Nervennetze in der Ontogenese des Kortex gebildet (Friauf et al. 1990). Auffällig ist, dass diese Nervenzellen aufsteigende Axone just in die Lamina IV der kortikalen Platte entsenden, also dorthin, wohin später die thalamischen Fasern einlaufen werden (ebd.). Transient in der sekundären Kortikalplatte auftretende peptiderge Neurone (Chun et al. 1987) können die ankommenden Fasern aufhalten, weil die von ihnen freigesetzten Transmitter auf das Axonwachstum hemmend wirken (Mattson 1988); ihr späterer Zelltod gibt die thalamo-kortikalen Axone frei. Ebenfalls für einige Zeit festgehalten werden in der sekundären Kortikalplatte die katecholaminergen Afferenzen, die dort bereits in der 7. SSW eintreffen, aber erst vier Wochen später in die Kortikalscheibe eindringen (Verney 1999). Sie sind damit überhaupt die ersten kortikalen Afferenzen, und es wird angenommen, dass auch sie eine morphogene Rolle übernehmen. Vom Beginn des letzten Schwangerschaftsdrittels an löst sich die sekundäre Kortikalplatte allmählich auf – interstitiale Neurone in der weißen Substanz des erwachsenen Gehirns sind vermutlich ihre Überreste (Kostović u. Rakic 1980).

Als Gegenstück zur sekundären Kortikalplatte (subplate) gliedert die Kortikalplatte nach außen hin die Marginalzone ab. Diese Schicht, die spätere Lamina I, ist nicht nur ein überaus dicht verschaltetes Neuropil, in das die Mehrheit aller neokortikalen Neurone Dendritenäste entsendet, sie enthält auch verschiedene Typen von Neuronen, unter denen die Cajal-Retzius-Zellen die bekanntesten sind (s. Marín-Padilla 1998). Diese früh ausdifferenzierten Zellen spielen eine besondere Rolle für die Laminierung des Kortex. Anscheinend wirken sie trophisch auf die aufsteigenden Neurone, deren Dendriten zunächst alle von den weit ausgebreiteten Axonen der Cajal-Retzius-Zellen innerviert werden. Ein Drittel der kortikalen Neurone verliert später den Kontakt wieder; diese werden vorwiegend zu Interneuronen, während jene, die den Kontakt halten, sich zu Pyramidenzellen ausdifferenzieren. Dass die Cajal-Retzius-Zellen sehr früh (8. SSW) katecholaminerge Afferenzen erhalten, scheint für diese morphogenetischen Prozesse wichtig zu sein. Da sie in ihrer Anzahl schon früh festgelegt sind, dünnt sich ihre Verteilung auf der Kortexoberfläche mit zunehmendem Wachstum aus, sodass sie beim Erwachsenen weit verstreut liegen. Ob darüber hinaus auch einige von ihnen absterben, ist unklar.

Mit Beginn des letzten Schwangerschaftsdrittels geschehen im Neokortex mehrere Vorgänge fast zeitgleich: Die Synapsenbildung erreicht einen ersten Höhepunkt, die thalamo-kortikalen Fasern beenden ihre Wartezeit in der sekundären Kortikalplatte und wandern in die Kortikalplatte ein, die Kortexgebiete erhalten ihre Zytoarchitektur, auditives und visuelles System beginnen zu funktionieren, der Fötus verbringt einen rasch ansteigenden Teil seiner Zeit im REM-Schlaf.

Dieses Zusammentreffen ist nicht zufällig. Es sind damit alle Bedingungen für die aktivitätsgesteuerte Strukturierung des Kortex gelegt. Die Feinabgrenzung und spezifische Zytoarchitektur jedes Kortexbereichs wird erst durch die einwachsenden thalamischen Fasern ermöglicht. Die Synapsenbildung in der Kortikalplatte setzt erst ein, nachdem die thalamischen Afferenzen eingewachsen sind (Molliver et al. 1973; Kostović et al. 1995), und diese wiederum beenden ihre Wartezeit erst, nachdem die thalamischen Relaiskerne ihre sensorischen Afferenzen erhalten und eingebunden haben (Kostović 1990).
In der 22. SSW beginnen die Laminierung im Nucleus geniculatus lateralis (NGL) und das Einwandern der visuellen Fasern in die kortikale Platte (Heyner 2000). Vier Wochen später ist beides geschehen, und die Bildung lokaler Kreisläufe im visuellen Kortex beginnt (Burkhalter et al. 1993). Fast zeitgleich vermag der Fötus auch auf akustische Reize zu reagieren (Brezinka et al. 1997). Möglicherweise müssen die thalamo-kortikalen Fasern in der sekundären Kortikalplatte bis zur Reifung der Sinnessysteme festgehalten werden, damit ihr strukturierender Einfluss in der Kortikalplatte von vornherein funktional eingebunden werden kann. Mehrere kritische Perioden bestimmen die weitere Entwicklung des visuellen Systems (vgl. Hensch 2004). Schon in den 60er und 70er Jahren wurde gezeigt, dass der visuelle Kortex sich nur dann funktionstüchtig strukturiert, wenn beide Augen sehen können (Hubel u. Wiesel 1970; vgl. Wiesel 1982). Jüngere Arbeiten führen die Ausbildung der Dominanzkolumnen, die ebenfalls in einer nachgeburtlichen kritischen Phase von der visuellen Erfahrung abhängt, auf die Ausreifung GABAerger Korbzellen im visuellen Kortex zurück (Hensch et al. 1998). Wenn in dieser kritischen Periode (s. Abb. 1-10, a: Traumschlaf) die Afferenzen aus dem NGL durch Blendung von Rhesusaffenföten vermindert werden, kann am Übergang zwischen den Areae 17 und 18 des visuellen Kortex ein zytoarchitektonisch neuartiges Gebiet entstehen (Rakic et al. 1991). Und im Bereich des auditiven Kortex kann bei Frettchen eine visuelle Zytoarchitektur funktionalisiert werden, wenn der NGL und der visuelle Kortex lädiert und die retinalen Efferenzen zum (normalerweise auditiven) Nucleus geniculatus medialis umgeleitet werden (Roe et al. 1992). Dass Sinnesreize die Differenzierung von Neuronen prägen, war in den 60er Jahren durch die Untersuchungen von Hubel und Wiesel an visuell deprivierten Katzen vielschichtig belegt worden (s. Hubel u. Wiesel 1970; vgl. Wiesel 1982). Viel weniger bekannt wurden jedoch die nicht minder bedeutenden Erfahrungen mit Kindern jener Jahre, die unter Sehstörungen bzw. Erblindung litten, da ihnen entweder als Frühgeborene im Brutschrank zu viel Sauerstoff in der Atemluft zugeführt worden war (Jacobson u. Feinstein 1992) oder da ihnen, weil mit der Flasche aufgezogen, das in der Muttermilch enthaltene transient notwendige Taurin fehlte (Neuringer u. Sturman 1987).

Träumen, Schlafen und Wachen

Dass die thalamischen Afferenzen die Architektur des Kortex funktionsbezogen strukturieren, setzt voraus, dass sie aktiv sind: Spontane Aktivität, die im ersten Schwangerschaftsdrittel die funktionale Ausbildung des peripheren motorischen Systems bestimmt hat, treibt auch zentral weiterhin die Reifung des Gehirns an. Mit zunehmender Autonomie des Fötus, ungefähr ab dem Beginn des letzten Schwangerschaftsdrittels, bündelt sich die Aktivität in Phasen. Ungefähr ab der 24. SSW steigt der Anteil schneller Augenbewegungen (rapid eye movements, REM) steil an (Birnholz 1981). In der 32. SSW erreicht die tägliche Dauer von REM-Schlaf einen Gipfel. Zur selben Zeit ist auch ein rhythmisches Auftreten der Traumschlafphasen zu beobachten (Shinozuka et al. 1989). Das Kind verbringt in dieser Zeit bis zu acht Stunden täglich im REM-Schlaf, mehr als jemals wieder in seinem Leben. Perinatal und in den ersten Lebensmonaten sinkt dieser Anteil rasch zugunsten von längeren Tiefschlaf- und Wachphasen. Der zentrale Zeitgeber für den REM-Schlaf wird von acetylcholinergen Neuronen gestellt, die im Wechsel mit aminergen Neuronengruppen im Hirnstamm ungefähr im Rhythmus von 90 Minuten schwingen. Wenn sie aktiv werden, regen sie über eine Bahn zum Thalamus den Kortex an (Steriade u. McCarley 1990). In einer mittlerweile klassischen Arbeit wurde die Hypothese aufgestellt, dass die Gehirnaktivität im REM-Schlaf die Sinnesreize ersetzt, die der Fötus im Mutterleib nicht im nötigen Maß erhält, die aber zur Ausbildung der Sinnessysteme notwendig sind (Roffwarg et al. 1966). Mittlerweile konnte gezeigt werden, dass die Laminierung der retinalen Eingänge im NGL gestört wird, wenn man junge Katzen am Träumen hindert (Marks et al. 1995). Allerdings ersetzten die Tiere die fehlende Traumzeit nicht durch Wachzeit, sodass REM-Schlaf und wache Aktivierung nicht äquivalent sind. Trotzdem besteht heute weitgehende Einigkeit, dass der hohe Anteil an fötalem REM-Schlaf für die Morphogenese des Gehirns notwendig ist (vgl. Mirmiran 1995). Er tritt genau zu der Zeit auf, in der die Sinnesbahnen komplett sind und die kortikalen Areale gebildet werden (25. SSW; vgl. Abb. 1-10, a: Traumschlaf und b: thalamo-kortikale Afferenzen). Die im Hirnstamm generierte Aktivität erreicht den Kortex über die thalamo-kortikalen Bahnen. Sie erfüllt damit alle Bedingungen, um die aktivitätsabhängige zytoarchitektonische Differenzierung in den kortikalen Zielgebieten der Bahnen voranzutreiben. Der nachgeburtliche Rückgang in der REM-Aktivität ist zum einen auf die ausreifende noradrenerge Hemmung und zum anderen auf die verringerte neuronale Empfindlichkeit für Acetylcholin zurückzuführen.

Der andere wichtige Rhythmus, der zirkadiane Wechsel von Schlafen und Wachen, ist im Gegensatz zum REM/Non-REM-Rhythmus beim Fötus noch sehr schwach ausgeprägt; er wird anscheinend auch nicht vom eigenen Antrieb getragen. Zwar ist der zirkadiane Zeitgeber der Säugetiere, der Nucleus suprachiasmaticus (NSC), ab der 18. SSW vorhanden und oszilliert. Er unterhält aber noch keine synaptischen Verbindungen mit anderen Gehirngebieten und hat keinen Einfluss auf die Aktivität des Fötus (Reppert 1992). Seine zirkadiane Aktivität hängt vollkommen vom Tag/Nacht-Rhythmus der Mutter ab und wird vermutlich durch einen mütterlichen Botenstoff, wahrscheinlich Melatonin, unter Beteiligung von Aminen eingespielt (Breen et al. 1996). Der zirkadiane Rhythmus im Verhalten des Fötus, der ab der 30. SSW erkennbar wird (Mirmiran et al. 1992), wird auf die gleiche Weise bestimmt. Nachgeburtlich dauert es etwa drei Monate, ehe sich die Tag/Nacht-Werte von Serotonin und Melatonin im Blut stabilisiert haben (Attanasio et al. 1986), und erst nach dieser kritischen Phase (Abb. 1-10, a: Schlaf-wach-Rhythmus) kann sich das Neugeborene an einen autonomen Schlaf-wach-Rhythmus halten (Reppert 1992).

Neurotransmitter als Morphogene und die Fragen nach den kritischen Phasen

Für alle wichtigen **Neurotransmitter** (wie Glutamat, GABA, Acetylcholin und die Monoamine) ist gezeigt, dass sie sehr früh zu reifen beginnen (s. Abb. 1-10, b: GABA, Monoamine; Abb. 1-11) und Wachstum, Gestalt und Synapsenbildung von Neuronen in vitro beeinflussen können. Der Effekt ist dabei oft dosisabhängig, wie im Fall von Glutamat, das in niedrigen Dosen das Axonenwachstum anregt, in mittleren hemmt (Jones et al. 1986) und in hohen Dosen erregungstoxisch zum Zelltod führt (Olney 1969). Die Wirkung einer Dosis kann andererseits durch antagonisierende Transmitter modifiziert werden. So wirkt GABA dem morphogenen Einfluss von Glutamat entgegen und Serotonin jenem von Acetylcholin (vgl. Mattson 1988). Die zahlreichen einzelnen Ergebnisse fügen sich in ein Gesamtkonzept, wenn man davon ausgeht, dass sich die morphogene Wirkung der Transmitter über die Veränderung des Membranpotenzials am Rezeptor und damit über sekundäre Botenstoffe entfaltet, wie das für die reife Synapse zutrifft (Lipton u. Kater 1989). Tatsächlich kann das Nervenzellwachstum auch beeinflusst werden, indem man unmittelbar in den cAMP-Haushalt oder die Ca^{2+}-Konzentration der Zelle eingreift (Mattson et al. 1988).

Dass diese in vitro gewonnenen Ergebnisse auch einem Geschehen in vivo entsprechen, legen andere Untersuchungen nahe (vgl. Abb. 1-11 sowie Lauder 1993). So hängt die Ausbildung des so genannten „barrel field“ im somato-sensorischen Kortex der Ratten davon ab, dass in einer **kritischen Phase** transient ein Serotoninüberschuss vorhanden ist (Cases et al. 1996). Dopamin beeinflusst perinatal die Entwicklung der Neurone im Striatum (Schmidt et al. 1996). In der Kindheit ist das striatale Dopaminsystem des Menschen präsynaptisch stärker ausgeprägt als postsynaptisch, was im Zusammenhang mit dem Lernen von Bewegungsmustern in dieser Lebensphase stehen dürfte (Meng et al. 1999). GABA schließlich, als drittes Beispiel, wird beim Fötus schon recht früh, in der 14. SSW, in zahlreichen Zellen der Marginalzone und der transienten Schichten unterhalb der kortikalen Platte gefunden (Yan et al. 1992). Sie könnten dort den ankommenden Afferenzen trophische Unterstützung bieten bzw. die Synaptogenese initiieren (Chronwall u. Wolff 1980; Wolff 1981; Wolff et al. 1993). Die noch früher entstehenden GABA-Zellen im Rückenmark dürften sogar die Differenzierung der aminergen und peptidergen Neurone im Hirnstamm beeinflussen (Lauder et al. 1986).

Teratogene verschiedener Art – von Umweltgiften bis hin zu bestimmten Medikamenten – können die Transmitterwirkung imitieren und, je nach Dosis, Einwirkungsdauer und Zeitpunkt, Schäden verursachen, die von latenten Anfälligkeiten bis hin zum Tod des Fötus reichen (Schlumpf u. Lichtensteiger 1987). In manchen Fällen ist die Wirksamkeit des Giftes auf einen engen Zeitraum begrenzt, sodass man **kritische Phasen** oder **kritische Fenster** abgrenzen kann (Adams et al. 2000; Rice u. Barone 2000; Selevan et al. 2000). Besonderes Augenmerk als schädigend wirkenden Substanzen gilt in diesem Zusammenhang den Drogen. Nur einige seien hier beispielhaft erwähnt: Opiate stören allgemein die Synapsenbildung in einer kritischen Phase, die bei Ratten mit der Geburt endet, demnach beim Menschen bis zum zweiten Schwangerschaftsdrittel reichen dürfte (Slotkin 1988). Nikotin hat aufgrund der engen Kopplung des acetylcholinergen Systems an die katecholaminergen Bahnen besonders schwerwiegende Auswirkungen auf die Gehirnentwicklung. Aufgrund der kaudo-rostralen Reifung des Acetylcholinsys-

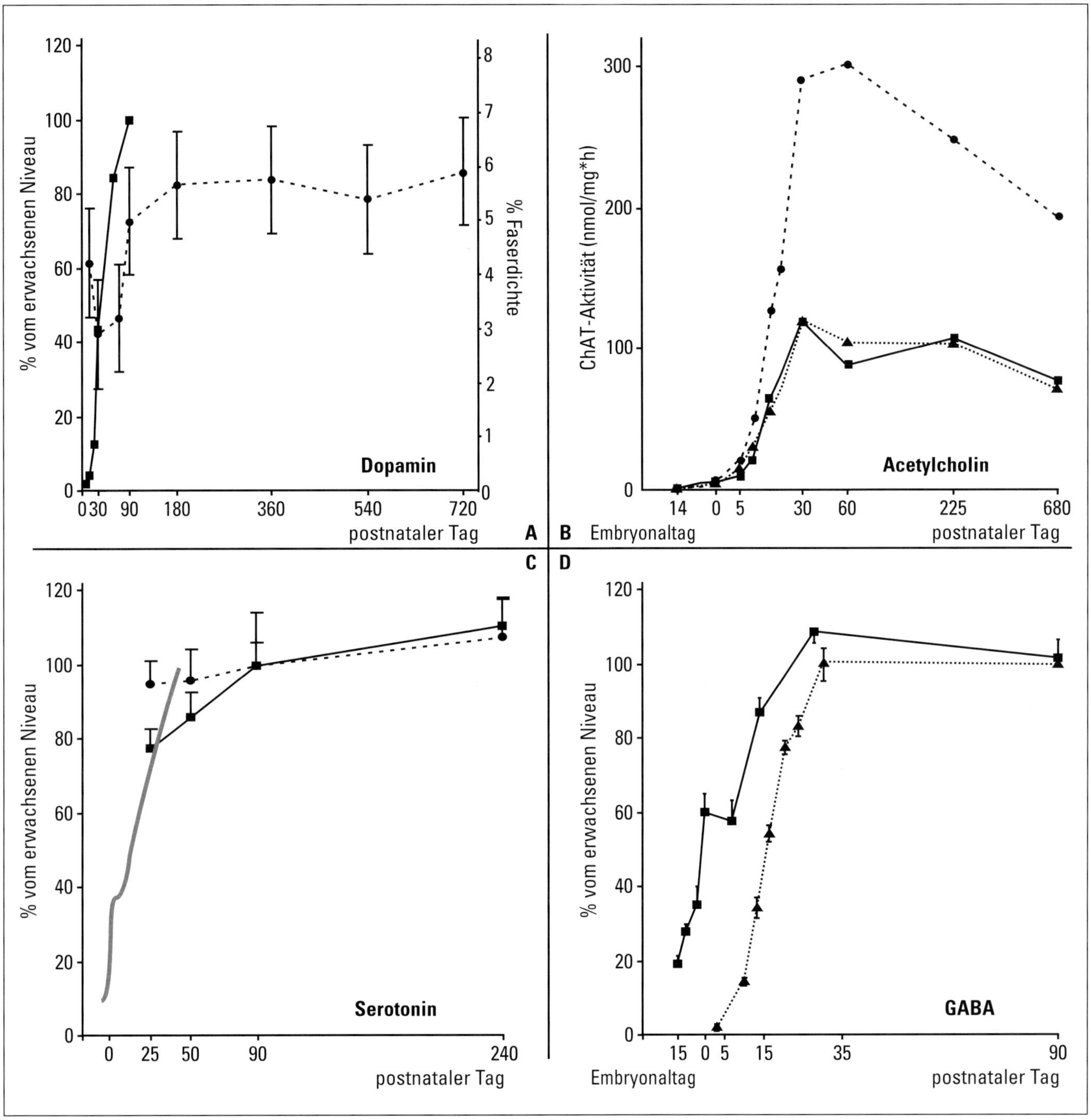

Abb. 1-11: Nachgeburtliche Reifung der wichtigsten zerebralen Transmittersysteme. **A:** Reifung der dopaminergen Innervation im PFC (Quadrate und durchgezogene Linie) und im Nucleus accumbens (Kreise, gestrichelte Linie) der Rennmaus (mod. nach Dawirs et al. 1993 sowie nach Lesting et al. 2005.). **B:** Reifung der Cholinazetyltransferase-Aktivität (ChAT) im Frontalkortex (Quadrate, durchgezogene Linie), Hippocampus (Dreiecke, gepunktete Linie) und Striatum (Kreise, gestrichelte Linie) von Ratten (mod. nach Thal et al. 1991). **C:** Entwicklung des Serotoningehalts im gesamten Gehirn (graue Linie) und der Serotonintransporterdichte im Frontalkortex (Quadrate, durchgezogene Linie) und Striatum (Kreise, gestrichelte Linie) (mod. nach Bennett u. Giarman 1965 sowie Moll et al. 2000). **D:** Entwicklung des GABA-Gehalts im gesamten Gehirn (Quadrate, durchgezogene Linie) und der Anzahl GABAerger Neuronen im Hippocampus (Dreiecke, gepunktete Linie) von Ratten (mod. nach Seress u. Ribak 1988).

tems trifft es in der frühen Fötalzeit bevorzugt die katecholaminergen Kerne, über deren Bahnen es in der mittleren Periode seine Hauptwirkung entfaltet; erst später kann es im Kortex wieder unmittelbar wirken (Lichtensteiger et al. 1988). Folgen sind beim Kind Verhaltensstörungen, die der Aufmerksamkeitsdefizit-/Hyperaktivitätsstörung entsprechen. Ebenfalls schwere Schäden kann Ethanol auslösen, das zugleich als GABA-Agonist und als NMDA-Antagonist Apoptosen auslösen oder fördern kann (Olney et al. 2000). In diesem Fall ist die Phase höchster Gefährlichkeit der „Wachstumssprint" des Gehirns („brain growth spurt", Dobbing u. Sands 1979), also die Zeit des letzten Schwangerschaftsdrittels und der ersten Lebensjahre. Auch hier gilt, dass je nach Zeitpunkt der Vergiftung unterschiedliche Gehirngebiete betroffen sind (Ikonomidou et al. 1999).

In ihrem gesamten Verlauf störbar ist die Neurogenese, die von der Neurulation bis zur Geburt (und in einigen Gebieten noch darüber hinaus) andauert, sowie die Synaptogenese, die in den Jahren nach der Geburt eine besondere Dynamik entfaltet. Es ist aber ungenau und verwirrend, in diesen Fällen von jeweils einem einzigen zeitlich befristeten Prozess zu sprechen: Der Beginn der Neurogenese streut in den verschiedenen Hirngebieten über zwei Monate; im Rückenmark liegt er in der 4. SSW, in kaudo-rostraler Abfolge schließen sich Mesenzephalon und Dienzephalon (5. SSW), Neokortex (6. SSW) und als Letztes der hippocampale Gyrus dentatus (11. SSW) an (Bayer et al. 1993). In einigen Gebieten (Hippocampus, Kleinhirn, olfaktorischer Bulb) gibt es voneinander zeitlich getrennte Wellen der Proliferation, wobei stets die Projektionsneurone lange vor den Körnerzellen reifen (Rodier 1977). Das hat zur Folge, dass die gleiche Dosis eines toxischen Stoffes, zu unterschiedlichen Zeitpunkten verabreicht, in verschiedenen Hirngebieten und an unterschiedlichen Neuronen Schäden hinterlassen kann. Vor diesem Hintergrund kann man gerade auch für die Neuro- und Synaptogenese von ausgedehnten kritischen Phasen sprechen (s. Abb. 1-10, b: Neurogenese und Synaptogenese).

Die Einsicht, dass „angeboren" etwas grundsätzlich anderes bedeutet als „vererbt", hat in den letzten Jahren auch den Weg geöffnet, zu verstehen, wie einige psychiatrische Störungen entstehen können. Autismus ist eine kaum verstandene neuronale Anomalie, da weder die zugrunde liegenden neurologischen Schäden noch die Verursachung bekannt sind. Eine neue Studie an Thalidomid-Opfern führte jedoch auf die Spur, dass eine kritische Phase hier in den Schwangerschaftstagen 20 bis 24 liegen könnte. In dieser Zeit schließt sich das Neuralrohr und die Hypothese, dass eine Intoxikation in diesem Stadium die motorischen Hirnnervenkerne schädigt und auf diesem Wege die Symptome des Autismus hervorruft, konnte experimentell bestätigt werden (Rodier et al. 1996). Ebenso dunkel wie die Ursachen des Autismus sind jene der Schizophrenie. Die Hinweise, dass eine pränatale Entwicklungsstörung die Entstehung der Krankheit entscheidend begünstigt, wurden neuerdings durch epidemiologische Studien untermauert. Sie zeigen eine ausgedehnte kritische Phase im zweiten Schwangerschaftsdrittel, sodass sowohl die Einflüsse der dunklen Jahreszeit (Franzek u. Beckmann 1996) als auch eine Viruserkrankung der Mutter im 5. Schwangerschaftsmonat (Beckmann 1999) einer Prädisposition zur Schizophrenie beisteuern können. Der 5. Monat ist die erste Phase intensiver Neurogenese im cingulären Kortex des Föten, in dem die Autoren deformierte Pyramidenzellen an verstorbenen Schizophrenen beschrieben haben.

> Neurale Strukturen, deren Reifung abgeschlossen ist, sind gegenüber schädigenden Einflüssen weitaus weniger empfindlich als solche, die noch in der labilen Entwicklung stehen. Postnatal sind es ausgerechnet die mit höchsten kognitiven Aufgaben betrauten Gebiete des Archi- und Neokortex, die weiter reifen und damit zwar die Offenheit für soziales und umweltbezogenes Lernen, aber auch die Empfänglichkeit für schädigende Einflüsse besitzen.

Die kritischen Phasen, sofern man von solchen sprechen will, sind hier sehr ausgedehnt: Im Fall des präfrontalen Kortex erstreckt sie sich von der Kindheit bis ins frühe Erwachsenenalter, wobei besonders labile Phasen in Kindheit und Pubertät eingestreut sind. Im Fall des hippocampalen Gyrus dentatus kann man davon sprechen, dass eine kritische Phase zeitlebens nicht endet. Dieses Gebiet, das für die Bildung deklarativer Gedächtnisinhalte notwendig ist, bleibt aufgrund der anhaltenden Neurogenese immer instabil und äußeren Einflüssen gegenüber anpassungsfähig (s. u.).

Nachgeburtliche Reifung kortikaler und limbischer Hirnregionen unter dem Einfluss aktivitätsgesteuerter Neuroplastizität

Kontinuität und Umbruch in der Reifung kognitiver Funktionen

Der Mensch kommt als Frühgeburt zur Welt. Die ersten Lebenswochen und -monate sind eine gewaltige Herausforderung an das Großhirn bzw. an diejenigen Bereiche im Archi- und Neokortex, die im späteren Leben kognitive Funktionen im weitesten Sinne verantworten. Das Neugeborene bringt noch seine fötalen Bewegungsmuster mit auf die Welt (Prechtl u. Hopkins 1986). Seine Reaktionen auf die Umwelt werden vorwiegend von Schaltkreisen des Hirnstamms getragen. Sein Kortex ist voller funktionsfähiger Neurone, doch diese sind vorwiegend in transiente Zustände eingebunden, die erst den Boden bereiten für umweltbezogene Verschaltungen. Projektionsbahnen sind gerade erst angelegt, die assoziativen Felder sind noch „Brachland". Nur die primären sensorischen und motorischen Kortexbereiche sind bereits funktional. Aber in Ermangelung assoziativer Verbindungen vermögen sie nur spontane, generalisierte Bewegungen hervorzubringen.

Der Umbruch erfolgt in den ersten sechs Lebensmonaten. In dieser Zeit werden primäre Reflexe unter Hemmung gesetzt und durch sekundäre ersetzt, wie die reife Schreckreaktion, die Gleichgewichtsreaktion und andere mehr, die eine erste Einbindung von kortikalen Schaltkreisen signalisieren. Es bilden sich flexible und zielgerichtete Verhaltensweisen, und es setzt die Entwicklung von Fähigkeiten wie der Aufmerksamkeit und des allgemeinen Verstehens ein, die Grundbedingungen aller kognitiven Leistungen sind. Voraussetzung dafür sind die fortgesetzte Differenzierung der kortikalen Neurone (Mrzljak et al. 1990), das Auswachsen von Dendriten und Axonen, ein explosives und überschießendes Synapsenwachstum und eine vorübergehende Überproduktion von intrinsischen kortiko-kortikalen Verbindungen, Letztere begleitet von einem vorübergehenden Überangebot an glutamatergen NMDA-Rezeptoren (Hattori u. Wasterlain 1990) und Benzodiazepinbindungsstellen an GABA-Rezeptoren (Retz et al. 1996). Durch Gebrauch werden dann aus dem Überangebot von Verbindungen die funktionalen ausgewählt, während die anderen durch Wettbewerb eliminiert werden, wie in den klassischen Untersuchungen zur Reifung von motorischen Bahnsystemen als Prinzip der „selektiven Stabilisierung" beschrieben (Changeux u. Danchin 1976). Dank der Frühgeburt ist der menschliche Kortex somit dafür geschaffen, Umwelteinflüsse in hohem Maß aufzunehmen und in die Differenzierung von Nervennetzen einzubeziehen. Andererseits aber ist das Menschenkind in höchstem Ausmaß zum Lernen gleichsam verurteilt. Das Gehirn liegt als höchst plastisches Substrat vor, das durch molekulare, zelluläre und systemische Prozesse modelliert werden muss.

Wenn es nun um die nachgeburtliche Reifung kognitiver Funktionen geht, stellen sich folgende Fragen:

- In welchen Feldern und Funktionsschleifen des Archi- und Neokortex lassen kritische Phasen eine aktivitätsgesteuerte Umweltanpassung zu?
- In welche Zeitabschnitte fallen diese Phasen?
- Welche endogenen Faktoren sind daran beteiligt, die Nervennetze zeitweilig gegenüber förderlichen und schädlichen Einflüssen extrem anfällig zu machen?

Wir sind auch heute noch weit davon entfernt, auf solche Fragen umfassend zu antworten. Aber wir können unter Einbeziehung von Tiermodellen erste Beschreibungen liefern, die zur entwicklungsabhängigen Strukturplastizität in Abhängigkeit von kritischen Phasen Auskunft geben und zukünftig die Bewertung von Chancen und Risiken der kognitiven Hirnreifung vereinfachen können (vgl. Hensch 2004).

Lateralisierung der Hemisphären

Die frühkindliche Plastizität des Neokortex erwächst aus der immensen Überschussproduktion von Rezeptoren, Synapsen und Fasern pyramidaler U-Fasersysteme. Im ersten Lebensjahr erreicht die Kortexdicke ihr Maximum, die Menge von NMDA-Rezeptoren und von glutamatergen Synapsen hat ihren ersten Gipfel zur selben Zeit (Retz et al. 1996), und die Synapsendichte steigt noch bis zur Pubertät auf das Anderthalbfache des erwachsenen Gehirns an, ehe sie rasch sinkt (Caviness et al. 1997). Diese Überproduktion macht es möglich, durch eine Art von Selektion die aktiven Elemente zu stabilisieren und unbenutzte zu eliminieren („neuronaler Darwinismus", Edelman 1992). Deutlich zeigt sich diese Dynamik an der Reifung des Corpus callosum (Balken). Die Axonendichte im Balken beträgt zur Geburt fast das Zehnfache und die Axonenzahl immerhin das Fünffache dessen, was man beim Erwachsenen misst. Im Laufe des ersten Lebensjahres werden diese Verbindungen rasch reduziert. Untersuchungen an Tieren zeigen, dass dabei eine umfassende Neuverschaltung geschieht: Im fötalen Gehirn projizieren aus allen Rindenfeldern Pyramidenzellen der tiefen Kortexschichten (Laminae V und VI) in kontralaterale Bereiche. Nachgeburtlich werden diese Axone aus den meisten Ursprungsgebieten zurückgezogen, während sich Projektionen aus anderen Rindenfeldern festigen. Gleichzeitig verlagern sich die Schichten, aus denen diese stabilisierten kontralateralen Efferenzen stammen; beim Erwachsenen liegen die Projektionsneurone in den Laminae III und V (Ivy u. Killackey 1981). Welche Verbindungen letztlich behalten werden, wird anscheinend wieder von ihrer funktionalen Aktivität beeinflusst: Solche Axone, die in ihrem Zielgebiet in die Kortikalplatte eingedrungen sind und Synapsen gebildet haben, werden gefestigt, und solche, die in der sekundären Kortikalplatte hängen geblieben sind, werden zurückgenommen. Dieser Vorgang lässt sich ebenso durch genetische wie durch umweltbezogene Manipulationen stören (ebd.).

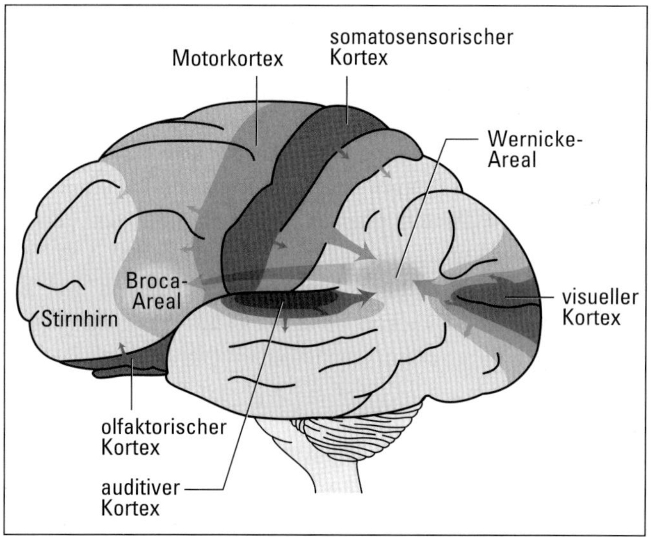

Abb. 1-12: Die Grafik zeigt die von den primären sensorischen über motorische zu assoziativen Kortexfeldern fortschreitende kaudorostrale Reifung im Gehirn des Menschen. Eingebunden in diesen Reifungsgradienten ist die Sprachentwicklung, die mit der sensorischen Verarbeitung im Wernicke-Areal beginnt und von dort aus die motorischen Fähigkeiten im Broca-Areal bahnt.

Überlagert wird diese Entwicklung in der Rechts-Links-Achse von einem Reifungsgradienten in der kaudo-rostralen Richtung (s. Abb. 1-12). Die Reifung primärer Sinnesfelder im okzipitalen und temporalen Lappen trägt der Bahnung von assoziativ-sensorischen und assoziativ-motorischen Feldern bei. Das bedeutet für die kognitive Entwicklung des Kindes dreierlei:

- Erstens sind die sensorisch-assoziativen (d.h. wahrnehmungsbezogenen) Fähigkeiten den motorisch-assoziativen (d.h. handlungsbezogenen) über eine gewisse Zeit voraus – das Kleinkind versteht mehr, als es umsetzen kann.
- Zweitens fördern entsprechende Aktivitäten über die Wahrnehmungsverarbeitung die Bewegungsfähigkeit und die Handlungskonzeption – vielfältige Körpererfahrungen sind die Voraussetzung für koordinierte und geschickte Bewegungen.
- Drittens beeinflussen die kortikalen Aktivitäten im Rahmen von Handlungsabfolgen die Reifung perzeptueller Fähigkeiten – die Umwelt wird unmittelbar in eine Repräsentation kognitiver Fähigkeiten verwandelt.

Für eine spätere visuelle, auditive oder taktile Präferenz wird hier ein Grundstein gelegt. Die aus frühkindlicher Erblindung erwachsende hohe Begabung für räumliche, taktile, akustische und andere Fähigkeiten ist ein lebendiges Beispiel dafür, dass die Aktivitäten expansiv bis in die Ebene primärer Sinnesareale hineingreifen und sich über eine adaptive Reorganisation ihrer bedienen, wie Tierexperimente belegt haben (Holzgraefe et al. 1981; Merzenich u. Kaas 1982). Eine Marburger Studie hat gezeigt, dass im Alter von 4–7 Jahren erblindete Kinder eine höchste plastische Potenz für den Erwerb räumlicher Fähigkeiten besitzen (Buchholtz, mündliche Mitteilung).

Im Zuge der Organisation einer Repräsentation für Kognitionen, die insgesamt hoch komplex und auf verschiedene Substrate verteilt angelegt wird, gehen die beiden Hemisphären verschiedene Wege, die durch Lateralisierung zu unterschiedlichen Spezialisierungen führen. **Linkshemisphärisch** reifen Fähigkeiten, die der sequenziellen Verarbeitung von Reizen dienen. Das strukturelle Korrelat, z. B. für den Spracherwerb, ist die linksseitige Reifung von Serialschaltungen, die von okzipital nach temporal fortschreitet. Entsprechend beginnt der Spracherwerb mit dem Verständnis, dem erst später das Sprechen folgt. Dieses wiederum beginnt mit Einzelwörtern und Zwei-Wort-Sätzen. Um diese in einen sinnvollen Zusammenhang zu setzen, bedarf es der Kommunikation mit der Umwelt. Die Sequenzierung von Aktivitäten ist ein Merkmal linkshemisphärischer Verarbeitungsmuster, die allgemein analytische Kognitionsleistungen hervorbringen.

Rechtshemisphärisch reifende Fähigkeiten zeigen demgegenüber ein Verarbeitungsprinzip, das die Informationen auf ihrer ganzen Breite über parallele Schaltungen erfasst. So gibt es für die räumliche Informationsverarbeitung zwei Leitungsbahnen, die vom primären visuellen Kortex ausgehen: Die posterior-parietale Bahn dient der Objekterkennung und die infero-temporale Bahn der raumbezogenen Zuordnung des Objektes (Milner u. Goodale 1995). Die präzise Kommunikation zwischen den beiden Hemisphären ermöglicht es ihnen, einander zu ergänzen und zusätzliche Fähigkeiten zu entwickeln (Gazzaniga 2000). Die typischen Handlungsabläufe des Kleinkindes, wie Greifen und Krabbeln, verknüpfen Aktivitäten beider Hemisphären und ermöglichen so die angepasste Synpaptogenese der sich über das Callosum neu sortierenden kommissuralen Fasern.

Die beschriebene Verteilung der hemisphärischen Spezialisierungen gilt für Rechtshänder, die in allen Kulturen rund 90 % der Population ausmachen. Die Bevorzugung einer Seite bildet sich beim Menschen schon sehr früh heraus; bereits beim Nackenreflex des Fötus in der 28. SSW lässt sie sich feststellen (Abb. 1-10, c: Seitenpräferenz). Allerdings entwickelt sie sich nicht linear: Unabhängig davon, ob ein Kleinkind vorwiegend linkshändig, rechtshändig oder ambidexter ist, erstreckt sich über die Zeit des fünften bis neunten Lebensjahr eine **kritische Phase** (Abb. 1-10, c: serielle/parallele Schaltungen), in der die Bevorzugung einer Seite unklar wird und in einem auffällig regelmäßigen Rhythmus wechseln kann (Heyne et al. 1999). Anatomisch spiegelt sich diese vorübergehende Ambivalenz in der zurückgehenden

Myelinisierung von callosalen Fasern wider (Caviness et al. 1997; Abb. 1-10, c: CC-Myelinisierung). Es darf angenommen werden, dass dieser regressive Prozess die Kommunikation zwischen den Hemisphären, also auch die Dominanz einer von ihnen, erschwert und andererseits die Ausbildung der hemisphärischen Spezialisierung und Leistungssteigerung kognitiver Funktionen ermöglicht. Im Alter von neun bis zehn Jahren endet dieser Zustand ziemlich abrupt. In diesen zwei bis drei entscheidenden Jahren des Schulkindes sind beide Hemisphären hochplastisch ausgerichtet und also besonders offen gegenüber der Förderung von einerseits analytischen und andererseits ganzheitlichen Fähigkeiten.

Limbo-präfrontales System

Hippocampaler Gyrus dentatus

Motivation und Emotion sind die Voraussetzung für die Lernfähigkeit des Kindes. Um diese Qualitäten im Gehirn verfügbar zu haben, bedarf es offenbar nicht unbedingt einer fortgeschrittenen Reife und vieler Erfahrungen. Vielmehr birgt das kindliche Gehirn in seiner ganzen Unreife diese Qualitäten in sich und lässt sie zum Erwachen kommen. Wie ist das aus der frühkindlichen Hirnforschung zu erklären, da doch gerade die verantwortlichen Hirnareale in der Kindheit und Jugend extrem verzögert heranreifen? Offenbar liegt eben darin ein Schlüssel zum Verständnis: Der Hippocampusformation – Hippocampus proper, Gyrus dentatus, entorhinaler Kortex und Subikulum – wird zeitlebens eine besonders hohe Plastizität abverlangt, ist sie doch die Eingangsstelle und das Durchgangslager für alle ankommenden Sinnesinformationen, die ins Langzeitgedächtnis sollen. Zur Geburt allerdings ist sie noch sehr unfertig, was als ein möglicher Grund für die frühkindliche Amnesie diskutiert wird. Es sind die Schaltkreisläufe zwischen Gyrus dentatus und Hippocampus proper, die sich mit dem ersten Eintreffen selektiver Sinnesreize gerade erst formieren. Während der Hippocampus proper mit der Geburt anatomisch fertig gestellt und zytoarchitektonisch etwa so weit ausdifferenziert ist wie primäre Neokortexfelder, befindet sich der Gyrus dentatus in vergleichsweise rückständigem Zustand der Differenzierung seiner Schaltkreise. Er besteht aus einer breiten Schicht so genannter Körnerzellen, die, im Unterschied zu den Körnerzellen im Kortex, eine zusammenhängende Zellmasse bilden. Jenen entsprechend, sind die Körnerzellen des Gyrus dentatus eine erste Anlaufstelle für sensorische Reize, die in diesem Fall aus den kortikalen und septalen Afferenzen stammen. Bei Nagern wurde ermittelt, dass etwa 80 % der Körnerzellen sogar erst nachgeburtlich entstehen und supra- und infrapyramidales Blatt erst am Ende der zweiten postnatalen Woche fertiggestellt sind (Bayer 1982). Wenngleich der menschliche Gyrus dentatus bereits vor der Geburt (etwa ab der 34. SSW) ausgeformt ist, stabilisieren sich auch beim Menschen zytoarchitektonische Feinheiten in den hippocampalen Schaltkreisen erst nachgeburtlich (Arnold u. Trojanowski 1996). Das betrifft besonders die späte Ausreifung der efferenten Moosfaserprojektion und des afferenten Tractus perforans. Die verzögerte Reifung dieser Projektionen bringt es mit sich, dass die Ausbildung und Stabilisierung innerer Regelkreise im hippocampalen System unter den ersten Eindrücken aus der Umwelt erfolgt.

Hier zeichnet sich eine gewisse Parallele zur verzögerten Reifung parahippocampaler Felder im Vorderhirn von Vögeln ab, die kurz nach dem Schlupf die Nachlaufprägung (Nestflüchter) und kurz vor dem Verlassen des Nestes die Sexualprägung (Nesthocker) vollziehen, also in kürzester Zeit artspezifisch prägungsrelevante Schlüsselreize erlernen (s. Immelmann u. Suomi 1979). Die Strukturforschung der 80er Jahre hat gezeigt, dass im Vogelhirn die Sinnesprojektionen vorzeitig reifen, um Prägungslernen zuzulassen, während sich parahippocampale Felder gerade zum Zeitpunkt der sensiblen Prägungsphase in einem hochgradig instabilen Zustand befinden, was als Bereitschaft zu selektiver Aufnahme und Einstrukturierung von Sinnesreizen gedeutet werden konnte (Teuchert-Noodt et al. 1983; 1991); einmal mehr haben diese Befunde die Kompensationstheorie bestätigt (s. auch Wolff et al. 1989; Wolff u. Missler 1992). Vorweg geht die physiologisch induzierte Rücknahme transienter Fasern aus dem olfaktorischen Bulb (Teuchert-Noodt et al. 1989), ein Beleg für die Platzhalterfunktion embryonaler Schaltkreise. Die Strukturforschung legte den Schluss nahe, dass sich die Nervennetze auch bei fehlenden Schlüsselreizen an die Gegebenheiten adaptieren und es einen wirklichen „Kaspar Hauser" nicht geben kann. Die sich damals aufdrängende Frage, ob es auch bei Säugern ein limbisches Korrelat mit prägungsrelevanter Bedeutung gibt, kann aus heutiger Sicht erstmalig beantwortet werden: Die nach peri- und postnatal verlegte anatomische Ausreifung des hippocampalen Systems ist in diesem Sinn als **kritische Periode** zu bewerten (Abb. 1-10, d: Gyrus dentatus). Insgesamt ist die Situation von Säugern aber als noch komplexer einzustufen als bei Vögeln, denn die Ontogenese setzt sich bei ihnen auf besondere Art und Weise fort:

In den hippocampalen Gyrus dentatus wird bei Säugetieren ein ektopisches Keimlager eingebunden, in dem, auch nach Abschluss der anatomischen Ausreifung des Systems, Neurone und Gliazellen nachgebildet werden (Altman u. Das 1965; Eriksson et al. 1998). Junge proliferierende Neurone perturbieren ständig die etablierten Schaltkreise: Auswachsende Moosfasern werden in die hippocampale CA3-Region (Stanfield u. Trice 1988) und junge Dendritenstämme in die Schaltkreise der Molekularschichten des Gyrus dentatus eingebunden (Dawirs et al. 1992). Die Mechanismen der Morphogenese sorgen für immer wiederkehrende Dekompensationen (s. Abb. 1-9, S. 23), ein stabiler Zustand wird nie erreicht. Speziell die intrinsischen callosalen und kommissuralen Schaltungen sind der morphogenetisch „erzwungenen" Umverkabelung etablierter Schaltungen unterstellt, und das zugunsten der Integration neuer Afferenzen durch Sprossung in der äußeren Molekularschicht (vgl. Teuchert-Noodt 2000). Ausdruck finden die Zellproliferation und Differenzierung in einer dadurch induzierten Synaptogenese. Vor wenigen Jahren wurde auch für den Menschen die hippocampale Neurogenese im Erwachsenenalter bestätigt (Eriksson et al. 1998).

Bei Nagetieren wurde erkannt, dass die mitotische Dynamik bis ins hohe Alter der Tiere beibehalten wird (Kaplan u. Bell 1984; Kornack u. Rakic 1999; Dawirs et al. 2000). Eine Profilstudie über alle Altersstufen hat uns gezeigt, dass die Zellproduktion im frühkindlichen Alter zügig abnimmt und erst jenseits der Geschlechtsreife ein stabiles Plateau erreicht. Im gleichen Zuge stabilisiert sich die begleitend ansteigende Synaptogenese (s. Abb. 1-13). Bei alternden Tieren lassen zelluläre und synaptische Prozesse nach bzw. gehen in einen allgemein degenerativen Abbau von Neuropil über. Unsere Schlussfolgerung ist, dass sich diese entwicklungsbedingte Dynamik bei Tieren wie dem Menschen im Verhalten niederschlägt, d. h. sich in der emotional-motivationalen Disposition und allgemeinen Wachheit ausdrückt. Mit anderen Worten:

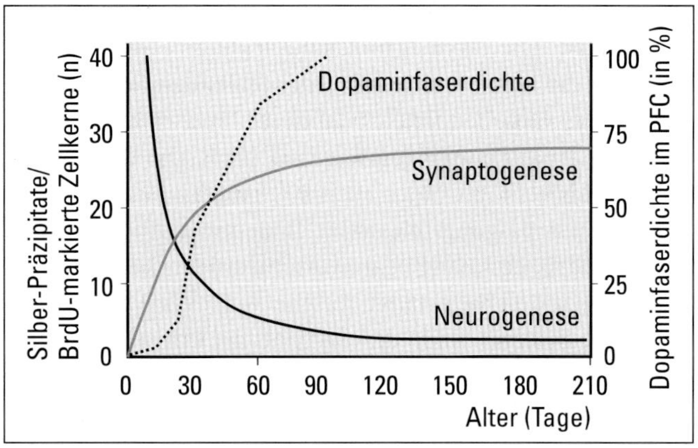

Abb. 1-13: Nachgeburtliche Verläufe der neuronalen Dynamik im Hippocampus und präfrontalen Kortex (PFC) von Rennmäusen: Die Zunahme der Dopaminfaserdichte spiegelt die langsame Reifung des PFC wider. Die Neurogenese (Bromdesoxyuridin[BrdU]-markierte Zellkerne) und Synaptogenese (versilberte Präzipitate) im hippocampalen Gyrus dentatus sind gegenläufig miteinander korreliert und bringen gemeinsam die plastische Potenz des hippocampalen Systems hervor. Beim Eintritt der Geschlechtsreife (Tag 60) sind alle drei Prozesse noch in hoher Dynamik, erst beim Erwachsenwerden (Tag 90) erreichen sie einen stabilen Zustand. Die zeitliche Korrelation der abnehmenden Neurogenese mit dem Einwachsen der Dopaminfasern in den PFC unterstützt die Sicht, dass die hemmende Kontrolle über die Neurogenese vom funktional werdenden PFC ausgeübt wird.

Nachlassende Wachheit und Lernfähigkeit im Alter sind wahrscheinlich eine Folge abnehmender Plastizität im hippocampalen System (Drapeau et al. 2003). Sicher scheint darüber hinaus, dass auch psychische Erkrankungen wie die Depression dann entstehen, wenn die Bildungsrate neuer Zellen sinkt (Santarelli et al. 2003).

Angesichts solcher Zusammenhänge werden folgende Fragen derzeit lebhaft untersucht: Wie wird die Zellproliferationsrate gesteuert? Wovon hängt ab, wie viele der neuen Zellen überleben? Und was bewirken die neuen Neurone im hippocampalen Netzwerk konkret?

Die Zellproliferationsrate wird von zahlreichen neuronalen und endokrinen Faktoren beeinflusst: Die meisten Wachstumsfaktoren fördern die mitotische Aktivität, wobei sich der vaskuläre endotheliale Wachstumsfaktor als Hauptakteur herauskristallisiert (Cameron et al. 1998; Cao et al. 2004). Er vermittelt auch die Wirkung des Laufens als der Tätigkeit, welche die Teilungsaktivität am zuverlässigsten anregt (Fabel et al. 2003). Stress und folglich auch Stresshormone bremsen dagegen die Zellteilung im Gyrus dentatus (Gould et al. 1992). Unter den Transmittern regen neben einigen anderen Serotonin, Noradrenalin, Acetylcholin die mitotische Aktivität an (Brezun u. Daszuta 1999; Kulkarni et al. 2002; Mohapel et al. 2002), während Dopamin, vermutlich mittels Glutamat am NMDA-Rezeptor, sie bremst (Dawirs et al. 1998; Hildebrandt et al. 1999; Teuchert-Noodt et al. 2000; Cameron et al. 1995). Insgesamt ergibt sich das Bild, dass Faktoren, die mit einer systemischen Anregung des Organismus einhergehen, die Zellproliferation fördern, möglicherweise, um die Verarbeitung und Speicherung neuer Information zu erleichtern – wohingegen eine überstarke Aktivität des erregenden Tractus perforans, die geeignet ist, das hippocampale Netzwerk aus dem Gleichgewicht zu bringen, die Proliferationsrate niedrig hält. Eine umfassende Diskussion dieser komplexen Zusammenhänge findet der Leser bei Lehmann et al. (2005).

Von der mitotischen Aktivität vollkommen unterschieden werden muss die Frage, wie viele der neuen Zellen langfristig überleben. Es scheint, dass die neuen Zellen starke Eingänge, wie sie durch den Informationsreichtum einer vielfältigen Umwelt geboten werden, ebenso wie eine ausgeprägte efferente Einbindung benötigen (Kempermann et al. 1997; Keller et al. 2000; Gould et al. 1999; Derrick et al. 2000). Obgleich aber gerade diese Studien belegen, dass die neuen Neuronen im Gyrus dentatus eine wichtige Rolle für hippocampale Lernvorgänge spielen, ist die dritte Frage, auf welche Weise sie dies erreichen, noch weitgehend ungeklärt. Netzwerksimulationen zeigen immerhin, dass eine moderate Anzahl neu einwachsender Zellen das System gegenüber Störungen stabilisieren kann, was in einem Kreislauf mit vielen erregenden Verbindungen (Tractus perforans, Moosfaserbündel, Fornix) besonders wichtig ist, während überhöhte Proliferationsraten den synaptischen Umbau und damit die Plastizität reduzieren (Butz et al. 2006). Letzteres entspricht dem anatomischen Befund, dass in der inneren Molekularschicht des Gyrus dentatus zeitlebens ein außerordentlich hoher Umsatz von Synapsen stattfindet (Dawirs et al. 1992; 2000), der bei überstarker Zellproliferation abgesenkt, jedoch bei moderater Proliferation signifikant angehoben ist (Keller et al. 2000; Butz u. Teuchert-Noodt, in Vorb.).

Präfrontaler Kortex (PFC)

Der PFC trägt unsere höchsten Hirnfunktionen: die räumliche, zeitliche und soziale Einbindung des Verhaltens, die vorausschauende Handlungsplanung, das Ich-Konzept, das Arbeitsgedächtnis. Definiert als das Überlappungsgebiet von Afferenzen aus dem ventralen Tegmentum und dem mediodorsalen Thalamuskern, ist er bei allen Säugetieren vorhanden, doch umfasst er beim Menschen einen besonders großen Teil des Kortex (Preuss 1995; Uylings u. Van Eden 1990). In dieser außerordentlichen Ausprägung ermöglicht er Leistungen, die als spezifisch menschlich anzusehen sind, d. h. als Merkmal des Homo sapiens, denn er hat diese enorme Ausprägung erst in der letzten Phase der Menschwerdung erfahren. Dieser evolutiven Spätreifung entspricht eine eben solche in der postnatalen Ontogenese. Erst im jungen Erwachsenenalter kann die verzögerte, schubweise Strukturreifung des menschlichen PFC als abgeschlossen gelten (Kalsbeek et al. 1988). Die früheste Kindheit kann als hochgradig und die Jugend als moderat kritisch für die Strukturreifung und folglich für die Ausbildung von Verhaltensmustern betrachtet werden, die in die Kompetenz des Stirnhirns fallen (s. Abb. 1-10, d: PFC). Getragen wird diese Formbarkeit dadurch, dass die dopaminergen Afferenzen aus dem ventralen Tegmentum (VTA, mesopräfrontale Dopaminprojektion) sehr langsam einwachsen, um sich in das vorhandene Nervennetz synaptisch einzubringen (vgl. Abb. 1-13). Die übrigen Transmittersysteme und interneuronalen Verschaltungen passen sich dieser wachsenden Einbindung laufend an und verschaffen dem PFC allmählich die volle Kompetenz. Doch nicht nur beim Menschen, auch bei Tieren erfordert der PFC eine lange Entwicklungszeit, um soziale und räumlich-zeitliche Erfahrungen zu internalisieren. So hat sich das Tiermodell als geeignet herausgestellt, die näheren Umstände einer gestörten PFC-Entwicklung zu untersuchen.

Dank der Umweltoffenheit des Systems fordert jeglicher Reiz eine strukturelle neurophysiologische Anpassung heraus (Rosenzweig u. Bennet 1996). Positive Erfahrungen durch soziale Interaktion (artgerechte Gruppenaufzucht) hinterlassen ebenso wie negative Erfahrungen durch chronische Belastungen (restriktive Einzelaufzucht) ihre Spuren. Isolierte Aufzucht hemmt die Reifung der mesopräfrontalen Dopaminprojektion, sodass die Faserdichte bei jung erwachsenen Tieren im medialen PFC um 56% und im orbitalen um 38% gemindert ist (Winterfeld et al. 1998; Neddens et al. 2001). In einem weiteren, nichtinvasiven Ansatz zur Traumatisierung der Stirnhirnentwicklung induzierten wir postnatal durch die einmalige systemische Gabe von Methamphetamin eine bleibende Fehlentwicklung durch suppressive Dopaminreifung im PFC (Dawirs et al. 1994). Dies wirkt sich auf die Ausreifung der Pyramidenzellen aus (Bläsing et al. 2001), auf eine GABAerge Hyperinnervation (Nossoll et al. 1997) und beeinträchtigt Lernleistungen, die vom PFC getragen werden (Dawirs et al. 1996). Zusätzlich bewirkt das eine geminderte Ausreifung von Kollateralen der Lamina-III-Pyramiden in andere Kortexareale, bei gleichzeitig überschießender Ausreifung von Lamina-I/VI-Pyramiden (Bagorda et al. 2006). Eine entwicklungsbedingte Dyskonnektion durch subtile Fehlverknüpfungen von präfrontalen Nervennetzen wird heute als mögliche Ursache der Schizophrenie diskutiert (Weinberger u. Lipska 1995; Winterer u. Weinberger 2004) und stimmt mit den Angaben überein, dass keine anatomisch sichtbaren Anomalien in den Frontallobi schizophrener Patienten auftreten (Breier et al. 1992). Die Experimentalforschung belegt somit, dass die große Umweltoffenheit des reifenden PFC gleichzeitig auch eine große Verletzlichkeit in sich birgt und psycho-pathologische Entwicklungsstörungen auslösen kann (vgl. Teuchert-Noodt 2000; Teuchert-Noodt u. Dawirs 2001; Dawirs u. Teuchert-Noodt 2001). Darüber hinaus hat dieses Tiermodell Hinweise zur Interaktion von präfrontalen und hippocampalen Funktionen bzw. Dysfunktionen vermittelt, die für die Therapie von Interesse werden könnten. So reift das Dopaminsystem in limbischen Feldern exzessiv heran (Busche et al. 2004), und die Zellproliferationsrate im Gyrus dentatus ist auf einen Niedrigstwert abgesenkt (Hildebrandt et al. 1999). Die unter dem Einfluss der reifenden mesopräfrontalen Dopaminprojektion stehende Reifung von präfrontalen Schaltkreisen wird von der zeitgleich sehr hohen hippocampalen Neurogenese begleitet. So zeigt sich eine für Nager ermittelte Korrelation zwischen den beiden Vorgängen: Mit ausklingender Morphogenese im Gyrus dentatus setzt die verstärkte Proliferation der mesopräfrontalen Dopaminfasern ein (vgl. Abb. 1-13). Über mehrere Altersstufen gemessen, nimmt die Faserdichte in dem Ausmaß zu (Dawirs et al. 1994), wie die Neurogeneserate im Keimlager des Gyrus dentatus abgesenkt wird (Dawirs et al. 2000). Erst mit Erreichen der höchsten Dichte an Dopaminfasern im jung erwachsenen Alter der Tiere stabilisiert sich auch die Rate proliferierender Zellen im Gyrus dentatus auf moderatem Niveau (s. Teuchert-Noodt 2000). Die pharmakologischen Befunde zur Regulation der Zellproduktion durch dopaminerge Agonisten und Antagonisten (Dawirs et al. 1998; Hildebrandt et al. 1999; Teuchert-Noodt et al. 2000) legen die Schlussfolgerung nahe, dass die reifende Bahnung präfrontal-cingulärer Aktivitäten mit zunehmendem Kindesalter die Absenkung der Neurogenese kontrolliert. In der Verhaltensentwicklung des einjährigen Kindes zeigte sich die gemeinsame Reifung präfrontaler und hippocampaler Schaltkreise darin, dass kognitive Leistungen des PFC (wie Alternierungsdenken, s. AB-Test nach Piaget 1973) zugleich mit hippocampalen Funktionen erwachen (wie selektive Neugierde, raumbezogenes Lernen). Die von außen kommende Stimulation bzw. Deprivation sollte sich auf beide Teilaspekte niederschlagen.

1.3.2 Ausblick

Kognition ist – ebenso wie Sensorik und Motorik – im Gehirn anatomisch repräsentiert. Aber anders als diese ist sie an weit gestreute Areale des assoziativen und limbischen Kortex gebunden, die gleichzeitig als Substrat für Lernen und Gedächtnisbildung dienen und also hochgradig plastisch angelegt werden. Die Voraussetzungen dafür werden heute im Ansatz verstanden: Es gibt keinen wirklichen Bruch zwischen vor- und nachgeburtlicher Reifung. Beide fußen auf neuronaler Organisation, Dekompensation und Reorganisation und bieten in kritischen Phasen Raum zu aktivitätsgesteuerter Anpassung. Reifung und Lernen sind die zwei Seiten einer Medaille. Zunächst sind endogene aktivitätsabhängige Einflüsse ausschlaggebend, und später kommen die aus der Umwelt stammenden Aktivitäten dazu. In extremer Herausforderung wirken Stressoren und Drogen bei der Gestaltung von präfrontalen Nervennetzen mit und erzeugen Vulnerabilitäten für psycho-kognitive Funktionsstörungen. Der beim Menschen in die peri- und postnatale Zeit verlegte Start zur Differenzierung limbo-kortikaler Schaltkreise und die darüber hinaus sehr langsam fortschreitende Reifung dieser Strukturen lassen kognitive Repräsentationen wie selbstverständlich umweltbezogen reifen. Zukünftig wird es darum gehen, die Zeiten und Bedingungen kritischer Phasen für kognitive Teilaspekte noch genauer abzustecken, als das bisher gelungen ist. Da sich Umwelteinflüsse gerade auch während der kindlichen Hirnreifung dauerhaft auf die plastische Potenz des limbischen Systems auswirken, bezieht das Gehirn daraus auch Chancen zur Korrektur einer vorausgegangenen Schädigung. Solches spielt sich bei günstigem sozialen Umfeld natürlich schon immer ab – doch erst wenn wir die neuronalen Zusammenhänge kennen, können wir therapeutisch auch wirkungsvoll eingreifen. Eine fehlerhaft verlaufende Nervennetzreifung über chemotherapeutische Maßnahmen zu korrigieren birgt zurzeit noch erhebliche Risiken einer Fehlanpassung in sich. Hier ist Forschungsbedarf dringend erforderlich, um die kausalen Zusammenhänge besser zu erkunden und eine gezielte Strukturpharmakologie zu erproben.

Die plastischen Potenzen des hippocampalen Systems werden zwar generell in der fortschreitenden Entwicklung verringert, sie bleiben als solche aber erhalten. Dabei übernimmt der hippocampale Gyrus dentatus eine zentrale Rolle: Unter dem Einfluss von Langzeitpotenzierung (LTP) und unter dem Vorzeichen von fortgesetzter Neurogenese/Synaptogenese dauert die Entwicklung lebenslang an und veranlasst Lernen. Gerade im Jugendalter sind die hochplastischen Potenzen äußerst anfällig gegenüber Morphogenen, sodass Drogen und Stressoren in dieser Phase der Ausreifung die limbo-präfrontalen Funktionskreise schädigen können. Andererseits werden über den hippocampalen Prozessor nach wie vor Reparaturen möglich, wie uns erste Modelle aus der Experimentalforschung zur umweltbezogenen Optimierung der Neuroplastizität und zur pharmakologischen Beeinflussung der Neurogenese im jugendlichen Alter zeigen.

Vor dem Hintergrund der entwicklungs- und neurobiologischen Erkenntnisse zur funktionalen und dysfunktionalen Strukturplastizität des limbo-präfrontalen Systems werden nicht nur für die Forschung, sondern gerade auch für die Schulpädagogik ebenso wie für die Kinder- und Jugendpsychologie und -psychiatrie neue Türen geöffnet.

Literatur

Adams J, Barone S Jr., LaMantia A, Philen R, Rice DC, Spear L, Susser E (2000). Workshop to identify critical windows of exposure for children's health: Neurobehavioral work group summary. Envir Health Perspect; 108, Suppl 3: 535–44.

Altman J, Das GD (1965). Autoradiographic and histological evidence of postnatal hippocampal neurogenesis in rats. J Comp Neurol; 124(3): 319–35.

Arnold SE, Trojanowski JQ (1996). Human fetal hippocampal development: I. Zytoarchitecture, myeloarchitecture, and neuronal morphologic features. J Comp Neurol; 367(2): 274–92.

Attanasio A, Rager K, Gupta D (1986). Ontogeny of circadian rhythmicity for melatonin, serotonin, and N-acetylserotonin in humans. J Pineal Res; 3: 251–6.

Bagorda F, Teuchert-Noodt G, Lehmann K (2006). Isolation rearing and methamphetamine traumatisation induce a „dysconnection" of prefrontal efferents in gerbils: implications for schizophrenia. J Neural Transm; 113: 365–79.

Barcroft J, Barron DH (1939). Movement in the mammalian foetus. Ergebnisse der Physiologie; 42: 107–52.

Barron DH (1941). The functional development of some mammalian neuromuscular mechanisms. Biol Rev; 16: 1–33.

Bayer SA (1982). Changes in the total number of dentate granule cells in juvenile and adult rats: a correlated volumetric and 3H-thymidine autoradiographic study. Exp Brain Res; 46(3): 315–23.

Bayer SA, Altman J, Russo RJ, Zhang X (1993). Timetables of neurogenesis in the human brain based on experimentally determined patterns in the rat. Neurotoxicology; 14(1): 83–144.

Beckmann H (1999). Developmental malformations in cerebral structures of schizophrenic patients. Eur Arch Psychiatr Clin Neurosci; 249, Suppl 4: 44–7.

Bennett DS, Giarman NJ (1965). Schedule of appearance of 5-hydroxytryptamine (serotonin) and associated enzymes in the developing rat brain. J Neurochem; 12(11): 911–8.

Bergström RM, Bergström L (1963). Prenatal development of stretch reflex functions and brain stem activity in the human. Annales Chirurg Gynaecol; 52, Suppl 117: 3–21.

Birnholz JC (1981). The development of human fetal eye movement patterns. Science; 213: 679–81.

Bläsing B, Nossoll M, Teuchert-Noodt G, Dawirs RR (2001). Postnatal maturation of prefrontal pyramidal neurones is sensitive to a single early dose of methamphetamine in gerbils (*Meriones unguiculatus*). J Neural Transm; 108: 101–13.

Bliss TV, Lømo T (1973). Long-lasting potentiation of synaptic transmission in the dentate area of the anaesthetized rabbit following stimulation of the perforant path. J Physiol; 232(2): 331–56.

Breen S, Rees S, Walker D (1996). The development of diurnal rhythmicity in fetal suprachiasmatic neurons as demonstrated by FOS immunohistochemistry. Neuroscience; 74(3): 917–26.

Breier A, Buchanan RW, Elkashef A, Munson RC, Kirkpatrick B, Gellad F (1992). Brain morphology and schizophrenia. A magnetic resonance imaging study of limbic, prefrontal cortex, and caudate structures. Arch Gen Psychiatry; 49(12): 921–6.

Brezinka C, Lechner T, Stephan K (1997). The fetus and noise. Gynäkologisch-Geburtshilfliche Rundschau; 37(3): 119–29.

Brezun JM, Daszuta A (1999). Depletion in serotonin decreases neurogenesis in the dentate gyrus and the subventricular zone of adult rats. Neuroscience; 89(4): 999–1002.

Burkhalter A, Bernardo KL, Charles V (1993). Development of local circuits in human visual cortex. J Neurosci; 13(5): 1916–31.

Busche A, Polascheck D, Lesting J, Neddens J, Teuchert-Noodt G (2004). Developmentally induced imbalance of dopaminergic fibre densities in limbic brain regions of gerbils (Meriones unguiculatus). J Neural Transm; 111(4): 451–63.

Butz M, Teuchert-Noodt G. Interdependency of dentate neurogenesis and synaptogenesis in experiment and simulation. In Vorbereitung.

Butz M, Lehmann K, Dammasch IE, Teuchert-Noodt G (2006). A theoretical network model to analyse neurogenesis and synaptogenesis in the dentate gyrus. Neural Netw; 19(10): 1490–505.

Cameron HA, McEwen BS, Gould E (1995). Regulation of adult neurogenesis by excitatory input and NMDA receptor activation in the dentate gyrus. J Neurosci; 15(6): 4687–92.

Cameron HA, Hazel TG, McKy RDG (1998). Regulation of neurogenesis by growth factors and neurotransmitters. J Neurobiol; 36: 287–306.

Cao L, Jiao X, Zuzga DS, Liu Y, Fong DM, Young D, During MJ (2004). VEGF links hippocampal activity with neurogenesis, learning and memory. Nature Genet; 36(8): 827–35.

Cases O, Vitalis T, Seif I, De Maeyer E, Sotelo C, Gaspar P (1996). Lack of barrels in the somatosensory cortex of monoamine oxidase A-deficient mice: role of a serotonin excess during the critical period. Neuron; 16(2): 297–307.

Caviness VS jr, Kennedy DN, Bates JF, Makris N (1997). The developing brain: A morphometric profile. In: Thatcher RW, Lyon GR, Rumsey J, Krasnegor N (eds). Developmental Neuroimaging: Mapping the development of brain and behavior. San Diego: Academic Press; 3–14.

Changeux J-P, Danchin A (1976). Selective stabilisation of developing synapses as a mechanism for the specification of neuronal networks. Nature; 264: 705–12.

Chronwall B, Wolff JR (1980). Prenatal and postnatal development of GABA-accumulating cells in the occipital neocortex of rat. J Comp Neurol; 190: 187–208.

Chun JJM, Nakamura MJ, Shatz CJ (1987). Transient cells of the developing mammalian telencephalon are peptide-immunoreactive neurons. Nature; 325: 617–20.

Dawirs RR, Teuchert-Noodt G (2001). A novel pharmacological concept in an animal model of psychosis. Acta Psychiat Scand; 104, Suppl 408: 10–7.

Dawirs RR, Teuchert-Noodt G, Kacza J (1992). Naturally occurring degrading events in axon terminals of the dentate gyrus and stratum lucidum in the spinymouse (*Acomys cahirinus*) during maturation, adulthood and aging. Dev Neurosci; 14: 210–20.

Dawirs RR, Teuchert-Noodt G, Czaniera R (1993). Maturation of the dopamine innervation during postnatal development of the prefrontal cortex in gerbils (*Meriones unguiculatus*). A quantitative immunozytochemical study. J Hirnforschung; 34(3): 281–90.

Dawirs RR, Teuchert-Noodt G, Czaniera R (1994). The postnatal maturation of dopamine innervation in the prefrontal cortex of gerbils (*Meriones unguiculatus*) is sensitive to an early single dose of methamphetamine. A quantitative immunozytochemical study. J Hirnforschung; 35(2): 195–204.

Dawirs RR, Teuchert-Noodt G, Czaniera R (1996). Ontogeny of PFC-related behaviours is sensitive to a single non-invasive dose of methamphetamine in neonatal gerbils (*Meriones unguiculatus*). J Neural Trans; 103(11): 1235–45.

Dawirs RR, Hildebrandt K, Teuchert-Noodt G (1998). Adult treatment with haloperidol increases dentate gyrus cell proliferation in the gerbil hippocampus. J Neural Transm; 105(2/3): 317–27.

Dawirs RR, Teuchert-Noodt G, Hildebrandt K, Fei F (2000). Granule cell proliferation and axon terminal degradation in the dentate gyrus of gerbils (*Meriones unguiculatus*) during maturation, adulthood and aging. J Neural Transm; 107(6): 639–47.

Derrick BE, York AD, Martinez JE Jr. (2000). Increased granule cell neurogenesis in the adult dentate gyrus following mossy fiber stimulation sufficient to induce long-term potentiation. Brain Res; 857: 300–7.

Dobbing J, Sands J (1979). The brain growth spurt in various mammalian species. Early Hum Dev; 3: 79–84.

Drapeau E, Mayo W, Aurousseau C, Le Moal M, Piazza PV, Abrous DN (2003). Spatial memory performances of aged rats in the water maze predict levels of hippocampal neurogenesis. Proc Nat Acad Sci; 100(24): 14385–90.

Edelman GM (1992). Bright Air, Brilliant Fire. On the matter of the mind. New York: Basic Books.

Eriksson PS, Perfilieva E, Björk-Eriksson T, Alborn AM, Nordborg C, Peterson DA, Gage FH (1998). Neurogenesis in adult human hippocampus. Nature Med; 4(11): 1313–7.

Fabel K, Fabel K, Tam B, Kaufer D, Baiker A, Simmons N, Kuo C, Palmer TD (2003). VEGF is necessary for exercise-induced adult hippocampal neurogenesis. Eur J Neurosci; 18(10): 2803–12.

Franzek E, Beckmann H (1996). Gene-environment interaction in schizophrenia: season-of-birth effect reveals etiologically different subgroups. Psychopathol; 29(1): 14–26.

Friauf E, McConnell SK, Shatz CJ (1990). Functional synaptic circuits in the subplate during fetal and early postnatal development of cat visual cortex. J Neurosci; 10(8): 2601–13.

Gazzaniga MS (2000). Cerebral specialization and interhemispheric communication: does the corpus callosum enable the human condition? Brain; 123(7): 1293–326.

Ghosh A, Shatz CJ (1993). A role for subplate neurons in the patterning of connections from thalamus to neocortex. Development; 117(3): 1031–47.

Goddard S (1998). Greifen und Begreifen. Wie Lernen und Verhalten mit frühkindlichen Reflexen zusammenhängen. Freiburg: VAK Verlags GmbH; 277.

Gould E, Cameron HA, Daniels DC, Woolley CS, McEwen BS (1992). Adrenal hormones suppress cell division in the adult rat dentate gyrus. J Neurosci; 12: 3642–50.

Gould E, Tanapat P, Hastings NB, Shors TJ (1999). Neurogenesis in adulthood: a possible role in learning. Trends Cog Sci; 3(5): 186–92.

Hattori H, Wasterlain CG (1990). Excitatory amino acids in the developing brain: Ontogeny, plasticity, and excitotoxicity. Pediatr Neurol; 6(4): 219–28.

Hebb DO (1949). The Organization of Behavior. A neuropsychological theory. New York: Wiley.

Hensch TK (2004). Critical period regulation. Ann Rev Neurosci; 27: 549–79.

Hensch TK, Fagiolini M, Mataga N, Stryker MP, Baekkeskov S, Kash SF (1998). Local GABA circuit control of experience-dependent plasticity in developing visual cortex. Science; 282: 1504–8.

Herrmann K, Antonini A, Shatz CJ (1994). Ultrastructural evidence for synaptic interactions between thalamocortical axons and subplate neurons. Eur J Neurosci; 6(11): 1729–42.

Heyne B, Heyne F, Pester H (1999). Lateralisierungs-Asymmetrien: Natur, Kultur und Geschlecht – Ergebnis einer Langzeit-Longitudinalstudie. Humanontogenetik; 2(1): 39–51.

Heyner RF (2000). Development of connections in the human visual system during fetal mid-gestation: a Dil-tracing study. J Neuropathol Exp Neurol; 59(5): 385–92.

Hildebrandt K, Teuchert-Noodt G, Dawirs RR (1999). A single neonatal dose of methamphetamine suppresses dentate granule cell proliferation in adult gerbils which is restored to control values by acute doses of haloperidol. J Neural Transm; 106: 549–58.

Holzgraefe M, Teuchert G, Wolff JR (1981). Chronic isolation of visual cortex induces reorganization of cortico-cortical connections. In: Flohr H, Prechtl W (eds). Lesion-Induced Neuronal Plasticity in Sensorimotor Systems. Berlin, Heidelberg: Springer; 351–9.

Hubel DH, Wiesel TN (1970). The period of susceptibility to the physiological effects of unilateral eye closure in kittens. J Physiol; 206(2): 419–36.

Humphrey T (1965). Some correlations between the appearance of human fetal reflexes and the development of the nervous system. Prog Brain Res; 4: 93–1335.

Ikonomidou C, Bosch F, Miksa M, Vockler J, Bittigau P, Pohl D, Dikranian K, Tenkova T (1999). Blockade of glutamate receptors triggers apoptotic neurodegeneration in the developing brain. Science; 283: 70–4.

Immelmann K, Suomi SJ (1979). Sensitive phases in development. In: Immelmann K, Barlow GW, Main M, Petrinovich L (eds). Behaviour Development. The Bielefeld Interdisciplinary Project. New York: Cambridge University Press; 834.

Ito M, Kano M (1982). Long-lasting depression of parallel fiber-Purkinje cell transmission induced by conjunctive stimulation of parallel fibers and climbing fibers in the cerebellar cortex. Neurosci Let; 33(3): 253–8.

Ivy GO, Killackey HP (1981). The ontogeny of the distribution of callosal projection neurons in the rat parietal cortex. J Comp Neurol; 195: 367–89.

Jacobson RM, Feinstein AR (1992). Oxygen as a cause of blindness in premature infants: „Autopsy“ of a decade of errors in clinical epidemiologic research. J Clin Epidemiol; 45(11): 1265–87.

Jones GH, Hernandez TD, Kendall DA, Marsden CA, Robbins TW (1992). Dopaminergic and serotonergic function following isolated rearing in rats: Study of behavioural responses and postmortem and in vivo neurochemistry. Pharmacol Biochem Behav; 43: 17–35.

Jones PG, Rosser SJ, Bulloch AGM (1986). Glutamate enhancement of neurite outgrowth in Helisoma neurons. Soc Neurosci Abstr; 12: 509.

Kalsbeek A, Voorn P, Buijs RM, Pool CW, Uylings HB (1988). Development of the dopaminergic innervation in the prefrontal cortex of the rat. J Comp Neurol; 269(1): 58–72.

Kaplan MS, Bell DH (1984). Mitotic neuroblasts in the 9-day-old and 11-month-old rodent hippocampus. J Neurosci; 4(6) 1429–41.

Keller A, Bagorda F, Hildebrandt K, Teuchert-Noodt G (2000). Effects of enriched and of restricted rearing on both neurogenesis and synaptogenesis in the hippocampal dentate gyrus of adult gerbils (*Meriones unguiculatus*). Neurol Psychiatry Brain; 8: 101–8.

Kornack DR, Rakic P (1999). Continuation of neurogenesis in the hippocampus of the adult macaque monkey. Proc Nat Acad Sci USA; 96: 5768–73.

Kostović I (1990). Zentralnervensystem. In: Hinrichsen KV (Hrsg). Humanembryologie. Berlin: Springer; 381–448.

Kostović I, Rakic P (1980). Zytology and time of origin of interstitial neurons in the white matter in infant and adult human and monkey telencephalon. J Neurozytol; 9: 219–42.

Kostović I, Rakic P (1990). Developmental history of the transient subplate zone in the visual and somatosensory cortex of the macaque monkey and human brain. J Comp Neurol; 287(3): 441–70.

Kostović I, Judaš M, Petanjek Z, Šimić G (1995). Ontogenesis of goal-directed behavior: anatomo-functional considerations. Int J Psychophysiol; 19: 85–102.Lauder J (1993). Neurotransmitters as growth regulatory signals: role of receptors and second messengers. Trends in Neurosci; 16(6): 233–9.

Kulkarni VA, Jha S, Vaidya VA (2002). Depletion of norepinephrine decreases the proliferation, but does not influence the survival and differentiation, of granule cell progenitors in the adult rat hippocampus. Eur J Neurosci; 16(10): 2008–12.

Lauder J (1993). Neurotransmitters as growth regulatory signals: role of receptors and second messengers. Trends in Neurosci; 16(6): 233–9.

Lauder JM, Han VK, Henderson P, Verdoorn T, Towle AC (1986). Prenatal ontogeny of the GABAergic system in the rat brain: an immunozytochemical study. Neuroscience; 19(2): 465–93.

Lehmann K, Butz M, Teuchert-Noodt G (2005). Offer and demand: proliferation and survival of neurons in the dentate gyrus. Eur J Neurosci; 21(12): 3205–16.

Lesting J, Neddens J, Teuchert-Noodt G (2005). Ontogeny of the dopamine innervation in the nucleus accumbens of gerbils. Brain Res; 1066: 16–23.

Levitt P, Barbe MF, Eagleson KL (1997). Patterning and specification of the cerebral cortex. Ann Rev Neurosci; 20: 1–24.

Lichtensteiger W, Ribary U, Schlumpf M, Odermatt B, Widmer HR (1988). Prenatal adverse effects of nicotine on the developing brain. Prog Brain Res; 73: 137–57.

Lipton SA, Kater SB (1989). Neurotransmitter regulation of neuronal outgrowth, plasticity and survival. Trends in Neurosci; 12(7): 265–70.

Marín-Padilla M (1998). Cajal-Retzius cells and the development of the neocortex. Trends in Neurosci; 21(2): 64–71.

Marks GA, Shaffery JP, Oksenberg A, Speciale SG, Roffwarg HP (1995). A functional role for REM sleep in brain maturation. Behav Brain Res; 69: 1–11.

Mattson MP (1988). Neurotransmitters in the regulation of neuronal architecture. Brain Res Rev; 13: 179–212.

Mattson MP, Taylor-Hunter A, Kater SB (1988). Neurite outgrowth in individual neurons of a neuronal population is differently regulated by calcium and cyclic AMP. J Neurosci; 8(5): 1704–11.

Meng SZ, Ozawa Y, Itoh M, Takashima S (1999). Developmental and age-related changes of dopamine transporter, and dopamine D1 and D2 receptors in human basal ganglia. Brain Res; 843: 136–44.

Merzenich MM, Kaas JH (1982). Reorganization of mammalian somatosensory cortex following peripheral nerve injury. Trends in Neurosci; 5: 434–6.

Milner AD, Goodale MA (1995). The Visual Brain in Action. Oxford: Oxford University Press.

Mirmiran M (1995). The function of fetal/neonatal rapid eye movement sleep. Behav Brain Res; 69: 13–22.

Mirmiran M, Swaab DF, Kok JH, Hofman MA, Witting W, Van Gool WA (1992). Circadian rhythms and the suprachiasmatic nucleus in perinatal development, aging and Alzheimer's disease. Prog Brain Res; 93: 151–62.

Mohapel P, Leanza G, Lindvall O (2002). Alterations in forebrain acetylcholine influence hippocampal neurogenesis in the adult rodent. Program No. 23.9.2002 Abstract Viewer/Itinerary Planner. Washington, DC.

Moll GH, Mehnert C, Wicker M, Bock N, Rothenberger A, Rüther E, Huether G (2000). Age-associated changes in the densities of presynaptic monoamine transporters in different regions of the rat brain from early juvenile life to late adulthood. Dev Brain Res; 119: 251–7.

Molliver ME, Kostović, I, van der Loos H (1973). The development of synapses in cerebral cortex of the human fetus. Brain Res; 50: 403–7.

Molnár Z, Blakemore C (1995). How do thalamic axons find their way to the cortex? Trends in Neurosci; 18(9): 389–97.

Monaghan DT, Cotman CW (1986). Identification and properties of N-methyl-D-aspartate receptors in rat brain synaptic plasma membranes. Proc Nat Acad Sci USA; 83(19): 7526–32.

Moody WJ (1998). Control of spontaneous activity during development. J Neurobiol; 37: 97–109.

Mrzljak L, Uylings HB, Van Eden CG, Juda? M (1990). Neuronal development in human prefrontal cortex in prenatal and postnatal stages. Prog Brain Res; 85: 185–222.

Nakayama K, Nishimaru H, Iizuka M, Ozaki S, Kudo N (1999). Rostrocaudal progression in the development of periodic spontaneous activity in fetal rat spinal motor circuits in vitro. J Neurophysiol; 81: 2592–5.

Narayanan CH, Fox MW, Hamburger V (1971). Prenatal development of spontaneous and evoked activity in the rat (Rattus norvegicus albinus). Behaviour; 40(1): 100–34.

Neddens J, Brandenburg K, Teuchert-Noodt G, Dawirs RR (2001). Differential environment alters ontogeny of dopamine innervation of the orbital prefrontal cortex in gerbils. J Neurosci Res; 63; 209–13.

Neuringer M, Sturman J (1987). Visual acuity loss in rhesus monkey infants fed a taurine-free human infant formula. J Neurosci Res; 18(4): 597–601.

Nornes HO, Das GD (1974). Temporal pattern of neurogenesis in spinal chord of rat. I. An autoradiographic study – time and sites of origin and migration and settling patterns of neuroblasts. Brain Res; 73(1): 121–38.

Nossoll M, Teuchert-Noodt G, Dawirs RR (1997). A single dose of methamphetamine in neonatal gerbils affects adult prefrontal gamma-aminobutyric acid innervation. Eur J Pharmacol; 340(2/3): R3–5.

O'Donovan MJ, Chub N, Wenner P (1998). Mechanisms of spontaneous activity in developing spinal networks. J Neurobiol; 37: 131–45.

O'Rahilly R, Müller F (1994). The Embryonic Human Brain. An atlas of developmental stages. New York: Wiley-Liss.

Olney JW (1969). Brain lesions, obesity and other disturbances in mice treated with monosodium glutamate. Science; 164: 719–21.

Olney JW, Farber NB, Wozniak DF, Jevtovic-Todorovic V, Ikonomidou C (2000). Environmental agents that have the potential to trigger massive apoptotic neurodegeneration in the developing brain. Envir Health Perspect; 108, Suppl 3: 383–8.

Piaget J (1973). Die Entwicklung des Erkennens. Bd. 3: Erkenntnistheorie der Wissenschaft vom Menschen. Frankfurt a. M.: Ullstein.

Prechtl HFR (1974). The behavioural states of the newborn infant (a review). Brain Res; 76(2): 185–212.

Prechtl HFR, Hopkins B (1986). Developmental transformations of spontaneous movements in early infancy. Early Hum Dev; 14: 233–8.

Preuss TM (1995). Do rats have prefrontal cortex? The Rose-Woolsey-Akert-program reconsidered. J Cogn Neurosci; 17: 8491–7.

Rakic P (1982). Early development events: cell lineages, acquisistion of neuronal positions, and areal and laminar development. Neurosci Res Program Bull; 20(4): 439–51.

Rakic P, Suñer I, Williams RW (1991). A novel zytoarchitectonic area induced experimentally within the primate visual cortex. PNAS; 88: 2083–7.

Reppert SM (1992). Prenatal development of a hypothalamic biological clock. Prog Brain Res; 93: 119–32.

Retz W, Kornhuber J, Riederer P (1996). Neurotransmission and the ontogeny of human brain. J Neural Transm; 103: 403–19.

Rice D, Barone S jr (2000). Critical periods of vulnerability for the developing nervous system: Evidence from humans and animal models. Envir Health Perspect; 108, Suppl 3: 511–33.

Rodier PM (1977). Correlations between prenatally-induced alterations in CNS cell populations and postnatal function. Teratology; 16: 235–46.

Rodier PM, Ingram JL, Tisdale B, Nelson S, Romano J (1996). Embryological origin for autism: Developmental anomalies of the cranial nerve motor nuclei. J Comp Neurol; 370(2): 247–61.

Roe AW, Pallas SL, Kwon YH, Sur M (1992). Visual projections routed to the auditory pathway in ferrets: receptive fields of visual neurons in primary auditory cortex. J Neurosci; 12(9): 3651–64.

Roffwarg HP, Muzio JN, Dement WC (1966). Ontogenetic development of the human sleep-dream-cycle. Science; 152: 604–19.

Rosenzweig MR, Bennet EL (1996). Psychobiology of plasticity: Effects of training and experience on brain and behavior. Behav Brain Res; 78: 57–65.

Santarelli L, Saxe M, Gross C, Surget A, Battaglia F, Dulawa S, Weisstaub N, Lee J, Duman R, Arancio O, Belzung C, Hen R (2003). Requirement of hippocampal neurogenesis for the behavioral effects of antidepressants. Science; 301(5634): 805–9.

Schlumpf M, Lichtensteiger W (1987). Benzodiazepines and muscarinic cholinergic binding sites in striatum and brainstem of the human fetus. Int J Dev Neurosci; 5(4): 283–7.

Schmidt U, Beyer C, Oestreicher AB, Reisert I, Schilling K, Pilgrim C (1996). Activation of dopaminergic D1 receptors promotes morphogenesis of developing striatal neurons. Neuroscience; 74(2): 453–60.

Selevan SG, Kimmel CA, Mendola P (2000). Identifying critical windows of exposure for children's health. Envir Health Perspect; 108, Suppl 3: 451–55.

Seress L, Ribak CE (1988). The development of GABAergic neurons in the rat hippocampal formation. An immunocytochemical study. Dev Brain Res; 44(2): 197–209.

Shinozuka N, Okai T, Kuwabara Y, Mizuno M (1989). The development of sleep-wakefulness cycle and its correlation to other behavior in the human fetus. Asia-Oceania J Obst Gynecol; 15(4): 395–402.

Slotkin TA (1988). Perinatal exposure to methadone: how do early biochemical alterations cause neurofunctional disturbances? Prog Brain Res; 73: 265–79.

Stanfield BB, Trice JE (1988). Evidence that granule cells generated in the dentate gyrus of adult rats extend axonal perojections. Exp Brain Res; 72: 399–406.

Steriade M, McCarley RW (1990). Brainstem Control of Wakefulness and Sleep. New York: Plenum Press.

Teuchert-Noodt G (2000). Neuronal degradation and reorganization: a mutual principle in pathological and in healthy interactions of limbic and prefrontal circuits. J Neural Transm; 60, Suppl: 315–33.

Teuchert-Noodt G, Dawirs RR (2001). Malfunctional reorganization in the developing limbo-prefrontal system in animals: Implication for human psychoses? Z Neuropsychol; 12: 8–14.

Teuchert-Noodt G, Wolff JR, Immelmann K (1983). Physiologische Degeneration in der Ontogenie des ZNS von Vögeln. Eine Einflußnahme auf die sensible Phase für Prägung. Verh Dtsch Zool Ges; 76: 259.

Teuchert-Noodt G, Reissmann T, Vockel A (1989). Olfaction in peking ducks (*Anas platyrhynchos*): a comparative study of centrifugal and centripetal olfactory connections in young ducks and in embryos and ducklings (Aves). Zoomorph; 106: 185–98.

Teuchert-Noodt G, Breuker KH, Dawirs RR (1991). Neural lysosome accumulation in degrading synapses of sensory-motor and limbic subsystems in the duck *Anas platyrhynchos*: Indication of rearrangements during avian brain development? Dev Neurosci; 13: 151–63.

Teuchert-Noodt G, Dawirs RR, Hildebrandt K (2000). Adult treatment with methamphetamine transiently decreases dentate granule cell proliferation in the gerbil hippocampus. J Neural Transm; 107(2): 133–43.

Thal LJ, Gilbertson E, Armstrong DM, Gage FH (1991). Development of the basal forebrain cholinergic system: Phenotype expression prior to target innervation. Neurobiol Aging; 13: 67–72.

Turrigiano GG, Nelson SB (2000). Hebb and homeostasis in neuronal plasticity. Curr Opin Neurobiol; 10(3): 358–64.

Turrigiano GG, Leslie KR, Desai NS, Rutherford LC, Nelson SB (1998). Activity-dependent scaling of quantal amplitude in neocortical neurons. Nature; 391(6670): 892–6.

Uylings HB, Van Eden CG (1990). Qualitative and quantitative comparison of the prefrontal cortex in rat and in primates, including humans. Prog Brain Res; 85: 31–62.

Verney C (1999). Distribution of the catecholaminergic neurons in the central nervous system of human embryos and fetuses. Micros Res & Tech; 46(1): 24–47.

Weinberger DR, Lipska BK (1995). Cortical maldevelopment, anti-psychotic drugs, and schizophrenia: a search for common ground. Schizophrenia Res; 16(2): 87–110.

Wiesel TN (1982). Postnatal development of the visual cortex and the influence of environment. Nature; 299: 583–91.

Winterer G, Weinberger DR (2004). Genes, dopamine and cortical signal-to-noise ratio in schizophrenia. TINS; 27(11): 683–90.

Winterfeld KT, Teuchert-Noodt G, Dawirs RR (1998). Social environment alters both ontogeny of dopamine innervation of the medial prefrontal cortex and maturation of working memory in gerbils (*Meriones unguiculatus*). J Neurosci Res; 52: 201–9.

Wolff JR (1981). Evidence for a dual role of GABA as a synaptic transmitter and a promoter of synaptogenesis. In: De Feudis FV, Mandel P (eds). Amino Acid Neurotransmitters. New York: Raven Press; 459–65.

Wolff JR, Missler M (1992). Synaptic reorganization in developing and adult nervous systems. Ann Anat; 174: 393–403.

Wolff JR, Wagner GP (1983). Self-organization in synaptogenesis: Interaction between the formation of excitatory and inhibitory synapses. In: Basat E, Flohr H, Haken H, Mandell AJ (eds). Synergetics of the Brain. Berlin: Springer: 50–9.

Wolff JR, Leutgeb U, Holzgraefe M, Teuchert G (1989). Synaptic remodeling during primary and reactive synaptogenesis. In: Rahmann H (ed). Fundamentals of Memory Formation. Neuronal Plasticity and Brain Function. Stuttgart: Fischer; 62–82.

Wolff JR, Joó F, Kása P (1993). Modulation by GABA of neuroplasticity in the central and peripheral nervous system. Neurochem Res; 18(4): 453–61.

Yan XX, Zheng DS, Garey LJ (1992). Prenatal development of GABA-immunoreaktive neurons in the human striate cortex. Dev Brain Res; 65(2): 191–204.

Zenker W (1985). Makroskopische und mikroskopische Anatomie des Menschen. Bd. 3: Nervensystem, Haut und Sinnesorgane. München: Urban & Schwarzenberg.

1.4 Entwicklungsneuroendokrinologie

K. Wiedemann, H. Jahn

Inhalt

1.4.1 Einleitung

Die Vorstellung, dass Hormone und Psyche sich wechselseitig beeinflussen, erweckte vor Entdeckung spezifischer Psychopharmaka um das Jahr 1950 therapeutische Hoffnungen. Durch die großen Erfolge der Psychopharmakologie, die sich im Wesentlichen auf den Monoaminstoffwechsel beziehen, sind endokrinologische Betrachtungen, die die Ursachen und den Verlauf psychischer Störungen betreffen, zunächst in den Hintergrund getreten. Erst durch die Weiterentwicklung der Analytik und durch molekularbiologische Untersuchungen zur Funktion und Regelung von Hormonen und ihren Rezeptoren ist in den letzten 30 Jahren wieder ein zunehmendes Interesse an der Endokrinologie und insbesondere ihrer Verbindung mit dem Zentralnervensystem entstanden, wobei v.a. die Wirkungen einer Vielzahl von Peptiden und Steroiden im Zentrum des Interesses stehen. Hierbei ist nicht nur die Steuerung der Hormonsysteme durch hypothalamische Freisetzungsfaktoren, sondern vor allem die Rückkopplung der hormonellen Sekretion auf Funktionen des Zentralnervensystems sowie insbesondere die Rolle von Hormonen als eigenständige Gruppe von Neurotransmittern in den Mittelpunkt des Interesses gerückt.

Neuroendokrinologie

Hieraus leitet sich die neuere Betrachtungsweise der neuralen Steuerung ab, die Peptiden und Steroiden, möglicherweise auch anderen biochemischen Substanzgruppen eine duale Rolle als humoral sezernierte Hormone in der Körperperipherie einerseits und als Neurotransmitter im Zentralnervensystem andererseits zuordnen. Vor allem die Untersuchung von Peptiden hat wesentliche Erkenntnisse für diesen dualen Wirkmechanismus gebracht. Zunächst erhärteten sich Befunde, dass z.B. Endorphine (Khatchaturian et al. 1984), Cholezystokininfragmente (Bradwejn et al. 1990) und Kortikotropin-Releasing-Hormon (engl.: Corticotropin Releasing-Hormone [CRH], Holsboer et al. 1992; Holsboer 1999; Steckler u. Holsboer 1999) sowohl in die Körperperipherie sezerniert wie auch innerhalb des Zentralnervensystems nachgewiesen werden können. Dies hat in der Folge dazu geführt, diese Peptide nicht mehr nur als *inter*zelluläre Botenstoffe zwischen benachbarten Zellen nach Freisetzung in den synaptischen Raum oder nach Diffusion durch den interstitiellen Raum anzusehen. Mittlerweile gilt es als gesichert, dass diese Peptide zwischen neuronalen Strukturen entweder direkt als Transmitter auf Rezeptoren wirken oder in Form von Ko-Transmittern modulierend auf die Neurotransmission durch monoaminerge Botenstoffe wirken können (Widerlov et al. 1983). Hierbei ist von Bedeutung, dass Peptide wie Cholozystokinintetrapeptid (Bradwejn et al. 1990), atriales natriuretisches Peptid (Wiedemann et al. 2000), Endorphine (Khatchaturian et al. 1984) und Kortikotropin-Releasing-Hormon (Holsboer 1999; Steckler u. Holsboer 1999) auch aus der Peripherie sowohl beim Menschen als auch im Tier direkt auf das Zentralnervensystem wirken und dort distinkte physiologische und psychotrope Effekte erzeugen können. Wichtig ist die Erkenntnis, dass die oben genannten Peptide sowohl in der Körperperipherie wie auch im Zentralnervensystem gebildet werden und bidirektional wirken können.

Psychoneuroendokrinologie

Die Psychoneuroendokrinologie befasst sich vor allem mit den psychischen Auswirkungen dieser neuroendokrinen Interaktionen. Hierbei ist aber weniger als bei der Neuroendokrinologie die wechselseitige Beeinflussung des willkürlichen sowie des autonomen Nervensystems (Cannon 1929) und der endokrinen Homöostase (Cushing 1912; Selye 1946) wichtig, sondern eher der Einfluss auf psychische Funktionen wie Affektregelung, Angstverhalten etc. von Bedeutung. Insbesondere auch die Assoziation zwischen organischen Endokrinopathien und psychiatrischen Erkrankungen, wie z.B. zwischen Cushing-Syndrom und depressiven oder psychotischen Syndromen (Bleuler 1954), wird durch diesen Begriff näher gekennzeichnet.

Neuroimmunologie

Die Neuroimmunologie beschäftigt sich zusätzlich zu den zuvor genannten neuroendokrinen und psychoendokrinen Forschungsfeldern mit der Interaktion des Zentralnervensystems mit dem Immunsystem (Besedovsky u. del Rey 1992; del Rey u. Besedovsky 2000; Blalock 1992). Basierend auf der Untersuchung von Stressbelastungen, sind die Effekte durch physische oder psychische Stressoren sowohl nach kurz- wie langfristiger Belastung auf das zelluläre wie humorale Immunsystem untersucht worden, und diese Untersuchungen haben gezeigt, dass das Nervensystem direkt das Immunsystem beeinflussen kann (Elenkov et al. 2000), aber auch umgekehrt das Immunsystem das Stresshormonsystem beeinflusst (Bethin et al. 2000). Interessanterweise ist das Immunsystem auch in der Lage, Hormonsubstanzen wie ACTH und Wachstumshormon zu sezernieren (Lyons u. Blalock 1997; Weigent u. Blalock 1991) und somit direkt in die neuroendokrine Regulation einzugreifen.

Entwicklungsneuroendokrinologie

Kernpunkt dieses Gebietes ist die Untersuchung des Einflusses der dual wirkenden endokrinen Faktoren auf die Ontogenese des Individuums. Hierbei hat sowohl auf der Basis einer Vielzahl tierexperimenteller Untersuchungen wie aufgrund erst spärlicher epidemiologischer Studien bei Patienten mit psychischen Erkrankungen die frühe postpartale Entwicklungsphase eine entscheidende Bedeutung. Physische wie psychische Stressoren haben einen erheblichen Einfluss sowohl auf die neuronale als auch auf die konsekutive körperliche Entwicklung und können offenbar auch die spätere Disposition zur Ausbildung psychischer Erkrankungen erheblich beeinflussen. Hierbei ist Stress definitionsgemäß als ein komplexes Phänomen zu werten, welches bei nahezu allen lebenden Organismen relevant ist. Psychologische Aspekte von Stress sind z. B. an Faktoren wie Vorhersagbarkeit, Kontrollierbarkeit und Bearbeitungs-/Coping-Strategien gekoppelt, physiologische Aspekte an Aktivierung von autonomem Nervensystem, damit verbundenen übergeordneten Hirnstrukturen und neuroendokrinen Regelkreisen, wie z. B. das Stresshormonsystem.

Genetik

Genetische Faktoren spielen bei Erkrankungen wie Depression und Angsterkrankungen eine wichtige Rolle, wie viele epidemiologische Studien zeigen konnten. Durch Familien-, Zwillings- und Adoptionsstudien konnte insbesondere für bipolare affektive Psychosen eine genetische Disposition belegt werden, aber auch bei unipolaren depressiven Störungen. Bezüglich der Angsterkrankungen zeigt sich ein ähnliches Bild – trotz der klassifikatorischen Probleme bei Berücksichtigung älterer Studien. Molekularbiologische Studien wie z. B. Linkage- oder Assoziationsanalysen konnten jedoch bis heute weder für die Depression noch allgemein für psychiatrische Störungen eindeutige Befunde erbringen (Baron 2001). Auch der Zusammenhang neuroendokriner Veränderungen mit einer genetischen Vulnerabilität ist aufgrund der fehlenden Datenlage zu prämorbiden Veränderungen beim Menschen derzeit nicht möglich. Insbesondere die Diskussion zu „State"- oder „Trait"-Störungen (aktuelle, reaktive oder überdauernde, vorbestehende Zustandsveränderungen) ist aufgrund des Fehlens verlässlicher Beschreibungsmöglichkeiten des prämorbiden Status unzureichend. In diesem Zusammenhang ist auch noch die „biologische Narbe" zu sehen, die eine reaktiv bedingte, aber überdauernde Veränderung darstellt. Für reversible Veränderungen wie den Hyperkortisolismus bei Depression ist klar, dass es sich um eine „State"-Veränderung handelt, die Frage aber, ob z. B. erniedrigte Plasma-Spiegel des Herzhormons ANP (Wiedemann et al. 2000), wie sie wiederholt bei Angsterkrankungen gefunden werden, eine Folge von Panikattacken oder ein Prädiktor für ihr Auftreten darstellt, ist derzeit noch völlig offen.

Im Gegensatz hierzu sind tierexperimentell sowohl durch klassische Zuchtexperimente (Liebsch et al. 1998) als auch durch konstante oder konditionale molekulargenetische „Knock-out"-Veränderungen auch Assoziationen zwischen genetischer Matrix und neuroendokriner Reagibilität zu belegen (Timpl et al. 1998; Steckler u. Holsboer 1999).

Pränatale Stressfaktoren

Während es zu physischen Einflüssen wie Mangelernährung Hinweise auf Reifungsstörungen und mögliche psychotrope Folgen gibt, ist der Einfluss von Stressoren in der pränatalen Entwicklung auf die Ausbildung psychiatrischer Störungen in der Folge im Wesentlichen nur bezüglich organischer oder toxischer Einflüsse wie Rauchen oder Alkoholkonsum erforscht, wie z. B. bei der Entwicklung der Aufmerksamkeitsdefizit-/Hyperaktivitätsstörung (Zappittelli et al. 2001). Auch hierbei sind die eigentlichen Noxen aber noch unklar, ob z. B. der Nikotinkonsum selbst oder die begleitende Hypoxygenierung des Blutes verantwortlich ist. Die neuroendokrinen Regulationssysteme und deren Vulnerabilität sind in diesem Zusammenhang aufgrund methodologischer Probleme beim Menschen bislang erst ansatzweise erforscht. So gibt es Hinweise darauf, das vorgeburtlicher Stress und Stimmungsveränderungen der Mutter einen signifikanten Einfluss auf die kognitive und emotionale Entwicklung des Kindes haben im Sinne einer „fetal programming hypothesis". Inwieweit Kortisol, das die Plazentaschranke überschreiten kann, auf die Entwicklung des fetalen Stresshormonsystems, des limbischen Systems und des präfrontalen Kortex Einfluss nimmt, bedarf weiterer Untersuchungen (Van den Bergh et al. 2005). Studien zur Stressreagibilität bei Schulkindern zeigen eine Korrelation der Kortisolsekretion am ersten Schultag des Kindes mit den morgendlichen Kortisolwerten der Mutter und der Ängstlichkeit während der Schwangerschaft. Diese Studie unterstützt somit eine direkte Korrelation zwischen der maternalen vorgeburtlichen Aktivität des Stresshormonsystems und der Aktivität des Stresssystems beim Kind (Gutteling et al. 2005).

Im Tierexperiment konnten Untersuchungen durchgeführt werden, die einen Einfluss von Stressoren während der Schwangerschaft auf die spätere neuroendokrine Reagilibität des Neugeborenen und seine weitere Entwicklung belegen. So konnten z. B. Smythe et al. (1996) zeigen, dass pränataler Stress – kombiniert mit postnatalem „Handling" (in Form von Störung des Tagesablaufs durch häufige Trennung und Herausnehmen aus der Zuchtbox) – zu einem signifikant verminderten CRH-Gehalt im Hypothalamus führte (verbunden mit einer erniedrigten Glukokortikoid-Sekretion), hingegen das postnatale „Handling" alleine keine Effekte zeigte. Auch die Ausbildung und Reagibilität von Transmittersystemen im präfrontalen Kortex können durch pränatalen Stress beeinflusst werden (Day et al. 1998).

Der Einfluss von psychischen Traumata

Neben den bereits zuvor genannten Faktoren Genetik und pränatale Stressoren spielen Einflussfaktoren wie psychische Traumata (so genannte „Adverse Events") vermutlich für die Entwicklungsbiologie und insbesondere die Entwicklungsendokrinologie eine sehr wichtige Rolle und haben wesentlich zur Konzeptualisierung eines Modells mit integrierten psychosozialen und neuroendokrinen Störungsanteilen beigetragen.
Der starke Einfluss von Erlebnissen in der Kindheit und Adoleszenz auf die Entwicklung von affektiven Erkrankungen und Angsterkrankungen wird durch Studien wie die von McCauley et al. (1997), Portegeijs et al. (1996), Zaidi und Foy (1994) sowie McCranie et al. (1992) unterlegt. Es ist daher anzunehmen, dass möglicherweise unabhängig von einer genetischen Disposition frühe Traumatisierungen eine erhöhte Vulnerabilität zur Folge haben, die für das Individuum lebenslang das Risiko signifikant erhöht, an einer Angst- oder Affektstörung zu erkranken. Aufgrund der Involvierung der Stresshormon-Regulation und der Vielzahl der hiermit in Zusammenhang stehenden neuralen wie neuroendokrinen Regelsystemen sind distinkte Hormon- und Transmitterkandidaten von besonderer Bedeutung, wie z. B. das Kortikotropin-Releasing-Hormon als Steuerhormon der Stressachse wie auch als wesentlicher Mediator psychischer Funktionen. Ein Hinweis hierauf ist die Studie von Horan et al. (2000), die Fallberichte von kindlichem Missbrauch und der Häufung von Frühgeburten bei den späteren Müttern untersucht haben. Eine erhöhte Aktivität der Stressachse und der CRH-Sekretion könnte dafür eine Erklärung sein, da CRH zwar physiologisch vorgeburtlich ansteigt (vermutlich auch, um als Atmungsstimulans beim Neugeborenen zu wirken), eine chronisch erhöhte Sekretion aber mit Frühgeburten assoziiert zu sein scheint.

1.4.2 Hormone als Modulatoren des Verhaltens

Bereits um das Jahr 1900 postulierte Kraepelin Zusammenhänge zwischen psychischen Erkrankungen und physiologisch messbaren veränderten Sekretionen des Körpers. Insbesondere Hormone schienen aussichtsreiche Kandidaten zur Beurteilung einer veränderten Physiologie bei Patienten mit psychiatrischen Erkrankungen und eine Zielgröße therapeutischer Strategien, diese Krankheiten zu bessern. Während Cannon (1929) vor allem auf das autonome Nervensystem fokussierte, wurde die Funktion der Nebenniere von Cushing (1912) und Selye (1946) in den Mittelpunkt dieser Überlegungen gestellt. 1954 beschrieb Manfred Bleuler in seiner Monografie „Psychiatrische Endokrinologie" erstmals in Form einer umfassenden Darstellung des bisherigen Kenntnisstandes die verschiedenen Hormonregulationssysteme, ihre Störungen und ihre möglichen Bedeutungen für psychiatrische Erkrankungen.

Einfluss von Hormonen auf das Verhalten

Aufgrund der Vielzahl möglicher Transmittereinflüsse und der sehr ausgedehnten Befundlage erscheinen die Veränderungen bei drei Systemen besonders wichtig:

- Störungen der Hypothalamus-Hypophysen-Nebennierenrinden-Funktion (HHN-Funktion)
- Störungen der Wachstumshormonsekretion
- Störungen der Schilddrüsenfunktion

Hypothalamus-Hypophysen-Nebennierenrinden-System (HHN-System)

Die Befundlage zum HHN-System, welches in der Folge am ausführlichsten dargestellt wird, ist am besten untersucht und die Hypothese einer grundlegenden Beteiligung an psychiatrischen Erkrankungen auf der Basis einer großen Anzahl von präklinischen und klinischen Studien am besten belegt.
Bei einer Vielzahl psychiatrischer Erkrankungen sind Veränderungen sowohl der Basalsekretion sowie der Rückkopplungsmechanismen auf Suppression oder Stimulation des HHN-Systems zu beobachten, vor allem bei folgenden Erkrankungen:

- Depression
- Panikstörung
- Posttraumatische Belastungsstörung (PTSD)

Hierzu wurde eine Vielzahl von Untersuchungen zur Supprimierbarkeit des HHN-Systems (Caroll et al. 1981) sowie zur Stimulierbarkeit durch das hypothalamische Freisetzungshormon Kortikotropin-Releasing-Hormon (CRH) durchgeführt und die Dexamethason-vermittelte Suppression mit dem Freisetzungshormon CRH gekoppelt (Holsboer et al. 1992; Holsboer 1999). Im Wesentlichen lassen sich bei der Depression folgende Befunde feststellen:

- eine gestörte Tagesrhythmik der Kortisolsekretion mit einer Entzügelung vor allem in den Nachmittags- und Abendstunden
- eine abgeschwächte Supprimierbarkeit der Kortisolsekretion durch exogene Steroide wie das Dexamethason
- eine Abschwächung der CRH-vermittelten ACTH-Freisetzung

Letzterer Befund lässt sich vor allem durch eine zunehmende Autonomie und an die Überaktivität des HHN-Systems angepasste entzügelte Sekretionsleistung der Nebenniere erklären. Hierzu entsprechend sind Vergrößerungen der Nebennierenrinde mittels Computertomographie festgestellt worden (Nemeroff et al. 1992).

Zur Pathophysiologie dieser genannten Sekretionsveränderungen passt der Befund, dass die chronische CRH-Hypersekretion zu einer Verminderung der Rezeptorempfindlichkeit in der Hypophyse führt, wie dies auch im Tiermodell unter chronischen Stressbedingungen festgestellt werden konnte. Bei Menschen konnte durch Postmortem-Untersuchungen eine Verminderung von CRH-Rezeptoren auch im Frontalkortex nachgewiesen werden (Nemeroff et al. 1988). Die Hypersekretion von CRH könnte mittels direkter Effekte auf die Nebennierenrinde auch die verstärkte Kortisolsekretion erklären helfen.

Interessanterweise zeigen Patienten mit Panikstörung ähnliche, wenn auch geringer ausgeprägte Störungsmuster mit einer abgeschwächten Supprimierbarkeit (Holsboer 1999) und einer verminderten ACTH-Sekretion, aber auch β-Endorphinsekretion nach Stimulation durch CRH.

Im Gegensatz zu depressiven Patienten und Patienten mit Panikstörungen haben jedoch Patienten mit Posttraumatischer Belastungsstörung keine Hyper-, sondern häufig eine *Hypo*sekretion von Kortisol, die durch eine Zunahme der Rückkopplungsempfindlichkeit des Systems erklärt werden kann (Yehuda et al. 1991; Kellner u. Yehuda 1999).

Wachstumshormonsekretion

Eine andere wesentliche Beeinflussung bei psychischen Erkrankungen lässt sich im Wachstumshormonsystem nachweisen. Wachstumshormon wird pulsatil sekretiert, wobei die größte Freisetzung in der Regel um den Schlafbeginn erfolgt. Beim Menschen ist vom Kindesalter bis zur Adoleszenz eine deutliche Abnahme der Gesamtsekretionsmenge zu verzeichnen. Eine der ersten und am häufigsten untersuchten Befunde bezüglich der Dynamik der Wachstumshormonsekretion ist die Stimulationsuntersuchung durch alpha-adrenerge Agonisten, wie z. B. Clonidin, die bei depressiven Patienten zu einer abgeschwächten Hormonantwort führt, was auf eine Unterempfindlichkeit des Rezeptors hinweist (Siever u. Uhde 1984). Hinzu kommt, dass das Wachstumshormon im Wesentlichen durch ein Freisetzungshormon, nämlich das Growth Hormone Releasing Hormone (GHRH) und den Hemmfaktor Somatostatin oder Somatotropin Release Inhibiting Factor (SRIF) zweizügelig geregelt wird (Frohman u. Jansson 1986). Kürzlich wurde ein weiteres wichtiges Peptid entdeckt, das als ein „growth hormone secretagogue“ die Wachstumshormonfreisetzung stimuliert: das Ghrelin. Dieses ist ein durch eine Fettsäure modifiziertes Peptid, welches neben seiner Stimulierung der Wachstumshormonsekretion die Nahrungsaufnahme fördert und zu den Peptiden gehört, die eine Rolle in der Appetitregulation spielen (Kojima u. Kangawa 2005): Appetitveränderungen spielen bei depressiven Störungen eine wichtige Rolle. Generell wurde in der Depression eine deutliche Verminderung von Somatostatin in der Zerebrospinal-Flüssigkeit beim Menschen festgestellt, wohingegen die Stimulierbarkeit der Wachstumshormonsekretion durch GHRH widersprüchliche Ergebnisse brachte, was aufgrund der komplexen Freisetzungsregulation erklärlich ist. Inwieweit Ghrelin bei Depression verändert ist, ist derzeit noch nicht geklärt. Interessanterweise führt eine Alteration (Verminderung) der Wachstumshormonsekretion zu Schlafstrukturveränderungen, wie sie auch bei Depressionen gefunden werden. Darüber hinaus ist wichtig, dass die Wachstumshormonsekretion auch von der Aktivität des Hypothalamus-Hypophysen-Nebennierenrinden-Systems abhängig ist (Wiedemann et al. 1991). Eine kurzfristig gesteigerte Freisetzung von Kortisol führt zu stimulierenden Effekten auf die Wachstumshormonsekretion, während eine langfristige, Wochen anhaltende Hypersekretion von Kortisol zu einer Verminderung der Wachstumshormonsekretion führt (Wehrenberg et al. 1983; Friedman u. Strang 1966).

Schilddrüsenfunktion

Ein weiteres bei psychischen Erkrankungen alteriertes System ist die Regulation der Hypothalamus-Hypophysen-Schilddrüsen-Achse. Bei depressiven Patienten wurde häufig von folgenden Befunden berichtet (vgl. Jackson 1998):

- eine verminderte Sekretion von Thyreotropin (TSH)
- eine verminderte T3-Sekretion und eine leicht erhöhte Schilddrüsenhormonkonzentration an T4
- eine verminderte Stimulierbarkeit von TSH nach Thyreotropin-Releasing-Hormon (TRH)
- ein veränderter zirkadianer Rhythmus

Insgesamt sind diese Befunde wesentlich seltener als Störungen des HHN-Systems, wobei auch hier die verschiedenen Hormonachsen interagieren: Die Freisetzung von TSH korreliert mit der Freisetzung von Kortisol nach CRH-Gabe (Holsboer et al. 1986). Interessanterweise ist klinisch eine Verminderung der zirkulierenden TSH-Spiegel mit einem schlechten Ansprechen auf Antidepressiva gekoppelt, sodass die in der Klinik angewendete Potenzierungsstrategie mit Schilddrüsenhormonen hier ein mögliches Korrelat besitzt. In diesem Zusammenhang besonders wichtig sind auch Interaktionen der Schilddrüsenfunktion mit monoaminergen Transmittern wie dem Serotonin (Bauer et al. 2002).

1.4.3 Regulation von Hormonen durch Belastung, Angst und Stress

Obwohl Stress ein sehr unscharfes Konzept darstellt, kann man psychische und physische Verursachung von Stress unterscheiden. Psychischer Stress ist häufig mit Angst und Furcht assoziiert, physischer Stress durch körperliche Belastungen führt zur Aktivierung von Körpersystemen wie Blutdruck- und Herzfrequenzregulation. Ganz allgemein ist die Adaptation des Organismus an Stressoren normalerweise spezifisch, übersteigt die Reiz-Intensität des Stressors aber eine bestimmte zeitliche Dauer oder Intensitätsschwelle, kommt es zu unspezifischen Reaktionen. Verliert der Organismus damit die Fähigkeit, adäquat zu reagieren, können pathologische Veränderungen und Prozesse entstehen (Charmandari et al., 2003). Neben der akuten Aktivierung des Stresshormonsystems gibt es auch chronische Alterationen der HHN-Aktivität: Die chronische Aktivierung des Stresshormonsystems ist wiederum mit Störungen wie Depression, Angst und metabolen Veränderungen assoziiert.

Im Allgemeinen bedeutet **Stress** die psychische oder physische Veränderung oder Anpassung auf einen die Homöostase des Individuums beeinträchtigenden Stimulus. . Dabei wird unter einer körperlichen Stressantwort eine kurzfristige Alarm-Reaktion verstanden, die mit i. d. R. katabolen, immunsuppressiven und reproduktionsinhibierenden Effekten verbunden ist.

Stress aktiviert eine Vielzahl von Körpersystemen, wie das autonome Nervensystem, was bereits von Cannon (1929) im Rahmen seiner „Fight or Flight"-Reaktion beschrieben wurde. Wie bereits ausgeführt, ist das HHN-System eines der wesentlichsten hormonellen Zielorgane, die durch Stress aktiviert werden. Hierbei kommt es jedoch nicht zu uniformen Antworten, da beispielsweise spontane Angstattacken trotz individuell extrem empfundener Angst und hierdurch verursachten psychischen Stress nicht zu einer Aktivierung des HHN-Systems führen. Untersuchungen sowohl spontan auftretender wie Laktat-induzierter Panikattacken zeigen keinerlei Aktivierung der HHN-Aktivität (Kellner et al. 1995), interessanterweise jedoch eine Steigerung der Prolaktinsekretion, sodass hier der Körper mit einer differenziellen Hormonantwort auf einen Stimulus reagiert.

1.4.4 Das Hypothalamus-Hypophysen-Nebennierenrinden-System als zentrales Regulationssystem der Stresshormonfreisetzung

Wie angedeutet, finden sich die meisten endokrinen Auffälligkeiten bei Depressionen, bei Angsterkrankungen und bei Posttraumatischer Belastungsstörung in der Regulation des HHN-Systems. Eine Übersicht der verschiedenen Regulationsebenen findet sich in der Abbildung 1-14.

Die Rolle des CRH

Das wesentliche Schlüsselhormon des HHN-Systems ist das Kortikotropin-Releasing-Hormon (CRH), welches 1981 von Vale et al. (1981) identifiziert wurde. CRH konnte in der Eminentia mediana nachgewiesen und im hypothalamisch-hypophysären Portalkreislauf bestimmt werden. Im Wesentlichen bestimmt CRH die Freisetzung von ACTH und β-Endorphin, ist aber auch in die Freisetzungsregelung von z. B. Prolaktin involviert und beeinflusst andere hypothalamische Freisetzungshormone. Die wichtigste Quelle für CRH stellen die parvozellulären Neurone des Nucleus paraventricularis dar, aus denen auch Vasopressin freigesetzt wird. Andere Zellpopulationen wie die magnozellulären Neurone des Nucleus paraventricularis enthalten ebenfalls CRH, sind jedoch offensichtlich nicht in die Reaktion des Organismus auf Stressreaktionen involviert (Holsboer et al. 1992). Die Effekte von CRH werden über zwei Rezeptoren vermittelt, den CRH-1-Rezeptor und den CRH-2-Rezeptor

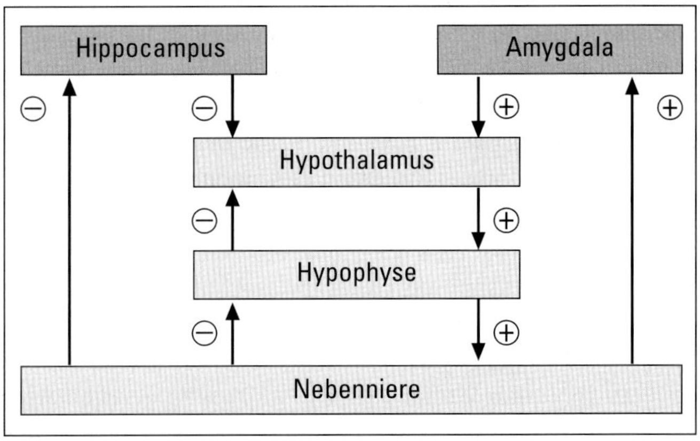

Abb. 1-14: Limbisch-hypothalamisch-hypophysäres Regulationssystem

Tab. 1-3: Vergleich von Symptomen der Depression mit psychotropen Effekten von CRH (= Kortikotropin-Releasing-Hormon)

Depression beim Menschen	CRH-Effekte im Tier
• herabgesetzte Stimmung	• Verhalten wie bei Verzweiflungsreaktion
• reduziertes Interesse	• Neophobie
• Libidoverlust	• reduzierte sexuelle Appetenz
• Gewichtsabnahme und Appetitverlust	• verminderte Nahrungsaufnahme
• Schlafstörungen und veränderte Schlafstruktur	• veränderte Schlafstruktur
• Agitation	• verstärkte Lokomotion
• Konzentrationsverlust	• Merkfähigkeitsstörungen

(Lovenberg et al. 1995). CRH-Rezeptoren zeigen eine reversible Bindung von CRH im niedrigmolaren Bereich und finden sich als CRH-1-Rezeptor vor allem im Kleinhirn, im Kortex und in der Hypophyse. Der CRH-2-Rezeptor ist weniger im Zentralnervensystem exprimiert und mehr in der Körperperipherie. Während CRH über den CRH-1-Rezeptor hauptsächlich rasche „Fight or Flight"-Reaktionen vermittelt, mediiert der CRH-2-Rezeptor nach Stimulierung durch Neuropeptide der Urocortin-Familie langsame Adaptationsreaktionen im Sinne einer Terminierung der Stressreaktion (De Kloet et al. 2005). CRH stimuliert jedoch nicht nur die Freisetzung von ACTH und β-Endorphin mit nachfolgender Sekretionssteigerung der Nebenniere, sondern wirkt direkt im Zentralnervensystem als Transmitter. Hinweise auf direkte psychische Wirkungen von CRH wurden sowohl im Tierversuch als auch in sehr begrenztem Umfange beim Menschen belegt. Verabreichung von CRH in die Gehirnventrikel eines Jungtiers führt zu ähnlichen Verhaltensmustern wie bei der Trennung von seiner Mutter. CRH-Gabe führt weiterhin zur Verminderung der Nahrungsaufnahme, der Schlaffähigkeit und der Bewegungsaktivität sowie zu einer Verminderung der sexuellen Appetenz. Beim Menschen lassen sich durch CRH-Gabe charakteristische Veränderungen in der Schlafstruktur erzeugen, die ähnlich der bei einer Depression auftretenden sind. Darüber hinaus weisen die endokrinen Befunde bei Depressionen und mit der Verstimmung parallel einhergehende Veränderungen auf eine Funktion von CRH bei depressiven Verstimmungszuständen auch beim Menschen hin (Holsboer 1999; Arborelius et al. 1999; s. Tab. 1-3).

Die Funktion von ACTH und β-Endorphin

In der Kaskade der Regulation sind Veränderungen der ACTH- und β-Endorphinsekretion die nächste Ebene des Regulationssystems. Wie bereits angeführt, führt eine chronische Hypersekretion von CRH bei den verschiedenen psychiatrischen Erkrankungsbildern zu einer Desensitivierung der CRH-1-Rezeptoren in der Hypophyse, die eine verminderte ACTH-Freisetzung und auch eine verminderte β-Endorphinfreisetzung zur Folge hat. β-Endorphin ist in der Regel mit euphorischen Zustandsbildern, insbesondere durch Stimulation des zentralen Belohnungssystems, in Zusammenhang gebracht worden. Komplementär hierzu finden sich Befunde, dass bei Angsterkrankungen zirkulierende β-Endorphinspiegel vermindert sind (Darko et al. 1992). Eine Stimmungsmodulation durch Endorphine erscheint sowohl unter normalphysiologischen als auch unter pathologischen Bedingungen daher sehr nahe liegend. Einen interessanten Einfluss auf kognitive Funktionen und Merkfähigkeit haben Fragmente des ACTH, die sowohl zu Verbesserungen als auch zu Einschränkungen in verschiedenen Testparadigmen beim Menschen (Smolnik et al. 2000) und im Tierversuch (Horvath et al. 1999) führten.

Mineralo- und Glukokortikoide

Auf der nachfolgenden adrenalen Regulationsebene wird die Freisetzung der Steroide vor allem durch ACTH, zusätzlich aber auch durch direkte CRH-Wirkungen und durch neurale Faktoren gesteuert. Glukokortikoide und Mineralokortikoide bewirken auf den verschiedenen Steuerungsebenen des HHN-Systems eine negative Rückkopplung. Hierbei werden die Effekte im Zentralnervensystem über zwei Rezeptor-Untertypen mediiert, den Mineralokortikoidrezeptor (MR) und den Glukokortikoidrezeptor (GR). Die MR- und GR-vermittelten Effekte sind für die Homöostase des Regulationssystems in der zirkadianen Variation der Kortisolspiegel von großer Bedeutung (De Kloet 1991). Unter Ruhebedingungen sind die MR-Rezeptoren im Zentralnervensystem zu 80 % gesättigt, die GR-Rezeptoren zu etwa 20 %. Nur bei reaktiv bedingter Erhöhung der zirkulierenden Steroidspiegel, z. B. nach physischem und psychischem

Stress, werden auch die GR-Rezeptoren weitestgehend gesättigt.
Dieses Rezeptorsystem hat dabei einige wesentliche Besonderheiten:

- Beide Rezeptoren binden die gleichen Liganden, wenn auch mit unterschiedlicher Affinität.
- GR sind im Gegensatz zu den MR ubiquitär, dennoch gibt es Regionen, in denen beide Rezeptoren gemeinsam vorkommen.
- GR und MR bilden sogenannte Rezeptordimere, d. h. Rezeptorpaare, die aus GR/GR, MR/MR und GR/MR bestehen können (De Kloet et al. 2005).

GR sind im Zentralnervensystem weit verbreitet und in Neuronen wie Gliazellen zu identifizieren. Sie finden sich im limbischen System, im Nucleus paraventricularis und im Nucleus supraopticus, der für die zirkadiane Rhythmik verantwortlich ist. GR finden sich auch in hohen Konzentrationen in aszendierenden monoaminergen Neuronen des Hirnstammes. Geringere GR-Dichten finden sich in den Großhirn-Hemisphären und den Thalamuskernen.
MR-Rezeptoren haben, wie oben ausgeführt, eine wesentlich restriktivere Topographie als GR. Hohe MR-Konzentrationen finden sich im Hippocampus, im Septum und den zentromedialen Mandelkernen, im Nucleus olfactorius und in Hirnstammneuronen.
Ein wesentlicher Unterschied zwischen MR und GR im Hippocampus der Ratte ist die unterschiedliche Affinität für natürliche und synthetische Liganden. GR zeigen die höchste Affinität zu Glukokortikoiden, wie dem bereits erwähnten Dexamethason, und eine sehr viel niedrigere Affinität zu Mineralokortikoiden, wie Aldosteron. Im Gegensatz hierzu haben MR die gleiche Affinität zu Glukokortikoiden wie Kortikosteron und Aldosteron.
Sehr wesentlich für die Funktion dieses dualen Rezeptorsystems ist daher der Einfluss des erst kürzlich in den Vordergrund getretenen Prärezeptormetabolismus von Steroiden. Dies bedeutet, dass Enzyme wie die im Gehirn vorkommende 11-β-Hydroxysteroiddehydrogenase-1 durch eine Art „Zugangsregelung" oder „gating" wesentlichen Einfluss auf die Wirkung von Steroiden an ihren Rezeptoren entfalten können. Da dieses Enzym an den Schlüsselstellen des HHN-Systems wie dem Hippocampus und Hypothalamus nachzuweisen ist, ist eine Beeinflussung der Rückkopplungshemmung sehr wahrscheinlich. Kürzlich konnte somit der interessante Befund erklärt werden, dass in der Spätschwangerschaft die HHN-Achse weitestgehend refraktär auf Stressreize ist, da die Oxidase-Aktivität dieses Enzyms speziell im Nucleus paraventricularis erhöht ist, um periphere, stressbedingte Kortisolanstiege abzufangen (Yau u. Seckl 2001).

Allerdings ist die Rolle des Kortisols beim Menschen auf die verschiedensten Verhaltenseffekte wie Stimmung, Schlafstruktur, Appetitregulation und Tagesrhythmik noch nicht ausreichend geklärt. Bezüglich der Schlafarchitektur konnten die Wirkungen von MR- und GR-Agonisten und -Antagonisten identifiziert werden, indem selektive MR-Agonisten wie Aldosteron oder der MR-Antagonist Spironolakton keine Beeinflussung der Schlafstruktur verursachen, hingegen Antagonisten am GR-Rezeptor wie Mifepriston zu drastischen Störungen des Schlafmusters mit deutlicher Verminderung von Gesamt- und Tiefschlaf führen. GR-Agonisten wie Kortisol führten wiederum akut zu einer Vermehrung von Tiefschlaf (Steiger 1995).
Bezüglich psychotroper Funktionen ist vermutlich die Wirkdauer verantwortlich: Kurzfristige Gabe von Glukokortikoiden führt zu eher euphorisierenden Zuständen, langfristige Gabe, d. h. Verabreichung über Wochen oder Monate, führt zu depressiven, fallweise depressiv-psychotisch gefärbten Affektveränderungen (s. a. Bleuler 1954).
Eine weitere Verkomplizierung des Regulationssystems ist, dass im Rahmen der Steroidsynthese verschiedene Vorstufen auftreten, die ihrerseits neben den nukleären Rezeptorwirkungen an MR und GR auch Membraneffekte an GABA-Rezeptoren vermitteln, nämlich die so genannten **Neurosteroide** und die **neuroaktiven Steroide**.

> Neurosteroide können durch Neurone selbst im Gehirn erzeugt werden und binden als Transmitter dort an GABA-Rezeptoren, während die neuroaktiven Steroide in der Körperperipherie synthetisierte Steroide sind, die ebenfalls im Gehirn an GABA-Rezeptoren ihre Wirkung erzeugen.

Hierzu gehören z. B. das Progesteron, das Allopregnenolon (Baulieu u. Schumacher 2000) und das DHEA (Rupprecht u. Holsboer 1999). Interessanterweise können manche dieser Neurosteroide, wie das DHEA, sowohl nukleäre wie membranäre Rezeptoren stimulieren, was neue Effektormöglichkeiten dieser Substanzen eröffnet. Wenn Steroide somit über GABA-Rezeptoren wirken, sind direkt anxiolytische und sedierende Effekte zu erwarten, wie dies auch im Human- und Tierexperiment nachgewiesen werden konnte (Friess et al. 2000; Lancel et al. 1997).

Synergisten und Antagonisten der HHN-Aktivität

Neben Steroiden sind bei der Modulation des HHN-Systems zahlreiche Peptide beteiligt. Die neurosekretorischen Zellen, die die primäre Quelle von CRH darstellen, sezernieren z. B. auch Vasopressin. Vasopressin ist nicht nur ein Regulator der Konzentrationsfähigkeit der Niere, sondern im Zentralnervensystem auch als Transmitter wirksam (Dantzer et al. 1988). Wesentlich für die Funktion des Vasopressin, welches einen verstärkenden Effekt auf die CRH-vermittelten Effekte hat, ist die langfristig geringere Empfindlichkeit gegenüber der Rückkopplung durch Steroide, was die Untersuchungsergebnisse im kombinierten Test mit Gabe von Dexamethason und CRH erklärt (Holsboer 1999). Die Kombination von CRH und Vasopressin führte übereinstimmend zu einer Aufhebung der suppressiven Effekte von Dexamethason auf ACTH- und Kortisolsekretion (von Bardeleben et al. 1985).

Neben Vasopressin haben aber auch andere Peptide einen verstärkenden Effekt auf die CRH-Wirkung. Hierzu gehören die Peptide des Renin-Angiotensin-Systems, die Gruppe der Endotheline, das vasoaktive intestinale Peptid und eine Vielzahl weiterer, interessanterweise vor allem vasokonstriktorisch wirkender Peptide.

Demgegenüber gibt es nur wenig Peptide, die die Aktivität des HHN-Systems zu dämpfen in der Lage sind (Jessop 1999). Hierzu gehört vor allem die Familie der Neuropeptid-Y-Fragmente, die Gruppe der natriuretischen Peptide, insbesondere ANP (atriales natriuretisches Peptid), und das Leptin. Auf die weiteren, vor allem appetitregulierenden Effekte des Leptins im Zentralnervensystem wird andernorts in diesem Band näher eingegangen.

Interaktionen des HHN-Systems

Die wichtigsten Afferenzen zum Kerngebiet des Hypothalamus, welches CRH sekretiert, entspringen den noradrenergen Neuronen, die vom Locus coeruleus zu den CRH-sezernierenden Zellen projizieren. Umgekehrt findet sich im Locus coeruleus eine erhöhte Anzahl CRH-immunoreaktiver Neurone. CRH selbst verstärkt die Noradrenalinfreisetzung, welche umgekehrt wieder die CRH-Freisetzung erhöht (Curtis et al. 1997; Jezova et al. 1999).

Zusätzlich wirkt Serotonin exitatorisch an CRH-Neuronen, wobei umgekehrt Glukokortikoide wiederum die Serotoninrezeptordichte verändern: Im Tierversuch führt eine Adrenalektomie zur Verstärkung der Rezeptordichte, die durch externe Steroidverabreichung wieder kompensiert werden kann. CRH wirkt seinerseits im Striatum inhibitorisch auf die Freisetzung von Serotonin (Price u. Lucki 2001). Auch Acetylcholin ist ein stimulatorischer Faktor auf das HHN-System.

Neben den Interaktionen mit monoaminergen Transmittern bestehen auch Verbindungen zum Immunsystem. Eine Reihe von Zytokinen, wie z. B. Interleukin-1, führen zu einer Aktivierung der HHN-Achse und einer verstärkten Sekretion von ACTH und Glukokortikoiden (Xu et al. 1999). Zudem sind T-Zellen in der Lage, selbst Peptide des HHN-Systems zu synthetisieren und freizusetzen, sodass auch von dieser Seite eine zusätzliche Beeinflussung des Regulationssystems erfolgen kann.

Neuronale CRH-Regelkreise

Neben der hormonellen Regulation (vgl. Abb. 1-14) ist das Schlüsselhormon CRH mindestens noch in drei weiteren zentralen Funktionssystemen innerhalb des Zentralnervensystems involviert, deren Beeinflussung und Regulation in der Entwicklung eines Individuums bislang noch nicht ausreichend aufgeklärt ist. Hierzu gehört das „mesokortikolimbische Belohnungssystem“, das „limbisch-behaviorale System“ und das „physiologische Hirnstamm-System“ (Brunson et al. 2001; Charmandari et al. 2003).

Das „mesokortikolimbische Belohnungssystem“ wird während Stress aktiviert: Dopaminerge Neuronen des ventralen Tegmentums senden Projektionen zum präfrontalen Kortex, wobei dort antizipatorische und kognitive Funktionen aktiviert werden. Sowohl Euphorie wie Dysphorie werden in diesem System vermittelt. Interessanterweise führt eine Aktivierung des präfrontalen Kortex zu einer Hemmung des Stresshormonsystems (Diorio et al. 1993).

Das „limbisch-behaviorale System“ ist in einer vereinfachten Übersicht in der Abbildung 1-15 dargestellt und reagiert vermutlich auf Stressreize, die eine höhere Komplexität von Verarbeitung benötigen. Hierbei sind die Amygdalae von Bedeutung, die in der emotionalen Verhaltensteuerung eine besondere Rolle spielen. Enge Verbindungen bestehen jedoch auch zum peripher-endokrinen CRH-System (s. Abb. 1-14).

Das „physiologische Hirnstamm-System“ reagiert mehr auf physische Stressoren wie Schmerz, körperliche Belastung, Durst etc. und wird vermutlich schnell aktiviert. Die Zentren der Regulation sind der Nucleus tractus solitarii und der Locus coeruleus.

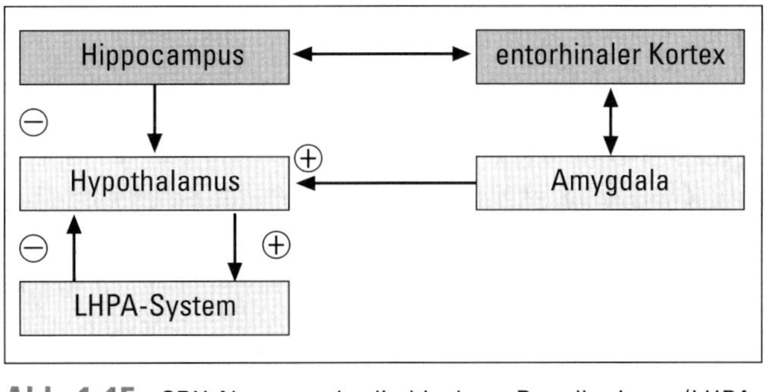

Abb. 1-15: CRH-Neurone in limbischen Regelkreisen (LHPA-System = Limbic-Hypothalamo-Pituitary-Adrenal-System)

Alle Teil-Systeme interagieren und beeinflussen sich wechselseitig, was z. B. in der Entwicklung dazu führen kann, dass maternale Deprivation im Tier zu CRH-Rezeptorveränderungen sowohl in den Amygdalae wie auch im Hypothalamus führt.

1.4.5 Einfluss entwicklungsbedingter Faktoren auf die neuroendokrine Regulation

Anhand der exemplarischen Darstellung des HHN-Regulationssystems lässt sich erkennen, dass neuroendokrine Funktionen nicht auf ein System beschränkt sind, sondern mit einer Vielzahl anderer Transmitter- und Modulatorsysteme reagieren und sich hieraus eine Vielzahl von Einflüssen auf physiologische Regulation, auf psychisches Erleben und die mögliche Ausprägung psychiatrischer Störungen erwarten lässt. Zu den am besten untersuchten Erkrankungen bezüglich neuroendokriner Regulationen zählen Depressionen, die Panikstörung und die Posttraumatische Belastungsstörung, deren endokrine Auffälligkeiten in der Folge nur kurz umrissen werden, da sie andernorts in diesem Buch ausführlich dargestellt werden.

Depressionen

Die Untersuchungen von biologischen und insbesondere endokrinen Parametern bei Depressionen ist von Bedeutung, da man hierdurch Informationen über mögliche „State-" und „Trait"-Marker erhalten kann. Dies ist für das bessere Verständnis pathologischer Veränderungen beim Heranwachsen wie auch bei der Frage der Entwicklung möglicher Prädiktoren für den weiteren Verlauf der Erkrankung wichtig. Besonders komplex und interessant ist in diesem Zusammenhang die Interaktion zwischen intrinsischer Vulnerabilität, physiologischer Entwicklung und dem Einfluss von Umfeldfaktoren bezüglich der Entwicklung einer Depression im späteren Lebensalter, wobei bislang die Befundlage sehr begrenzt ist. So zeigen erste Untersuchungen auch bei Störungen, die eine hohe genetische Disposition wie die bipolaren affektiven Psychosen haben, dass frühe Traumata den Krankheitsverlauf signifikant beeinflussen können (Leverich et al. 2002).

Häufigste Befundkonstellation

Im Rahmen der verfügbaren Studien wurde die Tagessekretion an Kortisol, die Supprimierbarkeit der Kortisolsekretion und der CRH-Stimulationstest ähnlich wie bei erwachsenen depressiven Patienten intensiv untersucht (Puig-Antich et al. 1989; Dahl et al. 1989; Weller et al. 1990). Insgesamt ergibt sich aus den Studien, dass die typischen Veränderungen, die bei depressiven Erwachsenen gefunden werden können, bei Jugendlichen eher selten sind und sich erst allmählich in der Adoleszenz deutlicher auszuprägen scheinen. Hieraus könnte abgeleitet werden, dass Adoleszente entwicklungsbedingt gegen ausgeprägte Sekretionsänderungen des HHN-Systems gleichsam „geschützt" sind und nur nach erheblichen Stressoren eine Hypersekretion zeigen. Die interessante Frage hierbei ist, zu welchem Zeitpunkt sich diese biologischen Schutzmechanismen verändern und ob unabhängig vom Ausbleiben einer akut sichtbaren HHN-Alteration sich langfristig eine erhöhte Vulnerabilität für die Entwicklung einer Depression mit den typischen neuroendokrinen Veränderungen entwickelt.

Langfristige Effekte

Eine damit in direktem Zusammenhang stehende Frage ist der mögliche Einfluss von Traumata („Adverse Events") in der Kindheit auf die Entwicklung einer Depression im Erwachsenenalter. Auch hierzu ist die Datenlage begrenzt, da nur drei Studien den Zusammenhang zwischen traumatischen Erlebnissen in der Kindheit und dem Auftreten einer Depression im Erwachsenenalter unterstützen (Kendler et al. 1993; Kessler u. Magee 1993; Portegijs et al. 1996).

Panikstörung und Posttraumatische Belastungsstörung

Zum Auftreten von Panikstörungen und Posttraumatischen Belastungsstörungen (PTSD) im Kindesalter sind ebenfalls nur wenige biologische Untersuchungen bekannt. Insbesondere zur Panikstörung sind bislang nur einzelne endokrinologische Untersuchungen durchgeführt worden, die einen Vergleich mit den Untersuchungsbefunden während des Erwachsenenalters erlauben. Zu den Posttraumatischen Belastungsstörungen sind lediglich die Arbeiten von De Bellis et al. (1994) und Kaufmann et al. (1997) bekannt.

Häufigste Befundkonstellation

Im Rahmen der Angsterkrankungen wurde kürzlich die Kortisolsekretion bei Kindern und Jugendlichen mit der von Kontrollpersonen und der von Erwachsenen vor und nach einer CO_2-Stimulation von Panikattacken untersucht (Coplan et al. 2002), und es wurden keine Unterschiede im Vergleich zu Befunden bei Erwachsenen nach Laktatstimulation gefunden, die keine Aktivierung des HHN-Systems zeigten (Kellner et al. 1995). Zu den wenigen Untersuchungen bei PTSD zählen die beiden o.g. Arbeiten von DeBellis und Kaufmann, die aber zu uneinheitlichen Ergebnissen führten. Allerdings weisen die Befunde von Kaufmann auf eine Art Sensitivierung des Stresshormonsystems hin, was einige Parallelen zu tierexperimentellen Studien ergibt (s.u.).

Langfristige Effekte

Wie bei depressiven Störungen scheinen jedoch auch bei der Ausbildung von Panikstörung und Posttraumatischer Belastungsstörung die Einflüsse früherer Traumatisierungen in der Kindheit einen ganz wesentlichen Einfluss zu haben (Bremner et al. 1993; McCranie et al. 1992). Hierbei ist aber zu betonen, dass die Spezifität früher Traumata bezüglich der Spätfolgen nur gering ausgeprägt ist. Es lässt sich daher zum jetzigen Stand der Forschung vermuten, dass eine genetische Prädisposition des Individuums in Verbindung mit Traumatisierungen in bestimmten Entwicklungsphasen eine erhöhte Vulnerabilität auf Stresseinflüsse im späteren Leben und damit eine erhöhtes Risiko erzeugen, eine affektive Störung oder Angsterkrankung zu entwickeln.

1.4.6 Die HHN-Reagilibität auf Stress

Die Reagibilität des HHN-Systems ist offenbar von der Entwicklungsphase abhängig. Sowohl beim Menschen als auch beim Tier sind in den verschiedenen Entwicklungsphasen Unterschiede zwischen den Reizantworten juveniler und erwachsener Individuen zu beobachten, was die aktuelle Stimulusantwort betrifft. Diese Unterschiede sind in ihren Mechanismen und vor allem ihrer Funktionalität bislang nicht ausreichend aufgeklärt worden.
Ebenfalls bislang nur unzureichend erforscht ist auch der Einfluss verschiedener Stressoren auf die spätere Entwicklung einer erhöhten neuroendokrinen Reagibilität, die auch mit einer erhöhten Vulnerabilität bezüglich Depression und Angsterkrankungen im Erwachsenenalter oder der direkten Präzipitation dieser Erkrankungen in Zusammenhang gebracht wird.

Die Stresshormonregulation in der Frühentwicklung beim Tier

Die Antwort auf Stress im heranwachsenden wie adulten Tier beinhaltet rasche Reaktionen auf externe bedrohliche Stimuli, muss aber auch eine Adapation an Umweltreize gewährleisten, die keine Bedrohung darstellen. In den ersten beiden Lebenswochen ist bei der Ratte das HHN-System deutlich weniger reagibel auf akute Stressoren im Vergleich zu heranwachsenden oder erwachsenen Tieren. Dies kann zum einen mit einer erhöhten Feedback-Empfindlichkeit gegenüber Steroiden und zum anderen mit einer verminderten Wirkung von CRH erklärt werden. Insgesamt reagiert das heranwachsende Tier auf nur wenige Stress-Stimuli, während erwachsene Tiere eher eine universelle Aktivierung zeigen. Weiter verkomplizierend kommt hinzu, dass z.B. wiederholte Stressreize in der heranwachsenden Ratte zu einem Expressionsmuster von CRH im Nucleus paraventricularis führen, welches dem von Tieren ähnelt, die gar keinem Stressor ausgesetzt waren. Diese Reaktionen lassen sich z.T. dadurch erklären, dass wiederholter Stress mit einer Erhöhung der Kortisolsekretion zu einer verminderten CRH-Expression im empfindlicheren Jungtier führt. Dies kann, biologisch gesehen, hilfreich sein, da es dem heranwachsenden Tier eine Reaktion auf Stress-Stimuli ermöglicht und die weitere Adaptation an die Umgebungsbedingungen ermöglicht (López et al. 1999).
Dass das Lebensalter und die Entwicklungstufe sehr wichtige Rollen bei der Ausbildung von möglicher Vulnerabilität gegenüber Stressbelastung und konsekutiver Ausprägung pathologischer Reaktionen spielen, zeigen Untersuchungen an Primaten. Hier konnte gezeigt werden, dass Primaten-Jungtiere, deren Mütter durch unkontrollierbare Futterversorgung gestresst waren, selbst neuroendokrine Veränderungen mit erhöhten CRH-Spiegeln im Liquor aufwiesen. Gleichzeitig zeigten diese Tiere, die nur indirekt über ihre versorgenden Mütter gestresst waren, eine konstant erhöhte Ängstlichkeit. Eine Verschiebung dieser Stressperiode um nur ca. acht Wochen in der Entwicklung zeigte keine Erhöhung der CRH-Spiegel und eine eher reduzierte Ängstlichkeit in verschiedenen Testparadigmen. Dies belegt, dass bestimmte Lebensperioden eine besondere Vulnerabilität gegenüber der Entwicklung späterer Auffälligkeiten haben. Einschränkend muss hierzu jedoch gesagt werden, dass auch die Stimulusqualität und die Expositionsfrequenz erhebliche Einflüsse haben, was die Interpretation erschwert (Coplan et al. 1996; Coplan, persönliche Mitteilung).

Vergleich zur Entwicklung des Stresshormonsystems beim Menschen

Im Vergleich zum Tier ist der Mensch offensichtlich in der Neugeborenenphase z. B. gegenüber Schmerz den Erwachsenen vergleichbar reagibel, und es kommt nach Schmerzreizen zu signifikanten Kortisolerhöhungen. Wie bereits oben ausgeführt, reagieren Heranwachsende auf bestimmte Stressreize deutlich weniger als Erwachsene mit einer Aktivierung des HHN-Systems. Panik-Stimulationen mit CO_2-Insufflation bei Kindern und Jugendlichen im Alter zwischen neun und 17 Jahren zeigten ähnlich wie bei Erwachsenen keine deutliche Aktivierung des HHN-Systems, was auf ein vergleichbares Reaktionsmuster schließen lässt.
Interessanterweise treten während der Pubertät geschlechtsspezifische Unterschiede in der Regulation des HHN-Systems auf, die bei Mädchen zu größerer Kortisolfreisetzung nach CRH-Gabe führten als bei Jungen. Eine Erweiterung dieses Befundes ist, dass damit auch eine erhöhte Inzidenz von Depression bei Mädchen erklärt werden könnte (Stroud et al. 2004).

1.4.7 Mögliche therapeutische Perspektiven auf der Basis pathophysiologischer Befunde

Die Konsequenzen aus den bisherigen, wenn auch spärlichen Studien im Kindes- und Jugendalter zeigen, dass ein erheblicher Forschungsaufwand notwendig ist, um die verschiedenen adversen Stresseinflüsse, die vulnerablen Phasen und vor allem die Zusammenhänge zwischen genetischer Vulnerabilität und frühen Stresseinflüssen besser charakterisieren zu können. Hieraus könnten aber Präventions- und Behandlungsmodelle abgeleitet werden, die eine früh verursachte Vulnerabilität umkehren oder vermindern können (Heim u. Nemeroff 1999).
Insgesamt sind die Langzeitwirkungen von frühkindlichen Belastungen sowohl auf das Stresshormonsystem sowie auf eine spätere psychische Störung schwer abzuschätzen. Es gibt jedoch einen Konsens, dass belastende Lebensereignisse und Stressoren zur Entwicklung von Störungen im Erwachsenenalter beitragen (Levine 2005).

Literatur

Arborelius L, Owens MJ, Plotsky PM, Nemeroff CB (1999). The role of corticotropin-releasing factor in depression an anxiety disorders. J Endocrinol; 160: 1–12.

Bardeleben U v, Holsboer F, Stalla GK, Muller OA (1985). Combined administration of human corticotropin-releasing factor and lysine vasopressin induces cortisol escape from dexamethasone suppression in healthy subjects. Life Sciences; 37(17): 1613–8.

Baron M (2001). The search for complex disease genes: Fault by linkage or fault by association? Molecular Psychiatry; 6: 143–9.

Bauer M, Heinz A, Whybrow PC (2002). Thyroid hormones, serotonin and mood: of synergy and significance in the adult brain. Molecular Psychiatry; 7: 140–56.

Baulieu E, Schumacher M (2000). Progesterone as a neuroactive neurosteroid, with special reference to the effect of progesterone on myelination. Steroids; 65(10/11): 605–12.

Besedovsky HO, del Rey A (1992). Immune-neuroendocrine circuits: Integrative role of cytokines. Frontiers in Neuroendocrinology; 13(1): 61–94.

Bethin KE, Vogt SK, Muglia LJ (2000). Interleukin-6 is an essential, corticotropin-releasing hormone-independent stimulator of the adrenal axis during immune system activation. Proc Natl Acad Sci USA; 97(16): 9317–22.

Blalock JE (1992). Production of peptide hormones and neurotransmitters by immune system. Chem Immunol; 52: 1–24.

Bleuler M (1954). Endokrinologische Psychiatrie. Stuttgart: Thieme.

Bradwejn J, Koszycki D, Meterissian G (1990). Choelcystokinin-tetrapeptie indcues panic attacks in patients with panic disorder. Can J Psychiatry; 35: 83–5.

Bremner JD, Southwick SM, Johnson DR, Yehuda R, Charney DS (1993). Childhood physical abuse and combat-related posttraumatic stress disorder in Vietnam veterans. Am J Psychiatry; 150(2): 235–9.

Brunson KL, Avishai-Eliner S, Hatalski CG, Baram TZ (2001). Neurobiology of the stress response early in life: Evolution of a concept and the role of corticotropin releasing hormone. Molecular Psychiatry, 6: 647–56.

Cannon WB (1929). Bodily Changes in Pain, Hunger, Fear and Death. New York: Appleton.

Caroll BJ, Feinberg M, Greden JF, Tarika J, Albala AA, Haskett RF, James NM, Kronfol Z, Lohr N, Steiner M, de Vigne JP, Young E (1981). A specific laboratory test for the diagnosis of melancholia. Arch Gen Psychiatry; 38: 15.

Charmandari E, Kino T, Souvatzoglou E, Chrousos GP (2003). Pediatric stress : hormonal mediators and human development. Horm Res; 59: 161–79.

Coplan JD, Andrews MW, Rosenblum LA, Owens MJ, Friedman S, Gorman JM, Nemeroff CB (1996). Persistent elevations of cerebrospinal fluid concentrations of corticotropin-releasing factor in adult nonhuman primates exposed to early-life stressors: Implications for the pathophysiology of mood and anxiety disorders. Proc Natl Acad Sci; 93: 1619–23.

Coplan JD, Moreau D, Chaput F, Martinez J, Hoven C, Mandell D, Gorman JM, Pine D (2002). Salivary cortisol concentrations before and after carbon-dioxide inhalations in children. Biol Psychiatry; 51: 326–33.

Curtis AL, Lechner SM, Pavcovich LA, Valentino RJ (1997). Activation of the locus coeruleus noradrenergic system by intracoerulear microinfusion of corticotropin-releasing factor: Effects on discharge rate, cortical norepinephrine levels and cortical electroencephalographic activity. J Pharmacol Experiment Therapeut; 281(1): 163–72.

Cushing H (1912). The Pituitary Body and its Disorders. Philadelphia, London: Lippincott.

Dahl R, Puig-Antich J, Ryan N, Nelson B, Novacenko H, Twomey J, Williamson D, Goetz R, Ambrosini PJ (1989). Cortisol secretion in adolescents with major depressive disorder. Acta Psychiatr Scand; 80(1): 18–26.

Dantzer R, Koob GF, Bluthe RM, Le Moral M (1988). Septal vasopressin modulates social memory in male rats. Brain Res; 457: 143–7.

Darko DF, Risch SC, Gillin JC, Golshan S (1992). Association of beta-endorphin with specific clinical symptoms of depression. Am J Psychiatry; 149: 1162–7.

Day JC, Koehl M, Deroche V, Le Monoal M, Maccari S (1998). Prenatal stress enhances stress- and corticotropin-releasing factor-induced stimulation of hippocampal acetylcholine release in adult rats. J Neurosci; 18(5): 1886–92.

De Bellis MD, Chrousos GP, Dorn LD, Burke L, Helmers K, Kling MA, Trickett PK, Putnam FW (1994). Hypothalamic-pituitary-adrenal axis dysregulation in sexually abused girls. J Clin Endocrinol Metab; 78: 249–55.

Del Rey A, Besedovsky HO (2000). The cytokine-HPA axis circiut contributes to prevent or moderate autoimmune processes. Z Rheumatol; 59, Suppl 2: 31–35.

De Kloet ER (1991). Brain corticosteroid receptor balance and homeostatic control. Front Neuroendocrinol; 12: 95–164.

De Kloet ER, Joëls M, Holsboer F (2005). Stress and the brain: from adaptation to disease. Nature Neuroscience 6: 463–75.

Diorio D, Viau V, Meaney MJ (1993). The role of the medial prefrontal cortex (cingulated gyrus) in the regulation of the hypothalamic-pituitary-adrenal responses to stress. J Neurosci; 13: 3839–47.

Elenkov IJ, Wilder RL, Chrousos GP, Vizi ES (2000). The sympathetic nerve – an integrative interface between two supersystems: The Brain and the immune system. Pharmacolog Rev; 52(4): 595–638.

Friedmann M, Strang LB (1966). Effect of long-term corticosteroids and corticotropin on the growth of children. Lancet; 2: 568–72.

Friess E, Schiffelholz T, Steckler T, Steiger A (2000). Dehydroepiandrosterone – a neurosteroid. Eur J Clin Investigation; 30, Suppl 3: 46–50.

Frohmann LA, Jansson JO (1986).Growth hormone-releasing hormone. Endocrine Rev; 7(3): 223–53.

Gutteling BM, de Weerth C, Buitelaar JK (2005). Prenatal stress and children's cortisol reaction to the first day of school. Psychoneuroendocrinology; 30: 541–9.

Heim C, Nemeroff C (1999). The impact of early adverse experiences on brain systems involved in the pathophysiology of anxiety and affective disorders. Biol Psychiatry; 46: 1509–22.

Holsboer F, Gerken A, Bardeleben U v, Grimm W, Beyer H, Müller OA, Stalla GK (1986). Human corticotropin-releasing hormone in depression – correlation with thyrotropin secretion following thyrotropin-releasing hormone. Biol Psychiatry; 21: 601–11.

Holsboer F (1999). The rationale for corticotropin-releasing hormone receptor (CRH-R) antagonists to treat depression an anxiety. J Psychiatr Res; 33(3): 181–214.

Holsboer F, Spengler D, Heuser I (1992). The role of corticotropin-releasing hormone in the pathogenesis of Cushing's disease, anorexia nervosa, alcoholism, affective disorders and dementia. Brain Res; 93: 385–417.

Horan DL, Hill LD, Schulkin J (2000). Childhood sexual abuse and preterm labor in adulthood: an endocrinolgical hypothesis. Women's Health Issues; 10: 27–33.

Horvath KM, Meerlo P, Felszeghy K, Nyakas C, Luiten PG (1999). Early postnatal treatment with ACTH 4-9 analog ORG 2766 improves adult spatial learning but does not affect behavioural stress reactivity. Behav Brain Res; 106(1/2): 181–8.

Jackson IM (1998). The thyroid axis and depression. Thyroid; 8(10): 951–6.

Jessop DS (1999). Central non-glucocorticoid inhibitors of the hypothalamo-pituitary-adrenal axis. J Endocrinol; 160: 169–80.

Jezova D, Ochedalski T, Glickmann M, Kiss A, Aguilera G (1999). Central corticotropin-releasing hormone receptors modulate hypothalamic-pituitary-adrenocortical and sympathoadrenal activity during stress. Neuroscience; 94(3): 797–802.

Kaufmann J, Birmaher B, Perel J, Dahl RE, Moreci P, Nelson B, Wells W, Ryan ND (1997). The corticotropin-releasing hormone challenge in depressed abused, depressed nonabused, and normal control children. Biol Psychiatry; 42: 669–79.

Kellner M, Yehuda R (1999). Do panic and posttraumatic stress disorder share and common psychoneuroendocrinology? Psychoneuroendocrinology; 24: 485–504.

Kellner M, Herzog L, Yassouridis A, Holsboer F, Wiedemann K (1995). Possible role of atrial natriuretic hormone in pituitary-adrenocortical unresponsiveness in lactate-induced panic. Am J Psychiatry; 152: 1365–7.

Kendler KS, Kessler RC, Neale MC, Heath AC, Eaves LJ (1993). The prediction of major depression in women: Toward an integrated etiologic model. Am J Psychiatry; 150(8): 1139–48.

Kessler RC, Magee WJ (1993). Childhood adversities and adult depression: Basic patterns of association in a US national survey. Psychol Med; 23(3): 679–90.

Khachaturian H, Lewis ME, Haber SN, Akil H, Watson SJ (1984). Proopiomelanocortin peptide immunocytochemistry in rhesus monkey brain. Brain Res Bull; 13(6): 785–800.

Kojima M, Kangawa K (2005). Ghrelin: Structure and function. Physiol Rev; 85: 495–522.

Lancel M, Faulhaber J, Schiffelholz T, Romeo E, Di Michele F, Holsboer F, Rupprecht R (1997). Allopregnanolone affects sleep in a benzodiazepine-like fashion. J Pharmacol Experiment Therapeut; 282(3): 1213–8.

Leverich G, McElroy S, Suppes T, Keck Jr P, Denicoff K, Nolen W, Altshuler L, Rush A, Kupka R, Frye M, Autio K, Post R (2002). Early physical and sexual abuse associated with an adverse course of bipolar illness. Biol Psychiatry; 51: 288–97.

Levine S (2005). Developmental determinants of sensitivity and resistance to stress. Psychoneuroendocrinology; 30: 939–46.

Liebsch G, Montkowski A, Holsboer F, Landgraf R (1998). Behavioural profiles of two Wistar rat lines selectively bred for high or low anxiety-related behaviour. Behav Brain Res; 94(2): 301–10.

López JF, Huda A, Watson SJ (1999). Role of biological and psychological factors in early development and their impact on adult life. Neural circuits mediating stress. Biol Psychiatry; 46: 1461–71.

Lovenberg TW, Liaw CW, Grigoriadis DE, Clevenger W, Chalmers DT, De Souza EB, Oltersdorf T (1995). Cloning an characterization of a functionally distinct corticotropin-releasing factor receptor subtype from rat brain. Proc Natl Acad Sci USA; 92: 836–40.

Lyons PD, Blalock JE: Pro-opiomelanocortin gene expression an protein processing in rat mononuclear leukocytes. Journal of Neuroimmunology, 78(1–2): 47–56 1997.

McCauley J, Kern DE, Kolodner K, Dill L, Schroeder AF, DeChant HK, Ryden J, Derogatis LR, Bass EB. (1997). Clinical characteristics of women with a history of childhood abuse: unhealed wounds. JAMA; 277: 1362–8.

McCranie EW, Hyer LA, Boudewyns PA, Woods MG (1992). Negative parenting behavoir, combat exposure and PTSD symptom severity: Test of a person-event interaction model. J Nerv Ment Dis; 180: 431–8.

Nemeroff CB, Owens MJ, Bisette G, Andorn AC, Stanley M (1988). Reduced corticotropin releasing factor binding sites in the frontal cortex of suicide victims. Arch Gen Psychiatry; 45(6): 577–9.

Nemeroff CB, Krishnan KR, Reed D, Leder R, Beam C, Dunnick NR (1992). Adrenal gland enlargement in major depression. A computed tomographic study. Arch Gen Psychiatry; 49(5): 384–7.

Portegijs PJ, Jeuken FM, van der Horst FG, Kraan HF, Knottnerus JA (1996). A troubled youth: Relations with somatization, depression and anxiety in adulthood. Family Practice; 13(1): 1–11.

Price ML, Lucki I (2001). Regulation of serotonin release in the lateral septum and striatum by corticotropin-releasing factor. J Neurosci; 21(8): 2833–41.

Puig-Antich J, Dahl R, Ryan N, Novacenko H, Goetz D, Goetz R, Twomey J, Klepper T (1989). Cortisol secretion in prepubertal children with major depressive disorder. Episode and recovery. Arch Gen Psychiatry; 46(9): 801–9.

Rupprecht R, Holsboer F (1999). Neuropsychopharmacological properties of neuroactive steroids. Steroids; 64(1/2): 83–91.

Selye H (1946). The general adaption syndrome and the disease of adaptation. J Clin Endocrinol; 6: 117.

Siever LJ, Uhde TW (1984). New studies and perspectives on the noradrenergic receptor system in depression: Effects of the α_2-adrenergic agonist clonidine. Biol Psychiatry; 19(2): 131–56.

Smolnik R, Perras B, Molle M, Fehm HL, Born J (2000). Event-related brain potentials and working memory function in healthy humans after single-dose and prolonged intranasal administration of adrenocorticotropin 4-10 and desacetyl-alpha-melanocyte stimulating hormone. J Clin Psychopharmacol; 20(4): 445–54.

Smythe JW, McCormick CM, Meaney MJ (1996). Median eminence corticotropin-releasing hormone content following prenatal stress and neonatal handling. Brain Res Bull; 40(3): 195–9.

Steckler T, Holsboer F (1999). Corticotropin-releasing hormone receptor subtypes and emotion. Biol Psychiatry; 46(11): 1480–508.

Steiger A (1995). Schlafendokrinologie. Nervenarzt; 66: 15–27.

Stroud LR, Papandonatos GD, Williamson DE, Dahl RE (2004). Sex differences in the effects of pubertal development on responses to a corticotropin-releasing hormone challenge. Ann NY Acad Sci; 1021: 348–51.

Timpl P, Spanagel R, Sillaber I, Kresse A, Reul JMHM, Stalla GK, Blanquet V, Steckler T, Jolsboer F, Wurst W (1998). Impaired stress response and reduced anxiety in mice lacking an functional corticotropin-releasing hormone receptor 1. Nature Gen; 19: 162–6.

Vale W, Spiess J, Rivier C (1981). Characterization of a 41-residue ovine hypothalamic peptide that stimulates secretion of corticotropin and β-endorphin. Science; 213: 1394–7.

Van den Berg BR, Mulder EJ, Meunes M, Glover V (2005). Antenatal maternal anxiety and stress and the neurobehavioural development of the fetus and child: links and possible mechanisms. A review. Neurosci Biobehav Rev; 29: 237–58.

Wehrenberg WB, Baird A, Ling N (1983). Potent interaction between glucocorticoids and growth hormone-releasing factor in vivo. Science; 221: 556–8.

Weigent DA, Blalock JE (1991). The production of growth hormone by subpopulations of rat mononuclear leukocytes. Cellular Immunology; 135(1): 55–65.

Weller EB, Weller RA, Fristad MA, Bowes JM (1990). Dexamethasone suppression test and depressive symptoms in bereaved children: A preliminary report. J Neuropsychiatry Clin Neurosci; 2(4): 418–21.

Widerlov E, Kalivas PW, Lewis MH, Prange AJ jr, Breese GR (1983). Influence of cholecystokinin on central monoaminergic pathways. Regulatory Peptides; 6(2): 99–109.

Wiedemann K, Bardeleben U v, Holsboer F (1991). Influence of human corticotropin-releasing hormone and adrenocorticotropin upon spontaneous growth hormone secretion. Neuroendocrinology; 54: 462–8.

Wiedemann K, Jahn H, Kellner M (2000). Effects of natriuretic peptides upon hypothalamo-pituitary-adrenocortical system activity and anxiety behaviour. Exp Clin Endocrinol Diabetes; 108: 5–13.

Xu Y, Day TA, Buller KM (1999). The central amygdala modulates hypothalamic-pituitary-adrenal axis responses to systemic interleukin-1 beta administration. Neuroscience; 94(1): 175–83.

Yau JLW, Seckl JR (2001). 11b-hydroxysteroid dehydrogenase type I in the brain; thickening the glucocorticoid soup. Molecul Psychiatry; 6: 611–4.

Yehuda R, Giller EL, Southwick SM, Lowy MT, Mason JW (1991). Hypothalamic-pituitary-adrenal dysfunction in posttraumatic stress disorder. Biol Psychiatry; 30(10): 1031–48.

Zaidi LY, Foy DW (1994). Childhood abuse experiences and combat-related PTSD. J Trauma Stress; 7(1): 33–42.

Zappitelli M, Pinto T, Grizenko N (2001). Pre-, peri-, and postnatal trauma in subjects with attention-deficit hyperactivity disorder. Can J Psychia-

1.5 Entwicklungsneurophysiologie

A. Rothenberger, T. Banaschewski, M. Siniatchkin, H. Heinrich

Inhalt

1.5.1 Entwicklung des Nervensystems

Um die nachfolgenden Ausführungen im Sinne einer Beziehung zwischen Gehirn und Verhalten besser einordnen zu können, sollen die wichtigsten Fakten zur Hirnreifung berichtet werden, ohne dass ein Anspruch auf Vollständigkeit erhoben werden kann. Eine allgemein verständliche Übersicht über das vernetzte Gehirn und seine lebenslange Entwicklung ist bei Herschkowitz (2001) zu finden. Der vertiefte wissenschaftliche entwicklungs-bio-psychologische Stand der Dinge findet sich in einer Sonderausgabe von „Developmental Science“ (Johnson 2000) zum Thema „Entwicklung des menschlichen Gehirns“.

Während der Entwicklung des Gehirns im menschlichen Fötus bilden sich pro Minute hunderttausende von Nervenzellen. Mehr als hundert Milliarden Nervenzellen enthält das Gehirn eines erwachsenen Menschen. Sie sind nach ganz bestimmten, komplizierten Mustern miteinander verknüpft und ermöglichen uns so das Sehen, Hören, Fühlen, Empfinden, Lernen, Erinnern, Denken, Erkennen und ein Bewusstsein. Die Genauigkeit dieser Verschaltung ist erstaunlich, zumal während der ersten Wochen der Embryonalentwicklung viele Sinnesorgane noch nicht mit den Verarbeitungszentren des sich ausbildenden Gehirns verbunden sind. Der Fötus ist darauf angewiesen, dass bei seiner weiteren Entwicklung genügend Neurone an den richtigen Stellen entstehen und die ihnen entsprießenden Axone (Nervenfasern) den Weg zu ihrem Zielort finden, um schließlich die funktionsgerechte Verbindung herzustellen.

Es ist nicht so, wie früher angenommen, dass sich die Nervenzellen des Gehirns im Verlauf der Hirnreifung nach einem vorgegebenen Schaltplan wie von selbst verdrahten und dass damit erst die Funktion des Gehirns aufgenommen werden kann. Vielmehr entstehen die neuronalen Verbindungen aus einem vorläufigen Muster, das nicht mehr als eine grobe Annäherung an den endgültigen Zustand darstellt.

Das Gehirn vergrößert sich nur deshalb noch, weil seine Nervenzellen wachsen und sich viele ihrer Fortsätze sowie Verknüpfungen erst nach der Geburt bilden. Dieser Prozess setzt sich bis in das Jugendalter, in verringertem Maße sogar bis in das junge Erwachsenenalter fort. Die biologischen Veränderungen, seien sie chemischer, elektrischer oder anatomischer Natur, die wir im Rahmen der Entwicklung messen, sind nichts anderes als Korrelate der verschiedenen Etappen der Hirnreifung (s. Rothenberger 1998).

Mit der Geburt ist die Phase der Zellvermehrung und der neuronalen Migration beendet (allerdings können zumindest im Hippocampus lebenslang neue Nervenzellen gebildet werden). Die kortikalen Neurone sind an ihrem Platz angelangt und haben ihre Axone deutlich verlängert. Dennoch ist die Hirnrinde noch sehr unreif. Dies gilt für die Nervenzellen, die Dendriten und für die Axone sowie – insbesondere – für die Myelinisation.

Während der postnatalen Hirnreifung entwickeln sich beachtliche dendritische Äste, die von bedeutenden Variationen der synaptischen Dichte begleitet werden. Letztere übersteigt im Grundschulalter den Wert des Erwachsenen und pendelt sich erst mit Beginn der Pubertät allmählich auf das Erwachsenenniveau ein. Diese Phänomene gehen zudem parallel mit der zytoarchitektonischen Hirnreifung und der Organisation funktioneller Hirnrindenfelder. Zwei Charakteristika scheinen dabei sehr wichtig. Zum einen spielt die Wechselwirkung zwischen neuronaler Aktivität und sensorischer Umgebung eine wesentliche Rolle und zum anderen gibt es Perioden und kritische Entwicklungsphasen, die offenbar einem präzisen, inneren (genetischen) Fahrplan folgen. (Khazipov et al. 2004; Mills et al. 2004).

Mittlerweile kann man die Bedeutung und Dynamik der postnatalen Hirnreifung (z. B. die initiale Phase einer starken und rasch ablaufenden Synaptogenese, gefolgt von einer Phase mit allmählicher Selektion und Elimination der Synapsen) zwar nur indirekt, aber in vivo nachvollziehen. Funktionelle Bildgebungsverfahren (z. B. Messung der Hirndurchblutung mittels SPECT [Single-Photon-Emissions-Computertomographie] und des Hirnstoffwechsels mittels PET [Positronenemissionstomographie]) haben hierzu eine Untersuchungsmöglichkeit eröffnet. Dendritische Entwicklung und Synaptogenese gehen einher mit einer initialen Phase eines raschen Metabolismusanstiegs. Der anschließende allmähliche Rückgang der Metabolismusrate entspricht offenbar der Elimination und Selektion von Synapsen, die sich bis in das Jugendalter fortsetzt (Chugani et al. 1987; Zilbovicius 1995). Die einzelnen Hirnregionen zeigen ein ähnliches Profil, aber es besteht ein zeitlich verschobener Ablauf. Die Hirndurchblutung steigt zuerst in tiefer liegenden Regionen und dem primären Kortex und erst danach in assoziativen Hirnrindenbereichen an. Der Frontallappen ist die letzte Region, in der dieser Anstieg beobachtet wird. Diese parallele Entwicklung von Hirndurchblutung/Hirnstoffwechsel und synaptischer Dichte soll außerdem mit der Deltawellenamplitude im EEG ko-variieren, zumindest im Erwachsenenalter (Feinberg et al. 1990).

In guter Ergänzung zu diesen Ergebnissen stehen die Daten von Blanton et al. (2001). Die Autoren untersuchten erstmals mittels struktureller Kernspintomographie die Komplexität dreidimensionaler Muster von kortikalen Hirnwindungen bei 24 gesunden Kindern im Alter von 6–16 Jahren. Vor allem im Frontallappengebiet fanden sie eine Zunahme der kortikalen Komplexität und eine Modifikation der Sulcustopographie (Muster der Hirnfurchen) mit dem Alter. Sie interpretierten dies als Zeichen der Hirnreifung durch lang anhaltende Myelinisation und synaptisches Remodellieren. Wie erwartet, waren solche Effekte in temporalen kortikalen Bereichen weniger und in ventralen Bereichen (olfaktorischer Kortex) äußerst gering ausgeprägt.

Sowell et al. (2001) zeigten bereits, dass zwischen Kindheit und Erwachsenenalter die kortikale Dicke abnimmt (z. B. dorsal, frontal und parietal), während gleichzeitig die Volumina der grauen Substanz in mesialen temporalen und anterioren dienzenphalen Strukturen zunehmen. Jetzt belegten sie mittels struktureller Kernspintomographie bei gesunden 7- bis 16-Jährigen, dass die Dickeminderung der grauen Substanz im Frontalhirnbereich, d. h. dessen funktionsgeleitete Netzwerk-Ausreifung, die wachsende Fähigkeit der Kinder bei Gedächtnisaufgaben (z. B. „delayed recall") reflektierte, während dies für mesial-temporale Gebiete weniger deutlich war.

Während der Hirnreifung gibt es zwei Arten von Veränderungen. Zum einen die mehr oder weniger **stetigen Veränderungen** während der Kindheits- und Jugendjahre und zum anderen – zwischengelagert oder überlagert – so genannte **Reifungsspurts** in bestimmten Altersbereichen. Von der Säuglingszeit bis zum Erwachsenenalter gibt es ein stetiges (wenn auch nicht lineares) Wachstum des Hirngewichts (Huttenlocher 1979; Zilbovicius 1995), des Kopfumfangs (Epstein 1979; 1986) sowie der Hirnrindendichte (Rabinovicz 1986; Rabinovicz et al. 1977) und eine gleichmäßige Abnahme der neuronalen Dichte im zerebralen Kortex (Huttenlocher 1979; Rabinovicz 1986) und anderer kortikaler und subkortikaler Regionen, wobei Erwachsenenwerte um den 15. Lebensmonat erreicht werden (Rabinovicz 1986). Die synaptische Dichte nimmt von der Geburt bis zum achten Lebensmonat im visuellen Kortex zu (Huttenlocher et al. 1982) und bis zum Alter von etwa zwölf Monaten im frontalen Kortex (Huttenlocher 1979). Hernach erfolgt ein stetiger Abfall, bis die Erwachsenenwerte um das elfte Lebensjahr erreicht werden. Die dendritische und axonale Architektur im präfrontalen Kortex scheint über den gleichen Zeitraum zu reifen (Mrzljak et al. 1990).

Diese stetigen Veränderungen in der postnatalen Hirnstruktur beinhalten zwei einander überlappende sequenzielle Phasen. Eine Phase schnelleren Wachstums tritt zwischen der Geburt und dem dritten Lebensjahr auf und eine Phase langsameren Wachstums zwischen dem ersten und elften Lebensjahr mit nachfolgenden kontinuierlichen Veränderungen während der Adoleszenz und dem frühen Erwachsenenalter. Die Manifestation dieser Veränderungen ist im präfrontalen Kortex von besonderer Bedeutung, weil hier die enge Verbindung zu den Stadien der kognitiven Entwicklung während der Kindheit offensichtlich ist (Goldman-Rakic 1987). Insgesamt wird während der frühen Kindheitsphase der progressiven frontalen kortikalen Reifung das frühe vorläufige strukturelle Muster in ein erwachsenenähnliches Muster kortikaler Organisation übergeführt (Kostovic 1990). Einige dieser Zu- bzw. Abnahmen von Hirnwachstumsmaßen erfolgen nicht allmählich, sondern zu manchen Zeiten relativ rasch (Spurts und Bremsungen der Entwicklung), und sie führen somit zu verstärkten und verminderten Wachstumsraten in bestimmten Altersperioden. Im Großen und Ganzen scheint es etwa **vier Perioden einschneidender struktureller Veränderungen während der Gehirnentwicklung** zu geben, die sich akzentuiert auf die Gehirngröße und seine Strukturen, sowohl makroskopisch als auch mikroskopisch, beziehen. Die erste Periode findet während der frühen Kindheit statt, etwa zwischen dem ersten und vierten Lebensjahr. Die zweite tritt während oder gegen Ende der späten Kindheit auf, etwa zwischen dem sechsten und zehnten Lebensjahr. Dann spricht z. B. Rabinovicz (1986) von einer Periode des „kortikalen Remodellierens“, die er auch dem Alter von zehn bis zwölf und der Zeit um das 18. Lebensjahr zuschreibt. Die dritte Phase ist mit der Präpubertät verbunden, und die vierte tritt etwa in der mittleren Adoleszenz auf. Epstein (1974) hat Korrelationen zwischen diesen akzelerierten Perioden des Hirnwachstums und den raschen kognitiven Veränderungen während der gleichen Zeiträume gezogen. Obwohl es diesbezüglich einige Kritik gibt, weil die entsprechenden Verhaltensdaten sehr mager ausfallen (Fischer u. Silvern 1985) und auch eine statistische Bestätigung einer solchen Konkordanz nicht geleistet werden konnte (McCall et al. 1983), so ist es doch bemerkenswert, dass die erste dieser Perioden des Hirnwachstums sich mit dem Entwicklungsstadium des sensomotorischen und präoperationalen Verhaltens nach Piaget überlappt und die zweite Phase mit dem piagetschen Stadium der konkreten Operationen übereinstimmt, während die dritte und vierte Phase dem Piaget-Stadium der formalen Operation nahe kommt (Inhelder u. Piaget 1958). Somit scheint es so zu sein, dass die Stadien des Hirnwachstums mit signifikanten geistigen und emotionalen Funktionsänderungen einhergehen.

Die Entwicklungsneurophysiologie, Thema dieses Kapitels, fokussiert auf die funktionellen Korrelate der strukturellen Hirnveränderungen, die während der Entwicklung auftreten. Diese Veränderungen in der Hirnfunktion wiederum sollten in enger Beziehung zu Verhaltensveränderungen stehen, die während der Entwicklung vom Säugling zum Kind, Jugendlichen und Erwachsenen auftreten. Neurophysiologische Untersuchungen der Entwicklung kann man in zwei grobe Kategorien fassen:

- Studien des Gehirns während seiner Ruhephase
- Studien des Gehirns während Aktivationsphasen (z. B. aufgrund externaler Stimulation bzw. Anforderungen)

Die erste Kategorie beinhaltet vorrangig Studien zu Veränderungen der EEG-Frequenzen im ruhigen Wachzustand und ebensolche Veränderungen während des Schlafes, wobei insbesondere tonische und phasische Komponenten des REM-Schlafes (REM = rapid eye movement) von Interesse sind. Die zweite beinhaltet z. B. Startle-Antworten und deren Modulation (s. Abschnitt 1.5.4), vestibulär provozierten Nystagmus (Augenzittern), reizbezogene Veränderungen von EEG-Frequenzbändern sowie exogene und endogene ereignisbezogene Hirnpotenziale.

Die nachfolgende Übersicht zur Entwicklungsneurophysiologie bezieht sich in erster Linie auf die Zeit vom Vorschulkind bis zum Jugendlichen, während Informationen der frühen Kindheit und des Säuglingsalters sowie des jungen Erwachsenenalters nur vereinzelt und dort, wo sie zum besseren Verständnis des Zusammenhangs notwendig sind, einbezogen werden. Die vielen wichtigen Studien, die sich auf das Neugeborene und den sehr jungen Säugling beziehen, werden hier nicht besprochen.

1.5.2 Bedeutung des entwicklungsneurophysiologischen Ansatzes

Für die Kinder- und Jugendpsychiatrie ist es zwingend, die normale und pathologische Gehirnentwicklung besser zu verstehen. Dies kann nur durch **methodische Zugänge** geleistet werden, die über eine große Entwicklungsspanne gleichermaßen anwendbar sind, von Kind und Eltern hinsichtlich Aufwand und Vorgehensweisen akzeptiert werden, ausreichende örtliche und zeitliche Funktionsbeschreibungen liefern und sich den speziellen kindlichen Erfordernissen leicht anpassen lassen.

Hierbei sind **neurophysiologische Messverfahren** von entscheidender Bedeutung, weil sie auch bei Kindern die Möglichkeit eröffnen, auf nichtinvasive Weise gleichzeitig nicht nur physiologische, sondern auch psychologische Prozesse zu erfassen. Insbesondere elektrophysiologische Methoden (z. B. ereignisbezogene Hirnpotenziale), eventuell in Verbindung mit funktioneller Kernspintomographie, erlauben es, Aussagen über strukturelle und funktionelle Entwicklungen bzw. Fehlentwicklungen bei Kindern zu erhalten. Damit lässt sich die dynamische Beziehung zwischen Gehirnfunktion und Verhalten während der kindlichen Entwicklung auch im Rahmen von Längsschnittstudien empirisch betrachten. Gerade Letzteres darf als eine Stärke des neurophysiologischen Forschungsansatzes gelten, da sich dadurch manche Fragen von Eltern nach der Zukunft ihres Kindes angehen lassen (z. B. im Sinne einer Prädiktorforschung).

Entwicklungsneurophysiologie kann in ihrem Zugang zu Alters- und Reifungsvorgängen an verschiedenen empirischen und theoretischen Punkten ansetzen. Die neurophysiologische Erforschung der kindlichen Entwicklung kann die sensorischen Eingänge, die zentralen integrativen Verarbeitungsprozesse sowie den neuronalen Effektorapparat betreffen. Porges und Fox (1986) plädierten daher dafür, dass man die Reifung aller drei Bereiche (unter besonderer Beachtung der Reifung zentral integrativer neuronaler Prozesse, welche die peripheren Systeme kontrollieren) in seine Untersuchungen integrieren sollte, zumal Methoden zur Verfügung stünden, die es erlauben, **zentrale** neuroregulatorische Prozesse besser von **peripheren** physiologischen Aktivitäten zu differenzieren.

Entwicklungsneurophysiologie geht von einem dynamischen Zusammenspiel zwischen einem sich stetig verändernden zentralen und peripheren Nervensystem sowie den sich ebenfalls verändernden Effektorsystemen aus. Wenn man daher die Antwortprofile eines untersuchten Kindes genauer interpretieren möchte, so besteht eine Voraussetzung dafür darin, dass man ausreichende Kenntnis und Verständnis hinsichtlich der Reifung der zentralen Kontrolle über die peripheren Effektoren hat. Gerade bei der Betrachtung der kindlichen Entwicklung ist es didaktisch sinnvoll, das Nervensystem in ein zentralnervöses und ein autonomes System zu unterteilen; beide sind aber nur einzelne Komponenten eines integrierten Systems. Das heißt, wenn das autonome Nervensystem in der Weise gesehen wird, dass es eine neurophysiologische Kontinuität zusammen mit dem Zentralnervensystem darstellt, so könnten die autonomen Messwerte in einen bedeutungsvolleren Zusammenhang gestellt werden (Rothenberger 1998). Allerdings findet sich hier noch mancher empirischer Abstimmungsbedarf (Barry et al. 2004; Hawk et al. 2002).

1.5.3 Neurophysiologie und normale Entwicklung

Das normale EEG in den verschiedenen Altersstufen

Die Morphologie des EEG macht eine Entwicklung durch, die beim Frühgeborenen und im ersten Lebensjahr am deutlichsten ist. Diese elektrophysiologische Reifung schreitet in Kindheit und Jugend immer langsamer voran, bis sie im Alter von 20–30 Jahren ihren Abschluss findet. Im Folgenden wird ein kurzer Überblick über die normale EEG-Entwicklung ab dem dritten Lebensjahr gegeben. Ausführliche Darstellungen des EEG beim Früh- und Neugeborenen finden sich bei Dreyfus-Brisac und Monod (1975), Werner et al. (1977), Lombroso (1982) und Ellingson (1984). Detaillierte Angaben über das EEG jenseits der Neugeborenenperiode finden sich bei Dreyfus-Brisac und Curzi-Dascalova (1975), Eeg-Olofsson (1970), Dumermuth (1976) und bei Niedermeyer (1982; 1993). Niedermeyer (1993) gibt eine exzellente und verdichtete Übersicht zur qualitativen Beschreibung der hirnelektrischen Reifung, Binnie und Boyd (1994) versuchen eine Kurzdarstellung normaler und pathologischer Aspekte klinischer Neurophysiologie mit Blick auf die Kinderneuropsychiatrie, während der vorliegende Abschnitt sich auf die quantitativen Studien zur Entwicklung von EEG-Frequenzen bei Kindern und Jugendlichen beschränkt.

Als gemeinsamer Nenner konnte festgestellt werden, dass die Energie bzw. die Amplituden langsamer Frequenzen (delta, theta, alpha 1) mit zunehmendem Alter der Kinder abnehmen, die raschen Frequenzen (alpha 2, beta) das gegenläufige Verhalten zeigen und die Alpha-Frequenzen (vor allem die höheren) zuerst zentral und später okzipital betont erscheinen sowie raschere Zentralfrequenzen aufweisen. Auch kennen wir „Normalwerte" altersbezogener Alpha-Theta-Quotienten, d. h. das Verhältnis der EEG-Energie in diesen Frequenzbändern (okzipital z. B. mit vier Jahren: 1, mit acht Jahren: 2, mit 13 Jahren: 4; Rothenberger 1987; Rothenberger u. Woerner 1986).

Die Einteilungen des EEG in Altersstufen geschieht in erster Linie aus didaktischen Gründen. Die innerhalb einer Altersklasse beschriebenen Befunde lassen sich oft auch in benachbarten Klassen finden. Während sich beim Frühgeborenen noch eine große intraindividuelle Varianz findet, ist die intraindividuelle Konstanz, sogar über Jahre, bei älteren Kindern bemerkenswert (Rothenberger u. Woerner 1986). Andererseits ist bei älteren Kindern immer noch eine recht große interindividuelle Variabilität der Befunde die Regel (s. Abb. 1-16 und 1-17).

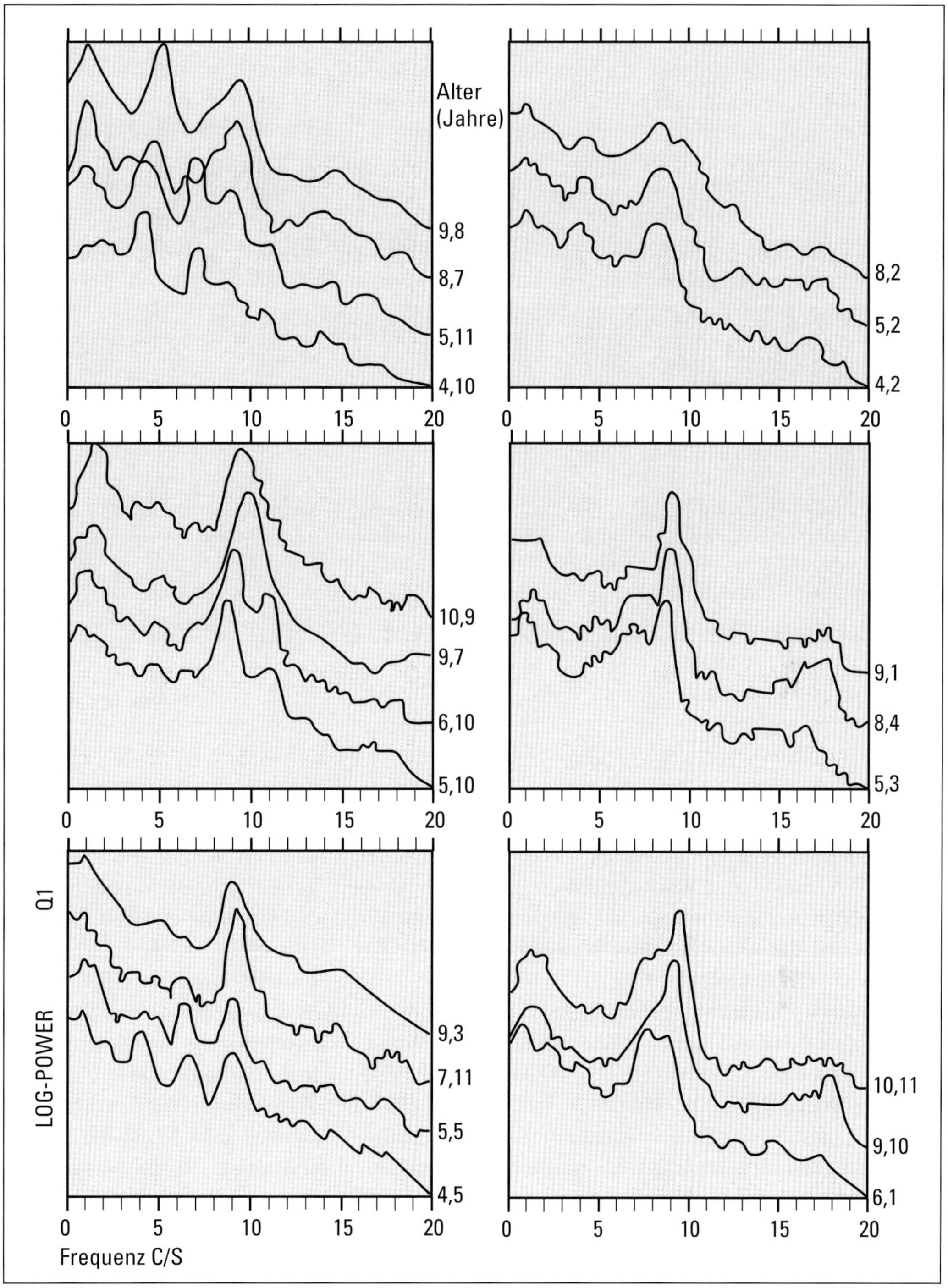

Abb. 1-16: Jedes der zwei nebeneinander stehenden Kästchen repräsentiert eine zeitliche Abfolge von Powerspektren je eines Kindes. Ableitung links okzipital. Das Alter zum Zeitpunkt der Ableitung ist rechts vertikal angegeben (von unten nach oben). Jedes Kind behält sein Muster weitgehend bei (nach Benninger et al. 1984).

Entwicklung der EEG-Frequenzbänder

Im Allgemeinen zeigt sich die EEG-Reifung zwischen dem fünften und elften Lebensjahr dadurch, dass Delta- und Theta-Wellen (d. h. Frequenzband von etwa 1–7 Hz) abnehmen und dafür höhere Frequenzen (vorrangig Alpha-Wellen von 8–12 Hz) zunehmen. Die Theta-Aktivität zeigt einen Entwicklungsgipfel um das vierte Lebensjahr. Der okzipitale Alpha-Rhythmus nimmt stetig vom dritten Lebensmonat bis zum Erwachsenenalter zu. Die relative Spektralenergie der Alpha-Aktivität im Band von 9,5–12,5 Hz nimmt zwischen dem vierten und elften Lebensjahr zu, die Amplitude in diesem Bereich wächst vom ersten bis zum 21. Lebensjahr, und die mittlere absolute Phase der 7- bis 13-Hz-Alpha-Aktivität nimmt von Geburt bis zum Erwachsenenalter ebenfalls zu. Die meisten dieser stetigen Zunahmen der Alpha-Aktivität

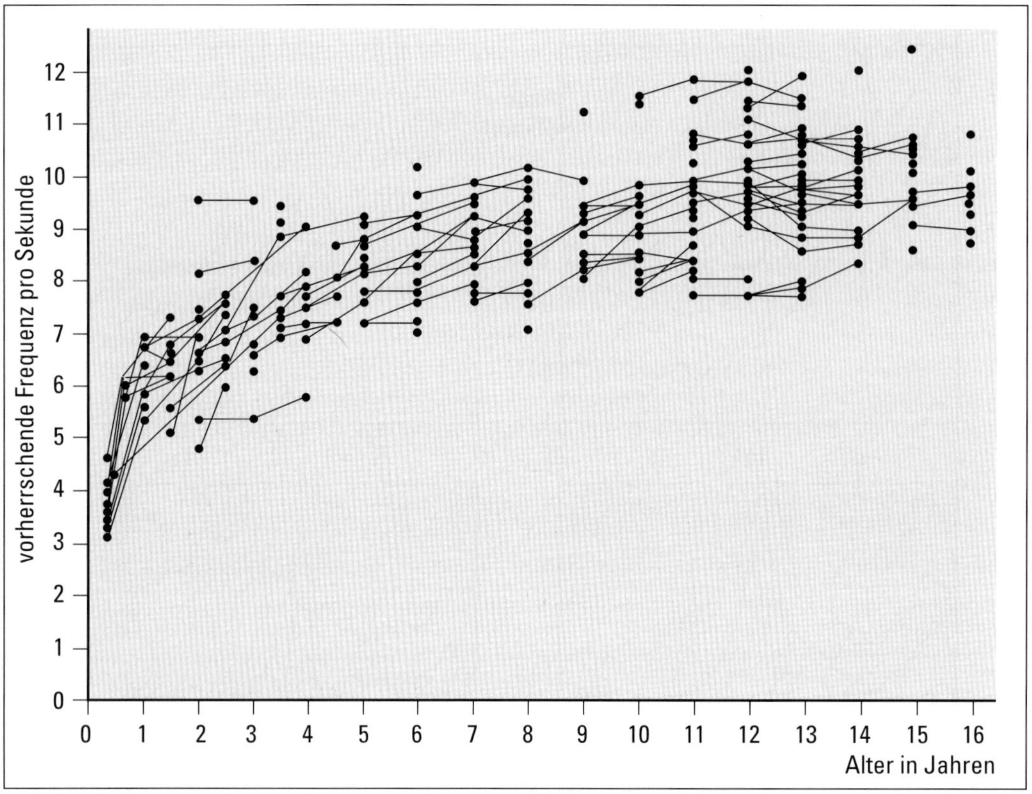

Abb. 1-17: Wachstum der dominierenden Frequenzen des Okzipitalbereichs in Einzel- bzw. Verlaufsuntersuchungen an 132 Patienten. Die erhöhte Variabilität im Pubertätsalter ist deutlich zu erkennen (nach Külz 1980).

sind exponentiell mit einem raschen Zuwachs von Geburt bis zum fünften/sechsten Lebensjahr verbunden und werden danach von langsameren Wachstumsraten gefolgt, die bis ins Erwachsenenalter anhalten. Diese Veränderungen verlaufen etwa parallel der exponentiellen Wachstumskurve für das Hirngewicht (Huttenlocher 1979).

Diese stetigen Entwicklungsveränderungen der Alpha-Aktivität werden punktuell von Beschleunigungen und Verlangsamungen moduliert. Epstein (1979; 1980; 1986) hat die Entwicklungs-EEG-Daten von Matousek und Petersen (1973) analysiert, um in zweijährigen Abschnitten die Wachstumsgeschwindigkeit zu bestimmen. Er fand eine beschleunigte Entwicklung der Alpha-Aktivität um das vierte, siebte bis achte, elfte bis zwölfte und 15. Lebensjahr, während Verlangsamungen im Alter von sechs, neun bis zehn und 13 Jahren berichtet wurden. Diese EEG-Entwicklungsstadien lassen sich gut mit den Hirnwachstumsstadien zusammenbringen, die auf Analysen von Hirngewicht, Kopfumfangsdaten, kortikaler Dicke, Größe der Pyramidenzellen und der neuronalen Dichteveränderungen (wie oben beschrieben) beruhen. Die gut definierte Verlangsamung in der Entwicklungsgeschwindigkeit der Alpha-Aktivität um das sechste Lebensjahr, gefolgt von einer Beschleunigung im 7.–8. Lebensjahr, stimmt auch überein mit den Hirnentwicklungsstadien, die Rabinovicz (1986) als eine „Remodellierung des Kortex" beschrieb. Diese Restrukturierung kortikaler Substanz beinhaltet eine Abnahme kortikaler Dicke, eine damit einhergehende Abnahme von Länge sowie eine Zunahme der Breite der betzschen Pyramidenzellen und eine Zunahme der Zelldichte. Parallel dazu sind funktionelle und strukturelle Hirnveränderungen zu beobachten, die in einem wichtigen Entwicklungsalter des Kindes auftreten, und zwar in jenem, in dem es für die meisten Kinder darum geht, für größere psychosoziale und kognitive Lernanforderungen im schulischen Rahmen oder, im Sinne entwicklungspsychologischer Terminologie, für das operationale Denken bereit zu sein.

Benutzt man Maße der EEG-Kohärenz und -Phase (Thatcher et al. 1987), so lassen sich intensive Entwicklungsphasen im Alter von vier bis sechs, acht bis zehn, elf bis 14 und 15 Jahren feststellen, wobei sich auch Hinweise auf eine unterschiedliche Beteiligung der Hemisphären an diesen Entwicklungsphasen zeigen. Die Jahresperiode von vier bis sechs beinhaltet Entwicklungsbeschleunigungen in der Kopplung innerhalb der linken Hemisphäre (frontal-okzipital und frontal-temporal), während die Entwicklungsphase um das 8.–10. Lebensjahr eher eine Entwicklungsbeschleunigung der rechtshemisphärischen Verbindungen zu betreffen scheint (frontal-temporal). Die präadoleszenten und adoleszenten Perioden verlaufen bilateral und beziehen in erster Linie die Verbindungen des Frontallappens ein. Vergleicht man die Befunde von Thatcher et al. (1987) und eine mathematische Analyse der Daten von Matousek und Petersen

(1973) durch Hudspeth und Pribram (1990), so lässt sich eine erstaunliche Ähnlichkeit der Abfolge und des zeitlichen Ablaufs der EEG-Entwicklungsspurts zeigen (Thatcher 1991).

Obwohl relativ wenig über die allgemeine hirnelektrische Entwicklung hemisphärischer Differenzen bekannt ist und ab dem achten Lebensjahr solche offenbar nicht mehr vorkommen (Clarke et al. 2001), sollte doch festgehalten werden, dass es eine Entwicklungsverschiebung der dendritischen Prominenz (totale dendritische Länge) von der rechten zur linken motorischen Spracharea gibt (Simonds u. Scheibel 1989). Auch ist eine Verlagerung semantischer und syntaktischer Fähigkeiten von einer Hemisphäre zur anderen bekannt (Rothenberger et al. 1984). Diese Verschiebung in Richtung einer linksseitigen Vorherrschaft von sprachbezogenen Gebieten und Funktionen tritt während der gleichen Altersspanne (4.–7. Lebensjahr) auf, während der sich auch die linksfrontal-temporale EEG-Kopplung entwickelt (Thatcher et al. 1987). Diese ontogenetische Verschiebung hemisphärischer Strukturen und Funktionen kann auch aus evolutionärem Aspekt gesehen werden, bei dem eine Tendenz zur Linkslateralisation des auditorischen Kortex zu finden ist (Thatcher 1980).

Jüngste Befunde von neuronalen, elektroenzephalographischen und magnetenzephalographischen Messungen weisen aus, dass rasche Oszillationen im Bereich der Gamma-Frequenz (30–70 Hz) des EEG mit grundlegenden Aspekten der Hirnfunktion verbunden sind (z. B. Aufmerksamkeit, Gedächtnis, bewusste/ganzheitliche Wahrnehmung; s. Csibra et al. 2000; Yordanova et al., 2002). Da die neurokognitive Entwicklung von Kindern von substanziellen Veränderungen höherer Hirnfunktionen begleitet ist und hierfür entsprechende strukturelle und funktionelle Korrelate gegeben sein müssen, lag es auch nahe, den Reifungsaspekt des Gamma-Frequenz-Bandes im Sinne eines hirnelektrischen Korrelates für die kognitive Entwicklung während der Kindheit zu untersuchen. Mittlerweile liegen **Daten zur Ruheaktivität** für den Altersbereich 3–16 Jahre vor (Takano u. Ogawa 1998; Yordanova et al., 2002). Es wurde gefunden, dass die Gamma-Band-Energie zwischen dem dritten und vierten Lebensjahr über allen Ableitungspunkten deutlich zunimmt, insbesondere über der Frontalregion, und Erwachsenenwerte bereits im Alter von 4–5 Jahren erreicht werden. Dies gilt auch für die phasenbezogene Gamma-Band-Aktivität. Das frontale Maximum der Gamma-Band-Aktivität und deren Wachstumsbeschleunigung um das 4.–5. Lebensjahr sowie die nachfolgend etwa gleich bleibende Ausgangslage zeigen, dass auch hier die Phase zwischen dem vierten und sechsten Lebensjahr als bedeutende Reifungsphase reflektiert wird und kognitionsbezogene zentralnervöse Steuerungsprozesse, die mit der spontanen Gamma-Band-Aktivität zusammenhängen, bereits ihre Ausreifung zu frühen Zeitpunkten der Entwicklung erreichen (Yordanova et al., 2002). Die **Reagibilität** in den verschiedenen Frequenzbändern weist in der Regel ein anderes Entwicklungsprofil auf als die spontane Ruheaktivität dieser Parameter (ebd.).

Mit der dimensionalen Komplexität (DK) steht mittlerweile ein EEG-Maß zur Verfügung, welches aus der nicht-linearen Systemtheorie stammt und als Indikator der globalen dynamischen Komplexität der elektrokortikalen Aktivität gelten kann (Anokhin et al. 2000; Woerner et al. 1997; 1998). Bei 8- bis 16-Jährigen nimmt die DK mit dem Alter zu und weist darauf hin, dass eine Zunahme der strukturellen und funktionellen Differenzierung des Kortex erfolgt (z. B. verstärkte hemisphärische Asymmetrie, aufgabenbezogene Reduktion, rasche Entwicklung bei Mädchen in der späten Adoleszenz). Die Beziehung zwischen DK und spektraler EEG-Energie scheint mit den Aufgabenstellungen und den Ableiteorten zu variieren, sodass beide wohl unterschiedliche Aspekte kortikaler Funktion reflektieren.

Entwicklung von Schlafmustern

Reifung zirkadianer Rhythmen

Garreau et al. (1990) fassen die Entwicklung der zirkadianen Rhythmen des Schlafes von der Geburt bis zum Jugendalter zusammen. Während der Neonatalperiode, d. h. von der Geburt bis zum Alter von einigen Wochen, lebt das Neugeborene entsprechend einem ultradianen Rhythmus von etwa vier Stunden, der wesentlich von den Fütterzeiten bestimmt wird, obwohl dieser Zyklus nicht voll und ganz an die Ernährung gebunden ist, da er auch bei infundierten Neugeborenen bestehen bleibt (Salzarulo et al. 1980). Die Dauer der diurnalen Schlafperiode ist nicht kürzer als die der nächtlichen Schlafperiode.

Im Alter von etwa drei Wochen beginnt die so genannte Konsolidationsphase (Coons 1987), die bis zum Alter von etwa sechs Monaten anhält. Während dieser Phase wird die Anzahl der Schlafperioden allmählich kleiner, ihre Dauer nimmt allerdings zu, und darüber hinaus tritt die nächtliche Schlafperiode allmählich in den Vordergrund: Der Säugling bleibt über Tag wach. Coons (1987) führte aus, dass die längste Schlafperiode von 23 % des Gesamtschlafes pro 24 Stunden im Alter von drei Wochen auf 48 % im Alter von sechs Monaten zunimmt. In diesem Alter findet sich die längste Schlafperiode während der Nacht und wird durch die längste Periode des Wachseins gefolgt.

In der Zeit zwischen sechs Monaten und etwa 4–5 Jahren wird der zirkadiane Schlafrhythmus allmählich organisiert. Es gibt immer weniger Zeiten diurnalen Schlafes, die auch immer kürzer werden und schließlich im Alter von etwa vier Jahren vollständig verschwinden. Nach dieser Zeit verteilt

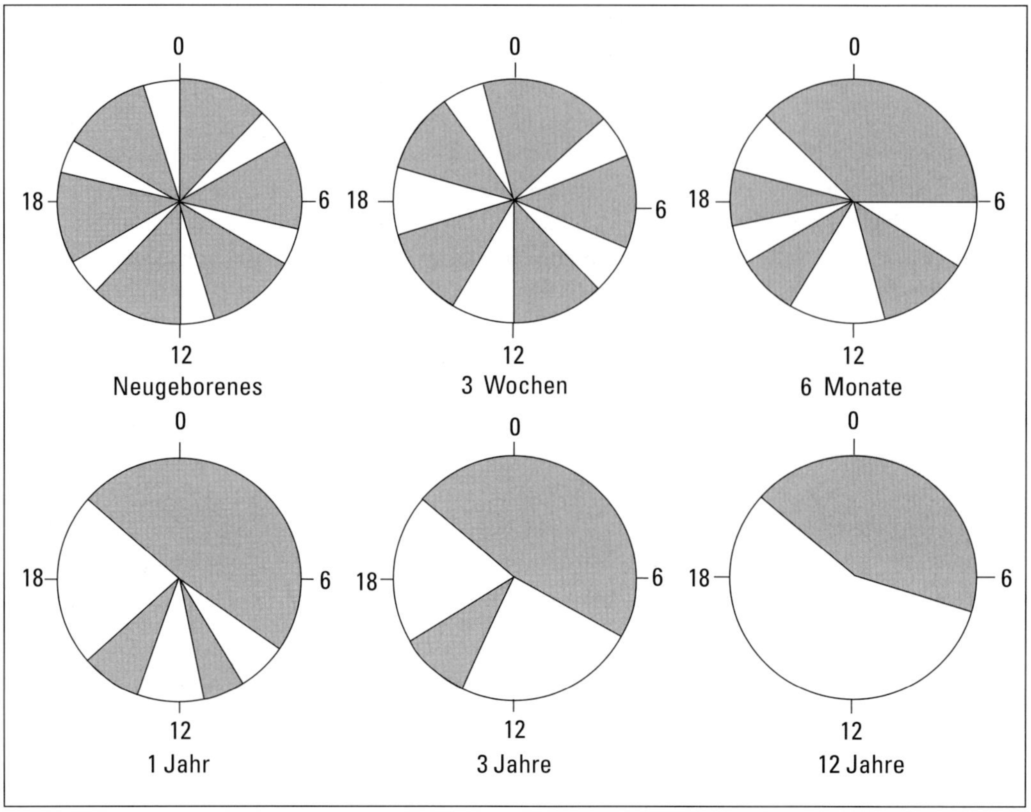

Abb. 1-18: Entwicklung des zirkadianen Rhythmus von der Neugeborenenzeit bis zur Präpubertät (grau = Schlafzeit, weiß = Wachzeit; die Zahlen bezeichnen die Tageszeiten; nach Garreau et al. 1990)

sich der Schlaf ausschließlich auf die Nacht, und die Schlafdauer pro 24 Stunden nimmt von 16 Stunden im Alter von einem Jahr auf zehn Stunden im Alter von sechs Jahren ab. Zwischen dem sechsten und zwölften Lebensjahr nimmt nur noch die Gesamtschlafdauer ab, die ab zehn Jahren etwa acht Stunden beträgt (Coble et al. 1987; s. Abb. 1-18).

Damit haben in der Säuglingszeit Umgebungsfaktoren relativ wenig Einfluss auf den biologischen Rhythmus, da dieser von endogenen Schrittmachern geprägt und kontrolliert wird, die ihrerseits einen ultradianen Rhythmus von etwa vier Stunden vorgeben. Nachfolgend gewinnen externe Faktoren mehr und mehr Einfluss: Der ultradiane Rhythmus verschwindet und wird durch einen zirkadianen Rhythmus ersetzt.

Für diese Entwicklung gibt es zwei Erklärungsmöglichkeiten. Zum einen könnte es sich um eine Reifung der endogenen Schrittmacher handeln, die zwar gleichzeitig den Einflüssen externer Faktoren ausgesetzt werden, aber sich im Wesentlichen (präprogrammiert) auf die neuen Rhythmen umstellen. Zum anderen könnte es auch sein, dass die endogenen Schrittmacher weiterhin einen vierstündigen ultradianen Rhythmus generieren, sogar im Erwachsenenalter, aber ihre zirkadiane Durchsetzung von den vorherrschenden Effekten externaler Faktoren abhängt, d.h. von Tag-Nacht-Wechsel und Tagesaktivität. Noch ist nicht sicher, welche der beiden Erklärungen den Sachverhalt am besten trifft.

Reifung des Schlafprofils

Obwohl eine zyklische Struktur des Schlafes schon bei Geburt existiert, wird die Organisation der Zyklen einer langsamen Nachreifung bis zum Alter von etwa einem Jahr unterzogen. Zu diesem Zeitpunkt sind bereits die hauptsächlichen Merkmale des Schlafes von Erwachsenen erreicht.

Beim Neugeborenen definierten Monod und Pajot (1965) und danach Anders et al. (1971) vier Verhaltensstadien, die auf Verhaltenskriterien und polygraphischen Kriterien basierten:

- Bewusstsein
- aktiver Schlaf
- ruhiger Schlaf
- Übergangsschlaf

Nach dem Beginn des aktiven Schlafes zeigt das Neugeborene eine Periode des ruhigen Schlafes und kehrt dann in ein Stadium aktiven Schlafes zurück, wobei eine variable Zeit des Übergangsschlafes dazwischen existiert (Anders u. Keener 1985). Das Neugeborene schläft etwa 16–18 Stunden pro

24 Stunden, wobei etwa 33 % auf den aktiven Schlaf entfallen, den Coons (1987) und Schulz et al. (1983) mit dem REM-Schlaf gleichsetzten.
Wichtige Veränderungen im Schlafmuster treten zwischen der dritten Woche und dem sechsten Lebensmonat auf. Die Dauer des Schlafes liegt bei etwa 16 Stunden im Alter von drei Wochen und beträgt nur noch zwölf Stunden im Alter von sechs Monaten. Diese Abnahme geht auf Kosten des REM-Schlafes. Der REM-Schlaf hat bei der Geburt einen Anteil von etwa 33 % des Gesamtschlafes (mehr als fünf Stunden), während er im Alter von sechs Monaten nur noch für 25 % (etwa drei Stunden) verantwortlich ist. Der Tiefschlaf (Slow-Wave-Sleep, SWS) bleibt über die Zeit etwa konstant, während die Abnahme des REM-Schlafes etwa proportional zu der zunehmenden Bewusstseinsdauer ist. Auch ändert sich die Verteilung des REM-Schlafes während dieser Periode.
Vom 6.–8. Lebensmonat bleibt die Organisation des Schlafes in etwa stabil. Zwischen acht Monaten und einem Jahr kommt es allmählich zu einem Muster, das dem des Erwachsenenalters ähnelt. Die Veränderungen beziehen sich vor allem auf die Verteilung des REM-Schlafes während der Gesamtschlafperiode, wobei der REM-Schlaf einer Periode von SWS folgt und im Lauf des nächtlichen Schlafes länger anhält. Das Vorherrschen des REM-Schlafes am Ende der Nacht wird allerdings erst um das vierte Lebensjahr deutlich. Die Stadien 3 und 4 lassen sich zunehmend besser unterscheiden und verteilen sich vorrangig auf den Beginn der Nacht.
Die Veränderungen des Schlafprofils zwischen dem elften und zwölften Lebensjahr sind nur mäßig. Die Gesamtschlafzeit nimmt von zehn auf etwa acht Stunden ab, wobei eine Schlafeffizienz von etwa 95 % für alle Altersgruppen gemessen werden kann (Coble et al. 1987). Der REM-Schlaf-Anteil bleibt in etwa stabil und schwankt zwischen 20 und 22 % der Gesamtschlafzeit mit einer eindeutigen Schwerpunktbildung in den Schlafzyklen am Ende der Nacht (Carskadon et al. 1987).
Für die Entwicklungsneurophysiologie ist der REM-Schlaf am wichtigsten, der von 50 % auf etwa 20 % (im Alter von drei Jahren und danach gleich bleibend) absinkt. Der REM-Schlaf ist eine Art aktivierter Bewusstseinszustand mit niedriger hirnelektrischer Amplitude, hochfrequentem EEG (ähnlich einem Wach-EEG), einer weitgehenden peripheren muskulären Erschlaffung – unterbrochen von phasischen motorischen und autonomen Verhaltensweisen wie Serien rascher Augenbewegungen, Zuckungen der Extremitäten und verstärkten Fluktuationen kardiovaskulärer und respiratorischer Aktivität – sowie phasischer Inhibition der Antworten auf sensorische Einflüsse. Roffwarg et al. (1966) nahmen an, dass der REM-Schlaf dem neu geborenen und jungen Säugling als eine endogene Quelle der Stimulation diene, wenn wenig exogene Stimulation verfügbar ist. Es sei bemerkt, dass die Summe der Wachzeit (acht Stunden) und REM-Schlafzeit (acht Stunden) beim Neugeborenen fast gleich lang ist wie die Summe der Wachzeit (13,5 Stunden) und REM-Schlafzeit (zwei Stunden) beim 5 bis 9 Jahre alten Kind. Dies unterstützt den Gedanken, dass eine Funktion des REM-Schlafes während der frühen Entwicklung darin liegen könnte, eine gewisse „sensorische Kompensation“ für die reduzierte Zeit im Wachzustand herzustellen. Auch sei bemerkt, dass der prozentuelle Anteil von REM-Schlaf am Gesamtschlaf bereits im Alter von drei Jahren den Erwachsenenwert erreicht – ein Zeitpunkt, an dem die Myelinisation vieler subkortikaler Pfade beendet ist und die erste Wachstumsbeschleunigung des Hirnwachstums beginnt (Ornitz 1996). Die ontogenetischen Veränderungen hinsichtlich des REM-Schlafanteils am Gesamtschlaf werden von Entwicklungsveränderungen bezüglich der phasischen motorischen Aktivität im REM-Schlaf begleitet. So konnten Tanguay et al. (1976) zeigen, dass die raschen Augenbewegungen im REM-Schlaf sich immer mehr in gruppierte Entladungen verdichten, wenn man die Zeit vom dritten Lebensmonat bis zu 6½ Jahren betrachtet. Diese zunehmende Organisation der Augenbewegungsaktivität wird von einer zunehmenden Hemmung der relativen Amplitude der evozierten Antworten auf auditorische Stimuli während solcher Augenbewegungsmuster begleitet. Ornitz (1972) sowie Ornitz et al. (1969) konnten dies für den Zeitraum vom sechsten Lebensmonat bis etwa 6½ bzw. neun Jahre zeigen. Danach werden weitgehend die Werte der phasischen Inhibition von Erwachsenen erreicht. Allerdings weisen Jugendliche (12–19 Jahre) hinsichtlich des sensorischen „gatings“, gemessen mittels P50-Welle der auditorisch evozierten Potenziale (AEP), unter bestimmten Bedingungen (kurzes Interstimulusintervall) noch ein Defizit auf (Rasco et al. 2000).
Die phasische motorische Erregung wie auch die phasische sensorische Hemmung im REM-Schlaf sind für die Säuglingszeit nicht gut belegt. Allerdings entwickelt sich dieser neurophysiologische Prozess während der frühen Kindheit sehr schnell und reift beim Vorschulkind aus. Die phasische Aktivität des REM-Schlafes wird durch parapontine retikuläre Formationen generiert und durch den medialen vestibulären Nukleus (MVN) moduliert (Pompeiano 1980).
Die Funktionen der phasischen Ereignisse im REM-Schlaf wurden wenig diskutiert. Allerdings scheinen die kurzen, intermittierenden und wiederkehrenden Phasen sehr intensiver motorischer Aktivität (z. B. Bursts, rasche Augenbewegungen, Zuckungen der Muskeln des Mittelohrs, der Vibrissen und der Extremitäten) in längere REM-Schlafperioden eingebettet zu sein. Deren Funktion, so nimmt man an, besteht in der Aktivierung des Gehirns während des Schlafes, ohne den gesamten Organismus zu erwecken (Vertes 1984; 1986). Diese Sichtweise ist mit der von Roffwarg et al. (1966)

konsistent, die postulierten, dass der REM-Schlaf als eine Art endogene Quelle der Stimulation diene. Möglicherweise wird die Notwendigkeit einer solchen endogenen Stimulation im Verlauf der Kindheitsentwicklung weniger erforderlich, da die Wachzeiten zunehmen und damit auch andere Stimulationsmöglichkeiten verfügbar sind. So kann die phasische motorische Aktivität des REM-Schlafes sich auf begrenzte Perioden konzentrieren und die phasische sensorische Inhibition zunehmen. Letztere könnte dazu dienen, das Kind vor unerwünschten Weckreizen während der REM-Aktivität, die vielleicht auch zum „Sortieren von Ereignissen" und „Festigung von Inhalten" nötig ist, zu schützen.

1.5.4 Sensomotorische Entwicklung

Exogene ereigniskorrelierte Potenziale

Die so genannten exogenen Komponenten der ereigniskorrelierten Potenziale (EKP) zeigen eine Gipfellatenz von weniger als 150 ms nach einem Reiz (z. B. auditorisch evozierte Potenziale, somato-sensorisch evozierte Potenziale, visuell evozierte Potenziale) und haben in der Praxis der Kinderneurologie und Kinderpsychiatrie einen Stammplatz gefunden, um basale Sinnesfunktionen zu prüfen (Rothenberger 1987). Im Rahmen der Psychophysiologie kindlicher Entwicklung wurden ebenfalls entsprechende Untersuchungen durchgeführt. Zusammenfassende Darstellungen sind bei Kurtzberg et al. (1984) nachzulesen, und die Reifungsaspekte sind in einer kurzen Übersicht bei Ornitz et al. (1986) zu finden.

Die exogenen EKP weisen eine intensive Latenzzeitverkürzung während des ersten Lebensjahres auf. Dies ist auf eine frühe Myelinisation spezifischer thalamo-kortikaler sensorischer Bahnen zurückzuführen. Im Gegensatz dazu zeigen die später auftretenden (nach 150 ms) endogenen EKP Reifungsveränderungen während der gesamten Kindheit, die am ehesten auf eine späte Myelinisation unspezifischer Bahnen im Hirnstammbereich und retikulären Thalamus zurückzuführen sind (Klorman et al. 1978). Allerdings konnte Eggermont (1992) anhand des auditorischen Systems zeigen, dass die Reifungsrate während der ersten zwei Lebensjahre im Hinblick auf die EKP-Komponenten P2 und N2 (ihre Gipfel liegen um 200 ms nach einem Reiz) eine ähnliche Reifungsrate haben wie die Welle V (etwa 5 ms nach dem Reiz) der auditorischen Hirnstammpotenziale, sodass er daher annahm, dass die Myelinisation und die synaptische Aktivität von Hirnstamm und mehr rostralen auditorischen Bahnen von ähnlicher Entwicklungsrate sind.

Die **auditorischen Hirnstammpotenziale** mit ihren fünf Wellen und einer Latenz von 1–6 ms (bei Erwachsenen) reflektieren die auditorische Übertragung vom Hirnnerv bis zu rostralen Regionen des Hirnstamms. Während Welle I die Erwachsenenwerte bereits im sechsten Lebensmonat erreicht, werden die Wellen IV und V im Alter von drei bis fünf Jahren den Erwachsenenwerten angenähert und erreichen diese vollständig um das achte Lebensjahr, d. h. zur gleichen Zeit, zu der auch ein anderes Maß der Hirnstammentwicklung, die Startle-Modulation (s. u.), ausreift (Ornitz 1996).

Die **somato-sensorischen EKP** (SEP) beinhalten eine Folge von negativen und positiven Wellen, die über der Schädelkalotte abgeleitet werden können und einen Gipfellatenz zwischen 20 und 200 ms aufweisen. Die Stimulation erfolgt in der Regel an den Fingern oder an dem Nervus medianus im Bereich des Handgelenks (Rothenberger 1987). Die somatosensorischen EKP weisen einen ähnlichen Reifungsverlauf auf wie die auditorischen Hirnstammpotenziale, d. h. es kommt zu einer rascheren Ausreifung der peripheren Anteile und einer etwas langsameren Ausreifung der zentralen Hirnstammbahnen. Für beide Systeme ist etwa das achte Lebensjahr eine wesentliche Zeit der Hirnstammausreifung. Selbst die sehr frühen Komponenten (13–20 ms nach dem Reiz), die zentrale Leitungszeiten reflektieren, erreichen ihre Endwerte noch nicht mit dem vierten Lebensjahr (Boor u. Goebel 2000).

Die **visuell evozierten EKP** (VEP) können durch Blitzreize oder auch komplexe visuelle Stimuli (z. B. wechselnde Schachbrettmuster) zu einer Synchronisation der hirnelektrischen Aktivität führen (Rothenberger 1987). Die Reizantwort auf große Schachbrettmuster führt zu Gipfellatenzen einer positiven Komponente um 100 ms, deren Gipfellatenz sich im ersten Lebensjahr rasch verkürzt und Erwachsenenwerte am Ende des ersten Lebensjahres erreicht. Dieser Verlauf entspricht auch der Entwicklung achromatischer Bahnen (Madrid u. Crognale 2000). Die VEP-Antwort auf kleine Schachbrettmuster entwickelt sich langsamer, sodass mit der Ausreifung des visuellen Systems um das siebte Lebensjahr Erwachsenenwerte erreicht werden, aber diese sich noch bis zum Alter von 13 Jahren in der VEP-Gipfellatenz und der links- versus rechtsseitigen Latenzdifferenz geringfügig verkürzen können, während die Amplituden noch abnehmen können (Rothenberger 1987; Ornitz 1996). Hier finden wir eine Parallelität zum zeitlichen Ablauf der Ausreifung chromatischer Bahnen (Madrid u. Crognale 2000; Tobimatsu 2004).

Die Ursache für diese unterschiedliche Entwicklung der VEP auf die Musterumkehr von großen gegenüber kleinen Schachbrettmustern wird noch nicht ausreichend verstanden. Möglicherweise werden unterschiedliche parallele Bahnen von der Retina bis zum lateralen Nucleus geniculatus und zum visuellen Kortex angesprochen, wobei jeweils unterschiedliche Aspekte des visuellen Informationseingangs bearbeitet werden. So könnte ein System von Zellen (y-Zellen) für transiente Ereignisse und Funktionen zuständig sein, um Bewegungen und grobe Muster zu entdecken; ein zweites System mit so genannten x-Zellen könnte mit längeren Latenzen reagieren, um so stetigen Informationseingang und länger andauernde Funktionen zu nutzen, damit ein fein auflösendes Muster unterschieden werden kann. Ob das System zur Erkennung der großen Muster oder das System zur Erkennung der feinen Muster früher reift, ist noch nicht ausreichend geklärt. Allerdings konnten Mitchell und Nevill (2004) aufzeigen, dass der dorsale visuelle Strom einen längeren Entwicklungsverlauf, d.h. größere Plastizität, hat als der ventrale. Auch in der auditorischen Modalität wird dieses generelle Prinzip der dualen Informationsverarbeitung berichtet (Graham u. Murray 1977). Möglicherweise könnten so genannte **kurzzeitkonstante Neurone** und so genannte **langzeitkonstante Neurone** die Signale verarbeiten. Beide Arten von Neuronen wurden im kochleären Nukleus und im inferioren Colliculus gefunden. Das transiente System entwickelt sich erst gegen Ende der Kindheit und hat, ebenso wie im visuellen System, die Aufgabe, neue Muster, Stimulusbeginn oder andere Aspekte der Umgebungsveränderung aufzunehmen, während das stetige System sich mehr mit der weiteren zeitlichen Verarbeitung der Stimulusinformation befasst.

Insgesamt zeigt die Reifung der auditorischen, somato-sensorischen und visuellen exogenen EKP zumindest zwei Entwicklungsphasen auf:

- einen raschen Reifungsablauf, der mit dem ersten oder zweiten Lebensjahr beendet ist
- einen zweiten, langsameren Reifungsvorgang, der nicht vor dem fünften Lebensjahr abgeschlossen ist und sich in verlangsamter Form noch bis zum achten/zehnten (dreizehnten/sechzehnten) Lebensjahr ausdehnen kann

Diesen beiden verschiedenen Reifungsphasen geht eventuell noch eine weitere Phase vorher, die einen besonders raschen Entwicklungsverlauf hat und in den ersten Lebenswochen stattfindet (Eggermont 1988; Ornitz 1996).

Bewegungssteuerung

Die motorische Entwicklung von Kindern spielt im Rahmen der Kinderneurologie eine wichtige Rolle und wird im Bereich der Kinder- und Jugendpsychiatrie leider oft dem Primat der emotionalen und kognitiven Aspekte nachgeordnet, obwohl eine Vielzahl von pathologischen Hintergründen und therapeutischen Möglichkeiten im Bereich der Bewegung angesiedelt ist. Nicht immer reichen die routinemäßigen Standardverfahren in der klinischen Untersuchung (z.B. Elektromyographie, Messung der Nervenleitgeschwindigkeit, Prüfung der Entwicklung von Reflexen und motorischen Reaktionen) aus, um das volle Bild der motorischen Funktionen zu erfassen. Vielmehr ist eine Ergänzung durch psychophysiologische Zusammenhänge im Rahmen der Bewegungssteuerung bei Kindern wichtig.

Reflexe

Die sorgfältige Beschreibung menschlicher **Reflexfunktionen** ist sowohl klinisch als auch für eine theoretische Betrachtung der motorischen Kontrolle bedeutsam. Sie schließt oft die Idee ein, dass komplexe motorische Verhaltensweisen auf der Grundlage bestehender Reflexkreise aufgebaut seien. Meistens befasste man sich dabei mit Reflexen und Reaktionen der Extremitäten, während die Reflexe im oralmotorischen System und deren Entwicklung wenig experimentelle Beachtung fanden, obwohl deren Wiederauftreten als „primitive orale Reflexe" bei alten Patienten häufig beschrieben und als Zeichen reflektorischer Enthemmung interpretiert wurden. Darum ist es umso erstaunlicher, dass kraniofaziale willkürliche und unwillkürliche motorische Muster so wenig im Rahmen der kindlichen Entwicklung neurophysiologisch untersucht wurden. Gerade in den motorischen Phänomenen der Sprachproduktion, des emotionalen Gesichtsausdrucks, der mastikatorischen und endokrinen Funktionen sind Möglichkeiten verfügbar, um auch bei Kindern den Zusammenhang von psychischen und physiologischen Prozessen zu erfassen. Eine Untersuchung von Smith et al. (1991) hat die Reflexantwort des Kieferschluss-Systems auf mechanische Stimulation der Zunge und des Gaumens beschrieben. Sie zeigte, dass einfache orale Reflexe sich gemeinsam mit dem Erwerb komplexer motorischer Fähigkeiten entwickeln und keine früh fixierten Antwortmuster darstellen. Systematische Veränderungen der Reflexantworten sind offenbar über die gesamte Lebensspanne zu beobachten.

Vestibuläre Reflexe dienen in erster Linie dazu, den Blick während der Kopfbewegungen zu stabilisieren und das Gleichgewicht während Körperbewegungen zu halten. Einen ausführlichen Überblick über die Entwicklung der vestibulären Funktionen während der Kindheit gab Ornitz (1983; 1988; 1996).

> Während der Entwicklung vom Säuglingsalter bis zum Jugendalter gibt es funktionelle Veränderungen des vestibulären Systems, die auf eine beachtliche Plastizität des Nervensystems während der Kindheit hindeuten.

Die starke Ausprägung der vestibulären Aktivität während des ersten Lebensjahres wird von Überfluss-Phänomenen

begleitet, die in Form von Schaukelbewegungen sichtbar werden, die ihrerseits mit Abnahme der vestibulären Reaktivität nachlassen (Ornitz 1996).
Eine kortikale Planung von Sakkaden ist offenbar erstmals am Ende des ersten Lebensjahres möglich (Csibra et al. 2000). Man sieht also, dass mit der Ausreifung des vestibulären Systems, welche um das zehnte Lebensjahr erreicht ist, mehr und mehr höhere neuronale Systeme Einfluss nehmen bzw. beeinflusst werden. Eine solche systemische Interaktion ist noch nicht mit dem zehnten Lebensjahr abgeschlossen. Leitet man nämlich rotatorisch evozierte kortikale hirnelektrische Aktivität ab, so findet sich bei gesunden Kindern (aber auch bei Kindern mit einer „Minimalen Cerebralen Dysfunktion", dies würde heutzutage am ehesten der Diagnose einer „hyperkinetischen Störung" entsprechen) im Alter von acht bis zehn Jahren eine Gipfellatenz der Amplitude P2 von 205 ms, während sie bei gesunden Erwachsenen 220 ms beträgt (Hofferberth u. Rothenberger 1982).

Entwicklung der Startle-Modulation

Die **inhibitorische** Startle-Modulation stellt eine Hirnstammfunktion dar, die die Verarbeitung der sensorischen Eingänge beinhaltet, aber auch möglicherweise durch Aufmerksamkeit moduliert werden kann, zumindest ab dem 9. Lebensjahr (Hawk et al. 2002). Am wahrscheinlichsten ist das Tegmentum involviert und steht dabei mit medialen pontomedullären retikulären Formationen in Verbindung. Die Ausreifung der Startle-Modulation geschieht zwischen dem sechsten und zehnten Lebensjahr. Damit gehen die Reifungen der Startle-Reflexe und der vestibulären Modulation weitgehend synchron. Dies verwundert nicht, da sie ja beide für die Koordination von Gesichtsbewegungen, einschließlich Augenblinzeln, Augen- und Kopfbewegungen in der Antwort auf plötzliche sensorische Reize und deren Modulation zuständig sind.
Sowohl inhibitorische als auch **fazilitatorische** Startle-Modulationen zeigen eine deutliche Entwicklungsbeschleunigung im Alter von etwa 4½ Jahren, gefolgt von einer allmählichen Zunahme der Inhibition und einer Abnahme der Fazilitation bis zum Alter von acht Jahren. Zu diesem Zeitpunkt werden in etwa die Erwachsenenwerte erreicht. Ein ähnlicher Entwicklungsverlauf findet sich für Habituationseffekte der Startle-Reaktion (Ornitz 1996).
Wenn man die weiter oben genannten hirnstrukturellen Reifungsvorgänge (z.B. Myelinisierung der Hirnstammretikulärformation im Alter von acht bis zehn Jahren, kortikales Remodellieren zwischen sechs und acht Jahren, Wachstumsschub des Gehirns um das siebte Lebensjahr, akzelerierte Entwicklung der rechten Hemisphäre zwischen dem achten und zehnten Lebensjahr) mit den soeben genannten funktionellen Entwicklungsparametern von vestibulärem System und Startle-Modulation zusammenbringt, so wird deutlich, dass diese regelhafte Neurodynamik während einer Entwicklungsphase der Kinder stattfindet, in der diese allmählich in der Lage sind, die kognitiven und sozialen Lernanforderungen ihrer Umwelt aufzunehmen und zu erfüllen. Dies entspricht in etwa der entwicklungspsychologischen Phase nach Piaget (konkrete Operation), während der das kindbezogene Konzept der Realität weniger egozentrisch und weniger anthropomorphisch wird und mehr dem logischen Denken, der Realitätsprüfung folgen kann. Die Ausreifung inhibitorischer Mechanismen im Hirnstammbereich und damit die Dämpfung und Kontrolle von Antworten auf deutliche externale Stimulation, verbunden mit der Reduktion der Erregung im Verlauf stetiger sensorischer Stimulation sowie den verbesserten Habituationsmöglichkeiten, werden durch die Entwicklung kortikaler (vor allem kognitiver) Prozesse begleitet, die es dem Kind ermöglichen, affektive und konzeptionelle Bereiche besser zu trennen oder geschickter zu verbinden. Damit geht auch eine Verbesserung der so genannten exekutiven Funktionen einher, die wesentlich durch die Leistungsfähigkeit des Frontalhirns bestimmt werden, welches durch Rückkopplungsschleifen die unvorhersehbaren und auch die gezielt an das Kind herangebrachten Stimuli besser kanalisieren und damit sein Verhalten besser steuern, d.h. sozial akzeptabler gestalten kann (Passler et al. 1985; Ornitz 1996; Rothenberger u. Schmidt 2000).

Zentralnervöse Bewegungssteuerung

Die bewegungsbezogene Neurodynamik bezieht die Interaktion verschiedener Hirnbereiche ein. Gemeinsam nennt man sie motorisches Regelsystem. Innerhalb des **motorischen Regelsystems** können sowohl willkürliche als auch unwillkürliche Bewegungsmuster bearbeitet werden. Die Intention für eine Willkürbewegung wird über das Zusammenspiel von fronto-lateralem und parietalem Assoziationskortex entwickelt („Was ist zu tun?") und dann zum frontomedialen Kortex mit der supplementär motorischen Area (SMA) weitergeleitet, wo die notwendige Programmierung und zeitliche Abstimmung der sequenziellen Bewegungsmuster geleistet wird („Wie ist es zu tun?") und der richtige Moment für den Bewegungsbeginn zu finden ist („Wann ist es zu tun?").
An der Initiierung, Programmierung, Steuerung, Kontrolle und Regulation motorischer Abläufe sind somato-topisch organisierte Systeme neuronaler Elemente beteiligt. Neben dem Kleinhirn, dessen Neuronensysteme insbesondere wichtig für Bewegungskontrolle und -koordination sind, sind die **wesentlichen Elemente** der funktionellen motorischen Systeme:

- kortikale Afferenzen
- Striatum
- Pallidum/Substantia nigra
- Thalamus
- kortikale Projektionen

Im Sinne **multipler, parallel organisierter kortikal-subkortikaler neuronaler Regelkreise** sind nach Alexander et al. (1986) folgende Elemente miteinander verbunden:

- der primäre motorische Kortex (Motorkortex)
- der supplementär motorische Kortex (SMA)
- das dorso-laterale Putamen
- der dorso-laterale Nucleus caudatus
- das interne Segment des ventro-lateralen Globus pallidus
- die Pars reticulata der Substantia nigra
- der ventro-laterale Nucleus thalami
- der zentro-mediale intralaminare Nucleus thalami

Der Motorkortex hat dabei die Rolle der „letzten Relais-Station" inne, bevor der „Erregungsweg" eines motorischen Impulses über Fasern der Pyramidenbahn zu den jeweiligen Zielmuskeln weiterführt.

Planvolle und zielgerichtete motorische Abläufe bedürfen abgestimmter Verhältnisse exzitatorischer und inhibitorischer Erregungsmuster sowohl „innerhalb" der beteiligten neuronalen Elemente (z.B. Basalganglienebene, Parent u. Hatsrati 1985) als auch „zwischen" den einzelnen Bestandteilen des motorischen Regelsystems, die u.a. über die intrinsischen Neurotransmitter der exzitatorischen Aminosäuren (wie Glutamat in den kortiko-striatalen und thalamo-kortikalen Projektionen) oder die Transmitter der inhibitorischen Aminosäuren (wie GABA [Gamma-Aminobuttersäure] in den striato-pallidären und pallido-thalamischen Projektionen) vermittelt werden (Graybiel et al. 1994). Zudem werden die Aktivitäten der intrinsischen Neurone des motorischen Regelsystems durch Aktivitäten extrinsischer Neurone moduliert. Als Neurotransmitter sind hier Acetylcholin und die biogenen Amine Noradrenalin, Dopamin und Serotonin bekannt.

Innerhalb der letzten Jahre hat es die nichtinvasive Technik der transkraniellen Magnetstimulation (TMS) den Klinikern erlaubt, die Reifung des zentralen motorischen Systems und der kortiko-spinalen Bahnen bei gesunden Kindern besser zu erforschen (Müller et al. 1991; 1997; Nezu et al. 1997).

Die TMS erlaubt es, anhand der Parameter „motorische Schwellen", „kortikale Ruheperiode" und „intrakortikale Inhibition/Fazilitation" die Exzitabilität des motorischen Systems direkt in vivo zu untersuchen (Barker et al. 1985; s.a. Boylan u. Sackheim 2000 sowie George et al. 1999). Mittels der motorischen Schwellen kann die Exzitabilität auf neuronaler Membranebene bestimmt werden, die über die Permeabilität von Ionenkanälen reguliert wird (Ziemann et al. 1996). Anhand der „kortikalen Ruheperiode" (cortical silent period, CSP), die zu einem geringen Anteil auch auf peripheren (spinalen) Inhibitionsprozessen beruht, ist insbesondere das summative Ausmaß inhibitorisch wirksamer Prozesse im sensomotorischen Regelsystem messbar (Inghielleri et al. 1993). Durch Messungen der intrakortikalen Inhibition und Faziliation ist es möglich, Aussagen über das Ausmaß inhibitorischer und exzitatorischer Prozesse allein im Bereich des motorischen Kortex zu gewinnen (Kurjirai et al. 1993). Bei der Applikation von Einzel- und Doppelstimuli wurden keine negativen Auswirkungen auf neuronale Strukturen festgestellt (Wassermann 1998). Eine Übersicht zur TMS in der Kinder- und Jugendpsychiatrie findet sich bei Moll et al. (2001). Hier soll nur der Entwicklungsaspekt beschrieben werden.

Im Vergleich zu gesunden Erwachsenen wurden bei gesunden Kindern höhere motorische Schwellen und kürzere CSP beschrieben (Heinen et al. 1998). Den Entwicklungsverlauf inhibitorischer und fazilitatorischer Mechanismen im motorischen Regelsystem stellten Moll et al. (1999) bei 8- bis 16-jährigen Kindern systematisch dar. Zum einen fand sich eine signifikante Abnahme der motorischen Schwelle mit dem Alter, wodurch die Ergebnisse von Nezu et al. (1997), die eine lineare Abnahme der Schwellwertintensität bei gesunden Kindern vom ersten bis zum 14. Lebensjahr gefunden hatten, eine Bestätigung erfuhren. Die Abnahme der motorischen Schwellen im Verlauf der Kindheit und Adoleszenz reflektiert am ehesten eine Zunahme der Erregbarkeit von neuronalen Membranen im Bereich der initialen axonalen Segmente kortiko-spinaler Neurone.

Die Dauer der CSP wurde in der Studie von Moll et al. (1999) mit dem Älterwerden länger. Dies steht im Einklang mit den Ergebnissen von Heinen et al. (1998), die sich auf 4½-jährige Kinder und gesunde Erwachsene beziehen. Die CSP reflektiert inhibitorische Mechanismen auf der Ebene des Motorkortex, aber auch im Bereich der Basalganglien und bildet somit eine Art „Summenindex" der inhibitorischen Leistungen des gesamten motorischen Regelsystems. Zusätzlich scheinen auch noch Bremsfunktionen gegenüber eines willentlichen Bewegungsimpulses eine Rolle zu spielen (Moll et al. 1999).

Mit der transkraniellen Magnetstimulation (TMS) können auch transkallosale inhibitorische Einflüsse gemessen werden. Heinen et al. (1998) und Müller et al. (1997) konnten feststellen, dass die funktionelle Reifung aktueller transkallosaler Verbindungen um das fünfte Lebensjahr auftritt und Erwachsenenleistungen hinsichtlich der transkallosalen Hemmung um das zehnte Lebensjahr vorliegen.

Im Hinblick auf die intrakortikale Inhibition und Fazilitation konnte bei dieser Altersgruppe kein Entwicklungseffekt festgestellt werden. Dies spricht dafür, dass die im Motorkortex liegenden inhibitorischen und fazilitatorischen Intraneurone nach dem achten Lebensjahr keiner weiteren Entwicklung mehr unterliegen. Einerseits ist dies nicht überraschend, da intrakortikale Fazilitation und motorische Schwellen komplementäre Phänomene der Exzitabilität des motorischen Systems sind (Ziemann et al. 1996). Andererseits bedarf es weiterer empirischer Untersuchungen, um sicher zu sein, dass um das achte Lebensjahr sowohl kortikale motorische als auch subkortikale (Ornitz et al. 1992) inhibitorische Neurone gleichzeitig ihre volle Ausreifung erfahren haben sollen.

Die Aspekte der zentralnervösen Bewegungssteuerung spiegeln sich auch in Hirnpotenzialen wider, die vor, während und nach einer Bewegung abgeleitet werden können. Das Hirnpotenzial vor einer Bewegung ist das **Bereitschaftspotenzial** (BP). Wie sich das BP von der Geburt an bis zum Schul- und Jugendalter entwickelt, ist noch nicht ausreichend geklärt (Szirtes u. Marton 1978). Erst ab dem zehnten Lebensjahr beobachteten Chiarenza et al. (1983) fast immer einen negativen Anstieg des BP. Wenn man die Befunde von Karrer et al. (1978), Chisholm und Karrer (1983) sowie Warren und Karrer (1984) hinzunimmt, die bei normalen Grundschulkindern und geistig behinderten Jugendlichen eine vermehrte Positivität des BP im Vergleich zu gesunden Jugendlichen ausweisen, so liegt die Vermutung nahe, dass das BP während der normalen kindlichen Entwicklung seine Polarität im Vertexbereich von einer positiven zu einer negativen Auslenkung verändert, während es bei geistig Behinderten positiv bleibt. Letzteres ließ sich allerdings bei von uns untersuchten Probanden mit geistiger Behinderung nicht bestätigen.

Da die Untersuchungen nur bedingt miteinander vergleichbar sind, kann daraus nur ein vorsichtiger Schluss gezogen werden, der zum einen eine große Variabilität des BP während der kindlichen Entwicklung (Kornhuber et al. 1982) und eine Tendenz zu vermehrt negativer Polarität des BP mit zunehmendem Alter nahe legt. Die für erwachsene Probanden typische Topographie mit einem Amplitudenmaximum über dem Vertex wird zuverlässig wohl erst um das zehnte Lebensjahr erreicht (Rothenberger 1998).

Insgesamt heißt dies, dass mit dem Auftreten erwachsenentypischer Kurvenmuster von bewegungsbezogenen Hirnpotenzialen offenbar die motorische Planung gelernt, gespeichert und verfügbar wird, sodass motorische Aktivität zielgerichtet ablaufen kann.

Dass gerade der lateralisierte Anteil des BP eine interessante Variable zur Erforschung kindlicher motorischer Entwicklung darstellt, zeichnete sich schon in früheren Untersuchungen ab. BP-Studien im Rahmen von Lernexperimenten (Taylor 1978) fanden, dass das BP über dem kontra-lateralen motorischen Kortex umso höher war, je geringer die geforderte willentliche motorische Kontrolle wurde. Dies ging einher mit einer größeren Differenz der BP-Amplitude (C3-C4). Das heißt: Eine gute topographische Differenzierung bewegungsbezogener Hirnpotenziale sollte eine gute Bewältigung motorischer Aufgaben widerspiegeln.

Da Kinder beim Bewältigen einer motorischen Fertigkeit meist Ablenkungsreizen ausgesetzt sind, stellt sich die Frage, an welchem Ort der Informationsverarbeitung solche Interferenzen wirksam werden.

Ridderinkhof (1993) fand,

- dass ältere Kinder weniger von Inkongruenzen gestört wurden als jüngere,
- dass sich Einflüsse von Interferenzfaktoren eher im motorischen Antwortprozess als im perzeptuellen Analyseprozess niederschlugen.

Die sensomotorische Integration und Reagibilität des motorischen Regelsystems lässt sich auch mit Reiz-Reaktions-Aufgaben prüfen. Eine entsprechende Entwicklungsuntersuchung bei gesunden 9- bis 16-Jährigen wurde von Yordanova et al. (2002) durchgeführt, wobei ein Paradigma der selektiven auditorischen Aufmerksamkeit mit einer entsprechenden motorischen Antwort benutzt wurde. Anhand der Analyse der Reagibilität im Bereich der Gamma-Band-Frequenzen (30–70 Hz) konnte festgestellt werden, dass 9 bis 12 Jahre alte Kinder über Frontalhirnbereichen sehr frühe (etwa 100 ms nach dem Reiz) und hoch amplitudige sowie besser synchronisierte Antworten auf Zielreize im Vergleich zu Nichtzielreizen gaben und dass diese Antworten über der linken Hirnhälfte deutlicher auftraten. Dies zeigt, dass Kinder in diesem Altersbereich eine hohe Sensitivität gegenüber externalen Stimulusmustern und eine hohe Bereitschaft zur motorischen Programmierung haben. Hingegen wiesen Jugendliche im Alter von 13–16 Jahren deutlichere Effekte über linksparietalen Ableitepunkten auf, die durch eine entsprechende Aufmerksamkeitslenkung (dem Reiz zugewandte versus nicht zugewandte Seite) verstärkt wurden. Dies spricht für eine eher internalisierte Aufmerksamkeitslenkung. Dieses altersbezogene Reifungsmuster hinsichtlich der Reaktivität im hirnelektrischen Gamma-Band weist auf eine Übergangsphase in der zentralnervösen Informationsbearbeitungsstrategie hin, die um das zwölfte/dreizehnte Lebensjahr sichtbar wird und einen Wandel von umgebungsgeleiteter zu vermehrt selbst geleiteter kognitiver und exekutiver Hirnfunktionen hindeutet (Yordanova et al., 2002). Diese Befunde lassen sich gut in Einklang bringen mit den Daten zur EEG-Kohärenz und Phasenbestimmung von Thatcher et al. (1987), die auch wichtige Veränderungen im Rahmen der Hirnreifung in Bezug auf diesen Altersbereich beschrieben. Möglicherweise spielt hier auch das so genannte „kortikale Remodelling" (cortical remodelling) nach Rabinovicz (1986) eine Rolle.

Autonomes Nervensystem

Die Entwicklungspsychophysiologie geht von einem dynamischen Zusammenspiel zwischen dem sich entwickelnden Nervensystem und den sich verändernden Effektorsystemen (z. B. Muskel, Schweißdrüsen) aus. Darum ist für die Interpretation der Daten eine intensive Kenntnis der Reifungseffekte des zentralen Kontrollorgans und der Morphologie der Effektorsysteme wichtig. Dabei ist zu beachten, dass sich periphere Systeme auch unabhängig vom Zustand des zentralen Systems verändern können und daher ein Rückschluss aus gemessenen peripheren Werten, z. B. auf das zentralnervöse Arousal, nicht immer erlaubt ist. So kann es bei diabetischen Jugendlichen zu einer peripheren Neuropathie des autonomen Nervensystems kommen, die in abweichenden elektrodermalen Reaktionen und Herzfrequenzreaktivitäten zu bemerken ist, ohne dass sich am zentralnervösen Arousal etwas verändert. Darum muss man sich vor dem Trugschluss hüten, zentralnervöse Effekte allein aus autonomen Messwerten ableiten zu können. Da andererseits die Reaktivität der Herzrate (Herzschläge pro Minute) primär durch den Vagus kontrolliert wird, können altersbezogene Veränderungen dieser autonomen Reaktivität durchaus direkt auf altersbezogene Veränderungen des vagalen kardioinhibitorischen Tonus bezogen werden (Porges u. Fox 1986; Weber 1993). Hinsichtlich der elektrodermalen Aktivität darf man im Großen und Ganzen annehmen, dass sie durch den Sympathikus vermittelt wird. Unter bestimmten Umständen kann sie daher als Index für subkortikale Aktivität interpretiert werden (Venables 1980). Sowohl die Kontrolle der elektrodermalen Aktivität als auch die Kontrolle der Herzrate muss aber stets im Zusammenhang mit hierarchisch gestuften Kontrollsystemen (z. B. orbito-frontaler Kortex, s. Fuster 1989; Moll u. Rothenberger 1993; 1996) und mit entsprechenden Rückmeldungsschleifen gesehen werden und findet so wieder den Weg zu dem von uns später vorgestellten kognitiv-energetischen Modell (s. S. 78).

Venables (1991) fasste die Situation für die autonomen Variablen so zusammen: Es gebe keine Entwicklungstheorien der normalen physiologischen Funktionen des autonomen Nervensystems und wenig Entwicklungsstudien psychophysiologischer Merkmale. Eine wesentliche Schwierigkeit liege vor allem darin, dass insgesamt nur wenig Datenmaterial zur Verfügung stehe. Es gebe zwar eine große Datenbasis hinsichtlich der Herzrate bei Neugeborenen und Säuglingen, aber die Kinderjahre danach und das Jugendalter seien nur wenig repräsentiert. Andererseits seien Daten zur elektrodermalen Aktivität für alle Altersbereiche vorhanden (vgl. Rothenberger 1998).

Elektrodermale Aktivität

Entwicklungsaspekte der elektrodermalen Aktivität werden in den Artikeln von Venables (1980) sowie Porges und Fox (1986) ausführlich dargestellt und betreffen neben der tonischen (Skin Conductance Level, SCL) auch die phasische (Skin Conductance Response, SCR) Aktivität.

Der Alterungsprozess führt zu einer Veränderung von Dichte und Reaktivität der Schweißdrüsen. Beides kann sowohl die basale als auch die evozierte elektrodermale Aktivität beeinflussen. Damit ist offensichtlich, dass die elektrodermale Aktivität sich im Laufe der Entwicklung verändert. Es gibt zwar nur wenig Studien, die Altersdifferenzen hinsichtlich SCL und SCR untersucht haben, doch diese berichten übereinstimmend von einer abnehmenden basalen Hautleitfähigkeit mit dem Älterwerden der Probanden. Auch die Häufigkeit spontaner Hautpotenzialantworten scheint mit zunehmendem Alter abzunehmen.

Viele dieser Daten sind nur bei Erwachsenen erhoben worden, manche nur im Säuglingsalter. Eine konsistente Dokumentation von der Geburt bis zum Erwachsenenalter, die eine zuverlässige Aussage über die Altersentwicklung **tonischer** elektrodermaler Aktivität erlauben würde, ist derzeit nicht verfügbar. Eine Querschnittstudie aus der Arbeitsgruppe von Venables, bei der fünf Altersgruppen von 5–25 Jahren untersucht wurden, zeigte ein Maximum des Hautleitwertes im Alter von fünf Jahren, eine Abnahme bis zum Alter von 15 Jahren bei männlichen Probanden und danach wieder eine Zunahme bis zum Alter von 25 Jahren. Bei weiblichen Probanden war diese Zunahme nach dem 15. Lebensjahr nicht zu beobachten. Ferner liegt die Häufigkeit von spontanen Hautpotenzialantworten während des aktiven Schlafes von Säuglingen auf einem höheren Niveau und tritt häufiger auf, als dies bei Erwachsenen im REM-Schlaf der Fall ist.

Mehr Beachtung fanden im Laufe der Zeit die **evozierten** elektrodermalen Antworten, obgleich auch hier nur wenig Studien an Kindern verfügbar sind. Sowohl SCL als auch SCR können von Geburt an registriert werden. Die anfangs beobachtete niedrige Antwortbereitschaft kann zum einen an der etwas erniedrigten Sensitivität gegenüber Stimuli liegen. Die Zunahme der Antwortbereitschaft mit dem Alter (mit Erreichen eines Plateaus, etwa ab dem zehnten Lebensjahr) macht jedoch deutlich, dass die Unterschiede im Antwortverhalten doch eher den Antwortmechanismen zuzuschreiben sind als der Empfindlichkeit der Rezeptororgane, deren Entwicklung nicht parallel verläuft. Die geringe Reaktionsbereitschaft im Alter von drei Jahren und der mögliche Zusammenhang zwischen geringer Habituation, Hippocampusreifung und Gedächtnisausbildung in diesem Alter könnten Anregung zu weiteren Untersuchungen sein.

Unsere eigenen Ergebnisse zur Entwicklung der elektrodermalen Antwort im Alter von 9–17 Jahren zeigen ein Abnehmen der SCR bzw. ein Ansteigen der Latenzzeit mit zunehmendem Alter. Dieser Sachverhalt ist deutlicher bei Mädchen als bei Jungen ausgeprägt (Rothenberger 1998).
Neben Entwicklungsdifferenzen von psychologischen Prozessen wie Orientierung, Habituation, Antizipation, Konditionierung, Kontingenzbezug und Konzeptbildung kann, so der Vorschlag von Porges und Fox (1986), auch die neuronale Modulation der elektrodermalen Rhythmizität zur Untersuchung der kindlichen Entwicklung herangezogen werden. Der von den Autoren durch eine Spektralanalyse identifizierte dominante Rhythmus von etwa 0,1 Hz wird offenbar in Amplitude und Regularität erhöht, während Probanden eine aufmerksamkeitsfordernde Aufgabe erfüllen, und dieser Rhythmus scheint weniger von allgemeinen Entwicklungsfaktoren abzuhängen. Er dürfte damit zur Überprüfung grundsätzlicher Eigenschaften neuraler Modulationsfähigkeit über viele Altersstufen hinweg geeignet sein.

Kardiale Aktivität

Im Gegensatz zur Aktivität der tonischen Herzrate gibt es keine vergleichbaren Daten hinsichtlich der phasischen Aktivität, auch wenn man im Grunde davon ausgeht, dass ein typisches „Erwachsenenmuster" dieser Antwort recht früh im Lebenslauf festgelegt ist (Weber 1993).
Veränderungen der Herzrate mit dem Alter (d. h. Abnahme, bei Jungen deutlicher als bei Mädchen) wurden bei Shinbourne (1974, zit. bei Venables 1980) angegeben und sind auch in unseren eigenen Daten (Stegmaier et al. 1993; Abbildung 1-19) dargestellt. Diese Ausgangswerte sind in Betracht zu ziehen, wenn der Effekt anderer Variablen auf die Herzschlagrate beurteilt wird. Ob hierbei das Ausgangswertegesetz zum Tragen kommt, wenn Daten der phasischen Herzaktivität interpretiert werden, ist nicht klar. Zumindest kann nicht gesagt werden, dass Messwerte, die die Veränderung der Herzrate betrachten, altersunabhängig sind. Hierbei müssen die funktionelle und die morphologische Entwicklung der Gehirn-Vagus-Herz-Achse berücksichtigt werden (Porges u. Fox 1986; Weber 1993). Gerade die Reifung der neurophysiologischen Modulation der Herzrate wie auch der Afferenzen sollte dabei nicht außer Acht gelassen werden.

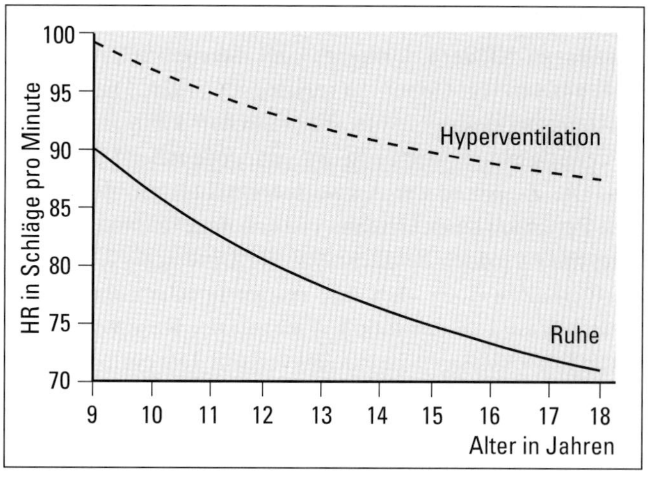

Abb. 1-19: Entwicklung der Herzrate (= HR; Ruhebedingung vs. Hyperventilation; nach Stegmaier 1996)

> Lange Zeit hat man angenommen, dass Neugeborene auf alle Stimuli eine Beschleunigung der Herzrate und erst im Alter von drei bis vier Monaten auch eine dezelerative Antwort zeigen. Heute kann man diese Dichotomie der Entwicklung nicht mehr akzeptieren, denn auch bei Neugeborenen sind dezelerative Reizantworten zu beobachten.

Vorgeburtliche phasische Aktivität der Herzrate ist allerdings immer beschleunigend und konnte schon beim Fötus im dritten Trimester der Schwangerschaft festgestellt werden. Immerhin konnte bei vier Monate alten Säuglingen gezeigt werden, dass dezelerative Antwortmuster primär im wachen Zustand und bei langsamer Anstiegszeit der auditorischen Stimuli auftreten, während rasche Anstiegszeiten und andere Zustände als entspannte Wachheit häufiger dazu führen, dass akzelerative Antworten vorkommen. Dieses Antwortmuster entspricht demjenigen bei neunjährigen Kindern bzw. dem von Erwachsenen. Damit scheint ein so genanntes Erwachsenenmuster recht früh im kindlichen Leben etabliert zu sein (Venables 1980). Dies gilt auch für Veränderungen der Herzschlagrate sowie des Blutdrucks – z. B. nach Kopflageveränderungen. Im Alter von drei Monaten zeigten die Säuglinge das Erwachsenenmuster mit biphasischer Antwort (Harrington et al. 2001).
Als Erste berichteten Weber (1993) und Weber et al. (1994) über die Beziehung zwischen Aufmerksamkeit und kardialer Reaktivität bei Kindern im Alter von 6–12 Jahren. Zum einen konnten sie zeigen, dass kardiale Zeitreihen, bevor man sie einer Spektralanalyse unterzieht, hinsichtlich der Stationarität getestet werden müssen. Zum anderen ergab sich, dass die meisten der Befunde mit den bei Erwachsenen beobachteten übereinstimmten. Zum dritten stellten die Befunde die „Vagustonus-Hypothese" für die Aufmerksamkeitskontrolle infrage.
Die „Vagustonus-Hypothese" der Aufmerksamkeitskontrolle nimmt an, dass die Verminderung der Sinusarrhythmie (von der Baseline zur Aufgabensituation betrachtet) die Testleistung und die phasische kardiale Reaktivität vorhersagt.

Ingesamt weisen die Daten beider Studien (Weber 1993; Weber et al. 1994) in die gleiche Richtung: Es gibt altersbezogene Veränderungen im Leistungsverhalten wie auch in der phasischen Herzratenveränderung, aber nicht hinsichtlich der respiratorischen Sinusarrhythmie. Diese Befunde wurden dahingehend interpretiert, dass Leistungsverhalten und phasische Herzfrequenzänderungen eher mit psychologischen Entwicklungsfortschritten einhergehen und weniger mit neurophysiologischen Reifungsveränderungen zusammenhängen (Rothenberger 1998).

Frühere psychophysiologische Vorgehensweisen, um Aufmerksamkeits- und Informationsverarbeitungsprozesse bei Säuglingen zu untersuchen, waren meist auf die Herzrate hinsichtlich Orientierung und Abwehrreflexe von Habituations- und Konditionierungsparadigmen bezogen. Die Arbeiten von Richards (1991; 1992), Berg und Donohue (1991) sowie Donohue et al. (1992) griffen diese Ansätze auf und erweiterten sie. Richards registrierte Augenbewegungen während peripherer visueller Stimulation bei unterschiedlichen Aufmerksamkeitszuständen hinsichtlich des zentralen Stimulus und diskutierte dabei als abhängige Variable die Herzschlagrate bei Säuglingen im Alter von drei und sechs Monaten. Er ging davon aus, dass bei dauerhafter zentraler visueller Informationsverarbeitung Ablenkungsreize im peripheren Gesichtsfeld unterdrückt werden. Die Ergebnisse legen nahe, dass die reflexiven Sakkaden auf den peripheren Stimulus gehemmt werden, wenn eine aktive Daueraufmerksamkeit auf den zentralen Stimulus gerichtet ist. Berg und Donohue (1991) bestimmten bei sieben Monate alten Säuglingen im Rahmen eines einfachen S1-S2-Paradigmas (vgl. Abb. 1-20 S. 76) die antizipatorische Herzratenverminderung vor S2. Geübte Kopplungen zwischen S1 und S2 erbrachten (im Gegensatz zu nicht geübten Kopplungen) sowohl eine Verminderung der Herzrate in Erwartung von S2 als auch eine längere Fixation von S2. Ähnliche zentralnervöse Konditionierungsmöglichkeiten im Rahmen eines S1-S2-Paradigmas, verbunden mit der Registrierung von EKP bei Vorschulkindern, sind aus der französischen Arbeitsgruppe von Lelord in Tours (Bruneau et al. 1990) bekannt.

Will man den Zusammenhang der Veränderungen psychophysiologischer Messwerte mit den Veränderungen im Nervensystem näher spezifizieren, so sind Faktoren wie die Myelinisierung des Vagus, der tonische Einfluss des Vagus auf die Herzrate sowie zentralnervöse Regulationsmechanismen der efferenten Systeme (z. B. basale fronto-kortikale Regionen) zu berücksichtigen (Rothenberger 1998).

1.5.5 Affektiv-emotionale Entwicklung

Die Reaktivität autonomer Systeme und ihre Beziehung zu emotionaler Befindlichkeit wurde schon in den 60er Jahren gesehen (z. B. Weller u. Bell 1965), aber nur von wenigen Untersuchungen weiter verfolgt. Dabei handelte es sich vor allem um Beobachtungen der familiären Beziehungen, insbesondere der Mutter-Kind-Interaktion. Daher sollen diese Befunde unter dem Abschnitt 1.5.7 (s. S. 77) Erwähnung finden. Eine systematische Längsschnitts- oder Querschnittsuntersuchung zur Entwicklung bestimmter emotionaler oder affektiver Merkmale liegt für diese psychophysiologischen Variablen nicht vor. Den gegenwärtigen Stand versuchen Sohn et al. (2001) zu beleuchten. Sie plädieren dafür, psychophysiologische Daten mehr in moderne Theorien der Emotionen einzubeziehen. Fowles (2000a; 2000b) hat diesbezüglich Verbindungen zu Furchtsamkeit und Verhaltenskontrolle hergestellt.

Im Gegensatz dazu versuchten Davidson und Fox (1982) Befunde von Erwachsenen-Untersuchungen über die frontale EEG-Asymmetrie (hinsichtlich positiver und negativer Affekte nach entsprechender visueller Stimulation) auf Säuglinge zu übertragen. Das EEG wurde von linken und rechtsseitigen frontalen sowie parietalen Regionen relativ zum Vertex abgegriffen. Das EEG von zehn Monate alten männlichen Säuglingen wurde sowohl während „positiver" (Lachen und Schmunzeln) wie „negativer" (düsteres Dreinschauen und Schreien) Videosegmente ausgewertet. Die Ergebnisse zeigten, dass die Säuglinge größere linksfrontale Aktivierung während so genannte „positiver" Segmente entwickelten. Die parietale EEG-Asymmetrie unterschied dagegen nicht zwischen den Untersuchungsbedingungen.

Die Arbeitsgruppe ging diesen Befunden weiter nach und prüfte bei Säuglingen die Reaktionen in EEG und Verhalten hinsichtlich bestimmter Geschmackswahrnehmungen (destilliertes Wasser, Zuckerlösung, Zitronensäurelösung, Chininsulfatlösung). Die Zuckerlösung bewirkte eine höhere Frontalhirnaktivität als die Zitronensäurebedingung. Arousal-Effekte schienen dafür nicht verantwortlich zu sein. Verhaltensmäßig zeigten die Säuglinge, wie zu erwarten war, einen „ablehnenden" Gesichtsausdruck, wenn Zitronensäurelösung gegeben wurde, und einen „interessierten" Gesichtsausdruck, wenn die Zuckerlösung verabreicht wurde. Ob man damit auf ein grundsätzliches Rückzugs- bzw. Annäherungsverhalten schließen kann, muss offen bleiben. Insgesamt legen die Daten aber nahe, dass eine funktionelle topographische Gliederung hirnelektrischer Aktivität schon bei der Geburt vorhanden ist, die durchaus auch unterschiedliche Antworten auf verschiedene Stimuli reflektieren kann.

Ab dem Vorschulalter scheint sich bereits ein geschlechtsspezifisches Muster frontaler Hirnaktivierung (gemessen mittels Frequenzanalyse) zu zeigen (Baving et al. 2000). Während Mädchen im Alter von 4½ Jahren keine Links-Rechts-Asymmetrie aufwiesen und bei ihnen mit acht Jahren eine größere linksfrontale Aktivierung (offenbar verbunden mit einem eher positiven affektiven Stil) zu sehen war, lag bei gesunden Jungen sowohl mit 4½ Jahren als auch mit acht Jahren eine größere rechtsseitige hirnelektrische Aktivierung vor (eher negativer affektiver Stil).

1.5.6 Kognitive Entwicklung

Endogene ereigniskorrelierte Potenziale

Die Suche nach Beziehungen zwischen kognitiven Leistungen (z.B. psychologischen Intelligenzmesswerten) und hirnelektrischer Aktivität war zum einen von dem Wunsch geleitet, ein von „Kultur und Kooperation unabhängiges" Verfahren zu entwickeln, um kognitive Fähigkeiten zu testen. Zum anderen sollten die Untersuchungen uns besser verstehbar machen, wie unser Gehirn arbeitet, wenn es hohe kognitive Leistungen vollbringt, bzw. woran es liegt, dass manche Menschen nur zu geringen kognitiven Leistungen imstande sind. Dabei ist dem Neurophysiologen eine systemische Betrachtung selbstverständlich, die mittlerweile auch methodisch mehr und mehr möglich ist. So blicken wir auf die drei Aufmerksamkeitsnetzwerke: Wachheitsregulation, Stimulusorientierung und Exekutiver Kontrolle (Fan u. Posner 2004), deren strukturelle und funktionelle Entwicklung erst in Teilen erforscht ist, wobei bereits differenzierte neurophysiologische Entwicklungsbetrachtungen zu den frontalhirnsensitiven exekutiven Systemen vorliegen (Rothenberger u. Schmidt 2000; Maatta et al. 2005; Rueda et al. 2004), aber auch grundlegende Informationen zur Neurophysiologie der Kognition bei Säuglingen und Kindern erst allmählich empirisch fundierten Halt gewinnen (Taylor 2003).
Bei unserer Betrachtung geht es darum, biologische und psychologische Variablen zueinander in Beziehung zu setzen. Dabei scheint es wichtig, gemeinsame Dimensionen zu finden, innerhalb derer direkte Korrelationen der beiden Variablen gesucht und für den klinischen Alltag nutzbar gemacht werden können. Hier bietet sich der parallele zeitliche Verlauf von psychologischen und neurophysiologischen Prozessen an, worauf schon Lindsley (1952) hingewiesen hat. Rothenberger und Meyer-Dietrich (1984) beschrieben in einer Übersichtsarbeit die Beziehung zwischen elektrischer Hirnaktivität und Intelligenz im Kindesalter. Sie zeigten u.a. auf, dass sich bei Kindern zwischen dem fünften und siebten Lebensjahr das Vorzeichen der Korrelation zwischen einzelnen EEG-Parametern und Intelligenzleistungen umkehrt. Dies deutet darauf hin, dass die Dynamik der kognitiven Entwicklung in dieser Altersstufe durchaus neurophysiologisch fassbar ist. Hier zeigt sich wiederum die Wichtigkeit der „dynamischen Betrachtungsweise" bei der Bearbeitung des Themas. Der Unterschied zwischen Ruhe und geistiger Aktivität – d.h. die Veränderung der EEG-Aktivität, zeitlich parallel zu kognitiven Prozessen – liefert sehr wahrscheinlich engere Zusammenhänge zwischen hirnelektrischer Aktivität und Intelligenzleistungen als hirnelektrische Parameter, die nur unter einer Bedingung (z.B. Ruhe) ermittelt wurden. Der dynamische Aspekt findet gerade bei der Untersuchung von ereigniskorrelierten Potenzialen (EKP) große Beachtung. In diesem Kontext kann der so genannte neurometrische Ansatz von John et al. (1982a; 1982b) gesehen werden, der sich aber für die routinemäßige Anwendung nicht überzeugend weiterentwickelt hat.
Mittlerweile werden, bis auf die Gamma-Band-Frequenzen des EEG (s.o.), vorrangig endogene ereigniskorrelierte Potenziale (EKP) als Korrelate kognitiver Funktionen bevorzugt und im Rahmen etablierter Paradigmen eingesetzt. Es handelt sich dabei um negative und positive EKP-Komponenten unterschiedlicher Latenzen und Dauer. Die frühen (weniger als 300 ms nach dem Stimulus) negativen und positiven Komponenten scheinen verschiedene Aspekte der Orientierungsreaktionen darzustellen, während spätere Komponenten (länger als 300 ms nach dem Stimulus) eher die Verarbeitung des Informationsgehalts der Stimuli abbilden (Hillyard u. Picton 1987). Taylor und Pang (1999) weisen darauf hin, dass es entwicklungsbezogene zentralnervöse Veränderungen bereits bei frühen kognitiven Komponenten/Prozessen gibt und hier die Reifung unterschiedlicher funktioneller hirnelektrischer Generatoren näher betrachtet werden müsste (s. erste Ansätze bei Albrecht et al. 2000). Solche Entwicklungsstudien seien u.a. deshalb so wichtig, weil sie (z.B. in Verbindung mit funktioneller Kernspintomographie, fMRI) funktionelle neuroanatomische Sachverhalte aufzeigen, die wesentlich zum Verständnis kognitiver Prozesse bei Erwachsenen beitragen könnten.
Ornitz (1996) führt in seinem kurzen Überblick die wichtigsten Komponenten auf. Zuerst erwähnt er die Welle N1 (Gipfellatenz ungefähr 100 ms nach dem Reiz), die ein Korrelat der Mustererkennung darstellt (Näätänen et al. 1988). Die Latenz (aber nicht die Amplitude) der Welle N1 nimmt nach auditorischen Stimuli linear vom vierten bis zum 16. Lebensjahr ab (Fuchigami et al. 1993). Gomes et al. (2001) bzw. Pasmen et al. (1999) wiesen darauf hin, dass bei Beachtung topographischer Aspekte bzw. der Morphologie der Kurven-

form von AEP (auditorisch evozierte Potenziale) unter Umständen noch differenziertere Reifungsvorgänge im Altersbereich von 3–16 Jahren festzustellen seien.
Die Komponente Nd (negative Differenzwelle), die auch „processing negativity" genannt wird, überlappt die Welle N1, wenn bei einem auditorischen Paradigma ein zu beachtender Stimulus von einem nicht zu beachtenden Stimulus unterschieden werden soll (s.a. Rothenberger et al. 2000). Diese Informationsverarbeitung, auch „Mismatch Negativity" (MMN) genannt, ist ableitbar, wenn in einem Strang von gleichen Informationen plötzlich auftretende andere Information dieses neurophysiologische Korrelat entstehen lässt. Die MMN ist bei Kindern in der Vorpubertät von geringerer Amplitude als bei Jugendlichen/Erwachsenen, und ihre Latenz wird von vier nach zehn Jahren mit 11 ms/Jahr kürzer (Shafer et al. 2000). Dies lässt vermuten, dass jüngere Kinder eine mangelnde Fähigkeit aufweisen, um ihre Aufmerksamkeit zeitlich adäquat auf konkurrierende Informationseingänge zu verteilen (Berman et al. 1990; Friedman 1991).
Die MMN wird teilweise in frontalen bzw. temporalen Hirnarealen generiert, wobei das frontale Generierungsnetzwerk offenbar schon bei 5- bis 10-Jährigen ausgereift ist, während das sensorisch (auditorisch) spezifische System der MMN sich erst später vollständig entwickelt (Gomot et al. 2000). Damit bietet sich die MMN auch gut dafür an, die sprachbezogene auditorische Diskriminationsfähigkeit von Kindern zu untersuchen (Kraus et al. 1999), deren entwicklungsneurophysiologischen Korrelate sonst eher mit späteren AEP erfasst werden (Ceponiene et al. 2001).
Die Welle N2 (Gipfellatenz etwa 200 ms nach dem Reiz) reflektiert ebenfalls die Registrierung von abweichenden Stimuli gegenüber einem stetig ablaufenden Hintergrund und wird eher der Stimulusklassifikation zugeordnet. Die später besprochene Nc-Komponente ist möglicherweise entwicklungsmäßig eine Vorläuferwelle der N2-Welle. Letztere erhält ihre Erwachsenenform im späten Jugendlichenalter. Ihre Latenz liegt im Säuglingsalter bei 700 ms, in der Kindheit bei 400 ms, im Jugendalter bei 200–250 ms, dies entspricht den Erwachsenenwerten. Solche Entwicklungseinschätzungen hängen aber auch von den mit der hirnelektrischen Aktivität korrelierten Aufgaben ab, sodass hier nur grobe Anhaltspunkte gegeben werden können (Ornitz 1996). In jedem Fall sind aber nicht nur die Nd und die MMN, sondern auch die N2-Welle fronto-zentral lokalisiert und bei Auftreten von neuen unerwarteten Stimuli besonders ausgeprägt. Das Auftreten der Nc-Welle bereits um den sechsten Lebensmonat geht einher mit wesentlichen Veränderungen in der frontalen kortikalen laminaren Struktur und der Ausbildung kortiko-kortikaler Verbindungen (Kostovic 1990).

Dienten evozierte Potenziale z.B. bei Säuglingen in erster Linie dazu, mittels einer nichtinvasiven Vorgehensweise die Integrität und Funktionsfähigkeit sensorischer Systeme des ZNS zu prüfen (s. z.B. Chiarenza u. Papakostopoulos 1982; Gallai 1986; Karrer et al. 1984; Rothenberger 1982), so sind späte ereignisbezogene Potenziale, Augenbewegungen und Veränderungen der Herzrate in die Untersuchung von Aufmerksamkeit und allgemeiner Informationsverarbeitungsprozesse im Säuglingsalter einbezogen worden. Im Alter von sechs Monaten zeigen Säuglinge langsame negative EKP-Komponenten, die sich in der Amplitudenhöhe unterscheiden. Seltene Reize bewirken eine höhere Amplitude und eine längere Fixationsdauer des Reizes. Diese Unterschiede zwischen seltenen und häufigen Reizen zeigen die Fähigkeit des Säuglings an, beide Stimuli zu unterscheiden und wieder zu erkennen. Die späten EKP-Komponenten bei Säuglingen sind wohl auch sensitiv gegenüber veränderten sequenziellen Erwartungen, die der Säugling während einer Aufgabe entwickelt. Möglicherweise hängen diese Veränderungen im sequenziellen Kontext mit der Reifung in Frontalhirnbereichen zusammen. Damit ließen sich Veränderungen in der kognitiven Verarbeitung während der frühkindlichen Entwicklung (und deren Störung) erfassen. Die Arbeitsgruppe von Karrer untersuchte auch die topographischen korrelativen Zusammenhänge zwischen den abgeleiteten EKP und fand heraus, dass Säuglinge – verglichen mit den Reaktionen auf den häufigen Stimulus – nach einem seltenen Stimulus höhere korrelative Zusammenhänge in anterioren Bereichen aufwiesen. Auch dies ist ein Hinweis darauf, dass schon sehr früh in der kognitiven Entwicklung eines Kindes Frontalhirnbereiche differenziert einbezogen sind, zumal eine solche anteriore Organisation hirnelektrischer Aktivität bei Säuglingen mit Down-Syndrom nicht gefunden werden konnte.
In die gleiche Richtung weisen Ergebnisse von Ackles et al. (1991). Verschiedene Studien berichteten bei Gesunden vom Neugeborenenalter bis zu etwa 18 Monaten über eine große, fronto-zentral lokalisierte negative Komponente (Nc, s.u.) mit einem Latenzbereich zwischen 500 und 800 ms. Die Nc-Komponente wies in der Regel eine höhere Amplitude bei seltenen Reizen im Vergleich zu häufigen Stimuli auf, sei es in der visuellen oder auditorischen Modalität. Die funktionelle Bedeutung dieser Komponente ist aber bisher noch unklar geblieben.
Übersichten zu EKP-Studien bei Kindern und Jugendlichen wurden von Courchesne (1990) und Friedman (1991) gegeben. Courchesne bezog sich dabei hauptsächlich auf zwei EKP-Komponenten, die schon erwähnte Nc- sowie die Pc-Komponente. Beide Komponenten zeigen deutliche Veränderungen während der kindlichen Entwicklung. Die Nc-Komponente ist eine negative Welle, die durch einen unerwarteten Stimulus hervorgerufen werden kann, der z.B. als

neuer Stimulus oder als fehlender Stimulus auftritt. Bei Erwachsenen ruft der unerwartete Stimulus fronto-zentral eine Positivität mit Amplitudenmaximum hervor. Diese Pc-Komponente tritt erst im Adoleszentenalter auf. Die EKP junger Kinder zeigen eine markante negative Komponente über frontalen Skalpbereichen, die hingegen bei Erwachsenen nicht vorkommt. Die Nc-Komponente weist also ein fronto-zentrales Amplitudenmaximum auf und ist die erste kognitive EKP-Komponente, die während der Entwicklung zu registrieren ist. Courchesne meint, dass die Altersveränderungen hinsichtlich der Latenz (Verkürzung) der Nc-Komponente die **Myelogenese** des Gehirns widerspiegeln, wohingegen die Amplitude (Verminderung) eher die **Synaptogenese** des Gehirns reflektieren würde. Letzteres könnte im Sinne einer effektiven bzw. optimierten Informationsverarbeitung verstanden werden.

Die für Erwachsene bekannte P300-Komponente tritt ebenfalls im Kindesalter auf, wenn auch mit längerer Latenz. Hier meint Courchesne, dass die Ontogenese der P300-Wellen im Großen und Ganzen die Entwicklung von Gedächtnisprozessen (eng verbunden mit der Entwicklung des Hippocampus) widerspiegelt (Rothenberger 1998).

Ornitz (1996) betrachtet den Entwicklungsaspekt der P300-Komponente recht ausführlich. Er weist auf die so genannte P3a-Welle hin, die fronto-zentral am stärksten ausgeprägte Positivität, und kontrastiert sie mit der P300-Komponente, deren Amplitudenmaximum über parietalen Bereichen zu sehen ist. Die P300 ist ein positives EKP, welches zwischen etwa 300 und 1000 ms nach einem Stimulus auftreten kann. Neurochirurgische und neurophysiologische Untersuchungen legen eine multiple Generierung der P300-Welle nahe, wobei insbesondere der mediale temporale Kortex, temporoparietale Verbindungen, der Frontallappen, Thalamus und auch der Hippocampus im Gespräch sind. Läsionsstudien bei Affen sprechen von noradrenergen Projektionen aus dem Locus coeruleus, die für die Generierung und Modulation der über dem Schädel registrierbaren P300-Welle verantwortlich seien (Pineda et al. 1989).

Die P300-Komponente konnte bei dreijährigen Kindern gefunden werden. Die Amplitude nimmt bis zu maximalen Werten zwischen dem vierten und sechsten Lebensjahr zu. Danach nimmt die Amplitude ab, bis Erwachsenenwerte zwischen zehn und 13 Jahren erreicht werden (Ornitz 1996). Die Stimulusmodalität hatte keinen Effekt auf die P300-Amplitude, wenn ein Altersbereich von sieben bis 20 Jahren betrachtet wurde. Allerdings nahm die Amplitude mit dem Alter ab, wenn die Probanden gebeten wurden, bei Erscheinen des Zielreizes einen Knopf zu drücken, während sich kein Entwicklungseffekt ergab, wenn sie nur gebeten wurden, die Zielreize zu zählen. In Antwort auf orthographische und phonologische Zielreize ergab sich ein Entwicklungsmaximum der Amplitude um das elfte Lebensjahr, welchem die Abnahme der Amplitude bis ins frühe Erwachsenenalter folgte (Taylor 1993).

Die Informationsverarbeitung im Sinne einer Unterscheidungsfähigkeit von Stimuli und einer Informationsbearbeitung derselben wird, abgeleitet aus P300-Ergebnissen, zu einem Zeitpunkt der Hirnentwicklung sichtbar, zu dem auch andere Hirnbereiche und funktionelle Korrelate einen ersten Reifungshöhepunkt erreichen. So kommen hier endogene EKP-Reifung, EEG-Entwicklung, Startle-Modulationsveränderungen und auch hirnstrukturelle Entwicklungsmerkmale (s. o.) um das 4.–5. Lebensjahr zusammen und legen sehr wahrscheinlich so die Basis dafür, dass das entwicklungspsychologische Stadium des präoperationalen Verhaltens beobachtet werden kann. Letzteres wird reflektiert durch die hohe Achtsamkeit auf Dinge, die Fähigkeit, neue Umgebungsinformationen aufzunehmen, und gleichzeitig eine relativ schwach ausgeprägte Modulationsfähigkeit der eigenen Reaktionen auf Umgebungsreize. Eine charakteristische Konstellation für das Vorschulkind.

Die Latenz der P300 folgt einem anderen Entwicklungsmuster als das der P300-Amplitude. Die Latenz nimmt im Laufe der Entwicklung von über 800 ms bei Dreijährigen auf 300–400 ms im Jugendlichen- und jungen Erwachsenenalter ab. Anders als bei der P300-Amplitude scheinen die Reifungsveränderungen mehr oder weniger kontinuierlich zu verlaufen und scheinen auch unabhängig zu sein von der Antwortmodalität. Aber auch hier korreliert die Abnahme der P300-Latenz zwischen dem fünften und 14. Lebensjahr deutlich mit den zunehmenden Fähigkeiten eines Kindes, die Gedächtnisspanne zu erweitern, und bei 4–7 Jahre alten Kindern ist die P300-Latenz bei denjenigen Kindern kürzer, die einen IQ über 140 haben (Martin et al. 1993; Ornitz 1996; s. a. Cycowicz 2000 zu dem Thema „Gedächtnisentwicklung und ereignisbezogene Potenziale bei Kindern").

Wijkers (1991) konnte die Befunde von Courchesne weitgehend bestätigen. Seltene Stimuli riefen eine P300-Komponente mit abnehmender Latenz und Amplitude hervor, wenn die Kinder älter wurden. Neuartige Stimuli bewirkten eine fronto-zentral betonte Negativität, die ebenfalls eine altersbezogene Abnahme von Latenz und Amplitude aufwies. Friedman (1991) kam zu dem Schluss, dass die EKP-Veränderungen während der kindlichen Entwicklung in erster Linie darlegen, dass das Informationsverarbeitungssystem der Kinder leistungsfähiger wird, wenn sie älter werden. Als Beleg dafür wertete er die im Laufe der Entwicklung beobachtbaren kürzeren Latenzen und niedrigeren Amplituden.

Über die altersbezogenen Veränderungen von Latenzen und Amplituden hinaus muss auch die topographische Differenzierung über der Schädelkalotte beachtet werden. Eine Veränderung in der **EKP-Topographie**, so wird angenommen, zeigt Veränderungen in der Strategie oder der Art und Weise der Informationsverarbeitung an (Courchesne 1978; Donchin et al. 1986; Dumais-Huber u. Rothenberger 1992; Kok u. Rooijakkers 1985; Taylor 1988; Taylor u. Keenan 1990). Darüber hinaus meint Courchesne, dass die Veränderungen der EKP-Topographie im Rahmen der Entwicklung die Ausbildung neuer **neurokognitiver Mechanismen** widerspiegeln würden, die zu zeitlich parallelen Übergängen der kognitiven Entwicklung in Beziehung zu setzen seien, wie sie von Piaget beschrieben wurden. Wijkers' Ergebnisse (1991) zeigten allerdings, dass sich die Topographie der EKP-Komponenten nicht mit der Entwicklung änderte, sodass er, im Gegensatz zu Courchesne, schlussfolgerte, die **Ontogenese der EKP** während der Kindheit sei eher durch eine kontinuierliche als durch eine diskontinuierliche Entwicklung gekennzeichnet.

Stauder (1992) ging der Beziehung zwischen EKP-Topographie und **kognitiven Übergängen** (im Sinne von Piaget) weiter nach. Er wandte sich von den bekannten EKP-Standardaufgaben ab und benutzte etablierte psychologische Paradigmen, die für die von Piaget genannten kognitiven Übergänge charakteristisch sind (z. B. für 5- bis 7-Jährige das „Conservation Kid" sowie für 9- bis 11-Jährige die „Standardized Progressive Matrices"). Die Verhaltensparameter wurden so angelegt, dass sie in einer Reaktionsantwort bei gleichzeitiger EKP-Ableitung beobachtbar waren. Sowohl bei Verwendung üblicher Mittelungsverfahren als auch mithilfe einer Dipolanalyse fanden sich topographische Unterschiede in beiden Altersgruppen. Vor dem Erreichen der altersadäquaten kognitiven Fähigkeiten zeigten die Kinder vermehrte elektrische Hirnaktivität über den vorderen Hirnbereichen, die sich später eher auf temporale Ableitungsorte verlagerten.

Beziehungen zwischen Gehirnentwicklung und kognitiven Übergängen im Sinne von Piaget werden ebenso durch andere Befunde unterstützt, die das Konzept der stufenweisen Entwicklung wieder mehr in den Vordergrund rückten (z. B. Edelman 1987; Emde u. Harmon 1984; Huttenlocher 1990; Molenaar 1986; Ornitz et al. 1992). Thatcher (1991) meinte, dass die Entfaltung und Ausbildung von Verbindungen der verschiedenen Bereiche des Frontalhirns ein wesentliches Merkmal menschlicher Gehirnentwicklung darstellt und dass dieser Vorgang offenbar in Stufen oder zumindest in diskontinuierlichem Verlauf während des Älterwerdens stattfindet.

> Die Reifung des Frontalhirns ist sehr wahrscheinlich entscheidend daran beteiligt, dass Kinder in bestimmten Entwicklungsphasen über neue Strategien verfügen, anhand derer sie erkennen, dass die bisherigen Strategien für manche Situationen und Leistungen ineffektiv oder falsch waren. Demnach müssen sich Kinder in diesen sensiblen Übergangsphasen der kognitiven Entwicklung motorisch, emotional, kognitiv und sozial neu „eineichen".

Offenbar ist dieser Vorgang verbunden mit vermehrter hirnelektrischer Aktivität (s. Stauder 1992).

Damit dürfte die experimentelle Zusammenführung von Entwicklungspsychophysiologie und Entwicklungspsychologie für beide Forschungsfelder von Vorteil sein. Für die Psychophysiologie der Entwicklung weisen die Befunde darauf hin, dass die Übergänge in der kognitiven Entwicklung eher kontinuierlich als diskontinuierlich verlaufen. Für die Entwicklungspsychologie bedeuten die genannten EKP-Befunde, dass es offenbar über das äußere Verhalten hinaus Merkmale gibt, die das Konzept einer diskontinuierlichen kognitiven Entwicklung bei Kindern nur teilweise stützen (Rothenberger 1998).

Gehirnorganisation und hirnelektrische Reagibilität

Kurtzberg et al. (1984) stellten den damaligen Wissensstand zum Thema „Entwicklung morphophysiologischer Korrelationen" sowie „EKP-Topographie und regionale kortikale Reifung" dar. Sie bemerkten, dass jedwede Entwicklungsveränderung der EKP nicht zwangsläufig mit einer klar identifizierbaren strukturellen Alteration des Nervensystems einhergehen muss. Das Auftreten funktioneller Muster neuraler Aktivation sei am ehesten mit Veränderungen in der Effektivität synaptischer Übertragung verbunden. Daher müsse man zwischen entwicklungsbezogenen Veränderungen der EKP, die strukturelle Reifung reflektierten, und anderen Veränderungen unterscheiden, die in erster Linie die dynamisch funktionelle Reorganisation des Gehirns abbildeten. Letztere seien vorrangig abhängig von Umgebungseinflüssen, deren notwendige Rolle im Rahmen der Reifung des Zentralnervensystems belegt sei, z. B. durch Deprivation während der kritischen Phasen zentralnervöser Entwicklung. Die Autoren bezogen sich vor allem auf Tierstudien und Säuglingsuntersuchungen, ohne in ihren Aussagen über evozierte Potenziale (AEP, SEP, VEP) und deren topographische Zuordnung hinauszukommen.

Während derartige, auf den Ableitungsort begrenzte topographische Betrachtungen uns sagen können, ob eine Hirnregion mehr oder weniger Aktivität entfaltet, kann man daraus jedoch keinen Aufschluss darüber gewinnen, ob und in welcher Weise die verschiedenen Gehirnregionen sich in ihrer Aktivität koordinieren, um bestimmte **funktionelle Organisationsmuster** zu bilden. Es ist anzunehmen, dass derartige Organisationsmuster für bestimmte Verhaltensweisen verantwortlich sind. Dies bedeutet, dass bestimmte Regionen in ihrer Aktivität bzw. Inaktivität miteinander vernetzt sind, während andere Bereiche funktionell außerhalb dieses Musters angesiedelt sind. Auffälliges Verhalten während der kindlichen Entwicklung hätte dann seine Ursache in einer unvorteilhaften Organisation des Nervennetzes. Risikokinder und Kinder mit einer geistigen Behinderung sollten sich also in diesem Sinne von gesunden Kindern unterscheiden.

Die Arbeitsgruppe von Karrer (z. B. Karrer 1986) versuchte, diesem Problem mit EEG-Korrelationstechniken zu begegnen. Karrer fand eine Zunahme der Kopplungen zwischen verschiedenen Hirnrindenregionen vom sechsten bis zum 20. Lebensjahr. Die Stärke der Kopplung zwischen verschiedenen Ableitepunkten variierte mit der Aufgabe. Im Großen und Ganzen zeigte sich bei einer Reaktionszeitaufgabe ohne Vorwarnung eine größere Kopplung von Regionen als bei angekündigten Aufgaben. Auch war z. B. die regionale Kopplung umso geringer, je höher der IQ-Wert und je schneller die Reaktionszeiten ausfielen. Die Autoren interpretierten ihre Ergebnisse in erster Linie dahingehend, dass mit der Hirnreifung eine größere Integration der einzelnen Regionen erfolge, während innerhalb eines Reifungsstadiums eine Lokalisation von Funktionen stattfinde.

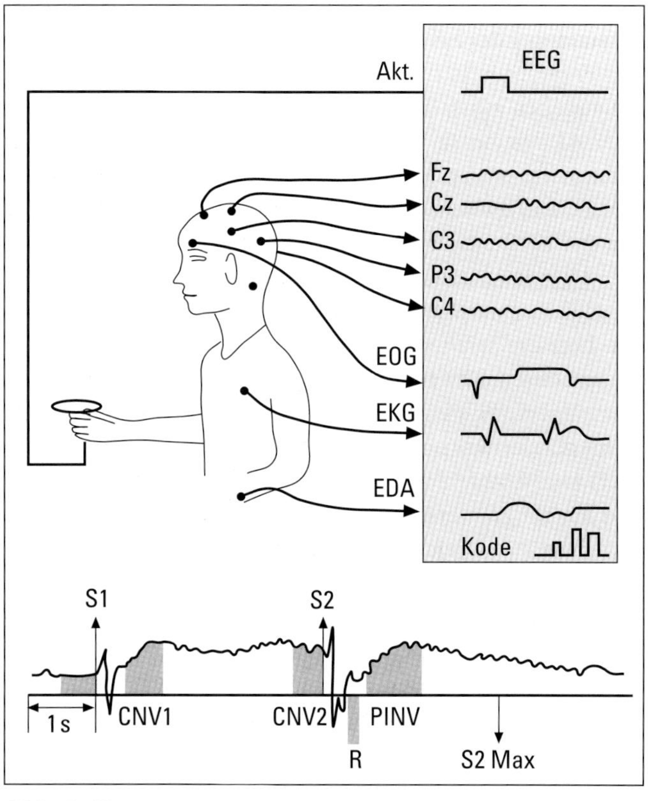

Abb. 1-20: Ableitbare psychophysiologische Parameter und vermessene Zeitfenster des gemittelten ereigniskorrelierten Potenzials (EKP) am Beispiel der Versuchsanordnung eines CNV/PINV-Paradigmas (CNV = Contingente Negative Variation; PINV = Postimperative Negative Variation; S1 = Warnreiz; S2 = Signalreiz; R = motorische Reaktion; EOG = Elektrookulogramm; EKG = Elektrokardiogramm; EDA = elektrodermale Antwort; nach Rothenberger u. Schmidt 2000)

Der Entwicklungsverlauf dieser Art von Organisation ist noch zu untersuchen. Es wäre interessant herauszufinden, ob sich hier ein aussagekräfter Prädiktor etablieren ließe, der sich zur Früherfassung von Lese- oder Lernstörungen eignet.

Zwei weitere Beispiele, wie man die funktionelle Hirnorganisation während der Entwicklung erfassen kann, spiegeln die Ergebnisse der Arbeitsgruppe von Bruneau et al. (1990) und Dumais-Huber et al. (1993) mittels eines Doppelreizparadigmas (S1 = Warnreiz; S2 = Signalreiz, s. Abb. 1-20) wider. Bruneau et al. zeigten in unterschiedlichen S1(AEP)-S2(VEP)-Habituationsexperimenten die Kopplung zwischen verschiedenen sensorischen Hirnregionen, während Dumais-Huber et al. in Untersuchungen mithilfe der Contingenten Negativen Variation (CNV, so genannte „Erwartungswelle“ vor einer Reaktion) und der Postimperativen Negativen Variation (PINV, eine Art „Bewertungswelle“ nach erfolgter Reaktion) bei gesunden Kindern nachwiesen, dass frühe bzw. späte Komponenten der CNV offenbar topographisch unterschiedlich reifen. Die frontal dominante frühe CNV1 („Orientierungswelle“) war bei jüngeren Kindern höher, während die späte CNV2 („Vorbereitungswelle“) bei diesen Kindern im Vergleich zu älteren niedriger war. PINV-Messwerte lassen annehmen, dass jüngere Kinder gegenüber den Veränderungen der experimentellen Situation empfindlicher waren; und zwar in dem Sinne, dass sie ihre fronto-kortikalen neuronalen Netzwerke in größerem Maße (und weniger fokussiert) aktivierten als die älteren Kinder, wenn der imperative Stimulus in für sie unvorhergesehener Weise unkontrollierbar wurde.

So könnten Alterseffekte von CNV1, CNV2 und PINV in enger Beziehung zur Reifung des Frontalhirns stehen, wobei weniger neuronale Hemmung bei jüngeren Kindern während der Orientierungsreaktionen und Stimulus-Kontrolle beobachtet wurde. Andererseits scheint die frontalhirnbezogene Aktivität von zeitlich festgelegten und zielgerichteten Erwartungen (Antizipation) bei jüngeren Kindern reduziert zu sein (Rothenberger 1998; Rothenberger u. Schmidt 2000). Schließlich sei noch (in Ergänzung zur TMS) auf die visuelle „evoked-potential interhemispheric transmission time“ (EP-IHTT) hingewiesen. Bei einer „letter matching task“ fanden Hagelthorn et al. (2000) bei 7- bis 17-jährigen gesunden Kindern eine kürzere Reaktionszeit bei bilateraler Präsentation der Buchstaben (im Vergleich zu unilateraler Präsentation). Dieser Bilaterale Feld Vorteil (BFV) verstärkt sich mit dem Alter ebenso wie die Abnahme der EP-IHTT. Die Autoren schlossen daraus, dass die im späten Kindesalter zunehmende Myelinisierung des Corpus callosum auch mit einer funktionellen Bedeutung einhergeht. Dabei dürften ein rascherer interhemisphärischer Transfer sowie eine zunehmend bessere Fähigkeit, die Informationsgänge über die Mittellinie zu integrieren, eine wesentliche Rolle spielen.

1.5.7 Soziale Entwicklung

Man kann sich unschwer vorstellen, dass die soziale Umgebung als Modulator psychophysiologischer Variablen infrage kommt (z.B. kardiovaskuläre Antworten während psychischer Belastungen). Umgekehrt darf man auch annehmen, dass organisch gegebene Voraussetzungen hinsichtlich der Aktivität des autonomen Nervensystems bzw. des Zentralnervensystems die soziale Entwicklung aktiv beeinflussen können (z.B. Neigung zu erhöhtem Arousal-Niveau und/oder mangelnde neuronale Hemmungsmechanismen, die das Aufsuchen bzw. Vermeiden sozialer Situationen bedingen).
Hinsichtlich **kardiovaskulärer Reaktivität** und sozialem Umfeld berichtete Kamarck (1992) zwar nur wenig von Jugendlichen und überhaupt nicht von Kindern, aber seine grundsätzlichen Überlegungen sind auch für die kindliche soziale Entwicklung von Interesse. Er zeigte auf, dass soziale Faktoren (ein Freund ist bei Durchführung der Aufgabe anwesend) deutlich die Höhe kardiovaskulärer Antworten vermindern können. Menschen, die in dichter besiedelten Gebieten leben, zeigten stärkere kardiovaskuläre Antworten auf standardisierte Aufgaben als Menschen aus ländlichen Regionen. Ferner zeigten Söhne von Familien mit enger sozialer Anbindung geringere Antworten der Herzraten bei individualisierten Anforderungen als Söhne von Familien ohne enge soziale Anbindung. Inwieweit diese Ergebnisse generalisierbar sind, bleibt abzuwarten. In jedem Fall scheint es wichtig, insbesondere unter dem Aspekt einer „Diathese-Stress-Hypothese" hinsichtlich verschiedener kinderpsychiatrischer Erkrankungen, die Bedeutung sozialer Unterstützung auf die Reaktivität des kindlichen Nervensystems während der Entwicklung und damit eventuell zusammenhängende pathophysiologische Mechanismen von Erkrankungen zu prüfen (Rothenberger u. Hüther 1997).
Einen gewichtigen sozialen Aspekt stellt die frühe **Mutter-Kind-Interaktion** dar. Die von Venables (1980) beschriebenen Untersuchungen sagen aus, dass die elektrodermale Aktivität bei nachgeborenen Säuglingen, bei Einzelkindern sowie bei Kindern, die an Geburtskomplikationen litten, höher war als bei anderen Säuglingen – auch wenn diese Ergebnisse nicht von allen Arbeitsgruppen gefunden wurden und sich teilweise bei Kindern im Alter von drei Jahren umgekehrt darstellten. Venables berichtete weiter, dass Kinder, die in den ersten fünf Jahren eine Trennung von den Eltern erlebt hatten, hinsichtlich der elektrodermalen Antworten kürzere Latenzen und höhere Amplituden aufwiesen als Kinder ohne entsprechende Trennungserlebnisse.
Aber auch Einflüsse der Mutter-Kind-Interaktion auf die Herzrate wurden berichtet. Säuglinge, die zwar die gleiche Menge Milch, aber unterschiedliche Zuwendung vonseiten der Mutter erhielten, unterschieden sich hinsichtlich dieses Parameters. Die vernachlässigten Säuglinge zeigten Herzraten, die sich während der Fütterung nicht erhöhten, während dies bei den umsorgteren Säuglingen der Fall war. In einer anderen Untersuchung zeigten Säuglinge dann einen Anstieg der Herzschlagrate, wenn sie eine Person anschauten, während die Herzrate wieder sank, wenn sie den Augenkontakt vermieden. Es scheint schon zu einem sehr frühen Zeitpunkt der kindlichen Entwicklung ein Lernvorgang einzusetzen, wie sich Arousal-Phänomene im Kontext mit sozialer Interaktion modulieren lassen. Die persönlichen Erfahrungen dabei dürften weitere Lernvorgänge und damit die Entwicklung weiteren Sozialverhaltens bestimmen. So konnte Buck (1977, zit. bei Venables 1980) schon bei Kindern im Alter von 4–6 Jahren belegen, dass deren sichtbares Verhalten (Gesichtsausdruck, Gesten) sich anders darstellen kann als die elektrodermale Aktivität, wenn dem Kind emotionsgeladene Bilder gezeigt wurden. Die Kinder, die kaum erkennbar auf die Bilder reagierten, wiesen mehr elektrodermale Aktivität auf als diejenigen, die eine mehr oder weniger adäquate Reaktion auf die emotionsgeladenen Bilder zeigten. Damit ist die autonome Reaktivität nicht nur eine passive Antwort auf äußere Ereignisse, sondern wird als individuelle Anlage und gelernte Steuerung in die Modulation von Verhaltensentwicklungen einbezogen.
Insbesondere gehemmtes versus ungehemmtes Verhalten, gemessen mit den üblichen Temperamentskalen (vereinfacht: ruhig-passive versus unruhig-aktive Kinder), wirkt sich auf die Entwicklung des Sozialverhaltens aus. Dabei ist zu berücksichtigen, dass diese Temperamentmerkmale über die Zeit sehr stabil sind. Aus den Untersuchungen von Scerbo et al. (1992) an 3–11 Jahre alten mauretanischen Kindern wurde auch deutlich, dass sich gehemmte/ungehemmte Temperamenteigenschaften zuverlässig mittels psychophysiologischer Variablen kennzeichnen lassen. Hemmung als stabile Temperamenteigenschaft ist durch hohes Arousal gekennzeichnet (hohe Herzrate und Hautleitfähigkeit im Alter von drei Jahren), während niedrige Herzrate und erniedrigte Hautleitwerte bei ungehemmten Kindern häufiger vorkommen. Es wird in dieser Untersuchung davon ausgegangen, dass Kinder mit hohem Arousal später eher zu ängstlichem und Kinder mit niedrigem Arousal später eher zu impulsivem Verhalten neigen.
Unterstützung dieser Hypothese findet sich in dem Bericht von Venables (1989) über eine niedrigere autonome Aktivität in Gruppen von Kindern mit sozial auffälligem Verhalten. Konkret wurde beobachtet, dass der Hautleitwert, gemessen im Alter von 10½ Jahren, bei denjenigen Jugendlichen niedriger war, die später als auffällig im Sozialverhalten eingeschätzt wurden (im Vergleich zu denen, deren Sozialverhalten sich unproblematisch entwickelte). Käme z.B. zu dem genannten Risiko noch ein auffälliges EEG hinzu (Rothenberger u. Woerner 1986; Woerner et al. 1987),

so dürfte sich das Gesamtrisiko zur dissozialen Entwicklung erhöhen. Daran schließt sich die Frage an, ob Umgebungsfaktoren derartige vulnerable Prädispositionen ausgleichen können. Im Rahmen der Mauritius-Studie konnte kein prophylaktischer Effekt festgestellt werden (zumindest bezüglich dessen, was hier ein Kindergarten leisten kann). Gerade bei der heutigen Problematik hinsichtlich dissozialen Verhaltens, Aggressivität und Gewaltbereitschaft von Kindern und Jugendlichen, der bekannten intrinsischen Stabilität dieser Verhaltenseigenschaften über die Zeit und bezüglich der mangelnden therapeutischen Möglichkeiten nach verhaltensmäßiger Manifestation sollten weitere Studien zur Früherfassung und Frühprophylaxe externalisierenden Verhaltens angeregt werden (Rothenberger 1998; Lorber 2004; Gatzke-Kopp et al. 2002).

1.5.8 Kognitiv-energetischer Ansatz

Die bisher in der Psychophysiologie der kindlichen Entwicklung weitgehend benutzten Konzepte von „Arousal" und „Effort" sowohl für autonome als auch für zentralnervöse Funktionen (s. Grünewald-Zuberbier u. Grünewald 1982; Venables 1980) waren nur bedingt nützlich. Sie sollten in Zukunft durch eine differenziertere Betrachtungweise ergänzt bzw. ersetzt werden, die es erlaubt, autonome Funktionen zur zentralnervösen Informationsverarbeitung sowie sonstigen zentralnervösen Funktionen in Beziehung zu setzen (vgl. Lyytinen et al. 1992; Barry et al. 2004). Nur so kann der nächste Schritt gegangen werden, die kindliche Entwicklung in den **Wechselwirkungen** des Gesamtnervensystems und dessen Beeinflussung durch Umweltreize besser zu verstehen, um für komplexe therapeutische Vorgehensweisen den passenden Ansatz zu finden und Voraussagen über die weitere Entwicklung eines Kindes zu verbessern.

Autonome und endokrine Systeme regulieren die Stoffwechselenergie. So können Veränderungen in diesen Systemen wohl auch eine Reihe von zentralnervösen Prozessen, die mit Informationsverarbeitung, Motivation und Emotion zu tun haben, beeinflussen, mit ihnen in Wechselwirkung treten und das Verhalten sowie Leistungswerte bestimmen.

Da bei Kindern Untersuchungen über derartige Zusammenhänge bisher nicht bekannt sind, soll kurz auf die spärliche Literatur zum Erwachsenenalter verwiesen werden (s. Jennings u. Schroder 1991). Die Autoren meinen, dass **kortikale und autonome Messwerte** unterschiedliche Aspekte handlungsorientierter Prozesse widerspiegeln und dass diese Aspekte durch Alter und Wahl des Paradigmas beeinflusst werden. Kortikale und autonome Messwerte spiegeln jedoch nicht notwendigerweise den gleichen psychologischen Prozess bei einem Kind bzw. bei einem Erwachsenen wider, und auch ihre Beziehung zueinander dürfte sich im Verlauf der Entwicklung eines Menschen verändern. So ist es auch bei Anwendung eines integrativen experimentellen Designs schwierig, z. B. selektive Aufmerksamkeit im Laufe der Lebensspanne für eine kontinuierliche Darstellung in allen Altersstufen zu erfassen. Wenn man aber davon ausgeht, dass die zentralnervöse Entwicklung eines Menschen im Kindes- und Jugendalter davon bestimmt ist, dass sowohl einfache als auch komplexe, mit motorischen und kognitiven Leistungen in Verbindung stehende, physiologische Ereignisse durch eine Geschwindigkeitszunahme gekennzeichnet sind, während sie in dem folgenden Alterungsprozess eine Verlangsamung erfahren, so können Latenzwerte in allen Alterskategorien als Resultate komplexer Sequenzen physiologischer Ereignisse angesehen werden. Die Indizes einiger dieser Ereignisse dürften es erlauben, bestimmte Vorgänge und deren Lokalisation besser zu erfassen – vor allem, wenn sowohl autonome als auch zentralnervöse Indikatoren abgefragt werden.

Broadbent (1965; 1971) vermutete, dass den Prozessen der Reizverarbeitung und der Vorbereitung einer Handlung verschiedene **ZNS-Module**, verbunden mit unterschiedlichen neuroanatomischen Strukturen, biochemischen Systemen und neurophysiologischen Funktionen, zugrunde liegen. Diese Module wurden als „stimulus set" und „response set" bezeichnet, was deutlich den Prozess der Wahrnehmung von dem der Handlung abgrenzt. Im Laufe der Zeit wurden immer mehr Beweise für strukturelle und funktionelle Unterschiede zwischen diesen Modulen gefunden. Routtenberg (1968) zeigte, dass das Wahrnehmungssystem und das Handlungssystem durch unterschiedliche Ressourcenverfügbarkeit und -verteilung charakterisiert und dadurch mit verschiedenen Mechanismen der energetischen Mobilisation verbunden sind. Er hat behauptet, dass die Wahrnehmung von der Funktion der mesenzephalen retikulären Formation und der Amygdala (Arousal I) und die Handlung vom Zusammenspiel der Basalganglien und des limbischen Systems (Arousal II) abhingen. Später hat diese Sichtweise Eingang in andere neurophysiologische Theorien gefunden (Gray 1971; 1982; Welford 1973; Posner u. Raichle 1996; Rösler et al. 1997).

Pribram und McGuiness (1975) haben versucht, alle bisherigen neurophysiologischen Kenntnisse im Rahmen einer eleganten Theorie zu vereinen. Nach dieser Theorie wird die Wahrnehmung durch das Arousal, einer phasischen unwillkürlichen kurz dauernden neurophysiologischen Reaktion auf Reize, und die Handlungsvorbereitung durch die Aktivation, einer tonischen, auch unwillkürlichen lang dauernden physiologischen Bereitschaft zu einer Antwort, gefördert. Da die Mobilisierung der Wahrnehmungs- und Handlungssysteme parallel laufen können, wird das Gleichgewicht zwischen diesen Systemen mithilfe eines so genannten Effort(Anstrengungs)-Systems hergestellt, das die willkürliche Kontrolle über beide Prozesse ermöglicht (s. für eine ausführliche Beschreibung: Sanders 1983; Mulder 1986; Rösler et al. 1997).

Das **Arousal-System** ist neuroanatomisch eng mit der mesenzephalen retikulären Formation, der Amygdala, dem medialen Thalamus und anterioren Hypothalamus verbunden. Neurochemisch wird die Arousal-Funktion hauptsächlich vom serotoninergen und noradrenergen System gesteuert. Neurophysiologisch spiegeln die galvanische Hautreaktion (Habituation), frühe Komponenten der ereigniskorrelierten Hirnpotenziale und der Contingenten Negativen Variation (CNV) die Aktivität des Arousal-Systems wider (Rösler et al. 1997). Man verbindet die Arousal-Funktion mit der klassischen Orientierungsreaktion und damit mit der Komparator-Theorie von Sokolov (1963). Das Arousal entsteht im System, wenn der wahrgenommene Reiz mit einer Erwartung eines afferenten Reizes nicht übereinstimmt. Je größer die Neuigkeit, Wichtigkeit und kontextbezogene Informationsladung und -komplexität eines Reizes ist, je weniger ein Reiz also in einen erwarteten Kontext passt, umso stärker sind die Orientierungsreaktion und die Arousal-Funktion. Diese Funktion spielt auch eine entscheidende Rolle in der Veränderung des Verhaltens. In mehreren Untersuchungen ist gezeigt worden, dass das Arousal eine „Stopp"-Reaktion im Sinne einer Hemmung der geplanten oder angefangenen Handlung darstellt, um die effiziente Wahrnehmung zu ermöglichen. In einer anderen Theorie brachte Gray (1971; 1982) das Arousal-System sogar mit dem Konstrukt des „behavior inhibition system" (BIS) in Verbindung. Damit machte er die Dichotomie zwischen der Wahrnehmung und dem Verhalten deutlich. Interessanterweise wird die Aktivität dieses Arousal-Systems bzw. des BIS psychologisch mit der Erwartung der Bestrafung und eines negativen Affekts und damit mit Ängstlichkeit assoziiert (Revelle 1993).

Das **Aktivations-System** ist für die Erwartung eines Ereignisses und die Organisation einer Handlung bzw. eines Verhaltens zuständig, also einer Art „Go"-Reaktion (Pribram u. McGuiness 1975). Es bereitet sie vor, führt sie durch und verschafft die Rückmeldung über die Effektivität dieser Reaktion im Sinne einer zielgerichteten Änderung im äußeren oder inneren Milieu des Organismus. Neuroanatomisch sind die Basalganglien, der laterale Thalamus, der Nucleus subthalamicus und kortikale sensomotorische Projektionen in der Funktion des Systems beteiligt. Neurochemisch wird primär das dopaminerge und cholinerge System für die Handlungsbereitschaft mit verantwortlich gemacht. Neurophysiologisch werden tonische Veränderungen der Herzrate (z. B. Frequenzabfall), das Bereitschaftspotenzial und die späte CNV-Komponente mit dem Aktivations-System in Zusammenhang gebracht (Rösler et al. 1997). Wenn man Analogien in anderen Theorien sucht, dann ist es offensichtlich, dass das Aktivations-System dem von Gray (1982) beschriebenen „behavior activation system" (BAS) ähnelt. Interessanterweise wird das Aktivations-System bzw. das BAS mit der Erwartung einer Belohnung und eines positiven Affekts sowie mit Merkmalen wie Extraversion und Impulsivität verbunden (Revelle 1993).

Das **Effort-System** soll eine adäquate Übereinstimmung zwischen dem Arousal- und Aktivations-System verschaffen. Dieses System reguliert nicht nur das Ausmaß und die Reihenfolge der Arousal-Reaktionen und die Aktivations-Bereitschaft. Es ermöglicht auch eine zeitliche Koordination beim Zusammenspiel zwischen einzelnen unwillkürlichen neurophysiologischen Reaktionen (Pribram u. McGuiness 1975). Neuroanatomisch wird die Funktion des Effort-Systems durch den Hippocampus, den posterioren Hypothalamus, den anterioren Thalamus, das Septum, den Gyrus cinguli und den Frontallappen gewährleistet. Neurochemisch spiegelt diese Funktion die Aktivität der hypothalamo-hypophysären Achse (ACTH, Kortisol) wider. Neurophysiologisch kann das Effort-System mithilfe der Gesamt-CNV, der Muskelaktivität (EMG) und des EEG-Theta-Rhythmus eingeschätzt werden. Das Effort-System kann u. a. auch mithilfe von neuropsychologischen Merkmalen der exekutive Funktionen untersucht werden. Man muss darauf hinweisen, dass das Effort-System u. a. motivationale Seiten eines Verhaltens widerspiegelt. Bewusste Planung einer Handlung, Zielsetzung und kontextbezogene Relevanz und Begründung der Notwendigkeit einer Handlung werden von diesem System übernommen und durchgeführt.

Um die vorangegangenen Überlegungen in einem theoretischen Rahmen zu schematisieren, haben wir eine Anregung von Jennings und Yovetich (1991) aufgenommen und modifiziert (s. Abb. 1-21). Das Diagramm beschreibt die entscheidenden zentral- und autonomnervösen Einflüsse auf die physiologische Antwort. Der als kognitiv-energetisch bezeichnete Ansatz geht von entscheidenden Alterseinflüssen hinsichtlich der grundlegenden physiologischen Funktion aus und inkorporiert eine zeitliche Sequenz für die kognitiv-energetische Integration. Letzteres bedeutet, dass sequenzielle Planung und Abstimmung eine große Rolle spielen – Funktionen, die dem Frontalhirn zugeordnet sind (Dumais-Huber u. Rothenberger 1992; Rothenberger 1990b; Rothenberger u. Schmidt 2000).

> Es wird davon ausgegangen, dass das Zentralnervensystem seine internen Ressourcen sowie die externe Umgebung stetig „beobachtet" und „bewertet" (Monitoring/Evaluation). Der Annahme einer Aufgabe folgt das Ansammeln relevanter Informationsprozesse und damit kontingent verbundener energetischer Anforderungen. Die Verarbeitung der Aufgabenstellung fordert dann sowohl einen entsprechenden Informationsfluss wie auch energetische Antworten.

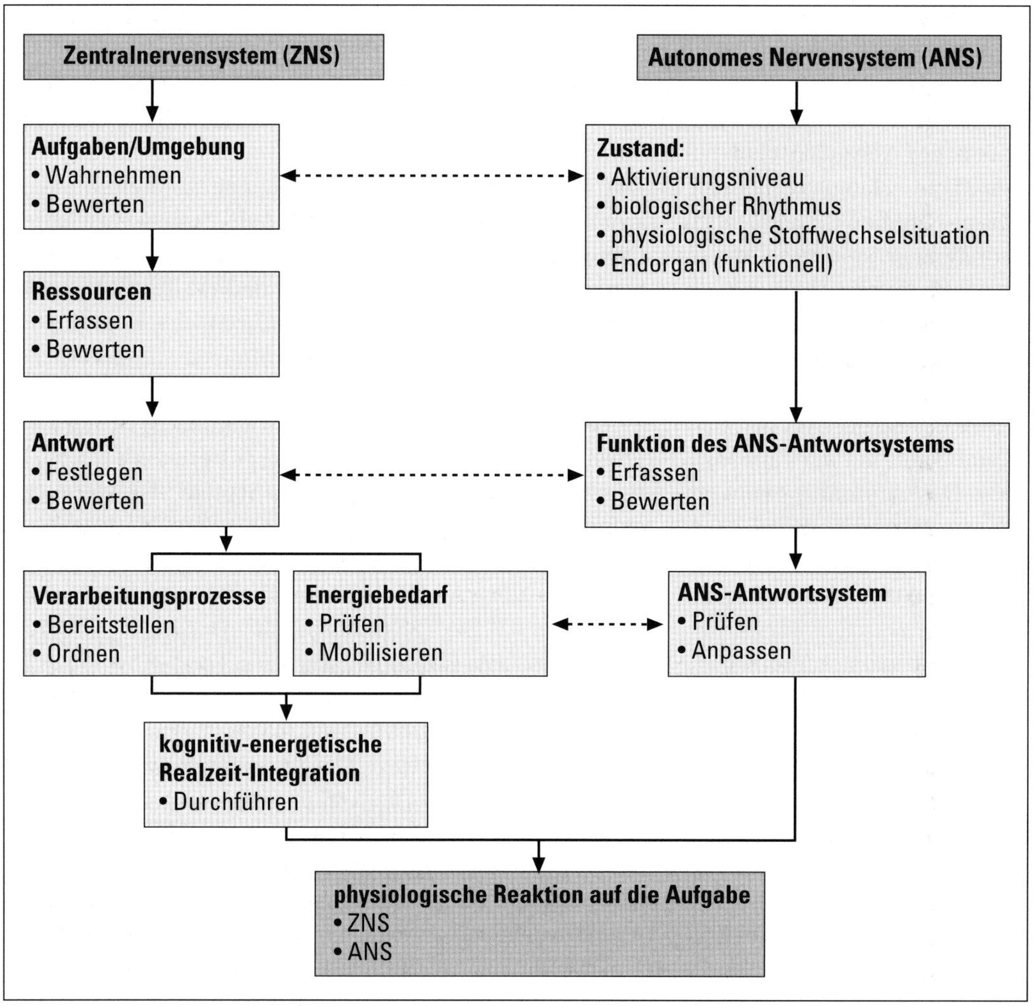

Abb. 1-21: Darstellung der Faktoren, die an physiologischen Reaktionen während der Informationsverarbeitung beteiligt sind. Die Altersentwicklung beeinflusst den Zustand des physiologischen Systems wie auch die Organisation und den Ablauf von Informationsprozessen (nach Rothenberger 1998).

Die vom Untersucher beobachtbaren Indizes der energetischen Antworten sind jedoch durch den jeweiligen Zustand des Antwortsystems begrenzt. Vorübergehende Faktoren wie Aktivitätsniveau und biologischer Rhythmus werden als Faktoren aufgezeigt, die das Antwortsystem beeinflussen können. Alter soll in erster Linie die Charakteristika der Endorgane (z. B. Sinnesrezeptoren, Flexibilität der Gefäßwände) ebenso wie metabolische/physiologische Funktionen (z. B. Verfügbarkeit von Neurotransmittern) beeinflussen. Das Modell sieht zwei Arten von Alterseffekten vor: einen im Zusammenhang mit dem Antwortsystem und einen weiteren hinsichtlich des Ansammelns und Koordinierens von Informationsprozessen. Natürlich kann das Modell noch erweitert werden. So können Veränderungen im sensorischen System sicherlich auch Aufgaben- und Umweltevaluation unmittelbar beeinflussen, und nicht nur über den eher grundsätzlichen Status des Organismus, wie beispielsweise biologische Rhythmen und Aktivationsniveau.

Zum besseren Verständnis der kindlichen Entwicklung müssen noch große Teile dieses Modells mit empirischen Daten aufgefüllt und weiter neurobiologisch unterlegt werden (s. z. B. Todd u. Botteron 2001). Auf diesem Weg bildet es aber sicherlich eine gute Leitlinie, um die Frage besser beantworten zu können, ob jüngere Individuen im Vergleich zu älteren sich im Erarbeiten ihrer physiologischen Antwort anders verhalten, sei es hinsichtlich Geschwindigkeit, Komplexität oder zeitlicher bzw. örtlicher systemischer Organisation.

1.5.9 Schlussfolgerung und Ausblick

Trotz mancher, zu weiterer Verbesserung dieses Untersuchungsansatzes ermunternder Kritik hat die neurophysiologische Erforschung der kindlichen Entwicklung in den letzten zehn Jahren erhebliche Fortschritte zu verzeichnen. Dies gilt sowohl für die gesunde als auch für die pathologische Entwicklung, einschließlich neuropsychiatrischer Erkrankungen. Allerdings müssen noch Fragen der Alterseffekte und testpsychologischer Gütekriterien (Reliabilität, Validität) der verwendeten Verfahren und Paradigmen intensiver angegangen werden (Dumais-Huber et al. 1993; Rothenberger et al. 1987; Woerner et al. 1987; Timsit-Berthier 1990; Minow et al. 1996). Gleiches gilt für die Frage des Einflusses von Augenbewegungen auf die berichteten EEG- und EKP-Ergebnisse (Dumais-Huber et al. 1992; Dumais-Huber u. Rothenberger 1998; Woerner et al. 1997). Besonders wichtig ist dies bei der Untersuchung von Frontalhirnfunktionen. Leider stellen sich dabei hinsichtlich der Studien zu Temperament und EEG-Aktivierung (rechtsfrontal vermehrte Aktivierung finde sich eher bei gehemmten Kindern, linksfrontal vermehrte Aktivierung eher bei ungehemmten Kindern) einige Fragen (z. B. Adler 1993; Rickman et al. 1992; Baving et al. 2000).

Eine andere methodische Verbesserung könnte unseren Erkenntnisgewinn steigern: Die sequenzielle Analyse von psychophysiologischen Daten lässt erwarten, dass dynamische Aspekte (z. B. Habituation, Reagibilität, Kurzzeiteffekte) entdeckt werden könnten, die zwischen Gruppen bzw. Individuen verschieden sind und vielleicht bessere Merkmale für Prädiktion und Therapieerfolg darstellen könnten als die Mittelwerte über eine Sitzung alleine (Dumais-Huber u. Rothenberger 1992; Pivik et al. 1992; Heinrich et al. 2001). Darüber hinaus benötigen wir gleichzeitig Informationen mehrerer verschiedener Untersuchungsebenen, um komplexe Zusammenhänge zu erfassen (z. B. kognitiv: EKP; vegetativ: EDA; neurochemisch: MHPG, Kortisol; neuropsychologisch: Reaktionszeiten, Aufgaben zur sequenziellen Planung; klinisch: dimensionale Instrumente zur Psychopathologie). Leider ließ sich z. B. bei Jugendlichen, im Gegensatz zu Erwachsenen, der Zusammenhang zwischen Norepinephrin und CNV (je höher Norepinephrin, desto weniger negativ sei die CNV) bisher nicht nachweisen (Rothenberger et al. 1992; West et al. 1992). Einer ähnlichen Überprüfung müsste man den Befund von Hegerl und Juckel (2000) unterziehen, die bei Erwachsenen herausfanden, dass mit zunehmender Stärke eines Reizes die auditorische EP-Amplitude (N1/P2) ebenfalls zunimmt und dieser Effekt eng mit dem serotoninergen System zusammenhängt.

Trotz aller methodischen Hindernisse wird man versuchen müssen, die interessierenden Hirn- und Körperfunktionen, also die zentralen und peripheren Merkmale, so früh wie möglich zu erfassen und im Rahmen von Längsschnittstudien zu verfolgen, um die Bedeutung von biologischen und psychosozialen Variablen und ihre Interaktion betrachten zu können.

Ein ausreichendes Verständnis der entwicklungsbedingten Variationen psychophysiologischer Merkmale ist zwingend, um zwischen normalem und abweichendem Verhalten zu verschiedenen Entwicklungszeitpunkten unterscheiden zu können. Dies ist auch nötig, um psychophysiologische Variationen bei Erwachsenen besser interpretieren zu können. Hier sei erneut auf die Notwendigkeit von „Entwicklungsnormen“ für bestimmte psychophysiologische Basisparadigmen (z. B. P300, MMN) hingewiesen, denen sich durchaus studienspezifische Paradigmen und Merkmale beifügen können, ohne die eine weitere Entfaltung und Koordinierung der psychophysiologischen Erforschung der Entwicklung kaum denkbar ist. Erste Entwicklungsuntersuchungen zur „Mismatch Negativity“ weisen darauf hin, dass das Erwachsenenmuster etwa ab dem zehnten Lebensjahr erreicht wird (Leppänen et al. 1992). Weiterhin müssten Kontinuität bzw. Diskontinuität psychophysiologischer Merkmale noch eingehender studiert werden. So können EKP (z. B. N400 und P3b) hinsichtlich Amplitude und Latenz eine gewisse Kontinuität über das Alter aufweisen, aber die topographische Differenzierung kann dennoch altersabhängig sein (Friedman et al. 1992). Die bereits erbrachten und noch zu erwartenden Einzelergebnisse dürften vor allem zur Aufklärung der Rolle von Arousal, Aufmerksamkeit, motorischer Steuerung, kognitiver und motorischer Kompensationsmechanismen, der Abstimmung von kortikalen und subkortikalen Prozessen sowie generell zum Verständnis einer auf Entwicklungsphasen bezogenen Informationsverarbeitung beitragen. Wenn möglich, sollten entsprechende Untersuchungen in enger Verbindung mit entwicklungspsychologischen Konzepten und entwicklungsgenetischen Perspektiven (Stichwort „endogener Phänotyp“) umgesetzt werden.

Ein Überblick hinsichtlich der Beziehungen zwischen neurophysiologischer Entwicklung und Hirnwachstum legt eine generelle, aber nicht eine absolute Konkordanz nahe. Die Hinweise für eine beachtliche Plastizität während der neurophysiologischen Entwicklung sind deutlich und zeigen, dass wichtige entwicklungsneurophysiologische Veränderungen lange nach der Beendigung der strukturellen Veränderungen auftreten. Dies konnte exemplarisch am Verlauf der vestibulären Entwicklung aufgezeigt werden (s. Ornitz 1996). Zudem kommen entwicklungsneurophysiologische Veränderungen während der Verlangsamung struktureller Entwicklungen zu Tage. Ein wichtiges Merkmal der Plastizität im Rahmen der Entwicklungsneurophysiologie lässt sich der neuronalen Plastizität des zerebralen Kortex zuschreiben. Bei diesem gibt es in der frühen Kindheit eine deutliche Überproduktion und Redundanz synaptischer Verbindungen, während mit der Hirnausreifung eine Elimination der Synapsen und eine Art neuronale Ausdünnung stattfindet. Huttenlocher (1990) schlug vor, die neuronale Plastizität als einen Prozess zu verstehen, bei dem einige der übermäßig vorhandenen synaptischen Kontakte in funktionale Systeme übergeführt werden. Diese synaptischen Kontakte werden dann stabilisiert, während die „labilen" Kontakte, die für eine solche Inkorporation nicht nützlich waren, eliminiert werden. Entwicklungsneurohistologische Studien an Primaten zeigen einen ähnlichen frühen synaptischen Überfluss, der im Laufe der Reifung des Zentralnervensystems von synaptischen Eliminationen und neuronalen Ausdünnungen gekennzeichnet ist (Goldman-Rakic 1987). Ähnliche kognitive Funktionen der verzögerten Antwort beim Affen und der Objektpermanenz beim Säugling treten während der Periode des synaptischen Exzesses auf; Goldman-Rakic (1987) meinte, dass nur eine kritische Masse der Synapsen mit dem Auftreten dieser Art von kognitiver Leistung verbunden ist und daher die später ausgereifte Kapazität lediglich von den Synapsen geleistet wird, die den Eliminationsprozess überstanden haben. Es geht also in der Entwicklung des Zentralnervensystems nicht in erster Linie um die Quantität, sondern um eine funktionell fokussierte Qualität der neuronalen Netzwerke mit ihren Verschaltungen. Daher sind hohe Werte an Synapsen, Transportern, Neuronen, mangelnde Asymmetrien etc. bei kinderpsychiatrischen Störungen (z. B. Lese-Rechtschreib-Störung, Aufmerksamkeitsdefizit-/Hyperaktivitätsstörung) mitunter als Mängel der gezielten strukturellen Reifung zu verstehen, die ein Defizit an entwicklungsneurophysiologischen Funktionen mit sich bringen können, welche sich wiederum ungünstig auf Erleben und Verhalten auswirken können.

Wenn man versucht, die Beziehungen zwischen Entwicklungsneurophysiologie und Verhalten kurz und übersichtlich zu fassen, so schälen sich drei bedeutsame Stadien heraus, die weitgehend der Vorschulzeit, der Grundschulzeit und dem frühen Jugendalter entsprechen. Zwischen dem dritten und fünften Lebensjahr finden wir ein neurophysiologisches Stadium mit erhöhter Aufnahmebereitschaft, die gleichzeitig mit Disinhibition von Antworten auf Umgebungsstimuli verknüpft ist. Zwischen dem sechsten und zehnten Lebensjahr liegt ein neurophysiologisches Stadium vor, bei dem Hemmungsmöglichkeiten der Antworten auf Stimuli zunehmen. Gleichzeitig treten vermehrt entwicklungsneurophysiologische Merkmale auf, die für eine fortschreitende Informationsverarbeitung sprechen. In der frühen Adoleszenz gibt es ein drittes Stadium der Entwicklung, in dem sich eine neurophysiologische Evidenz für die folgenden weiteren Reifungsprozesse findet:

- eine intrakortikale Reifung, insbesondere frontaler Verbindungen
- eine deutliche Reifung der ereignisbezogenen Potenziale, die eng mit der Informationsverarbeitung verbunden sind
- Auftreten einer stärkeren hirnelektrisch-topographischen Differenzierung

Diese drei neurophysiologischen Stadien gehen mit entwicklungspsychologischen Stadien nach Piaget (1972; 1977) einher:

- präoperationales Verhalten
- konkrete Operationen
- formale Operationen

So dürfte die entwicklungsneurophysiologisch erfassbare Kapazität der Registrierung, Verarbeitung, Extraktion, Beantwortung und Evaluation von Stimulusinformationen eng verbunden sein mit der zunehmenden Fähigkeit, Antworten auf Stimuli zu steuern und zu hemmen. Dies wiederum dürfte Grundlage für einen veränderten Lernstil sein, der sich allmählich von einem egozentrischen (Vorschulkind) zu einem mehr objektiven, aber konkreten Denken (Grundschulkind) und schließlich zu einem abstrakten Denken (Jugendlicher) entwickelt (Ornitz 1996).

Damit dürften entwicklungsneurophysiologische Konzepte und Verfahren nicht nur zum besseren Verständnis der kindlichen Entwicklung und kinderpsychiatrischer Störungen beitragen. Sie stellen im Rahmen der Entwicklungswissenschaften (neben anderen methodischen Zugangsweisen) eine gute Grundlage dar, um z. B. Perzeption, Aufmerksamkeit, Reproduktion, Sprache, Emotionen und Temperament, Sozialisation und Psychopathologie in ihrer Beziehung zur Hirnentwicklung zu untersuchen (Johnson 2000). Sie sind aber auch von Nutzen, wenn es um entwicklungsorientierte pädagogische, psychologische und psychiatrische Vorgehensweisen geht, und gehören damit zum Kernbereich der Kinder- und Jugendpsychiatrie.

Literatur

Ackles PK, Cook KG, Hieb H (1991). Effects of stimulus novelty on the late Nc component of the event-related potentials of the brain in infants. Psychophysiology; 28: 5.

Adler T (1993). Biology and temperament conference, October 1992 (report). Bloomington: American Psychological Association's Science Directorate.

Albrecht R, Suchodoletz W, Uwer R (2000). The development of auditory evoked dipole source activity from childhood to adulthood. Clin Neurophysiol; 111: 2268–76.

Alexander GE, DeLong MR, Strick PL (1986). Parallel organization of functionally segregated circuits linking basal ganglia and cortex. Ann Rev Neurosci; 9: 357–81.

Anders TF, Keener M (1985). Developmental course of nighttime sleep-wake patterns in full-term and premature infants during the first year of life. Sleep; 8: 173–92.

Anders TF, Emde R, Parmelee AH jr (1971). A manual of standardized terminology, techniques and criteria for scoring of states of sleep and wakefulness in newborn infants. Los Angeles, CA: UCLA Brain Information Service, NIDS Neurological Information Network.

Anokhin AP, Lutzenberger W, Nikolaev A, Birbaumer N (2000). Complexity of electrocortical dynamics in children: developmental aspects. Dev Psychobiol; 36: 9–22.

Barker AT, Jalinous R, Freeston IL (1985). Non-invasive magnetic stimulation of the human motor cortex. Lancet; 1: 1106–7.

Barry JC, Clarke AR, McCarthy R, Selikowitz M, Rushby JA; Ploskova E (2004). EEG differences in children as a function of resting-state arousal level. Clin Neurophysiol 115: 402–8.

Baving L, Laucht M, Schmidt MH (2000). Oppositional children differ from healthy children in frontal brain activation. J Abnorm Child Psychol; 28: 267–75.

Benninger C, Matthis P, Scheffner D (1984). EEG development of healthy boys and girls. Results of a longitudinal study. Electroencephalogr Clin Neurophysiol; 57: 1–12.

Berg WK, Donohue RL (1991). Heartrate changes in an S1-S2 paradigm index anticipation in 7-month-old infants. J Psychophysiol; 28: 5.

Berman S, Friedman D, Cramer M (1990). Age-related changes in processing negativity during selective attention to speech sounds and pure tones. In: Brunia CHM, Gaillard AWK, Kok A (eds). Psychophysiological Brain Research. Vol. 2. Tilburg: Tilburg University Press; 147–51.

Binnie CD, Boyd S (1994). Clinical neurophysiology. In: Rutter M, Taylor E, Hersov L (eds). Child and Adolescent Psychiatry. 3rd ed. Oxford: Blackwell; 110–26.

Blanton RE, Levitt JG, Thompson PM, Narr KL, Capetillo-Cunliffe L, Nobel A, Singerman JD, McCracken JT, Toga AW (2001). Mapping cortical asymmetry and complexity patterns in normal children. Psychiatry Res; 107: 29–43.

Boor G, Goebel B (2000). Maturation of near-field and far-field somtasensory evoked potentials after median nerve stimulation in children under 4 years of age. Clin Neurophysiol; 111: 1070–81.

Boylan LS, Sackheim HA (2000). Magnetoelectric brain stimuliation in the assessment of brain physiology and pathophysiology. Clin Neurophysiol; 111: 504–12.

Broadbent DE (1965). Applications of information theory and decision theory to human perception and reaction. Progr Brain Res; 17: 309–20.

Broadbent DE (1971). Decision and Stress. London: Academic Press.

Bruneau N, Barthélémy C, Martineau J, Adrien JL, Garreau J, Muh J, Lelord G (1990). Clinical, electrophysiological and biochemical markers and monoaminergic hypotheses in autism. In: Rothenberger A (ed). Brain and Behavior in Child Psychiatry. Berlin, Heidelberg, New York: Springer; 217–34.

Carskadon MA, Keenan S, Dement WC (1987). Nighttime sleep and daytime sleep tendency in preadolescents. In: Guilleminault C (ed). Sleep and its Disorders in Children. New York: Raven; 43–52.

Ceponiene R, Shestakova A, Balan P, Alku P, Yiaguchi K, Näätänen R (2001). Children's auditory event-related potentials index sound complexity and "speechness". Int J Neurosci; 109: 245–60.

Chiarenza GA, Papakostopoulos D (eds) (1982). Clinical application of cerebral evoked potentials in pediatric medicine. Amsterdam: Excerpta Medica, ICS 595.

Chiaranza GA, Papakostopoulos D, Giordana F, Guareschi-Cazzulo A (1983). Movement related brain macropotentials during skilled performances. A developmental study. Electroencephalogr Clin Neurophysiol; 56: 373–83.

Chisholm RC, Karrer R (1983). Movement-related brain potentials during squeezing in children and adults. Int J Neurosci; 19: 243–58.

Chugani HT, Phelps ME, Mazziota JC (1987). Positron emission tomography study of functional development. Ann Neurol; 22: 487–97.

Clarke AR, Barry RJ, McCarthy R, Selikowitz M (2001). Age and sex effects in the EEG: development of the normal child. Clin Neurophysiol; 112: 806–14.

Coble P, Kupfer DJ, Reynolds CF, Houck P (1987). EEG sleep of healthy children 6 to 12 years of age. In: Guilleminault C (ed). Sleep and its Disorders in Children. New York: Raven; 29–41.

Coons S (1987). Development of sleep and wakefulness during the first 6 months of life. In: Guilleminault C (ed). Sleep and its Disorders in Children. New York: Raven; 17–28.

Coons S, Guilleminault C (1982). The development of sleep wake patterns and non-rapid eye movement sleep stages during the first six months of life in normal infants. Pediatrics; 69: 793–8.

Courchesne E (1978). Neurophysiological correlates of cognitive development: Changes in long-latency event-related potentials from childhood to adulthood. Electroencephalogr Clin Neurophysiol; 45: 468–82.

Courchesne E (1990). Chronolgy of postnatal human brain development: Event-related potential, positron emission tomography, myelinogenesis and synaptogenesis studies. In: Rohrbough JW, Parasuraman R, Johnson R jr (eds). Event-Related Potentials: basic issues and applications. Oxford: Oxford University Press; 210–41.

Courchesne E, Akshoomoff NA, Townsend JP, Saitoh O (1992). Neural systems involved in shifting attention: studies of children with congenital and acquired brain damage. Psychophysiology; 29, Suppl 13.

Csibra G, Tucker LA, Volein A, Johnson MH (2000). Cortical development and saccade planning: the ontogeny of the spike potential. Neuroreport; 11: 1069–73.

Cycowicz YM (2000). Memory development and event-related brain potentials in children. Biol Psychol; 54: 145–74.

Davidson RJ, Fox NA (1982). Asymmetrical brain activity discriminates between positive and negative stimuli in human infants. Science; 218: 1235–7.

De Jong R, Coles MGH, Logan GD, Gordan D (1995). Strategies and mechanisms in non-selective and selective inhibitory motor control. J Experim Psychol; 21: 498–511.

Donchin E, Karis D, Bashore TR, Coles MGH, Gratton G (1986). Cognitive psychophysiology and human information processing. In: Coles MGH, Donchin E, Porges SW (eds). Psychophysiology: Systems, processes and applications. New York: Guilford; 244–67.

Donohue RL, Grosmann SE, Berg WK, Words CB, Garner EL, Boswell AE (1992). Anticipation in 8- and 10-month-old infants: their heart says yes but their head says no. J Psychophysiol; 29: 28.

Dreyfus-Brisac C, Curzi-Dascalova L (1975). Section II. The EEG during the first year of life. In: Rémond A (ed). Handbook of Electroencephalography and Clinical Neurophysiology. Vol. 6B. Amsterdam: Elsevier; 24–30.

Dreyfus-Brisac C, Monod N (1975). Section I. The electroencephalogram of full-term newborns and premature infants. In: Rémond A (ed). Handbook of Electroencephalography and Clinical Neurophysiology. Vol. 6B. Amsterdam: Elsevier; 6–23.

Dumais-Huber C, Rothenberger A (1992). Psychophysiological correlates of orienting, anticipation and contingency changes in children with psychiatric disorders. J Psychophysiol; 6: 225–39.

Dumais-Huber C, Rothenberger A (1998). Frontocentral electrical brain activity in normal boys: impact of EOG correction on retest stability, topography and condition effects of slow negative cortical potentials. In: Garreau B (ed). Neuroimaging in Child Neuropsychiatric Disorders. Berlin, Heidelberg: Springer; 51–7.

Dumais-Huber C, Woerner W, Rothenberger A (1992). EOG correction of childrens' ERP data: II. CNV and PINV measures in hyperactive and multiple tic patients. EPIC X, Eger (H), Abstracts, P-36.

Dumais-Huber C, Woerner W, Rothenberger A (1993). Test-retest reliability and age effects of CNV and PINV in school children. In: Heinz HJ, Münte TF, Maugun GR (eds). New Developments in Event-Related Potentials. Boston: Birkhäuser; 229–35.

Dumermuth G (1976). Elektroencephalographie im Kindesalter. Einführung und Atlas. 3. Aufl. Stuttgart: Thieme.

Edelman GW (1987). Neural Darwinism: The theory of neuronal group selection. New York: Basic Books.

Eeg-Olofsson O (1970). The development of the electroencephalogram in normal children and adolescents from the age of 1 through 21 years. Acta Paediatr Scand; 208, Suppl: 7–46.

Eggermont JJ (1988). On the rate or maturation of sensory evoked potentials. Electroencephalogr Clin Neurophysiol; 70: 293–305.

Eggermont JJ (1992). Development of auditory evoked potentials. Acta Otolarynologica; 112: 197–200.

Ellingson RJ (1984). Das EEG von Frühgeborenen und Neugeborenen. In: Klass DW, Daly DD (Hrsg). Klinische Elektroenzephalographie. Stuttgart: Fischer; 133–58.

Emde PN, Harmon RJ (eds) (1984). Continuities and Discontinuities in Development. New York: Plenum.

Epstein HT (1974). Phrenoblysis: Special brain and mind growth periods. II. Human mental development. Dev Psychobiol; 7: 217–24.

Epstein HT (1979). Correlated brain and intelligence development in humans. In: Hahn ME, Jensen C, Dudek BC (eds). Development and Evolution of Brain Size. New York: Academic Press; 111–31.

Epstein HT (1980). Stages in human brain development. Dev Psychobiol; 13: 629–31.

Epstein HT (1986). Stages in human brain development. Dev Brain Res; 30: 114–9.

Fan J, Posner M (2004). Human attentional networks. Psychiatr Prax Suppl 2: S210–4.

Feinberg I, Thode HC, Chugani HT, March JD (1990). Gamma distribution model describes maturational curves for delta wave amplitude, cortical metabolic rate and synaptic density. J Theor Biol; 142: 149–61.

Fuchigami T, Okubo O, Fujita Y, Okuni M, Noguchi Y (1993). Auditory event-related potentials and reaction time in children: Evaluation of cognitive development. Dev Med; 35: 230–7.

Fischer KW, Silvern L (1985). Stages and individual differences in cognitive development. Ann Rev Psychol; 3: 613–48.

Fowles DC, Kochanska G (2000a). Temperament as a moderator of pathways to conscience in children: the contribution of electrodermal activity. Psychophysiology 37: 788--95.

Fowles DC, Kochanska G, Murray (2000b). Electrodermal activity and temperament in preschool children. Psychophysiology 37: 777–87.

Friedman D (1991). The endogenous scalp-recorded brain potentials and their relationship to cognitive development. In: Jennings JR, Cole MGH (eds). Handbook of Cognitive Psychophysiology. New York: Wiley; 621–56.

Friedman D, Putnam L, Ritter W, Hamberger M, Berman S (1992). A developmental event-related potential study of picture matching in children, adolescents and young adults: A replication and extension. Psychophysiology; 29: 593–610.

Fuster JM (1989). The Prefrontal Cortex. 2nd ed. New York: Raven.

Gallai V (ed) (1986). Maturation of the CNS and Evoked Potentials. Amsterdam: Excerpta Medica.

Garreau B, Barthélémy C, Bruneau N, Martineau J, Rothenberger A (1990). Sleep disturbances in children: From the physiological to the clinical. In: Rothenberger A (ed). Brain and Behavior in Child Psychiatry. Berlin, Heidelberg: Springer; 317–42.

Gatzke-Kopp LM, Raine A, Loeber R, Stouthamer-Loeber M, Steinhauer SR (2002). Serious delinquent behavior, sensation seeking, and electrodermal arousal. J Abnorm Child Psychol 30: 477–86.

George MS, Lisanby SH, Sackeim HA (1999). Transcranial magnetic stimulation. Arch Gen Psychiatry; 56: 300–11.

Goldman-Rakic PS (1987). Development of cortical circuitry and cognitive function. Child Dev; 58: 601–22.

Gomes H, Dunn M, Ritter W, Kurtzberg D, Brattson A, Kreuzer JA, Vaughan HG jr (2001). Spatiotemporal maturation of the central and lateral N2 components to tones. Brain Res Dev Brain Res; 129: 147–55.

Gomot M, Giard MH, Roux S, Bathelemy C, Bruneau N (2000). Maturation of frontal and temporal components of mismatch negativity (MMN) in children. Neuroreport; 11: 3109–12.

Graham FK, Murray GM (1977). Discordant effects of weak prestimulation on magnitude and latency of the reflex blink. Physiol Psychol; 5: 108–14.

Gray J (1971). The Psychology of Fear and Stress. London: Weidenfeld and Nicolson.

Gray J (1982). Neuropsychological Theory of Anxiety: An investigation of the septal-hippocampal system. Cambridge: Cambridge University Press.

Graybiel AM, Aosaki T, Flaherty AW, Kimura M (1994). The basal ganglia and adaptive motor control. Science; 265: 1826–31.

Grünewald-Zuberbier E, Grünewald G (1982). Event-related EEG changes in children with different abilities to concentrate. In: Rothenberger A (ed). Event-Related Potentials in Children. Amsterdam: Elsevier; 295–316.

Gsibra G, Davis G, Spratling MW, Johnson MH (2000). Gamma oscillations and object processing in the infant brain. Science; 24: 1582–5.

Hagelthorn KM, Brown WS, Amano S, Asornow R (2000). Normal development of bilateral field advantage and evoked potential interhemispheric transmission time. Dev Neuropsychol; 18: 11–31.

Harrington C, Kirjavainen T, Teng A, Sullivan CE (2001). Cardiovascular responses to three simple, provocative tests of autonomic activity in sleeping infants. J Applied Physiol; 91: 561–8.

Hawk LW Jr, Pelham WE Jr, Yartz AR (2002). Attentional modification of short-lead prepulse inhibition and long-lead prepulse facilitation of acoustic starle among preadolescent boys. Psychophysiology 39: 333–9.

Hegerl U, Juckel G (2000). Identifying psychiatric patients with serotoninergic dysfunctions by event-related potentials. World J Biol Psychiatry; 1: 112–8.

Heinen F, Glocker FX, Fietzek U, Meyer BU, Lucking CH, Korinthenberg R (1998). Absence of transcallosal inhibition following focal magnetic stimulation in preschool children. Ann Neurol; 43: 608–12.

Heinrich H, Moll GH, Dickhaus H, Kolev V, Yordanova J, Rothenberger A (2001). Time-on-task analysis using wavelet-networks in an event-related potential study on attention-deficit hyperactivity. Clin Neurophysiol; 112: 1280–7.

Hillyard SA, Picton TW (1987). Electrophysiology of cognition. In: Mountcastle VB, Geiger SR (eds). Handbook of Physiology: a critical, comprehensive presentation of physiological knowledge and concepts. Section 1: The nervous system. Vol. 5: Higher functions of the brain (part 2). Bethesda, MD: American Physiological Society; 519–84.

Herschkowitz N (2001). Das vernetzte Gehirn – seine lebenslange Entwicklung. Bern: Huber.

Hofferberth B, Rothenberger A (1982). Event-related potentials to rotatory stimulation – preliminary results in adults and children: In: Rothenberger A (ed). Developments in Neurology. Vol. 6: Event-related potentials in children. Amsterdam: Elsevier; 463–70.

Hudspeth WJ, Pribram KH (1990). Stages of brain and cognitive maturation. J Education Psychol; 82: 881–4.

Huttenlocher PR (1979). Synaptic density in human frontal cortex. Developmental changes and effects of aging. Brain Res; 163: 195–205.

Huttenlocher PR (1990). Morphometric study of human cerebral cortex development. Neuropsychologia; 28: 517–27.

Huttenlocher PR, de Courten C, Garey LJ, van der Loos H (1982). Synaptogenesis in human visual cortex – evidence for synapse elimination during normal development. Neuroscience Letters; 33: 247–52.

Inghielleri M, Berardelli A, Gruccu G, Manfredi M (1993). Silent period evoked by transcranial stimulation of the human cortex and cervicomedullary junction. J Physiol; 466: 521–34.

Inhelder B, Piaget J (1958). The Growth of Logical Thinking from Childhood to Adolescence. New York: Basic Books.

Jennings JR, Yovetich N (1991). Cognitive aging from autonomic and event-related potential perspectives. In: Jennings JR, Coles MGH (eds). Handbook of Cognitive Psychophysiology, Central and Autonomic Nervous System Approach. New York: Wiley; 706–27.

Jennings JR, Schroder M (1991). Cognitive aging from autonomic and event-related potential perspectives. In: Jennings JR, Coles MGH (eds). Handbook of Cognitive Psychophysiology, Central and Autonomic Nervous System Approach. New York: Wiley; 728–37.

John ER, Kaye H, Friedman J, Prichep L, Ahn H (1982a). Validity, utility and limitations of neurometric evaluations in children. In: Rothenberger A (ed). Event-Related Potentials in Children. Amsterdam: Elsevier; 11–33.

John ER, Easton P, Prichep L, Ahn H, Kaye H, Baird H (1982b). Neurometric features of children with various cognitive functions or neurological disorders. In: Rothenberger A (ed). Event-Related Potentials in Children. Amsterdam: Elsevier; 389–403.

Johnson MH (ed) (2000). The developing human brain. Dev Science; 4, Special Issue.

Kamarck TW (1992). Recent developments in the study of cardiovascular reactivity: Contributions from psychometric theory and social psychology. Psychophysiology; 29: 491–503.

Karrer R (1986). Input, central and motor segments of response time in mentally retarded and normal children. In: Wade MG (ed). Motor Skill Acquisition of the Mentally Handicapped: issues in research and training. Amsterdam: Elsevier; 167–87.

Karrer R, Warren C, Ruth R (1978). Slow potentials of the brain preceding cued and noncued movement, effects of development and mental retardation. In: Otto D (ed). Multidisciplinary Perspectives in Event-Related Brain Potential Research. Washington, DC: U.S. Environmental Protection Agency, Office of Research and Development; 322–9.

Karrer R, Cohen J, Tueting P (eds) (1984). Brain and Information: event-related potentials. New York: New York Academy of Sciences.

Khazipov R, Sirota A, Leinekugel X, Holmes GL, Ben-Ari Y, Buzsaki G (2004). Early motor activity drives spindle bursts in the developing somatosensory cortex. Nature 432: 758–61.

Klorman R, Thompson LW, Ellingson RJ (1978). Event-related brain potentials across the life span. In: Callaway F, Tueting P, Koslow SH (eds). Event-Related Brain Potentials in Man. New York: Academic Press; 511–84.

Kok A, Rooijakkers JAJ (1985). Comparison of event-related potentials of young children and adults in visual recognition and word reading task. Psychophysiology; 22: 11–23.

Kornhuber HH, Deecke L, Diekmann V, Grözinger B, Hufnagel M, Kornhuber M, Lang M, Neher KD, Reinke W, Westphal KP (1982). Bereitschaftspotential, directed attention potential and related potentials: children, attention, and schizophrenia. In: Rothenberger A (ed). Event-Related Potentials in Children. Amsterdam: Elsevier; 231–42.

Kostovic I (1990). Structural and histochemical reorganization of the human prefrontal cortex during perinatal and postnatal life. Progr Brain Res; 85: 223–40.

Kraus N, Koch DB, McGee TJ, Nicol TG, Cunningham J (1999). Speech-sound discrimination in school-age children: psychophysical and neurophysiologic measures. J Speech Language Hearing Res; 42: 1042–60.

Külz J (1980). Elektroenzephalogramm im Kindesalter. In: Niebeling HG (Hrsg). Einführung in die Elektroenzephalographie. Leipzig: Barth; 147–68.

Kurjirai T, Caramia MD, Rothwell JC, Day BL, Thompson PD, Ferbert A, Wroe S, Asselman PL, Marsden CD (1993). Corticocortical inhibition in human motor cortex. J Physiology; 471: 501–19.

Kurtzberg D, Vaughan HG, Courchesne E, Friedman D, Russel-Harter M (1984). Developmental aspects of event-related potentials. In: Karrer R, Cohen J, Tueting P (eds). Brain and Information: event-related potentials. New York: New York Academy of Sciences; 300–18.

Leppänen P, Laukkonen K, Lyytinen H (1992). MMN in children and adults. EPIC X, Eger (H), Abstracts; 90.

Lindsley DB (1952). Psychological phenomena and the elcetroencephalogram. Electroencephalogr Clin Neurophysiol; 4: 443–56.

Lombroso CT (1982). Neonatal electroencephalography. In: Niedermeyer E, Lopes da Silva F (eds). Electroencephalography. München: Urban & Schwarzenberg; 161–6.

Lorber MF (2004). Psychophysiology of aggression, psychopathy, and conduct problems: a meta-analysis. Psychol Bull 130: 531–52.

Lyytinen H, Blomberg AP, Näätänen R (1992). Event-related potentials and autonomic responses to a change in unattended auditory stimuli. Psychophysiology; 29: 523–34.

Maatta S, Paakkonen A, Saavalainen P, Partanen J (2005). Selective attention event-related potential effects from auditory novel stimuli in children and adults. Clin Neurophysiol 116: 129–41.

Madrid M, Crognale MA (2000). Long-term maturation of visual pathways. Visual Neurosci; 17: 831–7.

Martin F, Delpont E, Suisse G, Richelme C, Dolisi C (1993). Long latency event-related potentials (P300) in gifted children. Brain Dev; 15: 173–7.

Matousek M, Petersen J (1973). Frequency analysis of the EEG in normal children and adolescents. In: Kellaway P, Petersen J (eds). Automation of Clinical Encephalography. New York: Raven Press; 75–102.

McCall RB, Meyers ED, Hartman J, Roche AF (1983). Developmental changes in head-circumference and mental-performance growth rates: A test of Epstein's phrenoblysis hypothesis. Dev Psychobiol; 16: 457–68.

Mills DL, Prat C, Zangl R, Stager CL, Neville HJ, Werker JF (2004). Language experience and the organization of brain activity to phonetically similar words: ERP evidence from 14- and 20-months-olds. J Cogn Neurosci 16: 1452–64.

Minow F, von Suchodoletz W, Uwer R (1996). Reliability of parameters of cognitive evoked P3 potentials. Z Kinder Jugendpsychiatrie Psychother; 24: 265–71.

Mitchell TV, Neville HJ (2004). Asynchronies in the development of electrophysiological responses to motion and color. J Cogn Neurosci 16: 1363–74.

Molenaar PCM (1986). On the possibility of acquiring more powerful structures: A neglected alternative. Hum Dev; 29: 245–51.

Moll G, Rothenberger A (1993). Magersucht im Jugendalter – Mangelnde Modulation autonomer vegetativer Systeme. In: Baumann P (Hrsg). Biologische Psychiatrie der Gegenwart. Wien: Springer; 380–4.

Moll G, Rothenberger A (1996). Zentralnervöse Regulationsmechanismen bei kinder- und jugendpsychiatrischen Störungen. In: Groß-Selbeck G (Hrsg). Aktuelle Neuropädiatrie 1995. Wehr: Ciba-Geigy; 102–19.

Moll GH, Heinrich H, Wischer S, Tergau F, Paulus W, Rothenberger A (1999). Motor system excitability in healthy children: Developmental aspects from transcranial magnetic stimulation. Electroencephalogr Clin Neurophysiol, Suppl 51: 243–9.

Moll GH, Heinrich H, Rothenberger A (2001). Transkranielle Magnetstimulation in der Kinder- und Jugendpsychiatrie: Exzitabilität des motorischen Systems bei Tic-Störungen und/oder Aufmerksamkeitsdefizit-/Hyperaktivitätsstörungen. Z Kinder Jugendpsychiatrie Psychother; 29: 312–23.

Monod N, Pajot N (1965). Le sommeil du nouveu-né et du prématuré. Analyse des études polygraphiques chez le nouveau-né à terme. Biol Neonanate; 8: 281–307.

Mrzljak L, Uylings HBM, van Eden CG, Judas M (1990). Neuronal development in human prefrontal cortex in prenatal and postnatal stages. Progr Brain Res; 85: 185–222.

Mulder G (1986). The concept and measurement of mental effort. In: Hockey GRJ, Gaillard AWK, Coles MGH (eds). Energetics and Human Information Processing. Nijhoff: Dordrecht; 175–98.

Müller K, Homberg V, Lenard HG (1991). Magnetic stimulation of motor cortex and nerve roots in children. Maturation of cortico-motoneuronal projections. Electroencephalogr Clin Neurophysiol; 81: 63–70.

Müller K, Kass-Illiyya F, Reitz M (1997). Ontogeny of ipsilateral corticospinal projections: A developmental study with transcranial magnetic stimulation. Ann Neurol; 42: 705–11.

Näätänen R, Sams M, Alho K, Paavilainen P, Reinikainen K, Sokolov EN (1988). Frequency and location specifity of the human vertex N1 wave. Electroencephalogr Clin Neurophysiol; 69: 523–31.

Nezu A, Kimura S, Uehara S, Kobayashi T, Tanaka M, Saito K (1997). Magnetic stimulation of motor cortex in children: maturity of corticospinal pathway and problem of clinical application. Brain Dev; 19: 176–80.

Niedermeyer E (1982). Maturation of the EEG. Development of waking and sleep patterns. In: Niedermeyer E, Lopes de Silva F (eds). Electroencephalography. München: Urban & Schwarzenberg; 107–30.

Niedermeyer E (1993). Maturation of the EEG: Development of waking and sleep patterns. In: Niedermeyer E, Lopes da Silva F (eds). Electroencephalography: Basic principles, clinical applications and related fields. Baltimore: Williams & Wilkins; 107–30.

Ornitz EM (1972). Development of sleep patterns in autistic children. In: Clemente CD, Purpura D, Mayer F (eds). Sleep and the Maturing Nervous System. New York: Academic Press; 363–81.

Ornitz EM (1983). Neuroanatomical basis of early infantile autism. Int J Neurosci; 19: 85–124.

Ornitz EM (1988). Development of the vestibular system. In: Meisami E, Timiras PS (eds). Handbook of Human Growth and Development Biology. Vol. 1: Neural, sensory, motor, and integrative development. Boca Raton, FL: CRC Press; 11–32.

Ornitz EM (1996). Developmental aspects of neurophysiology. In: Lewis M (ed). Child and Adolescent Psychiatry. 2nd ed. Baltimore: Williams & Wilkins; 39–51.

Ornitz EM, Ritvo ER, Lee YH, Panman LW, Walter RD, Mason A (1969). The auditory evoked response in babies during REM sleep. Electroencephalogr Clin Neurophysiol; 27: 195–8.

Ornitz EM, Guthrie D, Kaplan AR, Lane SJ, Norman RJ (1986). Maturation of startle modulation. Psychophysiology; 23: 624–34.

Ornitz EM, Hanna GL, de Traversay J (1992). Prestimulation-induced startle modulation in attention deficit hyperactivity disorder and nocturnal enuresis. Psychophysiology; 29: 437–51.

Parent A, Hatsrati LN (1985). Functional anatomy of the basal ganglia: I. The cortico-basal ganglia-thalamo-cortical loop. Brain Res Rev; 20: 91–127.

Pasman JW, Rotteveel JJ, Maassen B, Visco YM (1999). The maturation of auditory cortical evoked responses between (preterm) birth and 14 years of age. Eur J Paediatr Neurol; 3: 79–82.

Passler MA, Isaac W, Hynd GW (1985). Neuropsychological development of behavior attributed to frontal lobe functioning in children. Dev Neuropsychol; 1: 349–70.

Piaget J (1972). Intellectual evolution from adolescence to adulthood. Hum Dev; 15: 1–12.

Piaget J (1977). The Development of Thought: Equilibration of cognitive structures. New York: Viking Press.

Pineda JA, Foote SL, Neville HJ (1989). Effects of locus coeruleus lesions on long-latency, event-related potentials in monkey. J Neurosci; 9: 81–93.

Pivik RT, Busby K, Mercier L, Dunhan W (1992). Similarities of eye movement profiles during REM sleep in preadolescents. Psychophysiology; 29, Suppl 57.

Pompeiano O (1980). Cholinergic activation of reticular and vestibular mechanisms controlling posture and eye movments. In: Hobson JA, Brazier MA (eds). The Reticular Formation Revisited: Specifying function for a nonspecific system. Vol. 6. International Brain Research Organization Monograph Series. New York: Raven Press; 473–512.

Porges SW, Fox NA (1986). Developmental psychophysiology. In: Coles MGH, Donchin E, Porges SW (eds). Psychophysiology: Systems, processes and applications. New York: Guilford; 611–25.

Posner MI, Raichle ME (1996). Images of Mind (revised). Washington, DC: Scientific American Books.

Pribram KH, McGuiness D (1975). Arousal, activation and effort in the control of attention. Psychol Rev; 82: 116–49.

Rabinovicz T (1986). The differentiated maturation of the cerebral cortex. In: Falkner F, Tanner JM (eds). Human Growth – a comprehensive treatise. New York: Plenum; 385–410.

Rabinovicz T, Leuba G, Heumann D (1977). Morphologic maturation of the brain: A quantitative study. In: Berenberg SR (ed). Brain Fetal and Infant: Current Research on normal and abnormal development. The Hague: Martinus Nijhoff; 29–51.

Rasco L, Skinner RD, Garcia-Rill E (2000). Effect of age on sensory gating of the sleep state-dependent P1/P50 midlatency auditory evoked potential. Sleep Res Online; 3: 97–105.

Revelle W (1993). Individual differences in personality and motivation: „non-cognitive“ determinants of cognitive performance. In: Baddeley A, Weiskrantz L (eds). Attention: Selection, Awareness, and Control. Oxford: Clarendon Press; 346–73.

Richards JE (1991). Infant eye movements during peripheral visual stimulus localization as a function of central stimulus attention status. Psychophysiology; 28: 4.

Richards JE (1992). Individual differences in infant visual attention and cardio-respiratory indices of "vagal tone". Abstract. Psychophysiology; 29: 59.

Rickman MD, Straus AM, Finman R, Davidson RJ (1992). Stability of behavior and EEG frontal asymmetry in temperamentally inhibited and uninhibited children. Abstract. Psychophysiology; 29: 59.

Ridderinkhof KR (1993). Interference from irrelevant information. Doctoral Thesis, University of Amsterdam.

Roffwarg HP, Muzio NJ, Dement WC (1966). Ontogenetic development of the human sleep-dream cycle. Science; 152: 604–19.

Rösler F, Heil M, Röder B (1997). Slow negative brain potentials as reflections of specific modular resources of cognition. Biol Psychol; 45: 109–41.

Rothenberger A (ed) (1982). Event-Related Potentials in Children. Developments in neurology. Vol. 6. Amsterdam: Elsevier.

Rothenberger A (1987). EEG and Evozierte Potentiale im Kindes- und Jugendalter. Berlin: Springer.

Rothenberger A (1990a). Brain and Behavior in Child Psychiatry. Berlin, Heidelberg: Springer.

Rothenberger A (1990b). The role of the frontal lobes in child psychiatric disorders. In: Rothenberger A (ed). Brain and Behavior in Child Psychiatry. Berlin: Springer; 34–58.

Rothenberger A (1995). Electrical brain activity in children with hyperkinetic syndrome: Evidence of a frontal cortical dysfunction. In: Sergeant J (ed). European Approaches to Hyperkinetic Disorder. Zürich: Trümpi; 225–70.

Rothenberger A (1998). Psychophysiologische Erforschung der kindlichen Entwicklung. In: Rösler F (Hrsg). Enzyklopädie der Psychologie. Bd. 5. Göttingen: Hogrefe; 345–402.

Rothenberger A, Hüther G (1997). Die Bedeutung von psychosozialem Streß im Kindesalter für die strukturelle und funktionelle Hirnreifung. Prax Kinderpsychol Kinderpsychiat; 44: 623–44.

Rothenberger A, Meyer-Dietrich H (1984). Beziehungen zwischen elektrischer Hirnaktivität und Intelligenz im Kindesalter. Z Kinder Jugendpsychiatrie Psychother; 12: 79–104.

Rothenberger A, Schmidt MH (2000). Die Funktionen des Frontalhirns und der Verlauf psychischer Störungen. Frankfurt: Peter Lang.

Rothenberger A, Woerner W (1986). Elektrische Hirnaktivität bei kinderpsychiatrischen Störungen im Längsschnitt von 8 bis 13 Jahren – eine epidemiologische Studie. In: Schmidt MH, Drömann S (Hrsg). Langzeitverlauf kinder- und jugendpsychiatrischer Erkrankungen. Stuttgart: Enke; 91–8.

Rothenberger A, Heeschen C, Kemmerling S (1984). Language development: Lateralization of semantics and the short-term-verbal-memory (STVM) of the right hemisphere. Acta Paedopsychiatrica; 50: 119–30.

Rothenberger A, Woerner W, Blanz B (1987). Test-restest reliability of flash-evoked potentials in a field sample: A 5 year-follow-up in schoolchildren with and without psychiatric disturbances. In: Johnson R jr, Rohrbough JW, Parasuraman R (eds). Current trends in event-related potential research. Electroencephalogr Clin Neurophysiol, Suppl 40: 624–8.

Rothenberger A, Dumais-Huber C, Müller M, Müller W (1992). Challenging the neurochemical model of the CNV. In: Heinze HJ, Münte TF, Maugun GR (eds). New Developments in Event-Related Potentials. Boston: Birkhäuser; 173–9.

Rothenberger A, Banaschewski T, Heinrich H, Moll GH, Schmidt MH, van't Klooster B (2000). Comorbidity in ADHD children: Coexisting conduct disorder but not tic disorder accompanied by brain electrical deficit in an auditory selective attention task. Eur Arch Psychiatry Clin Neurosci; 250: 101–10.

Routtenberg A (1968). The two-arousal hypothesis: reticular formation and limbic system. Psychol Rev; 75: 51–80.

Rueda MR; Posner MI, Rothbart MK, Davis-Stober CP (2004). Development of the time course for processing conflict: an event-related potentials study with 4 years olds and adults. BMC Neurosci 5: 39.

Salzarulo P, Fagioli I, Salomon F, Ricour C, Raimbault C, Ambrosi S, Cicchi O, Duhamel JF, Rigoard MT (1980). Sleep patterns in infants under con-

tinuous feeding from birth. Electroencephalogr Clin Neurophysiol; 49: 330–6.
Sanders AF (1983). Towards a model of stress and performance. Acta Psychologica; 53: 61–97.
Scerbo AS, Raine A, Mednick S (1992). Inhibited/uninhibited temperament in 3-11 year-old Mauritanian children: stability and psychophysiological arousal. Psychophysiology; 29: 62.
Schulz H, Salzarulo P, Fagioli I, Massetani R (1983). REM latency: Development in the first year of life. Electroencephalogr Clin Neurophysiol; 56: 316–22.
Shafer VL, Morr ML, Kreuzer JA, Kurtzberg D (2000). Maturation of mismatch negativity in school-age children. Ear and Hearing; 21: 242–51.
Shinbourne EA (1974). Growth and development of the cardiovascular system. In: Davis JA, Dobbing J (eds). Scientific Foundation of Paediatrics. London: Heinemann; 54–85.
Simonds RJ, Scheibel AB (1989). The postnatal development of the motor speech area: A preliminary study. Brain and Language; 37: 42–58.
Smith A, Weber CM, Newton J, Denny M (1991). Developmental and age-related changes in reflexes of the human jaw-closing system. Electroencephalogr Clin Neurophysiol; 81: 118–28.
Sohn JH, Sokhadze E, Watanuki S (2001). Electrodermal and cardiovascular manifestations of emotions in children. J Physiol Anthropol Appl Human Sci 20: 55–64.
Sokolov EN (1963). Perception and the Conditioned Reflex. New York: MacMillan.
Sowell ER, Delis D, Stiles J, Jernigan TL (2001). Improved memory functioning and frontal lobe maturation between childhood and adolescence: a structural MRI study. J Int Neuropsychol Society; 7: 312–22.
Stauder JEA (1992). Event-related brain potentials and cognitive development during childhood. Doctoral thesis. Amsterdam: University of Amsterdam.
Stegmaier P (1996). Die Entwicklung der autonom-vegetativen Parameter im Kindes- und Jugendalter. Doktorarbeit. Heidelberg: Universität Heidelberg.
Stegmaier P, Woerner W, Rothenberger A (1993). Entwicklung autonom-vegetativer Parameter im Kindes- und Jugendalter. Bonn: 6th European Congress on Developmental Psychology.
Szirtes J, Marton ML (1978). Speech-related potentials in children. In: Kardos M, Pléh C, Marton ML (eds). Problems of Information Processing and Perceptual Organization. Budapest: Akadémiai Kiadó; 78–93.
Takano T, Ogawa G (1998). Characterization of developmental changes in EEG gamma-band activity during childhood using the autoregressive model. Acta Paediatrica Jpn; 40: 446–52.
Tanguay PE, Ornitz EM, Forsythe AB, Ritvo ER (1976). Rapid eye movement (REM) activity in normal and autistic children during REM sleep. J Autism Childhood Schizophr; 6: 275–88.
Taylor MJ (1978). Bereitschaftspotential during the acquisition of a skilled motor task. Electroencephalogr Clin Neurophysiol; 45: 568–76.
Taylor MJ (1988). Developmental changes in ERPs to visual language stimuli. Biol Psychol; 26: 321–39.
Taylor MJ (1993). Maturational changes in ERPs to orthographic and phonological tasks. Electroencephalogr Clin Neurophysiol; 88: 494–507.
Taylor MJ, Keenan NK (1990). Event-related potentials visual and language stimuli in normal and dyslectic children. Psychophysiology; 27: 318–27.
Taylor MJ, Pang EW (1999). Developmental changes in early cognitive processes. Electroencephalogr Clin Neurophysiol; 49, Suppl: 145–153.
Taylor MJ (2003). Where and when in the developing brain: neurophysiology of cognition in infants and children (Preface). International Journal of Physiology 51: 1–3 (special issue).
Thatcher RW (1980). Neurlinguistics: Theoretical and evolutionary perspectives. Brain and Language; 11: 235–60.
Thatcher RW (1991). Maturation of the human frontal lobes: psychophysiological evidence for staging. Dev Neuropsychol; 7: 397–419.
Thatcher RW, Walker RA, Giudice S (1987). Human cerebral hemispheres develop at different rates and ages. Science; 236: 1110–3.
Timsit-Berthier M (1990). A call for reliable and valid psychophysiological indices in daily practice. In: Rothenberger A (ed). Brain and Behavior in Child Psychiatry. Berlin: Springer; 368–75.
Tobimatsu S (2004). Development of visual function: a neurophysiological point of view. No to Hattatsu 36: 277–83.
Todd RD, Botteron KN (2001). Is Attention-Deficit/Hyperactivity disorder an energy deficiency syndrome? Biol Psychiatry; 50: 151–8.
Venables PH (1980). Autonomic reactivity. In: Rutter M (ed). Scientific Foundations of Developmental Psychiatry. London: Heinemann; 165–75.
Venables PH (1989). Childhood markers for adult disorders. J Child Psychol Psychiatry; 30: 347–64.
Venables PH (1991). Overview of psychophysiology in relation to psychopathology with special reference to schizophrenia. In: Steinhauser SR, Gruzelier JH, Zubin J (eds). Handbook of Schizophrenia. Vol. 5: Neuropsychology, Psychophysiology and Information Processing. Amsterdam: Elsevier; 3–37.
Venables PH, Christi MJ (1980). Electrodermal activity. In: Martin J, Venables PH (eds). Techniques in Psychophysiology. Chichester: Wiley; 3–5.
Vertes RP (1984). Brainstem control of the events of REM sleep. Progress Neurobiol; 22: 228–41.
Vertes PR (1986). A life-sustaining function for REM sleep: A theory. Neurosci Biobehav Rev; 10: 371–6.
Warren CA, Karrer R (1984). Movement-related potentials during development: A replication and extension of relationships to age, motor control, mental systems and IQ. Int J Neurosci; 24: 81–96.
Wassermann EM (1998). Risk and saftey of repetitive transcranial magnetic stimulation: report and suggested guidelines from the International Workshop on the Safety of Repetitive Transcranial Magnetic Stimulation. Electroencephalogr Clin Neurophysiol; 108: 1–16.
Weber E, van der Molen M, Molenaar P (1994). Heart rate and sustained attention during childhood: age changes in anticipatory heart rate, primary bradycardia, and respiratory sinus arrhythmia. Psychophysiology; 31: 164–74.
Weber EJM (1993). The child's heart beat – developmental changes in heart rate and attention during middle childhood. Doctoral thesis. Amsterdam: University of Amsterdam.
Welford AT (1973). Stress and performance. Ergonomics; 16: 567–80.
Weller GM, Bell RQ (1965). Basal skin conductance and the neonatal state. Child Dev; 36: 647–57.
Werner SS, Stockard JE, Bickford R (1977). Atlas of Neonatal Electroencephalography. New York: Raven.
West JH, Hoopes B, Karrer R (1992). Correlations of plasma norepinephrine to the CNV in a warned reaction time task. Psychophysiology; 29: 74.
Wijkers W (1991). ERP ontogenesis in childhood. Doctoral thesis. Amsterdam: University of Amsterdam.
Woerner W, Rothenberger A, Lahnert B (1987). Test-retest reliability of spectal prameters of the resting EEG in a field sample: A 5 year follow-up in schoolchildren with and without psychiatric disturbances. In: Johnson R, Rohrbough JW, Parasuraman R (eds). Current Trends in Event-Related Potentials Research. Electroencephalogr Clin Neurophysiol, Suppl 40: 629–32.
Woerner W, Besthorn C, Röhrkohl N, Rothenberger A, Schmidt MH (1997). Dimensionale Komplexität der hirnelektrischen Aktivität im Kindes- und Jugendalter: Allgemeine Entwicklungseffekte und Befunde bei hypermotorischen Störungen (Abstract). In: van der Meer E, Bachmann T, Beyer R, Goertz C, Hagendorf H, Krause B, Sommer W, Wandke H, Zießler M (Hrsg). Experimentelle Psychologie. Abstracts der 39. Tagung experimentell arbeitender Psychologen, Humboldt-Universität zu Berlin, 24.–27.03.97. Lengerich, Berlin, Düsseldorf: Pabst Science; 454.
Woerner W, Besthorn C, Rothenberger A, Schmidt MH (1998). Dimensionale Komplexität des Ruhe-EEGs im Kindes- und Jugendalter: Welchen

Effekt hat die Länge der analysierten EEG-Intervalle? In: Lachnit H, Jacobs A, Rösler F (Hrsg). Experimentelle Psychologie. Lengerich: Pabst Science; 405–6.

Yordanova J, Kolev V, Heinrich H, Woerner W, Banaschewski T, Rothenberger A (2002). Developmental event-related gamma oscillations: effects of auditory selective attention. Eur J Neurosci.

Ziemann U, Paulus W, Rothenberger A (1996). Decreased motor inhibition in Tourette syndrome: Evidence from Transcranial Magnetic Stimulation. Am J Psychiatry; 154: 1277–84.

Zilbovicius M (1995). Etude de mécanismes neurobiologiques de l'autisme infantil par les méthodes d'imagerie cérébrale. Thèse de doctorat. Paris: Université Paris 6.

2 Grundlagen körperlicher und psychischer Entwicklung

2.1 Vorgeburtliche Entwicklung

C. Bindt, A. Huber, K. Hecher

Inhalt

2.1.1 Fetales Wachstum und Verhalten

Grundzüge der pränatalen Entwicklung

Nicht zuletzt seit der Formulierung der so genannten „Fetal-Origins-Hypothese" von Barker (1995), die besagt, dass eine fetale Mangelentwicklung in der zweiten Schwangerschaftshälfte das Risiko für erhöhten Blutdruck und eine koronare Herzerkrankung im Erwachsenenalter im Sinne einer „fetalen Programmierung" deutlich erhöht, wächst das Bewusstsein, dass die Embryonal- und Fetalperiode prägend für das gesamte spätere Leben sein kann (Coe u. Lubach 2005). Intrauterine Ereignisse und Bedingungen können Auswirkungen auf das gesamte postnatale (Er-)Leben haben.
Nun ist der Fetus aber nicht nur passiv dem intrauterinen Milieu ausgesetzt, wie z.B. bei Medikamenten- oder Alkoholexposition, sondern „ein aktiver Gestalter seiner Ent-

wicklung“ (Hepper 2005). Intrauterine Verhaltensweisen sind notwendig zur Vorbereitung auf das postnatale Leben (Saugen, zirkadiane Rhythmik, Entwicklung der Mimik für die Interaktion mit der Mutter). Bestimmte Verhaltensweisen des späteren Lebens, wie z. B. Rechts- oder Linkshändigkeit, treten bereits intrauterin auf und korrelieren in einem hohen Maße mit postnatalen Verhaltensweisen (Hepper et al. 2005a). Die moderne Ultraschalldiagnostik eröffnete hierbei die Möglichkeit, Einblicke in eine bis dahin dem Auge verborgene Welt zu nehmen.

Terminologie und pränatale sonomorphologische Entwicklung

Die Schwangerschaft wird bei einer regulären Dauer von ca. 40 Schwangerschaftswochen (SSW) nach der letzten Menstruation in drei Trimester eingeteilt (s. Tab. 2-1): Während unter Laien das Schwangerschaftsalter (Gestationsalter) meist in Monaten angegeben wird, bezieht man sich in der medizinischen Terminologie auf die Schwangerschaftswochen. Das sich entwickelnde Kind wird bis zur einschließlich 12. SSW als Embryo, danach als Fetus (bzw. Fet) bezeichnet. Kinder, die vor Vollendung der 37. SSW zur Welt kommen, werden als Frühgeborene bezeichnet. In der Tabelle 2-1 sind die während der drei Trimester ablaufenden Entwicklungsschritte dargestellt.

Der sonographische Nachweis fetaler Herzaktionen gelingt erstmals um die 6. SSW. Das erstmalige Verspüren der Kindsbewegungen tritt – abhängig von verschiedenen Einflussfaktoren wie z. B. Adipositas oder Lokalisation der Plazenta – bei Erstgebärenden meist um die 20.–22. SSW und bei Mehrgebärenden ca. ab der 18. SSW auf. Dieser Zeitpunkt markiert einen wichtigen Parameter für die Entwicklung der Bindung zwischen Mutter und Kind.

Während im englischen Sprachraum der Begriff „maternal-fetal attachment“ die Beziehung einer schwangeren Frau zu ihrem ungeborenen Kind beschreibt (Salisbury et al. 2003), kennzeichnet der Begriff „bonding“ die wechselseitige Entwicklung der Liebe zwischen Mutter bzw. Vater und Kind, auf die auch kindliche Verhaltensweisen, z. B. spürbare Bewegungen, Einfluss nehmen. Im Deutschen werden beide Bezeichnungen unter dem Begriff „Bindung“ zusammengefasst (s. Abschnitt 2.1.3).

Tab. 2-1: Entwicklungsschritte im Verlauf der Schwangerschaft

- Erstes Trimenon (bis zur 12. SSW): Organogenese
- Zweites Trimenon (13.–24. SSW): weitere Entwicklung und Reifung der Organe, Wachstum, Entwicklung komplexer Aktivitäten
- Drittes Trimenon (ab der 25. SSW): weitere Gewichtszunahme des Fetus und Reifung der Organe sowie Ausdifferenzierung fetaler Verhaltensmuster

Differenzierter Einsatz der Sonographie in der Beurteilung des fetalen Zustandes und Verhaltens

Die Einführung der Sonographie in die Schwangerenvorsorge in den 70er Jahren stellte eine Revolution für die fetale Überwachung und die Beurteilung fetalen Verhaltens dar. Der Embryo bzw. Fetus wird durch die bildliche Darstellung bereits ab einem frühen Zeitpunkt in der Schwangerschaft als Individuum wahrnehmbar – und kann im Krankheitsfall zum Patienten werden, mit allen sich hieraus ergebenden positiven und negativen Konsequenzen (Chervenak u. McCullough 2003).

Nach den Mutterschaftsrichtlinien zur sonographischen Diagnostik in der Schwangerschaft ist generell mindestens eine sonographische Untersuchung in jedem Trimester mit den folgenden Untersuchungszielen vorgesehen.

- 9.–12. SSW: intrauteriner Sitz und Darstellbarkeit des Embryos, Herzaktion, Anhalt für Mehrlinge, zeitgerechte Entwicklung, Auffälligkeiten wie Nackenödem
- 19.–22. SSW: Herzaktion, Anhalt für Mehrlinge, zeitgerechte Entwicklung, Ausschluss von Auffälligkeiten hinsichtlich fetaler Strukturen, Bewegungen, Fruchtwassermenge, Körperumriss sowie Lokalisation der Plazenta
- 29.–32. SSW: Herzaktion, zeitgerechte Entwicklung, Ausschluss von Auffälligkeiten hinsichtlich fetaler Strukturen, Bewegungen, Fruchtwassermenge, Körperumriss sowie Lokalisation der Plazenta

Die Methode der 3-D-/4-D-Sonographie stellt eine technische Weiterentwicklung neben der generell angewendeten 2-D-Sonographie dar, die die Möglichkeit bietet, fetale Strukturen, z. B. das Gesicht, dreidimensional (3D) bzw. Bewegungen, z. B. Handbewegungen oder Mimik, im zeitlichen Ablauf (4D) darzustellen.

Zur Veranschaulichung der unterschiedlichen Aussagekraft einer zwei- versus einer dreidimensionalen Darstellung ist in den Abbildungen 2-1 und 2-2 die Darstellung des fetalen Gesichts in der 22. SSW in einer herkömmlichen 2-D-Aufnahme einer 3-D-Darstellung gegenübergestellt. Die Abbildung 2-3 zeigt eine 3-D-Aufnahme des fetalen Gesichts im letzten Schwangerschaftsdrittel.

Etwa ab der 8. SSW sind sonographisch erstmals embryonale Bewegungen darstellbar (Reinold 1971; De Vries et al. 1982a). Das frühe Auftreten motorischer Aktivität scheint für die Entwicklung des motorischen Kortex und der senso-

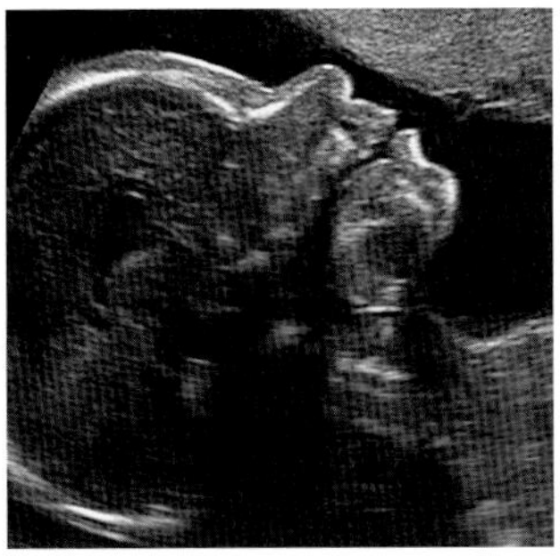

Abb. 2-1: Fetales Gesicht in der 22. SSW in einer 2-D-Aufnahme

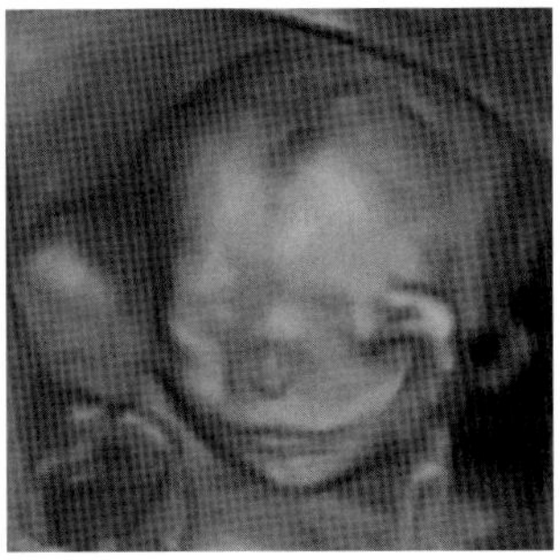

Abb. 2-2: Fetales Gesicht in der 22. SSW in einer 3-D-Aufnahme

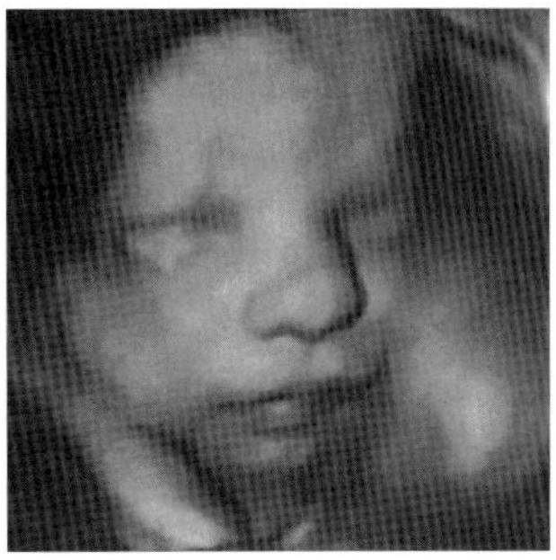

Abb. 2-3: Fetales Gesicht im dritten Trimenon in einer 3-D-Aufnahme

motorischen Koordination wesentlich zu sein (Khazipov et al. 2004).
Im weiteren Verlauf bilden sich bis zur 15. SSW charakteristische unterschiedliche Bewegungsmuster aus, die den Bewegungsmustern Früh- oder Neugeborener sehr ähnlich sind (s. Tab. 2-2; De Vries et al. 1982b).
Die meisten embryonalen bzw. fetalen Bewegungsmuster zeigen einen Entwicklungstrend im Verlauf der Schwangerschaft: So zeigen z. B. in der ersten Schwangerschaftshälfte fetale Atem-, Saug- und Schluckbewegungen eine Häufigkeitszunahme, andere Bewegungsmuster eine Zunahme bis zum Erreichen eines Plateaus (z. B. generalisierte Körperbewegungen oder isolierte Armbewegungen) oder eine Häufigkeitszunahme, der eine graduelle Abnahme folgt (z. B. Schluckauf, Hand-/Gesicht-Kontakte). Phasen völliger Ruhe können in der ersten Hälfte der Schwangerschaft bis zu 13 Minuten anhalten (De Vries et al. 1982b), während sie in Terminnähe auch bis zu 45 Minuten andauern können (Nijhuis 2003).
Die Häufigkeit generalisierter Körperbewegungen nimmt im Verlauf der Schwangerschaft ab, was zum einen auf die zunehmende Enge in der Gebärmutter, zum anderen aber auch auf eine zunehmende neurologische Reifung zurückgeführt werden kann, bis sich in Terminnähe die den Neugeborenen ähnlichen fetalen Verhaltenszustände ausgebildet haben (D'Elia et al. 2001). Die Häufigkeit regelmäßiger fetaler Mundbewegungen hingegen nimmt im Verlauf des dritten Trimenons der Schwangerschaft zu, insbesondere während fetaler Ruhephasen (ebd.; Horimoto et al. 1989; Nijhuis 2003), und zeigt eine Entwicklung von einfachen Mustern, wie z. B. Öffnen und Schließen des Mundes hin zu komplexeren Abläufen wie Vor- und Rückwärtsbewegungen der Zunge, wie sie für das postnatale Saugen notwendig sind (Miller et al. 2003). So entwickelt der Fetus im Verlauf der Schwangerschaft zunehmend die für das postnatale Überleben notwendigen Verhaltensmuster (Hepper 2005), wobei es keine Unterschiede zwischen männlichen und weiblichen Feten zu geben scheint (Robles de Medina et al. 2003).
Atembewegungen können bereits um die 11. SSW herum erstmals beobachtet werden (De Vries et al. 1982b) und sind gehäuft während fetaler Aktivitätsphasen zu beobachten (van Vliet et al. 1985). Sie sind wichtig für die Lungenentwicklung (Visser 2003).

Tab. 2-2: Erstmaliges Auftreten spezifischer Bewegungsmuster in Abhängigkeit von der SSW (nach De Vries et al. 1982a; 1982b)

Verhalten	Gestationsalter in Wochen (laufende SSW*)
kaum wahrnehmbare Bewegung	8
erschrecktes Zucken (Startle-Phänomen)	9
allgemeine Bewegung	9
Schluckauf	9–10
isolierte Armbewegung	10
isolierte Beinbewegung	10
Retroflexion des Kopfes	10
Kopfdrehung	10–11
Hand-Gesicht-Kontakt	11
Atembewegungen	11
Öffnen des Kiefers	11
Strecken	11
Vorbeugen des Kopfes	11
Gähnen	12
Saugen und Schlucken	13

* bezogen auf *vollendete* Schwangerschaftswochen treten die Verhaltensmuster jeweils eine Woche früher auf

Die meiste Zeit sind die fetalen Augenlider geschlossen, nach der 24. SSW lässt sich jedoch z. B. nach vibroakustischer Stimulation ein kurzes „Blinzeln" auslösen (Birnholz u. Benacerraf 1983). Auch ein kurzes Öffnen der Augen kann z. B. bereits bei einem Gestationsalter von 27 SSW dargestellt werden (Campbell 2004). Nach vibroakustischer Stimulation zeigen bei einem Gestationsalter von 28 SSW nahezu alle unauffälligen Feten eine fetale Schreckreaktion (Startle-Phänomen), während sich diese im Alter von 26–27 SSW nur bei etwa 50 % aller Feten auslösen lässt. Nach wiederholter Reizung lässt sich mit steigendem Schwangerschaftsalter eine zunehmende Habituation, die auch im Sinne eines fetalen Lernprozesses gedeutet werden kann, beobachten (0 % bei einem Gestationsalter von 26–27 SSW im Vergleich zu 100 % in Terminnähe) (Kuhlman et al. 1988; van Heteren et al. 2000). Im Gegensatz zu unauffälligen Feten können z. B. Feten mit Down-Syndrom eine eingeschränkte und verzögerte Habituation als Zeichen der gestörten neurologischen Entwicklung zeigen (Hepper u. Shahidullah 1992a).

Selbst moderater mütterlicher Alkoholkonsum in der Schwangerschaft führt zu einer signifikanten Häufung spontaner fetaler Schreckreaktionen im zweiten Trimenon, die sich zwar im weiteren Verlauf der Schwangerschaft den Werten von Feten ohne Alkoholexposition angleicht, jedoch auch mit 35 SSW noch höher liegt als im Vergleichskollektiv. Dies könnte auf eine Verzögerung fetaler neuronaler Reifungsvorgänge hindeuten (Hepper et al. 2005b).

Bereits intrauterin lässt sich bei den meisten Feten eine Bevorzugung der rechten Hand in den auftretenden Bewegungsmustern erkennen. Im Alter von 10 SSW bewegen bereits die meisten Embryos den rechten Arm häufiger als den linken (Hepper et al. 1998). Mit 15 SSW benutzen 90 % der Feten den rechten und nur ca. 10 % den linken Daumen zum Nuckeln (Hepper et al. 1991), wobei die pränatale Bevorzugung der rechten Hand in hohem Maß eine spätere Rechtshändigkeit vorhersagt (Hepper et al. 2005a), die Verwendung der linken Hand eine spätere Linkshändigkeit jedoch in geringerem Maße prognostiziert.

Zusätzlich zur sonographischen Diagnostik wird die Kardiotokographie (CTG) zur Beurteilung fetaler Herzfrequenzmuster und damit indirekt zur Beurteilung des fetalen Zustandes angewendet. Bei Vorliegen einer Indikation, z. B. in der Überwachung stark wachstumsretardierter Feten (s. Abschnitt „Intrauterine Wachstumsretardierung"), wird die CTG-Überwachung ab der ca. 24. SSW (Erreichen der kindlichen Lebensfähigkeit) eingesetzt. Sie stellt jedoch immer nur eine Momentaufnahme des fetalen Zustandes dar.

Neben der Beurteilung der Basalfrequenz (zwischen 110 und 150 Schläge pro Minute), der Oszillationsamplitude und -frequenz, dem Vorliegen von Akzelerationen (kurzfristiger Anstieg der fetalen Herzfrequenz als Zeichen fetalen Wohlbefindens) oder Dezelerationen (kurzfristiger Abfall der fetalen Herzfrequenz als prognostisch ungünstiges Kriterium) fließen je nach verwendetem Beurteilungs-Score auch die computerisierte Kurzzeitvariation, das Gestationsalter und das Auftreten fetaler Bewegungen mit in die Beurteilung des fetalen Zustands ein (Dawes et al. 1991). Hierdurch ist auch die Auswertung von Langzeitverläufen, z. B. bei ausgeprägter Wachstumsretardierung, möglich, in der jeder Fetus bezüglich Verhaltensparametern wie Bewegung und Variation der Herzfrequenz als seine eigene Kontrolle dient und in der die gestationsalterabhängigen Unterschiede in den fetalen Herzfrequenzmustern berücksichtigt sind. Diese erfahren eine deutliche Veränderung mit zunehmendem Gestationsalter. Während bis zu einem Gestationsalter von ca. 30 SSW die Basalfrequenz weitgehend unabhängig ist von fetaler Ruhe oder Aktivität, steigt die Variabilität der Basalfrequenz mit zunehmendem Gestationsalter. So wird die Variabilität der Basalfrequenz bei fetaler Ruhe mit zunehmendem Gestationsalter deutlich eingeengt, während sie in Phasen fetaler Aktivität ansteigt, sodass sich mit fortschreitender SSW verschiedene fetale Verhaltenszustände auch anhand des CTG-Musters ablesen lassen (Pillai u. James 1990a).

Die Kombination aus Herzfrequenz- und Verhaltensbeurteilung findet ihre Anwendung insbesondere in der Überwachung von Risikoschwangerschaften vor der Geburt: Im biophysikalischen Profil (Manning et al. 1980) werden fünf Variablen (CTG, fetale Atembewegungen, Bewegungen, Tonus und Fruchtwassermenge) zu einem Score kombiniert, der eine zuverlässige Einschätzung des momentanen fetalen Befindens bzw. einer möglichen Gefährdung erlaubt.

Fetale Verhaltenszustände

Beobachtet man die fetale Aktivität mit gleichzeitiger Aufzeichnung fetaler Herzfrequenzmuster, so lassen sich verschiedene fetale Verhaltensmuster beschreiben (Nijhuis et al. 1982; Nijhuis 2003). In Terminnähe (ab der 36.–38. SSW) kommt es zur Ausbildung von vier typischen „Verhaltenszuständen" mit spezifischen Kombinationen aus physiologischen Variablen und Verhaltensmustern (Nijhuis 2003). Kennzeichnend für jeden Verhaltenszustand sind die zeitliche Stabilität und das wiederholte Auftreten, nicht nur bei ein und demselben Fetus, sondern in ähnlicher Form bei allen Feten. Das typische Verhaltensmuster muss laut Definition mindestens drei Minuten lang andauern, der Übergang von einem Stadium zum anderen muss klar ersichtlich und definitionsgemäß innerhalb von drei Minuten vollzogen sein.

Nach Nijhuis et al. (1982) treten vier typische fetale Verhaltenszustände auf, die den bei Neugeborenen zu beobachtenden Verhaltensmustern entsprechen (Prechtl 1974), wobei der Zusatz „F" das Auftreten in der Fetalzeit kennzeichnet.

- Stadium 1F: Ruhezustand; gelegentliche Körperbewegungen, meist Schreckbewegungen; keine Augenbewegungen; stabiles Herzfrequenzmuster (Muster A); regelmäßige Atem- und Mundbewegungen können auftreten
- Stadium 2F: häufige und periodisch auftretende starke Körperbewegungen, meist Streck- und Retroflexionsbewegungen sowie Bewegungen der Extremitäten; Augenbewegungen sind vorhanden (REM [rapid eye movements] und SEM [slow eye movements])
- Beschleunigung der fetalen Herzfrequenz bei Bewegung mit größerer Oszillationsfrequenz (Muster B); unregelmäßige Atem- und Mundbewegungen können auftreten
- Stadium 3F: ruhiger Wachzustand; keine starken Körperbewegungen; Augenbewegungen sind vorhanden; stabiles Herzfrequenzmuster ohne Steigerung der Herzfrequenz, aber mit größerer Oszillationsfrequenz als Muster A (Muster C)
- Stadium 4F: aktiver Wachzustand; kräftige kontinuierliche Aktivität mit zahlreichen Rotationsbewegungen um die eigene Achse; Augenbewegungen sind vorhanden; instabiles Herzfrequenzmuster mit ausgedehnter und lang andauernder Steigerung der Herzfrequenz bis hin zu tachykarden Phasen (Muster D); unregelmäßige Atem- und Mundbewegungen können auftreten

In Terminnähe verbringt der Fetus ca. 30 % in Stadium 1F, die übrige Zeit überwiegend in Stadium 2F (ca. 57 %) und nur einen kleinen Teil in den übrigen Stadien (Pillai u. James 1990b).
Die Möglichkeit eines Stadiums 5F, des fetalen „Weinens", wurde 2005 von Gingras et al. für Feten im dritten Trimenon nach vibroakustischer Stimulation beschrieben. Die Feten zeigten ein charakteristisches Bewegungsmuster, das dem postnatalen Weinen zu entsprechen scheint: Nach einer kurzen Aus- und Einatem-Phase öffneten die Feten den Mund, senkten die Zunge ab und zeigten eine lange Ausatem-Bewegung, gefolgt von drei tiefen Atemzügen. Diese Befunde stützen die Maxime, vibroakustische Stimulationen zu vermeiden.

Zirkadiane Rhythmik

Die Entwicklung einer „inneren Uhr" mit zirkadianer Rhythmik, die von einem zentralen „Zeitgeber" im Nucleus suprachiasmaticus gesteuert wird, beginnt bereits intrauterin (Reppert et al. 1988). Bereits im zweiten Trimenon lässt sich die Entwicklung einer zirkadianen Rhythmik beim Fetus nachweisen, mit den niedrigsten Werten für Gesamtaktivität, Körper- und Atembewegungen am Morgen und den höchsten Aktivitätswerten am Abend. Auch die fetalen Herzfrequenzmuster zeigten deutliche Unterschiede im Tagesverlauf, mit der niedrigsten Herzfrequenz zwischen 24 Uhr und 6 Uhr morgens (De Vries et al. 1987). Im dritten Trimenon sind die Schwankungen der Herzfrequenz im Tagesverlauf eng an die mütterliche Herzfrequenz gekoppelt (Lunshof et al. 1998). Man nimmt an, dass dies zur Vorbereitung des Fetus auf das extrauterine Leben und die Synchronisation mütterlicher und kindlicher Abläufe dient (Mirmiran et al. 2003).

Fetale Verhaltensauffälligkeiten

Zahlreiche Faktoren können zu Veränderungen und Auffälligkeiten des fetalen Verhaltens beitragen. Nach fetaler Lungenreife-Induktion mit Betamethason bei drohender Frühgeburtlichkeit kommt es zu einer kurzfristigen Aufhebung des zirkadianen Rhythmus von basaler Herzfrequenz, Variation der Herzfrequenz, Atem- und Körperbewegungen innerhalb von 2 Tagen nach der Gabe (Koenen et al. 2005) mit völliger Wiederherstellung nach 4–6 Tagen. Die Kenntnis dieser Interferenzen ist besonders wichtig in der Abschätzung einer möglichen intrauterinen Gefährdung, um diesbezügliche unnötige iatrogene Interventionen bis hin zur vorzeitigen Entbindung zu vermeiden.
Die beschriebenen Effekte für mütterlichen Zigarettenkonsum sind widersprüchlich: Rauchen scheint sowohl die Häufigkeit fetaler Atem- und Körperbewegungen zu verringern (Manning u. Feyerabend 1976) als auch initial zu gesteigerten Atembewegungen zu führen (Thaler et al. 1980; Eriksen et al. 1983) – in jedem Fall kann das fetale Atemmuster durch Zigarettenkonsum beeinflusst werden.
Bei bestimmten fetalen Erkrankungen, etwa Chromosomenfehlern oder Syndromen, kann es z. B. durch eine zentrale Störung des Schluckaktes – in Analogie zu den postnatal auftretenden Störungen des Saugreflexes – zur Ausbildung eines Polyhydramnions (Vermehrung der Fruchtwassermenge) mit den sich hieraus ergebenden Komplikationsmöglichkeiten (Blasensprung, vorzeitige Wehentätigkeit und Frühgeburt) kommen (Miller et al. 2003; Wladimiroff et al. 1989). So wurden beispielsweise für das Prader-Labhart-Willi-Syndrom bereits pränatale Auffälligkeiten wie die Ausbildung eines Polyhydramnions sowie verminderte fetale Bewegungen und Lageanomalien als Ausdruck der gestörten neuromotorischen Entwicklung beschrieben (Fong u. de Vries 2003).
Auch bei der Trisomie 18 lassen sich Auffälligkeiten des fetalen Verhaltens wie vertikale Augenbewegungen oder Tremor der Extremitäten beobachten (Hepper u. Shahidullah 1992b), wobei zur Diagnosefindung die Auffälligkeiten der fetalen Organsysteme, meist mit Herzfehlbildungen, wegweisend sind.

Mütterliche Angst und fetales Verhalten

Das maternale Angstempfinden scheint keinen ausgeprägten direkten, sichtbaren Einfluss auf das fetale Verhalten zu haben. In einer Studie zu mütterlichem Angstlevel bei einer Fruchtwasseruntersuchung in der 15. SSW fanden Bartha et al. (2003) außer für fetalen Schluckauf keine Assoziation zwischen dem mütterlichen Angstlevel und fetalem Verhalten. Allerdings ergaben sich Hinweise auf eine negative Korrelation zwischen mütterlichem Blutglukosespiegel und fetalen Bewegungen sowie eine positive Korrelation der Katecholaminkonzentration im Fruchtwasser und fetalen Bewegungen.

In der Spätschwangerschaft scheint der mütterliche Angstlevel keinen Einfluss auf die fetale Herzfrequenz und die Kindsbewegungen zu haben. Möglicherweise besteht jedoch eine positive Assoziation zwischen mütterlicher Angst und der Dauer von Phasen gesteigerter Herzfrequenz (Herzfrequenzmuster D, s.o.) (Sjostrom et al. 2002).

Pränatales Schmerzempfinden

Kann das Ungeborene Schmerz empfinden? Und wenn ja, ab welchem Schwangerschaftsalter? Diese Frage stellt sich im Bereich der Fetalmedizin und -chirurgie, wie bei intrauterinen Transfusionen bei fetaler Anämie oder intrauterinen Eingriffen wie dem Verschluss einer Spina bifida, aber auch bei späten Schwangerschaftsabbrüchen nach der 20. SSW.

Die Diskussion um das fetale Schmerzempfinden wird oft sehr emotional geführt (Benatar u. Benatar 2001; Derbyshire 2001).

Schmerz wird im Allgemeinen als subjektive sensorische und emotionale Erfahrung definiert, die das Bewusstsein voraussetzt, um die Erkennung eines Stimulus als unangenehm zu bewerten (Lee et al. 2005).
Hiervon abzugrenzen ist der Begriff der **Nozizeption**, die die rein physische Aktivierung nozizeptiver Bahnen ohne subjektive emotionale Schmerzerfahrung beschreibt und nicht an eine bewusste Wahrnehmung geknüpft ist (Wisser 1998).

Die zur Nozizeption benötigten Rezeptoren und Synapsen im Rückenmark entwickeln sich zu einem früheren Zeitpunkt als die kortikalen Bahnen, die die Voraussetzung für eine bewusste Schmerzwahrnehmung sind, wobei bisher keine Ergebnisse über die genaue Entwicklung der an der Schmerzempfindung beteiligten thalamo-kortikalen Bahnen beim Menschen vorliegen. Die übrigen thalamo-kortikalen Bahnen entwickeln sich ab der 23.–30. SSW (Lee et al. 2005), wobei das Vorhandensein anatomischer Strukturen nicht ohne Weiteres mit deren Funktion gleichzusetzen ist.

Studien zur fetalen Reaktion auf invasive Prozeduren wie Bluttransfusionen in die intrahepatische Vene haben gezeigt, dass der Fetus hämodynamisch und hormonell durch Stresshormonausschüttung auf diese Interventionen reagiert, und dies weitgehend unabhängig von den mütterlichen Stressreaktionen (Teixeira et al. 1999; Gitau et al. 2001). Eine fetale Opioidgabe kann zu einer Abschwächung dieser Stressreaktionen führen (Fisk et al. 2001). Fetale hormonale Stressreaktionen auf invasive Prozeduren sind ca. ab der 23. SSW nachweisbar (Giannakoulopoulos et al. 1994). Es gibt jedoch derzeit keine direkte Methode, das fetale Schmerzempfinden, geschweige denn das „fetale Bewusstsein" direkt zu testen.

Die Rationale einer fetalen Analgesie bzw. Anästhesie beruht auf zwei Hauptüberlegungen: zum einen direktes, eingriffsbedingtes Leiden zu verhindern und zum anderen das Risiko von daraus hervorgehenden Langzeitfolgen zu minimieren (Glover u. Fisk 1996), wie sie für die neonatale Zirkumzision gezeigt werden konnten (Taddio et al. 1995). Bei komplizierten Eingriffen bzw. einer Operation direkt am Fetus ist schon aus rein technischen Gründen (Verhinderung von Bewegungen und damit geringere Gefahr z. B. der Nadeldislokation bei Eingriffen direkt am Fetus) in vielen Fällen eine fetale Analgosedation empfehlenswert. Diese Vorteile müssen gegenüber der gegebenenfalls zusätzlichen Invasivität, möglichen pharmakologischen Nebenwirkungen für den mütterlichen Organismus und sich hieraus ergebender zusätzlicher Belastung für die Mutter abgewogen werden.

Da Schmerzwahrnehmung eine subjektive Empfindung ist, die der Fetus nicht direkt mitteilen kann, ist der endgültige Nachweis eines fetalen Schmerzempfindens im eigentlichen Sinne nicht zu erbringen. Im Zweifel sollte man dem Ungeborenen jedoch ab der ca. 23. SSW, dem Bereich, in dem eine fetale Stressantwort nachweisbar ist und in dem man auch frühe Frühgeborene analgetisch behandeln würde, nach Abwägung der Eingriffsrisiken eine Analgesie bei intrauterinen Eingriffen zukommen lassen, insbesondere, um mögliche Langzeitfolgen pränataler Stresserfahrungen zu minimieren.

Das „Seelenleben" des Ungeborenen

Die Beschäftigung mit dem Ungeborenen als einem Seelenwesen findet sich in allen Kulturen und auch in den Entwicklungstheorien verschiedener Schulen, u. a. in der Psychoanalyse. So führt Béla Grunberger (1988) in seiner Konzeptualisierung einer Psychodynamik des Narzissmus besonders illustrativ den pränatalen Zustand als ein Erleben spannungsfreier Vollkommenheit aus, der lebenslang prägend sei:

> „Der Fötus kennt weder Konflikt noch Wunsch, da sein ‚Wirt' für seinen Stoffwechsel sorgt; er lebt in vollkommener Einheit, einer Koenästhesie, die genügend Spuren hinterlässt, um später als Zustand vollkommener Glückseligkeit, absoluter Souveränität und Allmacht phantasiert zu werden. Folklore, Religion und Literatur bestätigen diese Phantasien, ein Ideal, das der Mensch verloren hat, nach dem er jedoch unaufhörlich sucht, zumal dieser ideale Zustand, obzwar eine Phantasie, auf der Realität, d.h. auf der Erfahrung gründet, deren biologisches Substrat sich nicht bestreiten lässt." (Grunberger 1988, S. 140, Hervorhebung im Original)

Ähnliche Betrachtungen finden sich bei C. G. Jung, Alfred Adler, Fedor Ferenczi und anderen Psychoanalytikern des 20. Jahrhunderts (Überblick bei Janus 2006). Sigmund Freud (1930) hat den Begriff des „ozeanischen Gefühls" aufgenommen und mit einem möglichen pränatalen Erleben, mit religiösen Gefühlen und Allmachtsphantasien in Verbindung gebracht, solche Ideen jedoch – vermutlich wegen mangelnder wissenschaftlicher Beweisbarkeit – nicht weiterverfolgt (Thomä 1990).

Neben den Vorstellungen vom idealen intrauterinen Leben stehen solche von psychischen Traumatisierungen im Mutterleib und vom „Trauma der Geburt". Als wesentlicher Vertreter einer heutigen perinatalen Trauma-Theorie bezieht sich Ludwig Janus u.a. auf Otto Rank und Gustav Graber (Janus 1987; 2006). Beide haben aus ihren Erfahrungen in psychotherapeutischen Prozessen mit schwer gestörten Patienten im Erwachsenenalter Theorien über die pathogenen Auswirkungen von mütterlichen traumatischen Erlebnissen in der Schwangerschaft oder aber von deren ablehnenden Gefühlen und drohenden Aborten auf die Psyche des Ungeborenen abgeleitet. Auch die fetale Perspektive eines „Geburtstraumas" im Sinne einer überwältigend bedrohlichen Erfahrung des plötzlichen Herausgedrängt-Werdens aus dem uterinen Schutzraum wird in diesem Kontext erwähnt. Aufgabe der psychodynamischen Psychotherapie sei es deshalb, die konkreten Bedingungen der Pränatalzeit und vermutete Geburtsängste in die Diagnostik und Behandlung einzubeziehen. Insbesondere anhaltende Gefühle des Ausgeliefert- oder Ausgestoßen-Seins, der Überflutung, Vernichtungsangst und Einsamkeit beim Patienten sowie damit verbundene regressive Phänomene sollten vor dem Hintergrund möglicher vorgeburtlicher Erfahrungen beleuchtet, interpretiert und „pränatale Fixierungen" bearbeitet werden (Janus 2006).

Die Vorstellung vom spannungsfreien, paradiesischen Urzustand im Mutterleib mutet angesichts heutiger Kenntnisse, z.B. über die frühe sensorische Empfänglichkeit des Fetus und seine Exposition gegenüber physiologischen und endokrinen mütterlichen Einflüssen, magisch-illusionär an. Aber auch der Evidenzgehalt von Theorien, die auf der Annahme basieren, dass „typisches" vorgeburtliches Erleben wie auch das „Geburtstrauma" in projizierter Form in den Inhalten vieler Märchen, Mythen und östlicher wie westlicher Religionen wiederkehrt sowie in Allmachts- und Vollkommenheitsphantasien einzelner Individuen, scheint eher spekulativ und kaum nachprüfbar.

Thomä stellt in seiner Auseinandersetzung mit Schriften zur pränatalen Psychologie hierzu fest: „Die menschliche Phantasie ist bekanntlich in der Lage, sich in Räumen zu bewegen, die kein Sterblicher betreten hat" (Thomä 1990, S. 266). Er verweist zudem auf die Ergebnisse einer weiterhin aktuellen Psychotherapie-Forschung, die Erinnerungen und Phantasien von Patienten über früheste Kindheitserfahrungen als nachträgliche Bearbeitungen des Erlebens begreift und Regressionen als eingefärbt und gelenkt durch einen stimulierenden Kontakt mit dem Therapeuten, und eben nicht als den direkten Weg zur historischen Wahrheit (Thomä 1990; Thomä u. Cheshire 1991). Diese Betrachtungsweise geht auch in die hitzig geführte akademische Debatte um das False-Memory-Syndrom und um das Syndrom der wieder aufgetauchten Erinnerung („recovered memory syndrome") im Kontext von auftauchenden Erinnerungen an sexuelle Traumatisierungen in Psychotherapien ein, zu der u.a. die Psychologin Elizabeth Loftus durch ihre experimentellen Arbeiten zur (auto-)suggestiven Beeinflussbarkeit von autobiografischen Erinnerungen einen bedeutsamen Beitrag leistete (Loftus 1993; Überblick bei Sandler u. Fonagy 1997).

Das Ungeborene ist tatsächlich vielfältigen Eindrücken ausgesetzt und zeigt darauf frühzeitig Reaktionen; insofern lebt es die körperliche und seelische Verfassung seiner Mutter und förderliche wie schädigende Aspekte ihres Verhalten mit. Pränataler mütterlicher Stress beispielsweise scheint sich darüber hinaus langfristig auf die Affektregulationsfähigkeit des intrauterin exponierten Kindes auszuwirken und die psychische Vulnerabilität zu erhöhen (s. Abschnitt „Mütterlicher Stress und psychische Erkrankungen in der Schwangerschaft als Risiken für die fetale Entwicklung"). Auch gibt es Hinweise darauf, dass der Fetus lernfähig ist, also z.B. habituiert im Sinne einer erfahrungsabhängigen Änderung seines Verhaltens oder Zustandes, wenn er mit wiederholten taktilen oder auditiven Reizen konfrontiert wird (Bellieni et al. 2005).

Im Tierversuch wurden Konditionierungen von Feten, beispielsweise auf aversive chemosensorische Reize wie den Geruch von Ethanol oder Knoblauchöl in der Amnionflüssigkeit, nachgewiesen. Solche Reize rufen postnatal beim intrauterin exponierten Neugeborenen spezifische Vermeidungsreaktionen hervor, die bis ins Erwachsenenalter hinein zu beobachten sind (Abate et al. 2004; Gruest et al. 2004). Auch beim Menschen scheinen pränatale Lernerfahrungen im Langzeitgedächtnis verankert zu werden. Das Neugeborene erkennt nicht nur die ihm aus der vorgeburtlichen Zeit vertraute Stimme der Mutter wieder, sondern sogar die Prosodie der Muttersprache: Vier Tage alte Säuglinge französischer Mütter ließen an ihrem Saugmuster erkennen, dass sie eine französische Audioaufnahme von einer russischen unterscheiden konnten (DeCasper u. Spence 1986; Mehler et al. 1994). Auch Experimente zur stimulierenden Wirkung von ausgewählten Musikstücken auf Neugeborene, die die Mutter während ihrer Schwangerschaft wiederholt gehört hatte, zeigen den Fortbestand von auditiven Lernerfahrungen auf (James et al. 2002).

Aus diesen Beobachtungen lässt sich allerdings nicht ableiten, dass der responsive Fetus zu einem bestimmten Zeitpunkt in seiner Entwicklung von einer biologischen in eine psychobiologische Organisation eintritt. Solche Schlussfolgerungen würden voraussetzen, dass uns das morphologische, neuronale, biochemische oder verhaltensbezogene Substrat der Seele bekannt ist und wir somit die Reaktionen des Fetus einem definierten emotionalen Erleben oder „psychischen Zustand" zuschreiben könnten. Was genau „das Psychische" ausmacht, ist allerdings ungeklärt. Ob die Psyche und ein „Gefühl des Selbst" in den Funktionen des limbischen Systems, der Formatio reticularis und dem primären sensorischen Kortex entsteht (Damasio 2000), gebunden ist an Leistungen des prozeduralen Gedächtnisses (Leuzinger-Bohleber 1996), an spezifische Bewusstseinszustände (Solms 1997), an die Fähigkeit zur intentionalen Interaktion und Kommunikation zwischen Individuen (Sullivan 2000) oder gar zur Symbolisierung (Thomä 1990), ist Gegenstand einer lebhaften interdisziplinären Diskussion mit offenem Ausgang. Auch ist ungewiss, ob der Fetus tatsächlich Freude, Angst oder Einsamkeit empfindet und seine Verfassung im Sinne einer strukturbildenden Matrix erlebt, verarbeitet und erinnert, wie die Vertreter der pränatalen Psychologie mittels retrospektiver Interpretationen der Mitteilungen ihrer Patienten annehmen (Krens u. Krens 2006).

Die Hirnentwicklung verläuft gerade im letzten Trimenon der Schwangerschaft und in den ersten Lebensjahren in rasantem Tempo. Sie ist gekennzeichnet durch eine überschießende neuronale Sprossung von Dendriten und die Bildung von Synapsen, die in der späten Fetalzeit dramatisch zunimmt und mit fortschreitender Entwicklung an Intensität verliert. Im so genannten „Pruning" sind die neuronalen Verschaltungen einem selektiven, nutzungsabhängigen Um- und Abbauprozess unterworfen. Solche, die sich für die Anpassung des Organismus an die Umgebung als nützlich erweisen, werden verstärkt, ungenutzte Verschaltungen gehen verloren. Hiervon betroffen sind auch die Verankerung von emotionalen Erfahrungen und neurohumoralen Steuerungsmechanismen, die die selbstregulatorischen Kapazitäten des Organismus im Umgang mit Belastungen und Stress bestimmen (Hua u. Smith 2004; Horn 2004). Selbst wenn sich Kontinuitäten im prä- und postnatalen Verhalten eines Individuums finden lassen, ist anzunehmen, dass spezifische Erinnerungen an ereignisbezogene pränatale oder geburtliche Einflüsse und deren Auswirkungen im Sinne einer schicksalhaften „Prägung" solch komplexer Merkmale wie grundlegender Persönlichkeitsstrukturen oder langfristiger psychopathologischer Entwicklungen eher unwahrscheinlich, zumindest aber bisher nicht belegt sind.

2.1.2 Pränatale Einflussfaktoren auf die Kindesentwicklung

Intrauterine Wachstumsretardierung

Das intrauterine Wachstum ist von verschiedenen Faktoren abhängig: Das genetische Wachstumspotenzial des Fetus wird durch fetale, plazentare, mütterliche und extrinsische Faktoren moduliert (Baschat 2004). Sind all diese Faktoren unauffällig, erreicht der Fetus sein von der Natur vorgesehenes Wachstumspotenzial, während Abweichungen zu einer intrauterinen Wachstumsretardierung (intrauterine growth retardation, IUGR) führen können. Die Abbildung 2-4 zeigt schematisch mögliche Ursachen für eine intrauterine Wachstumsretardierung (nach Baschat 2004). Von einer intrauterinen Wachstumsretardierung, bei welcher der Fetus aufgrund der oben genannten Faktoren sein Wachstumspotenzial nicht erreicht, sind im geburtshilflichen Sprachgebrauch so genannte „SGA-Feten" (small-for gestational age) abzugrenzen. Diese Feten haben bei kleinen Eltern oder ethnisch bedingt (Drooger et al. 2005; Schwarzler et al. 2004) ein im Vergleich zur übrigen Bevölkerung kleineres Wachstumspotenzial, ohne dass diesem per se eine pathologische Bedeutung zukommt.

Bei einer gesicherten intrauterinen Wachstumsretardierung besteht ein deutlich erhöhtes Risiko für ein ungünstiges kurz- und langfristiges Outcome der Schwangerschaft (Bernstein et al. 2000). Barker (1992) beschrieb erstmals die Auswirkungen einer intrauterinen Mangelernährung auf das spätere postnatale Leben mit deutlich erhöhten Prävalenzen für das Auftreten einer koronaren Herzerkrankung (s. zur Barker-Hypothese Kap. 5.14 in diesem Buch, S. 867). Durch den intrauterinen Mangelzustand im zweiten und dritten Trimenon kommt es zur „fetalen Programmierung" mit spezifischen Veränderungen einer Vielzahl metabolischer, physiologischer und struktureller Parameter als Versuch der Adap-

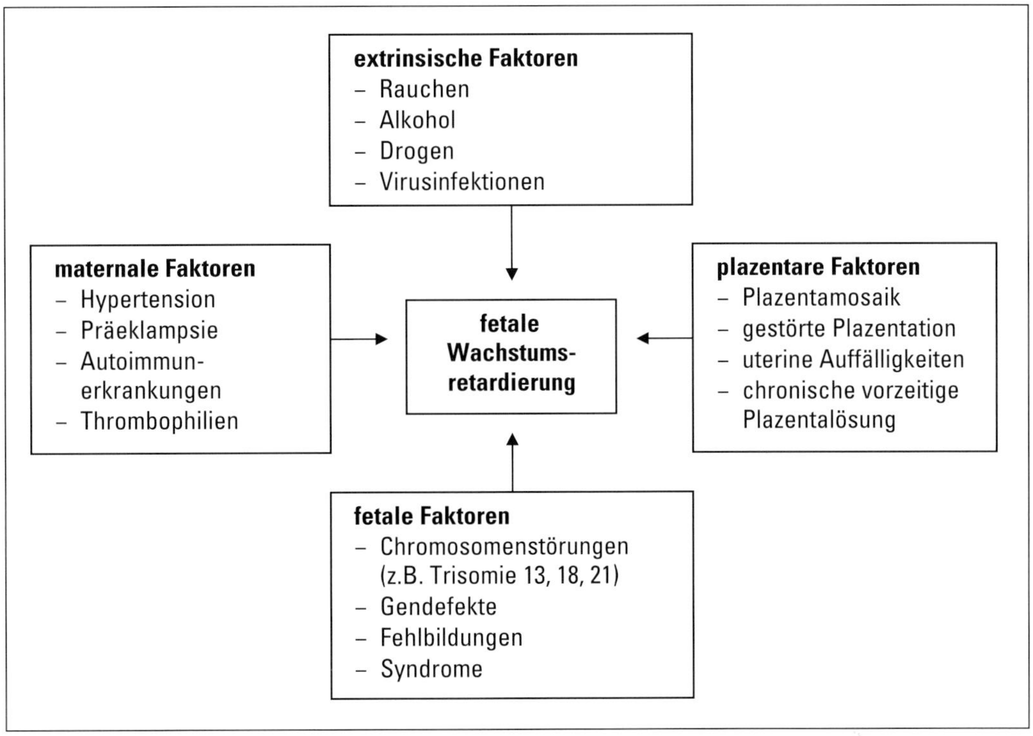

Abb. 2-4: Hauptursachen für eine intrauterine Wachstumsretardierung (nach Baschat 2004)

tation an das mangelnde intrauterine Substratangebot mit kompensatorisch gesteigerter übermäßiger postnataler Gewichtszunahme. Insbesondere ist eine rasche und übermäßige Gewichtszunahme mangelgeborener Kinder nach dem zweiten Lebensjahr mit kardialen Ereignissen, Hypertension und der Entwicklung einer Insulinresistenz im späteren Leben assoziiert (Barker et al. 2005; Law et al. 2002). Bei Mädchen besteht ein erhöhtes Risiko für eine prämature Adrenarche mit Hyperandrogenämie (Ibanez et al. 2000). Ein pathologisches intrauterines Wachstum, z.B. aufgrund einer plazentaren Minderversorgung, ist vermehrt mit neurologischen Auffälligkeiten, beispielsweise der kognitiven Entwicklung und der Sprachentwicklung, sowie mit Verhaltensauffälligkeiten assoziiert (Monset-Couchard et al. 2004; Baschat et al. 2005; Marsal et al. 2005). Gemeinsam mit niedrigem mütterlichem Alter (unter 20 Jahren) stellt eine intrauterine Wachstumsretardierung einen Risikofaktor für einen Suizid im späteren Leben dar (Mittendorfer-Rutz et al. 2004). Ein Problem in der Beurteilung der Risiken für die spätere Entwicklung liegt darin, dass bei retrospektiven Erhebungen meist nur vom Geburtsgewicht und dem Gestationsalter ausgegangen wird und nicht von den unterschiedlichen Ursachen, die zu einer pathologischen Verringerung des Geburtsgewichts beigetragen haben. Der Befund einer intrauterinen Wachstumsretardierung bzw. eines niedrigen Geburtsgewichts stellt aber nur die gemeinsame Endstrecke vieler unterschiedlicher pathophysiologischer Einflüsse dar. (Bezüglich der Assoziation späterer psychiatrischer Erkrankungen mit niedrigem Geburtsgewicht, s. Kap. 5.14 in diesem Buch.)

Liegt der Fetus bei sonographischer Messung mit Schätzgewicht und Bauchumfang unter der 5.–10. Perzentile der für das Gestationsalter angepassten Normkurven, ist differenzialdiagnostisch eine IUGR- bzw. SGA-Konstellation in Erwägung zu ziehen. Eine weiterführende Abklärung ist dann indiziert. Entsprechend der möglichen Ursachen sollte Folgendes überprüft werden:

- maternale Faktoren (Anamnese, ggf. Labordiagnostik und weiterführende Untersuchungen)
- plazentare Faktoren (Überprüfung der plazentaren Versorgung mittels Dopplersonographie)
- fetale Faktoren (differenzierte sonographische Diagnostik zum Ausschluss von Fehlbildungen, ggf. Karyotypisierung)
- extrinsische Faktoren (z.B. intrauterine virale Infektionen)

Bei einer plazentaren Ursache der Wachstumsretardierung kommt es je nach Schweregrad und Ausprägung zu einer Reihe von Veränderungen: Zunächst zeigen sich Auffälligkeiten in den die Gebärmutter versorgenden uterinen Gefäßen und eine Widerstandserhöhung in den arteriellen Nabelschnurgefäßen als Zeichen der plazentaren Dysfunktion. Bei weiterer Unterversorgung mit Entwicklung einer Hypoxämie kommt es zu Blutflussauffälligkeiten, zuerst im arteriellen, dann auch im fetalen venösen Kompartiment, zur Abnahme der kindlichen Aktivität und im weiteren Verlauf zum Verlust der Atem- und Körperbewegungen (Baschat u. Hecher 2004; Ribbert et al. 1993) sowie zu Herztonauffälligkeiten mit Abfällen der Herzfrequenz und Verlust der Kurzzeitvariation (s. Abschnitt „Differenzierter Einsatz der Sonographie in der Beurteilung des fetalen Zustandes und Verhaltens").

In der vorgeburtlichen Überwachung bei Wachstumsretardierung wird eine Kombination aus CTG, dopplersonographischen Blutflussmessungen und Beurteilung von biophysikalischen Parametern (Bewegungen, Atemexkursionen, Fruchtwassermenge) angewandt. Ziele sind eine möglichst genaue Einschätzung der fetalen Gefährdung in utero und die Optimierung des fetalen Outcomes (Baschat 2003). Insbesondere in frühen Schwangerschaftswochen stellt es häufig eine große Herausforderung für das betreuende geburtshilfliche und kinderärztliche Team dar, die Gefahren einer weiteren Schwangerschaftsverlängerung mit möglicher intrauteriner hypoxischer Schädigung bis hin zur Gefahr des intrauterinen Versterbens des Fetus gegen die Gefährdung einer iatrogen bedingten Frühgeburtlichkeit abzuwägen.

Für die betroffenen Eltern ist jedoch nicht nur das kindliche Überleben von essenzieller Bedeutung, sondern insbesondere auch die postnatale neurologische Entwicklung. Diesbezüglich ist der optimale Zeitpunkt für die Entbindung bei Schwangerschaften, die durch eine fetale Wachstumsretardierung kompliziert sind, derzeit noch ungeklärt.

In Fällen, in denen das geburtshilfliche Team unsicher über das beste Vorgehen bezüglich früher vorzeitiger Entbindung oder weiterem Abwarten war, hat die GRIT-Studie gezeigt, dass es bei früher Entscheidung zur Entbindung vor der 31. SSW einen Trend zu höheren Raten an neurologischen Auffälligkeiten gab (The GRIT Study Group 2004).

Ziel der so genannten TRUFFLE-Studie (Trial of umbilical and fetal flow in Europe), die als randomisierte Studie zahlreicher europäischer Zentren angelegt ist, ist es, Erkenntnisse über den optimalen Entbindungszeitpunkt bei fetaler Wachstumsretardierung auf Basis von frühen und späten Veränderungen im venösen Doppler im Vergleich zur Kardiotokographie (CTG) zu erlangen und insbesondere prospektive Daten über das neurologische Outcome dieser Kinder zu erheben.

Für die werdenden Eltern stellt die Diagnose einer fetalen Wachstumsretardierung eine große Herausforderung und Belastung dar. Neben der Sorge um das kindliche Wohl und Überleben müssen die Eltern sich von vielen für Schwangerschaft und Geburt erhofften Vorstellungen verabschieden. Die Erfahrung, dass die eigene Gebärmutter keine „sichere Höhle" ist, sondern im Gegenteil das Kind durch die eingeschränkte Versorgungslage gefährdet, kann ein hohes Kränkungspotenzial der eigenen reproduktiven Fähigkeit beinhalten.

In ausgeprägten Fällen ist oft eine intensivierte Überwachung unter stationären Bedingungen unumgänglich. Die Entbindung erfolgt in den meisten Fällen durch Kaiserschnitt, um das Kind nicht zusätzlich durch eine normale Geburt zu gefährden. Postnatal ist oft eine Verlegung des Kindes erforderlich. Die initiale Bonding-Phase fehlt, nicht selten wird von den Müttern ein so genanntes „leeres Bauch-Gefühl" angegeben, ausgelöst durch den abrupten Übergang vom schwangeren in den nichtschwangeren Zustand, ohne das Kind im Anschluss bei sich zu haben. Hier ist die psychologische Unterstützung der Eltern ein wesentlicher Bestandteil geburtshilflicher Betreuung.

Bei längerem postnatalen Aufenthalt der Mutter in der Kinderklinik sollte auch an die Möglichkeit der ambulanten Hebammennachsorge in der Kinderklinik gedacht werden. Langfristig ist die Einbindung der Familie in unterstützende Programme zur postnatalen Risikoreduktion mangelgeborener Kinder insbesondere im Hinblick auf eine spätere Übergewichtigkeit und deren Langzeitfolgen anzustreben.

Mütterlicher Stress und psychische Erkrankungen in der Schwangerschaft als Risiken für die fetale Entwicklung

Jede Umstellung der gewohnten Lebensführung kann zu Stressreaktionen führen. Sie erfordert kognitive und emotionale Anpassungsleistungen an neuartige Situationen, die schwer vorhersagbar sind und möglicherweise bereits als belastend antizipiert werden. Diese Bedingungen gelten auch für eine Schwangerschaft, wobei individuelle Erfahrungen und Ressourcen der Mutter erhebliche Unterschiede in der psychischen Anpassungsfähigkeit bedingen können.

Physiologischer und emotionaler Stress beim Menschen ist besonders ausführlich für zwei sich wechselseitig beeinflussende Hormonsysteme, die Hypothalamus-Hypophysen-Nebennierenrinden-Achse (HHNA) und das sympathiko-adreno-medulläre System (SAMS), untersucht worden, wobei gesicherte Erkenntnisse für die Schwangerschaft bisher nur zur HHNA vorliegen (Ehlert u. Straub 1998). Stress führt u. a. zu einer Freisetzung des Kortikotropin-Releasing-Hormons (CRH) im Hypothalamus. Der CRH-Anstieg bedingt eine Freisetzung des adrenokortikotropen Hormons (ACTH) in der Hypophyse, das wiederum zu einer vermehrten Sekretion des Nebennierenrindenhormons Kortisol führt. Durch einen negativen Rückmeldeprozess dieser Hormone an die Hypophyse und den Hypothalamus kehrt das gesamte System nach dem Abklingen der Stressbelastung im

gesunden Organismus wieder auf seine Ausgangswerte zurück.
In der Schwangerschaft liegt eine besondere Situation vor, da die Plazenta zusätzlich CRH produziert, das den maternalen und auch fetalen Hormonkreislauf beeinflusst. Mit fortschreitender Schwangerschaft kommt es zu einem Anstieg aller drei Hormone der HHNA. Plazentares CRH bewirkt eine Erhöhung der Sekretion des hypophysären ACTH bei der Mutter und beim Fetus und ist mit nachfolgenden Kostisolanstiegen assoziiert, die ihrerseits die Hormonausschüttungen der Hypothalami und Hypophysen hemmen, die CRH-Expression der Plazenta allerdings weiterhin stimulieren.
Ab der zweiten Schwangerschaftshälfte sind hohe mütterliche CRH-Spiegel nachweisbar, die jedoch keine exzessive Stimulation der mütterlichen und fetalen HHNA zur Folge haben, weil das CRH-Bindungsprotein (CRH-BP) einen großen Anteil des zirkulierenden CRH inaktiviert. Etwa 30 Tage vor der Geburt sinkt der CRH-BP-Spiegel auf ein Drittel des Ausgangswerts ab, wodurch CRH stark ansteigt. Dieser Anstieg und die durch CRH aktivierten Mechanismen scheinen eine bedeutende Rolle bei der Auslösung der Geburt zu spielen (Ehlert 2004).
Untersuchungen zum Zusammenhang von Stress und Frühgeburt finden bei verfrüht gebärenden Frauen bereits ab der 15.–18. Schwangerschaftswoche (SSW) deutlich höhere Plasma-CRH-Spiegel als bei Frauen mit normaler Schwangerschaftsdauer (McLean et al. 1995). Solche Befunde legen die Vermutung nahe, dass die hohen CRH-Werte durch Stress (mit-)verursacht werden und zur Beschleunigung der geburtseinleitenden Prozesse beitragen.
Eine **Frühgeburt**, d. h. die Geburt vor Abschluss der 37. SSW, stellt das häufigste Risiko für gravierende kindliche Gesundheitsstörungen in der entwickelten Welt dar, wenngleich die Mortalität der betroffenen Kinder durch Fortschritte in der perinatalen und neonatologischen Versorgung stetig reduziert werden konnte. Als Grenze der Überlebensfähigkeit gilt heute ein Gestationsalter von 24 SSW.
Wurde in den USA im Jahre 1981 eine Frühgeburtenrate von 9,4 % aller Geburten ermittelt, so beträgt diese aktuell 12,5 %, was einem ätiologisch ungeklärten Anstieg um mehr als 30 % entspricht. Vermehrt betroffen sind vor allem Frauen der afro- oder hispanoamerikanischen Minderheiten und solche mit niedrigem sozioökonomischen Status (Lancet Editorial 2006).
Die Ursachen der Frühgeburt sind komplex und noch nicht befriedigend erforscht. Neben vorwiegend biologischen Faktoren wie uteroplazentare Thrombosen, intrauterine Gefäßläsionen sowie Umweltgiften wie z. B. Blei oder Schwefeldioxid scheinen genetische Prädispositionen bzw. Gen-Umwelt-Interaktionen eine Rolle zu spielen. Immunologische, z. B. über proinflammatorische Zytokine vermittelte Prozesse, die bei Infektionen, aber auch bei psychischer Stressbelastung zu beobachten sind, können Frühgeburten begünstigen (Coussons-Read et al. 2005). Als Risikofaktoren gelten zudem der Missbrauch von Nikotin, Alkohol und illegalen Drogen (vor allem Kokain), reproduktionsmedizinische Behandlungen sowie eine Reihe von weiteren psychobiologischen Konditionen: Depressive Gestimmtheit, vermehrte Angst, Beziehungskonflikte und ähnliche Stressoren, die eine Aktivierung der HHNA bewirken, können auslösend sein.
Weitere Gefährdungen der Mutter und des Fetus entstehen bei den **hypertensiven Schwangerschaftserkrankungen**, bei denen nach der 20. SSW ein Bluthochdruck (≥ 140/90 mm Hg) auftritt. Liegt daneben eine signifikante Proteinurie vor, spricht man von einer Präeklampsie; bei der schweren Verlaufsform kommt es zusätzlich zu tonisch-klonischen Anfällen oder einem so genannten HELLP-Syndrom mit lebensbedrohlichen Gerinnungsstörungen. Als ursächlich gilt eine im Detail noch ungeklärte Maladaptation des uteroplazentaren Kreislaufs, wobei aus psychobiologischer Sicht eine Dysregulation des SAMS im Sinne einer Überaktivierung mit vermehrter Noradrenalin-Exkretion als mitverursachend diskutiert wird. Zudem fanden sich assoziierte psychologische Faktoren, die auch bei der essenziellen Hypertonie von Nicht-Schwangeren beschrieben wurden, wie z. B. spezifische Arbeitsbedingungen. Schwangere, die einem hohen „job strain" (hoher Zeitdruck und hohes Arbeitstempo bei geringer Entscheidungsfreiheit) ausgesetzt sind, haben ein 2- bis 3-fach erhöhtes Risiko, an einer Schwangerschaftshypertonie zu erkranken als Frauen mit niedrigem „job strain" oder keiner Berufstätigkeit (Überblick bei Ehlert 2004).
Mehrheitlich sind Schwangere mit einer Schwangerschaftshypertonie physisch und psychisch beschwerdefrei. Tritt eine Verstärkung der Symptomatik im Sinne einer Präeklampsie oder Eklampsie auf, ist oft die rasche Entscheidung zur Entbindung unter Hinnahme einer Frühgeburt unumgänglich, um die Lebensbedrohung von Mutter oder Kind abzuwenden. Eine solch abrupte Beendigung der Schwangerschaft unter den Bedingungen einer hochakuten Bedrohung ohne spürbare Prodromi kann psychisch außerordentlich belasten und auch die postpartale Anpassung an das Kind beeinträchtigen.
Mütterlicher Stress kann also ein vorzeitiges Ende der Schwangerschaft nach sich ziehen und somit das Kind vielfältigen Gefährdungen durch Geburtskomplikationen und Frühgeburtlichkeit aussetzen. Darüber hinaus scheinen stressinduzierte neurobiologische Veränderungen bei der Mutter weitere aversive Folgen für den Nachwuchs zu haben. Im „fetalen Stress-Modell" stehen in jüngerer Zeit vor allem die Mediatoren der mütterlichen HHNA und ihre Einflüsse auf den wachsenden Organismus im Fokus der Betrachtung (Wadhwa 2005).

Die Kommunikation zwischen Mutter und Fetus wird vorwiegend endokrin gesteuert (nicht neuronal), und die Kortisolspiegel des Fetus korrelieren mit denen im mütterlichen Blutkreislauf. Das hat bedeutende Implikationen, da hohe Kortisolspiegel das intrauterine Wachstum hemmen, die Regulation von Glukokortikoid-Rezeptoren im fetalen Gehirn beeinflussen können und bei Langzeiteinwirkung als Zellgifte apoptotische Wirkungen auf Neuronen haben (Newport et al. 2002; Seckl u. Meaney 2004).

Eine erhöhte intrauterine Kortisol-Exposition kann im Sinne einer „Glukokortikoid-Programmierung" den Set-Point der Deaktivierung der HHNA in unterschiedlichen Arealen des kindlichen Gehirns dergestalt verändern, dass sich im Tierversuch Stressresponse- und Verhaltensänderungen zeigen, die denen bei einer depressiven Störung entsprechen (Thompsen et al. 2001). Der Nachwuchs von Rhesusaffenmüttern, denen synthetische Kortikoide verabreicht oder psychologische Stressreize zugefügt worden waren, zeigte langfristig eine gesteigerte HHNA-Aktivierung bei Stress und eine verminderte Deaktivierung beim Sistieren des Stressreizes, eine generell verstärkte emotionale Reagibilität und Angstreaktion, spezifische immunologische Alterationen sowie ein reduziertes Hippocampus-Volumen und eine verminderte Neurogenese im Gyrus dentatis. Diese Befunde kommen solchen gleich, die sich bei einer Depression des Menschen finden (Coe et al. 2003).

Andere Untersucher berichten, dass die postnatale „Adoption" von intrauterin stressexponierten Nagern durch nichtgestresste Ammentiere den schädigenden Effekt auf Glukokortikoid-Rezeptoren im Hippocampus rückgängig machen konnte. Hierzu passend scheint das Ergebnis, dass Stress während der Schwangerschaft mütterliches postpartales Fürsorgeverhalten negativ beeinflusst. Letztlich bleibt offen, ob die depressionsartigen Veränderungen bei den jungen Rhesusaffen ausschließlich durch pränatale Kortisoleffekte verursacht oder zusätzlich durch ungünstiges Pflegeverhalten ihrer gestressten Mütter in der Postnatalzeit unterhalten wurden, da hierzu keine „Adoptionsstudien" publiziert sind (Überblick bei Newport et al. 2002).

Die Hypothese der „Glukokortikoid-Programmierung" erregt einige Besorgnis in der Neonatalmedizin: Glukokortikoide wie Dexamethason und Betamethason werden klinisch bei Müttern eingesetzt, die von einer Frühgeburt bedroht sind, da sie die fetale Lungenreife fördern und die perinatale Mortalität der Kinder verringern können (Crowley 2000). Die einmalige Gabe von Glukokortikoiden ist assoziiert mit einer signifikanten Reduktion der Inzidenz intraventrikulärer Hämorrhagien und einem besseren neurologischen Entwicklungs-Outcome. Wiederholte Gaben in der Schwangerschaft hingegen gelten heute als obsolet, da sie im Verdacht stehen, zelltoxisch auf Neuronen zu wirken und für ein vermindertes kindliches Kopfwachstum, ein erhöhtes Risiko für Impulskontrollstörungen, vermehrte Ablenkbarkeit, Aufmerksamkeitsdefizite und diskrete Lernstörungen verantwortlich zu sein (Seckl u. Meaney 2004).

Auch wenn bisher keine ausreichenden empirischen Beweise für eine Übertragbarkeit aller im Tierversuch gewonnenen Ergebnisse auf den menschlichen Fetus vorliegen und postnatale Einflüsse im Entwicklungsverlauf weitgehend unberücksichtigt bleiben, spricht Einiges für eine nach der Geburt persistierende vermehrte Vulnerabilität des intrauterin stressexponierten Kindes. Insbesondere eine mütterliche psychische Erkrankung mit protrahiertem Verlauf kann offenbar das erste „adverse life event" für den sich entwickelnden Fetus darstellen.

Chronische mütterliche Angst in der Schwangerschaft, die als Stressor ebenfalls die HHNA aktiviert, erwies sich als Prädiktor für kindliche Verhaltensauffälligkeiten. In einer Untersuchung von O'Connor et al. (2002) an 7448 Müttern im Rahmen der englischen „Avon Longitudinal Study of Parents and Children" (ALSPAC, Golding et al. 2001) war das Risiko für emotionale Auffälligkeiten, Störungen des Sozialverhaltens, Hyperaktivität und Aufmerksamkeitsprobleme bei Jungen wie Mädchen im Alter von vier Jahren auf mehr als das 2-fache der Norm erhöht, wenn die Mutter in der 32. SSW hohe Werte in einer Angstskala angegeben hatte. Dieses Ergebnis blieb nach Kontrolle diverser prä- und perinataler Risiken sowie soziodemografischer Faktoren stabil und auch dann signifikant, wenn postpartale Angst und Depressivität der Mutter als mögliche kovariierende Variablen einbezogen wurden. Postpartale mütterliche Angst allerdings imponierte als weiterer unabhängiger Prädiktor für spätere Aufmerksamkeitsdefizite und Hyperaktivität (ADHS) der Kinder.

Eingeschränkt wird die Aussagekraft dieser an einer beeindruckend großen Stichprobe erhobenen Befunde allerdings durch die Tatsache, dass keine Messung endokriner Parameter bei den Schwangeren erfolgte, ausschließlich mütterliche Einschätzungen zu ihrer eigenen psychischen Verfassung und den Verhaltensmerkmalen der Kinder zugrunde gelegt wurden und weitere spezifische Merkmale der Mutter-Kind-Interaktion bzw. Eltern-Kind-Beziehung in der frühen Kindheit unberücksichtigt blieben.

Bisher ist auch unklar, ob es eine zeitlich umgrenzte, sensitive Periode für den Einfluss mütterlicher Stressbelastung auf den Fetus gibt. Van den Bergh und Marcoen (2004) berichteten von ähnlichen Symptomen wie den oben aufgeführten bei 8- und 9-jährigen Kindern, wobei sich in ihrer Untersuchung allerdings ein signifikanter Zusammenhang mit mütterlicher Angst in der 12.–22. SSW und kein solcher für eine Exposition in der 32.–40. SSW wie in der ALSPAC-Studie fand.

Gutteling et al. (2005), die zu drei Zeitpunkten in der Schwangerschaft auch mütterliches Speichel-Kortisol als Indikator der Stressbelastung maßen, konnten einen geringen Zusammenhang zwischen mütterlicher Angst und negativen kindlichen Temperamentsmerkmalen bei 172 Erstgebärenden und ihren 2-jährigen Kindern aufzeigen, der sich in Fragebogendaten, nicht aber in den Kortisolspiegeln abbilden ließ. Dabei erwies sich die mütterliche Befürchtung, ein behindertes Kind zur Welt zu bringen, als stärkster Prädiktor von kindlichen Auffälligkeiten, die in der mütterlichen Einschätzung und daneben auch standardisiert im Expertenurteil (Behaviour Record, BSID-II) erhoben wurden. Konkrete Alltagsbelastungen in der Schwangerschaft hingegen hatten keinen solchen Einfluss, wenn diese nicht von Ängsten begleitet waren bzw. als Stress erlebt wurden.

Ähnliche Veränderungen der HHNA wie bei Stress und Angst finden sich bei depressiven Störungen. Die **Depression** ist weltweit die häufigste psychische Erkrankung des Erwachsenenalters und betrifft bevorzugt Frauen in ihren reproduktiven Lebensjahren. Die Prävalenz einer postpartalen Depression (PND) wird für die ersten Wochen nach der Geburt mit 10–15 % und bezogen auf das gesamte erste postpartale Jahr mit ca. 20 % angegeben, und deren langfristige negative Auswirkungen auf die Kindesentwicklung wurden bereits vielfältig dokumentiert (Überblick bei Murray u. Cooper 1997; Riecher-Rössler u. Steiner 2005).

Viele Frauen zeigen eine Kontinuität zwischen prä- und postpartalen depressiven Verstimmungen sowie zeitgleich vermehrte Ängste. Die Prävalenz der mütterlichen Depression in der Schwangerschaft beträgt 10–25 %, wobei von einem Anstieg der Schwere der Symptomatik zwischen dem ersten und zweiten Trimenon auszugehen ist (Hoffman u. Hatch 2000). Komplikationen wie plazentare Anomalien, Spontanaborte, Präeklampsien, Früh- und Mangelgeburten treten vermehrt auf, und eine Vielzahl von Auffälligkeiten sind für die fetale Entwicklung sowie für das postnatale Outcome der Kinder berichtet worden. Die Effekte der mütterlichen Depression werden dabei über ein erkrankungsassoziiertes inadäquates Gesundheitsverhalten (z. B. insuffiziente Ernährung, Suchtstoffkonsum) vermittelt sowie über erhöhte Kortisol- und Noradrenalinspiegel, wobei auch hier das Kortisol eine dominierende Rolle zu spielen scheint (Diego et al., in Vorb.).

Feten von depressiven Schwangeren zeigten bereits ab der 20. SSW eine vermehrte Spontanmotorik im Ultraschall, eine erhöhte Herzfrequenz sowie häufiger Unruhe, Schreien und negativen mimischen Ausdruck in der Neugeborenenperiode in Abhängigkeit von erhöhten mütterlichen Kortisolspiegeln im Urin sowie schlechtere Ergebnisse in Tests zur psychomotorischen Entwicklung (Überblick bei Field et al. 2006). Eine vermehrte mütterliche sympathiko-adrenerge Aktivierung unter den Bedingungen der Depression und konsekutiv erhöhte Noradrenalin-Plasmaspiegel werden zudem für vasokonstriktorische Effekte auf die Arterien des Uterus, eine verminderte uterine und plazentare Perfusion und mangelnde Oxygenierung und Nährstoffversorgung des Fetus verantwortlich gemacht (Copper et al. 1996).

Neugeborene Kinder depressiver Mütter zeigen biochemische und physiologische Profile, die denen der depressiven Schwangeren entsprechen:

- erhöhtes Plasmakortisol
- erniedrigte Spiegel von Serotonin und Dopamin
- eine vermehrte rechtsfrontale Aktivierung im EEG
- einen verminderten vagalen Tonus

Die differenziellen Ursachen und Folgen solcher Befunde sind im Detail noch ungeklärt.

Ohne Zweifel ergibt sich aus der aktuellen Datenlage zum Zusammenhang zwischen mütterlicher psychischer Belastung und fetalem Entwicklungsrisiko ein dringender Bedarf, bei entsprechenden Hinweisen frühzeitig einzugreifen (Austin u. Priest 2005). Noch fehlen valide Screening-Verfahren zur Identifikation von psychischen Belastungen und Störungen, die bereits zu Beginn der Schwangerenvorsorge eingesetzt werden könnten, aber darüber hinaus auch spezifische fachliche Kompetenzen und finanzielle Ressourcen, um gefährdeten Frauen durch gezielte Ansprache, Aktivierung der familiären und sonstigen sozialen Unterstützung, frühzeitige psychosoziale Hilfen und gezielte psychotherapeutische Interventionen die erforderliche Unterstützung und gegebenenfalls Behandlung zukommen zu lassen.

2.1.3 Beziehungs- und Bindungsentwicklung in der Schwangerschaft

Phasen des Schwangerschaftserlebens

Die Beschäftigung mit der vorgeburtlichen Beziehungsentwicklung zwischen Eltern und ihren Kindern ist, so wie der strukturierende Blick auf das Erleben der Schwangerschaft überhaupt, ein relativ neues Feld wissenschaftlicher Betätigung, die ihren Anfang in den frühen 70er Jahren nahm. Historische und literarische Zeugnisse der Auseinandersetzung von Frauen mit ihrer Schwangerschaft handeln vorwiegend vom Erleiden von Komplikationen und Durchstehen schwerer Geburten sowie den traumatisierenden Auswirkungen von Fehlgeburten und frühem Kindstod auf die mütterliche Psyche (Rihnd-Tuff et al. 2003, zit. nach Salisbury et al. 2003). Erst der Rückgang mütterlicher und kindlicher perinataler

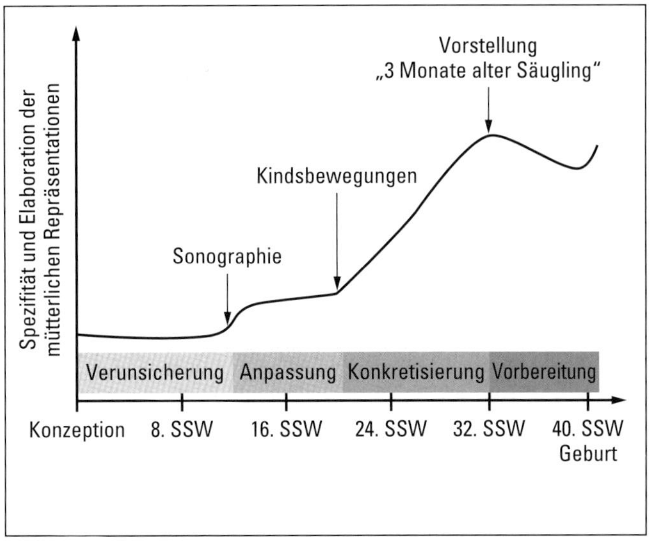

Abb. 2-5: Phasen des Schwangerschaftserlebens und mütterliche Repräsentationen vom Fetus (nach Gloger-Tippelt 1988 und Fava-Viziello et al. 1993)

Mortalität im 20. Jahrhundert, die Beschränkung der Kinderanzahl in der Familie mithilfe moderner Empfängnisverhütung, technologische Fortschritte in der Schwangerschaftsüberwachung und das zunehmende Interesse an der frühen Kindesentwicklung haben der psychischen Dimension des Übergangs zur Elternschaft die aktuelle Bedeutung verliehen. Das Erleben von Vätern wird allerdings auch in Studien neueren Datums bisher nur selten berücksichtigt.

In Untersuchungen zu den psychologischen Reaktionen und Anpassungen von Eltern an die Elternschaft lassen sich verschiedene charakteristische Phasen des Schwangerschaftserlebens abgrenzen (s. Abb. 2-5). Diese sind erstmals von Gloger-Tippelt (1988) anhand eines Kollektivs von erstgebärenden Frauen herausgearbeitet worden und werden im Folgenden – ergänzt um aktuelle Forschungsergebnisse – dargestellt:

1. Phase: Verunsicherung (1.–12. SSW)

Die ersten Wochen nach Eintreten einer ersten Schwangerschaft sind von Verunsicherung geprägt – auch, wenn die Schwangerschaft geplant war bzw. willkommen ist. Nach kurzer initialer Euphorie stellen sich bei beiden Eltern häufig Bedenken, Ängste und ambivalente Gefühle gegenüber der körperlichen und sozialen Umstellung, dem Ungeborenen und der antizipierten neuen Rolle ein. In dieser Zeit träumen viele Frauen von einer vorgeburtlichen Schädigung des Fetus; magische Vorstellungen nehmen dabei oft realitätsnahe Formen an. So fragen sich werdende Mütter z. B., ob sie ihrem Kind mit ihren negativen Gedanken, Gefühlen oder auch Verhaltensweisen, die ihnen nicht vollständig der Situation angemessen scheinen, Schaden zufügen können. Solche Befürchtungen gehören zu den normalen psychischen Anpassungsvorgängen, gewinnen aber dann an Gewicht, wenn das Kind tatsächlich mit einer Gesundheitsstörung zur Welt kommt. Die häufig formulierten „Vorahnungen" von Müttern nach der Geburt eines behinderten oder anderweitig kranken Kindes können als retrospektive Bearbeitungen früher Schwangerschaftsbefürchtungen verstanden werden. Auch ausgeprägte und oft wenig korrigierbare mütterliche Schuldgefühle wegen der kindlichen Beeinträchtigung werden vor diesem Hintergrund verständlich.

Väter erleben gleichfalls eine Phase der Verunsicherung in der Frühschwangerschaft und auch darüber hinaus. Diese scheint jedoch häufiger von Irritationen in der sich verändernden Beziehung zur Partnerin, die ihren Ausdruck u. a. in einer Reduktion der sexuellen Kontakte findet, sowie von Ängsten hinsichtlich der zukünftigen Rolle als Alleinversorger der Familie geprägt zu sein als von kindgerichteten Befürchtungen (Condon et al. 2004).

2. Phase: Anpassung (12.–19. SSW)

In der Anpassungsphase kommt es bei ungestörtem Verlauf zur Akzeptanz der Schwangerschaft und zu deren positiver Bewertung. Aus psychodynamischer Perspektive bewältigt die Frau ihre negativen Phantasien, indem sie beginnt, sich den Fetus als vollkommenes Wesen vorzustellen, das sie sich uneingeschränkt gewünscht hat. Das Potenzial zu solch positiver Besetzung des Kindes entstammt narzisstischer Quellen. Junge Erwachsene in der konkreten Konfrontation mit ihrer zukünftigen Elternschaft müssen sich mit der Erkenntnis auseinandersetzen, dass ihre individuellen Möglichkeiten der Entwicklung an Grenzen stoßen. Sie erleben sich festgelegt auf einen Partner, ein Lebenskonzept und antizipieren eine neue, oft ängstigende Form der Verantwortlichkeit. Das „perfekte Kind" bietet in der Phantasie die Möglichkeit, aus diesen Begrenzungen auszubrechen. Nach Soulé (1982) trägt das „imaginäre Kind im Kopf" das Ich-Ideal der Eltern in seinem Inneren. Hinweise hierauf finden sich bereits in der Schwangerenvorsorge: Für Eltern sind das Wachstum und die Entwicklung ihres Ungeborenen sowie seine motorischen und sozialen Fertigkeiten nach der Geburt und die späteren schulischen Leistungen von allergrößter Wichtigkeit. Entsprechen sie nicht den Erwartungen, geben sie Anlass zu großer Sorge und auch Enttäuschung.

Ein starres Festhalten an unerreichbaren Idealen kann die zukünftige Entwicklung des Kindes beeinträchtigen. Idealisierungen sind jedoch für die Zeit der Schwangerschaft unverzichtbar und dienen der Vorbereitung auf die postnata-

len Anforderungen der Elternschaft. Wichtig sind zudem Phantasien, die der Frau suggerieren, dass sie als Mutter erfolgreich sein wird.
Donald Winnicott (1956) hat in seinem Konzept der „primären Mütterlichkeit" die besondere Präokkupation der Mutter mit ihrem Baby und die weitreichende Sensitivität und Hingabebereitschaft der postpartalen Frau beschrieben, die in einem anderen Kontext möglicherweise als akuter psychopathologischer Zustand interpretiert würden. Er erklärte diese spezifische Verfassung mit einem Rückzug von sonstigen Belangen, vergleichbar einer Dissoziation, die sich zum Ende der Schwangerschaft manifestiert und über einige Wochen anhält. Unterdessen können neurobiologische Korrelate dieser „primary maternal preoccupation" mit bildgebenden Verfahren und in abgeschwächter Form auch bei Vätern nachgewiesen werden. In der Konfrontation mit Audioaufnahmen des Schreiens des eigenen Babys zeigen Eltern im fMRT (funktionelle Magnetresonanzmessung) eine deutliche Aktivierung der Amygdala und Insularegion in der frühen Postpartalzeit als Ausdruck vermehrter elterlicher Angst, die im 2. oder 3. Lebensmonat des Kindes nachlässt und durch eine Aktivierung von hypothalamischen und frontalen Hirnregionen ersetzt wird. Diese begünstigen regulatorisches und planerisches Verhalten. Solche elterlichen Reaktionen treten stärker beim ersten Kind auf als bei erfahrenen Eltern und fördern Maßnahmen zur intensivierten Behütung und Fürsorge für das Kind, die dazu dienen, dessen Bedürfnisse kennen zu lernen und Gefährdungen abzuwenden (Überblick bei Leckman et al. 2004; Swain et al. 2006).

> Die idealisierende Besetzung des Ungeborenen und der Mutterschaft hat also im Wesentlichen zwei Bedeutungen: Sie steht im Dienste der Abwehr normaler ablehnender Gefühle, und sie ermöglicht eine frühzeitige seelische Vorbereitung auf die Anstrengungen, die die Mutter nach der Geburt ihres Kindes erwarten.

3. Phase: Konkretisierung (20.–31. SSW)

Diese Phase der sichtbaren und spürbaren Gewissheit ihrer Schwangerschaft erleben viele Frauen als eine Zeit vermehrten Wohlbefindens oder sogar Hochgefühls, was traditionell mit erhöhten Östrogenspiegeln in Zusammenhang gebracht wurde. Auch neuere Untersuchungen bestätigen den antidepressiven Effekt von ovariellen und plazentaren Östrogenen, gleichzeitig lässt sich jedoch die Hypothese eines Östrogenschutzes vor affektiven und anderen psychischen Erkrankungen in der Schwangerschaft empirisch nicht belegen. Die Wirkfaktoren der emotionalen Verfassung sind während der Schwangerschaft – wie in anderen Lebensabschnitten auch – komplex determiniert und Auffälligkeiten nicht auf eine einzige Verursachung zurückzuführen (Überblick bei Riecher-Rössler u. Steiner 2005).
Mit den Kindsbewegungen – etwa ab der 18.–23. SSW – reifen mütterliche Vorstellungen vom Kind als eigenständigem Wesen, denn diese bieten einen spürbaren Beweis für dessen Lebendigkeit. Im letzten Trimenon bilden sich Zyklen und Muster der fetalen Bewegungen und Aktivitätsgrade heraus, die für die Mutter erkennbar sind und auf die sie sich allmählich verlassen kann. Dabei stimmen die Berichte von Müttern häufig mit objektivierten Messungen der fetalen Aktivität überein. Ihre Reaktionen auf die fetalen Bewegungsmuster können als frühe Form der Interaktion beschrieben werden. Mütter tendieren dabei dazu, das Verhalten ihres Kindes zu deuten und dem zukünftigen Baby ein bestimmtes Temperament, eine Persönlichkeit, mitunter sogar ein Geschlecht zuzuschreiben. Wahrgenommene Eigenschaften werden dabei z. B. als „ruhig" oder „lebhaft" charakterisiert oder auch als „phlegmatisch" oder „aggressiv". Zuschreibungen solcher Art können geprägt sein von projektiven Verzerrungen der Realität und sollten die Aufmerksamkeit auf eine Gefährdung der frühen Beziehungsentwicklung lenken.

4. Phase: Antizipation und Vorbereitung (32.–41. SSW)

In dieser Phase richtet die Mutter ihre Aufmerksamkeit auf die Vorbereitungen für die erste Zeit mit dem Kind und auf das Ereignis der Geburt. Mehr oder weniger ausgeprägte Geburtsängste werden wach, die sich auf die eigene Unversehrtheit und auf das Wohl des Kindes beziehen.
Hierzu ist anzumerken, dass es in den westlichen Industriestaaten seit einigen Jahren eine steigende Tendenz zur Durchführung elektiver Kaiserschnitt-Entbindungen gibt, die auf expliziten Wunsch der Schwangeren oder auch aus mütterlicher psychischer Indikation durchgeführt werden, Letzteres z. B. bei Ängsten um die kindliche Gesundheit, Tokophobie oder vorangehenden traumatischen Geburtserlebnissen. Traditionell wird in der Geburtshilfe ein solcher Eingriff kritisch gesehen, wenn keine somatische Indikation bei Mutter oder Kind vorliegt. Die Vor- und Nachteile der Veränderung dieses üblichen Vorgehens sind Gegenstand der aktuellen fachlichen Diskussion, wobei für Frauen mit fortbestehendem Kinderwunsch zu berücksichtigen ist, dass wiederholte Sectiones vermehrt mit gravierenden Gesundheitsbeeinträchtigungen einhergehen (Silver et al. 2006).
Erste Studien zu elektiven Kaiserschnitt-Entbindungen ergeben, dass diese psychisch gut toleriert werden, seltener von Komplikationen begleitet sind als vaginale Spontangeburten und insbesondere deutlich weniger unmittelbare nachteilige

Folgen für Mutter und Kind haben als sekundäre Sectiones bei kompliziertem Geburtsverlauf (Schindl et al. 2003). Bei der Beurteilung dieser Ergebnisse sollte allerdings bedacht werden, dass die Selbstauskunft der betroffenen Schwangeren nach elektiver Sectio durch eine Art „Rechtfertigungszufriedenheit" getönt sein könnte. Weitergehende Untersuchungen zu den Motiven für die Entscheidung gegen eine vaginale Entbindung, zu qualitativen Aspekten des diesbezüglichen Erlebens und zur Mutter-Kind-Beziehung stehen noch aus.

Die mütterliche Ausgestaltung ihrer Vorstellungen vom Fetus erreicht um den 7. Schwangerschaftsmonat herum ein Maximum an Differenziertheit und Spezifität. Zu diesem Zeitpunkt entsprechen ihre inneren Bilder denen eines drei Monate alten Säuglings. In den letzten Wochen vor der Geburt werden die Phantasien jedoch sukzessive unbestimmter und scheinen auch weniger idealisierend. Eine solche Wandlung kann eine Anpassung an das reale, in vielen Aspekten ja noch unbekannte Kind bedeuten und zudem dem Schutz vor Enttäuschungen dienen, möglicherweise aber auch aus Geburtsängsten resultieren (Ammaniti 1991; Fava-Viziello et al. 1993).

Klinisch besonders relevant wird dieses Ergebnis angesichts der Situation von Müttern extrem früh geborener Kinder: Wird ein Kind vor der 30. Schwangerschaftswoche geboren, so divergieren die mütterlichen Phantasien von einem „fertigen Baby" und die reale Erscheinung des unreifen Kindes außerordentlich stark, was zu dem „Schock" beitragen kann, von dem viele betroffene Mütter beim ersten Anblick ihres Frühgeborenen berichten. Kann die Mutter trotz der offensichtlichen Unreife des Frühgeborenen ihr Kind subjektiv als dem „idealen Baby" ähnlich wahrnehmen und ein Vertrauen in die eigenen mütterlichen Kompetenzen, auch unter Intensivpflegebedingungen, entwickeln, so korreliert dies positiv mit mütterlicher Sensitivität in der Interaktion und günstigem Outcome des Kindes im Hinblick auf dessen sozio-emotionale Entwicklung (Keren et al. 2003).

Insgesamt betrachtet hat die Beziehung zwischen den Eltern und ihrem Neugeborenen also eine längere Vorgeschichte. Der Prozess der psychischen Anpassung an das Kind ist durchaus störanfällig, z.B. durch mütterliche Gesundheits- und Befindlichkeitsstörungen in der Schwangerschaft, fetale Auffälligkeiten, besorgte Äußerungen des Gynäkologen, vorzeitige Wehen, sozioökonomische Probleme und aktuelle Paarkonflikte sowie auch durch eine Wiederbelebung konfliktträchtiger früher Beziehungserfahrungen, zu der die Zeit der Schwangerschaft als eine „Schwellensituation" im Erwachsenenleben prädisponiert (s. Abschnitt „Biologische und psychologische Schutz- und Risikofaktoren in der pränatalen Bindungsentwicklung").

Ultraschall und Bindungsentwicklung

Materno-fetale Bindung (maternal-fetal attachment) beschreibt die Beziehung zwischen der schwangeren Frau und ihrem ungeborenen Kind. Sie äußert sich in verschiedenem Verhalten, das Fürsorge und Verpflichtung ausdrückt gegenüber dem Kind, also gesunde Ernährung, Nikotin- und Alkoholabstinenz, Kontaktaufnahme mit dem Kind (z.B. über den Bauch streicheln) oder die Vorbereitung auf die Zeit nach der Geburt (Kinderzimmer vorbereiten, Babykleidung einkaufen) (Salisbury et al. 2003). Die materno-fetale Bindung wird durch zahlreiche Faktoren wie das Gestationsalter, das Verspüren von Kindsbewegungen, die individuelle (Schwangerschafts-)Anamnese und auch die eigene (Bindungs-)Vorgeschichte der Mutter wesentlich beeinflusst.

Der Fetus wird seit Einführung der Ultraschalldiagnostik in die Schwangerenvorsorge bereits früh in der Schwangerschaft zu einer nicht nur spür-, sondern auch sichtbaren „Person". Eine pränatale Geschlechtsdiagnose ist in den meisten Fällen heute zum Zeitpunkt der zweiten Screening-Untersuchung, d.h. zwischen der 20. und 22. SSW möglich. Dies führt dazu, dass viele Kinder bereits intrauterin ihren späteren Namen erhalten, mit dem sie von den Eltern bereits pränatal angesprochen werden.

Neben den rein medizinischen Indikationen zur Durchführung einer sonographischen Untersuchung in der Schwangerschaft (wie Festlegung des genauen Schwangerschaftsalters, Identifikation von Mehrlingsschwangerschaften, Ausschluss von Fehlbildungen und Überprüfung der zeitgerechten intrauterinen Entwicklung) nimmt die Ultraschalluntersuchung für viele werdende Eltern eine zentrale Rolle in der Schwangerenvorsorge ein, die in hohem Maße unabhängig von den erhobenen Befunden befürwortet wird (Götzmann et al. 2002a).

Rasante technische Entwicklungen im Bereich der sonographischen Diagnostik in den letzten Jahren gipfelten in der Einführung der 3-D-/4-D-Ultraschalltechnik, mit der der Fetus dreidimensional begutachtet bzw. mit der im 4-D-Modus zeitliche Abläufe von Bewegungen als vierte Dimension dargestellt werden können. Aus rein medizinischer Sicht kann diese Untersuchungstechnik zusätzliche diagnostische Informationen beispielsweise in der Beurteilung von Gesichtsauffälligkeiten, z.B. Lippenspalten, oder bei der Beurteilung von Spaltbildungen der Wirbelsäule oder Skelettfehlbildungen liefern (Gonçalves et al. 2005; Timor-Tritsch u. Platt 2002).

Bei günstiger Lage des Kindes und guten Schallbedingungen (dünne mütterliche Bauchdecken) sind mit der 3-D- und 4-D-Technik Bilder zu erzielen, auf denen die Eltern „auf den ersten Blick" kindliche Strukturen wie das Gesicht erkennen können, während im 2-D-Ultraschall nicht selten die „Übersetzung" der Bilder durch die den Ultraschall durchführende Person notwendig ist. Diese vereinfachte Darstellbarkeit kann gerade für die Beratung der Eltern bei Auffälligkeiten wie dem Nachweis einer Lippenkieferspalte von großer Hilfe sein, da die Eltern das Ausmaß der sichtbaren Auffälligkeit bereits vor der Geburt erfassen können (Carlson 2000).

Traditionell ist die Stärkung der Mutter-Kind-Bindung kein primärer Zielpunkt der Ultraschalluntersuchung. Zunehmend rücken jedoch auch mögliche positive Auswirkungen hinsichtlich der Bindungsentwicklung in den Mittelpunkt des wissenschaftlichen Interesses, nicht zuletzt, weil man sich davon einen positiven Einfluss auf das mütterliche Gesundheitsverhalten erhofft (Campbell 2006). Der Nachteil früherer Studien zur Bindungsentwicklung durch Ultraschall liegt darin, dass sich durch die großen technischen Weiterentwicklungen Ergebnisse der 80er und frühen 90er Jahre nicht unbedingt auf die heutigen Bedingungen übertragen lassen. In einer Studie untersuchten Righetti et al. (2005) den Einfluss einer 2-D-Untersuchung im Vergleich zu einer 4-D-Ultraschalluntersuchung zwischen der 19. und 23. SSW auf das elterliche Bindungsverhalten zum ungeborenen Kind. Sie fanden eine signifikante Verbesserung der Bindungsqualität zwischen den vor der Untersuchung und zwei Wochen danach erhobenen Parametern, jedoch keine Unterschiede zwischen einer reinen 2-D-Untersuchung und einer Kombination aus einer 2-D-Darstellung mit einer 4-D-Darstellung. Allerdings treten genau um diesen Zeitpunkt herum bei den meisten Schwangeren auch die ersten spürbaren Kindsbewegungen auf – ein Faktor, der ganz wesentlich zur pränatalen Mutter-Kind-Bindung beiträgt (Lerum u. LoBiondo-Wood 1989).

Sedgmen et al. (2006) haben den Effekt einer 2-D-Untersuchung im Vergleich zu einer 3-D-Untersuchung sowohl im ersten als auch im zweiten Trimenon auf die pränatale Mutter-Kind-Bindung sowie auf das mütterliche Gesundheitsverhalten untersucht und fanden ebenfalls keine signifikanten diesbezüglichen Vorteile der 3-D-Untersuchung, wobei ein Deckeneffekt nicht auszuschließen ist, da eine 3-D-Untersuchung immer additiv zu einer 2-D-Untersuchung durchgeführt wird. Nebenbefundlich war nach der Ultraschalluntersuchung eine signifikante Reduktion des mütterlichen Alkoholkonsums festzustellen. Auch im Vergleich einer alleinigen 2-D-Darstellung versus einer kombinierten 2-D-/4-D-Darstellung im zweiten und dritten Trimenon fand sich kein Unterschied in beiden Gruppen bezüglich des Prozentsatzes an Frauen, die angaben, dass die Untersuchung ihre Wahrnehmung des Fetus verbessert habe (Rustico et al. 2005). Eine grundsätzliche Problematik aller Studien zu Bindungsentwicklung und Ultraschall liegt in der Differenzierung eines möglicherweise kombinierten Effektes aus „Den-Fetus-Sehen" und der Rückversicherung durch das im Rahmen der Ultraschalluntersuchung durchgeführte unauffällige Organ-Screening.

Nicht zuletzt getriggert durch Mediendarstellungen haben viele Eltern eine hohe Erwartungshaltung an die technischen Möglichkeiten der 3-D-/4-D-Darstellung der fetalen Strukturen und hier insbesondere des fetalen Gesichts, die jedoch – abhängig vom Schwangerschaftsalter und zusätzlichen Faktoren (z. B. aufgrund reduzierter Fruchtwassermenge, adipöser mütterlicher Bauchdecken oder bei ungünstiger Kindslage) – nicht in allen Fällen befriedigend gelingt (Campbell 2002).

Inwieweit der Nichterfolg einer erhofften 3-D-/4-D-Darstellung auch einen negativen Einfluss auf die materno-fetale Bindung haben kann, ist bisher noch nicht systematisch in Studien untersucht. Gerade im ersten und frühen zweiten Trimenon kann die 3-D-/4-D-Darstellung auch sehr ungewohnt und befremdlich für die Eltern sein, die zu diesem Zeitpunkt oft als „alien-artig" empfunden wird (Campbell 2006). Dies sollte mit den Eltern bei Wunsch nach einer 3-D-/4-D-Aufnahme thematisiert und auf die elterliche Reaktion eingegangen werden. Selbst eine technisch einwandfreie 3-D-/4-D-Darstellung kann für manche Eltern enttäuschend sein, wenn die visuelle Darstellung des Kindes nicht den elterlichen Erwartungen entspricht bzw. sich nicht mit dem vorher imaginierten Bild ihres Kindes deckt (Rustico et al. 2005). Im Vergleich zur 2-D-Untersuchung stellen Eltern generell höhere Ansprüche an eine 3-D-/4-D-Darstellung und sind dann schneller enttäuscht, wenn diesen nicht entsprochen wird. Insbesondere die Darstellung des fetalen Gesichts scheint hierbei wichtiger als jede andere anatomische Struktur (Ji et al. 2005).

Nicht selten werden dem Ungeborenen während der Untersuchung bereits Charaktereigenschaften durch die Eltern attribuiert (Wegdrehen wird als „zickig", „scheu", „unkooperativ" interpretiert; „Das Baby macht jetzt schon nicht, was es soll"; oder auch: „Es hat jetzt schon seinen eigenen Kopf"; eine günstige Lage wird auch – im übertragenen Sinn – als „zugewandt" interpretiert). Hier ist es die Aufgabe des Untersuchers, solche Interpretationen zu relativieren oder alternative Interpretationen anzubieten. Wertende Äußerungen wie „Das Baby scheint nicht sehr glücklich über die Enge in der Gebärmutter zu sein" sollten dagegen möglichst vermieden werden (Campbell 2004), auch wenn die Bewertung kindlichen intrauterinen Verhaltens bereits biblische Tradition hat: In der Geschichte der Zwillinge Jakob und Esau (Genesis 25:22) werden die Kindsbewegungen der beiden bereits als frühes Konfliktzeichen interpretiert („Und die Kinder stießen sich in ihr").

Elterliche Reaktionen auf pränatale Diagnostik

Kowalcek et al. (2002) haben das emotionale Befinden von Frauen und ihren Partnern vor und nach verschiedenen invasiven (Fruchtwasseruntersuchung, Chorionzottenbiopsie) und nichtinvasiven (reine Sonographie) Untersuchungen im Rahmen pränataler Diagnostik untersucht. Sie fanden zum einen, dass die individuelle Stresserfahrung unabhängig von der Art der Untersuchung ist, d. h. vor invasiven Methoden nicht per se höher ist, und zum anderen, dass eine Stressreduktion erst durch die Demonstration des Fetus im Ultraschall und die Bestätigung unauffälliger Ergebnisse erfolgt (testinduzierter Stress).

Bei Verdacht auf eine kindliche Entwicklungsstörung zeigen beide Partner signifikant erhöhte Angstwerte, diese liegen jedoch bei der Schwangeren signifikant höher als bei den sie begleitenden Partnern (Kowalcek et al. 2002; Götzmann et al. 2002b). Die grundsätzliche Anwesenheit des Partners bei der Untersuchung scheint die Angst der Schwangeren nicht zu reduzieren, trägt jedoch zu einer deutlichen Stärkung der elterlichen Bindung zueinander bei (Zlotogorski et al. 1997). Frauen, bei denen pränataldiagnostisch der Verdacht auf eine Fehlbildung bzw. Störung der Schwangerschaft vorliegt, zeigen direkt nach pränataler Diagnostik (Ultraschall, Amniozentese oder Chorionzottenbiopsie) Stimmungs- und Angstwerte, die mit denen von Patienten mit einer depressiven Episode vergleichbar sind (Leithner et al. 2004). Eltern, die im Rahmen einer sonographischen Untersuchung mit der Diagnose eines fetalen Herzfehlers konfrontiert waren, zeigten unterschiedliche Reaktionsmuster: Während Frauen eher starke Schuld-, Furcht- und Traurigkeitsgefühle sowie Hoffnungslosigkeit zum Ausdruck brachten, erlebten die Männer hauptsächlich Ärger- und Angstgefühle. Bewältigungsstragien der Frauen waren durch Bindung hin zum Fetus gekennzeichnet. Während die Frauen eher zu einer realistischen Zukunftseinschätzung neigten, tendierten die Männer dazu, den optimistischen Part zu übernehmen, und konzentrierten sich auf die Unterstützung der Frauen. Trauerreaktionen zeigten sie eher nach der Geburt als während der Schwangerschaft (Leuthner et al. 2003).

Gerade diese Unterschiede in weiblichem und männlichem Coping-Verhalten gilt es bei der Betreuung von Eltern mit fetalen Auffälligkeiten bzw. Erkrankungen zu bedenken und in die Begleitung der Eltern mit einzubeziehen. Gegebenenfalls kann es hilfreich sein, die Eltern auch aktiv auf mögliche unterschiedliche Verarbeitungsstile anzusprechen und so die oben genannten Unterschiede tranparent zu machen, da gerade diese oft zu einer zusätzlichen Belastung der elterlichen Beziehung beitragen können.

Manche Eltern vermissen das mit früheren Zeiten – vor der Entwicklung der Ultraschalltechnik – in Verbindung gebrachte „Einfach-guter-Hoffnung-Sein". Hier ist allerdings zu hinterfragen, ob es sich hierbei nicht um eine retrospektive Verklärung aus heutiger Sicht der damals „unbehelligt" sich im Mutterleib entwickelnden Kinder handelt, bei der die Empfindungen und Ängste der damaligen Müttergeneration nur eingeschränkt berücksichtigt werden bzw. nicht systematisch untersucht wurden.

Die Sonographie hat in der Überwachung und auch in der Therapie des Fetus (wie beim Zwillingstransfusionssyndrom oder bei der Therapie der intrauterinen Anämie, z. B. bei Rhesusinkompatibilität) neue ungeahnte Möglichkeiten eröffnet und gleichzeitig auch zur Änderung des Schwangerschaftserlebens – vom reinen „Spüren" zur visuellen Darstellung – beigetragen. Aber: Bei allen positiven Aspekten ist der Einsatz der pränatalmedizinischen Möglichkeiten doch auch kritisch zu bewerten, da sie per se eine deutliche Stressbelastung für die Eltern darstellen können (Kowalcek et al. 2002). Art und Frequenz sonographischer Untersuchungen sollten mit der Schwangeren bzw. dem werdenden Elternpaar abgestimmt werden, die Eltern sollten zu alternativen Möglichkeiten einer pränatalen Kontaktaufnahme ermuntert und begleitet werden, insbesondere bei Vorliegen fetaler Auffälligkeiten wie einer Wachstumsretardierung oder pränatal diagnostizierten Fehlbildungen, bei denen aus medizinischen Gründen in der Schwangerschaft sehr häufig Ultraschalluntersuchungen durchgeführt werden. Gerade bei häufigen Ultraschalluntersuchungen läge sonst die Gefahr nahe, dass das Kind weniger im mütterlichen Schoß als primär auf dem Ultraschallmonitor wahrgenommen wird. Diese „verkehrte" Wahrnehmung beschreibt Campbell (2002) sehr anschaulich am Beispiel eines Vaters, der vor Begeisterung über die 4-D-Darstellung seines Kindes den Ultraschallmonitor küsste.

Vor der Durchführung einer Ultraschalluntersuchung sollte stets eine Aufklärung über Möglichkeiten und Grenzen der Methode erfolgen. Gerade weil die Sonographie als diagnostische Methode immer auch die Möglichkeit der unerwarteten Diagnose einer fetalen Auffälligkeit mit allen sich hieraus für den weiteren Schwangerschaftsverlauf ergebenden Konsequenzen in sich birgt, sollte ihr Einsatz differenziert erfolgen und die Eltern über die Wertigkeit der Methode aufgeklärt sein.

Biologische und psychologische Schutz- und Risikofaktoren in der pränatalen Bindungsentwicklung

Zur Kontinuität zwischen prä- und postnataler Bindungsentwicklung

Studien zur vorgeburtlichen Bindungsentwicklung beschränken sich unter Vernachlässigung des Vaters mehrheitlich auf die Mutter und ihr ungeborenes Kind. Deren Beziehung nimmt spätestens mit der Gewissheit über das Eintreten einer Schwangerschaft ihren Anfang. Jedoch bereits im Kinderwunsch, in der Erwartung einer Konzeption und etwaigen damit verbundenen Vorbereitungen wie der Adaptation des Gesundheitsverhaltens und der Lebensplanung entwickelt die zukünftige Mutter in Tagträumen und mehr oder weniger ausgestalteten Phantasien ein Bild von sich selbst in der erwünschten Rolle, von körperlichen und emotionalen Merkmalen ihres Kindes und ihrer beider Beziehung in der Zukunft.

Solche mütterlichen Phantasien sind in unterschiedlicher Terminologie beschrieben worden als „innere Arbeitsmodelle" (Bowlby 1982), „ghosts in the nursery" (Fraiberg et al. 1975), das „imaginäre" oder „phantasmatische" Kind (Lebovici 1988; Cramer 1988) oder „mütterliche Repräsentationen" (Stern 1998). Allen Theoretikern ist die Annahme gemeinsam, dass das Bild vom Kind im Erleben seiner Mutter unbewusste und bewusste Anteile von mütterlichen Objekt- und Beziehungserfahrungen und diesbezügliche Wünsche bzw. Ängste repräsentiert, die im Prozess der Schwangerschaft überarbeitet werden und zur Geburt hin allmählich Platz schaffen für das reale Kind mit seinen Eigenheiten (s. Abschnitt „Phasen des Schwangerschaftserlebens").

Werden mütterliche Einschätzungen von kindlichen Charakteristika in der späten Fetalzeit und nach Vollendung der ersten postnatalen Lebensmonate des Kindes erfragt, so finden sich zwischen beiden weitgehende Übereinstimmungen. Die mütterlichen Vorstellungen vom Ungeborenen bleiben offenbar über die Geburt hinaus stabil und gehen in ihre Interpretationen der kindlichen Eigenschaften und Verhaltensweisen im frühen Säuglingsalter ein.

Darüber hinaus lässt die Klassifikation von mütterlichen Repräsentanzen in der Schwangerschaft nach Bindungskriterien sehr präzise Vorhersagen über das Bindungsmuster zu, das sich zwischen Mutter und Kind nach dessen erstem Geburtstag in der „Fremden Situation" als standardisierter Untersuchung der Bindungsqualität messen lässt. Hierbei ermöglichen insbesondere qualitative Merkmale der Narration bzw. die Art und Weise, wie die Mutter präpartal von ihrem Kind und ihren eigenen frühen Bindungserfahrungen spricht, eine Prognose der Bindungssicherheit bzw. -unsicherheit, die ihr Kind später entwickeln wird (Fonagy et al. 1991).

Solche Ergebnisse verweisen auf die transgenerationale Übertragung von Bindungsmustern und legen nahe, dass die Bindungssicherheit des Kindes eher eine Folge der mütterlichen Erwartungen, Haltungen und Verhaltensweisen zu sein scheint als bedingt durch kindliche Charakteristika, wie z. B. dessen Temperament, Gesundheitszustand oder Entwicklungsverlauf. Auch für die Vater-Kind-Bindung finden sich diesbezüglich signifikante, wenn auch weniger starke Korrelationen (Steele et al. 1996; Überblick bei Benoit et al. 1997).

Biologische Wirkfaktoren in der Bindungsentwicklung

Die frühe Beziehungs- und Bindungsentwicklung zwischen Mutter und Kind ist nicht rein psychologisch determiniert, sondern hat auch ein biologisches Korrelat, dessen Erforschung seit einigen Jahren Gegenstand intensiver wissenschaftlicher Bemühungen ist. Anhand von Knock-out-Modellen bei Nagern sind zumindest neun Gene beschrieben worden, deren Verfügbarkeit für die Ausprägung eines oder mehrerer Aspekte mütterlichen Verhaltens essenziell ist. Diese Gene kodieren verschiedene Faktoren der Transkription wie Enzyme, Rezeptoren und das Neuropeptid Oxytozin (Leckman u. Herman 2002).

In diesem Kontext scheint das Oxytozin, ursprünglich bekannt durch seine stimulierenden Effekte auf Uteruskontraktionen und den Milcheinschuss, auch beim Menschen eine entscheidende Rolle zu spielen. Die oxytozinergen Neurone des Hypothalamus und die anderer Bereiche des ZNS erreichen die Neurohypophyse, von wo aus Oxytozin in den Blutkreislauf freigesetzt wird. Diese Freisetzung wird über verschiedene Reize wie z. B. das Säugen und über Stoffe wie Noradrenalin, Dopamin, Serotonin, vasoaktives intestinales Polypeptid u. a. induziert sowie in einem positiven Feedback-Mechanismus auch vom Oxytozin selbst.

Oxytozin trägt zu einem weiten Spektrum von verhaltensbezogenen und physiologischen Effekten bei, die durch Hirnrezeptoren vermittelt werden. Seine Applikation kann anxiolyseähnliche und in höheren Dosen sedative Wirkung hervorrufen, die Schmerzwahrnehmungsschwelle erhöhen, die Nahrungsverwertung verbessern und somit das Wachstum anregen sowie anti-inflammatorisch und stressmindernd wirken, indem es Blutdruck, Herzfrequenz und die Konzentration von Stresshormonen senkt. Daneben stimuliert Oxytozin mütterliches, sexuelles und soziales Verhalten, aber auch die Bindung zwischen Mutter und Kind sowie die Paarbeziehung zwischen monogamen Säugetieren.

Die Wehentätigkeit und das Stillen sind mit einer Freisetzung von Oxytozin im Blutkreislauf und im Gehirn der Mutter verbunden. Auch andere Arten der sensorischen Stimulation, vermittelt z. B. über das Saugen und die Nahrungsaufnahme, Gerüche, Körperwärme, massageartige Berührungen der Vorderseite der Brustkorbs, des Bauchs und der urogenitalen Organe, führen über vagale Stimulation zur Ausschüttung von Oxytozin und zu einem physiologischen Anti-Stress-Muster, das sich bei Mutter und Kind manifestiert.

Wird das Neugeborene auf den Brustkorb der Mutter gelegt, so zeigt es nach kurzer Zeit eine spontane motorische Aktivität, mittels derer es vor dem Saugen die Brüste der Mutter massiert. In dieser Zeit weisen die Oxytozinkonzentrationen im mütterlichen Blut ein pulsatiles Muster auf, das mit den Bewegungsrhythmen des Kindes korrespondiert. Das mütterliche Oxytozin stimuliert nicht nur das Einschießen der Milch, sondern führt auch zu einer Erweiterung der Hautblutgefäße des Brustkorbs, wodurch mütterliche Körperwärme auf das Kind übertragen wird.

Aus Tierversuchen wissen wir, dass es parallel zu einer Freisetzung von Oxytozin im ZNS der Mutter kommt, das über physiologische Entspannung eine Zunahme des mütterlichen Wohlbefindens bedingt und gleichzeitig zur vermehrten Interaktion zwischen Mutter und Kind beiträgt. Das Kind wird seinerseits durch die Berührungen der Mutter beeinflusst, hat eine höhere periphere Zirkulation und Körpertemperatur, ist ruhiger und schreit nicht, solange der Hautkontakt aufrechterhalten wird.

Die Oxytozinfreisetzung beim menschlichen Neugeborenen wurde bisher noch nicht untersucht. Es wird vermutet, dass bei diesem synergetische Oxytozineffekte auftreten, wie sich z. B. aus Beobachtungen an Frühgeborenen mit ventralem Hautkontakt zur Mutter beim so genannten „Kangarooing" schließen lässt. Letzteres bewirkt einen Abfall der Konzentration des Stresshormons Kortisol bei gleichzeitigem Anstieg gastrointestinaler Hormonspiegel und begünstigt in der Folge das Gedeihen der Kinder. Auch die Stimulierung anderer Sinne im Kontakt – beim Hören, Riechen und während des Blickaustausches – spielt bei solchen reziproken Effekten eine wichtige Rolle und fördert die Mutter-Kind-Bindung (Überblick bei Uvnäs-Moberg u. Petersson 2003).

Frauen, die mittels Kaiserschnitt entbunden werden, zeigen 2–3 Tage nach der Geburt beim Stillen geringere Oxytozin-Pulsationen als Mütter nach vaginaler Entbindung, sind emotional weniger ausgeglichen und weniger aktiv im sozialen Miteinander. Es ist unklar, ob diese Befunde auf eine verminderte Oxytozinfreisetzung während der Geburt zurückzuführen sind, auf den verzögerten Haut-zu-Haut-Kontakt mit dem Kind oder auf Schmerzen und Stress infolge des operativen Eingriffs (Nissen et al. 1996).

Eine Erforschung langfristiger, über Oxytozin vermittelter Effekte auf die Mutter-Kind-Beziehung und die Stressregulationsfähigkeit des Nachwuchses gilt im Tierversuch als gesichert, steht beim Menschen jedoch noch aus.

Psychologische Risikofaktoren in der pränatalen Bindungsentwicklung

Beeinträchtigungen in der Beziehungsentwicklung zum Kind können sich pränatal unter verschiedensten Umständen und Einflüssen ergeben (s. auch Abschnitt „Elterliche Reaktionen auf pränatale Diagnostik"), von denen im Folgenden einige häufige Risikokonstellationen beschrieben werden.

Einen prägenden Einfluss auf die prä- und natürlich auch postnatale Bindungsentwicklung zwischen Eltern und Kind hat die Qualität der **Partnerschaftsbeziehung der Eltern**. Nicht nur der „reale Vater", seine aktive Präsenz und sein Vertrauen in die Bedeutung seiner Rolle beeinflussen die Kindesentwicklung, sondern auch der „pränatale Vater in der Vorstellungswelt der Mutter" und solche Phantasien, in denen diese ihn als dritte Person in ihrer Beziehung mit dem Kind zulässt oder auch ausschließt. Ein Prädiktor für eine günstige Vater-Kind-Interaktion in der frühen Kindheit ist z. B. die Fähigkeit der Mutter, den Vater bereits in ihren pränatalen Repräsentationen positiv abzubilden und die Elternschaft somit von Anfang an als triadische Beziehungsform auszugestalten. Von Klitzing und Bürgin (2005) konnten aufzeigen, dass die „triadische Kapazität" der Eltern in der Schwangerschaft – also deren positives inneres Bild von solcher Dreisamkeit – assoziiert ist mit einer günstigen Entwicklung spezifischer emotionaler Kapazitäten ihrer Kinder (Kohärenz der Narration und positive Themen in Interviews) und einem signifikant selteneren Auftreten externalisierender Verhaltensstörungen im Vorschulalter. Das Fehlen der frühen Integration des Vaters in diesem Sinne hingegen war verbunden mit verminderten reflexiven Fähigkeiten der Kinder, einem bekannten Risikofaktor für spätere Verhaltensauffälligkeiten und psychische Störungen (Fonagy u. Target 1997).

Diverse Untersuchungen zeigen auf, dass der **vorangegangene Verlust eines Kindes** die folgende Schwangerschaft und die Beziehung zum nachgeborenen Kind erheblich belasten kann. Hierbei spielt es kaum eine Rolle, ob der Verlust in der frühen oder späten Schwangerschaft, in der Peripartalperiode oder im weiteren Verlauf der Kindheit erfolgt ist bzw. wenige Monate oder viele Jahre zurückliegt. Weniger als die Dauer der Gestation oder die real mit dem Kind verbrachte Zeit scheint die elterliche Wahrnehmung des Kindes als Individuum und deren Phantasien zu einem gemeinsamen Leben das Ausmaß ihrer Trauer zu bestimmen.

Eltern, die ihr einziges Kind verloren haben, zeigen typischerweise eine anhaltendere emotionale Erschütterung als solche mit weiteren Kindern, da zu dem konkreten Verlust des Kindes der Umstand hinzukommt, dass die Integration der Elternrolle in die persönliche Identität infrage steht und auch gegenüber dem sozialen Umfeld nur schwer aufrechterhalten werden kann, da ihr Objekt fehlt (Klier et al. 2002). In diesem Kontext sei auch das Erleben von Eltern mit Fertilitätsstörungen und der Inanspruchnahme von reproduktionsmedizinischen Maßnahmen erwähnt, die in ihrem Selbstbild bezüglich ihrer reproduktiven Fähigkeiten ohnehin erschüttert sind und zudem besonders häufig mit dem Verlust mühsam erreichter Schwangerschaften konfrontiert werden (Überblick bei Bindt 2007).

Unbewältigte Trauer wird in einer erneuten Schwangerschaft häufig reaktiviert, da die Übernahme der Elternrolle und der drohende Verlust unweigerlich miteinander verquickt sind. Vermehrte Schwangerschaftsängste, Depressionen, posttraumatische Stress-Symptome, Kontrollbedürfnisse und eine verzögerte Hinwendung zum Ungeborenen sind die Folgen. Da mit dem Erleben der Schwangerschaft auch eine unaufgelöste Bindung an das verlorene Kind wachgerufen wird, finden sich häufig mehr oder weniger bewusste Phantasien von dessen Wiedergeburt, die postnatal zum Phänomen des „Ersatzkindes“ führen können, in dem das neue Kind den Namen des verstorbenen trägt oder in seinen Eigenheiten diesem entsprechen und seinen Platz einnehmen soll. Solche elterlichen Erwartungen werden unweigerlich enttäuscht und bedeuten eine große Bürde für das betroffene Kind und seine psychische Entwicklung, wie zahlreiche Fallberichte aufzeigen (Anisfeld u. Richards 2000). In diesem Kontext wird auch das „Syndrom des vulnerablen Kindes“ beschrieben, bei dem die Eltern ihr nachgeborenes Kind als vermehrt schutzbedürftig erleben, ängstlich behüten und dadurch seine Autonomie-Entwicklung behindern.

Auch wenn die erneute Elternschaft die Chance birgt, zu einem elterlichen Kompetenzgefühl und zu größerer Sicherheit zurückzufinden, zeigen sich in den ersten Lebensjahren nachgeborener Kinder doch vermehrt Auffälligkeiten wie Regulationsstörungen, beeinträchtigte Eltern-Kind-Interaktionen und desorganisierte Bindungsmuster (Heller u. Zeanah 1999; O'Leary 2004). Eltern nach Kindesverlust sollten im Rahmen einer weiteren Schwangerschaft folglich intensiv begleitet und möglichst frühzeitig psychotherapeutisch betreut werden.

Ein in der Geburtshilfe mit einer Prävalenz von 1:300–600 Geburten beobachtetes Phänomen ist das der so genannten **Schwangerschaftsverdrängung**, bei der eine Frau ihre Gravidität bis zur 20. Schwangerschaftswoche oder sogar darüber hinaus bis zur Geburt nicht bewusst wahrnimmt und spezifische Anzeichen fehlinterpretiert bzw. intermittierend dissoziativ abzuspalten scheint. Suchen Frauen in diesem Zusammenhang wegen körperlicher Beschwerden wie Übelkeit, Ödeme, Bauchschmerzen etc. einen Arzt auf, so kommt es nicht selten zur „iatrogenen Mitbeteiligung“ bei der Verdrängung, indem auch der Arzt die Schwangerschaft nicht erkennt. Neben dem schlichten Übersehen der Gegebenheiten scheinen hierbei projektive psychische Prozesse eine Rolle zu spielen, bei denen der Arzt und oft auch Angehörige sowie das weitere soziale Umfeld unbewusst in die Verleugnung der Schwangeren einbezogen werden und sich selbst bei bestehendem Verdacht, dass die Frau schwanger sein könnte, mit deren Negation zufrieden geben (Überblick bei Wessel u. Buscher 2002; Wessel et al. 2003a).

Die Schwangerschaftsverdrängung ist für adoleszente Erstgebärende ebenso wie für Frauen nach mehreren Geburten und für Einlings- und Mehrlingsschwangerschaften beschrieben worden. Im Hintergrund können der ungewollte, schuld- und schamhaft erlebte Eintritt der Schwangerschaft, soziale Notlagen, Partnerschaftskonflikte (z.B. Kinderwunsch der Frau und Ablehnung desselben durch den Partner, Verhütungskonflikte), inzestuöse sexuelle Kontakte oder andere Problemlagen stehen, die die Frau im Kontext eigener psychopathologischer Bedingungen nicht offensiv bewältigen kann.

Da bei der Schwangerschaftsverdrängung naturgemäß keine Inanspruchnahme von Vorsorgeuntersuchungen erfolgt und die Schwangere ihr Gesundheitsverhalten, z. B. bezüglich der Ernährung, des Nikotin- und Alkoholkonsums, nicht adaptiert, ergeben sich besondere somatische Risiken für das Kind. Frühgeburtlichkeit, intrauterine Dystrophie und geburtshilfliche Komplikationen, etwa bei einer unerwarteten Hausgeburt oder mangelnder mütterlicher Kooperation im Kreißsaal, treten vermehrt auf, und die Kinder bedürfen häufiger einer neonatalen Intensivbehandlung (Wessel et al. 2003b).

Viele Mütter reagieren postpartal mit Erschütterung auf ihre Verdrängung der Schwangerschaft und auf die Gewissheit, ihr Kind den beschriebenen Risiken ausgesetzt zu haben (Spielvogel u. Hoheuer 1995). Daneben wird die Schwangerschaftsverdrängung jedoch auch assoziiert mit Kindesaussetzung und Neonatizid, wozu allerdings keine Zahlen vorliegen.

Da die psychische Vorbereitung auf die Elternschaft fehlt und von einer weitreichenden Ambivalenz bezüglich der Übernahme der Elternrolle ausgegangen werden muss, ist anzunehmen, dass auch die Beziehungsentwicklung zwischen Mutter, Vater und Kind spezifischen, noch unbekannten Risiken unterliegt. Angesichts der relativen Häufigkeit der Schwangerschaftsverdrängung ergibt sich hier die Notwendigkeit, der noch geringen, aber zunehmenden Aufmerksamkeit für dieses klinische Phänomen wissenschaftliche Aktivitäten folgen zu lassen.

Vorgeburtliche Kontaktaufnahme mit dem Kind im Rahmen der Schwangerenbegleitung

Das Sehen ist eine der der wichtigsten Sinnesqualitäten unserer heutigen Gesellschaft. In der medizinischen Schwangerenvorsorge nimmt die visuelle Darstellung des Fetus zur Überprüfung der unauffälligen Entwicklung eine zentrale Rolle ein, während die traditionellen Methoden des Fühlens und Tastens über die Bauchdecke in der klassischen Schulmedizin mehr und mehr in den Hintergrund treten.
Die Ultraschalltechnologie erlaubt es, den Fetus als „Person" von einem sehr frühen Schwangerschaftsalter an sichtbar zu machen, das Ungeborene früh als Individuum mit einer eigenen (Geschlechts-)Identität wahrzunehmen. Die werdende Mutter nimmt bei der Untersuchung eine passive Zuschauerrolle ein, während ihr Kind ihr auf einem Monitor demonstriert wird – ohne einen aktiven Part der werdenden Eltern (Rustico et al. 2005). Die ersten Fotos für das Familienalbum des Kindes entstehen heute nicht mehr nach der Geburt, sondern meist bereits im ersten Schwangerschaftsdrittel. Durch die Darstellung des Fetus auf einem Monitor wird zwar einerseits die Wahrnehmung als „eigenständige Person" mit menschlichen Verhaltensweisen wie Gähnen, Trinken oder Schlucken gefördert, andererseits besteht die Gefahr, den Fetus nur mehr „losgelöst" von der Schwangeren zu betrachten und die einzigartige pränatale Verbindung zwischen Mutter und Kind aus den Augen zu verlieren (Zechmeister 2001).
Eine zeitgemäße Schwangerenvorsorge sollte daher nicht nur die rein medizinische Betreuung umfassen, sondern auch bereits pränatal die Kontaktaufnahme und Bindungsentwicklung von Mutter und Kind begleiten. Für viele Frauen stellt die begleitende Betreuung durch eine Hebamme hier eine wichtige Hilfe dar. Insbesondere für Frauen mit belastender Anamnese (z. B. nach traumatischer erster Geburt und Schwangerschaft, bekannter eigener Bindungsproblematik) kann eine spezielle Unterstützung der Kontaktaufnahme und Bindung, u.U. bereits unter frühzeitiger Miteinbeziehung verschiedener Fachgruppen wie (Familien-)Hebammen und Kinder- und Jugendlichenpsychotherapeuten, schon pränatal eine große Hilfe darstellen.
In der haptonomischen Schwangerschaftsbegleitung (Veldman 2001) werden die werdenden Eltern schrittweise an eine haptische, also über Berührung stattfindende Kontaktaufnahme zunächst miteinander und dann mit dem Ungeborenen herangeführt. Ziel ist es, das Vertrauen und „Vertraut-Sein" der Schwangeren zum eigenen Körper auch zur Vorbereitung auf die Geburt hin zu unterstützen und die werdenden Eltern dabei zu begleiten, bereits pränatal aktiv in Kontakt mit ihrem Kind zu treten. Da die Sitzungen für die werdenden Eltern gemeinsam konzipiert sind, ist gerade auch die Bindungsentwicklung vom Vater zum Ungeborenen hin eine wesentliche Komponente der haptonomischen Begleitung.
Auch Methoden der Hypnose bzw. Selbsthypnose mit Imaginationen (Lorenz-Wallacher 2003) werden in der Schwangerenbegleitung eingesetzt, zum einen zur Förderung der Kontaktaufnahme mit dem Ungeborenen, zum anderen unterstützend zur Linderung von Schwangerschaftsbeschwerden bzw. in der Geburtsvorbereitung.
Inwieweit diese Methoden zu einer messbaren Veränderung führen, ist bisher kaum systematisch untersucht worden. Studienergebnisse der Universität Mannheim zur Wertigkeit eines pränatalen Kommunikationstrainings zwischen Mutter und Kind mit Entspannungsübungen, akustischer und taktiler Stimulation sowie Tagebuchaufzeichnungen zeigen eher ernüchternde Ergebnisse. Hier zeigte sich für die Studiengruppe zwar eine geringfügig erhöhte Rate an positiv empfundenem Geburtserleben (30,2 % vs. 23,1 %), jedoch zeigte sich kein Einfluss auf den Geburtsverlauf und die Häufigkeit des Auftretens postpartaler Depressionen. Insgesamt ist bemerkenswert, wie niedrig die Rate eines positiv bewerteten Geburtsverlaufs in beiden Gruppen ist (Mikes et al. 2004).

2.1.4 Psychosomatische Aspekte von Geburt und Wochenbett

Die Geburt als Trauma

Über die traumatische Valenz des Geburtserlebnisses für das Kind im Sinne eines langfristig die psychische Entwicklung beeinträchtigenden Wirkmechanismus lassen sich nach heutigem Kenntnisstand keine zuverlässigen Aussagen machen (s. Abschnitt „Das ‚Seelenleben' des Ungeborenen") Dagegen können wir zweifellos konstatieren, dass die Geburt ein für die Mutter körperlich wie psychisch belastendes oder sogar potenziell bedrohliches Ereignis mit ungewissem Ausgang darstellt. Jede Geburt birgt somit auch das Risiko einer psychischen Traumatisierung, die in eine anhaltende psychische Störung münden kann.
Unter einer **Posttraumatischen Belastungsstörung** (PTBS) verstehen wir eine komplexe psychobiologische Reaktion auf die Exposition gegenüber einer Bedrohung, die mit anhaltenden emotionalen und psychosozialen Beeinträchtigungen sowie neurobiologischen Veränderungen einhergeht. Fischer und Riedesser (2003) beschreiben das psychische Trauma als „vitales Diskrepanzerleben zwischen bedrohlichen Situationsfaktoren und den individuellen Bewältigungsmöglichkeiten, das mit Gefühlen von Hilflosigkeit und

schutzloser Preisgabe einhergeht und so eine dauerhafte Erschütterung von Selbst- und Weltverständnis bewirkt" (s. auch Kap. 3.3 in diesem Buch, S. 279 ff, aber auch Kap. 5.18, S. 969 ff). Individuelle Bewältigungsmöglichkeiten sind hierbei geprägt vom Stand der emotionalen Entwicklung des Betroffenen sowie von lebensgeschichtlich relevanten Vorerfahrungen, die die Intensität der psychischen Reagibilität und die bevorzugten Anpassungsstrategien an potenzielle Stressoren beeinflussen. Somit wird das Trauma nicht allein durch die objektive Belastung selbst, sondern ebenso durch die subjektive Bewertung dieser Belastung geschaffen und aufrechterhalten.

Vom Auftreten einer PTBS bei postpartalen Frauen wurde bis vor kurzem meist anekdotisch im Kontext von geburtshilflichen Risiken und Komplikationen berichtet. Quantitative Untersuchungen an unausgelesenen Stichproben wurden vergleichsweise selten durchgeführt.

Eine Meta-Analyse von 31 verfügbaren Studien ergibt Prävalenzraten von 2,8–5,8 % im Zeitraum von sechs Wochen nach der Entbindung, mit chronifizierten Verläufen, d. h. Persistenz der Posttraumatischen Belastungsstörung über mehr als sechs Monate, bei 1,5 % der Frauen. Deutlich höhere Raten finden sich, wenn neben dem Vollbild der PTBS auch subsyndromale Formen berücksichtigt wurden. Einzelne Symptome wie vermehrtes autonomes Arousal, Albträume und Flashbacks treten bei 24 % der Frauen noch sechs Wochen nach einer vaginalen Entbindung sowie bei 50 % nach Kaiserschnitt auf (Olde et al. 2006).

Als Risikofaktoren der PTBS nach spontaner Termingeburt werden psychische Störungen in der Vorgeschichte und eine generell vermehrte Ängstlichkeit sowie subjektive Faktoren wie ein schmerzhaftes Geburtserlebnis, mangelnde Unterstützung unter der Geburt, Kontrollverlust und Angst um die kindliche Gesundheit herausgestellt. Die Bedeutung von objektivierbaren geburtshilflichen Belastungen wie der Einsatz von Forzeps, Vakuumextraktion oder einer sekundären Sectio als Prädiktoren des Vollbildes einer PTBS wird unterschiedlich bewertet; teilweise finden sich signifikante Korrelationen zum Auftreten der psychischen Symptomatik, teilweise nicht (Ayers u. Pickering 2001). In Risikogruppen von Frauen nach vorangegangener Totgeburt oder im Kontext einer Frühgeburt ist das Risiko für eine PTBS erhöht, auch noch Jahre nach der verfrühten Geburt des Kindes finden sich vermehrt entsprechende Symptome (Turton et al. 2001; Kersting 2004).

In diesem Zusammenhang verdient eine weitere Gruppe von Frauen besondere Aufmerksamkeit: Etwa 20 % aller Frauen haben in der Kindheit sexuellen Missbrauch erlebt, wenn dafür die häufig verwendete Definition „sexueller Kontakt zwischen einem Kind in der frühen Adoleszenz oder jünger und einer mindestens fünf Jahre älteren Person" zugrunde gelegt wird. Die langfristigen Auswirkungen solcher sexueller Erfahrungen sind abhängig von der Art und dem Beziehungskontext des Missbrauchs und variieren dementsprechend stark. Insgesamt sind Frauen nach sexuellen Übergriffen in der Kindheit jedoch vermehrt mit somatischen und psychischen Schwangerschaftsbeschwerden belastet oder auch mit dissoziativen Zuständen, die zu verminderter Körperwahrnehmung und zum Negieren von behandlungsbedürftigen Komplikationen wie Infektionen oder vorzeitige Wehen im Schwangerschaftsverlauf führen können. Die Geburt selbst kann Intrusionen des Missbrauchs triggern und Gefühle von Schutzlosigkeit oder Kontrollverlust reaktivieren, was z. B. die aktive Kooperation im Geburtsverlauf unmöglich macht (Überblick bei Leeners et al. 2006). Gynäkologen und Geburtshelfer sollten folglich zum Schutz von Mutter und Kind eine spezifische Sensitivität für Hinweise auf sexuelle Traumatisierungen in der Vorgeschichte der Schwangeren aufbringen und bei entsprechenden Auffälligkeiten gezielt nachfragen, um frühzeitig Hilfen anbieten zu können.

Die Entbindung durch Kaiserschnitt ist mittlerweile sehr verbreitet und wird in westlichen Industrieländern mit steigender Tendenz bei mehr als 20 % aller Geburten durchgeführt (Thomas u. Paranjothy 2001). Seit den 70er Jahren wird immer wieder die Besorgnis geäußert, dass das Fehlen des Geburtserlebnisses mit negativen psychischen Folgen für die betroffenen Frauen und Kinder verbunden sein und als unabhängiger Risikofaktor das Auftreten postpartaler Depressionen bei den Müttern begünstigen könnte. Ein solcher Zusammenhang ist allerdings nach einer Meta-Analyse von 24 Studien empirisch nicht belegt und selbst dann nicht sicher nachzuweisen, wenn die Sectio ungeplant im Sinne eines Notfalleingriffs durchgeführt wurde (Carter et al. 2006).

Geburtshilfliche Komplikationen

Fetale Fehlbildungen und Erkrankungen

Wird in der Schwangerschaft eine fetale Fehlbildung oder Erkrankung diagnostiziert, stellt dies eine große psychische Belastung für das betroffene Paar dar (Leithner et al. 2004). Bedeutet die Schwere der kindlichen Erkrankung eine Gefahr für die psychische und physische Gesundheit der Schwangeren, die auf andere Weise nicht abzuwenden wäre, so ist bei entsprechendem Wunsch der Schwangeren die medizinische Indikation zum Abbruch der Schwangerschaft nach § 218a Abs. 2 StGB gegeben. Entscheidet sich die Schwangere bei einem auffälligen Ultraschallbefund aufgrund der Schwere der kindlichen Fehlbildungen zum Abbruch der Schwangerschaft, sollte immer, auch im Hinblick auf nachfolgende Schwangerschaften, eine psychologische

Begleitung bzw. der Kontakt zu einer Selbsthilfegruppe angeboten werden. Insbesondere bei Schwangeren ohne Unterstützung durch den Partner bzw. mit niedrigerem Bildungsstand, oder wenn der Schwangerschaftsabbruch eher spät in der Schwangerschaft (ab dem zweiten Trimenon) durchgeführt wurde, besteht ein erhöhtes Risiko für psychische Langzeitfolgen wie einer verlängerten Trauerreaktion oder psychosomatischen Beschwerden (Korenromp et al. 2005). Kinder, die als nächste nach einem ungenügend verarbeiteten Abbruch bzw. Schwangerschaftsverlust geboren wurden, können ein erhöhtes Risiko für Bindungsschwierigkeiten aufweisen (Hughes et al. 2001).
Eine Sondersituation stellen Mehrlingsschwangerschaften dar, insbesondere wenn sich die Eltern bei einer schweren Fehlbildung eines Kindes und unauffälliger Entwicklung des Kindes bzw. der anderen Kinder zum Fetozid (Abtöten des betroffenen Zwillings in utero und Austragen der Schwangerschaft) entscheiden oder wenn es zum spontanen intrauterinen Fruchttod eines Zwillings kommt. Betroffenen Familien sollte eine weitere psychologische Betreuung angeboten werden, da insbesondere auch später Beratungsbedarf hinsichtlich der Aufklärung des überlebenden Kindes entstehen kann (Kollantai 2002; s. auch Abschnitt „Biologische und psychologische Schutz- und Risikofaktoren in der pränatalen Bindungsentwicklung“).

Entbindungen mittels Kaiserschnitt

Zum Einfluss eines komplizierten Schwangerschaftsverlaufs bzw. einer Kaiserschnitt-Entbindung auf die spätere Eltern-Kind-Bindung und Entwicklung existieren kaum aktuelle Daten, insbesondere nicht in Peer-reviewed-Journals (Thiel-Bonney u. Cierpka 2004). Im Vergleich zu spontan geborenen Kindern kann nach Kaiserschnitt-Entbindung eine niedrigere Katecholaminausschüttung in den ersten Lebenstagen und eine niedrigere Kortisolausschüttung im Nabelschnurblut beobachtet werden (Miller et al. 2005; Otamiri et al. 1991). Die niedrigere Katecholaminausschüttung kann mit einer vorübergehend verzögerten neurologischen Reaktion bis zum fünften Lebenstag korrelieren, danach sind keine Unterschiede mehr nachweisbar (Otamiri et al. 1991). Für die Bindung zwischen Vater und Kind scheinen sich keine Unterschiede hinsichtlich des Geburtsmodus zu ergeben (Fortier 1988), wobei sich Daten aus älteren Studien nur sehr eingeschränkt auf die heutigen Verhältnisse übertragen lassen, da sich das perinatale Management gegenüber früher deutlich verändert hat. In aller Regel ist heutzutage bis auf Notfallsituationen die Anwesenheit des Vaters im OP-Saal erlaubt, dieser wird möglichst gleich in die Erstversorgung des Kindes einbezogen. Auch das mütterliche Bonding wird nach Möglichkeit gleich im Anschluss an die Operation gefördert. Hinzu kommt, dass der Parameter „Kaiserschnitt-Entbindung“ durch zahlreiche Faktoren mitbeeinflusst wird, die zugleich auch das mütterliche Bindungsverhalten beeinflussen (z. B. Angst vor Kontrollverlust, Traumatisierung in der Anamnese), und somit ein reiner Vergleich bezüglich des Geburtsmodus nur eingeschränkt aussagefähig ist.

Vorzeitige Wehentätigkeit

Vorzeitige Wehentätigkeit und Zervix-Insuffizienz (Verkürzung des Gebärmutterhalses) können zu Frühgeburtlichkeit führen und machen nicht selten eine zumindest zeitweilige stationäre Überwachung und Behandlung der Mutter erforderlich. In dieser Situation ist die Schwangere zum einen mit Angst vor der Frühgeburtlichkeit mit allen sich hieraus ergebenden Konsequenzen für das Kind konfrontiert, zum anderen mit sekundären Folgen wie der Notwendigkeit der Versorgung von Geschwisterkindern durch andere Personen oder beruflichen Auswirkungen. Zum Teil muss Abschied von Visionen über den eigenen Schwangerschaftsverlauf, Geburt und Wochenbett genommen werden; bei der Notwendigkeit eines stationären Aufenthalts können auch der Verlust der eigenen Autonomie sowie das Auftreten von Insuffizienzgefühlen als sehr belastend erlebt werden. Gerade auch vor dem Hintergrund von Konfliktfeldern wie Partnerschaftsproblemen, die gehäuft bei vorzeitigen Wehen zu beobachten sind, sollte eine frühzeitige psychologische Begleitung angeboten werden (Herborn et al. 1996; Rauchfuß 1999).

Ultraschalluntersuchungen

Wiederholte Ultraschalluntersuchungen in der Schwangerschaft haben nach dem heutigen Kenntnisstand keinen Einfluss auf die kindliche neurologische Entwicklung und die Verhaltensentwicklung (Newnham et al. 2004).

Mütterliche Unterernährung

Mütterliche Unterernährung in der Schwangerschaft scheint das Risiko für die spätere Entwicklung einer Schizophrenie signifikant zu erhöhen. Daten aus der chinesischen Hungersnot von 1959–1961 zeigten eine Risikoerhöhung um den Faktor 2 für Menschen, deren Mütter während dieser Zeit schwanger waren (St Clair et al. 2005). Auch Schwangerschaftskomplikationen wie Blutungen, Präeklampsie, Störungen der kindlichen Entwicklung (z. B. niedriges Geburtsgewicht) und Komplikationen während der Geburt (z. B. Notfallkaiserschnitt), die mit einer fetalen Sauerstoffunterversorgung assoziiert sein können, scheinen zu einer Risikoerhöhung zu führen (für eine Meta-Analyse: vgl. Cannon et al. 2002).

2.1.5 Fazit und Ausblick

Ein Überblick zur Psychosomatik der fetalen Entwicklung macht vor allem deutlich, auf welch weitem und ereignisreichem Feld wir uns wissenschaftlich und klinisch bewegen, wenn wir vorgeburtliche Aspekte in unsere Sicht einbeziehen. Gleichzeitig zeigen die Vorläufigkeit und Einschränkungen vieler Studienergebnisse an, dass unser Wissen über pränatale Entwicklungsrisiken und deren Langzeitfolgen noch rudimentär ist und mehr Fragen als Antworten aufwirft. Ein dringender Forschungsbedarf ergibt sich z. B. zu grundlegenden Fragen der Teratogenität mütterlicher psychischer Störungen und deren Beeinflussbarkeit, zu den Ursachen und Folgen intrauteriner Wachstumsretardierung und zu anderen Konstellationen, in denen eine mögliche „fetale Programmierung“ die individuelle Gesundheit und den Entwicklungsverlauf nachhaltig prägen könnte.

Ein weiteres großes, ätiologisch unzureichend erschlossenes Public-Health-Problem stellt die wachsende Rate von Frühgeburten dar, die erhebliche Kosten für das Gesundheitswesen mit sich bringen und mit vielfältigen nachteiligen Folgen für die betroffenen Kinder und ihre Familien verbunden sind. Wir wissen noch zu wenig über die komplexen Ursachen der Frühgeburtlichkeit, können Frauen mit entsprechender Risikobelastung weder frühzeitig identifizieren noch ausreichend behandeln und sind weit entfernt von der Entwicklung präventiver Strategien. Angesichts großer Fortschritte in der neonatologischen Intensivmedizin, die ein Überleben nach Geburt in der 24. SSW immer wahrscheinlicher macht, rücken zudem qualitative Aspekte der psychosomatischen Entwicklung der betroffenen Kinder und ihrer Eltern in den Fokus des Interesses. Auch solche sind bisher nur selten längsschnittlich an größeren Populationen untersucht worden.

Die moderne Pränataldiagnostik ermöglicht frühzeitig differenzierte Einblicke in das vorgeburtliche Leben und eröffnet neue Chancen, durch nachfolgende intrauterine Eingriffe Leben zu retten und Entwicklungs- und Gesundheitsbeeinträchtigungen abzuwenden. Gleichzeitig kann sie das Erleben der Schwangerschaft und somit Bindungsprozesse zwischen Eltern und Kind verändern, z. B. bei fetalen Auffälligkeiten. Es ist jedoch insgesamt noch wenig darüber bekannt, welchen Einfluss 3-D-/4-D-Ultraschalluntersuchungen auf das prä- und postnatale elterliche Bindungsverhalten im gesamten Schwangerschaftsverlauf nehmen. Auch ist ungeklärt, ob damit die Beziehungsentwicklung gefördert und z. B. das mütterliche Gesundheitsverhalten und ein etwaiger Suchtmittelkonsum in der Schwangerschaft positiv beeinflusst werden könnte, was Mutter und Kind zugute käme.

Neben neuartigen Interventionsmöglichkeiten erschafft die Pränataldiagnostik einen wachsenden Handlungsbedarf an den ethischen Grenzen und entfacht entsprechende Diskussionen. Dies gilt für den Einsatz intrauteriner Behandlungsverfahren bei primär nichtüberlebensfähigen Feten, insbesondere aber für die Auswirkungen einer differenzierten Fehlbildungsdiagnostik, die das Verlangen von Eltern nach späten Schwangerschaftsabbrüchen oder Fetoziden nach sich ziehen kann. Auch hier besteht ein Forschungsdefizit, da zu den langfristigen Auswirkungen eines späten Schwangerschaftsabbruchs auf die Eltern, die Paarbeziehung und nachfolgende Schwangerschaften bzw. Kinder (oder auch auf einen evtl. überlebenden Ko-Zwilling) bisher kaum Untersuchungen vorliegen, die zu einer Auseinandersetzung mit den psychischen und damit auch ethischen Dimensionen der Thematik beitragen könnten.

Zusammenfassend lässt sich schließen, dass eine Medizin, die das Kind und seine Entwicklung in den Mittelpunkt stellt, in Forschung, Diagnostik und Therapie präventiv ansetzen muss, und das bedeutet: bereits in der Schwangerschaft. Traditionell ist die Schwangerenbetreuung die Domäne von Gynäkologen, Geburtshelfern und Hebammen, die bei auftretenden Risiken und Komplikationen bevorzugt mit Genetikern und Neonatologen zusammenarbeiten. Psychiater, Psychologen und Kinder- und Jugendpsychiater werden nur ausnahmsweise, d. h. meist in akuten Krisen, oder in privilegierten Institutionen damit beauftragt, ihre Perspektive in die Schwangerenbetreuung einzubringen und haben sich selbst bisher nur selten dieses Feld aktiv erschlossen. Vorrangige Ziele für die Zukunft sind somit die intensivierte interdisziplinäre Kooperation und allseitige Offenheit für eine integrative Betrachtung von somatischen und psychischen Aspekten des Schwangerschaftsgeschehens.

Literatur

Abate P, Pepino MY, Spear NE, Molina JC (2004). Fetal learning with ethanol: Correlations between maternal hypothermia during pregnancy and neonatal responsiveness to chemosensory cues of the drug. Alcoholism: Clin Exp Res; 28(5): 805–15.

Ammaniti M (1991). Maternal representations during pregnancy and early infant-mother-interactions. Inf Ment Health J; 12(3): 174–86.

Anisfeld L, Richards AD (2000). The replacement child. Variations on a theme in history and psychoanalysis. Psychoanal Study Child; 55: 301–18.

Austin MP, Priest SR (2005). Clinical issues in perinatal mental health: new developments in the detection and treatment of perinatal mood and anxiety disorders. Acta Psychiatr Scand; 112: 97–104.

Ayers S, Pickering AD (2001). Do women get post-traumatic stress disorder as a result of childbirth? Birth; 28: 111–8.

Barker DJ (1992). Fetal growth and adult disease. Br J Obstet Gynaecol; 99: 275–6.
Barker DJ (1995). Fetal origins of coronary heart disease. BMJ; 311: 171–4.
Barker DJ, Osmond C, Forsen TJ, Kajantie E, Eriksson JG (2005). Trajectories of growth among children who have coronary events as adults. N Engl J Med; 353: 1802–9.
Bartha JL, Martinez-Del-Fresno P, Romero-Carmona R, Hunter A, Comino-Delgado R (2003). Maternal anxiety and fetal behavior at 15 weeks' gestation. Ultrasound Obstet Gynecol; 22: 57–62.
Baschat AA (2003). Integrated fetal testing in growth restriction: combining multivessel Doppler and biophysical parameters. Ultrasound Obstet Gynecol; 21: 1–8.
Baschat AA (2004). Pathophysiology of fetal growth restriction: implications for diagnosis and surveillance. Obstet Gynecol Survey; 59: 617–27.
Baschat AA, Hecher K (2004). Fetal growth restriction due to placental disease. Sem Perinat; 28: 67–80.
Baschat AA, Hashmi N, Kush ML, Viscardi R, Harman CR (2005). Relationship between prenatal Doppler findings and neurodevelopmental outcome at 2 years of age in intrauterine growth restriction (IUGR). Ultrasound Obstet Gynecol; 26: 348.
Bellieni CV, Severi F, Bocchi K, Caparelli N, Bagnoli F, Buonocore G, Petraglia F (2005). Blink-stratle reflex habituation in 30-34 week low-risk fetuses. J Perin Med; 33: 33–7.
Benatar D, Benatar M (2001). A pain in the fetus. Toward ending confusion about fetal pain. Bioethics; 15: 57–76.
Benoit D, Parker KHC, Zeanah CH (1997). Mothers' representations of their infants assessed prenatally: Stability and association with infants' attachment classifications. J Child Psychol Psychiatry; 38(3): 307–13.
Bernstein IM, Horbar JD, Badger GJ, Ohlsson A, Golan A (2000). Morbidity and mortality among very-low-birth-weight neonates with intrauterine growth restriction. The Vermont Oxford Network. Am J Obstet Gynecol; 182: 198–206.
Bindt C (2007). Ungetrübtes Familienglück oder neue Risikokonstellationen? – Elternschaft und Kindesentwicklung nach reproduktionsmedizinischer Behandlung. In: Brisch K, Hellbrügge T (Hrsg). Die Anfänge der Eltern-Kind-Bindung. Schwangerschaft, Geburt und Psychotherapie. Stuttgart: Klett-Cotta; 51–83.
Birnholz JC, Benacerraf BR (1983). The development of human fetal hearing. Science; 222: 516–8.
Bowlby J (1982). Attachment and Loss. Vol. 1: Attachment. 2nd rev. ed. New York: Basic Books.
Campbell S (2002). 4D, or not 4D: that is the question. Ultrasound Obstet Gynecol; 19: 1–4.
Campbell S (2004). Watch Me … Grow. London: Carroll & Brown Publishers Ltd.
Campbell S (2006). 4D and prenatal bonding: still more questions than answers. Ultrasound Obstet Gynecol; 27: 243–4.
Cannon M, Jones PB, Murray RM (2002). Obstetrical complications and schizophrenia: historical and meta-analytic review. Am J Psychiatry; 159: 1080–92.
Carlson DE (2000). The ultrasound evaluation of cleft lip and palate – a clear winner for 3D. Ultrasound Obstet Gynecol; 16: 299–301.
Carter FA, Frampton CM, Mulder RT (2006). Cesarean section and postpartum depression: A review of the evidence examining the link. Psychosom Med; 68(2): 321–30.
Chervenak FA, McCullough LB (2003). The fetus as a patient: an essential concept for the ethics of perinatal medicine. Am J Perinatol; 20: 399–404.
Coe CL, Lubach GR (2005). Prenatal origins of individual variation in behaviour and immunity. Neurosci Biobehav Rev; 29: 39–49.
Coe CL, Kramer M, Czelo B (2003). Prenatal stress alters the neogenesis in the dentic gyrus of juvenile rhesus monkeys. Biol Psychiatry; 54: 1025–34.
Condon JT, Boyce P, Corkindale CJ (2004). The first-time fathers study: a prospective study of the mental health and wellbeing of men during the transition to parenthood. Austr N Zeal J Psychiatry; 38: 56–64.
Copper RL, Goldenberg RL, Das A, Elder N, Swain M, Norman G (1996). The preterm prediction study: maternal stress is associated with spontaneous preterm birth at less than 35 weeks gestation. Am J Obstet Gynecol; 175: 1286–92.
Coussons-Read ME, Okun ML, Schmitt MP, Giese S (2005). Prenatal stress alters cytokine levels in a manner that may endanger human pregnancy. Psychosom Med; 67: 625–31.
Cramer B (Hrsg) (1988). Psychiatrie du Bébé. Paris: Eshel.
Crowley P (2000). Prophylactic corticosteroids for preterm birth. Cochrane Database for Systematic Reviews; 2: CD000065.
D'Elia A, Pighetti M, Moccia G, Santangelo N (2001). Spontaneous motor activity in normal fetuses. Early Hum Dev; 65: 139–47.
Damasio A (2000). Ich fühle, also bin ich. Die Entschlüsselung des Bewusstseins. München: List.
Dawes GS, Moulden M, Redman CW (1991). System 8000: computerized antenatal FHR analysis. J Perinat Med; 19; 47–51.
De Vries JIP, Visser GHA, Prechtl HFR (1982a). The emergence of fetal behaviour. I. Qualitative aspects. Early Hum Dev; 7: 301–22.
De Vries JIP, Visser GHA, Prechtl HFR (1982b). The emergence of fetal behaviour. II. Quantitative aspects. Early Hum Dev; 12: 99–120.
De Vries JIP, Visser GH, Mulder EJ, Prechtl HF (1987). Diurnal and other variations in fetal movement and heart rate patterns at 20–22 weeks. Early Hum Dev; 15: 333–48.
DeCasper AJ, Spence MJ (1986). Prenatal maternal speech influences newborns' perception of speech sounds. Inf Behav Dev; 9: 133–50.
Derbyshire SWG (2001). Fetal pain. An infantile debate. Bioethics; 15: 77–84.
Diego MA, Field T, Hernandez-Reif M, Shanberg S, Kuhn C, Gonzalez-Garcia A (in press). Maternal neuroendocrine function mediates the effects of maternal distress on fetal development. Inf Behav Dev.
Drooger JC, Troe JWM, Borsboom GJJM, Hofman A, Mackenbach JP, Moll HA, Snijders RJM, Verhulst FC, Witteman JCM, Steegers EAP, Joung IMA (2005). Ethnic differences in prenatal growth and the association with maternal and fetal characteristics. Ultrasound Obstet Gynecol; 26: 115–22.
Ehlert U (2004). Einfluss von Stress auf den Schwangerschaftsverlauf und die Geburt. Psychotherapeut; 49: 367–76.
Ehlert U, Straub R (1998). Physiological and emotional responses to psychological stressors in psychiatric and psychosomatic patients. Ann NY Acad Sci; 851: 477–86.
Eriksen PS, Gennser G, Lofgren O, Nilsson K (1983). Acute effects of maternal smoking on fetal breathing and movements. Obstet Gynecol; 61: 367–72.
Fava-Vizziello G, Antonioli M, Cocci V, Invernizzi R (1993). From pregnancy to motherhood: The structure of representative and narrative change. Inf Ment Health J; 14: 4–16.
Field TM (1992). Infants of depressed mothers. Dev Psychopathol; 4: 49–66.
Field TM, Diego M, Hernandez-Reif M (2006). Prenatal depression effects on the fetus and newborn: a review. Inf Behav Dev; 29: 445–55.
Fischer G, Riedesser P (2003). Lehrbuch der Psychotraumatologie. München: Reinhardt-Verlag.
Fisk NM, Gitau R, Teixeira JM, Giannakoulopoulos X, Cameron AD, Glover VA (2001). Effect of direct fetal opioid analgesia on fetal hormonal and hemodynamic stress response to intrauterine needling. Anesthesiology; 95: 823–5.
Fonagy P, Target M (1997). Attachment and reflexive function: Their role in self-organisation, development and psychopathology. Dev Psychopathol; 9: 679–700.
Fonagy P, Steele H, Steele M (1991). Maternal representations of attachment during pregnancy predict the organisation of infant-mother attachment at one year of age. Child Dev; 62: 891–905.
Fong BF, De Vries JIP (2003). Obstetric aspects of the Prader-Willi syndrome. Ultrasound Obstet Gynecol; 21: 389–92.
Fortier JC (1988). The relationship of vaginal and caesarean births to father-infant attachment. J Obstet Gynecol Neonatal Nurs; 17: 128–34.

Fraiberg S, Adelson E, Shapiro V (1975). Ghosts in the nursery: A psychoanalytic approach to the problems of impaired infant-mother relationships. J Am Acad Child Psychiatry; 14: 387–422.
Freud S (1930). Das Unbehagen in der Kultur. GW XIV. Frankfurt a. M.: Fischer 1999; 421–506.
Giannakoulopoulos X, Sepulveda W, Kourtis P, Glover V, Fisk NM (1994). Fetal plasma cortisol and (beta-)endorphin response to intrauterine needling. Lancet; 344: 77–81.
Gingras JL, Mitchell EA, Grattan KE (2005). Fetal homologue of infant crying. Arch Dis Child Fetal Neonatal Ed; 90: F 415–18.
Gitau R, Fisk NM, Teixeira JM, Cameron A, Glover V (2001). Fetal hypothalamic-pituitary-adrenal stress responses to invasive procedures are independent of maternal responses. J Clin Endocrinol Metab; 86: 104–9.
Gloger-Tippelt G (1988). Schwangerschaft und erste Geburt. Psychologische Veränderungen der Eltern. Stuttgart: Kohlhammer.
Glover V, Fisk N (1996). Commentary: We don't know; better to err on the safe side from mid-gestation. BMJ; 313: 796.
Golding J, Pembray M, Jones R (2001). ALSPAC: the Avon Longitudinal Study of Parents and Children. Paed Perinatal Epidemiol; 5: 74–87.
Gonçalves LF, Lee W, Espinoza J, Romero R (2005). Three- and 4-dimensional ultrasound in obstetric practice. Does it help? J Ultrasound Med; 24: 1599–624.
Götzmann L, Kölble N, Schönholzer SM, Klaghofer R, Scheuer E, Zimmermann R, Huch R, Buddeberg C (2002a). Verdachtsdiagnose einer fetalen Entwicklungsstörung im Ultraschall: Gefühle und Einstellungen zur Ultraschall-Technologie aus Sicht der Partner. Ultraschall Med; 23: 333–7.
Götzmann L, Schönholzer SM, Kölble N, Klaghofer R, Scheuer E, Huch R, Buddeberg C, Zimmermann R (2002b). Die Ultraschalluntersuchung bei Verdacht auf fetale Entwicklungsstörungen: Zufriedenheit und Bewertungen aus Sicht der betroffenen Frauen. Ultraschall Med; 23: 27–32.
Gruest N, Richer P, Hars B (2004). Emergence of long-term memory for conditioned aversion in the rat fetus. Developm Psychobiol; 44: 189–98.
Grunberger B (1988). Narziss und Ödipus. Eine Kontroverse. In: Narziss und Anubis. Bd. 2. Wien: Verlag Internationale Psychoanalyse; 139–57.
Gutteling BM, De Weerth C, Willemsen-Swinkels SHN, Huizink AC, Mulder EJH, Visser GHA, Buitelaar JK (2005). The effects of prenatal stress on temperament and problem behaviour of 27-month-old toddlers. Eur Child Adolesc Psychiatry; 14: 41–51.
Heller S, Zeanah C (1999). Attachment disturbances in infants born subsequent to perinatal loss. Inf Ment Health J; 20(2): 188–99.
Hepper PG (2005). Das fetale Verhalten und seine Funktion für die menschliche Entwicklung. In: Krens I, Krens H (Hrsg). Grundlagen einer vorgeburtlichen Psychologie. Göttingen: Vandenhoeck & Ruprecht; 63–82.
Hepper PG, Shahidullah S (1992a). Habituation in normal and Down's syndrome fetuses. Q J Exp Psychol B; 44: 305–17.
Hepper PG, Shahidullah S (1992b). Trisomy 18: behavioral and structural abnormalities. An ultrasonographic case study. Ultrasound Obstet Gynecol; 2: 48–50.
Hepper PG, Shahidullah S, White R (1991). Handedness in the human fetus. Neuropsychologia; 29: 1107–11.
Hepper PG, McCartney GR, Shannon EA (1998). Lateralised behaviour in first trimester human foetuses. Neuropsychologia; 36: 531–4.
Hepper PG, Wells DL, Lynch C (2005a). Prenatal thumb sucking is related to postnatal handedness. Neuropsychologia; 43: 313–5.
Hepper PG, Dornan JC, Little JF (2005b). Maternal alcohol consumption during pregnancy may delay the development of spontaneous fetal startle behaviour. Physiology & Behavior; 83: 711–4.
Herborn E, Klapp C, Dudenhausen JW, Klapp BF (1996). Pictures by pregnant patients with premature labor. Initial experiences with art therapy. Z Geburtshilfe Neonatol; 200: 151–4.
Hoffman S, Hatch MC (2000). Depressive symptomatology during pregnancy: evidence for an association with decreased fetal growth in pregnancies of lower class social women. Health Psychol; 19(6): 535–43.
Horimoto N, Koyanagi T, Nagata S, Nakahara H, Nakano H (1989). Concurrence of mouting movement and rapid eye movement/non-rapid eye movement phases with advance in gestation of the human fetus. Am J Obstet Gynecol; 161: 344–51.
Horn G (2004). Pathways of the past: the imprint of memory. Nat Rev Neurosci; 5: 108–21.
Hua JY, Smith SJ (2004). Neural activity and the dynamics of central nervous system development. Nat Neurosci; 7: 327–32.
Hughes P, Turton P, Hopper E, McGauley GA, Fonagy P (2001). Disorganised attachment behaviour among infants born subsequent to stillbirth. J Child Psychol Psychiatry; 42: 791–801.
Ibanez L, Potau N, Marcos MV, de Zegher F (2000). Adrenal hyperandrogenism in adolescent girls with a history of low birthweight and precocious pubarche. Clin Endocrinol; 53: 523–7.
James DK, Spencer CJ, Stepsis BW (2002). Fetal learning: a prospective randomized controlled study. Ultrasound Obstet Gynecol; 20: 431–8.
Janus L (1987). Die Bedeutung des Konzepts der Geburtsangst in der Geschichte der Psychoanalyse. Psyche; 41(9): 832–45.
Janus L (2006). Die Entdeckung des vorgeburtlichen Unbewussten. Zur Geschichte der pränatalen Psychologie. In: Krens I, Krens H (Hrsg). Risikofaktor Mutterleib. Göttingen: Vanderhoeck & Rupprecht: 15–54.
Ji EK, Pretorius DH, Newton R, Uyan K, Hull AD, Hollenbach K, Nelson TR (2005). Effects of ultrasound on maternal fetal bonding: a comparison of two- and three-dimensional imaging. Ultrasound Obstet Gynecol; 25: 473–7.
Keren M, Feldman R, Eidelman AI, Sirota L, Lester B (2003). Clinical Interview for high-risk Parents of premature infants (CLIP) as a predictor of early disruptions in the mother-infant relationship at the nursery. Inf Ment Health J; 24: 93–110.
Kersting A (2004). Maternal posttraumatic stress response after the birth of a very low birthweight infant. J Psychosom Res; 57: 473–6.
Khazipov R, Sirota A, Leinekugel X, Holmes GL, Ben-Ari Y, Buzsáki G (2004). Early motor activity drives spindle bursts in the developing somatosensory cortex. Nature; 432: 758–61.
Klier CM, Geller PA, Ritsher JB (2002). Affective disorders in the aftermath of miscarriage: A comprehensive review. Arch Wom Ment Health; 5(4): 129–49.
Koenen SV, Mulder EJH, Wijnberger LD, Visser GHA (2005). Transient loss of the diurnal rhythms of fetal movements, heart rate, and its variation after maternal betamethasone administration. Pediatr Res; 57: 662–6.
Kollantai J (2002). The context and long-term impacts of multiple birth loss: a peer support network perspective. Twin Res; 5: 165–8.
Korenromp MJ, Christiaens GCML, van den Bout J, Mulder EJH, Hunfeld JAM, Bilardo CM, Offermans JPM, Visser GHA (2005). Long-term psychological consequences of pregnancy termination for fetal abnormality: a cross-sectional-study. Prenat Diagn; 25: 253–60.
Kowalcek I, Mühlhoff A, Bachmann S, Gembruch U (2002). Depressive reactions and stress related to prenatal medicine procedures. Ultrasound Obstet Gynecol; 19: 18–23.
Krens I, Krens H (2006). „Ich atme dich ein, bis ich mich selbst gefunden habe". Zur Psychotherapie pränataler Bindungsstörungen. In: Krens I, Krens H (Hrsg). Risikofaktor Mutterleib. Göttingen: Vanderhoeck & Rupprecht; 87–126.
Kuhlman KA, Burns KA, Depp R, Sabbagha RF (1988). Ultrasonic imaging of normal fetal response to external vibratory acoustic stimulation. Am J Obstet Gynecol; 158: 47–51.
Lancet Editorial (2006). Preterm birth: crisis and opportunity. The Lancet; 368: 339.
Law CM, Shiell AW, Newsome CA, Syddall HE, Shinebourne EA, Fayers PM, Martyn CN, de Swiet M (2002). Fetal, infant, and childhood growth and adult blood pressure: a longitudinal study from birth to 22 years of age. Circulation; 105: 1088–92.
Lebovici S (1988). Interaction fantasmatique et transmission intergénerationelle. In: Cramer B (ed). Psychiatrie du Bébé. Paris: Eshel; 321–35.
Leckman JF, Herman A (2002). maternal behaviour and developmental psychopathology. Biol Psychiatry; 51(1): 27–43.

Leckman JF, Feldman R, Swain JE, Eicher V, Thompson N, Mayes LC (2004). Primary parental preoccupation: circuits, genes, and the crucial role of the environment. J Neur Transm; 111: 753–71.

Lee SJ, Ralston HJP, Drey EA, Partridge JC, Rosen MA (2005). Fetal pain. A systematic multidisciplinary review of the evidence. JAMA; 294: 947–54.

Leeners B, Richter-Appelt H, Imthurn B, Rath W (2006). Influence of childhood sexual abuse on pregnancy, delivery, and the early postpartum period in adult women. J Psychosom Res; 61: 139–51.

Leithner K, Maar A, Fischer-Kern M, Hilger E, Löffler-Stastka H, Ponocny-Seliger E (2004). Affective state of women following a prenatal diagnosis: predictors of a negative psychological outcome. Ultrasound Obstet Gynecol; 23: 240–6.

Lerum CW, LoBiondo-Wood G (1989). The relationship of maternal age, quickening, and physical symptoms of pregnancy to the development of maternal-fetal attachment. Birth; 16: 13–7.

Leuthner, SR, Bolger M, Frommelt M, Nelson R (2003). The impact of abnormal fetal echocardiography on expectant parents' experience of pregnancy: a pilot study. J Psychosom Obstet Gynecol; 24: 121–9.

Leuzinger-Bohleber M (1996). Erinnern in der Übertragung. Zum interdisziplinären Dialog zwischen Psychoanalyse und biologischer Gedächtnisforschung. Psychother Psychosom Med Psychol; 46(6): 217–27.

Loftus EF (1993). The reality of repressed memories. Am Psychologist; 48: 518–37.

Lorenz-Wallacher L (2003). Schwangerschaft, Geburt und Hypnose. Heidelberg: Carl-Auer-Systeme Verlag.

Lunshof S, Boer K, Wolf H, van Hoffen G, Bayram N, Mirmiran M (1998). Fetal and maternal diurnal rhythms during the third trimester of normal pregnancy: outcomes of computerized analysis of continuous twenty-four-hour fetal heart rate recordings. Am J Obstet Gynecol; 178: 247–54.

Manning FA, Feyerabend C (1976). Cigarette smoking and fetal breathing movements. Br J Obstet Gynecol; 83: 262–70.

Manning FA, Platt LD, Sipos L (1980). Antepartum fetal evaluation: Development of a fetal biophysical profile. Am J Obstet Gynecol; 136: 787–95.

Marsal K, Brodszki J, Tideman E, Hellstrom A (2005). Long-term follow-up of IUGR. Ultrasound Obstet Gynecol; 26: 347.

McLean M, Bisits A, Davies J (1995). A placental clock controlling the length of human pregnancy. Nat Med; 1: 460–3.

Mehler J, Jusczyk PW, Lambertz G (1994). A precursor to language development in young infants. Nature; 37: 292–4.

Mikes MA, Ditz S, Neises M, Schultze C, Hoffmann M (2004). Was kann ein pränatales Kommunikationstraining zwischen Mutter und Kind bewirken? Die Hebamme 2004; 17: 172–6.

Miller JL, Sonies BC, Macedonia C (2003). Emergence of oropharyngeal, laryngeal and swallowing activity in the developing fetal upper aerodigestive tract: an ultrasound evaluation. Early Hum Dev; 71: 61–87.

Miller NM, Fisk NM, Modi N, Glover V (2005). Stress responses at birth: determinants of cord arterial cortisol and links with cortisol response in infancy. Br J Obstretr Gynecol; 112: 921–6.

Mirmiran M, Maas YG, Ariagno RL (2003). Development of fetal and neonatal sleep and circadian rhythms. Sleep Med Rev; 7: 321–34.

Mittendorfer-Rutz E, Rasmussen F, Wasserman D (2004). Restricted fetal growth and adverse maternal psychosocial and socioeconomic conditions as risk factors for suicidal behaviour of offspring: a cohort study. Lancet; 364: 1135–40.

Monset-Couchard M, de Bethmann O, Relier JP (2004). Long term outcome of small versus appropriate size for gestational age co-twins/triplets. Arch Dis Child Fetal Neonatal Ed; 89: F 310–4.

Murray L, Cooper PJ (1997). Postpartum Depression and Child Development. New York: Guilford Press.

Newnham JP, Doherty DA, Kendall GE, Zubrick SR, Landau LL, Stanley FJ (2004). Effects of repeated prenatal ultrasound examinations on childhood outcome up to 8 years of age: follow-up of a randomised controlled trial. Lancet; 364: 2038–44.

Newport JD, Stowe ZN, Nemeroff CB (2002). Parental depression: Animal models of an adverse life event. Am J Psychiatry; 159: 1265–83.

Nijhuis JG (2003). Fetal behavior. Neurobiol Aging; 24: S41–S46.

Nijhuis JG, Prechtl HF, Martin Jr CB, Bots RS (1982). Are there behavioral states in the human fetus? Early Hum Dev; 6: 177–95.

Nissen E, Uvnäs-Moberg K, Svensson K, Stock S, Wildström AM, Winberg J (1996). Different patterns of Oxytocin, Prolactin but not Cortisol release during breastfeeding in women delivered by CS or by the vaginal route. Early Hum Dev; 45: 103–18.

O'Connor T, Heron J, Golding J, Beveridge M, Glover V (2002). Maternal antenatal anxiety and children's behavioural-emotional problems at 4 years. Br J Psychiatry; 180: 502–8.

Olde E, van der Hart O, Kleber R, van Son M (2006). Posttraumatic stress following childbirth: A review. Clin Psychol Rev; 26: 1–16.

O'Leary J (2004). Grief and its impact on prenatal attachment in the subsequent pregnancy. Arch Wom Ment Health; 7: 7–18.

Otamiri G, Berg G, Ledin T, Leijon I, Lagercrantz H (1991). Delayed neurological adaptation in infants delivered by elective caesarean section and the relation to catecholamine levels. Early Hum Dev; 26: 51–60.

Pillai M, James D (1990a). The development of fetal heart rate patterns during normal pregnancy. Obstet Gynecol 1990a; 76: 812–6.

Pillai M, James D (1990b). The importance of the behavioural state in biophysical assessment of the term human fetus. Br J Obstet Gynecol; 97: 1130–4.

Prechtl HFR (1974). The behavioural states of the newborn infant (a review). Brain Res; 76: 185–212.

Rauchfuß M (1999). Vorzeitige Wehentätigkeit – Frühgeburt. In: Stauber M, Kentenich H, Richter D (Hrsg). Psychosomatische Geburtshilfe und Gynäkologie. Heidelberg: Springer; 180–206.

Reinold E (1971). Beobachtung foetaler Aktivität in der ersten Hälfte der Gravidität mit dem Ultraschall. Pädiatr Pädol; 6: 274–9.

Reppert SM, Weaver DR, Rivkees SA, Stopa EG (1988). Putative melatonin receptors in a human biological clock. Science; 242: 78–81.

Ribbert LS, Visser GH, Mulder EJ, Zonneveld MF, Morssink LP (1993). Changes with time in fetal heart rate variation, movement incidences and haemodynamics in intrauterine growth retarded fetuses: a longitudinal approach to the assessment of fetal well being. Early Hum Dev 1993; 31: 195–208.

Riecher-Rössler A, Steiner M (2005). Perinatal Stress, Mood and Anxiety Disorders. Basel: Karger.

Righetti PL, Dell'Avanzo M, Grigio M, Nicolini U (2005). Maternal/paternal antenatal attachment and fourth-dimensional ultrasound technique: A preliminary report. Br J Med Psychol; 96: 129–37.

Rihnd-Tuff S, Lawrence E, Lawry P (2003). North American Women's Letters and Diaries (verfügbar unter: http://www.alexanderstreet2.com/NWLDLive/).

Robles de Medina PG, Visser GH, Huizink AC, Buitelaar JK, Mulder EJ (2003). Fetal behaviour does not differ between boys and girls. Early Hum Dev; 73: 17–26.

Rustico MA, Mastromatteo C, Grigio M, Maggioni C, Gregori D, Nicolini U (2005). Two-dimensional vs. two- plus four-dimensional ultrasound in pregnancy and the effect on maternal emotional status: a randomized study. Ultrasound Obstet Gynecol; 25: 468–72.

Salisbury A, Law K, LaGasse L, Lester B (2003). Maternal-fetal attachment. JAMA; 289: 1701.

Sandler J, Fonagy P (1997). Recovered Memories of Abuse – True or False? Psychoanalytic Monograph No. 2. London: Karnac Books.

Schindl M, Birner P, Reingrabner M, Joura EA, Husslein P, Langer M (2003). Elective caesarian section vs. spontaneous delivery: a comparative study of birth experience. Acta Obstet Gynecol Scand; 82: 834–40.

Schwarzler P, Bland JM, Holden D, Campbell S, Ville Y (2004). Sex-specific antenatal reference growth charts for uncomplicated singleton pregnancies at 15-40 weeks of gestation. Ultrasound Obstet Gynecol; 23: 23–9.

Seckl J, Meaney MJ (2004). Glucocorticoid programming. Ann NY Acad Sci; 1032: 63–84.

Sedgmen B, McMahon C, Cairns D, Benzie RJ, Woodfield RL (2006). The impact of two-dimensional versus three.dimensional ultrasound exposure on maternal-fetal attachment and maternal health behavior in pregnancy. Ultrasound Obstet Gynecol; 27: 245–51.

Silver RM, LM, Rouse DJ, Leveno KJ, Spong CY, Thom EA, Moawad AH, Caritis SN, Harper M, Wapner RJ, Sorokin Y, Miodovnik M, Carpenter M, Peaceman AM et al. (2006). Maternal morbidity associated with multiple repeat cesarean deliveries. Obstet Gynecol; 107(6): 1226–32.

Sjostrom K, Valentin L, Thelin T, Marsal K (2002). Maternal anxiety in late pregnancy: effect on fetal movements and fetal heart rate. Early Hum Dev; 67: 87–100.

Solms M (1997). What is consciousness? J Am Psychoanal Assoc; 45(3): 681–703, Diskussion: 704–78.

Soulé M (1982). L'enfant dans le tête – l'enfant imaginaire. In: Brazelton TB (ed). La Dynamique de Nourisson. Paris: Les Éditions ESF; 135–75.

Spielvogel AM, Hoheuer HC (1995). Denial of pregnancy. A review and case reports. Birth; 22: 220–6.

St Clair D, Xu M, Wang P, Yu Y, Fang Y, Zhang F, Zheng X, Gu N, Feng G, Sham P, He L (2005). Rates of adult schizophrenia following prenatal exposure to the Chinese famine of 1959-1961. JAMA; 294: 557–62.

Steele H, Steele M, Fonagy P (1996). Associations among attachment classifications of mothers, fathers, and their infants. Child Dev; 67: 541–55.

Stern D (1998). Die Mutterschaftskonstellation. Stuttgart: Klett-Cotta.

Sullivan HS (2000). Psychiatry: Introduction to the study of interpersonal relations. Reprint. Psychiatry: Interperson Biol Proc; 63(2): 113–26.

Swain J, Leckman J, Mayes L, Feldman R, Schultz R (2006). Functional neuroimaging and psychology of parent-infant attachment in the early postpartum. Ann Gen Psychiatry; 5: S85.

Taddio A, Goldbach M, Ipp M, Stevens B, Koren G (1995). Effect of neonatal circumcision on pain responses during vaccination in boys. Lancet; 345: 291–2.

Teixeira JM, Glover V, Fisk NM (1999). Acute cerebral redistribution in response to invasive procedures in the human fetus. Am J Obstet Gynecol; 181: 1018–25.

Thaler I, Goodman JD, Dawes GS (1980). Effects of maternal cigarette smoking on fetal breathing and fetal movements. Am J Obstet Gynecol; 138: 282–7.

The GRIT Study Group (2004). Infant wellbeing at 2 years of age in the growth restriction intervention trial (GRIT): multicentred randomised controlled trial. Lancet; 364: 513–20.

Thiel-Bonney C, Cierpka M (2004). Birth as a stressful experience of parents with newborns and infants showing regulatory disorders. Prax Kinderpsychol Kinderpsychiatrie; 53: 601–22.

Thomä H (1990). Zur Wiederentdeckung des Geburtstraumas in der peri- und pränatalen Psychologie. Forum Psychoanal; 6: 260–9.

Thomä H, Cheshire N (1991). Freud's Nachtraeglichkeit and Strachey's „deferred action": Trauma, constructions and the direction of causality. Int Rev Psychoanal; 18: 407–27.

Thomas J, Paranjothy S (2001). National Sentinel Caesarean Section Audit Report. London: Royal College of Obstetricians and Gynaecologists. Clinical Effectiveness Support Unit.

Thompsen C, Syddall H, Rodin I (2001). Birthweight and the risk of depressive disorder in later life. Br J Psychiatry; 79: 450–5.

Timor-Tritsch IE, Platt LD (2002). Three-dimensional ultrasound experience in obstetrics. Curr Opin Obstet Gynecol; 14: 569–75.

Turton P, Hughes P, Evans CDH, Fainman D (2001). Incidence, correlates and predictors of post-traumatic stress disorder in the pregnancy after stillbirth. Br J Psychiatry; 178: 556–60.

Uvnäs-Moberg K, Petersson M (2005). Oxytocin, ein Vermittler von Antistress, Wohlbefinden, sozialer Interaktion, Wachstum und Heilung. Z Psychosom Med Psychol; 51: 57–80.

van den Bergh BRH, Marcoen A (2004). High antenatal maternal anxiety is related to ADHS symptoms, externalising problems, and anxiety in 8- and 9-year olds. Child Dev; 75(4): 1085–97.

van Heteren CF, Boekkooi PF, Jongsma HW, Nijhuis JG (2000). Fetal learning and memory. Lancet; 356: 1169–70.

van Vliet MA, Martin CB Jr, Nijhuis JG, Prechtl HF (1985). The relationship between fetal activity and behavioral states and fetal breathing movements in normal and growth-retarded fetuses. Am J Obstet Gynecol; 153: 582–8.

Veldman F (2001). Philosophy behind science. Confirming affectivity, the dawn of human life: the pre-, peri- and postnatal affective-confirming haptonomic accompaniment of parents and their child. Neuro Endocrinol Lett; 22: 295–304.

Visser GHA (2003). Fetal behavior: a commentary. Neurobiol Aging; 24: S47–S49.

von Klitzing K, Bürgin D (2005). Parental capacities for triadic relationships during pregnancy: Early predictors of children's behavioural and representational functioning at preschool age. Inf Ment Health J; 26(1): 19–39.

Wadhwa PD (2005). Psychoneuroendocrine processes in human pregnancy influence fetal development and health. Psychoneuroendocrinology; 30: 724–43.

Wessel J, Buscher U (2002). Denial of pregnancy: Population bases study. Br Med J; 324: 458.

Wessel J, Endrikat J, Kästner R (2003a). Projektive Identifizierung und Schwangerschaftsverdrängung – Überlegungen zu Ursachen und Hintergründen der auch ärztlicherseits nicht erkannten Schwangerschaft. Z Geburtsh Neonatol; 207: 48–53.

Wessel J, Endrikat J, Büscher U (2003b). Elevated risk for neonatal outcome following denial of pregnancy: Results of a one-year prospective study compared with control groups. J Perinat Med; 31: 29–35.

Winnicott DW (1956). Primary maternal preoccupation. In: Collected Papers: Through Pediatrics to Psychoanalysis. New York: Basic Books 1975; 300–5.

Wisser J (1998). Pain perception versus nociception in the unborn child. In: Kurjak A et al. (eds). Textbook of Perinatal Medicine. Vol. 1. London, New York: Parthenon Publishing Group; 776–9.

Wladimiroff JW, Stewart PA, Reuss A, Sachs ES (1989). Cardiac and extracardiac anomalies as indicators for trisomies 13 and 18: a prenatal ultrasound study. Prenat Diagn; 9: 515–20.

Zechmeister I (2001). Foetal images. The power of visual technology in antenatal care and the implications for women's reproductive freedom. Health Care Anal; 9: 387–400.

Zlotogorski Z, Tadmor O, Rabinovitz R, Diamant Y (1997). Parental attitudes toward obstetric ultrasound examination. J Obstet Gynecol Res; 23: 25–8.

2.2 Wachstum und Entwicklung

R. H. Largo

Inhalt

2.2.1 Einleitung

Das Kind wächst und entwickelt sich über mindestens 15 Jahre. In dieser Zeit verändert es seine Gestalt, eignet sich ständig neue Fähigkeiten und Verhaltensweisen an. Jedes Kind wird dabei mit individuell ausgeprägten Eigenschaften ausgestattet und weist sein ihm eigenes Reifungstempo auf. Kenntnisse dieser Phänomenologie und Gesetzmäßigkeiten der kindlichen Entwicklung sind eine Grundvoraussetzung für eine zuverlässige Erfassung von Entwicklungs- und Verhaltensstörungen, eine fundierte Betreuung von Kind und Familie sowie ein sinnvolles Anordnen von pädagogischen und therapeutischen Maßnahmen.
In diesem Kapitel werden als Erstes einige allgemeine Angaben zur kindlichen Entwicklung gemacht. Anschließend werden die folgenden Entwicklungsbereiche besprochen:

- Trink- und Essverhalten
- Schlafverhalten
- Blasen- und Darmkontrolle
- Wachstum
- Motorik
- Sprache

Eine Reihe von Aspekten der kindlichen Entwicklung werden in anderen Buchkapiteln dargestellt: die Bedeutung von Anlage und Umwelt (s. Kap. 1.1), die Verhaltensgenetik (s. Kap. 1.2), Risiko- und Schutzfaktoren (s. Kap. 3.4), die affektive Entwicklung sowie Bindungs- und Sozialverhalten (s. Kap. 2.7, 2.9, 5.5 und 5.19) und das Temperament (s. Kap. 2.8).

Grundprozesse der Entwicklung

Drei Prozesse bestimmen im Wesentlichen die kindliche Entwicklung:

- **Wachstum:** Entwicklungsparameter nehmen quantitativ zu, z. B. Körpergröße, Muskelkraft oder Wortschatz.
- **Differenzierung:** Entwicklungsparameter verändern sich qualitativ, indem sie sich morphologisch und funktionell ausdifferenzieren, z. B. Ausbildung der Greiffunktion, der Syntax oder der sekundären Geschlechtsmerkmale.
- **Spezifizierung:** Entwicklungsparameter werden mit der Anpassung an die Umwelt in ihren Funktionen festgelegt, z. B. die Motorik beim Aneignen des Schreibens oder die Sprache durch den Erwerb der Muttersprache. Die Spezifizierung wird in der Pubertät weitgehend abgeschlossen, z. B. bezüglich motorischer Geschicklichkeit oder Sprachkompetenz.

Kinder entwickeln sich ganzheitlich, d. h. Teilbereiche wie Motorik und Sprache stehen in einer ständigen Wechselwirkung zueinander. Wenn in diesem Kapitel die Entwicklung in verschiedene Bereiche aufgeteilt wird, geschieht dies lediglich aus didaktischen Gründen, weil sich die Entwicklung als dynamischer Prozess so besser darstellen lässt.

Erfassung der Variabilität

Es gibt kein Entwicklungsmerkmal, welches bei allen Kindern gleich ausgeprägt wäre. Die Beurteilung der Entwicklung und des Verhaltens eines Kindes setzt daher Kenntnisse über die Variabilität von Entwicklungsmerkmalen bezüglich Ausmaß und Erscheinungsformen voraus. Nur so kann die Bedeutung einer individuellen Abweichung richtig eingeschätzt werden.

Interindividuelle Variabilität

Es gibt verschiedene Methoden, um die Variabilität, die ein bestimmtes Entwicklungsmerkmal unter Kindern aufweist, zu erfassen. Weit verbreitet ist die Verwendung so genannter Perzentilenkurven, beispielsweise für Körperlänge und Gewicht. Perzentilenkurven beschreiben die Verteilung eines Merkmals in der Normalpopulation. Sie geben an, wie groß die Wahrscheinlichkeit ist, dass ein Messwert normal ist. Je mehr der Wert von der 50. Perzentile abweicht, desto größer wird die Wahrscheinlichkeit, dass eine Störung vorliegt. Ein Kind, das mit seiner Körpergröße über der 97. oder unter der 3. Perzentile liegt, weist aber nicht notwendigerweise eine

Wachstumsstörung auf. 6 % der Normalbevölkerung liegen außerhalb dieser Perzentilenwerte. Andererseits wächst nicht jedes Kind normal, dessen Körpergröße zwischen der 3. und 97. Perzentile liegt.

Perzentilenwerte, denen eine Normalverteilung der Messgröße (z. B. der Körpergröße) zugrunde liegt, werden als Gauss' Perzentilen bezeichnet. Einige Wachstumsparameter wie Körpergewicht oder Bodymass-Index sind nicht normal verteilt. Ihre Verteilung in der Bevölkerung wird durch so genannte empirische Perzentilen wiedergegeben. Nicht normal verteilte Standards, beispielsweise für das Gewicht, zeichnen sich dadurch aus, dass sie im Gegensatz zu den Gauss' Standards eine asymmetrische Verteilung aufweisen.

Wie unterschiedlich rasch sich die Kinder im Schulalter entwickeln, wird von Eltern und Lehrern immer wieder unterschätzt. Welches Ausmaß die Variabilität bei Schulanfängern aufweist, veranschaulicht das folgende hypothetische Beispiel: Die Abbildung 2-6 bezieht sich auf eine erste Schulklasse mit 20 Kindern, die alle genau sieben Jahre alt sind. Damit die unterschiedlichen Entwicklungsparameter wie Körpergröße, sprachliche Fähigkeiten oder Lesefähigkeit miteinander vergleichbar sind, werden sie (z. B. die Körpergröße) nicht in absoluten Werten (in Zentimetern), sondern als Entwicklungsalter dargestellt. Das heißt, ein 7-jähriges Kind mit einer durchschnittlichen Körpergröße eines 7-Jährigen wird bei sieben Jahren, ein anderes 7-jähriges Kind mit der durchschnittlichen Körpergröße eines 6-Jährigen bei sechs Jahren eingetragen.

Die Verteilung in der Abbildung 2-6 zeigt, dass die Variabilität der Körpergröße, aber auch die akademische Leistungsfähigkeit unter 7-jährigen Kindern von einem Entwicklungsalter von 5½ Jahren bis zu 8½ Jahren reichen kann. So gibt es in einer ersten Schulklasse Kinder, deren rechnerisches Verständnis einem Entwicklungsstand von 5½ bis 6 Jahren entspricht, während andere bereits ein Verständnis von 8- bis 8½-Jährigen aufweisen. Ein bis drei Kinder können beim Schuleintritt bereits lesen, einige sind erst gegen Ende des ersten Schuljahres so weit. In diesem Beispiel wird die Variabilität eher unterschätzt, da nicht berücksichtigt wurde, dass die Kinder einer ersten Schulklasse ungleich alt und die Mädchen als Gruppe etwas weiter entwickelt sind als die Jungen. Im Schulalltag sind daher noch größere interindividuelle Unterschiede zu erwarten.

Die interindividuelle und intraindividuelle Variabilität ist im Schulalter so groß, dass es zu Leistungsversagen und -verweigerung sowie zu sekundären Verhaltensauffälligkeiten wie motorische Unruhe, vermehrte Aggressivität und gestörtes Beziehungsverhalten kommen kann.

Entwicklungsverlauf

Das Wachstum und die Entwicklung eines Kindes können anhand einer Verlaufskurve weit zuverlässiger eingeschätzt werden als aufgrund einzelner Messpunkte. Ein normaler

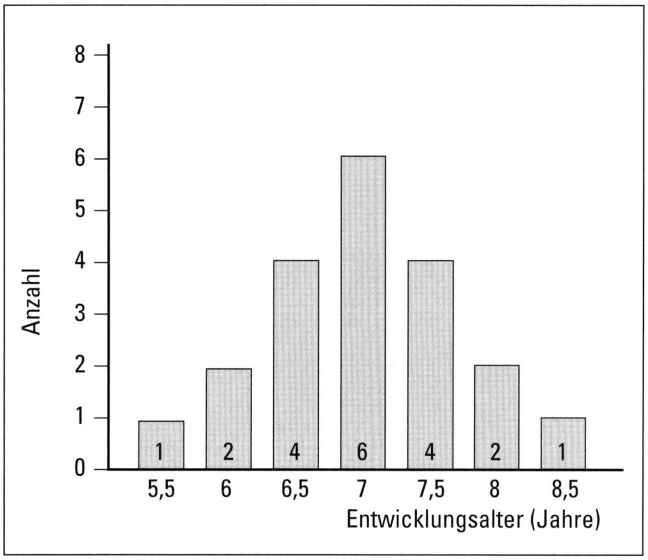

Abb. 2-6: Variabilität des Entwicklungsstandes in einer Gruppe von 20 7-jährigen Kindern. Untersucht wurden Körpergröße, sprachliche Fähigkeit, IQ, Lesen, Rechnen, Zeichnen und Musizieren.

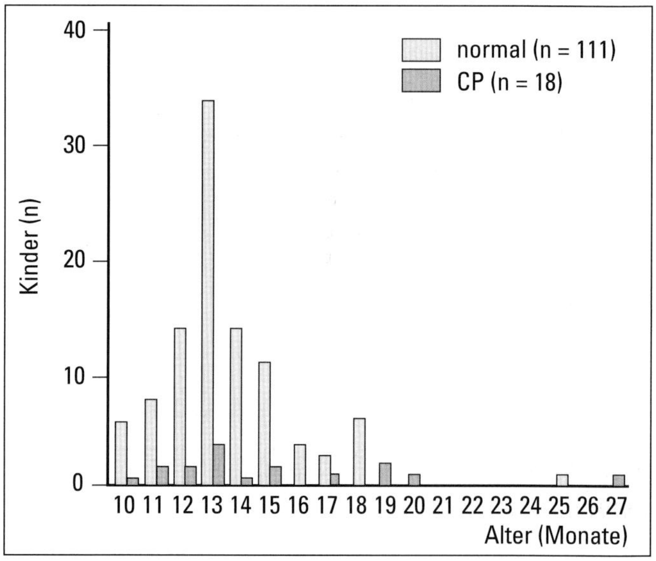

Abb. 2-7: Geh-Alter bei neurologisch unauffälligen termingeborenen Kindern und bei Kindern mit unterschiedlich ausgeprägter Zerebralparese (CP) (nach Largo et al. 1985)

Wachstumsverlauf zeichnet sich dadurch aus, dass in den ersten zwei Lebensjahren Gewicht, Länge und Kopfumfang über einen Zeitraum von Monaten, danach über Jahre in etwa parallel zu den Perzentilenkurven verlaufen.
Die normale Variation der psychomotorischen Entwicklung wird in Entwicklungstests und Screening-Instrumenten (z.B. Denver-Test) als so genannter Normbereich (z.B. 10.–90. Perzentile) definiert. Die Annahme, dass ein Kind mit einer Entwicklungsstörung sich immer außerhalb dieses Bereichs befindet, hat sich als unrichtig herausgestellt, wie die Abbildung 2-7 am Beispiel der Zerebralparese illustriert.
Das freie Gehen setzt bei neurologisch unauffälligen Kindern zwischen zehn und 18 Monaten ein. Kinder mit einer schweren bis mäßigen Zerebralparese liegen deutlich außerhalb dieses Altersbereichs. Kinder mit einer leichten Zerebralparese jedoch finden sich im oberen, Kinder mit einer minimalen Zerebralparese sogar im mittleren bis unteren Normbereich. Sie machen die ersten Schritte im gleichen Alter wie gesunde Kinder. Ein normales Geh-Alter schließt also eine motorische Störung keineswegs aus. Eine leichte Behinderung führt wohl zu einer Verzögerung in der Entwicklung, die aber so gering sein kann, dass das Entwicklungsmerkmal immer noch altersgemäß auftritt. Um eine leichte motorische Störung zu erfassen, ist es notwendig, nicht nur den Zeitpunkt des Gehens, sondern auch die Art und Weise zu beurteilen, wie sich das Kind bewegt. Eine qualitative Beurteilung ist nicht nur für die Motorik, sondern auch für andere Entwicklungsbereiche wie etwa die Sprache bedeutungsvoll. So kann ein Kind durchaus altersgemäß die ersten Wörter und die ersten Sätze sprechen. Seine Artikulation und seine Satzbildung sind aber auffällig. Untersuchungsparameter wie die Qualität der Aussprache und Satzbildung gehören zu einer zuverlässigen Beurteilung der Sprache.
Bei der Einschätzung des Entwicklungsverlaufs ist zu berücksichtigen, dass sich viele Fähigkeiten und Verhaltensweisen nicht wie die Körpermaße kontinuierlich entwickeln. So verläuft die frühe Sprachentwicklung in Etappen (einzelne Wörter, Zwei-Wort-Sätze etc). Zusätzlich ist zu beachten, dass nicht alle Kinder die gleiche sequenzielle Abfolge von Entwicklungsstadien zeigen. Besonders offensichtlich ist dies bei der lokomotorischen Entwicklung (s. Abschnitt 2.2.6). Auch der Erwerb des Lesens und Schreibens kann sich auf verschiedenen Lernpfaden vollziehen.

Wachstums- und Entwicklungsgeschwindigkeit

Kinder sind nicht nur unterschiedlich groß und schwer, sie wachsen auch verschieden rasch. Unterschiedliche Wachstumsgeschwindigkeiten führen dazu, dass Kinder mit gleichem Wachstumspotenzial in einem bestimmten Alter unterschiedlich groß sind. Die Wachstumsgeschwindigkeit errechnet sich aus der Differenz von zwei konsekutiven Messungen (Prader et al. 1989).

Intraindividuelle Variabilität

Die Vielfalt besteht nicht nur zwischen den Kindern, sondern auch beim einzelnen Kind selbst. Fähigkeiten wie Sprache, logisches Denken oder Motorik sind unterschiedlich angelegt, reifen verschieden rasch aus und sind damit in jedem Alter auch unterschiedlich ausgebildet. So kann ein Kleinkind motorisch weit entwickelt sein, während seine Sprachentwicklung langsam verläuft. Bei einem anderen Kind ist es genau umgekehrt. Die intraindividuelle Variabilität im Schulalter ist in der Abbildung 2-8 am Beispiel der akademischen Leistungen dargestellt.
Wenn das Entwicklungsprofil eines Kindes sehr dissoziiert ist, kann dies zu auffälligem Verhalten führen; beispielsweise bei einem Kind, dessen kognitive Fähigkeiten deutlich weiter fortgeschritten sind als seine sprachlichen Ausdrucksmöglichkeiten. Das Kind kann – je nach Temperament – in Wutanfälle ausbrechen oder sich zurückziehen, weil es sich nicht ausreichend mitteilen kann.

Geschlechtsunterschiede

Die Mädchen neigen im präpubertären Alter dazu, sich rascher zu entwickeln als die Jungen. Geschlechtsunterschiede sind u.a. darauf zurückzuführen, dass die biologische Zeitskala bei Mädchen in jedem Alter weiter fortgeschritten ist als bei Jungen. So sind Mädchen bereits bei der Geburt etwas reifer als die Jungen. Dieser Reifungsunterschied vergrößert sich ständig im Verlaufe der Kindheit und führt dazu, dass Mädchen im Mittel 1½ Jahre früher in die Pubertät eintreten und ihre Entwicklung dementsprechend früher abschließen als Jungen. Geschlechtsunterschiede zugunsten der Mädchen finden sich insbesondere in der Sprach- und Sozialentwicklung. Die Jungen haben einen geringfügigen Vorteil in der somatischen Entwicklung, da ihr Wachstumspotenzial etwas größer ist, und in der Grobmotorik, weil sie über etwas mehr Muskelkraft verfügen.
Die Geschlechtsunterschiede sollten nicht überbewertet werden. Die mittleren Differenzen zwischen Mädchen und Jungen sind viel kleiner als die Unterschiede von Kind zu Kind. So bilden Mädchen Zwei-Wort-Sätze im Mittel drei Monate früher als Jungen, nämlich mit 20 bzw. 23 Monaten. Weit größer ist aber die interindividuelle Variabilität bei beiden Geschlechtern. So kann bei Jungen und Mädchen dieser Meilenstein bereits mit 12–15 Monaten oder erst mit 24–36 Monaten auftreten.

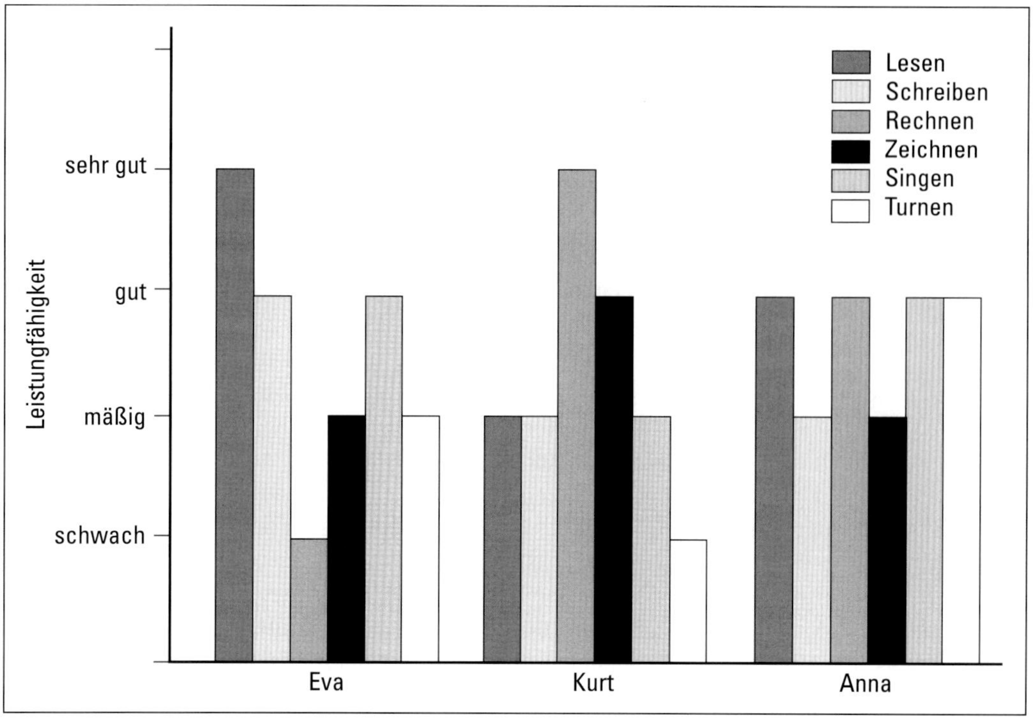

Abb. 2-8: Intraindividuelle Variabilität der Schulleistungen bei drei 8-jährigen Kindern

Beziehung zwischen Wachstums- und Entwicklungsparametern

Um das Gewicht eines Kindes richtig beurteilen zu können, reicht der Gewichtsverlauf nicht aus. Das Gewicht muss auf die Körperlänge des Kindes bezogen werden. Dazu stehen Normkurven zur Verfügung, in denen die Gewicht-Länge-Beziehung in Perzentilen dargestellt wird. Eine weitere Möglichkeit besteht in der Berechnung des Bodymass-Index (BMI) (s. Abschnitt 2.2.5). Keine klinisch bedeutsame Beziehung besteht zwischen der Körpergröße und dem Kopfumfang. Große Kinder haben nicht notwendigerweise größere Köpfe als kleine Kinder.
Gleichermaßen sollten auch Entwicklungsparameter, beispielsweise die formalen, semantischen und kommunikativen Anteile der Sprache, untereinander und zu anderen Parametern wie Kognition oder Sozialverhalten in Beziehung gesetzt werden.

Ausprägung elterlicher Merkmale

Ein weiterer hilfreicher Bezugspunkt bei der Einschätzung eines Wachstums- oder Entwicklungsmerkmals ist die Ausprägung des Merkmals bei den Eltern. Für das Längenwachstum kann die so genannte Zielgröße aus der Körpergröße der Eltern errechnet werden. Sie gibt einen Hinweis, ob das Wachstum eines Kindes im Rahmen seiner genetischen Veranlagung verläuft (s. Abschnitt 2.2.5).
Hinsichtlich der intellektuellen Leistungsfähigkeit kann davon ausgegangen werden, dass 90 % der Kinder einen IQ aufweisen, der demjenigen ihrer Eltern mit einer Streuung von ± 20 IQ-Punkten entspricht (Annahme: Korrelation des IQ zwischen Kind und Eltern = 0,5). Weicht ein Kind in seiner intellektuellen Leistungsfähigkeit wesentlich davon ab, sollte eine Ursache dafür gesucht werden. Klinisch besonders bedeutungsvoll ist die Ausprägung elterlicher Merkmale, wenn beim Kind eine Teilleistungsschwäche wie Legasthenie oder Dyskalkulie (Störung der Rechenfähigkeit) vorliegt. Bei der Mehrheit der betroffenen Kinder findet sich eine positive Familienanamnese.

2.2.2 Trink- und Essverhalten

Die Ernährungsform ist dem jeweiligen Entwicklungsstand des kindlichen Organismus angepasst. Sie entspricht seinen Möglichkeiten von Nahrungsaufnahme, Verdauung, Stoffwechsel und Ausscheidung. Im Säuglingsalter ist das Kind bei der Ernährung vollständig von den Eltern und anderen Bezugspersonen abhängig. Danach beginnt es in seinem

Trink- und Essverhalten allmählich selbstständig zu werden und erwirbt kulturspezifische Esstechniken.
Bereits Neugeborene und junge Säuglinge unterscheiden sich voneinander in ihrem Trinkverhalten. Größere Kinder können ausgeprägte Abneigungen und Vorlieben für bestimmte Speisen aufweisen. Das Essverhalten und die Bedeutung, welche die Kinder der Nahrung und dem Essen zumessen, sind zum einen Ausdruck individueller Eigenheiten und zum anderen durch die familiären Ernährungsgewohnheiten mit geprägt.

Pränatalperiode

Während der Schwangerschaft wird das ungeborene Kind umfassend von der Mutter versorgt. Es bezieht von ihr alle Nährstoffe, die es für seine Entwicklung und sein Wachstum benötigt und kann die Schlacken an sie abgeben.
Monatelang trinkt das ungeborene Kind Fruchtwasser, übt dabei den Saug- und Schluckreflex ein und stimmt ihn mit den Atembewegungen ab. Bis zur 34. Schwangerschaftswoche sind die Reflexmechanismen so weit entwickelt, dass ein Kind, welches zu diesem Zeitpunkt zur Welt kommt, ausreichend Flüssigkeit zu sich nehmen kann.

Neonatalperiode

Die Nahrungszufuhr ist in den ersten Lebenstagen unzureichend. Um diese Zeit zu überbrücken, kommt das Kind mit einem Energievorrat an Fett und Kohlenhydraten (Glykogen) auf die Welt.
Wird das Kind in den ersten Minuten nach der Geburt an die Brust angelegt, sucht es nach der Brustwarze und macht die ersten Saugversuche. Die Nahrungsaufnahme wird durch die im Folgenden beschriebenen Reflexverhalten sichergestellt.

Suchreflex

Berühren die Wangen oder Lippen eines hungrigen Neugeborenen die mütterliche Brust, beginnt es, nach der Brustwarze zu suchen, und versucht, diese in den Mund zu bekommen. Suchbewegungen können beim hungrigen Kind auch mit einem Schnuller oder einem Finger ausgelöst werden.
Wenn das Neugeborene die Wärmeabstrahlung der mütterlichen Brust auf der Wange spürt, dreht es den Kopf zur Brust. Es orientiert sich in seinem Suchverhalten zudem an dem mütterlichen Geruch. Es kann bereits am fünften Lebenstag das Brusttüchlein der eigenen Mutter von denjenigen anderer Mütter zuverlässig unterscheiden (MacFarlane 1975).

Saugreflex

Berühren die Lippen die Brustwarze, saugt das Neugeborene die Brustwarze in die Mundhöhle und hält sie mit Ober- und Unterkiefer fest. Die Zunge drückt die Brustwarze gegen den Gaumen und streicht die Milchzisternen der Brustdrüsen von hinten nach vorne aus. Anschließend öffnet sich der Mund etwas, der Druck der Zunge lässt nach, und die Zisternen füllen sich erneut.

Schluckreflex

Beim Trinken führt das Kind 10–30 Saugbewegungen während etwa 15 Sekunden aus und schluckt dabei ein- bis viermal; nach ein bis zwei Schluckbewegungen macht es einen Atemzug. Es kann saugen und schlucken und dabei gleichzeitig atmen. Da es ausschließlich durch die Nase atmet, kann es bereits ein banaler Schnupfen beim Trinken behindern.
Spätestens ab dem 6. Schwangerschaftsmonat sind die Brustdrüsen funktionsbereit. Die Milchbildung wird durch die hormonelle Umstellung bei der Geburt in Gang gesetzt. Der Säugling löst durch sein Saugen die Bildung und Ausscheidung der Milch aus. Wie beim kindlichen Trinkverhalten spielen auch bei der Milchbildung Reflexmechanismen eine wichtige Rolle.

Milchbildungsreflex

Der Saugreiz des Kindes setzt bei der Mutter im Vorderlappen der Hirnanhangsdrüse Prolactin frei, welches die Brustdrüse zur Milchbildung anregt. Je häufiger die Mutter das Neugeborene an die Brust legt, desto stärker wird die Brustdrüse stimuliert und desto größer ist die Milchmenge.

Milchausscheidungsreflex

Der Saugreiz bewirkt im Hinterlappen der Hirnanhangsdrüse die Ausschüttung von Oxytozin ins mütterliche Blut. Das Hormon bringt die Muskelfasern, die sich um die Milchdrüsen und -gänge winden, zur Kontraktion; dadurch wird die Milch aus den Zisternen gepresst.

Säuglingsalter

Die tägliche Nahrungsmenge ist von Kind zu Kind unterschiedlich groß (s. Abb. 2-9). Im Alter von zwölf Monaten gibt es Kinder, die mit 60 Gramm Nahrung pro Kilogramm Körpergewicht auskommen, während andere bis zu 120 Gramm Nahrung pro Kilogramm Körpergewicht zu sich nehmen. Große und schwere Kinder essen und trinken nicht notwendigerweise mehr als leichte und kleine.

Im Verlauf des ersten Lebensjahres nimmt der Nährstoff- und Energiebedarf so rasch zu, dass flüssige Nahrung wie Muttermilch oder Säuglingsmilchnahrung allein nicht mehr ausreicht. Damit der Säugling Brei essen und verdauen kann, müssen verschiedene Körperfunktionen herangereift sein:

- Die Mundmotorik ist anfänglich ganz auf das Saugen eingestellt. Sie muss sich weiterentwickeln, damit der Säugling Brei aufnehmen und herunterschlucken kann.
- Das Neugeborene ist ausschließlich auf Süßes ausgerichtet. Nach dem dritten Lebensmonat beginnt der Säugling, sich für andere Geschmacksempfindungen zu interessieren.
- Breinahrung stellt höhere Anforderungen an die Verdauung und die Ausscheidung als Milch. Sie enthält weniger Flüssigkeit, aber schwerer verdauliche Nährstoffe, die den Körper mit Mineralstoffen belasten und über die Nieren ausgeschieden werden müssen.

Alle diese Funktionen reifen von Kind zu Kind unterschiedlich rasch heran. Einige Kinder sind daher bereits mit 4 Monaten bereit, Brei zu essen, die meisten mit 5–6 und manche erst mit 7–8 Monaten.

Kleinkindalter

Im zweiten Lebensjahr nimmt der Appetit bei den meisten Kindern deutlich ab. Manche Kinder essen weniger als im ersten Lebensjahr. Die interindividuellen Unterschiede im Essverhalten bleiben jedoch bestehen. Das Bedürfnis, beim Essen und Trinken selbstständig zu werden, erwacht, wenn die geistigen und motorischen Fähigkeiten einen bestimmten Entwicklungsstand erreicht haben. Zwischen neun und 15 Monaten ist das Kind so weit entwickelt, dass es einfache Handlungen nachzuahmen vermag. Es ist nun bereit, sich Fertigkeiten, wie aus einer Tasse zu trinken und mit einem Löffel zu essen, durch imitatives Lernen anzueignen (s. Abb. 2-10).

Kinder beginnen in unterschiedlichem Alter zu beißen und zu kauen, da die Zähne verschieden rasch durchbrechen und die Mundmotorik unterschiedlich rasch ausreift. Spätestens am Ende des ersten Lebensjahres kann das Kind ein Stück feste Nahrung abbeißen. Das Kauvermögen ist bei den meisten Kindern im Verlauf des zweiten und bei einigen erst im dritten Lebensjahr ausreichend entwickelt.

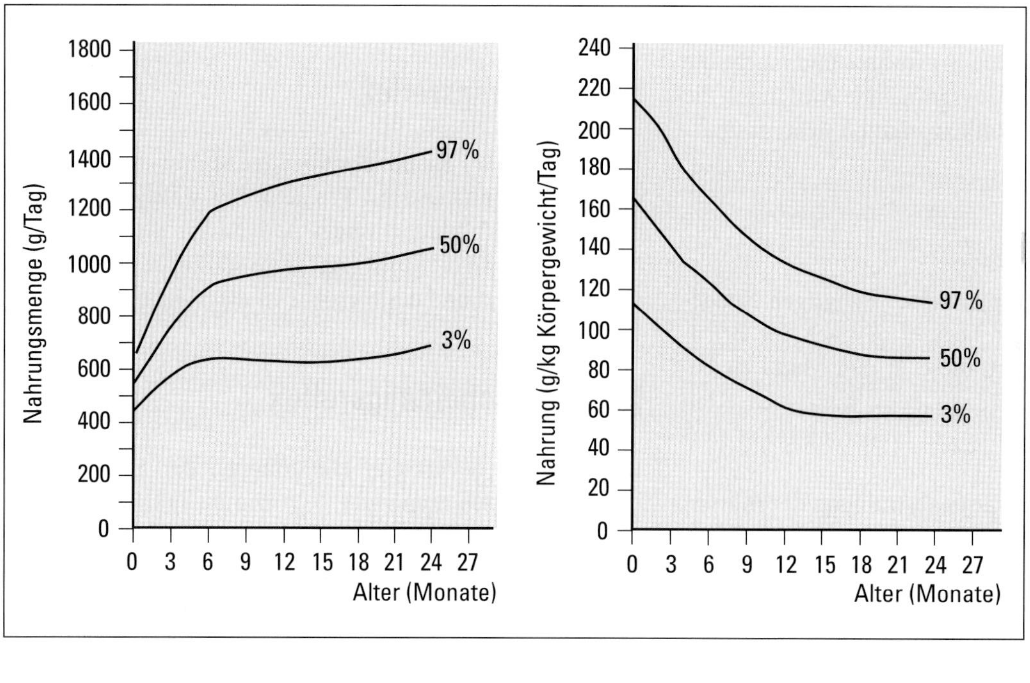

Abb. 2-9: Tägliche Nahrungsmenge absolut (links) und bezogen auf das Körpergewicht (rechts). Perzentilenkurven für die ersten 24 Lebensmonate (zusammengestellt nach Birch et al. 1991; Stolley et al. 1982; Wachtel 1990)

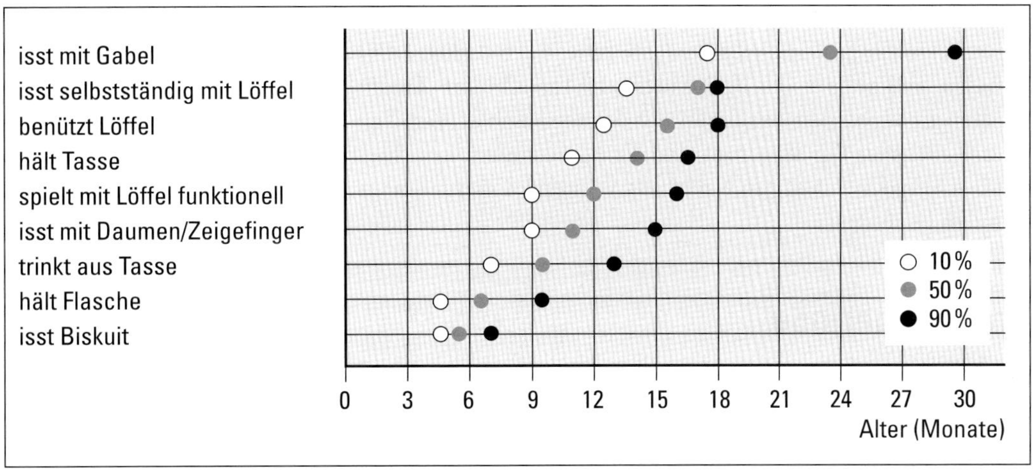

Abb. 2-10: Entwicklung des Trink- und Essverhaltens für beide Geschlechter. Der jeweils erste Punkt bezeichnet 10%, der jeweils zweite 50% und der jeweils dritte 90% der untersuchten Kinder (unveröffentlichte Daten der Zweiten Zürcher Longitudinalstudie)

Schulalter

Da das Schulkind für seine körperlichen Bedürfnisse weitgehend selbst sorgen kann, werden seine diesbezüglichen emotionalen Bedürfnisse von manchen Eltern unterschätzt. Das Kind möchte auch in diesem Alter noch umsorgt werden. Das Essen zubereitet zu bekommen und die Mahlzeiten gemeinsam einzunehmen sind wichtige Formen der Zuwendung.

Adoleszenz

Der Jugendliche will über seinen Körper selbst bestimmen, also auch darüber entscheiden, was er isst und trinkt. Ob sein Verhalten sinnvoll und seinem Körper zuträglich ist, kümmert ihn oft wenig. Manche Jugendliche lehnen die Fürsorge der Eltern mit Nachdruck ab.

2.2.3 Schlafverhalten

Im Umgang mit dem kindlichen Schlaf und seinen Störungen – Schlafstörungen gehören zu den häufigsten Verhaltensauffälligkeiten im frühen Kindesalter – sind Grundkenntnisse der Schlafphysiologie von großer Wichtigkeit. Der Schlaf gliedert sich in Zyklen unterschiedlicher Schlafstadien und zirkadiane Rhythmen (Winfree 1988).

Schlaf-wach-Zyklen: Mithilfe von Elektroenzephalogramm und Körperfunktionen wie Atmung, Augenbewegungen und Muskeltonus lassen sich zwei Grundfunktionen des Schlafs unterscheiden: REM- und Non-REM-Schlaf. Der REM-Schlaf geht mit einem charakteristischen Muster des Elektroenzephalogramms, einer unregelmäßigen Atmung, gelegentlicher motorischer Unruhe und schnellen Bewegungen des Augapfels unter den Augenlidern einher (rapid eye movements). Der Non-REM-Schlaf zeichnet sich durch eine große motorische Ruhe, eine regelmäßige Atmung und das Fehlen von raschen Augenbewegungen aus. Er setzt sich aufgrund elektroenzephalographischer Parameter aus vier Unterstadien zusammen.

Schlafzyklen entstehen durch regelmäßige Wechsel zwischen den Stadien des REM- und Non-REM-Schlafes sowie dem Wachzustand. Die Schlafzyklen verändern sich ständig im Verlauf des Lebens. Beim jungen Säugling dauert ein Schlafzyklus etwa 50 Minuten. Er verlängert sich bis ins Erwachsenenalter auf 90–120 Minuten.

Zirkadiane Rhythmen: Die Schlaf-wach-Zyklen sind einem ungefähren 24-Stunden-Rhythmus untergeordnet, der durch den Tag-Nacht-Wechsel beeinflusst wird. Die zirkadianen Rhythmen werden im Verlauf der ersten zwei Lebensjahre langsam aufgebaut.
Schlafdauer: Genauso wie sich die Schlaf-wach-Zyklen im Verlauf des Lebens ständig verändern, sind auch die Gesamtschlafdauer und die Anteile von REM- und Non-REM-Schlaf altersabhängig. Die Schlafdauer und der relative Anteil des REM-Schlafs nehmen mit zunehmendem Alter immer mehr ab.

Der Schlafbedarf ist in jedem Alter von Mensch zu Mensch unterschiedlich groß. Es gibt Neugeborene, die lediglich 14 Stunden, und andere, die 20 Stunden pro Tag schlafen. Die meisten Erwachsenen benötigen 7–8 Stunden Schlaf, damit sie am nächsten Tag ausgeruht sind. Einige kommen jedoch mit 3–4 Stunden Schlaf pro Nacht aus, während andere 9–10 Stunden benötigen.

Pränatalperiode

In den ersten Schwangerschaftsmonaten ist das ungeborene Kind in einem Bewusstseinszustand, der elektrophysiologisch weder dem späteren Wachsein noch dem Schlaf entspricht. Im letzten Trimenon können bei frühgeborenen Kindern die Vorläufer von Schlaf- und Wachzustand beobachtet werden. Mit etwa 36 Schwangerschaftswochen beginnen sich eigentliche Schlaf- und Wachperioden auszubilden.
Während der Schwangerschaft sind Änderungen im Verhaltenszustand noch nicht an den Tag-Nacht-Wechsel gebunden. Die mütterlichen Wach- und Schlafperioden übertragen sich kaum auf das Kind.

Neonatalperiode

Nach der Geburt führt das Neugeborene seinen vorgeburtlichen Schlaf-wach-Rhythmus weiter. Das Verhalten des Neugeborenen wird durch fünf Verhaltensstadien reguliert, die Schlafverhalten, Aufmerksamkeit und motorische Aktivität bestimmen (s. Tab. 2-3).
Im Verhaltenszustand 1 (Non-REM-Schlaf) liegt das Kind ruhig da, bewegt sich kaum und atmet regelmäßig. Sein Gesicht strahlt Ruhe aus. Im Verhaltenszustand 2 (REM-Schlaf) bewegt es sich und atmet unregelmäßig. In seinem Gesicht sind häufig Zuckungen zu sehen, gelegentlich scheint es Grimassen zu schneiden. Der oberflächliche REM-Schlaf ist beim Neugeborenen und Säugling weit ausgedehnter als beim älteren Kind und Erwachsenen. Im Verhaltenszustand 3 ist das Kind motorisch ruhig und am aufmerksamsten. Im Verhaltenszustand 4 ist das Kind wach und motorisch aktiv, und im Verhaltenszustand 5 schreit es.
Die Eltern beeinflussen mit der Ernährung, der Pflege und dem sozialen Umgang die Verhaltensregulation ihres Kindes. Sie bestimmen die Regelmäßigkeit des Tagesablaufs, stimulieren und beruhigen das Kind und steuern seine Aufmerksamkeit im sozialen Spiel.

Säuglingsalter

In den ersten Lebenswochen sind die Schlafperioden von 2–4 Stunden und die kurzen Wachperioden gleichmäßig über den Tag und die Nacht verteilt. Danach beginnt der Säugling, sich auf den Tag-Nacht-Wechsel einzustellen. Die regelmäßigen Änderungen von Tageslicht und Dunkelheit, von Alltagsgeräuschen und nächtlicher Stille, von Temperatur und Kleidung sowie periodische Kontakte mit den Eltern und Geschwistern dienen ihm als natürliche Zeitgeber. Die Dauer des Nachtschlafes nimmt immer mehr zu, während der Tagschlaf immer kürzer ausfällt. Mit etwa sechs Monaten ist die Umverteilung des Schlafes im Wesentlichen abgeschlossen.
Einige Kinder schlafen bereits im ersten, 70 % bis zum dritten und 90 % bis zum fünften Lebensmonat durch (Durchschlafen = 6–8 Stunden Aneinanderschlafen). Für frühgeborene Kinder gelten diese Angaben nicht ab der Geburt, sondern ab dem errechneten Termin.
Gleichaltrige Kinder schlafen in jedem Alter unterschiedlich viel (s. Abb. 2-11). Der individuelle Schlafbedarf ist in einem hohen Maße biologisch vorgegeben.

Tab. 2-3: Verhaltenszustände des Neugeborenen (nach Prechtl 1977)

Verhaltenszustand	1 (Non-REM)	2 (REM)	3 (wach, ruhig)	4 (wach, aktiv)	5 (schreiend)
Augen	geschlossen, ruhig	geschlossen, rasche Bewegungen	offen	offen	offen/ geschlossen
Spontanbewegungen	selten	gelegentlich	keine	häufig	häufig
Atmung	regelmäßig	unregelmäßig	regelmäßig	unregelmäßig	unregelmäßig
Muskeltonus	normal	erniedrigt	normal	erhöht	erhöht

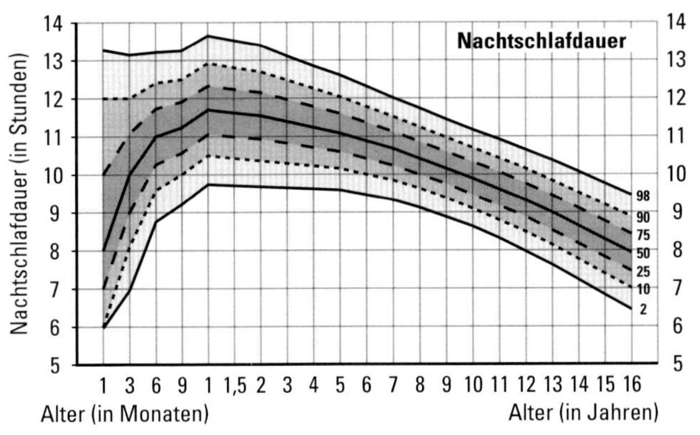

Abb. 2-11: Perzentilenkurve der Dauer des Nachtschlafes von 1 bis 16 Jahren (nach Iglowstein et al. 2003).

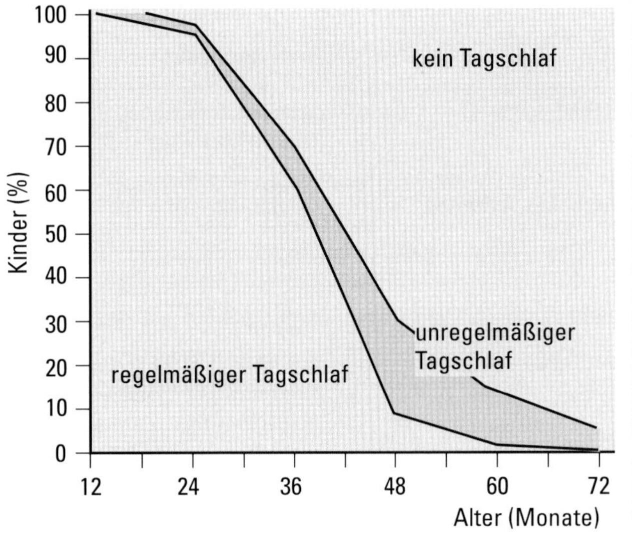

Abb. 2-12: Häufigkeit des Tagschlafes (Iglowstein et al. 2003)

Die Eltern können ihr Kind bei der Entwicklung eines beständigen Schlaf-wach-Rhythmus unterstützen, wenn sie seinen Tagesablauf bezüglich Mahlzeiten, Einschlafzeiten und Aktivitäten wie Spazierengehen regelmäßig gestalten.

Kleinkindalter

Im zweiten Lebensjahr beginnt der nächtliche Schlafbedarf abzunehmen. Die meisten Kinder schlafen nur noch einmal tagsüber. Eine wesentliche Reduktion des Tagschlafes stellt sich im dritten und vierten Lebensjahr ein (s. Abb. 2-12).
Nächtliche Trennungs- und Verlassenheitsängste treten im Rahmen der Autonomie-Entwicklung im dritten Lebensjahr auf. Sie werden durch Milieufaktoren und innerfamiliäre Konstellationen wie die Geburt eines Geschwisters verstärkt und können dazu führen, dass ein Kind im Verlauf der Nacht das Elternbett aufsucht. Die Eltern vermindern diese Ängste, wenn sie sich bemühen, dem Kind tagsüber ausreichend Geborgenheit zu geben und seine Selbstständigkeit zu fördern. Manche Kinder können aber auch bei ausreichender Zuwendung nicht alleine in einem Zimmer schlafen. Sie brauchen die Anwesenheit eines Menschen im gleichen Zimmer, eines Geschwisters oder der Eltern, um entspannt schlafen zu können.
Der Anteil Kinder, die im Bett der Eltern schlafen, spiegelt den Verlauf der Autonomieentwicklung und die damit verbundenen Verlassenheitsängste wider (Abb. 2-13; Jenni et al. 2005). Im ersten Lebensjahr schlafen weniger als 10 % der Schweizer Kinder bei den Eltern, danach nimmt der Prozentsatz jedoch ständig zu. Im vierten Lebensjahr sind es 38 % der Kinder, die mindestens einmal pro Woche bei den Eltern schlafen; 12,8 % der Kinder schlafen jede Nacht bei den Eltern. Nach dem vierten Lebensjahr schlafen zunehmend weniger Kinder im Elternbett. Mit acht Jahren schlafen aber immer noch 5 % der Kinder ausschließlich bei den Eltern. 44 % der Eltern berichten, dass ihre Kinder zwischen

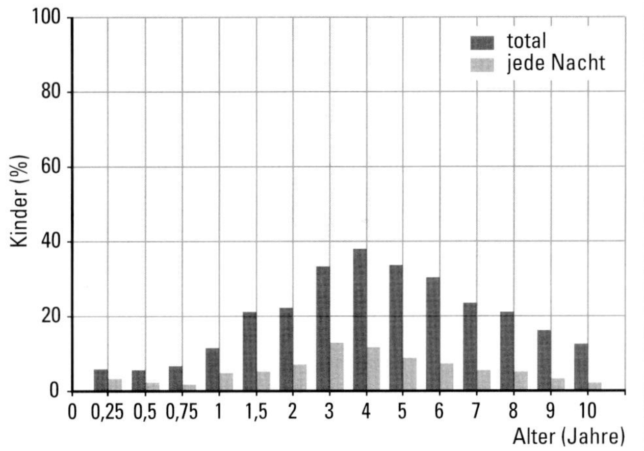

Abb. 2-13: Prozentualer Anteil der Kinder, die während der ersten 10 Lebensjahre nachts bei den Eltern schlafen. Total: Alle Kinder, die in den letzten 3 Monaten vor der Befragung bei den Eltern schliefen. Jede Nacht: Kinder, die jede Nacht bei den Eltern schlafen (Jenni et al. 2005).

Tab. 2-4: Pavor nocturnus und Angstträume

	Pavor nocturnus	Angstträume
Schlafphase	partielles Aufwachen aus tiefem Schlaf (Non-REM-Stadium IV)	angstmachender Traum, im REM-Schlaf gefolgt von Aufwachen
zeitliches Auftreten	1–3 Stunden nach dem Einschlafen	in der zweiten Hälfte der Nacht
erster Eindruck vom Kind	Kind mit aufgerissenen Augen, außer sich; kann nicht geweckt werden	Waches Kind weint oder ruft nach Eltern.
Verhalten des Kindes	sitzt im Bett, schlägt um sich; rennt umher in bizarrer Manier; Gesichtsausdruck zeigt offensichtliche Angst, Zorn oder Verwirrung; ausgeprägtes Schwitzen, jagender Puls, starkes Atmen; Verhalten normalisiert sich sofort nach dem Aufwachen	weint und ist verängstigt; Angst dauert an nach dem Aufwachen
Verhalten des Kindes gegenüber Eltern	nimmt Eltern nicht wahr; lässt sich nicht beruhigen; stößt Eltern weg, schreit und schlägt um sich, wenn es gehalten wird	nimmt Eltern sofort wahr; will getröstet werden
Wiedereinschlafen	rasch	oft verzögert
Erinnerung	keine	auch am folgenden Tag
Was tun als Eltern?	Abwarten; nicht versuchen, Kind zu wecken; vor Verletzungen schützen	Zuwendung; falls Bedürfnis vorhanden, mit Kind über den Traum reden
Alter	1.–5. Lebensjahr	3.–10. Lebensjahr
psychische Störungen	nein	selten

dem zweiten und siebten Lebensjahr im Verlauf mindestens eines dieser Jahre einmal pro Woche oder häufiger bei ihnen schliefen. Neben der Autonomieentwicklung tragen die motorische Selbstständigkeit und die Selbstwahrnehmung im zweiten Lebensjahr sowie das Auftreten von Angstträumen im dritten Lebensjahr dazu bei, dass die Kinder nachts häufig die Nähe der Eltern suchen.

Der Pavor nocturnus (Angsterschrecken genannt) wird am häufigsten im vierten und fünften Lebensjahr beobachtet. Zwischen dem zweiten und siebten Lebensjahr hat ein Drittel der Kinder solche Episoden. Bei den meisten betroffenen Kindern tritt der Pavor nur sporadisch auf. Die Merkmale des Pavors sind in der Tabelle 2-4 aufgeführt. Vom Pavor nocturnus sind die Angstträume zu unterscheiden. Sie können auch bereits in den ersten Lebensjahren auftreten, sind aber seltener als der Pavor. Während der Pavor 2–4 Stunden nach dem Einschlafen auftritt, stellen sich die Angstträume vorwiegend in der zweiten Hälfte der Nacht ein und haben häufig eine psychoreaktive Ursache.

Schulalter

In dieser Altersperiode sind Einschlafstörungen weitaus häufiger als Durchschlafstörungen. Als mögliche Ursachen kommen vor allem Schulschwierigkeiten sowie Beziehungsprobleme mit Familienangehörigen und Gleichaltrigen infrage.

Adoleszenz

Mit dem Eintritt in die Pubertät verändert sich das Schlafverhalten bei vielen Jugendlichen tief greifend. Exzessive Schläfrigkeit, vermehrte Stimmungsschwankungen, Lernschwierigkeiten, gehäufte Schulabwesenheit und erhöhte Unfallgefährdung sind einige der Folgen gestörten Schlafverhaltens in der Adoleszenz. Untersuchungen der Periodizität des Schlaf-wach-Rhythmus, Melatoninausschüttung und Lichtempfindlichkeit zeigen, dass in dieser Altersperiode die beiden endogenen Grundmechanismen, Schlaf-wach-Homeostase und zirkadiane Zeitregulation, eine Periode der Instabilität und anschließender Neueinstellung durchmachen (Carskadon et al. 2004). Die Auswirkungen sind Schlafmangel und gestörte zirkadiane Rhythmen, die häufig zusätzlich durch einen veränderten Lebensrhythmus beeinträchtigt werden.

2.2.4 Blasen- und Darmkontrolle

Heutzutage beginnen Eltern mit der Sauberkeitserziehung nur noch ausnahmsweise im ersten Lebensjahr. Das war in den 50er Jahren noch ganz anders. Damals nahmen einige Eltern das Training bereits in den ersten Lebensmonaten auf. Die Eltern hielten ihr Kind über eine Windel, einen Topf oder die WC-Schüssel. Mit sechs Monaten waren es 32 % der Eltern, die ihre Kinder auf den Topf setzten, mit neun Monaten 64 % und mit zwölf Monaten über 90 % (Largo et al. 1996).

In den 60er und 70er Jahren veränderte sich das elterliche Verhalten tief greifend. Dazu beigetragen haben eine stärker kindorientierte Erziehungshaltung und vor allem der technische Fortschritt. Bereits Wäscheschwinge und Waschmaschine hatten den Müttern das Windelnwaschen erleichtert. Den eigentlichen Durchbruch brachten aber die Wegwerfwindeln. Der technische Wandel und die veränderte Erziehungshaltung haben dazu geführt, dass der Beginn der Sauberkeitserziehung im Mittel um mehr als 14 Monate hinausgeschoben wurde. Aus den Zürcher Longitudinalstudien wissen wir, dass der riesige Aufwand, den die Eltern der 50er Jahre in der Sauberkeitserziehung leisteten, nicht den erhofften Erfolg zeitigte: Obwohl die Kinder sehr früh und mehrmals pro Tag auf den Topf gesetzt wurden, sind sie nicht früher sauber und trocken geworden als die Kinder heutzutage.

Pränatalperiode

Ab dem dritten Schwangerschaftsmonat filtriert das ungeborene Kind mit seinen Nieren Flüssigkeit aus dem Blut und produziert damit Urin, der von der Blase in regelmäßigen Abständen in das Fruchtwasser entleert wird.

Säuglingsalter

Wie kommt es, dass Mütter in Afrika und vielen anderen Ländern dieser Welt, die ihre Kinder auf dem Körper herumtragen, von diesen nicht beschmutzt werden? Damit dies nicht geschieht, hat die Natur den folgenden Mechanismus entwickelt: Einige Sekunden bevor der Säugling Urin oder Stuhl ausscheidet, stößt er einen kurzen, charakteristischen Schrei aus und macht mit Körper und Beinchen ruckartige Bewegungen. Durch dieses Signal vorgewarnt, hält die Mutter das Kind so weit von ihrem Körper weg, dass sie von Urin und Stuhl nicht beschmutzt wird. Auch unsere Kinder zeigen dieses Verhalten im Neugeborenen- und frühen Säuglingsalter (Duché 1973). Weil wir aber darauf nicht reagieren, verliert sich das Verhalten nach einigen Wochen. Gewisse Kinder zeigen aber noch nach Monaten mit Schreien, motorischer Unruhe oder mimischen Reaktionen an, wenn sie die Blase oder den Darm entleeren müssen.

Kleinkindalter

Zwischen zwei und fünf Jahren reifen die Blasen- und Darmfunktionen so weit heran, dass die meisten Kinder sauber und trocken werden (s. Abb. 2-14). Das Kind ist dann bereit, sauber und trocken zu werden, wenn es die Blasen- und Darmentleerung bewusst wahrzunehmen beginnt. Diese Eigenwahrnehmung, die das Kind je nach seinem Entwicklungsstand mit Mimik, Körperhaltung oder sprachlich äußert, stellt sich zwischen 18 und 48 Monaten ein. Die meisten Kinder werden mit wenig erzieherischem Aufwand sauber und trocken, wenn die Eltern das Auftreten der Eigenwahrnehmung abwarten, dann dem Kind als Vorbild dienen und es in praktischen Belangen unterstützen (Largo et al. 1996). Etwa 50 % der Kinder werden im Verlauf des dritten Lebensjahres tagsüber sauber und trocken, weitere 40 % im vierten und praktisch alle Kinder im fünften Lebensjahr. Die nächtliche Blasenkontrolle stellt sich mit einer Verzögerung von einigen Monaten nach dem Erreichen der Blasenkontrolle tagsüber ein. Etwa 10 % der Jungen und 5 % der Mädchen nässen im Alter von fünf Jahren nachts noch ein.

Schulalter und Adoleszenz

In den Zürcher Longitudinalstudien wies rund ein Viertel der Jungen und etwas mehr als ein Zehntel der Mädchen zwischen sechs und 18 Jahren zumeist vorübergehende Störungen der Blasen- und Darmkontrolle auf (Largo et al. 1996). Im vorpubertären Alter betrug die Häufigkeit der Enuresis (unwillkürliches Einnässen) bei den Jungen 7–12 % und bei den Mädchen 7–10 %, diejenige der Enkopresis (Einkoten) bei den Jungen 2–4 % und bei den Mädchen 1–2 %. Kombiniertes Auftreten von Enuresis diurna, Enuresis nocturna und/oder Enkopresis wurde bei 7 % aller Kinder im vorpubertären Alter beobachtet. Bei der Enkopresis

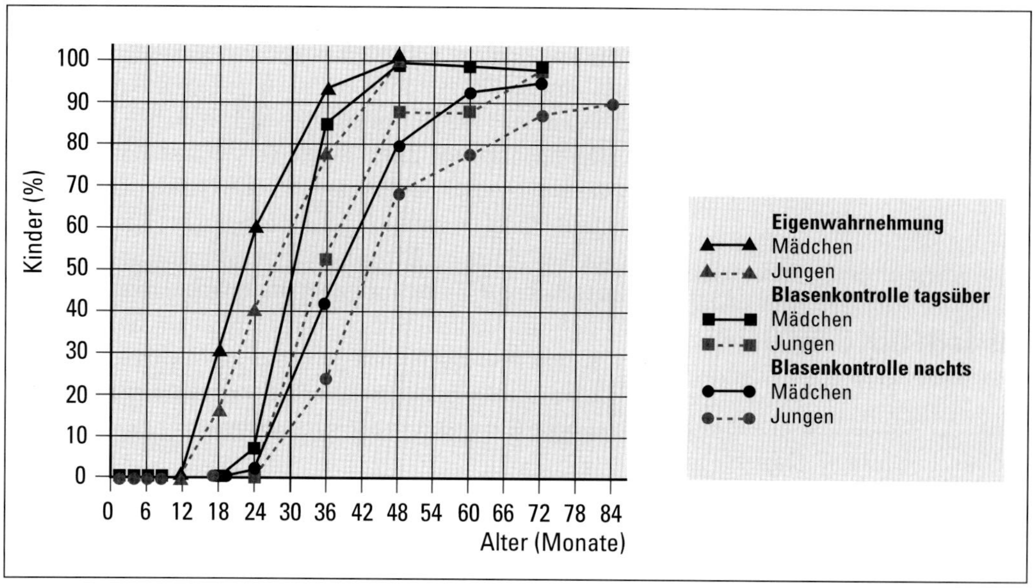

Abb. 2-14: Entwicklung von Eigenwahrnehmung, Blasenkontrolle tagsüber sowie nachts. Die Darmkontrolle verläuft wie die Blasenkontrolle tagsüber (nach Largo et al. 1996).

handelte es sich ausschließlich und bei der Enuresis diurna und nocturna vorwiegend um sekundäre Formen, d. h. Einkoten bzw. Einnässen nach einer längeren Phase der vollständigen Darm- bzw. Blasenkontrolle. Mit dem Eintritt in die Pubertät verschwand die Enkopresis vollständig und die Enuresis bis auf wenige Ausnahmen.

2.2.5 Wachstum

Die somatische Entwicklung zeichnet sich durch eine Größenzunahme sowie eine morphologische und funktionelle Differenzierung der Organsysteme aus. Damit verbunden ist ein Wandel in den Körperproportionen und der Erscheinung.

Die interindividuellen Unterschiede in der Körpergröße lassen sich auf ein unterschiedlich ausgeprägtes Wachstum über die ganze Entwicklungsperiode zurückführen. Das Wachstum ist von Kind zu Kind nicht nur unterschiedlich ausgeprägt, es verläuft auch unterschiedlich rasch und dauert verschieden lange an. Das Wachstumstempo ist dabei unabhängig von der Körpergröße. Kleine wie große Kinder können gleichermaßen verschieden rasch und lang wachsen. Ein unterschiedliches Wachstumstempo kann vor allem im frühen Schulalter und in der Pubertät zu erheblichen Größenunterschieden unter gleichaltrigen Kindern führen.

Männer sind durchschnittlich 13 cm größer als Frauen. Dieser Geschlechtsunterschied kommt erst im Verlauf der Pubertät zustande (s. Abb. 2-15). Im präpubertären Alter sind die Jungen im Mittel lediglich 1,5 cm größer als die Mädchen. Da der pubertäre Wachstumsspurt bei den Mädchen 1½ Jahre früher eintritt als bei den Jungen, sind die Mädchen mit etwa zwölf Jahren vorübergehend im Mittel etwas größer als die Jungen. Der Geschlechtsunterschied von 13 cm in der Erwachsenengröße lässt sich zu gleichen

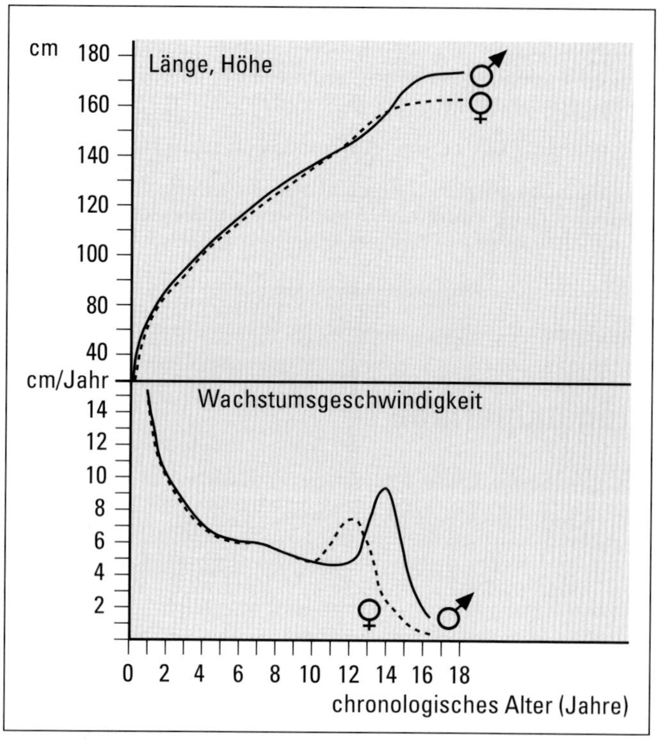

Abb. 2-15: Geschlechtsunterschied im Längenwachstum: Mittelwertskurve der Körpergröße und der Wachstumsgeschwindigkeit für Jungen und Mädchen (nach Prader et al. 1989)

Teilen auf einen ausgeprägteren pubertären Wachstumsschub und eine um durchschnittlich 1½ Jahre längere Wachstumsdauer beim männlichen Geschlecht zurückführen.
Um das Wachstum eines Kindes zuverlässig zu beurteilen, braucht man eine standardisierte Messtechnik und repräsentative Normwerte. Die Messtechnik für anthropometrische Maße, Normwerttabellen und Perzentilenkurven können bei Prader et al. (1989) sowie Falkner und Tanner (1979) nachgelesen werden.
Für die häufigsten klinischen Fragestellungen reichen die folgenden drei Körpermaße aus:

- Gewicht
- Körpergröße
- Kopfumfang

Aus diesen Körpermaßen lassen sich die folgenden zusätzlichen Bezugsgrößen ableiten:

- **Wachstumsgeschwindigkeit:** Zunahme der Körperlänge pro Jahr
- **Gewicht für Körperlänge:** Körpergewicht, auf die Körperlänge bezogen
- **Bodymass-Index (kg/m^2):** Körpergewicht (kg), dividiert durch die Körpergröße (m^2)
- **Knochenalter:** Es zeigt an, ob das Wachstum eines Kindes durchschnittlich, verzögert oder beschleunigt verläuft. Bei den Bestimmungsmethoden nach Greulich und Pyle (1959) sowie Tanner et al. (2001) werden Handröntgenbilder, bei derjenigen nach Roche et al. (1975) Knieröntgenbilder verwendet.
- **Zielgröße:** Aufgrund der signifikanten korrelativen Beziehung zwischen der Körpergröße des Kindes und derjenigen der Eltern (r = 0,6) kann abgeschätzt werden, welche Erwachsenengröße ein Kind unter gleichen Lebensbedingungen und bei ungestörtem Wachstum erreichen wird. Die so genannte Zielgröße errechnet sich folgendermaßen: Größe des Vaters + Größe der Mutter : 2 + 6,5 cm (für Jungen) bzw. – 6,5 cm (für Mädchen). Sie stellt keinen diskreten Wert dar; 90 % der berechneten Erwachsenengrößen liegen innerhalb eines Streubereichs von ± 8,5 cm des errechneten Wertes.
- **Wachstumsprognose:** Sie kann anhand der aktuellen Körpergröße des Kindes (nach dem sechsten Lebensjahr), des Knochenalters und der Tabellen von Bayley und Pinneau (1952) geschätzt werden.
- **Pubertätsentwicklung:** Sie wird am zuverlässigsten mithilfe der Tanner-Stadien (Tanner 1962) erfasst. Das Hodenvolumen lässt sich mit dem Orchidometer von Prader et al. (1989) semiquantitativ bestimmen.

Pränatalperiode

Die körperliche Entwicklung zwischen Zeugung und Geburt dauert etwa 40 Wochen und umfasst die im Folgenden beschriebenen drei Perioden (s. auch Abb. 2-16).

Organanlage

In den ersten acht pränatalen Lebenswochen werden die Organe angelegt. Nach einer Phase intensiver Zellteilung bilden sich mit 14 Tagen eine Körpersymmetrie sowie ein Kopf- und ein Schwanzende aus. Daraufhin beginnen sich

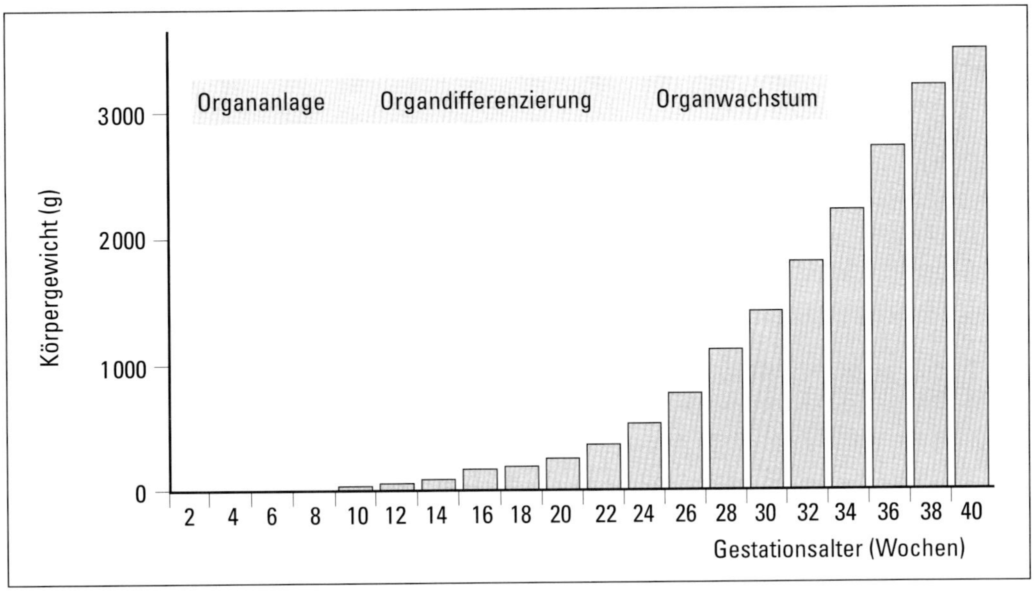

Abb. 2-16: Somatische Entwicklung und Körpergewicht in der Pränatalperiode

die verschiedenen Gewebe zu differenzieren. Die Neuralplatte erscheint an der ektodermalen Oberfläche des trilaminaren Embryos, faltet sich zum Neuralrohr ein und bildet die neurale Leiste, die zum Ausgangspunkt des peripheren Nervensystems wird. Zwischen den Lebenstagen 21 und 28 entstehen die Herzkammern, Gefäße sprießen aus und vereinigen sich zu einem Blutkreislauf. Ein einfacher Darm entsteht, aus dem die Leber, die Bauchspeicheldrüse und die Lungen durch Ausstülpungen hervorgehen. Die Somiten, Vorläufer der Skelettmuskeln und Wirbel, erscheinen; mit 42 Tagen sind die ersten Fingerstrahlen sichtbar. Aus den Schlundbögen entwickeln sich Mandibula (Unterkiefer), Maxilla (Oberkiefer) und äußeres Ohr. Die Linsenplakoden treten auf, die den Sitz des zukünftigen Auges bestimmen. Zu Beginn des dritten Schwangerschaftsmonats sind alle Organe angelegt. Das Kind ist zu diesem Zeitpunkt etwa 30 Gramm schwer und 6 cm lang.

Organdifferenzierung

Im 3.–6. Schwangerschaftsmonat differenzieren sich die Organe bis zur Funktionstüchtigkeit aus. Lungenbläschen und Bronchien werden gebildet; die Produktion des Surfactant-Faktors (setzt Oberflächenspannung in Alveolenbläschen herab) setzt ein. Das Hör- und Gleichgewichtsorgan sowie die Augen reifen aus. Die Myelinisierung des Nervensystems setzt ein. Ende des zweiten Schwangerschaftstrimenons sind die Organsysteme so weit ausgereift, dass mehr als die Hälfte der Kinder, die in der 25.–27. Schwangerschaftswoche auf die Welt kommen, mithilfe der modernen Geburtshilfe und Neonatologie überleben. Das Körpergewicht beträgt in diesem Alter 500–800 Gramm und die Körperlänge etwa 35 cm.

Organwachstum

Im letzten Schwangerschaftstrimenon nehmen die Kinder an Länge und vor allem an Gewicht zu. Sie vergrößern ihr Körpergewicht zwischen der 26. und 40. Schwangerschaftswoche um das 4- bis 7fache. Die Gewichtszunahme ist durch eine Vergrößerung aller Organe und die Bildung eines kräftigen Unterhautfettgewebes bedingt, welches postnatal als Wärmeschutz und Energiespeicher dient.
Am Termin geborene Jungen sind durchschnittlich 3500 und die Mädchen 3300 Gramm schwer; sie weisen eine mittlere Körperlänge von 52 bzw. 50 cm auf.

> Differenzierung, Spezifizierung und Wachstum des kindlichen Organismus sind nie größer als in der Pränatalperiode. Damit verbunden sind zahlreiche Risiken und eine hohe Mortalität. 30 % der Schwangerschaften enden mit einem Spontanabort, zumeist während des ersten Trimesters und oftmals als Folge einer chromosomalen Störung.

Der Uterus bietet dem Kind viel Schutz, ist aber dennoch durchlässig für zahlreiche Umwelteinflüsse. Infektiöse Agentien (z. B. Toxoplasmose, Rubeolen), chemische Noxen (z. B. Quecksilber, anti-epileptische Medikamente oder Drogen), hohe Temperatur und Bestrahlung können zu körperlichen und mentalen Abnormitäten sowie zu einer Wachstumsverminderung führen. Etwa 5 % der Kinder sind frühgeboren, d. h. sie kommen vor der 37. Schwangerschaftswoche auf die Welt.

Neonatalperiode

Das Neugeborene verbraucht in den ersten Lebenstagen mehr Kalorien, als ihm zugeführt werden, und scheidet mehr Flüssigkeit aus, als es aufnehmen kann. Der daraus resultierende Gewichtsverlust beträgt bei den meisten Kindern 3–6 % des Geburtsgewichtes, kann aber bis zu 10 % ausmachen. Ein Längenwachstum bleibt in den ersten Lebenstagen weitgehend aus. Der Kopfumfang kann je nach Ausmaß des Flüssigkeitsverlustes und der Größe der Geburtsgeschwulst zu- oder abnehmen. Fünf bis zehn Tage nach der Geburt ist das Geburtsgewicht wieder erreicht. Danach setzt ein rasches Körperwachstum ein.

Säuglingsalter

Im Mittel verdreifacht sich das Körpergewicht im ersten Lebensjahr, die Körperlänge nimmt um 25 cm und der Kopfumfang um 12 cm zu. Der monatliche Zuwachs von Länge und Gewicht kann von Kind zu Kind sehr unterschiedlich ausfallen.
Der Kopfumfang nimmt bei allen Kindern kontinuierlich zu. Er entspricht im Wesentlichen dem Verlauf der Perzentilenkurven. Die Kopfform wird durch familiäre Merkmale geprägt. In den ersten Lebensmonaten formt die Schwerkraft den Kopf zusätzlich mit. Säuglinge, die auf dem Rücken schlafen, halten den Kopf überwiegend in einer Mittelstellung und entwickeln einen eher rundlichen Kopf. Säuglinge, die auf dem Bauch schlafen, haben den Kopf seitlich gedreht und bekommen eine eher dolichozephale, also längliche Kopfform. Bei frühgeborenen Kindern wirkt die Schwerkraft vorzeitig seitlich auf die weichen Schädelknochen ein. Manche einst frühgeborene Kinder haben daher einen ausgesprochen schmalen, hohen und nach hinten ausgezogenen Kopf.

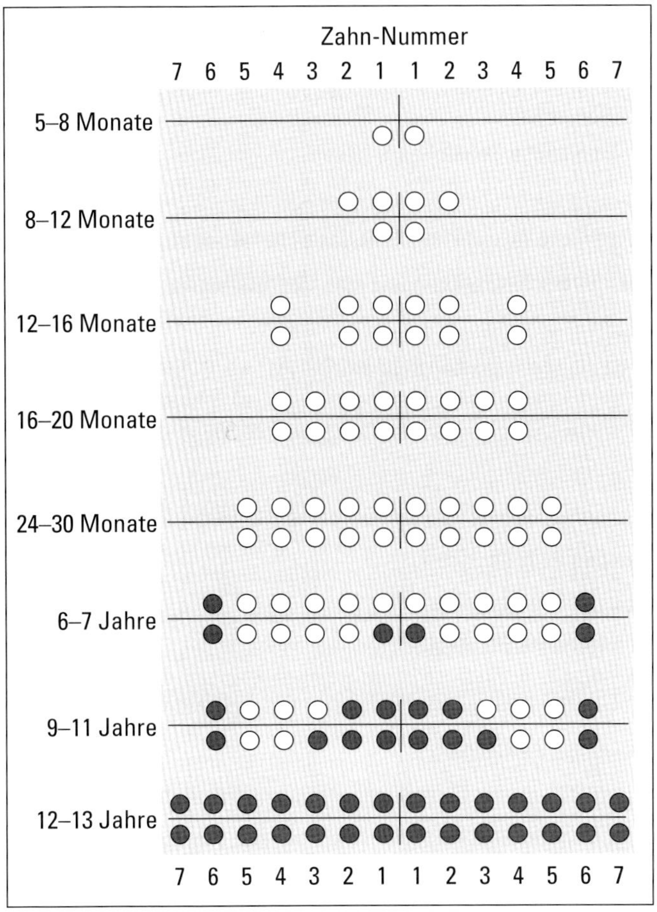

Abb. 2-17: Durchschnittlicher Verlauf der Zahnentwicklung ○ = Milchzähne; ● = bleibende Zähne)

Alle Kinder weisen bei der Geburt eine offene vordere Fontanelle auf, die unterschiedlich groß sein kann. Der Fontanellendurchmesser nimmt in den ersten Lebenswochen nach termingerechter Geburt noch leicht zu, um danach abzunehmen. Die Fontanelle kann monatelang in ihrer Größe unverändert bleiben, um sich dann innerhalb weniger Wochen zu verschließen. Der Fontanellenschluss stellt sich bei 50 % der Kinder zwischen dem 9. und 18. Lebensmonat ein. Frühestens kann dies bereits mit drei Monaten und spätestens erst mit 27 Monaten geschehen.
Die ersten Zähne (Milchzähne) treten bei den meisten Kindern zwischen fünf und acht Monaten auf. Sie können aber bereits bei der Geburt vorhanden sein oder erst mit 12–18 Monaten erscheinen. Durchschnittlich brechen die Zähne bei den Jungen etwas früher durch als bei den Mädchen. Die Reihenfolge, in der die Milchzähne am häufigsten erscheinen, ist in der Abbildung 2-17 dargestellt.

Kleinkindalter

Das Wachstum schwächt sich zwischen zwei und fünf Jahren ab, die Körperhaltung verändert sich deutlich. Eine anfänglich ausgeprägte Krümmung der Lendenwirbelsäule, die mit einem vorgewölbten Abdomen einhergeht, bildet sich zurück. Die O-Beinstellung des ersten Lebensjahres geht bis zum dritten Lebensjahr in eine X-Beinstellung über, die sich bis zum Schulalter wieder mehr oder weniger zurückbildet. Das Milchgebiss ist bis Ende des dritten Lebensjahres vollständig durchgebrochen.

Schulalter

Die körperliche Entwicklung verläuft im Schulalter kontinuierlich und mit geringer Intensität. Die erste Streckung (mid-growth spurt) mit sieben Jahren fällt bei den meisten Kindern so schwach aus, dass sie nicht wahrgenommen wird. Die Körpergestalt bleibt stabil während der mittleren Kindheitsperiode. Das Erscheinen der zweiten Zähne beginnt mit 5–7 Jahren und setzt sich bis ins Erwachsenenalter fort.
Die Sexualorgane bleiben unreif, und das sexuelle Interesse nimmt langsam zu. Masturbation kommt bei beiden Geschlechtern vor, ist aber nicht allgemein verbreitet.

Adoleszenz

Das Wachstum wird in der Adoleszenz abgeschlossen. Ein hormonell ausgelöster Reifungsprozess bewirkt einen letzten Entwicklungsschub. Die Pubertätsentwicklung wird anhand der Tanner-Stadien in Tabelle 2-5 dargestellt.

Pubertätsentwicklung bei Mädchen

Der pubertäre Wachstumsschub setzt bei den Mädchen im Mittel mit etwa 9½ Jahren ein, erreicht seinen Gipfel mit 12,2 Jahren und findet seinen Abschluss zwischen 15 und 16 Jahren (s. Abb. 2-18). Das Sesambein des Daumens tritt im Röntgenbild bei einem durchschnittlichen Alter von 11½ Jahren auf und wird bei der Mehrheit vor dem Auftreten des pubertären Wachstumsschubes sichtbar. Die Mädchen erreichen 99 % der Erwachsenengröße im Mittel mit 15,25 Jahren.
Die Entwicklung der Pubesbehaarung setzt bei einem mittleren Alter von knapp 10½ Jahren ein (PH2). Sie wird gefolgt von der Brustentwicklung (B2: 10,9 Jahre) und der Axillarbehaarung (AH2: 12 Jahre). Während sich das Auftreten dieser drei Pubertätsmerkmale über 1½ Jahre hin-

Tab. 2-5: Definition der Pubertätsmerkmale (Abkürzungen wie B2 oder PH3 bezeichnen das Alter, bei welchem eine Weiterentwicklung von einem bestimmten Pubertätsstadium zum nächsten stattfindet) (nach Tanner 1962)

Pubesbehaarung (beide Geschlechter)	
PH1	Pubes nicht weiter entwickelt als Behaarung der Bauchhaut; eigentliche Schamhaare fehlen
PH2	spärliches Wachstum langer, leicht pigmentierter Haare
PH3	Behaarung beträchtlich dunkler, gröber und stärker gelockt; spärliche Ausbreitung über das Schamdreieck
PH4	Behaarung ähnelt dem Erwachsenen-Typ, jedoch erheblich geringere Ausbreitung und kein Übergreifen auf Oberschenkel
PH5	Erwachsenenbehaarung mit horizontaler oberer Begrenzung und Ausbreitung auf die Oberschenkel
PH6	wie PH5, jedoch mit zusätzlicher Ausbreitung entlang der Linea alba (männlicher Behaarungstyp)
Brustentwicklung (Mädchen)	
B1	ausschließliches Hervortreten der Papille
B2	Brustknospe, halbkugelige Vorwölbung im Bereich des Warzenhofes, welcher sich im Durchmesser vergrößert
B3	weitere Vergrößerung über den Warzenhof hinaus, ohne Trennung ihrer Konturen
B4	weitere Vergrößerung mit gesonderter Vorwölbung im Bereich des Warzenhofes
B5	reife Brust, Zurückweichen der Warzenhofvorwölbung in die allgemeine Brustkontur
Genitalentwicklung (Jungen)	
G1	Testes, Skrotum und Penis haben die gleiche Größe wie in der früheren Kindheit
G2	Vergrößerung von Skrotum und Testes; Strukturveränderung und Rötung der Skrotalhaut; Penis unverändert
G3	Vergrößerung des Penis, zunächst hauptsächlich in der Länge; weiteres Wachstum von Skrotum und Testes
G4	Dickerwerden des Penis und Entwicklung der Glans; Dunkelfärbung der Skrotalhaut
G5	Erwachsenengröße und -form des Genitales
Axillarbehaarung	
AH1	keine
AH2	spärlich
AH3	mäßig
AH4	ausgedehnt
Akne	
A1	keine
A2	leicht bis mäßig
A3	ausgeprägt
Striae	
STR1	keine
STR2	vorhanden
Menarche	
M	erstmalige Menstruationsblutung

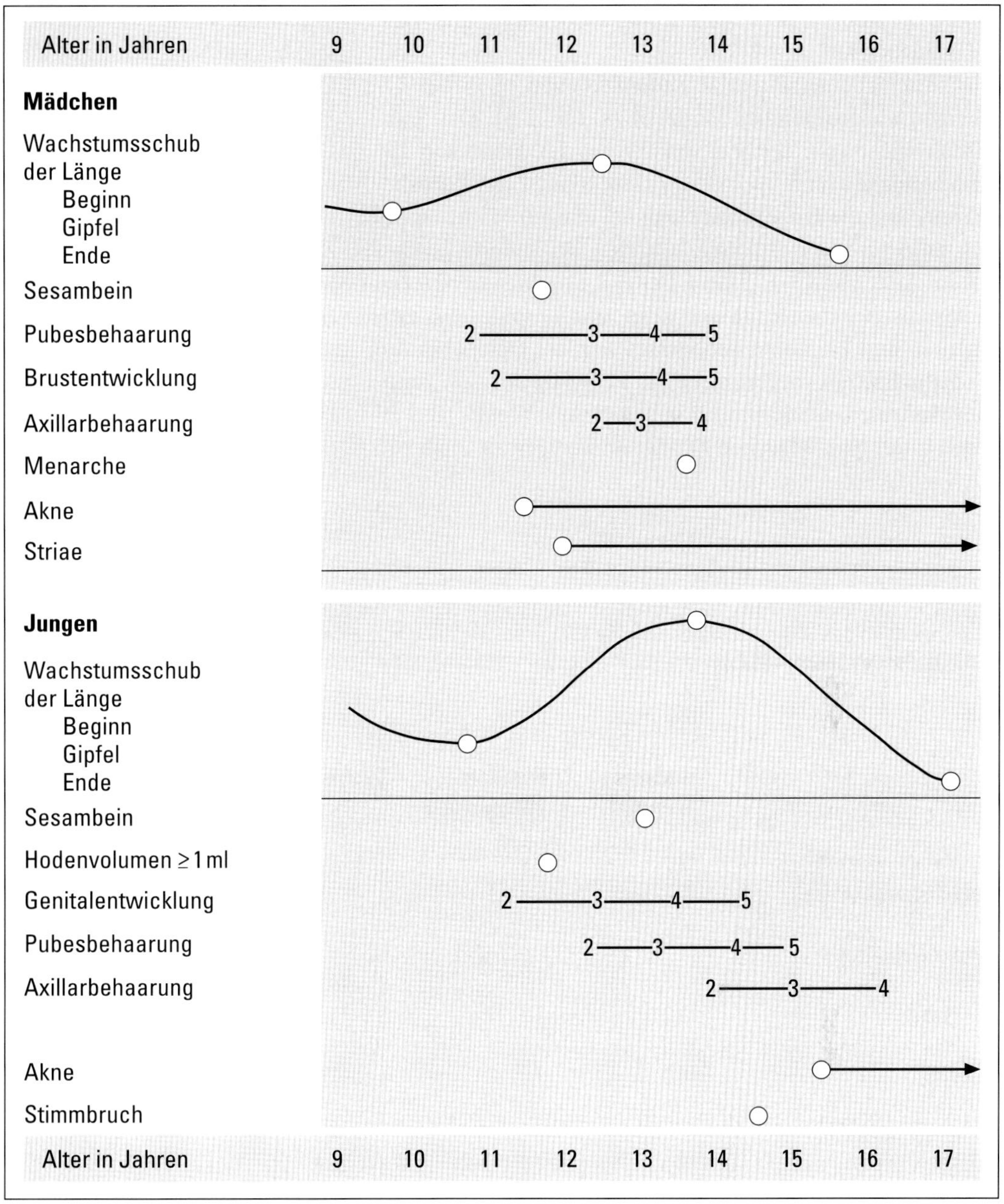

Abb. 2-18: Mittleres Auftreten der Pubertätsmerkmale bei Mädchen und Jungen (nach Largo u. Prader 1983a; 1983b)

zieht, finden alle drei Merkmale etwa gleichzeitig ihren Abschluss, nämlich bei einem mittleren Alter von 13,9–14 Jahren.

Die Pubesbehaarung tritt bei den meisten Mädchen zuerst auf, gefolgt von der Brustentwicklung und der Axillarbehaarung; Axillarbehaarung und Menarche treten nie als erstes Merkmal auf. Selten wird als Entwicklungsvariante eine isolierte Schambehaarung oder Brustentwicklung im vorpubertären Alter beobachtet (prämature Pubarche bzw. Thelarche).

Das durchschnittliche chronologische Alter der Menarche beträgt knapp 13½ Jahre. Alle Mädchen haben zum Zeitpunkt der Menarche den Gipfel des pubertären Wachstumsschubes überschritten. Mit der Menarche ist die Phase der größten Längenzunahme abgeschlossen.

Ein männlicher Behaarungstyp (PH6) wird bei etwa 20 % der Mädchen bis zum 18. Lebensjahr beobachtet. In diesem Alter ist bei allen Mädchen die Axillarbehaarung voll entwickelt (AH4). Gesichtsakne tritt frühestens mit 11½ Jahren auf, kommt in den folgenden Jahren bei 50 % der Mädchen vor und ist nach dem 16. Lebensjahr rückläufig. 81 % aller Mädchen weisen zwischen elf und 18 Jahren Akne unterschiedlichen Schweregrades und Dauer auf. Striae an den Hüften werden frühestens bei 12-jährigen Mädchen beobachtet. Bis zum 18. Lebensjahr treten sie bei insgesamt 41 % der Mädchen auf.

Die verschiedenen Pubertätsstadien können in ihrem Erscheinen außerordentlich variieren (s. Tab. 2-6). Die Standardabweichungen reichen von 0,9 bis 1,3 Jahre und die Streubereiche von 5 bis 6 ½ Jahre. So können die Pubesbehaarung und die Brustentwicklung bei einigen Mädchen bereits im Alter von 8–9 Jahren auftreten, bei anderen ist dies erst im Alter von 13–15 Jahren der Fall. Die Menarche kann frühestens zwischen neun und zehn Jahren, spätestens zwischen 16 und 17 Jahren beobachtet werden. Der pubertäre Wachstumsschub variiert nicht nur in Bezug auf sein zeitliches Auftreten, sondern auch in seiner Ausprägung. Bei einem Drittel aller Mädchen beträgt er weniger als 2 cm pro Jahr. Eine solch geringfügige Ausprägung des Wachstumsschubes entzieht sich eines klinischen Nachweises.

Die Entwicklung der Pubesbehaarung dauert im Mittel 3,6 Jahre, diejenige der Brust 3,2 Jahre. Im Einzelfall kann die Dauer weniger als ein Jahr oder aber mehr als sechs Jahre betragen (s. Tab. 2-7).

Die Dauer der Entwicklung der Pubesbehaarung und die der Brustentwicklung sind nicht signifikant miteinander korreliert. Zwischen dem Auftreten der Pubesbehaarung bzw. der Brustentwicklung und dem Erscheinen der Menarche verstreichen im Mittel 2,7 bzw. 2,2 Jahre. Dieses Intervall kann weniger als ein Jahr oder aber bis zu 6 ½ Jahren betragen.

Die außerordentlich große Streuung im zeitlichen Auftreten der Pubertätsmerkmale wie auch in der Dauer der Puber-

Tab. 2-6: Normalwerte der Pubertätsentwicklung: Alter, in dem die Pubertätsmerkmale auftreten (in Jahren; Abkürzungen wie PH2 oder B2 bezeichnen das Alter, bei welchem eine Weiterentwicklung von einem bestimmten Pubertätsstadium zum nächsten stattfindet) (nach Largo u. Prader 1983a; 1983b)

	Mädchen			Jungen		
	mittleres Auftreten	Standardabweichung	Streubereich	mittleres Auftreten	Standardabweichung	Streubereich
Gipfel des pubertären Wachstumsschubes	12,2	0,8	9,5–15,0	13,9	1,0	11,5–16,0
Pubesbehaarung						
PH2	10,4	1,2	8,0–14,0	12,2	1,5	9,0–15,5
PH3	12,2	1,2	9,5–15,0	13,2	1,2	10,0–16,0
PH4	13,0	1,1	10,0–16,0	14,1	1,0	11,0–16,5
PH5	14,0	1,3	11,5–17,5	14,9	1,1	12,5–17,5
Brustentwicklung						
B2	10,9	1,2	8,0–14,5			
B3	12,2	1,2	9,0–15,5			
B4	13,2	0,9	10,0–15,5			
B5	14,0	1,2	12,0–18,0			
Genitalentwicklung						
G2				11,2	1,5	8,5–15,5
G3				12,9	1,2	10,0–16,0
G4				13,8	1,1	11,5–16,5
G5				14,7	1,1	12,5–17,5
Menarche	13,4	1,1	10,5–17,0			
Stimmbruch				14,6	1,1	12,0–17,0
Hodenwachstum						
Beginn (> 3 ml)				11,8	0,9	9,5–15,5
Ende				15,3	1,2	12,5–18,5

Tab. 2-7: Dauer der Entwicklung von Pubesbehaarung und Brustentwicklung sowie zeitliche Beziehung zur Menarche (in Jahren; Abkürzungen wie PH2-5 oder B2-5 bezeichnen das Alter, bei welchem eine Weiterentwicklung von einem bestimmten Pubertätsstadium zum nächsten stattfindet) (nach Largo u. Prader 1983a; 1983b)

	mittlere Abweichung	Standardabweichung	Streubereich
Pubesbehaarung			
PH2–5	3,6	1,1	1,0–6,5
PH2–M	2,7	1,1	0,5–4,9
Brustentwicklung			
B2–5	3,2	1,4	0,5–6,5
B–M	2,2	1,1	0,2–6,5

tätsentwicklung führt dazu, dass zwischen zwölf und 15 Jahren die Mehrheit der Mädchen sich in einem intermediären Stadium der Pubertätsentwicklung befindet; manche Mädchen sind körperlich bereits voll ausgereift und andere noch nicht in die Pubertätsentwicklung eingetreten. Diese großen interindividuellen Unterschiede in der somatischen Entwicklung können erhebliche psychische und soziale Auswirkungen haben.

Zwischen Menarche und Knochenalter besteht eine engere korrelative Beziehung als zwischen Menarche und chronologischem Alter. Die Menarche tritt bei einem mittleren Knochenalter von 13,2 Jahren auf; die Standardabweichung ist deutlich geringer als zwischen Menarche und chronologischem Alter (0,7 bzw. 1,1 Jahre). Die Menarche setzt bei 90 % der Mädchen bei einem Knochenalter von 12,5–14,5 Jahren ein.

Die pubertäre Gewichtszunahme beträgt etwa 40 % des Erwachsenengewichts. Sie hinkt um einige Monate hinter dem Längenwachstum nach. Der Adoleszente streckt sich zuerst und legt erst dann an Fülle zu. Bei den Mädchen nimmt vor allem das Fettgewebe und bei den Jungen das Muskelgewebe zu. Nach Frisch und Revelle (1971) setzt die Menarche bei einem mittleren Körpergewicht von 48 kg ein (Streuung: 33,3 bis 72,5 kg).

Bei der Menarche beträgt die mittlere Größe 156,9 cm, was einer erreichten Erwachsenengröße von 95,3 % und einem verbleibenden Größenwachstum von durchschnittlich 7,8 cm entspricht. Im Einzelfall können diese Werte wiederum außerordentlich variieren. So gibt es Mädchen, die zum Zeitpunkt der Menarche weniger als 90 % ihrer Erwachsenengröße erreicht haben; sie werden nach der Menarche noch bis zu 18 cm wachsen. Andere Mädchen weisen bereits 99,2 % ihrer Erwachsenengröße auf; das verbleibende Größenwachstum beträgt dann lediglich noch 1,4 cm.

Pubertätsentwicklung bei Jungen

Bei den Jungen setzt die Pubertätsentwicklung mit einer Vergrößerung der Hoden von einem präpubertären Volumen von 1 bis 2 auf mindestens 3 ml ein (vgl. Abb. 2-18 und Tab. 2-6). Der Hodenvergrößerung folgt die Entwicklung des Genitales sowie der Pubes- und Axillarbehaarung. Ejakulationen treten erstmals im letzten Drittel der Pubertätsentwicklung auf. Der Gipfel des pubertären Wachstumsschubes stellt sich mit etwa 14 Jahren ein. Der Stimmbruch tritt immer nach dem Gipfel auf. Die Erwachsenengröße wird im Mittel mit 17 Jahren erreicht. Akne wird bei 30 % der Jungen bis zum 18. Lebensjahr beobachtet. Die Entwicklung des Bartwuchses und der Körperbehaarung setzt sich bis ins dritte Dezennium fort.

Die Pubertätsentwicklung der Jungen ist wie bei den Mädchen durch eine große Variabilität bezüglich Zeitpunkt und Dauer gekennzeichnet (vgl. Tab. 2-6 und 2-7). Im Alter von 12–15 Jahren sind gleichaltrige Jungen sehr unterschiedlich weit entwickelt. Die Mehrheit steht mitten in der Pubertätsentwicklung, einige Jungen sind bereits geschlechtsreif, und andere weisen noch kaum sekundäre Geschlechtsmerkmale auf. Eine erhebliche Beschleunigung oder Verzögerung der körperlichen Entwicklung kann – wie bei Mädchen – zu psychischen und sozialen Schwierigkeiten führen.

Ein relativer Östrogenüberschuss zu Beginn der Pubertät führt bei 60 % der Jungen zu einer – oft nur einseitigen – Vergrößerung der Brustdrüsen. Eine solche Gynäkomastie verschwindet bei mehr als 90 % der betroffenen Jungen im Verlauf von 1–2 Jahren. Eine chirurgische Behandlung ist nur ausnahmsweise und immer erst nach Abschluss der Pubertätsentwicklung angezeigt.

Bei beiden Geschlechtern stimulieren die adrenalen Androgene die Talgdrüsen, was den Körpergeruch verändert und Akne auslösen kann. Die Ausweitung des Augapfels wirkt sich häufig in einer Kurzsichtigkeit aus. Die Vergrößerung und Verlagerung des Kehlkopfes führt, beim männlichen Geschlecht weit ausgeprägter als beim weiblichen, zu einer Absenkung der Stimmhöhe. Im Verlaufe der Pubertät verdoppelt sich die Herzgröße. Damit nehmen Blutdruck und Blutvolumen, aber auch andere klinische Parameter wie Lungenkapazität und Hämatokritwert deutlich zu.

2.2.6 Motorik

Die Motorik befähigt das Kind, sich gegen die Schwerkraft zu behaupten, sich fortzubewegen und auf seine Umwelt gezielt einzuwirken. Die frühe motorische Entwicklung kann anhand des zeitlichen Auftretens und der Qualität von Entwicklungsstadien wie des freien Gehens erfasst werden. Aus entwicklungsneurologischer Sicht sind das Reflexverhalten (z.B. der Greifreflex), die Haltungskontrolle (z.B. das Sitzen), die Fortbewegung (z.B. das Gehen), die Greiffunktionen (z.B. der Pinzettengriff) und die adaptiven Funktionen (z.B. das Schreiben) von Interesse.

Für das Kindergarten- und Schulalter sind Motorik-Tests entwickelt worden, die eine Einschätzung der motorischen Kompetenz eines Kindes erlauben (s. Tab. 2-8).

Für eine entwicklungsneurologische Beurteilung des Schulkindes stehen standardisierte Untersuchungen von Touwen (1992), Denckla (1973) und Largo et al. (2001a; 2000b) zur Verfügung, die eine semiquantitative Beurteilung von neuromotorischer Leistungsfähigkeit und Bewegungsqualität erlauben.

Pränatalperiode

Die werdende Mutter verspürt Kindsbewegungen erstmals zwischen der 16. und 20. Schwangerschaftswoche. Die Anfänge der motorischen Aktivität des ungeborenen Kindes reichen jedoch weit in die Frühschwangerschaft zurück.

Im Ultraschall sind einfache Bewegungen bereits in der 8. Schwangerschaftswoche nachweisbar (s. Abb. 2-19). Zwischen der 9. und 14. Schwangerschaftswoche entwickeln sich alle Bewegungsmuster, die am Geburtstermin bei Neugeborenen zu beobachten sind. Die verschiedenen Bewegungen werden nur ausnahmsweise durch äußere Reize ausgelöst; sie sind vor allem Ausdruck einer eigenständigen motorischen Aktivität, welche die folgenden Aufgaben erfüllt:

- **Einüben von Bewegungsmustern:** Geradezu lebenswichtig für das Kind ist das Einüben derjenigen Verhaltensweisen, die bei der Geburt auf Anhieb funktionieren müssen, wie das Atmen, Saugen und Schlucken.
- **Einüben von Organfunktionen:** Die Atembewegungen fördern das Wachstum der Lungen. Das Trinken von Fruchtwasser regt den Darm zur Resorption und die Nieren zur Ausscheidung an.

Tab. 2-8: Motorik-Tests (Der Altersbereich beschreibt das Alter, für das der jeweilige Test konzipiert wurde; so zeigt z.B. der Eintrag 4–6;11 an, dass der entsprechende Test Normen für Kinder von 4 Jahren und 0 Monaten bis zum Alter von 6 Jahren und 11 Monaten enthält.)

Test	Deutsche Bearbeitung	Altersbereich (Jahre)	Untertests	Bemerkungen
MOT 4–6	Zimmer u. Volkamer 1984	4–6;11	Gewandtheit Koordinationsfähigkeit feinmotorische Geschicklichkeit Reaktionsfähigkeit Sprungkraft Bewegungsgeschwindigkeit Bewegungssteuerung	
KTK (Körperkoordinationstest)	Kiphard u. Schilling 1974		Balancieren monopedales Hüpfen seitliches Hin- und Herspringen seitliches Umsetzen	Normierung für • Normalentwickelte • Lernbehinderte • Hirngeschädigte
FTMR (Frostig-Test der motorischen Entwicklung)	Bratfisch 1985	5;9–9;8	Augen-Hand-Koordination Gelenkigkeit ausgeglichene Bewegungen Gleichgewicht	
Zürcher Neuromotorik	Largo et al. 2002		repetitive, alternierende und sequenzielle Bewegungen Steckbrett dynamische Balance statische Balance	Leistung (Zeit) und Bewegungsqualität (Mitbewegungen) werden quantitativ erfasst

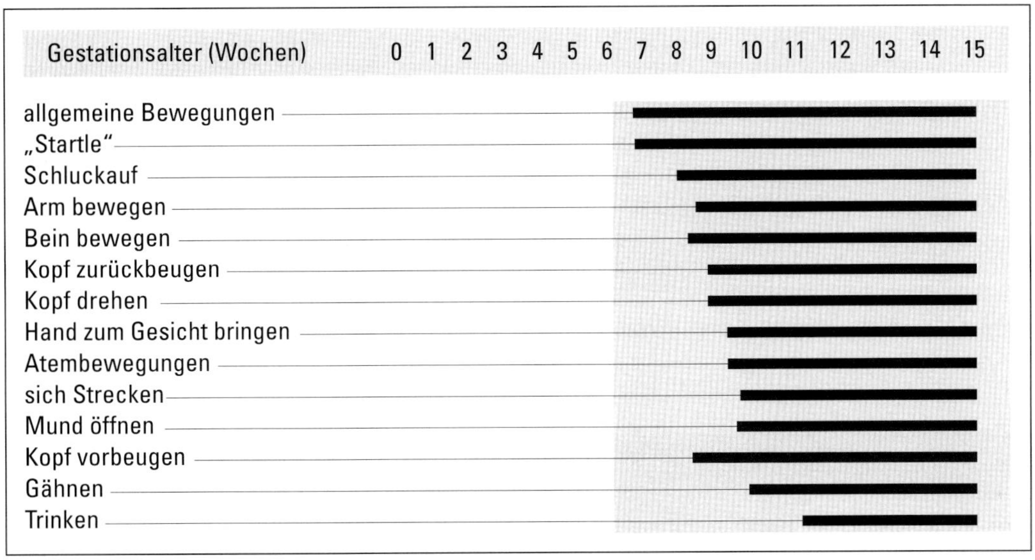

Abb. 2-19: Die häufigsten Bewegungsmuster während der Schwangerschaft. Die Striche geben an, ab welchem Alter die verschiedenen Bewegungsmuster beobachtet werden (nach Prechtl 1988).

- **Modellierung der Gliedmaßen:** Muskeln, Knochen und Gelenke entwickeln sich nur normal, wenn sich das Kind regelmäßig bewegt. Die Bewegungen modellieren die Gliedmaßen.
- **Einstellung in den Geburtskanal:** Vor der Geburt stellt das Kind seine Körperlage so ein, dass es mit dem Kopf in den Geburtskanal eintritt und damit auf die schonendste Weise auf die Welt kommt.

Neonatalperiode

Das Neugeborene weist eine Vielzahl von Reflexreaktionen auf. Seine Motorik besteht zudem aus einer sehr beschränkten Haltungskontrolle, aus Spontanaktivitäten und gelegentlichen koordinierten Bewegungen.

Reflexreaktionen

Darunter sind motorische Verhalten zu verstehen, die durch einen bestimmten Reiz zuverlässig ausgelöst werden. Einige dieser Reflexverhalten sind geradezu lebenswichtig. Wird der Säugling mit dem Gesicht nach unten abgelegt, dreht er den Kopf zur Seite. Dieser Reflex stellt sicher, dass die Nasenatmung erhalten bleibt. Nachfolgend werden zwei obligatorische Reflexreaktionen beschrieben, die Teil jeder entwicklungsneurologischen Untersuchung sind.

- **Moro-Reaktion:** Das Kind wird aus einer sitzenden Stellung heraus rasch um etwa 30 % nach hinten bewegt. Es extendiert und abduziert die Arme und eventuell auch die Beine, um anschließend die Extremitäten zu flektieren und zu adduzieren (s. Abb. 2-20).
- **Greifreflex:** Druck auf die Innenfläche der Hände oder auf die Fußsohle bewirkt eine Beugung der Finger bzw. Zehen (s. Abb. 2-21). Am ausgeprägtesten wird der Reflex hervorgerufen, wenn ein Fell über die Handinnenfläche oder Fußsohle gezogen wird.

Haltung

Wenn das Neugeborene aufrecht gehalten wird, beispielsweise an der Schulter der Mutter, vermag es den Kopf kurze Zeit zu halten, insbesondere dann, wenn es etwas Interessantes zu sehen oder zu hören gibt. Ansonsten verfügt das Neugeborene über keine Haltungskontrolle.

Spontanbewegungen

Das Neugeborene streckt und beugt rhythmisch und alternierend Arme und Beine. Die Qualität dieser Spontanbewegungen hat eine gewisse prognostische Aussagekraft (Prechtl 1990). Normale Spontanbewegungen (so genannte „general movements") zeichnen sich durch die folgenden drei Merkmale aus: Glattheit des Bewegungsablaufs, große Variabilität der Bewegungen bezüglich des zeitlichen Ablaufes und des Raumes, den sie einnehmen, sowie große Variabilität der sequenziellen Bewegungsabfolgen zwischen den Extremitäten (Kakebeeke et al. 1997).

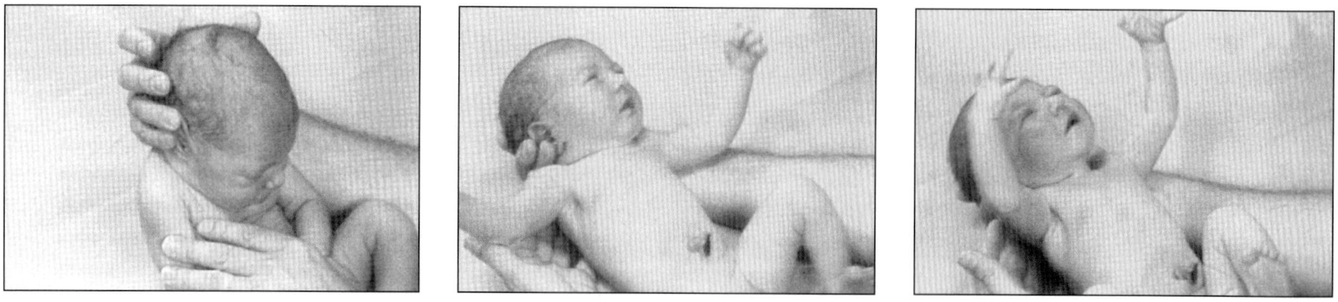

Abb. 2-20: Moro-Reaktion (Largo 2003, © Springer-Verlag)

a 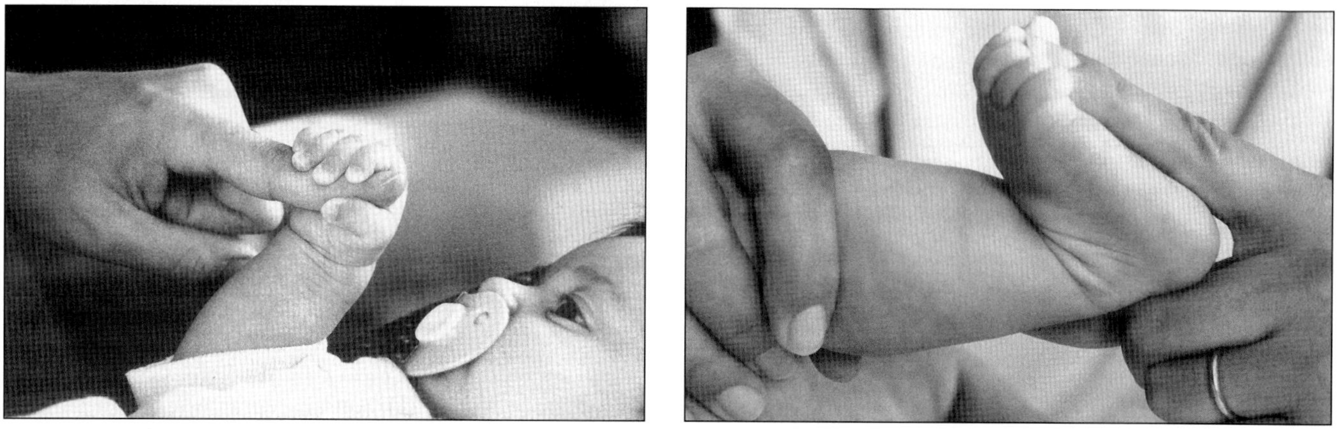 b

Abb. 2-21: Greifreflex an Händen (a) und Füßen (b) (Largo 2003, © Springer-Verlag)

Tab. 2-9: Reizantwort in Abhängigkeit vom Verhaltenszustand (+++ = erhöht; ++ = mittel; + = erniedrigt; – = fehlend) (nach Prechtl 1977)

Verhaltenszustand	**Schlaf**		**Wachzustand**
1	**2**	**3–5**	
Muskeltonus	+++	(+)	++
propriozeptive Reflexe			
• Sehnenreflexe	+++	(+)	++
• Moro-Reflex	+++	(+)	++
exterozeptive Hautreflexe			
• Suchreflex	–	–	++
• Greifreflex	–	(+)	++
nozizeptive Reflexe			
• Babinski-Reflex	+	+++	+++
auditive Reaktionen	–	++	+++
visuelle Folgebewegungen	–	–	+++
vestibulo-okuläre Reflexe	–	++	+++

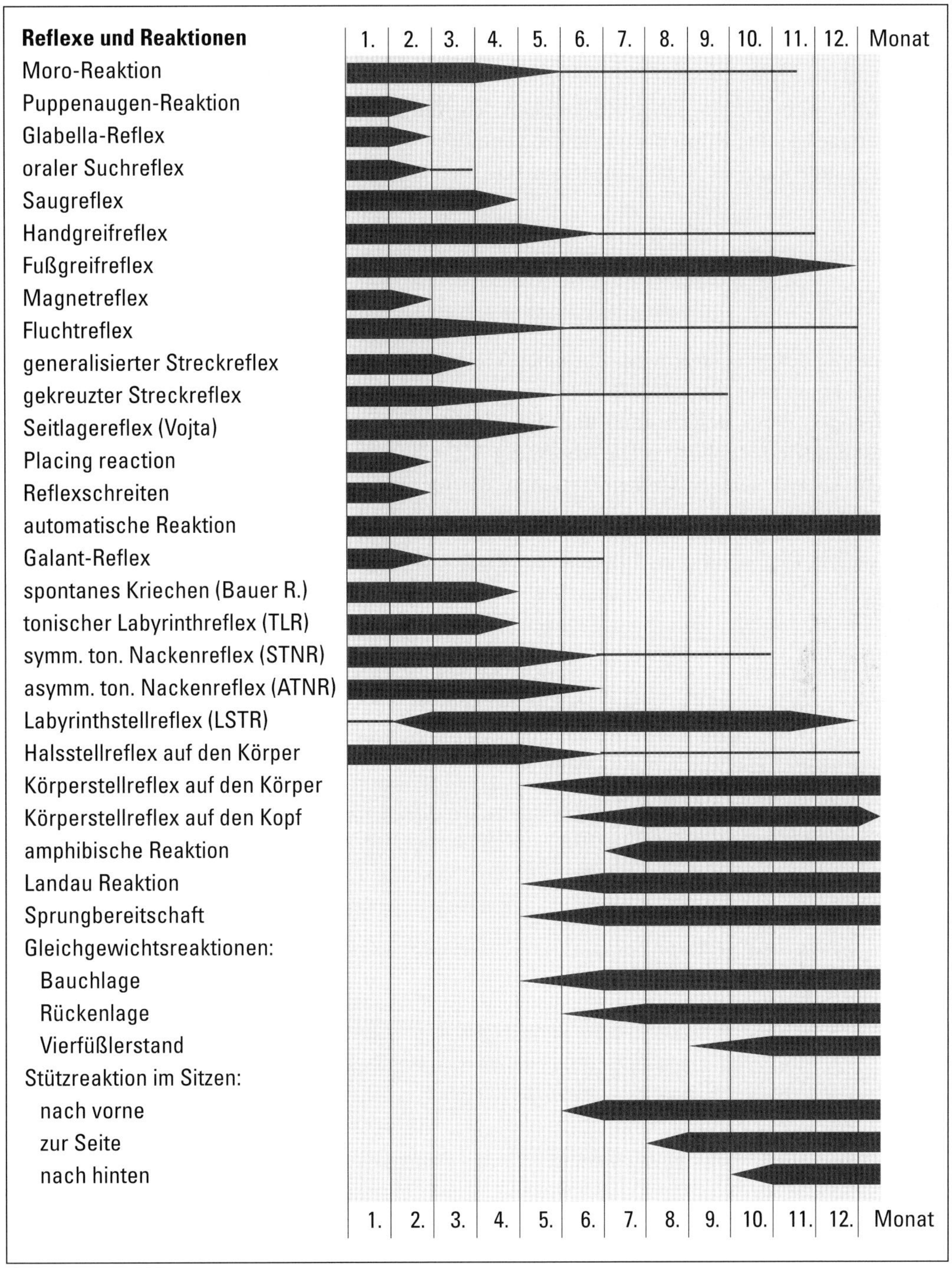

Abb. 2-22: Einfache und komplexe Reflexreaktionen im ersten Lebensjahr (nach Vossen 1971)

Koordinierte Bewegungen

Mit den Händen führt das Neugeborene gelegentlich koordinierte Bewegungen aus. Es bringt seine Hände zum Mund, hält sie vor die Augen und betrachtet sie kurzzeitig.

Verhaltenszustand

Bei der Beurteilung der Motorik des Neugeborenen muss sein aktueller Verhaltenszustand immer mit berücksichtigt werden. Das motorische Verhalten fällt je nach Verhaltenszustand, in dem sich das Kind gerade befindet, unterschiedlich aus (s. Tab. 2-9). Unerfahrene Untersucher sollten ein Neugeborenes nur dann neurologisch beurteilen, wenn es sich im Verhaltenszustand 3 befindet.

Säuglingsalter

Im Verlauf des ersten Lebensjahres befreit sich das Kind aus seiner anfänglichen motorischen Hilflosigkeit. Als Neugeborenes vermag es seine Körperlage kaum zu verändern. Zwölf Monate später kann es sitzen, aufstehen und sich fortbewegen.

Reflexreaktionen

Die Motorik des Säuglings wird von einer Vielzahl unterschiedlich komplexer Reflexreaktionen mit bestimmt. Ihre Ausprägung ist vom Reifezustand und der neurologischen Integrität des Kindes abhängig. Die Abbildung 2-22 gibt eine Übersicht über diejenigen Reflexreaktionen, die im ersten Lebensjahr klinisch bedeutsam sind.

Haltung

Die erste motorische Aufgabe, die sich dem Säugling stellt, besteht darin, sich gegen die Schwerkraft zu behaupten. Eine ausreichende Kopf- und Körperhaltung entwickelt sich in den ersten sechs Lebensmonaten (s. Abb. 2-23).
In Bauchlage geht der Säugling von einer Flexions- in eine Extensionshaltung über, in Rückenlage verläuft die Entwicklung genau umgekehrt. Wird das Neugeborene zum Sitzen hoch gezogen, fehlt ihm die Kraft, den Kopf gegen die Schwerkraft anzuheben. Mit etwa drei Monaten vermag der Säugling, den Kopf mitzunehmen. Mit 5–6 Monaten hebt er den Kopf spontan von der Unterlage ab, wenn er aufgenommen wird.
Im Sitzen kann das Neugeborene den Kopf nur für wenige Sekunden aufrecht halten; der Kopf fällt nach hinten oder nach vorne. Im Alter von drei Monaten hält der Säugling den Kopf im Sitzen und kann ihn seitwärts drehen. Mit sechs Monaten kann er auch nach oben und unten blicken.

Lokomotion

Die Fortbewegung setzt zwischen sechs und zwölf Monaten ein. 95 % der Kinder können sich am Ende des ersten Lebensjahres auf irgendeine Weise fortbewegen. Die verschiedenen Formen der Fortbewegung treten in sehr unterschiedlichem Alter auf (s. Abb. 2-24).
Die Mehrheit der Kinder entwickelt ihre frühe Lokomotion wie folgt: Als Erstes drehen sie sich vom Bauch auf den Rücken und umgekehrt (s. Abb. 2-25). Dann robben sie, kriechen auf Händen und Knien, bewegen sich im Vierfüßergang fort, stehen auf und gehen. 13 % der Kinder verhalten sich jedoch anders: Einige lassen gewisse Stadien der Lokomotion wie das Robben oder Kriechen aus. Andere bewegen

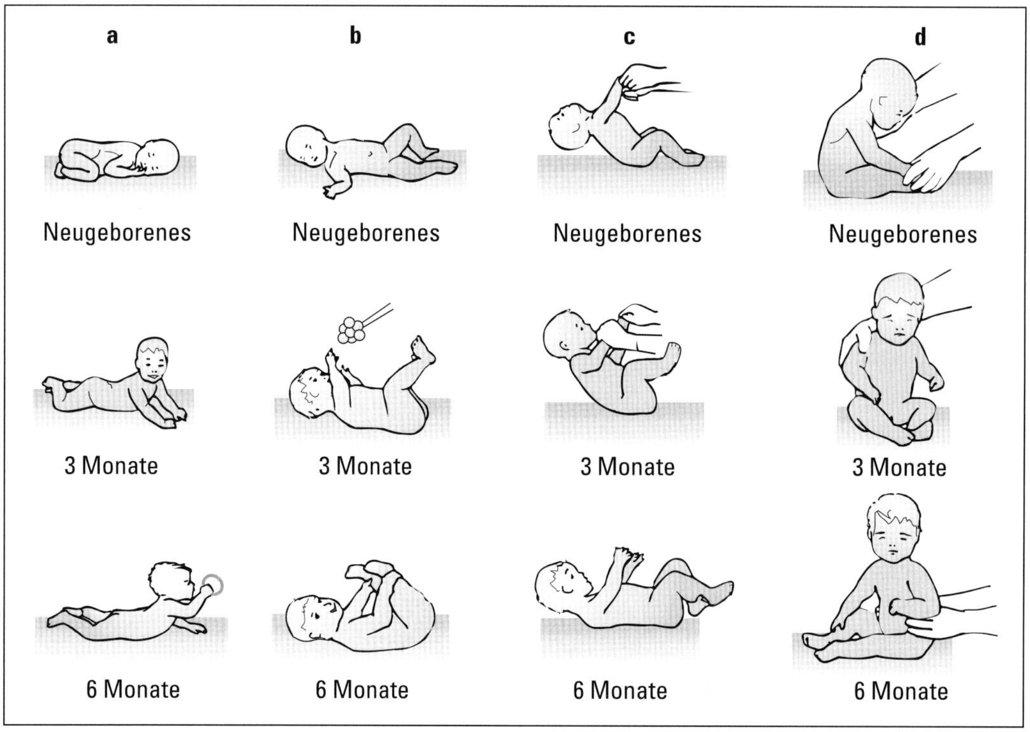

Abb. 2-23: Kopf- und Körperhaltung in Bauchlage **(a)** und Rückenlage **(b)**, beim Aufziehen **(c)** und im Sitzen **(d)** in den ersten sechs Lebensmonaten (nach Largo 1993)

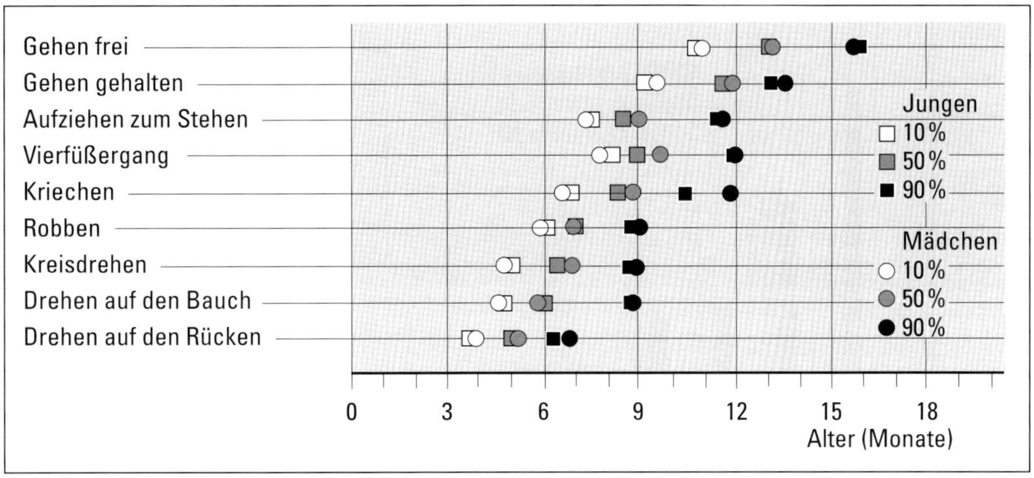

Abb. 2-24: Auftreten der Meilensteine der frühen Lokomotion

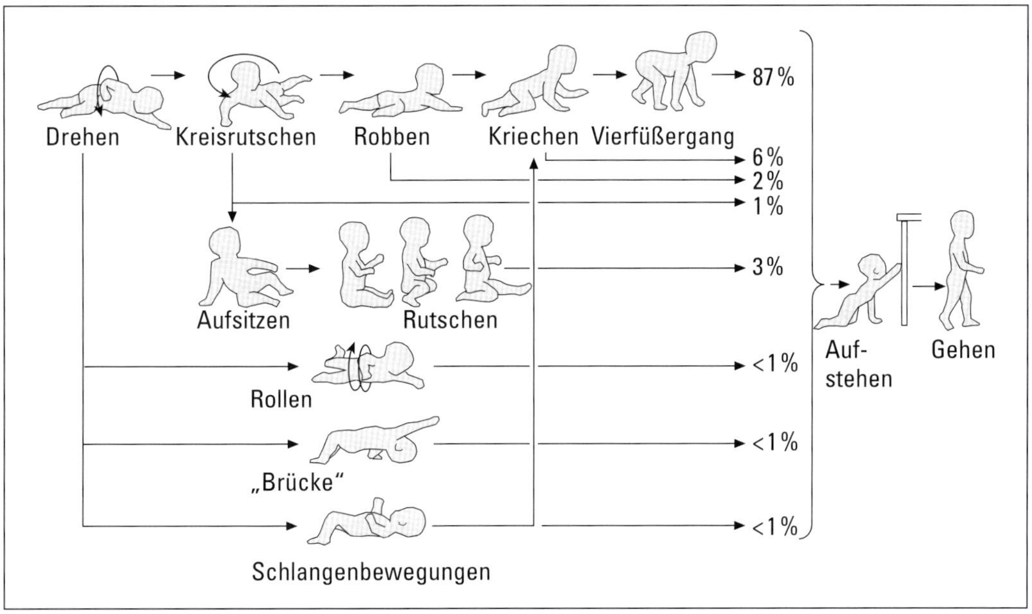

Abb. 2-25: Entwicklungsverläufe der frühen Lokomotion (nach Largo et al. 1985)

sich überhaupt nie auf allen Vieren fort; sie ziehen sich aus der Bauchlage in den Stand auf und gehen frei.

Die Variabilität in der frühen motorischen Entwicklung bezüglich Art der Fortbewegung und des zeitlichen Verlaufes ist so groß, dass sich beim einzelnen Kind nicht voraussagen lässt, auf welche Weise es sich in einem späteren Alter fortbewegen wird.

Rhythmische Bewegungen

Zwischen sechs und zwölf Monaten treten bei mehr als der Hälfte aller Kinder rhythmische Bewegungen auf (s. Abb. 2-26); vorzugsweise vor dem Einschlafen und nachts, aber auch tagsüber, wenn die Kinder sich langweilen oder müde sind.

Entwicklungsneurologische Parameter

Entwicklungsneurologische Parameter wie Muskeltonus und Eigenreflexe sind von Kind zu Kind unterschiedlich ausgeprägt und weisen in den ersten zwölf Monaten einen charakteristischen Verlauf auf (s. Abb. 2-27).

Erhöhter Muskeltonus und lebhafte Eigenreflexe kommen im ersten halben Lebensjahr bei 15–30 % aller termingerecht

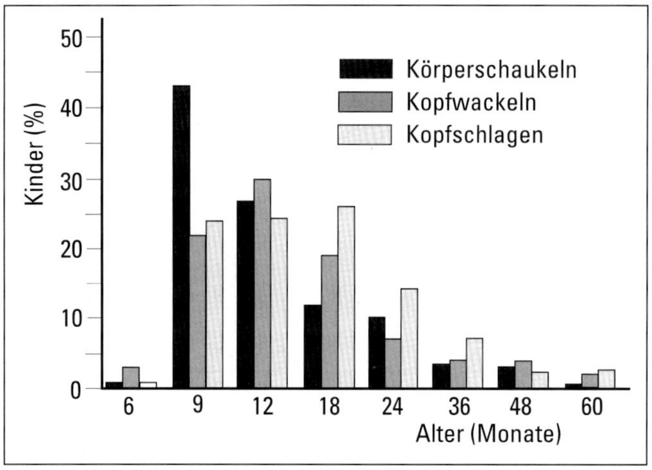

Abb. 2-26: Rhythmische Bewegungen in den ersten Lebensjahren (nach Klackenberg 1971)

geborenen Kinder vor. Sie allein sind kein eindeutiger Hinweis für das Vorliegen einer Zerebralparese. Bei einem Drittel der Kinder findet sich im Alter von drei Monaten im Sitzen eine leichte, zumeist linkskonvexe Skoliose (Verkrümmung der Wirbelsäule). Diese Haltungsasymmmetrie verschwindet bis zum Ende des ersten Lebensjahres. 40 % der Kinder weisen im ersten Lebensmonat einen feinschlägigen Tremor auf – am häufigsten im Bereich des Kinns und der Finger –, der in den folgenden sechs Monaten rasch abnimmt.

Greifverhalten

Zwischen vier und zwölf Monaten reifen die Greiffunktionen heran. Ihnen voraus gehen die folgenden Verhaltenswei-

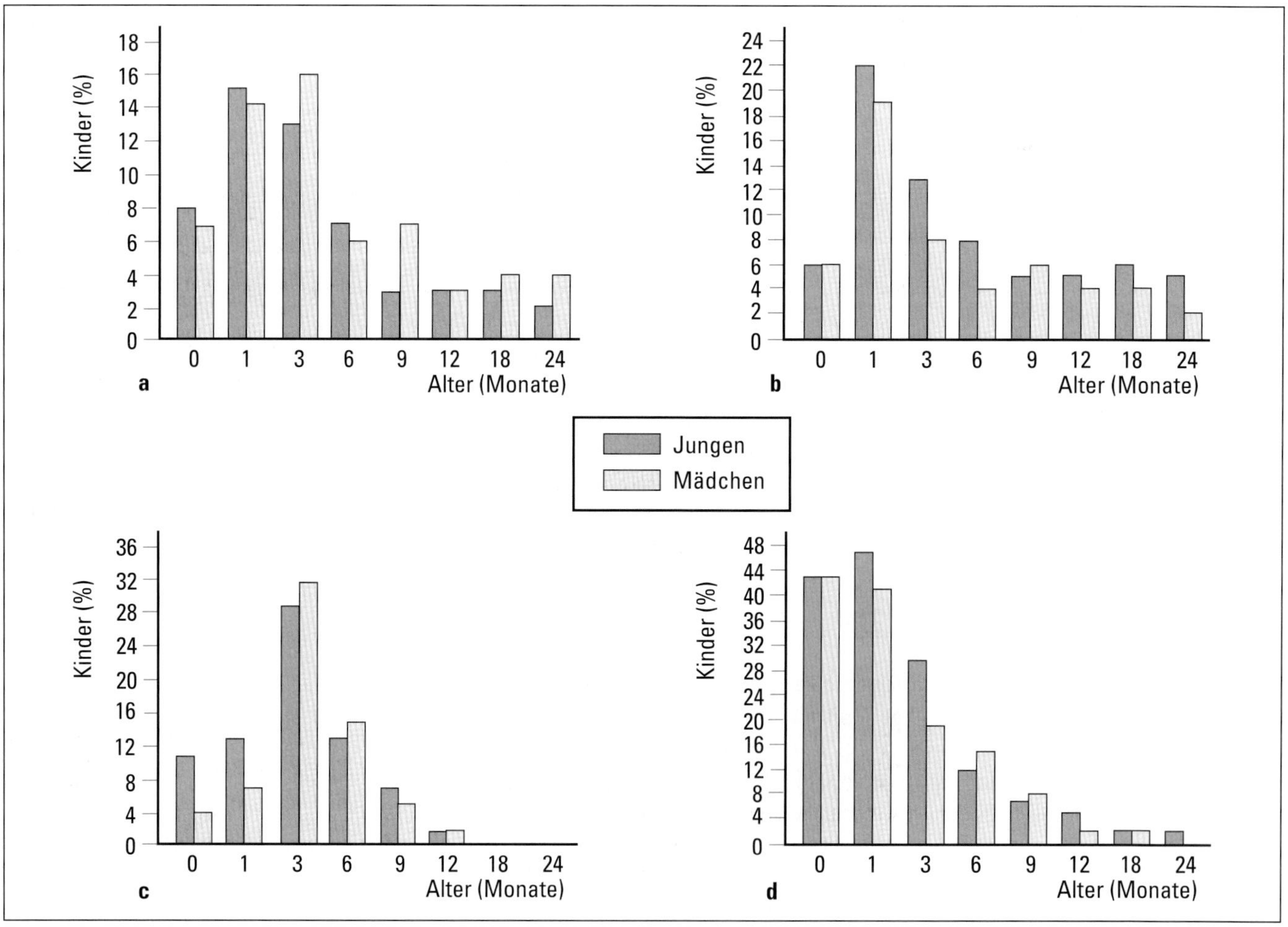

Abb. 2-27: Häufigkeit von erhöhtem Muskeltonus **(a)**, verstärkten Eigenreflexen **(b)**, asymmetrischer Körperhaltung im Sitzen **(c)** und feinschlägigem Tremor **(d)** bei gesunden termingeborenen Jungen und Mädchen (Kinder in Prozent pro Altersgruppe; unveröffentliche Daten der Zweiten Zürcher Longitudinalstudie)

sen, mit denen sich das Kind mit seinen Händen vertraut macht:

- **Hände in den Mund (Hand-Mund-Koordination):** Der Säugling nimmt die Finger in den Mund und saugt daran.
- **Hände betrachten (Hand-Augen-Koordination):** Der Säugling führt eine Hand vor das Gesicht, öffnet die Finger, bewegt sie langsam und schaut sie dabei an.
- **Hände betasten (Hand-Hand-Koordination):** Der Säugling bringt die Hände zusammen, die sich gegenseitig betasten.

Zwischen vier und fünf Monaten beginnen die Kinder gezielt zu greifen. Der Greifreflex schwächt sich mit dem Auftreten des Greifens immer mehr ab. Die wichtigsten Stadien der Greifentwicklung sind in den Abbildungen 2-28 und 2-29 dargestellt.
Während die Kinder am Ende des ersten Lebensjahres großes Geschick im Ergreifen von Gegenständen zeigen, bereitet ihnen das Loslassen von Gegenständen noch Mühe. Erst im Verlauf des zweiten Lebensjahres werden die Kinder fähig, Gegenstände gezielt loszulassen.

Kleinkindalter

Der wichtigste grobmotorische Meilenstein des zweiten Lebensjahres ist das freie Gehen. Er weist eine große Streubreite auf (s. Abb. 2-30). Manche Kinder sind wochenlang mit dem Gehen so beschäftigt, dass sie in anderen Entwicklungsbereichen nur geringfügige Fortschritte machen. Nach einigen Wochen des Übens läuft das Kind bereits nicht mehr so breitbeinig wie zu Beginn und seine Arme schwingen mit den Gehbewegungen mit. Es vermag das Tempo den räumlichen Gegebenheiten immer besser anzupassen.
Im Verlauf des dritten Lebensjahres lernt das Kind, Treppen zu steigen und zu rennen. Es fährt Dreirad und mit 4–6 Jahren Zweirad. Es erprobt seine motorischen Fähigkeiten unter den verschiedensten Bedingungen, z. B. beim Ballspiel oder an einem Kletterturm.
Der Bewegungsdrang ist unter Kindern sehr unterschiedlich ausgeprägt. Kinder, die sich motorisch nicht ausreichend betätigen können, werden unruhig und bereiten oft erzieherische Schwierigkeiten. Ihr natürlicher Bewegungsdrang sollte nicht als Hyperaktivität fehlgedeutet werden.
Die feinmotorische Geschicklichkeit, die sich bis ins Kindergartenalter entwickelt, bildet eine wichtige Voraussetzung,

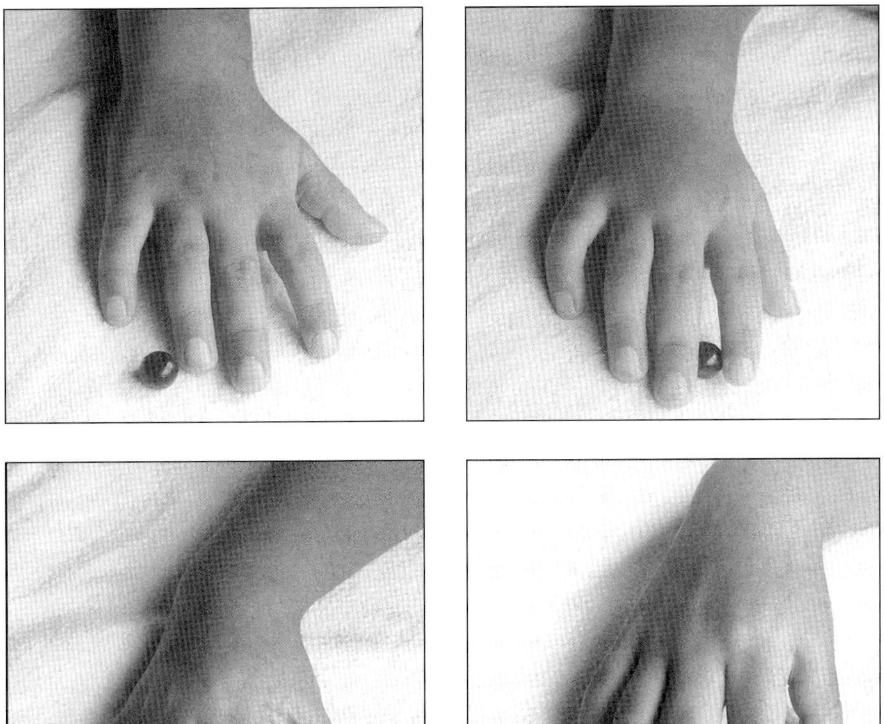

Abb. 2-28: Palmares Greifen ulnar (**a**) und radial (**b**), Scherengriff (**c**) und Pinzettengriff (**d**) (Largo 2003, © Springer-Verlag)

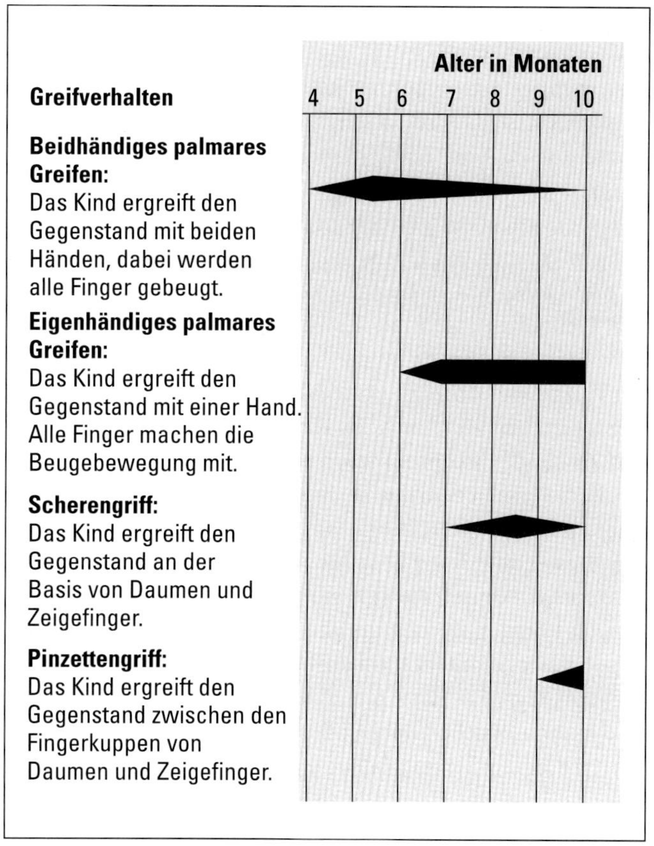

Abb. 2-29: Entwicklung des Greifverhaltens im ersten Lebensjahr

damit Aktivitäten wie Basteln, Zeichnen und Bauen mit Legosteinen möglich werden.

Schulalter

Bewegungskoordination, Durchstehvermögen und Muskelkraft nehmen im Schulalter kontinuierlich zu. Die Fähigkeit, komplexe Bewegungen wie beim Tanzen, Tennis- oder Klavierspielen auszuführen, sind von der familiären Disposition, der Reifungsgeschwindigkeit und der Trainingsintensität abhängig. Das Leistungsvermögen nimmt bis zur Pubertät ständig zu, während sich Häufigkeit und Ausmaß der Mitbewegungen vermindern. Die Abbildung 2-31 zeigt den longitudinalen Verlauf und die große interindividuelle Variabilität neuromotorischer Funktionen.

Adoleszenz

In der Adoleszenz wird die Ausreifung des motorischen Systems abgeschlossen. Geschicklichkeit, Bewegungsgeschwindigkeit und Gleichgewicht nehmen nicht mehr weiter zu; Dauer und Ausmaß der Mitbewegungen verringern sich nicht mehr (Largo et al. 2001a; 2001b). Motorische Fertigkeiten können aber auch im Erwachsenenalter durch Einüben erworben und verbessert werden.

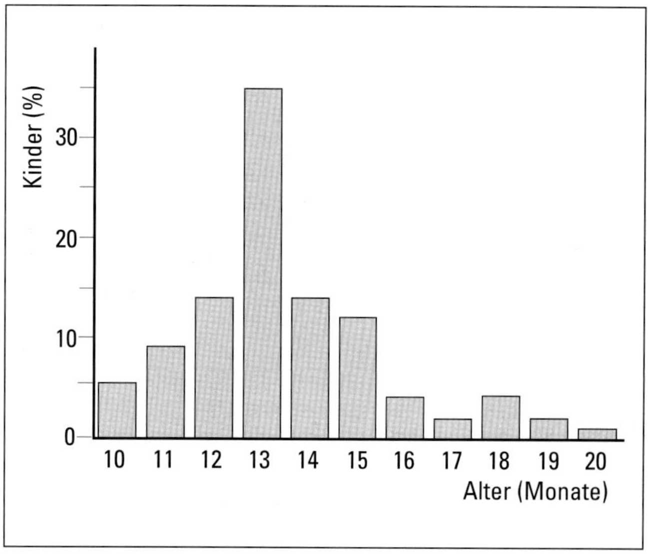

Abb. 2-30: Zeitliches Auftreten des freien Gehens (nach Largo et al. 1985)

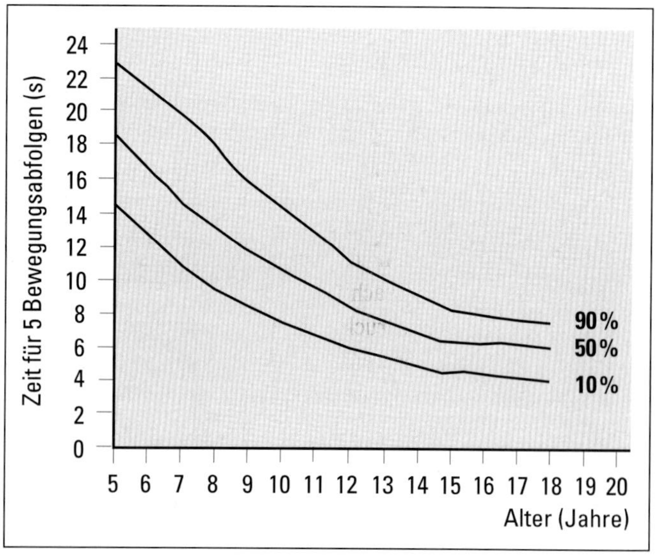

Abb. 2-31: Geschwindigkeit sequenzieller Fingerbewegungen. Das Diagramm gibt die Zeit an (in Sekunden), die Kinder zwischen fünf und 18 Jahren benötigen, um 5-mal die folgende Bewegungsabfolge durchzuführen: Der Daumen berührt nacheinander Zeigefinger, Mittelfinger, Ringfinger und kleinen Finger (10., 50. und 90. Perzentile) (nach Largo et al. 2001a; 2001b).

2.2.7 Sprache

Sprache ist Kommunikation mit Symbolcharakter. Sie ermöglicht zum einen eine vielseitige Informationsübermittlung und zum anderen differenzierte zwischenmenschliche Interaktionen. Mithilfe von Sprache und nonverbaler Kommunikation (Tonfall, Klangfarbe der Stimme, Blickverhalten, Mimik und Körperhaltung) werden soziale Beziehungen aufgenommen und unterhalten sowie emotionales Befinden ausgedrückt, wahrgenommen und mitgeteilt (Papousek 1995).

Sprachentwicklung und Beziehungsverhalten sind in den ersten Lebensjahren aufs engste miteinander verknüpft. So führen Sprachstörungen häufig auch zu auffälligem Sozialverhalten, z. B. bei hörbehinderten Kindern. Andererseits können Störungen des Sozialverhaltens mit einer abweichenden Sprachentwicklung einhergehen, z. B. bei autistischen Kindern.

Sprachverständnis (rezeptive Sprache) und sprachliche Ausdrucksfähigkeit (expressive Sprache) bestehen im Wesentlichen aus drei Funktionsbereichen:

- **phonologisch-syntaktischer Bereich:** Er dient der Dekodierung und Enkodierung von Sprachsignalen (Laute, Grammatik und Syntax). Diese Fähigkeit ist biologisch determiniert und bereits im frühen Säuglingsalter angelegt.
- **semantischer Bereich:** Er bezieht sich auf den Inhalt und stellt den Bezug zur Kognition her. Sprachsignale müssen, damit sie als Informationsträger dienen können, mit inhaltlichen Aussagen verbunden werden. Das Kind beginnt bereits im ersten Lebensjahr, aufgrund konkreter Erfahrungen Beziehungen zwischen Wort- und Satzgebilden und deren inhaltlicher Bedeutung herzustellen. Nach Piaget (1975) tritt im Verlauf der Entwicklung zuerst ein kognitives Verständnis für einen bestimmten Begriff auf, darauf folgen das sprachliche Verständnis und schließlich die sprachliche Ausdrucksfähigkeit. Eine normale kognitive Entwicklung ist eine unabdingbare Voraussetzung für eine normale Sprachentwicklung. Die Integration von Symbolinhalten sowie die Ausweitung und Differenzierung der gesprochenen und geschriebenen Sprache als Kommunikationsmittel setzt sich bis ins Erwachsenenalter fort.
- **kommunikativ-sozialer Bereich:** Er bezeichnet die Anwendung der Sprache in einem sozialen Kontext (Pragmatik). Diese Teilkompetenz hat ihre Wurzeln in der nonverbalen Kommunikation der ersten Lebensjahre und orientiert sich am Kommunikationsstil der sozialen Umgebung.

Die Sprachentwicklung zeichnet sich in jedem Alter durch charakteristische Entwicklungsstadien aus (s. Tab. 2-10). Zur Beurteilung der Sprache können anamnestische Angaben der Eltern und direkte Beobachtungen, beispielsweise im Spiel, herangezogen werden.
In die Beurteilung der Sprachkompetenz eines Kindes sind neben der individuellen Sprachentwicklung immer auch das Gehör, die kognitive Entwicklung sowie das Milieu, in dem das Kind aufwächst, mit einzubeziehen.

Pränatalperiode

Die auditive Wahrnehmung ist beim ungeborenen Kind ausführlich untersucht worden. Deren Besonderheit liegt darin, dass das Innenohr bereits mit der 20. Schwangerschaftswoche Erwachsenengröße erreicht hat und teilweise funktionstüchtig ist. Im Entwicklungsverlauf zwischen der 36. und 40. Schwangerschaftswoche reift das Hörorgan weitgehend aus, die Hörzellen reagieren elektrophysiologisch wie beim erwachsenen Menschen.

Mithilfe von EKG- und EEG-Aufzeichnungen konnte gezeigt werden, dass das ungeborene Kind auf akustische Reize zuverlässig mit einer Änderung von Herzfrequenz und Hirnaktivität reagiert. Während laute Geräusche die Herzfrequenz ansteigen lassen und das ungeborene Kind sich vermehrt bewegt, bewirken die menschliche Stimme und Musik eine Abnahme der Herzfrequenz und eine motorische Beruhigung. Das Kind vermag zwischen der Stimme der Mutter und derjenigen fremder Personen zu unterscheiden.

Das ungeborene Kind ist fähig zur Habituation. Fetale Bewegungen verstärken sich als Antwort auf akustische Reize und vermindern sich nach mehrmaligen Wiederholungen. Ein anderer akustischer Reiz ruft wiederum die ursprüngliche Antwort hervor. Diese frühe Form des Lernens ist bei neurologisch beeinträchtigten oder unterversorgten Kindern vermindert.

Neonatalperiode

Das Neugeborene verfügt über ein differenziertes Wahrnehmungsvermögen. Es kann eine menschliche Stimme von Tönen, Klängen und Geräuschen unterscheiden. Es wendet sich vorzugsweise weiblichen Stimmen zu und dreht zuverlässig den Kopf, wenn zu ihm auf Ohrhöhe mit einer hohen Stimme gesprochen wird.
Als Teil der nonverbalen Kommunikation kann es visuelle Reize aufnehmen und zeigt eine Präferenz für Gesichter

Tab. 2-10: Meilensteine der Sprachentwicklung

Alter/Jahre												
Geburt		**½**		**1**		**2**		**3**		**4**		**5**
rezeptive Sprache												
Reflex-Reaktionen												
Lokalisieren												
	Ansprechen auf:											
	– Intonation, Tonlage											
	– Sprachrhythmus											
		Verstehen von Äußerungen bezüglich:										
		– Personen, Gegenstände										
					– Handlungen							
						– Eigenschaften						
						– Beziehungen räumlich/zeitlich						
								Mengenbegriffe				
									Zuhören bei Geschichten und Gesprächen			
expressive Sprache												
Schreien												
	nichtsprachliche Laute											
		Silbenketten										
		Nachahmung von Sprachlauten										
				Jargon								
				erste Wörter		erste Sätze						
						Substantive		Einzahl/Mehrzahl				
							Adjektive		Deklination			
						Verben Infinitiv			Konjugation			
									Vergangenheits-/Zukunfts-/Möglichkeitsform			
						Präpositionen örtliche/zeitliche						
								Pronomen				
										Konversation		
										Erzählen von Erlebnissen		

(Fantz 1965). Seine Blickdistanz ist auf 21 cm festgelegt, was etwa der Distanz zum mütterlichen Gesicht entspricht, wenn es auf dem Arm der Mutter liegt.

Das Neugeborene reagiert darauf, wie es aufgenommen und auf dem Arm gehalten wird. Es kann Mundstellungen nachahmen (Melzoff u. Moore 1977). Das Neugeborene teilt sich seiner sozialen Umgebung mit seiner Körpersprache (Mimik, Haltung und Bewegungen des Körpers) und durch sein Schreien mit.

Säuglingsalter

In den ersten Lebensmonaten teilt der Säugling Bedürfnisse wie Hunger, Unwohlsein, Langeweile oder Müdigkeit seiner Umgebung hauptsächlich durch sein Schreien mit. Er schreit aber auch, ohne dass die Eltern eine eindeutige Ursache ausmachen können. In unserer westlichen Gesellschaft weist dieses unspezifische Schreien in den ersten drei Lebensmonaten einen charakteristischen Verlauf auf (s. Abb. 2-32). Es nimmt von der Geburt bis zur sechsten Lebenswoche zu, um danach – bis zum dritten Lebensmonat – wieder abzunehmen. Bei frühgeborenen Kindern bezieht sich dieser Verlauf nicht auf das Geburtsdatum, sondern auf den er-

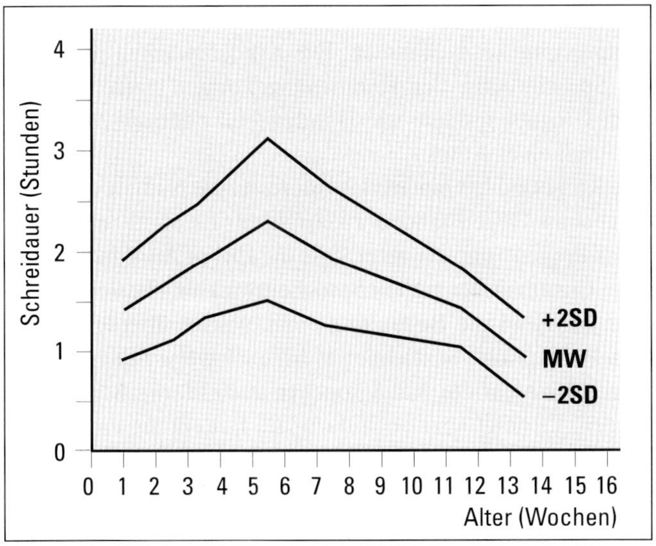

Abb. 2-32: Dauer der täglichen Schreistunden in den ersten drei Lebensmonaten (Mittelwert [MW]: ± 2 Standardabweichungen [SD]) (mod. nach Brazelton 1962)

rechneten Geburtstermin. Ausmaß und Dauer des Schreiens sind von Kind zu Kind unterschiedlich ausgeprägt. Etwa ein Fünftel aller Kinder werden als ausgesprochene Schreikinder oder Bauchkolik-Kinder bezeichnet. Eine organische Ursache für das Schreien, z. B. ein unausgereiftes Verdauungsenzym, konnte bisher nicht gefunden werden.

Charakteristisch für das unspezifische Schreien ist, dass es überwiegend am späteren Nachmittag und in den Abendstunden auftritt.

Wie viel ein Kind schreit, hängt vor allem von seiner individuellen Disposition ab und weniger vom elterlichen Verhalten. Erfahrene Eltern wenden in der Regel nicht mehr Zeit für ihr schreiendes Kind auf als unerfahrene. Sie verstehen es aber besser, die richtige Maßnahme in der richtigen Dosierung zum richtigen Zeitpunkt zu ergreifen.

Vermehrtes Herumtragen (mindestens vier Stunden pro Tag) kann zu einer erheblichen Verminderung des täglichen Schreiens beitragen (Hunziker u. Barr 1986). Entscheidend dabei ist, dass der Säugling nicht erst aufgenommen wird, wenn er weint, sondern dass das Herumtragen über den Tag verteilt erfolgt. Wiederholter Körperkontakt und häufige Stimulierung der Gleichgewichts- und Bewegungsorgane haben eine rhythmisierende Wirkung auf die Körperfunktionen und führen damit zu einer Reduzierung der Schreiperioden. Eltern können diese Perioden verkürzen, wenn auch nicht eliminieren, wenn sie die Kinder regelmäßig über den Tag verteilt tragen, sich spielerisch mit dem wachen Kind beschäftigen und einen regelmäßigen Tagesablauf einhalten.

Sprachentwicklung

Im Säuglingsalter ist die Sprachentwicklung eingebettet in das Beziehungsverhalten. Das Gefühlsmäßige der Sprache und die zwischenmenschliche Beziehung sind für den Säugling die wesentlichen Anteile der Kommunikation. Mit 2–3 Monaten beginnt er auf den Mund der Mutter zu schauen und auf ihre Lippenbewegungen zu achten, wenn sie mit ihm spricht. Der Säugling wendet sich nicht nur gezielt einer Stimme oder einem Geräusch zu. Er kann akustische Reize auch ignorieren; diese Fähigkeit ist insbesondere beim Schlafen von Bedeutung (Papousek 1995).

In der zweiten Hälfte des ersten Lebensjahres stellt sich ein erstes Verständnis für Wörter ein. Die Wörter bekommen eine konkrete Bedeutung für das Kind, indem es Namen mit Personen in Verbindung bringt. Wenn es mit seinem Namen angesprochen wird, hält es in seinem Spiel inne. Wenn die Mutter eines der Geschwister ruft, sucht es mit seinen Augen nach ihm. Etwas später setzt das Kind Wörter mit Gegenständen und Situationen in Beziehung und lernt so, die Milchflasche oder den Schnuller beim Namen kennen. Wenn die Mutter Wörter wie „Essen", „Baden" oder „Spazierengehen" gebraucht, weiß es, welche Aktivitäten damit gemeint sind. Das erste Sprachverständnis ist in einem hohen Maße an Erfahrungen gebunden: Das Kind „erlebt" die Wörter. So versteht es anfänglich das Wort „Spazierengehen" nur im Zusammenhang mit „Jacke-und-Mütze-Anziehen" und „In-den-Kinderwagen-gesetzt-Werden". Einige Zeit später ist das Wort allein von ausreichender Bedeutung.

In den ersten Lebensmonaten ist die Lautproduktion eines Kindes unabhängig von seiner Umgebung. Kinder, die in unterschiedlichen Kulturen aufwachsen, bilden die gleichen Laute. Charakteristisch für das Alter von 3–5 Monaten sind Vokale, Blas-, Reib- und freudige Schreilaute. Nach dem sechsten Lebensmonat verwendet der Säugling immer häufiger Konsonanten. Er hängt zwei und mehr Silben aneinander, Lautfolgen wie „bah-bah-bah", „gah-gah-gah" oder „ogoo-ogoo-ogoo" entstehen. Mit 7–8 Monaten setzt die Fähigkeit zur unmittelbaren Nachahmung ein. Der Säugling beginnt, Laute nachzuahmen; zuerst nur solche, die er bereits in seinem Repertoire hat, dann auch Laute, die ihm noch nicht vertraut sind. Aus Silbenfolgen wie „mama-mama" leitet das Kind die ersten Bezeichnungen für seine Eltern ab. Anfänglich gebraucht es „Mama" und „Papa" eher zufällig. Nach kurzer Zeit wendet es sie gezielt an.

Gegen Ende des ersten Lebensjahres drückt das Kind sein Missbehagen immer weniger durch Schreien und immer mehr mit Lauten aus. Wenn es ein Spielzeug haben will, das es nicht erreichen kann, schimpft es; sein Plappern bekommt einen ärgerlichen Unterton. Will es Zuwendung, schreit es nicht mehr, sondern macht sich mit lockenden oder klagenden Lauten bemerkbar.

Kleinkindalter

Das Sprachverständnis (rezeptive Sprache) ist im Kleinkindalter deutlich weiter entwickelt als der sprachliche Ausdruck (expressive Sprache).

Rezeptive Sprache

Gegen Ende des ersten Lebensjahres kann das Kind die Bezeichnung von Personen und Gegenständen, mit denen es täglich in Berührung kommt, verstehen. Es reagiert sinngemäß auf Fragen wie: „Wo ist Papa?" Sagt die Mutter z.B. „Nein", hält das Kind – mindestens einen Augenblick lang – in seiner Tätigkeit inne. Zwischen zwölf und 18 Monaten wächst das Interesse des Kindes an Gesprächen. Es hört aufmerksam zu, wenn Eltern und Geschwister miteinander sprechen. Gegen Ende des zweiten Lebensjahres versteht das Kind Sätze wie: „Wenn wir auf dem Spielplatz sind, darfst du mit dem Ball spielen."

Kleinkinder haben eine große Vorliebe für Kinderreime. Sie können sie sich mühelos mithilfe von Melodie und rhythmischen Begleitbewegungen merken. Der Inhalt der Reime interessiert die Kinder dabei weit weniger.

Expressive Sprache

Anfangs des zweiten Lebensjahres entwickeln die Kinder einen so genannten Sprechjargon, der sich aus längeren Lautfolgen zusammensetzt und zumeist keine eigentlichen Wörter enthält (s. Abb. 2-33). Das Charakteristische des Jargons ist, dass die Kinder den Fluss, Rhythmus und Tonfall der Umgebungssprache nachahmen. Die Kinder machen nicht nur die Sprechweisen der Familienangehörigen nach, sondern auch Umgebungslaute wie Hundegebell oder das Motorengeräusch eines Autos.

Das Kleinkind hat ein großes Interesse, die Namen von allen möglichen Gegenständen zu erfahren. Es stellt unablässig „Was-Fragen" und erwartet, dass die Eltern Auskunft geben.

Eine Eigenheit der frühen Sprachentwicklung besteht darin, dass das Kind die Bedeutung eines Wortes überdehnt. Mit dem Wort „Kuh" bezeichnet es beispielsweise alle größeren Tiere, also nicht nur Kühe, sondern auch Pferde, Schafe und Ziegen. Es neigt aber auch dazu, die Bedeutung eines Wortes einzuengen. So braucht es beispielsweise das Wort „Auto" nur für das Fahrzeug der Familie, nicht aber für andere Autos.

Die ersten Wörter treten bei den meisten Kindern zwischen zwölf und 18 Monaten auf. Bei vielen Kindern weist die frühe Sprachentwicklung einen sprunghaften Charakter auf; der Wortschatz weitet sich nicht kontinuierlich, sondern in Schüben aus. Wenn der Wortschatz auf 20–50 Wörter angewachsen ist, beginnen die Kinder, Zwei-Wort-Sätze zu bilden. Diese entstehen aus der Verbindung zweier Wörter, die nicht als ein Begriff auftreten, beispielsweise „Eva Schuhe".

Die expressive Sprachentwicklung zwischen zwei und fünf Jahren weist die folgenden Merkmale auf:

- **Eigenschaftswörter:** 2-jährige Kinder verwenden noch kaum Eigenschaftswörter. Eine Ausnahme bildet das Wörtchen „heiß", das häufig und früh im Wortschatz der Kinder erscheint. Vom 3.–5. Lebensjahr an eignen sich die Kinder eine Vielzahl von Eigenschaftswörtern an.

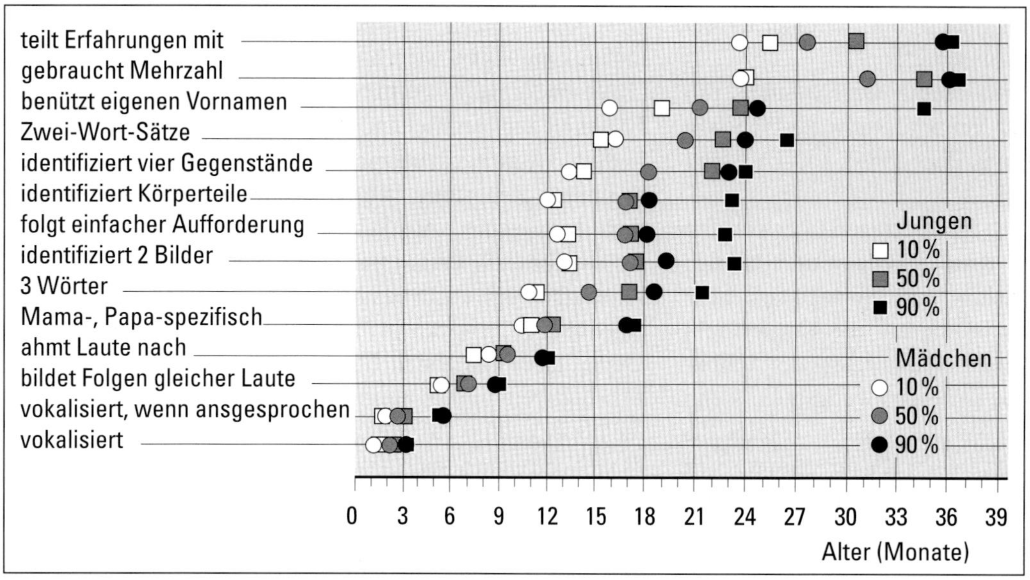

Abb. 2-33: Expressive Sprachentwicklung

- **Tätigkeitswörter:** 2-jährige Kinder verwenden nur die Infinitivform. Die Beugung (Konjugation) wie auch die verschiedenen Zeitformen der Tätigkeitswörter erwerben die Kinder im 3.–5. Lebensjahr. Die semantischen Voraussetzungen dafür sind, dass das Kind sich und andere Menschen als eigenständige Personen wahrnimmt sowie über einen Mengen- und einen Zeitbegriff verfügt.
- **persönliche Fürwörter:** 2-jährige Kinder sprechen von sich, indem sie ihren Vornamen benutzen. Im Verlauf des dritten Lebensjahres sind „mein" und „mir" diejenigen Fürwörter, welche die Kinder zuerst verwenden. Es folgen „du" und „ich". Mit den ersten Mengenvorstellungen erschließt sich den Kindern auch die Bedeutung der Wir-Form.
- **Kausalbegriffe:** Ein Bewusstwerden von Kausalzusammenhängen setzt im dritten und vierten Lebensjahr ein. Die Kinder kommen ins „Fragealter". Die Kinder stellen den lieben langen Tag „Warum-Fragen".

Mit dem Eintritt in den Kindergarten ist die Sprache bei den meisten Kindern so weit entwickelt, dass die Kinder im täglichen Umgang in vollständigen, grammatisch korrekten Sätzen sprechen. Die Artikulation, wenn auch noch unvollständig, ist auch für Außenstehende gut verständlich.
Die meisten Eltern spüren intuitiv, welche Wörter und Satzkonstruktionen ihr Kind versteht, und passen ihre Sprechweise seinem Sprachverständnis an.

Der folgende Umgang mit dem Kind wirkt sich fördernd auf seine Sprachentwicklung aus: Die Eltern übernehmen nicht die Sprechweise des Kindes. Sie vereinfachen aber ihre Sprache so weit, dass das Kind sie versteht. Sie haben eine akzeptierende Grundhaltung, können gut zuhören und das Kind bestätigen. Sie korrigieren die inhaltliche Aussage und den Wahrheitsgehalt dessen, was das Kind sagt, nicht aber die grammatische Form. Sie berichtigen eine falsche Satzkonstruktion nur, wenn diese die Aussage unverständlich macht. Entscheidend für die Sprachentwicklung des Kindes ist das elterliche Interesse am Kind und ihre innere Bereitschaft zur Kommunikation.

Kinder, deren Eltern zwei verschiedene Sprachen sprechen, weisen im Vergleich mit Kindern, die nur eine Sprache hören, eine langsamere Sprachentwicklung auf. Die Verzögerung kann sich mit einem kleineren Wortschatz und einem einfacheren Satzbau bis ins frühe Schulalter bemerkbar machen. Dieser vorübergehende Nachteil sollte aber Eltern nicht davon abhalten, ihrem Kind mehr als eine Sprache zu vermitteln. Dabei sollte jede Person mit dem Kind in den ersten Jahren nur in einer Sprache sprechen.

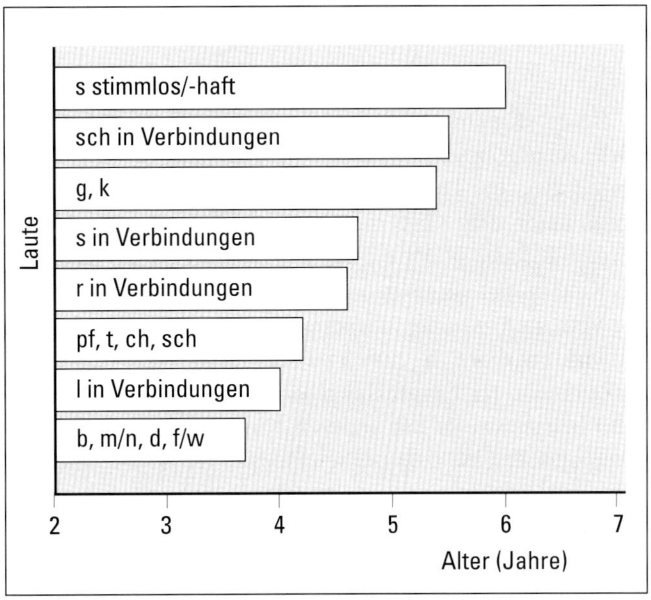

Abb. 2-34: Entwicklung der Sprachlaute (90. Perzentile) (nach Grohnfeldt 1980)

Schulalter

Die formale Sprachentwicklung ist im frühen Schulalter weitgehend abgeschlossen. Geringfügige Auffälligkeiten in Syntax und Artikulation kommen aber bei 5–10 % der Kinder noch vor (s. Abb. 2-34).
In der Grundschule kommt es zu einer Differenzierung des semantischen Bereichs der Sprache und zu einer Ausweitung der sprachlichen Kompetenz auf die geschriebene Sprache.

Adoleszenz

Die Ausreifung der morphologischen und funktionellen Sprachstrukturen wird in der Adoleszenz abgeschlossen. Während sich die Kinder im vorpubertären Alter eine Sprache durch Anhören und Erleben erwerben können, ist ein solch ganzheitliches Erlernen nach der Adoleszenz nur noch ausnahmsweise möglich (Lenneberg 1967). Die meisten Erwachsenen müssen sich eine Sprache analytisch aneignen, indem sie sich intensiv mit dem Vokabular und den grammatischen Regeln auseinandersetzen.

2.2.8 Fazit und Ausblick

In diesem Kapitel werden die einzelnen Entwicklungsbereiche separat beschrieben. Diese Darstellungsweise hat den Vorteil, dass die Dynamik der Entwicklung und die Variabilität unter den Kindern besser zum Ausdruck gebracht werden können. Nicht berücksichtigt wird dabei, dass sich das Kind immer als ein ganzes Wesen entwickelt. Das kindliche Verhalten wird nur ausnahmsweise durch einen einzigen Entwicklungsbereich, zumeist aber durch das Zusammenwirken mehrerer Entwicklungsbereiche bestimmt. Wenn ein Kind beispielsweise mit anderen Kindern im Freien spielt, kommen u. a. seine motorischen Fähigkeiten, sein Kommunikationsvermögen, sein logisches Denken beim Anwenden von Spielregeln und sein räumliches Vorstellungsvermögen zur Anwendung. Von entscheidender Bedeutung ist dabei die intraindividuelle Ausprägung dieser Entwicklungsbereiche. Ein Kind, das ausgezeichnete motorische Fähigkeiten und einen guten Orientierungssinn besitzt, aber wenig kommunikativ ist, wird sich anders verhalten als ein Kind, das in der Kommunikation gewandt ist und sich in den Spielregeln gut auskennt, sich aber nur ungern und wenig geschickt bewegt. Die beiden Kinder werden aufgrund ihrer unterschiedlichen Voraussetzungen unterschiedliche Erfahrungen machen und von der sozialen Umwelt unterschiedlich wahrgenommen werden, was sich wiederum auf ihre weitere Entwicklung auswirken wird.

Literatur

Bayley N, Pinneau SR (1952). Tables for predicting adult height from skeletal age: Revised for use with Greulich-Pyle hand standards. J Pediatrics; 40: 426–37.

Birch LL, Johnson SL, Andresen G, Peters JC, Schulte MC (1991). The variability of young children's energy intake. N Engl J Med; 324: 232–5.

Brazelton TB (1962). Crying in infancy. Pediatrics; 29: 579–88.

Carskadon MA, Acebo C, Jenni OG (2004). Regulation of adolescent sleep. Annals of New York Academy of Science 1021, 276–91.

Denckla MB (1973). Development of speed in repetitive and successive finger movements in normal children. Dev Med Child Neurolo; 15: 635–45.

Duché DJ (1973). Patterns of micturition in infancy. An introduction to the study of enuresis. In: Kolvin I, MacKeith RC, Meadow SR (eds). Bladder Control and Enuresis. Clin Dev Med; 48/49; 23–7.

Falkner F, Tanner JM (1979). Human Growth. Volume 1–3. New York: Plenum Press.

Fantz RL (1965). Visual perception from birth as shown by pattern selectivity. Ann New York Acad Sci; 118: 793–814.

Frisch RE, Revelle R (1971). Height and weight at menarche and a hypothesis of menarche. Arch Dis Childhood; 46: 695–701.

Greulich WW, Pyle SI (1959). Radiographic Atlas of Skeletal Development of the Hand and Wrist. Stanford, CA: Stanford University Press; Oxford, London: University Press.

Grohnfeldt M (1980). Erhebung zum altersspezifischen Lautbestand bei drei- bis sechsjährigen Kindern. Die Sprachheilarbeit; 25: 169–77.

Hunziker U, Barr R (1986). Increased carrying reduces infant crying: A randomized controlled trial. Pediatrics; 77: 641–8.

Iglowstein I, Jenni OG, Molinari L, Largo RH (2003). Sleep duration from infancy to adolescence: Reference values and generational trends. Pediatrics; 11, 302–7.

Jenni OG, Zinggeler Fuhrer H, Iglowstein I, Molinari L, Largo RH (2005). A longitudinal study of bedsharing and sleep problems among swiss children in the first 10 years of life. Pediatrics; 115, 233–40.

Kakebeeke TH, Siebenthal K v, Largo RH (1997). Differences in movement quality at term among preterm and term infants. Biol Neonate; 71: 367–78.

Kiphard EJ, Schilling F (1974). Körperkoordinationstest für Kinder. Weinheim. Beltz.

Klackenberg C (1971). A prospective longitudinal study of children. Data on psychic health and development up to 8 years of age. Acta Paediatr Scand, Suppl: 224.

Largo RH (1993). Babyjahre. München: Piper.

Largo RH (2003). Wachstum und Entwicklung. In: Lentze MJ, Schaub J, Schulte FJ, Spranger J. Pädiatrie – Grundlagen und Praxis. Berlin, Heidelberg, New York: Springer; 8–62.

Largo RH, Prader A (1983a). Pubertal development in Swiss boys. Helvetica Paediatrica Acta; 38: 211–28.

Largo RH, Prader A (1983b). Pubertal development in Swiss girls. Helvetica Paediatrica Acta; 38: 229–43.

Largo RH, Weber M, Comenale-Pinto L, Duc G (1985). Early development of locomotion: Significance of prematurity, cerebral palsy and sex. Dev Med Child Neurol; 27: 183–91.

Largo RH, Molinari L, Siebenthal K v, Wolfensberger U (1996). Does a profound change in toilet-training affect development of bowel and bladder control? Dev Med Child Neurol; 38: 106–16.

Largo RH, Caflisch JA, Hug F, Muggli K, Sheehy A, Gasser T (2001a). Neuromotor development from 5 to 18 years: Part 1. Timed Performance. Dev Med Child Neurol; 43: 436–43.

Largo RH, Caflisch JA, Hug F, Muggli K (2001b). Neuromotor development from 5 to 18 years: Part 2. Associated Movements. Dev Med Child Neurol; 34: 444–53.

Largo RH, Fischer JE, Caflisch JA (2002). Zürcher Neuromotorik. Zürich: AWE Verlag.

Lenneberg EH (1967). Biological Foundation of Language. New York: Wiley.

MacFarlane JA (1975). Olfaction in the development of social preference in human neonates. In: Parent-Infant Interaction. Ciba Foundation Symposium. Amsterdam: Elsevier; 103–33.

Melzoff A, Moore MK (1977). Imitations of facial and manual gestures by human neonates. Science; 198: 75–8.

Papousek M (1995). Vom ersten Schrei zum ersten Wort. Bern: Huber.

Piaget J (1975). Gesammelte Werke. Studienausgabe. Stuttgart: Klett.

Prader A, Largo RH, Molinari L, Issler C (1989). Physical growth of Swiss children from birth to 20 years of age (First Zurich Longitudinal Study of Growth and Development). Helvetica Paediatrica Acta; Suppl 52.

Prechtl HFR (1977). The neurological examination of the full-term newborn infant, second revised and enlarged version. Clin Dev Med; 63.

Prechtl HFR (1988). Beurteilung fetaler Bewegungsmuster bei Störungen des Nervensystems. Gynäkologe; 21: 130–4.

Prechtl HFR (1990). Qualitative changes of spontaneous movements in fetus and preterm infants are a marker of neurological dysfunction. Early Hum Dev; 23: 151–8.

Roche AF, Wainer H, Thissen D (1975). Skeletal Maturity. The Knee joint as a Biological Indicator. New York: Plenum Medical Book Company.

Stolley H, Kersting M, Droese W (1982). Energie- und Nährstoffbedarf von Kindern im Alter von 1–14 Jahren. Ergebnisse der Inneren Medizin und Kinderheilkunde; 48: 1–75.

Tanner JM (1962). Growth at Adolescence. Oxford: Blackwell Scientific Publications.

Tanner JM, Whitehouse RH, Marshall MR, Healy MR, Goldstein H (2001). Assessment of Skeletal Maturity and Prediction of Adult Height (TW2 Method). Toronto: Saunders.

Touwen BC (1992). Die Untersuchung von Kindern mit geringen neurologischen Funktionsstörungen. Stuttgart: Thieme.

Vossen A (1971). Die Früherfassung zerebral geschädigter Kinder. Deutsch Ärztebl; 68: 3136–144.

Wachtel U (1990). Ernährung von gesunden Säuglingen und Kleinkindern. Stuttgart: Thieme.

Winfree AT (1988). Biologische Uhren. Zeitstrukturen des Lebendigen. Heidelberg: Spektrum der Wissenschaft.

Zimmer R, Volkamer M (1984). Mot 4–6-Motoriktest für vier- bis sechsjährige Kinder. Weinheim: Beltz.

2.3 Riechen, Schmecken und Essen

J. Hebebrand

Inhalt

2.3.1 Einleitung

Kenntnisse der Entwicklung des Geruchs- und Geschmackssinns und des Essverhaltens sind von allgemeiner Bedeutung; gleichzeitig vermitteln sie einen Baustein zum besseren Verständnis der Ätiologie von Fütterstörungen, Ess-Störungen und Adipositas. Gerade im Säuglings- und Kleinkindalter kommt der Nahrungsaufnahme zudem eine bedeutende Funktion bei der Ausbildung der Mutter-Kind-Interaktion zu. Das Erlernen eines gesunden Trink- und Essverhaltens ist ein komplexes Geschehen, auf das physiologische, emotionale und soziale Faktoren Einfluss nehmen.

2.3.2 Entwicklung des Geruchssinns

Die Geruchsrezeptoren in der Nase werden vom ersten Hirnnerven (Nervus olfactorius) innerviert. Die Geruchsrezeptoren sind einheitlich G-Protein-gekoppelte Rezeptoren (Winberg u. Porter 1998). Beim Menschen wird der Anteil der Geruchsrezeptor-Gene auf 1–2 % aller Gene beziffert. Diese Vielzahl ermöglicht die Wahrnehmung der gesamten Geruchspalette; die Geruchssensation entsteht durch die Bindung eines Duftstoffs an entsprechend spezifische Rezeptoren. Die Geruchsschwelle ist überschritten, wenn eine genügende Anzahl von Rezeptoren mit den entsprechenden Duftpartikelchen besetzt ist.

Die wiederholte Darbietung eines Geruchs zusammen mit einem Schmerzreiz resultiert in einem verstärkten postsynaptischen Potenzial und erhöhter Erregbarkeit von Neuronen im lateralen Kern der Amygdala als Reaktion auf den Geruch. Konditionierung und Habituierung verursachen gegensätzliche Effekte in diesem Kern. Hierbei spielt Dopamin eine wichtige Rolle, die konsistent mit der Funktion dieses Neurotransmitters bei der Entwicklung des emotionalen Gedächtnisses ist.

Bei Erwachsenen spielt der Geruch möglicherweise eine Rolle bei der Partnerfindung. Aber bereits im Neugeborenenalter kommt dem olfaktorischen System eine Bedeutung bei der Ausbildung der Mutter-Kind-Bindung zu (Winberg u. Porter 1998). Nach der Geburt ist der Geruchssinn des Neugeborenen bereits so weit ausgeprägt, dass sich Mutter und Kind allein am Geruch erkennen können (Schaal 1988). In verschiedenen Untersuchungen fanden sich Belege dafür, dass bereits das ungeborene Kind Gerüche wahrnimmt, diese „speichern" kann und nach der Geburt sein Verhalten entsprechend diesen Erfahrungen ausrichtet (Hudson u. Distel 1999). Postnatal kommt dem Geruch von Fruchtwasser eine beruhigende Wirkung zu (Varendi et al. 1996; 1998). So wenden sich drei Tage alte Säuglinge – unabhängig davon, ob sie gestillt werden oder die Flasche erhalten – dem Geruch des mütterlichen Fruchtwassers zu (Marlier et al. 1998a). Wird diesen Säuglingen der Geruch des Fruchtwassers der eigenen und der einer fremden Mutter angeboten, so wenden sich die Neugeborenen bevorzugt dem bekannten Fruchtwassergeruch zu (Schaal et al. 1998). Zwei und vier Tage alte Neugeborene, die Flaschenmilch von Geburt an erhalten, wenden dennoch ihren Kopf bevorzugt dem mütterlichen Fruchtwasser gegenüber der Flaschenmilch zu, sodass offenbar die pränatale Wahrnehmung des Fruchtwassergeruchs auch noch postnatal das Verhalten von Neugeborenen beeinflusst (Malier et al. 1998b). Die hohe Plastizität des menschlichen Geruchssinns wird dadurch unterstrichen, dass bereits ab dem dritten Lebenstag die Zuwendung bevorzugt zum mütterlichen Laktationssekret gegenüber dem Fruchtwasser erfolgt (Marlier et al. 1998a; 1998b; Varendi et al. 1997).

Die weitere Entwicklung des kindlichen Geruchssinns ist weniger gut untersucht. Unterzieht man Kinder zwischen 3,5 und 13 Jahren einem Geruchstest mit Babypuder, Kaugummi, Bonbon, Fisch und Apfelsine, so erzielen die jüngsten zu 66 % korrekte Antworten. Diese Rate steigt auf 92 % bei 5-jährigen Kindern, um danach mehr oder minder konstant zu bleiben (Richman et al. 1992). Kinder teilen Düfte weitaus häufiger richtig danach ein, ob es sich um Essbares bzw. Nichtessbares handelt, als dass sie den entsprechenden Stoff eindeutig benennen könnten. Die Identifikation eines spezifischen Geruchs erfolgt bei 8- bis 14-jährigen Kindern langsamer als bei jungen Erwachsenen und ähnlich schnell wie bei älteren Erwachsenen. Die langsamere Identifikation bei Kindern ist aber allein eine Folge des langen Lernprozesses, der der raschen Benennung eines Geruchs zugrunde liegt. Kinder können nämlich Gerüche genauso schnell wahrnehmen wie junge Erwachsene; die Konzentrationsschwelle zur Wahrnehmung des entsprechenden Duftstoffs unterscheidet sich demnach nicht. Ab dem frühen mittleren Erwachsenenalter lassen die Diskriminationsfähigkeit und die Fähigkeit, Gerüche zu identifizieren, parallel nach (Cain et al. 1995; De Wijk u. Cain 1994).

2.3.3 Der Geschmackssinn

Der Geschmackssinn bezieht alle sensorischen Wahrnehmungen ein, die mit der Nahrungsaufnahme einhergehen: Neben dem eigentlichen Geschmack zählen der retronasale Geruchssinn und die Chemosensation dazu (Nasser 2001). Die Geschmacksknospen – fokale Ansammlungen von ca. 100 Geschmacksrezeptoren –, primär von der Zunge, aber auch von weichem Gaumen, Uvula, Pharynx, Larynx und Speiseröhre, liegen in drei zwiebelförmigen Papillenarten (fungiform, foliate und vallat) vor. Fungiforme Papillen enthalten 3–5, die beiden anderen jeweils hunderte von Geschmacksknospen. Die eigentlichen Geschmackszellen stellen modifizierte Epithelzellen mit neuronalen Eigenschaften (u. a. Fähigkeit zur Depolarisation) dar. Die Efferenzen zum Kortex über Synapsen in Hirnstamm und Thalamus erfolgen über die Hirnnerven VII (Chorda tympani; vordere Zunge), IX (hintere Zunge) und X (Larynx). Aufgrund der Innervation durch drei Hirnnerven sind Ausfälle der Geschmackswahrnehmung sehr viel seltener als solche des Riechens (Bartoshuk u. Beauchamp 1994).

In jüngster Zeit ist es gelungen, mehrere Geschmacksrezeptoren zu identifizieren, die für die Wahrnehmung von Aminosäuren und der Geschmacksqualitäten „süß“ und „bitter“ verantwortlich sind. Hierbei handelt es sich um G-Protein gekoppelte Rezeptoren. Die drei homologen Geschmacksrezeptoren („taste receptors“) T1R1, T1R2 und T1R3 bilden Heterodimere: Die Kombinationen T1R1 und T1R3 sowie T1R2 und T1R3 ermöglichen die Wahrnehmung von Aminosäuren (u. a. Umami) bzw. Süßem. Wahrscheinlich gibt es weitere, bislang unbekannte Geschmacksrezeptoren, die die Wahrnehmung dieser Geschmacksqualitäten verfeinern. Ungefähr 30 T2-Rezeptoren gewährleisten die Wahrnehmung von Bitterstoffen. So ist beispielsweise T2R16 in Geschmackszellen der Zunge vorhanden; bittere β-Glukopyranoside wirken aktivierend. Somit erlaubt dieser Rezeptor über das Erkennen einer spezifischen chemischen Struktur die Wahrnehmung von verschiedenen Bitterstoffen (Bufe et al. 2002).

In Geschmackszellen werden entweder nur T2-Rezeptoren oder meist zwei (niemals alle) der insgesamt bislang drei T1-Rezeptoren exprimiert; somit ist jede Geschmackszelle nur in der Lage, auf eine Geschmacksqualität zu reagieren (Amrein u. Bray 2003). Distinkte, nichtüberlappende Gruppen von Geschmackszellen sind für die Wahrnehmung der unterschiedlichen Geschmacksqualitäten verantwortlich. Die T1- und T2-Rezeptoren benutzen dennoch gemeinsam die gleichen nachgeschalteten Signalwege, die möglicherweise durch weitere Regelkreise moduliert werden. Transgene Mäuse, die einen Bitterrezeptor in Geschmackszellen exprimieren, welche üblicherweise auf Süßstoffe ansprechen, werden angezogen von dem entsprechend bindenden Bitterstoff bzw. schmecken diesen gern (Mueller et al. 2005). Die Identifikation der Rezeptoren, die für die Wahrnehmung der Geschmacksqualitäten „sauer“ und „salzig“ zuständig sind, steht noch aus; mutmaßlich handelt es sich um Ionenkanäle. Bildgebende Verfahren haben an Primaten gezeigt, dass der kaudolaterale orbito-frontale Kortex auf Geschmackswahrnehmung nur reagiert, wenn das Tier hungrig ist (Nasser 2001). Dieses Phänomen ist assoziiert mit einem veränderten dopaminergen Tonus in Nucleus accumbens und präfrontalem Kortex. Die positive Bewertung spezifischer Nahrungsmittel wird serotoninergen und opioidergen, das Verlangen („Craving“) hingegen dopaminergen Regelkreisen zugeschrieben. Bei Personen mit Adipositas findet man im Vergleich zu normalgewichtigen eine geringere Dopamin-Rezeptordichte. Dem dopaminergen System kommt eine wichtige Rolle beim zentralen Belohnungssystem (Reward-System) zu; eine Ursache für Adipositas ist möglicherweise

dadurch gegeben, dass der Organismus sich durch übermäßiges Essen selbst belohnt und somit ein relativer Dopaminmangel in diesem System ausgeglichen wird. Das Cannabinoid-System wirkt an diesem Belohnungssystem mit.
Auch die peripheren Hormone Insulin und Leptin beeinflussen den Geschmack. So lässt sich bei Mäusen durch Applikation von Leptin die Reaktion peripherer Geschmacksnerven auf Süßes selektiv unterdrücken (Kawai et al. 2000); umgekehrt ist im Hungerzustand bei niedrigen Leptinkonzentrationen im Blut die Wahrnehmung von Süßem maximal ausgeprägt.

Genetische Variabilität

Eine unterschiedliche Wahrnehmung von Süßstoffen ist bei Mäuse-Inzuchtstämmen gut bekannt: „Taster" können, anders als „Non-Taster", bereits niedrige Konzentrationen von künstlichen Süßstoffen und Saccharose schmecken. Mehrere Forschergruppen konnten basierend auf entsprechenden Kopplungsbefunden zu Chromosom 4 der Maus T1R3 als das Gen identifizieren, das für diesen genetischen Unterschied verantwortlich ist (Max et al. 2001; Nelson et al. 2001; Montmayeur et al. 2001).
Auch beim Menschen ist eine genetische Variabilität in Geschmacksrezeptor-Genen bekannt, die mutmaßlich für interindividuelle Unterschiede in der Wahrnehmung von Geschmacksqualitäten verantwortlich ist. Methodische Probleme erschweren jedoch einen interindividuellen Vergleich der Geschmackswahrnehmung (Bartoshuk 2000). Beim Menschen am besten untersucht ist die Fähigkeit, Phenylthiocarbamid (PTC) bzw. Propylthiouracil (PROP) schmecken zu können. Diese Fähigkeit wird unvollständig dominant vererbt, das Spektrum erstreckt sich von Nicht-Schmeckern (rezessiv), zu Schmeckern (ein dominantes Allel) und Super-Schmeckern (homozygot dominant). Unter den Schmeckern haben Frauen eine gegenüber Männern leicht erhöhte Wahrnehmung. Super-Schmecker haben mehr fungiforme Papillen; sie schmecken verdünnten Kaffee intensiver, Saccharin erscheint ihnen bitterer und ebenso wie Saccharose süßer. Super-Schmecker reagieren empfindlicher auf Alkohol, Chili und andere Irritationen bzw. Schmerzreize im Mundraum. Super-Schmecker zeigen auch eine intensivere Wahrnehmung von Fett in Milchprodukten und Salatöl. Aufgrund der stärkeren Wahrnehmung, die sie negativ bewerten, essen sie nicht so gern stark fett- oder zuckerhaltige Speisen. Zudem sollen sie weniger rauchen und Alkohol trinken. In einzelnen Studien erwiesen sich Super-Schmecker als dünner im Vergleich zu anderen Personen. Unlängst wurde auf Chromosom 7 ein Bitterrezeptor-Gen (T2R38) aus der T2R-Familie identifiziert, in dem Kombinationen bestimmter Polymorphismen (Haplotypen) in Verbindung mit dem Geschlecht 60 % der Varianz dieser vorgenannten Schmeckvariabilität erklären (Kim et al. 2003).
Zwillingsstudien zeigen, dass die Erblichkeit für die Zufuhr spezifischer Speisen gering ist. Als Ausnahme sind Stoffe wie Alkohol und Kaffee zu nennen, die eine pharmakologische Wirkung entfalten. Hingegen ist die Erblichkeit für die Makronährstoffzusammensetzung der Nahrung (Fett-, Kohlenhydratanteil) höher (Reed et al. 1997).

Entwicklung

Morphologisch reife Geschmackszellen lassen sich bereits in der 14. Schwangerschaftswoche finden, sodass der Fetus theoretisch das ab der 12. Schwangerschaftswoche aufgenommene Fruchtwasser schmeckt. Möglicherweise zeigt der Fetus bereits eine Vorliebe für Süßes und eine Ablehnung von Bitterem: Frühgeborene saugen kräftiger an einem gesüßten als ungesüßten Schnuller (Maone et al. 1990). Bei Neugeborenen lässt sich eine hohe Sensibilität und Affinität für Süßes feststellen, hingegen wird Saures ebenso wie Bitteres abgelehnt. Bei salzigem Geschmack reicht das Spektrum von Ablehnung über Indifferenz bis hin zur Präferenz. Da für den Menschen ungenießbare Stoffe häufig bitter oder sauer schmecken, ist die angeborene Ablehnung dieser beiden Geschmacksqualitäten als Schutz vor der Aufnahme derartiger Stoffe zu verstehen. Aber beide Geschmacksrichtungen tragen bereits im Kindesalter zur Palatabilität (Schmackhaftigkeit) von Speisen und Getränken bei, wodurch die individuellen Geschmackspräferenzen beeinflusst werden. Wahrscheinlich gibt es Phasen, in denen Geschmackspräferenzen geprägt werden („olfactory imprinting"): Sieben Monate alte Säuglinge, die bereits früh an unangenehm schmeckende Hydrolysat-Nahrung gewöhnt wurden, nahmen diese gern an, während solche Säuglinge, die erstmalig im gleichen Alter diese Kost erhielten, sich ablehnend verhielten (Mennella et al. 2004). Möglicherweise stellt der vierte Lebensmonat eine Schwelle dar, vor der solche unangenehmen Geschmäcke relativ unproblematisch eingeführt werden können. Für eine Vorliebe für Karotten scheint auch die intrauterine und Muttermilchexposition bedeutsam zu sein (Mennella et al. 2001).
Süßstoffe wirken sich auf das Neugeborene beruhigend aus. Die Wirksamkeit dieser beruhigenden Wirkung von Süßstoffen lässt im Verlauf der ersten Lebenswochen nach; am Zustandekommen des Effekts ist möglicherweise das Opiat-System beteiligt (Barr et al. 1999). Säuglinge mit einer „3-Monats-Kolik" reagieren vermindert auf den beruhigenden Effekt der Saccharose (Rohrzucker). Obwohl die orale Gabe von Chinin zu einem „angewiderten" Gesichtsausdruck Neugeborener führt, schreien Neugeborene vorübergehend weniger. Die Gabe von Maisöl schließlich führt zu keiner

Reaktion bei einem schreienden Neugeborenen. Die Reaktion auf verschiedene oro-gustatorische Reize ist demnach bereits unterschiedlich. Beruhigende Wirkungen beruhen unter Umständen nicht (nur) auf einer positiven hedonistischen Geschmacksempfindung, sondern (auch) auf einer generellen Geschmackswahrnehmung (Graillon et al. 1997).
Beim Vergleich der Geschmackssensitivität 8- bis 9-jähriger Kinder mit Erwachsenen fanden sich keine Unterschiede der Wahrnehmungsschwellen für Saccharose, Kochsalz, Zitronensäure und Koffein zwischen Mädchen und Erwachsenen beiderlei Geschlechts. Hingegen zeigen Jungen eine verminderte Geschmackswahrnehmung, sowohl gegenüber Frauen (für alle vier Geschmacksqualitäten) und Männern (Saccharose, Kochsalz, Zitronensäure) als auch gegenüber Mädchen (Saccharose, Kochsalz). Hiernach reift die Geschmackswahrnehmung beim männlichen Geschlecht langsamer (James et al. 1997).
Die Vorliebe für Süßes ist im Verlauf der Entwicklung rückläufig: 44 Personen wurden erstmalig im Alter von 11 bis 15 und abermals im jungen Erwachsenenalter verschieden stark konzentrierte Zuckerlösungen angeboten. Die bevorzugte Konzentration war im Erwachsenenalter niedriger (Desor u. Beauchamp 1987).
Wie bereits weiter oben ausgeführt, entscheidet genetische Variabilität am T2R38 darüber, ob der Bitterstoff Propylthiouracil (PROP) geschmeckt werden kann. Menschen, die homozygot für Alanin an Position 49 des Rezeptors sind, schmecken diesen Bitterstoff nicht; Homozygotie für Prolin an gleicher Position bedingt, dass bereits niedrige Konzentrationen des Stoffs wahrgenommen werden können. Heterozygote benötigen zur Wahrnehmung höhere Konzentrationen, wobei das Alter hier einen wichtigen Einfluss hat: Während 64 % heterozygoter Kinder die niedrigste Konzentration von PROP (56 mmol/l) detektieren konnten, war dies nur bei 43 % der heterozygoten Mütter der Fall. Kinder mit unterschiedlichen Genotypen an diesem Locus unterschieden sich im Hinblick auf ihre Präferenz für zuckerhaltige Lebensmittel und Getränke. Die Genotypen wirkten sich auch auf die Vorliebe für Milch und Wasser aus. Bei Erwachsenen hingegen konnten diese Zusammenhänge nicht ermittelt werden; hier war die ethnische Herkunft maßgeblich, sodass die Autoren davon ausgehen, dass im Erwachsenenalter Erfahrung und kulturelle Effekte gegenüber dem Genotyp überwiegen. Falls Mütter ein oder zwei sensitive Allele aufweisen, ihr Kind hingegen keines, so schätzen diese Mütter diese Kinder als emotionaler ein als Kinder, die ebenfalls bittersensitiv sind (Mennella et al. 2005).

Rolle des Geschmackssinns für die Entwicklung von Übergewicht

Während die Palatabilität einen großen Anteil der Speisenauswahl eines Individuums erklären kann, vermag sie kaum interindividuelle Unterschiede zu erklären. Allgemein wird davon ausgegangen, dass sich Übergewichtige von Normalgewichtigen nicht (oder allenfalls nur geringfügig und somit praktisch nicht messbar) im Hinblick auf die Speisenauswahl, Geschmacksempfindung und deren hedonistische Bewertung unterscheiden (Nasser 2001). Möglicherweise könnten Studien an Risikopopulationen (z. B. Kinder übergewichtiger Eltern) hier weiterführend sein. Insbesondere tierexperimentelle Ansätze zeigen die Bedeutung genetischer Faktoren für die bevorzugte Makronährstoffzusammensetzung der Nahrung auf. Neben der unterschiedlichen Geschmackspräferenz für Süßes ist auch die Präferenz für fettreiche Nahrung zu nennen, in deren Hinsicht sich Mäuse-Inzuchtstämme systematisch unterscheiden; manche Stämme entwickeln unter fettreicher Diät Übergewicht, andere sind resistent.
Kinder, die häufig süße Getränke zu sich nehmen (und somit vielleicht auch eine stärkere Präferenz für Süßes zeigen), nehmen offenbar stärker an Gewicht zu als Kinder, die dieses Verhalten nicht zeigen (Ludwig et al. 2001). Eltern, die sich selbst fettreich ernähren, setzen ihre Kinder der gleichen Diät aus, und somit lernen diese Kinder ebenfalls, fettreiche Nahrungsmittel zu mögen. Neben diesem Lernen am Modell spielen hierbei aber auch genetische Faktoren eine Rolle; Zwillings- und Familienstudien zeigen, dass beispielsweise die Vorliebe für fettreiche Speisen eine erbliche Komponente aufweist.
Es ist anzunehmen, dass die molekulare Forschung in den nächsten Jahren aufzeigen wird, in welchem Umfang Übergewicht auf genetische Variabilität der Geschmacksrezeptoren und deren nachgeschalteten Proteinen beruht. Durch den Nachweis spezifischer Polymorphismen können methodische Probleme bei der Erhebung der Geschmackspräferenz eingegrenzt werden. Die Feststellung genetischer Variabilität im Hinblick auf die zentrale Wahrnehmung und Reaktion auf Geschmacksstoffe wird mutmaßlich ebenfalls zu der Klärung der Frage beitragen, ob und in welchem Umfang die genetische Variabilität für die Entstehung von Übergewicht von Bedeutung ist.

Lernerfahrungen

Für einen Säugling bzw. ein Kleinkind ist es lebensnotwendig, Essbares von Nicht-Essbarem unterscheiden zu lernen. Zunächst richtet sich die Ablehnung eines zugeführten Stoffs danach, ob Geruch und Geschmack als unangenehm empfunden werden. Schlecht riechende und/oder übel schmeckende Substanzen werden entweder gar nicht erst in den Mund gesteckt oder aber wieder ausgespuckt. Dass es ca. 25 Geschmacksrezeptoren zur Wahrnehmung von Bitterstoffen, hingegen nur eine deutlich geringere Anzahl von „Süßrezeptoren“ gibt, könnte mit der evolutionären Bedeutung der Unterscheidung von Genießbarem und Ungenießbarem zusammenhängen. Während die Geruchswahrnehmung stark durch Erfahrung und Lernen geprägt wird, scheinen die Ablehnung von Bitterstoffen und die Akzeptanz von Süßstoffen angeboren.

Selbstverständlich schützt dieser basale, allein auf die Sinnesempfindung beschränkte Mechanismus nicht vor der Aufnahme giftiger Substanzen. Im Verlauf der weiteren Entwicklung lernt das Kind, die Wertigkeit zugeführter Nahrung anhand körperlicher Reaktionen einzustufen. Falls ein Stoff unangenehme Empfindungen oder Übelkeit verursacht, wird es diesen in Zukunft meiden. Je unmittelbarer diese körperliche Reaktion der Nahrungsaufnahme folgt, desto größer ist der aversive Lerneffekt. Sobald das Kind sich selbst Gegenstände in den Mund steckt, kommt der steuernden Funktion der Bezugspersonen eine große Bedeutung zu. Einerseits wird die Aufnahme von Ungenießbarem sanktioniert, andererseits kommt die Vorbildfunktion zum Tragen (Lernen am Modell). Parallel hierzu wird das Kind für ein „vernünftiges“ Essen positiv verstärkt.

Neben dieser grundlegenden Unterscheidung zwischen Genießbarem und Ungenießbarem entwickelt das Kind individuelle Geschmacksaversionen bzw. -präferenzen. Unangenehme Körperreaktionen auf ein bestimmtes Nahrungsmittel können über eine Konditionierung zur zukünftigen Ablehnung führen. Dem Auftreten von Übelkeit kommt hierbei eine große Bedeutung zu. So kommt es bei einer Lebensmittelallergie nur dann zur eindeutigen Ablehnung eines Geschmacks, wenn Übelkeit eine direkte Folge der Allergie ist. Zählt jedoch Übelkeit nicht zu den allergischen Symptomen, verändert sich die Geschmacksempfindung nicht.

Im Säuglingsalter machen gestillte Kinder bereits Erfahrungen mit verschiedenen Geschmacksrichtungen, da sich der Geschmack der Muttermilch in Abhängigkeit von der Speisenauswahl der Mutter verändert. Wird bei Flaschenkindern der Energiegehalt der Milch verändert, so trinken sie von der verdünnten Milch mehr, von energiereicherer Milch weniger – vorausgesetzt, die Bezugsperson versucht das Trinkverhalten nicht zu beeinflussen. Somit können bereits Säuglinge ihre Energiezufuhr regulieren (Birch u. Fisher 1998). Auch Kinder regulieren ihre Energieaufnahme in Abhängigkeit von der Energiedichte der aufgenommenen Speisen unter der Voraussetzung, dass die Eltern nicht regulierend einwirken (z. B. Lob für leer gegessenen Teller).

Mit Ausnahme von süßen und salzigen Nahrungsmitteln, die rasch akzeptiert werden, müssen andere mehrfach angeboten werden, bis das Kind diese als schmackhaft empfindet. Verfügbarkeit und Zugang zu bestimmten Nahrungsmitteln zu Hause und in der Schule (z. B. Obst und Gemüse) spielen bei der kindlichen Speiseauswahl eine Rolle. Darüber hinaus ist der soziale Kontext wichtig. Speisen (z. B. Eis), die von den Eltern als Belohnung eingesetzt werden, können die kindliche Präferenz dieser Speise steigern. Mit zunehmendem Alter eines Kindes beeinflussen auch Mitschüler bzw. Freunde die Speisenauswahl.

Vorlieben für spezifische Nahrungsmittel entstehen auf verschiedene Weisen: In einigen Zwillingsstudien ist eine höhere Übereinstimmung der Geschmackspräferenzen der eineiigen im Vergleich zu zweieiigen Zwillingen ermittelt worden, sodass genetische Faktoren für die Präferenzbildung relevant zu sein scheinen (Reed et al. 1997). Aus theoretischen Gründen scheint aber der Einfluss genetischer Faktoren begrenzt, da eine starke erbliche Determinierung der Geschmackspräferenz der Anpassungsfähigkeit eines Individuums an eine bestimmte Umwelt entgegenstehen würde. Ein Kind kann auch über assoziatives Lernen Präferenzen ausbilden. Hierbei wird ein Geschmack mit einem angenehmen Ereignis in Verbindung gebracht. Dieses Ereignis kann sich sowohl auf die gleichzeitige Gabe des wohlschmeckenden Stoffs (vor allem Süßem) als auch auf den sozialen Kontext beziehen. Umgekehrt kann sich eine Geschmacksabneigung analog vollziehen.

Neben assoziativem Lernen sind aber auch physiologische Reaktionen für die Ausbildungen von Präferenzen relevant. So können Nahrungsmittel mit hohem Kaloriengehalt aufgrund eines sich einstellenden angenehmen Sättigungsgefühls bevorzugt werden. Gerade der Nachspeise kommt unter Umständen deshalb eine besondere Vorliebe zu, da diese in einem engen zeitlichen Zusammenhang zum angenehmen Sättigungsgefühl steht.

Entwicklung des Essverhaltens

Das Füttern des Säuglings und Kleinkinds sowie die späteren gemeinsamen Mahlzeiten stellen wichtige Formen der Interaktion zwischen Bezugsperson und Kind dar, die die Beziehung zwischen beiden beeinflusst. Bei Säuglingen und Kleinkindern, die gut und gegebenenfalls auch überdurchschnittlich viel essen, stellt sich eine positive Interaktion quasi von allein ein. Das Kind erhält für sein „unkompliziertes“ Essverhalten (und die „gute“ Gewichtszunahme) Zuwendung und Lob. Hingegen kann eine problematische Nahrungsaufnahme des Säuglings/Kindes zu Unsicherheit, Hilflosigkeit und Schuldgefühlen der Eltern führen. Im Alter von 5 bis 10

Jahren zeigen ca. 20 % der Kinder ein über mindestens sechs Monate andauerndes wählerisches Essverhalten, das nicht selten den Eltern Sorgen macht.
In einzelnen Studien ist untersucht worden, inwieweit das Saugverhalten sich bei gestillten versus flaschengefütterten Kindern unterscheidet (Birch u. Fisher 1998). Die Saugkraft ist demnach in etwa ähnlich, die Frequenz des Saugens jedoch bei gestillten Kindern höher. Dies bedeutet mutmaßlich, dass Flaschenkinder die Milch mit geringerem Energieaufwand zu sich nehmen. Tatsächlich ist die Milchaufnahme über 24 Stunden bei 6, 14, 22 und 26 Monaten alten gestillten Säuglingen geringer als bei „Flaschenkindern". Ein Vergleich zwischen gestillten Kindern und „Flaschenkindern" hat ferner ergeben, dass die erstgenannten mehr „Mahlzeiten" pro Tag erhalten. Ob dem Stillen eine protektive Wirkung im Hinblick auf die Entstehung einer Adipositas zukommt, wird in verschiedenen Studien unterschiedlich beurteilt. Nach Adjustierung für verschiedene „Confounder" (u. a. soziale Schichtzugehörigkeit, maternale und paternale Adipositas) ist der Effekt allenfalls als gering einzustufen, insbesondere im Vergleich zur Bedeutung des Body-Mass-Index (BMI) und der sozialen Schichtzugehörigkeit der Eltern.
Kinder, die bereits ein eigenständiges Essverhalten entwickelt haben, meiden von sich aus häufig ihnen unbekannte Speisen. Erst durch mehrfache Überwindung dieser Hemmschwelle werden in der weiteren Entwicklung durchaus positive Erfahrungen mit der Aufnahme fremdartiger Lebensmittel gemacht, sodass sich dieses „neophobische" Verhalten unter Umständen mehr und mehr verflüchtigt. Jedoch entwickelt sich eine Ablehnung gegenüber Substanzen, die nicht essbar oder gefährlich sind bzw. nicht schmecken, recht früh; bereits Kinder im Alter von 4–5 Jahren haben Nahrungsmittelaversionen, die denen Erwachsener ähnlich sind.
Eine wichtige Frage ist, inwieweit Eltern auf das Essverhalten ihres Kindes Einfluss haben bzw. wie sich ein bezüglich der Nahrungsaufnahme restriktiver Erziehungsstil der Eltern auf die Kinder auswirkt. Eltern gehen allgemein davon aus, dass sie das Essverhalten ihres Kindes positiv beeinflussen können, indem sie den Zugang zu „schlechten" Nahrungsmitteln einschränken. Falls aber in positiv besetzten Situationen (z. B. Geburtstagsfeier, Schulausflug etc.) die gleichen Lebensmittel angeboten werden, kann dies eher das Verlangen des Kindes fördern. In Querschnittsstudien hat sich wiederholt bei Kleinkindern ein Zusammenhang zwischen einem im Hinblick auf das kindliche Essverhalten regulierenden Erziehungsverhalten der Eltern und Übergewicht des Kindes gezeigt. Hierbei ist die Kausalität aber umstritten: Während dies einerseits als Hinweis dafür gewertet wird, dass Eltern möglichst wenig das kindliche Essverhalten beeinflussen sollten, kann umgekehrt auch angeführt werden, dass Eltern gerade dann reglementierend eingreifen, wenn das Kind ein Gewichtsproblem hat (Birch u. Fisher 1998). Zudem sind Alterseffekte zu berücksichtigen: Das Essverhalten von Kleinkindern lässt sich einfacher beeinflussen; bereits bei 8- bis 9-Jährigen zeigte sich bei Jungen kein systematischer Zusammenhang zwischen BMI und einem das Essverhalten reglementierenden Erziehungsstil der Eltern. Bei Mädchen ging ein reglementierender Erziehungsstil sogar mit einem geringfügig niedrigeren Gewicht einher ($r = -0{,}12$, Robinson et al. 2001).
Im späteren Kindesalter fangen Kinder, insbesondere Mädchen, an, ihre Figur und ihr Körpergewicht ebenso wie die ihrer „Peers", wahrzunehmen. Diese soziokulturell geprägte Wahrnehmung kann in Bestrebungen münden, dass Essverhalten kognitiv verändern zu wollen. Es resultieren Diäten und andere Maßnahmen zur Gewichtsregulation; Übergänge zu Ess-Störungen sind fließend (s. Kap. 5.13). Das Essverhalten von Jugendlichen kann sehr einseitig sein, das gemeinsame Essen mit anderen Familienmitgliedern wird seltener. Das Auslassen des Frühstücks ist gehäuft gerade bei übergewichtigen älteren Kindern und Jugendlichen anzutreffen.
Genetisch bedingte Störungen zeigen auf, dass extremes und somit klinisch relevantes Essverhalten (z. B. zu geringe Nahrungsaufnahme postnatal beim Prader-Labhart-Willi-Syndrom, aber auch die später einsetzende Hyperphagie; Hyperphagie bei Leptindefizienz) eine genetische Grundlage haben kann. Differenzialdiagnostisch sind u. a. zentrale Tumoren, Infektionen und extreme psychosoziale Begebenheiten zu bedenken.

Literatur

Amrein H, Bray S (2003). Bitter-sweet solution in taste transduction. Cell; 112: 283–4.

Barr RG, Pantel MS, Young SN, Wright JH, Hendricks LA, Gravel R (1999). The response of crying newborns to sucrose: is it a „sweetness" effect? Physiol Behav; 66: 409–17.

Bartoshuk LM (2000). Comparing sensory experiences across individuals: recent psychophysical advances illuminate genetic variation in taste perception. Chem Senses; 25: 447–60.

Bartoshuk LM, Beauchamp GK (1994). Chemical senses. Ann Rev Psychol; 45: 419–49.

Birch LL, Fisher JO (1998) Development of eating behaviors among children and adolescents. Pediatrics; 101, Suppl: 539–49.

Bufe B, Hofmann T, Krautwurst D, Raguse JD, Meyerhof W (2002). The human TAS2R16 receptor mediates bitter taste in response to beta-glucopyranosides. Nat Genet; 32: 397–401.

Cain WS, Stevens JC, Nickou CM, Giles A, Johnston I, Garcia-Medina MR (1995). Life-span development of odor identification, learning, and olfactory sensitivity. Perception; 24: 1457–72.

De Wijk RA, Cain WS (1994). Odor identification by name and by edibility: life-span development and safety. Hum Factors; 36: 182–7.

Desor JA, Beauchamp GK (1987). Longitudinal changes in sweet preferences in humans. Physiol Behav; 39: 639–41.

Graillon A, Barr RG, Young SN, Wright JH, Hendricks LA (1997). Differential response to intraoral sucrose, quinine and corn oil in crying human newborns. Physiol Behav; 62: 317–25.

Hudson R, Distel H (1999). The flavor of life: perinatal development of odor and taste preferences. Schweiz Med Wochenschrift; 129: 176–81.

James CE, Laing DG, Oram N (1997). A comparison of the ability of 8-9-year-old children and adults to detect taste stimuli. Physiol Behav; 62: 193–7.

Kawai K, Sugimoto K, Nakashima K, Miura H, Ninomiya Y (2000). Leptin as a modulator of sweet taste sensitivities in mice. Proc Natl Acad Sci USA; 97: 11044–9.

Kim UK, Jorgenson E, Coon H, Leppert M, Risch N, Drayna D (2003). Positional cloning of the human quantitative trait locus underlying taste sensitivity to phenylthiocarbamide. Science; 299: 1221–5.

Ludwig DS, Peterson KE, Gortmaker SL (2001). Relation between consumption of sugar-sweetened drinks and childhood obesity: a prospective, observational analysis. Lancet; 357: 505–8.

Maone TR, Mattes RD, Bernbaum JC, Beauchamp GK (1990). A new method for delivering a taste without fluids to preterm and term infants. Dev Psychobiol; 23: 179–91.

Marlier L, Schaal B, Soussignan R (1998a). Neonatal responsiveness to the odor of amniotic and lacteal fluids: a test of perinatal chemosensory continuity. Child Dev; 69: 611–23.

Marlier L, Schaal B, Soussignan R (1998b). Bottle-fed neonates prefer an odor experienced in utero to an odor experienced postnatally in the feeding context. Dev Psychobiol; 33: 133–45.

Max M, Shanker YG, Huang L, Rong M, Liu Z, Campagne F, Weinstein H, Damak S, Margolskee RF (2001). Tas1r3, encoding a new candidate taste receptor, is allelic to the sweet responsiveness locus Sac. Nat Genet; 28: 58–63.

Mennella JA, Jagnow CJ, Beauchamp GK (2001). Prenatal and postnatal flavor learning by human infants. Pediatrics; 107(6): E88.

Mennella JA, Cara E, Griffin BS, Beauchamp GK (2004). Flavor programming during infancy. Pediatrics; 113: 840–5.

Menella JA, Pepino Y, Reed DR (2005). Genetic and environmental determinants of bitter perception and sweet preferences. Pediatrics; 115: e216–e222.

Montmayeur JP, Liberles SD, Matsunami H, Buck LB (2001). A candidate taste receptor gene near a sweet taste locus. Nat Neurosci; 4: 492–8.

Mueller KL, Hoon MA, Erlenbach I, Chandrashekar J, Zuker CS, Ryba NJ (2005). The receptors and coding logic for bitter taste. Nature; 434: 225–9.

Nasser J (2001). Taste, food intake and obesity. Obes Rev; 2: 213–8.

Nelson G, Hoon MA, Chandrashekar J, Zhang Y, Ryba NJ, Zuker CS (2001). Mammalian sweet taste receptors. Cell; 106: 381–90.

Reed DR, Bachmanov AA, Beauchamp GK, Tordoff MG, Price RA (1997). Heritable variation in food preferences and their contribution to obesity. Behav Genet; 27: 373–87.

Richman RA, Post EM, Sheehe PR, Wright HN (1992). Olfactory performance during childhood. I. Development of an odorant identification test for children. J Pediatr; 121: 908–11.

Robinson TN, Kieman M, Matheson DM, Haydel KF (2001). Is parental control over children's eating associated with childhood obesity? Results from a population-based sample of third graders. Obesity Res; 9: 306–12.

Schaal B (1988). Olfaction in infants and children: Development and functional perspectives. Chemical Senses; 13: 145–90.

Schaal B, Marlier L, Soussignan R (1998). Olfactory function in the human fetus: evidence from selective neonatal responsiveness to the odor of amniotic fluid. Behav Neurosci; 112: 1438–49.

Varendi H, Porter RH, Winberg J (1996). Attractiveness of amniotic fluid odor: evidence of prenatal olfactory learning? Acta Paediatrica; 85: 1223–7.

Varendi H, Porter RH, Winberg J (1997). Natural odour preferences of newborn infants change over time. Acta Paediatrica; 86: 985–90.

Varendi H, Christensson K, Porter RH, Winberg J (1998). Soothing effect of amniotic fluid smell in newborn infants. Early Hum Dev; 51: 47–55.

Winberg J, Porter RH (1998). Olfaction and human neonatal behaviour: clinical implications. Acta Paediatrica; 87: 6–10.

2.4 Entwicklung von Wahrnehmungs- und Aufmerksamkeitsprozessen

K. Konrad, G. R. Fink

Inhalt

2.4.1 Einleitung

Die menschliche Entwicklung verläuft in der frühen Kindheit mit einem hohen Tempo: Während man früher davon ausging, dass Säuglinge abgesehen von einfachen reflexhaften Reaktionen kaum über kognitive Fähigkeiten verfügen, weiß man heute, dass viele basale Wahrnehmungsfunktionen und kognitive Funktionen bereits bei Geburt vorhanden sind. So bilden sich etwa um die 28. Schwangerschaftswoche erste Wahrnehmungsprozesse aus: Der Fetus beginnt z. B. seine Umwelt zu hören. Bereits wenige Stunden nach der Geburt sind Neugeborene in der Lage zu schmecken und angenehme von unangenehmen Gerüchen zu unterscheiden. Im Alter von einem Jahr wird die volle Sehschärfe erreicht. Im Laufe der Kindheit und Adoleszenz kommt es zu einer weiteren Spezialisierung und Differenzierung der Wahrnehmungssysteme, die zu unterschiedlichen Zeitpunkten ein adultes Niveau erreichen.

Aufgrund der Fortschritte der letzten Jahre auf dem Gebiet der Neurowissenschaften ist es schon bei kleinen Kindern möglich, die zugrunde liegenden Reifungsprozesse im Gehirn mit der Entwicklung von kognitiven Fähigkeiten und Wahrnehmungsfähigkeiten in Beziehung zu setzen und zu verstehen. In diesem Kapitel wird zunächst ein kurzer Überblick über die zugrunde liegenden Reifungsprozesse derjeniger Hirnareale gegeben, die mit Wahrnehmung und Aufmerksamkeit assoziiert sind (s. auch die Kapitel 1.3 und 1.5), bevor im Folgenden dann auf die Entwicklung verschiedener Wahrnehmungsqualitäten (auditives und visuelles System) und der Aufmerksamkeit eingegangen wird.

2.4.2 Strukturelle Entwicklung

Nach dem 5. Lebensjahr ändert sich das **zerebrale Gesamtvolumen** nicht mehr signifikant, das Gehirn ist somit „ausgewachsen“. Weiterhin finden aber bis in die Adoleszenz parallel regionale Volumenvergrößerungen und -verminderungen statt (Giedd et al. 1997). Die **weiße Substanz** nimmt bis in das Jugendalter hinein an Volumen zu (Reiss et al. 1996). Diese Veränderung ist nach Yakovlev und Lecours (1967) auf die fortschreitende Myelinisierung der Axone durch Oligodendrozyten zurückzuführen. Sie beginnt vor der Geburt (Wang et al. 1998) und ist in den ersten zwei Lebensjahren besonders stark ausgeprägt (Lan et al. 2000). Die Myelinisierung verläuft tendenziell von inferioren zu superioren Hirnarealen und von posterior nach anterior. Eine Ausnahme ist das **Corpus callosum**. Die Myelinisierung der Fasern beginnt in den Arealen, die mit der Entwicklung der primären sensorischen und motorischen Funktionen verbunden sind. Die Myelinisierung der posterioren Anteile des Corpus callosum findet dagegen später statt und endet erst in der Adoleszenz (Giedd et al. 1999b; Thompson et al. 2000).

Die Struktur der **grauen Substanz** unterliegt ebenfalls dynamischen Veränderungen, die bis zur Adoleszenz andauern (Jacobson 1991). Nach einer Längsschnittstudie von Giedd et al. (1999b) nimmt die kortikale graue Substanz bis ins Kindesalter zu. Durch anhaltenden Zelltod von Neuronen und Gliazellen kommt es dann in der Adoleszenz bis zum Erwachsenenalter zu einer Abnahme des Volumens (Rabinowicz 1986; s. Abb. 2-35).

Das Volumen der **Basalganglien** nimmt ebenfalls in der Adoleszenz ab und scheint mit einer Volumenreduktion im **frontalen Kortex** assoziiert zu sein. In einer Längsschnittuntersuchung konnte gezeigt werden, dass insbesondere der Kopf des **Nucleus caudatus** wieder kleiner wird (Thompson

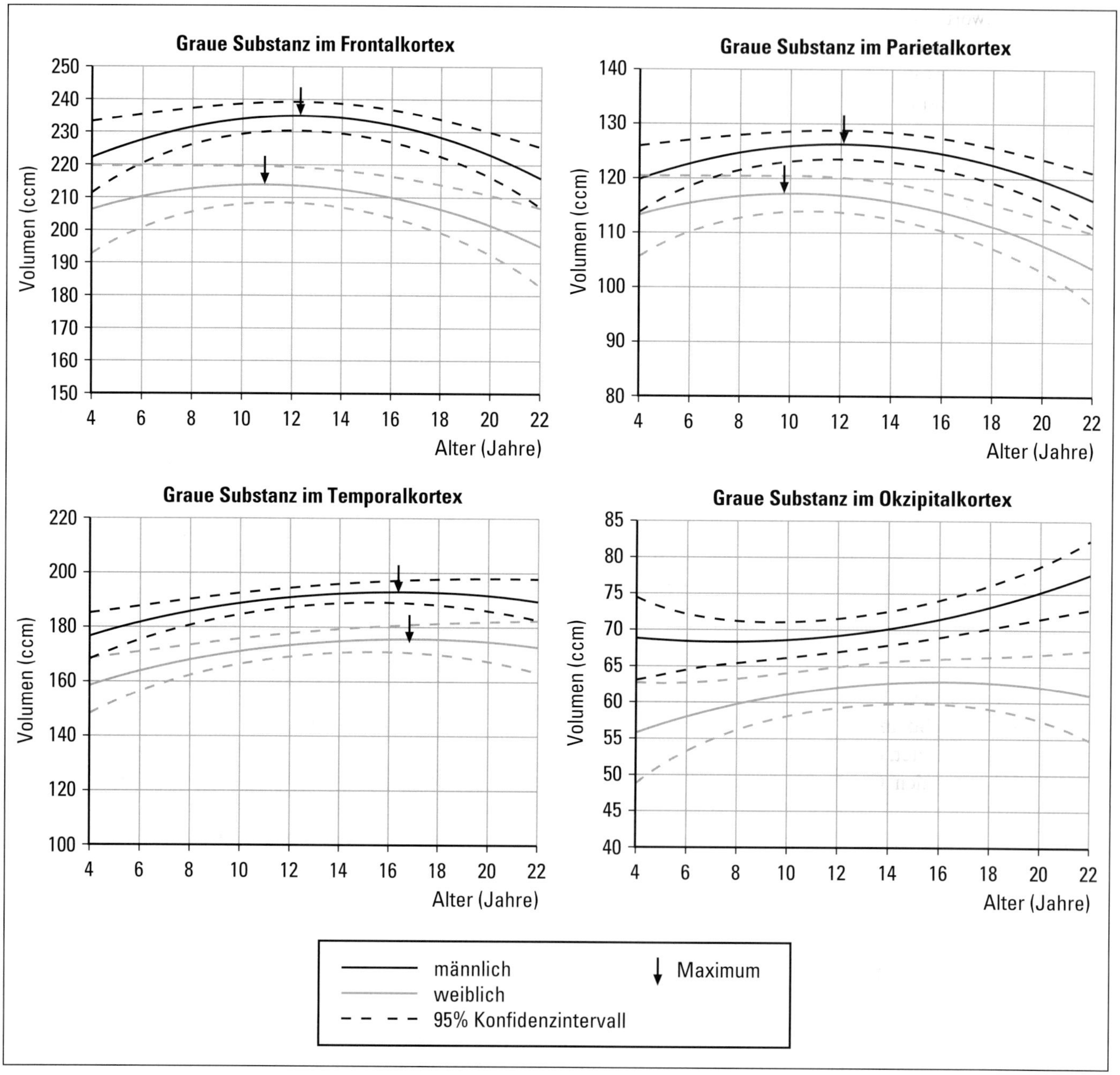

Abb. 2-35: Alters- und geschlechtsabhängige Veränderungen der grauen Substanz des Gehirns im Laufe der normalen Entwicklung (Giedd et al. 1999a)

et al. 2000). Diese Veränderungen werden als eine kritische Periode der Reifung fronto-striataler Schaltkreise angesehen (Luna u. Sweeney 2001). Insgesamt erreicht der Anteil grauer Substanz im Bereich des Frontalhirns bei gesunden Kindern um das 12. Lebensjahr seinen Höhepunkt (Giedd et al. 1997).

Hirnregionen, die mit eher basalen sensorischen und motorischen Prozessen assoziiert sind, reifen in der Entwicklung zuerst. Hirnareale, wie z. B. der präfrontale Kortex, die für höhere kognitive Funktionen, z. B. die Inhibition und Top-down-Kontrolle des menschlichen Verhaltens verantwortlich sind, reifen später, und Maturationsprozesse halten hier bis in die späte Adoleszenz an. Man geht heute davon aus, dass die Synaptogenese intrinsisch reguliert wird, wohingegen die Synapsen-Elimination zumindest teilweise durch die Umwelt reguliert zu werden scheint (Huttenlocher u. Dabholkar 1997).

2.4.3 Entwicklung der Wahrnehmungsfunktionen

Voraussetzung für die Untersuchung kognitiver Fähigkeiten von Neugeborenen und Kleinkindern ist ein Verständnis für die altersgemäße Entwicklung der verschiedenen Sinnesmodalitäten. Für Neugeborene, die sich nicht auf frühere Erfahrungen verlassen können, spielt die Sinneswahrnehmung eine umso wichtigere Rolle.

Hören

Babys sind von Geburt an in der Lage, sehr gut zu hören; von Beginn an sind sie mit einer besonderen Sensibilität für den Klang menschlicher Stimmen und menschlicher Sprache ausgestattet. Man vermutet, dass damit die Natur schon in der frühesten Kindheit den Grundstein für das Erlernen von Sprache legt.

Die Entwicklung des Hörsinns hängt mit der Reife des peripheren auditorischen Systems zusammen, mit der Bewegung der Gehörknöchelchen im Mittelohr, der Mechanik der Basilarmembran und der Empfindlichkeit der Haarzellen im Innenohr (Saunders et al. 1993). Beim menschlichen Fetus gibt es Hinweise darauf, dass auditive Reize ca. ab der 28. Schwangerschaftswoche Veränderungen der Herzrate, des Augenblinzelns, der motorischen Reaktionen und der neuronalen Aktivität im Bereich der auditorischen Hirnstammareale auslösen können (Muir u. Filed 1979).

Die Verarbeitung von Intensitäts- und Frequenzinformationen auditorischer Reize scheint bereits mit ca. sechs Monaten ein adultes Niveau zu erreichen. Hingegen unterliegen zeitliche Verarbeitungsaspekte des auditiven Systems (wie z. B. die Diskrimination von schnellen Spektrumswechseln, wie sie für die Sprachverarbeitung wichtig sind) einer protrahierten Entwicklung, die bis ins Kindergartenalter anhält. Dennoch scheinen Wahrnehmungsleistungen komplexer auditorischer Reize, z. B. von Sprache oder Melodien, bereits intrauterin vorhanden zu sein: In einer Studie von De Casper und Spence (1986) wurden werdende Mütter gebeten, in den letzten Wochen der Schwangerschaft eine Geschichte laut vorzulesen. Einige Tage nach der Geburt hörten die Babys bevorzugt diese vertraute Geschichte gegenüber einer anderen, selbst dann, wenn beide Geschichten von einer fremden Frau gelesen wurden. Dies ist ein Nachweis für die Fähigkeit, auditive Informationen aus dem vorgeburtlichen Zeitraum für einen Zeitraum von wenigstens 2–3 Tagen zu speichern; zudem hat sich offenbar eine Präferenz für diese Information entwickelt, die unabhängig von der Sprecherin ist.

Schon vier Tage nach der Geburt hören Babys lieber die Stimme ihrer Mutter als die einer fremden Frau. Sie bevorzugen jedoch nicht die Stimme des Vaters gegenüber der eines fremden Mannes, selbst wenn sie den Vater nach der Geburt genauso oft gehört haben wie die Mutter. Auch eine Tiefpass-gefilterte Version der mütterlichen Stimme, bei der – ähnlich wie in utero – die Anteile hoher Stimmfrequenzen abgeschwächt werden, bevorzugen Säuglinge im Vergleich zur ungefilterten mütterlichen Stimme, was dafür spricht, dass die proximalen Merkmale der intensivsten und häufigsten intrauterinen Geräusche gelernt werden. Anscheinend ist also die lange Vertrautheit mit der Stimme der Mutter aus der Zeit vor der Geburt für diese Präferenz verantwortlich. Möglicherweise hat aber die fehlende Unterscheidungsleistung zwischen Männern auf der Grundlage von sprachlichen Lauten auch etwas damit zu tun, dass niedrige Frequenzen von Neugeborenen schlechter gehört werden können als höhere und damit tiefere Töne kaum zur Unterscheidung herangezogen werden.

Säuglinge bevorzugen vertrautes auditives Material, und vier Tage alte Säuglinge bevorzugen bereits ihre Muttersprache im Vergleich zu einer Fremdsprache (Moon et al. 1993). Dies spricht dafür, dass Säuglinge auch bereits prosodische (rhythmische und intonale) Merkmale in den letzten Tagen oder Wochen der pränatalen Entwicklung gelernt haben.

Im ersten postnatalen Jahr zeigen Kleinkinder eine Bevorzugung von Reizen, die in ihrer natürlichen Umgebung vorhanden sind. Diese Präferenzen, die vor allem durch passives Hören bedingt sind, scheinen die Basis für eine Vielzahl sprachspezifischer Effekte darzustellen (Jusczyk und Hohne 1997). Kinder scheinen schon vor der Geburt sowohl für den Klang menschlicher Stimmen als auch für akustische Muster der Sprache sensitiv zu sein. Auch sehr schnell nach der Geburt zeigen sich erstaunliche Kompetenzen der Sprachwahrnehmung und zwar vor allem im Bereich der Lautwahrnehmung. Zusätzlich findet sich in fast allen Sprachen ein typisches mütterliches Sprachmuster, auch Baby- oder Ammensprache genannt. Dieses ist durch ein langsames, vereinfachtes, sich wiederholendes und ausdrucksstarkes Sprechen bei erhöhter Stimmlage und unter Verwendung vieler Vokale charakterisiert.

Im Laufe der Entwicklung kommt es neuronal zu einer weitergehenden Spezialisierung in der Verarbeitung von auditiven Reizen. Diese funktionale Spezialisierung scheint erfahrungsabhängig zu sein. Bei der Geräuschlokalisierung stellt sich z. B. das Problem der Re-Kalibrierung. Bei der Lokalisation eines Geräusches ist die Zeitdifferenz, mit der der Schall das rechte und das linke Ohr erreicht, die wichtigste Information. Nun ist aber der Abstand der Ohren bei einem 1-jährigen Kind kleiner als bei einem Erwachsenen, sodass die gleiche Zeitdifferenz eine andere Information bedeutet. Um trotzdem eine adäquate Wahrnehmung zu garantieren, muss eine Rekalibrierung stattfinden, d. h., die Bedeutung der Reizinformation muss den wachstumsbedingten Körperveränderungen angepasst werden (Clifton et al. 1984). Daher ist es auch nicht verwunderlich, dass Babys eine Schallquelle weniger genau lokalisieren können als Erwachsene; trotzdem sind ihre Fähigkeiten auch in diesem Bereich bemerkenswert, da sie schon mit sechs Monaten Abweichungen von ca. 15 Winkelgraden von der Gesichtsfeld-Mittellinie feststellen können und ein Jahr später diese Fähigkeit bereits 3- bis 4-mal präziser geworden ist. Der Adaptationsprozess der Rekalibrierung (gleiche Information kann zu verschiedenen Altersabschnitten etwas anderes bedeuten) vollzieht sich automatisch. Obwohl dieser Kalibrierungsprozess vermutlich während einer frühen sensitiven Periode auftritt, scheint eine gewisse Plastizität auch noch im adulten Kortex vorhanden zu sein. Sowohl frühe als auch späte kortikale Plastizität ermöglichen somit eine Erholung und Re-Allokation neuronaler Funktionen, wenn auditorische Informationen sich verändern oder eliminiert werden.

Sehen

Die Erkenntnislage zur Entwicklung des Sehsinns ist besonders gut. Die Sehschärfe ist nach der Geburt schwach, auch nach zwei bis drei Monaten ist der Säugling noch nicht in der Lage, feine Details zu erkennen. Nach sechs Monaten hat die Sehschärfe sich jedoch schon deutlich verbessert, und mit ca. einem Jahr ist beinahe das Niveau von Erwachsenen erreicht. Neben der Sehschärfe ist bei Säuglingen und Kleinkindern auch die Fähigkeit sehr eingeschränkt, Personen und Objekte unter weniger günstigen Bedingungen zu sehen, d. h., wenn Hell-Dunkel-Kontraste schlechter ausgeprägt sind.

Die räumliche Kontrastsensitivität beim Neugeborenen ist 30- bis 60-mal schlechter als bei Erwachsenen mit normaler Sehschärfe (Maurer u. Lewis 2001). Sie wird mithilfe von helleren und dunkleren Streifenmustern (so genannten „Gabor-Patches“) in Zyklen pro Grad Blickwinkel gemessen. Je größer die Anzahl der Zyklen pro Blickwinkel, desto höher ist

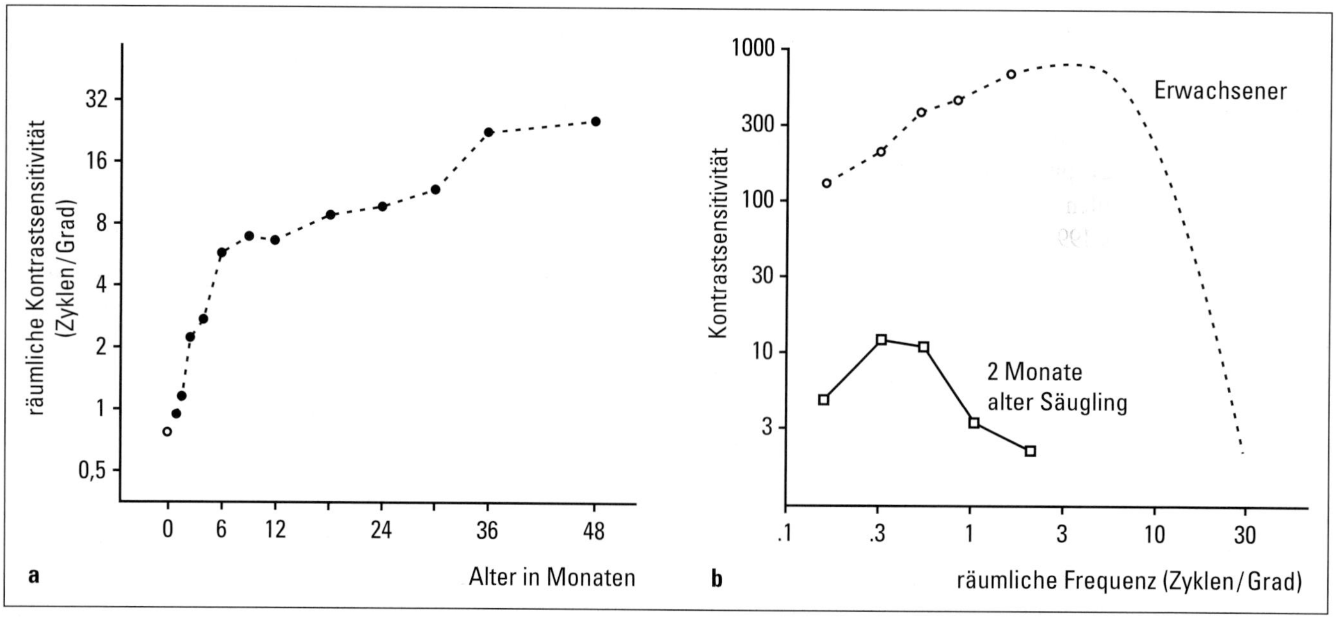

Abb. 2-36a/b: Entwicklung der räumlichen Kontrastsensitivität im Kleinkindalter (mod. nach Maurer u. Lewis 2001)

die räumliche Frequenz und desto schmaler sind die Streifen, die aufgelöst werden können. Die räumliche Kontrastsensitivität verbessert sich graduell und erreicht ca. im Alter von 4 bis 6 Jahren das adulte Niveau (s. Abb. 2-36a). Die räumliche Auflösung ist aber nicht nur von der Breite der Streifen abhängig, sondern auch von dem Unterschied in der Helligkeit zwischen dem Objekt und dem Hintergrund. Bei der Kontrastsensitivitätsfunktion wird die Kontrastsensitivität (invers zum minimalen Kontrast, der notwendig ist, um Muster aufzulösen) gegen die Streifenbreite aufgetragen. Die Abbildung 2-36b zeigt die typische Kontrastsensitivitätskurve eines Erwachsenen im Vergleich zu einem Säugling im Alter von zwei Monaten. Nach weiteren zwei Monaten beginnt die Kontrastsensitivität sich zu verbessern, sie ist aber immer noch bis ans Ende des ersten Lebensjahres sehr unreif. Vermutlich wird das adulte Niveau erst zwischen dem 6. und 15. Lebensjahr erreicht (Bradley u. Freeman 1982; s. Abb. 2-36a/b).

Welche Faktoren beeinflussen die bei Geburt schlechte räumliche Auflösung und die entwicklungsbedingte Verbesserung in den ersten Lebensjahren? Nur ein kleiner Teil der Entwicklung der visuellen Wahrnehmung lässt sich auf Veränderungen der optischen Eigenschaften des Augenapparats zurückführen. Das Wachstum des Augapfels korrespondiert nicht mit der Verbesserung des visuellen Systems, und die altersabhängigen Veränderungen des Pupillendurchmessers oder des Anteils der Strahlenbeugung haben einen vernachlässigbar kleinen Effekt auf die räumliche Auflösung. Relevanter ist vermutlich die Entwicklung der Retina selbst. Im Vergleich zur Fovea beim Erwachsenen ist die Länge der Außensegmente der Zapfen beim Säugling 16-mal kürzer und die Dichte der Zapfen um ein Vierfaches niedriger. Hinzu kommt die Unreife der peripheren Retina, deren Entwicklung weniger ausgeprägt ist. Die retinalen Eigenschaften alleine können die schlechte Kontrastsensitivität und Sehschärfe von Säuglingen aber auch nicht erklären. Beim Affen konnte gezeigt werden, dass sich das Signal von der Retina zum Corpus geniculatum laterale (CGL) und von dort zum visuellen Kortex altersabhängig verändert (Movshon u. Kiorpes 1993). Beim Menschen konnte ferner gezeigt werden, dass der geniculostriatäre Pfad lang anhaltenen Reifungsprozessen unterliegt und die Neurone des CGL erst im Alter von zwei Jahren die adulte Größe erreichen (Hickey 1977). Innerhalb des primären visuellen Kortex nimmt die synaptische Dichte zunächst intensiv zu (s. Abb. 2-37), um dann bis zum 11. Lebensjahr wieder abzunehmen.

Dieser als „synaptic pruning“ bezeichnete Prozess ist vermutlich auf die Reduktion der Größe des rezeptiven Feldes der kortikalen Neurone zurückzuführen und auf die Zunahme der Feinabstimmung der Neurone auf bestimmte räumliche Frequenzen. Es ist anzunehmen, dass diese kortikalen Veränderungen zu einer Verbesserung der Sehschärfe und Kontrastsensitivität beitragen.

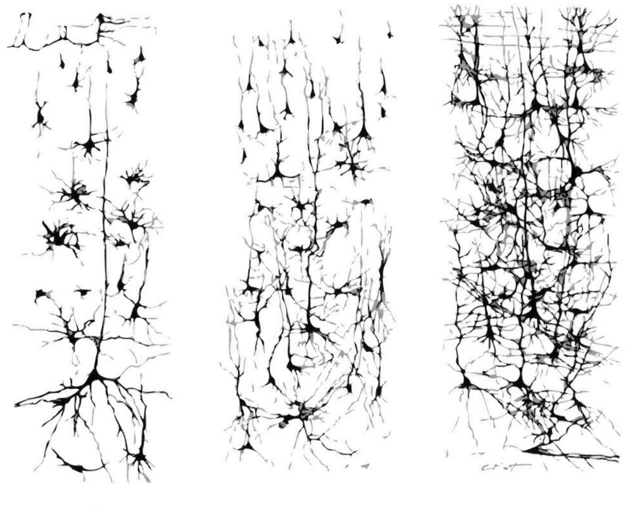

Abb. 2-37: Striatärer Kortex beim Neugeborenen, drei Monate alten Säugling und sechs Monate alten Säugling (mod. nach Conel 1939; 1951; 1967)

Ähnlich wie für das Hören sind auch für das Sehen eine Reihe von frühen Präferenzen gefunden worden, d. h., dass Säuglinge bereits ein paar Wochen nach der Geburt bestimmte Objekte länger als andere anschauen. So gibt es zahlreiche Hinweise dafür, dass sich Kleinkinder sehr früh für menschliche Gesichter, aber auch für gesichtsähnliche Skizzen interessieren und diese gegenüber anderen Konfigurationen bevorzugen. Noch ist unklar, ob diese frühe Präferenz sich als natürliche Sensitivität für Gesichter verstehen lässt oder ob Gesichter besonders viele Merkmale von Objekten aufweisen, die für Säuglinge attraktiv sind (z. B. starke Symmetrie, deutliche Hell-Dunkel-Kontraste usw.).

Es wurde ebenfalls nachgewiesen, dass Kleinkinder konturenreiche Muster länger als konturenarme betrachten. Zum Beispiel bevorzugen sie ein schwarz-weißes Streifenmuster gegenüber einer homogenen grauen Fläche auch dann, wenn die Gesamthelligkeit beider Reize gleich ist (Fantz et al. 1962).

Das große Interesse von Neugeborenen und Säuglingen an Streifenmustern könnte auch daher rühren, dass diese Muster, die durch Helligkeitskontrast und eine bestimmte Textur gekennzeichnet sind, Informationen enthalten, die Neugeborene nutzen, um Objekte zu identifizieren: Hell-Dunkel-Kontraste werden von den Säuglingen neben einigen anderen Informationen (z. B. Farbunterschiede, Texturen, Bewe-

gung) frühzeitig herangezogen, um die Begrenzungen von Objekten zu erkennen, also Objekte zu identifizieren.
Ferner erkennen Neugeborene bereits Farben. Mit zwei bis drei Monaten können sie sicher zwischen zwei Mustern unterscheiden, die bis auf die Farbe gleich sind. Mit drei bis vier Monaten können sie zwischen Rot, Blau, Gelb und Grün unterscheiden. Dabei bevorzugen auch sie schon, wie die meisten Erwachsenen, Rot und Blau gegenüber Grün und Gelb.

Komplexe visuelle Wahrnehmungsleistungen

Die Distanz- und Tiefenwahrnehmung ist eine der erstaunlichsten Leistungen unseres visuellen Systems, da wir mit ihrer Hilfe die Welt dreidimensional erkennen können, obwohl unsere Netzhaut die Umwelt zweidimensional abbildet. Eleanor Gibson und Richard Walk (1960) entwarfen ein klassisches Experiment zur Untersuchung der Tiefenwahrnehmung: die visuelle Klippe (visual cliff), die aus einer großen, nichtspiegelnden Glasplatte besteht, die sich etwa in Tischhöhe über dem Fußboden befindet (s. Abb. 2-38).
Auf der einen Hälfte der Platte liegt ein Tuch mit einem Schachbrettmuster direkt unter dem Glas, auf der anderen Hälfte liegt ein Tuch mit dem gleichen Muster auf dem Fußboden, also ca. 1 m tiefer. Kinder, die gerade krabbeln konnten, wurden an die Grenze zwischen dem „niedrigen" und dem „tiefen" Teil gesetzt und wurden von der Mutter am Ende des „tiefen" Teils gerufen, weigerten sich jedoch, zu ihr hinzukrabbeln. Bei Babys, die noch nicht krabbeln können, wurde die Tiefenwahrnehmung dadurch getestet, dass die Babys über die Glasplatte gehalten wurden und ihre Herzschlagfrequenz gemessen wurde (Campos et al. 1970). Hierbei zeigte sich, dass bei zwei Monate alten Babys die Herzrate über dem „tiefen" Teil sinkt, während sie bei neun Monate alten Babys ansteigt.

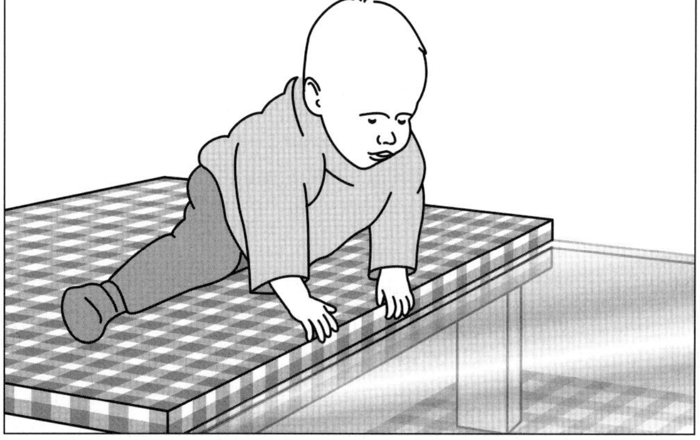

Abb. 2-38: Darstellung des klassischen Experimentes zur Tiefenwahrnehmung: die visuelle Klippe

Welche Hinweisreize auf Tiefe werden in der Entwicklung wann erworben?

- **Bewegungsinformationen** scheinen besonders in den ersten Monaten wichtig zu sein.
- **Binokulare Distanzinformationen** scheinen hingegen nicht so wichtig zu sein, da auch einseitig blinde Kinder Tiefe erkennen können (Walk u. Dodge 1962). Konvergenz (Ausrichtung der Augen auf ein fokussiertes Objekt) und Querdisparation (Verschmelzen mehrerer Abbilder auf der Netzhaut zu einem Bild) scheinen in Abhängigkeit von der Verbesserung der Sehschärfe ab dem 3. Monat verlässlich zu funktionieren. Bewegungsreize erfordern nicht das gleiche Maß an Sehschärfe, sodass Kinder deshalb schon früher Tiefen wahrnehmen können. Weitere Tests wurden mit der „Looming-Methode" gemacht. Hiermit sind Bewegungsreize gemeint, die von Objekten erzeugt werden, die sich auf uns zubewegen und deren Abbild sich auf der Netzhaut explosionsartig vergrößert. Schon im Alter von einem Monat reagieren Babys auf diese Reize mit Ausweichverhalten (Augenschließen, Weinen), und zwar nur, wenn sich das Objekt anscheinend auf einem wirklichen Kollisionskurs befindet. Da Frühgeborene dieses Verhalten erst später zeigen, scheint es sich hierbei um einen Reifungsprozess zu handeln.
- **Piktorale Hinweisreize:** Etwa ab sechs Monaten Lebenszeit benutzen Kinder auch statische Distanz-Hinweisreize, besonders solche, die wahrscheinlich eher erfahrungsbedingt sind und Informationen beinhalten, die auch monokular betrachtet in zweidimensionalen Bildern Aufschluss auf Dreidimensionalität geben können. Ab dem Alter von sieben Monaten scheint sich die Sensitivität für den Hinweisreiz der Verdeckung (Interposition) zu entwickeln, da Kinder dann nach dem vermeintlich vorderen Gegenstand greifen, der ein dahinter befindliches Objekt teilweise verdeckt. Den gleichen Effekt fand man für den Reiz der gewohnten Größe (familiar size).

Form- und Objektwahrnehmung

Säuglinge scheinen schon in der Lage zu sein, Figur und Hintergrund zu differenzieren und visuelle Informationen spontan so zu organisieren, dass Formen als größere Einheiten wahrgenommen werden. Eine der bemerkenswertesten Illustrationen zur **Formwahrnehmung** ist das Phänomen der **subjektiven Konturen** (Begrenzungen einer Figur werden wahrgenommen, obwohl objektiv betrachtet keine Konturen dargestellt sind), das schon bei Kindern mit sieben Monaten experimentell nachgewiesen wurde. Ähnliches scheint für die Objektwahrnehmung zu gelten. So werden zwei Gegenstände als getrennt wahrgenommen, solange sie einen erkennbaren Abstand voneinander haben. Wenn sich zwei Gegenstände berühren, so werden sie auch dann als ein einziger angesehen, wenn sie verschiedene Farben haben. Neben der räumlichen Trennung ist auch die Bewegung eine wichtige Informationsquelle. Sobald sich zwei Gegenstände relativ zueinander bewegen, werden sie als zwei Objekte angesehen, egal, ob sie sich berühren oder nicht. Die einzige Ausnahme scheint die Gesichtswahrnehmung zu sein. Schon fünf Monate alte Babys scheinen ein teilweise abgedecktes Gesicht als ein solches zu erkennen, somit schon ein Gesichtsschema zu haben.

Entwicklung der Gesichterwahrnehmung

Neugeborene bevorzugen Gesichter gegenüber anderen visuellen Reizen, erkennen früh das mütterliche Gesicht und andere bekannte Gesichter und imitieren Gesichtsausdrücke. Diese erstaunlichen Fähigkeiten des Säuglings führen dazu, dass schon früh in der Entwicklung eine Orientierung auf menschliche Gesichter erfolgt und somit der Input für die Reifung des kortikalen Schleifensystems maximiert wird. Dennoch sollte beachtet werden, dass diese frühen Wahrnehmungspräferenzen beim Säugling keine direkten Vorläufer des adulten Gesichterverarbeitungssystems darstellen, sondern dieses sich vermutlich sehr viel später in der Entwicklung ausbildet.

Während im Erwachsenenalter Gesichter holistisch verarbeitet werden, scheinen Kinder unter zehn Jahren Gesichter noch einzelheitlich auf der Basis fokaler Gesichtsmerkmale wahrzunehmen. Dies wurde durch Untersuchungen zum so genannten Gesichter-Inversionseffekt bestätigt. Beim Inversionseffekt wird untersucht, ob ein umgekehrter visueller Reiz genauso gut erkannt werden kann wie ein aufrechter Reiz. Der Inversionseffekt ist größer für Gesichter als für andere Objekte mit vergleichbarer Komplexität, d. h., Gesichter werden im „umgekehrten Zustand“ schlechter erkannt. Der Gesichter-Inversionseffekt ist kleiner bei Kindern unter acht Jahren als bei Kindern über zehn Jahren (Schwarzer 2000). Man vermutet, dass bei einzelheitlicher Verarbeitung die Orientierung des Reizes eine geringere Relevanz hat als bei ganzheitlicher Verarbeitung. Wenn z. B. Gesichter einzelheitlich verarbeitet werden, sollte die Wahrnehmung für Gesichter weniger durch die Inversion beeinflusst werden, da die gleichen Merkmale (Augen, Nase, Mund) sowohl im aufrechten als auch im umgedrehten Stimulus enthalten sind. Hingegen ist die ganzheitliche Verarbeitung der Gestalt von konfiguralen Informationen abhängig und somit durch die Inversion stärker beeinträchtigt. Für die konfigurale Verarbeitung von Reizen scheinen drei Entwicklungsschritte notwendig zu sein:

- Entwicklung der Sensitivität für **First-Order-Beziehungen**, d. h., es muss erkannt werden, dass ein Gesicht dann ein Gesicht ist, wenn eine Nase sich unter zwei Augen und über einem Mund befindet
- Entwicklung der **holistischen Verarbeitung**, die diese Merkmale zu einer Gestalt verschmilzt
- Entwicklung der Sensitivität für **Second-Order-Beziehungen**, wie z. B. Wahrnehmung von Distanzen, die einzelne Gesichtsmerkmale voneinander trennen

EEG-Untersuchungen haben gezeigt, dass bei Erwachsenen die über dem okzipito-temporalen Kortex abgeleitete N170 mit der Klassifikation eines Reizes als Gesicht assoziiert ist (Bentin et al. 1996). In einer Studie mit Kindern im Alter von 4 bis 15 Jahren konnte gezeigt werden, dass sich die Entwicklung der N170 auf Gesichterreize bis ins Jugendalter fortsetzt (Taylor et al. 2001). Im Unterschied dazu zeigten jüngere Kinder eine kürzere Latenz und größere Amplitude der N170, wenn nur Augen präsentiert wurden. Ein adultes Niveau der N170-Reaktion auf konfigurale Gesichterreize wurde im Alter von 11 Jahren erreicht. Dies spricht dafür, dass die konfigurale Wahrnehmung früher ausreift als die ganzheitliche Verarbeitung. Bei Erwachsenen wurde gezeigt, dass während der Betrachtung von menschlichen Gesichtern der Gyrus fusiformis aktiviert wird (z. B. Kanwisher et al. 1997). Aylward et al. (2005) untersuchten im Rahmen einer fMRT-Untersuchung, wie sich die neuronale Aktivität während der Gesichterwahrnehmung bei jüngeren und älteren Kindern entwickelt. Sie fanden, dass der rechte Gyrus fusiformis stärker bei den älteren Kindern aktiviert wurde und die Aktivierung des Gyrus fusiformis sowohl mit dem Alter als auch mit einem Maß für die konfigurale Gesichterverarbeitung korrelierte.

2.4.4 Entwicklung der Aufmerksamkeit

Aufmerksamkeitsleistungen sind eine wichtige Voraussetzung für die Bewältigung täglicher Anforderungen. Überall dort, wo wir es nicht mit hoch überlernten Routinehandlungen zu tun haben, sind eine Aufmerksamkeitszuwendung und eine kontinuierliche Kontrolle unseres Handelns erforderlich. Aufmerksamkeitsfunktionen stellen keine allein stehende Leistung dar, sondern sind an vielfältigen Prozessen der Wahrnehmung, des Gedächtnisses, des Planens und Handelns, an der Sprachproduktion und -rezeption, an der Orientierung im Raum und an der Problemlösung beteiligt.

Insofern stellen Aufmerksamkeitsfunktionen Basisleistungen dar, die für nahezu jede praktische oder intellektuelle Tätigkeit erforderlich sind (James 1890).
Im Kindes- und Jugendalter sind intakte Aufmerksamkeitsleistungen eine wichtige Voraussetzung für die kognitive und sozial-emotionale Entwicklung. So konnte im Rahmen von Longitudinaluntersuchungen gezeigt werden, dass Korrelate von Aufmerksamkeitsprozessen im Kleinkindalter mit Temperaments- und Intelligenzmaßen assoziiert waren (s. Johnson 2000 für eine Übersicht). Vermutlich nimmt vor allem die Fähigkeit, die Aufmerksamkeit auf relevante Reize auszurichten, Einfluss darauf, was Kinder von der externen Umwelt beachten und was sie über solche Reize lernen.

Definitionen von Aufmerksamkeitsfunktionen

„Jeder weiß, was ‚Aufmerksamkeit' heißt; es ist das geistige Inbesitznehmen eines von scheinbar mehreren gleichzeitig möglichen Objekten oder Gedankengängen in klarer und lebensechter Form. Fokussierung, Konzentration und Bewusstheit sind wesentliche Merkmale der Aufmerksamkeit. Sie impliziert das Absehen von gewissen Dingen, um sich dadurch effektiv mit anderen befassen zu können." (James 1890, S. 416; Übs. d. A.)

Diese Definition verdeutlicht, dass es sich bei der Aufmerksamkeit trotz aller scheinbaren Eindeutigkeit um ein Konzept handelt, an dem viele verschiedene Prozesse beteiligt sind.
Nach dem von Posner und Petersen entwickelten Modell (Posner u. Petersen 1990) können vereinfachend drei wesentliche Aufmerksamkeitsfunktionen bzw. -netzwerke unterschieden werden. Diese Netzwerke sind für die Funktionen Aufmerksamkeitsaktivierung (Alerting), Aufmerksamkeitsausrichtung/-verschiebung (Orienting) und exekutive Aufmerksamkeitskontrolle (Konflikt) zuständig. Aufmerksamkeitsaktivierung wird im Rahmen dieses Modells definiert als die Fähigkeit, einen wachen Zustand anzustreben und aufrechtzuerhalten; unter Aufmerksamkeitsverschiebung wird die Fähigkeit zur Selektion sensorischer Informationen verstanden, und exekutive Kontrolle ist definiert als die Fähigkeit, einen Konflikt zwischen verschiedenen Reaktionen zu lösen.
Aufgrund tierexperimenteller bzw. humanpharmakologischer Untersuchungen werden die angeführten Aufmerksamkeitssysteme sowohl strukturell-anatomisch als auch funktionell mit bestimmten Hirnstrukturen bzw. Neurotransmittersystemen in Verbindung gebracht (s. Abb. 2-39).

Entwicklung der Aufmerksamkeitsfunktionen

Teilaspekte der Aufmerksamkeit sind bereits im Säuglingsalter vorhanden, wobei sich verschiedene Aufmerksamkeitsfunktionen während der Kindheit und Adoleszenz zeitlich unterschiedlich weiterentwickeln (van der Molen 2000).

	Alerting-Netzwerk	Orienting-Netzwerk	Exekutive Aufmerksamkeit
Funktionelle Neuroanatomie	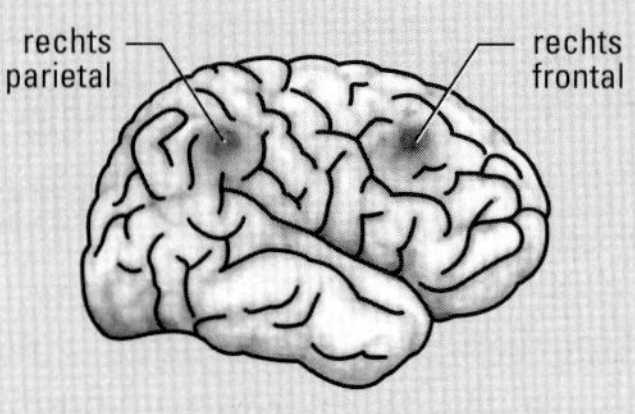 rechts frontal und parietal Locus coeruleus	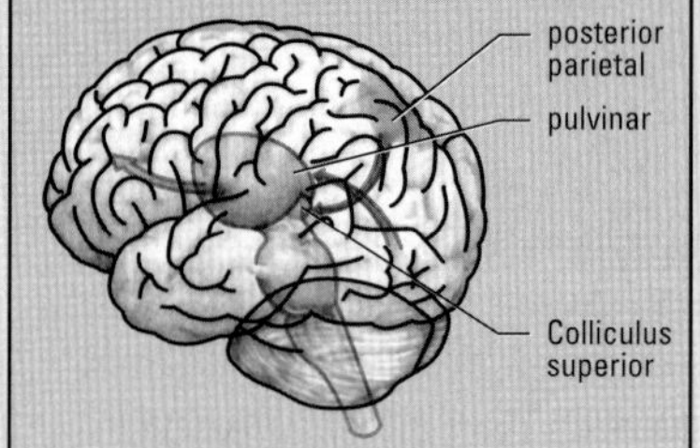 superior parietal, temporo-parietaler Übergangsbereich, frontales Augenfeld	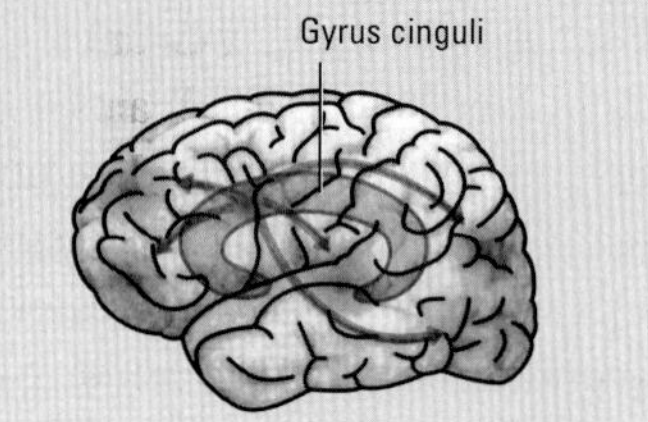 Ant. Cingulum lateral ventral präfrontal Basalganglien
Haupt-Neurotransmitter-System	Noradrenalin	Acetylcholin	Dopamin

Abb. 2-39: Aufmerksamkeitsmodell nach Posner und Petersen (1990)

Einfache Reaktionszeitparameter wie Reaktionslatenz und individuelle Schwankungen der Reaktionslatenz über die Versuchsdurchgänge hinweg werden als Indikatoren für Anstrengung und Wachheit (Sergeant et al. 1999; Posner u. Petersen 1990) angesehen und dem Aufmerksamkeitsintensitätsnetzwerk zugeordnet (Huang-Pollock u. Nigg 2003). Bis ins frühe Erwachsenenalter verringern sich Reaktionslatenz und Intrasubjektvariabilität der Reaktionszeit (Livesey u. Morgan 1991), was für eine stetige Weiterentwicklung der Aufmerksamkeitsaktivierung spricht. Heterogener stellen sich die Befunde zur phasischen Aufmerksamkeitsaktivierung (Alertness) dar. Die phasische Aufmerksamkeitsaktivierung ist ein Maß dafür, wie gut wir von einem Hinweisreiz, der vor dem Zielreiz dargeboten wird, profitieren können: Während einige Autoren kleinere Aufmerksamkeitsaktivierungs-Effekte (Alertness-Effekte) bei 5- bis 10-jährigen Kindern im Vergleich zu Erwachsenen berichten, finden andere abnehmende Effekte mit zunehmendem Alter (Ridderinkhof u. van der Molen 1997; Rueda et al. 2004). Bereits Vorschulkinder können aber in ihren Reaktionszeiten von zeitlich stabilen Warnhinweisen profitieren (Berger et al. 2000).

Offene oder verdeckte Orientierungsreaktionen zu visuellen oder akustischen Reizen finden sich bereits im Säuglingsalter (Lansink u. Richards 1997). Zum Ende des ersten und zu Beginn des zweiten Lebensjahrs scheint die Aufmerksamkeitsverschiebung zum Zweck der Selbstregulation eingesetzt werden zu können (Posner et al. 1997). Exekutives Überschreiben der automatischen Aufmerksamkeitsverschiebung ist mit 18 Monaten beobachtbar (Rothbart et al. 1994). Kinder im Alter von 6 Jahren reagieren schneller, wenn einem Zielreiz ein aussagefähiger, also valider räumlicher Hinweisreiz vorausgeht, und zeigen somit den Nutzen einer räumlichen Aufmerksamkeitsverschiebung (Brodeur u. Boden 2000). Die so genannte „Disengage-Komponente" (Loslösen des Aufmerksamkeitsfokus von einem Stimulus) der Aufmerksamkeitsverschiebung scheint sich hingegen später, im Laufe der Grundschulzeit bis zur Pubertät, weiterzuentwickeln (ebd.; Wainwright u. Bryson 2002). Jüngere Kinder werden in ihrer Leistung also mehr von einem räumlich falschen (invaliden) Hinweisreiz beeinträchtigt. Entsprechend können ältere Kinder besser als jüngere mit uneindeutigen Hinweisreizen umgehen und mehr Assoziationen zwischen Hinweisreiz und Zielstimulus lernen (Clohessy et al. 2001; Thomas u. Nelson 2001).

Bezüglich der kontrollierenden Aufmerksamkeitskomponente konnte gezeigt werden, dass Kinder bereits zwischen dem zweiten und vierten Lebensjahr basale Mechanismen für die Konfliktlösung aufweisen (Gerardi-Caulton 2000), die sich im Verlauf der Kindheit weiter verbessern (Gerstadt et al. 1994). Im Alter von zehn Jahren konnten ähnlich gute Leistungen wie bei Erwachsenen bei einer Aufgabe erzielt werden, bei der die Richtung eines Zielreizes, der von anders ausgerichteten Ablenkreizen umgeben war, angegeben werden musste („Flanker-Aufgabe", Ridderinkhof u. van der Molen 1997). Junge Kinder waren bei dieser Aufgabe schlechter als 10-Jährige und Erwachsene (Rueda et al. 2004). Die Go/No-Go-Aufgabe beinhaltet die Inhibition einer Antwort auf einen Nicht-Zielreiz, während auf den Zielreiz reagiert werden soll. Dadurch, dass der Zielreiz deutlich häufiger präsentiert wird, wird die Reaktionsinhibition auf den Nicht-Zielreiz erschwert. Hier sind sowohl im Vorschulalter als auch im Alter zwischen 6 und 13 Jahren Veränderungen sowohl auf der Verhaltensebene als auch auf neuronaler Ebene nachweisbar (Livesey u. Morgan 1991; Casey et al. 1997). Auch bei der Stopp-Signal-Aufgabe folgt in der Mehrzahl der Durchgänge dem Go-Signal ein Zielreiz. In etwa einem Drittel der Durchgänge wird innerhalb eines variablen Intervalls nach Erscheinen des Zielreizes ein Stopp-Signal präsentiert, woraufhin keine Reaktion erfolgen soll (Logan et al. 1997). Die Stopp-Signal-Aufgabe misst die Fähigkeit, eine bereits initiierte Reaktion zu unterdrücken. Entwicklungsstudien haben zum einen den altersabhängigen Verlauf der Reaktionszeit in den Go-Durchgängen und zum anderen der Inhibitionsleistung untersucht. Die Go-Reaktionsgeschwindigkeit und die Stopp-Signal-Reaktionszeit scheinen unterschiedliche Entwicklungsverläufe zu zeigen, wobei die Inhibitionsleistung einer weniger ausgeprägten, aber länger andauernden Verbesserung zu unterliegen scheint (Band et al. 2000; Bedard et al. 2002; Nigg 2000). Im Vorschulalter bzw. im Alter von 6 bis 8 und 9 bis 12 Jahren scheint es aber zu einer deutlichen Verbesserung der Inhibitionsleistung zu kommen (Carver et al. 2001; Williams et al. 1999). Diese relativ „späte" Entwicklung von exekutiven Aufmerksamkeitskomponenten wird mit den langen, bis in die Pubertät andauernden Reifungsprozessen im präfrontalen Kortex assoziiert (Diamond et al. 2002).

2.4.5 Exkurs: Entwicklung der Joint-Attention-Fähigkeit

Unter „Joint Attention" versteht man die Fähigkeit des gemeinsamen Ausrichtens der Aufmerksamkeit von einer Bezugsperson und einem Kind auf ein Objekt. Durch diese Erweiterung der Interaktion zur triangulären Aufmerksamkeit ist es dem Kind nun möglich, seine Umwelt sehr viel gezielter und unter „Anleitung" kennen zu lernen (s. Abb. 2-40). Die Interaktion erweitert sich. Diese Fähigkeit ist Voraussetzung für die Entwicklung von grundlegenden sozial-kognitiven Fähigkeiten.

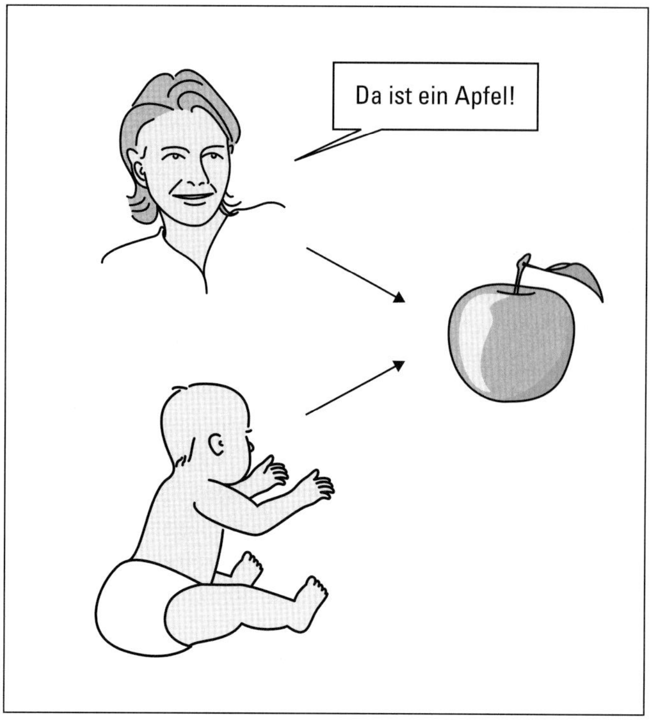

Abb. 2-40: Erweiterte Interaktion zur triangulären Aufmerksamkeit

Zwischen neun und zwölf Monaten bilden sich erste Verhaltensweisen aus, die für die Joint-Attention-Fähigkeit von entscheidender Bedeutung sind. Dazu zählen:

- soziale Bezüge herstellen („social referencing“)
- Folgen der Blickrichtungen anderer Menschen
- Folgen der Zeige-Gesten anderer Menschen
- Nachahmen von Handlungen, die andere Personen mit Objekten durchführen
- Zeigen auf Objekte, die begehrt werden
- Zeigen, um die Aufmerksamkeit auf Objekte oder Aktivitäten zu lenken
- Hochhalten von Objekten, um sie anderen zu zeigen

Dies zeigt, dass Kinder in diesem Alter verstehen, dass andere Menschen – wie auch sie selbst – absichtvolle Handlungen ausführen und dass sie deren Handeln und Verhalten gegenüber Objekten verfolgen, dirigieren und teilen können. Der Erwerb von kulturellen Fähigkeiten und Konventionen beruht entscheidend auf diesem Verstehen, das auch und insbesondere die linguistischen Fähigkeiten mit einbezieht.

Die Entwicklung der zugrunde liegenden neuronalen Netzwerke verschiedener Aufmerksamkeitsleistungen wurde mittlerweile auch im Rahmen von mehreren funktionellen Bildgebungsstudien untersucht. Die Tabelle 2-11 gibt einen Überblick über publizierte fMRT-Studien, die durch den Vergleich von Schulkindern und erwachsenen Probanden untersucht haben, wie sich die Spezialisierung des Gehirns für verschiedene Aspekte der Aufmerksamkeit altersabhängig verändert.

Obwohl die Ergebnisse im Detail z. T. noch widersprüchlich sind, kann zusammenfassend festgehalten werden, dass Kinder im Vergleich zu Erwachsenen ein größeres, d. h. noch unreifes und diffuses Netzwerk zu aktivieren scheinen, und sich diese Unterschiede nicht nur in Aufgaben mit exekutiven Anforderungen abbilden lassen, sondern auch beispielsweise bei der visuell-räumlichen Aufmerksamkeitsverschiebung oder visuellen Suche. Während Erwachsene eine signifikant stärkere Aktivierung im rechten temporo-parietalen Übergangsbereich bei der visuell-räumlichen Aufmerksamkeitsverschiebung aufweisen, aktivieren Kinder signifikant stärker „atypische“ Areale, wie z. B. das Putamen, die Insula und den superioren frontalen Gyrus (Konrad et al. 2005). Insbesondere die Aktivität in Hirnarealen, die mit der Leistung korrelieren, scheint sich im Laufe der Entwicklung zu fokalisieren, hingegen scheint die Aktivität in Hirnregionen, die unabhängig von der Leistung in der entsprechenden Aufgabe ist, mit der Zeit abzunehmen (Casey et al. 2005).

Interessanterweise zeigt sich ein analoges Veränderungsmuster der Hirnaktivität im Rahmen von Trainingsstudien (z. B. im Bereich des motorischen Lernens) mit erwachsenen Probanden (Karni et al. 1995). Dies bedeutet, dass momentan noch nicht differenziert werden kann, ob solche kortikalen Veränderungsmuster stärker durch Reifungsprozesse oder durch Erfahrung und Lernprozesse beeinflusst werden.

Altersabhängige Veränderungen der Hirnaktivierungsmuster scheinen assoziiert zu sein mit Veränderungen in der funktionellen und strukturellen Konnektivität der betreffenden Hirnareale. Beispielsweise konnte in einer Diffusionstensor-MRT-Studie gezeigt werden, dass die Entwicklung der Arbeitsgedächtnisleistung positiv mit Veränderungen der präfrontalen-parietalen Konnektivität korreliert (Olesen et al. 2003). Mit einem ähnlichen Ansatz zeigten Liston et al. (2006), dass die Konnektivität sowohl in frontostriatalen als auch in posterioren Hirnarealen mit dem Alter zunahm, jedoch nur die fronto-striatale Konnektivität mit der Leistung in einer Go/No-Go-Aufgabe assoziiert war. Solche Dissoziationen sind entscheidend, um zwischen alters- und performanzabhängigen Korrelaten der Hirnreifung zu unterscheiden.

Tab. 2-11: fMRT-Studien zur Entwicklung von Aufmerksamkeitsfunktionen

Autoren	Aufgabe	Alter der Probanden	Ergebnisse
Adleman et al. (2002)	Stroop-Paradigma	Kinder im Alter von 7–11 Jahren (n = 8) Jugendliche im Alter von 12–16 Jahren (n = 11) junge Erwachsene von 18–22 Jahren (n = 11)	Verhaltensdaten: Das Alter der Probanden erklärte zwar einen signifikanten Anteil der Varianz in den verschiedenen Stroop-Bedingungen, war jedoch nicht signifikant mit dem Interferenzeffekt korreliert. fMRT-Daten: Junge Erwachsene aktivierten signifikant stärker den linken frontalen Gyrus als Jugendliche, und das anteriore Cingulum, links parietale und parieto-okzipitale Areale als Kinder. Sowohl Jugendliche als auch Erwachsene zeigten mehr parietale Aktivierung als Kinder, wohingegen Jugendliche und Erwachsene sich untereinander nicht in parietaler Aktivierung unterschieden.
Booth et al. (2003; 2004)	Go/No-Go-Aufgabe und visuelle Suchaufgabe	Kinder im Alter von 9–12 Jahren (n = 12) junge Erwachsene im Alter von 20–30 Jahren (n = 12)	Verhaltensdaten: Kinder zeigten mehr impulsive Reaktionen im Go/No-Go-Task, langsamere Reaktionszeiten und mehr Fehler in der visuellen Suchaufgabe als Erwachsene. fMRT-Daten: Es zeigten sich kleine Gruppenunterschiede in der visuellen Suchaufgabe mit stärkeren Aktivierungen des anterioren Cingulums und des Thalamus bei Kindern im Vergleich zu Erwachsenen. Im Unterschied dazu fanden sich große Gruppenunterschiede im Go/No-Go-Task, in dem Kinder eine stärkere Aktivierung des fronto-striatalen Netzwerkes aufwiesen. Zusätzlich akivierten Kinder in dieser Aufgabe mehr das posteriore Cingulum, den Thalamus, den Hippocampus und die Amygdala.
Bunge et al. (2002)	Kombination aus Go/No-Go-Aufgabe und Flanker-Task	Kinder im Alter von 8–12 Jahren (n = 12) Erwachsene: M = 24 (n = 12)	Verhaltensdaten: Kinder waren anfälliger für Interferenz im Flanker-Task und zeigten mehr impulsive Reaktionen im Go/No-Go-Task. fMRT-Daten: Effektive Interferenzunterdrückung in der Flanker-Aufgabe war bei Kindern mit präfrontaler Aktivierung in der anderen Hemisphäre (L) als bei Erwachsenen (R) assoziiert. Im Go/No-Go-Task zeigten Kinder eine stärkere Aktivierung von posterioren, aber nicht von präfrontalen Regionen als Erwachsene. Kinder aktivierten nicht den rechten ventralen präfrontalen Kortex, der bei Erwachsenen für beide Formen der Inhibition rekrutiert wurden.
Casey et al. (2004)	Switch-Aufgabe: einfache visuelle Wahlreaktionszeitaufgabe	Kinder im Alter von 7– 11 Jahren (n = 7) Erwachsene im Alter von 18–23 Jahren (n = 7)	Verhaltensdaten: Kinder zeigten signifikant langsamere Reaktionszeiten und machten mehr Fehler als Erwachsene. fMRT-Daten: Sowohl Kinder als auch Erwachsene zeigten eine robuste bilaterale Aktivierung des Nucleus caudatus während des Aufmerksamkeitswechsels von Farb- und Formdiskrimination. Erwachsene aktivierten stärker den präfrontalen und parietalen Kortex. Weder die Reaktionszeiten noch die Aktivierung des Nucleus caudatus waren mit dem Alter korreliert, d. h., dass die subkortikale Verarbeitung salienter Stimuluseigenschaften (wie Farbe und Form) bereits früh entwickelt zu sein scheint.

Tab. 2-11: fMRT-Studien zur Entwicklung von Aufmerksamkeitsfunktionen (Fortsetzung)

Autoren	Aufgabe	Alter der Probanden	Ergebnisse
Casey et al. (2002)	Inkompatibilitäts-aufgabe	Kinder im Alter von 7–11 Jahren (n = 8) junge Erwachsene im Alter von 22–30 Jahren (n = 8)	Verhaltensdaten: Sowohl Kinder als auch Erwachsene zeigten eine schlechtere Leistung bei inkompatiblen Reaktionen im Vergleich zu kompatiblen Reaktionen, aber Kinder machten signifikant mehr Fehler als Erwachsene. fMRT-Daten: Kinder zeigten eine größere (nach ventral gelagerte) Ausdehnung der neuronalen Aktivität in striatalen, pallidalen, hippocampalen und parahippocampalen Arealen als Erwachsene.
Durston et al. (2002)	Go/No-Go-Paradigma mit parametrischer Schwierigkeits-manipulation	Kinder im Alter von 6–10 Jahren (n = 10) Erwachsene: M = 28 (n = 10)	Verhaltensdaten: Sowohl Kinder als auch Erwachsene zeigten eine Zunahme des Interferenzeffektes in Abhängigkeit von der Anzahl der vorangegangenen No-Go-Trials. fMRT-Daten: Erfolgreiche Reaktionsunterdrückung war assoziiert mit einer stärkeren Aktivierung in präfrontalen und parietalen Arealen bei Kindern im Vergleich zu Erwachsenen. Während bei Erwachsenen die Aktivierung des ventralen präfrontalen Kortex mit steigender Anzahl vorangegangener No-Go-Trials zunahm, war die maximale Aktivität bei Kindern schon bei einem No-Go-Trial erreicht.
Klingberg et al. (2002)	visuell-räumliche Arbeitsgedächtnis-aufgabe	Kinder und Jugendliche im Alter von 9–18 Jahren (n = 13)	Verhaltensdaten: Reaktionszeiten, nicht Fehler korrelierten tendenziell negativ mit dem Alter der Probanden. fMRT-Daten: Ältere Kinder zeigen eine stärkere Aktivierung im superioren frontalen und intraparietalen Kortex als jüngere Kinder. Arbeitsgedächtnisleistung war korreliert mit der Aktivierung in diesen Arealen.
Konrad et al. (2005)	Attention Network Task	Kinder im Alter von 8–12 Jahren (n = 16) junge Erwachsene (n = 16)	Verhaltensdaten: Kinder zeigten einen numerisch kleineren Alerting-Effekt und einen signifikant größeren Invaliditätseffekt (Re-Orienting) und Interferenzeffekt (exekutive Aufmerksamkeit). fMRT-Daten: Kinder zeigten eine signifikant reduzierte Aktivierung in A-priori-definierten Hirnarealen im rechten frontalen Kortex und im Hirnstamm während des Alertings, im rechten temporo-parietalen Übergangsbereich während der Re-Orientierung von Aufmerksamkeit und im dorsolateralen präfrontalen Kortex während exekutiver Aufmerksamkeit. Zusätzlich zeigten Kinder mehr unspezifische Aktivierungen außerhalb der A-priori-definierten Hirnareale. Funktionelle Gruppenunterschiede überlappten mit strukturellen Unterschieden im Volumen der grauen Substanz in den frontopolaren Gebieten.

Tab. 2-11: fMRT-Studien zur Entwicklung von Aufmerksamkeitsfunktionen (Fortsetzung)

Autoren	Aufgabe	Alter der Probanden	Ergebnisse
Luna et al. (2001)	Anti-Sakkaden-aufgabe	Probanden im Alter von 8–30 Jahren (n = 36)	Verhaltensdaten: Fähigkeit, präpotente Sakkaden zu unterdrücken entwickelt sich graduell während der Kindheit und Adoleszenz. fMRT-Daten: Neuronale Aktivität in frontalen, parietalen, striatalen und thalamischen Arealen nimmt mit dem Alter zu. Die Aktivierung des präfrontalen Kortex war bei Jugendlichen stärker als bei Erwachsenen. Erwachsene wiesen eine stärkere zerebelläre Aktivierung auf. Die Ergebnisse sprechen für eine weniger effiziente Top-down-Modulation von reflexiven Reaktionen bis ins Jugendalter und lang anhaltende Reifungsprozesse in einem weiten Netzwerk.

Literatur

Adleman NE, Menon V, Blasey CM, White CD, Warsofsky IS, Glover GH, Reiss AL (2002). A developmental fMRI study of the Stroop color-word task. Neuroimage; 16(1): 61–75.

Aylward EH, Park JE, Field KM, Parsons AC, Richards TL, Cramer SC, Meltzoff AN (2005). Brain Activation during Face Perception: Evidence of a Developmental Change. J Cogn Neurosci; 17: 308–19.

Band GP, van der Molen MW, Overtoom CC, Verbaten MN (2000). The ability to activate and inhibit speeded responses: separate developmental trends. J Exp Child Psychol; 75: 263–90.

Bedard AC, Nichols S, Schachar R, Logan GD, Tannock R (2002). The development of selective inhibitory controls across the life span. Dev Neuropsychol; 21: 93–111.

Bentin S, Allison T, Puce A, Perez A, McCarthy G (1996). Electrophysiological studies of face perception in humans. J Cogn Neurosci; 8: 551–65.

Berger A, Jones L, Rothbart MK, Posner MI (2000). Computerized games to study the development of attention in childhood. Behav Res Methods Instrum Comput; 32: 297–303.

Booth JR, Burman DD, Meyer JR, Trommer BL, Davenport ND, Parrish TB, Gitelman DR, Mesulam MM (2003). Neural development of selective attention and response inhibition. Neuroimage; 20: 737–51.

Booth JR, Burman DD, Meyer JR, Trommer BL, Davenport ND, Parrish TB, Gitelman DR, Mesulam MM (2004). Brain-behavior correlation in children depends on the neurocognitive network. Hum Brain Mapp; 23: 99–108.

Bradley A, Freeman RD (1982). Contrast sensitivity in children. Vision Res; 22: 953–9.

Brodeur DA, Boden C (2000). The effects of spatial uncertainty and cue predictability on visual orienting in children. Cog Dev; 15: 367–82.

Bunge SA, Dudukovic NM, Thomason ME, Vaidya CJ, Gabrieli JD (2002). Immature frontal lobe contributions to cognitive control in children: evidence from fMRI. Neuron; 33: 301–11.

Campos JJ, Langer A, Krowitz A (1970). Cardiac responses on the visual cliff in prelocomotor human infants. Science; 170(954): 196–7.

Carver AC, Livesey DJ, Charles M (2001). Age related changes in inhibitory control as measured by stop signal task performance. Int J Neurosci; 107: 43–61.

Casey BJ, Trainor R, Orendi JL, Schubert A, Nystrom LE, Gieed JN, Castellanos FX, Haxby JV, Noll DC, Cohen JD, Forman SD, Dahl RE, Rapoport JL (1997). A Developmental Functional MRI Study of Prefrontal Activation during Performance of a Go-No-Go-Task. J Cog Neurosci; 9: 835–47.

Casey BJ, Thomas KM, Davidson MC, Kunz K, Franzen PL (2002). Dissociating striatal and hippocampal function developmentally with a stimulus-response compatibility task. J Neurosci; 22(19): 8647–52.

Casey BJ, Davidson MC, Hara Y, Thomas KM, Martinez A, Galvan A, Halperin JM, Rodriguez-Aranda CE, Tottenham N (2004). Early development of subcortical regions involved in non-cued attention switching. Dev Sci; 7: 534–42.

Casey BJ, Tottenham N, Liston C, Durston S (2005). Imaging the developing brain: what have we learned about cognitive development? Trends Cogn Sci; 9: 104–10.

Clifton RK, Morongiello B, Dowd J (1984). A developmental look at an auditory illusion: The precedence effect. Dev Psychobiol; 17: 519–36.

Clohessy AB, Posner MI, Rothbart MK (2001). Development of the functional visual field. Acta Psychol; 106: 51–68.

Conel JL (1939). Postnatal Development of the Human Cerebral Cortex: The Cortex of the Newborn. Vol. 1. Cambridge, MA: Harvard University Press.

Conel JL (1951). Postnatal Development of the Human Cerebral Cortex: The Cortex of the Six-Month Infant. Vol. 4. Cambridge, MA: Harvard University Press.

Conel JL (1967). Postnatal Development of the Human Cerebral Cortex: The Cortex of the Seventy-two-Month Infant. Vol. 8. Cambridge, MA: Harvard University Press.

DeCasper A, Spence MJ (1986). Prenatal maternal speech influences newborns' perception of speech sounds. Infant Behav; 9: 133–50.

Diamond A, Kirkham N, Amso D (2002). Conditions under which young children can hold two rules in mind and inhibit a prepotent response. Dev Psychol; 38: 352–62.

Durston S, Thomas KM, Yang Y, Ulug AM, Zimmerman RD, Casey BJ (2002). A neural basis for the development of inhibitory control. Dev Sci; 5: F9–F16.

Fantz RJ, Ordy J, Udelf M (1962). Maturation of pattern vision in infants during the first six months. J Comp Physiol Psychol; 55: 907–17.

Gerardi-Caulton G (2000). Sensitivity to spatial conflict and the development of self regulation in children 24-36 months of age. Dev Sci; 3: 397–404.

Gerstadt CL, Hong YJ, Diamond A (1994). The relationship between cognition and action: performance of children $3^1/_2$-7 years old on a Stroop-like day-night test. Cognition; 53: 129–53.

Gibson E, Walk R (1960). The visual cliff. Scientific American; 202: 64–71.

Giedd JN, Castellanos FX, Rajapakse JC, Vaituzis AC, Rapoport JL (1997). Sexual dimorphism of the developing human brain. Prog Neuropsychopharmacol Biol Psychiatry; 21: 1185–201.
Giedd JN, Blumenthal J, Jeffries NO, Castellanos FX, Liu H, Zijdenbos A, Paus T, Evans AC, Rapoport JL (1999a). Brain development during childhood and adolescence: a longitudinal MRI study. Nat Neurosci; 2: 861–3.
Giedd JN, Blumenthal J, Jeffries NO, Rajapakse JC, Vaituzis AC, Liu H, Berry YC, Tobin M, Nelson J, Castellanos FX (1999b). Development of the human corpus callosum during childhood and adolescence: a longitudinal MRI study. Prog Neuropsychopharmacol Biol Psychiatry; 23: 571–88.
Hickey TL (1977). Postnatal development of the human lateral geniculate nucleus: Relationship to a critical period for the visual system. Science; 198: 836–8.
Huang-Pollock CL, Nigg JT (2003). Searching for the attention deficit in attention deficit hyperactivity disorder: the case of visuospatial orienting. Clin Psychol Rev; 23: 801–30.
Huttenlocher PR, Dabholkar AS (1997). Regional differences in synaptogenesis in human cerebral cortex. J Comp Neurol; 387(2): 167–78.
Jacobson M (1991). Developmental Neurobiology. New York: Plenum.
James W (1890). Principles of Psychology. New York: Holt.
Johnson MH (2000). Developing an attentive brain. In: Parasuraman R (ed). The Attentive Brain. Boston: MIT Press; 427–44.
Jusczyk PW, Hohne EA (1997). Infants' memory for spoken words. Science; 277: 1984–6.
Kanwisher N, McDermott J, Chun MM (1997). The fusiform face area: a module in human extrastriate cortex specialized for face perception. J Neurosci; 17: 4302–11.
Karni A, Meyer G, Jezzard P, Adams MM, Turner R, Ungerleider LG (1995). Functional MRI evidence for adult motor cortex plasticity during motor skill learning. Nature; 377: 155–8.
Klingberg T, Forssberg H, Westerberg H (2002). Increased brain activity in frontal and parietal cortex underlies the development of visuospatial working memory capacity during childhood. J Cogn Neurosci; 14 (1): 1–10.
Konrad K, Neufang S, Thiel CM, Specht K, Hanisch C, Fan J, Herpertz-Dahlmann B, Fink GR (2005). An fMRI study on the development of attentional networks. NeuroImage 28; 429–39.
Lan LM, Yamashita Y, Tang Y, Sugahara T, Takahashi M, Ohba T, Okamura H (2000). Normal fetal brain development: MR imaging with a half-Fourier rapid acquisition with relaxation enhancement sequence. Radiology; 215: 205–10.
Lansink JM, Richards JE (1997). Heart rate and behavioural measures of attention in six-, nine-, and twelve-month-old infants during object exploration. Child Dev; 68: 610–20.
Liston C, Watts R, Tottenham N, Davidson MC, Niogi S, Ulug AM, Casey BJ (2006). Frontostriatal microstructure modulates efficient recruitment of cognitive control. Cereb Cortex; 16(4): 553–60.
Livesey DJ, Morgan GA (1991). The development of response inhibition in 4- and 5- year-old children. Austr J Psychol; 43: 133–7.
Logan GD, Schachar RJ, Tannock R (1997). Impulsivity and inhibitory control. Psychol Sci; 8: 60–4.
Luna B, Sweeney JA (2001). Studies of brain and cognitive maturation through childhood and adolescence: a strategy for testing neurodevelopmental hypotheses. Schizophr Bull; 27: 443–55.
Luna B, Thulborn KR, Munoz DP, Merriam EP, Garver KE, Minshew NJ, Keshavan MS, Genovese CR, Eddy WF, Sweeney JA (2001). Maturation of widely distributed brain function subserves cognitive development. Neuroimage; 13(5): 786–93.
Maurer D, Lewis TL (2001). Visual acuity and spatial contrast sensitivity: normal development and underlying mechanisms. In: Nelson CA, Luciana M (eds). Handbook of Developmental Cognitive Neuroscience. Boston: MIT Press; 237–52.
Moon C, Cooper RP, Fifer WP (1993). Two-day-old infants prefer their native language. Infant Behav; 16: 495–500.
Movshon JA, Kiorpes L (1993). Biological limits of visual development in primates. Early Visual Development: Normal and Abnormal. Oxford: Oxford University Press; 296–304.
Muir D, Field T (1979). Newborn infants orient to sounds. Child Dev; 50: 4311–36.
Nigg JT (2000). On inhibition/disinhibition in developmental psychopathology: Views for cognitive and personality psychology and a working inhibition taxonomy. Psychol Bull; 126: 220–46.
Olesen PJ, Nagy Z, Westerberg H, Klingberg T (2003). Combined analysis of DTI and fMRI data reveals a joint maturation of white and grey matter in a fronto-parietal network. Brain Res Cogn Brain Res; 18: 48–57.
Posner MI, Petersen SE (1990). The attention system of the human brain. Ann Rev Neurosci; 13: 25–42.
Posner MI, Rothbart MK, Thomas-Trapp L (1997). Functions of orienting in early infancy. In: Lan PJ, Simons RF, Balaban MT (eds). Attention an orienting: Sensory and motivational processes. Mahwah, NJ: Erlbaum; 327–45.
Rabinowicz T (1986). The differentiated maturation of the cerebral cortex. In: Falkner F, Tanner JM (eds). Human Growth. New York: Plenum; 385–410.
Reiss AL, Abrams MT, Singer HS, Ross JL, Denckla MB (1996). Brain development, gender and IQ in children. A volumetric imaging study. Brain; 119(Pt 5): 1763–74.
Ridderinkhof KR, van der Molen MW (1997). Mental resources, processing speed, and inhibitory control: a developmental perspective. Biol Psychol; 45: 241–61.
Rothbart MK, Posner MI, Rosicky J (1994). Orienting in normal pathological development. Dev Psychopathol; 6: 638–52.
Rueda MR, Fan J, McCandliss BD, Halparin JD, Gruber DB, Lercari LP, Posner MI (2004). Development of attention networks in childhood. Neuropsychologia; 42: 1029–40.
Saunders JC, Doan DE, Cohen YE (1993). The contribution of middle-ear sound conduction to auditory development. J Comp Biochem Physiol; 106: 7–13.
Schwarzer G (2000). Development of face processing: The effect of face inversion. Child Development; 71: 391–401.
Sergeant JA, Oosterlaan J, Van der Meere JJ (1999). Information processing and energetic factors in attention-deficit/hyperactivity disorder. In: Quay HC, Hogan AE (eds). Handbook of Disruptive Behaviour Disorders. New York: Kluwer/Plenum; 75–104.
Taylor MJ, Itier RJ, Allison T, Edmonds GE (2001). Direction of gaze effects on early face processing: eyes-only versus full faces. Brain Res Cogn Brain Res;10(3): 333–40.
Thomas KM, Nelson CA (2001). Serial reaction time learning in preschool- and school-age children. J Exp Child Psychol; 79: 364–87.
Thompson PM, Giedd JN, Woods RP, MacDonald D, Evans AC, Toga AW (2000). Growth patterns in the developing brain detected by using continuum mechanical tensor maps. Nature; 404: 190–3.
Van der Molen MW (2000). Developmental changes in inhibitory processing: Evidence from psychophysiological measures. Biol Psychol; 54: 207–39.
Wainwright A, Bryson SE (2002). The development of exogenous orienting: mechanisms of control. J Exp Child Psychol; 82: 141–55.
Walk RD, Dodge HS (1962). Visual Depth Perception of a 10-Month-Old Monocular Human Infant. Science; 137: 529–30.
Wang Z, Chen J, Qin Z, Zhang J (1998). The research of myelinization of normal fetal brain with magnetic resonance imaging. Chin Med J; 111: 71–4.
Williams BR, Ponesse JS, Schachar RJ, Logan GD, Tannock R (1999). Development of inhibitory control across the life span. Dev Psychol; 35: 205–13.
Yakovlev PI, Lecours A (1967). The myelogenetic cycles of regional maturation in the brain. In: Minkowski A (ed). Regional Development of the Brain in Early Life. Oxford: Blackwell; 3–65.

2.5 Gedächtnisentwicklung

W. Schneider

Inhalt

2.5.1 Einleitung

Wissenschaftliche Untersuchungen zur Entwicklung des Gedächtnisses haben in der Psychologie eine lange Tradition. Schon seit etwa 120 Jahren beschäftigt man sich damit, Altersunterschiede im sprachgebundenen und nichtsprachlichen Gedächtnis aufzuklären (ein Überblick über die Geschichte des Forschungsbereichs findet sich bei Schneider 2000b). Die neuere Forschung ist dadurch gekennzeichnet, dass Entwicklungsvorgänge über die gesamte Lebensspanne untersucht werden, wobei insbesondere im Bereich der Säuglings- und Kleinkindforschung bedeutsame Fortschritte zu verzeichnen sind. Bevor auf die wesentlichen empirischen Befunde näher eingegangen wird, sollen zunächst die wichtigsten Modellvorstellungen kurz skizziert werden, wie sie heute weitgehend akzeptiert sind und auch die entwicklungspsychologische Forschung in diesem Bereich leiten.

2.5.2 Modellvorstellungen zum Gedächtnis

Zeitabhängige Gedächtnisklassifikation

Seit der klassischen Arbeit von Atkinson und Shiffrin (1968) wurden Gedächtnisfunktionen in unterschiedlichen Zeiteinheiten untersucht. Die typische „Mehrspeicher"-Konzeption des Gedächtnisses unterscheidet das **Ultrakurzzeitgedächtnis** (sensorisches Register) von dem **Kurz- und Langzeitgedächtnis**. Obwohl diesen Speicherkomponenten keine festen Zeiteinheiten zugeordnet werden können, nimmt man für das Ultrakurzzeitgedächtnis (UKZ) eine obere Grenze von etwa 200 bis 300 Millisekunden an, während die Zeitgrenze für das Kurzzeitgedächtnis bei etwa 30 Sekunden liegt. Bei wesentlich größeren Zeitintervallen zwischen der Einspeicherung (Enkodierung) von Information und ihrem Abruf wird angenommen, dass das Langzeitgedächtnis gefordert ist. Neuropsychologische Befunde weisen hier darauf hin, dass der zur Langzeitspeicherung führende Konsolidierungsprozess strukturelle Änderungen, insbesondere die Synthese

von Proteinen, impliziert (vgl. Markowitsch 1992), was mindestens einen Tag dauern dürfte.
Es wird davon ausgegangen, dass das UKZ über enorme Kapazität verfügt und die über verschiedene Sinneskanäle eingehende Information separat erfasst (etwa im „Echo"-Gedächtnis oder im „ikonischen" Gedächtnis). Eine Teilmenge davon wird selegiert, für die weitere Speicherung transformiert bzw. kodiert und in das Kurzzeitgedächtnis (KZG) weitergeleitet, das das Zentrum bewusster mentaler Tätigkeit darstellt. Die Kapazität des KZG wird im Unterschied zu der des UKZ als sehr begrenzt angenommen. In neuerer Zeit wird dieser ressourcenlimitierte Speicher auch als **Arbeitsgedächtnis** bezeichnet (vgl. Baddeley 1990), das neben einer sprachlichen Komponente eine visual-räumliche Untereinheit aufweist, die beide von einer „zentralen Exekutive" überwacht und gesteuert werden. Für das Langzeitgedächtnis (LZG) wird wiederum eine unbegrenzte Kapazität angenommen, wobei nach wie vor ungeklärt ist, ob Vergessensvorgänge indizieren, dass eine einmal dort gespeicherte Information zerstört werden kann oder ob sie lediglich anzeigen, dass die Abruf-„Spur" verloren ging.

Inhaltsabhängige Gedächtnisklassifikation

In der neueren allgemeinpsychologischen Literatur finden sich vermehrt Beschreibungen **inhaltsabhängiger Gedächtnisformen**, die insbesondere die Struktur des LZG betreffen (vgl. Markowitsch 1992). Die wichtigste Unterscheidung ist die zwischen dem bewussten Gedächtnis für Fakten und Ereignisse (**deklaratives Gedächtnis**) und verschiedenen Formen unbewusster Gedächtnisprozesse (**prozedurales Gedächtnis**). Innerhalb des deklarativen Gedächtnisses wird weiterhin zwischen dem semantischen Gedächtnis, das das „Weltwissen" einer Person enthält, und dem episodischen Gedächtnis unterschieden, das Informationen abspeichert, die sich auf eigene Erfahrungen beziehen. Beide Subkomponenten sind insofern deklarativ, als ihre Inhalte prinzipiell bewusst erinnert werden können. Demgegenüber enthält das prozedurale Gedächtnis unbewusste Inhalte (z. B. Gedächtnis für motorische Fertigkeiten) und wird daher auch „implizites Gedächtnis" genannt. Neuropsychologische und psychobiologische Untersuchungen zur Lokation des deklarativen und prozeduralen Gedächtnisses haben gezeigt, dass der Hippocampus und benachbarte Hirnregionen in Interaktion mit dem Neokortex für das deklarative LZG relevant sind. Für die eher heterogene Ansammlung prozeduraler Gedächtnisfähigkeiten spielt der Hippocampus dagegen kaum eine Rolle. Sie fungieren weitgehend unabhängig von neokortikalen Systemen (vgl. Squire et al. 1993).

2.5.3 Entwicklung des Gedächtnisses im frühen Kindesalter

Gedächtnisfunktionen bei Säuglingen und Kleinkindern

Lange Zeit schien es unklar, ob Neugeborene über Gedächtnisfähigkeiten verfügen. Die Forschung der beiden letzten Jahrzehnte hat in Form des so genannten **Habituations-Paradigmas** einen methodischen Fortschritt erbracht, der diese Frage nun genauer beantworten lässt. Im Rahmen dieses Paradigmas werden Säuglinge wiederholt mit bestimmten Reizen (etwa Fotos) konfrontiert, wobei die Aufmerksamkeit nach einer bestimmten Wiederholungsrate abnimmt (Habituation). Die Tatsache, dass bei der Einführung neuer Reize die Aufmerksamkeit zunimmt (Dishabituation), wird als Indiz dafür gewertet, dass schon Neugeborene zwischen alten und neuen Informationen unterscheiden können und somit über ein Wiedererkennungsvermögen verfügen (vgl. Fagan 1984; Slater 1995). Die Gedächtnisfähigkeit von Säuglingen beschränkt sich jedoch nicht auf die eher basale Gedächtnisfunktion des Wiedererkennens. Untersuchungen von Rovee-Collier et al. (vgl. den Überblick bei Rovee-Collier u. Gerhardstein 1997) haben gezeigt, dass auch schon assoziatives Lernen möglich wird. In diesen Studien wurde ein Mobile über dem Bett des Säuglings aufgehängt und mit einem Band an seinem Fuß befestigt. Im Vergleich zu einer „Baseline"-Phase (ohne Mobile) strampelten die Säuglinge etwa doppelt so oft per Minute, wenn das Band an ihrem Knöchel befestigt war. Dies werteten die Autoren als Indiz dafür, dass die assoziative Beziehung zwischen der eigenen Bewegung und der des Mobiles gelernt worden war. Das Langzeitgedächtnis der nur wenige Monate alten Kinder für diese Assoziation war auch noch nach bis zu acht Tagen auslösbar, über längere Intervalle zwischen erster und zweiter Messung dagegen nicht.
Während diese Befunde darauf hindeuten, dass implizite Gedächtnisleistungen schon bei sehr jungen Kindern nachweisbar sind, gibt es weiterhin aber auch Belege dafür, dass Kleinkinder im Alter von wenigen Monaten schon über deklaratives, also bewusst-intentionales Gedächtnis verfügen.

In Studien zur **verzögerten Imitation** (deferred imitation) beobachteten Kleinkinder einen Experimentator dabei, wie er sich mit neuartigen Gegenständen beschäftigte und dabei merkwürdige Verhaltensweisen zeigte (vgl. Bauer et al. 2000; Meltzoff 1995). Einige Zeit später wurde den Kindern Gelegenheit dazu gegeben, sich selbst mit diesen Gegenständen zu beschäftigen. Im Vergleich zu einer Gruppe von Kontrollkindern gleichen Alters, die die Gegenstände vorher noch nicht gesehen hatten, führten die Kinder der Experimentalgruppe wesentlich häufiger solche Verhaltensweisen aus, die sie in der vorherigen Sitzung beim Versuchsleiter beobachtet hatten.

Dies wurde von den Autoren als Evidenz für Langzeitgedächtnis (Handlungsgedächtnis) gewertet. Die erwähnten Studien legen den Schluss nahe, dass das Gedächtnis für solche erlebten Episoden schon bei Kleinkindern im Alter von 9–12 Monaten über Zeiträume bis zu einem Jahr erhalten bleiben kann. Es scheint sich weiterhin um ein explizites, also deklaratives Gedächtnis zu handeln. Erwachsene hirngeschädigte Patienten, die über ein implizites Gedächtnis verfügten, deklarative Gedächtnisaufgaben jedoch nicht lösen konnten, versagten auch bei den oben beschriebenen verzögerten Imitationsaufgaben.
Kleinkinder verfügen weiterhin über ein schon gut entwickeltes **Lokationsgedächtnis**, also über die Fähigkeit, den Ort von vorher versteckten Objekten wiederzufinden.

DeLoache und Brown (1983) ließen Kinder im Alter von 1½–2 Jahren dabei zusehen, wie ein Spielzeug irgendwo im Haus versteckt wurde. Wenn die Suche mehrere Minuten bis einige Stunden später erfolgen durfte, fanden auch die jüngsten Kinder der Stichprobe das versteckte Spielzeug überzufällig häufig wieder.

Auch bei Studien zum Lokationsgedächtnis ließen sich insofern Hinweise auf explizite, deklarative Gedächtnisfunktionen finden, als die Kinder häufig strategieähnliche Aktivitäten zeigten und im Zeitintervall zwischen Versteck- und Suchphase ihre Spielhandlungen unterbrachen, um die Versteckposition zu fixieren. Insgesamt deuten die neueren Studien zum Gedächtnis bei sehr jungen Kindern darauf hin, dass sich bei Säuglingen und Kleinkindern unterschiedliche Kompetenzen identifizieren lassen. Die Fähigkeit zum Wiedererkennen ist schon bei der Geburt vorhanden und verbessert sich in den ersten Lebensmonaten beträchtlich. In der Folge lassen sich dann auch erste Reproduktionsleistungen beobachten, die zunächst ausschließlich dem prozeduralen (impliziten) Gedächtnissystem, dann aber auch dem deklarativen Gedächtnis zugerechnet werden können.

Gedächtnis im Vorschulalter

Obwohl schon in den ersten Arbeiten zur Gedächtnisentwicklung immer wieder auch Vorschulkinder einbezogen wurden, wissen wir im Grunde immer noch wenig über Gedächtnisveränderungen in diesem Altersbereich. Gründe dafür sind zum einen darin zu sehen, dass diese Kinder das Medium Sprache zwar schon erobert haben, jedoch noch einen begrenzten Wortschatz aufweisen und oftmals die Anweisungen der Versuchsleiter nicht hinreichend verstehen, was die Experimente sehr schwierig macht. Zum anderen ist aber auch nicht immer sicher, dass sie kooperieren wollen, auch wenn sie die Absicht des Experimentators erfassen. Was lässt sich nun als einigermaßen gesicherte Erkenntnis für diesen Altersbereich festhalten? Zunächst einmal fällt die Diskrepanz zwischen guten Rekognitions- und relativ schwachen Reproduktionsleistungen auf (vgl. Perlmutter 1984; Schneider u. Hasselhorn 1994). Die Schwierigkeit von Vorschulkindern bei freien Reproduktionsaufgaben scheint darin begründet, dass hier – im Unterschied zur Wiedererkennungsaufgabe – keine äußeren Gedächtnishilfen (retrieval cues) zur Verfügung stehen; Merkmale der Ausgangssituation müssen innerlich repräsentiert und auch wieder hervorgerufen werden können. Auch wenn schon 4-jährige Kinder bei freien Reproduktionsaufgaben intentionale Erinnerungsversuche machen, sind die Ergebnisse solcher Bemühungen meist bescheiden.
Sind allerdings äußere Gedächtnisstützen vorhanden, können Vorschulkinder mit erstaunlich guten Leistungen aufwarten. Dies zeigt sich etwa bei schwierigeren Varianten der oben beschriebenen Versteckaufgabe (vgl. Schneider u. Sodian 1988). So verstanden schon 4-Jährige sehr gut, dass man Personenbilder, die in Häusern mit semantisch assoziierten Gedächtnishilfen versteckt worden waren (etwa ein Polizist in einem mit einem Polizeiauto markierten Haus), wesentlich besser wieder finden kann als in Häusern, die nicht markiert waren.
Insgesamt lässt sich festhalten, dass in dieser Entwicklungsphase keine großen Unterschiede zwischen impliziten und expliziten Gedächtnisleistungen erkennbar sind. Es spielt im Hinblick auf die resultierende Gedächtnisleistung keine große Rolle, ob den Kindern eine explizite Memorieranweisung gegeben wird oder sie lediglich dazu aufgefordert werden, mit den Lernmaterialien zu spielen – die Resultate beider Bedingungen sind in etwa vergleichbar. Bei den 3- und 4-jährigen Kindern sind Fortschritte im expliziten Memorieren allerdings insofern erkennbar, als sich ihre Fähigkeit zum bewussten Erinnern erlebter Episoden verbessert, wenn sie sich auch insgesamt an deutlich weniger erinnern und wesentlich mehr Gedächtnisstützen benötigen als ältere Kindergarten- und Schulkinder (vgl. Fivush 1997).

2.5.4 Gedächtnisentwicklung im Kindes- und Jugendalter

Die Gedächtnisentwicklung bei Kindern und Jugendlichen zwischen fünf und 15 Jahren ist mit Abstand am besten erforscht. Wir gehen davon aus, dass sich in diesem Zeitraum unterschiedliche Gedächtnisfunktionen ausbilden und konsolidieren, wobei weitere Zuwächse in der späten Jugend- und Erwachsenenphase zwar nicht auszuschließen sind, in ihrem Umfang jedoch als vergleichsweise bescheiden eingestuft werden. Als einflussreiche „Motoren" der Gedächtnisentwicklung im Kindes- und Jugendalter werden Zuwächse in der Gedächtniskapazität, der Erwerb von Lern- und Gedächtnisstrategien sowie die Verbesserung des allgemeinen Gedächtniswissens (Meta-Gedächtnis) und des bereichsspezifischen Vorwissens gesehen (Schneider u. Pressley 1997).

Entwicklung der Gedächtniskapazität

Die Befundlage zu der Frage, ob sich die strukturelle Kapazität des Gedächtnisses in der Kindheit und im Jugendalter wesentlich verbessert, stellt sich als wenig konsistent dar. Es kann davon ausgegangen werden, dass sich die Informationsverarbeitungsgeschwindigkeit ab dem fünften Lebensjahr bis zum Ende der Schulzeit bedeutsam vergrößert (vgl. Schneider u. Bjorklund 1998). Unterschiede in der Geschwindigkeit gehen mit Unterschieden in der unmittelbaren Gedächtnisspanne in dem Sinne einher, dass beide Merkmale sehr hoch miteinander korrelieren. Interessant und durchaus nicht trivial scheint weiterhin der Befund, dass die Artikulationsgeschwindigkeit recht hoch mit der Gedächtniskapazität korreliert (vgl. Cowan 1997; Gathercole 1998). Neuere Arbeiten von Cowan et al. (1999) mit 7- bzw. 10-jährigen Kindern und Erwachsenen haben weiterhin ergeben, dass die so genannte „Auffassungs-Spanne" (apprehension span) signifikant mit dem Alter zunimmt. Bei der Erfassung dieser Spanne spielten die Versuchsteilnehmer am Computer und hörten gleichzeitig Zahlenreihen über Kopfhörer, wobei sie dazu instruiert wurden, die Zahlen zu ignorieren. Sie wurden dann ohne Vorwarnung dazu aufgefordert, die zuletzt gehörten Zahlen möglichst in exakter Folge zu reproduzieren. Cowan et al. interpretierten die vorgefundenen Altersunterschiede in der „Auffassungs-Spanne" als Indiz dafür, dass sich die Kapazität des Kurzzeitgedächtnisses innerhalb des untersuchten Altersbereichs deutlich vergrößert.

Erwerb von Gedächtnisstrategien

Als Gedächtnisstrategien werden in der einschlägigen Literatur spontane und potenziell bewusste mentale Operationen bezeichnet, die dazu eingesetzt werden, um Gedächtnisprobleme zu lösen und die natürliche Begrenztheit des KZG zu erweitern (vgl. Bjorklund u. Douglas 1997; Schneider u. Büttner 1995). Als relevante Strategien werden insbesondere Wiederholungs-, Organisations- bzw. Ordnungs- und Elaborationsstrategien diskutiert. Spontane Ein-Wort-Wiederholungen sind schon bei Kindergartenkindern und Schulanfängern zu beobachten, wenn es z. B. darum geht, sich eine Liste mit Einkaufsgegenständen einzuprägen. Demgegenüber sind wirklich effektive Formen im Sinne kumulativen Wiederholens erst bei fortgeschrittenen Grundschülern zu beobachten (vgl. Ornstein et al. 1988; Schneider u. Pressley 1997). Dies ist eine „aktivere" Strategieform, bei der die Kinder mehrere Wörter einer Liste gleichzeitig in eine „Wiederholungsschleife" einbinden und zusammen memorieren. Effektive Organisationsstrategien entwickeln sich ebenfalls gegen Ende der Grundschulzeit (vgl. Bjorklund u. Douglas 1997; Hasselhorn 1996). Sie werden im Rahmen von Sortieraufgaben (sort-recall tasks) erhoben, bei denen eine größere Zahl von Items (Bildkarten) in einer Zufallsreihenfolge vorgegeben werden, die nach Oberbegriffen geordnet werden können und möglichst gut zu lernen sind. Die Organisationsstrategie wird dann angemessen eingesetzt, wenn die Items zunächst nach Oberbegriffen geordnet und gelernt und beim späteren Abruf der Information zunächst die Oberbegriffe erinnert werden, was zu einer leichteren Wiederfindung der Zielbegriffe im LZG führt. Mit Elaborationsstrategien sind schließlich so genannte „Eselsbrücken" gemeint, bei denen es z. B. darum geht, unverbundene Einzel-Items (etwa Vokabeln) durch die Herstellung einer visuellen oder sprachlichen Assoziation miteinander zu verknüpfen. Während Wiederholungs- und Organisationsstrategien in der Regel von nahezu allen Kindern im Alter zwischen acht und zehn Jahren erworben werden, kann es durchaus sein, dass Kinder die Elaborationsstrategie niemals spontan benutzen. Sie ist jedoch schon bei Zweitklässlern ebenso leicht trainierbar wie die beiden anderen Strategien.

Es wird allgemein unterstellt, dass beim Erwerb von Strategien mehrere Stadien durchlaufen werden (vgl. Bjorklund u. Coyle 1995). Vorschulkinder wenden Strategien nicht spontan an und profitieren in der Regel auch nicht von gezielten Hinweisen zur Strategienutzung. Während man in dieser Phase von einem „Mediationsdefizit" spricht, wird bei etwas älteren Kindern (5- bis 7-Jährigen) häufig ein „Produktionsdefizit" beobachtet: Kinder dieser Altersgruppe verhalten sich spontan kaum strategisch, können ihre Gedächtnisleistung aber sofort steigern, sobald sie im Strategiegebrauch unterwiesen worden sind. In neueren Untersuchungen wurde bei Schulanfängern häufig auch ein so genanntes „Nutzungsdefizit" registriert. Damit ist gemeint, dass diese Kinder damit beginnen, Gedächtnisstrategien spontan einzusetzen, in ihren ersten Versuchen jedoch noch keine Leistungsverbesserung erzielen. Dies wird damit begründet, dass die neue Strategie anfangs noch sehr viel mentale Energie erfordert und erst dann zu besseren Gedächtnisleistungen führt, wenn sie automatisiert ist (vgl. Miller u. Seier 1994; Coyle u. Bjorklund 1997). Auch wenn das Phänomen des „Nutzungsdefizits" inzwischen allgemein anerkannt scheint, wird die Vorkommenshäufigkeit aufgrund unterschiedlicher Konzeptualisierungen kontrovers diskutiert (Waters 2000). Einigkeit herrscht dagegen darüber, dass bis zum Ende der Grundschulzeit die oben beschriebenen Strategien von den meisten Kindern eines Altersjahrgangs angemessen eingesetzt werden können (vgl. Schneider u. Bjorklund 1998).

Der Einfluss metakognitiven Wissens

Genauere Analysen zu Mechanismen des Strategie-Erwerbs bei Kindern ergaben Hinweise auf die Bedeutung des damit verknüpften Wissensgewinns. Wenn z. B. Kinder wiederholt dazu ermuntert werden, Organisationsstrategien einzusetzen, können sie allmählich die besonderen Vorteile eines solchen Vorgehens beurteilen und dieses Wissen in der Folge gewinnbringend einsetzen. Das gedächtnisbezogene Wissen von Kindern wird dabei allgemein als „Meta-Gedächtnis" bezeichnet (Flavell u. Wellman 1977). Die Metakognitionsliteratur unterscheidet zwischen einem deklarativen und prozeduralen Meta-Gedächtnis.

Deklaratives Meta-Gedächtnis bezieht sich auf explizites und bewusstes Wissen über das Gedächtnis, wie es etwa über Interviews oder Fragebögen erfasst werden kann. Dazu sind Wissenskomponenten zu zählen, die so unterschiedliche Dinge wie Gedächtniskompetenzen der eigenen Person, die Schwierigkeit von Gedächtnisaufgaben oder die Vorteile von Gedächtnisstrategien betreffen. Demgegenüber bezeichnet das **prozedurale Meta-Gedächtnis** Aspekte der Gedächtnisüberwachung bzw. der Selbstregulation gedächtnisbezogenen Verhaltens, die bei der aktuellen Bearbeitung einer Gedächtnisaufgabe sichtbar werden. Ein Beispiel dafür wäre etwa die Erkenntnis, dass man sich einen vorgegebenen Lerntext in der zur Verfügung stehenden Zeit nicht gut genug merken kann, um einen späteren Verständnistest erfolgreich zu bestehen.

Die einschlägige Forschung hat für diese beiden Komponenten des Meta-Gedächtnisses unterschiedliche Entwicklungstrends identifiziert (vgl. Hasselhorn 1996; Schneider u. Pressley 1997). Das deklarative Meta-Gedächtnis entwickelt sich ab dem frühen Schulalter relativ beständig und ist gegen Ende der Grundschulzeit bei weitem noch nicht perfekt ausgeprägt. Die maximale Ausprägung wird ab dem frühen Erwachsenenalter vermutet. Im Unterschied dazu sind die Entwicklungstrends für das prozedurale Meta-Gedächtnis weniger deutlich ausgeprägt. Es wird davon ausgegangen, dass die Fähigkeit zur Gedächtnisüberwachung (memory monitoring) schon bei jungen Kindern sicher verfügbar ist und sich in der Folge nicht mehr wesentlich verbessert. Entwicklungsfortschritte werden allerdings im Hinblick auf das Zusammenspiel zwischen Gedächtnisüberwachung und Selbstregulation registriert. Hier fällt auf, dass ältere, nicht aber jüngere Schulkinder aus korrekten Überwachungsaktivitäten auch handlungssteuernde Maßnahmen ableiten können. Studien zum Lernen von leichten und schweren Vokabel-Paaren konnten in diesem Zusammenhang etwa zeigen, dass sowohl jüngere als auch ältere Grundschüler sicher zwischen schweren und leichten Paaren unterscheiden konnten. Nur die älteren Kinder zogen allerdings daraus den richtigen Schluss, dass für die schweren Paare mehr Lernzeit aufgewendet werden musste als für die leichten Items. Die inzwischen umfangreiche Literatur zum Meta-Gedächtnis hat überzeugend belegen können, dass ab der fortgeschrittenen Grundschulzeit eine mittelhohe Korrelation zwischen dem metakognitiven Wissen, dem strategischen Verhalten und resultierenden Gedächtnisleistungen beobachtet werden kann, die im weiteren Entwicklungsverlauf noch enger wird (vgl. Schneider 1999; Schneider u. Pressley 1997).

Effekte bereichsspezifischen Wissens

Seit Ende der 70er Jahre hat sich der große Einfluss von Vorwissen auf die resultierende Gedächtnisleistung immer wieder überzeugend demonstrieren lassen. In der klassischen Studie von Chi (1978) ließ sich z. B. zeigen, dass Schachexperten ein wesentlich besseres Gedächtnis für Schachpositionen aufwiesen als Schachnovizen. Dieser Befund wäre an sich nicht sonderlich überraschend, wenn es sich nicht um einen Vergleich zwischen Kindern und Erwachsenen gehandelt hätte. Obwohl die jungen Schachexperten über eine deutlich geringere Gedächtniskapazität verfügten, konnten sie in ihrer Spezialdomäne mehr Informationen speichern und erinnern als die erwachsenen Schachnovizen (die ebenfalls über schachspezifisches Regelwissen verfügten, lediglich nicht regelmäßig Schach spielten). Ergebnismuster dieser Art ließen sich für unterschiedliche Inhaltsbereiche replizieren, sodass es inzwischen keinen Zweifel mehr daran geben kann, dass reichhaltiges Vorwissen die üblichen Altersdifferenzen mehr als kompensieren kann (vgl. die Überblicke bei Bjorklund 1987 und Schneider 2000a).

Es gibt inzwischen keinen Zweifel mehr daran, dass reichhaltiges Vorwissen auch eine relativ niedrige Intelligenz ausgleichen kann. In einer Studie von Schneider et al. (1989) zum Textgedächtnis von Fußballexperten und -novizen ließ sich zeigen, dass eine Fußballgeschichte von Expertengruppen niedriger und hoher Intelligenz etwa gleich gut memoriert werden konnte. Dieses Befundmuster stützt Kernannahmen des so genannten „Deliberate practice"-Modells des Expertise-Erwerbs (Ericsson 1996; Ericsson et al. 1993). Demzufolge bestimmen die Intensität bzw. die Dauer der Übung und des Trainings in der Kindheit und Adoleszenz das später in der Erwachsenenperiode erreichte Expertise-Niveau. Dieses Niveau scheint dabei mehr von nichtkognitiven Faktoren wie Interesse, Ausdauer und Motivation abzuhängen als von kognitiven Variablen wie dem IQ.

Die zahlreichen entwicklungspsychologischen Studien zum Expertise-Erwerb haben illustriert, dass schnelle Wissenszuwächse bei Kinderexperten erhebliche positive Konsequenzen für das bereichsspezifische Gedächtnis haben. Eine Detailanalyse der Befunde macht deutlich, dass reichhaltiges bereichsspezifisches Wissen sowohl die Gedächtniskapazität als auch die Effizienz der Strategienutzung nachhaltig verbessern kann. Nachdem mögliche Effekte bereichsspezifischen Wissens auf die Gedächtnisleistung lange Zeit ignoriert wurden, gibt es inzwischen keinen Zweifel mehr daran, dass in vielen Fällen diese Wissenskomponente eine vergleichsweise größere Wirkung erzielen kann als die anderen „Motoren" der Gedächtnisentwicklung.

2.5.5 Abschließende Bemerkungen

Dieser Überblick über die Gedächtnisentwicklung im Kindes- und Jugendalter konzentrierte sich – vornehmlich aus Platzgründen – auf Entwicklungstrends im Bereich des deklarativen verbalen Gedächtnisses. Die meisten einschlägigen Untersuchungen zum Thema beziehen sich auf diesen Bereich. Die Befunde deuten insgesamt auf deutliche Gedächtniszuwächse vom Vorschul- zum Jugendalter hin. Ähnlich klare Entwicklungstrends sind für andere Gedächtnisfunktionen nicht zu beobachten. Für das implizite Gedächtnis sind Zuwächse im angesprochenen Altersbereich ebenso gering ausgeprägt wie für das visuell-räumliche Gedächtnis, das schon bei Vorschulkindern relativ gut funktioniert. Es handelt sich also beim Gedächtnis nicht um ein einheitliches Phänomen, sondern gleichsam um eine Palette mehr oder weniger eng assoziierter Funktionen.

Manche Leser dürften sich darüber gewundert haben, dass sich der Überblick auf kognitionspsychologische Aspekte beschränkte und neurobiologische Studien nicht vorkamen. Während es inzwischen eine ganze Reihe von neurobiologischen und -psychologischen Studien zum Gedächtnis bei Erwachsenen gibt (vgl. etwa Markowitsch 1992; Squire et al. 1993), steht die Forschung zur neurobiologischen Fundierung der Gedächtnisentwicklung noch ganz am Anfang (vgl. die Übersichten bei Cycowicz 2000; Nelson 1997). Mit der zunehmenden Verwendung bildgebender Verfahren sind hier die Perspektiven jedoch sehr günstig. Die wenigen verfügbaren Studien mit Säuglingen und jungen Kindern betonen die Bedeutung des Striatum für die Entwicklung des prozeduralen Gedächtnisses und bestätigen die schon für Erwachsene belegte wichtige Rolle des Hippocampus und des Neokortex auch für deklarative Gedächtnisfunktionen von Kindern. Folgestudien sind in Arbeit und dürften weitere wichtige Erkenntnisse bringen.

Insgesamt bleibt festzuhalten, dass auch mehr als hundert Jahre nach dem Beginn der wissenschaftlichen Erforschung dieses Phänomenbereichs immer noch sehr viel aufzuklären bleibt. Geht man davon aus, dass Gedächtnisleistungen in allen Kulturen einen zentralen Stellenwert besitzen, sollte sich der Aufwand auch in Zukunft lohnen.

Literatur

Atkinson RC, Shiffrin RM (1968). Human memory: a proposed system and its control processes. In: Spence KW, Spence JT (eds). The Psychology of Learning and Motivation. Vol. 2. New York: Academic Press; 90–197.

Baddeley AD (1990). Working Memory. Oxford: Clarendon Press.

Bauer PJ, Wenner JA, Dropik PL, Wewerka S (2000). Parameters of remembering and forgetting in the transition from infancy to early childhood. Monographs of the Society for Research in Child Development; Serial No. 263.

Bjorklund DF (1987). How age changes in knowledge base contribute to the development of children's memory: An interpretive review. Dev Rev; 7: 93–130.

Bjorklund DF, Coyle T (1995). Utilization deficiencies in the development of memory strategies. In: Weinert FE, Schneider W (eds). Memory Performance and Competencies: Issues in growth and development. Hillsdale, NJ: Erlbaum; 157–76.

Bjorklund DF, Douglas R (1997). The development of memory strategies. In: Cowan N (ed). The Development of Memory in Childhood. Hove East Sussex, UK: Psychology Press; 201–46.

Chi MTH (1978). Knowledge structure and memory development. In: Siegler RS (ed). Children's Thinking: What develops? Hillsdale, NJ: Erlbaum; 73–96.

Cowan N (1997). The development of working memory. In: Cowan N (ed). The Development of Memory in Children. Hove East Sussex, UK: Psychology Press; 163–200.

Cowan N, Nugent L, Elliott EM, Ponomarev I, Saults JS (1999). The role of attention in the development of short-term memory: Age differences in the verbal span of apprehension. Child Dev; 70: 1082–97.

Coyle T, Bjorklund DF (1997). Age differences in, and consequences of multiple and variable strategy use on a multitrial sort-recall task. Dev Psychol; 33: 372–80.

Cycowicz YM (2000). Memory development and event-related brain potentials in children. Biol Psychol; 54: 145–74.

DeLoache JS, Brown Al (1983). Very young children's memory for the location of objects in a large-scale environment. Child Dev; 54: 888–97.
DeLoache JS, Cassidy DJ, Brown AL (1985). Precursors of memonic strategies in very young children's memory. Child Dev; 56: 125–37.
Ericsson KA (1996). The acquisition of expert performance: An introduction to some of the issues. In: Ericsson KA (ed). The Road to Excellence: The acquisition of expert performance in the arts and science, sports and games. Mahwah, NJ: Erlbaum; 1–50.
Ericsson KA, Krampe RT, Tesch-Roemer C (1993). The role of deliberate practice in the acquisition of expert performance. Psychol Rev; 100: 363–406.
Fagan JF III (1984). The relationship of novelty preferences during infancy to later intelligence and recognition memory. Intelligence; 8: 339–46.
Fivush R (1997). Event memory in early childhood. In: Cowan N (ed). The Development of Memory in Childhood. Hove East Sussex: Psychology Press; 139–62.
Flavell JH, Wellman HM (1977). Metamemory. In: Kail RV, Hagen JW (eds). Perspectives on the Development of Memory and Cognition. Hillsdale, NJ: Erlbaum; 3–33.
Gathercole SE (1998). The development of memory. J Child Psychol Psychiatry; 39: 3–27.
Hasselhorn H (1996). Kategoriales Organisieren bei Kindern. Göttingen: Hogrefe.
Markowitsch HJ (1992). Neuropsychologie des Gedächtnisses. Göttingen: Hogrefe.
Meltzoff AN (1995). What infant memory tells us about infantile amnesia: Long-term recall and deferred imitation. J Exp Child Psychol; 59: 497–515.
Miller PH, Seier WL (1994). Strategy utilization deficiencies in children: When, where, and why. In: Reese HW (ed). Advances in Child Development and Behavior. Vol. 25. New York: Academic Press; 107–56.
Nelson CA (1997). The neurobiological basis of early memory development. In: Cowan N (ed). Development of Memory in Childhood. Hove East Sussex: Psychology Press; 41–82.
Ornstein PA, Baker-Ward L, Naus MJ (1988). The development of mnemonic skill. In: Weinert FE, Perlmutter M (eds). Memory Development: Universal changes and individual differences. Hillsdale, NJ: Erlbaum; 31–50.
Perlmutter M (1984). Continuities and discontinuities in early human memory: Paradigms, processes, and performance. In: Kail R, Spear N (eds). Contemporary Perspectives in the Development of Memory. New York: LEA-Press; 253–84.
Rovee-Collier C, Gerhardstein P (1997). The development of infant memory. In: Cowan N (ed). The Development of Memory in Childhood. Hove East Essex, UK: Psychology Press; 5–40.
Schneider W (1999). The development of metamemory in children. In: Gopher D, Koriat A (eds). Attention and Performance XII: Cognitive regulation of performance. Cambridge, MA: Cambridge University Press; 487–514.
Schneider W (2000a). Giftedness, expertise and (exceptional) performance. In: Heller KA, Mönks FJ, Sternberg RJ, Subotnik RF (eds). International Handbook of Research and Development of Giftedness and Talent. 2nd ed. New York: Elsevier; 165–78.
Schneider W (2000b). Memory development: Historical trends and current themes. Int J Behav Dev; 24: 407–20.
Schneider W, Sodian B (1988). Metamemory-memory behavior relationships in young children: Evidence from a memory-for-location task. J Exp Child Psychol; 34: 209–33.
Schneider W, Hasselhorn M (1994). Situational context features and early memory development: Insights from replications of Istomina's experiment. In: Van der Veer R, Van IJzendoorn M, Valsiner J (eds). Reconstructing the Mind. Norwood, NJ: Ablex; 183–205.
Schneider W, Büttner G (1995). Entwicklung des Gedächtnisses. In: Oerter R, Montada L (Hrsg). Entwicklungspsychologie. 4. Aufl. Weinheim: Beltz; 654–704.
Schneider W, Pressley M (1997). Memory Development between Two and Twenty. 2nd ed. Mahwah, NJ: Erlbaum.
Schneider W, Bjorklund DF (1998). Memory. In: Kuhn D, Siegler RS (eds). Handbook of Child Psychology. Cognition, perception and language. 5th ed. New York: Wiley & Sons; 467–521.
Schneider W, Körkel J, Weinert FE (1989). Domain-specific knowledge and memory performance: A comparison of high- and low-aptitude children. J Educ Psychol; 81: 306–12.
Slater A (1995). Visual perception and memory at birth. In: Rovee-Collier C, Lipsitt LP (eds). Advances in Infancy Research. Vol. 9. Norwood, NJ: Ablex; 107–62.
Squire L, Knowlton B, Musen G (1993). The structure and organization of memory. Ann Rev Psychol; 44: 453–95.
Waters HS (2000). Memory strategy development: Do we need another deficiency? Child Dev; 71: 1004–12.

2.6 Die Entwicklungspsychologie des Denkens – das Beispiel der Theory of Mind

B. Sodian

Inhalt

2.6.1 Einleitung

Was treibt die Entwicklung des Denkens in der Kindheit voran? Zwei Quellen des kognitiven Fortschritts werden derzeit in der Entwicklungspsychologie diskutiert: Zum einen die Steigerung der Geschwindigkeit und Effizienz der Informationsverarbeitung (vgl. Siegler 2000 für eine Einführung) und zum anderen der Erwerb von Wissen. Die begriffliche Erschließung fundamentaler Wissensdomänen (Physik, Biologie, Psychologie) durch das Kind ist zu einem der wichtigsten Forschungsgegenstände der neueren Entwicklungspsychologie geworden (s. Wellman u. Gelman 1998 für einen Überblick). Das vorliegende Kapitel behandelt eine der drei Kerndomänen menschlicher Kognition, die Entwicklung unseres intuitiven psychologischen (mentalistischen) Wissens (Theory of Mind) in der Kindheit (s. Astington 2000; Perner 1991; Sodian u. Thoermer 2006; Wellman 2002 für Überblicksreferate und Forschungsmonografien).

Unter einer **Theory of Mind** versteht man die alltagspsychologischen Konzepte, die es uns erlauben, uns selbst und anderen mentale Zustände (Wissen, Glauben, Wollen, Fühlen usw.) zuzuschreiben. Premack und Woodruff (1978) wählten den Begriff „Theorie" für diese Wissensdomäne, da mentale Zustände, wie theoretische Terme, nicht direkt beobachtbar sind, sondern erschlossen werden, und da die Zuschreibung mentaler Zustände Verhaltensvorhersagen und -erklärungen erlaubt.

Von essenzieller Bedeutung für die Handlungsvorhersage und -erklärung sind Zuschreibungen mentaler Zustände dann, wenn eine Diskrepanz zwischen der Realität und der mentalen Repräsentation der Realität besteht. Personen handeln aufgrund ihrer Überzeugungen. Wenn sie also falsche Überzeugungen haben, dann sind diese Überzeugungen und nicht die Tatsachen handlungsleitend. Um Handlungen korrekt vorhersagen und erklären zu können, müssen daher die (falschen) Überzeugungen des Handelnden erschlossen werden. Dies macht einen wesentlichen Unterschied zwischen unserem intuitiv physikalischen und unserem intuitiv psychologischen Wissen deutlich: Unser physikalisches Wissen besteht aus Repräsentationen der (physikalischen) Welt, während unser mentalistisches (psychologisches) Wissen das Wissen darüber ist, wie Menschen die Welt repräsentieren.

2.6.2 Der Lackmus-Test für eine Theory of Mind: die Unterscheidung zwischen Überzeugung und Realität

Aristoteles postulierte in seinem praktischen Syllogismus, dass Zuschreibungen von Wünschen und Überzeugungen die Basis für Handlungsvorhersagen sind. Wenn ich also weiß, dass Max Eis essen möchte und dass er glaubt, dass der Eisverkäufer im Park ist, dann kann ich vorhersagen, dass Max in den Park gehen wird. Die entwicklungspsychologische Theory of Mind-Forschung fragt nach dem Erwerb der Erklärungsbegriffe für menschliches Verhalten. Ausgehend von der Überlegung, dass für die Prüfung der Fähigkeit zur Verhaltensvorhersage und -erklärung nur solche Situationen geeignet sind, in denen ein Protagonist einen Sachverhalt **falsch** repräsentiert, da hier die Verhaltensvorhersage aus dem Wissen über die **mentale Repräsentation** der Realität durch den Protagonisten abgeleitet werden muss und nicht einfach aus dem Wissen über den Zustand der Realität, entwickelten Wimmer und Perner (1983) das erste experimentelle Paradigma zur Prüfung einer Theory of Mind bei Kindern (s. Abb. 2-41).

Die Versuchsperson beobachtet, dass eine Geschichtenfigur (Max) ein Objekt (Schokolade) an einem Ort (blauer Schrank) deponiert. Anschließend wird in Abwesenheit der Geschichtenfigur (Max ist auf dem Spielplatz) die Schokolade von Ort A nach B transportiert (in den grünen Schrank). Max kommt zurück und will die Schokolade essen. Die Testfrage lautet: „Wo wird Max die Schokolade suchen?“ Ab dem Alter von ungefähr vier Jahren geben die meisten Kinder auf diese Frage die richtige Antwort, d. h. sie verstehen, dass Max dort suchen wird, wo er fälschlicherweise *glaubt*, dass die Schokolade sei, und nicht dort, wo sie zum Zeitpunkt der Suche tatsächlich ist. Im Gegensatz dazu beantworten nahezu alle Kinder unter dreieinhalb Jahren diese Frage falsch, d. h. sie sagen, dass Max dort suchen wird, wo die Schokolade tatsächlich ist.

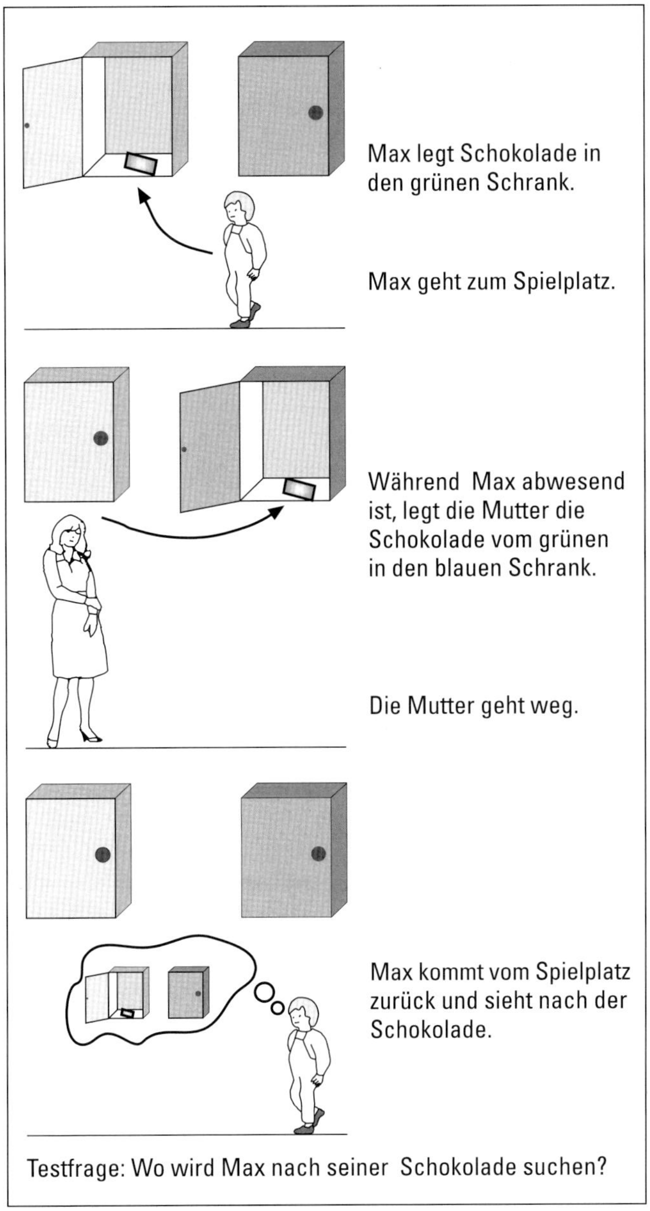

Abb. 2-41: Die Schokoladengeschichte (nach Wimmer u. Perner 1983)

Der gleiche Entwicklungstrend zeigt sich in einer noch einfacheren Aufgabe zur Prüfung des Verständnisses falscher Überzeugung (Hogrefe et al. 1986): Der Versuchsperson wird eine Verpackung gezeigt, deren typischen Inhalt sie kennt, z. B. eine Smarties-Schachtel. Auf die Frage, was in der Schachtel sei, sagt das Kind: „Smarties“. Daraufhin wird die Schachtel geöffnet, und das Kind sieht, dass in Wirklichkeit ein anderer Inhalt (Bleistift) darin ist. Dann wird die Schachtel wieder geschlossen und das Kind gefragt, was ein anderes Kind, das nicht in die Schachtel schauen konnte, wohl glauben (bzw. sagen) wird, was darin sei. 3-jährige Kinder antworten nicht nur, dass ein uninformiertes Kind sagen wird, es sei ein Bleistift in der Schachtel, sie glauben auch, dass sie selbst gesagt (gedacht) hätten, es sei ein Bleistift darin, bevor die Schachtel geöffnet wurde (Gopnik u. Astington 1988). Diese Unfähigkeit, sich an die eigene falsche Überzeugung zu erinnern, ist nicht auf Gedächtnisprobleme oder die mangelnde Bereitschaft, eigene Fehler zuzugeben, zurückzuführen (Wimmer u. Hartl 1991). Diese Befunde deuten darauf hin, dass sich die Fähigkeit, sich selbst und anderen mentale Zustände zuzuschreiben, um damit Verhalten zu erklären und vorherzusagen, etwa zwischen drei und vier Jahren entwickelt. Die Frage, warum 3-jährige Kinder Schwierigkeiten haben, Aufgaben zum Verständnis falscher Überzeugung zu lösen, wird seit den ersten Studien zur Theory of Mind-Entwicklung eingehend diskutiert (vgl. Wellman et al. 2001). Bevor wir auf die Forschung zur Theory of Mind-Entwicklung zwischen drei und vier Jahren eingehen, wird im folgenden Abschnitt die neuere Forschung zu Vorläufern einer Theory of Mind im Säuglings- und Kleinkindalter referiert.

2.6.3 Die Entwicklung der Theory of Mind in der Kindheit

Vorläufer einer Theory of Mind in der frühen Kindheit

Hinweise auf ein psychologisches Handlungsverständnis finden sich bereits im ersten Lebensjahr. Säuglinge verstehen menschliches Handeln als zielgerichtet.

Woodward (1998) zeigte in einem Habituationsexperiment[1] sechs Monate alten Babys eine Greifbewegung einer menschlichen Hand: In den beiden Ecken einer Bühne standen zwei Spielzeuge, ein Teddy und ein Ball. In der Habituationsphase sahen die Babys, wie die Hand wiederholt nach dem Teddy griff. Sobald die Babys habituiert waren, wurden die Positionen der Spielzeuge vertauscht. Nun sahen die Babys entweder, dass die Hand ihren Bewegungspfad beibehielt und nach dem Ball griff oder dass sie ihren Bewegungspfad änderte und nach dem Teddy griff. Wenn die Babys nur die raumzeitlichen Parameter der Bewegung enkodiert hatten, dann sollten sie überrascht sein, wenn der Arm seinen Bewegungspfad änderte. Wenn sie jedoch, was sie gesehen hatten, als zielgerichtete Handlung enkodiert hatten, dann sollten sie überrascht sein, wenn die Hand nach einem neuen Objekt griff (also ihr Ziel änderte). Es zeigte sich, dass schon sechs Monate alte Babys stärker auf Zielwechsel als auf Pfadwechsel dishabituierten. In einer Kontrollbedingung, in der nicht eine menschliche Hand, sondern eine mechanische Klaue die Greifbewegung ausführte, unterschieden die Babys hingegen nicht zwischen den beiden Testbedingungen. Schon in der Mitte des ersten Lebensjahres verstehen also Säuglinge menschliche Greifbewegungen als zielgerichtet. Etwa ab neun Monaten haben Babys ferner Erwartungen über die Art, wie Agenten ihre Ziele erreichen. Gergely et al. (1995) zeigten neun und 12 Monate alten Babys auf einem Bildschirm computeranimierte Kreise und Dreiecke, die sich wie Agenten verhielten. Ein Agent konnte ein Ziel nur durch Überwindung eines Hindernisses erreichen. Nachdem die Babys darauf habituiert worden waren, dass der Agent über das Hindernis sprang und sich seinem Ziel annäherte, wurden in der Testphase Handlungssequenzen ohne Hindernis gezeigt. Wenn kein Hindernis mehr vorhanden ist, ist es rational, sich einem Ziel auf dem direkten Weg anzunähern. Gergely et al. fanden, dass schon neun Monate alte Babys Rationalität der Zielerreichung erwarten und überrascht sind, wenn sich der Agent auf seinem ursprünglichen Bewegungspfad (also einem Sprung durch die Luft) seinem Ziel annähert. Sodian et al. (2004) konnten bestätigen, dass 12 Monate alte Babys Rationalität der Zielerreichung für reale menschliche Agenten in einer videografierten Handlungssequenz erwarten.

Gegen Ende des ersten Lebensjahres achten Babys auch bereits auf die Handlungsintentionalität, wenn sie eine soziale Interaktion zwischen zwei Personen beobachten. Schöppner et al. (2006) zeigten 11 Monate alten Babys Filme, in denen eine Puppe einer anderen Puppe eine Blume überreichte. Wichtig für das Verständnis dieser Handlungssequenz ist es,

1 Die Habituations-Dishabituations-Methode ist die bekannteste Methode der neueren experimentellen Säuglingsforschung. Sie macht sich das Phänomen der Habituation (Gewöhnung) zunutze: Von Geburt an habituieren Säuglinge, wenn sie mehrmals mit dem gleichen Stimulus konfrontiert werden. Zeigt man z. B. einem Baby mehrmals, dass sich ein menschlicher Arm einem von zwei Objekten (z. B. einer Ente) auf einer kleinen Bühne nähert und nach ihm greift, so wird sich die Betrachtungszeit über mehrere Durchgänge hinweg kontinuierlich verringern. Das Habituationskriterium ist erreicht, wenn die mittlere Betrachtungszeit der letzten drei Durchgänge unter 50 % der mittleren Betrachtungszeit der ersten drei Durchgänge liegt. Nach Erreichen des Habituationskriteriums präsentiert man dem Säugling ein Testereignis (das Baby sieht dann z. B., dass sich der Arm einem anderen Objekt nähert als in der Habituationsphase). Wenn die Blickzeiten in der Testphase signifikant gegenüber der Habituationsphase ansteigen, spricht man von **Dishabituation**. Aus dem Befund, dass Säuglinge auf ein Testereignis hin dishabituieren, kann man schließen, dass sie zwischen Testereignis und Habituationsereignis unterscheiden, dass sie also das Testereignis relativ zum Habituationsereignis als *neu* betrachten. Durch die hypothesengeleitete Kontrastierung von Testereignissen kann man Aufschluss über die *Erwartungen* gewinnen, die Babys über das interessierende Phänomen (z. B. menschliche Greifhandlungen) haben.

auf die Handlungsrollen (die Rollen von Geber und Nehmer) zu achten. Im Habituationsexperiment zeigte sich, dass 11 Monate alte Babys das tun: Sie dishabituierten stärker auf den Wechsel der Handlungsrolle als auf den Wechsel der Richtung, aus der der Geber die Blume übergab. Diese Sensitivität für den Wechsel der Handlungsrolle zeigte sich nur dann, wenn eine intentionale Handlung gezeigt wurde, nicht, wenn die Blume dem Geber aus der Hand fiel und der Nehmer sie auffing – ein Hinweis darauf, dass Babys gegen Ende des ersten Lebensjahres Personen als intentionale Agenten verstehen.

Auch in der natürlichen sozialen Interaktion zeigen sich im Altersbereich zwischen neun und 12 Monaten Fortschritte, die als Indikatoren für ein beginnendes Verständnis von Personen als intentionale Agenten interpretiert werden (Tomasello 1995). Babys folgen dem Blick oder der Zeigegeste eines Erwachsenen hin zu spezifischen Objekten und beginnen selbst, die Aufmerksamkeit ihrer Interaktionspartner auf spezifische Zielobjekte zu lenken; ferner lernen sie durch Imitation (Carpenter et al. 1998). Mit 12 Monaten nutzen Babys bereits kommunikative Gesten (Blickrichtung/Zeigegeste) zur Handlungsvorhersage: (Phillips et al. 2002; Sodian u. Thoermer 2004). Ab dem Alter von 15 Monaten imitieren Kinder intendierte Handlungen, wenn das Modell eine Fehlhandlung vorführte, d. h. sie repräsentieren die Handlungsintention, auch ohne die intendierte Handlung je beobachtet zu haben (Meltzoff 1995). Mit 18 Monaten unterscheiden Kleinkinder auch zwischen eigenen und fremden Wünschen bzw. Handlungszielen: Zeigt ein Versuchsleiter deutliches Interesse an Brokkoli, während sie selbst Interesse an Keksen haben, so geben sie dem Versuchsleiter den Teller mit Brokkoli; im Gegensatz dazu reichen ihm 14 Monate alte Kinder noch die Schale mit den Keksen (Repacholi u. Gopnik 1997). Ab dem Alter von 18 Monaten zeigt sich mit der Entwicklung von Empathie die Fähigkeit, zwischen dem eigenen und dem fremden Gefühlszustand zu unterscheiden, die mit dem Erkennen des Selbst im Spiegel in einem Entwicklungszusammenhang steht (Bischof-Köhler 1989). Diese Befunde deuten darauf hin, dass sich um die Mitte des zweiten Lebensjahres ein Verständnis intentionaler Zustände im weiteren Sinne entwickelt, das es Kindern erlaubt, Wünsche, Absichten und Emotionen anderer unabhängig von den eigenen Handlungsintentionen zu repräsentieren.

Neuere Befunde der Kleinkindforschung gehen noch weiter: Um die Mitte des zweiten Lebensjahres zeigt sich bereits ein beginnendes Verständnis von Informationszuständen von Personen. Schon mit 14 Monaten konnten einfache visuelle Perspektivenübernahmeleistungen im Habituationsexperiment demonstriert werden, was darauf hindeutet, dass Kleinkinder darauf achten, was ein anderer sehen kann (Sodian et al. 2007) und mit 18 Monaten erwarten Kleinkinder, dass eine Person, die gesehen hat, wo ein Objekt versteckt ist, am richtigen Ort suchen wird, und eine Person, deren Augen verbunden waren, am falschen (Poulin-Dubois et al., im Druck). Onishi und Baillargeon (2005) fanden im Blickzeitexperiment, dass schon 15,5 Monate alte Kleinkinder aus ihrem Wissen über den Zugang einer Person zu Informationen korrekte Vorhersagen über ihre Handlungen ableiten konnten: Wenn sie sahen, dass eine Person ein Objekt zunächst in A versteckte, sie dann aber nicht sehen konnte, wie das Objekt von A nach B verlagert wurde, dann waren sie überrascht (längere Blickzeit), wenn die Person in B suchte, nicht aber, wenn sie in A suchte. Die Interpretation dieser Befunde ist kontrovers: Handelt es sich um einen Beleg für ein Verständnis falscher Überzeugung, also eine Theory of Mind, oder ist der Erfolg der Kinder in dieser Aufgabe auf einfachere Heuristiken (z. B. die Assoziation der Person mit einem Versteckort) zurückzuführen (Perner u. Ruffman, 2005)?

Insgesamt deuten die neueren Befunde der Kleinkindforschung darauf hin, dass sich ein subjektiv-psychologisches Verständnis von Personen, denen Gefühle, Wünsche und Informationszustände unabhängig von den eigenen aktuellen Gefühlen, Wünschen und Informationszuständen zugeschrieben werden, im zweiten Lebensjahr entwickelt. Evidenz dafür findet sich auch in der spontanen Sprache, in der schon um den zweiten Geburtstag herum kontrastive Äußerungen über eigene vs. fremde Wünsche und Vorlieben vorkommen („Ich mag Rasierschaum nicht, Papa mag Rasierschaum", vgl. Bartsch u. Wellman 1995). Auch der Beginn des Symbol- oder Fiktionsspiels („pretend play") ab dem Alter von etwa 18 Monaten wird häufig als ein Indiz für ein beginnendes mentalistisches Verständnis interpretiert (Leslie 1987), da im Fiktionsspiel fiktive (nur vorgestellte) Objekte, Personen und Handlungen kreiert werden, die von der Realität unterschieden werden.

Der Entwicklungszusammenhang zwischen sozial-kognitiven Kompetenzen in der frühen Kindheit und der Theory of Mind-Entwicklung im dritten und vierten Lebensjahr ist bisher kaum erforscht. Erste längsschnittliche Befunde weisen darauf hin, dass Maße der sozialen Informationsverarbeitung im Alter von 12–14 Monaten eine Vorhersage des individuellen Stands der Theory of Mind-Entwicklung mit 3,5 Jahren erlauben – auch dann, wenn allgemeine Intelligenz und Sprachentwicklungsstand kontrolliert sind (Wellman et al. 2004).

Theory of Mind-Entwicklung im dritten und vierten Lebensjahr – eine zweistufige Entwicklungssequenz

Im verbalen Alter lässt sich die Entwicklung der Theory of Mind als zweistufige Entwicklungssequenz beschreiben: Wünsche und Absichten (desires/intentions) werden früher verstanden als Überzeugungen (beliefs). Basierend auf der Zuschreibung von konkreten Handlungszielen, Wünschen und Absichten, kann menschliches Handeln gut vorhergesagt und erklärt werden: Personen handeln so, dass sie ihre Ziele erreichen können. Ein Problem tritt jedoch auf, wenn Fehlhandlungen erklärt werden sollen: Warum sucht Peter den Autoschlüssel in der Manteltasche, obwohl er doch in der Schublade ist? Wellman (2002) charakterisiert die intuitive Psychologie des 2- bis 3-jährigen Kindes als eine „Desire-Psychology", die auf der Zuschreibung von Handlungszielen basiert, jedoch versagt, wenn epistemische Zustände inferiert werden müssen: Peters Fehlhandlung ist nur erklärbar, wenn man versteht, dass Peter nicht weiß, dass der Autoschlüssel in der Schublade ist, sondern fälschlicherweise glaubt, er sei in der Manteltasche. Junge 3-Jährige scheitern in Aufgaben, die die Zuschreibung von falschen Überzeugungen verlangen, es sei denn, es werden besondere Vorkehrungen getroffen, um die Salienz des Zustands der Realität (der von der Überzeugung des Protagonisten abweicht) zu verringern bzw. den mentalen Zustand des Protagonisten in den Vordergrund zu rücken (Mitchell u. LaCohee 1991; Zaitchik 1991); auch das „Überlernen" der „False belief"-Episode[2] (Lewis et al. 1994) und bestimmte Formulierungen der Testfrage (Siegal u. Beattie 1991) zeigten erleichternde Effekte (vgl. Wellman u. Lagattuta 2000 für einen Überblick). Jedoch zeigte eine statistische Meta-Analyse von mehr als 500 „False belief"-Aufgaben, dass erleichternde Aufgabenbedingungen zwar dazu führen, dass jüngere Kinder höhere Chancen haben, die Testfrage korrekt zu beantworten, dass jedoch ein klarer Alterstrend bestehen bleibt: 2½- und 3-jährige Kinder machen den typischen „False belief"-Fehler (d.h. sie antworten so, als wisse der Protagonist über den Zustand der Realität Bescheid) signifikant überzufällig, und 3½- bis 4-jährige Kinder antworten signifikant überzufällig korrekt (Wellman et al. 2001).

Diese Befunde deuten auf eine genuine Entwicklungsveränderung im begrifflichen Verständnis des mentalen Bereichs zwischen etwa zweieinhalb und vier Jahren hin. Konvergierende Evidenz kommt aus Studien zur Entwicklung der Fähigkeit, andere aktiv zu täuschen: Zwar setzen schon 2½-Jährige in Laborsituationen (mit entsprechenden Hilfen) Strategien ein, die geeignet sind, täuschende Effekte zu **produzieren** (Chandler et al. 1989), jedoch tun sie dies ohne **Verständnis** der epistemischen Effekte, was sich u.a. darin zeigt, dass sie die gleiche Strategie (eine falsche Spur legen) sowohl in kompetitiven Spielsituationen, in denen ein Gegner getäuscht werden soll, als auch in kooperativen Situationen, in denen ein Freund unterstützt werden soll, einsetzen (Sodian et al. 1991; Sodian 1994). Die Einbettung von „False belief"-Aufgaben in einen Täuschungskontext (konspirative Atmosphäre, das Kind wird aktiv an der Manipulation der Überzeugung einer anderen Person beteiligt) hat förderliche Effekte auf die Beantwortung von „False belief"-Fragen bei 3-Jährigen (Sullivan u. Winner 1993), jedoch beruhen diese scheinbar korrekten Antworten nicht auf einem Verständnis der epistemischen Konsequenzen des Täuschungsakts: Die Mehrheit der 3-Jährigen scheint zu verstehen, dass Personen, die „ausgetrickst" werden, etwas Falsches sagen, nicht jedoch, dass sie eine falsche Überzeugung haben, weil ihnen der Zugang zu Informationen fehlt (Sodian et al. 1999a).

Auch in natürlichen Situationen sind Lügen und andere Täuschungshandlungen jüngerer Kinder oft schwer zu interpretieren: Kinder streiten z. B. häufig ab, etwas Verbotenes getan zu haben, indem sie auf die Frage „Warst du das?" mit „Nein" antworten (Lewis et al. 1989). Jedoch kann es sich dabei um eine gelegentlich erfolgreiche behaviorale Strategie handeln, negative Konsequenzen zu vermeiden, nicht um eine Lüge im eigentlichen Sinne, d.h. eine falsche Aussage, die mit der Absicht gemacht wird, einen anderen über den wahren Zustand der Realität zu täuschen (Polak u. Harris 1999). Hierauf deuten auch Alltagsbeobachtungen hin, die zeigen, dass 2- und 3-jährige Kinder auf Befragen hin oft offensichtliche Tatsachen abstreiten (z.B. leugnen, dass sie Schokolade gegessen haben, wenn sie über und über mit Schokoladenresten bekleckert sind).

Auch Analysen der Verwendung mentalistischer Sprache in den spontanen Konversationen von 2- bis 3-jährigen Kindern deuten auf eine Entwicklungssequenz im Erwerb mentalistischer Begriffe im fraglichen Altersbereich hin: Während Kinder mit etwa 18 Monaten beginnen, einzelne Emotionswörter und Bezeichnungen für Wünsche zu verwenden, kommen Hinweise auf epistemische Zustände (Denken, Wissen) erst ab etwa drei Jahren vor (Bartsch u. Wellman 1995).

Im Altersbereich zwischen drei und vier Jahren entwickelt sich nicht nur die Fähigkeit, zwischen Überzeugung und Realität zu unterscheiden, sondern auch die verwandte Differenzierung zwischen Schein und Realität (Flavell et al. 1986). Zwischen beiden Differenzierungen besteht auch unabhängig vom chronologischen Alter ein bedeutsamer Zusammenhang (Gopnik u. Astington 1988). Ferner entwickelt sich im gleichen Altersbereich das Verständnis des Zusammenhangs

2 Aus Gründen der Ökonomie der Darstellung wird im Folgenden der englische Terminus „False belief" statt des deutschen Begriffs „falsche Überzeugung" beibehalten.

zwischen dem Zugang zu Informationsquellen (Sehen, Hören, taktile Information) und dem Erwerb von Wissen: Lässt man z. B. 3-jährige Kinder ein Objekt befühlen, das sie nicht sehen können, und ein anderes sehen, das sie nicht betasten können, und fragt sie anschließend nach der Genese ihres Wissens über bestimmte Objekteigenschaften („Woher weißt du, dass es weich ist wie ein Schwamm? Weißt du das, weil du es gesehen hast, oder weißt du es, weil du es angefasst hast?"), so antworten sie auf dem Zufallsniveau (O'Neill u. Gopnik 1991); 4-Jährige hingegen differenzieren richtig zwischen den Sinnesmodalitäten.

Belege für die These, dass es sich bei den Veränderungen im Verständnis mentalistischer Begriffe zwischen drei und vier Jahren um den Wandel eines **Systems** miteinander vernetzter Begriffe handelt, kommen aus Trainingsstudien, in denen gezeigt wurde, dass Kinder, die in Theory of Mind-Aufgaben scheitern, von einem aus mehreren kurzen, über einen Zeitraum von zwei Wochen verteilten Spielsitzungen bestehenden Training profitieren können, wenn dieses begrifflich verwandte Unterscheidungen übt (Slaughter u. Gopnik 1996). Die Trainingserfolge sind jedoch begrenzt: Die trainierten Kinder erreichten im Nachtest mehrheitlich nicht das Ausgangsniveau, das die Kinder, die bereits Theory of Mind-Kompetenzen besaßen, in einer Batterie von Testaufgaben im Vortest erreicht hatten (Hülsken 2001).

Zur Prüfung des Standes der Theory of Mind-Entwicklung bei 3- bis 5-jährigen Kindern entwickelten Wellman und Liu (2004) eine Skala, die, wie theoretisch erwartet, eine strenge Entwicklungssequenz verschiedener Theory of Mind-Kompetenzen zeigt: Den Kindern wurden kurze, im Format parallel gehaltene Geschichten präsentiert, die mit einfachen Bildern gestützt wurden. Während schon nahezu alle 3-jährigen Kinder die Konsequenz unterschiedlicher Wünsche (Personen mit unterschiedlichen Nahrungspräferenzen werden unterschiedliche Nahrungsmittel wählen) auf das Handeln verstehen, werden die Auswirkungen unterschiedlicher einfacher Überzeugungen (eine Person wird etwas dort suchen, wo sie es vermutet) etwas später verstanden, gefolgt vom Verständnis mangelhaften Informationszugangs (jemand, der noch nie in ein Behältnis hinein geschaut hat, hat keine Kenntnis seines Inhalts). Am schwierigsten sind erwartungsgemäß die Aufgaben zum Problem der falschen Überzeugung (entsprechend der oben dargestellten Max-Aufgabe) und zur möglichen Diskrepanz zwischen gefühlter und gezeigter Emotion. Eine Validierungsstudie zur deutschen Version der Skala bestätigte die Skalierbarkeit der Theory of Mind-Aufgaben (Kristen et al. 2006).

Was treibt die Theory of Mind-Entwicklung voran? Zwei Typen von theoretischen Erklärungen für die beobachteten Entwicklungsfortschritte werden diskutiert:

Simulationstheorie: Die Grundidee der Simulationstheorien basiert auf der kartesianischen Intuition, dass wir unmittelbaren Zugang zu unserem eigenen geistigen Geschehen haben. Die Aufgabe für das sich entwickelnde Kind besteht demnach darin, zu verstehen, was in den Köpfen anderer vorgeht. Diese Aufgabe wird schrittweise gemeistert, dadurch, dass die Perspektive der anderen Person eingenommen wird und simuliert wird, was man selbst in der entsprechenden Situation denken, glauben, fühlen oder beabsichtigen würde (Harris 1992).

Theorie-Theorie: Premack und Woodruff (1978) argumentierten, bei unserem Wissen über den mentalen Bereich handle es sich um eine intuitive Theorie (Theory of Mind), da mentale Zustände nicht direkt beobachtbar sind, sondern wie theoretische Terme erschlossen werden, und da die Zuschreibung mentaler Zustände Verhaltensvorhersagen und -erklärungen erlaubt. Wenn mentale Begriffe Teil einer Theorie sind, erhalten sie ihre Bedeutung durch ihren Bezug zu anderen Begriffen in der Theorie, insbesondere durch ihren Bezug zu den unbeobachtbaren hypostasierten mentalen Zuständen und Vorgängen. Die Konzeptualisierung des mentalen Bereichs beim älteren Kind baut auf den Konzepten des jüngeren Kindes auf. Der Wandel des begrifflichen Verständnisses ist mit dem Theoriewandel in der Geschichte der Wissenschaften verglichen worden (Gopnik u. Wellman 1994).

Hinsichtlich des Entwicklungsverlaufs des Verstehens eigener und fremder mentaler Zustände kommen die Simulations- und die Theorie-Theorie zu unterschiedlichen Vorhersagen: Während die Simulationstheorie vorhersagt, dass Kinder Schwierigkeiten beim Verständnis des mentalen Geschehens im anderen haben sollten, jedoch unmittelbaren Zugang zum eigenen mentalen Geschehen, kommt die Theorie-Theorie zu der Vorhersage, dass das Verständnis des eigenen und des fremden mentalen Geschehens im Entwicklungsverlauf ungefähr simultan verlaufen sollte, da beides durch die begriffliche Erschließung der mentalen Domäne gesteuert wird. Die empirische Evidenz spricht derzeit eher für die Theorie-Theorie (Gopnik u. Wellman 1994), da Kinder eigene und fremde mentale Zustände ungefähr gleichzeitig konzeptualisieren; insbesondere können sie die falsche Überzeugung eines anderen nicht früher erschließen, als sie sich an ihre eigene falsche Überzeugung über einen konkreten Sachverhalt erinnern können (Gopnik u. Astington 1988).

Theory of Mind-Entwicklung ab dem Alter von vier Jahren

Schon die Studie von Wimmer und Perner (1983) liefert einen eindrucksvollen Beleg für die Fähigkeit zu mentalistischen Inferenzen bei Kindern, die die „False belief"-Aufgabe richtig lösen, also die Handlung der Geschichtenfigur, basierend auf ihrer falschen Überzeugung, vorhersagen (Max wird dort suchen, wo er fälschlicherweise glaubt, dass die Schokolade sei): Diese (4- bis 5-jährigen) Kinder waren überwiegend auch fähig, weitergehende Schlussfolgerungen über das kommunikative Handeln von Max und die Konsequenzen seines Handelns zu ziehen.

> Wenn Max verhindern will, dass seine Schwester Susi die Schokolade findet, dann wird er sie belügen und sie dadurch (unter der Voraussetzung, dass es nur zwei Verstecke gibt) unabsichtlich zu dem Ort führen, an dem sich die Schokolade tatsächlich befindet.

Lässt sich gegen die Interpretation des Basisbefunds (4-Jährige sagen Handlungen aufgrund falscher Überzeugungen vorher) noch einwenden, dies sei auch ohne Zuschreibung mentaler Zustände möglich, allein aufgrund der behavioralen Regel, dass Max dort suchen wird, wo er die Schokolade versteckt hat, so ist es sehr unwahrscheinlich, dass komplexe soziale Inferenzen (wie das Verständnis des „betrogenen Betrügers") aufgrund der Anwendung behavioraler Heuristiken zustande kommen.

In Übereinstimmung mit diesen Befunden hat die Forschung der letzten 20 Jahre gezeigt, dass Kinder im Alter von etwa vier bis fünf Jahren über die Grundbegriffe unserer mentalistischen Alltagspsychologie verfügen: Sie können auf der Basis von Informationen über Absichten und Überzeugungen nicht nur konkrete Handlungen, sondern auch emotionale Reaktionen vorhersagen; dies gilt insbesondere auch für Emotionen, die abhängig sind von Überzeugungen, wie die Emotion der Überraschung (Hadwin u. Perner 1991). Sie verstehen nicht nur die kausale Verknüpfung zwischen mentalen Zuständen und Handlungen, sondern auch die zwischen dem Zugang zu Informationen (visuelle Information, verbale Kommunikation) und dem Zustandekommen von Wissen bzw. Überzeugungen (Woolley u. Bruell 1996). Sie unterscheiden nicht nur zwischen Überzeugung und Realität, sondern treffen auch die verwandte Unterscheidung zwischen Aussehen und Realität, d.h. sie verstehen, dass ein und dasselbe Objekt in verschiedener Weise repräsentiert werden kann: Es kann aussehen wie ein Apfel, in Wirklichkeit aber eine Kerze sein (Flavell et al. 1986). Sie machen nicht nur mentalistische Handlungsvorhersagen, sondern bieten spontan mentalistische Handlungserklärungen an und ziehen mentalistische Erklärungen behavioralen vor (Lillard u. Flavell 1990); sie erklären *nur* intentionale Handlungen durch Zuschreibung von Absichten und Überzeugungen und bieten physikalische Erklärungen für nicht intentionale Objektbewegungen an (Schult u. Wellman 1997).

Entspricht die Theory of Mind des 4-jährigen Kindes damit der des Erwachsenen? Obwohl die Basisbegriffe „Absicht" und „Überzeugung" offenbar im Alter von vier Jahren als Kern der naiven Handlungserklärung fest etabliert sind, finden im Altersbereich zwischen vier und sechs Jahren wesentliche Erweiterungen und Differenzierungen des Verständnisses der mentalen Domäne statt: 4-Jährige verstehen, dass jemand eine falsche Überzeugung über einen Sachverhalt haben kann. 6-Jährige verstehen, dass eine Überzeugung **über eine Überzeugung** einer anderen Person falsch sein kann (second order belief: „Max glaubt, dass Peter glaubt, dass ...", s. Perner u. Wimmer 1985). 4-Jährige verstehen, dass man durch visuellen Zugang (Sehen) zu Wissen kommt; erst 6-Jährige verstehen, dass auch schlussfolgerndes Denken zu Wissen führt (Sodian u. Wimmer 1987), und gewinnen damit Einsicht in die Wirkung von indirekten Hinweisen (cues) als Gedächtnishilfen (Sodian u. Schneider 1990). Auch die Einsicht in den eigenen Lernprozess ist bei 4-Jährigen noch defizitär: Erst im Alter von fünf bis sechs Jahren können die meisten Kinder zwischen aktuellen Lernereignissen und Vorwissen unterscheiden. Taylor et al. (1994) lehrten Kindern zwei japanische Zahlwörter und fragten sie unmittelbar nach der Lernphase, ob sie diese Wörter „gerade eben gelernt" oder „schon immer gewusst" hätten. Die meisten Kinder unter fünf Jahren glaubten, dass sie die japanischen Zahlen schon immer gekannt hätten, sogar schon, „als sie ein kleines Baby waren".

Die zunehmende Einsicht in den konstruktiven und interpretativen Charakter geistiger Aktivität gilt als wesentliches Merkmal der Theory of Mind-Entwicklung im Grundschulalter. Während Vorschulkinder kognitive Aktivität auf konkrete Inhalte und Ergebnisse beziehen, entwickeln Grundschulkinder eine Vorstellung von kontinuierlicher gedanklicher Aktivität im Sinne eines Bewusstseinsstroms, sind fähig zu kohärenten introspektiven Berichten und verstehen, dass gedankliche Aktivität oft unwillkürlich und schwer zu unterdrücken ist (Flavell et al. 1995; 1997). Im sozialen Bereich zeigt sich das zunehmende Verständnis von geistiger Konstruktion und Interpretation im beginnenden Verständnis der Wirkung von Vorurteilen und Voreingenommenheiten: Im frühen Grundschulalter beginnen Kinder zu verstehen, dass Erwartungen und Vorurteile die Interpretation aktueller Ereignisse beeinflussen können, dass z.B. das Umstoßen eines Malkastens in Abhängigkeit von persönlichen Voreingenommenheiten gegenüber dem Verursacher als böswilliger Akt oder als Missgeschick interpretiert werden kann (Pillow u. Henrickson 1996). Folgerichtig beginnen

Kinder im frühen Grundschulalter Personen überdauernde psychologische Merkmale zuzuschreiben, anstatt ihr Handeln nur vor dem Hintergrund augenblicklicher Wünsche, Absichten und Informationen zu interpretieren (Heyman u. Gelman 1998).

Viele der neueren Befunde der Forschung zum Verständnis geistiger Konstruktion und Interpretation bei Kindern scheinen im Widerspruch zu traditionellen entwicklungspsychologischen Annahmen über die epistemologische Naivität des Kindes zu stehen: Kinder seien naive Realisten, die an den einfachen und unproblematischen Zugang zu absoluter Wahrheit glaubten; erst im Jugendalter entwickle sich ein Verständnis der Relativität von Erkenntnisperspektiven (s. Chandler et al. 1990 für einen Überblick). Die neuere Forschung deutet darauf hin, dass Kinder schon früh beginnen, den interpretativen und konstruktiven Charakter geistigen Geschehens zu verstehen, dass dies jedoch nicht impliziert, dass sie ihr Realitätsverständnis insgesamt als Ergebnis eines Interpretations- und Konstruktionsprozesses betrachten. Ein solcher radikaler Konstruktivismus ist wahrscheinlich ein Phänomen der kognitiven Entwicklung im Jugendalter. Ob Jugendliche bzw. Erwachsene zusammenhängende **Systeme** von Überzeugungen (Theorien/Interpretationsperspektiven) konzeptualisieren und deren interpretationsleitende Funktion verstehen, ist eine aktuelle Fragestellung in der Forschung zur Entwicklung epistemologischer Überzeugungen[3] (Kuhn 2001). Befunde von Interviewstudien zum naiven Wissenschaftsverständnis (Sodian et al. 1999b) deuten darauf hin, dass Jugendliche im Altersbereich zwischen etwa zwölf und 17 Jahren Fortschritte im Verständnis von Interpretationsperspektiven machen, dass jedoch explizit konstruktivistische epistemologische Positionen auch bei Erwachsenen eher selten sind.

2.6.4 Theory of Mind-Defizit bei autistischen Kindern

Der kindliche Autismus ist eine tief greifende Entwicklungsstörung, die durch gravierende Beeinträchtigungen der sozialen Interaktion, der verbalen und nonverbalen Kommunikation sowie der Imagination (Phantasietätigkeit) und des Repertoires an Interessen und Aktivitäten gekennzeichnet ist (Wing 1988). Nach ICD-10 liegt **kindlicher Autismus** (F 84.0) vor, wenn die folgenden drei störungsspezifischen Beeinträchtigungen vor dem dritten Geburtstag auftreten:

- Beeinträchtigung der reziproken sozialen Interaktion
- Beeinträchtigung der Kommunikation
- restringierte, stereotype, repetitive Verhaltensmuster

Von diesem von Kanner (1943) erstmals beschriebenen kindlichen Autismus unterscheidet man die Asperger-Störung, die vom klinischen Bild her eine mildere Form der Beeinträchtigung von Sozialverhalten und Kommunikation bei Intelligenz im Normalbereich und relativ gut entwickelter Sprachkompetenz darstellt (Klin et al. 1995). Jedoch weisen Kinder mit einer Asperger-Störung zusätzliche Symptome auf (auffallende Ungeschicklichkeit; pragmatische Störungen; pedantische, stereotype, nichtprosodische Sprache; Idiosynkrasien), die nicht deckungsgleich mit der Symptomatik autistischer Personen mit relativ hoher Intelligenz (high functioning) sind. Insgesamt weisen die Befunde darauf hin, dass die Asperger-Störung einen Subtyp einer milderen Form autistischer Störung bei guter kognitiver Fähigkeit darstellt (s. Frith 1989; Baron-Cohen 1995; Happé 1994a; Sodian, 2005).

Kognitive Erklärungen des Autismus machten in den letzten 15 Jahren erhebliche Fortschritte durch die Entdeckung eines spezifischen Defizits autistischer Personen im Verständnis des mentalen Bereichs. In einer Pionierstudie zeigten Baron-Cohen et al. (1985), dass autistische Kinder, die in verbalen Intelligenztests mindestens so gut wie normal entwickelte 4-Jährige abschnitten, falsche Überzeugungen nicht repräsentierten (während eine klinische Kontrollgruppe – Down-Syndrom-Kinder – mit gleichem verbalen Alter in „False belief"-Tests wie normal entwickelte 4-Jährige abschnitt). In einer Vielzahl von Folgestudien mit diesem Design wurde gezeigt, dass autistische Kinder im Gegensatz zu normal entwickelten Kindern

- mentale mit physischen Phänomenen konfundieren;
- nicht zwischen „Schein" und „Sein" in „Erscheinung-Realität"-Differenzierungsaufgaben unterscheiden;
- eine weit geringere Häufigkeit spontaner Produktion von Symbolspielen („pretend plays") als normale Kinder zeigen;
- auch in einfachen Aufgaben zum Verständnis des Zusammenhangs zwischen dem Zugang zu Informationsquellen („Sehen") und („Wissen") versagen, die von normal entwickelten 3-Jährigen überzufällig gut gelöst werden (s. Baron-Cohen 2000).

Ferner zeigen sie nicht nur Defizite im Verfolgen der Blickrichtung anderer Personen und weiteren „joint attentional skills", sondern sie sind auch unfähig, in experimentellen Aufgaben die Blickrichtung anderer Personen mentalistisch zu interpretieren (z. B. aus der Blickrichtung einer Person zu erschließen, welches von verschiedenen infrage kommenden Objekten sie möchte; vgl. Baron-Cohen et al. 1995). Folglich

3 Epistemologische Überzeugungen sind Überzeugungen über das Zustandekommen und die Begründbarkeit von Wissen, im weiteren Sinne über Prozesse und Ergebnisse des Denkens und Lernens.

haben autistische Kinder Schwierigkeiten, epistemische Zustände als mögliche Ursachen von Emotionen zu verstehen, also z. B. zu verstehen, dass Freude oder Enttäuschung abhängig sind von den Überzeugungen der Person, nicht vom objektiven Zustand der Realität (Baron-Cohen et al. 1993). Die Unfähigkeit zur Repräsentation von Überzeugungen zeigt sich auch im Defizit autistischer Kinder in strategischer Interaktion; klinische Beobachtungen und experimentelle Studien (Sodian u. Frith 1992; Yirmiya et al. 1996) deuten darauf hin, dass autistische Kinder weder Täuschungsstrategien (seien sie auch noch so simpel und ungeschickt) einsetzen noch verstehen können, dass ein anderer sie zu täuschen versucht. Im klinischen Bild korrespondieren diese Befunde mit dem Eindruck sozialer Naivität als Symptom tief greifender Störungen der Kommunikation. Diese zeigt sich u. a. im fehlenden Verständnis figurativer Sprache: Autisten interpretieren auch einfachste Formen uneigentlichen Sprechens, die schon 3-Jährige als Witz oder Spiel verstehen, wörtlich (Happé 1994b).

Bei einer Subgruppe von Kindern bzw. Jugendlichen mit Autismus oder mit Asperger-Störung wurde Kompetenz in Theory of Mind-Aufgaben erster Ordnung (d. h. Aufgaben zur Repräsentation einer Überzeugung über einen Zustand der Welt) gefunden. Diese Personen meistern „False belief"-Aufgaben im Durchschnitt mit einem verbalen mentalen Alter von neun Jahren; das jüngste mentale Alter, in dem ein autistisches Kind eine „Belief"-Aufgabe meisterte, war 5½ Jahre alt (Happé 1995). Die autistischen Personen, die Theory of Mind-Aufgaben der ersten Ordnung lösen, scheitern fast ausnahmslos in Theory of Mind-Aufgaben zweiter Ordnung, d. h. solchen Aufgaben, die die Repräsentation einer Überzeugung einer Person A über eine Überzeugung einer Person B erfordern. Solche Aufgaben lösen normal entwickelte Kinder im Alter von ungefähr sechs Jahren (Perner u. Wimmer 1985). Bei wenigen erwachsenen Autisten wurde Kompetenz in Theory of Mind-Aufgaben zweiter Ordnung gefunden; diese scheiterten jedoch in komplexeren Aufgaben zur Rekonstruktion mentaler Zustände, wie der Interpretation von Doppeltäuschungsmanövern (Happé 1994b). Diese Befunde deuten auf einen gravierenden und spezifischen Entwicklungsrückstand in der Repräsentation mentaler Zustände bei autistischen Personen hin. Die Validität von Theory of Mind-Aufgaben zur Einschätzung sozialer Defizite von alltagsweltlicher Bedeutung demonstriert eine Studie von Frith et al. (1994), die einen bedeutsamen Zusammenhang zwischen dem Abschneiden in Theory of Mind-Aufgaben und dem durch die „Vineland Adaptive Behavior Scale" eingeschätzten Sozialverhalten zeigte.

Die Demonstration von Theory of Mind-Defiziten per se genügt noch nicht, um die Hypothese eines **spezifischen** Defizits in der Repräsentation mentaler Zustände zu belegen. Deshalb wurden in der Mehrzahl der experimentellen Studien der neueren Autismusforschung Kontrollaufgaben verwendet, die nicht die Fähigkeit zur Umschreibung mentaler Zustände („Mindreading", „Mentalizing") erforderten, jedoch in allen anderen Aspekten so genau wie möglich mit den kritischen Testaufgaben parallelisiert waren (vgl. Frith u. Frith 2000, S. 336f., für einen Überblick). Paradigmatisch für diese Methodologie ist die Kontrolle der Spezifität des Defizits in der Repräsentation falscher **Überzeugungen** durch die Prüfung des Verständnisses einer anderen Form von Fehlrepräsentation, der von Fotos, die den (aktuellen) Zustand der Realität nicht korrekt abbilden. Autistische Personen zeigten ein spezifisches Defizit im Verständnis falscher Überzeugungen, jedoch kein Defizit im Verständnis „falscher" Fotografien (Leekam u. Perner 1991; Charman u. Baron-Cohen 1995; Leslie u. Thaiss 1992). Dieser Befund deutet darauf hin, dass das Defizit autistischer Personen nicht im Verständnis jeglicher Art von Repräsentationen besteht, sondern im Verständnis **mentaler** Repräsentation. Weitere experimentelle Belege für die Spezifität des Theory of Mind-Defizits autistischer Personen stammen aus Vergleichen zwischen Täuschungshandlungen und physischen Obstruktionsstrategien (Sodian u. Frith 1992), der Interpretation behavioraler vs. mentalistischer Handlungssequenzen (Baron-Cohen et al. 1986), dem protoimperativen vs. protodeklarativen Zeigen (Baron-Cohen 2000) und dem Verständnis von Grundemotionen wie Freude und Trauer im Vergleich zum Verständnis von Überraschung (Baron-Cohen et al. 1993). Diese experimentellen Befunde korrespondieren mit Verhaltensbeobachtungen im Alltag, die zeigen, dass autistische Personen Kompetenzen in sozialen Verhaltensweisen zeigen, die keine mentalistischen Inferenzen erfordern („Turn-Taking" in der Kommunikation, Nachrichten überbringen, Personen instrumentell benutzen, Fragen wahrheitsgemäß beantworten), während sie korrespondierende Verhaltensweisen, die Mindreading-Kompetenzen erfordern, nicht zeigen (auf indirekte Hinweise in der Kommunikation reagieren, in der Kommunikation Informationslücken schließen, Personen als Rezipienten von Informationen benützen, Geheimnisse bewahren) (Frith et al. 1994). Im Gegensatz zu Autisten zeigen andere klinische Gruppen (z. B. Kinder mit geistiger Behinderung, taube und blinde Kinder), die ebenfalls Defizite in Theory of Mind-Tests aufweisen (Yirmiya et al. 1998), keine Theory of Mind-spezifische Beeinträchtigung, sondern Defizite in Theory of Mind-Aufgaben wie in Kontrollaufgaben (vgl. die Defizite geistig behinderter Probanden im „False belief" ebenso wie in der „False photos task", Leslie u. Thaiss 1992).

2.6.5 Die hirnphysiologische Basis der Theory of Mind

Die Forschung zu den neuronalen Korrelaten des „Mentalisierens“ hat bisher ausschließlich die Hirnaktivität **Erwachsener** bei der Bearbeitung von Theory of Mind-Aufgaben untersucht. Die überwiegende Mehrheit der Studien arbeitet mit bildgebenden Verfahren (siehe Gallagher u. Frith 2003; Saxe et al. 2004 für Übersichtsreferate). Die Befunde der neurokognitiven Forschung unterstützen die Annahme der Spezifität eines Theory of Mind-Mechanismus in dem Sinne, dass sich die Muster der neuronalen Aktivierung bei der Bearbeitung von Theory of Mind-Aufgaben unterscheiden lassen von der Aktivierung bei einer Reihe von Kontrollaufgaben (Personwahrnehmung, Suche nach verborgenen Ursachen für Effekte). Teile des linken medialen präfrontalen Kortex (PFC) und die temporo-parietale Verbindung TPJ werden bei der Zuschreibung mentaler Zustände aktiviert. Saxe et al. (2004) argumentieren darüber hinaus, dass die Evidenz aus (bisher wenigen einschlägigen) Studien zu den neuronalen Korrelaten der beiden Komponenten der Theory of Mind (belief und desire-reasoning) konsistent sei mit der Interpretation, dass es sich bei der zweistufigen Entwicklungssequenz (desires vor beliefs) um die Ausbildung zweier distinkter Subsysteme, nicht um die sukzessive Erweiterung eines einzigen Systems des Mentalisierens handle.

2.6.6 Theory of Mind und exekutive Funktion

Neuere entwicklungspsychologische Evidenz deutet darauf hin, dass die Entwicklung einer Theory of Mind wichtig ist für die Ausbildung von Handlungskontrolle, speziell für die exekutive Funktion.

Unter **exekutiver Funktion** (EF) versteht man die Prozesse bei der Verhaltenskontrolle, die notwendig sind, um auf ein mental repräsentiertes Ziel zu fokussieren und die Zielrealisation gegen konkurrierende Handlungsalternativen abzuschirmen.

Diese Ebene der Handlungskontrolle aktiviert für

- Planungs- und Entscheidungsaufgaben,
- Fehlerkontrolle und -beseitigung,
- neue Handlungssequenzen,
- schwierige oder gefährliche Handlungen,
- die Überwindung einer präpotenten Handlungstendenz oder Versuchung.

Nach der Theorie von Duncan (1995) liegt die exekutive Funktion der allgemeinen Intelligenz im Sinne von „Spearman's g-Faktor“ (vgl. Klauer 2001) zugrunde. Wenn Theory of Mind entwicklungsmäßig bedeutsam ist für die Ausbildung von exekutiver Funktion, dann kann Theory of Mind – hypothetisch – als Grundlage des „g-Faktors“ betrachtet werden.[4]

Defizite in exekutiven Funktionen (EF) bei autistischen Kindern sind empirisch gut belegt (Ozonoff 1997). Ferner interkorrelieren exekutive Dysfunktion und Theory of Mind-Defizite bei autistischen Patienten.

Auch im normalen Entwicklungsverlauf besteht ein Zusammenhang zwischen der Entwicklung einer Theory of Mind und der signifikanten Verbesserung exekutiver Kontrolle (speziell: exekutiver Inhibition), und zwar im Altersbereich zwischen drei und vier Jahren (Frye et al. 1995; Perner et al. 1999; Russell et al. 1991).

Ozonoff et al. (1991) und Pennington et al. (1998) argumentieren, dass die enge Assoziation von Theory of Mind-Defiziten und exekutiver Dysfunktion im autistischen Störungsbild damit zu erklären sei, dass die gleichen oder benachbarte Gehirnstrukturen betroffen seien und dass auf die späte Reifung des präfrontalen Kortex auch die Assoziation beider Fähigkeitsbereiche im normalen Entwicklungsverlauf zurückzuführen sei.

Auf kognitionspsychologischer Ebene werden unterschiedliche Theorien über den funktionalen Zusammenhang zwischen Theory of Mind und exekutiver Funktion diskutiert: Perner (1998) betrachtet die Entwicklung einer Theory of Mind als entscheidend für die Entwicklung von Selbstkontrolle, da das Verständnis falscher Überzeugung ein repräsentationales Verständnis mentaler Zustände impliziert; das heißt, 4-jährige Kinder verstehen, dass die falsche Repräsentation der Realität im Falle falscher Überzeugungen kausale Effekte auf das Handeln von Personen hat.

Umgekehrt sehen Russell (1997) und Pacherie (1997) die Fähigkeit zur Handlungsüberwachung und Handlungskontrolle als Voraussetzung für einfache Formen des Selbstbewusstseins und somit für die Entwicklung mentaler Konzepte. Wenn einfache Formen der Erfahrung und Kontrolle eigenen Handelns gestört sind, dann folgen daraus Störungen der willentlichen Handlungskontrolle und hieraus

4 Die empirisch gefundenen korrelativen Zusammenhänge zwischen Theory of Mind und Intelligenzmaßen sind mäßig – tendenziell stärkere Zusammenhänge werden mit verbaler als mit nonverbaler Intelligenz berichtet (vgl. die Münchner Längsschnittstudie LOGIK, Schneider et al. 1999). Befunde deuten darauf hin, dass ein bestimmtes verbales mentales Alter notwendig ist, um False belief-Aufgaben (auch nonverbale Aufgaben) zu meistern (Astington u. Jenkins 1995), was verständlich ist, wenn man sich überlegt, dass Sprache eine wichtige Informationsquelle über geistiges Geschehen ist.

wiederum Defizite in der Konzeptualisierung des mentalen Bereichs.

Theorien über den funktionalen Zusammenhang zwischen exekutiver Funktion und Theory of Mind sind gegenwärtig nicht abschließend evaluierbar.

2.6.7 Abschließende Bemerkungen

Die Theory of Mind-Forschung ist eine bedeutende Forschungstradition der kognitiven Entwicklungspsychologie, die ihre Wurzeln in Piagets Werk, aber auch in neueren Forschungstraditionen der kognitiven und sozial-kognitiven Entwicklung hat. Die intensive Beschäftigung mit der Entwicklung begrifflichen Wissens über den mentalen Bereich in den letzten 20 Jahren hat zu einer differenzierten Charakterisierung des Entwicklungsverlaufs der Konzeptualisierung der mentalen Domäne im Altersbereich zwischen drei und sechs Jahren geführt. In neuerer Zeit beschäftigen sich viel versprechende Forschungsstränge auch mit den Anfängen der Theory of Mind- Entwicklung in früher Kindheit und mit Entwicklungsveränderungen im Jugend- und Erwachsenenalter. Von besonderer Bedeutung für die These von der Domänenspezifität menschlicher Kognition sind die Befunde über ein spezifisches Theory of Mind-Defizit bei autistischen Kindern. Für die Zukunft scheint die Erforschung des Entwicklungszusammenhangs zwischen Theory of Mind und Selbstkontrolle von besonderer Bedeutung zu sein.

Literatur

Astington JW (2000). Wie Kinder das Denken entdecken. München: Reinhardt.

Baron-Cohen S (1989). The autistic child's theory of mind: a case of specific developmental delay. J Child Psychol Psychiatry; 30: 285–97.

Baron-Cohen S (1995). Mindblindness. An essay on autism and theory of mind. Cambridge, MA: MIT Press.

Baron-Cohen S (2000). Theory of mind and autism: A fifteen year review. In: Baron-Cohen S, Tager-Flusberg H, Cohen DJ (eds). Understanding other Minds. Perspectives from Developmental Cognitive Neuroscience. 2nd ed. Oxford: Oxford University Press; 3–20.

Baron-Cohen S, Leslie AM, Frith U (1985). Does the autistic child have a „theory of mind"? Cognition; 21: 37–46.

Baron-Cohen S, Leslie AM, Frith U (1986). Mechanical, behavioural and intentional understanding of picture stories in autistic children. Br J Dev Psychol; 4: 113–25.

Baron-Cohen S, Spitz A, Cross P (1993). Can children with autism recognize surprise? Cognition and Emotion; 7: 507–16.

Baron-Cohen S, Campbell R, Karmiloff-Smith A, Grant J, Walker J (1995). Are children with autism blind to the mentalistic significance of the eyes? Br J Dev Psychol; 13: 379–98.

Bartsch K, Wellman HM (1995). Children Talk About the Mind. Oxford: Oxford University Press.

Bischof-Köhler D (1989). Spiegelbild und Empathie. Bern: Huber.

Carpenter M, Nagell K, Tomasello M (1998). Social cognition, joint attention, and communicative competence from 9 to 15 months af age. Monographs of the Society for Research in Child Development; 63, Serial No. 255.

Chandler M, Fritz AS, Hala S (1989). Small scale deceit: deception as a marker of 2-, 3-, and 4-year-olds' early theories of mind. Child Dev; 60: 1263–77.

Chandler M, Boyes M, Ball L (1990). Relativism and stations of epistemic doubt. J Exp Child Psychol; 50: 370–95.

Charman T, Baron-Cohen S (1995). Understanding models, photos and beliefs: a test of the modularity thesis of metarepresentation. Cogn Dev; 10: 287–98.

Duncan J (1995). Attention, intelligence and the frontal lobe. In: Gazzaniga MS (ed). The Cognitive Neurosciences. Cambridge, MA: MIT Press; 721–33.

Flavell JH, Green FL, Flavell ER (1986). Development of knowledge about the appearance-reality distinction. Monographs of the Society for Research in Child Development; 51, Serial No. 212.

Flavell JH, Green FL, Flavell ER (1995). Young children's knowledge about thinking. Monographs of the Society for Research in Child Development; 60, Serial No. 243.

Flavell JH, Green FL, Flavell ER (1997). The development of children's knowledge about inner speech. Child Dev; 68: 39–47.

Frith C, Frith U (2000). The physiological basis of theory of mind: functional neuroimaging studies. In: Baron-Cohen S, Tager-Flusberg H, Cohen DJ (eds). Understanding other Minds. Perspectives from Developmental Cognitive Neuroscience. 2nd ed. Oxford: Oxford University Press: 334–56.

Frith U (1989). Autism. Explaining the enigma. Oxford: Blackwell.

Frith U, Happé F, Siddons F (1994). Autism and theory of mind in everyday life. Soc Dev; 3: 108–24.

Frye D, Zelazo PD, Palfai T (1995). Theory of mind and rule-based reasoning. Cogn Dev; 10: 483–527.

Gallagher HL, Frith CD (2003). Functional imaging of ‚theory of mind'. Trends in Cognitive Sciences; 7: 77–83.

Gergely G, Nadasdy Z, Csibra G, Biro S (1995). Taking the intentional stance at 12 months of age. Cognition; 56: 165–93.

Gopnik A, Astington JW (1988). Children's understanding of representational change and its relation to the understanding of false belief and the appearance-reality distinction. Child Dev; 59: 26–37.

Gopnik A, Wellman HM (1994). The theory theory. In: Hirschfeld L, Gelman SA (eds). Mapping the Mind. Domain specificity in cognition and culture. New York: Cambridge University Press.

Hadwin J, Perner J (1991). Pleased and surprised: Children's cognitive theory of emotion. Br J Dev Psychol; 9: 215–34.

Happé F (1994a). Autism. An introduction to psychological theory. Hove: Psychology Press.

Happé F (1994b). An advanced test of theory of mind: understanding of story characters' thoughts and feelings by able autistic, mentally handicapped, and normal children and adults. J Autism Dev Disord; 24: 129–54.

Happé F (1995). The role of age and verbal ability in the theory of mind task performance of subjects with autism. Child Dev; 66: 843–55.

Harris PL (1992). From simulation to folk psychology: The case for development. Mind and Language; 7: 120–44.

Heyman GD, Gelman SA (1998). Young children use motive information to make trait inferences. Dev Psychol; 34: 310–21.

Hogrefe GJ, Wimmer H, Perner J (1986). Ignorance versus false belief: A developmental lag in attribution of epistemic states. Child Dev; 57: 567–82.

Hülsken C (2001). Training in der Theory of Mind-Forschung. Die Rolle von Kohärenz und Feedback in der Entwicklung einer naiven Alltagspsychologie. Aachen: Shaker-Verlag.

Kanner L (1943). Autistic disturbances of affective contact. Nerv Child; 2: 217–50.

Klauer KJ (2001). Intelligenz und Begabung. In: Rost D (Hrsg). Handwörterbuch Pädagogische Psychologie. 2. Aufl. Weinheim: Beltz; 280–6.

Klin A, Volkmar FR, Sparrow SS, Cicchetti DV, Rourke BP (1995). Validity and neuropsychological characterization of Asperger Syndrome: convergence with nonverbal learning disabilities syndrome. J Child Psychol Psychiatry; 36: 1127–40.

Kristen S, Thoermer C, Hofer T, Aschersleben G, Sodian B (2006). Skalierung von Theory of Mind-Aufgaben. Zeitschrift für Entwicklungspsychologie und Pädagogische Psychologie; 38: 186–95.

Kuhn D (2001). How do people know? Psychol Sci; 12: 1–10.

Leekam S, Perner J (1991). Does the autistic child have a metarepresentational deficit? Cognition; 40: 203–18.

Leslie AM (1987). Pretense and representation: The origins of a „theory of mind". Psychol Rev; 94: 4124–6.

Leslie AM, Thaiss L (1992). Domain specificity in conceptual development: evidence from autism. Cognition; 43: 225–51.

Lewis C, Freeman NH, Hagestadt E, Douglas H (1994). Narrative access and production in preschoolers' false belief reasoning. Cogn Dev; 9: 397–424.

Lewis M, Stanger C, Sullivan MW (1989). Deception in 3-year-olds. Dev Psychol; 25: 439–43.

Lillard AS, Flavell JH (1990). Young children's preference for mental state versus behavioral descriptions of human action. Child Dev; 61: 731–41.

Meltzoff AN (1995). Understanding the intentions of others: re-enactment of intended acts by 18-month-old-children. Dev Psychol; 31: 838–50.

Mitchell P, LaCohee H (1991). Children's early understanding of false belief. Cognition; 39: 107–27.

O'Neill D, Gopnik A (1991). Young children's ability to identify the sources of their beliefs. Dev Psychol; 27: 390–7.

Onishi KH, Baillargeon R (2005). Do 15-month-old infants understand false beliefs? Science; 308: 255–8.

Ozonoff S (1997). Components of executive function in autism and other disorders. In: Russell J (ed). Autism as an Executive Disorder. Oxford: University Press; 179–211.

Ozonoff S, Pennington BF, Rogers SJ (1991). Executive function deficits in high-functioning autistic individuals: Relationship to theory of mind. J Child Psychol Psychiatry; 32: 1081–105.

Pacherie E (1997). Motor-images, self consciousness and autism. In: Russell J (ed). Autism as an Executive Disorder. Oxford: University Press; 215–55.

Pennington BF, Rogers S, Bennetto L, Griffith EM, Reed DT, Shyu V (1998). Validity tests of the executive dysfunction hypothesis of autism. In: Russell J (ed). Autism as an Executive Disorder. Oxford: University Press; 143–78.

Perner J (1991). Understanding the Representational Mind. Cambridge, MA: MIT Press.

Perner J (1998). The meta-intentional nature of executive functions and theory of mind. In: Carruthers P, Boucher J (eds). Language and Thought. Cambridge: Cambridge University Press; 270–83.

Perner J, Ruffman T (2005). Infants' insight into the mind: How deep? Science; 308(5719): 214–6.

Perner J, Wimmer H (1985). „John thinks that Mary thinks that ...": Attribution of second-order beliefs by 5-10-year-old children. J Exp Child Psychol; 39: 437–71.

Perner J, Stummer S, Lang B (1999). Executive functions and Theory of Mind: Cognitive complexity or functional dependence? In: Zelazo P, Astington JW, Olson DR (eds). Developing Theories of Intention: Social understanding and self control. Mahwah, NJ: Erlbaum; 133–52.

Phillips AT, Wellman HM, Spelker ES (2002). Infants' ability to connect gaze and emotional expression to intentional action. Cognition; 85: 53–78.

Pillow BH, Henrickson AJ (1996). There's more to the picture than meets the eye: young children's difficulty understanding biased interpretation. Child Dev; 67: 803–19.

Poulin-Dubois D, Sodian B, Metz U, Tilden J, Schoeppner B (im Druck). Out of sight is not out of mind: Developmental changes in infants' understanding of visual perception during the second year. Journal of Cognition and Development.

Polak A, Harris PL (1999). Deception by young children following non-compliance. Dev Psychol; 35: 561–8.

Premack D, Woodruff G (1978). Does the chimpanzee have a theory of mind? Behav Brain Sci; 1: 515–26.

Repacholi BM, Gopnik A (1997). Early reasoning about desires: Evidence from 14- and 18-month-olds. Dev Psychol; 33: 12–21.

Russell J (1997). How executive disorders can bring about an inadequate „theory of mind". In: Russell J (ed). Autism as an Executive Disorder. Oxford: Oxford University Press; 256–99.

Russell J, Mauthner N, Sharpe S, Tidswell T (1991). The „windows task" as a measure of strategic deception in preschoolers and autistic subjects. Br J Dev Psychol; 9: 331–50.

Saxe R, Carey S, Kanwisher N (2004). Understanding other minds: Linking developmental psychology and functional neuroanatomy. Annual Review of Psychology; 55: 87–124.

Schneider W, Perner J, Bullock M, Stefanek J, Ziegler A (1999). Development of intelligence and thinking. In: Weinert FE, Schneider W (eds). Individual Development from 3 to 12. Findings from the Munich Longitudinal Study. Cambridge: Cambridge University Press; 9–28.

Schöppner B, Sodian B, Pauen S (2006). Encoding action roles in meaningful social interaction in the first year of life. Infancy; 9: 289–311.

Schult CA, Wellman HM (1997). Explaining human movements and actions: children's understanding of the limits of psychological explanation. Cognition; 62: 291–324.

Siegal M, Beattie K (1991). Where to look first for children's understanding of false beliefs. Cognition; 38: 112.

Siegler RS (2000). Das Denken von Kindern. München: Oldenbourg.

Slaughter V, Gopnik A (1996). Conceptual coherence in the child's theory of mind: Training children to understand belief. Child Dev; 67: 2967–88.

Sodian B (1994). Early deception and the conceptual continuity claim. In: Lewis C, Mitchell P (eds). Children's Early Understanding of Mind. Hillsdale, NJ: Erlbaum.

Sodian B (2005). Tiefgreifende Entwicklungsstörungen: Autismus. In: Schlottke PF, Silbereisen RK, Schneider S, Lauth GW (Hrsg). Enzyklopädie der Psychologie. Serie II: Klinische Psychologie. Bd. 5: Störungen im Kindes- und Jugendalter. Göttingen: Hogrefe.

Sodian B, Frith U (1992). Deception and sabotage in autistic, retarded, and normal children. J Child Psychol Psychiatry; 33: 591–606.

Sodian B, Schneider W (1990). Children's understanding of cognitive cuing: How to manipulate cues to fool a competitor. Child Dev; 61: 697–704.

Sodian B, Thoermer C (2004). Infants' understanding of looking, pointing and reaching as cues to goal-directed action. Journal of Cognition and Development; 5: 289–316.

Sodian B, Thoermer C (2006). Theory of Mind. In: Schneider W, Sodian B (Hrsg). Enzyklopädie der Psychologie. Serie Entwicklungspsychologie. Band 2: Kognitive Entwicklung. Göttingen: Hogrefe; 495–608.

Sodian B, Wimmer H (1987). Children's understanding of inference as a source of knowledge. Child Dev; 58: 424–33.

Sodian B, Taylor C, Harris PL, Perner J (1991). Early deception and the child's theory of mind: False trails and genuine markers. Child Dev; 62: 468–83.

Sodian B, Hülsken C, Thoermer C (1999a). La compréhension de la tromperie par les jeunes enfants. Enfance; 51: 215–24.

Sodian B, Thoermer C, Schrempp I, Bullock M (1999b). Understanding the nature of scientific knowledge – what develops from early adolescence to adulthood? Poster presented at the Biennial Meeting of the European Developmental Society. Spetses, Greece.

Sodian B, Schoeppner B, Metz U (2004). Do infants apply the principle of rational action to human agents? Infant Behavior and Development; 27: 31–41.

Sodian B, Thoermer C, Metz U (2007). Now I see it but you don't. 14-month-olds can represent another person's visual perspective. Developmental Science; 10: 199–204.

Sullivan K, Winner E (1993). Three-year-olds' understanding of mental states: the influence of trickery. J Exp Child Psychol; 56: 135–48.
Taylor M, Esbensen BM, Bennett RT (1994). Children's understanding of knowledge acquisition: The tendency for children to report they have always known what they have just learned. Child Dev; 65: 1581–604.
Tomasello M (1995). Joint attention as social cognition. In: Moore C, Dunham PJ (eds). Joint Attention: Its origins and role in development. Hillsdale, NJ: Erlbaum; 283–332.
Wellman HM (2002). Understanding the psychological world: Developing a theory of mind. In: Goswami U (ed). The Blackwell handbook of childhood cognitive development. Oxford: Blackwell; 167–87.
Wellman HM, Gelman SA (1998). Knowledge acquisition in foundational domains. In: Kuhn D, Siegler RS (eds). Cognition, Perception and Language. Handbook of Child Psychology. Vol. 2. 5th ed. New York: Wiley; 523–73.
Wellman HM, Lagattuta KH (2000). Developing understandings of mind. In: Baron-Cohen S, Tager-Flusberg H, Cohen DJ (eds). Understanding Other Minds. Perspectives from developmental cognitive neuroscience. 2nd ed. Oxford: Oxford University Press; 21–49.
Wellman HM, Liu D (2004). Scaling of Theory-of-Mind-Tasks. Child Development; 75: 523–41.
Wellman HM, Cross D, Watson JA (2001). A meta-analysis of theory of mind development: The truth about false belief. Child Dev; 72: 655–84.
Wellman HM, Phillips AT, Dunphy Lelii S, LaLonde N (2004). Infant social attention predicts preschool social cognition. Developmental Science; 7: 283–8.
Wimmer H, Hartl M (1991). Against the Cartesian view on mind: Young children's difficulty with own false beliefs. Br J Dev Psychol; 9: 125–38.
Wimmer H, Perner J (1983). Beliefs about beliefs: representation and constraining function of wrong beliefs in young children's understanding of deception. Cognition; 13: 103–28.
Wing L (1988). The continuum of autistic characteristics. In: Schopler E, Mesibov GB (eds). Diagnosis and Assessment in Autism. New York: Plenum Press; 91–110.
Woodward AL (1998). Infants selectively encode the goal object of an actor's reach. Cognition; 69: 1–34.
Woolley JD, Bruell MJ (1996). Young children's awareness of the origins of their mental representations. Dev Psychol; 32: 335–46.
Yirmiya N, Solomonica-Levi D, Shulman D (1996). The ability to manipulate behaviour and to understand manipulation of beliefs: a comparison of individuals with autism, mental retardation and normal development. Dev Psychol; 32: 62–9.
Yirmiya N, Erel O, Shaked M, Solomonica-Levi D (1998). Meta-analyses comparing theory of mind abilities of individuals with autism, individuals with mental retardation, and normally developing individuals. Psychol Bull; 124: 283–307.
Zaitchik D (1991). Is only seeing really believing? Sources of true belief in the false belief task. Cogn Dev; 6: 91–103.

2.7 Emotionale Entwicklung

M. von Salisch

Inhalt

2.7.1 Begriffsklärung: Was sind Emotionen? Was ist Emotionsregulierung?

Wann sie ein Gefühl empfinden, können erwachsene Menschen in der Regel mitteilen. Gleichwohl herrscht in der Wissenschaft kaum Einigkeit darüber, was Emotionen genau sind und wie sie von anderen emotionsrelevanten Zuständen von kürzerer oder längerer Dauer abzugrenzen sind. Was Emotionen von Stimmungen, emotionsbasierten Persönlichkeitszügen oder psychopathologischen Zuständen unterscheidet, ist demnach weiterhin eine offene Frage (Ekman 1988). Trotz der unterschiedlichen Positionen hinsichtlich der Definition von Emotionen (s. Scherer 1990; Ekman u. Davidson 1994) herrscht unter den Forschern, die von diskreten Emotionen ausgehen, weitgehend Einigkeit darüber, dass sie aus mehreren Komponenten bestehen, die z. T. unabhängig voneinander operieren (Stemmler et al. 1993). Die meisten Wissenschaftler unterscheiden (wie in der Abb. 2-42 dargestellt) zwischen (kognitiven) Bewertungen, subjektivem Erleben, Ausdrucksbewegungen und psychophysiologischen Begleiterscheinungen von Emotionen (z. B. Ulich u. Mayring 2004), manche differenzieren das Ausdrucksverhalten weiter in die Signalsysteme von Gesicht, Stimme und Körpermotorik aus (Krause 1998) oder fügen Handlungsbereitschaften als weitere Komponente hinzu (z. B. Frijda 1986). Wie sich einige dieser Emotionskomponenten (und die Verbindungen zwischen ihnen) in Kindheit und Jugend entwickeln, ist nur lückenhaft erforscht, vor allem, was die psychophysiologischen Komponenten angeht. Daher kann hier nicht auf sie eingegangen werden.

2.7.2 Wie entstehen Emotionen?

In dem integrativen Modell von James Gross (1998) entstehen Emotionen dadurch, dass bestimmte vorhergehende Bedingungen von der Person bewertet werden. Diese Einschätzungsprozesse führen dazu, dass ein bestimmter (und nicht ein anderer) Emotionsprototyp generiert wird, der in latenten Reaktionstendenzen, also in charakteristischen Weisen des inneren emotionalen Erlebens, der psychophysiologischen Begleitprozesse und des inneren Ausdrucksprogramms seinen Niederschlag findet. Die latenten Reaktionstendenzen werden in der Folge moduliert, sodass als manifeste Reaktion ein bestimmter Selbstbericht über das eigene Gefühlsempfinden, bestimmte Ausdrucksbewegungen und bestimmte psychophysiologische Reaktionen im autonomen Nervensystem und Zentralnervensystem von anderen zu beobachten sind. Ein Beispiel: Während jemand ein Ziel verfolgt, macht er eine frustrierende Bedingung in sich selbst (also etwa seine eigene Unzulänglichkeit) oder in seiner

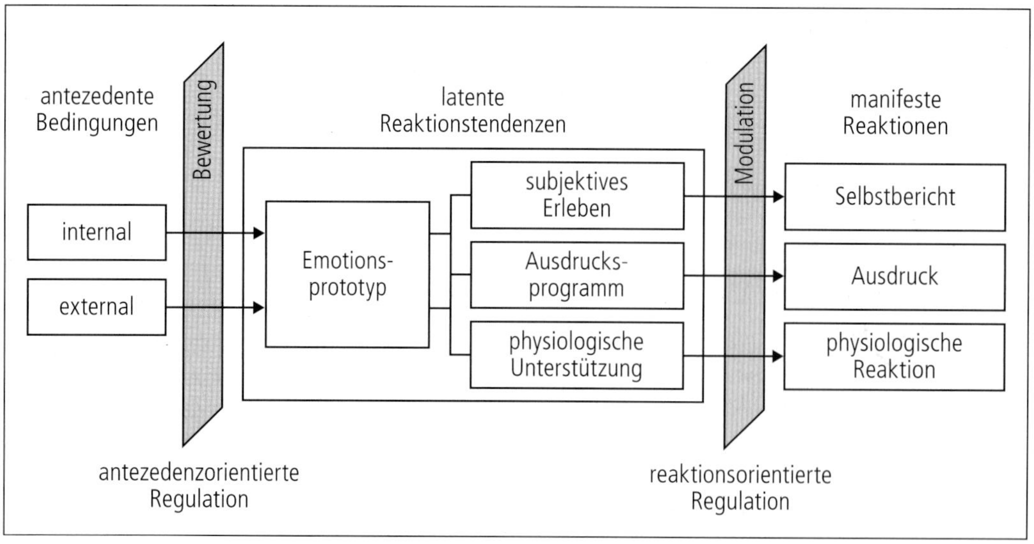

Abb. 2-42: James Gross' integratives Modell der Emotionsentstehung (nach Gross 1998)

Umwelt aus. Die Bewertung der Zielblockade führt bei den meisten Menschen in unserem Kulturkreis zu einer Emotion aus der Ärgerfamilie, bei manchen aber auch zu Trauer, Kummer o. Ä. Dieser Emotionsprototyp schlägt sich dann in einer bestimmten, für die Person charakteristischen Art des subjektiven Erlebens des Gefühls (z. B. als energetisierend oder lähmend) sowie in den entsprechenden Ausdrucksbereitschaften und psychophysiologischen Reaktionsmustern nieder. Ob und wie das Gefühl in unserem Beispiel anderen Menschen gegenüber ausgedrückt wird, hängt am Ende davon ab, wie es in seinen verbalen, nonverbalen und psychophysiologischen Aspekten von der Person moduliert wurde.

2.7.3 Wo setzt Emotionsregulierung an?

Gross' Modell verdeutlicht, wie eng die Entstehung von Emotionen mit ihrer Regulierung zusammenhängen. Dies gilt vor allem, wenn man Emotionsregulierung sehr weit definiert, nämlich als „einen Prozess, durch den Menschen beeinflussen, welche Emotionen sie haben, wann sie sie haben und auf welche Weise sie diese Gefühle erleben und ausdrücken. Prozesse der Emotionsregulierung können automatisch oder kontrolliert und bewusst oder unbewusst ablaufen. Außerdem können sie ihren Einfluss nur an einem oder an mehreren Punkten im Prozess der Entstehung einer Emotion geltend machen" (Gross 1998, S. 275; Übs. d. A.).

In dem integrativen Modell setzt die Regulierung bei der Aktualgenese von Emotionen an drei Punkten an, die auch zusammen wirken können:

- **Aufmerksamkeit auf antezedente Bedingungen:** Hier geht es darum, die eigene Aufmerksamkeit auf antezedente Bedingungen (internaler oder externaler Art) zu lenken, also etwa das zum Spiel auffordernde Gesicht des Bruders nicht zu beachten, wohingegen man dem schnellen Herzschlag nachts allein im Wald ausgiebige Aufmerksamkeit schenkt.
- **Bewertung der antezedenten Bedingungen:** Je nachdem, wie die vorausgehenden Bedingungen eingeschätzt werden, ist ein unterschiedlicher Emotionsprototyp zu erwarten (Lazarus 1991) bzw. innerhalb einer Emotionsfamilie eine unterschiedlich intensive Ausprägung der Emotion. Werden jemandem, der eine Frustration (oder Provokation) verursacht hat, intentional schädigende, also böswillige Absichten unterstellt, dann fällt der Ärger der Person intensiver aus, als wenn sie Fahrlässigkeit als Absicht annimmt oder Entschuldigungen und Rechtfertigungen für das ärgererregende Verhalten finden kann (zusammenfassend: Salisch 2000).
- **Modulation der latenten Reaktionstendenzen:** Was Menschen über ihre Gefühle äußern, ist z. B. daran ausgerichtet, was sie als sozial erwünscht oder was sie als nützlich in Hinblick auf ihre Ziele betrachten.

Auch wenn das integrative Modell von James Gross (1998) den Vorzug hat, dass es die Formulierungen strukturalistischer Emotionstheoretiker (z. B. Ekman 1988) mit denen funktionalistischer Forscher (z. B. Scherer 1990; Lazarus 1991) in Beziehung setzt, so ist an diesem Modell doch zu bemängeln, dass die Emotionsentstehung nur linear verläuft. Gerade bei intensiv erlebten Emotionen sind Rückkopplungen zwischen den einzelnen Komponenten wahrscheinlich, ebenso wiederholte Durchgänge von Bewertungen, latenten

Reaktionstendenzen und manifesten Reaktionen. Möglicherweise besteht bei starken Emotionen die Regulierung aus einer Serie von Neubewertungen, die sukzessive zu einem veränderten Erleben beitragen (Lewis 1996). Ob Emotionen und Emotionsregulierung im normalen Verlauf überhaupt zu unterscheiden sind, ist Gegenstand von Kontroversen, da spätere Messungen immer durch vorangehende Regulierungsbemühungen „kontaminiert" sein dürften (Campos et al. 2004). Cole et al. (2004) empfehlen daher u. a., multiple und konvergente Maße für die verschiedenen Komponenten von Emotionen zu benutzen, Emotionen in verschiedenen experimentellen Bedingungen (z. B. in Gruppen von klinisch auffälligen vs. unauffälligen Kindern) zu untersuchen und die Effektivität von Regulierungsstrategien im zeitlichen Verlauf zu analysieren.

Gross' Modell konzentriert sich auf die Aktualgenese von Emotionen im Individuum und deren **intrapersonale Regulierung**. In diesem Kapitel wird zu zeigen sein, dass sich die Entstehung und Selbstregulierung von Emotionen mit der Entwicklung verändert. Im Zuge der Umwälzungen, die sich u. a. durch die Ausbildung neuropsychologischer Funktionen, mit dem Erwerb von Symbolfunktion und Sprache, mit der Entwicklung einer Theory of Mind (s. Kap. 2.6) und eines moralischen Bewusstseins und mit der Fähigkeit zu formallogischem Denken und Metakognition ergeben, nehmen die verschiedenen Emotionskomponenten (und ihre Regulierung) bei allen Heranwachsenden unterschiedliche Formen an.

Gleichzeitig fällt auf, dass die interpersonale Regulation durch andere Personen in Gross' Modell keinen Platz findet. Aus entwicklungspsychologischer Sicht ist dies bedauerlich, ist doch die Einflussnahme durch Beziehungspartner eine entscheidende Größe bei der normalen und der abweichenden Entwicklung und zwar vor allem in den ersten Lebensjahren. Außerdem wirken beide Formen der Emotionsregulierung in konkreten Situationen normalerweise zusammen: Werden z. B. Kleinkinder durch einen herannahenden Spielzeugroboter in Angst versetzt, dann lenken sie sich ab und schenken ihrer Mutter einen rückversichernden Blick (Grolnick et al. 1996).

> In der Tat hängen Selbst- und Fremdregulation von Emotionen in reziproker und dynamischer Weise zusammen, weil die Bezugspersonen immer auf ein Kind auf einem bestimmten Entwicklungsstand treffen, auf den sie eingehen müssen, und ein Kind auf einer Stufe entsprechende Reaktionen aus seiner Umwelt evoziert.

Kurzum: Mit ihrem Baby würden Eltern nie so differenziert über die Bewertungen von emotionsauslösenden Situationen sprechen wie mit ihrem Schulkind, weil es diese noch gar nicht nachvollziehen könnte (s. Salisch u. Kunzmann 2005). Sinnvoll scheinen also auch hier die Annahmen eines dynamischen Interaktionismus (Asendorpf 2004), bei dem sich sowohl das Kind als auch seine Beziehungspartner im Zuge von Erfahrungen verändern und beide kontinuierlich und wechselseitig (also transaktional) aufeinander Einfluss nehmen.

2.7.4 Emotionale Entwicklung in Kindheit und Jugendalter

Im Folgenden geht es darum, vor dem Hintergrund von Gross' Modell einige der vielen Entwicklungen bei der Aufmerksamkeit, den emotionsrelevanten Bewertungen, dem emotionalen Erleben und den damit verbundenen Ausdrucksprozessen nachzuzeichnen sowie das Zusammenspiel von Selbstregulation und Fremdregulation an einzelnen Beispielen zu erörtern. Tiefer gehende Abhandlungen zu diesen Themen finden sich bei Denham (1997), Friedlmeier und Holodynski (1999), Saarni (1999) sowie bei Salisch (2000). Veränderungen über die gesamte Lebensspanne thematisieren Salisch und Kunzmann (2005).

Säuglingsalter

Wie jeder weiß, ist die Geburt das folgenreichste Lebensereignis. Angesichts der vielen Umstellungen, die die ersten beiden Lebensmonate beanspruchen, ist es erstaunlich, mit welchen Fähigkeiten zur Selbstregulation schon Neugeborene ausgestattet sind. Diese Winzlinge sind schon bald in der Lage, ihren Kopf zu drehen, an den Fingern zu saugen, sich zu räkeln oder interessante Gegenstände mit ihrem Blick zu fixieren. Diese rudimentären Fähigkeiten zur Selbstregulation brechen allerdings schnell zusammen: Die Neugeborenen fangen an zu schreien oder gleiten ab in den Schlaf. Die Unfähigkeit von jungen Säuglingen, ihre Aufmerksamkeit selbst zu regulieren, ist nach Rothbart und Bates (1998) Ursache für das irritierte Quengeln und Weinen, das viele von ihnen vor allem in den Abendstunden zeigen. Weinen ist erfolgreich, denn es ruft die Pflegepersonen auf den Plan, die mit Tragen, Streicheln oder Tönen das Unbehagen des jungen Erdenbürgers von außen regulieren, das noch nicht gegenüber anderen diskreten Emotionen abzugrenzen ist (Camras 1992). Auch durch die Fähigkeit der Neugeborenen zur Imitation des emotionalen Mienenspiels ihrer Beziehungspartner (s. Rauh 2002) können diese potenziell Einfluss auf das neugeborene Baby nehmen.

Ungefähr ab dem dritten Lebensmonat setzt das Lernen durch Erfahrungen von Kontingenz ein, also von einer wiederholten engen zeitlichen Folge zwischen den Handlungen des Säuglings und den Folgen in seiner Umwelt. Die in den folgenden Monaten aufkeimende Erfahrung, dass man durch bestimmte Mittel Ziele in der Umwelt erreichen kann (Piaget u. Inhelder 1986), machten sich Lewis et al. (1990) in einem Experiment zunutze, das die ersten emotionsrelevanten Bewertungen von sehr jungen Kindern nachwies. Säuglingen im Alter von 2, 4, 6 und 8 Monaten wurden Kontingenzerfahrungen geboten, und zwar dergestalt, dass ihr Ziehen an einer Schnur Bilder eines lächelnden Babys und die Titelmelodie der „Sesamstraße" auf einen Fernsehbildschirm zauberte. Erwartungsgemäß reagierten die Säuglinge auf diese selbst produzierten Fernseherfahrungen mit mimischen Anzeichen von Freude, Überraschung und Interesse. Wurde nach einiger Zeit jedoch die Verbindung zwischen der Schnur und dem Bildschirm unterbrochen, so antworteten die Babys mit zwei Monaten noch selten, ab vier Monaten aber immer regelmäßiger mit ärgerlicher Miene und verstärktem Rucken an der Schnur. Mit der aufdämmernden Erkenntnis, dass sie selbst die Urheber der interessanten Bilder waren, zeigten sie Ärger immer regelmäßiger, wenn ihr Ziel blockiert war (ebd.). Erst wenn Kinder durch wiederholte Erfahrungen der Kontingenz lernen, dass der Einsatz ihrer Mittel zu attraktiven Umwelteffekten führt, ist Ärger, der zu einer Aktivierung des Organismus führt, physiologisch gesehen auch sinnvoll. Allerdings reagierten nicht alle Kinder mit Ärger auf die frustrierende Situation, bewerteten sie also nicht alle gleich. Etwa 20 % der Säuglinge quittierten die Zielblockade mit einer traurigen Miene (ebd.).

Schon von den ersten Lebenstagen an können Säuglinge Emotionen auf ihrem Gesicht ausdrücken. Im dritten Lebensmonat lässt sich dann eine ganze Palette von Gefühlen beobachten, die von Interesse, Freude und Überraschung bis hin zu Ekel, Ärger, Trauer/Kummer und Unbehagen/Schmerz reicht. In etwa einem Viertel der Fälle reagierten Mütter innerhalb von einer Sekunde kontingent auf die Ausdrucksbewegungen ihrer Sprösslinge, wiederum in etwa einem Drittel der Fälle mit der gleichen Emotion (Malatesta u. Haviland 1982). Dies führt zu „Gefühlsdialogen", die von Stern (1992) als subtil ineinander greifende Tanzfiguren beschrieben wurden. Angesichts der engen Abstimmung im Mienenspiel von Mutter und Kind sind Lernerfahrungen aufseiten des Babys zu erwarten, die sich etwa darin äußern, dass Verhaltensweisen wie das Zusammenpressen der Lippen (wahrscheinlich, um negative Gefühle zu kontrollieren) zwischen Mutter und Kind im Alter von 22 Monaten enger zusammenhing als zwischen den gleichen Beziehungspartnern im Säuglingsalter (Malatesta et al. 1989). Stern (1992) vermutet, dass Säuglinge zwischen 2 und 8–9 Monaten ihren Emotionsausdruck mit dem ihrer Bezugspersonen auf der Ebene des Verhaltens abstimmen, in der Sprache von Gross (1998) also rudimentäre Formen der Ausdrucksmodulation lernen.

In der zweiten Hälfte des ersten Lebensjahres erweitert sich das Repertoire der Regulierungsstrategien. Dies erbrachte eine Laborstudie von Buss und Goldsmith (1998), die untersuchte, welche Strategien wirksam darin sind, negative Emotionen in den nächsten Minuten zu reduzieren (bzw. sie nicht weiter zu intensivieren). War im Alter von 6 Monaten nur der Rückzug oder die Lenkung der Aufmerksamkeit erfolgreich darin, die Angst (z. B. vor einer Spielzeugspinne) oder den Ärger (z. B. über ein unerreichbares Spielzeug) zu lindern, so nutzten Kinder mit 12 und 18 Monaten schon Blicke zur Mutter oder zur Versuchsleiterin und planvolle Handlungen (wie das Spielzeug zu ergreifen oder die Barriere zu berühren), um ihren Ärger zu verringern. (In den Angstepisoden vergrößerte sich die Anzahl der benutzten Strategien zwar ebenfalls, aber das Muster effektiver Strategien war weniger deutlich.)

Buss und Goldsmiths (1998) Untersuchung weist darauf hin, dass die soziale Bezugnahme als wirksame Strategie der Emotionsregulierung im Verlauf der zweiten Hälfte des ersten Lebensjahres hinzukommt. Kleinstkinder fangen nämlich mit etwa sechs Monaten an, sich mit fragenden Blicken bei den erfahreneren Erwachsenen rückzuversichern. Wenn sie einige Monate später krabbeln und laufen lernen, setzen sie die soziale Bezugnahme vermehrt ein, denn nun begegnen ihnen natürlich auch mehr Gefahren. Sind Kleinstkinder unsicher, wie eine Situation einzuschätzen ist, dann gelingt es ihnen durch die soziale Bezugnahme, die Bewertungen ihrer erwachsenen Pflegepersonen einzuholen. Dies zeigte ein Experiment von Sorce et al. (1985) mit der visuellen Klippe, einer Apparatur, bei der ein scharfer Abfall des Bodens vorgetäuscht wird (vgl. Abb. 2-38, S. 166). 1-Jährige hielten alle am Rand des vermeintlichen Abgrunds an und schauten ihre Mutter an, die hinter der mit Plexiglas bedeckten tiefen Seite stand. Lächelte die Mutter, dann krabbelten alle hinüber; zeigte sie Angst auf ihrem Gesicht, kam keins der Kinder zu ihr. Eine ärgerliche Miene war vergleichsweise weniger erfolgreich, denn immerhin 11 % der Kleinstkinder bewegten sich zu ihr hin. Dieses Experiment „funktionierte" in ähnlicher Weise mit dem Vater sowie mit einer freundlichen Versuchsleiterin, wenn die Eltern unzugänglich waren. Auch das über die Stimme übermittelte Emotionssignal beeinflusste die Kleinstkinder bei ihrer Einschätzung der Situation. Wichtig war vor allem, dass der Emotionsausdruck eindeutig war, anderenfalls reagierten die jungen Kinder vermehrt mit gehemmtem oder verunsichertem Verhalten (Barrett 1984).

Bei der sozialen Bezugnahme übernehmen Kinder nicht den Emotionsausdruck ihrer erwachsenen Pflegepersonen, sondern stimmen sich auf der Ebene ihrer inneren Bewertungen und ihrer subjektiven emotionalen Erfahrungen miteinander ab. Noch deutlicher wird dies, wenn man die Affektabstimmung betrachtet. Hier reagierten die Bezugspersonen auf

Emotions- und Spannungsäußerungen ihrer Nachkömmlinge mit gleicher Spannungsmodulation, aber in einer anderen Ausdrucksmodalität, indem sie das erkundende Verhalten eines Kindes beispielsweise durch eine ansteigende Modulation ihrer Stimme begleiteten. Durch ungewollte oder bewusst hervorgerufene „Fehlabstimmungen" mit dem Verhalten des Kindes gelang es ihnen, den Enthusiasmus ihres Kindes zu unterstützen oder dessen Überschwang zu dämpfen (Stern 1992).

Insgesamt ist über das erste Lebensjahr eine Ausweitung des Repertoires an Strategien zur Selbstregulation zu konstatieren, die aber noch sehr durch Fremdregulation unterstützt werden müssen. Bezugspersonen stimmen sich auf die Emotionen und Befindlichkeiten ihrer jungen Schützlinge ein und mit ihnen ab, zunächst auf der Ebene des Verhaltens, später auf der der Bewertungen und des (vorsprachlichen) subjektiven Erlebens.

Kleinkindalter

Mit dem Erwerb der Symbolfunktion (Piaget u. Inhelder 1986) schreitet die Sprachentwicklung im Verlauf des zweiten Lebensjahres schnell voran. Wurde um den ersten Geburtstag herum das erste Wort noch sehr beachtet, so folgt etwa vier Monate später die so genannte Benennungsexplosion, bei der rasch neue Vokabeln gelernt werden (Klann-Delius 1999). Gesprächsgegenstand der Kleinkinder ist zunehmend die eigene innere Befindlichkeit, also die eigene emotionale Gestimmtheit, sowie die eigenen Körperempfindungen und Bewusstseinszustände, wie etwa Hunger, Durst oder Müdigkeit. Gaben Kinder im Alter von 18 Monaten noch durchschnittlich 0,8 Beiträge zu ihren Befindlichkeiten ab, so äußerten sie sechs Monate später im Mittel schon fast sechsmal so viele, nämlich 4,7 Beiträge im Verlauf von zwei Stunden Familienbeobachtung. Äußerungen zu Ursachen und Folgen von Emotionen stiegen im gleichen Zeitraum ebenfalls überproportional zu allen Wortäußerungen, die ebenfalls zunehmen, an (Dunn et al. 1987). Auch wenn die sprachliche Benennung emotionale Erlebnisse für Erinnerung und Reflexion zugänglicher macht und Missverständnisse mit anderen verringert, so wird die Transzendenz des Augenblicks doch durch die Anfälligkeit für Beeinflussungen durch andere erkauft. Denn Bezugspersonen konstruieren im Dialog mit ihren Kindern, welche Bedeutung ihre Worte haben. So weisen Pflegepersonen ihre Zöglinge in der Regel darauf hin, welche Konsequenzen ihre Gefühle für sie selbst und für andere haben, bewerten diese (z. B. als „gut" oder „böse") oder geben ihnen Ratschläge, wie sie bestimmte Befindlichkeiten bewältigen können (z. B.: „Denk nicht dran"). Subtiler, aber in den Folgen nicht weniger verheerend, dürften „Fehletikettierungen" der Bezugspersonen sein, bei denen das emotionale Empfinden des Kindes immer wieder mit unangemessenen Begriffen belegt wird, ein trauriges Kind etwa als „müde" tituliert wird, obwohl dies keineswegs der Fall ist. Diese Fehletikettierung dürfte nicht nur das Verständnis des Kindes für sein eigenes Gefühlsleben beeinträchtigen, sondern auf Dauer auch Missverständnisse mit anderen begünstigen (Stern 1992).

Die Annahme, dass durch die Entfaltung der verbalen Fähigkeiten auch negative Emotionen wie Ärger oder Kummer besser reguliert werden können, liegt nahe (z. B. Kopp 1989), können Kinder doch jetzt ihre Wünsche in Worten ausdrücken, anstatt zu quengeln, und argumentieren, anstatt körperliche Mittel zur Durchsetzung einzusetzen. Dennoch gehen Wutausbrüche und Tränen des jüngeren gegenüber dem älteren Geschwister nicht sofort nach dem Erwerb der Sprache zurück, sondern erst mit einer gewissen zeitlichen Verzögerung. Denn erst im Alter von 3–4 Jahren halbierten sich die Bekundungen des Unbehagens gegenüber dem erstgeborenen Kind von 21 % auf 9 % aller Wortäußerungen; gegenüber der Mutter waren sie gleichbleibend niedrig (Dunn et al. 1996).

Beim Rückgang der negativen Gefühlsäußerungen im Geschwisterpaar mag auch eine Rolle gespielt haben, dass junge Kinder zunehmend besser in der Lage sind, die affektive Perspektive einer anderen Person zu übernehmen. Denn Kinder lernen, welche Emotionen eine andere Person wahrscheinlich in einer bestimmten Situation empfindet – auch wenn diese Emotionen nicht unbedingt mit ihren eigenen Empfindungen in dieser Situation übereinstimmen. Viele Kinder sind daher im Alter von etwas mehr als drei Jahren imstande, vorherzusagen, dass eine Puppe, von deren Liebe zu Hunden vorher berichtet wurde, sich freut, wenn ihr eine große schwarze Dogge begegnet, auch wenn das Kind sich selbst vor Hunden fürchtet.

Indessen sind nicht alle Kinder gleichermaßen fähig, die affektive Perspektive von anderen zu übernehmen, und dies hängt damit zusammen, wie häufig in ihrer Familie über Emotionen, Stimmungen und Körperzustände gesprochen wurde. Familien unterscheiden sich nämlich sehr darin, wie oft sie die Befindlichkeiten ihrer Mitglieder zum Thema machen; in den Familienbeobachtungen von Judy Dunn und ihren Mitarbeiterinnen bezogen sich zwischen 0 und 27 Äußerungen der Mitglieder auf diesen Gegenstandsbereich (Dunn et al. 1991). Neben der Sozialschicht, der Flüssigkeit des Dialogs zwischen Mutter und Kind und dem Ausmaß der Kooperation zwischen den Geschwistern war in dieser Studie die Häufigkeit, mit der in der Familie Befindlichkeiten erörtert wurden, einer der wichtigsten Prädiktoren für die affektive Perspektivenübernahme des jüngeren Kindes sieben Monate, später mit etwas über drei Jahren. Kinder, die häufiger im Familienkreis über ihre Befindlichkeiten und deren Ursachen und Folgen gesprochen hatten, waren später besser in der Lage, das emotionale Empfinden von anderen vorherzusagen (ebd.). Besser über die Emotionen anderer Bescheid zu wissen dürfte auch Auswirkungen auf die Emotionsregulation haben, denn Eltern neigen in diesen Besprechungen dazu, die Befindlichkeiten zu benennen, emotionsmildernde Bewertungen vorzubringen und Ratschläge zur Verminderung der negativen Gefühle zu geben (Gottman et al. 1997). Immer wieder nahe gelegt zu bekommen, dass einen der ältere Bruder nicht „mit Absicht", sondern „aus Versehen" angerempelt hat, kann den Ärger auf Dauer schon beim Entstehen abschwächen. Kinder, die häufiger Rollenspiele (mit einer größeren Bandbreite von Themen) mit ihrem älteren Geschwisterkind gespielt hatten (Youngblade u. Dunn 1995), und Kinder, die bei Auseinandersetzungen mit diesem häufiger Argumente (und nicht einfach körperliche Mittel) gebrauchten (Slomkowski u. Dunn 1992), waren später ebenfalls besser darin, die affektive Perspektive von anderen zu übernehmen.

Unterschiede in der Fähigkeit, die Emotionen von anderen in einfachen Situationen vorherzusagen, hatten Folgen, die sich bis ins Schulalter erstreckten. Kinder mit einer besser ausgebildeten affektiven Perspektivenübernahme mit etwas über drei Jahren konnten Chancen zum sozialen und emotionalen Lernen in Beziehungen besser wahrnehmen, denn ihnen gelang es etwa ein Jahr später, länger mit dem Freund oder der Freundin in bezogener Weise zu spielen (Slomkowski u. Dunn 1996). Außerdem hatten sie mit etwa sechs Jahren und sechs Monaten ein tieferes Verständnis für ambivalente Emotionen (Brown u. Dunn 1996) und mit etwas über sieben Jahren eine größere moralische Sensitivität ausgebildet. Im Gegensatz zu ihren Altersgenossen mit geringeren Fähigkeiten zur affektiven Perspektivenübernahme im Kleinkindalter waren diese Kinder fähig, bei Regelübertretungen (wie etwa Schummeln beim Kartenspiel) auch die Perspektive des „Opfers" zu berücksichtigen (Dunn et al. 1995).

Insgesamt dürfte das häufige Sprechen über Gefühle und andere Befindlichkeiten im Kreis von vertrauten Personen das emotionale Erleben verändern, es verbal zugänglicher machen. Zugleich lernen die Kinder in diesen manchmal hitzigen Diskussionen aber auch, welche Bewertungen welche Emotionen nach sich ziehen, welches subjektive emotionale Erleben in ihrer Familie als angemessen betrachtet wird und welche Formen des Ausdrucks der inneren emotionalen Empfindungen in ihrem Familienverband als „politisch korrekt" gelten. In Familien, in denen die Befindlichkeiten der Mitglieder selten oder gar nicht erörtert werden, sind diese Lernmöglichkeiten doch wesentlich dünner gesät.

Vorschulalter

Angesichts der Gespräche über Befindlichkeiten ist es kein Wunder, dass das Wissen über die verschiedenen Komponenten von Emotionen im Verlauf des Vorschulalters immer facettenreicher wird. So können die meisten 4-Jährigen typischen Situationen („Geburtstag") typische Emotionswörter („Freude") zuordnen und umgekehrt auch antezedente Bedingungen nennen, die normalerweise zu einfachen Emotionen wie Trauer, Ärger oder Ekel führen (Brody u. Harrison 1987). Im Schulalter erweitert sich das Wissen über diese Korrespondenzen auf Emotionen, die kein Äquivalent im Ausdrucksverhalten haben, wie etwa Schuld oder Neid (Harris 1992). Auch die Zuordnung von Emotionswörtern und Ausdrucksformen im Gesicht klappt im Vorschulalter schon im Wesentlichen (ebd.), ebenso die Zuordnung zu psychophysiologischen Begleiterscheinungen von Emotionen. Kinder können mit zunehmendem Alter immer korrekter vorhersagen, dass man bei Freude rote Wangen hat, während man bei Angst blass im Gesicht ist und feuchte Hände hat (Janke 2002). Im Zusammenhang mit dem Erwerb einer Theory of Mind (s. Kap. 2.6) gewinnen Kinder ein Verständnis dafür, dass es nicht die Situation selbst ist, die zu bestimmten Emotionen führt, sondern ihre Bewertung durch die Person. Erst mit sechs Jahren sind die meisten Kinder nämlich imstande vorherzusagen, dass die Elefantendame Ellie sich freut, wenn sie eine Dose ihres Lieblingsgetränks Cola sieht, weil sie nicht (wie die Kinder) weiß, dass der Affe Mickey ihr einen Streich gespielt hat und die braune Limonade durch Milch ersetzt hat, die Ellie gar nicht mag (ebd.). Einblick in die Funktionsweise der Psyche zu nehmen ermöglicht Kindern einerseits, sich besser in andere einzufühlen und ihnen wirksamer zu helfen. Andererseits gelingt es ihnen nun aber auch, andere wirkungsvoller zu provozieren und treffender zu kränken.

Zugleich sind Kinder immer besser in der Lage, ihr emotionales Ausdrucksverhalten zu modulieren (Holodynski 2004). Gelang es unsicher-vermeidend gebundenen Kleinkindern schon vor ihrem zweiten Geburtstag, ihre Bedürfnisse nach Zuwendung im Fremde-Situations-Test (s. Kap. 2.9) zu unterdrücken, so können schon fast alle 3-Jährigen eine Unschuldsmiene aufsetzen, um andere Menschen zu täuschen.[1] Als diese Kinder nämlich gefragt wurden, ob sie einen verbotenen und unter einem Tuch verborgenen Spielzeugzoo angeschaut hatten, antworteten 62% gar nicht oder mit „Nein", obwohl ein Video zeigte, dass sie in Wirklichkeit das attraktive Spielzeug betrachtet hatten. Aus ihrem Emotions-

1 Streng genommen handelt es sich bei der Fremden Situation nicht um einen Test, auch nicht um ein Experiment, sondern um ein „systematisch provoziertes Mini-Drama", wie Grossmann und Grossmann betonen (s. Kap. 2.9, S. 226).

ausdruck ging nicht hervor, ob sie die Wahrheit gesprochen oder gelogen hatten – zumindest nicht für die als Beobachter eingesetzten Studentengruppen (Lewis et al. 1989). Auch mit dem Willen gelingt es Kindern im Vorschulalter immer besser, ihre Mimik zu beherrschen; das Repertoire der emotionalen Ausdrucksformen, die sie auf Kommando auf ihr Gesicht zaubern können, erweitert sich ständig (Lewis et al. 1987).
Diese Fähigkeit kommt ihnen in sozialen Situationen zugute, in denen es darum geht, ihre Enttäuschung zu verbergen. So konnte Cole (1986) nachweisen, dass Mädchen von drei und vier Jahren, die entgegen ihrer Erwartung ein von ihnen als unattraktiv eingeschätztes Geschenk erhalten hatten, bei Anwesenheit der Versuchsleiterin lächelten, als sie die minderwertige Gabe in Empfang nahmen. Waren sie in der gleichen Situation allein, dann waren mehr mimische Indikatoren für Ärger, Trauer oder Ekel und mehr negative Wortbeiträge bei ihnen zu beobachten. Andere Studien mit etwas älteren Kindern bestätigen, dass Kinder ihre Enttäuschung gegenüber der Versuchsleiterin in ihrer Mimik überspielen. Während Mädchen dazu neigen, ihre Enttäuschung mit Freude oder Überraschung auf ihrem Gesicht zu maskieren, zeigen Jungen eher ein „neutrales" Gesicht (Saarni 1984). Weitere Studien belegen, dass Mädchen meist besser in der Lage sind, die in der Versuchssituation nur implizit formulierte Regel „Verberge deine Enttäuschung" zu erkennen, aber auch geübter im Verbergen ihrer negativen Gefühle sind (Davis 1995). Dies galt insbesondere für Mädchen aus Indien, die zu einem besonderen Respekt gegenüber ihren (männlichen) Vorfahren erzogen werden (Joshi u. MacLean 1994).
Als Cole (1986) die drei- und vierjährigen Teilnehmerinnen ihres Experiments im Nachhinein über die Emotionen von hypothetischen Kindern in (ähnlichen) Enttäuschungssituationen befragte, so konnten fast alle diese korrekt benennen und noch die Hälfte wusste, dass die Versuchsleiterin weiß, dass die Kinder sich enttäuscht fühlen, auch wenn sie nichts gesagt hatten. Doch nur eins der 20 Mädchen konnte angeben, dass der Versuchsleiterin die Enttäuschung der Kinder über ihren Gesichtsausdruck vermittelt wurde. In einer anderen Untersuchung mit dem Enttäuschungsparadigma ergaben sich erst im Alter von sechs Jahren überzufällige Zusammenhänge zwischen dem Wissen des Kindes, dass man mit dem Gesicht Emotionen vortäuschen und verbergen kann, und seinem Maskierungsverhalten in der Enttäuschungssituation (Josephs 1993).

> Kinder können schon Strategien zur Modulation ihres Ausdrucksverhaltens einsetzen, bevor sie verbal Auskunft über sie geben können. Da behaviorale Strategien in der Regel impliziter Natur sind, scheinen sich die Regulierungsstrategien auf dieser Ebene früher zu entwickeln als das explizite Wissen darüber.

Eine Diskrepanz von mehreren Jahren trat nämlich ebenfalls bei der Verbalisierung von ambivalenten Emotionen auf: Während Kinder schon im Kleinkindalter ambivalente Gefühle (z. B. gegenüber ihren neugeborenen Geschwistern) zeigen, können sie erst gegen Ende der Grundschulzeit Beispiele für gleichzeitig auftretende positive und negative Emotionen nennen (Harris 1992).
Wie verhalten sich Kinder mit Verhaltensstörungen im Enttäuschungsparadigma? Eine Untersuchung mit einer größeren Stichprobe von Schulanfängern ergab, dass Kinder mit externalisierendem Problemverhalten auf der Child Behavior Checklist (CBCL > 60) bei Erhalt des unattraktiven Geschenks mehr negative Emotionen im Gesicht und Stimme zeigten als ihre Altersgenossen mit internalisierendem Problemverhalten und der Tendenz nach auch mehr als die Kontrollgruppe psychiatrisch unauffälliger Kinder (Eisenberg et al. 2001). Cole et al. (1994) bestätigten, dass je gravierender ein sozial-oppositionelles Trotzverhalten (SOT), ein Aufmerksamkeitsdefizit oder eine Störung des Sozialverhaltens (SSV) bei Jungen im Vorschulalter ausfiel, desto mehr Ärger, störendes Verhalten und negative Kommentare bei ihnen zu beobachten waren, die sie wohl in der Hoffnung äußerten, ein besseres Geschenk zu erhalten. Gleichaltrige Mädchen mit Verhaltensproblemen lächelten seltener als ihre unauffälligen Altersgenossinnen. Insgesamt verhielten sie sich gerade bei der Übergabe des Geschenks teilnahmslos, möglicherweise aufgrund unerkannter komorbider internalisierender Störungen (ebd.). Kindern mit externalisierenden Störungsbildern gelingt es demnach weniger gut, ihre Enttäuschung im Ausdruck zu modulieren, wobei zu erforschen bleibt, ob diese Kinder weniger fähig zur Ausdrucksmodulation sind, ob sie weniger willens zur Ausdrucksmodulation sind, ob sie die implizite Aufforderung zum Verbergen schlechter erkennen oder ob sie sich auch in anderen Situationen impulsiver verhalten.
Insgesamt gewinnt das Wissen über die verschiedenen Komponenten von Emotionen und deren Verbindungen im Verlauf des Vorschulalters an Komplexität. Kinder können zunehmend korrekt benennen, welche antezedenten Bedingungen normalerweise welche Emotion(en) hervorrufen und mit welchem Ausdrucksverhalten und welchen psychophysiologischen Begleiterscheinungen diese gewöhnlich einhergehen. Zugleich schaffen es Kinder immer besser, ihr emotionales Ausdrucksverhalten willentlich zu steuern, und setzen dies in Enttäuschungssituationen auch ein. Dennoch besteht eine Diskrepanz von mehreren Jahren zwischen der Fähigkeit zur Modulation des Ausdrucksverhaltens und dem Wissen über dessen Wirkungen.

Schulalter

Entwicklung der Bewertungen

Im Schulalter werden die Bewertungen der antezedenten Bedingungen insofern reichhaltiger als sie nun mehr Gesichtspunkte einbeziehen. Für die Emotion „Ärger" lässt sich folgender Entwicklungsgang konstatieren:

- Wie bereits berichtet, lernen die Kinder im Verlauf des Vorschulalters, **antezedente Bedingungen und Emotionswörter** einander zuzuordnen. Das schließt die Fähigkeit ein zu erkennen, dass Emotionen durch Bewertungen und manche durch falsche Annahmen der Person entstehen (Harris 1992), Ärger also durchaus auch auf Fehleinschätzungen oder Missverständnissen der Person beruhen kann.
- Ab dem Schulanfang sind Kinder in der Lage, anderen Personen, die sie frustriert haben, **Intentionen** zu unterstellen. Kinder können nun Provokationen, die mit der Absicht, die eigene Person zu schädigen, also böswillig motiviert sind, von solchen unterscheiden, die durch Nicht-Bedenken der Folgen des eigenen Tuns, also durch Fahrlässigkeit zustande gekommen sind (Stadler et al. 1997). Bewertungen und Neubewertungen der Fahrlässigkeiten dürften die Intensität ihres Ärgers verringern.
- In den ersten Grundschuljahren gelingt es Kindern immer besser, die **Kontrollierbarkeit von Situationen** einzuschätzen (Graham et al. 1984). Dies ermöglicht ihnen, ärgererregendes Verhalten durch Umstände zu entschuldigen, die außerhalb der Kontrolle des Verursachers lagen, etwa das Nicht-Erscheinen der Freundin dadurch, dass diese mit ihrer Mutter einkaufen gehen musste.
- Im Verlauf der späteren Grundschuljahre schaffen es Kinder, zusätzlich die **Motive** des Ärgerverursachers in Betracht zu ziehen, sodass sie auch dann (übergeordnete) prosoziale Motive annehmen können, wenn das Ergebnis der Handlung eindeutig schädigend oder zerstörerisch ausfällt (Olthof et al. 1989). Gedanken wie „Er hat mich zwar geschubst, aber nur, weil er mich vor dem Bus, der gerade kam, bewahren wollte" eröffnen den Kindern neue Kategorien von Rechtfertigungen und Entschuldigungen, die ihren Ärger lindern dürften.

Insgesamt ermöglichen die immer reichhaltigeren Bewertungen der antezedenten Bedingungen den Kindern ein immer größeres Spektrum von Neubewertungen zur Verringerung (oder gegebenenfalls auch zur Vergrößerung?) von belastenden Gefühlen. Wie eingangs ausgeführt, mag die Regulierung von besonders intensiven Emotionen darin bestehen, immer wieder Neubewertungen der Absichten, Umstände und Motive vorzunehmen, die die Emotion Schritt für Schritt abklingen lassen.

Soziale Informationsverarbeitung

Kinder, die von anderen als „aggressiv" eingestuft werden, zeigen in der Regel Defizite bei der Einschätzung der Absichten von anderen Menschen, ebenso depressive Kinder. Deshalb möchte ich das **Modell zur Verarbeitung sozialer Informationen** hier etwas länger vorstellen, und zwar in der überarbeiteten Fassung von Crick und Dodge (1994). Diese beiden Autoren schlagen sechs Verarbeitungsschritte vor, die aufeinander aufbauen und kreis- oder spiralförmig um eine „Datenbank" in der Mitte angeordnet sind. Die „Datenbank" enthält biologisch bestimmte Fähigkeiten sowie Gedächtnisinhalte, wie etwa angeeignete Regeln, soziale Schemata oder soziales Wissen. Tritt ein sozialer Hinweisreiz auf, so laufen die postulierten Verarbeitungsschritte so schnell ab, dass sie nur unter besonderen Umständen dem Bewusstsein zugänglich sind. Rückkopplungen zwischen einzelnen Schritten sind möglich (und wahrscheinlich), ebenso ständige Feedback-Schleifen mit der „Datenbank" der Person.

Das Paradebeispiel der Forschung von Kenneth Dodge ist eine Situation, in der ein Kind auf dem Schulhof von einem Mitschüler angerempelt wird. Wie läuft dessen soziale Informationsverarbeitung nun ab?

1. **Soziale Hinweisreize wahrnehmen und enkodieren:** Das Kind nimmt das Schubsen wahr und betrachtet weitere äußere Informationen, wie etwa den Gesichtsausdruck des rempelnden Kindes oder eigene innere Signale. Ältere Kinder sind dabei in der Lage, mehr und differenziertere Hinweisreize zu verarbeiten als jüngere Kinder. Die Informationsverarbeitung ist meist angemessener, wenn der Rempler dem Kind im Hinblick auf Geschlecht, Alter oder ethnischer Abstammung ähnlich ist, weil dies die Perspektivenübernahme erleichtert (Dodge 1986).
2. **Soziale Hinweisreize mental repräsentieren und interpretieren:** Das Kind deutet das Schubsen vor dem Hintergrund seiner sozialen Erfahrungen und entscheidet sich eventuell, dass es noch mehr Informationen einholen muss (also zu Schritt 1 zurückkehren muss). In diesem zweiten Schritt interpretiert das Kind die Absichten des Remplers, es entscheidet also, ob es den Stoß als böswillig, als fahrlässig oder sogar als prosozial auffassen möchte, denn denkbar ist auch, dass der Rempler mit seinem Schubs das Kind vor dem Tritt in eine Pfütze bewahren wollte. Wie bereits gezeigt, können ältere Kinder in der Regel reichhaltigere Situationsdeutungen und Bewertungen produzieren.
3. **Klärung von Zielen:** Hier geht es darum, welche Ziele das Kind in dieser Situation (und vielleicht auch diesem Mitschüler gegenüber) verfolgt und welchen Ausgang es sich für diese Situation wünscht. Da Ziele fokussierte Erregungszustände sind, die das Kind auf wünschenswerte

Situationsergebnisse hin orientieren, ist die Erregungsregulation hier besonders wichtig, kann doch die Deutung, dass der Schulkamerad feindselige Intentionen hatten, leicht zum Ziel der Vergeltung führen.

4. **Zugang oder Konstruktion einer Verhaltensreaktion:** Das Kind „überlegt" sich nun, wie es dem Stoß begegnen soll. Die Reaktion hängt natürlich von der Situationsdeutung und den Zielen ab, aber auch bei gleicher Deutung der Situation ergeben sich interindividuelle Unterschiede, etwa im Hinblick auf die Bereitschaft, mit aggressivem Verhalten zu reagieren. Dies wäre im Modell von Gross die Bereitschaft zur Modulation des Ausdrucksverhaltens. Insgesamt geht es in diesem Schritt auch um die Breite des Repertoires alternativer Verhaltensreaktionen.
5. **Entscheidung für eine Verhaltensalternative:** Hat sich das Kind für ein Verhalten entschieden, so bewertet es dieses Verhalten vor dem Hintergrund möglicher Kosten und Nutzen. Erwartungen zu Handlungsfolgen und zur Selbstwirksamkeit fließen ebenfalls in diesen Schritt ein. An dieser Stelle kann aggressives Verhalten etwa durch Überlegungen zur Körpergröße des Gegners gehemmt werden. Nach Abwägung der Alternativen entscheidet sich das Kind für eine Verhaltensantwort.
6. **Ausführung des Verhaltens:** Bei der Ausführung des Verhaltens benutzt das Kind bekannte (und bewährte) Skripte zum Vorgehen.

Mit der Reaktion des Gegenübers schließt sich der Kreis. Eine aggressive Reaktion des rempelnden Mitschülers wird beispielsweise als Gedächtnisinhalt in die „Datenbank" des Kindes eingehen und dessen spätere Reaktionen gegenüber diesem Kind beeinflussen. Möglicherweise generalisiert sich diese Erfahrung auf ähnlich gelagerte Fälle gegenüber anderen Personen.

Elizabeth Lemerise und William Arsenio (2000) erweiterten dieses recht kognitionslastige Modell um emotionale Aspekte – in der Hoffnung, damit die Vorhersagekraft dieses Modells zu verbessern. Die wichtigsten Änderungen betrafen zum einen die „Datenbank". Hier wurden den sozialen Regeln und Wissensbeständen „Affekt-Ereignis-Verknüpfungen" hinzugefügt, also Repräsentationen vergangener Emotionen in ähnlich gelagerten Situationen. Zum anderen wurde um die „Datenbank" herum ein zweiter Kreis gezogen, der „emotionale Prozesse" enthielt. Gemeint sind damit interindividuelle Unterschiede beim Temperament (genauer: bei der Auslöseschwelle für emotionale Reize und bei der Intensität emotionaler Reaktionen), bei der Fähigkeit zur Emotionsregulierung sowie bei den augenblicklich vorherrschenden Stimmungen. Diese emotionalen Prozesse, so Lemerise und Arsenio (2000), beeinflussen jeden Schritt der sozialen Informationsverarbeitung, also sowohl Wahrnehmung und Bewertung der antezedenten Bedingungen als auch Zielsetzung, Auswahl und Ausführung der Verhaltensreaktion, denn diese Prozesse nehmen Einfluss u. a. auf die erwarteten emotionalen Folgen eines Verhaltens (etwa das Erleben von Scham und Schuld bei Regelübertretungen). Die dritte Änderung gegenüber dem ursprünglichen Modell betraf die affektive Qualität der Beziehung zum Provokateur. Stehen Zielkinder mit dem Verursacher ihres Gefühls in einer vertrauten, auf Sympathie beruhenden Beziehung, so postulieren Lemerise und Arsenio (2000), dass sie

- die emotionalen Signale ihres Gegenübers leichter erkennen und korrekter identifizieren können,
- eher empathisch reagieren,
- eher wohlwollende Ziele verfolgen,
- sich bei ihrer Verhaltensantwort eher um eine Abwägung der Perspektiven bemühen.

Eine Vielzahl von Studien weist inzwischen darauf hin, dass aggressive und depressive Kinder in ihrer Fähigkeit, soziale Probleme zu lösen, eingeschränkt sind, und zwar bei nahezu allen Schritten des sozialen Informationsverarbeitungsmodells (Crick u. Dodge 1994; Quiggle et al. 1992):

- Im ersten Schritt der Wahrnehmung und Enkodierung lässt sich eine lückenhafte Informationssuche von aggressiven Jungen im Grundschulalter damit belegen, dass sie sich 40% weniger Hinweisreize auf einem Tonband mit einer Situationsbeschreibung anhörten, bevor sie ihr Urteil abgaben und sich bei ihrer Entscheidung vor allem an den zuletzt gehörten Informationen orientierten (recency bias) (Dodge 1986).
- Im zweiten Schritt der Interpretation neigen aggressive Kinder zur Unterstellung feindseliger Absichten, auch wenn die Situation zweideutig war, wenn der Schaden durch Zufall entstanden war und sogar, wenn die Schädigung bei der Verfolgung prosozialer Absichten passierte. Diese Tendenz zur Unterstellung böswilliger Absichten nannte Dodge (1986) den „feindseligen Attributionsbias". De Castro et al. (2002) konnten in einer Meta-Analyse nachweisen, dass der feindselige Attributionsbias mit aggressivem Verhalten einhergeht, und zwar sowohl in größeren Stichproben von unauffälligen Kindern als auch in klinischen Stichproben von Kindern mit externalisierendem Problemverhalten. Erlebten die hochaggressiven Jungen Ärger, dann verstärkte sich ihre Neigung, anderen Personen böswillige Motive zu unterstellen (de Castro et al. 2003).
- Bei der Auswahl der Verhaltensreaktion im vierten Schritt konnten aggressive Kinder meist weniger Verhaltensweisen nennen, mit denen das soziale Problem zu lösen wäre; ihr Repertoire an Verhaltensweisen ist also beschränkter.
- Geht es im fünften Schritt um die Entscheidung für eine Verhaltensantwort, dann sind aggressive Kinder und Ju-

gendliche oft davon überzeugt, dass Strategien, die andere schädigen, wirksam sind, um ihre Ziele zu erreichen (Dodge 1986).

Diese Defizite bei der sozialen Informationsverarbeitung hängen gewöhnlich zusammen und bleiben selbst dann erhalten, wenn der IQ der Probanden konstant gehalten wird. Bei älteren Kindern und Jugendlichen gehen sie mit einem niedrigen Selbstwert und der Wahrnehmung einer niedrigen Akzeptanz durch die Kameraden einher (Lochman u. Dodge 1994). Interessanterweise teilten Heranwachsende, die überdurchschnittlich hohe Werte auf dem Child Depression Inventory aufwiesen (aber nicht zugleich durch eine hohe Aggressivität auffielen), den feindseligen Attributionsbias und berichteten über sogar noch intensivere Ärgerempfindungen als eine Vergleichsgruppe aggressiver Kinder. Nur waren sie im Gegensatz zu jenen nicht davon überzeugt, dass es etwas nützt, sich mit aggressiven Mitteln durchzusetzen (Quiggle et al. 1992). Damit waren sie, in Gross' Terminologie, eher zur Ausdrucksmodulation bereit (Gross 1998).

Aufmerksamkeitslenkung

Im Schulalter verbessert sich die Fähigkeit von Kindern, bewusst zu steuern, ob sie antezedente Bedingungen wahrnehmen oder ausblenden möchten. Die Rede ist hier von der Lenkung der eigenen Aufmerksamkeit weg von den emotionsgenerierenden inneren oder äußeren Signalen. Im Verlauf der Schuljahre geben Kinder immer häufiger an, dass sie im Fall von Ärger in ihren Freundschaften ihre Aufmerksamkeit bewusst ablenken (Salisch 2000).

Kinder mit externalisierendem Problemverhalten fallen durch eine schlechtere Fähigkeit zur Aufmerksamkeitslenkung auf. Dies ist nicht nur für ihr Leistungsverhalten (Schulprobleme!) relevant, sondern auch für ihre Emotionsregulierung. Kinder, die auf der CBCL erhöhte Werte auf der Breitbandskala des externalisierenden Verhaltens erreichten, wurden von ihren Eltern und Lehrkräften als „impulsiver" eingestuft, waren nach Meinung dieser Erziehungspersonen schlechter in der Lage, (unerwünschtes) Verhalten zu unterdrücken, ihre Aufmerksamkeit auf eine Aufgabe zu fokussieren oder bei Bedarf auf eine andere Aufgabe zu verlagern. Schwierigkeiten mit der willentlichen Steuerung der eigenen Aufmerksamkeit zeigten sich auch bei einem herausfordernden Puzzle, bei dem sich die Kinder mit externalisierendem Problemverhalten als weniger ausdauernd erwiesen, sowie bei einer physiologischen Messung, bei der sie sich häufiger bewegten, auch wenn die Versuchsleiterin sie vorher gebeten hatte, still zu sitzen (Eisenberg et al. 2001).

Dass diese Probleme mit der Aufmerksamkeitslenkung Auswirkungen auf die Ärgerregulierung haben, belegen zwei kleinere Studien mit klinischen Stichproben. Denn diese weisen nach, dass Jungen mit externalisierendem Problemverhalten Schwierigkeiten haben, Distanzierungsstrategien zu benutzen, um ihren Ärger auf einen Freund zu bewältigen. So ergab sich in einer Untersuchung von Bonekamp u. Salisch (2007), dass Jungen mit kinderpsychiatrisch diagnostizierter ADHS sich nach eigenen Angaben seltener vom Freund abwandten oder ihre Aufmerksamkeit auf andere Dinge lenkten als die altersgematchte Kontrollgruppe klinisch unauffälliger Jungen. Die mangelnde Fähigkeit zur Distanzierung war unabhängig davon, ob die Jungen zur Therapie Methylphenidat erhielten oder nicht. In der anderen Studie zeigte Mayer (2002), dass Jungen aus einer kinder- und jugendpsychiatrischen Inanspruchnahmepopulation, die auf dem CBCL erhöhte Werte für aggressives Verhalten (> 67) und für externalisierendes Problemverhalten aufwiesen, ebenfalls seltener als ihre unauffälligen Geschlechtsgenossen aus der Kontrollgruppe angaben, sich bei Ärger auf den Freund von diesem zu distanzieren. Die Distanzierung bei Ärger, die bei psychiatrisch unauffälligen Kindern im Verlauf der Schulzeit immer häufiger Verwendung findet (Salisch 2000), wird demnach von Jungen mit externalisierenden Störungsbildern seltener benutzt.

Ingesamt gelingt es Kindern im Schulalter immer besser, ihre Aufmerksamkeit zu kontrollieren, also die Wahrnehmung von internalen oder externalen Bedingungen emotionsauslösender Art mit dem Willen zu steuern, und sie tun dies nach eigenen Angaben auch immer häufiger. Mit der kognitiven Entwicklung einher geht eine zunehmend reichhaltigere Bewertung der antezedenten Bedingungen, die vielfältige Möglichkeiten zur Neubewertung der emotionsauslösenden Gegebenheiten eröffnet. Forschungen zum Modell der sozialen Informationsverarbeitung von Crick und Dodge (1994) belegen, dass aggressive und depressive Kinder bei der Bewertung von Situationen dazu neigen, ihren Mitmenschen feindselige Absichten zu unterstellen. Sie unterscheiden sich lediglich in ihrer Motivation zur Ausdrucksmodulation.

Jugendalter

Mit dem Jugendalter entwickelt sich die Fähigkeit zur Metakognition, also über das eigene Denken (und Fühlen) nachzudenken. Damit weiten sich die Möglichkeiten, zu (Neu-)Bewertungen und einem veränderten Erleben emotionsrelevanter Sachverhalte zu kommen, noch einmal erheblich aus. Heranwachsende können nun über ihre Einschätzungen antezedenter Bedingungen und ihre subjektiven Empfindungen systematisch reflektieren, sie können sie mit vorangegangenen Gefühlsepisoden in Beziehung setzen oder sie mit den Bewertungen anderer Menschen in der gleichen Situation vergleichen. Auf diese Weise können sie etwa herausfinden, was genau es ist, das sie (und nicht andere) an dieser Situation so traurig, wütend oder ängstlich macht. In einer nordamerikanischen Untersuchung über die ganze Lebensspanne vertiefte sich das Verständnis für die Emotionen Trauer, Ärger, Angst und Glück oder Freude vor allem zwischen dem Alter von 10 und 19 Jahren, denn Jugendliche orientierten sich in ihrem Emotionsverständnis zunehmend weniger an den konventionsorientierten Beschreibungen ihrer Peergroup, sondern immer stärker an den Besonderheiten ihrer eigenen Person. Ihr Emotionsverständnis wurde demnach vor allem im Jugendalter differenzierter und individueller (Labouvie-Vief et al. 1989). Dies schließt natürlich nicht aus, dass Jugendliche maladaptive Strategien der Bewertung und der Emotionsregulation für sich entdecken oder fortführen, wie etwa Selbstabwertung oder stundenlanges Grübeln. Gerade diese maladaptiven Strategien sind leider – ohne Interventionen – im Jugendalter recht stabil (Grob u. Smolenski 2004).

Ab der Präadoleszenz werden die Eltern als Vertrauenspersonen zunehmend durch gleichaltrige Freunde des eigenen Geschlechts ersetzt (Buhrmester u. Furman 1987). Diese recht intimen Freundschaften bieten nicht nur Gelegenheit zur Selbstexploration (Gottman u. Parker 1986), sondern stellen angesichts der emotionalen Turbulenzen, die die biologischen, kognitiven und sozialen Übergänge ins Jugendalter begleiten (Steinberg 2002), auch wichtige Unterstützungssysteme dar (Salisch 2001): Bei der Besprechung einer Belastungssituation lenkten Jugendliche einander von ihren Grübeleien ab, gaben einander Ratschläge und stabilisierten den Selbstwert des Freundes oder der Freundin durch entlastende Deutungen. Darin waren sie so erfolgreich, dass der Freund oder die Freundin sich nach dem Gespräch signifikant besser fühlte als zuvor (Denton u. Zarbatany 1996). Angesichts der Bedeutung der Freundschaft wird Ärger auf den Freund oder die Freundin als sehr belastend empfunden, u.a., weil er die Beteiligten auf die Probe stellt, ihre Interessenkonflikte ohne Feindseligkeit zu lösen. Dies ist eine der Herausforderungen, die Freundschaften für Heranwachsende enthalten (Salisch u. Seiffge-Krenke 2007).

Was tun Jugendliche, wenn sie sich dennoch über einen Freund oder eine Freundin ihres eigenen Geschlechts ärgern? In einer Längsschnittstudie gaben die 85 Teilnehmer und Teilnehmerinnen als Jugendliche an, dass sie in dieser Situation aggressive Strategien noch seltener anwenden als sie selbst fünf Jahre zuvor, am Ende der Kindheit. Passiv-vermeidende Strategien der Distanzierung, wie Aufmerksamkeitslenkung oder gezieltes Ignorieren, gingen ebenfalls im Verlauf zurück, ebenso Neubewertungen, bei denen die Teilnehmer sofort ihren Ärger zurücknahmen oder sich gar noch selbst Vorwürfe dafür machten, dass sie sich über den Freund geärgert hatten. Was in den fünf Jahren zwischen den beiden Untersuchungszeitpunkten vor allem zunahm, war die Neigung der Jugendlichen, ihren Ärger mit dem Freund oder der Freundin im Gespräch zu klären, ihn also interpersonal zu regulieren (Salisch 2002). Gelang es den Probanden schon am Ende der Kindheit häufiger, ihren Ärger in der Freundschaft zu bereden, dann schätzten sie ihre Akzeptanz von Freunden fünf Jahre später als Jugendliche positiver ein als zuvor. Zu Recht bescheinigten sie sich eine wachsende Kompetenz im Umgang mit gleichaltrigen Kameraden und Freunden, hatten sie es doch durch wiederholte Aushandlungen über ärgerprovozierende Situationen in der Freundschaft geschafft, sowohl ihre eigenen Ansprüche und Erwartungen zu äußern wie auch ihre Freundschaften zu erhalten (Salisch et al. 2003). Dies ist ein Merkmal emotionaler Kompetenz (Saarni 1999).

Insgesamt erweitert sich durch die Möglichkeit zur Metakognition im Jugendalter das Spektrum der Neubewertungen noch einmal erheblich, weil Jugendliche nun ihre individuellen Muster der Bewertung und des Erlebens von emotionsrelevanten Sachverhalten überdenken und mit anderen vergleichen können. Bevorzugte Gesprächspartner für diese vertrauensvollen Selbstexplorationen sind Freundinnen bzw. Freunde des eigenen Geschlechts. Besonders herausfordernd für Jugendliche ist es, wenn es die Freunde sind, die ihren Ärger verursacht haben. Heranwachsenden, denen es schon am Ende der Kindheit häufig gelingt, ihren Ärger mit dem Freund oder der Freundin auszuhandeln, bescheinigen sich im Jugendalter eine gewachsene Kompetenz im Umgang mit Kameraden und Freunden.

2.7.5 Ausblick

In diesem Kapitel wurde deutlich, dass die emotionale Entwicklung im Laufe von Kindheit und Jugend voranschreitet, denn die großen Umwälzungen, die neuropsychologische Funktionen und Sprache sowie Theory of Mind und Metakognition mit sich bringen, eröffnen jeweils neue Möglichkeiten des Erlebens, des Ausdrucks und der Regulierung von Emotionen. Zugleich wandelt sich die Form, in der Emotionen bevorzugt reguliert werden. Während zu Beginn des Lebens die Aufmerksamkeitslenkung vorherrscht und im Säuglings- und Kleinkindalter vor allem behaviorale Strategien zur Kontrolle des Ausdrucksverhaltens gelernt werden, so gewinnen kognitive Strategien, die auf Veränderungen der Bewertungen abzielen, zunehmend an Bedeutung. Ein Schwerpunkt dieses Kapitels lag daher auf der Entwicklung dieser Bewertungen. Erste Bewertungsprozesse sind schon im zarten Alter von 2–4 Monaten festzustellen. Durch das (Mit-)Teilen von Bewertungen bei der sozialen Bezugnahme in der zweiten Hälfte des ersten Lebensjahres können Bezugspersonen zuerst Einfluss auf diese zunächst noch vor-

sprachlichen emotionalen Bewertungen nehmen. Diese Einflussnahme intensiviert sich in den folgenden Jahren, wo in zahllosen „Gefühlsbesprechungen" die Emotionen des Kindes (und deren Ursachen) von Bezugspersonen falsch, halbrichtig oder richtig benannt werden und diese Ratschläge zur Regulierung geben. Die emotionsrelevanten Bewertungen werden im Laufe der Vorschul- und Grundschuljahre immer reichhaltiger, beziehen also immer mehr Gesichtspunkte ein, die Anlass für (mildernde) Neubewertungen geben können. Mithilfe des Modells zur sozialen Informationsverarbeitung ließ sich nachweisen, dass aggressive (und depressive) Kinder bei Provokationen zu einem feindseligen Attributionsbias neigen, anderen also bevorzugt bösartige Motive unterstellen. Im Jugendalter erweitern sich die Möglichkeiten, durch Metakognitionen zu veränderten Weisen der Bewertung und des Erlebens von Emotionen zu kommen, noch einmal erheblich. Mehrere Fragebogenstudien belegten, dass Erwachsene, die es schafften, Emotionen schon bei ihrer Entstehung abzuschwächen oder umzuformen, psychisch gesünder und sozial besser integriert waren als andere Erwachsene, die ihre negativen Gefühle bevorzugt durch Ausdrucksmodulation regulierten (Gross u. John 2003).
Während der Einfluss der Bezugspersonen auf die Regulierung am Lebensanfang noch überragend groß ist, werden im Laufe der Entwicklung immer mehr Situationen und Emotionen eigenständig gemeistert. Bei der Emotionsregulierung durch vertraute andere verschiebt sich die Präferenz von den Eltern zunächst auf gleichaltrige (und gleichgeschlechtliche) Freunde und Freundinnen und ab der Adoleszenz dann auch auf romantische Partnerschaften (Salisch u. Seiffge-Krenke 2007). Möglicherweise verändert sich die Beeinflussbarkeit durch andere Personen mit der Zeit, weil Erfahrungen mit ihnen zu einer zunehmenden Verfestigung von Erwartungen und Regulierungsstrategien führen, die nur durch größere Veränderungen in Kontext bzw. Interaktionsqualität umgestoßen werden können. Befunde und Überlegungen zu Stabilität und Veränderung von Bindungsqualitäten (s. Kap. 2.9) stützen eine solche Hypothese.
Diese Darstellung beschäftigte sich vor allem mit der allgemeinen emotionalen Entwicklung. Bisher nur am Rande erwähnt wurden interindividuelle Unterschiede, etwa beim Temperament, bei der Bindungsqualität oder bei Geschlecht, Sozialschicht und ethnischer Abstammung. Dies bleibt eine Aufgabe für zukünftige Forschungen, wie auch die stärkere Berücksichtigung positiver Emotionen wie Freude, Erleichterung, Stolz, Glück oder Spaß für die Entwicklung.

Literatur

Asendorpf JB (2004). Psychologie der Persönlichkeit. 3. Aufl. Berlin: Springer.

Barrett K (1984). Infants' use of conflicting signals. Unveröff. Diss. University of Denver.

Bonekamp E, Salisch M v (2007). Ärgerregulierung bei Jungen mit ADHS. Z Kinder Jugendpsychiatr Psychother; 3: 85–93

Brody LR, Harrison RH (1987). Developmental changes in children's abilities to match and label emotionally laden situations. Motivation and Emotion; 11: 347–65.

Brown JR, Dunn J (1996). Continuities in emotion understanding from three to six years. Child Dev; 67: 789–802.

Buhrmester D, Furman W (1987). The development of companionship and intimacy. Child Dev; 58: 1101–13.

Buss KA, Goldsmith H (1998). Fear and anger regulation in infancy: Effects on the temporal dynamics of affective expression. Child Dev; 69: 359–74.

Campos J, Frankel C, Campos L (2004). On the nature of emotion regulation. Child Dev; 75: 377–94.

Camras L (1992). Expressive development and basic emotions. Cognition and Emotion; 6: 269–83.

Cole PM (1986). Children's spontaneous control of facial expression. Child Dev; 57: 1309–21.

Cole PM, Zahn-Waxler C, Smith KD (1994). Expressive control during a disappointment: Variations related to preschooler's behavior problems. Developm Psychology; 30: 835–46.

Cole PM, Martin SA, Dennis TA (2004). Emotion regulation as a scientific construct: Methodological challenges and directions for child development research. Child Dev; 75: 317–33.

Crick N, Dodge KA (1994). A review and reformulation of social information-processing mechanisms in children's social adjustment. Psychol Bull; 115: 74–101.

Davis T (1995). Gender differences in masking negative emotions: Ability or motivation? Developm Psychol; 31: 660–7.

de Castro OB, Veerman JW, Koops W, Bosch JD, Monshouwer H (2002). Hostile attribution of intent and aggressive behavior: A meta-analysis. Child Dev; 73: 916–34.

de Castro OB, Slot NW, Bosch JD, Koops W, Veerman JW (2003). Negative feelings exacerbate hostile attributions of intent in highly aggressive boys. J Clin Child Adolesc Psychol; 56–65.

Denham SA (1997). Emotional Development in Young Children. New York: Guilford.

Denton K, Zarbatany L (1996). Age differences in support processes in conversations between friends. Child Dev; 67: 1360–73.

Dodge KA (1986). A social information processing model of social competence in children. In: Perlmutter M (ed). Cognitive Perspective on Children's Social and Behavioral Development. Minnesota Symposium on Child Dev, Vol. 18. Hillsdale: Lawrence Erlbaum; 77–125.

Dunn J, Bretherton I, Munn P (1987). Conversations about feeling states between mothers and their young children. Developm Psychol; 23: 132–9.

Dunn J, Brown J, Slomkowski C, Tesla C, Youngblade L (1991). Young children's understanding of other people's feelings and beliefs: Individual differences and their antecedents. Child Dev; 62: 1352–66.

Dunn J, Brown J, Maguire M (1995). The development of children's moral sensibility: Individual differences and emotional understanding. Developm Psychol; 31: 649–59.

Dunn J, Creps C, Brown J (1996). Children's family relationships between two and five: Developmental changes and individual differences. Soc Dev; 5: 230–50.

Eisenberg N, Cumberland A, Spinrad TL, Fabes RA, Shepard S, Reiser M et al. (2001). The relations of regulation and emotionality to children's externalizing and internalizing problem behaviors. Child Dev; 72: 1112–34.

Ekman P (1988). Gesichtsausdruck und Gefühl. Paderborn: Junfermann.

Ekman P, Davidson R (eds) (1994). The Nature of Emotion. New York: Oxford University Press.

Friedlmeier W, Holodynski M (Hrsg) (1999). Emotionale Entwicklung: Funktion, Regulation und soziokultureller Kontext von Emotionen. Heidelberg: Spektrum.

Frijda NH (1986). The Emotions. Cambridge: Cambridge University Press.

Gottman J, Parker J (eds) (1986). Conversations of Friends. Speculations on affective development. Cambridge: Cambridge University Press.

Gottman J, Katz LF, Hooven C (1997). Meta-Emotion: How families communicate emotionally. Mahwah, NJ: Lawrence Erlbaum.

Graham S, Doubleday C, Guarino P (1984). The development of relations between perceived controllability and the emotions of pity, anger and guilt. Child Dev; 55: 561–5.

Grob A, Smolenski C (2004). Fragebogen zur Erhebung der Emotionsregulierung bei Kindern und Jugendlichen (FEEL-KJ). Bern: Huber.

Grolnick WS, Bridges LJ, Connell JP (1996). Emotion regulation in two-year-olds: Strategies and emotional expression in four contexts. Child Dev; 67; 928–41.

Gross JJ (1998). The emerging field of emotion regulation: An integrative review. Rev Gen Psychol; 2: 271–99.

Gross JJ, John OP (2003). Individual differences in two emotion regulation processes: Implications for affect, relationships, and well-being. J Person Soc Psychol; 55: 348–62.

Harris P (1992). Das Kind und die Gefühle. Wie sich das Verständnis für die anderen Menschen entwickelt. Bern: Huber.

Holodynksi M (2004). The minituarization of expression in the development of emotional self-regulation. Dev Psychol; 40: 16–28.

Janke B (2002). Entwicklung des Emotionswissens. Göttingen: Hogrefe.

Josephs I (1993). The Regulation of Emotional Expression in Preschool Children. Münster: Waxmann.

Joshi MS, MacLean M (1994). Indian and English children's understanding of the distinction between real and apparent emotion. Child Dev; 65: 1372–84.

Klann-Delius G (1999). Spracherwerb. Stuttgart: Metzler.

Kopp CB (1989). Regulation of distress and negative emotions: A developmental view. Developm Psychol; 25: 343–54.

Krause R (1998). Allgemeine psychoanalytische Krankheitslehre. Bd. 2: Modelle. Stuttgart: Kohlhammer.

Labouvie-Vief G, DeVoe M, Bulka D (1989). Speaking about feelings: Conceptions of emotion across the life span. Psychology and Aging; 4: 425–37.

Lazarus RS (1991). Emotion and Adaptation. Oxford: Oxford University Press.

Lemerise E, Arsenio W (2000). An integrated model of emotion processes and cognition in social information processing. Child Dev; 71: 107–18.

Lewis MD (1996). Self-organising cognitive appraisals. Cognition and Emotion; 10: 1–25.

Lewis M, Sullivan M, Vasen A (1987). Making faces: Age and emotion differences in the posing of emotional expressions. Developm Psychol; 23: 690–7.

Lewis M, Stanger C, Sullivan MW (1989). Deception in 3-year-olds. Developm Psychol; 25: 439–43.

Lewis M, Alessandri S, Sullivan MW (1990). Violation of expectancy, loss of control and anger expressions in young infants. Developm Psychol; 26: 745–51.

Lochman JE, Dodge K (1994). Social-cognitive processes of severely violent, moderately aggressive and non-aggressive boys. J Consult Clin Psychol; 62: 366–74.

Malatesta CZ, Haviland JM (1982). Learning display rules: The socialization of emotion expression in infancy. Child Dev; 53: 991–1003.

Malatesta CZ, Culver C, Tesman JR, Shepard B (1989). The development of emotion expression during the first two years of life. Monographs of the Society for Research in Child Dev. Vol. 54. Chicago: University of Chicago Press.

Mayer U (2002). Ärgerregulierung bei „aggressiven" Jungen: Wie gehen „aggressive" Jungen innerhalb von Freundschaften mit ihrem Ärger um? Diplomarbeit. Freie Universität Berlin.

Olthof T, Ferguson T, Luiten A (1989). Personal responsibility antecedents of anger and blame reactions in children. Child Dev; 60: 1328–36.

Piaget J, Inhelder B (1986). Die Psychologie des Kindes. Stuttgart: dtv/Klett-Cotta.

Quiggle NA, Garber J, Panak WF, Dodge K (1992). Social information processing in aggressive and depressed children. Child Dev; 63: 1305–20.

Rauh H (2002). Frühe Kindheit. In: Oerter R, Montada L (Hrsg). Entwicklungspsychologie. 4. Aufl. Weinheim: Psychologie Verlags Union; 131–208.

Rothbart MK, Bates JE (1998). Temperament. In: Damon W (Series ed), Eisenberg N (Volume ed). Handbook of Child Psychology. 5th ed. Vol. 3: Social, emotional, and personality development. New York: Wiley; 105–76.

Saarni C (1984). An observational study of children's attempts to monitor their expressive behavior. Child Dev; 55: 1504–13.

Saarni C (1999). The Development of Emotional Competence. New York: Guilford.

Salisch M v (2000). Wenn Kinder sich ärgern ... Emotionsregulierung in der Entwicklung. Göttingen: Hogrefe.

Salisch M v (2001). Children's emotional development: Challenges in their relationships to peers, parents, and friends. Int J Behav Dev; 25: 310–9.

Salisch M v (2002). Über den Umgang mit Ärger. In: Salisch M v (Hrsg). Emotionale Kompetenz entwickeln. Stuttgart: Kohlhammer; 135–56.

Salisch M v, Kunzmann U (2005). Emotionale Entwicklung über die Lebensspanne. In: Asendorpf J, Rauh H (Hrsg). Soziale, emotionale und Persönlichkeitsentwicklung. Bd. 1 der Reihe Entwicklungspsychologie in der Enzyklopädie der Psychologie. Göttingen: Hogrefe; 1–74.

Salisch M v, Seiffge-Krenke I (2007). Entwicklung von Freundschaften und romantischen Beziehungen. In: Silbereisen R, Hasselhorn M (Hrsg). Psychologie des Jugendalters. Bd. 5 der Reihe Entwicklungspsychologie in der Enzyklopädie der Psychologie. Göttingen: Hogrefe; 127–69.

Salisch M v, Vogelgesang J, Oppl C (2003). Ärger in der Freundschaft: Herausforderung und Folgen. In: Lehmkuhl U (Hrsg). Aggressives Verhalten bei Kindern und Jugendlichen. Ursachen, Prävention, Behandlung. Göttingen: Vandenhoek & Ruprecht; 45–63.

Scherer KR (Hrsg) (1990). Enzyklopädie der Psychologie. Psychologie der Emotionen. Göttingen: Hogrefe.

Slomkowski CL, Dunn J (1992). Arguments and relationships within the family: Differences in young children's disputes with mother and sibling. Developm Psychol; 28: 919–24.

Slomkowski CL, Dunn J (1996). Young children's understanding of other people's beliefs and feelings and their connected communication with friends. Developm Psychol; 32: 442–7.

Sorce JF, Emde RN, Campos J, Klinnert MD (1985). Maternal emotional signaling: Its effects on the visual cliff behavior of 1-year-olds. Developm Psychol; 21: 195–200.

Stadler C, Janke W, Schmidt-Atzert L (1997). Der Einfluß der Intentionsattribuierung auf aggressives Verhalten im Vorschulalter. Z Entwicklungspsychol Päd Psychol; 29: 43–61.

Steinberg L (2002). Adolescence. 6th ed. New York: Knopf.

Stemmler G, Schäfer H, Marwitz M (1993). Zum Konzept und zu den Operationalisierungen von Stilen der Ärgerverarbeitung. In: Hodapp V, Schwenkmezger P (Hrsg). Ärger und Ärgerausdruck. Göttingen: Hogrefe; 71–111.

Stern DN (1992). Die Lebenserfahrung des Säuglings. Stuttgart: Klett-Cotta.

Ulich D, Mayring P (2004). Psychologie der Emotionen. 2. Aufl. Stuttgart: Kohlhammer.

Youngblade LM, Dunn J (1995). Individual differences in young children's pretend play with mother and siblings: Links to relationships and understanding of other people's feelings and beliefs. Child Dev; 66: 1472–92.

2.8 Temperament und Persönlichkeit

S. C. Herpertz, H. Saß, B. Herpertz-Dahlmann

Inhalt

2.8.1 Definition von Temperament und Persönlichkeit

Temperament

Temperament definiert konstitutionsgebundene basale psychologische Prozesse im emotionalen, motorischen und attentionalen Bereich (Rothbart u. Bates 1998). Es umfasst zum einen die **Reagibilität**: Sie stellt sich dar als die Valenz, die Intensität und die Schwelle für affektive Reaktionen auf Stimuli. Im Weiteren meint Temperament das Tempo und damit das „dynamische Moment in allen motorischen, sensorischen und affektiven Leistungen" (Klages 1964), das auch als **Aktivität** oder **Antrieb** bezeichnet werden kann und Unterschiede in der individuellen Reaktionsschnelligkeit auf ein und denselben Stimulus kennzeichnet. Schließlich werden spezifische **vegetative Reaktionsmuster** (z. B. kardiale und elektrodermale Reaktivität) als Temperamentskorrelate aufgefasst. Der Definition von Rothbart und Bates (1998) folgend, wird unter Temperament schließlich auch die Dimension der **Selbststeuerung**, wie exekutive Funktionen der Aufmerksamkeit, die die Reagibilität modulieren, subsumiert.

Charakteristika der **emotionalen Reagibilität** und des **Antriebsbereichs** finden sich konsistent in allen Definitionen von Temperament wieder. So definiert Allport (1961) das Temperament als „die charakteristischen Merkmale des individuellen emotionalen Wesens", welches die Ansprechbarkeit gegenüber emotionaler Stimulierung, die Kraft und Stärke, die Reaktionsschnelligkeit sowie die Qualität der vorherrschenden Stimmungslage beinhaltet. Nach Janzarik (1988; 1991) umfasst das Temperament den Antriebsbereich, d. h. die Stärke des Aktualisierungsdruckes, mit dem seelische Bestände (Bedürfnisse und Intentionen) auf Durchsetzung drängen. Nach diesem Konzept erhalten die phylogenetisch verwurzelten Grundantriebe, die den vitalen Bedürfnissen (z. B. Hunger, Sexualität) entstammen und der Beherrschung und Bekämpfung vitaler Bedrohungen (z. B. mittels Aggressivität) dienen, die stärkste dynamische Befrachtung. Ihrer Durchsetzung kommt also das höchste Primat zu. Es folgen die aus der ebenfalls biologisch verankerten sozialen bzw. interpersonellen Ausrichtung des Menschen erwachsenen Gerichtetheiten, wie z. B. Bindungs- und Geborgenheitsstreben, Autonomiewünsche und Neugierverhalten.

Demgegenüber werden **Mechanismen der Verhaltensregulation** nicht von allen Autoren dem Temperament zugeordnet, so wie Rothbart und Bates (1998) dies für exekutive

Aufmerksamkeitsprozesse im Dienste der Selbststeuerung fordern, sondern werden beispielsweise als Struktur, nämlich als vorwiegend erlerntes Hemmungs- bzw. Desaktualisierungsvermögen dem Temperament gegenübersteIlt (Janzarik 1988; 1991).

Das **Temperament** wird allgemein als in hohem Maße biologisch fundiert betrachtet, beeinflusst durch Reifung und Erfahrung. Es ist von hoher situationsübergreifender Konsistenz und zeigt eine relative Stabilität über die Zeit (Rothbart u. Derryberry 1981).

Persönlichkeit

Persönlichkeit umschreibt die Summe der Eigenschaften, die dem Einzelnen seine charakteristische, unverwechselbare Individualität verleiht. Persönlichkeit meint also jene spezifischen Eigenarten, die eine Person ausmachen und die sie zugleich von anderen unterscheiden. Im Einzelnen werden Charakteristika der Wahrnehmung, des emotionalen und kognitiven Stils, des Willens und der zwischenmenschlichen Beziehungsgestaltung einbezogen, die das **Selbstkonzept** und die **Einstellung** des Individuums **zu anderen** beinhaltet. Dem Begriff haftet etwas Statisches an, da es sich um eine Verallgemeinerung von wiederholt beobachtbarem Verhalten in unterschiedlichen Situationen auf scheinbar zeitstabilere und kontextunabhängigere Persönlichkeitseigenschaften handelt (Fiedler 1995). Es wird aber auch der Prozesscharakter der Persönlichkeit hervorgehoben, wobei auf die ständige Ausbildung neuer Merkmale im Verlauf des Lebens verwiesen wird. Die Persönlichkeit wird als das Ergebnis nicht auflösbarer Wechselwirkungen zwischen Anlage, biografischer Entwicklung und situativen Faktoren aufgefasst.

Angesichts der zunehmenden Erkenntnisse zur neuronalen Plastizität des menschlichen Gehirns – in prägenden Kindheitsphasen, aber auch noch im Erwachsenenalter (Braun u. Bogerts 2001) – ist die biologische Matrix, aus der sich die **Persönlichkeit** entwickelt, nicht als mit der Geburt fixiert und stabil zu betrachten; vielmehr bildet sie sich in Abhängigkeit von der genetischen Ausstattung sowie den Lern- und Beziehungserfahrungen erst in der Kindheit und Adoleszenz heraus und ist in der gesamten Lebensspanne modulierenden Prozessen unterworfen.

Temperamentseigenschaften und psychobiologische Forschungsansätze

Eine der bekanntesten Beschreibungen von Temperamentsdimensionen geht auf Thomas et al. (1963) zurück, die – ausgehend von der einflussreichen New York Longitudinal Study (NYLS) – folgende neun Dimensionen differenzierten:

- Aktivitätsniveau
- Annäherung/Rückzug
- Anpassungsfähigkeit
- Stimmung
- Antwortschwelle
- Antwortintensität
- Ablenkbarkeit
- Rhythmizität
- Aufmerksamkeitsspanne/Ausdauer

Nachfolgende Temperamentmodelle, wie sie z. B. von Rothbart und Bates (1998) vorgelegt wurden, zeigen weitreichende Überlappungen, aber auch einige differenzielle Änderungen. Hohe Übereinstimmung herrscht hinsichtlich der herausragenden Bedeutung der beiden Temperamentsdimensionen **„approach“** (Annäherung), die Eigenschaften wie positive Affektivität, Extraversion, Reizsuche, Neugierverhalten umfasst, und **„inhibition“** (Hemmung), die Eigenschaften wie negative Affektivität, Ängstlichkeit, Reizbarkeit, Neigung zu leiden und in Verzweiflung zu geraten, Depressivität, Introversion und Verhaltenshemmung beschreibt.
Diese beiden Temperamentseigenschaften gehen auf das für die Entwicklungspsychologie sehr bedeutsame Modell von Gray et al. (1975; 1983) zurück, das zwei basale Motivationssysteme von menschlichem Verhalten beschrieb: das „behavioral activation system“ (Verhalten-Aktivierungssystem) und das **„behavioral inhibition system“** (Verhalten-Hemmungssystem). Das **„behavioral activation system“** beschreibt die Verhaltensaktivierung auf Belohnungsreize und Signale der Erleichterung und Entlastung, das „behavioral inhibition system“ beschreibt die Inhibition von Verhalten auf drohende Bestrafung oder Versagung hin. Extrovertierte Persönlichkeiten zeigen ein dominantes „behavioral activation system“, d. h. sie antizipieren in sensibler Weise eine potenzielle Belohnung, zeigen häufig positive Emotionen, reagieren aber auch mit Frustrationen, wenn die erwartete Belohnung ausbleibt. Introvertierte Individuen verfügen über ein ausgeprägtes „behavioral inhibition system“, d. h. sie zeigen eine Verhaltenshemmung und Ängstlichkeit in Situationen, die durch Neuheit, hohe Reizintensität, drohende Bestrafung oder evolutionär gebahnte bedrohliche Reize imponieren.

Eine umfangreiche biologische Forschung konnte sowohl psychophysiologische Korrelate als auch eine mögliche neuroanatomische und neurochemische Basis dieser beiden basalen motivational-affektiven Systeme identifizieren. Auf **psychophysiologischem Gebiet** konnte insbesondere Fowles (1980; 1988) aus einer Anzahl von Studien am Tiermodell, aber auch am Menschen ableiten, dass die Aktivität des „behavioral inhibition system“ sich besonders valide in den elektrodermalen Reaktionen, die Aktivität des „behavioral activation system“ dagegen in der Herzrate widerspiegelt. In neuerer Zeit wird ein weiteres psychophysiologisches Paradigma, die Potenzierung des Startle-Reflexes als eines primitiven Schutzreflexes auf aversive Reize, als gesteigerte Bereitschaft zur Abwehr aufgefasst (Lang et al. 1992) und kann damit dem „behavioral inhibition system“ zugeordnet werden. Studien zum Zusammenhang zwischen Temperament und elektrodermaler Reagibilität verweisen auf geringe elektrodermale Reaktionen bei extrovertiertem Temperament, d.h. bei Individuen mit hoher Impulsivität, Aktivität sowie Selbstbehauptung (Crider u. Lunn 1971). Umgekehrt wurde eine ausgeprägte elektrodermale Reagibilität bei ängstlichen Persönlichkeiten beschrieben (Fowles 1988). Daten zum Startle-Reflex verweisen auf eine fehlende Potenzierung gegenüber aversiven Reizen bei Persönlichkeiten, die sich durch Furchtlosigkeit und Gefühlsarmut auszeichnen (Patrick et al. 1993; Herpertz et al. 2001), sowie auf ausgeprägte Startle-Reaktionen bei ängstlichen Persönlichkeiten (Cook III et al. 1992; Herpertz et al. 2000). Psychophysiologische Untersuchungen zum „behavioral inhibition system“ wurden in größerem Umfang bei Kindern mit Verhaltensstörungen durchgeführt. So berichteten Matthys und van Goozen (1998), dass Jungen mit einer hyperkinetischen Störung einen einmal eingeschlagenen Antworttyp, der anfangs mit Belohnung gekoppelt war, auch dann fortgesetzt wählten, wenn dieser zunehmend häufig von aversiven Konsequenzen gefolgt war. Weitere Studien bei Kindern berichteten von einem Ausbleiben der zu erwartenden Erhöhung des Hautleitwertniveaus unter Extinktionsbedingungen (Versagung von Belohnung in einer Leistungsaufgabe) (Laboni et al. 1997; Ornitz et al. 1997). Befunde zur kardialen Reagibilität verweisen auf eine positive Beziehung zwischen Herzfrequenzvariabilität und sozialem Engagement sowie auf eine negative Beziehung zwischen Herzfrequenzvariabilität und Neigung zur Verhaltensinhibition (Fabes et al. 1993).

Im Tierexperiment konnten inzwischen **Hirnareale** identifiziert werden, die die beiden motivational-affektiven Systeme repräsentieren könnten. So sind das basolaterale Kerngebiet der Amygdala und das ventrale Striatum (Nucleus accumbens), einschließlich seiner dopaminergen Projektion, an der Verarbeitung belohungsbezogener Information beteiligt (Everitt u. Robins 1993). Dem zentralen Kerngebiet der Amygdala und seinen Verbindungen zum orbitalen präfrontalen Kortex, zum ventro-medialen Hypothalamuskern sowie zum Mittelhirn (zentrales Höhlengrau) und zu Hirnstammkernen kommt eine wichtige Bedeutung in der Verarbeitung von aversiven und besonders bedrohlichen Reizen zu (LeDoux 1992). Dieser Regelkreis konstituiert das „Fight-Flight“-System, d.h. die Entdeckung bedrohlicher oder frustrierender Umweltreize führt zu einer Aktivierung von Hirnstammkernen, die zu entsprechenden motorischen Reaktionen der Aggression oder der Flucht führen. Danach wären Temperamentseigenschaften wie Ängstlichkeit, Verhaltenshemmung oder auch Schadensvermeidung (s. u.) vorzugsweise in monoaminergen Projektionen auf Hirnstammzellen und spinalen Motoneuronen repräsentiert, die zu einer Aktivierung von autonomen und somatischen Angstreaktionen führen (Davis et al. 1987). Verbindungen zwischen Amygdala und präfrontalen Regionen könnten sich als neurofunktionelles Korrelat einer erhöhten selektiven Aufmerksamkeit für potenziell bedrohliche Stimuli herausstellen, wie man sie bei ängstlichen Persönlichkeiten findet (Derryberry u. Reed 1994). Erste bildgebende Studien der letzten Jahre scheinen dies, zumindest in Teilaspekten, zu bestätigen. So konnte von Schwartz et al. (2003) in einer fMRT-Studie gezeigt werden, dass gehemmte Kinder im Vergleich zu ungehemmten Kindern noch im Erwachsenenalter eine signifikant stärkere beidseitige Amygdala-Aktivität bei der Konfrontation mit fremden Gesichtern, jedoch nicht mit vertrauten Gesichtern, zeigten. Weitere Studien deuten auf eine mögliche korrelative Beziehung zwischen der individuellen Ausprägung von Ängstlichkeit und Schadensvermeidung sowie erhöhter Aktivität der Inselregion hin, da letztere an der Detektion von Verhaltensrisiken und an der Vermeidung bereits einmal bestrafter Verhaltensweisen beteiligt zu sein scheint (Schnell u. Herpertz 2004). So konnte bei Verwendung eines typischen Game-Paradigmas (dient der Detektion lernbedingter Verhaltensänderung aus der Erfahrung, dass die Wahl von Kartenstapeln, die kurzfristig mit erhöhtem Gewinn einhergehen, langfristig zu größeren Verlusten führen) gezeigt werden, dass die Aktivität der rechten Inselregion mit einer Verhaltensänderung im Sinne der Risikovermeidung assoziiert ist (Paulus et al. 2003). Andere Bildgebungsuntersuchungen beschäftigen sich mit hirnfunktionellen Korrelaten der Extraversion. So berichten Canli et al. (2002) über eine funktionelle Asymmetrie der Amygdalae in Abhängigkeit von der emotionalen Valenz der verwandten Bildstimuli und dem individuellen Ausprägungsgrad der Extraversion. Während bei der Betrachtung ängstlicher Gesichter beide Amygdalae, unabhängig von der Extraversion des Betrachters, aktiviert wurden, korrelierte die ausschließlich rechtsseitige Amygdala-Aktivierung bei der Betrachtung fröhlicher Gesichter mit dem Ausprägungsgrad der Extraversion. Zukünftige Forschung wird auf interindividuelle Unterschiede in der Funktion der genannten Hirnstrukturen und Transmittersysteme fokussieren, die mit Unterschieden in Temperamentseigenschaften wie Extraversion vs. Introversion, exploratives Verhalten vs. Ängstlichkeit, positive vs. negative Affektivität assoziiert sein könnten. Neben „approach" und „inhibition" wird von Rothbart und Bates (1998) als weitere Temperamentseigenschaft die Sensitivität gegenüber Stimuli bzw. das **optimale Stimulationsniveau** beschrieben (Bell 1974). Diese Dimension beschreibt interindividuelle Unterschiede in der Intensität der Stimulationssuche; während die einen Individuen nach intensiven Reizen in ihrer Umwelt suchen, trachten andere danach, äußere Stimulierungen zu vermeiden und ihre Umwelt möglichst stabil und reizarm zu gestalten. Unterschiede in dieser Dimension könnten im Zusammenhang mit Unterschieden in der perzeptuellen Sensitivität stehen. Sehr sensible Menschen reagieren in ihrer Wahrnehmung emotional positiv auf Reize geringer Intensität und erleben frühzeitig eine Überstimulation, während eine geringe Empfindsamkeit in der Wahrnehmung zu einer intensiven Reizsuche führt. Diese Menschen erleben Aufregung, Spannung sowie „Thrill" als Quelle von Freude und Wohlbefinden (Strelau 1983). Unterschiede im optimalen Stimulierungsniveau sowie in der perzeptuellen Sensitivität könnten zu der hohen Varianz in Stresstoleranz und der Neigung, negative Emotionen zu empfinden, beitragen (Rothbart et al. 1994). Theorien zum optimalen Stimulierungsniveau erinnern an Zuckermans „**Arousal-Theorie**" (1979), der hohe Stimulussuche („Sensation Seeking") auf ein geringes Arousal-Niveau zurückführte, das sich beispielsweise in einer autonomen Hyporeagiblität niederschlägt.

Sowohl von Thomas und Chess (1977) als auch von Rothbart und Bates (1998) werden **exekutive attentionale Leistungen** in Temperamentmodellen berücksichtigt, indem sie mit der Fähigkeit zur **bewussten inhibitorischen Kontrolle** in Zusammenhang gebracht werden (Posner u. Raichle 1994). Selektive Aufmerksamkeitsprozesse basieren auf einem Zusammenspiel zwischen einem aktivierenden Mechanismus, der die Verarbeitung von Zielreizen bahnt, und einem inhibierenden Mechanismus, der die Verarbeitung irrelevanter Reize hemmt (Houghton u. Tipper 1994). Die inhibitorische Kontrolle ist Teil jenes attentionalen Systems, das neuroanatomisch insbesondere im anterioren zingulären Kortex sowie in präfrontalen Arealen repräsentiert ist und in enger Verbindung mit den motivationalen Systemen steht, indem es Zufluss aus dem limbischen System erhält, aber auch enge Verbindungen zum motorischen System hat, z.B. durch dopaminerge Projektionen aus den Basalganglien. Interessanterweise berichten Gray und Braver (2002), dass Individuen, die verstärkt zu einer Verhaltensinhibition tendierten, bei der Lösung einer Arbeitsgedächtnisaufgabe eine höhere Aktivität des kaudalen anterioren Gyrus cinguli möglicherweise als Ausdruck einer persönlichkeitsspezifisch erhöhten kognitiven Kontrolle aufwiesen als solche, die zu Verhaltensaktivierung und Extraversion neigten.

Schließlich wird die **soziale Orientierung** und **Bindungssuche** als Temperamentsdimension aufgefasst, die Phänomene der sozialen Einbindung, des Wunsches nach sozialer Akzeptanz und Anerkennung beinhaltet. „Affiliativeness", also Bindungsverhalten, Wunsch nach sozialer Abhängigkeit oder auch soziale Verträglichkeit werden mit opioiden Projektionen von höheren limbischen Arealen auf den ventro-medialen Hypothalamus sowie mit dem hypothalamischen Neuropeptid Oxytozin in Zusammenhang gebracht (Panksepp 1986b; 1993).

Die Bedeutung dieser endokrinologischen Systeme für soziales Bindungs- und Fürsorgeverhalten wird z.B. aus dem Tiermodell einer Oxytocin-knock-out-Maus abgeleitet, die erhebliche Defizite des sozialen Gedächtnisses aufweist. Bemerkenswert ist die Beobachtung, dass Tiere, die als Neugeborene viel mütterliche Zuneigung erhielten, höhere Rezeptorbindungen zeigten als solche, die wenig Zuwendung erhalten hatten (Francis et al. 2004). Erste Befunde beim Menschen verweisen auf eine günstige Wirkung von Oxytocin auf das Bindungsverhalten (Heinrichs et al. 2001; 2003).

Die neurofunktionelle Bedeutung des ventro-medialen Hypothalamus legen auch Läsionsstudien am Tiermodell nahe, die auf eine gesteigerte Aggressivität bei Läsionen in diesem Areal verweisen. Nach Panksepp (1986a) sind hypothalamische Projektionen für sozial verträgliches, freundliches und unterstützendes Verhalten verantwortlich, indem sie aggressive Tendenzen supprimieren.

2.8.2 Temperamentsfaktoren und Persönlichkeitsmodelle

Die genannten Temperamentsfaktoren Annäherungsverhalten/positive Affektivität, Vermeidungsverhalten/negative Affektivität, bewusste Kontrolle bzw. Hemmung und soziale Orientierung zeigen deutliche Bezüge zum „**Big-five**"-**Modell** der Persönlichkeit (McCrae u. Costa 1990; Becker 1998; von Zerssen 1994), das unter den dimensionalen Ansätzen zur Strukturierung der menschlichen Persönlichkeit derzeit favorisiert wird. Dimensionale Persönlichkeitsmodelle intendieren, das komplexe Konstrukt Persönlichkeit durch das Zusammenspiel grundlegender Persönlichkeitsdimensionen zu beschreiben, die unterschiedliche quantitative Ausprägungsgrade aufweisen. Gemäß des „Big-five"-Modells wird die Persönlichkeit durch die individuellen Ausprägungen von fünf als weitgehend robust angesehenen Persönlichkeitsfaktoren determiniert:

- Neurotizismus

- Extraversion
- Offenheit für neue Erfahrungen
- Verträglichkeit
- Gewissenhaftigkeit

Dieses Modell kann als Weiterentwicklung dreidimensionaler Modelle aufgefasst werden, die insbesondere von Eysenck (1977) beschrieben wurden und bei denen neben Extraversion und Neurotizismus als dritter Faktor „Psychotizismus" angenommen wird, der als Kombination aus „Verträglichkeit" und „Gewissenhaftigkeit" verstanden werden kann (Baumann 1993). Vergleicht man nun das Temperamentmodell von Rothbart und Bates (1998) mit dem „Big-five"-Modell, so findet sich eine weitgehende Parallelität zwischen der Temperamentsdimension „positive Affektivität" und dem Persönlichkeitsfaktor „Extraversion", zwischen der „negativen Affektivität" und „Neurotizismus", zwischen „sozialer Orientierung" und „Verträglichkeit" und schließlich zwischen „bewusster Kontrolle" und „Gewissenhaftigkeit". Lediglich der Persönlichkeitsfaktor „Offenheit für neue Erfahrungen" bzw. „Aufgeschlossenheit" zeigt keine substanzielle Überlappung mit diesem Temperamentmodell. Allerdings erscheint dieser Faktor insgesamt noch nicht hinreichend validiert, da auch in empirischen Untersuchungen wiederholt keine Beziehungen zu klinischen Diagnosen oder Traits gefunden wurden.

Überschneidungen zwischen Temperaments- und Persönlichkeitsdimensionen finden sich auch im Hinblick auf das Persönlichkeitsmodell von Cloninger et al. (1993), das vier stärker genetisch verankerte, früh manifeste und auch so ausdrücklich benannte Temperamentseigenschaften umfasst sowie drei eher durch die Umwelt determinierte und im frühen Erwachsenenalter ausgereifte Charakterdimensionen. Zu den von Cloninger et al. formulierten Temperamentseigenschaften zählen folgende:

- die Dimension „Schadensvermeidung" als Neigung, intensiv auf aversive Reize zu reagieren und negative Konsequenzen zu vermeiden
- die Dimension „Abhängigkeit von Belohnung" als soziales Bezogensein, Warmherzigkeit und Abhängigkeit
- die Dimension „Neugierverhalten" bzw. „Suche nach Neuem" als exploratives Verhalten
- die Dimension „Ausdauer" bzw. „Beharrungsvermögen"

Das Konzept der Schadensvermeidung („harm avoidance") deckt sich weitgehend mit Grays „behavioral inhibition system" und mit der Dimension „inhibition" in dem Modell von Rothbart und Bates (1998). Der Temperamentsfaktor „Abhängigkeit von Belohnung" von Cloninger et al. („reward dependence") zeigt große Ähnlichkeit mit der Dimension „soziale Orientierung" (Rothbart u. Bates 1998), aber auch mit dem „Bindungsverhalten" nach Panksepp (1986a). Der Faktor „Suche nach Neuem" („novelty seeking") zeigt inhaltliche Überlappungen mit der Temperamentsdimension „optimales Stimulierungsniveau", und schließlich lässt sich der Faktor „Ausdauer" („persistance") von Cloninger et al. der gleichnamigen Temperamentsdimension von Thomas et al. aus dem Jahre 1963 zuordnen. Als Charakterdimensionen werden von Cloninger et al. (1993) „Selbstlenkungsfähigkeit" („self-directedness"), „Kooperativität" („cooperativeness") und „Selbsttranszendenz" („self-transcendence") genannt.

Weitere für die Temperamentforschung interessante Persönlichkeitsmodelle sind die **interpersonalen Circumplex-Modelle**. Ein Circumplex ist eine kreisförmige Anordnung von Persönlichkeitsvariablen, in dem die beiden orthogonal kon-

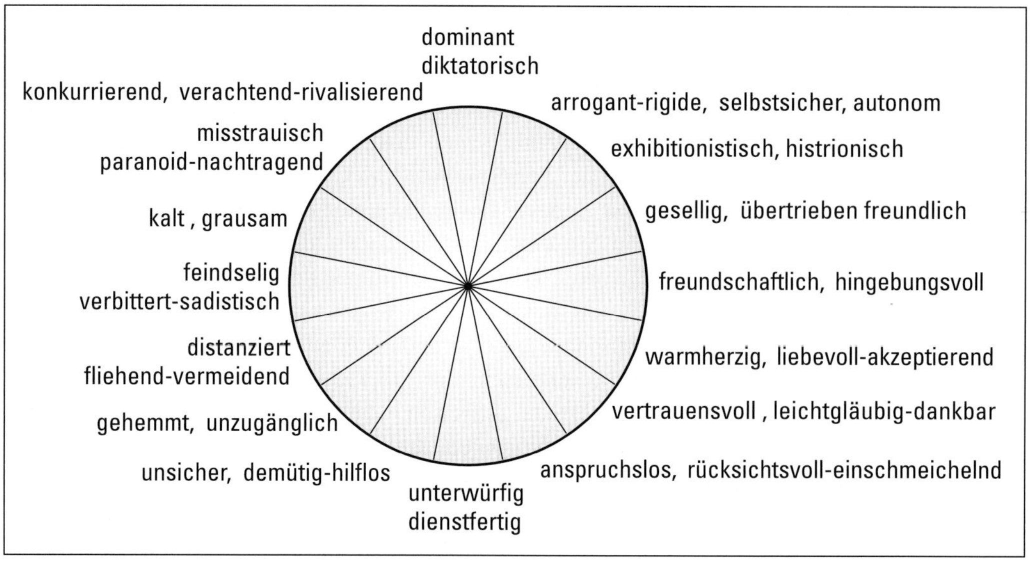

Abb. 2-43: Interpersonelles Circumplex-Modell von Kiesler (nach Bronisch 2000)

Tab. 2-12: Überblick über die Dimensionierung (+/–) von DSM-III-R-Persönlichkeitsstörungen mit Hilfe des Fünf-Faktoren-Modells der Persönlichkeit (signifikante Zusammenhänge in drei Studien: 1 = Wiggins u. Pincus 1989 [MMPI-PD = MMPI Scales for DSM-III Personality Disorders]; 2 = Costa u. McCrae 1990 [MMPI-PD]; 3 = Trull 1990 [MMPI-PD]; 4 = Trull 1990 [PDQ-R = Personality Disorders Questionnaire-Revised]; 5 = Trull 1990 [SIDP-R = Structured Interview for DSM-III-R Personality Disorders-Revised]) (nach Fiedler 1995)

	Extraversion					Verträglichkeit					Gewissenhaftigkeit					Neurotizismus					Offenheit für Erfahrung				
Persönlichkeits-störung	Studie																								
	1	2	3	4	5	1	2	3	4	5	1	2	3	4	5	1	2	3	4	5	1	2	3	4	5
paranoid		–				–	–	–	–	–		–					+	+	+						
schizoid	–	–	–	–	–		–		–	–		+					+						–	–	–
schizotypisch	–	–	–		–		–	–	–	–							+	+	+			+			
antisozial						–	–	–	–	–	–	–	–	–	–			+				+			
Borderline		+					–	–	–	–		–			–	+	+	+	+	+				+	
histrionisch	+	+	+	+								–					–		+	+		+	+		
narzisstisch		+	+			–	–		–	–				–		–	–	–	+	+			+		
selbstunsicher	–		–	–	–											+	+	+	+						
dependent		–				+	+					–	–	–		+	+	+	+	+					
zwanghaft		–	–		–		–		–	–	+						+	+	+	+					
passiv-aggressiv		–					–	–	–	–	–	–	–	–		+	+	+	+						

zipierten Achsen inhaltlich im Sinne bipolarer Dimensionen aufgefasst werden. Benachbarte Kategorien dagegen korrelieren hoch positiv miteinander (s. Abb. 2-43).

Kiesler (1983) entwickelte ein Circumplex-Modell mit den zwei basalen interpersonalen Dimensionen „Dominanz" („dominance") und „Eingliederung" („affiliation"), wobei die erste Dimension von unterwürfigem bis zu dominantem Verhalten reicht, die zweite von freundlichem, liebevollem Verhalten bis zu feindseligem Verhalten (vgl. Abb. 2-43). Millon (1981) entwarf ein Modell, das die Dimensionen „Eingliederung" und „Emotionalität" („emotionality") in den Mittelpunkt rückt.

Insgesamt ist festzustellen, dass eine große Anzahl der derzeit diskutierten unterschiedlichen dimensionalen Modelle in der Beschreibung der normalen Persönlichkeit enge Bezüge zu Temperamentsdimensionen aufweisen, wie sie in der Entwicklungspsychologie diskutiert werden.

Persönlichkeitsdimensionen – Persönlichkeitsmerkmale – Persönlichkeitsstörungen

Seit einiger Zeit werden in der Persönlichkeitsforschung verstärkt Modelle diskutiert, die übergeordnete Persönlichkeitsdimensionen bzw. Persönlichkeitsfaktoren höherer Ordnung als grundlegend für die Struktur normaler wie auch psychisch gestörter Personen betrachten (**Universalität**) und daraus eine graduelle und keine prinzipielle Grenze zwischen Normalität und Persönlichkeitsstörung ableiten (**Kontinuität**) (Livesley et al. 1994; Watson et al. 1994; Widiger u. Costa 1994; Steinmeyer u. Pukrop 2003). So konnte für das „Big-five"-Modell gezeigt werden, dass dieses für normale Persönlichkeiten konzipierte Modell auch Gültigkeit für klinische Populationen hat – mit der Ausnahme, dass die Dimension „Neurotizismus" in klinischen Stichproben keine Diskriminationspotenz aufzuweisen scheint, sondern Merkmal aller Individuen mit unterschiedlichen psychischen Störungen ist (Herpertz et al. 1997; Pukrop et al. 1998). Inzwischen konnten auch erste empirische Zusammenhänge zwischen Persönlichkeitsfaktoren höherer Ordnung und Persönlichkeitsstörungen ermittelt werden (Wiggins u. Pincus 1989; Costa u. McCrae 1992; Trull 1990; Fiedler 1995, s. Tab. 2-12). Danach zeigen beispielsweise Individuen mit Borderline-Persönlichkeitsstörung eine besonders hohe Ausprägung auf der Dimension „Neurotizismus" und eine betont geringe Ausprägung auf der Dimension „Verträglichkeit"; selbstunsichere Persönlichkeiten haben ebenfalls hohe Scores auf der „Neurotizismus"-Dimension und zeichnen sich durch geringe Extraversionswerte aus.

Eine ausschließliche Kontinuitätshypothese ist allerdings in den letzten Jahren zunehmend kritisch diskutiert worden, da eine Extremausprägung einer Persönlichkeitsdimension an sich noch keinen pathologischen Gehalt aufweist, sondern die Eigenschaft der Maladaptivität hinzukommen muss (Steinmeyer u. Pukrop 2003).

Unter **Maladaptivität** wird eine unzureichende Anpassungsfähigkeit des Individuums an situative Gegebenheiten bzw. Umweltbedingungen aufgrund seiner Persönlichkeitseigenschaften verstanden.

Zur Beschreibung der klinisch auffälligen oder gestörten Persönlichkeit sind deshalb Modelle formuliert worden, die im Sinne eines „Bottom-up-Ansatzes“ von einer umfangreichen Sammlung von Persönlichkeitseigenschaften ausgehen, die gemeinhin als klinisch relevant betrachtet werden. Das derzeit am meisten diskutierte Modell wurde von Livesley (1998) vorgelegt. Als empirische Basis dieses Modells dienten umfangreiche klinische Beurteilungen, die auf dem Wege psychometrischer Analysen auf 100 Persönlichkeitsmerkmale, 18 Subdimensionen und vier übergeordnete Dimensionen zurückgeführt werden können. Die 18 Subdimensionen, die mit dem Fragebogen „Dimensional Assessment of Personality Pathology“ (DAPP, Livesley et al. 1998) abgefragt werden können, umfassen Ablehnung, affektive Labilität, Ängstlichkeit, Argwohn, Ausdrucksarmut, Herzlosigkeit, Identitätsprobleme, Intimitätsprobleme, kognitive Verzerrung, Narzissmus, Oppositionshaltung, Reizsuche, Selbstschädigung, soziale Vermeidung, unsichere Bindung, Unterwürfigkeit, Verhaltensprobleme und Zwanghaftigkeit. Die sich aus der faktoriellen Struktur höherer Ordnung ergebenden vier übergeordneten Persönlichkeitsdimensionen zeigen unter Berücksichtigung ihres klinischen Entstehungskontexte eine weitgehende Übereinstimmung mit dem „Big-five“-Modell, nämlich **emotionale Dysregulation** („Neurotizismus“), **dissoziales Verhalten** (negativer Pol zu „Verträglichkeit“), **Gehemmtheit** („Introversion“) und **Zwanghaftigkeit** („Gewissenhaftigkeit“). Die fünfte Dimension („Aufgeschlossenheit“) findet sich in diesem Modell nicht wieder. Dies lässt sich wahrscheinlich dadurch erklären, dass sie insgesamt wenig Beziehungen zu klinischen Diagnosen oder klinisch relevanten Persönlichkeitseigenschaften (s. o.) aufweist.

In der gegenwärtigen Forschung stellt sich nun die Frage, ob die vier oder fünf übergeordneten Dimensionen eine unabhängige genetische Grundlage und spezifische physiologische Korrelationen zeigen oder ob es sich bei den Merkmalen auf der unteren Hierarchieebene der Persönlichkeitsorganisation (so genannte **Subdimensionen**) um separate und eigenständig existente Entitäten mit unabhängiger genetischer Grundlage handelt (Steinmeyer u. Pukrop 2003). So nahm Cloninger spezifische, genetisch fixierte Variationen in den monoaminergen Neurotransmittern für jede von ihm beschriebene Temperamentsdimension an, wobei entsprechende Untersuchungen die Assoziation zwischen dem so genannten S-Allel der 5-HT-TLPR (serotonin transporter linked polymorphic region) und der Temperamentsdimension „Schadensvermeidung“ nicht bestätigen konnten (Hamer et al. 1999). Bezüglich der Temperamentsdimension „Neugierverhalten“ wurden genetische Varianten des Dopamin-D4-Rezeptorgens untersucht und ein Zusammenhang zwischen der längeren Form des Allels und dem erhöhten Score beobachtet; der Effekt ist allerdings nicht sehr stark und erklärt nur etwa 4 % der Merkmalsvarianz (Benjamin et al. 1996). Eine Untersuchung zur genetischen Varianzaufklärung konnte auf der Basis von ca. 1000 Zwillingspaaren nur eine geringe Übereinstimmung mit einem Modell zeigen, das eine genetische Grundlage für die vier übergeordneten Faktoren der Persönlichkeit (nach Livesley 1998, s. o.) postuliert (Jang et al. 2001). Vielmehr zeigte sich eine höhere Übereinstimmung mit einem Modell, das eine polygenetische Transmission einer höheren Anzahl von unabhängig voneinander existierenden Subdimensionen oder auch Persönlichkeitsmerkmalen annimmt. Um die in multiplen Faktorenanalysen gefundene phänotypische Konvergenz von Persönlichkeitsmerkmalen auf vier oder fünf Grunddimensionen der Persönlichkeit erklären zu können, müssen gemeinsame oder auch gleich gerichtete Einflussfaktoren der übergeordneten Grunddimensionen auf die untergeordnete Ebene der Subdimensionen diskutiert werden. Hier werden von Steinmeyer und Pukrop (2003) zum einen genetische regulatorische Einflüsse diskutiert. Beispielsweise wurde von Assoziationen zwischen dem S-Allel des 5-HT-TLPR und Neurotizismus als Grunddimension des „Big-five“-Modells sowie zwei Charakterdimensionen des Cloninger-Modells („Selbstlenkungsfähigkeit“ und „Kooperativität“) berichtet (Greenberg et al. 1999; Hamer et al. 1999). Zum anderen werden Umwelteinflüsse, die auf genetisch unterschiedlich determinierte Merkmale gleichsinnig einwirken, erwogen. Die Untersuchung von Jang et al. (2002) wirft auch die Frage nach der genetischen Grundlage der Temperamentsdimensionen auf, die bislang überwiegend aus monogenetischer Perspektive diskutiert wurde.

Es herrscht inzwischen weitgehende Einigkeit darüber, dass dimensionale Modelle der gesunden und gestörten Persönlichkeit kategorialen Klassifikationsansätzen konzeptionell überlegen sind (Rutter 1987; Widiger 1991). Neben einer exakten phänotypischen Beschreibungsebene ist für den klinischen Gebrauch jedoch auch eine praktisch verwendbare Ebene notwendig. Aktuelle Forschungsbemühungen auf dem Gebiet der Persönlichkeitsstörungen sind derzeit bemüht, klinische Kernkriterien zu erarbeiten, die in einer empirischen und theoretischen Beziehung zu den komplexeren dimensionalen Beschreibungen stehen.

Erste Ansätze einer **dimensionalen Strukturierung** sind allerdings bereits in der Einteilung der spezifischen Persönlichkeitsstörungen in drei übergeordnete Cluster im DSM-

Klassifikationssystem seit seiner dritten Version (American Psychiatric Association 1980) erkennbar, da die drei Cluster als drei Dimensionen aufgefasst werden können, die die einzelnen Persönlichkeitsstörungen voneinander trennen bzw. charakterisieren (Bronisch 2000). Hiernach sind die im Cluster A zusammengefassten Persönlichkeitsstörungen – die Paranoide, die Schizoide und die Schizotypische Persönlichkeitsstörung – durch ein sonderbares, exzentrisches Verhalten charakterisiert. Das Cluster B umfasst solche Persönlichkeitsstörungen, die sich durch emotionales, launisches und dramatisches Verhalten auszeichnen, nämlich die Antisoziale, die Narzisstische und die Borderline-Persönlichkeitsstörung. Zum Cluster C werden jene Persönlichkeitsstörungen gezählt, die sich als ängstlich, furchtsam oder auch asthenisch im Sinne von Kurt Schneider (1923) beschreiben lassen; hierzu zählen die Vermeidend-Selbstunsichere, die Dependente und die Zwanghafte Persönlichkeitsstörung. Allerdings kam eine empirische Validierung dieser Cluster-Einteilung zu keinen hinreichenden Ergebnissen, wie sich auch die Organisation der diagnostischen Kriterien der Persönlichkeitsstörungen hinsichtlich ihrer dimensionalen Struktur in elf Störungsentitäten nicht ausreichend valide bestätigen ließ (Livesley u. Jackson 1992; Pukrop et al. 1998). So dominiert in den derzeitigen operationalisierten Klassifikationssystemen weiterhin die **kategoriale Diagnostik**, die für den Kliniker praktisch gut zu handhaben ist und dem nosologischen Denken der Medizin entspricht. Doch führen die weder theoretisch-systematisch noch empirisch begründeten Kriterien der Persönlichkeitsstörungen mit ihren zufällig festgelegten diagnostischen Schwellenwerten zu problematischen Kategorienüberschneidungen und zu einer artifiziellen Komorbidität, die die Entwicklung und Anwendung spezifischer pharmakologischer und besonders psychotherapeutischer Behandlungsansätze erschweren. Auf die verschiedenen Persönlichkeitsstörungskategorien wird im entsprechenden klinischen Kapitel dieses Buchs eingegangen (s. Kap. 5.22).

Temperament, Umwelt und Entwicklung

Aus den neun Temperamentskategorien (s. o.) entwickelten Thomas und Chess (1977) durch qualitative Analyse und Faktorenanalyse drei kindliche Temperamentskonstellationen:

- das so genannte pflegeleichte Kind („easy child")
- das so genannte schwierige Kind („difficult child")
- das so genannte langsam auftauende Kind („slow to warm-up child")

Das „pflegeleichte Kind" zeichnet sich durch schnelle Adaptationsfähigkeit sowie eine vorwiegend positive Stimmung aus. Das „schwierige Kind" gewöhnt sich schlecht an neue Situationen, hat einen vorwiegend negativen Affekt von hoher Intensität und einen unregelmäßigen biologischen Rhythmus. Das „langsam auftauende Kind" braucht längere Zeit, um sich an neue Situationen anzupassen, zieht sich häufig zurück und zeigt vielfach negative Reaktionen, allerdings im Gegensatz zum „schwierigen Kind" mit geringer Intensität. Heute geht man immer noch von drei ähnlichen Temperamenttypen aus, die als „ich-stark", „impulsiv-unbeherrscht" („undercontrolled") sowie „gehemmt-überkontrolliert" („overcontrolled") bezeichnet werden (Zentner 2000). Unterschiedliche Stichproben zeigten auf, dass der erste Temperamenttypus mit einer Prävalenz von ca. 40 % beobachtet wird; die beiden anderen Konstellationen finden sich jeweils in 10–15 % der Populationen (Thomas u. Chess 1977; Zentner 2000).

Bereits bei Neugeborenen lassen sich ausgeprägte individuelle Unterschiede in der Reaktivität auf äußere Stimuli nachweisen. Während einige Neugeborene oder Kleinkinder gar nicht oder positiv auf bestimmte umweltbedingte Reize reagieren, reagieren andere auf die gleichen Reize mit Angst- und Fluchtreaktionen. Reizsuchende oder -vermeidende Verhaltensweisen scheinen über die Lebensspanne hinweg sehr konstant zu sein. So fanden Raine et al. (1998) heraus, dass Angstfreiheit und vermehrte Reizsuche bei 3-jährigen Kindern bereits als Risikofaktoren für späteres antisoziales Verhalten anzusehen sind, während Kerr et al. (1997) Verhaltenshemmung bzw. erhöhte Ängstlichkeit gegenüber Fremden und Furcht vor Bestrafung als protektives Persönlichkeitsmerkmal bezüglich einer delinquenten Entwicklung herausstellten. Die Abbildung 2-44 macht wesentliche Einflussfaktoren für die Entwicklung von Temperament und Persönlichkeit deutlich.

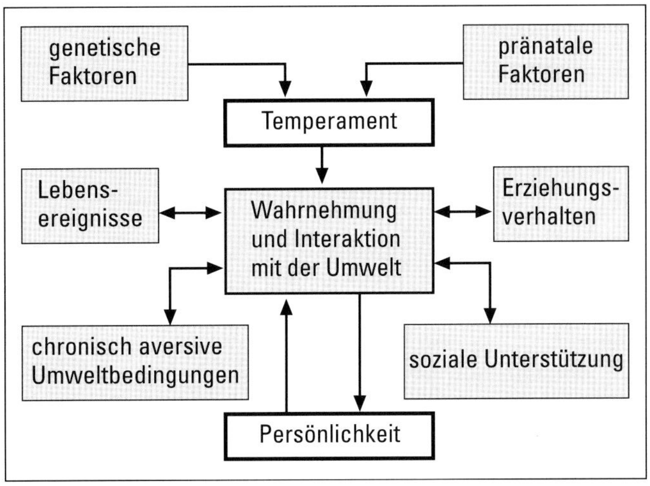

Abb. 2-44: Entwicklung von Temperament und Persönlichkeit (die genannten Faktoren erheben keinen Anspruch auf Vollständigkeit)

Zwillingsstudien zeigen konsistente **Heriditätseffekte** für Temperamentsvariablen auf. In der Studie von Tellegen et al. (1988) wurde die Übereinstimmung von positiver Emotionalität (Extraversion), negativer Emotionalität (Neurotizismus) und Zwanghaftigkeit für getrennt und gemeinsam aufgewachsene monozygote und dizygote Zwillinge untersucht. Lediglich die so genannte positive Emotionalität zeigte eine höhere Korrelation bei monozygoten und dizygoten Zwillingen, die gemeinsam aufgewachsen waren, im Vergleich zu denjenigen, die getrennt erzogen wurden, und verwies damit auf die Bedeutung der Umwelt. Bei den übrigen Variablen waren die Hereditätseffekte stärker ausgeprägt.

Elterliches Betreuungs- und Erziehungsverhalten konnte für die unterschiedlichen Temperamentseigenschaften keine ausreichende Erklärung liefern. Thomas und Chess (1977) verglichen die Temperamentsvariablen ihrer New Yorker Stichprobe, die aus mittleren und oberen Mittelschichtfamilien bestand, mit denen einer Stichprobe aus Arbeiterfamilien in Puerto Rico und fanden keine Unterschiede in der Temperamentverteilung. Auch zu früh geborene Kinder zeigten ähnliche Temperamentmuster, obwohl sich ihre Eltern von den Eltern der New Yorker Stichprobe durch ein verständlicherweise höheres Maß an Besorgtheit und Ängstlichkeit unterschieden (Chess u. Thomas 1996).

Während bei einem sehr jungen Kind Temperamentsmerkmale die gesamte Persönlichkeit auszumachen scheinen, kommen im Laufe der Entwicklung zahlreiche Faktoren hinzu, die zu der Persönlichkeitsdifferenzierung beitragen (ebd.).

Genetische bzw. angeborene Reaktionsmerkmale nehmen Einfluss auf die Interaktion des Individuums mit seiner Umwelt, die ihrerseits zu einer Verstärkung oder Abschwächung initialer Prädispositionen führen kann.

Thomas und Chess (1977) postulierten, dass sich die Kombination eines spezifischen Temperaments mit spezifischen Umweltfaktoren fördernd oder hemmend auf die seelische Entwicklung eines Kindes auswirkt. So wird das **Erziehungsverhalten** der Eltern durch angeborene Reaktionsmuster des Säuglings positiv oder negativ beeinflusst (**Goodness-of-fit-Modell**) (s. Abb. 2-44). Langzeitstudien von van den Boom (1994) weisen nach, dass das Temperament des Kindes bereits in den ersten Lebensmonaten Einfluss auf die Bindungsqualität nimmt. So entwickelten Kinder, die im Alter von 15 Lebenstagen einen vorwiegend negativen Affekt zeigten („schwieriges Kind"), einen vorwiegend vermeidenden „Bindungsstil" im Alter von einem Jahr (s. auch Kap. 2.9 in diesem Buch).

Ein negativ verändertes Erziehungsverhalten verstärkt über die Zeit die Verhaltensprobleme des Kindes, sodass sich ein Teufelskreis von problematischem Verhalten aufseiten des Kindes und negativen Reaktionen der Eltern entwickelt. Ein typisches Störungsbild, bei dem sich Temperaments- und Verhaltensmerkmale auf die frühe Eltern-Kind-Beziehung auswirken, ist das hyperkinetische Syndrom (s. Kap. 5.7 in diesem Buch), das im Erwachsenenalter mit einer erhöhten Prävalenz von Antisozialen Persönlichkeitsstörungen und möglicherweise auch Borderline-Persönlichkeitsstörungen einhergeht (s. ausführliche Darstellung in Kap. 5.22 dieses Buchs).

Hyperaktive Kinder sind bereits als Säuglinge irritierbar und werden als hyperexitabel und motorisch unruhig charakterisiert. Sie schreien häufig, haben Ernährungsprobleme und ein gestörtes Schlafverhalten. Das Erziehungsverhalten von Eltern hyperaktiver Kinder wird als kontrollierender, „eingreifender" und weniger lobend beschrieben als das der Eltern von altersentsprechenden gesunden Kindern (Mash u. Johnston 1983).

Demgegenüber provoziert ängstliches und vermeidendes Verhalten des Kindes eher überprotektives Verhalten der Eltern (s. Kap. 5.13 dieses Buchs). Ausgleichende und die Ressourcen des Kindes betonende Reaktionen der Eltern können problematische kindliche Verhaltensweisen mildern.

Neben diesen subtilen Einflüssen der Beziehung von Bezugspersonen und Kind gibt es darüber hinaus psychosoziale Belastungen, die tief greifende Auswirkungen auf die Persönlichkeitsentwicklung des Individuums haben. Diese Auswirkungen sind im Allgemeinen umso gravierender, je längerfristiger die belastenden Situationen auf das Kind einwirken (chronisch aversive **Umweltbedingungen**, s. Abb. 2-44 und Herpertz-Dahlmann 2003). Hierzu gehören:

- Verlusterfahrung
- unzureichende Möglichkeiten zum Aufbau von Bindungen
- chronische Vernachlässigung
- körperliche bzw. sexuelle Misshandlung

Neuere Forschungsergebnisse weisen psychobiologische Folgen solcher Belastungen aus. So haben Stress und Traumata nicht nur Auswirkungen auf das kindliche und erwachsene Gehirn von Nagern und Primaten, sondern können auch die Morphologie des menschlichen Hirns beeinflussen.

Chronischer Stress führt zu einer Reduktion von Neutrophin im Hippocampus, das für das Wachstum und die Ausbildung neuronaler Netzwerke verantwortlich ist. Dementsprechend lässt sich bei Patienten mit Posttraumatischer Belastungsstörung nach wiederholter sexueller Misshandlung im Kindesalter ein vermindertes Hippocampus-Volumen nachweisen (Übersicht bei Sapolsky 2000, s. Kap. 5.18 in diesem Buch).

Da der Hippocampus vor allem für das explizite Gedächtnis verantwortlich ist, wird eine Störung seiner Funktionen die zukünftige Interaktion des Individuums mit seiner Umwelt beeinflussen und Auswirkungen auf seine weitere Persönlichkeitsentwicklung haben.

Neben den beschriebenen aversiven Umweltbedingungen nehmen weitere Faktoren Einfluss auf die kindliche Entwicklung, die auf der Basis eher biologisch determinierter Temperamentseigenschaften zu einer Differenzierung der Persönlichkeit beitragen. Hierzu gehören z.B. die Lernfähigkeit, die Wahrnehmung und Bewertung der Umwelt durch das Individuum, Vergleiche der eigenen Person mit anderen (z.B. älteren Geschwistern oder Gleichaltrigen) sowie Umgebungsselektion und -manipulation (nach Caspi 1998).

Selbst der Prozess der Gewissensbildung oder moralischen Entwicklung hängt u.a. von den primären Temperamentsfaktoren ab. Kontrolliert-gehemmte Kinder brauchen aufgrund ihrer Ängste nur wenig Vorgaben durch die Eltern, um soziale Normen zu akzeptieren, während unkontrolliert-extroversive Kinder weniger durch Angst vor Strafe als vielmehr durch positive Anreize lernen, soziale Regeln zu internalisieren. So zeigte sich eine hohe Korrelation zwischen Gewissensbildung im Vorschulalter bei unkontrolliert-impulsiven Kindern und einem responsiv-aktivem Erziehungsstil der Mutter, nicht aber bei ängstlich-gehemmten Kindern (Kochanska 1997).

In der späteren Kindheit und Jugend beeinflussen Temperamentsfaktoren die Selektion von Situationen und deren Kontrolle durch das Individuum, z.B. Qualität und Quantität von **Lebensereignissen** (wie Unfallfrequenz), **soziale Unterstützung** oder Vernachlässigung etc.

Jüngste Forschungsbemühungen, insbesondere antisoziale Störungen betreffend, konzentrieren sich auf die Detektion spezifischer Gen/Umweltinteraktionen. So konnten Caspi et al. (2002) erstmals eine Assoziation zwischen einem MAO-A-Genpolymorphismus, kindlicher Vernachlässigung und der Entwicklung antisozialen Verhaltens aufzeigen. Kinder, die schwerer Vernachlässigung ausgesetzt waren, hatten ein sehr viel höheres Risiko, eine Störung des Sozialverhaltens und im Weiteren eine antisoziale Persönlichkeitsstörung zu entwickeln, wenn sie auf dem X-Chromosom mit einer Genvariante ausgestattet waren, die mit einer geringeren MAO-A-Aktivität assoziiert ist. Foley et al. (2004) konnten dieses Ergebnis grundsätzlich bestätigen und fanden, dass gravierende aversive Beziehungserfahrungen bereits ein erhöhtes Risiko für eine ungünstige soziale Entwicklung darstellen, wohingegen die MAO-A-Genvariante alleine keinen Risikofaktor an sich bedeutet, sondern die Vulnerabilität des Individuums gegenüber aversiven Umwelteinflüssen beeinflusst. In einer Studie, die bei monozygoten Zwillingen umweltbedingte Risikofaktoren im Langzeitverlauf untersuchte, zeigten sich vermehrt antisoziale Verhaltensweisen bei dem Zwilling, der in höherem Maße negativen Emotionen seiner Mutter ausgesetzt war (Caspi et al. 2004). Es gibt weitere Beispiele zu bedeutsamen Gen/Umweltinteraktionen im Tiermodell. So zeigten weibliche Primaten mit dem s/l Serotonintransporter-Genotyp im Vergleich mit der l/l-Variante eine erhöhte Vulnerabilität für Alkoholgenuss als junge erwachsene Affen, wenn sie nicht von ihrer Mutter, sondern in einer Gruppe mit Gleichaltrigen aufgezogen wurden (Barr et al. 2004). Schon früher konnte dieselbe Arbeitsgruppe zeigen, dass Primaten mit einem s-Allel nur dann eine erniedrigte zentrale Konzentration des Serotoninmetaboliten 5-Hydroxy-Indolessigsäure im Liquor zeigen, wenn sie nicht bei der Mutter, sondern bei gleichaltrigen Artgenossen aufwuchsen (Bennett et al. 2002).

Kontinuität von Temperament und Persönlichkeitsmerkmalen von der Kindheit in das Erwachsenenalter

Die Autoren der New Yorker Langzeitstudie (Thomas u. Chess 1977) verweisen darauf, dass die Korrelationen der einzelnen Temperamentskategorien in aufeinander folgenden Beobachtungsjahren sehr hoch waren; allerdings wurde die Korrelation zwischen den einzelnen Temperamentskategorien umso niedriger, je länger die Zeitspanne zwischen den Beobachtungszeitpunkten andauerte. Ein Vergleich der Temperamentskategorien im Alter von drei Jahren mit denen des jungen Erwachsenen ergab keine signifikante Beziehung. Wurden dagegen Intervallskalierungen anstelle von Temperamentskategorien gewählt (z.B. auf einer „Schwierig-leicht"-Skala), fanden sich durchaus Zusammenhänge zwischen Temperamentseigenschaften im Kleinkind- und Erwachsenenalter.

Auch andere Langzeitstudien, wie die Kauai-Studie, die Berkeley-Guidance-Studie und die British Medical Research Council's National Survey of Health and Development-Studie, zeigen nur geringe Zusammenhänge zwischen Verhaltensmerkmalen eines sehr jungen Kindes und der psychopathologischen Symptomatik des Erwachsenen auf (Übersicht bei Kagan u. Zentner 1996). Allerdings lassen sich für die beiden Extreme des Verhaltensspektrums – Impulsivität und mangelnde Steuerung auf der einen Seite versus ausgeprägte gehemmte Verhaltensweisen auf der anderen Seite – durchaus Korrelate in der adulten Symptomatik nachweisen.

Im Rahmen der bekannten Dunedin-Studie, Neuseeland, wurde ein ganzer Geburtenjahrgang (1972/1973) prospektiv untersucht (Caspi 2000, s.o.). Ungefähr 1000 Kinder (je zur Hälfte Mädchen und Jungen) konnten von Geburt an in 2- und 3-Jahres-Abständen bis zum Alter von 26 Jahren nachverfolgt werden. 10% dieser Stichprobe wurden im Alter von drei Jahren als „unkontrolliert" (irritierbar, impulsiv, affektlabil und unbeständig bei Aufgaben) bezeichnet. Während der Kindheit dieser Probanden beurteilten Eltern und

Lehrer die Erziehung als schwierig. Im Alter von 18 Jahren zeichneten sich die Jugendlichen durch hohe Impulsivität und sensationssuchendes Verhalten, aber auch durch Aggressivität und Entfremdung von ihren Bezugspersonen aus. Im Alter von 21 Jahren hatten diese jungen Erwachsenen zahlreiche Probleme am Arbeitsplatz sowie häusliche Konflikte und Schwierigkeiten in ihren Zweierbeziehungen. Ihr Verhalten war durch häufige Gesetzesübertretungen und Alkoholmissbrauch gekennzeichnet. Personen, die diesen Kindern und späteren Erwachsenen nahe standen, beschrieben sie als wenig verlässlich und vertrauenswürdig.

Weitere 8 % der Dunedin-Stichprobe wurden im Alter von drei Jahren als gehemmt, schüchtern und sozial überängstlich eingeschätzt. Als Adoleszente litten die dieser Gruppe Zugehörigen häufig an introversiven Störungen. Mit 18 Jahren zeichnete sich ihre Persönlichkeit durch rigides und übervorsichtiges Verhalten sowie Selbstunsicherheit aus. Diese Probanden vermieden, Führungspositionen zu übernehmen oder Einfluss auf andere auszuüben. Im Alter von 21 Jahren klagten die jungen Erwachsenen über unzureichende soziale Unterstützung und litten häufig an Depressionen. Bezugspersonen, die diese ehemals sehr schüchternen Kinder über lange Zeit begleitet hatten, schilderten sie als wenig sozial engagiert, passiv und an ihren Lebenswelten wenig interessiert.

Die Autoren der Dunedin-Studie stellten fest, dass die von ihnen beschriebenen Entwicklungen keineswegs als deterministisch anzusehen waren. So hatten „unkontrollierte" Kinder ein wesentlich geringeres Risiko, delinquent zu werden, wenn sie ihre Schullaufbahn zu Ende führten. Auch positive, beständige Zweierbeziehungen konnten eine antisoziale Entwicklung im Jugendalter beenden (Übersicht bei Caspi 2000).

Der Zusammenhang zwischen kindlichem Verhalten und adulten Störungen wird umso deutlicher, je älter ein Kind und je ausgeprägter seine psychopathologische Symptomatik ist (s. auch Herpertz-Dahlmann 2003). Dabei ist immer noch umstritten, wann sich eine Persönlichkeit konstituiert hat und ab welchem Lebensalter von einer Persönlichkeitsstörung gesprochen werden darf (s. Kap. 5.22 in diesem Buch). Aus unserer Sicht ist dies unter dem Entwicklungsaspekt nicht vor dem Ende der Pubertät gerechtfertigt.

Neuere Ansätze der Temperamentforschung zu Prävention und Intervention

Es gibt erste Studien über Versuche, die Eltern-Kind-„Passung" (Zentner 2000; Goodness-of-fit-Modell, Thomas u. Chess 1977) bereits während der ersten Lebensjahre zu verbessern. In diesen Pilotuntersuchungen wurden Temperamentseigenschaften der Kinder bereits im Säuglingsalter erfasst. Eltern so genannter „schwieriger" Kinder erhielten während der ersten Lebensjahre regelmäßige Beratung und Hilfestellung im Umgang mit ihrem Kind, die in erster Linie auf eine Verbesserung der Responsivität der Eltern zielte. Im Vergleich zu der nicht betreuten Kontrollgruppe wiesen diese Kinder im späteren Kindesalter und in der Adoleszenz ein weniger problematisches Verhalten sowie eine bessere Beziehung zu ihren Eltern auf (Teerikangas et al. 1998; Zentner 2000). Auch in therapeutischen Settings sollten Temperamentsvariablen Berücksichtigung finden, z. B. durch Einführung von Überraschungselementen in so genannte „Verstärkersysteme" bei impulsiv-sensationssuchenden Kindern oder durch besonders vorsichtige und zurückhaltende Integration neu zu erlernender Verhaltensweisen in den Alltagsablauf bei gehemmt-überkontrollierten Kindern (Manassis u. Young 2001).

Unter dem Aspekt der Prävention und Intervention beinhaltet Temperaments- und Persönlichkeitsforschung keineswegs ein rigides und fatalistisches Menschenbild, sondern vielmehr die Möglichkeit zum Verständnis der Kind-Umwelt-Interaktion und ihrer komplexen Bedeutung für die Entstehung psychischer Störungen und ihrer Therapie.

Literatur

Allport GW (1961). Pattern and Growth in Personality. New York: Rinehard & Winston.

American Psychiatric Association (1980). Diagnostic and statistical manual of mental disorders. 3rd ed. DSM-III. Washington, DC: American Psychiatric Press.

Barr CS, Newman TK, Lindell S, Shannon C, Champoux M, Lesch KP, Suomi SJ, Goldman D, Higley JD (2004). Interaction between serotonin transporter gene variation and rearing condition in alcohol preference and consumption in female primates. Arch Gen Psychiatry; 61: 1146–52.

Baumann U (1993). Persönlichkeitsforschung in der Psychiatrie. Basel: Karger.

Becker P (1998). A multifacts circumplex model of personality as a basis for the description and therapy of personality disorders. J Person Disord; 12: 213–25

Bell RQ (1974). Contributions of human infants to caregiving and social interaction. In: Lewis M, Rosenblum LA (eds). The Effect of the Infant on its Caregiver. New York: Wiley; 1–19.

Benjamin J, LI L, Patterson C, Greenberg BD, Murphy DL, Hamer DH (1996). Population and familiar association between the D4 dopamine receptor gene and measures of novelty seeeking. Nature Gen; 12: 81–4.
Bennett AJ, Lesch KP, Heils A, Long JC, Lorenz JG, Shoaf SE, Champoux M, Suomi SJ, Linnoila MV, Higley JD (2002). Early experience and serotonin transporter gene variation interact to influence primate CNS function. Mol Psychiatry, 7: 118–22.
Braun K, Bogerts B (2001). Erfahrungsgesteuerte neuronale Plastizität. Bedeutung für Pathogenese und Therapie psychischer Erkrankungen. Nervenarzt; 72: 11–9.
Bronisch T (2000). Persönlichkeitsstörungen. In: Möller HJ, Laux M, Kapfhammer HP (Hrsg). Psychiatrie und Psychotherapie. Berlin, Heidelberg, New York: Springer; 1523–58.
Canli T, Sivers H, Whitfield SL, Gotlib H, Gabrieli JDE (2002). Amygdala response to happy faces as a function of extraversion. Science; 296: 2191.
Caspi A (1998). Personality development across the life course. In: Damon W, Eisenberg N (eds). Handbook of Child Psychology. Vol. 3. Social emotional and personality development. 5th ed. New York: Wiley; 311–88.
Caspi A (2000). The child is father of the man: personality continuities from childhood to adulthood. J Person Soc Psychol; 78: 158–72.
Caspi A, McClay J, Moffitt TE, Mill J, Martin J, Craig IW, Taylor A, Poultan R (2002). Role of genotype in the cycle of violence in maltreated children. Science; 297: 851–4.
Caspi A, Moffitt TE, Morgan J, Rutter M, Taylor A, Arsenault L, Tully L, Jacobs C, Kim-Cohen J, Polo-Tomas M (2004). Maternal expressed emotion predicts children's antisocial behavior problems: using monozygotic-twin differences to identify environmental effects on behavioral development. Dev Psychol; 40: 149–61.
Chess S, Thomas A (1996). Temperament. In: Lewis M (ed). Child and Adolescent Psychiatry. 2nd ed. Baltimore: Williams & Wilkins; 170–81.
Cloninger CR, Svrakic DM, Przybeck TR (1993). A systematic method for clinical description and classification of personality variants. Arch Gen Psychiatry; 50: 975–90.
Cook EW III, Davis TL, Hawk LW, Spence EW, Gautier CH (1992). Fearfulness and startle potentiation during aversive visual stimuli. Psychophysiology; 29: 633–45.
Costa PT, McCrae RR (1990). Personality disorders and the five-factor model. J Person Disord; 4: 362–71.
Costa PT, McCrae RR (1992). The five-factor model of personality and its relevance to personality disorders. J Person Disord; 6: 343–59.
Crider A, Lunn R (1971). Electrodermal lability as a personality dimension. J Exp Res Person; 5: 145–50.
Davis M, Hitchcock JM, Rosen JB (1987). Anxiety and the amygdala: Pharmacological and anatomical analysis of fear-potentiated startle paradigm. In: Bower G (ed). The Psychology of Learning and Motivation. Vol. 2. New York: Academic Press; 263–305.
Derryberry D, Reed M (1994). Temperament and attention: orienting toward and away from positive and negative signals. J Person Soc Psychol; 66: 1128–39.
Everitt BJ, Robbins TW (1993). Amygdala-ventral striatal interactions and reward-related processes. In: Aggleton JP (ed). The Amygdala. Neurobiological aspects of emotion, memory, and mental dysfunction. New York: Wiley; 401–30.
Eysenck HJ (ed) (1977). Crime and Personality. London: Routledge & Kegan Paul.
Fabes RA, Eisenberg N, Eisenbud L (1993). Behavioral and physiological correlates of children's reactions to others in distress. Dev Psychol; 29: 655–63.
Fiedler P (1995). Persönlichkeitsstörungen. 2. Aufl. Weinheim: Beltz.
Foley DL, Eaves LJ, Wormley B, Silberg JL, Maes HH, Kuhn L, Riley B (2004). Childhood adversity, monoamine oxidase a genotype, and risk for conduct disorder. Arch Gen Psychiatry; 61: 738–44.
Fowles DC (1980). The three arousal model: Implications of Gray's two-factor learning theory for heart rate, electrodermal activity, and psychopathy. Psychophysiology; 17: 87–104.
Fowles DC (1988). Psychophysiology and psychopathology: a motivational approach. Psychophysiology; 25: 373–91.
Francis DD, Young LJ, Meaney MJ, Insel TR (2004). Naturally occurring differences in maternal care are associated with the expression of oxytocin and vasopression (V1a) receptors: gender differences. J Neuroendocrinology; 14: 249–53.
Gray JA (1975). Elements of a Two-Process Theory of Learning. New York: Academic Press.
Gray JA, Owen S, Davis N, Tsaltas E (1983). Psychological and physiological relations between anxiety and impulsivity. In: Zuckerman M (ed). The Biological Bases of Sensation Seeking, Impulsivity, and Anxiety. New York: Erlbaum, Hillsdale; 181–227.
Gray JR, Braver TS (2002). Personality predicts working memory-related activation in the caudal anterior cingulate cortex. Cognitive, Affective, & Behavioral Neuroscience; 2: 64–75.
Greenberg BD, Tolliver TJ, Huang SJ, Li Q, Murphy DL (1999). Genetic variation in the serotonin transporter promoter region affects serotonin uptake in human blood platelets. Am J Med Gen; 88: 83–7.
Hamer DH, Greenberg BD, Sabol SZ, Murphy DL (1999). Role of the serotonin transporter gene in temperament and character. J Person Disord; 13: 312–28.
Heinrichs M, Meinlschmidt G, Neumann I, Wagner S, Kirschbaum C, Ehlert U, Hellhammer DH (2001). Effects of suckling on hypothalamic-pituitary-adrenal axis responses to psychosocial stress in postpartum lactating women. J Clin Endocrinol Metab; 86: 4798–804.
Heinrichs M, Baumgartner T, Kirschbaum C, Ehlert U (2003). Social support and oxytocin interact to suppress cortisol and subjective responses to psychosocial stress. Biol Psychiatry 54; 1389–98.
Herpertz S, Steinmeyer EM, Woschnik M, Saß H (1997). Persönlichkeit und Persönlichkeitsstörungen – eine facettentheoretische Analyse der Ähnlichkeitsbeziehungen. Z Klin Psychol; 26: 109–17.
Herpertz SC, Schwenger UB, Junert HJ, Lukas G, Gretzer U, Nutzmann J, Schuerkens A, Saß H (2000). Affective responsitivity to experimental stimuli in borderline personality disorder – self-report and psychophysiological data in comparison to avoidant personality disorder and a non-clinical control group. J Person Disord; 14: 339–51.
Herpertz SC, Werth U, Lukas G, Qunaibi BS, Schuerkens A, Saß H (2001). Emotion in criminal offenders with psychopathy and borderline personality disorder. Arch Gen Psychiatry; 58: 737–45.
Herpertz-Dahlmann B (2003). Persönlichkeitsstörungen aus kinder- und jugendpsychiatrischer Sicht. In: Herpertz S, Saß H (Hrsg). Persönlichkeitsstörungen. Stuttgart, New York: Thieme; 167–76
Houghton G, Tipper SP (1994). A model of inhibitory mechanisms in selective attention. In: Dagenbach D, Carr TH (eds). Inhibitory Processes in Attention, Memory, and Language. San Diego: Academic Press; 53–112.
Jang KL, Hu S, Livesley WJ, Angleitner A, Riemann R, Ando J, Vernon PA, Hamer DH (2001). Covariance structure of neuroticism and agreeableness: a twin and molecular genetic analysis of the role of the serotonin transporter gene. J Pers Soc Psychol; 8: 295–301.
Jang KL, Livesley WJ, Angleitner A, Riemann R, Vernon PA (2002). Genetic and environmental influences on the covariance of facets defining the domains of the five-factor model of personality. Person Indiv Diff; 33: 83–101.
Janzarik W (1988). Strukturdynamische Grundlagen der Psychiatrie. Stuttgart: Enke.
Janzarik W (1991). Desaktualisierung als Prinzip von Steuerung und Handlung. In: Schütz H, Kaatsch HJ, Thomsen H (Hrsg). Medizinrecht – Psychopathologie – Rechtsmedizin. Berlin, Heidelberg: Springer; 218–38.
Kagan J, Zentner M (1996). Early childhood predictors of adult psychopathology. Harvard Rev Psychiatry; 3: 341–50.
Kerr M, Tremblay RE, Pagani L, Vitaro F (1997). Boys' behavioral inhibition and the risk of later delinquency. Arch Gen Psychiatry; 54: 809–16.
Kiesler DJ (1983). The 1982 interpersonal circle: a taxonomy for complementarity in human transactions. Psychol Rev; 90: 185–214.
Klages W (1964). Der Antrieb als psychische Grundfunktion. Arch Psychiatrie Nervenkrankh; 205: 513–22.

Kochanska G (1997). Multiple pathways to conscience for children with different temperaments: from toddlerhood to age 5. Dev Psychol; 33: 228–40.

Laboni F, Douglas VI, Ditto B (1997). Psychophysiological response of ADHD children to reward and extinction. Psychophysiology; 34: 116–23.

Lang PJ, Bradley MM, Cuthbert BN (1992). A motivational analysis of emotion: Reflex-cortex connections. Psychol Sci; 3: 44–9.

LeDoux JE (1992). Emotion and the amygdala. In: Aggleton JP (ed). The Amygdala: neurobiological aspects of emotion, memory, and mental dysfunction. New York: Wiley; 339–51.

Livesley WJ (1998). Suggestions for a framework for an empirically based classification of personality disorder. Can J Psychiatry; 43: 137–47.

Livesley WJ, Jackson DN (1992). Guidelines for developing, evaluating and revising the classification of personality disorders. J Nerv Ment Dis; 180: 609–18.

Livesley WJ, Schroeder ML, Jackson DN, Jang KL (1994). Categorical distinctions in the study of personality disorder: implications for classification. J Abnorm Psychol; 103: 6–17.

Livesley WJ, Jang KL, Venon PA (1998). Phenotypic and genetic structure of traits delineating personality disorder. Arch Gen Psychiatry; 55: 941–8.

Manassis K, Young A (2001). Adapting positive reinforcement systems to suit child temperament. J Am Acad Child Adolesc Psychiatry; 40: 603–5.

Mash EJ, Johnston C (1983). Parental perceptions of child behavior problems, parenting, self-esteem and mother's reported stress in younger and older hyperactives and normal children. J Consult Clin Psychol; 51: 86–99.

Matthys W, van Goozen SHM (1998). The dominance of behavioural activation over behavioural inhibition in conduct disordered boys with or without attention deficit hyperactivity disorder. J Child Psychol Psychiatry; 39: 643–51.

McCrae RR, Costa PT (1990). Personality disorders and the five-factor model. J Person Disord; 4: 362–71.

Millon T (1981). Disorders of Personality DSM-III: Axis II. New York: Wiley.

Ornitz EM, Gabikian P, Russell AT, Guthrie D, Hirano C, Gehricke JG (1997). Affective valence and arousal in ADHD and normal boys during a startle habituation experiment. J Am Acad Child Adolesc Psychiatry; 36: 1698–705.

Panksepp J (1986a). The anatomy of emotions. In: Plutchik R, Kellermann H (eds). Biological Foundations of Emotions. New York: Guilford Press; 91–124.

Panksepp J (1986b). The neurochemistry of behavior. Ann Rev Psychol; 37: 77–107.

Panksepp J (1993). Neurochemical control of moods and emotions: amino acids to neuropeptides. In: Lewis M, Haviland JM (eds). Handbook of Emotions. New York: Guilford Press; 87–107.

Patrick CJ, Bradley MM, Lang PJ (1993). Emotion in the criminal psychopaths: Startle Reflex Modulation. J Abnorm Psychol; 102: 82–92.

Paulus MP, Rogalsky C, Simmons A, Feinstein JS, Stein MB (2003). Increased activation in the right insula during risk-taking decision making is related to harm avoidance and neuroticism. NeuroImage; 19: 1439–48.

Posner MU, Raichle ME (1994). Images of Mind. New York: Scientific American Library.

Pukrop WJ, Herpertz S, Saß H, Steinmeyer EM (1998). Personality and personality disorders. A facet theoretical analysis of the similarity relationships. J Person Disord; 12: 226–46.

Raine A, Reynolds C, Venables PH, Mednick SA, Farrington DP (1998). Fearlessness, stimulation-seeking, and large body size at age 3 years as early predispositions to childhood aggression at ages 11 years. Arch Gen Psychiatry; 55: 745–51.

Rothbart MK, Bates JE (1998). Temperament. In: Damon W, Eisenberg N (eds). Handbook of Child Psychology. Vol. 3. Social emotional and personality development. New York: Wiley; 105–76.

Rothbart MK, Derryberry D (1981). Development of individual differences in temperament. Adv Dev Psychol; 1: 37–86.

Rothbart MK, Derryberry D, Posner MI (1994). A psychobiological approach to the development of temperament. In: Bates JE, Wachs TD (eds). Temperament: individual differences at the interface of biology and behavior. Washington, DC: American Psychological Association: 83–116.

Rutter M (1987). Temperament, personality and personality disorders. Br J Psychiatry; 150: 443–58.

Sapolsky RM (2000). Glucocorticoids and hippocampal atrophy in neuropsychiatric disorders. Arch Gen Psychiatry; 57: 925–35.

Schneider K (1923). Die psychopathischen Persönlichkeiten. Leipzig: Thieme.

Schnell K, Herpertz SC (2004). Persönlichkeitsstörungen. In: Walter H (Hrsg). Bildgebung. Stuttgart: Schattauer; 339–59.

Schwartz CE, Wright CI, Shin LM, Kagan J, Rauch SL (2003). Inhibited and uninhibited infants „grown up“: adult amgydarlar response to nevelty. Science; 300: 1952–3.

Saß H (2003). Persönlichkeitsstörungen. Stuttgart, New York: Thieme.

Steinmeyer EM, Pukrop R (2003). Konzeptbildung der Persönlichkeitsstörungen aus der Sicht der Persönlichkeitspsychologie und klinischen Psychologie. In: Herpertz S, Saß H (Hrsg). Persönlichkeitsstörungen. Stuttgart, New York: Thieme; 52–9.

Strelau J (1983). Temperament Personality Activity. New York: Academic Press.

Teerikangas OM, Aronen ET, Martin RP, Huttunen MO (1998). Effects of infant temperament and early intervention on the psychiatric symptoms of adolescents. J Am Acad Child Adolesc Psychiatry; 37: 1070–6.

Tellegen A, Lykken DT, Bouchard TJ, Wilcox KJ (1988). Personality in twins reared apart and together. J Person Soc Psychol; 54: 1031–9.

Thomas A, Chess S (1977). Temperament and Development. New York: Brunner & Mazel.

Thomas A, Chess S, Birch HG, Hertzig ME, Korn S (1963). Behavioral Individuality in Early Childhood. New York: University Press.

Trull TJ (1990). DSM-III-R personality disorders and the five-factor model of personality: an empirical comparison. J Abnorm Psychol; 101: 553–60.

van den Boom D (1994). The influence of temperament and mothering on attachment and exploration: an experimental manipulation of sensitive responsiveness among lower-class mothers and irritable infants. Child Dev; 65: 1457–77.

von Zerssen D (1994). Persönlichkeitszüge als Vulnerabilitätsfaktoren. Probleme ihrer Erfassung. Fortschr Neurol Psychiatrie; 62: 1–13.

Watson D, Clark LA, Harkness AR (1994). Structures of personality and their relevance to psychopathology J Abnorm Psychol; 103: 18–31.

Widiger TA (1991). Personality disorder dimensional models proposed for DSM-IV. J Person Disord; 5: 386–98.

Widiger TA, Costa PT (1994). Personality and personality disorders. J Abnorm Psychol; 103: 78–91.

Wiggins JS, Pincus AL (1989). Conception of personality disorders and dimensions of personality. J Consult Clin Psychol; 1: 305–16.

Zentner MR (2000). Das Temperament als Risikofaktor in der frühkindlichen Entwicklung. In: Petermann F, Niebank K, Scheithauer H (Hrsg). Risiken der frühkindlichen Entwicklung. Göttingen: Hogrefe; 258–81.

Zuckerman M (1979). Sensation-Seeking: beyond the optimal level of arousal. New York, Hillsdale: Lawrence Erlbaum Association.

2.9 Elternbindung und Entwicklung des Kindes in Beziehungen

K. Grossmann, K. E. Grossmann[1]

Inhalt

2.9.1 Bindungstheorie und Bindungsforschung

Der Mensch ist von Geburt an ein soziales, in kleinen Gruppen lebendes Wesen. Das Überleben eines Neugeborenen und seine Entwicklung zum eigenverantwortlichen Mitglied seiner Gruppe ist abhängig von der Bereitschaft von mindestens einer Person, meist der Mutter, das Kind zu schützen, es zu versorgen und zu sozialisieren, und dies zusammen mit ihren engsten Vertrauten. In diesen Beziehungen, zunächst in der eigenen Familie, später in einem weiteren Kreis von Personen, erwirbt der Säugling die Werte und die Umgangsformen seiner Gruppe. Die Entwicklung des Kindes basiert also auf seinen sozialen Bindungen, auf seinen Fähigkeiten zu kommunizieren, der Verankerung seiner positiven und negativen Gefühle im Erleben von Gemeinsamkeit, auf seiner Neugier und Spielfreude und nicht zuletzt auf seiner großen Bereitschaft, zu lernen.

Dieser Prozess wird von der Bindungstheorie in ein umfassendes Konzept der Persönlichkeitsentwicklung gebracht (Bowlby 1995b; Grossmann u. Grossmann 2004). Sie stellt eine Verknüpfung innerpsychischer Prozesse mit realen Erlebnissen in Bindungsbeziehungen dar. Die Bindungstheorie postuliert auf dieser biologisch orientierten Grundlage vier zentrale Thesen:

- Unterschiedliche Eltern-Kind-Bindungsqualitäten bedingen individuelle Unterschiede im Vertrauen gegenüber anderen und, als Folge davon, im Selbstvertrauen.
- Unterschiedliche Bindungserfahrungen mit den Eltern beeinflussen die Bereitschaft, bei emotionaler Belastung

1 Unsere Längsschnittstudien wurden anfangs von der Volkswagen-Stiftung und später wiederholt von der Deutschen Forschungs-Gemeinschaft finanziell gefördert. Entscheidende finanzielle Unterstützung während kritischer Phasen voller Risiko und erhöhter Unsicherheit gewährte auch die Köhler-Stiftung im Stifterverband für die Deutsche Wissenschaft e.V., wofür die Autoren hiermit danken möchten. An den längsschnittlichen Ergebnissen haben viele Doktoranden und Diplomanden gearbeitet, denen wir herzlich danken.

andere um Hilfe zu bitten und selbst Hilfe zu geben, wenn vertraute andere emotional belastet sind.

- Bindungserfahrungen mit den Eltern beeinflussen die Fähigkeit von Kindern und Erwachsenen, Freundschaften und neue Bindungen aufzubauen (Bowlby 1975; 1976; 1983; 1995c).
- Im Normalfall, d. h. ohne besondere Belastungen, entwickeln sich seelisch gesunde Mutter- und Vater-Kind-Beziehungen, in denen Verbundenheit, Nähe, Zärtlichkeit, Fürsorge, Schutz und Anhänglichkeit mit positiven Gefühlen verbunden sind.

Diese zentralen Thesen können durch empirische Befunde aus vielen, auch eigenen Langzeituntersuchungen untermauert werden.

In diesem Kapitel werden die allgemeine Bindungsentwicklung (Abschnitt 2.9.2) und die wesentlichsten Unterschiede in den individuellen Bindungsentwicklungen zur Mutter (Abschnitt 2.9.3) und zum Vater (Abschnitt 2.9.4) beschrieben. Es folgen Überlegungen zum Übergang vom beobachtbaren Verhalten zu mentalen Vorstellungen und sprachlichen Äußerungen über Bindungen, den „inneren Arbeitsmodellen von Bindung" (Abschnitt 2.9.5), gefolgt von ausgewählten Forschungsergebnissen über die Bindungsentwicklung im Vorschul-, Schul- und Jugendalter (Abschnitt 2.9.6). Die inneren Arbeitsmodelle von Eltern und ihr Einfluss auf elterliches Verhalten stellt der Abschnitt 2.9.7 vor, und in Abschnitt 2.9.8 können wir längsschnittliche Befunde von der frühen Kindheit bis zum Bild von Partnerschaften und Bindung allgemein im jungen Erwachsenenalter vorstellen. In unserer Monografie sind alle hier beschriebenen Themen und die dazugehörigen Forschungsergebnisse ausführlich erläutert (Grossmann u. Grossmann 2004).

2.9.2 Allgemeine Entwicklung der Bindung im ersten Lebensjahr

Der Aufbau einer Bindung durchläuft typischerweise vier Phasen (Ainsworth 1973). Die Kenntnis dieser Phasen hat praktische Implikationen für die Gestaltung von Pflegewechseln eines Säuglings (Grossmann u. Grossmann 1998; Stovall u. Dozier 2000). In der **ersten Phase**, der **der unspezifischen sozialen Reaktionen**, die etwa die ersten zwei Monate umfasst, kommen die sozialen Reaktionsweisen wie Horchen, Anschauen, Schreien, An-der-Brust-Saugen, Umklammern und Anschmiegen fast reflexartig vor und werden noch nicht spezifisch an eine bestimmte Person gerichtet. Allerdings werden die kindlichen Ausdrucksbewegungen von den Müttern durchaus als an sie gerichtet interpretiert (Grossmann 1978). In dieser Zeit beobachtet man ein erstaunlich schnelles Lernen im Erkennen individueller Personen, sodass der Säugling sehr bald vertraute Personen bevorzugt.

In der **zweiten Phase**, der **der unterschiedlichen sozialen Reaktionsbereitschaft** lässt sich der Säugling deutlich besser von den Äußerungen und Verhaltensweisen der ihm vertrauten Personen beruhigen und versorgen als von Fremden. Diese Phase wird auch zielorientierte Phase genannt. Sie erstreckt sich etwas bis zum sechsten Monat. Der Säugling reagiert ab dieser Phase mit Verstörungen bis zur Depression auf Vernachlässigung und plötzlichen, unvermittelten Pflegewechsel (Yarrow 1964).

Die **dritte Phase**, die **des zielkorrigierten Bindungsverhaltens** wird durch weitere körperliche und geistige Entwicklungsfortschritte im zweiten Halbjahr markiert. Selbstständige Fortbewegung durch Krabbeln oder Rutschen, das gezielte Greifen und die Erleichterung beim Wiederkommen seiner Mutter (Lamb u. Malkin 1986) erweitern das Verhaltensrepertoire des Säuglings, aus dem sich die Bindungsverhaltensweisen immer deutlicher hervorheben. Universelle Bindungsverhaltensweisen sind Weinen und Rufen, Nachfolgen und Festhalten, Protest bei unfreiwilliger Trennung und Vermissen der Bindungsperson bei ihrer Abwesenheit. Der mobile Säugling kann jetzt aktiver und motorisch selbstständiger als zuvor die gewünschte Nähe zur Bindungsperson bestimmen. Die Lautäußerungen werden differenzierter, und er lernt, die Reaktionen seiner Bindungspersonen auf sein Verhalten differenzierter vorherzusagen. Damit kann er sein Bindungsverhalten nicht nur auf eine Person (Ziel) hin orientieren, sondern sein Ziel auch korrigieren, wenn die Mutter z. B. inzwischen ihren Aufenthaltsort gewechselt hat. Die primäre Bindungsperson ist mit dem dritten Vierteljahr zum Zentrum der Welt des Säuglings geworden. In ihrer Nähe fühlt er sich wohl und kann aus diesem Wohlbefinden heraus neugierig und lernoffen sein – sein Explorationsverhaltenssystem ist im Schutz der Bindungsperson aktiv und vorherrschend. Je nachdem, ob eine Bindungsperson anwesend ist oder nicht, wirkt deshalb dieselbe Umgebung auf ein kleines Kind eher beängstigend, wenn es allein ist, oder eher anregend, wenn sich die Bindungsperson in der Nähe befindet. Die Bindungsperson ist zur Sicherheitsbasis (secure base) geworden, den das Kleinkind aufsucht, wenn er sich unwohl fühlt, und den es verlassen kann, wenn sein Wohlbefinden wieder hergestellt ist. Entfernt er sich aber, mag das Neue wohl interessant sein, aber es könnte auch Gefahren bergen, sodass er sich beim Erkunden mehr oder weniger deutlich rückversichert, wo die Bindungsperson ist. Dieses Rückversichern gibt ihm Information darüber, wohin er fliehen muss, wenn er Sicherheit braucht, sowie Auskunft darüber, wie die Bindungsperson die Situation in ihrem Ausdrucksverhalten bewertet, ob sie Vorsicht oder Ermutigung signalisiert (Campos et al. 1982). Das Kind beginnt damit eine nur dem Menschen gegebene Fähigkeit zu zeigen: die gemeinsame Aufmerksamkeit (Tomasello 1999). Es folgt den Intentionen seiner Bindungsperson, teilt ihre Aufmerksamkeit auf äußere Ereignisse und sucht ihre Anteilnahme bei eigenen Intentionen. Auf diese biologisch vorgegebene Weise lernen Kinder Ereignisse in ihrer Umwelt kognitiv kennen und gleichzeitig sozial-emotional bewerten. Die so angelegten Zusammenhänge werden allmählich sprachlich eingespielt (Bruner 1987; Nelson 1996) und gewinnen damit eine kulturelle Dimension menschlicher Erkenntnis (Bruner 1997; Tomasello 1999). Eine grundlegende Voraussetzung dafür ist die von Piaget beschriebene „Objektpermanenz" (Piaget 1975). Für das Kind sind etwa ab dem neunten Lebensmonat Gegenstände und Personen (Ainsworth u. Bell 1970) auch dann „mental" gegenwärtig, wenn sie physisch aus dem Blickfeld des Kindes verschwinden. Ein plötzlicher Orts- und Pflegewechsel ohne Begleitung durch eine vertraute Bindungsperson erweckt darum beim Krabbelkind das Gefühl, „verloren" und hilflos seiner Angst ausgeliefert zu sein, und ohne Rückversicherung „traut" er sich weniger, Neues intensiv zu erkunden.

Die **vierte Phase**, die **der zielkorrigierten Partnerschaft**, kann erst erreicht werden, wenn das Kind seine Absichten und Wünsche sprachlich formulieren kann und versteht, was die Bindungsperson beabsichtigt (s. auch Grossmann u. Grossmann 2001). Bisher konnte der Säugling versuchen, durch sein Verhalten und seine gestisch-vokale Kommunikation die Mutter von ihrem aktuellen Tun zu ihm zu locken, wenn er sie brauchte. Das vorsprachliche Kleinkind kann aber noch nicht verstehen, warum die Mutter manchmal in seine Wünsche einwilligt und manchmal nicht. Mit dem wachsenden Verständnis für ihre Worte beginnt das Kind zu verstehen, was die Ziele der Mutter sind und worin der Interessenkonflikt zwischen den Plänen der Mutter und seinen eigenen Wünschen bestehen könnte. Mit sprachlichen Mitteln versucht das Kind nun, das aktuelle Vorhaben der Mutter argumentativ so zu verändern, dass sie eher seinen eigenen Wünschen entgegenkommt. Da das Kind jetzt kognitiv damit beginnt, die Ziele der Bindungsperson zu verstehen und als positiv oder negativ zu bewerten, spricht man von der Phase der zielkorrigierten Partnerschaft.

> Alle Kinder entwickeln im Vorschulalter eine „Theory of Mind", d.h. die geistige Fähigkeit, zu erkennen, dass andere Personen eigene Gedanken, Gefühle und Absichten, also eine eigene Psyche haben. Ob sie dieses Wissen jedoch wohlwollend im Sinne gemeinsamen Tuns verwenden oder um dem anderen zu schaden, ob es gänzlich unberücksichtigt bleibt oder nur unvollständig entwickelt wird, sodass eigene Motive und Intentionen unreflektiert bleiben (Fonagy 1997; 1998), scheint vom Vorbild der Eltern und von der Bindungsqualität abzuhängen (Bowlby 1982).

Die Erkenntnis der allgemeinen Bindungsentwicklung in den ersten Lebensjahren haben Eingang in die praktische soziale und beratende Arbeit mit Familien gefunden (Grossmann 2000), sei es im Bereich der Tagesbetreuung für Kinder unter drei Jahren, extrem belasteten Familien (Howe et al. 1999; Maywald 1997), in der Kinderpsychopathologie (Crittenden 1999), im Adoptions- und Pflegekinderwesen (Hédervári-Heller et al. 1998), der Beratung von jugendlichen Müttern und in der Familienberatung (Ziegenhain et al. 1999; Ziegenhain et al. 2004; s. auch Ahnert 2004; Suess u. Pfeifer 1999; Suess et al. 2001; Scheuerer-Englisch et al. 2003).

Hierarchien von Bindungspersonen

Zahlreiche Untersuchungen über die Entwicklungsbedingungen von Kleinkindern in ihren Familien (Zusammenfassung bei Belsky 1999) zeigen, dass die meisten Kinder mehr als eine Bindungsperson haben, aber nicht beliebig viele. Zur Mutter kommen oft der Vater, die Großmutter, eine Tante, die bei der Familie wohnt, ältere Geschwister oder eine beständige Betreuerin hinzu (Howes 1999; Schaffer u. Emerson 1964). Wenn man jedoch das Kriterium anlegt, wen das Kind selbst im Beisein einer weiteren Bindungsperson bei Unwohlsein schmerzlich vermisst, wird klar, dass jedes Kind eine bestimmte Bindungsperson besonders dann bevorzugt, wenn es müde oder krank ist oder leidet. Es akzeptiert zwar die sekundären Bindungspersonen, wenn seine primäre Bindungsperson nicht verfügbar ist, kann sich aber bei ihr am besten erholen. Die anderen Bindungspersonen können das Kleinkind jedoch auch beruhigen, sodass das Kind die Trennung von der primären Bindungsperson besser überstehen kann als ohne ihre Hilfe (Howes 1999; Robertson u. Robertson 1989). In der Bindungstheorie spricht man von einer Hierarchie von Bindungspersonen eines Kindes (Ainsworth 1967). Weitere Bindungspersonen werden besonders dann wichtig, wenn die primäre Bindungsperson völlig aus dem Leben des Kindes verschwindet.

Die Frage, ob eine Hierarchie von Bindungspersonen „naturgegeben" ist oder eher die Situation der meisten Säuglinge, hauptsächlich von einer Person versorgt zu werden, widerspiegelt, ist schwer zu beantworten. Es gibt nur wenige Untersuchungen aus Kulturen, die andere Versorgungstraditionen haben und darüber Aufschluss geben könnten (Grossmann u. Grossmann 2005). Als Beispiel mögen die Efe dienen, ein halb nomadisch lebender Stamm im tropischen Afrika: Die Efe lassen ihre Säuglinge von Anfang an von mehreren Frauen stillen und versorgen. Trotzdem zeigen sich die Säuglinge ab dem sechsten Monat zunehmend unwilliger, sich von einer anderen als der eigenen Mutter versorgen und stillen zu lassen (Morelli u. Tronick 1991; s. auch Grossmann et al. 2005b).

Das Bindungsprogramm wird also auch dann durch individuelle Bevorzugung realisiert, wenn die Kultur dem Säugling viele Betreuungspersonen zur Verfügung stellt, wenn darunter eine ist, die es regelmäßig, am zuverlässigsten und mit größter emotionaler Identifikation tut.

2.9.3 Entwicklung von unterschiedlichen Bindungsqualitäten

Der allgemeine, vom Verhaltensprogramm des Menschen vorgegebene Aufbau von Bindungen eines Säuglings an seine regelmäßigen Betreuungspersonen ist als biologischer Rahmen zu verstehen. Kulturelle und soziale Unterschiede zwischen den Umwelten, in denen ein Säugling aufwächst (Field et al. 1982; Gottschalk-Batschkus u. Schuler 1996; Nugent et al. 1991), und individuelle Unterschiede zwischen den Säuglingen sowie die individuellen Persönlichkeiten der Eltern (Belsky 1999) beeinflussen das Verhalten der Eltern bzw. der fürsorgenden Personen. Es wird auch allgemein akzeptiert, dass Säuglinge es ihren Betreuern in unterschiedlichem Maße leichter oder schwerer machen, sie zufrieden zu stellen. Wir konnten z. B. in der „Norddeutschen Untersuchung" die **Orientierungsfähigkeit** der Neugeborenen statistisch signifikant mit ihrer Bindungsqualität zu **beiden** Eltern in Verbindung bringen, ohne dass sie durch mütterliche Feinfühligkeit oder väterliches Engagement vermittelt wurde. Auch wirkten manche Temperamentsunterschiede im Neugeborenenalter noch bis ins zweite (Grossmann u. Grossmann 2004) und dritte Lebensjahr (Lütkenhaus et al. 1985a; 1985b) nach.

Der wichtigste Einfluss auf die differenzielle Bindungsentwicklung des Säuglings und Kindes ist jedoch der unmittelbare Umgang der Bindungspersonen mit dem Kind, der unter dem Begriff „elterlicher Feinfühligkeit" erforscht worden ist. In den Interaktionen mit den Bindungspersonen erlebt das Kind sich selbst und seine Umwelt, wobei es für das Erleben des Kindes zunächst unerheblich ist, warum sich die Bindungspersonen so verhalten. „Mildernde Umstände" kann ein Kind den Eltern erst zubilligen, wenn es diese reflektieren kann.

Mütterliche Feinfühligkeit und ihr Einfluss auf die Bindungsentwicklung des Säuglings

Mary D. S. Ainsworth schuf das Konzept der mütterlichen Feinfühligkeit gegenüber den Signalen des Säuglings („maternal sensitivity to the infant's communications", Ainsworth et al. 1974). Das Konzept und die Messung von Feinfühligkeit geht davon aus, dass alle Verhaltensweisen, Zustände und Äußerungen des Säuglings Informationsträger für die Bindungsperson sind, durch die sie das Kind kennen lernt und Rückmeldung erhält, wie ihr Verhalten vom Kind bewertet wird. Individuelle, konstitutionelle Unterschiede zwischen den Neugeborenen sind evident und messbar, auch zwischen reif und gesund geborenen Neugeborenen (Brazelton 1984). Auf diese Individualität, die nicht nur Temperamentsunterschiede, sondern auch sensorische, geistige und motorische Unterschiede bis zu spezifischen Behinderungen einschließt, muss sich die bemutternde Person einstellen, um eine beiderseitig befriedigende Interaktion zu erreichen. In unserer Untersuchung zeigte z. B. die Irritabilität des Neugeborenen nur dann einen Einfluss auf die spätere Kind-Mutter-Bindungsqualität, wenn die Mutter im ersten Jahr nur unterdurchschnittlich feinfühlig war. Vergleichbare Ergebnisse erbrachte eine Untersuchung in den USA. Säuglinge mit anfangs schwierigem Temperament wurden durch feinfühlige Interaktionen mit ihren Müttern umgänglicher, und anfangs umgängliche Säuglinge wurden durch unfeinfühlige Versorgung schwierig (Susman-Stillman et al. 1996).

Ainsworth definiert mütterliche Feinfühligkeit für die Kommunikationen des Babys anhand von vier Merkmalen:

- die Wahrnehmung des Befindens des Säuglings, d. h. sie hat das Kind aufmerksam „im Blick", ist geistig präsent und hat keine zu hohe Wahrnehmungsschwelle
- die „richtige" Interpretation der Äußerungen des Säuglings aus seiner Sicht und gemäß seinem Befinden, also nicht gefärbt durch ihre eigenen Bedürfnisse
- eine „prompte" Reaktion, damit der Säugling den Zusammenhang zwischen seinem Verhalten und der mütterlichen Handlung bilden kann (Diese „Kontingenz" vermittelt ihm das Gefühl der Effektivität seines Verhaltens im Gegensatz zu Hilflosigkeit.)
- die „Angemessenheit" der Reaktion, die dem Säugling gibt, was er braucht – unter Berücksichtigung der Entwicklung des Kindes, der Situation und den kulturellen Werten seiner Familie

Eine feinfühlige Mutter lässt sich von den Signalen des Kindes leiten, sie freut sich über eine gute Stimmung des Kindes, unterbricht es nicht unnötig bei seinen Erkundungen und seinem Spiel und schafft es auf kooperative Weise, dass das Kind gern in ihre Pläne einwilligt. Bei Anzeichen negativer Gefühle beruhigt sie prompt und effektiv, sodass das Kind lernt und erfährt, ihr als sicherer Basis und Quelle der Beruhigung vertrauen zu können.

Feinfühligkeit darf nicht mit Überbehütung verwechselt werden, da Feinfühligkeit die Entwicklung des Kindes auch zu angemessener Tüchtigkeit beinhaltet. Die feinfühlige Bindungsperson, die das Kind gut kennt, nimmt dem Kind nichts ab, was es selbst tun könnte, und gibt ihm nichts, wonach es nicht verlangt. Dadurch werden die kindliche Autonomie und Kompetenz geachtet und gefördert. Feinfühlige Reaktionen fördern auch die kindliche Kommunikationsfähigkeit in jedem Alter, weil auch die nonverbalen Signale beantwortet werden. Das Antworten und behutsame Eingehen auf kindliches Weinen wirken also nicht im Sinne von Verwöhnen, sondern ermutigen ein immer differenzierteres Mitteilen negativer Gefühle, für die dann gemeinsam nach konstruktiven Lösungen gesucht werden kann (Bell u. Ainsworth 1972).

Ainsworth spezifizierte noch zwei weitere Konzepte, die „Annahme des Kindes in seiner individuellen Eigenart im Gegensatz zur Ablehnung dieses besonderen Kindes" und die „mütterliche Fähigkeit, mit dem Baby zu kooperieren", d. h. ihre eigenen Pläne mit seinen Bedürfnissen in Einklang zu bringen, statt auf einmischende oder gar rücksichtslose Weise ihre eigenen Wünsche auf Kosten des Säuglings durchzusetzen. Alle drei Konzepte erwiesen sich als eng miteinander verknüpft, aber die mütterliche Feinfühligkeit erfasst die breitesten Aspekte mütterlichen Verhaltens (Ainsworth et al. 1978; Easterbrooks u. Biringen 2000).

In zahlreichen Untersuchungen stand mütterliche Feinfühligkeit in engem Zusammenhang mit positiven Entwicklungsverläufen des Säuglings und Kindes (Thompson 1998). Zum Beispiel weinten Babys feinfühliger Mütter seltener im zweiten Halbjahr, zeigten eine ausgewogene und harmonische Balance zwischen selbstständigem Spiel und Freude am Kontakt mit der Mutter, suchten bei Leid Trost bei ihr, ließen sich von ihr gut trösten und lösten sich auch wieder von ihr, wenn sie getröstet waren (Ainsworth et al. 1974). Sie äußerten wenig Ärger, Aggressionen oder Ängstlichkeit in Interaktionen mit ihrer Mutter und nutzten sie als Sicherheitsbasis, von der aus sie zuversichtlich ihre Umwelt explorierten. Sie waren auch eher bereit, auf die Ge- und Verbote ihrer Mutter einzugehen, d. h. die Kooperationsbereitschaft der Mutter fand schon zum Ende des ersten Lebensjahres eine positive Entsprechung in der Bereitschaft des Krabbelkindes, seinerseits mit der Mutter zu kooperieren (Stayton et al. 1971). Besonders deutlich zeigte sich der Einfluss mütterlicher Feinfühligkeit in der vorsprachlichen Kommunikation. Säuglinge feinfühliger Mütter äußerten mit sechs und zehn Monaten mehr und differenziertere Laute im fröhlichen, plappernden Bereich als Säuglinge weniger feinfühliger Mütter.

In einer niederländischen Interventions-Studie konnte die Feinfühligkeit von Müttern sehr unruhiger Säuglinge im Laufe von drei Hausbesuchen im ersten Jahr des Säuglings erheblich verbessert werden, indem die Mütter in ihrer Wahrnehmung und Reaktionsbereitschaft auf kindliche Bedürfnisse nach Nähe, aber auch nach ungestörtem Spiel unterstützt wurden (van den Boom 1994).

Ainsworth gelang es, durch die nachfolgend beschriebene standardisierte Situation zur Erfassung der Bindungsqualität eines Kleinkindes zu seiner bemutternden Person die Auswirkungen von Feinfühligkeit messbar zu machen, indem sie die vom Säugling mit zwölf Monaten bereits entwickelte Erwartungshaltung an die Bindungspersonen beobachtete (Ainsworth 1964).

Bindungsqualitäten kleiner Kinder am Ende des ersten Lebensjahres

Die Qualität einer Bindung ist das Vertrauen in die Zuwendung der Bindungsperson, wenn sie zur Linderung von Leid gebraucht wird, zusammen mit dem begründeten Vertrauen, dass diese Zuwendung wirklich Beruhigung bringt.

Die Messung von Bindungsqualität setzt voraus, dass das Kind verunsichert ist, d. h., dass das Bindungssystem des Kindes aktiviert ist, damit die Erwartung des Kleinkindes an die Bindungsperson als Quelle von Sicherheit beobachtet werden kann. Ainsworth nannte ihr Standardverfahren zur Erfassung der Bindungsqualität im Kleinkindalter eine „Strange Situation" (Ainsworth 1964), die wir als „Fremde Situation" übersetzten (Grossmann u. Grossmann 2004). Mary Main hat die Entstehungsgeschichte der „Fremden Situation", ihre Hintergründe und die theoretischen Zusammenhänge höchst informativ dargestellt (Main 1999). In der „Fremden Situation" werden das Kind und seine Bindungsperson (Mutter, Vater oder auch regelmäßige Betreuerin) in einen fremden, aber attraktiven Spielraum geführt, wo zunächst im Beisein der Bindungsperson die Neugier bei den meisten Kleinkindern überwiegt. Durch das Erscheinen einer fremden Person, die mit dem Kind spielen will, und zwei kurzen Trennungen von der Bindungsperson wird das Kind jedoch zunehmend verunsichert, sodass sein Bindungsverhaltenssystem allmählich aktiviert wird. Das geschieht im Verlauf von insgesamt acht Episoden während der „Fremden Situation", in der die Bindungsperson lediglich eine passive Rolle spielen soll. An den unmittelbaren Reaktionen des Kindes auf die zurückkehrende Bindungsperson lässt sich seine Erwartung an sie als Quelle der Beruhigung ablesen. Die Quantifizierung geschieht auf zwei Ebenen:

- Das Verhalten während der Wiedervereinigung wird mithilfe von vier Skalen („Nähe suchen“, „Nähe erhalten“, „aktiver Widerstand gegen Nähe und Kontakt“ und „Vermeidung von Nähe und Kontakt“) beurteilt.
- Das gesamte Verhaltensmuster des Kindes in der „Fremden Situation“ wird nach einem vorgegebenen Schema klassifiziert.

Dieses Verhaltensmuster des Kleinkindes, das auch als Verhaltensstrategie im Umgang mit Belastung interpretiert wird, schließt sein Verhalten vor den Trennungen im Beisein der Bindungsperson und gegenüber der fremden Person ein, sein Verhalten während der Trennung und gegenüber der Bindungsperson bei ihrer Rückkehr (Ainsworth et al. 1978).

Die **Fremde Situation** ist – methodisch gesehen – kein psychologischer Test und auch kein Experiment, sondern eher ein systematisch provoziertes Mini-Drama. Sie ist eine kontrollierte Situation für ethologische Beobachtungen, die eine Diagnose von Bindungsverhaltensstrategien unter standardisierten Spiel- und Trennungssituationen erlaubt.

Trennungs- und Rückkehrsituationen kommen auch im Rahmen von alltäglichen Erfahrungen vor, z. B. bei Tagesbetreuung des Kindes. Man könnte sie auch unter „natürlichen“ Bedingungen beobachten, wenn diese nicht so unterschiedlich hinsichtlich Trennungsdauer, Vertrautheit der Betreuerin und Umgebung und Verfassung des Kindes wären. Diese Faktoren sind in der „Fremden Situation“ standardisiert. Das im Kind entstehende Trennungsleid kann allerdings nicht „objektiv“ kontrolliert werden, sondern ist nur am Verhalten des Kindes und durch physiologische Parameter zu erkennen (Spangler u. Grossmann 1993).

Die genaue Durchführung und Auswertung des Verfahrens bis zu einer Zuverlässigkeit von mindestens 80 % benötigt ein zeitaufwändiges, videogestütztes Training, da die meisten Psychologen und Mediziner keine Vorbildung im Erkennen von Verhaltensstrategien bei Kleinkindern haben. Die Erfassung der Bindungsqualität mit dem Verfahren der „Fremden Situation“ ist bisher nur für einen Altersbereich von elf bis höchstens 20 Monaten validiert worden. Danach aktiviert diese spezielle Situation nicht mehr zuverlässig bei allen Kindern das Bindungssystem. Die älteren Kleinkinder können mithilfe der Sprache eine kurze Trennung meist kompetent überbrücken, wenn z. B. die Bindungsperson mit dem Kind die Trennung bespricht und das Kind einwilligt (Solomon u. George 1999c).

Die Bindungsqualität eines Kleinkindes, die mit dem Verfahren der „Fremden Situation“ erfasst wird, lässt sich mit einer von drei Hauptklassen oder einer von acht Unterklassen beschreiben und klassifizieren. Nur eine Hauptklasse wird „sicher“ genannt, die beiden anderen „unsicher“, wobei Bindungsunsicherheit auf sehr unterschiedliche Weise gezeigt wird. Bindungsunsicherheit kann sich entweder in einem Mangel an Bindungsverhaltensweisen zeigen, wenn sie aufgrund von Belastung oder Bedrohung angemessen wären, oder in einer Übertreibung von Bindungssignalen, wenn „objektiv“ kein Grund zur Beunruhigung besteht. Die Tabelle 2-13 verdeutlicht im Detail, welche Verhaltensweisen unter welchen situativen Bedingungen die Bindungsklassifikation bestimmen.

Sichere Bindung

Die Verhaltensstrategie einer sicheren Bindung lässt sich wie folgt charakterisieren: Die Kinder zeigen offen ihren Kummer über die Trennung von der Bindungsperson und suchen bei ihrer Rückkehr Kontakt zu ihr. Die Bindungsperson kann sie schnell beruhigen, sodass sie ihr unterbrochenes Erkunden wieder aufnehmen. Eine sichere Bindungsstrategie ist durch Flexibilität gekennzeichnet, die es dem Kind/der Person erlaubt, unbelastet zu explorieren und kompetent zu werden, solange die eigenen Fähigkeiten reichen, sich aber vertrauensvoll an andere vertraute Personen zu wenden, wenn die psychische Belastung zu groß wird. Das Kind ist unter Belastung bereit, emotionale Zuwendung zu suchen, anzunehmen und sich durch sie beruhigen zu lassen. Kinder mit sicherer Bindung sind in der Lage, den gesamten Bereich zwischen liebevoller Nähe und konzentrierter spielerischer Exploration zu nutzen.

Unsicher-vermeidende Bindung

Eine vermeidende Verhaltensstrategie wird deutlich, wenn das Kind kein Trennungsleid in seinem Ausdruck erkennen lässt, die zurückkehrende Bindungsperson vermeidet und sich stattdessen dem Spielzeug zuwendet. Eine vermeidende Bindungsstrategie ist durch eingeschränkte Flexibilität gekennzeichnet, die Bindungsgefühle und den Ausdruck von Bindungsbedürfnissen zu vermeiden sucht, indem sie die Aufmerksamkeit selektiv weg von der Bindungsperson und damit weg von konfliktträchtigen Auslösern negativer Gefühle richtet. Auch unter großer Belastung sind viele Kinder mit vermeidendem Bindungsmuster kaum bereit, emotionale Zuwendung zu suchen und sie zu akzeptieren. Im Gegenteil: Schon für das Alter von zwölf Monaten konnte gezeigt werden, dass Kinder mit vermeidendem Bindungsmuster bei ansteigender psychischer Belastung ihrer Bindungsperson ihren Disstress umso weniger zeigten, je größer dieser wurde.

Tab. 2-13: Organisation der Bindungs- und Explorationsverhaltensweisen von 12 Monate alten Kindern in der „Fremden Situation", die ihre Bindungsmuster kennzeichnen (BP = Bindungsperson)

Verhaltensstrategie des Kindes	sicher (B)	vermeidend (A)	ambivalent (C)
im Beisein der BP	• spontane Exploration, freundlich zur BP und zur Fremden • offene Kommunikation auch der negativen Gefühle • BP ist sichere Basis	• spontane Exploration, wenig Kommunikation, freundlich zur Fremden • Verbergen negativer Gefühle	• wenig Exploration, bleibt nahe bei BP • ängstlich gegenüber der Fremden • misstrauisch gegenüber BP hinsichtlich Weggehen
während der Trennung	• vermisst BP • lässt sich nur unzureichend und ungern von der Fremden trösten	• kümmert sich nicht um Verbleib der BP • Spielqualität nimmt jedoch ab • lässt sich gern von der Fremden ablenken und trösten	• toleriert gar keine Trennung • schreit verzweifelt • starke Zurückweisung der Fremden
Rückkehr der BP	• aktives, initiatives, starkes Drängen nach Nähe und Kontakt zur BP • Zuwendung beruhigt das Kind, es kann weiter spielen • BP ist wieder sichere Basis	• Ignorieren, Fortbewegen, Abwenden von der BP • weiter freundlich zur Fremden • spielt weiter • Je stärker die Belastung, umso weniger werden die negativen Gefühle gezeigt.	• starkes, verzweifeltes Drängen zur BP, vermischt mit Ärger und kleinen Aggressionen • oder: hilflos, passiv, unfähig zur irgendeinem Verhalten außer Weinen • keine Exploration mehr möglich
Gesamtstrategie und Erwartung an die BP	• flexibler Wechsel/ausgewogene Balance von Bindungs- und Explorationsverhalten je nach Trennungsgrad • Umgang mit Belastung → aktive Suche nach Nähe und Hilfe bei vertrauten Personen; • Vertrauen in die Unterstützung der BP, wenn gewünscht	• Exploration wird überbetont, auf Kosten der Bindungsgefühle und -verhaltensweisen • Umgang mit Belastung → Ablenkung und Beschwichtigung • Angst vor Zurückweisung durch die BP, wenn man sich selbst schwach fühlt	• Bindungsgefühle und -verhalten werden überbetont, auf Kosten der Exploration • Umgang mit Belastung → Verzweiflung • große Angst vor Verlust; unbeherrschbare Vermischung aus Angst und Ärger
Verhalten der Kinder ohne durchgängige Strategie (D)	desorganisiert mit viel Bindungsverhalten (D/B)	desorganisiert mit viel Vermeidung (D/A)	desorganisiert mit viel Ärger und Aggression (D/C)
im Beisein, besonders bei Wiederkehr der Bindungsperson*	desorientiertes, desorganisiertes Bindungsverhalten: Unterbrechungen oder Vermeidung während Annäherung, aggressives Verhalten gegen Gegenstände	Unterdrückung der Bindungsgefühle gelingt nicht vollständig: Vermeidung, vermischt mit Ärger oder Verzweiflung; starke Vermeidung nach starker Nähe suchen, Vermeiden im Kontakt	Verzweiflung wird dysfunktional: verletzende Aggressionen gegen Bindungsperson; Vermischung mit Vermeidung, zielloses verzweifeltes Umherirren
während der Trennung**	gemäß sicherem Muster	gemäß vermeidendem Muster	gemäß ambivalentem Muster
Kennzeichen und Verhaltensweisen aller desorganisierten Subgruppen	keine durchgängige Strategie***, viele Widersprüche oder Störungen, z.B. Erstarrungen, Absenzen, Stereotypien, Angst vor Bindungsperson, Verlust der Orientierung an der BP		

* Einige desorganisierte Verhaltensweisen sind sehr kurz, z.B. ein kurzes Zurückweichen während der Annäherung, ein kurzer Schlag auf den Boden, bevor die Mutter erreicht ist, usw. Vielleicht ist deswegen Desorganisation erst so spät entdeckt worden.

** Wenn während der Trennung Erstarrungen, Absenzen und Stereotypien auftreten, muss vorrangig nach neurologischen Ursachen für das Verhalten gesucht werden.

*** Es gibt Kinder, deren Verhaltensorganisation gar keine Klassifizierung zulässt, sie werden als unklassifizierbar bezeichnet. Auch wenn diese Kinder keine der desorientierten Verhaltensweisen zeigen, werden sie empirisch meist der Gruppe der Desorganisierten zugerechnet, weil diese Kategorie selten vorkommt.

Für Kleinkinder ist aber eine unfreiwillige Trennung von der Bindungsperson in fremder Umgebung zu „gefährlich“, um ignoriert zu werden. Die Belastung aller Kinder zeigt sich besonders deutlich in physiologischen Parametern. Die Herzschlagfrequenz stieg bei allen Kindern an, wenn ihre Mütter den Raum verließen, d. h. alle Kleinkinder, auch diejenigen, die nicht weinten, waren durch die Trennung beunruhigt (Spangler u. Grossmann 1993; Sroufe u. Waters 1977). Nach der „Fremden Situation“ stieg der stressindizierende Kortisolspiegel der vermeidenden Kinder an, bei den Kindern mit einer sicheren Verhaltensstrategie dagegen nicht. Eine sichere Verhaltensstrategie scheint die Belastung durch beruhigende Nähe und Kontakt zur Bindungsperson effektiv abbauen zu können, das Kind kann in der Gegenwart der Bindungsperson entspannen. Diese Möglichkeit besteht in einer vermeidenden Verhaltensstrategie nur sehr begrenzt.

Unsicher-ambivalente Bindung

Die dritte Hauptklassifikation zeigt sich in ausgeprägten, widersprüchlichen, übertrieben wirkenden Bindungsverhaltensweisen. Schon kleine Verunsicherungen, wie eine neue Umgebung oder eine neue Person, ängstigen das Kind, was es durch ständiges Vergewissern, ob die Bindungsperson auch verfügbar ist, durch Anklammern an die Bindungsperson und Weinen deutlich zeigt. Diese Kinder scheinen stets Angst davor zu haben, die Bindungsperson zu verlieren. Sie haben eine sehr niedrige Schwelle, bei der ihr Bindungsverhalten ausgelöst wird. Ihr intensives und lautstarkes Bindungsverhalten ist aber nicht etwa ein Zeichen von „starker“ Bindung, sondern es zeugt von Angst. Zugleich ist ihr Bindungsverhalten ambivalent, d. h., es ist durchsetzt mit offenem Ärger auf die Bindungsperson, der sich aus der Situation nicht erklären lässt. Zudem lassen sich diese Kinder trotz vermehrter Zuwendung der Bindungsperson nur schwer beruhigen. Die unsicher-ambivalente Bindungsstrategie im Umgang mit Belastung zeigt sich in übersteigertem Bindungsverhalten bei gleichzeitiger Unwilligkeit, sich durch die angeforderte Zuwendung beruhigen zu lassen. (In der Forschungsliteratur wird aus forschungshistorischen Gründen die sichere Bindungsqualität mit dem Buchstaben „B“ gekennzeichnet, die unsicher-vermeidende mit „A“ und die unsicher-ambivalente mit „C“.)

> Bei der Erfassung der Bindungsqualität eines Kindes zu einer Bindungsperson ist zu betonen, dass dasselbe Kind zu einer anderen Bindungsperson eine andere Bindungsqualität haben kann. In der Kleinkindzeit sind Bindungsqualitäten spezifisch für einzelne Beziehungen, sie sind noch kein Merkmal des Kindes als Person.

In vier Untersuchungen mit ca. 250 Kleinkindern, die in der „Fremden Situation“ mit Mutter und Vater erfasst wurden, erlaubte die Bindungsqualität zur Mutter kaum eine Vorhersage auf die Bindungsqualität des Kindes zum Vater, die Übereinstimmung lag unter 56 % (Suess et al. 1992; Sagi et al. 1985; Steele et al. 1996). Andere Untersuchungen berichten zwar von einer größeren Übereinstimmung zwischen den Bindungsqualitäten eines Kindes zu beiden Eltern, aber nur dann, wenn alle unsicheren Qualitäten in einer Gruppe zusammengefasst wurden (s. Überblick von van IJzendoorn u. de Wolff 1997). Auch die Bindungsqualität, die ein Kleinkind zu einer regelmäßigen Betreuerin aufbaut, ist von der Qualität der Elternbindung kaum vorhersagbar (Howes 1999; Sagi et al. 1985).

Generell und international wird die Mehrzahl (50–80 %) der Bindungsqualitäten als „sicher“ klassifiziert, etwa 30–40 % (manchmal bis zu 50 %) als „unsicher-vermeidend“ und zwischen 3 und 15 % als „unsicher-ambivalent“ (s. Gloger-Tippelt et al. 2000 für den deutschsprachigen Raum; s. Thompson 2006 sowie van IJzendoorn u. Sagi 1999; Grossmann u. Grossmann 2005 für internationale Studien).

Desorganisation/Desorientierung der Bindungsstrategien

Die Beobachtung und Klassifizierung von hunderten von Kleinkindern in der „Fremden Situation“ ergab, dass bei allen drei Bindungsstrategien besondere Störungen auftreten können oder dass keine konsequente Bindungsstrategie erkennbar ist (s. Tab. 2-13). Solche Störungen werden unter dem Begriff „Desorganisation der Bindungsstrategie“ zusammengefasst und in der Literatur mit „D“, zusätzlich zur Hauptklassifikation, gekennzeichnet (Main u. Solomon 1990; Hesse u. Main 2002). Die drei Hauptbindungsstrategien gelten als organisierte Verhaltensmuster. Die dabei beobachtbaren Störungen reichen von subtilen Widersprüchen im Verhalten, wie etwa Annäherung mit abgewandtem Kopf, kurzes Erstarren auf dem Weg zur Bindungsperson, gelegentliche stereotype Bewegungen, bis hin zu klinischen Anzeichen extremer Belastung oder deutlicher Angst vor der Bindungsperson. Desorganisation ist kein eigenes, also viertes Bindungsmuster, auch wenn es aus statistischen Gründen oft vereinfacht als solches dargestellt wird, sondern erscheint in vielerlei Form als Störungen innerhalb der drei organisierten Bindungsmuster. Funktional gesehen, ist Desorganisation/Desorientierung ein mehr oder weniger langer Zusammenbruch von Aufmerksamkeits- und Verhaltensstrategien bei Kindern, die ihre Orientierung an der Bindungsperson zeitweilig verloren haben (Main 1995). Kleinkinder mit Anzeichen von Desorganisation ihrer Bindungsstrategie zeigen auf der physiologischen Ebene die höchsten Indikatoren von Stress (Hertsgaard et al. 1995; Spangler et al. 2000). Desorganisationen von Bindungsstrategien spielen in der Psychopathologie eine wichtige Rolle. Sie werden mit Traumata und mit Dissoziation in Verbindung gebracht (Brisch 1999; Jacobvitz et al. 2001; Spangler u. Zimmermann 1995; Lyons-Ruth et al. 1993; Main 1995; 2001; Liotti 1999).

Das Erkennen eines Bindungsmusters und besonders der Bindungsdesorganisation ist für Berater und Therapeuten sehr nützlich, denn es kann die Richtung der Behandlung vorzeigen. Wenn die grundlegende Sicherheit einer Person durch aktuelle traumatische Erlebnisse aus dem Gleichgewicht gerät, hilft meist eine einfühlsame, informative Beratung. Erkennt man ein vermeidendes Muster, ist in der Vergangenheit die Wertschätzung von Bindungsgefühlen und Bindungsverhaltensweisen „verloren gegangen“, während bei unsicher-verstricktem Muster die Wertschätzung von Autonomie innerhalb einer Bindungsbeziehung zu kurz gekommen ist (Brisch 1999; Brisch et al. 2002). Diesen Schluss legen die Mutter-Kind-Interaktionsmuster nahe, die zu den Bindungsmustern des Kindes führen.

Mütterliche Interaktionsmuster als Voraussetzung der spezifischen Bindungsqualitäten des Kindes

Mütterliche Feinfühligkeit lässt sich speziell im Hinblick auf die Bindungs- und die Explorationswünsche ihrer Kinder bewerten. **Mütter in sicheren Bindungen** übersehen kaum Kommunikationen des Kindes und reagieren angemessen auf die Bindungssignale, d.h. auf seine Wünsche nach Nähe und Kontakt, aber auch gleichermaßen feinfühlig auf die Signale, sich konzentriert einer Sache widmen zu wollen, d.h. den Signalen seiner Explorationswünsche. In beiden Bereichen beachten sie die positiven und die negativen Gefühle und Kommunikationen des Kindes (Goldberg et al. 1994). Diese Ausgewogenheit der mütterlichen Feinfühligkeit zeigt sich deutlich bei den Kindern mit einem sicheren Bindungsmuster in der angemessenen Balance ihres Bindungs- und Explorationsverhaltens in der „Fremden Situation“. Bei Belastung können sie offen Bindungsverhalten zeigen, und ohne Belastung wollen sie spielen und erkunden.

Mütter in vermeidenden Bindungen wirken zu Hause so, als ob sie die Bindungswünsche des Kindes nicht wahrnähmen oder direkt ablehnten. Die Explorationswünsche ihres Kindes und sein Streben nach Unabhängigkeit fördern sie dagegen sehr und belohnen sein unabhängiges Spiel mit ihrer Aufmerksamkeit. Sie reagieren während der Beobachtungen zu Hause seltener, eher verzögert und oft ärgerlich auf das Weinen ihres Säuglings. Wenn das Baby Kontakt will, weisen sie es häufig zurück, und sie nehmen den Säugling fast nur bei Versorgungen auf den Arm, wenn es sich nicht umgehen lässt. Im direkten Umgang mit dem Säugling sind sie weniger zärtlich, obwohl sie genauso häufig Körperkontakt mit dem Säugling haben wie andere Mütter. Die Ansprüche des Säuglings auf emotionale Zuwendung bei Unwohlsein erfüllt die prototypisch vermeidende Mutter weniger angemessen und prompt, aber Zeichen seiner Unabhängigkeit erfüllt sie mit Stolz. Sogar während der Säugling spielt, ziehen sich Mütter in vermeidenden Bindungen eher emotional zurück, wenn das Kind z.B. bei Frustration anfängt, negative Gefühle zu zeigen. Andererseits wollen sie häufig dem Kind vorschreiben, womit es sich beschäftigen soll, und greifen oft ein, wenn das Kind es „nicht richtig“ macht (Isabella u. Belsky 1991). Mütter in vermeidenden Beziehungen lehnen ihre Kinder keineswegs generell ab – sie wollen ihr Kind „stark“ machen und versuchen dies dadurch zu erreichen, dass sie den Ausdruck von Leid, Anhänglichkeit oder Schwäche ignorieren und entmutigen (Goldberg et al. 1994), vielleicht weil sie die dadurch bei ihnen selbst ausgelösten negativen Gefühle nicht tolerieren können (Grossmann u. Grossmann 2004).

Mütter in unsicher-ambivalenten Bindungen scheinen eine fast diametral entgegengesetzte Grundeinstellung zu haben. Ihre Interaktionen mit dem Säugling sind teils zugewandt, teils ignorierend, sie sind inkonsequent, manchmal einmischend, manchmal vernachlässigend, in jedem Fall sind ihre Reaktionen für ein kleines Kind kaum vorhersehbar (Cassidy u. Berlin 1994). Zu Hause schienen sie sich hauptsächlich von ihren eigenen Wünschen und Absichten leiten zu lassen, ohne dabei auf die Mitteilungen ihres Säuglings zu achten. In entsprechenden Untersuchungen zeigten sie sich zärtlich, wenn ihnen danach war, sie trösteten, wenn sie Lust dazu hatten, aber sie konnten gelegentlich ihr Kind auch völlig übersehen, wenn sie mit ihren Gedanken abgeschweift waren. Andererseits duldeten sie selten ein Streben nach Eigenständigkeit und Exploration ihres Kindes. Sie scheinen ständig Zugriff auf ihr Kind haben zu wollen, reagieren aber nur dann auf seine Äußerungen, wenn es in ihre Stimmung passt. Aus dieser Unvorhersehbarkeit der mütterlichen Reaktionsbereitschaft heraus entwickeln die Säuglinge verstärkt die Tendenz, ihre Äußerungen zu übertreiben, um sich Gehör zu verschaffen, wenn die Mütter psychisch nicht verfügbar sind. Die Tendenz, Bindungssignale zu intensivieren, verstärkt sich noch in Situationen, die dem Kind unvertraut sind und die es ängstigen. Dies zeigt sich dann deutlich in der „Fremden Situation“.

Zusammenfassend gesagt, reagiert eine Mutter in sicheren Bindungen generell feinfühlig auf praktisch alle kindlichen Äußerungen von Emotionen im Bindungs- wie im Explorationsbereich, während eine Mutter in vermeidenden Bindungen eher die Bindungsverhaltensweisen und eine Mutter in ambivalenten Bindungen eher die Explorationen des jeweiligen Kindes entmutigen.

Die Forschungsergebnisse über interaktive Vorläufer von **Bindungsdesorganisation** sind noch uneinheitlich, soweit es nicht klinische Stichproben betrifft. In klinischen Studien hing die Desorganisation von Bindungsmustern beim Kleinkind in der „Fremden Situation" mit individuellen und sozialen Faktoren zusammen, die über die Bindungsbeziehung zur Mutter hinausgingen (s. George u. Solomon 1999a). In eigenen Untersuchungen sagte eine schlechtere Verhaltensorganisation des Neugeborenen und des Säuglings im ersten Jahr Desorganisation vorher (Spangler et al. 2000). Häufiger Pflegewechsel des Kleinkindes, z.B. auch dann, wenn das Kleinkind nur verschiedene Schlafplätze hatte, wie im israelischen Kibbutz (Sagi et al. 1994) oder bei gemeinsamem Sorgerecht nach einer Scheidung (Solomon u. George 1999b), zeigte sich in einem drastisch erhöhten Anteil von Desorganisation bei den Kleinkindern. Von mütterlicher Seite her ergaben sich Zusammenhänge zwischen Bindungsdesorganisation des Kindes und mütterlicher Depression (Murray 1992) sowie mütterlichen Lebensgeschichten, die von nicht „verarbeiteten", also noch nicht in einen kohärenten Zusammenhang von Erklärung und Bedeutung gebrachten Bindungstraumata wie Tod, Verlust oder eigene Misshandlung gekennzeichnet waren (Ainsworth u. Eichberg 1991; Hauser 2001). Auch Kindesverlust, eine eigene, knapp überstandene tödliche Krankheit und Drogenabhängigkeit der Mutter hingen mit einem gehäuften Auftreten von desorganisierten Bindungsmustern bei den Kleinkindern zusammen (Main u. Hesse 1990; Main 2001). In Untersuchungen zu direkter Kindesmisshandlung zeigte sich folgerichtig ein sehr hoher Anteil (bis zu 80 %) von Kleinkindern mit desorganisierten Bindungsmustern (s. Überblick über entsprechende Untersuchungen bei Sroufe et al. 2005; Howe et al. 1999).

Unerfahrene, belastete oder psychisch instabile Mütter können jedoch auch durch ein „schwieriges" Kind überfordert werden, während ihre wahrscheinlich beeinträchtigte elterliche Intuition für einen robusten, attraktiven Säugling ausreichen würde (Papousek u. Papousek 1987). Wenn es die Mutter jedoch schafft, mit ihrem Kind entsprechend seiner Besonderheiten feinfühlig umzugehen, z.B. weil sie fachkundige, soziale und emotionale Hilfe erbitten und annehmen kann, lässt die Schwierigkeit des Kindes allein keine Vorhersage auf die entstehende Bindungsqualität zu. In einer Meta-Analyse von 34 klinischen Untersuchungen verglichen van IJzendoorn et al. (1992) den relativen Einfluss von mütterlichen Problemen und Auffälligkeiten des Kindes auf die Bindungsqualitäten der Kinder. Obwohl die Auffälligkeiten der Kinder u.a. Frühgeburt, Behinderungen wie Taubheit, Down-Syndrom bis zum Autismus einschlossen, zeigte sich ein Haupteffekt nur für die psychische Problematik der Mutter (ebd.). Wenn also eine Mutter feinfühlig, auf die Eigenart ihres besonderen Kindes richtig reagierend, mit dem Kind umgeht, wird auch das ungewöhnliche Kind eine sichere Bindung zu ihr aufbauen.

Bei extremen Frühgeburten und Kindern mit angeborenen schweren Erkrankungen oder Behinderungen, wie Down-Syndrom, Autismus, Zerebralparese, Herzfehlern, Rachen- und Lippenspalten, war jedoch der Anteil der Kleinkinder mit desorganisierten Bindungsstrategien im Vergleich zu unauffälligen Gruppen deutlich erhöht (bis zu 52 %). Aber auch in diesen Gruppen zeigte stets die Mehrzahl der Kinder sichere Bindungsstrategien, wenn man ihre Behinderung berücksichtigte (Barnett et al. 1999; van IJzendoorn et al. 1992).

Die strategische Analyse kindlichen Bindungsverhaltens und elterlicher Fürsorgemuster, die die Bindungsmuster des Kindes aufrechterhalten, kann erfolgreich in Beratung und Psychotherapie eingesetzt werden (vgl. dazu Brisch 1999; Endres u. Hauser 2000; Gloger-Tippelt 2001; Parfy et al. 2000; Rehberger 1999; Spangler u. Zimmermann 1995; Suess u. Pfeifer 1999; Brisch u. Hellbrügge 2007).

2.9.4 Die Kind-Vater-Bindung und ihre besondere Bedeutung

In Familien, in denen der Vater regelmäßig anwesend ist, entwickelt der Säugling auch eine Bindung zum Vater. Die Kind-Vater-Bindungsqualität lässt sich ebenfalls mit der „Fremden Situation" beobachten. Allerdings scheint die Kind-Vater-Bindungsqualität, wie sie in der "Fremden Situation" erfasst wird, nicht dasselbe zu bedeuten wie die Qualität der Kind-Mutter-Bindung. Im Gegensatz zu den Entwicklungsbedingungen der Kind-Mutter-Bindung konnte die Kind-Vater-Bindungsqualität kaum aus der väterlichen Feinfühligkeit bei der Versorgung des Säuglings im ersten Jahr oder dem Ausmaß seines Engagements an der Säuglingspflege vorhergesagt werden. Einen größeren Einfluss auf die Kind-Vater-Bindungsqualität zeigten dagegen die Einstellung des Vaters zur Familie im Vergleich zu seiner Einstellung zum Berufsleben, seine Zufriedenheit in der Ehe, seine Haltung gegenüber Bindungen und seine Bewertung der Rolle eines Vaters (s. Belsky 1999; Easterbrooks u. Goldberg 1984; Kindler u. Grossmann 2004). Wir selbst kamen zu dem Schluss, dass die Kind-Vater-Bindung wohl anders erfasst werden muss als die Kind-Mutter-Bindung und dass eine Erfassung der Kind-Vater-Bindungsqualität lediglich in der „Fremden Situation" nicht ausreicht.

Die meisten Vater-Kind-Beziehungen weltweit sind gekennzeichnet durch gemeinsames Spiel und dem Erlernen von Kulturtechniken (s. Überblick von Lamb 2004; Parke et al. 2004; Hewlett 1992). Dagegen sind tägliche Trennungen weltweit sehr häufige Erlebnisse. Aus diesem Grund kann die „Fremde Situation" nicht das einzig gültige Erfassungsinstrument ihrer Beziehungsqualität sein, wohl aber eine gemeinsame Spielsituation von Vater und Kind. Wenn man allerdings während des Vater-Kind-Spiels, bei gemeinsamen Erkundungen und Lernsituationen beobachtet, wann beim Kind z. B. emotionale Verunsicherung und Hilflosigkeit eintreten und wie der Vater darauf reagiert, sind auch dies Indizien ihrer Bindungsqualität im Sinne der Bindungstheorie. Die väterliche Feinfühligkeit gegenüber dem Ausdruck negativer Emotionen beim Kind ist auch Teil des gemeinsamen Tuns. Individuelle Unterschiede zwischen Vätern zeigen sich z. B. darin: Einige Väter entziehen sich weitgehend, wenn ihr Kind Explorationswünsche äußert, einige lassen es bei Frustrationen allein, einige überfordern ihr Kind mit ihren Ansprüchen, und einige gehen feinfühlig auf die Erkundungswünsche ihres Kindes ein und unterstützen behutsam seine Lernfreude und seine Fähigkeiten. Für diese feinfühlig herausfordernde Qualität des gemeinsamen Tuns beim Spielen und Lernen haben wir ein Konzept entwickelt, das wir „feinfühlige Unterstützung einer sicheren Exploration" nennen.

Längsschnittliche Analysen ergaben ein eigenständiges Bild für die Vater-Kind-Bindung im Vergleich zur Mutter-Kind-Bindung. Das Gesamt-Engagement des Vaters im ersten Jahr (seine Anwesenheit bei der Geburt, seine Responsivität in der Interaktion mit dem Säugling, seine Spielqualität und sein Engagement, wie es die Mutter im Interview berichtete) sagte seine Spielfeinfühligkeit mit dem 2-Jährigen vorher, aber nicht die Kind-Vater-Bindungsqualität in der „Fremden Situation". Weitere längsschnittliche Analysen zeigten eine hohe Stabilität der väterlichen Spielfeinfühligkeit von zwei bis sechs Jahren, und es bestand ein enger Zusammenhang zwischen dem inneren Arbeitsmodell von Bindung der Väter, das in einem speziellen Interview erfasst wurde, dem Bindungsinterview für Erwachsene (s. Abschnitt 2.9.7) und der Spielfeinfühligkeit gegenüber dem 2-Jährigen.

Auch die weitere soziale und emotionale Entwicklung des Kindes zeigte sich von der Spielfeinfühligkeit des Vaters beeinflusst. Wenn der Vater zum 2-Jährigen im Spiel feinfühlig herausfordernd war, berichteten die Betreuerinnen im Kindergarten von weniger Verhaltensauffälligkeiten, antworteten die Kinder im Alter von 6 und 10 Jahren kompetenter und eher sozial orientiert, wenn sie gefragt wurden, wie sie mit Belastungen umgehen, berichteten mit 16 Jahren über engere Freundschaften, einem angemesseneren Umgang mit Problemen und zeigten mehr Selbstvertrauen in neuartigen Situationen. Die Wertschätzung von Bindungen (Bindungsrepräsentation) des Kindes mit 16 Jahren und 22 Jahren und seine Repräsentation von Partnerschaft mit 22 Jahren (s. Abschnitt 2.9.8) waren ebenfalls deutlich von der frühen väterlichen Spielfeinfühligkeit beeinflusst.

Unsere längsschnittlichen Befunde finden auch durch andere Forschungen eine Bestätigung (s. Parke 1995). In einer Londoner Untersuchung zeigte sich, dass auch eine sichere Bindungsqualität zum Vater den Kindern half, umsichtig ihre Gedanken und Gefühle zu beherrschen, wenn es um ihre Beziehungen zu ihren Geschwistern, Freunden und anderen Vertrauten außerhalb der Mutter-Kind-Dyade ging (Steele u. Steele 2005). Dies legt eine erweiterte Sichtweise der Funktionen der Kind-Eltern-Bindungen nahe:

> Mütterliche Feinfühligkeit scheint sehr wichtig zu sein für **sichere Bindungsstrategien** des Kindes bei emotionaler Belastung. Sie ermöglicht Vertrauen in die Zuwendungsbereitschaft anderer, durch die das Kind eine wirksame Entspannung erfährt. Väterliche Spielfeinfühligkeit dagegen scheint wichtig zu sein für **sichere Explorationsstrategien** des Kindes bei Herausforderungen: Sie ermöglicht Selbstvertrauen in die eigenen Fähigkeiten, weil sich das Kind auf die Unterstützung eines „Stärkeren und Weiseren" verlassen kann, falls es der Herausforderung nicht gewachsen ist.

Beide Eltern tragen nach unseren Befunden zur psychischen Sicherheit und dem Vertrauen des Kindes in andere und sich selbst bei, aber jeder Elternteil auf seine spezielle Weise. Die psychische Sicherheit ermöglicht uneingeschränkt sowohl den Zugang zur Bindungsperson als auch zu den komplexen Dingen und Ereignissen der Welt. Psychische Unsicherheit (wie in unsicheren oder desorganisierten Bindungen) schränkt dies mehr oder weniger ein.

2.9.5 Vom Bindungsverhalten zur Bindungsrepräsentation

Mit ca. drei Jahren beginnt beim Kind die Entwicklung einer „zielkorrigierten Partnerschaft", die bis ins Erwachsenenalter reichende vierte Phase der Bindungsentwicklung. Zielkorrigiert heißt, dass die frühkindliche Phase einer Verhaltensorientierung auf die Bindungsperson – das evolutionsbiologisch gesetzte Ziel des Kindes – allmählich in eine mentale Orientierung an Bindungspersonen integriert wird. Mit wachsendem Sprachverständnis und beginnender Fähigkeit, die Perspektive, Interessen und Motive des anderen zu erkennen, kann das Kind lernen, wie man durch Argumente die Ziele, Intentionen und Prioritäten anderer verändern kann. Im Dienste seines Bindungs- oder Explorationssystems kann das Kind von nun an auch die verbale Kommunikation nutzen, nicht nur in Bindungsbeziehungen, sondern in allen Beziehungen, z. B. zu Mentoren. Das partnerschaftliche Handeln, d. h. das Handeln, das die Interessen des Partners wohlwollend oder zum Schaden des anderen (z. B. bei feindseligen Geschwistern) in die eigene Planung mit einbezieht, ist als kognitive Fähigkeit gegen Ende der Vorschulzeit bei allen Kindern entwicklungsmäßig gegeben (Astington et al. 1988; Wellmann 1990). Aber sie kann inhaltlich sehr unterschiedlich ausgedrückt werden. Sie zeigt sich im Extremfall entweder als reiner Sachbezug, als heillose Verstrickung in Beziehungen oder als Beeinträchtigungen in Form von Desorientierung und Desorganisation.

Erfassungen von Bindungsqualitäten im Kindes- und Jugendalter

Der entscheidende Impuls für die Erforschung des Übergangs vom kindlichen Bindungsverhalten zum inneren Arbeitsmodell von Bindung mithilfe des Konzeptes der Bindungsrepräsentation kam von Mary Main und ihrer Forschungsgruppe (Main et al. 1985; George et al. 2001). In ihrer Längsschnittuntersuchung konnten sie zeigen, dass sich bei der Mehrzahl der Kinder die frühkindliche Bindungsverhaltensstrategie – erfasst in der „Fremden Situation" – mit sechs Jahren in ihrem Kommunikationsstil wiederfinden ließ. Die Kinder mit einer sicheren Mutterbindung sprachen mit sechs Jahren flüssig und kohärent mit ihren Müttern über das, was sie während einer nun einstündigen Trennung von der Mutter erlebt hatten oder was sie gerade interessierte. Die meisten Kinder mit früher vermeidender Mutterbindung waren dagegen eher einsilbig, an einem Dialog mit der Mutter kaum interessiert und ließen sie nicht an ihren Aktivitäten teilhaben. Eine frühe ambivalente Bindungsstrategie zeigte sich nun in sprunghaften, übertriebenen und altersunangemessenen Dialogen, in denen sich das Kind entweder babyhaft oder „altklug" äußerte (Main u. Cassidy 1988; Main 2001; Wartner et al. 1994).
Seit diesem Schritt auf die Ebene der Repräsentation („move to the level of representation", Main et al. 1985; Main 2001) sind Analysen der sprachlichen Diskurse bei projektiven Verfahren und Interviews die Grundlage von Erfassungen des inneren Modells von Bindung bei Kindern, Jugendlichen und Erwachsenen. Jüngere Kinder sollen Geschichten ergänzen, die mit Puppen vorgespielt werden (Bretherton et al. 1990; Bretherton 2002; Oppenheim et al. 1997; Steele et al. 2002). Schulkindern werden Bilder mit Bindungsthemen zur Projektion vorgelegt (s. Solomon u. George 1999c). Ab ca. zehn Jahren kann man bereits Interviews führen, die sich um Bindungsthemen drehen (Ammaniti et al. 2000). Das „Bindungsinterview für Erwachsene" (AAI) findet ab dem Jugendalter Verwendung (Gloger-Tippelt 2001; Zimmermann u. Becker-Stoll 2001). Nur in einer Längsschnittuntersuchung aus Minnesota (Sroufe et al. 2004) wurden die Kinder während der ganzen Kindheit und im frühen Jugendalter in ihren Freizeit-Gruppen beobachtet. In allen anderen Untersuchungen wurden die Kinder und Jugendlichen vor allem befragt und von ihren Lehrern, Eltern, ihren Freunden und Gleichaltrigen sowie von den Untersuchern beurteilt, um ihre Selbstdarstellungen am Urteil anderer zu relativieren.
Der sprachliche Diskurs über Bindungsthemen bekam eine zentrale Bedeutung in der Bindungsforschung. Im Gespräch (z. B. über Trennungen) werden die Erfahrungen und die damit verbundenen Gefühle des Kindes mehr oder weniger realitätsgerecht besprochen (Harris 1999). So lernt das Kind, seine Erfahrungen und die dabei auftretenden Gefühle auch sprachlich zu repräsentieren. In Beziehungen mit Bindungsqualitäten, also auch im Gespräch mit vertrauten anderen, u. a. auch Therapeuten, kann der sprachliche Diskurs über emotionale Themen als „Fortsetzung der Feinfühligkeit mit sprachlichen Mitteln" angesehen werden (Grossmann u. Grossmann 2001). Auf sprachlicher Ebene wiederholen sich die Kriterien, die Ainsworth für die mütterliche Feinfühligkeit gegenüber den Kommunikationen des Säuglings aufgestellt hatte:

- Der Gesprächspartner muss aufmerksam sein und die emotionalen Signale des Partners wahrnehmen.
- Er muss den Ausdruck der Empfindungen aus der Sicht des Partners richtig interpretieren.
- Er muss angemessen und prompt darauf antworten.

Eine Kohärenz zwischen den psychischen Vorgängen und realen Gegebenheiten kann, obwohl phänotypisch angelegt, offensichtlich nur in Diskursen mit vertrauten Personen während der langen individuellen Entwicklung des Menschen bis zur reifen Ausgestaltung des phänotypischen Kulturwesens Mensch entstehen (Donald 1991; Lorenz 1978; Tomasello 1999). Erst wenn das Kind Geschichten darüber hört, wie der Ausdruck seiner Gefühle von anderen im Zusammenhang mit seinen Erfahrungen sprachlich gefasst wird, ist die Möglichkeit gegeben, Repräsentationen aufzubauen und zu verändern (Grossmann u. Grossmann 2001; Nelson 1999). Nach Auffassung Bowlbys verhindert eine mangelnde kognitive Integration von bedeutsamen und intensiven Gefühlen die Möglichkeit, sich mit gegenwärtigen Situationen realistisch und angemessen auseinanderzusetzen (Bowlby 1995a).

2.9.6 Strategien des Bindungsverhaltens im Kindes- und Jugendalter

Die bisherigen Befunde der Bindungsforschung im Kindes-, Jugend- und Erwachsenenalter sind in einem Handbuch zusammengestellt worden (Cassidy u. Shaver 1999, eine aktualisierte Neuauflage ist in Vorbereitung). Es können hier nur kursorisch die größeren Zusammenhänge mit den Bindungsstrategien zusammengefasst werden, unabhängig davon, zu welchem Alterszeitpunkt die Bindungsstrategie erhoben wurde. Die Bindungsforschung bietet zurzeit noch unterschiedlichste Verfahren an, mit denen die Bindungsqualität eines Vorschul- und jungen Schulkindes erfasst werden; im Gegensatz zur allgemeinen Akzeptanz der „Fremden Situation" für das Säuglingsalter wird jedoch keines der Verfahren für das Vorschulalter von allen Forschern gleichermaßen akzeptiert (Solomon u. George 1999c). Ein Gesamtbild wird auch dadurch erschwert, dass die einzelnen Forschungsgruppen unterschiedliche Grenzen zwischen unsicheren und pathologischen Bindungserfahrungen ziehen und unterschiedlicher Auffassungen sind, was als psychosozial gesund und angepasst aufzufassen ist (Crittenden 1995).

Mindestens vier große Bereiche der sozialen und emotionalen Entwicklung von Kindern konnten in unterschiedlichen Studien in verschiedenen Ländern mit der Bindungsqualität zur Mutter in Verbindung gebracht werden:

- Freundschaftsbeziehungen zu Gleichaltrigen
- Vertrauen sowohl in die eigene Kompetenz als auch in die Hilfsbereitschaft anderer, besonders erwachsener Betreuer, wobei dieses Vertrauen mit offener Kommunikation von negativen Gefühlen einhergeht
- Flexibilität im Handeln und Denken angesichts von Belastungen durch die Bereitschaft, Hilfe zu erbitten und anzunehmen (s. auch Solomon u. George 1999c; Thompson 2006)
- Flexibilität bzw. Einschränkung in der Ausgestaltung der Geschlechtsrolle in der Kindergartengruppe (Turner 1991)

In ihrem sozialen Verhalten sind Kinder mit **sicherer** Bindung eher kooperativ und kompetent im Schlichten von Konflikten, Kinder mit unsicherer Bindung eher nicht. Kinder mit sicherer Mutterbindung werden gern von anderen als Freund gewählt, haben eher ein positives, aber realistisches Selbstbild und projizieren keine Feindseligkeit in andere hinein. Sie können selbstständig und mit anderen kooperativ spielen, wenden sich aber bei „Unfällen" und Widrigkeiten an die erwachsenen Betreuer. Auf das Leid anderer reagieren sie mitfühlend und versuchen zu helfen. Sie haben eine gute Selbstkontrolle, ihre positiven wie negativen Gefühlsäußerungen sind den Situationen angemessen, und sie reagieren flexibel und lösungsorientiert auf Belastungen (Main 2002; Sroufe et al. 2005). Wenn ihre Eltern momentan nicht als Helfer zur Verfügung stehen, entwickeln sie realistische Handlungsperspektiven, evtl. nutzen sie weitere soziale Ressourcen, die ihnen bei der Bewältigung der Belastung helfen. Generell kann man an ihren Kommunikationen und Verhaltensweisen wiederum erkennen, dass sie die ganze Breite von Bindungs- und Explorationsverhaltensweisen situationsangemessen ausschöpfen und von anderen erwarten, dass sie sowohl wohlwollend ihre Exploration unterstützen als auch auf ihre „Hilferufe" reagieren werden, also ihren Gefühlen und Erfahrungen anteilnehmend Bedeutung verleihen.

Das markanteste Kennzeichen einer **unsicher-vermeidenden** Bindung ist wiederum die Einschränkung des Denkens, Fühlens und Handelns auf der Seite der Bindungs- und Zuwendungsbedürfnisse. Bei den Kindern mit vermeidenden Bindungen sind Misstrauen in die Hilfsbereitschaft anderer und die Idealisierung der eigenen Kompetenzen besonders auffallend. Von ihren Bindungsgefühlen scheinen sie eher abgekoppelt. Diese Kinder betonen ihre Selbstständigkeit, um mangelnde Zuwendung zu kompensieren, und sie sehen abwehrend eher feindselige Absichten im Verhalten anderer, auf die sie häufig schon im Vorfeld aggressiv oder ärgerlich reagieren (Suess et al. 1992). Außer Ärger zeigen sie kaum negative Gefühle, und sie können oft die Quelle ihres Ärgers, z.B. wenn sie sozial abgewiesen wurden, nicht erkennen. Eigene Verwundbarkeit leugnen sie gern und reagieren eher mit Spott oder unbeteiligter Haltung auf Verletzungen anderer. Im Spiel mit anderen unsicheren Kindern wurden sie eher zu „Tätern" und nutzten andere Kinder durch ihr aggressives Verhalten aus (Troy u. Sroufe 1987). Erwachsene Betreuer beschreiben sie als eher „unsympathisch" und wenden sich ihnen auch ungern zu. Da die Kinder mit vermeidender Bindung keine Hilfsbereitschaft erwarten, bitten sie auch selten um Hilfe und verweigern sogar Hilfsangebote. Auf Gleichaltrige und Erzieher wirkt dies Verhalten unfreundlich und unnahbar (Turner 1993). Sie stellen sich selbst sehr positiv dar, werden aber von ihren gleichaltrigen Kameraden als eher abweisend und wenig positiv beurteilt (Cassidy 1988; Kobak u. Sceery 1988; Zimmermann et al. 1996).

Das markanteste Kennzeichen einer **unsicher-ambivalenten** Bindung ist die Einschränkung des Denkens, Fühlens und Handelns auf der Seite der Autonomie- und Explorationsbedürfnisse. Das soziale Verhalten und der Umgang mit Belastung stehen bei Kindern mit unsicher-ambivalenten Bindungen im Gegensatz zu dem der Kinder mit vermeidender Bindung. Kinder mit ambivalenter Mutterbindung zeigen eine gesteigerte Anhänglichkeit und Abhängigkeit bei gleichzeitigem niedrigen Selbstwertgefühl (Sroufe et al. 2005; Cassidy u. Berlin 1994). In Beziehungen zu Gleichaltrigen überlassen sie gern dem anderen die Initiative und werden in schlechten Beziehungen eher „Opfer". Auch sie misstrauen anderen, aber eher aus Angst, nicht genug zu bekommen oder emotional ausgenutzt zu werden, als aus Angst, als schwach zu gelten, wie es die Kinder mit vermeidender Mutter-Bindung tun. Auf Betreuer wirken sie zunächst attraktiv, da sie viel

Nähe, Zuwendung und Hilfe wollen, aber durch ihre Unwilligkeit, auch kleine Probleme selbstständig lösen zu wollen, erfahren sie schließlich ärgerliche Ablehnung. Das verstärkt wiederum ihre Erwartung, wieder einmal nicht genug Zuwendung bekommen zu haben und wieder abgelehnt zu werden. Auch in unserer „Norddeutschen Längsschnittuntersuchung" hatten Kinder mit ambivalenter Mutterbindung die größten Probleme mit Freunden, von denen sie sich entweder übergangen oder ausgenutzt fühlten (Scheuerer-Englisch u. Zimmermann 1997). Längsschnittliche Forschung über die Entwicklung von Kindern mit frühen desorganisierten Bindungen ist noch in den Anfängen, weist aber auf ihre große Bedeutung in der Genese der Psychopathologie hin (Henninghausen u. Lyons-Ruth 2005). Wenn Eltern oder das Kind Traumata in den Bindungsbeziehungen erlebt hatten, kann man von einem erhöhten Risiko für Desorganisation/Desorientierung ausgehen (s. Abschnitt 2.9.3; Solomon u. George 1999a).

Die Entwicklung von Kindern mit frühen **desorganisierten Bindungen** ist bisher erst punktuell erforscht worden. Desorganisierte/desorientierte Bindungsstrategien wurden gefunden, wenn Eltern oder das Kind Traumata in den Bindungsbeziehungen erlebt hatten oder das Kind von Geburt an eine schlechtere Verhaltensorganisation zeigte (s. Abschnitt 2.4.3; Solomon u. George 1999a).

Von einem **Bindungstrauma** spricht man, wenn das Schutz- und Fürsorgebedürfnis des Kindes durch die Bindungsperson selbst missachtet oder verletzt wird, etwa durch Vernachlässigung oder Misshandlung durch die Bindungsperson, emotionale oder sexuelle Ausbeutung des Kindes oder irrationale Angst vor dem Kind.

Aber auch eine unverschuldete Krankheit, schlimme Verletzungen oder der Tod der Bindungsperson werden vom kleinen Kind als Trauma erlebt (Scheeringa u. Zeanah 1995; Steele u. Steele 2001). Da diese Traumata schon allein eine gewichtige Rolle bei einer psychopathologischen Entwicklung des Kindes spielen, lässt sich eine Unterscheidung zwischen den Wirkungen von Desorganisation von Bindungsstrategien einerseits und Wirkungen von Traumata andererseits meist nur schwer ziehen (Henninghausen u. Lyons-Ruth 2005). Es scheint bindungstheorisch allerdings kritisch zu sein, ob das Kind eine traumatische Erfahrung durch seine Bindungsperson erlebt, was einem Verrat am Kind gleichkommt, oder ob die Verletzung durch andere geschehen ist (Freyd 1996) und das Kind unter Umständen durch seine Bindungsperson(en) feinfühlig unterstützt wird.

Verhaltensauffälligkeiten eines Kindes gegenüber der Mutter konnten allerdings auch in nicht klinischen Stichproben deutlich mit frühen desorganisierten Bindungen in Verbindung gebracht werden. 6-Jährige, die als Kleinkinder desorganisierte/desorientierte Bindungsstrategien gezeigt hatten, zeigten nun ein kontrollierendes Verhalten gegenüber der Mutter, das entweder unangemessen fürsorglich oder eindeutig bestrafend war, und gegen das sich die Mutter nicht wehrte (Main u. Cassidy 1988; Wartner et al. 1994). Insgesamt schienen diese Kinder die Kontrolle über das Verhalten der Mutter in dieser Situation in der Hand zu haben. Lyons-Ruth erforschte Mütter mit psychosozialen Problemen in ihrem Verhalten zum Kind. Die Mehrheit der Kinder war mit einem Jahr als desorganisiert beurteilt worden und zeigte im Vorschulalter ein äußerst aggressives Verhalten im Kindergarten (Henninghausen u. Lyons-Ruth 2005; s. auch Scheuerer-Englisch 1999).

Die Erfahrungen, die das Kind auf der Basis seiner Erwartungen an sich und an andere macht, verfestigen meist diese Erwartungen, sodass sich die Einstellungen zum Wert von Bindungen und engen Beziehungen oft als recht stabil erweisen (s. auch Thompson 1999). Veränderungsmöglichkeiten liegen in neuartigen sicheren Bindungserfahrungen, die das älter werdende Kind vielleicht mit dem Vater oder anderen vertrauten Erwachsenen macht, evtl. auch mit älteren Geschwistern (Werner u. Smith 1992). Auch therapeutische Beziehungen können, wenn sie die Funktion einer sicheren Bindung erhalten, Veränderungen in der Bewertung von Bindungserfahrungen bewirken. Die wiederholt gefundenen Zusammenhänge sind auch für die klinische Praxis bedeutsam geworden (Brisch 1999; Brisch u. Hellbrügge 2001, 2003, 2007; Dornes 1993; 1997; 2000; Howe et al. 1999; Howe 2005; Köhler 1998; Spangler u. Zimmermann 1995; Strauß et al. 2002; Suess u. Pfeifer 1999; Suess et al. 2001; Scheuerer-Englisch et al. 2003).

2.9.7 Elterliche Bindungsrepräsentation und elterliche Feinfühligkeit

Main und Mitarbeiter haben mit ihrem „Bindungsinterview für Erwachsene" (Adult Attachment Interview [AAI], Main et al. 1985; Hesse 1999; George et al. 2001; Gloger-Tippelt 2001) eine Methode entwickelt, die bei Erwachsenen das internalisierte Arbeitsmodell von Bindung der empirischen Forschung zugänglich gemacht hat.

Das **Bindungsinterview für Erwachsene** ist ein klinisches Interview, das einerseits nach bindungsrelevanten Kindheitserinnerungen fragt und andererseits nach den jetzigen Bewertungen dieser Erfahrungen im Zusammenhang mit der eigenen Lebensgeschichte.

Tab. 2-14: Bindungsrepräsentationen bei Erwachsenen, ermittelt mit dem Erwachsenen-Bindungs-Interview über Bindungserinnerungen aus der Kindheit und deren Bewertung heute. Bei einer unsicher-ungelöst traumatisierten Bindung (U = „unresolved attachment trauma") wird die bestehende Bindungsrepräsentation überlagert durch sprachliche oder gedankliche Auffälligkeiten, die im Zusammenhang mit geäußerten oder vermuteten erlebten Bindungstraumata gesehen werden müssen (z. B. Verlust der Bindungsperson durch Tod, Suizid etc., Erfahrungen von Missbrauch, Misshandlung). Die Bewertungskategorien F, Dis, E und U stammen aus dem Auswerteverfahren von Main und Goldwyn (1985).

sicher-autonom (F = „free to evaluate")	**unsicher-vermeidend (Dis = „dismissing of attachment")**	**unsicher-verwickelt (E = „enmeshed")**
• offenes Berichten über Bindungserfahrungen in eigener Kindheit • leichter Zugang zu Erinnerungen und den dazugehörigen Gefühlen im Bereich Bindung • Bindungen werden als einflussreich auf die eigene Persönlichkeit gesehen • Antworten sind in sich stimmig und weder zu knapp noch zu ausführlich • hohe sprachliche und gedankliche Kohärenz • Wertschätzung von Bindungsbeziehungen • kann Hilfe erbitten, annehmen und selbst Hilfe geben • hohe Reflektivität • metakognitive Fähigkeiten	• mangelnde Antwortbereitschaft auf Fragen hinsichtlich Bindungen • Betonung einer geringen Erinnerungsfähigkeit an die eigene Kindheit • Idealisierung oder Verachtung der Eltern • Bagatellisieren von Einflüssen aus Bindungserlebnissen auf die eigene Persönlichkeit • Widersprüche zwischen negativen berichteten Tatsachen und Gesamtbewertung der Kindheit • geringe Kohärenz und Metakognition • Abwertung von Bindungsaspekten in Beziehungen • vermittelt Bild eigener Stärke, die keine Hilfe braucht, aber auch keine Schwäche akzeptiert	• sehr ausführliche, aber vage, unklare Antworten auf Fragen hinsichtlich Bindungen • aktuelle Verstrickung mit einer Bindungsperson • häufiges Abkommen vom Thema • wenig objektive, ungeordnete Schilderung und Bewertung von Bindungsbeziehungen • sehr geringe Kohärenz, kaum Metakognition • ärgerlich oder ängstlich, passiv • abhängig von der Anerkennung durch andere, Mangel an Identität

In der Auswertung wird vor allem auf die Kohärenz, d. h. die Glaubwürdigkeit der berichteten Erinnerungen geachtet. Basierend auf den Überlegungen von Main und Mitarbeitern, wurden noch weitere Auswertesysteme entwickelt, die untereinander zu weitgehend übereinstimmenden Klassifikationen von Bindungsrepräsentation führen (George u. West 2001; Zimmermann u. Becker-Stoll 2001; Zimmermann et al. 1997). Die Bindungsrepräsentation des Interviewten („state of mind with respect to attachment") wird entweder als „autonom-sicher", „distanziert-vermeidend", „verwickelt-ambivalent" oder als „ungelöst traumatisiert" klassifiziert. Die Tabelle 2-14 enthält die wichtigsten Diskursmerkmale der Klassifikationen der Bindungsrepräsentationen. Das exakte Auswertesystem bestimmt noch diverse Untergruppen dieser Hauptklassifikationen (Hesse 1999).

Eine **sicher-autonome** Bindungsrepräsentation ist durch einen kohärenten und nachvollziehbaren Stil der Antworten und Berichte gekennzeichnet, der relativ offen und lebendig von Bindungs- wie von Explorationserfahrungen spricht. Sichere Bindungsrepräsentationen reflektieren einen verbal (bewusst) frei zugänglichen Umgang mit eigenen positiven wie negativen Gefühlen, Erinnerungen, Motiven und Absichten sowie dem auch diskursiv erfahrenen Wissen über andere. Kohärenz zeigt sich darin, dass der Interviewte auch im Interview selbst über das reflektiert, was er sagt, wie er es sagt und warum ihm z. B. gerade die Antwort zu einer Frage eingefallen ist (Fonagy 1998).

Eine **unsicher-vermeidende** Bindungsrepräsentation ist gekennzeichnet durch das Vermeiden einer Auseinandersetzung mit dem Thema Bindung, indem entweder die Kindheit oder Bindungsbeziehungen idealisiert oder als unwichtig abgetan werden.

Erwachsene mit einer ambivalenten oder **unsicher-verstrickten** Bindungsrepräsentation sind noch immer verstrickt in ihren Bindungsbeziehungen zu ihren Eltern, aber meist verärgert darüber, und konnten keine emotionale Autonomie in Verbundenheit erreichen. Jede Repräsentation kann, vergleichbar mit den Bindungsstrategien der 1-Jährigen, in ihrer Organisation gestört sein – etwa durch unverarbeitete Bindungstraumata. Das lässt sich am Diskurs feststellen, z. B. durch geistige Ausfälle in Form von bizarren Äußerungen, indem beispielsweise über Tote gesprochen wird, als ob sie noch lebten (Hauser 2001; Hesse 1999; Steele u. Steele 2001). Erwachsene mit unsicheren Bindungsrepräsentationen zeigen eine mangelnde Fähigkeit zur Metakognition und Reflexion. Unverarbeitete Trauer über Bindungstraumata konnte auch mit dissoziativen Symptomen im Erwachsenenalter in Verbindung gebracht werden (Liotti 1999).

Die Bindungsrepräsentation der Mütter (und der Väter, wenn auch schwächer) zeigte in vielen Studien einen engen Zusammenhang mit der Organisation des Bindungsverhaltens ihrer 1-jährigen Kinder in der „Fremden Situation" (Zusammenfassung in Hesse 1999; eine Meta-Analyse in van IJzendoorn 1995), und zwar sogar dann, wenn die Repräsentation der Eltern schon vor der Geburt des Kindes erfasst worden war (Steele et al. 1996). Mütter mit einer sicher-autonomen Bindungsrepräsentation erwiesen sich auch als feinfühliger gegenüber den Kommunikationen ihres Säuglings oder älteren Kindes (van IJzendoorn 1995). In unserer Untersuchung galt dies auch für Väter. Es ist offenbar so, dass sich jene Eltern, die sich gut an ihre Gefühle und Wünsche als Kind erinnern können, auch die Gefühle und Wünsche ihres eigenen Kindes gut verstehen und bereit sind, angemessen und liebevoll auf sie einzugehen.

Aus den oben wiedergegebenen generationsübergreifenden Forschungsbefunden war erwartet worden, dass es eine Kontinuität auch im individuellen Lebenslauf von den frühkindlichen Bindungsmustern zur mentalen sprachlichen und gefühlsmäßigen Bindungsorganisation im Erwachsenenalter gäbe. Ein solcher geradliniger, unbeeinflusster Entwicklungsverlauf konnte jedoch bis jetzt noch nicht übereinstimmend belegt werden. In drei Längsschnittstudien wurde eine Kontinuität von der frühen Bindungsstrategie zur späteren Bindungsrepräsentation gefunden, in drei dagegen nicht (s. auch Überblick in Thompson 2000). Im jungen Erwachsenenalter von 22 Jahren zeigte sich allerdings, dass die Quellen der Einstellung zur Partnerschaft tatsächlich bis in die Erfahrungen mit beiden Eltern in den ersten beiden Lebensjahren zurück reichen.

2.9.8 Frühe Einflüsse auf die Partnerschaftsrepräsentation und die Vorstellung vom Wert von Bindungen im jungen Erwachsenenalter

Im Rahmen unserer beiden Längsschnittuntersuchungen, die sich über einen Zeitraum von 20 und 22 Jahren erstreckten, lassen sich auch Aussagen über den Einfluss der primären Bezugspersonen auf die Vorstellung von Partnerschaft und der Wertschätzung von Bindungen bei den mittlerweile jungen Erwachsenen ableiten (Winter u. Grossmann 2002). Mit den jungen Erwachsenen wurde u. a. ein ausführliches Gespräch über ihre ersten intensiven Partnerschaftserfahrungen geführt. Alle bis auf zwei der jungen Erwachsenen hatten Erfahrungen mit wenigstens einer engen Partnerschaft. Kriterien für Qualitäten von engen Partnerschaften, die von zehn Bindungsforschern in Regensburg erarbeitet wurden, führten zu drei Prototypen: eine sichere, eine abwertende und eine verstrickte Repräsentation. Mit diesen Kriterien wurden die Antworten der Probanden verglichen.

Eine **sichere Repräsentation** äußert sich durch eine große Wertschätzung für den Partner, gegenseitige Verlässlichkeit, zuverlässige Verfügbarkeit bei Belastungen und als sichere Basis, wenn der Partner Beistand braucht. Geschilderte Zuneigung und lebendige Beispiele einer gegenseitig unterstützenden Partnerschaft gehörten ebenfalls zu den Kriterien.

Eine **abwertende Repräsentation** zeigte sich quasi wortwörtlich: Die Wertschätzung für den Partner blieb fraglich, oder der Wert von Partnerschaft an sich wurde bezweifelt oder heruntergespielt. In einer abwertenden Repräsentation wird die emotionale Seite von Partnerschaft für nicht sehr wichtig gehalten, und Selbstständigkeit wird dadurch betont, dass man ungern Beistand will und dem Partner auch ungern emotionalen Beistand gewährt. Zuneigung wird mit verachtenswerter Abhängigkeit gleich gesetzt.

Nur zwei der 22 Jahre alten Probanden zeigten Ähnlichkeit mit dem Prototyp einer verstrickten Partnerschaft. Eine **verstrickte Repäsentation** zeichnet sich vor allem durch eine wenig strukturierte Darstellung der Partnerschaft aus; die Äußerungen sind schwer zu verstehen und wenig konkret, und es wird oft vom Thema abgewichen. Lag eine verstrickte Partnerschaftsrepräsentation vor, waren die Befragten weniger mit dem Partner und dem Inhalt der Partnerschaft beschäftigt als mit sich selbst. Manchmal schienen ihre Äußerungen erkennen zu lassen, dass der Partner sie bedrohte. Trotzdem äußerten sie gleichzeitig den Wunsch nach größerer Nähe und Abhängigkeit. Ihre Darstellungen schienen konfus und wenig objektiv zu sein und entbehrten metakognitiven Reflexionen.

Die Qualität der Partnerschaftsrepräsentation mit 22 Jahren konnte sowohl vom zusammengesetzten Index aus mütterlicher Feinfühligkeit bis zum Alter des Kindes von sechs Jahren als auch aus der herausfordernden Spielfeinfühligkeit des Vaters mit zwei Jahren (s. Abschnitt 2.9.4) vorhergesagt werden. Junge Erwachsene, die eine Wertschätzung von Beziehungen – verbunden mit Selbstreflexion und Respekt für die Autonomie des Partners – erkennen ließen und die gegenseitigen Bindungsbedürfnisse anerkannten, hatten Eltern erlebt, die sowohl feinfühlig gegenüber ihren jungen Kinder gewesen waren als auch selbst Bindungen wertschätzten. Eine sichere Partnerschaftsrepräsentation mit 22 Jahren konnte auch schon durch die Art der Antworten des Kindes in Bindungsinterviews mit sechs, zehn und 16 Jahren vorhergesagt werden.

Besonders interessant und neu für die Bindungsforschung ist die zweite wichtige Quelle der Partnerschaftsrepräsentation: die Güte der feinfühligen Herausforderung, mit der der Vater mit seinem 2-jährigen Kind gespielt hatte. Mehr oder weniger Feinfühligkeit und angemessene Herausforderungen der Väter während des gemeinsamen Spiels scheinen einen wichtigen Einfluss auf die Autonomie ihrer Kinder innerhalb von Beziehungen zu haben.

Vater und Mutter legen also die Grundlagen für psychische Sicherheit und ergänzen einander, was sowohl für den Bereich sicherer Bindung als auch für den Bereich sicherer Exploration innerhalb von affektiven Beziehungen zum Tragen kommt.

Die 22-Jährigen wurden auch wieder mit dem Bindungsinterview für Erwachsene nach ihrer jetztigen Bewertung von Bindungen befragt. Die Qualität der Bindungsrepräsentation im Alter von 22 Jahren ließ sich sehr gut (zu 77 %) aus der Qualität der Bindungsrepräsentation mit 16 Jahren vorhersagen. Während jedoch die Bewertung von Bindungen im Alter von 16 Jahren stark von einer Scheidung der Eltern oder dem Verlust einer nahe stehenden Person beeinträchtigt war, hatte ein solches Trauma keinen so eindeutigen Effekt auf die 22-Jährigen. Einige reflektierten reif ihre Erfahrungen und konnten sie in ihre Erwartungen an Bindungen und Partnerschaften realistisch und ohne Bitterkeit integrieren.

Die längsschnittlichen Einflüsse auf die Vorstellungen vom Wert von Bindungen zeigten so viel Parallelität zu den Einflüssen auf die Partnerschaftsrepräsentation, dass sie gemeinsam berichtet werden. Wieder waren die hauptsächlichen Wurzeln im Verhalten und der Einstellung beider Eltern gegenüber dem Kind in der mittleren Kindheit zu finden. Aber auch der frühe feinfühlige Umgang der Mutter und des Vaters mit dem Kleinkind hatten immer noch einen bedeutsamen Einfluss auf den Wert, den der junge Erwachsene Bindungen zuerkannte.

Die Befunde unterstützen die zentrale Hypothese der Bindungstheorie, die von Bowlby wiederholt formuliert wurde: „Es gibt einen starken ursächlichen Zusammenhang zwischen den Erfahrungen, die eine Person mit seinen Eltern macht und seiner späteren Fähigkeit, enge Beziehungen einzugehen" (Bowlby 1987, S. 58). Kinder, die eine feinfühlige Mutter und einen feinfühlig herausfordernden Vater hatten, entwickelten sich in unserer Untersuchung zu Erwachsenen, die selbst feinfühlig gegenüber ihren eigenen und den Bindungsbedürfnissen ihrer Partner waren und die Bindungsbeziehungen wertschätzten. (Grossmann u. Grossmann 2004).

2.9.9 Schlussbetrachtung

Die Bindungstheorie, die Bowlby für therapeutisches Handeln geschaffen hatte, bezieht sich auf die ursprünglichen biologischen und sozialen Bedürfnisse des Menschen nach Nähe und Regulation durch besondere vertraute Bindungspersonen. Sie gibt dem Schutz- und Fürsorgebedürfnis nicht nur des jungen Menschen und seinem Bedürfnis nach Trost, Beruhigung und Rückversicherung während starker Belastungen eine hohe Priorität. Der Umgang mit den Gefühlen Angst, Ärger und Trauer ist das zentrale Thema der Bindungstheorie und -forschung und ihr Kennzeichen für seelische Gesundheit. Eine seelisch gesunde Person kann um Hilfe und Zuwendung bitten, wenn ihre Bewältigungskräfte erschöpft sind, und sie kann Hilfe und Zuwendung geben, wenn sie Angst, Ärger und Trauer bei anderen, ihr nahe stehenden Personen erkennt. Diese Bereitschaft und Fähigkeit, die Hilfe von vertrauten Personen zu nutzen und mit ihnen zu sympathisieren, scheint gemäß vieler Langzeitstudien ein wichtiger Schutzfaktor gegen diverse Formen von Fehlentwicklung über das ganze Leben hinweg zu sein (Brisch et al. 2002; Grossmann u. Grossmann 2004). Die Bindungstheorie fordert entsprechend, dass das Bestreben, jemandem nahe sein zu wollen und Schutz zu suchen, respektiert, wertgeschätzt und unterstützt werden soll, weil es die Person im Zweifelsfall stärkt.

Die Angst vor Trennung von der schützenden Bindungsperson ist auf vielfältige Weise mit den Gefühlen Ärger und Wut, Trauer und Verzweiflung verbunden. Die biologisch vorprogrammierte Erwartung an die Bindungsperson ist, dass sie „stärker und weiser" sein soll, um Schutz und Fürsorge geben zu können. Um diesen Schutz, diese Fürsorge und die Zuwendung der Bindungsperson zu erreichen, versucht das Kind, seine Verhaltensweisen an deren Persönlichkeit und Erwartungen anzupassen. Da die Existenz der Bindungsperson während der gesamten Zeit der Unreife – im Sinne des biologischen Verhaltensprogramms des Kindes – „wichtiger" ist als das eigene Wohlergehen, kann das Verhalten des Kindes sogar zur Selbstzerstörung führen.

Damit Bindungspersonen, die Bindungen nicht als besonders wertvoll erachten, den ihnen anvertrauten Kindern („Schutzbefohlenen") trotzdem physische und psychische Sicherheit vermitteln können, brauchen sie Unterstützung, d. h. sie müssen emotional gestärkt und ihre Einschränkungen im Zugang zu Bindungs- oder Explorationswünschen müssen behoben werden. Ein wesentlicher Anteil daran erwächst aus eigenen funktionierenden, also sicheren Bindungsbeziehungen, z. B. der Paarbeziehung der Eltern (Crowell u. Waters 2005), Freundschaften, stützenden Beziehungen zu „Helfern am Nest" („Allomütter", Blaffer-Hrdy 2000), und, wenn möglich, einer erneuerten, nun stützenden

Beziehung zu den eigenen Eltern oder Geschwistern. Die Narben unerfüllter oder zurückgewiesener Bindungsbedürfnisse mögen bleiben, aber sie können durch neue, sichere Bindungserfahrungen und neue, sichere, reflektierte Arbeitsmodelle in ihrem Einfluss zurückgedrängt werden. Im Interesse einer gesunden Entwicklung der eigenen Kinder ist eine Wertschätzung von Bindungen von der Geburt an die beste Garantie für eine psychisch gesunde Entwicklung.

Literatur

Ainsworth MDS (1964). Pattern of attachment behavior shown by the infant in interaction with his mother. Merrill-Palmer Q; 10: 51–8. (Deutsch in Grossmann u. Grossmann 2003.)

Ainsworth MDS (1967). Infancy in Uganda: Infant care and the growth of love. Baltimore: Johns Hopkins University Press.

Ainsworth MDS (1973). The development of infant-mother attachment. In: Caldwell BM, Riciutti HN (eds). Review of Child Development Research. Vol. 3. Chicago: University of Chicago Press; 1–94.

Ainsworth MDS, Bell SM (1970). Attachment, exploration, and separation: Illustrated by the behavior of one-year-olds in a strange situation. Child Dev; 41: 49–67. (Deutsch in Grossmann u. Grossmann 2003.)

Ainsworth MDS, Eichberg CG (1991). Effects on infant-mother attachment of mother's unresolved loss of an attachment figure, or other traumatic experience. In: Parkes CM, Stevenson-Hinde J, Marris P (eds). Attachment Across the Life Cycle. London/New York: Tavistock/Routledge 160–83.

Ainsworth MDS, Bell SM, Stayton DJ (1974). Infant-mother attachment and social development: „Socialization" as a product of reciprocal responsiveness to signals. In: Richards PM (ed). The Integration of a Child into a Social World. Cambridge: Cambridge University Press; 99–135. (Deutsch in Grossmann u. Grossmann 2003.)

Ainsworth MDS, Blehar MC, Waters E, Wall S (1978). Patterns of Attachment. A psychological study of the strange situation. Hillsdale, NJ: Lawrence Erlbaum Associates.

Ammaniti M, van IJzendoorn MH, Speranza M, Tambelli R (2000). Internal working models of attachment during late childhood and early adolescence: an exploration of stability and change. Attachment and Human Development 2, 328–346.

Astington JW, Harris PL, Olson DR (eds) (1988). Developing Theories of Mind. Cambridge: Cambridge University Press.

Barnett D, Hunt KH, Butler CM, McCaskill JW, Kaplan-Estrin M, Pipp-Sigel S (1999). Indices of attachment disorganization among toddlers with neurological and non-neurological problems. In: Solomon J, George C (eds). Attachment Disorganization. New York: Guilford Press; 189–212.

Bell SM, Ainsworth MDS (1972). Infant crying and maternal responsiveness. Child Dev; 43: 1171–90.

Belsky J (1999). Interactional and contextual determinants of attachment security. In: Cassidy J, Shaver PR (eds). Handbook of Attachment Theory and Research. New York: Guilford Press; 249–64.

Blaffer-Hrdy S (2000). Mutter Natur. Die weibliche Seite der Evolution. Berlin: Berlin Verlag.

Bowlby J (1975). Bindung. München: Kindler.

Bowlby J (1976). Trennung. München: Kindler.

Bowlby J (1982). Attachment and Loss. Vol. 1: Attachment. 2nd, rev. ed. New York: Basic Books.

Bowlby J (1983). Verlust. Frankfurt a. M.: Fischer.

Bowlby J (1987). Attachment. In: Gregory RL (ed). The Oxford Companion to the Mind. Oxford: Oxford University Press; 57–8. (Deutsch in Grossmann u. Grossmann 2003.)

Bowlby J (1995a). Erlebnisse und Gefühle, zu deren Verdrängung Kinder regelrecht gezwungen werden. In: Elternbindung und Persönlichkeitsentwicklung. Therapeutische Aspekte der Bindungstheorie. Heidelberg: Dexter-Verlag; 95–112.

Bowlby J (1995b). Bindung: Historische Wurzeln, theoretische Konzepte und klinische Relevanz. In: Spangler G, Zimmermann P (Hrsg). Die Bindungstheorie. Grundlagen, Forschung und Anwendung. Stuttgart: Klett-Cotta; 17–26.

Brazelton TB (1984). Neonatal Behavioral Assessment Scale. London: Spastics International Medical Publications. Heinmann Medical Books Ltd. London.

Bretherton I (2002). Bindungsbeziehungen und Bindungsrepräsentionen in der frühen Kindheit und im Vorschulalter: Überlegungen zu dem Konstrukt des Inneren Arbeitsmodells. In: Brisch KH, Grossmann K, Grossmann KE, Köhler L (Hrsg). Bindung und seelische Entwicklungswege. Vorbeugung, Interventionen und klinische Praxis. Stuttgart: Klett-Cotta; 13–46.

Bretherton I, Ridgeway D, Cassidy J (1990). The role of internal working models in attachment relationships. Can it be assessed in 3-year-olds? In: Greenberg M, Cicchetti D, Cummings EM (eds). Attachment During the Preschool Years. Chicago: University of Chicago Press; 273–308.

Brisch KH (1999). Bindungsstörungen. Von der Bindungstheorie zur Therapie. Stuttgart: Klett-Cotta.

Brisch KH, Hellbrügge T (Hrsg) (2001). Kinder ohne Bindung. Deprivation, Adoption und Psychotherapie. Stuttgart: Klett-Cotta.

Brisch KH, Hellbrügge Th (Hrsg) (2003). Bindung und Trauma. Risiken und Schutzfaktoren für die Entwicklung von Kindern. Stuttgart: Klett-Cotta.

Brisch KH, Hellbrügge Th (Hrsg) (2007). Die Anfänge der Eltern-Kind-Bindung. Stuttgart: Klett-Cotta.

Brisch KH, Grossmann KE, Grossmann K, Köhler L (Hrsg) (2002). Bindung und seelische Entwicklungswege. Grundlagen, Prävention und klinische Praxis. Stuttgart: Klett-Cotta.

Bruner JS (1987). Wie das Kind sprechen lernt. Bern: Huber.

Bruner JS (1997). Sinn, Kultur und Ich-Identität. Heidelberg: Carl Auer Systeme.

Campos JJ, Bertenthal BI, Caplovitz K (1982). The interrelationship of affect and cognition in the visual cliff situation. In: Izard C, Kagan J, Zajonc R (eds). Emotion and Cognition. New York: Plenum.

Cassidy J (1988). Child-mother attachment and the self in six-year-olds. Child Dev; 59: 121–34.

Cassidy J, Berlin LJ (1994). The insecure/ambivalent pattern of attachment: Theory and research. Child Dev; 65: 971–91.

Cassidy J, Shaver PR (eds) (1999). Handbook of Attachment: Theory, Research, and Clinical Applications. New York: Guilford Press.

Crittenden PM (1995). Attachment and psychopathology. In: Goldberg S, Muir R, Kerr J (eds). Attachment Theory. Social, Developmental, and Clinical Perspectives. Hillsdale, NJ: Analytic Press; 367–406.

Crittenden PM (1999). Klinische Anwendung der Bindungstheorie bei Kindern mit Risiko für psychopathologische Auffälligkeiten oder Verhaltensstörungen. In: Suess GJ, Pfeifer WP (Hrsg). Frühe Hilfen. Anwendung von Bindungs- und Kleinkindforschung in Erziehung, Beratung, Therapie und Vorbeugung. Gießen: Psychosozial-Verlag; 86–106.

Crowell J, Waters E (2005). Attachment representations, secure base behavior, and the evolution of adult relationships: The Stony Brook Adult Relationship Project. In: Grossmann KE, Grossmann K, Waters E (eds). The Power and Dynamics of Longitudinal Attachment Research. New York: Guilford; 223–44.

Donald M (1991). Origins of the Modern Mind: Three stages in the evolution of culture and cognition. Cambridge, MA: Harvard University Press.

Dornes M (1993). Der kompetente Säugling. Frankfurt a. M.: Fischer.

Dornes M (1997). Die frühe Kindheit. Frankfurt a. M.: Fischer.

Dornes M (2000). Die emotionale Welt des Kindes. Frankfurt a. M.: Fischer.

Easterbrooks MA, Goldberg WA (1984). Toddler development in the family: Impact of father involvement and parenting characteristics. Child Dev; 55: 740–52.

Easterbrooks MA, Biringen Z (2000). Mapping the terrain of emotional availability and attachment. Special issue of Attachment and Human Development; 2(2).

Endres M, Hauser S (2000). Bindungstheorie in der Psychotherapie. München: Ernst Reinhardt Verlag.

Field T, Sostek AM, Vietze P, Leiderman PH (eds) (1982). Culture and Early Interactions. Hillsdale, NJ: Lawrence Erlbaum Associates.

Fonagy P (1997). Attachment and theory of mind. Overlapping construct? Association for Child Psychology and Psychiatry Occasional Papers; 14: 31–40.

Fonagy P (1998). Metakognition und Bindungsfähigkeit des Kindes. Psyche; 52(4), 349–68.

Fremmer-Bombik E, Grossmann KE (1991). Frühe Formen empathischen Verhaltens. Z Entwicklungspsychol Pädagog Psychol; 23: 299–317.

Freyd JJ (1996). Betrayal Trauma: The logic of forgetting childhood abuse. Cambridge, MA: Harvard University Press.

George C, Solomon J (1999). Attachment and Caregiving: The caregiving behavioral system. In: Cassidy J, Shaver PR (eds). Handbook of Attachment Theory and Research. New York: Guilford Press; 649–70.

George C, West M (2001). Das Erwachsenen-Bindungs-Projektiv (Adult Attachment Projektive): Ein neues Messverfahren für Bindung im Erwachsenenalter. In: Gloger-Tippelt G (Hrsg). Bindung im Erwachsenenalter. Ein Handbuch für Forschung und Praxis. Bern: Huber; 295–321.

George C, Kaplan N, Main M (2001). Adult Attachment Interview. In: Gloger-Tippelt G (Hrsg). Bindung im Erwachsenenalter. Ein Handbuch für Forschung und Praxis. Bern: Huber; 364–87.

Gloger-Tippelt G (2001). Das Adult Attachment Interview: Durchführung und Auswertung. In: Gloger-Tippelt G (Hrsg). Bindung im Erwachsenenalter. Ein Handbuch für Forschung und Praxis. Bern: Huber; 102–20.

Gloger-Tippelt G, Vetter J, Rauh H (2000). Untersuchungen mit der „Fremden Situation“ in deutschsprachigen Ländern: ein Überblick. Psychologie in Erziehung und Unterricht; 27: 87–98.

Goldberg S, MacKay-Soroka S, Rochester M (1994). Affect, attachment and maternal responsiveness. Inf Behav Dev; 17: 335–9.

Gottschalk-Batschkus CE, Schuler J (Hrsg) (1996). Ethnomedizinische Perspektiven zur frühen Kindheit. Berlin: Verlag für Wissenschaft und Bildung.

Grossmann K (1978). Die Wirkung des Augenöffnens von Neugeborenen auf das Verhalten ihrer Mütter. Geburtshilfe und Frauenheilkunde; 38: 628–35.

Grossmann K (2000). Praktische Anwendungen der Bindungstheorie. In: Endres M, Hauser S (Hrsg). Bindungstheorie in der Psychotherapie. München: Reinhardt; 54–80.

Grossmann K, Grossmann KE (1998). Bindungstheoretische Überlegungen zur Krippenbetreuung. In: Ahnert L. (Hrsg). Tagesbetreuung für Kinder unter 3 Jahren – Theorien und Tatsachen. Bern: Huber; 69–81.

Grossmann K, Grossmann KE (Hrsg) (2003). Bindung und menschliche Entwicklung. John Bowlby, Mary Ainsworth und die Grundlagen der Bindungstheorie und Forschung. Stuttgart: Klett-Cotta.

Grossmann K, Grossmann KE (2004). Bindungen – das Gefüge psychischer Sicherheit. Stuttgart: Klett-Cotta.

Grossmann KE, Grossmann K (2001). Die Bedeutung sprachlicher Diskurse für die Entwicklung internaler Arbeitsmodelle von Bindung. In: Gloger-Tippelt G (Hrsg). Bindung im Erwachsenenalter. Bern: Huber; 75–101.

Grossmann KE, Grossmann K (2005). Universality of human social attachment as an adaptive process. In: Carter CS, Ahnert L, Grossmann KE, Hrdy SB, Lamb ME, Porges SW, Sachser N (eds). Attachment and Bonding: A new synthesis. Dahlem Workshop Report 92. Cambridge, MA: The MIT Press; 199–278.

Grossmann KE, Grossmann K, Waters E (2005a). The Power and Dynamics of Longitudinal Attachment Research. New York: Guilford.

Grossmann KE, Grossmann K, Keppler A (2005b). Universal and culturally specific aspects of human behavior: The case of attachment. In: Friedlmeier W, Chakkarath P, Schwarz B (eds). Culture and Human Development: The importance of cross-cultural research to the social sciences. Howe: Psychology Press; 75–97.

Harris P (1999). Individual differences in understanding emotion: the role of attachment status and psychological discourse. Attachment and Human Development; 1: 307–24.

Hauser S (2001). Trauma – der unverarbeitete Bindungsstatus im Adult Attachment Interview. In: Gloger-Tippelt G (Hrsg). Bindung im Erwachsenenalter. Ein Handbuch für Forschung und Praxis. Bern: Huber; 226–50.

Hédervári-Heller É, Ludwig-Körner C, Block M (1998). Vom Säugling zum Kleinkind: Elternberatung. Potsdam: Abschlussbericht zum Modellprojekt des Ministeriums für Bildung, Jugend und Sport des Landes Brandenburg. Unveröffentl. Manuskript.

Henninghausen KH, Lyons-Ruth K (2005). Disorganization of behavioural and attentional strategies toward primary attachment figures: From biologic to dialogic processes. In: Carter CS, Ahnert L, Grossmann KE, Hrdy SB, Lamb ME, Porges SW, Sachser N (eds). Attachment and Bonding: A new synthesis. Dahlem Workshop Report 92. Cambridge, MA: The MIT Press; 269–300.

Hertsgaard L, Gunnar MR, Erickson F, Nachmias M (1995). Adrenocortical responses to the strange situation in infants with disorganized/disoriented attachment relationships. Child Dev; 66: 1100–7.

Hesse E (1999). The adult attachment interview: Historical and current perspectives. In: Cassidy J, Shaver PR (eds). Handbook of Attachment Theory and Research. New York: Guilford Press; 395–433.

Hesse E, Main M (2002). Desorganisiertes Bindungsverhalten bei Kleinkindern, Kindern und Erwachsenen. Zusammenbruch von Strategien des Verhaltens und der Aufmerksamkeit. In: Brisch KH, Grossmann K, Grossmann KE, Köhler L (Hrsg). Bindung und seelische Entwicklungswege. Vorbeugung, Interventionen und klinische Praxis. Stuttgart: Klett-Cotta; 219–48.

Howe D (2005). Child abuse and neglect. Attachment, development and intervention. New York: Palgrave Macmillan.

Howe D, Brandon M, Hinings D, Schofield G (1999). Attachment Theory, Child Maltreatment and Family support. A Practice and Assessment Model. London: MacMillan.

Howes C (1999). Attachment relationships in the context of multiple caregivers. In: Cassidy J, Shaver PR (eds). Handbook of Attachment Theory and Research. New York: Guilford Press; 671–87.

Isabella RA, Belsky J (1991). Interactional synchrony and the origins of infant-mother attachment: A replication study. Child Dev; 62: 373–84.

Jacobvitz D, Hazan N, Thalhuber K (2001). Die Anfänge von Bindungs-Desorganisation in der Kleinkindzeit: Verbindungen zu traumatischen Erfahrungen der Mutter und gegenwärtiger seelisch-geistiger Gesundheit. In: Suess GJ, Scheuerer-Englisch H, Pfeifer WKP (Hrsg). Bindungstheorie und Familiendynamik. Anwendung der Bindungstheorie in Beratung und Therapie. Gießen. Psychsozial-Verlag; 125–56.

Kindler H, Grossmann K (2004). Vater-Kind-Bindung und die Rollen von Vätern in den ersten Lebensjahren ihrer Kinder. In: Ahnert L (Hrsg). Frühe Bindung. München: Reinhardt; 240–55.

Kobak R, Sceery A (1988). Attachment in late adolescence: Working models, affect regulation, and representations of self and others. Child Dev; 59: 135–46.

Köhler L (1998). Zur Anwendung der Bindungstheorie in der psychoanalytischen Praxis. Psyche; 52: 369–97.

Lamb ME (ed) (2004). The role of the father in child development. (4th ed. Hoboken). NJ: Wiley.

Lamb ME, Malkin CM (1986). The development of social expectations in distress-relief sequences: A longitudinal study. Int J Behav Dev; 9: 235–49.

Liotti G (1999). Disorganization of attachment as a model for unterstanding dissociative psychopathology. In: Solomon J, George C (eds). Attachment Disorganization. New York: Guilford Press; 291–317.

Lorenz K (1978). Vergleichende Verhaltensforschung. Grundlagen der Ethologie. Wien, New York: Springer.

Lütkenhaus P, Grossmann KE, Grossmann K (1985a). Transactional influence of infants' orienting ability and maternal cooperation on competition in three-year-old children. Int J Behav Dev; 8: 257–72.

Lütkenhaus P, Grossmann KE, Grossmann K (1985b). Infant-mother attachment at twelve months and style of interaction with a stranger at the age of three years. Child Dev; 56: 1538–42.

Lyons-Ruth K, Alpern L, Repacholi B (1993). Disorganized infant attachment classification and maternal psychological problems as predictors of hostile-aggressive behavior in the preschool classroom. Child Dev; 64: 572–85.

Lyons-Ruth K, Jacobvitz D (1999). Attachment disorganization: Unresolved loss, relationtional violence, and lapses in behavioral and attentional strategies. In: Cassidy J, Shaver PR (eds). Handbook of Attachment Theory and Research. New York: Guilford Press; 520–54.

Main M (1995). Desorganisation im Bindungsverhalten. In: Spangler G, Zimmermann P (Hrsg). Die Bindungstheorie. Grundlagen, Forschung und Anwendung. Stuttgart: Klett-Cotta; 120–39.

Main M (1999). Mary D. Salter Ainsworth: Tribute and Portrait. Psychoanal Inq; 19 (Special issue: Attachment research and psychoanalysis: 2. Clinical implications): 682–736.

Main M (2001). Aktuelle Studien zur Bindung. In: Gloger-Tippelt G (Hrsg). Bindung im Erwachsenenalter. Ein Handbuch für Forschung und Praxis. Bern: Huber; 1–51.

Main M (2002). Organisierte Bindungskategorien von Säugling, Kind und Erwachsenem: Flexible bzw. unflexible Aufmerksamkeit unter bindungsrelevantem Stress. In: Brisch KH, Grossmann K, Grossmann KE, Köhler L (Hrsg). Bindung und seelische Entwicklungswege. Vorbeugung, Interventionen und klinische Praxis. Stuttgart: Klett-Cotta; 165–218.

Main M, Cassidy J (1988). Categories of response to reunion with the parent at age six: Predictable from infant attachment classification and stable over a one-month period. Dev Psychol; 24(3): 415–26.

Main M, Goldwyn R (1985). Adult Attachment Classification System. University of California, Berkeley.

Main M, Hesse E (1990). Parents' unresolved traumatic experiences are related to infant disorganized attachment status: Is frightened and/or frightening parental behavior the linking mechanism? In: Greenberg MT, Cicchetti D, Cummings EM (eds). Attachment in the Preschool Years. Chicago: University of Chicago Press; 161–82.

Main M, Solomon J (1990). Procedures for identifying infants as disorganized/disoriented during Ainsworth Strange Situation. In: Greenberg MT, Cicchetti D, Cummings EM (eds). Attachment in the Preschool Years. Chicago: University of Chicago Press; 121–60.

Main M, Kaplan N, Cassidy J (1985). Security in infancy, childhood, and adulthood: A move to the level of representation. In: Bretherton I, Waters E (eds). Growing Points in Attachment Theory and Research. Monographs of the Society for Research in Child Development; 50(1–2, Serial No. 209); 66–106.

Maywald J (1997). Zwischen Trauma und Chance. Trennungen von Kindern im Familienkonflikt. Freiburg: Lambertus.

Meins E (1997). Security of Attachment and the Social Development of Cognition. Hove: Psychology Press.

Morelli GA, Tronick EZ (1991). Parenting and child development in Efe foragers and Lese farmers of Zaire. In: Bornstein MH (ed). Cultural Approaches to Parenting. Hillsdale, NJ: Erlbaum; 91–113.

Murray L (1992). The impact of postnatal depression of infant development. J Child Psychol Psychiatry; 33: 543–61.

Nelson K (1996). Language in Cognitive Development. Cambridge: University Press.

Nelson K (1999). Event representations, narrative development, and internal working models. Attachment and Human Dev; 1: 239–51.

Nugent JK, Lester BM, Brazelton TB (eds) (1991). The Cultural Context of Infancy. Vol. II. Norwood: Ablex.

Oppenheim D, Emde R, Warren S (1997). Children's narrative representation of mother: their development and associations with child and mother adaptation. Child Dev; 68: 127–38.

Papousek H, Papousek M (1987). Intuitive parenting: A dialectic counterpart to the infant's integrative competence. In: Osofsky JD (ed). Handbook of Infant Development. New York: Wiley; 669–720.

Parfy E, Redtenbacher H, Sigmund R, Schoberberger R, Butschek C (Hrsg) (2000). Bindung und Interaktion. Wien: Facultas Universitätsverlag.

Parke RD, Dennis J, Flyr ML, Morris KL, Killian C, McDowell DJ, Wild M (2004). Fathering and children's peer relationships. In: Lamb ME (ed). The role of the father in child development. (4th ed. Hoboken). NJ: Wiley; 307–40.

Piaget J (1975). Das Erwachen der Intelligenz beim Kinde. Stuttgart: Ernst Klett.

Rehberger R (1999). Verlassenheitspanik und Trennungsangst. Bindungstheorie und psychoanalytische Praxis bei Angstneurosen. Pfeiffer bei Klett-Cotta.

Robertson J, Robertson J (1989). Separation and the very young. London: Free Association Books.

Sagi A, Lamb ME, Lewkowicz KS, Shoham R, Dvir R, Estes D (1985). Security of infant-mother, -father, and -metapelet attachment among kibbutz-reared Israeli children. In: Bretherton I, Waters E (eds). Growing Points in Attachment Theory and Research. Monographs of the Society for Research in Child Development; 50(1–2, Serial No. 209): 257–75.

Sagi A, van IJzendoorn MH, Aviezer O, Donnell F, Mayseless O (1994). Sleeping out of home in a Kibbutz communal arrangement: It makes a difference for infant-mother attachment. Child Dev; 65: 902–1004.

Schaffer HR, Emerson PE (1964). The development of social attachments in infancy. Monographs of the Society for Research in Child Development; 29(3, whole No. 94).

Scheeringa MS, Zeanah CH (1995). Symptom expression and trauma variables in children under 48 months of age. Inf Ment Health J; 16: 259–70.

Scheuerer-Englisch H (1999). Bindungsdynamik im Familiensystem und familientherapeutische Praxis. In: Suess GJ, Pfeifer WP (1999). Frühe Hilfen. Anwendung von Bindungs- und Kleinkindforschung in Erziehung, Beratung, Therapie und Vorbeugung. Eine Veröffentlichung der Bundeskonferenz für Erziehungsberatung e.V. Gießen: Psychosozial-Verlag; 141–64.

Scheuerer-Englisch H, Zimmermann P (1997). Vertrauensentwicklung in Kindheit und Jugend. In: Schweer M (Hrsg). Interpersonales Vertrauen – Theorien und empirische Befunde. Opladen: Westdeutscher Verlag.

Scheuerer-Englisch H, Suess GJ, Pfeifer WP (Hrsg) (2003). Wege zur Sicherheit. Bindungswissen in Diagnostik und Intervention. Eine Veröffentlichung der Bundeskonferenz für Erziehungsberatung e.V. Gießen: Psychosozial-Verlag.

Solomon J, George C (eds) (1999a). Attachment Disorganization. New York: Guilford Press.

Solomon J, George C (1999b). The effects on attachment of overnight visitation in divorced and separated families: A longitudinal follow-up. In: Attachment Disorganization. New York: Guilford Press; 243–64.

Solomon J, George C (1999c). The measurement of attachment security in infancy and childhood. In: Cassidy J, Shaver PR (eds). Handbook of Attachment: Theory, research and clinical applications. New York: Guilford Press; 287–316.

Spangler G, Grossmann KE (1993). Biobehavioral organization in securely and insecurely attached infants. Child Dev; 64: 1439–50.

Spangler G, Zimmermann P (Hrsg) (1995). Die Bindungstheorie. Grundlagen, Forschung, Anwendung. Stuttgart: Klett-Cotta.

Spangler G, Grossmann K, Grossmann KE, Fremmer-Bombik E (2000). Individuelle und soziale Grundlagen von Bindungssicherheit und Bindungsdesorganisation. Psychologie in Erziehung und Unterricht; 47: 203–20.

Sroufe LA, Waters E (1977). Heart rate as a convergent measure in clinical and developmental research. Merrill-Palmer Q; 23: 3–27.

Sroufe LA, Egeland B, Carlson EA (1999). One social world: The integrated development of parent-child and peer relationships. In: Collins WA, Laursen B (eds). The Minnesota Symposia on Child Psychology. Vol. 30. Mahwah, NJ: Lawrence Erlbaum Associates; 241–61.

Sroufe LA, Egeland B, Carlson E, Collins WA (2005). The Development of the Person. The Minnesota study of risk and adaptation from birth to adulthood.New York: Guilford.

Stayton DA, Hogan R, Ainsworth MDS (1971). Infant obedience and maternal behavior: The origins of socialization reconsidered. Child Dev; 42: 1057–70.

Steele M, Steele H (2001). Klinische Anwendungen des Adult Attachment Interwiews (AAI). In: Gloger-Tippelt G (Hrsg). Bindung im Erwachsenenalter. Ein Handbuch für Forschung und Praxis. Bern: Huber; 322–44.

Steele H, Steele M (2005). Understanding and resolving emotional conflict: The London Parent-Child Project. In: Grossmann KE, Grossmann K, Waters E (eds). The Power and Dynamics of Longitudinal Attachment Research. New York: Guilford; 137–64.

Steele H, Steele M, Fonagy P (1996). Associations among attachment classifications of mothers, fathers, and their infants. Child Dev; 67: 541–55.

Steele M, Hodges J, Kaniuk J, Henderson K, Hillman S, Bennett P (2002). Weitererzählungen von Geschichten (story stem narratives) als Methode zur Erfassung der inneren Welt des Kindes: Implikationen für die Adoption. In: Brisch KH, Grossmann K, Grossmann KE, Köhler L (Hrsg). Bindung und seelische Entwicklungswege. Vorbeugung, Interventionen und klinische Praxis. Stuttgart: Klett-Cotta; 339–52.

Stovall KC, Dozier M (2000). The development of attachment in new relationships: Single subject analysis for 10 foster infants. Dev Psychopathol; 12: 133–56.

Strauß B, Buchheim A, Kächele H (Hrsg) (2002). Klinische Bindungsforschung. Theorien – Methoden – Ergebnisse. Stuttgart, New York: Schattauer.

Suess GJ, Pfeifer WP (1999). Frühe Hilfen. Anwendung von Bindungs- und Kleinkindforschung in Erziehung, Beratung, Therapie und Vorbeugung. Eine Veröffentlichung der Bundeskonferenz für Erziehungsberatung e.V. Gießen: Psychosozial-Verlag.

Suess G, Grossmann KE, Sroufe LA (1992). Effects of infant attachment to mother and father on quality of adaptation in preschool: From dyadic to individual organisation of self. Int J Behav Dev; 15: 43–65.

Suess GJ, Scheuerer-Englisch H, Pfeifer WKP (2001) (Hrsg). Bindungstheorie und Familiendynamik. Anwendung der Bindungstheorie in Beratung und Therapie. Gießen. Psychsozial-Verlag.

Susman-Stillman A, Kalkoske M, Egeland B, Waldman I (1996). Infant temperament and maternal sensitivity as predictors of attachment security. Inf Behav Dev; 19: 33–47.

Thompson RA (1999). Early attachment and later development. In: Cassidy J, Shaver PR (eds). Handbook of Attachment: Theory, research and clinical applications. New York: Guilford Press; 265–86.

Thompson RA (2000). The legacy of early attachments. Child Dev; 71: 145–52.

Thompson RA (2006). The Development of the Person: Social Understanding, Relationships, Conscience, Self. In: Damon W, Lerner RM, Eisenberg N. Handbook of Child Psychology, Volume 3, Social, Emotional, and Personality Development, 6th edition. New York: Wiley; pp. 34–98.

Tomasello M (1999). The Cultural Origins of Human Cognition. London: Harvard University Press.

Troy M, Sroufe LA (1987). Victimization among preschoolers: The role of attachment relationship history. J Am Acad Child Psychiatry; 26: 166–72.

Turner PT (1993). Attachment to mother and behavior with adults in preschool. Br J Dev Psychology; 11: 75–89.

van den Boom DC (1994). The influence of temperament and mothering on attachment and exploration: An experimental manipulation of sensitive responsiveness among lower-class mothers with irritable infants. Child Dev; 65: 1457–77.

van IJzendoorn M (1995). Adult attachment representations, parental responsiveness, and infant attachment. A meta-analysis on the predictive value of the Adult Attachment Interview. Psychol Bull; 117: 387–403.

van IJzendoorn M, de Wolff MS (1997). In search of the absent father – Meta-analysis of infant-father attachment: A rejoinder to our discussants. Child Dev; 68: 604–9.

van IJzendoorn MH, Sagi A (1999). Cross-cultural patterns of attachment: Universal and contextual determinants. In: Cassidy J, Shaver PR (eds). Handbook of Attachment Theory and Research. New York: Guilford Press; 713–34.

van IJzendoorn MH, Goldberg S, Kroonenberg PM, Frenkel O (1992). The relative effects of maternal and child problems on quality of attachment: A meta-analysis of attachment in clinical samples. Child Dev; 63: 840–58.

Wartner U, Grossmann K, Fremmer-Bombik E, Suess G (1994). Attachment patterns at age six in South Germany: Predictability from infancy and implications for preschool behavior. Child Dev; 65: 1014–27.

Wellmann HM (1990). The Child's Theory of Mind. Cambridge, MA: MIT Press.

Werner EE, Smith RS (1992). Overcoming the Odds: High risk children from birth to adulthood. Ithaca, NY: Cornell University Press.

Winter M, Grossmann KE (2002). Der Einfluss der Qualität des elterlichen Umgangs mit den Bindungs- und Explorationsbedürfnissen ihrer Kinder auf die Repräsentation romantischer Beziehungen im jungen Erwachsenenalter. In: Fuchs T, Mundt C (Hrsg). Affekt und affektive Störungen. Paderborn: Schöning-Verlag; 83–102.

Yarrow LJ (1964). Separation from parents during early childhood. In: Hoffman ML, Hoffmann LW (eds). Review of Child Development Research. Vol. 1. New York: Russel Sage Foundation; 89–136.

Ziegenhain U, Dreisörner R, Derksen B (1999). Interventionen bei jugendlichen Müttern und ihren Säuglingen. In: Suess GJ, Pfeifer WP (Hrsg). Frühe Hilfen. Anwendung von Bindungs- und Kleinkindforschung in Erziehung, Beratung, Therapie und Vorbeugung. Gießen: Psychosozial-Verlag; 222–45.

Ziegenhain U, Fries M, Bütow B, Derksen B (2004). Entwicklungspsychologische Beratung für junge Eltern. Weinheim: Juventa.

Zimmermann P, Becker-Stoll F (2001). Bindungsrepräsentation im Jugendalter. In: Gloger-Tippelt G (Hrsg). Bindung im Erwachsenenalter. Ein Handbuch für Forschung und Praxis. Bern: Huber; 250–74.

Zimmermann P, Gliwitzky J, Becker-Stoll F (1996). Bindung und Freundschaftsbeziehungen im Jugendalter. Psychologie in Erziehung und Unterricht; 43: 141–54.

Zimmermann P, Becker-Stoll F, Fremmer-Bombik E (1997). Erfassung der Bindungsrepräsentation mit dem Adult Attachment Interview: Ein Methodenvergleich. Kindheit und Entwicklung; 6: 173–82.

2.10 Spiel

R. Oerter

Inhalt

2.10.1 Merkmale und Definition des Spiels

Scheuerl (1991) versucht das Spiel phänomenologisch zu beschreiben und findet eine Vielzahl von Kriterien. Im Folgenden wollen wir uns aber mit drei Merkmalen begnügen, da sie ausreichen, um die Vielfalt des Spielverhaltens zu beschreiben.

Selbstzweck des Spiels (Handlung um der Handlung willen)

Das Aufgehen in der Tätigkeit des Spiels wird durch tätigkeitszentrierte Motivation (Rheinberg 1991) oder als Handeln nach dem „Paratelic Model" (Apter 1982) erklärt. Dabei spielt das so genannte Flusserleben („flow") nach Csikszentmihalyi (1985) eine wichtige Rolle. Es ist u.a. durch eine besondere Erfahrung bei der ausgeführten Tätigkeit gekennzeichnet (s. Rheinberg 1991, S. 2f):

- Man fühlt sich optimal beansprucht.
- Der Handlungsablauf geht glatt und flüssig vonstatten.
- Die Konzentration erfolgt von selbst.
- Das Zeiterleben wird weitgehend ausgeschaltet.
- Man selbst erlebt sich nicht mehr abgehoben von der Tätigkeit, sondern geht in ihr auf.

Die genannten Merkmale lassen sich unter dem Begriff der „intrinsischen Motivation" subsumieren. Zu ihr gehört auch das Merkmal des „Sensation-Seeking" (hohe Stimulussuche), das bei manchen Spielformen (Sport [besonders Risiko-Sport], Glücksspiel, aber auch Gesellschaftsspiele) ebenfalls anzutreffen ist.

Unter **Sensation-Seeking** bzw. einer hohen Stimulussuche versteht man eine Sonderform des (biologisch grundgelegten) Neugierverhaltens, bei dem starke emotionale Erlebnisse durch das Aufsuchen intensiver Stimulation herbeigeführt werden (Zuckerman 1971; 1979).

Unter den vier Komponenten, die man seit Zuckerman unterscheidet, sind für das Spiel vor allem „Thrill and Adventure Seeking“ (TAS) und „Boredom Susceptibility“ (BS) bedeutsam, da diese Bedürfnisse das Medium Spiel nur zur Zielerreichung benutzen. In abgeschwächter Form lassen sich beim Spiel häufig (aber keineswegs immer) positive Emotionen beobachten. Die Annahme, dass Spiel wegen seines lustgewinnenden Charakters aufgesucht wird, ist insofern falsch, als hier Spiel als Mittel zur Bedürfnisbefriedigung (Lustgewinn) angesehen wird, die anthropologische und biologische Basis des Spiels aber viel tiefer liegt.

Wechsel des Realitätsbezuges

Im Spiel konstruiert das Kind eine andere Realität, die der „eingebildeten Situation“ (Elkonin 1980, S. 11). Spiel bildet also einen anderen Handlungsrahmen, innerhalb dessen Gegenstände, Handlungen und Personen etwas anderes bedeuten können als in der Realität außerhalb des Spiels. Solche Rahmen sind im sozialen Spiel auch vereinbart und reichen bis in die Phylogenese des Menschen zurück, da sie bereits im tierischen Spielverhalten auftreten, so etwa bei den Spielkämpfen von Jungtieren. Wenn Kinder einen Spielrahmen vereinbaren und damit eine eigene Realität konstruieren, müssen sie sich sprachlich oder nonverbal auf den Spielrahmen, d. h. die eingebildete Situation einigen. Die Realitätstransformation gewährleistet einerseits die Abschirmung nach außen (man wechselt in eine andere Welt), andererseits ermöglicht sie die Herstellung und Aufrechterhaltung des für das Spiel typischen Motivationszustandes, der für Kinder und oft auch für Erwachsene in der Ernstsituation nicht erfahrbar ist.

Wiederholung und Ritual

In allen Spielformen zeigen sich Wiederholungen von Handlungen, oft in exzessiver Form. Weiterhin haben solche Handlungswiederholungen häufig Ritualcharakter, d. h. die Handlungen haben einen festgelegten Ablauf und sind in ihrer Gestalt stärker profiliert als normale Handlungen. Die Wiederholung hat mehrere Funktionen. Zunächst dient sie der positiven Erfahrung der Meisterung einer Handlung (z. B. „mastery play“ bei sekundären Kreisreaktionen im ersten Lebensjahr, vgl. Piaget 1969 sowie Bruner et al. 1985). Eine andere Funktion besteht in der selbstverstärkenden Wirkung von Handlungen, die das Flusserleben erzeugen. Schließlich dient die Wiederholung im Spiel aber auch der Bewältigung traumatischer oder unverarbeiteter Erfahrungen (s. Abschnitt „Drei klassische Erklärungen“ S. 248 f).

Zusammenfassend lässt sich **Spiel** definieren als Tätigkeit mit Selbstzweck, bei der es zu einer Realitätstransformation kommt und die wiederholende, teilweise ritualisierte Handlungssequenzen aufweist.

2.10.2 Klassifikation und Entwicklung des Spiels

Evolutionsbiologische Wurzeln des Spiels

Spiel gibt es nicht nur beim Menschen, sondern lässt sich auch bei Säugetieren beobachten. Dort tritt es vorwiegend bei Jungtieren auf und dient der Übung und Vorbereitung später benötigter Techniken, Fertigkeiten und sozialen Verhaltensmuster. Diese biologische Funktion des Spiels, das letztlich dem Überleben dient, hat bereits Groos (1899) herausgearbeitet. Aber es geht keineswegs nur um die Einübung fester Routinen, sondern um deren kombinatorische Flexibilität (Bruner et al. 1985, S. 153). Schon höhere Säugetiere variieren Verhaltensweisen und die Gegenstände, mit denen sie spielen. So erwerben sie die Fähigkeit, Routinen neu und flexibel an die jeweilige Situation anzupassen.
Bateson (1955) stellt einen Zusammenhang zwischen tierischem Spielverhalten und einer neuen Ebene der Kommunikation in der Phylogenese her. Er fragt, wann und in welcher Weise Zeichen, die für etwas stehen, verwendet werden können. Wenn zwei Jungtiere einen Spielkampf machen (balgende Hunde, Füchse), dann signalisieren sie sich gegenseitig: „Das ist Spiel“. Dies ist bereits eine Metakommunikation über gemeinsames Verhalten. Selbst wenn wir Bateson nicht so weit folgen, so stehen Spielhandlungen bereits bei Tieren für etwas anderes. Das „Tun-als-ob“ ist ein Zeichen für eine andere Handlung. Wenn die Katze mit einem Wollknäuel spielt, so steht ihr Verhalten für „Fangen“ und das Spielobjekt für „Beute“. Korzybski (1941) hat für die Beziehung zwischen Fiktion und Realität die Unterscheidung von Karte und Landschaft eingeführt. Die Karte repräsentiert die Landschaft, indem Punkte und Relationen auf der Karte Punkten und Relationen der Landschaft entsprechen. Man kann die Karte aber nur „lesen“, wenn man die Regeln kennt, nach denen die Repräsentation der Landschaft konstruiert ist. Beim Spielkampf müssen die Signale für den spielerischen Charakter des Kampfes bekannt sein. Dies gilt auch für menschliche Spielkämpfe, wie Pellegrini und Galda (1989) gezeigt haben. Sozial kompetente Kinder können gut erkennen, ob es sich um spielerisches Raufen (rough-and-tumble play) oder um ernsthafte Aggression handelt, wäh-

rend Lehrer und weniger kompetente Kinder dies oft nicht unterscheiden können. Bei Kurzschwanz-Affen drückt der Gesichtsausdruck mit offenem Mund und gesenkten Lidern die Spielaggression aus (Chevalier-Skolnikoff 1973). Generell lässt sich bereits bei Tieren Spiel und Ernst gut unterscheiden. So gibt Sade (1973) bereits einen Überblick über Ausdruckskomponenten des Spiels bei Rhesus-Affen (vor allem Rotation des Kopfes oder Rumpfes in einer schräg geneigten Ebene).

Unmittelbar evident scheint das Spielverhalten von Delfinen im Umgang mit Menschen zu sein, da die Merkmale des Selbstzweckes und der Wiederholung sowie des spielerischen Umgangs mit Gegenständen gegeben sind. Das Spielverhalten der Delfine wird heute therapeutisch für die Behandlung von stark entwicklungsgestörten Kindern eingesetzt.

Bei Tieren zeigt sich Spielverhalten vorzugsweise in der Jugend und verschwindet im Erwachsenenalter, was für die vorbereitende Übungsfunktion des Spiels spricht. Dies gilt jedoch nicht generell, da Delfine und Hunde auch als Erwachsenentiere „spielen". Trotz der Gefahr einer Anthropomorphisierung scheint dies eine sinnvolle Interpretation zu sein, weil für dieses Verhalten die oben genannten Spielmerkmale zutreffen, wobei das Als-ob-Kriterium den Ausschlag gibt.

Ein letzter evolutionsbiologischer Aspekt betrifft die oft eklatanten Geschlechtsunterschiede beim Spiel. Da schon im ersten, durchwegs aber im zweiten Lebensjahr bereits deutliche Geschlechtsunterschiede bezüglich der Spielzeugpräferenz und dem Spielverhalten auftreten, neigen manche Autoren dazu, für diese Unterschiede biologische Wurzeln anzunehmen, die sich im Laufe der Evolution aufgrund der geschlechtsspezifischen Aufgabenverteilung herausgebildet haben sollen (s. Bischof-Köhler 1998). Die Mehrzahl der Autoren führt Geschlechtsunterschiede auf Sozialisationseffekte oder die Wechselwirkung zwischen biologischen und kulturellen Bedingungen sowie die Eigenkonstruktion des Individuums zurück (Nunner-Winkler 1999).

Überblick über einzelne Spielformen

Sensomotorisches Spiel mit einem Einzelgegenstand (z. B. Rassel) nimmt zwischen sieben und 30 Monaten allmählich ab, kulturell adäquater Umgang mit Gegenständen (z. B. Benutzen einer Tasse) wächst zwischen neun und 13 Monaten an, während kompliziertere Handlungen mit Alltagsgegenständen (Einhalten einer Reihenfolge, Einbeziehung mehrerer Gegenstände) erst mit 18 bis 24 Monaten auftreten (Inhelder et al. 1972). Im zweiten Lebensjahr tritt dann erstmals das **Symbolspiel** auf, nimmt über die Jahre der Vorschulzeit zu und sinkt in seiner Häufigkeit dann wieder ab (umgekehrte U-förmige Beziehung, s. Fein 1981). Bei sozial benachteiligten Kindern fand man den Höhepunkt des Symbol- und Rollenspiels in der ersten und zweiten Grundschulklasse und danach einen plötzlichen Abfall (Eifermann 1971).

Das kooperative Rollenspiel ist bei 3-Jährigen noch kaum zu finden, während bereits alle 4-Jährigen bei „normaler" Entwicklung **Rollenspiele** machen. Die Dauer solcher Spiele wächst zwischen dem Alter von vier und fünf Jahren deutlich an (Iwanaga 1973). Das **Regelspiel** als letzte Form ist noch relativ selten im Vorschulalter, tritt aber im Übergang zum Grundschulalter immer häufiger auf (Rubin et al. 1978) und wird im Erwachsenenalter zur häufigsten Spielform.

Exploration und **Konstruktion** fallen für viele Spielforscher nicht unter Spielverhalten; nach der oben genannten Interpretation sollten sie jedoch als Spiel gelten, sofern sie die Merkmale des selbst gesetzten intrinsisch motivierten und des stellvertretenden bzw. unmittelbar wunscherfüllenden Umweltbezuges aufweisen.

Im Erwachsenenalter bleiben alle Spielformen in unveränderter oder transformierter Form bestehen. Das sensomotorische Spiel fächert sich in die Vielfalt kulturell geprägter sportlicher Aktivitäten aus. Das Symbolspiel existiert als Tagträume, Phantasien, aber auch als Kunstform in Romanen, Erzählungen und Gedichten weiter. Das Rollenspiel findet seine Hochform in Dramen und Opern. Das Regelspiel als häufigste Spielform im Erwachsenenalter wird sowohl privat – in Gesellschaftsspielen und Strategiespielen (Schach, Dame) sowie in sportlichen Wettkämpfen (Tennis) – als auch öffentlich – in Turnieren und Ligen, Welt-Cups und Olympiaden – praktiziert. Eine eigene Spielform im Erwachsenenalter ist das **Glücksspiel**, das nicht selten pathologische Züge annimmt (Glücksspielsucht, s. Meyer u. Bachmann 1993 so-

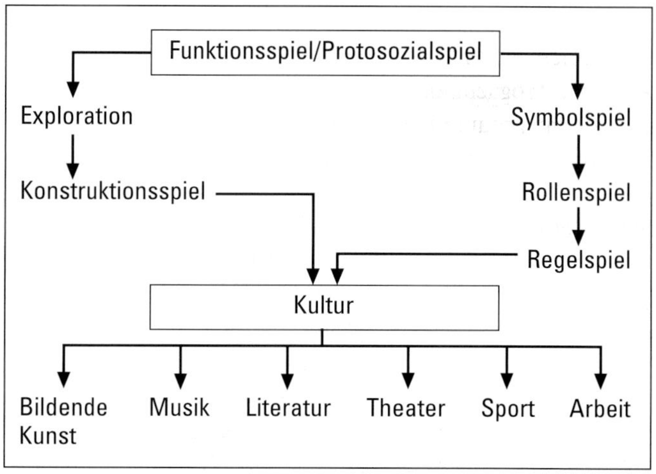

Abb. 2-45: Entwicklung des Spiels und sein Übergang in Kulturschaffen

wie Petry 1996). Auf das Spiel im Erwachsenenalter wird in Abschnitt 2.10.4 näher eingegangen.
In der Abbildung 2-45 sind die unterschiedlichen Spielformen und ihr Entwicklungsverlauf zusammengestellt. Im Erwachsenenalter mündet das Spiel neben der Beibehaltung einzelner Spielformen in Kunst, Musik, Literatur, Theater, Sport und in die berufliche Tätigkeit, die im Optimalfall Arbeit und Spiel integriert.
Es gibt in der Spielliteratur wenig alternative Einteilungen. Allenfalls besteht Unstimmigkeit darüber, ob man die Exploration, die massiv zu Beginn des zweiten Lebensjahres einsetzt, als Spiel bezeichnet oder als kognitive Aktivität außerhalb des Spiels (s. Keller et al. 1987; Hutt 1979).
Van der Kooj (1991) unterscheidet aufgrund seiner Spielbeobachtungen an ca. 400 Kindern unterschiedlichen Alters zwischen Imitationsspiel, Wiederholungsspiel, Gruppierungsspiel und Konstruktionsspiel. Dabei handelt es sich aber um eine pragmatische und keine theorieorientierte Einteilung. Statt der entwicklungspsychologisch neuen Spielform des Rollenspiels verwendet man als allgemeinere Bezeichnung **Sozialspiel**, besonders wenn man die unterschiedlich differenzierten Formen des Rollenspiels beschreiben will (s. die umfangreiche Längsschnittstudie von Howes u. Matheson 1992). Ergänzende Einteilungen werden jedoch nötig, wenn man Computerspiele mit einbezieht (Fritz 1995). Sie sind z.T. reine sensomotorische Spiele, z.T. aber Mischungen aus Als-ob-, Rollen- und Regelspielen (Abenteuerspiele). Prinzipiell anders ist jedoch bei diesen Spielformen, dass sie von außen gelenkt werden und nicht mehr das Kind selbst Spielinitiator ist.

Das Symbolspiel (Als-ob-Spiel)

Exploration und Symbolspiel sind von Hutt (1966) aufgrund von Beobachtungen in einem Experiment in einen systematischen Zusammenhang gebracht worden. Sie beobachtete, dass Kinder einen Spielapparat, der neu für sie war, zunächst auf seine Möglichkeiten hin untersuchten, ihn jedoch, nachdem sie ihn genauer kannten, in ein Symbolspiel einbezogen. Der Spielapparat besaß auf seiner Oberseite einen Hebel, den man in verschiedene Richtungen bewegen konnte. Je nach Versuchsbedingung folgten auf eine Hebelbewegung keinerlei Signal, nur ein visuelles oder nur ein akustisches Signal oder beide Arten von Signalen gemeinsam. Komplexere Bedingungen veranlassten die Kinder, länger beim Explorationsspiel zu verweilen. Alle wechselten jedoch nach einigen Sitzungen zum Symbolspiel über.
Mit Bretherton (1984) kann man zwischen der Entwicklung von drei Handlungskomponenten im Spiel unterscheiden, nämlich dem Akteur, also dem Kind, der Spielhandlung und dem Spielgegenstand. Beim Akteur beobachten wir die Veränderung vom Selbstbezug zum Bezug auf andere Personen oder als Personen gedeutete Objekte (Puppe). Auf der Seite der Handlung werden zunächst einzelne Handlungen, dann Handlungsschemata auf verschiedene Objekte und schließlich die Kombination von Handlungen realisiert. Der Spielgegenstand zeigt eine Entwicklung der Substitution, d.h. der Umdeutung des Gegenstandes bzw. des Ersetzens durch einen gedachten Gegenstand. Zunächst muss der reale Gegenstand noch äußere Ähnlichkeiten aufweisen, sodann begnügt sich das Kind mit einer funktionellen Ähnlichkeit (Wygotski 1980), und schließlich kann der reale Gegenstand mehr und mehr beliebig werden. Die Substitution soll an zwei Untersuchungsbeispielen noch etwas mehr beleuchtet werden.
Das Symbolspiel scheint vom Kind beträchtliche kognitive Leistungen zu fordern, allen voran die Fähigkeit, sich gegen den Augenschein etwas vorzustellen und gemäß dieser Vorstellung und nicht diesem Schein gemäß zu handeln. Wenn das Kind beispielsweise einen gelben Baustein als Banane bezeichnet und ihn in einem Verkaufsspiel als Banane weiterverkauft, so handelt es gegen den Augenschein, dass es einen Baustein weitergibt. Da Leistungen des Symbolspiels bereits im zweiten Lebensjahr auftauchen, fragt sich, welche Fähigkeiten das Kind bereits zu diesem frühen Zeitpunkt besitzt. Leslie (1987) setzt sich zunächst mit dem Problem des Vorstellungsmissbrauchs auseinander. Das Kind sieht eine leere Tasse und tut so, als sei Flüssigkeit darin, indem es aus ihr trinkt. Je mehr Umdeutungen und je mehr Als-ob-Spiele stattfinden, desto mehr kommt es zum Missbrauch von Vorstellungen von Gegenständen. Wieso führt dieser Missbrauch das Kind nicht in Verwirrung? Leslie erklärt dies durch eine Leistung, die sonst erst später auftaucht, nämlich das Verständnis mentaler Prozesse bei sich und anderen, z.B. Glauben und Denken. Ein solch mentaler Prozess liegt auch dem Satz „Ich tue so, als ob" oder „Ich tue so, als wäre" zugrunde.
In der fiktiven Situation „Ich tue so" wird eine primäre Vorstellung von einem Gegenstand in eine Metarepräsentation kopiert. Die Vorstellung besteht als primäre Vorstellung weiter, und nur in einem Ausdruck der fiktiven Situation erhält der Gegenstand eine andere Bedeutung, also z.B.: Diese Banane ist ein Telefon, diese leere Tasse enthält Wasser. Da Symbol- bzw. Als-ob-Spiele regelmäßig von Erwachsenen oder älteren Geschwistern eingeführt werden und sie das Kind erst allmählich spontan ausführt, ist die Parallele zu anderen Leistungen mentalen Verstehens deutlich. Wenn die Mutter die Puppe trinken lässt und kundtut, wie gut dies der Puppe schmeckt, so versteht das Kind allmählich, was die Mutter tut. Sobald das Kind selbst solche Als-ob-Spiele durchführt, kann man eine analoge Beziehung zwischen Spiel und Kommunikation herstellen. Will das Kind das Verhalten der Bezugsperson direkt beeinflussen, so entspricht

dies dem Funktions-Spiel oder sensomotorischen Spiel. Will das Kind aber den mentalen Zustand der Bezugsperson verändern, also Mitleid der Mutter erwecken, Verständnis der Mutter, für das, was es tut, herbeiführen, oder die Bewunderung der Bezugsperson auslösen, so entspricht dies dem Als-ob-Spiel.

Insgesamt erweist sich der Kopiervorgang von Vorstellungen in einen neuen Rahmen, der Metarepräsentation, als recht kompliziert, und man kann sich fragen, ob das Kind nicht auf eine einfachere Weise Fiktionsspiele zustande bringt. Harris und Kavanaugh (1993) führten eine Serie von Experimenten durch, die vom Kind Leistungen verlangen, die in Leslies Ansatz wohl zu hohen Aufwand erfordern würden, und eine einfache Erklärung zulassen, die von den Autoren alternativ angeboten wird: Nicht die primären Vorstellungen müssten in den Fiktionsrahmen kopiert werden, so meinen sie, sondern, umgekehrt, die fiktive Episode, die gespielt werden soll, erfährt eine Etikettierung als vorübergehender Handlungsrahmen. Dieser Rahmen kann auf einen einzelnen Gegenstand oder auf eine Gruppe von Gegenständen bezogen werden. Die Etikettierung kann beispielsweise heißen: „Während dieser Episode sind die gelben Bausteine Bananen.“ Durch diesen Rahmen (diese Etikettierung) erklären sich auch die fiktiven Spielhandlungen folgerichtig. Soll beispielsweise ein Teddybär gefüttert werden, kann der gelbe Baustein als Banane etikettiert werden. Will das Kind den Teddybär baden, mag der gelbe Baustein als Seife bezeichnet werden.

Solche Benennungen haben nur Gültigkeit in der fiktiven Welt. Sobald man diesen Rahmen verlässt, verschwindet auch das Etikett, und in unserem Beispiel ist der Baustein wieder das, was er zuvor war. Es kommt zu keinem Vorstellungsmissbrauch, weil die Etikettierung nur für die Dauer der Spielepisode gilt. Harris und Kavanaugh finden in ihren Experimenten sogar, dass die Kinder die Folgen der fiktiven Handlung, die unsichtbar sind, erkennen und in ihr Spiel einbeziehen. Wenn man vorgibt, den fiktiven Tee daneben geschüttet zu haben, so wird der Tisch nass und muss trocken gewischt werden. Wenn auf die „Banane“ (den Baustein) fiktive Zahnpasta geschmiert wurde, so wird die Banane ungenießbar. Diese Leistungen erklären die Autoren auf zweierlei Weise: zum einen damit, dass sich das Kind den fiktiven Vorgang anschaulich vorstellt (z.B. das Danebenschütten), zum anderen durch das Handlungswissen des Kindes (wenn man die Kanne daneben hält, fließt Flüssigkeit auf den Tisch). Wenn man die bisherigen Befunde zum Spiel auf die beiden Theorien (Leslie versus Harris u. Kavanaugh) bezieht, so wird man der zweiten den Vorzug geben.

Das Rollenspiel

Das Zusammenspiel zu zweit oder in einer größeren Gruppe erfordert die Fähigkeit der Beteiligten, sich auf einen gemeinsamen Gegenstand (ein Spielzeug), einen Spielrahmen und ein Spielthema zu beziehen. Solange ein Gegenstand nur subjektive Valenz besitzt (s. S. 251f), ist Sozialspiel nicht möglich. Erst wenn Gegenstände eine objektive Valenz erhalten, vermögen Kinder auch gemeinsam zu spielen. Gegenstände, die für den gemeinsamen Gebrauch hergestellt worden sind, eignen sich daher für das Sozialspiel einfachster Form am besten. Zu solchen Gegenständen gehört die Wippe, die nur funktioniert, wenn zwei Kinder schaukeln, das Kinderkarussell, das von mehreren schneller angetrieben werden kann als von einem Kind, und das Klettergerüst, das mehreren Kindern genügend Spielraum zum Klettern und zugleich Möglichkeit zur wechselseitigen Beobachtung bietet. Später ist für das gemeinsame Spiel die so genannte Metakommunikation nötig, d.h. die Vereinbarung darüber, was gespielt werden soll. Die Metakommunikation kann nonverbal erfolgen oder explizite sprachliche Vereinbarung sein („Wir spielen jetzt Kochen“). Griffin (1984) fand bei ihrer Analyse metakommunikativer Äußerungen ein Kontinuum, angefangen von Mitteilungen, die ganz innerhalb des Spielrahmens blieben, bis zu solchen, die völlig außerhalb des Spielrahmens standen. Im Folgenden sollen die verschiedenen Formen in der Abfolge des Kontinuums kurz erläutert werden.

- **Ausagieren:** Während der Spielhandlung selbst wird mitgeteilt, was man gerade spielt.
- **versteckte Kommunikation:** Sie wird absichtlich im Spiel hervorgehoben, ohne explizit auf eine Vereinbarung hinzuweisen. So versucht die Schwester den jüngeren Bruder in einem Friseurspiel zum Mitspielen zu veranlassen, indem sie ihn erinnert: „Sie sind zum Friseur gekommen oder nicht?“
- **Unterstreichen:** Eine Handlung wird verbal kommentiert oder beschrieben. Im Friseurspiel sagt das Mädchen, während es die Kundin kämmt: „Ich kämme Sie jetzt schön.“
- **Geschichten erzählen:** Ein Handlungsvorgang wird mehr erzählt als ausagiert, wobei das Kind oft in eine Art Singsang verfällt. Ein Mädchen sagt zu seiner Mutter: „Ich reise jetzt nach Griechenland zu meinem Freund“ und läuft dabei in die andere Ecke des Zimmers.
- **Vorsagen:** Ein Spieler bricht aus dem Spielrahmen aus und teilt dem Partner mit veränderter Stimme etwas mit. In einem Verkaufsspiel sagt die Verkäuferin zur Kundin: „Du musst jetzt zahlen!“
- **implizite Spielgestaltung:** Durch Äußerungen wird der Spielrahmen näher bestimmt, ohne dass das Spiel explizit vereinbart wird. Im obigen Friseurspiel erklärt das Mäd-

chen: „Ich bin der Friseur!“, der kleine Bruder dagegen: „Nee, ich!“
- **explizite Spielgestaltung:** Nun werden explizite Spielvorschläge gemacht, mit Formulierungen wie: „Wir spielen jetzt ...“ oder: „Jetzt tun wir so, als ob ...“

Metakommunikation taucht gewöhnlich erst mit dreieinhalb Jahren auf (Fein 1981).
Bevor es zum koordinierten Sozialspiel kommt, kann man als häufige Form eine Zwischenform zwischen Einzelspiel und Sozialspiel beobachten, das Parallelspiel. Kinder spielen nebeneinander her, häufig hat jedes ein ähnliches Spielzeug, und häufig beobachten sie einander beim Spiel. Das Parallelspiel bleibt auch noch bestehen, wenn Kinder längst ein Sozialspiel aufrechterhalten können.

Das Regelspiel

Zur Entwicklung des Regelspiels

Piaget (1969) unterscheidet anhand der Analyse des Murmelspiels drei Stadien des Regelbewusstseins:
- **1. Stadium:** Individuelle Riten. Das Kind entwirft sich selbst Schemata für seine Handlungen. Obwohl das Kind den Sinn von Regeln noch nicht kennt, meint es, dass es Regeln im Spiel folgen müsse, ähnlich wie es Regeln im Alltagsleben (z. B. beim Essen, Begrüßen oder Verabschieden) folgen muss.
- **2. Stadium:** Hier gibt es bereits ein Regelverständnis, das aber von Piaget als egozentrisch bezeichnet wird. Das Kind unterwirft sich der Regel, sie ist unantastbar und von Autoritäten gesetzt. Piaget zieht hier eine Parallele zu den Normen in traditionellen Kulturen, die ebenfalls als unverrückbar gelten und von höheren Mächten bzw. den Ahnen festgelegt wurden.
- **3. Stadium:** Regeln sind das Ergebnis von Vereinbarungen. Die Regeln können geändert werden, wenn die Teilnehmer sich darauf einigen. Sie sind im Laufe der Zeit entstanden und werden nach Bedarf auch abgewandelt. Regelverständnis ist durch die wechselseitige Kooperation gekennzeichnet und nicht mehr, wie zuvor, durch die einseitige Richtung autoritärer Festlegung.

Neben diesem veränderten Regelverständnis beobachten wir im Grundschulalter eine laufende Verbesserung hinsichtlich der Differenziertheit und Komplexität von Regeln. Komplexe Regelspiele, wie Schachspiel, oder schwierige Regeln, wie die Abseitsregel im Fußballspiel, werden allmählich verstanden.

Elkonin (1980) wählte einen anderen Zugang zur Untersuchung der Entwicklung des Regelverständnisses. Er prüfte, wie die Kinder den Konflikt zwischen unmittelbarer Handlungstendenz (Handlungsimpuls) und Regelvorschrift bewältigen. Die Kinder (3- bis 7-Jährige) dachten sich gemeinsam mit der Erzieherin eine Handlung aus, die von der abwesenden Versuchsleiterin erraten werden sollte, z. B. ein Eimerchen holen, eine Blume pflücken und daran riechen. Die Spielregel bestand darin, die ausgedachte Handlung nicht zu verraten. Der unmittelbare Impuls der Kinder war jedoch, der Versuchsleiterin sofort die Lösung mitzuteilen. Die jüngsten Kinder (ca. 3- bis 4-Jährige) fanden den Sinn des Spiels in der Interaktion mit der Versuchsleiterin und teilten ihr auf deren Verlangen die Lösung mit, obwohl sie zuvor behauptet hatten, nichts zu verraten. Auf einer zweiten Stufe (4- bis 5-Jährige) erkannten die Kinder den Sinn des Spiels, befanden sich aber in einem Konflikt zwischen Unterordnung unter die Regel (nichts verraten) und dem Wunsch nach Mitteilung. Die Kinder schauten den fraglichen Gegenstand an oder gaben andere helfende Hinweise. Erst auf einer dritten Stufe (ca. 6- bis 7-Jährige) siegte die Regel über den Handlungsimpuls. Die Kinder hielten sich selbst dann an die Regel, wenn die Erzieherin den Raum verließ. Die Regel wird zu einer Verpflichtung, die unabhängig von äußerer Kontrolle gilt.
Während Piagets Stadien eher auf das Regelverständnis abzielen, geht es Elkonin um den Prozess der Internalisierung von Regeln, die ihre Gültigkeit unabhängig von äußerer Kontrolle behalten.

Struktur und Formen des Regelspiels

Regeln gibt es in jeder Art von Spiel, also bereits im sensomotorischen Spiel, wo es sich als Wiederholung und Ritualisierung zeigt. Was sich beim Regelspiel qualitativ verändert hat, ist die Vorherrschaft der Regel über alle übrigen Spielelemente. Die Rollen werden relativ inhaltsleer und treten in den Hintergrund, die Gegenstände, wie Ball, Netz, Tor oder Figuren, erhalten eine spezifische Funktion durch die Regel, die außerhalb nicht gegeben ist. Schließlich hat die Regel in den meisten Fällen den Zweck des sozialen Vergleichs nach objektivierbaren Kriterien. Fast jedes Regelspiel ist ein Wettkampf zwischen möglichst gleich starken Partnern, die ihre Fähigkeiten messen. Dieser soziale Vergleich mündet in eine Selbstbewertung ein, die wiederum die grundlegende Motivation des Spiels als existenzsteigerndes und daseinsbewältigendes Medium erkennen lässt.
Regelspiele sind mit ganz wenigen Ausnahmen (z. B. Patience) kompetitiv. Es lassen sich Strategiespiele (z. B. Schach, Dame), kombinierte Strategie-Glücksspiele (z. B. Mensch ärgere dich nicht), Gesellschaftsspiele, die reine

Glücksspiele (Würfelspiele) oder Strategiespiele sein können (Monopoly), sportliche Regelspiele (wie Tennis, Fußball, Handball) und quer dazu öffentliche und private Regelspiele unterscheiden. Die Regeln können von einfach (Seilziehen) bis kompliziert verlaufen (Schachspiel). Ähnliches gilt für die erforderlichen Fähigkeiten, die im Extremfall lange Lernzeiten erfordern (Tennis, Schach).

2.10.3 Theorien des Spiels: Warum spielen Menschen?

Drei klassische Erklärungen

Seit Groos (1899) die These aufgestellt hat, dass im Spiel lebenswichtige Funktionen geübt werden, besteht die allgemeine Überzeugung, dass Spiel entwicklungsfördernd ist. Abgesehen davon, dass es auch hier gegenteilige Meinungen gibt (z. B. Smith 1982; Vandenberg 1986), bildet die Entwicklungs- bzw. Funktionsförderung des Spiels nicht die Antwort auf die Warum-Frage. Das spielende Kind ist nämlich keineswegs daran interessiert, seine Funktionen zu trainieren. Auch die einfache Antwort, das Kind habe Spaß am Spiel und versenke sich lustvoll in die Spielhandlung, reicht allein nicht aus; denn es gibt viele Spielhandlungen, in denen das Kind beängstigende Situationen und sehr stark durch Regeln eingeengte Handlungssequenzen immer wieder spielt. Im Folgenden seien drei bedeutende Psychologen ausgewählt, die über das Spiel nachgedacht haben und zu einer Deutung des Spiels gekommen sind. Der theoretische Hintergrund dieser drei Autoren ist grundverschieden, und dennoch kommen sie bei ihrer Spieldeutung zu einem gemeinsamen Erklärungskern.

Sigmund Freud, der selbst keine Theorie des Spiels entwickelt hat, legt in seinen frühen Werken den Schwerpunkt auf die wunscherfüllende Funktion des Spiels. Es erlaubt dem Kind, den Zwängen der Realität zu entfliehen, und ermöglicht das Ausleben tabuisierter Impulse, vor allem aggressiver Bedürfnisse. Das Spiel gehorcht dem Lustprinzip, während außerhalb des Spiels das Realitätsprinzip regiert (Freud 1908; 1920; Wälder 1933).

Im Zusammenhang mit der Wunscherfüllung spielt die Katharsis-Hypothese eine wichtige Rolle. Sie besagt, dass durch erneutes Ausleben früherer Probleme bzw. unerlaubter Triebwünsche eine „Reinigung" erfolgt, die das Kind (bzw. den Patienten) von seinen Ängsten befreit. Während die Katharsis-Hypothese bezüglich der Häufigkeit aggressiver Spiele als widerlegt gelten kann (s. schon Schmidtchen u. Erb 1976), hat sie in ihrer allgemeinen Form der Bewältigung von Problemen durch Wiederholung im Spiel durchaus ihre Gültigkeit, wie noch zu zeigen sein wird. Der Mechanismus der Bewältigung von Problemen bzw. generell nicht verarbeiteter Alltagserfahrung ist die Wiederholung. Durch die Wiederholung macht sich das Kind zum „Herrscher der Situation" (Freud 1920, S. 226) und fügt der passiven Erfahrung ein aktives Gegenstück hinzu (Freud 1938). Dieser Gedanke wird von Erikson (1978) aufgegriffen und weiter elaboriert.

Wygotski (1980, original: 1933) befasste sich, wenn auch nur skizzenhaft, systematisch mit dem Spiel. Im Spiel entwickle das Kind „unrealistische" Wünsche, vor allem groß und stark zu sein und wie die Erwachsenen attraktive Tätigkeiten ausführen zu können. Diese Wünsche können nicht in der Realität erfüllt werden, andererseits kann das Kind nicht warten, bis es erwachsen ist, um seine Ziele zu verwirklichen. Es ist im Gegensatz zum Erwachsenen noch kaum in der Lage, Bedürfnisse aufzuschieben. Hier bringt das Spiel die Lösung: Die Wünsche können in der Spielrealität illusionär verwirklicht werden.

„Auf die Frage, weshalb das Kind spielt, kann es nur die Antwort geben, das Spiel ist als eingebildete, illusionäre Realisation unrealisierbarer Wünsche zu verstehen" (Wygotski 1980, S. 443). Die Wünsche im Spiel sind jedoch nicht konkrete Einzelwünsche, sondern eher verallgemeinerte Affekte bzw. Wünsche. Das Kind will groß und stark sein und lebt diesen Wunsch in mannigfaltiger Weise im Spiel aus: als Supermann, als Vater, als Lehrer, als Astronaut etc. Wygotski betont auch, dass dem Kind diese verallgemeinerten Wünsche nicht bewusst sind und dass es das Motiv seines Handelns nicht begreift. „Darin unterscheidet sich das Spiel wesentlich von der Arbeit und anderen Tätigkeitsarten" (ebd., S. 444).

Piagets (1969) Ansichten und Beschreibungen des kindlichen Spiels sind weitaus bekannter als die der beiden anderen genannten Autoren. Dennoch wird er meist verkürzt wiedergegeben und der Hintergrund seiner Auffassung über das Spiel vernachlässigt. Er kennzeichnet Spiel generell durch einen Überhang an Assimilation, d. h. an kognitiven Aktivitäten, die die Umwelt einseitig an die Schemata des Individuums (in diesem Fall des Kindes) anpassen. Warum aber diese einseitige Assimilation im Spiel? Spätestens ab dem Symbolspiel, d. h. den Spielhandlungen, bei denen das Kind Gegenstände umdeutet und Fiktionen aufbaut, handelt es sich nach Piagets Ansicht um eine Gegenreaktion gegen den Sozialisationsdruck und dem Zwang der allgemeinen Wirklichkeit.

Spielhandeln ist „die Abwehr dagegen, dass die Welt der Erwachsenen und die allgemeine Wirklichkeit das Spiel stören, um sich an einer Wirklichkeit, die man für sich selbst hat, zu erfreuen" (Piaget 1969, S. 216). Es ist die Welt des Ich, und

das Spiel hat die Funktion, „diese Welt gegen die erzwungenen Akkommodationen an eine allgemeine Wirklichkeit zu verteidigen“ (ebd.).
Damit weisen die drei wohl bedeutendsten Entwicklungspsychologen dem Spiel einen tieferen Sinn zu: Es übernimmt Aufgaben der Lebensbewältigung zu einem Zeitpunkt, da andere Techniken und Möglichkeiten noch nicht zur Verfügung stehen.

Drei Ebenen der Spielhandlung: ein handlungstheoretischer Ansatz

Im Folgenden wählen wir einen theoretischen Ansatz, der von der Handlungstheorie Leontjews ausgeht und systematisch weiterentwickelt wird. Leontjew (1977) führt den Tätigkeitsbegriff der russischen Schule (Wygotski, Luria) weiter und unterscheidet drei Ebenen der Handlung. Die unterste Ebene bilden die **Operationen**. Dies sind automatisierte Handlungen, die z.T. sehr rasch ablaufen, nicht mehr bewusst sind und wenig „Speicherplatz“ im Arbeitsgedächtnis und wenig psychische Energie brauchen. Die nächste Ebene bilden die **Handlungen**. Sie laufen bewusst ab und sind zielgerichtet. Während Operationen Mittel für Handlungen darstellen, gehört zu den Handlungen selbst konstitutiv das Ziel. Handlungen sind im Spiel wie generell hierarchisch geordnet. Die oberste Ebene bildet die **Tätigkeitsebene**, die den hinter den Handlungen liegenden Sinn ausmacht und im Folgenden zunächst genauer behandelt wird. Danach folgt die Beschreibung der beiden nächsten Ebenen.

Die Tätigkeitsebene

Die Tätigkeitsebene stellt den Rahmen für Handlungen dar und gibt das Motiv und den Sinn für die Handlungen ab. Die Tätigkeitsebene ist nicht oder nur teilweise bewusst, da sie aus den gesamten bisherigen Lebenserfahrungen entspringt, die niemals simultan repräsentiert werden können, da unser „Arbeitsspeicher“ dafür zu klein ist. Im Spiel bildet die Tätigkeitsebene zunächst die jeweilige Thematik, die das Kind beschäftigt, z.B. Geschwisterrivalität, Erwachsenwerden-Wollen, Auseinandersetzung mit Krankheit, Strafe, Unfall etc. Daneben gibt es noch eine allgemeine Auseinandersetzung des Selbst mit der Umwelt, die sich vor allem im Umgang mit Gestaltungsmaterialien zeigt, wie mit Wasser, Knetmasse und Bausteinen. Beispiele für die Tätigkeitsebene im Spiel sind die Bearbeitung der Ablösung (relative Selbstständigkeit) mit etwa zwei Jahren, die Wiederholung eines traumatischen Erlebnisses (Sich-Verlaufen), Konflikte zwischen den Eltern und Schulprobleme.

Tätigkeit als sinnstiftender Austausch zwischen Individuum und Umwelt

Tätigkeit kann generell als die typische Form der Auseinandersetzung zwischen der Umwelt und einem Organismus verstanden werden, der Selbstbewusstsein und die Fähigkeit besitzt, die Umwelt und sich selbst ein zweites Mal, unabhängig von der aktuellen Wahrnehmung, zu repräsentieren. Diese Fähigkeit führt zu einem besonderen Verhältnis zwischen Selbst und Umwelt, das durch die beiden Begriffspaare Aneignung–Vergegenständlichung und Subjektivierung–Objektivierung gekennzeichnet werden kann. Das erste Begriffspaar beschreibt in quasi-räumlichen Termini die Auseinandersetzung mit der Umwelt. Bei der Vergegenständlichung wirkt der Akteur in die Umwelt hinein, verändert sie durch die Benutzung von Gegenständen oder durch die Herstellung neuer Gegenstände. Im Spiel zeigt sich Vergegenständlichung

- als Konstruieren (Bauen, Gestalten, Zeichnen, Improvisieren, Bewegungserfindung);
- durch handlungsmäßige Darstellung eines Spielthemas;
- durch Erzählen oder Erfinden von Geschichten;
- durch Handeln in Regelspielen.

Bei der Vergegenständlichung sind grob- und feinmotorische Leistungen, die Sprache und das Singen beteiligt. Aber immer spielen auch kognitive Leistungen wie Denken und Planen eine wichtige Rolle.
Die Aneignung ist die gegenläufige Bewegung, sie nimmt Umweltereignisse auf, indem sie in das bisherige Wissen eingeordnet werden oder indem das, was man an Bewegungen und Fertigkeiten beobachtet hat, durch Nachahmung und Übung gelernt wird. Bei der Aneignung sind also Prozesse der Wahrnehmung, der Nachahmung, der Übung und Wiederholung sowie des Gedächtnisses und der kognitiven Strukturierung beteiligt.
Eine typische Form des Zusammenspiels von Vergegenständlichung und Aneignung zeigt sich im folgenden Ablauf. Das Kind beobachtet ein Ereignis in einer bestimmten Situation und spielt das Ereignis nach, so etwa den Zirkusbesuch, den Besuch des Tiergartens oder die Beobachtung eines Verkehrsunfalls. Bezeichnenderweise wird aber die Szene nicht genau nachgespielt, sondern entsprechend der jeweiligen Thematik auf der Tätigkeitsebene umgeformt. Beim Zirkusspiel ist das Kind selbst der Akrobat, beim Verkehrsunfall der Polizist oder Arzt usw. Auch der Ausgang des Geschehens wird oft verändert.
Subjektivierung und Objektivierung beziehen sich auf die Erkenntnishaltung des Akteurs. Bei der Subjektivierung wird das Handlungsgeschehen den subjektiven Bedürfnissen und Wissensstrukturen angepasst. Bei der Objektivierung richtet sich der Akteur nach den physikalischen und sozialen Gegebenheiten. Die Tabelle 2-15 veranschaulicht das Zu-

Tab. 2-15: Das Zusammenwirken von vier Handlungskomponenten im Spiel

	Subjektivierung	Objektivierung
Aneignung	Geschichten anhören; eine Fernsehsendung ansehen	Buch anschauen und dabei Szenen richtig erkennen
Vergegenständlichung	Als-ob-Spiel; Rollenspiel (je nach Genauigkeit der Imitation auch objektivierend)	Puzzle zusammenlegen; ein Gebäude mit Bausteinen errichten

sammenwirken der vier Handlungskomponenten an Beispielen aus dem Spiel. Subjektivierende Aneignung haben wir beim Anhören von Geschichten und Anschauen von Fernsehfilmen vor uns, denn dabei geht es schwerpunktmäßig um das Ansprechen der eigenen Bedürfnisse und Wünsche. Subjektivierende Vergegenständlichung zeigt sich im Als-ob-Spiel, da das Kind Szenarien aus der Umwelt übernimmt, sie aber gemäß der eigenen Bedürfnislage gestaltet.
Objektivierende Aneignung zeigt sich beim Buch-Anschauen, wenn das Kind Bilder und Szenen benennt und beschreibt. Handlungen wie das Zusammenlegen eines Puzzles oder das Errichten eines Bauwerkes mit Bauklötzen sind Beispiele für objektivierende Vergegenständlichung, denn nur wenn objektiv-physikalische bzw. geometrische Sachverhalte berücksichtigt werden, kann das Vorhaben gelingen. Das Rollenspiel ist je nach Realitätsnähe eher objektivierend oder eher subjektivierend.
Die vier Grundkomponenten von Handlung bilden den allgemeinen Rahmen menschlicher Tätigkeit. Sie gewährleisten emotionale Sicherheit, das Bewusstsein von Kontrolle und ein Realitätsverständnis, das auf dem jeweils erreichten Niveau angemessen zu handeln erlaubt. Damit dienen auch im Spiel die genannten Handlungskomponenten der mentalen Hygiene und gewährleisten eine gedeihliche Entwicklung.

Thematiken

Infolge der wachsenden Lebenserfahrung, der anstehenden Entwicklungsaufgaben und der aktuellen Bedürfnisse entwickeln sich aus dem allgemeinen Person-Umwelt-Verhältnis Thematiken, die zur Bearbeitung anstehen.[1] Solche Thematiken lassen sich in längerfristige bzw. langfristige und kurzfristige Thematiken aufgliedern. Eine Möglichkeit der Systematisierung langfristiger Thematiken ist die Orientierung an Entwicklungsaufgaben. Sie stellen sich als kulturell normierte Ziele zu bestimmten Zeitpunkten ein und können im Spiel vorweggenommen und bearbeitet werden. In diesem Fall kann man von **Entwicklungsthematiken** sprechen. Sie reichen von dem allgemeinen Entwicklungsziel des Erwachsenwerdens bis zur Auseinandersetzung mit aktuell anstehenden Entwicklungsaufgaben, wie der Sauberkeitserziehung, dem Kindergartenbesuch und dem Schuleintritt. Eine zweite Gruppe von Thematiken hat mit der Entwicklung und Ausformung des Selbst zu tun, ohne dass die Kultur konkrete Aufgaben vorschreiben würde. Solche Thematiken sind Bindung und Bezogenheit sowie Autonomie und Kontrolle. Beide allgemein anthropologischen Anliegen verschränken sich dann mit kulturellen Normen. Kinder spielen diese Thematiken in vielfältiger Weise aus. Im Folgenden seien einige Beispiele zur Verdeutlichung angeführt.
Kinder zeigen im Spiel oft Allmachtsphantasien, z. B. wenn sie Tiere oder menschliche Figuren fliegen lassen (Überwindung der Schwerkraft), zaubern, den Superman oder Pippi Langstrumpf spielen oder wenn sie Spielfiguren töten und wieder auferstehen lassen. Autonomie, Macht und Kontrolle ist ein Themenbereich, der mit zunehmendem Alter gleich bedeutsam bleibt, im Spiel aber inhaltlich modifiziert wird. Gewöhnlich nehmen nach unseren Beobachtungen Allmachtsphantasien ab und weichen konkreteren und realistischeren Bemühungen um Macht und Kontrolle, so etwa der Bemühung um den Sieg im Regelspiel, die Einnahme der Machtfigur im Rollenspiel und der Fertigstellung eines Bauwerkes oder eines Bildes im Konstruktionsspiel.

Beziehungsthematiken

Beziehungsthematiken drücken sich besonders auf zwei Feldern aus: der Geschwisterrivalität und den Beziehungen zu den Eltern.

1 Der Terminus „Thematik“ wurde von Thomae (1968) eingeführt. Thomae erhob Daseinsthematiken bei Erwachsenen im mittleren und höheren Alter.

Als Beispiel für die Bearbeitung der Geschwisterrivalität sei ein Junge angeführt, der beim Spiel mit einem Eisenbahnzug nur männliche Figuren mitfahren lässt und bei der Auswahl von Puppen aus dem Szeno-Test alle weiblichen Puppen zu Boden wirft, wobei er ruft: „Die brauch' ich nicht!" Der Junge, der sich durch die Steuerungsversuche und das Herumkommandieren der älteren Schwester drangsaliert fühlt, versucht dieses Geschwisterverhältnis zu bewältigen und verallgemeinert seine Ablehnung auf alle weiblichen Personen.

Ein zweites Beispiel bezieht sich auf die Verarbeitung des Verlustes des Vaters, der die Familie verlassen hat.

Ein 4½ Jahre altes Mädchen verliebt sich in einen griechischen Jungen aus dem Kindergarten und lässt ihn im Spiel als fiktive Person erscheinen. Er liegt bei ihr im Bett, wird später gefangen genommen und wieder aus dem Gefängnis befreit. Schließlich stirbt er und erwacht wieder zum Leben. Thematisiert wird in dieser illusionären Beziehung vor allem die Kontrolle über den Partner.

Das Mädchen, dessen Spiel wir über ein Jahr lang beobachtet haben, erfährt an sich die Unsicherheit von Beziehungen. Der geliebte Vater verschwindet aus ihrem Gesichtskreis. Die Mutter geht neue, aber nicht dauerhafte Beziehungen ein und ist auch nicht immer verfügbar. Die Bewältigung dieser Situation geschieht illusionär durch ein Maximum an Kontrolle. Der geliebte Partner steht jederzeit zur Verfügung. Zudem drückt das Kind die extremste Form der Kontrolle über den Partner aus, sie ist Herrin über Leben und Tod (Näheres: s. Oerter 1999, S. 242).

Aktivierungszirkel

Für das Spiel gilt, besonders in der frühen Entwicklung, noch eine andere basale Tätigkeitsform: der Aktivierungszirkel. Heckhausen (1963/1964) rechnet Spiel zu den zweckfreien Tätigkeiten, die um ihres eigenen Anregungspotenzials willen aufgesucht und ausgeführt werden. Bei bestimmten Spielformen kommt es zu einer sukzessiven Aktivierungs- und Erregungssteigerung bis hin zum Höhepunkt mit einem darauf folgenden Abfall. Die Wiederholung dieses Aktivierungszirkels wird vom Kind als ausgesprochen lustvoll erlebt. Solche Spiele sind in der frühen Kindheit das Hochwerfen und Auffangen des Kindes, das Hammele-Stutz-Spiel und Hoppe-hoppe-Reiter.

Die Handlungsebene im Spiel

Handeln als bewusste und intentionale Aktivität ist immer auf Gegenstände gerichtet. Der Begriff „Gegenstand" bzw. „Objekt" bezieht sich dabei also auf alles, worauf sich menschliches Handeln richten kann. Im Sinne Poppers (1973) lassen sich drei Klassen von Objekten unterscheiden:

- materielle Gegenstände (Spielzeug, Personen, Pflanzen, Tiere, Naturgegenstände)
- ideelle Objekte (Wissen, Vorstellungen, Werte)
- psychologische Gegenstände (Persönlichkeitsmerkmale, Erklärungsbegriffe psychischer Prozesse)

Diese Gegenstände reichen daher im Spiel vom Spielmaterial über symbolisierte Gegenstände, Personen und Tiere oder Pflanzen bis hin zu Spielthemen oder Sujets. Da Handlungen immer eine soziale Komponente haben, enthält Spielen immer einen gemeinsamen Gegenstandsbezug. Im Als-ob-Spiel stellt das Kind durch die Einführung von handelnden oder passiv empfangenden Personen, wie Puppen und anderen Figuren mit Rollenfunktion, den gemeinsamen Gegenstandsbezug her. Im Rollen- und Regelspiel müssen die Beteiligten den Gegenstandsbezug herstellen und aufrechterhalten. Dies geschieht, wie bereits oben erläutert, durch Metakommunikation, durch Abstimmen der jeweiligen Rollen und durch die Einhaltung von vereinbarten Regeln.
Die Gegenstände von Handlungen haben generell drei Arten von Valenzen. Das Subjekt kann sich sehr eng an einen Gegenstand binden. Dieser ist dann ausschließlich für das Subjekt und für sein Handeln da. Der Gegenstand besitzt **subjektive Valenz**. In der psychoanalytischen Objektbeziehungstheorie sind Objekte mit subjektiver Valenz ausschließlich Personen, vor allem die Mutter (Mahler et al. 1978; Kernberg 1981; Winnicott 1973). Für das Kind besitzen aber auch andere Objekte subjektive Valenz: ein begehrtes Spielzeug, ein Fundstück auf dem Spaziergang etc. Ein besonderer Gegenstand mit subjektiver Valenz ist das Übergangsobjekt (Winnicott 1973). Es ersetzt die Bezugsperson während Phasen der Trennung, insbesondere in der Schlafphase, also nachts. Das Übergangsobjekt kann nicht durch einen anderen Gegenstand ersetzt werden, was den Charakter der subjektiven Valenz besonders gut kennzeichnet. Solange ein Objekt (Person oder Sache) eine subjektive Valenz besitzt, kann das Subjekt nicht über dieses Objekt mit anderen in Kontakt treten. Das zeigt sich z. B. an den Konflikten zwischen Kindern, die beide den gleichen Gegenstand für sich allein haben wollen. Bei der sozialen Interaktion muss das Kind dem Gegenstand eine andere Valenz zuweisen. Sie beinhaltet, dass das Objekt für mehrere oder alle Personen wertvoll ist. Die Bedeutung des Gegenstandes ist dann auf die Funktionen bezogen, die für alle gleich sind. Dies ist der Fall beim

Gebrauchswert eines Gegenstandes, der von der Kultur bestimmt ist. Ein Gebrauchswert kann aber ad hoc erst vereinbart werden. So mögen Kinder den Tisch zu einem Haus erklären und darunter kriechen, um dort zu „wohnen". Die gemeinsame Valenz eines Gegenstandes bezeichnen wir als **objektive Valenz**, da sie außerhalb des individuellen Gegenstandsbezuges und meist über den aktuellen Zeitpunkt hinaus Gültigkeit besitzt. Ein Aspekt von Spielentwicklung besteht im Aufbau objektiver Valenz von Gegenständen. Sie beinhaltet zum einen das Wissen darüber, wie man gemeinsame Bezüge zum Gegenstand herstellen kann, zum anderen die Fähigkeit der emotionalen Kontrolle über das Bedürfnis, nicht allein über den Gegenstand verfügen zu wollen.

Die dritte Art von Valenz, die **abstrakte Valenz**, stellt einen weiteren Schritt der Verallgemeinerung dar, der in unserer Kultur besonders bedeutsam ist. Abstrakte Valenz kann sich bei einem Objekt auf zweierlei Weise ergeben: als Vereinigung aller Handlungsmöglichkeiten im Objekt und als Vereinigung aller Gegenstände in einer Handlung oder einem Handlungstypus. Die erstere Form zeigt sich in unserer Kultur in zwei grundverschiedenen Objekten, dem Menschen und dem Geld. Der Mensch wird in demokratischen Gesellschaften als prinzipiell gleich angesehen, unter Abstraktion individueller Unterschiede. Er vereinigt in sich potenziell alle Handlungsmöglichkeiten. Im Spiel zeigt sich der Tendenz nach diese Konstruktion durch die Beliebigkeit der Rollen, die die Akteure übernehmen bzw. zugewiesen bekommen. Das Geld – als zweites Beispiel für abstrakte Valenz – vereinigt alle Objekte und Handlungsmöglichkeiten, da man mit seiner Hilfe (zumindest in der Vorstellung) alle Gegenstände dieser Welt erwerben und zugleich damit alle erwünschten Handlungsmöglichkeiten realisieren kann.

Abstrakte Valenz in Form der Vereinigung aller Gegenstände in einem Handlungstypus findet sich in der Arbeit (spezieller: im Leistungshandeln), weiterhin in Formen des Tausches (Kaufen, Verkaufen) und im Spekulieren an der Börse. Die jeweilige Handlung ermöglicht zumindest der Idee nach den Zugang zu beliebigen Objekten: Durch Arbeit kann man potenziell Geld und damit alle Objekte erwerben. Ähnliches gilt für Tausch und Spekulation. Im Spiel wird diese Form von abstrakter Valenz vorkonstruiert, indem Kinder im Konstruktionsspiel eine Vielzahl von Gegenständen herstellen und – allgemeiner – indem sie durch den Wechsel in die illusionäre Welt des Spiels mit ihren Handlungen beliebige Gegenstände (Spielthemen, Rollen, materielle Objekte) fiktiv erzeugen.

Operationen

Die unterste Handlungsebene bilden die Operationen. Dies sind automatisierte Handlungen, die z. T. sehr rasch ablaufen, nicht mehr bewusst sind sowie wenig „Speicherplatz" im Arbeitsgedächtnis und wenig psychische Energie brauchen. Operationen sind nötig, um überhaupt Handlungen durchzuführen. Zu ihnen gehören Greifen, Gehen, Laufen, Sprechen, aber auch Lesen und Schreiben. In der modernen psychologischen Theorienbildung handelt es sich dabei um das prozedurale Gedächtnis (Anderson 1985) und das implizite Gedächtnis (Schacter 1990; Newell 1991). Es sind dies Performanzleistungen, die im Ablauf nicht mehr der willentlichen bewussten Kontrolle unterworfen sind, ja z. T. sogar durch solche Kontrollen gestört werden.

Im Spiel tritt die Ebene der Operationen mindestens in dreifacher Weise auf:

- als lustvolle Wiederholung einer erworbenen Routine („mastery play")
- als Basis für intentionale Spielhandlungen (die mittlere Handlungsebene)
- als Umgehen von Routinen durch Als-ob-Handlungen

Wenn eine motorische, sprachliche oder sonstige kognitive Leistung erworben wurde und im prozeduralen Gedächtnis zur Verfügung steht, benutzt sie das Kind gerne in spielerischer Form. Dies ist vor allem beim „mastery play" der Fall, das bereits im ersten Lebensjahr auftritt (Bruner et al. 1985). Das Kind wiederholt lustvoll eine Handlung, deren Zusammenhang es erkannt hat und ausführen kann (z. B. einen über seinem Kopf hängenden Gegenstand in Bewegung zu versetzen). Das Merkmal „Wiederholung" und die damit verbundene Übung von Routinen fußen auf dem Prinzip des „mastery play". Da Routinen keinen „Speicherplatz" im Kurzzeitgedächtnis benötigen und kaum psychische Energie beanspruchen, erklären sich die unermüdlichen Wiederholungen bei spielerischen Handlungen. Es muss aber festgehalten werden, dass das Prinzip der Wiederholung auch für die bewusste, intentionale Handlungsebene gilt und in Form der Aufarbeitung traumatischer Erlebnisse auch für die Tätigkeitsebene.

Die zweite Funktion der Operationsebene bzw. des prozeduralen Gedächtnisses im Spiel setzt ein, wenn das Kind Spielhandlungen ausführt, die bestimmte Routinen benötigen. So kann das Kind nur dann ein Bauwerk errichten, wenn es die motorische Geschicklichkeit zum Aufeinanderschichten von Bausteinen besitzt, nur dann Rollenspiele ausführen, wenn es sich sprachlich verständigen kann, und ein Regelspiel, das Geschicklichkeit verlangt, nur dann spielen, wenn es diese in basaler Form erworben hat. Die Entwicklung des Spiels zeigt, dass Kinder Fertigkeiten (skills) unmittelbar nach ihrem Aufbau in die Spielhandlungen einbeziehen. Insofern eignet sich Spiel besonders zur Einübung von Fertigkeiten durch inzidentelles (beiläufiges) Lernen.

Viele intendierte Spielhandlungen benötigen aber Fertigkeiten, die das Kind nicht besitzen kann, wie etwa Auto fahren,

Raumfahrt, Kochen, Fliegen. Hier hilft sich das Kind, indem es Routinen vortäuscht und Als-ob-Routinen ins Spiel einführt (Fahren eines Spielzeugautos, Bewegen einer Rakete oder eines Flugzeugs durch die Luft, Vortäuschen des Fliegens, Kochen mit Lego-Steinen). Hier wäre also ein Teil der Realitätstransformation anzusetzen, die als zentrales Spielmerkmal eingangs genannt wurde. Während sie auf der Tätigkeitsebene der Bearbeitung und Bewältigung von (Daseins-)Thematiken dient und auf der Handlungsebene in der Realität nicht existierende Phantasie-Gestalten (Superman) und -Objekte (Zauberstab) ermöglicht, benutzt das Kind die Realitätstransformation auf der Operationsebene, um die auf den beiden oberen Ebenen angesiedelten Anliegen verwirklichen zu können. Wenn Rollen und soziale Interaktion im Spiel im Vordergrund stehen, wird mit fortschreitender Spielentwicklung auf realitätsnahe Ausführung von Routinen häufig verzichtet. Man zahlt nicht mehr mit Spielgeld, sondern macht nur noch die Geste des Geldüberreichens.
Der hier präsentierte handlungstheoretische Ansatz des Spiels eignet sich auch als Grundlage für die Spieltherapie (s. hierzu Oerter 2001).

2.10.4 Spiel und Kultur

Der Zusammenhang zwischen Spiel und Kultur kann auf mehrfache Weise hergestellt werden. Zunächst trägt die Spielentwicklung zum Aufbau und Bestand der Kultur bei, wie bereits unsere Darstellung der Entwicklung und Transformation des Spiels im Erwachsenenalter gezeigt hat (s. Abb. 2-45, S. 244). Die Kultur formt ihrerseits das individuelle Spielverhalten in starkem Maße mit, was sich an Geschlechtsunterschieden und der Bevorzugung bestimmter Spielformen zeigt, und schließlich drückt Spielverhalten kulturelle Weltsichten, aber auch Konflikte und ungelöste Spannung aus.

Spiel als menschliche Universalie

Da sich das Spiel in der Evolution bereits bei Säugetieren herausgebildet hat, ist davon auszugehen, dass es eine kulturelle Universalie ist. Kulturen, in denen Spiel nicht anzutreffen wäre, müssten diese biologisch grundgelegte Verhaltenstendenz aktiv unterdrücken. Spielbeobachtungen in sehr unterschiedlichen Kulturen, wie sie vor allem von Eibl-Eibesfeld dokumentiert wurden, zeigen daher, dass Symbol-, Rollen-, Regel- und Konstruktionsspiele nahezu überall auftauchen. Eibl-Eibesfeld fand sie z. B. bei den Yanomami am oberen Orinoko, bei den Himbas, einem Hirtenstamm in Südwestafrika, und bei den Eipo auf Neu-Guinea. Die Spielinhalte stimmen mit der Lebensform und den Entwicklungsaufgaben der jeweiligen Kultur überein. So spielen die Himba-Kinder Als-ob-Spiele mit Herden, die aus Hölzchen oder Steinen zusammen gruppiert werden, und machen Rollenspiele, bei denen ein Kind das Rind und ein älteres den Hirten, der es führt, verkörpert. Die Eipo-Kinder bauen Hütten aus Stroh und Hölzern, ganz wie es die Erwachsenen tun, und die Jungen bevorzugen Kampfspiele, die die späteren Jagd- und Kriegshandlungen der Erwachsenen vorwegnehmen (s. Filmarchiv des Humanwissenschaftlichen Zentrums der Universität München).
Bei gemeinsamen Spielen ist die Trennung zwischen Erwachsenen und Kindern nicht so deutlich wie bei uns. So beteiligten sich in Afghanistan bei einem Koch- und Ess-Spiel auch die Erwachsenen genauso „ernsthaft" wie die Kinder. Die zubereitete Nahrung wurde am Ende gemeinsam verzehrt (Sadri 1987). Die Auflistung von Regelspielen und sensomotorischen Spielen in Afghanistan belegt interessante Überlappungen mit unseren westlichen Spielen, sodass man davon ausgehen muss, dass manche Spiele schon sehr alt und teilweise aus östlichen Kulturen zu uns gelangt sind, wie dies ja auch beim Schachspiel der Fall ist.

Geschlechtsunterschiede im Spielverhalten

Die deutlichen Unterschiede zwischen den Geschlechtern in der Wahl der Spiele und des Spielzeugs müssen vor dem Hintergrund der Geschlechtsrollenidentifikation gesehen werden. Mögliche biologisch angelegte geschlechtsspezifische Merkmale werden durch die Enkulturation inhaltlich ausgelegt. Dieser Prozess ist aber nicht vorwiegend als soziales Lernen aufzufassen, bei dem externe Verstärkung zur Anpassung an die Geschlechtsrolle führt. Vielmehr belegen die Befunde die Theorie Kohlbergs in heute etwas modifizierter Form, wonach die eigene Konstruktions- und Selektionsleistung des Kindes ausschlaggebend für die Identifikation mit dem eigenen Geschlecht ist. Kohlberg (1974) unterscheidet bei diesem Prozess vier Hauptschritte:

- die Unterscheidung zweier Geschlechter in der sozialen Umwelt
- die Zuordnung der eigenen Person zu einem der beiden Geschlechter
- die aktive Selektion aus den Verhaltens- und Gegenstandsangeboten der sozialen Umwelt
- die Konstruktion der Geschlechtskonstanz

Die Zuordnung zum eigenen Geschlecht zeigt sich auch in der Präferenz von Spielsachen. In einer frühen Untersuchung von Raban (1950) wählten schon 65 % der 3-jährigen Jungen und 60 % der 3-jährigen Mädchen geschlechtsspezifisches Spielzeug (z.B. Bagger als männliches und Puppe als weibliches Spielzeug). Im Gegensatz zu Kohlbergs ursprünglicher Annahme meint man heute, dass ein rudimentäres Verstehen des Geschlechts, das durch Etikettierung (Kategorisierung) erreicht wird, hinreichend für geschlechtstypische Selektion und Informationsverarbeitung ist. Sobald sich das Kind einem (in der Regel dem eigenen) Geschlecht zugeordnet hat, bevorzugt es auch das geschlechtstypische Spielzeug (Martin u. Little 1990) und Kinder des eigenen Geschlechts im Spiel (Fagot et al. 1986). Die Herausbildung der Geschlechtspräferenz korrespondiert nicht mit dem expliziten Wissen über das Geschlecht, da ja die Zuordnung deutlich früher als das verbal darstellbare Wissen erfolgt. Die Präferenz für geschlechtskonformes Spielverhalten zeigt sich denn auch schon mit 2- bis 3 Jahren (Perry et al. 1984). Trautner et al. (1989) fanden, wie bereits zuvor Raban (1950), in einer Längsschnittstudie einen sukzessiven Anstieg in der Präferenz geschlechtskonformen Spielzeugs.

Die späteren Geschlechtsunterschiede im Spielverhalten erstrecken sich auf sportliche Aktivitäten, z.T. rein sensomotorische Spiele, z.T. sportliche Regelspiele. Aber gerade im Sport gibt es eine Reihe von Möglichkeiten, bei denen sich die Geschlechtsinteressen überlappen (z.B. Tennis, Skifahren, Leichtathletik). Ausgeprägte Geschlechtsunterschiede existieren auch bei der Nutzung von Videospielen, die generell von Jungen viel häufiger als von Mädchen genutzt werden (Kiesler et al. 1983; Fritz 1995).

Lever (1976) hat die Regelspiele von Jungen und Mädchen erfasst und dabei folgende geschlechtstypische Präferenzen gefunden:

- Jungen bevorzugen Spiele in großen Gruppen und mit Körperstärke und Körperkontakt, motorischer Aktivität, Beanspruchung von viel Raum, symbolischen oder echten Konflikten zwischen Teams und wohl definiertem Ergebnis.
- Mädchen präferieren Spiele mit fester Reihenfolge der Spieler, gemeinsamem Singen, Rhythmen und Wörtern, indirektem Wettbewerb, einer Vielfalt von Regeln (die jede Bewegung kontrolliert) und einem Wettbewerb zwischen Individuen, nicht zwischen Gruppen.

Spiel im Erwachsenenalter

Spiele im Erwachsenenalter haben nicht die gleiche Funktion wie in der Kindheit. Dort dienen sie der Lebensbewältigung und sind oft das einzige Medium, Probleme abzuarbeiten, da dem Kind noch wenig andere Möglichkeiten der Bewältigung zur Verfügung stehen. Daher ist der entwicklungspsychologische Weg die Transformation des Spiels in Kunst, Religion und Arbeit (s.a. Oerter 1999). Warum aber spielen auch Erwachsene, wenn ihnen andere, adäquatere Mittel der Lebensbewältigung zur Verfügung stehen? Auf diese Frage gibt es mindestens vier Antworten:

- Bewahrung und Weiterführung der kindlichen Spielhaltung
- Regression durch Spiel
- inadäquates Coping
- Expression gesellschaftlicher Konflikte

Bewahrung und Weiterführung der kindlichen Spielhaltung

Spielfreude und Spielhaltung bleiben auch im Erwachsenenalter häufig bestehen. Dies zeigt sich vor allem im Sport, Tanz, Theaterspiel und in der Freude am Spiel mit Kindern. Freilich haben Erwachsene auch andere Möglichkeiten spielerischer Aktivität, nämlich eine Realitätsveränderung durch Phantasietätigkeit, die sich in Utopien, Tagträumen, Zukunftsplänen usw. zeigt, aber nicht mehr – wie beim Spiel – äußere Handlungen benötigt. Die spielerische Haltung ist gewiss im Sinne der mentalen Hygiene wünschenswert, weshalb man sich bemüht, die Spielhaltung von Erwachsenen wieder zu wecken, wenn sie verloren gegangen ist.

Regression durch Spiel

Spiel bedeutet immer dann Regression, wenn man – aus welchen Gründen auch immer – in frühere Entwicklungsetappen zurückwechselt. Dies kann eine Flucht vor aktuellen Problemen bedeuten, aber auch notwendig werden, um Kraft für den Alltag zu schöpfen. Therapeutisch wird daher von verschiedenen Richtungen her die Regression auch als Mittel zur Überwindung von Barrieren während der Behandlung und zur Heilung verwendet. Im Alltag findet man Regressionen beim intergenerativen Spiel (z.B. Großeltern–Enkel) und beim Hobby, das vielfach Flucht vor dem öden Alltag in die Kindheit darstellt (Oerter 1999).

Inadäquates Coping

Inadäquat wird das Spiel, wenn es stellvertretend für Problem- und Konfliktbewältigung gewählt wird. Am problematischsten erweist sich hier das Glücksspiel, das als Ausweg aus finanziellen Schwierigkeiten dienen soll. Die Erklärung für die Entstehung der Glücksspielsucht reichen von psychoanalytischen Deutungen über motivationspsychologische und entwicklungspsychologische Erklärungen bis hin zu biologischen Annahmen (s. z.B. Meyer u. Bachman 1993). Aber auch Gesellschaftsspiele, z.B. das Kartenspiel, erlangen oft die Funktion stellvertretender Lebensbewältigung, vor allem dann, wenn der Erfolg bei solchen Spielen den Misserfolg im Leben kompensieren soll (s. Oerter 1999).

Expression gesellschaftlicher Konflikte

Über die individuelle Lebensbewältigung hinaus haben Spiele nach Ansicht von Sutton-Smith (1986) und Roberts et al. (1959) eine kulturell adaptive Funktion. Sie drücken Spannungsverhältnisse bei gesellschaftlichen Aufgaben aus. So werden Wettkämpfe auf nationaler und internationaler Ebene als ritualisierte Kriege interpretiert, die das Konfliktpotenzial zwischen Ethnien und kulturellen Subgruppen auf unblutige Weise bearbeiten. Kulturen mit hohen Wettbewerbsanforderungen, wie die westlichen Kulturen, bevorzugen Regelspiele mit Wettbewerbscharakter. Kulturen mit strenger Primärsozialisation, Disziplinierung, Gehorsam und zugleich hoher Komplexität bevorzugen Strategiespiele (man denke an Schach, das im Orient entstanden ist). In Kulturen mit Übernahme von Verantwortung, Unterdrückung persönlicher Initiative und Glauben an das Wohlwollen übernatürlicher Kräfte tritt das Glücksspiel als Pendant der Bearbeitung auf (Sutton-Smith 1986; Sutton-Smith et al. 1963). Die genannten Autoren haben auch versucht, ihre Hypothese empirisch zu erhärten und eine gewisse Unterstützung ihrer Annahmen bei der Verteilung von Spielpräferenzen von Erwachsenen in den USA gefunden.

Literatur

Anderson JR (1985). Cognitive Psychology and its Implications. New York: Freedman.

Apter MJ (1982). The Experience of Motivation: The theory of psychological reversals. New York, London: Academic Press.

Bateson G (1955). A theory of play and fantasy. Psychiatr Res Rep; 2: 39–51.

Bischof-Köhler D (1998). Zusammenhänge zwischen kognitiver, motivationaler und emotionaler Entwicklung in der frühen Kindheit und im Vorschulalter. In: Keller H (Hrsg). Lehrbuch Entwicklungspsychologie. Bern: Huber; 319–76.

Bretherton I (Hrsg) (1984). Symbolic Play. The development of social understanding. Orlando, FL: Academic Press.

Bruner JS, Jolly A, Sylva K (1985). Play. Its role in development and evolution. Harmondsworth, Middelsex, England: Penguin Books Ltd.

Chevalier-Skolnikoff S (1973). Visual and tactile communication in Macaca arctoides and its ontogenetic development. Am J Phys Anthropol; 38: 515–8.

Csikszentmihalyi M (1985). Das Flow-Erlebnis. Stuttgart: Klett-Cotta.

Eifermann RR (1971). Social play in childhood. In: Herron RE, Sutton-Smith B (eds). Child's Play. New York: Wiley; 270–97.

Elkonin D (1980). Psychologie des Spiels. Köln: Pahl-Rugenstein.

Erikson EM (1978). Kinderspiel und politische Phantasie. Frankfurt a. M.: Suhrkamp.

Fagot BI, Leinbach MD, Hagan R (1986). Gender labeling and the adoption of sex-typed behaviors. Dev Psychol; 22: 440–3.

Fein GG (1981). Pretend play in childhood: An integrative review. Child Dev; 52: 1095–118.

Freud S (1908). Der Dichter und das Phantasieren. GW 7. Frankfurt a. M.: Fischer; 211–23.

Freud S (1920). Jenseits des Lustprinzips. GW 13. Frankfurt a. M.: Fischer

Freud S (1938). Abriß der Psychoanalyse. GW 17. Frankfurt a. M.: Fischer; 63–138.

Fritz J (Hrsg) (1995). Warum Computerspiele faszinieren. Empirische Annäherungen an Nutzung und Wirkung von Bildschirmspielen. Weinheim: Juventa.

Griffin H (1984). The coordination of meaning in the creation of a shared make-believe reality. In: Bretherton I (ed). Symbolic Play. London: Academic Press; 73–100.

Groos K (1899). Die Spiele des Menschen. Jena.

Harris PL, Kavanaugh RD (1993). Young children's understanding of pretense. Monographs of the Society for Research in Child Development; 58(1).

Heckhausen H (1963/1964). Entwurf einer Psychologie des Spielens. Psychologische Forschung; 27: 225–43.

Howes C, Matheson CC (1992). Sequences in the development of competent play with peers: Social and social pretend play. Dev Psychol; 28: 961–74.

Hutt C (1966). Exploration and play in children. In: Jewell PA, Loizos C (eds). Play, Exploration, and Territory in Manuals. London: Academic Press; 61–79.

Hutt C (1979). Exploration and play. In: Sutton-Smith B (ed). Play and Learning. New York: Gardner Press; 32–54.

Inhelder B, Lezine I, Sinclair H, Stambak M (1972). Les débuts de la fonction symbolique. Archives de Psychologie; 41: 187–243.

Iwanaga M (1973). Development of interpersonal play structures in 3, 4, and 5 year old children. J Res Dev Education; 8: 71–82.

Keller H, Schölmerich A, Miranda D, Gauda G (1987). The development of exploratory behavior in the first four years of life. In: Görlitz D (Hrsg). Curiosity, Imagination, and Play. Hillsdale, NJ: Erlbaum; 24–42.

Kernberg OF (1981). Objektbeziehungen und Praxis der Psychoanalyse. Stuttgart: Klett-Cotta.

Kiesler S, Sproull L, Eccles JS (1983). Second class citizens. Psychology Today; 17(3): 41–8.

Kohlberg L (1974). Zur kognitiven Entwicklung des Kindes. Frankfurt a. M.: Suhrkamp.

Korzybski A (1941). Science and Sanity. New York: Science Press.

Leontjew AN (1977). Tätigkeit, Bewußtsein, Persönlichkeit. Stuttgart: Klett-Cotta.

Leslie AM (1987). Pretense and representation: The origins of „Theory of Mind". Psychol Rev; 94(4): 412–26.

Lever J (1976). Sex differences in the games children play. Social Problems; 23: 478–87.

Mahler M, Pine F, Bergman A (1978). Die psychische Geburt des Menschen. Frankfurt a. M.: Fischer.

Martin CL, Little JK (1990). The relation of gender understanding to children's sex-typed preferences and gender stereotypes. Child Dev; 61: 1427–39.

Meyer G, Bachmann M (1993). Glücksspiel. Wenn der Traum vom Glück zum Alptraum wird. Berlin: Springer.

Newell KM (1991). Motor skill acquisition. Ann Rev Psychol; 42: 213–37.

Nunner-Winkler G (1999). Menschenbildannahmen in der Geschlechterforschung. In: Oerter R (Hrsg). Menschenbilder in der modernen Gesellschaft. Konzeptionen des Menschen in Wissenschaft, Bildung, Kunst, Wirtschaft und Politik. Stuttgart: Enke; 79–93.

Oerter R (1999). Psychologie des Spiels. Weinheim: Beltz.

Oerter R (2001). Spieltherapie: Ein handlungstheoretischer Ansatz. In: Röper G, Hagen C v, Noam G (Hrsg). Entwicklung und Risiko. Perspektiven einer Klinischen Entwicklungspsychologie. Stuttgart: Kohlhammer; 117–38.

Pellegrini AD, Galda L (1989). A longitudinal study of social-developmental functions of children's rough-and-tumble play. Jyväskylä, Finnland: Paper presented at the Tenth Biennial Meetings of ISSBD.

Perry DG, White AJ, Perry LC (1984). Does early sex-typing result from children's attempts to match their behavior to sex role stereotypes? Child Dev; 44: 2114–21.
Petry J (1996). Psychotherapie der Glücksspielsucht. Weinheim: Psychologie Verlags Union.
Piaget J (1969). Nachahmung, Spiel und Traum. Stuttgart: Klett.
Popper KR (1973). Objektive Erkenntnis. Ein evolutionärer Entwurf. Hamburg: Hoffmann & Campe.
Raban M (1950). Sex-role identification in young children in two diverse social groups. Gen Psychol Monogr; 42: 81–158.
Rheinberg F (1991). Flow-Erleben beim Motorradfahren: Eine Erkundungsstudie zu einem besonderen Funktionszustand. Bochum: Institut für Zweiradsicherheit.
Rheinberg F (1997). Motivation. Stuttgart: Kohlhammer.
Roberts JM, Arth J, Bush RR (1959). Games in culture. Am Anthropol; 61: 597–605.
Rubin KH, Watson KS, Jambor TW (1978). Free-play behaviors in preschool and kindergarten children. Child Dev; 49: 534–6.
Sade DS (1973). An ethogram for rhesus monkeys: antithetical contrasts in posture and movement. Am J Phys Anthropol; 38: 537–42.
Sadri MH (1987). Spiel im Leben des afghanischen Kindes. München: Unveröffentl. Magisterarbeit an der LMU München.
Schacter DL (1990). Perceptual presentation systems and implicit memory: Toward a solution of the multiple memory systems debate. In: Diamond A (ed). Annals of the New York Academy of Science. Vol. 608: Development. New York: New York Academy of Science; 543–72.
Scheuerl H (1991). Das Spiel. Weinheim: Beltz.
Schmidtchen S, Erb A (1976). Analyse des Kinderspiels. Köln: Kiepenheuer & Witsch.
Smith PK (1982). Does play matter? Functional and evolutionary aspects of animal and human play. Behav Brain Sci; 5: 139–84.
Sutton-Smith B (1986). The metaphor of games in social science research. In: van der Kooij R, Hellendoorn J (eds). Play, Play Therapy, Play Research. Berwyn: Swets Northamerica; 35–65.
Sutton-Smith B, Roberts JM, Kozelka RM (1963). Game involvement in adults. J Soc Psychol; 60: 15–30.
Thomae H (1968). Das Individuum und seine Welt: eine Persönlichkeitstheorie. Göttingen: Hogrefe.
Trautner HM, Helbing N, Sahm WB, Pennig S, Degenhardt A (1989). Schlussbericht zum DFG-Projekt „Längsschnittliche Analyse von Entwicklungsmerkmalen der Geschlechtstypisierung im Kindesalter". Münster: Psychologisches Institut III der Universität Münster.
Vandenberg B (1986). Play, myth and hope. In: van der Kooij R, Hellendoorn J (eds). Play, Play Therapy, Play Research. Berwyn: Swets North America; 77–87.
Van der Kooji R (1991). Pädagogik und Spiel. In: Roth L (Hrsg). Pädagogik. Handbuch für Studium und Praxis. München: Ehrenwirth; 241–55.
Wälder R (1933). The psychoanalytic theory of play. Psychoanal Q; 2: 208–24.
Winnicott DW (1973). Vom Spiel zur Kreativität. Stuttgart: Klett.
Wygotski LS (1980, Orig. 1933). Das Spiel und seine Bedeutung in der psychischen Entwicklung des Kindes. In: Elkonin D (Hrsg). Psychologie des Spiels. Köln: Pahl-Rugenstein; 430–65.
Zuckerman M (1971). Dimensions of sensation seeking. J Consult Clin Psychol; 36: 45–52.
Zuckerman M (1979). Sensation Seeking: Beyond the optimal level of arousal. Hillsdale, NJ: Erlbaum.

3 Entwicklungspsychiatrische Grundlagen psychischer Störungen

3.1 Die Bedeutung von Entwicklungsprozessen für die Manifestation psychischer Störungen

H. Remschmidt

Inhalt

3.1.1 Entwicklung und Entwicklungsprozesse

Entwicklung kann definiert werden „als Reihe von miteinander zusammenhängenden Veränderungen, die bestimmten Orten des zeitlichen Kontinuums eines individuellen Lebenslaufes zuzuordnen sind" (Thomae 1959, S. 10).
Diese Definition enthält allerdings noch nicht die Entwicklungsprozessen innewohnende Zielorientierung, die zumindest für das Kindes- und Jugendalter gilt. Entwicklung bezieht sich aber keineswegs nur auf diese Lebensperioden. Vielmehr erstreckt sich die Betrachtung von Entwicklungsvorgängen auf die ganze Lebensspanne, wobei die Wirkung und Wechselwirkung biologischer, historisch-gesellschaftlicher und kultureller Einfluss-Systeme auf die menschliche Entwicklung zu betrachten sind (Baltes 1990; Staudinger u. Baltes 2000; Catherwood 2004). In diesem Sinne lässt sich Entwicklung insgesamt als ein „facettenreiches dynamisches System" (Staudinger u. Baltes 2000) auffassen, welches primär biologisch verankert ist, jedoch durch historisch-gesellschaftliche und kulturelle Systeme nachhaltig beeinflusst wird. Dieser breiten Auffassung von Entwicklung und Entwicklungsprozessen lässt sich eine stärker biologisch orientierte Auffassung von Entwicklung gegenüberstellen, die Prozesse wie Wachstum, Reifung und Lernen sowie deren Wechselwirkungen umfasst. In dieser stärker fokussierten Sicht sind auch zufällige Einflüsse auf Kinder zu berücksich-

tigen (z. B. die Auswirkung von Unfällen oder Erkrankungen), die unvorhersagbar und schicksalhaft auftreten, nicht als dem Entwicklungsprozess innewohnende Faktoren aufgefasst werden können, gleichwohl aber die Entwicklung eines Menschen grundlegend beeinflussen.

Entwicklungsprozesse und -veränderungen sind grundsätzlich altersgebunden und bestehen aus strukturellen und funktionellen Umgestaltungen eines Organismus. Sie gehen mit quantitativen und qualitativen Veränderungen einher, die aus der Bildung neuer Strukturen und Funktionen resultieren. Ein Blick auf Entwicklung und Entwicklungsprozesse wäre allerdings unvollständig, wenn man nicht die Rolle von **Erfahrungen** einbeziehen würde. Nach Gottlieb (1976) kann man in der Entwicklung von Verhalten drei verschiedene Rollen unterscheiden, die der Erfahrung zukommen.

Erfahrung kann bestimmte Verhaltensstadien **erhalten** und **konservieren**. Erfahrung kann Entwicklung **erleichtern**, indem sie ihren Ablauf beschleunigt, ohne ihren Verlauf zu verändern, oder indem sie das erreichte Endergebnis verbessert. Erfahrung kann aber auch neue Formen des Verhaltens **induzieren**, die sich mehr oder weniger direkt aus dem auslösenden Ereignis ableiten lassen.

Gottlieb folgert aus eigenen Studien und der Literatur, dass es Beweise dafür gebe, dass Erfahrung entwicklungsunterstützend und -beschleunigend wirken kann, aber keine dafür, dass sie Entwicklung induzieren kann. Diese Interaktion hängt vermutlich mit sensiblen oder kritischen Entwicklungsphasen zusammen, die man aus der Tierforschung kennt und die neue Verhaltensmuster hervorbringen. Das einzige Verhalten, das durch Erfahrung möglicherweise induziert werden könnte, ist die Entwicklung sozialer Beziehungen und Bindungen beim Kleinkind.

Im Zusammenhang mit der Betrachtung psychischer Störungen im Kindes- und Jugendalter hat sich immer mehr der Begriff der **Entwicklungspsychopathologie** herausgebildet, mit dessen Hilfe der Versuch unternommen wird, die Entwicklungsperspektive in umfassender Weise für das Verständnis normaler Entwicklungsprozesse sowie deren Deviationen fruchtbar zu machen (Rutter 1980; Cicchetti 1984; Remschmidt u. Schmidt 1992; Resch 1996; Sameroff et al. 2000; Schellenbach u. Culbertson 2005; Wenar 2000). Ganz ohne Zweifel ist die Entwicklungsperspektive von entscheidender Bedeutung für das Verständnis psychischer Störungen auf allen Altersstufen, sie gewinnt jedoch im Kindes- und Jugendalter aufgrund der ungeheuren Dynamik von Entwicklungsprozessen eine besondere Bedeutung (Wenar 2000). Entwicklungsphysiologie, Entwicklungsneurologie, Entwicklungspsychologie, Entwicklungspharmakologie etc. sind Grundlagenwissenschaften, die alle unter dem Terminus „Entwicklungspsychopathologie“ subsumiert werden können. In diesem Sinne definieren Rolf und Read (1984, S. 9) Entwicklungspsychopathologie „als die Untersuchung abweichenden Verhaltens innerhalb eines Kontextes, der die Entwicklungseinflüsse genetischer, ontogenetischer, biochemischer, kognitiver, affektiver, sozialer oder jedweder anderer Art auf das Verhalten erfasst“.

Verhalten kann auf **verschiedenen Ebenen** untersucht werden, die normales und von der Norm abweichendes Verhalten in unterschiedlicher Komplexität wiedergeben. In der Tabelle 3-1 sind acht Ebenen dargestellt, beginnend mit einem sehr niedrigen bis hin zu einem sehr komplexen Niveau, das personale Interaktion, Familienstrukturen und auch generationenübergreifende Strukturen berücksichtigt.

Aus der Entwicklungsperspektive kann normales und normabweichendes Verhalten auf den verschiedenen Ebenen **Kontinuitäts-** und **Diskontinuitätsmuster** aufweisen. So konnte in verschiedenen Studien gezeigt werden, dass in einem sehr frühen Stadium der Persönlichkeitsentwicklung

Tab. 3-1: Ebenen der Verhaltensorganisation (nach Remschmidt 1992)

Ebene	normales Verhalten	auffälliges Verhalten
molekulare Ebene	Verhaltensmerkmale	Symptome
molare Ebene	Verhaltensmuster	Syndrome
Funktionsebene	Grad der Funktionsfähigkeit	Grad der Dysfunktion
Ebene der Adaptationsprozesse	Muster der Anpassung	Muster der Fehlanpassung
individuelle Ebene	Persönlichkeit	Persönlichkeitsstörung
interaktionale Ebene	Persönlichkeit im Kontext	Persönlichkeitsstörungen im Kontext
Familienebene	normale Familienfunktion und -struktur	Dysfunktion der Familie und deviante Familienstrukturen
Generationenebene	normale Struktur und Beziehung der Generationen	Auffälligkeiten in Struktur und Beziehung der Generationen

beginnendes dissoziales Verhalten sowie Störungen des Sozialverhaltens über weite Strecken stabil bleiben und demzufolge einem Kontinuitätsmodell folgen (Robins 1966; 1991; Zoccolillo et al. 1992). Demgegenüber weisen manche internalisierende Störungen, wie z. B. Angstzustände, eine starke Tendenz zu Spontanremissionen auf und entsprechen eher einem Diskontinuitätsmodell. Für depressive Störungen trifft dies nach neueren Erkenntnissen nicht mehr zu (Harrington 1993).

Aus der Perspektive der Entwicklungspsychopathologie sollten sich künftige Forschungsvorhaben stärker auf **komplexere Funktionen** konzentrieren als auf Symptome und Syndrome. Modelle von Anpassung und Fehlanpassung in unterschiedlichen Altersgruppen und Entwicklungsphasen und die Reorganisation von Verhalten scheinen drei wichtige Themen für die künftige Entwicklung zu sein. Reorganisation von Verhalten auf verschiedenen Entwicklungsstufen ist beispielsweise ein Kernthema, ohne das bestimmte neu erworbene Fähigkeiten oder mitunter auch eine Behinderung nicht gänzlich zu verstehen sind.

Kagan (1981; 1984) vermutet, dass

> „viele Beispiele von Entwicklungsveränderungen charakterisiert werden können durch das Ersetzen einer alten Struktur oder eines Prozesses durch einen neuen, der wenig oder gar keinen Zusammenhang mit den beiden hypothetischen Strukturen aufweist. Diese Vermutung impliziert, dass einige Strukturen oder Prozesse verschwinden." (Kagan 1981, S. 68, Übs. d. A.)

Beispiele für solche **Reorganisationen** sind nach Piaget (1950; 1983) der Erwerb des abstrakten Denkens sowie die hormonellen Veränderungen in der Pubertät und deren Folgen für die körperlichen und psychischen Funktionen. Mit dem Erreichen des jeweiligen Funktionsniveaus werden neue Fähigkeiten erworben, die sich nicht von früheren Fähigkeiten herleiten lassen und die gewissermaßen einen „Entwicklungssprung" darstellen.

Im gleichen Zusammenhang lassen sich die so genannten **Wendepunkte der Entwicklung** (Rutter 1996) erörtern. Diese sind oft von persönlichen Erfahrungen abhängig, mit deren Hilfe in der Vergangenheit Erlebtes neu strukturiert wird und so einen positiven Einfluss auf das Selbstkonzept der Kinder nehmen kann. Aus diesen Beispielen wird deutlich, dass die Interaktion zwischen biologischen und psychologischen Einflüssen im **Längsschnitt** untersucht werden muss, also nicht nur auf den einfachen Ebenen von Verhaltensweisen, Symptomen und Syndromen, sondern vielmehr auf einem höheren Funktionsniveau, das Restrukturierungs- und Reorganisationsprozesse auf unterschiedlichen Altersstufen mit einschließt.

3.1.2 Varianten der Entwicklung und psychischer Störungen

In den beiden gängigen Klassifikationssystemen (ICD-10 und DSM-IV) wurde der Krankheitsbegriff durch einen **Störungsbegriff** ersetzt. Inwieweit diese Abänderung Bestand haben wird, wird erst die Zukunft zeigen. Maßgeblich für dieses Vorgehen war, dass der Störungsbegriff weniger ätiologie- und theoriegeladen ist als derjenige der Erkrankung. Dieser Verzicht steht jedoch nicht für ein Programm, sondern spiegelt lediglich den derzeit noch zu geringen Wissensstand wider, der eine auf Ätiologie beruhende Klassifikation noch nicht ermöglicht (Remschmidt 1988). Zum Krankheitsbegriff in der Kinder- und Jugendpsychiatrie sei hier auf die Darstellung von Warnke (1993) verwiesen.

Der Entwicklungsbegriff hat bislang nur unzureichend Eingang in die modernen Klassifikationssysteme gefunden. In der multiaxialen Fassung der ICD-10 (Remschmidt et al. 2006) ist mit der zweiten Achse immerhin eine eigene Möglichkeit zur Einordnung **umschriebener Entwicklungsrückstände** (im Bereich der Sprache, der schulischen Fertigkeiten wie Lesen, Rechtschreiben und Rechnen sowie in der Motorik) geschaffen worden. Auch die Kategorie der **tiefgreifenden Entwicklungsstörungen** erlaubt, Syndrome wie den frühkindlichen Autismus, das Asperger-Syndrom, das Rett-Syndrom und desintegrative Störungen mit Manifestation in der frühen Kindheit entwicklungsbezogen zusammenzufassen, wobei aufgrund der unterschiedlichen Verläufe die gemeinsame Basis gar nicht so groß ist. Der ausgeprägte Entwicklungsbezug vieler anderer Störungen (z. B. des hyperkinetischen Syndroms, der Störungen der Geschlechtsidentität, der affektiven Störungen oder der Persönlichkeitsstörungen) wird jedoch unzureichend sowohl in der ICD-10 als auch im DSM-IV reflektiert. Dies haben Graham und Skuse (1992) u. a. mit dem Hinweis kritisiert, dass der Longitudinal- und Verlaufsaspekt in beiden Klassifikationssystemen vernachlässigt wird.

Da das Wissen über Entwicklung und Verlauf kinder- und jugendpsychiatrischer Störungen und Erkrankungen jedoch in den letzten Jahrzehnten erheblich zugenommen hat, erscheint es uns möglich, psychische Störungen und Erkrankungen unter Entwicklungs- und Verlaufsaspekten zu klassifizieren. Ein solcher Versuch wurde von Remschmidt und Schmidt (2000) vorgenommen, wobei sechs verschiedene Störungstypen unterschieden wurden (ebd., S. 103–202):

- **Varianten des Verhaltens:** Sie erstrecken sich auf Normabweichungen der verschiedenen Funktionen im Laufe der Entwicklung (z. B. der vegetativen Funktionen, des Bindungsverhaltens, der Sprachentwicklung, der sozialen Entwicklung etc.), die noch nicht den Charakter einer Störung bzw. Erkrankung haben, deren Kenntnis aber

Tab. 3-2: Entwicklungs- und verlaufsorientierte Klassifikation psychischer Störungen (nach Remschmidt u. Schmidt 2000)

Verhaltensvarianten und Belastungsreaktionen
Es handelt sich um vorübergehende Veränderungen physischer und psychischer Funktionen sowie des Verhaltens, die auf Reifungs- und Anpassungsvorgänge sowie auf eine noch unsichere Selbststeuerung zurückzuführen sind. Sie erstrecken sich auf:
• motorische Funktionen, vegetative Funktionen und Sexualentwicklung
• kognitive Funktionen und Sprache
• Emotionen und Motive
• Kontakte und Sozialverhalten
• akute Belastungsreaktionen
• Posttraumatische Belastungsstörungen
• Anpassungsstörungen
früh beginnende Störungen mit überdauernder Beeinträchtigung
• Intelligenzminderung
• Autismus
• Rett-Syndrom
• desintegrative Störungen
• expressive Sprachstörungen
• rezeptive Sprachstörungen
• Landau-Kleffner-Syndrom
• Lese- und Rechtschreibstörung (Legasthenie)
• Rechenstörung
• hyperkinetische Störung des Sozialverhaltens
entwicklungsabhängige Störungen
• motorische Entwicklungsstörungen und Artikulationsstörungen
• Bewegungsstereotypien und passagere Tic-Störungen
• Pica und Rumination
• Pavor nocturnus, Somnambulismus und Albträume
• Enuresis und funktionelle Harninkontinenz
• Enkopresis
• alterstypische somatoforme Störungen bzw. Konversionsstörungen
• Aufmerksamkeitsdefizit-/Hyperaktivitätsstörungen
• altersspezifische Phobien
• soziale Empfindlichkeit
• oppositionelle Störungen
• sexuelle Reifungskrisen
altersspezifisch beginnende Störungen
• Störung des Redeflusses (Stottern und Poltern)
• Tic-Störungen und Gilles-de-la-Tourette-Syndrom
• Störungen des Sozialverhaltens, Dissozialität, Delinquenz

altersspezifisch beginnende Störungen (Fortsetzung)
• Ess-Störungen (Anorexia nervosa und Bulimia nervosa)
• Mutismus
entwicklungsabhängige Interaktionsstörungen
• Schlafstörungen
• Fütterstörungen
• Trennungsangststörungen
• Geschwisterrivalität
• Münchhausen-by-proxy-Syndrom
• induzierter Wahn
früh beginnende erwachsenentypische Störungen
• Angststörungen (Panikattacken, generalisierte Angststörungen)
• Zwangsstörungen
• dissoziative Störungen
• affektive Störungen
• Schizophrenie
• Persönlichkeitsstörungen
• Störung des Sozialverhaltens
• Substanzmissbrauch und Drogenabhängigkeit

sowohl im Hinblick auf präventive Maßnahmen als auch im Hinblick auf die Beratung der Eltern bzw. der jeweiligen Bezugsperson wichtig ist.

- **früh beginnende Störungen mit überdauernder Beeinträchtigung der Entwicklung:** Sie umfassen eine Reihe ätiologisch unterschiedlicher Störungen, die in der frühen und mittleren Kindheit beginnen und entweder eine lebenslange Beeinträchtigung hinterlassen oder zumindest bis ins mittlere Erwachsenenalter (etwa bis zum 30. Lebensjahr) nachweisbare Folgen haben.
- **entwicklungsabhängige Störungen:** Sie sind dadurch charakterisiert, dass Entwicklungs- und Reifungsvorgänge in der frühen und mittleren Kindheit, etwa bis zur Pubertät, eine entscheidende Rolle spielen. Sie weisen mit zunehmender Reifung eine signifikante Häufigkeitsabnahme auf, die sich in etwa parallel zum „Reifezuwachs" ereignet.
- **altersspezifisch beginnende Störungen:** Ihre Besonderheit liegt darin, dass sie in einer spezifischen Altersphase erstmalig auftreten und unterschiedliche Verlaufscharakteristiken aufweisen.
- **entwicklungsabhängige Interaktionsstörungen:** Ihr Kennzeichen ist, dass sie auf bestimmten Alters- und Entwicklungsstufen aus der Interaktion mit Bezugspersonen resultieren.

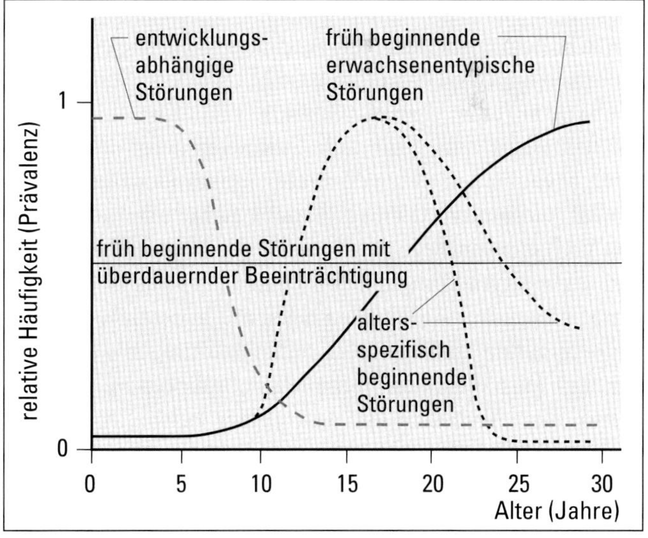

Abb. 3-1: Verlaufstypen psychischer Störungen im Kindes- und Jugendalter (nach Remschmidt u. Schmidt 2000)

- **früh beginnende erwachsenentypische Störungen:** Hierbei handelt es sich um Störungen, die für das Erwachsenenalter typisch sind, die jedoch häufig bereits in der Adoleszenz beginnen und sich in aller Regel ins Erwachsenenalter fortsetzen.

Diese Klassifikation wurde inzwischen Grundlage eines neuen Lehrbuchs, das die entwicklungs- und verlaufsbezogene Ordnung der psychischen Störungen im Kindes- und Jugendalter zum Einteilungsprinzip erhebt (Blanz et al. 2005). In der Abbildung 3-1 sind vier der sechs Verlaufstypen schematisch dargestellt. Es fehlen die Verhaltensvarianten und die entwicklungsabhängigen Interaktionsstörungen, die sich nur schwer grafisch darstellen lassen. Die Tabelle 3-2 gibt eine ausschnittsweise Übersicht über die Zuordnung verschiedener Störungen zu den sechs entwicklungs- und verlaufsorientierten Klassifikationskategorien.

3.1.3 Bedingungskonstellationen für psychopathologische Entwicklungen

Im Folgenden wird in aller Kürze auf einige Konstellationen eingegangen, die entweder psychopathologische Entwicklungen fördern, verändern oder aufrechterhalten.

Kontinuität und Wandel von Verhalten

Unabhängig von verschiedenen methodologischen Überlegungen haben verschiedene Studien übereinstimmend Folgendes gezeigt: Bei tiefgreifenden Entwicklungsstörungen wie z. B. dem frühkindlichen Autismus, dem Asperger-Syndrom und dem Rett-Syndrom besteht eine hohe Stabilität im Hinblick auf den Verlauf (Gillberg 1991; Klin u. Volkmar 1997). Deshalb haben wir diese Störungen unter der Rubrik „früh beginnende Störungen mit überdauernder Beeinträchtigung“ subsumiert. Gleiches findet sich bei externalisierenden Verhaltensmustern (Taylor 1989; Verhulst u. Koot 1992) und aggressivem Verhalten von Jungen (Olweus 1979). Auch ein beträchtlicher Anteil der Jungen mit hyperaktiv-impulsivem Verhalten und Aufmerksamkeitsstörungen zeigt eine Tendenz zu bleibenden Verhaltensauffälligkeiten, wie z. B. antisozialem Verhalten und antisozialer Persönlichkeit und Drogenmissbrauch (Gittelmann et al. 1985) oder Aggressivität und Delinquenz (Farrington et al. 1990; McGee et al. 1984a; 1984b).

Es ist aber vorerst noch nicht hinreichend geklärt, warum eine derartige **Kontinuität** bei diesen Störungen besteht. Im Hinblick auf das Kontinuitätsproblem sind diejenigen Kinder von besonderem Interesse, die zu einer bestimmten diagnostischen Kategorie des Kontinuitätstypus gehören, es aber schaffen, das betreffende Fehlverhalten mit dem Älterwerden abzulegen.

Ein etwas vernachlässigtes Thema ist das der **Diskontinuität**. Mit Ausnahme bestimmter Entwicklungsstörungen, die mit Reifungsprozessen im Zusammenhang stehen, wie z. B. Enuresis, Enkopresis und einiger vorübergehender Sprachstörungen, ist über Diskontinuität nicht viel bekannt. Es ist beispielsweise unklar, warum ein bestimmter Teil der Patienten mit kindlichen Depressionen keine Depression vom Erwachsenentyp entwickelt. Gleiches gilt für einen kleinen Teil der Patienten mit Störungen des Sozialverhaltens oder mit Drogenmissbrauch. Es ist gut vorstellbar, dass größere Veränderungen im Leben der Betroffenen eine positive Wende in Richtung auf eine ungestörte Entwicklung in der Adoleszenz bewirken (Rutter 1995).

Geschlechterunterschiede und individuelle Differenzen im Entwicklungsverlauf

Es existiert ein umfangreiches Wissen über Geschlechterunterschiede im Zusammenhang mit psychopathologischen Störungen und auch über individuelle Unterschiede in der allgemeinen Entwicklung (Übersicht bei Costello u. Angold 1995). Die Geschlechterunterschiede betreffen körperliche Entwicklung, Wachstum, Reifung, Entwicklung differenzieller Fähigkeiten wie Sprechen und Sprache, räumliche Wahrnehmung sowie die meisten psychopathologischen Störungen (hyperkinetisches Syndrom, Entwicklungsverzögerung, Autismus, aggressives Verhalten und dissoziales Verhalten etc.).

Bis zur Pubertät kommen die meisten psychopathologischen Auffälligkeiten bei Jungen häufiger vor als bei Mädchen, obwohl die Relation Jungen-Mädchen für die verschiedenen Syndrome sehr unterschiedlich ist. **Nach der Pubertät** ändert sich tendenziell das Bild: Mädchen leiden häufiger an affektiven Störungen und depressiven Verstimmungen.

Obwohl diese Geschlechterunterschiede recht gut belegt sind, kennen wir ihre Ursache noch nicht. Daher bleibt dies eine offene Forschungsfrage, zu der mehrere Hypothesen bestehen:

- unterschiedliche Ausreifung der beiden Hemisphären bei Jungen und Mädchen
- Beeinflussung der Geschlechterunterschiede durch psychosoziale Faktoren (Es ist eine allgemeine Tatsache, dass Sozialisation und Erziehung bei Jungen und Mädchen unterschiedlich verlaufen [Sroufe u. Rutter 1984].)
- Wechselwirkung zwischen biologischen und psychosozialen Einflüssen
- zeitliche Versetzung der Reifungsprozesse zwischen Jungen und Mädchen (Dies würde bedeuten, dass die beschriebenen Unterschiede wenig relevant sind, sondern

vielmehr auf einem unterschiedlichen zeitlichen Reifungsmuster beruhen ([Kelly 1985].)

Mit der zuletzt genannten Hypothese lassen sich auch die von Waber (1976; 1977) publizierten Resultate in Einklang bringen, wonach Unterschiede im psychosozialen Profil zwischen früh und spät entwickelten Individuen bestehen.

Risikofaktoren und protektive Faktoren

Über **Risikofaktoren** für das Auftreten psychischer Störungen existiert eine umfangreiche Literatur. In prospektiven Längsschnittstudien wurden die Entwicklungsverläufe verschiedener Gruppen von Risikokindern untersucht und mit parallelisierten Kontrollgruppen verglichen. Die interessanteste Frage in diesem Zusammenhang ist der Werdegang jener Kinder aus einer Risikogruppe, die die jeweilige Störung tatsächlich entwickelten bzw. nicht entwickelten (Garmezy et al. 1984; Robins u. Rutter 1990). Dieser Untersuchungsansatz führte nicht nur zu einem besseren Verständnis der Wirkung von Risikofaktoren, sondern auch zu neuen Einsichten in den Entwicklungsprozess an sich. Relativ wenig wissen wir hingegen über protektive Faktoren. Form und Eigenart der protektiven Faktoren sind möglicherweise ganz anders als diejenigen der Risikofaktoren. Jedenfalls können wir **protektive Faktoren** beim Kind selbst (z. B. ausgeprägtes Selbstwertgefühl, günstige Temperamentseigenschaften), solche der Familie (z. B. starker Familienzusammenhalt, gute elterliche Beziehung) und solche unterscheiden, die mit dem Vorhandensein günstiger äußerer Einflüsse zusammenhängen.
Es wäre allerdings zu einfach, wenn man sich vorstellte, dass es eine komplementäre Beziehung zwischen Risikofaktoren und protektiven Faktoren gibt. Beide Einflussmöglichkeiten sind nicht unabhängig von der Persönlichkeit eines Kindes, von seinen Erfahrungen, seiner Umgebung und der Entwicklung seines Selbstkonzepts. Daher müssen bei der Untersuchung der Interaktion zwischen protektiven Faktoren und Risikofaktoren viele andere Einflussgrößen einbezogen werden. Es könnte auch von der Ausprägung der Risikofaktoren abhängig sein, ob die Einflussnahme protektiver Faktoren erleichtert oder erschwert wird.
Im Hinblick auf den **Wirkungsmechanismus** von protektiven Faktoren sind zwei Möglichkeiten denkbar (Rutter 1995):
- Kinder formen und wählen ihre Umgebung in gewissem Umfang mit, und ihre Fähigkeit dazu scheint mit einigen protektiven Faktoren zusammenzuhängen.
- Kinder unterscheiden sich auch in der Art und Intensität ihrer Reaktion auf ein Risikoumfeld, die ebenfalls wiederum von protektiven Faktoren wie Temperament und positiven frühen Erfahrungen reguliert zu werden scheint.

In diesem Zusammenhang stellt sich natürlich auch die Frage nach den **Bewältigungsmechanismen** (Coping-Strategien). Mit ihrer Hilfe ist es Kindern möglich, auch mit widrigen sozialen Umständen und Belastungen fertig zu werden oder, anders ausgedrückt, trotz dieser Belastungen ihre Entwicklungsaufgaben zu erfüllen. Freilich können sie auch dabei scheitern und psychopathologische Auffälligkeiten entwickeln, die dann folgerichtig als Scheitern bei der Bewältigung von Entwicklungsaufgaben interpretiert werden können.
Die Tabelle 3-3 gibt einen Überblick über die potenzielle Beziehung zwischen psychopathologischen Störungen und Entwicklungsaufgaben. Wie aus der Tabelle hervorgeht, lassen sich psychopathologische Störungen auch als Nichtbewältigung von Entwicklungsaufgaben interpretieren. Dieser Ansatz hat noch nicht hinreichend Eingang in die kinder- und jugendpsychiatrische Lehrbuchliteratur gefunden.

Tab. 3-3: Mögliche Zusammenhänge zwischen Psychopathologie und Entwicklungsaufgaben (mod. nach Garber 1984)

psychopathologische Störungen	Entwicklungsaufgaben
Trennungsangst	Objektpermanenz, Bindung und Ablösung
Depression	Differenzierung des Selbst, Selbstkonzept, sozialer Vergleich, Selbstwertgefühl
Suizid/Suizidversuch	Todesvorstellung, Zeit- und Zukunftsperspektive
Störungen des Sozialverhaltens • nicht sozialisiert • sozialisiert	moralische Entwicklung Perspektivenwechsel, Empathie, Loyalität
Impulsivität	Gratifikationsaufschub
oppositionelles Verhalten	Autonomie, Identifikation, Individuation
schizoides Verhalten	Kontaktaufnahme, Beziehung zu Gleichaltrigen, Angstbewältigung

Genetische und psychosoziale Einflüsse auf den Entwicklungsverlauf

Mit der Etablierung der modernen Methoden der Molekularbiologie hat auch die genetische Forschung Einzug in die Kinder- und Jugendpsychiatrie gehalten. Bei einer großen Anzahl von Störungen besteht die berechtigte Vermutung, dass genetische Faktoren einen großen Anteil an ihrer Verursachung haben. Zwar ist noch für keine einzige psychische Störung bzw. Erkrankung im Kindes- und Jugendalter die genetische Verursachung auf der Gen-Ebene nachgewiesen; Familien- und Zwillingsstudien zeigen jedoch, dass bei vielen dieser Erkrankungen nicht nur ein genetischer Hintergrund besteht, sondern bereits bestimmte Gen-Regionen, die Suszeptibilitätsgene enthalten, ausfindig gemacht werden konnten. Die Tabelle 3-4 gibt eine Übersicht über einige dieser Störungen und über die Ergebnisse von Zwillings-, Familien- sowie molekulargenetischen Untersuchungen.

Noch völlig unklar ist allerdings, in welcher Weise genetische und psychosoziale Einflüsse im Verlauf der Entwicklung interagieren. Aufgrund unterschiedlicher Manifestationsalter muss man davon ausgehen, dass es Störungen gibt, bei denen genetische Faktoren bereits in der frühen Kindheit oder bereits pränatal wirksam sind; dies muss beim frühkindlichen Autismus und beim Rett-Syndrom angenommen werden. Andererseits zeigen manche Störungen (wie z.B. die Schizophrenie), die im Kindesalter selten sind, einen signifikanten Häufigkeitsanstieg zwischen dem 13. und 17. Lebensjahr. Es besteht die Hypothese, dass vorhandene Suszeptibilitätsgene entweder durch somatische Entwicklungsprozesse (z.B. die hormonelle Umstellung während der Pubertät) oder durch psychosoziale Einflüsse (oder durch beide Faktoren) in einem ganz bestimmten Altersfenster „eingeschaltet“ werden und somit zur Manifestation der Erkrankung beitragen.

Tab. 3-4: Ergebnisse der genetischen Forschung zu einigen kinder- und jugendpsychiatrischen Erkrankungen (MZ = monozygot; DZ = dizygot)

	Familienstudien (Häufigkeit im Vergleich zur Allgemeinbevölkerung)	**Zwillingsstudien (Konkordanzraten in %)**		**molekulargenetische Studien**
		MZ	**DZ**	
Autismus	60- bis 100fach	36–96	0–24	7 Gen-Loci: Chromosomen 2, 4, 7 (7q31-q35), 10, 16, 17, 19, 22
Legasthenie	6- bis 8fach	80–100	29–42	u. a. 3 Gen-Loci: Chromosomen 6, 15, 16 6p22-p21.3 („phonologische Bewusstheit"?) 15q21 („Rechtschreibung"?)
Gilles-de-la-Tourette-Syndrom	8- bis 10fach	~ 60	~ 10	2 fragliche Gen-Loci: Chromosomen 4q und 8p
Enuresis nocturna	5- bis 6fach	65–70	31–44	4 Gen-Loci: Chromosomen 8, 12, 13, 22
Anorexia nervosa	3- bis 10fach	~ 50	~ 12	bislang keine Gen-Loci Kandidaten-Gene: 5-HT_{2a}-Rezeptor-Gene? Leptin-Gen: nicht wahrscheinlich Östrogen-Beta-Rezeptor
Schizophrenie (bislang nur Studien an Erwachsenen)	9- bis 10fach	~ 48	~ 17	6 replizierte Gen-Loci: Chromosomen 6, 8, 10, 13, 18, 22

3.1.4 Entwicklungsmodelle zur Erklärung psychischer Störungen und Erkrankungen

Entwicklungsmodelle sind auf bestimmten Entwicklungstheorien basierende Erklärungsversuche für altersspezifische Erlebens- und Verhaltensweisen, wobei chronologisches Alter und Entwicklungsalter differieren können. Entwicklungsmodelle versuchen, Erlebnisse und Verhaltensweisen den jeweiligen Altersstufen zuzuordnen, sie zu erklären und auch ihren Verlauf vorauszusagen. Bekannte historische Entwicklungsmodelle sind das Modell der psychosexuellen Entwicklungsstadien von Freud (1916/17), das Modell der psychosozialen Entwicklungsstadien von Erikson (1980), das kognitive Entwicklungsmodell von Piaget (1983), das Modell der affektiven Stadien von Jersild und Holmes (1935) sowie die in der Entwicklungspsychologie lange Zeit verbreiteten Stufen- und Phasenmodelle.

Die **moderne Entwicklungspsychologie** und die Entwicklungspsychopathologie sind inzwischen von den tradierten Phasenmodellen der Entwicklung abgerückt – zugunsten von **Prozessmodellen**, die die Interaktionen zwischen dem Individuum und der breiten Vielfalt von Umwelteinflüssen und dem sozialen Kontext betonen, wobei gleichzeitig das Individuum als an seiner Entwicklung aktiv beteiligt angesehen wird (Lerner 1996; Zahn-Wexler 1996).

Die **Modelle der Entwicklungspsychopathologie** beziehen sich auf die Erklärung psychischer Störungen und geben nach Möglichkeit auch Anhaltspunkte für ihre Behandlung oder sogar Prävention (vgl. Sameroff et al. 2000). Bekannte Modelle sind das Resilienzmodell (Garmezy et al. 1984; Masten 1994; 2001) sowie das Stress-Vulnerabilitäts-Modell (Goldstein 1987). Im deutschen Sprachraum haben Warnke (1993) und Resch (1996) entwicklungspsychopathologisch fundierte Pathogenesemodelle formuliert. Im Folgenden wird auf einige Modelle zur Entwicklungspsychopathologie eingegangen, welche wesentliche Komponenten dieser beiden Modelle vereinigen und sich aus den empirischen Arbeiten von Garmezy ableiten lassen (vgl. auch Remschmidt 1989).

Garmezy und seine Forschungsgruppe (Garmezy 1973; 1974; 1975; 1981; Garmezy et al. 1984) gehen bei der Entwicklung psychopathologischer Auffälligkeiten von einem Zusammenspiel von Risikofaktoren, Kompetenz (Bewältigung) und protektiven Faktoren aus. Ein einfaches Modell, welches sich aus den Studien der Garmezy-Gruppe ableiten lässt, ist in der Abbildung 3-2 wiedergegeben und zeigt den Zusammenhang zwischen Leistung (Kompetenz) und Belastung (Stress), gemessen in Gestalt des Intelligenzquotienten (IQ). Es verdeutlicht, dass ein hohes intellektuelles Potenzial auch einen hohen Leistungslevel garantiert, sowohl bei geringer als auch bei hoher Stressbelastung. Anders verhält es sich bei Individuen, deren Intelligenzlevel niedriger ist: Bei ihnen bedingt eine stärkere Stressbelastung ein Absinken der Leistungen.

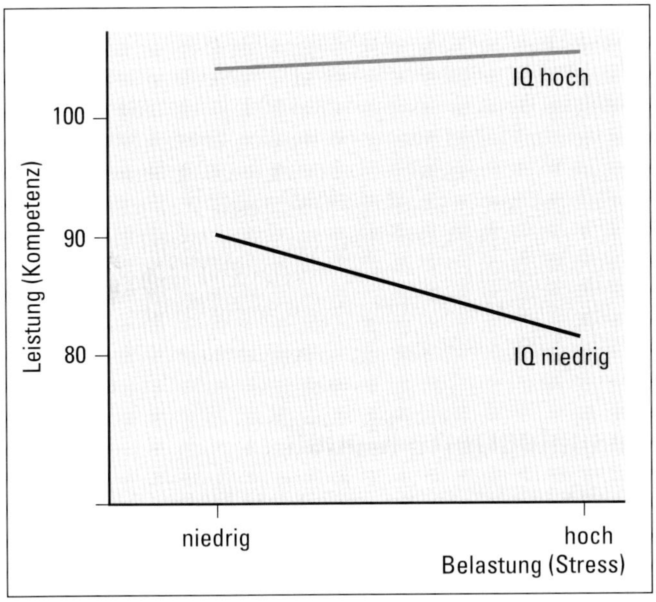

Abb. 3-2: Einfaches Modell für den Zusammenhang zwischen Leistung (Kompetenz) und Belastung (Stress) in Abhängigkeit vom Intelligenzquotienten

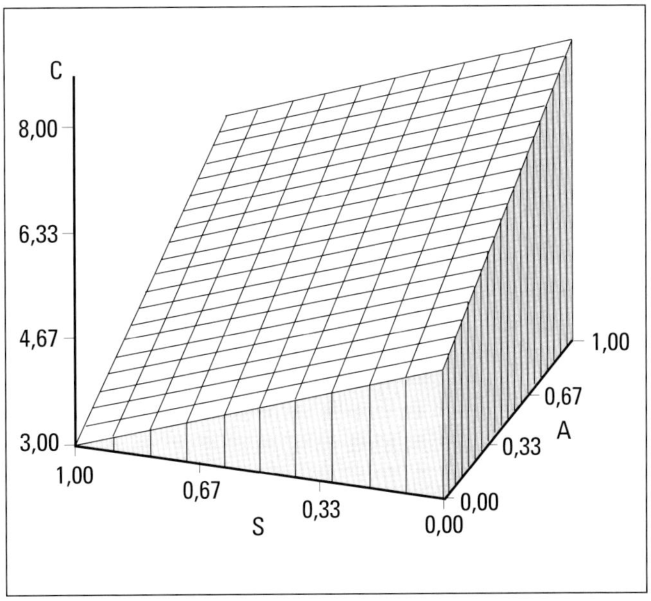

Abb. 3-3: Kompensatorisches Modell: Lineare Beziehung zwischen Adaptation (A) und Stress (Belastung, S). Stressfaktoren und adaptives Verhalten sind additiv verknüpft in der Voraussage von Kompetenz (C).

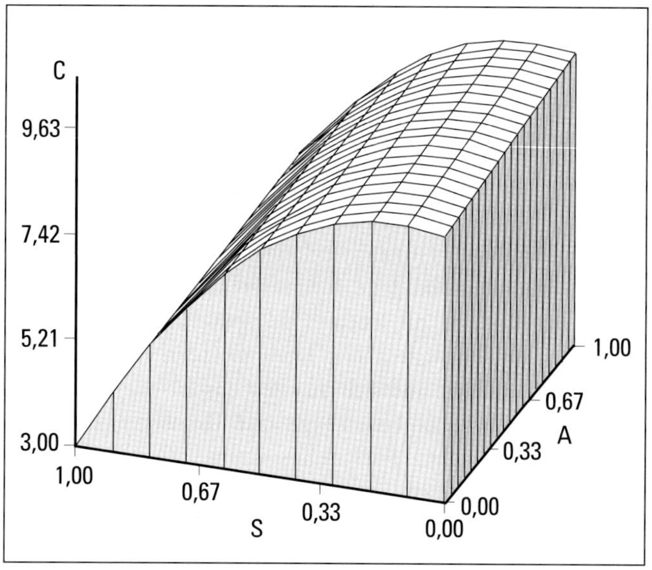

Abb. 3-4: Challenge-Modell: Es besteht eine curvi-lineare Beziehung zwischen Belastung (Stress, S), Adaptation (A) und Kompetenz (C).

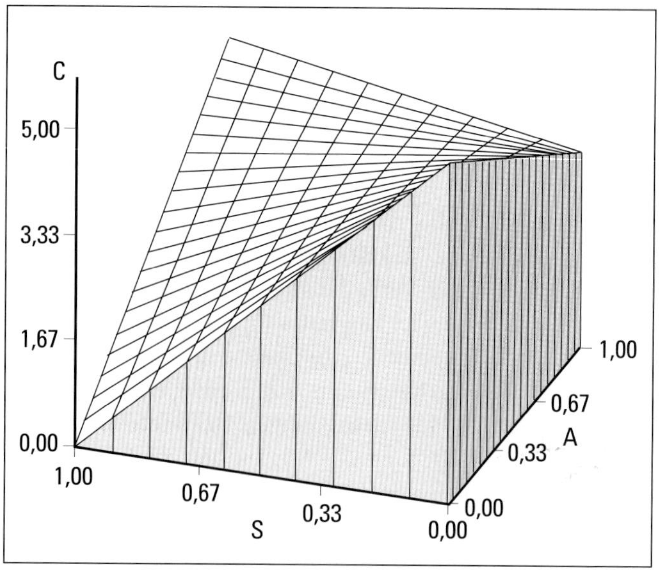

Abb. 3-5: Protektives Modell: Je nach Höhe der Adaptivität (A) kommt es mit zunehmender Stressbelastung (S) zu einem Zuwachs oder zu einem Absinken von Kompetenz (C).

Über dieses einfache Modell hinaus lassen sich aus den Arbeiten von Garmezy noch eine Reihe weiterer Modelle ableiten.

Das kompensatorische Modell

Dieses Modell beschreibt den Zusammenhang zwischen Kompetenz (C) Adaptation (A) und Stress (S). Es zeigt eine lineare Beziehung zwischen Adaptation und Stress. Stressfaktoren und adaptives Verhalten sind additiv verknüpft in der Voraussage von Kompetenz. In der Terminologie des Modells bedeutet dies, dass die Kompetenz mit zunehmender Stressbelastung abnimmt, wenn das adaptive Verhalten konstant bleibt. Umgekehrt ko-variiert bei Konstanthaltung des Belastungslevels (Stress) die Kompetenz mit dem Ausmaß der adaptiven Fähigkeiten, d. h. je höher diese sind, umso höher ist das Ausmaß an Kompetenz. Bei diesem Modell, welches in der Abbildung 3-3 wiedergegeben ist, handelt es sich um ein **einfaches lineares Regressionsmodell**, welches aber empirisch durch die Arbeiten von Garmezy und seiner Gruppe gestützt wird.

Das Challenge-Modell

Im Gegensatz zum kompensatorischen Modell (vgl. Abb. 3-3) besteht hier anstelle einer linearen Beziehung eine quadratische Beziehung zwischen Kompetenz und Stress. Zwar sind, wie im kompensatorischen Modell, adaptives Verhalten (A) und Stress (S) miteinander verknüpft, jedoch steigt mit zunehmender Stressbelastung die Adaptivität **nicht linear**, sondern **curvi-linear** an (s. Abb. 3-4). Eine Wechselwirkung zwischen Stress und Adaptivität besteht, wie beim kompensatorischen Modell, nicht.

Das protektive Modell

Dieses Modell (Abb. 3-5) umfasst, im Gegensatz zum kompensatorischen und zum Challenge-Modell, auch **interaktive Einflüsse**. Wenn die Adaptivität (A) konstant gehalten wird und sich im hohen adaptiven Bereich bewegt, was als protektiver Faktor angesehen werden kann, so kommt es mit zunehmender Stressbelastung (S) zu einem Zuwachs an Kompetenz (C). Umgekehrt führt bei einer Adaptivität (A) im unteren Bereich (Fehlen von protektiven Faktoren) eine Zunahme der Stressbelastung (S) zu einem drastischen Absinken der Kompetenz (C).

Das integrierte Modell

Das integrierte Modell enthält die ersten drei Modelle als Spezialfälle. Die Beziehungen zwischen Kompetenz (C) und Belastung bzw. Stress (S) sind abhängig vom Adaptationsniveau (A). Bei hoher Adaptivität (A = 1) steigt die Kompetenz mit der Stressbelastung zunächst an, um bei sehr hohem Stress wieder abzusinken. Dieses Absinken ist umso ausgeprägter, je niedriger das adaptive Niveau (A) ist. Umgekehrt

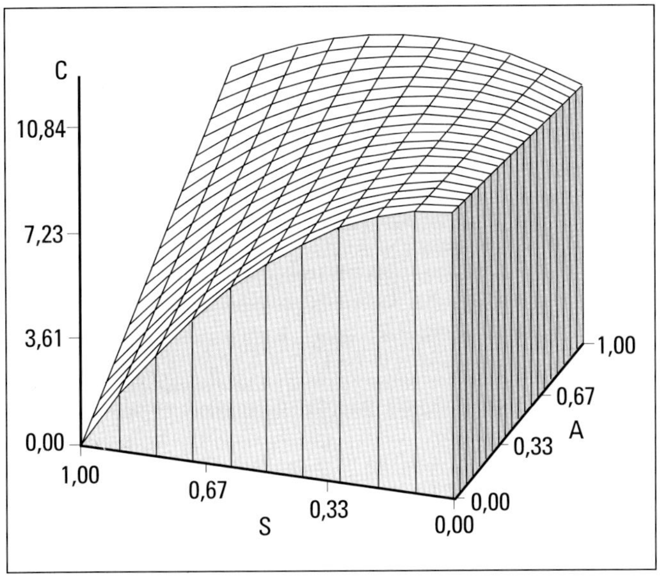

Abb. 3-6: Integriertes Modell: Die Beziehungen zwischen Kompetenz (C) und Belastung (Stress, S) sind abhängig vom Adaptationsniveau (A).

sinkt die Kompetenz (C) bei niedriger Adaptivität (A), auch wenn die Stressbelastung relativ gering ist (s. Abb. 3-5 und 3-6).

Diese entwicklungspsychopathologischen Modelle, die aus empirischen Untersuchungen abgeleitet wurden, sind keine akademischen Spielereien, sondern illustrieren die **Komplexität** der Zusammenhänge zwischen **Kompetenz, Stress** (Belastung) und **Adaptivität**. Aus diesen Modellen lassen sich Hypothesen ableiten, die sich in künftigen psychopathologischen Untersuchungen als weiterführend erweisen können.

Letzlich spielen bei allen psychischen Störungen das Ausmaß der Adaptivität (Anpassungsfähigkeit), die Belastung (Stress) und die Kompetenz, die auch als Bewältigungsstrategie aufgefasst werden kann, im jeweiligen Zusammenspiel herausragende Rollen. Dabei kann die Adaptivität entweder als protektiver Faktor oder auch als ein erworbenes Verhalten angesehen werden, das angesichts von Belastungen in individuell unterschiedlicher Weise die Bewältigung (Kompetenz) von kritischen Situationen ermöglicht.

Die hier beschriebenen Modelle lassen sich auf verschiedene psychische Störungen anwenden und können sich für die künftige psychopathologische Forschung als sehr fruchtbar erweisen.

Alle empirischen Wissenschaften benutzen **Modelle** für die **Integration komplexer Faktoren** oder Daten sowie ihrer gegenseitigen Wechselbeziehungen. Derartige Modelle haben den Vorteil, dass man mit ihrer Hilfe Einzelbeobachtungen integrieren und auch Hypothesen ableiten kann, die sich wiederum experimentell überprüfen oder zurückweisen lassen.

3.1.5 Schlussfolgerungen

Entwicklungsprozesse sind für die Manifestation psychischer Störungen auf allen Altersstufen bedeutsam. Im Kindes- und Jugendalter kommt ihnen aufgrund der **zeitlichen Verdichtung** einer Vielzahl von Veränderungen und der dadurch entstehenden Dynamik eine besondere Bedeutung zu. Entwicklungsprozesse lassen sich auf verschiedenen Ebenen betrachten und sind von unterschiedlicher Komplexität. In der Langzeitperspektive kann man **Kontinuitäts-** und **Diskontinuitätsmuster** von Verhaltensweisen und psychischen Störungen unterscheiden, die sich z.T. bereits aus frühen Entwicklungsstadien voraussagen lassen. Die Grenze zwischen Varianten der psychischen Entwicklung und psychischen Störungen ist oft fließend, weshalb man zunehmend dazu übergeht, ein dimensionales Störungsmodell anstelle eines kategorialen anzuwenden. Ergebnisse der Longitudinalforschung der letzten Jahrzehnte haben gezeigt, dass sich psychische Störungen auch entwicklungs- und verlaufsbezogen klassifizieren lassen. (Remschmidt u. Schmidt 2000; Blanz et al. 2005). Dieser Ansatz findet zunehmende Beachtung, weil er sowohl erlaubt, Entwicklungsfaktoren altersspezifisch zu berücksichtigen, als auch mögliche Eigengesetzlichkeiten von Störungen zu erfassen. Die Bedingungskonstellationen für psychopathologische Störungen sind vielfältig, wobei Eigengesetzlichkeiten des Verlaufs, Geschlechterunterschiede, Risikofaktoren und protektive Faktoren sowie genetische und psychosoziale Einflüsse in unterschiedlicher Weise längsschnittlich wirksam sind. Modelle der **Entwicklungspsychologie** beziehen sich schwerpunktmäßig auf den **normalen** Ablauf der Entwicklung und weniger auf daraus abgeleitete Störungen, während die Modelle der **Entwicklungspsychopathologie** ihren Schwerpunkt in der Erklärung **psychischer Störungen** haben. Dabei interagieren adaptives Verhalten, Belastungen (Stress) sowie Kompetenz in Form von Bewältigungsstrategien in unterschiedlicher Weise, was in der künftigen Forschung stärker Beachtung finden sollte. Insbesondere der Zusammenhang zwischen psychischen Störungen und dem Scheitern bei der Bewältigung von Entwicklungsaufgaben erscheint als ein wichtiges künftiges Forschungsgebiet.[1]

1 Danksagung: Herrn Dipl. Math. Dr. Cornelius Gutenbrunner sei an dieser Stelle herzlich gedankt für seine Unterstützung bei der Ableitung der entwicklungspsychopathologischen Modelle aus den empirischen Arbeiten von Garmezy und Mitarbeitern.

Literatur

Baltes PB (1990). Entwicklungspsychologie der Lebensspanne: Theoretische Leitsätze. Psychologische Rundschau; 41: 1–24.

Blanz B, Remschmidt H, Schmidt MH, Warnke A (2005). Psychische Störungen im Kindes- und Jugendalter. Stuttgart: Schattauer.

Catherwood D (2004). Developmental Psychology – Psychology Study Texts. Exeter: Learning Matters.

Cicchetti C (1984). The emergence of developmental psychopathology. Child Dev; 55: 1–7.

Costello EJ, Angold A (1995). Developmental epidemiology. In: Cicchetti D, Cohen DJ (eds). Developmental Psychopathology. Vol. 1. New York: Wiley & Sons; 23–56.

Erikson EH (1980). Elements of a psychoanalytic theory of psychosocial development. In: Greenspan SI, Pollock GH (eds). The Course of Life: Psychoanalytic contributions toward understanding personality development. Vol. I: Infancy and early childhood. Adelphi: NIMH Mental Health Study Center; 11–61.

Farrington DP, Loeber R, Van Kammen WB (1990). Long-term criminal outcomes of hyperactivity-impulsivity, attention deficit, and conduct problems in childhood. In: Robbins L, Rutter M (eds). Straight and Devious Pathways from Childhood to Adulthood. Cambridge: Cambridge University Press; 62–81.

Freud S (1916/17). Vorlesungen zur Einführung in die Psychoanalyse. In: GW XI. Frankfurt a. M.: Fischer.

Garber J (1984). Classification of childhood psychopathology: A developmental perspective. Child Dev; 55: 30–48.

Garmezy N (1973). Competence and adaptation in adult schizophrenic patients and children at risk. In: Dean SR (ed). Schizophrenia: The first ten Dean-Award Lectures. New York: MSS Information Corporation; 163–204.

Garmezy N (1974). Children at risk: The search for the antecedents of schizophrenia. I. Conceptual models and research methods. Schizophr Bull; 8: 14–90.

Garmezy N (1975). The experimental study of children vulnerable to psychopathology. In: Davids A (ed). Child Personality and Psychopathology. Vol. 2. New York: Wiley; 171–216.

Garmezy N (1981). Children under stress. Perspectives on antecedents and correlates of vulnerability and resistence to psychopathology. In: Rabin AI, Aronoff J, Barclay AM, Zucker RA (eds). Further Explorations in Personality. New York: Wiley; 169–269.

Garmezy N, Masten AS, Tellegen A (1984). The study of stress and competence in children: A building block for developmental psychopathology. Child Dev; 55: 97–111.

Gillberg C (1991). Outcome in autism and autistic-like conditions. J Am Acad Child Adolesc Psychiatry; 30: 375–82.

Gittelman R, Mannuzza S, Shenker R, Bonagura N (1985). Hyperactive boys almost grown up: I. Psychiatric status. Arch Gen Psychiatry; 42: 937–47.

Goldstein M (1987). Psychosocial issues. Schizophr Bull; 13: 171–86.

Gottlieb G (1976). The roles of experience in the development of behaviour and the nervous system. In: Gottlieb G (ed). Studies in the Development of Behaviour and the Nervous System. Vol. 3. New York: Academic Press; 25–54.

Graham P, Skuse D (1992). The developmental perspective in classification. In: Remschmidt H, Schmidt MH (eds). Developmental Psychopathology. Lewiston, New York: Hogrefe & Huber Publishers; 1–6.

Harrington R (1993). Depressive Disorder in Childhood and Adolescence. Chichester, NY: Wiley & Sons.

Jersild AT, Holmes FB (1935). Children's fears. Columbia University: Teacher's College (Child Development Monograph No. 20).

Kagan J (1981). The Second Year: The emergence of self-awareness. Cambridge, MA: Harvard University Press.

Kagan J (1984). The Nature of the Child. New York: Basic Books.

Kelly DD (1985). Sexual differentiation of the brain. In: Kandel ER, Schwartz JH (eds). Principles of Neural Science. 2nd ed. New York: Elsevier; 781–2.

Klin A, Volkmar FR (1997). Asperger's syndrome. In: Cohen DJ, Volkmar FR (eds). Handbook of Autism and Pervasive Developmental Disorders. 2nd ed. New York: Wiley & Sons; 94–122.

Lerner RM (1996). Relative plasticity, integration, temporality, and diversity in human development: A developmental contextual perspective about theory, process, and method. Dev Psychol; 32: 781–6.

Masten AS (1994). Resilience in individual development: Successful adaptation despite risk and adversity. In: Wang M, Gordon E (eds). Risk and Resilience in Inner City America: Challenges and prospects. Hillsdale, NJ: Lawrence Erlbaum; 3–25.

Masten AS (2001). Resilience in der Entwicklung: Wunder des Alltags. In: Röper G, Hagen G v, Noam G (Hrsg). Entwicklung und Risiko. Perspektiven einer klinischen Entwicklungspsychologie. Stuttgart: Kohlhammer; 192–219.

McGee R, Williams S, Silva PA (1984a). Background characteristics of aggressive, hyperactive, and aggressive-hyperactive boys. J Am Acad Child Adolesc Psychiatry; 23: 280–4.

McGee R, Williams S, Silva PA (1984b). Behavioral and developmental characteristics of aggressive, hyperactive and aggressive-hyperactive boys. J Am Acad Child Adolesc Psychiatry; 23: 270–9.

Olweus D (1979). Stability of aggressive reaction patterns in males: A review. Psychol Bull; 86: 852–75.

Piaget J (1950). The Psychology of Intelligence. New York: International Universities Press.

Piaget J (1983). Piaget's theory. In: Mussen PH (ed). Handbook of Child Psychology. Vol. 1: History, theory, and methods. 4th ed. New York: Wiley & Sons; 1–25.

Remschmidt H (1988). Der Krankheitsbegriff in der Kinder- und Jugendpsychiatrie. In: Remschmidt H, Schmidt MH (Hrsg). Kinder- und Jugendpsychiatrie in Klinik und Praxis. Bd. I. Stuttgart, New York: Thieme; 143–52.

Remschmidt H (1989). Developmental psychopathology as a theoretical framework for child and adolescent psychiatry. In: Schmidt MH, Remschmidt H (eds). Needs and Prospects of Child and Adolescent Psychiatry. Toronto, Lewiston, NJ: Hogrefe & Huber Publishers; 3–24.

Remschmidt H (1992). The interaction of biological and psychosocial influences on developmental psychopathology. In: Remschmidt H, Schmidt MH (eds). Developmental Psychopathology. Lewiston, New York: Hogrefe & Huber; 17–25.

Remschmidt H, Schmidt MH (eds) (1992). Developmental Psychopathology. Lewiston, New York: Hogrefe & Huber Publishers.

Remschmidt H, Fombonne E (2000). Entwicklungspsychopathologie. In: Helmchen H, Henn F, Lauter H, Sartorius N (Hrsg). Psychiatrie der Gegenwart. 4. Aufl. Bd. 3: Psychiatrie spezieller Lebenssituationen. Berlin: Springer; 19–44.

Remschmidt H, Schmidt MH (2000). Störungsbilder in der Kinder- und Jugendpsychiatrie. In: Helmchen H, Henn F, Lauter H, Sartorius N (Hrsg). Psychiatrie der Gegenwart. 4. Aufl. Bd. 3: Psychiatrie spezieller Lebenssituationen. Berlin: Springer; 103–202.

Remschmidt H, Schmidt MH, Poustka F (Hrsg) (2006). Multiaxiales Klassifikationsschema für psychische Störungen des Kindes- und Jugendalters nach ICD-10 der WHO. 5. Aufl. Bern: Huber.

Resch F (1996). Entwicklungspsychopathologie des Kindes- und Jugendalters. Weinheim: Beltz Psychologie Verlags-Union.

Robins L (1966). Deviant Children Grown Up. Baltimore: Williams and Wilkins.

Robins LN (1991). Conduct disorders. Annual Research Review. J Child Psychol Psychiatry; 32: 193–213.

Robins L, Rutter M (eds) (1990). Straight and Devious Pathways from Childhood to Adulthood. Cambridge: Cambridge University Press.

Rolf J, Read PB (1984). Programs advancing developmental psychopathology. Child Dev; 55: 8–16.

Rutter M (ed) (1980). Developmental Psychiatry. London: Heinemann.

Rutter M (1995). Psychosocial adversity: Risk, resilience and recovery. South African J Child Adolesc Psychiatry; 7: 75–88.

Rutter M (1996). Transitions and turning points in developmental psychopathology: as applied to the age span between childhood and mid-adulthood. Int J Behav Dev; 19: 603–26.

Sameroff AJ, Lewis M, Miller SM (eds) (2000). Handbook of developmental psychopathology. Dordrecht: Kluwer Academic Publications.

Schellenbach C, Culbertson J (2005). Developmental psychopathology. Oxford: Oxford University Press.

Sroufe LA, Rutter M (1984). The domain of developmental psychopathology. Child Dev; 55: 17–29.

Staudinger UM, Baltes PB (2000). Entwicklungspsychologie der Lebensspanne. In: Helmchen H, Henn F, Lauter H, Sartorius N (Hrsg). Psychiatrie der Gegenwart. 4. Aufl. Bd. 3: Psychiatrie spezieller Lebenssituationen. Berlin: Springer; 3–17.

Taylor E (1989). Externalizing disorders: Priorities for future research. In: Schmidt MH, Remschmidt H (eds). Needs and Prospects of Child and Adolescent Psychiatry. Lewiston, New York: Hogrefe & Huber Publishers; 67–81.

Thomae H (1959). Entwicklungsbegriff und Entwicklungstheorie. In: Thomae H (Hrsg). Handbuch der Psychologie. 3. Bd.: Entwicklungspsychologie. Göttingen: Hogrefe; 3–20.

Verhulst FC, Koot HM (1992). The stability of externalizing behavior in an epidemiological sample. In: Remschmidt H, Schmidt MH (eds). Developmental Psychopathology. Lewiston, New York: Hogrefe & Huber Publishers; 139–49.

Waber DP (1976). Sex differences in cognition: A function of maturational rate? Science; 192: 572–4.

Waber DP (1977). Sex differences in mental abilities, hemispheric lateralization and in the rate of physical growth at adolescence. Dev Psychol; 13: 29–38.

Warnke A (1993). Entwicklungspsychopathologie – Der Krankheitsbegriff in der Kinder- und Jugendpsychiatrie im Verhältnis zur psychosomatischen Sichtweise. Z Kinder- und Jugendpsychiatrie; 21: 163–79.

Wenar C (2000). Developmental psychopathology. Columbus: McGrawHill.

Zahn-Wexler C (1996). Environment, biology and culture. Implications for adolescent development. Dev Psychopathol; 32: 571–3.

Zoccolillo M, Pickles A, Quinton D, Rutter M (1992). The outcome of childhood conduct disorders: Implications for defining adult personality disorder and conduct disorder. Psychol Med; 22: 971–86.

3.2 Prinzipien der Vererbung

T. Grimm

Inhalt

3.2.1 Historischer Überblick und Grundlagen

Mit der Entdeckung von allgemein gültigen Vererbungsregeln zu Beginn des 20. Jahrhunderts, die bereits in der Arbeit von Mendel praktisch enthalten waren und daher zu seinen Ehren seinen Namen erhielten, wurde der Grundstein der heutigen Humangenetik gesetzt (s. Tab. 3-5). William Bateson und Archibald Garrod (1902) zeigten anhand der Alkaptonurie zum ersten Mal, dass ein Krankheitsbild autosomal rezessiv vererbt wird. Die damalige wissenschaftliche Basis waren die formale Genetik, die Zwillingsforschung und die Anfänge der Biochemie. W.C. Farabee beschrieb 1903 zum ersten Mal den autosomal dominanten Erbgang beim Menschen am Beispiel der Brachydaktylie.

Die Bedeutung der Humangenetik als klinisches Fach entwickelte sich in den 60er Jahren mit der Entdeckung von Chromosomenanomalien als Ursachen von Fehlbildungen (Trisomie 21 als Ursache des Down-Syndroms, Lejeune et al. 1959). Seit 1970 erlaubt die Technik der Chromosomenbänderung die genaue Identifizierung aller menschlicher Chromosomen. Unzählige chromosomale Anomalien wurden inzwischen als Ursache von Fehlbildungssyndromen entdeckt. Mit der Einführung molekulargenetischer Methoden in den 70er Jahren begann eine revolutionäre Entwicklung in der Humangenetik und in der gesamten Medizin.

Das Kerngenom besteht aus ca. drei Milliarden Basenpaaren, etwa 30 000 Gene sind im Genom verteilt, die für Proteine kodieren. Die kodierenden Sequenzen (cDNA) machen jedoch nur einen geringen Anteil des Gesamtgenoms aus. In den Mitochondrien befindet sich zusätzlich ein extrachromosomales Genom, das eine Länge von 16,6 Kilo-Basenpaaren aufweist. Es wird nur maternal vererbt. Im Jahr 2000 erfolgte die Sequenzierung des gesamten menschlichen Genoms (Lander et al. 2001; Venter et al. 2001).

Viele Krankheiten, die eine genetische Ursache haben, sind in den letzten Jahrzehnten beschrieben worden. Victor McKusick von der John Hopkins Universität in Baltimore begründete 1966 den Katalog monogen vererbter Merkmale des Menschen (Mendelian inheritance in man, MIM). Während in der ersten Auflage 1487 Erbkrankheiten mit einem monogenen Erbgang aufgeführt wurden, sind heute bereits über 16000 Eintragungen vorhanden. Dieser Katalog wird von einem Herausgebergremium ständig aktualisiert und steht über das internationale Datennetz jedem Anwender zur Verfügung (http://www3.ncbi.nlm.nih.gov/Omim/).
Neben diesen monogen vererbten Krankheiten gibt es eine große Anzahl von Normvarianten und pathologischen Merkmalen, die nicht durch ein einziges Gen, sondern durch mehrere Gene bedingt sind (= polygene Vererbung). Spielen auch exogene Faktoren, die in der Regel noch unbekannt sind, eine Rolle bei der Ausprägung eines Merkmals, liegt eine multifaktorielle bzw. eine komplexe Vererbung vor (z. B. Körpergröße, Intelligenz, Psychosen, viele Formen der Epilepsie). Im Gegensatz zur formalen und molekularen Analyse von Einzel-Gen-Defekten steckt die Aufklärung der komplexen Wechselwirkungen zwischen Erbe und Umwelt noch in den Anfängen. Aber auch bei den monogenen Erbkrankheiten zeigt es sich, dass andere Gene und Umweltfaktoren bei der Ausprägung des Phänotyps wichtige Einflüsse haben.

3.2.2 Monogene Erbgänge

Mithilfe von Kreuzungsexperimenten an Erbsen konnte Mendel (1866) zeigen, dass Eigenschaften nach festen Regeln von Generation zu Generation weitergegeben werden (s. Tab. 3-5). Heute weiß man, dass nicht die Eigenschaften oder Erbkrankheiten (= Phänotyp) von den Eltern an die Kinder vererbt werden, sondern die Erbanlagen, die seit 1909 Gene genannt werden. Durch Mutationen können verschiedene Varianten eines Gens entstehen, die man als Allele bezeichnet. Solche Varianten können Ursache sowohl normaler Phänotypen (= Normvarianten) als auch pathologischer Phänotypen (= Erbkrankheiten) sein. Allerdings ist das alte Dogma „ein Gen – ein Protein – eine Erbkrankheit" überholt. Es gibt inzwischen genügend Beispiele, dass unterschiedliche Mutationen zur gleichen Erbkrankheit führen oder dass Mutationen in einem Gen unterschiedliche Erbkrankheiten verursachen können.

Autosomal dominanter Erbgang

Falls ein Allel im heterozygoten Zustand allein den Phänotyp prägt, wird es als dominant bezeichnet. So ist von den Allelen der AB0-Blutgruppe das Allel mit der Information für die Blutgruppe A dominant über das Allel für die Blutgruppe 0. Ein Homozygoter mit dem Genotyp AA und ein Heterozygoter mit dem Genotyp A0 werden beide den Phänotyp A zeigen.
Jeder Träger einer mutierten Erbinformation, die dominant vererbt wird, erkrankt in der Regel (= vollständige Penetranz). Die Kinder eines Erkrankten haben eine Wahrscheinlichkeit von 50 %, ebenfalls Genträger zu sein und damit zu erkranken. Der Schweregrad der Krankheit kann jedoch sehr unterschiedlich sein (= variable Expressivität) (s. Abb. 3-7).

Autosomal rezessiver Erbgang

Allele verhalten sich rezessiv, wenn sie nur im homozygoten Zustand in Erscheinung treten. Bei den AB0-Blutgruppen wird das Allel 0 von den Allelen A und B überdeckt. Nur Homozygote für das Allel 0 haben auch den Phänotyp 0.
Beim autosomal rezessiven Erbgang stammen die Erkrankten in der Regel von gesunden Eltern ab, welche heterozygot sind. Die Wahrscheinlichkeit, dass zwei heterozygote Eltern ein krankes Kind bekommen, beträgt 25 % (s. Abb. 3-8).

X-chromosomal rezessiver Erbgang

Liegt das Gen auf dem X-Chromosom, wird das Merkmal geschlechtsgebunden vererbt. Beim Mann, der nur ein X-Chromosom und ein Y-Chromosom besitzt, bewirkt ein mutiertes Gen auf dem X-Chromosom eine entsprechende Krankheit. So werden diese X-chromosomalen Erbkrank-

Tab. 3-5: Mendelsche Regeln

1. Regel (Uniformitätsregel):	Nachkommen von entgegengesetzt homozygoten Eltern sind alle uniform heterozygot.
2. Regel (Spaltungsregel):	Nachkommen von Heterozygoten sind nicht uniform, die Phänotypen spalten sich jedoch in einem bestimmten Verhältnis auf.
3. Regel (Unabhängigkeitsregel):	Verschiedene Merkmale verteilen sich unabhängig voneinander in der nächsten Generation.

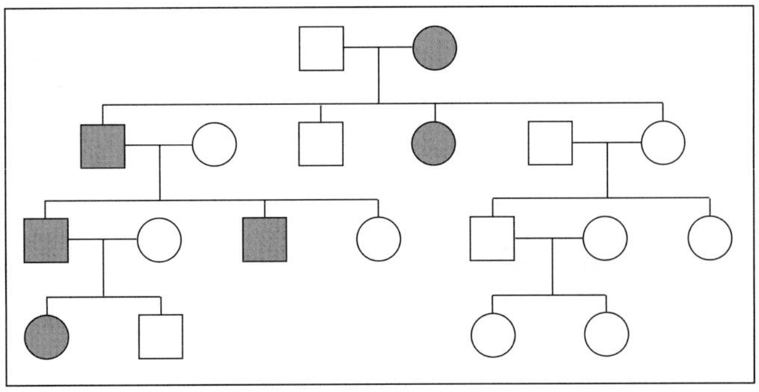

Abb. 3-7: Autosomal dominanter Erbgang (■/● = betroffene[r] Mann oder Frau; □/○ = gesunde[r] Mann oder Frau)

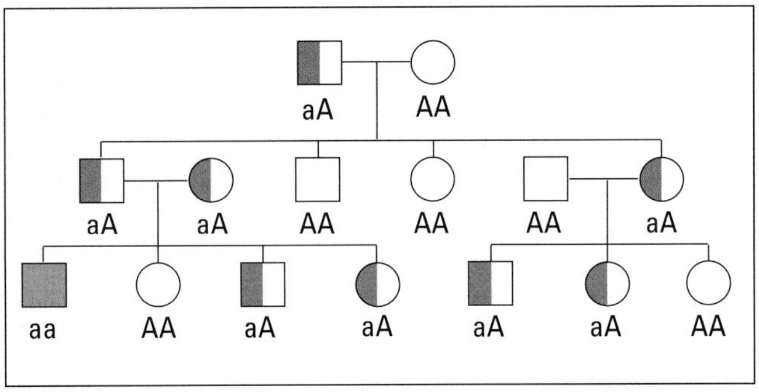

Abb. 3-8: Autosomal rezessiver Erbgang (A = normales Allel; a = mutiertes Allel; AA = homozygot und gesund; aA = heterozygot und gesund; aa = homozygot und krank)

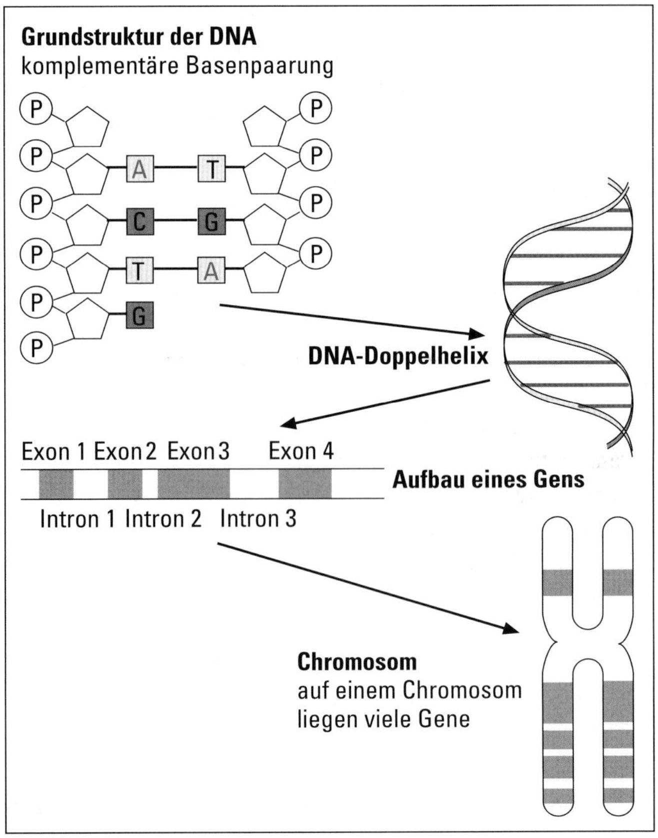

Abb. 3-10: Von der DNA bis zum Chromosom

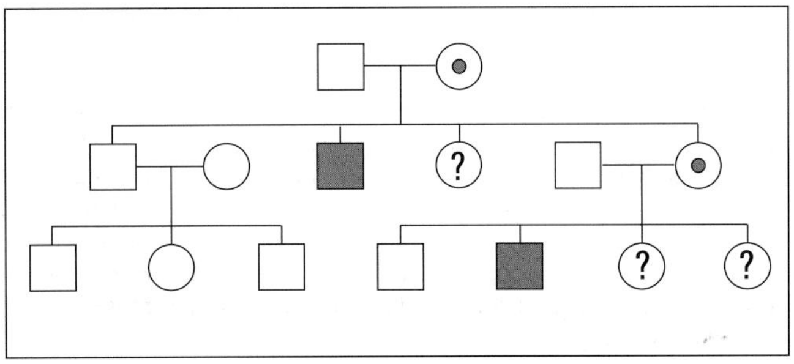

Abb. 3-9: X-chromosomal rezessiver Erbgang (nur Männer sind betroffen; ● = sichere Heterozygote; ? = fragliche Heterozygote)

heiten in der Regel von gesunden Frauen, die Genträgerinnen (Heterozygote) sind, an die Hälfte ihrer Söhne weitergegeben, die dann erkranken. Gesunde Söhne können keine kranken Kinder bekommen. Die Töchter von heterozygoten Müttern sind in der Regel immer gesund, jedoch sind 50 % von ihnen wieder Genträgerinnen. Kranke Männer können nur gesunde Nachkommen haben, jedoch sind alle ihre Töchter sichere Überträgerinnen (s. Abb. 3-9). Bei einer Frau ist immer nur eines der beiden X-Chromosomen genetisch aktiv (Lyon-Hypothese). Die Inaktivierung des väterlichen oder des mütterlichen X-Chromosoms erfolgt in der frühen embryonalen Entwicklung in der Regel nach dem Zufallsprinzip. Bei einer präferenziellen X-Inaktivierung können Frauen, die für einen X-chromosomal rezessiven Erbgang heterozygot sind, auch klinische Symptome zeigen.

3.2.3 Molekulargenetik

Im Jahr 1944 wurde von Avery, MacLeod und McCarty der Nachweis geführt, dass die Desoxyribonukleinsäure (DNA) Träger der genetischen Information ist. Die Fragen nach Struktur und Aufbau der DNA konnten schließlich Watson und Crick 1953 mit ihrem Doppelhelixmodell der DNA mit zwei komplementären Strängen von Nukleotidbasen lösen. Der genetische Kode wurde 1961 von Nirenberg und Matthaei entschlüsselt (s. Abb. 3-10). Die Durchführung der ersten gentechnischen Experimente erfolgte 1972. Die zur DNA-Sequenzanalyse und für gentechnologische Arbeiten erforderlichen Restriktionsenzyme hatten Arber und Linn bereits 1969 bei Mikroorganismen entdeckt. Im Jahr 2000 wurde das menschliche Genom entschlüsselt. Zwei Gruppen, dem internationalen „Human Genome Project" und einer privaten amerikanischen Firma, gelang diese Arbeit. Erstaunlich war, dass aufgrund dieser Ergebnisse statt der erwarteten ca. 100000 Gene nur noch mit 30000 Genen gerechnet wird (Lander et al. 2001; Venter et al. 2001).

3.2.4 Mutationen

Der Begriff „Mutation" wurde 1901 von de Vries geprägt. Mithilfe molekulargenetischer Analysen konnten für viele Krankheiten, deren Gene bekannt sind, Mutationen identifiziert werden. Die Mutationsraten liegen in der Größe von 1 auf 10000 bis 1000000 je Gen-Ort und Generation.
Man unterscheidet mehrere Mutationstypen:

- **Substitution** (Austausch) einer Base: Die Folgen einer Substitution hängen davon ab, ob ein Kodon verändert wurde oder nicht. Das Leseraster wird durch eine Substitution in der Regel nicht verändert, d.h. die nachfolgenden Kodons bleiben erhalten. In diesem Fall wird von einer „Missense"-Mutation gesprochen.
- **Deletion** (Stückverlust) einer und mehrerer Basen: Hierbei hängt die Auswirkung entscheidend davon ab, ob der Leserahmen verändert wird. Wenn ein oder mehrere vollständige Kodons fehlen, ist der Leserahmen für das restliche Protein erhalten und die Auswirkungen sind meist weniger schwerwiegend. Bei Verschieben des Leserasters, wenn z.B. nur eine Base deletiert ist, entsteht ein nicht funktionstüchtiges Protein. Die Verschiebung des Leserasters führt meist zum Abbruch des Proteins, wenn irrtümlicherweise ein Stopp-Kodon entsteht. Es liegt dann eine „Nonsense"-Mutation vor.
- **Insertionen** (Einschübe) einer oder mehrerer Basen: Für Insertionen gelten prinzipiell die gleichen Auswirkungen wie für Deletionen. Entscheidend ist die Frage, ob es durch die Insertion zu einer Verschiebung des Leserasters kommt oder nicht.
- Ein weiterer Typ von Mutationen entsteht durch Vermehrung von z.B. **Trinukleotid Repeats**. Daneben gibt es auch Tetra- oder Pentanukleotid-Repeats. Dieser Mechanismus ist bei einem erst vor wenigen Jahren neu entdeckten Mutationstyp, den so genannten Repeatkrankheiten, von besonderer Bedeutung. Es liegt eine abnorme Wiederholung von mindestens drei Basenpaaren vor. Gesunde Personen haben eine niedrige Repeatzahl. Sobald die Repeatzahl eine bestimmte Größe erreicht, treten klinische Symptome auf.

Instabile Repeat-Mutationen

1991 entdeckten Fu et al., dass eine starke Vermehrung von instabilen Trinukleotidsequenzen beim Menschen zu Krankheiten führen kann. Die bekanntesten Beispiele für diesen Krankheitstyp sind die Huntington-Chorea (Chorea hereditaria), das Fragile X-Syndrom, die myotone Dystrophie, verschiedene Ataxie-Formen, die bulbospinale Muskelatrophie Typ Kennedy und die Friedreichsche Ataxie (s. Tab. 3-6).
Bei diesem Mutationstyp liegt überwiegend eine Amplifikation von drei Basenpaaren (CGG, CTG oder CAG) vor. Die Repeats können im Bereich des Gens, bei der Huntington-Chorea (Chorea hereditaria) aber auch wie beim Fragilen X-Syndrom außerhalb des Gens liegen. Bei Gesunden wird eine bestimmte Repeatzahl nicht überschritten. Im Falle der Huntington-Chorea ist der Normalbereich 5

Tab. 3-6: Repeat-Erkrankungen mit Relevanz im Kindesalter

Krankheit	Gen-Ort	Lage der Mutation	repetitive Sequenz	normale Repeatzahl	Vollmutation
Huntington-Chorea (Chorea hereditaria)	4p16.3	kodierender Bereich	$(CAG)_n$	5–35	39–135
Fragiles X-Syndrom, FRAXA (FMR-1-Gen)	Xq27.3	5'-Bereich	$(CGG)_n$	6–50	200–1000 (50–200 = Prämutation)
Fragiles X-Syndrom, FRAXE	Xq28	?	$(GCC)_n$	6–29	> 200 (50–200 = Prämutation)
Myotone Dystrophie	19q13	3'-Bereich	$(CTG)_n$	5–35	50–4000 (37–50 = Prämutation)
Friedreichsche Ataxie (Frataxin-Gen)	9q1	Intron 1	$(GAA)_n$	7–22	200–1200

bis 35; liegt die Repeatzahl über 39, treten bei den Patienten klinische Symptome der Huntington-Chorea auf. Die entsprechenden Werte für das Fragile X-Syndrom sind für den Normalbereich 6–50 und für manifest Erkrankte 200–1000. Die Bereiche dazwischen werden als Prämutationen bezeichnet, die Repeatzahl kann sich von Generation zu Generation vergrößern, wobei es Unterschiede gibt, ob man die Mutation von der Mutter oder dem Vater geerbt hat. Da die Repeatlänge mit dem Schweregrad grob korreliert, kann durch diesen Mechanismus das Phänomen der so genannten Antizipation, also der zunehmenden Schwere bei Merkmalsträgern nachfolgender Generationen erklärt werden. Die Kopienzahl kann bei einem Individuum in unterschiedlichen Zellen unterschiedliche Längen, also ein Mosaik aufweisen.

Mit dem Nachweis der instabilen Trinukleotid-Repeat-Mutation beim Fragilen X-Syndrom hat man die Abweichungen vom klassischen X-chromosomalen Erbgang verstanden. Männer mit Prämutationen (Repeatzahl: 50–200) sind in der Regel klinisch unauffällig. Besonders in der weiblichen Meiose erhöht sich die Repeatzahl. Dadurch wird das klinische Bild von einer Generation zur anderen schwerer, wenn die Mutation von der Mutter vererbt wird (Antizipation). Etwa 30 % der heterozygoten Frauen zeigen auch klinische Symptome.

3.2.5 Epigenetik

Die klassische Genetik beschreibt die DNA-Struktur, ihre Organisation in Genen und regulatorischen Sequenzen sowie ihre Vererbung von den Eltern auf die Kinder. Veränderungen in der DNA-Struktur entstehen durch Mutationen.

Die Epigenetik beschäftigt sich mit allen Einflüssen auf die Genregulation und Genexpression, die nicht primär durch die codierenden DNA-Abschnitte gesteuert wird. Klassische Beispiele epigentischer Wirkungen sind das Imprinting von einzelnen Genregionen und die X-Inaktivierung. Eine weitere bedeutende Rolle spielt die Epigenetik bei der Stammzellentwicklung und bei der Entstehung von Krebs.

Ein wichtiger Mechanismus ist die DNA-Methylierung, die über die Zellteilung hinweg erhalten bleibt. Eine starke Methylierung eines Gens unterdrückt im Allgemeinen die Ex-

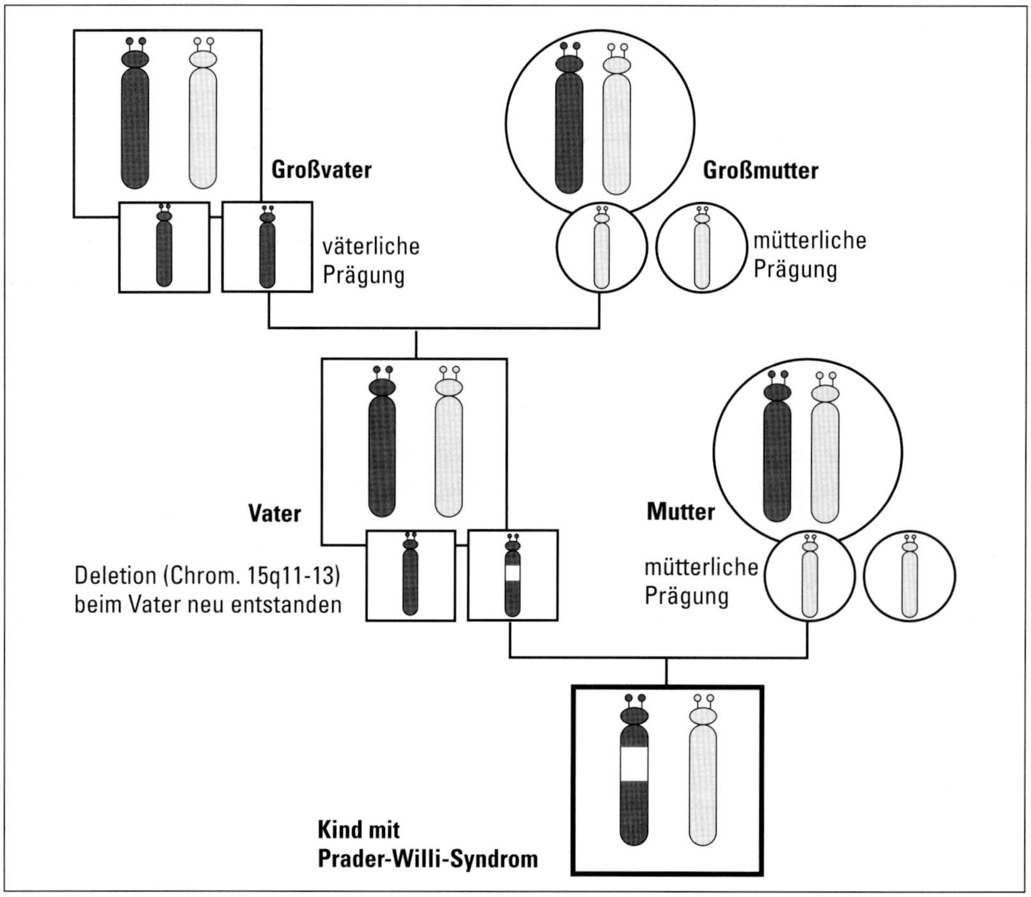

Abb. 3-11: Imprinting als Ursache des Prader-Willi-Syndroms (In der Spermatogenese und in der Oogenese werden beide homologen Chromosomen jeweils väterlich [schwarz] bzw. mütterlich [grau] geprägt; nach der Befruchtung liegen dann ein väterlich und ein mütterlich geprägtes Chromosom vor; entsteht auf dem väterlichen Chromosom 15q11-13 eine Deletion, verursacht das Fehlen von väterlichen Informationen ein Prader-Willi-Syndrom; bei mütterlicher Deletion entsteht ein Angelman-Syndrom.)

pression des Gens, eine geringe Methylierung hält dagegen das Gen aktiv. Eine weitere Rolle spielen auch die Histone, die unter anderem für die Verpackung der DNA im Zellkern mitverantwortlich sind (Horsthemke 2005).

Imprinting

In der Regel werden sowohl das väterliche als auch das mütterliche Allel exprimiert. Es gibt jedoch mehrere Gene, bei denen nur ein Allel, das väterliche bzw. das mütterliche, aktiv ist. Schon während der Keimzellbildung wird festgelegt, ob bestimmte Gene nach der Befruchtung in einem Organismus exprimiert werden oder nicht. Dieses Phänomen, das in der nächsten Generation wieder rückgängig gemacht wird, bezeichnet man als Imprinting (= Prägung). Die molekulargenetische Ursache des Imprintings ist ein erhöhter Methylierungsgrad der DNA (Gehalt an 5-Methylcytosin) im Bereich der Gen-Region, die die RNA-Transkription veranlasst. Die Folge ist eine verringerte Gen-Expression (Doerfler 2005).
Die beiden klassischen Beispiele für Imprinting sind das Prader-Willi-Syndrom (PWS) und das Angelman-Syndrom. Bei beiden Syndromen hat man Mikrodeletionen in der Chromosomenregion 15q12 gefunden.
Beim Prader-Willi-Syndrom ist die PWS-Region auf dem väterlichen Chromosom 15 aktiv, auf dem mütterlichen inaktiv. Die Angelman-Syndrom-Region ist auf dem mütterlichen Chromosom 15 aktiv, auf dem väterlichen hingegen nicht. Kommt es zu einer Deletion der väterlichen Chromosomenabschnitte im Bereich der genannten Gene, bildet sich ein PWS aus (s. Abb. 3-11), während eine Deletion des mütterlichen Abschnittes zur Ausprägung eines Angelman-Syndroms führt. Auch Punktmutationen können zu diesen Krankheitsbildern führen.

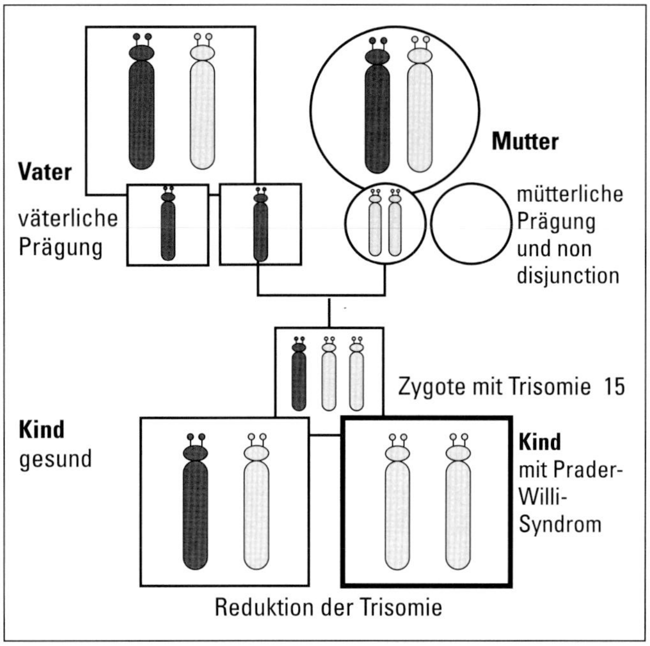

Abb. 3-12: Uniparentale Disomie (Liegt eine maternale Trisomie 15 in einer Zygote vor, kann durch nachfolgende Reduktion der Trisomie entweder ein Kind mit einem normalen Chromosomensatz entstehen [Verlust des zweiten maternalen Chromosoms 15] oder ein Kind mit einem Prader-Willi-Syndrom [Verlust des väterlichen Chromosoms 15]).

Uniparentale Disomie

Die gleiche Situation kann auch entstehen, wenn ein Chromosom mit einer Imprinting-Region doppelt nur von einem Elternteil vorliegt (= uniparentale Disomie). Uniparentale Disomie kann durch Nondisjunktion in der Meiose und anschließender Korrektur entstehen. Falls eine trisome Zelle mit zwei väterlichen oder zwei mütterlichen Chromosomen ein Chromosom in der Mitose verliert, kann entweder ein normaler Chromosomensatz mit jeweils einem mütterlichen oder väterlichen Chromosom entstehen oder es bleiben jeweils zwei väterliche oder zwei mütterliche Chromosomen über, und es entsteht eine uniparentale Disomie (Kotzot 2005). Unterliegen Regionen eines solchen Chromosoms dem Imprinting, entstehen beim Embryo Fehlentwicklungen (s. Abb. 3-12). Aber auch bei autosomal rezessiven Erbkrankheiten kann eine uniparentale Disomie zur Homozygotie eines mutierten Allels führen, obwohl nur ein Elternteil heterozygot für die Mutation ist. Bei der Mukoviszidose ist dies beobachtet worden.

X-Inaktivierung

Schon lange war eine monoallelische Expression bei den beiden X-Chromosomen der Frauen bekannt. Bei allen Säugetieren findet eine Inaktivierung eines X-Chromosoms statt (= Lyonisierung). Die Inaktivierung eines X-Chromosoms, wobei einige Regionen auf dem X-Chromosom nicht der Inaktivierung unterliegen, erfolgt im späten Blastulastadium. In jeder Zelle wird nach dem Zufallsprinzip bestimmt, ob das väterliche oder das mütterliche X-Chromosom inaktiviert wird. Bei Frauen sind daher viele X-chromosomale Gene ein Mosaik.

3.2.6 Molekulare Pathologie

Wenn aufgrund einer Mutation das Genprodukt nur noch eine eingeschränkte oder gar keine Funktion mehr hat, bezeichnet man diese Mutationen als **Funktionsverlustmutationen** (loss of function). Zeigt jedoch das Genprodukt bei einer Mutation eine anomale Funktion, liegt eine **Funktionsgewinnmutation** (gain of function) vor.

In einigen Genen sind beide Arten von Mutationen beobachtet worden, die dann zu unterschiedlichen Phänotypen führen können. In der Regel führen Funktionsverlustmutationen zu einem rezessiven Phänotyp, wenn etwa die halbe Menge des Genproduktes für eine normale Funktion ausreicht. Ist jedoch eine 50 %ige Gendosis unzureichend für eine normale Funktion, liegt ein autosomal dominanter Erbgang vor. Funktionsgewinnmutationen zeigen in der Regel ebenfalls einen autosomal dominanten Erbgang.
Führen Punktmutationen und Deletionen zu dem gleichen klinischen Phänotyp, liegt wahrscheinlich ein Funktionsverlust als Krankheitsursache vor (z. B. Duchenne-Muskeldystrophie und Becker-Muskeldystrophie). Auch Spleißmutationen verursachen in der Regel einen Funktionsverlust. Ist jedoch allein eine spezifische Mutation in einem Gen für den Phänotyp verantwortlich, liegt sehr wahrscheinlich eine Funktionsgewinnmutation vor. Verschiedene Mutationen in einem Gen können daher zu unterschiedlichen Krankheiten führen.

Mutationsrate

Mutationen entstehen in der Regel als Zufallsbefunde. Die Mutationsrate μ (= Zahl der Neumutationen, bezogen auf die Zahl der Gameten) kann direkt oder indirekt geschätzt werden. Beim Menschen liegen die Mutationsraten in der Größenordnung von 10^{-4} bis 10^{-6}. In der Regel ist die Mutationsrate in der Spermatogenese größer als in der Oogenese.

Keimbahnmutation und somatische Mutation

Mutationen können sowohl in den Keimzellen (= Keimbahnmutationen) als auch in den Körperzellen (= somatische Mutation) entstehen.
Somatische Mutationen spielen eine bedeutende Rolle bei der Tumor-Entstehung. Bei einigen familiären Tumoren (z. B. familiärer Brustkrebs, Mutationen im BRCA2-Gen) ist für die Tumor-Entstehung eine Keimbahnmutation und eine somatische Mutation erforderlich („Zwei-Treffer-Modell").
Das BRCA2-Gen ist ein Tumor-Suppressor-Gen. Dies sind Gene, die im funktionstüchtigen Zustand die unkontrollierte Teilung von Zellen verhindern. Heterozygote Personen zeigen noch ein normales Zellteilverhalten. Erst im homozygoten Zustand, d. h. bei dem Verlust der Funktion beider Allele, tritt ein unkontrolliertes Tumor-Wachstum ein. Bei den Heterozygoten liegt in jeder Körperzelle bereits eine Mutation (= Keimbahnmutation) vor. Trotz der Seltenheit spontaner Neumutationen ist es dennoch bei der hohen Zellanzahl und den vielen Zellteilungen sehr wahrscheinlich, dass eine zweite somatische Mutation in einer oder mehreren Zellen eintreten kann. Im Tumor lässt sich dann der Heterogzygotieverlust (loss of heterozygosity, LOH) nachweisen. Diese „Zwei-Treffer-Hypothese" (Two-Hit-Modell) wurde bereits von Knudson 1971 postuliert und konnte später mithilfe molekulargenetischer Methoden bewiesen werden. Ein Tumor kann auch durch zwei somatische Mutationen in einem Tumor-Suppressor-Gen entstehen.
Neben den Tumor-Suppressor-Genen kennt man noch eine weitere Gengruppe, die Tumor-Wachstum verursachen kann. Dies sind die Onkogene bzw. die Protoonkogene. Liegt in einem Protoonkogen eine Mutation vor, führt eine gesteigerte Aktivität zu einer fehlgesteuerten Zellproliferation (z. B. bei einigen Leukämieformen).

Mosaike

In der Regel enthält jede Körperzelle einer Person eine vollkommen identische Kopie des Genoms, das ursprünglich in der Eizelle vorhanden war. Mutationen in einer Zelle nach den ersten Zellteilungen führen zu postzygotischen Mosaiken. Solche Mosaike können sowohl in den somatischen Zellen als auch in der Keimbahn entstehen. Erst mit den Möglichkeiten der molekulargenetischen Analyse konnten solche Mosaike erkannt und nachgewiesen werden. Mosaike in der Keimbahn (= Keimzellmosaike) sind bei zahlreichen Erbkrankheiten nachgewiesen bzw. vermutet worden. Beispiele sind die Neurofibromatose, Osteogenesis imperfecta, tuberöse Sklerose, Achondroplasie oder Duchenne-Muskeldystrophie. Neumutationen können daher nicht nur in einer einzelnen Keimzelle, sondern auch als Keimzellmosaike vorliegen. Bei der Duchenne-Muskeldystrophie liegen grobe Schätzungen von Grimm et al. (1990) vor, dass mehr als die Hälfte der Neumutationen Keimzellmosaike sind.
Eine Chimäre, eine andere Form von Mosaiken, liegt dann vor, wenn zwei Zygoten zu einem einzigen Embryo verschmelzen.

3.2.7 Mitochondriales Genom

Neben genetischen Informationen, die sich in der DNA des Zellkerns befinden (= Kern-DNA), verfügen wir über ein zweites, wesentlich kleineres Genom in den Mitochondrien. In den Mitochondrien läuft die ATP-Synthese (Adenosin-Triphosphat-Synthese) ab. Mitochondrien sind somit für die Energieversorgung von Bedeutung. Jedes Mitochondrium enthält 2–10 ringförmige DNA-Moleküle. Die mitochondriale DNA (mtDNA) hat eine Länge von 16600 Basenpaaren. Auf ihr liegen 22 Gene für die tRNA der Mitochondrien, 2 für die rRNA und 13 der 76 Gene für Untereinheiten von Enzymen, die an der Energieproduktion der Zelle beteiligt sind. Die Gene sind in der mtDNA wesentlich dichter angeordnet als in der Kern-DNA und sie haben keine Introns (= nicht kodierende Bereiche des Gens). Entsprechend beträgt der kodierende Anteil der mtDNA 93 % gegenüber etwa 3 % bei der Kern-DNA. Da in der mtDNA nur ein Ringchromosom vorliegt, können Rekombinationen nicht eintreten.
Die Spermien enthalten Mitochondrien nahezu ausschließlich im Schwanzteil, sodass bei der Bildung der Zygote das Spermium nur seine Kern-DNA in die Eizelle einbringt. Männer können daher ihr mt-Genom nicht an ihre Nachkommen vererben. Mutationen der mtDNA werden daher nur von Frauen an ihre Kinder weitergegeben (= maternale Vererbung).

Die Mutationsrate der mtDNA ist etwa 10-mal höher als die der Kern-DNA. In einer Zelle können sowohl Mitochondrien mit normaler mtDNA als auch mit mutierter DNA vorliegen (= Heteroplasmie). Die Segregation einer mitochondrialen Mutation erfolgt in einer Zufallsverteilung.

Der Schweregrad einer mitochondrialen Erkrankung hängt von mehreren Faktoren ab, z. B. dem Energiebedarf des Gewebes, in dem es zur Störung kommt, sowie dem Anteil mutierter Mitochondrien in einer Zelle. Mitochondriale Erkrankungen sind selten und betreffen typischerweise mehrere Organsysteme (u. a. Muskelkrankheiten, Sehstörungen, Herzrhythmusstörungen, Taubheit).

3.2.8 Diagnostik bei Erbkrankheiten

Sind bei einer Erbkrankheit das zugrunde liegende Gen und seine Mutation bekannt, kann in der Regel mit der direkten Genanalyse die Diagnostik an einem einzelnen Patienten erfolgen. Allerdings liegt bei nur wenigen Erbkrankheiten eine einzige Mutation vor. Häufig muss man davon ausgehen, dass jede Familie ihre spezifische Mutation hat. So sind z. B. bei der Mukoviszidose über 1000 verschiedene Mutationen bekannt. Bei großen Genen kann daher diese direkte Gendiagnostik sehr aufwändig sein und wird in der Routinediagnostik in der Regel nicht eingesetzt. Erst mit dem Einsatz von neuen Techniken (Genchips) wird auch die Untersuchung nach vielen unterschiedlichen Mutationen in einem Gen praktikabel werden.
Kennt man dagegen nur den Gen-Ort einer Erbkrankheit, ist die Diagnostik in der Regel über eine Familienuntersuchung (indirekte Genotypdiagnostik) möglich. Kranke und gesunde Angehörige sollten für diese Untersuchung zur Verfügung stehen.
Da es sich bei den molekulargenetischen Untersuchungen in der Regel um aufwändige Analysen handelt, kann man sie nicht als einfaches Labor-Screening-Verfahren einsetzen. Vor einer molekulargenetischen Analyse sollte daher immer ei-

Tab. 3-7: Syndrome, die häufig durch Mikrodeletionen verursacht werden

Syndrom	Mikrodeletion
Wolf-Hirschhorn-Syndrom	Deletion von 4p16.3
Katzenschrei-Syndrom	Deletion von 5p15.2-p15.3
Williams-Beuren-Syndrom	Deletion von 7q11 (Elastingen)
Prader-Willi-Syndrom	Deletion in 15q11-q13
Angelman-Syndrom	Deletion in 15q11-q13
Rubinstein-Taybi-Syndrom	Deletion von 16p13.3
Miller-Diecker-Lissenzephalie-Syndrom	Deletion von 17p13.3
DiGeorge-Syndrom und Shprintzen-Syndrom	Deletion bei 22q

ne sorgfältige klinische Untersuchung erfolgen. Besonders wichtig ist eine ausführliche Familienanamnese, wozu oft auch die klinische Untersuchung von erkrankten Angehörigen erforderlich ist. Klinische Untersuchung und Familienanamnese erlauben dann oft eine gezielte Fragestellung, die mit einer molekulargenetischen Analyse beantwortet werden kann.

In den letzten Jahren sind Methoden entwickelt worden, die die herkömmliche Chromosomenanalyse mit der Darstellung der einzelnen Chromosomen und molekulargenetische Nachweismethoden verbindet (z. B. Fluoreszenz-in-situ-Hybridisierung (= FISH). Diese Hybridisierung ist ein Verfahren, das den Nachweis von DNA-Sequenzen auf einem Chromosomenpräparat (in situ) erlaubt. Hierdurch ist mit sehr hohem Auflösungsvermögen (Nachweis von einzelnen Genen) die Lokalisierung eines DNA-Abschnittes auf einem Chromosom möglich.

FISH-Untersuchungen eignen sich besonders gut für den Nachweis von kleinen Deletionen, die die Ursache von so genannten Mikrodeletions-Syndromen sind (s. Tab. 3-7).

3.2.9 Fazit und Ausblick

Genetische Diagnostik kann auf unterschiedlichen Ebenen stattfinden. Mutationen in Genen werden auf DNA-Ebene nachgewiesen. Fehlbildungssyndrome können chromosomale Ursachen haben, wie z. B. die Trisomie 21 beim Down-Syndrom. Auf Proteinebene kann man Gendefekte durch den Nachweis von fehlendem oder verändertem Protein diagnostizieren. Auf der biochemischen Ebene gibt z. B. die serologische Blutgruppenbestimmung Auskunft über die genetische Ausstattung mit Blutgruppenmerkmalen. Aber auch auf Phänotyp-Ebene lassen sich klinisch Erbkrankheiten feststellen. Das klinische Bild erlaubt z. B. die Zuordnung zu einem bestimmten Fehlbildungssyndrom. In allen Fällen liegt eine genetische Diagnostik vor, weil diese Untersuchungen – ob auf molekularer Ebene oder auch auf klinischer Ebene – zur Abklärung eines genetisch bedingten Krankheitsbildes führen können.

Die genetische Diagnostik kann wiederum in drei Kategorien eingeteilt werden (Schroeder-Kurth 2000). Die genetische Differenzialdiagnostik erfolgt bei klinisch auffälligen Personen zur Bestätigung oder zum Ausschluss einer spezifischen Erkrankung. Die Untersuchung von gesunden Personen, die später in ihrem Leben an einer bestimmten Erbkrankheit (z. B. Huntington-Chorea) erkranken können, auf einen Gendefekt bezeichnet man als präsymptomatische Diagnostik. Eine prädiktive genetische Diagnostik liegt vor, wenn bei gesunden Personen Krankheitsdispositionen für ein erhöhtes genetisches Risiko untersucht werden (z. B. Mutationsanalysen bei familiärem Brustkrebs). Die präsymptomatische und die prädiktive genetische Diagnostik sollten immer im Rahmen einer genetischen Beratung erfolgen. Bei differenzialdiagnostischen genetischen Untersuchungen sollte bei genetisch auffälligen Befunden dem Betroffenen bzw. seiner Familie immer eine genetische Beratung angeboten werden.

Literatur

Arber W, Linn S (1969). DNA modification and restriction. Ann Rev Biochem; 38: 467.

Avery OT, McLeod CM, McCarty M (1944). Studies on the chemical nature of the substance inducing transformation of pneumococcal types. J Exp Med; 79: 137.

Doerfler W (2005). DNA-Methylierung – ein wichtiges genetisches Signal in Biologie und Pathogenese. Med Genetik, 17: 260–4.

Farabee WC (1903). Hereditary and Sexual Influence in Meristic Variation: a study of digital malformations in man. PD D thesis. Harvard University.

Fu Y-H, Kuhl DPA, Pizzuti A, Pieretti M, Sutcliffe JS, Richards S, Verkerk AJMH, Holden JJA, Fenwick RG jr, Warren ST, Oostra BA, Nelson DL, Caskey CT (1991). Variation of the CGG repeat at the fragile X site results in genetic instability: resolution of the Sherman paradox. Cell; 67: 1047–58.

Garrod AE (1902). The incidence of alkaptonuria: a study in chemical individuality. Lancet; 2; 1616–20.

Grimm T, Müller B, Müller CR, Janka M (1990). Theoretical considerations on germline mosaicism in Duchenne muscular dystrophy. J Med Genet; 27: 683–7.

Horsthemke B (2005). Was ist Epigenetik? Med Genetik, 17: 251–3.

Knudson AG (1971). Mutation and cancer: statistical study of retinoblastoma. Proc Natl Acad Sci; 68: 820–3.

Kotzot D (2005). Uniparenterale Disomie und genomic imprinting. Med Genetik, 17: 280–5.

Lander ES, Linton LM, Birren B et al. (2001). Initial sequencing and analysis of the human genome. Nature; 409: 860–921.

Lejeune J, Gautier M, Turpin R (1959). Etude des chromosomes somatiques de neuf enfants mongoliens. C R Acad Sci; 248: 1721–2.

McKusick VA (1998). Mendelian Inheritance in Man. Catalogs of Human Genes and Genetic Disorders. 12th ed. Baltimore: Johns Hopkins University Press.

Mendel GJ (1866). Versuche über Pflanzen-Hybriden. Verhandlungen des naturforschenden Vereines. Brünn.

Nirenberg NW, Matthaei JH (1961). The dependence of cell-free protein synthesis in E. coli upon naturally occuring or synthetic polyribonucleotide. Proc Natl Acad Sci; 47: 1588–602.

Schroeder-Kurt T (2000). Gentest ist nicht gleich Gentest. Med Genetik; 12: 461–9.

Venter JC, Adams MD, Myers EW et al. (2001). The sequence of the human genome. Science; 291: 1304–51.

Watson JD, Crick FH (1953). The structure of DNA. Cold Spr Harb Symp quant Biol; 18: 123–32.

3.3 Entwicklungspsychotraumatologie

P. Riedesser, F. Resch, H. Adam

Inhalt

3.3.1 Zur Geschichte des Trauma-Begriffs

Als die Psychiatrie im 19. Jahrhundert den Begriff „Traumatisierung“ (von griechisch τραυμα = Wunde) aus der Chirurgie in ihre Nosologie übernommen hat, war dies nicht etwa metaphorisch gemeint. Man führte die Symptome der „traumatischen Neurose“ auf mikroskopisch kleine Verletzungen von Nervenzellen zurück (vgl. dazu Fischer-Homberger 1975). Wenn sich die Sicht der Dinge in der Zwischenzeit auch enorm verändert hat, so hat man doch immer wieder auf Analogien aus der somatischen Medizin zurückgegriffen, um das Verständnis von Ursachen und Auswirkungen psychischer Traumatisierungen zu erleichtern: Im Rückgriff auf den Zusammenbruch von Organfunktionen, auf Behinderungen und überschießende Gewebsreaktionen mit pathologischen Narbenbildungen, die bei körperlichen Verletzungen auftreten können, spricht man bei schweren seelischen Verletzungen z. B. von einem „Zusammenbruch psychischer Funktionen“, von „pathologischen Reaktionen“, „psychosozialen Behinderungen“ und „Symptombildungen“.
Besonders bei Kindern und Jugendlichen bestand bis weit in die zweite Hälfte des 20. Jahrhunderts hinein eine „Trauma-Blindheit“, die nach und nach einer neuen Sensibilität und wachsendem Wissen über die Verletzlichkeit der kindlichen Psyche und die zahlreichen Möglichkeiten ihrer Verletzung weicht.

Dabei gilt es, bei der Verwendung des Begriffs „psychisches Trauma“ einen konstruktiven Mittelweg zwischen zwei Extremen zu finden: zum einen dem Übersehen oder Bagatellisieren psychischer Traumatisierung mit den bekannten Folgen, zum anderen der inflationären Verwendung des Begriffs für nahezu jede größere psychische Belastung eines Kindes oder Jugendlichen, was die Gefahr birgt, dass er entleert wird.

3.3.2 Ursachen von Traumata

Es gibt zahlreiche Ereignisse („life events“), die eine Traumatisierung verursachen können. In der Tabelle 3-8 haben Fischer und Riedesser – gestützt auf Bürgin (1995) – versucht, sie zu systematisieren.
Das „Traumatisierungspotenzial“ dieser Ereignisse nimmt in der Reihenfolge ihrer Aufzählung zu, d. h. von Menschen verschuldete Unfälle haben ein höheres Potenzial, ein Kind seelisch zu verletzen, als Naturkatastrophen, jedoch ein geringeres als Kriegsgräuel oder Aggressivität oder Missbrauch innerhalb der Familie (Yule 1994).
Die Auswirkungen, die potenziell traumatisierende Ereignisse auf ein Kind haben, sind außer von deren objektiver „Wucht“ sehr stark von der Entwicklungsstufe abhängig, auf der sich das Kind gerade befindet. Sie bestimmt Auswahl und Einsatz von Bewältigungsstrategien und ist mit entscheidend dafür, ob eine Belastung zu Symptomen führt, die u. U. über

Tab. 3-8: Mögliche Auslöser von Traumata

a) Naturkatastrophen (natural disasters)
• Erdbeben • Vulkanausbrüche • Hurrikans • Überschwemmungen
b) von Menschen hervorgerufene Katastrophen (man made disasters)
• technische Katastrophen: – Verkehrsunfälle (Auto, Schiff, Zug, Flugzeug) – Großbrände und ökologische Katastrophen, z. B. Kernkraftunfälle • Katastrophen als Folge menschlicher Aggressivität und Grausamkeit außerhalb der Familie: – Vergewaltigung – Geiselnahme, Entführung – Terrorismus – Folter – politische Verfolgung – Krieg – Genozid • Katastrophen innerhalb der Familie: – emotionaler, körperlicher und sexueller Missbrauch, massive Vernachlässigung, Trennungen – Erleben schwerer Gewalttätigkeit zwischen den Eltern – schwere eigene und elterliche Erkrankungen, Tod der Eltern

lange Zeiträume andauern können („traumatischer Prozess", Fischer u. Riedesser 2003).

Was für ein Kleinkind traumatisierend sein kann, z. B. eine abrupte, längerfristige Trennung von zentralen Bezugspersonen, ist für einen Adoleszenten zu bewältigen; was einen Jugendlichen schwer erschüttern kann, z. B. Zeuge eines Massakers zu werden, ist für einen Säugling nicht belastend, sondern fällt, weil er das Geschehen noch nicht kognitiv erfassen kann, ins „affektive Nichts".

Auch Kinder im Krabbelalter können belastende Situationen unbeschadet überstehen, sofern ihre engsten Bezugspersonen psychisch kompensiert bleiben und dem auf beruhigende Rückmeldung („social referencing") angewiesenen Kind keine länger dauernden Zustände von schwerer Depression oder Panik vermitteln.

Eine wichtige Rolle spielen auch vorhergehende traumatische Erfahrungen, welche die Abwehrkräfte bei späteren Belastungen schwächen können.

Daneben können aber auch protektive Faktoren im Charakter des Kindes („easy temperament") oder in einer zumindest teilweise schützenden Umwelt mit Erhalt einer Bezugsperson eine Traumatisierung verhindern oder zumindest mildern.

Neben dem Entwicklungsstand ist die spezielle traumatische Situation von zentraler Bedeutung, d. h. die Gesamtkonstellation, in der die belastenden Ereignisse das Kind treffen und von diesem mit einer ganz spezifischen Bedeutung versehen werden. Hier verbinden sich reale oder verzerrte Wahrnehmungen mit alterstypischen Ausgestaltungen in der Phantasie (dazu gehören auch Gedanken über versäumte Interventionen) und überfordern die Bewältigungsmöglichkeiten des Kindes. Diese traumatische Situation kann ein einmaliges Ereignis sein (Typ I oder „Schocktrauma" nach Terr 1995) oder ein komplexes Geschehen über einen längeren Zeitraum (Typ II nach Terr). Die Traumatisierung kann durch mehrere, gleichzeitig auf das Kind einwirkende Ereignisse verursacht werden, von denen jedes, für sich genommen, nicht unbedingt traumatische Auswirkungen gehabt hätte (kumulative Traumatisierung, Khan 1963). Keilson (1998) hat die „sequentielle Traumatisierung" verfolgter jüdischer Kinder beschrieben und dabei besonders die zeitliche Abfolge und Qualität einzelner traumatisierender „Wellen" und die Bedeutung der postexpositorischen Erfahrungen herausgearbeitet.

Die traumatisierende „Wertigkeit" belastender Erlebnisse hängt weiterhin ab von der Nähe des Kindes zum Geschehen, davon, ob die Ereignisse überraschend eintreten oder erwartet wurden, von Art und Enge der Beziehung zu Tätern

Tab. 3-9: Faktoren, die Eintreten und Stärke eines Traumas durch äußere Belastungen beeinflussen

- Stand der kognitiven, emotionalen, sozialen und neurobiologischen Entwicklung
- Konstellation der „traumatischen Situation"
- Vorhandensein protektiver Faktoren (neurobiologisch, intrapsychisch, familiär)
- vorhergehende traumatische Erfahrungen
- postexpositorische Einflüsse

und anderen Opfern, dem Ausmaß der körperlichen Schmerzen und auch der Schuldgefühle, die durch – manchmal magische, unbewusste – Kausalitätszuschreibungen oder Phantasien über versäumte eigene Interventionen entstehen können (Pynoos et al. 1995; s. Tab. 3-9).

Ein psychisches Trauma ist also das Ergebnis einer komplexen Wechselwirkung zwischen objektiver Situation und der individuellen Antwort auf diese. Fischer und Riedesser versuchen dieser in ihrer Definition Rechnung zu tragen. Sie sehen „psychisches Trauma" als „vitales Diskrepanzerlebnis zwischen bedrohlichen Situationsfaktoren und individuellen Bewältigungsmöglichkeiten, welches mit dem Gefühl der Hilflosigkeit und schutzlosen Preisgabe einhergeht und so eine dauerhafte Erschütterung von Selbst- und Weltverständnis bewirkt" (Fischer u. Riedesser 2003, S. 82).

Die individuelle Betroffenheit durch die belastende Situation macht sich meist an einem Thema fest, das Fischer und Riedesser (2003) als zentrales traumatisches Situationsthema (ZTST) bezeichnen. Dieses kann z. B. das Verlassenwerden sein, eine Verstümmelung, die Überflutung durch intrapsychische oder körperliche Schmerzen, eine versäumte (aber als rettend phantasierte) Intervention oder eine narzisstische Grundproblematik, die in der traumatischen Situation aktiviert wird.

Auf der Basis der entwicklungspsychologischen Arbeiten von Anna Freud (1963) und Erik Erikson (1976) sowie Pynoos et al. (1995) haben Fischer und Riedesser einen entwicklungspsychopathologischen Referenzrahmen entwickelt, in welchem die oben beschriebenen entwicklungs- und situationsabhängigen Entstehungsbedingungen eines psychischen Traumas sowie die Symptomatik und mögliche Interventionen nebeneinander dargestellt und zueinander in Beziehung gebracht werden können (s. Abb. 3-13).

3.3.3 Entwicklungsaufgaben und -schwierigkeiten

Wenn Entwicklungsaufgaben als Anpassungsaufgaben in einer bestimmten Lebensperiode gesehen werden (Resch 1996), so ist die primäre Aufgabe des Säuglings und Kleinkindes die aktive Mitwirkung am Aufbau eines Kommunikations- und Bindungssystems mit den primären Bezugsperso-

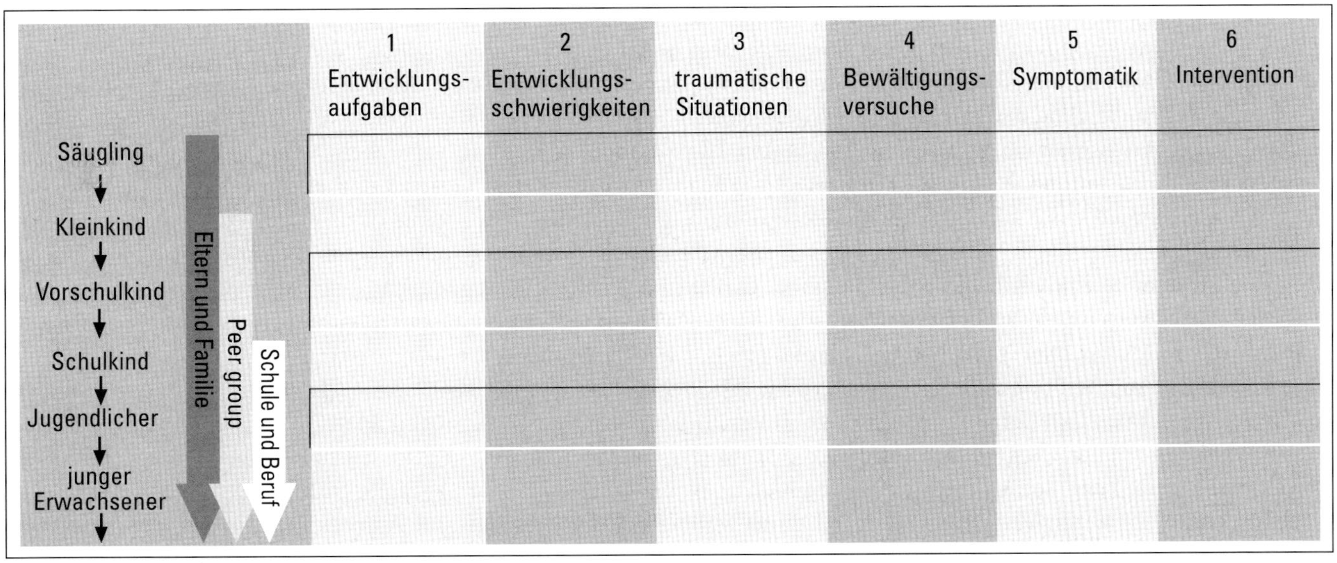

Abb. 3-13: Entwicklungspsychopathologischer Referenzrahmen

nen; der aktive Beitrag des Kindes besteht darin, durch adäquate Signale (Lächeln, Schreien etc.) die zentrale(n) Bezugsperson(en) in ihrem Beelterungsverhalten zu stimulieren, welches auf biologisch verankerten Verhaltensschemata aufbaut, die ihrerseits psychosozial moduliert sind. Gelingt der Aufbau dieses Bindungssystems, so werden dadurch „affektiv-kognitive Erfahrungsbausteine“ (Resch 1996) geschaffen, die als Repräsentanzen von Interaktionen (RIG [Representations of Interactions Generalized], Stern 1985) gespeichert werden und die Basis für das von Erikson so genannte „Urvertrauen“ darstellen. Dieses beinhaltet u. a. den Beginn einer guten Besetzung der Selbstrepräsentanz durch hinreichend gute Bespiegelung durch den „Glanz im Auge der Mutter" (Kohut 1981) und ermöglicht den angstfreien Aufbau einer davon getrennten, grundsätzlich gutartigen Objektrepräsentanz. So entstehen auch auf der Basis einer optimistischen, beruhigenden Rückmeldung („social referencing“) die Erwartung des realen und symbolischen Gehalten- und Geschütztwerdens in krisenhaften intrapsychischen oder interpersonalen Situationen und durch die damit verbundene Fähigkeit zur Differenzierung und Regulation von Affekten das Erleben einer psycho-somato-sozialen Kontinuität (weiterführend Kapitel 4.1 in diesem Buch).

Entwicklungsschwierigkeiten sind Entwicklungsbesonderheiten (z. B. Säugling mit schwierigem Temperament, mit Behinderung) die in Interaktion mit Entwicklungsaufgaben das Kind vor Probleme stellen, die es überfordern können (z. B. die Integration in den Regelkindergarten).

3.3.4 Traumatische Situationen

In der dritten Spalte der Abbildung 3-13 werden mögliche traumatische Situationen dargestellt. In der Säuglings- und Kleinkindzeit sind vielerlei traumatische Konstellationen denkbar, in denen die oben dargestellten hinreichend guten affektiv-kognitiven Austauschprozesse mit konstanten Bezugspersonen nicht stattfinden können oder gestört werden (hierzu weiterführend das Kapitel 3.4 zu Risikofaktoren in diesem Buch).

Mögliche Traumata sind Kindesmisshandlung, sexueller Missbrauch, schwere körperliche Erkrankung des Kindes selbst oder von Mutter oder Vater, schweres Unfallgeschehen, kriminelle Angriffe, politische Verfolgung oder Krieg mit Verletzungs- oder Todesfolge für Angehörige. Traumatische Situationen können auch entstehen durch die schwere körperliche Erkrankung des Vaters oder der Mutter (z. B. Krebs) sowie durch deren Verletzung oder Tod durch Verkehrsunfälle.

Sind Eltern durch Krieg, Verfolgung, organisierte Gewalt, unverarbeitete Verluste, aber auch durch Unterernährung, wie sie in vielen Kriegsländern vorkommt, traumatisiert, werden die Funktionen des elterlichen Haltens und Sorgens beeinträchtigt. Die in diesen Situationen meist für die Versorgung verantwortlichen Mütter sind dann oft psychisch erschöpft und für die Kinder emotional nicht erreichbar. Andere Mütter haben keine Zeit für ihre Kinder, weil sie für das Überleben der Familie sorgen müssen. Der häufige Wechsel von Bezugspersonen gerade während der Flucht ist besonders für die Säuglinge und Kleinkinder belastend. Ständige Ortswechsel erschweren den Aufbau und die Aufrechterhaltung von Kontakten der etwas größeren Kinder zu Gleichaltrigen und können zu dem Gefühl, nirgendwo zu Hause zu sein, führen. Der Glaube an den Schutz durch bis dahin als nahezu omnipotent erlebte Elternfiguren und die damit verbundene Illusion der eigenen körperlichen Unverletzlichkeit kann erschüttert werden.

Schulkinder, die Krieg, Flucht und Exil erleben, sind ebenso wie Erwachsene in mehreren Rollen gefordert. Manchmal werden sie trotz ihrer Jugend schon in kriegerische Auseinandersetzungen verwickelt. Ferner verändern sich durch die Belastungen im Krieg die Rollen innerhalb der Familie. Schon die Schulkinder müssen den abwesenden Vater gerade in den eher patriarchalen Gesellschaften, wie zum Beispiel in Afghanistan, ersetzen.

In der Adoleszenz interferieren Verantwortung und Fürsorge für die in Gefahr befindliche Familie mit Ablösungswünschen, was dazu führen kann, dass letztere heftige Schuldgefühle verursachen (Ausbruchsschuld). In Zeiten von Krieg und Verfolgung wird die Adoleszenz kürzer, da die Jugendlichen gezwungen sind, schnell erwachsen zu werden. Aggressive und sexuelle Phantasien gewinnen dramatisch an Realität, wenn die Jugendlichen Zeuge von sexuellen und anderen Gewalttaten werden. Phantasie und Realität sind für betroffene Jugendliche dann wieder nahe beieinander, anstatt zunehmend auseinander gehalten zu werden. Erwachsene Vorbilder fehlen oft. Die Jugendlichen, die oft schon in Kämpfe verwickelt worden sind, haben auch gelernt, dass man Gesetze und ethische Normen straflos verletzen darf. Dies kann dazu führen, dass die Einordnung nach dem Krieg oder später die Integration im Exil erschwert wird. Jugendliche sind, wenn sie zuvor eine stabile Kindheit erlebt haben, allerdings resistenter gegen Beziehungsverluste, da ihnen mehr Möglichkeiten zur Verfügung stehen, ihr Schicksal selbst zu beeinflussen. Für sie kann laut Garbarino Krieg auch „Spaß“, das Abenteuer jung zu sein und auf die Welt losgelassen zu werden bedeuten, besonders wenn sie in einer „Sackgassen-Existenz“ gefangen sind oder sich nach Ruhm und Aufregung sehnen (Garbarino et al. 1991).

3.3.5 Bewältigungsversuche

In der vierten Spalte des Referenzrahmens werden Bewältigungsversuche dargestellt. Schon Säuglingen stehen Bewältigungsmechanismen zur Verfügung. Selma Fraiberg (1982) hat in ihrem Aufsatz über pathologische Abwehrformen in der frühen Kindheit solche beschrieben, z. B. Vermeidung (Avoidance), Erstarren (Freezing) oder Kämpfen (Fighting). Es sind dies Mechanismen, die offensichtlich aus einem angeborenen Repertoire stammen, das wir aus der Verhaltensbiologie kennen, nämlich die Reaktionsalternative „fight, flight or freeze" (Perry et al. 1995).

Eine traumatische Situation wird vom Kind als ein Angriff auf die gesamte biologische, psychische und soziale Existenz erlebt. Dieser Angriff kann zu einer dauerhaften Dysfunktion nicht nur im intrapsychischen und interpersonellen Bereich, sondern auch auf der körperlich-neurobiologischen Ebene führen (van der Kolk 1998; Hüther 2001; Schore 2001).

Das Kind antwortet mit elementaren Alarmreaktionen und verzweifelten Bewältigungsversuchen, analog zu dem erwähnten biologischen Schema des „fight, flight or freeze", und entwickelt – oft unbewusst – ein „traumakompensatorisches Schema" (Fischer u. Riedesser 2003) auf der Basis folgender Überlegungen:

- Wodurch entstand das Trauma? (kindliche Theorie zur Ätiologie)
- Wie kann das Trauma geheilt werden? (kindliche Theorie zur [Selbst-]Heilung)
- Wie kann das Trauma in Zukunft vermieden werden? (kindliche Theorie zur Prävention)

3.3.6 Symptomatik

Sieht man die Symptomatik (Spalte 5 in der Abbildung 3-13) traumatisierter Kinder vor diesem Hintergrund, so erscheint sie nicht mehr als sinnlose, unverständliche Reaktion. Sie kann vielmehr als ein aus biologischer, psychologischer und sozialer Perspektive sinnvoller Selbsthilfeversuch verstanden werden, der aber entgleisen kann und dann nicht mehr der Bewältigung dient (Perry et al. 1995). Traumatisierte Kinder jeglicher Altersstufe leisten psychische Schwerstarbeit bei dem Versuch, aus den pathogenen Konstellationen herauszukommen und ein „traumakompensatorisches Schema" zu entwickeln. Beispiele:

- Die intrusiven Symptome und die Hypervigilanz der posttraumatischen Phase haben den psychobiologischen Sinn, den Organismus für die Fight-Flight-Reaktion hellwach und handlungsfähig zu machen.
- Das „Numbing", die Unterdrückung von Gefühlen, hat den Sinn, den Organismus vor einer erneuten Überwältigung durch innere und äußere Reize zu schützen.
- Regression kann als Versuch verstanden werden, auf das sichere Fundament früherer, prätraumatischer Entwicklungsphasen zurückzukehren – in der Hoffnung auf einen Neuanfang; außerdem ist sie ein Appell an die primären Bindungspersonen, das Kind schonend zu behandeln und ihm Zuwendung und Aufmerksamkeit wie einem Kleinkind zu schenken.
- Dissoziation ist eine Möglichkeit, unerträgliche Wahrnehmungen und Erfahrungen zu bewältigen: Jeder, der einmal in einem schweren psychischen Schockzustand „außer sich" war, z. B. nach einem Unfall, hat diese Fähigkeit des psychischen Systems, Emotionen abzuspalten und sie so nicht mehr zu fühlen, schon als hilfreich empfinden können.

Auch die von Walter (1998) beschriebene Veränderung des Weltbezugs und die Kontaminierung der Beziehungswelt psychisch Traumatisierter zeigen dieses psychologisch zunächst durchaus sinnvolle Denken, Fühlen und Verhalten:

- Misstrauen („Ich muss immer vorbereitet sein, dass etwas passiert"); Rachegefühle und Phantasien („Eines Tages werde ich mich wehren können"); Hemmung der Phantasie bzw. gestörte Unterscheidung Phantasie/Realität („Meine Phantasien können jederzeit Wirklichkeit werden"); Interventionsphantasien
- Zerstörung der Vergangenheit und Zukunft, Re-Interpretationen („Wenn mir das jetzt passieren konnte, drohte alles vielleicht auch schon früher, meine Wahrnehmung der Sicherheit war falsch")
- Hyperaktivität und verminderte Impulskontrolle („Wenn ich immer in Bewegung bin, bin ich geschützter und kann mich als Handelnden, nicht als passives Opfer erleben")
- Überanpassung, vermehrte Impulskontrolle, zwanghaft-ängstliche Abwehr („Nur wenn ich die Absichten des anderen vorwegnehmen kann, mich in ihn hineinversetze und mich entsprechend anpasse, bin ich geschützt"; „Ich muss mich unsichtbar machen")
- Opferidentität, regressives Verhalten, sekundärer Stigmagewinn („Wenn ich mich passiv und kindlich verhalte, überlebe ich eher"; „Meine Erlebnisse erklären alles, was nicht klappt")

Traumatisierte Kinder wiederholen oft das traumatisierende Ereignis im so genannten repetitiven Spiel in endloser Folge oder reinszenieren Teile der traumatischen Erfahrung in automatisierten Verhaltensmustern. Darin ist ein verzweifelter Versuch zu sehen, diese Erfahrungen zu integrieren; in der Terminologie von Piaget (1978): Das Kind unternimmt verzweifelte, vielleicht vergebliche Akkommodationsbemühungen, um das Überwältigende in kleinen Dosen doch noch verarbeiten zu können. Streeck-Fischer (1997) sieht einen Fortschritt, „wenn aus dem schrecklichen Erleben ein schreckliches Spiel geworden ist“. Es ist dem Kind nämlich dann gelungen, das Erlebte zumindest teilweise nach außen zu bringen, wo der Verarbeitungsprozess leichter in Gang kommen sowie eine kognitive und emotionale Orientierung stattfinden kann.

Ein solcher Verarbeitungsprozess gelingt ohne äußere Hilfe bei „resilienten“ Kindern, oft gelingt er nicht und es kommt zu kurz- und langfristigen Symptombildungen im biologischen, psychischen und sozialen System (vgl. Egle u. Hoffmann 2000; Fischer u. Riedesser 2003).

Die Folgen der Belastungen nach Kriegserlebnissen können sich von denen anderer Belastungen bei Kindern auch deshalb unterscheiden, weil diese, wenn sie zur Anpassung an neue Lebenslagen gezwungen sind, andere Bewältigungsstrategien entwickeln und so möglicherweise weniger oder andere Symptome zeigen. Es ist dann schwierig zu unterscheiden, ob die psychischen Auffälligkeiten direkte Folgen der Kriegserlebnisse oder eher sekundärer Einflüsse sind (z.B. Verlust der Eltern, soziale Veränderungen durch Flucht und Exil) oder ob sie auf beides zurückgeführt werden müssen.

3.3.7 Interventionen

Aus der Analyse des oben beschriebenen Entwicklungsstandes, der Beziehungskonstellation und der traumatischen Situation leiten sich die Konzepte für Interventionen (Spalte 6 in der Abbildung 3-13) ab. Beim Säugling wird man in der Regel die frühen Eltern-Baby-Beziehungen unterstützen; es kann aber auch eine vorübergehende oder dauernde Trennung und die Gewinnung von Ersatzeltern indiziert sein. Auch ältere Kinder brauchen zunächst Stabilisierung, d.h. Behandlung somatischer Störungen, Sicherheit vor Misshandlung, Missbrauch, Verfolgung, Krieg etc. und ein verständnisvolles, sicheres Beziehungsnetz, Vermeidung unnötiger, zusätzlich belastender Trennungen von wichtigen Bezugspersonen und die Möglichkeit zur symbolisierenden Verarbeitung ihrer traumatischen Erlebnisse. Traumatisierung ist ja nicht zuletzt eine Beschädigung oder gar Zerstörung der Symbolisierungsfähigkeit, des äußeren und inneren Spielraumes. Das Spielerische, das „Als ob“, das Ausprobieren, das Rollenspiel, die spielerische Aneignung von Verhaltensformen und Erlebensmöglichkeiten in Phantasie und Spiel werden durch das Trauma blockiert. Ein Ziel der Therapie ist also, dass das Kind in die Lage versetzt wird, sich der Erinnerung an das Erlebte und dessen Bedeutung in individuell erträglicher Dosierung zu stellen, z.B. in Form von Spielen, die der kognitiven, emotionalen und sozialen Entwicklungsstufe angemessen sind und damit eine „Dezentrierung“ (Piaget 1978) vom Erlebten ermöglichen sowie einen Wiederaufbau von Orientierung und Beziehungsbereitschaft. In dieser Sichtweise ist die Traumaverarbeitung nicht als lineares, sondern als zyklisches Geschehen zu betrachten, wie es in der Abbildung 3-14 dargestellt ist (Fischer u. Riedesser 2003).

Das biphasische Modell der traumatischen Reaktion, welches von Horowitz (1976) entwickelt worden ist, zeigt die Mechanismen, mit denen das traumatisierte biopsychische System reagiert; in körperbezogener Analogie stellt es einen „Wundheilungsmechanismus“ der verletzten Psyche dar. In der traumatischen Situation (Quadrant I) kommt es zu einer Überflutung durch überwältigende Eindrücke, Panik- und Wutreaktionen. Durch eine sofortige psychobiologische Gegenreaktion versuchen die Betroffenen, den seelischen Schmerz abzuwehren, z.B. durch Verleugnung, Vermeidung, Dissoziation oder Gefühlsabstumpfung („Numbing“, Quadrant II). In einem nächsten Schritt (Quadrant III) können, gewollt oder ungewollt, Bilder aus der traumatischen Situation wieder auftauchen, die in einer solchen kontrollierten Situation des Wiedererlebens in den organisierten Wissensbestand (kognitiv-emotionale Schemata) der Persönlichkeit integriert werden können (Quadrant IV), sodass der zunächst unassimilierbare Fremdkörper, den die traumatische Erfahrung bildet, durch das mehrfache Durchlaufen dieses Zyklus in den semantischen Deutungsbestand bzw. das schematische Wissen der Persönlichkeit aufgenommen werden kann. Dieser Wechsel von Verleugnung und Intrusion kann über sehr lange Zeit andauern und in jeder Phase entgleisen und zu anhaltenden Panikzuständen, phobischen Entwicklungen oder zur massiven Einengung und Erstarren der Persönlichkeit im Sinne einer pathologischen Übermodulation der vorausgegangenen oder drohenden Reizüberflutung führen. Lang andauernde Posttraumatische Belastungssymptome können somit als „Entgleisung" von Phasen eines natürlichen Selbstheilungsprozesses oder als Fixierung dieser Phasen verstanden werden (Fischer u. Riedesser 2003).

In der klinischen Praxis sind mehrere Ansätze entwickelt worden, die auf verschiedene Systemebenen zielen (vgl. auch Landolt 2004, Streeck-Fischer 2004, Herpertz-Dahlmann et al. 2005):

- auf das **Kind** selbst durch Einzelpsychotherapie (psychodynamisch, kognitiv-behavioral; Entspannungs- und kreativ-imaginative Verfahren, EMDR) ggfs. ergänzt durch Pharmakotherapie
- auf die **Familie** mit folgenden Zielen: Stärkung der elterlichen Beziehungskompetenz, Vorbildfunktion der Eltern für den Umgang mit traumatisierenden Ereignissen, Nut-

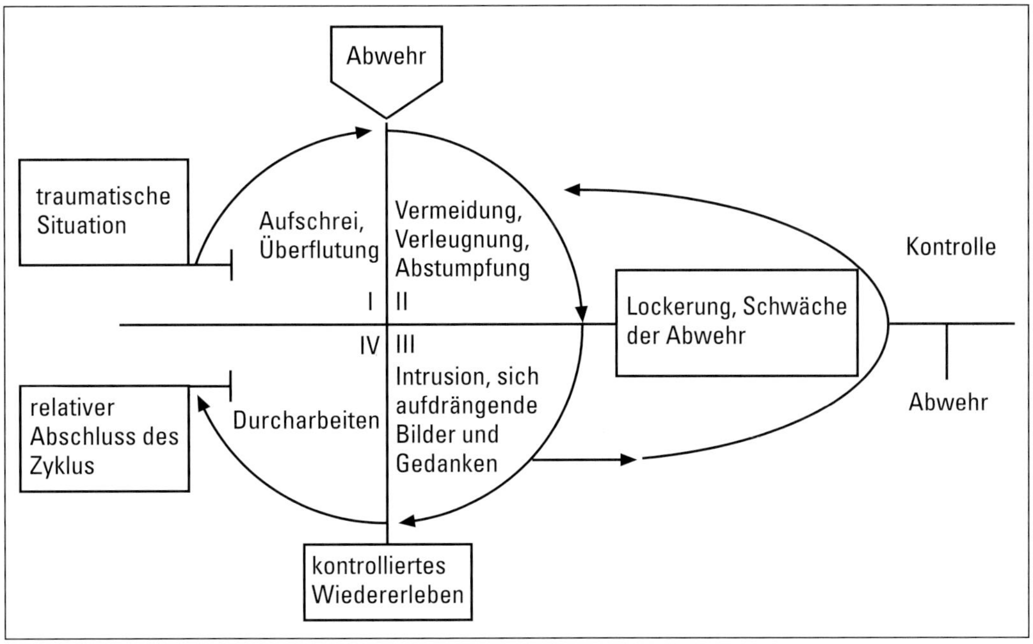

Abb. 3-14: Zyklus der Traumaverarbeitung

zung der Geschwister als Ressourcen. Ggfs. Familientherapie.

- auf das weitere soziale **Umfeld** (Kindergarten, Schule): Beratung der Erzieherinnen, Lehrer, Gruppengespräche in der Peer Group, Rollenspiele zum Modelllernen von funktionalen Bewältigungsmustern

Die Anwendung der verschiedenen Methoden erfolgt bislang nach einem schulenübergreifenden Pluralismus, durch den weiter klinisches Erfahrungswissen generiert und empirisch überprüft werden muss, zumal Interventionen nicht nur unwirksam, sondern auch schädlich sein können (vgl. Seidler 2004).

3.3.8 Entwicklungspsychopathologie und Neurobiologie des Traumas

Die oben dargestellten traumatischen Situationen können unterschiedliche Auswirkungen auf die Persönlichkeitsentwicklung haben: Während isolierte traumatisierende Ereignisse in der Regel einzelne konditionierte biologische und Verhaltensreaktionen verursachen (Streeck-Fischer u. van der Kolk 2000), haben lang anhaltende traumatisierende Erlebnisse wie Traumata vom Typ II (Terr 1995) oder kumulative oder sequentielle Traumatisierungen stärkeren Einfluss auf die Entwicklung (vgl. Resch et al. 1999). Aber nicht nur Misshandlungen, Missbrauchserlebnisse und kumulative Traumen im sozialen Kontext, auch Einzelereignisse wie der Verlust eines Elternteils im frühen Kindesalter, z.B. wenn der Verlust einer wichtigen Bezugsperson nicht durch andere Menschen des sozialen Umfeldes kompensiert werden kann, können prozesshaft wirkende Folgen haben.

Wenn psychische Traumen nicht durch Kampf oder Flucht (mit den jeweils dazugehörigen Emotionen Wut oder Angst) abgewendet werden können, weil beispielsweise die Lage aussichtslos ist, kann es zur Einmündung in das dissoziative Kontinuum kommen. Nach Putnam (1997) können folgende Arten der Dissoziation unterschieden werden:

- **Automatisierung des Verhaltens**
  Die normale Automatisierung erlaubt es, mentale Aufgaben gleichzeitig auszuführen, während das Bewusstsein nicht auf alle gerichtet ist. Eine Verschiebung der Aufmerksamkeit zwischen den einzelnen Ausführungsvorgängen ist dabei möglich. Die Automatisierung erlaubt die Abwendung der bewussten Wahrnehmung weg von repetitiven oder prozeduralen Aktivitäten. Ein gutes Beispiel dafür ist das Erlernen des Autofahrens. Auch bei der Einwirkung schwer belastender Ereignisse kann es zu Automatismen kommen: Die betroffene Person erfüllt zunächst alle Alltagsroutinen und wirkt nach außen hin unauffällig, erst später treten posttraumatische Symptome auf. In solchen Fällen kann die Erinnerung an die traumatisierenden Ereignisse völlig verloren gehen, man spricht dann von dissoziativer Amnesie.
- **Kompartimentierung**
  Die Abspaltung überwältigender Affekte von den dazu-

gehörigen Erinnerungen wird Kompartimentierung genannt. Kompartimentierte Erlebnisbausteine können jedoch als schmerzhafte Erinnerungen in Form von intrusiven Gedanken oder Flashbacks wieder zum Vorschein kommen. Diese Erlebnisbausteine werden nicht im biografischen Gedächtnis gespeichert; deshalb ist es, besonders bei wiederholten Traumatisierungen, manchmal schwierig, sie ihrem Auslöseereignis zuzuordnen.

- **Entfremdung vom Selbst**
  Dabei kommt es zur Unterbrechung des konsistenten Selbsterlebens mit einer Aufspaltung der Person in einen Akteur und einen Betrachter. Der von der traumatischen Situation betroffene Teil der Persönlichkeit wird vom Rest abgekoppelt. Dadurch kann in der traumatischen Situation die Kohärenz des Selbst durch Abspaltung der traumatischen Persönlichkeitserfahrungen aufrechterhalten werden. Persistiert die Depersonalisation oder tritt sie immer wieder auf, kann sie die Entwicklung des Selbst beeinträchtigen.

Trauma und Gedächtnis

Die moderne Gedächtnisforschung unterscheidet zwei Formen von Gedächtnis, die sich in der Kindheit nacheinander entwickeln und schließlich in komplexer Wechselwirkung stehen (Kandel 1999). Bereits ab der Geburt besteht das implizite Gedächtnis, das auch als prozedurales Gedächtnis bezeichnet werden kann. Dieses bildet die Grundlage von Handlungsroutinen, konditionierten Lernprozessen, emotionalen Bereitschaften und mentalen Modellen. Das explizite Gedächtnis entwickelt sich erst ab Mitte des zweiten Lebensjahres. Es bildet die Voraussetzung für die bewusste Speicherung von Szenen und Lerninhalten. Erst mit Ende des dritten Lebensjahres können wir von autobiografischen Gedächtnisfunktionen sprechen, die eine Einordnung von Erlebnisinhalten auf einer Zeitachse möglich machen (Resch u. Möhler 2001).

Durch eine Traumatisierung werden die biologischen Stressbewältigungssysteme aktiviert. Deren negativer Einfluss – vor allem des Hypothalamus-, Hypophysen-, Nebennierenrindensystems – auf die Gedächtniskonsolidierung und die Regulation von Gedächtnisfunktionen konnte in zahlreichen Studien belegt werden (vgl. Resch u. Brunner 2004). Trauma-Patienten mit dissoziativen Symptomen zeigen eine Fülle von Defiziten in den Leistungen des deklarativen, des autobiografischen sowie des impliziten Gedächtnisses (Prohl et al. 2001). Sind implizite Gedächtnisfunktionen durch Stress vorgeschädigt, können Stimuli, die unter normalen Umständen nicht traumatisierend wären, über ein aktiviertes Priming leicht intrusive Gedanken auslösen (LeDoux u. Muller 1997). Eine stressbedingte Fehlregulation der Ausschüttung von Katecholaminen scheint die Informationsverarbeitung im präfrontalen Kortex direkt zu beeinflussen und damit die Steuerung von Reaktionen auf Belastung zu beeinträchtigen (Sapolsky 2000). Besonders scheint die zur Extinktion benötigte Inhibition der Amygdala-Funktion durch den Neokortex vermindert, was zur Chronifizierung posttraumatischer Symptome führen kann (Spiegel 1997). So ist die kortikale Kontrolle von internalen und externalen Hinweisreizen (Stimulusdiskrimination) unter Stressbelastungen erheblich erschwert. Diese Veränderung der behavioralen Inhibierung kann affektive Ausnahmezustände, Körpersensationen oder intrusive Bilder auslösen, und wenn die Impulskontrolle gelockert ist, auch zu selbstschädigendem Verhalten führen.

Der Anstieg der Kortisolkonzentration bei Belastungen spielt offenbar beim Dissoziationsmechanismus eine besondere Rolle, indem er den Gedächtniskonsolidierungsprozess im Hippocampus behindert und so die Speicherung der Erlebnisinhalte beeinträchtigt. Dadurch wird die Einordnung der Erlebnisse in das biografische Gedächtnis unmöglich. Können die Erinnerungen nicht in Bezug zur persönlichen Lebensgeschichte gebracht werden, sind sie weitgehend der bewussten Kontrolle entzogen und erscheinen dann bei entsprechenden Auslösern als intrusive Bilder. Im Extremfall ist die explizite Gedächtnisspur völlig unterdrückt, sodass eine retrograde Amnesie für das traumatische Ereignis besteht. Dabei bleibt jedoch die implizite Erlebnisbereitschaft erhalten, was bei entsprechenden Auslösern zu einer für den Patienten unverständlichen Alarmstimmung mit der dazu gehörenden Erregung führt. Traumatische Erfahrungen wirken dabei als unbewusste Handlungsbereitschaften weiter (Resch u. Brunner 2004).

Eine ähnliche Rolle wie der Hippocampus bei der bewussten Repräsentation von Erfahrungen spielt die Amygdala bei der Konstruktion emotionaler Umweltschemata: Wenn die Psyche immer wieder durch intrusive implizite Erinnerungen überschwemmt wird, bei denen die selbststeuernden Aspekte des expliziten Gedächtnisses versagen, haben die Patienten nicht den Eindruck, als ob sie sich an frühere Ereignisse erinnern, sondern als wären sie unmittelbar vom Ereignis betroffen. Solche affektiven Zustände, die isoliert und losgelöst von den normalen integrativen Funktionen die Erlebnisfunktionen beeinflussen, können die Entwicklung eines kohärenten Selbstgefühls behindern (vgl. Siegel 2001).

Traumatisierende Erlebnisse beeinflussen auch eine Reihe von emotionalen Regulationsprozessen, die bei der Entwicklung der Persönlichkeit eine Rolle spielen (Resch u. Brunner 2004). Häufige Folgen sind depressive Störungen, Angststörungen, Ess-Störungen und Substanzmissbrauch. Bei Kindern kann die Dysregulation von Affekten sowohl zu internalisierenden als auch zu externalisierenden Störungen führen (Gross 1998). Der Einfluss traumatischer Erfahrungen auf die Affektregulation ist zum einen von Temperamentsmerkmalen des Kindes und zum anderen von der Reaktion der unmittelbaren Bezugspersonen abhängig (s. dazu Cicchetti u. Toth 1995; Friedlmeier 1999). Bei Störungen der Affektregulation konnte wiederholt ein enger Zusammenhang mit chronischen traumatischen Erfahrungen (z. B. Misshandlung und Vernachlässigung) in der Kindheit gefunden werden (van der Kolk u. Fisler 1994; Brunner et al. 2000). Eine Kausalität kann allerdings nicht hergestellt werden ebenso wenig wie ein spezifischer Zusammenhang zwischen bestimmten Traumatisierungen und bestimmten psychopathologischen Phänomenen. Wiederholen sich die traumatischen Einflüsse, kann es zu Stress-Sensitivierung kommen. Neuere Forschungsergebnisse zur erfahrungsabhängigen Plastizität des menschlichen Gehirns haben gezeigt, dass sich traumatische Erfahrungen auch noch in höheren Lebensaltern auf Gedächtnis und Lernen auswirken und Veränderungen auf neurostruktureller, synaptischer und molekularer Ebene verursachen können (z. B. Kempermann et al. 1997; Post et al. 1998).

Während man sich früher vorrangig mit den intrapersonellen Auswirkungen traumatisierender Entwicklungsbedingungen beschäftigt hat, richtet sich die Aufmerksamkeit immer mehr auch auf die interpersonellen Folgen von frühen Belastungen (Glaser 2000). Störungen der Selbstregulationsfähigkeit beeinflussen auch die exekutiven Funktionen des präfrontalen Kortex und damit die Verhaltenssteuerung. Neuere Studien konnten zeigen, dass stressinduzierte Katecholaminausschüttungen eine funktionelle Läsion präfrontaler Bereiche hervorrufen. Diese Beeinträchtigungen gehen mit herabgesetzter Aufmerksamkeitssteuerung sowie desorganisiertem und impulsivem Verhalten einher. Viele Forscher sehen eine substantielle Übereinstimmung der Fähigkeiten zur Selbstregulation mit dem neuropsychologischen Konstrukt der „exekutiven Funktionen" (Barkley 1997). Zu diesem Konstrukt werden heute vor allem folgende Aktivitäten und Fähigkeiten zusammengefasst (Barkley 2000):

- Willensbildung
- Planen sowie zielorientiertes intentionales Handeln
- Inhibition und Resistenz gegenüber Ablenkung
- Konzeptentwicklung und Problemlösungsstrategien
- Selektion und Sequenzierung von Informationen
- Flexibilität
- Veränderung von Routinen
- Persistenz in der Zielorientierung
- Aufrechterhaltung der Selbstaufmerksamkeit über die Zeit
- Handlungsplanung und -ausführung

Eine wesentliche Grundlage der exekutiven Funktionen ist das Arbeitsgedächtnis. Die Fähigkeit, eine mentale Repräsentation im Gedächtnis zu halten, ist entscheidend für die Verhaltenssteuerung (Barkley 2000). Die Entwicklung der exekutiven Funktionen wird als ein fundamentaler Reifungsschritt im Übergang vom Kindes- ins Erwachsenenalter angesehen (Posner u. Rothbart 2000). Willkürlich gesteuerte Aufmerksamkeitsprozesse und die Kapazität der exekutiven Funktionen haben einen wichtigen Einfluss auf die behaviorale und emotionale Kontrolle. Beispielsweise findet sich bei der Borderline-Persönlichkeitsstörung nicht nur eine Kombination von Defiziten in der Regulation der Impulse und Kognitionen, sondern es wurden auch bedeutende Defizite in den exekutiven Funktionen festgestellt (Zelkowitz et al. 2001). So wird auch diskutiert, ob bei dissoziativen Bewegungsstörungen oder dissoziativen Bewusstseinsstörungen die Beeinträchtigung exekutiver Funktionen eine Rolle spielt.

Dissoziative Störungen können in einem besonderen Maß Folge von Störungen der Eltern-Kind-Beziehung sein (Putnam 1997). Zum einen, wenn die Eltern selbst unter psychischen Störungen leiden: So kann das Kind einer Mutter mit einer dissoziative Symptomatik ein desorganisiertes Bindungsverhalten entwickeln. Auch misshandelte Kinder (bis zu 80 %) zeigen ein Bindungsverhalten vom desorganisierten Typus (Cicchetti u. Walker 2001). Der desorganisierte Bindungstyp ist gekennzeichnet durch widersprüchliche Verhaltensmuster sowie eine Desorientierung und Fluktuation im Bindungsverhalten. Hinzu kommen häufig auch Perioden plötzlicher Erstarrung mit tranceartigen Zuständen oder Benommenheit.

Dissoziative Störungen aufgrund von traumatischen Lebenserfahrungen wurden bereits bei Kindern im Vorschulalter gefunden. Mit zunehmendem Alter zeigen misshandelte Kinder eine fragmentierte Selbstentwicklung und ein erhöhtes Ausmaß an dissoziativen Symptomen (Resch u. Brunner 2004). An jugendpsychiatrischen Patienten konnte ein signifikanter Zusammenhang zwischen dem Ausmaß an dissoziativer Symptomatik und einem negativen Selbstkonzept belegt werden (Resch et al. 1998).

Putnam (1995) hat beschrieben, wie dissoziative Mechanismen mit der Entwicklung des Selbst interferieren: Sie erschweren die Ausbildung der Fähigkeit zur Perspektivenübernahme und können die Kontinuität des Wahrnehmungsaktes unterbrechen. Durch dissoziative Amnesien kann die Herstellung von konstanten Ursache-Wirkungsbeziehungen unmöglich werden. So haben Kinder mit dissoziativen Störungen Schwierigkeiten, aus neuen Erfahrungen zu lernen, da ihnen die kontingente Bekräftigung fehlt. Durch das dissoziative Erleben kommt es auch zu einem Verlust des Zeitgefühls. Selbstentfremdungserlebnisse und passive Beeinflussungserlebnisse verlegen zudem den „locus of control" nach außen: Das Kind sieht sich nicht als Gestalter der eigenen Lebensumstände, sondern empfindet sich als von außen

gesteuert. Die dissoziativen Gedächtnisstörungen schwächen zudem das Gefühl eines stabilen kontinuierlichen Selbst.
Die Entwicklung des unter traumatisierenden Bedingungen stehenden Kindes kann in einem Modell veranschaulicht werden (Resch u. Brunner 2004):
Eine mögliche genetische Disposition (z. B. erhöhte Irritabilität, verringerte Fähigkeit zur Selbstberuhigung) kann in Wechselwirkung mit perinatalen Schädigungen und anderen die Neuroplastizität beeinträchtigenden somatischen Faktoren einerseits, sowie frühen psychosozialen Entwicklungseinflüssen andererseits zu einer Fragilität der kindlichen Persönlichkeit führen. Erste Traumatisierungen beeinträchtigen die Plastizität der kindlichen Persönlichkeit, wobei Dissoziation zum Abwehr- und Bewältigungsstil werden kann. Wiederholte Traumatisierungen und das Fehlen von protektiven Faktoren in der sozialen Umgebung führen zu einem Stressverarbeitungsmodus, der die Symptomatik einer posttraumatischen Stressreaktion chronifizieren kann. Wenn die belastenden Einflüsse und ungünstigen Entwicklungsbedingungen anhalten, kommt es schließlich zu einem Muster, das sich als Verhaltens- und Erlebensstil mit einer Reihe von Risikoverhaltensweisen manifestiert: Amnesien, tranceartige Zustände und ein schneller Wechsel von Stimmungen führen zu Vulnerabilität. Diese ist neben der erhöhten Dissoziationsbereitschaft durch eine Somatisierungstendenz und eine Neigung zu Selbstverletzungen mit suizidalen Impulsen und Suchtmittelmissbrauch gekennzeichnet. Diese Dispositionen können, zusammengefasst, als multiimpulsives Muster im Sinne einer Borderline-Persönlichkeitsstruktur betrachtet werden. Schon geringfügige Belastungen im Alltag können bei solch vulnerablen Menschen zur Dekompensation führen.
Eine biopsychosoziale Betrachtungsweise der Entwicklung des Kindes unter traumatisierenden Bedingungen führt zu einem erweiterten Verständnismodell, mit dem Hyperarousal, aggressives Verhalten, dissoziative Reaktionen, Störungen der exekutiven Funktionen und entwicklungsbezogene Beeinträchtigungen bei traumatisierten Kindern, Jugendlichen und Erwachsenen besser verstanden werden können (Glaser 2000). Es ist notwendig, dabei psychische und biologische Konsequenzen von Stresserfahrungen über den gesamten Entwicklungsverlauf zu betrachten (Cicchetti u. Walker 2001). Die Neurobiologie der Stressantwort ist in diesem Modell das entscheidende Erklärungsmuster.

3.3.9 Anliegen und Ausblick

Trotz einer steigenden Zahl von Veröffentlichungen über Traumatisierung von Kindern und Jugendlichen sind wesentliche Fragen, die empirischer Forschung zugänglich sind, noch ungeklärt. Jede Forschung auf diesem Gebiet sollte sich an einem entwicklungspsychologischen/entwicklungspsychopathologischen Referenzrahmen orientieren.
Wichtige Felder der zukünftigen Forschung wären:

- Systematik und Klassifikation sollten weiter verfeinert und an die spezifische Symptomatik von Kindern und Jugendlichen angepasst werden, damit eine vorschnelle Etablierung und Anwendung nosologischer Pseudo-Entitäten verhindert wird. Die Nosologie muss für weitere Typisierungen offen bleiben; in die wichtigsten Klassifikationsschemata ICD-10 und DSM-IV – oder in ein in nicht allzuferner Zukunft hoffentlich vereinheitlichtes Klassifikationsschema – sollten die Erkenntnisse der Traumaforschung an Kindern und Jugendlichen stärker Eingang finden, vor allem eine Nosologie der Störungen von ein- bis dreijährigen Kindern (von Klitzing 2003).
- Ein wichtiges Ziel epidemiologischer Studien könnte – wie bereits oben ausgeführt – die Erstellung einer „Traumalandkarte" sein, auf welcher die Verteilung der Häufigkeit traumatisierender Konstellationen und Inzidenz und Prävalenz traumabedingter Störungen darstellbar wären, wodurch die Prävention und rechtzeitige Intervention wesentlich erleichtert werden könnten.
- Die zunehmende Sensibilisierung für die Langzeitfolgen psychischer Traumatisierung könnte dazu anregen, nicht nur statistische „Komorbidiäten" zu suchen, sondern – sowohl in Einzelfallstudien als auch in statistischen Untersuchungen – dynamische Zusammenhänge zwischen Traumata und/oder daraus resultierenden Störungen (hyperkinetisches Syndrom, Borderline-Störungen, Lernstörungen, dissoziative Störungen, Sucht, Delinquenz etc.) aufzudecken. Diese sollten in ihrer ganzen Komplexität ohne reduktionistische Konstrukte, wie z. B. lineare Kausalzusammenhänge, beschrieben werden.
- Die komplexe Interaktion zwischen Trauma und individueller Trauma-Abwehr (Coping- und Abwehrmechanismen, Vulnerabilität, protektive Faktoren etc.) ist erst in Ansätzen aufgehellt. Sie sollte in Längsschnittstudien weiter untersucht werden.
- Die bisher entwickelten therapeutischen Methoden sollten – möglichst in einer Sichtweise, die biologische, psychologische und sozialpsychologische Aspekte integriert – evaluiert werden, damit gezielte Differenzialindikationen möglich werden.

- Präventive Konzepte für Risikogruppen sollten entwickelt, implementiert und evaluiert werden. Ein Schwerpunkt sollte dabei auf intergenerationale Aspekte gelegt werden.

Traumatisierungen können nicht nur Folgen für das gesamte weitere Leben des Betroffenen, sondern auch für die Familie und das weitere soziale Umfeld und sogar für die nächste Generation haben. Aus diesen Gründen sind Früherkennung, Therapie und Prävention kaum zu unterschätzende Herausforderungen für unser Fachgebiet.

Literatur

Barkley RA (1997). Behavioral inhibition, sustained attention, and executive functions: constructing a unifying theory of ADHD. Psychological Bulletin; 121(1): 65–94.

Barkley RA (2000). Genetics of childhood disorders: XVII. ADHD, Part 1: The executive functions and ADHD. Journal of the American Academy of Child and Adolescent Psychiatry; 39(8): 1064–8.

Brunner R., Parzer P, Schuld V, Resch F (2000). Dissociative symptomatology and traumatogenic factors in adolescent psychiatric patients. Journal of Nervous and Mental Disease; 188(2): 71–7.

Bürgin D (1995). Psychic traumatization in children and adolescents. In: Adam H, Riedesser P, Riquelme H, Verderber A, Walter J (eds). Children – War and Persecution. Proceedings of the congress. Osnabrück: Secolo; 14–25.

Cicchetti D, Toth SL (1995). A developmental psychopathology perspective on child abuse and neglect. Journal of the American Academy of Child and Adolescent Psychiatry; 34(5): 541–65.

Cicchetti D, Walker E (2001). Stress and development: Biological and psychological consequences. Development and Psychopathology; 13: 413–8.

Egle UT, Hoffmann SO (2000). Pathogene und protektive Entwicklungsfaktoren in Kindheit und Jugend. In: Egle UT, Hoffmann SO, Joraschky P (Hrsg). Sexueller Mißbrauch, Mißhandlung, Vernachlässigung. Erkennung und Therapie psychischer und psychosomatischer Folgen früher Traumatisierungen. Stuttgart, New York: Schattauer; 3–22.

Erikson EH (1976). Identität und Lebenszyklus. Frankfurt a. M.: Fischer.

Fischer G, Riedesser P (2003). Lehrbuch der Psychotraumatologie. 3. Aufl. München, Basel: Reinhardt.

Fischer-Homberger E (1975). Die traumatische Neurose. Vom somatischen zum sozialen Leiden. Bern: Huber.

Fraiberg S (1982). Pathological defences in infancy. Psychoanal Q; 51: 612–35.

Friedlmeier W (1999). Emotionsregulierung in der Kindheit. In: Holodynski M, Friedlmeier W (Hrsg). Emotionale Entwicklung. Heidelberg: Spektrum; 197–218.

Freud A (1963). The concept of developmental lines. Psychoanal Child Study; 8: 245–65.

Garbarino J; Kostelny K; Dubrow N (1991). No place to be a child. Growing up in a war zone. Lexington, Toronto: Lexington Books.

Glaser D (2000). Child abuse and neglect and the brain – A review. J Child Psychol Psychiatry; 41: 97–116.

Gross JJ (1998). The emerging field of emotion regulation: An integrative review. Review of General Psychology; 2: 271–99.

Herpertz-Dahlmann B, Hahn F, Hempt A (2005). Diagnostik und Therapie der posttraumatischen Belastungsstörung im Kindes- und Jugendalter. Aufgaben einer kinder- und jugendpsychiatrischen Traumaambulanz. Nervenarzt; 76: 546–56.

Horowitz MJ (1976). Stress response syndromes. New York: Aronson.

Hüther G (2001). Die neurobiologischen Auswirkungen von Angst und Streß und die Verarbeitung traumatischer Erinnerungen. In: Streeck-Fischer A, Sachsse U, Özkan I (Hrsg). Körper, Seele, Trauma. Biologie, Klinik, Praxis. Göttingen: Vandenhoeck & Ruprecht; 94–114.

Kandel ER (1999). Biology and the future of psychoanalysis: a new intellectual framework for psychiatry revisited. Am J Psychiat; 156(4): 505-24.

Keilson H (1998). Sequentielle Traumatisierung bei Kindern durch man-made-disaster. In: Endres M, Biermann G (Hrsg). Traumatisierung in Kindheit und Jugend. München, Basel: Reinhardt; 44–58.

Kempermann G, Kühn HG, Gage FH (1997). More hippocampal neurons in adult mice living in an enriched environment. Nature; 386: 493–5.

Khan M (1963). The concept of cumulative trauma. Psychoanal Study Child; 18: 286–306.

LeDoux JE, Muller J (1997). Emotional memory and psychopathology. Philosophical Transactions of the Royal Society of London. Series B: Biological Sciences; 352: 1719-26.

Landolt MA (2004). Psychotraumatologie des Kindesalters. Göttingen: Hogrefe.

Perry BD, Pollard, RA, Blakley, TL, Baker WL, Vigilante D (1995). Childhood trauma, the neurobiology of adaptation and use-dependent development of the brain: How states become traits. Inf Ment Health J; 16: 271–91.

Piaget J (1978). Das Weltbild des Kindes. Stuttgart: Klett-Cotta.

Posner MI, Rothbart MK (2000). Developing mechanisms of self-regulation. Development and Psychopathology; 12: 427–41.

Post RM, Weiss SRB, Li H, Smith MA, Zhang LX, Xing G, Osuch EA, McCann UD (1998). Neural plasticity and emotional memory, Development and Psychopathology; 10: 829–55.

Prohl J, Resch F, Parzer P, Brunner R (2001). Relationship between dissociative symptomatology and declarative and procedurale memory in adolescent psychiatric patients. Journal of Nervous and Mental Disease; 189: 602–7.

Putnam FW (1995). Development of dissociative disorders. In: Cicchetti D, Cohen D J (eds). Developmental Psychopathology. New York: Wiley.

Putnam FW (1997). Dissociation in Children and Adolescents. A Developmental Perspective. New York: Guilford.

Pynoos RS, Steinberg AM, Wraith R (1995). A developmental model of childhood traumatic stress. In: Cicchetti D, Cohen DJ (eds). Manual of Developmental Psychopathology. New York: Wiley; 72–95.

Resch F (1996). Entwicklungspsychopathologie des Kindes- und Jugendalters. Ein Lehrbuch. Weinheim: Beltz.

Resch F, Brunner R (2004). Dissoziative Mechanismen und Persönlichkeitsentwicklung. In: Eckhardt-Henn A, Hoffmann S (Hrsg). Dissoziative Bewusstseinsstörungen: Theorie, Symptomatik, Therapie Stuttgart: Schattauer; 74–93.

Resch F, Möhler E (2001). Wie entwickelt sich die kindliche Persönlichkeit? Beiträge zur Diskussion um Vererbung und Umwelt. In: Wink M (Hrsg). Vererbung und Milieu. Berlin: Springer; 95–151.

Resch F, Brunner R, Parzer P (1998). Dissoziative Mechanismen und Persönlichkeitsentwicklung. In: Klosterkötter J (Hrsg). Frühdiagnostik und Frühbehandlung: Berlin: Springer; 125–41.

Resch F, Parzer P, Brunner R (1999). Zur Störung der Persönlichkeitsentwicklung. Persönlichkeitsstörungen, Theorie und Therapie; 3: 49–52.

Sapolsky RM (2000). Glucocorticoids and hippocampal atrophy in neuropsychiatric disorders. Archives of General Psychiatry; 57(10): 925–36.

Schore AN (2001). The effects of a secure attachment relationship on right brain development, affect regulation, and infant mental health. Inf Ment Health J; 22: 7–66.

Seidler G (2004). Zur Wirksamkeit traumazentrierter Psychotherapie. In: Sachsse U (Hrsg). Traumazentrierte Psychotherapie. Stuttgart: Schattauer; 322–33.

Siegel DJ (2001). Memory: An overview, with emphasis on developmental, interpersonal, and neurobiological aspects. Journal of the American Academy of Child and Adolescent Psychiatry; 40: 997–1011.

Spiegel D (1997). Trauma, dissociation and memory. In: Yehuda R, McFarlane AC (eds). Psychobiology of Posttraumatic Stress Disorder. Vol. 821. New York: The New York Academy of Science: 225–37.

Stern DN (1985). The Interpersonal World of the Human Infant. New York: Basic Books.

Streeck-Fischer A (1997). Verschiedene Formen des Spiels in der analytischen Psychotherapie. Über das Spiel der Entwicklung, das heilsame Spiel, das Spiel, das außer Kontrolle gerät, und das posttraumatische Spiel. Forum Psychoanal; 13: 19–37.

Streeck-Fischer A (2004). Jugendliche mit komplexen Traumatisierungen in stationärer Psychotherapie: In: Sachsse U (Hrsg). Traumazentrierte Psychotherapie. Stuttgart: Schattauer; 384–93.

Streeck-Fischer A, van der Kolk BA (2000). Down will come the baby, cradle and all: diagnostic and therapeutic implications of chronic trauma on child development. Australian and New Zealand Journal of Psychiatry; 34: 903–18.

Terr L (1995). Childhood traumas: An outline and an overview. In: Everly GS, Lating JM (eds). Psychotraumatology: Key papers and core concepts in post-traumatic stress. New York: Plenum; 301–19.

van der Kolk BA (1998). Zur Psychologie und Psychobiologie von Kindheitstraumata (Developmental Trauma). In: Streeck-Fischer A (Hrsg). Adoleszenz und Trauma. Göttingen: Vandenhoeck & Ruprecht; 32–56.

van der Kolk BA, Fisler RE (1994). Childhood abuse and neglect and loss of self-regulation. Bulletin of the Menninger Clinic; 58: 145–68.

von Klitzing K (2003). Die Folgen früher Traumatisierungen – Eine entwicklungspsychologische Perspektive. In: Koch-Kneidl L, Wiesse, J (Hrsg). Entwicklung nach früher Traumatisierung. Göttingen: Vandenhoeck & Ruprecht (Psychoanalytische Blätter, Bd. 23); 82–95.

Walter J (1998). Psychotherapeutische Arbeit mit Flüchtlingskindern und ihren Familien. In: Endres M, Biermann G (Hrsg). Traumatisierung in Kindheit und Jugend. München, Basel: Reinhardt; 59–77.

Yule W (1994). Post-traumatic stress disorders. In: Rutter M, Taylor E, Hersov L (eds). Child and Adolescent Psychiatry: Modern approaches. 3rd ed. Oxford: Blackwells; 392–406.

Zelkowitz P, Paris J, Guzder J, Feldman R (2001). Diatheses and Stressors in borderline pathology of childhood: The role of neuropsychological risk and trauma. Journal of the American Academy of Child and Adolescent Psychiatry; 40: 100–5.

3.4 Risikofaktoren – Coping und Verlaufsprinzipien psychischer Störungen

M. H. Schmidt, C. Göpel

Inhalt

3.4.1 Risikofaktoren

Entwicklung und Verlauf psychischer Störungen im Kindes- und Jugendalter sind nur unsicher rekonstruierbar, da sie von einer Vielzahl unterschiedlicher Entwicklungen und Faktoren moduliert werden, die – zumal in ihren Wechselwirkungen – experimentell nicht variiert oder kombiniert werden können. Die Methoden vieler Untersuchungen waren der Komplexität nicht angemessen. Interdisziplinäre Betrachtung klinischer und theoretischer Aspekte in der kinder- und jugendpsychiatrischen Forschung und entwicklungspsychologischer Erkenntnisse verbinden sich in der Entwicklungspsychopathologie (Luthar et al. 1997). Um physiologische Anpassungsprozesse und die Entwicklung von Störungen mittels eines Konzeptes erklären zu können, wird auf die Vorstellung unterschiedlicher Verarbeitung von Risiken zurückgegriffen. Im Vergleich zu Kindern, die erst ab einem bestimmten Lebensalter Risiken ausgesetzt sind, lassen sich Risikokinder dadurch abgrenzen, dass sie vom Beginn ihres Lebens an zahlreiche individuelle Risiken mitführen, die erst in der späteren Kindheit und Adoleszenz wirksam werden können. Von solchen Entstehungsrisiken versucht man andere abzugrenzen, die die ungünstige Entwicklung eines Kindes oder Jugendlichen unter einer entstandenen Erkrankung voraussagen. Analog werden störungsverhindernde, d.h. trotz vorhandener Risiken protektive Merkmale von – nach eingetretener Störung – kompensatorisch wirksamen unterschieden. Fernziel entwicklungspsychopathologisch orientierter Risikoforschung ist die Voraussage der Notwendigkeit von Interventionen, die gegebenenfalls frühzeitig einsetzen oder – bei voraussehbar unkritischen Entwicklungsverläufen – unter individuellen und ökonomischen Gesichtspunkten unterbleiben müssen (Masten et al. 1990).

Pellegrini (1990) unterscheidet zur Orientierung (s. auch Rutter 1988 und Jensen et al. 1990):

- individuelle Risiken (biologische, genetische, erworbene biologische und ökologische Risiken)

- psychologische Risiken (Temperamentsmerkmale, Persönlichkeitseigenschaften)
- psychosoziale Risiken (psychische Störungen eines Elternteils, Delinquenz eines Elternteils, finanzielle Probleme, Migration, Streitbeziehungen in der Familie; Stressoren im weiteren Sinne; vgl. Tab. 3-10)

In der probabilistischen Konzeptualisierung nach Garmezy (1983) wird unter einem **Risikofaktor** eine Bedingung verstanden, die bei einer Gruppe der davon betroffenen Individuen die Wahrscheinlichkeit des Auftretens einer Störung im Vergleich zu einer unbelasteten Kontrollgruppe erhöht. Diese Wahrscheinlichkeit wird durch das so genannte relative Risiko definiert, das besagt, wievielmal häufiger eine Störung in einer Risikogruppe im Vergleich zu einer nicht belasteten Gruppe auftritt.

Zwei Besonderheiten des Kindes bzw. Jugendlichen trägt diese Differenzierung Rechnung: der Unreife seines Zentralnervensystems, das sich bis ins frühe Erwachsenenalter entwickelt, und seiner erhöhten Abhängigkeit von seinen Bezugspersonen (Benes et al. 1994).

Art des Risikos

Genetische Risiken

Genetische Risiken, Veränderung auf Chromosomen- oder Gen-Ebene, sind für verschiedene Störungen nachgewiesen worden. Bei der Mehrzahl der psychischen Störungen, für die genetische Risiken ermittelt wurden, handelt es sich um polygenetische Erbgänge. Häufig sind nur Gen-Orte und nicht beteiligte Gene bekannt, noch weniger der Wirkungsmechanismus solcher Gene über die Produktion spezifischer Proteine bezüglich pathologischer Verhaltensmuster. Gleiche Phänotypen können durch unterschiedliche Gen-Konstellationen bedingt sein. Genetische Risiken wirken nicht solitär, sondern auf dem Weg über Gen-Umwelt-Interaktionen. So erhöht beispielsweise niedrige Monooxidaseaktivität das Risiko dissozialer Störungen nur in Anwesenheit psychosozialer Risiken (Foley et al. 2004). Entsprechend müssen auch die Befunde zur Rolle des DRD-4,7-Polymorphismus für das Auftreten hyperkinetischen Verhaltens (Seeger et al. 2004; Thapar et al. 2003) oder von „sensation seeking“ (Laucht u. Schmidt 2004) verstanden werden (vgl. dazu auch die Arbeiten von Caspi et al. 2002; 2003).

Erworbene biologische Risiken

Nichtzerebrale körperliche Erkrankungen verdoppeln das Risiko psychischer Störungen, zerebrale Erkrankungen verdreifachen es (Blanz 1994; Petermann et al. 1987). Chronische Erkrankungen, also biologische Risiken, induzieren wie manche psychische Störungen (z. B. hyperkinetische Störungen) über vermehrten Familienstress zusätzliche psychosoziale Risiken, etwa im Sinne gestörter Partnerbeziehungen (Lison 1992). In Zeiten oder Regionen unzureichender neonatologischer Versorgung bildeten bzw. bilden sie die Hauptursache höherer Risiken für spätere Leistungsdefizite. Risiken der Frühgeburtlichkeit manifestieren sich vorzugsweise in motorischen und kognitiven Entwicklungsrückständen. Sie verlieren zwar im Kindergarten an Einfluss (Breslau 1995; Wolke 1991), zeigen aber ihre wahre Bedeutung erst bei den veränderten und differenzierten Anforderungen des Schulalters. 40 Säuglinge aus der Mannheimer Risikokinderstudie mit sehr niedrigem Geburtsgewicht zeigten im Alter von zwei und 4 ½ Jahren eine durchschnittliche Reduzierung der kognitiven Leistungsfähigkeit von etwa zehn IQ-Punkten; im Grundschulalter betrug die Reduzierung 20 IQ-Punkte gegenüber einer Gruppe ohne Geburtsrisiken. Auch leichte biologische Risiken gewinnen im Schulalter an Bedeutung für Sonderschulbesuch und Verzögerung der Schullaufbahn. Weindrich et al. (2003) haben darüber hinaus auf interessante Beziehungen von Geburtsgewicht und kognitiven Fähigkeiten im Schulalter im Rahmen normaler Streuung beider Merkmale hingewiesen. Soweit die soziale und emotionale Entwicklung im Zusammenhang mit biologischen Risiken betroffen war, wurden die signifikanten Differenzen bis zum Schulalter ausgeglichen (Laucht et al. 1998).

Ökologische Risiken

Klassisches Beispiel ökologischer Risiken ist die Auswirkung erhöhter Plasma-Blei-Spiegel auf die intellektuelle Leistungsfähigkeit (Needleman et al. 1990). Aus Eliminationsstudien erschlossen wurde die Rolle von Nahrungsmittelallergien für die Entstehung hyperkinetischer Störungen (Schmidt et al. 1997). Mütterliches Rauchen während der Schwangerschaft wurde als Risikofaktor für genetische Störungen belegt (Thapar et al. 2003; Laucht u. Schmidt 2004). Bluthochdruck und Behandlung mit Diuretika erhöhen vermutlich das Risiko für Schizophrenie (Sorensen et al. 2004). Liu et al. (2004) sehen einen Zusammenhang zwischen der Unterernährung Dreijähriger und externalisierendem Verhalten im Kindes- und Jugendalter.

Tab. 3-10: Übersicht zu den individuellen kindlichen Risikofaktoren

biologische Risiken
• genetische • erworbene (z. B. perinatale Komplikationen, Folgen von Mangelernährung) • ökologische (z. B. Verunreinigung der Umwelt, Nikotinmissbrauch der Mutter während der Schwangerschaft)
psychologische Risiken
• Temperamentsmerkmale als Säuglinge • Persönlichkeitseigenschaften
psychosoziale Risiken
• psychische Störung eines Elternteils • Delinquenz • finanzielle Probleme • Migration • Streitbeziehungen

Psychosoziale Stressoren

Migrationen, soziale Schichtenzugehörigkeit oder niedriges Bildungsniveau der Eltern galten lange als nahe liegende psychosoziale Risiken für psychische Störungen bei Kindern. Empirische Untersuchungen ergaben allerdings nur sehr schwache Varianzaufklärungen, wenn konkurrierende Merkmale auspartialisiert wurden. Als bedeutsamer erwiesen sich Risiken, die mit innerfamiliärer Interaktion verknüpft sind, etwa Disharmonie in der Familie, beengte Wohnverhältnisse (Sameroff et al. 1993), psychische Auffälligkeiten bzw. abweichendes Verhalten eines Elternteils oder elterliche Delinquenz (Rutter 1988; Blanz et al. 1991; s. auch Tab. 3-10). Gegenüber den erstgenannten, distalen Risikofaktoren gelten die letztgenannten als eher zentrale. Über pathogene Einflüsse schulischer Variablen haben Rutter et al. (1980) detaillierte Informationen vorgelegt. Über die Rolle der Gleichaltrigengruppe etwa für den Beginn von Nikotin- und Alkoholkonsum und Einstieg in Drogenkarrieren informierten Silbereisen et al. (1985). Eine Übersicht über die Folgen frühen sexuellen Missbrauchs findet sich bei Schmidt (2000).

Psychische Erkrankung eines Elternteils

Kinder postnatal depressiver Mütter stellen eine besondere Risikogruppe dar. Sie zeigen eine deutliche Beeinträchtigung der sozial-emotionalen Entwicklung. Als 8-Jährige wiesen sie eine um mehr als das 3fach erhöhte Rate vor allem der Symptome externalisierender Störungen auf (Laucht et al. 2000b). Kinder schizophrener Eltern tragen neben dem nachgewiesenen genetischen Risiko im Zusammenhang mit dem Krankheitsverlauf bei ihrem Elternteil erhebliche psychosoziale Belastungen. Asarnow (1988) fand Alltags- und Finanzprobleme, geringere Solidarität unter den Familienmitgliedern und gestörte Eltern-Kind-Beziehungen heraus. Remschmidt und Mattejat (1994) fanden bei Kindern psychotischer Eltern vermehrt Autismus, Neurosen, Ess-Störungen und altersspezifische emotionale Störungen, Niemi et al. (2004) stellte eine erhöhte Rate psychischer Störungen bei Kindern psychotischer Mütter fest.

Medieneinflüsse

Der Einfluss der Familie auf die Ausbildung psychischer Störungen bei Kindern und Jugendlichen ist intensiv untersucht (Villani 2001). Klein et al. (1993) konnten an einer Zufallsstichprobe von knapp 3000 14- bis 16-Jährigen nachweisen, dass die Neigung zu risikoreichem Verhalten wie Alkoholmissbrauch, Fahren ohne Fahrerlaubnis, Genuss von Marihuana usw. mit dem Ausmaß der Sehgewohnheiten von Musikvideos und Filmen im Fernsehen zunimmt, und zwar unabhängig von Geschlecht und sozialem Status der Eltern.

Kombination von Risikofaktoren

Überwiegend gilt bei gleichzeitigem Auftreten von Risikofaktoren das Modell der **Risiko-Akkumulation**. Danach steigt die Wahrscheinlichkeit nachfolgender Erkrankungen mit der Summe der auf das Individuum einwirkenden Faktoren, insbesondere dann, wenn innerfamiliäre Interaktionsdefizite einbezogen werden (Blanz et al. 1991). Einzelne Faktoren können daher Indikatoren für eine komplexe Risikokonstellation sein. Die psychische Erkrankung der Mutter erhöht beispielsweise in der Mannheimer Risikokinderstudie die Wahrscheinlichkeit dafür, dass der Vater ebenfalls psychisch erkrankt, die Partnerschaft disharmonisch und die Schwangerschaft mit dem Kind unerwünscht waren. Nach Marmorstein et al. (2004) suchen depressive Frauen häufiger Partner mit antisozialer Symptomatik.

Der oft postulierte Nachweis der Interaktion, im ungünstigsten Fall also der Potenzierung der Risiken gelingt nur selten (Rutter 1988). Allerdings werden bivariate Untersuchungsdesigns aufgrund ihrer Komplexität auch nur selten angewendet. Die Frage nach Risiko-Interaktionen ist aber bedeutsam, weil unterschiedliche Risikogruppen häufig nicht unabhängig voneinander sind. Prä- und perinatale Komplikationen zeigen sich häufiger in Familien mit höheren psychosozialen Belastungen, aber auch ausgeprägte biologische und psychosoziale Risiken wirken sich etwa auf die kognitive Wirkung nur kumulativ aus (Laucht et al. 2000b), wenngleich der kumulative Effekt den der Einzelrisiken um das Dreifache übertrifft. Die Bedeutung des 5-HTT-Gens für die depressive Wirkung von belastenden Lebensereignissen haben Caspi et al. (2003) herausgestellt. Nur in Gegenwart solcher Belastungen trat die Risiko erhöhende Wirkung eines Polymorphismus auf, während das Auftreten von Depressionen vor diesen Lebensereignissen von der genetischen Variante unabhängig war. Angesichts der Unsicherheit bei der Zuordnung von Genvarianten, können Varianten mit ungünstiger Wirkung als Risikofaktoren angesehen werden und die günstigen Varianten nur als Schutzfaktoren, wenn neben der Nachzeitigkeit des zusätzlichen Risikos ein Interaktionseffekt bei ihrer Wirkung gezeigt wurde.

Kompensierbarkeit

Bei weitem nicht alle Kinder, die in ihrer Kindheit Risiken ausgesetzt sind, leiden unter Folgestörungen; dies wird u. a. damit erklärt, dass die Prognose von Risikokindern nicht ausschließlich von deren ungünstigen Startbedingungen abhängt, sondern auch Faktoren einwirken können, die die Bewältigung von Belastungen erleichtern. Individuelle Prognosen, welche Kinder einer Risikogruppe erkranken und welche sich trotz erheblicher Risikobelastungen günstig entwickeln, sind aufgrund der verschiedenen Populationsansätze der Risikoforschung nicht möglich. Auch zur Ableitung kausaler Zusammenhänge bedarf es zusätzlicher Voraussetzungen, wie etwa einer Dosis-Wirkung-Beziehung oder der zeitlichen Abfolgen der Risiko-Einwirkung und Folgestörung. Die heterogene Entwicklung von Risikokindern hat die Aufmerksamkeit auf so genannte Schutzfaktoren gelenkt, die die Auswirkungen von Belastungen verhindern oder ausgleichen können (Rutter 1985). Unter diesen protektiven Merkmalen werden personale Ressourcen des Kindes im Gefüge seiner Bezugsperson sowie Ressourcen im weiteren psychosozialen Umfeld unterschieden (Werner 2003). Individuelle Merkmale (z. B. Erstgeburt, weibliches Geschlecht, positives Temperament, aktives Bewältigungsverhalten) werden als Beweis von Resilienz verstanden und bilden in den salutogenetischen Modellen das Gegenstück zur Vulnerabilität, unter die hauptsächlich Risiken subsumiert werden (Antonowsky 1997; Opp et al. 1999). Resilienz wird (analog zur Vulnerabilität im Verhältnis zu Risikofaktoren) gegenüber den statisch definierten protektiven Merkmalen als eine Fähigkeit aufgefasst, die teilweise erst im Laufe der kindlichen Entwicklung entsteht.
Dabei kommt zwei Aspekten eine besondere Bedeutung zu:

- Erfahrung gelungener Bewältigung von Belastungen scheint eine Voraussetzung für das Angehen und erfolgreiche Bestehen neuer Anforderungen zu sein.
- Positive Bindungen und Erfahrungen unterstützen die Ausbildung von Resilienz (Ainsworth et al. 1978).

Beide Vorgänge führen letztlich zu einer positiven Selbstbildausformung und bewirken, dass ein Kind sich auf dem Boden stabiler und relativ hochwertiger Bindungen zu den engeren Bezugspersonen (und im späteren Umgang mit Gleichaltrigen und Erwachsenen) selbst Beziehungen aufbauen kann, in denen es wiederum geschätzt und als wertvoll erlebt und gefördert wird.

> Während einfühlsame Signale der Bezugsperson die emotionale Sicherheit und die Stabilität des Kindes fördern, begünstigen weniger verlässliche Interaktionen eine erhöhte Vulnerabilität gegenüber belastenden Erfahrungen. Der „Passung" zwischen Säugling und Bezugsperson (Sameroff et al. 1993) kommt also eine erhebliche Bedeutung für das Gelingen von Interaktionsprozessen zu.

Gelang es depressiven Müttern im Kontakt mit ihren Säuglingen, depressionstypische Aktionsmuster zu unterdrücken, sich also responsiv zu verhalten, entwickeln sich diese Kinder günstiger als solche, deren depressive Mütter sich wenig responsiv verhielten. In diesem Zusammenhang war bei kleinen Frühgeborenen auch das von ihnen intendierte Interaktionsverhalten bedeutsam: Wenn sie im Kontakt mit der Mutter häufiger lächelten oder Blickkontakt hielten, verbesserte dies ihre Entwicklungsvorteile bezüglich nichtsprachlicher Intelligenzleistungen und der Entstehung von Verhaltensauffälligkeiten. Bei reif geborenen Säuglingen konnte dieser Zusammenhang nicht nachgewiesen werden (Laucht et al. 1998; Davidson 2000).
Konsens über protektive Faktoren und ihre Wirkung ist allerdings noch nicht erreicht (Laucht et al. 1997; Luthar et al. 2000). Insbesondere wird davor gewarnt, protektive Faktoren aus der Umkehrung von Risikofaktoren abzuleiten. Auch dürfen Schutzfaktoren nicht mit geringerer Ausprägung von Risikomerkmalen einhergehen oder nur in Abwesenheit zusätzlicher Risiken, die typischerweise mit einem bestimmten Risikomerkmal einhergehen oder nur in Abwesenheit typischerweise simultan auftretender Risiken wirken. Sie müssen vor dem Auftreten der zu kompensierenden Risiken bestehen. Zahlreiche Autoren (z. B. Rutter 1990) fordern ergänzend den Nachweis des positiven moderierenden Effekts von Schutzfaktoren, also den einer Interaktion. Allgemein entwicklungsfördernde Bedingungen – oft als Ressourcen bezeichnet – (am Wohl des Kindes interessiertes Umfeld, Wohnlage mit hoher Lebensqualität, leichter Zu-

Tab. 3-11: Schutzfaktoren im Kindes und Jugendalter (nach Laucht et al. 2000a)

personale Ressourcen
• weibliches Geschlecht (in der Kindheit) • erstgeborenes Kind • positives Temperament (flexibel, aktiv, offen) • positives Selbstwertgefühl • überdurchschnittliche Intelligenz • positives Sozialverhalten • aktives Bewältigungsverhalten
soziale Ressourcen
• Familie – stabile emotionale Beziehung zu einer Bezugsperson – offenes, unterstützendes Familienklima – familiärer Zusammenhalt – Modelle familiärer Bewältigung • Umfeld – soziale Unterstützung – positive Freundschaftsbeziehung – positive Schulerfahrungen

gang zu Bildungsangeboten usw.) dürfen also nicht mit protektiven Faktoren im Sinne des oben genannten Konzepts verwechselt werden. Die Erforschung der biologischen Basis von Resilienz steht erst am Anfang (Curtis u. Cicchetti 2003; Holtmann u. Schmidt 2004).

Laucht et al. (2000a) unterscheiden personale Ressourcen, familiäre Ressourcen und Umweltressourcen (s. Tab. 3-11).

Wirkungszeitpunkt

Esser et al. (2000a) fassen Ergebnisse zu Zeitpunkten und Chronizität von Risiko-Einwirkungen dahingehend zusammen, dass kürzer zurückliegende Belastungen enger mit aktuell bestehenden psychischen Störungen assoziiert sind als länger zurückliegende Stressoren, insbesondere solche aus der frühen Kindheit. Frühe Stressoren wirken hauptsächlich über die Manifestation früher psychischer Störungen oder über kontinuierliche Belastung auf die Pathogenese späterer Störungen ein. Die Bedeutung früher Stressoren war nach den Ergebnissen von Esser et al. (2000a) bei Mädchen ausgeprägter als bei Jungen. Solche frühen Stresserfahrungen induzieren offensichtlich irreversible hormonelle Dysregulationen der Hypothalamus-Hypophysen-Nebennierenrinden-Achse als Basis psychischer Störungen (Heim et al. 2000). Im Tierexperiment zeigten Braun et al. (2000) Veränderungen im Frontalhirn nach früher sozialer Deprivation. Remissionen psychischer Störungen bei sich reduzierenden Umweltbelastungen konnten Esser und Schmidt (1987) in einer Längsschnittstudie nachweisen. Chronische Belastungen und psychische Störungen steigern darüber hinaus die Wahrscheinlichkeit, dass belastende akute Lebensereignisse auftreten. Risikomerkmale müssen auch nicht zu unmittelbaren Entwicklungsbeeinträchtigungen führen, sondern können die Anfälligkeit für das Auftreten psychischer Störungen im Zusammenhang mit der Bewältigung anfallender Entwicklungsaufgaben wie dem Schuleintritt, der Autonomie-Entwicklung in der Adoleszenz bzw. den Umgang mit Gleichaltrigen oder bei der Erziehung eigener Kinder erhöhen.

Geschlechtsspezifische Wirkungen

Risikofaktoren wirken auch geschlechtsspezifisch: Jungen sind in der Kindheit anfälliger für psychosoziale Belastungen. Während der Adoleszenz steigt bei Mädchen die Vulnerabilität für solche Belastungen an. Die psychischen Störungen weiblicher 18-Jähriger sind stärker von frühkindlichen Stressoren und solchen des Jugendalters bestimmt, die von männlichen 18-Jährigen von Stressoren des Grundschulalters. Stressbelastung im Grundschulalter kombiniert sich bei Jungen teilweise mit der zusätzlichen Belastung des Schulversagens. Ähnliche Stressoren führen bei Mädchen häufiger zu emotionalen Störungen, bei Jungen eher zu dissozialen (Esser et al. 2000a). Das Bedingungsgefüge externalisierender Störungen lässt sich bei beiden Geschlechtern besser aufklären als das internalisierender. Bei jungen Männern stammt die Hälfte der erklärten Varianz externalisierender Störungen aus dem Vorschul- und Schulalter, bei jungen Frauen bezieht sich die Varianzaufklärung vorzugsweise auf die Belastung in der Adoleszenz und in späteren Jahren. Grundlagen von Geschlechtsunterschieden in der Entwicklungspsychopathologie sind aber noch unzureichend erforscht. Erst die genaue Kenntnis genetischer endokriner und neurophysiologischer Korrelate wird die Beantwortung der Frage erlauben, ob weibliches Geschlecht – wie jetzt in der Regel angenommen – im Kindesalter ein Schutzfaktor ist, oder ob männliches Geschlecht als Risikofaktor angesehen werden muss.

Ausmaß und Richtung von Risikoeffekten

Auch die Verdopplung und Verdreifachung einer Erkrankungswahrscheinlichkeit bedeutet bei einer Basisrate der risikobedingten Störung von 5 bis 10 %, dass sich mehr als drei Viertel aller risikobelasteten Kinder unauffällig entwickeln. Selbst in Hochrisikogruppen übertrifft der Anteil der sich positiv Entwickelnden oft den Anteil derjenigen, die den Vorhersagen entsprechen (Garmezy 1974). Je niedriger die Prävalenzrate der Folgestörungen und je höher die Basisraten der Risikomerkmale sind, umso ungünstiger wird dieses Verhältnis (Pellegrini 1990). Im Zwischenstadium vor der Manifestation einer psychischen Störung können sich Risikofaktoren im Sinne einer erworbenen – und oft unspezifischen – Vulnerabilität niederschlagen, die im Gegensatz zur Resilienz die Bewältigung später auftretender Risikofaktoren erschwert. Die Effekte von Risikomerkmalen sind auch nicht unidirektional. Akute belastende Ereignisse können Störungen verursachen, aber auch durch sie verursacht sein. Zwischen ungünstigem Erziehungsstil als chronischer Belastung und Störungen des Sozialverhalten wurden Transaktionseffekte nachgewiesen: Ungünstiger Erziehungsstil begünstigt gestörtes Sozialverhalten, dieses wiederum verstärkt ungünstige Erziehungshaltungen usw.

3.4.2 Verlaufsprinzipien

Diagnosenunabhängige Persistenz von Krankheit bzw. Gesundheit

Die Stabilität psychischer Störungen lag in der Kurpfalzstudie zwischen zwei der vier Beobachtungsterminen vom 8. bis zum 25. Lebensjahr bei etwa 50 % (Esser et al. 2000a; s. auch Costello et al. 1988). 60 % der Stichprobe zeigten dabei zu keinem Messzeitpunkt eine manifeste psychische Störung, sind also als stabil gesund aufzufassen. Nahezu 20 % waren nur zu einem Erhebungszeitpunkt auffällig, 2,3 % an jedem Erhebungszeitpunkt und 8 % an drei Erhebungszeitpunkten. Damit ist von ca. 10 % chronisch psychisch kranken Kindern und Jugendlichen auszugehen. Diesen Gruppen entsprechen in der von Remschmidt und Schmidt (2000) vorgeschlagenen Klassifikationsgrundlage für psychische Störungen Minderjähriger die „alterstypischen passageren" und die „früh beginnenden persistenten" Störungen. Untersuchungen zu Symptomverläufen zeigten, dass die während eines 5-Jahres-Intervalls an zwei Zeitpunkten als psychisch gestört Definierten kaum Gesundungen aufwiesen.
Diagnosenunabhängig erreichten im Alter von acht und/oder 13 Jahren psychisch auffällige Kinder signifikant schlechtere Schulabschlüsse. In diesen Gruppen gab es etwa halb so viel Abiturienten wie bei den psychisch unauffälligen Kindern. Die mit acht Jahren Auffälligen hatten eine auf das Viereinhalbfache erhöhte Rate von Jugendlichen ohne Hauptschulabschluss (9 % vs. 2 %), die mit 13 Jahren eine auf das Dreißigfache gesteigerte Rate (13 %, bei sonst 0,4 %). Die mit acht Jahren Auffälligen zeigten deutlich weniger Realschulabschlüsse und mehr Hauptschulabschlüsse als die psychisch Unauffälligen; dieser Trend war bei den mit 13 Jahren Auffälligen etwas abgeschwächt. Beide Gruppen zeigten als 25-Jährige keine signifikanten Unterschiede gegenüber Unauffälligen bezüglich Partnerschaft und Autonomie, aber diagnosenunabhängige Differenzen bezüglich Berufserfolg und Interessenspektrum (Esser et al. 2000b). Diese Unterschiede unterstreichen die praktische Validität der beschriebenen Störungsverläufe.

Diagnosen- und geschlechtsspezifischer Verlauf von Störungen

Emotionale Störungen 8-Jähriger haben bis zu 25 Jahren einen günstigen Verlauf. Etwa 75 % der ehemals Gestörten sind dann psychisch unauffällig. Auch emotional gestörte 13-Jährige zeigten zu knapp 40 % als 25-Jährige noch psychische Störungen. Emotionale Störungen im Kindesalter und ab Beginn der Adoleszenz gehören damit zur Gruppe der „alterstypisch beginnenden Störungen" mit günstigem Verlauf nach Remschmidt und Schmidt (2000). Zwischen 18 und 25 Jahren betrug die Persistenzrate emotionaler Störungen ca. 50 %, mit der Adoleszenz steigt also deren Stabilität.
Dissoziale Störungen aus dem Grundschulalter haben einen ungünstigen Verlauf. Die Persistenzrate bis ins frühe Erwachsenenalter beträgt gut 50 %, Entsprechendes gilt für die in der Frühadoleszenz Erkrankten. Beide Gruppen wechseln den Diagnosenschwerpunkt nicht. Von den 18-jährigen Dissozialen waren zwei Drittel mit 25 Jahren einschlägig auffällig; die hohe Persistenz geht vor allem auf bereits mit acht oder 13 Jahren Auffällige zurück.
Günstiger gestaltete sich der Verlauf **hyperkinetischer Störungen** mit 60 % Remissionen bis zum Alter von 18 und 70 % Remissionen bis zum Alter von 25 Jahren. Die Übrigen zeigten weiterhin expansive Störungen. Bei Fortbestehen der Störung bis zum Alter von 13 Jahren war der Verlauf tendenziell ungünstiger.
Die praktische Bedeutung dieser diagnosenspezifischen Verläufe zeigt sich in den Familien- und Peerbeziehungen der 25-Jährigen: Kinder mit expansiver Symptomatik im Grundschulalter zeigten signifikant ungünstigere Beziehungen als unauffällige bzw. Kinder mit introversiver Symptomatik (Ergebnisse der Kurpfalzerhebung, Esser et al. 2000b).
Kinder mit hyperkinetischer Störung zeigen Übergänge in dissoziale Störungen, oft im Sinne eines Hervortretens oppositionell-aggressiver Symptome, während ein Rückgang der motorischen Phänomene zu beobachten ist, aber Impulsivität und kognitive Defizite fortbestehen, allenfalls besser bewältigt werden. Die Mannheimer Risikokinderstudie belegt die relativ hohe Persistenz externalisierender Störungen schon aus dem Kleinkindalter ins Grundschulalter, die be-

reits 35 % beträgt (wobei weitere 40 % der mit zwei Jahren Auffälligen als 8-Jährige ebenfalls psychisch auffällig sind, jedoch mit anderer diagnostischer Zuordnung [Laucht et al. 2000a]). Die Prognose dieser frühen Kombination von hyperkinetischem mit aggressivem Verhalten ist ungünstiger als die reiner Störungen des Sozialverhaltens (Lavigne et al. 2001). Sie sind – ähnlich wie autistische Störungen, deren Verlauf durch kognitive Defizite ungünstig moderiert wird (Cohen u. Volkmar 1997) – als ‚**früh beginnende persistente**' Störungen nach Remschmidt und Schmidt (2000) zu betrachten, nur etwa hundertmal häufiger. Demgegenüber ergaben sich in der Kurpfalzstudie für **reifungsabhängige**, vorwiegend **monosymptomatische** Störungen günstige Verläufe, die auf deren passageren Charakter hinweisen. Solange beispielsweise bei Enuresis keine sekundäre Komorbidität auftritt (von Gontard et al. 1998), wird von einer Reduktion der Prävalenz überwiegend durch Nachreifung ausgegangen.

Keinen einheitlichen Verlauf zeigt die Gruppe der **umschriebenen Entwicklungsstörungen**. Diese Uneinheitlichkeit ist Folge einer Zuordnung unterschiedlich verlaufender Störungsmuster zu dieser Gruppe. Allerdings zeigen Kinder mit umschriebenen Entwicklungsstörungen sowohl als 8-Jährige (46 % : 13,8 %) wie auch als 13-Jährige (46 % : 18,2 %) gegenüber normal begabten Kindern höhere Raten psychischer Auffälligkeiten und niedrigere Remissionsraten für begleitende psychische Störungen, vor allem höhere Raten dissozialer Störungen und von Jugend-Delinquenz. Schlechtere Schulerfolge (nur 10 % Gymnasiasten, aber 12 % in Schulen für Lernbehinderte) sowie fehlende Ausbildung und spätere Arbeitslosigkeit kennzeichnen diese Gruppe. Die 5-Jahres-Stabilität betrug etwa 60 %, unter den Remittierten fanden sich aber vorzugsweise Kinder mit Artikulationsstörungen und umschriebenen Störungen der motorischen Funktionen. Das von der ICD-10 geforderte Merkmal der Stetigkeit solcher Störungen trifft also vorzugsweise auf die sprachgebundenen umschriebenen Entwicklungsstörungen zu, wobei die rezeptiven Sprachstörungen und Lese-Rechtschreib-Schwächen klar den „früh beginnenden persistenten“ Störungen zuzuordnen sind.

Die Kurpfalzstudie konnte keine Reklassifikation der ursprünglichen ICD-9-Diagnosen in ICD-10-Diagnosen vornehmen, soweit die **oppositionelle Form der Störung des Sozialverhaltens** betroffen ist, die aber nach Loeber (1990) eine Rolle für den Verlauf auffälligen Sozialverhaltens spielt. Diese Subgruppe der Störung des Sozialverhaltens entspricht wahrscheinlich der von Moffitt (1993) getroffenen Differenzierung in kontinuierlichem Verlauf und episodischem Auftreten. Das oppositionelle Verhalten einer Subgruppe persistiert im sechsten bis achten Lebensjahr, während die zweite eine zunehmende Schwere und Breite der Symptomatik mit Übergang in persistente dissoziale Störungen zeigt. Die Eliminierung der Kinder mit nachreifender Affektregulation hätte die Verlaufsmerkmale der Kinder mit dissozialen Störungen in der Kurpfalzerhebung wahrscheinlich noch zugespitzter erscheinen lassen.

Den z. T. bereits erwähnten **Geschlechterdifferenzen** entsprechend sind Lebenszeitprävalenzraten unterschiedlich. Bis zum Alter von 13 Jahren fallen Jungen durch höhere Raten hyperkinetischer Störungen auf (11,9 % : 1,1 % bei 8-Jährigen bzw. 9,5 % : 4,4 % bei 13-Jährigen), Mädchen mit 13 Jahren durch höhere Raten psychosomatischer Störungen (3,3 % : 0 %). Bei 18-Jährigen imponieren die höheren Raten affektiver Störungen bei männlichen Jugendlichen und die häufigeren Suchterkrankungen (7,1 % : 4,4 % bzw. 2,4 % : 0 %) sowie die höheren Raten psychosomatischer Störungen bei Mädchen (8,9 % : 2 %) als wichtige Differenzen. Signifikant unterschiedliche Prävalenzraten zugunsten männlicher Erwachsener zeigen hyperkinetische Störungen (10,8 % : 1 %) und Substanzmissbrauch bzw. -abhängigkeit (13,1 % : 2,2 %, d. h. 6 : 1); deutlich erhöht ist auch ihre Rate dissozialer Störungen (32,1 % : 13,3 %). Tendenziell höhere Lebenszeitprävalenzen junger Frauen betreffen mit 2 : 1 affektive Störungen (16,7 % : 8,3 %) und psychosomatische Störungen mit 2,5 : 1 (12,5 % : 4,8 %). Die schon diagnosenunabhängig höhere Stabilität psychischer Störungen im Kindesalter nimmt also bei diagnosenspezifischer Betrachtung für Jungen zu.

Zeitpunktabhängigkeit von Verlaufsvoraussagen

Prävalenzraten psychischer Störungen auf unterschiedlichen Altersstufen sind derart geschlechtsabhängig, dass sich die geschlechtsübergreifende Betrachtung solcher Störungen im Kindes- und Jugendalter praktisch verbietet. Kohortenstudien wie die Kurpfalzerhebung gehen von geschlechtshomogenen Stichproben aus und müssen für spätere Analysen mit den vorgefundenen Prävalenzen arbeiten. Sollen Geschlechtseffekte bei der Verlaufsbetrachtung außer Acht bleiben, müssten eigentlich gleich starke Gruppen männlicher und weiblicher Probanden betrachtet werden, geschlechtsspezifische Diagnosen verhindern das bzw. machen es nur zum Teil möglich.

Eine solche Möglichkeit bietet die Betrachtung des Verlaufs dissozialer Störungen 13-Jähriger, die sich mit 7,8 % für Mädchen und 9,5 % für Jungen nicht signifikant unterschieden, während im Grundschulalter die Jungen überwogen hatten. Die Rate dissozialer Störungen bei weiblichen Jugendlichen fällt aber bis zum Alter von 18 Jahren auf 4,4 % und bis zum Alter von 25 Jahren auf 2,2 %, während sie bei den männlichen 18-Jährigen mit 8,4 % konstant bleibt und bei den 25-Jährigen auf 11,9 % ansteigt. Dieser Anstieg

kommt vorzugsweise durch die deutliche Zunahme von Substanzmissbrauch bzw. -abhängigkeit, aber auch durch neu aufgetretene dissoziale Störungen zustande.
Klare Aussagen über den Langzeitverlauf von affektiven Störungen oder Angststörungen 13- bzw. 18-Jähriger ließen sich also nur an bezüglich des Geschlechts ausbalancierten Gruppen machen, während in der Realität beide Störungen bei 13-jährigen Jungen etwa dreimal so häufig sind wie bei Mädchen und auch mit 18 Jahren ein Ausgleich nur für die affektiven Störungen vorliegt, während die Angststörungen bei weiblichen Jugendlichen dann fast die doppelte Rate der männlichen erreichen.

Die sukzessive Komorbidität von Depressionen nach Angststörungen zeigt sich überwiegend erst im Erwachsenenalter. Das sekundäre Hinzutreten von Depressionen zu dissozialen Störungen – mit einer größeren Häufigkeit von parasuiziden und suiziden Gedanken (Kovacs et al. 1988) – entwickelt sich während der Adoleszenz und tritt vermutlich bei weiblichen Jugendlichen häufiger auf. Das somatische Syndrom im Rahmen depressiver Störungen wird ebenfalls erst im Verlauf der Adoleszenz gesehen (Harrington et al. 1991).

Auftreten komorbider Störungen im Krankheitsverlauf

Komorbidität erhöht das Risiko für ungünstige Störungsverläufe und funktionelle Beeinträchtigungen. Bei 45 % der Probanden in der Kurpfalzerhebung, die in den Phasen von 18 bis 25 Jahren eine psychische Störung aufwiesen, wurde zum gleichen Zeitpunkt mindestens eine weitere ICD-10-Diagnose beobachtet. Die Komorbiditätsraten sind damit wesentlich höher als im Kindesalter und der Frühadoleszenz, die häufigsten komorbiden Störungen waren dabei Substanzmissbrauch bzw. -abhängigkeit mit 89 % und Angststörungen mit 80 %. Ähnliche Raten von Komorbidität zeigten psychosomatische Störungen (63 %), Persönlichkeitsstörungen (62 %) und dissoziale Störungen (59 %). Von den häufigsten Störungen hatten affektive Störungen mit 32 % die niedrigste Komorbiditätsrate. Bei Substanzmissbrauch bzw. -abhängigkeit und dissozialen Störungen traten häufig komorbide Störungen mit expansiver Symptomatik auf, bei Angststörungen und affektiven Störungen vorzugsweise solche mit introversiver Symptomatik. Die beiden anderen Diagnosegruppen zeigten gemischte Komorbiditäten (Ihle et al. 2000).
Global zeigten Probanden mit komorbiden Störungen signifikant mehr Funktionsbeeinträchtigungen in Partnerbeziehungen, hoch signifikant mehr bezüglich Beziehungen zur Familie und zu Freunden, Freizeitgestaltung, Autonomie und beruflicher Anpassung. Die breitesten Auswirkungen zeigten komorbide Störungen bei Substanzmissbrauch bzw. -abhängigkeit, dissozialen Störungen und Persönlichkeitsstörungen. Bei Angststörungen ergaben sich durch die komorbiden Störungen lediglich Beeinträchtigungen im Verhältnis zu Freunden und bei der beruflichen Anpassung. Probanden mit psychosomatischen Störungen zeigten Beeinträchtigungen bei der Freizeitgestaltung. Keine Funktionsbeeinträchtigungen wurden für Komorbdität bei affektiven Störungen gefunden (Ihle et al. 2000).
Unter Berücksichtigung der Prävalenzraten bei beiden Geschlechtern verweist dieses Ergebnis auf höhere Komorbiditätsraten und Alltagsbeeinträchtigungen bei jungen Männern. Während die generellen Komorbiditätsraten mit denen anderer Studien übereinstimmen, erscheinen sie für affektive Störungen niedrig, jedoch können die hier diagnostizierten affektiven Störungen im Schweregrad nicht mit denen aus klinischen Stichproben verglichen werden. Bezüglich der (in dieser Studie eher niedrigen) Komorbiditätsraten zwischen dissozialen und depressiven Störungen zeigt die Literatur unterschiedliche Befunde (s. beispielsweise Anderson et al. 1987 im Vergleich zu Kessler et al. 1994).

Moderatoren von Störungsverläufen

Beziehungen zwischen Kindern und ihren Bezugspersonen wurden als Vermittlervariablen (Mediatoren) bzw. Einflussvariablen (Moderatoren) psychischer Störungen im Kindes- und Jugendalter häufig untersucht. Methodische Schwierigkeiten bereitet, dass sie als Vorläufer, Begleiterscheinungen oder Folgeerscheinungen psychischer Störungen auftreten können. Prospektive Studien können die Qualität von Eltern-Kind-Beziehungen eindeutig als antezedente Variablen identifizieren. Am häufigsten geschieht das in Gestalt der Mutter-Kind-Beziehung, die auch in der Mannheimer Risikokinderstudie kontinuierlich videographisch aufgezeichnet und analysiert wurde. Beim Auffinden signifikanter Interaktionen kann die Qualität der Mutter-Kind-Beziehung als Moderatorvariable erkannt werden. Laucht et al. (2000a) haben für die Einwirkung stereotypen mütterlichen Verhaltens auf den Zusammenhang zwischen Dysphorie des Säuglings und späteren externalisierenden Auffälligkeiten ebenso hingewiesen wie auf die Bedeutung mangelnder Reaktivität der Mutter für den Zusammenhang zwischen positiver Stimmung des Säuglings und späteren internalisierenden Symptomen.
Wichtige Zusammenhänge zwischen Interaktionsqualität und der Kontinuität hyperkinetischer und dissozialer Störungen vom frühen Kindesalter ins Schulalter haben Polowczyk et al. (2000) beschrieben. Die Korrelationen zwischen Interaktionsverhalten und kindlichen Auffälligkeiten

mit 4½ Jahren waren höher als die längsschnittlichen Korrelationen des Interaktionsverhaltens der 4 ½-Jährigen mit den Auffälligkeiten der 8-Jährigen. Sie waren für hyperkinetische Störungen enger als für Störungen des Sozialverhaltens. Am deutlichsten wurden sie bei aufgabenbezogenen Situationen erkennbar. Restriktiveres Kontrollverhalten, also unangemessene Steuerung, verbunden mit Aggressivität, mangelnder Geduld und Hilflosigkeit der Mutter, war ähnlich prädiktiv wie niedrige Reaktivität, Verweigerungen und Provokationen bei den Kindern. Zusätzliche familiäre Belastungen verstärkten die Zusammenhänge – vor allem für hyperkinetische Störungen. Die beschriebene typische Konstellation negativen mütterlichen Verhaltens und mangelnder Reaktivität auf Seiten des Kindes entsprechen im späteren Alter klinischen Mustern. Sie bietet damit Ansätze für frühe spezifische Verhaltensmodifikation bei Müttern und Kindern, vor allem für solche aus belasteten Lebenssituationen. Ortiz und Raine (2004) erstellten eine Übersicht zur positiven Moderation des Verlaufs aggressiver Störungen durch erhöhte Herzfrequenz. Hier müssen Caspi et al. (2002) angefügt werden, wenn der Inhalt geklärt ist, d.h. die Frage, ob hier der Verlauf von dissozialen Störungen moderiert wird.

Verläufe unter präventiver Intervention

Die Kumulation von Risikofaktoren verschärft deren Wirkung. Auch ungünstige Moderatorvariablen für die Entstehung bzw. Aufrechterhaltung psychischer Auffälligkeiten sind in psychosozial benachteiligten Familien häufiger. Konträr dazu verhalten sich die vorhandenen Ressourcen und das Hilfesucheverhalten in diesen Gruppen. Indizierte Prävention im Sinne gezielten Eingreifens bei ausreichend gesicherter Diagnose, aber noch guter Beeinflussbarkeit verlangt vor allem bei Kindern mit expansiver Symptomatik eine Modifizierung des Interaktionsverhaltens mittels aufsuchender Intervention im häuslichem Milieu, Kindergarten oder Schule (Lay et al. 2001). Dass solche Vorgehensweisen verlaufsbeeinflussend sind, zeigt das Vorgehen von Reynolds et al. (2001). Sie konnten an einer Gruppe von 1500 3- bis 9-Jährigen im Großraum Chicago nachweisen, dass Beratung und Anleitung in Kindergarten oder Schule noch bei den 20-Jährigen Differenzen bezüglich Bildungsstand und sozialem Status gegenüber einer Kontrollgruppe nach sich zogen. Ähnliche Studien sind dringlich, wenn angesichts der subjektiven Probleme, Transgenerationeneffekte und Unkosten durch dissoziale Entwicklungen die Erkenntnisse der Risiko- und Verlaufsforschung nachhaltig genutzt werden sollen.

Literatur

Ainsworth MD, Blehar MC, Waters E (1978). Patterns of Attachment: A psychological study of the strange situation. Hillsdale, NJ: Erlbaum.

Anderson JC, Williams S, McGee R, Silva PA (1987). DSM-III disorders in preadolescent children. Arch Gen Psychiatry; 44: 69–76.

Antonovsky A (1997). Salutogenese. Zur Entmystifizierung der Gesundheit. Tübingen: dgvt.

Asarnow JR, Goldstein MJ, Ben-Meir S (1988). Parental communication deviance in childhood onset schizophrenia spectrum and depressive disorders. J Child Psychol Psychiatry; 29: 825–38.

Benes FM, Turtle M, Khan Y, Farol P (1994). Myelination of a key relay zone in the hippocampal formation occurs in the human brain during childhood, adolescence, and adulthood. Arch Gen Psychiatry; 51: 477–84.

Blanz B (1994). Die psychischen Folgen chronischer Krankheiten im Kindes- und Jugendalter. Kindheit und Entwicklung; 3: 6–15.

Blanz B, Schmidt MH, Esser G (1991). Familial adversities and child psychiatric disorders. J Child Psychol Psychiatry; 32: 939–50.

Braun K, Lange E, Metzger M, Poeggel G (2000). Maternal separation followed by early social deprivation affects the development of monoaminergic fiber systems in the medial prefrontal cortex of Octodon degus. Neuroscience; 95: 309–18.

Breslau N (1995). Psychiatric sequelae of low birth weight. Epidemiol Rev; 17: 96–106.

Caspi A, McClay J, Moffit TE, Mill J, Martin J, Craig IW, Taylor A, Poulton R (2002). Role of genotype in the cycle of violence in maltreated children. Science; 297: 851–4.

Caspi A, Sugden K, Moffitt TE, Taylor A, Craig IW, Harrington H, McClay J, Mill J, Martin J, Braithwaite A, Poulton R (2003). Influence of life stress on depression: moderation by a polymorphism in the 5-HTT gene. Science; 18, 301: 291–3.

Cohen DJ, Volkmar FR (eds) (1997). Handbook of Autism and Pervasive Developmental Disorders. New York: Wiley.

Costello EJ, Costello AJ, Edelbrock C, Burns BJ, Dulcan MK, Brent D, Janiszewski S (1988). Psychiatric disorders in pediatric primary care. Prevalence and risk factors. Arch Gen Psychiatry; 45: 1107–16.

Curtis WJ, Cicchetti D (2003). Moving research on resilience into the 21st century: theoretical and methodological considerations in examining the biological contributors to resilience. Dev Psychopathol; 15: 773–810.

Davidson RJ (2000). Affective style, psychopathology, and resilience: brain mechanisms and plasticity. American Psychologist; 55: 1196–214.

Esser G, Schmidt MH (1987). Minimale zerebrale Dysfunktion – Leerform oder Syndrom? Stuttgart: Enke.

Esser G, Ihle W, Schmidt MH, Blanz B (2000a). Die Kurpfalzerhebung – Ziele, Methoden und bisherige Ergebnisse. Z Klin Psychol Psychother; 29: 233–45.

Esser G, Ihle W, Schmidt MH, Blanz B (2000b). Der Verlauf psychischer Störungen vom Kindes- zum Erwachsenenalter. Z Klin Psychol Psychother; 29: 276–83.

Foley DL, Eaves LJ, Wormley B,. Silberg JL, Maes HH, Kuhn J, Riley B (2004). Childhood adversity, monoamine oxidase a genotype, and risk for conduct disorder. Arch Gen Psychiatry; 61, 7: 738–44.

Garmezy N (1974). The study of competence in children at risk for severe psychopathology. In: Anthony EJ, Koupernik C (eds). The Child in his Family. Children at psychiatric risk. New York: Wiley; 77–97.

Garmezy N (1983). Stress of childhood. In: Garmezy N, Rutter M (eds). Stress Coping and Development in Children. New York: McGraw Hill; 43–84.

Gontard A v, Eiberg H, Hollmann E, Rittig S, Lehmkuhl G (1998). Moleculargenetics of nocturnal enuresis: clinical and genetic heterogenity. Acta Paediatrica; 87: 571–8.

Harrington R, Fudge H, Rutter M, Pickles A, Hill F (1991). Adult outcomes of childhood and adolescents depression. II. Links with antisocial behaviour. J Am Aca Child Adolesc Psychiatry; 30: 434–9.

Heim C, Newport J, Heit S, Graham Y, Bonsall R, Miller A, Nemeroff CB (2000). Pituitray-Adrenal and Autonomic responses to stress in women after sexual and physical abuse in childhood. J Am Med Assoc; 284: 592–7.

Holtmann M, Schmidt MH (2004). Resilienz im Kindes- und Jugendalter. Kindheit und Entwicklung; 134: 195–200.

Ihle W, Esser G, Schmidt MH, Blanz B (2000). Prävalenz, Komorbidität und Geschlechtsunterschiede psychischer Störungen vom Grundschul- bis ins frühe Erwachsenenalter. Z Klin Psychol Psychother; 29: 263–75.

Jensen PS, Bloedau L, Degroot J, Ussery T, Davis H (1990). Children at risk: Risk factors and child symptomatology. J Am Aca Child Adolesc Psychiatry; 29: 51–9.

Kessler RC, McConagle KA, Zhao S, Nelson CB, Hughes M, Eshleman S, Wittchen H-U, Kendler KS (1994). Life-time and 12-months prevalence of SDM-III-R psychiatric disorders in the United States: Results from the National Comorbidity Survey. Arch Gen Psychiatry; 51: 8–19.

Klein JD, Brown JD, Childers KW, Oliveri J, Porter C, Dykers C (1993). Adolescents' risky behavior and mass media use. Pediatrics; 92: 24–31.

Kovacs M, Paulauskas S, Gatsonis C, Richards C (1988). Depressive disorders in childhood. III. A longitudinal study of comorbidity with and risk for conduct disorders. J Aff Disord; 15: 205–17.

Laucht M, Esser G, Schmidt MH (1997). Wovor schützen Schutzfaktoren? Anmerkungen zu einem populären Konzept der modernen Gesundheitsforschung. Z Entwicklungspsychol Päd Psychol; 29: 260–70.

Laucht M, Schmidt MH, Esser G (1998). Risiko- und Schutzfaktoren der kindlichen Entwicklung – Empirische Befunde. Z Kinder- und Jugendpsychiatrie Psychother; 26: 6–20.

Laucht M, Esser G, Schmidt MH (2000a). Externalisierende und internalisierende Störungen in der Kindheit: Untersuchungen zur Entwicklungspsychopathologie. Z Klin Psychol Psychother; 29: 284–92.

Laucht M, Esser G, Schmidt MH (2000b). Längsschnittforschung zur Entwicklungsepidemiologie psychischer Störungen: Zielsetzung, Konzeption und zentrale Befunde der Mannheimer Risikokinderstudie. Z Klin Psychol Psychother; 4: 246–62.

Laucht M, Schmidt MH (2004). Mütterliches Rauchen in der Schwangerschaft: Risikofaktor für eine ADHS des Kindes? Zeitschrift für Kinder- und Jugendpsychiatrie; 32: 177–85.

Lavigne JV, Cicchetti C, Gibbons RD, Binns HJ, Larsen L, DeVito C (2001). Oppositional defiant disorder with onset in preschool years: Longitudinal stability and pathways to other disorders. J Am Aca Child Adolesc Psychiatry; 40: 1393–400.

Lay B, Blanz B, Schmidt MH (2001). Effectiveness of home treatment in children and adolescents with externalizing psychiatric disorders. Eur Child Adolesc Psychiatry, Suppl 1; 80–90.

Lison H (1992). Die Rolle der Eltern beim chronisch kranken Kind. Schweiz Med Wochenschrift: 122: 112–6.

Liu J, Raine A, Venables PH, Mednick SA (2004). Malnutrition at age 3 years and externalizing behavior problems at ages 8, 11 and 17 years. Am J Psychiatry; 161: 2005–13.

Loeber R (1990). Development and risk factors of juvenile antisocial behaviour and delinquency. Clin Psychol Rev; 10: 1–41.

Luthar SS, Burack JA, Cicchetti D, Weisz JR (eds) (1997). Developmental Psychopathology. Cambridge: Cambridge University Press.

Luthar SS, Cicchetti D, Becker B (2000). The construct of resilience: a critical evaluation and guidelines for future work. Child Development; 71: 543–62.

Marmorstein NR, Malone SM, Iacono WG (2004). Psychiatric disorders among offspring of depressed mother: association with paternal psychopathology. Am J Psychiatry; 161, 9: 1588–94.

Masten AS, Best KM, Garmezy N (1990). Resilience and development: Contributions from the study of children who overcome adversity. Dev Psychopathol; 2: 425–44.

Moffitt TE (1993). Adolescence limited and life-course-persistent antisocial behaviour: a developmental taxonomy. Psychol Rev; 100: 674–701.

Needleman HL, Schell A, Bellinger D, Leviton A, Allred EN (1990). The long-term effects of exposures to low doses of lead in childhood. N Engl J Med; 322: 83–8.

Niemi LT, Suvisaari JM, Haukka JK, Wrede G, Lonnqvist JK (2004): Cumulative incidence of mental disorders among offspring of mothers with psychotic disorder. Results from the Helsiniki high-risk-study. Br J Psychiatry; 185: 11–7.

Opp G, Fingerle M, Freytag A (Hrsg) (1999). Was Kinder stärkt – Erziehung zwischen Risiko und Resilienz. München: Reinhardt.

Ortiz J, Raine A (2004). Heart rate level and antisocial behavior in children and adolescents: a meta-analysis. J Am Acad Child Adolesc Psychiatry; 43, 2: 154–62.

Pellegrini DS (1990). Psychosocial risk and protektive factors in childhood. Dev Behav Pediatr; 11: 201–9.

Petermann F, Noeker M, Bode U (1987). Psychologie chronischer Krankheiten im Kindes- und Jugendalter. München: Psychologie Verlags Union.

Polowczyk M, Trautmann-Villalba P, Dinter-Jörg M, Gerhold M, Laucht M, Schmidt MH, Esser G (2000). Auffällige Mutter-Kind-Interaktion im Vorschulalter bei Kindern mit hyperkinetischen und Sozialverhaltensauffälligleiten. Z Klin Psychol Psychother; 29: 293–304.

Remschmidt H, Mattejat F (1994). Kinder psychotischer Eltern. Göttingen: Hogrefe.

Remschmidt H, Schmidt MH (2000). Diagnostik und Klassifikation in der Kinder- und Jugendpsychiatrie. In: Helmchen H, Henn FA, Lauter H, Sartorius N (Hrsg). Psychiatrie der Gegenwart 23. Psychiatrie spezieller Lebenssituationen. Berlin, Heidelberg: Springer; 59–70.

Reynolds AJ, Temple JA, Robertson DL, Mann EA (2001). Long-term effects of an early childhood intervention on educational achievement and juvenile arrest: A 15-year follow-up of low-income children in public schools. J Am Med Assoc; 285: 2339–46.

Rutter M (1985). Resilience in the face of adversity: Protective factors and resistance to psychiatric disorders. Br J Psychiatry; 147: 598–61.

Rutter M (ed) (1988). Studies of Psychosocial Risk: The power of longitudinal data. Cambridge: Cambridge University Press.

Rutter M (1990). Psychosocial resilience and protective mechanisms. In: Rolf J, Masten AS, Cicchetti D, Nuechterlein KH, Weintraub S (eds). Risk and Protective Factors in the Development of Psychopathology. New York: Cambridge University Press; 173–87.

Rutter M, Maughan B, Mortimore P, Ouston J, Smith A (1980). Fifteen thousand hours. Secondary schools and their effects on children. Somerset: Open Books.

Sameroff AJ, Seifer R, Baldwin A, Baldwin C (1993). Stability of intelligence from preschool to adolescence: The influence of social and family risk factors. Child Dev; 64: 80–97.

Schmidt MH (2000). Begutachung von Kindern und Jugendlichen. In: Egle UT, Hoffmann SO, Joraschky P (Hrsg). Sexueller Mißbrauch, Mißhandlung, Vernachlässigung. Stuttgart, New York: Schattauer; 487–99.

Schmidt MH, Möcks P, Lay B, Eisert HG, Fojkar R, Fritz-Sigmund D, Marcus A, Musaeus B (1997). Does oligoantigenetic diet influence hyperactive/conduct-disordered children – a controlled trial. Eur Child Adolesc Psychiatry; 6: 88–95.

Seeger G, Schmidt MH, Ruter-Jungfleisch A, Henn FA (2004). Gene-environment interaction in hyperkinetic conduct disorder (HD + CD) as indicated by season of birth variation in dopamine receptor (DRD4) gene polymorphism. Neuroscience Letter; 19, 366, 3: 282–6.

Silbereisen RK, Noack P, Eyferth K (1985). Untersuchungen zu Jugendtreffpunkten. In: Day P, Fuhrer U, Laucken U (Hrsg). Umwelt und Handeln: Ökologische Anforderungen und und Handeln im Alltag. Tübingen: Attempto; 189–205.

Sorensen HJ, Mortensen EL, Reinisch JM, Mednick SA (2004). Do hypertension and diuretic treatment in pregnancy increases risk of schizophrenia in offspring? Am J Psychiatry; 160: 464–8.

Stöhr RM, Laucht M, Ihle W (2000). Die Geburt eines Geschwisters: Chancen und Risiken für das erstgeborene Kind. Kindheit und Entwicklung; 9: 40–9.

Thapar A, Fowler T, Rice F, Scourfield J, van den Bree M, Thomas H, Harold G, Hay D (2003). Maternal smoking during pregnancy and attention deficit hyperactivity disorder symptoms in offspring. Am J Psychiatry; 160: 1985–9.

Villani S (2001). Impact of media on children and adolescents: a 10-year review of the research. J Am Acad Child Adolesc Psychiatry; 40: 392–401.
Weindrich D, Jennen-Steinmetz C, Laucht M, Schmidt MH (2003). Late sequelae of low birthweight: mediators of poor school performance at 11 years. Developmental Medicine & Child Neurology; 45, 7: 463–93.
Werner EE (2003). Entwicklung zwischen Risiko und Resilienz. In: Opp G, Fingerle G, Freytag A (Hrsg). Was Kinder stärkt. Erziehung zwischen Risiko und Resilienz. München: Reinhard; 25–36.
Wolke D (1991). Annotation: Supporting the development of low birthweight infants. J Child Psychol Psychiatry; 32: 723–41.

4 Entwicklungspsychiatrische Grundlagen von Diagnostik, Klassifikation, Therapie und Ethik

4.1 Entwicklungspsychiatrie

B. Herpertz-Dahlmann, F. Resch, M. Schulte-Markwort, A. Warnke

Inhalt

4.1.1 Zum Begriff „Entwicklungspsychiatrie"

„Die Kinder- und Jugendpsychiatrie und -psychotherapie umfasst die Erkennung, nichtoperative Behandlung, Prävention und Rehabilitation bei psychischen, psychosomatischen, entwicklungsbedingten und neurologischen Erkrankungen oder Störungen sowie bei psychischen und sozialen Verhaltensauffälligkeiten im Kindes- und Jugendalter" (Bundesärztekammer 1992).

Ein multifaktorielles Verständnis der Genese und Aufrechterhaltung psychischer Störungen und ein multifaktorielles, entwicklungsorientiertes und in ein Verbundsystem einbezogenes Versorgungskonzept sind selbstverständliche Grundannahmen des Fachgebietes geworden. Dieser Sachstand wurzelt in einer Geschichte, die den Begriff „Entwicklungspsychiatrie" Gestalt annehmen ließ. Der Begriff „Entwicklungspsychiatrie" hat die Konzeption des vorliegenden Buchs entscheidend bestimmt. Er ist zugleich Grundlage, Rahmen und auch Vision des Buchs, und dies soll im vorliegenden Kapitel mit seinen Leitlinien beschrieben sein.

Der Begriff „Entwicklungspsychiatrie" umfasst die Definition des Fachgebietes Kinder- und Jugendpsychiatrie und -psychotherapie unter Betonung des Aspekts der Entwicklung. Der Entwicklungsgedanke betrifft nicht nur die Sichtweise auf Genese, Epidemiologie, Art und Ausprägung einer psychischen Störung, sondern auch die Sichtweisen zu Diagnostik, Therapie, Rehabilitation, Prävention, Konzeption und Struktur psychiatrischer Versorgung von Säuglingen, Kindern und Jugendlichen mit psychischen Störungen und ihrer familiären und außerfamiliären Bezugspersonen. Entwicklungspsychiatrie beachtet auch die Zusammenhänge der Aufgabenstellungen und Anliegen des Fachgebiets mit soziokulturellen Einflüssen und Veränderungen.

Die psychischen Störungen des Kindesalters haben eine **Eigenständigkeit**, sie sind nicht Abbildung der psychischen Störungen des Erwachsenenalters. Sie sind auch weder quantitativ noch qualitativ identisch mit denen des Jugendalters. Dies machen schlichte Beispiele rasch deutlich. Eine Enuresis nocturna ist im Alter des Säuglings aufgrund der organisch gegebenen unzureichenden Ausreifung der Willkürkontrolle der Ausscheidungsfunktion nicht diagnostizierbar – im Gegenteil, das Ausbleiben nächtlichen Einnässens wäre beim Säugling als abnorm zu werten. Das „Schreibaby" oder die „Fütterstörung" haben keine qualitative diagnostische Parallele im Jugendalter (**entwicklungspsychopathologischer Aspekt**). Das Beispiel der Enuresis nocturna macht deutlich, dass ein und dasselbe Ereignis, nämlich nächtliches Einnässen, in Abhängigkeit von einer Entwicklungszeit und gesellschaftlich gesetzten Norm („normal" ist es, im Entwicklungsalter von fünf Jahren nachts trocken zu sein) nicht mehr als „physiologisch", sondern als „pathologisch" bewertet wird (**diagnostischer Entwicklungsaspekt**). Die Diagnostik und Therapie psychischer Störungen beim Säugling – der Sprache noch nicht fähig – können qualitativ, methodisch und inhaltlich nicht denen bei psychischen Störungen des Jugendlichen – bei denen Interviewverfahren und sprachlich gebundene psychotherapeutische Verfahren dominieren – gleichen (**therapeutischer Entwicklungsaspekt**). Schon die ethischen und rechtlichen Ausgangspunkte von Diagnostik und Therapie sind beim nicht einwilligungsfähigen Säugling mit psychischer Störung anders als beim einwilligungsfähigen Kind und Jugendlichen mit psychischer Erkrankung (**rechtlicher** und **ethischer Entwicklungsaspekt**). Die Therapie beim Säugling hat die Kooperation einer erwachsenen Bezugsperson zur Voraussetzung, und dies in ganz anderer Weise als die Therapie beim 17-jährigen Patienten, dessen formale Ablösung vom Elternhaus bereits vollzogen ist. Die therapeutische Kooperation mit dem Kindergarten hat andere „Setting-bezogene" Voraussetzungen als die mit Schulen (**struktureller Entwicklungsaspekt**).

Historisch gesehen ist die entwicklungspsychiatrische Sichtweise keinesfalls neu oder originell, sondern war von Anfang an für das Fachgebiet grundlegend. Die Publikationen von Maudsley („Physiology and Pathology of the Mind", 1867) und – für den deutschen Sprachraum – von Hermann Emminghaus („Psychische Störungen im Kindesalter", 1887), in

denen erstmalig die Psychiatrie des Kindesalters gesondert von der des Erwachsenenalters beschrieben wurde, können als historische Ausgangspunkte einer systematischen Lehre zur Entwicklungspsychiatrie angesehen werden. Die begriffliche Hinführung zur Bezeichnung „Kinderpsychiatrie" geschah mit der Schrift „Précis de Psychiatrie Infantile" des französischen Psychiaters M. Manheimer-Gommès (1899; vgl. Stutte 1980/81). Die Bezeichnung „Kinderpsychiatrie" wurde von Tramer erstmals 1933 verwendet, mit der Herausgabe der „Zeitschrift für Kinderpsychiatrie" (Journal de Psychiatrie Infantile) publiziert und 1941 Titel seines Buchs „Lehrbuch der allgemeinen Kinderpsychiatrie". Bereits Kanner hatte sein 1935 erschienenes Lehrbuch mit dem Titel „Child Psychiatry" versehen. Allen diesen Autoren war der Entwicklungsaspekt vertraut, und Homburger (1926) widmete in seinem Lehrbuch „Psychopathologie des Kindesalters" das erste Kapitel dem Thema „Regelrechte und regelwidrige Entwicklung im Kindesalter". Nissen (1986) wies darauf hin, dass die Bezeichnung „Jugendpsychiater" in der deutschen Fachliteratur erstmalig 1912 von Scholz eingeführt wurde. Das Kind mit psychischer Störung, Entwicklungsstörung und Intelligenzminderung kam ebenfalls in der zweiten Hälfte des 19. Jahrhunderts mit dem Begriff der „Heilpädagogik" ins Blickfeld von Wissenschaft und Heilwesen. Nissen lenkte die Aufmerksamkeit auf das Lehrbuch „Die Seelenstörungen des Kindesalters" von H. Schüle (1848). Schüle verwies auf die Besonderheiten des kindlichen Gehirns und darauf, dass die psychischen Störungen nicht denen des Erwachsenen gleichzusetzen seien und daher ein eigenes Fachgebiet zu fordern sei (Nissen 1986, S. 303; Castell et al. 2003). Heinrich Hoffmann, der Autor des „Struwwelpeter", richtete 1864 innerhalb der psychiatrischen Anstalt in Frankfurt/Main eine Kinderabteilung ein, womit auch eine strukturelle Anpassung in der medizinischen Betreuung des psychisch kranken Kindes begründet wurde (weiterführend zur geschichtlichen Entwicklung: Tramer 1941; Nissen 1986; Deutsche Gesellschaft für Kinder- und Jugendpsychiatrie und Psychotherapie et al. 2003).
Die Bezeichnung „**Entwicklungspsychiatrie**" wurde wohl erstmals von Feldner (1955) eingeführt und der Entwicklungsaspekt von Lempp (1967) mit dem Lehrbuchtitel „Eine Pathologie der psychischen Entwicklung" in besonderer Weise herausgestellt. International einflussreich war das Buch „Developmental Psychiatry" von Rutter (1980). Die Bezeichnung „Developmental Psychopathology" fand erstmals durch Achenbach (1974) als Buchtitel Verwendung und wurde in den deutschen Sprachraum insbesondere durch Remschmidt und Schmidt (1992) als „Entwicklungspsychopathologie" eingeführt (vgl. Resch 1999b; 2005; Warnke 1993a; Warnke u. Herpertz-Dahlmann 2006).

Die wissenschaftliche Tradition der Kinder- und Jugendpsychiatrie ist nach Remschmidt (1988) durch vier Wissenschaftsgebiete bestimmt worden:

- die neuropsychiatrische Tradition: Impulse aus Kinderheilkunde, Neurologie und Psychiatrie
- die heilpädagogische-klinische Tradition
- die psychodynamische-psychoanalytische Tradition
- die empirische-epidemiologische-statistische Tradition

Die psychoanalytische Tradition hat wesentlich zu dem Entwicklungsgedanken beigetragen, wobei neben Sigmund Freud für die Kinder- und Jugendpsychiatrie wesentlich Anna Freud, Melanie Klein, Alfred Adler, August Eichhorn, René Spitz und in Deutschland insbesondere Annemarie Dührssen bestimmend waren.
Der Begriff „**Entwicklungspsychopathologie**" meint den entwicklungsabhängigen Ausdruck psychiatrischer Symptomatik. Er ist zu einer Grundkonzeption entwicklungspsychiatrischen Verständnisses geworden (Tramer 1941; Lempp 1967; Harbauer et al. 1971; Nissen 1977; Rutter 1980; Remschmidt u. Schmidt 1981; 1985a; 1985b; Achenbach 1982; 1990; Rutter u. Garmezy 1983; Cicchetti 1984; 1999; Sroufe u. Rutter 1984; Eggers et al. 1989; Remschmidt 1992; 1998a; Sameroff 1995; Cicchetti u. Cohen 1995a; 1995b; Resch 1999b; 2005; Warnke 1993a; Warnke u. Herpertz-Dahlmann 2006; Petermann et al. 1998; Blanz et al. 2006; Castell et al. 2003).
Gegenstand von Entwicklungspsychopathologie sind die Wechselwirkungen zwischen psychiatrischer Symptomatik und folgenden Aspekten:

- normale Entwicklung (qualitativer, **personaler Aspekt**)
- Entwicklungszeit (Alter; **zeitlicher Aspekt**)
- körperliche, psychische und soziale Vorgänge und Wechselwirkungen (dazu gehören körperliche Befindlichkeit, Vulnerabilität, Resilienz, subjektive Erlebnisfähigkeit; Erziehungseinflüsse, multifaktorieller und **Mehr-Ebenen-Aspekt**)
- zeitgeschichtliche Umwelteinflüsse (dazu gehören Entwicklungsaufgaben, Risikofaktoren, protektive Faktoren; qualitativer und zeitlicher **umweltbezogener Aspekt**)
- Verlauf von psychischen Störungsbildern (Periodizität, Kontinuität, Diskontinuität; **störungsbezogener Verlaufsaspekt**)

Als gegenwärtige **Paradigmen** in Psychopathologie und Therapie lassen sich nach Davison et al. (2002, S. 14–53) benennen:

- **das biologische Paradigma:** „Psychische Störungen werden durch biologische Prozesse verursacht". Das biologische Paradigma ist Begründung für direkt körperbezogene Therapiemaßnahmen, insbesondere der Psychopharmakotherapie.

- **das psychoanalytische tiefenpsychologische Paradigma:** „Psychische Krankheiten basieren auf unbewussten Problemen." Kindheitserfahrungen sind wesentlich für die Persönlichkeitsbildung; Ursachen und Zweck menschlichen Verhaltens sind nicht immer offensichtlich. Freie Assoziation, Deutung, Übertragung und Gegenübertragung sowie Abwehrmechanismen sind Beispiele für therapiebestimmende Begriffe.
- **humanistische und existenzielle Paradigmen:** „Gestörtes Verhalten ändert sich am ehesten, wenn dem Patienten seine Motive und Bedürfnisse bewusster werden." Klientenzentrierte Therapie, existenzielle Therapie, Gestalttherapie haben die Annahme gemeinsam, dass der Mensch von Natur aus gut und leistungsfähig sei, er durch Einsicht, mit freiem Willen und Eigenverantwortung persönliche Entfaltung erreicht.
- **lerntheoretische Paradigmen:** „Abweichendes Verhalten wird auf dieselbe Art und Weise erlernt wie normales Verhalten." Wesentlich sind Prinzipien der klassischen Konditionierung, der operanten Konditionierung und des Modell-Lernens. Mit der Verhaltenstherapie werden Änderungen auf der Grundlage experimenteller Erkenntnisse zu Lernvorgängen angestrebt.
- **das kognitive Paradigma:** „Wie strukturiert der Mensch Erfahrungen, wie gibt er ihnen Sinn, und wie setzt er gegenwärtige Erfahrungen in Beziehung zu im Gedächtnis gespeicherten vergangenen Erfahrungen?" Bei kognitiver Verhaltenstherapie werden Gedanken, Wahrnehmungen, Urteile und Selbsteinschätzungen in Ergänzung zum lerntheoretischen Paradigma einbezogen.

Weder eines dieser Paradigmen noch die Summe aller genannten ist in der Lage, das Gesamt der Genese und Therapie psychischer Störungen vollständig zu erklären (zur Kritik weiterführend: Davison et al. 2002, S. 14f). Wichtig ist die hinreichende Funktion der Paradigmen, empirische Forschung hypothesengenerierend zu unterstützen und in der Behandlung zur Informationsgewinnung und Hypothesenbildung beizutragen, sodass eine zweckmäßige Diagnostik und eine hinreichende Therapiewirkung möglich werden.

> Die entwicklungspsychopathologische **Grundkonzeption** zielt auf eine integrierende Sicht, gleichermaßen auf normale und abnorme, adaptive und maladaptive sowie ontogenetische und zeitgeschichtliche Strukturen und Prozesse sowie deren Interaktion (Cicchetti u. Cohen 1995b, S. 3f).

Der vorliegende Band steht in der Tradition der kinder- und jugendpsychiatrischen Lehrbücher von u.a. Homburger (1926), Tramer (1941), Lempp (1967), Nissen (1977), Remschmidt und Schmidt (1985; 1988; 1992); Resch (1996; 1999b) sowie Blanz et al. (2006) und ist der erneute Versuch, den Forschungsstand zur Normalentwicklung organischer, psychischer und sozialer Bereiche im Kindes- und Jugendalter (allgemeines Grundlagenwissen) mit einer speziellen Entwicklungspsychiatrie des Kindes- und Jugendalters zu verbinden. Das Verständnis individueller Psychopathologie und Nosologie wird sich nach dieser Sichtweise auf Kenntnisse ontogenetischer, genetischer, körperlicher und umweltgegebener Einflüsse auf menschliches Verhalten gründen. Daher sind den klinischen Kapiteln dieses Buchs Beiträge aus den Grundlagenwissenschaften vorangestellt (vgl. Cicchetti u. Cohen 1995a; 1995b; Lewis 2002). Dabei müssen die Grundlagenkapitel und Kapitel zur speziellen Psychopathologie noch unabhängig voneinander geschrieben werden, weil die pathogenetischen Zusammenhänge zwischen einem psychischen Krankheitsbild, der Normalentwicklung des Kindes und Jugendlichen und seiner Umwelt in allen Lebens- und Verhaltensbereichen noch weitgehend ungelöst und zu kompliziert sind. Die Kenntnisse zur Normalentwicklung, wie sie in den Grundlagenkapiteln dargestellt sind, erleichtern das Verständnis für pathologische Entwicklung. Umgekehrt wird aus der Beschreibung der Pathologie die Einsicht für das „Normale" erweitert oder das „Normale" überhaupt erst entdeckbar (Cicchetti u. Cohen 1995b, S. 9ff).

4.1.2 Zu den Begriffen „Krankheit" und „Störung"

Krankheit und Gesundheit zu unterscheiden bedarf einer Entscheidung. Diese Entscheidung wird als „Diagnose" bezeichnet, wenn eine menschliche Befindlichkeit als Krankheit definiert sein soll. Nun ist aber durchaus nicht jede Diagnose etwa mit „subjektivem Leidensdruck" (z.B. bei fehlender Krankheitseinsicht) oder „Behandlungsbedürftigkeit" gleichzusetzen. Krankheit ist auch nicht dadurch definiert, dass ihre Behandlung durch eine Krankenkasse finanziert wird. Die Praxis, dass die logopädische Behandlung einer Sprachentwicklungsstörung eine durch Krankenkassen finanzierte Leistung ist, nicht jedoch die Behandlung der Entwicklungsstörung der Schriftsprache (Legasthenie), entspricht keiner wissenschaftlichen Logik, sondern einer politischen Entscheidung, einer willkürlich gesetzten Rechtspraxis. Psychisches Kranksein ist auch keine bloße Etikettierung („Labeling-Theorie"). Transkulturell steht außer Frage, dass psychische Störungen unabhängig von kulturellen, weltanschaulichen, politischen und zeitgeschichtlichen Sichtweisen nicht weniger Realität und wissenschaftliche Begründung haben als organische Erkrankungen. Das Gehirn, als das Organ psychischen (und somit auch psychopathologischen) Bewusstseins, ist – nicht prinzipiell anders als das Organ „Herz" – von anatomischer Struktur mit Stoffwechsel und hirnelektrischem System. Störungen des Organs „Gehirn" sind Störungen im Bewusstsein, Erleben, Verhalten, Psychomotorik und in sozialer Interaktion. Andererseits ist das Gerhirn ein „lernendes Organ" und der Ausdruck seiner Funktion von Umwelteinflüssen mit bestimmt. Angesichts der Erkenntnisse zu den biologischen Korrelaten psychischer Störungen und dem mehrdimensionalen bio-psychosozialen Verständnis psychischer Erkrankung sind vereinfachende Trennungen zwischen „organisch krank" und „psychisch krank" ohnehin überholt (Warnke u. Herpertz-Dahlmann 2006). Unter entwicklungspsychiatrischen Aspekten ist zudem zu berücksichtigen, dass Verhaltensweisen, die in einem bestimmten menschlichen Entwicklungsstadium Zeichen für gesunde physiologische Entwicklung sind (z. B. der Handgreifreflex beim Neugeborenen, das nächtliche Einnässen des Säuglings), in späteren Entwicklungsstadien Symptome einer psychischen Störung sein können (wie z. B. das nächtliche Einnässen beim 5-jährigen Kind). So ist der Krankheitsbegriff nicht unabhängig von normativen Entscheidungen zu sehen. In der Satzung der WHO wird „Gesundheit" definiert als „Zustand völligen körperlichen, seelischen und sozialen Wohlbefindens und nicht nur (als) das Freisein von Krankheit oder Gebrechen". „Krankheit" wäre demnach das „Fehlen" oder die Beeinträchtigung „körperlichen, seelischen und sozialen Wohlbefindens". Wo nämlich Krankheitseinsicht fehlt (z.B. bei akuter schizophrener oder manischer Psychose), bedarf es der Einsicht der Bezugspersonen oder des Facharztes, dass eine seelische Störung, die der Therapie bedarf, vorliegt. Nun ist aber die Krankheitsdefinition nicht allein auf eine subjektive Befindlichkeit eingrenzbar. Zweifellos gibt es auch objektive Merkmale psychischer Störungen. Wenn es also schwierig oder auch im Einzelfall unmöglich ist, „Gesundheit" von „Krankheit" valide, verlässlich und objektiv zu trennen, so lassen sich doch allgemeine Kriterien zur Entscheidungshilfe benennen.

Als **Kriterien** für die Entscheidung, ob „Krankheit" gegeben ist oder nicht, lassen sich folgende Faktoren anführen (nach Davison et al. 2002, S. 6f):

- statistische Seltenheit (z. B. die Angabe „Intelligenzquotient: < 70" als Grenze zwischen „Normalintelligenz" und „Intelligenzminderung" als Maß z. B. bei demenzieller Erkrankung)
- Verletzung von sozialen Normen (z. B. dissoziales Verhalten)
- persönliches Leid (z. B. bei Angststörung, Depression, Zwang)
- dysfunktionales Verhalten (z. B. nicht angemessene Angstreaktion bei phobischen Störungen; Ess-Störung; Legasthenie)
- Beeinträchtigung der Lebensführung (z. B. extreme Störung oder Verluste sozialer Beziehungen; Verlust der schulischen Leistungsfähigkeit). Dieses Kriterium ist im Klassifikationssystem von DSM-IV Teil jeder Störungsdefinition; als „Maßangabe" solcher Beeinträchtigung wird im DSM-IV mit Achse V eine „globale Erfassung des Funktionsniveaus" und im multiaxialen Klassifikationssystem (MAS) mit Achse VI eine „Globalbeurteilung der psychosozialen Anpassung" vorgenommen.
- Lebensgefährdung (Fremd- und Selbstgefährdung)

Mit den gegenwärtig allgemein international anerkannten Klassifikationssystemen ICD-10 (Dilling et al. 2005) und DSM-IV (Saß et al. 1996) wurde auf den Begriff „Krankheit" zugunsten des Begriffs „Störung" verzichtet, um so überholten nosologischen Konzepten (Konzepten der Krankheitslehre) aus dem Weg zu gehen (zu Normalität und Krankheit, s. auch Vollmoeller 2005).

Der Begriff **Störung** ist kein exakter Begriff, seine Verwendung in der ICD-10 „soll einen klinisch erkennbaren Komplex von Symptomen oder Verhaltensauffälligkeiten anzeigen, der immer auf der individuellen und oft auch auf der Gruppen- oder sozialen Ebene mit Belastung und mit Beeinträchtigung von Funktionen verbunden ist, sich aber nicht auf der sozialen Ebene allein darstellt" (Dilling et al. 1991, S. 19).

Nach der ICD-10 werden jedoch diese Kriterien von Beeinträchtigung nicht in die Diagnose einbezogen. Dies geschieht im DSM-IV. Saß et al. stellen zum Konzept des Manuals (1996, S. XII) fest:

> „Ein wesentliches Unterscheidungsmerkmal zwischen DSM-IV und der ICD-10-Klassifikation stellt das in DSM-IV nahezu bei jeder Störung aufgeführte Eingangskriterium ‚das Störungsbild verursacht in klinisch bedeutsamer Weise Leiden oder Beeinträchtigungen in sozialen, beruflichen oder anderen wichtigen Funktionsbereichen' dar."

Zur spezifischen Differenzierung der Begriffe „Krankheit", „Gesundheit" und „Behinderung" hat die Weltgesundheitsorganisation die „International Classification of Functioning, Disability and Health" (ICF) verabschiedet (s. hierzu Kap. 5.1, S. 487ff). Nach DSM-IV lässt sich die psychische Störung „verstehen als ein klinisch bedeutsames Verhaltens- oder psychisches Syndrom oder Muster, das bei einer Person auftritt und das mit momentanem Leiden (z. B. einem schmerzhaften Symptom) oder einer Beeinträchtigung (z. B. Einschränkung in einem oder mehreren wichtigen Funktionsbereichen) oder mit einem stark erhöhten Risiko einhergeht zu sterben, Schmerz, Beeinträchtigung oder einen tiefgreifenden Verlust an Freiheit zu erleiden" (zit. nach Gaebel 2003, S. 33). Das Kriterium des „tiefgreifenden Verlusts an Freiheit" rechtfertigt ethisch die therapeutische Intervention auch dann, wenn bei fehlender Fähigkeit zur Selbstbestimmung oder fehlender Krankheitseinsicht eine erhebliche Selbst- oder Fremdgefährdung besteht (zur Diskussion: Heinz 2005).

4.1.3 Zum Begriff der Entwicklung

Entwicklungsmodelle

Aus der Vielzahl der Definitionen, Theorien und Modelle zur Erklärung menschlicher Entwicklung, die hier im Einzelnen nicht referiert werden können, lassen sich nach Montada (2002) vier Entwicklungstheorien abstrahieren:

- **endogenistische Theorien:** Zentrale Annahme ist es, dass die innere Reifung als ein veranlagtes Lebensprogramm durch Umwelteinflüsse bestenfalls modifiziert werden kann, die Merkmale aber grundsätzlich determiniert sind. Dies gilt etwa für die Bestimmtheit der geschlechtlichen Entwicklung des Menschen. Die Verabsolutierung der Annahme ist überholt.
- **exogenistische Theorien:** Bestimmend ist die Annahme, dass der Mensch, als „Tabula rasa" geboren, in seiner Entwicklung passives Objekt von Umwelteinflüssen sei. Dieses Entwicklungsmodell kann heute nicht mehr gelten. Dennoch begegnet man noch einer Praxis, die glaubt, kindliche Fehlentwicklung monokausal durch psychosoziale Einflüsse erklären zu können.
- **früh-konstruktivistische Theorien:** Zentral ist die Ansicht, dass der Mensch wesentlich der „Schöpfer" seiner eigenen Entwicklung, die Entwicklung als eine „Selbstkonstruktion" anzusehen sei. Der Mensch bewirkt aktiv Lösungen, die ihm eine primär passive Umwelt abverlangt, und er entwickelt sich mit der Problembewältigung weiter (Maturana u. Varela 1987). Diese Annahme ist etwa bei den humanistischen Therapieansätzen betont. Als ausschließliches Erklärungsmodell kann sie nicht gelten.
- **interaktionistische Theorien:** Das Modell geht von einer entwicklungsbestimmenden Interaktion zwischen einem aktiven, selbstmotivierendem Individuum mit einer ebenso aktiven, durch Entwicklungsaufgaben fordernden Umwelt aus. Die interaktionistische Theorie ist offensichtlich für die kinder- und jugendpsychiatrischen Fragestellungen von größter Bedeutung. Aus ihr leiten sich die entwicklungspsychopathologische Sichtweise, Mehr-Ebenen-Forschungsansätze, die multiaxiale Diagnostik und multidimensionalen Therapieansätze ab (weiterführend: Resch 1999a; 1999b; Oerter u. Montada 2002; Oerter 2002; Oerter et al. 1999). Diese interaktionistische, bio-psycho-soziale Sichtweise ist allerdings extrem komplex und eher hypothesengenerierend und handlungsanleitend als im Entscheidungsfalle empirisch bewiesen.

Entwicklungsaufgabe

Der Begriff der Entwicklungsaufgabe ist von zentraler Bedeutung nicht nur für das Verständnis normaler Entwicklung, sondern auch für die Ätiologie und Aufrechterhaltung psychopathologischer Symptombildung. Entwicklungsaufgaben ergeben sich erstens durch die physiologische Reifung, aus kinder- und jugendpsychiatrischer Sicht insbesondere durch die Reifung des Zentralnervensystems (z. B. die biologisch determinierten Zeitgrenzen des freien Laufens, der Sprachentwicklung, der Sauberkeitsentwicklung; s. hierzu z. B. Kap. 2.2 in diesem Buch, S. 118ff). Entwicklungsaufgaben ergeben sich zweitens aus soziokulturell an das Kind herangetragenen Aufgabenstellungen und Erwartungen (z. B. die Anforderung, dass das 6-jährige Schulkind die Fähigkeit mit sich bringt, Lesen, Rechtschreiben und Rechnen zu lernen) sowie drittens aus subjektiven Wahrnehmungen, Trieben, Motiven, Interessen, Zielsetzungen, Werten und Glaubensinhalten (z. B. schulische, berufliche, sportliche Zielsetzungen; subjektives Anspruchsniveau; subjektives Schönheitsideal). Beispiele für Entwicklungsaufgaben im Kindes- und Jugendalter sind in der Tabelle 4-1 zusammengefasst.

Entwicklung stellt Kinder und Jugendliche immer wieder vor neue Herausforderungen, die es zu lösen gilt. So sind mit der Einschulung des Kindes soziale, emotionale, kognitive und körperliche Integrationsleistungen zu vollbringen. Ihre Bewältigung befähigt zu weiteren Anpassungsleistungen. Jederzeit können jedoch neue Entwicklungsaufgaben eintreten (z. B. die Bewältigung von Elternverlust, Auftreten chronischer Erkrankungen), die zu Überforderungen und schließlich auch zu psychopathologischer Symptomatik beitragen können. Entgegen etwa der Annahme von Erikson (1974) werden Entwicklungsaufgaben nicht regelhaft durch Krisen und Konflikte bewältigt, sondern meistens – die Entwicklung wiederum fördernd – kompetent gelöst.

Familienentwicklung

Nach Bronfenbrenner (1979) lassen sich die Einflussbereiche menschlicher Entwicklung gliedern in:

- **Mikrosystem:** das unmittelbare Lebensumfeld des Kindes (z. B. die Beziehungen Eltern zum Kind, Kind zu Ge-

Tab. 4-1: Entwicklungsaufgaben und Entwicklungsthemen (nach Resch 1999b)

Alter	Fertigkeiten und Verhaltensweisen (nach Havghurst 1972; Achenbach 1990)	Psychodynamik (nach Spiel u. Spiel 1987; Rudolf 1993)
0–1	Essen, Schlafen, Verdauung, Bewegung, sensomotorische Organisation, soziale Responsivität, Bindung	Intentionalität, Differenzierung von Ich und Nicht-Ich, positive und negative Affekte, Objektpermanenz und -konstanz
1–2	Sprache, sprachliche Kommunikation	Selbst-Konstituierung, Selbstachtung, Selbstwert
2–3	Sauberkeit, Selbstversorgung im Alltag, Sicherheitsregeln	Identifikation mit Eltern und sozialen Rollen, sprachlich-logische Ordnung der Welt, Konfrontation mit Normen und Regeln
3–4	Selbstkontrolle, Selbststeuerung	Selbstbewusstheit
4–5	Beziehungen zu Gleichaltrigen	beginnende Realitätsprüfung
5–6	soziale Kooperation	soziale Rücksichten, Loyalitäten, Standpunktwechsel
6–11	Schulfertigkeiten, Schulregeln, Regelspiele, Hobbys, Geldgebrauch, einfache Verpflichtungen	Selbstwertstabilisierung, Selbstaktualisierung, Entwicklung eines Wertesystems und der Moral
12–20	Beziehung zum anderen Geschlecht, Übernahme von Verantwortlichkeit, Ablösung von der Familie	Auseinandersetzung mit der körperlichen Reifung, psychosoziale und psychosexuelle Identität, Identifikation, Intimität, existenzielle Autonomie, Entwicklung einer Ideologie

schwistern, Kind zu Freunden, zur Kindergärtnerin oder zu Lehrern)

- **Mesosystem:** die Beziehung von Mikrosystemen in der unmittelbaren Umgebung des Kindes (z. B. die Beziehungen von Mikrosystemen untereinander, des Mikrosystems Kind zur Familie, zur Gleichaltrigengruppe, zur Klassengemeinschaft, zur Nachbarschaft)
- **Exosystem:** die das Kind mittelbar beeinflussende Umwelt (z. B. Arbeitsverhältnisse der Eltern)
- **Makrosystem:** die übergeordneten gesellschaftlichen Institutionen und kulturellen Einrichtungen (ökonomische Verhältnisse, politische Strukturen, gesetzliche und normative Regelungen und Wertsysteme)

Diese Systeme unterliegen selbst einer Entwicklung: **historisch** (sodass die Umwelt der Eltern- oder Großelterngeneration eine andere als die der Kinder ist), **lebensgeschichtlich**, d. h. zeitgleich und zugleich sich ständig verändernd während eines individuellen Lebens (die Umwelt im Säuglingsalter gleicht nicht mehr der im Jugendalter), und **transkulturell** unterschiedlich (Schneewind u. Schmidt 1999; Schneewind 2002; Ariès 1978; Shahar 1991; Rosenbaum 1982; s. Kap. 4.5 in diesem Buch). Zu diesen Veränderungen nimmt das heranwachsende Kind subjektiv Stellung, sodass sich die Bedeutung und die Art der einzelnen Systeme – selbst wenn sie objektiv stabil blieben – in der Wahrnehmung des Kindes altersabhängig verändern. Die Rolle der Umwelt ist nicht allein objektiv, sondern auch durch die subjektive Bewertung der Systemeinflüsse, ihre Interpretation und subjektive Gewichtung bestimmt. Für die Mikrosysteme „Kind" und „Familie" gibt die Tabelle 4-2 Beispiele für normative Veränderungen im Familienzyklus (weiterführend: Beck et al. 2002; Perres 2002).

Der Wandel familialer Strukturen und Beziehungen in den letzten Jahrzehnten lässt sich nach Bertram (2002) durch folgende Feststellungen beschreiben:

- quantitativer Wandel im System Familie
  - längere Ausbildungszeiten, Berufszeiten dadurch erst jenseits des 30. Lebensjahres
  - sinkende Heiratsneigung
  - späteres Ersttheiratsalter; hohes Erstgeburtsalter (> 28 Jahre)
  - gewandelte Einstellung zur Ehe (nicht mehr notwendige Voraussetzung für ein Zusammenleben)
  - Zunahme an nichtehelichen Lebensgemeinschaften
  - Zunahme von Leben als Single
  - reduzierte Geburtenrate (1,39 Kinder/Frau im Jahr 2005 in der BRD)
  - steigende Kinderlosigkeit
  - steigende Scheidungsrate
  - allein erziehende Eltern sind bei Beziehern von Hilfen zum Lebensunterhalt überrepräsentiert
  - verlängerte Lebenserwartung bewirkt häufiger Mehr-Generationen-Familie mit wenigen Seitenverwandten

Tab. 4-2: Normative Veränderungen und Entwicklungsthemen (nach Carter u. McGoldrick 1988 und Schneewind 2002)

normative Übergänge und Phasen im Familienlebenszyklus	für die weitere Entwicklung erforderliche Veränderungen im Familienstatus (Wandel zweiter Ordnung)
Verlassen des Elternhauses: allein stehende junge Erwachsene	• Selbstdifferenzierung in Beziehungen zur Herkunftsfamilie • Entwicklung intimer Beziehungen zu Gleichaltrigen • Eingehen eines Arbeitsverhältnisses und finanzielle Unabhängigkeit
die Verbindung von Familien durch Heirat	• Bildung des Ehesystems • Neuorientierung der Beziehungen mit den erweiterten Familien und Freunden, um den Partner einzubeziehen
Familien mit jungen Kindern	• Anpassung des Ehesystems, um Raum für ein Kind bzw. Kinder zu schaffen • Koordinierung von Aufgaben der Kindererziehung, des Umgangs mit Geld und der Haushaltsführung • Neuorientierung der Beziehungen mit der erweiterten Familie, um Eltern- und Großelternrolle mit einzubeziehen
Familien mit Jugendlichen	• Veränderungen der Eltern-Kind-Beziehungen, um Jugendlichen zu ermöglichen, sich innerhalb und außerhalb des Familiensystems zu bewegen • neue Fokussierung auf die ehelichen und beruflichen Themen der mittleren Lebensspanne • Hinwendung auf die gemeinsame Pflege und Sorge für die ältere Generation
Entlassen der Kinder und nachelterliche Phase	• Neuaushandeln des Ehesystems als Zweierbeziehung • Entwicklung von Beziehungen mit Erwachsenenqualität zwischen Kindern und Eltern • Neuorientierung der Beziehungen, um Schwiegersöhne/-töchter und Enkelkinder einzubeziehen • Auseinandersetzungen mit Behinderungen und Tod von Eltern (Großeltern)
Familien im letzten Lebensabschnitt	• Aufrechterhalten des Funktionierens als Person und Paar angesichts körperlichen Verfalls • Unterstützung einer zentralen Rolle der mittleren Generation • im System Raum schaffen für die Weisheit und Erfahrung der Alten; Unterstützung der älteren Generation, ohne sich zu stark für sie zu engagieren • Auseinandersetzung mit dem Tod des Partners, dem Tod von Geschwistern und anderen Gleichaltrigen sowie die Vorbereitung auf den eigenen Tod; Lebensrückschau und Integration

- qualitative Veränderungen
  - Veränderungen in der Motivation zur Ehe bzw. zur Partnerschaft (weniger kindzentriertes Modell, sondern eher Zweck der Maximierung des individuellen Glücks)
  - veränderter gesellschaftlicher Status der Frauen (z. B. erhöhte Erwerbstätigkeitsquote der Frauen)
  - Neubewertung der Vaterrolle
  - gewandelter Wert des Kindes (Kind ist nicht mehr unmittelbarer Erhalter des familiären Besitzes oder Standes; mehr partnerschaftliches Beziehungsverhältnis zu Eltern; stärkere Gewichtung von Individualität, Selbstständigkeit und Lebensfreude als Erziehungsziele)
- kontextuelle Veränderungen
  - stärkere Mobilität
  - kulturelle Diversität
  - Verschlechterung ökonomischer Lebensbedingungen für Eltern und Kinder

Vieles spricht dafür, dass diese quantitativen und qualitativen Veränderungen des sozialen Umfeldes des Kindes und der Familienstrukturen die zunehmende Inanspruchnahme außerfamiliärer Institutionen durch Eltern in Fragen der Pflege, Erziehung und Unterbringung des Kindes erklären.

4.1.4 Vulnerabilität, Risikofaktoren und protektive Faktoren

Vulnerabilität bezeichnet die individuelle Bereitschaft oder Veranlagung, unter Risikobedingungen mit psychopathologischen Symptomen zu reagieren.

Das Vulnerabilitätsprinzip geht von der Annahme aus, dass eine besondere Empfindlichkeit konstitutionell veranlagt ist, die biologische und psychosoziale Belastungen zur Wirkung kommen lassen, sodass fehlangepasstes Verhalten resultiert.
Als **Risikofaktoren** gelten Ereignisse und Erfahrungen, die mit dem Auftreten psychischer Störungen korrelieren. Sie sind in den letzten Jahrzehnten Gegenstand intensiver Forschung gewesen (Rolf et al. 1999; s. die Kapitel 3.1, 3.3 und 3.4 in diesem Buch). Es lassen sich „externale" (familiäre, soziokulturelle) und „internale" (konstitutionelle, psychologische) Risikofaktoren unterscheiden. Gemeint sind Faktoren, die die betroffene Person in der Kompetenz, einer Entwicklungsanforderung ohne psychopathologische Symptombildung gewachsen zu sein, beeinträchtigen. Die sozialen Risikofaktoren finden in der Kinder- und Jugendpsychiatrie besondere Berücksichtigung auf der 5. Achse der multiaxialen Klassifikation (s. Abschnitte 4.1.10 und 4.1.11), somatische Risikofaktoren auf der Achse 4.
Der Begriff **„protektiver Faktor"** bezeichnet Gegebenheiten oder Ereignisse, die dem Kind oder Jugendlichen helfen, sich normal und gesund zu entwickeln. Es sind Einflüsse, die ein Erkranken verhindern oder zeitlich verzögern, eine Erkrankung abmildern oder zur Heilung verhelfen. Es werden protektive Faktoren des Kindes (internale), der Familie (proximale) und außerfamiläre gesellschaftliche (distale) unterschieden (weiterführend: Kap. 3.1 und Kap. 3.4).

> Die Bedeutung empirisch ermittelter Risikofaktoren für die individuelle Entwicklung ergibt sich nicht allein aus dem Geschehen eines Risikoereignisses, sondern aus der Interaktion mit den gleichzeitig gegebenen protektiven Faktoren und anderen Risikofaktoren. Protektiv kann sich z. B. die elterliche Trennung (selbst ein Risikofaktor!) für ein Kind dann auswirken, wenn sie das Ende chronischer ehelicher Konflikte, die auf dem Rücken des Kindes ausgetragen wurden, bedeutet.

Der Tod eines Elternteils resultiert in psychischen Störungen beim Kind (mit einer zeitlichen Verzögerung von 1–2 Jahren) dann, wenn er zu einer Verkettung von erheblichen psychischen, psychosozialen und ökonomischen Nachteilen für die zurückbleibende Familie führt (Depression der Mutter bei Tod des Vaters, Verlust von sozialen Bindungen, sozialer Abstieg, Verarmung). So bewirken Risikofaktoren und Vulnerabilität nicht grundsätzlich eine psychische Störung. Besser sind sie als Indikatoren für komplexere Mechanismen, die auf die individuelle Anpassungsfähigkeit einwirken, zu begreifen (Rutter 1987; 1990; Werner-Jacobsen 2002; weiterführend: Kap. 3.1 und Kap. 3.4 in diesem Band).

4.1.5 Widerstandskraft (Resilienz) und Krankheitsbewältigung (Coping)

Die Begriffe **„Resilienz"** oder **„Widerstandskraft"** bezeichnen die Fähigkeit, auch unter ungünstigen Lebensverhältnissen psychisch zu bestehen, Ressourcen erfolgreich zu nutzen, sodass die entwicklungsgefährdenden Belastungen angemessen und erfolgreich bewältigt werden. Resilienz ist selbst das Ergebnis protektiver Faktoren. Im Gegensatz zum Begriff „Resilienz" steht der Begriff der „Vulnerabilität" (s. Abschnitt 4.1.4).
Krankheitsbewältigung (**Coping**) meint die Fähigkeit, die Anforderungen, die durch eine Erkrankung an die erkrankte Person gestellt sind, zu handhaben. Coping beinhaltet die subjektiven Theorien zu Krankheitsverständnis und Therapie, die Einsicht in die Erkrankung, den Umgang mit sich und dem Lebensumfeld im Zusammenhang mit der Erkrankung oder die Compliance bei diagnostischen, therapeutischen oder rehabilitativen Maßnahmen (weiterführend: Werner-Jacobsen 2002; Werner u. Smith 1992; 1998; 2001; Offord et al. 1992; Velez et al. 1989; s. Kap. 3.4 in diesem Buch).

4.1.6 Neuronale Plastizität

Die zerebrale Entwicklung folgt in ihrem grundsätzlichen Bauplan genetischen Informationen, wobei die Nervenzellen funktionelle Systeme bilden, die als notwendige Voraussetzung zur Ausbildung von Verhaltens- und Gedächtnisstrukturen, Wahrnehmungs- und Denkvorgängen sowie Repräsentationen der Welt und des Selbst anzusehen sind. Basale zerebrale Strukturen werden auf der Basis von Gen-Instruktionen gebildet. Die funktionelle Verknüpfung von Nervenzellen jedoch zeigt einen engen Zusammenhang mit Umweltreizen. Neurone verbinden sich zu Netzwerken, in denen bestimmte Informationen registriert, verarbeitet und gespeichert werden können. Unterschiedliche **Netzwerke** bilden übergeordnete Systeme, die unter kooperativen Bedingungen spezifische neurobiologische Adaptionsleistungen vollbringen. Zu den wichtigsten Erkenntnissen der letzten Jahre bezüglich der neuronalen Vernetzung gehört, dass sich die Verschaltungen reaktiv auf äußere und innere Signale verändern können (Nelson u. Bloom 1997).
Gerald Edelmann (1993) ging in seiner Netzwerktheorie davon aus, dass die Neurone des Gehirns als Konstituenten von Zellverbänden, die eine funktionale Einheit bilden, anzusehen sind. Psychische Funktionen können auf der Basis von

Neuronengruppen erklärt werden, die zwischen hundert und einer Million Zellen umfassen. Jede dieser Gruppen reagiert als Einheit auf Signale, die ihnen übermittelt werden. Bestimmte Signale aktivieren bestimmte Neuronengruppen. Es scheint, dass unterschiedliche Gruppen im Hinblick auf ihre Aktivierung miteinander konkurrieren, sodass Edelmann seine Theorie als „neuronaler Darwinismus" bezeichnete. Eine einmal aktivierte Gruppe aus dem primären Repertoire von Basisneuronengruppen wird häufiger als andere Gruppen des Primärrepertoires, die schließlich ein so genanntes sekundäres Repertoire bilden, aktiviert. Weil solche Neuronengruppen auf bestimmte Signale deutlicher reagieren als auf andere, bestimmt ihr selektiver Konkurrenzkampf je nach Reizangebot die Ausbildung von funktionalen Netzwerken. Das Gehirn bildet also nicht wie eine Kamera bestimmte Umweltinformationen ab, sondern rekonstruiert seine Vernetzungsstruktur nach den Phänomenen, die als bedeutsam erkannt und wiedererkannt werden. Das Schlagwort „neuronale Plastizität" bedeutet in diesem Zusammenhang, dass das Gehirn nicht nur in der Lage ist, immer wieder neue funktionelle Einheiten zu kreieren, sondern dass die Dauerhaftigkeit innerer Repräsentationen davon abhängt, wie häufig ein bestimmtes neuronales Aktivierungsmuster auftritt. Über die Erlebnisweisen entsteht so eine Art Schema, an das jede neue Information assimiliert werden kann. Je stärker die Aktivierung bestimmter neuronaler Netzstrukturen, desto stärker wird die entsprechende, dem Überleben dienende Information internalisiert und strukturell verankert. Immer wieder aktivierte Gruppenneurone verstärken ihre Vernetzung, weniger aktive Gruppen bilden sich zurück („Pruning"), und ihre Neurone werden von anderen Gruppen rekrutiert. Der Einfluss gelebter Erfahrungen auf neurobiologische Strukturen wird „biografische Enkodierung" genannt (weiterführend: Kap. 1.3 und 1.5 in diesem Buch; Birbaumer u. Schmidt 2006).

4.1.7 Subjektentwicklung

Die Entwicklung des kindlichen Subjekts kann als eine progressive Internalisierung interaktioneller Erfahrung aufgefasst werden. Die subjekthafte Person trifft Handlungsentscheidungen aufgrund von Technologien, die in gedächtnisbezogenen Strukturen festgelegt werden und als Fertigkeiten dem Kind zunehmend zur Verfügung stehen. Nach dem Verständnis der Heidelberger Schule (Janzarik 1988) zur Psychopathologie wird Struktur dabei als ein dauerhaftes ganzheitliches Gefüge von psychischen Dispositionen aufgefasst. Struktur ist dabei ein lebendiges System von Werthaltungen, die Handlungsentscheidungen beeinflussen können. Solche Handlungs- und Erlebnisbereitschaften entstehen im Zuge der Ontogenese des Menschen als ein verinnerlichtes Gefüge von Interaktionserfahrungen aus dem Umgang mit der Umwelt und der Erfahrung innerer körperlicher Vorgänge, wobei dieses innere Gefüge als Schema die äußeren Gegebenheiten und körpereigenen Gegebenheiten repräsentiert. Der Mensch entwickelt also eine innere Struktur gemäß seinen Interaktionserfahrungen mit der Umwelt und seiner eigenen, ihm erfahrbaren Person. Diese Schemata dienen als affektiv-kognitive Erfahrungsbausteine. Affektiv-kognitive (logische) Schemata bilden wiederum ein Gesamtsystem, in dem das Weltbild, das Selbstbild und das Bild anderer Subjekte weiter ausdifferenziert und verallgemeinert werden können. Das affektiv-kognitive (logische) Bezugssystem kann als ein individuelles, sinnstiftendes, erfahrungsgeleitetes Konstrukt von Verhaltensbereitschaften zur Umweltanpassung aufgefasst werden. Neue Erfahrungsinhalte werden durch Assimilation an vorhandene Schemata mit Bedeutung versehen. Aus entwicklungspsychopathologischer Sicht können wir Disposition schließlich als strukturelle Verfügbarkeit adaptiver (aber auch maladaptiver) Verhaltensstrategien in der Interaktion mit der Umwelt auffassen. Die Struktur dient dabei der Verhaltensregulation im Sinne der Anpassung und ermöglicht wichtige Handlungsentscheidungen, aber darüber hinaus besitzt die psychische Struktur auch höhere internale regulative Funktionen, die wir als „Selbstregulation" bezeichnen können (Resch 1999b). Die höchste Integrationsstufe des Subjekts in der psychischen Struktur kann als Selbstkonzept operationalisiert werden. Das Selbst als mentales Modell und Schema des Subjekts übernimmt selbst regulatorische Aufgaben. Unter pathologischen Bedingungen kann es nach diesem Konstrukt zur Störung der Integration unterschiedlicher Selbstanteile kommen. Auf diese Weise können Affektregulation, exekutive Funktionen und Aufmerksamkeitssteuerung durch das Selbst beeinträchtigt werden (vgl. zur Ich-Entwicklung: Weinschenk 1981; vgl. zur Subjektentwicklung: Jaspers 1973; Warnke 1993c).

4.1.8 Das entwicklungspsychiatrische Verständnis von Ätiologie, Pathogenese und von der Aufrechterhaltung psychischer Störungen

Die Ätiologie beschreibt die Ergebnisse der Suche nach den Ursachen, die Pathogenese die Erkenntnisse aus der Suche nach den Entstehungswegen psychischer Störungen. Dazu sind die Bedingungen der Genese, Aufrechterhaltung und des Verlaufs nicht nur beim Individuum, sondern auch über die Generationen hinweg relevant, seien sie genetisch, in anderer Weise organisch begründet oder erzieherisch tradiert. Die kategoriale Unterscheidung von psychogenen, endogenen und organisch bedingten psychischen Störungen ist in dieser Einfachheit nicht aufrechtzuerhalten. In der Praxis jedoch bleibt diese Unterscheidung vorläufig durchaus noch aus pragmatischen Gründen relevant. So wird etwa bei Fragen zur Trägerschaft von Eingliederungshilfe danach entschieden, ob die Eingliederungshilfe in Folge „psychischer" Gründe (bei seelischer Behinderung nach § 35 a SGB VIII oder bei Erziehungshilfe nach § 27 KJHG fällt die Trägerschaft auf die Jugendhilfe) oder in Folge „organischer" Gründe zu gewähren ist (dann fällt die Zuständigkeit nach § 39 BSHG auf den Sozialhilfeträger (Fegert 1994; Lempp 2006).

Das entwicklungspsychiatrische Verständnis psychischer Störungen ist in den Abbildungen 4-2 und 4-3 skizziert.

Nicht anders als eine normale psychische Entwicklung resultiert auch eine psychische Störung aus biologischen und **biografischen Gegebenheiten** der individuellen Person in ihrer Interaktion mit extrapersonalen **zeitgeschichtlichen** Verhältnissen und dinglichen Gegebenheiten (Abb. 4-1: A). Dabei beeinflussen sich wechselseitig **Vulnerabilitätsfaktoren** und **protektive Eigenschaften** der Person sowie abnorme psychosoziale Belastungen (**Risikofaktoren**) und **protektive Lebensbedingungen**. Diese sind in ihrer Wechselwirkung mit bestimmt durch den altersabhängigen körperlichen, geistigen und psychischen Entwicklungsstand und die „normalen" Entwicklungsaufgaben, die dem Kind jeweils reifungsbedingt zufallen bzw. gesellschaftlich zugewiesen werden (Abb. 4-1: B). Die Symptombildung ist nur erklärbar, wenn diese Wechselwirkung aus intrapersonalen und extrapersonalen Determinanten durch **Überträgerstrukturen und Vermittlungsprozesse**, die mit der Person verhaftet sind, krankheitsbildend zusammenwirken (Pathogenese). Dieser pathogenetische Prozess, der sich in der Person vollzieht, beinhaltet vielfältige Ebenen: psychische, psychosoziale, physiologische, endokrinologische, immunologische, biochemische, anatomische, histologische, genetische usw. In welcher Weise die Transformation von ätiologischen Vorgängen über die pathogenetischen Vorgänge zur Symptomebene geschieht, ist bei den einzelnen Krankheitsbildern und Individuen Gegenstand pathogenetischer Forschung und beim individuellen Patienten meist nur hypothetisch zu beantworten (Abb. 4-1: C).

Die **Krankheitssymptome** (Abb. 4-1: D) äußern sich auf sehr verschiedenen „Messebenen". Die Symptomatik kann sich folgendermaßen äußern:

- objektiv klinisch-körperlich (z. B. Gewichtsverlust bei Depressionen oder Anorexia nervosa)
- objektiv klinisch-funktionell (Amenorrhö bei Depressionen oder Anorexia nervosa)
- objektiv in physiologischen, biochemischen, endokrinologischen oder immunologischen Parametern (z. B. Leukozytopenie, Hypokaliämie bei Anorexia nervosa)
- objektiv in Verhaltens- und Leistungssymptomen (verändertes Essverhalten, ständige Beschäftigung mit Kalorien, Erbrechen bei Anorexia nervosa)
- mit subjektiver Denk- und Erlebenssymptomatik (Krankheitsverleugnung, Suizidgedanken, Gewichtsphobie bei Anorexia nervosa)
- in einer sozial-interaktionellen Symptomatik (sozialer Rückzug, Essensverweigerung am Mittagstisch bei Anorexia nervosa)
- mit Komorbidität und Symptomwandel

Die **simultane Komorbidität**, z. B. von Anorexia nervosa und Depression, lässt sich unterscheiden von einer **sukzessiven Komorbidität** oder dem Symptomwandel, wie etwa der Übergang von Anorexia nervosa in Bulimia nervosa, Angsterkrankung oder Depression (s. zur Komorbidität: Essau et al. 1998; Fergusson et al. 1993; Pelham et al. 2001; s. zum Krankheitsverlauf: Esser et al. 2000).

Nicht bei jedem psychiatrischen Krankheitsbild und nicht in jeder Phase einer psychischen Erkrankung sind alle Ebenen diagnostisch bzw. therapeutisch gleich bedeutsam, und ein einzelnes Symptom bedeutet noch nicht, dass es sich um eine behandlungsbedürftige Krankheit handelt. Es bedarf der Diagnose des Arztes oder Therapeuten, also einer Entscheidung, die einem Symptom oder Symptomenkomplex Störungs- oder Krankheitscharakter zuspricht.

Die Summe der als pathologisch gewerteten Symptome wird im Rahmen eines **diagnostischen und klassifikatorischen Prozesses** (Abb. 4-1: E) nach einem Interpretations- und Bewertungsprozess einer Entscheidung, nämlich der „Diagnose", und einer Ordnung, einer „Klassifikation" zugeführt. Diagnose und Klassifikation sind Teil einer „Krankheitsadaptation", nämlich zunächst der des diagnostizierenden Arztes. Die ärztliche Tätigkeit ist Teil der „gesellschaftlichen Krankheitsadaptation" (Abb. 4-1: F). Diese ist komplex und umfasst nicht nur das Gesundheitssystem, sondern auch die Reaktionen von Angehörigen und Bezugspersonen des Patienten und seiner Familie, institutionelle Reaktionen in Kindergarten, Schule und Arbeitsplatz. Auch die sozialrechtlichen Strukturen, das Krankenkassenwesen und Eingliederungswesen sind gesellschaftliche Anpassungen an Menschen mit ihrer Erkrankung.

Das Psychotherapeutengesetz ist eine gesundheitspolitische „Anpassung" der beruflichen Strukturen, indem zwei neue Berufe – Psychologischer Psychotherapeut, Kinder- und Jugendlichenpsychotherapeut – zusätzlich zur ärztlichen Psy-

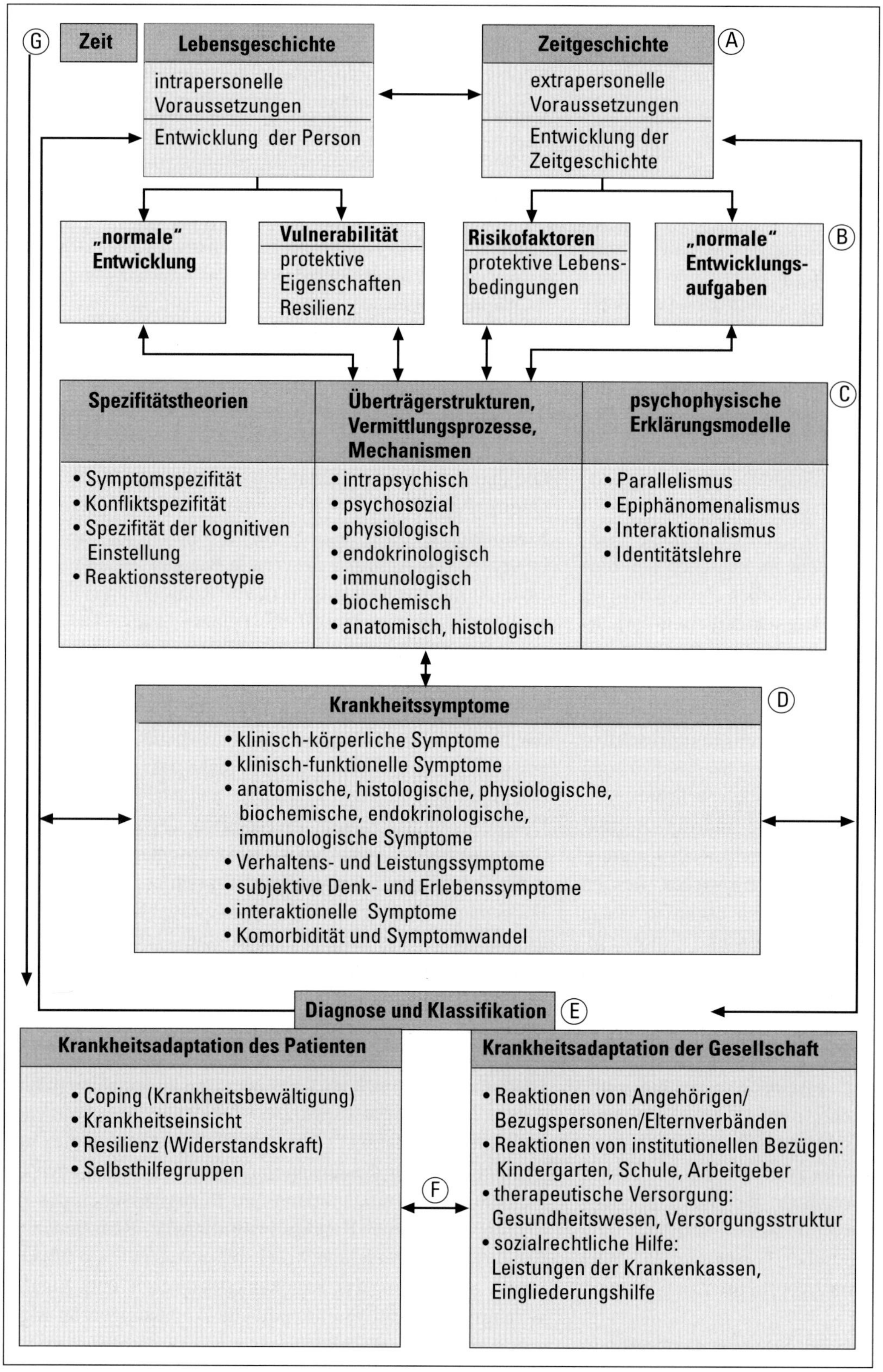

Abb. 4-1: Das entwicklungspsychiatrische Verständnis psychischer Störungen: Modell zur Entwicklungspsychiatrie

chotherapie etabliert und in die kassenärztliche Versorgung integriert wurden. Eine „Anpassung" an den Versorgungsbedarf und von spezifischer Bedeutung für das Fachgebiet der Kinder- und Jugendpsychiatrie und -Psychotherapie waren die Erweiterung des Facharzttitels um den Begriff „Psychotherapie", die Psychiatriepersonalverordnung und die Einführung der Sozialpsychiatrievereinbarung (Deutsche Gesellschaft für Kinder- und Jugendpsychiatrie und Psychotherapie et al. 2003). Dem steht mit der gesellschaftlichen Adaptation die „Krankheitsadaptation des Patienten", des Kindes und Jugendlichen mit psychischer Störung, gegenüber. Diese beginnt mit der Fähigkeit des Kindes und Jugendlichen, Einsicht in seine Erkrankung zu haben (sie kann z. B. bei schizophrener Psychose, Pubertätsmagersucht, Suchterkrankungen fehlen). Sie beinhaltet die Fähigkeiten der Resilienz (Widerstandskraft) und des Copings (Krankheitsbewältigung; Compliance), die subjektive Einstellung zum Krankheitsverständnis und Vorstellungen zur Bedeutung und Wirksamkeit diagnostischer und therapeutischer sowie rehabilitativer Maßnahmen.

Die Wechselwirkungen von ätiologischen Faktoren, pathogenetischen Prozessen und der Krankheitsadaptation vollziehen sich entlang einer fortschreitenden Zeit (Abb. 4-1: G). Gleichzeitig handelt es sich aber um zirkuläre Vorgänge von ätiologischen, pathogenetischen und krankheitsadaptiven Mechanismen, denn Fähigkeiten des Copings oder etwa die Qualität diagnostischer und therapeutischer Maßnahmen wirken nun selbst wieder als „kausale Faktoren" zurück und beeinflussen den weiteren Krankheits- bzw. Gesundungsverlauf. So bewirken bestimmte Ursachen Krankheitssymptome, und die Symptome und Reaktionen auf diese sind wiederum selbst „Ursache" von Krankheitsverläufen. Zudem können pathogenetische Vorgänge (wie etwa organische Veränderungen in der kachektischen Entwicklung bei Anorexia nervosa) kausal werden für die Qualität einer Krankheitsentwicklung (z. B. bei extremer Kachexie: Eintreten akuter Lebensgefährdung bei Anorexia nervosa) oder auch kausal werden für neue psychische Qualitäten des Krankheitsgeschehens (z. B. Auftreten einer Depression bei zunehmender Kachexie aufgrund von Neurotransmitter-Veränderungen bei Anorexia nervosa).

Einer „allgemeinen Psychotherapie" hat Grawe (2005) ein „konsistenztheoretisches Erklärungsmodell" zugrunde gelegt (s. Abb. 4-3).

Konsistenz meint die „Übereinstimmung bzw. Vereinbarkeit der gleichzeitig ablaufenden neuronalen psychischen Prozesse. Die Konsistenztheorie nimmt an, dass das menschliche Nervensystem so beschaffen ist, dass es nach Konsistenz der gleichzeitig ablaufenden Prozesse strebt bzw. konsistente Zustände stark bevorzugt" (Grawe 2005, S. 295f).

Psychische Störungen sind Ausdruck von Inkonsistenzen. Wichtigste Formen von Inkonsistenz sind Diskordanz und Inkongruenz. Diskordanz ist die „Nichtvereinbarkeit gleichzeitig aktivierter motivationaler Tendenzen". Inkongruenz ist die „Nichtübereinstimmung der realen Erfahrungen mit den aktivierten motivationalen Zielen" (Grawe 2005, S. 298). Mögliche Quellen von Inkongruenzen sind in der Abbildung 4-3 zusammengefasst. Die Aspekte sind von prognostischem Wert bei jeglicher Therapie.

Wenn sich die Normalentwicklung aus der Interaktion des sich entwickelnden Kindes mit den sich zeitgeschichtlich verändernden Milieu-Einflüssen vollzieht, so gilt dies auch für die psychopathologische Entwicklung. Dieser zeitlich dynamische Zusammenhang lässt sich – in Ergänzung zur Abbildung 4-1 – aus der Abbildung 4-2 ablesen.

Mit Beginn der elterlichen Partnerschaft verbinden sich die früher völlig unabhängigen Lebensläufe von Vater und Mutter (Abb. 4-2: I). Aus der partnerschaftlichen Lebensgemeinschaft (Abb. 4-2: II) wird mit der Geburt von Kindern eine Familie, aus den „Partnern" sind „Eltern" geworden und in der Regel auch „Ehepartner" (Abb. 4-2: III). Aus einer dyadischen Elternbeziehung werden mit dem ersten Kind eine triadische Beziehung und mit jedem weiteren Kind komplexere Interaktionen in Gang gesetzt. Jedes Familienmitglied hat seine individuelle Vergangenheit, Gegenwart und Zukunft; Gleiches gilt für die Familiengruppe (vgl. Tab. 4-2, S. 310): die gemeinschaftliche Vergangenheit, Gegenwart und Zukunft. Das soziale Umfeld, die Verwandten, Freunde und Nachbarn unterliegen ebenfalls Entwicklungsvorgängen. Doch auch das ökologische, ökonomische und kulturelle Umfeld, das Gemeindeleben, die überörtlichen, jeweils strukturellen, kulturellen und politischen Entwicklungen bestimmen die individuelle Entwicklung der Familienmitglieder und der Familienangehörigen: Kinderkrippen, Kindergarten, Schulen, berufliche Möglichkeiten, Freizeitbereiche oder die gesundheitliche Versorgungsstruktur beeinflussen Tages- und Lebenslauf. Im Beispiel der Abbildung 4-2 wird das zweitgeborene Kind (K 2) nach der Einschulung bei der Entwicklungsaufgabe „Lesen und Rechtschreiben lernen" mit seiner Legasthenie konfrontiert. Damit werden spezifische Interaktionen mit der Schule, der Struktur der gesundheitlichen Versorgung (ärztliche/psychologische Untersuchung, Begutachtungsverfahren, Legasthenie-Therapie) und – im Fall der seelischen Behinderung – Kontakte mit der Jugendhilfe ausgelöst (Eingliederungshilfe nach § 35 a SGB VIII). Individuelle Entwicklungsverläufe der Eltern, wie z. B. chronische Erkrankung oder Arbeitslosigkeit, also schicksalhafte, von dem Verhalten des Individuums primär unabhängige Einwirkungen, verändern die familiäre und außerfamiliäre Befindlichkeit und Interaktion.

Anamnese, Exploration, Interaktions- und Verhaltensselbstbeobachtung, apparative und testdiagnostische Untersuchung, psychopathologische Befunderhebung, psychologische Testung – also die gesamte Diagnostik hat die Erfassung dieses

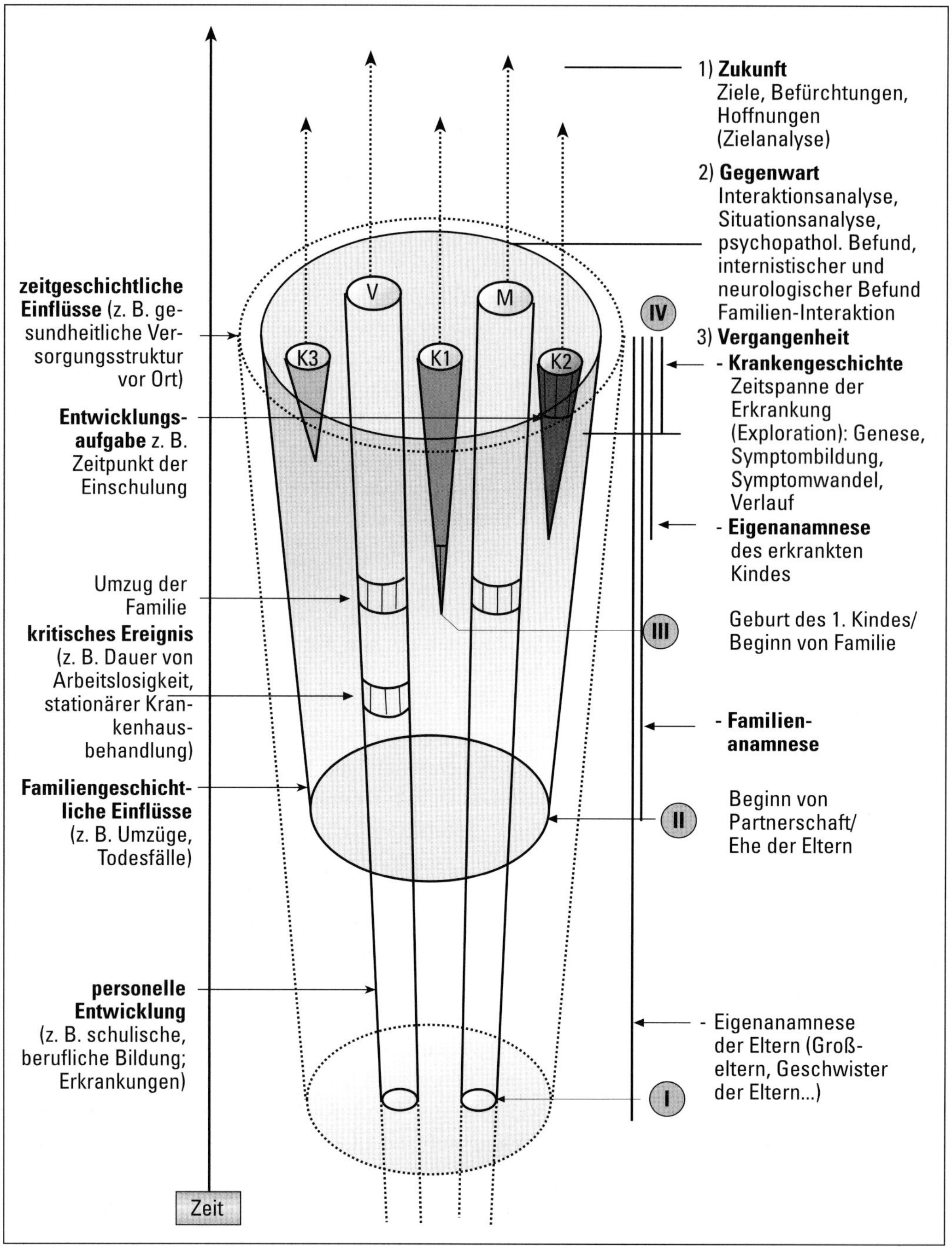

Abb. 4-2: Modell eines familiären Entwicklungsgefüges unter entwicklungspsychiatrischer Sicht (Eltern mit 3 Kindern; M = Mutter; V = Vater; K 1, K 3 = erst- und drittgeborenes Kind; K 2 = erkranktes zweitgeborenes Kind)

dynamischen Lebenslaufs, wie er in den Abbildungen 4-1 und 4-2 skizziert ist, zum Gegenstand. Dies mit dem Zweck, Grundlage (Arbeitshypothese) für eine Therapie zu sein. Diagnostik und Therapie sind wiederum selbst Teil des Systems, in dem das Kind agierend und reagierend aufwächst (familiäre Gegenwart, Abb. 4-2, IV).

4.1.9 Entwicklungsepidemiologie

Prävalenzen psychischer Störungen

Der Begriff der **Epidemiologie** bezeichnet die Erfassung des Auftretens einer psychischen Störung überhaupt, ihrer Häufigkeit und Verteilung in unterschiedlichen Stichproben (regional, auf die soziale Schicht bezogen, geschlechtsspezifisch,

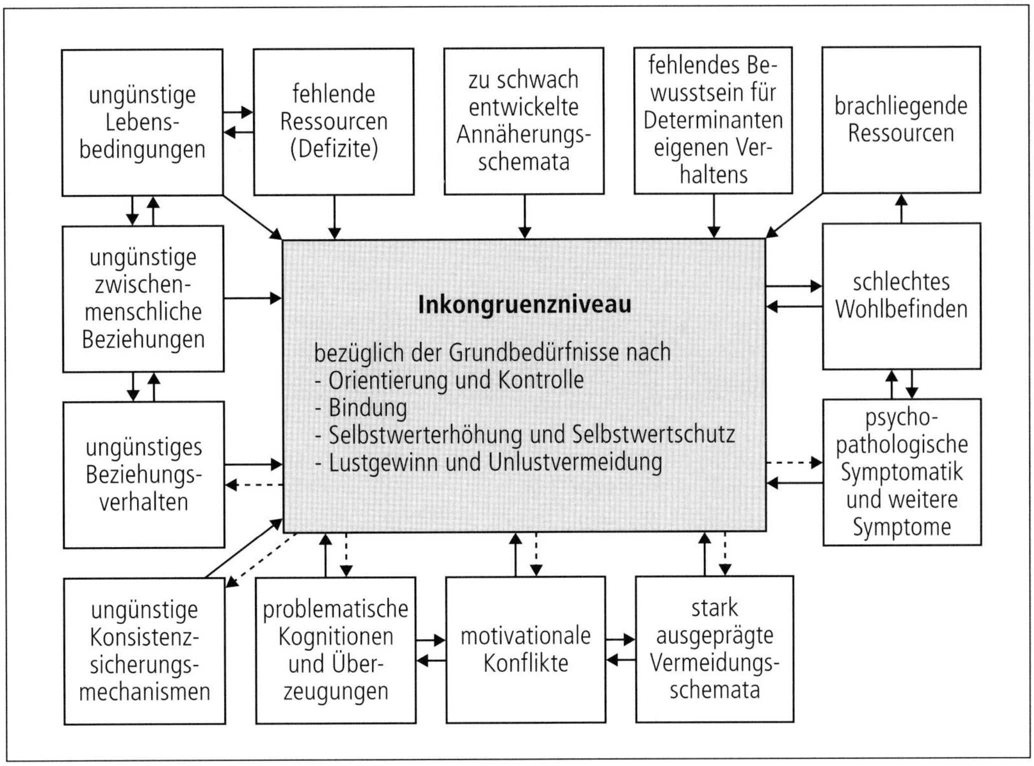

Abb. 4-3: Funktionale Stellung der Inkongruenz im psychischen Geschehen (⟶ = begünstigt/begünstigen Ausbildung und Aufrechterhaltung; ----▸ = trägt/tragen bei zu) (mod. nach Grawe 2005)

altersabhängig usw.). Costello et al. (2005) haben in Analogie zum Begriff der Entwicklungspsychopathologie den Begriff der Entwicklungs-Epidemiologie aufgegriffen. Epidemiolgische Studien sind nach solchem Verständnis mehr als der statische Vergleich von Prävalenzen. Mit einem entwicklungsepidemiologischen Ansatz verbinden sich:

- die Gewichtung von Veränderung und Neuigkeit,
- die Betonung des Zeitpunktes des Entstehens und der Organisation von Verhalten,
- die Erwartung, dass ein kausaler Faktor viele verschiedene Ergebnisse haben kann und verschiedene kausale Faktoren ein- und dasselbe Resultat haben können,
- die Erwartung, dass Beziehungen zwischen Ursache und Ergebnis im Entwicklungsverlauf nicht invariant sind.

Als Beispiel dafür wird die Entwicklung aggressiven Verhaltens angeführt, das nach Tremblay (2004) in den ersten drei Lebensjahren zunehme und dann bis zum Erwachsenenalter abnehme (vgl. zu den Verlaufsaspekten Kap. 3.1 in diesem Buch). So werden in diesem Abschnitt zur Entwicklungsepidemiologie Einflüsse von Alter, Geschlecht, transkulturellen Faktoren Erwähnung finden und Aspekte von Komorbidität, Versorgung und Prädiktorvariablen angesprochen. Der Fortschritt im ätiologischen Verständnis, der durch die Molekulargenetik angestoßen wurde, wird zu einer „genetischen Epidemiologie" führen, deren Anfänge bereits in den einzelnen klinischen Kapiteln (z.B. Legasthenie, Schizophrenie, Zwang, tiefgreifende Entwicklungsstörungen) erkennbar wird, in diesem Kapitel jedoch noch keinen Platz finden kann.

Epidemiologische Fragestellungen umfassen auch die Suche nach Risiko- und Schutzfaktoren für psychische Störungen und Fragen des Versorgungsstandes und Versorgungsbedarfs (Costello et al. 2005). Bei der Bestimmung der Art und Häufigkeit psychischer Störungen sind auslesefreie Bevölkerungsstichproben von klinischen Stichproben zu trennen. Die **Inzidenzraten** geben die Anzahl neuer Erkrankungsfälle innerhalb eines bestimmten Zeitraums an. Die **Prävalenzrate** entspricht der Häufigkeit von Krankheitsfällen innerhalb eines definierten Zeitraums. Die **Punktprävalenz** bezeichnet die Häufigkeit psychischer Störungen in einer definierten Stichprobe zu einem definierten Zeitpunkt. Wird diese Häufigkeit psychischer Störungen innerhalb eines bestimmten Zeitraums bestimmt, so spricht man z.B. von einer **Jahresprävalenz** oder **Lebenszeitprävalenz**. Die Altersabhängigkeit der Prävalenz- bzw. Inzidenzraten ist zu beachten. Dass dabei jeweils **geschlechtsspezifische Angaben** erforderlich sind, lässt sich am Beispiel der Anorexia nervosa rasch verdeutlichen: Wenn 94 % der Erkrankten weiblichen Geschlechts sind, so sind geschlechtsunspezifische Präva-

Tab. 4-3: Epidemiologische Längsschnittstudien zur Gesamtprävalenz und -persistenz psychischer Störungen im Kindes- und Jugendalter (T1 bis T4 = Messzeitpunkte; T1 bezeichnet die Gesamtstichprobe, die Kinder wurden zu den Zeitpunkten T2, T3 und T4 nachuntersucht, wobei nicht alle Kinder der T1-Gruppe immer erreicht wurden, daher ergeben sich unterschiedliche Stichprobengrößen [T1 bis T4]; J : M = Geschlechterverhältnis der Prävalenzraten [Jungen zu Mädchen]; ? = keine Angaben verfügbar) (nach Ihle u. Esser 2002)

Autoren	Name der Studie Studienort	Stichprobengröße		Alter in Jahren	Informant	ICD/DSM	Prävalenzrate (Prävalenzzeitraum in Monaten)		Persistenz
		T1 T2 T3 T4	T2: % v. T1; T3: % v. T1 T4: % v. T1	T1 T2 T3 T4			Gesamt % T1–T4	J : M	T1–T2 T2–T3 T3–T4
Anderson et al. (1987) McGee et al. (1990) Freehan et al. (1994) Newman et al. (1996)	Dunedin Multidisciplinary Health and Development Study, Dunedin, Neuseeland	792 750 (934)[1] 744 (890)[1] ? (939–957)[1]	 95 94 ?	11 15 18 21	Eltern, Kind, Jugendlicher, Lehrer	DSM-III, DSM-III-R	17,6 (12) 19,6 (12) 37,4 (12) 40,4 (12)	1,7 : 1 0,7 : 1 0,8 : 1 0,9 : 1	 42% 63% ?
Esser et al. (1990; 1992; 2000) Ihle et al. (2000)	Kurpfalzerhebung, Mannheim, Deutschland	399 (216)[2] 356 (191)[2] 340 (181)[2] 321 (174)[2]	 89 (88) 85 (84) 81 (81)	8 13 18 25	Eltern, Kind, Jugendlicher	ICD-9, ICD-10	16,2 (6) 17,8 (6) 16,0 (6) 18,4 (6)	2,2 : 1 1,7 : 1 0,9 : 1 1,2 : 1	 52% 49% 56%
Costello et al. (1988; 1993)	Pennsylvania, USA	300 278	 93	7–11 12–18	Eltern, Kind, Jugendlicher	DSM-III, DSM-III-R	22,0 (12) 26,6 (6)		 61%
Richman et al. (1982)	London, Großbritannien	212 185	 87	3 8	Eltern, Lehrer	ICD-9	22,3 (6) 25,5 (6)		 56%
Rutter et al. (1970) Graham u. Rutter (1973)	Isle of Wight Studies, Isle of Wight, Großbritannien	2199 2303	 ?	10–11 14–15	Eltern, Kind, Jugendlicher, Lehrer	ICD-9	6,8 (6) 21,0 (6)		 60%
Velez et al. (1989) Cohen et al. (1993a; 1993b)	New York Child Longitudinal Study, New York State, USA	776 734	 95	9–18 11–20	Eltern, Kind, Jugendlicher	DSM-III-R	17,7 (12) 15,8 (12)		 23–56%

[1] In Klammern ist die Gesamtstichprobengröße des jeweiligen Messzeitpunkts dargestellt, außerhalb der Klammern der Teil, der auch zu T1 untersucht wurde.
[2] In Klammern ist jeweils die Stichprobengröße der Zufallsstichprobe dargestellt, außerhalb der Klammern die der Gesamtstichprobe (Zufalls- plus Screeningstichprobe).

lenzraten, die nicht für weibliches und männliches Geschlecht gesondert bestimmt werden, irreführend. Zudem besteht eine **Interaktion** zwischen alters- und geschlechtsabhängiger Prävalenz, denn die Gesamtprävalenz psychiatrischer Störungen für Jungen ist während des Kindesalters signifikant höher als die bei den Mädchen – während des Jugendalters jedoch ist die Gesamtprävalenz zwischen Jungen und Mädchen ausgeglichen. Diese Zusammenhänge sind aus den Tabellen 4-3 und 4-4 abzulesen.

Die Übersichten in den Tabellen 4-3 und 4-4 lassen erkennen, dass transkulturell die Prävalenzen den Minimalwert von 6,8 % nicht unterschreiten, den Maximalwert von 27,3 %

Tab. 4-4: Weitere bedeutsame epidemiologische Studien (nach Ihle u. Esser 2002)

Autoren	Name der Studie Studienort	Stichprobengröße	Alter in Jahren	Informant	ICD/DSM	Prävalenzrate (Prävalenzzeitraum in Monaten)	
		T1 T2 (% v. T1)	T1 (T2)			(%) T1 : T2	J : M
Costello et al. (1996)	Great Smoky Mountains Study of Youth, North Carolina, USA	1015	9–13	Eltern, Kinder	DSM-III-R	20,3 (3)	1,6 : 1
Essau et al. (1998)	Bremer Jugendstudie, Bremen, Deutschland	1035	12–17	Jugend-liche	DSM-IV	41,9 (Lifetime)	?
Fergusson et al. (1993)	Christchurch Health and Development Study, Christchurch, Neuseeland	961–986	15	Eltern, Lehrer	DSM-III-R	27,3 (6)	0,6 : 1
Fombonne (1994)	Chartres Study, Eure et Loire Departement, Frankreich	2158	8–11	Eltern, Lehrer	ICD-9	12,4 (3)	1,6 : 1
Kashani et al. (1987)	Columbia, MO, USA	150	14–16	Eltern, Jugendliche	DSM-III	18,7 (12)	0,8 : 1
Lewinsohn et al. (1993)	Oregon Adolescent Depression Project, USA	1710 1508 (88)	14–18 (15–19)	Jugendliche	DSM-III-R	9,6 (Punkt) 7,8 (Punkt)	0,7 : 1 1 : 1
Offord et al. (1987; 1992)	Ontario Child Health Study, Ontario, Kanada	1617 1172 (72)	4–12 (8–16)	Eltern, Kinder, Jugendliche, Lehrer	DSM-III (Fragebogen)	15,8 (6) 15,6 (6)	?
Puura et al. (1998)	Südfinnland, Finnland	278	8–9	Eltern, Kind	DSM-III-R	15,1 (3)	3,5 : 1
Shaffer et al. (1996)	MECA Study, USA	1285	9–17	Eltern, Kind	DSM-III-R	20,3 (6)	?
Steinhausen et al. (1998)	Zürich Epidemiological Study, Zürich, Schweiz	379	6–17	Eltern, Kinder, Jugendliche	DSM-III-R	22,5 (6)	1,8 : 1
Verhulst et al. (1997)	Rotterdam, Niederlande	780	13–18	Eltern, Jugendliche	DSM-III-R	14,1 (6)	?
Weyerer et al. (1988)	Oberbayerische Feldstudie Oberbayern, Deutschland	358	3–14	Eltern, Kind	ICD-9	18,4 (3)	?
Wittchen et al. (1999)	Early Development Stages of Psycho-pathology (EDSP) Study, München, Deutschland	3021	14–24	Jugendliche	DSM-IV	17,5 (12)	0,4 : 1

nicht überschreiten und die Prävalenzschätzungen im Mittel durchaus gut übereinstimmen, nach der Übersicht von Costello et al. (2005) liegt der Median bei 12 %. Die Streuung ist groß, wie aus der Abbildung 4-4 zu ersehen ist. Der Literaturüberblick von Barkmann und Schulte-Markwort (2004) zu 29 Studien zur Prävalenz psychischer Auffälligkeiten bei Kindern und Jugendlichen in Deutschland verweist auf eine mittlere Prävalenzrate von 17,2 %. Sie gelangen zu dem Ergebnis, dass auch auf internationaler Ebene über Jahrzehnte hinweg keine Zu- oder Abnahme der Gesamtprävalenz psychischer Störungen erkennbar ist.

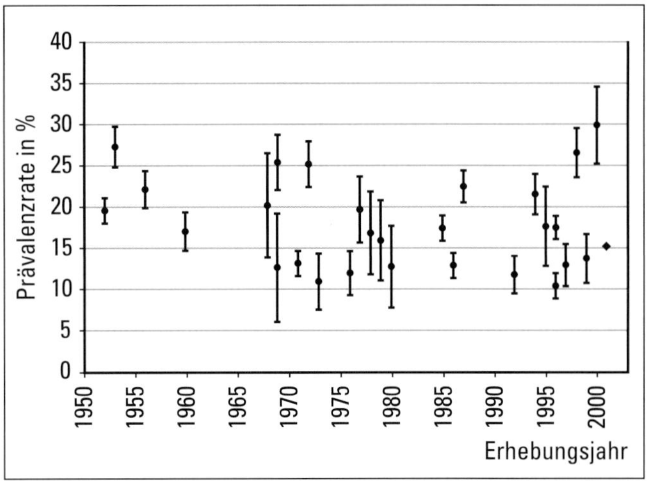

Abb. 4-4: : Erzielte Prävalenzen der bislang durchgeführten Studien (n = 29) zur psychischen Auffälligkeit bei Kindern und Jugendlichen in Deutschland (mod. nach Barkmann u. Schulte-Markwort 2004)

Diskrepanzen in den Prävalenzbefunden sind erkennbar, auch wenn sämtliche in den Tabellen 4-3 und 4-4 aufgeführte Studien methodisch als qualifiziert einzuschätzen sind und identische diagnostische Verfahren angewendet wurden. Gründe für Unterschiede in den Prävalenzbefunden sind (vgl. Ihle u. Esser 2002; Barkmann u. Schulte-Markwort 2004):

- unterschiedliche Verweigerungsquoten
- unterschiedliche Falldefinitionen
- Fehlervarianzen aufgrund nicht 100%ig erfüllbarer Grade der Gütekriterien von Objektivität, Reliabilität und Validität der Untersuchungsinstrumente
- unterschiedliche Informationsquellen (z.B. Kind, Eltern, Lehrer)
- unterschiedliche Arten der Erhebungsinstrumente (Fragebogenverfahren, Interviews)
- Stichprobenunterschiede

Nach Barkmann und Schulte-Markwort (2004) sind die Prävalenzen niedriger in jüngerer Altersgruppe (mittlere Prävalenz von M = 10,2 % für Vorschulkinder bis zum M = 16,5 % für Jugendliche). Mit dem von Rutter entwickelten Untersuchungsverfahren ergeben sich mittlere Prävalenzen von M = 12 %, mit dem K-SADS (Schedule for Affective Disorders and Schizophrenia for School-Age Children) von M = 14 % und nach DISC (Diagnostic Interviews Schedule for Children) von M = 20–25 %. Die Prävalenzen liegen auch dann niedriger, wenn Schweregrad bzw. Beeinträchtigungskriterien eingeführt werden (zur Übersicht: Costello et al. 2005).

Die **Persistenzangaben** über 2–5 Jahre in der Tabelle 4-3 zeigen Raten von in der Regel über 50 % (s. S. 318). Die Analyse der Verlaufsstudie über 17 Jahre führt Esser et al. (2000) zu dem Schluss, dass 2,3 % der Stichprobe zu allen vier Messzeitpunkten (8, 13, 18, 25 Jahre) und 8 % der Stichprobe zu drei der vier Messzeitpunkte (mindestens über 10 Jahre) psychische Störungen aufwiesen. Damit errechnet sich eine Rate von ca. 10 % chronisch psychisch kranker Kinder. Die Verläufe sind insbesondere ungünstig für dissoziale und hyperkinetische Störungen. Externalisierende Störungen haben bei Jungen, internalisierende Störungen bei Mädchen höhere Persistenzraten (Ihle u. Esser 2002).

Die **Komorbiditätsraten** psychischer Störungen bei 8- bis 18-Jährigen sind nach der Meta-Analyse von Angold et al. (1999a) störungsspezifisch unterschiedlich. Komorbiditätsquoten tragen zu den hohen Prävalenzen wesentlich bei. In der Verlaufsstudie des Kantons Zürich (Steinhausen 2006) wurden 12,5 % komorbide Störungen diagnostiziert. In der 1-Jahres-Prävalenzstudie „US National Comorbidity Survey Replication“ (Kessler et al. 2005b) mit einer 12-Monats-Prävalenzquote von 26,2 % waren bei nur 5 % eine Diagnose gegeben, hingegen bei 22 % zwei Diagnosen und bei 23 % drei oder mehr Diagnosen.

Störungsspezifisch sind die Prävalenzen (s. Tab. 4-5) sehr unterschiedlich, und dies wiederum alters- und geschlechtergebunden. Ergebnisse von z. B. 6-Monats-Prävalenzen zeigen andere altersgebundene Prävalenzen (so nehmen diese Prävalenzen für Angststörungen im Jugendalter ab) als die Lebenszeitprävalenzen (diese nehmen bis zum Jugendalter zu, s. Ihle u. Esser 2002). In einer prospektiven Verlaufsstudie über 14 Jahre aus den Niederlanden (Hofstra et al. 2002) wurde erstmals 1983 mit Elternbeurteilung die psychische Entwicklung von 1 578 Kindern und Jugendlichen zwischen 4 und 16 Jahren beurteilt. Die damals erfassten Kinder und Jugendlichen wurden 14 Jahre später mit einem standardisierten Interview untersucht und die Störungen nach DSM-IV klassifiziert. Eine hohe Quote von Kindheitsproblemen erhöhte das Risiko einer DSM-Diagnose im Erwachsenenalter um das 2- bis 6-Fache. Soziale Probleme bei Mädchen und mangelhaftes Regelverhalten bei Jungen waren prädiktiv für affektive Störungen bei Frauen im Erwachsenenalter (Depression, bipolare Störung, Dysthymie) und extraversive Störungen („Disraptive Disorders“: Oppositionelle Störung, Antisoziale Persönlichkeitsstörung, ADHS, ADS, hyperkinetische Störung) bei Frauen und Männern im Erwachsenenalter. Wenn Jungen in der Kindheit als ängstlich-depressiv und zugleich delinquent beurteilt worden waren, so erhöhte sich die Wahrscheinlichkeit einer externalisierten Störung im Erwachsenenalter um das 8-Fache.

In einer repräsentativen US-amerikanischen Studie wurden in den Jahren 2001–2003 insgesamt 9282 Personen ab dem Alter von 18 Jahren mit einem standardisierten diagnosti-

Tab. 4-5: Ergebnisse epidemiologischer Studien zur Prävalenz (%) spezifischer psychischer Störungen des Kindes- und Jugendalters (– = Störung wurde nicht erfasst) (nach Ihle u. Esser 2002)

Autoren	Alter in Jahren	depressive Störungen	Angststörungen	hyperkinetische Störungen	dissoziale Störungen	Tics/ Stereotypien	Enuresis/ Enkopresis
Anderson et. al. (1987);	11	1,8	7,4	6,7	9,1	–	–
Mc Gee et al.(1990);	15	4,2	10,7	2,1	9,0	–	–
Feehan et al. (1994)	18	18,0	19,7	0	5,5	–	–
Esser et al. (1990; 1992)	8	1,1	4,0	4,6	1,7	0,9	3,7/0
Ihle et al. (2000)	13	2,3	4,0	1,7	8,6	2,3	2,8/0,6
	18	1,2	5,1	1,1	6,3	1,6	0,6/0
Costello et al.	7–11	1,6	15,4	2,3	9,8	–	4,4/0,8
(1988; 1993)	12–18	4,2	14,4	12,2	13,9	–	–
Velez et al. (1989);	9–18	3,4	19,6	12,0	7,1	–	–
Cohen et al. (1993a; 1993b)	11–20	2,8	10,4	7,6	5,8	–	–
Costello et al. (1996)	9-13	1,5	5,7	1,9	6,1	4,2	5,1/0,7
Essau et al. (1998)	12–17	17,9	18,6	–	7,2	–	–
Fergusson et al. (1993)	15	6,6	12,8	4,8	10,8	–	–
Fombonne (1994)	8–11	0,4	5,5	0,6	5,9	–	–
Kashani et al. (1987)	14–16	8,0	8,7	2,0	14,7	–	0,7/–
Lewinsohn et al. (1993)	14–18	2,9	3,2	0,4	1,0	–	–
Offord et al. (1987; 1992)	4–11	10,5 (emotionale Störungen)		6,7	4,2	–	–
	12–16	9,3 (emotionale Störungen)		5,3	7,1	–	–
Shaffer et al. (1996)	9–17	6,2	13,0	4,1	10,3	–	1,6/–
Steinhausen et al. (1998)	6–17	0,7	11,6	5,3	2,1	6,0	–/–
Verhulst et al. (1997)	13–18	4,9	9,7	2,3	3,9	1,9	1,1/0,1
Wittchen et al. (1999)	14–24	10,1	9,3	–	–	–	–

schen Interview (Composite International Diagnostic Interview, CIDI) untersucht. Als Lebenszeitprävalenzen ergaben sich:

- Angststörungen: 28,8 % (1-Jahres-Prävalenz: 18,1 %)
- affektive Störungen: 20,8 % (9,5 %)
- Impulskontrollstörungen: 24,8 % (8,9 %)
- Suchtmittelmissbrauch: 14,6 % (3,6 %)
- jegliche Art psychischer Störung: 46,4 % (26,2 %, davon 22,3 % als schwergradig)

Unter entwicklungspsychiatrischem Aspekt war festzustellen, dass der Median für den Beginn von Angststörungen und Impulskontrollstörungen jeweils beim Alter von 11 Jahren lag, von Suchtmittelmissbrauch bei 20 Jahren und bei affektiven Störungen bei 30 Jahren. Die Hälfte der Fälle, in denen die Erkrankung lebenslang verlief, begann im Alter bis zu 14 Jahren, drei Viertel bis zum Alter von 24 Jahren (Kessler et al. 2005b). Von den in einem Jahreszeitraum Erkrankten erhielten nur 41,1 % überhaupt irgendeine Therapie, nur 12,3 % durch einen Psychiater, meist wurde ein Allgemeinarzt konsultiert. Unterversorgt waren insbesondere ältere Menschen, ethnische Minoritäten, Personen mit niedrigem Einkommen, solche ohne Versicherung und die Landbevölkerung (Wang et al. 2005). Nach Costello et al. (2005) gilt für die USA, dass nur ein kleiner Prozentteil der psychiatrisch erkrankten Kinder eine Behandlung erhält. Im deutschen Sprachraum wurde im Rhein-Neckar-Kreis eine epidemiologische Verlaufsstudie zum Zeitpunkt der Einschulung und am Ende der Grundschulzeit von Haffner et al. (2001) durchgeführt. Zur Auswertung kamen die schriftlich erhobenen Elternangaben nach der Child Behavior Check List (DBCL) zur Einschulungsuntersuchtung 1996 (n = 4 363) und im Jahr 2000, zum Ende der 4. Grundschulklasse (n = 3 981). Nach dieser Studie kommt es innerhalb der Grundschulzeit zu einem deutlichen Anstieg der von den Eltern wahrgenommenen Verhaltensprobleme ihrer Kinder. Eine besondere Zunahme war bei den körperlichen Beschwerden der Kinder zu verzeichnen: Kopfschmerzen, Bauchweh, Übelkeit, Allergien und Asthma. Auch wurden signifikant häufiger in der 4. Klassenstufe Konzentrationsprobleme und Nervosität beklagt. Von 4 % auf 10 % stieg der Anteil der Schüler an, für die Übergewicht angegeben wurde. Bei der Schulempfehlung am Ende der Grundschulzeit fiel auf, dass Kinder mit einer Hauptschulempfehlung hinsichtlich sozialer Störungen, Aufmerksamkeitsstörungen und aggressivem Verhalten deutlich höher belastet waren als Schüler mit Realschul- und Gymnasialempfehlung.

Im Kanton Zürich wurden in den Jahren 1994, 1997 und 2000/2001 nicht weniger als 1964 Kinder und Jugendliche im mittleren Alter von 13, 16 und 20 Jahren mit Fragebogen und Interview untersucht. Für das Schulalter ergab sich eine Prävalenz für die Gesamtheit der psychischen Störungen von 22,5 % nach DSM-III-R-Kriterien (Steinhausen 2006). Aus dieser Studie errechneten sich Variablen für Risiko, Kompensation, Vulnerabilität und Schutzfaktoren für internalisierende und externalisierende Störung (s. Tab. 4-6).

Beispiele für unterschiedliche **Geschlechterverhältnisse** in einzelnen Diagnosegruppen finden sich in der Tabelle 4-7. Für die geschlechtlichen Unterschiede werden sowohl biologische (insbesondere genetische) als auch soziokulturelle Einflüsse (Sozialisationseinflüsse) verantwortlich gemacht (weiterführend: Malaspina et al. 2002).

Folgende **Tendenzen der Prävalenzen** sind nach Rutter und Smith (1995) sowie Costello et al. (2006) festzustellen:

- Die Prävalenzen nehmen für manche Erkrankungen mit zunehmendem Alter ab: Dazu gehören alle Entwicklungsstörungen, hyperkinetische Störungen, Ausscheidungsstörungen; im Heranwachsenden-Alter ist eine Abnahme von aggressivem delinquenten Verhalten zu beobachten.
- Die Prävalenzen nehmen für manche psychischen Störungen mit dem Älterwerden zu: Dazu gehören Depressionen, Panikattacken, Anorexia nervosa und psychotische Störungen.
- Für einzelne psychische Störungen hat sich in den letzten Jahrzehnten der Zeitpunkt der Erstmanifestation auf ein früheres Alter verschoben und in der Prävalenz im Kindes- und Jugendalter zugenommen. Dies gilt für Störungen mit Aggression und Delinquenz, Sucht, Depressionen (für Depressionen scheint dies nach Costello et al. [2006] nicht gesichert).

Zur Inanspruchnahme fachlicher Hilfe

Die Zahl der Kinder und Jugendlichen, die in Erziehungsberatungsstellen, ärztlichen oder psychologischen Praxen aufgrund psychischer Störungen vorstellig werden, ist wesentlich geringer, als die Prävalenz psychischer Störungen dies erwarten ließe (Remschmidt u. Walter 1990; Verhulst et al. 1997; Höger 1995; Costello et al. 2005). Nach der Übersicht von Petermann et al. (2002, S. 51) lassen sich folgende Merkmale für positives **Inanspruchnahmeverhalten** nennen:

- **kindbezogene Merkmale:** jüngeres Alter der Kinder; männliches Geschlecht
- **störungsbezogene Merkmale:** externalisierende Störungen; längere Dauer der Störung; hoher Schweregrad der Störung
- **familienbezogene Merkmale:** höhere soziale Schicht (dies gilt für Polikliniken weniger als für Erziehungsbe-

Tab. 4-6: Die Verteilung von Faktoren für Risiko, Kompensation, Vulnerabilität und Protektion internalisierender und externalisierender Verhaltensprobleme in der Züricher Studie zur Psychologie und Psychopathologie (I = Internalisierung; E = Externalisierung; m = nur männlich) (mod. nach Steinhausen 2006)

	Risiko	Kompensation	Vulnerabilität	Protektion
aktive Coping-Strategien				I
Vermeidungsverhalten	I/E			
Selbstwert		I/E		
Selbstbewusstsein	I/E			
elterliche emotionale Wärme		I/E		
elterliche Ablehnung	I/E			
Akzeptanz durch Gleichaltrige		E		I
Konkurrenz mit Klassenkameraden	I/E			
Leistungsstress in der Schule	I		E (m)	

ratungsstellen); höheres Bildungsniveau der Eltern; familiäre Belastungen; psychische Probleme der Eltern; Fähigkeit der Eltern, Probleme des Kindes zu erkennen
- **Merkmale des Versorgungsnetzes:** städtische Wohngegenden; Nähe und Verfügbarkeit von Facheinrichtungen; Bereitschaft der Ärzte, eine Überweisung zum psychiatrischen/psychologischen Fachdienst vorzunehmen

Die **Teileinrichtungen**, die die Versorgung der Inanspruchnahmepopulation von Kindern und Jugendlichen mit psychischen Störungen übernehmen, unterscheiden sich hinsichtlich der Patientenstruktur und des beraterischen bzw. therapeutischen Angebots (s. Tab. 4-8 und 4-9).

Aus der Tabelle 4-8 ist abzulesen, dass im Bereich der stationären und teilstationären Versorgung nahezu alle Patienten ein klinisch-psychiatrisches Syndrom aufwiesen und dieser Anteil im Bereich der Erziehungsberatungsstelle für weniger als die Hälfte der Klientel der Beratungsstelle zutraf. Auch ist erkennbar, dass der Anteil der Patienten, die in belasteten Lebensverhältnissen aufwachsen, im stationären und tagesklinischen Bereich wesentlich höher war als im ambulanten

Tab. 4-7: Geschlechterverhältnisse Jungen zu Mädchen nach DSM-IV (APA 1994) und der Meta-Analyse von Ihle u. Esser (2002)

Diagnose	Verhältnis der Häufigkeit Jungen zu Mädchen
tiefgreifende Entwicklungsstörung (autistische Störung)	ca. 4 : 1
Lese- und Rechtschreibstörung (Legasthenie)	ca. 2–4 : 1 (in genetischen Studien allerdings Annäherung der Raten)
geistige Behinderung	1,6 : 1
hyperkinetische Störungen	3–9 : 1
Anorexia nervosa	1 : 9
Depressionen (Kind/Schulalter)	1–4 : 1
Depressionen (Jugendalter)	1 : 2–3
Angststörungen (Jugendalter)	1 : 2–3
Enkopresis	Jungen > Mädchen
Tics	1,5–3 : 1
dissoziale Störungen	2–3 : 1

Tab. 4-8: Diagnosen nach den 5 Achsen des MAS (multiaxiale Klassifikation; Achse I: klinisch-psychiatrisches Syndrom; Achse II: umschriebene Entwicklungsstörung; Achse III: Intelligenzniveau IQ < 85; Achse IV: körperliche Symptomatik; Achse V: aktuelle abnorme psychosoziale Umstände) (nach Remschmidt u. Mattejat 2001b)

Diagnose nach den 5 Achsen		stationär	Tagesklinik (teilstationär)	ambulant	Erziehungs-beratungsstelle	Hausbehandlung	total
Achse I	n	1392	132	471	799	540	3334
	%	97,54	99,24	71,58	51,34	70,03	73,35
Achse II	n	254	55	214	374	258	1155
	%	17,80	41,36	32,53	24,04	33,47	25,42
Achse III	n	295	55	126	271	118	865
	%	20,67	41,35	19,14	17,41	15,30	19,03
Achse IV	n	531	50	291	293	166	1331
	%	37,21	37,59	44,22	18,83	21,53	29,28
Achse V	n	1192	118	372	889	464	3035
	%	83,53	88,72	56,53	57,13	60,18	66,77
Anzahl der Patienten	n	1427	133	658	1556	771	4545

Tab. 4-9: Durchgeführte Maßnahmen in unterschiedlichen Versorgungseinrichtungen (nach Remschmidt u. Mattejat 2001b)

Behandlungs-komponenten		stationär	teilstationär	ambulant	Tagesklinik	Hausbehandlung	total
Psychotherapie	n	1229	132	195	442	299	2297
	%	86,12	99,24	29,63	28,40	38,78	50,53
funktionelle Übungsbehandlung	n	861	124	33	168	96	1282
	%	60,33	93,23	5,01	10,79	12,45	28,20
familienorientierte Maßnahmen	n	1179	124	455	1351	497	3606
	%	82,62	93,23	69,14	86,82	64,46	79,33
andere, umwelt-orientierte Maßnahmen	n	566	62	87	353	288	1356
	%	39,66	46,61	13,22	22,68	37,35	29,83
psychopharmako-logische Behandlung	n	534	30	44	0	7	615
	%	37,42	22,55	6,68	0,00	0,90	13,53
Anzahl der Patienten	n	1427	133	658	1556	771	4545

und mobilen kinder- und jugendpsychiatrischen Versorgungsbereich oder in der Erziehungsberatungsstelle. Aus der Tabelle 4-9 wird ersichtlich, dass entsprechend der Diagnosestruktur im stationären und tagesklinischen Bereich die Behandlungsschwerpunkte in der Psychotherapie und in den familienbezogenen Interventionen liegen; die Daten in den Tabellen 4-8 und 4-9 sind deshalb besonders aufschlussreich, weil alle Teileinrichtungen unter kinder- und jugendpsychiatrischer Leitung standen, sodass die diagnostischen und therapeutischen Unterschiede in den Teileinrichtungen sich nicht berufs-, sondern einrichtungsspezifisch erklären. Die große Bedeutung familienbezogener Intervention wird aus der institutsübergreifenden hohen Anwendungsrate deutlich (weiterführend zur therapeutischen Versorgung: Abschnitt 4.1.12).

4.1.10 Diagnostik kinder- und jugendpsychiatrischer Störungen unter dem Entwicklungsaspekt

Allgemeine Grundsätze entwicklungspsychiatrischer Diagnostik

Das **Ziel** einer kinder- und jugendpsychiatrischen Diagnostik ist es, das Kind mit psychischer Störung einschließlich seines Lebensraumes, insbesondere der Familie, systematisch kennen zu lernen, die Störung zu identifizieren und adäquat zu behandeln. Methodisch ist die entwicklungspsychiatrische Diagnostik personenbezogen, störungsspezifisch und milieuspezifisch sowie entwicklungsorientiert.

Die Konzeption beruht auf einem **Mehr-Ebenen-Modell**:

- **Personenbezogene Inhalte** sind psychopathologischer Befund (psychische Ebene), internistisch/neurologischer Status (somatische Ebene) und lebensgeschichtliche Information (anamnestische Ebene), womit sich notwendig eine **alters-/entwicklungsspezifische Diagnostik** verbindet.
- **Störungsspezifische Inhalte** sind objektive konstitutionelle Symptome und Verhaltenssymptome (phänomenologische Ebene), Symptome von Gefühl und Erleben (subjektive Ebene) sowie gesellschaftliche, soziale und situative Korrelate (soziokulturelle Ebene) in Abhängigkeit von Krankheitsphase und Therapieverlauf, woraus sich notwendig eine **Prozessdiagnostik** ergibt.
- **Milieuspezifische Inhalte** sind materiell-wohnliche Verhältnisse (sozioökonomische Ebene), personales familiäres und außerfamiliäres Umfeld (soziale Ebene) und institutionelles, kulturelles und politisches Umfeld (zeitgeschichtliche Ebene), woraus sich Exploration, Familienanamnese und Fremdanamnese als Informationsverfahren ergeben.

Dabei sind die drei inhaltlichen Ebenenbereiche immer im Zusammenhang mit der dem Patienten aktuell gegebenen Entwicklungsaufgabe in Beziehung zu setzen.

Die **multiaxiale Klassifikation** (MAS, Remschmidt et al. 2001) resultiert aus der multifaktoriellen Sichtweise und dient der Einordnung der diagnostischen Entscheidung. Sie ermöglicht eine mehrdimensionale Beschreibung und die Klassifikation der diagnostischen Schlussfolgerungen. Ihre **Dokumentation** dient der Nachvollziehbarkeit des diagnostischen und therapeutischen Handelns sowie der Legitimation gegenüber Dritten.

Auf der Basis des Mehr-Ebenen-Konzepts, der Prozessdiagnostik, multiaxialen Klassifikation und Verhaltensanalyse lässt sich eine Therapieplanung vornehmen. Dieser komplexe diagnostische Prozess ist in der Regel nicht durch eine Person und nicht durch eine einzelne Profession zu bewältigen, sodass entwicklungspsychiatrische Diagnostik in aller Regel **interdisziplinär** im Rahmen eines Verbundsystems gesundheitlicher Versorgungsstrukturen geschieht (s. zur Qualitätssicherung: APA 2002a; Mattejat 2004).

Das diagnostische Vorgehen: Struktur und Maßnahmen

Die in Klinik und Praxis übliche Vorgehensweise sowie die Struktur der Arbeitsabläufe sind aus der Abbildung 4-5 zu entnehmen.

Diagnostische Maßnahmen

Situative Gestaltung und **therapeutische Grundhaltung** sind den diagnostischen Maßnahmen vorausgesetzt. Die Untersuchung sollte in einer vertrauensvollen und für Kind und Bezugspersonen transparenten Atmosphäre stattfinden, um Patient und Eltern die Aufgabe zu erleichtern, alle notwendigen Informationen zu liefern und bei den diagnostischen Maßnahmen kooperativ sein zu können.
Je nach Störungsbild (z.B. Trennungsangst) und Alter (z.B. Kleinkind) sind hierfür mehrere Termine erforderlich. Patienten und Eltern sollten über Ziel sowie Art und Weise der notwendigen Untersuchungen aufgeklärt werden, um die Kooperation des Kindes oder Jugendlichen zu verbessern und irrationale Ängste zu zerstreuen.
Der **diagnostische Prozess** beinhaltet Anamnese, Exploration und Erhebung des psychopathologischen Befundes zur Eruierung der psychiatrischen Symptomatik, die Feststellung des Entwicklungs- bzw. Leistungsniveaus, die körperliche und neurologische Untersuchung sowie die Eruierung der psychosozialen Rahmenbedingungen und die Bedingungsanalyse (Döpfner et al. 2000).

Anamnese

Die Anamnese umfasst den **Vorstellungsanlass** und die **aktuelle Symptomatik**, die **Eigenanamnese** bzw. Entwicklungsanamnese des Patienten sowie die **Familienanamnese**. Die **biografische Anamnese** versucht, Krankheitssymptome, Umwelterfahrungen und Lebensereignisse in einen verstehbaren Zusammenhang zu bringen (Remschmidt 2005). Wann immer möglich, sollten beide Elternteile bei der Anamneseerhebung anwesend sein, da Vater und Mutter nicht selten unterschiedliche Einstellungen zu den referierten Problemen und/oder diskrepante Erwartungen bezüglich der therapeutischen Konsequenzen haben.
Es ist empfehlenswert, die Eltern zu Beginn des Gesprächs in unstrukturierter Form über den Vorstellungsanlass berichten zu lassen. Zusätzliche Fragen des Untersuchers dienen der Ergänzung notwendiger Details. Zum umfassenden Verständnis des Vorstellungsgrundes sind die **Häufigkeit**, **Intensität**, **Dauer** und die **situative Bedingtheit** der Symptomatik zu erheben sowie die Auswirkung, die dieses Verhalten auf die Alltagsfunktionen und Entwicklungsaufgaben des Kindes hat. Neben der Schilderung der Schwierigkeiten selbst sind die Einstellung der Familie zu den psychischen Auffälligkeiten des Kindes und das Ausmaß der damit verbundenen Belastung relevant. Um das Selbstwertgefühl von Patient und Familie zu stützen und Kompensationsmöglichkeiten zu finden, sollten auch die Stärken und Ressourcen des Patienten erfragt werden.
Nach der Eruierung des Vorstellungsanlasses holt der Untersucher die für die **Eigenanamnese** bzw. Entwicklungsgeschichte notwendigen Informationen ein, die in der Tabelle 4-10 zusammengefasst sind.
Zur Beurteilung des familiären und soziokulturellen Hintergrundes (**Familienanamnese**) sollte der Untersucher auch Angaben zu Eigenschaften von Mutter und Vater, Eheschwierigkeiten, elterlichem Rollenverhalten und Bindung zum Kind erfragen. Notwendig sind weiterhin Daten zu Bildung, Beruf, Wohnverhältnissen und sozioökonomischer Situation der Eltern. In diesen Bereich gehört auch die medizinische und psychiatrische Anamnese der Eltern sowie die engerer Familienangehöriger. Bei Jugendlichen sollte die Anamnese zusätzlich vom Patienten selbst erhoben werden. In diesem Fall ist es empfehlenswert, die Anamnese getrennt bei Eltern und Kind zu erheben (s. auch King 1995; 1997).
Viele Untersuchungen haben gezeigt, dass Eltern oft unzureichend über die Probleme ihrer adoleszenten Söhne und Töchter informiert sind, insbesondere bei introversiven Störungen.

Exploration des Patienten und psychopathologische Befunderhebung

Die Exploration des Patienten dient dazu, sich ein Bild von der psychischen Situation, dem Entwicklungsstand und der

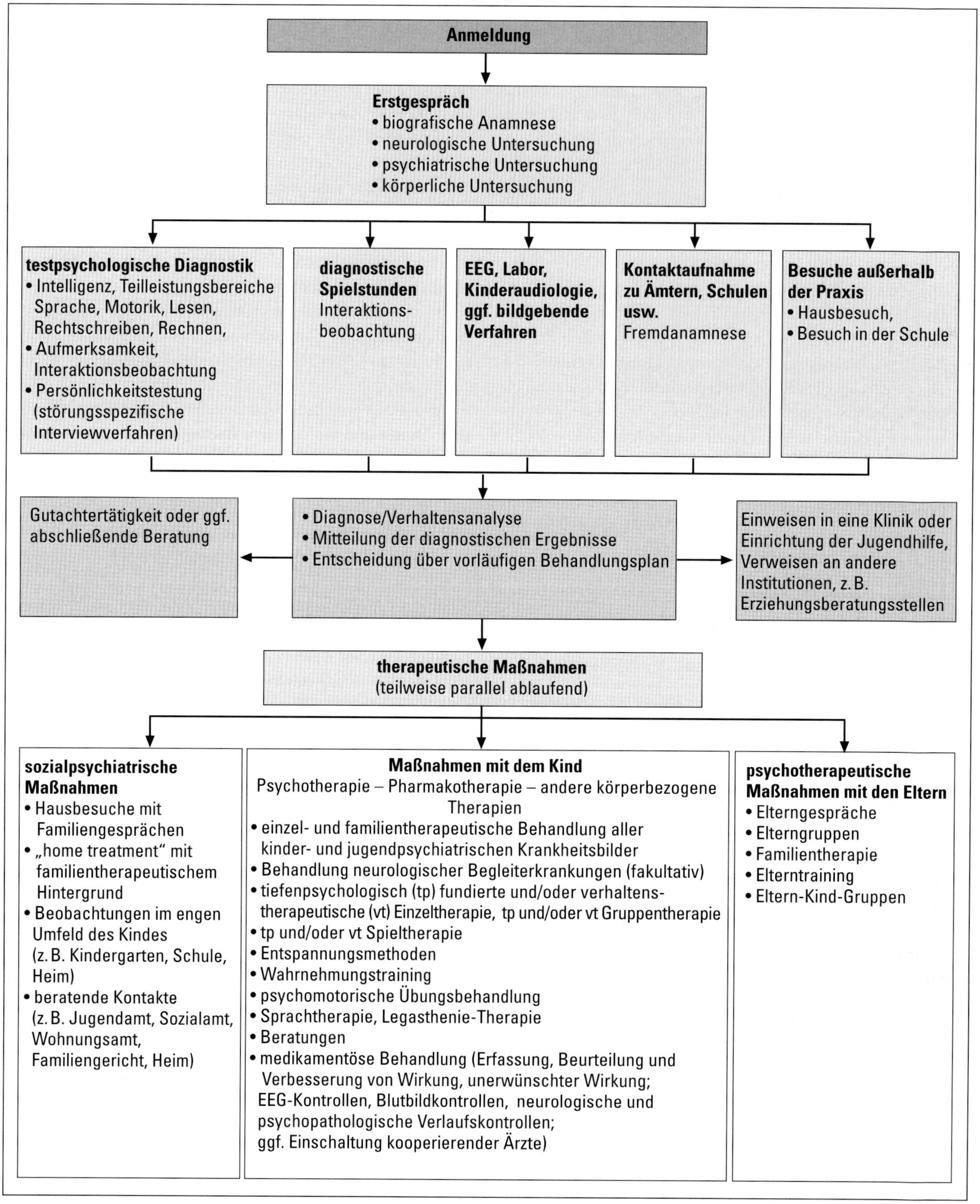

Abb. 4-5: Struktur und Arbeitsabläufe in einer kinder- und jugendpsychiatrischen Praxis (nach Deutsche Gesellschaft für Kinder- und Jugendpsychiatrie und Psychotherapie et al. 2003)

Tab. 4-10: Erhebung der Entwicklungsanamnese eines kinder- und jugendpsychiatrischen Patienten (King 1995; 1997; Döpfner et al. 2000)

körperliche Entwicklung, Entwicklung in der frühen Kindheit und medizinische Anamnese	Information zu Zeugung, Schwangerschaft und Geburt, einschließlich prä- und perinataler Komplikationen; Daten zu grob- und feinmotorischer Entwicklung, sprachlichen Meilensteinen und Sauberkeitsentwicklung; Wachstumsdaten; pubertäre Entwicklung; Ess- und Schlafverhalten; körperliche Erkrankungen; Verletzungen, Krankenhausaufenthalte, regelmäßige Medikation
kognitive und schulische Entwicklung	Verhalten und Fähigkeiten im Kindergarten, einschließlich Trennungsverhalten; Einschulung, Grundschule und weiterbildende Schule: Leistungsfähigkeit; Lernmotivation; Frustrationstoleranz, einschließlich Akzeptanz von Regeln, Beziehung zu Gleichaltrigen und Lehrern
emotionale Entwicklung, Temperament	vergangene und gegenwärtige Stimmungen und Affekte; Bindungs- und Trennungsverhalten; Irritierbarkeit; Adaptionsfähigkeit an neue Situationen; spezifische psychopathologische Auffälligkeiten, einschließlich Angst, Vermeidungsverhalten, extreme Schüchternheit, Zwangsphänomene, Suizidalität etc.
Entwicklung von Gewissen und Wertvorstellungen	strenge oder oberflächliche Gewissensbildung; religiöse und kulturelle Werte; Sektenzugehörigkeit; Stimmen die Wertvorstellungen mit denen der Familie überein?
Freizeitverhalten, Hobbys und besondere Fähigkeiten	Interesse und Aktivitäten des Kindes in seiner Freizeit; Vereinszugehörigkeit; musische Fähigkeiten
Beziehungen zur Familie	Anzahl und Alter der Geschwister; Trennung und Scheidung der Eltern; Beziehung des Kindes zu Eltern und Geschwistern; Rolle des Kindes in der Familie; elterliches Erziehungsverhalten
Beziehung zu Gleichaltrigen	Freundschaften des Kindes oder Jugendlichen, z. B. jüngere oder ältere Freunde, Geschlechtszugehörigkeit der Freunde; dominierendes oder defensives Verhalten; bei Jugendlichen: sexuelles Verhalten und Orientierung; erste sexuelle Kontakte; sexuelles Beziehungs- und Bindungsverhalten

Persönlichkeit des Kindes bzw. des Jugendlichen zu machen und einen Eindruck davon zu gewinnen, wie der Patient sein Problem wahrnimmt. Nicht alle Kinder sind über den Vorstellungsanlass informiert. Die Exploration muss dem kognitiven und sprachlichen Entwicklungsstand des Kindes entsprechen. Bei jungen Kindern sind oft spielerische Methoden erforderlich (z. B. interaktive Techniken in Form von Rollenspiel oder projektive Verfahren, z. B. Sceno-Test, Bilder malen; s. auch King 1997). Nicht immer wird es möglich sein, in einem ersten Gespräch ausreichend Zugang zu den Schwierigkeiten des Kindes zu gewinnen, z. B. bei sexuellem Missbrauch oder schamhaft besetzten Störungen wie Enkopresis und Enuresis. In diesen Fällen sollten mehrere Termine für eine ausreichende Vertrauensbildung eingeräumt werden. Die für den psychopathologischen Befund notwendigen Angaben gehen aus dem Schema der Tabelle 4-11 hervor (s. auch Remschmidt 2005). Selbstverständlich ist es nicht erforderlich, die dort vorgegebene Reihenfolge einzuhalten. Angaben zum **Bewusstsein** beinhalten quantitative (Tiefe der Bewusstseinsstörung) und qualitative (z. B. Rausch, dissoziative Zustände) Angaben. Die Beobachtung des **Verhaltens gegenüber Erwachsenen** berücksichtigt u. a. Trennungsangst und/oder oppositionelles Verhalten. Die **Orientierung** des Patienten bezieht sich sowohl auf Angaben zur Zeit, zum Ort sowie zur Situation als auch zur eigenen Person. Bei den **Denkfunktionen** (Kategorie „Denken, Wahrnehmung, Aufmerksamkeit") werden formale und inhaltliche Denkstörungen erfragt; bei den Wahrnehmungsstörungen sollten z. B. illusionäre Verkennungen von Halluzinationen unterschieden werden. Bei jungen Kindern ist zu beachten, dass sie nicht immer ihre eigenen Phantasievorstellungen von der Wirklichkeit unterscheiden können. Auch die **Gedächtnisfunktion** (Kategorie „Gedächtnis") ist unter dem Entwicklungsaspekt zu beurteilen. Bei der Beurteilung von **Antrieb und Aktivität** ist sowohl die objektive körperliche Aktivität als auch der subjektive Antrieb (Getriebenheit vs. Adynamie) zu berücksichtigen. In der Kategorie **Stimmung und Affekt** sollte der Untersucher Angaben zur aktuellen Stimmungslage des Patienten und zur Stimmungsregulation machen (z. B. Affektlabilität). Hier ist zu beachten, dass die Stimmung bei jüngeren Kindern größeren Schwankungen unterworfen ist.

Tab. 4-11: Psychopathologischer Befund bei Kindern und Jugendlichen (nach Remschmidt 2005b; Döpfner et al. 2000)

- Bewusstsein
- äußeres Erscheinungsbild
- Verhalten und Kooperationsfähigkeit gegenüber Untersucher und Begleitperson
- Orientierung
- Denken, Wahrnehmung, Aufmerksamkeit
- Gedächtnis
- Antrieb und Aktivität
- Stimmung und Affekt
- Intelligenz
- Persönlichkeit
- Introspektionsfähigkeit

Die Beurteilung der **Intelligenz** ist im Rahmen des psychopathologischen Befundes orientierend möglich; sie umfasst eine quantitative (hoch vs. niedrig) und eine qualitative Einschätzung (z. B. besondere Stärken im Rahmen autistischer Störungen; Teilausfälle, z. B. im Bereich des Lesens und Schreibens). Die Frage nach akzentuierten **Persönlichkeitszügen** (Kategorie „Persönlichkeit") stellt sich eher bei Jugendlichen als bei Kindern; die **Introspektionsfähigkeit** entwickelt sich ebenfalls erst mit zunehmendem Alter (s. auch Remschmidt 2005; King 1997). **Komorbide Störungen**, d. h. Störungen, die gemeinsam mit der „Hauptdiagnose" auftreten, sind besonders zu erfragen, da sie Einfluss auf den Schweregrad und die Prognose der psychiatrischen Erkrankung des Patienten haben.

Die Erhebung des psychopathologischen Befundes schließt eine **Verhaltensbeobachtung** ein. Neben der Einzelexploration des Kindes sollte auch eine Exploration des Patienten zusammen mit seinen Eltern und – gegebenenfalls – Geschwistern erfolgen, um die Kind-Eltern- bzw. Kind-Familien-Interaktion zu beobachten. Zur Objektivierung der eigenen Beobachtung und genaueren Auswertung empfiehlt sich zusätzlich eine Videodokumentation, die jedoch nur mit dem Einverständnis des Patienten bzw. seiner Eltern durchgeführt werden darf.

Körperliche Untersuchung

Die Ganzheitlichkeit der kinder- und jugendpsychiatrischen Diagnostik schließt immer eine körperliche Untersuchung ein. Sie sollte in einem ruhigen Raum ohne Publikumsverkehr stattfinden. Die Anwesenheit einer Betreuungsperson, die dem gleichen Geschlecht wie das Kind oder der Jugendliche angehört, ist in vielen Fällen empfehlenswert, in einigen Fällen absolut notwendig (z. B. bei Verdacht auf sexuellen Missbrauch). Die **somatisch-organische** Untersuchung beinhaltet die Inspektion, einschließlich Feststellung des Pubertätsstadiums, sowie die Bestimmung von Körpergewicht und Körpergröße. Nach der Untersuchung von Kopf, Thorax, Abdomen und Extremitäten folgt die **neurologische Untersuchung**, die auch eine Überprüfung der motorischen Entwicklung einschließen sollte. Hierfür ist nicht selten spielerisches Geschick des Untersuchers, insbesondere bei jüngeren Kindern, erforderlich. Die altersabhängigen Meilensteine der motorischen Entwicklung sind zu beachten (s. Kap. 2.2, S. 138ff) sowie so genannte neurologische „soft signs", Koordination, assoziierte Bewegungen und Händigkeit. Weiterhin ist das Auftreten von Tics oder Stereotypien zu dokumentieren (s. auch Herpertz-Dahlmann 2005a; 2005b).

Strukturierte Interviews und Fragebogenverfahren

In den letzten Jahrzehnten sind zahlreiche **standardisierte klinische Interviews** entwickelt worden, die systematisch den psychiatrischen Status des Kindes oder Jugendlichen erheben. Sie dienen in erster Linie dazu, die psychiatrische Morbidität und Komorbidität in ihrer gesamten Breite zu erfassen und zu dokumentieren. Ausgewählte Verfahren sind der Tabelle 4-12 zu entnehmen.

Während strukturierte Interviews in der Wissenschaft und Forschung aufgrund der Quantifizierungsmöglichkeit einen wichtigen Platz einnehmen, ergeben sich in der klinischen Routine aufgrund des hohen zeitlichen Aufwandes nur begrenzte Einsatzmöglichkeiten. Weiterhin ist zu bedenken, dass insbesondere jüngere Kinder durch die Interviewstruktur überfordert sein können, z. B. wenn es um die genaue zeitliche Erfassung der Symptomatik entsprechend den DSM-IV- bzw. ICD-10-Kategorien geht und durch die Antworten eine Pseudogenauigkeit vorgegeben wird.

Hingegen sind **Fragebogenverfahren** häufig ohne größeren zeitlichen Aufwand anwendbar, da sie von den Eltern bzw. Jugendlichen während der Wartezeit ausgefüllt werden können. Sie liefern keine psychiatrische Diagnose nach ICD-10 oder DSM-IV, erfassen jedoch ein breites Spektrum von Symptomen und eignen sich daher besonders gut für Screening-Untersuchungen. Zudem ermöglichen sie sowohl die Einbeziehung unterschiedlicher Informanten (Eltern, Kinder und Lehrer) als auch die Beurteilung verschiedener Verhaltensdimensionen (s. auch Remschmidt 2005b; Döpfner et al. 2000).

Einbeziehung des weiteren Umfeldes

In vielen Fällen ist es notwendig, neben den Eltern auch andere Informanten bezüglich der Problematik des Kindes zu befragen. Hierzu gehören in erster Linie die **Erzieher** und **Lehrer** des Kindes, aber auch andere enge Bezugspersonen, z. B. Familienhelfer, Sporttrainer etc. Bei einigen Diagnosen mit situationsübergreifender Symptomatik sind diese Stellungnahmen Dritter unabdingbar, z. B. beim hyperkinetischen Syndrom (s. Kap. 5.7, S. 674ff). In manchen Fällen ist es

Tab. 4-12: Standardisierte klinische Interviews

Name des Interviews	Autoren	Altersbereich	Informant	dt. Fassung
DISC-IV (DSM-IV)	Shaffer et al. 2000	6–18	Eltern Kind	in Vorbereitung
KIDDIE-SADS (DSM-IV)	Ambrosini et al. 1989 (nach Puig-Antich u. Chambers 1978)	6–18	Eltern Kind	ja
Kinder-DIPS (ICD-10; DSM-IV)	Unnewehr et al. 1995	6–18	Eltern Kind	ja
Mannheimer Elterninterview	Esser et al. 1989	6–16	Eltern	ja
Fragebögen				
CBCL/2-3	Achenbach 1988	2–3	Eltern	ja
CBCL/4-18	Achenbach 1991	4–18	Eltern	ja
Strengths and Difficulties Questionnaire	Goodman 1997	6–16	Eltern Kind	ja

hilfreich, Hausbesuche durchzuführen, um einen genaueren Einblick in das Umfeld und die sozioökonomische Situation des Kindes zu gewinnen. Hierfür bieten sich z.B. auch besonders ausgebildete Mitarbeiter aus dem Pflegedienst (z.B. mit psychiatrischer Zusatzausbildung) an, die in einer kinder- und jugendpsychiatrischen Institutsambulanz oder im Stationsteam arbeiten.

Psychologische Diagnostik

Im Rahmen einer ausführlichen kinder- und jugendpsychiatrischen Diagnostik ist eine testpsychologische Untersuchung erforderlich. Hierzu gehören:

- Entwicklungsdiagnostik
- Intelligenz- und Leistungsdiagnostik
- neuropsychologische Diagnostik
- Persönlichkeitsdiagnostik
- projektive Verfahren
- Familiendiagnostik
- störungsspezifische Verfahren

Die **Entwicklungsdiagnostik** wird vorzugsweise im Kleinkind-, Vorschul- und Grundschulalter durchgeführt. Dabei wurden zum einen Verfahren zur Feststellung spezifischer Entwicklungsstörungen (z.B. von Motorik, Sprache, visueller Wahrnehmung), zum anderen solche zur Erfassung mehrerer Entwicklungsdimensionen konzipiert (Übersicht bei Brickenkamp 2002; Esser 2003; Petermann 2002; Döpfner et al. 2000).

Die Notwendigkeit einer **Intelligenz- und Leistungsdiagnostik** ergibt sich aus der Tatsache, dass eine generelle schulische Überforderung und/oder eine Überforderung in spezifischen Bereichen häufig mit der Entstehung psychischer Probleme assoziiert ist.

Zur ausführlichen **Intelligenzdiagnostik** werden in Deutschland vorwiegend zwei Verfahren eingesetzt: der „Hamburg-Wechsler-Intelligenztest für Kinder III" (HAWIK-III, Tewes et al. 1999) und die „Kaufman Assessment Battery for Children" (K-ABC, Melchers u. Preuss 1992a; 1992b; k-TIM, Melchers et al. 2006). Dabei eignet sich die K-ABC auch für Vorschulkinder, während der HAWIK-III neben dem Grundschulalter auch den Jugendlichenbereich umfasst. Für die Diagnostik umschriebener Störungen im Bereich des Lesens und Schreibens sowie des Rechnens wurden spezielle Verfahren konzipiert, bei denen entsprechende Normen für jede Klassenstufe vorliegen (s. auch Kap. 5.2.2, S. 547ff). Erst in jüngster Zeit wurden Normen für die Rechenfähigkeit im Kindesalter entwickelt (von Aster 2006), wohingegen Rechennormen für das Jugendalter noch nicht vorliegen (s. Kap. 5.2.4, S. 590ff).

Neuropsychologische Untersuchungsverfahren überprüfen umschriebene kognitive Funktionsbereiche, für die ein Zusammenhang mit spezifischen Hirnarealen angenommen wird. Sie werden daher in erster Linie bei Verdacht auf Hirnschädigung und/oder Hirnfunktionsstörungen durchgeführt. In jüngster Zeit haben neuropsychologische Untersuchungsverfahren wieder an Bedeutung gewonnen, weil sie eine wesentliche Rolle bei der Zuordnung von Hirnfunktionen im Rahmen der funktionellen Bildgebung (funktionelle Magnetresonanztomographie, fMRT) spielen. So können z. B. Verfahren zur Überprüfung von Aufmerksamkeitsleistungen eingesetzt und gleichzeitig die Hirnaktivität von Kindern mit und ohne Aufmerksamkeitsdefizitsyndrom gemessen werden (s. auch Kap. 4.2).

Unter **Persönlichkeitstests** werden Verfahren subsumiert, die Konstrukte einer Persönlichkeit, wie sie in der empirischen Persönlichkeitsforschung gefunden werden, überprüfen. Hierzu gehören grundlegende Persönlichkeitsdimensionen wie Introversion, Extroversion, Impulsivität, Neurotizismus etc. (s. auch Niebergall u. Quaschner 2005). Für das Kindes- und Jugendalter liegen nur wenige Persönlichkeitstests vor, z. B. der Persönlichkeitsfragebogen für Kinder (PfK 9-14, Seitz u. Rausche 1992). Dies hängt u. a. damit zusammen, dass die Persönlichkeitsmerkmale eines Kindes und Jugendlichen noch wenig stabil sind (s. auch Kap. 5.22).

Projektive Verfahren basieren auf dem psychoanalytischen Krankheitsmodell, dem zufolge psychischen Störungen bestimmte Konflikte und deren Abwehrmechanismen zugrunde liegen. Es besteht die Annahme, dass die unstrukturierten Reizmaterialien Antworten provozieren, die durch unbewusste Prozesse bestimmt sind und somit über „wahre" Auffassungen und Motive der Patienten Auskunft geben. Die diagnostische Aussagekraft, die diesen Verfahren zugebilligt wird, wird in den letzten Jahren sehr infrage gestellt. Als explorative Verfahren sind sie aber weiterhin von Bedeutung, z. B. damit sich der Untersucher ein Bild von dem Erleben und dem Verarbeitungsstil des Patienten machen kann (z. B. Sceno-Test, von Staabs 1992; Familie in Tieren, Brem-Gräser 2001).

Familiendiagnostische Methoden haben das Ziel, abzuklären, welchen Stellenwert die Familie für das Störungsbild des Patienten hat und welche Bedeutung die Störung des Patienten für die Familie hat (Mattejat 2000). Hierzu eignet sich ein so genanntes „familiendiagnostisches Interview", zu dem der Patient und seine Familie eingeladen werden und von dem eine Videodokumentation, u. a. auch als Grundlage für therapeutische Gespräche mit der Familie, erstellt wird. Es wird erfragt, wie die einzelnen Familienmitglieder das Problem des Patienten erleben und verstehen, wie sie damit umgehen und welche bisherigen Lösungsversuche erfolgt sind (s. auch Remschmidt u. Mattejat 1998). Das Ergebnis dieses Interviews, welches möglichst gemeinsam mit einem beobachtenden Kollegen am Bildschirm durchgeführt werden sollte, ist der familiendiagnostische Befund (Übersicht bei Mattejat 2000). Dieser kann durch Fragebogenverfahren ergänzt werden (z. B. subjektives Familienbild, Mattejat u. Scholz 1994; Familienbögen, Cierpka u. Frevert 1994).

Störungsspezifische Verfahren sind hilfreich, um sich ein Bild von der Bandbreite und dem Schweregrad der psychischen Symptomatik zu machen. Hierzu gehören z. B. Verfahren zur Einschätzung von Depression, Angst, Zwang, Tic-Störungen etc. Einige Verfahren ermöglichen die Einschätzung durch verschiedene Informanten, z. B. von Eltern, Lehrern und Patient (DISYPS, Döpfner u. Lehmkuhl 2000).

Laboruntersuchungen, apparative Verfahren und Bildgebung

Diese technischen Verfahren dienen in erster Linie der Abklärung somatischer Erkrankungen als Ursache oder Begleiterkrankung psychischer Störungen sowie der Verlaufskontrolle, z. B. bei regelmäßiger psychopharmakologischer Therapie. Auf spezifische Indikationen und Vorgehensweisen kann hier nicht im Einzelnen eingegangen werden. Das Elektroenzophalogramm (EEG) ist ein routinediagnostisches Verfahren, das seine Domäne in der Epilepsiediagnostik hat. Evozierte Potenziale dienen nicht nur klinisch-neurologischer Diagnostik – peripher und zentralvervös –, sondern eignen sich auch als hirnelektrische Korrelate zentralnervöser Informationsverarbeitung für hirnfunktionelle Forschungsfragen (vgl. Kap. 1.5).

Indikationen für EEG und evozierte Potenziale[1]

Das Elektroenzephalogramm gehört sowohl in der stationären als auch in der ambulanten kinder- und jugendpsychiatrischen Versorgung zur routinemäßigen Basisdiagnostik. Spezifizierte EEG-Ableitungen unter Verwendung erweiterter Provokationsmethoden wie z.B. Schlafentzug sowie die Messung von visuellen (VEP), akustischen (AEP), somatosensorischen (SEP) und motorisch evozierten Potenzialen (MEP) werden dagegen nur bei speziellen Fragestellungen durchgeführt. Die Ableitungen evozierter (EP) bzw. ereigniskorrelierter (EKP) Potenziale sind ebenso wie das EEG (24-Stunden-EEG), die Ganznacht-Schlafableitung (Polysomnographie) und Videodoppelbildaufzeichnungen aufwändige Untersuchungstechniken, die in der Regel nur in spezialisierten medizinischen Abteilungen oder Labors zur Anwendung kommen. Sie dienen im Wesentlichen etwa der weiteren Abklärung anfallsverdächtiger Zustände, der ergänzenden Differenzialdiagnostik von Schlafstörungen und der systematischen Datenerhebung im Rahmen von Forschungsvorhaben bzw. wissenschaftlichen Fragestellungen.

Indikationen für Wach-EEG: Eine obligatorische Wach-EEG-Ableitung – soweit möglich, mit den üblichen Provokationsmethoden Hyperventilation und Photostimulation – sollte bei folgenden kinder- und jugendpsychiatrischen Diagnosen durchgeführt werden: Aufmerksamkeitsdefizit-/Hyperaktivitätsstörungen, tiefgreifende Entwicklungsstörungen, schizophrene und affektive Psychosen, paranoide Störungen, Konversionsstörungen sowie Schlafstörungen und Mutismus. Unklare Bewusstseineintrübungen sind ebenfalls zu den

1 Der Textabschnitt wurde von Jürgen Seifert verfasst.

Routineindikationen zu zählen. Des Weiteren ist die routinemäßige elektroenzephalographische Diagnostik bei umschriebenen Entwicklungsstörungen sowie Intelligenzminderung indiziert.
Gegliedert nach dem multiaxialen Klassifikationsschema (Remschmidt et al. 2001) ergibt sich als Indikationsbreite zu Diagnosen und Differenzialdiagnosen:

- Achse I MAS:
  - Aufmerksamkeitsdefizit-/Hyperaktivitätsstörungen (Differenzialdiagnose [DD]: Absencenepilepsie, komplex-partielle Anfälle, Tumorerkrankungen u. a.)
  - tiefgreifende Entwicklungsstörungen, Autismus (Hinweise auf Anfallsleiden, entzündliche und raumfordernde hirnorganische Prozesse?)
  - Schlaf-EEG (DD: Landau-Kleffner-Syndrom, ESES)
  - schizophrene und affektive Psychosen, paranoide Störungen (Hinweise auf entzündliche, raumfordernde oder andere hirnorganische Prozesse?)
  - Konversionsstörungen (Dissoziative Amnesie [DD: postiktale Amnesie bei Epilepsie]; Dissoziative Fugue [DD: iktale oder postiktale Fugue bei Epilepsie]; Dissoziativer Stupor [DD: nonkonvulsiver Status epilepticus]; dissoziative Krampfanfälle [DD: Epilepsie]; dissoziative Bewegungsstörungen [DD: iktale oder postiktale Bewegungsstörung?, Hinweise auf hirnorganische Prozesse?]; dissoziative Sensibilitätsstörungen [DD: iktale oder postiktale Sensibilitätsstörung?, Hinweise auf hirnorganische Prozesse?]; Schlafstörungen, z. B. Pavor nocturnus [DD: Epilepsie]; unklare Bewusstseinseinstrübung [DD: nonkonvulsiver Status epilepticus, hirnorganischer Prozess]; Mutismus [DD: partielle epileptische Anfälle, hirnorganischer Prozess?]; gegebenenfalls Schlaf-EEG [DD: Landau-Kleffner-Syndrom, ESES]; Angststörungen [DD: partielle epileptische Anfälle, hirnorganischer Prozess?]
- Achse II MAS:
  - Sprachentwicklungsstörungen (Rolando-Focus? [DD: Landau-Kleffner-Syndrom, ESES])
  - Lese-Rechtschreib-Störung (Rolando-Focus? [DD: ESES])
- Achse III MAS:
  - Intelligenzminderung (DD: nonkonvulsiver Status epilepticus, hirnorganischer Prozess?)
- Achse IV MAS:
  - Epilepsie (hirnorganischer Prozess? [DD: partielle und/oder fokale Anfälle, Epilepsiesyndrom])
  - Commotio/Contusio cerebri (Hinweise auf persistierende funktionelle Hirnschädigung?)
  - Syndrom bzw. chromosomale Störungen (funktionell relevante hirnorganische Veränderungen?)
  - Hirntumor (Herdbefund?, Hinweise für Krankheitprogredienz bzw. Befundverschlechterung?, Hinweise auf erhöhte zerebrale Erregbarkeit?)
  - Stoffwechselstörungen (Hinweise auf erhöhte zerebrale Erregbarkeit?, Hinweise für andere zerebrale Funktionsbeeinträchtigungen?)
  - Meningoenzephalitis (Hinweise für erhöhte zerebrale Erregbarkeit?, fokale Veränderungen?)
  - Vor und unter Therapie mit Neuroleptika, Antidepressiva und/oder Stimulanzien empfiehlt sich eine EEG-Diagnostik zur Mitbeurteilung der möglicherweise substanzbedingt veränderten zerebralen Erregbarkeit, Vigilanzveränderungen oder differenzialdiagnostischen Abgrenzung anderer unerwünschter Medikamentenwirkungen.

Bei den organischen Grunderkrankungen sind die verschiedenen Formen der Epilepsien, die Commotio bzw. Contusio cerebri, Syndrome bzw. chromosomale Störungen, Hirntumoren, Stoffwechselstörungen sowie entzündliche Erkrankungen des Zentralnervensystems obligate EEG-Untersuchungsindikationen. Ein weiterer spezieller Indikationsbereich für die EEG-Diagnostik besteht in der Therapiekontrolle bei medikamentöser Behandlung mit Neuroleptika, Antidepressiva und/oder Stimulantien zur Mitbeurteilung der möglicherweise substanzbedingt veränderten zerebralen Erregbarkeit und vonVigilanzveränderungen.

Indikationen für das (mobile) Langzeit-EEG: Bei folgenden Symptomkonstellationen bzw. klinischen Fragestellungen ist eine weiterführende Untersuchung im Sinne einer Langzeit-Elektroenzephalographie zur weiteren diagnostischen Spezifizierung ratsam:

- Nachweis iktaler und interiktaler EEG-Verläufe bei Patienten mit epileptischen Anfällen oder auf epileptische Anfälle verdächtigen Störungen der Hirnfunktion oder des Verhaltens (z. B. dissoziative Krampfanfälle, Dissoziativer Stupor u. a.), sofern Routine-EEG und Kurzschlaf-EEG keine verlässliche Einordnung erlauben
- Nachweis der epileptischen Natur veränderter oder neuer Anfallsmuster bei Patienten, deren bisherige Anfälle geklärt waren
- Charakterisierung (Lokalisation und Verteilung, Lateralisation) von iktalen und interiktalen EEG-Tätigkeiten bei zerebralen Anfallsleiden
- Nachweis von Verhaltensänderungen und Leistungsstörungen mithilfe von psychometrischen Tests während des Auftretens (und somit als Korrelat) von passageren, flüchtigen Veränderungen des EEG ohne klinisch sicher fassbare epileptoforme Anfallskorrelate
- Erfassen der Häufigkeit iktaler und interiktaler EEG-Aktivitäten in Abhängigkeit von auslösenden Ereignis-

sen, verschiedenen therapeutischen (z. B. medikamentösen) Interventionen oder Biorhythmen
- Dokumentation der iktalen und interiktalen EEG-Tätigkeiten vor einer Modifikation, Reduktion oder nach Absetzen der Medikamente
- Untersuchungen von Patienten mit seltenen Anfällen (z. B. Gelegenheitsanfälle) bei beruflichen Eignungsfragen
- Untersuchung von Patienten mit Störungen des Schlafs

Indikationen für evozierte Potenziale: Eine obligatorische Diagnostik mittels evozierter Potenziale ist indiziert bei dissoziativen Bewegungsstörungen, dissoziativen Sensibilitätsstörungen, psychogener Taubheit und psychogener Blindheit. Fakultative bzw. spezielle Fragestellungen können sich in der Differenzialdiagnostik von Teilleistungsstörungen, entzündlichen Erkrankungen des Zentralnervensystems, Schlafstörungen, Ausscheidungsstörungen, Vigilanzstörungen, schlafassoziierten Epilepsien sowie Hirnfunktions- und Hirnreifungsstörungen, neurovegetativen Erkrankungen u. a. ergeben. Die hierzu wichtigsten relevanten diagnostischen sowie differenzialdiagnostischen Kriterien sind nachfolgender Aufzählung, ebenfalls gegliedert nach dem multiaxialen Klassifikationsschema, zu entnehmen.

- Achse I MAS:
  - dissoziative Bewegungsstörungen (EMG, NLG, SEP, MEP zur Abklärung etwaiger neurologischer Erkrankungen; ggf. AEP, VEP [DD: Enzephalomyelitis disseminata])
  - dissoziative Sensibilitätsstörung (EMG, NLG, SEP, MEP zur Abklärung evtl. bestehender neurologischer Störungen; ggf. AEP, VEP [DD: Enzephalomyelitis disseminata])
  - psychogene Taubheit (AEP, ggf. EXP [DD: neurologische oder ohrenärztliche Störung])
  - psychogene Blindheit (VEP [DD: neurologische oder ophtalmologische Störung])
- Achse II MAS:
  - Legasthenie (ggf. AEP; Hinweise für basale Störungen der auditiven Informationsverarbeitung?)
- Achse III MAS:
  - Meningitis/Enzephalitis (evtl. AEP, VEP, Hinweise für Störungen der auditiven und/oder visuellen Informationsverarbeitung?)
  - Indikationen für Schlaflaboruntersuchungen (Polysomnographie)
  - Schlafstörungen (DD: Parasomnien [Somnambulismus/Schlafwandeln, Pavor nocturnus, REM-Schlafassoziierte Schlafstörungen u. a.] und Dyssomnien [Schlaflosigkeit, Einschlafstörung, Durchschlafstörungen])
  - Ausscheidungsstörungen (Enuresis nocturna) (DD: schlafgebundene Epilepsie)
  - Vigilanzstörungen (DD: Narkolepsie, obstruktives Schlafapnoe-Syndrom, ADS bzw. ADHS)
  - schlafbezogene Epilepsien (DD: Rolando-Epilepsie, Landau-Kleffner-Syndrom, ESES, dissoziative Krampfanfälle)
  - weitere primär pädiatrische Indikationsstellungen: Hirnfunktions- und Hirnreifungsstörungen, neurovegetative Störungen, Herz-Kreislauf-Erkrankungen und Atmungsstörungen

Auf die Bildgebung (Neuroimaging) wird in einem eigenständigen Kapitel eingegangen (s. Kap. 4.2).

Von der Symptom- und Problemanalyse zur Diagnose

Die in den einzelnen Schritten des diagnostischen Prozesses erhobenen Befunde führen zu Feststellungen von Symptomen, die sich sowohl auf die psychische als auch auf die somatische Befindlichkeit des Patienten beziehen (z. B. ausgeprägte Kachexie, Gewichtsphobie und Verleugnung des bedrohlichen Gesundheitszustandes als typische Konstellation bei Anorexia nervosa). Einige Symptome treten regelhaft zusammen auf. In diesen Fällen spricht man von „Syndromen" (z. B. Unruhegefühl, Schwitzen, Herzklopfen und Insuffizienzgefühle als typische Merkmale eines ängstlichen Syndroms). Unter bestimmten Bedingungen werden die Symptome oder Syndrome immer wieder, meist mit zunehmender Häufigkeit, beobachtet. Die Rahmenbedingungen, unter denen ein bestimmtes Verhalten oder ein bestimmtes Merkmal wiederholt auftritt, bedürfen einer genauen Analyse (so genannte „Verhaltensanalyse", „Bedingungsanalyse", „Funktionsanalyse"), wobei kontextuelle (Verhaltensziele des Patienten, Lebensweltbedingungen) und situative Aspekte (konkrete Auslöser) bedacht werden müssen (Borg-Laufs 1999; Schulte 1996; 1999; Döpfner et al. 2000; vgl. auch Abschnitt 4.1.8).

In einem zweiten Schritt werden die gefundenen Symptom- oder Syndromkomplexe unter Berücksichtigung der in der Problemanalyse geklärten Bedingungskonstellationen unter einem diagnostischen Begriff zusammengefasst. Die Diagnose dient nicht dazu, „Menschen zu benennen oder zu klassifizieren" (Deutsche Gesellschaft für Kinder- und Jugendpsychiatrie, Psychosomatik und Psychotherapie et al., 2007), sondern zur Typisierung der Erkrankung und Abgrenzung von anderen Störungen. Sie ermöglicht den institutionsübergreifenden Austausch sowie die Festlegung von spezifischen Behandlungsschritten. Durch die Entwicklung der kinder- und jugendpsychiatrischen Leitlinien konnte hier in den letzten Jahren ein großer Fortschritt erzielt werden. Nicht zuletzt ist die Zusammenfassung ähnlicher Symptomkomplexe unter einem bestimmten diagnostischen Begriff eine wesentliche Voraussetzung für die Ursachenerforschung psychischer Störungen (zu Qualitätsstandards weiterführend: Döpfner u. Lehmkuhl 1993; Mattejat u. Remschmidt 1995; Mattejat 1997).

Ausblick

Es ist davon auszugehen, dass sich die Diagnostik in den nächsten Jahren aufgrund verbesserter Kenntnisse über die Funktionsweise des Gehirns, durch Fortschritte in technischen Methoden, aber auch durch zunehmendes Wissen über die Interaktion von biologischen Gegebenheiten und Umwelteinflüssen verändern wird. Im Einzelnen lassen sich die zukünftigen Entwicklungstendenzen in die folgenden Bereiche unterteilen (nach Deutsche Gesellschaft für Kinder- und Jugendpsychiatrie, Psychosomatik und Psychotherapie et al., 2007).

- **Weiterentwicklung der multiaxialen Diagnostik:**
  - stärkere Standardisierung der Diagnostik: Aus Qualitätssicherungsgründen, aber auch aufgrund einer notwendigen Kostendämpfung, wird die Diagnostik in Klinik und Praxis zunehmend vereinheitlicht und leitlinienorientiert sein.
  - höherer Stellenwert der Komorbidität: Entsprechend der Entwicklung im anglo-amerikanischen Sprachraum werden das gemeinsame Auftreten mehrerer psychischer Störungen und die daraus folgenden Konsequenzen für die Einschätzung des Schweregrades, aber auch für die Therapieplanung stärkere Berücksichtigung finden. So hat sich z. B. in einer großen multizentrischen Therapiestudie des hyperkinetischen Syndroms gezeigt, dass die Symptomatik besser auf verhaltenstherapeutische Maßnahmen anspricht, wenn die Kinder zusätzlich an einer introversiven Störung leiden (Jensen et al. 2001).
  - Einbeziehung der Persönlichkeit: Den Persönlichkeitsstörungen wird in der amerikanischen Klassifikation als eigene diagnostische Dimension, unabhängig von der psychiatrischen Komorbidität, eine hohe Bedeutung beigemessen. Bei Kindern und Jugendlichen werden zukünftig wahrscheinlich Temperaments- und Persönlichkeitsfaktoren zur Einschätzung der Prognose und entsprechenden Therapieplanung mehr Berücksichtigung finden.
  - Einbeziehung der entwicklungsbedingten Veränderung psychiatrischer Symptomatik: Bei einigen Erkrankungen (z. B. Depression, Posttraumatische Belastungsstörung) werden die gleichen diagnostischen Kategorien für das Kindes- und Erwachsenenalter verwandt, obwohl die Symptomatik in den einzelnen Altersbereichen unterschiedlich ist. Zukünftig sollen alterstypische Ausdrucksformen einer Störung stärkere Berücksichtigung finden.
  - Integration des Beziehungsaspekts: Durch eine verbesserte Familiendiagnostik können die Ressourcen der betroffenen Familie besser für den Therapieprozess genutzt und Problembereiche stärker unterstützt werden.
- **„ereignisbezogene" funktionelle Diagnostik („experimentelle Entwicklungspsychopathologie"):** Die bisher vorwiegend aus der Forschung bekannte Verbindung von „Ereignissen" und Messung wird zunehmend in die Diagnostik übernommen. Die Hirnaktivität, die bei kognitiven Leistungen, aber auch psychopathologischen Phänomenen (z. B. Angst, psychotischen Symptomen) auftritt, wird während ihres Auftretens elektrophysiologisch oder mithilfe funktioneller Bildgebung erfasst.
- **Weiterentwicklung testpsychologischer Methoden:** Mit wachsendem Wissen über den Zusammenhang von Affekt und Kognition mit der Aktivierung spezifischer Hirnareale werden ein zunehmender Einsatz sowie eine Differenzierung neuropsychologischer Untersuchungsverfahren erfolgen. Darüber hinaus werden immer zahlreichere störungsspezifische Testverfahren zur Qualifizierung und Quantifizierung der psychiatrischen Symptomatik etabliert.
- **Einbeziehung subjektiver Komponenten:** Hierzu gehören eine „Befindlichkeitsdiagnostik", die über den psychopathologischen Befund hinausgeht, sowie eine Beurteilung der Lebensqualität sowohl vor als auch nach der therapeutischen Intervention (Knölker u. Schulte-Markwort 1993; Mattejat u. Remschmidt 1998; Mattejat et al. 1998; Schmidtchen 2001).

4.1.11 Klassifikation

Die Schwierigkeit, psychopathologische Phänomene zu systematisieren und einheitlichen Krankheitsentitäten zuzuordnen, begleitet die Psychiatrie und die Kinder- und Jugendpsychiatrie seit den Anfängen im 19. Jahrhundert. Auch im 20. Jahrhundert waren Klassifikationsversuche und -systeme Gegenstand kontroverser Diskussionen. Mit der Einführung einer im Wesentlichen empirisch-phänomenologisch orientierten Klassifikation in den 90er Jahren scheint die Kontroverse weitgehend überwunden. Bezüglich des spezifischen kinder- und jugendpsychiatrischen Entwicklungsaspekts besteht noch Entwicklungsbedarf.

Historische Perspektive

Die Geschichte der Psychiatrie und der Klassifikation psychopathologischer Phänomene ist eine komplexe Ideen- und Sozialgeschichte, die sich schon immer im Widerstreit zwischen Metaphysik und Empirie befand. Die Forderung Griesingers (1817–1868), die Psychiatrie habe psychophysiologische Forschung zu betreiben, leitet letztlich die moderne Psychiatrie ein, die von Kraepelin (1856–1926) mit seinem Postulat der „natürlichen Krankheitseinheiten" (Kraepelin 1883, S. 12) mit einer Klassifikation fortgesetzt wird, die als Vorläufer der modernen operationalisierten diagnostischen Manuale gelten kann. Die Weiterentwicklung einer wissenschaftlichen Psychopathologie durch Jaspers (1883–1969) und Kurt Schneider (1887–1967) bildete schließlich den vorläufigen Abschluss einer modernen systematischen psychiatrischen Klassifikation, wie wir sie heute in Form der ICD-10 (Dilling et al. 1991) und DSM-IV (Saß et al. 1996) kennen.

Grundlage des ersten DSM (1952) war die ICD-6, die 1948 in ihrer 6. Auflage erschienen war. Ein wichtiger Begriff der ICD-6 war jener der „Reaktion", der von dem Schweizer Psychiater Adolf Meyer (1908) stammte, der seinerseits bei allen psychischen Reaktionen von Menschen eine Reaktion auf der Basis psychischer, sozialer und biologischer Faktoren postulierte. Die Herausnahme dieses Postulats bei der Entwicklung von DSM-II und ICD-7 stieß jedoch in vielen Ländern auf Ablehnung (Meyer 1961). Auf der Grundlage der Arbeiten von Stengel (1959) wurde schließlich für nachfolgende Manuale die Forderung aufgestellt, dass diagnostische Kriterien nur international Verwendung finden können, wenn sie eindeutig gefasst und explizit dargestellt sind. Während sowohl in der ICD-8 als auch der ICD-9 diese Forderung nur zögernd umgesetzt wurde, entstand mit dem DSM-III das erste moderne Klassifikationssystem, das mit operationalisierten diagnostischen Kriterien bei phänomenologisch-deskriptiver Ausrichtung sogar schon einen multiaxialen Aufbau zeigte. Die Leitidee Kraepelins, also das Zusammenfallen der klinischen Einteilung mit hirnanatomischen und ätiologischen Prinzipien, ist auch heute noch gültig, indem die heutigen Systeme ICD-10 und DSM-IV deskriptive Grundlagen für weiterführende Forschung bilden, wobei offen bleiben muss, wann und in welcher Form sich endgültige Antworten finden lassen.

Prinzipien der Klassifikation

Eine Klassifikation psychischer Störungen setzt voraus, dass sich bei den betroffenen Menschen signifikante und sich wiederholende Muster von Symptomen, Verhalten oder anderen Hinweisen finden lassen. Abweichendes Verhalten per se konstituiert noch keine psychische Störung, ebenso wie die Forderung, dass sich eine biologische Grundlage finden lassen muss, keine Conditio sine qua non darstellt. Auf der Grundlage des verfügbaren Wissens muss eine Klassifikation das gesamte Spektrum psychischer Störungen in einer logischen konsistenten Form wiedergeben. Bei hochspezialisierten Klassifikationssystemen – wie psychiatrische sie darstellen – kann nicht davon ausgegangen werden, dass alle psychischen Auffälligkeiten des Menschen abgebildet sind. Vielmehr müssen sie angemessen und ausbalanciert das abdecken, was im Rahmen des psychiatrischen Systems und Wissens gesehen und behandelt wird (Rutter 1965). Für alle Klassifikationssysteme muss zunächst bestimmt werden, welchem Zweck sie dienen sollen. Klassifikationssysteme für klinische Anforderungen müssen sich von solchen für Forschungszwecke unterscheiden. Dementsprechend gibt es zur ICD-Klassifikation einen eigenen Band zu den Forschungskriterien (Dilling et al. 2000a).

Theoretische Modelle der Klassifikation

Während lange Zeit die Entwicklung von Klassifikationsschemata oder diagnostischen Manualen ohne eine theoretische Fundierung nicht denkbar schien, hat sich die Grundlage für das DSM-IV und die ICD-10 auf einer möglichst theoriefreien, deskriptiven Sichtweise gebildet. Ein Rational dafür ist, dass sich erst durch die bloße und möglichst genaue Deskription die Grundlage für weiterführende Forschungsansätze finden lässt, die dann ihrerseits vielleicht zur Ätiologie – und damit zu neuen Klassifikationen – führen. Ein Problem theoriegeleiteter Klassifikationssysteme ist der Umstand, dass diese in der Regel nicht ausreichend weit verbreitet und akzeptiert sind. Ohne empirische Grundlage – und sei sie noch so kasuistisch – kann es keine Klassifikation geben. Insofern muss jede Theorie, aus der sich ein Schema ableitet, eine empirische Grundlage haben (Weber u. Scharfetter 1984). Ein gutes historisches Beispiel dafür, dass eine empirische Beobachtung überdauernd, die dazugehörige Theorie aber unhaltbar ist, stellt das Down-Syndrom (Trisomie 21) dar: Die Beschreibung der kognitiv retardierten Kinder mit spezifischen morphologischen Zeichen durch Langdon Down ist unbestritten, die Theorie eines rassischen Stereotyps in Form des Mongolismus dagegen ist obsolet.

Entscheidender als die Theorie ist für den klinischen Umgang mit Patienten oft die differenzierte Kenntnis über Entwicklung und Verlauf von Symptomen bzw. psychischen Störungen, weil nur dadurch rechtzeitig wirksame Interventionsstrategien entwickelt werden können. Krankheitsmodelle im eigentlichen Sinn müssen daher auch nicht Bestandteil von Klassifikationssystemen sein (Rutter u. Gould 1985). Unterschiedliche ätiologische Faktoren können zu ähnlichen klinischen Störungsbildern und übereinstimmende Ätiologien zu unterschiedlichen Störungen führen (Volkmar 1996).

Probleme der Norm

Jeder Versuch, kinder- und jugendpsychiatrische Störungen zu klassifizieren, muss sich an bestimmten Normen orientieren bzw. Normen bestimmen und definieren. Ethnopsychiatrische Untersuchungen haben die Kulturspezifität bestimmter Störungen bzw. Symptome ebenso gezeigt wie die Kulturunabhängigkeit anderer Symptome und Erkrankungen (Dilling et al. 2000a; 2000b).

Während man mit der Feststellung einer statistischen Norm nur das wiedergibt, was vorfindbar ist (z. B. Körpergröße), ist man bei der Festlegung von Verhaltensnormen und ihren Abweichungen auf Idealnormen angewiesen. Hier spielt der zugrunde liegende Krankheitsbegriff eine wesentliche Rolle, weil darüber festgelegt wird, wodurch sich eine psychische Krankheit auszeichnet.

Unter gesundheitspolitischen Aspekten sind Klassifikationen von großer Bedeutung, weil sich aus der Prävalenz und Verteilung bestimmter Erkrankungen auch Berechnungen für Prävention, Behandlung und Nachsorge ergeben.

Anforderungen an Klassifikationssysteme – Gütekriterien

Übersichtlichkeit

Klassifikationssysteme sollten eine Gliederung besitzen, die übersichtlich ist. Damit ist gemeint, dass sie sich ein Klassifikationsprinzip zu Eigen machen, das sich entweder direkt aus der Klinik ableitet oder aber einem übergeordneten Ordnungsprinzip unterordnet, das sich seinerseits möglichst leicht und schnell erschließen lässt. Eine besondere Schwierigkeit für die Kinder- und Jugendpsychiatrie besteht darin, dass viele Störungen nicht dem Kapitel F 9 in der ICD-10 (mit Beginn in Kindheit und Jugend) zugeordnet sind, sondern aufgrund des phänomenologischen Prinzips den jeweiligen Kapiteln, die wesentlich für Erwachsene gelten, dabei aber die häufig spezifische symptomatische Ausformung im Kindes- und Jugendalter sowie Entwicklungsverläufe völlig unbeachtet bleiben (z. B. Depression; lediglich im DSM-IV gibt es einen Hinweis auf spezifische depressive Symptome im Kindesalter). Hier hat man zugunsten einer besseren Übersichtlichkeit und Einheitlichkeit auf eine weiterführende Spezifizierung für das Kindes- und Jugendalter verzichtet, weil dies u.U. bedeutet hätte, für fast jede diagnostische Kategorie ein Unterkapitel für Kinder und Jugendliche einzuführen, ohne dass eindeutige Forschungsergebnisse dies für spezifische Altersbereiche bislang hinreichend valide belegen können.

Operationalisierung

Eine Operationalisierung im Rahmen psychiatrischer Diagnostik bedeutet, dass explizit psychopathologische Phänomene vorgegeben werden, anhand derer mit Ein- und Ausschlusskriterien wie mit einer Checkliste das Vorhandensein einer Diagnose überprüft werden kann. Je beobachtungsnäher die Kriterien formuliert – operationalisiert – sind, desto direkter kann eine Einordnung des Patienten erfolgen. Zusätzliche zeitliche Kriterien sowie Hinweise zum Verlauf können die Operationalisierung ergänzen (z. B. Forschungskriterien der ICD-10, Dilling et al. 2000a). Je genauer die Operationalisierung gelingt, desto einfacher ist eine Überprüfung am Patienten. Ein möglichst geringes Abstraktions- und Interpretationsniveau soll den individuellen Beurteilungsspielraum des Anwenders möglichst klein halten. Psychopathologische Randphänomene, die z. B. im Rahmen eines Prodroms oder einer subklinischen Variante auftreten, können nicht diagnostiziert werden, obwohl der betroffene Mensch ohne Frage psychopathologisch auffällig ist. Dies ist für Forschungszwecke sinnvoll, für klinische Fragestellungen kann es zu dem Phänomen führen, dass jemand behandelt wird, auf den keine Diagnose zutrifft. Eine Gefahr besteht darin, dass sich unter den Anwendern eine Haltung etabliert, dass ein Patient, der aufgrund des angewandten Klassifikationssystems keine Diagnose bekommen kann, nicht krank ist.

Trennschärfe

Eine ausreichende Trennschärfe für die im Rahmen eines Klassifikationssystems etablierten Diagnosen sollte eine wesentliche Grundlage sein. Dennoch ist dies nicht automatisch gegeben, wenn man sich nicht auf wenige grobe diagnostische Kategorien reduziert. Eine Möglichkeit, die Trennschärfe zu erhöhen, ist die Formulierung von Ausschlusskriterien. Damit werden in der Regel Merkmale benannt, die bei erheblicher Symptomatik die Zuordnung zu einer anderen Störungsgruppe rechtfertigen. Entscheidungs- und Verknüpfungsregeln legen die Anzahl und die Zusammensetzung der für eine Diagnose mindestens geforderten einzelnen Symptome für ein definiertes Zeitintervall fest. Die Informationsausschöpfung sollte für jedes Item 100% betragen, wobei zu bedenken ist, dass eine volle Ausschöpfung sich manchmal erst durch das Zusammenziehen mehrerer Einzelitems ergeben kann.

Validität

Im Allgemeinen besitzen kinder- und jugendpsychiatrische Störungen Face-Validität und nicht notwendigerweise eine prädiktive Validität oder eine Konstruktvalidität (Spitzer u. Cantwell 1980; Volkmar 1996). Häufig kann die Validität einer diagnostischen Kategorie unter Zuhilfenahme von Kriterien etabliert werden, die nicht in der eigentlichen Definition enthalten sind, wie z. B. natürlicher Verlauf, biologische Korrelate, IQ oder Entwicklungsaspekte, wie Alter zu Beginn u. a.

Die Sensitivität und Spezifität einer vorgegebenen diagnostischen Kategorie kann am ehesten durch das Vorliegen bzw. Nicht-Vorliegen einer spezifischen Störung überprüft werden. Sowohl für kategoriale als auch für dimensionale Klassifikationssysteme liegt ein generelles Problem im „Goldstandard", der für eine vorgegebene Kategorie oder ein Kriterium zugrunde gelegt wird. Da diagnostische Marker im eigentlichen Sinne vielfach fehlen, ist die klinische Einschätzung gefragt. Letztlich kann eine hohe Validität nur durch eine entsprechende „Fallbezogenheit" erreicht werden. Nur durch eine empirische Fundierung kann letztlich die für Klassifikationssysteme geforderte Änderungssensitivität erreicht werden.

Reliabilität

Neben einer ausreichenden Validität müssen Klassifikationssysteme reliabel sein. Dies ist bei internationalen Systemen besonders wichtig, weil nationale Besonderheiten die Reliabilität entsprechend beeinflussen können. Es ist ein wichtiges Ziel von internationalen Klassifikationssystemen, eine möglichst hohe Interrater-Reliabilität zu erreichen, weil nur auf dieser Grundlage klinische und wissenschaftliche Vergleiche möglich werden. Weitere wichtige Bestandteile der Reliabilität sind die Test-Retest-Reliabilität sowie die interne Konsistenz. Gerade bei kinder- und jugendpsychiatrischen Diagnosen kann die Test-Retest-Reliabilität gering sein, wenn sich das psychopathologische Bild über die Zeit schnell verändert.

Es ist möglich, dass eine psychische Störung eine zufrieden stellende Reliabilität, aber nur eine geringe Validität aufweist; andererseits kann eine Störung eine hohe Validität besitzen, obwohl die Kriterien und diagnostischen Instrumente zur Überprüfung der Störung nur eine geringe Reliabilität aufweisen.

Praktikabilität

Differenzierte operationalisierte Kriterien mit hoher Validität und Reliabilität nützen wenig, wenn sie für den klinischen Anwender nicht ausreichend praktikabel sind. Dies bezieht sich einerseits auf äußere Merkmale wie Layout, andererseits aber auf die Nachvollziehbarkeit des logischen Systems, auf den Gesamtumfang sowie auf die Ausdifferenzierung der einzelnen Kriterien. Hier wird man im Zweifelsfall immer Kompromisse schließen müssen zwischen dem Anspruch auf Präzision und den Grenzen der Anwendung in der Praxis.

Handlungsanleitung

Je differenzierter einerseits und selbsterklärender andererseits die Handlungsanleitungen für Klassifikationssysteme sind, desto eher wird sich dies auf fast alle Gütekriterien auswirken. Sowohl im DSM-IV als auch in der ICD-10 geschieht dies durch Algorithmen, die im Sinne von impliziten Entscheidungsbäumen festlegen, mit welchen Informationen welche Entscheidungen und Verknüpfungen vorgenommen werden.

Verbreitungsgrad

Klassifikationssysteme erfüllen ihren Sinn letztlich nur, wenn sie auf der Basis nationaler und/oder internationaler Konsensus entwickelt werden, weil nur dies die Grundlage für einen möglichst hohen Verbreitungsgrad darstellt. Ziel sollte es immer sein, möglichst nur ein einheitliches System zu verwenden. Auch wenn auf den ersten Blick bezüglich der beiden international etablierten Systeme, DSM-IV und ICD-10, der Eindruck entsteht, als würden sie weitgehend übereinstimmen, so muss aus einer etwas differenzierteren Perspektive festgehalten werden, dass eine Vergleichbarkeit von 100% der jeweiligen Diagnosen nur partiell gegeben ist (s. Schulte-Markwort et al. 2002).

Klassifikationsmodelle

Kategorialer Zugang

Grundlage jeder kategorialen Klassifikation ist die klinische Erfahrung bzw. eine empiriebasierte Datengrundlage. In der Tradition Kraepelins werden die Phänomene zugrunde gelegt, die sich als klinische Entitäten erwiesen haben und mit entsprechenden Messmethoden in repräsentativen Stichproben überprüft wurden. Ein Problem dabei ist, dass sich durch die modernen Forschungsmethoden (z.B. Bildgebung oder Genetik) im Laufe der Zeit phänomenologisch übereinstimmende Entitäten doch als verschieden herausstellen. Bezüglich der Kinder- und Jugendpsychiatrie muss festgehalten werden, dass die empirische Datengrundlage bei der Erstellung des DSM-IV und der ICD-10 zumindest für einige spezifische Kategorien so schmal war, dass aus klassifikatorischer Sicht eine Aufnahme in das jeweilige Manual hätte zurückgewiesen werden müssen. Da an der klinischen Realität dieser Störungen kein Zweifel bestand, wurde auf das jeweilige Expertenvotum zurückgegriffen.

Dimensionaler Zugang

Multivariate oder dimensionale Zugänge zu Symptomen oder Verhalten erlauben ein differenziertes, pathognomonisches Vorgehen, das im Unterschied zu einem kategorialen Vorgehen zusätzlich zu den Kategorien „vorhanden" und „nicht vorhanden" Dimensionen der Ausprägung erheben kann. Durch die Einbeziehung von z.B. Eltern oder Lehrern kann sich das klinische Bild der Symptomatik eines Kindes oder Jugendlichen entsprechend vervollständigen. Faktoren- und/oder Clusteranalysen der einzelnen Variablen leiten über zu Syndromen bzw. Symptomkomplexen. Ein Nachteil des dimensionalen Vorgehens ist der Umstand, dass damit randständige Symptome oder psychische Störungen mit geringer Prävalenz nur ungenügend erfasst werden können.

Idiographischer Zugang

Ein idiographischer Zugang ist in der klinischen Diagnostik des Einzelfalls unerlässlich, für eine systematische Kommunikation allerdings nicht geeignet. Planungen spezifischer psychotherapeutischer (z.B. familientherapeutischer) Behandlungen können auf der Grundlage der Idiographie gut vorgenommen werden – für psychopharmakologische Interventionen, insbesondere wenn sie vergleichend sein sollen, ist sie nicht geeignet.

Multiaxiale Klassifikation

Ein wichtiger Fortschritt in der Entwicklung operationalisierter Klassifikationssysteme ist die Etablierung eines multiaxialen Vorgehens. Das Konzept der multiaxialen Diagnostik hat in der Psychiatrie zwar eine lange Tradition, wurde aber erstmalig durch das multiaxiale Klassifikationsschema (MAS) in der Kinder- und Jugendpsychiatrie umgesetzt (Remschmidt u. Schmidt 1977; Remschmidt et al. 2001). Grundgedanke der multiaxialen Diagnostik ist die Erfahrung, dass man mit einer einzigen Diagnose, aber auch mit mehreren Diagnosen (Komorbiditätsprinzip der ICD-10) der Komplexität klinischer Bedingungen von Patienten nicht gerecht wird. Deshalb wird anhand von klinisch als bedeutsam angesehenen Merkmalen, Merkmalsbereichen oder Betrachtungsebenen („Achsen") zusätzlich zu der kinder- und jugendpsychiatrischen Hauptdiagnose relevantes Informationsmaterial kodiert.

Zero to Three: Klassifikation im Säuglings- und Kleinkindalter

Die diagnostische Klassifikation von psychischer Gesundheit und Entwicklungsstörungen des Säuglings- und Kleinkindalters (National Center for Clinical Infant Programs 1994) ist das einzige internationale Klassifikationssystem, das sich mit der Klassifikation psychischer Auffälligkeiten im Kleinkindalter bis zu drei Jahren beschäftigt. Es ist auf folgenden fünf Achsen aufgebaut:

- Achse I: primäre Klassifikation
- Achse II: Beziehungsklassifikation
- Achse III: somatische Störungen und Entwicklungsstörungen bzw. -bedingungen
- Achse IV: psychosoziale Stressoren
- Achse V: Funktionsniveau der emotionalen Entwicklung

Die primären Diagnosen sind in sieben Kategorien zusammengefasst:

- 100. Posttraumatische Belastungsstörung
- 200. Affektstörungen
  - 201. Angststörungen
  - 202. pathologische Trauerreaktion
  - 203. Depression
  - 204. gemischte Störung des emotionalen Ausdrucks
  - 205. kindliche Geschlechtsidentitätsstörung
  - 206. reaktive Bindungsstörung
- 300. Anpassungsstörung
- 400. Regulationsstörung
- 500. Schlafstörungen
- 600. Ess-Störungen
- 700. Entwicklungsstörungen

Die Beziehungsmuster bzw. -störungen der Achse II werden mit sechs verschiedenen Kategorien klassifiziert:

- 901. überbehütend
- 902. vernachlässigend
- 903. ängstlich-gespannt
- 904. ängstlich-feindselig
- 905. gemischt

- 906. missbrauchend
  - a. verbal
  - b. körperlich
  - c. sexuell

Ein entscheidender Unterschied des 0-3-Klassifikationssystems (Zero to three) zu den etablierten Manualen des DSM-IV und der ICD-10 ist die unmittelbare Einbeziehung nicht nur der direkten Umwelt in Form der Eltern, sondern – darüber hinaus – von Beziehungsrelationen, wie sie aus der Bindungsforschung resultieren. Allerdings steckt die Klassifikation von psychischen Störungen der Kleinkindheit noch sehr in den Kinderschuhen und bedarf insbesondere empirischer Überprüfung.

ICD-10 und MAS

Die wesentlichste Veränderung beim Übergang von der ICD-9 zur ICD-10 betrifft den Versuch, einem zumindest teilweise „atheoretischen" Ansatz zu folgen. Dafür wurde auf Begriffsbildungen wie z.B. Neurose, Psychose oder Endogenität verzichtet. Der Begriff der „Störung" ersetzt den der „psychischen Krankheit" oder den der „Erkrankung". Wesentlich ist auch die Einführung des Komorbiditätsprinzips, mit dem Diagnosen so lange vergeben werden, bis die gesamte Psychopathologie des betroffenen Patienten abgedeckt und beschrieben ist. Während in der ICD-9 nur 30 dreistellige Hauptkategorien (290 bis 319) abgebildet sind, enthält die ICD-10 100 bis zu sechsstellige Hauptkategorien. Ein Teil der Kategorien wurde in der jetzigen Fassung nicht ausgenutzt, damit in Zukunft Ergänzungen und Veränderungen möglich sind, ohne das gesamte System revidieren zu müssen.
Die **Hauptkategorien der ICD-10** sind grundsätzlich auch für psychische Störungen bei Kindern und Jugendlichen anwendbar (weiterführend: Remschmidt u. Schmidt 2000). Poustka (1994, S. 217f) gab eine Übersicht über die für das Kindes- und Jugendalter charakteristischen und bedeutsamsten Störungen, die in der ICD-10 klassifiziert sind:

- Störungen, die in der Kindheit beginnen und in einem eigenen Abschnitt der ICD-10 zusammengefasst sind:
  - F 8: Entwicklungsstörungen
  - F 9: Verhaltens- und emotionale Störungen mit Beginn in der Kindheit und Jugend (evtl. auch F 7: Intelligenzminderung)
- Störungen, die vor allem in der Kindheit und in der Adoleszenz beginnen, aber in einem anderen als den o.g. Abschnitten der ICD-10 vorkommen:
  - F 50: Ess-Störungen
  - F 51: nichtorganische Schlafstörungen
  - F 51.3: Schlafwandeln
  - F 51.4: Pavor nocturnus
  - F 64.2: Störungen der Geschlechtsidentität des Kindesalters
  - F 44.82: vorübergehende dissoziative Störungen (Konversionsstörungen) in der Kindheit und Jugend
- Störungen, die parallel in F 9 und in anderen Abschnitten beschrieben werden:
  - F 84.5: Asperger-Syndrom
  - F 60.1: Schizoide Persönlichkeitsstörung
  - F 93.1: phobische emotionale Störung des Kindesalters
  - F 40: phobische Störung
  - F 93.2: Störung mit sozialer Überempfindlichkeit
  - F 40.1: soziale Phobien

Die ICD-10 ist – wie schon die ICD-9 – Grundlage des multiaxialen Klassifikationsschemas für psychische Störungen des Kindes- und Jugendalters (Remschmidt et al. 2001) und bildet dort die Achse I, ausgenommen die Teile der Kriterien des Abschnitts F 7 (Intelligenzminderung) und F 8 (Entwicklungsstörung). Die umschriebenen Entwicklungsstörungen bilden eine eigene Achse II, und die Kodierungen für Intelligenzminderungen bilden – erweitert um Klassifikationen für Intelligenz im Bereich der Lernbehinderung sowie für durchschnittliche und höhere Intelligenz – die Achse III. Die Achse IV ist vorgesehen für die Kodierung einer körperlichen Symptomatik gemäß der Gesamtversion der ICD-10, und auf Achse V und VI finden sich Kategorien für spezifische Merkmalsebenen der Kinder- und Jugendpsychiatrie: assoziierte aktuelle abnorme psychosoziale Umstände sowie die Globalbeurteilung der psychosozialen Anpassung.
Die aktuellen abnormen psychosozialen Umstände müssen zum Zeitpunkt der Untersuchung vorhanden sein oder dürfen maximal ein halbes Jahr vor der Untersuchung vorgelegen haben. In ihrer Bedeutung müssen sie als erheblich eingeschätzt werden. Es wird davon ausgegangen, dass weiter zurückliegende Belastungen in die Anamnese aufgenommen werden.
Grundsätzlich liegen mit der ICD-10 deutlich mehr kinder- und jugendpsychiatrische Diagnosen vor als in der ICD-9. Allerdings besteht bezüglich einer weiterführenden Ausdifferenzierung noch Handlungsbedarf.

DSM-IV

Das Diagnostische und Statistische Manual der Amerikanischen Gesellschaft für Psychiatrie (DSM-IV, APA 1994) sieht kein eigenes Kapitel für kinder- und jugendpsychiatrische Störungen vor, arbeitet aber sowohl für Kinder als auch für Erwachsene auf fünf Achsen:

- Achse I: klinische Syndrome und V-Kodierungen (psychische Störungen außer Persönlichkeitsstörungen)
- Achse II: Entwicklungs- und Persönlichkeitsstörung, geistige Behinderung
- Achse III: körperliche Störung und Zustände
- Achse IV: psychosoziale Belastungsfaktoren
- Achse V: globale Beurteilung des Funktionsniveaus

Die Diagnostik auf der ersten Achse erfolgt unter Zuhilfenahme der Kodierungen in Abschnitt V, in dem Zustände beschrieben werden, die zwar keiner psychischen Störung zugeordnet werden können, aber Anlass zu Beobachtung oder Behandlung geben. Auf der Achse II erlaubt das DSM-IV auch die Klassifikation spezifischer Abwehrmechanismen oder Persönlichkeitszüge, ohne dass die Kriterien für eine Persönlichkeitsstörung erfüllt sein müssen. Hier kann sogar die Diagnose einer Persönlichkeitsstörung um die genannten Zustände ergänzt werden. Gemäß dem Komorbiditätsprinzip der ICD-10 können auf der ersten Achse Mehrfachdiagnosen gestellt werden. Die Achse III ist analog zur vierten Achse des MAS und klassifiziert körperliche Störungen oder Zustände. Die Achse 4 des DSM setzt bezüglich der psychosozialen Belastungsfaktoren eine pathogenetische Verknüpfung zu mindestens einer der Hauptdiagnosen voraus.

Cross-walk ICD-10–DSM-IV

Auch wenn sich mit der Etablierung von ICD-10 und DSM-IV die Unterschiede zwischen den beiden Klassifikationssystemen verringert haben, so gibt es grundsätzliche und inhaltliche Unterschiede. Während das DSM-IV ganz auf psychiatrische Störungen beschränkt ist, bildet das Kapitel V (F) der ICD-10 nur ein Kapitel im Gesamtkomplex einer umfassenden medizinischen Klassifikation. Darüber hinaus vereinigt die ICD-10 weltweit 52 psychiatrische Organisationen mit allen nationalen Besonderheiten und Interessen, während das DSM-IV nur für den amerikanischen Kulturkreis konzipiert ist – wenngleich es ebenso wie die ICD-10 eine weltweite Bedeutung besitzt. In der englischsprachigen Literatur wird davon ausgegangen, dass das DSM Vorschriftencharakter besitzt (Maser et al. 1991; First u. Pincus 1999), während die ICD als das „europäische System" spezifischen Traditionen der europäischen Psychiatrie folgt und eher einen Richtliniencharakter besitzt (Alarcon 1995).
Mit den klinisch-diagnostischen Leitlinien gibt die ICD-10 dem Kliniker mehr Beschreibungen, die nicht operationalisiert sind, und durch diese Offenheit mehr Flexibilität. Im Bereich der Kinder- und Jugendpsychiatrie bietet die ICD-10 Kombinationsdiagnosen, wie z. B. „hyperkinetische Störung des Sozialverhaltens" (F 90.1) oder „Störung des Sozialverhaltens mit depressiver Störung" (F 92.0), die das DSM-IV nicht vorsieht. Inwieweit diese Kombinationsdiagnosen gegenüber einer zweifachen Kodierung von Vorteil sind, muss offen bleiben.

> Ein entscheidender paradigmatischer Unterschied besteht in der Forderung des DSM-IV, dass der betroffene Patient durch die Symptomatik beeinträchtigt sein muss, während dieses Kriterium in der ICD-10 keine Berücksichtigung findet. Die Systematik des DSM-IV folgt eher psychopathologischen Prinzipien, während in der ICD-10 die Kapitel pathogenetisch geordnet sind.

Die Übereinstimmung zwischen der ICD-10 und dem DSM-IV schwankt zwischen 33% (für die Kriterien der Störungen durch den Gebrauch psychotroper Substanzen) und 87% (für die Dysthymia, Schulte-Markwort et al. 2002). Die größten Unterschiede für die Kinder- und Jugendpsychiatrie bestehen für den Bereich der Angststörungen (Schwab-Stone u. Hart 1996).

Operationalisierte psychodynamische Diagnostik

Die Unzufriedenheit mit den phänomenologisch orientierten deskriptiven Klassifikationssystemen und mit der „Vieldeutigkeit" (Hoffmann 1996) psychoanalytischer Begriffe und Konstrukte hat 1996 zu der Publikation des Arbeitskreises OPD geführt (Arbeitskreis OPD 1996). In dieser 5-achsigen operationalisierten psychodynamischen Diagnostik werden zentrale psychodynamische Konstrukte manualisiert:

- Achse I: Behandlungsvoraussetzungen
- Achse II: Beziehung
- Achse III: Konflikt
- Achse IV: Struktur
- Achse V: psychiatrische Diagnostik gemäß ICD-10, Kapitel V (F)

Eine analoge Arbeitsgruppe für eine operationalisierte psychodynamische Diagnostik in Kindes- und Jugendalter hat ebenfalls ein Manual publiziert (Arbeitskreis OPD-KJ 2003). Für eine Adaptation der Erwachsenen-OPD wurden Zeiträume eingeführt, die in Anlehnung an die kognitiven Entwicklungsphasen Piagets für jede Entwicklungsphase bzw. Altersgruppe spezifische Operationalisierungen mit entsprechenden Ankerbeispielen vorgeben. Für eine bessere klinisch orientierte Systematik wurde die Reihenfolge der Achsen umgestellt, sodass die Achse „Behandlungsvoraussetzungen" an das Ende gerückt ist. Ein entscheidender Unterschied zur OPD ist die Tatsache, dass die OPD-KJ sich als Ergänzung und Erweiterung der ICD-10 bzw. des MAS versteht, und nicht als eine eigenständige Klassifikation, bei der die psychiatrische Diagnostik als fünfte Achse angehängt ist. Inwieweit Zweifel an der Validität und Reliabilität angemessen sind (Schmidt 2002), wird die wissenschaftliche empirische Erprobung zeigen müssen.

Aspekte der Entwicklung und Ausblick

Sowohl das DSM-IV als auch die ICD-10 sind Klassifikationssysteme, die primär von der Erwachsenenpsychiatrie für psychische Störungen erwachsener Patienten entwickelt worden sind. Dies und die Tatsache, dass wir in der Epidemiologie der Kinder- und Jugendpsychiatrie noch keine umfassenden und zufrieden stellenden Daten vorlegen können, hat dazu geführt, dass die Belange der Kinder- und Jugendpsychiatrie in beiden Klassifikationssystemen unterrepräsentiert sind (vgl. Graham 1991).

Dimensionen einer Entwicklungspsychopathologie sind ungenügend berücksichtigt, so wie umgekehrt manche psychische Störungen, die ihren Ursprung in der Kindheit haben, in ihrer Gestalt und Ausprägung im Erwachsenenalter zu wenig Beachtung finden (z. B. das Aufmerksamkeitsdefizitsyndrom [ADS] oder Autismus). Grundsätzlich wäre diesen Ansprüchen mit einer dimensionalen Diagnostik mehr gedient. Dann könnten auch Ausprägungsmerkmale von Symptomen als Basis der Diagnostik verwendet werden. Letztlich wird man allerdings ohne kategoriale Ein- und Zuordnungen nicht auskommen. Wünschenswert und notwendig ist es, zukünftig mehr Dimensionen zu berücksichtigen, insbesondere in Bezug auf folgende Faktoren:

- psychische Entwicklung von Kindern und Jugendlichen
- Entwicklungspsychopathologie
- Bedeutung von Symptomclustern
- protektive Bedingungen
- differenziertere Funktionsniveaus
- zusätzliche psychische Mechanismen, wie Coping und Abwehr

Dies kann allerdings nur in großen multizentrischen Studien gelingen, die über mehrere Jahre sowohl im Querschnitt als auch im Längsschnitt angelegt sein müssen. Ziel muss es sein, psychische Störungen bei Kindern und Jugendlichen in ihrer Gesamtheit nicht nur klinisch einordnen und behandeln, sondern mit hoher Validität und Interrater-Reliabilität klassifizieren zu können (weiterführend: Jensen et al. 2006).

4.1.12 Therapie

Allgemeine Voraussetzungen

Voraussetzung der kinder- und jugendpsychiatrischen Therapie ist das Krankheits- bzw. Störungsverständnis. Die psychischen Störungen manifestieren sich bei Säuglingen, Kindern und Jugendlichen in Art und Ausmaß in Abhängigkeit von altersgemäßer bio-psycho-sozialer Entwicklung. Körperliche, psychische und soziale (ökologische) Bedingungen, die als antezedent angenommen werden, führen je nach Störungsbild und Individualität des Patienten und seiner Umwelt zu individuell geprägten Mustern pathologischer Veränderungen („Abweichungen"), Symptomen, Symptomkomplexen und somit Störungsbildern. Diese werden mit der Diagnose als Krankheit bzw. psychiatrische Störung identifiziert und klassifiziert. Die pathologischen Symptome und Beschwerden äußern sich in Abweichungen von

- Körperfunktionen,
- Erlebensweisen,
- kognitiven Funktionen,
- Verhaltensweisen.

Die Symptome sind Ausdruck von Beeinträchtigungen bzw. führen zu Einschränkungen der Lebensfähigkeit (körperliche Erkrankungen), normaler Alltagsbewältigung (kognitive Funktionsstörungen und Verhaltensstörungen) und/oder des Wohlbefindens (subjektive Beschwerden) sowie zur Gefährdung der gesellschaftlichen Integration.

Aufgabe kinder- und jugendpsychiatrischer Therapie ist es, Veränderungen im Verhalten, Erleben, der Kognition und der körperlichen Konstitution des Patienten zu erreichen und so zu beeinflussen, dass für Patient und dessen Lebensgemeinschaft eine Besserung der Lebensqualität erreicht wird.

Eine **funktionelle Analyse** (Problemanalyse, Verhaltensanalyse) der Problemlage ist die notwendige Vorbereitung für eine therapeutische Intervention. Die Problemanalyse fußt auf einer standardisierten Diagnostik und Klassifikation, wie sie in den Abschnitten 4.1.10 und 4.1.11 dargelegt sind. Mit dem damit gewonnenen Wissen um die Person des Kindes/Jugendlichen, dem Störungswissen und dem umfeldbezogenen Wissen ist eine funktionelle Analyse möglich, die zu einem Bedingungswissen führt (Schulte 1996, S. 81ff, 2005). Dieses Bedingungswissen wird in Verbindung mit dem störungsspezifischen Wissen Grundlage der therapeutischen Intervention.

Als **therapeutische Leitlinien**, die in der Kinder- und Jugendpsychiatrie für Haltung und praktisches Vorgehen im Rahmen einer patientenorientierten störungsspezifischen integrierten mehrdimensionalen Therapie richtungsweisend sind, lassen sich folgende Eigenschaften benennen:

- personenorientiert (zugewandt, zuhörend, verstehend, individuell, begabungsorientiert)
- familienorientiert (familienintegrierend, verselbstständigend, ablösend)
- diagnosegeleitet (störungsspezifisch)
- problemlösungsorientiert (aufgabenbestimmt, zielgerichtet)
- milieuorientiert (situationsspezifisch, chancen- und ressourcenorientiert, systemisch)
- interaktions- und beziehungsorientiert (Beziehung Patient/Therapeut, Interaktion Therapeut/Patient)
- entwicklungsorientiert (altersbestimmt, lebensgeschichtlich begründet, Bezug zur Entwicklungsaufgabe, gegenwarts- und zukunftsorientiert)
- mehrebenenorientiert (somatisch, psychisch, sozial, situativ)
- interdisziplinär orientiert (berufsgruppenübergreifend, interinstitutionell, Verbundsystem)
- programmgeleitet (Integration verschiedener Methoden in einen Behandlungsplan)
- verlaufsadaptiert (Anpassung der Therapie an den Verlauf der Störung bzw. der Gesundung, phasenorientiert)
- komorbiditätsorientiert (Berücksichtigung simultaner und sukzessiver Komorbidität)
- nebenwirkungskontrolliert
- ethisch kontrolliert
- ökonomisch orientiert (zeitlich sparsam, kostengünstig, wohnortnah)

Die Entwicklungsperspektive und die Umweltbezogenheit – insbesondere hinsichtlich der Familie – sind für die kinder- und jugendpsychiatrische Therapie charakteristisch und wesentlich. Dieser kinder- und jugendpsychiatrischen Besonderheit wird mit den Begriffen „Entwicklungspsychopharmakotherapie“ (s. Kap. 4.3) und „Entwicklungsorientierte Psychotherapie“ (EOP, s. Kap. 4.4; Mattejat 2006) Rechnung getragen.

Methoden und Verfahren

Die **Methoden und Verfahren** der kinder- und jugendpsychiatrischen Therapie müssen unter den bio-psycho-sozialen Vorgegebenheiten, die den Bedingungsfaktoren und Symptombereichen des Störungsbildes eigen sind, tauglich sein, krankhafte Veränderungen auf körperlicher, psychischer und sozialer Ebene gesundheitsfördernd zu modifizieren. Das Spektrum therapeutischer Methoden umfasst somit direkt körperbezogene Verfahren, psychotherapeutische Verfahren und umweltorientierte Maßnahmen. Das Spektrum thera-

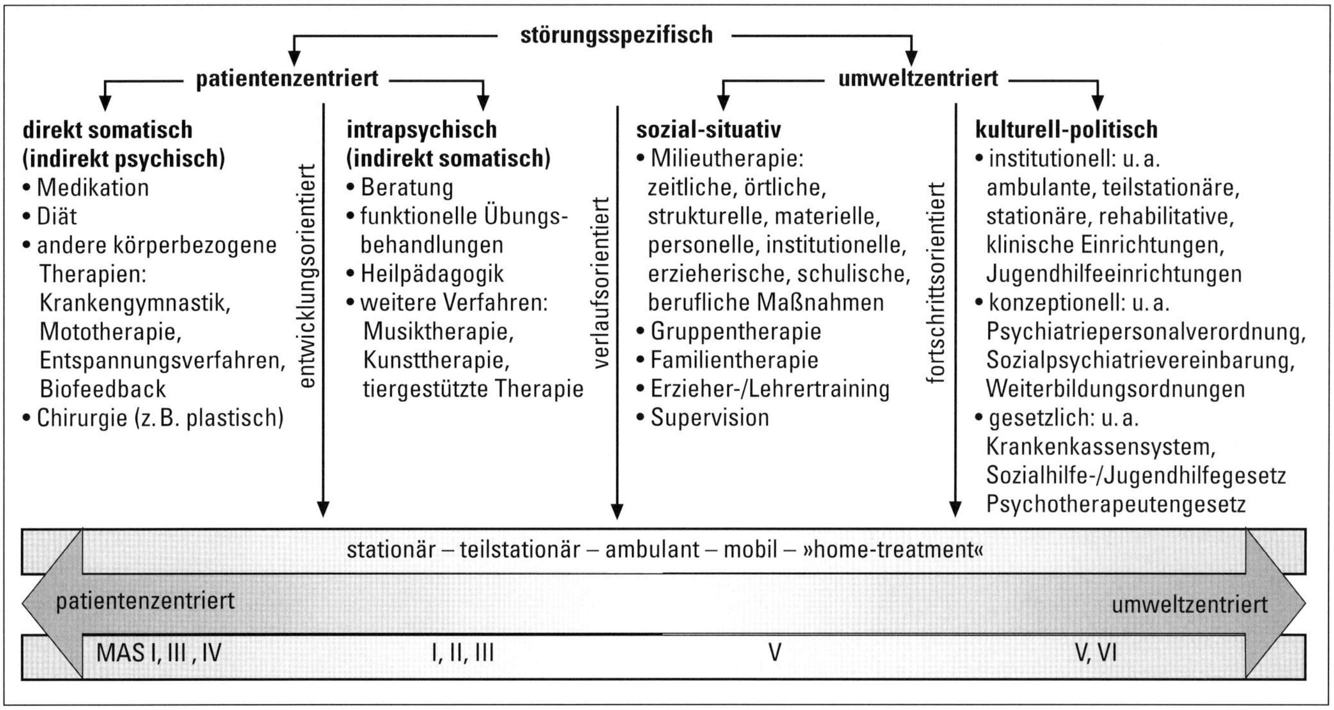

Abb. 4-6: Therapeutische Behandlungsansätze; MAS-Achsen I–VI des multiaxialen Klassifikationsschemas

peutischer Zugangsweisen ist in der Abbildung 4-6 zusammengefasst (weiterführend: Nissen 1993a; 1993b; Kuhn 1993; Lauth et al. 2001; Borg-Laufs 2001; Lehmkuhl 1991; Remschmidt 1997; Warnke et al. 1998; Warnke 2004; Blanz et al. 2006; Grawe 2005; Mattejat 2006).

Behandlungsplanung und Durchführung

Mit dem **Behandlungsplan** wird ein Interventionsprogramm formuliert. Die Therapieplanung beinhaltet nach Schulte (1996, S. 42ff; 2005) folgende Gesichtspunkte:

- Indikationsstellung (Zuordnung von Methoden zu den Problemen)
- Methodenwahl (Frage der Indikation, Durchführbarkeit)
- Ablaufplanung (Setting, Kombination und Reihenfolge der Methoden; Feststellung der personalen und institutionellen Verantwortlichkeit auf Therapeutenseite)
- Konkretisierung (inhaltliche Ausgestaltung für den Einzelfall)

Die **Therapiedurchführung** beinhaltet vier Aspekte:

- Motivierung (Herstellung der therapeutischen Kooperation)
- Intervention (Veränderung)
- Beendigung (Begrenzung der Dauer der Therapie)
- Nachsorge (Evaluation)

Den **Interventionen** entsprechen in der kinder- und jugendpsychiatrischen Therapie die Behandlungsprogramme (Remschmidt u. Mattejat 2001a; 2001b; Warnke 2004; Blanz et al. 2006). Das Spektrum psychotherapeutischer Verfahren ist im Kapitel 4.4 dieses Buchs ausführlich dargelegt (s. S. 408ff). Die Prinzipien der Entwicklungspsychopharmakologie sind im Kapitel 4.3 dieses Buchs erörtert (s. S. 372ff). Die störungsspezifischen Indikationen zur Psychotherapie und Psychopharmakotherapie sind in den einzelnen Kapiteln zu den Störungsbildern ausgeführt. Die ethischen Aspekte werden in Kapitel 4.7 angesprochen (s. S. 471ff).

Charakteristika kinder-/jugendpsychiatrischer Therapie

Für die **Motivierung** ist eine zugleich Kind und Eltern gewährte therapeutische Haltung im Rahmen kinder- und jugendpsychiatrischer Behandlung wichtig. Bei allen diagnostischen, therapeutischen und rehabilitativen Maßnahmen sind in die Erklärungs- und Entscheidungsvorgänge nicht nur das von psychischer Störung betroffene **Kind** bzw. der **Jugendliche als Patient** einbezogen, sondern immer auch die verantwortliche Bezugsperson, in aller Regel die sorgeberechtigten **Eltern**. Diese Besonderheit kennzeichnet grundsätzlich die kinder- und jugendpsychiatrische Therapie. So sind folgende **Merkmale therapeutischer Haltung** sowohl hinsichtlich der Beziehung zum Patient „Kind" als auch hinsichtlich der Beziehung Therapeut-Eltern gültig:

- Abstimmung der Erwartungen, Bedürfnisse und Ziele (sie können auch zwischen dem Patient [also dem Kind] und den Eltern divergieren)
- Festlegung der Regeln der therapeutischen Kooperation (Fragen der Einwilligung, der Compliance, der Medikation usw.)
- altersübergreifende therapeutische Kompetenz (Umgang mit dem Kind, dem Jugendlichen und dem Erwachsenen [Eltern, Großeltern usw.])
- einfühlsames Verstehen, Empathie, Akzeptieren und Wertschätzen; Echtheit, die Konfrontation, Konkretheit, innere Anteilnahme und aktives Bemühen des Therapeuten beinhaltet (Rogers 1951)
- die therapeutische Bemühung, orientiert am Kräfte- und Begabungsreservoir, am kognitiven Entwurf, der antizipierten Lösung sowie an den Veränderungsbereitschaften des Patienten (und der Eltern) und an den hilfreichen Ressourcen im Lebensfeld des Patienten (Dührssen 1988)
- Umsetzung systemischer Prinzipien: Allparteilichkeit (ohne Verlust von Echtheit); hypothesengenerierende Funktion der therapeutischen Intervention (ohne Verlust von persönlicher Überzeugungskraft); Zirkularität, d. h. das ständige Reflektieren des eigenen Anteils im therapeutischen Prozess; Informiertheit des Therapeuten
- Einhaltung ethischer Prinzipien (s. Kap. 4.7, S. 471ff)

Der **therapeutische Rahmen** (Setting) ist differenziert institutionalisiert. Der Zusammenhang zwischen der Anwendung eines therapeutischen Verfahrens und der Institution, in der die Therapie durchgeführt wird (therapeutisches Setting), ist in der Tabelle 4-9 (s. S. 324) illustriert (weiterführend: Remschmidt u. Schmidt 1989; Graf-Schimmelmann et al. 2001; Remschmidt et al. 1990; Remschmidt u. Walter 1989).
Aus der Tabelle 4-9 geht hervor, dass die Häufigkeit der Anwendung bestimmter therapeutischer Verfahren in den einzelnen Versorgungsstrukturen teilweise sehr unterschiedlich ist, obwohl in den verschiedenen Einrichtungen Patienten mit gleicher Diagnose behandelt werden. Sehr deutlich ist das Überwiegen von Psychotherapie, Übungsbehandlung und insbesondere medikamentöser Behandlung in stationärer und tagesklinischer Institution im Vergleich zu allen anderen Versorgungsstrukturen. In allen Einrichtungen spielen die familienorientierten Maßnahmen eine dominante Rolle (weiterführend: Göbel et al. 1996; Remschmidt u. Warnke

1997; Mattejat 2002; Warnke 1998; Warnke u. Beck 2005; Warnke u. Herpertz-Dahlmann 2006; Warnke et al. 1993b; 2001; 2004; Mattejat et al. 2001, s. auch Kap. 4.4).

Die Abhängigkeit des gewählten therapeutischen Verfahrens vom **Alter des Patienten** (Kinder unter zwölf Jahren bzw. ältere Kinder und Jugendliche) und vom therapeutischen Setting geht aus der Abbildung 4-7 hervor.

Die in der Abbildung aufgeführten Ergebnisse kennzeichnen die entwicklungspsychiatrische Charakteristik, dass therapeutische Verfahren in hohem Maße – auch unabhängig vom Störungsbild – eine **altersbestimmte Indikation** haben. In diesem Versorgungsbeispiel kommen institutionsunabhängig bei Kindern unter zwölf Jahren relativ zu älteren Patienten häufiger familienorientierte Interventionen zum Einsatz, während individuelle Psychotherapie häufiger bei Jugendlichen praktiziert wird.

Aus der Tabelle 4-12 (s. S. 329) und der Abbildung 4-7 ist zudem zu erkennen, dass der **Kooperation mit den Eltern** generell eine überragende Bedeutung zukommt. Von großer Relevanz sind auch die individuelle Psychotherapie und die Übungsbehandlung (die oft im Rahmen einer Poliklinik nicht zur Verfügung gestellt werden kann).

Beachtenswert ist die Häufigkeit von „anderen psychosozialen Interventionen", die die Beratung mit Kindergarten, Schulen, Tagesstätten und Heimen, mit Jugend- und Sozialamt beinhalten. Dieser Gesichtspunkt findet in den klassischen therapeutischen Lehrbüchern neben der Darstellung psychotherapeutischer Techniken und pharmakologischer Maßnahmen eine bislang zu geringe Beachtung. Die medikamentöse Behandlung spielt in der Therapie quantitativ – in Bezug auf die gesamte Inanspruchnahmepopulation von Kindern und Jugendlichen mit psychischen Störungen – eine relativ untergeordnete Rolle, bei einzelnen Krankheitsbildern jedoch eine zentrale.

Die Frage der **Beendigung der Therapie** berührt das Problem der Indikation, der Dauer und der Intensität einer therapeutischen Maßnahme. Grawe et al. (1994) kamen in ihrer Meta-Analyse zu dem Ergebnis, dass in der Regel psychotherapeutische Interventionen von mehr als 50 Stunden keine wesentlichen Therapiefortschritte mehr erwarten ließen. Diese Feststellung lässt sich sicherlich nicht verabsolutieren, dürfte jedoch als Richtmaß seine Gültigkeit haben. Bei Indikation teilstationärer und stationärer Therapie sind bei Kindern und Jugendlichen auch Intensitäten von mehr als 50 Sitzungen signifikant wirksam (Remschmidt u. Mattejat 2001b; s. auch Abschnitt „Evaluation"). Angesichts des hohen Anteils chronifizierter und schwerstgradiger psychischer Störungen und der Notwendigkeit einer bei manchen Krankheitsbildern notwendigen lebenslangen therapeutischen Begleitung (z. B. bei psychotischen Erkrankungen, aber auch längerfristig, z. B. bei Anorexia nervosa, Zwangsstörungen und hyperkinetischen Syndromen) kommt der nachsorgenden diagnostischen und therapeutischen Begleitung im Einzelfall eine große Bedeutung zu, die dann oft im Rahmen der Erwachsenenpsychiatrie weiterzuführen ist. Für die Behandlung psychischer Störungen lag die mittlere Dauer im stationären Bereich kinder- und jugendpsychiatrischer Kliniken Deutschlands im Jahr 2001 bei 60 Tagen (sie lag 1991 bei 105 Tagen). Im teilstationären Bereich liegt die durchschnittliche Behandlungsdauer zwischen drei und sechs Monaten (Warnke u. Quaschner 1997; Schmidt 1993; Graf-Schimmelmann et al. 2001; Deutsche Gesellschaft für Kinder- und Jugendpsychiatrie und Psychotherapie et al. 2003; weiterführend: Borg-Laufs 1999; 2001; Lauth et al. 2001; Remschmidt 1997; Steinhausen u. Aster 1999; Blanz et al. 2006; Gabbard et al. 2005; APA 2002b; Petermann u. Reinecker 2005; Mattejat 2006; weiterführend zur Pharmakotherapie: Nissen et al. 2005; Gerlach et al. 2004; Kap. 4.3 in diesem Buch).

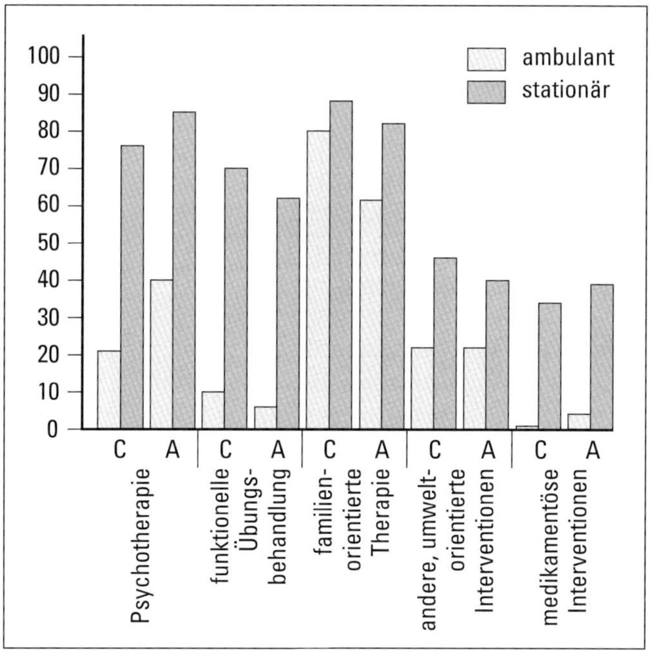

Abb. 4-7: Therapieverfahren in Abhängigkeit vom Alter (C = Kinder unter 12 Jahren; A = Jugendliche über 12 Jahren) (nach Remschmidt u. Mattejat 2001b)

Evaluation

Die **Evaluation** kinder- und jugendpsychiatrischer Behandlung steckt noch in den Anfängen. Eine Übersicht über evaluierte Behandlungsansätze in der Kinder- und Jugendpsychiatrie haben Baving und Schmidt (2001a; 2001b) vorgelegt (s. auch Remschmidt u. Schmidt 1993; Döpfner u. Lehmkuhl 2002; Kazdin 2003; Beirat Psychotherapie 1999; 2002; 2004;

2005). Aus der Übersicht wurde deutlich, dass kontrollierte, randomisierte Psychotherapie-Studien und – in der psychopharmakologischen Forschung – Doppelblind-Studien mit Plazebokontrolle relativ selten sind (vgl. auch Nissen et al. 2005; Gerlach et al. 2004).

Für eine Reihe von psychischen Störungen ist die kombinierte psychotherapeutische und psychopharmakologische Behandlung indiziert (z. B. autistische Störungen, hyperkinetische Störungen, Störungen des Sozialverhaltens, Tic-Störungen, Enuresis nocturna, Enkopresis, Schizophrenie, depressive Störungen, Zwangsstörung, Bulimia nervosa und ausgewählte Angststörungen; Blanz et al. 2006).

Als gut evaluiert kann die (kognitive) Verhaltenstherapie zur Behandlung depressiver Störungen, phobischer Störungen und Angststörungen und Posttraumatischer Belastungsstörungen gelten. Hoher Evaluationsbedarf besteht bezüglich der medikamentösen Behandlung schizophrener und affektiver Störungen. Eine wichtige Rolle, nicht nur bei Indikation und Durchführung, sondern auch bei der Evaluation von Behandlungsmaßnahmen, spielt die Komorbidität. Am Beispiel der hyperkinetischen Störungen mit komorbider Tic-Störung kann es im Einzelfall zu einer Verstärkung der Tic-Symptomatik durch die Medikation von Methylphenidat kommen. Andererseits haben Studien gezeigt, dass bei fortgesetzter Medikation die Zunahme der Tics, die bei wenigen Kindern unter Methylphenidat beobachtet wurde, reversibel war (Gadow et al. 1999) und auch das Absetzen von Methylphenidat nach langer Einnahmedauer keine Verstärkung von Tics bewirkte (Nolan et al. 1999). Dieses Beispiel erinnert auch daran, dass der Nachweis der Wirksamkeit nicht unabhängig von der Kontrolle unerwünschter Wirkungen geführt werden kann. Dies gilt für psychotherapeutische Verfahren in gleicher Weise wie für eine psychopharmakologische Behandlung.

Die **Effektstärke** ist ein Maß für die Wirksamkeit einer therapeutischen Intervention. Remschmidt und Mattejat

Tab. 4-13: Zusammenhang zwischen spezifischer psychischer Störung (Diagnose) und Behandlungserfolg bei stationären kinder- und jugendpsychiatrischen Patienten (MAS = multiaxiales Klassifikationsschema; Erfolg n = absolute Anzahl von Patienten mit signifikanter Verbesserung; Erfolg % = Prozent der Patienten mit signifikanter Verbesserung; die Kategorien „keine Diagnose auf Achse I" und „andere Diagnosen" sind nicht in die statistische Analyse einbezogen) (nach Remschmidt u. Mattejat 2001b)

Achse (MAS)	Gesamtstichprobe			Patienten, die die Therapie normal beendeten		
Diagnose	n	Erfolg n	Erfolg %	n	Erfolg n	Erfolg %
keine Diagnose auf Achse I	27	12	44,44	25	12	48,00
Schizophrenie	149	104	69,80	141	101	71,63
affektive Störungen	19	14	73,68	18	14	77,78
Autismus	21	6	28,57	20	6	30,00
neurotische Störungen	133	93	69,92	121	90	74,38
Persönlichkeitsstörungen	34	16	47,06	33	16	48,48
Anorexia nervosa	168	127	75,60	123	107	86,99
Tic-Störungen	11	5	45,45	9	5	55,56
Ess-Störungen	40	29	72,50	35	28	80,00
Enuresis	33	12	36,36	30	11	36,67
Enkopresis	17	11	64,71	13	11	84,62
Anpassungsstörungen oder Belastungsreaktionen	85	57	67,06	75	53	70,67
Störungen des Sozialverhaltens	350	115	32,86	308	111	36,04
spezifische emotionale Störungen	242	122	50,41	214	117	54,67
hyperkinetische Störung	82	36	43,90	80	36	45,00
andere Diagnosen	81	52	64,20	72	47	65,28
gesamt	1492	811	54,36	1317	765	58,09

(2001b) konnten zeigen, dass Kinder und Jugendliche, die entweder stationär oder teilstationär ihre Behandlung abgeschlossen haben, im Vergleich zu Patienten, die sie vorzeitig abbrachen, zu besseren Effektstärken kamen, und dies insbesondere gegenüber Patienten, die eine Therapie überhaupt verweigerten. Die Vollständigkeit einer Intervention ist also äußerst wichtig. Eine weitere Differenzierung führte zu dem Ergebnis, dass sowohl teilstationär als auch stationär die **Behandlungsdauer** für den Therapie-Erfolg von Bedeutung ist (zur Meta-Analyse weiterführend: Lehmkuhl 1991; Remschmidt u. Schmidt 1993; Lay et al. 2001; Baving u. Schmidt 2001a; 2001b; Döpfner u. Lehmkuhl 2002; Fonagy 2002; Kazdin u. Weisz 2003).

Aus der Abbildung 4-8 ist zu ersehen, dass noch nach 45–90 Tagen teilstationärer bzw. stationärer Therapie deutliche Zuwächse an Therapie-Erfolg zu verzeichnen waren.

Gleichfalls war die **Intensität** (Anzahl der psychotherapeutischen Sitzungen) für den Therapie-Erfolg wichtig. Auch eine Intensität von über 50 Sitzungen ergab noch deutliche Therapie-Effekte. Von besonderer Wirksamkeit sind familienorientierte Maßnahmen (Remschmidt u. Mattejat 2001b), sodass auch die Art bzw. die Methode der Intervention die Wirksamkeit bestimmt.

Der **diagnosespezifische Therapie-Erfolg** ist in dem Beispiel aus der Tabelle 4-13 zu ersehen.

Aus den dort zusammengefassten Ergebnissen ist abzulesen, dass es sehr deutliche **störungsspezifische Unterschiede** im Erfolg stationärer Behandlung gibt. Die Erfolgsquoten sind durchgängig in jener Patientengruppe besser, deren Mitglieder die Behandlung regelgerecht abschlossen. Die Erfolgsquote war relativ am geringsten bei Persönlichkeitsstörungen, dissozialen Syndromen und hyperkinetischen Störungen (dies war übrigens auch für den teilstationären Bereich gültig). Relativ gute Therapie-Erfolge ließen sich stationär (und teilstationär) für Ess-Störungen, Anpassungsstörungen und „neurotische" Störungen erreichen, im stationären Bereich ebenso für Schizophrenie, affektive Psychosen, Anorexia nervosa und Enkopresis (weiterführend zur Lebensqualität: Mattejat et al. 1998; Mattejat u. Remschmidt 1998; Schmeck et al. 1998).

4.1.13 Aspekte zur Forschung

Der entwicklungspsychiatrische Ansatz hat wichtige **inhaltliche** Anregungen zur Forschung gegeben. Dazu gehören z. B. Studien zu folgenden Bereichen:

- zur Epidemiologie psychischer Störungen in verschiedenen Altersstufen
- zur Beziehung zwischen Verhaltensauffälligkeiten und Normalentwicklung
- zum Störungsverlauf
- zu den Zusammenhängen zwischen protektiven Faktoren und Risikofaktoren
- zur simultanen und sukzessiven Komorbidität
- zu den Korrelaten zerebraler Strukturen, Hirnfunktionen, Endophänotypen, Molekulargenetik und psychischen Symptomen
- zur Genetik
- zur psychopharmakologischen Behandlung
- zur Psychotherapie

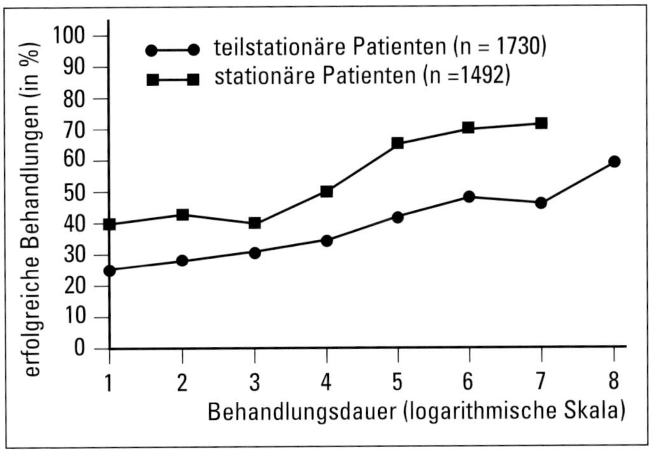

Abb. 4-8: Zusammenhang zwischen Behandlungsdauer und Behandlungserfolg (die Zahlen der x-Achse bezeichnen die Anzahl der Behandlungstage: 1 = 1–10 Tage, 2 = 11–21 Tage, 3 = 22–44 Tage, 4 = 45–90 Tage, 5 = 91–181 Tage [3–6 Monate], 6 = 182–364 Tage [6–12 Monate], 7 = 365–729 Tage [1–2 Jahre], 8 = 730–1460 Tage [> 2 Jahre]) (nach Remschmidt u. Mattejat 2001b)

Die entwicklungspsychiatrische Sichtweise hat auch Einfluss auf die Entwicklung und Anwendung spezifischer **Methoden** und **Strategien** genommen. Dies gilt insbesondere für folgende Forschungsgebiete:

- Mehr-Ebenen-Forschung (= gleichzeitige Erfassung neurobiologischer, sozialer und psychologischer Variablen)
- Einsatz von prospektiven und retrospektiven Längsschnittstudien
- Entwicklung von Methoden zur Individualdiagnostik und Familiendiagnostik
- Nutzung genetischer, insbesondere molekulargenetischer Verfahren
- Einsatz bildgebender Techniken
- Anwendung experimenteller Forschungsstrategien

Für die zukünftige Entwicklung ist eine stärkere Einbeziehung biologischer Grundlagen psychischer Störungen zu erwarten, insbesondere durch genetische und bildgebende Verfahren. Dabei wird entwicklungs- bzw. altersabhängigen Variablen und somit Verlaufsstudien eine stärkere Beachtung zukommen. Inhaltlich wird die Weiterentwicklung psychotherapeutischer und psychopharmakologischer Behandlungsmöglichkeiten, der Konzepte der Qualitätssicherung, der Therapie-Evaluation und der Lebensqualität an Bedeutung gewinnen. Methodisch wird die experimentelle Entwicklungspsychopathologie, durch die Symptome psychischer Störungen unter experimentellen Bedingungen in ihren genetischen, neuropsychologischen und neurophysiologischen Korrelaten untersucht werden, einen hervorragenden Platz einnehmen. In der epidemiologischen Forschung ist den entwicklungspsychopathologischen Aspekten und den sich verändernden familiären Bedingungen, die das Kindeswohl betreffen, besonderes Augenmerk zu schenken.

Literatur

Achenbach T (1974). Developmental Psychopathology. Vol. I. New York: Wiley & Sons.

Achenbach T (1982). Developmental psychopathology. In: Developmental Psychopathology. Vol. I. 2nd ed. New York: Wiley & Sons; 22–48.

Achenbach T (1988). Elternfragebogen über das Verhalten von Kleinkindern – CBCL/2-3. In: Arbeitsgruppe Deutsche Child Behaviour Checklist (1993). Köln: Arbeitsgruppe Kinder-, Jugend- und Familiendiagnostik (KJFD).

Achenbach T (1990). What is „developmental" about developmental psychopathology? In: Rolf A, Masten D, Cicchetti D, Nuechterlein K, Weintraub S (eds). Risk and Protective Factors in the Development of Psychopathology. New York: Cambridge University Press; 29–48.

Achenbach T (1991). Manual for the Child Behavior Checklist/4-18 and 1991 Profile. Burlington: University of Vermont, Department of Psychiatry.

Alarcon RD (1995). Clinical dimensions of contemporary cultural psychiatry. Acta Psiquiatr Psicol Am Lat; 41: 265–74.

Ambrosini PJ, Metz C, Prabucki K, Lee CJ (1989). Videotape reliability of the third revised edition of th K-SADS. J Am Acad Child Adolesc Psychiatry; 28: 723–8.

Angold A, Costello EJ, Erkanli A (1999a). Comorbidity. J Child Psychol Psychiatry; 40: 57–87.

Angold A, Costello E, Farmer EMZ, Burns BJ, Erkanli A (1999b). Impaired but undiagnosed. J Am Acad Child Adolesc Psychiatry; 38: 129–37.

APA (1994). Diagnostic and Statistical Manual of Mental Disorders. DSM-IV. 4th ed. Washington, DC: American Psychiatric Association.

APA (2002a). Quality Indicators, Defining and Measuring Quality in Psychiatric Care for Adults and Children. Washington, DC: American Psychiatric Association.

APA (2002b). Practice Guidelines for the Treatment of Psychiatric Disorders. Washington, DC: American Psychiatric Association.

Arbeitskreis OPD (1996). Operationalisierte Psychodynamische Diagnostik. Bern: Huber.

Arbeitskreis OPD-KJ (Hrsg) (2003). Operationalisierte Psychodynamische Diagnostik im Kindes- und Jugendalter. Bern: Huber.

Ariès P (1978). Geschichte der Kindheit. München: dtv.

Aster M v (2006). Testverfahren zur Dyskalkulie ZAREKI. 2. Aufl. Frankfurt a. M.: Swets Test Service.

Barkmann C, Schulte-Markwort M (2004). Prävalenz psychischer Auffälligkeit bei Kindern und Jugendlichen in Deutschland – ein systematischer Literaturüberblick. Psychiatr Prax; 31: 1–10.

Baving L, Schmidt MH (2001a). Evaluierte Behandlungsansätze in der Kinder- und Jugendpsychiatrie I. Z Kinder Jugendpsychiatrie 29(3): 189–205.

Baving L, Schmidt MH (2001b). Evaluierte Behandlungsansätze in der Kinder- und Jugendpsychiatrie II. Z Kinder Jugendpsychiatrie 29(3): 206–20.

Beck N, Warnke A, Adams G, Patzelt H (2002). Familien im Brennpunkt der Hilfe: Familienarbeit in Kinder- und Jugendpsychiatrie und Jugendhilfe. 3. Würzburger Fachtagung, Würzburg.

Beirat Psychotherapie der Bundesärztekammer (1999). Gutachten zur Gesprächspsychotherapie als wissenschaftliches Psychotherapieverfahren. Dtsch Ärztebl; 97: A-6-3.

Beirat Psychotherapie der Bundesärztekammer (2002). Gutachten zum Nachantrag zur Gesprächspsychotherapie. Dtsch Ärztebl; 99: A-3047-8.

Beirat Psychotherapie der Bundesärztekamer (2004). Stellungnahme des wissenschaftlichen Beirats Psychotherapie nach § 11 PsychThG zur Verhaltenstherapie. Dtsch Ärztebl; 101: A-367-8.

Beirat Psychotherapie der Bundesärztekammer (2005). Stellungnahme zur Psychodynamischen Psychotherapie bei Erwachsenen. Dtsch Ärztebl; 102: A-73-5.

Bertram H (2002). Familien, Ökonomie und kindliche Entwicklung: Einige Trends familiärer Lebensformen und kindlicher Sozialisation. 3. Würzburger Fachtagung, Würzburg.

Birbaumer N, Schmidt RF (2006). Biologische Psychologie. Heidelberg: Springer.

Blanz B, Remschmidt H, Schmidt MH, Warnke A (2006). Psychische Störungen im Kindes- und Jugendalter. Ein entwicklungspsychopathologisches Lehrbuch. Stuttgart, New York: Schattauer.

Borg-Laufs M (1999). Verhaltenstherapie mit Kindern und Jugendlichen: Grundlagen, Methoden, Entwicklungen. In: Reinecker H (Hrsg). Lehrbuch der Verhaltenstherapie. Tübingen: dgvt; 455–84.

Borg-Laufs M (2001). Lehrbuch der Verhaltenstherapie mit Kindern und Jugendlichen. Bd. 2: Interventionsmethoden. Tübingen: dgvt.

Brem-Gräser L (2001). Familie in Tieren. 8. Aufl. München: Reinhardt.

Brickenkamp R (2002). Handbuch psychologischer und pädagogischer Tests. 3. Aufl. Göttingen: Hogrefe.

Bronfenbrenner U (1979). The Ecology of Human Development. Cambridge, MA: University Press.

Bundesärztekammer (1992). MWBO-Richtlinien/I. 18. Kinder- und Jugendpsychiatrie und -psychotherapie. Köln: Bundesärztekammer.

Carter B, McGoldrick M (1988). Overview: The changing family life cycle: A framework for family therapy. In: Carter B, McGoldrick M (eds). The Changing Family Life Cycle: A framework for family therapy. New York: Gardner; 3–28.

Castell R, Nedoschill J, Rupps M, Bussiek D (2003). Geschichte der Kinder- und Jugendpsychiatrie in Deutschland in den Jahren 1937 bis 1961. Göttingen: Vandenhoeck & Ruprecht.

Cicchetti D (1984). The emergence of developmental psychopathology. Child Dev; 55: 1–7.

Cicchetti D (1999). Entwicklungspsychopathologie. Historische Grundlagen, konzeptuelle und methodische Fragen, Implikationen für Prävention und Intervention. In: Oerter R, Hagen C v, Röper G, Noam G (Hrsg). Klinische Entwicklungspsychologie – ein Lehrbuch. Weinheim: Beltz Psychologie Verlags Union; 11–44.

Cicchetti D, Cohen DJ (1995a). Developmental Psychopathology. Theory and methods. New York: Wiley & Sons.

Cicchetti D, Cohen DJ (1995b). Perspectives on developmental psychopathology. In: Cicchetti D, Cohen DJ (eds). Developmental Psychopathology. Vol. I. New York: Wiley & Sons; 3–20.

Cierpka M, Frevert G (1994). Die Familienbögen. Göttingen: Hogrefe.

Costello AJ, Stouthammer-Loeber M, DeRosier M (1993). Continuity and change in psychopathology from childhood to adolescence. Annual Meeting, Feb. 18–21, Santa Fe, New Mexico, USA.

Costello E, Angold A, Burns BJ, Stangl DK, Tweed DL, Erkanli A, Wortmann CM (1996). The Great Smoky Montains Study of Youth. Goals, design, methods and the prevalence of DSM-III-R disorders. Arch Gen Psychiatry; 53: 1129–36.

Costello E, Egger H, Angold A (2005). 10-year Research Update Review: The epidemiology of child and adolescent psychiatric disorders: I. Methods and public health burden. J Am Acad Child Adolesc Psychiatry; 44: 972–86.

Costello E, Foley D, Angold A (2006). 10-year Research Update Review: The epidemiology of child and adolescent psychiatric disorders: II. Developmental epidemiology. J Am Acad Child Adolesc Psychiatry; 45: 8–25.

Davison GC, Neale JN, Hautzinger M (Hrsg) (2002). Klinische Psychologie. Weinheim: Beltz.

Deutsche Gesellschaft für Kinder- und Jugendpsychiatrie und Psychotherapie (DGKJP) et al. (Hrsg) (2003). Kinder- und Jugendpsychiatrie und Psychotherapie in der Bundesrepublik Deutschland. Redaktion: Warnke A, Lehmkuhl G. Denkschrift zur Versorgung von psychisch kranken Kindern, Jugendlichen und ihrer Familien. Stuttgart, New York: Schattauer.

Deutsche Gesellschaft für Kinder- und Jugendpsychiatrie, Psychosomatik und Psychotherapie (DGKJP) et al. (Hrsg) (2007). Leitlinien zu Diagnostik und Therapie von psychischen Störungen im Säuglings-, Kindes- und Jugendalter. 3. Aufl. Köln: Deutscher Ärzte-Verlag.

Dilling H, Mombour W, Schmidt MH, Schulte-Markwort E (Hrsg) (2000a). Internationale Klassifikation psychischer Störungen. ICD-10. Kapitel V (F). Forschungskriterien. 2. Aufl. Bern: Huber.

Dilling H, Mombour W, Schmidt MH (2000b). Vorwort zur deutschen Übersetzung. In: Dilling H, Mombour W, Schmidt MH (Hrsg). Internationale Klassifikation psychischer Störungen. ICD-10. Kapitel V (F). Klinisch-diagnostische Leitlinien. 4. Aufl. Bern: Huber; 7–13.

Dilling HM, Mombour W, Schmidt MH (Hrsg) (1991). Internationale Klassifikation psychischer Störungen. ICD-10. Bern: Huber.

Dilling HM, Mombour W, Schmidt MH (Hrsg) (2005). Internationale Klassifikation psychischer Störungen. ICD-10. 5. Aufl. Bern: Huber.

Döpfner M, Lehmkuhl G (1993). Zur Notwendigkeit von Qualitätsstandards in der Kinder- und Jugendpsychiatrie. Z Kinder Jugendpsychiatrie Psychother; 21: 188–93.

Döpfner M, Lehmkuhl G (2000). Diagnostik-System für psychische Störungen im Kindes- und Jugendalter nach ICD-10 und DSM-IV (DISYPS-kj). 2., korr. und erg. Aufl. Bern: Huber.

Döpfner M, Lehmkuhl G (2002). Die Wirksamkeit von Kinder- und Jugendlichenpsychotherapie. Psychol Rundschau; 53(4): 184–93.

Döpfner M, Lehmkuhl G, Heubrock D, Petermann F (2000). Diagnostik psychischer Störungen im Kindes- und Jugendalter. Göttingen: Hogrefe.

Dührssen A (1988). Beratung von Eltern und Patienten. In: Remschmidt H, Schmidt MH (Hrsg). Kinder- und Jugendpsychiatrie in Klinik und Praxis. Bd. 1. Stuttgart: Thieme; 658–64.

Edelmann GM (1993). Unser Gehirn – ein dynamisches System. München: Piper.

Eggers C, Lempp R, Nissen G, Strunk P (1989). Kinder- und Jugendpsychiatrie. 5. Aufl. Berlin: Springer.

Emminghaus H (1887). Die psychischen Störungen des Kindesalters. Tübingen: Laupp.

Erikson EH (1974). Jugend und Krise. Stuttgart: Klett-Cotta.

Essau CA, Karpinski NA, Petermann F, Conradt J (1998). Häufigkeit und Komorbidität psychischer Störungen bei Jugendlichen: Ergebnisse der Bremer Jugendstudie. Z Klin Psychol Psychopathol Psychother; 49: 105–24.

Esser G (Hrsg) (2003). Lehrbuch der klinischen Psychologie und Psychotherapie des Kindes- und Jugendalters. 2. Aufl. Stuttgart: Thieme.

Esser G, Blanz B, Geisel B, Laucht M (1989). Mannheimer Elterninterview (MEI). Manual. Weinheim: Beltz.

Esser G, Ihle W, Schmidt MH, Blanz B (2000). Der Verlauf psychischer Störungen vom Kindes- zum Erwachsenenalter. Z Klin Psychol Psychopathol Psychother; 29: 276–83.

Fegert JM (1994). Was ist seelische Behinderung ? Münster: Votum.

Feldner J (1955). Entwicklungspsychiatrie des Kindes. Wien: Springer.

Fergusson DM, Horwood LJ, Lynskey MT (1993). Prevalence and comorbidity of DSM-III-R diagnoses in a birth cohort of 15-year-olds. J Am Acad Child Adolesc Psychiatry; 32: 1127–34.

First MB, Pincus HA (1999). Classification in psychiatry: ICD-10 v. DSM-IV. A response. Br J Psychiatry; 175: 205–9.

Fombonne E (1994). The Chartres Study, I. Prevalence of psychiatric disorders among French school-aged children. Br J Psychiatry; 164: 69–79.

Fonagy P (2002). Outcome measurement in children and adolescents. In: IsHak W, Burt T, Sederer L (eds). Outcome Measurement in Psychiatry: a critical review. Washington, DC: American Psychiatric Association; 59–76.

Gabbard GO, Beck JS, Holmes J (eds) (2005). Oxford Textbook of Psychotherapy. Oxford: Oxford University Press.

Gadow KD, Sverd J, Spratkin J, Nolau EE, Grossmann S (1999). Long term methylphenidate therapy in children with comorbid attention deficit hyperactivity disorder and chronic multiple tic disorder. Arch Gen Psychiatry; 56: 330–6.

Gaebel W (2003). Ätiopathogenetik – Konzepte und Krankheitsmodelle in der Psychiatrie. In: Laux HJ, Möller G, Kapfhammer HP (Hrsg). Psychiatrie und Psychotherapie. 2. Aufl. Berlin: Springer; 26–48.

Gerlach M, Warnke A, Wewetzer C (Hrsg) (2004). Neuro-Psychopharmaka im Kindes- und Jugendalter. Wien: Springer.

Göbel CH, Schmidt MH, Blanz B, Rettig B (1996). Behandlung hyperkinetischer Kinder im häuslichen Milieu. Z Kinder Jugendpsychiatrie Psychother; 18: 192–202.

Goodman R (1997). The strengths and difficulties questionnaire. A research note. J Child Psychol Psychiatry; 38: 581–6.

Graf-Schimmelmann B, Schulte-Markwort M, Richter M (2001). Die tagesklinische Behandlung in der Kinder- und Jugendpsychiatrie. Z Kinder Jugendpsychiatrie Psychother; 29(3): 178–88.

Graham P (1991). The developmental perspective in classification. In: Remschmidt H, Schmidt MH (eds). Child and Youth Psychiatry. Bd. II. Göttingen: Hogrefe & Huber; 1–6.

Grawe K, Donata R, Bernauer F (1994). Psychotherapie im Wandel. Von der Konfession zur Profession. Göttingen: Hogrefe.

Grawe K (2005). Allgemeine Psychotherapie. In: Petermann F, Reinecker H (Hrsg). Handbuch der Klinischen Psychologie und Psychotherapie. Göttingen: Hogrefe; 294–310.

Haffner J, Parzer P, Raue B, Steen R, Münch H, Giovannini S, Esther C, Klett M, Resch F (2001). Lebenssituation und Verhalten von Kindern im zeitlichen Wandel. Gesundheitsbericht Rhein-Neckar-Kreis.

Harbauer H, Lempp R, Nissen G, Strunk P (1971). Lehrbuch der Speziellen Kinder- und Jugendpsychiatrie. 4. Aufl. Berlin: Springer.

Heinz A (2005). Gesunder Geist – krankes Hirn? Überlegungen zum Krankheitsbegriff in der Psychiatrie. In: Herrmann CS, Pauen M, Rieger JW, Schicktanz S (Hrsg). Bewusstsein: Philosophie, Neurowissenschaften, Ethik. München: Fink; 407–25.

Herpertz-Dahlmann B (2005a). Allgemeine körperliche Untersuchung. In: Remschmidt H (Hrsg). Kinder- und Jugendpsychiatrie. 4. Aufl. Stuttgart, New York: Thieme; 43–4.

Herpertz-Dahlmann B (2005b). Neurologische Untersuchung. In: Remschmidt H (Hrsg). Kinder- und Jugendpsychiatrie. 4. Aufl. Stuttgart, New York: Thieme; 45–6.

Höger C (1995). Wer geht in Behandlung? Einflußgrößen auf das Inanspruchnahmeverhalten bei psychischen Problemen von Kindern und Jugendlichen. Prax Kinderpsychol Kinderpsychiatrie; 44: 3–8.

Hoffmann SO (1996). Einführung in die operationalisierte psychodynamische Diagnostik. In: Buchheim P, Cierpka M, Seifert T (Hrsg). Lindauer Texte. Berlin: Springer; 235–47.

Hofstra MB, Ende van der J, Verhulst FC (2002). Child and adolescent problems predict DSM-IV disorders in adulthood: A 14-year follow-up of a Dutch epidemiological study. J Am Acad Child Adolesc Psychiatry; 41: 182–9.

Homburger A (1926). Vorlesungen über die Psychopathologie des Kindesalters. Berlin: Springer.

Ihle W, Esser G (2002). Epidemiologie psychischer Störungen im Kindes- und Jugendalter. Psychol Rundschau; 53(4): 159–69.

Janzarik W (1988). Strukturdynamische Grundlagen der Psychiatrie. Stuttgart: Enke.

Jaspers K (1973). Allgemeine Psychopathologie. Berlin: Springer.

Jensen PS, Hinshaw SP, Kraemer HC et al. (2001). ADHD comorbidity findings from the MTA study: comparing comorbid subgroups. J Am Acad Child Adolesc Psychiatry; 40: 147–58.

Jensen PS, Knapp P, Mrazek DA (2006). Towards a New Diagnostic System for Child Psychopathology: Moving Beyond the DSM. New York: Guilford Press.

Kanner L (1935). Child Psychiatry. Oxford: Blackwell.

Kashani JH, Beck N, Hoeper EW, Fallahi C, Corcoran CM, McAllister JA, Rosenberg TK, Reid JC (1987). Psychiatric disorders in a community sample of adolescents. Am J Psychiatry; 144: 584–9.

Kaufman AS, Kaufman NL, Melchers P, Preuß U (2001). Kaufman Assessment Battery for Children (K-ABC). Dt. Version. Göttingen: Hogrefe.

Kazdin AE, Weisz JR (eds) (2003). Evidence-based Psychotherapies for Children and Adolescents. New York: Guilford Press.

Kessler RC, Borglund P, Demler O, Jin R, Walter EE (2005b). Lifetime prevalence and age-of-onset distributions of DSM-IV disorders in the National Comorbidity Survey Replication. Arch Gen Psychiatry; 62: 593–602.

King RA (1995). Practice parameters for the psychiatric assessment of children and adolescents. American Academy of Child and Adolescent Psychiatry. J Am Acad Child Adolesc Psychiatry; 31: 1386–402.

King RA (1997). Practice parameters for the psychiatric assessment of children and adolescents. American Academy of Child and Adolescent Psychiatry. J Am Acad Child Adolesc Psychiatry; 34, Suppl: 4S–20S.

Knölker U, Schulte-Markwort M (1993). Subjektivität in der kinder- und jugendpsychiatrischen Diagnostik, Therapie und Forschung. Egelsbach: Verlag Dr. Markus Hänsel-Hohenhausen.

Kraepelin E (1883). Compendium der Psychiatrie. Leipzig: Ambrosius Abel.

Kuhn R (1993). Psychotherapie und Psychopharmakologie als ein Behandlungskonzept. In: Nissen G (Hrsg). Psychotherapie und Psychopharmakologie. Bern: Huber; 13–8.

Lauth GW, Brack UB, Linderkamp F (Hrsg) (2001). Verhaltenstherapie mit Kindern und Jugendlichen. Weinheim: Beltz.

Lay B, Blanz B, Schmidt MH (2001). Effectiveness of home treatment in children and adolescents with externalizing psychiatric disorders. Eur Child Adolesc Psychiatry; 10, Suppl 1: 80–90.

Lehmkuhl U (1991). Therapeutische Aspekte und Möglichkeiten in der Kinder- und Jugendpsychiatrie. Berlin: Springer.

Lempp R (1967). Eine Pathologie der psychischen Entwicklung. Bern: Huber.

Lempp R (2006). Die seelische Behinderung bei Kindern und Jugendlichen als Aufgabe der Jugendhilfe. 5. Aufl. Stuttgart: Boorberg.

Lewinsohn PM, Hops H, Roberts RE, Seeley JR, Andrews JA (1993). Adolescent psychopathology: I. Prevalence and incidence of depression and other DSM-III-R disorders in high school students. J Abnorm Psychol; 102: 133–44.

Lewis M (ed) (2002). Child and Adolescent Psychiatry. 3rd ed. Baltimore: Williams & Wilkins.

Malaspina D, Corcoran CM, Hamilton SP (2002). Epidemiologic and Genetic Aspects of Neuropsychiatric Disorders. Textbook of neuropsychiatry and clinical neurosciences. 4th ed. Washington, DC: American Psychiatric Publishing; 323–418.

Manheimer-Gommès M (1899). Les troubles mentaux de l'enfance, précis de psychiatrie infantile avec les applications pédagogiques et médicolegales. Préface de M. le professeur Joffroy. Paris: Soc d'édit Sci.

Maser JD, Kaelber C, Weise RE (1991). International use and attitudes toward DSM-III and DSM-III-R: growing consensus in psychiatric classification. J Abnorm Psychol; 100(3): 271–9.

Mattejat F (1997). Qualitätssicherung. In: Remschmidt H (Hrsg). Psychotherapie im Kindes- und Jugendalter. Stuttgart, New York: Thieme; 69–77.

Mattejat F (2000). Familiendiagnostik. In: Remschmidt H (Hrsg). Kinder- und Jugendpsychiatrie. Stuttgart, New York: Thieme; 70–3.

Mattejat F (2002). Familientherapie. In: Esser G (Hrsg). Lehrbuch der klinischen Psychologie und Psychotherapie des Kindes- und Jugendalters. Stuttgart: Thieme; 488–512.

Mattejat F (2004). Qualitätssicherung. In: Remschmidt H (Hrsg). Psychotherapie im Kindes- und Jugendalter. Stuttgart, New York: Thieme; 69–77.

Mattejat F (Hrsg) (2006). Lehrbuch der Psychotherapie. München: CIP-Medien.

Mattejat F, Scholz M (1994). Das subjektive Familienbild (SFB). Göttingen: Hogrefe.

Mattejat F, Remschmidt H (1995). Aufgaben und Probleme der Qualitätssicherung in der Psychiatrie und Psychotherapie des Kindes- und Jugendalters. Z Kinder Jugendpsychiatrie; 23: 71–83.

Mattejat F, Remschmidt H (1998). Zur Erfassung der Lebensqualität bei psychisch gestörten Kindern und Jugendlichen – eine Übersicht. Z Kinder Jugendpsychiatrie; 26: 183–96.

Mattejat F, Jungmann J, Meusers M, Moik C, Nölkel P, Schaff C, Schmidt MH, Scholz M, Remschmidt H (1998). Das Inventar zur Erfassung der Lebensqualität bei Kindern und Jugendlichen – eine Pilotstudie. Z Kinder Jugendpsychiatrie; 26: 174–82.

Mattejat F, Hirt BR, Wilken J, Schmidt MH, Remschmidt H (2001). Efficacy of inpatient and home treatment in psychiatrically disturbed children and adolescents. Eur Child Adolesc Psychiatry; 10, Suppl: 71–9.

Maturana H, Varela F (1987). Der Baum der Erkenntnis. Bern: Scherz.

Maudsley H (1867). Physiology and Pathology of the Mind. London: McMillan.

Melchers P, Preuss U (1992a). Adaptation of the Kaufman Assessment Battery for Children for German-speaking areas. Part 1: Introduction of the battery. Z Kinder Jugendpsychiatrie; 20(2): 85–93.

Melchers P, Preuss U (1992b). Revision of the Kaufman Assessment Battery for Children for German-speaking regions. Part 2: Areas of application and criteria of reliability. Z Kinder Jugendpsychiatrie; 20(4): 223–31.

Melchers P, Schürmann S, Scholten S (2006): Kaufman-Test zur Intelligenzmessung für Jugendliche und Erwachsene (K-TIM). Leiden: PITS.

Meyer A (1908). The problems of mental reactions-types, mental causes and diseases. Psychol Bull; 5: 245–61.

Meyer JE (1961). Diagnostische Einteilungen und Diagnoseschemata in der Psychiatrie. In: Gruhle HW, Jung R, Mayer-Gross W, Müller M (Hrsg). Psychiatrie der Gegenwart. Forschung und Praxis. Berlin, Göttingen, Heidelberg: Springer; 35–47.

Montada L (2002). Fragen, Konzepte, Perspektiven. In: Oerter R, Montada L (Hrsg). Entwicklungspsychologie. 5. Aufl. Weinheim: Beltz; 3–15.

Nelson CA, Bloom FE (1997). Child development and neuroscience. Child Dev; 68: 970–87.

Niebergall G, Quaschner K (2005). Testpsychologische und neuropsychologische Untersuchung. In: Remschmidt H (Hrsg). Kinder- und Jugendpsychiatrie. 4. Aufl. Stuttgart, New York: Thieme; 54–77.

Nissen G (1977). Psychopathologie des Kindesalters. Darmstadt: Wissenschaftliche Buchgesellschaft.

Nissen G (1986). Psychische Störungen im Kindes- und Jugendalter. Darmstadt: Wissenschaftliche Buchgesellschaft.

Nissen G (1993a). Psychotherapie und Psychopharmakotherapie: integrierte Behandlungskonzepte. Bern: Huber.

Nissen G (1993b). Zur Wirkung psychischer und medikamentöser Behandlungsmethoden. In: Nissen G (Hrsg). Psychotherapie und Psychopharmakotherapie: integrierte Behandlungskonzepte. Bern: Huber; 9–12.

Nissen G, Fritze J, Trott GE (2005). Psychopharmaka im Kindes- und Jugendalter. 2. Aufl. Ulm: Fischer.

Nolan EE, Gadow KD, Sprafkin J (1999). Stimulant medication withdrawl during long-term therapy in children with comorbid attention-deficit hyperactivity disorder and chronic multiple tic disorder. Pediatrics; 103: 730–7.

Oerter R (2002). Entwicklungspsychologische Grundlagen. In: Esser G (Hrsg). Lehrbuch der klinischen Psychologie und Psychotherapie des Kindes- und Jugendalters. Stuttgart: Thieme; 2–11.

Oerter R, Montada L (Hrsg) (2002). Entwicklungspsychologie. 5., überarb. Aufl. Weinheim: Beltz.

Oerter R, Schneewind KA, Resch F (1999). Modelle der klinischen Entwicklungspsychologie. In: Oerter R, Hagen C v, Röper G, Noam G (Hrsg). Klinische Entwicklungspsychologie. Weinheim: Beltz; 79–118.

Offord DR, Boyle MH, Racine YA, Fleming JE, Cadman DT, Blum HM, Byrne C, Links PS, Lipman EL, MacMillan HL, RaeGrant HL, Sanford MN, Szatmari P, Thomas H, Woodward CA (1992). Outcome, prognosis and risk in a longitudinal follow-up study. J Am Acad Child Adolesc Psychiatry; 31: 916–23.

Pelham WE, Severe JB, Swanson JM, Wells KC, Wigal T, Vitiello B (2001). ADHD comorbidity findings from the MTA study: comparing comorbid subgroups. J Am Acad Child Adolesc Psychiatry; 40: 147–58.

Perres M (2002). Familien als Einflussgröße für die Entwicklung von psychischen Störungen bei Kindern und Jugendlichen. 3. Würzburger Fachtagung, Würzburg.

Petermann F (2002). Lehrbuch der klinischen Kinderpsychologie und -psychotherapie. 5. Aufl. Göttingen: Hogrefe.

Petermann F, Reinecker H (Hrsg) (2005). Handbuch Klinische Psychologie und Psychotherapie. Göttingen: Hogrefe.

Petermann F, Stein IA (2000). Entwicklungstest ET 6-6. Frankfurt: Swets Test Service.

Petermann F, Kusch M, Niebank K (1998). Entwicklungspsychopathologie. Weinheim: Beltz.

Petermann F, Döpfner M, Lehmkuhl G, Scheithauer H (2002). Klassifikation und Epidemiologie psychischer Störungen. In: Petermann F (Hrsg). Lehrbuch der klinischen Kinderpsychologie und -psychotherapie. 5. Aufl. Göttingen: Hogrefe; 29–56.

Puig-Antich J, Chambers WJ (1978). The schedule for affective disorders & schizophrenia for school aged children. New York: New York State Psychiatric Institute.

Poustka F (1994). Die Klassifikation kinder- und jugendpsychiatrischer Störungen in der ICD-10. In: Dilling H, Schulte-Markwort E, Freyberger HJ (Hrsg). Von der ICD-9 zur ICD-10. Bern: Huber; 217–29.

Remschmidt H (1988). Der Krankheitsbegriff in der Kinder- und Jugendpsychiatrie. In: Remschmidt H, Schmidt MH (Hrsg). Kinder- und Jugendpsychiatrie in Klinik und Praxis. Bd. 1: Grundprobleme, Pathogenese, Diagnostik und Therapie. Stuttgart, New York: Thieme; 142–52.

Remschmidt H (1992). Die Bedeutung der Entwicklungspsychopathologie für das Verständnis psychischer Störungen und Erkrankungen im Kindes- und Jugendalter. Z Klin Psychol Psychopathol Psychother; 40: 1–19.

Remschmidt H (1997). Psychotherapie im Kindes- und Jugendalter. Stuttgart: Thieme.

Remschmidt H (1998a). Bedeutung der Entwicklungspsychopathologie für die Psychotherapie. In: Remschmidt H (Hrsg). Praxis der Psychotherapie mit Kindern und Jugendlichen. Köln: Deutscher Ärzte-Verlag; 34–48.

Remschmidt H (1998b). Praxis der Psychotherapie mit Kindern und Jugendlichen. Köln: Deutscher Ärzte-Verlag.

Remschmidt H (2005a). Erhebung des Anamnese. In: Remschmidt H (Hrsg). Kinder- und Jugendpsychiatrie. 4. Aufl. Stuttgart, New York: Thieme; 39–41.

Remschmidt H (2005b). Erhebung des psychischen Befundes. In: Remschmidt H (Hrsg). Kinder- und Jugendpsychiatrie. Stuttgart, New York: Thieme; 47–53.

Remschmidt H, Mattejat F (1998). Familiendiagnostisches Lesebuch. Stuttgart, New York: Thieme.

Remschmidt H, Mattejat F (2001a). The component model of treatment in child and adolescent psychiatry and psychotherapy. Eur Child Adolesc Psychiatry; 9: 26–45.

Remschmidt H, Mattejat F (2001b). Treatment evaluation in child and adolescent psychiatry. Eur Child Adolesc Psychiatry; 10(1), Suppl.

Remschmidt H, Schmidt F (1981). Neuropsychologie des Kindesalters. Stuttgart: Enke.

Remschmidt H, Schmidt F (1988). Kinder- und Jugendpsychiatrie in Klinik und Praxis. Stuttgart: Thieme.

Remschmidt H, Schmidt MH (Hrsg) (1977). Multiaxiales Klassifikationsschema für psychiatrische Erkrankungen im Kindes- und Jugendalter nach Rutter, Shaffer und Sturge. Bern: Huber.

Remschmidt H, Schmidt MH (Hrsg) (1985a). Kinder- und Jugendpsychiatrie in Klinik und Praxis. Bd. II: Entwicklungsstörungen, organisch bedingte Störungen, Psychosen, Begutachtung. Stuttgart: Thieme.

Remschmidt H, Schmidt MH (Hrsg) (1985b). Kinder- und Jugendpsychiatrie in Klinik und Praxis. Bd. III: Alterstypische, reaktive und neurotische Störungen. Stuttgart: Thieme.

Remschmidt H, Schmidt MH (1989). Alternative Behandlungsformen in der Kinder- und Jugendpsychiatrie. Stationäre Behandlung, tagesklinische Behandlung und home-treatment im Vergleich. Stuttgart: Enke.

Remschmidt H, Schmidt MH (eds) (1992). Developmental Psychopathology. Göttingen: Hogrefe.

Remschmidt H, Schmidt MH (1993). Therapieevaluation in der Kinder- und Jugendpsychiatrie. Stuttgart: Enke.

Remschmidt H, Schmidt MH (2000). Störungsbilder in der Kinder- und Jugendpsychiatry. In: Helmchen H, Henn F, Lauter H, Sartorius N (Hrsg). Psychiatrie der Gegenwart. 4. Aufl. Berlin: Springer; 105–202.

Remschmidt H, Walter R (1989). Evaluation kinder- und jugendpsychiatrischer Versorgung. Stuttgart: Enke.

Remschmidt H, Walter R (1990). Psychische Auffälligkeiten bei Schulkindern. Göttingen: Hogrefe.

Remschmidt H, Warnke A (1997). Behandlung im natürlichen Milieu home-treatment). In: Remschmidt H (Hrsg). Psychotherapie im Kindes- und Jugendalter. Stuttgart: Thieme; 451–7.

Remschmidt H, Walter R, Warnke A (1990). Konzeption und Versorgungsleistung eines mobilen kinder- und jugendpsychiatrischen Dienstes auf dem Land. Psychiatr Prax; 17: 99–106.

Remschmidt H, Schmidt MH, Poustka F (2001). Multiaxiales Klassifikationsschema für psychische Störungen des Kindes- und Jugendalters nach ICD-10 der WHO. 4. Aufl. Bern: Huber.

Resch F (1999a). Beitrag der klinischen Entwicklungspsychologie zu einem neuen Verständnis von Normalität und Pathologie. In: Oerter R, Hagen C v, Röper G, Noam G (Hrsg). Klinische Entwicklungspsychologie. Weinheim: Beltz; 606–22.

Resch F (1999b). Entwicklungspsychopathologie des Kindes- und Jugendalter – ein Lehrbuch. Weinheim: Beltz Psychologie Verlags Union.

Resch F (2005). Entwicklungspsychopathologie. In: Petermann F, Reinecker H (Hrsg). Handbuch der Klinischen Psychologie und Psychotherapie. Göttingen: Hogrefe; 69–77.

Rogers CR (1951). Client-Centered Therapy. Boston: Houghton Mifflin.

Rolf A, Masten A, Cicchetti D, Nuechterlein K, Weintraub S (eds) (1999). Risk and Protective Factors in the Development of Psychopathology. New York: Cambridge University Press.

Rosenbaum H (1982). Formen der Familie. Frankfurt a. M.: Suhrkamp.

Rutter M (1965). Classification and categorization in child psychiatry. J Child Psychol Psychiatry; 6: 71–83.

Rutter M (1980). Developmental Psychiatry. London: Heinemann.

Rutter M (1987). Psychosocial resilience and protective mechanisms. Am J Orthopsychiatry; 57(3): 316–31.

Rutter M (1990). Psychosocial resilience and protective mechanisms. In: Rolf A, Masten A, Cicchetti D, Nuechterlein K, Weintraub S (eds). Risk and Protective Factors in the Development of Psychopathology. New York: Cambridge University Press; 181–214.

Rutter M, Garmezy N (1983). Developmental psychopathology. In: Mussen P (ed). Handbook of Child Psychology. Vol. IV. New York: Wiley; 775–911.

Rutter M, Gould M (1985). Classification. In: Rutter M, Hersov L (eds). Child and Adolescent Psychiatry: Modern Approaches. 2nd ed. Oxford: Blackwell Scientific Publications; 304–21.

Rutter M, Smith DJ (1995). Towards causal explanations of time trends in psychological disorders of young people. In: Rutter M, Smith DJ (eds). Psychosocial Disorders in Young People. Time trends and their causes. Chichester: Wiley; 782–808.

Sameroff AJ (1995). General systems theories and developmental psychopathology. In: Cicchetti D, Cohen DJ (eds). Developmental Psychopathology. Vol. I. New York: Wiley & Sons; 659–95.

Saß H, Wittchen HU, Zaudig M (1996). Diagnostisches und Statistisches Manual Psychischer Störungen. DSM-IV. Göttingen: Hogrefe.

Schmidt F (2002). Probleme der diagnostischen Klassifikation im Kindes- und Jugendalter. In: Esser G (Hrsg). Lehrbuch der klinischen Psychologie und Psychotherapie des Kindes- und Jugendalters. Stuttgart: Thieme; 12–24.

Schmidt MH (1993). Möglichkeiten und Grenzen teilstationärer Arbeit. In: Döpfner MS, Schmidt MH (Hrsg). Kinderpsychiatrie: Vorschulalter. München: Quintessenz; 134–9.

Schmidt MH (2004). Störungen der Sozialisation bei Kindern im Längsschnittverlauf. In: Nissen G (Hrsg). Psychische Störungen im Kindesalter und ihre Prognose. Stuttgart, New York: Schattauer; 67–76.

Schmidtchen S (2001). Allgemeine Psychotherapie für Kinder, Jugendliche und Familien: ein Lehrbuch. Stuttgart: Kohlhammer.

Schmeck K, Poutska F, Katschnig M (Hrsg) (1998). Qualitätssicherung und Lebensqualität in der Kinder- und Jugendpsychiatrie. Wien: Springer.

Schneewind KA (2002). Familienentwicklung. In: Oerter R, Montada L (Hrsg). Entwicklungspsychologie. Weinheim: Beltz; 105–27.

Schneewind KA, Schmidt M (1999). Familiendiagnostik im Kontext der klinischen Entwicklungspsychologie. In: Oerter R, Hagen C v, Röper G, Noam G (Hrsg). Klinische Entwicklungspsychologie. Weinheim: Beltz; 270–98.

Scholz L (1912). Anomale Kinder. Berlin: Karger.

Schüle H (1848). Handbuch der Geisteskrankheiten. Leipzig: Vogel.

Schulte D (1996). Therapieplanung. 2. Aufl. Göttingen: Hogrefe.

Schulte D (1999). Verhaltenstherapeutische Diagnostik. In: Reinecker (Hrsg). Lehrbuch der Verhaltenstherapie. Tübingen: dgvt; 45–86.

Schulte D (2005). Verhaltensanalyse und Indikationsstellung. In: Petermann F, Reinecker H (Hrsg). Handbuch Klinische Psychologie und Psychotherapie. Göttingen: Hogrefe; 147–57.

Schulte-Markwort M, Marutt K, Riedesser P (2002). Cross-walk ICD-10–DSM-IV. Klassifikation psychischer Störungen: eine Synopsis. Bern: Huber.

Schwab-Stone ME, Hart EL (1996). Systems of psychiatric classification: DSM-IV and ICD-10. In: Lewis M (ed). Child and Adolescent Psychiatry. A comprehensive textbook. Baltimore: Williams & Williams; 423–30.

Seitz W, Rausche A (1992). Persönlichkeitsfragebogen für Kinder zwischen 9 und 14 Jahren (PFK 9-14). 3., überarb. Aufl. Göttingen: Hogrefe.

Shaffer D, Fisher P, Lucas CP, Dulcan MK, Schwab-Stone ME (2000). The NIMH Diagnostic Interview Schedule for Children Version 2.3 (DISC-2.3): Description, acceptability, prevalence rates and performance in the MECA study. J Am Acad Child Adolesc Psychiatry; 9: 29–38.

Shahar S (1991). Kindheit im Mittelalter. Reinbek: Rowohlt.

Spitzer RL, Cantwell DP (1980). The DSM-III classification of the psychiatric disorders of infancy, childhood, and adolescence. J Am Acad Child Psychiatry; 19: 365–70.

Sroufe LA, Rutter M (1984). The domain of developmental psychopathology. Child Dev; 55: 17–29.

Staabs G v (1992). Der Scenotest. 8. Aufl. Bern: Huber.

Steinhausen HC, Aster M v (Hrsg) (1999). Verhaltenstherapie und Verhaltensmedizin bei Kindern und Jugendlichen. 2. Aufl. Weinheim: Beltz.

Steinhausen HC, Metzke CW, Meier M, Kannenberg R (1998). Prevalence of child and adolescent psychiatric disorders: The Zürich Epidemiological Study. Acta Psychiatr Scand; 98: 262–71.

Steinhausen HC (2006). Developmental psychopathology in adolescence. Findings from a Swiss study – the NAPE Lecture 2005. Acta Psychiatr Scand; 113: 6–12.

Stengel E (1959). Classification of mental disorders. Bull Org Mond Santé; 21: 601–3.

Stutte H (1980/81). Zur Geschichte des Terminus „Kinderpsychiatrie". Acta Paedopsychiatr; 41: 209–15.

Tewes U, Rossmann P, Schallberger U (1999). Hamburg-Wechsler-Intelligenztest für Kinder. 3. Aufl. HAWIK-III. Bern: Huber.

Tramer N (1941). Lehrbuch der allgemeinen Kinderpsychiatrie. Basel: Schwabe.

Tremblay RE (2004). The development of human physical aggression. In: Leavitt LA, Hall DB (eds). Social and Moral Development: Emerging evidence on the toddler years. Brunswick: Johnson & Johnson Pediatric Institute; 221–38.

Unnewehr S, Schneider S, Margraf J (Hrsg) (1995). Diagnostisches Interview bei psychischen Störungen im Kindes- und Jugendalter. Berlin: Springer.

Velez DN, Johnson J, Cohen P (1989). A longitudinal analysis of selected risk factors for childhood psychopathology. J Am Acad Child Adolesc Psychiatry; 28: 861–4.

Verhulst FC, van der Ende J, Ferdinand RF, Kasius MC (1997). The prevalence of DSM-III-R diagnoses in a national sample of Dutch adolescents. Arch Gen Psychiatry; 54: 329–36.

Volkmar FR (1996). Classification in child and adolescent psychiatry: Principles and issues. In: Lewis M (ed). Child and Adolescent Psychiatry. A comprehensive textbook. Baltimore: Williams & Williams; 417–22.

Vollmoeller W (2005). Normalität und Krankheit. In: Petermann F, Reinecker H (Hrsg). Handbuch der Klinischen Psychologie und Psychotherapie. Göttingen: Hogrefe; 227–35.

Wang PS, Lane M, Olfson M, Pincus HA, Wells KB, Kessler RC (2005). Twelve-month use of mental health services in the United States. Arch Gen Psychiatry; 62: 629–40.

Warnke A (1993a). Entwicklungspsychopathologie – der Krankheitsbegriff in der Kinder- und Jugendpsychiatrie im Verhältnis zu psychosomatischer Sichtweise. Z Kinder Jugendpsychiatrie Psychother; 21: 163–79.

Warnke A (1993b). Grundzüge der Elternberatung und Elterntherapie. In: Nissen GH (Hrsg). Psychotherapie und Psychopharmakotherapie. Bern: Huber; 82–100.

Warnke A (1993c). Subjektivität und Objektivität in der kinder- und jugendpsychiatrischen Klinik und Forschung. In: Schulte-Markwort M, Knölker U (Hrsg). Von der ICD-9 zur ICD-10. Bern: Huber; 201–15.

Warnke A (2004). Zukünftige Entwicklung der Psychotherapie im Kindes- und Jugendalter. In: Remschmidt H (Hrsg). Praxis der Psychotherapie mit Kindern und Jugendlichen. Köln: 2. Aufl. Deutscher Ärzte-Verlag; 67–82.

Warnke A, Quaschner K (1997). Psychotherapie im teilstationären Bereich. In: Remschmidt H (Hrsg). Psychotherapie im Kindes- und Jugendalter. Stuttgart: Thieme; 439–50.

Warnke A, Beck N (2005). Eltern- und Mediatorentraining. In: Petermann F, Reinecker H (Hrsg). Handbuch Klinische Psychologie und Psychotherapie. Göttingen: Hogrefe; 402–11.

Warnke A, Herpertz-Dahlmann B (2006). Was ist Psychosomatik? Eine Begriffsklärung. In: Herpertz-Dahlmann B, Warnke A (Hrsg). Psychosomatisches Kompendium für die Pädiatrie. München: Marseille; 9–36.

Warnke A, Beck N, Hemminger U (2001). Elterntrainings. In: Borg-Laufs MH (Hrsg). Lehrbuch der Verhaltenstherapie mit Kindern und Jugendlichen. Bd. 2: Interventionsmethoden. Tübingen: dgvt; 631–56.

Warnke A, Beck N, Wewetzer C (1998). Störungsspezifische Psychotherapie in der Kinder- und Jugendpsychiatrie. Z Kinder Jugendpsychiatrie Psychother; 26: 197–210.

Weber AC, Scharfetter C (1984). The syndrome concept: history and statistical operationalizations. Psychol Med; 14: 315–25.

Weinschenk C (1981). Entschluß zur Tat. Schuldfähigkeit, Resozialisierung, Prävention. Königstein: Athenäum.
Werner E, Smith RS (1992). Overcoming the Odds: High Risk Children from Birth to Adulthood. Ithaca, London: Cornell University Press.
Werner E, Smith RS (1998). Vulnerable but Invincible. New York: Adauer.
Werner E, Smith RS (2001). Journeys from Childhood to Midlife: Risk, Resilience and Recovery. Ithaca, London: Cornell University Press.
Werner-Jacobsen E (2002). Kinder aus sehr ungünstigen Lebensverhältnissen – welche Lebensumstände schützen ihre psychische Entwicklung? 3. Würzburger Fachtagung, Würzburg.
Wittchen HU, Müller N, Pfister H, Winter S, Schmidtkunz B (1999). Affektive, somatoforme und Angststörungen in Deutschland – erste Ergebnisse des bundesweiten Zusatzsurveys „Psychische Störungen". Gesundheitswesen; 61(Sonderheft 2): 216–22.

4.2 Funktionelle Bildgebung bei psychischen Störungen

M. Reske, T. D. Vloet, K. Mathiak, F. Schneider

Inhalt

4.2.1 Einleitung

In der Vergangenheit wurden zur psychiatrisch-psychotherapeutischen wie auch der psychologischen Forschung neben klinischen Fallstudien schwerpunktmäßig psychophysiologische Untersuchungen sowie Verhaltensstudien durchgeführt. Verhaltens- und Persönlichkeitsauffälligkeiten, die nach regional umgrenzten zerebralen Läsionen auftreten, beispielsweise infolge von lokalen Hirnverletzungen oder zerebrovaskulären Störungen, ließen schon früh vermuten, dass verschiedene Hirnareale mit distinkten und teilweise überlappenden neuropsychologischen Funktionen, psychopathologischen Symptomen und Persönlichkeitseigenschaften assoziiert sind.

So wurde früh die Nutzung moderner bildgebender Verfahren für psychiatrisch-psychologische Forschungsfragestellungen diskutiert und empfohlen (Schneider et al. 1996; Habel et al. 2002). Erste Ansatzpunkte boten hier neuroanatomische Studien. Mithilfe moderner bildgebender Verfahren wie Magnetresonanztomographie (MRT) oder Computertomographie (CT) konnten zunehmend detaillierter spezifische, regionale neuroanatomische Auffälligkeiten in vivo aufgezeigt werden, beispielsweise bei Patienten mit schizophrenen Störungen im Vergleich zu gesunden Kontrollpersonen. So wurden etwa konsistent Verminderungen des Gesamthirnvolumens von Patienten mit schizophrenen Störungen beschrieben (Onitsuka et al. 2003). Lokale Foki dieser Volumenminderungen betreffen dabei besonders frontale und temporale kortikale Areale (Gur et al. 2000; Selemon et al. 2002), wohingegen subkortikal vor allem der Amgydala-Hippocampus-Komplex betroffen zu sein scheint (Savas et al. 2002; Chakos et al. 2005).

Auch die kindliche Form der schizophrenen Störung ist mittels CT und MRT untersucht worden, wobei sich Hinweise auf morphologische Abweichungen ergeben haben. So konnten signifikant vergrößerte innere Liquorräume und ein vermindertes Gesamtgehirnvolumen bei den betroffenen Probanden gefunden werden. Besonders ausgeprägt stellen sich die Veränderungen bei einer frühen klinischen Manifestation der Störung (Kinder unter zwölf Jahren) dar. Daneben werden u. a. Auffälligkeiten im Bereich des temporalen und frontalen Kortex, des Thalamus, der Basalganglien und des limbischen Systems beschrieben. Übereinstimmend ist im Verlauf der Störung eine weitere Abnahme des Gehirnvolumens beobachtet worden (Übersicht bei Mehler u. Warnke 2002). Diese Veränderungen gehen mit einer Abnahme des Gesamt-IQ sowie einer verzögerten neurologischen Reifung einher (Übersicht bei Rapoport et al. 2001).

Auch bei mehreren anderen kinder- und jugendpsychiatrischen Störungen konnten bisher von der Norm abweichende morphologische Befunde beschrieben werden. Dazu zählen u. a. Aufmerksamkeitsdefizit-/Hyperaktivitätsstörung (ADHS) (Roessner et al. 2004; Seidman et al. 2005), Tourette-Syndrom (Kim u. Peterson 2003) und Zwangsstörung (Szeszko et al. 2004). Speziell die MRT eröffnete dabei neue Untersuchungsmöglichkeiten für das Kindes- und Jugendalter, da sie nichtinvasiv ist und weder den Einsatz radioaktiver Substanzen noch ionisierender Strahlung erfordert (O'Tuama et al. 1999). Dadurch wurde sie seit Mitte der 80er Jahre auch die Methode der Wahl bei der Untersuchung der Gehirnmorphologie bei gesunden Kontrollprobanden.

Da durch diese fMRT-Technik Mehrfachuntersuchungen bei gesunden kindlichen Probanden bedenkenlos möglich wurden, konnte die Darstellung der regelgerechten Gehirnentwicklung deutlich verbessert werden (Kennedy et al. 2003). Die entsprechenden Befunde stellen die Grundlage der Beurteilung sowohl anatomischer als auch funktioneller Daten im Kindes- und Jugendalter dar. Erstmals wurde es möglich, größere Populationen kindlicher Probanden mit psychischen Störungen im Hinblick auf relevante zerebrale Abweichungen in Volumen und Struktur im Vergleich zu gesunden Kontrollen zu untersuchen (Eliez u. Reiss 2000; Hendren et al. 2000; Durston et al. 2001). Gerade durch Studien an kindlichen Probanden mit vergleichsweise kurzer Erkrankungsdauer wurde die Möglichkeit zur Identifizierung von sich im Verlauf potenziell entwickelnden Chronifizierungs- und Behandlungseffekten deutlich verbessert (Peterson et al. 2003).

Ein neues Feld im Bereich der strukturellen Bildgebung bietet das Brain Mapping, also die Kartierung umschriebener Hirnregionen (Amunts et al. 2002). Innerhalb dieses Fachgebiets werden die menschliche Hirnrinde, subkortikale Kerngebiete und Faserbahnen kartiert. So wird eine Quantifizierung architektonischer, interhemisphärischer, interindividueller und ontogenetischer Unterschiede von kortikalen und subkortikalen Arealen möglich, die zur Erstellung dreidimensionaler anatomischer Karten („probability maps") genutzt werden können. Anschließend kann eine Gegenüberstellung mit Ergebnissen funktionell bildgebender Untersuchungen erfolgen, sodass Aussagen darüber möglich werden, wie wahrscheinlich beispielsweise eine in einer funktionellen MRT-Studie (fMRT) gefundene regionale Hirnaktivierung einem bestimmten neuroanatomischen Areal zuzuordnen ist.

Die Untersuchung und Kartierung der Gehirne von Patienten mit psychischen Störungen im Vergleich zu Gesunden sollen dazu dienen, die psychischen Störungen zugrunde liegenden funktionell neuroanatomischen Auffälligkeiten zu verifizieren. Eine besondere Relevanz der Volumenminderungen im Gehirn psychisch Kranker, welche neben der Schizophrenie auch für Patienten mit Depressionen (Videbech u. Ravnkilde 2004) und Persönlichkeitsstörungen wie der Borderline-Persönlichkeitsstörung (Rüsch et al. 2003) beschrieben wurden, ergibt sich aufgrund ihrer Implikationen für den Verhaltensbereich. So korrelieren beispielsweise Leistungsbeeinträchtigungen schizophrener Patienten in neuropsychologischen Tests mit spezifischen Volumenminderungen zerebraler Areale (z.B. Sanfilipo et al. 2002). Und auch die verringerte Leistung älterer depressiver Patienten in Tests bezüglich präfrontaler Funktionen zeigte sich von der Stärke der vorliegenden Volumenverringerung im Bereich des linken Orbitofrontalkortex abhängig (Steffens et al. 2003). Ähnliche Zusammenhänge ließen sich auch für Störungen im Kindes- und Jugendalter nachweisen: In einer Studie an Kindern mit ADHS korrelierte die Größe des Nucleus caudatus signifikant mit dem Schweregrad ihrer Symptomatik (Castellanos et al. 2002). Bei kindlichen Probanden mit Zwangsstörungen konnte nachgewiesen werden, dass eine Assoziation zwischen morphometrischen Abweichungen im ventralen präfrontalen Kortex sowie striatalen Arealen und der Ausprägung der Zwänge bestand (Rosenberg et al. 2000).

Allerdings sind nicht alle zerebralen Dysfunktionen von Patienten mit psychischen Störungen durch ein neuroanatomisches Korrelat erklärbar. Patienten mit einer schizophrenen Störung etwa wiesen gegenüber Gesunden wiederholt Minderaktivierungen der Amygdala während des Erlebens von Trauer auf, obschon hier diese Auffälligkeit nicht durch eine Volumenminderung zu erklären war (Schneider et al. 1998). Demnach kann das Volumen einer umschriebenen Hirnregion mit neuropsychologischen und/oder funktionell zerebralen Auffälligkeiten psychiatrischer Patienten in Zusammenhang stehen, doch müssen alternative Ursachen (z. B. eine veränderte Neurotransmission) in Betracht gezogen werden. Bei der Klärung dieser Frage erwiesen sich funktionell bildgebende Verfahren als hervorragend geeignet, in vivo die zerebralen Funktionen psychiatrischer Patienten zu beobachten und zu beschreiben.

4.2.2 Funktionell bildgebende Methoden und ihre Relevanz für psychiatrische Fragestellungen

Aufgrund struktureller, funktioneller und neurochemischer Auffälligkeiten wird das Erleben und Verhalten psychiatrischer Patienten zunehmend zum Fokus systematischer experimenteller Untersuchungen mit funktionellen Bildgebungsmethoden. Zum Einsatz kommen hier insbesondere die funktionelle Magnetresonanztomographie (fMRT, auch funk-

Tab. 4-14: Mechanismen funktionell bildgebender Methoden (fMRT, PET und MEG) inklusive der jeweiligen Vor- und Nachteile

funktionell bildgebendes Verfahren	verwendeter Mechanismus	Vorteile	Nachteile
funktionelle Magnetresonanz-tomographie (fMRT)	starkes Magnetfeld und Radioimpulse; BOLD-Effekt (BOLD = blood oxygen level dependent) zur Erfassung des magnetischen Gehalts des Blutes	exzellente räumliche Auflösung; dreidimensionale Darstellung der Aktivierungen; Nichtinvasivität, keine Nebenwirkungen	zeitliche Auflösung limitiert durch hämodynamische Reaktion
Positronenemissions-tomographie (PET)	(radioaktive) Tracer-Substanz; Messung des bei Aktivierung erhöhten Glukoseverbrauchs oder des regionalen zerebralen Blutflusses (rCBF); molekulares Imaging, z. B. von Transmittermolekülen; Rezeptordichte	Messung physiologischer Parameter; absolute Quantifizierung	Invasivität; geringe Verbreitung, hoher technischer Aufwand (bei der Verwendung von Tracern: Nähe zu Zyklotron nötig), hohe Kosten, geringe zeitliche Auflösung, Radioaktivität, daher schlechte Wiederholbarkeit
Magnetenzephalographie (MEG)	Erfassung der durch Hirnströme verursachten Magnetfelder	hohe zeitliche Auflösung	Lokalisation nicht eindeutig geklärt

tionelle Kernspintomographie), die Positronenemissionstomographie (PET) und die Magnetenzephalographie (MEG). Auch wenn mittels dieser Verfahren kein eindeutig kausaler Zusammenhang zwischen mentalen Ereignissen und den dabei gemessenen Hirnaktivierungen nachgewiesen werden kann, wird eine signifikante korrelative Beziehung zwischen beiden Ebenen (Verhalten/Erleben und zerebrale Aktivierung/neuronales Korrelat) beschrieben.

Ein psychisches Ereignis wird in funktionell bildgebenden Studien stets auf zwei verschiedenen Ebenen charakterisiert: So werden das subjektive Erleben (z. B. das Erleben von Trauer während der experimentellen Induktion von Emotionen, das Fühlen von Schmerz) und/oder Verhalten (z. B. Verhaltensdaten wie Reaktionszeit, Prozentsatz korrekter Antworten via Tastendruck während kognitiver Aufgaben) des Probanden einerseits sowie andererseits die damit korrelierende regionale neuronale Aktivierung (z. B. in der Amygdala oder im präfrontalen Kortex) erfasst.

Die verschiedenen bildgebenden Methoden bieten dabei unterschiedliche Ansatzpunkte und zeichnen sich durch spezifische Vor- oder auch Nachteile aus, sodass sich für eine zu untersuchende Fragestellung meist jeweils ein Verfahren als besonders geeignet herausstellt und gewählt werden sollte. Die verschiedenen bildgebenden Verfahren eröffnen dabei zahlreiche, zum Teil sehr unterschiedliche Untersuchungsmöglichkeiten, wobei je nach Methode spezifische Vorzüge, Grenzen und Einschränkungen bedacht werden müssen (s. Tab. 4-14). Soll in einem Experiment zum Beispiel eine extrem hohe zeitliche Auflösung erzielt werden, eignet sich die MEG besser als fMRT oder PET. Für Fragestellungen, die eine absolute Quantifizierung benötigen, sollte die PET herangezogen werden. Die fMRT ist weit verbreitet und bietet viele neue Ansatzpunkte für die psychiatrische Forschung, während zeitgleich umfangreiche Befunde aus fMRT-Studien mit gesunden Probanden und psychiatrischen Patienten vorliegen, die zum Vergleich herangezogen werden können.

Im Folgenden wird exemplarisch auf die zugrunde liegenden Methodiken sowie die Vorzüge und Nachteile der PET, der MEG und mit besonderem Schwerpunkt der fMRT eingegangen, welche in den letzten Jahren einen hohen Stellenwert in der psychologischen und psychiatrischen Forschung erworben haben, insbesondere bei Untersuchungen im Kindes- und Jugendalter. Des Weiteren werden neue Einsatzgebiete dieser Methoden im Bereich der Psychiatrie und Psychotherapie vorgestellt.

Positronenemissionstomographie (PET)

Das nuklearmedizinische Verfahren der PET bietet als invasives Verfahren unter der Verwendung von Tracer-Substanzen die Möglichkeit, die Komplexität und Funktionsweise von Transmittersystemen bei Patienten mit psychischen Störungen und bei Gesunden in vivo zu untersuchen. Für PET-

Studien werden zunächst in einem Teilchenbeschleuniger, dem so genannten Zyklotron, die Positronen-Emitter hergestellt, die dann genutzt werden, um anschließend die interessierenden Biomoleküle bzw. Pharmaka damit zu markieren (s. Abb. 4-9). Der Tracer wird hiernach in kleinen Mengen eingebracht, um einer biologischen Substanz zu folgen, verändert jenes zu untersuchende System an sich allerdings nicht. Die Applikation des Tracers erfolgt gängigerweise über eine Injektion, aber auch die Inhalation ist teilweise möglich. Der Tracer muss dabei nicht zwangsläufig eine radioaktive Substanz sein.

Das „Tracer-Prinzip" beschreibt die Tatsache, dass der verwendete Tracer/Radioligand die gleichen physikochemischen Eigenschaften wie die zu verfolgende biologische Substanz aufweist, während das „Rezeptorprinzip" eine pharmakologische Spezifität des Tracers für die Zielstruktur fordert.

Zentraler Bestandteil von PET-Kameras sind Szintillations-Detektoren, die das Untersuchungsobjekt umgeben. Die Radioaktivität, die vom Untersuchungsobjekt ausgesandt wird, wird in den Szintillationskristallen in sichtbares Licht umgewandelt und an einen Computer weitergeleitet, der aus der empfangenen Information ein bzw. mehrere Schichtbilder rekonstruiert (Abb. 4-9).

Für die experimentelle Untersuchung einer jeweiligen Fragestellung ist die Gabe verschiedener Isotope möglich, wie z. B. $H_2{}^{15}O$ oder die mit radioaktiven Tracern wie ^{18}F (Fluor-18; FDG = 2-Fluor-2-Deoxyglucose) oder ^{11}C (Kohlenstoff-11) markierte Glukose (DG = 2-Deoxyglucose), wobei Letztere die Messung des Glukosemetabolismus ermöglichen. Zerfallen die Isotope, so senden sie Positronen aus, welche im Gewebe mit Elektronen unter Aussendung von zwei entgegengesetzt gerichteten Gamma-Quanten zerstrahlen. Diese gleichzeitig an zwei gegenüberliegenden Punkten im Scanner auftreffende Strahlung wird bei der PET gemes-

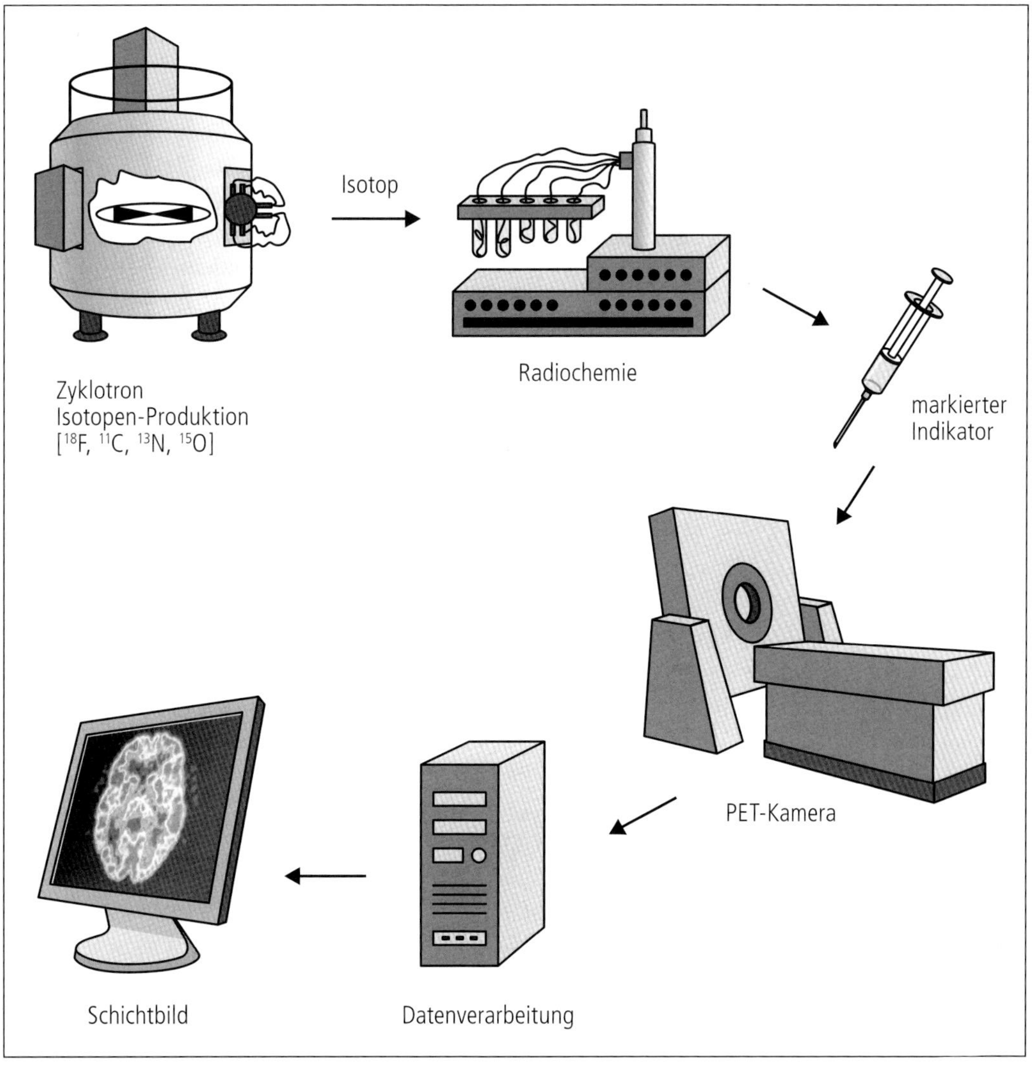

Abb. 4-9: Komponenten einer PET-Messung (mit freundlicher Genehmigung von H. Herzog, Forschungszentrum Jülich)

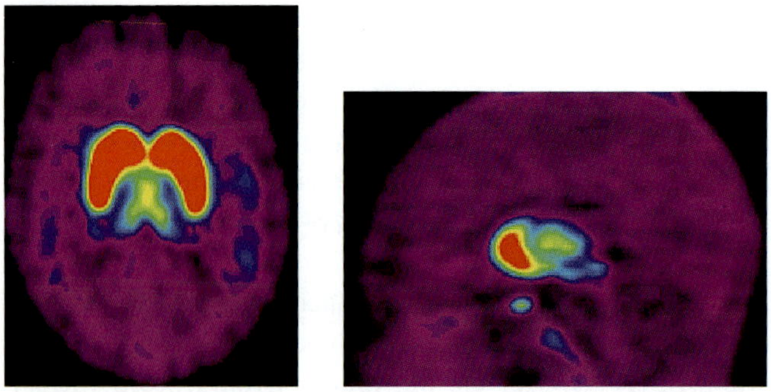

Abb. 4-10: D_2-Dopamin-Rezeptoren im menschlichen Gehirn, visualisiert mit der PET, [^{18}F]Fallypride, Ki = 33 pM. Links: Bindung im Striatum/Thalamus. Rechts: Bindung in Mittelhirn/Hypophyse (mit freundlicher Genehmigung von G. Gründer, Universitätsklinikum Aachen)

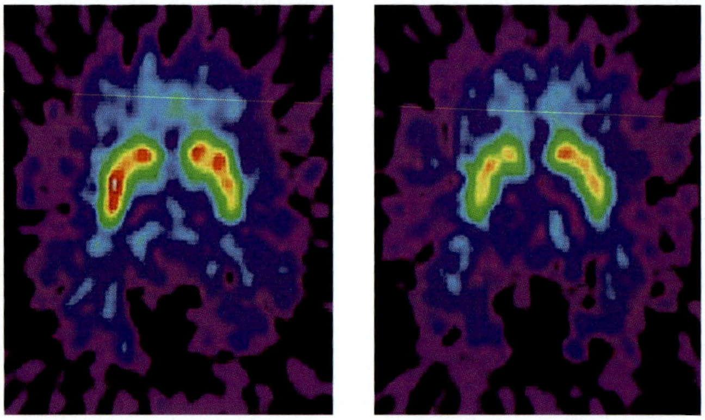

Abb. 4-11: Wirkungen von Haloperidol auf den Dopamin-Metabolismus im Hirn schizophrener Patienten. Links: unmedizierte Patienten: Rechts: nach 4 Wochen Haloperidol-Gabe (mit freundlicher Genehmigung von G. Gründer, Universitätsklinikum Aachen)

sen. So können Schichtbilder der Tracerverteilung in einer interessierenden Region („Region of Interest", ROI) zum Beispiel des Hirns, gewonnen werden (vgl. Abb. 4-9). Die Lokalisation des Radioliganden gibt die Verteilung der Zielstruktur wieder, wobei die Bindung an die Bindungsstellen sättigbar ist. Zudem weist der Tracer eine besonders hohe Affinität für die zu untersuchende Zielstruktur auf, wie zum Beispiel [^{18}F]Fallypride-PET für das Striatum, den Thalamus und Mittelhirnstrukturen (Abb. 4-10).
Auch bietet sich die Möglichkeit, die dynamischen Eigenschaften der Kinetik des Tracers zu bestimmen. Dabei ist das zeitliche Auflösungsvermögen bei der PET-Messung jedoch (verglichen mit anderen bildgebenden Verfahren) eher schlecht, wohingegen das räumliche Auflösungsvermögen in den letzten Jahrzehnten beträchtlich gesteigert werden konnte und heute bei ca. 3–5 mm liegt.

Die PET-Bildgebung mithilfe dieser Tracersubstanzen ermöglicht die Messung des zerebralen Blutflusses (CBF, cerebral blood flow), des zerebralen Blutvolumens (CBV, cerebral blood volume), des Sauerstoffverbrauchs, der Neurotransmitterfunktionen und des Metabolismus in verschiedenen Hirnregionen. Die PET wurde dabei in den letzten Jahren mit zunehmender Häufigkeit genutzt, um die Rezeptoreigenschaften und -verteilungen bzw. -dichten bei Patienten mit psychischen Störungen zu beschreiben, um so etwa weitere Schlüsse bezüglich der Pathophysiologie und der Wirksamkeit von Psychopharmaka zu gewinnen.
Entsprechend des besonderen Vorteils der Methode, also der Quantifizierbarkeit von molekularen Strukturen in nanomolaren Stoffmengen, zentriert sich die Forschung im Bereich psychischer Störungen vor allem auf die molekulare Pathophysiologie und das Verständnis der Wirkungsweise psychotroper Substanzen. So konnte beispielsweise mittels der PET gezeigt werden, dass es bei der Behandlung mit dem klassischen Neuroleptikum Haloperidol bei Patienten mit einer schizophrenen Störung zu einer Reduktion des Dopamin-Metabolismus kommt (Abb. 4-11). Eine solch absolute Quantifizierbarkeit ist bislang nur mit der PET möglich, sodass sich andere bildgebende Verfahren hier nicht anbieten.
Zum gegenwärtigen Zeitpunkt fokussiert sich die PET-Forschung besonders auf das dopaminerge und das serotoninerge System, das GABAerge-Benzodiazepin-System sowie auf das Opiatsystem.
Trotz umfangreicher Bemühungen, die Bildgebung mit Rezeptorliganden für die fMRT zu verbessern, bleibt die PET nach wie vor die sensitivste bildgebende Methode zur In-vivo-Erfassung molekularer Interaktionen.

Einsatzbereiche der PET für psychiatrische Fragestellungen

In den vergangenen Jahren wurde die PET und in geringerem Maße noch die Single-Photon-Emissions-Computertomographie (SPECT) zur Klärung der Beziehung zwischen Dosierungen bzw. Plasmakonzentrationen von Psychopharmaka und der entsprechenden Rezeptorbesetzung herangezogen. Einen Schwerpunkt bildete hier die Untersuchung der atypischen Antipsychotika und der dopaminergen Rezeptoren. Neben dem dopaminergen System steht zudem immer mehr das serotoninerge System im Blickfeld der PET-Forschung.
Eine besondere praktische Relevanz ergibt sich durch die Einbeziehung der therapeutischen Wirkung einschließlich der klinischen Wirkung und der unerwünschten Nebenwirkungen. Dies zeigt sich etwa am Beispiel des Aripiprazols: Bereits in den späten 80er bzw. frühen 90er Jahren hatte die Arbeitsgruppe um Farde die Hypothese aufgestellt, dass

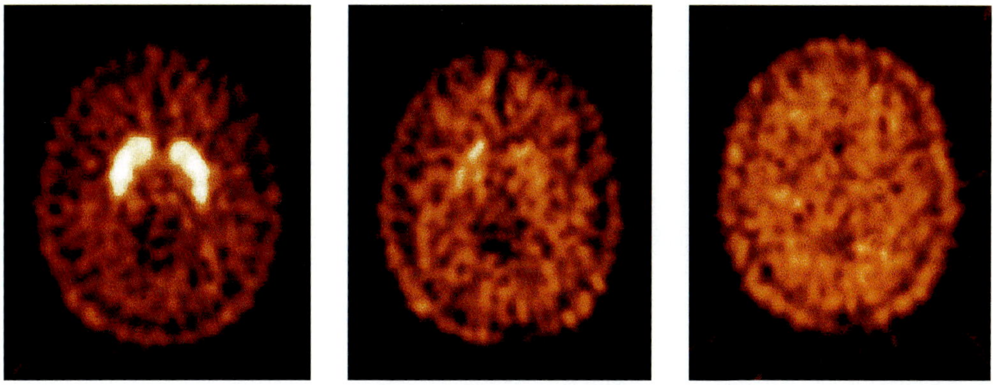

Abb. 4-12: D_2-Rezeptorbesetzung bei gesunden Probanden vor (links) und nach 14-tägiger Aripiprazol-Gabe (2 mg/Tag [Mitte]) bzw. 30 mg/Tag [rechts]) (aus Yokoi et al. 2002, mit freundlicher Genehmigung des Verlags)

Antipsychotika in gängigen klinischen Dosierungen zu einer 65–90 %igen striatalen D_2-Rezeptorbesetzung führen (Farde et al. 1988; 1992), wobei Patienten mit extrapyramidalen Nebenwirkungen (EPS) höhere Besetzungen als Patienten ohne EPS zeigten. Farde et al. postulierten ein „therapeutisches Fenster" bei 60 bis 80 % besetzter Rezeptoren für die therapeutische Wirksamkeit, während es bei einer Besetzung von mehr als 80% der Rezeptoren zu EPS käme. Dies ließ zum Beispiel für Aripiprazol vermuten, dass bereits Dosen von 2–4 mg zu einer klinischen Wirkung führen müssten. Jedoch beginnt das Wirkprofil den vorgelegten Therapiestudien zufolge ab Tagesdosen von 15 mg. Zudem konnte in PET-Studien gezeigt werden, dass klinisch wirksame Dosen von 15–30 mg zu einer 80–95 %igen Besetzung der Rezeptoren, nicht jedoch zu häufigeren EPS als niedrigere Dosen führen. Dies hatten Yokoi et al. bereits 2002 in einer PET-Studie an 15 gesunden Probanden gezeigt, in der sie die optimale Dosierung des Neuroleptikums Aripiprazol schon in einer frühen Phase der klinischen Entwicklung zu bestimmen suchten. Zunächst wurden hier die Probanden einer Baseline-PET-Untersuchung mit $[^{11}C]$Racloprid als Radioligand untersucht und erhielten hiernach eine 14-tägige Gabe von Aripiprazol, worauf eine weitere PET-Messung folgte. Die Behandlung mit einer Tagesdosis von 0,5 mg Aripiprazol führte, wie gezeigt werden konnte, zu einer striatalen D_2-Rezeptorbesetzung von etwa 40 %. Bei einer Dosis von 2 mg Aripiprazol täglich zeigten sich 71 % (Putamen) bzw. 77 % (Nucleus caudatus) besetzt, wohingegen 84 % (Putamen) und 86 % (Nucleus caudatus) besetzt waren, wenn eine Tagesdosis von 10 mg Aripiprazol verabreicht worden war. Eine 95 %ige Rezeptorbesetzung wurde durch die Gabe von 30 mg täglich erreicht (Abb. 4-12). Somit kann die PET helfen, die Wirkprofile verschiedener Antipsychotika zu quantifizieren, zu erklären und so letztlich die Pharmakotherapie nachhaltig zu modifizieren und zu optimieren.

Aufgrund der vergleichsweise aufwändigen Logistik und der benötigten umfangreichen Erfahrung sind PET-Untersuchungen bislang jedoch auf wenige Forschungszentren beschränkt, die ihre Ressourcen zum großen Teil für Grundlagenforschung nutzen. Dennoch findet die PET immer mehr Eingang in psychiatrische Forschungsgebiete. Durch den Einsatz ionisierender Strahlung bzw. radioaktiver Substanzen gestaltet sich der Einsatz von PET-Untersuchungen im Kindes- und Jugendalter problematisch, sodass die Ethik-Kommissionen in Deutschland solchen Untersuchungen in der Regel nicht zustimmen.

Funktionelle Kernspintomographie (fMRT)

Besonders die funktionelle Kernspintomographie hat als weit verbreitetes Verfahren dazu beigetragen, ein detaillierteres Verständnis für die kortikalen und subkortikalen funktionell-zerebralen Netzwerke des Erlebens und Verhaltens psychisch Kranker und Gesunder zu erlangen (Schneider u. Fink 2007). Bei dieser Methode wird die durch standardisierte Aufgaben hervorgerufene Änderung von lokalisierten Hirnaktivierungen erfasst und statistisch ausgewertet. Ein großer Vorteil der fMRT ist es, dass sie ohne Röntgenstrahlung oder Radioaktivität auskommt und ermöglicht, Aussagen über die zerebrale Aktivierung aufgrund der intrinsischen Kontrasteigenschaften des Blutes und damit ohne die zusätzliche Gabe von radioaktiven Tracer-Substanzen zu treffen. So wird, während der Proband im Kernspintomograph liegt, der so genannte BOLD-Kontrastmechanismus (BOLD = Blood Oxygenation Level Dependent; s. Abb. 4-13) zur Analyse zerebraler Aktivität genutzt.

Der im Tomograph liegende Proband wird mit verschiedenen Reizen stimuliert, bei deren Verarbeitung dann die regionale zerebrale Aktivierung mit einem Anstieg des Glukoseverbrauchs, des Sauerstoffverbrauchs und einer überproportional starken Erhöhung des regionalen zerebralen Blutflusses (rCBF) verbunden ist. Der BOLD-Kontrast beruht

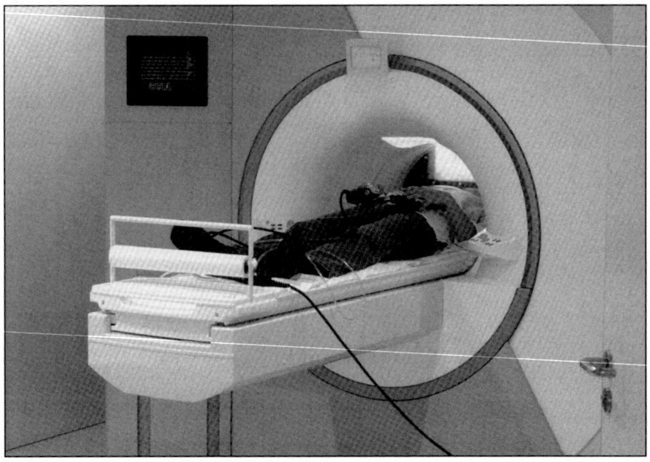

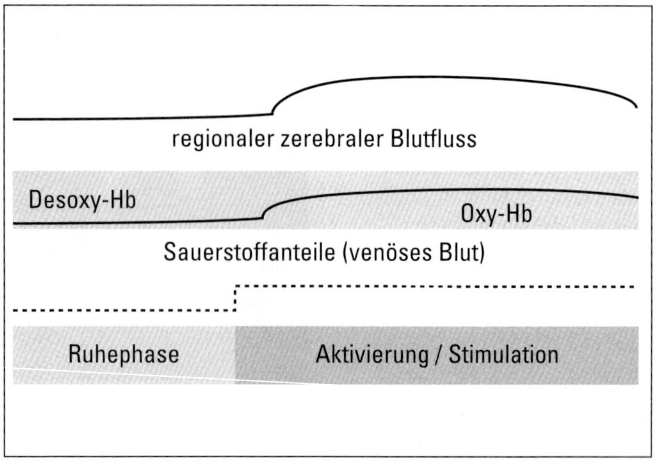

Abb. 4-13: Aufbau einer kernspintomographischen Messung (links) und Prinzip des zerebralen Blutflusses bzw. BOLD-Kontrastes, wie er für die fMRT genutzt wird (rechts)

auf dem Paramagnetismus des Desoxyhämoglobins, welches die Magnetfeldhomogenität in der Umgebung der Blutgefäße stört. Oxyhämoglobin hingegen ist diamagnetisch. Während der Aktivierungsphase strömt sauerstoffreiches und damit weniger paramagnetisches Blut in den aktivierten Bereich ein. Da aber ein Überschuss an Sauerstoff vorhanden ist, kommt es zu einer Zunahme des Oxyhämoglobins bzw. zu einer Abnahme der Desoxygenierung im venösen Blut des aktivierten Areals (s. Abb. 4-13). Die deutliche Erhöhung der Magnetfeldhomogenität führt über eine Verringerung der Spindephasierung zu einer Signalerhöhung im Gradientenechobild. Der Signalbetrag ist gering, steigt jedoch proportional mit der Stärke des verwendeten Magnetfeldes an. Gängigerweise finden 1,5-T-Tomographen (T = Tesla) Verwendung. Inzwischen werden auch Hochfeld-Tomographen genutzt, wobei 3-T auch für die Untersuchungen von Kindern und Jugendlichen möglich ist.

Das viel zum Einsatz kommende Verfahren Echo Planar Imaging (EPI) bietet die Möglichkeit zu ultraschneller Messung, sodass Messzeiten von weniger als 100 ms erreicht werden können und Schichtaufnahmen des ganzen Gehirns im Sekundenbereich erfassbar sind. Dies hat gegenüber früheren Messungen den Vorteil, dass Artefakte von periodischen physiologischen Vorgängen wie Gefäß- und Liquorpulsationen minimiert werden können. Wenn auch die fMRT anders als die PET ohne die Einschränkung einer Strahlenbelastung auskommt, sind Kontraindikationen aufgrund der Verwendung des starken Magnetfeldes zu beachten. Probanden mit inkorporierten Metallteilen (z. B. Herzschrittmacher, Aneurysmaclips, Schrauben von Operationen o. Ä.) oder Tätowierungen (möglicherweise unter Verwendung metallhaltiger Farben) dürfen an fMRT-Untersuchungen nicht teilnehmen. Bei den verwendeten Feldstärken sind jedoch keinerlei Gesundheitsrisiken bekannt.

Während zunächst zahlreiche Einzelbefunde von fMRT-Studien an gesunden und psychiatrischen Patienten vorgelegt wurden, wird inzwischen versucht, aus den vielfältigen Ergebnissen ein umfassenderes und detaillierteres Verständnis funktionell-zerebraler Systeme und ihrer Rollen für die Entstehung, Symptomatologie und den Verlauf psychiatrischer Erkrankungen zu gewinnen. Die von Phan et al. (2002) vorgelegte Meta-Analyse beispielsweise versuchte, die Ergebnisse aus 55 PET- und fMRT-Studien zum emotionalen Erleben und Verhalten zu integrieren. Schwerpunkt dieser Analyse sollte die Identifizierung von zerebralen Strukturen sein, die emotionsübergreifend bzw. emotionsspezifisch bei vielfältigen emotionalen Prozessen involviert sind. Es wurden daher verschiedene verwendete Paradigmen und Konstrukte (z. B. emotionales Gedächtnis, Diskrimination von emotionalen Stimuli, Emotionsinduktion) in die Analysen einbezogen. Der mediale präfrontale Kortex war dabei die Struktur, die über viele Emotionen und Methoden hinweg am häufigsten eine Beteiligung zeigte. Dies spricht für eine generelle, übergreifende Relevanz des medialen präfrontalen Kortex für emotionale Prozesse und spiegelt möglicherweise methodenübergreifende Komponenten emotionaler Verarbeitung (Entscheidungsfindung, Emotionsregulation etc.) wider.

Generell liegen deutlich weniger Bildgebungsbefunde für kinder- und jugendpsychiatrische Erkrankungen vor als für psychische Störungen Erwachsener. Dennoch haben eine Reihe von fMRT-Studien neuropsychiatrische Erkrankungen wie ADHS und Zwangsstörung bei kindlichen Probanden untersucht (vgl. Kap. 5.7 und 5.9). Es konnten neben morphologischen Veränderungen im Bereich von Basalganglien und präfrontalem Kortex Dysfunktionen in fronto-striatalen Netzwerken identifiziert werden. Man nimmt an, dass diese Abweichungen u.a. an der Pathogenese einer gestörten

Handlungskontrolle beteiligt sind. Diese zeigt sich bei ADHS in Form einer vielfachen Unterbrechung von primär intendierten Handlungen, bei der Zwangsstörung in sich gegen den Willen aufdrängenden, intrusiven Gedanken.

Auswertung von fMRT-Daten

Zurzeit liegen verschiedene computerbasierte Auswertungsprogramme wie SPM (Statistical Parametric Mapping; www.fil.ion.ucl.ac.uk/spm) oder Brain Voyager (www.brainvoyager.com) für fMRT-Daten vor. Die üblichen fMRT-Studien betreffen meist die Frage, inwieweit eine spezifische Hirnregion an der Bearbeitung interessierender Aufgaben beteiligt ist. Bei der Analyse des Datensatzes ergeben sich zwei Probleme: zum einen die Analyse der Auswirkung des experimentellen Paradigmas auf das BOLD-Signal und zum anderen die Zuordnung von Positionen in den Messdaten zu anatomischen Lokalisationen. Dies alles geschieht auf der Grundlage eines relativ geringen Effekts in einer Größenordnung von wenigen Prozent des gesamten MR-Signals. Die Unterscheidung von tatsächlichem Effekt, der auf der Aufgabenstellung beruht, und dem experimentellen Rauschen muss daher mit den Methoden der Statistik bearbeitet werden. Da die statistischen Tests in einer Vielzahl von Voxeln (kleinste Volumenelemente) gleichzeitig durchgeführt werden, müssen diese multiplen Vergleiche speziell betrachtet werden, um der kumulierten Irrtumswahrscheinlichkeit Rechnung zu tragen.

Für die Einzelauswertungen müssen zunächst diverse vorbereitende Schritte unternommen werden, wobei insbesondere die Bewegungskorrektur („realignment") zu nennen ist. Für die Datenauswertung ist diese Korrektur von Kopfbewegungen besonders bei Messungen mit hoher räumlicher Auflösung wichtig, da die Aktivität einzelner Voxel des Gehirns in Zeitreihen betrachtet wird. Auf die Bewegungskorrektur folgt in der Regel die Koregistrierung, also der räumliche Abgleich von Volumenaufnahmen eines individuellen Probanden mit unterschiedlichen Bildgebungsmodalitäten (z. B. hoch aufgelöster anatomischer 3-D-Satz und EPI-Bilder). Da sich Probanden in den individuellen Formen und Größen ihrer Gehirne unterscheiden, erfolgt für den Vergleich von Aktivierungsmustern zwischen verschiedenen Probanden eine Normalisierung, also eine Transformation in einen Standardraum. Dadurch wird die Gesamtheit der Aktivierungsbilder einer Gruppe von Probanden auch einem Voxel-weisen statistischen Vergleich zugänglich. Hiernach erfolgt das so genannte Smoothing, die räumliche Glättung der EPI-Bilder. Die Glättung kann die Sensitivität der anschließenden statistischen Analyse erhöhen, da z. B. zufällige Effekte, die ein Voxel betreffen, durch die Verrechnung mit den benachbarten Voxeln herausgemittelt werden können.

Um verschiedene Hypothesen über die Ursachen des zeitlichen Verlaufs des BOLD-Signals innerhalb eines Voxels zu überprüfen, wird dessen empirisch beobachteter Verlauf mit einem Modell verglichen. Dieses Modell enthält möglichst alle Informationen, die im Zusammenhang mit dem Experiment bekannt sind. So gehen die meisten Informationen aus dem Design hervor (z. B. Zeitverlauf des Designs, Anzahl der verschiedenen Aktivierungs- und Baselinephasen etc).

Das allgemeine lineare Modell (General Linear Model, GLM) tritt an die Stelle einer Vielzahl statistischer Tests. Das Prinzip der innerhalb dieses Modells verwendeten statistischen Tests besteht darin, beobachtete Daten in verschiedene Varianzanteile zu zerlegen, um sie miteinander zu vergleichen. Das Bilden von Kontrasten (z. B. Betrachten trauriger Bilder vs. Betrachten neutraler Bilder) ermöglicht es, sich auf die Prädiktoren von Interesse zu beschränken. Jeder Kontrast liefert für jedes Voxel z. B. einen t-verteilten Wert. Die Hypothese des statistischen Tests besteht nun darin, dass das BOLD-Signal an gegebener Stelle systematisch von der Bedingung abhängt. Diese Auswertung wird auch als Analyse auf der ersten Ebene bezeichnet. Die Effektstärken der einzelnen Probanden zu einem interessierenden Kontrast in einem jeweiligen Hirnareal werden auf der zweiten Ebene zusammengenommen betrachtet und die Verteilung dieser Einzelwerte pro Proband mittels t-Statistik auf signifikante Effekte untersucht. Aus solchen Tests auf der zweiten Ebene (Gruppen-Ebene) besteht die Random-Effects-Analyse. Hier besteht z. B. die Möglichkeit, t-Tests (Einstichproben-, Zweistichproben- oder paarige t-Tests) oder bei mehr als zwei Gruppen Varianzanalysen (ANOVA) zu berechnen (vgl. auch Schneider u. Fink 2007 zur detaillierten Beschreibung).

Neuere Anwendungsbereiche der fMRT

Interaktion zwischen verschiedenen Hirnregionen

Aktuelle Arbeiten aus der neurowissenschaftlichen Grundlagenforschung weisen darauf hin, dass kognitive und emotionale Funktionen offenbar nicht in einzelnen umschriebenen Gehirnarealen zu lokalisieren sind, sondern dass sie auf dynamischen Interaktionen zwischen verschiedenen Gehirnregionen in weit verteilten zerebralen Netzwerken beruhen. In diesem Zuge hat insbesondere in der Schizophrenie-Forschung die Hypothese einer gestörten zerebralen Konnektivität wieder verstärkt Beachtung gefunden. Neuere Ansätze mit der fMRT, die diese Fragen beantworten sollen, bieten Konnektivitätsanalysen oder auch das Diffusion Tensor Imaging (DTI).

Die effektive Konnektivität bezieht sich dabei explizit auf den Einfluss, den eine umschriebene Hirnregion auf eine andere Hirnregion ausübt, während die funktionelle Konnektivität die beobachtbare Korrelation der Hirnaktivität – bestimmt mit fMRT oder auch PET – verschiedener Hirnregionen über die Zeit hinweg beschreibt. Um die effektive Konnektivität mit funktionell bildgebenden Verfahren erfassen zu können, haben McIntosh und Gonzalez-Lima (1994) einen auf Strukturgleichungsmodellen basierenden Netzwerkansatz vorgeschlagen. Zunächst wurden noch wegen der einfach und gut zu identifizierenden Bahnen schwerpunktmäßig sensorische und motorische Systeme untersucht, während mittlerweile zunehmend auch lern- und alterungsbedingte Reorganisationsprozesse analysiert werden. Neuerdings wurden auch Studien zur Konnektivität bei Patienten mit psychischen Störungen vorgelegt, beispielsweise von Schlösser et al. (2003). So berichtete die Gruppe konsistent zum Modell der kognitiven Dysmetrie über Unterschiede in der Konnektivität zwischen Patienten mit schizophrener Störung und gesunden Probanden. Auffällig war vor allem eine von der Art der Neuroleptika abhängige interhemisphärische Konnektivität (s. Abb. 4-14). Patienten mit atypischen Neuroleptika wiesen zudem gegenüber Patienten mit typischen Neuroleptika eine verstärkte interhemisphärische Konnektivität auf.

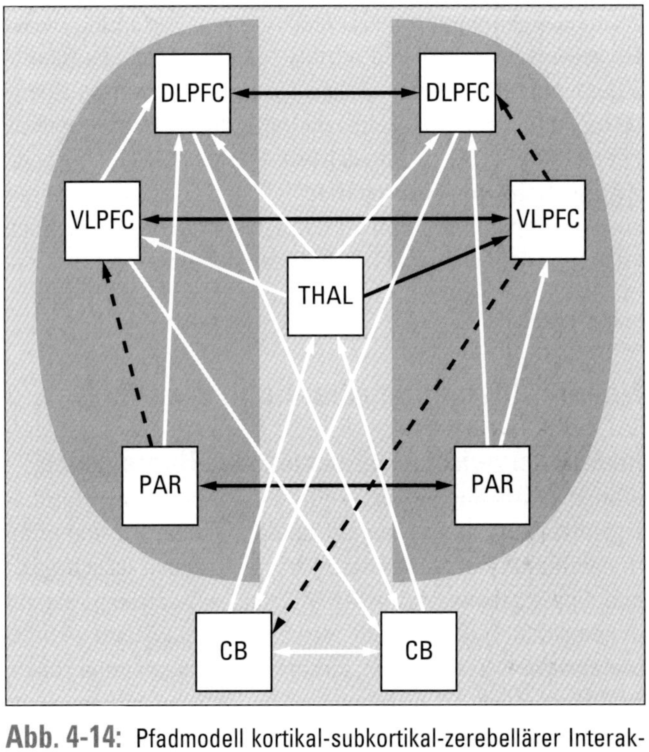

Abb. 4-14: Pfadmodell kortikal-subkortikal-zerebellärer Interaktionen während einer Arbeitsgedächtnisaufgabe. Patienten mit Schizophrenie und atypischen Neuroleptika weisen eine verstärkte interhemisphärische Konnektivität (schwarze Pfeile) im Vergleich zu Patienten mit typischen Neuroleptika auf (DLPFC = dorsolateral-präfrontaler Kortex; VLPFC = ventrolateral-präfrontaler Kortex; PAR = parietaler Kortex; CB = Zerebellum; THAL = Thalamus) (nach Schlösser et al. 2003; mit freundlicher Genehmigung des Verlags)

Auch mittels des Diffusion Tensor Imagings (DTI) wird versucht, die Interaktion verschiedener Hirnregionen zu untersuchen. Die DTI-Methode beruht dabei auf der Möglichkeit, die zufällige Bewegung von Wassermolekülen (= Diffusion) entlang den Nervenfasern darzustellen (= Anisotropie). Mit diesem Verfahren ist es möglich geworden, speziell die weiße Substanz des Gehirns abzubilden. So werden mit der DTI die Ausbreitungseigenschaften von Wassermolekülen im Hirngewebe messbar, sodass der Verlauf von Nervenfasern verfolgt werden kann. Denn die Wassermoleküle an und in einer Nervenfaser bewegen sich in einer bestimmten Richtung, während sie sich im umliegenden Hirngewebe nach allen Seiten frei ausbreiten können. Bei intakten Nervenfasern lässt sich die in bestimmte Richtungen eingeschränkte Bewegung von Wassermolekülen in Form von Signalunterschieden gegenüber dem umliegenden Hirngewebe darstellen.

Die differenzielle Analyse von Patienten mit psychischen Störungen und gesunden Probanden kann dann Aufschlüsse über zerebrale Verschaltungen liefern. Bislang werden insbesondere Patienten mit Demenzen mittels der DTI untersucht. Werden die Nervenfasern, etwa bei Demenz-Erkrankungen, durch Abbauprozesse zerstört, so nehmen die beschriebenen Signalunterschiede zwischen Gewebe und Fasern ab. Auch für die Schizophrenie bietet sich die Nutzung der DTI-Methodik an, da in den letzten Jahren zunehmend die Frage nach einer defizitären Konnektivität verschiedener Hirnareale bei Patienten mit schizophrenen Störungen aufkam und so die Vorstellung von umschriebenen dysfunktionalen zerebralen Arealen (z. B. präfrontale Areale, Amygdala) ergänzt wurde. Basierend auf der Tatsache, dass bei langjährig erkrankten Patienten, nicht oder weniger stark jedoch bei ersterkrankten schizophrenen Patienten (Price et al. 2005), Auffälligkeiten mittels des DTI nachgewiesen werden konnten, ergibt sich die Vermutung, dass sich einige jener faserspezifischen Befunde erst im Verlauf der Erkrankung entwickeln. Jedoch liegen zum gegenwärtigen Zeitpunkt noch vergleichsweise wenige DTI-Studien im Bereich psychiatrischer Störungsbilder vor. Besonders aber in Kombination mit weiteren bildgebenden Verfahren eröffnet die DTI weitreichende Perspektiven für die Psychiatrie.

Therapiemonitoring mittels fMRT

Während bildgebende Verfahren anfänglich schwerpunktmäßig für die Untersuchung einer Stichprobe zu einem Messzeitpunkt genutzt wurden, finden in jüngerer Zeit Längsschnittstudien eine zunehmende Verbreitung (s. auch Schneider u. Fink 2007). Dabei ist aufgrund ihrer Nichtinvasivität insbesondere die fMRT geeignet, um Messwiederholungen im Zeitverlauf durchführen zu können. PET-Studien sind hier meist durch die teilweise erforderliche Gabe radioaktiver Substanzen weniger geeignet. Erste fMRT-Studien haben Wiederholungsmessungen zwischenzeitlich genutzt, um Effekte einer Pharmako- und/oder Psychotherapie bei Patienten mit psychischen Störungen nachzuweisen. Der Einfluss therapeutischer Interventionen auf die dysfunktionalen Aktivierungsmuster bei alkoholabhängigen Patienten etwa wurde von Schneider et al. (2001) untersucht. Im Anschluss an eine stationäre Entgiftungsphase war bei den Patienten während der Stimulation mit alkoholischen Duftreizen, welche bei Patienten einen „Suchtdruck" (Craving) auslöste, eine signifikante Hyperaktivierung der Amygdala und des Kleinhirns gegenüber Gesunden zu beobachten. Diesen beiden Hirnregionen wird eine entscheidende Rolle am aktuellen emotionalen Erleben (in diesem Fall Verlangen nach Alkohol) und am emotionalen Gedächtnis (hier Erinnerungen an Konsum mit emotionaler Komponente) zugeschrieben. Das nach der dreiwöchigen psycho- und pharmakotherapeutischen Intervention deutlich verminderte subjektive Verlangen der Patienten nach Alkohol war auf zerebraler Ebene durch eine nicht mehr nachzuweisende Aktivierung dieser beiden Areale repräsentiert (s. Abb. 4-15).

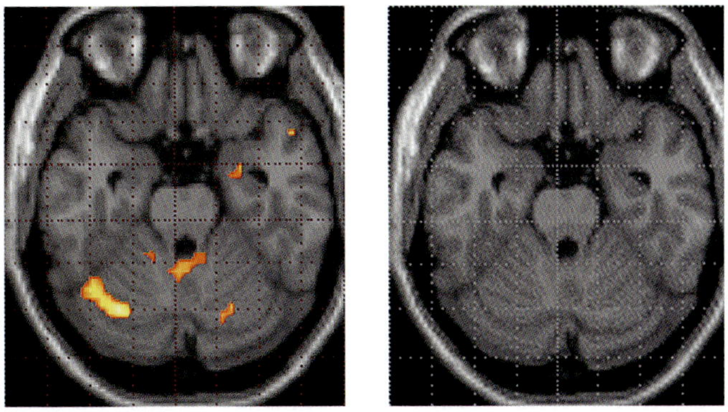

Abb. 4-15: Zerebrale Aktivierungen bei alkoholabhängigen Patienten vor (links) und nach (rechts) einer dreiwöchigen Therapie. Das zum ersten Zeitpunkt stärkere Verlangen nach Alkohol während der Stimulation mit alkoholischen Duftreizen ist von einer Amygdala- und Zerebellumaktivierung begleitet, die zum zweiten Zeitpunkt nicht mehr nachweisbar ist (aus Schneider et al. 2001; mit freundlicher Genehmigung von American Psychiatric Publishing, Inc.)

Shaywitz et al. (2005) haben in ihrer Verlaufsstudie die Effekte einer intensivierten, speziellen phonologischen Lesetherapie bei Kindern mit einer Lese-Rechtschreib-Störung im Vergleich zu einer unspezifischen Leseförderung mittels fMRT untersucht. Im Vergleich zur unspezifischen Förderung zeigten jene Probanden, die am intensivierten Lesetraining teilgenommen hatten, neben einer verbesserten Leseleistung zudem Veränderungen zerebraler Aktivitätsmuster während des Lesens. Sie unterschieden sich von den Kontrollen durch vermehrte Aktivitäten im Bereich des linken inferioren Gyrus frontalis sowie im posterioren Anteil des medialen Gyrus temporalis. Es wird angenommen, dass diese Areale zu zentralnervösen Systemen gehören, die Grundlage einer gut ausgebildeten Lesefähigkeit sind (Übersicht bei Shaywitz et al. 2005). Erste Arbeiten haben ebenfalls den Einfluss medikamentöser Effekte auf die Hirnmorphologie untersucht. Die Daten aus entsprechenden Verlaufsstudien stellen jedoch erst vorläufige Ergebnisse dar, da die bisher untersuchten Populationen (Patienten mit Zwangs- bzw. Tic-Erkrankungen) klein waren (Rosenberg et al. 2000; Peterson et al. 2003).

Insgesamt scheint es möglich, die bei Patienten mit psychischen Störungen auffällig veränderten zerebralen Aktivierungsmuster therapeutisch zu beeinflussen und zerebrale Reorganisationsprozesse mittels der fMRT aufzuzeigen. Fraglich bleibt bei Wiederholungsmessungen jedoch immer die Retest-Reliabilität bzw. die zeitliche Stabilität der zu untersuchenden Leistung und Hirnaktivierung. So sollten bei der Untersuchung zerebraler Reorganisationsprozesse, beispielsweise infolge einer Pharmako- oder Psychotherapie, geeignete Kontrollgruppen (z. B. „Wartegruppe" von vergleichbaren Patienten ohne diese spezifische Intervention und gesunde Kontrollprobanden mit/ohne Therapie) herangezogen werden, um die gefundenen Effekte eindeutig auf die Therapie zurückführen zu können.

Auch spezifischere psychotherapeutische Interventionen wurden inzwischen Gegenstand bildgebender Untersuchungen. Wykes et al. (2002) untersuchten z. B. eine Gruppe schizophrener Patienten vor und nach einem 12-wöchigen psychologischen Training („cognitive remediation therapy", CRT, 40 Sitzungen à 1 Stunde). Trainiert wurden exekutive Funktionen, kognitive Flexibilität, Arbeitsgedächtnis und planerische Fähigkeiten. Für die Untersuchung wurden drei Gruppen rekrutiert: sechs Patienten, die an der CRT teilnahmen, sechs weitere, die als Patientenkontrollgruppe dienten und keine kognitive therapeutische Interventionen erhielten, sowie sechs gesunde Männer. Verglichen mit den Kontrollpatienten kam es in der Gruppe der Patienten mit CRT zu einer deutlichen Verbesserung (erster vs. zweiter Untersuchungstermin) der Leistung in Gedächtnistests außerhalb des Scanners, während sich die Leistung der Gesunden sowohl innerhalb als auch außerhalb des Scanner nahezu nicht veränderte. Während funktioneller Messungen kam eine 2-back-Variante des Continuous Performance Tests (CPT) zum Einsatz. Zum ersten Messzeitpunkt zeigte sich eine signifikant schwächere Aktivierung frontaler und okzipitaler Hirnregionen bei Patienten. Die beobachtbare signifikante Interaktion Gruppe x Zeitpunkt konnte anschließend durch Post-hoc-Tests der Art aufgeklärt werden, dass die Patienten *mit* CRT eine signifikante Aktivierungszunahme in rechts inferior frontalen und bilateral okzipitalen Regionen vom ersten zum zweiten Messzeitpunkt zeigten. Andererseits kam es in der Patientenkontrollgruppe ohne CRT zu geringeren Zunahmen der Aktivierungen links orbitofrontaler und rechts frontaler Areale. Bei Gesunden waren beim zweiten Zeitpunkt abgeschwächte Aktivierungen zu beobachten. Diese Studie erfordert nicht zuletzt wegen der kleinen Stichprobengröße jedoch eine Replikation.

Neuere Studien deuten an, dass neben der PET auch die fMRT für die Charakterisierung einer medikamentösen antidepressiven Behandlung eingesetzt werden kann, indem Aktivierungen vor und nach Behandlungsbeginn mit denen gut gematchter Kontrollprobanden verglichen werden. Fu et al. (2004) haben hierfür 19 depressive Patienten vor und nach einer SSRI-Behandlung während einer emotionalen Klassifikationsaufgabe miteinander verglichen. Die Aufgabe der Probanden bestand darin, das Geschlecht unterschiedlich trauriger Gesichter zu klassifizieren. Durch dieses Verfahren kann das implizite Verarbeiten affektiver Information untersucht werden. Frühere Studien konnten bereits nachweisen, dass emotionale Informationen schon dann zu Aktivierungen emotionaler Netzwerke führen können, bevor explizite Aussagen bezüglich des emotionalen Gehalts der Stimuli getroffen werden können. Im Vergleich zu Gesunden zeigten sich bei Depressiven während der Präsentation emotionaler Stimuli verringerte Aktivierungen im Bereich der linken Amygdala, des ventralen Striatums und fronto-parietalen Kortex sowie eine Erhöhung links präfrontaler Aktivität, welche mit dem Unterschied des affektiven Gehalts der präsentierten Stimuli korrelierte. Nach erfolgreicher medikamentöser Behandlung kam es dann zu einer mit dem Ausmaß des Behandlungseffekts korrelierten Normalisierung affektspezifischer Aktivität im prägenualen cingulären Kortex und im ventralen Striatum. Diese Befunde verweisen darauf, dass eine prägenuale cinguläre Aktivität u. U. prädiktiv für die medikamentöse Ansprechbarkeit ist und somit einen wichtigen diagnostischen Wert besitzen könnte.

Biofeedback während kernspintomographischer Messungen

Das Biofeedback, also die biologische Rückmeldung, beschreibt ein Verfahren, bei dem physiologische Prozesse, die nicht oder nur ungenau durch die Sinnesorgane erfasst werden, der bewussten Wahrnehmung zugänglich gemacht werden. Der Proband oder Patient lernt dabei, Kontrolle über unwillkürlich ablaufende, unbewusste körperliche Prozesse in Richtung eines therapeutisch oder experimentell gesetzten Ziels auszuüben. Damit handelt es sich um eine Form der instrumentellen Konditionierung. Der Einsatz von Biofeedback hat inzwischen eine lange Tradition im Bereich der klinischen und medizinischen Psychologie und findet neuerdings auch in funktionell bildgebenden Studien Verwendung. Zahlreiche Versuche haben außerhalb der Bildgebung bereits die klinische und therapeutische Anwendbarkeit gezeigt, z. B. bei Epilepsie oder Bluthochdruck. Aber auch eine Anwendung bei psychiatrischen Patienten ist belegt worden. Mit der Einführung und schnellen Verbreitung bildgebender Verfahren, der Entwicklung von Echtzeit-fMRT (real-time fMRT) und damit neuer Möglichkeiten von Hirn-Computer-Schnittstellen gibt es erste Hinweise auf die Möglichkeit zur Selbstregulation von Aktivität in umschriebenen Hirnregionen (deCharms et al. 2004; Posse et al. 2003; Weiskopf et al. 2003). Das Biofeedback während funktionell kernspintomographischer Messungen bietet sich für die nahe Zukunft insbesondere für Patientengruppen mit psychischen Störungen an, bei denen spezifische Hyper- oder Hypoaktivierungen identifiziert wurden, z. B. Minderaktivierung der Amygdala bei schizophrenen Patienten oder des Cingulums bei depressiven Patienten.

Magnetenzephalographie (MEG)

Jede neuronale Aktivität geht mit Strömen einher. Ströme, d. h. die Bewegung von Ladungen, induzieren Magnetfelder. Die Magnetenzephalographie (MEG) misst durch Hirnströme induzierte neuromagnetische Felder. Die Ganzkopf-MEG erfasst über dem gesamten Schädel Felder, die aus dem Gehirn austreten. Hierfür sitzen oder liegen die Probanden im Magnetenzephalographen (s. Abb. 4-16). Die MEG eignet sich besonders für Studien mit visuellem oder auditorischem Stimulusmaterial, aber auch andere Stimuli wie Gerüche werden eingesetzt.

Die Hirnströme einzelner Neurone sind sehr klein. Damit werden die außerhalb des Kopfes gemessenen Magnetfelder winzig. Um diese Magnetfelder noch detektieren zu können, benötigt man hochempfindliche Sensoren. In modernen Ge-

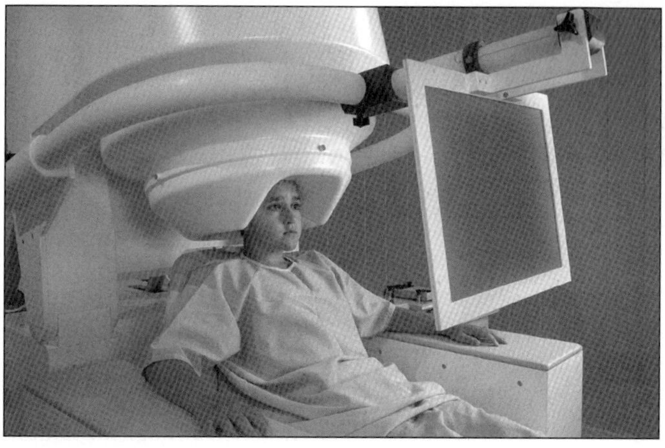

Abb. 4-16: MEG-Messung mit visueller Stimulation (mit freundlicher Genehmigung von CFT-MEG-Systems)

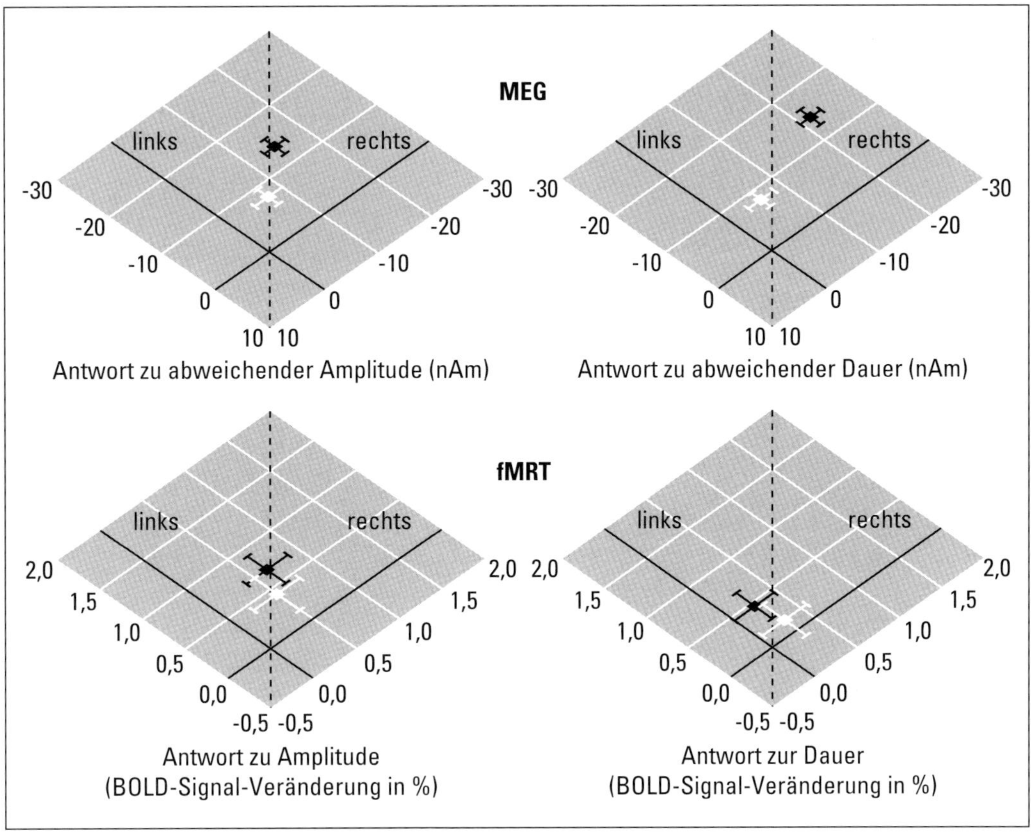

Abb. 4-17: Messung der Änderungsdetektion durch die so genannte „Mismatch Response" mithilfe der Magnetenzephalographie (obere Graphen) und der funktionellen Kernspintomographie (untere Graphen). In diesem Beispiel trennt die MEG die Patienten mit Schizophrenie (weiß; n = 12) besser von den Kontrollen (schwarz; n = 12) als die fMRT (mod. nach Kircher et al. 2004a, mit freundlicher Genehmigung von American Psychiatric Publishing, Inc.).

räten kommen supraleitende Quanteninterferenzdetektoren (SQUIDs) zur Anwendung. Die Messspule und der Sensor werden in flüssigem Helium nahe dem absoluten Nullpunkt gekühlt. Zum einen ist dadurch das thermische Rauschen minimiert, zum anderen werden die verwendeten Materialien supraleitend. Der supraleitende Zustand erlaubt es, Quanteneffekte auszunutzen, wodurch minimale Ladungsverschiebungen durch Magnetflussänderungen in den Aufnahmespulen gemessen werden können. Moderne Sensoren können Magnetfeldstärken unter 100 fT (1 femto Tesla = 10^{-15} Tesla) erfassen. Im Vergleich dazu ist das Erdmagnetfeld um neun Größenordnungen größer. Selbst das durch einen Herzschlag verursachte Magnetfeld ist mehr als tausendfach stärker.

Die genaue Struktur der neuronalen Ströme, die sich derartig in der Magnetenzephalographie abbilden, ist noch umstritten. Eine zentrale Rolle spielen sicherlich die Dendritenbäume der Pyramidenzellen. Bei symmetrisch zum Zellkörper angeordneten Synapsen würden sich nämlich die von den radial zusammenlaufenden Strömen verursachten Magnetfelder gegenseitig auslöschen. Typischerweise erwarten wir, dass zeitgleiche Ströme an den symmetrisch angeordneten Dendritenbäumen von mehreren tausend Pyramidenzellen die von uns beobachteten neuromagnetischen Felder erzeugen. Eine dafür günstige Situation ist insbesondere dann in sensorischen Kortexarealen gegeben, wenn ein hervortretender Stimulus appliziert wird. Typischerweise werden viele von diesen Stimuli hintereinander appliziert und die resultierenden Antworten zu den ereigniskorrelierten Feldern gemittelt.

Die Form oder Topographie der ereigniskorrelierten Felder hängt von der Geometrie der erzeugenden Ströme, des Kopfes und der Sensoranordnung ab. Im Gegensatz zu den Volumenströmen, die das im EEG gemessene Potenzial erzeugen, werden Magnetfelder nur minimal durch die Gewebeeigenschaften des Kopfes beeinflusst. Somit wäre theoretisch eine idealpräzise Zuordnung der Stromlokalisation möglich. Einschränkend wirkt jedoch, dass jeder primäre Strom mit einem Rücklauf der Ladung über das restliche Gewebe (Volumenstrom) verbunden ist. Dies führt in erster Linie dazu, dass tief liegende und nach außen gerichtete Quellen fast vollständig gedämpft werden. Praktisch ergibt sich, dass gewisse neurofunktionelle Areale für die Untersuchung mit der Magnetenzephalographie prädestiniert sind. Dazu gehören insbesondere das auditorische und das taktile System.

Wegen der Nichtinvasivität und der hohen Selektivität und Sensitivität im auditorischen Bereich ist die MEG z. B. zur Untersuchung der Entwicklung der Sprachwahrnehmung geradezu ideal geeignet. Der auditorische Kortex ist der Startpunkt der zerebralen Sprachverarbeitung. Im Laufe des

Spracherwerbs passt sich das auditorische System der Muttersprache nahezu ideal an. Patricia Kuhl formulierte den „Perceptual Magnet Effect" für den Vokalraum. Die Formantfrequenzkombinationen, die native Vokale enkodieren, erfahren dabei eine vergrößerte kortikale Repräsentation als fremdsprachliche oder andere mögliche Frequenzkombinationen früh in der kindlichen Entwicklung (Kuhl 1991). Die Magnetenzephalographie eignet sich besonders, diese Entwicklungsaspekte darzustellen (Cheour et al. 2004), und führte erstmalig zum Beweis derartig sprachenspezifischer Gehirnorganisationen (Näätänen et al. 1997).

Störungen der kortikalen Selbstorganisation, wie bei der Schizophrenie, lassen auch erwarten, dass die im Laufe der Entwicklung und Lerngeschichte erworbene Selektivität des auditorischen Kortex vermindert ist. Dies konnte die Magnetenzephalographie auch für die relativ grundlegende Operation wie Tondaueränderung nachweisen. Kircher et al. (2004a) zeigten, dass neuromagnetische Indikatoren des auditorischen Kortex zu Tondaueränderungen bei Schizophrenie nicht nur vermindert waren, sondern dass auch die Hemisphärenspezialisierung bei dieser Störung aufgehoben war (s. Abb. 4-17).

4.2.3 Die Kombination bildgebender Methoden am Beispiel MEG und fMRT

In der aktuellen psychiatrischen Forschung werden zunehmend die modernen bildgebenden Verfahren miteinander kombiniert, um die Vorteile der jeweiligen Verfahren zu vereinen oder die Nachteile zu minimieren. So werden in jüngerer Zeit beispielsweise fMRT-Untersuchungen mit EEG- oder MEG-Ableitungen kombiniert.

Die Kombination der MEG bzw. EEG (hohe zeitliche Auflösung, schlechtere räumliche Auflösung) mit der fMRT (hohe räumliche Auflösung, schlechtere zeitliche Auflösung durch hämodynamische Antwort) bietet demnach das Poolen der Vorzüge beider Methoden und entspringt dem Wunsch nach dem Überwinden der Nachteile der einzelnen Methoden.

Wie beschrieben, kann die fMRT neuronale Aktivierungen sehr gut im Raum auflösen, während die MEG Zeitverläufe und Oszillationen detektiert. In der Kombination können metabolische Effekte, Synchronisation von neuronalen Netzen und die Auswirkungen einzelner Rezeptortypen erfasst werden. Allerdings ist es nicht möglich, zeitgleich fMRT- und MEG-Messungen an einem Probanden durchzuführen, sodass eine Quelle der neuronalen Aktivität durch einen leicht veränderten experimentellen Aufbau und ein unterschiedliches Aufzeichnen der Daten zustande kommt. Während bereits Studien mit simultanen fMRT- und EEG-Ableitungen vorliegen (Georgiewa et al. 2002; Laufs et al. 2003; Grunling et al. 2004), gehen erste initiale Ansätze in die Richtung, MEG und fMRT zu kombinieren, wenn auch zwei einzelne Sitzungen notwendig sind, deren Daten integriert werden müssen. Allerdings bietet die Limitierung durch die Verwendung von zwei einzelnen Sitzungen und separaten Messungen für fMRT und MEG auch Vorteile: So ist nicht mit Artefakten durch das jeweils andere Messverfahren zu rechnen, wie es bei simultanen EEG- und fMRT-Messungen anzutreffen ist.

fMRT-Daten sind einerseits zeitlich durch die vergleichsweise träge hämodynamische Antwort (s. Abb. 4-13, S. 358) und andererseits räumlich durch das meist zur Artefakt-Minimierung und Erhöhung des Signal-zu-Rausch-Verhältnisses notwendige räumliche Glätten („Smoothen") der Daten limitiert. Auch erfordern Gruppenstudien die Transformation der Daten in ein Normalgehirn, die bereits genannte Normalisierung, die an sich ebenfalls räumliche Uneindeutigkeiten bietet. Die MEG auf der anderen Seite bietet eine extrem hohe zeitliche Auflösung. Sollten die methodisch-technischen Probleme zu überwinden sein, bietet sich somit eine einzigartige Verbesserung der räumlichen und zeitlichen Auflösung der zerebralen Aktivierungsmuster.

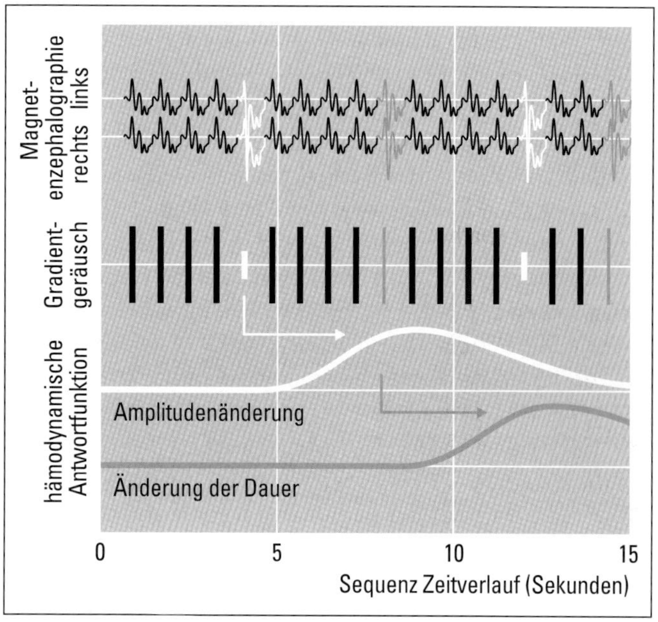

Abb. 4-18: Experiment, in dem MEG und fMRT an den gleichen Stimuli gemessen werden (MR-Gradientengeräusch). Ereignisbezogen erzeugen Stimulusänderungen (weiß = verminderte Lautstärke; grau = reduzierte Dauer) Aktivitätsänderungen. In der MEG sind diese Änderungen bei jedem Stimulus darstellbar; bei der fMRT wird über die hämodynamische Antwort integriert (mod. nach Kircher et al. 2004a, mit freundlicher Genehmigung von American Psychiatric Publishing, Inc.).

In der bereits genannten Studie von Kircher et al. (2004a) wurde neben der Magnetenzephalographie auch die funktionelle Kernspintomographie mit der gleichen Stimulation gemessen. In erster Linie zeigten sich bei schizophrenen Patienten gleiche Leistungseinbußen in der auditorischen Diskriminationsaufgabe. Darüber hinaus ergaben sich aber Zusatzinformationen durch den Vergleich der neuromagnetischen und der neurometabolischen Messanordnung. Die Magnetenzephalographie zeigte eine höhere Sensitivität zu den Leistungseinbußen (vgl. Abb. 4-17, S. 363). Dies beruht wohl auf einer höheren Selektivität im zeitlichen Bereich. Die Untersuchung kann auf das zeitliche Intervall der Änderungsdetektion konzentriert werden, wohingegen die hämodynamische Antwort immer neuronale Prozesse mehrerer Sekunden integriert (s. Abb. 4-18). Zusätzlich liefert der Vergleich der beiden Methoden einen Hinweis darauf, dass eine defizitäre neuronale Synchronisation bei Schizophrenie zu einem Großteil der beobachteten Störung beiträgt (s. Mathiak u. Fallgatter 2005).

4.2.4 Die Auswahl geeigneter Paradigmen für bildgebende Studien am Beispiel der fMRT

Um für bildgebende Studien im Rahmen psychiatrisch-psychologischer fMRT-Forschung ein geeignetes Paradigma auszuwählen, ist es zunächst notwendig, das zu untersuchende psychologische Konstrukt bzw. die interessierende Arbeitshypothese genau zu definieren. Für das zu untersuchende psychopathologische Syndrom (etwa Anhedonie bei Schizophrenie oder impulsives Verhalten im Rahmen einer Borderline-Persönlichkeitsstörung) werden dann anhand von Studien (z. B. mit gesunden Probanden) Hypothesen über die an diesen Prozessen beteiligten wesentlichen Hirnareale generiert. Anschließend wird ein besonders geeignetes experimentelles Paradigma (z. B. Emotionsinduktion anhand emotionaler Gesichtsausdrücke) für die zu verwendende Methode (z. B. fMRT) gewählt. Ratsam ist es dabei, die gegenwärtig in der Psychologie bzw. Neuropsychologie verfügbaren Paradigmen an die fMRT-Umgebung anzupassen und zunächst für den Verhaltensbereich zu validieren, um Aussagen über die differenzielle Leistung von Patienten und Gesunden zu erhalten. Bei fMRT-Studien mit Probanden im Kindes- und Jugendalter, aber auch mit erwachsenen Probanden bietet es sich bisweilen an, für Leistungsunterschiede statistisch zu kontrollieren. Eine gute Möglichkeit dazu bieten Paradigmen, bei denen der Schwierigkeitsgrad parametrisch variiert werden kann. Generell sollte bei der Paradigmenentwicklung für Kinder besonders darauf geachtet werden, dass diese zeitlich nicht zu lange ausgedehnt sind, da ansonsten mit einer deutlich verminderten Leistungsfähigkeit der Probanden durch Ermüdung und zudem mit Bewegungsartefakten zu rechnen ist.

Neben räumlichen sind messtechnische Beschränkungen des jeweiligen Verfahrens bei der Auswahl des zu verwendenden Paradigmas von großer Bedeutung.

Als Stimuli für fMRT-Paradigmen geeignet sind insbesondere visuelle, aber auch olfaktorische Reize. Sie können einfach und standardisiert appliziert werden und werden inzwischen vielfältig eingesetzt. Der Proband kann die visuellen Stimuli dann über einen an der Kopfspule befestigten Spiegel oder über Brillensysteme (wie z. B. so genannte Goggles-Systeme) sehen. Speziell hergestellte Olfaktometer, die über lange metallfreie Schläuche olfaktorische Stimuli vor die Nase des Probanden bringen, werden ebenfalls für fMRT-Studien genutzt, wobei die Geräte selbst aufgrund der enthaltenen magnetischen Bestandteile außerhalb des Scanner-Raums stehen. Taktile Reize und Schmerzreize finden in der psychiatrischen Forschung bislang eher wenig Verwendung. Hierbei können unterschiedliche Reize wie Druck, Temperatur-, Mechanoreizung oder elektrische Reizung genutzt werden. Auditorische Stimuli wie Töne, Musik oder Sprachreize können ebenfalls verwendet werden, doch gestaltet sich dies aufgrund der lauten Geräusche, die durch die Gradientenschaltungen hervorgerufen werden, schwierig. Zu bedenken ist, dass die fMRT aufgrund von Zeitreihenanalysen der hirnfunktionellen Daten auf eine besonders ruhige Haltung des Probanden angewiesen ist, sodass Paradigmen mit starker motorischer Komponente (z. B. Armbewegungen) kontraindiziert sind.

Bei der Auswahl oder der Entwicklung des Paradigmas ist wichtig, dass mittels der fMRT nur relative, d. h. keine absoluten Signaländerungen registriert und analysiert (z. B. Aktivierungszunahme von Baseline zur Stimulation) werden können. Somit bedarf es stets kontrastierender Bedingungen, welche für die statistischen Analysen gegenübergestellt werden können (z. B. Stimulation mit negativem Geruch vs. Stimulation mit neutraler Raumluft oder traurige Bilder vs. emotional neutrale Bilder). Diese Vorgehensweise, also die anschließende Subtraktion der Bedingungen, ermöglicht eine Minimierung des immer beteiligten Hintergrundrauschens, also des Einflusses konfundierender Variablen, sowie eine Fokussierung auf interessierende zerebrale Aktivierungen. In bestimmten Fällen kann auch eine so genannte Low-Level-Baseline (z. B. Fixationskreuz) ausreichend und geeignet sein.

Für die fMRT liegen prinzipiell zwei Designtypen vor: das Boxcar- oder Block-Design einerseits und das Event Related Design andererseits. Je nach Fragestellung kann dabei das eine oder andere Design geeigneter sein. Im Folgenden sollen die Vorzüge anhand zweier etablierter Paradigmen und Designs zum emotionalen Erleben erläutert werden.

Das **Boxcar-Design** besteht grundsätzlich aus einer festen Abfolge von längeren Ruhe- und Stimulationsperioden, z. B. von jeweils 30 Sekunden Dauer, mit mehreren Messwiederholungen während einer jeden Stimulationsperiode. Für eine standardisierte Emotionsinduktion anhand emotionaler Gesichtsausdrücke etwa werden dann in den Aktivierungsphasen negativ bzw. positiv emotionale Gesichter genutzt, die dem Probanden helfen sollen, sich in die entsprechende Emotion (Freude bzw. Trauer) hineinzuversetzen. In den Baselinephasen jedes einzelnen Durchgangs bzw. Runs (ein Run je Emotion) wird ein Fixationskreuz gezeigt. In den Aktivierungsphasen erhält der Proband dann die Aufgabe, die Bilder zu nutzen, um sich möglichst freudig bzw. traurig zu fühlen (Schneider et al. 1994), in den Baselinephasen soll er sich nicht auf das emotionale Erleben konzentrieren. Die emotionalen Bilder können über Tasten in selbst gewählter Geschwindigkeit weitertransportiert werden. Ein Run mit neutralen Gesichtern zur Geschlechterdiskrimination stellt in diesem Beispiel eine kognitive Kontrollbedingung dar.

Die anschließende statistische Analyse über den Kontrast Trauer vs. Neutral (bzw. Freude vs. Neutral) fokussiert dann auf den Effekt der Emotionalität des Stimulusmaterials, da die rein visuelle Stimulation beider Durchgänge voneinander abgezogen wird. Hierzu werden die zerebralen Aktivierungen der Aktivierungsphasen des neutralen Runs vom emotionalen Run subtrahiert.

Eine flexiblere Gestaltung des Stimulationsablaufs kann durch Verwendung von so genannten **Event-Related-Paradigmen** erreicht werden, die aus einer Serie von kurzen und identischen Einzelaktivierungen (single trials, z. B. einzelne visuelle Stimuli zur Diskrimination von Emotionen anhand zweier vorgegebener Antwortalternativen) bestehen und die (bzw. deren BOLD-Antwort) nachträglich aufsummiert werden. Geeignet sind solche Designs für Stimuli, die ein kurzes psychisches Ereignis erfordern, wie beispielsweise die Einschätzung der in einem Gesicht ausgedrückten Emotion oder die des Geschlechts des entsprechenden Menschen. Jeder Stimulus/jede Aufgabe ist damit statistisch unabhängig von den vorhergehenden Reizen. Um dies zu gewährleisten, müssen die verschiedenen Stimuli (z. B. freudige, traurige, ärgerliche und neutrale Gesichtsausdrücke) randomisiert werden, sodass keine Antizipation seitens des Probanden möglich ist bzw. der nächste Stimulus/die nächste Aufgabe nicht vorhersagbar ist. Wählt man eine ausreichend hohe Anzahl jeder Stimulusklasse, lässt sich der Signalverlauf der einzelnen Aktivierungen durch Sortieren der Messwerte rekonstruieren.

Für das zu untersuchende psychopathologische oder neuropsychologische Konstrukt bietet sich in der Regel also ein Design als besonders geeignet an. Das Boxcar-Design auf der einen Seite wird gängigerweise für solche Konstrukte gewählt, bei denen davon ausgegangen wird, dass ein vergleichsweise stabiler kognitiver oder emotionaler Zustand erreicht werden kann (z. B. das Gefühl der Trauer), währenddessen keine Wechselwirkung mit anderen Aufgaben oder Einflüssen stattfindet. Event-Related-Paradigmen auf der anderen Seite bieten sich besonders für kurze Aufgaben an, wie z. B. einzelne Rechenaufgaben, Einschätzung des emotionalen Ausdrucks von Gesichtern oder Gedächtnisaufgaben (z. B. Stimulus bereits aus Lernphase bekannt vs. nicht bekannt).

4.2.5 Verwendete Paradigmen in der psychiatrischen Forschung

Bedingt durch die Bedeutung für die Psychopathologie psychischer Störungsbilder haben sich in den letzten Jahren in der psychiatrisch-psychologischen Forschung besonders emotionale und kognitive Paradigmen durchgesetzt. Dabei werden im Bereich emotionaler Prozesse vor allem das Erleben von Emotionen (Emotionsinduktion), die Diskrimination emotionaler Reize (z. B. emotionaler Gesichtsausdrücke) und das emotionale Gedächtnis untersucht. So konnte bei Patienten mit schizophrener Störung beispielsweise wiederholt während des Erlebens von Trauer eine Minderaktivierung der Amygdala belegt werden, und dies, obwohl sich das subjektive Erleben der Patienten und das von gesunden Probanden nicht unterschieden (Schneider et al. 1998; Habel et al. 2004). Wie Analysen des Signalverlaufs in der Amygdala zeigen, weisen nur Gesunde eine signifikante Korrelation des subjektiven Erlebens von Trauer und der Stärke des Signals der Amygdala auf, nicht jedoch schizophrene Patienten oder ihre nichtaffizierten Angehörigen (s. Abb. 4-19).

Zur visuellen Emotionsinduktion wird häufig das „International Affective Picture System“ (IAPS) eingesetzt. Dabei handelt es sich um validiertes Bildmaterial positiver (z. B. lachendes Kind), negativer (z. B. Kriegsszene) und neutraler (z. B. Küchengerät) Valenz, das geeignet ist, beim Betrachter unabhängig von seiner individuellen Lerngeschichte die entsprechende Emotion zu induzieren. Zudem liegen umfangreiche Normdaten zum ausgelösten Arousal vor. Vor dem Hintergrund psychophysiologischer Studien bei Kindern und Jugendlichen mit Störungen des Sozialverhaltens, die Hinweise auf eine gestörte Verarbeitung emotionaler Reize bei entsprechenden Probanden erbracht haben (Herpertz et al. 2005), sind kürzlich von Sterzer et al. (2005) betroffene Jugendliche mittels fMRT untersucht worden. Dabei wurden

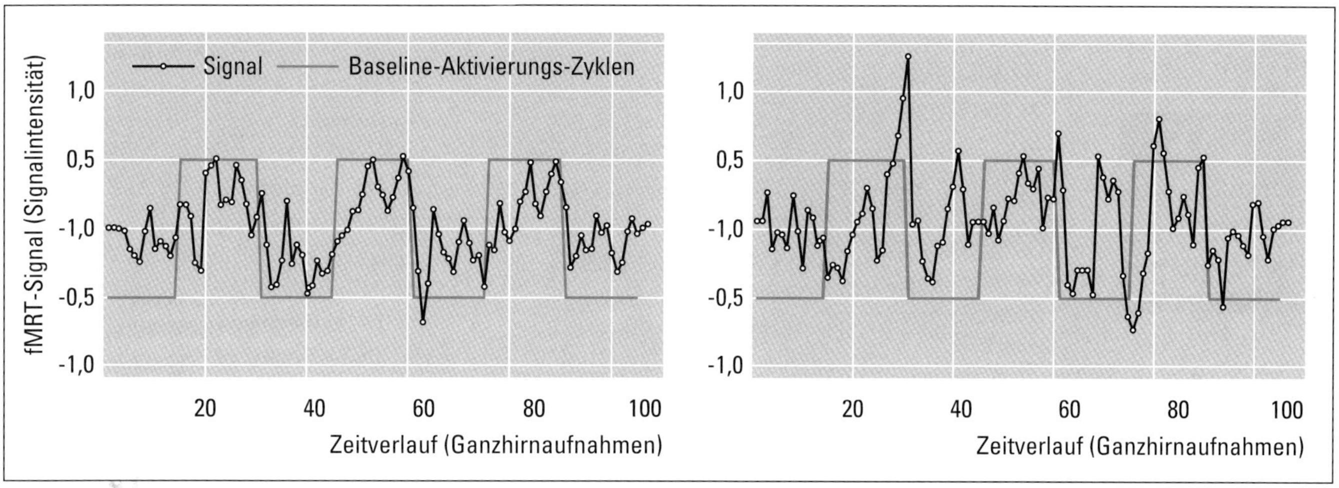

Abb. 4-19: Signalverlauf in der Amygdala während eines Block-Designs zur Induktion von Trauer. Signifikante Korrelation des extrahierten Signals mit dem Erleben von Trauer bei Gesunden (links), nicht jedoch bei Patienten mit Schizophrenie (rechts) oder nichtaffizierten Angehörigen (nach Habel et al. 2004, mit freundlicher Genehmigung von American Psychiatric Publishing, Inc.).

kognitiv-emotionale Reaktionen während der Betrachtung neutraler bzw. negativer Bilder aus dem IAPS gemessen. Die Gruppe der Jugendlichen mit Störungen des Sozialverhaltens zeigte im Vergleich zu den gesunden Kontrollen bei der Betrachtung der Bilder mit negativer Valenz eine deutliche Deaktivierung im rechten dorsalen anterioren cingulären Kortex sowie im Bereich der linken Amygdala. Diese Daten stehen in Übereinstimmung mit Befunden, die an erwachsenen Straftätern vom psychopathischen Subtyp erhoben wurden (Birbaumer et al. 2005). Es wird angenommen, dass der orbitofrontale Kortex eine entscheidende Rolle bei der Antizipation von Strafe und Belohnung sowie generell beim sozialen Lernen spielt und dass der Interaktion zwischen Amygdala und orbitofrontalem Kortex beim sozialen Lernen (Erkennung von Handlungskonsequenzen, Entstehung konditionierter Hautleitwertreaktionen) eine Schlüsselrolle zukommt.

Aufmerksamkeits- und Gedächtnisprozesse stehen im Fokus kognitiver Paradigmen, aber auch Paradigmen zur Sprach- und Selbst- bzw. Fremdreferenz (Theory of Mind, s. Kap. 2.6) finden zunehmend Verbreitung. Im Bereich der Aufmerksamkeit und des Arbeitsgedächtnisses ist z. B. der bereits erwähnte Continuous Performance Test (CPT) gut etabliert und wird in der psychologischen Forschung umfangreich verwendet. Die Aktivierungsbedingungen des CPTs verlangen abwechselnd die Bearbeitung einer reinen Aufmerksamkeitsaufgabe (0-back), in der die Personen unmittelbar auf einen dargebotenen Zielbuchstaben zu reagieren hat, und einer Aufmerksamkeits- und Arbeitsgedächtnisaufgabe (z. B. 2-back), in der reagiert werden muss, wenn ein präsentierter Buchstabe dem vorletzten Buchstaben gleicht. Die intermediären Baselinephasen erfordern das Fixieren von Buchstaben. Wiederholt wurden mit diesem Test bei schizophrenen Patienten während kernspintomographischer Studien zerebrale Dysfunktionen nachgewiesen, die vor allem dorsolateral präfrontale und parietale Hirnregionen betrafen. Allerdings bestand lange Zeit eine inkonsistente Datenlage hinsichtlich der Frage, ob sich die Patienten durch Hypoaktivitäten (Volz et al. 1999) dieser dorsolateralen Areale auszeichnen. Denn es wurden auch Ergebnisse vorgelegt, die keine Unterschiede frontaler Aktivierungsmuster zwischen Patienten und Gesunden nachweisen konnten, wohl aber eine aufgehobene präfrontale Lateralisierung (Walter et al. 2003). Möglicherweise kann die Einbeziehung demographischer Daten wie Erkrankungsdauer oder der Leistung im Scanner diese Widersprüche aufklären. So konnte unlängst gezeigt werden (Thermenos et al. 2005), dass die Patienten nach einer Korrektur für das Verhalten eine Hyperaktivität statt einer Hypoaktivität aufwiesen. Aber auch die Aufgabenschwierigkeit kann Einfluss auf die beteiligten zerebralen Korrelate haben, sodass sich Patienten und Gesunde beispielsweise erst bei gesteigerten Anforderungen in ihren Aktivierungsmustern unterscheiden (Perlstein et al. 2003; s. Abb. 4-20).

Bei zahlreichen Untersuchungen zum kindlichen ADHS werden Inhibitions- bzw. exekutive Funktionsaufgaben eingesetzt. Inhibitionsprozesse können dabei mittels der Stopp-Signal-Aufgabe untersucht werden, bei der eine vom Probanden bereits initiierte Wahlreaktionsentscheidung nach Vorgabe eines Stopp-Signals unterdrückt werden muss. Ein gut validiertes Paradigma, das exekutive Kontrollfunktionen untersucht, ist das Go/No-Go-Paradigma. Die Probanden haben die Aufgabe, auf einen bestimmten Reiz mit einer motorischen Antwort zu reagieren („Go-Trials"), die wiederum

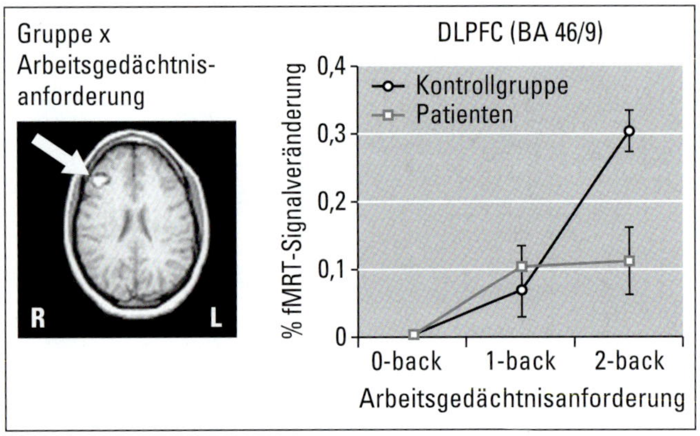

Abb. 4-20: Gruppenzugehörigkeit und frontale Aktivierung bei Arbeitsgedächtnisaufgaben: Nur bei gesunden Probanden, nicht jedoch bei schizophrenen Patienten, kommt es bei gesteigerten Anforderungen zu einer Mehraktivierung des dorsolateral-präfrontalen Kortex (DLPFC) (aus Perlstein et al. 2003, mit freundlicher Genehmigung des Verlags).

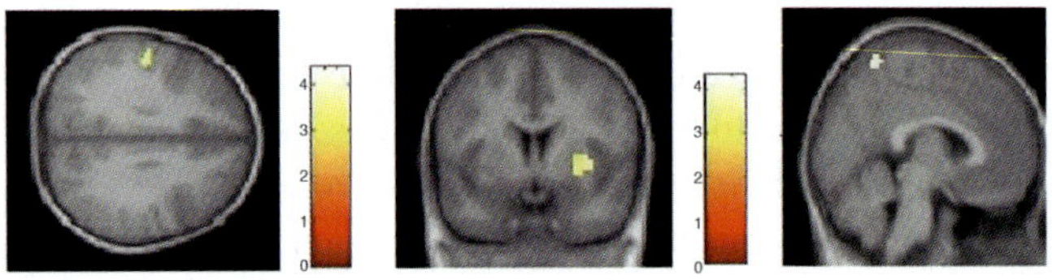

Abb. 4-21: Differenzielle Aktivierung bei Kindern mit ADHS und gesunden Kontrollen in der Konflikt-Bedingung. Links: vermehrte Aktivierung im linken medialen frontalen Gyrus bei gesunden Kontrollen im Vergleich zu ADHS-Kindern; Mitte: vermehrte Aktivierung im rechten Putamen bei gesunden Kindern im Vergleich zu ADHS-Kindern; rechts: vermehrte Aktivierung im linken superioren parietalen Kortex (Brodmann-Areal 7) bei Kindern mit ADHS im Vergleich zu gesunden Kindern (aus Konrad et al. 2006, mit freundlicher Genehmigung von Elsevier).

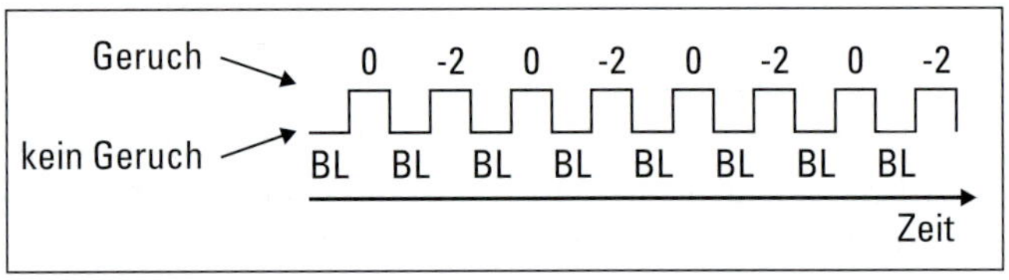

Abb. 4-22: Block-Design zur Untersuchung der Interaktion zwischen Emotionen und Kognitionen. Grundlage ist der CPT, in dessen Aktivierungsphasen (0-back, 2-back) mit Gerüchen (Luft vs. vergorene Hefe) stimuliert wird, während die Baseline-(Fixations-)Phasen ohne olfaktorische Stimulation absolviert wurden.

bei „No-Go-Trials" inhibiert werden soll. Übereinstimmend haben mehrere fMRT-Studien bei Kindern mit ADHS im Vergleich zu gesunden Kontrollen differente Abweichungen in fronto-striatalen Systemen gezeigt (s. Abb. 4-21). Neben Dysfunktionen in diesen Arealen geben aktuelle Untersuchungen darüber hinaus Hinweise auf abnorme Aktivierungen in anderen Bereichen, die mit weiteren subtilen Defiziten assoziiert bzw. ein Zeichen für kompensatorisch eingesetzte neuronale Netzwerke sein könnten (Booth et al. 2005; Konrad et al. 2006).

Bei der Entwicklung von Paradigmen für fMRT-Studien müssen diese an die Scanner-Umgebung angepasst werden. Schneider et al. (2006a) entwickelten ein neues fMRT-Paradigma mit dem Ziel, den Einfluss negativer Emotionen auf die kognitive Leistung zu untersuchen. Seinen Ausgangspunkt nahm dies darin, dass bekannt ist, dass schizophrene Patienten besondere Auffälligkeiten in der Wahrnehmung, Verarbeitung und Beurteilung emotionaler Stimuli zeigen. Mehrere Studien konnten zudem einen Zusammenhang zwischen der Ausprägung der (Negativ-)Symptomatik und der vorhandenen kognitiven Leistungseinbußen feststellen (z. B. negative Beeinflussung des Arbeitsgedächtnisses: Cameron et al. 2002; Sanfilipo et al. 2002). Vor dem Hintergrund dieser Befunde war zu erwarten, dass die Untersuchung des Effekts negativer Emotionen auf die kognitive Leistungsfähigkeit schizophrener Patienten wertvolle neue Erkenntnisse erbringt. Da besonders die zerebralen Mechanismen, welche der Interaktion zwischen negativer Affektivität und kognitiver Leistung zugrunde liegen, bisher nur wenig Beachtung gefunden haben, wurde ein Paradigma zur Untersuchung der Interaktion zwischen Emotion und Kognition entwickelt, welches speziell für die Durchführung von Studien mit der fMRT geeignet ist (Schneider et al. 2006a; 2006b). Da olfaktorische Reize einen starken Einfluss auf die Affektivität ausüben, weil eine enge anatomische Verbindung des olfaktorischen Systems mit dem limbischen „Emotionssystem" besteht und weil die olfaktorische Reizung kaum Manipulationseinflüssen unterliegt, wurde eine olfaktorische Stimulation als Methode der Stimmungsinduktion angewendet. Parallel dazu wurde anhand eines CPT-Paradigmas die kognitive Leistung erfasst. In den Aktivierungsphasen wurde nun zusätzlich eine im fMRT gut durchführbare olfaktorische Stimulation mit vergorener Hefe (negative Valenz, jedoch nicht trigeminal-reizend oder toxisch) oder neutraler Raumluft (Kontrollbedingung) durchgeführt (s. Abb. 4-22), um die Interaktion zwischen Emotionen und Kognitionen bei Patienten und gesunden Probanden zu untersuchen zu können. Nach einer Evaluationsphase außerhalb des Scanners, in welcher 24 gesunde Probanden und 24 Patienten mit schizophrener Störung teilnahmen (Schneider et al. 2006b), erfolgte dann die Implementierung in den Scanner.

Für die Auswahl entsprechender Paradigmen für bildgebende Studien muss stets bedacht werden, dass signifikante Unterschiede der hirnfunktionellen Aktivierungsmuster während der Bearbeitung spezifischer Aufgaben nur dann eindeutig auf unterschiedliche Hirnfunktionen zurückzuführen sind, wenn sich im Kernspintomograph keine Leistungsunterschiede zwischen Patienten und Kontrollen zeigen. Den vielen Möglichkeiten der Stimulation stehen vergleichsweise wenige Möglichkeiten der Reaktionserfassung während der fMRT gegenüber, was für die Testauswahl bedacht werden muss. Im Wesentlichen werden die Antworten der Probanden bzw. Patienten über motorische Reaktionen erfasst. Dazu wird meist ein Tastensystem verwendet, mit dem der Proband seine Antworten eingibt. Diese Tasten beruhen meist auf fiberoptischen Systemen. Möglichkeiten für eine analoge Steuerung bieten Joysticks oder Trackballs. Grundsätzlich ist es auch möglich, Sprache während fMRT-Messungen aufzuzeichnen, nur muss mit bewegungsassoziierten Artefakten gerechnet werden. Ebenso ist die Erfassung einer Sprachproduktion mittels Mikrofon aufgrund der Gradientenschaltgeräusche nur schwer möglich. Jedoch liegen Studien vor, die bei kontinuierlicher Sprachproduktion im Scanner bei schizophrenen Patienten mit positiven formalen Denkstörungen signifikante Minderaktivierung des posterioren Gyrus temporalis superior, eines Teils des Wernicke-Sprachareals, gegenüber gesunden Probanden nachwiesen (Kircher et al. 2004b). Grundlegend sollte nach Möglichkeit eine objektive Reaktionserfassung erfolgen, da nur so davon ausgegangen werden kann, dass der Proband die gestellte Aufgabe erfüllt hat (s. zur detaillierteren Planung und Umsetzung experimenteller Paradigmen: Schneider u. Fink 2007).

4.2.6 Ausblick

Die neurobiologische Forschungsrichtung mittels funktionell bildgebender Methoden wie fMRT, MEG und PET hat bereits über eine Integration von funktionell bildgebenden, strukturell-anatomischen, experimentalpsychologischen und pharmakologischen Befunden zu umfangreichen neuen Erkenntnissen über die Ätiopathogenese, Diagnostik und Therapie psychischer Störungen geführt. Besonders durch die Anwendung der MRT bei kindlichen Probanden konnten die Darstellung zerebraler Entwicklungsprozesse deutlich verbessert und zudem potenzielle Chronifizierungs- und Behandlungseffekte identifiziert werden. So ergeben sich ein immer umfassender werdendes Verständnis der funktionellen Neuroanatomie und die Formulierung klarer Hypothesen bezüglich zerebraler Fehlfunktionen bei Patienten mit psychischen Störungen. Hieraus lassen sich bereits erste klinisch relevante Anwendungen für Pharmako- und Psychotherapie, aber auch zur Frühdiagnostik und Intervention entwickeln.

Eine vollständige Kartierung der neurobiologischen Grundlagen psychopathologischer Symptome und Syndrome wird eine der größten Herausforderungen psychiatrisch-psychologischer Forschung in der näheren Zukunft sein. Eine Verbindung mit genetischen und transmitterbezogenen Befunden lässt ein besseres Verständnis psychischer Störungen erwarten und eröffnet neue Wege in Diagnostik und Therapie.

Literatur

Amunts K, Schleicher A, Zilles K (2002). Architectonic mapping of human cerebral cortex. In: Schüz A, Miller R (eds). Cortical Areas: Unity and diversity. Harwood Academic Publishers; 29–52.

Birbaumer N, Veit R, Lotze M, Erb M, Hermann C, Grodd W, Flor H (2005). Deficient fear conditioning in psychopathy. Arch Gen Psychiatry; 62: 799–805.

Booth JR, Burman DD, Meyer JR, Lei Z, Trommer BL, Davenport ND, Li W, Parrish TB, Gitelman DR, Mesulam MM (2005). Larger deficits in brain networks for response inhibition than for visual selective attention in attention deficit hyperactivity disorder. J Child Psychol Psychiatry; 46: 94–111.

Cameron AM, Oram J, Geffen GM, Kavanagh DJ, McGrath JJ, Geffen LB (2002). Working memory correlates of three symptom clusters in schizophrenia. Psychiatry Res; 110: 49–61.

Castellanos FX, Lee PP, Sharp W, Jeffries NO, Greenstein DK, Clasen LS, Blumenthal JD, James RS, Ebens CL, Walter JM, Zijdenbos A, Evans AC, Giedd JN, Rapoport JL (2002). Developmental trajectories of brain volume abnormalities in children and adolescents with attention-deficit/hyperactivity disorder. JAMA; 288: 1740–8.

Chakos MH, Schobel SA, Gu H, Gerig G, Bradford D, Charles C, Lieberman JA (2005). Duration of illness and treatment effects on hippocampal volume in male patients with schizophrenia. Br J Psychiatry; 186: 26–31.

Cheour M, Imada T, Taulu S, Ahonen A, Salonen J, Kuhl P (2004). Magnetoencephalography is feasible for infant assessment of auditory discrimination. Exp Neurol; 190: 44–51.

deCharms RC, Christoff K, Glover GH, Pauly JM, Whitfield S, Gabrieli JD (2004). Learned regulation of spatially localized brain activation using real-time fMRI. Neuroimage; 21: 436–43.

Durston S, Hulshoff Pol HE, Casey BJ, Giedd JN, Buitelaar JK, van Engeland H (2001). Anatomical MRI of the developing human brain: what have we learned? J Am Acad Child Adolesc Psychiatry; 40: 1012–20.

Eliez S, Reiss AL (2000). Annotation: MRI neuroimaging of childhood psychiatric disorders: a selective review. J Child Psychol Psychiat; 41: 679–94.

Farde L, Wiesel FA, Halldin C, Sedvall G (1988). Central D2-dopamine receptor occupancy in schizophrenic patients treated with antipsychotic drugs. Arch Gen Psychiatry; 45: 71–6.

Farde L, Nordstrom AL, Wiesel FA, Pauli S, Halldin C, Sedvall G (1992). Positron emission tomographic analysis of central D1 and D2 dopamine receptor occupancy in patients treated with classical neuroleptics and clozapine. Relation to extrapyramidal side effects. Arch Gen Psychiatry; 49: 538–44.

Fu CH, Williams SC, Cleare AJ, Brammer MJ, Walsh ND, Kim J, Andrew CM, Pich EM, Williams PM, Reed LJ, Mitterschiffthaler MT, Suckling J, Bullmore ET (2004). Attenuation of the neural response to sad faces in major depression by antidepressant treatment: a prospective, event-related functional magnetic resonance imaging study. Arch Gen Psychiatry; 61: 877–89.

Georgiewa P, Rzanny R, Gaser C, Gerhard UJ, Vieweg U, Freesmeyer D, Mentzel HJ, Kaiser WA, Blanz B (2002). Phonological processing in dyslexic children: a study combining functional imaging and event related potentials. Neurosci Lett; 316: 5–8.

Grunling C, Ligges M, Huonker R, Klingert M, Mentzel HJ, Rzanny R, Kaiser WA, Witte H, Blanz B (2004). Dyslexia: the possible benefit of multimodal integration of fMRI- and EEG-data. J Neural Transm; 111: 951–69.

Gur RE, Cowell PE, Latshaw A, Turetsky BI, Grossman RI, Arnold SE, Bilker WB, Gur RC (2000). Reduced dorsal and orbital prefrontal gray matter volumes in schizophrenia. Arch Gen Psychiatry; 57: 761–8.

Habel U, Posse S, Schneider F (2002). Funktionelle Kernspintomographie in der klinischen Psychologie und Psychiatrie. Fortschr Neurol Psychiatr; 70: 61–70.

Habel U, Klein M, Shah NJ, Toni I, Zilles K, Falkai P, Schneider F (2004). Genetic load on amygdala hypofunction during sadness in non-affected brothers of schizophrenia patients. Am J Psychiatry; 161: 806–13.

Hendren RL, DeBaker I, Pandina GJ (2000). Review of neuroimaging studies of child and adolescent psychiatric disorders from the past 10 years. J Am Acad Child Adolesc Psychiatry; 39: 815–28.

Herpertz SC, Müller B, Qunaibi M, Lichterfeld C, Konrad K, Herpertz-Dahlmann B (2005). Response to emotional stimuli in boys with conduct disorder. Am J Psychiatry; 162: 100–7.

Kennedy DN, Haselgrove C, McInerney S (2003). MRI-based morphometric of typical and atypical brain development. Ment Retard Dev Disabil Res Rev; 9: 155–60.

Kim KJ, Peterson BS (2003). Cavum septi pellucidi in Tourette syndrome. Biol Psychiatry; 54: 76–85.

Kircher TT, Rapp A, Grodd W, Buchkremer G, Weiskopf N, Lutzenberger W, Ackermann H, Mathiak K (2004a). Mismatch negativity responses in schizophrenia: a combined fMRI and whole-head MEG study. Am J Psychiatry; 161: 294–304.

Kircher TT, Schneider F, Sauer H, Buchkremer G (2004b). Funktionelle Bildgebung am Beispiel der Schizophrenie. Deutsch Ärztebl; 101: 1975–80.

Konrad K, Neufang S, Hanisch C, Fink GR, Herpertz-Dahlmann B (2006). Dysfunctional attentional networks in children with attentional deficit/hyperactivity disorder. Evidence from an event-related functional magnetic resonance imaging study. Biol Psychiatry; 59(7): 643–51.

Kuhl PK (1991). Human adults and human infants show a „perceptual magnet effect" for the prototypes of speech categories, monkeys do not. Percept Psychophys; 50: 93–107.

Laufs H, Kleinschmidt A, Beyerle A, Eger E, Salek-Haddadi A, Preibisch C, Krakow K (2003). EEG-correlated fMRI of human alpha activity. Neuroimage;19: 1463–76.

Mathiak K, Fallgatter AJ (2005). Combining magnetoencephalography and functional magnetic resonance imaging. Int Rev Neurobiol; 68; 121–48.

McIntosh AR, Gonzalez-Lima F (1994). Network interactions among limbic cortices, basal forebrain, and cerebellum differentiate a tone conditioned as a Pavlovian excitor or inhibitor: fluorodeoxyglucose mapping and covariance structural modeling. J Neurophysiol; 72: 1717–33.

Mehler C, Warnke A (2002). Strukturale brain abnormalities specific to childhood-onset schizophrenia identified by neuroimaging techniques. J Neural Transm; 109: 219–34.

Näätänen R, Lehtokoski A, Lennes M, Cheour M, Huotilainen M, Iivonen A, Vainio M, Alku P, Ilmoniemi RJ, Luuk A, Allik J, Sinkkonen J, Alho K (1997). Language-specific phoneme representations revealed by electric and magnetic brain responses. Nature; 385: 432–4.

Onitsuka T, Shenton ME, Kasai K, Nestor PG, Toner SK, Kikinis R, Jolesz FA, McCarley RW (2003). Fusiform gyrus volume reduction and facial recognition in chronic schizophrenia. Arch Gen Psychiatry; 60: 349–55.

O'Tuama LA, Dickstein DP, Neeper R, Gascon GG (1999). Functional brain imaging in neuropsychiatric disorders of childhood. J Child Neurol; 14: 207–21.

Perlstein WM, Dixit NK, Carter CS, Noll DC, Cohen JD (2003). Prefrontal cortex dysfunction mediates deficits in working memory and prepotent responding in schizophrenia. Biol Psychiatry; 53: 25–38.

Peterson BS, Thomas P, Kane MJ, Scahill L, Zhang H, Bronen R, King RA, Leckman JF, Staib L (2003). Basal Ganglia volumes in patients with Gilles de la Tourette syndrome. Arch Gen Psychiatry; 60: 415–24.

Phan KL, Wager T, Taylor SF, Liberzon I (2002). Functional neuroanatomy of emotion: a meta-analysis of emotion activation studies in PET and fMRI. Neuroimage; 16: 331–48.

Posse S, Fitzgerald D, Gao K, Habel U, Rosenberg D, Moore GJ, Schneider F (2003). Real-time fMRI of temporolimbic regions detects amygdala activation during single-trial self-induced sadness. Neuroimage; 18: 760–8.

Price G, Bagary MS, Cercignani M, Altmann DR, Ron MA (2005). The corpus callosum in first episode schizophrenia: a diffusion tensor imaging study. J Neurol Neurosurg Psychiatry; 76: 585–7.

Rapoport JL, Castellanos FX, Gpgate N, Janson K, Kohler S, Nelson P (2001). Imaging normal and abnormal brain development: new perspectives for child psychiatry. Aust N Z J Psychiatry; 35: 272–81.

Roessner V, Banaschewski T, Uebel H, Becker A, Rothenberger A (2004). Neuronal network models of ADHD-lateralization with respect to interhemispheric connectivity reconsidered. Eur Child Adolesc Psychiatry; 13(I): 71–9.

Rosenberg DR, Benazon NR, Gilbert A, Sullivan A, Moore GJ (2000). Thalamic volume in pediatric obsessive-compulsive disorder patients before and after cognitive behavioral therapy. Biol Psychiatry; 48: 294–300.

Rüsch N, van Elst LT, Ludaescher P, Wilke M, Huppertz HJ, Thiel T, Schmahl C, Bohus M, Lieb K, Hesslinger B, Hennig J, Ebert D (2003). A voxel-based morphometric MRI study in female patients with borderline personality disorder. Neuroimage; 20: 385–92.

Sanfilipo M, Lafargue T, Rusinek H, Arena L, Loneragan C, Lautin A, Rotrosen J, Wolkin A (2002). Cognitive performance in schizophrenia: relationship to regional brain volumes and psychiatric symptoms. Psychiatry Res; 116: 1–23.

Savas HA, Unal B, Erbagci H, Inaloz S, Herken H, Canan S, Gumusburun E, Zoroglu SS (2002). Hippocampal volume in schizophrenia and its relationship with risperidone treatment: a stereological study. Neuropsychobiology; 46: 61–6.

Schlösser R, Gesierich T, Kaufmann B, Vucurevic G, Stoeter P (2003). Altered effective connectivity in drug free schizophrenic patients. Neuroreport; 14: 2233–7.

Schneider F, Fink G (Hrsg) (2007). Funktionelle Kernspintomographie in Psychiatrie und Neurologie. Berlin: Springer.

Schneider F, Gur RC, Gur RE, Muenz LR (1994). Standardized mood induction with happy and sad facial expressions. Psychiatry Res; 51: 19–31.

Schneider F, Grodd W, Machulla HJ (1996). Untersuchung psychischer Funktionen durch funktionelle Bildgebung mit Positronenemissionstomographie und Kernspintomographie. Nervenarzt; 67: 721–9.

Schneider F, Weiss U, Kessler C, Salloum JB, Posse S, Grodd W, Müller-Gartner HW (1998). Differential amygdala activation in schizophrenia during sadness. Schizophr Res; 34: 133–42.

Schneider F, Habel U, Wagner M, Franke P, Salloum JB, Shah NJ, Toni I, Sulzbach C, Honig K, Maier W, Gaebel W, Zilles K (2001). Subcortical correlates of craving in recently abstinent alcoholic patients. Am J Psychiatry; 158: 1075–83.

Schneider F, Gur RC, Koch K, Backes V, Amunts K, Shah NJ, Bilker W, Gur RE, Habel U (2006a). Impairment in specificity of emotion processing in schizophrenia. Am J Psychiatry; 163: 442–7.

Schneider F, Koch K, Reske M, Kellermann T, Stöcker T, Amunts K, Shah NJ, Habel U (2006b). The interaction of negative olfactory stimulation and working memory in schizophrenia patients: development and evaluation of a behavioral neuroimaging task. Psychiatr Res; 144: 123–30.

Selemon LD, Kleinman JE, Herman MM, Goldman-Rakic PS (2002). Smaller frontal gray matter volume in postmortem schizophrenic brains. Am J Psychiatry; 159: 1983–991.

Seidman LJ, Valera EM, Markis N (2005). Structural brain imaging of attention-deficit/hyperactivity disorder. Biol Psychiatry; 57: 1263–72.

Shaywitz BA, Shaywitz SE, Blachman BA, Pugh KR, Fullbright RK, Skudlarski P, Mencl WE, Constable RT, Holahan JM, Marchione KE, Flechter JM, Lyon GR, Gore JC (2004). Development of left occipitotemporal systems for skilled reading in children after phonologically-based intervention. Biol Psychiatry; 55: 926–33.

Shaywitz SE, Shaywitz BA (2005). Dyslexia (Specific reading disability). Biol Psychiatry; 57: 1301–9.

Steffens DC, McQuoid DR, Welsh-Bohmer KA, Krishnan KR (2003). Left orbital frontal cortex volume and performance on the benton visual retention test in older depressives and controls. Neuropsychopharmacology; 28: 2179–83.

Sterzer P, Stadler C, Krebs A, Kleinschmidt A, Poustka F (2005). Abnormal neural responses to emotional visual stimuli in adolescents with conduct disorder. Biol Psychiatry; 57: 7–15.

Szeszko PR, MacMillan S, McMeniman M, Chen S, Baribault K, Lim KO, Ivey J, Rose M, Banerjee SP, Bhandari R, Moore GJ, Rosenberg DR (2004). Brain structural abnormalities in psychotropic drug-naive pediatric patients with obsessive-compulsive disorder. Am J Psychiatry; 161: 1049–56.

Thermenos HW, Goldstein JM, Buka SL, Poldrack RA, Koch JK, Tsuang MT, Seidman LJ (2005). The effect of working memory performance on functional MRI in schizophrenia. Schizophr Res; 74: 179–94.

Videbech P, Ravnkilde B (2004). Hippocampal volume and depression: a meta-analysis of MRI studies (2004). Am J Psychiatry; 161: 1957–66.

Volz H, Gaser C, Hager F, Rzanny R, Ponisch J, Mentzel H, Kaiser WA, Sauer H (1999). Decreased frontal activation in schizophrenics during stimulation with the continuous performance test – a functional magnetic resonance imaging study. Eur Psychiatry; 14: 17–24.

Walter H, Wunderlich AP, Blankenhorn M, Schafer S, Tomczak R, Spitzer M, Gron G (2003). No hypofrontality, but absence of prefrontal lateralization comparing verbal and spatial working memory in schizophrenia. Schizophr Res; 61: 175–84.

Weiskopf N, Veit R, Erb M, Mathiak K, Grodd W, Goebel R, Birbaumer N (2003). Physiological self-regulation of regional brain activity using real-time functional magnetic resonance imaging (fMRI): methodology and exemplary data. Neuroimage; 19: 577–86.

Wykes T, Brammer M, Mellers J, Bray P, Reeder C, Williams C, Corner J (2002). Effects on the brain of a psychological treatment: cognitive remediation therapy: functional magnetic resonance imaging in schizophrenia. Br J Psychiatry; 181: 144–52.

Yokoi F, Gründer G, Biziere K, Stephane M, Dogan AS, Dannals RF, Ravert H, Suri A, Bramer S, Wong DF (2002). Dopamine D2 and D3 receptor occupancy in normal humans treated with the antipsychotic drug aripiprazole (OPC 14597): a study using positron emission tomography and [11C]raclopride. Neuropsychopharmacology; 27: 248–59.

4.3 Entwicklungspsychopharmakologie

M. Gerlach, C. Wewetzer, unter Mitarbeit von C. Fleischhaker, C. Mehler-Wex, E. Schulz, J. Seifert, S. Walitza, A. Warnke

Inhalt

4.3.1 Einleitung

Die Pharmakologie ist die Wissenschaft von den Wechselwirkungen zwischen Stoffen und Lebewesen (Starke 2001). Die **Psychopharmakologie** als ein Teilgebiet der Neuropharmakologie beschäftigt sich im engeren Sinne mit **Arzneistoffen**, die eine **Wirkung auf psychische Funktionen** haben und deren Zweckbestimmung die Beseitigung oder Abschwächung psychopathologischer Symptome ist. Man unterteilt Psychopharmaka nach ihrem therapeutisch angestrebten Effekt grob in solche mit antipsychotischer Wirkung (Neuroleptika, Antidepressiva) und in solche, die nicht antipsychotisch wirken (Anxiolytika, Hypnotika, Psychostimulanzien). Psychopharmaka beeinflussen den Metabolismus physiologischer Überträgersubstanzen (Neurotransmitter) im Zentralnervensystem (ZNS) oder greifen in die gestörte Funktion dieser Überträgersubstanzen ein. In diesem Kapitel setzen wir den Schwerpunkt auf die klinische Psychopharmakologie, die sich mit der Anwendung von psychotropen Arzneistoffen beim Menschen beschäftigt, Voraussetzungen für eine sinnvolle Pharmakotherapie schafft und die Verbindung zwischen der experimentellen Pharmakologie und der klinischen Medizin herstellt.

Als **Arzneimittel** bezeichnet man Arzneistoffe, die mithilfe der pharmazeutischen Technologie in eine zur Anwendung beim Menschen geeignete Arzneiform (Tabletten, Injektionslösungen, Salben) gebracht wurden und deren Verkehr in Deutschland durch das Arzneimittelgesetz geregelt ist (Starke 2001).

So genannte **Fertigarzneimittel**, die im Voraus hergestellt und in einer zur Abgabe an den Verbraucher bestimmten Verpackung in den Verkehr gebracht werden, bedürfen der Zulassung durch das Bundesinstitut für Arzneimittel und Medizinprodukte, für die die pharmazeutische Qualität des Arzneimittels, seine therapeutische Wirksamkeit und seine Freiheit von schädlichen Wirkungen nachgewiesen werden müssen (ebd.).
Arzneistoffe wirken nicht bei allen Menschen gleich. Die Wirkung ist das Ergebnis zahlreicher, meist komplexer Vor-

gänge im Organismus und resultiert aus dem Wechselspiel zwischen den Wirkungen des Pharmakons auf das Lebewesen (**Pharmakodynamik**) und den Wirkungen des Lebewesens auf das Pharmakon (**Pharmakokinetik**). Die Pharmakokinetik umfasst die Vorgänge der Resorption, Verteilung und Speicherung (Invasion) sowie der Ausscheidung durch Elimination und Biotransformation. Die Pharmakodynamik beinhaltet sowohl die Interaktionen des Arzneistoffes mit den molekularen Zielstrukturen im Organismus als auch die Medikamentenwirkung in Abhängigkeit von einer gegebenen Konzentration (Dosis-Wirkungs-Beziehung).

Sowohl die Pharmakokinetik als auch die Pharmakodynamik unterliegen von der Neonatalperiode über das Kindesalter und die Pubertät hinweg bis hinein in die Adoleszenz bedeutenden Entwicklungsprozessen. Die kinder- und jugendpsychiatrische Pharmakotherapie berücksichtigt diese Besonderheiten (Gerlach u. Warnke 2004) und bezieht die therapeutische Wirksamkeit auf eine normale Entwicklung. Da jedes Entwicklungsstadium seine spezifische Physiologie und Pathophysiologie aufweist, ist es nachvollziehbar, dass die Pharmakotherapien in einem Bezug zum Alter des Kindes stehen; die Wirkung beim Säugling ist nicht die gleiche wie beim 17-jährigen Jugendlichen. Bei längerfristigen Therapien und Längsschnittuntersuchungen können eventuell Reifungsvorgänge oder nichterfasste psychosoziale Faktoren für die beobachteten klinischen Veränderungen wichtiger sein als die Einwirkung des Arzneistoffes.

Die **Entwicklungspsychopharmakologie** umfasst alle Fragestellungen der Arzneimittelanwendung einschließlich der Arzneimittelsicherheit in der Kinder- und Jugendpsychiatrie. Dabei finden die entwicklungsabhängigen physiologischen und psychopathologischen Besonderheiten von Kindern und Jugendlichen besondere Berücksichtigung. Dies gilt selbstverständlich auch für die Rahmenbedingungen bei einer medikamentösen Behandlung.

Im Folgenden werden wir zunächst einige Besonderheiten der Psychopharmotherapie des Kindes- und Jugendalters darstellen. Dann befassen wir uns mit alters- und entwicklungsabhängigen Einflussfaktoren auf diese Therapie und beschreiben schließlich kurz die wichtigsten Gruppen der Psychopharmaka. Eine Reihe von Aspekten der Entwicklungspsychopharmakologie wird auch in anderen Buchkapiteln (z. B. Kap. 1.2, 1.3 und 1.4) erörtert. Den Leser, der sich für die Grundlagen und die spezielle Psychopharmakologie sowie speziellere Fragen der störungsspezifischen und symptomorientierten Psychopharmakotherapie interessiert, verweisen wir auf die Lehrbücher zur Psychopharmakotherapie im Kindes- und Jugendalter (Gerlach et al. 2004; Nissen et al. 2004).

4.3.2 Besondere Voraussetzungen der Psychopharmakotherapie bei Kindern und Jugendlichen

Pharmakotherapie als Teil eines therapeutischen Gesamtkonzeptes

Die Therapie mit Psychopharmaka ist bei speziellen Symptomen und psychiatrischen Erkrankungen im Kindes- und Jugendalter Teil eines mehrere Ebenen umfassenden Behandlungskonzeptes, das auch begleitende psycho- und soziotherapeutische Maßnahmen einschließt (s. Kap. 4.1). Dies gilt im Besonderen für die Behandlung von Kindern und Jugendlichen mit ADHS (Aufmerksamkeitsdefizit-/Hyperaktivitätsstörung), Tics und dem Gilles-de-la-Tourette-Syndrom, Ausscheidungsstörungen (Enuresis, Enkopresis), Psychosen, Persönlichkeits-, Zwangs-, Panikstörungen und Angsterkrankungen sowie depressiven Syndromen.

Eine aus der Diagnose abgeleitete unmittelbare Indikation für eine medikamentöse Therapie gibt es bei verschiedenen Formen von Psychosen (wie Schizophrenie, drogeninduzierten Psychosen, affektiven und schizoaffektiven Psychosen) sowie für die Akutbehandlung bei Zuständen mit erheblicher Selbst- und/oder Fremdgefährdung. Für andere kinder- und jugendpsychiatrische Erkrankungen oder Störungen trifft dies aber nicht in gleichem Maße zu.

Ausschlaggebend für die Entscheidung zu einer Pharmakotherapie sind hierbei u. a. die folgenden, auf die Erkrankung oder Symptomatologie und auf den Patienten bezogenen Faktoren (Schulz et al. 2002; Gerlach u. Warnke 2004):

- das Wissen über den Verlauf der zu behandelnden Erkrankung (z. B. Gefahr der Chronifizierung, Rückfallrisiko, Entwicklung von komorbiden Störungen, Mortalität)
- der Schweregrad der Symptomatik
- die aus der Symptomatik resultierenden Beeinträchtigungen im Befinden des Patienten und die hieraus erwachsenden Einschränkungen der sozial-adaptiven Fähigkeiten und der sozialen Integration, die eine Beeinträchtigung der Lebensqualität bei den betroffenen Kindern und Jugendlichen zur Folge haben
- der Grad der Selbst- und Fremdgefährdung (Suizidalität)
- das Alter des Patienten (z. B. keine Psychostimulanzientherapie bei 2-jährigem Kleinkind)

- Einwillung und Compliance von Patient und Bezugspersonen (z. B. keine Psychostimulanzien bei Drogenmissbrauch)

Die Psychopharmakotherapie im Kindes- und Jugendalter ist also in unterschiedlichem Umfang Teil eines Gesamtbehandlungskonzeptes (s. Kap. 4.1). Dies gilt in besonderem Maße für die oben genannten kinder- und jugendpsychiatrischen Erkrankungen. Zu den weiteren Bausteinen der Behandlung gehören die Einbeziehung der Eltern bzw. der Familie und des schulischen bzw. beruflichen Umfeldes sowie die Maßnahmen zur sozialen Integration.

Anwendung außerhalb des Zulassungsbereichs

Fertigarzneimittel wurden entsprechend vorgegebener Richtlinien eingehend auf ihre Wirksamkeit und Unbedenklichkeit bei bestimmungsgemäßem Gebrauch geprüft. Dies geschieht vor allem durch verschiedene Phasen der klinischen Prüfung:

- Phase I: erste Anwendung eines Wirkstoffs am Menschen, in der Regel an gesunden Erwachsenen
- Phase II: erste kurze Prüfungen zur Wirksamkeit und relativen Unbedenklichkeit an einer begrenzten Anzahl von stationären Patienten
- Phase III: konfirmatorische Studie zum Nachweis der Wirksamkeit und Unbedenklichkeit an einer großen Anzahl von Patienten
- Phase IV: Studien nach der Zulassung zur Prüfung des Einflusses auf Lebensdauer und Lebensqualität und Herausfinden neuer Indikationen oder toxischer Spätschäden

Zwei Indikations- und somit Zulassungsbereiche sind zu unterscheiden: die hinsichtlich des Alters des Patienten und die hinsichtlich der Art der Störung. Die größte Anzahl der in Deutschland in der Kinder- und Jugendpsychiatrie verwendeten Neuro-Psychopharmaka ist offiziell nicht für Kinder und Jugendliche, sondern nur für Patienten im Erwachsenenalter (18 Jahre und älter; altersbezogene Indikation) zugelassen. Ausnahmen sind z. B. das Methylphenidat zur Behandlung von ADHS oder der selektive Serotonin-Wiederaufnahme-Hemmer (SSRI) Fluvoxamin, der für Kinder ab dem achten Lebensjahr bei Zwangsstörungen zugelassen ist. Da Kindern und Jugendlichen eine Psychopharmakotherapie nicht vorenthalten werden kann, werden in der Kinder- und Jugendpsychiatrie überwiegend Arzneimittel außerhalb des zugelassenen Altersspektrums verabreicht (so genannte „Off-label"- oder „Unlicensed"-Anwendung). Dies bedeutet, dass Kinder und Jugendliche in allen fachärztlichen Gebieten ein höheres Risiko für eine unwirksame Pharmakotherapie und unerwünschte Arzneimittelwirkungen (UAW) haben als Erwachsene.

Unabhängig von dem Alterskriterium bei der Zulassung erfolgt eine **störungs- oder symptomspezifische Indikation**, also die Indikation für eine Störung, dem Symptom bzw. einer Erkrankung. Im Rahmen des Heilversuchs ist auch außerhalb des Indikationsbereichs, zu dem eine Zulassung besteht, der Gebrauch des Medikaments erlaubt, wenn die grundsätzliche Wirksamkeit und ein diesbezüglicher Einsatz des Medikaments bereits bekannt sind. Der behandelnde Arzt muss aber im Einzelfall eine sehr ausgewogene Risiko-Nutzen-Abwägung hinsichtlich der Vorteile und Risiken des Einsatzes eines Medikamentes treffen, denn nur so kann er den Patienten hinreichend aufklären (Fegert 1999).

Die Gründe dafür, dass für viele im Kindes- und Jugendalter angewandte Arzneimittel keine Zulassung vorliegt, sind vielfältig. Im Vordergrund steht die umsatz- und ertragsorientierte Zulassungspolitik der Arzneimittelhersteller, die bislang bevorzugt und häufig ausschließlich die Patientengruppen bzw. die Indikationen berücksichtigte, bei denen Aussicht bestand, dass die Forschungs- und Investitionsmittel durch entsprechende Umsätze refinanziert werden können. Dies hatte zur Konsequenz, dass für kleinere Patientengruppen mit seltenen Erkrankungen zwar grundsätzlich das gleiche Behandlungsrecht gesellschaftlich zugestanden wird, jedoch die vom Arzneimittelgesetz garantierten Wirksamkeits- und Sicherheitskriterien bei der Arzneimittelanwendung faktisch nicht umgesetzt wurden.

Zusätzlich ergeben sich u. a. folgende praktische Probleme bei der Arzneimittelprüfung bei Kindern:

- unvorhersehbare Arzneimittelreaktion
- anfänglich nichterkennbare Spätfolgen auf Wachstum und mögliche psychomotorische Entwicklungsstörungen
- schwierige Vorhersage der Dosis-Wirkungs-Beziehung allein aufgrund von Untersuchungen an Erwachsenen
- Bewältigung von einer Reihe von medikolegalen und ethischen Problemen bei der Durchführung der Arzneimittelprüfung bei nichteinwilligungsfähigen Patienten
- fehlende Infrastruktur für die multizentrische Arzneimittelprüfung mit Schwierigkeiten bei der Patientenrekrutierung

Prinzipien der Gerechtigkeit und der Ethik verlangen aber, dass alle an den Vorteilen des Fortschritts teilhaben. Es gibt nun eine Reihe von nationalen und internationalen Bemühungen, der Diskriminierung von Kindern und Jugendlichen hinsichtlich einer adäquaten Arzneimitteltherapie ein Ende zu setzen (Seyberth et al. 2002). Unter Federführung der Internationalen Konferenz für Harmonisierung wurden Leitlinien für die Arzneimittelentwicklung und -prüfung bei Kindern und Jugendlichen entwickelt. Diese setzten sich mit allgemeinen Überlegungen zur Notwendigkeit für eine Kinderarzneimittelentwicklung, mit dem adäquaten Zeitpunkt, Kinder in die Arzneimittelentwicklung einzubeziehen, mit dem geeigneten Studiendesign und mit den ethischen und juristischen Aspekten bei Studien mit Kindern auseinander. Damit in den relevanten Altersgruppen und Entwicklungskategorien eine Arzneimittelprüfung je Indikationsgebiet vorgenommen werden kann, hat man sich international auf fünf wesentliche Altersgruppen bzw. Entwicklungsstadien geeinigt (ebd.). Für die Kinder- und Jugendpsychiatrie sind nur die zwei letzten Gruppen interessant:

- das Kindesalter vom 2. bis zum 11. Lebensjahr
- das Adoleszentenalter (12–18 Jahre) mit der endokrinologischen Umstellung der Pubertät

Es bleibt zu hoffen, dass die von der Internationalen Konferenz für Harmonisierung entwickelten Leitlinien baldmöglichst in nationales und europäisches Recht übernommen werden und gesetzlich geregelt wird, wer für die nichtrefinanzierte Arzneimittelentwicklung für Kinder und Jugendliche in Deutschland zuständig ist.
Auf Initiative des Bundesministeriums für Bildung und Forschung (BMBF) wurden an verschiedenen universitären Standorten im Jahre 1999 Koordinierungszentren für klinische Studien eingerichtet. Die Koordinierungszentren für klinische Studien haben zum Ziel, die Voraussetzungen zur Durchführung multizentrischer klinischer Studien mit hohen klinischen, methodischen und ethischen Anforderungen zu schaffen. Zu den methodischen Schwerpunkten der Koordinierungszentren gehören:

- Durchführung von Arzneimittelstudien der Phasen I bis IV
- Bearbeitung von Fragestellungen der klinischen Pharmakologie und von Arzneimittelinteraktionen
- Anwendungsbeobachtungen
- gesundheitsökonomische Studien
- Diagnosestudien
- medizinische Telematik und Gewährleistung
- Weiterentwicklung von Datensicherheit

Geplant ist die Etablierung eines nationalen pädiatrischen und kinder- und jugendpsychiatrischen Netzwerks für Arzneimittelstudien an Kindern innerhalb der Koordinierungszentren für klinische Studien. Als wichtigste Aufgabengebiete sind hierbei zu nennen:

- Aufbau einer Infrastruktur für multizentrische, sponsorinitiierte Studien sowie investigatorinitiierte Studien in der Pädiatrie und Kinder- und Jugendpsychiatrie durch die Etablierung mehrerer qualifizierter Zentren und die Einrichtung einer Koordinationszentrale
- Datensammlung von so genannten „Kinderarzneimitteln", z.B. Aufstellung der kinder- und jugendpsychiatrisch essenziellen Arzneimittel mit deren jeweiligen Registrierungs- und Zertifizierungsstatus
- Forschung und Entwicklung im Bereich der kinder- und jugendpsychiatrischen Pharmakologie unter Einbeziehung der Adaptation der in der Pädiatrie und Erwachsenenmedizin erprobten Methoden
- Aus-, Weiter- und Fortbildung in Entwicklungspsychopharmakologie und Arzneimittelprüfung für Ärzte, Pflegekräfte, etc.
- ständige beratende Funktion für Fachgesellschaften, Arzneimittelhersteller, Zulassungsbehörden, Ministerien und öffentliche Entscheidungsträger

4.3.3 Der Einfluss von alters- und entwicklungsabhängigen Faktoren auf die Therapie mit Psychopharmaka

Da sich Kinder und Jugendliche in jedem Entwicklungsstadium aufgrund ihren anatomischen, physiologischen, psychologischen und pathologischen Besonderheiten unterscheiden, ist anzunehmen, dass sowohl die Pharmakokinetik als auch die Pharmakodynamik ontogenetischen Änderungen unterliegen und vom Erwachsenenalter abweichen. Dies erklärt die häufig unvorhersehbaren unerwünschten Arzneimittelwirkungen bei Kindern und Jugendlichen sowie die schwierige Vorhersage der Dosis-Wirkungs-Beziehung allein aufgrund von Untersuchungen im Erwachsenenalter.
Es gibt bisher nur wenige Untersuchungen, die sich systematisch mit der Psychopharmakologie im Kindes- und Jugendalter beschäftigt haben. Die Abbildung 4-23 veranschaulicht die Interaktion möglicher alters- und entwicklungsabhängiger Faktoren und ihren Einfluss auf die Therapie mit Psychopharmaka. Diese Faktoren sind jedoch weder unter Berücksichtigung der Pubertät und zu erwartender Geschlechterunterschiede in der Verstoffwechselung der Medikamente noch hinsichtlich der durch Geschlechterunterschiede in der körperlichen Reife (Fettmasse, Muskelmasse, Hormonspiegel) bedingten Besonderheiten genügend untersucht worden. Weitere entwicklungsabhängige Faktoren mit einem möglichen Einfluss auf die Psychopharmakotherapie sind speziell im Jugendalter eventuell vorkommende alterstypische Besonderheiten wie Non-Compliance, Veränderungen im Essverhalten (z.B. anorektische oder bulimische Entwicklungen), der Konsum von Nikotin und Alkohol sowie komorbider Substanzmissbrauch.

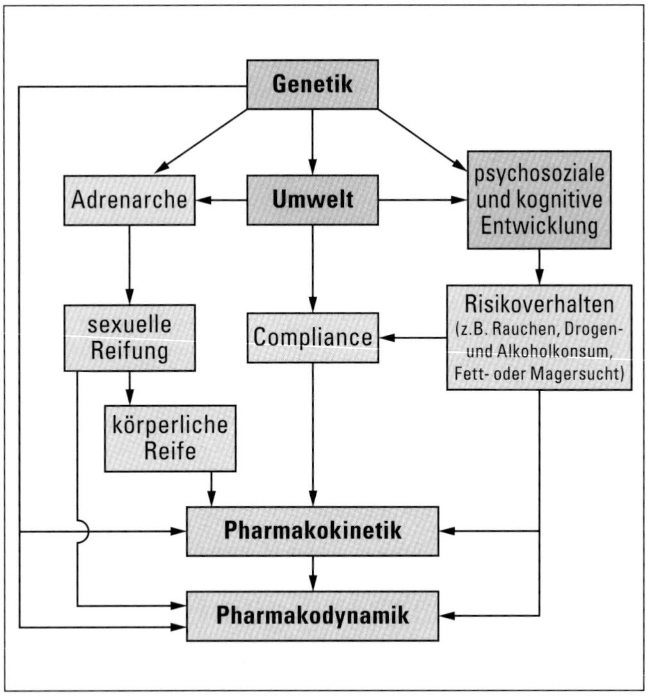

Abb. 4-23: Alters- und entwicklungsabhängige Faktoren und ihr Einfluss auf die Therapie mit Psychopharmaka im Kindes- und Jugendalter (nach Warnke u. Gerlach 2004, mit freundlicher Genehmigung des Springer-Verlags)

Ontogenetische Einflüsse auf die Pharmakokinetik

Wesentliche Faktoren, die die Pharmakokinetik beeinflussen und in Abhängigkeit von Alter und Entwicklungsgrad unterschiedliche Auswirkungen haben können, sind u.a. Körpergewicht, die Aufnahme des Psychopharmakons durch den Magen (Säuregrad), die Entleerungsfrequenz des Magens, die prozentuale Verteilung des Körperfetts, Hormonspiegel, Leberstoffwechsel, die Regulation, Expression und Funktion von fremdstoffmetabolisierenden Enzymen sowie der Blutfluss im jeweiligen Zielorgan. So variiert in Abhängigkeit von der körperlichen Entwicklung des Kindes und Jugendlichen die prozentuale Verteilung des Körperfetts erheblich, bei schlanken und körperlich aktiven Schulkindern ist die Speicherung lipophiler Psychopharmaka im Vergleich zu Erwachsenen vermindert, was in manchen Fällen eine herabgesetzte Halbwertszeit zur Folge hat (s. Tab. 4-15). Die Halbwertszeit wird durch eine relative hohe glomeruläre Filtrationsrate und infolgedessen verstärkte renale Elimination sowie die raschere Metabolisierung in der Leber potenziert. Demgegenüber ist das Protein-Bindungsvermögen bei Kindern niedriger als bei Erwachsenen; dies könnte eine erhöhte Bioverfügbarkeit der verabreichten Dosen im Gehirn bewirken und somit die therapeutische Wirksamkeit als auch die UAW und in der Folge die Compliance beeinflussen. Des Weiteren ist die gastrointestinale Resorption vor allem bei Kindern und Säuglingen altersabhängig effektiver als bei Erwachsenen.

Die Pharmakokinetik wird weiterhin durch das aktive Bindegewebswachstum und unterschiedliche Organ- bzw. Gewebeproportionen beeinflusst. So kann aufgrund der im Vergleich zu Erwachsenen proportional (in Relation zum Körpergewicht) größeren Leber von Kindern ein effektiverer Metabolismus induziert werden, sodass bei Psychopharmaka, die vorwiegend über den Cytochrom-P_{450}(CYP)-Metabolismus in der Leber verstoffwechselt werden, höhere Dosierungen notwendig werden können. CYP-Enzyme sind an den Reaktionen des so genannten Phase-I-Metabolismus beteiligt und übertragen ein Sauerstoffatom aus molekularem Sauerstoff auf das Arzneistoffsubstrat. Die Leber enthält 90–95 % der gesamten CYP-Enzymmenge, wobei 60–65 % ihres Gehaltes auf Enzyme entfallen, die den Arzneistoff-Metabolismus katalysieren (Starke 2001). CYP 3A4 ist das wichtigste Enzym, das ca. 30 % des CYP-Enzymgehaltes ausmacht. 60 % aller therapeutisch eingesetzten Arzneistoffe sind CYP-3A4-Substrate. Die Isoformen der 2C-Familien machen 30 %, CYP 1A2 etwa 10 %, CYP 2A6, CYP 2B6 und CYP 2D6 zusammen etwa 10–15 % und CYP 2E1 etwa 5 % des CYP-Gehaltes aus (ebd.). Bei vielen in der Kinder- und

Tab. 4-15: Pharmakokinetische Daten für Diazepam in verschiedenen Altersstufen (nach Morselli et al. 1978)

Altersgruppe	Halbwertszeit (h)	V_d (l/kg)	relative Clearance (ml/h/kg)
Frühgeborene	75,3 ± 35,5	1,8 ± 0,3	27,4 ± 8,9
reife Neugeborene	31,0 ± 2,2	–	–
Säuglinge	10,6 ± 2	1,3 ± 0,2	98,5 ± 13,8
Kinder	17,3 ± 3	2,6 ± 0,5	102,1 ± 9,7
Erwachsene	24,1 ± 5	2,3 ± 0,3	66,7 ± 5,4

Jugendpsychiatrie verwendeten Psychopharmaka (wie trizyklische Antidepressiva, SSRI, typische und atypische Neuroleptika) wird der Metabolismus nahezu ausschließlich oder teilweise durch CYP 2D6 katalysiert. Obwohl die Genexpression der CYP-Enzyme bis zum Ende des ersten Lebensjahres abgeschlossen ist, kann man z.B. aufgrund unterschiedlicher Organproportionen und Hormonspiegel annehmen, dass sich die Regulation und Funktion der CYP-Enzyme bis zum Ende der Pubertät ändert.

Die Ergebnisse der wenigen bisher vorliegenden Untersuchungen zur Psychopharmakologie im Kindes- und Jugendalter weisen auf eine Altersabhängigkeit der Pharmakokinetik von Psychopharmaka hin. So wurden für die trizyklischen Antidepressiva Nortriptylin und Clomipramin nach oraler Gabe gleicher Dosierungen **erniedrigte Plasmakonzentrationen bei Kindern und Jugendlichen** (5–15 Jahre) im Vergleich zu Erwachsenen (18–55 Jahre) nachgewiesen (Morselli et al. 1978). Weitere Beispiele für eine Altersabhängigkeit der Pharmakokinetik von Psychopharmaka illustrieren die Abbildung 4-24 und die Tabelle 4-15. Kinder und Jugendliche scheinen also nach oraler Gabe gleicher Dosierungen von Psychopharmaka generell niedrigere Plasmaspiegel aufzuweisen. Dies könnte durch eine erhöhte Verstoffwechselung in der Leber und/oder einer beschleunigte Clearance hervorgerufen werden.

Neben den oben besprochenen alters- und entwicklungsstadiumabhängigen Faktoren gilt es zu berücksichtigen, dass beim Abbau mancher Psychopharmaka auch **Erbfaktoren** eine entscheidende Rolle spielen. Durch Mutationen in Genen von bestimmten arzneistoffabbauenden Enzymen kann es dazu kommen, dass diese nicht mehr exprimiert werden oder in ihren katalytischen Eigenschaften verändert sind. Als Folge des veränderten Arzneistoff-Metabolismus kommt es bei den betroffenen Patienten zu erheblichen Abweichungen in der Pharmakokinetik bestimmter Arzneistoffe. Individuen mit einem defizienten Metabolismus bestimmter Arzneistoffe bezeichnet man als **defiziente Metabolisierer** (poor metabolisers) im Unterschied zu den **normalen Metabolisierern** (extensive metabolisers). Für alle zwölf am Arzneimittelstoffwechsel beteiligten CYP-Enzyme wurden genetische Polymorphismen gefunden (Schwab et al. 2002). Eingehende Untersuchungen zur klinischen Relevanz liegen für die Enzyme CYP 2D6, CYP 2C9 und CYP 2C19 vor. Die Häufigkeit defizienter Metabolisierer bei den bekannten genetischen Polymorphismen des Arzneistoff-Metabolismus ist unterschiedlich. Beispielsweise wird das CYP 2D6 und CYP 2C1 in 5–10 % bzw. 2–5 % der europäischen Population nicht exprimiert (Starke 2001). Da bei den defizienten Metabolisierern die Elimination des Psychopharmakons erheblich eingeschränkt ist, kommt es in diesen Fällen zur Kumulation des Wirkstoffs und daraus resultierend auch zu wirkstoffkonzentrationsabhängigen UAW (z.B. kardiale Nebenwirkungen bei trizyklischen Antidepressiva). Schwab et al. (2002) weisen darauf hin, dass solche UAW und toxische Wirkungen vermeidbar sind, wenn bei der Dosierung eines Arzneimittels der CYP-2D6-Phänotyp frühzeitig vor Therapiebeginn berücksichtigt wird.

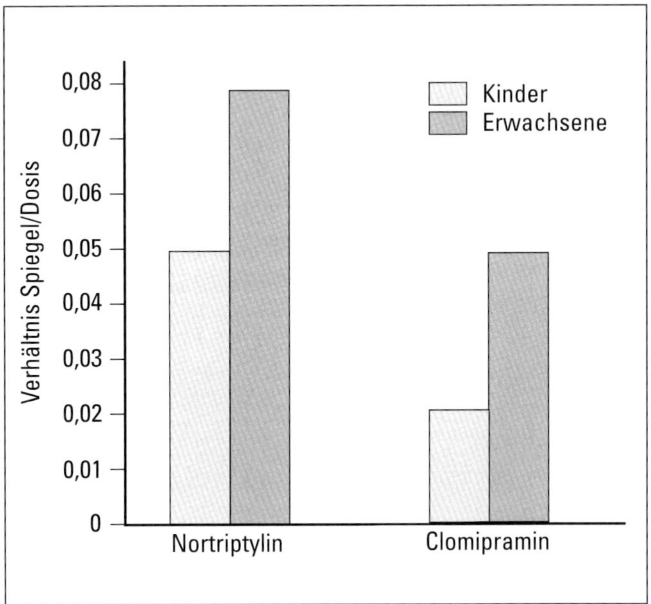

Abb. 4-24: Altersabhängigkeit der Plasmaspiegel von Nortriptylin und Clomipramin; Vergleich zwischen Kindern im Alter zwischen 5 und 15 Jahren und Erwachsenen im Alter zwischen 18 und 55 Jahren (mod. nach Morselli et al. 1978)

Zusammenfassend kann man feststellen, dass Kinder und Jugendliche unterschiedlich in Abhängigkeit von Alter und Entwicklungsstadium und anders als Erwachsene Psychopharmaka durch den Gastrointestinaltrakt aufnehmen, im Organismus verteilen, speichern, verstoffwechseln und aus dem Organismus ausscheiden, somit nach Einnahme gleicher Dosen also unterschiedliche Wirkstoffspiegel vorliegen.

Ontogenetische Einflüsse auf die Pharmakodynamik

Hinsichtlich der Pharmakodynamik muss man berücksichtigen, dass im Gegensatz zum Erwachsenenalter die **Reifung des Gehirns** bei den Kindern und Jugendlichen noch **nicht abgeschlossen** ist. Obwohl die Bildung von Neuronen bereits im Mutterleib und die neuronale Differenzierung sowie die Migration der Neuronen in die Zielregionen im ersten Jahr nach der Geburt abgeschlossen sind, bilden sich neue Nervenzellkontakte (**Synaptogenese**) zeitlebens in großer Zahl.

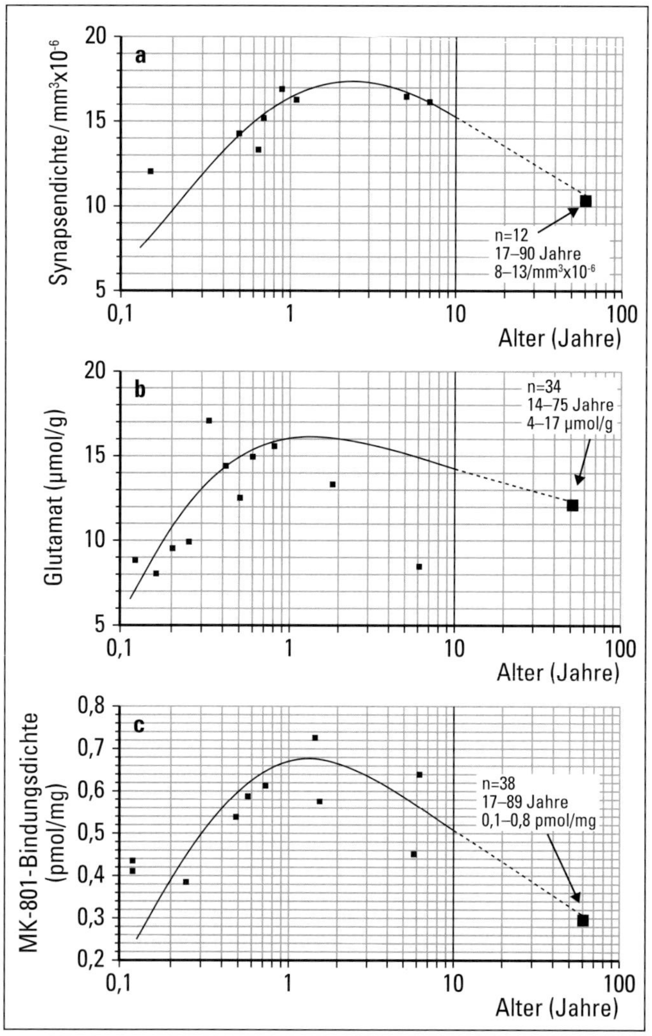

Abb. 4-25: Synaptogenese und die Entwicklung der glutamatergen Neurotransmission im menschlichen Gehirn. **a** Synapsendichte im frontalen Kortex; **b** Glutamat-Konzentrationen im Putamen; **c** Dichte der MK-801-Rezeptorbindungsstelle, die ein Maß für die Dichte des N-Methyl-D-Aspartat-Rezeptors, einem Glutamat-Rezeptorsubtyp, darstellt (nach Retz et al. 1996, mit freundlicher Genehmigung des Springer-Verlags)

Gleichzeitig kommt es zu einer **Synapsenelimination** (Pruning) als physiologischer Vorgang im Laufe der Ontogenese des ZNS. Synapsenbildung und -elimination finden lebenslang statt und sind wesentliche Bedingung neuronaler Plastizität, Regeneration und Lernfähigkeit. Bei der Geburt, die mitten in der Phase des intensivsten Wachstums liegt, ist erst gut die Hälfte der Abermilliarden synaptischen Kontakte des Erwachsenen vorhanden. Beim Ungeborenen und beim Säugling entstehen jede Minute an die zwei Millionen neuer Synapsen. Später folgt eine Phase etwas langsamerer, gleichmäßiger Entwicklung, die bis zur Pubertät anhält. Danach verringert sich das Tempo auf einen Wert, der während des Erwachsenenalters gleich bleibt. Erst im hohen Alter nimmt die Synapsenbildung plötzlich deutlich ab. In phylogenetisch älteren Regionen wie dem Striatum und mit der Bewegung assoziierten kortikalen Arealen kommt es früher zu einer Synapsenelimination als in später entwickelten Regionen, die mit kognitiven Prozessen assoziiert sind (Thompson et al. 2000). Neben der entwicklungsabhängigen Synapsenbildung und -elimination verändert sich die Ausstattung an Neurotransmitter-metabolisierenden Enzymen, Neurorezeptoren und an der Signaltransduktion beteiligten Molekülen während des ganzen Lebens fortwährend (Seeman et al. 1987; Kornhuber et al. 1989; Konradi et al. 1992; Retz et al. 1996). Die Abbildung 4-25 veranschaulicht die Synaptogenese und die Entwicklung des glutamatergen Systems im menschlichen Gehirn.

Die Ontogenese der Synapsenbildung und -elimination sowie der Neurotransmitterfunktion im ZNS verläuft regional unterschiedlich. Die Abbildung 4-26 zeigt beispielsweise die Abhängigkeit zwischen dem Alter und der Dichte der so genannten „grauen Substanz“.

Der Begriff **graue Substanz** kennzeichnet Bereiche des ZNS, die viele Nervenzellkörper, aber nur wenig myelinisierte Axone beinhalten. Im Gegensatz dazu besteht die so genannte **weiße Substanz** aus unzähligen Axonen, von denen die meisten von Myelin umhüllt sind, einer glänzenden, fettigen Substanz, die Licht stark reflektiert und namensgebend für diese ZNS-Bereiche war.

Die oben besprochenen Veränderungen in der Ontogenese des ZNS sind die Ursache dafür, dass es alters- und entwicklungsabhängige Unterschiede in der Wechselwirkung des Psychopharmakons mit den biologischen Strukturen und in der daraus resultierenden Wirkung gibt. Es kann deshalb nicht ohne Weiteres angenommen werden, dass Kinder, Jugendliche und Erwachsene gleichermaßen auf vergleichbare Plasmakonzentrationen von Psychopharmaka ansprechen. Dies bestätigen beispielsweise erste, noch vorläufige Ergebnisse aus einer noch laufenden Studie, in der ein so genanntes „Therapeutisches Drug-Monitoring“ (TDM) der Quetiapin-Therapie von jugendlichen Schizophrenie-Patienten im Fließgleichgewicht (Steady state) durchgeführt wurde (Rothenhöfer et al. 2005). TDM bedeutet die Dosierung eines Arzneimittels unter Kontrolle der Konzentration im Serum oder Plasma zur Einstellung des therapeutischen Bereichs und zur Risikominimierung von Über- und Unterdosierung sowie unerwünschten Arzneimittelwirkungen. Die Strategie des TDM im Rahmen einer Psychopharmakotherapie basiert auf der Ansicht, dass die Konzentrationen der Wirkstoffe (Arzneistoff und aktive Metaboliten) im Blut ein besseres Maß für ihre Konzentrationen am Wirkort (Gehirn) darstellen als die Dosen (Laux u. Riederer 1992; Baumann et

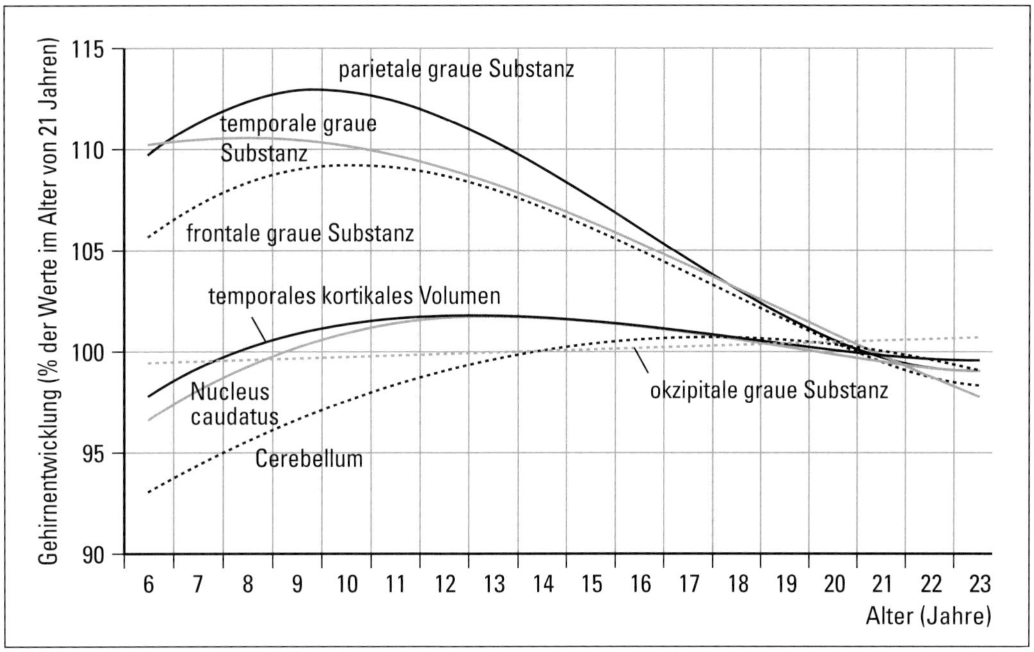

Abb. 4-26: Kortikale und subkortikale Gehirnentwicklung beim Menschen in Abhängigkeit vom Alter (nach Andersen 2005). Dargestellt sind die Veränderungen in der Dichte der „grauen Substanz", die mithilfe von längsschnittlichen kernspintomographischen Untersuchungen (Giedd et al. 1996; 1999) ermittelt wurden.

al. 2004). Ferner geht sie davon aus, dass eine definierbare Beziehung zwischen der Blut-Konzentration eines Wirkstoffs und eines klinischen Effekts (therapeutischer Effekt, UAW, toxische Effekte) besteht. Diese Korrelation konnte für die trizyklischen Antidepressiva Nortriptylin, Imipramin und Desipramin bei Erwachsenen nachgewiesen werden (ebd.). Mehr als 50 % der in unserer Studie gemessenen Quetiapin-Plasma-Talspiegel (Talspiegel bedeutet, dass zu diesem Zeitpunkt die niedrigste Wirkstoffkonzentration vorliegt; d. h., diese wurde mindestens zwölf Stunden nach letzter Einnahme und unmittelbar vor erneuter Einnahme des Arzneimittels ermittelt) lagen oberhalb des für Erwachsene empfohlenen Referenzbereichs; bei keinem der jugendlichen Patienten wurden jedoch schwerwiegende unerwünschte Arzneimittelwirkungen beobachtet (Rothenhöfer et al. 2005).

4.3.4 Spezielle Psychopharmakologie im Kindes- und Jugendalter

In den folgenden Abschnitten werden die wichtigsten Psychopharmaka-Gruppen allgemein hinsichtlich der pharmakologischen Eigenschaften und Anwendungsgebiete besprochen. Weiterhin werden generelle Empfehlungen zu deren Dosierungen gegeben. Detaillierte Angaben zu den alters- und störungsspezifischen Dosierungen finden sich in den spezifischen Lehrbüchern zur Psychopharmakotherapie im Kindes- und Jugendalter (Gerlach et al. 2004; Nissen et al. 2004; Bandelow et al. 2006).

Antidepressiva

Der Begriff **Antidepressiva** bezeichnet eine sehr heterogene Gruppe von verschiedenen Substanzen mit **stimmungsaufhellender Wirkung**, die entsprechend der chemischen Struktur (z. B. trizyklische Antidepressiva), der pharmakodynamischen Eigenschaften (z. B. SSRI) und klinischen Gesichtspunkten (entsprechend der allgemeinen Wirksamkeit auf die Stimmungs- und Antriebslage) unterteilt werden. Eine Übersicht über wesentliche Antidepressiva, die entsprechend ihren pharmakodynamischen Eigenschaften eingeteilt wurden, gibt die Tabelle 4-16.

Entsprechend der **klinischen Einteilung** wird in eher aktivierende, stimmungsverbessernde und eher sedierende, anxiolytische Antidepressiva unterteilt (Wewetzer et al. 2004). Zu den aktivierenden Antidepressiva gehören:

- selektive Serotonin-Wiederaufnahme-Hemmer (SSRI) und/oder selektive Serotonin-/Noradrenalin-Wiederaufnahme-Hemmer (SNRI) wie z. B. Citalopram, Fluoxetin, Fluvoxamin bzw. Venlafaxin
- der Monoaminoxidase-Typ-A(MAO-A)-Hemmer Moclobemid
- trizyklische Antidepressiva wie z. B. Clomipramin, Desipramin und Imipramin

Tab. 4-16: Einteilung der Antidepressiva nach pharmakodynamischen Eigenschaften

Antidepressiva	generischer Name (Handelsname)
selektive Serotonin-Wiederaufnahme-Hemmer (SSRI, für „selective serotonin reuptake inhibitors“)	Citalopram (z. B. Cipramil®) Escitalopram (z. B. Cipralex®) Fluoxetin (z. B. Fluctin®) Fluvoxamin (z. B. Fevarin®) Paroxetin (z. B. Seroxat®) Sertralin (z. B. Zoloft®)
Serotonin-/Noradrenalin-Wiederaufnahme-Hemmer (SNRI, für „serotonin/noradrenaline reuptake inhibitors“)	Venlafaxin (z. B. Trevilor®)
nichtselektive Serotonin-/Noradrenalin-/Dopamin-Wiederaufnahme-Hemmer (trizyklische Antidepressiva)	Amitriptylin (z. B. Saroten®) Clomipramin (z. B. Anafranil®) Doxepin (z. B. Aponal®) Imipramin (z. B. Tofranil®)
selektive Monoaminoxidase-A-Hemmer (MAO-A-Hemmer)	Moclobemid (z. B. Aurorix®)
diverse	Johanniskraut (z. B. Jarsin®) Mirtazapin (z. B. Remergil®)

Zu den Antidepressiva, die eine eher sedierende Hauptwirkung zeigen, gehören z. B. tri- und tetrazyklische Antidepressiva wie Amitriptylin, Doxepin oder Mirtazapin.
Die Tabelle 4-17 gibt einen Überblick über Fertigarzneimittel von Antidepressiva, die den indikations- und altersbezogenen Zulassungsstatus sowie Dosierungsempfehlungen für die Anwendung bei Kindern und Jugendlichen.

SSRI

SSRI hemmen ausschließlich die Wiederaufnahme von Serotonin und haben ein ähnliches Wirkungsspektrum. Pharmakokinetische Unterschiede bestehen darin, dass die einzelnen Wirkstoffe CYP-Isoenzyme verschieden stark hemmen (Bezchlibnyk-Butler u. Virani 2004). Zusätzlich unterscheiden sie sich in ihren Plasmahalbwertszeiten (Synonym: Eliminationshalbwertszeit, $t_{1/2}$). Für Fluoxetin wird z. B. eine mittlere Plasmahalbwertszeit von 72 Stunden angegeben, während Fluvoxamin mit ca. 15 Stunden den kürzesten Wert aufweist.
Anwendungsgebiete in der Klinik sind:
- depressive Störungen
- Ess-Störungen, insbesondere Bulimia nervosa
- Zwangsstörungen, Panikstörungen und/oder Agoraphobie
- Posttraumatische Belastungsstörungen
- soziale Phobien

Darüber hinaus können SSRI auch bei Mutismus, tiefgreifender Entwicklungsstörung wie Autismus und Rett-Syndrom, bei unklaren Schmerzzuständen, aber auch bei aggressivem und impulsivem Verhalten sowie bei Autoaggression und Alkohol- und Drogenentzug indiziert sein (Fritze 2004a).
Die **klinische Wirksamkeit** ist für die Behandlung der Zwangsstörung mit Beginn im Kindesalter gegeben und auch gut durch klinische Studien belegt (Geller et al. 2003; Wewetzer u. Walitza 2004). Fluvoxamin ist in Deutschland und den USA für die Behandlung von Zwängen bei Kindern ab dem achten Lebensjahr zugelassen, Sertralin in den USA ab dem siebten Lebensjahr. In der klinischen Praxis werden SSRI häufig mit gutem Erfolg zur Behandlung von depressiven Störungen eingesetzt. Dabei ist die Datenlage für das Kindes- und Jugendalter nicht befriedigend (Ambrosini 2000; Whittington et al. 2004), und deshalb ist in Deutschland auch kein SSRI für diese Indikation zugelassen. Die besten Daten und positive Effekte liegen für Fluoxetin vor (Heiser u. Remschmidt 2002; Cohen et al. 2004). Allerdings gibt es auch eine Reihe von kontrollierten Untersuchungen, die bezüglich der antidepressiven Wirkung keine signifikante Überlegenheit der SSRI gegenüber Plazebo fanden (Michael u. Crowley 2002). In den USA ist Fluoxetin für die Behandlung von depressiven Störungen (wie auch der Zwangsstörung) ab dem achten Lebensjahr zugelassen.
Überwiegend sind die **SSRI gut verträglich**. Aufgrund der verstärkten Serotonin-Verfügbarkeit werden an UAW am ehesten gastrointestinale Störungen beklagt. Aber auch Un-

Tab. 4-17: Indikations- und altersbezogener Zulassungstatus sowie Dosierungsempfehlungen für Antidepressiva (nach den Produktinformationen) (MAO-A = Monoaminoxidase, Typ A; SNRI = Serotonin-/Noradrenalin-Wiederaufnahme-Hemmer; SSRI = selektive Serotonin-Wiederaufnahme-Hemmer)

generischer Name (Handelsname)	Indikation	Hinweise zur Anwendung bei Kindern und Jugendlichen	Dosierungsempfehlungen für Kinder und Jugendliche
SSRI			
Citalopram (z. B. Cipramil®)	depressive Symptomatiken, Angst- und Zwangsstörungen	keine Zulassung für das Kindes- und Jugendalter	Erwachsene: initial 10–20 mg/Tag, Standard 20–60 mg/Tag (max. 60 mg/Tag); als Einzeldosis am Morgen
Escitalopram (z. B. Cipralex®)	depressive Symptomatiken, Angststörungen	keine Zulassung für das Kindes- und Jugendalter	Erwachsene: initial 5–10 mg/Tag, Standard 10–20 mg/Tag (max. 20 mg/Tag); als Einzeldosis am Morgen
Fluoxetin (z. B. Fluctin®)	depressive Symptomatiken, Angst-, Zwangsstörungen und Bulimie	für Kinder und Jugendliche zugelassen	Erwachsene: initial 10–20 mg/Tag, Standard 20–60 mg/Tag (max. 80 mg/Tag); als Einzeldosis am Morgen
Fluvoxamin (z. B. Fevarin®)	depressive Symptomatiken, Zwangsstörungen	für Kinder ab 8. Lebensjahr für Zwangsstörungen zugelassen	initial 25–50 mg/Tag, Standard 50–200 mg/Tag; aufgrund der kurzen Plasmahalbwertszeit verteilt auf 2 Einzeldosen pro Tag
Paroxetin (z. B. Seroxat®)	depressive Symptomatiken, Angst-, Zwangsstörungen, Posttraumatische Belastungsstörungen	keine Zulassung für das Kindes- und Jugendalter	Erwachsene: initial 10–20 mg/Tag, Standard 20–50 mg/Tag (max. 60 mg/Tag); als Einzeldosis am Morgen
Sertralin (z. B. Zoloft®)	depressive Symptomatiken	keine Zulassung für das Kindes- und Jugendalter	Erwachsene: initial 25–50 mg/Tag, Standard 50–150 mg/Tag (max. 200 mg/Tag); als Einzeldosis am Morgen
SNRI			
Venlafaxin (z. B. Trevilor®)	depressive Symptomatiken, Angsstörungen	keine Zulassung für das Kindes- und Jugendalter	Erwachsene: initial 37,5–70 mg/Tag, Standard 70–150 mg/Tag (max. 375 mg/Tag); 2 Gaben pro Tag
trizyklische Antidepressiva			
Amitriptylin (z. B. Saroten®)	depressive Symptomatiken	keine Zulassung für das Kindes- und Jugendalter	Erwachsene: initial 25–50 mg/Tag, Standard 75–150 mg/Tag (max. 300 mg/Tag); 2 Gaben pro Tag; bei Schlafstörungen höhere Abenddosis
Clomipramin (z. B. Anafranil®)	depressive Symptomatiken, Angst-, Zwangsstörungen, Enuresis und langfristige Schmerzbehandlung	für Kinder ab 5. Lebensjahr für funktionelle Enuresis	initial 25–50 mg/Tag, Standard 75–150 mg/Tag (max. 300 mg/Tag); 2 Gaben pro Tag
Doxepin (z. B. Aponal®)	depressive Symptomatiken, Angststörungen, Schlafstörungen und leichten Entzugserscheinungen z. B. bei Alkoholabhängigkeit	keine Zulassung für das Kindes- und Jugendalter	Erwachsene: initial 10–25 mg/Tag, Standard 75–150 mg/Tag (max. 300 mg/Tag). 2 Gaben pro Tag; bis 100 mg können als Einzeldosis am Abend gegeben werden; bei Schlafstörungen höhere Abenddosis

Tab. 4-17: Indikations- und altersbezogener Zulassungstatus sowie Dosierungsempfehlungen für Antidepressiva (nach den Produktinformationen) (MAO-A = Monoaminoxidase, Typ A; SNRI = Serotonin-/Noradrenalin-Wiederaufnahme-Hemmer; SSRI = selektive Serotonin-Wiederaufnahme-Hemmer) (Fortsetzung)

generischer Name (Handelsname)	Indikation	Hinweise zur Anwendung bei Kindern und Jugendlichen	Dosierungsempfehlungen für Kinder und Jugendliche
trizyklische Antidepressiva (Fortsetzung)			
Imipramin (z. B. Tofranil®)	depressive Symptomatiken, Enuresis, langfristige Schmerzbehandlung und Parvor nocturnus	für Kinder ab 5. Lebensjahr für funktionelle Enuresis	initial 10–50 mg/Tag, Standard 20–150 mg/Tag (max. 300 mg/Tag); 2 Gaben pro Tag
diverse Antidepressiva			
Johanniskraut (Jarsin®)	depressive Symptomatiken (leicht/mittel), psychovegetative Störungen, Angst, nervöse Unruhe	für Kinder ab dem 12. Lebensjahr	initial 300 mg/Tag, Standard 300–900 mg/Tag (max. 1200 mg/Tag); 1–3 Gaben pro Tag
Mirtazapin (z. B. Remergil®)	depressive Symptomatiken	keine Zulassung für das Kindes- und Jugendalter	Erwachsene: initial 15 mg/Tag, Standard 15–45 mg/Tag (max. 45 mg/Tag); 2 Gaben pro Tag; Einzeldosis am Abend bevorzugt
MAO-A-Hemmer			
Moclobemid (z. B. Aurorix®)	depressive Symptomatiken, soziale Phobie	keine Zulassung für das Kindes- und Jugendalter	Erwachsene: initial 150 mg/Tag, Standard 300–450 mg/Tag (max. 600 mg/Tag); 2–3 Gaben nach den Mahlzeiten

ruhe, Schlafstörungen, Kopfschmerzen und sexuelle Dysfunktionen können auftreten (Fleischhaker et al. 2003). Inwieweit die Gabe von SSRI (insbesondere Paroxetin) zu einer erhöhten **Suizidalität** und zur Zunahme von parasuizidalen Handlungen führt, kann abschließend noch nicht sicher beantwortet werden (Fegert u. Herpertz-Dahlmann 2004; Wong et al. 2004; Whittington et al. 2005). Ein Problem dabei ist, dass viele Daten, die zur Aufhellung dieser Problematik beitragen könnten, bisher nicht publiziert sind. In plazebokontrollierten Studien wurde zwar nach Gabe von Paroxetin eine Zunahme „suizidaler Gedanken“ und parasuizidaler Handlungen, jedoch keine Zunahme von Suiziden gefunden (Whittington et al. 2004).

Allgemeine **Dosierungsempfehlungen** für SSRI sind in der Tabelle 4-17 zusammengefasst. Generell sollte die **Aufdosierung langsam** erfolgen, da eine zu schnelle Aufdosierung zu einem Anstieg von UAW führen kann. Eine antidepressive Wirkung zeigt sich in der Regel nach 1–2 Wochen und bei der Behandlung der Zwangsstörungen häufig erst nach 4–8 Wochen. Die **Absetzung** oder die Umstellung der Medikation sollte langsam erfolgen, da eine plötzliche Absetzung der Medikation zu Schwindel, Gangstörungen, gastrointestinalen Beschwerden, Sensibilitätsstörungen und Verschlechterung der psychischen Befindlichkeit führen kann. In der Behandlung der Zwangsstörung und der Bulimie gilt, dass höhere Tagesdosen als bei der Depressionsbehandlung benötigt werden. Bei Suizidalität ist Vorsicht geboten, da auch bei SSRI die antriebssteigernde Komponente vor der antidepressiven Komponente wirksam wird.

Trizyklische Antidepressiva

Das pharmakodynamische Profil der einzelnen trizyklischen Antidepressiva ist unterschiedlich (s. Tab. 4-18) und verschieden von dem der SSRI, die fast ausschließlich nur die Wiederaufnahme von Serotonin hemmen. Dies erklärt die unterschiedliche klinische Wirksamkeit und das unterschiedliche Nebenwirkungsprofil. So führt z. B. die Blockade des Histamin-H1-Rezeptors durch Amitriptylin zur verstärkten Müdigkeit, Sedation und Gewichtszunahme.

Anwendungsgebiete in der Klinik sind (vgl. Tab. 4-17):

- die depressive Symptomatik, unabhängig von der nosologischen Einordnung
- Zwangserkrankungen sowie Phobien und Panikstörungen (Clomipramin)
- die langfristige Schmerzbehandlung (Amitriptylin, Clomipramin, Doxepin, Imipramin)

- Katalepsie und Narkolepsie (Clomipramin) und leichte Entzugssyndrome bei Alkohol-, Medikamenten- oder Drogenabhängigkeit (Doxepin)
- Schlafstörungen und funktionelle Organbeschwerden (Doxepin)
- Enuresis sowie Pavor nocturnus (Imipramin, Clomipramin)

Die **klinische Wirksamkeit** ist für die Behandlung der funktionellen Enuresis durch Clomipramin und Imipramin nachgewiesen (Lister-Sharp et al. 1997; Moffat 1997). Ab einem Alter von fünf Jahren sind beide Präparate für diese Indikation zugelassen. In der Behandlung depressiver Störungen werden trizyklische Antidepressiva klinisch häufig eingesetzt. Im Kinder- und Jugendbereich liegen nur wenige kontrollierte Studien vor (Findling et al. 1999; Wagner u. Ambrosini 2001). In diesen Studien zeigten sich trizyklische Antidepressiva einem Plazebo jedoch nicht signifikant überlegen. Da Kinder – mehr als Erwachsene – eine hohe Ansprechbarkeit auf Plazebo zeigen, sind hier Studien mit einer längeren Behandlungsdauer besonders wichtig.
Allgemeine **Dosierungsempfehlungen** für trizyklische Antidepressiva sind in der Tabelle 4-17 zusammengefasst. Die Aufdosierung und die Absetzung dieser Medikamente sollten langsam durchgeführt werden. Nach dem Erreichen der Erhaltungsdosis reicht aufgrund der längeren Plasmahalbwertszeiten von trizyklischen Antidepressiva in der Regel eine Einmaldosis zur Nacht aus. Zu beachten ist, dass die stimmungsverbessernde Wirkung erst nach 1–4 Wochen eintreten kann. Sedierende Effekte hingegen treten sehr schnell auf, und Schlafstörungen bessern sich schon nach Tagen. Trizyklische Antidepressiva zeigen insgesamt eine geringe therapeutische Breite. Unerwünschte Arzneimittelwirkungen (UAW) wie z. B. Mundtrockenheit oder Harnverhalt treten im Zusammenhang mit den anticholinergen Wirkungen auf (Tab. 4-18). Hinzukommen können Übererregung, Myoklonien, Halluzinationen, Atemdepression bis hin zu Krampfanfällen. Herzrhythmusstörungen können auftreten, die einer intensivmedizinischen Behandlung mit Monitorüberwachung bedürfen. Kardial kann es zu einer Verbreiterung des QRS-Komplexes kommen.

Diverse Antidepressiva

Mirtazapin ist ein unspezifischer Antagonist von histaminergen, noradrenergen und serotoninergen Neurorezeptoren. **Anwendungsgebiete** in der Kinder- und Jugendpsychiatrie sind depressive Störungen, besonders in der Kombination mit Schlafstörungen. Es gibt positive Erfahrungen zur **klinischen Wirksamkeit** bei depressiven Störungen, jedoch keine klinischen Studien, die diese nachweisen.
Bei Mirtazapin hat sich eine langsame Aufdosierung und wegen der Sedierung eine abendliche Gabe bewährt. Ein Vorteil ist, dass Mitrazapin kaum sexuelle Funktionsstörungen hervorruft.
Venlafaxin hemmt dosisabhängig entweder die Serotonin- oder die Noradrenalin-Wiederaufnahme: In niedriger Dosierung wird vor allem die Serotonin-Wiederaufnahme beeinflusst, unter ansteigender Dosierung überwiegend aber die Noradrenalin-Wiederaufnahme, geringfügig auch die Dopamin-Wiederaufnahme gehemmt. **Anwendungsgebiete in der Klinik** sind (s. Weller et al. 2000):

- depressive Erkrankungen
- generalisierte Angststörung, Panikstörung, soziale Phobie
- Emotional instabile Persönlichkeitsstörung vom Borderline-Typus

Es gibt positive Erfahrungen zur **klinischen Wirksamkeit** der Venlafaxin-Behandlung depressiver Störungen im Kin-

Tab. 4-18: Pharmakologisches Profil trizyklischer Antidepressiva (mod. nach Benkert u. Hippius 2000)

Wirkstoff	NAT	5-HTT	DAT	H_1	M	$5\text{-}HT_2$	α_1	α_2	MAO
Amitriptylin	++	++	+	+++	+++	++	+++	–	–
Clomipramin	++	+++	++	+	++	+	++	–	–
Doxepin	++	+	+	+++	++	++	+++	–	–
Desipramin	+++	–	+	–	+	+	+	–	–
Imipramin	++	++	+	+	++	+	++	–	–
Nortriptylin	+	+++	+	+	+	+	+	–	–

α_1 = adrenerger α_1-Rezeptor; α_2 = adrenerger α_2-Rezeptor; DAT = Dopamin-Transporter; H_1 = Histamin-H_1-Rezeptor; $5\text{-}HT_2$ = Serotonin-$5\text{-}HT_2$-Rezeptor; 5-HTT = Serotonin-Transporter; M = muskarinischer Acetylcholin-Rezeptor; MAO = Monoaminoxidase; NAT = Norardrenalin-Transporter
– = keine oder sehr schwache antagonistische Wirkung (Rezeptor) bzw. Hemmung (Transporter, MAO); + = niedrige antagonistische Wirkung bzw. Hemmung; ++ = mittlere antagonistische Wirkung bzw. Hemmung; +++ = hohe antagonistische Wirkung bzw. starke Hemmung

des- und Jugendalter, jedoch widersprüchliche und unzureichende Daten aus klinischen Studien (Courtney 2004). So hat sich in einer offenen Studie Venlafaxin bei Jugendlichen mit Depression als wirksam erwiesen. In einer plazebokontrollierten Studie an Kindern und Jugendlichen war jedoch die Kombination von Venlafaxin mit Psychotherapie der Therapie mit Plazebo und Psychotherapie nicht signifikant überlegen (Mandoki et al. 1997). Eine Zulassung für Kinder und Jugendliche besteht nicht. In aktuellen, aber nicht publizierten Untersuchungen wurde eine Zunahme von suizidalen Gedanken (2 % bei Venlafaxin vs. 1 % bei Plazebo), nicht jedoch von Suiziden beobachtet (Whittington et al. 2004).

Moclobemid ist ein kurz wirksamer, reversibler, selektiver Hemmstoff der MAO-A, wodurch vorwiegend der Metabolismus von Serotonin und Noradrenalin gehemmt wird. Neurotransmitter-Rezeptoren und -Transporter werden nicht direkt durch Moclobemid beeinflusst. **Anwendungsgebiete** sind:

- depressive Störungen
- die soziale Phobie

Die **klinische Wirksamkeit** bei Kindern und Jugendlichen ist im Gegensatz zu Erwachsenen kaum untersucht (Silverstone u. Silverstone 2004), und es liegen kaum empirische Daten zur Wirksamkeit bei kindlicher und jugendlicher Depression vor. In den kasuistischen und klinischen Darstellungen wird Moclobemid jedoch eine gute Wirksamkeit zugeschrieben. Eine Zulassung im Kinder- und Jugendbereich liegt nicht vor. Eine positive Eigenschaft von Moclobemid ist, dass keine kardiotoxischen und kaum anticholinerge Eigenschaften bestehen.

Johanniskrautextrakte (Hypericum perforatum)

In Deutschland sind etwa 50 Präparate aus Extrakten des Johanniskraut im Handel. Sie sind rezeptfrei erhältlich. Weder die relevanten Inhaltsstoffe noch die Wirkmechanismen sind geklärt. Als Wirkstoff wird u.a. das Hyperforin diskutiert, das die neuronale Wiederaufnahme von Dopamin, GABA und Glutamat hemmt; weiterhin vermindert im Tierversuch die mehrwöchige Behandlung mit den Extrakten – ähnlich wie die Behandlung mit anderen Antidepressiva – die Dichte von β-Adrenozeptoren im Gehirn (Göthert et al. 2001).

Anwendungsbereiche sind (s. Tab. 4-17):

- depressive Störungen
- somatoforme Störungen

Die **klinische Wirksamkeit** ist im Kinder- und Jugendbereich kaum untersucht. Im Erwachsenenbereich findet sich eine uneinheitliche Datenlage (Linde u. Mulrow 1998). Dabei zeigt sich in verschiedenen Studien eine Wirksamkeit bei leichten bis mittelschweren depressiven Störungen. Die Verträglichkeit ist gut.

Anxiolytika und Hypnotika

Anxiolytika und Hypnotika (Synonyme: Tranquillanzien, Psychosedativa, Ataraktika) sind eine heterogene Gruppe von Psychopharmaka mit angstlösender, sedierender und/oder schlafinduzierender Wirkkomponente und z.T. sehr unterschiedlichen pharmakodynamischen Eigenschaften (Seifert et al. 2004). Bei den **Anxiolytika** steht die angstlösende und sedierende Komponente im Vordergrund. Dabei verläuft die Dosis-Wirkungs-Kurve relativ flach, sodass Anxiolytika über einen weiten Dosierungsbereich weitgehend entspannend und angstlösend wirken, ohne die unerwünschten hypnotischen Wirkungen hervorzurufen. Anxiolytika vom Benzodiazepin-Typ haben zusätzlich zu den angstlösenden, sedierenden und/oder schlafinduzierenden Wirkkomponenten auch muskelrelaxierende und antikonvulsive Eigenschaften.

Zu den Vertretern der ursprünglichen Gruppe sedativ-hypnotischer Psychopharmaka („Hypnotika“) gehören auch die Barbiturate. Diese unterscheiden sich von den Anxiolytika durch eine steile Dosis-Wirkungs-Kurve; d.h., der sedierende Effekt geht rasch in eine hypnotische und (bei höherer Dosierung) narkotische Wirkung über. Sedation, Schlafinduktion und Narkose werden daher bei diesen Wirkstoffen als unterschiedliche Phasen eines Kontinuums angesehen, welche durch unterschiedliche Intensitätsstufen einer zentral dämpfenden, vigilanzmindernden Wirkung gekennzeichnet sind. Barbiturate werden hier nicht weiter besprochen, da sie aufgrund der gegenüber Benzodiazepinen geringeren therapeutischen Breite und wegen der damit verbundenen hohen Letalität (Atemdepression) bei Intoxikation sowie wegen der Toleranzentwicklung in der klinischen Anwendung nahezu obsolet sind.

Als Anxiolytika und Hypnotika werden auch Wirkstoffe aus anderen Psychopharmaka- und Pharmaka-Gruppen eingesetzt, die zusätzlich zu ihren primär therapeutisch angestrebten Effekten angstlösend, sedierend und/oder schlafinduzierend wirken. Hierzu gehören vor allem anxiolytisch wirkende Antidepressiva, Neuroleptika und β-Rezeptoren-Blocker sowie sedierend, schlafinduzierend wirkende Antidepressiva, Neuroleptika, Phytopharmaka und Antihistaminika.

Die Tabelle 4-19 gibt einen Überblick über Fertigarzneimittel von Anxiolytika und Hypnotika, den indikations- und altersbezogenen Zulassungsstatus sowie Dosierungsempfehlungen für die Anwendung bei Kindern und Jugendlichen.

Tab. 4-19: Indikations- und altersbezogener Zulassungsstatus sowie Dosierungsempfehlungen für Anxiolytika und Hypnotika (nach den Produktinformationen)

generischer Name (Handelsname)	Indikation	Hinweise zur Anwendung bei Kindern und Jugendlichen	Dosierungsempfehlungen für Kinder und Jugendliche
Benzodiazepine			
Alprazolam (z. B. Alprazolam-ratiopharm®, Esparon®, Tafil®)	Panikstörung mit und ohne Agoraphobie, generalisierte Angststörung	keine Zulassung für den Kinder- und Jugendbereich	Beginn mit 0,125–0,25 mg bis max. 2–4 mg/Tag verteilt auf 2–4 Einzelgaben
Clobazam (Frisium®)	Anxiolytikum, Adjuvans bei Psychosen, Zusatztherapie bei Epilepsien	Kinder im Alter von 6 Monaten bis 3 Jahren sollten nur in Ausnahmefällen bei zwingender Indikation mit Clobazam antikonvulsiv behandelt werden	keine offiziellen Dosisangaben für Kinder und Jugendliche. Kleinkinder 0,2–1,0 mg/kg Körpergewicht, Schulkinder 5–20 mg/Tag, Erwachsene 15–50 mg/Tag
Diazepam (z. B. Diazepam-ratiopharm®, Valium®, Valiquid®)	Anxiolytikum, komplizierter Halluzinogenrausch, Akutbehandlung ängstlicher, erregter, psychotischer Patienten zumeist in Kombination mit Haloperidol; Therapie des Status epilepticus	ab 6 Monaten bei strenger Indikationsstellung	orale Dosierungen: Säuglinge 0,5–2 mg/Tag, Kleinkinder 1–6 mg/Tag, Schulkinder 6–10 mg/Tag; bei Erwachsenen 2–15 mg/Tag; im stationären Bereich bis zu 100 mg/Tag bzw. beim Status epilepticus nach Bedarf (unter intensivmedizinischer Überwachung), rektale Applikation als Mikroklistier à 5–10 mg zur Anfallskupierung; I.v.-Injektionen müssen langsam erfolgen (Cave! Atemdepression)
Dikaliumchlorazepat (Tranxilium®)	Anxiolytikum und Hypnotikum	keine Zulassung im Kindes- und Jugendalter (Ausnahme: Prämedikation vor chirurgischen Eingriffen)	bei Kindern 0,3–1,25 mg/kg Körpergewicht, bei Erwachsenen 20–100 mg (max.) pro Tag
Flunitrazepam (z. B. Fluninoc®, Flunitrazepam-ratiopharm®, Rohypnol®)	Hypnotikum	Zulassung ab 6 Jahren	bei Erwachsenen 0,5–2 mg, unter stationären Behandlungsbedingungen bis zu 4 mg, bevorzugt als abendliche Einmaldosis; für Kinder und Jugendliche liegen keine offiziellen Dosisangaben vor
Lorazepam (z. B. Laubeel®, Lorazepam-ratiopharm®, Tavor®)	Anxiolytikum und Sedativum; nach empirscher Beurteilung besondere Wirksamkeit in der Behandlung des depressiven bzw. des katatonen Stupors	keine Zulassung im Kinder- und Jugendbereich	bei Erwachsenen 0,25–5 mg pro Tag, stationär bis zu 10 mg pro Tag verteilt auf 2–4 Einzelgaben, vorzugsweise zur Nacht; keine offiziellen Dosisangaben für Kinder und Jugendliche
Lormetazepam (z. B. Lormetazepam-ratiopharm®, Ergocalm®, Noctamid®)	Hypnotikum	keine Zulassung im Kinder- und Jugendbereich	bei Erwachsenen 0,5–1 mg/Tag, im stationären Behandlungssetting bis zu 2 mg

Tab. 4-19: Indikations- und altersbezogener Zulassungsstatus sowie Dosierungsempfehlungen für Anxiolytika und Hypnotika (nach den Produktinformationen) (Fortsetzung)

generischer Name (Handelsname)	Indikation	Hinweise zur Anwendung bei Kindern und Jugendlichen	Dosierungsempfehlungen für Kinder und Jugendliche
Benzodiazepine (Fortsetzung)			
Nitrazepam (z. B. Nitrazepam-neuraxpharm®, Dormalon®, Mogadan®)	Ein- und Durchschlafstörungen, besonders wenn auch eine anxiolytische Wirkung am Tag erwünscht ist; auch als Antiepileptikum (z. B. bei BNS-Krämpfen)	keine Zulassung im Kinder- und Jugendbereich	bei Schlafstörungen: Säuglinge 0,25–2,5 mg, Kleinkinder 2,5–5 mg und Erwachsene 2,5–10 mg; unter vollstationären Therapiebedingungen bis zu 20 mg/Tag
Nordazepam (Tranxilium®)	Anxiolytikum und Hypnotikum	Zulassung ab 14 Jahren	bei Kindern 0,3–1,25 mg/kg Körpergewicht, bei Erwachsenen 20–100 mg (max.)
Temazepam (z. B. Remestan®, Planum®, Temazep®)	Einschlafstörungen und Angststörungen	Zulassung ab 14 Jahren	Kinder 10 mg, Erwachsene 10–40 mg; bei hospitalisierten Patienten bis 60 mg
diverse Anxiolytika und Hypnotika			
Buspiron (z. B. Anxut®, Bespar®, Busp®)	Anxiolytikum; besonders bei generalisierten Angststörungen	keine Zulassung für den Kinder- und Jugendbereich	stationär 15–60 mg/Tag, ambulant 15–30 mg/Tag; keine offiziellen Dosisangaben für Kinder und Jugendliche
Diphenhydramin (z. B. Emesan®, Nervo OPT®, Sediat®)	Schlafstörungen, Antihistaminikum, Antiemetikum	Zulassung ab 12 Jahren	Jugendliche erhalten 12,5–50 mg täglich; Erwachsene 50–150 mg pro Tag; keine offiziellen Dosisangaben für Kinder
Doxylamin (z. B. Gittalun®, Mereprine Sirup®, Schlaftabs-ratiopharm®)	Schlafstörungen, Antihistaminikum, Antiemetikum	keine Zulassung im Kinder- und Jugendbereich	bei Kindern bis zu 25 mg pro Tag; bei Jugendlichen und Erwachsenen 25–50 mg täglich
Hydroxyzin (AH 3®, Atarax®, Elroquil®)	Angststörungen	Zulassung ab 6 Jahren	Kinder 25–50 mg; Erwachsene 30–75 mg, unter stationären Behandlungsbedingungen 100–200 mg täglich, verteilt auf 2–3 Einzelgaben
Opipramol (Insidon®)	Angst- und Spannungszustände (generalisierte Angststörung), auch bei zusätzlicher depressiver Symptomatik; somatoforme Störungen	Zulassung ab 6 Jahren	für Kinder (ab 6. Lebensjahr) und Jugendliche 50–100 mg, verteilt auf bevorzugt eine abendliche, evtl. zwei Tagesgaben mit einschleichender Dosierung
Zopiclon (z. B. espa-dorm®, Ximovan®, Zopicalm®)	Ein- und Durchschlafstörungen	keine Zulassung im Kinder- und Jugendbereich	Kinder 3,75 mg, Erwachsene 3,75–7,5 mg; unter stationären Therapiebedingungen bis zu 15 mg/Tag
Zolpidem (z. B. Stilnox®, Bikalm®, Zodormdura®)	Einschlafstörungen	keine Zulassung im Kinder- und Jugendbereich	Kinder 5 mg, Erwachsene 10–20 mg; im höheren Lebensalter und im Falle einer Nieren- oder Leberinsuffizienz 5–100 mg (max.)

Benzodiazepine

Unter dem Begriff Benzodiazepine verstand man ursprünglich nur eine chemische Klasse von Substanzen, die sich vom 1,4-Benzodiazepin-Grundgerüst ableiteten (z. B. Chlordiazepoxid, Diazepam, Lorazepam und Oxazepam). Aufgrund ihrer Wirkung als Agonisten der Benzodiazepin-Bindungsstelle des $GABA_A$-Rezeptor-Cl^--Kanal-Komplexes hat sich später dann in den pharmakologischen Lehrbüchern die chemische Bezeichnung „Benzodiazepine“ für eine pharmakologische Substanzgruppe durchgesetzt. Diese Klassifizierung wird auch in diesem Buchkapitel verwendet. Zu den Benzodiazepinen gehören demnach auch Wirkstoffe (z. B. Zopiclon und Zolpidem), die von ihrer chemischen Struktur keine Benzodiazepine sind.

Anwendungsgebiete der Benzodiazepine sind:

- Unruhe, Angst- und Spannungszustände
- psychosomatische Beschwerden

In Kombination mit Antidepressiva werden Benzodiazepine auch in der Initialbehandlung ängstlich-agitierter Depressionen eingesetzt. Eine weitere Indikation besteht in der Akutbehandlung schizophrener Psychosen und Manien, meistens in Kombination mit Neuroleptika, darüber hinaus bei akuter Suizidalität zur Krisenintervention sowie bei funktionellen Schlafstörungen und in der Therapie von Muskelspasmen oder Muskelverspannungen, bei epileptischen Anfällen und in der Anästhesie.

Die **klinische Wirksamkeit** begründet die Unterteilung der Benzodiazepine in Tranquillanzien und Hypnotika. Die Benzodiazepine unterscheiden sich vor allem in der Wirkstärke und weniger im Wirkprofil (s. Tab. 4-20). Dabei entscheidet häufig die Höhe der Dosis, welche Wirkung dominiert. Benzodiazepine sind in der Behandlung akuter, mit Angst, Panik und hyperemotionalen Zuständen verknüpfter Krisen klinisch gut wirksam. Auch können sie bei Angststörungen sowohl das psychische als auch das somatische Beschwerdebild günstig beeinflussen. Wirksam sind Benzodiazepine in der

Tab. 4-20: Wirkungsprofil einer Auswahl von Benzodiazepinen in Abhängigkeit ihrer Plasmahalbwertszeiten (+ = gering wirksam; ++ = mittelgradig wirksam; +++ = stark wirksam; ? = keine Angaben) (mod. nach Bandelow et al. 2000)

Benzodiazepin	hypnotisch	anxiolytisch	antikonvulsiv
kurz wirksame Benzodiazepine (Plasmahalbwertszeit: < 6 h)			
Midazolam (z. B. Dormicum®)	+++	+	
Triazolam (z. B. Halcion®)	+++	+	
mittellang wirkende Benzodiazepine (Plasmahalbwertszeit: 6–24 h)			
Alprazolam (z. B. Tafil®)	+	++	+
Bromazepam (z. B. Lexotanil®)		++	
Flunitrazepam (z. B. Rohypnol®)	+++	++	+
Loprazolam (z. B. Sonin®)	+	+	
Lorazepam (z. B. Tavor®)	++	+++	+
Lormetazepam (z. B. Noctamid®)	++	+	+
Oxazepam (z. B. Adumbran®)	+	++	?
Temazepam (z. B. Planum®)	+++	+	+
lang wirkende Benzodiazepine (Plasmahalbwertszeit: > 24 h)			
Chlordiazepoxid (z. B. Librium®)	?	++	?
Clobazam (z. B. Frisium®)	++	+	?
Clonazepam (z. B. Rivotril®)	+	++	+++
Diazepam (z. B. Diazepam®)	++	+++	+
Flurazepam (z. B. Dalmadorm®)	+++	+	
Nitrazepam (z. B. Mogadam®)	+++	+	++
Nordazepam (z. B. Tranxilium N®)	++	+	

Notfalltherapie von Panikattacken. Bei schweren Angsterkrankungen und/oder chronisch-rezidivierenden depressiven Verlaufsformen können Benzodiazepine auf symptomatischer Ebene Besserungen hervorrufen. Effektiv sind Benzodiazepine auch in der Behandlung von Schlafstörungen. Allerdings gibt es keine doppelblind und plazebokontrolliert durchgeführten Studien, die die Wirksamkeit von Benzodiazepinen bei Kindern und Jugendlichen belegen (Velosa u. Riddle 2000).

Benzodiazepine zeichnen sich durch eine gute Verträglichkeit aus. Die problematischste UAW ist die Gefahr einer psychischen und physischen Abhängigkeit. Diese kann bereits bei längerer Einnahme von therapeutischen Dosen über einen längeren Zeitraum eintreten (so genannte „low-dose dependency"). Dabei treten bei der plötzlichen Absetzung des Präparats Angst oder auch Schlaflosigkeit auf, was die Patienten dann erneut zu dem Benzodiazepin greifen lässt. Eine Abhängigkeit mit Dosissteigerung (so genannte „high-dose dependency") ist im Kinder- und Jugendbereich äußerst selten.

Allgemeine **Dosierungsempfehlungen** für Anxiolytika und Hypnotika sind in der Tabelle 4-19 zusammengefasst. Man muss zur Vermeidung eines Rebound-Effekts das anxiolytisch wirksame Benzodiazepin langsam absetzen. Die überwiegende Anzahl an UAW sind als dosisabhängige, überschießende Wirkeffekte einzuordnen, die insbesondere zu Beginn der Therapie auftreten. Dazu gehören im Wesentlichen Schläfrigkeit oder Tagesmüdigkeit, Konzentrationsstörungen und verminderte Aufmerksamkeit (Fritze 2004b).

Diverse Anxiolytika und Hypnotika

Antihistaminika hemmen histaminerge Neuronen des Hirnstamms, die an der Regulation der Vigilanz und des Schlaf-wach-Rhythmus beteiligt sind, wodurch der therapeutisch angestrebte Effekt bei Schlafstörungen erklärt werden kann. Während Antihistaminika der zweiten Generation selektiv nur periphere histaminerge H_2-Rezeptoren hemmen, haben die Wirkstoffe der ersten Generation (z. B. Diphenhydramin, Doxylamin und Promethazin) zusätzlich eine Wirkung auf zentrale H_1-Rezeptoren.

Anwendungsgebiete sind in erster Linie:

- Schlafstörungen (z. B. Diphenhydramin, Doxylamin)
- akute Unruhe- und Erregungszustände (z. B. Promethazin)

Die **klinische Wirksamkeit** von Antihistaminika wurde in klinischen Studien bei Schlafstörungen nachgewiesen (Monti u. Monti 2000), jedoch sind diese insgesamt weniger potent als Benzodiazepine. Eine Abhängigkeit entsteht nicht. Promethazin ist auch sedativ-hypnotisch wirksam. Es wird deshalb besonders im Kindes- und Jugendalter als länger wirkendes Sedativum/Hypnotikum, bei akuten Erregungszuständen oder bei Schlafstörungen mit Erfolg eingesetzt und ist dafür auch zugelassen. Die Ausprägung und die Anzahl der UAW sowie die Toxizität sind jedoch deutlich höher einzustufen als die von Benzodiazepinen oder ähnlich wirkenden Substanzen. Dabei ist die zusätzliche anticholinerge Wirkkomponente zu beachten, die im Einzelfall z. B. zum Harnverhalt führen kann. Ebenso wie bei anderen sedierenden Wirkstoffen ist mit einer Minderung der Reaktionsfähigkeit zu rechnen. Bei der Intoxikation kommt es zu Bewusstseinsstörungen bis hin zum Koma.

Buspiron wirkt nicht über das GABAerge System, sondern beeinflusst als Serotonin-5-HT_{1A}-Rezeptor-Partialagonist und Dopamin-D_2-Rezeptor-Antagonist die serotoninerge und dopaminerge Neurotransmission und hat so gut wie keine sedierenden und antikonvulsiven Eigenschaften.

Anwendungsgebiete für Buspiron sind akute und chronische Angstzustände.

Die **klinische Wirksamkeit** wurde insbesondere bei akuten und chronischen Angstzuständen mit innerer Unruhe und Spannungszuständen durch eine plazebokontrolliert durchgeführte Studie belegt (Varley u. Smith 2003). Der Wirkungseintritt von Buspiron ist langsamer als der unter Benzodiazepinen. Übelkeit, Durchfall, Kopfschmerzen, Nervosität, Magenbeschwerden, Schwindel, Erregung, Schlaflosigkeit, Benommenheit und Dysphorie können als mögliche UAW auftreten. Die Gefahr einer Abhängigkeit ist allerdings nicht gegeben. Eine Zulassung im Kinder- und Jugendbereich besteht nicht.

Chloralhydrat (Trichloracetaldehydhydrat) ist eines der ältesten Schlafmittel. Da die ölige Substanz eine lokal reizende Wirkung und einen bitteren, brennenden Geschmack hat, wird sie entweder in Kapselform oral oder in öliger Lösung rektal verabreicht.

Anwendungsgebiete sind:

- Schlafstörungen
- Unruhe- und Erregungszustände organischer und/oder psychischer Genese

Die **klinische Wirksamkeit** wurde in klinischen Studien nachgewiesen. Günstige Eigenschaften von Chloralhydrat sind seine rasche Resorption, die innerhalb von Minuten erfolgende Reduktion in den Hauptwirkstoff Trichlorethanol sowie seine fehlende muskelrelaxierende Komponente. Negative Eigenschaften sind ein sich oft schnell einstellender Wirkungsverlust, der durch eine Enzyminduktion hervorgerufen wird, sowie eine geringe therapeutische Breite und die Möglichkeit einer Abhängigkeitsentwicklung. Des Weiteren besteht eine Kreuzabhängigkeit mit Alkohol und Benzodiazepinen. Unerwünschte Arzneimittelwirkungen (UAW) sind besonders Übelkeit und allergische Reaktionen, es können

aber auch Verwirrtheitszustände auftreten. Die Gabe von Chloralhydrat ist ab einem Alter von sechs Jahren zugelassen. Es wird auch als Prämedikation zur Anästhesie bei Kindern eingesetzt.
Hydroxyzin ist mit verschiedenen Antihistaminika und Spasmolytika chemisch verwandt und hat neben anxiolytischen auch antikonvulsive, anticholinerge und lokalanästhetische Eigenschaften.
Anwendungsgebiete sind:

- akute und chronische Angstzustände
- Ein- und Durchschlafstörungen

Die **klinische Wirksamkeit** von Hydroxyzin ist bei der generalisierten Angststörung in einer doppelblinden, plazebokontrolliert durchgeführten Studie nachgewiesen worden (Lader 1999), jedoch gibt es keine klinischen Studien bei Kindern und Jugendlichen (Wagner 2001). Es finden sich bei Hydroxyzin keine Zeichen einer Abhängigkeit und auch keine besonderen Probleme bei der Ansetzung der Therapie. Schwindelgefühle, Benommenheit und Konzentrationsstörungen, einhergehend mit einer Minderung der Reaktionsfähigkeit, sind mögliche UAW. Zusätzlich können anticholinerge Effekte und prokonvulsive Eigenschaften auftreten. Eine Zulassung ab dem Alter von sechs Jahren für die Therapie der Angststörung liegt vor.
Opipramol ist ein Ligand des Sigma-Rezeptors und hat eine gewisse Strukturverwandschaft mit trizyklischen Antidepressiva sowie mit einigen Neuroleptika. Es hemmt im Unterschied zu den trizyklischen Antidepressiva aber nicht die Aufnahme von Serotonin und hat auch keine anticholinergen Effekte.
Anwendungsgebiete von Opipramol sind:

- die generalisierte Angststörung
- somatoforme Störungen
- Angst- und Spannungszustände
- Schlafstörungen

Die klinische Wirksamkeit wurde bei Erwachsenen für die Therapie von ängstlich-depressiven und somatoformen Syndromen in plazebokontrolliert durchgeführten Studien nachgewiesen (Möller et al. 2001). Wegen der guten Verträglichkeit und dem Fehlen eines Abhängigkeits- und Absetzungsphänomens wird es in der ambulanten Behandlung oft eingesetzt. Aufgrund des oben beschriebenen pharmakodynamischen Profils ist das Nebenwirkungsmuster von Opipramol anders als bei den trizyklischen Antidepressiva, wobei die sedierenden UAW dominieren.

Phytopharmaka

Zur Beruhigung und Entspannung im Sinne einer Anxiolyse werden pflanzliche Präparate verschiedener Herkunft (Baldrian, Hopfen, Melisse u. a.) eingesetzt.
Anwendungsgebiete von Phytopharmaka sind Angst- und Spannungszustände.
Die **klinische Wirksamkeit** zeigt sich in kontrollierten klinischen Studien nur für Präparate auf der Basis von Kava-Kava-Extrakt für das synthetische D,L-Kavain (Stoll u. Müller 1995). Das aus dem getrockneten Wurzelstock des Piper methysticum (Rauschpfeffer) isolierte Extrakt enthält die anxiolytisch wirkenden Kavapyrone, zu denen Kavain (1–2 %), Dihydrokavain (0,6–1 %), Methysticin (1,2–2 %) und Dihydromethysticin (0,5–0,8 %) gehören. Allerdings wurde Kava-Kava-Extrakt aufgrund bestehender lebertoxischer Wirkungen vom Markt genommen. Für die zahlreichen anderen zur Beruhigung und/oder Angstminderung eingesetzten pflanzlichen Präparate gibt es keine Belege bezüglich einer über den Plazeboeffekt hinausgehenden Wirkung. Bezüglich des Einsatzes von Phytopharmaka bei Insomien ist lediglich für hochdosierte Baldrianextrakt-Präparate in plazebokontrollierten Doppelblindstudien eine leichte therapeutische Wirkung belegt (Dressing u. Müller 1996; Volz 1997). Als UAW werden Akkommodationsstörungen, Pupillenerweiterung, allergische Hautreaktionen sowie nach längerer Anwendung eine reversible Gelbfärbung der Haut und Hautanhangsgebilde beschrieben.

Neuroleptika

Neuroleptika (Synonym: Antipsychotika) sind eine chemisch heterogene Gruppe von Psychopharmaka mit einem unterschiedlichen pharmakologischen Profil, die zur symptomatischen Therapie von psychotischen Störungen verwendet werden. Neuroleptika lassen sich nach der chemischen Struktur, der antipsychotischen Wirksamkeit (so genannte neuroleptische Potenz) und nach dem Auftreten extrapyramidal-motorischer Bewegungsstörungen („typische" und „atypische" Neuroleptika) unterteilen (Mehler-Wex et al. 2004a; s. Tab. 4-21).
Die Wirkung der Neuroleptika erfolgt vorwiegend durch eine Hemmung postsynaptischer Dopamin-Rezeptoren der D_2-Familie (zu dieser pharmakologischen Familie gehören die D_2-, D_3- und D_4-Rezeptorsubtypen) des mesolimbischen Systems, was mittels Positronenemissionstomographie (PET) am lebenden Patienten gezeigt werden kann. Zusätzliche Wirkungen an adrenergen α_1-, histaminergen H_1-, muskarinergen Acetylcholin- und serotoninergen 5-HT_2-Rezeptoren modulieren das Wirkungs- und Nebenwirkungsspektrum der Neuroleptika. Die Blockade der Dopamin-D_2-Rezeptoren im Striatum und Hypothalamus führt zu den extrapyramidalmotorischen, Parkinson-ähnlichen Bewegungsstörungen bzw. zu den hormonellen Störungen mit der Folge einer Hyperprolaktinämie. Entsprechend der Wirksamkeit unter-

Tab. 4-21: Einteilung ausgewählter Neuroleptika in typische und atypische Wirkstoffe und nach ihrer chemischen Struktur und neuroleptischen Potenz (nach Mehler-Wex et al. 2004a)

chemische Struktur	typische Neuroleptika		atypische Neuroleptika	
	hochpotent	mittel-/ niedrigpotent	antipsychotisch wirksam	primär sedierend
trizyklische Neuroleptika				
• Phenothiazine	Fluphenazin Levomepromazin Thioridazin Perazin Perphenazin	Promethazin		
• Thioxanthene	Flupentixol Clopenthixol	Chlorprothixen		
• Dibenzodiazepine			Clozapin	
• Thienobenzodiazepine			Olanzapin	
• Dibenzothiazepine			Quetiapin	
Butyrophenone	Haloperidol			Melperon, Pipamperon
Diphenylbutylpiperidine	Pimozid Fluspirilen			
Benzisoxazol-Derivate			Risperidon	
Benzisothiazol-Derivate			Ziprasidon	
Benzamide			Amisulprid	Sulpirid

teilt man „atypische", klassische Neuroleptika in (Riederer et al. 1998):

- **hochpotente Neuroleptika**, die eine hohe Affinität zur Dopamin-D_2-Rezeptorfamilie und eine hohe antipsychotische Wirksamkeit schon bei niedriger Dosierung mit geringer Sedierung haben
- **mittelpotente Neuroleptika**, die eine mittlere Affinität zur Dopamin-D_2-Rezeptorfamilie haben und eine gute antipsychotische Wirksamkeit bei mäßiger Sedierung und einem höheren Risiko für das Auftreten autonomer Nebenwirkungen aufweisen
- **niedrigpotente Neuroleptika**, die eine geringe Affinität zur Dopamin-D_2-Rezeptorfamilie aufweisen, kaum antipsychotisch wirksam sind, eine stärkere Sedierung hervorrufen und ein hohes Risiko für das Auftreten autonomer Nebenwirkungen besitzen

Die Einteilung der Neuroleptika in so genannte **typische** (wie z. B. Haloperidol) und neu entwickelte **atypische Neuroleptika** (wie z. B. Clozapin) erfolgte ursprünglich entsprechend der Hypothese, dass extrapyramidal-motorische Bewegungsstörungen ein Durchgangsstadium zum Erreichen der gewünschten antipsychotischen Wirkung darstellen: Danach sind extrapyramidal-motorische Nebenwirkungen unvermeidbar und „typisch" für antipsychotisch wirksame Substanzen (s. Dose 2002). Als „atypisch" wurde folglich das 1972 zunächst in der Schweiz und Österreich zur Therapie schizophrener Psychosen zugelassene Clozapin angesehen, weil es – zumindest in therapeutisch (antipsychotisch) wirksamen Dosierungen – keine den anderen Neuroleptika vergleichbaren extrapyramidal-motorischen Nebenwirkungen aufwies. Weiterhin wurde als besonderer Vorteil atypischer Neuroleptika deren im Vergleich zu typischen Neuroleptika günstige Wirkung auf die so genannte „Negativsymptomatik" angesehen. Heute geht man davon aus, dass das unterschiedliche Verhältnis zwischen erwünschten antipsychotischen und unerwünschten extrapyramidal-motorischen und anderen Nebenwirkungen sich aus der Dosierung, den verschiedenen pharmakokinetischen Eigenschaften und der unterschiedlichen Affinität des Neuroleptikums zu Dopamin-D_2-Rezeptoren und der differierenden Beeinflussung anderer Neurotransmittersysteme (wie adrenerge-, cholinerge, histaminerge und serotoninerge Systeme) ergibt. Danach sind mit Hinblick auf extrapyramidal-motorische

Nebenwirkungen die Grenzen zwischen typischen und atypischen Neuroleptika im Sinne eines Kontinuums von weniger zu mehr extrapyramidal-motorischen Nebenwirkungen fließend und nicht durch signifikante Gruppenunterschiede definiert (ebd.).

Anwendungsgebiete der Neuroleptika sind:

- alle Erkrankungen aus dem schizophrenen Formenkreis sowie schizoaffektive Störungen
- Angst- und Spannungszustände, Impulskontrollstörungen und (auto-)aggressives Verhalten, insbesondere in Bezug auf niederpotente Neuroleptika und atypische Neuroleptika
- Tic-Störungen
- Alkohol- und Drogenentzug

Die **klinische Wirksamkeit** von Neuroleptika für die Behandlung psychotischer Störungen wurde in zahlreichen doppelblind durchgeführten, plazebokontrollierten Studien belegt (Bryden et al. 2001; Mehler-Wex et al. 2004b). Dabei werden die Zielsymptome, wie z. B. Halluzinationen, Wahn, Ich-Störungen oder Antriebslosigkeit, positiv beeinflusst. Klinisch ist die sedierende Wirkung zeitlich vorrangig. Diese ist bei psychosebedingten, akuten, aggressiv oder ängstlich getönten Erregungszuständen erwünscht, um für den Patienten eine rasche Spannungsreduktion oder Anxiolyse mit besserer affektiver Distanzierungsfähigkeit zu erlangen (Mehler-Wex et al. 2004b). Im Gegensatz zu der schnell eintretenden sedierenden und entspannenden Wirkung tritt die antipsychotische Wirksamkeit der Neuroleptika erst nach einer Latenz von Tagen bis ca. drei Wochen ein. Die Zielsymptome bei psychotischen Störungen bestimmen auch die Wahl des jeweiligen Neuroleptikums. Klassische hoch- und mittelpotente Neuroleptika und atypische Neuroleptika werden vorrangig bei akuten psychotischen Syndromen wie paranoiden und paranoid-halluzinatorischen Zuständen sowie bei chronischen Schizophrenien angewendet (Toren et al 1998; Gillberg 2000). Niederpotente Neuroleptika haben nur eine geringe antipsychotische Wirkung, wirken aber deutlich stärker sedierend und werden deshalb zur Beruhigung und Anspannungsreduktion bei unterschiedlichen psychiatrischen Erkrankungen eingesetzt. Atypische Neuroleptika werden auch in niedriger, deutlich unter der neuroleptischen Schwelle liegender Dosierung, zur Behandlung von Angst und ängstlich-depressiven Zuständen sowie zur Schlafinduktion eingesetzt.

Es liegen nur wenige kontrollierte Studien zur Wirksamkeit der Neuroleptika im Kinder- und Jugendbereich vor (Wahlbeck et al. 1999). Überwiegend finden sich Studien zur Behandlung von autistischen Verhaltensweisen (Aggressivität, Impulsivität) und Tic-Störungen (Malone et al. 2002). Für die Behandlung von juvenilen Psychosen mit klassischen Neuroleptika hingegen gibt es nur wenige kontrollierte Untersuchungen. Trotzdem sind klassische Neuroleptika für die Behandlung von psychotischen Störungen im Kindes- und Jugendalter zugelassen (z. B. Haloperidol ab dem 3. Lebensjahr, Fluphenazin und Perazin ab dem 12. Lebensjahr). Bezüglich atypischer Neuroleptika liegen bei Kindern und Jugendlichen die meisten Erfahrungen mit Clozapin (Remschmidt et al. 2000), Olanzapin und Risperidon (offene, bisher nichtpublizierte Studien mit geringen Fallzahlen) vor. In der klinischen Praxis ist es ein Problem, dass die in der Regel besser verträglichen atypischen Neuroleptika meist über keine offizielle Zulassung für das Kindes- und Jugendalter verfügen (Ausnahmen: Pipamperon, Sulpirid; Clozapin ist ab dem 16. Lebensjahr zugelassen). Risperidon ist zwar ab dem 5. Lebensjahr zugelassen, allerdings nur für die Behandlung aggressiven Verhaltens im Rahmen der geistigen Behinderung.

In der Behandlung der Tic-Störungen werden Neuroleptika wie Tiaprid, Risperidon, Pimozid und Haloperidol mit gutem klinischen Erfolg eingesetzt (s. Kap. 5.8; Leckman 2002; Roessner et al. 2004). Bis auf Haloperidol ist keines der Medikamente explizit für die Behandlung von Tic-Störungen zugelassen – wobei die Datenlage für Haloperidol eher schlecht ist, es selten eingesetzt wird und nicht nachvollziehbar ist, warum gerade Haloperidol hierfür eine Zulassung hat.

Allgemeine **Dosierungsempfehlungen** für Neuroleptika sind in der Tabelle 4-22 zusammengefasst. Die Einstellung des Patienten auf Neuroleptika sollte individuell erfolgen, da die Ansprechbarkeit auf Neuroleptika bei jedem einzelnen Patienten, aber auch störungsbezogen sehr unterschiedlich ist. Deshalb sollten die Erhaltungsdosen ebenso individuell festgelegt werden. Im Bereich der Kinder- und Jugendpsychiatrie ist aufgrund der schlechten Studienlage und der in der Regel für diese Altersgruppe fehlenden Medikationszulassung mit besonders niedrigen Dosierungen zu beginnen und in vorsichtigen, kleinen Schritten die Dosisanhebung vorzunehmen.

Das Profil der UAW ergibt sich aus den Affinitäten zu den verschiedenen Neurotransmitter-Rezeptoren. Häufig treten besonders bei Behandlungsbeginn Müdigkeit, Konzentrationseinbußen und orthostatische Beeinträchtigungen auf. Die vegetativen Nebenwirkungen werden durch die Hemmung von adrenergen α_1- und muskarinergen Acetylcholin-Rezeptoren und die dadurch verringerten sympathischen und/oder parasympathischen Erregungsübertragungen verursacht. Bei der Therapie – vor allem mit typischen Neuroleptika – können oft zusätzlich extrapyramidal-motorische Nebenwirkungen und hormonelle Störungen auftreten.

Das **Risiko für unerwünschte extrapyramidal-motorische Wirkungen** ist, wie weiter oben bereits diskutiert, bei den typischen Neuroleptika höher als bei den atypischen Wirkstoffen. Allerdings kommt es auch bei bestimmten atypischen

Tab. 4-22: Indikations- und altersbezogener Zulassungsstatus sowie Dosierungsempfehlungen für Neuroleptika (nach den Produktinformationen)

generischer Name (Handelsname)	Indikation	Hinweise zur Anwendung bei Kindern und Jugendlichen	Dosierungsempfehlungen für Kinder und Jugendliche
Amisulprid (Solian®)	Psychosen, Negativsymptomatik	keine Zulassung für Kindes- und Jugendalter	Erwachsene: 400–1200 mg/Tag, verteilt auf zwei Gaben; bei Negativsymptomatik 50–300 mg/Tag
Chlorprothixen (z. B. Chlorprothixen Holsten®, Chlorprothixen neuraxpharm®, Truxal®)	Unruhe, Erregungszustände, Schlafstörungen, Entzug, Psychosen	für Kinder ab 3 Jahren zugelassen; einschleichende Dosierung empfohlen, 3- bis 4-mal 15–30 mg als Tagesdosis oft ausreichend	bei Kindern bis 1 mg/kg Körpergewicht/Tag; bei Erwachsenen über 150 mg/Tag nur unter stationären Bedingungen (max. 800 mg/Tag)
Clozapin (Clozapin neuraxpharm®, Elcrit®, Leponex®)	Psychosen ab 16 Jahren	besonders langsam eindosieren, 2-mal pro Woche Differenzialblutbildkontrolle, Leberwerte; wöchentlich während Eindosierung EEG	Tag 1: 12,5 mg; Tag 2: 2 x 12,5 mg, dann 25-mg-Schritte alle 1–3 Tage, ab 100 mg/Tag 50-mg-Schritte alle 1–3 Tage, ab 600 mg 100-mg-Schritte möglich; Verteilung auf 3–4 Einzelgaben
Flupentixol (z. B. Fluanxol®)	Psychosen, niedrigdosiert bei Depressionen und Angststörungen	keine Zulassung für Kindes- und Jugendalter; wegen Risiko extrapyramidal-motorischer Störungen Atypika vorziehen	Erwachsene: 5–60 mg/Tag, verteilt auf 1–3 Gaben; kann sofort hochdosiert gegeben werden
Haloperidol (z. B. Haldol-Janssen®, Haloperidol neuraxpharm®, Haloperidol ratiopharm®)	Psychosen, Manie, Erregungszustände, Dyskinesien/Tics, adjuvante Schmerztherapie, Stottern, Autismus, nichtpsychotische Angstsyndrome, Erbrechen	ab 3 Jahren zugelassen	ab 3. Lebensjahr 0,025–0,2 mg/kg Körpergewicht; bei Jugendlichen und Erwachsenen 5–30 mg/Tag (max. 100 mg) auf 1–3 Einzeldosen (max. 10 mg) verteilt, Schwerpunkt abends; kann sofort hochdosiert gegeben werden
Levomepromazin (z. B. Neurocil®, Levium®, Levomepromazin neuraxpharm®)	Psychosen, Erregungszustände, Schmerzen	keine Altersbeschränkung; Kinder 1 mg/kg Körpergewicht/Tag	Erwachsene 3–4 x 15–50 mg/Tag, einschleichende Dosierung, max. 600 mg/Tag
Melperon (z. B. Eunerpan®, Harmosin®, Melneurin®)	Unruhe und Erregungszustände, Schlafstörungen, Neurosen	zugelassen ab 12. Lebensjahr	3–4 x 12,5–25 mg/Tag, schrittweise Aufdosierung, max. 200 mg/Tag
Olanzapin (Zyprexa®)	Psychosen; Manie und bipolare Störungen	keine Zulassung für Kinder und Jugendliche; nach Ergebnissen einer Multicenter-Studie sind 10 mg Initialdosis verträglich	bei Erwachsenen als Erstdosis 10 mg möglich, Tagesdosis 5–20 mg, verteilt auf 1–2 Gaben, schwerpunktmäßig abends
Perazin (z. B. Taxilan®, Perazin neuraxpharm®)	Psychosen, Manie, Erregungszustände;	für Jugendliche ab 16 Jahren; anzuraten ist eine einschleichende Dosierung (50–150 mg am 1. Tag) wegen Nebenwirkungsprofil	Erwachsene max. 500 mg/Tag initial, im Verlauf 800 mg/Tag möglich, Verteilung auf 1–4 Gaben, schwerpunktmäßig abends

Tab. 4-22: Indikations- und altersbezogener Zulassungsstatus sowie Dosierungsempfehlungen für Neuroleptika (nach den Produktinformationen) (Fortsetzung)

generischer Name (Handelsname)	Indikation	Hinweise zur Anwendung bei Kindern und Jugendlichen	Dosierungsempfehlungen für Kinder und Jugendliche
Pipamperon (z. B. Dipiperon®)	Unruhe und Erregungszustände, Schlafstörungen, Aggressivität, Dysphorie	im Kindes- und Jugendalter zugelassen; < 14 Jahre 1 mg/kg/Körpergewicht/Tag, steigerbar auf 2–6 mg/kg Körpergewicht/Tag, verteilt auf 3–4 Gaben	bei Jugendlichen und Erwachsenen Dosen von 3–4 x 40 mg üblich, sofort aufdosierbar Erwachsene, 1. Tag: 50 mg; 2. Tag: 100 mg; 3. Tag: 200 mg;
Quetiapin (Seroquel®)	Psychosen, Manie	Eine deutsche Multicenter-Studie zeigte gute Arzneimittelsicherheit; bei akuten Psychosen kann im Jugendalter eine schnellere Eindosierung als rechts beschrieben erwogen werden.	4. Tag: 300 mg; im Weiteren Auftitrierung bis max. 750 mg/Tag (450 mg/Tag in der Regel ausreichend), verteilt auf zwei Gaben (morgens und abends)
Risperidon (Risperdal®)	Psychosen, Manie, Aggressivität bei Demenz; Zulassung für Kindes- und Jugendalter ab dem 5. Lebensjahr nur bei aggressivem Verhalten im Rahmen geistiger Behinderung	ab 4 mg hohes Risiko extrapyramidal-motorischer Nebenwirkungen! bei Kindern und geistiger Behinderung Initialdosis 0,25–0,5 mg/Tag; alle 2–7 Tage Steigerung in 0,25–0,5mg-Schritten	Erwachsene initial 1–2 mg/Tag, steigerbar auf 4–8 mg/Tag, verteilt auf 1–2 Einzelgaben, schwerpunktäßig abends

Neuroleptika (z. B. Risperidon) dosisabhängig (> 3 mg/Tag) zum Auftreten von unerwünschten extrapyramidal-motorischen Bewegungsstörungen. Bei ca. 20 % der Patienten zeigen sich nach Gabe von klassischen Neuroleptika **Spätdyskinesien**. Sie treten im Gegensatz zu den Frühdyskinesien meist zwischen dem dritten Behandlungsmonat und dem dritten Behandlungsjahr auf. Die Ursache dieser unerwünschten Neuroleptika-Wirkung ist nicht bekannt (Kulkarni u. Naidu 2003). Für das Kindes- und Jugendalter gibt es zur Prävalenz keine verbindlichen Zahlen, mit dem Auftreten von Spätdyskinesien ist innerhalb der ersten beiden Jahre der Medikation mit klassischen Neuroleptika zu rechnen.

Klinisch kann sich eine **Hyperprolaktinämie** in Form von Libidoverlust, bei weiblichen Patienten mit zusätzlichen Zyklusstörungen, Spannungsgefühlen in der Brust und Galaktorrhö und bei männlichen Patienten durch Gynäkomastie und Potenzstörungen äußern. Das Risiko einer Neuroleptika-induzierten Hyperprolaktinämie nimmt in folgender Reihenfolge ab: Haloperidol, Amisulprid, Sulpirid >> Risperidon > Ziprasidon > Olanzapin > Clozapin, Quetiapin (Remschmidt et al. 2000).

Unter der Therapie mit Neuroleptika, insbesondere unter der Gabe von Clozapin, können **Blutbildveränderungen** auftreten. Bei bis zu 30 % der mit Neuroleptika behandelten Patienten treten Leukozytopenien auf, besonders zu Therapiebeginn. Nach Grohmann et al. (2001) kann von folgendem absteigenden Risiko ausgegangen werden: Clozapin > Perazin > Risperidon > Olanzapin > Chlorprothixen > Haloperidol (0,01 %).

Unspezifische allgemeine **EEG-Veränderungen** sind bei Neuroleptika-Gabe relativ häufig und erfordern meist außer regelmäßigen Kontrollen keine therapeutischen Konsequenzen. Da Neuroleptika die Krampfschwelle senken, können sie in seltenen Fällen zerebrale Krampfanfälle induzieren. Ausgeprägter vorhanden ist diese Eigenschaft bei Phenothiazinen mit aliphatischer Seitenkette (z. B. Levomepromazin), Clozapin sowie Zotepin. Melperon hingegen wirkt antikonvulsiv.

Neuroleptika-induzierte Blockaden von Ionen-Kanälen können zu **QTc-Zeitverlängerungen** und damit zu Störungen der kardialen Reizleitung führen. Ein geringeres Risiko haben Haloperidol und bei den atypischen Neuroleptika Olanzapin. Das Risiko einer Neuroleptika-induzierten QTc-Zeitverlängerung nimmt in folgender Reihenfolge ab: Thioridazin (+ 35,6 ms) >> Sertindol (bis zu + 30 ms) > Ziprasidon (+ 20,3 ms) > Quetiapin (+ 14,5 ms) > Risperidon (bis + 11,6 ms) > Olanzapin (bis + 6,8 ms) > Haloperidol (+ 4,7 ms) (Glassman u. Bigger 2001).

Eine sehr selten im Kindes- und Jugendalter auftretende UAW ist das **maligne neuroleptische Syndrom**. Eine Studie mit Patienten im Kindes- und Jugendalter zeigte, dass erste

Symptome eines malignen neuroleptischen Syndroms im Mittel innerhalb der ersten 4 bis 11 Tage nach Beginn einer neuroleptischen Medikation (maximal nach 59 Tagen) auftreten (Silva et al. 1999). Die Zeitspanne zwischen dem Auftreten des ersten Symptoms und der Ausbildung des vollen Syndroms betrug durchschnittlich 18 Tage. Bei Kindern unter 6 Jahren trat es kasuistisch bereits nach nur einmaliger Neuroleptika-Gabe auf.
Eine häufig unter der Therapie mit atypischen Neuroleptika auftretende UAW ist eine klinisch relevante Appetitsteigerung und **Gewichtszunahme**. Man nimmt an, dass die hohe Affinität dieser Wirkstoffe zu Serotonin-5-HT_{2C}- und Histamin-H_1-Rezeptoren dafür verantwortlich ist. Eine große Meta-Analyse von Allison et al. (1999) an Erwachsenen zeigte besonders hohe Gewichtszunahmen für Clozapin und Olanzapin auf (> 4 kg/10 Wochen). Meist wird lange kein Plateau des Gewichtszuwachses erreicht (Risperidon: 8–12 Wochen, Olanzapin und Clozapin: > 1 Jahr; Fleischhaker et al. 2007), sodass neben einer ausgeprägten Adipositas mit entsprechendem Risiko eines metabolischen Syndroms auch Einschränkungen der Patienten-Compliance resultieren. Eine entsprechende Meta-Analyse für Kinder und Jugendliche (ebd.) ergab eine durchschnittliche wöchentliche Gewichtszunahme unter Clozapin zwischen 0,15 und 1,3 kg, unter Olanzapin zwischen 0 und 0,95 kg, unter Risperidon zwischen 0,07 und 1,45 kg. Die Anzahl der von signifikanter Gewichtszunahme betroffenen Patienten liegt für Clozapin zwischen 0 und 64 %, für Olanzapin zwischen 0 und 100 %, für Risperidon zwischen 8 und 100 %. Eine prospektive, vergleichende Untersuchung zum Langzeitgewichtsverlauf bei Kindern und Jugendlichen unter den atypischen Neuroleptika Risperidon (Dosis: 3,2 ± 1,4 mg/Tag), Olanzapin (11,4 ± 3,8 mg/Tag) und Clozapin (306,7 ± 134,3 mg/Tag) wies nach 45 Wochen gravierende durchschnittliche Gewichtszunahmen von 15,5 (± 9,6) kg unter Olanzapin, 8,5 (± 10,8) kg unter Clozapin und 6,4 (± 3,4) kg unter Risperidon auf (ebd.). Von einer Gewichtszunahme um mehr als 7% des Ausgangsgewichts waren in der Olanzapin-Gruppe 83%, in der Risperidon-Gruppe 62% und in der Clozapin-Gruppe 56% betroffen. Für Risperidon wurde ein Gewichtsplateau zwischen der 21. und 25. Behandlungswoche erreicht, unter Olanzapin und Clozapin stiegen die Werte bis zur 45. Woche kontinuierlich weiter an.

Psychostimulanzien

Psychostimulanzien (Synonyme: Psychoanaleptika, Psychotonika, Stimulanzien) haben zusätzlich zu ihren peripher sympathomimetischen Eigenschaften eine anregende, fördernde und **stimulierende Wirkung** auf die **Psyche** (Walitza et al. 2004). Die zentral stimulierenden Eigenschaften äußern sich klinisch in vermehrter Wachheit, erhöhtem Aktivitätsniveau, motorischer Antriebssteigerung, verminderter Müdigkeit, Atmungsstimulierung und Appetithemmung (Eggers 1992).
Basierend auf ihrer **chemischen Struktur**, werden Psychostimulanzien in **Amphetamine** (Amphetamin und Derivate von Amphetamin wie z. B. Methamphetamin, Methylphenidat oder 3,4-Methylendioxymethamphetamin, MDMA, „Ectasy“) und **Nicht-Amphetamine** (Pemolin, Modafinil) unterteilt. In die Gruppe der Nicht-Amphetamine gehören auch die in Pflanzen vorkommenden Xanthin-Derivate Koffein, Theophyllin und Theobromin. Zu den Psychostimulanzien gehört auch der selektive Noradrenalin-Wiederaufnahme-Hemmer Atomoxetin, der 2005 zur Behandlung von ADHS in Deutschland zugelassen wurde und ursprünglich unter der Bezeichnung Tomoxetin als Antidepressivum mit guter klinischer Wirkung geprüft worden war (Chouinard et al. 1984).
Im weiteren Sinne gehören zu den Psychostimulanzien auch psychomotorisch aktivierende Antidepressiva sowie bestimmte Nootropika, die bei Demenz-Erkrankungen eingesetzt werden. Wir werden im Folgenden detailliert nur die Psychostimulanzien besprechen, die klinisch in der Therapie kinder- und jugendpsychiatrischer Störungen verwendet werden (s. Tab. 4-23). Um den Missbrauch der Psychostimulanzien, insbesondere in der Drogenszene oder als Dopingmittel einzuschränken, unterliegt die Rezeptierung von Amphetamin und Methylphenidat der **Betäubungsmittel-Verschreibungsverordnung**.
Alle Amphetamine sind **Hemmstoffe der** synaptischen **Monoamin-Transporter-Familie**, die an der Beendigung der Wirkung von Neurotransmittern wie Dopamin, Noradrenalin und Serotonin beteiligt ist. Durch die Hemmung dieser Transporter werden die Konzentrationen der jeweiligen Neurotransmitter im synaptischen Spalt erhöht und dadurch der zeitliche Ablauf der durch diese Neurotransmitter bewerkstelligten Signalübertragung moduliert. Amphetamin und Methamphetamin haben zusätzlich einen Monoamin-freisetzenden Effekt. Amphetamine sind also indirekt wirkende Dopamin-, Noradrenalin- und Serotonin-Agonisten.
Anwendungsgebiete für Psychostimulanzien sind:
- ADHS
- Narkolepsie (zwanghafte Schlafanfälle während des Tages, die in der Kinder- und Jugendpsychiatrie in der Regel ohne Bedeutung sind und deshalb hier auch nicht weiter beschrieben werden)

Methylphenidat

Methylphenidat hat zwei asymmetrische C-Atome und kann deshalb in vier Stereoisomeren auftreten. Das Doppelrazemat wird in Form des Hydrochlorid-Salzes als Fertigarznei-

mittel klinisch verwendet, dabei ist das D-Threo-Enantiomer pharmakologisch wirksamer als die L-Threo-Form.
In der Kinder- und Jugendpsychiatrie ist Methylphenidat das am besten untersuchte Psychopharmakon. Dennoch ist die **Wirkungsweise** der Methylphenidat-Therapie **nur ansatzweise bekannt**, da die Ätiologie und die der Erkrankung zugrunde liegenden primären und sekundären pathophysiologischen Prozesse nur unzureichend verstanden sind. Bildgebende und molekulargenetische Befunde deuten auf Störungen der Nervenimpulsübertragung in dopaminergen, aber auch noradrenergen und serotoninergen Neuronensystemen hin (Gerlach 2004). Der Hauptangriffspunkt der Methylphenidat-Therapie scheint das nigro-striatale System zu sein (Robbins 2002). Kinder und Jugendliche mit ADHS zeigen eine **paradoxe Reaktion** auf eine Methylphenidat-Therapie: Diese bewirkt bei ADHS keine motorische Antriebssteigerung, sondern reduziert hyperaktive Bewegungen. Diese paradoxe Reaktion wird durch bildgebende (z. B. funktionelle Kernspintomographie, Vaidya et al. 1998; Durston et al. 2003) und elektrophysiologische Verfahren (z. B. transkranielle Magnetstimulation, Moll et al. 2003) bestätigt. So wurde beispielsweise ein gegensätzliches Muster der Wirkung von Methylphenidat auf die intrakortikale Erregbarkeit und das inhibierende Interstimulus-Intervall bei Kindern ohne und mit ADHS nachwiesen (ebd.). Weiterhin scheint Methylphenidat, aber auch Amphetamin, keine Abhängigkeit bei der Behandlung von Kindern und Jugendlichen mit ADHS hervorzurufen (s. weiter unten). Die Methylphenidat-Therapie korrigiert demnach eine Gehirndysfunktion und wirkt bei Patienten mit ADHS qualitativ anders als bei gesunden Individuen.
Die **klinische Wirksamkeit** von Methylphenidat in der Therapie von Kindern und Jugendlichen mit ADHS wurde in zahlreichen klinischen Studien belegt (AACAP Official Action 2002). Die bisher größte kontrollierte Therapiestudie ist die MTA-Studie (Multimodal Treatment of ADHD), die in den USA 579 Kinder mit ADHS einschloss (The MTA Cooperation Group 1999). Die Kernsymptome Aufmerksamkeitsdefizit, Hyperaktivität und Impulsivität wurden signifikant am wirksamsten mit einer Methylphenidat-Therapie (mittlere Dosierung: 32 mg/Tag), die in ein umfassendes Beratungskonzept eingebunden war, behandelt. Wenn komorbide Störungen vorliegen, spielen zusätzlich verhaltenstherapeutische Maßnahmen eine wichtige Rolle. Die Effektstärken von Methylphenidat liegen für Verhaltensmaße (Veränderung von Hyperaktivität und impulsiven Verhaltens in der Schule) bei 0,8–1,0, für kognitive Maße (Aufmerksamkeit) bei 0,6–0,8 (Spencer et al. 1996; Döpfner u. Lehmkuhl 2002; Pliszka et al. 2000). Durch die symptomatische Therapie der Kernsymptome kommt es zu Verhaltensbesserungen in Schule, Familie und sozialem Umfeld. Einzelfunktionen wie Merkfähigkeit und visuomotorische Koordination verbessern sich ebenfalls. Eine generelle Besserung kognitiver Fähigkeiten kann jedoch nicht erwartet werden.
Die positive Wirkung von Methylphenidat ist bei 70–85 % der Patienten mit ADHS zu erwarten (Warnke u. Wewetzer 2003). Die Wirkung tritt innerhalb von ca. 30 Minuten nach Einnahme des Wirkstoffs ein und hält etwa 3–4 Stunden an. Eine **verlängerte Wirkungszeit** von Methylphenidat, die oft eine Einmalgabe am Tag ermöglicht, wird durch verschiedene **retardierte Zubereitungsformen** erreicht, die sich vor allem in der Freisetzungsdynamik von Methylphenidat unterscheiden (s. Tab. 4-23). Concerta® hat eine zweistufige Freisetzungsdynamik, die durch ein besonderes galenisches Prinzip (so genanntes „osmotic controlled-release delivery system“) bewerkstelligt wird und eine Wirkungsdauer von bis zu 12 Stunden ermöglicht, dabei werden 30 % des Wirkstoffs sofort und 70 % verzögert freigesetzt. Medikinet® Retard, Equasym® Retard und Ritalin® LA (für „long acting“) haben ebenfalls eine zweistufige Freisetzungsdynamik, die jedoch durch Kombination zweier unterschiedlicher Darreichungsformen von Methylphenidat (je 50 % des Wirkstoffs als sofort freisetzend, je 50 % als langsam und verzögert freisetzend; im Fall von Equasym® 30 % sofort freisetzend, 70 % verzögert freisetzend) ermöglicht wird. Concerta® und Medikinet® Retard sind in Deutschland für die Behandlung von ADHS bei Kindern und Jugendlichen im Alter von 6 bis 18 Jahren zugelassen. Ritalin® LA ist z. B. in der Schweiz zugelassen und konnte bislang (bis September 2005) über die Auslandsapotheke importiert werden. Gegenwärtig dürfen Importe aus Nicht-EU-Mitgliedstaaten nur noch erfolgen, wenn in Deutschland vergleichbare Fertigarzneimittel für das betreffende Anwendungsgebiet nicht zur Vefügung stehen. Allerdings soll Ritalin® LP, das dem Ritalin® LA entspricht, aus Frankreich importiert werden können.
Dosierungsempfehlungen für Methylphenidat-Fertigarzneimittel sind in der Tabelle 4-23 zusammengefasst. Der Zeitpunkt der Einnahme sollte so gewählt werden, dass er mit den Perioden von größten schulischen und sozialen Schwierigkeiten des Patienten zusammenfällt. Bei der Anwendung schnell freisetzender Präparate sollte man bei Kindern ab 6 Jahren morgens mit 5 mg beginnen und im Weiteren nach klinischer Wirkung individuell titrieren. Die empfohlene Maximaldosis beträgt 1 mg/kg Körpergewicht pro Tag, meistens verteilt auf 2–3 Einzeldosen. Höhere Dosen haben keine weitere positive Wirkung gezeigt, vielmehr wächst die Gefahr des Auftretens erheblicher körperlicher und psychischer Nebenwirkungen. Bei den Retardpräparaten genügt oft eine Einmalgabe, gelegentlich muss jedoch schnell freisetzendes Methylphenidat hinzugegeben werden. Dies scheint häufiger bei Concerta® als bei Medikinet® Retard und Ritalin® LA notwendig zu sein, was durch die geringere sofortige 30 %ige Freisetzung von Methylphenidat im Vergleich zu 50 % bedingt sein kann. Wird jedoch die längere Wirksamkeit von

Tab. 4-23: Pharmakokinetik von und Dosierungsempfehlungen für Psychostimulanzien bei Schulkindern mit einer Aufmerksamkeitsdefizit-/Hyperaktivitätsstörung (mod. nach Walitza et al. 2004)

Internationaler Freiname	t_{max} (h)	$t_{1/2}$ (h)	Dosierung (mg/kg Körpergewicht)	Dosierung pro Tag (mg)	Anzahl der Einzelgaben
D,L-Amphetamin[1]	2	5–8	0,1–0,5	5–20 (max. 40)	1–2 (3)
Atomoxetin	1–2	5–21,6* („poor" metabolizer)	0,5–1,2 (1,8)	10–60 (< 70 kg KG) 40–80 (> 70 kg KG) (max. 100 mg)	1 (2)
Methylphenidat					
• schnell freisetzende Formulierung	1–2	2–2,5	0,3–1,0	5–40 (max. 60)	1–3
• Retardpräparate					
– Concerta®	6,8 ± 1,8[2]	3,5 ± 0,4	0,3–1,0	18–54 mg[3]	1
– Equasym® Retard	t_{max1} t_{max2}	2	0,3–1,0	10–40 (max. 60)	1
– Medikinet® Retard	2,5	nicht bekannt	0,3–1,0	10–40 (max. 60)[4]	1
– Ritalin® LA	t_{max1} (h)[5]: 2,2 ± 1,1 t_{max2} (h)[5]: 5,8 ± 1,0	3,3 ± 0,54[5]	0,3–1,0	10–40 (max. 60)	1

t_{max} = Zeit zwischen der Applikation und dem Erreichen der maximalen Plasmakonzentration; $t_{1/2}$ = Plasmahalbwertszeit, synonym Eliminationshalbwertszeit; [1]in Deutschland nur als D,L-Amphetamin verschreibbar; [2]Mittelwert aus t_{max1} 1–2 h und t_{max1} 6–8 h; [3]empfohlene Umrechnung der Dosierung anderer Methylphenidat-Regime auf Concerta®: statt 5 mg 3-mal täglich 18 mg einmalig; statt 10 mg 3-mal täglich 36 mg einmalig; statt 15 mg 3-mal täglich 54 mg einmalig; [4]1 Tablette enthält 20 mg Methylphenidat, diese sind 2 Tabletten der konventionellen Formulierung bioäquivalent; [5]persönliche Mitteilung von Firma Novartis, Nürnberg

Concerta® angestrebt, empfiehlt sich durchaus auch die kombinierte Gabe von retardiertem und schnell freisetzendem Methylphenidat.

Methylphenidat zeichnet sich durch eine **gute Verträglichkeit** aus. Die häufigsten **UAW** sind Appetitstörungen, Schlafstörungen, unspezifische Kopf- und Bauchschmerzen sowie erhöhte Pulsfrequenz (Warnke u. Walitza 2004). Einschlafstörungen kommen vor allem bei nachmittäglicher Gabe vor; transient treten Tachykardie, Blutdruckanstieg, Übelkeit und Irritabilität auf (Rapport u. Moffitt 2002). Sehr selten können sozialer Rückzug, Dysphorie und Schwindel auftreten. Dabei ist Dysphorie ein sicheres Zeichen für eine Überdosierung, wenn eine primäre depressive Entwicklung ausgeschlossen ist.

Bei Therapiebeginn kann es zum Auftreten von **Tics** oder zur Verstärkung von vorbestehenden Tic-Störungen kommen. Meist zeigt sich dieses Phänomen nur in den ersten Behandlungswochen und bleibt lediglich in Einzelfällen bestehen (Kurlan 2002; The Tourette Syndrome Study Group 2002). Es kann jedoch auch zu einer Besserung einer vorbestehenden Tic-Störung kommen (Castellanos et al. 1997; Spencer et al. 1999).

Aktuelle Untersuchungen an Kindern mit ADHS und epileptischen Anfällen oder EEG-Auffälligkeiten zeigten keine Änderung der Anfallshäufigkeit unter einer Methylphenidat-Therapie (Gucuyener et al. 2003). In der Regel kommt es unter Methylphenidat-Gabe nicht zur Verschlechterung des EEG-Befundes oder zum Auftreten epilepsietypischer Potenziale (Krause u. Krause 2000; Kerdar et al., im Druck). In einigen Fällen wurde sogar eine Normalisierung des EEG erreicht.

Methylphenidat-Therapie führt bei Kindern bei sachgemäßer Anwendung nicht zu Substanzmissbrauch oder Abhängigkeit (Gerlach 2002; Huss 2004). Es scheint sogar das Gegenteil der Fall zu sein, denn verschiedene, sorgfältig durchgeführte epidemiologisch Studien belegen, dass eine Therapie mit Methylphenidat in der Kindheit die Gefahr für eine Suchtentwicklung bzw. Substanzmittelabusus, einschließlich Alkohol- und Drogenabusus, vermindert (Biederman et al. 1999; Wilens et al. 2003; Huss 2004).

Aus der Zusammenschau verschiedener Untersuchungen (Huss 2004) lässt sich ableiten, dass bei einigen Kindern unter Methylphenidat eine mäßige und wahrscheinlich vorübergehende Verlangsamung des Wachstums zu erwarten ist. Kleinwüchsige Kinder mit zusätzlichen psychiatrischen Stö-

rungen sollten jedoch besonders sorgfältig bezüglich des Längenwachstums und der Gewichtsentwicklung betreut werden.
Nachteile der retardierten gegenüber den konventiellen Präparaten sind die weniger gute Titrierbarkeit und damit der individuellen Anpassung an die Tagesanforderungen. Nebenwirkungen scheinen derzeit in beiden Zubereitungsformen vergleichbar (Pelham et al. 2001; Döpfner et al. 2004). Die Nebenwirkungen wie Appetitreduktion und Schlafstörungen können jedoch bei Retardpräparaten länger anhalten.

Amphetamin

Amphetamin hat ein asymmetrisches C-Atom und es gibt deshalb **zwei Stereoisomere**. Die rechtsdrehende (S)-(+)-Enantiomer (L-Amphetamin) ist etwa 3- bis 4-mal stärker zentral wirksam als das linksdrehende (R)-(–)-Enantiomer (D-Amphetamin).
Amphetamin darf in Deutschland nur als Racemat (D,L-Amphetamin) verordnet werden und muss von den Apotheken individuell als Kapsel oder Saft hergestellt werden. Dafür liegen keine altersentsprechenden Zulassungen für Deutschland vor, in den USA sind Amphetamine bereits vor dem sechsten Lebensjahr, je nach Präparat ab dem vierten Lebensjahr zugelassen. Adderall® ist ebenfalls ein Racemat (D,L-Amphetamin) und ist in Deutschland nicht verfügbar. Im Frühjahr 2005 empfahl die FDA, dass Adderall® nicht eingenommen werden sollte, wenn z. B. Herzfehler, erhöhter Blutdruck, Hyperthyreose vorliegen. In Kanada wurde das Präparat nach kurzfristiger Rücknahme im Frühjahr 2005 jedoch im Sommer 2005 wieder zugelassen. Ausgelöst wurde die Empfehlung durch Todesfälle mit akutem Herztod bei mit Adderall® behandelten Kindern und Erwachsenen in den Jahren 1999–2003, wobei die Anzahl der Verstorbenen nicht über der zu erwartenden Anzahl für akute Herztode in der Allgemeinbevölkerung hinausging. An über 500 Patienten konnten Findling et al. (2005) zeigen, dass Adderall® sowohl im Kurzzeit- als auch Langzeitverlauf keine signifikanten kardiovaskulären Nebenwirkungen aufwies. D,L-Amphetamin hat ebenso wie Methylphenidat einen schnellen Wirkungseintritt, im Vergleich zu Methylphenidat hat es jedoch eine längere Plasmahalbwertszeit (5–8 Stunden) und damit eine etwas längere klinische Wirksamkeit.
Patienten, die nicht ausreichend positiv auf Methylphenidat reagieren, an Nebenwirkungen unter Methlyphenidat leiden oder bei denen eine längere Wirkdauer erwünscht ist, können mit Amphetamin behandelt werden. Kommen Methylphenidat und Amphetamin alternativ zum Einsatz, ist bei etwa 90% der Patienten mit ADHS mit einer Besserung der Symptomatik zu rechnen (Elia et al. 1991; Schachter et al. 2001; Warnke u. Wewetzer 2003). Zur **Wirksamkeit** von Amphetamin bei ADHS liegen ebenfalls eine Vielzahl von kontrollierten Untersuchungen vor, die eine Effektivität in der Therapie nachweisen (Spencer et al. 1996; Döpfner u. Lehmkuhl 2002; Pliszka et al. 2000; AACAP Official Action 2002). Für Adderall® wurde ein hohe Wirksamkeit bezüglich der Kernsymptome bei ADHS nachgewiesen und war im günstigen Wirkungs-Nebenwirkungs-Profil Methylphenidat vergleichbar (Ahmann et al. 2001). Es gibt kaum kontrollierte Studien zum Vergleich der in Deutschland gebräuchlichen D,L-Amphetamin-Formulierung und Methylphenidat.
D,L-Amphetamin wird ebenfalls einschleichend dosiert. Gewichtsadaptiert können 0,1–0,5 mg/kg Körpergewicht verabreicht werden, wobei die üblichen Tagesdosen bei 5–20 mg liegen (Deutsche Gesellschaft für Kinder- und Jugendpsychiatrie, Psychosomatik und Psychotherapie et al. 2007; Fritze 2004) und 40 mg/Tag nicht überschritten werden sollen (vgl. Tab. 4-23). Aufgrund klinischer Erfahrung wird bei ca. der Hälfte der Dosis von Methylphenidat unter D,L-Amphetamin eine äquivalente Wirkung zu Methylphenidat beobachtet. Je nach Zusammensetzung der D,L-Amphetamin-Formulierung ist mit entsprechend unterschiedlichen Dosierungen zu rechnen, sodass die in den USA eingesetzten Dosierungen nicht einfach übertragbar sind. Für Adderall XL®, eine Retard-Formulierung von Amphetamin, konnte ein lang anhaltender Effekt (10–12 Stunden) bei 20–30 mg/Tag gezeigt werden (McCracken et al. 2003).
Das **Nebenwirkungsprofil** von Amphetamin scheint dem Methylphenidat vergleichbar, wobei auf vorbestehende kardiovaskuläre Erkrankungen besonders zu achten und diese auszuschließen sind. Der Insulinbedarf kann bei Diabetikern verändert sein, was ein engmaschiges therapeutisches Überwachen erfordert. Zusätzlich sind potenziell stärkere Wechselwirkungen zu beachten, insbesondere mit Medikamenten, die Hemmstoffe des CYP2D6-Enzyms sind (SSRI, MAO-Hemmer). Die genauere Darstellung von Wechselwirkungen mit anderen Medikamenten findet man bei Fritze (2004) sowie Walitza et al. (2004).

Pemolin

Pemolin ist von seiner Struktur her nicht mit Amphetamin verwandt, wirkt aber wahrscheinlich ähnlich wie Amphetamin zentral stimulierend (Walitza et al. 2004). Die Rezeptierung von Pemolin unterliegt nicht der Betäubungsmittel-Verschreibungsverordnung und ist ab einem Alter von sechs Jahren in Deutschland zur Behandlung von ADHS zugelassen. Aufgrund der geringeren Wirksamkeit, vor allem aber wegen der schlechteren Steuerbarkeit und insbesondere des **Risikos eines Leberversagens** (Nehra et al. 1990; Berkovitch et al. 1995) wurde Pemolin nicht als Medikament der 1. oder

2. Wahl zur Behandlung von ADHS empfohlen und darf in Deutschland nur unter besonderen Auflagen eingesetzt werden (s. Walitza u. Warnke 2004). Im Oktober 2005 wurde Pemolin in den USA durch die FDA vom Markt genommen, da das Risiko von toxischen Leberschädigungen gegenüber den Vorteilen des Medikaments überwiege. Bislang erlitten 13 behandelte Partienten einen toxischen Leberausfall, der entweder zu Transplantation oder zum Tode führte. Es wurde empfohlen, auch gegenwärtig noch mit Pemolin behandelte Patienten auf eine alternative Behandlung umzustellen.

Atomoxetin

Atomoxetin ist ein selektiver Noradrenalin-Wiederaufnahme-Hemmer, der damit als indirekter Noradrenalin-Agonist wirkt, jedoch auch Dopamin im präfrontalen Kortex vermehrt freisetzt. Atomoxetin ist strukturell nicht mit Amphetamin verwandt, und die Rezeptierung unterliegt nicht der Betäubungsmittel-Verschreibungsverordnung. Es ist ab einem Alter von sechs Jahren zur Behandlung von ADHS zugelassen.

Die Studienlage zu Atomoxetin kann als sehr gut bezeichnet werden. Die **klinische Wirksamkeit** von Atomoxetin bei ADHS im Kindes- und Jugendalter wurde in mehreren randomisierten, plazebokontrolliert durchgeführten Kurzzeitstudien nachgewiesen (Michelson et al. 2002; Spencer et al. 2002; Kelsey et al. 2004). In einer offenen Studie zum Vergleich von Atomoxetin und Methylphenidat bezüglich Wirksamkeit und Verträglichkeit zeigte sich anhand des Elternurteils (ADHD-IV-Rating-Scale) kein signifikanter Unterschied hinsichtlich der Wirksamkeit auf die Kernsymptome der ADHS und hinsichtlich der Verträglichkeit zwischen beiden Medikamenten (Kratochvil et al. 2002). Bei einem Vergleich zwischen Concerta® und Atomoxetin (bislang nur als Posterpräsentation veröffentlicht) zeigte sich das retardierte Methylphenidat-Präparat in den ersten drei Untersuchungswochen hinsichtlich der Kernsymptome jeweils signifikant besser wirksam als Atomoxetin. Dieser Unterschied war bei Patienten zu beobachten, die zuvor auch schon auf eine Behandlung mit Methylphenidat angesprochen hatten, bei der Stimulanzien-naiven Subgruppe konnte kein Unterschied festgestellt werden. Des Weiteren ist zu bedenken, dass die volle Wirksamkeit von Atomoxetin erst nach 4–8 Wochen zu erwarten ist. Die Nebenwirkungsrate war vergleichbar (Kemner et al. 2004).

Atomoxetin ist bei Kindern und Jugendlichen **gewichtsabhängig** zu **dosieren**. Der Beginn erfolgt mit 0,5 mg/kg Körpergewicht/Tag, nach einer Woche wird die Behandlung mit der Erhaltungsdosis von 1,2 mg/kg Körpergewicht/Tag fortgesetzt. Bereits nach einer Woche können signifikante Effekte beobachtet werden. Die volle Wirksamkeit einer Atomoxetin-Behandlung zeigt sich in der Regel nach 4–6 Wochen. Eine Einzeldosis am Morgen scheint nach der Studienlage für die gesamte Tageswirkung auszureichen.

Als **Nebenwirkungen** werden verminderter Appetit, Gewichtsverlust, Erbrechen, Übelkeit, Kopfschmerzen, aber auch Reizbarkeit häufiger (> 5%) beobachtet. Aufgrund der noradrenergen Wirkung soll Atomoxetin bei Patienten, die zu Hypotonien neigen, mit Vorsicht eingesetzt werden. Es wurde ebenfalls dosisabhängig von Leberschädigungen berichtet, worüber im Februar 2005 die britische Ärzteschaft von der nationalen Arzneimittelaufsichtsbehörde informiert wurde. Der Metabolismus von Atomoxetin erfolgt hauptsächlich über die Leber und das CYP2D6-System. Bei so genannten „Poor Metabolizern“ können hohe Plasmakonzentrationen entstehen. Die Gabe von CYP2D6-Inhibitoren wie z. B Fluoxetin oder Paroxetin können den Plasmaspiegel von Atomoxetin um ein 3- bis 4-Faches erhöhen. Dadurch kann es bei Mehrfachmedikation zu einer toxischen Überdosierung mit QTc-Zeitveränderungen und zerebralen Krampfanfällen kommen. Der gleichzeitige Einsatz von verschiedenen Medikamenten, die CYP2D6-Inhibitoren sind, sollte nur mit großer Vorsicht erfolgen (Mitteilung der Arzneimittelkommission der deutschen Ärzteschaft 2005).

Im September 2005 wurde in die Fachinformation der Hinweis aufgenommen, dass auf das Auftreten oder die Verschlimmerung von suizidalen Verhaltensweisen zu achten sei. Grund dafür war eine Meta-Analyse, nach welcher es unter Atomoxetin (6 von 1357 Patienten) im Vergleich zu Plazebo (0 von 851 Patienten) bei 5 Patienten zu suizidalen Gedanken und bei einem Patient zu einem Suizidversuch gekommen war. Der Hinweis schließt an die aktuelle Antidepressiva-Debatte an und sollte nicht zu vorschnellen Verallgemeinerungen von einzelnen Beobachtungen, wohl aber zur Vorsicht führen.

Stimmungsstabilisierer/ Phasenprophylaktika

Der Begriff „Stimmungsstabilisierer“ kommt aus dem Englischen, wo sich für diese Wirkstoffklasse die Bezeichnung „Mood stabilizer“ durchgesetzt hat (Müller u. Möller 2002). Im Deutschen werden auch die Begriffe „Phasenprophylaktika“ bzw. „Rezidivprophylaktika“ verwendet. Zu dieser Klasse von Psychopharmaka gehören neben verschiedenen neu entwickelten Antidepressiva (z. B. Lamotrigin oder Topiramat) mit einer rezidivprophylaktischen Wirkung bei unipolaren Depressionen in erster Linie Lithium-Salze und verschiedene Antiepileptika, von denen Carbamazepin und Valproinsäure am besten untersucht sind (Gerlach et al. 2006a) und hier deshalb ausschließlich besprochen werden.

Lithium-Salze

Der den antimanischen und phasenprophylaktischen Wirkungen zugrunde liegende Wirkungsmechanismus von Lithium-Salzen (wie -acetat, -aspartat, -carbonat oder -sulfat) ist nicht geklärt. Das Lithium-Ion hat ähnliche chemisch-physikalische Eigenschaften wie das Natrium- oder Kalium-Ion. Es wird deshalb auch durch Natrium-Kanäle in die Nervenzellen aufgenommen, jedoch nur mit einem Zehntel der Geschwindigkeit durch die Na^+,K^+-ATPase wieder aus der Zelle hinausbefördert (Göthert et al. 2001). Da durch diese Ionenpumpe gleichzeitig weniger Kalium-Ionen in die Zelle aufgenommen werden, sinkt die intrazelluläre Kalium-Konzentration ab. Solche Elektrolyt-Veränderungen werden für die experimentell beobachteten Veränderungen der Speicherung, Freisetzung, des Metabolismus und der Freisetzung von Neurotransmittern (vor allem Serotonin, Dopamin, Acetylcholin und GABA) verantwortlich gemacht (Lenox u. Hahn 2000; Kaschka 2002). Weiterhin wurde nachgewiesen, dass Lithium-Ionen Second-Messenger-Signaltransduktions-Kaskaden hemmen (z. B. Phosphoinositol-Stoffwechsel) und dadurch einen Einfluss auf die Genexpression und die neuronale Plastizität ausüben.

Anwendungsgebiete der Lithium-Salze sind:

- Prophylaxe manisch-depressiver Erkrankungen (auch im Rahmen schizoaffektiver Psychosen) und endogener Depressionen
- Behandlung manischer und hypomanischer Zustände, gegebenenfalls in Kombination mit Neuroleptika
- Behandlung bestimmter akuter Depressionen, z. B. bei Therapieresistenz oder Unverträglichkeit von Antidepressiva, bei Verdacht auf Umschlag in eine Manie, gegebenenfalls in Kombination mit Antidepressiva
- anfallsweise auftretender oder chronischer Cluster-Kopfschmerz (Bing-Horton-Syndrom)

Für die Anwendung bei Kindern sind präparateabhängig teilweise differierende Einschränkungen formuliert worden (s. Tab. 4-24). Episodisch auftretende, impulsiv-explosive Ausbrüche von Aggressivität stellen ebenfalls eine Indikation zur Lithium-Therapie dar (Deutsche Gesellschaft für Kinder- und Jugendpsychiatrie, Psychosomatik und Psychotherapie et al. 2007). Bei Vorliegen der Zielsymptome einer bipolaren Störung oder episodisch-impulsiver, explosiver Aggressivität kann auch bei Patienten mit autistischen Störungen und Intelligenzminderung eine Lithium-Medikation indiziert sein (Moll u. Rothenberger 1997).

Die **klinische Wirksamkeit** von Lithium-Salzen bei der Prophylaxe affektiver mono- und bipolarer Störungen und der Behandlung manischer und hypomanischer Zustände wurde bei Erwachsenen in zahlreichen doppelblind und plazebokontrolliert durchgeführten Studien nachgewiesen (Volz u. Sauer 1997). Hinsichtlich dieser Indikation weist die Datenlage für die Wirkung von Lithium-Salzen im Kindesalter nur Evidenzgrade von III bis IV auf (Kowatch et al. 2000; Davanzo et al. 2003; Evidenzgrad III beruht auf nichtrandomisierten Studien, Evidenzgrad IV auf nichtexperimentellen Studien). Für das Jugendalter besteht der Evidenzgrad II (Geller et al. 1998; Evidenzgrad II entspricht dem Vorliegen mindestens einer kontrollierten randomisierten Studie). Hinsichtlich der klinischen Wirksamkeit bei der Behandlung von episodisch, impulsiv und explosiv auftretender Aggressivität mit selbst- oder fremdverletzendem Verhalten im Kindes- und Jugendalter gibt es ebenfalls kontrollierte randomisierte Studien (Campbell et al. 1984; 1995; Malone et al. 2000).

Die **Dosierung** ist aufgrund der sehr geringen therapeutischen Breite streng nach der Lithium-Serumkonzentration auszurichten, die zwischen 0,6 und 1,2 mmol/l liegen sollte (Warnke u. Gerlach 2004). Letztlich ausschlaggebend ist jedoch das klinische Bild, denn es können im Einzelfall auch bei einem relativ niedrigen Lithium-Spiegel Intoxikationssymptome auftreten oder im Gegenteil bei einem Lithium-Spiegel zwischen 0,6 und 1,2 mmol/l eine unzureichende therapeutische Wirkung gegeben sein, die – wenn eine gute Verträglichkeit der Medikation gegeben ist – ein Überschreiten dieses empfohlenen Lithium-Spiegelbereichs erfordern kann (maximal 1,5 mmol/l; Deutsche Gesellschaft für Kinder- und Jugendpsychiatrie und Psychotherapie et al. 2003). In der Regel ist eine zweimalige Gabe angezeigt, morgens und abends.

Für **Kinder** unter 25 kg Körpergewicht wird eine Anfangsdosis von 4–8 mmol/Tag (z. B. 150–300 mg Lithiumcarbonat) empfohlen, die nach 3–7 Tagen um 4–8 mmol/Tag (150–300 mg Lithiumcarbonat) gesteigert werden kann. In der Regel sind maximal 56 mmol Lithium-Salz (z. B. 2100 mg/Tag Lithiumcarbonat), verteilt auf zwei Tagesdosen, notwendig, um den erforderlichen Wirkspiegel zu erreichen. Der Lithium-Spiegel sollte jeweils 3–5 Tage nach jeder Veränderung der Dosierung überprüft werden. Zur Rezidivprophylaxe ist ein Lithium-Spiegel von 0,8 mmol/l anzustreben.

Bezüglich des Auftretens von **UAW** liegen deutlich mehr Daten für Erwachsene als für Kinder und Jugendliche vor. Die vorhandene Evidenz weist jedoch darauf hin, dass über die verschiedenen Altersgruppen hinweg vergleichbare Nebenwirkungen auftreten (Ryan et al. 1999). Jüngere Kinder sind wahrscheinlich häufiger von Nebenwirkungen betroffen als ältere Kinder (Campbell et al. 1991).

Der **Kontrolle** der UAW einer Lithium-Therapie (s. Tab. 4-25) kommt aufgrund ihres möglichen Schweregrades und der sehr geringen therapeutischen Breite von Lithium-Salzen eine entscheidende Bedeutung zu. Der **feinschlägige Tremor** ist die häufigste UAW. Führt der Tremor zu relevanten Beeinträchtigungen (z. B. unleserliche Schrift) und ist eine Do-

Tab. 4-24: Indikationsbezogener Zulassungsstatus von Lithium-Präparaten, die in der Kinder- und Jugendpsychiatrie verwendet werden (nach vorliegenden Produktinformationen sowie Gerlach et al. 2006a)

Lithium-Salz (Handelsname)	psychiatrische Indikationen	Hinweise zur Anwendung bei Kindern und Jugendlichen
Lithiumcarbonat (leukominerase®)	Prophylaxe manisch-depressiver Erkrankungen und endogener Depressionen, Behandlung akuter Manien	keine Gegenanzeigen und Hinweise
Lithiumcarbonat (Lithium Apogepha®)	Prophylaxe manisch-depressiver Erkrankungen und endogener Depressionen, Behandlung akuter Manien	Gegenanzeigen, Anwendung bei Kindern: Bei Kindern unter 12 Jahren ist eine Lithium-Behandlung nicht zu empfehlen, da bei dieser Altersgruppe keine Daten zu Sicherheit/Wirksamkeit vorliegen.
Lithium-D,L-hydrogenaspartat (Lithium Aspartat®)	Zur Therapie und Prophylaxe manisch-depressiver Erkrankungen und endogener Depressionen	keine Gegenanzeigen und Hinweise
Lithiumsulfat (Lithium-Duriles®)	Prophylaxe manisch-depressiver Erkrankungen und endogener Depressionen Therapie von Manien	Gegenanzeigen, Hinweise: bei Patienten mit Stoffwechselstörungen der Knochen und bei Kindern und Heranwachsenden besonders vorsichtig anwenden.
Lithiumcarbonat (Hypnorex retard®)	Prophylaxe manisch-depressiver Psychosen (Zyklothymie) und endogener sowie chronisch-therapieresistenter Depressionen Therapie von Manien	Vorsichtsmaßnahmen für die Anwendung und Warnhinweise: Die Anwendung von lithiumhaltigen Arzneimitteln bei Kindern wird nicht empfohlen.
Lithiumacetat (Quilonum®) Lithiumcarbonat (Quilonum® retard)	Prophylaxe manisch-depressiver Erkrankungen (auch im Rahmen schizoaffektiver Psychosen) und endogener Depressionen Behandlung manischer und hypomanischer Zustände, gegebenenfalls in Kombination mit Neuroleptika Behandlung bestimmter akuter Depressionen z. B. bei Therapieresistenz oder Unverträglichkeit von Antidepressiva, bei Verdacht auf Umschlag in eine Manie, gegebenenfalls in Kombination mit Antidepressiva	Gegenanzeigen, Hinweise: Bei Kindern unter 12 Jahren ist eine Lithium-Behandlung nicht zu empfehlen, da bei dieser Altersgruppe keine Daten zu Sicherheit/Wirksamkeit vorliegen.

sisreduktion nicht möglich, so wird die zusätzliche Gabe von Propranolol (β-Rezeptoren-Blocker) in einer Dosierung von 10–40 mg pro Tag empfohlen (Schatzberg et al. 2003). Weitergehende neurologische Symptome, insbesondere Ataxie, Dysarthrie und Verwirrtheit bis hin zu delirantem Verhalten, sind Zeichen eines toxischen Lithium-Spiegels. Bei schwergradiger Intoxikation können zerebrale Anfälle und komatöse Zustände auftreten. Die **gastrointestinalen Störungen** sind meistens vorübergehend. Die zweithäufigste UAW ist die Gewichtszunahme, die neben den kognitiven Beeinträchtigungen (kognitive Verlangsamung, Gedächtnisstörungen) das wichtigste Risiko für die Compliance darstellt. Aufgrund der **seltenen Nierenschädigungen** (interstizielle Nephritis) sollte die Nierenfunktion mindestens einmal jährlich überprüft werden (Kreatinin-Clearance; orientierend Kreatininspiegel im Serum jeweils parallel zur Bestimmung des Lithium-Spiegels). Eine Veränderung des Lithium-Serumspiegels unter konstanter Medikation ist ein möglicher Indikator einer Veränderung der glomerulären Funktion und sollte Anlass für eine Überprüfung der Nierenfunktion sein. Die kardialen UAW sind eher selten. Von den dermatologischen Symptomen ist die Akne das häufigste Problem. Alle genannten UAW (bis auf die seltene Nierenschädigung) sind entweder durch Dosisreduktion oder – falls möglich und notwendig – durch Absetzen der Lithium-Medikation reversibel.

Die Verordnung von Lithium-Salzen ist unabdingbar mit der Sicherung der kontinuierlichen Kontrolle von Psychopathologie, körperlicher Symptomatik und Labordaten verbunden. Manche Patienten entwickeln bereits bei Spiegeln im

Tab. 4-25: Unerwünschte Wirkungen der Therapie mit Lithium-Salzen (nach Warnke u. Gerlach 2004)

Art der unerwünschten Wirkung	Symptomatik	Kontrolle
neuromuskulär und zentralnervös	feinschlägiger Tremor (häufigste Nebenwirkung; evtl. Therapie mit 10–40 mg/Tag Propranolol) Muskelschwäche muskuläre Zuckungen Ataxie Schläfrigkeit kognitive Verlangsamung	bei jeder Spiegelkontrolle
gastrointestinal	Gewichtszunahme (zweithäufigste Nebenwirkung) Dyspepsie Übelkeit Erbrechen Diarrhö	bei jeder Spiegelkontrolle
dermatologisch	Akne (relativ häufig) Haarausfall Psoriasis	bei jeder Spiegelkontrolle
hämatologisch	Leukozytose	bei jeder Spiegelkontrolle
den Wasserhaushalt betreffend	Ödeme	bei jeder Spiegelkontrolle
renal	Polyurie, Polydipsie, Enuresis Nephropathie (eher selten)	Serumkreatinin bei jeder Spiegelkontrolle; Kreatinin-Clearance jährlich
kardial	T-Wellen-Veränderungen Sinusknotensyndrom (selten) AV-Schenkelblock (selten)	EKG-Kontrolle jährlich
endokrinologisch	Hypothyreose (20 %) TSH-Anstieg (30 %) Struma	T3, T4, TSH jährlich, ggf. TRH-Test; Messung des Halsumfangs vierteljährlich

unteren Normbereich Zeichen der Intoxikation (Schläfrigkeit, Übelkeit, Erbrechen, Ataxie) und haben eine optimale Wirkdosis bei relativ niedrigen Spiegeln, während bei anderen Patienten an der oberen Grenze des empfohlenen Lithium-Spiegelbereichs keine hinreichende Wirkung und keine UAW feststellbar sind.

Diverse Antiepileptika

Die psychotropen, besonders stimmungsaufhellenden Wirkungen von Carbamezepin und Valproinsäure wurden zufällig von verschiedenen Autoren in den 30er Jahren des vorherigen Jahrhunderts bei der Behandlung von epileptischen Anfällen beobachtet (s. Dose u. Emrich 2002). Der Mechanismus dieser Wirkungen liegt im Dunkeln. Wahrscheinlich spielen ähnliche Prozesse wie jene, die für Lithium-Ionen nachgewiesen wurden, eine Rolle.

Anwendungsgebiete von Carbamazepin und Valproinsäure sind:

- epileptische Syndrome, insbesondere einfache und komplex fokale sowie generalisierte tonisch-klonische Anfälle
- die Prophylaxe manisch-depressiver Phasen

Für Oxcarbazepin (ein Abkömmling von Carbamazepin) ist ein zusätzliches Anwendungsgebiet die Behandlung bipolarer affektiver Störungen, die Phasenprophylaxe und die Therapie der akuten Manie. Eine Zulassung für Carbamazepin und Valproinsäure als Phasenprophylaktikum im Kinder- und Jugendbereich liegt nicht vor.
Für Erwachsene wurde die **klinische Wirksamkeit** von Carbamazepin und Valproinsäure bei der Phasenprophylaxe und der Behandlung der akuten Manie in kontrollierten Studien nachgewiesen (Calabrese et al. 1993; McElroy u. Keck 2000; Müller-Oerlinghausen et al. 2002; Keck u. McElroy 2002). Als Phasenprophylaktikum scheint Carbamazepin jedoch Lithium-Präparaten in der Wirksamkeit unterlegen zu

sein. Bei schizo-depressiven Störungen scheint hingegen Carbamazepin überlegen zu sein. Zur Wirksamkeit von Carbamazepin und Valproinsäure bei Kindern und Jugendlichen gibt es jedoch nur offene, keine kontrollierten Studien (Kowatch et al. 2000; James u. Javaloyes 2001; Hirschfeld 2002; Wagner et al. 2002).

Die **Dosierung** von Carbamazepin und Valproinsäure erfolgt nach klinischen Gesichtspunkten einschleichend und so niedrig wie möglich. Dabei ist zu bedenken, dass die Wirkung nicht sofort eintritt. Die Erhöhung der Dosis von Carbamazepin kann alle 5–7 Tage erfolgen. Aufgrund der Induktion des CYP-3A4-Enzyms kann eine Dosisanpassung noch Wochen nach dem Therapiebeginn notwendig werden. Durch Bestimmung der therapeutischen Serumkonzentration lässt sich die Feineinstellung der Dosierung überprüfen. Dabei sollten die Serumkonzentrationen zwischen 6–12 µg/ml (Carbamazepin) und 50–100 µg/ml (Valproinsäure) liegen.

Als UAW können zu Beginn der Therapie mit Carbamazepin und Valproinsäure gastrointestinale Beschwerden mit Übelkeit und Erbrechen vorkommen. Die unerwünschten Wirkungen sind bei Carbamazepin im Vergleich zu Oxcarbamazepin deutlich höher. Darüber hinaus kann es unter der Therapie mit Carbamazepin zu Müdigkeit, Schwindel, Kopfschmerzen, Doppeltsehen und andere Sehstörungen, Ataxie, Dyskinesien und Leukopenien kommen. Allergische Hautausschläge sind mit gut 10 % eine relativ häufige unerwünschte Wirkung. Gelegentlich kann es unter der Therapie mit Valproinsäure auch zu Appetitschwankungen, zu einer Gewichtszunahme oder -abnahme, zu Haarausfall (reversibel), Tremor, Parästhesien und Schläfrigkeit kommen. Schwerwiegende allergische Reaktionen, die gelegentlich auftreten können, sind Thrombopenien und Leukopenien. Diese bilden sich oft spontan unter Beibehaltung der Medikation zurück, jedoch immer nach Absetzung von Valproinsäure. Besonders bedeutsam sind die zwar seltenen, jedoch teilweise tödlich verlaufenden Leberfunktionsstörungen (Risiko einer zum Tode führenden Leber-Parenchymnekrose bei Kindern unter zwei Jahren 1 : 8000, bei Jugendlichen 1 : 10000 und bei Erwachsenen 1 : 50000; Mutschler et al. 2001).

4.3.5 Ausblick

Da ontogenetische Faktoren in der Pharmakodynamik und Pharmakokinetik wesentliche Rollen spielen, sollten Psychopharmaka vor der Zulassung bei Kindern und Jugendlichen geprüft werden. Solange dies nicht gesetzlich geregelt ist, bedeutet dies, dass psychisch kranke Kinder und Jugendliche ein höheres Risiko für eine unwirksame Pharmakotherapie und UAW haben als Erwachsene und dass die sonst durch das Arzneimittelgesetz garantierten Sicherheits- und Wirksamkeitskriterien nicht gegeben sind. Deshalb wird das „Therapeutische Drug-Monitoring" (TDM) als eine generelle Indikation in der Kinder- und Jugendpsychiatrie angesehen (Gerlach et al. 2006b). TDM ermöglicht es, klinisch relevante Arzneimittel-Interaktionen und Mutationen in Genen von arzneistoffmetabolisierenden Enzymen zu erfassen. Das TDM bietet damit die Chance einer größeren Sicherheit in der Behandlung mit Psychopharmaka im Kindes- und Jugendalter sowie die Möglichkeit, die individuelle Therapie effektiver zu gestalten und somit die Krankheitsdauer zu verkürzen. Zur Ermittlung der notwendigen Referenzwerte für TDM im Kindes- und Jugendalter sind jedoch standardisierte Untersuchungen notwendig, die weitere Aspekte zum Verständnis des Stoffwechsels und der pharmakologischen Effekte bei Kindern und Jugendlichen beitragen können.

Eine weitere Möglichkeit, vielfältige Fragestellungen zur Psychopharmakologie und speziell zur Pharmakokinetik von Psychopharmaka bei Kindern und Jugendlichen beantworten zu helfen, ist die Mikrodialyse (Dizdar et al. 1999). Die Mikrodialyse-Technik (ein physikalisches Verfahren zur Abtrennung gelöster Substanzen in Abhängigkeit von ihrer Molekülgröße mithilfe einer semipermeablen Membran, die nur für Moleküle bis zu einer bestimmten Größe durch freie Diffusion selektivpermeabel ist) erlaubt es, kontinuierlich über einen längeren Zeitraum die Konzentrationen von Arzneistoffen und deren Metaboliten im Blut zu analysieren. Wesentliche Vorteile dieser Technik sind zum einen die minimale Belastung der Probanden, da die Mikrodialyse-Sonde nicht intravenös platziert werden muss, sondern z. B. auch subkutan implantiert werden kann, und zum anderen die hohe Biokompatibilität, die es erlaubt, die Sonde sogar für mehrere Tage bis Wochen einzusetzen (Tegeder et al. 1999). Mit dieser Technik wird es möglich sein, den Anteil freier, nichtproteingebundener Psychopharmaka zu bestimmen – also den Anteil des Wirkstoffs, der letztlich für die Wirkung im Gehirn verantwortlich ist. Mithilfe der Mikrodialyse-Technik könnte man auch den Einfluss von Psychopharmaka auf den Hormonhaushalt und Stoffwechsel untersuchen. Damit wäre es möglich, zirkadiane und speziell nächtliche Veränderungen ohne wesentliche Störungen des Patienten gezielter zu erfassen und somit chronobiologische Besonderheiten im Kindes- und Jugendalter zu berücksichtigen.

Durch die Kombination von TDM und pharmakogenetischen Untersuchungen könnte man in Zukunft die Sicherheit der Psychopharmakotherapie im Kindes- und Jugendalter im Sinne einer Vermeidung möglicher UAW noch weiter erhöhen und die Therapie optimieren, indem man eine gezielte individuell abgestimmte Psychopharmakotherapie ermöglicht. Der Begriff „Pharmakogenetik" wurde von dem Heidelberger Humangenetiker Friedrich Vogel geprägt (s. Starke 2001). Dieses Teilgebiet der Pharmakologie befasst

Tab. 4-26: Genetische Polymorphismen und Mutationen von an der Arzneimittelwirkung beteiligten molekularen Zielstrukturen (nach Kirley et al. 2003 und WHO 2005)

Zielstruktur	Polymorphismus bzw. Mutation	Klinische Auswirkung
Dopamin-Transporter (DAT)	480-bp-DAT1-Allel	Kinder mit dem 480-bp-DAT1-Allel sprechen besser auf Methylphenidat-Therapie an.
Serotonin-Transporter (5-Hydroxytryptamin-Transporter, 5-HTT)	langes Allel des 5-HTT-Gens	Patienten mit einem langen Allel oder zwei langen Allelen des 5-HTT-Gens sprechen besser auf das Antidepressivum Fluvoxamin an als Patienten mit einem kurzen Allel oder zwei kurzen Allelen des 5-HTT-Gens.
Serotonin-Typ-2A-Rezeptor (5-HTR$_{2A}$)	5-HTR$_{2A}$ C/C	Depressive Patienten mit dem 5-HTR$_{2A}$-C/C-Genotyp brachen Paroxetin-Therapie aufgrund von Nebenwirkungen häufiger ab.
schneller verzögerter gleichrichtender K$^+$-Kanal (IKr)	Mutationen im IKr-Gen oder Untereinheiten, die diesen Kanal bilden	Medikamenten-induzierte QT-Intervall-Verlängerung (die Wirkung von Neuroleptika wurde bisher noch nicht untersucht)

sich mit erblich bedingten Unterschieden in der Wirkung von Arzneistoffen, die klinisch relevant werden, wenn es aufgrund eines genetischen Polymorphismus oder aufgrund seltener genetischer Defekte zu abnormen Arzneistoffreaktionen kommt. Neben den oben bereits besprochenen genetisch bedingten Variationen der Pharmakokinetik gibt es auch genetisch bedingte Variationen der Pharmakodynamik, die in der Regel darauf zurückzuführen sind, dass aufgrund von genetischen Mutationen molekularer Zielstrukturen von Psychopharmaka (z. B. Neurotransmitter-metabolisierende Enzyme, Neurorezeptoren, Transporter für Neurotransmitter) bei Vorliegen normaler Plasmakonzentrationen des Wirkstoffs zu anormalen Wirkungen kommt. In der Tabelle 4-26 sind einige der für die Kinder- und Jugendpsychiatrie relevanten Genmutationen und ihre Auswirkungen auf die Psychopharmakotherapie zusammengefasst. Mithilfe von kommerziell erhältlichen so genannten DNA-Chips (auch Mikroarray genannt) können Genotypen und Mutationen von Genen, die am Arzneistoff-Metabolismus oder an der Arzneimittelwirkung beteiligt sind, bestimmt werden.

Literatur

AACCP Official Action (2002). Practice paramater for the use of stimulant medications in the treatment of children, adolescents, and adults. J Am Acad Child Adolesc Psychiatry, Suppl 2; 41: 26S–49S.

Ahmann PA, Theye FW, Berg R, Linquist AJ, Van Erem AJ, Campbell LR (2001). Placebo-controlled evaluation of amphetamine mixture-dextroamphetamine salts and amphetamine salts (Adderall): efficacy rate and side effects. Pediatrics; 107: E10.

Allison DB, Mentore JL, Heo M, Chandler LP, Cappelleri JC, Infante MC, Weiden PJ (1999). Antipsychotic-induced weight gain: a comprehensive research synthesis. Am J Psychiatry; 156: 1686–96.

Ambrosini PJ (2000). A review of pharmacotherapy of major depression in children and adolescents. Psychiat Serv; 51: 627–33.

Andersen SL (2005). Stimulants and the developing brain. Trends Pharmcol Sci; 26: 237–43.

Bandelow B, Bleich S, Kropp S (2000). Handbuch Psychopharmaka. Göttingen: Hogrefe.

Bandelow B, Heise CA, Banaschewski T, Rothenberger A (2006). Handbuch Psychopharmaka für das Kinder- und Jugendalter. Göttingen: Hogrefe.

Baumann P, Hiemke C, Ulrich S, Eckermann G, Gaertner I, Gerlach M, Kuss H-J, Laux G, Müller-Oerlinghausen B, Rao ML, Riederer P, Zernig G (2004). The AGNP-TDM expert group consensus guidelines: Therapeutic drug monitoring in Psychiatry. Pharmacopsychiatry; 37: 243–65.

Benkert O, Hippius H (2000) Psychiatrische Pharmakotherapie. Berlin: Springer.

Berkovitch M, Pope E, Phillips J, Koran G (1995). Pemolin-associated fulminant liver failure: testing the evidence of causation. Clin Pharmacol Ther; 57: 696–8.

Bezchlibnyk-Butler KZ, Virani AS (2004). Clinical Handbook of Psychotropic Drugs for Children and Adolescents. Seattle, Toronto, Göttingen, Bern: Hogrefe & Huber; 26–82.

Biederman J, Wilens T, Mick E, Spencer T, Faraone SV (1999). Pharmacotherapy of attention-deficit/hyperactivity disorder reduces risk for substance use disorder. Pediatrics; 104: E201–5.

Bryden KE, Carrey NJ, Kutcher SP (2001). Update and recommendations for the use of antipsychotic in early-onset psychoses. J Child Adol Psychopharmacol; 11: 113–30.

Calabrese JR, Rapport DJ, Kimmel SE, Reece B, Woyshville MJ (1993). Rapid cycling bipolar disorder its treatment with valproate. Can J Psychiatry; 38: 57–61.

Campbell M, Small AM, Wayne HG, Jennings SJ, Perry R, Bennett WG, Anderson L (1984). Behavioral efficacy of haloperidol and lithium carbonate. Arch Gen Psychiatry; 41: 650–6.

Campbell M, Silva RR, Kafantaris V, Lacascio JJ, Gonzalez NM, Lee D, Lynch NS (1991). Predictors of side effects associated with lithium administration in children. Psychopharmacol Bull; 27: 373–80.

Campbell M, Adams PB, Small AM, Kafantaris V, Silva RR, Shel J, Perry R, Overall JE (1995). Lithium in hospitalized aggressive children with conduct disorders: A double-blind- and placebo controlled study. J Am Acad Child Adolesc Psychiatry; 34: 445–53.

Castellanos FX, Giedd JN, Elia J, Marsh WL, Ritchie GF, Hamburger SD, Rapoport JL (1997). Controlled stimulant treatment of ADHD and comorbid Tourette's syndrome: effects of stimulant and dose. J Am Acad Child Adolesc Psychiatry; 36: 589–96.

Chouinard G, Annable L. Bradwein J (1984). An early phase II clinical trial of tomoxetine (LY139603) in the treatment of newly admitted depressed patients. Psychopharmacology; 83: 126–8.

Cohen D, Geradin P, Mazet P, Purper-Quakli, Flament MF (2004). Pharmacological treatment of adolescent major depression. J Child Adolesc Psychopharmacology; 14: 19–31.

Courtney D (2004). Selective serotonin reuptake inhibitor and Venlafaxine use in children and adolescents with major depressive disorder: a systematic review of published randomized contolled trials. Can J Psychiatry; 49: 557–63.

Davanzo P, Gunderson B, Belin T, Mintz J, Pataki C, Ott D, Emley-Akanno C, Montazeri N, Oppenheimer J, Strober M (2003). Mood stabilizers in hospitalised children with bipolar disorder: a retrospective review. Psychiatry Clin Neurosci; 57: 504–10.

Deutsche Gesellschaft für Kinder- und Jugendpsychiatrie, Psychosomatik und Psychotherapie, Berufsverband der Ärzte für Kinder- und Jugendpsychiatrie und Psychotherapie in Deutschland e.V., Bundesarbeitsgemeinschaft der leitenden Klinikärzte für Kinder- und Jugendpsychiatrie und Psychotherapie e.V. (2007). Leitlinien zur Diagnostik und Therapie von psychischen Störungen im Säuglings-, Kindes- und Jugendalter. 3. Aufl. Köln: Deutscher Ärzte Verlag.

Dizdar N, Kullman A, Norlander B, Olsson JE, Kagedal B (1999). Human pharmacokinetics of L3,4dihydroxyphenylalanine studied with microdialysis. Clin Chem; 45; 1813–20.

Döpfner M, Lehmkuhl G (2002). Evidenzbasierte Therapie von Kindern und Jugendlichen mit Aufmerksamkeitsdefizit-/Hyperaktivitätsstörung (ADHS). Praxis Kinderpsychol Kinderpsychiatr, 61: 419–40.

Döpfner M, Gerber WD, Banaschewski T, Breuer D, Freisleder FJ, Gerber-von Muller G, Gunter M, Hassler F, Ose C, Rothenberger A, Schmeck K, Sinzig J, Stadler C, Uebel H, Lehmkuhl G (2004). Comparative efficacy of once-a-day extended-release methylphenidate, two-times-daily immediate-release methylphenidate, and plazebo in a laboratory school setting. Eur Child Adolesc Psychiatry; 13, Suppl 1: I93–I101

Dose M (2002). Die schöne Welt der neuen Neuroleptika – eine kritische Betrachtung. Schizophrenie; 18: 37–56.

Dose M, Emrich HM (2002). Carbamazepin/Valproat. In: Riederer P, Laux G, Pöldinger W (Hrsg). Neuro-Psychopharmaka. Ein Therapie-Handbuch. Bd. 3: Antidepressiva, Phasenprophylaktika und Stimmungsstabilisierer. 2. Aufl. Wien, New York: Springer; 863–5.

Dressing H, Müller WE (1996). Verbesserung der Schlafqualität mit einem hochdosierten Baldrian-Melisse-Präparat. Psychopharmakotherapie; 3: 123–30.

Durston, S, Tottenham NT, Thomas KM, Davidson MC, Eigsti I-M, Yang Y, Ulug AM, Casey BJ (2003). Differential patterns of striatal activation in young children with and without ADHD. Biol Psychiatry; 53: 871–8.

Eggers C (1992). Psychostimulanzien. In: Riederer P, Laux G, Pöldinger W (Hrsg). Neuro-Psychopharmaka. Bd. 6. Wien, New York: Springer; 85–97.

Elia J, Borcherding BG, Rapoport JL, Keysor CS (1991). Methylphenidate and dextroamphetamine treatments of hyperactivity: are there true nonresponders? Psychiatry Res; 36: 141–55.

Fegert JM (1999). Dürfen Schutzbestimmungen dazu führen, dass Jugendlichen psychopharmakologischer Fortschritt vorenthalten bleibt? In: Fegert JM, Häßler F, Rothärmel S (Hrsg). Atypische Neuroleptika in der Jugendpsychiatrie. Stuttgart, New York: Schattauer; 1–9.

Fegert JM, Herpertz-Dahlmann B (2004). Zum Einsatz von Serotoninwiederaufnahmehemmern (SSRI) bei depressiven Kindern und Jugendlichen. Editorial. Z Kind Jugendpsychiatrie; 32: 74–5.

Findling RL, Reed MD, Blumer JL (1999). Pharmacological treatment of depression in children and adolescents. Paediatr Drugs; 1: 161–82.

Findling RL, Biederman J, Wilens TE, Spencer TJ, McGough JJ, Lopez FA, Tulloch SJ, SLI381.301 and .302 Study Groups (2005). Short- and long-term cardiovascular effects of mixed amphetamine salts extended release in children. J Pediatr; 147: 348–54.

Fleischhaker C, Herpertz-Dahlmann B, Holtkamp K, Mehler-Wex, Warnke A, Schulz E, Wehmeier PM, Remschmidt H (2003). Indikationsspektrum und Nebenwirkungen von „neuen" Antidepressiva im Rahmen eines multizentrischen Arzeneimittelmonitorings – eine Pilotstudie. In: Lehmkuhl U (Hrsg). Psychotherapie und Psychopharmakotherapie im Kindes- und Jugendalter. Göttingen: Vandenhoeck & Ruprecht; 163–7.

Fleischhaker C, Heiser P, Hennighausen K, Herpertz-Dahlmann B, Holtkamp K, Mehler-Wex C, Rauh R, Remschmidt KH, Schulz E, Warnke A (2007). Weight gain associated with clozapine, olanzapine and risperidone in children and adolescents. J Neural Transm; 114: 273–80.

Fritze J (2004a). Antidepressiva. In: Nissen G, Fritze J, Trott GE (Hrsg). Psychopharmaka im Kindes- und Jugendalter. 2. Aufl. München, Jena: Urban & Fischer; 230–351.

Fritze J (2004b). Anxiolytika und Hypnotika. In: Nissen G, Fritze J, Trott GE (Hrsg). Psychopharmaka im Kindes- und Jugendalter. 2. Aufl. München, Jena: Urban & Fischer; 508–94.

Geller B, Cooper TB, Sun K, Zimerman B, Frazier J, Williams M, Heath J (1998). Double-blind and placebo-controlled study of lithium for adolescent bipolar disorders with secondary substance dependency. J Am Acad Child Adolesc Psychiatry; 37: 171–8.

Geller DA, Biedermann J, Stewart SE, Mullin B, Martin A, Spencer T, Faraone SV (2003). Which SSRI? A meta-analysis of pharmacotherapy trials in pediatric obsessive-compulsive disorder. Am J Psychiatry; 160: 1919–28.

Gerlach M (2002). ADHS. Stimulanzien-Therapie: Gefahr für Kinder- und Jugendliche? NeuroTransmitter; 7–8: 69–72.

Gerlach M (2004). Pharmakologie von Methylphenidat. In: Schulte-Markwort M, Warnke A (Hrsg). Methylphenidat. Stuttgart, New York: Thieme; 5–13.

Gerlach M, Warnke A (2004). Allgemeine Aspekte und Besonderheiten der Neuro-Psychopharmakologie im Kindes- und Jugendalter. In: Gerlach M, Warnke A, Wewetzer C (Hrsg). Neuro-Psychopharmaka im Kindes- und Jugendalter. Grundlagen und Therapie. Wien, New York: Springer; 51–60.

Gerlach M, Warnke A, Wewetzer (2004). Neuro-Psychopharmaka im Kindes- und Jugendalter. Grundlagen und Therapie. Wien, New York: Springer.

Gerlach M, Baving L, Fegert J (2006a). Therapie mit Lithiumsalzen in der Kinder- und Jugendpsychiatrie – Klinische Wirksamkeit und praktische Empfehlungen. Z Kinder Jugendpsychiatrie; 34: 181–9.

Gerlach M, Warnke A, Wewetzer C (Hrsg) (2006b). Neuro-Psychopharmaka im Kindes- und Jugendalter. Grundlagen und Therapie. Wien, New York: Springer.

Gerlach M, Rothenhöfer S, Mehler-Wex C, Fegert JM, Schulz E, Wewetzer C, Warnke A (2006c). Übersichtsarbeit: Therapeutisches Drug-Monitoring in der Kinder- und Jugendpsychiatrie – Grundlagen und praktische Empfehlungen. Z Kind Jugendpsychiatrie; 34: 5–13.

Giedd JN, Vaituzis C, Hamburger SD, Lange N, Rajapakse JC, Kaysen D, Vauss YC, Rapoport JL (1996). Quantitative MRI of the temporale lobe, amgydala, and hippocampus in normal human development: Ages 4–18 years. J Comp Neurol; 366: 223–30.

Giedd JN, Blumenthal J, Jeffries NO, Castellanos FX, Liu H, Zijdenbos A, Paus T, Evans C, Rapoport JL (1999). Brain development during childhood and adolescence: a longitudinal MRI study. Nat Neurosci; 2: 861–3.

Gillberg C (2000). Typical neuroleptics in child and adolescent psychiatry. Eur Child Adol Psychiatry, Suppl 1; 9: 2–8.

Glassman AH, Bigger JTh Jr (2001). Antipsychotic drugs: Prolonged QTc interval, Torsade de pointes and sudden death. Am J Psychiatry; 158: 1774–82.

Göthert M, Bönisch H, Schlicker E, Helmchen H (2001). Psychopharmaka. Pharmakotherapie psychischer Störungen. In: Forth H, Henschler D,

Rummel W, Förstermann U, Starke K (Hrsg). Allgemeine und spezielle Pharmakologie und Toxikologie. 8., völlig überarb. Aufl. München, Jena: Urban & Fischer; 335–74.

Grohmann R, Hippius H, Rüther R (2001). Prüfsteine der psychiatrischen Pharmakotherapie. MMW-Fortschr Med, Sonderheft 2; 77: 76–7.

Gucuyener K, Erdemoglu AK, Senol S, Serdaroglu A, Soysal S, Kocker AI (2003). Use of methylphenidate for attention-deficit hyperactivity disorder in patients with epilepsy or electroencephalographic abnormalities. J Child Neurol; 18: 109–12.

Heiser P, Remschmidt H (2002). Die selektiven Serotonin-Wiederaufnahmehemmer und die neueren Antidepressiva in der Kinder- und Jugendpsychiatrie. Z Kind Jugendpsychiatrie; 30: 173–83.

Hirschfeld RMA (2002). Practice guideline fort the treatment of patients with bipolar disorders. Am J Psychiatry; 159: 1–50.

Huss M (2004). Langzeiteffekte der Stimulanzientherapie. In: Schulte-Markwort M, Warnke A (Hrsg). Methylphenidat. Stuttgart, New York: Thieme; 34–42.

James ACD, Javaloyes AM (2001). Practitioner Review: the treatment of bipolar disorder in children and adolescents. J Child Psychol Psychiatry; 42: 439–49.

Kaschka WP (2002). Lithium. Experimentelle und klinische Pharmakologie. In: Riederer P, Laux G, Pöldinger W (Hrsg). Neuro-Psychopharmaka. Ein Therapie-Handbuch. Bd. 3: Antidepressiva, Phasenprophylaktika und Stimmungsstabilisierer. 2. Aufl. Wien, New York: Springer; 792–803.

Keck PE, McElroy SL (2002). Carbamazepine and valproat in the maintenance treatment of bipolar disorder. J Clin Psychiatry; 63: 13–7.

Kelsey DK, Sumner CR, Casat CD, Coury DL, Quintana H, Saylor KE, Sutton VK, Gonzales J, Malcolm SK, Schuh KJ, Allen AJ (2004). Once-daily atomoxetine treatment for children with attention-deficit/hyperactivity disorder, including an assessment of evening and morning behavior: a double-blind, placebo-controlled trial. Pediatrics; 114: e1–8.

Kemner JE, Starr L, Bowen DL, Ciccone PE, Lynch JM (2004). Greater symptom improvement and response rates with OROS® MPH vs Atomoxetine in children with ADHD. Presented at the Collegium Internationale Neuro-Psychopharmacologicum XXIVth Congress, Paris, June 20–24.

Kerdar MS, Scheuerpflug P, Srdinko P, Wewetzer C, Warnke A (in press). Senkt Methylphenidat die Krampfschwelle in der Behandlung von Kindern und Jugendlichen mit Aktivitäts- und Aufmerksamkeitsstörung. Z Kind Jugendpsychiatrie.

Kirley A, Lowe N, Hawi Z, Mullins C, Daly G, Waldman I, McCarron M, O'Donnell D, Fitzgerald M, Gill M (2003). Association of the 480 bp DAT allele with methylphenidate response in a sample of Irish children with ADHD. Am J Med Gen Part B; 121B: 50–4.

Konradi Ch, Kornhuber J, Sofic E, Heckers S, Riederer P, Beckmann H (1992). Variations of monoamines and their metabolites in the human putamen. Brain Res; 579: 285–90.

Kornhuber J, Konradi C, Mack-Burkhardt F, Riederer P, Heinsen H, Beckmann H (1989). Ontogenesis of monoamine oxidase-A and -B in the human brain frontal cortex. Brain Res; 499: 81–6.

Kowatch RA, Suppes T, Carmody TJ, Bucci JP, Hume JH, Kromelis M, Emslie GJ, Weinberg WA, Rush AJ (2000). Effect size of lithium, divalproex sodium, and carbamazepine in children and adolescents with bipolar disorder. J Am Acad Child Adolesc Psychiatry, 39: 713–20.

Krause K-H, Krause J (2000). Ist Methylphenidat bei Kormorbidität von Epilepsie und Aufmerksamkeitsdefizit-/Hyperaktivitätsstörung kontraindiziert oder nicht? Akt Neurologie; 27: 72–6.

Kratochvil CJ, Heiligenstein JH, Dittmann R, Spencer TJ, Biederman J, Wernicke J, Newcorn JH, Casat C, Milton D, Michelson D (2002). Atomoxetine and methylphenidate treatment in children with ADHD: a prospective, randomized, open-label trial. J Am Acad Child Adolesc Psychiatry; 41: 776–84.

Kulkarni SK, Naidu PS (2003). Pathophysiology and drug therapy of tardive dyskinesia: Current concepts and future perspectives. Drugs Today; 39: 19–49.

Kurlan R (2002). Editorial. Methylphenidate to treat ADHD is not contraindicated in children with tics. Mov Disord; 17: 5–6.

Lader M (1999). Anxiolytic effect of hydroxine: a double-blind trial versus placebo and buspirone. Hum Psychopharmacol; 14: 94–102.

Laux G, Riederer P (1992). Plasmaspiegelbestimmung von Psychopharmaka: Therapeutisches Drug-Monitoring. Versuch einer ersten Standortbestimmung. Stuttgart: Wissenschaftliche Verlagsgesellschaft.

Leckmann J (2002). Tourette's syndrome. Lancet; 360: 1577–86.

Lenox RH, Hahn CG (2000). Overview of the mechanism of action of lithium in the brain: fifty-year update. J Clin Psychiatry; 61, Suppl 9: 5–15.

Linde K, Mulrow CD (1998). St John's wort for depression (Cochrane Review). The Cochrane Library, issue 3. Oxford: Update Software.

Lister-Sharp D, O'Meara S, Bradley M, Sheldon TA (1997). A systematic review of the effectiveness of intervention for managing childhood nocturnal enuresis. NHS Centre for Review and Dissemination. York: University of York.

Malone RP, Delaney MA, Luebbert JF, Cater J, Campbell M (2000). A double-blind placebo-controlled study of lithium in hospitalized aggressive children and adolescents with conduct disorder. Arch Gen Psychiatry; 57: 649–54.

Malone RP, Maislin G, Choudhury MS, Gifford C, Delaney MA (2002). Risperidone treatment in children and adolescents with autism: short – and long-term safety and effictiveness. J Am Acad Adolesc Psychiatry; 41: 140–7.

Mandoki MW, Tapia MR, Tapie MA, Sumner GS, Parker JL (1997). Venlafaxine in the treatment of children and adolescents with major depression. Psychopharmacol Bull; 33: 149–54.

McCracken JT, Biederman J, Greenhill LL, Swanson JM, McGough JJ, Spencer TJ, Posner K, Wigal S, Pataki C, Zhang Y, Tulloch S (2003). Analog classroom assessment of a once-daily mixed amphetamine formulation, SLI381 (Adderall XR), in children with ADHD. J Am Acad Child Adolesc Psychiatry; 42: 673–83.

McElroy SL, Keck PE (2000). Pharmacologic agents for the treatment of acute bipolar mania. Biol Psychiatry; 48: 539–57.

Mehler-Wex C, Wewetzer C, Gerlach M (2004a). Neuroleptika. In: Gerlach M, Warnke A, Wewetzer C (Hrsg). Neuro-Psychopharmako-Therapie im Kindes- und Jugendalter. Grundlagen und Therapie. Wien, New York: Springer; 151–75.

Mehler-Wex C, Martin M, Wewetzer C (2004b). Schizophrenie, schizotypische und wahnhafte Störungen. In: Gerlach M, Warnke A, Wewetzer C (Hrsg). Neuro-Psychopharmako-Therapie im Kindes- und Jugendalter. Grundlagen und Therapie. Wien, New York: Springer; 283–90.

Michael KD, Crowley SL (2002). How effektive are treatments for child and adolescent depression? A meta-analytic review. Clin Psychol Review; 22: 247–69.

Michelson D, Allen AJ, Busner J, Casat Ch, Dunn D, Kratochvil Ch, Newcorn J, Sallee FR, Sangal RB, Saylor K, West S, Kelsey D, Wernicke J, Trapp NJ, Harder D (2002). Once-daily atomoxetine treatment for children and adolescents with attention deficit hyperactivity disorder: a randomized, placebo-controlled study. Am J Psychiatry; 159: 1896–901.

Möller HJ, Volz HP, Reimann IR, Stoll KD (2001). Opipramol for the treatment of generalized anxiety. A placebo controlled trial including an alprazolam treated group. J Clin Psychopharmacol; 21: 59–65.

Moffat MEK (1997). Nocturnal enuresis: a review of the efficacy of treatments and practical advice for clinicans. Developm Behav Pediatrics; 18: 273–9.

Moll GH, Rothenberger A (1997). Lithiumsalze in der Kinder- und Jugendpsychiatrie. In: Müller-Oerlinghausen B, Kreil W, Berghöfer A (Hrsg). Die Lithiumtherapie. 2. Aufl. Berlin, Heidelberg, New York: Springer; 290–308.

Moll GH, Heinrich H, Rothenberger A (2003). Methylphenidate and intracortical excitability: opposite effects in healthy subjects and attention-deficit hyperactivity disorder. Acta Psychiatr Scand; 107: 69–72.

Monti JM, Monti D (2000). Histamine H-1 receptor antagonist in the treatment of insomnia: is there a rational basis for use? CNS Drugs; 13: 87–96.

Morselli PL, Cuche H, Zarifian E (1978). Pharmacokinetics of psychotropic drugs in the pediatric patient. In: Mendlewicz J, van Praag HM (eds). Childhood Psychopharmacology: Current Concepts. Advances in Biological Psychiatry. Basel: Karger; 70–86.

Müller WE, Möller HJ (2002). Stimmungsstabilisierer. In: Riederer P, Laux G, Pöldinger W (Hrsg). Neuro-Psychopharmaka. Ein Therapie-Handbuch. Bd. 3: Antidepressiva, Phasenprophylaktika und Stimmungsstabilisierer. 2. Aufl. Wien, New York: Springer; 97–8.

Müller-Oerlinghausen B (2002). Lithium. Neurobiochemie, Wirkmechanismus. In: Riederer P, Laux G, Pöldinger W (Hrsg). Neuro-Psychopharmaka. Ein Therapie-Handbuch. Bd. 3: Antidepressiva, Phasenprophylaktika und Stimmungsstabilisierer. 2. Aufl. Wien, New York: Springer; 804–14.

Mutschler E, Geisslinger G, Kroemer HK, Schäfer-Korting M (2001). Mutschler Arzneimittelwirkungen. 8. völlig neu bearb. u. erw. Aufl. Stuttgart: Wissenschaftliche Verlagsgesellschaft.

Nehra A, Mullik F, Ishak KG, Zimmerman HJ (1990). Pemoline associated hepatic injury. Gastroenterology; 99: 1517–9.

Nissen G, Fritze J, Trott GE (2004). Psychopharmaka im Kindes- und Jugendalter. 2. Aufl. München, Jena: Urban & Fischer.

Pelham WE, Gnagy EM, Burrows-Maclean L, Williams A, Fabiano GA, Morrisey SM, Chronis AM, Forehand GL, Nguyen CA, Hoffman MT et al. (2001). Once-a-day concerta methylphenidate versus three-times-daily methylphenidate in laboratory and natural setting. Pediatrics; 107: e105.

Pliszka SR, Greenhill LL, Crismon ML, Sedillo A, Carlson C, Conners CK, McCracken JT, Swanson JM, Hughes CW, Llana ME, Lopez M, Toprac MG (2000). The Texas children's medication algorithm project: report of the texas consensus conference panel on medication treatment of childhood attention-deficit/hyperactivity disorder. Part I and II. J Am Acad Child Adolesc Psychiatry; 39: 908–27.

Rapport MD, Moffitt C (2002). Attention deficit/hyperacitivity disorder and methylphenidate. Review of height and weight, cardiovascular, and somatic complaint side effects. Clin Psychol Rev; 22: 1107–31.

Remschmidt H, Schüler-Springorum M, Fleischhaker C, Martin M, Wehmeire PM, Hebebrand J, Schulz E (2000). Atypical neuroleptics in child and adolescent psychiatry. Eur Child Adol Psychiatry; 9: 9–19.

Retz W, Kornhuber J, Riederer P (1996). Neurotransmission and the ontology of human brain. J Neural Transm; 103: 403–19.

Riederer P, Laux G, Pöldinger W (1998). Neuro-Psychopharmaka. Ein Therapie-Handbuch. Bd. 4: Neuroleptika. Wien, New York: Springer.

Robbins TW (2002). ADHD and addiction. Nature Med; 8: 24–5.

Roessner V, Banaschewski T, Rothenberger A (2004) Therapie der Tic-Störungen. Z Kind Jugendpsychiatrie; 32: 245–63.

Rothenhöfer S, Mehler-Wex C, Schupp U, Wewetzer C, Gerlach M (2005). Therapeutic drug monitoring of quetiapine in children and adolescents. Pharmacopsychiatry; 38: 61–2.

Ryan ND, Bhatara VS, Perel JM (1999). Mood stabilizers in children and adolescents. J Am Acad Child Adolesc Psychiatry; 38: 529–36.

Schachter HM, Pham B, King J, Langford S, Moher D (2001). How efficacious and safe is short-acting methylphenidate for the treatment of attention-deficit disorder in children and adolescents? A meta-analysis. Can Med Assoc J; 165: 1475–88.

Schatzberg AF, Cole JO, de Battista C (2003). Manual of Clinical Psychopharmacology. 4th ed. Washington, DC: American Psychiatric Publishing.

Schulz E, Fleischhaker C, Wehmeier PM (2002). Medikamentöse Behandlung. In: Remschmidt H (Hrsg). Kinder- und Jugendpsychiatrie. Eine praktische Einführung. Stuttgart: Thieme; 391–400.

Schwab M, Marx C, Zanger UM, Eichelbaum M (2002). Pharmakogenetik der Zytochrom-P-450-Enzyme. Bedeutung für Wirkungen und Nebenwirkungen von Medikamenten. Dtsch Ärzteblatt; 8: 377–83.

Seeman P, Bzowej NH, Guan H-C, Bergeron C, Becker LE, Reynolds GP, Bird ED, Riederer P, Jellinger K, Watanabe S, Tourtellotte W (1987). Synapse; 1: 399–404.

Seifert J, Schubert C, Gerlach M (2004). Anxiolytika und Hypnotika. In: Gerlach M, Warnke A, Wewetzer C (Hrsg). Neuro-Psychopharmaka im Kindes- und Jugendalter. Grundlagen und Therapie. Wien, New York: Springer; 129–49.

Seyberth HW, Brochhausen C, Kurz R (2002). Probleme der pädiatrischen Pharmakotherapie und deren internationale Lösungsansätze. Monatsschr Kinderheilkd; 150: 218–25.

Silva RR, Munoz DM, Alpert M, Perlmutter IR, Diaz J (1999). Neuroleptic malignant syndrome in children and adolescents. J Am Acad Child Adol Psychiatry; 38: 187–94.

Silverstone PH, Silverstone T (2004). A review of acute treatments for bipolar depression. Int Clin Psychopharmacol; 19: 113–24.

Spencer TJ, Biederman J, Wilens T, Harding M, O'Donnel D, Griffin S (1996). Pharmacotherapy of attention-deficit hyperactivity disorder across the life cycle. J Am Acad Child Adolesc Psychiatry; 35: 409–32.

Spencer TJ, Biederman J, Coffrey B, Geller D, Wilens T, Faraone S (1999). The 4-year course of tic disorders in boys with attention-deficit/hyperactivity disorder. Arch Gen Psychiatry; 56: 842–7.

Spencer T, Heiligenstein JH, Biederman J, Faries DE, Kratochvil C, Conners CK, Potter WZ (2002). Results from 2 proof-of-concept, placebo-controlled studies of in children with attention-deficit/hyperactivity disorder. J Clin Psychiatry; 63: 1140–7.

Starke K (2001). Allgemeine Pharmakologie und Toxikologie. In: Forth H, Henschler D, Rummel W, Förstermann U, Starke K (Hrsg). Allgemeine und spezielle Pharmakologie und Toxikologie. 8., völlig überarb. Aufl. München, Jena: Urban & Fischer; 1–110.

Stoll S, Müller WE (1995). Kurzbewertung: Kava-Kava-Extrakt. Int Prax; 36: 138–40.

Tegeder I, Muth-Selbach U, Lotsch J, Rusing G, Oelkers R, Brune K, Meller S, Kelm GR, Sorgel F, Geisslinger G (1999). Application of microdialysis for the determination of muscle and subcutaneous tissue concentrations after oral and topical ibuprofen administration. Clin Pharmacol Ther; 65: 357–68.

The MTA Cooperation Group (1999). A 14 month randomized clinical trial of treatment strategies for attention-deficit/hyperactivity disorder. The MTA Cooperation Group. Multimodal treatment Study of Children with ADHD. Arch Gen Psychiatry; 56: 1073–86.

The Tourette's Syndrome Study Group (2002). Treatment of ADHD in children with tics: A randomized controlled trial. Neurology; 58: 527–36.

Thompson PM, Gieddi JN, Woods RP, MacDonald D, Evans AC, Toga AW (2000). Growth patterns in the developing brain detected by using continuum mechanical tensor maps. Nature; 404: 190–3.

Toren P, Laor N, Weizmann A (1998). Use of atypical neuroleptics in child and adolescent psychiatry. J Clin Psychiatry; 59: 644–56.

Vaidya CJ, Austin G, Kirkorian G, Ridlehuber HW, Desmond JE, Glover GH, Gabrieli DE (1998). Selective effects of methylphenidate in attention deficit hyperactivity disorder: a functional magnetic resonance study. Proc Natl Acad Sci USA; 95: 14494–9.

Varley CK, Smith CJ (2003). Anxiety disorders in the child and teen. Pediatr Clin North Am; 50: 1107–38.

Velosa AN, Riddle MA (2000). Pharmacologic treatment of anxiety disorders in children and adolescents. Child Adolesc Psychiatr Clin North Am; 9: 119–33.

Volz HP (1997). Wirksamkeit von Baldrianextrakten auf den Schlaf. Psychopharmakotherapie; 4: 18–22.

Volz HP, Sauer H (1997). Behandlung der akuten Manie mit Lithium und anderen Pharmaka. In: Müller-Oerlinghausen B, Kreil W, Berghöfer A (Hrsg). Die Lithiumtherapie. 2. Aufl. Berlin, Heidelberg, New York: Springer: 163–77.

Wagner KD (2001). Generalized anxiety disorder in children and adolescents. Psychiatr Clin North Am; 24: 139–53.

Wagner KD, Ambrosini PJ (2001). Childhood depression: Pharmacological therapy/treatment. J Clin Child Psychol; 30: 88–97.

Wagner KD, Weller EB, Carlson GA, Biedermann J, Frazier JA, Wozniak P, Tracy K, Weller RA, Bowden C (2002). An open-label trial of divalproex in children and adolescents with bipolar disorders. J Am Acad Child Adol Psychiatry; 41: 263–7.

Wahlbeck K, Cheine M, Essali A, Adams C (1999). Evidence of clozapine's effectiveness in schizophrenia: a systematic review and meta-analysis of randomized trias. Am J Psychiatry; 156: 990–9.

Walitza S, Warnke A (2004). Aufmerksamkeits-Defizit-Hyperaktivitäts-Störungen. In: Gerlach M, Warnke A, Wewetzer C (Hrsg). Neuro-Psychopharmaka im Kindes- und Jugendalter. Grundlagen und Therapie. Wien, New York: Springer; 215–27.

Walitza S, Seifert J, Warnke A, Gerlach M (2004). Psychostimulanzien. In: Gerlach M, Warnke A, Wewetzer C (Hrsg). Neuro-Psychopharmaka im Kindes- und Jugendalter. Grundlagen und Therapie. Wien, New York: Springer; 177–90.

Warnke A, Wewetzer C (2003). Therapie des ADHS. Z Kind Jugendmed; 3: 155–60.

Warnke A, Gerlach M (2004). Stimmungsstabilisierer/Phasenprophylaktika. In: Gerlach M, Warnke A, Wewetzer C (Hrsg). Neuro-Psychopharmaka im Kindes- und Jugendalter. Grundlagen und Therapie. Wien, New York: Springer; 191–7.

Warnke A, Walitza S (2004). Methylphenidat in der Behandlung der Aufmerksamkeits-Defizit-Hyperaktivitätsstörung (ADHS). In: Schulte-Markwort M, Warnke A (Hrsg). Methylphenidat. Stuttgart, New York: Thieme; 14–33.

Weller EB, Weller RA, Davis GP (2000). Use of venlafaxine in children and adolescents: a review of current literature. Dep Anxiety, Suppl; 12: 85–99.

Wewetzer C, Walitza S (2004). Zwangsstörungen. In: Gerlach M, Warnke A, Wewetzer C (Hrsg). Neuro-Psychopharmaka im Kindes- und Jugendalter. Grundlagen und Therapie. Wien, New York: Springer; 305–8.

Wewetzer C, Warnke A, Gerlach M (2004). Antidepressiva. In: Gerlach M, Warnke A, Wewetzer C (Hrsg). Neuro-Psychopharmaka im Kindes- und Jugendalter. Grundlagen und Therapie. Wien, New York: Springer; 69–93.

Whittington C, Kendall T, Fonagy P, Cottrell D, Cotgrove A, Boddington E (2004). Selective serotonin reuptake inhibitors in childhood depression: a systematic review of published versus unpublished data. Lancet; 363: 1341–5.

Whittington C, Kendall T, Pilling S (2005). Are the SSRIs and atypical antidepressant safe and effective for children and adolescents. Curr Opin Psychiatry; 18: 21–5.

Wilens TE, Faraone SV, Biederman J, Gunawardene S (2003). Does stimulant therapy of attention-deficit/hyperactivity disorder beget later substance abuse? A meta-analytic review of the literature. Pediatrics; 111: 179–85.

Wong IC, Besag FM, Santosh PJ, Murray ML (2004). Use of selective serotonin reuptake inhibitors in children and adolescents. Drug-Saf; 27: 991–1000.

World Health Organization (WHO) (2005). Current topics. Pharmacogenetics: towards improving treatment with medicines. WHO Drug Information; 19: 3–12.

4.4 Entwicklungsorientierte Psychotherapie

F. Mattejat

Inhalt

4.4.1 Einführung: zur Definition einer entwicklungsorientierten Psychotherapie

Eine gesicherte Definition des Begriffs „entwicklungsorientierte Psychotherapie“ kann zum heutigen Zeitpunkt nicht gegeben werden, denn eine entwicklungsorientierte Psychotherapie ist bisher noch nicht detailliert ausgeführt und erst recht noch nicht fest formiert. Oerter (1999) stellt in seinem Einleitungskapitel zu dem Sammelband „Klinische Entwicklungspsychologie“ im Anschluss an Resch (1996) fest, dass die Entwicklungspsychopathologie zwar in den letzten Jahren eine Fülle von Wissen angesammelt habe, die Umsetzung in therapeutische Konzepte aber noch unzureichend sei: „Was ihr fehlt, sind Behandlungskonzepte, die auf das Entwicklungswissen abgestimmt sind.“ Eine entwicklungsorientierte Psychotherapie ist heute allenfalls in Ansätzen erkennbar; sie ist somit zunächst einmal als Hoffnung oder programmatischer Entwurf zu verstehen und als Einladung, an der Ausdifferenzierung einer entwicklungsorientierten Psychotherapie mitzuwirken. Gleichwohl soll – als erste Annäherung – eine vorläufige Definition des Begriffs „entwicklungsorientierte Psychotherapie“ versucht werden[1]:

Unter dem Begriff **entwicklungsorientierte Psychotherapie** (EOP) werden alle therapeutischen Konzepte und Verfahren zusammengefasst, die sich explizit an der Entwicklungspsychopathologie bzw. an der klinischen Entwicklungspsychologie orientieren.

Diese Definition impliziert folgende Merkmale:

- EOP ist keine neuartige therapeutische Methode und ebenso wenig eine neue therapeutische Schule, sie stellt vielmehr eine bestimmte Akzentsetzung oder eine spezifische Art der Aufmerksamkeit dar, die sich aus dem Bezug zur Entwicklungspsychopathologie ergibt.
- EOP ist nicht auf eine vorgegebene therapeutische Tradition verpflichtet. Der Begriff EOP umschreibt eine Konzeptualisierung, die gleichsam quer zu der Einteilung in die klassischen Schulrichtungen liegt. Konzepte der EOP können unabhängig von der therapeutischen „Schulorientierung“ aufgegriffen und genutzt werden.
- EOP ist als eine offene und unabgeschlossene Entwicklung zu verstehen, weil sie nicht auf eine bestimmte Theorie festgelegt ist, sondern ihre Grundlage in einer empirisch-wissenschaftlichen Disziplin findet, die sich kontinuierlich weiterentwickelt. Dies wiederum impliziert eine dezidiert undogmatische Ausrichtung.

Autoren, die das Konzept einer entwicklungsorientierten Therapie in diesem Sinne vertreten, sind z. B. Remschmidt (1988a; 1988b; 1989; 1992b), Warnke (1993; 1997; 1999; Warnke et al. 1998), Resch (1998; 1999), Sroufe und Rutter (1984), Kusch (1994) Kusch und Petermann (1996), Schmidtchen (2001), Knölker et al. (1997; 2000), Brandstädter und Gräser (1999), Russ (1998) und Mattejat (2006).

Was mit der angeführten vorläufigen Definition konkret gemeint sein kann, soll in den folgenden Abschnitten genauer erläutert werden. Im Vorgriff seien schon jetzt einige spezifische Charakteristiken der EOP festgehalten:

- **Entwicklungspsychopathologie als Forschungsprogramm und Heuristik** (s. Abschnitt 4.4.2): EOP verzichtet auf eine einheitliche Theorie zur Erklärung von psychischen Störungen. Stattdessen nutzt sie das sehr allgemein formulierte bio-psycho-soziale Rahmenmodell der Entwicklungspsychopathologie als Forschungsprogramm und als Heuristik zur Strukturierung der klinischen Praxis.
- **Mehrdimensionale Diagnostik und Therapie mit einem breiten Methodenspektrum** (s. Abschnitt 4.4.3): Auf der Grundlage der entwicklungspsychopathologischen Modellvorstellungen werden in der EOP alle biologischen, psychologischen und sozialen Faktoren berücksichtigt, die für eine positive Entwicklung förderlich sind; dies impliziert die Nutzung eines sehr breiten Spektrums von Interventionsmöglichkeiten auf biologischer, psychologischer und sozialer Ebene.
- **Abstimmung auf den Einzelfall durch systematische Indikationsstellung und Therapieplanung** (s. Abschnitt 4.4.4): Bei der Verwendung eines breiten methodischen Spektrums ist eine differenzierte und systematische Therapieplanung notwendig, um zu einem kohärenten Behandlungskonzept zu gelangen.
- **Psychische Störung und Therapie als Entwicklungsprozesse** (s. Abschnitt 4.4.5): Schließlich werden in der EOP Störung und Therapie in einem einheitlichen Entwicklungszusammenhang gesehen. Psychische Störungen werden als prozessuale Verläufe, als Entwicklungsabweichungen und misslungene Anpassungen verstanden; die Therapie hat an diese vorhandenen Coping-Strategien anzuknüpfen, mit dem Ziel, die Qualität dieser Bewältigungsversuche im Sinne einer verbesserten Selbstregulation zu verändern.

Bevor wir in den nächsten Abschnitten diesen Thesen im Einzelnen nachgehen, sei noch darauf verwiesen, dass die Ausdrücke „entwicklungsorientierte Therapie“ oder „Ent-

1 Die Ausdrücke „Entwicklungspsychopathologie“ und „klinische Entwicklungspsychologie“ werden hier synonym verwendet. Ebenfalls synonym werden im Folgenden die Begriffe „entwicklungsorientierte Psychotherapie“ und „Entwicklungspsychotherapie“ benutzt.

wicklungstherapie" (developmental therapy oder developmental psychotherapy) in der Fachliteratur in sehr unterschiedlichen Bedeutungen verwendet werden, die mit dem hier verwendeten Begriff der EOP nicht übereinstimmen:
Zum einen werden die Ausdrücke „entwicklungsorientierte Therapie" oder „Entwicklungstherapie" (developmental therapy oder developmental psychotherapy) sehr häufig gebraucht, um funktionelle Übungsbehandlungen und andere Ansätze zur Behandlung von Entwicklungsverzögerungen bzw. Entwicklungssstörungen im Sinne der Kodierung F 8 gemäß ICD-10 zu kennzeichnen (z. B. Teilleistungstörungen wie Legasthenie, umschriebene Entwicklungsstörungen der Motorik oder der Sprache etc., pervasive Entwicklungsstörungen wie z. B. Autismus).
Zum anderen werden die Begriffe „entwicklungsorientierte Therapie" oder „Entwicklungstherapie" gebraucht, um einen spezifischen Zugang zu kennzeichnen, der sich dezidiert von einem symptomorientierten Ansatz abgrenzen möchte und Psychotherapie nicht als Heilbehandlung, sondern als Förderung der emotionalen Entwicklung bzw. des personalen Wachstums versteht. Hierzu zählen insbesondere Ansätze, die ihre Wurzeln in der humanistischen Psychologie haben (z. B. Satir 1990) und existentialtherapeutische Ansätze (z. B. Verhofstadt-Denève 1999).
Schließlich wird der Begriff „entwicklungsorientierte Therapie" auch für das eine oder andere spezifische therapeutische Modell verwendet. So bezeichnet z. B. die Arbeitsgruppe um Ivey, die sich auf u. a. auf Konzepte von Piaget bzw. auf systemische Konzepte bezieht, ihren Ansatz als „developmental therapy" (z. B. Rigazio-DiGilio 2000; Rigazio-DiGilio et al. 1995; Ivey 1990; 2000).
Alle drei hier angeführten Begriffsverwendungen haben zwar durchaus einen gewissen Bezug zu dem, was hier unter EOP verstanden wird. Gleichzeitig ist festzuhalten, dass diese Begriffsverwendungen nicht mit der EOP im hier verwendeten Sinne übereinstimmen. Sie wurden hier deshalb angeführt, um Missverständnissen vorzubeugen.

4.4.2 Theoretische Grundannahmen

Entwicklung als multidimensionaler Prozess

Die entwicklungsorientierte Psychotherapie basiert auf der Entwicklungspsychopathologie, die durch eine integrative Sichtweise gekennzeichnet ist, in der das Zusammenwirken von biologischen, psychischen und sozialen Faktoren bei der Entwicklung der menschlichen Person betrachtet wird; dabei werden keine einfachen monokausalen Entwicklungskonzepte zugrunde gelegt. Mensch und Umwelt bilden ein Gesamtsystem, in dem beide Teilsysteme interagieren und sich in dieser Interaktion entwickeln. Diese Gruppe von ätiologischen Konzepten und Entwicklungstheorien, die im Einzelnen sehr unterschiedlich ausformuliert werden können („interaktionistische", „systemische", „transaktionale", „relationale", „dialektische" Modelle), fasst die menschliche Entwicklung als **multidimensionales Geschehen**. Die biologische, die psychologische und die soziale Ebene sind aufs engste miteinander vermischt: So ist die gesamte psychische Verhaltenssteuerung eng an die Hirnfunktionen gekoppelt, und psychische Merkmale wie z. B. die Intelligenz oder das Temperament sind zu einem erheblichen Teil genetisch bestimmt. Auf der anderen Seite sind die Persönlichkeitsentwicklung, die subjektive Identität, das Selbstbild, aber auch elementare kognitive und sprachliche Funktionen direkt an den sozialen Kontakt geknüpft und können sich nur in sozialen Beziehungen entwickeln (Achenbach 1982).

Risikofaktoren und protektive Faktoren

Im Hinblick auf die Erklärung psychopathologischer Phänomene sind diejenigen individuellen Faktoren von besonderer Bedeutung, durch die die Wahrscheinlichkeit für das Auftreten einer psychischen Störung erhöht wird. Diese Faktoren werden als **Risikofaktoren** bezeichnet. Umgekehrt versteht man unter **protektiven Faktoren** im weiteren Sinne all jene Einflüsse, die die Manifestation einer Erkrankung verzögern, abmildern oder verhindern können. Teilweise wird der Begriff der protektiven Faktoren nur auf solche Bedingungen angewandt, die den negativen Einfluss von bestimmten Risikofaktoren abmildern können (protektiver Faktor im engeren Sinne = Moderator-Variable bei vorhandenem Risikofaktor).

Vulnerabilität und Resilienz

Während Risikofaktoren und protektive Faktoren konkrete und spezifische Einflüsse bezeichnen, richten sich die Begriffe „Vulnerabilität" und „Resilienz" auf dispositionelle Merkmale des menschlichen Individuums, die nicht direkt erfassbar sind, sondern theoretische Konstrukte darstellen.

Vulnerabilität bezieht sich auf die Anfälligkeit eines Individuums, eine bestimmte psychische Störung zu entwickeln, bzw. die Verletzlichkeit durch negative Einflüsse. **Resilienz** (Widerstandsfähigkeit) setzt umgekehrt daran an, dass Kinder trotz eines hohen Potenzials an Risikofaktoren eine günstige Entwicklung nehmen. Resilienz kann definiert werden als die Fähigkeit, Ressourcen erfolgreich zu nutzen, um Belastungen oder Entwicklungsanliegen zu bewältigen (vgl. Oerter 1999, S. 4).

Vulnerabilität und Resilienz können unter dem Begriff **Disposition** zusammengefasst werden (Resch 1998; 1999). Perrez und Baumann (1998) führen eine Reihe von dispositionellen Persönlichkeitsmerkmalen an, die als Prädispositionsmerkmale für psychische Störungen gelten können und die die Auswirkung von Belastungsfaktoren bzw. Stressoren moderieren, und zwar die emotionale Stabilität sowie die Widerstandsfähigkeit (hardiness) mit den Teilkomponenten Sinn- und Zielorientierung der Person (commitment), Kontrolle (Kontrollüberzeugung), Herausforderung (Überzeugung, dass Veränderungen die Möglichkeit zum Wachstum enthalten).

Entwicklung als Selbstregulation im Wechselspiel zwischen Anforderung und Bewältigung

Unter Bezug auf den programmatischen Artikel von Sroufe und Rutter „The domain of developmental psychopathology" (1984) betont Cicchetti (1999, S. 15) den Systemgedanken („Organisationsperspektive"): Entwicklung vollzieht sich in **Selbstorganisationsprozessen** auf der biologischen und individuellen Ebene ebenso wie auf der Ebene der menschlichen Beziehungen bis hin zu makrosozialen Prozessen. Psychische Entwicklung ist durch zunehmende Komplexität der Organisation (z. B. das Auftreten neuer Fähigkeiten und Kompetenzen) auf allen Ebenen der Analyse (z. B. molekular, zellulär, organismisch) gekennzeichnet. In diesem Prozess wird die menschliche Person nicht nur von außen beeinflusst, sondern sie nimmt eine aktive Rolle ein. Das heißt: Die menschliche Entwicklung wird als aktive Auseinandersetzung (Bewältigung/Coping) mit Anforderungen (z. B. Belastungen/Stressoren) und insbesondere mit Entwicklungsaufgaben verstanden.

Stressoren

Belastungen können nach dem Ausmaß ihrer negativen Valenz und nach der Dauer der Readaptionszeit in drei Gruppen eingeteilt werden (vgl. Perrez et al. 1998b):

- Alltagswidrigkeiten sind kleine störende, sich täglich ereignende Erlebnisse, die wenig spektakulär sind, aber in ihrer Häufung und auf die Dauer das Wohlbefinden erheblich beeinträchtigen können.
- Kritische Lebensereignisse (z. B. Verlust einer Bezugsperson) und traumatischer Stress (z. B. Katastrophen, Unfälle, Gewaltverbrechen, lebensbedrohliche Erfahrungen) beziehen sich auf sehr ungewöhnliche, meist klar umschriebene Ereignisse.
- Chronische Stressoren meinen Lebensbedingungen, die nicht durch Einzelereignisse gekennzeichnet sind, sondern eine relativ überdauernde Situation charakterisieren (z. B. Armut, soziale Unterprivilegierung).

Entwicklungsaufgaben

Das von Havighurst (1982) eingeführte Konzept der Entwicklungsaufgabe hat für die Entwicklungspsychopathologie eine besondere Bedeutung gewonnen: **Entwicklungsaufgaben** sind voraussehbare und reguläre (d. h. normale) Anforderungen, die sich dem Individuum zu einer bestimmten Zeit in seiner Biografie stellen und deren Bewältigung für die weitere Entwicklung von hoher Bedeutung ist. Die Bewältigung von Entwicklungsaufgaben stellt eine produktive Anpassungsleistung dar. Eine ausführlichere Darstellung mit Auflistungen von Entwicklungsaufgaben in verschiedenen Perioden der Biografie geben z. B. Oerter und Montada (1982, S. 112), Remschmidt (1992a) und Mattejat (2000).

Bewältigung

Ausgangspunkt für die Entwicklung des Bewältigungskonzeptes war die Frage, wie menschliche Individuen mit belastenden Lebensereignissen oder -Umständen „fertig werden".

Lazarus (1990), einer der Begründer der Bewältigungsforschung, definiert **Bewältigung** (Coping) als Bemühung, spezifische externale und/oder internale Anforderungen, die so eingeschätzt werden, dass sie die Ressourcen einer Person beanspruchen oder überschreiten, zu handhaben.

Bewältigungsprozesse setzen nach Lazarus dann ein,

- wenn eine Person meint, dass sie einer Anforderungssituation gegenübersteht;
- wenn diese Anforderung für sie bedeutsam ist;
- wenn sie die Situation nicht routiniert beantworten kann, d. h., wenn für die Situationsbewältigung die Möglichkeiten der Person stark beansprucht werden oder nicht ausreichen.

Die entwicklungsorientierte Betrachtung psychischer Störungen

In ihrem programmatischen Artikel „The domain of developmental psychopathology" definieren Sroufe und Rutter Entwicklungspsychopathologie als das „Studium der Ursprünge und des Verlaufs individueller Muster von Fehlanpassungen des Verhaltens" (Sroufe u. Rutter 1984, S. 18; Übersetzung: Brandstädter u. Gräser 1999). Schon in dieser Definition ist angedeutet, dass in der Entwicklungspsychopathologie statische Krankheitsbegriffe zugunsten einer **dynamisch-prozessualen Betrachtung** aufgelöst werden. Aus der Sicht der Entwicklungspsychopathologie wird betont, dass psychische Störungen keine feststehenden Einheiten darstellen, sondern selbst als dynamische Entwicklungsprozesse zu verstehen sind. Psychische Störungen und Erkrankungen werden als **Abweichungen von der normalen Entwicklung** aufgefasst. Dabei ist aber zu beachten, dass nicht jede Abweichung klinisch bedeutsam sein muss. Viele Auffälligkeiten von Kindern, die den Eltern Anlass zur Sorge geben, können als Varianten der normalen Entwicklung oder als normale physiologische Durchgangs- oder Übergangsstadien betrachtet werden (s. Schmidt 1988 zu einer ausführlichen und plastischen Erläuterung dieses Gedankens). Psychische Auffälligkeiten werden in der Entwicklungspsychopathologie darüber hinaus als **Fehlanpassungen** verstanden, d. h. als Diskrepanz zwischen Anforderungen und individuellen Handlungsmöglichkeiten bzw. Bewältigungsmöglichkeiten (Brandstädter u. Gräser 1999, S. 337). Solche Ungleichgewichte ergeben sich im Kontext normativer Übergänge (z. B. biologische Veränderungen in der Pubertät oder „altersgradierte" Entwicklungsaufgaben wie Schuleintritt, Heirat, Elternschaft) und im Zusammenhang mit nicht normativen Veränderungen, wie z. B. kritischen und unerwarteten Lebensereignissen oder der Kumulierung von mehreren Belastungsfaktoren. Darüber hinaus können sich Passungsprobleme nicht nur durch neue Anforderungen, sondern auch durch interne psychologische Veränderungen (z. B. Veränderung von Einstellungen, Zielen, Handlungsressourcen, Kompetenzen) bzw. Persönlichkeitsveränderungen ergeben. Krisen und Passungsprobleme führen zu einer Destabilisierung der gewohnten Handlungsmuster; dies kann zu psychopathologischen Auffälligkeiten führen. Ansetzend an diesem Gedanken, weist Resch insbesondere auf die **Übergangsstadien zwischen normalen und psychopathologisch auffälligen Entwicklungen** hin (Resch 1999, S. 608). In seinem Entwicklungsmodell (Resch 1996; 1998; 1999; Oerter et al. 1999b, S. 88f) wird dieses „unspezifische Stadium" in besonderer Weise hervorgehoben: Die Diskrepanzen zwischen den Anpassungsmöglichkeiten des Individuums und den Erfordernissen der Umwelt stellen sich oft als subklinische psychische Auffälligkeiten dar. Solche psychischen Auffälligkeiten sind etwa 10- bis 20-mal so häufig wie spezifische psychische Störungen. In diesen unspezifischen Übergangsstadien werden häufig neue, teilweise funktionale, teilweise dysfunktionale Bewältigungsmöglichkeiten erprobt; dazu zählen z. B. Risikoverhaltensweisen wie Drogenmissbrauch. Die klinische Bedeutung des Bewältigungskonzeptes liegt darin, dass psychopathologische Phänomene als Ausdruck dysfunktionaler, noch nicht gelungener oder fehlgeschlagener Bewältigungsprozesse analysiert werden und die Therapie im Anschluss daran als Aktivierung oder Einübung von funktionalen Bewältigungsstrategien konzipiert werden kann. Wenn wir die dargestellten Gedanken aufgreifen und psychische Auffälligkeiten bzw. Störungen selbst als Entwicklungsverläufe verstehen, erscheint es sinnvoll, im psychopathologischen Bereich mindestens folgende Unterscheidungen zu treffen.

Fehlanpassungen und psychische Auffälligkeiten

Im Zusammenhang mit einer Lebenssituation, in der eine Diskrepanz zwischen Anforderungen und individuellen Bewältigungsmöglichkeiten bestehen, zeigen sich gehäuft psychische Auffälligkeiten. Diese psychopathologischen Auffälligkeiten können als passagere Fehlanpassung und als dysfunktionale Bewältigungsversuche aufgefasst werden. Die meisten solcher passagerer Fehlanpassungen mit psychischen Auffälligkeiten werden von Kindern und Jugendlichen und ihren Eltern informell und ohne fachliche Hilfen bewältigt. Dies ist allerdings nicht bei allen Kindern und ihren Familien der Fall. In diesem Zusammenhang ist es wünschenswert, dass die Bewältigungskompetenz insbesondere bei Eltern durch präventive Angebote gestärkt wird.

Psychische Störungen

Bei einer relativ geringeren Anzahl von Menschen (mit ungünstigen individuellen und familiären Bedingungen) scheitern hingegen die Bewältigungsversuche; die Fehlanpassung intensiviert bzw. verfestigt sich, und die psychischen Auffälligkeiten verstärken sich, sodass sie die Kriterien für eine psychische Störung erfüllen. Ob eine psychische Störung vorliegt, wird in der Entwicklungspsychopathologie nicht von einzelnen Symptomen abhängig gemacht, sondern auf den gesamten Lebens- und Entwicklungszusammenhang bezogen. Remschmidt bezeichnet „eine Variante der Entwicklung oder eine Normabweichung dann als pathologisch und zugleich behandlungsbedürftig, wenn sie geeignet ist, ein Kind in seiner normalen Entwicklung und der Anteilnahme

an den altersgemäßen Lebensvollzügen entscheidend zu behindern“ (Remschmidt 1988c, S. 134).
Im günstigen Fall können psychische Störungen bewältigt werden, meist ist dabei fachliche Hilfe (Beratung, Therapie etc.) indiziert, und die Erfolgsaussichten sind bei Kindern und Jugendlichen relativ günstig.

Chronifizierte psychische Störungen und psychische Behinderungen

Je länger eine psychische Störung andauert, umso ungünstiger wird in der Regel die Prognose. Bei chronifizierten psychischen Störungen und Behinderungen besteht das Therapieziel nicht mehr in einer Bewältigung (Aufhebung bzw. weitgehende Abmilderung) der psychischen Störung, sondern eher darin, durch Rehabilitationsangebote die Folgen der Störung bzw. Erkrankung abzumildern bzw. zu kompensieren und trotz der mit ihr verbundenen Einschränkungen eine möglichst umfassende Teilnahme an normalen Lebensvollzügen und eine Entwicklungsnormalisierung zu erreichen.
Die dargestellten Konzepte können in einem schematischen Modell zur Entwicklung von psychischen Störungen verdeutlicht werden. Das in der Abbildung 4-27 dargestellte Schema zur Ätiologie und zum Verlauf von psychischen Störungen differenziert zwischen Risikofaktoren und protektiven Faktoren, die sich in der hypothetisch angenommenen Vulnerabilität bzw. Resilienz niederschlagen. Mögliche Fehlanpassungen mit psychischen Auffälligkeiten ergeben sich aus dem Wechselspiel zwischen Entwicklungsaufgaben und Belastungsfaktoren einerseits und den Bewältigungsversuchen (Coping) andererseits. Ob sich aus einer Fehlanpassung mit psychischen Auffälligkeiten eine manifeste psychische Störung entwickelt oder ob die Fehlanpassung bewältigt wird, ist davon abhängig, wie gut sich das Kind und seine Familie auf die aktuellen Belastungen einstellen können. Die schematische Darstellung bleibt noch sehr allgemein, d.h. sie gibt keine Auskunft über die Entstehung und den Verlauf von einzelnen psychischen Störungen und beinhaltet keine spezifische theoretischen Aussagen. Vielmehr stellt es in zweierlei Hinsichten ein heuristisches Schema dar (vgl. auch Margraf 1996, S. 7): In wissenschaftlicher Hinsicht dient es dazu, das Forschungsprogramm der Entwicklungspsychopathologie zu charakterisieren; in praktischer Hinsicht kann es als Orientierungshilfe zur Analyse der ätiologischen Faktoren und des Verlauf einer psychischen Störung dienen.

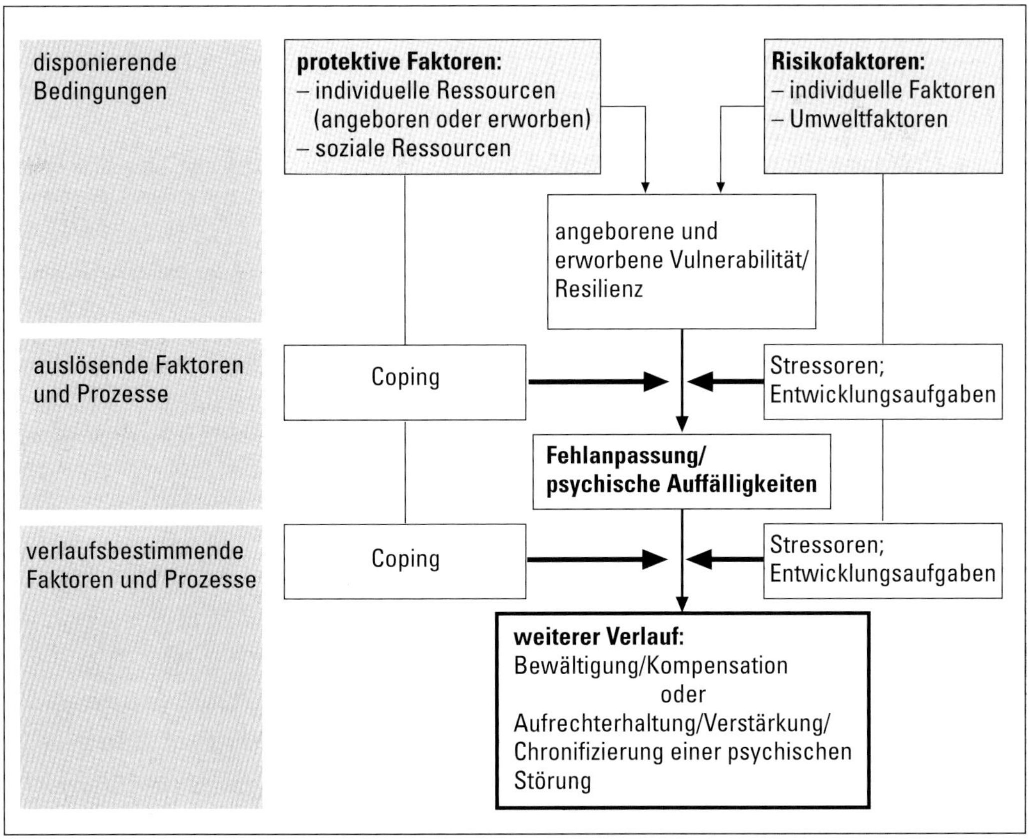

Abb. 4-27: Schematisches Modell zur Entwicklung von psychischen Störungen (mod. nach Mattejat 1997; 2000; Resch 1996; 1998; 1999)

Spezifische Zielsetzungen einer entwicklungsorientierten Psychotherapie: Enwicklungsnormalisierung und Selbstregulation

Die Zielsetzungen für eine entwicklungsorientierte Therapie entsprechen der Zielbestimmung, so wie sie von Schmidtchen für die „allgemeine Psychotherapie" mit Kindern, Jugendlichen und ihren Familien angegeben wird (Schmidtchen 2001, S. 113):

- Gesundheits- und Entwicklungsförderung (Stärkung der bio-psycho-sozialen Schutzfaktoren; Stärkung des Widerstandsverhaltens gegen psychische Erkrankungen; Hilfen zur Bewältigung von Entwicklungsaufgaben etc.)
- Abbau gestörten psychischen Verhaltens (Abbau der externen und internen Störungsursachen; Abbau der psychischen Störungssymptome)

Die Orientierung an der Entwicklungspsychopathologie impliziert darüber hinaus noch besondere Akzentsetzungen: Das **zentrale Ziel** einer entwicklungsorientierten Therapie besteht darin, eine **normale Entwicklung zu fördern** bzw. normale Entwicklungsverläufe wieder in Gang zu setzen. Die Therapie soll den Kindern und Jugendlichen wieder in die Lage versetzen, auf normale Entwicklungslinien einzuschwenken (vgl. hierzu auch Brandstädter u. Gräser 1999; Kusch u. Labouvie 1999). Wenn man berücksichtigt, dass „normale Entwicklung" wesentlich als Selbstregulation zu begreifen ist, kann die besondere Akzentsetzung einer entwicklungsoientierten Therapie noch etwas genauer umschrieben werden: Das Ziel der Therapie besteht darin, die Anpassungsfähigkeit bzw. die adaptive Flexibilität zu erhöhen (Brandstädter u. Gräser 1999, S. 346). In analoger Weise sehen Kusch und Labouvie (1999) das Ziel der Entwicklungsförderung darin, die Selbstregulation des Kindes im Kontext seiner Familie zu fördern. Der Begriff „Selbstregulation" bezeichnet dabei „die Fähigkeit eines Kindes, seine verfügbaren Ressourcen in einer Form mobilisieren zu können, die es ihm ermöglicht, eine für seine Lebensverhältnisse ‚normale' Entwicklung zu durchlaufen" (Kusch u. Labouvie 1999, S. 577).

> Entwicklungsorientierte Therapie soll somit möglichst normale Entwicklungsverläufe (wieder) in Gang setzen, Kinder und Jugendliche in die Lage versetzen, anstehende Entwicklungsaufgaben zu meistern, Selbstregulation zu ermöglichen, das Verhalten im Sinne einer funktionalen Anpassung zu verbessern und Bewältigungsmöglichkeiten zu fördern.

Aufgrund der genannten Zielbestimmungen sind die Kriterien für den Erfolg und die Qualität einer Behandlung nicht nur auf die Symptomreduktion begrenzt, sondern sehr viel weiter zu fassen (vgl. hierzu auch Kusch u. Labouvie 1999,

Tab. 4-27: Kriterien für den Erfolg und die Qualität einer Behandlung bei Kindern und Jugendlichen mit psychischen Störungen

Kriterium	operationale Beispiele
Gesundheits- und Entwicklungszustand	Diagnosen auf den Achsen I bis IV des multiaxialen Klassifikationsschemas (Remschmidt et al. 2001) psychopathologischer Status und Symptombelastung (Symptomscores) Erfassung durch eine breite Palette von Verfahren: standardisierte Interview- und Fragebogenverfahren
Funktionsniveau, Kompetenz	Achse VI des multiaxialen Klassifikationsschemas (Remschmidt et al. 2001): allgemeine Einschätzung des Funktionsniveaus genauere Erfassung der Funktionsfähigkeit und der sozialen Kompetenz durch klinische Ratingverfahren und Fragebogenverfahren
Umfeldbedingungen (z. B. objektive Lebensbedingungen der Familie, Familienbeziehungen, Kontakte zu Gleichaltrigen, schulische Situation)	Achse V und spezifische familien- und umfelddiagnostische Maße (z. B. Cierpka 1987; 1996)
subjektive Lebensqualität im Hinblick auf die verschiedenen Lebensbereiche	Erfassung der Lebensqualität (d. h. der subjektiven Einschätzung der eigenen Lebenssituation) durch Fragebogenverfahren und Interviewverfahren (vgl. Mattejat et al. 1998)
Zufriedenheit mit der Behandlung	Erhebung durch Interview-, Fragebogen- und Ratingverfahren (Mattejat u. Remschmidt 1998b)

S. 601). In der Tabelle 4-27 sind die wichtigsten Kriterien angeführt. Die ersten drei Kriterien sind im multiaxialen Klassifikationsschema repräsentiert (Remschmidt et al. 2001); zusätzlich zu diesen sind als weitere Kriterien die Lebensqualität (d.h. die subjektive Beurteilung der eigenen Lebenssituation bzw. Lebenszufriedenheit) und die Behandlungszufriedenheit angefügt. Diese beiden zuletzt genannten Kriterienbereiche – in denen die subjektive Sichtweise der Betroffenen selbst im Mittelpunkt steht – wurde in den letzten Jahren zunehmend betont: Die „objektive" Erfassung des Therapieerfolges aus professioneller Sicht wird durch die Perspektive der Patienten und ihrer Eltern ergänzt (vgl. Mattejat u. Remschmidt 1998a; Mattejat et al. 1998; Mattejat u. Remschmidt 1998b).

Die Orientierung an der Entwicklungspsychopathologie führt schließlich dazu, dass die Prävention eine besondere Beachtung erhält und dass bei der Beurteilung der Therapie die Zeitperspektive insgesamt erweitert wird (Oerter 1999, S. 7). Die besondere Betonung der Prävention ergibt sich aus der Kenntnis von Entwicklungsverläufen und Vorformen von psychischen Störungen; diese Kenntnisse sprechen dafür, möglichst frühzeitig zu intervenieren: Je frühzeitiger die Intervention erfolgt, umso günstiger sind in der Regel die Erfolgsaussichten und umso geringer wird in der Regel der therapeutische Aufwand sein, um einen zufrieden stellenden Erfolg zu erzielen. Das Studium von Entwicklungsverläufen bei Kindern mit psychischen Störungen zeigt darüber hinaus, dass nicht nur der unmittelbare Behandlungserfolg (bei Therapieabschluss), sondern auch die längerfristigen Auswirkungen auf die Entwicklung zu beachten sind (Notwendigkeit von langfristigen Katamnesen). Aus der besonderen Berücksichtigung der Zeitperspektive ergibt sich somit eine Erweiterung der Zielsetzungen; mit Wolke (1999b, S. 523) können wir die Interventionsziele von entwicklungsorientierten Interventionen in drei Bereiche einteilen:

- Bei der **Prävention** zielen wir darauf ab, Risiken für die Entwicklung von Kindern im Allgemeinen zu reduzieren und negative Entwicklungen für Kinder aus speziellen Risikogruppen zu vermindern.
- Die **Therapie** im engeren Sinne zielt darauf ab, Entwicklungsabweichungen und psychische Störungen abzumildern oder aufzuheben.
- Die **Rehabilitation** schließlich hat das Ziel der Verringerung von negativen Konsequenzen abweichender Entwicklungsverläufe.

Prävention, Therapie und Rehabilitation werden dabei in einem engen Zuzsammenhang gesehen. Die Übergänge zwischen diesen drei Bereichen sind fließend.

Aus den angeführten charakteristischen Zielsetzungen einer entwicklungsorientierten Therapie können die folgenden einfachen Leitsätze abgeleitet werden:

- In mehr oder weniger starkem Ausmaß kennt jeder seelische Krisenzustände, die von psychischen Auffälligkeiten begleitet sind. Die Mehrzahl der Menschen erlebt im Verlauf des Lebens selbst psychische Probleme, die Kriterien für eine „psychische Störung" erfüllen.
- Die Mehrzahl findet ohne fachliche Hilfe aus solchen psychischen Problemen bzw. Krisen heraus. Schlussfolgerung: Wir sollten nicht „mit Kanonen auf Spatzen schießen", sondern zulassen, dass Kinder und Jugendliche ihre Probleme selbst lösen, sofern sie dazu in der Lage sind.
- Wenn es aber absehbar ist, dass die Kinder/Jugendlichen nicht „von alleine" aus ihren psychischen Problemen herausfinden, dann ist schnelle, kompetente und hinreichend intensive fachliche Hilfe angezeigt. Dabei liegt das Ziel der Therapie darin, die Selbstheilungskräfte des Kindes und der Familie zu stärken und die informelle Unterstützung des Kindes zu aktivieren.

4.4.3 Das Spektrum der Interventionsformen und Therapiemethoden

Übersicht zu den Interventionsformen

Die Interventionsmöglichkeiten umfassen eine breites Spektrum von Hilfsangeboten, die sich gemäß dem zugrunde gelegten entwicklungspsychopathologischen bio-psycho-sozialen Modell auf die körperliche, die psychische und die sozioökologische Ebene beziehen. Zu den **therapeutischen Maßnahmen** im weitesten Sinne gehören alle medizinischen, psychotherapeutischen, pädagogischen und sozialen Hilfestellungen sowie Interventionen, die darauf ausgerichtet sind, Erkrankungen zu heilen oder psychische Störungen und die mit ihnen verbundenen Probleme zu reduzieren bzw. abzumildern. Dazu zählen die Psychopharmakotherapie und andere somatotherapeutischen Maßnahmen, die Psychotherapie, heilpädagogische Behandlungen, sozialtherapeutische und sozialpädagogische Hilfestellungen und andere Maßnahmen der Sozial- und Jugendhilfe. Die Abbildung 4-28 vermittelt eine Übersicht zu den wichtigsten Maßnahmen, die bei Kindern und Jugendlichen mit psychischen Störungen und ihren Familien in Betracht kommen. Die Maßnahmen können danach geordnet werden, auf welcher Ebene sie ansetzen und ob bei ihnen eher die Problematik des vorgestellten Patienten oder die der Familie und des sozialen Umfeldes im Vordergrund stehen (vgl. hierzu auch die sechs Achsen des „multiaxialen Klassifikationsschemas", auf die

Variablen nach dem bio-psycho-sozialen Modell	biologische Variablen ←→ psychologische Variablen ←→ soziokulturelle Variablen					
diagnostische Ebene: Achsen nach dem multiaxialen Klassifikationsschema	IV	II und III	I klinisch-psychiatrisches Syndrom		V	V
Interventionsschwerpunkt	individuumzentriert: auf das Kind bzw. den Jugendlichen bezogene Maßnahmen ←→				kontextzentriert: auf die Familie und das sonstige Umfeld bezogene Maßnahmen	
Maßnahmen			psychotherapeutische Interventionen			
	medikamentöse Behandlungen und andere ärztliche Maßnahmen	funktionelle Übungsbehandlungen und heilpädagogische Maßnahmen	bezogen auf den vorgestellten Patienten	bezogen auf die Familie und das sonstige Umfeld	Maßnahmen der Jugend- und Sozialhilfe (z. B. Familienhilfe, Heimunterbringung)	sonstige Umfeld-bezogene Maßnahmen und Absprachen (z.B. Schule, Peers)

Abb. 4-28: Multidimensionale Diagnostik und Therapie bei psychischen Störungen von Kindern und Jugendlichen (multiaxiales Klassifikationsschema, nach Remschmidt u. Schmidt 1994; Remschmidt et al. 2001)

sich die verschiedenen Interventionsebenen beziehen lassen).

Wenn wir die psychotherapeutischen Maßnahmen genauer betrachten, so können wir auch hier eine breite Palette von sehr unterschiedlichen Ansätzen und Methoden sehen, von denen hier nur die wichtigsten dargestellt werden können, d. h. diejenigen Verfahren, die häufig angewandt werden, die sich in der praktischen Arbeit bewährt haben und deren Wirksamkeit (zumindest partiell) empirisch nachgewiesen ist (Remschmidt 1996; Schmidtchen 2001; Knölker et al. 2000; Deutsche Gesellschaft für Kinder- und Jugendpsychiatrie, Psychosomatik und Psychotherapie et al. 2007). Zu den wichtigsten psychotherapeutischen Verfahren (s. Remschmidt 1996 zu einer ausführlichen Übersicht) für den Kinder- und Jugendlichenbereich zählen an erster Stelle die verhaltenstherapeutischen Methoden, weiterhin die personzentrierte bzw. die tiefenpsychologische Spiel- und Gesprächstherapie und schließlich die Gruppe der eltern- und familienorientierten Therapieverfahren. Dabei sind die verhaltenstherapeutischen Methoden mit Abstand am besten empirisch bestätigt und in der praktischen Arbeit mittlerweile am bedeutsamsten (vgl. Deutsche Gesellschaft für Kinder- und Jugendpsychiatrie, Psychosomatik und Psychotherapie et al. 2007). Eine moderne Psychotherapie im Kindes- und Jugendalter ist ohne die verhaltenstherapeutischen Methoden nicht möglich. Die spiel- und gesprächstherapeutischen Methoden stellen eine sinnvolle Ergänzung der verhaltenstherapeutischen Verfahren und eine Bereicherung der therapeutischen Möglichkeiten dar, insbesondere bei der Gestaltung der therapeutischen Beziehung und eines entwicklungsförderlichen Lernklimas. Die eltern- und familienorientierte Arbeit schließlich bildet einen unverzichtbaren Bestandteil der psychotherapeutischen Hilfe für Kinder und Jugendliche mit psychischen Störungen. In ihr können Methoden aus unterschiedlichen Traditionen (tiefenpsychologisch, personzentriert, systemisch, kognitiv-behavioral) genutzt werden. Im Folgenden werden die Spiel- und Gesprächstherapie, die verhaltenstherapeutischen Methoden und die eltern- und familienorientierten Methoden überblickartig skizziert.

Spiel- und gesprächstherapeutische Methoden

Spiel- und Gesprächstherapie unterscheiden sich nicht durch die therapeutischen Konzepte, sondern durch das Medium der Therapie und den Altersbereich, in dem diese Therapieformen angewandt werden. Für Kinder zwischen vier und zwölf Jahren steht die Spieltherapie im Vordergrund, ab etwa zwölf Jahren überwiegt die Gesprächstherapie. Spiel- und gesprächstherapeutische Methoden können fließend ineinander übergehen.

Gesprächstherapie

Definition und Zielsetzung

Die **Gesprächstherapie** (= gesprächsorientierte Psychotherapie) umfasst all die Behandlungsformen, in denen das Gespräch mit dem Patienten im Mittelpunkt steht. Verbale Therapien orientieren sich vorwiegend an personzentrierten oder tiefenpsychologischen Behandlungskonzepten; es können aber auch verhaltenstherapeutische Komponenten in die Behandlung integriert werden.

Gesprächstherapie wird somit hier nicht eingegrenzt auf die klientenzentrierte Gesprächstherapie nach Rogers, sondern weiter definiert. In der Gesprächstherapie spielen allerdings die Konzepte und Methoden der klientzentrierten Therapie eine besonders wichtige Rolle, da in ihnen therapeutische Basis-Variablen beschrieben werden, die in den meisten verbalen Psychotherapien eine Rolle spielen. Ziele der Gesprächstherapie mit Jugendlichen sind die Förderung der Reifung der Person, die Stärkung der Ich-Identität, Hilfe bei der Selbstentwicklung und der Abbau bzw. die Abmilderung von psychopathologischen Symptomen bzw. gestörten Verhaltensweisen. Ein wesentlicher Aspekt liegt hierbei darin, den Jugendlichen bei der Bewältigung alterspezifischer Entwicklungsaufgaben zu unterstützen. Hierzu gehören:

- die Loslösung aus der Kinderrolle
- der Umgang mit anderen Jugendlichen
- der Umgang mit der Sexualität
- die Freizeitgestaltung
- die Entwicklung eigener Interessen
- der Umgang mit Alkohol und Drogen

Durch die Therapie soll dem Jugendlichen ein geschützter Raum zur Verfügung gestellt werden, in dem er sich selbst ohne unmittelbaren Handlungsdruck kennen lernen und artikulieren kann.

Methode

Die von Rogers (1973; 1974) herausgearbeiteten Therapeuten-Variablen sind auch in der Jugendlichentherapie von grundlegender Bedeutung. Durch sie werden die allgemeine therapeutische Grundhaltung und Prinzipien der Gesprächsführung umrissen:

- **Empathie (einfühlendes Verständnis):** Es ist die Aufgabe des Therapeuten, die innere Welt des Patienten nachzuvollziehen, in seine subjektive Perspektive so genau wie möglich hineinzufinden, so als ob es die eigene wäre, wobei es darauf ankommt, dass diese Als-ob-Qualität nicht verloren geht. Das heißt, die Unterscheidung zwischen der eigenen Welt und der des Patienten darf nicht verloren gehen. Nur so ist es möglich, dass der Therapeut die Gedanken und Gefühle des Patienten nachvollzieht, ohne dass der Therapeut von den eigenen Gefühlen (z. B. Ärger, Angst etc.) beherrscht wird. Wenn dies gelingt, kann der Therapeut dem Patienten einerseits zeigen, dass er die Aspekte, die dem Patienten selbst schon bekannt sind, versteht, und andererseits kann er ihn auf Aspekte hinweisen, die der Patienten bisher noch nicht wahrnehmen konnte.
- **Wertschätzung (Akzeptanz):** Der Therapeut soll den Patienten in seiner Individualität akzeptieren und alle Aspekte der Person möglichst offen aufnehmen, ohne ihn beherrschen oder auch nur bestimmen zu wollen. Mit Wertschätzung sind eine engagierte, hilfsbereite, interessierte und emotional warme Zuwendung gemeint und ein Akzeptieren unabhängig davon, wie stark das Erleben bzw. Verhalten gestört ist. Durch die Realisierung dieser Haltung wird das Selbstwertgefühl des Patienten gestärkt, und er findet den Mut, sich in seiner Selbstexploration schrittweise weiter vorzuwagen, um auch Erlebnisse und Gefühle, die ihn beunruhigen oder ängstigen, artikulieren zu können.
- **Echtheit (Kongruenz/Ehrlichkeit):** Zur Echtheit gehört, dass der Therapeut sich selbst und seine Gefühle nicht verleugnet und keine Fassadenhaltung entwickelt. Dies setzt voraus, dass er seine eigenen aktuellen Gefühle erkennt und akzeptiert und sie auch in der Beziehung zum Patienten ausdrücken kann. So ist es möglich, dass auch der Patient die Gespräche mit dem Therapeuten als echte zwischenmenschliche Begegnung erleben kann.

Diese die personzentrierte Therapie kennzeichnenden Prinzipien haben viele Überschneidungsbereiche mit den Prinzipien einer psychodynamisch orientierten Gesprächsführung, so wie sie etwa von Rudolf (1995) dargestellt werden. In Ergänzung zu den angeführten Prinzipien besteht über die verschiedenen therapeutischen Schulrichtungen hinweg weitgehend Einigkeit darüber, dass das methodische Vorgehen speziell auf das Jugendalter abzustimmen ist (Seiffge-Krenke 1986; 1990; 1999): Der Psychotherapeut muss hier aktiver und direktiver sein als in der Erwachsenenpsychotherapie. Häufig ist es seine Aufgabe, Orientierung zu vermitteln, Grenzen zu setzen, einen festen Standpunkt zu vertreten. Darüber hinaus wird vom Psychtotherapeuten auch eine höhere Flexibilität als in der Erwachsenentherapie verlangt, sowohl in der Gestaltung der Therapie (Setting, Stundenzahl etc.) als auch bezüglich der Gesprächsinhalte. Der Therapeut muss akzeptieren, dass Themen nicht so kontinuierlich wie von Erwachsenen bearbeitet werden können. Der

Therapeut muss darüber hinaus Jugendlichen mehr Hilfe bei der Realitätsprüfung geben und sich darauf einstellen, dass der Jugendliche bei der Beschäftigung mit seinen alltäglichen Problemen konkrete Hilfestellungen benötigt. Hierbei können Gesprächstherapie und verhaltenstherapeutische Methoden einander gut ergänzen (Niebergall 1997).

Praktische Anwendung

Gesprächstherapie ist für Jugendliche ab etwa ab zwölf Jahren geeignet. Sie stellt ein Breitbandverfahren dar, das bei allen Störungsbildern angewandt werden kann, sofern die Methode (z.B. das Ausmaß der Direktivität) auf den Entwicklungsstand und das Störungsbild abgestimmt wird. Die Gesprächspsychotherapie kann somit als psychotherapeutische Basismethode betrachtet werden (s. auch Tscheulin 1992), die bei vielen Störungsbildern als alleinige Methode nicht hinreichend ist und durch andere Behandlungsansätze (z.B. verhaltenstherapeutische Methoden) ergänzt werden sollte. Die personzentrierte Therapie erscheint besonders geeignet bei folgenden Problembereichen:

- Beziehungsprobleme mit Gleichaltrigen und Erwachsenen
- Ablösungskonflikte
- Selbstwertprobleme
- depressive Störungen mit Suizidgedanken
- Adoleszentenkrisen

Spieltherapie

Definition und Zielsetzung

Die **Spieltherapie** umfasst die Therapieverfahren, in denen das Spiel mit dem Kind das Hauptmedium der Therapie darstellt. Die wichtigsten Formen der Spieltherapie orientieren sich an tiefenpsychologischen oder personzentrierten Therapiekonzepten; in die personzentrierte Spieltherapie können aber auch verhaltenstherapeutische Konzepte integriert werden (Döpfner 1993; Mattejat 1997a; 2000).

Der Begriff der Spieltherapie wird hier somit analog zu dem Begriff der Gesprächstherapie durch den Bezug darauf definiert, in welcher Form und mit welchen Mitteln die Therapie stattfindet. Das Ziel der Spieltherapie besteht (wie auch in der Gesprächstherapie bei Jugendlichen) vorrangig darin, seelische Wachstums- und Reifungsprozesse zu ermöglichen („Nachreifungen"). Die Therapie stellt einen geschützten Rahmen dar, in dem auf die Grundbedürfnisse des Kindes nach Bindungssicherheit, Empathie, Wertschätzung, Anerkennung und Hilfestellung eingegangen wird. Im Verlauf der Therapie soll die emotionale Ausdrucksfähigkeit des Kindes gefördert werden, damit ein Ausgleich zwischen dem Erleben bzw. den Bedürfnissen des Kindes und den Anforderungen der Umwelt ermöglicht wird, sodass das Erleben und das äußere Verhalten besser miteinander übereinstimmen. Das heißt, die Wunschvorstellungen nähern sich realen Möglichkeiten, und die Selbstwahrnehung wird realistischer. Hierdurch wird der Abbau von Angst möglich und die Lernfähigkeit und Leistungsfähigkeit des Kindes (besonders bei den Kindern, bei denen dies „blockiert" ist) gefördert. Indirekt werden damit auch die Verhaltensstörungen des Kindes vermindert.

Methode

Die Therapie findet in einem Spielzimmer statt, das in kindgemäßer Weise ausgestattet ist. In der Regel findet einmal pro Woche eine Sitzung von 45 Minuten statt. Der Therapeut bietet dem Kind an, mit den vorhandenen Materialien ein Spiel zu entwickeln. Durch Mitvollziehen des Spiels versucht der Therapeut, Verständnis für das Erleben des Kindes zu entwickeln. Darüber hinaus versucht er durch vorsichtige Einflussnahme, dem Kind neue Erfahrungs- und Entwicklungsmöglichkeiten zu erschließen. Die Therapeuten-Variablen der personzentrierten Therapie (Therapieprinzipien) gelten auch für die Spieltherapie: Der Therapeut versucht ein warmes und freundliches, akzeptierendes, ruhiges und entspanntes Klima zu schaffen, sodass es dem Kind möglich wird, die Impulse im Spiel auszudrücken, die ihm aufgrund seiner Bedürfnisse wichtig sind. Das Kind kann sich so an bisher vermiedene bzw. unterdrückte Themen und Gefühle heranwagen. Wie die Gesprächstherapie beinhaltet auch die Spieltherapie eine ausgeprägt permissive Komponente. Der Therapeut versteht sich als Anwalt der Gefühle, Bedürfnisse und Selbstverwirklichungstendenzen des Kindes. Im Gegensatz zur Verhaltenstherapie, in der das offen beobachtbare Verhalten im Mittelpunkt der Betrachtung steht, stehen die emotionalen Prozesse und die Bedürfnisse des Kindes im Vordergrund.

Praktische Anwendung

Die Indikation der Spieltherapie ist davon abhängig, wie eng das spieltherapeutische Konzept und die Methode gefasst werden. Der Indikationsbereich ist sehr eng umgrenzt, wenn man sich auf ein strikt nondirektives Vorgehen beschränkt. In solchen Fällen ist die Spieltherapie bei ängstlich-gehemmten Verhaltensweisen indiziert; sie ist aber kontraindiziert bei Patienten mit geringen intellektuellen Fähigkeiten, bei impulsiven Kindern und Kindern mit aggressiv-ausagierenden Verhaltensstörungen. Wenn das spieltherapeutische Konzept weiter und flexibler gefasst wird, hat die Spieltherapie einen breiten Anwendungsbereich; im Rahmen der Spieltherapie können dann auch verhaltenstherapeutische und familientherapeutische Methoden Berücksichtigung finden (Spieltherapie als Breitbandverfahren).

Verhaltenstherapeutische Methoden

Definition

Die Verhaltenstherapie umfasst eine große Anzahl unterschiedlicher Methoden; die Wirksamkeit dieser Methoden ist empirisch gut überprüft. Nicht zuletzt deshalb stellen sie heute die wichtigste Komponente bei der psychotherapeutischen Behandlung von Kindern und Jugendlichen dar. Während die Verhaltenstherapie ursprünglich strikt behavioristisch orientiert war und sich ausschließlich durch die Orientierung an einfachen Lernprinzipien definierte, wird sie heute sehr viel weiter gefasst. Dabei werden noch immer Lernprozesse in besonderer Weise betont, wobei aber nicht mehr einfache Reiz-Reaktions-Schemata, sondern komplexe Handlungsmodelle zugrunde gelegt werden. Die zentralen Definitionsmerkmale der modernen Verhaltenstherapie lassen sich folgendermaßen zusammenfassen:

Die **Verhaltenstherapie** orientiert sich an den Konzepten und Forschungsergebnissen der empirischen Psychologie und anderer empirischer Wissenschaften. Sie ist problemorientiert, d.h. die Therapie setzt an der gegenwärtig bestehenden Problematik an und wird möglichst spezifisch auf die jeweilige Störung zugeschnitten; Grundlage der Therapie ist in der Regel eine individualisierte Problemanalyse, aus der die Ziele der Therapie abgeleitet werden (vgl. hierzu Margraf 1995; 1996).

Methodenüberblick

Es existiert eine sehr große Vielfalt von verhaltenstherapeutischen Methoden und Techniken, zu den wichtigsten verhaltenstherapeutischen Methodengruppen bei psychischen Störungen von Kindern und Jugendlichen zählen:

- Entspannungstrainings und Biofeedback
- systematische Desensibilisierung
- Konfrontationsverfahren
- operante Methoden
- kognitive Methoden
- Selbstkontrollverfahren
- komplexe Methoden und Breitbandverfahren
- familienbezogene Methoden

Zu einer ausführlicheren Übersicht über die verhaltenstherapeutischen Methoden verweise ich auf Reinecker und Lakatos (1998, S. 452) sowie auf Petermann und Petermann (1999, S. 407). Im Folgenden werden nur zwei Beispiele aus der verhaltenstherapeutischen Methodenvielfalt exemplarisch herausgegriffen.

Operante Methoden

Operante Methoden (Verhaltens-„Shaping", Verstärkerpläne, „Response cost", „Time out", Token-Systeme, Kontingenzmanagement) beruhen auf dem Prinzip des operanten Lernens. In Abhängigkeit von der Qualität der eingesetzten Verstärker (positiv oder negativ) und in Abhängigkeit davon, ob eine Konsequenz dargeboten oder entzogen wird, können vier Grundformen des operanten Lernens unterschieden werden:

- Belohnung oder positive Verstärkung (positive Konsequenzen werden dargeboten; C+)
- Bestrafung (negative Konsequenzen werden dargeboten; C–)
- Verstärkerentzug bzw. Löschung (positive Konsequenzen werden entzogen; C+gestrichen)
- negative Verstärkung (negative Konsequenzen treten nicht ein; C–gestrichen)

In der Praxis ist dabei der Aufbau von Verhaltensweisen durch **positive Verstärkung** mit Abstand am wichtigsten. Dabei können anstelle einer unmittelbaren Verstärkung (direkte sofortige Belohnung) auch „Token-Systeme" (Münz-Verstärkungs-Systeme) verwendet werden, in denen der Patient „Punkte" sammeln kann, die dann später in „echte" Verstärker eingetauscht werden können. Diese Möglichkeit wird deshalb häufig gewählt, weil die erwünschten Verhaltensweisen oft aus praktisch-organisatorischen Gründen nicht unmittelbar verstärkt werden können. Die wichtigsten Verstärker bei Kindern und Jugendlichen sind:

- materielle Belohnungen (z.B. Spielzeuge)
- soziale Verstärkung (z.B. soziale Zuwendung)
- die Aktivitätsverstärkung (Möglichkeit und Erlaubnis zu bestimmten, vom Kind gewünschten Aktivitäten)

Wenn die Möglichkeit hierzu besteht, sind soziale Verstärkungen und Aktivitätsverstärkungen den materiellen Verstärkern vorzuziehen. Die operanten Methoden haben einen sehr breiten Anwendungsbereich, sie können bei fast allen Störungsbildern eingesetzt werden. Besonders häufig werden operante Methoden bei jüngeren Kindern, Entwicklungsstörungen, Teilleistungsschwächen, intellektuellen Beeinträchtigungen und bei extraversiven Störungen eingesetzt. Operante Methoden sind häufig durch einen hohen Anteil der Fremdkontrolle (durch Therapeuten, Eltern, Betreuungspersonal) gekennzeichnet. Deshalb ist es bei diesen Methoden besonders wichtig, darauf zu achten, dass der Patient zur Kooperation für die Therapie gewonnen werden kann (klare Absprachen, Transparenz, Aufgreifen von eigenen Vorschlägen des Patienten) und dass im Verlauf der Therapie zunehmend Selbstkontrollmomente „eingebaut" wer-

Tab. 4-28: Ziele und Aufgaben eines sozialen Kompetenztrainings; Beispiel: Training mit sozial unsicheren Vor- und Grundschulkindern nach Petermann u. Petermann (1996)

Ziele des Einzeltrainings	
Bewusstmachung von sozialer Angst und Unsicherheit Sensibilisierung der Wahrnehmung für Interaktionsabläufe Reflexion von Erwartungen an das Verhalten anderer Reflexion eigener sozialer Ängste und Unsicherheit Entwickeln von Kriterien zur Beurteilung von Sozialverhalten Entwicklung von Verhaltensalternativen	
Ziele und Rollenspielthemen des Gruppentrainings	
Ziele	**Rollenspielthemen**
positive Gefühle und Fertigkeiten gegenüber vertrauten Personen zeigen	das Geburtstagsgeschenk
eigene Ansprüche durchsetzen und Ansprüche anderer erkennen	Hausaufgaben erfragen
Kontakt aufnehmen können; Kritik annehmen und angemessen verarbeiten können	Fragen auf der Straße
angemessene Selbstbehauptung lernen	das ausgeliehene Buch; der Deutschaufsatz
Umgehen mit sozialer Hervorhebung und seine Meinung äußern	Vorlesen vor der Klasse; Diskutieren mit anderen
Gefühle zeigen	Fußball-/Volleyballspiel

den. Je besser dies gelingt, umso wirsamer können operante Methoden eingesetzt werden. In günstigen Fällen (bei hoher Lern- bzw. Veränderungsmotivation) stellt z. B. alleine schon die Registrierung der erwünschten Verhaltensweisen für das Kind eine bedeutsame interne Verstärkung dar (Erfolgserlebnis) dar. Solche interne Verstärkungszusammenhänge werden bei den Selbstkontrollmethoden genutzt.

Komplexe Methoden und Breitbandverfahren

Zu den komplexen kognitiv-behavioralen Methoden und verhaltenstherapeutischen Breitbandverfahren zählen z. B. Problemlösetrainings und soziale Kompetenztrainings mit einem großen Indikationsbereich. Diese Konzepte zeichnen sich dadurch aus, dass in ihnen mehrere verschiedene Methoden verwendet werden. Dies gilt auch für die störungsspezifischen Behandlungsprogramme mit klar festgelegter Indikation, die zunehmend an Bedeutung gewinnen. Hierzu zählen z. B. Selbstsicherheitstrainings für ängstlich-introversive Kinder oder verhaltenstherapeutische Trainings mit hyperkinetischen und aggressiven Kindern; für viele Störungsbilder liegen komplett ausgearbeitete Programme vor, teilweise auch mit entsprechenden Materialien. Ein Beispiel ist in der Tabelle 4-28 zu sehen (weiterführend zum Wirksamkeitsnachweis: Kröner-Herwig 2004).

Methoden der Elternarbeit und Familientherapie

Aufgabenstellungen in der Zusammenarbeit mit Eltern und Familien

In der praktischen Arbeit gestaltet sich die Kooperation mit den Familien der Patienten sehr unterschiedlich. Allen Familien, die ihr Kind vorgestellt haben, sollte eine ausführliche Beratung angeboten werden. In vielen Fällen intensiviert sich die Kooperation zu einer psychoedukativen Elternarbeit, die sich unmittelbar auf die psychische Störung des Kindes bezieht; bei einem Teil der Familien stehen dagegen Beziehungskonflikte im Vordergrund, die in familientherapeutischen Gesprächen thematisiert werden können. In der Arbeit mit Familien können – ähnlich wie in der Therapie mit den Patienten – sehr unterschiedliche und vielfältige Methoden eingesetzt und miteinander kombiniert werden. Als Hilfe zur Orientierung in dieser Vielfalt bieten sich Konzepte an, in denen gemeinsame Perspektiven verschiedener Therapieansätze herausgearbeitet und in einen einheitlichen Zusammenhang gestellt werden. Im deutschen Sprachraum sind zu diesem Thema die Arbeiten von Grawe (Grawe et al. 1994; Grawe 1994) besonders einflussreich geworden. In Anknüpfung an diese Ansätze und in Weiterführung der von uns an anderer Stelle veröffentlichten Konzepte (Mattejat

2001; 2002; 2006) können wir die folgenden familienorientierten Aufgabenbereiche unterscheiden (s. auch Tab. 4-29):

- die Beratung der Eltern bzw. der Familie
- die Förderung der therapeutischen Beziehung (Beziehungsgestaltung)
- die Aktivierung der familiären Ressourcen (Ressourcenaktivierung)
- die konkrete Hilfe zur Problembewältigung
- die Anregung zur Klärung der familiären Situation und Beziehungen

Auch die familientherapeutischen Arbeitsformen können hier nur exemplarisch an einem Beispielbereich etwas verdeutlicht werden; hierzu sei der Bereich „konkrete Problembewältigung" herausgegriffen (zu einer ausführlicheren Darstellung der familientherapeutischen Arbeitsformen, s. Mattejat 2002; 2006; zu einer ausführlichen Darstellung der Methoden aus dem Aufgabenbereich „konkrete Problembewältigung", s. Alexander u. Parsons 1982; Alexander et al. 1988; Buchkremer u. Rath 1989; Warnke 1997; Mash u. Barkley 1989; Henggeler u. Borduin 1990; Henggeler et al. 1998; Kuipers et al. 1992).

Konkrete Hilfen zur Problembewältigung

Wenn Familien bei der konkreten Problembewältigung unterstützt werden sollen, stehen folgende Zielsetzungen im Vordergrund:

- besseres Verstehen der Symptome/Probleme des Patienten; eigene Reaktionen (emotional, kognitiv, behavioral) hierauf besser kennen und verstehen
- Zusammenhänge zwischen Verhalten des Patienten und eigenem Verhalten erkennen; konkrete Erfahrung und Einsicht, dass durch das eigene Verhalten Änderungen (z.B. im Verhalten des Kindes) bewirkt werden können
- Veränderung der symtomaufrechterhaltenden Interaktionsmuster; Unterbrechung von negativen bzw. unerwünschten Verstärkungszirkeln; Ersetzung durch andere Verhaltensweisen und Interaktionsmuster
- bessere Unterstützung des Patienten bei der Bewältigung seiner Schwierigkeiten
- effektivere Bewältigung der mit der psychischen Störung assoziierten (oder durch die psychische Störung ausgelösten) aktuellen familiären Probleme

Tab. 4-29: Aufgabenstellungen in der therapeutischen Arbeit mit Eltern und Familien

Aufgabenbereich	Erläuterung
Beratung	Zu den wichtigsten Zielen der Eltern- bzw. Familienberatung zählen die Darstellung der diagnostischen Ergebnisse (Informationsvermittlung) mit einer Diskussion der Frage, welche Schlussfolgerungen sich hieraus ergeben, sowie die Schaffung von möglichst günstigen Bedingungen für die weiteren Kontakte und die Festlegung der nächsten Schritte zur weiteren Zusammenarbeit.
Beziehungsgestaltung	Die hohe Bedeutung einer vertrauensvollen Therapiebeziehung für den Erfolg der Therapie ist vielfach belegt: Die Therapiechancen sind günstig, wenn der Patient und seine Familie den Therapeuten als unterstützend, aufbauend, den Selbstwert bestätigend erleben.
Ressourcenaktivierung	Das Hauptziel in diesem Bereich besteht darin, dass die Familie den Zustand der Entmutigung und Demoralisierung überwindet. Hierzu gehören zunächst eine Beruhigung und die Schaffung einer hinreichenden Orientierung, sodass das Selbstwertgefühl, das Selbstvertrauen und das Gefühl für die eigene Kompetenz zumindest ansatzweise wiedergewonnen werden und die anstehenden Aufgaben mit einer positiven Erfolgsorientierung angegangen werden können. Ein weiteres Ziel besteht darin, dass die Familie wieder in die Lage versetzt wird, auf die vorhandenen familiären und außerfamiliären Kräfte zurückzugreifen bzw. von sich aus neue Ressourcen zu erschließen.
Problembewältigung	In diesem Bereich besteht die therapeutische Aufgabe darin, der Familie konkrete Hilfe zur Lösung der anstehenden Probleme zu vermitteln. Zu den Zielen einer solchen Arbeit zählen die Unterbrechung von negativen Interaktionszirkeln, die effektivere Unterstützung des Patienten bei der Bewältigung seiner Probleme durch die Eltern und eine bessere Bewältigung der mit der psychischen Störung assoziierten Familienprobleme.
Klärung	Im Vordergrund steht das Ziel, die Situation (Probleme, Zielorientierungen, Beziehungen, Konflikte) zu klären und das Problemverständnis zu erweitern bzw. zu korrigieren. Diese Zielsetzung umfasst folgende Teilaspekte: Differenzierung, Spezifizierung, Realitätsüberprüfung, Korrektur der eigenen Wahrnehmungen und Beurteilungen; besseres Verständnis und verbesserte emotionale Einfühlung für die anderen Familienmitglieder; besseres Akzeptieren von Unterschiedlichkeit.

Zur Erreichung dieser Ziele können die folgenden Methoden eingesetzt werden:

- psychoedukative Hilfestellung: umfassende Information und Anwendung von allgemeinen Informationen auf den individuellen Fall. Dies kann sich beziehen auf die Probleme des Kindes, die eigenen Reaktionen der Eltern hierauf und mögliche Strategien/Hilfen („Würde mir das helfen?") im Umgang mit der Problematik (Beispiele: Elterntrainings; Eltern als Ko-Therapeuten)
- Anleitung zu einer strukturierten Problemlösung: Der Familie wird an konkreten Beispielen aufgezeigt (Problemlösungsmodell), wie sie gemeinsam ein Problem angehen und lösen kann. Das Ziel liegt darin, bei der Diskussion von Problemen und bei den Bewältigungsversuchen mehr Besonnenheit, Ordnung, Zielgerichtetheit, Rationalität zu gewinnen, sich stärker an der tatsächlichen Erfahrung zu orientieren und eine bessere interpersonelle Koordination zu ermöglichen. Um dies zu erreichen, wird Wert gelegt auf wechselseitige Information und Einigungprozesse, in denen sich alle berücksichtigt fühlen können; nach der Einigung sind klare Festlegungen und eine bindende Verpflichtung auf die Absprachen wichtig. Die Abfolge der Schritte orientiert sich am Schema der Problemlösung: Auswahl, Umgrenzung, Definition, Gewichtung, Rangbildung von Problemen und Zielen; Einigung auf Vorgehen/Mittel/Methoden; Umsetzungsversuch und Auswertung
- Einsatz von verhaltensdiagnostischen Methoden, wie z. B. strukturierte Video-Sitzungen (Video-Hausaufgabensitzung, Video-Spiel-Sitzung), Videoaufnahmen zu Hause unter der Regie der Familienmitglieder; unsystematische (Selbst-)Beobachtung und systematische Beobachtungspläne mithilfe von Beobachtungsbögen; Darstellung von Problemsituationen und Zielvorstellungen im Rollenspiel (diagnostische Rollenspielübungen mit oder ohne Rollentausch); gemeinsame Situations- und Verhaltensanalysen zu den interaktionalen Zusammenhängen
- Verhaltensaufgaben, wie z. B.: Einführung von Veränderungen in den Rollen, Zuständigkeiten und Aufgabenverteilungen (insbesondere Übernahme von Verantwortungen bzw. Aufgaben durch den Vater oder andere Personen anstelle der Mutter); spezielle situationsbezogene Verhaltensaufgaben („Immer wenn die Situation X eintritt, reagierst du mit dem Verhalten Y"); Einführung von neuen Regeln: z. B. Einschlafrituale; Familienregeln beim Essen; Aufstellung, Implementierung, Kontrolle (Sicherung) von festen Regeln (z. B. bei ausagierenden Verhaltensweisen); Durchführung von operanten Plänen (z. B. Eltern als Ko-Therapeuten) und Verhaltensverträgen

Die angeführten Methoden, die überwiegend in der Verhaltenstherapie und den kognitiven Therapien entwickelt wurden (aber nicht auf diese begrenzt sind), haben einen sehr breiten Anwendungsbereich; ein typischer Anwendungsfall ist z. B. bei Kindern mit Lernstörungen oder bei Kindern mit Aufmerksamkeitsdefizit-/Hyperaktivitätsstörungen (hyperkinetische Syndrome) gegeben. Eine moderne Therapie für solche Kinder, die in der Regel im Vorschul- oder Grundschulalter vorgestellt werden, umfasst neben der Einzeltherapie mit dem Kind (gegebenenfalls mit einer medikamentösen Behandlung) eine enge Zusammenarbeit mit den Eltern und – falls dies möglich ist – auch mit anderen wichtigen Kontaktpersonen wie z. B. den Lehrern des Kindes (vgl. Döpfner et al. 1997; Quaschner 1997; 2002). Dabei kommt es in der therapeutischen Zusammenarbeit darauf an, dass sich die Therapeuten an die Seite der Eltern, Lehrer etc. stellen und gemeinsam mit ihnen praktische Hilfsmöglichkeiten erproben (vgl. z. B. Warnke 1997). Weitere charakteristische Anwendungsbeispiele sind: Kinder mit aggressiv-ausagierenden Verhaltensweisen, Kinder mit Schulleistungsproblemen, aber auch Kinder mit Angst-Syndromen, ängstlich-gehemmten und depressiven Verhaltensweisen oder schulphobischen Tendenzen. Die dargestellten Methoden haben sich insbesondere bewährt, wenn das vorgestellte Kind mehrfach gehandicapt ist (z. B. bei psychischen Störung und/oder Entwicklungsverzögerungen und/oder Intelligenzminderung und/oder körperliche Erkrankungen oder Behinderungen), wenn psychische Probleme des Kindes/Jugendlichen sehr schwer ausgeprägt sind oder wenn die familiären Lebensumstände sehr problematisch sind (Multi-Problem-Familien). Ein typischer Anwendungsfall ist z. B. die Abschlussphase einer stationären Behandlung, in der die Fortschritte, die im klinischen Rahmen erzielt wurden, auf das häusliche Milieu übertragen werden sollen. Ein anderes Beispiel wäre die tagesklinische Behandlung, in der eine kontinuierliche Abstimmung zwischen Familie und therapeutischem Personal der Tagesklinik stattfinden sollte (vgl. Warnke u. Quaschner 1997). Ein sehr wichtiger Anwendungsbereich ist schließlich das „home-treatment" (die Behandlung im häuslichen Milieu), in dem das therapeutische Personal gemeinsam mit den Eltern nützliche Wege erprobt. Generell sind diese Methoden immer dann angebracht, wenn sehr konkrete Hilfestellungen notwendig sind. Häufig sind diese psychotherapeutischen Methoden zu kombinieren mit Methoden aus anderen Bereichen (z. B. Frühförderung, sozialpädagogische Methoden, sozialpädagogische Familienhilfe). Das heißt, diese Arbeit kann auch gut in Abstimmung mit anderen Berufen (z. B. Pflegepersonal, Sozialpädagogen, Spezialtherapeuten wie etwa Logopäden etc.) durchgeführt werden.

4.4.4 Die Abstimmung der Therapie auf den individuellen Fall

Das Spezifitätsprinzip

Bei der Vielfalt der im letzten Abschnitt skizzierten Interventionsmöglichkeiten besteht die Gefahr, dass die verschiedenen Methoden relativ beliebig oder willkürlich eingesetzt werden. Dem kann durch eine stärkere Berücksichtigung der Indikations- und Planungsfragen begegnet werden: Die Kohärenz der Behandlung ergibt sich aus einer systematischen Therapieplanung (vgl. z. B. Beutler 2000), in der die Methodenkombination auf den Einzelfall abgestimmt wird. Voraussetzung hierfür ist eine qualifizierte Diagnostik, die zu einer Diagnose (z. B. multiaxiale Diagnostik nach Remschmidt et al. 2001 auf der Grundlage der ICD-10) und zu einer individuellen Fallkonzeption führt, in der die Bedingungszusammenhänge der Störung rekonstruiert sind (vgl. Mattejat 1997a; Mattejat u. Quaschner 2006; Mattejat et al. 2006).
Bei der Abstimmung auf den Einzelfall sind in erster Linie die Art und Ausprägung der psychischen Störung zu berücksichtigen (störungsspezifischer Ansatz): Anstelle der Ausrichtung an einer bestimmten Therapieschule gewinnt die Orientierung an spezifischen Behandlungskonzepten, die jeweils für eine bestimmte Störung konzipiert sind, zunehmende Bedeutung. Bei diesen **störungsspezifischen Behandlungskonzepten** werden häufig Behandlungskomponenten miteinander kombiniert, die ursprünglich aus unterschiedlichen psychotherapeutischen Traditionen bzw. Entwicklungslinien stammen. Im letzten Jahrzehnt wurden Behandlungsleitlinien und -programme für die meisten kinder- und jugendpsychiatrischen Störungsbilder entwickelt. Die American Academy of Child and Adolescent Psychiatry (AACAP) hat dabei Pionierarbeit geleistet und ab 1997 praktische Leitlinien (Practice Parameters) veröffentlicht. Eine Übersicht mit Literaturangaben hierzu findet sich im Internet (http://www.aacap.org/clinical/page.ww?section=Practice+Parameters&name=Practice+Parameters). Vergleichbare Praxisleitlinien für kinder- und jugendpsychiatrische Störungen sind auch in deutscher Sprache verfügbar (Deutsche Gesellschaft für Kinder- und Jugendpsychiatrie, Psychosomatik et al. 2007). Störungsspezifische Behandlungsmodelle sollten allerdings nicht als festliegende Prozeduren verstanden werden, die einfach und schematisch appliziert werden könnten. Vielmehr besteht die Verantwortung des Therapeuten darin, die vorhandenen störungsspezifischen Therapiekonzepte und -manuale als Anregungen aufzugreifen und in fallspezifischer Weise zu modifizieren bzw. zu ergänzen (vgl. auch Ambühl u. Grawe 1989). Dabei sind insbesondere die sozialen Umfeldbedingungen (Familie, Schule, Hintergrundkultur, ökonomische Bedingungen, soziale Rahmenbedingungen) des Patienten zu berücksichtigen. Darüber hinaus müssen psychotherapeutische Behandlungsmethoden immer so modifiziert und adaptiert werden, dass sie zum Alter und Entwicklungsstatus des Kindes passen. Weiterhin sind die Interventionen an den bisherigen Verlauf der psychischen Störung (z. B. Chronifizierung) anzupassen, und schließlich ist die Therapieplanung nicht nach der Anfangsdiagnostik ein für alle mal festgelegt, vielmehr ist sie kontinuierlich fortzuschreiben und zu ergänzen. Auf dem psychiatrischen und psychotherapeutischen Feld ist die Bestimmung der Zielsetzungen und der einzusetzenden Methoden immer nur vorläufig. Häufig sind zentrale Ziele bei Therapiebeginn überhaupt noch nicht erkennbar und kristallisieren sich erst mit dem Fortschritt der Behandlung heraus. Gerade erfolgreiche Therapien zeichnen sich dadurch aus, dass die Zielsetzung im Verlauf neu definiert werden kann. Bei der Therapieplanung stellt sich somit die Aufgabe, die Behandlung auf folgende Faktoren abzustimmen:

- Art und Ausprägung der psychischen Störung
- das soziale Umfeld des Patienten
- Alter und Entwicklungsstand des Patienten
- Verlauf der psychischen Störung der Therapie

Kusch und Labouvie sehen ein zentrales Merkmal von entwicklungsbezogenen Interventionen darin, dass sie in spezifischer Weise auf diese vier Kriterienbereiche abgestimmt sind; sie sprechen in diesem Zusammenhang von der Störungsspezifität, Kontextspezifität, Phasenspezifität und Verlaufsspezifität der Therapie (Kusch u. Labouvie 1999, S. 583ff). Durch die Störungsspezifität wird das Wissen über die Bedingungsfaktoren und die relevanten Risiko- und Schutzfaktoren einer bestimmten Störung berücksichtigt. Kontextspezifität bedeutet primär, dass die Interventionen auf die Wünsche und Bedürfnisse der Familie abgestimmt sein sollen. Phasenspezifität meint die Abstimmung auf den jeweiligen Entwicklungsstand und das Alter des Kindes. Durch die Verlaufsspezifität soll das Wissen über den Verlauf der psychischen Störung genutzt werden; so können z. B. realistische Therapieziele aufgestellt werden, und die Fortschritte in der Therapie können im Sinne eines „natürlichen Verlaufs" der psychischen Störung relativiert werden.
Wir können diese Überlegungen am Beispiel der Abstimmung auf den Alters- und Entwicklungsstand verdeutlichen. Im Vergleich zu einer Erwachsenentherapie haben wir bei der Behandlung von Kindern und Jugendlichen Besonderheiten zu berücksichtigen, die es notwendig machen, die Interventionen je nach Alter bzw. den Entwicklungsstand des Patienten unterschiedlich zu gestalten.

Abhängigkeit des Kindes von den primären Bezugspersonen

Kinder und Jugendliche sind psychologisch, materiell und rechtlich von ihren Bezugspersonen abhängig und auf ihren Schutz, ihre Fürsorge und Zuwendung angewiesen. Bei erwachsenen Patienten können wir eine gewisse Selbstständigkeit und Eigenverantwortlichkeit unterstellen; und falls die Entscheidungsfähigkeit der Patienten beeinträchtigt ist, dann sollte ein vorrangiges Ziel der Therapie darin bestehen, dass die Patienten ihre Autonomie zurückgewinnen. Bei Kindern und Jugendlichen dagegen können wir keine Autonomie unterstellen. Sehr viel stärker als im Erwachsenenbereich müssen die Problemanalyse und die Therapie deshalb gleichermaßen den Patienten wie auch sein Umfeld und insbesondere seine primären Bezugspersonen mit einbeziehen. Die enge Verzahnung zwischen individuellem und interpersonell-sozialen Bereich wird umso offensichtlicher, je jünger ein Kind ist. Bei Kleinkindern ist eine ausschließlich individuelle Therapie für das Kind – ohne Beteiligung der Bezugspersonen – kaum denkbar; auch noch im Grundschulalter ist eine ausschließlich auf den kindlichen Patienten zentrierte Therapie nur in Ausnahmefällen sinnvoll; erst im Jugendlichenalter kann es häufiger vorkommen, dass die Bezugspersonen des Jugendlichen in der Therapie keine bedeutsame Rolle mehr spielen (z.B. bei relativ großer psychischer Distanz zwischen Eltern und Kind sowie bei Fremdunterbringung).

Therapienachfrage und -motivation

Je jünger ein Kind ist, umso weniger kann es die Hilfsmöglichkeiten überblicken und umso weniger kann es Therapie-Entscheidungen treffen. Der Wunsch nach einer Behandlung geht in der Mehrzahl der Fälle zunächst von den Eltern aus; es kommt sehr selten vor, dass Kinder von sich aus um eine Psychotherapie bitten; wenn dies der Fall sein sollte, dann ist es in der Regel ein Hinweis auf eine schwere Störung im Eltern-Kind-Verhältnis. Der Behandlungsvertrag wird somit primär mit den Eltern geschlossen; selbstverständlich ist darauf zu achten, dass die Kinder und Jugendlichen entsprechend ihrem Entwicklungsstand in die Entscheidungsfindung mit einbezogen werden.

Krankheitsverständnis

Die Entscheidung für konkrete therapeutische Interventionen können dann als sinnvolle und zielgerichtete Handlungen verstanden werden, wenn sie auf ein Krankheits- oder Störungskonzept bezogen werden können. In der therapeutischen Arbeit mit Erwachsenen ist die Erarbeitung eines Störungskonzeptes deshalb ein wichtiger Schritt am Beginn der Therapie; je besser diese gelingt, umso bessere Erfolgschancen haben die weiteren Interventionen (Beispiel: Erarbeitung eines Störungskonzeptes bei Panikattacken). Bei Kindern und Jugendlichen ist dieses Vorgehen zu modifizieren, da sich die Möglichkeiten zu einem differenzierten Krankheits- und Störungsverständnis erst im Laufe der Entwicklung herausbilden (Dreher u. Dreher 1999). Das Vorgehen ist auf das altersspezifisch mögliche Störungsverständnis abzustimmen.

Die Bereitschaft und Fähigkeit zur verbalen Reflexion

Mit dem Krankheitsverständnis hängt auch zusammen, welche therapeutischen Verfahren für die Patienten akzeptabel, interessant und hilfreich sind. Kinder sind nicht bereit und nicht in der Lage, ihr Erleben und Verhalten in ähnlicher Weise zu thematisieren und zu reflektieren, wie dies Erwachsene in einem therapeutischen Prozess tun. Dies ist darauf zurückzuführen, dass Kinder (z.T. aus guten Gründen) dazu tendieren, ihre Probleme als external verursacht und nicht als intrapsychisch bedingt zu betrachten, und dass die Introspektionsfähigkeit bei Kindern und Jugendlichen eingeschränkt ist.

Die zeitliche Perspektive

Kinder und Jugendliche stehen ohnehin in einem Prozess, in dem sich fortlaufend neue aktuelle Entwicklungsaufgaben stellen. Längerfristige therapeutische Prozesse sind für sie nicht überschaubar, und die spontanen Entwicklungsveränderungen sind objektiv nicht geringer einzuschätzen als mögliche therapeutische Effekte. Im Vergleich zu Erwachsenenbehandlungen sind Kinder- und Jugendlichentherapien deshalb in der Regel **kurzfristiger** angelegt. Möglichst kurzfristige Therapien sind bei Kindern und Jugendlichen auch anzustreben, um negative oder ungünstige Therapie-Effekte zu vermeiden: Zu einer Normalisierung der Entwicklung gehört auch, dass nicht mehr therapeutische Hilfe als notwendig gegeben wird.

Der Generationsunterschied zwischen Patient und Therapeut

Schließlich ist das Verhältnis zwischen Patient und Therapeut nicht nur durch die therapeutische Rollenverteilung, sondern mindestens ebenso stark durch den generationalen Unterschied geprägt. Durch das reale Generationsgefälle gewinnt die therapeutische Beziehung eine spezifische Qualität: So kann z.B. ein Therapeut primär als Person gesehen werden, die reale Orientierung vermittelt. Bei Jugendlichen kann gerade dies zu Konflikten führen, denn eine der wichtigsten Entwicklungsaufgaben von Jugendlichen besteht darin, gegenüber Erwachsenen mehr Autonomie zu gewinnen. Jugendlichen fällt es deshalb z.B. schwer, Zustände der Ratlosigkeit und Hilflosigkeit Erwachsenen gegenüber zuzugeben; in diesem Sinne widerspricht die Teilnahme an einer Therapie ihrer normalen Entwicklungstendenz (s. auch Seiffge-Krenke 1999). Mit Jugendlichen ist deshalb ein stabiles Behandlungsbündnis schwerer zu erreichen als mit Erwachsenen (auch gibt es bei Jugendlichen eine höhere Abbruchquote). Aus demselben Grund kommt es wohl auch gerade im Jugendalter gehäuft vor, dass die Therapeuten von den Patienten abgewertet werden. Solche Verhaltensweisen sind bei Jugendlichen anders zu beurteilen als bei Erwachsenen.

Fremdsteuerung vs. Selbststeuerung des Therapieprozesses

Mit dem Generationsgefälle hängt ein weiteres Merkmal eng zusammen: In der Therapie mit Erwachsenen kann der Patient explizit den Therapieprozess mitsteuern; abgesehen von Ausnahmefällen (z.B. bei psychotischen Zuständen) kann immer der Patient selbst befragt werden, in welcher Weise die Therapie weitergeführt werden soll. In Therapien mit Kindern und Jugendlichen muss der Therapeut häufig Therapie-Entscheidungen treffen, ohne sich auf explizite Angaben des Patienten stützen zu können. Vielmehr ist es seine Aufgabe, aus mehr oder weniger indirekten Hinweisen (z.B. nonverbale Hinweise) Schlussfolgerungen darüber zu treffen, ob seine therapeutischen Interventionen für das Kind hilfreich sind. Der Therapieprozess ist dadurch weitaus mehr durch den Therapeuten gesteuert (Fremdsteuerung) als durch den Patienten (Selbststeuerung). Dies bedeutet im Vergleich zu Erwachsenentherapien eine zusätzliche Verantwortung des Therapeuten. Umso wichtiger sind eine besondere Sensibilität bei diesen Entscheidungen, die Fähigkeit zur Einfühlung in die kindliche Erlebniswelt und ein guter emotionaler Kontakt („guter Draht") zum Kind.

Therapieplanung: Entscheidungsebenen und Fragestellungen

Bei der konkreten Planung von psychotherapeutischen Behandlungen im Kindes- und Jugendalter sind folgende Fragen zu beantworten (vgl. Beutler u. Clarkin 1990; Beutler et al. 2000; s. Mattejat 1997a zu einer sehr viel ausführlicheren Darstellung dieser Planungsfragen):

- **Gesamtkonzept der Interventionen:** Welche Interventionsarten (Psychotherapie vs. andere Interventionsarten) sind notwendig, durch wen und unter welchen Rahmenbedingungen (z.B. Behandlungsmodalität) können sie realisiert und wie können sie aufeinander abgestimmt werden?
- **Rahmenvorgaben für die Psychotherapie:** Wer sollte an der psychotherapeutischen Behandlung teilnehmen (patientzentrierte vs. familienzentrierte Maßnahmen), in welchem Setting (Sitzungsteilnehmer; Gruppen-Setting vs. Einzeltherapie), in welcher Intensität und mit welcher Frequenz sollten psychotherapeutische Sitzungen durchgeführt werden?
- **psychotherapeutische Methoden:** Welche psychotherapeutischen Interventionen, Methoden und Techniken sollten im Einzelnen genutzt werden, und wie sind diese aufeinander abzustimmen?

Gesamtkonzept der Interventionen

Aus dem entwicklungspsychopathologischen Grundmodell und dem dazugehörigen Spektrum von Interventionsformen auf biologischer, psychologischer und sozialer Ebene (s. Abb. 4-28, S. 416) ergibt sich die Forderung nach der Kombination von medizinischen, psychologischen, pädagogischen und sozialen Interventionsformen sowie die Notwendigkeit, diese Maßnahmen in einer interdisziplinären Zusammenarbeit aufeinander abzustimmen (vgl. das „Komponentenmodell" von Remschmidt u. Mattejat 2001a; s. auch Henggeler u. Borduin 1990; Henggeler et al. 1998). Die Indikationsstellung und Therapieplanung kann sich deshalb nicht nur auf die klinisch-therapeutischen Maßnahmen im engeren Sinne oder gar nur auf das psychotherapeutische Feld beschränken; sie erfordert vielmehr ein umfassendes Wissen und Vertrautheit mit allen Interventionsmöglichkeiten und darüber hinaus Kompetenz in der Zusammenarbeit mit anderen Berufsgruppen.

Bei der Planung des Gesamtrahmens der Interventionen ist zunächst zu entscheiden, ob überhaupt professionelle Hilfen notwendig und welche Interventionsarten angezeigt sind. Häufig sind auch mehrere Maßnahmen gleichzeitig notwendig. So können z.B. bei einem Patienten mit einem hyperkinetischen Syndrom gleichzeitig mit einer psychotherapeutischen Behandlung Interventionen im schulischen Bereich (z.B. Umschulung, spezieller Unterricht, Aussetzung der Benotung, Absprachen mit dem Lehrer), Maßnahmen zur Unterstützung der Familie (z.B. sozialpädagogische Familienhilfe, Ordnung der finanziellen Situation durch Schuldnerberatung) und eine medikamentöse Behandlung (z.B.

Tab. 4-30: Fragen zur Planung des Gesamtkonzeptes der Interventionen

- Ist überhaupt eine professionelle Hilfe angezeigt?
- Soll der Schwerpunkt der Interventionen eher im medizinischen, psychotherapeutischen, pädagogischen oder sozialen Bereich liegen?
- Welche Interventionsarten (Psychotherapie vs. andere Interventionsarten) sind notwendig?
- Unter welchen Lebensbedingungen und in welchen Modalitäten sollen die Interventionen durchgeführt werden (Intervention im klinisch-stationären oder teilstationären Bereich, ambulante Behandlung, Interventionen im häuslichen Milieu (home-treatment), stationäre oder teilstationäre Jugendhilfe, Familienhilfemaßnahmen)?
- Durch wen können die Maßnahmen realisiert und wie können sie aufeinander abgestimmt werden (Festlegung der jeweils Verantwortlichen und der Koordinationsaufgaben)?

Tab. 4-31: Fragen zur Planung der Rahmenvorgaben für die Psychotherapie

- Was soll durch die psychotherapeutischen Interventionen verändert werden (Therapieschwerpunkt und Hauptzielbereiche), und wer sollte an der psychotherapeutischen Behandlung teilnehmen (patientenzentrierte vs. familienzentrierte Maßnahmen)?
- In welchem Setting (Sitzungsteilnehmer; Gruppen-Setting vs. Einzeltherapie) sollte die Psychotherapie stattfinden?
- In welcher Intensität und mit welcher Frequenz (Häufigkeit, Dauer, Sitzungsabstand; phasenweise Therapie mit Pausen) sollten die psychotherapeutischen Interventionen durchgeführt werden?

Stimulanzienbehandlung) angezeigt sein. Wenn mehrere Maßnahmen vorgesehen sind, an denen verschiedene Einrichtungen bzw. professionelle Instanzen beteiligt sind, ist es besonders wichtig, die Aktivitäten der verschiedenen professionellen Instanzen zu koordinieren. In der Praxis scheitern viele Hilfestellungen für Kinder, Jugendliche und Familien, weil die Absprache zwischen den Einrichtungen nicht funktioniert. Umgekehrt haben die Maßnahmen umso größere Erfolgschancen, je besser sie aufeinander abgestimmt sind. Deshalb sollte die Planung nach Möglichkeit von allen Beteiligten verstanden und unterstützt werden (Patient, Familie, Vernetzung zwischen allen beteiligten Einrichtungen). Die Betonung des Kooperationsprinzips darf aber nicht bedeuten, dass die Verantwortung für die Maßnahmen „irgendwo im Helferteam" liegt; es ist vielmehr wichtig, für jede Maßnahme möglichst genau die Verantwortlichkeiten festzulegen und klarzustellen, wer welche Koordinationsaufgaben übernehmen soll. Dabei sollte darauf geachtet werden, der Familie bzw. den Eltern so viel Verantwortung wie möglich zu belassen bzw. wieder zurückzugeben (s. Tab. 4-30).

Rahmenvorgaben für die Psychotherapie

Bei der Planung der psychotherapeutischen Rahmenstruktur ist zunächst zu klären, an wen sich die Therapie richtet und wer an ihr teilnehmen soll. Dies hängt eng mit der Frage zusammen, ob die Zielsetzung und die Methodik der Therapie eher patientzentriert oder eher familienzentriert sein sollen. Meistens geht es dabei nicht um eine Ja-nein-Entscheidung, sondern um die Frage, welchen Anteil die patientorientierten und die familienorientierten Interventionen jeweils ausmachen sollen. Wenn diese Frage nach dem Schwerpunkt der Therapie geklärt ist, können das genaue Setting (d. h. die Sitzungsteilnehmer) und die Intensität und Frequenz der Sitzungen festgelegt werden (Tab. 4-31).
Bei der Frage, wo der Therapieschwerpunkt und der Hauptzielbereich der Therapie liegen soll, sind mehrere Kriterien zu berücksichtigen. Dabei können folgende Indikationsregeln als Leitschnur dienen (s. Mattejat 1997a):

- **Manifestationsbereich der Störung:** Wenn sich die Auffälligkeiten als relativ durchgängige und situationsübergreifende Verhaltenscharakteristika zeigen, ist ein individuenbezogener Ansatz nahe liegend; zeigen sie sich dagegen als situationsspezifische Beziehungsproblematik, dann ist ein beziehungs- und familienorientierter Ansatz sinnvoll.
- **Ätiologie und Bedingungszusammenhänge:** Durch die Therapie sollen – soweit dies irgend möglich ist – die wesentlichen Bedingungsfaktoren oder „Kernfaktoren" der berichteten Störungen „erreicht" und verändert werden. So können z. B. psychische Probleme, die durch Vernachlässigung oder Misshandlung bedingt sind, nicht ausschließlich individuenzentriert behandelt werden, sondern der Schwerpunkt der Therapie muss sich – zumindest solange das Kind in der Familie lebt – auf die Familie beziehen. Bei anderen Störungen dagegen, wie z. B. Psychosen, sind individuenbezogene Interventionen erforderlich; eine ausschließlich beziehungs- bzw. familienorientierte Therapie würde den Kern der Probleme verfehlen.
- **therapeutische Ansatzpunkte:** Die Therapie sollte dort ansetzen, wo am ehesten Veränderungen möglich sind. Ihr Schwerpunkt sollte dort liegen, wo bereits Ansätze für eine positive Bewältigung der dargestellten Probleme erkennbar sind. Durch dieses Kriterium wird der Blick von

den Problemen auf die Bewältigungsmöglichkeiten und positiven Ressourcen der Patienten und ihrer Familien gelenkt.
- **Problemdefinition der Familie:** Die Entscheidung zum therapeutischen Schwerpunkt sollte sich schließlich auch an den Präferenzen und Vorstellungen der Familienmitglieder orientieren. Je besser dies gelingt, umso eher können die angebotenen Hilfestellungen von der Familie aufgegriffen und genutzt werden.

Die wichtigsten psychotherapeutischen Settings bei der Arbeit mit Kindern, Jugendlichen und Familien sind:
- Einzeltherapie mit dem Kind/Jugendlichen
- Beratung und Therapie mit den Eltern (Elternsitzung)
- Familiensitzungen
- gruppentherapeutische Settings

Welche Settings am günstigsten sind und wie intensiv die Therapie durchgeführt werden sollte, ist abhängig von den inhaltlichen und methodischen Schwerpunkten der Therapie (vgl. die oben angegebenen Kriterien), darüber hinaus sind folgende Regeln zu beachten:
- Das Setting sollte so gewählt werden, dass die berichteten Auffälligkeiten sich in diesen Settings zeigen können und somit therapeutisch angehbar sind. Das heißt, zwischen dem Therapie-Setting und den Situationen, in denen sich die Probleme manifestieren, sollte eine Affinität bestehen (Beispiel: soziale Interaktionsprobleme mit Gleichaltrigen/Gruppentherapie).
- Im gewählten Setting sollten all die Personen erreichbar bzw. verfügbar sein, die für die Bewältigung der Probleme unabdingbar sind (häufiges Problem: Teilnahme des Vaters).
- Das gewählte Setting sollte produktive Veränderungsmöglichkeiten bieten. Das heißt, es muss schnell erkennbar sein, dass im gewählten Therapie-Setting die sich zeigenden Probleme nicht nur immer wieder neu inszeniert bzw. reproduziert werden, sondern mithilfe des Therapeuten kontrollierbar und veränderbar sind.
- Das gewählte Setting sollte von allen beteiligten Personen (Patienten, Familien) aktzeptiert werden.

Die möglichen psychotherapeutischen Konstellationen, zu denen man letztlich im Einzelfall gelangen kann, sind äußerst vielfältig. In der Abbildung 4-29 sind einige Beispiele dargestellt.

Auswahl und Realisierung der Methoden

Schließlich ist zu klären, welche psychotherapeutischen Interventionen, Methoden und Techniken im Einzelnen genutzt werden sollen, wie diese konkret zu realisieren und aufeinander abzustimmen sind. Es handelt sich hier um Entscheidungen, die sich auf die „Feinstruktur" der Psychotherapie beziehen. Bei den Entscheidungen über einzelne Methoden stehen wir zunächst vor einer großen Auswahl, man denke z. B. an die Vielfalt der verschiedenen verhaltenstherapeutischen Methoden. Dabei hat jede Methode ihre typischen Indikations- und Kontraindikationsbereiche. So sind z. B. Entspannungsmethoden, in denen die Konzentration auf den eigenen Körper gerichtet wird, zunächst einmal nicht zu empfehlen bei akuten Psychosen und histrionischen Störungsbildern, da hier die Gefahr bestehen würde, dass die Symptomatik verstärkt wird. Sie können aber bei vielen Störungen sowohl aus dem Spektrum der introversiven Auffäl-

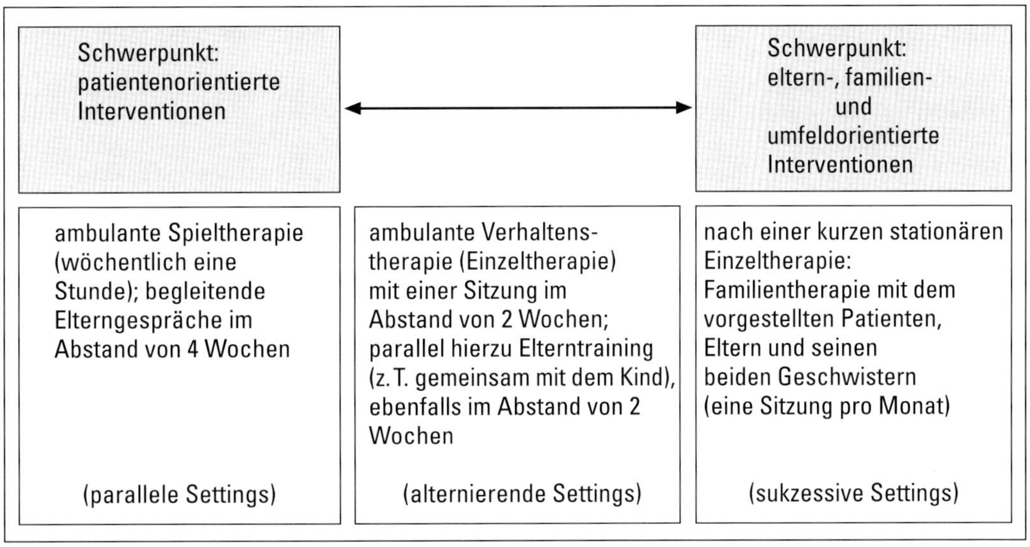

Abb. 4-29: Beispiele für unterschiedliche inhaltliche Schwerpunktsetzungen und Setting-Kombinationen (nach Mattejat 1997a)

konkrete Problembewältigung	⟷	kognitiv-affektive Klärung
symptomfokussierte Interventionen	⟷	personbezogene und einsichtsorientierte Interventionen
Interventionen bezüglich des Verhaltensbereichs	⟷	Interventionen bezüglich des kognitiv-affektiven Bereichs
supportive, stützende, stabilisierende Interventionen	⟷	emotionsaktivierende („abreaktive") Interventionen
direktive (aktiv strukturierende) psychoedukative Interventionen	⟷	nondirektive (reaktiv aufgreifende, vorsichtig stimulierende) Interventionen
therapeutengesteuerte (außengesteuerte) Interventionen	⟷	patientengesteuerte (innengesteuerte) Interventionen
Aktion, praktische Einübung	⟷	Reflexion
Spiel	⟷	Gespräch

Abb. 4-30: Unterscheidungen bezüglich der Therapiemethodik

	methodischer Schwerpunkt	
	symptombezogene und verhaltensorientierte Interventionen (konkrete Problembewältigung) ⟷	**personbezogene und einsichtsorientierte Interventionen (kognitiv-affektive Klärung)**
individuelle Kriterien:		
Alter und Entwicklungsstand	niedrige Altersstufen (Kleinkinder und Schulkinder)	höhere Altersstufe (Schulkinder und Jugendliche)
allg. soziales Fuktionsniveau	geringes Funktionsniveau	hohes Funktionsniveau
Intelligenz und Introspektionsfähigkeit	geringe Intelligenz und Introspektionsfähigkeit	hohe Intelligenz und Introspektionsfähigkeit
familiäre und soziale Kriterien:		
familiäre Problembelastung	Familien mit multiplen Belastungen und sozialen Problemen	sozial integrierte Familien mit geringen sonstigen Belastungen
Bindung und Organisationsgrad	Familien mit wenig tragfähigen Bindungen und geringem Organisationsgrad	Familien mit tragfähigen Bindungen und hohem Organisationsgrad
familiäre Beziehungsstruktur	chaotische und desintegrierte Familienbeziehungsstrukturen	rigide und verstrickte Familienbeziehungsstrukturen

Abb. 4-31: Einige Kriterien für die Wahl des methodischen Schwerpunktes

ligkeiten wie auch bei extraversiven Störungen sehr hilfreich sein. Konkret können die Entspannungsmethoden in sehr vielfältiger Weise realisiert werden; es gibt sehr unterschiedliche Wege, Entspannung einzuüben: Dabei kann man z. B. körperliche Vorgänge der Anspannung und Entspannung einüben, so wie dies bei der Progressiven Muskelrelaxation nach Jacobson (1938) geschieht, oder man kann eher den Weg der formelhaften Vorsatzbildung wie beim Autogenen Training (Schultz 1928) wählen; in der Arbeit mit Kindern bietet es sich außerdem an, Phantasiegeschichten für Entspannungsübungen zu benutzen oder auch trancetherapeutische Techniken einzusetzen. Welches Vorgehen dabei im Einzelfall am ehesten nützlich ist, ist abhängig von der Reaktion und von den persönlichen Präferenzen des Kindes; es ist gar nicht selten, dass ein Patient eine bestimmte Entspannungstechnik als unangenehm empfindet und völlig ablehnt und eine andere Entspannungsmethode sehr gut nutzen kann. Das heißt, es kommt hier darauf an, in vorsichtiger Weise den Weg herauszufinden, der für das Kind am nützlichsten ist. Dabei spielen natürlich auch die Kompetenz und die Vorlieben des Therapeuten selbst eine wichtige Rolle; er wird nur solche Methoden überzeugend nutzen und weitervermitteln können, die er selbst gut beherrscht und von denen er persönlich überzeugt ist. Dies alles gilt nicht nur für die Entspannungstechniken, sondern für alle psychotherapeutischen Methoden.

Bei der Auswahl und der Kombination der psychotherapeutischen Methoden und bei ihrer konkreten Realisierung haben wir es mit sehr komplexen Entscheidungen zu tun, die sehr oft intuitiv getroffen werden und sehr stark an die persönliche Erfahrung, die Kompetenz und den Stil des Therapeuten gebunden sind. Dabei wird häufig auf „implizites Wissen" zurückgegriffen; in Therapie-Supervisionen wird dies manchmal deutlich: Das, was in einer konkreten Situation angemessen ist, kann in einer anderen Situation, die – vordergründig gesehen – ganz ähnlich erscheint, völlig inadäqat sein. Die konkreten Entscheidungsstrukturen zum psychotherapeutischen Vorgehen, die im Therapieprozess oft unbewusst und intuitiv getroffen werden und über die in Supervisionssitzungen gesprochen wird, werden bis heute kaum in Lehrbüchern zur Psychotherapie thematisiert (s. Beutler 2000), und es ist noch offen, inwieweit es überhaupt möglich ist, die relevanten Wissensstrukturen zu explizieren und in Form eines Lehrbuchs oder eines Therapiemanuals darzustellen. Dieses Gebiet bietet sicherlich noch viel Spielraum für Forschungs- und Entwicklungsarbeit.

Auf dem heutigen Wissensstand sind zur Frage des methodischen Vorgehens allenfalls relativ grobe Richtlinien möglich. Häufig benutzte Unterscheidungen bezüglich der Therapiemethodik sind in der Abbildung 4-30 dargestellt. Viele weitere Unterscheidungen sind denkbar, wenn wir Einzelheiten der therapeutischen Interaktion betrachten (z. B. Regelspiele vs. offene Phantasiespiele; Nutzung von unterschiedlichen [Spiel-]Materialen und Hilfsmitteln [Computer]; realitätsorientierte vs. metaphorische Gesprächsweisen).

Bei der Frage, für welches methodische Vorgehen der Therapeut sich entscheidet, geht es meist nicht um eine Grundsatzentscheidung, sondern darum, sich auf die Arbeitsebene einzupendeln, die für die Patienten und ihre Familien zu einem bestimmten Zeitpunkt am produktivsten ist. So kann z. B. ein starres Beharren auf stützenden, psychoedukativen oder verhaltenstherapeutischen Methoden die Patienten bzw. Familien – die eine solche Hilfe nicht nötig haben – infantilisieren, ihre Kompetenz und Verantwortung unnötig einschränken und sie damit eher behindern als fördern. Umgekehrt kann aber bei einem Patienten oder bei einer Familie, der/die eine konkrete Anleitung braucht, ein reflexionsorientiertes Vorgehen, das auf eine kognitiv-affektive Klärung abzielt, an dem dringenden Bedürfnis nach einer unmittelbaren Entlastung bzw. Problem-Milderung und praktischen Hilfestellung vorbeigehen, die Patienten und Familien überfordern und damit zu einer zusätzlichen Strapazierung und Belastung der Patienten und ihrer Familien führen. In der Abbildung 4-31 sind exemplarisch einige Aspekte und Kriterien aufgezeigt, die bei der Entscheidung für die methodischen Schwerpunkt eine Rolle spielen können.

4.4.5 Psychische Störung und Therapie als Entwicklungsprozesse: Thesen und Beispiele

Abschließend sollen nun die theoretisch dargestellten Konzepte und Überlegungen zur entwicklungsorientierten Psychotherapie anhand von Beispielen erläutert und verdeutlicht werden. Dabei wird auf die folgenden drei Thesen eingegangen, die gleichsam als programmatische Skizze für eine zukünftige entwicklungsorientierte Psychotherapie aufgefasst werden können:

- **Psychische Störungen haben eine Entwicklung:** Die empirischen Kenntnisse über den Verlauf psychischer Störungen sollten in Zukunft durch eine entwicklungsorientierte Therapie besser genutzt werden (Nutzung des Verlaufswissens).
- **Psychische Störung und Therapie bilden einen Entwicklungszusammenhang:** Die Aufgabe einer entwicklungsorientierten Therapie liegt darin, Anschluss an die bereits stattfindenden Bewältigungsversuche zu finden, um die in ihnen liegenden positiven Potenziale aufzugreifen

und, daran ansetzend, neue Bewältigungsmöglichkeiten zu entwickeln.

- **Die Psychotherapie selbst hat einen Entwicklungsverlauf,** insbesondere dann, wenn sie erfolgreich ist. Das Ziel einer entwicklungsorientierten Therapie sollte darin bestehen, dass die therapeutischen Interventionen möglichst gut an den aktuellen Entwicklungsstand der Therapie angepasst sind und den Patienten weder unterfordern noch überfordern.

Psychische Störungen haben eine Entwicklung

Es wurde bereits ausführlich erläutert, dass psychische Störungen in der Regel nicht „unangekündigt" auftauchen, sondern einen Entwicklungsverlauf aufweisen; bei der Entwicklung von schweren psychischen Störungen ist dabei häufig folgende Abfolge erkennbar:

Risikofaktoren/Dispositionen → Fehlanpassung mit psychischen Auffälligkeiten → psychische Störung → chronifizierte psychische Störung

In diesem Zusammenhang wurde von mehreren Autoren darauf hingewiesen, dass in der Psychotherapie mit Kindern und Jugendlichen das empirisch vorhandene Verlaufswissen intensiver genutzt werden sollte (z.B. Remschmidt 1988a; 1989; 1992b; Oerter 1999). So haben z.B. Remschmidt und Müller bereits 1987 eine empirische Studie vorgelegt, in der aufgezeigt wird, dass der Langzeitverlauf anorektischer Erkrankungen aufgrund der Gewichtskurve während der stationären Behandlung vorhergesagt werden kann: Wenn die Patientinnen in der stationären Behandlung mindestens 64 % ihres Idealgewichts errreichen und wenn der Gewichtszuwachs in der Behandlung nicht zu schnell geht (langsamere Gewichtszunahme erscheint längerfristig vorteilhafter), dann ist die Langzeitprognose günstiger (Remschmidt u. Müller 1987). Aufgrund dieses Befundes konnten unmittelbar Konsequenzen für das stationäre Behandlungskonzept gezogen werden (graduelle Gewichtszunahme). Bei der Anorexie wie auch bei einer Reihe von anderen Störungen konnte nachgewiesen werden, dass eine frühzeitige Intervention bessere Erfolgschancen hat (vgl. Remschmidt u. Müller 1987). Dies bedeutet, dass es nicht unerheblich ist, an welcher Stelle im Entwicklungsverlauf einer psychischen Störung die Behandlung einsetzt. Am Beispiel von aggressiv-ausagierenden Störungen soll dies hier aufgezeigt werden.

Dissoziales und delinquentes Verhalten bei Jugendlichen hat eine sehr unterschiedliche, von der individuellen Vorgeschichte abhängige Prognose:

- Wenn sich schon im Kindesalter Vorläufersymptome des dissozialen Verhaltens gezeigt haben, wenn also z.B. ein ausgeprägtes hyperkinetisches Syndrom und oppositionelle Verhaltensabweichungen im Grundschulalter vorhanden waren und diese dann im Jugendalter in ein aggressiv-dissoziales Verhalten übergegangen sind, dann ist die Prognose für die weitere Entwicklung relativ ungünstig.
- Jugendliche, bei denen die dissozialen Verhaltensweisen im Jugendalter dagegen relativ neu auftreten, haben eine gute Prognose, d.h. in diesem Falle ist das dissoziale Verhalten als passagere altersspezifische Auffälligkeit zu werten, die meist gut überwunden werden kann.

Dumas (1992) charakterisiert die beiden Gruppen mit den Begriffen „frühe Starter" (= Gruppe a) und „späte Starter" (= Gruppe b); Moffit (1993) unterscheidet in analoger Weise zwischen dissozialen Verhaltensweisen, die persistent sind („life-course-persistent"; Gruppe a), von den Auffälligkeiten, die auf das Jugendalter begrenzt sind („adolescence-limited"; Gruppe b). Im deutschsprachigen Raum wurde von Remschmidt und Walter eine Längsschnittstudie durchgeführt, in der über einen Zeitraum von ca. 20 Jahren überprüft wurde, ob jugendliche Straftäter weiter delinquent bleiben oder ob sie wieder eine normale Entwicklung einschlagen (s. Walter u. Remschmidt 1999; 2000; Remschmidt u. Walter 2001). Die Befunde, die von Remschmidt und Walter gewonnen wurden, bestätigen die Ergebnisse von Dumas und Moffit. Ausgehend von solchen Forschungsergebnissen, stellen Petermann und Petermann (1999) ein „Entwicklungsmodell" für aggressives Verhalten vor, um die Bedeutung des Verlaufswissens zu untermauern. Wir knüpfen an diesem Modell an, um die Entwicklung von aggressiv-dissozialen Verhaltensweisen zu skizzieren.

Bei der Gruppe der „frühen Starter" stehen häufig neuropsychologische Risikofaktoren am Beginn der Entwicklung. Die neuropsychologischen Funktionsauffälligkeiten können erblich beeinträchtigt oder auch durch Schädigungen während der Schwangerschaft bedingt sein (z.B. Substanzmittelmissbrauch der Mutter). Ein „schwieriges Temperament" (Chess u. Thomas 1991) bei Kindern in den ersten Lebensjahren korreliert mit den genannten neuropsychologischen Risikofaktoren. Im frühen Kindesalter zeigen solche Kinder darüber hinaus gehäuft Regulationsstörungen (s. Wolke 1999a).

Im Kindergartenalter und den ersten Schulklassen manifestieren sich bei diesen Kindern gehäuft Beeinträchtigungen in einzelnen Leistungsbereichen (z.B. Motorik, Sprache, später

	Risikofaktoren, Dispositionen, auslösende Faktoren →	Fehlanpassung/ psychische Auffälligkeiten →	psychische Störung →	chronifizierte psychische Störung
Kind	neuropsychologische Auffälligkeiten „schwieriges Temperament" frühkindliche Regulationsstörungen überaktives Verhalten (milde Ausprägungsform)	diskret ausgepägte einfache Aktivitäts- und Aufmerksamkeitsstörung (ICD: F 90.0, Grenzfall) hyperkinetische Verhaltensweisen und Aufmerksamkeitsstörungen Teilleistungsstörungen und Lernstörungen	ausgeprägtes Aufmerksamkeits-defizit-Syndrom mit assoziiertem oppositionellen und aufsässigen Verhalten (ICD: F 90.1) ausgeprägte Lerndefizite; schulische Misserfolge trotz normaler Intelligenz Außenseiterstellung in der Schule; soziale Isolation	Aufmerksamkeitsdefizit-Syndrom mit Störung des Sozialverhaltens (ICD: F 90.1), begleitet von depressiver Störung (ICD: F 92.0) kein regelmäßiger Schulbesuch Delinquenz/Kriminalität
	↕	↕	↕	↕
Eltern/Umfeld	emotionale Zuwendung und kognitive Anregung durch die Eltern eingeschränkt verminderte Selbstkontrolle bei den Eltern; heftige Ehekonflikte mit Gewalttätigkeiten soziale Randständigkeit der Familie	häufige negative Rückmeldungen in Interaktionen innerhalb und außerhalb der Familie Gleichaltrige lehnen das Kind ab bzw. ziehen sich vor ihm zurück inkonsequentes Verhalten der Eltern gegenüber dem Kind	selten positive Zuwendung, überwiegend Ablehnung durch Eltern extreme aggressive Konflikte mit den Eltern; Misshandlung durch die Eltern engere soziale Kontakte zu anderen „Außenseitern"	keine kontinuierliche Betreuung: Eltern geben Erziehungsverantwortung ab; häufige Umschulungen, zeitweilige Unterbringung in Wohngruppe keine erkennbare Zukunftsperspektive in schulischer und beruflicher Hinsicht (zuständige Instanzen sind ratlos) dissoziales Umfeld

Abb. 4-32: Schematisierte Darstellung der Entwicklung einer psychischen Störung am Beispiel aggressiv-dissozialen Verhaltens

im Erwerb des Lesens und Schreibens) und in Verhaltensauffälligkeiten, wie z.B. Aufmerksamkeitsdefiziten, Impulsivität und Hyperaktivität. Diese Auffälligkeiten wiederum sind gehäuft mit oppositionellem Trotzverhalten verbunden. An die Eltern stellen diese Auffälligkeiten, die bereits im Säuglingsalter bemerkbar werden, besonders hohe Anforderungen. Wenn die Eltern hierauf nicht vorbereitet sind, können sich schon in der frühen Kindheit Interaktions- und Beziehungsstörungen entwickeln. Auf der Seite der Eltern findet man in solchen Fällen besonders häufig ein verunsichertes und inkonsequentes Erziehungsverhalten.

Im Grundschulalter können sich die skizzierten Auffälligkeiten zu ausgeprägten hyperkinetischen Störungen oder zu aggressiven Verhaltensstörungen verfestigen. Sehr häufig findet sich auch eine Kombination von hyperkinetischen und aggressiven Verhaltensweisen. Diese Verhaltensauffälligkeiten werden durch Leistungsprobleme (z.B. Teilleistungsstörungen) verschärft; psychische Probleme und Lernschwierigkeiten verstärken sich.

Alle angeführten individuellen Auffälligkeiten belasten das Eltern-Kind-Verhältnis und erhöhen die Wahrscheinlichkeit für negative Beziehungsaspekte, z.B. ein gestörtes Vertrauensverhältnis. Darüber hinaus führen diese Verhaltens- und Leistungsprobleme gehäuft zu Schwierigkeiten im sozialen Kontakt mit Gleichaltrigen (z.B. soziale Ablehnung/Ausgrenzung; soziale Außenseiter). Soziale Kompetenzen, die normalerweise im Grundschulalter erworben werden, können sich diese Kinder nicht oder nur defizitär aneignen (z.B.

Ausgleich zwischen individuellem Leistungsstreben und der Fähigkeit zur Kooperation; Defizite in der moralischen Entwicklung).

Beim Eintritt in die Pubertät sind Jugendliche mit einem solchen Hintergrund nicht sonderlich gut für die im Jugendlichenalter anstehenden Entwicklungsaufgaben gerüstet. Aufgrund ihrer psychischen Struktur sind sie anfälliger bzw. eher ansprechbar für jegliche Art von Verführungen und Devianz (z.B. Regelverstöße, Drogenkonsum, Risikoverhalten). Sie haben keine wirklich engen Freundschaften; ihr Rückhalt bei anderen Jugendlichen ist brüchig, ihr Vertrauensverhältnis zu den Eltern ist wenig tragfähig, und sie greifen darauf nicht zurück, d.h. ihnen fehlt weitgehend der Schutz, der sich aus der Einbettung in soziale Beziehungen ergibt. Das heißt, sowohl intrapsychisch als auch sozial verfügen diese Jugendlichen in geringem Maße über Strukturen, die ihnen in den schnellen Umbrüchen der Adoleszenz Halt vermitteln könnten. So fallen die devianten Verhaltensweisen gravierender aus als bei weniger vorbelasteten Jugendlichen, und die schon bestehenden devianten Verhaltensweisen verfestigen sich zu einem ausgeprägten dissozialen Syndrom.

Die hier skizzierte Entwicklung aggressiv-dissozialen Verhaltens ist schematisch in der Abbildung 4-32 dargestellt. In dieser Abbildung wird die im Abschnitt 4.4.2 eingeführte Unterscheidung in verschiedene Entwicklungsstadien einer psychischen Störung wieder aufgegriffen.

Petermann und Petermann charakterisieren eine solche Störungsentwicklung als „Diversifikation", bei der eine Auffälligkeit die Wahrscheinlichkeit für weitere Auffälligkeiten erhöht; an ein Problem lagern sich gleichsam weitere Probleme bis zum Vollbild einer verfestigten psychischen Störung an, mit kumulativ anwachsenden Konsequenzen. Glücklicherweise stellt die charakterisierte Störungsentwicklung nur den negativen Extremfall dar: In jedem Entwicklungsstadium ergeben sich Chancen, auf einen normalen Entwicklungsverlauf einzuschwenken. Eine Entwicklungsnormalisierung ist immer möglich, allerdings ist sie umso leichter, je weniger umgrenzt und je weniger verfestigt die Auffälligkeiten sind.

> Interventionen in frühen Stadien einer solchen Entwicklung sind weniger aufwändig und gleichzeitig chancenreicher sowie sehr viel erfolgversprechender als späte Interventionen.

In diesem Zusammenhang gewinnen präventive Konzepte und Modelle der frühzeitigen Intervention eine zunehmende Bedeutung. Ein aktueller, viel versprechender Ansatz sind die so genannten „Life-Skills-Programme" für Kinder und Jugendliche (der Ausdruck „life skills" kann am ehesten mit „Lebenskompetenz" übersetzt werden). Solche Programme wurden für eine Vielzahl von Problemen, wie z.B. Drogenabusus, Gewalttätigkeit, chronische körperliche Erkrankungen, entwickelt. In diesen Programmen werden zum einen problemspezifische Fähigkeiten (z.B. Informationen über Drogen) vermittelt und zum anderen auch allgemeine Kompetenzen für den sozialen Bereich und den Umgang mit sich selbst (s. Abb. 4-33; s. zu einem kurzen

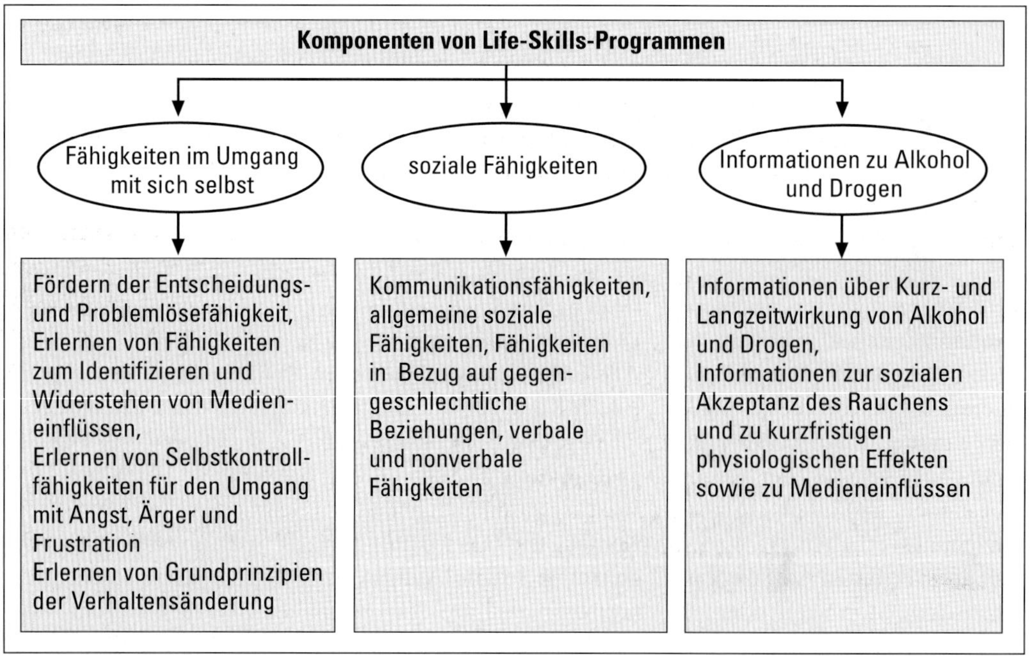

Abb. 4-33: Komponenten von Life-Skills-Programmen am Beispiel von Anti-Drogen-Programmen (vereinfacht nach Schmitt-Rodermund 1999)

Überblick Schmitt-Rodermund 1999). Im deutschsprachigen Raum sind bereits mehrere Programme zur Gesundheitsförderung und Drogenprävention eingeführt, die an Schulen durchgeführt werden können (s. Stiftung Warentest 2001 zu einem Überblick; vgl. auch Bundeszentrale für gesundheitliche Aufklärung 2000).

Psychische Störung und Therapie bilden einen Entwicklungszusammenhang

Was mit der These, dass psychische Störungen und ihre Therapie einen kontinuierlichen Entwicklungszusammenhang bilden, sei an einem Fallbeispiel verdeutlicht:

Fallbeispiel

Ein 13-jähriger Junge, nennen wir ihn Matthias F., wird wegen einer Schulphobie zur stationären Behandlung auf einer kinder- und jugendpsychiatrischen Station aufgenommen. Mehrere Monate lang konnte Matthias die Schule nicht besuchen, Grund dafür waren psychosomatische Beschwerden, Angst und depressive Verstimmungen. Diese Probleme traten immer und nur dann auf, wenn Matthias die Schule besuchen sollte.

Vor einem drei Viertel Jahr begannen die Beschwerden des Jungen, zunächst mit Bauchschmerzen, dann auch mit Kopf- und Gliederschmerzen und mit Fieber, sodass er die Schule nur noch tageweise besuchen konnte. Diese Beschwerden traten vorwiegend morgens auf. In den ersten Tagen versuchte die Mutter die Beschwerden mit den ihr geläufigen Hausmitteln zu behandeln, was aber nicht geholfen hat. Matthias' Vater allerdings meinte, seine Frau würde ihren Sohn zu sehr verwöhnen und „betütteln", was ihn nur noch weiter in seine Krankheiten hineintreibe. Er hielt Matthias überhaupt nicht für krank, sondern nur für verwöhnt, Matthias mache, was er wolle und hätte einfach Angst oder keine Lust, in die Schule zu gehen, weil es für ihn zu Hause schöner sei. Die später im Rahmen der psychiatrischen Behandlung erhobene Anamnese stützte diese Sicht von Herrn F. in gewisser Hinsicht: Matthias fand seit jeher nur schwer Kontakt zu Gleichaltrigen (tendenzielle soziale Isolation), von seiner Mutter, die selbst unter depressiven Episoden litt, wurde er sehr stark überbehütet, und Anforderungen wurden weitgehend von ihm ferngehalten. Gleichwohl konnte Herr F. seine Vorstellung, Matthias müsse endlich lernen, sich „durchzubeißen", nicht einmal ansatzweise durchsetzen; seine Frau richtete sich nicht nach seinen Ratschlägen, von denen sie meinte, sie gingen völlig an der Sache vorbei, sondern intensivierte ihre Pflege, was die Beschwerden aber nicht linderte.

Zunächst haben die Eltern also versucht, die Schwierigkeiten ohne äußere Hilfe zu bewältigen, was aber nicht gelang, u.a. vermutlich deshalb, weil sie uneins waren und gegeneinander agierten (was aber für sie durchaus nicht neu war). Die Mutter konsultierte nach etwa einer Woche ihren Hausarzt, der bei Matthias jedoch keine Krankheit feststellen konnte und sie an einen Kinderarzt überwies. Verschiedene Behandlungsversuche dieses Kinderarztes halfen nicht weiter; er überwies Matthias an eine Kinderklinik zur stationären Abklärung.

Matthias verweigerte eine stationäre Aufnahme; die vorgesehenen ausführlichen Untersuchungen zu den vorgetragenen körperlichen Symptomen wurden deshalb ambulant durchgeführt. Dies gestaltete sich allerdings schwierig, weil Matthias die Anweisungen der Ärzte (z.B. zum mehrmaligen täglichen Fiebermessen) teilweise unterlief, die Mutter sich gegenüber ihrem Sohn nicht durchsetzen konnte und sich zwischen Mutter und Sohn erhebliche Konflikte entwickelten (anknüpfend an die Behandlungsvorschläge der Ärzte).

Dies bestätigte Herrn F. noch mehr in seiner Auffassung, dass Matthias überhaupt nicht krank sei. Matthias' Vater stand all diesen Arztbesuchen sehr skeptisch und ablehnend gegenüber, und der bisherige Verlauf gab ihm auch Recht. Er meinte, dass Matthias trotz seiner Klagen die Schule besuchen sollte. Mit dieser Haltung konnte er sich aber gegenüber seiner Frau und Matthias nicht durchsetzen; in diesem Zusammenhang griff er zu skurril anmutenden Mitteln, um sich Gehör zu verschaffen; so versteckte er einfach die von den Ärzten verschriebenen Medikamente für Matthias, oder er warf sie heimlich in die Toilette, was zu erheblichen Spannungen und heftigen Streitigkeiten zwischen den Ehepartnern führte. Die Mutter suchte sich in diesem Zusammenhang nicht nur Rückhalt bei den konsultierten Ärzten, sondern auch bei Bekannten in der Kirchengemeinde und bei dem Gemeindevorsteher, die sie auch mit gut gemeinten Ratschlägen gegen ihren Mann unterstützten, was wiederum ihren Mann besonders ärgerte, zumal er das kirchliche Engagement seiner Frau ohnehin missbilligte. Im Verlauf dieser ganzen Entwicklung traten Matthias' Symptome am Morgen (und teilweise auch schon am Abend) immer häufiger auf, sodass er überhaupt nicht mehr die Schule besuchen konnte.

Die Ärzte der Kinderklinik drängten nun, nach etwa drei Monaten erfolgloser Behandlung, die Mutter dazu, Matthias in einer kinder- und jugendpsychiatrischen Klinik stationär behandeln zu lassen. Sie sahen einen Grund der Erfolglosigkeit darin, dass Matthias und auch Frau F. nur mangelhaft kooperierten (Anweisungen/Verordnungen nicht befolgt; Termine nur teilweise wahrgenommen). Außerdem ergaben die ausführlichen Untersuchungen keinen Hinweis auf eine körperliche Erkrankung; sie erklärten der Mutter, dass Matthias mit großer Wahrscheinlichkeit unter einer psychosomatischen Krankheit leide. Weiterhin sahen sie erhebliche Beziehungsprobleme zwischen Mutter und Kind (Durchsetzungsprobleme der Mutter), und außerdem machten sie der Mutter deutlich, dass bei Matthias darüber hinaus eine depressive Symptomatik vorlag, die stationär behandelt werden sollte. Herr F. war mittlerweile vom Krankheitsmanagement völlig abgekoppelt und zog sich verbittert zurück.

Frau F. folgte den Ratschlägen der Pädiater, nahm Kontakt zu einer kinder- und jugendpsychiatrischen Klinik auf und vereinbarte nach einem ambulanten Vorgespräch einen Termin zur stationären Aufnahme. Bei der Entscheidung der Mutter, nun doch eine stationäre psychiatrische Behandlung durchführen zu lassen, spielte auch die Schule eine erhebliche Rolle: Nachdem Matthias mehrere Wochen unentschuldigt gefehlt hatte (die Kinderklinik stellte keine Atteste mehr aus), teilten der Klassenlehrer und der Direktor ihr mit, dass sie die Angelegenheit an die Schulbehörde weitergeben würden und die Mutter mit Strafbefehlen zu rechnen hätte, weil Matthias seiner Schulpflicht nicht nachkam, wenn sie sich nicht umgehend von sich aus an eine psychiatrische Klinik wende. Der unter diesem Druck zustande gekommene Entschluss der Mutter, Matthias in einer kinder- und jugendpsychiatrischen Klinik behandeln zu lassen, traf auf den entschiedenen Widerstand ihres Ehemannes, der davon überzeugt war, dass auch diese Behandlung, wie alle bisherigen Behandlungsversuche, die Angelegenheit nur verschlimmern könnte. Die bisherige Erfahrung gab ihm durchaus Recht.

Durch dieses Beispiel, das keinesfalls überzeichnet, sondern durchaus typisch ist, soll verdeutlicht werden, mit welcher Situation wir konfrontiert sind, wenn ein Kind in einer kinder- und jugendpsychiatrischen Klinik vorgestellt wird: Die Familie hat zunächst versucht, auf die Bewältigungsmöglichkeiten, die ihr zur Verfügung stehen, zurückzugreifen, ihre eigenen Ressourcen zu aktivieren, dann auch auf andere Personen im Umfeld zurückgegriffen (Freunde, Bekannte usw.), schließlich auch fachliche Hilfe gesucht und darüber hinaus auch noch mehr oder weniger ungebetene Interventionen erlebt – in unserem Beispielfall durch die Schule. Ausgelöst durch das schulphobische Problem von Matthias, aktualisierte und verdeutlichte sich darüber hinaus eine ganze Reihe von weiteren Schwierigkeiten (etwa die Durchsetzungsschwierigkeiten der Eltern, die Abstimmungsprobleme und Konflikte zwischen den Eltern, die Einseitigkeit der angebotenen fachlichen Ratschläge), die bisher nicht so deutlich hervorgetreten waren. Die Versuche der Familie, die anstehenden Probleme zu bewältigen, führten nur noch weiter in die Schwierigkeiten hinein. Die Symptome von Matthias wirken wie ein ins Wasser geworfener Stein, der immer weitere Kreise zieht. Die Familie fand sich in einer unbefriedigenden Ordnung, und dies galt nicht nur für die Familie, viele andere Personen – auch die beteiligten Fachleute – spielten ihren Part in der Reproduktion der Problematik.

Zum Zeitpunkt der stationären Aufnahme sind wir gar nicht mehr mit einem Problem einer Person konfrontiert, wir haben es nicht mit einem Problem „an sich“ zu tun, sondern mit einem durch die Lösungsversuche vielfach überformten Problem, mit einem komplizierten Geflecht aus einer ganzen Reihe von individuellen und interpersonalen Problemen sowie mit dazugehörigen uneffektiven Lösungsversuchen.

In starker Vereinfachung ausgedrückt: Kinder bieten ihren Eltern viele Probleme, die allermeisten werden von den Kindern und ihren Familien ohne äußere Hilfe und ohne professionelle Interventionen gelöst; auch die meisten psychischen Irritationen und Auffälligkeiten werden so bewältigt. Im klinischen Kontext lernen wir eine ganz bestimmte Problemart kennen, nämlich diejenigen Schwierigkeiten, bei denen die verfügbaren Bewältigungsversuche nicht weitergeholfen haben und gescheitert sind; wir haben es also nicht unbedingt mit besonders gravierenden Problemen „an sich“ zu tun, sondern mit Konstellationen, in denen eine Disparität zwischen Problem und Bewältigungsmöglichkeiten besteht: Ein Anpassungsproblem bzw. eine psychische Auffälligkeit wird dann zum klinisch relevanten Problem, wenn die „normalen“ Bewältigungsmöglichkeiten nicht mehr hinreichen, sondern die Probleme nur verschärfen und zusätzlich noch in weitere Schwierigkeiten hineinführen.

Das Bewusstsein in Bezug auf diese Problemlage tritt allerdings im „normalen“ klinischen Ablauf allzu leicht in den Hintergrund: Vorrangiger sind andere Fragen, z. B. ob bei dem vorgestellten Kind oder Jugendlichen eine psychische Störung vorliegt und um welche Störung es sich dabei handelt. Das Ziel einer solchen Untersuchung besteht darin, zu einer Diagnose zu gelangen, in der die Störung des Kindes festgestellt wird, und die Bedingungsfaktoren dieser Störung zu identifizieren. Durch solche durchaus notwendigen Prozeduren der „Feststellung“ kann sehr leicht der Eindruck entstehen, als ob wir es bei psychischen Störung mit einer statischen Entität zu tun hätten (Hypostasierung), wobei das Problem (Kind, psychische Störung, Lebensumstände, die Familie) und die mögliche Lösung (professionelle Behandlung) klar getrennt erscheinen: Das Kind (vielleicht auch die Familie) „hat etwas", nämlich das Problem bzw. eine psychische Störung, der Kliniker „hat" etwas ganz anderes, nämlich die Lösung. Wie Problem und Lösung zusammenkommen können, bleibt dabei etwas rätselhaft.

Im Gegensatz zu einer solchen Sichtweise wird in der Entwicklungspsychopathologie der prozessuale Charakter psychischer Probleme betont, dabei gehören Störung und Bewältigungsversuche eng zusammen und bilden gemeinsam das, was als psychische Störung diagnostiziert wird (s. Abb. 4-34). Wenn uns ein Kind vorgestellt wird, dann werden wir einbezogen in einen laufenden, bisher misslungenen Bewältigungsprozess. Im Verlauf dieses Prozesses hat sich die psychische Störung entwickelt und stabilisiert, und darüber hinaus hat sich eine ganze Reihe von weiteren Problemen ergeben; die klinische Vorstellung selbst ist ein Teil dieses bisher gescheiterten Prozesses. Wir können uns diese Situation in einem Bild veranschaulichen: Es sind wohl schon 100 Lösungsansätze unternommen worden, und wir sind nun Teil des 101. Versuchs, die anstehenden Probleme zu lösen. In einer solchen Situation ist es nicht verwunderlich, wenn die

	Risikofaktoren, Dispositionen, auslösende Faktoren →	Fehlanpassung/ psychische Auffälligkeiten →	psychische Störung →	chronifizierte psychische Störung
Kind	Persönlichkeitsmerkmal: ängstlich-gehemmt leichte Defizite in der sozialen Kompetenz unsichere Bindung zu den Eltern Unsicherheit in neuen sozialen Situationen aktuell: Konflikt zwischen Bindungswunsch (Schutz, Sicherheit) und Autonomiewunsch (Eigenständigkeit)	Tendenz zu Schulvermeidung (sporadische Fehltage) erhöhte Angst in Trennungssituationen erhöhte soziale Angst im Kontakt mit Gleichaltrigen	anhaltende Schulverweigerung (ICD: F 93.0) Entwicklung von körperlichen Symptomen bei Forderung, die Schule zu besuchen: ausgeprägte Angstsymptomatik und Ausübung von aggressivem Druck gegenüber den Eltern Patient fühlt sich zusätzlich durch die Konflikte zwischen den Eltern belastet, an denen er sich die Schuld gibt	chronifizierte Schulverweigerung; zusätzlich bedeutsame depressive Symptomatik (ICD: F 93.0/34.1) Entwicklung von exzentrischen/skurrilen Verhaltensweisen (Tag-Nacht-Umkehr; „Computersucht") soziale Isolation: Abkoppelung von altersgemäßen Lebensvollzügen Folge: massive Einschränkungen für die Entwicklung
	↕	↕	↕	↕
Eltern/Umfeld	depressives Syndrom bei der Mutter; Vater introversiv, tendenziell sozial isoliert überprotektive/ambivalente Erziehungshaltung Verlust einer wichtigen Bezugsperson (Großvater) unbefriedigende Ehebeziehung	Eltern sind beunruhigt wegen der Ängstlichkeit des Kindes Die Mutter entwickelt die Befürchtung, dass sie ihre Depression an ihren Sohn vererbt hat; hierdurch intensiviert sich ihre überprotektive Haltung Konflikte zwischen Eltern wegen unterschiedlicher Erziehungshaltung	Mutter mit „Management" der unklaren körperlichen Erkrankung beschäftigt Entmutigung wegen Scheitern der Behandlungsversuche heftige Auseinandersetzungen zwischen den Eltern wegen „Krankheitsmanagement" und der Frage des Schulbesuchs	Familienleben massiv durch das Verhalten des Patienten beeinträchtigt; Vater fühlt sich vom Patienten terrorisiert heftige Konflikte innerhalb der Familie Schulbehörden setzen Familie unter Druck; Eltern fühlen sich zu Unrecht angegriffen

Abb. 4-34: Schematisierte Darstellung der Entwicklung einer psychischen Störung am Beispiel der Schulverweigerung

Patienten und ihre Familien die klinische Vorstellung nicht gerade hoffnungsvoll erleben, sondern weitere Erlebnisse des Scheiterns befürchten.

Unsere Aufgabe besteht nun zunächst einmal darin, einen sinnvollen Anschluss an diese Entwicklung zu finden: Die Therapie kann nichts anderes sein als die Begleitung der ohnehin stattfindenden Bewältigungsversuche und die Teilnahme an diesen Bewältigungsversuchen, um diese umgestalten zu können – mit dem Ziel, den negativen Zirkelprozess der Abwertung, der in die psychische Störung geführt hat, umzukehren und einen alternativen, positiven Aufwertungsprozess in Gang zu setzen, in dem die beteiligten Personen ihr Verhalten als adäquat, wirksam und erfolgreich erfahren können.

Durch die entwicklungspsychopathologische Sichtweise werden die Entwicklung der psychischen Störung und der Therapieprozess in einen einheitlichen und kontinuierlichen Zusammenhang gestellt: Problem und Lösung sind auf derselben Entwicklungsachse zu finden. Die Therapie soll sich an den pathogenen Prozess anschließen, um ihm eine andere – positive – Richtung geben zu können.

Wenn die mehr oder weniger gescheiterte Bewältigungsgeschichte nicht gebührend mitbedacht wird, hat es fast den Anschein, als ob die Geschichte des Patienten und seiner Familie erst mit der klinischen Vorstellung begänne. Im ungünstigen Falle vermitteln Kliniker genau diesen Eindruck. Wenn wir dagegen am jeweiligen Stand des Bewältigungs-

Entwicklungsphase der psychischen Störung	Risikofaktoren, Dispositionen, auslösende Faktoren verschiedene dispositionelle Merkmale ohne unmittelbare klinische Bedeutung	→ Fehlanpassung/ psychische Auffälligkeiten erhöhte Ängstlichkeit; Tendenz zu Schulvermeidung (sporadische Fehltage)	→ psychische Störung anhaltende Schulverweigerung	→ chronifizierte psychische Störung chronifizierte Schulverweigerung, zusätzlich ausgeprägte depressive Symptomatik
Therapeutischer Ansatzpunkt: Was wünschen sich die Familienmitglieder von den Fachleuten?	Die Eltern haben von sich aus keinen artikulierten Hilfewunsch.	Die Eltern sind beunruhigt wegen der Ängstlichkeit des Kindes. Die Mutter wünscht sich Hilfe in Erziehungsfragen und Rat bezüglich der Frage, welche Auswirkungen ihre psychische Erkrankung auf ihren Sohn hat.	Mutter befürchtet körperliche Erkrankung; sie wünscht sich genaue Untersuchungen mit einem klaren Ergebnis und effektiver Behandlung. Darüber hinaus wünscht sie sich Hilfe bei der Steuerung/Beaufsichtigung ihres Sohnes. Mutter wünscht sich Unterstützung gegen ihren Mann (sie aktiviert hierzu Bekannte aus der Gemeinde). Der Vater lehnt von sich aus ausdrücklich Hilfe ab.	Die Eltern meinen überreinstimmend, dass Ärzte und Schulbehörden die Situation falsch einschätzen Sie wünschen sich primär Unterstützung bei der Auseinandersetzung mit Schulbehörden und mit Ärzten. Gegenüber allen anderen Hilfsangeboten sind sie skeptisch eingestellt. Einer Aufnahme in eine kinder- und jugendpsychiatrische Klinik stimmen sie nur unter Druck zu.

Abb. 4-35: Schematische Darstellung des Zusammenhangs zwischen der Entwicklungsphase der psychischen Störung und den Hilfewünschen der Familienmitglieder

prozesses anknüpfen wollen, dann stellt sich die Frage, welche konkreten Ansatzpunkte sich für eine therapeutische Hilfestellung bieten. Abhängig von der Entwicklungsphase der psychischen Störung verändern sich die Wünsche und Interessen der Patienten und ihrer Eltern. Je länger die Störung bereits andauert, umso mehr stehen sekundäre und tertiäre Folgewirkungen (z. B. Verhalten der Schulbehörden und Gerichte) im Blickpunkt, die erst „abgearbeitet" werden müssen, bevor wir uns mit den psychischen Problemen (z. B. Ängstlichkeit des Kindes), die hinter der Schulverweigerung stehen, beschäftigen können. In der Abbildung 4-35 ist dies schematisch verdeutlicht.

Tab. 4-32: Typische Ablaufstruktur von Psychotherapien (mod. nach Perrez u. Baumann 1998)

Phase mit Zielsetzungen	Aufgaben	Methoden/Interventionen
diagnostische Phase Diagnostik, Indikationsstellung und Therapieplanung, Beratung	diagnostische Abklärung Indikationsstellung für den geeigneten Therapieansatz (z. B. Psychotherapie vs. Pharmakotherapie) gemeinsame Entscheidung über das weitere Vorgehen	Anamnese, Exploration, Interview psychiatrische und psychologische Untersuchungen Beratung mit Aufklärung über die Therapie
erste Therapiephase Entwicklung von günstigen Voraussetzungen für therapeutische Lernprozesse • Gestaltung der therapeutischen Beziehung /Aufbau einer förderlichen Zusammenarbeit • Ressourcenaktivierung/ Förderung der Therapiemotivation	Vermittlung eines Störungskonzepts Rollenstrukturierung (dem Patienten die Rolle als Patient erleichtern und erklären) Entwicklung einer vertrauensvollen Beziehung Bildung von positiven Veränderungserwartungen	Informationsvermittlung Klärung der therapeutischen Spielregeln Verwirklichung der „Basisvariablen" Echtheit, Wertschätzung und Empathie ressourcenaktivierende Methoden (diagnostische und therapeutische „Basistechniken")
zweite Therapiephase Anregung bzw. Anleitung zu therapeutischen Lernprozessen • Veränderungen im kognitiv-emotionalen Bereich • Veränderungen im behavioralen Bereich	systematischer Aufbau von Kompetenzen zur konkreten Problemlösung (Verhaltenstherapie) Restrukturierung des Selbstbildes (klientzentrierte Psychotherapie) Analyse und Erfahrung von Verhaltens- und Erlebensmotiven (tiefenpsychologische/ psychoanalytische Therapie)	Einsatz spezieller psychotherapeutischer Techniken mit Verlaufsbeobachtung und kontinuierlicher Anpassung der Methoden
Abschlussphase Übertragung ins natürliche Milieu, Abschlussevaluation und Katamnese	Stabilisierung und Generalisierung der Veränderungen psychodiagnostische Klärung der Therapiezielerreichung und formelle Beendigung der Behandlung längerfristige Verlaufskontrolle	Maßnahmen zur Umsetzung im natürlichen Milieu (z. B. Beurlaubung mit Übungen); Veränderungen der Kontaktdichte Erfassung von Kriterienmaßen (z. B. Symptomatik; Therapiezufriedenheit; Goal Attainment Scaling); katamnestische Befragung

Die Psychotherapie selbst hat einen Entwicklungsverlauf

Wie die psychische Störung stellt auch die Psychotherapie einen Entwicklungsprozess dar, in dem sich gleichermaßen die individuellen Verhaltensweisen und die interpersonalen Beziehungen verändern. Der wesentliche Unterschied besteht darin, dass nun ein professionelles Personal (Psychotherapeuten, andere professionelle Betreuer/Therapeuten) an diesem Prozess beteiligt ist. Damit sind der Anspruch und die Hoffnung verbunden, dass dieser Prozess eine andere Richtung, nämlich eine positive Orientierung im Sinne einer Entwicklungsnormalisierung erhält. Dies geschieht in der Regel schrittweise, in Phasen, die aufeinander aufbauen; mit der schrittweisen Entwicklung der Therapie verändern sich auch die notwendigen Interventionen. Am Anfang steht die Diagnostik, die gegebenenfalls in eine Entscheidung für eine Therapie mündet. In der **ersten Phase der Therapie** geht es zunächst einmal darum, die Voraussetzungen dafür zu

Therapiephase	Dauer	patientenorientierte Interventionen	familien- und umfeldorientierte Interventionen
Diagnostik	1 Woche	Anfangsdiagnostik	Anfangsdiagnostik
1. Abschnitt der stationären Therapie	3 Wochen	Sondenernährung; medizinische Versorgung; antidepressive Medikation; psychotherapeutischer Beziehungsaufbau und Motivierung	Information und Beratung der Eltern (2 Elterngespräche)
2. Abschnitt der stationären Therapie	2 Monate	Verhaltenstherapie zum Essverhalten (täglich); Gesprächspsychotherapie (2 Wochenstunden); Gruppentherapie (2 Wochenstunden); ergänzend: körperorientierte Therapie (2 Wochenstunden)	begleitende Information und Beratung der Eltern (2 Elterngespräche)
3. Abschnitt der stationären Therapie	2 Monate	selbstkontrollierte Verhaltenstherapie zum Essverhalten (täglich); Ernährungsberatung (insges. 2 Stunden); Gesprächspsychotherapie (2 Wochenstunden) Gruppentherapie (2 Wochenstunden) soziales Kompetenztraining und Generalisierungstraining (Wochenendbesuche zu Hause; Schule außerhalb der Klinik)	strukturierende/psychoedukative Eltern- und Familienarbeit (Umgang der Familienmitglieder miteinander bei Besuchen) (jeweils 1 Sitzung in 2 Wochen) ↓ beziehungsorientierte Familientherapie; Klärung von Beziehungskonflikten zwischen Patientin und Eltern (jeweils 1 Sitzung in 2 Wochen)
amubulante Therapie (Nachbetreuung)	7 Monate	wöchentliche Gewichtskontrolle durch den Hausarzt Gesprächspsychotherapie (1 Wochenstunde)	beziehungsorientierte Familientherapie: Klärung von Beziehungskonflikten zwischen Patientin und Eltern (jeweils 1 Sitzung pro Monat)

Abb. 4-36: Beispiel für einen Therapieverlauf bei einer anorektischen Patientin (nach Martin 1997)

schaffen, dass therapeutisches Lernen stattfinden kann. Die wichtigsten Komponenten in dieser Phase sind die therapeutische Beziehungsgestaltung und die Aktivierung der individuellen und familiären Ressourcen zur Bewältigung der anstehenden Probleme. Unter günstigen Bedingungen, und wenn die Störungen noch nicht chronifiziert sind, kann durch diese Interventionen eine grundlegende Veränderung erreicht werden, sodass die Patienten und ihre Familien bei der Lösung der anstehenden Probleme keine weitere Hilfe benötigen (Kurzzeittherapien, schnelle „Spontanremissionen"). Wenn dagegen die Störung und die mit ihr assoziierten Probleme chronifiziert sind oder wenn die sonstigen Bedingungen (individuelle Voraussetzungen, soziales Umfeld) ungünstig sind, dann kann schon diese erste Therapiephase sich schwierig und langwierig gestalten. Das **Ziel der zweiten Therapiephase** besteht dann darin, die notwendigen Veränderungen zu erreichen. In der **Abschlussphase** geht es schließlich darum, die erreichten Veränderungen in die natürliche Umgebung zu übertragen (Generalisierung). Aus entwicklungspsychopathologischer Perspektive wird dabei die längerfristige Stabilisierung besonders betont; dies bedeutet auch, dass die katamnestische Betreuung einen integralen Bestandteil der Therapie bilden sollte. In der Tabelle 4-32 ist das skizzierte Phasenmodell der Psychotherapie schematisch dargestellt.

Die oben dargestellten familientherapeutischen Aufgabenstellungen können diesem Phasenmodell zugeordnet werden: Im typischen Fall stehen die Beziehungsgestaltung und die Ressourcenaktivierung in der ersten Therapiephase im Vordergrund; in der zweiten Therapiephase liegt der Schwerpunkt auf kognitiv-affektiven Klärungsprozessen und der konkreten Problembewältigung. Diese typisierende Phasendarstellung kann sich im konkreten Einzelfall sehr unterschiedlich ausformen; in der Abbildung 4-36 ist ein Beispiel hierzu dargestellt.

4.4.6 Die Entwicklung der wissenschaftlichen Psychotherapie-Forschung: bisherige Ergebnisse und Ausblick

Obwohl sich die moderne Psychotherapie seit ihrer Begründung durch Sigmund Freud durch den Bezug auf ihre wissenschaftliche Grundlagen definiert, wurde die Wirksamkeit psychotherapeutischer Methoden lange Zeit nicht überprüft, sondern einfach unterstellt[2]. Ein wichtiger Grund hierfür lag wohl in der Vorstellung, man könne die Effektivität der Psychotherapie nicht mit experimentellen Methoden überprüfen. Heute dagegen besteht ein breiter Konsens, dass die Wirksamkeit der Psychotherapie in analoger Weise geprüft werden kann wie die von medikamentösen Behandlungen oder von beliebigen anderen Interventionen. Ein wichtiger Impuls für die Entstehung einer systematischen Erforschung der Wirksamkeit von psychotherapeutischen Interventionen ging von Eysencks Artikel „The effects of psychotherapy: An evaluation" aus, der im Jahre 1952 erschien und in dem Eysenck zu dem polemischen Schluss kam, dass die Verbesserungen, die durch die traditionellen Formen psychodynamischer Therapie erreicht werden können, nicht besser seien als die Spontanremissionsraten (Eysenck 1952). Zu ähnlichen Schlussfolgerungen bezüglich des Kinder- und Jugendlichenbereichs kam Levitt (1957). Seit den Arbeiten von Eysenck und Levitt – die sich nur auf eine schmale und methodisch fragwürdige Datenbasis stützen konnten und damals sehr kontrovers diskutiert wurden – hat sich die Psychotherapie-Forschung in dynamischer Weise entwickelt, sodass wir heute über gut gesicherte Methoden und Ergebnisse verfügen.

Die wichtigste Methode der Wirksamkeitsüberprüfung von klinischen Interventionen stellt die Kontrollgruppenstudie dar. Im typischen Fall wird dabei eine Gruppe, die eine bestimmte Behandlung bzw. Intervention erhält, mit einer Kontrollgruppe verglichen, die keine Intervention (bzw. eine Plazebo-Behandlung) erhält. Die Zuweisung zur Behandlungsgruppe und Kontrollgruppe soll dabei zufällig (randomisiert) geschehen, um sicherzustellen, dass die beiden Gruppen sich nur durch die Behandlung (nicht aber in anderen Merkmalen) unterscheiden. Auf diese Weise kann auch sichergestellt werden, dass Unterschiede, die nach der Behandlungszeit zwischen den beiden Gruppen festgestellt werden, tatsächlich auf die Behandlung (und nicht auf andere Faktoren) zurückzuführen sind. In der Fachsprache wird eine Untersuchung nach diesem Muster als „randomisierte Kontrollgruppenstudie" bezeichnet; nur mit einem solchen Untersuchungsdesign kann die Wirksamkeit einer Therapieform festgestellt werden, also ob eine Intervention kausal wirksam ist (vgl. Kazdin 1991; 1993; 1995).

Die Wirkung einer Intervention – die mehr oder weniger stark ausgeprägt sein kann – wird durch die „Effektstärke" ausgedrückt, die bei Therapiestudien in der Regel als standardisierte Mittelwertsdifferenz berechnet wird. Im typischen Fall einer Kontrollgruppenstudie wird die Differenz der Mittelwerte der Behandlungsgruppe und der Kontroll-

2 In den ersten 50 Jahren des 20. Jahrhunderts hat man sich intensiv mit der Frage auseinandergesetzt, wie (auf welche Weise) die Psychotherapie wirkt; die Frage, ob sie überhaupt wirksam ist, wurde meist übergangen.

Tab. 4-33: Dichotomisierte Effektdarstellung („binomial effect size display" [BESD] für eine Effektstärke von 0,85; nach Rosenthal 1991a)

	keine bedeutsame Verbesserung	bedeutsame Verbesserung	Summe
Psychotherapie-Behandlungsgruppe	30	70	100
Kontrollgruppe ohne Psychotherapie	70	30	100
Summe	100	100	

Tab. 4-34: Ergebnisse der wichtigsten umfassenden Meta-Analysen zur Psychotherapie mit Kindern und Jugendlichen

Meta-Analyse	Anzahl der Studien	mittlere Effektstärke	
		Therapie-Ende	Katamnese
Casey-Berman 1985	64	0,71	0,60
Weisz et al. 1987	163	0,79	0,93
Kazdin 1990	64	0,88	0,89
Kazdin 1990	41	0,77	0,39
Weisz et al. 1992	110	0,71	0,61
Weisz et al. 1995	150	0,71	–

gruppe durch die Standardabweichung der verwendeten Variable geteilt[3]:

$$\text{Effektstärke} = \frac{(\text{Mittelwert}_{\text{Behandlungsgruppe}} - \text{Mittelwert}_{\text{Kontrollgruppe}})}{\text{Standardabweichung}}$$

Dies kann an einem einfachen Beispiel verdeutlicht werden: Die meisten IQ-Tests verwenden eine Skalierung mit dem Mittelwert 100 und der Standardabweichung 15. Wenn es eine Intervention gäbe, die den IQ in der Versuchsgruppe um 15 IQ-Punkte steigern könnte, dann hätte diese Intervention nach der Formel eine Effektstärke von 1, und zwar nach der folgenden Formel[4]:

$$\text{Effektstärke} = \frac{(115\text{–}100)}{15} = 1$$

Die Verwendung von Effektstärkemaßen dieser Art hat den wesentlichen Vorteil, dass verschiedene Interventionen hinsichtlich ihrer Wirksamkeit direkt miteinander verglichen werden können. Darüber hinaus können die in verschiedenen Studien ermittelten Effektstärken zusammengefasst werden, indem man z. B. durchschnittliche Effektstärken für bestimmte Interventionen errechnet. Genau dies geschieht in so genannten Meta-Analysen, in denen die Effektstärken, die in verschiedenen Untersuchungen ermittelt wurden, zusammengefasst und mit speziellen statistischen Methoden weiterverarbeitet werden. In ihrer bahnbrechenden Meta-Analyse von insgesamt 475 kontrollierten psychotherapeutischen Wirksamkeitstudien ermittelten Smith, Glass und Miller (Smith u. Glass 1977; Smith et al. 1980) für psychotherapeutische Interventionen eine durchschnittliche Effektstärke (ES) von 0,85. Dieses Durchschnittsergebnis konnte im Wesentlichen in späteren Meta-Analysen und Übersichtsarbeiten bestätigt werden (Grawe et al. 1994). Was eine solche Effektstärke bedeutet, kann veranschaulicht werden, indem man das Effektstärkemaß in andere Maße bzw. Darstellungsformen umrechnet. Umgerechnet in Perzentile bedeutet eine ES von 0,85, dass es dem durchschnittlichen Psychotherapie-Patienten bei Abschluss der Behandlung besser als 80 % der Patienten geht, die keine Psychotherapie erhielten. Eine andere mögliche Veranschaulichung der ES

3 Es handelt sich hier natürlich um eine extrem stark vereinfachte Darstellung. Für eine genauere Darstellung, s. Remschmidt u. Mattejat 1997 sowie Rosenthal 1991.

4 Auch diese Darstellung ist extrem vereinfacht, um das Prinzip zu verdeutlichen.

von 0,85 ist ihre in der Tabelle 4-33 dargestellte „dichotomisierte Effektdarstellung". Hieraus ist ersichtlich, dass Psychotherapie einen sehr deutlichen Effekt hat, der stärker ist als bei vielen anderen medizinischen Maßnahmen.

In der Arbeit von Smith et al. (1980) und in den meisten folgenden Meta-Analysen wurde der Bereich der Kinder- und Jugendlichenbehandlungen nicht oder zumindest nicht gesondert berücksichtigt. Dies hat sicherlich damit zu tun, dass es bis heute im Kinder- und Jugendlichenbereich sehr viel weniger Studien gibt als im Erwachsenenbereich (weniger als 10 % der kontrollierten Psychotherapiestudien beziehen sich speziell auf Kinder und Jugendliche). Aus diesen Gründen sind die Meta-Analysen über die Wirksamkeit von Kinder- und Jugendlichenpsychotherapie mit einer gewissen Zeitverzögerung erschienen. Eine zusammenfassende Gesamtübersicht über die Wirksamkeit der Psychotherapie bei Kindern und Jugendlichen vermitteln Weisz und Weiss in ihrem 1993 erschienenen Buch „Effects of Psychotherapy with Children and Adolescents" (Weisz u. Weiss 1993; s. auch Tab. 4-34).

Die Ergebnisse aus dem Kinder- und Jugendlichenbereich sind in den Grundzügen ähnlich wie bei der Psychotherapie mit den Erwachsenen. Bedeutsame Behandlungseffekte zeigen sich sowohl im Vergleich zu unbehandelten Kontrollgruppen als auch im Vergleich zu Gruppen mit unspezifischen Behandlungen (Plazebo-Gruppen). Die Effektgrößen liegen in einem Bereich, der mit dem von Erwachsenentherapien vergleichbar ist. Das heißt: Auch für den Kinder- und Jugendlichenbereich ist die Wirksamkeit der Psychotherapie ganz eindeutig nachgewiesen. Jüngere Kinder – unter zwölf Jahren – zeigen in vielen Studien tendenziell bessere Behandlungseffekte als Jugendliche. Darüber hinaus ist der Behandlungserfolg von vielen weiteren Faktoren, insbesondere von der Art der psychischen Störung, abhängig. Schließlich zeigen sich – ähnlich wie im Erwachsenenbereich – konsistente Unterschiede zwischen den verschiedenen Therapieformen: Die behavioralen Therapieansätze schneiden in den Therapiestudien besser ab als die nichtbehavioralen Methoden. Speziell dieses Ergebnis, das ja für verhaltenstherapeutische Methoden und gegen andere Ansätze in der Psychotherapie spricht, wurde in den 90er Jahren kontrovers diskutiert. Heute allerdings ist diese Diskussion in wissenschaftlicher Hinsicht nicht mehr sonderlich aktuell, da die unspezifische Frage nach der Wirksamkeit der Psychotherapie bzw. der Wirksamkeit von einzelnen psychotherapeutischen Ansätzen durch eine neue Fragestellung abgelöst wurde: Nachdem klar war, dass Psychotherapie prinzipiell eine wirksame Interventionsform darstellt und nachdem darüber hinaus die Wirksamkeit von verhaltenstherapeutischen Therapiemethoden besonders deutlich nachgewiesen wurde, beschäftigte man sich im letzten Jahrzehnt vorwiegend mit der Frage, welche Methoden bei bestimmten Störungen die beste Wirksamkeit aufweisen. Die Übersichtsarbeit von Roth und Fonagy (1996), die den einprägsamen Titel „What works for whom?" trägt, stellt hierbei einen wichtigen Markstein der Entwicklung dar. Mittlerweile liegen mehrere Übersichten vor, in denen die wichtigsten kinder- und jugendpsychiatrischen Störungsbilder abgehandelt werden und zu jedem Störungsbild angegeben wird, welche Behandlungen erwiesenermaßen wirksam sind. Oft handelt es sich dabei um Kombinationen von Behandlungskomponenten, bei denen individuelle psychotherapeutische Methoden nur Bausteine im Gesamtkonzept darstellen. Bei der Prüfung der Frage, ob eine bestimmte Behandlung bei einem vorgegebenen Störungsbild als empirisch bestätigt gelten kann, orientiert man sich an bestimmten Kriterien, so wie sie z. B. von der „American Psychological Association" (1993) herausgegeben wurden. In der Tabelle 4-35 sind die Kriterien für gut bestätigte Therapien aufgelistet; eine ähnliche (in den Anforderungen etwas abgemilderte Liste) existiert für Therapien, die als „wahrscheinlich wirksam" gelten können.

Tab. 4-35: Kriterien für „gut bestätigte Therapien" („well established") („Chambless-Kriterien"; vereinfacht nach American Psychological Association 1993)

Wirksamkeitsnachweis	
I.	Die Wirksamkeit wurde in mindestens zwei methodisch gut konzipierten kontrollierten Studien auf folgende Weise nachgewiesen: Überlegenheit gegenüber Medikamenten oder psychologischem Plazebo oder einer anderen Therapie oder Äquivalenz zu einer gut bestätigten Therapie.
oder:	
II.	Die Wirksamkeit wurde durch eine große Serie (> 9) von Einzelfall-Experimenten nachgewiesen.
Außerdem müssen folgende weitere Kriterien erfüllt sein:	
III.	Die Studien müssen mit Therapiemanualen durchgeführt werden.
IV.	Die Patientenpopulationen müssen klar spezifiziert sein.
V.	Die Effekte müssen durch zwei verschiedene Forscherteams nachgewiesen worden sein.

Tab. 4-36: Übersicht zu den wichtigsten bisherigen Ergebnissen der störungsspezifischen Wirksamkeitsforschung (Zusammenfassung im Anschluss an Weisz u. Jensen 2001 und an Hibbs 2001)

Störungsbild	Bestätigungsgrad	Therapie
Depression	gut bestätigt	keine
	wahrscheinlich wirksam	kognitiv-behaviorale Therapie für Kinder und Adoleszenten Depressions-Bewältigungstraining für Adoleszente
Phobien und Angststörungen	gut bestätigt	Modell-Lernen mit teilnehmendem In-vivo-Modell operante Methoden: Konfrontationsübung mit Verstärkung
	wahrscheinlich wirksam	Desensibilisierung in sensu Desensibilisierung in vivo einfaches Modell-Lernen (Vorbild-Nachahmung) Modell-Lernen durch Videos/Filme kognitiv-behaviorale Interventionen mit Selbstinstruktion kognitiv-behaviorale Therapie mit familienbezogenen Interventionen
Aufmerksamkeitsdefizit-/ Hyperaktivitätsstörung	gut bestätigt	behaviorales Elterntraining Verhaltensmodifikation im Klassenzimmer
	wahrscheinlich wirksam	keine
Störungen des Sozialverhaltens	gut bestätigt	behaviorales Elterntraining videogestütztes Elterntraining
	wahrscheinlich wirksam	Ärger-Kontroll-Training Ärger-Bewältigungs-Training Assertivitäts-Training Delinquenz-Bewältigungs-Programm multisystemische Therapie Eltern-Kind-Interaktions-Training Problemlösungs-Training rational-emotive Therapie „Time out" mit verhaltenstherapeutischem Training

Orientiert an diesen Kriterien, kann nun für jedes Störungsbild angegeben werden, welche Therapien für diese Störung aufgrund der bisherigen Forschungsergebnisse als „gut bestätigt" oder als „wahrscheinlich wirksam" gelten können. In der Tabelle 4-36 wird der aktuelle Erkenntnisstand bezüglich der wichtigsten kinder- und jugendpsychiatrischen Störungsbilder, bei denen psychotherapeutische Methoden im Zentrum der Behandlung stehen, dargestellt.

Die Ergebnisse aus der spezifischen Wirksamkeitsforschung stellen einen wichtigen Fortschritt für die Psychotherapie dar, denn sie haben im Gegensatz zu den Ergebnissen der allgemeinen Wirksamkeitsforschung (aus denen sich nur wenige und eher abstrakte Hinweise für die praktische Arbeit ableiten ließen) unmittelbare Auswirkungen auf die therapeutische Praxis, da sie in die Therapie-Leitlinien der einschlägigen Fachgesellschaften einfließen (s. hierzu Sanderson u. Woody 1995; Deutsche Gesellschaft für Kinder- und Jugendpsychiatrie, Psychosomatik und Psychotherapie et al. 2007). Dies führt längerfristig dazu, dass die empirisch als wirksam erwiesenen Methoden auch zunehmend häufiger in der praktischen Patientenversorgung eingesetzt werden.

In der Tabelle 4-37 wird die in diesem Abschnitt skizzierte Entwicklung der Psychotherapie-Forschung in schematischer Form gleichsam vor Augen geführt. Es ist vielleicht für manche erstaunlich, dass eine systematische empirische Psychotherapie-Forschung erst in Gang gekommen ist, nachdem die Psychotherapie schon lange in der praktischen Versorgung etabliert war. Mit der breiten Anerkennung der empirischen Forschungsmethodik auch für den Bereich der Psychotherapie ist die Ausrichtung an jeweils einer psychotherapeutischen Schulrichtung zunehmend fragwürdig geworden; stattdessen hat die Orientierung an den empirischen Forschungsergebnissen an Bedeutung gewonnen. Die Frage nach der prinzipiellen Wirksamkeit von Psychotherapie wurde erstaunlicherweise erst im letzten Drittel des 20. Jahrhunderts beantwortet; die Antwort fiel allerdings ganz klar aus: Psychotherapeutische Methoden sind hochwirksame und unverzichtbare Interventionsformen. Durch die spezifische Wirksamkeitsforschung konnten darüber hinaus konkrete Hinweise und Empfehlungen für die Anwendung in der praktischen Versorgung gewonnen werden, sodass wir feststellen können: Die Psychotherapie hat in den letzten Jahrzehnten enorme Fortschritte gemacht. Dies ist eine gute Ausgangsbasis für zukünftige Aufgaben, die dem Ziel einer Optimierung der Therapiemethoden und ihrer Anwendung dienen. Nachdem heute das Konzept einer störungsspezfischen Behandlung breite Anerkennung gefunden hat und mittlerweile umfangreiche Erfahrungen mit störungsspezifischen Behandlungskonzepten gesammelt werden konnten, ist jetzt zumindest ansatzweise erkennbar, wo Schwachpunkte der heute praktizierten und überprüften Konzepte liegen, wo Verbesserungsbedarf besteht und in welche Richtung die zukünftige Entwicklung gehen sollte.

Weiterführung und Erweiterung der bisherigen Forschung

Zunächst muss es einmal darum gehen, die vorhandene Forschung weiter auszubauen; hier besteht noch ein erheblicher Forschungsbedarf, denn die meisten tatsächlich eingesetzten Behandlungen sind bisher noch nicht hinreichend überprüft, und es ist dringend notwendig, dass das ganze Spektrum der psychotherapeutischen Methoden in ähnlich qualifizierter Weise untersucht wird wie z.B. die medikamentösen Behandlungen. Darüber hinaus ist es dringend notwendig, Methodenkombinationen genauer zu überprüfen, insbesondere solche, die besonders erfolgversprechend sind. Schließlich besteht speziell im Kinder- und Jugendlichenbereich ein großer Nachholbedarf. Es ist zu fordern, dass Kinder und Jugendlichen im Bereich der Psychotherapie-Forschung die gleiche Aufmerksamkeit erhalten wie Erwachsene (vgl. Lutz 2005a, b; Lutz u. Grawe 2005).

Verbesserung der Indikationsstellung und Analyse von Moderator-Variablen

Die bisherige praktische Erfahrung mit störungsspezifischen Behandlungsmodellen hat gezeigt, dass diese Programme nicht gleichförmig bei allen Patienten und ihren Familien angewandt werden können, sondern dass eine individuelle Abstimmung auf den Einzelfall notwendig ist, um ein möglichst gutes Ergebnis zu ermöglichen. Diese praktische Erfahrung wird auch durch Forschungsergebnisse bestätigt (Beutler 2000). Um individuell besser angepasste, quasi „maßgeschneiderte" Therapien zu ermöglichen, ist es die Aufgabe der Forschung, relevante Prognose-Variablen zu identifizieren und Moderator-Variablen (die den Behandlungserfolg mit beeinflussen) zu ermitteln. Ziel einer solchen Forschung ist die Beantwortung folgender Fragen:

- Von welchen prognostischen Faktoren sind der Behandlungserfolg und der weitere Verlauf abhängig?
- Bei welchen Patienten und unter welchen Bedingungen hilft die Behandlung? Wie können die Behandlungsprogramme auf die Patienten/Familien abgestimmt werden?

Erhöhung der Wirksamkeit durch Prozessforschung und die Ermittlung von Mediator-Variablen

Um psychotherapeutische Behandlungen verbessern zu können, muss man den Behandlungsprozess genauer kennen lernen, um besser zu verstehen, wie eine erfolgreiche Behandlung in der „Mikroperspektive" gestaltet werden sollte. Die Fragen, die sich hier der Forschung stellen, sind:

- Welche Prozesse beeinflussen den Erfolg der Behandlung?
- Wie, d.h. über welche Wirkpfade wirkt die Behandlung (= Ermittlung von Mediator-Variablen)?

Forschung zur praktischen Anwendbarkeit von psychotherapeutischen Methoden (Effectiveness-Forschung)

Ein wichtiges – wenn nicht das wichtigste – Problem der bisherigen Therapie-Erfolgsforschung besteht darin, dass die Wirksamkeitsstudien zu einem großen Teil nicht in Kliniken, sondern im Rahmen von Forschungsprojekten an speziell ausgewählten Stichproben (z.B. speziell angeworbene Patienten mit hoher Motivation und ohne komorbide Störungen) mit speziell vorbereiteten, häufig jungen und gut motivierten Therapeuten durchgeführt wurden. Solche Untersuchungen können zwar die wissenschaftlichen Kriterien einer randomisierten Kontrollgruppenstudie gut erfüllen und deshalb auch die kausale Wirksamkeit der überprüften therapeutischen Interventionen nachweisen. Offen bleibt aber die Frage, ob die Therapiemethoden, für die in solchen Studien eine gute Wirksamkeit nachgewiesen wurde, auch in der alltäglichen praktischen Krankenversorgung von Patienten und Therapeuten akzeptiert werden, also z.B. nicht zu anspruchsvoll sind und keine unerwünschten Nebenwirkungen mit sich bringen, und erfolgreich und nutzbringend eingesetzt werden können, sodass die Beteiligten mit der Therapie und ihren Rahmenbedingungen zufrieden sein können. Die Erforschung dieser Fragen wird in Abgrenzung zur reinen

Tab. 4-37: Leitthemen der Psychotherapie-Forschung mit ausgewählten Publikationen zur Thematik

vor 1955	**vorempirisches Stadium: nur vereinzelt betriebene empirische Psychotherapie-Forschung**
	• Anstöße zu einer systematischen empirischen Psychotherapie-Forschung: – Eysenck (1952): The effects of psychotherapy. An evaluation. • speziell zum Kindes- und Jugendalter: – Levitt (1957): The results of psychotherapy with children.
1955–1995	**Forschung zur allgemeinen Wirksamkeit: Ist Psychotherapie wirksam? Welcher psychotherapeutische Ansatz ist wirksam?**
	• Ergebnisse der allgemeinen Wirksamkeitsforschung: – Smith u. Glass (1977): Meta-analysis of psychotherapy outcome studies. – Smith et al. (1980): The benefits of psychotherapy. – Grawe et al. (1994): Psychotherapie im Wandel. Von der Konfession zur Profession. • speziell zum Kindes- und Jugendalter: – Weisz u. Weiss (1993). The effects of psychotherapy with children and adolescents.
1980 bis heute	**Forschung zur störungsspezifischen Wirksamkeit:**
	• Welche Methode hilft bei einer bestimmten Störung? • Mit welchen Behandlungsprogrammen (welchen Komponenten) können gegebene Störungen wirksam behandelt werden? • Ergebnisse der störungsspezifischen Wirksamkeitsforschung: – Roth u. Fonagy (1996). What works for whom? • speziell zum Kindes- und Jugendalter: – Journal of Clinical Child Psychology (1998): Special issue on empirically supported psychosocial interventions for children. – Carr (2000): What works with children and adolescents? – Baving u. Schmidt (2001): Evaluierte Behandlungsansätze in der Kinder- und Jugendpsychiatrie. – Remschmidt u. Mattejat (2001b): Treatment evaluation in child and adolescent psychiatry.
Ausblick	**Forschung zur Optimierung der Therapiemethoden und ihrer Anwendung**
	• Verbesserung der Indikationsstellung und bessere Abstimmung auf den Einzelfall durch Differenzierung der Fragestellung und Analyse von Moderator-Variablen • Erhöhung der Wirksamkeit durch Prozessforschung und die Ermittlung von Mediator-Variablen • Forschung zur praktischen Anwendbarkeit von psychotherapeutischen Methoden (Effectiveness-Forschung) • spezifische entwicklungsorientierte Forschung

Wirksamkeits-Forschung (Efficacy-Forschung) als Effectiveness-Forschung (übersetzbar etwa mit Nützlichkeits-Forschung) bezeichnet. Fragen, die durch Nützlichkeits-Studien beantwortet werden sollen, sind:

- Zeitigen die Behandlungen auch unter realen Versorgungsbedingungen den gewünschten Erfolg?
- Welche Behandlungen sind unter realen Versorgungsbedingungen effektiv?
- Wie können die Behandlungsmethoden besser an die praktischen Versorgungsbedingungen angepasst werden?
- Wie können Versorgungsstrukturen – orientiert an den Erkenntnissen der Psychotherapie-Forschung – umgestaltet werden?

Spezifische entwicklungsorientierte Forschung

Schließlich werden durch die besondere Betonung der Entwicklungsperspektive, die im vorliegenden Lehrbuch herausgearbeitet wird, eine ganze Reihe von Fragen angeregt, die sicherlich die zukünftige Forschung beschäftigen werden: In der störungsspezifischen Wirksamkeitsforschung wurde bereits nachgewiesen, dass für eine Reihe von Störungsbildern bei Kindern und Jugendlichen wirksame psychotherapeutische Behandlungsverfahren zur Verfügung stehen. Diese als wirksam bestätigten Methoden können überwiegend dem

Spektrum der kognitiv-behavioralen Verfahren zugerechnet werden (siehe die Übersicht in Tab. 4-36). Obwohl nun allgemeiner Konsens darüber besteht, dass es notwendig ist, die eingesetzten psychotherapeutischen Methoden entsprechend dem Alters- und Entwicklungsstand zu modifizieren, gibt es bisher nur sehr wenige wissenschaftliche Arbeiten, die sich mit dieser Frage beschäftigen. Eine erfreuliche Ausnahme ist die Arbeit von Ollendick et al. (2001) mit dem Titel „Applying developmental theory to the assessment and treatment of childhood disorders: does it make a difference?". Darin wird mit Bezug auf Furman (1980) ausführlich die Frage diskutiert, wie Therapietechniken in altersspezifischer Weise auszuwählen sind. Einige Beispiele für Kriterien bei der altersspezifischen Auswahl von Techniken:

- Bei Kindern soll man einfach strukturierte operante Systeme mit möglichst konkreten Verstärkern auswählen, bei Jugendlichen können komplexere Belohnungssysteme mit abstrakteren Verstärkern und größerer zeitlicher Verzögerung verwendet werden.
- Das Behandlungsrational, das man den Patienten vermittelt, muss bei Kindern sehr viel einfacher sein als bei Jugendlichen.
- Die systematische Desensibilisierung kann bei jüngeren Kindern häufig nicht in der klassischen Form angewandt werden, da sie größere Schwierigkeiten haben können, eine tiefe Muskelrelaxation zu erreichen und weniger gut in der Lage sind, ihre inneren Vorstellungen zu steuern. Aus diesem Grund bevorzugt man bei Kindern In-vivo-Methoden.
- Jüngere Kinder profitieren von einfachen und konkreten aufgabenspezifischen Selbst-Instruktionsübungen; Jugendliche können besser von generalisierten Selbst-Instruktionen profitieren.
- Kinder können bei komplexen kognitiven Methoden, die sich auf Attributionen und Erfolgserwartungen beziehen (z.B. Sokratischer Dialog), schnell überfordert sein.

Im Anschluss daran zitieren Ollendick et al. (2001) eine Reihe von empirischen Befunden, aus denen hervorgeht, dass Wirksamkeit von verschiedenen Ansätzen vom jeweiligen Alter abhängig ist. So konnte z. B. in mehreren Studien gezeigt werden, dass die Effektivität vom Elterntraining und von individuellen Behandlungen abhängig ist vom Alter des Kindes bzw. Jugendlichen. Je jünger ein Kind ist, umso eher erscheint Elterntraining Erfolg versprechend, bei Jugendlichen dagegen bringt Elterntraining gegenüber Einzeltherapien nur geringe oder keine Vorteile. Alter bzw. Entwicklungsstand ist somit als Moderator-Variable des Therapieerfolges zu betrachten. Bisher wurde aber die Effektivität von Therapiemethoden kaum nach Altersgruppen differenziert untersucht. Ollendick et al. (2001) kommen zum Schluss, dass ein entwicklungsorientierter Ansatz unabdingbar ist, wenn wir mit Kindern und Jugendlichen arbeiten, dass aber bisher die Entwicklungstheorie noch viel zu wenig in die klinische Forschung und Theorienbildung integriert ist (vgl. hierzu Cicchetti u. Rogosch 2002, die im Hinblick auf Adoleszente ähnlich argumentieren).

Die spezielle Frage der Integration von kognitiv-behavioralen Ansätzen und entwicklungsorientierten Konzepten wird in mehreren Kapiteln des von Graham (2005) herausgegebenen Lehrbuches „Cognitive behaviour therapy for children and families" diskutiert. In Übereinstimmung mit Stallard (2005) kommen O'Connor und Crewell (2005) zu folgenden Schlüssen:

- Der Zusammenhang zwischen der Grundlagenforschung zur Entwicklung der sozialen Kognition und der angewandten Forschung über kognitiv-behaviorale Verfahren bei Kindern ist schwach. Diese beiden Forschungsbereiche stützen sich auf unterschiedliche theoretische Modelle.
- Es gibt bisher wenig empirisches Wissen darüber, wie kognitiv-behaviorale Therapie mit Kindern den Aspekt der Entwicklung berücksichtigen kann. Der Entwicklungsaspekt wurde lediglich insofern in die bisherige Forschung integriert, als bei jüngeren Kindern tendenziell familienorientierte Interventionen, bei Jugendlichen tendenziell individuelle Interventionen überprüft wurden.
- Es gibt überraschend wenige konkrete Hinweise dazu, wie kognitiv-behaviorale Methoden an den jeweiligen Altersstand anzupassen sind.
- Ein entwicklungsorientierter Ansatz ist sinnvoll und notwendig, um die Veränderungsmechanismen der kognitiv-behavioralen Therapie bei Kindern zu klären und um Prädiktoren eines guten bzw. schlechten Therapieerfolges zu identifizieren.

Weersing und Brent (2005) geben eine Übersicht über die Therapieprozess-Forschung bei Behandlungen von Kindern und Jugendlichen; sie stellen fest, dass die Therapieprozess-Forschung bei Kindern und Jugendlichen bislang noch sehr spärlich betrieben wird. Aus den bisherigen Befunden sind folgende Schlüsse ableitbar:

- Der interpersonale Stil des Therapeuten und die Qualität der therapeutischen Beziehung ist sowohl für Eltern wie auch für Kinder/Jugendliche von hervorragender Bedeutung. Sie ist eine wesentliche Determinante dafür, wie Eltern bzw. Kinder die Therapie erleben. Dies zeigt sich unabhängig vom jeweiligen therapeutischen Ansatz und bei vielen unterschiedlichen Diagnosen bzw. klinischen Problemen.
- Eine schlechte therapeutische Beziehung kann ausschlaggebender Grund dafür sein, dass die Behandlung abgebrochen wird. Im Hinblick auf Behandlungsabbrüche

können Probleme in der therapeutischen Beziehung sogar bedeutsamer sein bzw. stärker gewichtet werden als das Fehlen einer symptomatischen Verbesserung.

- Obwohl es klar ist, dass der Interaktionsstil des Therapeuten und allgemeine Prozessfaktoren für die Patienten bedeutsam sind, ist es weitaus weniger klar, ob diese Prozessfaktoren die Symptomatik und die Funktionsfähigkeit beeinflussen. Es gibt eine Reihe von empirischen Hinweisen dafür, dass die Beziehung zwischen Prozessfaktoren und Therapieerfolg nicht linear ist. Eine zu geringe Direktivität des Therapeuten kann Fortschritte behindern; zu viel Struktur und Anleitung kann jedoch negative Reaktionen hervorrufen und die Zusammenarbeit beeinträchtigen. Ähnlich komplexe bzw. inkonsistente Ergebnisse finden sich bei der Untersuchung des Zusammenhangs zwischen Therapiebeziehung und -erfolg.
- Abgesehen von ganz wenigen Ausnahmen waren die bisherigen Untersuchungen nur bedingt dazu geeignet, die Beziehung zwischen Therapieprozess und -erfolg aufzuklären. Meistens werden Prozess und Ergebnis gleichzeitig vom selben Beurteiler bei Therapieende erfasst. Die zeitliche Abfolge und die kausale Struktur der Veränderungen kann in solchen Designs nicht oder nur unzureichend aufgeklärt werden.

Die Modifikation der Therapiemethode nach Alter und Entwicklungsstand und der Zusammenhang zwischen Therapieprozess und -ergebnis sind nur zwei exemplarische Bereiche, an denen aufgezeigt werden kann, mit welchen Fragen sich eine entwicklungsorientierte Psychotherapieforschung beschäftigen kann. Viele weitere Fragestellungen für eine entwicklungsorientierte Psychotherapieforschung können angefügt werden, wie z. B.:

- Wie können „natürliche“ Entwicklungs- und Bewältigungsprozesse durch professionelle Interventionen gestärkt werden?
- Präventionsforschung: Durch welche Modelle/Programme können psychische Erkrankungen verhindert bzw. verringert werden?
- Rehabilitationsforschung: Wie können negative Auswirkungen von psychischen Erkrankungen abgemildert werden?

Literatur

Achenbach T (1982). Developmental Psychopathology. 2nd ed. New York: Wiley.

Alexander JF, Parsons BV (1982). Functional Family Therapy. Monterey: Brooks/Cole.

Alexander JF, Waldron H, Newberry, AM, Liddle N (1988). Familiy approaches to treating delinquents. In: Cox FM, Chilman C, Nunnaly E (eds). Families in Trouble. New York: Sage; 128–46.

Ambühl H, Grawe K (1989). Psychotherapeutisches Handeln als Verwirklichung therapeutischer Heuristiken. Psychother Med Psychol; 39: 1–10.

American Academy of Child and Adolescent Psychiatry (ed) (2002). Practice Parameters. http://www.aacap.org/clinical/parameters.htm#TOP (January 2002)

American Psychological Association (APA) (1993). Task force on promotion and dissemination of psychological procedures. A Report Adopted by the Division 12 Board – October 1993. http://www.apa.org/divisions/div12/est/chamble2.pdf

Baving L, Schmidt MH (2001). Evaluierte Behandlungsansätze in der Kinder- und Jugendpsychiatrie. Z Kinder Jugendpsychiatrie Psychother; 29: 189–205 (Teil I), 206–20 (Teil II).

Beutler LE (2000). Empirically based decision making in clinical practice. Online with: Prevention & Treatment, Volume 3, Article 27, posted September 1 2000. Copyright 2000 by the American Psychological Association] Retreived 01–12.2001 by: http://www.education.ucsb.edu/~bobr/leb/ebased.htm.

Beutler LE, Clarkin JF (1990). Systematic Treatment Selection: Toward targeted therapeutic interventions. New York: Brunner & Mazel.

Beutler LE, Berren MR (1995). Integrative Assessment of Adult Personality. New York: Guilford Press.

Beutler LE, Clarkin JF, Bongar B (2000). Guidelines for Systematic Treating the Depressed Patient. New York: Oxford University Press.

Brandstädter J, Gräser H (1999). Entwicklungsorientierte Beratung. In: Oerter R, Hagen C v, Röper G, Noam G (Hrsg). Klinische Entwicklungspsychologie – Ein Lehrbuch. Weinheim: Beltz Psychologie Verlags Union; 335–50.

Buchkremer G, Rath N (Hrsg) (1989). Therapeutische Arbeit mit Angehörigen schizophrener Patienten. Bern: Huber.

Bundeszentrale für gesundheitliche Aufklärung (Hrsg) (2000). Schulische Gesundheitserziehung und Gesundheitsförderung. Köln: BzgA (ISBN: 3-933191-46-7).

Carr A (ed) (2000). What Works with Children and Adolescents? A critical review of psychological interventions with children, adolescents and their families. London, New York: Routledge.

Casey RJ, Berman JS (1985). The outcome of psychotherapy with children. Psychol Bull; 98: 388–400.

Chess S, Thomas A (1991). Temperament. In: Lewis M (ed). Child and Adolescent Psychiatry. A comprehensive textbook. Baltimore: Williams & Wilkins; 145–60.

Cicchetti D (1999). Entwicklungspsychopathologie: Historische Grundlagen, konzeptuelle und methodische Frangen, Implikationen für Prävention und Intervention. In: Oerter R, Hagen C v, Röper G, Noam G (Hrsg). Klinische Entwicklungspsychologie – Ein Lehrbuch. Weinheim: Beltz Psychologie Verlags Union; 11–44.

Cicchetti D, Rogosch FA. (2002). A developmental psychopathology perspective on adolescence. Journal of Consultino and Clinical Psychology; 70: 6–20.

Cierpka M (Hrsg) (1987). Familiendiagnostik. Heidelberg: Springer.

Cierpka M (Hrsg) (1996). Handbuch der Familiendiagnostik. Berlin: Springer.

Deutsche Gesellschaft für Kinder- und Jugendpsychiatrie, Psychosomatik und Psychotherapie, Bundesarbeitsgemeinschaft leitender Klinikärzte für Kinder- und Jugendpsychiatrie und Psychotherapie und Berufsverband der Ärzte für Kinder- und Jugendpsychiatrie und Psychotherapie (Hrsg) (2007). Leitlinien zur Diagnostik und Therapie von psychischen Störungen im Säuglings-, Kindes- und Jugendalter. 3. Aufl. Köln: Deutscher Ärzteverlag.

Döpfner M (1993). Grundlegende Interventionsmethoden und ihre Integration. In: Döpfner M, Schmidt MH (Hrsg). Kinderpsychiatrie. Vorschulalter. München: Quintessenz-Verlag; 65–94.

Döpfner M, Schürmann S, Frölich M (1997). Therapieprogramm für Kinder mit hyperkinetischem und oppositionellem Problemverhalten (THOP). Weinheim: Beltz Psychologie Verlags Union.

Dreher E, Dreher M (1999). Konzepte von Krankheit und Gesundheit in Kindheit, Jugend und Alter. In: Oerter R, Hagen C v, Röper G, Noam G (Hrsg). Klinische Entwicklungspsychologie – Ein Lehrbuch. Weinheim: Beltz Psychologie Verlags Union; 623–53.

Dumas JE (1992). Conduct disorder. In: Turner SM, Calhoun KS, Adams HE (eds). Handbook of Clinical Behavior Therapy. New York: Wiley; 285–316.

Eysenck H (1952). The effects of psychotherapy: An evaluation. J Consult Psychol; 16: 319–24.

Furman W (1980). Promoting social development: Developmental implications for treatment. In: Lahey, BB, Kazdin AE (eds.). Advances in Clinical Child Psychology, Vol. 3. New York: Plenum Press; 1–40.

Graham P (ed) (2005). Cognitive Behaviour Therapy for Children and Families. 2nd ed. Cambridge: Cambridge Univ. Press.

Grawe K (1994). Was sind die wirklich wirksamen Ingredienzien der Psychotherapie? Einführungsreferat von Prof. Dr. Klaus Grawe auf dem Psychotherapiekongress 1994 in Hamburg. Internet-Dokument. http://www.psychotherapie.org/Klaus/ref-grawe.html

Grawe K, Donati R, Bernauer F (1994). Psychotherapie im Wandel. Von der Konfession zur Profession. 3. Aufl. Göttingen, Bern, Toronto, Seattle: Hogrefe.

Havighurst RJ (1982). Developmental Tasks and Education. New York: Longman.

Henggeler SW, Bordui CM (1990). Family Therapy and Beyond. A multisystemic approach ot treating the behavior problems of children and adolescents. Pacific Grove, CA: Brooks/Cole.

Henggeler SW, Schoenwald SK, Borduin CM, Rowland MD, Cunningham PB (1998). Multisystemic Treatment of Antisocial Behavior in Children and Adolescents. New York, London: Guilford Press.

Hibbs ED (2001). Evaluating empirically based psychotherapy research for children and adolescents. Eur Child Adolesc Psychiatry; 10(1), Suppl: 3–11.

Ivey AE (1990). Developmental Strategies for Helpers. Pacific Grove, CA: Brooks/Cole.

Ivey AE (2000). Developmental Therapy. Sunapee, NH: Microtraining Associates, Inc.

Jacobson E (1938). Progressive Relaxation. Chicago: University of Chicago Press.

Journal of Clinical Child Psychology (1998). Special issue on empirically supported psychsocial interventions for children. Vol. 17, No. 2.

Kazdin AE (1990). Psychotherapy for children and adolescents. Ann Rev Psychol; 41: 21–54.

Kazdin AE (1991). Effectiveness of psychotherapy with children and adolescents. Special Section: Clinical child psychology. Perspectives on child and adolescent therapy. J Consult Clin Psychol; 59: 785–98.

Kazdin AE (1993). Psychotherapy for children and adolescents: Current progress and future research directions. Am Psychologist; 48: 644–57.

Kazdin AE (1995). Scope of child and adolescent psychotherapy research: Limited sampling of dysfunctions, treatments, and client characteristics. Special issue: Methodological issues in clinical child psychology research. J Clin Child Psychol; 24: 125–40.

Knölker U, Mattejat F, Schulte-Markwort M (1997). Kinder- und Jugendpsychiatrie systematisch. Bremen, Lorch: Uni-med Verlag.

Knölker U, Mattejat F, Schulte-Markwort M (2000). Kinder- und Jugendpsychiatrie systematisch. 2. Aufl. Bremen und Lorch: Uni-med Verlag.

Kröner-Herwig B (2004). Die Wirksamkeit von Verhaltenstherapie bei psychischen Störungen von Erwachsenen sowie Kindern und Jugendlichen. Tübingen: dgvt-verlag.

Kuipers L, Leff J, Lam D (1992). Family Work for Schizophrenia: A practical guide. London: Gaskell/Royal College of Psychiatrists.

Kusch M (1994). Entwicklungspsychopathologie und Therapieplanung in der Kinderverhaltenstherapie. In: Petermann F (Hrsg). Verhaltenstherapie mit Kindern. 2., überarb. u. erw. Aufl. München: Röttger Verlag; 94–153.

Kusch M, Labouvie H (1999). Evaluation von Entwicklungsprogrammen. In: Oerter R, Hagen C v, Röper G, Noam G (Hrsg). Klinische Entwicklungspsychologie – Ein Lehrbuch. Weinheim: Beltz Psychologie Verlags Union; 577–605.

Kusch M, Petermann F (1996). Konzepte und Ergebnisse der Entwicklungspsychopathologie. In: Petermann F (Hrsg). Lehrbuch der Klinischen Kinderpsychologie. Göttingen: Hogrefe; 53–94.

Lazarus RS (1990). Streß und Streßbewältigung – Ein Paradigma. In: Filipp HS (Hrsg). Kritische Lebnensereignisse. Weinheim: Beltz Psychologie Verlags Union; 198–232.

Levitt E (1957). The results of psychotherapy with children: An evaluation. J Consult Psychol; 21: 1189–96.

Lutz W (2005a). Prozessmodelle der Veränderung. In: Petermann F, Reinecker H (Hrsg). Handbuch der Klinischen Psychologie und Psychotherapie. Göttingen: Hogrefe; 384–93.

Lutz W (2005b). Verlaufs- und Prozessforschung. In: Petermann F, Reinecker H (Hrsg). Handbuch der Klinischen Psychologie und Psychotherapie. Göttingen: Hogrefe; 112–21.

Lutz W, Grawe K (2005). Psychotherapieforschung. In: Petermann F, Reinecker H (Hrsg). Handbuch der Klinischen Psychologie und Psychotherapie. Göttingen: Hogrefe; 92–100.

Margraf J (1996). Grundprinzipien und historische Entwicklung. In: Margraf J (Hrsg). Lehrbuch der Verhaltenstherapie. Bd. 1: Grundlagen, Diagnostik, Verfahren, Rahmenbedingungen. Berlin, New York: Springer; 1–30.

Markgraf J, Lieb R (1995). Was ist Verhaltenstherapie? Versuch einer zukunftsoffenen Neucharakterisierung. Z Klin Psychol; 24: 1–7.

Martin M (1997). Essstörungen. In: Remschmidt H (Hrsg). Psychotherapie im Kindes- und Jugendalter. Stuttgart, New York: Thieme; 271–89.

Mash EJ, Barkley RA (eds) (1998). Treatment of Childhood Disorders. New York, London: Guilford Press.

Mattejat F (1997a). Indikationsstellung und Therapieplanung. In: Remschmidt H (Hrsg). Psychotherapie im Kindes- und Jugendalter. Stuttgart, New York: Thieme; 18–44.

Mattejat F (1997b). Qualitätssicherung. In: Remschmidt H (Hrsg). Psychotherapie im Kindes- und Jugendalter. Stuttgart, New York: Thieme; 69–77.

Mattejat F (2000). Normale Entwicklung und psychische Störungen im Kindes- und Jugendalter. In: Knölker U, Mattejat F, Schulte-Markwort M (Hrsg). Kinder- und Jugendpsychiatrie systematisch. 2. Aufl. Bremen, Lorch: Uni-med Verlag; 18–46.

Mattejat F (Hrsg) (2006). Verhaltenstherapie mit Kindern, Jugendlichen und ihren Familien. München: CIP-Verlag.

Mattejat F (2001). Familientherapie. In: Esser G (Hrsg). Klinische Psychologie des Kindes- und Jugendalters. Stuttgart, New York: Thieme; 488–512.

Mattejat F (2002). Zusammenarbeit mit Familien bei psychischen Problemen von Kindern und Jugendlichen. In: Wirsching M, Scheib P (Hrsg). Lehrbuch der Paar- und Familientherapie. Berlin: Springer; 565–80.

Mattejat F, Remschmidt H (1998a). Zur Erfassung der Lebensqualität bei psychisch gestörten Kindern und Jugendlichen – Eine Übersicht. Z Kinder Jugendpsychiatrie Psychother; 26: 183–96.

Mattejat F, Remschmidt H (1998b). Fragebogen zur Beurteilung der Behandlung (FBB). Göttingen: Verlag für Angewandte Psychologie.

Mattejat F, Jungmann J, Meusers M, Moik C, Nölk P, Schaff C, Schmidt MH, Scholz M, Remschmidt H (1998). Das Inventar zur Erfassung der Lebensqualität bei Kindern und Jugendlichen (ILK) – Eine Pilotstudie. Z Kinder Jugendpsychiatrie Psychother; 26: 174–82.

Mattejat F, Quaschner K (2006). Problemanalyse, Fallkonzeptualisierung und Therapieplanung. In: Mattejat F (Hrsg). Verhaltenstherapie mit Kindern, Jugendlichen und ihren Familien. München: CIP-Verlag; 171–95.

Mattejat F, Quaschner K, Remschmidt H (2006). Verhaltenstherapie mit Kindern und Jugendlichen. Definition, Prinzipien, Besonderheiten. In:

Mattejat F (Hrsg). Verhaltenstherapie mit Kindern, Jugendlichen und ihren Familien. München: CIP-Verlag; 3–12.
Moffit TE (1993). Adolescence – Limited and life-course-persistent antisocial behavior: A developmental taxonomy. Psychol Rev; 100: 674–701.
Niebergall G (1997). Gesprächszentrierte Psychotherapieformen. In: Remschmidt H (Hrsg). Psychotherapie im Kindes- und Jugendalter. Stuttgart, New York: Thieme; 120–33.
O'Connor T, Creswell C (2005). Cognitive behavioural therapy in developmental perspective. In: Graham P (ed). Cognitive Behaviour Therapy for Children and Families. 2nd ed. Cambridge: Cambridge Univ. Press; 25–47.
Oerter R (1999). Einleitung – Klinische Entwicklungspsychologie: Zur notwendigen Integration zweier Fächer. In: Oerter R, Hagen C v, Röper G, Noam G (Hrsg). Klinische Entwicklungspsychologie – Ein Lehrbuch. Weinheim: Beltz Psychologie Verlags Union; 1–10.
Oerter R, Montada L (1982). Entwicklungspsychologie. Ein Lehrbuch. München: Urban & Schwarzenberg.
Oerter R, Hagen C v, Röper G, Noam G (1999a). Klinische Entwicklungspsychologie – Ein Lehrbuch. Weinheim: Beltz Psychologie Verlags Union.
Oerter R, Schneewind KA, Resch F (1999b). Modelle der Klinischen Entwicklungspsychologie. In: Oerter R, Hagen C v, Röper G, Noam G (Hrsg). Klinische Entwicklungspsychologie – Ein Lehrbuch. Weinheim: Beltz Psychologie Verlags Union; 79–118.
Ollendick TH, Grills AE, King NJ (2001). Applying developmental theory to the assessment and treatment of childhood disorders: Does it make a difference? Clinical Psychology and Psychotherapy; 8: 304–14.
Perrez M, Baumann U (1998). Psychotherapie: Systematik. In: Baumann U, Perrez M (Hrsg). Lehrbuch Klinische Psychologie – Psychotherapie. 2., vollst. überarb. Aufl. Bern: Huber; 392–415.
Perrez M, Berger R, Wilhelm P (1998a). Die Erfassung von Belastungserleben und Belastungsverarbeitung in der Familie: Self-Monitoring als neuer Ansatz. Psychologie in Erziehung und Unterricht; 1: 19–35.
Perrez M, Laireiter AR. Baumann U (1998b). Streß und Coping als Einflußfaktoren. In: Baumann U, Perrez M (Hrsg). Lehrbuch Klinische Psychologie – Psychotherapie. 2., vollst. überarb. Aufl. Bern: Huber; 277–306.
Petermann U, Petermann F (1996). Training mit sozial unsicheren Kindern. 6., überarb. Aufl. Weinheim: Beltz Psychologie Verlags Union.
Petermann U, Petermann F (1999). Entwicklungspsychopathologische Grundlagen zur Planung einer Kinderverhaltenstherapie. In: Oerter R, Hagen C v, Röper G, Noam G (Hrsg). Klinische Entwicklungspsychologie – Ein Lehrbuch. Weinheim: Beltz Psychologie Verlags Union; 400–20.
Quaschner K (1997). Hyperkinetische Störungen. In: Remschmidt H (Hrsg). Psychotherapie im Kindes- und Jugendalter. Stuttgart, New York: Thieme; 343–55.
Quaschner K (2002). Tagesklinische Behandlung in der Kinder- und Jugendpsychiatrie. Darstellung und Evaluation eines Behandlungskonzeptes. Marburg: Unveröffentl. Dissertation.
Reinecker H, Lakatos A (1998). Ansatzpunkt Erleben, Verhalten: Verhaltenstherapeutisch orientierte Psychotherapie. In: Baumann U, Perrez M (Hrsg). Lehrbuch Klinische Psychologie – Psychotherapie. 2., vollst. überarb. Aufl. Bern: Huber; 448–67.
Remschmidt H (1988a). Die Rolle der Entwicklungsdimension. Entwicklung – Reifung – Lernen. In: Remschmidt H, Schmidt MH (Hrsg). Kinder- und Jugendpsychiatrie in Klinik und Praxis. Bd. I: Grundprobleme, Pathogenese, Diagnostik, Therapie. Stuttgart, New York: Thieme; 130–7.
Remschmidt H (1988b). Gesichtspunkte zur Indikationsstellung therapeutischer Maßnahmen. In: Remschmidt H, Schmidt MH (Hrsg). Kinder- und Jugendpsychiatrie in Klinik und Praxis. Bd I: Grundprobleme, Pathogenese, Diagnostik und Therapie. Stuttgart, New York: Thieme; 608–14.
Remschmidt H (1988c). Der Krankheitsbegriff in der Kinder- und Jugendpsychiatrie. In: Remschmidt H, Schmidt MH (Hrsg). Kinder- und Jugendpsychiatrie in Klinik und Praxis. Bd. I: Grundprobleme, Pathogenese, Diagnostik und Therapie. Stuttgart, New York: Thieme; 142–52.
Remschmidt H (1989). Developmental psychopathology as a theoretical framework for child and adolescent psychiatry. In: Schmidt M, Remschmidt H (eds). Needs and Prospects of Child and Adolescent Psychiatry. Toronto: Hogrefe & Huber Publishers; 3–24.
Remschmidt H (1992a). Psychiatrie der Adoleszenz. Stuttgart: Thieme.
Remschmidt H (1992b). Die Bedeutung der Entwicklungspsychopathologie für das Verständnis psychischer Störungen und Erkrankungen im Kindes- und Jugendalter. Z Klin Psychol Psychopathol Psychother; 40: 1–19.
Remschmidt H (Hrsg) (1996). Psychotherapie im Kindes- und Jugendalter. Stuttgart: Thieme.
Remschmidt H, Müller M (1987). Stationäre Gewichts-Ausgangsdaten und Langzeitprognose der Anorexia nervosa. Z Kinder Jugendpsychiatrie Psychother; 15: 327–41.
Remschmidt H, Schmidt MH (Hrsg) (1994). Multiaxiales Klassifikationsschema für psychische Störungen des Kindes- und Jugendalters nach ICD-10 der WHO. 3. rev. Aufl. Bern: Huber.
Remschmidt H, Mattejat F (1997). Psychotherapieforschung. In: Remschmidt H (Hrsg). Psychotherapie im Kindes- und Jugendalter. Stuttgart, New York: Thieme; 45–68.
Remschmidt H, Mattejat F (2001a). The component model of treatment in child and adolescent psychatriy and psychotherapy. Eur Child Adolesc Psychiatry; 9: 26–45, Suppl.
Remschmidt H, Mattejat F (eds) (2001b). Treatment Evaluation in Child and Adolescent Psychiatry. Eur Child Adolesc Psychiatry; 10(1), Suppl.
Remschmidt H, Walter R (2001). Was wird aus delinquenten Kindern? Untersuchungen zum Langzeitverlauf. Vortrag, Tagung der Deutschen Gesellschaft für Kinderheilkunde 2001, Freiburg.
Remschmidt H, Schmidt MH, Poustka F (Hrsg) (2001). Multiaxiales Klassifikationsschema für psychische Störungen des Kindes- und Jugendalters nach ICD-10 der WHO. 4. Aufl. Bern: Huber.
Resch F (1996). Entwicklungspsychopathologie des Kindes- und Jugendalters. Weinheim: Beltz Psychologie Verlags Union.
Resch F (1998). Entwicklungspsychopathologie und Krankheitsverständnis. Fundamenta Psychiatrica; 12: 116–20.
Resch F (1999). Beitrag der klinischen Entwicklungspsychologie zu einem neuen Verständnis von Normalität und Pathologie. In: Oerter R, Hagen C v, Röper G, Noam G (Hrsg). Klinische Entwicklungspsychologie – Ein Lehrbuch. Weinheim: Beltz Psychologie Verlags Union; 606–22.
Rigazio-DiGilio S (2000). Reconstructing psychological distress and disorder from a relational perspective. A systemic coconstructive-developmental framework. In: Neimeyer RA, Raskin JD (eds). Constructions of Disorder: Meaningmaking frameworks for psychotherapy. Washington, DC: American Psychological Association; 309–32.
Rigazio-DiGilio S, Goncalves O, Ivey A (1995). Developmental counseling and therapy. In: Capuzzi D, Gross D (eds). Counseling and Psychotherapy. Englewood Cliffs, NJ: Prentice-Hall.
Rogers CR (1973). Entwicklung der Persönlichkeit. Stuttgart: Klett.
Rogers CR (1974). Lernen in Freiheit. München: Kösel Verlag.
Rosenthal R (1991a). Meta-analytic procedures for social research. Newbury Park, CA: Sage.
Rosenthal R (1991b). Effect sizes: Pearson's correlation, its display via the BESD, and alternative indices. Am Psychologist; 46: 1086–7.
Roth A, Fonagy P (1996). What works for whom? A critical review of psychotherapy research. New York: Guilford Press.
Rudolf G (1995). Psychotherapeutische Medizin. Ein einführendes Lehrbuch auf psychodynamischer Grundlage. 2. Aufl. Stuttgart: Enke.
Russ SW (ed) (1998). Special section on developmentally based integrated psychotherapy with children: Emerging models. J Clin Child Psychol; 27.
Sanderson WC, Woody S (eds) (1995). Manuals for empirically validated treatments. A Project of the Task Force on Psychological Interventions. Division of Clinical Psychology, American Psychological Association, June 1995. http://www.apa.org/divisions/div12/est/manual60.html

Satir V (1990). Kommunikation, Selbstwert, Kongruenz. Paderborn: Junfermann.

Schmidt MH (1988). Entwicklung und ihre Varianten in der Kindheit. In: Kisker KP, Lauter H, Meyer JE, Müller C, Strömgren E (Hrsg). Psychiatrie der Gegenwart. Bd. 7: Kinder- und Jugendpsychiatrie. 3. Aufl. Berlin: Springer; 3–28.

Schmidtchen S (2001). Allgemeine Psychotherapie für Kinder, Jugendliche und Familien. Ein Lehrbuch. Stuttgart: Kohlhammer.

Schmitt-Rodermund E (1999). Entwicklungsorientierte Prävention am Beispiel des Drogengebrauchs im Jugendalter. In: Oerter R, Hagen C v, Röper G, Noam G (Hrsg). Klinische Entwicklungspsychologie – Ein Lehrbuch. Weinheim: Beltz Psychologie Verlags Union; 421–36.

Schultz JH (1928). Über autogenes Training. Deutsche Medizinische Wochenschrift; 54: 1200–4.

Seiffge-Krenke I (1986). Psychoanalytische Therapie Jugendlicher. Stuttgart: Kohlhammer.

Seiffge-Krenke I (1990). Developmental processes in self-concept and coping behaviour. In: Bosma H, Jackson S (eds). Coping and Self-Concept in Adolescence. Berlin: Springer; 51–68.

Seiffge-Krenke I (1999). Chronisch kranke Jugendliche und ihre Familien: Das Dilemma zwischen altersgemäßer Entwicklung und Krankheitsanpassung. In: Oerter R, Hagen C v, Röper G, Noam G (Hrsg). Klinische Entwicklungspsychologie – Ein Lehrbuch. Weinheim: Beltz Psychologie Verlags Union; 691–727.

Sexton TL, Alexander JF, Mease AL (2004). Levels of evidence for the models and mechanisms of therapeutic change in family and couple therapy. In: Lambert ML (Hrsg). Bergin and Garfield´s Handbook of Psychotherapy and Behavior Change. New York: John Wiley & Sons; 590–646.

Sheila R, Woody S, Sanderson WC (eds) (1998). Manuals for empirically supported treatments. http://www.apa.org/divisions/div12/est/ MANUALS FOR EMP VALIDTREATMENTS.doc (March 1998)

Smith M, Glass C (1977). Meta-analysis of psychotherapy outcome studies. Am Psychologist; 32: 752–60.

Smith M, Glass C, Miller T (1980). The Benefits of Psychotherapy. Baltimore, MD: Johns Hopkins University Press.

Sroufe A (1997). Psychopathology as an outcome of the development. Development and Psychopathology; 9: 251–68.

Sroufe A, Rutter M (1984). The domain of developmental psychopathology. Child Development; 55: 17–29.

Stallard P (2005). Cognitive behaviour therapy with prepuberal children. In: Graham P (ed). Cognitive Behaviour Therapy for Children and Families. 2nd ed. Cambridge: Cambridge Univ. Press; 121–35.

Stiftung Warentest (Hrsg) (2001). Kinder stark machen. Test; 7: 87–91 (www.stiftung-warentest.de).

Swenson CC, Henggeler SW (2005). Die multisystemische Therapie: Ein ökologisches Modell zur Behandlung schwerer Verhaltensstörungen bei Jugendlichen. Familiendynamik; 30: 128–44.

Tscheulin D (1992). Wirkfaktoren psychotherapeutischer Intervention. Göttingen: Hogrefe.

Verhofstadt-Denève L (1999). Theory and Practice of Action and Drama Techniques. Developmental Psychotherapy from an Existential-Dialectical Viewpoint. London: Jessica Kingsley Publishers.

Walter R, Remschmidt H (1999). Legal probation of delinquent children: Results of a long-time-follow-up-study. Vortrag auf dem Kongress der ESCAP (Hamburg 1999). Eur Child Adolesc Psychiatry; 8: II/206, Suppl. 2, Abstr. Nr. 635.

Walter R, Remschmidt H (2000). Die legale Bewährung delinquenter Kindern. Ergebnisse einer Längsschnittstudie. Vortrag auf dem Kongress der DGKJP (Jena 2000). In: Deutsche Gesellschaft für Kinder- und Jugendpsychiatrie und Psychotherapie (Hrsg). Abstractband. Chancen für das seelisch kranke Kind. XXVI. Kongress der DGKJP. Jena: Abst. Nr. 251; 159.

Warnke A (1993). Entwicklungspsychopathologie – der Krankheitsbegriff in der Kinder- und Jugendpsychiatrie im Verhältnis zu psychosomatischer Sichtweise. Z Kinder Jugendpsychiatrie Psychother; 21: 163–79.

Warnke A (1997). Elterntraining. In: Remschmidt H (Hrsg). Psychotherapie im Kindes- und Jugendalter. Stuttgart, New York: Thieme; 175–90.

Warnke A (1998). Psychotherapie im Kindes- und Jugendalter. In: Nissen G (Hrsg). Verfahren der Psychotherapie. Stuttgart: Kohlhammer; 150–67.

Warnke A (1999). Frühförderung und Zusammenarbeit mit der Familie. In: Neuhäuser G, Steinhausen H-C (Hrsg). Geistige Behinderung. 2. Aufl. Stuttgart: Kohlhammer; 297–309.

Warnke A, Quaschner K (1997). Psychotherapie im teilstationären Bereich. In: Remschmidt H (Hrsg). Psychotherapie im Kindes- und Jugendalter. Stuttgart: Thieme; 439–50.

Warnke A, Beck N, Wewetzer C (1998). Störungsspezifische Psychotherapie in der Kinder- und Jugendpsychiatrie. Z Kinder Jugendpsychiatrie Psychother; 26: 197–210.

Weersing VR, Brent DA (2005). Psychological therapies: a family of interventions. In: Graham P (ed). Cognitive Behaviour Therapy for Children and Families. 2nd ed. Cambridge: Cambridge Univ. Press; 48–63.

Weisz J, Weiss B (1993). The Effects of Psychotherapy with Children and Adolescents. London: Sage.

Weisz JR, Jensen AL (2001). Child and adolescent psychotherapy in research and practice contexts: Review of the evidence and suggestions for improving the field. Eur Child Adolesc Psychiatry; 10(1), Suppl 128.

Weisz JR, Weiss B, Alicke MD, Klotz ML (1987). Effectiveness of psychotherapy with children and adolescents: A meta-analysis for clinicians. J Consult Clin Psychol; 55: 542–9.

Weisz JR, Weiss B, Donenberg GR (1992). The lab versus the clinic: Effects of child and adolescent psychotherapy. Am Psychologist; 47: 1578–85.

Weisz JR, Weiss B, Han SS, Granger DA, Morton T (1995). Effects of psychotherapy with children and adolescents revisited: A meta-analysis of treatment outcome studies. Psychol Bull; 117: 450–68.

Wolke D (1999a). Interventionen bei Regulationsstörungen. In: Oerter R, Hagen C v, Röper G, Noam G. Klinische Entwicklungspsychologie – Ein Lehrbuch. Weinheim: Beltz Psychologie Verlags Union; 351–80.

Wolke D (1999b). Methoden und Kriterien entwicklungsorientierter Evaluation. In: Oerter R, Hagen C v, Röper G, Noam G (Hrsg). Klinische Entwicklungspsychologie – Ein Lehrbuch. Weinheim: Beltz Psychologie Verlags Union; 522–56.

4.5 Eine allgemeine Einschätzung von Versorgungssystemen und -einrichtungen

Myron L. Belfer

Inhalt

4.5.1 Einleitung

Die psychische Gesundheit von Kindern und Jugendlichen stößt weltweit zunehmend auf Beachtung. Ereignisse in der jüngsten Vergangenheit haben das Interesse an den Auswirkungen von Kriegen, anhaltenden Konflikten, Naturkatastrophen, AIDS und Drogenmissbrauch auf die Psyche junger Menschen ansteigen lassen. Mehr und mehr setzt sich die Erkenntnis durch, dass Kinder, die psychisch nicht gesund sind, die Stabilität und wirtschaftliche Überlebenskraft von Gemeinschaften und Nationen schwächen. Die Einrichtung entsprechender Gesundheitsdienste für Kinder und Jugendliche, ob in Industrieländern oder der so genannten Dritten Welt, die bezahlbar und zugänglich sind, ist und bleibt eine schwierige Aufgabe. Die Probleme, auf die man dabei stößt, unterscheiden sich je nach Land bzw. den jeweils bestehenden fachlichen und finanziellen Ressourcen, sind jedoch überall von Engagement, politischem Willen und einer realistischen Gesundheitspolitik abhängig.

Es sollte nicht unerwähnt bleiben, dass in diesem Zusammenhang zwischen Einrichtungen zur Förderung der psychischen Gesundheit von Kindern und Jugendlichen einerseits sowie kinder- und jungendpsychiatrischen Einrichtungen andererseits unterschieden wird, um auf die anhaltende Spannung hinzuweisen zwischen denjenigen, die sich um Stigmatisierung, Labeling und Medikalisierung von Symptomen Gedanken machen, im Gegensatz zu jenen, die psychische Widerstandskraft und Minimierung fachärztlicher Einflussnahme propagieren. Die nicht selten heftige Auseinandersetzung zwischen beiden Lagern kann jedoch zu einer Behinderung in der Konzeptualisierung von Behandlungsprogrammen werden und stellt einen Bereich dar, in dem Kinder- und Jugendpsychiater sowie all jene, die in irgendeiner Form mit der gesundheitspolitischen Versorgung von Kindern und Jugendlichen, die Symptome einer möglichen psychischen Störung aufweisen, befasst sind, einen gemeinsamen Nenner finden müssen. Im globalen Kontext stehen vor allem Fragen der praktischen Durchführung, der professionellen Identität sowie der versorgungstechnischen und finanziellen Oberhoheit einem Fortschritt in diesem Bereich im Wege. Und dies in einer Zeit, in der unser Wissen um effektive Behandlungsmethoden sowie die Therapiemotivation potenzieller Patienten größer denn je ist.

Es ist offensichtlich, dass es überall, mit Ausnahme der reichsten Länder dieser Erde, an einer ausreichenden Anzahl an Kinder- und Jugendpsychiatern fehlt; und selbst da, wo diese gegeben ist, kommt es doch häufig zu Schieflagen in der Verteilung, sei es zwischen städtischen und ländlichen Gebieten, zwischen privaten und staatlichen Einrichtungen sowie zwischen akademischer Forschung und Lehre einerseits und klinischer Praxis andererseits. Zudem ist eine anhaltende Diskussion darüber im Gange, was als konventionelle Kinderpsychiatrie zu gelten hat, im Gegensatz zu so genannten psychosozialen Programmen, die in vielen von konflikthaften politischen Auseinandersetzungen oder Naturkatastrophen betroffenen Entwicklungsländern geeigneter scheinen. Der Trend in Richtung psychosozialer Intervention entspringt den bereits erwähnten Bedenken hinsichtlich Medikalisierung. Schließlich sah sich die Profession der Kinder- und Jugendpsychiater als solche allzu oft dem Vorwurf ausgesetzt, auf die drängendsten Probleme der

Dritten Welt nicht adäquat zu reagieren bzw. es an der nötigen Solidarität mit Randgruppen in den Entwicklungsländern fehlen zu lassen. Allerdings betreffen diese Fragen die Kinder- und Jugendpsychiatrie weltweit, wenn es darum geht, sich den Anforderungen, aber auch den Möglichkeiten einer neuen Ära zu stellen.

Diesen sehr problematischen Bedingungen im Bereich der Kinder- und Jugendpsychiatrie steht die Auffassung gegenüber, dass psychisch gesunde Kinder und Jugendliche für Gesellschaften ebenso wie für den Einzelnen wichtiger denn je sind. Die langfristigen Folgen psychischer Störungen, wie sie sich bereits im Kindesalter manifestieren, sind heute besser als jemals zuvor dokumentiert. Allerdings hat dies nicht zur Bereitstellung der notwendigen ökonomischen und menschlichen Ressourcen geführt. Die Gründe hierfür sind vielfältig und liegen auch in der ambivalenten Haltung, mit der Gesellschaften den Wert von Kindern bemessen, in einer Sichtweise von Kindern als Familieneigentum und Arbeitskraft, im fehlenden Verständnis für entwicklungspsychopathologische Zusammenhänge bzw. dafür, dass Kinder ein Seelenleben haben (WHO 2003). Erst die erfolgreiche Bekämpfung von Infektionskrankheiten sowie die Verbesserung der Ernährungssituation in weiten Teilen der so genannten Dritten Welt haben die Frage der psychischen Gesundheit als vordringliches Problem auf den Plan treten lassen – eine Entwicklung, die sich auch unserem Wissenszuwachs hinsichtlich der Ätiologie von psychischen Erkrankungen bei Kindern und Jugendlichen verdankt. Die Fortschritte in den Bereichen der Genetik und der bildgebenden Verfahren sind hier vielversprechend. Entsprechend vielfältig sind die Anstrengungen, wirksame Methoden in der Behandlung von Kindern zu entwickeln.

Das womöglich wichtigste Hindernis, das dem Aufbau von gesundheitspsychologischen Diensten und Ausbildungsprogrammen im Wege steht, ist das nahezu ubiquitäre Fehlen einer entsprechenden Politik (Shatkin u. Belfer 2004). Wenn politische Anstrengungen unternommen werden, dann weniger auf nationaler denn regionaler oder lokaler Ebene, was natürlich zu einer Zersplitterung und ungleichen Aufteilung von Ressourcen führt. Über den Entwurf eines politischen Richtlinienmoduls zur psychischen Gesundheit von Kindern und Jugendlichen versucht die WHO (2005) ein Instrumentarium bereitzustellen, das Regierungsstellen und Lobbyisten die nötigen Grundlagen und Informationen für ein angemessenes politisches Vorgehen liefert.

Die UN-Kinderrechtskonvention und die Europäische Sozialcharta unterstützen ebenfalls die Einrichtung von gesundheitspsychologischen Diensten für Kinder und Jugendliche. Beide Vertragswerke enthalten juristische und ethische Vorgaben, was den Zugang von Kindern und ihren Familien zu Versorgungsleistungen, aber auch die Realisierung ihres vollen Potenzials in der Gesellschaft angeht. Wenn das, was diese beiden internationalen, in der Sache sehr mächtigen Regelwerke vorsehen, umfassend realisiert wird, so kann dies zu einer Reduzierung von Stigmatisierung und Diskriminierung beitragen.

4.5.2 Globale Dimensionen von psychischen Problemen bei Kindern

Unser aktueller Wissensstand zur Epidemiologie von psychischen Störungen bei Kindern und Jugendlichen ist – international betrachtet – relativ gering. Allerdings wächst das zur Verfügung stehende Datenmaterial mit zunehmendem Einsatz standardisierter Verfahren und Methodologien. Gerade die mangelnde Kenntnis in der Durchführung epidemiologischer Studien mithilfe standardisierter Messverfahren und einer gemeinsamen Nomenklatur hat sich als Hindernis erwiesen. Im Allgemeinen sind die Meldesysteme in den Entwicklungsländern größtenteils unzureichend. Die meisten Länder haben heutzutage jedoch Zugang zu angemessenen epidemiologischen Untersuchungsrichtlinien, sodass es eine Frage nationaler Priorität und Verteilung von Ressourcen sein wird, die entsprechenden Daten in den Entwicklungsländern zusammenzutragen. Dem kulturellen Bias dessen, was eine Störung ausmacht, wird dabei von Epidemiologen und Forschern zunehmend Rechnung getragen (Weiss 2001). Die jüngste Formulierung einer „kulturellen Epidemiologie", die die klassische epidemiologische Forschung mit Datenmaterial aus kulturanthropologischen Untersuchungen verknüpft, bietet einen einheitlichen Ansatz, der unser Verständnis für seelische Störungen bei Kindern und Jugendlichen in Entwicklungsländern und klinische Settings weltweit erhöhen kann (ebd.). Bei der epidemiologischen Erforschung psychiatrischer Störungsbilder bei Kindern und Jugendlichen in Entwicklungsländern und in der so genannten entwickelten Welt geht es nicht nur um die Bestimmung von Prävalenz und Inzidenz, sondern auch um die Belastung, die durch Pflegekosten über die Lebensspanne hinweg und durch verlorene menschliche Produktivität verursacht wird.

Untersuchungen der Weltgesundheitsorganisation zur klinischen Primärversorgung zeigen, dass ein signifikanter Anteil der Patienten, die um Behandlung ersuchen, an psychischen Störungen litten und dass das jeweilige Umfeld der Patienten um dieses Problem wusste. In diesem Zusammenhang ist es wichtig, sich die Untersuchung von Giel und Van Lujik (1969) ins Gedächtnis zu rufen, die entgegen vorherrschender Meinung herausgefunden hatten, dass in afrikanischen Gesundheitszentren psychische Störungen häufiger diagnostiziert wurden als Infektionskrankheiten (dies natürlich in der Zeit vor Entdeckung von AIDS bzw. des HIV-Virus). Es existiert allerdings keine einzige Studie bzw. keine konsistente Untersuchungsreihe der letzten 20 Jahre, die als gesellschaftsübergreifend relevant oder eindeutig gelten könnte. Untersuchungen, die vor 20 Jahren durchgeführt wurden, weisen genau die oben erwähnten Mängel auf und spiegeln sicherlich nicht die aktuelle Realität des jeweiligen Landes wider, aus dem die relevanten Daten berichtet wurden. Mit Verweis auf Nikapota (1991) vertreten Thabet und Vostanis (1998) die früher umstrittene These, dass psychische Symptome bei Kindern sich nicht signifikant über die verschiedenen Kulturen hinweg unterscheiden und dass kulturspezifische psychische Störungen selten sind. Diese Auffassung von Vergleichbarkeit mit westlichen epidemiologischen Daten stimmt nicht mit älteren Studien überein und spiegelt womöglich den Einfluss der Medien und jüngsten gesellschaftlichen und ökonomischen Realitäten wider. In ihrer Zusammenfassung der wichtigsten internationalen epidemiologischen Studien kommen Fayyad et al. (2001) zu der Schlussfolgerung, dass Bandbreite und Häufigkeit psychiatrischer Symptombilder bei Kindern in Entwicklungsländern ähnlich denen in der entwickelten Welt sind. Es gibt Hinweise auf universelle Risikofaktoren – z.B. Trennung oder Scheidung der Eltern, psychische Deprivation – sowie auf kulturspezifische Faktoren, z.B. Polygamie, die mit einer manifesten Psychopathologie korrelierten (Allwood et al. 2002; Almquist u. Brandell-Forsberg 1997; Malhotra 1998; Weine et al. 1998).

Was ist nun von jenen Störungen wie ADHS, Autismus oder Anorexia nervosa zu halten, die gegenwärtig für beträchtliches Aufsehen in den Industrieländern sorgen? Sie werden heutzutage aus nahezu allen Ländern berichtet, während sie noch vor zehn Jahren in vielen Ländern als nichtexistent oder unerkannt galten, wobei Ersteres eher der Fall war. Was die Inzidenz von Ess-Störungen anbelangt, so spricht vieles für entsprechende westliche Einflüsse (Becker 1995). Doch auch wenn die Diagnose dieser Störungen mittlerweile außer Zweifel steht, so bleibt doch die Frage, was in ihre Behandlung investiert werden muss, insbesondere in jenen Ländern, die wenig Zugang zu den notwendigen Medikamenten oder Behandlungsprogrammen haben. Hier zeigt sich sowohl eine Schwäche als auch eine Stärke einer internationalen Perspektive: Die Diagnostizierung bestimmter Störungen ist eine Folge der verbesserten Kommunikation auf internationaler Ebene. Es darf dabei jedoch nicht übersehen werden, dass der Bewertungsprozess komplex ist und kulturelle Konzepte dessen, was als normal oder abnormal gilt oder wie Eltern das Vorliegen oder Fehlen einer bestimmten Störung wahrnehmen, berücksichtigen muss. Aus diesem Grund werden sowohl Ätiologie als auch Behandlung derartiger Störungsbilder in allen Ländern kontrovers diskutiert. So führen in zahlreichen Ländern bestimmte Teile der Bevölkerung, Fachleute eingeschlossen, Autismus auf eine bestimmte Quecksilberverbindung in Impfstoffen zurück. Obwohl sich dieser Verdacht in einer Reihe von Untersuchungen nicht bestätigte, schaffen bestimmte Überzeugungen Vorbehalte gegenüber umfassenden Gesundheitsprogrammen. Was das Bild der ADHS angeht, so kann ein Anstieg dieses Störungsbildes auf die Schnelllebigkeit bestimmter Gesellschaften zurückgeführt werden, die wiederum die Unterstützung durch Großfamilien unterminiert, Eltern häufiger außer Haus sein lässt und durch gestiegene schulische Anforderungen den Druck für Kinder erhöht. Kommt es zu einem Anstieg der genannten Störungsbilder, so sind Versorgungseinrichtungen und Regierungsstellen gezwungen, auf den Bedarf nach klinischer Intervention zu reagieren. Im positiven Fall kommt es zu einer allgemeinen Verbesserung der Versorgungsleistungen, im negativen Fall zu einer Isolierung bzw. Zersplitterung der Gesundheitsdienste und ihrer Möglichkeiten, adäquat auf die jeweilige Situation zu reagieren.

Dazu kommt, dass Fortbildung vor Ort in vielen Ländern in zunehmendem Maße von der Pharmaindustrie übernommen wird. Entsprechend kann natürlich die Konzentration auf bestimmte Störungsbilder zu einer verzerrten Wahrnehmung hinsichtlich Behandlungszahlen von Kindern und Jugendlichen bzw. Inzidenz und Prävalenz einzelner Störungen führen. Eltern, Bezugspersonen und Lehrer könnten dahingehend beeinflusst werden, das Verhalten eines Kindes im Kontext einer bestimmten Störung zu interpretieren und weniger auf umwelt- oder entwicklungsbedingte Einflussfaktoren zu achten, die zur Entstehung von Symptomen beitragen, bei denen eine medikamentöse Behandlung kontraindiziert ist. Fachleute könnten sich direkt oder indirekt zu einer Überdiagnostizierung bestimmter Störungen, wie etwa ADHS oder Angst, verleiten lassen. Auf der anderen Seite kann ein gewachsenes Bewusstsein für bestimmte Störungen die Effektivität von Behandlungsstrategien erhöhen und möglichen bleibenden Schäden früher vorbeugen, als dies bislang der Fall war. Allerdings sind die Möglichkeiten, den Einfluss der Pharmaindustrie in den einzelnen Ländern adäquat einzuschätzen, sehr unterschiedlich und Streitpunkt anhaltender Diskussionen.

4.5.3 Fragen zur Versorgung

Während es in den Industrienationen mittlerweile üblich ist, sich auf die Entwicklung von „Versorgungssystemen" oder auf die Frage eines „Versorgungskontinuums" für Kinder und Jugendliche mit psychischen Störungen zu konzentrieren, ist dieses Konzept, so wie wir es im Westen verstehen, in den Entwicklungsländern eher unbekannt und angesichts fehlender Ressourcen schwierig zu implementieren. Ein Verständnis dieser Konzepte kann jedoch dazu beitragen, auch in ärmeren Gegenden vernünftige Versorgungssysteme einzurichten, indem Gelder aus jenen Bereichen abgezogen werden, die sich als ineffektiv oder kontraproduktiv erwiesen haben, wie z. B. eine simple Erhöhung der Bettenanzahl für Kinder und Jugendliche. Diese Konzepte werden im Folgenden näher ausgeführt.

In zahlreichen Ländern würde es bereits einen großen Schritt in die richtige Richtung bedeuten, antiquierte Institutionen und mittlerweile als missbräuchlich geltende Versorgungsmethoden aufzugeben. In diesem Sinne ist es als ermutigendes Zeichen zu werten, dass im Zuge einer besseren Kommunikation über moderne Behandlungsmethoden die meisten Länder eine größere Ausgewogenheit in der Versorgung sowie eine allgemein menschlichere Versorgung zum ausdrücklichen Ziel erklärt haben. Natürlich stehen dem beschränkte finanzielle Mittel und ein Mangel an fachgerecht ausgebildetem Personal entgegen. Nichtsdestotrotz versuchen zahlreiche innovative Programme, aus den begrenzten finanziellen Mitteln sowie den verfügbaren professionellen und nichtprofessionellen menschlichen Ressourcen das Beste zu machen.

Das Konzept eines „Versorgungskontinuums" ist von Bedeutung, wenn es um die Entwicklung von Gesundheitsdiensten für Kinder und Jugendliche sowohl in Industrie- als auch Entwicklungsländern geht. Die Versorgung soll hierbei in einer Umgebung sichergestellt werden, die „so wenig restriktiv wie möglich" ist. Um jenen Menschen zu helfen, die an einer ernsten psychischen Störung leiden, sind zahlreiche Einrichtungen vonnöten, sowohl auf Gemeindeebene als auch auf Krankenhausebene. Im Kinder- und Jugendbereich hieße dies, neben einem relativ kleinen Anteil an vollstationärer Versorgung einen wachsenden Anteil an teilstationärer und ambulanter Versorgung bereitzustellen, zusätzlich ambulante Therapieplätze und die Möglichkeit von Hausbesuchen. Kriseninterventionen sollten sich auf tatsächliche Notfälle beschränken, da ansonsten wiederholte und oftmals unangemessene Noteinsätze das zugrunde liegende Problem eines Patienten überdecken. In manchen entlegenen Gegenden sorgen mobile Einsatzteams mit hochqualifiziertem therapeutischen Personal für eine entsprechende Erreichbarkeit bzw. Versorgung (WHO 2001, 2003; UNICEF 2000).

Während das Konzept eines Kontinuums ein ganzes Netzwerk an Diensten und Einrichtungen beschreibt, umfasst der Begriff des Versorgungssystems auch Fragen der Finanzierung, der rechtlichen Unterstützung sowie des Engagements unabhängiger Geldgeber. Versorgungssysteme sind auf Unterstützung angewiesen, bedürfen aber auch der Überwachung. Sie stehen vor allem dann auf dem Spiel, wenn einzelne oder alle Bereiche nicht ausreichend unterstützt werden, z. B. im Fall von Behandlungsprogrammen, die rechtlich nicht abgesichert oder aber das Ergebnis kurzfristiger Finanzierungsinitiativen sind. In den Industrienationen sind wirkliche Versorgungssysteme relativ selten. Im Gegensatz dazu gibt es in manchen der so genannten Entwicklungsländer eine gut ausgebaute primäre Gesundheitsversorgung bzw. ein funktionierendes öffentliches Gesundheitswesen, das als wichtige Säule eines Versorgungssystems im Bereich psychischer Gesundheit dienen könnte – insbesondere für Kinder, die über die allgemeine pädiatrische Versorgungsschiene hier Zugang zu Diagnostik und Behandlung finden könnten. Schulen spielen eine zentrale Rolle in jedem Versorgungssystem für Kinder und müssen daher gesondert betrachtet werden: Die relative Stabilität eines schulischen Umfelds bietet Möglichkeiten der Zusammenarbeit mit psychiatrischen Einrichtungen (Kapur u. Cariapa 1980), die das Beobachten von potenziell gefährdeten oder betroffenen Kindern erleichtert. Einer umfangreichen Literatur zur Frage schulpsychologischer Einrichtungen und Beratungsdienste in Industrie- und Entwicklungsländern steht eine Realität gegenüber, in der dieses Potenzial bislang bei weitem nicht voll ausgeschöpft wurde. Unter den zahlreichen schulpsychologischen Programmen sind vor allem das Life-Skills-Programm der WHO bzw. das Nachfolgeprogramm der Initiative Health Promoting and Child Friendly School zu nennen (WHO 2004b).

Eine problematische Entwicklung in vielen Ländern stellt der Trend zur Privatisierung dar. Während mancherorts die Abkehr von staatlich finanzierten Gesundheitssystemen als Fortschritt gewertet werden mag, kann diese in rohstoffarmen Ländern zur Unterversorgung weiter Teile der Bevölkerung führen und durch die Abwanderung von Fachpersonal in den privaten Sektor ein Aushöhlen der menschlichen Ressourcen bewirken. Nur allzu häufig sind diese neuartigen Versicherungssysteme unterfinanziert, sodass zu wenig Geld für Behandlungsprogramme zur Verfügung steht, oder aber es wird Fachpersonal in den privaten Sektor abgezogen, in dem Versicherungsleistungen die zuvor bezahlten Gehälter übersteigen. Regierungen übernehmen undifferenziert Gesundheitsreformpläne im Sinne von Managed Care, ohne die negativen Konsequenzen zu bedenken, die in den westlichen Industrienationen damit in den letzten Jahren verbunden waren. Management im Gesundheitswesen bzw. Krankheitsmanagement kann von großem Vorteil sein, wenn es darum geht, Überprüfungsmöglichkeiten zur Verfügung zu stellen, die eine angemessene Versorgung auf hohem qualitativen Niveau sicherstellen sollen. Im negativen Fall kann sich diese Form des Qualitätsmanagements zu rigiden Überwachungsformen auswachsen, die Versorgung schlicht negiert oder limitiert, unabhängig davon, wie die individuellen Bedürfnisse gelagert sind.

Eine Evaluierung im Bereich psychischer Gesundheit bei Kindern und Jugendlichen existiert weltweit nur sehr vereinzelt bzw. gar nicht, obwohl das notwendige Know-how zur

Entwicklung von Wirksamkeitsstudien durchaus vorhanden ist. In ressourcenreichen Ländern sind es nicht selten finanzielle Zwänge, in ressourcenarmen Ländern Geld- *und* Personalmangel, die einer sinnvollen Evaluierung im Wege stehen. Dabei ist die Entwicklung von Behandlungsprogrammen von einer entsprechenden Evaluierung abhängig. Forschung im Bereich der psychischen Gesundheit von Kindern und Jugendlichen steckt hier noch in den Kinderschuhen. Auch hier geht es um die Frage, was für wen hilfreich ist und wie entsprechende Behandlungsprogramme unterstützt werden können. Umso wichtiger ist es, Fachpersonal mit klinischer Erfahrung für diesen Forschungsbereich zu gewinnen, um die mit klinischem Versorgungsalltag verknüpften Variablen angemessen untersuchen zu können.

4.5.4 Fachpersonal

Kinder- und Jugendpsychiater sind ein seltenes Gut in Entwicklungsländern. Anderweitig ausgebildetes Fachpersonal in diesem Bereich variiert je nach Anzahl und Verteilung. Die klinische Praxis unterscheidet sich häufig von jener in entwickelteren Ländern, da zusätzlich zur primären Versorgungseinrichtungen auch Familienmitglieder, Angehörige der jeweiligen Gemeinschaft außerhalb der Familie, traditionelle Heiler und religiöse Führer herangezogen werden. Vertreter der Primärversorgung, die sehr unterschiedliche Ausbildungsniveaus aufweisen können, spielen für die Bereitstellung von Dienstleistungen eine zentrale Rolle. Die Kompetenz der im Bereich Kinder- und Jugendpsychiatrie Tätigen muss den Bedürfnissen der jeweiligen Gesellschaft angepasst werden. So fallen z. B. Epilepsie und geistige Behinderung in Entwicklungsländern eindeutig in den Kompetenzbereich von Kinder- und Jugendpsychiatern, was in den Industrieländern nicht unbedingt der Fall sein muss.

Wenn die Ressourcen kinderpsychiatrischer Intervention sehr knapp bemessen sind, so kann es durchaus sein, dass sich ihre Rolle auf beratende Tätigkeit beschränken muss, sie nur sehr begrenzt diagnostisch eingesetzt werden kann und es ihr nicht gelingt, eine umfassende Diskussion zur Gesundheitspolitik auf nationaler Ebene anzustoßen. Gleichzeitig können Kinder- und Jugendpsychiater, die für eine Tätigkeit in den Entwicklungsländern angeworben werden, von lebenswichtiger Bedeutung sein, wenn es darum geht, in den Bereichen Medizin, Psychologie, Pädagogik, Sozialarbeit, Krankenpflege und ehrenamtlicher Tätigkeiten Personal auszubilden. Es gibt einen eindeutig erhöhten Bedarf nach ausgebildetem Fachpersonal in der Primärversorgung, der bislang jedoch nicht erfüllt wurde.

In Ländern mit Primärversorgungssystem und Gemeindehelfern gibt es Ausbildungsprogramme für Fachkräfte im Kinder- und Jugendbereich zur Früherkennung und Weitervermittlung an entsprechende Institutionen, die eine genaue Diagnostik und spezielle Behandlung anbieten können. Gerade Gemeindehelfer können, wenn gut ausgebildet und unter Zuhilfenahme von Konsiliardiensten und Supervision, einen Großteil der Versorgung übernehmen – eine strukturelle Entwicklung, die sich vor allem in Entwicklungsländern durchzusetzen beginnt.

4.5.5 Die Auswirkungen internationaler Probleme auf die nationale Praxis

Infolge erhöhter Migrationsbewegungen aufgrund ökonomischer und politischer Zwänge ist es notwendig, die Auswirkungen globaler Probleme auf die psychische Gesundheit von Kindern zu berücksichtigen. Nicht selten sind die psychischen Probleme von Kindern und Jugendlichen unter Einwandererpopulationen eine direkte Folge traumatisierender Erfahrungen im jeweiligen Heimatland oder gleichen einer Widerspiegelung schwieriger Anpassungsprozesse. Es ist von zentraler Bedeutung, diese aktuellen psychischen Probleme und ihre Behandlungsmöglichkeiten zu kennen, will man eine länderübergreifende Perspektive einnehmen. Das Wissen um den jeweiligen kulturellen und familiären Hintergrund ist umso wichtiger, als sich die psychische Reaktionsbereitschaft mit großer Wahrscheinlichkeit nach den Gepflogenheiten des Herkunftslandes richten wird und weniger nach jenen des Einwanderungslandes (Murthy 2000).

4.5.6 Schlussfolgerung

Der psychischen Gesundheit von Kindern und Jugendlichen wird mehr und mehr Bedeutung beigemessen. Diese Entwicklung verdankt sich zum einen einer verbesserten Kommunikation, die wiederum zu einer erhöhten Durchsetzung moderner Konzepte im Bereich Diagnose und Versorgung führte, zum anderen dem Bewusstsein für die Dringlichkeit nationaler Probleme, die sich auf die Psyche von Jugendlichen auswirken, sowie der durch die UN-Kinderrechtskonvention bereitgestellten Unterstützung. Diese Fortschritte machen „rationale Versorgungskonzepte“ notwendig. Rationale Versorgung impliziert die Bereitstellung angemessener diagnostischer Verfahren sowie Behandlungsmethoden, die den Bedürfnissen des einzelnen Kindes gerecht werden. Wir sind verpflichtet, die Verletzbarkeit von Kindern, Jugendlichen und ihren Familien, die an psychischen Erkrankungen leiden, nicht auszunützen, indem wir falsche Versprechungen hinsichtlich unbewiesener oder schädigender Behandlungsmethoden abgeben. Wenn wir in unseren Bemühungen nicht nachlassen, Aufklärungsarbeit zu leisten, ein Versorgungskontinuum aufzubauen, und Familien auf ihrer Suche nach angemessener Hilfe und Versorgung unterstützen, so steht die Frage psychischer Gesundheit von Kindern und Jugendlichen unter einem günstigen Stern.

Literatur

Allwood MA, Bell-Dolan D, Husain SA (2002). Children's trauma and adjustment reactions to violent and nonviolent war experiences. J Am Acad Child Adolesc Psychiatry; 41(4): 450–7.

Almquist K, Brandell-Forsberg M (1997). Refugee children in Sweden: posttraumatic stress disorder in Iranian preschool children exposed to organized violence. Child Abuse Neglect; 21: 351–66.

Becker AE (1995). Body, Self, and Society: A view from Fiji. Philadelphia: University of Pennsylvania Press.

Fayyad JA, Jahshan CS, Karam EG (2001). Systems development of child mental health services in developing countries. Child Adolesc Psychiatr Clinics North Am; 10: 745–62.

Giel R, Van Luijk JN (1969). Psychiatric morbidity in a small Ethiopian town. Br J Psychiatry; 115: 149–62.

Kapur M, Cariapa I (1980). Evaluation of an orientation course for teachers on emotional problems among school children. Indian J Clin Psychol; 7: 103.

Malhotra S (1998). Challenges in providing mental health services for children and adolescents in India. In: Young JG, Ferrari P (eds). Designing Mental Health Services for Children and Adolescents: A shrewd Investment. Philadelphia: Brunner/Mazel; 321–34.

Murthy RS (2000). Approaches to suicide prevention in Asia and the Far East. In: Hawton K, Van Heeringen K (eds). International Handbook of Suicide and Attempted Suicide. London: John Wiley & Sons, Ltd.; 625–37.

Nikapota AD (1991). Child psychiatry in developing countries: a review. Br J Psychiatry; 158: 743–51.

Shatkin JP, Belfer ML (2004). The global absence of child and adolescent mental health policy. Child Adolesc Ment Health; 9: 104–8.

Thabet AAM, Vostanis P (1998). Social adversities and anxiety disorders in the Gaza strip. Arch Dis Child; 78: 439–42.

UNICEF (2000). State of the World's Children.

Weine SM, Vojvoda D, Becker DF et al. (1998). PTSD symptoms in Bosnian refugees 1 year after resettlement in the United States. Am J Psychiatry; 155(4): 562–4.

Weiss MG (2001). Cultural epidemiology: an introduction and overview. Anthropology & Medicine; 8(1): 5–30.

World Health Organization (WHO) (2001). World Health Report: Mental Health: New Understanding, New Hope. Geneva: World Health Organization.

World Health Organization (WHO) (2003). Caring for children and adolescents with mental disorders: Setting WHO directions. Geneva: World Health Organization.

World Health Organization (WHO) (2004a). WHO Atlas for country resources for child and adolescent mental health (www.who.int/mental_health/evidence/atlas).

World Health Organization (WHO) (2004b). Creating an Environment for Emotional and Social Well-Being: An important responsibility of a Health Promoting and Child Friendly School.

World Health Organization (WHO) (2005). WHO Mental Health Policy and Services Guidance Package: Child and Adolescent Mental Health Policy and Plans. Geneva: World Health Organization.

4.6 Strafrechtliche Begutachtung unter Entwicklungsaspekten

R. Schepker, M. Toker

Inhalt

4.6.1 Einleitung

Entwicklungspsychiatrie und Jugendgerichtsbarkeit treffen aufeinander, wenn juristische Fragestellungen in der Beurteilung und Herleitung einer von Kindern oder Jugendlichen verübten Straftat und der Auswahl der darauf folgenden Sanktionen prozessiert werden.
Straftaten sind nicht per se definiert, sondern nur auf der Basis eines historisch und kulturell gewachsenen Rechtssystems als solche benannt. Dabei handelt es sich zumeist um Verstöße gegen Grundsätze des Zusammenlebens und gegen das allgemeine Verständnis fairer Beziehungen der Mitglieder einer Gesellschaft untereinander. So heterogen wie Gesellschaften formiert sind, so vielfältig wäre auch die Bestimmung dessen, was als Normverletzung im Sinne eines Straftatbestands erkannt würde. Zwar wird durch die Gesetzgebung eine allgemeine Normierung des Verständnisses von Strafhandlungen vorgenommen, die in pluralistischen Gesellschaften relativ repräsentativ für die Haltungen ihrer meisten Mitglieder ist, doch ist unbestreitbar, dass viele der aufgestellten Normen nicht von allen gesellschaftlichen Gruppen als ethisch fundiert gesehen werden (Beispiel Schwangerschaftsabbruch). So sind nach Montada (2002b) Straftaten schon allein deswegen eine psychologisch sehr heterogene Kategorie – auch, was die Erscheinungsform betrifft und die handlungsbestimmenden Motive, Ziele und Rahmenbedingungen. Remschmidt (1997, S. 199) führt aus, dass während der Jugendphase ein schrittweises Hineinwachsen in die Rechtsordnung geschehe, das mit Gesetzeskonflikten einhergehe, und erklärt mit Hinweis auf die Dunkelfeldforschung: „So gesehen begehen alle Kinder und Jugendlichen während ihrer Entwicklung Straftaten."
Bevor der Jugendgerichtsbarkeit entwicklungspsychiatrische Antworten gegeben werden können, sollte ein gemeinsames Verständnis davon bestehen, welche konkreten Fragen gestellt sind. Dies ist in Deutschland jedoch zunächst nur über eine Betrachtung der historischen Entwicklung der Jugendgerichtsbarkeit ableit- und dadurch auch verstehbar.

4.6.2 Historische Grundlagen und Entwicklung der Gesetzgebung in der Bundesrepublik Deutschland

Das deutsche Jugendgerichtsgesetz geht von Entwicklungsaspekten aus. Vor dem Jahr 1923 wurden Jugendliche ab dem 12. Lebensjahr nach dem allgemeinen Strafrecht verurteilt, mit dem Reichsjugendgerichtsgesetz von 1923 (RJGG) wurde die Strafmündigkeit von Jugendlichen auf das 14. Lebensjahr festgesetzt.

Ein Katalog von Erziehungsmaßregeln entstand im RJGG (Verwarnung, Schutzaufsicht, Überweisung in die Zucht der Erziehungsberechtigten oder der Schule, Auferlegung von Pflichten, Weisungen [§ 11 RJGG]). Daneben bestanden der Arrest oder Auflagen als „Zuchtmittel" mit Sühnegedanken und die Jugendgefängnisstrafe (§§ 7–10 RJGG).
Während des Nationalsozialismus wurde die Anwendung von Erwachsenenstrafrecht für „jugendliche Schwerverbrecher" auch unter 18 Jahren wieder ermöglicht (RJGG von 1943, § 20), und Erziehungsmaßregeln traten in der Anwendung deutlich zurück. Auch wurde die Möglichkeit einer Bestrafung schon von 12-Jährigen wieder eingeführt.
Erst 1953 wurden die Verschärfungen des Nationalsozialismus wieder aufgehoben. Aus den niedergelegten Beratungen im Rechtsausschuss des Deutschen Bundestags (273. Sitzung vom 18.6.1953) geht hervor, dass dem Erziehungsgedanken wieder stärkeres Gewicht zukommen sollte.
Dominierende Maßnahmen sollten in Anlehnung an das RJGG von 1923 nun wieder die Erziehungsmaßregel und die „echte Erziehungsstrafe" vor der „bloßen Schuldstrafe" sein, während Jugendstrafe nur bei Dauern über sechs Monaten verhängt und den schweren Straftaten vorbehalten werden sollte. Es wurde der hauptamtliche Bewährungshelfer geschaffen. Ferner wurde die Möglichkeit, Kinder von 12 bis 14 Jahren zu bestrafen, wieder aufgehoben. Die Möglichkeit der Aussetzung einer Jugendstrafe nach Feststellung der Schwere der Schuld wurde geschaffen. Die Jugendschöffengerichte unter Einbeziehung von „jugendkundigen Laien", die durch die Jugendwohlfahrtsausschüsse vorgeschlagen werden sollten, wurden grundgelegt. Nicht zuletzt wurde die Anwendbarkeit des Jugendgerichtsgesetzes auf 18- bis 20-Jährige beschlossen.
Das erste Gesetz zur Änderung des Jugendgerichtsgesetzes (1. JGGÄndG, 1990) hatte das Ziel, ambulante Hilfen gegenüber stationären Maßnahmen (Arrest, Untersuchungshaft und Jugendstrafe) zu verstärken. Folgende Änderungen sollten Entwicklungshilfen für jugendliche Dissoziale verstärkt möglich machen:

- Unternimmt der jugendliche Täter entsprechende Bemühungen zum Täter-Opfer-Ausgleich, kann das Verfahren eingestellt werden (Diversion), auch wenn diese Bemühungen u. U. nachträglich scheitern (§ 45 II Satz 2 JGG).
- § 10 JGG definiert Betreuungsweisungen, Täter-Opfer-Ausgleich und soziale Trainingskurse als Weisungen.
- Jugendliche unter 16 Jahren sollen nur bei erfolgter Fluchtvorbereitung oder in Ermangelung eines festen Wohnsitzes in Untersuchungshaft verbracht werden können.
- Jugendstrafe darf nicht mehr auf unbestimmte Dauer verhängt werden und kann unter zwei Jahren generell (auch ohne Einschränkungen hinsichtlich der Schwere des Deliktes oder der Täterpersönlichkeit im Sinne des § 17 JGG) zur Bewährung ausgesetzt werden.

Somit wurde Jugendstrafrecht als „Täterstrafrecht" vom Erwachsenenstrafrecht als an der Tat orientiertem Strafrecht abgegrenzt. Während im Jugendstrafrecht explizit die Täterpersönlichkeit betrachtet werden soll und die Jugendgerichtshilfe explizit die Aufgabe hat, dem Gericht die Umstände mitzuteilen, die „zur Beurteilung der seelischen, geistigen und charakterlichen Eigenschaften" des angeklagten Jugendlichen dienen können (§ 43 JGG), soll im Erwachsenenstrafrecht „ohne Ansicht der Person" geurteilt werden. Für den Kinder- und Jugendpsychiater muss es im Prozess immer darum gehen, im Geiste des JGG zu handeln, also die Persönlichkeitsentwicklung des Beschuldigten unter Reifungsgesichtspunkten und Entwicklungsdeviationen zu verstehen, um am Schluss dann auch dem Gericht aufzuzeigen, welche Entwicklungspotenziale mit welchen pädagogischen und therapeutischen Mitteln entfaltet werden können. Somit steht viel stärker der Jugendliche auch in seiner Persönlichkeitsakzentuierung im Vordergrund der Beurteilung, auch wenn nicht, wie z. B. beim §§ 20f StGB, gleich ein Ausschluss oder eine Bestätigung einer schweren seelischen „Abartigkeit" folgen muss. Das JGG ist daran interessiert, den Jugendlichen für die Gesellschaft zurückzugewinnen, nicht daran, ihn auszuschließen – dieses spiegelt sich auch in der Höchststrafe von zehn Jahren wider, die im JGG maximal verhängt werden kann.

4.6.3 Strafreife

Nach dem Gesetz können Kinder bis zu 14 Jahren grundsätzlich nicht bestraft werden, da eine Strafmündigkeit in Deutschland erst ab diesem Lebensalter unterstellt wird und Kinder vorher „schuldunfähig" sind (§ 19 StGB). Deutschland liegt mit der Altersgrenze im europäischen Mittelfeld (s. Tab. 4-38). So gilt beispielsweise in Belgien keine Altersgrenze (hier werden Kinder und Jugendliche gar nicht bestraft, sondern erst ab dem Alter von 18 Jahren), in der Schweiz wird die Grenze nach langer Debatte mit Experten von 7 auf 10 Jahre hinaufgesetzt.
Die unterschiedlichen Altersuntergrenzen für die Anwendung von (Jugend-)Strafrecht sind nur auf dem Hintergrund sehr divergierender Sanktions- und Maßnahmengewohnheiten auf Jugenddelinquenz in den verschiedenen Rechtssystemen nachzuvollziehen, die eine unterschiedliche Orientierung an Erziehung, der Beachtung der Täterpersönlichkeit oder der Strafverfolgung aufweisen (Heitlinger 2004).

Tab. 4-38: Strafmündigkeitsgrenzen verschiedener Staaten in Europa (mod. nach Heitlinger 2004)

Staat	Alter der Strafmündigkeit (in Jahren)
Belgien	18
Polen	17
Portugal	16
Dänemark	15
Finnland	15
Schweden	15
Deutschland	**14**
Italien	14
Österreich	14
Slowenien	14
Frankreich	13
Griechenland	13
Niederlande	12
Türkei	11
Großbritannien	10
Schweiz	10

Zivilrechtlich können Kinder in Deutschland ab der Vollendung des 7. Lebensjahres für entstandene Schäden verantwortlich gemacht werden (vgl. hierzu Hommers 2003).
Aus den Beratungen zum Jugendgerichtsgesetz im Jahr 1952 (Deutscher Bundestag, 205. Sitzung 1952) geht hervor, dass vor dem Alter von 14 Jahren nicht von einem Eintritt ins Erwerbsleben (als Markierungsschritt von Autonomie) ausgegangen wurde und das Jugendschutzgesetz Kinderarbeit unter 14 Jahren verbot. Der Lebensraum der unter 14-Jährigen müsse einen besonderen Schutz- und Schonraum vor zu früher seelisch-geistiger Belastung darstellen. Insbesondere wurde auf die möglichen Reifebeeinträchtigungen der damaligen Kinder und Jugendlichen durch Kriegserlebnisse, Abwesenheit der Väter u. a. abgestellt.
Der Umgang mit unter 14-jährigen Tätern ist nicht gesetzlich geregelt. Hier haben sich informelle Vorgehensweisen entwickelt, die dazu führen, dass unter 14-jährige Straftäter – etwa ein 12-jähriger Tötungsdelinquent – gegebenenfalls direkt einer jugendpsychiatrischen Behandlung zugeführt werden bzw. vom Jugendamt „in Obhut genommen“ werden (§ 42 KJHG) können. Alternativ ist die Möglichkeit des Anordnens einer Jugendhilfemaßnahme auf vormundschaftsrichterlichem Weg gegeben (§ 34 KJHG). § 12 JGG schließt ein Vorgehen dieser Art durch den Jugendrichter selbst jedoch aus. Am häufigsten erfolgt, zumal unterhalb der Schwere von Kapitaldelikten oder unterhalb schwerer Wiederholungsdelinquenz, gar keine Konsequenz auf Delikte unter 14-Jähriger. Jedoch werden durchaus nichtstrafmündige Kinder und Jugendliche polizeilich registriert und ermahnt, auch können Hinweise der Polizei an das zuständige Jugendamt ergehen.
Im Alter von 14 Jahren wird Jugendlichen vom Gesetzgeber mehr Entscheidungsfähigkeit unterstellt. In diesem Alter wird neben der Strafmündigkeit des § 3 JGG auch die Religionsmündigkeit vorgegeben (Gesetz über die religiöse Kindererziehung § 5, Änderung vom 12. September 1990 (BGBI. I S. 2002, 2023).
Nach Heitlinger (2004) ist mittlerweile die Verknüpfung von Einsichtsfähigkeit/Urteilsvermögen und (strafrechtlicher) Verantwortlichkeit bei Jugendlichen auch Gegenstand der internationalen Diskussion bei der UNO und findet sich in deren „Mustergesetz“.
Bei Jugendlichen zwischen 14 und 17 Jahren gilt eine strafrechtliche Verantwortlichkeit jedoch als aufgehoben, wenn sie „nach ihrer sittlichen und geistigen Entwicklung noch nicht reif genug (sind), das Unrecht der Tat einzusehen und nach dieser Einsicht zu handeln“ (§ 3 Satz 1 JGG). Somit besteht in diesem Alter eine nur bedingte strafrechtliche Verantwortlichkeit in dem Sinne, dass zwar von der Selbstbeobachtungsfähigkeit, der Einsicht in soziale Normen, der freien Willensbildung und der Fähigkeit, nach eigener Einsicht zu handeln, ausgegangen wird, dennoch diese Reife für jede einzelne Tat und bezogen auf das konkrete Geschehen positiv festzustellen ist (Schütze u. Schmitz 2003).

Forensische Begutachtung der Strafreife unter Entwicklungsaspekten

Das Wesen der Unrechtserkenntnis

Die bei entwicklungspsychiatrischen Stellungnahmen geforderte Einschätzung in der Logik des § 3 JGG ist schwierig zu operationalisieren. Es wird nach Ostendorf (2003) nicht eine Einschätzung des allgemeinen Entwicklungsstandes gefordert, sondern nur die der sittlichen und geistigen Entwicklungsreife, bezogen auf die Unrechtseinsicht hinsichtlich des speziellen Delikts, und die entsprechende Handlungskompetenz zum Tatzeitpunkt. Doch wie definiert sich „sittliche“ bzw. „geistige“ Reife? Auch die Unrechtseinsicht kann zwar vielfach vorausgesetzt werden (s. Tab. 4-39), muss jedoch gerade im Übergang vom Kindes- ins Jugendalter in vielen Fällen explizit auf die Tat bezogen geprüft werden. Ein Beispiel mag das Verständnis einer körperlichen Auseinandersetzung sein, die unter Kindern als Rauferei gesehen wird, ab dem Alter von 14 Jahren jedoch den Straftatbestand der Körper-

Tab. 4-39: Beispiele für Altersangaben zum erwarteten Vorhandensein einer Unrechtserkenntnis, bezogen auf definierte Tatvorwürfe

Tatbestand	Alter der Unrechtserkenntnis (in Jahren)	Quelle
Schummeln, absichtliche Täuschung	4	Sodian (2004)
Wegnehmen, Diebstahl, üble Nachrede	5–6	Streng (1997)
absichtliche Körperverletzung	8	Hommers (2003)
fahrlässige Körperverletzung	10	Hommers (2003)
Betrug, Gefährdung/Schädigung anderer im Straßenverkehr durch Unfall	10	Rechtsnorm nach § 828 BGB; Hommers (2003)
Frisieren eines Mofas als Betrug – Verstoß gegen die Versicherungspflicht	16–18	Ostendorf (2003)
Vorteilsnahme im Amt, Ausnutzung der Dienststellung zur Vorbereitung einer Straftat	18	Lempp (2004)

verletzung darstellen kann. Generell unterstellt der Gesetzgeber, dass im Alter von 18 Jahren die Einsichts- und Steuerungsfähigkeit für jedes Delikt und in jeder Situation voll ausgeprägt ist, sodass dieses Alter als Bezugsgröße zu nehmen ist (ebd.).

Bei der Unrechtserkenntnis geht es nicht um ein Wissen um die Strafbarkeit des infrage stehenden Verhaltens, sondern um das Wissen um die gesellschaftliche Norm.

Oft ergeben sich auch aus dem Verhalten des zu Begutachtenden Hinweise auf ein vorhandenes Unrechtsbewusstsein. Als Hinweise auf ein wirksames Unrechtsbewusstsein können gelten:

- bereits vor dem Tatverhalten im engen Sinne erlebte Sanktionen (durch die Familie oder durch Lehrer, Jugendgruppenleiter, Ladenbesitzer, Nachbarn) und Missbilligung ähnlichen Verhaltens durch emotional bedeutsame Erwachsene sowie Bericht darüber durch den Jugendlichen in der Exploration
- Verdeckungshandlungen vor oder nach erfolgter Tat bzw. Taten oder Leugnung der Tatvorwürfe

Ein Leugnen, schamhaftes Verschweigen oder Herunterspielen in der Exploration muss vom Gutachter unterschieden werden von der wahrscheinlich vorliegenden Bewertung zum Tatzeitpunkt. Dies fällt umso schwerer, je länger die Tatvorwürfe zurückliegen.

Des Weiteren ist dann zu befinden, inwieweit die Unrechtserkenntnis wirksam werden konnte. Ein Abfragen des moralischen Urteilens und Argumentierens (auf die geistige Reife zielend) lässt noch keine Rückschlüsse auf die sittliche Reife im Sinne der emotionalen Bewertung zu und darüber hinaus keine unmittelbare Schlussfolgerung für die Handlungsebene.

Allgemein setzt die Strafreife eine Verinnerlichung der jeweiligen Norm voraus, die Selbstbeobachtungsfähigkeit, die Fähigkeit zu vorausschauendem Denken und damit die Fähigkeit, verschiedene Handlungsalternativen im Denken abzuwägen, sich für eine zu entscheiden und dies auf der Handlungsebene umzusetzen.

Entwicklungsbiologische Erkenntnisse

Neuere Befunde an Kindern belegen die Bedeutung hirnphysiologischer Reifungsprozesse vor allem im orbitofrontalen und präfrontalen Kortex für das Entstehen kognitiver Strategien zur emotionalen Selbstregulation. Die emotionale Selbstregulation gilt als einer der Ecksteine der Sozialisation und moralischen Entwicklung, weil sie spontane emotional geleitete Reaktionen und Handlungsbereitschaften mit den sozial erwünschten abzugleichen ermöglicht (Kochanska et al. 1997). Während früher nur Untersuchungen an Kleinstkindern vorgenommen wurden, haben Bunge et al. (2002) und Levesque et al. (2004) mit fMRT-Untersuchungen an 8- bis 12-Jährigen nachgewiesen, dass die Unterdrückung inadäquater Reizantworten und die emotionale Neubewertung im Vergleich zu Erwachsenen sehr viel mehr Aktivierung benötigt, ja die gegenseitige Hemisphäre im Vergleich zu Erwachsenen aktiviert wird. Dies wird auf das unausgereifte Stadium des präfrontalen Kortex zurückgeführt, der bei Menschen im Alter von 5–7 Jahren die höchste Anzahl an Synapsen aufweist, die danach abnimmt, während das Ausreifen der dendritischen Verknüpfungen und somit das Volumen der weißen Hirnsubstanz konstant noch bis zum Alter von mindestens 20 Jahren zunimmt. Erst dann scheint die „Erwachsenenform“ der Kontroll- und Steuerungsmöglichkeiten hirnphysiologisch erreicht zu sein. Demgegenüber wurde bei hirngeschädigten Erwachsenen bereits 1983 als „Frontalhirnsyndrom" bzw. „pseudopsychopathisches Syndrom" eine Kombination aus Ablenkbarkeit, Impulsivität, emotionalen Ausbrüchen, Aggressivität und Unfähigkeit, soziale und moralische Regeln zu befolgen, beschrieben (ebd.). Anderson et al. (1999) fanden bei Erwachsenen mit umschriebenen Läsionen im orbitofrontalen Kortex inadäquate emotionale Antworten auf typische soziale Situationen und ein beeinträchtiges Verständnis abträglicher sozialer Konsequenzen auf negatives Sozialverhalten.

Nach Lempp (2004) ist bei Jugendlichen auch immer die Beurteilung der biologischen Reifung zu berücksichtigen. Biologische Reifungsrückstände können unabhängig von der Intelligenz (diese ist eher im Kontext der §§ 20f StGB zu erörtern, s. unten) auf psychosoziale Reifungsrückstände hinweisen. Dies sollte regelhaft bei Angeklagten mit psychosozialem Minderwuchs berücksichtigt werden, deren geistige und körperliche Entwicklungsverzögerungen auf gemeinsame Ursachen wie Vernachlässigung und Deprivation zurückgehen. Beispielsweise würde man einem chronisch deprivierten und minderwüchsigen 14-Jährigen eine Strafreife für das Entwenden und Horten von Nahrungsmitteln im Rahmen einer neuen stationären Jugendhilfemaßnahme absprechen.

In diesem Kontext kann somit durchaus die altersgerechte Ausprägung der Tanner'schen Reifestufen von forensischer Bedeutung sein, was eine körperliche Untersuchung von zu Begutachtenden durch den Jugendpsychiater zwingend erforderlich macht.

Lempp (2004) plädiert darüber hinaus auch dafür, bei Vorliegen einer leichten frühkindlichen Hirnschädigung zu untersuchen, ob die damit regelhaft einhergehende Reifungsverzögerung oder dysharmonische, asynchrone Reifung die geistige Reife im Sinne des § 3 JGG beeinträchtigt habe (zur Konkurrenz mit dem § 21 StGB, s. unten).

Auch eine asynchrone Reifung im Sinne einer körperlichen Akzeleration mit den resultierenden Fehleinschätzungen und evtl. chronischer Überforderung durch die Umgebung kann im Rahmen des § 3 JGG von Bedeutung sein. Klosinski (2004) weist darauf hin, dass mit 14 Jahren die physische Möglichkeit besteht, Phantasien der Kindheit, etwa die Eltern zu töten, in die Tat umzusetzen. Mit diesem qualitativen Sprung gewinnt eine Reifungsdiskrepanz im Sinne eines Ungleichgewichts von sittlich/moralisch-kognitiven Einsichts- und Kontrollfunktionen und körperlichen Möglichkeiten eine besondere Brisanz.

Sittliche Reife

Sittliche Reife, wie sie nach § 3 JGG verstanden wird, meint die emotionale Verankerung einer Unterscheidungsfähigkeit von Recht und Unrecht, und zwar im Sinne der „Einsicht in das staatliche Verbotensein der Tat" in einem „Unrechtsgefühl" (Ostendorf 2003).

Ein Gefühl von Recht und Unrecht und, daraus abgeleitet, eine die Handlungen leitende persönliche Moral entwickeln Kinder schon recht früh. Allerdings ist das, was als richtig oder falsch bewertet wird, und dessen Begründung im Verlauf der Entwicklung ebenso Veränderungen unterworfen, wie eine Stimmigkeit von moralischem Urteilen und moralischem Verhalten (Montada 2002a).

Bei der Vermittlung von moralischen Normen und Werten kommt der Familie als erster Instanz sozialer Lebenswelt eine herausragende Bedeutung zu. Das Kind verinnerlicht durch das elterliche Vorbild in Form von Modell-Lernen und Identifikation die Werte und Normen der zugehörigen (Sub-)Kultur. Hinzu kommen mit zunehmendem Alter Erfahrungen aus weiteren sozialen Instanzen, wie z. B. durch institutionelle Erziehung (Kindergarten und Schule), Medien und Peergroups.

Bei späterer Straffälligkeit stellt sich dann die Frage, inwieweit es dem Jugendlichen bis dahin gelungen ist, als allgemein handlungsleitend angesehene Normen in sein Selbstbild zu übernehmen. Gelang es ihm nicht, so stellt sich zunächst die Frage, ob es einfach ausgeblieben ist durch ein erzieherisch unzureichendes soziales Umfeld oder dadurch, dass ein anderes Werte- und Normensystem besteht, welches mit dem durch die Majorität in einer pluralistischen und kulturell heterogenen Gesellschaft vorgegebenen konkurriert.

So ist denkbar, dass ein aus einer devianten familiären Umgebung stammender Jugendlicher es sich aus Reifegründen noch nicht erlaubt, trotz vorhandener Unrechtseinsicht, eine als subjektiv gegen das Familienwertesystem erlebte Entscheidung zu treffen.

Aus den Kommentaren zum § 3 JGG geht hervor, dass dies nur in besonders ausgeprägten Fällen zu berücksichtigen ist. Dies könnte beispielsweise angeführt werden, wenn der Familienunterhalt im Wesentlichen aus Eigentumsdelikten bestritten wird und es zur subkulturellen Familienehre gehört, den Strafverfolgungsinstanzen möglichst geschickt zu entkommen. In diesem Fall kann man durch multiple familiäre Erfahrungen mit Strafverfolgungsinstanzen das Wissen um das Unrecht klar bejahen, es ist jedoch subjektiv und emotional nicht auf eine Weise verankert, dass dieses Wissen an der Familienideologie vorbei handlungsleitend werden könnte.

Im Falle zugewanderter Familien aus dem Balkan, dem Nahen Osten oder Nordafrika sind z. B. Wertekonflikte zu berücksichtigen, wie sie im Rahmen von Ehre- und Schamdelikten häufig zutage treten. Hier kann der Jugendliche im Sinne der Familienehre es als erforderlich erachten, eine Straftat zu begehen und dabei eine Bestrafung in Kauf nehmen, etwa wenn er die Vergewaltigung der Schwester zu rächen oder die Familienehre nach Beleidigungen wiederherzustellen sucht. Zu unterscheiden davon ist die oft zum Anlass einer Körperverletzung gereichende Beschimpfung der Mutter, die gelegentlich als Rechtfertigungsgrund angeführt wird, der aber durchaus herkunftskulturell mit anderen Mitteln zu begegnen wäre. Dabei scheint es auch nicht bedeutsam zu sein, dass in den Herkunftsgesellschaften bei diesen Delikten ebenfalls hohe Strafen der Justiz drohen (vgl. Schepker 2005).

Im zuletzt angeführten Beispiel ist die Entwicklung der moralischen Reife nicht eindeutig zu bestimmen. Folgt man Piagets Stadienlehre der moralischen Entwicklung, so würde ein Jugendlicher, der die Familienehre rächt, sich noch im Stadium der Heteronomie (Abhängigkeit der Regel von der Setzung durch Autoritäten – Vater, Gott – oder Traditionen) befinden, wohingegen mit der Grundschulzeit der Übergang in das Stadium der Autonomie erfolgte, wo das Kind zunehmend die Sinnhaftigkeit bestehender – gesetzlicher oder traditioneller – Verhaltensvereinbarungen in sein Wertesystem aufnimmt. Im vorliegenden Fall könnten theoretisch beide Interpretationen zutreffen. Es kann argumentativ sowohl eine Abhängigkeit von den subkulturellen Vorgaben als auch ein bewusstes Abwägen zweier Normsysteme und eine daraus resultierende Entscheidung für das dem vorherrschenden Rechtssystem widersprechende hergeleitet werden.

Montada (2002a) weist darüber hinaus darauf hin, dass eine Altersangabe bezüglich dieser beiden Stadien sehr schwierig ist. Er verweist auf die Notwendigkeit einer differenzierteren Betrachtungsweise, wonach zwischen moralischen und konventionellen Normen unterschieden werden sollte. Schon Kinder im Vorschulalter seien in der Lage, unmoralisches Handeln von Verstößen gegen Konventionen zu unterscheiden. Ersteres würde von Kindern unabhängig bestehender Gesetze u. Ä. als universell schlecht angesehen, wohingegen Letztere einer sozialen Übereinkunft zuwiderliefen.

Im Versuch der Operationalisierung moralischer Reifeentwicklung beziehen sich forensische Sachverständige häufig auf Kohlbergs Stufen-Modell. Dabei galt das Interesse Kohlbergs nicht so sehr der Verinnerlichung von Normen und der Frage, inwieweit sich Menschen in ihren Handlungen danach richten, sondern der Begründung der Normen. Hierfür gab er moralische Dilemmata vor, wo zwei moralische Normen miteinander konkurrieren. Aus den Antworten seiner standardisierten Interviews leitete Kohlberg drei zweistufige Entwicklungsstadien ab:

- das präkonventionelle Niveau mit der Stufe der Autoritätshörigkeit und der Schadensvermeidung und der Stufe des fairen Miteinanders auf der Basis der Respektierung individueller Interessen
- das konventionelle Niveau mit dem Motiv des familiären Beziehungserhalts, wo Gemeinschaftsinteressen den individuellen vorgehen und der Erhaltung eines gegebenen Rechts- und Ordnungssystems („law and order") Bedeutung zukommt
- das postkonventionelle Niveau mit einem Verständnis eines sozialen Systems als Gesellschaftsvertrag und der Stufe der allgemein gültigen ethischen Prinzipien

Nach Hommers (2003) wäre ein Zeichen jugendlicher Moralentwicklung das Erreichen des konventionellen Niveaus. Individuelle Interessen sind denen der Familie oder Peergroup (Stufe 3) und denen des Staates oder Gesellschaftssystems (Stufe 4) nachrangig. In der forensischen Praxis gestaltet sich jedoch eine Zuordnung oder Messung sehr schwierig. Das der Stufenzuordnung zugrunde liegende Messverfahren war ein qualitatives und kein psychometrisches und ist so aufwändig in der Durchführung, dass es außerhalb wissenschaftlicher Studien nicht angewendet werden kann. Darüber hinaus zeigen sich viele interkulturelle Unterschiede in den Studien, die so weit gehen, dass in manchen Gesellschaften oder Subpopulationen selbst im Erwachsenenalter das konventionelle Niveau nicht erreicht wird (Eckensberger 1993).

Dies soll beispielsweise bei der durchschnittlichen türkischen Dorfbevölkerung festgestellt worden sein. Der moralische Reifewert (moral maturity score) 22- bis 24-jähriger Erwachsener, die in Städten der Türkei ansässig sind, soll ebenfalls unter dem 16- bis 18-jähriger westlicher Jugendlicher liegen. Die interkulturelle Anwendbarkeit eines eher der europäischen/angelsächsischen Denktradition entspringenden Instrumentariums dürfte eingeschränkt sein, weshalb Reifebeurteilungen im Sinne Kohlbergs zumindest bei Zugewanderten nur sehr eingeschränkt zu verwertbaren Erkenntnisse führen können.

Der amerikanische Versuch einer neokohlbergianischen Reformulierung der moralischen Entwicklung hat in den deutschen Sprachraum keinen Eingang gefunden. Rest et al. (1999) beschreiben drei Schemata:

- die persönlichen Interessen (moralisches Urteilen basiert auf dem persönlichen Wohlbefinden)
- das Aufrechterhalten von Normen (moralisches Urteilen basiert auf Recht und Ordnung, d. h. dem Unterwerfen unter die polizeiliche Macht bzw. Staatsmacht)
- das postkonventionelle Niveau (moralisches Urteilen basiert auf höheren Prinzipien und Idealen)

Hierzu wurde der „Defining Issues Test“ entwickelt (DIT), der ebenfalls mit dem Lösen moralischer Dilemmata arbeitet, jedoch hierzulande keine Verbreitung gefunden hat.
Nach diesen Ausführungen fehlt es allgemein an Instrumenten zur Erfassung des sittlichen Entwicklungsstandes, die auch eine Differenzierung zwischen kindlichem und jugendlichem Denken im Sinne des JGG vornehmen. Will man die sittliche Reife eines Jugendlichen dennoch beurteilen, so wird nur eine ausgiebige Exploration des Probanden und seiner Angehörigen Aufhellung bringen können. Die Fragen zur persönlichen Moral sollten hierbei am ehesten in Form ich-ferner Leitfragen erfolgen: „Wie würden Sie Ihrem kleinen Bruder erklären, dass man nicht stehlen soll/dass man niemandem etwas auf die Nase geben soll/wozu rote Ampeln da sind/wozu es Gesetze gibt“ usw. Hinzu kommen Explorationen der Eltern oder Erziehungspersonen zu innerfamiliären Sanktionen für unerwünschtes Verhalten aus dem Bereich der Tatvorwürfe, vorbildhaftes Verhalten der Eltern oder Möglichkeiten des Lernens an Dritten, z. B. älteren Geschwistern. Die Exploration der Eltern hilft diesbezüglich gleichzeitig einer Einschätzung der familiären Sozialisation im Sinne des bereits oben erörterten subkulturellen Unrechtsbewusstseins.
Jedoch darf nicht außer Acht gelassen werden, dass neben der Exploration des allgemeinen moralischen Entwicklungsstandes immer eine deliktbezogene Bewertung und die Bewertung des Umsetzens auf die Handlungsebene erfolgen müssen.

Geistige Reife

Geistige Reife im Sinne des § 3 JGG bedeutet zunächst mit Ostendorf (2003) eine kognitive Unterscheidungsfähigkeit in Recht und Unrecht, meint aber nach Eisenberg (1993) darüber hinaus eine Verstandesreife, bei der es nicht so wesentlich ist, ob ein Jugendlicher zwischen Recht und Unrecht allgemein unterscheiden konnte, sondern vielmehr müsse aufseiten des Jugendlichen die Einsicht bestehen, dass sein konkretes Tun nicht Recht ist, sondern Unrecht.

Ansonsten müsse diskutiert werden, ob nicht ein Verbotsirrtum bestand. Hierfür wäre aber wiederum Voraussetzung, dass der § 3 JGG zuvor bejaht würde.
Die Erfassung kognitiver Befähigungen im Kontext der geistigen Reife ist neben dem klinischen Eindruck auch über biografische Angaben (schulischer Werdegang) möglich, erfährt allerdings eine stärkere Objektivierung durch testpsychologische Untersuchungen mit Leistungstests. Dabei sollte berücksichtigt werden, dass bestimmte Bevölkerungsgruppen (Kinder von ungelernten Arbeitern und/oder Zuwandererfamilien) im Durchschnitt schlechtere Ergebnisse in diesen Verfahren erzielen, ohne dass dies auf eine entsprechend schlechtere intellektuelle Befähigung hinweisen muss.
Bei unterdurchschnittlicher intellektueller Befähigung ist ebenso nicht per se von einer Verneinung der Strafreife auszugehen, sondern es bedarf der weiteren tatbezogenen Prüfung, inwieweit ein Unrechtsbewusstsein bestand und entsprechend hätte gehandelt werden können. Hilfreich sind hier Fragen nach vergleichbaren Situationen, wo normgerechtes Verhalten gezeigt wurde. Auch können Erfahrungen aus der Lebenswelt im Zusammenhang mit den Tatvorwürfen weiterführend sein (so etwa zum Umgang mit Feuer beim Tatvorwurf einer Brandstiftung).
Im Falle gravierender kognitiver Entwicklungsdefizite ist die Konkurrenz zu den §§ 20f StGB zu berücksichtigen.

Konkurrenz von § 3 JGG und §§ 20f StGB

Vor allem bei in der kognitiven Entwicklung stark verzögerten Jugendlichen ist es gelegentlich nicht einfach zu befinden, ob eine nicht vorhandene Unrechtskenntnis (z. B. für eine Urkundenfälschung) reifebedingt im Sinne des § 3 JGG oder durch eine Intelligenzminderung bedingt (Eingangskriterium des Schwachsinns im Sinne der §§ 20f StGB) war. Grundsätzlich ist immer zuerst die Voraussetzung des § 3 JGG zu prüfen.
Hier ist gutachterlicherseits einzuschätzen, wie viel Reifungspotenzial dem Probanden zuzusprechen ist, d. h., ob eingeschätzt wird, dass nach zu erwartenden Nachreifungsschritten – evtl. schon während der Wartezeit auf die Hauptverhandlung – die Unrechtserkenntnis oder die Fähigkeit des danach ausgerichteten Verhaltens noch entstehen können wird oder nicht. Die Voraussetzungen der §§ 20f StGB sind ferner immer dann zu prüfen, wenn die Ursachen für eine noch nicht genügend fortgeschrittene Reifeentwicklung pathologischer Natur sind.
Schwierige Fragen können sich durch das Gewichten mehrerer Wirkfaktoren ergeben. So ist zu differenzieren, ob nach Besuch einer Peergroup mit reichlichem THC-Konsum, in der viel Negatives über einen nicht anwesenden Jugendlichen beredet wurde, der erfolgte körperliche Übergriff, der einem „Gruppenauftrag“ entsprach, nun eher durch mangelnde Abgrenzung von der Gruppe, d. h. als reifungsbedingt, oder als durch Verringerung der Hemmungsfunktionen nach Drogengenuss, d. h. intoxikationsbedingt, im Sinne der §§ 20f StGB zu gewichten ist.

Verhalten gemäß einer Unrechtseinsicht

Nach Nervaez (2002) ist die Fähigkeit zum moralischen Handeln im Sinne einer Entscheidung, erworbene moralische

Denkschemata anzuwenden, um eine Konfliktsituation zu lösen, nicht mit dem Vorhandensein kognitiver Schemata allein zu befinden, d.h., sie ist auch nicht durch eine standardisierte Exploration oder psychometrisch zu erfassen.
Diese Fähigkeit ist sehr klar Reifungsschritten unterworfen und erfordert das Absichern der „akzeptierten Gebote und Verbote (...) gegen Bedürfnisse, Affekte, Vorurteile, Motive, Interessen, soziale Nötigungen, Zwänge und Ängste" (Montada 2002a, S. 642). So seien im Sinne der Ich-Stärke Bedürfnisaufschub, Antizipation längerfristiger Konsequenzen, Durchhaltevermögen trotz Langeweile und eine Kontrolle antisozialer Phantasien notwendig, unterstützt durch die Fähigkeit zur Selbstbeobachtung („objektive Selbstaufmerksamkeit").
Goodwin (2002) hat aus entwicklungspsychologischer Sicht die Frage gestellt, ob Mädchen und Jungen sich bei spontanen Gruppenaktivitäten gleichermaßen mit Fragen der Fairness, Regelgeleitetheit und sozialen Gerechtigkeit beschäftigen. Würden die im pubertären Alter der beginnenden Strafmündigkeit eher geschlechtshomogen zusammengesetzten Freizeitgruppen unterschiedlich breite Übungsfelder der Geschlechter diesbezüglich bieten, müsste auch dies gegebenenfalls im Rahmen des § 3 JGG berücksichtigt werden. Jedoch zeigten Goodwins ethnografische Studien hier auch in multiethnischen Gruppen in den USA keine Geschlechterunterschiede auf, im Gegenteil: Sie weisen erhebliche aggressive Verhaltensweisen auch in Mädchengruppen nach.
Zur gutachterlichen Bewertung sind die Abhängigkeitsverhältnisse in der Tatsituation und die Intensität der Einflussnahme Dritter zu explorieren, d.h., die Fähigkeit zum Verhalten nach einer Unrechtseinsicht ist mindestens immer dann zu diskutieren, wenn die Tatkonstellation den Einfluss einer Gruppe, den Einfluss (älterer) Familienmitglieder oder Rollenerwartungen jüngerer Mitglieder oder den Einfluss anderer bedeutsamer Bezugspersonen erkennen lässt.
Dazu ist der reifebedingte allgemeine Stand einer Beeinflussbarkeit und Beeindruckbarkeit des zu Begutachtenden in Beziehung zu setzen, d.h. auch das sonst erreichte kognitive Niveau und die wahre Autonomie. Letztere darf keinesfalls mit Pseudo-Autonomie auf dem Hintergrund deprivierender familiärer Verhältnisse verwechselt werden. Bedeutsam ist es, diese Fähigkeit nicht nur aus dem Verhalten in der konkreten Tatsituation abzuleiten, sondern hierzu einen allgemeinen Reifestand anhand weiterer Beispiele aus dem Lebensumfeld und der bisherigen Konfliktbewältigung darzustellen.
So setzt das Sich-Distanzieren von einer Aufforderung – etwa zu einer Körperverletzung oder zum Berauben eines Opfers – voraus, dass eine vorhandene Unrechtseinsicht in eine Verweigerungshaltung bezüglich der loyalen Gefolgschaft und Mittäterschaft umgesetzt werden kann.
Specht (2000) führt aus, dass auch bei Einzeltaten auf eine mögliche „partielle Retardierung der sozialen Orientierung" zu achten sei, bei der Jugendliche in besonderen Belastungssituationen „zu einer wirklichkeitsentsprechenden Beurteilung der Situation nicht in der Lage sind". Dies führe zu der Überzeugung, dass es keinen erlaubten Ausweg mehr gebe, und zur delinquenten Handlung. Voraus gingen Gefühle der Hoffnungslosigkeit und Hilflosigkeit in einer reifungsbedingt nicht zu bewältigenden Situation, etwa des Mobbings oder eines Beziehungskonfliktes.
Somit erfordert die sachverständige Stellungnahme zum § 3 JGG gelegentlich eine sehr genaue Analyse des Zusammenwirkens von Persönlichkeit und Reifestatus zum Tatzeitpunkt, der Tatkonstellation und des Nachtatverhaltens, sie ist mithin nicht regelhaft eine einfache Fragestellung.
Eingedenk dessen, dass im Falle einer Verneinung der Strafreife nach § 3 JGG durch den Gutachter und Akzeptierens durch das Gericht für den Angeklagten keinerlei juristische Konsequenzen mehr folgen können, schlägt Lempp (2004) vor, dass es im Zweifelsfall erlaubt sei, finale Gesichtspunkte bei der Entscheidung mitwirken zu lassen, d.h. zu erörtern, wie sich die eine oder andere Entscheidung pädagogisch und prognostisch auf den Jugendlichen auswirke. Allein diese Haltung dürfte der Entwicklungsorientierung des Jugendstrafrechts gerecht werden.
Vorliegende Untersuchungen zeigen, dass gutachterlichen Empfehlungen zum § 3 JGG in aller Regel durch die Gerichte gefolgt wird (Schulte-Markwort et al. 1992; Heim 1986; Strehlow et al. 1988; Schepker 1998).

Forensische Begutachtung der Behandlung als Jugendlicher

Im Bericht an den Bundestag im Vorfeld der Verabschiedung des § 105 JGG wurde auf entwicklungspsychologische Erkenntnisse im Sinne einer Verlängerung der Jugendphase verwiesen:

> „Die moderne Wissenschaft hat die wohl als gesichert anzusehende Erkenntnis herausgearbeitet, dass die charakterliche, insbesondere die sittliche Reifung des jungen Menschen der Gegenwart mit der körperlichen und intellektuellen nicht mehr Schritt gehalten hat. Daraus ergibt sich die Tatsache, dass der Anteil der unreifen heranwachsenden Straffälligen an der Gesamtkriminalität wesentlich größer ist, als gemeinhin angenommen wird." (Deutscher Bundestag, 273. Sitzung 1953, S. 13562)

Das erste Jugendgerichtsgesetz galt nur für Jugendliche vom 14. bis 17. Lebensjahr. Schon der Deutsche Jugendgerichtstag von 1924 bezeichnete die Ausdehnung der Grundsätze des RJGG auf die 18- bis 20-Jährigen als wichtige Aufgabe. Im RJGG von 1943 blieb die alte Altersgrenze jedoch bestehen – insbesondere vor dem Hintergrund, dass die jungen Männer möglichst früh wehrtauglich sein sollten. Eine Ausdehnung der Anwendung des Jugendstrafrechts sollte hier nicht zu Widersprüchlichkeiten führen.

Auch im Jugendgerichtsgesetz von 1953 wurden die 18- bis 21-Jährigen nicht vollständig dem Jugendgerichtsgesetz unterworfen, sondern es wurde ein entwicklungsorientierter Kompromiss gefunden. Dieser sah vor, auf Heranwachsende (18- bis 21-Jährige) grundsätzlich Erwachsenenstrafrecht anzuwenden und nur ausnahmsweise Jugendstrafrecht, wenn „die Gesamtwürdigung der Persönlichkeit des Täters bei Berücksichtigung auch der Umweltbedingungen" ergab, dass der Heranwachsende „nach seiner sittlichen und geistigen Entwicklung noch einem Jugendlichen gleich" stehe (§ 105 Abs. 1 Ziffer 1 JGG).

In der Praxis ist die reformpolitische Forderung nach einer regelmäßigen Anwendung des Jugendstrafrechts auf Heranwachsende weitgehend umgesetzt worden. Bereits 1958 stellte der BGH in einem Grundsatzurteil (BGSHE 12, Ziffer 30, S. 116–120) fest, dass im Zweifelsfall, wenn der Grad der Reifung nicht in ausreichendem Maß feststellbar sei, Jugendstrafrecht anzuwenden sei. Als entscheidende Frage für die Anwendbarkeit von Jugendstrafrecht solle festgestellt werden, „ob Entwicklungskräfte noch in größerem Umfang wirksam" seien. Die Gefahr einer „unzulänglichen Berücksichtigung der erzieherischen Bedürfnisse, die sich aus einer vorhandenen, aber nicht hinreichend bekannten Reifeverzögerung ergibt", wird im Urteil kriminalpolitisch explizit geringer eingeschätzt als das systematische Durchbrechen einer „Ausnahmeregelung". Es wird als zweckmäßig erachtet, „einen in der Beurteilung Heranwachsender erfahrenen Sachverständigen zu hören, aufgrund dessen Gutachtens der Tatrichter die Entscheidung über die Reife selbstständig treffen" müsse.

Der 2. Absatz des § 105 JGG bezieht sich im Gegensatz zum 1. Absatz auf Tatmerkmale. Jugendrecht ist folglich bei einem Heranwachsenden auch dann anzuwenden, wenn „es sich nach der Art, den Umständen oder den Beweggründen der Tat um eine Jugendverfehlung handelt" (§ 105 Abs. 1 Ziffer 2 JGG).

Der Begriff „jugendtypisches Delikt" ist weder juristisch noch entwicklungspsychologisch oder sozialwissenschaftlich festgelegt (Ostendorf 2003). Hier ist vor allem an Mutproben und andere Delikte aus einem Gruppenkontext heraus, an Selbstinszenierungen (wie Graffitisprayen) und an Delikte zu denken, die in einem deutlichen Kontext zu Ablösungsproblemen oder Probierverhalten (wie illegaler Drogenkonsum) Jugendlicher stehen.

Grenzen zeigen sich bei der Bewertung als „jugendtypisch" auch dann nicht, wenn eine bestimmte Deliktschwere überschritten wird oder wenn auch Erwachsene solche Delikte begehen (ebd.). Jedoch obliegt die Würdigung einer Tat allein dem Gericht und wird daher nie als Frage an einen Sachverständigen herangetragen. Eine Frage nach § 105 JGG ist somit von Jugendpsychiatern unabhängig vom vorliegenden Tatvorwurf und nur als Betrachtung der „Gesamtwürdigung der Persönlichkeit des Täters bei Berücksichtigung auch der Umweltbedingungen" zu beantworten.

Der § 105 JGG erfasst ein normatives Dilemma. So schreibt Erdheim (1995) in seinem Aufsatz „Gibt es ein Ende der Adoleszenz?", dass in unserer heutigen, „heißen" Kultur sich auch Erwachsene fortlaufend in einem Zustand der Adoleszenz, des Veränderungsdrucks und der Identitätskrisen befinden, dass niemand „fertig entwickelt" ist und dass nur in der Elternrolle gegenüber eigenen Kindern wirklich erwachsenentypisches Verhalten gesellschaftlich gefordert sei.

Schmidt (1997) führt demgegenüber aus, dass die „Gesamtwürdigung des Täters" im Sinne des § 105 JGG eine sehr umfassende Persönlichkeitsbetrachtung erfordere, dass jedoch vor dem Gesetz die Veränderungen, die hier an der Schwelle zum Erwachsenenalter als ausgeprägter erwartet werden als später, sich vor allem auf die Verhaltensnormen beziehen. Normativ setzt damit der § 105 JGG voraus, dass der gesellschaftlich adäquate Umgang mit Rechtsnormen die Schwelle zum Erwachsenenalter markiert und dass dies mit Ende des 21. Lebensjahres abgeschlossen zu sein habe.

Die im Rahmen einer Begutachtung zu erfassende sittliche Reife muss sich somit – im Gegensatz zur Fragestellung nach § 3 JGG – auf den allgemeinen moralischen, ethischen, sittlichen Entwicklungsstand einschließlich der Handlungsdimension erstrecken. Es ist die Frage nach dem Alltagsverhalten und nicht die nach dem Tatverhalten zu stellen.

Die „sittliche Reife" hat der Gesetzestext – auch im Gegensatz zum § 3 JGG – vor die „geistige Reife" gestellt. Schmidt (1997) weist zurecht darauf hin, dass „geistige Reife" mit kognitiven Lösungsstrategien, wie sie in gängigen Intelligenztestverfahren erhoben werden, nicht abzubilden ist. Auch das erreichte Bildungsniveau sei hier nicht ausschlaggebend. Das bedeutet, dass nicht jeder Abiturient Erwachsenenreife im Sinne des § 105 JGG aufweisen muss. Nach den empirischen Befunden von Esser et al. (1991) korreliert das Intelligenzniveau mit den erreichten Reifekriterien nach den Marburger Richtlinien (s. unten) nur sehr gering. Gleiches wurde bereits 1970, zurückgehend auf wesentlich frühere Studien, von Hurlock beschrieben:

> „Die Beziehung zwischen Intelligenz und Moral ist nicht so wichtig, wie man früher annahm. (…) Die Beziehung zwischen Intelligenz und Ehrlichkeit (war bei Schulkindern) in der untersuchten Gruppe nur wenig stärker, als nach Zufall zu erwarten stand." (Hurlock 1970, S. 481)

Tab. 4-40: Gegenüberstellung jugendlicher und erwachsener Haltungen (mod. nach Esser et al. 1991)

jugendliche Lebenshaltung	erwachsene Lebenshaltung
Leben im Augenblick	realistische Lebensplanung
starkes Anlehnungsbedürfnis, Hilflosigkeit gegenüber Eltern	Eigenständigkeit gegenüber Eltern
starkes Anlehnungsbedürfnis, Hilflosigkeit gegenüber Gleichaltrigen	Eigenständigkeit gegenüber Peers und Partnern
spielerische Einstellung gegenüber Schule und Arbeit	ernsthafte Einstellung gegenüber Schule und Arbeit
kindlicher äußerer Eindruck	erwachsener Habitus
Tagträume, Abenteurertum, Hineinleben in selbstüberhöhende Rollen	realistische Alltagsbewältigung
Freunde überwiegend jünger	Freunde gleich alt oder älter
labile Beziehungen, mangelnde Konstanz	Bindungsfähigkeit
ungebundene, zufällige Sexualität	Integration von Eros und Sexus, sexuelle Kontakte in persönlichen Bindungen
Stimmungswechsel ohne adäquaten Anlass, jugendliche Stimmungslabilität	konsistente, berechenbare Stimmungslage

Ein Versuch der Operationalisierung der Vorgaben des § 105 JGG erfolgte 1955 durch die „Marburger Richtlinien“ zur Reifebeurteilung. Erst 1991 fand eine empirische Überprüfung dieser Richtlinien statt und resultierte in einem Kriterienkatalog der Reifeentwicklung (Esser et al. 1991; s. Tab. 4-40).

Lösel und Bliesener (1997) fanden in ihrer Replikation eine gute Zuverlässigkeit der Kriterien bei 18-Jährigen. Sie vermuten jedoch eine zu große Varianz in den Entwicklungsspannen bei Jugendlichen, sodass sich eine Anwendung auf die Unterscheidung von kindlichem und jugendlichem Verhalten oder auf eine Einschätzung der Reife im Jugendalter nicht empfiehlt.

Mit dem Probanden selbst sollte ein ausführliches Gespräch über erlebte schwierige Situationen, bereits erfolgte Verantwortungsübernahmen für sich und andere, Situationen mit impulsiv-jugendtypischem Verhalten und pubertätstypische Erlebens- und Verhaltensweisen geführt werden. Das Interview kann sich an den operationalisierten Marburger Richtlinien orientieren, muss sich aber nicht auf diese beschränken und sollte die bekannten Lebenswelten des Jugendlichen mit Schule/Beruf, Familie, Freizeit, Kontakten systematisch auf verantwortliches versus abhängiges und rollensicheres versus rollenprüfendes Verhalten (im Sinne der pubertären Freiheiten) untersuchen.

Schütze und Schmitz (2003) erwähnen ebenso wie Toker (1999), dass die Marburger Richtlinien auf die adoleszenten Entwicklungsziele des euro-amerikanischen Kulturkreises abstellen und z. B. auf zugewanderte Jugendliche schlecht anwendbar sind.

Die Problematik (sub-)kultureller Normgebundenheit könne nach Schütze und Schmitz (2003) durch eine Differenzbetrachtung (Entwicklungsstand zu zwei unterschiedlichen Zeitpunkten und damit die Einschätzung einer noch wirksamen, dynamischen adoleszenten Entwicklung) im Sinne der oben angegebenen BGH-Rechtsprechung überwunden werden. Diese auch von Lempp (2004) dargelegte Strategie, die darin besteht, zu prüfen, inwieweit noch Entwicklung stattfinden könne, wird von Ostendorf (2003) infrage gestellt. Sogar der Ausschluss einer Weiterentwicklung bis zum Erwachsenenniveau müsse erst recht zur Anwendung von Jugendstrafrecht führen. Schmidt (1997) befindet, dass die Frage, ob eine Unreife bis zum Ende des Heranwachsendenalters aufgeholt werden könne, unerheblich sei, da man den § 105 JGG unabweislich für einen bestimmten Zeitpunkt als Ist-Zustand zum Tatzeitpunkt befinden müsse.

In Erweiterung der Marburger Richtlinien lässt sich aus der jüngeren Literatur das „moral domain model“ (Arsenio u. Lemerise 2004) heranziehen. Hier wird zwischen moralischen und nichtmoralischen Elementen der Erlebniswelten von Kindern und Jugendlichen unterschieden. So gilt es, Verhaltensnormen der Fairness, Gerechtigkeit und absichtlichen Schädigung (moralische) von konventionellen (z. B. Höflichkeitsregeln) zu unterscheiden, während ein dritter Bereich, der der persönlichen Sphäre, dem stetigen Aushandeln zwischen Jugendlichen und Eltern unterliegt (wie die Wahl von Freizeitaktivitäten und Freunden sowie die Aufwände für private Brief-, Telefon-, E-Mail-Verkehr). Die Autoren führen aus, wie sehr die Fähigkeit, sich moralisch zu verhalten, von der Reife der sozialen Informationsverarbeitung (d. h. Empathiefähigkeit) und der Fähigkeit, sich souverän zwischen verschiedenen moralischen Erlebens- und Handlungswelten zu orientieren, abhängt. Eine Beispielfrage ist diejenige, wie man sich verhalten solle, wenn man in einer Warteschlange am Getränkestand beim Kinder-Dorffußball steht und einer der Spieler sich durstig dazwischendrängelt. Je nach eigenem Erfahrungshintergrund (Gefühl, immer zu kurz zu kommen oder unfair behandelt zu werden) wird ein Jugendlicher die eigenen Bedürfnisse und die Konvention des Schlangestehens oder die nachvollziehbaren Bedürfnisse des Spielers höher bewerten.

Die Reife der Kenntnis von Konventionen und der souveräne Umgang zwischen Eltern und Heranwachsendem mit der persönlichen Sphäre können in der Begutachtung wichtige zusätzliche Hinweise auf die Entwicklung im Sinne des § 105 JGG bieten.

Methodisch setzt eine fundierte Bearbeitung des § 105 JGG prinzipiell eine eigenständige Einschätzung der Umfeldbedingungen durch den Sachverständigen voraus, d. h. eine eigene Exploration der Eltern, gegebenenfalls auch der Lehrer und (dieses aber nur in Rücksprache mit dem angeklagten Heranwachsenden, um eventuelle spätere Nachteile für ihn zu vermeiden) der Lehr- oder Arbeitsstelle sowie eines Lebenspartners. Eine große Rolle spielt u. U. das Erkennen von Entwicklungsbehinderungen durch das Elternhaus – hierbei kann es sich um das Verhindern jugendtypischer Aktivitäten handeln, aber auch um die indirekte Verstärkung von deviantem Verhalten durch Delegation oder um Vorbildfunktionen durch dissoziale Familienmitglieder. Berücksichtigung finden sollten subkulturelle Faktoren, die einen Kontakt zum gesellschaftlichen Alltag einschränken, wie ein Leben in starker bäuerlicher Abgeschiedenheit oder familiärer Isolation, das Eingebundensein in eine sektiererische Gruppierung o. Ä. Des Weiteren sind chronische Belastungen im Entwicklungsalter zu erheben, wie etwa eine schwere eigene körperliche oder psychische Erkrankung, Erkrankung und Tod eines Elternteils, erlittene Traumatisierungen usw.

Finale Überlegungen wie von Lempp (2004), ob noch erzieherische Einflüsse wirksam sein könnten oder ob es sich um eine unkorrigierbare Fehlentwicklung handele, die dann eher im Sinne der Kategorie „schwere andere seelische Abartigkeit" der §§ 20f zu fassen sei, scheinen im Sinne des JGG möglich und hilfreich. Hierbei dürfen auch Überlegungen angestellt werden, inwieweit Umfeldveränderungen zu einer positiven Entwicklung beitragen können.

4.6.4 Schuldfähigkeit unter Entwicklungsgesichtspunkten bei Diskussion der Eingangsvoraussetzungen der §§ 20f StGB

Entwicklungsgesichtspunkte spielen jenseits der Abgrenzungsproblematik zwischen dem § 3 JGG und den §§ 20f StGB oft dann eine Rolle, wenn im Kontext einer diagnostizierten jugendpsychiatrischen Störung oder eines Pubertätskonflikts im Umfeld der Tatvorwürfe weitere Reifungs- und Entwicklungsaspekte von Bedeutung sind. Dies könnte etwa die Entwicklung der Hemmungsfunktionen unter erschwerten Bedingungen betreffen, wie etwa im Rahmen einer ausgeprägten Aufmerksamkeitsdefizit-/Hyperaktivitätsstörung.

Differenziert zu betrachten sind Reifungsgesichtspunkte bei sexuell übergriffigem Verhalten. Hier ist einzuschätzen, ob es sich um ein jugendtypisches Probierverhalten gehandelt hat oder um Handlungen im Rahmen fehlgeleiteten pubertären Triebdrucks (im Sinne einer noch bestehenden, geringen Differenzierung aggressiver und sexueller Impulse) oder ob schon eine fixierte Paraphilie besteht.

Dabei ist die sehr genaue Erhebung der Sexualanamnese einschließlich der Masturbationsphantasien wegweisend (vgl. Hill et al. 2005). Es ist festzustellen, ob eine Progredienz in den Taten vorliegt, ob Seriendelikte mit hoher Tatfrequenz auf eine Fixierung hindeuten, ob die Handlungen spontan oder lange geplant erfolgten (vgl. Dittmann 2003).

Hummel (2005) fand in seinen Untersuchungen bei sexualdelinquenten Jugendlichen und Heranwachsenden im Vergleich zu Tätern mit Körperverletzungsdelikten vor allem bei denen, die kindliche Opfer hatten, gehäuft körperliche Entwicklungsrückstände einschließlich Teilleistungsstörungen, Rückstände in der sozialen Entwicklung und der Anbindung an Peergroups. Auch war die eigene sexuelle Entwicklung häufig durch einen eigenen Opferstatus beeinträchtigt.

Im Rahmen von Tötungsdelikten, die sich nach Lempp (2003) bei Jugendlichen sehr häufig im Kontext bekannter Beziehungen ereignen, sind reifungsbedingte Konflikte zu erörtern (s. auch die Kategorie der „Konflikttat" bei Schepker 1998). Hier wird es vor den Voraussetzungen der §§ 20f darum gehen, genügend Material in den Explorationen zu erhalten, um etwa eine tiefgreifende Bewusstseinsstörung mit der dazugehörigen Kränkungs- und Beziehungsdynamik zum Tatzeitpunkt belegen zu können, wobei auch bei Jugendlichen die Kriterien von Saß (1993; s. Übersicht bei Foerster u. Venzlaff 2000) zur Anwendung zu bringen sind. Jedoch gereicht das Bestehen unbewusster, pubertätsbedingter Konflikte, d.h. einer Reifungsproblematik, bei Ablehnung der Voraussetzungen einer tiefgreifenden Bewusstseinsstörung in aller Regel nicht zur Anwendung der §§ 20f StGB.

Bei jugendlichen Brandstiftern wiederum gehen die Ergebnisse von Häßler et al. (2003) an einer größeren Gruppe von 20 Tätern zwar von Reifedefiziten markierenden Motiven aus (40 % zeigten lustbetonte Motive bei der Brandstiftung, etwa „Freude am Abfackeln"), keiner der Täter erfüllte jedoch die diagnostischen Kriterien einer Pyromanie. Reifedefizite neben einer eventuellen intellektuellen Behinderung wurden in keinem Fall in Verbindung zur Anwendung der §§ 20f StGB gestellt.

Bei nach wie vor geringer Datenlage in Deutschland ist auch bei jungen Frauen, die eines Infantizides angeklagt sind, zu prüfen, inwieweit Gesichtspunkte der persönlichen Reifung und Überforderung, der Ratlosigkeit in der Geburtssituation, vor allem bei der unbegleiteten Geburt eines unerwünschten Kindes, zum Tatverlauf beigetragen haben. Nach der umfassenden Übersicht von Schläfke et al. (2003), die eine systematische Bearbeitung von ursächlichen und konstellativen Faktoren auch unter Einbeziehung der Vorgeschichte und der aktuellen Lebenssituation erlaubt, werden junge Mütter seltener als voll schuldfähig verurteilt als Väter.

4.6.5 Gefährlichkeitsprognosen unter Entwicklungsgesichtspunkten

Nach Eisenberg (1993) ist zur Beurteilung der Gefährlichkeit im Rahmen einer Maßregel nach § 7 JGG und § 63 StGB bei Jugendlichen in der Regel ein Jugendpsychiater beizuziehen, der über den Zustand des Jugendlichen in der Hauptverhandlung und – in Kenntnis des in Betracht kommenden psychiatrischen Krankenhauses – über die Behandlungsaussichten zu vernehmen sei (Rn 46 zu § 43 JGG).

Für die gutachterliche Tätigkeit ist zu betonen, dass sich eine sachverständige Beurteilung zum § 63 StGB auf den psychischen Befund des Jugendlichen zum Zeitpunkt der Hauptverhandlung zu beziehen hat, nicht wie §§ 20f auf den Tatzeitpunkt, sodass eventuell in der Zwischenzeit stattgefundene Entwicklungsfortschritte, Verbesserungen oder eine Verschlechterung einer Störung in Strafhaft, Jugendhilfe oder Therapie berücksichtigt werden müssen.

Die These der „jugendgebundenen Delinquenz", d.h. eine selbstlimitierende Jugendlichenform in Abgrenzung zu einer schlechteren Prognose für diejenigen Jugendlichen, die bereits antisoziales Verhalten in der Grundschule gezeigt haben – einer der besten Frühprädiktoren für kontinuierliche Delinquenz im Jugend- und Erwachsenenalter –, lässt sich im Spiegel neuer Längsschnittstudien nicht aufrechterhalten (Roth u. Bartsch 2004). Jeder zweite in der Kindheit durch antisoziales Verhalten Auffällige zeigt auch im Jugendalter delinquentes Verhalten. Vielmehr sind die individuell wirksamen Entwicklungsfaktoren genau zu erfassen, wobei ein niedriger verbaler IQ sowie geringe emotionale Stabilität im Jugendalter prognostisch ungünstig sind (Moffitt et al. 2002). Hinzu kommen (s. Loeber 1990; Lösel u. Bliesener 2003):

- Kriminalität in der Herkunftsfamilie
- zerbrochene Ehe
- schlechte Wohnverhältnisse
- wirtschaftliche Schwierigkeiten
- chaotische Lebensführung
- feindselige konfliktreiche Interaktionen
- Inkonsistenz
- harte Strafen der Eltern
- gewaltorientiertes Erziehungsverhalten
- Schulprobleme
- Fehlen eines Schulabschlusses

Hier kommt es zu komplexen Interaktionen zwischen sozialen Defiziten, negativen Umweltfaktoren und abweichendem Verhalten, die dann zur Verfestigung von dissozialen Karrieren führen können.

Kontinuierlich delinquente Jugendliche zeichnen sich durch eine höhere Frequenz und Schwere der Vergehen aus. Unentschieden ist, ob es sich bei diesen Jugendlichen um eine „prolongierte Adoleszenz" mit späterer Beendigung von Straffälligkeit handelt (Moffitt et al. 2002).

Bei Jugendlichen mit Sexualdelikt-Vorwürfen ist zu berücksichtigen, dass die entsprechenden Jugendlichen sehr oft eine recht geringe Wahrnehmung der Unterscheidung von aggressiven und sexuellen Impulsen zeigen und gleichzeitig über wenig kognitive Strategien zu deren Differenzierung (z.B. praktisches Wissen über sexuelle Vorgänge bei beiden Geschlechtern) verfügen.

Sofern hier nicht wesentliche weitere Anhaltspunkte für Triebfixierungen, fixierte deviante Praktiken, Progredienz, Gewaltanwendung mit sadistischen Motiven o.Ä. vorliegen (Hill et al. 2005), wird man den Entwicklungsaspekt durch Nachreifung unter Berücksichtigung biografischer Merkmale stärker gewichten können als die Tatmerkmale.

Bezogen auf die eingeführten qualitativen und statistischen Prognoseverfahren ist zu beklagen, dass keines der Verfahren an Jugendlichen normiert worden ist, zumal von fixierten Persönlichkeitsdispositionen noch nicht auszugehen ist (vgl. Urbaniok 2005). Hier besteht unstrittig ein zukünftiger Forschungsbedarf.

4.6.6 Entwicklung und Praxis des Maßregelvollzugs für Jugendliche

Die Versorgungsrealität mit forensischen Behandlungsplätzen liegt in den verschiedenen Bundesländern aktuell zwischen 0 und 9 Plätzen pro 1 Million Einwohner. Das heißt, dass dort, wo Plätze existieren, diese etwa ein Zehntel der Kapazität des Erwachsenen-Maßregelvollzugs einnehmen.

Aus entwicklungsorientierten Gründen erklären einige Landesgesetze die gemeinsame Unterbringung von Jugendlichen mit Erwachsenen im Maßregelvollzug für nicht erwünscht (so das Unterbringungsgesetz Baden-Württemberg). Dies ergibt sich u. a. aus der Notwendigkeit, während einer Behandlung schulische Angebote und Ausbildungsangebote vorzuhalten. Obwohl die Anmerkungen von Schniedermeyer (1985) jetzt bereits mehr als 20 Jahre alt sind, konnten bisher keine Standards zum Umgang mit Jugendlichen im Maßregelvollzug etabliert werden.

Allgemein verbindliche Anhaltszahlen sind aufgrund der geringen Dichte des Bedarfs bei Jugendlichen bisher nicht entwickelt worden. Die Frage, ob jugendforensische Stationen zur Berücksichtigung der Entwicklungstypik besser in die Jugendpsychiatrie oder aufgrund der breiteren Erfahrung mit Sicherung besser in die Forensik für Erwachsene eingegliedert sein sollten, ist ebenso unbeantwortet, wie die nach Qualitätsstandards (vgl. Schläfke u. Häßler 2001). Ungeklärt ist auch, ob man gar jugendforensische Patienten „integrativ“ in der Regelversorgung behandeln könnte, wie von Jungmann (2000) bis auf Ausnahmen mit besonderer Gefährlichkeit befürwortet. Fehlbelegungen im Maßregelvollzug für Erwachsene sind mancherorts die Folge.

In der Praxis der Jugendforensik spielen Entwicklungsaspekte eine sehr große Rolle, gehen doch Maßregeln der Besserung und Sicherung davon aus, dass durch Entwicklungs- und Nachreifungsprozesse die Gefährlichkeit von Tätern abnimmt.

Die beteiligten multiprofessionellen Teams müssen in einer differenzierten Einschätzung regelmäßig ihre Strategien in Behandlungsplänen koordinieren. Kröber (2003) spricht davon, dass Behandlungspläne in der Forensik halbjährlich erfolgen sollten. Dies entspricht zwar dem Rhythmus der Jugendhilfeplanung im Sinne des § 36 KJHG. In der stationären Jugendpsychiatrie, auch in längerfristigen therapeutischen Prozessen, sollte Behandlungsplanung jedoch aufgrund des „Entwicklungstempos“ Jugendlicher häufiger erfolgen. Ausgehend davon, dass Jugendliche aus Deprivationshintergründen in einer förderlichen Umgebung ein erfreulich schnelles Entwicklungstempo vorlegen können, sind jährliche und auch halbjährliche Behandlungspläne viel zu weit gegriffen. Dittmann (2003) erklärt für einen ähnlichen Zeithorizont, dass Prognosen nicht für einen längeren Zeitraum als ein Jahr abgegeben werden können. Sofern sich bei einem Jugendlichen eine nächste Schwellensituation, etwa ein Schulabschluss, innerhalb des nächsten Jahreszeitraums ergibt, scheinen schematische jährliche Prognosen fraglich und sollten individuell angepasst terminiert werden. Behandlungsprozesse im Maßregelvollzug mit Jugendlichen sollten demzufolge insgesamt sorgfältig terminiert werden. Auch die Kriterien für Lockerungen müssen Entwicklungsaspekte mit umfassen.

Bei der Komplexität der Entwicklungslinien Jugendlicher, die strafrechtlich in Erscheinung getreten sind, ist dringend geboten, die Zusammenarbeit zwischen Entwicklungspsychologie, Entwicklungspsychiatrie und Justiz wissenschaftlich und praktisch zu verbessern. Psychiatrische Gutachten über Jugendliche werden nach Fegert et al. (2003) signifikant seltener als bei Heranwachsenden und hochsignifikant seltener als bei Erwachsenen in Auftrag gegeben, was aus Sicht der Juristen mit der geringen Anzahl an qualifizierten Sachverständigen begründet wird (Schepker 1998).

Literatur

Anderson SW, Bechara A, Damasio H, Tranel D, Damasio AR (1999). Impairment of social and moral behaviour related to early damage in human prefrontal cortex. Nat Neurosci; 11: 1032–7.

Arsenio WF, Lemerise EA (2004). Aggression and moral development: integrating social information processing and moral domain models. Child Dev; 75: 987–1002.

Bundestagsdrucksachen, 205. Sitzung vom 23.4.1952 und 273. Sitzung, 18.6.1953 incl. Anlage 2 „schriftlicher Bericht des Ausschusses für Rechtswesen und Verfassungsrecht, 23. Ausschuß, über den Entwurf eines Gesetzes zur Änderung des Reichsjugendgerichtsgesetzes, Nrn. 3264, 4437.

Bunge SA, Dudukovic NM, Thomason ME, Vaidya CJ, Gabrieli JD (2002). Immature frontal lobe contributions to cognitive control in children: evidence from fMRI. Neuron; 33: 301–11.

Dittmann V (2003). Was kann die Kriminalprognose heute leisten? In: Häßler F, Rebernig E, Schnoor K, Schläfke D, Fegert JM (Hrsg). Forensische Kinder-, Jugend- und Erwachsenenpsychiatrie. Aspekte der forensischen Begutachtung. Stuttgart, New York: Schattauer; 173–87.

Eckensberger LH (1993). Moralische Urteile als handlungsleitende soziale Regelsysteme im Spiegel der kulturvergleichenden Forschung. In: Thomas A (Hrsg). Kulturvergleichende Psychologie. Eine Einführung. Göttingen, Bern: Hogrefe; 259–95.

Eisenberg U (1993). Jugendgerichtsgesetz mit Erläuterungen. 5., neu bearb. Aufl. München: Beck.

Erdheim M (1995). Gibt es ein Ende der Adoleszenz? Betrachtungen aus ethnopsychoanalytischer Sicht. Prax Kinderpsychol Kinderpsychiatrie; 44: 81–5.

Esser G, Fritz A, Schmidt MH (1991). Die Beurteilung der sittlichen Reife Heranwachsender im Sinne des § 105 JGG – Versuch einer Operationalisierung. Monatsschr Kriminol; 74: 356–68.

Fegert JM, Häßler F, Schnoor K, Rebernig E, König C, Auer U, Schläfke D (2003). Bestandsaufnahme und Qualitätssicherung der forensisch-psy-

chiatrischen Gutachtertätigkeit in Mecklenburg-Vorpommern bei Mord- und Brandstiftungsdelikten. Norderstedt: Books on Demand.
Foerster K, Venzlaff U (2000). Affektive Ausnahmezustände. In: Häßler F, Rebernig E, Schnoor K, Schläfke D, Fegert JM (Hrsg). Forensische Kinder-, Jugend- und Erwachsenenpsychiatrie. Aspekte der forensischen Begutachtung. Stuttgart, New York: Schattauer; 181–90.
Goodwin MH (2002). Exclusion in girl's peer groups: Ethnographic analysis of language practices on the playground. Human Dev; 45: 392–415.
Häßler F, Schmitz G, Stephan C, Schläfke D (2003). Jugendliche Brandstifter – Vergleich zweier norddeutscher Klientel. In: Häßler F, Rebernig E, Schnoor K, Schläfke D, Fegert JM (Hrsg). Forensische Kinder-, Jugend- und Erwachsenenpsychiatrie. Aspekte der forensischen Begutachtung. Stuttgart, New York: Schattauer; 141–8.
Heim N (1986). Psychiatrisch-psychologische Begutachtung im Jugendstrafverfahren. Köln, Berlin, Bonn, München: Heymanns.
Heitlinger C (2004). Die Altersgrenze der Strafmündigkeit. Eine Untersuchung entwicklungspsychologischer und kriminalpolitischer Aspekte unter besonderer Berücksichtigung der neueren Rechtsentwicklung in Europa. Hamburg: Kovacz.
Hill A, Briken P, Lietz K, Berner W (2005). Standards der Diagnostik, Behandlung und Prognose von Sexualstraftätern. In: Schläfke D, Häßler F, Fegert JM (Hrsg). Sexualstraftaten. Forensische Begutachtung, Diagnostik und Therapie. Stuttgart, New York: Schattauer; 77–98.
Hommers W (2003). Gutachten zur Deliktfähigkeit. In: Lempp R, Schütze G, Köhnken G (Hrsg). Forensische Psychiatrie und Psychologie des Kindes- und Jugendalters. 2., überarb. Aufl. Darmstadt: Steinkopff; 85–93.
Hummel P (2005). Sexual- und Körperverletzungsdelikte durch Jugendliche und Heranwachsende. In: Schläfke D, Häßler F, Fegert JM (Hrsg). Sexualstraftaten. Forensische Begutachtung, Diagnostik und Therapie. Stuttgart, New York: Schattauer; 113–30.
Hurlock EB (1970). Die Entwicklung des Kindes. Weinheim: Beltz.
Jungmann J (2000). Leitlinie: Freiheitsbeschränkende und freiheitsentziehende Maßnahmen zur Sicherung des Behandlungsziels in der Kinder- und Jugendpsychiatrie. Krankenhauspsychiatrie; 11: 70–3.
Klosinski G (2004). Pubertät heute. Lebenssituationen – Konflikte – Herausforderungen. München: Kösel.
Kochanska G, Murray K, Coy KC (1997). Inhibitory control as a contributor to conscience in childhood: from toddler to early school age. Child Dev; 68: 263–77.
Kröber L (2003). Externe und interne Gutachten im psychiatrischen Maßregelvollzug In: Häßler F, Rebernig E, Schnoor K, Schläfke D, Fegert JM (Hrsg). Forensische Kinder-, Jugend- und Erwachsenenpsychiatrie. Aspekte der forensischen Begutachtung. Stuttgart, New York: Schattauer; 188–98.
Lempp R (2003). Jugendliche Mörder. In: Häßler F, Rebernig E, Schnoor K, Schläfke D, Fegert JM (Hrsg). Forensische Kinder-, Jugend- und Erwachsenenpsychiatrie. Aspekte der forensischen Begutachtung. Stuttgart, New York: Schattauer; 50–60.
Lempp R (2004). Begutachtung. In: Eggers C, Fegert J, Resch F (Hrsg). Psychiatrie und Psychotherapie des Kindes- und Jugendalters. Berlin, Heidelberg, New York, Hong Kong, London, Mailand, Paris, Tokio: Springer; 243–95.
Levesque J, Joanette Y, Mensour B, Beaudoin G, Leroux JM, Bourggouin P, Beauregard M (2004). Neural basis of emotional self-regulation in childhood. Neuroscience; 129: 361–9.
Loeber R (1990). Development and risk factors of juvenile antisocial behaviour and delinquency. Clin Psychol Rev; 10: 1–41.
Lösel F, Bliesener T (1997). Zur Altersgrenze strafrechtlicher Verantwortlichkeit Jugendlicher aus psychologischer Sicht. DVJJ; 387–95.
Lösel F, Bliesener T (2003). Aggression und Delinquenz unter Jugendlichen: Untersuchungen von kognitiven und sozialen Bedingungen. München, Neuwied: Luchterhand.
Marburger Richtlinien (1955). Monatsschr Kriminol; 38: 60.
Moffitt TE, Caspi A, Harrington H, Milne BJ (2002). Males on the life-course-persistent and adolescence-limited antisocial pathways: Follow-up at 26 years. Dev Psychopath; 14: 179–207.
Montada L (2002a). Moralische Entwicklung und moralische Sozialisation. In Oerter R, Montada L (Hrsg). Entwicklungspsychologie. Weinheim: Beltz PVU; 619–47.
Montada L (2002b). Delinquenz. In: Oerter R, Montada L (Hrsg). Entwicklungspsychologie. Weinheim: Beltz PVU; 859–74.
Nervaez D (2002). Does reading moral stories build character? Ed Psychol Rev; 14: 155–71.
Ostendorf H (2003). Gutachten zum Jugendgerichtsgesetz – rechtliche Grundlagen. In: Lempp R, Schütze G, Köhnken G (Hrsg). Forensische Psychiatrie und Psychologie des Kindes- und Jugendalters. 2., überarb. Aufl. Darmstadt: Steinkopff; 135–46.
Remschmidt H (1997). Zur Ätiologie und Genese gewalttätigen Verhaltens. Folgerungen für die Begutachtung. In: Warnke A, Trott GE, Remschmidt H (Hrsg). Forensische Kinder- und Jugendpsychiatrie. Ein Handbuch für Klinik und Praxis. Bern, Göttingen, Toronto, Seattle: Huber; 193–220.
Rest J, Nervaez D, Bebeau M, Thoma S (1999). A neo-Kohlbergian approach to moral judgment: An overview of Defining Issues Test research. Educ Psychol Rev; 11: 291–324.
Roth M, Bartsch B (2004). Die Entwicklungstaxonimie von Moffitt im Spiegel neuerer Befunde – einige Bemerkungen zur „jugendgebundenen" Delinquenz. Prax Kinderpsychol Kinderpsychiatrie; 53: 722–37.
Saß H (1993). Affektdelikte. Berlin: Springer.
Schepker R (1998). Zur Indikationsstellung jugendpsychiatrischer Gerichtsgutachten. Eine Untersuchung zu § 43 (2) JGG. München: Wilhelm Fink.
Schepker R (2005). Aspekte der forensischen Begutachtung bei jugendlichen Sexualstraftätern mit Migrationshintergrund. In: Schläfke D, Häßler F, Fegert JM (Hrsg). Sexualstraftaten. Forensische Begutachtung, Diagnostik und Therapie. Stuttgart, New York: Schattauer; 99–111.
Schläfke D, Häßler F (2001). Maßregelvollzug bei Jugendlichen und Heranwachsenden. In: Fegert JM, Späth K, Salgo L (Hrsg). Freiheitsentziehende Maßnahmen in Jugendhilfe und Kinder- und Jugendpsychiatrie. Münster: Votum; 223–42.
Schläfke D, Galleck KF, Höppner J, Häßler F (2003). Zur Problematik von Neonatiziden und Filiziden. In: Häßler F, Rebernig E, Schnoor K, Schläfke D, Fegert JM (Hrsg). Forensische Kinder-, Jugend- und Erwachsenenpsychiatrie. Aspekte der forensischen Begutachtung. Stuttgart, New York: Schattauer; 81–102.
Schmidt MH (1997). Die Anwendung des Jugendstrafrechts auf Heranwachsende – Erfahrungen zum § 105 JGG. In: Warnke A, Trott GE, Remschmidt H (Hrsg). Forensische Kinder- und Jugendpsychiatrie. Ein Handbuch für Klinik und Praxis. Bern, Göttingen, Toronto, Seattle: Huber; 221–31.
Schniedermeyer P (1985). Vergessene? Jugendliche im Maßregelvollzug. Prax Kinderpsychol Kinderpsychiatrie; 34: 239–43.
Schulte-Markwort M, Gernun A, Knölker U (1992). Zur Effizienz kinder- und jugendpsychiatrischer Sachverständigengutachten. Zentralbl Jugendrecht; 79: 78–82.
Schütze G, Schmitz G (2003). Strafrechtliche Verantwortlichkeit, Strafreife und schädliche Neigungen. Lempp R, Schütze G, Köhnken G (Hrsg). Forensische Psychiatrie und Psychologie des Kindes- und Jugendalters. 2., überarb. Aufl. Darmstadt: Steinkopff; 147–55.
Sodian B (2004). Entwicklung bereichsspezifischen Wissens. In: Oerter R, Montada L (Hrsg). Entwicklungspsychologie. Weinheim: Beltz PVU; 622–54.
Specht F (2000). Begutachtungsschwerpunkte der Kinder- und Jugendpsychiatrie. In: Venzlaff U, Foerster K (Hrsg). Psychiatrische Begutachtung. Ein praktisches Handbuch für Ärzte und Juristen. 3. Aufl. München: Urban und Fischer; 276–300.

Strehlow U, Piesiur-Strehlow B, Müller-Küppers M (1988). Tötungsdelikte Jugendlicher und Heranwachsender aus der Sicht des jugendpsychiatrischen Gutachters. Z Kinder Jugendpsychiatrie; 16: 80–6.

Streng F (1997). Die Einsichts- und Handlungsreife als Voraussetzung strafrechtlicher Verantwortung. DVJJ; 379–87.

Tessenow A (2002). Jugendliche und Heranwachsende im psychiatrischen Maßregelvollzug. Frankfurt a. M.: Lang.

Toker M (1999). Begutachtung von Migranten – Psychologische Perspektive. Monatsschr Kriminol, Sonderheft Ethnizität, Konflikt und Recht (Hrsg.: Bilsky W); 82: 58–66.

Urbaniok F (2005). Validität von Risikokalkulationen bei Straftätern. Kritik an einer methodischen Grundannahme und zukünftige Perspektiven. In: Schläfke D, Häßler F, Fegert JM (Hrsg). Sexualstraftaten. Forensische Begutachtung, Diagnostik und Therapie. Stuttgart, New York: Schattauer; 143–57.

4.7 Ethische Fragen in der Kinder- und Jugendpsychiatrie und Psychotherapie

A. Warnke, J. Fegert, C. Wewetzer, H. Remschmidt

Inhalt

4.7.1 Einleitung

Die Ethik in der Medizin ist zu einem bestimmenden Thema geworden. Innerhalb eines 2-Jahres-Zeitraumes sind neben unzähligen Artikeln und Buchbeiträgen rund 100 Monografien allein zum Stichwort „Bioethik" publiziert worden (Groß 2000). Die Gründe hierfür sind vielfältig. Ein wesentlicher Grund sind die raschen Fortschritte in der Medizin in Bereichen, für die es bis vor wenigen Jahren keiner ethischen Richtlinien bedurfte. Dies betrifft Fragen der Gentechnik, der Transplantationsmedizin, der Molekularbiologie, der Stammzelltherapie oder der Pharmakotherapie bei Kindern, um nur einige Beispiele zu nennen. Allerdings ist es seit 1992 für die Erteilung der Approbation nicht mehr notwendig, als Student an Ausbildungsveranstaltungen zu Fragen der Ethik in der Medizin teilzunehmen, und nur an wenigen medizinischen Fakultäten der Bundesrepublik gibt es Lehrstuhlinhaber für Ethik in der Medizin (vgl. Mayer 2000).

Die Vernachlässigung des Themas im Studium steht im Widerspruch zur Bedeutung folgender ethischer Fragen:

- Welche ethischen Grundsätze gelten in der Arzt-Patienten-Beziehung, welche ergeben sich aus der Kostenproblematik im Gesundheitswesen?
- Darf der Therapeut der Einladung der Eltern eines jugendlichen Patienten zum Abendessen in einer Privatwohnung Folge leisten, von Patienten Geschenke annehmen, schweigen, wenn er erfährt, dass ein ärztlicher Kollege inkompetent in der Behandlung eines Patienten ist?
- Unter welchen Bedingungen sind eine körperliche Berührung von Patienten, eine Fixierung, eine Time-out-Maßnahme erlaubt?
- Darf dem Wunsch des sexuell missbrauchten Jugendlichen, nicht gegen den Täter vorzugehen, nachgegeben werden?

- Gibt der Behandlungsauftrag der Eltern dem Arzt uneingeschränkt das Recht, auch gegen den Willen des Kindes Diagnostik und Therapie durchzuführen?
- Darf der Arzt einem Jugendlichen mit akuter schizophrener Psychose, der jegliche Medikation verweigert, diese heimlich, ohne sein Wissen, in ein Getränk mischen?
- Sind Doppelblindstudien bei Kindern zu rechtfertigen?
- Wann sind Forschungsmittel der Industrie zulässig?
- Welches sind die ethischen Prinzipien der forensischen Begutachtung?

Aus diesen Fragen wird rasch erkennbar, dass ethische Gesichtspunkte in alle Tätigkeitsbereiche des Kinder- und Jugendpsychiaters hineinreichen: Kontaktaufnahme, Diagnostik, Therapie, Dokumentation, Qualitätssicherung, Begutachtung, Publikation, Lehre und Forschung, finanzielle Fragen. Manche ethische Fragestellungen werden durch medizintechnische Fortschritte überholt (z. B. Insulinschockbehandlung, Pneumenzephalographie bei schizophrener Psychose). Neue Fragen, wie etwa die zur Forschung mit embryonalen Stammzellen, entstehen. Die Geschwindigkeit des Fortschritts der Medizin erhöht den Diskussionsbedarf. Die längerfristigen Folgen einer medizinischen Neuerung (z. B. Einführung eines neuen Psychopharmakon) lassen sich oft in ihrer erwünschten und unerwünschten Wirkung im Voraus nicht abschätzen. Immer wieder ist der Arzt in seiner ethischen Verantwortung auf sich gestellt, wie etwa beim Heilversuch. Noch ist der Beschluss des 100. Deutschen Ärztetages vom Mai 1997 nicht umgesetzt, dass Medizinethik im Medizinstudium und in der ärztlichen Fort- und Weiterbildung Pflichtlehrveranstaltung sein soll, und noch sind ethische Kapitel nicht selbstverständlich Teil medizinischer Lehrbücher.

4.7.2 Informationsquellen zu medizinethischen Aussagen

Für die Ableitung von Grundsätzen zum ethisch geleiteten Handeln in der Kinder- und Jugendpsychiatrie sind vier Informationsquellen wesentlich:

- Die universal proklamierten Rechte von Kind und Familie: Die „Genfer Deklaration zu den Rechten des Kindes" (1924, erneuert 1959) und die allgemeine Menschenrechtskonvention der Vereinten Nationen (1948), das Übereinkommen über die Rechte des Kindes (UN 1989) sowie die Prinzipien für den Schutz von Personen mit psychischen Störungen und zur Stärkung gesundheitlicher Versorgung (UN 1991) sind internationale Erklärungen zum Schutz der Familie, von Mutterschaft und Kindheit und zum Recht auf Bildung, jeweils unabhängig von religiöser, geschlechtlicher und rassischer Herkunft. Dazu gehört die Bioethik-Konvention des Europarates, die gesetzliche Vorschriften zur Ethik in der medizinischen Forschung enthält (Europarat 1997).
- Die nationalen gesetzlichen Regelungen: Im Grundgesetz der Bundesrepublik Deutschland sind die Rechte der Familie und der Menschen mit Behinderung (Artikel 3 GG) festgeschrieben. Die Eingliederungshilfe für Menschen mit Behinderung ist durch das Sozialgesetzbuch (SGB), das Kinder- und Jugendhilfegesetz (KJHG) und das Bundessozialhilfegesetz (BSHG) geregelt. Gesetzliche Regelungen zum Sorgerecht, zur Deliktfähigkeit, zur strafrechtlichen Verantwortlichkeit von Kindern und Jugendlichen, zur Gefährdung des Kindeswohls (z. B. Unterbringung: § 1906 BGB; sexueller Missbrauch von Schutzbefohlenen: § 174 StGB; Sterilisation: § 1905 BGB) sind Beispiele für nationale Gesetzesregelungen, die für die Kinder- und Jugendpsychiatrie von besonderer Relevanz sind. (Eine Übersicht über für Kinder und Jugendliche relevante Gesetze gibt die Tabelle 4-41.)
- die zeitübergreifenden traditionellen Grundsätze medizinischer Ethik: der Hippokratische Eid
- die Erklärungen nationaler und internationaler psychiatrischer Organisationen zu ethischen Prinzipien

4.7.3 Erklärungen psychiatrischer Organisationen

Die internationale Dachorganisation der nationalen Fachgesellschaften für Kinder- und Jugendpsychiatrie und verwandte Disziplinen (International Association of Child and Adolescent Psychiatry and Allied Professions, IACAPAP) hat mit der „**Deklaration von Venedig**" Prinzipien zur Sicherung der gesundheitlichen Versorgung für Kinder und Jugendliche veröffentlicht (IACAPAP 1997) und 1992 die „Resolution zur Sicherung der seelischen Gesundheit von Kindern" (IACAPAP 1992) sowie 2004 die „Resolution von Berlin zur Sicherung seelischer Gesundheit von Kindern und Jugendlichen" verabschiedet: Die staatlichen Gesundheitssysteme sollten Dienste und Programme zur Betreuung von Kindern zur Verfügung stellen, sobald diese Anzeichen von psychischen Erkrankungen äußern; allen bedürftigen Kindern sollen die Hilfsmaßnahmen so effektiv und sicher wie möglich gewährt werden – und dies ohne Ansehen von Zahlungsfähigkeit, Rasse, ethnischer Zugehörigkeit, rechtlichem Status, Nationalität oder anderen persönlichen Merkmalen; Ziel soll es sein, Leiden zu lindern, Behinderung zu begrenzen und jedem Kind mit seelischer Erkrankung eine bestmögliche Integration in die Gemeinschaft zu sichern; dazu sind qualifiziert ausgebildete professionelle Mitarbeiter bereitzustellen; Möglichkeiten der Prävention, Behandlung

Tab. 4-41: Übersicht über ethisch relevante gesetzliche Vorschriften (nach Fegert 2000; die in Klammern stehenden Überschriften sind nicht amtlich)

Gesetz	Vorschrift	Normüberschrift
Grundgesetz (GG)	Artikel 3	(Gleichheit vor dem Gesetz)
UN-Kinderrechtskonvention	Artikel 23	(Förderung behinderter Kinder)
Bundessozialhilfegesetz (BSGH)	§ 39	Eingliederungshilfe für Behinderte Personenkreis und Aufgabe
Kinder- und Jugendhilfegesetz (SGB VIII) (KJHG)	§ 35 a § 29 § 43	Eingliederungshilfe Behinderter Leistungen zur Eingliederung Behinderter vorläufige Leistungen
Sozialgesetzbuch I (SGB I)	§ 10 § 29 § 43	Eingliederung Behinderter Leistungen zur Eingliederung Behinderter vorläufige Leistungen
Sozialgesetzbuch V (SGB V)	§ 39	Krankenhausbehandlung
Gesetz über die Angelegenheit der freiwilligen Gerichtsbarkeit (FGG)	§ 50 § 66 § 67 § 68	(Verfahrenspfleger für das Kind) (Verfahrensfähigkeit) (Pfleger für das Verfahren) (Persönliche Anhörung des Betroffenen)
Arzneimittelgesetz (AMG)	§ 41	klinische Prüfung besondere Voraussetzungen
Bürgerliches Gesetzbuch (BGB)	§ 1901 § 1904 § 1905 § 1906 § 1907	(Pflichten des Betreuers) (ärztliche Maßnahmen) (Sterilisation) (Unterbringung) (Aufgabe der Mietwohnung)
Strafgesetzbuch (StGB)	§ 174 § 174 a § 174 b § 174 c	sexueller Missbrauch von Schutzbefohlenen sexueller Missbrauch von Gefangenen, behördlich Verwahrten oder Kranken und Hilfsbedürftigen in Einrichtungen sexueller Missbrauch unter Ausnutzung einer Amtsstellung sexueller Missbrauch unter Ausnutzung eines Beratungs-, Behandlungs- oder Betreuungsverhältnisses

und Evaluation sollten für die Familien in annehmbarer Form verfügbar und nicht stigmatisierend sein; der Zugang zu den gesundheitlichen Diensten soll den Kindern, Jugendlichen und Familien uneingeschränkt offen stehen; Finanzierung, Qualitätssicherung, Forschung und ethische Kontrolle sollten gewährleistet sein; die Rechte der Kinder, wie sie die UN-Kinderrechtskonvention vorsieht, sollten Geltung haben.

Die „**Hamburger Erklärung** der Europäischen Gesellschaft für Kinder- und Jugendpsychiatrie zur Forschung auf dem Gebiet der seelischen Gesundheit von Kindern und Jugendlichen" (ESCAP 1999) verweist auf Defizite in der Forschung mit Forschungsförderung und den dringenden Bedarf finanzieller Mittel.

Das **ethische Komitee der American Psychiatric Association** hat die ethischen Prinzipien der American Medical Association (AMA, www.ama-assn.org) in einem Manual zusammengefasst und mit Kommentaren zu ethischen Grundsätzen für die Psychiatrie versehen (APA 2001). Demnach besteht eine ärztlich-ethische Verantwortung nicht nur gegenüber den Patienten, sondern auch gegenüber der Gesellschaft, anderen Berufsgruppen im Gesundheitswesen und gegenüber der eigenen Person (APA 2001). In der Broschüre „Ethics Primer" der American Psychiatric Association (2001) ist ein eigenes Kapitel den Besonderheiten der psychiatrischen Ethik in der Versorgung von Kindern und Jugendlichen mit psychischen Störungen gewidmet. Anerkannt wird das Recht der Eltern, über die psychiatrische Behandlung ihrer Kinder unter 18 Jahren zu entscheiden. Ausnahmen ergeben sich in Notfällen, für bereits eigenständig lebende Jugendliche oder wenn Eltern das Sorgerecht genommen ist. Es werden ethische Leitlinien für die pharmakologische und psychotherapeutische Behandlung von Kindern, zur Pflege und Adoption und stationären Unterbringung, zu Schweigepflicht, Lebensqualität, Vernachlässigung und Missbrauch sowie zur Forschung formuliert.

In der Bundesrepublik haben die drei **Verbände der Kinder- und Jugendpsychiatrie und Psychotherapie** (Deutsche Gesellschaft für Kinder- und Jugendpsychiatrie und Psychotherapie [DGKJP], Bundesarbeitsgemeinschaft der leitenden Ärzte Kinder- und Jugendpsychiatrischer Kliniken und Abteilungen e.V. [BAG] und Berufsverband der Ärzte für Kinder- und Jugendpsychiatrie und Psychotherapie in Deutschland e.V. [BKJPP]) 2001 folgende ethische Grundsätze in der Kinder- und Jugendpsychiatrie und Psychotherapie verabschiedet:

- Jeder Therapeut ist verpflichtet, berufsethische Grundsätze zur respektieren. Dazu gehört, die Abhängigkeit des Patienten nicht auszunutzen, die besondere therapeutische Beziehung zu schützen sowie die eigene berufliche Kompetenz zu erhalten und zum Wohle des Patienten zu nutzen. Ein Verstoß gegen berufsethische Grundsätze liegt insbesondere dann vor, wenn ein Therapeut
  - den Patienten oder seine Sorgeberechtigten immateriell, finanziell oder sonst materiell ausbeutet;
  - den Patienten während oder nach der Diagnostik und/oder Behandlung sexuell missbraucht oder mit einem Patienten während oder nach der Diagnostik und/oder Behandlung eine sexuelle Beziehung eingeht oder in anderer schädigender Weise einen Machtmissbrauch begeht;
  - die Aufklärungspflicht verletzt;
  - die Schweigepflicht verletzt;
  - Daten von Patienten und/oder Dritten ohne „informed consent" veröffentlicht;
  - eine eigene schwere psychische Störung einschließlich Suchterkrankung nicht behandeln lässt und dadurch seine ärztlichen Pflichten verletzt;
  - sonst gegen die Regeln guter wissenschaftlicher Praxis verstößt.
- Die berufsethischen Grundsätze gelten für alle Mitglieder der DGKJP, der BAG und der BKJPP ab dem Zeitpunkt ihrer Verabschiedung durch die drei Vorstände und mit ihrer Veröffentlichung in den Vereinsorganen.
- Alle Weiterbildungsermächtigten sind gehalten, die berufsethischen Grundsätze in die Weiter- und Ausbildungen einzubeziehen.
- Verstöße können einem Vorstand, einem Weiterbildungsermächtigten oder direkt der Ethik-Kommission oder den Ombudsleuten mitgeteilt werden. Sanktionen können nur von dem jeweils betroffenen Vorstand oder den jeweils betroffenen Vorständen ausgesprochen werden. Davon unberührt sind rechtliche Schritte. Sanktionen können sein:
  - Aberkennung von Ehrungen und Funktionen, die einem der drei Verbände vergeben wurden;
  - Ausschluss aus dem betroffenen Verband bzw. den betroffenen Verbänden.
- Bei Rehabilitation wird die geeignete Vorgehensweise mit den Betroffenen vereinbart.

Die **allgemeinpsychiatrischen Gesellschaften** haben mit der **Deklaration von Hawai** erstmals 1977 auf internationaler Ebene ethische Grundsätze proklamiert, 1983 mit der Deklaration von Hawai II erneuert und mit der **Resolution von Madrid** 1996 fortgeschrieben (World Psychiatric Association 1996). Psychiatrische Maßnahmen sollten weitestgehend auf einer Aufklärung des Patienten und seine weitestgehende Entscheidungsfreiheit gestützt sein und seine Freiheit so wenig wie möglich beeinträchtigen; sind Urteils- und Einwilligungsfähigkeit des Patienten eingeschränkt, sind die darauf bezogenen rechtlichen Regelungen unter dem Gesichtspunkt des Wohls des Patienten maßgebend; bei der Begutachtung muss die zu begutachtende Person über Zweck, Verwendung und mögliche Auswirkungen des Gutachtens informiert sein; die bei der Behandlung gewonnenen Informationen unterliegen der Schweigepflicht und dienen der Förderung der Gesundheit des Patienten; der Psychiater hat die Pflicht, sich fortwährend über die wissenschaftlichen Entwicklungen zu informieren und danach zu handeln; neutrale Ethik-Kommissionen sollten Forschungsvorhaben geprüft haben. Spezifische Richtlinien und Leitlinien wurden zu Fragen der Euthanasie formuliert (Helmchen 1999).

4.7.4 Standards zur gesundheitlichen Versorgung und ihre finanzielle Sicherung

Internationale ethische Standards für die Sicherstellung des Schutzes von Kindern und ihre bildungsmäßige und gesundheitliche Versorgung wurden mit der **UN-Kinderrechtskonvention** festgeschrieben. Beispiele für die kinder- und jugendpsychiatrischen Belange sind die Erklärungen zu den Notwendigkeiten der Gesundheitsvorsorge, zur medizinischen Versorgung des kranken Kindes, zum Schutz von Kindern vor Suchtstoffen, die Forderung nach sozialer Eingliederung geschädigter Kinder, nach dem Schutz vor Gewalt, Misshandlung, sexuellem Missbrauch und Vernachlässigung und die Forderung nach altersgerechter Behandlung von Kindern und Jugendlichen im Strafrecht.

Die Finanzierung von Vorsorge, Diagnostik und Behandlung psychischer Störungen bei Kindern und Jugendlichen erfolgt
- durch die Krankenkassen, gemäß Reichsversicherungsordnung (RVO);
- durch die Jugendhilfe (Hilfe zur Erziehung nach § 27 KJHG bzw. Eingliederungshilfe für seelisch behinderte Kinder, gemäß § 35 a Sozialgesetzbuch VIII [SGB]);
- durch den Sozialhilfeträger, gemäß der Eingliederungshilfemöglichkeiten für körperlich und geistig behinderte Kinder nach § 39 des Bundessozialhilfegesetzbuchs (BSHG).

Der Kinder- und Jugendpsychiater und Psychotherapeut wird gutachterlich einbezogen zu der Frage, inwieweit gemäß § 35 a (SGB VIII) ein Minderjähriger aufgrund einer psychischen Störung in seiner gesellschaftlichen Eingliederung gefährdet ist und somit eine seelische Behinderung besteht.

Die Kompetenzaufteilung der finanziellen Trägerschaft und die Unterscheidung der Begriffe Krankheit (betrifft Krankenkasse) und Behinderung (betrifft Jugendhilfe oder Sozialhilfe) führt in Einzelfällen zu Kostenstreitigkeiten zwischen den Kostenträgern und zwischen den Sorgeberechtigten und den Kostenträgern. Hilfeplanung hat die rechtliche Regelung der Leistungszuständigkeiten nach dem Kinder-Jugendhilfe-Gesetz (KJHG), SGB VIII (IX) und nach dem BSHG zur Voraussetzung. Die Tatsache, dass Kinder mit seelischer Behinderung Eingliederungshilfe nach KJHG (über § 35 a SGB VIII) erhalten, Kinder mit geistiger und körperlicher Behinderung jedoch über die Sozialhilfe (BSHG), führte in Einzelfällen immer wieder zu ethisch nicht mehr zu rechtfertigenden Kompetenzkonflikten zwischen den Kostenträgern oder Kostenträgern und Eltern, wodurch das Wohl des Kindes und seiner Familie belastet wird (Warnke u. Heid 1993; Fegert 1994).

Unter dem Aspekt der Qualitätssicherung betrifft der ethische Fragenkomplex Inhalte der **Strukturqualität**, die sich aus der Beschreibung des Versorgungsnetzes ergibt. Psychosoziale Arbeitsgemeinschaften, die eine Kooperation von politischen Gremien, Vertretern der Kinder- und Jugendpsychiatrie sowie Psychotherapie und Jugendhilfe darstellen, ermöglichen eine kommunale und regionale Versorgungsplanung. Neben ambulanten, teilstationären und stationären Einrichtungen im klinischen Bereich sind analoge Strukturen der Jugendhilfe (Erziehungsberatungsstellen, Tagesstätten, mobile Dienste) und Einrichtungen des schulischen und beruflichen Bereichs sicherzustellen und mit ihren Dienstleistungen zu koordinieren. Versorgungslücken im Bereich der Kinder- und Jugendpsychiatrie liegen mit regionalen Unterschieden in der ambulanten, teilstationären und stationären Versorgung in einem Mangel an Intensivbetten (geschlossen führbaren Stationen) und insbesondere in der Versorgung von Problemgruppen (schwer mehrfach behinderte Kindern und Jugendliche mit psychischen Störungen, straffällig gewordene Jugendliche und Jugendliche mit Suchterkrankungen; weiterführend: Fachverbände für Kinder- und Jugendpsychiatrie und Psychotherapie 2003).

4.7.5 Qualitätssicherung: Leitlinien, Basisdokumentation, Qualitätszirkel

Die Qualitätssicherung dient ethischen Gesichtspunkten. Ärztliche Maßnahmen sollen ethischen Grundsätzen genügen, praktikabel und finanzierbar sein. Der Qualitätssicherung in Diagnostik und Therapie dienen die Leitlinien, die auf Anregung der Arbeitsgemeinschaft der Wissenschaftlichen Medizinischen Fachgesellschaften (AWMF) von den Fachgesellschaften der Kinder- und Jugendpsychiatrie und Psychotherapie herausgegeben wurden (Deutsche Gesellschaft für Kinder- und Jugendpsychiatrie, Psychosomatik und Psychotherapie et al. 2007). Klassische Kriterien der Qualitätssicherung sind:
- Aspekte der „Strukturqualität" (demographische und materielle Aspekte der Versorgungseinrichtungen)
- Aspekte der „Prozessqualität" (Versorgungsabläufe, Qualität der Behandlung)
- Aspekte der „Ergebnisqualität" (Effektivität und Effizienz)

Inhaltliche Schwerpunkte von Qualitätssicherung sind neben Diagnostik und Therapie auch Fragen der Aus- und Weiterbildung. Der Fort- und Weiterbildung dienen die regionalen Qualitätszirkel, in denen sich Ärzte des Fachgebietes regelmäßig zu „State of the art"-Themen treffen, um so den Wissensstand stetig zu aktualisieren. Diesem Zweck dienen auch die Weiterbildungspunkte, die für den Erhalt der Facharztqualifikation – noch auf freiwilliger Basis – durch die Teilnahme an Fort- und Weiterbildungsveranstaltungen zu erwerben sind (Remschmidt 1996; Mattejat u. Remschmidt 1995; Schmeck et al. 1998; weiterführend: Fachverbände für Kinder- und Jugendpsychiatrie und Psychotherapie 2003). Die Basisdokumentation (BADO), die von den beiden Fachgesellschaften eingeführt wurde, ermöglicht eine bundesweite standardisierte Erfassung diagnostischer und therapeutischer Leistungen im ambulanten, teilstationären und stationären Bereich (Englert et al. 1998).

4.7.6 Diagnostik ist Voraussetzung für therapeutisches Handeln

Die Diagnostik setzt die Einwilligung des Patienten voraus. Bei Kindern und Jugendlichen allerdings gilt der Grundsatz der **stellvertretenden Einwilligung**, indem vorrangig die Eltern entscheiden – und dies hat sich bewährt. Im Einzelfall wird die „stellvertretende Einwilligung" allerdings zum Problem. Dies ist der Fall, wenn die Interessen von Eltern und Kind einander widersprechen oder den Eltern die Fähigkeit fehlt, zum Wohl des Kindes Sorge zu tragen (z.B. beim Münchhausen-by-proxy-Syndrom, einer artifiziellen, durch eine Bezugsperson der Patienten verursachten Störung, wobei die Erkrankung des Kindes durch die Bezugsperson absichtlich erzeugt oder vorgetäuscht wird). Problematisch wird die „stellvertretende Einwilligung" u.U. auch dann, wenn durch ein symptomatisches Ereignis (z.B. Suizidversuch) strafrelevante oder „peinliche" elterliche Handlungen (z.B. sexueller Missbrauch, Suchterkrankung eines Elternteils) aufgedeckt werden könnten. Grundsätzlich soll Kindern eine alters- bzw. entwicklungsgerechte **Partizipation** bei Gesundheitsentscheidungen zugestanden werden. Allerdings ist die Frage offen, ab welchem Alter bzw. ab welcher Entwicklungsreife dem Kind **Einwilligungsfähigkeit** zugestanden werden muss. So steht es im persönlichen Ermessen des Arztes, inwieweit er dem Kind und dem Aufklärungsanspruch der Eltern gerecht wird. Die Einrichtung einer Betreuung und Einbeziehung des Betreuers in die Entscheidung ist möglich (§ 1901 BGB). In manchen Ländern und auch in einzelnen Bundesländern wird bereits Personen unter 18 Jahren, unabhängig vom Elternrecht, eine Einwilligungsfähigkeit zur Heilbehandlung zugestanden. Eine ethische Richtinie gibt Art. 6 der Bioethik-Konvention:

> „Die Ansicht des Minderjährigen wird als ein mit zunehmendem Alter und mit zunehmender Reife an Bedeutung gewinnender Faktor in die Entscheidung mit einbezogen."

Bei Kindern geschiedener Eltern ist die Entscheidung des sorgeberechtigten Elternteils ausschlaggebend. In den ethischen Leitlinien der Amerikanischen Psychiatrischen Gesellschaft ist der Begriff des „emancipated minors" (mündige Minderjährige) eingeführt. Damit werden Jugendliche im Alter zwischen 14 und 18 Jahren bezeichnet, die willentlich unabhängig von den Eltern leben, sich ihren Lebensunterhalt – auf legale Weise – verdienen und eine eigenständige Lebensführung bewältigen. „Mündige Minderjährigkeit" wird auch für Personen praktiziert, die verheiratet sind (APA 2001, S. 14; weiterführend: Frank 2002).

Angemessenheit und Qualität berühren einen zweiten ethischen Aspekt von Diagnostik. Die Leitlinien zu Diagnosestandards und andere Maßnahmen zur Qualitätssicherung dienen dem Bemühen, den ethischen Anforderungen nach qualitativ optimaler ärztlicher Diagnostik psychisch kranker Kinder und Jugendlicher gerecht zu werden (Deutsche Gesellschaft für Kinder- und Jugendpsychiatrie, Psychosomatik und Psychotherapie et al. 2007). Die Güte der Diagnostik ist Teil der **Prozessqualität**. Mit der Basisdokumentation (Englert et al. 1998), mit der im kinder- und jugendpsychiatrischen Bereich standardisiert diagnostische Daten (persönliche Daten, Anamnese, psychopathologischer Aufnahmebefund, somatisch-neurologischer Befund, psychologischer Befund und multiaxiale Diagnosen) kodiert werden, wird der Forderung des § 137 SGB V nachgekommen, eine vergleichende Prüfung auf der Grundlage einheitlicher Erfassungsgrundlagen zu gewährleisten und der ärztlichen Dokumentationspflicht qualifiziert nachzukommen (weiterführend: Fachgesellschaften für Kinder- und Jugendpsychiatrie und Psychotherapie 2003). Die Diagnostik sollte eine Untersuchung des Patienten beinhalten und die Untersuchungsverfahren sollten hinreichend valide und reliabel sein (American Psychological Association 2004).

4.7.7 Ethische Fragen in der Behandlung

Unabhängig von den strukturellen Voraussetzungen der gesundheitlichen Versorgung psychisch kranker Kinder und Jugendlicher (Strukturqualität) berühren qualitative Gesichtspunkte des therapeutischen Handelns (Prozessqualität) ethische Fragen. Die therapeutischen Verfahren sollten den Grundsätzen von Wirksamkeit, Störungsangemessenheit, Praktikabilität, des „informed consent" (Einwilligung des Patienten und der Eltern) sowie der „Evidence-based Medicine" entsprechen (vgl. Deutsche Gesellschaft für Kinder- und Jugendpsychiatrie, Psychosomatik und Psychotherapie et al. 2007).

Ärztliches Handeln als „Heilkunde" zur Therapie von Erkrankungen des Menschen ist durch die Aussagen im „Eid des Hippokrates von Kos" bereits um 400 v. Chr. einer besonderen ethischen Verantwortung zugeführt worden. Die Verpflichtung zur Therapie, also lebenserhaltender und gesundheitsfördernder ärztlicher Hilfe, scheint nicht selbstverständlich. Beispiel dafür ist die „praktische Ethik" des australischen Philosophen Peter Singer (1984), die eine Tötung schwerstkranker, behinderter und medizinisch unheilbar erkrankter Neugeborener befürwortete. Solche Äußerungen machen die internationale Verständigung zur medizinischen Ethik nicht nur aufgrund der historischen Erfahrungen des „Dritten Reiches" in Deutschland, sondern in jedem historischen Augenblick zu einer zentralen Verpflichtung.

Infolge der Impfaktion mit aggressiven Stämmen von Tuberkelbakterien kam es 1930 in Lübeck zu Todesfällen. Daraufhin wurde mit dem Reichsgesetz von 1931 ein umfangreicher Verbotskatalog unethischen ärztlichen Handelns definiert. Trotz dieser fortschrittlichen moralischen und gesetzlichen Regelungen ereigneten sich die medizinischen Verbrechen im „Dritten Reich" in Deutschland (Mitscherlich u. Wilke 1960; vgl. Abschnitt 4.7.9).

Vertreter der Kinder- und Jugendpsychiatrie waren während des Naziregimes in Deutschland in das Euthanasie-Programm einbezogen und an der Ermordung von Tausenden von Kindern mit geistiger Behinderung und psychischer Erkrankung beteiligt. Zwangssterilisierungen von Personen mit geistiger Behinderung, Schizophrenie, „circulärem Irrsein", „erblicher Fallsucht", „erblichem Veitstanz", „erblicher Blindheit" und „erblicher Taubheit" wurden durchgeführt. Der „Kinderaktion" fielen gemäß dem Führerbefehl zum „Gnadentod" aus dem Jahr 1939 etwa 5000 Kinder zum Opfer. Das Verbandsorgan, die Zeitschrift für Kinderforschung, musste ihr Erscheinen einstellen. Dieses geschichtliche Beispiel führt vor Augen, dass fortschrittliche ethische Regelungen allein nicht genügen, sie bedürfen ihrer politischen Durchsetzung und praktischen Ausübung durch jeden einzelnen Arzt.

Der rasche wissenschaftliche Fortschritt, dem ethische Leitlinien zunächst nicht nachkommen, lässt es grundsätzlich nicht zu, dass sich der Arzt ethischer Eigenverantwortlichkeit entziehen kann. Dies ist auch dann der Fall, wenn Gesetzesbestimmungen die ethischen Grenzen festschreiben; das Gesetz ist auch praktisch umzusetzen, und dies setzt individuelles verantwortliches Handeln voraus.

Psychotherapie

Die Evaluation psychotherapeutischer Verfahren, die bei Kindern und Jugendlichen Anwendung finden, ist noch unzureichend (Grawe et al. 1994; Warnke et al. 1998; Baving u. Schmidt 2001a; 2001b; Deutsche Gesellschaft für Kinder- und Jugendpsychiatrie, Psychosomatik und Psychotherapie et al. 2007). Die ethischen Fragen beziehen sich auf Wirksamkeitsnachweise („Evidence-based Medicine"), Umstände der Therapie, unerwünschte Wirkungen, Dauer der Behandlung und Kosten-Nutzen-Kriterien (weiterführend: Lehmkuhl u. Lehmkuhl 2002; Noterdaeme 2002; Adshead 2005). Beispiele ethischer Leitlinien bei jeder Art von Psychotherapie sind:

- Mit dem (verstehens- und einwilligungsfähigen) Patienten und den Eltern sind Ziel, Zeit und Häufigkeit der therapeutischen Sitzungen abzustimmen.
- Der Patient sollte wissen, wenn der Therapeut sich alleine mit den Eltern berät.
- Der Therapeut sollte vermeiden, einseitig Position für das Kind oder für die Eltern zu beziehen.
- Wenn Eltern die Therapie gegen den ärztlichen Rat abbrechen, sollte ihnen die Information gegeben werden, dass bei einer Wiederaufnahme der Therapie kein Vorwurf erfolgen wird und die Behandlungsbereitschaft Bestand hat.
- Wenn das Kind oder der Jugendliche Hilfe sucht, ohne die Eltern davon in Kenntnis gesetzt zu haben, sollte das Kind oder der Jugendliche nicht zurückgewiesen werden. Die Behandlung sollte das Ziel beinhalten, die Beziehung des Kindes zu den Eltern zu entspannen und die Erlaubnis zu erreichen, mit den Eltern sprechen zu dürfen.
- Sexuelle Kontakte während und auch nach der Therapie sind zwischen Therapeut und Patient unzulässig (vgl. Abschnitt 4.7.3).

Die Therapeuten-Patienten-Beziehung unterliegt in der Kinder- und Jugendpsychiatrie und in der Psychotherapie besonderen Bedingungen, da diese immer eine Beziehung zu den Eltern des Kindes beinhaltet. Mithin ergeben sich Fragen von Parteilichkeit oder auch von rivalisierenden Kompetenzen von Therapeut und Eltern. Die Kommentare zu den ethischen Grundsätzen der American Psychiatric Association geben dazu u.a. folgende Hinweise (APA 2001):

- Aus der Behandlungsvereinbarung sollte erkennbar sein, wer Patient und wer Auftraggeber ist, und es sollte die Störung oder das Problem, das der Therapie zugeführt werden soll, definiert sein.
- Die Therapieziele sollten klargemacht und über das Behandlungsverfahren aufgeklärt werden.
- Der Umgang mit dem Patienten sollte dessen Würde beachten.
- Eine sexuelle Beziehung mit einem aktuellen oder früheren Patienten oder auch einem Elternteil eines Patienten während der Behandlung ist unethisch und strafbar.
- Die Schweigepflichtsregelungen sind einzuhalten.
- Informationen sind nur insoweit einzuholen, zu gebrauchen und weiterzugeben, soweit sie für die gegebene Situation relevant sind, und „sensible" Informationen, wie etwa die zur individuellen sexuellen Orientierung, sind gewöhnlich unnötig.
- Bei Beachtung der Würde, Intimität und der Einwilligung des Patienten ist es ethisch, einen Patienten im Rahmen einer wissenschaftlichen Versammlung vorzustellen, wenn die Vertraulichkeit der Vorstellung durch die Zuhörerschaft verstanden und angenommen wird.
- Der Behandlungsplan sollte auf klinischen, wissenschaftlichen oder allgemein akzeptierten Behandlungsstandards gründen.

Therapeutische Grundeinstellungen sind Präsenz, Respekt, Akzeptanz, Empathie. Zu beachten sind ethische Gesichtspunkte zu Zeit und Ort des Arzt-Patienten-Kontaktes, Regelungen zur Vergütung, zum Austausch von Geschenken, das Ansprechen der eigenen Probleme des Therapeuten und Fragen des körperlichen Kontaktes.
Der forensische Gutachter ist der Wahrheit und Neutralität verpflichtet. Der Begutachtete ist darauf hinzuweisen, dass die von ihm gegebenen Informationen u. U. nicht vertraulich behandelt werden. Eine Therapie ist zu beenden, wenn sie keinen weiteren Erfolg verspricht oder gar schadet (American Psychological Association 2004; weiterführend: British Association of Counsellors and Psychotherapists. Ethical Frameworks for Good Practice in Counselling and Psychotherapy: http://www.bac.com; British Confederation of Psychotherapy Code of Ethics: http//www.bcp.org; European Association for Psychotherapy: Ehtical Guidelines (1995): http://www.psychother.com/eap/vode-et.htm; United Kingdom Council for Psychotherapy. Ethics Guidelines for Member Organisations; http://www.psychotherapy.org.uk; POPAN (Prevention of Professional Abuse Network). http://www.popan.org.uk).

Therapeutisches Vorgehen bei fehlender Krankheitseinsicht, Selbst- und Fremdgefährdung und freiheitseinschränkende Maßnahmen

Die Indikation für freiheitseinschränkende und freiheitsentziehende Maßnahmen ist gegeben, wenn der Patient aufgrund seiner psychischen Erkrankung unfähig ist, sein Verhalten zu steuern, und er sich dadurch selbst oder andere erheblich schädigt oder in Gefahr bringt (Selbst- oder Fremdgefährdung; Gefährdung des Kindeswohls). Der Antrag auf eine richterliche Genehmigung ist beim zuständigen Familiengericht von den Eltern bzw. Sorgeberechtigen zu stellen. Es wird eine richterliche Anhörung stattfinden.
Die geschlossene Unterbringung ist auch im Rahmen des Maßregelvollzugs nach § 63 und § 64 StGB und § 7 JGG oder aufgrund gerichtlicher Anordnung zum Zweck der Begutachtung nach § 88 bzw. nach § 126 a StPO (einstweilige Unterbringung) möglich. Der Grad der Wahrscheinlichkeit einer Wiederholungsgefahr der Straftat und ihrer Gefährlichkeit für die Allgemeinheit sind entscheidende Kriterien. Eine Selbst- oder Fremdgefährdung des Kindes rechtfertigen nur dann die zivilrechtliche Unterbringung, z. B. Inobhutnahme nach § 42 KJHG Abs. 3, Satz 2 (SGB VIII), wenn diese auf andere Weise nicht verhindert werden kann. In diesen Fällen muss die geschlossene Unterbringung innerhalb von 24 Stunden (in manchen Bundesländern innerhalb von 72 Stunden) durch richterlichen Entscheid bestätigt werden (§ 1631 b BGB).
Als freiheitsentziehende Maßnahmen gelten die Fixierung, das Festhalten oder das Einschließen eines Patienten. Diese Maßnahmen sind vom Arzt schriftlich anzuordnen und die Sorgeberechtigten möglichst vor der Maßnahme in die Entscheidung einzubeziehen. Anlass, Art und Dauer der freiheitsentziehenden Maßnahme müssen im Krankenblatt dokumentiert werden (Bundesarbeitsgemeinschaft der leitenden Klinikärzte für Kinder- und Jugendpsychiatrie und Psychotherapie 1999; Fegert 2000). Elterliche Rechte im Zusammenhang mit der Behandlung des Kindes können unter bestimmten Voraussetzungen eingeschränkt werden, wenn der Umgang der Eltern mit dem Kind das Wohl des Kindes gravierend gefährdet oder sogar das Leben des Kindes bedroht ist (§ 1666 BGB). Kindesmisshandlung, -vernachlässigung, Münchhausen-by-proxy-Syndrom oder sexueller Missbrauch sind mögliche Anlässe, den Eltern Rechte hinsichtlich einer Therapie des Kindes durch Einrichtung von Behandlungspflegschaft, Entzug des Aufenthaltsbestimmungsrechtes oder Entzug der elterlichen Sorge zu nehmen. Elterliche Rechte können in diesen Fällen auf Jugendämter, Pflegeeltern oder Adoptiveltern übertragen werden.
Ohne Einwilligung des Patienten ist eine Behandlung nur möglich, wenn die psychische Störung das Kind unfähig sein lässt, eine Behandlungsentscheidung zu treffen, Selbst- oder Fremdgefährdung besteht, eine stellvertretende Einwilligung der Sorgeberechtigten vorliegt und die Behandlung staatlicher Gesetzgebung nicht widerspricht.

Medikamentöse Therapie

Eine zentrale ethische Frage im Zusammenhang mit der psychopharmakologischen Behandlung der psychischen Störungen bei Kindern und Jugendlichen ist die Therapie durch Medikamente, die erst für die Behandlung von Personen ab dem Alter von 18 Jahren zugelassen sind. Die „ethische Lösung" ist der **individuelle Heilversuch.** Mit dieser Konstruktion ist es möglich, Arzneimittel, die keine Zulassung für die Altersgruppe der Personen unter 18 Jahren haben, auch bei Kindern und Jugendlichen einzusetzen. Sind Wirksamkeit und Verträglichkeit des Medikaments am Menschen erprobt und ist das Medikament grundsätzlich zugelassen, erlaubt es das Arzneimittelgesetz, dass ein Arzt das Medikament im Rahmen eines Heilversuchs verordnet. Dies ist auch außerhalb des Indikationsbereichs dann möglich, wenn die Wirksamkeit bereits gesichert und bekannt ist, aber eine Zulassung noch nicht besteht. Der Forschungsstand und nicht die Tatsache der Zulassung ist maßgeblich (Fegert 1999a; Warnke et al. 2000).

Tab. 4-42: Fragen an Kinder und Jugendliche und Eltern für ein besseres Verständnis der Pharmakotherapie (Vorschlag der Amerikanischen Kinder- und Jugendpsychiatrischen Gesellschaft [AACAP]; nach Fegert 1999b)

- Was ist der Name des Medikamentes? Gibt es noch andere Bezeichnungen für diese Medikament?
- Was ist über die Wirksamkeit dieses Medikamentes bei anderen Kindern, die eine vergleichbare Problematik wie mein Kind haben, bekannt?
- Wie wird das Medikament meinem Kind helfen? Wie lange muss ich warten, bis ich positive Wirkungen sehe? Was ist ein Kriterium dafür, wann und ob es erfolgreich wirkt?
- Was sind die üblichen Nebenwirkungen dieser Behandlung?
- Was sind seltene oder ernste Nebenwirkungen, welche auch immer vorkommen können?
- Kann man von der Medikation abhängig werden? Besteht eine Suchtgefahr?
- Wie ist die empfohlene Dosierung? Wie oft am Tag muss die Medikation eingenommen werden?
- Gibt es Routineuntersuchungen wie EKG, Blutwerte usw., die zunächst durchgeführt werden müssen, bevor das Kind das Medikament nehmen kann? Müssen ähnliche Laborkontrollen während der Einnahme der Medikation erfolgen?
- Dokumentiert ein Kinder- und Jugendpsychiater die Reaktion meines Kindes auf die Medikation, und nimmt er im Zweifelsfall eine Veränderung der Dosierung vor, wenn dies nötig ist? Wie oft wird der Fortschritt evaluiert, und wer tut dies?
- Gibt es andere Medikamente oder Nahrungsmittel, die mein Kind vermeiden muss, solange es die Medikation einnimmt?
- Gibt es Aktivitäten, die mein Kind vermeiden muss, während es die Medikation nimmt? Wird hinsichtlich bestimmter Aktivitäten zur Vorsicht geraten?
- Wie lange wird mein Kind die Medikation einnehmen müssen? Wie kommt es zu der Entscheidung, die Behandlung zu beenden?
- Was kann ich machen, wenn sich ein Problem herausstellt (z. B. wenn mein Kind körperlich krank wird, wenn eine Medikamentengabe vergessen wurde, wenn sich Nebenwirkungen zeigen)?
- Was sind die Kosten der Behandlung (gibt es Unterschiede zwischen Markenmedikamenten und Generika)?
- Müssen Lehrer, Schulsozialarbeiter, Hortbetreuer oder ähnliche Personen über die Behandlung informiert werden?

Zweifellos wäre es unethisch und u. U. ein ärztlicher Kunstfehler, wenn einem Jugendlichen mit akut schizophrener Psychose die Therapie mit einem atypischen Neuroleptikum verwehrt würde, nur weil vorläufig kein altersspezifischer Wirksamkeitsnachweis durch eine wissenschaftliche Studie, die bei Kindern oder Jugendlichen durchgeführt worden ist, verfügbar ist. Allerdings muss die Kinder- und Jugendpsychiatrie darauf drängen, dass Wirksamkeitsstudien von Psychopharmaka bei Kindern und Jugendlichen durchgeführt werden, um das Spektrum von erwünschter Wirkung und unerwünschter Wirkung zu erforschen. Daher sind die politischen Schritte zu begrüßen, die es rechtlich ermöglichen, Wirksamkeitsstudien für Präparate durchzusetzen, die der Behandlung von Erkrankungen dienen, die spezifisch für das Kinder- und Jugendalter sind. Bei diesem Heilversuch sind folgende Handlungsempfehlungen zu beachten:

- Der Patient bzw. die Sorgeberechtigten sind darüber zu informieren, dass ein verabreichtes Medikament keine Zulassung hat.
- Der einwilligungsfähige Patient muss der Medikation zustimmen.
- Über Wirkungen und unerwünschte Wirkungen des Medikaments ist aufzuklären und die Aufklärung zu dokumentieren.
- Es empfiehlt sich, den Patienten bzw. die Sorgeberechtigten über die zugelassenen Behandlungsalternativen und über das Recht, jederzeit den Heilversuch abbrechen zu können, aufzuklären.
- Auch empfiehlt es sich, bei der Durchführung von Heilversuchen beide Elternteile aufzuklären (weiterführend: Dahl 2002; Fegert et al. 1999).

Leitfragen zur Aufklärung über die Psychopharmakotherapie mit verschiedenen Substanzen sind beispielhaft in der Tabelle 4-42 angeführt. Eine Hilfe zu Indikationsfragen sind die Leitlinien der Deutschen Fachgesellschaften für Kinder- und Jugendpsychiatrie und Psychotherapie (Deutsche Gesellschaft für Kinder- und Jugendpsychiatrie, Psychosomatik und Psychotherapie et al. 2007).

Schweigepflicht und Auskunftspflicht

Die ärztliche Schweigepflicht, der jeder Arzt gesetzlich verpflichtet ist, ist ein Grundpfeiler der Arzt- Patienten-Beziehung. Verstöße können nach § 203 Absatz 1 StGB strafrechtlich verfolgt werden. Der Schweigepflicht unterliegen die dem Arzt anvertrauten Befunde, Diagnosen, lebensgeschichtlichen Angaben und auch Kenntnisse über Privatgeheimnisse wie z. B. Delikte. Bei Minderjährigen kann die Schweigepflichtsentbindung schriftlich durch die Eltern erfolgen. Im Rahmen des „rechtfertigenden Notstandes" (§ 34 StGB), wenn es um den Schutz von Gesundheit und Leben geht, kann der Arzt zur Offenbarung befugt sein. Dies gilt insbesondere im Rahmen von psychiatrischen Notfallsituationen, die hinsichtlich der Situation des Notfallereignisses, des psychopathologischen Status und körperlichen Befundes, der lebensgeschichtlichen Daten, Diagnosen, der therapeutischen Maßnahmen und rechtlichen Schritte (Unterbringung, Fixierung, Verständigung des Ordnungsamtes) einer ausführlichen Dokumentation bedürfen.

Für das **Aufklärungsgespräch** hat die Deutsche Krankenhausgesellschaft Richtlinien veröffentlicht (1992). Es muss durch den Arzt erfolgen und individuell mit dem Patienten bzw. den Eltern oder Sorgeberechtigten geführt werden. Die Grundzüge der Behandlung (nicht jedoch alle Einzelheiten) sind zu erklären. Über Risiken ist aufzuklären. Bei Minderjährigen ist die Einwilligung von den Eltern oder sonstigen Sorgeberechtigten oder von deren Beauftragten einzuholen. In Ausnahmefällen, wie Notmaßnahmen, genügt die Einwilligung nur eines Elternteils. Jugendliche unter 18 Jahren haben ausnahmsweise eine Einwilligungsbefugnis, wenn sie reif sind, die Bedeutung und Tragweite des Eingriffs zu ermessen. Auch Kinder sind über die vorgesehene Maßnahme zu informieren, wenn sie in der Lage sind, die ärztlichen Interventionen zu verstehen (weiterführend: Deutsche Krankenhausgesellschaft 1992). Ein Beispiel für Fragestellungen im Rahmen des Aufklärungsgesprächs zur psychopharmakologischen Behandlung findet sich in der Tabelle 4-30.

Bei der psychiatrischen Begutachtung müssen, so die „Deklaration von Madrid“, die Patienten über den Zweck der Untersuchung, die Verwendung der Befunde und die möglichen Auswirkungen des Gutachtens informiert werden.

4.7.8 Jugendhilfe

Das neue Kinder- und Jugendhilfegesetz (KJHG) hat Kinder und Eltern in ihren Rechten gestärkt, sodass sie aktiv bei der Gestaltung von Jugendhilfemaßnahmen mitbestimmen können. Die im 8. Jugendbericht (1990) veröffentlichten Grundbegriffe zur Jugendhilfe sind ein ethischer Fortschritt. Sie lauten:

- Prävention
- Dezentralisierung (Regionalisierung)
- Alltagsorientierung
- Integration
- Partizipation

Die Leistungen der Jugendhilfe sind in den §§ 27–35 des KJHG zusammengefasst:

- Erziehungsberatung (§ 28 KJHG)
- soziale Gruppenarbeit (§ 29)
- Erziehungsbeistandschaft (§ 30)
- sozialpädagogische Familienhilfe (§ 31)
- Tagesgruppe, sozialpädagogische Tagespflege (§ 32)
- Familienpflege (§ 33)
- Heimerziehung und sonstige betreute Wohnformen (§ 34)
- intensive sozialpädagogische Einrichtungen (§ 35)

Für einen erheblichen Teil der stationär behandelten Kinder und Jugendlichen erfolgt für die Anschlussbehandlung die Empfehlung einer Jugendhilfemaßnahme. So ist es auch ein ethisches Gebot, dass die Übergänge zwischen klinischer Einrichtung und Jugendhilfe-Einrichtung ohne unnötigen zeitlichen Verzug gelingen und nicht aus finanziellen Erwägungen und unnötigen bürokratischen Hemmnissen verzögert werden.

4.7.9 Forschung

Am 29.12.1900 verbot das Preußische Kultusministerium die medizinische Forschung am Menschen ohne Zustimmung des Patienten oder seiner Angehörigen. 1931 wurden mit dem Reichsgesetz ethische Grundsätze für die experimentelle medizinische Forschung formuliert. Voraussetzungen für die medizinische Forschung am Menschen waren die Einwilligung des Patienten bzw. seines gesetzlichen Vertreters, eine Schaden-Nutzen-Abwägung für den Patienten sowie ein Handeln entsprechend der Grundsätze ärztlicher Ethik (wie z.B. das Verbot ärztlicher Forschung unter Ausnutzung der sozialen Notlage eines Patienten). Während des Naziregimes wurden in Deutschland trotz dieses Gesetzes in höchstem Maße unethische Versuche am Menschen durch Ärzte an Insassen von Konzentrationslagern, Juden und an Menschen mit geistiger Behinderung oder Mehrfachbehinderung, und auch an Kindern durchgeführt. Der Nürnberger Ärzteprozess 1946/1947 kam mit dem Urteil zu einer Formulierung allgemein gültiger Grundsätze für die Zulässigkeit medizinischer Versuche. Das Urteil ist als „Nürnberger Kodex“ bekannt geworden.

Der Weltärztebund beschloss 1984 die **Deklaration von Helsinki**, die 1995 in Tokio revidiert und am 7. Oktober 2000 in Edinburgh auf der 52. Hauptversammlung des Weltärztebundes in einer grundlegend überarbeiteten Neufassung einstimmig von 44 Mitgliedsorganisationen verabschiedet wurde. (World Medical Association 2000). Es handelt sich nicht um ein völkerrechtlich verbindliches Dokument und ist doch von hohem Einfluss auf die nationalen Regelungen zu ethischen Grundsätzen medizinischer Forschung am Menschen (Taupitz 2001). Ethik-Kommissionen verlangen die Einhaltung dieser Grundsätze bei jeglichem medizinischen Forschungsprojekt. Die **ethischen Prinzipien für die medizinische Forschung am Menschen** nach der Deklaration von Edinburgh beinhalten folgende Punkte:

- die Pflicht des Arztes, die Gesundheit der Menschen zu fördern und zu erhalten
- Vorrang des Wohls der Versuchsperson vor dem Interesse der Wissenschaft und der Gesellschaft
- besondere Aufmerksamkeit bei denjenigen, die nicht für sich selbst ihre Einwilligung geben oder verweigern können, diese Einwilligung möglicherweise in einer Zwangssituation geben und solchen, die keinen persönlichen Nutzen von der Forschung haben
- klare schriftliche Formulierung von Planung und Durchführung eines jeden Versuchs am Menschen in einem Versuchsprotokoll
- Vorlage dieses Protokolls bei einer unabhängigen Ethik-Kommission
- vorsorgliche sorgfältige Abschätzung der voraussehbaren Risiken und Belastungen der Untersuchung im Vergleich zu dem voraussichtlichen Nutzen für die Versuchsperson oder andere Personen
- Abbruch des Versuchs, sobald sich herausstellt, dass das Risiko den möglichen Nutzen übersteigt
- Freiwilligkeit der Teilnahme der Versuchspersonen
- Aufklärung der Versuchspersonen über das Forschungsvorhaben
- Gewährleistung, dass die Versuchsperson jederzeit die Teilnahme verweigern und jederzeit ohne Nachteil für sich oder andere eine einmal gegebene Zustimmung widerrufen kann
- Einholung der Einwilligung nach Aufklärung vom gesetzlich ermächtigten Vertreter für eine Versuchsperson, die einwilligungsunfähig oder wegen Minderjährigkeit nicht einwilligungsfähig ist
- die Verpflichtung des Forschers, zusätzlich zur Einwilligung des gesetzlich ermächtigten Vertreters eine Billigung beim minderjährigen Kind einzuholen, wenn dieses als einwilligungsunfähig anzusehen, aber dennoch in der Lage ist, eine billigende Äußerung bezüglich seiner Teilnahme an der Forschung abzugeben
- die ethischen Verpflichtungen sowohl von Autoren als auch dem Verleger von Veröffentlichungen
- genaue Wiedergabe der Forschungsergebnisse
- Veröffentlichung sowohl negativer als auch positiver Ergebnisse

Bemerkenswert ist, dass entgegen der früheren Fassung der „Deklaration von Helsinki" und entgegen den Feststellungen der Bioethik-Konvention des Europarates auch nichttherapeutische Forschung zulässig ist.

Die **Menschenrechtskonvention zur Biomedizin des Europarates** hat im Unterschied zur „Deklaration von Helsinki" eine unmittelbare Auswirkung auf nationales Recht. So ist abzusehen, dass zukünftige Verpflichtungen durch Ethik-Kommissionen sich weniger auf die „Deklaration von Helsinki" als vielmehr auf die Menschenrechtskonvention beziehen werden. Die „Konvention zum Schutz der Menschenrechte und Menschenwürde im Hinblick auf die Anwendung von Biologie und Medizin: Konvention über Menschenrechte und Biomedizin" des Europarates (Bioethik-Konvention) hat insbesondere auch Fragen zur Forschung am Kind, psychisch Kranken und nicht einwilligungsfähigen Menschen thematisiert. Forschung an nicht einwilligungsfähigen Menschen soll zwar grundsätzlich verboten sein. Sie ist jedoch dann erlaubt, wenn die betroffene Person keine Anzeichen der Verweigerung erkennen lässt, die Zustimmung eines gesetzlichen Vertreters vorliegt, das Risiko des Eingriffs minimal, die Belastung gering ist und keine andere Forschungsalternativen verfügbar sind. Fremdnützig ist ein Forschungseingriff, der einem anderen Menschen nützt, für den nicht einwilligungsfähigen Menschen, an dem der Eingriff erfolgt, aber keinen eigenen therapeutischen Nutzen hat. Die Begriffe „nicht einwilligungsfähig", „Anzeichen einer Verweigerung", „Forschungsalternative" oder „minimales Risiko eines Eingriffs" sind sämtlich unbestimmte Rechtsbegriffe. Nicht eindeutig definiert ist, wann ein Mensch nicht einwilligungsfähig ist. Einzubeziehen sind aber sicherlich Säuglinge und Kinder (bis zu welchem Alter ist jedoch unklar), Menschen mit psychischer Erkrankung und geistiger Behinderung oder Menschen im Koma und schweren hirnorganischen Schäden. Die Konvention sieht mit Artikel 7 einen Schutz von Personen mit geistiger Krankheit vor. Eingriffe werden auf das Ziel der Therapie einer Geisteskrankheit beschränkt. Es widerspricht dem Grundgesetz und dem Betreuungsgesetz der Bundesrepublik Deutschland, wenn Forschungseingriffe an einwilligungsunfähigen Menschen über die unmittelbare Therapieabsicht hinausgehend als zulässig erklärt werden.

> Biomedizinische Versuche sind also nur zulässig, wenn die Person, die an dem Versuch teilnimmt, eingewilligt hat. Bei Minderjährigen, deren Einwilligungsfähigkeit nicht besteht, wird diese durch die stellvertretende Einwilligung der Sorgeberechtigen unter bestimmten Voraussetzungen ersetzt.

Mit der 12. Novelle des Deutschen Arzneimittelgesetzes (in Kraft getreten am 6.8.2004) wird die EU-Richtlinie (Richtlinie 2001/20/EG) über die Anwendung der guten klinischen Praxis (GCP Guideline) bei der Durchführung von klinischen Prüfungen von Arzneimitteln bei Menschen im deutschen Recht umgesetzt. Damit wurde zum ersten Mal in Deutschland tatsächlich definiert, was eine klinische Prüfung ist (siehe Kasten). Damit wird Forschung an so genannten einwilligungsunfähigen Menschen unter bestimmten Bedingungen, z. B. bei Kindern und Jugendlichen, ermöglicht. Bisher war Forschung an Menschen, bei welcher kein individueller Nutzen für den Teilnehmer zu erwarten war, an nicht Einwilligungsfähigen, also bei Kindern und Jugendlichen oder Menschen mit geistiger Behinderung, generell unzulässig. Nun ist solche Forschung unter bestimmten weiteren Voraussetzungen (§ 41 Abs. 2 AMG) möglich. Der Gesetzgeber hat in § 4 Abs. 23 Satz 2 eine weitere für die Kinder- und Jugendpsychiatrie und Psychotherapie wesentliche Ausnahme zugelassen, indem er nicht interventionelle Prüfungen zur Erlangung von Erkenntnissen aus der Behandlung von Personen mit Arzneimitteln mit epidemiologischen Mitteln ausdrücklich erlaubt hat. Hier öffnet sich (vgl. Fegert et al. 2004) angesichts der verbreiteten Off-label-Use in der Kinder- und Jugendpsychiatrie eine neue Möglichkeit für Pharmakovigilanzaktivitäten, insbesondere auch für das therapeutische Drug-Monitoring (vgl. Gerlach et al. 2006). Neu etabliert wird im Gesetz die Kommission zur Verbesserung der Arzneimittelsicherheit für Kinder- und Jugendliche nach § 25 Abs. 7a AMG, welche das gegenwärtige Expertengremium beim BfArM ablösen wird.

In der Folge schwerer Verstöße gegen anerkannte ethische Grundprinzipien in der Medizinforschung der USA zwischen 1932 und 1972 wurde von der „National Commission for the Protection of Human Subjects Biomedical and Behavioral Research“ der so genannte Belmont-Report verabschiedet, der wesentliche medizinethische Prinzipien formulierte (Morgan et al. 2001b):

- Achtung vor der Person (respect for persons): Die Autonomie der Teilnehmer an einer Forschung ist zu achten, und insbesondere ist die Autonomie von Kindern, Menschen mit geistiger Behinderung und Menschen mit psychischer Störung zu schützen.
- Das Prinzip der Fürsorge (beneficience): Der Nutzen für den Patienten sollte maximal sein, die Risiken minimal.
- Das Prinzip der Gerechtigkeit (justice): Personen, die das höchste Risiko tragen, sollten am meisten von der Forschung profitieren.
- Die Einwilligung der Versuchsperson: Sie wird zur Voraussetzung der Einbeziehung von Personen in medizinische Forschungsvorhaben gemacht.

Noch konkreter sind die Richtlinien der British Paediatric Association, deren sechs Prinzipien wie folgt lauten (s. Dahl 2002, S. 47):

- Forschung an Kindern ist wichtig für das Wohl aller Kinder und sollte unterstützt werden.
- Kinder sind nicht kleine Erwachsene, sondern besitzen zusätzliche, einzigartige Interessen.
- Forschung sollte an Kindern ausschließlich durchgeführt werden, wenn sie an Erwachsenen keine vergleichbaren Ergebnisse erwarten lässt.
- Forschung, die nicht einen unmittelbaren Nutzen für das betroffene Kind erwarten lässt, ist nicht notwendigerweise illegal oder unethisch.
- Alle Forschungsvorhaben an Kindern müssen zuvor durch die örtliche Ethik-Kommission gebilligt werden.
- Eine Einwilligung muss von dem Kind, einem Elternteil oder dem gesetzlichen Stellvertreter erfolgen. Wenn eine Einwilligung von dem Elternteil vorliegt, sollte zusätzlich die Zustimmung („agreement“) des Kindes eingeholt werden, wenn es sich im schulpflichtigen Alter befindet.

Nach der **Deklaration von Madrid** ist Forschung ethisch, wenn sie in Übereinstimmung mit den Grundsätzen der Wissenschaft durchgeführt wird, das Forschungsprojekt durch eine qualifizierte Ethik-Kommission gebilligt wurde und die Forschung durch ausreichend ausgebildetes Personal vollzogen oder angeleitet wird (Helmchen 1999).

Von der **Deutschen Forschungsgemeinschaft** (DFG) wurden 1998 Empfehlungen zu guter wissenschaftlicher Praxis veröffentlicht. Sie enthalten Vorschläge zur Dokumentation von Ergebnissen, zur Zusammenarbeit in Arbeitsgruppen, zur Betreuung wissenschaftlichen Nachwuchses, zur Datensicherung und zur Verantwortlichkeit für wissenschaftliche Veröffentlichungen. Gutachter sollen zu Vertraulichkeit und Offenlegung von Befangenheit verpflichtet werden. Die Anregung, fachspezifische Verhaltenskodizes für wissenschaftliches Handeln zu verfassen, ist für die Deutsche Gesellschaft für Kinder- und Jugendpsychiatrie, Psychosomatik und Psychotherapie noch nicht erfüllt (Lehmkuhl 1998; weiterführend: Dahl 2002).

4.7.10 Ethische Gesichtpunkte zu wissenschaftlichen Publikationen

Auch ärztliches Publizieren unterliegt Kriterien der Ethik von Forschung und Lehre. Für Publikationen empfahl die DFG, dass „Veröffentlichungen (...), wenn sie als Bericht über neue wissenschaftliche Ergebnisse intendiert sind,

- die Ergebnisse vollständig und nachvollziehbar beschreiben,
- eigene und fremde Vorarbeiten vollständig und korrekt nachweisen (Zitate),
- bereits früher veröffentlichte Ergebnisse nur in klar ausgewiesener Form und nur insoweit wiederholen, wie es für das Verständnis des Zusammenhanges notwendig ist.“

Weitere ethische Leitlinien für wissenschaftliche Publikation sind den Stellungnahmen des „International Committee of Medical Journal Editors“ (1997) und der „American Psychiatric Association“ (2001) zu entnehmen (Morgan et al. 2001a). Folgende ethische Gesichtspunkte bleiben bei wissenschaftlicher Publikation zu beachten:

- **Plagiat:** Unethisch ist die Veröffentlichung der Arbeit anderer Wissenschaftler ohne hinreichendes Zitat.
- **Mehrfachpublikation:** Zweifache Publikation ein und derselben wissenschaftlichen Arbeit verschwendet in Zeitschriften den Raum für wissenschaftliche Publikationen. Angemessen ist die Publikation eines früheren Abstracts in Form eines vollständigen Artikels. Werden Zeitschriftenartikel für Buchbeiträge umgearbeitet, so sollte die Originalquelle zitiert werden. Nur für größere Studien ist es angemessen, die Ergebnisse in mehreren Publikationen zu referieren.
- **Autorenschaft:** Die Autorenschaft sollte sich auf jene Mitarbeiter beschränken, die einen substanziellen wissenschaftlichen Beitrag zur Studie geleistet haben, und die Reihenfolge der Autorenschaft sollte die Bedeutung des Beitrags wiedergeben. Substanzielle Beiträge sind die Formulierung des Problems oder der Hypothesen, die Ausarbeitung des Untersuchungsplans, die Planung und Durchführung der statistischen Analyse, die Interpretation der Ergebnisse oder die schriftliche Abfassung größerer Teile der Publikation. Geringer wertige Beiträge sind z. B. die Dateneingabe oder die Rekrutierung von Versuchspersonen.

Im Bereich klinischer Forschung in der Kinder- und Jugendpsychiatrie ist allerdings auch die Rekrutierung einer diagnostisch homogen qualifiziert untersuchten Stichprobe als wichtiger wissenschaftlicher Beitrag zu werten. Es entspricht guter wissenschaftlicher Praxis, bereits bei Beginn eines Projekts die Reihenfolge geplanter Publikationen und die Reihenfolge der Autorenschaft zu vereinbaren und diese – wenn nötig – in Konsensusgesprächen neu festzulegen. Alle Autoren sollten vor Einsendung eines Manuskripts zur Publikation ihre Einwilligung mitgeteilt haben.
Gutachter von Manuskripten sollten darauf achten, von den Erkenntnissen erst nach Publikation des Artikels selbst Gebrauch zu machen. Von Gutachtern wird Sachkunde, Neutralität und Fairness erwartet.
Zur Veröffentlichung von **Kasuistiken** hat das „International Committee of Medical Journal Editors“ 1995 ethische Leitlinien publiziert (Lehmkuhl 1997). Für die Kasuistik sollte die Einwilligung des Patienten oder der Sorgeberechtigten eingeholt werden und das Manuskript vor der Veröffentlichung dem Patienten zur Einwilligung zugeleitet sein. Bei bildlichen Abbildungen genügt es nicht, die Augen zu verdecken. Andererseits darf der Zwang zur Anonymisierung nicht zu einer Verfälschung der wissenschaftlichen Aussage des tatsächlichen Falles führen. Im Einzelfall ist immer zu bedenken, inwieweit die Schweigepflicht und Patientenanonymität mit dem Bestreben, wissenschaftliche Erkenntnisse mitzuteilen, ethisch vereinbar sind.

4.7.11 Antikorruptionsgesetze

Die Zusammenarbeit medizinischer Einrichtungen mit der Industrie und die wissenschaftliche Kooperation mit der Industrie sind durch die 1997 in Kraft getretene Korruptionsbekämpfungsgesetze geregelt. Einerseits ist wissenschaftliche Kooperation gefordert und notwendig, andererseits müssen die Wissenschaftler als Amtsträger sicherstellen, dass ihre Unabhängigkeit gewahrt bleibt (Verband forschender Arzneimittelhersteller 2000). Bei der Beantragung der Genehmigung eines Projekts empfiehlt es sich, der Verwaltung alle Umstände der Zusammenarbeit anzuzeigen, sodass mögliche Einflussnahmen auf die Dienstausübung beurteilt werden können (z. B. Umfang der Zusammenarbeit, Höhe von Vergütungen usw.). Eingeworbene Drittmittel sollten dem Arbeitgeber gemeldet, von ihm genehmigt und verwaltet werden. Reisekosten zur Teilnahme an Tagungen dürfen nur für Referenten und nicht für lediglich teilnehmende Ärzte durch Firmen übernommen werden. In jedem Fall dürfen solche Unterstützungshandlungen nicht in Abhängigkeit von Beschaffungsentscheidungen erfolgen.
Eine Leitlinie hat die „Arbeitsgemeinschaft der Wissenschaftlichen Medizinischen Gesellschaften“ in Kooperation mit anderen Fach- und Industrieverbänden am 29. September 2000 unter dem Titel „Gemeinsamer Standpunkt zur strafrechtlichen Bewertung der Zusammenarbeit zwischen der Industrie, medizinischen Einrichtungen und deren Mitarbeitern“ herausgegeben. Die Leitlinien können dazu dienen, folgende mögliche Straftatbestände zu vermeiden:

- Vorteilsnahme (§ 331 StGB)
- Bestechlichkeit (§ 332 StGB)
- Vorteilsgewährung (§ 333 StGB)
- Bestechung (§ 334 StGB)
- Bestechlichkeit und Bestechung im geschäftlichen Verkehr (§ 299 StGB)

Die Zusammenarbeit der Industrie mit Ärzten unterliegt zudem auch dem ärztlichen Berufsrecht. In der Zusammenarbeit ist zu vermeiden, dass es zu Konflikten mit Berufspflichten kommt. Ärztliche Entscheidungen müssen frei von wirtschaftlichem Einfluss getroffen werden. Das **Trennungsprinzip** verlangt eine klare Trennung zwischen der Zuwendung und etwaigen Umsatzgeschäften. Das **Transparenz-Genehmigungsprinzip** verlangt die Offenlegung von Zuwendungen gegenüber den Verwaltungen bzw. Trägern medizinischer Einrichtungen. Durch strikte Einhaltung des Genehmigungsprinzips wird eine strafrechtliche Verfolgung wegen Vorteilsnahme und Vorteilsgewährung vermieden. Das **Dokumentationsprinzip** erfordert, dass alle entgeltlichen oder unentgeltlichen Leistungen an medizinische Einrichtungen oder deren Mitarbeiter schriftlich dokumentiert werden. Das **Äquivalenzprinzip** soll sicherstellen, dass Leistung und Gegenleistung in einem angemessenen Verhältnis zueinander stehen.

4.7.12 Ethik in der Ausbildung

Die universitäre Lehre zur Ethik ist in der ärztlichen Ausbildung in der Bundesrepublik nicht für jeden Studierenden gesichert. Seit 1991/1992 ist die Wahrnehmung von Ausbildungsveranstaltungen zu Fragen der Ethik in der Medizin nicht mehr obligatorisch. Die Zeitschrift „Ethik in der Medizin" publiziert Beiträge zur Ausbildung in ethischen Fragen. Eine Übersicht über die „Ethik in der Medizin" der ärztlichen Ausbildung gibt Mayer (2000).

Die „Berufsordnung für Ärzte" kennzeichnet die Berufspflicht in § 2 mit dem Satz: „Der Arzt übt seinen Beruf nach seinem Gewissen, den Geboten der ärztlichen Ethik und der Menschlichkeit aus" (Bundesärztekammer 2000). Die „Musterweiterbildungsordnung", die „Leitlinien" und die Veröffentlichung zur „Situation der Kinder- und Jugendpsychiatrie in der BRD" durch die Fachgesellschaften für Kinder- und Jugendpsychiatrie und Psychotherapie sowie die Lehrbücher und Fachzeitschriften dienen der Qualitätssicherung in der Aus-, Weiter- und Fortbildung. Ethische Themen sind Teil des Programms wissenschaftlicher Tagungen der Deutschen Gesellschaft für Kinder- und Jugendpsychiatrie und Psychotherapie.

Die Ausbildungscurricula sollten Zertifizierungskriterien genügen und Wissen qualifiziert vermitteln. Inhalte des Curriculums sowie die Ziele und Prüfungsbedingungen sollten formuliert sein. Sexuelle Beziehungen des Ausbilders zu von ihm auszubildenden Personen sind zu unterlassen (American Psychological Association 2004; Bersoff 2004).

4.7.13 Ethik-Kommission

Ethik-Kommissionen sind an allen medizinischen Fakultäten in der Bundesrepublik obligatorisch. Ihnen sind alle Forschungsvorhaben zur Überprüfung hinsichtlich der ethischen Qualität vorzulegen. Den medizinischen Ethik-Kommissionen sind Rechtsgelehrte zugehörig oder beratend angeschlossen. Bis Ende 2003 waren EG-Richtlinien für „Good clinical practice" national umzusetzen, womit auch für Ethik-Kommissionen eine Beratungsfrist von 60 Tagen verbindlich waren. Während Ethik-Kommissionen früher ausschließlich ethische Gesichtspunkte einer Studie beurteilten (ohne ihre wissenschaftliche Qualifikation im Einzelnen zu prüfen), muss eine Ethik-Kommission nun auch eine inhaltliche Beurteilung von präklinischen Daten verantwortlich vornehmen und damit hat das Votum einen stärkeren Rechtscharakter erhalten (Wessler 2001).

Die Fachgesellschaften für Kinder- und Jugendpsychiatrie und Psychotherapie in Deutschland haben im Jahr 2000 eine Ethik-Kommission eingerichtet. Die Ethik-Kommission setzt sich aus jeweils zwei Mitgliedern eines jeden der drei Fachverbände zusammen. Ein „Ombudsleute-Gremium", das wiederum von den Vorständen der drei Verbände benannt ist, ist der Ethik-Kommission vorgeschaltet. Familien, Fachkräfte und Betroffene können sich an die Ombudsleute wenden. Diese verstehen sich als Berater.

4.7.14 Zusammenfassung und Ausblick

Die Überlegungen und Aussagen zum ethischen Handeln in der Kinder- und Jugendpsychiatrie und Psychotherapie machen deutlich, dass der subjektive Glaube, zum Wohle des psychisch kranken Kindes und Jugendlichen und seiner Familie zu handeln, nicht genügt, sondern das Wissen um ethische Grundsätze Teil der Fachlichkeit und der fachlichen Fort- und Weiterbildung sein muss. Angesichts der vielen und komplexen Fortschritte können, im Einzelfall, formulierte und allgemein anerkannte ethische Leitlinien fehlen, sodass das Menschenrecht der Unverletzlichkeit der Person als Leitlinie für die doch immer bestehende individuelle Verantwortung bleibt.

Literatur

Adshead G (2005). Ethics and Psychotherapy. In: Gabbard GO, Beck JS, Holmes J (eds). Oxford Textbook of Psychotherapy. New York, Oxford: Oxford University Press, S. 476–86.

American Psychiatric Association (APA) (2001). Ethics Primer. Washington, DC: American Psychiatric Association Press.

American Psychological Association (2004). Ethical Principles of Psychologists and Code of Conduct. In: Bersoff DN (ed). Ethical Conflicts in Psychology. 3rd edition. American Psychological Associaton Washington DC (http://www.apa.org/ethics).

Baving L, Schmidt MH (2001a). Evaluierte Behandlungsansätze in der Kinder- und Jugendpsychiatrie I. Z Kinder Jugendpsychiatrie Psychother; 29(3): 189–205.

Baving L, Schmidt MH (2001b). Evaluierte Behandlungsansätze in der Kinder- und Jugendpsychiatrie II. Z Kinder Jugendpsychiatrie Psychother; 29(3): 206–20.

Bersoff DN (2004). Ethical Conflicts in Psychology. 3rd ed. Washington DC: American Psychological Association.

Bundesärztekammer (2000). Muster-Berufsordnung für die deutschen Ärztinnen und Ärzte. In: Wiesing U (Hrsg). Ethik in der Medizin. Stuttgart: Reclam; 63–75.

Bundesarbeitsgemeinschaft der leitenden Klinikärzte für Kinder- und Jugendpsychiatrie und Psychotherapie (Hrsg) (1999). Leitlinie: Freiheitsbeschränkende und freiheitsentziehende Maßnahmen zur Sicherung des Behandlungszieles in der Kinder- und Jugendpsychiatrie und Psychotherapie. Weinsberg: Zentrum für Psychiatrie.

Dahl M (2002). Forschung mit Kindern und Jugendlichen aus ethischer Sicht. In: Frank R (Hrsg). Ethische Fragen in der Kinder- und Jugendpsychiatrie. Stuttgart: Kohlhammer; 34–54.

Deutsche Forschungsgemeinschaft (DFG) (1998). Vorschläge zur Sicherung guter wissenschaftlicher Praxis. (http:www.dfg.de/aktuelles_presse/reden_stellungnahmen/download/empfehlung_wiss_praxis_0198.pdf).

Deutsche Gesellschaft für Kinder- und Jugendpsychiatrie und Psychotherapie et al. (2001). Erklärung zu ethischen Grundsätzen. Z Kinder Jugendpsychiatr Psychother 29:150–1.

Deutsche Gesellschaft für Kinder- und Jugendpsychiatrie, Psychosomatik und Psychotherapie, Bundesarbeitsgemeinschaft leitender Klinikärzte für Kinder- und Jugendpsychiatrie und Psychotherapie, Berufsverband der Ärzte für Kinder- und Jugendpsychiatrie, Psychosomatik und Psychotherapie (2007). Leitlinien zu Diagnostik und Therapie von psychischen Störungen im Säuglings-, Kindes- und Jugendalter. 3. Aufl. Köln: Deutscher Ärzte Verlag.

Deutsche Krankenhausgesellschaft (1992). Richtlinien zur Aufklärung der Krankenhauspatienten über vorgesehene ärztliche Maßnahmen. 3. Aufl. Düsseldorf: Deutsche Krankenhaus Verlagsgesellschaft.

Englert E, Jungmann J, Lam L, Wienand F, Poustka F (1998). Pilotstudie Basisdokumentation in der Kinder- und Jugendpsychiatrie. Konzeption einer bundesweiten Anwendungsstudie mit dem Entwurf einer neuen gemeinsamen Basisdokumentation für Klinik und Praxis. In: Schmeck K, Poustka F, Katschnig H (Hrsg). Qualitätssicherung und Lebensqualität in der Kinder- und Jugendpsychiatrie. Wien, New York: Springer; 83–92.

Europarat (1997). Convention for the protection of Human Rights and Dignitiy of the Human Being with Regard to the Application of Biology and Medicine: Convention on Human Rights and Biomedicine. Oviedo (http://conventions.coe.int/treaty/en/Treaties/Html/164.htm).

European Society for Child and Adolescent Psychiatry (ESCAP) (1999). Hamburger Erklärung der Europäischen Gesellschaft für Kinder- und Jugendpsychiatrie und Psychotherapie zur Forschung auf dem Gebiet der seelischen Gesundheit von Kindern und Jugendlichen. Z Kinder Jugendpsychiatrie Psychother; 27(4): 299–300.

Fachverbände für Kinder- und Jugendpsychiatrie und Psychotherapie (Hrsg) (2003). Kinder- und Jugendpsychiatrie und Psychotherapie in der Bundesrepublik Deutschland. Zur Versorgung von psychisch kranken Kindern, Jugendlichen und ihrer Familien. Stuttgart, New York: Schattauer.

Fegert JM (1994). Was ist seelische Behinderung? Münster: Votum.

Fegert JM (1999a). Dürfen Schutzbestimmungen dazu führen, dass Jugendlichen psychopharmakologischer Fortschritt vorenthalten bleibt? In: Fegert JM, Häßler F, Rothärmel S (Hrsg). Atypische Neuroleptika in der Jugendpsychiatrie. Stuttgart, New York: Schattauer; 1–9.

Fegert JM (1999b). Patienten- und Elternaufklärung beim Einsatz atypischer Neuroleptika in der Jugendpsychiatrie. In: Fegert JM, Häßler F, Rothärmel S (Hrsg). Atypische Neuroleptika in der Jugendpsychiatrie. Stuttgart, New York: Schattauer; 195–206.

Fegert JM (2000). Ethik, Patientenrechte von Menschen mit geistiger Behinderung. In: Häßler F, Fegert JM (Hrsg). Moderne Behandlungskonzepte für Menschen mit geistiger Behinderung. Stuttgart, New York: Schattauer; 21–42.

Fegert JM (2004). Qualitätssicherung und ethische Fragen. In: Eggers C, Fegert JM, Resch F (Hrsg.). Psychiatrie und Psychotherapie des Kindes- und Jugendalters. Berlin: Springer, S. 226–40.

Fegert JM, Häßler F, Rothärmel S (Hrsg) (1999). Atypische Neuroleptika in der Jugendpsychiatrie. Stuttgart, New York: Schattauer.

Frank R (Hrsg) (2002). Ethische Fragen in der Kinder- und Jugendpsychiatrie, Pharmakotherapie, Psychotherapie. Stuttgart: Kohlhammer.

Gerlach M, Rothenhöfer S, Mehler-Wex C, Fegert JM, Schulz E, Wewetzer C, Warnke A (2006c). Übersichtsarbeit: Therapeutisches Drug-Monitoring in der Kinder- und Jugendpsychiatrie – Grundlagen und praktische Empfehlungen. Z Kind Jugendpsychiatrie; 34: 5–13.

Grawe K, Donata R, Bernauer F (1994). Psychotherapie im Wandel. Von der Konfession zur Profession. Göttingen: Hogrefe.

Groß D (Hrsg) (2000). Zwischen Theorie und Praxis: Traditionelle und aktuelle Fragen zur Ethik in der Medizin. Würzburg: Königshausen & Neumann.

Helmchen H (1999). Psychiatrie und Ethik: die Deklaration von Madrid. In: Fegert JM, Häßler F, Rothärmel S (Hrsg). Atypische Neuroleptika in der Jugendpsychiatrie. Stuttgart, New York: Schattauer; 21–30.

IACAPAP (1992). Deklaration von Budapest: Prinzipien zur Organisation von Versotrunhssysstemen zur seelischen Gesundheit für Kinder und Jugendliche. Z Kinder Jugendpsychiatrie Psychother; 20: 294–6.

IACAPAP (1997). Deklaration von Venedig. Z Kinder Jugendpsychiatrie Psychother; 25: 192, Englische Fassung: www.iacapap.org.

IACAPAP (2004). Declaration of Berlin: Assuring Mental Health for Children and Adolescents (http://www.iacapap.org).

International Committee of Medical Journal Editors (1997). Uniform requirements for manuscripts submitted to biomedical journals. JAMA; 277(11): 927–34.

Lehmkuhl G (1997). Ethische Richtlinien zur Veröffentlichung von Kasuistiken. Z Kinder Jugendpsychiatrie Psychother; 25: 137–8.

Lehmkuhl U (1998). Wissenschaftliche Redlichkeit psychiatrisch-psychotherapeutischer Forschung in der Kinder- und Jugendpsychiatrie. Z Kinder Jugendpsychiatrie Psychother; 26: 233–4.

Lehmkuhl U, Lehmkuhl G (2002). Ethische Fragen in der psychotherapeutischen Behandlung von Kindern, Jugendlichen und Familien. In: Frank R (Hrsg). Ethische Fragen in der Kinder- und Jugendpsychiatrie. Stuttgart: Kohlhammer; 77–86.

Mattejat F, Remschmidt H (1995). Aufgaben und Probleme der Qualitätssicherung in der Psychiatrie und Psychotherapie des Kindes- und Jugendalters. Z Kinder Jugendpsychiatrie Psychother; 23: 71–83.

Mayer J (2000). „Ethik in der Medizin" in der ärztlichen Ausbildung unter besonderer Berücksichtigung des „Würzburger Programms". In: Groß D (Hrsg). Zwischen Theorie und Praxis: Traditionelle und aktuelle Fragen zur Ethik in der Medizin. Würzburg: Könighausen & Neumann; 15–26.

Mitscherlich A, Mielke F (1960). Medizin ohne Menschlichkeit – Dokumente des Nürnberger Ärzteprozesses. Frankfurt a. M.: Fischer.

Morgan GA, Harmon RJ, Gliner JA (2001a). Ethical issues related to publishing and reviewing. J Am Acad Child Adolesc Psychiatry; 40: 1476–8.

Morgan GA, Harmon RJ, Gliner JA (2001b). Ethical problems and principals in human research. J Am Acad Child Adolesc Psychiatry; 40: 1231–3.

Noterdaeme M (2002). Ethische Fragen in der kinderpsychologischen Behandlung: Gestaltung von Information und Entscheidungsprozessen. In: Frank R (Hrsg). Ethische Fragen in der Kinder- und Jugendpsychiatrie. Stuttgart: Kohlhammer; 65–86.

Remschmidt (1996). Qualitätssicherung in der Kinder- und Jugendpsychiatrie und Psychotherapie. Z Kinder Jugendpsychiatrie Psychother; 24: 65–6.

Schmeck K, Poustka F, Katschnig H (Hrsg) (1998). Qualitätssicherung und Lebensqualität in der Kinder- und Jugendpsychiatrie. Wien, New York: Springer.

Taupitz J (2001). Die neue Deklaration von Helsinki – Forschung am Menschen – Vergleich mit der bisherigen Fassung. Deutsch Ärztebl; 98; 9–25.

UN (1989). Übereinkommen über die Rechte des Kindes. The German Version of United Nations. (http://www.boes.org/un/gerun-b.html).

UN (1991). Principles for the Protection of Persons with the Mental Illness and the Improvement of Mental Health Care. (http://www.ohchr.org/english/law/pdf/res2856.pdf).

Verband forschender Arzneimittelhersteller (2000). Antikorruption: Gemeinsamer Standpunkt zur strafrechtlichen Bewertung der Zusammenarbeit zwischen Industrie, medizinischen Einrichtungen und deren Mitarbeitern. Unveröff. Manuskript.

Warnke A, Heid W (1993). Zusammenarbeit von Jugendhilfe und Kinder- und Jugendpsychiatrie und Psychotherapie im Rahmen des KJHG aus Sicht der Kinder- und Jugendpsychiatrie. Mitgliederrundbrief III. Aachen: Berufsverband der Ärzte für Kinder- und Jugendpsychiatrie und Psychotherapie Deutschland; 25–36.

Warnke A, Beck N, Wewetzer C (1998). Störungsspezifische Psychotherapie in der Kinder- und Jugendpsychiatrie. Z Kinder Jugendpsychiatrie Psychother; 26: 197–210.

Warnke A, Wewetzer C, Remschmidt H (2000). Ethische Fragen in der Kinder- und Jugendpsychiatrie. In: Groß D (Hrsg). Zwischen Theorie und Praxis: Traditionelle und aktuelle Fragen zur Ethik in der Medizin. Würzburg: Königshausen & Neumann; 49–63.

Wessler I (2001). EG-Richtlinie Good Clinical Practice. Erhebliche Verantwortung für Ethikkommissionen. Deutsch Ärztebl; 98(38): A-2410.

World Medical Association Declaration of Helsinki (2000). Ethical Principles for Medical Research Involving Human Subjects. Revision Edinburgh 2000; Washington 2002; Tokyo 2004. (http://www.wma.net/e/policy/b3.htm).

World Psychiatric Association (WPA) (1996). Declaration of Madrid. World Congress Madrid; Revision Yokohama 2002. (http://www.wpanet.org/generalinfo/ethic1.html).

5 Kinder- und jugendpsychiatrische Erkrankungen und Entwicklungsstörungen

5.1 Intelligenzminderung

A. Warnke

Inhalt

5.1.1 Einleitung

Geistige Behinderung ist keine psychische Krankheit. Dennoch ist die Intelligenzminderung als Störung der Intelligenz Teil der „Internationalen Klassifikation psychischer Störungen" der Weltgesundheitsorganisation ICD-10 (Kapitel V, Dilling et al. 2005). Die Diagnose einer Intelligenzminderung ist Voraussetzung für ein soziales Zusammenleben, das auch den Menschen mit geistiger Behinderung die Prinzipien der Integration, Normalisierung, gesundheitlichen Versorgung, Selbstbestimmung und Menschenrechte grundsätzlich sichert.

Mit der Diagnose ergeben sich die Aufgaben lebensbegleitender Diagnostik, oft der Behandlung, der speziellen pädagogischen Führung, familienorientierten Unterstützung

Intelligenzminderung ist „eine sich in der Entwicklung manifestierende, stehen gebliebene oder unvollständige Entwicklung der geistigen Fähigkeiten, mit besonderer Beeinträchtigung von Fertigkeiten, die zum Intelligenzniveau beitragen, wie z. B. Kognition, Sprache, motorische und soziale Fähigkeiten" (Dilling et al. 2005). Insofern ist sie eine „Eigenschaft" von Lernfähigkeit, die aber nicht unabhängig von den von der jeweiligen Person gestellten Anforderungen und nicht unabhängig von gesellschaftlichen Normierungen gesehen werden kann.

und sozial integrierender Maßnahmen. Forschung und Lehre zu Fragen zu Klinik, Ätiologie, Therapie und Rehabilitation haben in der Kinder- und Jugendpsychiatrie Tradition. Das Fachgebiet trägt ganz wesentlich Verantwortung in der Versorgung und Interessenvertretung für Menschen mit Intelligenzminderung, die aufgrund psychischer Störungen in ihrer Lebensfähigkeit und sozialen Integration gefährdet sind und darunter leiden.

Somit verbinden sich mit dem Thema der Intelligenzminderung medizinische, psychologische, spezifisch pädagogische und rechtliche Aspekte.

Diese mehrdimensionale und nicht nur eigenschaftsorientierte, sondern auch interaktionell orientierte Begrifflichkeit von geistiger Behinderung schließt den Aspekt von Entwicklung ein. Denn Art und Ausmaß der Symptome von geistiger Behinderung sind abhängig vom Entwicklungsalter des Menschen mit Intelligenzminderung und den ihm jeweils zukommenden Entwicklungsaufgaben: Die geistige Behinderung des Säuglings, den etwa Normen der Sauberkeitsentwicklung, des freien Laufens oder der schulischen Fertigkeiten noch nicht berühren, bereitet qualitativ andere diagnostische, therapeutische und rehabilitative Aufgabenstellungen als die geistige Behinderung beim Kind im Schulalter, in seiner Pubertätsentwicklung, im Alter der beruflichen Eingliederung, der wohnlichen Verselbstständigung oder der des alten Menschen. Im hier bestehenden Zusammenhang wird insbesondere dem Entwicklungsaspekt, dem Aspekt der Mehrdimensionalität und dem Befund, dass bei Menschen mit Intelligenzminderung die Prävalenzrate für psychische Störungen im Vergleich zur Allgemeinbevölkerung wesentlich – mindestens 3- bis 4-mal – erhöht ist, Rechnung getragen.

Immer wieder werden die Bezeichnungen „Oligophrenie", „geistige Behinderung" und auch „Intelligenzminderung" infrage gestellt. Eine Bezeichnung zu dem Begriff der Intelligenzminderung ist jedoch unerlässlich. Die Bezeichnung ist Voraussetzung für eine internationale Verständigung, medizinische und sozialrechtliche Absicherung und für eine Solidarisierung der Menschen mit geistiger Behinderung und ihrer Angehörigen. Bezeichnung und Begriff der geistigen Behinderung sind auch Voraussetzung für den Schutz gemäß Grundgesetz, für eine Interessenvertretung in Forschung, Lehre und rechtlich verankerter existenzieller und ethischer Sicherung. Ohne den Begriff der geistigen Behinderung wären eine Selbsthilfeorganisation wie die Bundesvereinigung Lebenshilfe, die in der Bundesrepublik mit über 125 000 Mitgliedern in vorbildlicher Weise organisiert ist, und die Gleichstellung der Menschen mit Behinderung mit den Menschen ohne Behinderung im Grundgesetz (§ 3 GG) nicht möglich. So verbindet sich mit der Begrifflichkeit eine bejahende, optimistische, auf Existenzsicherung und soziale Integration und Normalisierung zielende Sichtweise.

Dem gewandelten Verständnis von geistiger Behinderung entspricht die Einführung eines neuen Sprachgebrauchs: Statt bevorzugt von „geistig Behinderten" wird nun von „Menschen mit geistiger Behinderung" gesprochen. Die Termini „Schwachsinn", „Debilität", „Imbezillität" und „Idiotie" sind ersetzt durch die Bezeichnungen „geistige Behinderung" oder „Intelligenzminderung" mit den Schweregraden „leicht", „mittelgradig", „schwer" und „schwerste" Intelligenzminderung (Dilling et al. 2005). Schulpädagogisch sind (allerdings mit regionalen Unterschieden) die Begriffe „Schule zur individuellen Lernförderung" (alternativ zu „Schule für Lernbehinderte") und „Schule zur individuellen Lebensbewältigung" (alternativ zu „Schule für Geistigbehinderte" oder „Schule für praktisch Bildbare") eingeführt worden. Nach der Entscheidung der KMK (Kultusministerkonferenz 2002) zur sonderpädagogischen Förderung in Schulen werden gemäß KMK-Beschluss vom 06.05.1994 **Förderschwerpunkte** mit den Bezeichnungen „**Lernen**" (früher: Lernbehinderte) und „**Geistige Entwicklung**" (früher: Geistigbehinderte) dem sonderpädagogischen Förderbedarf in Schulen zugrunde gelegt. Analog dazu wurden die Bezeichnungen „Schüler mit Förderschwerpunkt Lernen" und „Schüler mit Förderschwerpunkt Geistige Entwicklung" eingeführt. Die Lebenshilfe Österreich fasste 2006 den Beschluss, den Begriff „geistige Behinderung" nicht mehr zu verwenden und stattdessen im Leitbild von „Menschen mit Behinderungen" zu sprechen.

5.1.2 Definition und Klassifikation

Intelligenzminderung ist eine deutlich unterdurchschnittliche Ausbildung der geistigen Leistungsfähigkeit, sodass Anpassungs- und Verständigungsfähigkeit, zwischenmenschliche Interaktion, eigenständige Versorgung, sprachliche, emotionale, motorische und lebenspraktische Fähigkeiten, Selbstbestimmtheit, schulische Fertigkeiten des Lesens, des schriftsprachlichen Ausdrucks, des Rechnens und anderer kognitiver Funktionen und somit auch die Anpassungsfähigkeit bei Anforderungen der beruflichen Arbeit, Freizeit, Erziehungsfähigkeit, Gesundheit und auch Sicherheit wesentlich beeinträchtigt sind (ICD-10: F 70; DSM-IV: 317).

Die Intelligenzminderung ist frühkindlich veranlagt und besteht voraussichtlich lebenslang. Der Beginn der Störung in der Entwicklung der geistigen Fähigkeiten muss nach DSM-IV vor dem Alter von 18 Jahren liegen. Die Ätiologie ist unterschiedlich, letztlich ist jedoch die Funktionsfähigkeit des Zentralnervensystems beeinträchtigt. Für die Diagnose müssen sowohl eine Störung im Intelligenzniveau als auch eine Anpassungsstörung bei Anforderungen des alltäglichen Lebens vorliegen.

Der **Intelligenzquotient** ist als eine Richtlinie zur Einschätzung der „allgemeinen intellektuellen Leistungsfähigkeit" zu verstehen. Der Intelligenzquotient wird durch individuell durchgeführte standardisierte Intelligenztests bestimmt, die auf die jeweiligen kulturellen Gegebenheiten angepasst sein sollten und deren Auswahl das individuelle Leistungsniveau und zusätzliche spezifische Behinderungen (Sprachprobleme, Hörminderung, Sehbehinderung, körperliche Beeinträchtigungen) zu berücksichtigen hat.

Der Bezeichnung der Intelligenzminderung ist ein IQ von ca. 70 oder darunter zugeordnet (ungefähr zwei Standardabweichungen unter dem Mittelwert; gemäß DSM-IV, der geistigen Behinderung entsprechend) – unter Berücksichtigung eines Messfehlers von etwa fünf Punkten. Die diagnostisch ausschlaggebende Beeinträchtigung der Anpassungsfähigkeit ist beeinflusst von Faktoren wie Bildung, Motivation, Persönlichkeit, soziale und berufliche Anforderungsmerkmale, psychische Begleitstörungen und körperlich-neurologischen Krankheitsfaktoren.

Für die **Klassifikation** hat sich international zum einen die Schweregradeinteilung nach ICD-10 der Weltgesundheitsorganisation (Dilling et al. 2005), zum anderen die 1997 modifizierte Fassung der WHO-Klassifikation nach Kriterien der Schädigung (impairment), der Befähigung (activity) und Teilhabe (participation) (WHO-ICDIH II) durchgesetzt.

Im Bereich der Kinder- und Jugendpsychiatrie ist die Diagnose der Intelligenzminderung zusätzlich eingebettet in die klassifikatorischen Bereiche des multiaxialen Klassifikationsschemas für psychische Störungen (MAS, Remschmidt et al. 2001). Die Beurteilung der Intelligenzminderung (Achse III) ist eingebunden in Angaben zu folgenden Aspekten:

- psychische Gesundheit („klinisch-psychiatrisches Syndrom", Achse I)
- umschriebene Entwicklung in Motorik, Sprache und schulischen Fertigkeiten des Lesens, Schreibens und Rechnens („umschriebene Entwicklungsstörung", Achse II)
- „körperliche und neurologische Symptomatik" (Achse IV)
- psychosoziale Lebensverhältnisse („aktuelle, abnorme psychosoziale Umstände", Achse V)
- „Globalbeurteilung der psychosozialen Anpassung" (Achse VI)

Im „Diagnostischen und Statistischen Manual psychischer Störungen" (DSM-IV, Saß et al. 1998) ist „geistige Behinderung" auf der Achse II („Persönlichkeitsstörungen und geistige Behinderung") klassifiziert. Zusätzlich ist im DSM-IV der Begriff eingebettet in folgende Feststellungen:

- psychische Befindlichkeit („klinische Störungen", Achse I)
- körperliche Befindlichkeit („körperliche Störungen und Zustände", Achse III)
- psychosoziale Lebensverhältnisse („psychosoziale und umgebungsbedingte Probleme", Achse IV)
- „psychosoziales Funktionsniveau" (Achse V)

Diese multiaxiale Klassifikation, die Intelligenzminderung in Zusammenhang stellt mit Variablen der Erlebnisfähigkeit und Verhaltensanpassung der Person, ihren Teilleistungsfähigkeiten, ihrer organischen Konstitution und den persönlichen, familiären und psychosozialen Gegebenheiten, ist im Fachgebiet der Kinder- und Jugendpsychiatrie zur Leitlinie geworden (Deutsche Gesellschaft für Kinder- und Jugendpsychiatrie, Psychosomatik und Psychotherapie et al. 2007).

Die **Schweregradeinteilung** nach Intelligenzquotient (s. Tab. 5-1) ist klinisch und sozialrechtlich relevant (vgl. Abschnitt 5.1.4 „Symptomentwicklung und Komorbidität"). Die Einteilung nach Intelligenzquotient hat folgende Gesichtspunkte zu beachten:

- Intelligenzgrade lassen sich durch Tests nur mit einer gewissen Fehlervarianz (etwa fünf Punkte) messen, und sie sind im unteren Intelligenzbereich nur ungenau bestimmbar.
- Je jünger das Kind ist, desto geringer ist – insbesondere im Grenzbereich – die prognostische Validität.
- Die IQ-Werte sind testabhängig, sodass von der gleichen Person bei unterschiedlichen Verfahren unterschiedliche Intelligenztestwerte ermittelt werden.
- Die Intelligenzleistungen sind kulturabhängig.
- Sie sind bei Menschen mit geistiger Behinderung insbesondere mit bestimmt von motivationalen Gesichtspunkten sowie von psychischen und körperlichen Begleitstörungen, die die Abrufbarkeit intellektueller Leistungsfähigkeit beeinträchtigen.

Tab. 5-1: Klassifikation der Schweregrade der Intelligenzminderung nach ICD-10 (Dilling et al. 2005) und DSM-IV (Saß et al. 1998)

Bezeichnung nach ICD-10	Bezeichnung nach DSM-IV	IQ-Bereich nach ICD-10	IQ-Bereich nach DSM-IV
leichte Intelligenzminderung (F 70)	leichte geistige Behinderung (317.00)	50 bis 70	50/55 bis etwa 70
mittelgradige Intelligenzminderung (F 71)	mittelschwere geistige Behinderung (318.00)	35 bis 50	35/40 bis 50/55
schwere Intelligenzminderung (F 72)	schwere geistige Behinderung (318.10)	20 bis 35	20/25 bis 35/40
schwerste Intelligenzminderung (F 73)	schwerste geistige Behinderung (318.20)	unter 20	unter 20/25
nicht näher bezeichnete Intelligenzminderung (F 74)	geistige Behinderung mit unspezifischem Schweregrad (319.00)		

- Das Intelligenzniveau ist nicht allein bestimmend dafür, wie sich ein Mensch mit geistiger Behinderung in verschiedenen Lebensbereichen entwickelt und zur Integration gelangt.

Die Klassifikation nach WHO-ICIDH II betont in der Fassung von 1998 gegenüber der Fassung von 1980 die positiven Entwicklungsmöglichkeiten von Menschen mit einer Behinderung. Der Begriff der Schädigung (impairment) bezieht sich auf die primäre körperlich-neurologische Erkrankung als Ursache der Behinderung (z. B. frühkindliche Hirnschädigung, Stoffwechselstörung, zerebrales Anfallsleiden, Hör- und Sehstörungen). Der Begriff „**activity**" (anstelle von „disability") betont die Fähigkeit des Menschen mit Behinderung, sich wirksam betätigen zu können, sowie funktionelle Fähigkeiten im allgemeinen Verhalten, in der Kommunikation, Selbstversorgung, der Grobmotorik und des manuellen Geschicks. Der Begriff „**Teilhabe**" („participation" anstelle von „handicap") umschreibt Fähigkeiten der Orientierung, der Eigenständigkeit im schulischen Lernen, der beruflichen Beschäftigung, des Freizeitverhaltens, des sozialen Verhaltens und der Selbstversorgung (s. Tab. 5-2, S. 492f).
Personen mit leichter Intelligenzminderung (IQ: 50 bis 70) werden unter schulpädagogischem Gesichtspunkt in der Regel in Schulen zur „individuellen Lernförderung" (Sonderschule für Kinder mit Lernbehinderung; neuerdings: Sonderschule mit Förderschwerpunkt Lernen) beschult. In sozialrechtlichen Belangen zu Fragen der Eingliederungshilfe nach dem Bundessozialhilfegesetz (BSHG) findet allerdings der Bereich der „leichten Intelligenzminderung" bereits auch Anwendung im Sinne des Begriffs „geistige Behinderung" (entsprechend der Terminologie des DSM-IV).

5.1.3 Epidemiologie

Die epidemiologischen Daten sind entscheidend von Definitionskriterien bestimmt. Während ICD-10 und DSM-IV die geistige Behinderung mit dem Kriterium IQ < 70 (zwei Standardabweichungen unterhalb des Mittelwertes) verbinden, hatte der Deutsche Bildungsrat 1973 die Grenze zur geistigen Behinderung mit IQ 55 (drei Standardabweichungen unterhalb des Mittelwertes) bestimmt, während der IQ-Bereich 55–85 (1.–3. Standardabweichung unterhalb des Mittelwertes) als Lernbehinderung gewertet wurde. Unter administrativen Gesichtspunkten würden pragmatische Kriterien von „geistiger Behinderung", nach denen die Eingliederung in Sonderkindergärten, Sonderschulen, Werkstätten oder Wohngruppen vollzogen wird, die Häufigkeitsraten definieren. Schließlich wird die Diagnose einer geistigen Behinderung in unterschiedlichen Altersbereichen gestellt, sodass sich „wahre Inzidenzraten" (Anzahl der neuen Fälle von geistiger Behinderung in einem bestimmten Zeitraum in Bezug zu einer bestimmten Population, s. Thimm 1999) nicht feststellen lassen. Punktprävalenzen (Anzahl der Personen mit geistiger Behinderung an einem Stichtag) lassen sich am einfachsten bestimmen.
Die Gesamtprävalenz von Personen mit geistiger Behinderung (hier: IQ < 50) ist für den deutschen Sprachraum bei 0,3–0,49 % anzunehmen, sodass in der Bundesrepublik etwa 350 000–400 000 Personen mit geistiger Behinderung leben. Die internationale Übersicht von Scott (1994) über jeweils regionale Inanspruchnahmepopulationen sprach für eine Prävalenz von 1 %. Gemäß der Übersicht zu internationalen epidemiologischen Studien von Roeleveld et al. (1997) liegen die Prävalenzangaben in der Altersgruppe zwischen 6–18 Jahren für leichte geistige Behinderung (IQ 50–70) zwischen 0,39–5,76 % und für schwere geistige Behinderung zwischen 0,28–0,73 %.

Nach den „Statistischen Veröffentlichungen" der Kultusministerkonferenz (2002) wurden im Jahr 2000 in Deutschland 487904 Schüler mit sonderpädagogischem Förderbedarf unterrichtet. Davon entfielen 258854 (53,1 %) auf den Förderschwerpunkt „Lernen" und 66181 auf den Förderschwerpunkt „Geistige Entwicklung". Insgesamt wurde für das Jahr 2000 für 5,345 % aller Schüler ein sonderpädagogischer Förderbedarf festgestellt, wovon 2,836 % auf den Förderschwerpunkt „Lernen" und 0,725 % auf den Förderschwerpunkt „Geistige Entwicklung" entfielen. Im Jahr 2000 wurden 419500 Schüler in Sonderschulen unterrichtet. Von 1991 bis 2000 ist die Anzahl der Sonderschüler – trotz zunehmender integrativer Beschulung – kontinuierlich gestiegen, und zwar um 22,1 % (von 343500 auf 419500). Dabei betrug die Sonderbeschulrate im Jahr 2000 für Schüler mit dem Förderschwerpunkt „Lernen" 2,527 % und jene mit dem Schwerpunkt „Geistige Entwicklung" 0,705 % (bei einer Gesamtquote von 4,599 %).

Bis zum dritten Lebensjahrzehnt hinein steigen die Prävalenzraten an, um zwischen dem dritten und vierten Lebensjahrzehnt steil abzufallen. Die Altersunterschiede könnten ihre Ursache in einer besseren Erfassung im Vorschul- und Schulalter und einer geringeren Lebenserwartung der Menschen mit geistiger Behinderung haben (weiterführend Larson et al. 2001).

Der 10-Jahres-Vergleich von Gesamtprävalenzen in der schwedischen Studie von Wallner (1984) spricht dafür, dass Prävalenzraten von der Wirksamkeit präventiver, spezifisch pädagogischer, therapeutischer und rehabilitativer Maßnahmen beeinflusst sind. So lagen die altersspezifischen Prävalenzen für geistige Behinderung im Altersbereich bis 21 Jahre im Jahr 1982 durchgängig niedriger als 1973:

- 0–3 Jahre: 0,13% (1973) gegenüber 0,11% (1982)
- 4–6 Jahre: 0,31% (1973) gegenüber 0,28% (1982)
- 7–16 Jahre: 0,71% (1973) gegenüber 0,60% (1982)
- 17–21 Jahre: 0,84% (1973) gegenüber 0,77% (1982)

Besonders aufschlussreich ist die finnische Längsschnittstudie mit genetisch homogener Kohorte der Geburtsjahrgänge 1966 (n = 11965 Personen) und 1985–1986 (n = 9432 Personen). Die Kinder beider Geburtsjahrgänge wurden bis zum Alter von 11,5 Jahren nach gleicher Methode untersucht. Es fand sich kein Unterschied in der Inzidenz (12,62 Kinder mit Intelligenzmidnerung auf 1000 Gleichaltrige). Allerdings fand sich eine Tendenz der Abnahme schwerer (IQ 20–34) und mäßiger (IQ 35–49) sowie eine Zunahme leichter (IQ 50–70) Intelligenzminderung. Dabei fanden sich 1,8fach mehr Mädchen als Jungen bei schwerer und schwerster (IQ < 20) Intelligenzminderung und 1,4fach mehr Jungen als Mädchen in der Gruppe mit mäßiger und leichter Intelligenzminderung (Heikura et al. 2003).

Das Geschlechterverhältnis ist mit 5,4 Jungen und 2,9 Mädchen auf 1000 Personen anzunehmen. Bei schweren Graden der geistigen Behinderung scheint kein signifikanter Geschlechtsunterschied zu bestehen (Heikura et al. 2003).

Die Mortalitätsrate liegt bei Menschen mit geistiger Behinderung höher als bei der Durchschnittsbevölkerung. Dies gilt insbesondere für Menschen mit schwerer geistiger Behinderung. Noch 1983 gaben Herbst und Baird (1983) an, dass nur etwa 70 % der Kinder mit schwerer Intelligenzminderung das 20. Lebensjahr erreichen. Die Lebenserwartung hat sich mit Fortschreiten der medizinischen Versorgung inzwischen deutlich erhöht. So hat sich z. B. in den USA in den letzten beiden Jahrzehnten die Lebenserwartung der Menschen mit Down-Syndrom im Durchschnitt verdoppelt (von 25 Jahren auf durchschnittlich 49 Jahre, s. Yang et al. 2002).

5.1.4 Symptomentwicklung und Komorbidität

Die Symptomatik der Intelligenzminderung

Eine operationale Definition von geistiger Behinderung ist – wie bei allen psychischen Erscheinungen – weder psychometrisch (z. B. durch Intelligenzquotienten) noch durch ein einheitlich standardisiert-definiertes Anpassungsverhalten (im Sinne eines „Anpassungsquotienten") zu leisten. Es gilt also, in der Beschreibung der Symptomatologie eine Summe von Aussagen zusammenzufügen, sodass der Gruppe von Menschen mit Intelligenzminderung eine rechtzeitige Erkennung und somit ein rechtzeitiges Verstehen und Hilfe zukommen. Zweck einer Definition ist nicht einseitig eine Anpassungsanforderung der Menschen mit geistiger Behinderung für eine ihnen gegebene Umwelt, sondern von Anfang an auch die Einstellung und Anpassung der Mitmenschen an die Lebensbedürfnisse der Menschen mit Intelligenzminderung. So ergeben sich aus den symptomatologischen Umschreibungen, die bei der einzelnen Person mit geistiger Behinderung jeweils unterschiedlich sein werden, Handlungsanregungen. Für das Fachgebiet der Kinder- und Jugendpsychiatrie ergeben sich Handlungsanregungen zur Früherkennung, Diagnostik, Lehre, Forschung und – bei Bedarf – zur Therapie, Rehabilitation, Interessenvertretung und politischen Unterstützung. Unter dieser Voraussetzung ist es möglich, die Symptomatik nach Schweregraden zu beschreiben (s. Tab. 5-2).

Tab. 5-2: Adaptives Verhalten (nach Spreen 1978, ICD-10, F 70 bis F 79 und DSM-IV 317 bis 319; L = Förderschwerpunkt „Lernen“; G = Förderschwerpunkt „Geistige Entwicklung“)

	leichte Intelligenzminderung	mittelgradige Intelligenzminderung	schwere Intelligenzminderung	schwerste Intelligenzminderung
IQ-Bereich	50 bis 69	35 bis 49	20 bis 35	< 20
Schulbereich	Sonderschule L oder G	Sonderschule G	Sonderschule G	Sonderschule G
Anteil an geistiger Behinderung	85%	10%	3–4%	1–2%
Sprachentwicklung	Sprachverständnis und Sprachgebrauch verzögert entwickelt, jedoch im Vorschulalter kommunikative Fertigkeiten erworben; meist für das tägliche Leben, normale Konversation und für ein klinisches Interview ausreichend	Sprachverständnis und Sprachgebrauch meist in früher Kindheit mit kommunikativer Fertigkeit erworben; teils größere visuell-räumliche als sprachabhängige Fähigkeiten, andere auffällig ungeschickt, aber mit Freude an und Fähigkeit zu sozialer Interaktion und einfacher Unterhaltung; Sprachentwicklung reicht zur Teilnahme an einfacher Unterhaltung, teils lediglich zur Mitteilung der Basisbedürfnisse; einige lernen einfache Anweisungen zu verstehen, jedoch niemals sprechen; andere lernen Handzeichen	in früher Kindheit wenig oder kein Erwerb sprachlicher Kommunikationsfähigkeit; im Schulalter ist Sprechen erlernbar	praktisch so gut wie unfähig, Aufforderungen oder Anweisungen zu verstehen oder sich danach zu richten; nur rudimentär zu nonverbaler Kommunikation fähig; bereits in früher Kindheit erhebliche sensomotorische Beeinträchtigung erkennbar
Selbstversorgung	verzögert; meist wird volle Unabhängigkeit bei Essen, Waschen, Anziehen, Darm- und Blasenkontrolle, in praktischen und häuslichen Tätigkeiten erreicht; im Erwachsenenalter entweder selbstständig oder in betreuter Einrichtung	verzögert, auch hinsichtlich motorischer Fertigkeiten; einige benötigen lebenslange Beaufsichtigung; selten vollständig eigenständiges Leben im Erwachsenenalter; in der Regel voll beweglich, körperlich aktiv; in vertrauter Umgebung orientierungsfähig; im Erwachsenenalter gewöhnlich in betreuter Einrichtung lebend	meist deutlich ausgeprägte motorische Beeinträchtigung; durch Training sind grundlegende Selbstversorgungsfertigkeiten zu erwerben	meist immobil oder in eigenständiger Bewegungsfreiheit sehr eingeschränkt; inkontinent, wenig oder keine Fähigkeit, für eigene Grundbedürfnisse zu sorgen; auf ständige Hilfe und Überwachung angewiesen
Schulbildung	Hier liegen die Hauptschwierigkeiten; meist besondere Probleme beim Lesen, Schreiben und Rechnen. Schulkenntnisse bis etwa zum Niveau der 6. Klasse erlernbar.	Einige lernen grundlegende Fertigkeiten zum Lesen, Schreiben und Zählen. Erreicht wird in etwa das Niveau der 2. Klasse.	Kenntnisse des Alphabets oder einfaches Zählen möglicherweise erlernbar; Lernen, einige für das „Überleben“ wichtige Wörter zu erkennen	Im günstigsten Fall werden Verständnis für einfachste Forderungen erlernt und einfachste visuell-räumliche Fertigkeiten (Sortieren, Zuordnen).

Tab. 5-2: Adaptives Verhalten (Fortsetzung)

	leichte Intelligenzminderung	mittelgradige Intelligenzminderung	schwere Intelligenzminderung	schwerste Intelligenzminderung
berufliche Bildung	für Arbeit anlernbar, die eher praktische als schulische Fähigkeiten voraussetzt; ungelernte und angelernte Tätigkeit	im Erwachsenenalter gewöhnlich in der Lage, einfache praktische Tätigkeiten unter Aufsicht zu verrichten, wenn die Aufgaben sorgsam strukturiert sind; im Erwachsenenalter meist in der Lage, in unbetreuten Werkstätten oder auf dem freien Arbeitsmarkt un- oder angelernte Arbeit unter Aufsicht zu verrichten	in betreuter Werkstätte unter Aufsicht und höchstem Strukturierungsgrad fähig, einfache visuell-räumliche Tätigkeiten auszuüben	Unter Aufsicht und Anleitung können sich manche in geringem Maße an häuslichen und praktischen Aufgaben beteiligen.
sozial-emotionale Entwicklung	nur begrenzt in der Lage, einer Ehe und Kindererziehung eigenständig gewachsen zu sein; emotionale und soziale Schwierigkeiten ähneln denen bei Personen mit normaler Intelligenz eher als Personen mit mittelgradiger Intelligenzminderung	soziale Entwicklung bis zur Fähigkeit, Kontakt aufzunehmen, zu kommunizieren und einfache soziale Aktivitäten zu bewältigen; in Adoleszenz können ihre Schwierigkeiten, soziale Konventionen zu berücksichtigen, die Beziehungen zu Gleichaltrigen beeinträchtigen	Die Mehrzahl ist an das Leben in der Gemeinschaft angepasst; im Wohnheim oder dann in Familie lebend, wenn nicht spezieller Pflegebedarf wegen einer Begleitbehinderung besteht.	Entwicklungsmöglichkeiten nur in hoch strukturierter Umgebung mit ständiger Hilfe und Aufsicht in individualisierter Beziehung zu einer Pflegeperson; motorische Entwicklung, Eigenständigkeit und Kommunikationen können verbessert werden
Ätiologie	organische Ursache bei einer Minderzahl erkennbar	In der Mehrzahl lässt sich eine organische Ursache sichern.	meist organische Schädigung des Zentralnervensystems nachweisbar	meist organische Schädigung diagnostizierbar
Begleit-störungen	Autismus, andere Entwicklungsstörungen, Epilepsie	Störung des Sozialverhaltens, körperliche Behinderungen in unterschiedlicher Anzahl	Autismus bei Minderheit vorhanden; ebenso häufiger auch Epilepsien, neurologische und körperliche Behinderungen; häufiger psychiatrische Störungen (Diagnose durch Sprachbeeinträchtigung erschwert); wie bei mittelgradiger Intelligenzminderung, jedoch häufiger und ausgeprägter im Schweregrad	häufig schwere neurologische oder die Bewegungsfreiheit betreffende körperliche Defizite (Epilepsie, Seh- und Hörstörungen); schwere Formen des atypischen Autismus

Tab. 5-3: Kleine Anomalien, die auf eine Entwicklungsstörung hindeuten können (nicht als Anomalien anzusehen sind [vor allem bei Neugeborenen]: kapilläres Hämangion, unvollständige Faltung des Helixbogens, darwinscher Höcker, Sattelnase, Verbiegung der Unterschenkel, Steißgrübchen, leichte Syndaktylie zwischen der 2. und 3. Zehe, Hydrocele testis; nach Neuhäuser 2003)

Kopf	ungewöhnlich große Fontanellen ungewöhnliche Schädelform ungewöhnliches Haarmuster
Augen	Telekanthus (Hypertelorismus) Hypotelorismus Epikanthus abnorme Neigung der Lidachsen Brushfield-Flecken der Iris, Kolobom
Mund	Prominenz des Gaumenbogens hoher (gotischer) Gaumen zusätzliche Frenula Lippenfisteln Zahnanomalien
Ohren	Präaurikularanhängsel abnorme Form der Ohrmuschel Veränderung des Ohrläppchens abnorme Position bzw. Rotation der Ohrmuscheln
Hände	Veränderung der Handfurchen (Vierfingerfurche) Veränderung der Beugefalten (Kleinfinger) Klinodaktylie, Dubois-Zeichen Hypoplasie der Nägel angedeutete Syndaktylie ungleiche Größe der Finger bzw. Metacarpalia Hautleistenmuster (Dermatoglyphen)
Genitale	Veränderung des Skrotum (Schalskrotum) Hypoplasie der großen Labien
Haut	Skalpdefekte Grübchen an ungewöhnlicher Stelle

Komorbidität

Der Begriff der Komorbidität soll hier im Zusammenhang mit der Intelligenzminderung in dreifacher Weise unterschieden werden.

- Komorbidität als die Summe der zahlreichen Syndrome unterschiedlicher Genese, die grundsätzlich oder regelhaft mit einer Intelligenzminderung einhergehen
- Komorbidität mit organischen Erkrankungen oder Missbildungen, die bei Menschen mit geistiger Behinderung gehäuft auftreten (z. B. Herzfehler)
- Komorbidität mit psychischen Störungen bei Menschen mit geistiger Behinderung (z. B. Autismus, Depression, Aggression, Angst)

Neurodegenerative Erkrankungen, Stoffwechselerkrankungen und klinische Syndrome

Das regelhafte kombinierte Auftreten von Symptomen, also von „Symptomkomplexen", ermöglicht die Definition von Syndromen. Dazu gehören Fehlbildungssyndrome als abnorme Anlagen von körperlichen Organen oder Organsystemen. Zahlreiche „Fehlbildungssyndrome" lassen Rückschlüsse auf Beeinträchtigungen der Intelligenzentwicklung zu. Es gibt aber auch zahlreiche organische Begründungen der Intelligenzminderungen, ohne dass äußere körperliche Merkmale auf eine geistige Behinderung hinweisen. In den Tabellen 5-3, 5-4 und 5-5 (S. 505) werden syndromale Zusammenhänge mit Intelligenzminderung angeführt. Bei Kindern mit geistiger Behinderung (IQ < 60) ist in 42 % der Fälle mit meist kleineren, in 30 % der Fälle mit größeren Anomalien zu rechnen (Neuhäuser 2003). Beispiele sind in der Tabelle 5-3 zusammengefasst. Eine Übersicht über Leitsymptome, die differenzialdiagnostisch leitend sind, gaben Eggers und Bilke (1995, s. Tab. 5-4). Unter entwicklungspsychiatrischer Sichtweise haben Eggers und Bilke (1995) Manifestationszeitpunkte wichtiger Stoffwechselerkrankungen und neurodegenerativer Erkrankungen zusammengefasst (s. Tab. 5-5).

Organische Komorbidität bei geistiger Behinderung

Mit dem Schweregrad der geistigen Behinderung nimmt die Wahrscheinlichkeit zu, an anderen organischen oder neurologischen Erkrankungen oder Anomalien zu leiden. Menschen mit geistiger Behinderung erkranken zu etwa 20–30 % an einer Epilepsie. Die Vielfalt der Organerkrankungen und Anomalien ist aus der Tabelle zu den Leitsymptomen zu ersehen (s. Tab. 5-4).

17 % der Kinder mit Intelligenzminderung haben Hörstörungen, sodass sie taub sind, und etwa 30 % der Kinder mit schwerer Sehstörung haben eine Intelligenzminderung (Hodapp 1998; Dykens 2000). Kinder mit hochgradiger geistiger Behinderung haben zu 15 % eine Sehbehinderung, zu 20 % eine Zerebralparese (Hagberg u. Kyllerman 1983).

Die hohe Komorbiditätsrate erklärt die relativ zur Allgemeinbevölkerung höhere Sterblichkeit von Menschen mit geistiger Behinderung. Die Frühsterblichkeit aufgrund von

Tab. 5-4: Leitsymptome und Differenzialdiagnosen von Erkrankungen, die mit Beeinträchtigungen der Intelligenzentwicklung einhergehen können (nach Eggers u. Bilke 1995)

Leitsymptome und Differenzialdiagnosen	weitere klinische Symptome
Addison-Krankheit	
• Adrenoleukodystrophie	Hypoglykämie, Bauchschmerzen, Sprachstörungen
• Hyperparathyreoidismus	Tetanie, Krampfanfälle, Katarakt
Adipositas	
• Laurence-Moon-Biedl-Syndrom	Hypogonadismus, sog. Mondgesicht
• Prader-Willi-Syndrom	Hypogonadismus, erhöhte Infektanfälligkeit, Minderwuchs
Alopezie	
• Hyperparathyreoidismus	Tetanie, Krampfanfälle, Zahnschäden
• Incontinentia-pigmenti-Syndrom	Hypopigmentation, Hornhautschäden
Amaurose	
• G_{M1}-Gangliosidose Typ 1	Trinkschwäche, Hepatosplenomegalie, Skelettdysplasien
• metachromatische Leukodystrophie	Ataxie, Hypotonie, Dysarthrie
• Leigh-Syndrom	Somnolenz, Atemstörungen, Taubheit
• Zytomegalie	Hörschäden, Hepatomegalie, Anämie
Anämie	
• Wilson-Krankheit	Hepatomegalie, Kornealring, Dystonie
• Rötelnembryopathie	Katarakt, Herzfehler, Taubheit
• Zytomegalie	Gedeihstörung, Hörschäden, Chorioretinitis
Areflexie	
• Kernikterus	Choreoathetose, Krämpfe, Ataxie
• Lowe-Syndrom	Hypotonie, Glaukom, Minderwuchs
Ataxie	
• Refsum-Syndrom	Ichthyosis, Retinitis pigmentosa, Polyneuropathie
• Aquäduktstenose	Hydrozephalus, Hypotonie, Trinkschwäche
• Kleinhirnagenesie	oft asymptomatisch
• Rett-Syndrom	Stereotypien, autistische Züge, Tremor
• endemischer Kretinismus	Struma, Minderwuchs, Sprachstörungen
• Hartnup-Syndrom	Pellagra, Nierenschäden
• Harnstoffwechselstörungen	Krämpfe, Trinkschwäche, Hepatomegalie
• Alkoholembryopathie	Minderwuchs, Verhaltensstörungen, Handanomalien, Herzfehler
• Wilson-Krankheit	Kayser-Fleischer-Kornealring, Dystonie, Ikterus
• Hallervorden-Spatz-Krankheit	Athetose, Kachexie, Visusverlust
• Louis-Bar-Syndrom	Teleangiektasien, Tremor, Dysarthrie
• subakute sklerosierende Panenzephalitis	schleichender Abbau, Verhaltensstörungen, Spastizität, Rigor, Myoklonien
• G_{M1}-Gangliosidose Typ 2	Krämpfe, Dezerebration
• Krabbe-Krankheit	Hyperirritabilität, Spastizität, Optikusatrophie
• metachromatische Leukodystrophie I	Hypotonie, Dysarthrie, Aphasie
• metachromatische Leukodystrophie II	Verhaltensstörungen, Inkontinenz, Verlust der Gehfähigkeit
• Gaucher-Krankheit Typ 3	Hepatosplenomegalie, Spastik
• Bassen-Kornzweig-Syndrom	Hypotonie, Tremor, schlechter Allgemeinzustand
• zerebrotendinöse Xanthomatose	Sehnenxanthome, Paresen, Katarakt
• progressive Myoklonusepilepsien	zerebrale Krampfanfälle, Augenanomalien
• MERRF-Syndrom	Myoklonus, Minderwuchs, Hörverlust
• Phenylketonurie	Erbrechen, Hyperaktivität, Mäusekotgeruch
• Histidinämie	okuläre Dyspraxie, Hypotonie

Tab. 5-4: Leitsymptome und Differenzialdiagnosen von Erkrankungen, die mit Beeinträchtigungen der Intelligenzentwicklung einhergehen können (Fortsetzung)

Leitsymptome und Differenzialdiagnosen	weitere klinische Symptome
• Friedreich-Ataxie	Hypotonie, Fuß- u. Handdysmorphien, Parästhesien
Athetose	
• Crigler-Najjar-Syndrom	Ikterus, Krämpfe, Spastizität
• Sanfilippo-Syndrom	Ataxie, Hepatomegalie
• Huntington-Chorea	Extrapyramidalstörungen, Sprachverlust, Rigidität, Krämpfe
• Louis-Bar-Syndrom	Ataxie, Dysarthrie, Teleangiektasien
• Fahr-Krankheit	Krampfanfälle, Rigor, Mikrozephalie
• Pelizaeus-Merzbacher-Syndrom	Nystagmus, Sprachstörungen, zerebelläre Ataxie
• G_{M1}-Gangliosidose Typ 2	Krämpfe, Dystonie, Dezerebration
Choreoathetose	
• Hallervorden-Spatz-Syndrom	Ataxie, Kachexie, Visusverlust, psychiatrische Auffälligkeiten
• Lesch-Nyhan-Syndrom	Automutilation, Spastizität, Dysarthrie
• Kernikterus	Ataxie, Dystonie, Krampfanfälle
• juvenile Huntington-Chorea	Rigidität, Krämpfe, Sprachstörungen
• Phenylketonurie	Hyperaktivität, Irritabilität, Erbrechen
Diarrhö	
• Wolman-Krankheit	Erbrechen, Hepatosplenomegalie, Dystrophie
• Aspartylglukosaminurie	Skelettdysplasien, Schwerhörigkeit, Augenanomalien
• AIDS	Fieber, rezidivierende Infektionen, Gedeihstörungen
• Heroinembryopathie	Hyperexzitabilität, Krämpfe, Katarakt
Dysarthrie	
• metachromatische Leukodystrophie	Ataxie, Hypotonie, Aphasie
• neuronale Zeroidlipofuszinose	Myoklonus, Ataxie, progressive Spastizität
• Lesch-Nyhan-Syndrom	Automutilation, Spastizität, Choreoathetose
• Friedreich-Ataxie	Dysarthrie, Handdysmetrie, Skelettdeformitäten
• Louis-Bar-Syndrom	Teleangiektasien, Athetose, Ataxie
• Zytomegalie	Gedeihstörung, Anämie, Hörschäden
• subakute sklerosierende Panenzephalitis	schleichender Abbau, Verhaltensstörungen, Spastizität, Rigor, Ataxie, Myoklonien
• Aicardi-Syndrom	BNS-Krämpfe, Mikrozephalie, Paresen
Epikanthus	
• Cri-du-chat-Syndrom	Hypertelorismus, Strabismus, Infektanfälligkeit
• Down-Syndrom	typische Fazies, Herzfehler, Vierfingerfurche
• Zellweger-Syndrom	Hypotonus, offene Fontanelle, Ohranomalien
• Hydantoin-Syndrom	Hypertelorismus, Minderwuchs, breite Nase
• Benzodiazepin-Embryopathie	LKG, Urogenitalmissbildungen, Nierendysplasie
• Alkoholembryopathie	Gedeihstörung, Hypotonie, Herzfehler
Erbrechen	
• Wolman-Krankheit	Diarrhö, Hepatosplenomegalie, Dystrophie
• Bassen-Kornzweig-Syndrom	Ataxie, Nachtblindheit, Hyporeflexie
• MELAS-Syndrom	hirnschlagähnliche Episoden, Hörverlust, Erblindung
• Galaktosämie	Lethargie, Ikterus, Hepatomegalie, Trinkschwäche
• Phenylketonurie	Hyperaktivität, Irritabilität, heller Konstitutionstyp
• Ahornsirupkrankheit	Trinkschwäche, Krämpfe, „maggiartiger Geruch“
• Tyrosinämie I	Ikterus, Nierenschäden, neurologische Krisen
• Harnstoffwechselstörungen	Trinkschwäche, Hyperammonämie, Krämpfe

Tab. 5-4: Leitsymptome und Differenzialdiagnosen von Erkrankungen, die mit Beeinträchtigungen der Intelligenzentwicklung einhergehen können (Fortsetzung)

Leitsymptome und Differenzialdiagnosen	weitere klinische Symptome
• Diabetes insipidus renalis	Polyurie, Polydipsie, Fieber
• Diabetes insipidus centralis	Polyurie, Polydipsie, Obstipation
• Hirntumoren	Hirndruckzeichen, Krampfanfällen, Verhaltensstörungen
• Reye-Syndrom	Fieber, Delir, Koma
• Hyperglyzinämie	Hypotonie, Myoklonus, Krämpfe
Extrapyramidalstörungen	
• neuronale Zeroidlipofuszinosen	Dysarthrie, Ataxie, progressive Spastizität
• Wilson-Krankheit	Ikterus, Hepatomegalie, Anämie, Kornealring
• Hallervorden-Spatz-Erkrankung	Dysarthrie, Dystonie, Augenmuskelparesen, Kachexie
• Neurofibromatose I	Café-au-lait-Flecken, Krämpfe, Irishamartome
Fieber	
• Histidinämie	Anämie, Lymphadenopathie, Splenomegalie
• Diabetes insipidus renalis	Polyurie, Polydipsie, Gedeihstörung
• AIDS	rezidivierende Infektionen, Gedeihstörung, Krampfanfälle
• Reye-Syndrom	profuses Erbrechen, Lethargie, Delir
Gelenkschäden	
• Homozystinurie	Skelettveränderungen, Linsenluxation, marfanoide Züge
• Mukopolysaccharidosen	typische kraniofaziale Anomalien, Hydrozephalus
Geruch	
• Phenylketonurie	Geruch nach Mäusekot, Pferdestall; Raubtiergeruch
• Ahornsirupkrankheit	maggiartiger Geruch, ahornsirupartig
Glaukom	
• Down-Syndrom	typische Fazies, Herzfehler, Vierfingerfurche
• Mukopolysaccharidose I (S)	Gelenksteifheit, Kornealtrübungen, Aortenklappenfehler
• Lowe-Syndrom	Kleinwuchs, Nierenschäden, Hypotonie
Haaranomalien	
• Myxödem	trockenes, struppiges Haar, auch Hypertrichose
• Phenylketonurie	hellblonde Haare
• Menkes-Syndrom	Trichopoliodystrophie, linksgedrillte Haare mit Kaliberschwankungen und gebrochenem Haarschaft
• Homozystinurie	feines Haar
• Louis-Bar-Syndrom	vorzeitiges Ergrauen
• tuberöse Hirnsklerose	weiße Dyspigmentierungen
Hepatomegalie	
• Galaktosämie	Ikterus, Katarakt, Hypogonadismus
• Peroxisomopathien	schwere Hypotonie, Krampfanfälle, Retinopathie
• Harnstoffwechselstörungen	Hyperammonämien, Trinkschwäche, Krämpfe
• Wilson-Krankheit	Kornealring, Ikterus, Dystonie
• AIDS	Fieber, rezidivierende Infektionen, Gedeihstörung
Hepatosplenomegalie	
• Gaucher-Krankheit	Blutauffälligkeiten, Adipositas, typische Fazies
• Niemann-Pick-Erkrankung (Typ A)	Trinkschwäche, Kachexie, Osteoporose
• Mukopolysaccharidose I	Adipositas, typische Fazies, Herzfehler

Tab. 5-4: Leitsymptome und Differenzialdiagnosen von Erkrankungen, die mit Beeinträchtigungen der Intelligenzentwicklung einhergehen können (Fortsetzung)

Leitsymptome und Differenzialdiagnosen	weitere klinische Symptome
• Mukopolysaccharidose II	typische Fazies, Lymphadenopathie
• G_{M1}-Gangliosidose	Blindheit, Krampfanfälle, Ödeme
• Wolman-Krankheit	Erbrechen, Diarrhö, Dystrophie
• Mukopolysaccharidose III	Hyperaktivität, Makrozephalie, Gelenksteifigkeit
• Fukosidose	faziale Dysmorphien, muskuläre Hypotonie, Skelettdysplasien
• Mannosidose	plumpe Gesichtszüge, Schwerhörigkeit, Katarakt
• Rötelnembryopathie	Schwerhörigkeit, Katarakt, Herzfehler
• Zytomegalie	Gedeihstörung, Anämie, Mikrozephalie
• Mukolipidose I (I-Cell-disease)	Skelettdysplasie, Hornhauttrübung, faziale Dysmorphie, Gelenkkontrakturen, Herzfehler
Herzfehler	
• Rötelnembryopathie	Schwerhörigkeit, Mikrozephalie, Hepatosplenomegalie
• Down-Syndrom	Vierfingerfurche, Verhaltensauffälligkeiten, Adipositas
• primärer Hyperparathyreoidismus	Tetanie, Krampfanfälle, Katarakt, Addison-Krankheit
• Cornelia-de-Lange-Syndrom	Handanomalien, sog. Clown-Fazies, Epikanthus
• Laurence-Moon-Biedl-Syndrom	Hypogonadismus, Adipositas
• Fragiles X-Syndrom	typische Fazies, Makrorchismus, Handstereotypien
• Trisomie 18 (Edwards-Syndrom)	Mikrognathie, „Faunenohren", Mikrozephalie
• Mukopolysaccharidose VI	Korneaschäden, Gelenksteifigkeit, Hydrozephalus
• Hypoparathyreoidismus	Katarakt, Tetanie, Krampfanfälle
• AIDS	Fieber, rezidivierende Infektionen, Gedeihstörung
• Hydantoinsyndrom	Ohranomalien, Minderwuchs, Hypertelorismus
• Valproatsyndrom	Mikrognathie, Ohranomalien, Hernien
• Alkoholembryopathie	Gedeihstörung, Hypotonie, Handanomalien, Verhaltensstörung
• Kokainembryopathie	Wachstumsretardierung, Mikrozephalie, Knochendefekte
• Diabetes-mellitus-Embryopathie	renale Dysplasie, Extremitätenmissbildung, Klumpfuß
• mütterliche Phenylketonurie	Minderwuchs, Mikrozephalie
• Lissenzephaliesyndrom	Mikrozephalie, Dysmorphie, Hypotonie
• Friedreich-Ataxie	Skelettdeformitäten, Dysarthrie, Dystonie
Hydrozephalus	
• Toxoplasmose	Hörschäden, Augenschäden
• Zytomegalie	Hörschäden, Chorioretinitis, Anämie
• Hirntumoren	Kopfschmerz, Paresen, Verhaltensstörungen, Krämpfe
• Mukopolysaccharidose I	typische kraniofaziale Anomalien, Makrozephalie, Kurzhals
• Mukopolysaccharidose II	plumpe Gesichtszüge, Kleinwuchs, Augenschäden
• Mukopolysaccharidose VI	Korneaschäden, Gelenkschäden, Dysostosis multiplex
• Rötelnembryopathie	Schwerhörigkeit, Herzfehler, Mikrozephalie
• Aquäduktstenose	Mikrozephalie, zerebelläre Ataxie
• Arnold-Chiari-Missbildung	Augenschäden, Optikusatrophie
• Dandy-Walker-Anomalie	Makrozephalie, zerebelläre Ataxie, Lungenschäden
• Klippel-Feil-Syndrom	Ohranomalien, Herzfehler, Nierenschäden
• Neurofibromatose I	Café-au-lait-Flecken, Extrapyramidalsymptome, Krämpfe, Irishamartome
Hyperaktivität	
• Mukopolysaccharidose III	Hepatosplenomegalie, Makrozephalie, Dysostosis multiplex
• Phenylketonurie	Erbrechen, Krämpfe, heller Konstitutionstyp
• Galaktosämie	Katarakt, Ikterus, Erbrechen
• pyridoxinabhängige Krämpfe	Hyperakusis, Krampfanfälle, Stomatitis
• AIDS	Fieberschübe, rezidivierende Infektionen, Gedeihstörungen

Tab. 5-4: Leitsymptome und Differenzialdiagnosen von Erkrankungen, die mit Beeinträchtigungen der Intelligenzentwicklung einhergehen können (Fortsetzung)

Leitsymptome und Differenzialdiagnosen	weitere klinische Symptome
• Alkoholembryopathie	Handanomalien, Dysmorphie, Herzfehler
• Heroinembryopathie	Untergewicht, Krämpfe, Diarrhö
• Bourneville-Pringle-Syndrom	Krampfanfälle, Naevi albi, Adenoma sebaceum
Hyperakusis	
• Tay-Sachs-Syndrom	Visusverlust, Makulafleck, therapieresistente Krampfanfälle
• pyridoxinabhängige Krämpfe	Hyperaktivität, Krampfanfälle, Stomatitis
Hyperreflexie	
• Hyperphenylalaninämien	Krämpfe, Rigor, früher Entwicklungsrückstand
• Histidinämie	Hypotonie, Makrosomie
• Lesch-Nyhan-Syndrom	Automutilation, Athetose, Spastizität, Dysarthrie
• Corpus-callosum-Agenesie	Krämpfe, Zerebralparese, Hypertonie
• Rett-Syndrom	Stereotypien, Verhaltensauffälligkeiten, Mädchen betroffen
• Mukopolysaccharidose I	typische Fazies, Adipositas, Kleinwuchs
• Tyrosinämie II	Hornhautschäden, Lichtscheu, Tränenfluss
Hypertelorismus	
• Cri-du-Chat-Syndrom	Mikrozephalie, Retrognathie, antimongoloide Lidachse
• X0-Syndrom	Herzfehler, Flügelfell, Lymphödem
• Monosomie 4P (Wolff-Syndrom)	antimongoloide Lidachse, Herzfehler, Krampfleiden
• Down-Syndrom	Herzfehler, Verhaltensstörungen, Infektanfälligkeit
• Hydantoinsyndrom	Epikanthus, breite Nase, Minderwuchs
Hypoglykämie	
• Adrenoleukodystrophie	Bauchschmerzen, Addison-Krankheit, Sprachstörungen
• Fetopathia diabetica	Makrosomie, Gefäßthrombosen, Lungenstörungen
Hypogonadismus	
• Laurence-Moon-Biedl-Syndrom	Adipositas, Herzfehler, sog. Mondgesicht
• XYY-Syndrom	Hochwuchs, Verhaltensauffälligkeiten
• Klinefelter-Syndrom	Hochwuchs, kleine Hoden, geleg. Gynäkomastie
• Kearns-Sayre-Ophthalmoplegie	Ataxie, Retinitis pigmentosa
• Galaktosämie	Ikterus, Katarakt, Erbrechen
• Prader-Willi-Syndrom	Adipositas, Hypotonie, Kleinwuchs
Ichthyosis	
• Refsum-Syndrom	Ataxie, Hörstörungen, Minderwuchs
• Sjögren-Larsson-Syndrom	Katarakt, Optikusatrophie, Spastizität
Ikterus	
• Galaktosämie	Erbrechen, Hypotonie, Katarakt
• Wilson-Krankheit	Kornealring, Lethargie, Anämie, Bewegungsstörungen
• Crigler-Najjar-Syndrom	Athetose, Spastizität, Krampfanfälle
• Tyrosinämie I	progrediente Leberzirrhose, Nierenschäden, neurologische Krisen
Katarakt	
• Zellweger-Syndrom	Hepatomegalie, Splenomegalie, Ohranomalien, Hypotonie
• Galaktosämie	Hypotonie, Ikterus, Erbrechen, Krampfanfälle
• Rötelnembryopathie	Taubheit, Hydrozephalus, Mikrozephalie
• Toxoplasmose	Hydrozephalus, Hörschäden, Augenschäden

Tab. 5-4: Leitsymptome und Differenzialdiagnosen von Erkrankungen, die mit Beeinträchtigungen der Intelligenzentwicklung einhergehen können (Fortsetzung)

Leitsymptome und Differenzialdiagnosen	weitere klinische Symptome
• Laurence-Moon-Biedl-Syndrom	Adipositas, Hypogonadismus, sog. Mondgesicht
• Refsum-Syndrom	Ataxie, Athetose, Augenschäden
• Down-Syndrom	typische Fazies, Herzfehler, Vierfingerfurche
• Mukopolysaccharidose I	Gargoylismus, Makrozephalie, Hydrozephalus
• Mannosidose	Schwerhörigkeit, Hepatosplenomegalie, Infektanfälligkeit
• zerebrotendinöse Xanthomatose	Sehnenxanthome, Paresen, Ataxie
• Peroxisomopathien	schwere Hypotonie, Krampfanfälle, Hepatomegalie
• Tyrosinämie II	Hyperkeratose, Homhautschäden, Lichtscheu
• Hypoparathyreoidismus	Tetanie, Parästhesien, Krampfanfälle
• Cutis verticis gyrata	okzipitale Hautfaltenbildung, Epilepsie, Mikrozephalie
• Homozystinurie	Thromboseneigung, marfanoide Züge, Linsenluxation
• Lowe-Syndrom	Augenanomalien, Hypotonie
• Sjögren-Larsson-Syndrom	Optikusatrophie, Spastizität, Mikrophthalmie
Kornealtrübung	
• Fabry-Syndrom	akrale Dysästhesien, Teleangiektasien, Ödem
• Mukopolysaccharidose I (S)	Gelenksteifigkeit, Aortenklappenfehler, Glaukom
• Mukopolysaccharidose II	Retinaschäden, Taubheit, Kleinwuchs
• Mukopolysaccharidose VI	Ähnlichkeit mit Hunter-Krankheit, Gelenkschäden, Herzfehler
• Fukosidose	faziale Dysmorphie, Hypotonie, Skelettdysplasien, Spastizität
Leistenhernie	
• Menkes-Syndrom	Haaranomalien, Krämpfe, Verlust der Spontanmotorik
• Hypothyreose	Obstipation, Trägheit, grobe Gesichtszüge
Lippen-Kiefer-Gaumen-Spalte	
• Monosomie 4P	Hypertelorismus, Herzfehler, Mikroretrognathie
• Trisomie 13 (Pätau-Syndrom)	Mikrophthalmie, Herzfehler, Handdysplasien
• Benzodiazepin-Embryopathie	Dysmorphie, Urogenitalmissbildungen, Lungenfehlbildungen
• Retinoid-Embryopathie	Mikrotie, Herzfehler, Mikrogenie
Makroglossie	
• Down-Syndrom	Herzfehler, Handanomalien, typische Fazies
• Hypothyreose	Obstipation, Lethargie, grobe Gesichtszüge
• Mukopolysaccharidose I	typisches Äußeres, Abdomenvergrößerung, Tatzenhände
• mitochondriale Enzephalomyopathien	Laktatazidose, Ophthalmoplegie, Muskelschäden
Makrosomie	
• Fetopathia diabetica	Lungenschäden, Gefäßthrombosen, Hypoglykämie
• Histidinämie	Hypotonie, Hyporeflexie
Makrozephalie	
• G_{M2}-Gangliosidose (Tay-Sachs-Syndrom)	Hyperakusis, Krämpfe, Makulafleck
• Mukopolysaccharidose I	typisches gargoyles Äußeres, Tatzenhände, Makroglossie
• Mukopolysaccharidose III	Hyperaktivität, schwere Verhaltensstörungen, Hepatosplenomegalie
• Corpus-callosum-Agenesie	Krämpfe, Hypertelorismus, Lippen-Kiefer-Gaumen-Spalte
• Dandy-Walker-Anomalie	Enzephalozele, zerebelläre Ataxie, Lungenschäden, Mikrognathie
• Cri-du-Chat-Syndrom	antimongoloide Lidachse, Mikroretrognathie
• Pierre-Robin-Syndrom	Minderwuchs, Mikrozephalie, typische Fazies
• Monosomie 4P	Hypertelorismus, Herzfehler, Krampfleiden
• Trisomie 18	Ohranomalien, Herzfehler, Handanomalien

Tab. 5-4: Leitsymptome und Differenzialdiagnosen von Erkrankungen, die mit Beeinträchtigungen der Intelligenzentwicklung einhergehen können (Fortsetzung)

Leitsymptome und Differenzialdiagnosen	weitere klinische Symptome
• Valproat-Embryopathie	Ohranomalien, Herzfehler, Hernien
• Retinoid-Embryopathie	Mikrotie, Lippen-Kiefer-Gaumen-Spalte, Retinadysplasie
• Mukolipidose (I-Cell-disease)	Hornhauttrübung, Hepatomegalie, Skelettdysplasie
• Alexander-Krankheit	Spastizität, Hydrozephalus, Krämpfe
Makulafleck	
• Tay-Sachs-Syndrom	therapieresistente Krämpfe, Visusverlust, Hypotonie
• Sialidose	Myoklonus, Ataxie, Polyneuropathie
• Niemann-Pick-Erkrankung (Typ A/C)	Trinkschwäche, Hepatosplenomegalie, Kachexie, Ataxie, Krämpfe
• Gaucher-Krankheit	Adipositas, Hepatosplenomegalie, faziale Dysmorphie
• metachromatische Leukodystrophie	Ataxie, Hypotonie, Dysarthrie, autistische Züge
Mikrophthalmie	
• Trisomie 13 (Pätau-Syndrom)	Herzfehler, Ohranomalien, Lippen-Kiefer-Gaumen-Spalte
• Rötelnembryopathie	Hydrozephalus, Taubheit, Katarakt
• Lowe-Syndrom	Augenanomalien, Hypotonie, Areflexie
• Sjögren-Larsson-Syndrom	Katarakt, Optikusatrophie, Spastizität
Mikrozephalie	
• Cri-du-Chat-Syndrom	antimongoloide Lidachse, Hypertelorismus, Retrognathie
• Rötelnembryopathie	Schwerhörigkeit, Herzfehler, Katarakt
• Rubinstein-Taybi-Syndrom	Schnabelnase, antimongoloide Lidachse
• Fanconi-Anämie	Minderwuchs, Mikrophthalmie, Ohranomalien
• Cornelia-de-Lange-Syndrom	sog. Clown-Gesicht, Mikrognathie, proximal verschobener Daumenansatz
• Pierre-Robin-Syndrom	Mikrognathie, Minderwuchs
• Trisomie 18 (Edwards-Syndrom)	Mikrognathie, Ohranomalien, Herzfehler
• Mukopolysaccharidose I (H/S)	Gelenkversteifungen, Taubheit
• Alpers-Syndrom	schwere Krampfanfälle, Leberschäden, Spastizität
• Zytomegalie	Gedeihstörung, Anämie, Hörschäden
• Alkoholembryopathie	Dystrophie, Verhaltensstörungen, Herzfehler
• Kokainembryopathie	Wachstumsretardierung, innere Fehlbildungen
• mütterliche Phenylketonurie	Herzfehler, Minderwuchs
• Lissenzephaliesyndrom	Dysmorphie, schwere Krampfanfälle, Herzfehler
• Fahr-Krankheit	Rigor, Krämpfe, Antriebsstörung
• Incontinentia-pigmenti-Syndrom	Spastizität, Hypopigmentation, Keratose
Minderwuchs	
• Hypothyreose	Myxödem, Makroglossie
• Mukopolysaccharidose I	Gargoylismus, Hepatosplenomegalie
• Rubinstein-Taybi-Syndrom	Mikrozephalie, Syndrom des großen Daumens und der breiten Großzehe
• Prader-Willi-Syndrom	Hypogonadismus, Adipositas, Minderwuchs
• Cri-du-Chat-Syndrom	Retrognathie, Mikrozephalie
• Turner-Syndrom	Flügelfell, Lymphödeme, Herzfehler
• Sjögren-Larsson-Syndrom	Optikusatrophie, Katarakt, Spastizität
• Fanconi-Anämie	Thrombozytopenie, Mikrozephalie, Ohrenanomalien
• Cockayne-Syndrom	Katarakt, Mikrozephalie, Retinitis pigmentosa
• Cornelia-de Lange-Syndrom	„Clown-Gesicht", Mikrognathie, proximal verschobener Daumenansatz
Nachtblindheit	
• Refsum-Syndrom	Ataxie, Retinitis pigmentosa, Polyneuropathie
• Bassen-Kornzweig-Syndrom	Ataxie, Hypotonie, Tremor

Tab. 5-4: Leitsymptome und Differenzialdiagnosen von Erkrankungen, die mit Beeinträchtigungen der Intelligenzentwicklung einhergehen können (Fortsetzung)

Leitsymptome und Differenzialdiagnosen	weitere klinische Symptome
Nierenschäden	
• Trisomie 13	Lippen-Kiefer-Gaumen-Spalte, Polydaktylie, Ohranomalien
• Trisomie 18	Herzfehler, Ohranomalien, Syndaktylie
• Homozystinurie	Arteriosklerose, Myokardinfarkte, Skelettdysplasie, marfanoide Züge
• Tyrosinämie I	Leberschäden, Erbrechen, neurologische Krisen
• Zystinurie	Hämaturie, Urolithiasis und Pyelonephritiden
• Diabetes insipidus renalis	Polyurie, Polydipsie, Fieber
• Lesch-Nyhan-Syndrom	Athetose, Spastizität, Automutilation
• AIDS	Fieber, rezidivierende Infekte, Gedeihstörungen
• Benzodiazepin-Embryopathie	Herzfehlbildungen, Lungenfehlbildungen, Lippen-Kiefer-Gaumen-Spalte
• Embryopathia diabetica	Herzfehler, Klumpfuß, Beckenanomalien
• Bourneville-Pringle-Syndrom	Krampfanfälle, Angiofibrome, Naevi albi
Nystagmus	
• Tyrosinämie II	Hyperkeratose, Hornhautschäden, Lichtscheu
• Friedreich-Ataxie	Dysarthrie, Dystonie, Skelettdeformitäten
• Sturge-Weber-Syndrom	Naevus flammeus, Epilepsie, Spastizität
Optikusatrophie	
• Sjögren-Larsson-Syndrom	Katarakt, Spastizität
• Incontinentia-pigmenti-Syndrom	Hypopigmentation, Ataxie
• Hallervorden-Spatz-Erkrankung	Extrapyramidalstörungen, Dysarthrie, Dystonie
• Krabbe-Krankheit	Spastizität, Hyperirritabilität, Taubheit
• Mukopolysaccharidose I	Gargoylismus, Makrozephalie, Katarakt
• Kearns-Sayre-Syndrom	Ophthalmoplegie, Retinitis pigmentosa, Reizleitungsstörungen
• MERRF-Syndrom	Ataxie, Myoklonus, Minderwuchs
• Warfarinembryopathie	Nasen- und Ohranomalien, intrazerebrale Blutungen
• subakute sklerosierende Panenzephalitis	schleichender Abbau, Verhaltensstörungen, Ataxie
• Arnold-Chiari-Missbildung	Retinablutung, Hydrozephalus
• familiäre spastische Paraplegie	Paraspastik, Mikrozephalie
• neuronale Zeroid-Lipofuszinosen	Dysarthrie, Extrapyramidalstörungen, Ataxie, Spastizität
• G_{M1}-Gangliosidosen	Krämpfe, Hepatosplenomegalie, Skelettdysplasien, Entwicklungsverzögerung
• G_{M2}-Gangliosidosen	Hyperakusis, Makrozephalie, therapieresistente Krämpfe
• Gaucher-Krankheit	Hepatosplonomegalie, Adipositas, faziale Dysmorphie
• Niemann-Pick-Erkrankung	Ataxie, Krämpfe, Hepatosplenomegalie
Pigmentstörungen	
• Neurofibromatose	Café-au-lait-Flecken, Hauttumoren
• Wilson-Krankheit	Hypopigmentation, Lichtscheu, Spastizität
• Incontinentia-pigmenti-Syndrom	hämochromatoseartige Einlagerungen
Polydaktylie	
• Laurence-Moon-Biedl-Syndrom	Herzfehler, Hypogonadismus, Adipositas
• Trisomie 13	Lippen-Kiefer-Gaumen-Spalte, Mikrophthalmie, Ohranomalien
Polyneuropathie	
• Refsum-Syndrom	Hypakusis, Nachtblindheit, zerebelläre Ataxie
• Leigh-Syndrom	Spastizität, Atemstörungen, Taubheit
• Cockayne-Syndrom	Zwergwuchs, Mikrozephalie, Katarakt
• Krabbe-Krankheit	Rigidität, Ataxie, Spastizität
• metachromatische Leukodystrophie	Ataxie, Hypotonie, Dysarthrie

Tab. 5-4: Leitsymptome und Differenzialdiagnosen von Erkrankungen, die mit Beeinträchtigungen der Intelligenzentwicklung einhergehen können (Fortsetzung)

Leitsymptome und Differenzialdiagnosen	weitere klinische Symptome
• Niemann-Pick-Erkrankung	Ataxie, Krämpfe, Optikusatrophie
Rektusdiastase	
• Down-Syndrom	typische Fazies, Herzfehler, Handanomalien
• Menkes-Syndrom	Krämpfe, Subduralhämatome, Verlust der Spontanmotorik
• Hydantoinsyndrom	Ohranomalien, Minderwuchs, Hypertelorismus
Retinitis pigmentosa	
• Kearns-Sayre-Syndrom	Ophthalmoplegie, Reizleitungsstörungen, Ataxie
• Fahr-Krankheit	Rigor, Krämpfe, Antriebsstörung
• neuronale Zeroidlipofuszinose	Dysarthrie, Ataxie, Optikusatrophie
• Cockayne-Syndrom	Zwergwuchs, Mikrozephalie, Katarakt
Schwerhörigkeit/Taubheit	
• Down-Syndrom	typische Fazies, Vierfingerfurche, Herzfehler
• Mukopolysaccharidose I	Gargoylismus, Hepatosplenomegalie
• Rötelnembryopathie	Katarakt, Herzfehler, Hepatosplenomegalie
• Krabbe-Krankheit	Hyperirritabilität, Ataxie, Bewegungsstörung
• Mukopolysaccharidose II	Kleinwuchs, Gelenksteifigkeit, typische Fazies
• Mannosidose	Makulafleck, plumpe Gesichtszüge, Katarakt
• Aspartylglukosaminurie	Skelettdysplasie, Augenanomalien, Diarrhö
• Leigh-Syndrom	Atemstörungen, Ophthalmoplegie, Erblindung
• Kearns-Sayre-Syndrom	Ophthalmoplegie, Retinitis pigmentosa, Reizleitungsstörungen
• MELAS-Syndrom	Erbrechen, Erblindung, hirnschlagähnliche Episoden
• Alpers-Syndrom	Krampfanfälle, Spastizität, Ermüdbarkeit
• Refsum-Syndrom	Nachtblindheit, zerebelläre Ataxie, Polyneuropathie
• Hypothyreose	grobe Gesichtszüge, Lethargie, Trinkschwäche
Spastizität	
• Ahornsirupkrankheit	typischer Geruch, Minderwuchs, Hepatomegalie
• Gaucher-Krankheit	Hepatosplenomegalie, Adipositas
• Tay-Sachs-Syndrom	Makulafleck, Erblindung, Hyperaktivität
• tuberöse Hirnsklerose	Hautanomalien, zerebrale Krampfanfälle
• Crigler-Najjar-Syndrom	Athetose, Ataxie, Ikterus
• Incontinentia-pigmenti-Syndrom	Hypopigmentation, Lichtscheu
• Cutis verticis gyrata	okzipitale Hautfurchen, plumpe Gesichtszüge
• Sturge-Weber-Syndrom	Naevus flammeus, intrazerebrale Verkalkungen
• Toxoplasmose	Hydrozephalus, Hörschäden, Augenschäden
• Krabbe-Krankheit	Rigidität, Ataxie, Hyperirritabilität
• Fukosidose	faziale Dysmorphie, Hepatosplenomegalie
• zerebrotendinöse Xanthomatose	Sehnenxanthome, Ataxie, Katarakt
• Leigh-Syndrom	Ophthalmoplegie, Atemstörungen, Taubheit
• Alpers-Syndrom	Krämpfe, Leberschäden, „floppy baby"
• endemischer Kretinismus	Minderwuchs, Struma, Ataxie
• Lesch-Nyhan-Syndrom	Automutilation, Choreoathetose, Dysarthrie
• subakute sklerosierende Panenzephalitis	Chorioretinitis, schleichender Abbau, Ataxie
• familiäre spastische Paraplegie	Paraspastik, Mikrozephalie, Optikusatrophie
• Rett-Syndrom	Endphase mit Irritabilität, Skelettstörungen, Kachexie
• Hyperglyzinämie	Hypotonie, Myoklonien, autistische Züge
• metachromatische Leukodystrophie	Ataxie, Hypotonie, später Optikusatrophie, Bulbärparalyse
• Sjögren-Larsson-Syndrom	Optikusatrophie, Katarakt

Tab. 5-4: Leitsymptome und Differenzialdiagnosen von Erkrankungen, die mit Beeinträchtigungen der Intelligenzentwicklung einhergehen können (Fortsetzung)

Leitsymptome und Differenzialdiagnosen	weitere klinische Symptome
• Listeriose	Meningitis, Fieber, reduzierter Allgemeinzustand
Splenomegalie	
• Gaucher-Krankheit	Hepatomegalie, Strabismus, Skelettanomalien
• Sanfilippo-Erkrankung	Retinitis pigmentosa, Skelettanomalien, Taubheit
• Niemann-Pick-Erkrankung Typ B	interstitielle Pneumonie, Wachstumsretardierung
• Histidinämie	Fieber, Lymphadenopathie, Anämie
Sprachverlust	
• Niemann-Pick-Erkrankung Typ C	Hypertonie, leichte Ataxie, Grand-Mal-Anfälle
• Wilson-Krankheit	Hepatomegalie, Ikterus, Kornealring, Bewegungsstörungen
• endemischer Kretinismus	Struma, Ataxie, Minderwuchs
• AIDS	rezidivierende Infektionen, Fieber, Gedeihstörungen
• juvenile Huntington-Chorea	Rigidität, Krämpfe, Choreoathetose
• Hallervorden-Spatz-Erkrankung	Dystonie, Wesensänderung, Kachexie
Tremor	
• Bassen-Kornzweig-Syndrom	Ataxie, Areflexie, Nachtblindheit
• Phenylketonurie	heller Konstitutionstyp, „Mäusegeruch“, Irritabilität
• Galaktosämie	Ikterus, Katarakt, Hypotonie
• Alkoholembryopathie	Dysmorphie, Handanomalien, Gedeihstörung
• Rett-Syndrom	Stereotypien, Ataxie, Sprachverlust
• Hartnup-Syndrom	Ataxie, Nierenschäden
• Zitrullinämie	Erbrechen, Hypotonie, Krämpfe
Zahnschäden	
• Down-Syndrom	typische Fazies, Herzfehler, Vierfingerfurche
• Hypothyreose	Lethargie, Obstipation, grobe Gesichtszüge
• Hypoparathyreoidismus	Krampfanfälle, Katarakt, Tetanie
• tuberöse Hirnsklerose	Epilepsie, Irisgliome, Naevi albi
• Incontinentia-pigmenti-Syndrom	Hypopigmentation, Keratose, Spastizität

organischen Anomalien oder durch Frühgeburt ist mittlerweile entscheidend reduziert worden. Die postnatale Sterblichkeit im ersten Lebensjahr nahm in Deutschland von 55‰ im Jahr 1950 auf 5‰ im Jahr 1997 ab (Schlack 2002b).

Psychische Störungen bei geistiger Behinderung

Die Bestimmung von Qualität und Häufigkeit psychiatrischer Störungen bei Menschen mit geistiger Behinderung ist durch eine Reihe von diagnostischen Besonderheiten schwierig. Untersuchungen mit den heute gültigen Klassifikationssystemen ICD-10 und DSM-IV sind rar. Aufgrund der geistigen Behinderung können psychische Störungen im Vergleich zu Menschen ohne geistige Behinderung eine andere Ausdrucksform erhalten. Menschen mit schwergradiger geistiger Behinderung sind sprachlich nicht in der Lage, ihre subjektiven Beschwerden dem Untersucher mitzuteilen, sodass die Diagnose auf fremdanamnestischen Angaben und Verhaltensbeobachtungen fußt. Häufigkeitsangaben sind oft von Patientenpopulationen abgeleitet und nicht von der Gesamtgruppe der Menschen mit Behinderung. Aus all diesen Gründen sind Angaben zur Epidemiologie psychischer Störungen bei geistiger Behinderung mit einer gewissen Unschärfe behaftet. Kein Zweifel besteht allerdings an dem Befund, dass Kinder und Jugendliche mit Intelligenzminderung ein erhöhtes Risiko für psychische Störungen haben (Rutter et al. 1976; Übersichten bei Bregman 1991; Remschmidt u. Walter 1990; Einfeld u. Tonge 1996; Dykens 2000; Hall et al.

Tab. 5-5: Manifestationszeitpunkte einiger wichtiger Stoffwechselstörungen und neurodegenerativer Erkrankungen, die mit Intelligenzminderungen einhergehen (nach Eggers u. Bilke 1995)

kongenital (bei Geburt)	Säuglingsalter (1. Lebensjahr)	Kleinkindalter (2.–6. Lebensjahr)	Schulalter (6.–12. Lebensjahr)	Adoleszenz (nach dem 12. Lebensjahr)
• kongenitale Hyperammonämie (Typ II) • G_{M1}-Gangliosidose (Landing-O'Brien-Syndrom) • orthochromatische Leukodystrophie (Typ Seitelberger) • Mukolipidose I • Mukolipidose II • pyridoxinabhängige Krämpfe • Menkes-Syndrom • Zellweger-Syndrom • neonatale Adrenoleukodystrophie • Leigh-Syndrom • neuroaxonale Dystrophie	• Phenylketonurie • Ahornsirupkrankheit • Pelizaeus-Merzbacher-Krankheit • Galaktosämie • Mannosidose • Fukosidose • Lesch-Nyhan-Syndrom • Rett-Syndrom • Tay-Sachs-Syndrom (infantile Form) • Sandhoff-Krankheit • Krabbe-Krankheit • Niemann-Pick-Erkrankung (Typ A und C) • Gaucher-Krankheit (infantile Form) • Hurler-Pfaundler-Krankheit • Hunter-Krankheit	• metachromatische Leukodystrophie • Wilson-Krankheit • G_{M1}-Gangliosidose • Histidinämie • Argininbernsteinsäurekrankheit • Adrenoleukodystrophie • infantile neuroaxonale Dystrophie • Louis-Bar-Syndrom • Alpers-Syndrom • Niemann-Pick-Erkrankung (Typ C und D) • SSPE (subakute sklerosierende Panenzephalitis) • Hallervorden-Spatz-Syndrom • Sanfilippo-Syndrom • Mukolipidose III • MELAS-Syndrom • MERRF-Syndrom • neuronale Zeroidlipofuszinose • tuberöse Hirnsklerose • Neurofibromatose I	• Wilson-Krankheit • Hartnup-Syndrom • Unverricht-Lundborg-Syndrom • Tay-Sachs-Syndrom (juvenile Form) • Adrenoleukodystrophie • Alpers-Syndrom • Niemann-Pick-Erkrankung (Typ C) • zerebrotendinöse Xanthomatose • Refsum-Syndrom • Fahr-Krankheit • Kearns-Sayre-Syndrom • Hunter-Krankheit • Huntington-Chorea • Gaucher-Krankheit (juvenile Form) • olivoponto-zerebelläre Degeneration • Hallervorden-Spatz-Syndrom • neuronale Zeroidlipofuszinose	• Mukolipidose II (juveniler Typ) • Niemann-Pick-Erkrankung (Typ E) • Gaucher-Krankheit (juvenile und adulte Form)

Tab. 5-6: Beispiele für charakteristische psychische Störungen bei Kindern mit genetisch begründeten Syndromen mit Intelligenzminderung (nach Dykens 2000)

Syndrom	Vulnerabilität für spezifische psychische Störungen
Fragiles X-Syndrom	soziale Phobie, Scheu, Perseverationen, autistische Störung, Unaufmerksamkeit, Hyperaktivität, Traurigkeit oder Depression (vorrangig beim weiblichen Geschlecht)
Williams-Beuren-Syndrom	Angststörungen, Unaufmerksamkeit, Hyperaktivität, soziale Ungehemmtheit, emphatisches und sensitives Verhalten
Prader-Willi-Syndrom	Hyperphagie, Zwangsgedanken und Zwangshandlungen, emotionale Labilität, Wutanfälle, Perseverationen, Apathie
Smith-Magenis-Syndrom	Unaufmerksamkeit, Hyperaktivität, Aggression, Suchen nach Aufmerksamkeit, Selbstverletzung, Stereotypien (oft mit dem Mund), Schlafstörungen
Down-Syndrom	Sturheit, Ungehorsam, Unaufmerksamkeit, Hyperaktivität, Rückzugsverhalten (Depression und demenzielle Prozesse im Erwachsenenalter)
5p-Syndrom	„Katzenschrei", Hyperaktivität, Unaufmerksamkeit, Stereotypien, Selbstverletzung, unangemessenes Sozialverhalten

2001). Bei Menschen mit geistiger Behinderung tritt das gleiche Spektrum psychischer Störungen auf, das auch bei Menschen mit normaler Intelligenzentwicklung diagnostiziert wird.

Die Prävalenzschätzungen für psychische Störungen in der Population der Menschen mit Intelligenzminderung schwanken schwanken je nach Studie im Altersbereich zwischen 8–21 Jahren bei leichter geistiger Behinderung zwischen 33–57 %, bei schwerer geistiger Behinderung zwischen 42–64 % (Steinhausen 2003; vgl. auch Robertson et al. 2004).

Nach der epidemiologischen Studie von Rutter et al. (1976) ergab die Befragung von Eltern 8- bis 11-Jähriger, dass 30 % der Kinder mit Intelligenzminderung psychische Störungen aufwiesen und diese Kinder somit 3- bis 4fach häufiger als Gleichaltrige ohne Intelligenzminderung psychiatrisch erkrankt waren. In einer gleichfalls repräsentativen Studie von Jugendlichen zwischen 13 und 17 Jahren ermittelte Gillberg bei leichter Intelligenzminderung 57 % und bei schwerer Intelligenzminderung 64 % psychische Störungen.

Die Tabelle 5-6 zeigt beispielhaft psychische Störungen, wie sie häufig bei Kindern mit genetisch begründeten Syndromen mit Intelligenzminderung vorkommen.

Für spezifische Diagnosen sind die Prävalenzangaben nicht weniger divergent. Nach Dykens (2000) gelten folgende Prävalenzspannen:

- für Aktivitäts- und Aufmerksamkeitsstörungen: 7–21 %
- für autistische Störungen: 2–41 %
- für Depressionen: 4–10 %

Dykens zufolge liegen Erklärungen für solche Divergenzen darin, dass die Stichproben sich im Schweregrad der Intelligenzminderung unterscheiden und teils ambulante, teils stationäre Patienten mit Intelligenzminderung unterschiedlicher Ätiologie mit unterschiedlichen diagnostischen Verfahren und diagnostischen Kriterien untersucht wurden. Auch unterliegen psychische Störungen einer Altersbindung, sodass sie in den verschiedenen Entwicklungsstufen unterschiedlich häufig auftreten. So steht z. B. die Ausbildung von motorischen Stereotypien im Zusammenhang mit der Normalentwicklung der Motorik im Kleinkindalter (Berkson 2002).

Taube Kinder sind häufiger als normal hörende Kinder psychisch auffällig, insbesondere durch Angststörungen und Störungen im Sozialverhalten. Blinde Kinder sind häufiger atypisch autistisch (s. zur Übersicht: Dykens 2000). Für Kinder mit Alkoholembryopathie sind Hyperaktivität, Aufmerksamkeitsstörung, Impulsivität und auch depressive Symptome charakteristisch (Streissguth 1997).

Je schwerer der Grad der Intelligenzminderung, desto wahrscheinlicher werden die Diagnosen der Selbstverletzung, Fremdaggression, Stereotypie und autistische Verhaltensweisen (Borthwick-Duffy 1994; Einfeld u. Tonge 1995). Bei Kindern und Jugendlichen mit geringen Schweregraden der Intelligenzminderung scheinen eher affektive Störungen und Angststörungen zu dominieren (Einfeld 1992; Reid 1980). Allerdings bleibt die Frage offen, ob diese zuletzt genannten Störungen bei höheren Schweregraden der Intelligenzminderung diagnostisch übersehen werden, weil diese Personen sich verbal in ihren subjektiven Gefühlen nicht mitteilen können (Dykens 2000; s. Tab. 5-6).

Bei Kindern mit Intelligenzminderung und Epilepsie fanden sich gehäuft psychotische Störungen und Impulskontrollstörungen (Gillberg et al. 1986; Bird 1997). Metabolisch begründet sind Aggression und Autoaggression bei der Purin-Stoffwechselstörung (Lesch-Nyhan-Syndrom).

Insbesondere bei einer Intelligenzminderung mit einem IQ unter 50 ist von biologischen Ursachen auszugehen, die gleichzeitig von Relevanz sind für die Genese psychischer Störungen:

- genetische Einflüsse
- spezifische Schädigungsfaktoren (z. B. Alkohol, Infekte in der Schwangerschaft)
- zerebrale Anfallsleiden
- spezifische Stoffwechselstörungen
- Sinnesbehinderungen

Tab. 5-7: Ursachen geistiger Behinderung – geordnet nach dem Zeitpunkt der Entstehung (nach Neuhäuser 2003 bzw. Straßburg 2002)

pränatal begründete Intelligenzminderungen, hereditär
• Dysplasien des Zentralnervensystems (ZNS): Fakomatosen (Neurofibromatose, tuberöse Hirnsklerose) • Stoffwechselstörungen: zahlreiche Subgruppen, davon z. B. – Störungen des Kohlehydratstoffwechsels: Galaktosämie, Glykogenosen – Stoffwechselstörungen der Aminosäuren: Phenylketonurie – Störungen im Fettstoffwechsels: Lipidinosen – Störung des Purinstoffwechsels: Lesch-Nyhan-Syndrom – Störungen des Kupferstoffwechsels: Wilson-Krankheit – lysosomale Störungen der weißen und grauen Hirnsubstanz: Mukopolysaccharidosen, Gangliosidosen, metachromatische Leukodystrophie

Tab. 5-7: Ursachen geistiger Behinderung – geordnet nach dem Zeitpunkt der Entstehung (Fortsetzung)

- Mitochondriopathien: Aspers-Syndrom (zerebrale Poliodystrophie), Leigh-Syndrom (supernekrorisierende Enzephalomyelopathie)
- hormonelle Störungen: angeborene Hypothyreose (Myxödem)
- erbliche Hirn- und Schädelmissbildungen (Missbildungs-Retardierungssyndrome): zahlreiche Syndrome, u. a.
  - Angelman-Syndrom
  - Cornelia-de-Lange-Syndrom
  - Laurence-Moon-Biedl-Bardet-Syndrom
  - Lowe-Syndrom (okulo-zerebro-renales Syndrom)
  - Möbius-Syndrom
  - Noonan-Syndrom
  - Prader-Willi-Syndrom
  - Rubinstein-Taybi-Syndrom
  - Sotos-Syndrom
  - Williams-Beuren-Syndrom

Fehlbildungen des Nervensystems (dysraphische Fehlbildungen)

- Fehlbildungen der Holoprosenzephalie-Arhinenzephalie-Gruppe
  - Porenzephalie
  - Makrozephalie
  - Mikrozephalie

Chromosomenanomalien

- Störungen der Körperchromosomen (autosomale Aberration): Trisomie 21, 18, 13
- Störungen der Geschlechtschromosomen (gonosomale Aberrationen): XXX-Konstitution (Bei XO-Konstitution [Ullrich-Turner-Syndrom] und XXY-Konstitution [Klinefelter-Syndrom] ist geistige Behinderung jeweils die Ausnahme; es gibt keinen Grund, diese Aberrationen noch in diesem Kapitel zur Intelligenzminderung aufzuführen.)
- Chromosomendeletionen: Cri-du-chat-Syndrom (Deletion am Chromosom Nr. 5)
- X-chromosomal gebundene Störungen: Marker-X-Syndrom
- Translokationen
- Rett-Syndrom

exogene Ursachen

- pränatal
  - Fetopathien durch Infektionen: HIV-Infektion; Röteln-Infektion und andere Virusinfektionen; Lues; Toxoplasmose; Zytomegalie
  - chemisch-toxisch verursachte Fetopathien: Alkohol, Medikamente, chronische Blei-Intoxikation
  - intrauterine Mangelernährung: Plazenta- und Nabelschnur-Anomalien; EPH-Gestose; bei Mehrlingsschwangerschaft fetofetale Transfusion; Rhesus-Inkompatibilität
- perinatal (Schädigungen zwischen der 24. Gestationswoche und der ersten Woche nach der Geburt)
  - hypoxisch-ischämische Enzephalopathie
  - Hirnblutungen
  - Erkrankungen des Neugeborenen mit ZNS-Beteiligung (Enzephalitis)
- postnatal
  - entzündliche Erkrankungen des ZNS (Enzephalitis, Keuchhusten-Enzephalopathie, postvakzinale Enzephalitis)
  - Schädel-Hirn-Trauma
  - Hirntumoren
  - Apnoen (Hypoxien)
  - Intoxikationen
  - hormonelle Störungen (Hypothyreose)
  - zerebrale Anfallsleiden

idiopathische Intelligenzminderung (unbekannte Ätiologie)

- unter Normvariante der multifaktoriellen Intelligenzveranlagung zu klassifizieren

5.1.5 Ätiologie und Pathogenese

Die Frage, inwieweit Intelligenzstörungen primär hirnorganisch oder durch Lerneinflüsse begründet sind, wird nach wie vor kontrovers diskutiert. Zwillings- und Adoptionsstudien lassen den Schluss zu, dass die Erblichkeit von Intelligenz zwischen 0,45 und 0,80 anzunehmen ist. Eine Erblichkeit von 0,45 würde bedeuten, dass die Intelligenz zu 55 % umweltbestimmt ist, ein Wert von 0,80, dass sie nur zu 20 % auf Umwelteinflüsse zurückzuführen ist. Ohne Zweifel ist die Intelligenzentwicklung multifaktoriell begründet.

Erbliche Faktoren und Umweltfaktoren nehmen starken Einfluss auf die Ausbildung von Intelligenzfunktionen. Auch wenn etwa 50% der Varianz der Intelligenzentwicklung durch genetische Faktoren bestimmt ist, so wird die Intelligenzentwicklung durch deprivierendes Milieu wesentlich gehemmt und durch intellektuell anregende Lebensverhältnisse wesentlich gefördert (s. zur Übersicht: Shaffer 1999).

In der Bewertung von Studien zur Erbe-Umwelt-Frage in der Intelligenzentwicklung ist die begrenzte Stabilität von IQ-Werten im Lebensverlauf zu beachten. Die Intelligenztestwerte in der Gruppe 4-jähriger Kinder korrelieren mit den IQ-Werten im Alter von zehn Jahren nur mit 0,66, mit 18 Jahren mit 0,42. Der Korrelationswert von 0,66 würde bedeuten, dass mit dem IQ-Wert der Gruppe 4-jähriger Kinder 43 % der Intelligenzvarianz der Gruppe 10-Jähriger erklärbar ist. Die Intelligenztestwerte der 8-Jährigen sind bereits wesentlich stabiler und korrelieren im Alter von zehn Jahren mit 0,88 und im Alter von 18 Jahren mit 0,70 (Honzik et al. 1948). Trotz der erheblichen Fortschritte in der Aufklärung von Ursachen geistiger Behinderung ist noch immer bei mehr als der Hälfte der Personen mit Intelligenzminderung die Ursache unbekannt.

Biologische Ursachen

In der Tradition der Forschung zu den Ursachen von geistiger Behinderung war die Unterscheidung von schwerer geistiger Behinderung (IQ < 50) und leichter geistiger Behinderung (IQ 50 bis 70) bestimmend (s. zur Übersicht: von Gontard 2001). Bei schweren Graden der Behinderung lassen sich 50–70 %, bei leichteren Schweregraden nur etwa 30–50 % ätiologisch aufklären.

Bei den schweren Graden geistiger Behinderung liegen die Ursachen überwiegend pränatal. Die dabei auch häufigeren perinatalen Komplikationen sind Ausdruck der bereits vorbestehenden Entwicklungsbeeinträchtigungen des Neugeborenen (Scott 1994). Die schwergradigen Intelligenzminderungen scheinen nicht familiär begründet, da die IQ-Verteilung bei den Angehörigen ersten Grades normal ist.

Bei leichter geistiger Behinderung werden signifikante IQ-Korrelationen zwischen den Geschwistern gefunden (Johnson et al. 1976). Häufiger als bei schwerer geistiger Behinderung finden sich ungünstige sozioökonomische Einflüsse (weiterführend: von Gontard 2001). Doch ist auch bei leichter Intelligenzminderung die Rate, die auf organische Ursachen zurückzuführen ist, hoch (Lamont u. Dennis 1988; Propping 1989; Stromme u. Hagberg 2000).

Unter entwicklungspsychiatrischen Aspekten lässt sich eine klassifikatorische Zuordnung der Ursache zum Zeitpunkt ihrer Einwirkung vornehmen. Dabei werden die Entstehungs- bzw. Schädigungszeitpunkte pränatal, perinatal und postnatal unterschieden (s. Tab. 5-7).

Genetisch determinierte Störungen der Intelligenzentwicklung betreffen oft auch zugleich körperliche und psychische Besonderheiten.

Die phänotypische Ausprägung einer genetischen Veranlagung (Spinath et al. 2004) unterliegt vielfältigen organischen und umweltbedingten Einflüssen, sodass vom Genotyp nur mit Wahrscheinlichkeitsangaben auf den Phänotyp geschlossen werden kann (Wolf 1995). Nach einer finnischen Geburtskohortenstudie wurden bei Kindern mit mäßiger (IQ 50–70) und schwerer (IQ < 50) Intelligenzminderung zu 58,8 % pränatale Ursachen identifiziert, 36,1 % galten als genetisch begründet, bei 33,6 % ließ sich keine Ursache eruieren (Heikura et al. 2005).

Hirnpathologische Korrelate sind mit den heute verfügbaren diagnostischen Verfahren bei vielen Patienten mit Intelligenzminderung nicht zu identifizieren. Die Befunde, wie sie durch zerebrale Bildgebung, elektrophysiologische Messungen und anatomisch-histologisch ermittelt werden können, sind weitgehend unspezifisch.

Hirnanatomisch finden sich bei Autopsien, insbesondere bei schwerer Intelligenzminderung, häufiger strukturelle Fehlbildungen, die wahrscheinlich meistens eine pränatale Ätiologie haben. Die Quoten von Sektionen mit pathologischen Befunden schwanken zwischen 65 % und 95 % (vgl. zur Übersicht: von Gontard 2001).

Histopathologische Befunde verweisen insbesondere auf eine signifikant reduzierte Dendritenlänge (Bossanyi et al. 1992). Die allerdings niedrige und unspezifische Korrelation zwischen anatomisch-histologischen Befunden und Intelligenzminderung spricht dafür, dass die Ursachen oft in funktionellen Systemen, z. B. auf der Ebene von Neurotransmittersystemen, elektrophysiologischen Prozessen oder metabolischen Funktionen zu suchen sind. Metabolisch ließ sich z. B. bei Patienten mit Down-Syndrom in der Positronenemissionstomographie (PET) ein veränderter Glukosestoffwechsel nachweisen (Schapiro et al. 1992).

Auf elektrophysiologischer Ebene im EEG und bei evozierten Potenzialen sind die Veränderungen unspezifisch.
Im EEG finden sich gehäuft unreife Muster (Gasser et al. 1988). Visuell evozierte Potenziale wurden hinsichtlich Amplituden und Latenzen als abnorm befundet (Ferri et al. 1994). Zerebrale Anfallsleiden und die hirnelektrische Anfallsäquivalente sind umso häufiger, je schwerer der Grad der geistigen Behinderung. Das Fragile X-Syndrom erklärt sich aus einer über Generationen entstandenen Verlängerung der CGG-Trinukleotid-Sequenz, deren Verlängerung im Ergebnis die Bildung des Genprodukts FMR1-Protein verhindert, dessen Mangel wahrscheinlich Überproliferation zerebraler Zellen mit sich bringt; Umwelteinflüsse scheinen gleichzeitig den Phänotyp mitzubestimmen (Dyer-Friedman et al. 2002). Auf molekulargenetisch identifizierte Genmutationen gehen z. B. das Prader-Willi-Syndrom (15q11-13) oder das Taybi-Syndrom (16p13.3) zurück. Als kausal für das Rett-Syndrom wurden Mutationen des MeCP2-Gens auf dem langen Arm des X-Chromosoms (xq28) identifiziert; das Fehlen des MeCP2-Proteins resultiert letztlich in einer fortgesetzten Transkribierung von genetischer Information, die normalerweise mit der Reifung des ZNS inaktiviert wird (Kerr 2002; weiterführend von Gontard 2003).
Die genetische Aufschlüsselung der geistigen Behinderung steht vor einer rasanten Entwicklung, sie ist jedoch aufgrund der Unspezifität von Intelligenzminderung und der Vielzahl von Syndromen überaus komplex. Hinzu kommt, dass bei gegebenem Genotyp der Phänotyp von zahlreichen Einflüssen mitbestimmt ist (u. a. Mosaike von Zelllinien; Antizipation, wobei der Phänotyp von der von Generation zu Generation zunehmenden Zahl mutierter Trinukleotid-Sequenzen abhängt; genomic imprinting, mit dem der Phänotyp bei väterlicher Herkunft anders ist als bei mütterlicher Übertragung) und ein Phänotyp unterschiedliche genetische Begründung haben kann. Dennoch sind einige Entschlüsselungen gelungen.

Psychosoziale Einflüsse

Das Niveau der Intelligenzentwicklung ist erheblich durch Umweltanregungen beeinflusst. Bei 4-jährigen Kindern, bei welchen es zu einer IQ-Minderung von 8 bis 20 Punkten kam, fanden sich folgende Lebensverhältnisse (Shaffer 1999):

- Kind ist Angehöriger einer Minderheitengruppe
- Haushaltsvorstand ist arbeitslos oder ungelernter Arbeiter
- Mutter hat keinen Hochschulabschluss
- Familien mit vier und mehr Kindern
- Abwesenheit des Vaters
- viele familiäre Stresserlebnisse
- rigide elterliche Erziehungspraktiken
- überängstliche und unzufriedene Mutter
- schlechte Gesundheit der Mutter
- keine positiven Gefühle der Mutter gegenüber dem Kind

Die Frage ist, ob Umwelteinflüsse so stark sein können, dass eine klinisch relevante Intelligenzminderung resultieren kann, und ob – umgekehrt – durch eine optimale Förderung eine primäre Intelligenzminderung in den Normbereich geführt werden kann (Shaffer 1999). Die Ergebnisse von drei Längsschnittstudien aus dem deutschen Sprachraum sind hierzu aufschlussreich. In der bayerischen Entwicklungsstudie (Wolke u. Meyer 1999) wurde die Entwicklung von Kindern über die ersten neun Lebensjahre untersucht, die innerhalb der ersten zehn Lebenstage wegen organischer Komplikationen in eine Kinderklinik eingewiesen worden waren. Verglichen wurde die Entwicklung von „sehr früh geborenen Kindern“ (Tragzeitwochen: < 32), „neonatalen Risikokindern“ (Tragzeitwochen: > 31) und „reif geborenen Kontrollkindern“. Sehr Frühgeborene hatten im neunten Lebensjahr mehr als 10-mal häufiger kognitive Defizite als reif geborene Kontrollkinder, oft waren gleichzeitig Intelligenz und die Leistungen im Lesen, Schreiben und Rechnen sowie in der Sprachentwicklung signifikant beeinträchtigt. 22 % der sehr früh Geborenen besuchten eine Sonderschule. Die Hochrisikokinder mit normaler Tragzeit hatten ebenfalls häufiger kognitive Probleme. Diese wurden jedoch ab dem dritten Lebensjahr besser durch soziale als durch organische Risikofaktoren erklärt. Bei den sehr früh Geborenen waren die langfristigen Defizite hingegen wahrscheinlich hirnorganischer Natur, denn in dieser Gruppe waren nicht psychosoziale Faktoren, sondern geringe neonatale Komplikationen, geringe Intensität der Versorgung und frühes Kopfaufholwachstum protektive Indikatoren. Größere Frühgeborene (Tragzeitwochen: > 31) profitierten in der Intelligenzentwicklung im Unterschied zu den sehr früh Geborenen auch signifikant von psycho-pädagogischen Maßnahmen in der frühen Kindheit. Die Sozialschicht hatte einen sehr signifikanten Einfluss auf die intellektuelle Fähigkeiten – sowohl in der Gruppe der sehr früh Geborenen als auch in der Gruppe der Kontrollkinder (s. Abb. 5-1).
Aber die Auswirkungen der Tragzeit und damit verbundene organische Komplikationen waren im Alter von 8½ Jahren auf den IQ stärker als der Effekt der Sozialschicht. Die Auswirkungen von sehr früher Geburt und Sozialschicht wirkten additiv. Neonatale (Tragzeit: 32–36 Wochen) mit leichtem bis mittlerem neonatalen Risiko waren langfristig kaum in ihrer kognitiven Entwicklung beeinträchtigt. Hohes neonatales Risiko wirkt sich auch bei den größeren Früh- und Reifgeborenen signifikant auf den IQ aus. Bei niedrigem bis mittlerem Risiko und selbst bei hohem neonatalen Risiko haben Kinder unter den Förderbedingungen der Oberschicht die

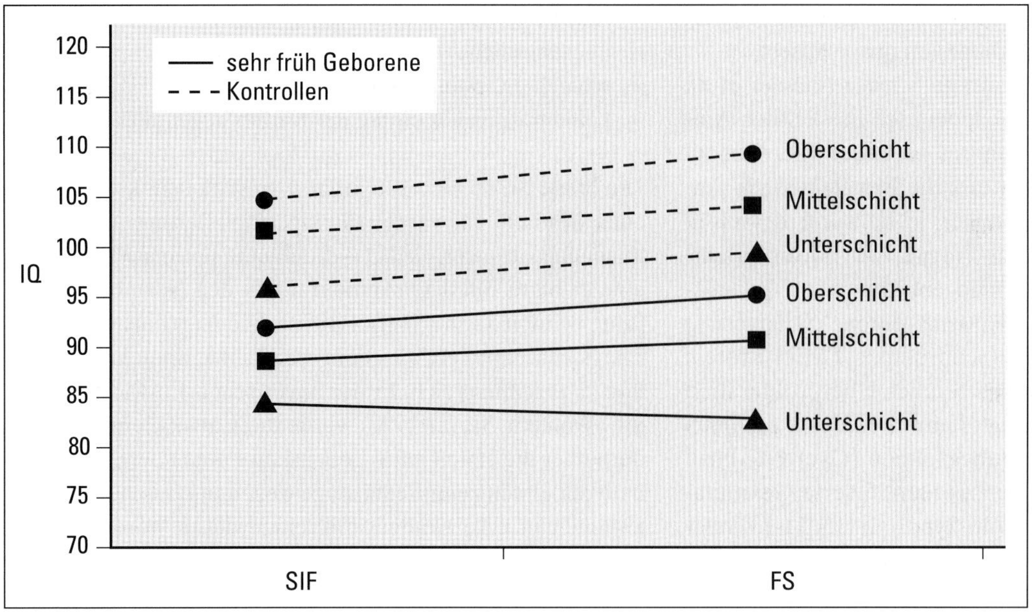

Abb. 5-1: Standardwerte (IQ-Scores) der sehr früh Geborenen und Kontrollen in Kaufmann-ABC mit 8½ Jahren – nach Sozialschicht aufgespalten (SIF = Skala intellektueller Fähigkeiten; FS = Fertigkeitenskala; mod. nach Wolke u. Meyer 1999)

Chance zu einer Normalisierung der Intelligenzentwicklung (s. Abb. 5-1).

Diese Ergebnisse spiegelten sich auch in der Schullaufbahn wider. Nur 40,1 % der sehr früh Geborenen gingen in eine altersgemäße Klasse. 41,9 % der sehr früh Geborenen, die eine Sonderschule besuchten, gingen in eine Sonderschule für Lernbehinderte, 29 % in eine Schule für geistig Behinderte,

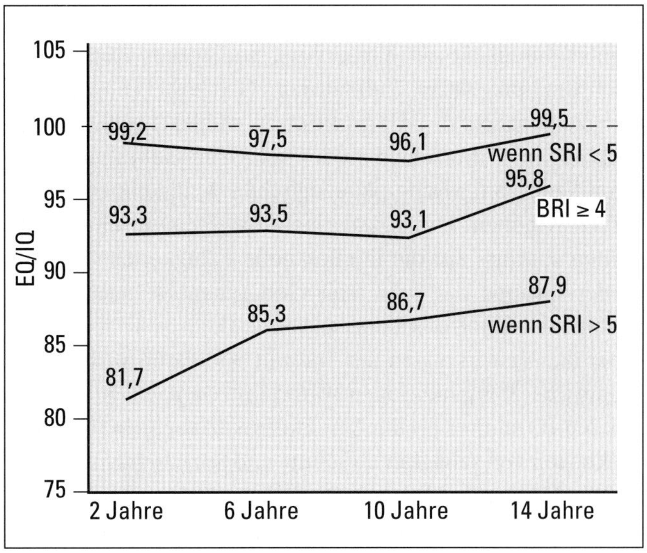

Abb. 5-2: Intelligenzentwicklung perinataler Risikokinder (BRI = Anzahl der für jedes Kind zutreffenden biologischen Risiken [≥ 4 in Abhängigkeit vom familiären Milieu]; SRI = sozialer Risikoindex, Anzahl der für jedes Kind zutreffenden psychosozialen Risiken; mod. nach Meyer-Probst u. Reis 1999)

17,1 % in eine Blinden-, Gehör- oder Körperbehindertenschule und 11,3 % in eine Sonderschule für Sprachgestörte (Wolke u. Meyer 1999, S. 29). Die frühe psycho-pädagogische Förderung führte bei den Kindern mit einem Geburtsgewicht von über 2000 g zu einem durchschnittlichen IQ-Anstieg von 4–5 IQ-Punkten mit fünf und acht Jahren, während dies bei Kindern mit einem Geburtsgewicht unter 2000 g nicht erreicht werden konnte. Die Ergebnisse der bayerischen Entwicklungsstudie zeigen auf, dass psychosoziale Einflüsse die Intelligenzentwicklung wesentlich beeinflussen können, sodass protektive Faktoren zu einer Normalisierung der Intelligenzentwicklung im Kindesalter führen können. Dies gilt aber nur dann, wenn die zentralnervösen Voraussetzungen für hinreichende Plastizität vorliegen, was bei sehr früh Geborenen mit einer bis ins zweite Lebensjahr persistierenden Entwicklungsverzögerung in aller Regel nicht mehr zu erwarten ist.

Mit der Rostocker Längsschnittstudie wurde die Interaktion zwischen perinatalen Risikofaktoren und Umweltverhältnissen von der Geburt bis zum Alter von 25 Jahren verfolgt (Meyer-Probst u. Reis 1999). Über 200 Kinder wurden prospektiv bei der Geburt und im Alter von 2, 6, 10, 14, 20 und 25 Jahren nachuntersucht. Die Abhängigkeit der Intelligenzentwicklung bei perinatalen Risikokindern geht aus der Abbildung 5-2 hervor. Die Zürcher Longitudinalstudie ergab, dass die Korrelation von Entwicklungsquotienten (EQ) der ersten Lebensjahre und Intelligenzquotienten (IQ) im Schulalter bei Kindern mit normaler Geburtsanamnese keine prognostische Aussage zulässt, eher jedoch für frühgeborene Kinder, sehr valide ist jedoch die Vorhersage für Kinder mit geistiger Behinderung (Neuhäuser 2004). Den-

noch ist die Einzelfallprognose in uneindeutigen Fällen langfristig nur vage möglich und eine Verlaufsdiagnostik unerlässlich.
Wenn der soziale Risikoindex (SRI) unter 5 lag, also das psychosoziale Risiko gering war, so erschien die Intelligenzentwicklung normal, während bei SRI über 5 die Intelligenzentwicklung signifikant erniedrigt war. Der Einfluss des familiären Milieus war also auch in der ehemaligen DDR ausschlaggebend, obwohl die Betreuung der Mehrzahl der Kinder in Kinderkrippen und modernen Ganztagseinrichtungen erfolgte.
Die Mannheimer Längsschnittstudie zur „Pathogenese neuropsychiatrischer Störungen bei Kindern mit biologischen und psychosozialen Risiken" stützt sich auf Daten einer prospektiven Längsschnittstudie an einer Kohorte von 362 Kindern von zwei Geburtsjahrgängen. Der Einfluss organischer und psychosozialer Risiken auf die Entwicklung im Alter von 4½ Jahren ist in der Abbildung 5-3 veranschaulicht. Aus der Abbildung wird ersichtlich, dass die Varianzen der kognitiven Entwicklung und – in noch stärkerem Maße – diejenigen der sozial-emotionalen Entwicklung stärker durch psychosoziale Einflüsse und weniger durch organische Risikofaktoren erklärt sind, während dies für die motorische Entwicklung umgekehrt zu sein scheint. Dabei ließ sich nachweisen, dass der Einfluss entwicklunghemmender psychosozialer Risiken durch ein positives Mutter-Verhalten in der frühen Interaktion mit dem Säugling weitgehend kompensiert werden kann (Laucht et al. 1998).
Die Verzögerungen und Einschränkungen von kognitiver Entwicklung, Erlebens- und Verhaltensbesonderheiten sowie die Beeinträchtigungen zerebraler Informationsverarbeitung (z. B. in Aufmerksamkeitssteuerung, sprachlichem Gedächtnis, Lernstrategien, Problemlösestrategien, Analogiebildung) führen zu erzieherischen Reaktionstendenzen, die durch vermehrte Hilfestellung und stärkere Steuerung gekennzeichnet sind. Inadäquate Hilfe und übermäßige Steuerung können Hemmnisse für Selbstwert- und Selbstständigkeitsentwicklung sein (weiterführend Sarimski 2000; 2001).

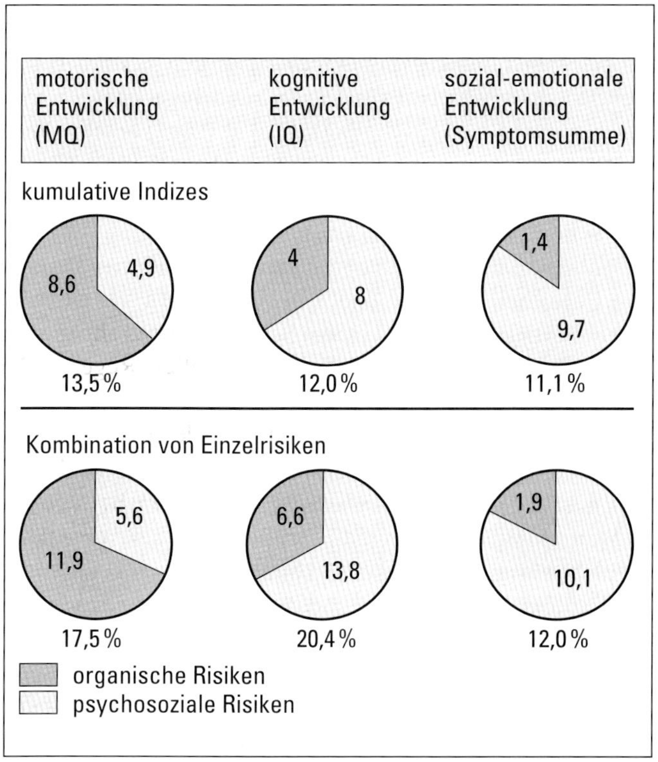

Abb. 5-3: Einfluss organischer und psychosozialer Risiken auf die Entwicklung im Alter von 4½ Jahren: Anteile erklärter Varianz (adjustierte R^2 in %; MQ = motorischer Entwicklungsquotient; IQ = Intelligenzquotient; mod. nach Laucht et al. 1998)

Multifaktorielles Ätiologiemodell

Störungen der Intelligenzentwicklung ergeben sich im Wesentlichen aus hereditären Faktoren, nicht hereditären hirnorganischen Ursachen (chromosomal nicht hereditär, exogen), als Normvariante der multifaktoriellen Intelligenzveranlagung und schließlich auch durch schwere anhaltende frühkindliche Deprivation.

> Je schwerer der Grad der geistigen Behinderung, desto häufiger treten weitere organische und auch psychiatrische Begleitstörungen hinzu, die sich wiederum hemmend auf die Intelligenzentwicklung auswirken.

Grundsätzlich wirken sich ungünstige deprivierende psychosoziale Verhältnisse nachteilig auf die Intelligenzentwicklung aus. Protektive günstige psychosoziale Einflüsse können bei Frühgeborenen mit 32–35 Tragzeitwochen und bei Reifgeborenen mit niedrigen, mittleren und auch schweren biologischen Risikofaktoren zu einem normalen Intelligenzniveau beitragen. Bei sehr früh Geborenen mit hohem biologischen Risiko (weniger als 31 Tragzeitwochen) scheint durch die gegenwärtig verfügbaren medizinischen und psycho-pädagogischen Frühfördermaßnahmen keine signifikante Anhebung des Intelligenzniveaus im Kindesalter möglich. Mit dem Älterwerden der Kinder mit geringem bis mittelgradigem biologischen Risiko nimmt die Bedeutung psychosozialer Einflüsse auf die kognitive Entwicklung relativ zu den biologischen Risikofaktoren zu. Biologische und psychosoziale Risiken wirken sich hinsichtlich der kognitiven Entwicklung additiv aus.
Für die erhöhte organische wie auch psychiatrische Komorbidität sind mit zunehmendem Schweregrad der geistigen Behinderung hirnorganische Schädigungen oder Beeinträch-

tigungen der Hirnentwicklung direkt ausschlaggebend. Die erhöhte Rate psychiatrischer Morbidität erklärt sich aber auch sekundär aus Problemen der psychischen Bewältigung von Lebensbeeinträchtigungen, die sich mit der Intelligenzminderung ergeben. Während bei schwergradiger Intelligenzminderung (IQ < 50) bei 60–75 % der Betroffenen spezifische organische oder genetische Ursachen identifiziert werden können, gelingt dies nach wie vor bei milderen Formen der Intelligenzminderung nur in weniger als der Hälfte der Individuen mit Intelligenzminderung. Die daraus abgeleitete Schlussfolgerung, dass bei milderen Graden der Intelligenzminderung vorwiegend multifaktorielle genetische Einflüsse und somit die normale Varianz der Intelligenzentwicklung in der Bevölkerung Ausdruck findet, wird dadurch relativiert, dass mit verbesserten diagnostischen Methoden auch für die leichtgradigen Intelligenzminderungen vermehrt biologische Ursachen identifiziert werden.
Unter entwicklungspsychiatrischer Sicht ist die Unterscheidung von pränatalen, perinatalen und postnatalen organischen oder genetischen Ätiologien zweckmäßig. Pränatale Ursachen sind wahrscheinlich bei 75–90 % der Betroffenen der schwergradigen Intelligenzminderungen ausschlaggebender als perinatale und postnatale Ursachen. Zu den **pränatalen** Ursachen gehören im Wesentlichen:

- genetische Ursachen
- chromosomale Anomalien
- mütterliche Infektionen in der Schwangerschaft
- toxische Einwirkungen in der Schwangerschaft
- strukturelle und funktionelle Entwicklungsstörungen des Gehirns

Zu den **perinatalen** Ursachen (Zeitraum zwischen der 24. Gestationswoche und der ersten Woche nach der Geburt) gehören:

- intrapartale Versorgungsstörungen, die zu Mangelernährung führen
- akute hypoxische Enzephalopathien (infolge von Asphyxie)
- hypoxisch-ischämische Hirnschäden
- Hirnblutungen
- Faktoren extrem unreifer Frühgeburt

Postnatale, also nach der ersten Lebenswoche erworbene Ursachen für Intelligenzminderungen sind:

- Apnoe-Zustände („Beinahe-Kindstod")
- bakterielle Hirnhautentzündung
- virale Enzephalitiden
- demenzielle Prozesse
- toxische Hirnschädigungen
- Hirntumoren
- Schädel-Hirn-Traumata
- Impfschäden
- zerebrale Anfallsleiden
- hormonelle Störungen

Der Anstieg des Risikos für Down-Syndrom mit dem Alter der Mutter bei der Geburt des Kindes ist ein Beispiel für eine **entwicklungsbiologische** Kausalität.
Die Verursachung der Intelligenzminderung ist grundsätzlich multifaktoriell. Auch bei Erkrankungen, die genetisch dominant vererbt werden, lässt sich der Phänotyp für das einzelne Individuum nicht im Voraus beschreiben. Es ist von einer Interaktion organischer Bedingungen und einer Interaktion organischer Bedingungen mit wiederum interaktiven Umwelteinflüssen zu rechnen. Auch bei exogener hirnorganischer Schädigung spielen Faktoren des Entwicklungsalters (der Hirnreife), polygenetische und psychosoziale Einflüsse eine Rolle. Die Erklärung der individuellen Ausprägung von Intelligenzminderung ergibt sich aus dem Zusammenhang polygenetischer, nichtgenetischer organischer Bedingungen und psychosozialer Einflüsse.

5.1.6 Diagnose und Differenzialdiagnostik

Das diagnostische Vorgehen zur Bestimmung von Art und Ausmaß und den jeweils individuellen kausalen Zusammenhängen von Intelligenzminderung ist in den Leitlinien der Deutschen Gesellschaft für Kinder- und Jugendpsychiatrie, Psychosomatik und Psychotherapie et al. (2007) beschrieben. Bestimmend ist das **multiaxiale Grundverständnis** (Remschmidt et al. 2001). Demzufolge sind neben der Erfassung der Symptome der Intelligenzminderung (Achse III) die Diagnostik der Entwicklung umschriebener Fertigkeiten in den Bereichen Motorik und Sprache sowie in den schulischen Fertigkeiten des Lesens, Schreibens und Rechnens (Achse II), der körperlichen Befindlichkeit (Achse IV), der psychosozialen Umstände (Achse V) und des Anpassungsniveaus im schulischen, familiären und sozialen Umfeld (Achse VI) erforderlich. Besondere Sorgfalt verlangt die Diagnostik der psychiatrischen Begleitsymptomatik (Achse I). Weil Menschen mit Intelligenzminderung sich sprachlich oft nicht hinreichend verständlich machen können, kommen der Exploration der Eltern und der Verhaltensbeobachtung besondere Bedeutung zu.
Die **Exploration** zielt auf die Erfassung kognitiver Fähigkeiten (Denken, Wahrnehmung, Gedächtnis, Lernfähigkeit). Zu erfragen sind Fertigkeiten in der sprachlichen und motorischen sowie emotionalen und sozialen Entwicklung, Temperamenteigenschaften, lebenspraktische und schulische Fertigkeiten, der Grad der Eigenständigkeit und Selbstbestimmtheit in der Freizeit sowie im Ernährungsverhalten

und in der Körperhygiene. Das Anpassungsverhalten im außerfamiliären Umfeld ergibt sich durch Exploration von Bezugspersonen aus Frühförderstellen, Kindergarten, Schule, Tagesstätte bzw. aus dem außerfamiliären Wohnbereich und dem beruflichen Umfeld. Unerlässlich sind die Ermittlung der biologischen und psychosozialen Entwicklungsvoraussetzungen, die Exploration der bisherigen diagnostischen und therapeutischen Maßnahmen mit Nutzung der mündlichen und schriftlichen Angaben aus ärztlichen Praxen und Kliniken.

In der Untersuchungssituation ist die **Beobachtung des Verhaltens** und der sozialen Interaktion mit den vertrauten Bezugspersonen, dem untersuchenden Personal bei Kontaktaufnahme und der Interaktion während der internistisch-neurologischen Untersuchung, psychologischen Testung oder spielerischen Interaktion diagnostisch informativ.

Die **Krankheitsanamnese** ist zu erheben. Prä-, peri- und postnatale Risiken und auch protektive Faktoren, die Entwicklungsschritte von Motorik, Sprache und Sauberkeit, Verlaufsaspekte der Symptomentwicklung, ihr Beginn, ihre Intensität und gegebenenfalls ihre Progredienz sind zu erfassen. Aus der **Familienanamnese** ergeben sich Hinweise für Erkrankungen, Behinderungen und belastende Lebensverhältnisse bzw. protektiv nutzbare Ressourcen in der Familie und im sozialen Netzwerk der Familie. Bei genetischen Erkrankungen empfiehlt sich ein Stammbaum (weiterführend: Neuhäuser 1999). Zu erfragen sind die familiären Bedürfnisse und Zielsetzungen, die Sorgen und Wünsche der Eltern sowie die diagnostischen, therapeutischen und institutionalisierten Ressourcen im Wohnbereich der Familie.

Die **organische Morbidität** (zerebrales Anfallsleiden, Sinnesbehinderungen, Zerebralparesen, Fehlbildungssyndrome, Stoffwechselerkrankungen, Chromosomenaberrationen und genetische Erkrankungen) ist zu beachten.

Von der psychiatrischen Morbidität sind insbesondere autistische Störungen, hyperkinetisches Verhalten, Stereotypien, autoaggressive und fremdaggressive Reaktionstendenzen, Ess-Störungen (Pica, Rumination, Polyphagie, Polydypsie) und Ausscheidungsstörungen relevant.

Von den **Rahmenbedingungen** sind familiäre Bewältigungsstrategien, elterliches Erziehungsverhalten, familiäre Einstellung zu Erkrankungen und zur Entwicklungsförderung des Kindes, familiäre emotionale Beziehungen zum Kind und des Kindes zu den Angehörigen, die Kooperationsbereitschaft und Kooperationsfähigkeit von Familienangehörigen hinsichtlich der Förderung des Kindes bedeutsam.

Die **Intelligenz- und Entwicklungsdiagnostik** ist unerlässlich. Nicht immer ist die Durchführung eines standardisierten Intelligenztests möglich. Die üblichen Tests sind u. a.:

- Hamburg-Wechsler-Intelligenztest für Kinder (HAWIK-III, Tewes et al. 2000)
- Hamburg-Wechsler-Intelligenztest für Erwachsene (HAWIE-R, Tewes 1991)
- Kaufmann-Assessment Battery for Children (K-ABC, Melchers u. Preuss 1991)
- Snijders-Oomen non-verbaler Intelligenztest (SON-R für Kinder von 2½ bis 7 Jahren, Tellegen et al. 1998; SON-R für Kinder von 5½ bis 17 Jahren, Snijders et al. 1997)

Daher kommen Verfahren zur Einschätzung des Entwicklungsstandes infrage, z. B.:

- Denver-Entwicklungsskalen (Flehmig et al. 1973)
- Münchner funktionelle Entwicklungsdiagnostik (Köhler u. Egelkraut 1994)
- Vineland-Skala, Social Maturities Scale (vgl. Bondy et al. 1975)

Die „Testbatterie für geistig behinderte Kinder" (TBGB, Bondy et al. 1975) bezieht sich auf die Population von Kindern mit Intelligenzminderung. Die Psychodiagnostik kann ergänzt werden durch Arbeitsproben (z. B. Malen, Spielen, Fertigkeiten beim Essen, Anziehen) und die Überprüfung umschriebener Entwicklungsbereiche (Sprache durch Sprachentwicklungstests für zweijährige (SETK-2) bzw. für drei- bis fünfjährige Kinder (SETK3-5: Grimm et al. 2000; 2001) und den „Heidelberger Sprachentwicklungstest" [HSET], Grimm u. Schöler 1998; visuelle Wahrnehmung durch den „Frostig-Entwicklungstest" [FEW], Lockowandt 1996). Für die Erfassung der sozialen Anpassungsfähigkeit eignet sich die „Vineland-Social-Maturity-Scale" (weiterführend: Baving u. Schmidt 2000). Zur Einschätzung von Alltagsfertigkeiten eignen sich die Vineland-Skala und das Heidelberger Kompetenz-Inventar, mit dem praktische Fertigkeiten (Nahrungsaufnahme, hauswirtschaftliche Fertigkeiten), kognitive Kompetenzen (Verkehrsverhalten, Umgang mit Geld, Lese-Schreibvermögen) und soziale Kompetenzen (u. a. Selbstkontrolle, Regelverhalten) erfasst werden (Holtz et al. 1998).

Die **medizinische Labordiagnostik** beinhaltet regelhaft die entwicklungsneurologische Untersuchung (Orth 2004), Seh- und Hörprüfung, elektrophysiologische Untersuchungen, Untersuchungen mit bildgebenden Verfahren, serologisch-immunologische Tests, Hormonanalysen und – bei entsprechender Indikation – Liquoruntersuchungen, Biopsien, zytogenetische und molekulargenetische Untersuchungen (Deutsche Gesellschaft für Kinder- und Jugendpsychiatrie, Psychosomatik und Psychotherapie et al. 2007). Eine EEG-Untersuchung ist immer bei Verdacht auf ein zerebrales Anfallsleiden, akuter Hirnerkrankung oder demenzieller Entwicklung indiziert. Dies gilt auch vor allem für die Magnetresonanztomographie. Stoffwechseluntersuchungen sind bei Verdacht auf Stoffwechselstörung, degenerativer Erkrankung (auch familiär), demenzieller Entwicklung und klinischen Veränderungen (z. B. Hepatomegalie, Augenveränderung) angezeigt. Indikationen zur genetischen Beratung sind die Behinderung eines Geschwisterkindes, genetische Erkrankung in der Familie, Blutsverwandtschaft der Eltern und höheres Lebensalter der Eltern (weiterführend: Neuhäuser u. Steinhausen 2003a). In der Regel sind es die Eltern, die zunächst und meist bereits im Säuglingsalter durch erzieherische und pflegerische Schwierigkeiten auf eine zunächst meist unspezifische Symptomatik aufmerksam werden. Ihre Hinweise sind daher stets ernst zu nehmen und geben Anlass zu einer systematischen Diagnostik.

Eine Intelligenzminderung äußert sich meist durch eine verzögerte motorische und sprachliche Entwicklung innerhalb der ersten drei Lebensjahre, während bei leichteren Formen die Beeinträchtigung erst im Kindergarten- oder Schulalter erkannt wird.

Aus diesen Gründen ist die Diagnostik von Kindern mit kognitiven Entwicklungsstörungen stets längsschnittlich begleitend (Schlack 2004). Dies ist auch deshalb notwendig, weil die Symptome und Auswirkungen bei einer Intelligenzminderung im Säuglingsalter, Kindes- und Jugendalter eine jeweils andere Ausprägung und Bedeutung haben und sich für jede Entwicklungsaufgabe neue diagnostische, therapeutische und spezifisch pädagogische und rehabilitative sowie auch sozialrechtliche Aufgabenstellungen ergeben. Dabei ist zu beachten, dass die psychodiagnostischen Verfahren zur Intelligenzeinschätzung in den unteren Bereichen unzureichend differenzieren, sodass der Verhaltensbeobachtung sowie den Angaben der Angehörigen und weiteren Bezugspersonen besondere Bedeutung zukommen. Aufgrund der hohen Komorbiditätsraten mit psychiatrischen und organischen Erkrankungen ist eine **interdisziplinäre und differenzialdiagnostisch orientierte Verlaufsdiagnostik** kennzeichnend. Nicht selten sind nicht die Lernprobleme sondern die Verhaltensstörungen für die Eltern die wesentliche erzieherische Herausforderung (Baker et al. 2002).

Der **Differenzialdiagnostik** dienen Eigen- und Familienanamnese zu biologischen und psychosozialen Einflüssen, die internistisch-neurologische Untersuchung, die Entwicklungsdiagnostik, der psychopathologische Befund und die bereits bezeichneten apparativen und Laboruntersuchungen. Differenzialdiagnostisch voneinander abzugrenzen sind:

- tiefgreifende Entwicklungsstörungen (autistische Störungen, F 84)
- desintegrative Psychosen (F 84.3)
- demenzielle Erkrankungen
- Seh-, Hör- und andere Sinnesbehinderungen
- Sprachentwicklungsstörungen
- Störungen der Psychomotorik
- Störungen der schulischen Fertigkeiten des Lesens, Schreibens und Rechnens
- Lernstörungen ohne Intelligenzminderung, wie sie sekundär infolge primärer psychiatrischer Erkrankungen (z. B. schizophrene Psychose, depressive Entwicklung, Angststörung oder massiver Vernachlässigung und Misshandlung des Kindes) auftreten können

5.1.7 Behandlung und Prävention

Die Zusammenhänge von Krankheit und Behinderung mit Maßnahmen der Prävention, Therapie, Erziehung und Rehabilitation sind in der Abbildung 5-4 veranschaulicht.

Zur Indikation von ambulanter, teilstationärer und stationärer Behandlung

Behandlung, pädagogische Führung und soziale Eingliederung von Kindern und Jugendlichen mit Intelligenzminderung vollziehen sich, solange wie möglich, im familiären Lebensfeld. Die familiäre Lebensführung der Kinder wird je nach Schweregrad der Intelligenzminderung und der Morbidität medizinisch, psychologisch, spezifisch pädagogisch und rehabilitativ unterstützt.

Im Vorschul- und Schulalter werden die Kinder mit Intelligenzminderung heute weit überwiegend im familiären Rahmen ambulant betreut. Eine teilstationäre Intervention ist indiziert, wenn diagnostische und therapeutische Maßnahmen ambulant nicht durchführbar sind und die alltägliche Fahrt zwischen Elternhaus und Klinik mit annehmbaren Zeitaufwand möglich ist.

Stationäre Diagnostik und Therapie sind insbesondere bei schwergradiger Intelligenzminderung und komplexen schwergradigen komorbiden Störungen notwendig. Prädiktoren für die Einweisung in eine stationäre psychiatrische Behandlung sind aggressives Verhalten und psychotische Störungen (Cowley et al. 2005). Die Einstellung medikamentöser Behandlung empfiehlt sich oft auch zunächst im stationären Rahmen.

Historisch stand nach dem Nazi-Regime in Deutschland in der Behindertenhilfe die Eltern-Selbsthilfe im Vordergrund, was in der Gründung der „Bundesvereinigung Lebenshilfe für das geistig behinderte Kind" am 23. November 1958 in der Klinik für Kinder- und Jugendpsychiatrie in Marburg Ausdruck fand. Mit den Möglichkeiten zur Entwicklungsförderung wurde erreicht, Menschen mit geistiger Behinderung immer entschiedener nicht nur als „förderbedürftig", sondern als zur Selbstbestimmung, Mitbestimmung und Mitverantwortung Befähigte anzuerkennen und ihre aktive Teilhabe an der Gesellschaft zu erweitern (Conrads u. Frühauf 2003).

Entwicklungsabhängige Strukturen und sozialintegrative Konzepte

Frühförderung

Früherkennung, frühe Hilfe und Behandlung, spezielle Erziehung und soziale Integration in Zusammenarbeit mit der Familie des Kindes mit geistiger Behinderung in seinen ersten drei Lebensjahren und gegebenenfalls bis zur Einschulung sind Aufgaben der Frühförderung. Konzeptionell sollte eine hauptverantwortliche Fachkraft mit der Familie einen Förderplan, der Ziele, Methoden und die interdisziplinäre Koordination der Maßnahmen beschreibt, entwickeln und fortschreiben. Institutionalisiert in (sozialpädiatrischen) Zentren, Spezialambulanzen der Kliniken für Kinder- und Jugendpsychiatrie, Kinderkliniken und pädagogischen Frühförderstellen (über 850 in der Bundesrepublik), erfolgt die Frühförderung ambulant oder mobil, in Kliniken auch stationär. Sie umfasst neben ärztlicher Betreuung in der Regel psychologische Beratung und Familienarbeit und – je nach Indikation – heilpädagogische Entwicklungsförderung, Ergotherapie, Krankengymnastik, Logopädie, Musiktherapie, verhaltenstherapeutische Hilfen, familienentlastende Dienste und sozialrechtliche Beratung (Speck u. Thurmaier 1989; Speck u. Warnke 1989; Schlack 1995; 2002b; 2004; Straßburg et al. 2002; Warnke 2002; 2003; Sohns 2000; Leyendecker u. Horstmann 2002).

Kindergarten-Hilfe im Elementarbereich und schulische Förderung

Vorschulisch geschieht die spezifisch pädagogische Förderung, ergänzend zur Frühtherapie und Frühförderung, auch in so genannten „integrierten Gruppen" von Kindergarten und durch schulvorbereitende Einrichtungen in Kooperation mit den Familien. Die pädagogische Förderung wird innerhalb der Einrichtung oder extern durch spezifische Therapien (wie z. B. Krankengymnastik, Logopädie und Ergotherapie sowie spezielle ärztliche oder verhaltenstherapeutische Maßnahmen) unterstützt (Mühl 2003).
Die schulische Förderung ist in den einzelnen Bundesländern unterschiedlich geregelt (Mühl 2003; Frühauf 1996). Prinzipiell bestehen neben integrierenden (Integrationsklassen) oder kooperativen Beschulungsformen (Kooperations-

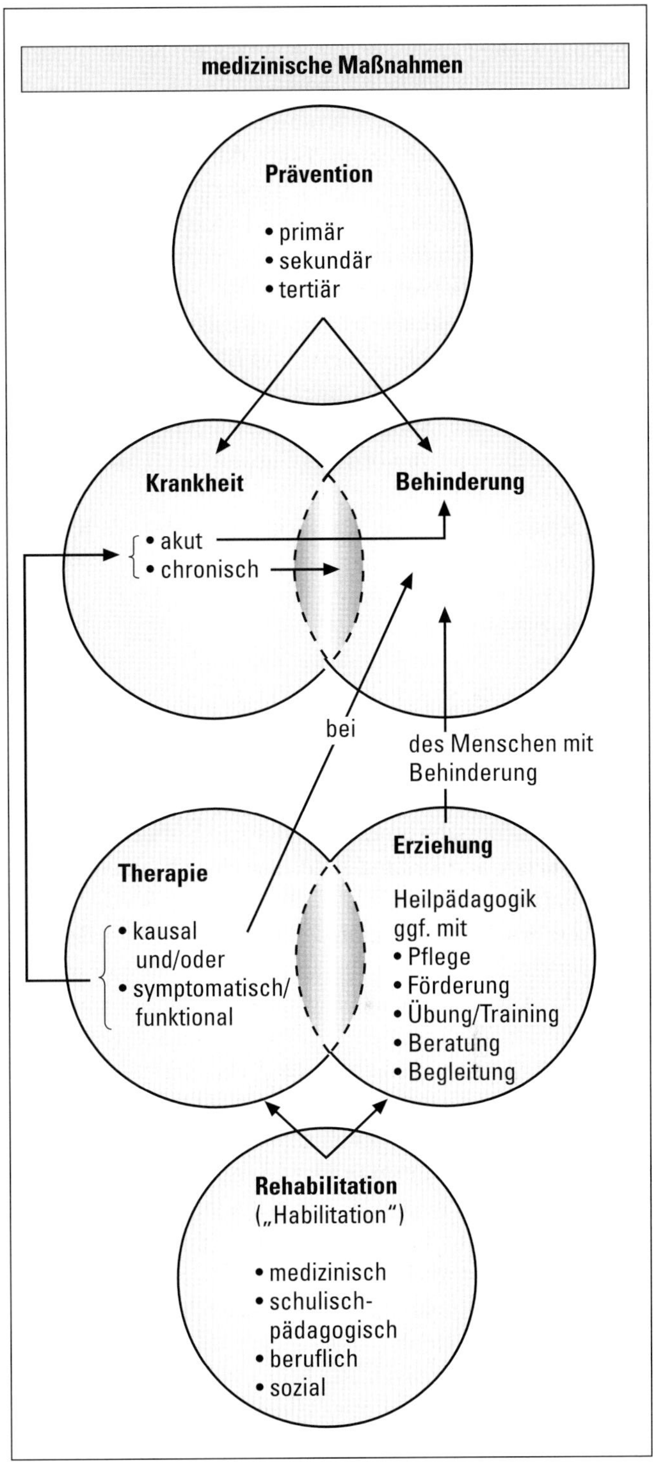

Abb. 5-4: Zusammenhänge und Unterschiede zwischen Krankheit und Behinderung, Therapie und Erziehung, Prävention und Rehabilitation (nach Krebs 1990)

klassen) Schulen zur individuellen Lernförderung (Schulen für Kinder mit Lernbehinderungen, IQ: ca. 50 bis 70) und Schulen zur individuellen Lebensbewältigung (Schulen für Kinder mit geistiger Behinderung, IQ: ca. unter 50). Nach neuem Sprachgebrauch, eingeführt durch Beschlüsse der Kultusministerkonferenz (2002), gliedert sich das Sonderschulwesen in Deutschland nach „Förderschwerpunkten" mit folgenden Bezeichnungen:

- Lernen (früher: Lernbehinderte)
- Geistige Entwicklung (früher: Geistigbehinderte)
- Sehen (früher: Sehbehinderte und Blinde)
- Hören (früher: Schwerhörige und Gehörlose)
- Sprache (früher: Sprachbehinderte)
- körperliche und motorische Entwicklung (früher: Körperbehinderte)
- emotionale und soziale Entwicklung (früher: Verhaltensgestörte)
- Förderschwerpunkt übergreifend bzw. ohne Zuordnung (früher: Sonstige)
- Kranke

Im Jahr 2000 besuchten 230 647 Schüler mit dem Förderschwerpunkt „Lernen" die entsprechende Sonderschule, 28 207 eine allgemeine Schule (integriert) und 64 337 Schüler mit dem Förderschwerpunkt „Geistige Entwicklung" die entsprechende Sonderschule und 1844 eine allgemeine Schule.

In Bayern wird in so genannten „Diagnose- und Förderklassen" der Stoff der ersten beiden Grundschuljahre in drei Schuljahren für Kinder mit Entwicklungsverzögerung oder Lernbehinderung vermittelt. In kooperativen Schulmodellen werden Kinder der Sonderschule fächerweise gemeinsam mit Regelschülern unterrichtet. Der Unterricht wird von Sonderschullehrern durchgeführt, oft auch mit einer heilpädagogischen Unterrichtshilfe. Der Unterricht erfolgt in Klassen mit geringer Schülerzahl, sodass mit individueller Unterrichtung eine dem Lernvermögen des Kindes angepasste Schulung möglich wird.

In Schulen für Schüler mit dem Förderschwerpunkt „Lernen" erlernen die Kinder in der Regel die Kulturtechniken. In den Schulen für individuelle Lebensbewältigung (Förderschwerpunkt „Geistige Entwicklung"), die sich in Unter-, Mittel-, Ober- und Werkstufe gliedern, werden vorwiegend lebenspraktische Fertigkeiten eingeübt (Mühl 2000; 2003; weiterführend: Kultusministerkonferenz 2002).

Die Berufsschulpflicht kann in Werk- oder Abschluss-Stufen erfüllt werden (s. dazu die Schriftenreihe der Lebenshilfe).

Beruf und Arbeit – Werkstätten

Die Werkstatt für Behinderte zielt nicht auf eine Berufsausbildung, sondern auf eine Eingliederung in den Arbeitsmarkt. Eingangsstufen sollen den Einstieg in Arbeitsverhältnisse anbahnen. In einer etwa 2-jährigen Ausbildungsstufe erfolgt die Annäherung an die Produktionsanforderungen der freien Wirtschaft (Grampp 2003; Mühl 2003; Bundesvereinigung Lebenshilfe 2000). Ein 4–12-wöchiges Eingangsverfahren soll erkennbar machen, ob die Erstellung eines Eingliederungsplans umsetzbar ist. Ausbildungsrahmenpläne mit Modulqualifikationen wurden für eine Reihe von Berufen erarbeitet: Fertigungshelfer, Helfer im Gartenbau, im Haus- und Pflegedienst, Teile- oder Lötfüger im Metallbau und Kunststoffverarbeiter in Tischlerei. In „begleitenden Diensten" sind vielfältige Angebote integriert: u. a. Freizeitaktivitäten, Sport, Musik, Theater und Ausflüge (Frühauf et al. 1997). Die Werkstätten für behinderte Menschen und für Integrationsfachdienste sind seit 2001 gesetzlich mit dem Neunten Sozialgesetzbuch (SGB IX) festgeschrieben.

Wohnen

Die meisten Kinder und Jugendlichen mit Intelligenzminderung leben in der Familie. Nur in den Fällen, in denen die Schwere der Behinderung des Kindes die familiären Kräfte übersteigt, werden stationäre Maßnahmen genutzt. Erwachsene mit geistiger Behinderung können außerfamiliär in kleineren Wohnheimen bzw. betreuten Wohngruppen oder auch in Dorfgemeinschaften leben. Allein stehende Menschen mit Behinderung können durch Assistenz oder mobile Dienste betreut werden. Die „Wohnstätte in offenem Bereich" bezeichnet kleine, pädagogisch betreute Wohneinrichtungen (Schwarte u. Oberste-Ufer 2001; Mühl 2003; Bundesvereinigung Lebenshilfe 1999; zu Besonderheiten bei Menschen mit geistiger Behinderung und psychischen Störungen siehe Robertson et al. 2004).

Funktionelle Übungsbehandlung und Psychotherapie

Kennzeichnend für die therapeutische Betreuung von Menschen mit Behinderung sind **koordinierte Behandlungsprogramme**, in denen Möglichkeiten unterschiedlicher beruflicher Disziplinen in Kooperation mit der Familie genutzt werden.

Im frühen Kindesalter dominieren krankengymnastische, logopädische, beschäftigungstherapeutische und verhaltenstherapeutische Maßnahmen. (Orth 2004; Sarimski 2000; 2001). Die Krankengymnastik dient der Behandlung zerebraler Bewegungsstörungen und der Förderung von Sensomotorik, z. B. nach den Methoden von Bobath oder Vojta (Straßburg et al. 2002; Vojta 1999; Kalbe 1993). Die logopädische Behandlung ist indiziert zur Ausbildung von Mund- und Sprachmotorik, Atmung, zur Hör-Erziehung und zur Förderung von Sprachverständnis und expressiver Sprache. Die Ergotherapie versucht die motorische, geistige, soziale und emotionale Entwicklung durch systematisch gestaltete Lernsituationen mit ausgesuchten Materialien und Aufgabenstellungen zu fördern.

Die **psychotherapeutischen Interventionen** beinhalten bei Menschen mit geistiger Behinderung überwiegend Verhaltenstherapie und übende Verfahren zur Förderung lebenpraktischer Fertigkeiten bzw. zur Behandlung psychischer Störungen und von Interaktionsstörungen. Dabei sind die Eltern- und Familienarbeit sowie das Betreuertraining wesentlich. Eine Übersicht ergibt sich aus den Beiträgen in der Zeitschrift „Interdisziplinäre Frühforderung", den Sonderheften der Zeitschrift „Geistige Behinderung" (2001) sowie aus folgenden Publikationen: AACAP 1999; von Aster 1999; Dosen 1997; Häßler et al. 2005; Speck u. Warnke 1989; Straßburg et al. 2002; eine Evaluation mit Metaanalyse findet sich bei Prout und Nowak-Drabik 2003.

Die psychotherapeutischen Maßnahmen sind stets im Zusammenhang mit sonder- und heilpädagogischen Rahmenbedingungen und psychopharmakologischen Therapien zu sehen. Voraussetzung der psychotherapeutischen Interventionen sind eine umfassende Diagnostik und insbesondere eine Verhaltensbeobachtung und Verhaltensanalyse (von Aster 1999; Deutsche Gesellschaft für Kinder- und Jugendpsychiatrie, Psychosomatik und Psychotherapie et al. 2007).

Beim Training lebenspraktischer Fertigkeiten kommen folgende Techniken zum Einsatz:

- die positive **Verstärkung**
- das **Shaping** (Formung von Verhalten; Handlungen werden in Einzelschritte zerlegt und jeder Schritt einzeln verstärkt)
- das **Prompting** (die erwünschte Reaktion wird zunächst durch Führen angeleitet und die eigenständige Wiederholung dann verstärkt)
- das **Chaining** (Verhaltensverkettung; die Verstärkung erlernter Einzelschritte wird unterlassen und nur die Äußerung einer erlernten Verhaltensfolge verstärkt)
- das **Modell-Lernen** (Lernen durch Beobachtung, wobei für die Nachahmung operantes Lernen von Bedeutung ist)

Die gleichen Prinzipien werden auch in der Behandlung von Verhaltensstörungen genutzt, wobei hier auch Ausschlussverfahren (Time-out) und Korrekturverfahren (Over-correction; z. B. bei selbstinduziertem Erbrechen, Stereotypien) genutzt werden. Verhaltensänderungen, wie z. B. die Behandlung der Stereotypien, lassen sich auch durch situative Änderungen (Stimuluskontrolle) und gezielt eingesetzte Spiel- und Beschäftigungsangebote erreichen. Im Wesentlichen wird versucht, ein zum Problemverhalten unvereinbares Verhalten positiv zu bekräftigen (Meir-Korell 2003; Sarimski 2001).

Dosen (1997) betont in seiner Konzeption die Bedeutung der Beziehung zwischen Therapeut und dem Patienten mit geistiger Behinderung. Zunächst ist der Aufbau der Beziehung zwischen Therapeut und Patient vorrangig, und das „Störverhalten" des Patienten wird – so weit wie möglich – zunächst grundsätzlich angenommen. Erst aus einer positiven Beziehung heraus wird versucht, mit verhaltenstherapeutischen Zugangsweisen angemessene Verhaltensentwicklungen anzuregen (weiterführend: Häßler et al. 2005; Sarimski 2001; Warnke 2006).

Aspekte der Familienarbeit

Sobald eine Behinderung des Kindes diagnostiziert ist, ist es der Wunsch und der Anspruch der Eltern, darüber umgehend informiert zu sein. Sie erwarten ein Erstgespräch, in dem der Arzt oder die Fachkraft ihres Vertrauens Zeit hat, zuhört und in der Lage ist, praktische Ratschläge für den nächst wichtigen Schritt zu Entlastung und Behandlung zu geben. Die psychische, soziale und ökonomische Situation der Familie des Kindes mit geistiger Behinderung ist eine besondere (Hinze 1991; Weiss 1989). Die Familie ist jedoch keine kranke Familie, die gesunden Geschwister des behinderten Kindes haben kein erhöhtes Risiko für psychische Erkrankung (Hackenberg 1983). Die Lebensgemeinschaft mit dem Kind mit geistiger Behinderung ist zusätzlich erschwert, wenn schwere Verhaltensstörungen, insbesondere Autoaggressionen und Fremdaggressionen sowie Hyperaktivität vorliegen. Die Zusammenarbeit mit der Familie ergibt sich aus der einzigartigen Fähigkeit der Familie, von Geburt des Kindes an bei der Definition der Ziele der Behandlung, bei der Befunderhebung und Diagnose, der Durchführung von Fördermaßnahmen und Therapien entscheidend mitzuwirken. Die Eltern leisten den Transport des Kindes, sie übernehmen Aufgaben zur psychotherapeutischen oder medikamentösen Behandlung und kümmern sich um die sozialrechtlichen und sozialintegrativen Belange, sie erlernen spezifische Fertigkeiten zur Pflege und Entwicklungsförderung der Kinder (Warnke 2003; Sarimski 2001). Sie bestimmen im Rahmen ihres Sorgerechts über Ziele und Maßnahmen zur Entwicklung und Eingliederung ihres Kindes. Sie sind gegenüber den „Fachleuten" somit nicht „Laien", sondern „Wissende", „Auftraggeber" und „Partner" in der Zusammenarbeit.

Nach einer Studie von Dupont (1981) sorgten Eltern eines Kindes mit schwerer Behinderung im Alter des Kindes zwischen sechs und 14 Jahren, wenn es in der Familie lebt, über sieben Tage der Woche täglich durchschnittlich sieben Stunden für das Kind. Etwa 75 % der Kinder mit einer Behinderung konnten nicht länger als eine halbe Stunde für sich alleine gelassen werden. Regelhaft liegt die überwiegende Fürsorge bei der Mutter. Für die Bewältigung solcher Mehrbelastung sind das soziale Netzwerk, familiäres Problemlösungsvermögen und das allgemeine Familienklima wesentlich (Lazarus u. Folkman 1984).

Die Formen der Zusammenarbeit mit Eltern (s. zur Übersicht: Warnke 2003; Speck u. Warnke 1989) beinhalten:

- Elternberatung
- Elternanleitung
- Elterntraining
- Elterngruppenarbeit
- Eltern-Kind-Gruppe
- Informationsveranstaltungen
- Freizeitveranstaltungen
- Freizeiten
- familienentlastende Dienste
- gemeinsame wissenschaftliche Tagungen

Die Maßnahmen zur Sicherung der familiären Kooperation sind Teil der pädagogischen und therapeutischen Zusammenarbeit mit der Familie (Warnke 2003).

Viele Aspekte der Qualifikation und Unterstützung der Eltern sind auf die Situation des Personals in den betreuenden Einrichtungen übertragbar. Der Mitarbeiterfortbildung ist nicht nur hinsichtlich des professionellen Umgangs mit dem Kind, sondern auch hinsichtlich berufsübergreifender und familienbezogener Kooperationsfähigkeit indiziert (s. Tab. 5-8).

Tab. 5-8: Behandlungsstandards (nach AACAP 1999; Deutsche Gesellschaft für Kinder- und Jugendpsychiatrie, Psychosomatik und Psychotherapie et al. 2007; Häßler et al. 2005): Es sollte stets eine mehrdimensionale multiprofessionelle bio-psycho-soziale Diagnostik stattfinden (Überprüfung im Behandlungsverlauf). Die Information und Aufklärung sollte unter Einbeziehung von Angehörigen und Betreuungspersonen, evtl. auch Gerichten, geschehen, wobei ethische und rechtliche Grundlagen zu berücksichtigen sind (SSRI = selektive Serotonin-Wiederaufnahme-Hemmer).

störungsspezifische Diagnostik	Therapiemaßnahmen	Art der Behandlung
koinzidente unspezifische psychiatrische Störungen (persistierend)	bei autoaggressivem Verhalten: atypische Neuroleptika (SSRI, Lithium oder Betablocker) bei fremdaggressivem Verhalten: Atypika oder konventionelle Neuroleptika bei depressiven und zwanghaften Störungen sowie bei Stereotypien: SSRI oder Anti-Epileptika verhaltenstherapeutische Techniken, auch kombiniert	ambulant oder stationär
komorbide spezifische psychiatrische Störungen	unter Berücksichtigung individueller Erfordernisse Behandlungsstandards der entsprechenden Störung übernehmen Bei Psychopharmakotherapie gilt: „Start low, go slow". Bei hyperkinetischen Störungen sind Stimulanzien seltener effektiv und häufig weniger wirksam. paradoxe Effekte von Benzodiazepinen und veränderte Nebenwirkungsspektren beachten	vorwiegend stationär
Funktions- und Fertigkeitendefizite	Training lebenspraktischer Fertigkeiten unter entwicklungsorientierter Sichtweise mittels • basaler Pädagogik • Heil- und Sonderpädagogik • Verhaltenstherapie • Gesprächs- und Familientherapie • Kreativ- und Ergotherapie • Eltern- und Betreuertraining	

Somatische Therapie – medikamentöse Behandlung

Das somatische Therapiespektrum gleicht grundsätzlich dem nicht behinderter Personen, durch Krankenkassen gemäß RVO finanziell abgesichert. Regelungen zu Kinderkrankengeld, Begleitpersonen, Hilfs- und Heilmittel sind im Sozialgesetzbuch V (u.a. §§ 11, 27, 33 und 45) getroffen (Wendt 2003).

Besonderheiten der medizinischen Therapie ergeben sich in der häufig mit geistiger Behinderung verknüpften somatischen und psychiatrischen Mehrfachbehinderung, den Syndromen mit teilweise komplexen Epilepsien und Organkomplikationen (Fehlbildungen, Funktionsstörungen und Erkrankungen).

Die Diagnostik und Therapie (etwa von Schmerzsyndromen) ist durch die fehlende oder eingeschränkte sprachliche Mitteilungsfähigkeit erschwert. Von besonderer Relevanz ist die Versorgung mit Hilfsmitteln (Schutzhelm, Brille, Hörgerät, orthopädischen Schuhen, Rollstühlen etc.). Für die Therapie psychischer Störungen ist neben den spezifisch pädagogischen und psychotherapeutischen Zugängen die Psychopharmakotherapie überaus wichtig.

Die Frühsterblichkeit konnte wesentlich reduziert werden. Relativ häufige Todesursachen sind Atemwegserkrankungen (infektiöse Pneumonien, Aspirationspneumonien) und Darmerkrankungen (Darmverschluss) (Neuhäuser u. Steinhausen 2003b).

Die psychopharmakologische Behandlung bei Kindern und Jugendlichen mit geistiger Behinderung folgt den Grundsätzen, die für die Allgemeinbevölkerung mit psychischen Erkrankungen gelten. Es sind jedoch einige Besonderheiten zu beachten:

- Die Erschwernisse in der Diagnostik beeinträchtigen auch die Ermittlung von Wirkung und unerwünschter Wirkung einer Medikation.
- In mindestens 40% ist die Ursache der geistigen Behinderung unbekannt, sodass eine kausal gerichtete Medikation nicht möglich ist.
- Da bei schwergradiger geistiger Behinderung der Patient entscheidend darin beeinträchtigt sein kann, seine Beschwerden verständlich zu machen, muss die pharmakologische Behandlung allein nach den beobachtbaren Verhaltenssymptomen und ihrem situativen Zusammenhang ausgerichtet werden.
- Die Häufung psychiatrischer bzw. organischer Komorbidität und damit von medikamentöser Mehrfachbehandlung erschwert die Beurteilung der Wirkung und unerwünschten Wirkungen des einzelnen Medikaments.
- Die gewöhnliche Wirkung eines Medikaments kann aufgrund einer Hirnschädigung ausbleiben oder durch diese verändert werden.
- Besonderheiten in der Compliance sind zu beachten, da mit zunehmendem Schweregrad von geistiger Behinderung und psychischer Störung die Applikation nicht durch den Patienten selbst erfolgen kann, sondern durch eine hierzu qualifizierte und autorisierte Bezugsperson geschehen muss (Warnke 2004).

Unkritischer Einsatz von Psychopharmaka und mangelhafte Verlaufskontrollen führen zu falschen, unterlassenen und auch unnötigen Behandlungen. Hinzu kommt, dass pharmakologische Studien bei Menschen mit geistiger Behinderung unter den sehr schwierigen methodologischen Problemen leiden. Unterschiedliche Substanzen kamen für ein und dasselbe Verhaltensproblem zum Einsatz, und mit einer identischen Substanz wurden sehr viele und sehr unterschiedliche Verhaltensstörungen mediziert. Aus allen diesen Gründen ist die medikamentöse Behandlung bei Menschen mit einer geistigen Behinderung durch wissenschaftliche Studien schlecht begründet und fußt wesentlich auf Erfahrungswerten (Konsensus) einer Summe von Heilversuchen (s. für eine Übersicht: Matson et al. 2000; Meins 2005). Die Psychotherapie, die für Menschen mit geistiger Behinderung sehr unzureichend entwickelt ist, ist zudem oft nicht in der notwendigen Qualifikation verfügbar, sodass die medikamentöse Behandlung in einem heilpädagogischen Rahmen unverzichtbar ist. All diese Faktoren mögen dazu beitragen, dass die Prävalenz der psychopharmakologischen Medikation sehr hoch ist: zwischen 12 % und 40 % in Großeinrichtungen. Die neuroleptische Medikation überwiegt (Meins 2005; Häßler et al. 2005). Die angewandten medikamentösen Stoffgruppen entsprechen denen der allgemeinen Psychiatrie: Neuroleptika, Antidepressiva, Stimmungsstabilisierer (Phasenprophylaktika), Stimulanzien, Antiepileptika und Anxiolytika bzw. Hypnotika (Gerlach et al. 2004; Spreat et al. 2004).

In der Behandlung des autoaggressiven **selbstverletzenden Verhaltens** wurden klassische und atypische Antipsychotika (Neuroleptika), Antidepressiva und Naltrexon hinsichtlich ihrer Wirkung untersucht. Die Ergebnisse bestätigen die klinischen Erfahrungen dahingehend, dass sowohl Neuroleptika als auch Antidepressiva Häufigkeit und Schwere autoaggressiven Verhaltens vermindern können. Für Naltrexon sind die Ergebnisse widersprüchlich, insbesondere wurde auch eine Verstärkung autoaggressiven Verhaltens unter der Naltrexon-Medikation gesehen.

Klassische Neuroleptika sind aufgrund ihrer Nebenwirkungen (vor allem Spätdyskinesien) nur zu verwenden, wenn Serotonin-Wiederaufnahme-Hemmer (SSRI) oder atypische Antipsychotika keine hinreichende Wirkung haben und die Störung schwerwiegend ist (Häßler et al. 2005).

Aggressive Reaktionstendenzen sind die häufigste Ursache für eine institutionelle Unterbringung von Menschen mit geistiger Behinderung. Therapiestudien zu den klassischen oder atypischen Antipsychotika dominieren. Trotz der erheblichen methodischen Mängel dieser Studien bestätigen sie die klinische Erfahrung, dass Häufigkeit und Schweregrad aggressiver Reaktionstendenzen durch eine neuroleptische Medikation gemindert werden können.
Der anti-aggressive Effekt wird jedoch häufig durch eine Beeinträchtigung des Allgemeinbefindens und insbesondere der Lernleistungsfähigkeit relativiert (Matson et al. 2000). Diese Beeinträchtigung ist bei den atypischen Neuroleptika allerdings wesentlich geringer, sodass sie vorrangig indiziert sind (Häßler et al. 2005).
Die aggressionshemmende Wirkung von Serotonin-Wiederaufnahme-Hemmern ist fraglich. Im Einzelfall können Lithium oder Valproat indiziert sein, deren anti-aggressive Wirkungen jedoch nicht spezifisch für eine Population von Kindern und Jugendlichen mit geistiger Behinderung untersucht wurden. Grundsätzlich gibt es kein spezifisch anti-aggressives Medikament.
Zur Behandlung von **hyperaktivem Verhalten** liegen Studien mit Wirksamkeitsnachweis für klassische und atypische Neuroleptika und auch für Antidepressiva vor. Stimulanzien sind grundsätzlich auch bei hyperkinetischen Störungen mit geistiger Behinderung wirksam, und zwar durch die Steigerung von Aufmerksamkeit und Reduktion von zielloser motorischer Unruhe. Allerdings ist bei erethischem Verhalten (einer motorischen Unruhe aufgrund hirnorganischer Schädigung) die Wirkung der Stimulanzien oft ungenügend, sodass in diesem Fall und auch schwergradigen Fällen eine antidepressive oder neuroleptische Medikation notwendig werden kann. **Stereotypien** werden signifikant durch Neuroleptika (Tiaprid, Pimozid, Haloperidol, Risperidon) gehemmt (Baumester et al. 1993).
Für **autistische Störungen** gibt es bislang keine spezifische Medikation. Die pharmakologische Behandlung bei autistischen Störungen richtet sich gegen aggressive und hyperaktive Störungen sowie gegen andere Begleitstörungen, wobei überwiegend Neuroleptika, Antidepressiva und Stimulanzien zum Einsatz kommen (s. zur Übersicht: Remschmidt 2000).
In der Behandlung von **Psychosen**, **Depression**, **Zwängen** und **Angststörungen** gelten die gleichen medikamentösen Indikationen wie bei Patienten ohne geistige Behinderung (Matson et al. 2000). Zwanghafte Symptome, Depressionen und Angststörungen können durch Serotonin-Wiederaufnahme-Hemmer reduziert werden, schizophrene affektive Psychosen neuroleptisch, mit Serotonin-Wiederaufnahme-Hemmern und mit Phasenprophylaktika (Lithium, Valproat). Psychosen sind neuroleptisch zu behandeln (s. zur Übersicht: Häßler et al. 2005).
Überzeugend sind die Ergebnisse dort, wo die Medikation störungsspezifisch erfolgt. Dies gilt für die neuroleptische Behandlung psychotischer Erkrankungen, die Behandlung von Depression und Zwängen mit Serotonin-Wiederaufnahme-Hemmern und die Behandlung hyperkinetischen Verhaltens mit Stimulanzien (weiterführend: Gerlach et al. 2004).

Versicherungs- und sozialrechtliche Regelungen – Nachteilausgleichsgesetz

Die gesundheitliche Versorgung, Rehabilitation und soziale Eingliederung der Menschen mit geistiger Behinderung verteilt sich auf mehrere Kostenträger:

- die Krankenkassen
- die Sozialhilfeverwaltung
- die Jugendhilfe
- die Pflegekasse
- die Träger des sozialen Entschädigungsrechts (z.B. bei Impfschäden)
- die gesetzliche Unfallversicherung (bei einem Unfall als Ursache der Behinderung)
- das Versorgungsamt (zuständig für Behindertenausweise)
- die Hauptfürsorgestellen (Hilfen im Arbeits- und Berufsleben)
- die Bundesanstalt für Arbeit (berufliche Rehabilitation)

Die Krankenversicherung finanziert die medizinische Versorgung des Menschen mit geistiger Behinderung nach Maßgabe der Reichsversicherungsordnung (RVO). Die Eingliederungshilfe ist nachrangig. Im Bundessozialhilfegesetz finden sich die rechtlichen Bestimmungen zur Eingliederungshilfe für Personen, die geistig wesentlich und über einen Zeitraum von mehr als sechs Monaten behindert sind (§ 39, Absatz 1 BSHG); die wichtigsten Leistungen der Eingliederungshilfe werden in § 40 des BSHG benannt. Fehlt eine hinreichende Versicherung, so ist bei medizinischer Indikation das Sozialamt kostenpflichtig. Dabei stehen die Behinderten denen von einer Behinderung Bedrohten gleich. Einkommen und Vermögen des Menschen mit Behinderung und das seiner nächsten Angehörigen werden bei Sozialhilfeleistungen berücksichtigt.
Als Nachteilsausgleichsgesetz ist das Schwerbehindertengesetz in das Sozialgesetzbuch IX aufgenommen worden. Voraussetzung ist die Feststellung der Schwerbehinderteneigenschaft, die mit bestimmten Merkzeichen im Schwerbehindertenausweis dokumentiert wird. Die Prüfung obliegt dem Arzt des Versorgungsamts. Je nach Schweregrad der Behinderung werden Steuervergünstigungen (u.a. Kfz, Pflege),

Gebührenerlasse oder -ermäßigungen u. a. für Nahverkehr, Fernseh-, Rundfunk- und Telefonnutzung sowie finanzielle Hilfen für Wohnen gewährt.
Das Jugendhilfegesetz wird relevant, wenn für die Eingliederungsmaßnahmen eine seelische Behinderung (§ 35 a, SGB VIII) oder eine Hilfe zur Erziehung ausschlaggebend sind (§ 27 KJHG). Bei Mehrfachbehinderungen und im Bereich der Frühförderung erfolgen Eingliederungsmaßnahmen in aller Regel nach dem Sozialhilfegesetz.
Die Richtlinien zur Pflegeversicherung beschreiben Merkmale und Verfahren zur Feststellung von Pflegebedürftigkeit und Pflegestufen. Pflegegeld und Pflegesachleistungen sind Pflichtleistungen der Pflegekassen. Als pflegebedürftig gelten Personen, die wegen ihrer Behinderung tägliche Lebensabläufe voraussichtlich für mindestens sechs Monate nicht bewältigen können und in erheblichem Maße (z. B. im Bereich der Körperpflege, der Nahrungsaufnahme, der Mobilität oder Haushaltsführung) der Hilfe bedürfen. Bei Kindern bestimmt sich die Pflegestufe nach dem durch die Erkrankung oder Behinderung gegebenen zusätzlichen, also den altersbedingten Pflegeaufwand übersteigenden Hilfebedarf (weiterführend: Schlack 2000b; Wendt 2003; Hellmann 2003).

Prävention

Prävention ist im Rahmen der Schwangerschaftsvorsorge, der pränatalen Diagnostik, genetischen Beratung und rechtzeitigen präventiven Behandlung von Erkrankungen, die zu einer Hirnfunktionsstörung führen können, möglich. Im Rahmen der Schwangerschaftsvorsorge sind Beispiele für Prävention:

- ein Impfschutz (z. B. Röteln-Impfung rechtzeitig vor Beginn einer Schwangerschaft)
- der Verzicht auf Alkohol- und Tabakkonsum
- die Vermeidung von schädigenden Medikamenten-Nebenwirkungen oder Strahlenbelastungen

Nachgeburtlich präventiv sind die wirksame Behandlung zerebraler Erkrankungen (z. B. Meningitis, Enzephalitis, zerebrales Anfallsleiden) oder die diätetische bzw. medikamentöse Therapie von Stoffwechselstörungen, die zu einer Hirnschädigung führen (z. B. Phenylketonurie, Hypothyreose), sowie Impfungen (z. B. Keuchhusten- und Masern-Impfung).
Präventiv ist auch die Optimierung der Gesundheit der Mutter während der Schwangerschaft. Dazu gehören Arbeitsschutzgesetze und rechtzeitige qualifizierte Geburtshilfe und Neonatologie, sodass möglichen geburtlichen und nachgeburtlichen Komplikationen begegnet werden kann. Eine Sterilisation ist bei Personen unter 18 Jahren nicht erlaubt (Hellmann 2003).

5.1.8 Verlauf und Prognose

Die Fortschritte in Früherkennung, Prävention, Frühförderung, pädagogischer Betreuung, beruflicher und wohnlicher Integration, medizinischer und psychotherapeutischer Versorgung, familienentlastenden Diensten, sozialrechtlicher Integration und Stärkung der Familienverbände haben die Lebensqualität und Lebenserwartung der Menschen mit Intelligenzminderung in den letzten Jahrzehnten ganz entscheidend verbessert.
Die Intelligenzminderung vom Grade der geistigen Behinderung findet in den unterschiedlichen Altersstufen und bei dem jeweiligen Individuum einen unterschiedlichen Ausdruck. Eine manifest gewordene geistige Behinderung ist grundsätzlich nicht heilbar. Die Intelligenzentwicklung, Normalisierungsprozesse, Anpassungsfähigkeit und Eingliederung sind von einer Optimierung von Früherkennung und Frühbehandlung, von familiärer Integration, vorschulischer, schulischer und beruflicher Förderung bestimmt. Der Verlauf ist mit bestimmt von dem Grad der körperlichen und psychiatrischen Komorbidität.

> Je stärker das Ausmaß der geistigen Behinderung ist, desto wahrscheinlicher wirken sich sowohl organische Begleiterkrankungen als auch psychische Störungen beeinträchtigend aus.

Die Nachuntersuchung einer repräsentativen Stichprobe von Personen (Alter: 27–41 Jahre) mit schwerer geistiger Behinderung, 25 Jahre nach ihrer Erstuntersuchung im Alter unter 15 Jahren, ergab: Am ungünstigsten waren die Verläufe für Personen mit Beeinträchtigung des Sozialverhaltens (insbesondere wenn die Person im sozialen Umgang indifferent war, nur sozial aktiv wurde um eigene Bedürfnisse zu befriedigen); höherer IQ im Kindes- bzw. Jugendalter und weniger gestörtes Verhalten korrelierten mit günstigerem Verlauf; die Beeinträchtigung im Sozialverhalten war über den Katamnesezeitraum stabil (Beadle-Brown et al. 2005).
Bei einzelnen Syndromen, wie z. B. dem Rett-Syndrom und demenziellen Prozessen, verschlechtern sich die Prognosen zusätzlich. Die Mortalitätentwicklung ist ein Beispiel, das veranschaulicht, wie sehr Fortschritte der gesundheitlichen Versorgung verlaufsbestimmend sind. So hat, wie bereits erwähnt, die mittlere Lebenserwartung der Menschen mit Down-Syndrom in den USA von 25 Jahren im Jahr 1983 auf 49 Lebensjahre im Jahr 1997 zugenommen (Yang et al. 2002).

5.1.9 Forschungsanliegen und Ausblick

Die medizinische Forschung zur geistigen Behinderung ist in höchstem Maße defizitär. Großer Forschungsbedarf besteht hinsichtlich der Aufschlüsselung von Ursachen der Intelligenzminderung und der Entwicklung präventiver Maßnahmen. Notwendig sind Verlaufsstudien. Groß ist das Defizit in der optimalen psychiatrischen und allgemeinmedizinischen Versorgung von Menschen mit einer geistigen Behinderung. Eklatant sind die Mängel in Lehre und Forschung zur Psychotherapie und Psychopharmakotherapie psychischer Störungen bei Kindern und Jugendlichen mit einer geistigen Behinderung. Dazu sind die diagnostischen Verfahren zur differenzierten Erkennung psychischer Störungen auch bei schwergradiger geistiger Behinderung zu verbessern. Für die besonderen diagnostischen, therapeutischen und rehabilitativen Aufgaben bei Mehrfachbehinderung sind die Versorgungsvoraussetzungen zu verbessern.

Hierzu notwendig ist die institutionalisierte interdisziplinäre Kooperation in Diagnostik, Therapie und pädagogischer Förderung von Kindern und Jugendlichen mit einer geistigen Behinderung. Nach wie vor gilt es, die ökonomische Situation der Familien, in denen ein Kind mit geistiger Behinderung aufwächst, zu stärken.

Literatur

Aman MG, Teehan CJ, White AJ, Turbott SH (1989). Haloperidol treatment with chronically medicated residents: Dose effects on clinical behavior and reinforcement contingencies. Am J Ment Retard; 93: 452–60.

American Academy for Child and Adolescent Psychiatry (AACAP) (1999). Practice parameters for the assessment and treatment of children, adolescents, and adults with mental retardation and comorbid mental disorders. J Am Acad Child Adolesc Psychiatry; 38, Suppl 12.

Ammerman RT, Hersen M, Van Hasselt VB, Lubetsky MJ, Sieck WR (1994). Maltreatment in psychiatrically hospitalized children and adolescents with developmental disabilities: prevalence and correlates. J Am Acad Child Adolesc Psychiatry; 33: 567–76.

Aster M von (1999). Geistige Behinderung. In: Steinhausen HC, Aster M von (Hrsg). Verhaltenstherapie und Verhaltensmedizin bei Kindern und Jugendlichen. 2., überarb. u. erw. Aufl. Weinheim: Beltz Psychologie Verlags Union; 53–74.

AWMF (1999). Leitlinien Kinder-Jugend-Psychiatrie: Intelligenzminderung. (www.uni-duesseldorf.de/AWMF/II/Kinder- und Jugendpsychiatrie und Psychotherapie-015htm).

Bailey DB, Nelson D (1995). Overview: Fragile X syndrome. Ment Retard Dev Disabil Res Rev; 4: 237–44.

Baker BL, Blacker J, Crnic KA, Edelbrock C (2002). Behavior Problems and Parenting Stress in Families of Three-Year-Old Children with and without Developmental Delays. American Journal on Mental Retardation 107: 433–44.

Baumester AA, Todd ME, Sevin JA (1993). Efficacy and specifity of pharmacological therapies for behavioral disorders in persons with mental retardation. Clin Neuropharmacol; 16: 271–94.

Baving L, Schmidt MH (2000). Testpsychologie zwischen Anspruch und Wirklichkeit am Beispiel der Intelligenzdiagnostik. Z Kinder Jugendpsychiatrie Psychother; 28; 163–76.

Baving L, Schmidt MH (2001a). Evaluierte Behandlungsansätze in der Kinder- und Jugendpsychiatrie I. Z Kinder Jugendpsychiatrie Psychother; 29: 189–205.

Baving L, Schmidt MH (2001b). Evaluierte Behandlungsansätze in der Kinder- und Jugendpsychiatrie II. Z Kinder Jugendpsychiatrie Psychother; 29: 206–20.

Beardsmore A, Dorman T, Cooper SA, Webb T (1998). Affective psychosis and Prader-Willi syndrome. J Intell Disabil Res; 42: 463–71.

Beadle-Brown J, Murphy C, Wing L (2005). Long-Term Outcome for People With Severe Intellectual Disabilities: Impact of Social Impairment. American Journal on Mental Retardation 110: 1–12.

Berkson G (2002). Early Development of Stereotyped and Self-Injurious Behaviors: II. Age Trends. American Journal on Mental Retardation 107: 468–77

Bird J (1997). Epilepsy and learning disabilities. In: Russel O (ed). Seminars in the Psychiatry of Learning Disabilities. London: Gaskel; 223–44.

Bondy C, Cohen RR, Eggert D, Lüer G (1975). Testbatterie für geistig behinderte Kinder (TBGB). 3. Aufl. Weinheim: Beltz.

Borthwick-Duffy SA (1994). Prevalence of destructive behaviours: A study of aggression, self-injury and property destruction. In: Thompson T, Gray BB (eds). Destructive Behavior in Developmental Disabilities: Diagnosis and treatment. Thousand Oaks, CA: Sage Publications; 2–23.

Borthwick-Duffy SA, Eyman RK (1990). Who are the dually diagnosed? Am J Ment Retard; 94: 586–95.

Bossanyi P, Schmitt JA, Dietzmann K (1992). Dendriten-Morphometrie von Lamina-V-Pyramidenzellen bei frühkindlicher Hirnschädigung – eine Golgi-Studie. Acta Histochemica, Suppl-Band XLII; 267–72.

Bregmann JD (1991). Current developments in the understanding of mental retardation. Part II: Psychopathology. J Am Acad Child Adolesc Psychiatry; 30: 861–72.

Bundesvereinigung Lebenshilfe (Hrsg) (1997a). Geistig behinderte Menschen mit auffälligem Verhalten. Marburg: Lebenshilfe Verlag.

Bundesvereinigung Lebenshilfe (Hrsg) (1997b). Von der Sonderschule zum sonderpädagogischen Förderzentrum. Marburg: Lebenshilfe Verlag.

Bundesvereinigung Lebenshilfe (Hrsg) (1997c). Gemeinsam Leben und Lernen in der Grundschule. Marburg: Lebenshilfe Verlag.

Bundesvereinigung Lebenshilfe (Hrsg) (1997d). Werkstatt für Behinderte. Marburg: Lebenshilfe Verlag.

Bundesvereinigung Lebenshilfe (2000). Werkstatt für Behinderte. Ergänzbares Handbuch. Marburg: Lebenshilfe Verlag.

Bundesvereinigung Lebenshilfe (2001a). Bibliografie zur geistigen Behinderung 5. Aufl. Marburg: Lebenshilfe Verlag.

Bundesvereinigung Lebenshilfe (Hrsg) (2001b). Finanzielle Hilfen für Menschen mit Behinderung, ihre Angehörigen und Betreuer(innen). Marburg: Lebenshilfe Verlag.

Bundesvereinigung Lebenshilfe für Menschen mit geistiger Behinderung e.V. (Hrsg) (2002). Zeitschriftenreihe „Geistige Behinderung".

Burrack JA, Hodapp RM, Zigler E (eds) (1998). Handbook of Mental Retardation and Development. New York: Cambridge University Press.

Clarke D, Boer H (1998). Problem behaviors associated with deletion PraderWilli, Smith-Magenis, and Cri du Chat syndromes. Am J Ment Retard; 103: 264–71.

Collacott RA, Cooper SA, McGrother C (1992). Differential rates of psychiatric disorders in adults with Down's syndrome compared to other mentally handicapped adults. Br J Psychiatry; 161: 671–4.

Conrads B, Frühauf T (2003). Selbsthilfe. In: Neuhäuser G, Steinhausen H-C (Hrsg). Geistige Behinderung. 3. Aufl. Stuttgart, Kohlhammer: 314–24.

Cooper B, Orth M (1984). Dimensionen der Behinderung. Eine populationsbezogene Untersuchung geistig behinderter Kinder und Jugendlicher. Bericht an die Deutsche Forschungsgemeinschaft. Mannheim: Zentralinstitut für seelische Gesundheit.

Cowley A, Newton J, Sturmey P, Bouras N, Holt G (2005). Psychiatric Inpatient Admissions of Adults with Intellectual Disabilities: Predictive Factors. American Journal on Mental Retardation 110: 216–25.

Dacheneder W (2002). Psychologische Beurteilung und Grundsätze der Betreuung. In: Straßburg HM, Dacheneder W, Kreß W (Hrsg). Entwicklungsstörungen bei Kindern. 3., neu bearb. u. erw. Aufl. München, Jena: Urban & Fischer; 175–247.

Davies M, Udwin O, Howlin P (1998). Adults with Williams Syndrome: a preliminary study of social, emotional and behavioral difficulties. Br J Psychiatry; 172: 273–6.

Deutsche Gesellschaft für Kinder- und Jugendpsychiatrie, Psychosomatik und Psychotherapie, Bundesarbeitsgemeinschaft leitender Klinikärzte für Kinder- und Jugendpsychiatrie, Psychosomatik und Psychotherapie, Bundesverband der Ärzte für Kinder- und Jugendpsychiatrie, Psychosomatik und Psychotherapie (Hrsg) (2007). Leitlinien zu Diagnostik und Therapie von psychischen Störungen im Säuglings-, Kindes- und Jugendalter. 3. Aufl. Köln: Deutscher Ärzte-Verlag.

Dyer-Friedman J, Glasen B, Hessl D, Johnston C, Huffman LC, Taylor A, Wisbeck J, Reiss AL (2002). Genetic and environmental influences on the cognitive outcomes of children with Fragile X Syndrome. J Am Acad Child Adolescent Psychiatry 41, 237–44.

Dilling H, Mombour W, Schmidt MH (Hrsg) (2005). Internationale Klassifikation psychischer Störungen ICD-10. Kapitel V. 5. Aufl. Bern: Huber.

Dossen A (1997). Psychische Störungen bei geistig behinderten Menschen. Stuttgart: Gustav Fischer.

Dupont A (1981). Medical results from registraion of Danish mentally retarded persons. In: Mittler P (ed). Frontiers of Knowledge in Mental Retardation. Vol II. Baltimore: Paul H. Brookes; 36–9.

Dykens EM (1999). Personality-motivations New ties to psychopathology, etiology and intervention. In: Zigler E, Bennett-Gates D (eds). Personality-Motivation in Individuals with Mental Retardation. New York: Cambridge University Press; 249–70.

Dykens E (2000). Annotation: Psychopathology in children with Intellectual disability. J Child Psychol Psychiatry; 41: 407–17.

Dykens EM, Kasari C (1997). Maladaptive behavior in children with Prader-Willi syndrome, Down syndrome, and nonspecific mental retardation. Am J Ment Retard; 102: 228–37.

Dykens EM, Hodapp RM (2001). Research in mental retardation: toward an etiologic approach. J Child Psychol Psychiatry; 42: 49–71.

Dykens EM, Leckman JF, Cassidy SB (1996). Obsessions and compulsions in Prader-Willi syndrome. J Child Psychol Psychiatry; 37: 995–1002.

Eggers C, Bilke O (Hrsg). (1995). Oligophrenien und Demenzprozesse im Kindes- und Jugendalter. Stuttgart: Thieme.

Einfeld SL (1992). Clinical assessment of psychiatric symptoms in mentally retarded children. Austr N Zeal J Psychiatry; 26: 48–63.

Einfeld SL, Tonge BJ (1995). Population prevalence of psychopathology in children and adolescents with intellectual disability. II: Epidemiological findings. J Intell Disabil Res; 40: 99–109.

Enders A (2002). Das Castillo Morales Konzept in der Frühförderung. In: Leyendecker C, Horstmann T (Hrsg) (2002). Große Pläne für kleine Leute – Grundlagen, Konzepte und Praxis der Frühförderung. München: Ernst Reinhardt Verlag; 39–45.

Esser G (2003). Basisdiagnostik umschriebener Etnwicklungsstörungen im Vorschulalter. Kinderärztl. Praxis 74, 232–8.

Evans DW (1998). Development of the self-concept in children with mental retardation: organismic and contextual factors. In: Burack JA, Hodapp RM, Zigler E (eds). Handbook of Mental Retardation and Development. New York: Cambridge University Press; 462–80.

Ferri R, Del Gracco S, Elia M, Musumeci SA, Scuderi C, Bergonzi P (1994). BIT-mapped somatosensory evoked potentials in Down's syndrome individuals. Neuropsychol Clin; 24: 357–66.

Fischer U, Hahn MT, Klingmüller B, Seifert M (Hrsg) (1996). Urbanes Wohnen für Erwachsene mit schwerer geistiger Behinderung. Reutlingen: Diakonie-Verlag.

Fischer U, Hahn MT, Lindmeier C, Reimann B, Richardt M (Hrsg) (1998). Wohlbefinden und Wohnen von Menschen mit schwerer geistiger Behinderung. Reutlingen: Diakonie-Verlag.

Flehmig I, Schloon M, Uhde J, Bernuth H von (1973). Denver-Entwicklungsskalen: Testanweisung. Hamburg-Eppendorf: Universitäts-Kinderklinik.

Fröhlich A (1995). Sprachstörungen und geistige Behinderung. In: Grohnfeldt M (Hrsg). Handbuch der Sprachtherapie. Bd. 6: Sprachstörungen im sonderpädagogischen Bezugssystem. Berlin: Marhold; 129–47.

Frühauf T (1996). Gemeinsamer Unterricht behinderter und nichtbehinderter Schüler. Fachdienst Lebenshilfe 4, 3–18.

Frühauf T, Grampp G, Schmitz G (1997). Berufliche Bildung in Werkstätten für Behinderte. Frankfurt/M: BAG WfB e.V.

Gasser T, Pietz J, Schellberg D, Köhler W (1988). Visual evoked potentials of mildly mentally retarded and control children. Dev Med Child Neurol; 30: 638–45.

Gerlach M, Warnke A, Wewetzer C (Hrsg) (2004): Neuro-Psychopharmaka im Kindes- und Jugendalter. Wien: Springer.

Gillberg C, Persson E, Grufman M, Themner U (1986). Psychiatric disorders in mildly and severely affects urban children and adolescents: epidemiological aspects. Br J Psychiatry; 149: 68–74.

Gontard A von (2003). Genetische und biologische Grundlagen. In: Neuhäuser G, Steinhausen HC (Hrsg). Geistige Behinderung. 3. Aufl. Stuttgart: Kohlhammer; 24–41.

Gostason R (1985). Psychiatric illness among the mentally retarded: a Swedish population study. Acta Psychiatr Scand; 71, Suppl 318: 1–117.

Grampp G (2003). Berufliche Rehabilitation – Teilhabe am Arbeitsleben. In: Neuhäuser G, Steinhausen HC (Hrsg). Geistige Behinderung. Stuttgart: Kohlhammer 284–99.

Grawe K, Donata R, Bernauer F (1998). Psychotherapie im Wandel. Von der Konfession zur Profession. Göttingen: Hogrefe.

Grimm H, Schöler H (1998). Heidelberger Sprachentwicklungstest (HSET). 2. Aufl. Göttingen: Hogrefe.

Grimm H, Aktas M, Frevert S (2000). Sprachentwicklungstest für zweijährige Kinder SETK-2. Göttingen: Hogrefe.

Hackenberg W (1983). Die psycho-soziale Situation von Geschwistern behinderter Kinder. Heidelberg: HVA.

Hagberg B, Hagberg G, Lewerth A, Lindberg U (1981a). Mild mental retardation in Swedish school children. 1. Prevalence. Acta Paediatr Scand; 70: 441–4.

Hagberg B, Kyllerman H (1983). Epidemiology of mental retardation – a Swedish survey. Brain and Development, 5, 441–9.

Hagberg B, Hagberg G, Lewerth A, Lindberg U (1981b). Mild mental retardation in Swedish school children. 2. Etiologic and pathogenetic aspects. Acta Paediatr Scand; 70: 445–52.

Häßler F, Fegert JM (Hrsg) (2005). Geistige Behinderung und seelische Gesundheit. Stuttgart: Schattauer.

Häßler F, Tilch P, Buchmann J (2005). Psychopharmakotherapie und andere therapeutische Konzepte in der Behandlung von Menschen mit geistiger Behinderung. In: Häßler F, Fegert JM (Hrsg). Geistige Behinderung und seelische Gesundheit. Stuttgart: Schattauer; 123–156.

Hall S, Oliver C, Murphy G (2001). Early Development of Self.-Injurious Behavior: An Empirical Study. American Journal on Mental Retardation 106: 189–99.

Heikura U,Taanila A, Olsén P, Hartikainen A-L, Wendt von L, Järvelin M-R (2003). Temporal Changes in Incidence and Prevalence of Intellectual Disability between Two Birth Cohorts in Northern Finland. American Journal on Mental Retardation 108:19–31.

Heikura U, Linna S-L, Olsén P, Hartikainen A-L, Taanila A, Järvelin M-R (2005). Etiological Survey on Intellectual Disability in the Northern Finlad Birth Cohort 1986. American Journal on Mental Retardation 110: 171–80.

Hellmann U (2003). Rechtliche Vertretung von Menschen mit geistiger Behinderung, u. a. bei der Entscheidung über eine Sterilisation. In: Neuhäuser G, Steinhausen H-C (Hrsg). Geistige Behinderung. Stuttgart, Kohlhammer, 343–95.

Hensle U, Vernoij MA (2000). Einführung in die Arbeit mit behinderten Menschen. 6. Aufl. München: Fink Verlag (UTB).

Herbst DS, Baird PA (1982). Sib risks for nonspecific mental retardation in British Columbia. Am J Med Genet; 13: 197–208.

Hindley PA (1997). Psychiatric aspects of hearing impairments. J Child Psychol Psychiatry; 38: 101–17.

Hinze D (1991). Väter und Mütter behinderter Kinder. Heidelberg: HVA.

Hodapp BM (1998). Development and Disabilities: Intellectual, sensory and motor impairments. New York: Cambridge University Press.

Holtz K, Eberle G, Hillig A, Marker K (1988). Heidelberger Kompetenz-Inventar für geistig Behinderte. Heidelberg: Edition Schindele.

Honzik MP, MacFarlane JW, Allen L (1948). The stability of mental test performance between two and eighteen years. In: Shaffer DR (ed) (1999). Developmental Psychology Childhood Adolesence. 5th ed. Pacific Grove, CA: Brooks/Cole Publishing Company.

ICIDH-2 (1998). Internationale Klassifikation der Schäden, Aktivitäten und Partizipationen (Beta 1 Entwurf). Genf: WHO, Frankfurt: VDR.

Johnson CA, Ahern FM, Johnson RC (1976). Level of functioning of siblings and parents of probands of of varying degrees of retardation. Behav Genet; 6: 473–7.

Kalbe U (1993). Cerebral-Parese im Kindesalter. Kurzer Leitfaden für ärztlich, therapeutisch, pädagogisch und sozialberatend Tätige. Stuttgart: Fischer.

Kerr A (2002). Annotation: Rett Syndrome: recent progress and implications for research and clinical practice. J Child Psychology Psychiatry 43, 277–87.

Köhler G, Egelkraut H (1994). Münchener funktionelle Entwicklungsdiagnostik (2. u. 3. Lebensjahr; MFED 2–3) 4. Aufl. München: Institut für soziale Pädiatrie und Jugendmedizin der Universität.

Krebs H (1990). Medizinische Maßnahmen. In: Neuhäuser G, Steinhausen HC (Hrsg). Geistige Behinderung. Stuttgart: Kohlhammer; 201–19.

Kultusministerkonferenz (Hrsg) (2002). Statistische Veröffentlichungen. Sonderpädagogische Förderung in Schulen 1991–2000. Dokumentation Nr. 159. Sekretariat der Ständigen Konferenz der Kultusminister der Länder. Bonn.

Lamont MA, Dennis NR (1988). Aetiology of mild mental retardation. Arch Dis Childhood; 63: 1032–8.

Larson SA, Lakin KC, Anderson L, Kwak N, Lee JH, Anderson D (2001). Prevalence of Mental Retardation and Developmental Disabilities: Estimates from the 1994/1995 National Health Interview Survey Disability Supplements. American Journal on Mental Retardation 106: 231–52.

Laucht M, Esser G, Schmidt MH (1998). Risiko- und Schutzfaktoren der kindlichen Entwicklung – empirische Befunde. Z Kinder Jugendpsychiatrie Psychother; 26: 6–20.

Laucht M, Schmidt MH, Esser G (2002). Motorische, kognitive und sozialemotionale Entwicklung von 11-Jährigen mit frühkindlichen Risikobelastungen: späte Folgen. Z Kinder Jugendpsychiatrie Psychother; 30: 6–20.

Lazarus RS, Folkmann S (1984). Stress, Appraisal, and Coping. New York: Springer.

Leyendecker C, Horstmann T (Hrsg) (2002). Große Pläne für kleine Leute – Grundlagen, Konzepte und Praxis der Frühförderung. München: Ernst Reinhardt Verlag.

Liepmann MC (1979). Geistig behinderte Kinder und Jugendliche. Eine epidemiologische, klinische und sozialpsychologische Studie in Mannheim. Bern: Huber.

Lingg A, Theunissen G (1993). Psychische Störungen bei geistig Behinderten. Freiburg: Lambertus.

Lockowandt O (1996). Frostigs Entwicklungstest der visuellen Wahrnehmung (FEW) 9. Aufl. Göttingen: Beltz.

Matson JL, Bamburg JW, Mayville EA, Pinkston J, Bielecki J, Kuhn D, Smalls Y, Logan JR (2000). Psychopharmacology and mental retardation: a 10 year review (1990–1999). Res Dev Disabil; 21; 263–96.

Meins W (2005). Epidemiologie der Psychopharmakobehandlung bei Menschen mit geistiger Behinderung. In: Häßler F, Fegert JM (Hrsg). Geistige Behinderung und seelische Gesundheit. Stuttgart: Schattauer; 115–22.

Melchers P, Preuss U (1991). Kaufmann-Assessement-Battery for Children (K-ABC) Deutschsprachige Fassung. Amsterdam: Swets Zeitlinger.

Meir-Korell (2003). Psychologische Maßnahmen. In: Neuhäuser G, Steinhausen H-C (Hrsg). Geistige Behinderung. 3. Aufl. Stuttgart: Kohlhammer, 232–47.

Meyer H (2000). Geistige Behinderungen. In: Borchert J (Hrsg). Handbuch der Sonderpädagogischen Psychologie. Göttingen: Hogrefe; 60–75.

Meyer-Probst B, Reis O (1999). Lebenslaufforschung von der Geburt bis 25: Rostocker Längsschnittstudie (ROLS). Kindheit und Entwicklung; 8: 59–68.

Michaelis R (2002). Interdisziplinäre Beiträge der Kinderneurolgoie zur Frühförderung. In: Leyendecker C, Horstmann T (Hrsg). Große Pläne für kleine Leute – Grundlagen, Konzepte und Praxis der Frühförderung. München: Ernst Reinhardt Verlag; 24–30.

Muth J (Hrsg) (1973). Deutscher Bildungsrat. Sonderpädagogik 1. Behindertenstatistik, Früherkennung, Frühförderung. Gutachten und Studien der Bildungskommission 25. Stuttgart: Klett.

Mühl H (1997). Lernen unter einem Dach. Schulische Integration durch Kooperation. Marburg: Lebenshilfe Verlag.

Mühl H (2003). Sonderpädagogische Maßnahmen. In: Neuhäuser G, Steinhausen HC (Hrsg). Geistige Behinderung. 2. Aufl. Stuttgart: Kohlhammer; 248–61.

Mühl H (2000). Geistige Behinderungen. In: Borchert J (Hrsg). Handbuch der Sonderpädagogischen Psychologie. Göttingen: Hogrefe; 474–84.

Mühl H, Neukäter H, Schulz K (1996). Selbstverletzendes Verhalten bei Menschen mit geistiger Behinderung. Bern: Huber.

Neuhäuser G (2003). Klinische Syndrome. In: Neuhäuser G, Steinhausen HC (Hrsg). Geistige Behinderung. 3. Aufl. Stuttgart: Kohlhammer; 107–211.

Neuhäuser G (2004). Motorisches Lernen und kognitive Entwicklung. In: Schlack HG (Hrsg). Entwicklungspädiatrie. München: Marseille, 35–43.

Neuhäuser G, Steinhausen HC (2003a). Klinische Diagnostik und Früherkennung. In: Neuhäuser G, Steinhausen HC (Hrsg). Geistige Behinderung. 3. Aufl. Stuttgart: Kohlhammer, 81–106.

Neuhäuser G, Steinhausen HC (2003b). Medizinische Maßnahmen. In: Neuhäuser G, Steinhausen HC (Hrsg). Geistige Behinderung. 3. Aufl. Stuttgart: Kohlhammer, 213–31.

Orth B (2004). Kinderärztliche Aufgaben bei der Einleitung und Begleitung entwicklungsfördernder Maßnahmen. In: Schlack HG (Hrsg). Entwicklungspädiatrie. München: Marseille, 171–84.

Orth B (2004a). Die entwicklungsneurologische Untersuchung von Kindern in den ersten beiden Lebensjahren. In: Schlack HG (Hrsg). Entwicklungspädiatrie. München: Marseille, 107–29.

Philips I, Williams N (1975). Psychopathology and mental retardation: a study of 100 mentally retarded children. I: Psychopathology. Am J Psychiatry; 132: 1265–71.

Propping P (1989). Psychiatrische Genetik-Befunde und Konzepte. Berlin, Heidelberg: Springer.

Prout HAT, Nowak-Drabik KM (2003). Psychotherapy with Persons who have Mental Retardation: An Evaluation of Effectiveness. American Journal on Mental Retardation 108:82–93.

Reid AH (1980). Psychiatric disorders in mentally handicapped children: A clinical and follow-up study. J Ment Defic Res; 2: 287–98.

Reiss S (1990). Prevalence of dual diagnosis in community-based day programs in the Chicago metropolitan area. Am J Ment Retard; 94: 578–88.

Reiss S, Aman MG (eds) (1998). Psychotropic Medications and Developmental Disabilities: The international consensus handbook. Columbus, OH: Nisonger Center, Ohio State University.

Remschmidt H (Hrsg) (2000). Kinder- und Jugendpsychiatrie und Psychotherapie. 3. Aufl. Stuttgart: Thieme.

Remschmidt H, Walter R (1990). Psychische Auffälligkeiten bei Schulkindern. Mit deutschen Normen für die Child Behaviour Checklist. Göttingen: Hogrefe.

Remschmidt H, Schmidt M, Poustka F (2001). Multiaxiales Klassifkationsschema für psychische Störungen des Kindes- und Jugendalters nach ICD-10 der WHO. Bern: Huber.

Riegel K, Orth B, Wolke D, Österlund K (1995). Die Entwicklung gefährdet geborener Kinder bis zum fünften Lebensjahr: Die Arvo-YLppo-Neugeborenen-Nachsorgestudie in Südbayern und Südfinnland. Stuttgart, Enke

Roeleveld N Zielhuis GA, Gabreels F (1997). The prevalence of mental retardation: a critical review of recent literature. Developmental Medicine Child Neurology 39, 125–39.

Russel AT, Tanguay PE (1996). Mental retardation. In: Lewis M (ed). Child and Adolescent Psychiatry. 2nd ed.; 502–9.

Rutter M, Tizard J, Yule W, Graham P, Whitmore K (1976). Research report: Isle of Wight studies. 1964–1974. Psychol Med; 6: 313–32.

Rutter R, Taylor E, Hersov L (1994). Child and Adolescent Psychiatry – modern approaches. Oxford: Blackwell Scientific Publications.

Sarimski K (2000). Schwermehrfachbehinderungen. In: Borchert J (Hrsg). Handbuch der Sonderpädagogischen Psychologie. Göttingen: Hogrefe; 919–64.

Sarimski K (2000). Entwicklungspsychologie genetischer Syndrome. 2. Aufl. Göttingen: Hogrefe.

Sarimski K (2000). Frühgeburt als Herausforderung. Göttingen: Hogrefe.

Sarimski K (2001). Kinder und Jugendliche mit geistiger Behinderung. Göttingen: Hogrefe.

Saß H, Wittchen HU, Zaudig M (1998). Diagnostisches und statistisches Manual psychischer Störungen DSM-IV. Übersetzung der 4. Aufl. der APA. Göttingen: Hogrefe.

Schapiro MB, Haxby JV, Grady CL (1992). Nature of mental retardation and demntia in Down Syndrome: study with PET, CT and neuropsychology. Neurobiol Aging; 13: 723–34.

Schlack HG (1995). Gesundheit und Krankheit. In: Schlack HG (Hrsg). Sozialpädiatrie – Gesundheit, Krankheit, Lebenswelten. Stuttgart: Fischer.

Schlack HG (2002a). Handeln statt Behandeln. In: Leyendecker C, Horstmann T (Hrsg). Große Pläne für kleine Leute – Grundlagen, Konzepte und Praxis der Frühförderung. München: Ernst Reinhardt Verlag; 31–8.

Schlack HG (2002b). Sozialpädiatrie. 2. Aufl. München: Urban & Fischer.

Schlack HG (2004). Entwicklungspädiatrie. München: Marseille.

Schwarte N, Oberste-Ufer R (2001). LEWO 2. Lebensqualität in Wohnstätten für erwachsene Menschen mit geistiger Behinderung. Marburg: Lebenshilfe Verlag.

Scott S (1994). Mental retardation. In: Rutter R, Taylor E, Hersov L (eds). Child and Adolescent Psychiatry – modern approaches. Oxford: Blackwell Scientific Publications.

Shaffer DR (1999). Developmental Psychology. 5th ed. Pacific Grove, CA: Brooks.

Snijders JT, Tellegen PJ, Laros JA (1997). Snijders-Oomen non-verbaler Intelligenztest (SON-R 51/2–17). Frankfurt: Swets.

Sohns A (2000). Frühförderung entwicklungsauffälliger Kinder in Deutschland. Weinheim: Beltz.

Speck O, Thurmaier M (Hrsg) (1989). Fortschritte in der Frühförderung entwicklungsgefährdeter Kinder. München: Ernst Reinhardt Verlag.

Speck O, Warnke A (Hrsg) (1989). Frühförderung mit den Eltern. München: Ernst Reinhardt Verlag.

Spinath FM, Harlaar N, Ronald A, Plomin R (2004). Substantial Genetic Influence on Mild Mental Impairment in Early Childhood. American Journal on Mental Retardation 109: 34–43.

Spreat S, Conroy JW, Fullerton A (2004). Statewide Longitudinal Survey of Psychotropic Medication Use for Persons with Mental Retardation: 1994 to 2000. American Journal on Mental Retardation 109: 322–31.

Spreen O (1978). Geistige Behinderung. Berlin: Springer.

State MW, Dykens EM, Rosner BA, Martin A, King BH (1999). Obsessive-compulsive symptoms in Prader-Willi and Prader-Willi-like patients. J Am Acad Child Adolesc Psychiatry; 38: 329–34.

Steinhausen HC (2003). Allgemeine und spezielle Psychopathologie. In: Neuhäuser G, Steinhausen HC (Hrsg). Geistige Behinderung. 3. Aufl. Stuttgart: Kohlhammer 71–80.

Storm W (1995). Das Down-Syndrom. Medizinische Betreuung vom Kindes- bis zum Erwachsenenalter. Stuttgart: Wissenschaftliche Verlagsgesellschaft.

Straßburg HM (2002). Ursachen und Formen mentaler Entwicklungsstörungen. In: Straßburg HM, Dacheneder W, Kreß W (Hrsg). Entwicklungsstörungen bei Kindern. Grundlagen der interdisziplinären Betreuung. 3., neu bearb. u. erw. Aufl. München, Jena: Urban-Fischer Verlag; 95–135.

Straßburg HM, Dacheneder W, Kreß W (2002). Entwicklungsstörungen bei Kindern. 3., neu bearb. u. erw. Aufl. München, Jena: Urban-Fischer Verlag.

Streissguth A (1997). Fetal Alcohol Syndrome. Baltimore: Paul H. Brookes.

Stromme P, Hagberg G (2000). Aetiology in severe and mild mental retardation: a population – based study. Developmental medicine Child Neurology 42: 76–86.

Szymanski LS (1998). In: Reiss S, Aman MG (eds). Psychotropic Medications and Developmental Disabilities: The international consensus handbook. Columbus, OH: Nisonger Center, Ohio State University.

Tellegen PJ, Winkel M, Winberg-Williams BJ, Laross JA (1998). Snijders-Oomen non-verbaler Intelligenztest für Kinder von 2,5–7 Jahren. Frankfurt: Swets.

Tewes U (1991). Hamburg-Wechsler-Intelligenztest für Erwachsene (HAWIE-R, Revision 1991). Bern: Huber.

Tewes U, Prussmann, Schallberger U (2000). Hamburg-Wechsler-Intelligenztest für Kinder (HAWIK-III). 3. Aufl. Bern: Huber.

Thimm W (1995). Das Normalisierungsprinzip. 6. Aufl. Marburg: Lebenshilfe Verlag.

Thimm W (1999). Epidemiologie und soziokulturelle Faktoren. In: Neuhäuser G, Steinhausen HC (Hrsg). Geistige Behinderung. 2. Aufl. Stuttgart: Kohlhammer; 9–25.

Thompson T, Gray BB (1994). Destructive Behavior in Developmental Disabilities: Diagnosis and treatment. Thousand Oaks, CA: Sage Publications; 2–23.

Vojta V (1999). Die cerebralen Bewegungsstörungen im Säuglingsalter – Frühdiagnose und Frühtherapie. Stuttgart: Enke.

Wallner T (1984). Veränderungen in der Altersstruktur geistig Behinderter in Schweden 1973–1982. Rehabilitation; 23: 106–9.

Warnke A (2003). Frühförderung und Zusammenarbeit mit der Familie. In: Neuhäuser G, Steinhausen HC (Hrsg). Geistige Behinderung. 3. Aufl. Stuttgart: Kohlhammer; 300–13.

Warnke A (2002). Elternarbeit in der Frühförderung. In: Leyendecker C, Horstmann T (Hrsg). Große Pläne für kleine Leute – Grundlagen, Konzepte und Praxis der Frühförderung. München: Ernst Reinhardt Verlag; 156–64.

Warnke A (2003). Interventionen. In: Blanz B, Remschmidt H, Schmidt M, Warnke A (Hrsg). Kinder- und Jugendpsychiatrie. Stuttgart: Schattauer.

Warnke A (2004). Anmerkungen zur Pharmakotherapie psychischer Störungen bei Kindern und Jugendlichen mit geistiger Behinderung. In: Gerlach M, Warnke A, Wewetzer C (Hrsg). Neuro-Psychopharmaka im Kindes- und Jugendalter. Wien: Springer, 65–6.

Warnke A (2006). Lernbehinderung und geistige Behinderung. In: Mattejat F (Hrsg). Verhaltenstherapie mit Kindern, Jugendlichen und Familien. Stuttgart: CIP-Medien.

Weiss H (1989). Familie und Frühförderung. München, Basel: Ernst Reinhardt Verlag.

Wendt S (2003). Rehabilitation und Pflege für geistig behinderte Menschen – gesetzliche Grundlagen. In: Neuhäuser G, Steinhausen HC (Hrsg). Geistige Behinderung. 3. Aufl. Stuttgart: Kohlhammer, 325–42.

Williemsen-Swinkels SHN, Buitelaar JK, Niejhof GJ, Engeland H van (1995). Failure of naltrexone hydrochloride to reduce self-injurious and autistic behaviour in mentally retarded adults. Arch Gen Psychiatry; 52: 766–73.

Wolf U (1995). The genetic contribution to the phenotype. Hum Genet; 95: 127–48.

Wolke D, Meyer R (1999). Ergebnisse der Bayerischen Entwicklungsstudie: Implikationen für Theorie und Praxis. Kindheit und Entwicklung; 8: 23–35.

Yang Q, Rasmussen A, Friedman JM (2002). Mortality associated with Down's syndrome in the USA from 1983 to 1997: a population-based study. Lancet; 359: 1019–25.

Zigler E, Bennet-Gates D (eds) (1999). Personality-Motivation in Individuals with Mental Retardation. New York: Cambridge University Press.

5.2 Umschriebene Entwicklungsstörungen

5.2.1 Einleitung zum übergeordneten Begriff „umschriebene Entwicklungsstörungen"

A. Warnke

Inhalt

5.2.1.1 Begriff

Der Begriff der „umschriebenen Entwicklungsstörungen" umfasst Lernstörungen in den Bereichen von Motorik, Sprache, des Lesens, Rechtschreibens und Rechnens. Grundsätzlich ließen sich zahlreiche weitere Entwicklungsstörungen definieren. Bei dem gegenwärtigen wissenschaftlichen Stand erscheint es jedoch nach wie vor zweckmäßig, sich klassifikatorisch auf Lernstörungen zu begrenzen, die diagnostisch hinreichend gültig erfasst werden können und von herausragender Bedeutung für die schulische, berufliche sowie soziale Alltagsbewältigung und psychische Gesundheit sind.

Die Definitionskriterien für umschriebene Entwicklungsstörungen sind nach ICD-10 (Dilling et al. 2005):

- Der Beginn liegt ausnahmslos im Kleinkindalter oder in der Kindheit.
- Die Störungen im Erlernen der motorischen, sprachlichen und schulischen Fertigkeiten sind eng mit der biologischen Reifung des Zentralnervensystems verknüpft.
- Der Verlauf ist stetig und nicht durch Remissionen und Rezidive charakterisiert.
- Den Entwicklungsstörungen geht keine Periode einer normalen Entwicklung voraus.
- Die Entwicklungsstörungen sind nicht Ausdruck einer anderen organischen oder neurologischen Erkrankung oder Behinderung und sie sind nicht durch eine primäre andere psychische Störung erklärt.
- Die umschriebene Lernstörung ist nicht Ausdruck einer allgemeinen Intelligenzminderung.
- Die Entwicklungsstörung ist nicht Folge kultureller Unterschiede, mangelhafter Erziehung oder unzureichender Unterrichtung oder Übung.
- Mit Älterwerden werden Entwicklungsstörungen epidemiologisch seltener und sie nehmen in der Symptomausprägung ab, bei stärkerem Schweregrad wirken sie bis in das Erwachsenenalter beeinträchtigend.
- Die Entwicklungsstörung in einem Lernbereich benennt eine Minderleistung, die signifikant abfällt gegenüber altersentsprechenden Normen in dem beeinträchtigten Funktionsbereich (z. B. der Sprache, der Motorik, des Lesens, Rechtschreibens und Rechnens) und eine Minderleistung, die diskrepant ist zu dem signifikant besseren allgemeinen Intelligenzniveau.
- Unabhängig von den theoretischen Definitionsmerkmalen ist ausschlaggebend, dass die Entwicklungsstörung die Bewältigung des täglichen Lebens deutlich behindert.

Der Begriff der „Teilleistungsstörung" im deutschen Sprachraum ist dem der „umschriebenen Entwicklungsstörung" analog. Klassisch ist die Formulierung von Graichen (1979):

Teilleistungsstörungen sind Leistungsminderungen einzelner Faktoren oder Glieder (z. B. die Unfähigkeit des Schulkindes, die Laute „a", „o", „u" akustisch zu unterscheiden), innerhalb eines funktionellen Systems (z. B. der Sprache), das zur Bewältigung einer bestimmten Anpassungsaufgabe (z. B. sprachliche Verständigung) notwendig ist.

Diese Definition verweist auf die Möglichkeit, die in diesem Kapitel erfassten umschriebenen Entwicklungsstörungen der Motorik, Sprache und schulischen Fertigkeiten mit so genannten „basalen" psychischen Funktionen in Beziehung zu setzen. So spielen etwa bei den Erklärungsansätzen zur Lese- und Rechtschreibstörung die Lautdiskrimination, Buchstaben-Laut-Zuordnung, Gedächtnisfunktionen oder die zeitliche Informationsverarbeitung als „funktionelle Komponenten" (Teilleistungen) von Schriftsprache eine Rolle. Ob diesen „basalen Faktoren" tatsächlich eine „kausale" oder eben nur eine „korrelative" oder zufällige Bedeutung zukommt, ist eine aktuelle Forschungsfrage und wird wahrscheinlich beim einzelnen Kind mit „umschriebener Entwicklungsstörung" unterschiedlich zu beantworten sein.

5.2.1.2 Übergeordnete Klassifikation

Die Klassifikation nach ICD-10 und DSM-IV

Die umschriebenen Entwicklungsstörungen sind in ICD-10 den Entwicklungsstörungen zugeordnet, zu denen auch die „tiefgreifenden Entwicklungsstörungen" (z. B. frühkindlicher Autismus, Asperger-Syndrom) klassifikatorisch zugedacht wurden. In dem multiaxialen Klassifikationsschema (MAS) nach ICD-10 (Remschmidt et al. 2001) sind die umschriebenen Entwicklungsstörungen eigenständig klassifiziert (Achse II), während die autistischen Störungen den klinisch-psychiatrischen Syndromen (Achse I) zugewiesen wurden. Im DSM-IV findet sich keine eigene Achse zu den Entwicklungsstörungen. Sie sind dort den klinischen Störungen (der Achse I) zugeordnet. Die Klassifikation der umschriebenen Entwicklungsstörungen ist aus der Tabelle 5-9 zu ersehen.

Übereinstimmend werden in ICD-10 und im DSM-IV die Entwicklungsstörungen des Sprechens und der Sprache (DSM-IV: Kommunikationsstörungen), des Lesens, Rechtschreibens und Rechnens (ICD-10: umschriebene Entwick-

Tab. 5-9: Klassifikation der umschriebenen Entwicklungsstörungen nach ICD-10 und DSM-IV

ICD-10	DSM-IV	ICD-10	DSM-IV
umschriebene Entwicklungsstörungen des Sprechens und der Sprache (F 80)	**Kommunikationsstörungen**	**umschriebene Entwicklungsstörungen schulischer Fertigkeiten (F 81)**	**Lernstörungen**
Artikulationsstörungen (F 80.0)	phonologische Störungen (315.39)	Lese- und Rechtschreibstörung (F 81.0)	Lesestörung (315.00)
expressive Sprachstörung (F 80.0)	expressive Sprachstörung (315.31)	isolierte Rechtschreibstörung (F 81.1)	Störung des schriftsprachlichen Ausdrucks (315.20)
rezeptive Sprachstörung (F 80.2)	kombinierte rezeptiv-expressive Sprachstörung (315.31)	Rechenstörung (F 81.2)	Rechenstörung (315.10)
erworbene Aphasie mit Epilepsie (F 80.3)		kombinierte Störung schulischer Fertigkeiten (F 81.3)	
andere (F 80.8) nicht näher bezeichnet (F 80.9)		andere (F 81.8)	
[Stottern (F 98.5)] [Poltern (F 98.6)]	Stottern (307.00)	umschriebene Entwicklungsstörungen der motorischen Funktionen (F 82)	Entwicklungsstörungen der motorischen Koordination (315.40)

lungsstörungen schulischer Fertigkeiten; DSM-IV: Lernstörungen) sowie der motorischen Funktionen als eigenständige Störungsbilder definiert.

Begriffliche Kompromisse in ICD-10 (Uneindeutigkeiten)

In der ICD-10 sind den Entwicklungsstörungen der frühkindliche Autismus, das Rett-Syndrom, desintegrative Störungen des Kindesalters, die hyperaktive Störung mit Intelligenzminderung und Bewegungsstereotypien sowie die erworbene Aphasie mit Epilepsie (Landau-Kleffner-Syndrom) zugeordnet. Diese Zuordnung ist bestenfalls eine Verlegenheitslösung, worauf die Autoren der ICD-10 bereits selbst hinwiesen. Alle genannten Störungsbilder entsprechen nicht den Kriterien einer Entwicklungsstörung. Mit Ausnahme der hyperaktiven Störung mit Intelligenzminderung ist allen übrigen Störungsbildern gemeinsam, dass ihnen entweder eine frühe Phase der Normalentwicklung vorausgehen kann oder der Verlauf progredient ist, was für Entwicklungsstörungen nach der Definition nicht zutrifft.

Besonderheiten des Begriffsverständnisses in DSM-IV

Das DSM-IV (Saß et al. 1998) geht von einem entscheidend unterschiedlichen Begriffsverständnis aus. Da in dem DSM-IV nicht zwischen erworbenen und entwicklungsbestimmten Störungen unterschieden wird und Remissionen und Rezidive nicht ausgeschlossen werden, wird das klassifikatorische Dilemma, ob es sich um eine Entwicklungsstörung im Sinne von ICD-10 oder um ein Verlustsyndrom handelt, umgangen. So wird verständlich, dass im DSM-IV das Landau-Kleffner-Syndrom als „erworbener Typus" – abgegrenzt vom „entwicklungsbezogenen Typus" – einheitlich der „kombinierten rezeptiv-expressiven Sprachstörung" (315.31, entspricht F 80.2 in der ICD-10) zugeordnet wurde. Aus wissenschaftlichen, aber auch aus klinischen Gründen ist das Konzept von ICD-10 besser begründet, Entwicklungsstörungen nicht mit „Verlustsyndromen" gleichzusetzen.

Klassifikatorische Unterschiede zwischen ICD-10 und DSM-IV

Neben diesem begrifflichen Unterschied bestehen klassifikatorische Differenzen. Die „isolierte Rechtschreibstörung" (ICD-10: F 81.1) wird im DSM-IV nicht mehr von der Lesestörung abgegrenzt. Stattdessen wurde in DSM-IV die „Störung des schriftsprachlichen Ausdrucks" (315.20) gesondert klassifiziert.
Die Sprechablaufstörungen Stottern (ICD-10: F 98.5) und Poltern (ICD-10: F 98.6) werden im multiaxialen Klassifikationsschema unter dem klinischen Syndrom „andere Verhaltens- oder emotionale Störungen mit Beginn in der Kindheit und Jugend" (Achse I) aufgeführt. Tatsächlich entspricht die Störungsgenese nicht den Definitionskriterien einer Entwicklungsstörung. Im DSM-IV werden sie den Kommunikationsstörungen – also den Sprachstörungen – zugeordnet. Aufgrund ihrer engen Verwandtschaft mit den Sprachstörungen werden Stottern und Poltern – wenngleich sie nicht im strengen Sinne Entwicklungsstörungen sind – in dieses Kapitel aufgenommen.

5.2.1.3 Epidemiologie

Allgemeine Prävalenzen

Nach der repräsentativen epidemiologischen Studie von Esser (1991) ist die Prävalenz zu einem Untersuchungszeitpunkt (Punktprävalenz) für Lese- und Rechtschreibstörungen bei 2,7 % anzunehmen. Die Literaturangaben schwanken jedoch um 4–8 %. Für Entwicklungsstörungen der Sprache ist von Prävalenzraten um 5 %, für Rechenstörungen um 1,3 % (bei 9- bis 10-jährigen Schulkindern) und insgesamt für das Schulalter um 2–6 % auszugehen. Die Prävalenz für motorische Entwicklungsstörungen liegt um 3 % mit einer Besserungsrate von 50 % zwischen dem achten und 13. Lebensjahr. Jungen sind in epidemiologischen und klinischen Stichproben signifikant häufiger als Mädchen anzutreffen. In einer Metaanalyse epidemiologischer Studien zeigten Rutter et al. (2004), dass in englischsprachigen Ländern Jungen 2–3fach häufiger von einer Lese-Rechtschreibstörung betroffen sind als Mädchen. Lediglich bei Rechenstörungen erscheint das Geschlechterverhältnis ausgeglichen (von Aster 2001; von Aster in diesem Buch, Kapitel 5.2.4).

Altersabhängigkeit der Prävalenzen

In einer vollständigen **Inanspruchnahmepopulation** vom Säuglingsalter an bis zum Alter von 18 Jahren ergaben sich die in der Tabelle 5-10 zusammengefassten Häufigkeiten. Daraus wird erkennbar, dass Kinder mit unterschiedlichen Entwicklungsstörungen in unterschiedlichen Altersgruppen verschieden häufig bei den Ärzten vorstellig werden. Multiple Entwicklungsrückstände und motorische Entwicklungsrückstände werden vorwiegend im Vorschulalter,

Tab. 5-10: Umschriebene Entwicklungsstörungen in Abhängigkeit des Lebensalters in einer vollständigen kinder- und jugendpsychiatrischen Inanspruchnahmepopulation. Gezählt wurden alle männlichen und weiblichen Patienten, die in einer Beratungsstelle, kinder- und jugendpsychiatrischen Praxis, klinischen Ambulanz oder stationären Einrichtung vorstellig wurden. In der ersten Zeile jeder Zelle steht jeweils die Anzahl der Nennungen, in der zweiten Zeile der relative Anteil der Zelle an der Zellensumme (in %) und in der dritten Zeile der relative Anteil an der Spaltensumme (in %). Die Prozentzahlen beziehen sich auf die Anzahl der jeweiligen Personen, für die das Zeilen- bzw. Spaltenkriterium zutrifft. Wegen der Möglichkeit von Mehrfachantworten ergänzen sich die Summen der Prozentzahlen nicht zu 100 % (nach Remschmidt 1987).

Störung	Alter (Jahre)	mittlere Effektstärke						
	0 bis < 3	3 bis < 6	6 bis < 9	9 bis < 12	12 bis < 15	15 bis < 18	> 18	Summe
keine Störungen	142 6,2 50,9	183 8 53,7	351 15,3 60,2	356 15,5 66,2	470 20,5 79	579 25,2 86,4	216 9,4 83,1	2297 70,3
umschriebene Lese- und Recht-schreibstörung	0 0 0	0 0 0	40 19,9 6,9	74 36,8 13,8	60 29,9 10,1	21 10,4 3,1	6 3 2,3	201 6,2
umschriebene Rechenstörung	0 0 0	0 0 0	14 33,3 2,4	17 40,5 3,2	6 14,3 1	3 7,1 0,4	2 4,8 0,8	42 1,3
andere umschriebene Lernstörungen	0 0 0	3 9,4 0,9	14 43,8 2,4	10 31,3 1,9	3 9,4 0,5	2 6,3 0,3	0 0 0	32 1
umschriebene Sprachentwicklungs-störung	25 7,6 9	110 33,3 32,3	111 33,6 19	31 9,4 5,8	12 3,6 2	22 6,7 3,3	19 5,8 7,3	330 10,1
umschriebene motorische Entwicklungsstörung	65 19,8 23,2	57 17,3 16,7	96 29,2 16,5	46 14 8,6	22 6,7 3,7	25 7,6 3,7	18 5,5 6,9	329 10,1
multiple Entwicklungs-rückstände	54 29 19,4	34 18,3 10	38 20,4 6,5	24 12,9 4,5	14 7,5 2,4	10 5,4 1,5	12 6,5 4,6	186 5,7
unbekannt	2 2,3 0,7	7 8,1 2,1	6 7 1	19 22,1 3,5	21 24,4 3,5	23 26,7 3,4	8 9,3 3,1	86 2,6
Anzahl	279 8,5	341 10,4	583 17,9	538 16,5	595 18,2	20,5 670	260 8	3266 100

Sprachentwicklungsstörungen im Kindergarten- und Grundschulalter, Lese- und Rechtschreibstörung und Rechenstörung bei 6- bis 15-Jährigen diagnostiziert (Remschmidt u. Walter 1989).

Die Altersabhängigkeit der Prävalenzen ist auch bestimmt durch Entwicklungsaufgaben. Die Sprache und motorischen Entwicklungsstufen (freies Laufen, Sich-Ankleiden) haben als Entwicklungsaufgaben offenbar besondere Relevanz mit Eintritt in den Kindergarten und im Grundschulalter, während die Entwicklungsstörungen der schulischen Fertigkeiten (Lese- und Rechtschreibstörung, Rechenstörung) erst nach der Einschulung manifest werden können und Anlass werden, eine Beratungsstelle aufzusuchen. Bei den Prävalenzangaben aus Inanspruchnahmepopulationen wird störungsübergreifend erkennbar, dass die Häufigkeit der zur Beratung führenden Entwicklungsstörungen bis zum Alter von 18 Jahren deutlich abnimmt. Diese Abnahme der Prävalenz von Entwicklungsstörungen in höheren Altersgruppen trifft auch in repräsentativen epidemiologischen Studien zu (Esser 1991) und ist Ausdruck des partiellen „Sich-Auswachsens" bei motorischen Störungen in weitaus stärkstem Ausmaß, wohl am geringsten bei Sprachverständnisstörungen.

5.2.1.4 Zusammenhänge epidemiologischer Daten mit sozialer Schicht

In der Inanspruchnahmestudie von Remschmidt und Walter (1989) waren sprachliche und motorische Entwicklungsstörungen häufiger bei Kindern niedriger sozialer Schichten, nicht jedoch bei Legasthenie. In der Beurteilung ist zu bedenken, dass niedrigere soziale Schichten vom Beratungs- und Therapieangebot weniger Gebrauch machen. Lese- und Rechtschreibmängel, sprachliche Auffälligkeiten und auch Rechenstörungen finden sich in Bevölkerungsstichproben häufiger in sozioökonomisch und somit bildungsmäßig beeinträchtigten Bevölkerungsgruppen.

5.2.1.5 Ätiologie und Pathogenese

Die Entwicklungsstörungen der Motorik, Sprache und der schulischen Fertigkeiten werden verstanden als Ergebnis von Besonderheiten zerebraler Informationsverarbeitung, die wiederum bestimmt sind von biologischen Reifungsprozessen der Gehirnentwicklung. Dabei kann es heute als selbstverständlich gelten, das die biologische Hirnentwicklung nicht nur genetisch oder primär durch organische Einwirkungen bestimmt ist, sondern dass sie mehr oder weniger von Umwelteinflüssen, Ernährungsgegebenheiten, deprivierenden Einflüssen und Lernerfahrungen moduliert wird. So gehen Modelle zur Erklärung der Genese umschriebener Entwicklungsstörungen von biologischen, kognitiven und umweltbestimmten Faktoren und ihrer Interaktion aus, wenn eine Symptomatik auf der Verhaltensebene verstanden werden soll.
Die Vorstellungen zur Genese von Entwicklungsstörungen als Lernstörungen sind in den Abbildungen 5-5, 5-6 und 5-7 schematisiert (weiterführend: Frith 1997).
„Basale Funktionen", die für die Entstehung von Entwicklungsstörungen in Betracht gezogen werden, sind in der Tabelle 5-11 – sehr unvollständig – zusammengefasst.

Tab. 5-11: Beispiele für Teilleistungsbereiche mit möglichen Defiziten

dem Prozess der sensomotorischen Orientierung zugeordnet

- Aufmerksamkeit
- auditiv-visuelle Koordination
- auditiv-visuell-haptische Koordination
- auditiv-haptische Koordination
- visuell-haptische Koordination
- auditive Diskrimination
- visuelle Diskrimination
- taktile Diskrimination
- zeitliche Orientierung
- räumliche Orientierung
- Blickausrichtung
- Hörausrichtung
- Körpergleichgewicht
- Übererregbarkeit
- Untererregbarkeit

dem Prozess des Behaltens zugeordnet

- Langzeitgedächtnis
- auditives Kurzzeitgedächtnis
- visuelles Kurzzeitgedächtnis

dem Prozess der Informationsaufnahme zugeordnet

- Leseverständnis
- mathematisches Verständnis
- Verständnis für Gehörtes
- soziales Verständnis
- visuelle Figur-Hintergrund-Differenzierung
- visuelle Gestalterfassung

dem Prozess der Integration zugeordnet

- Lautsynthese
- Geschwindigkeit bei auditiver Wahrnehmung
- Geschwindigkeit der visuellen Wahrnehmung
- visuelle Vorstellung

dem Prozess des Ausdrucks zugeordnet

- Schreiben
- Zählen
- Sprechen
- Affektäußerungen
- Gestik

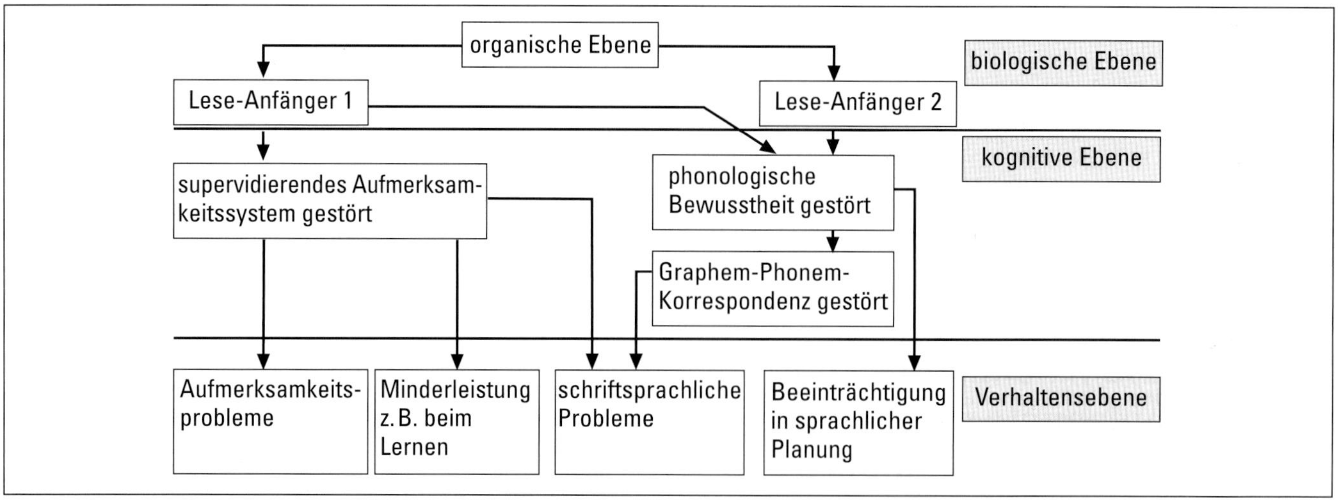

Abb. 5-5: Ein Erklärungsschema für Entwicklungsstörungen am Beispiel Legasthenie: Ein biologischer Faktor verursacht nicht nur ein Defizit der phonologischen Verarbeitung auf der kognitiven Ebene, sondern auch ein Defizit in einem supervidierenden Aufmerksamkeitssystem auf kognitiver Ebene. Es kommt nicht nur zu einer Entwicklungsstörung der Schriftsprache (Legasthenie), sondern auch zu Aufmerksamkeitsstörungen (mod. nach Morton u. Frith 1995).

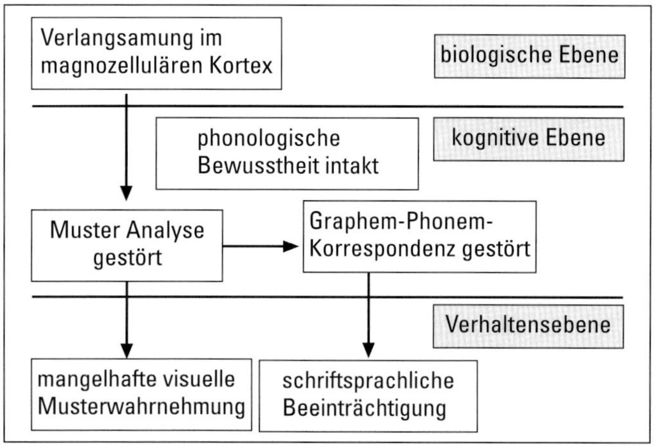

Abb. 5-6: Illustriert wird die Hypothese, dass eine besondere Konstitution auf der biologischen Ebene des visuellen Systems (z. B. verlangsamte Informationsverarbeitung im strukturell abnormen magnozellulären visuellen System des Kortex) letztlich auf der Verhaltensebene in einer Lese- und Rechtschreibstörung mündet. Dies deshalb, weil aufgrund der besonderen (abnormen) biologischen Konstitution auf kognitiver Ebene die visuelle Analyse der grafischen Buchstabenfolge nicht gelingt und daher die Graphem-Phonem-Verknüpfung bei durchaus intaktem phonologischen System nicht möglich ist. In diesem Fall entsteht die Legasthenie aufgrund einer Informationsverarbeitungsstörung der visuellen Komponente der Graphem-Phonem-Zuordnung. Gleichzeitig lässt sich auf der Verhaltensebene neben der Legasthenie eine Schwäche der visuellen Diskrimination von seriell angeordneten Buchstabenfolgen nachweisen (mod. nach Morton u. Frith 1995).

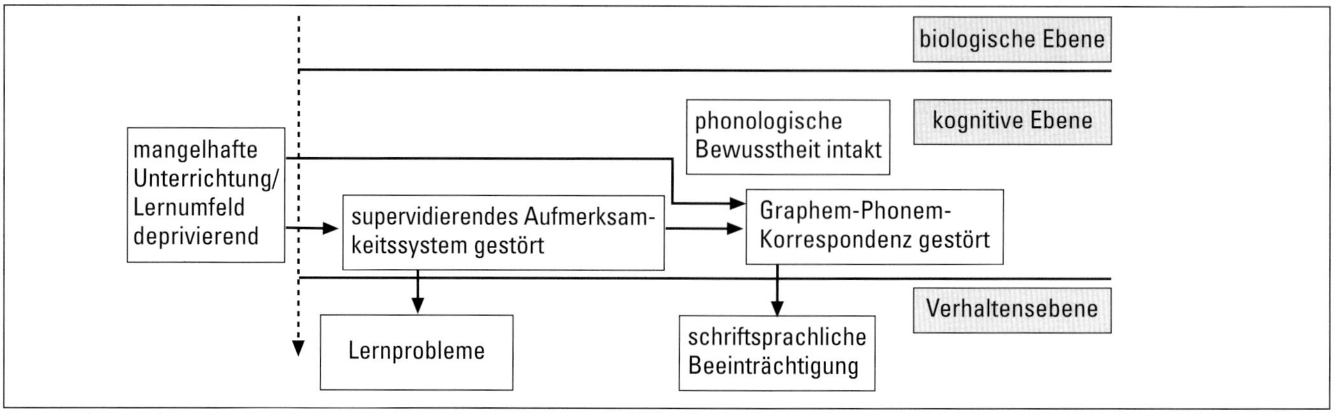

Abb. 5-7: Wie im Erklärungsschema der Abbildung 5-6 kommt es zu einer defizitären Ausbildung der Graphem-Phonem-Informationsverarbeitung auf kognitiver Ebene – in diesem Beispiel jedoch nicht aufgrund primär biologischer Ursache, sondern infolge einer milieugegebenen Lerndeprivation. Im Ergebnis resultiert wiederum eine Lese- und Rechtschreibstörung auf der Verhaltensebene.

Literatur

Aster M v (2001). Umschriebene Rechenstörung. Psycho; 27: 419–35.

Dilling H, Mombour W, Schmidt MH (Hrsg) (2005). Internationale Klassifikation psychischer Störungen. ICD-10. Kapitel V. 5. Aufl. Bern: Huber.

Esser G (1991). Was wird aus Kindern mit Teilleistungsschwächen? Stuttgart: Enke.

Frith U (1997). Brain, mind and behaviour in dyslexia. In: Hulme C, Snowling M (eds) (1997). Dyslexia: Biology, Cognition and Intervention. London: Whurr Publishers Ltd.; 1–19.

Graichen J (1997). Zum Begriff der Teilleistungsstörung. In: Lempp R (Hrsg). Teilleistungsstörungen im Kindesalter. Bern: Huber.

Morton J, Frith U (1995). Causal modeling: a structural approach to developmental psychopathology. In: Ciccheth D, Cohen DJ (eds). Developmental Psychopathology. Vol 1. New York: Wiley; 357–90.

Remschmidt H (1987). Was sind Teilleistungsschwächen? Monatsschrift Kinderheilkunde; 135: 290–6.

Remschmidt H, Walter R (1989). Evaluation kinder- und jugendpsychiatrischer Versorgung. Analysen und Erhebungen in drei hessischen Landkreisen. Stuttgart: Enke.

Remschmidt H, Schmidt M, Poustka F (Hrsg) (2001). Multiaxiales Klassifikationsschema für psychische Störungen des Kindes- und Jugendalters nach ICD-10 der WHO. Bern: Huber.

Rutter M, Caspi A, Fergusson D, Horwood LJ, Goodman R, Maughan B, Moffitt TE, Meltzer H, Carroll J (2004). Sex Differences in Developmental Reading Disability. JAMA; 291: 2007–12.

Saß H. Wittchen HU, Zaudig M (1998). Diagnostisches und statistisches Manual psychischer Störungen DSM-IV. Übersetzung der 4. Aufl. der APA. Göttingen: Hogrefe.

5.2.2 Umschriebene Entwicklungsstörung des Lesens und der Rechtschreibung

A. Warnke, G. Schulte-Körne

Inhalt

5.2.2.1 Definition und Klassifikation

Definition

Die Lese- und Rechtschreibstörung ist in der ICD-10 klassifikatorisch den umschriebenen Entwicklungsstörungen schulischer Fertigkeiten zugeordnet, wozu auch die Rechenstörung und die Kombination von Rechenstörung und Lese- und Rechtschreibstörung gehören.

Diagnostische Voraussetzungen der Entwicklungsstörungen schulischer Fertigkeiten sind:

- Eine klinisch deutliche, also die Alltagsbewältigung beeinträchtigende umschriebene Lernstörung. Die schulische Leistung im Lesen, der Rechtschreibung oder im Rechnen wird als mangelhaft oder ungenügend bewertet, und die Lernstörung lässt sich auch durch vermehrte Hilfestellung nicht hinreichend überwinden.
- Das Leistungsniveau im Lesen, Rechtschreiben oder Rechnen liegt deutlich unter dem Intelligenzniveau und ist nicht durch eine Intelligenzminderung erklärbar.
- Die umschriebene Lernstörung muss spätestens bis zum 5. Schuljahr aufgetreten sein; in der Regel zeigt sie sich mit Beginn des Lese-, Rechtschreib- bzw. Rechenunterrichts.
- Die Beeinträchtigung ist nicht direkte Folge mangelnder oder unqualifizierter Unterrichtung.
- Seh- oder Hörstörungen oder andere neurologische Erkrankungen erklären die Entwicklungsstörung nicht.
- Auch handelt es sich nicht um den Verlust einer bereits erworbenen schulischen Fertigkeit.

Die Lese- und Rechtschreibstörung ist definiert als umschriebene Beeinträchtigung des Erlernens von Lesen und Rechtschreibung. Die „isolierte Rechtschreibstörung" wird klassifiziert, wenn auch anamnestisch keine Lesestörung nachzuweisen ist. Die Bezeichnung „Legasthenie" wurde von Ranschburg (1916) eingeführt.

Klassifikation

Die klassifikatorische Einordnung ist im Einführungskapitel zu den umschriebenen Entwicklungsstörungen (vgl. S. 528f, Tab. 5-9) zusammengefasst. Die Diskussion um das Begriffsverständnis der Lese- und Rechtschreibstörung wird immer noch teils kontrovers geführt (zur Übersicht vgl. Warnke 1999a; Rispens et al. 1998; Siegel 1998; Valtin 1973; 1981; Stanovich et al. 1997; Warnke et al. 2002). An der Existenz einer für die Schriftsprache spezifischen Entwicklungsstörung besteht indessen kein Zweifel mehr. Dementsprechend ist in den beiden international anerkannten Klassifikationsschemata ICD-10 und DSM-IV die umschriebene Lese- und Rechtschreibstörung klassifiziert, im multiaxialen Klassifikationsschema (Remschmidt et al. 2001) auf der Achse II der Entwicklungsstörungen, in DSM-IV auf der Achse I unter den Lernstörungen.

Die Lese- und Rechtschreibstörung (ICD-10: F 81.0) entspricht der Lesestörung nach DSM-IV 315.00. In DSM-IV schließt die Lesestörung gleichzeitig die Rechtschreibstörung mit ein. Die isolierte Rechtschreibstörung (ICD-10: F 81.1) hat in DSM-IV keine Entsprechung.

Im Unterschied zu ICD-10 wird in DSM-IV die „Störung des schriftlichen Ausdrucks" als eigenständige Störung klassifiziert. Sie könnte nach ICD-10 als „andere umschriebene Entwicklungsstörung schulischer Fertigkeit" (F 81.8) verschlüsselt werden. Gemeint ist die Verknüpfung unterschiedlicher Schwächen beim Abfassen schriftlicher Texte. Rechtschreibfehler, dysgrammatischer Satzbau, ungenügende textliche Strukturierung und unleserliche Handschrift kennzeichnen diese Beeinträchtigung. Entscheidendes Merkmal ist die Beeinträchtigung der schriftlichen Ausdrucksfähigkeit. Rechtschreibfehler und unleserliche Handschrift allein sind für die Diagnose nicht ausreichend.

Die epidemiologischen Gesichtspunkte sind im Einleitungskapitel dargelegt (s. Kap. 5.2.1).

5.2.2.2 Symptomentwicklung und Komorbidität

Die Symptomatik der Lesestörung

Die Lesestörung äußert sich in den schweren Fällen meistens von Beginn des Leselernprozesses an. Der Schüler hat Schwierigkeiten, das Alphabet aufzusagen, Buchstaben zu benennen, Laute zu unterscheiden und diese Phoneme den entsprechenden Buchstabenzeichen (Graphemen) zuzuordnen. Auf der späteren Leselernstufe werden die Symptome der Lesestörung beim lauten Vorlesen offensichtlich (nach ICD-10, Dilling et al. 2005):

- Auslassen, Ersetzen, Verdrehen oder Hinzufügen von Worten oder Wortteilen
- verlangsamtes Lesetempo
- Startschwierigkeiten beim Vorlesen, zögerndes und stockendes Lesen, Verlieren der Zeile im Text, nicht sinnentsprechende Betonung
- Vertauschen von Wörtern im Satz oder von Buchstaben in den Wörtern

Zusätzlich zeigen sich oft Schwächen im Leseverständnis:

- unzureichende Fähigkeit, das Gelesene wiederzugeben und aus dem Gelesenen Schlüsse zu ziehen
- bei Befragung Wiedergabe des allgemeinen Wissens von Hintergrundinformationen anstelle der Information aus dem gelesenen Text

Hinweise auf einen Lesefehler helfen bei schwergradiger Lesestörung dem Kind nicht, den Fehler zu erkennen und sich zu korrigieren. Kennzeichnend ist auch eine Inkonstanz der Lesefertigkeit, da ein zunächst richtig gelesenes Wort bei seinem nächsten Erscheinen falsch gelesen werden kann und ein zunächst fehlerhaft gelesenes Wort bei nächster Gelegenheit anders, aber wiederum falsch oder auch richtig gelesen wird. Die Lesestörung ist häufig mit der Rechtschreibstörung verknüpft. In den Fällen lernen die Kinder bis zur 4. Klasse auch fremde Texte zu lesen. Das Lesetempo bleibt jedoch relativ verlangsamt, und in den schwersten Fällen bleibt auch die Lesestörung bis in das Erwachsenenalter hinein erhalten.

Die Symptomatik der Rechtschreibstörung

Die Rechtschreibfehler sind wie die Lesefehler abhängig vom Entwicklungsstand des Kindes in der schriftsprachlichen Ausbildung. Eine Fehlertypologie, die die Diagnose ermöglichen würde, gibt es nicht. Regelhaft finden sich folgende Rechtschreibfehler (vgl. die Abbildungen 5-8 und 5-9):

- Reversionen: Verdrehungen von Buchstaben im Wort (b/d, p/q, u/n)
- Reihenfolgefehler (Umstellungen von Buchstaben im Wort (Tor/Rot)
- Auslassungen von Buchstaben (ihn/in)
- Einfügungen von falschen Buchstaben
- Regelfehler (Fehler in der Groß- und Kleinschreibung; Dehnungsfehler: Höle anstatt Höhle; Schreibung von Auslauten: Hant anstatt Hand)
- Wahrnehmungsfehler (Verwechslung von d/t, g/k)
- „lautliches" Schreiben (Hekse anstatt Hexe)
- Wortverstümmelungen (Mase anstatt Maschine; glet statt gelegt)
- Fehlerinkonstanz: permanentes fehlerhaftes Schreiben desselben Wortes

Eine schwergradige Rechtschreibstörung ermöglicht es dem Kind nicht, bei entsprechendem Hinweis den Fehler zu erkennen und sich zu verbessern, selbst wenn es das fehlerhaft geschriebene Wort sich laut und dann auch korrekt vorliest.

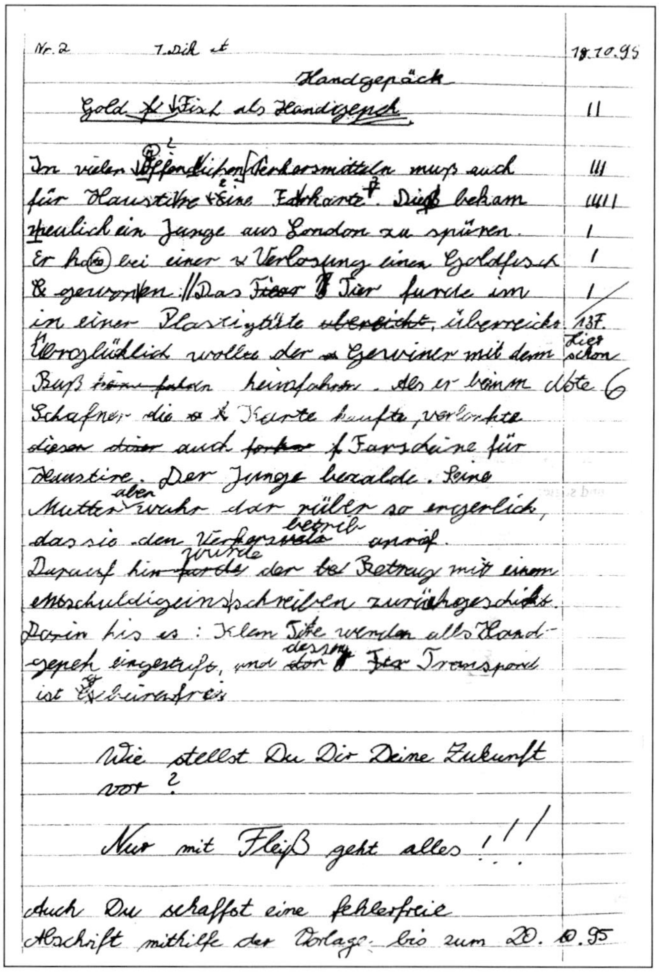

Abb. 5-8: Rechtschreibstörung in einer Nachschrift

Unter therapeutischen Gesichtspunkten hat sich nach Reuter-Liehr (2001) folgende Einteilung nach der Fehlerart als zweckmäßig erwiesen:

- Phonemfehler als Verstöße gegen die lautgetreue Schreibung (Phonem-Graphem-Zuordnungsprobleme sowie Probleme bei der Wortdurchgliederung: Auslassungen, Reversionen, Hinzufügungen, umgangssprachlich bedingte Schreibweisen)
- Regelfehler als Verstöße gegen die regelhaften Abweichungen von der lautgetreuen Schreibung (Ableitungsfehler, Groß- und Kleinschreibungsfehler)
- Speicherfehler oder Merkfehler als Verstöße gegen die regelhaften Abweichungen, da es sich hierbei vorwiegend um Ausnahmen handelt
- Restfehler

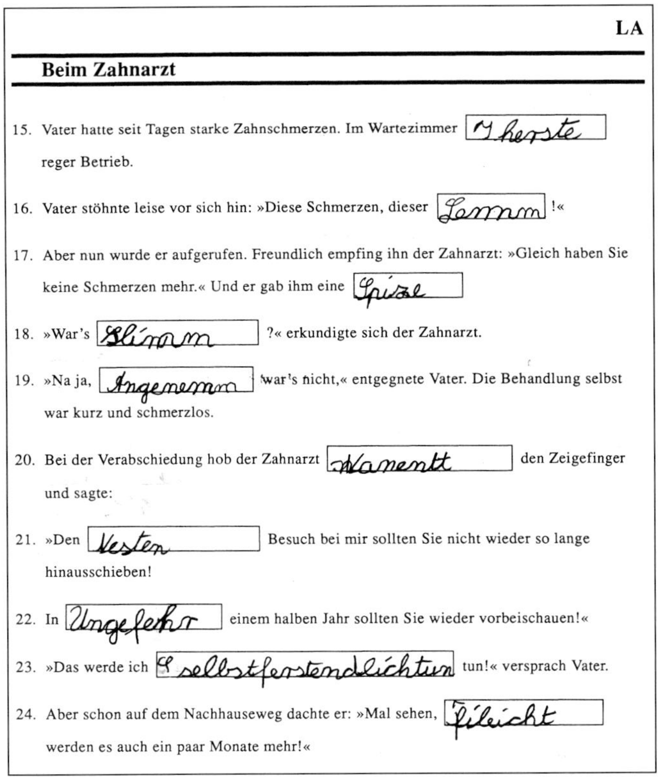
LA

Beim Zahnarzt

15. Vater hatte seit Tagen starke Zahnschmerzen. Im Wartezimmer [Gherste] reger Betrieb.
16. Vater stöhnte leise vor sich hin: »Diese Schmerzen, dieser [Lemmm] !«
17. Aber nun wurde er aufgerufen. Freundlich empfing ihn der Zahnarzt: »Gleich haben Sie keine Schmerzen mehr.« Und er gab ihm eine [Spize]
18. »War's [Slimm] ?« erkundigte sich der Zahnarzt.
19. »Na ja, [Angenemm] war's nicht,« entgegnete Vater. Die Behandlung selbst war kurz und schmerzlos.
20. Bei der Verabschiedung hob der Zahnarzt [Wanentt] den Zeigefinger und sagte:
21. »Den [Vesten] Besuch bei mir sollten Sie nicht wieder so lange hinausschieben!
22. In [Ungefehr] einem halben Jahr sollten Sie wieder vorbeischauen!«
23. »Das werde ich [selbstferstendlichten] tun!« versprach Vater.
24. Aber schon auf dem Nachhauseweg dachte er: »Mal sehen, [filleicht] werden es auch ein paar Monate mehr!«

Abb. 5-9: Rechtschreibstörung im standardisierten Rechtschreibtest GRT 4+ (10-jähriger Junge mit durchschnittlicher Intelligenz; Standardwert = 104 in der Skala intellektueller Fähigkeiten der K-ABC)

Die Fehler treten insbesondere beim ungeübten Diktat und beim Schreiben aus dem Gedächtnis (z. B. beim Aufsatz) auf. Das Abschreiben gelingt in der Regel fehlerlos. Die Rechtschreibung ist fehlerhaft, obgleich die Wörter mündlich richtig ausgesprochen werden. Die Korrelationen zwischen Leseleistung und Rechtschreibleistung liegen zwischen r = .65 und r = .85.

Symptomentwicklung

Vorschulisch werden unter vielen anderen Funktionen phonematische, kinästhetische, zeitlich-serielle, visuell-räumliche, visuo-motorische und gedächtnisspezifische Fertigkeiten erworben, die Voraussetzung für ein Erlernen von Schriftsprache im Schulalter sind. Daher wird diesen sich frühkindlich entwickelnden Voraussetzungen der Schriftsprache in der Präventionsforschung eine besondere Bedeutung zugemessen.

Fertigkeiten der sprachlichen Informationsverarbeitung haben eine besonders hohe prognostische Relevanz. Bei 60–80 % der Kinder mit Legasthenie finden sich im Vorschulalter Symptome von Sprachentwicklungsstörungen. Die Fähigkeit, mit schriftsprachlich relevanten Lautstrukturen umzugehen (phonologische Bewusstheit), ist beeinträchtigt (weiterführend: Abschnitte „Auditorisch-sprachliche Informationsverarbeitung und neurobiologische Korrelate" sowie „Behandlung und Prävention").

Visuelle und visuo-motorische Beeinträchtigungen sind bei einem Teil der Kinder mit Lese- und Rechtschreibstörungen vorhanden und bereits vorschulisch erkennbar. Hinzu kommen gehäuft Aufmerksamkeitsstörungen, Hyperaktivität und Impulsivität (s. Abschnitt 5.2.2.4). Aufgrund dieser korrelativen Zusammenhänge wird im Umkehrschluss angenommen, dass der „phonologischen" Entwicklung von Fertigkeiten, der sprachlichen und – weniger gewichtet – der visuellen und zeitlich-seriellen Informationsverarbeitung eine voraussetzende Bedeutung für die Symptomentwicklung zukommt.

Mit dem **Schulalter** sind die konstitutionellen Voraussetzungen zum Erlernen von Schriftsprache für etwa 85–90 % der Kinder gegeben, sodass nicht zufällig transkulturell Kindern im Entwicklungsalter von 5–7 Jahren die Entwicklungsaufgabe gestellt wird, Lesen und Rechtschreiben zu lernen. Für das Verständnis der **normalen Schriftsprachentwicklung** hat das – empirisch begründete – Modell von Frith (1986) besondere Beachtung gefunden. Im ersten, „logographischen Stadium" erkennt das Lesen lernende Kind das Wort an seinen visuellen Merkmalen. Im nachfolgenden, „alphabetischen Stadium" nutzt das Kind Graphem-Phonem-Korrespondenzregeln; das Kind vermag das Wort Buchstabe für Buchstabe zu erlesen (phonologisches Rekodieren). Im „orthographischen Stadium" sind Wörter in ihrer Buchstabenfolge vollständig im Gedächtnis gespeichert und abrufbar. Offensichtlich sind diese Stufen nicht streng voneinander getrennt, sie können gleichzeitig bestehen und sich wechselseitig beeinflussen, und bei „schwierigen" fremden Wörtern wird u. U. auf das „alphabetische Stadium" zurückgegriffen, wo bei vertrauten Texten das orthographische Lesen vorherrscht (Ehri u. Wilce 1985; Scheerer-Neumann 1987). Diese menschliche umschriebene Lernbegabung ist interindividuell unterschiedlich früh (zeitliche Varianz; manche Kinder können schon vorschulisch lesen, andere lernen es nach Schuleintritt) und qualitativ unterschiedlich (qualitative Varianz; manche Kinder werden ausgezeichnete Leser, andere lernen es nie) ausgebildet.

Diagnostisch lässt sich die Lese- und Rechtschreibstörung erst im Schulalter sichern, nämlich dann erst, wenn mit der Schulpflicht das Erlernen des Lesens und Rechtschreibens zur „Pflicht" (Entwicklungsaufgabe) geworden ist und das Kind trotz adäquater schriftsprachlicher Beschulung im Lesen und Rechtschreiben scheitert. Bis zur 4. Klasse erreichen wahrscheinlich nur etwa 25 % der Schüler mit umschriebener Lese- und Rechtschreibstörung ausreichende schriftsprachliche Leistungen (Klicpera u. Gasteiger-

Klicpera 1995). Die Lese- und die Rechtschreibstörung treten in aller Regel gemeinsam auf; selten ist die Rechtschreibstörung ohne vorhandene Lesestörung. In deutscher Sprache überdauern die Defizite in der Rechtschreibung klinisch sichtbarer als die in der Lesestörung. Intelligente Kinder, die leicht auswendig lernen, können die Lernstörung insbesondere in den ersten beiden Schuljahren und teils bis zur 5. Klasse kompensieren. Erst wenn in der 3. Klasse ungeübte Diktate und Aufsätze zu schreiben sind und in weiterführenden Schulen (Realschule und Gymnasium) überdurchschnittliche Anforderungen gestellt werden, wird die Störung klinisch offensichtlich.

5.2.2.3 Ätiologie und Pathogenese

Die Lese- und Rechtschreibstörungen gelten heute als ein heterogenes, polyätiologisch zu erklärendes Syndrom (Warnke 1999a). Zwei Erklärungsansätze dominieren die Diskussion zur Ätiologie:

- die Annahme einer somatogenen Begründung, wonach konstitutionelle Faktoren ausschlaggebend sind, die sich aus genetischer Veranlagung und prä-, peri- und postnatal entstandenen Hirnfunktionsstörungen ableiten sollen
- die Annahme psychogener und sozio-kultureller Einflüsse, die die allgemeine Lernentwicklung behindern; erlernte unzweckmäßige Lernstrategien und inadäquate Lese- und Rechtschreibunterrichtung

In Zusammenhang des Begriffs der Entwicklungsstörung sind Lese- und Rechtschreibschwächen infolge psychosozialer Hemmnisse, defizitären Unterrichts und psychischer Erkrankung anderer Art definitorisch ausgeschlossen. Ihnen wird jedoch eine Bedeutung für die Ausformung und die Schweregradentwicklung zugesprochen (s. Kap. 5.2.1).

Biologische Mechanismen

Genetische Einflüsse

Familienstudien

Die familiäre Häufung der Lese- und Rechtschreibstörung wurde bereits wenige Jahre nach der Entdeckung des Syndroms kasuistisch beschrieben (Fisher 1905; Hinshelwood 1907; Stephenson 1907). Größere Stammbaumanalysen bestätigten diese kasuistischen Beobachtungen und verwiesen gleichzeitig auf die Zusammenhänge mit Sprachentwicklungsstörungen (Orton 1937). Die erste epidemiologisch angelegte, formalgenetische Studie führte Hallgren (1950) aus. Da ca. 45 % der Kinder von Eltern mit Lese- und Rechtschreibstörungen gemäß seiner anamnestischen Erhebungen

Tab. 5-12: Familienuntersuchungen bei Legasthenie; Anteil der betroffenen Geschwister und Eltern (nach Grimm u. Warnke 2002)

Studie	Stichprobe	diagnostisches Vorgehen	betroffene Geschwister (%)	betroffene Eltern (%)
Hallgren 1950	112	anamnestische Daten	40,8	42,4
Finucci et al. 1976	20	psychometrische Tests	42,5	47,2
Vogler u. De Fries 1985	133	anamnestische Daten und psychometrische Tests	43,0	49,0
Gilger et al. 1991	39	anamnestische Daten und psychometrische Tests	38,5	27,0
Pennington et al. 1991	1698	anamnestische Daten und psychometrische Tests	30–71	
Wolff u. Melngailis 1994	273	anamnestische Daten und psychometrische Tests	nur Mutter betroffen: 26–28 nur Vater betroffen: 43–46 beide Eltern betroffen: 61–76	nur Mutter betroffen: 20–23 nur Vater betroffen: 20–23 beide Eltern betroffen: 11–18
Schulte-Körne et al. 1996	32	psychometrische Tests	52,3–61,9	26–34

ebenfalls an einer Lese- und Rechtschreibschwäche litten, schloss Hallgren erstmals auf einen autosomal-dominanten Erbgang (vgl. Tab. 5-12). Wenn auch die Erwachsenen mittels psychometrischer Verfahren diagnostiziert werden, ist die familiäre Häufung vergleichbar hoch (Schulte-Körne 2001b). Die Untersuchungen zum Erbgang kommen zu keinem einheitlichen Ergebnis. Wahrscheinlich ist ein multifaktorielles Geschehen. Ein Hauptgen-Effekt in einzelnen Familien wird angenommen.
In Familienstudien und Inanspruchnahmepopulationen sind Jungen bis zu vierfach häufiger betroffen als Mädchen (Rutter et al. 2004). In Familienstudien fällt der Geschlechtsunterschied geringer aus (1,5 männlich gegenüber weiblich; Hallgren 1950; Shaywitz et al. 1990; Wadsworth et al. 1992). Als mögliche Erklärung für die höhere Prävalenz in der männlichen Bevölkerung werden sowohl genetische als auch hormonelle und soziokulturelle Einflüsse diskutiert.

Zwillingsstudien

Eine erste Übersicht zu Zwillingsstudien von Zerbin-Rüdin (1967) sprach für Konkordanzraten von bis zu 100 % bei eineiigen und von bis zu 35 % bei zweieiigen Zwillingen. Neuere Zwillingsstudien an größeren Stichproben kommen zu geringeren Heritabilitätsschätzungen (h^2 = Verhältnis additiver genetischer Varianz zur gesamten phänotypischen Varianz). Die Heritabilität der Rechtschreibleistung ist möglicherweise stärker genetisch beeinflusst als die Leseleistung (De Fries et al. 1997). Die Heritabilität für die Rechtschreibung wurde bei $h^2 = 0{,}62$ gemessen, für die Leseleistung bei 0,5. Dies bedeutet, dass 62 % der Varianz der Rechtschreibfähigkeit durch genetische Faktoren und 38 % durch Umweltfaktoren (z. B. schulische Unterrichtung) erklärt werden. Neben der Lese- und Rechtschreibfähigkeit werden in neueren Zwillingsstudien auch die mit diesen Fähigkeiten korrelierten Verhaltensdimensionen, wie z.B. phonologische Bewusstheit und orthographisches Wissen, untersucht.
Davies und Mitarbeiter (2001) bestimmten die Heritabilität von Teilfunktionen von Lesefertigkeit. Für das phonologische Rekodieren (Lesen von Pseudowörtern) errechnete sich z. B. eine Erblichkeit von $h^2 = 0{,}68$, für orthographisches Wissen von $h^2 = 0{,}67$ und für das schnelle Benennnen von Buchstaben und Zahlen $h^2 = 0{,}65$. Da in den bisher vorliegenden Zwillingsstudien Umweltfaktoren nicht systematisch untersucht wurden, bleibt es unklar, welche Umweltfaktoren von entscheidender Bedeutung für die Legasthenie sind.

Studien zur genetischen Lokalisation von Komponenten der Lese- und Rechtschreibstörung (molekulargenetische Studien)

Ziel der molekulargenetischen Untersuchungen zur Lese- und Rechtschreibstörung ist es, störungsverursachende Gene zu identifizieren und die Pathogenese besser zu verstehen. Mithilfe dieser Methoden wird es zukünftig möglich sein, die Lese- und Rechtschreibstörung und die möglicherweise bestehenden Subgruppen dieser Störung zu identifizieren und spezifische Therapien zu entwickeln.
Anhand von genomweiten Kopplungsuntersuchungen konnten bisher neun Kandidaten-Gen-Regionen identifiziert werden (s. Tab. 5-13). Die Bedeutung dieser Regionen für die Lese- und Rechtschreibstörung ist weitgehend noch nicht bekannt. Entgegen der Annahme, dass anhand von verschiedenen mit der Lese- und Rechtschreibstörung korrelierten Fähigkeiten, wie z.B. phonologische Bewusstheit und orthographisches Wissen, sich genetische Subgruppen unterscheiden lassen, sind meist Veränderungen in diesen chromosomalen Regionen mit einer Vielzahl von korrelierten Fähigkeiten gekoppelt und assoziiert.
Kürzlich konnten mehrere Kandidaten-Gene auf dem Chromosom 15 DYX1C1 und Chromosom 6 (KIAA0319 und DCDC2, s. Abb. 5-10) und Chromosom 3 (ROBO1) identifiziert werden. Da z. B. DCDC2 und ROBO1 in der Embryogenese eine zentrale Rolle bei der neuralen Migration spielen, sind dies funktionell sehr interessante Kandidaten-Gene.
Aufgrund der Assoziation mit Sprachentwicklungsstörungen wird das FOXP2-Gen als Kandidaten-Gen für eine Subgruppe von sprachentwicklungsgestörten Lese- und Rechtschreibschwächen diskutiert (Fisher et al. 2003). Allerdings konnte diese Annahme bisher nicht bestätigt werden, da keine Assoziation mit dem FOXP2-Gen in einer Stichprobe von Familien mit einer Legasthenie gefunden werden (Kaminen et al. 2003). Weiterführend ist die Studie von Smith et al. (2005), die auf gemeinsame genetische Zusammenhänge zwischen Sprachlautstörungen und Lesestörung hinweisen.
Die molekulargenetischen Studien lassen folgende Feststellungen zu:

- Eine multifaktorielle Verursachung der Lese- und Rechtschreibstörungen ist wahrscheinlich. Die Bedeutung von Umweltfaktoren ist bisher kaum untersucht, möglicherweise besteht ein Zusammenhang zwischen der Sprachumgebung und der Ausprägung der LRS.

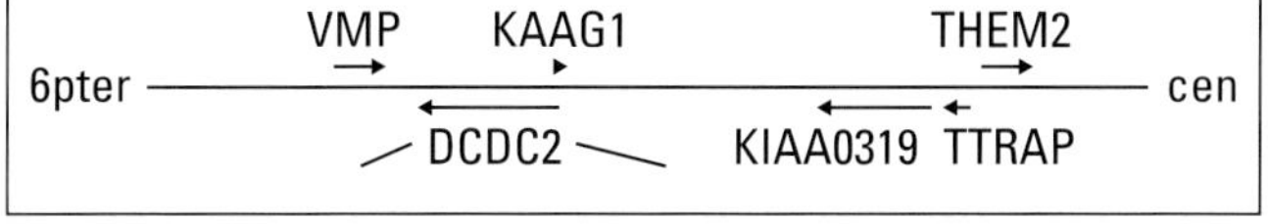

Abb. 5-10: Kandidaten-Gen DYX2: DYX2 umfasst zwei Gen-Cluster, einen eher distal gelegenen Cluster mit den Genen VMP/DCDC2/KAAG1 und einen mehr proximal gelegenen Gen-Cluster, bestehend aus KIAA0319/TTRAP/THEM2 (mod. nach Schumacher et al. 2006).

Tab. 5-13: Kandidaten-Gen-Regionen und Gene: Befunde aus molekulargenetischen Untersuchungen

Phänotyp	Region, (Gen)	Autoren
Lesefähigkeit, Rechtschreibstörung, phonologische Bewusstheit (Nicht-Wort-Lesen), schnelles Benennen, verbales Kurzzeitgedächtnis, expressive Sprachfähigkeit, phonematische Bewusstheit, expressive Sprachfähigkeit	DYX1 (15q21)	Smith et al. 1983; 1991; 2005; Grigorenko et al. 1997; Schulte-Körne et al. 1998c; Nopola-Hemmi et al. 2000 (Translokation); Morris et al. 2000; 2004; Chapman et al. 2004; Wigg et al. 2004; Marino et al. 2004
	DYX1C1	Taipale et al. 2003 nicht bestätigt: Scerri et al. 2004; Cope et al. 2004; Meng et al. 2005
Lesefähigkeit, Rechtschreibstörung, phonologische Bewusstheit (Nicht-Wort-Lesen), schnelles Benennen, verbales Kurzzeitgedächtnis, Wortschatz, orthographisches Wissen, phonematische Bewusstheit	DYX2 (6p23-p21)	Smith et al. 1991; 2001; Cardon et al. 1994; Grigorenko et al. 1997; 2000; 2001; 2003; Fisher et al. 1999; Gayán et al. 1999; Kaplan et al. 2002; Wilcutt et al. 2002; Turic et al. 2003; Marlow et al. 2003; Londin et al. 2003 nicht bestätigt: Field u. Kaplan 1998; Petryshen et al. 2000
	KIAA0319	Deffenbacher et al. 2004; Francks et al. 2004; Cope et al. 2005
	DCDC2	Deffenbacher et al. 2004; Meng et al. 2005; Schumacher et al. 2006
Lesefähigkeit, Rechtschreibstörung, phonologische Bewusstheit, orthographisches Wissen	DYX3 (2p16-p15)	Fagerheim et al. 1998; Nopola-Hemmi et al. 2001; Francks et al. 2002; Petryshen et al. 2002; Fisher et al. 2002
	2p11	Kaminen et al. 2003; Peyrard-Janvid et al. 2004
	2q22	Raskind et al. 2005
phonologische Bewusstheit, Rechtschreibstörung, phonematische Bewusstheit	DYX4 (6q11.2-q12)	Petryshen et al. 2001
Lesestörung, Rechtschreibstörung, verbales Kurzzeitgedächtnis, phonematische Bewusstheit, schnelles Benennen, expressive Sprachfähigkeit, Wortschatz, phonologisches Gedächtnis	DYX5 (3p12-q13)	Nopola-Hemmi et al. 2001; Stein et al. 2004
	ROBO1	Hannula-Jouppi et al. 2005
phonematische Bewusstheit, Rechtschreibstörung, Lesestörung, orthographisches Wissen	DYX6 (18p11.2)	Fisher et al. 2002; Marlow et al. 2003 nicht bestätigt: Schumacher et al. 2005
Lesestörung, phonematische Bewusstheit, Rechtschreibstörung, phonologische Bewusstheit	DYX7, (11p15.5, DRD4 Rezeptor)	Hsiung et al. 2002 nicht bestätigt: Marino et al. 2004
schnelles Benennen, phonematische Bewusstheit, Rechtschreibstörung, Lesestörung, phonologische Bewusstheit	DYX8 (1p36-p34)	Rabin et al. 1993; Froster et al. 1993 (Translokation 1p22; 2q31); Grigorenko 2001; Tzenova et al. 2004
phonologische Bewusstheit, Lesestörung	DYX9 (Xp27.3)	Fisher et al. 2002; de Kovel et al. 2004

- Es ist nicht von einem „Krankheits-Gen" der Legasthenie auszugehen, da Lese- und Rechtschreibstörungen auch unter der Vorstellung möglich sind, dass Gen-Locus-Effekte sowohl für die normale Variation schriftsprachlicher Fertigkeiten als auch für die umschriebene Lese- und Rechtschreibstörung gegeben sind.
- Der Mechanismus, mit dem Gen-Orte auf kognitive Komponenten, die für die Schriftsprachentwicklung relevant sind, einwirken, ist noch unbekannt. Eine sehr enge Kopplung zwischen Gen-Funktion und kognitiver Komponente ist eher nicht zu erwarten. Es handelt sich wahrscheinlich um eine Reihe von Genen die zu Besonderheiten in der Hirnentwicklung führen, die in einem komplexen Zusammenwirken mit anderen genetisch, aber auch umweltbestimmten und von der Art der Schriftsprache selbst beeinflussten Hirnentwicklungsprozessen in eine Legasthenie münden. Es ist davon auszugehen, dass die Annahme „Ein Gen, eine Krankheit" kein angemessenes Modell für die meisten psychischen Störungen überhaupt sein kann (Pennington 1999; Grigorenko 2001).

Kognitive Besonderheiten und neurobiologische Korrelate der Lese- und Rechtschreibstörungen

Methodische Ansatzpunkte

Die Forschung nach den zentralnervösen Korrelaten kognitiver Merkmale bei Lese- und Rechtschreibstörungen wurde mit den in der Tabelle 5-14 dargestellten **methodischen Zugängen** beschritten.
Die **Techniken** zur Untersuchung der Hirnfunktionen beinhalten:

- Postmortem-Studien (Autopsien)
- bildgebende Verfahren (z.B. Computertomographie [CT], Magnetresonanztomographie [MRT, fMRT], Positronenemissionstomographie [PET], Magnetoenzephalographie [MEG])
- neurophysiologische Methoden (z. B. Standard-EEG, visuell und akustisch evozierte Potenziale, Blickbewegungsmessungen)
- neuropsychologische Methoden (Reaktionszeit, Fehlerrate, zeitliche Parameter der Informationsverarbeitung bei rein visuellen, visuell-sprachlichen, rein akustischen, akustisch-sprachlichen Reizen und motorischen Aufgabenstellungen)

Neuropsychologische und neurophysiologische Erklärungsansätze im Rahmen der Legasthenie-Forschung setzen nicht die Annahme einer Hirnschädigung voraus:

> „Vielmehr wird das Wissen um die Entwicklung zentralnervöser Funktionen und um die Organisation des Zentralnervensystems benutzt, um den Beitrag konstitutioneller Faktoren zu den individuellen Schwierigkeiten der Kinder zu erklären." (Klicpera 1985, S. 14)

Mit Bezug auf Singer (1986) schreibt Warnke:

> „Dabei bleibt zunächst offen, inwieweit ursächlich eine ‚nachweisbare strukturelle bzw. funktionale Störung des zentralen Nervensystems', eine ‚zentralnervöse Funktionsstörung', für die sich aber kein strukturelles Korrelat finden lässt, ‚eine verlangsamte oder andersartige Reifung von zentralnervösen Funktionen' oder schließlich eine ‚individuelle Variation zentralnervöser Funktionen' vorliegt. In jedem dieser Fälle wäre die Entwicklung zentralnervöser funktioneller und struktureller Architektur wiederum als durch neuronale Aktivität mit bestimmt zu verstehen, sei dies nun genetisch oder durch Umwelteinflüsse determiniert (s. Singer 1986)." (Warnke 1990, S. 12)

Diese Grundannahme ermöglicht eine relativ vorurteilsfreie Herangehensweise an die Erforschung neurobiologischer Korrelate von kognitiven Komponenten der Lese- und Rechtschreibstörung.
Die neurobiologischen Erklärungsansätze, die die wichtigsten Stränge der Legasthenie-Forschung kennzeichnen und die Gliederung des Kapitels bestimmen, sind in der Abbildung 5-11 dargestellt. Dominierend sind die Annahmen, dass erstrangig Besonderheiten der sprachlichen Informationsverarbeitung, zweitrangig Besonderheiten der visuellen Informationsverarbeitung und drittrangig Besonder-

Tab. 5-14: Methodische Zugänge in der Legasthenie-Forschung

anatomische Korrelate zytoarchitektonische Korrelate	(Entwicklungs-)Morphologie des Gehirns	strukturelle Ebene
neurometabolische Korrelate neurophysiologische Korrelate	(Entwicklungs-)Physiologie des Gehirns	biologisch funktionelle Ebene
neuropsychologische Korrelate	(Entwicklungs-)Neuropsychologie	Verhaltensebene

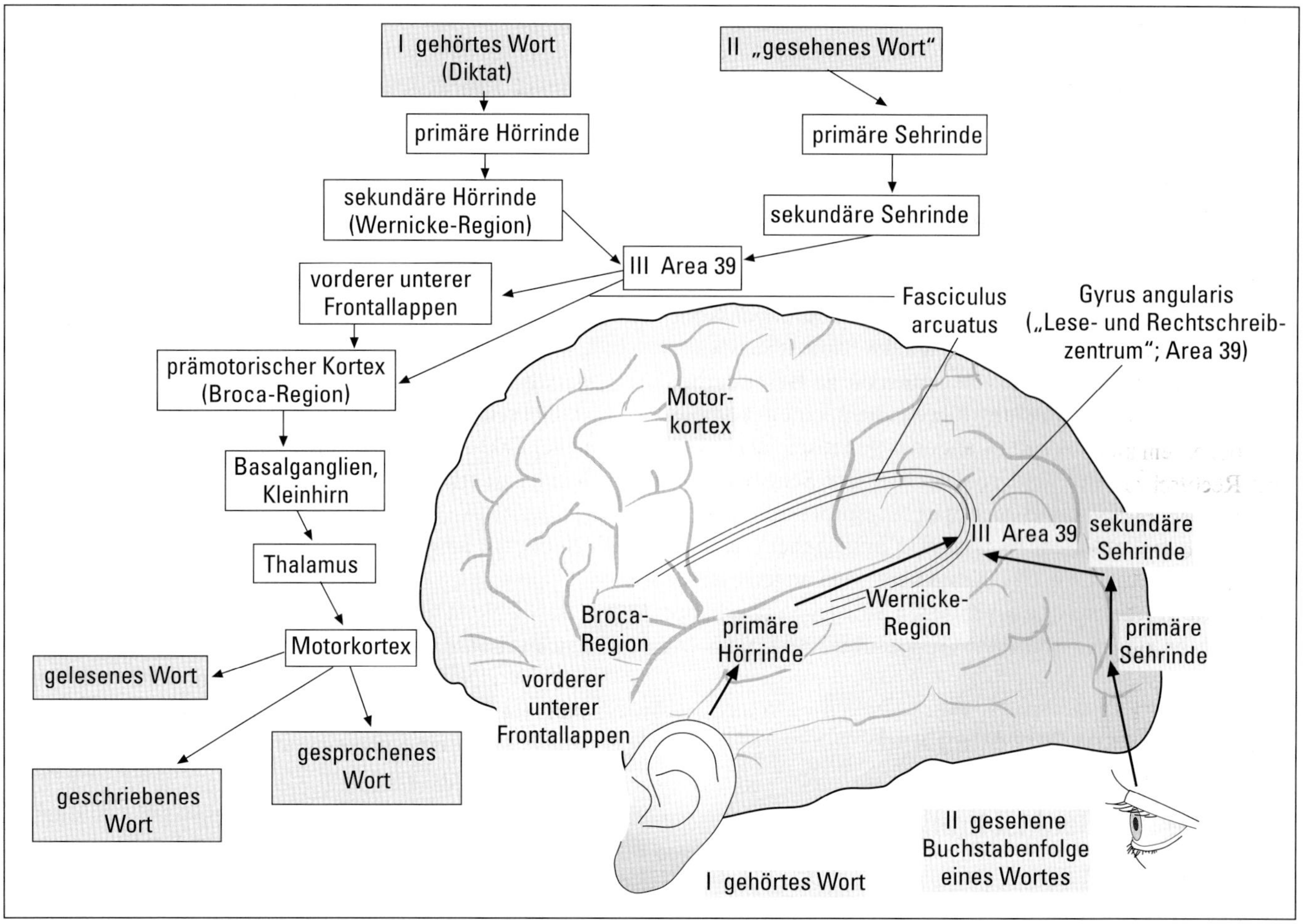

Abb. 5-11: Modell zur Informationsverarbeitung beim Lesen und Rechtschreiben eines Wortes. Die Area 39, genannt „Lese- und Rechtschreibzentrum", umfasst die Hirnwindungen Gyrus angularis und Gyrus supramarginalis. In diesem Hirnrindengebiet werden visuelle Informationen, die über das Auge und die Sehrinde wahrgenommen werden (II), wie dies beim Lesen eines Wortes der Fall ist, mit den lautsprachlich über das Ohr und die Hörrinde wahrgenommenen lautsprachlichen Informationen (z. B. dem gehörten Wort beim Diktat [I]) verbunden. Das laute Lesen vollzieht sich über die Einschaltung verschiedener Hirnregionen einschließlich des Motorkortex. Der neurobiologische Erklärungsansatz besteht darin, dass eine Lese- und Rechtschreibstörung durch Dysfunktionen einer oder mehrerer der verschiedenen Stationen der Informationsverarbeitung beim Lesen und Rechtschreiben begründet ist. Grundsätzlich könnte auf allen Schaltstationen in demnach auch sehr unterschiedlichen Hirnregionen eine Dysfunktion vorliegen. Eine Möglichkeit besteht vor allem darin, dass der „Übersetzungsvorgang" zwischen dem visuellen und dem akustischen sprachlichen System, wie er sich in Area 39 (III) vollzieht, bei einem Teil der Personen mit Legasthenie gestört ist. Neurophysiologische, neuropsychologische und neuroanatomische Befunde liegen sowohl für die akustische (I) als auch für die visuelle (II) Verknüpfung bis zur Area 39 vor. Weitere Befunde finden sich z. B. im Bereich des prämotorischen Kortex (Broca-Region), der Basalganglien oder des Thalamus (Schema mod. nach Silbernagl u. Lang 1998).

heiten der visuo-motorischen Funktionen in der Genese von Lese- und Rechtschreibstörungen ausschlaggebend sind. Ein vierter Erklärungsansatz konzentriert sich auf Besonderheiten der zeitlichen (seriellen) Informationsverarbeitung bei Personen mit Lese- und Rechtschreibstörung (Warnke et al. 1999).

Visuelle Informationsverarbeitung und neurobiologische Korrelate

Der Erstbeschreiber der Lese- und Rechtschreibstörung als eigenständiges klinisches Syndrom, Pringel-Morgan (1896), postulierte eine Dysfunktion visueller Wahrnehmung. Er lokalisierte sie neuroanatomisch in die Region des Gyrus angularis und gebrauchte den Terminus „congenital word blindness" (angeborene Wortblindheit). Hinshelwood (1904) führte die Lese- und Rechtschreibstörung auf eine embryonale Entwicklungsstörung eines von ihm angenommenen Hirnzentrums für das visuelle Gedächtnis zurück, wiederum dem Gyrus angularis. Immer wieder wurden Kinder mit Lese- und Rechtschreibstörung und Schwierigkeiten der visuellen Informationsverarbeitung einer eigenen Subgruppe zugeordnet (Boder 1973: „Dyseidetic Dyslexics"; Mattis et al. 1975: „Visual-perceptual Dyslexic"; Orton 1937: „Strephosymbolia"; Pirozzolo 1979: „Visual-spatial Dyslexic"; weiterführend: Willows et al. 1993 sowie Warnke 1990 und Iles et al. 2000).

Die empirischen Befunde stützen die Annahme, dass zumindest bei einem kleineren Prozentsatz der Personen mit Lese- und Rechtschreibstörung Besonderheiten der visuellen Informationsverarbeitung vorliegen (Oehrle 1975; Mattis 1978; Lovegrove et al. 1980; 1993; Livingstone et al. 1991; Warnke 1990; Stein u. Walsh 1997).

Die **neuropsychologischen Befunde** zur visuellen Informationsverarbeitung lassen sich folgendermaßen zusammenfassen:

- **Störungen des peripheren Sehens:** Die Interaktion zwischen fovealem und perifovealem Sehen wurde als beeinträchtigt gemessen, sodass zwar nicht die Wahrnehmung von Einzel-Optotypen (z. B. Einzelbuchstaben), sondern das Trennschärfe-Sehen für Buchstabenketten gestört erschien (Geiger u. Lettvin 1987).
- **Störungen der Augenbewegung:** Bei Personen mit einer Lese- und Rechtschreibstörung sind die Augenbewegungen während des Lesevorgangs normabweichend: Die Fixationszeit ist verlängert, die Fixationen sind häufiger nicht zielgerichtet, die Größe und auch die Häufigkeit der Blicksprünge (Sakkaden) sind kleiner, die Blicksprünge sind häufiger rückwärts gerichtet (Pavlidis 1986). Fischer et al. (1998; 2000) wiesen nach, dass an Legasthenie leidende Kinder und Jugendliche zwischen acht und 18 Jahren Blicksprünge zu plötzlich auftauchenden Reizen nicht normal zu unterdrücken vermögen. Diese Bewegungsbesonderheiten sind jedoch wohl ausschließlich die Folge und nicht die Ursache der Lese- und Rechtschreibstörungen (Martos u. Vila 1990; Rayner 1986; Schäfer 1998; Willows et al. 1993; Biscaldi et al. 2000; Fischer et al. 2000; Trauzettel-Klosinski et al. 2002). Für folgende Augenfunktionen fanden sich keine signifikanten Unterschiede zwischen 9-jährigen Schülern mit Legasthenie und ohne Legasthenie: Augenstellung, Fusion, Stereopsis, Refraktion, Akkommodation, okuläre Dominanz und Augenbewegungen. Nicht auszuschließen ist allerdings, dass bei erheblichen Störungen der Sehschärfe und des räumlichen Sehens, bei Katarakten oder Linsenlosigkeit die visuelle Wahrnehmung und somit auch die Lese- und Rechtschreibentwicklung beeinträchtigt sein könnten (Schäfer 1998).
- **mangelhafte Ausbildung der Augendominanz:** Nach Stein und Fowler (1982) liegt bei bis zu 68 % der Personen mit Lese- und Rechtschreibstörung eine instabile Augendominanz vor. Replikationsstudien hierzu fehlen.
- **die Beeinträchtigung der Verarbeitung rascher visueller Reizfolgen:** Die Reaktionszeit von Personen mit einer Lese- und Rechtschreibstörung ist bei einfachen Lichtreizen und bei visueller Vorgabe von Zahlen oder Buchstaben oft verlangsamt (s. zur Altersabhängigkeit der Defizite, Warnke 1990; Warnke u. Remschmidt 1992; Wolff 1993).
- **Defizite in der orthographischen Kodierung:** Personen mit einer Lese- und Rechtschreibstörung sind relativ häufig verlangsamt bei Aufgaben, in denen phonologisch gleich lautende Wörter und Pseudowörter durch orthographische Merkmale, also visuell unterschieden werden müssen (z. B. „sein/sain") (Olson et al. 1994).
- **Besonderheiten der Bewegungswahrnehmung und Kontrastwahrnehmung:** Eine aktuelle Bedeutung haben Erklärungsansätze, die die visuellen Funktionen des magnozellulären visuellen Systems im lateralen Nucleus geniculatus (mLNG) in Betracht ziehen. Das magnozelluläre System hat Bedeutung für die Wahrnehmung sich schnell bewegender, kontrastarmer visueller Reize (Livingstone et al. 1991; Stein u. Walsh 1997; Cornelissen et al. 1995; Eden et al. 1996; Iles et al. 2000; Schulte-Körne 2004a).

Die **anatomisch-histologischen Befunde** zum visuellen System sind folgende:

- Die Postmortem-Studien von Galaburda et al. (1985) gaben Anlass zu der Annahme, dass betont linkshemisphärisch – im Bereich der Sylvischen Fissur, einschließlich des Lese- und Rechtschreibzentrums (Gyrus angularis und Gyrus supramarginalis) – histologische Veränderungen vorliegen können (Ektopien, Gefäßaberrationen, Störungen der kortikalen Zellstruktur). Insbesondere die Region des Gyrus angularis und Gyrus supramarginalis (Area 39, s. Abb. 5-11) gilt als eine Schaltstelle, in der sich die Übersetzung visueller Reize in sprachliche Informationsverarbeitung vollzieht (s. Hynd u. Hiemenz 1997; Suchodoletz 1999; Klingberg et al. 2000; Shaywitz et al. 2002; 2004).
- Die magnozellulären Anteile im lateralen Nucleus geniculatus erschienen nach den Postmortem-Studien von Livingstone et al. (1991) und Galaburda und Livingstone (1993) relativ zur Norm desorganisiert: Die Zellkörper waren allgemein kleiner und in der Größe variabler. Über diese thalamische Region erfolgt eine Punkt-zu-Punkt-Verbindung vom Netzhautbild zum visuellen Kortex.

Die **neurophysiologischen Befunde** unterstützen die Annahme, dass dem magnozellulären visuellen System in Einzelfällen eine erklärungsrelevante Bedeutung zukommen könnte (Barnard et al. 1998; Brecelj et al. 1996; Demb et al. 1998; Livingstone et al. 1991; Lovegrove 1993; Schulte-Körne et al. 2004b; Scheuerpflug et al. 2004):

- Verlangsamung der hirnelektrischen Fortleitung visueller Potenziale (Hennighausen et al. 1994; Galaburda u. Livingstone 1993)
- Besonderheiten der Aktivierung im kortikalen visuellen System (Eden et al. 1996; Vanni et al. 1997; Shaywitz et al. 2004)

Beeinträchtigungen der visuellen Informationsverarbeitung ließen sich in vielen Studien nicht nachweisen (Gross-Glenn et al. 1995; Johannes et al. 1996).

Auditorisch-sprachliche Informationsverarbeitung und neurobiologische Korrelate

Besonderheiten oder Defiziten der sprachlichen Informationsverarbeitung wird nach gegenwärtigem Forschungsstand die größte Erklärungsrelevanz und auch die größte therapeutische Bedeutung zugemessen. Bereits der Erstbeschreiber der Lese- und Rechtschreibstörung im deutschen Sprachraum, Berkhan (1885; 1886), sprach von einem Schreibstammeln in Analogie zum Sprachstammeln. Linder (1951) beschrieb in ihrer einflussreichen Studie, dass bei 52 % der 50 untersuchten Kinder mit Lese- und Rechtschreibstörung ein verzögertes Sprechen-Lernen, Stottern oder Stammeln vorlagen. Dem linguistischen Erklärungsansatz wurde durch die experimentellen Arbeiten von Vellutino (1980) zum Durchbruch verholfen.

Auf **neuropsychologischer Ebene** wurden vielfältige Besonderheiten der sprachlichen (phonologischen) Informationsverarbeitung bei Personen mit Lese- und Rechtschreibstörung festgestellt:

- die Tendenz eines in der Regel niedrigeren Verbal-IQ und meist höheren Handlungs-IQ (Klicpera 1985)
- ein verlangsamter Erwerb des Wortschatzes
- Schwierigkeiten in der Unterscheidung grammatischer und syntaktischer Unterschiede bei Wörtern und Sätzen
- Beeinträchtigungen bei sprachlichen Gedächtnisaufgaben: Kinder mit Lese- und Rechtschreibstörung haben eine relativ geringere Gedächtnisspanne für Wörter und Sätze, und die Artikulationsgeschwindigkeit und Genauigkeit sind reduziert (Vellutino 1980)
- Verlangsamung in der Benennung von Buchstaben, Wörtern, Gegenständen, Farben oder Zahlen
- Schwächen in der Nutzung von Satzzusammenhängen zur Identifizierung von Wörtern im Satz
- eine zunehmende Unterlegenheit, je mehr eine Aufgabenstellung mit sprachlichen Strategien lösbar wird
- Defizite in der phonologischen Bewusstheit (s. Tab. 5-15): Phonologische Bewusstheit bezeichnet die Fähigkeit, mit lautlichen Komponenten von Sprache operieren zu können. Im weiteren Sinne umfasst dies die Erkennung von

Tab. 5-15: Aufgaben zur Erfassung der phonologischen Bewusstheit (nach Warnke u. Roth 2000)

phonologische Bewusstheit im weiteren Sinne	
Silbentrennen	Wie klatscht man bei dem Wort „Kindergarten"?
Silbenzählen	Wie oft kann man zu dem Wort „Limonade" klatschen?
Reime erkennen	Reimen sich „Maus" und „Haus"?
Reime produzieren	Was hört sich an/klingt wie „Brot"?
Lautkategorisierung	Welches Wort klingt am Ende anders als die anderen: „Saum-Baum-Laut-Raum"?
phonologische Bewusstheit im engeren Sinne	
Phonemsynthese	Was bedeutet /ei/ /s/? Rate!
Phonemanalyse	Welche Laute hört man in dem Wort „Uhr"?
Phoneme zählen	In welchem Wort hört man mehr Laute: „Brille" oder „Sonne"?
Anlauterkennung	Welchen Laut hört man am Anfang von „Mond"?
Wortrest benennen	Was bleibt übrig, wenn man den Anfangslaut von „Wal" weglässt?
Phonemersetzung	Ersetze /a/ durch /i/ in „Wand"!
Phonemvertauschung	Vertausche die ersten beiden Laute in „Löwe"! – „Ölwe"

Silben, Wörtern, und Reimen, im engeren Sinne die Fähigkeit, mit Lauten (Phonemen) als kleinste lautsprachliche Einheiten umzugehen (vgl. Tab. 5-16, S. 549f; Pennington et al. 1990; Schulte-Körne et al. 1997a; Klicpera u. Gasteiger-Klicpera 1993; Näslund u. Schneider 1996; Marx et al. 1993; Wimmer 1996). Mängel in der phonologischen Bewusstheit bestehen bereits vor und während des Kindergartenalters und sind ein Prognosefaktor für Lese- und Rechtschreibstörungen von Kindern allgemein und insbesondere von Kindern legasthener Eltern (Schneider u. Näslund 1999; Marx et al. 1993; Küspert 1998; Roth 1999).
- Die Korrelation zwischen Sprachentwicklungsstörung und Lesestörung wurde bei Schülern der zweiten Klasse (mittleres Alter: acht Jahre) mit r = .68 als sehr hoch gemessen. Eine Lesestörung fand sich bei 52 % der Kinder mit Sprachentwicklungsstörung und nur zu 9 % bei den Kontrollen (Tomblin et al. 2000).

Längsschnittstudien belegen die prognostische Bedeutung der phonologischen Bewusstheit für Lese- und Rechtschreibstörungen. Dies wurde für die deutsche, englische, schwedische und dänische Sprache nachgewiesen (s. für die deutsche Sprache: Klicpera u. Gasteiger-Klicpera 1994; Näslund u. Schneider 1996; Schneider u. Näslund 1999; Küspert 1998; Roth 1999; Marx et al. 1993; Landerl et al. 1994; Schulte-Körne 2000). Laute-Erkennen, Laute-Ersetzen und Reime-Erkennen im Kindergartenalter war prädiktiv für die Lese- und Rechtschreibleistung in der 2. und 3. Grundschulklasse. Leseschwache Schüler der 3., 4. und 8. Klasse hatten im Vergleich zu durchschnittlich gut lesenden Kindern signifikante Defizite in der phonologischen Bewusstheit (Klicpera u. Gasteiger-Klicpera 1994). Dies gilt auch für leseschwache Erwachsene (Pennington et al. 1990; Schulte-Körne 1997a). Genetische Studien sprechen für eine erhebliche Heritabilität der phonologischen Bewusstheit (Olson et al. 1990).

Die **anatomisch-histologischen Befunde** deuten auf strukturelle Korrelate gestörter sprachlicher Informationsverarbeitung bei der Lese- und Rechtschreibstörung hin:
- Die autoptischen Befunde in der Gruppe der Personen mit Legasthenie zeigten eine relative Minderung der großen Neuronen und eine relative Überzahl kleiner Neuronen – insbesondere im linken medialen Nucleus geniculatus (Galaburda et al. 1994).
- Die Arbeitsgruppe um Galaburda (Galaburda et al. 1985; 1987) publizierte zwei Hauptbefunde zur Hirnanatomie bei Personen mit einer Lese- und Rechtschreibstörung. Zum einen fanden sie eine Verkehrung der Symmetrieverhältnisse im Bereich des Planum temporale, dem eine Bedeutung bei der Verarbeitung sprachlicher Informationen zukommt. Zum anderen ergaben sich die bereits beschriebenen histologisch-anatomischen kortikalen Veränderungen betont linkshemisphärisch im Bereich der Sylvischen Fissur und des Gyrus angularis und des Gyrus supramarginalis (Lese- und Rechtschreibzentrum). Die Befunde können jedoch nicht endgültig bestätigt werden (s. die weiterführenden Übersichten von Suchodoletz 1999 sowie von Breitenbach u. Lenhard 2001). Es gibt zudem keine eindeutige Übereinstimmung zwischen strukturellen Besonderheiten und funktionellen Abweichungen (vgl. Pöppel 1996).

Die **Untersuchungen mit bildgebenden Verfahren und andere neurophysiologische Studien** stützen die Annahme eines Zusammenhangs zwischen Besonderheiten der sprachlichen Informationsverarbeitung und Lese- und Rechtschreibstörung (Georgiewa et al. 1999; Klingberg et al. 2000; Shaywitz et al. 2002; 2004; Paulesu et al. 2000; 2001; Silani et al. 2005; Smith et al. 2005).

Die Vermutung, dass eine **akustische Wahrnehmungsstörung** bei Lese- und Rechtschreibstörungen eine Rolle spielen könnte, wurde insbesondere von der Arbeitsgruppe um Tallal untersucht (Tallal et al. 1993; Tallal 1980). Bei Sprachentwicklungsstörungen, aber auch bei schriftsprachlichen Störungen sollte eine Ursache darin liegen, dass nichtsprachliche akustische Reize (z. B. Sinustöne) von Personen mit einer Lese- und Rechtschreibstörung im Vergleich zu Kontrollpersonen signifikant schlechter wahrgenommen werden, wenn diese akustischen Reize in sehr kurzen zeitlichen Abständen aufeinander folgen. Diese Befunde konnten nicht einhellig bestätigt werden (s. zur Übersicht: Schulte-Körne 2000).

Demgegenüber erscheint der Befund relativ gesichert, dass bei **sprachlich-akustischen Reizen** die Informationsverarbeitung in Stichproben von Personen mit einer Lese- und Rechtschreibstörung verändert ist.

> Die Unterscheidung von Sprachreizen (da/ba), untersucht mithilfe des EEG (Mismatch negativity: die Differenz zwischen dem evozierten Potenzial auf einen Standardreiz und einem abweichenden, seltenen Reiz), ist bei Personen mit Legasthenie im Vergleich zu Kontrollgruppen signifikant vermindert (Schulte-Körne et al. 1998c; 2001b).

Die passive Sprachwahrnehmung (mit der Mismatch negativity als Parameter) hat einen direkten, wenn auch geringen Einfluss auf die Rechtschreibleistung. Es gibt offenbar eine aufmerksamkeitsunabhängige Komponente und von der aktiven Sprache unabhängige Beeinflussung der Rechtschreibstörungen. Die Komponenten der auditiven Wahrnehmung (passive Sprachwahrnehmung, aktive Sprachunterscheidung, Laute-Zählen) erklären nur etwa die Hälfte der Varianz der

Rechtschreibleistung. Dies verweist auf nichtauditive und nichtlinguistische Wirkfaktoren (Schulte-Körne et al. 1999). Die Bedeutung der **Kombination von visuellen und sprachlichen Besonderheiten** der Informationsverarbeitung ließ sich mit elektrophysiologischen Methoden untersuchen (Brandeis et al. 1994; Warnke 1990; Remschmidt et al. 1999). Bei der visuellen Unterscheidung von Buchstabenketten zeigte sich eine signifikante Verlangsamung der visuell evozierten Potenziale. Die Verlangsamung war noch deutlicher, wenn die Kinder mit Legasthenie zu erkennen hatten, ob die Buchstabenkette einen Tiernamen beinhaltete oder eben nicht Tiernamen (Remschmidt et al. 1999).

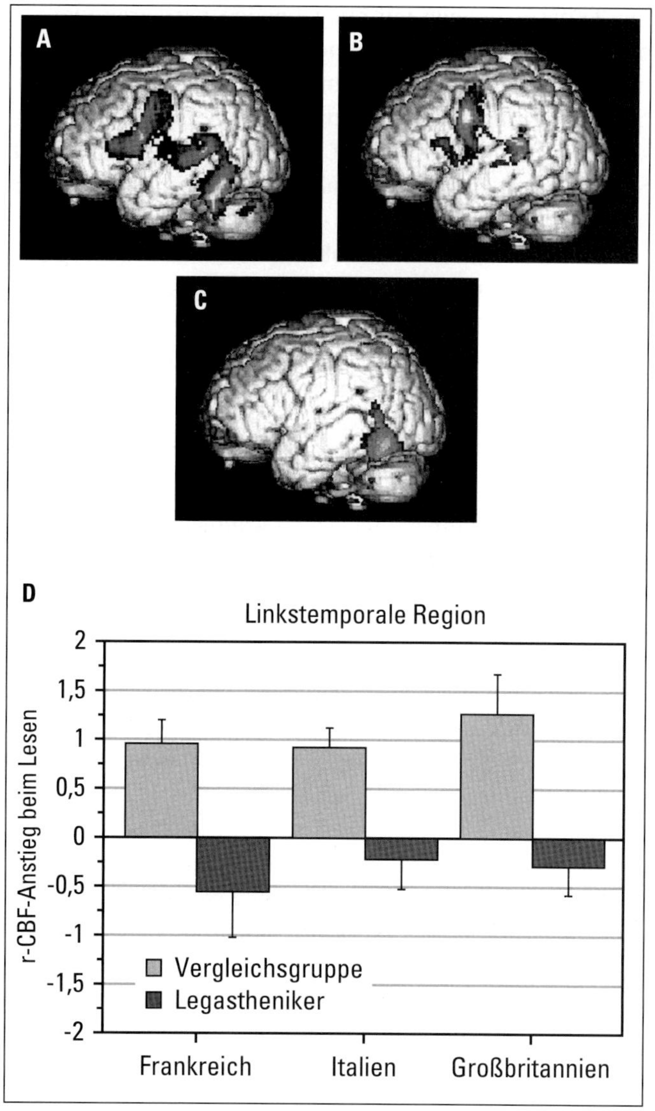

Abb. 5-12: Durch Leseaufgaben aktivierte Hirnareale von Personen mit und ohne Legasthenie aus Frankreich, Italien und Großbritannien. **A**: Aktivierung – Lesen minus Baseline – in der Gruppe normaler Leser. **B**: Aktivierung in der Gruppe mit Legasthenie. **C**: Hirnareal, das durch Leseaufgaben bei Personen ohne Legasthenie signifikant stärker aktiviert wurde als bei Personen mit Legasthenie. **D**: Bei den Normallesern aller drei Nationen war beim Lesen die Aktivierung höher als bei der Gruppe mit Legasthenie (Paulesu et al. 2001, mit freundlicher Genehmigung des Verlags).

Bildgebende Verfahren zur Darstellung von Stoffwechselvorgängen (z. B. mit Positronenemissionstomographie [PET] oder funktioneller Magnetresonanztomographie [fMRT]) bei **sprachlicher Informationsverarbeitung** stützen die Annahme, dass der sprachlichen Informationsverarbeitung eine entscheidende kausale Bedeutung für die Lese- und Rechtschreibstörung zukommt (vgl. Paulesu et al. 1996; Rumsey et al. 1997; Rae et al. 1998; s. zur Übersicht: Suchodoletz 1999; Paulesu et al. 2000; 2001; Shaywitz et al. 2004; Vandenbergke et al. 1996).

Die Summe der Ergebnisse lässt sich dahingehend interpretieren, dass bei Legasthenie phonologische Aufgaben abnorme zerebrale Aktivierungsmuster auslösen und die Informationsabläufe zwischen sprachrelevanten Hirnarealen (z. B. zwischen Broca- und Wernicke-Region) hinsichtlich der Schriftsprache dysfunktional sind.

Die sprachvergleichende Studie von Paulesu et al. (2000) stützt mit bildgebenden Verfahren die Annahme, dass Eigenarten der Sprache selbst funktionelle Repräsentationen von Schriftsprachvermögen im Gehirn „schaffen" oder aber unterschiedliche Sprachen – wie z. B. das lautgetreue Italienisch gegenüber dem relativ wenig lautgetreuen Englisch – unterschiedliche zerebrale Aktivationskorrelate haben. Für die Lese-und Rechtschreibstörung hingegen finden sich im Sprachvergleich ein funktionell ähnliches Defizit: eine signifikante Minderaktivierung in inferio-temporal, temporo-parietal und medio-frontalen Regionen der linken Hemisphäre (Paulesu et al. 2001, s. Abb. 5-12; vgl. auch Silani et al. 2005; Smith et al. 2005). Doch verteilen sich die hirntopographischen Korrelate der Lese- und Rechtschreibstörungen auch noch auf eine Reihe anderer Hirnregionen (Brown et al. 2001). Eine fMRI-Studie zu Chinesen mit Lesestörung verweist auf eine im Vergleich zu den oben beschriebenen zerebralen Korrelaten bei alphabetischen Schriftsprachen andersartige neuronale Hirnnetzwerke bei Legasthenie im chinesischen Schriftsprachsystem (Siok et al. 2004). Neben den visuellen und akustisch-sprachlichen Korrelaten der Lese- und Rechtschreibstörung werden noch eine Reihe anderer Hirnfunktionen in kausale Beziehung gebracht, z. B. Gedächtnisfunktionen (Kibby et al. 2004), Aufmerksamkeit, serielle Reizverarbeitung und zeitliche Informationsverarbeitung (Warnke 1990). Aufgrund der hohen Komorbidität von Lese- und Rechtschreibstörung und Aufmerksamkeitsdefizit-/Hyperaktivitätssyndrom sind die genetischen Verknüpfungen beider Störungen auf besonderes Interesse gestoßen (Gayán et al. 2005).

Psychosoziale Einflüsse

Bildungsfaktoren, im Wesentlichen also familiäre und schulische Lerneinwirkungen, beeinflussen den Lernprozess des Lesens und Rechtschreibens erheblich. Die meisten Kinder mit Schwierigkeiten im Lesen und Rechtschreiben stammen aus sozial schwächeren Familien. Höhere Kinderzahl, schlechte Wohnverhältnisse, niedriger beruflicher Status des Vaters sind Beispiele für korrelative Zusammenhänge mit Rückständigkeit der Kinder im Lesen und Rechtschreiben.
Eine Meta-Analyse zu dem Zusammenhang zwischen Lese- und Rechtschreibentwicklung und sozialer Schichtzugehörigkeit ergab einen durchschnittlichen Korrelationsquotienten von maximal .30 und minimal von nur .23 (White 1982). In der Wiener Längsschnittuntersuchung (Klicpera u. Gasteiger-Klicpera 1993) waren die Schüler, die mehr als drei Stunden täglich Fernsehkonsum betrieben, signifikant schlechter in der Lese- und Rechtschreibentwicklung vorangekommen als jene mit weniger als drei Stunden Fernsehkonsum. Diese familiären Faktoren haben eine Vorhersagebedeutung für die längerfristige Lese- und Rechtschreibentwicklung.
Wichtig sind das Bildungsniveau der Eltern und insbesondere auch die Unterstützung, die ein Kind durch die Eltern in seinen schulischen Belangen ganz allgemein erhält (Valtin 1970; Niemeyer 1974). Eine konstruktive Hausaufgabenhilfe und häusliche Lese- und Rechtschreibübungen korrelieren mit Lernerfolg im Lesen und Rechtschreiben. Das schulische Engagement der Eltern soll in den Grundschuljahren etwa ein Viertel der Varianz in der Leseleistung erklären (Marjoribanks 1979). Es bleibt die Frage, inwieweit diese Einflüsse auch für die umschriebene Entwicklungsstörung des Lesens und Rechtschreibens kausal sind. Nach der diagnostisch sorgfältigen Isle-of-Wight-Studie (Rutter et al. 1970) spielt die soziale Schicht bei der umschriebenen Lese- und Rechtschreibstörung eine relativ geringere Rolle, sie ist bedeutsamer bei der Gruppe der Kinder mit einer Lernbehinderung. Auch eine neuere Untersuchung konnte keinen signifikanten Einfluss der sozialen Herkunft auf die Lese-Entwicklung nachweisen (Stevenson u. Fredman 1990). In einer deutschen repräsentativen Inanspruchnahmepopulation ließ sich ebenfalls kein Schichtzusammenhang ermitteln (Remschmidt u. Walter 1989).
Zusammenfassend kommen Klicpera und Gasteiger-Klicpera (1995) zu dem Schluss, dass soziale Faktoren einen deutlichen Einfluss auf die Lese- und Rechtschreibentwicklung haben. Sehr früh geraten Schüler aus ungünstigen sozialen Verhältnissen in Lernrückstände, die sich im Laufe der Schulzeit verstärken. Die sozialen Einflüsse sind jedoch für das Erlernen des Lesens und Rechtschreibens nicht spezifisch, sondern sie bestimmen insgesamt die geistige Entwicklung der Kinder. Bislang gibt es keinen Nachweis dafür, dass die umschriebene Entwicklungsstörung des Lesens und Rechtschreibens durch psychosoziale Einflüsse verursacht ist.

Synopsis

Die Ätiologie der umschriebenen Entwicklungsstörungen des Lesens und Rechtschreibens ist komplex. Übereinstimmung besteht weitestgehend darin, dass biologische Besonderheiten der Hirnentwicklung ätiologisch ausschlaggebend sind.

> Es ist erwiesen, dass Defizite in der sprachlichen Informationsverarbeitung, die unter dem Begriff der „phonologischen Bewusstheit“ zusammengefasst werden, prognose- und therapierelevante Korrelate der umschriebenen Lese- und Rechtschreibstörung sind.

Eine geringere Bedeutung, aber eine durchaus wichtige, wird Besonderheiten der visuellen Informationsverarbeitung zugemessen. Auch spielen Defizite oder Verlangsamungen in der Verarbeitung zeitlich aufeinander folgender Reize (serielle Informationsverarbeitung) eine Rolle. Zu diesen kognitiven Korrelaten der umschriebenen Lese- und Rechtschreibstörung gibt es eine Reihe von anatomisch-histologischen, elektrophysiologischen und hirnmetabolischen Befunden. Die Befunde sind nicht einheitlich und nicht widerspruchsfrei. Sie sprechen dafür, dass die Lese- und Rechtschreibstörung aus sehr unterschiedlichen, hirnfunktionell gestreuten ätiologischen Einflüssen entstehen kann. Besondere Bedeutung haben Hirnstrukturen und Hirnfunktionen, die für die sprachliche und visuelle Informationsverarbeitung und insbesondere für die Übersetzung alphabetischer Buchstabenfolgen in verbal-sprachliche Fertigkeiten und umgekehrt einbezogen sind. Diese zerebralen ätiologischen Faktoren sind in einem erheblichen Ausmaß genetisch und für eine Subgruppe der Lese- und Rechtschreibstörungen autosomal dominant bestimmt. Kandidaten-Gen-Regionen für für schriftsprachrelevante Teilleistungen sind auf den Chromosomen 1, 2, 3, 6, 15 und 18 lokalisiert worden. Psychosoziale Einflüsse und Merkmale des Lese- und Rechtschreibunterrichts beeinflussen die Lese- und Rechtschreibentwicklung, können aber allein die Entstehung einer umschriebenen Lese- und Rechtschreibstörung nicht erklären. Mit den Fortschritten der bildgebenden Verfahren und der molekulargenetischen Untersuchungstechniken werden entscheidende Erfolge zum Verständnis der Ätiologie der Lese- und Rechtschreibstörung zu erwarten sein (s. Abb. 5-11).

5.2.2.4 Diagnose und Differenzialdiagnostik

Diagnosekriterien der umschriebenen Lese- und Rechtschreibstörung

Für eine umschriebene Lese- und Rechtschreibstörung gelten die im Abschnitt „Definition" genannten diagnostischen Merkmale. Die mit individuell durchgeführten, standardisierten Tests für Lesegenauigkeit, Lesegeschwindigkeit und/oder Rechtschreibfertigkeit gemessenen Lese- und Rechtschreibleistungen liegen wesentlich unter denen, die aufgrund des Alters, der Intelligenz und der altersgemäßen Schulbildung einer Person zu erwarten wären.

Die mit den standardisierten Lese-Rechtschreib-Tests ermittelten Prozentränge sind deutlich niedriger als das durch den IQ bestimmte Intelligenzniveau (mindestens eine Diskrepanz von einer Standardabweichung). Somit besteht ein doppeltes Diskrepanzkriterium: Zum einen muss die Lese- und Rechtschreibleistung den Noten „mangelhaft" oder „ungenügend" entsprechen oder der Lese- bzw. Rechtschreib-Testwert nicht wesentlich Prozentrang 10 überschreiten, zum anderen muss eine Diskrepanz zu besseren Leistungen in anderen Schulfächern bzw. zum IQ bestehen. Schüler mit höherer Intelligenz, intensiver schulischer Schriftsprachförderung und Schüler, die eine Legasthenie-Therapie hinter sich haben, erreichen bei den Lückentexten regelhaft höhere Prozentränge, sodass die Anamnese, der tatsächliche schulische Leistungsstand (z. B. Note im Rechtschreiben nicht ausreichend) und der gesamte klinische Befund diagnoseentscheidend sind. Nach den Kriterien der ICD-10 ist für die Feststellung der Lese- und Rechtschreibstörung ein Intelligenzquotient > 70 vorauszusetzen. Die Feststellung der Diskrepanz zu dem Intelligenzquotienten ist testdiagnostisch bei niedrigem Intelligenzquotienten oft nicht möglich. Daher kommt den Diskrepanzen in den schulischen Zeugnisnoten, dem Lehrer- und Elternurteil sowie der anamnestischen Entwicklung eine diagnostisch ausschlaggebende Bedeutung zu (weiterführend: Deutsche Gesellschaft für Kinder- und Jugendpsychiatrie, Psychosomatik und Psychotherapie et al. 2007; Hasselhorn et al. 2000). Die Diskrepanzdefinition und die Kopplung der Definition an eine Intelligenzmessung haben ernsthafte methodische Schwächen (s. zur Kritik der Diskrepanzdefinition und dem Intelligenzkriterium: Rispens et al. 1998; Schulte-Körne 2001a; Pennington et al. 1992; Stanovich et al. 1997; Siegel 1998). Aus teststatistischen Gründen sollte bei der Berechnung der Diskrepanz zwischen der aktuellen Leistung im Lesen oder Rechtschreiben und der Intelligenz ein regressionsbasiertes Kriterium verwendet werden (s. Schulte-Körne et al. 2001a).

Die Feststellung der Symptomatik (Achse II)

Anamnese und Exploration

Die Informationen zur Lese- und Rechtschreibentwicklung ergeben sich aus Anamnese, Exploration und Testung mit standardisierten Verfahren (Niebergall 1987). Die Angaben lassen sich mit dem Kind, den Eltern und dem verantwortlichen Lehrer sowie Schulpsychologen erfragen. Die Schulnoten im Diktat lauten „mangelhaft" und „ungenügend", und es besteht (oder bestand) eine Diskrepanz zwischen den Noten in Deutsch – insbesondere im Lesen und Rechtschreiben – zu Noten in anderen Schulfächern oder zur inhaltlichen Aufsatzleistung und mündlichem Ausdrucksvermögen. Einsicht in die schriftsprachlichen Leistungen (Diktathefte, Aufsatzhefte, Hausaufgabenhefte) lassen die in dem Abschnitt „Die Symptomatik der Rechtschreibstörung" beschriebenen Rechtschreibfehler erkennen (s. S. 536 f). Orientierende Leseproben geben erste Anhaltspunkte zur Lesefertigkeit.

Testung des Lesens

Mit Lesetests lässt sich die Leseentwicklung standardisiert einschätzen (s. Tab. 5-16).

In den Lesetests werden in der Regel die Lesegeschwindigkeit, aber auch die Anzahl der Lesefehler gemessen. Für die Überprüfung der Lesegeschwindigkeit wurden Lese-Screening-Verfahren entwickelt (z. B. Salzburger Lese-Screening), für die schulische Normen für die 1.–8. Klasse vorliegen. Die Lesegenauigkeit und -geschwindigkeit kann mit dem Salzburger Lese-Rechtschreibtest erfasst werden. Neben dem Lesen von häufigen einzelnen Wörtern und zusammengesetzten Wörtern werden das Lesen von zusammenhängenden Texten und das Lesen von Pseudowörtern überprüft.

Testung der Rechtschreibfertigkeit

Die Rechtschreibleistung wird standardisiert mit Lückentextdiktaten erfasst (s. Tab. 5-17).

Die Rechtschreibtests führen im Ergebnis zu Prozentrangangaben, die anhand der Anzahl der falsch geschriebenen Wörter ermittelt werden. Meistens ist gleichzeitig eine Fehleranalyse, die Hinweise auf therapeutische Ansatzpunkte geben kann, möglich. Die Rechtschreibleistung von älteren Schülern und Erwachsenen lässt sich mit dem Rechtschreibungstest (vgl. Tab. 5-17) ermitteln. Zu dem Ergebnis der testdiagnostischen Verfahren sind Diktat- und Zeugnisno-

Tab. 5-16: Standardisierte Lesetests (DLF 1-2 = Diagnostischer Lesetest zur Frühdiagnose von Lesestörungen; ZLT = Zürcher Lesetest; ZLVT = Zürcher Leseverständnistest; WLLP = Würzburger Leise Leseprobe; SLRT = Salzburger Lese- und Rechtschreibtest; KNUSPEL-L = Knuspels Leseaufgaben; PR = Prozentrang) (nach Hemminger et al. 2000)

Testverfahren	Klassenstufe	theoretischer Hintergrund	Dauer	Reliabilität/Validität	Normierung
DLF 1-2	Übergang von 1. zu 2. Klasse; Mitte 2. Klasse	Überprüfung der Lesefertigkeit (Tempo, Fehler) über Einzelwortlesen von 33 Wörtern, Paralleltest vorliegend; vier Subtests: 1) Speicherung: häufige Wörter 2) Synthese: seltene, einfache Wörter 3) Analyse: schwierige Wörter mit Konsonantengruppen 4) Segmentierung: zusammengesetzte Wörter	unter 10 Min.	hohe Paralleltest-Reliabilität; Retest-Reliabilität ungeprüft	Eichung 1983 an 320 Schülern am Ende der 1. Klasse und 405 Schülern Mitte der 2. Klasse
ZLT	Ende der 2. bis Ende der 6. Klasse	Überprüfung der Lesegenauigkeit (Fehler) und des Lesetempos (Zeit): 1) Lesen von Einzellauten 2) Wortlesen 3) Textlesen darüber hinaus: psycholinguistische Vorlesungsanalyse im Textlesen	15–25 Min.	hohe Retest-Reliabilität; keine Angaben zur Validität	Eichung 1981 an 1200 Schülern; PR-Band
ZLVT	im 2. Halbjahr der 4.–6. Klasse	Ergänzung zum ZLT; Erfassung des Leseverständnisses in der Kombination von lautem und stillem Lesen; Aufgaben im Multiple-Choice-Format	ca. 25 Min.	mittelhohe Reliabilität; keine Angaben zur Validität	Eichung 1986 an 300 Schülern; PR
WLLP	Ende der 1. bis Ende der 2. Klasse	Erfassung der Lese-(Dekodier-) Geschwindigkeit; Multiple-Choice-Test in Speed-Variante; einem geschriebenen Wort sind vier Bildalternativen gegenübergestellt, aus denen das korrespondierende Bild anzustreichen ist; maximal 140 Aufgaben; als Einzel- oder Gruppentest durchführbar	Arbeitszeit: 5 Min.; insgesamt: 10–15 Min.	hohe Retest- und Paralleltest-Reliabilitäten; hohe bzw. mittlere Validität (alternative Lesetests, Lehrerurteil, Deutschnote)	Eichung 1997 an 2820 Grundschulkindern; PR
SLRT	Ende der 1. bis Ende der 2. Klasse	Prüfung der automatischen, direkten Worterkennung („häufige" bzw. „zusammengesetzte" Wörter) und des synthetischen, lautierenden Lesens (Rekodieren von „wortähnlichen" und „wortunähnlichen" Pseudowörtern); gute Differenzierung im unteren Leistungsbereich	5–15 Min.	hohe Paralleltest-Reliabilität; mittlere Validität (Lehrerurteil)	Eichung 1994–97 an 1200 Grundschulkindern

Tab. 5-16: Standardisierte Lesetests (Fortsetzung)

Testverfahren	Klassenstufe	theoretischer Hintergrund	Dauer	Reliabilität/Validität	Normierung
KNUSPEL-L	Ende der 1. bis Ende der 2. Klasse	Überprüfung von Basisfertigkeiten des Lesens: 1) Rekodieren (Erkennen von lautgleichen Wörtern) 2) Dekodieren (Erkennen von Wortbedeutungen) 3) die Erfassung des Hörverstehens (mündliche Aufgaben) 4) die Erfassung des Leseverstehens (schriftliche Aufgaben)	35–50 Min.	hohe Retest- und Paralleltest-Reliabilitäten; hohe bzw. mittlere Validität (alternative Lesetests, Lehrerurteil, Deutschnote) → Gütekriterien methodisch sehr differenziert erfasst	Eichung 1994–97 an 4746 Grundschulkindern

Tab. 5-17: Standardisierte Rechtschreibtests (BISC = Bielefelder Screening zur Früherkennung von Lese-Rechtschreibschwierigkeiten; DRT = Diagnostischer Rechtschreibtest für 1. [2., 3., 4., 5.] Klassen; WRT = Weingartener Grundwortschatz-Rechtschreibtest 1+ [2+, 3+]; TGR 1/2: = Test Grundanforderungen Rechtschreiben für 1. und 2. Klassen; WRT 4/5 = Westermann Rechtschreibtest für 4. und 5. Klassen; WRT 6+ = Westermann Rechtschreibtest für 5. bis 7. Klassen; RT = Rechtschreibungstest; SLRT = Salzburger Lese- und Rechtschreibtest für 1. bis 4. Klassen; PR = Prozentrang) (nach Hemminger et al. 2000)

Testverfahren	Klassenstufe	theoretischer Hintergrund	Dauer	Reliabilität/Validität	Normierung
BISC	Vorschule	Erfassung der spezifischen Schriftsprachvoraussetzungen und Überprüfung schriftsprachspezifischer Fördermaßnahmen: phonologische Bewusstheit schneller Abruf aus dem Langzeitgedächtnis phonetisches Rekodieren im Kurzzeitgedächtnis visuelle Aufmerksamkeitssteuerung	abhängig vom Fertigkeitenstand des Kindes: ca. 30–40 Min.		Vorschulkinder (10 und 4 Monate vor Einschulung)
DRT 1	Ende der 1. Klasse bis Anfang der 2. Klasse	Schätzung der Rechtschreibleistung/Identifizierung von Fehlerschwerpunkten Früherfassung und Behandlung von Schriftsprachstörungen quantitative und qualitative Auswertung bezüglich phonetischer Fehler und Speicherfehler Trennschärfe, vor allem im schwächeren Bereich	30–45 Min.	hohe Zuverlässigkeit	Eichung 1994, 1488 Schüler PR für Gesamtpopulation quantitative und qualitative Individual- und Klassennormen
WRT 1+	Ende der 1. Klasse bis Mitte der 2. Klasse	Prüfung des Grundwortschatzes zur Erfassung individueller, gruppen- und klassenspezifischer Lernfortschritte; auch im überregionalen Leistungsbereich	40 Min.	inhaltlich-logische Gültigkeit	testzeitpunktabhängige Gruppen und Einzelnormen für Schüler mit deutscher und anderer Muttersprache PR (Band), T-Werte (Band), Noten

Tab. 5-17: Standardisierte Rechtschreibtests (Fortsetzung)

Testverfahren	Klassenstufe	theoretischer Hintergrund	Dauer	Reliabilität/Validität	Normierung
TGR 1/2	über das 2. Schuljahr hinweg	Früherkennung von Rechtschreibschwierigkeiten	45 Min.	inhaltlich-logische Gültigkeit	nicht repräsentativ
DRT 2	Ende der 2. Klasse bis Anfang der 3. Klasse; 4./5. Klasse L-Schule	quantitative Erfassung der Rechtschreibleistung qualitative Auswertung durch Fehleranalyse zur Erfassung der Fehlerschwerpunkte als Grundlage eines gezielten Rechtschreibtrainings	25–35 Min.	sehr hohe Reliabilität; inhaltliche Validität gegeben	Normierung 1997
WRT 2+	Ende der 2. Klasse bis Mitte der 3. Klasse	s. WRT 1+ zur Entscheidungsfindung über Fördermaßnahmen; Einschulung nicht deutschsprachiger Kinder oder Rechtschreibfähigkeit von Legasthenikern und Sonderschülern	max. 45 Min.	hohe inhaltlich-logische Gültigkeit	gesamtdeutsche Normen Gesamtstichprobe für Schüler mit deutscher und anderer Muttersprache
DRT 3	Ende der 3. Klasse bis Anfang der 4. Klasse; 5./6. Klasse L-Schule	quantitative Erfassung der Rechtschreibleistung qualitative Auswertung durch Fehleranalyse zur Erfassung der Fehlerschwerpunkte zum gezielten Rechtschreibtraining	25–35 Min.	sehr hohe Reliabilität und Validität	Eichung 1997 qualitative und quantitative Normen für Schüler mit deutscher und ausländischer Muttersprache
WRT 3+	Ende der 3. Klasse bis Anfang der 4. Klasse	Überprüfung des Grundwortschatzes Erfassung individueller oder klassenspezifischer Rechtschreibschwierigkeiten Notwendigkeit und Wirksamkeit besonderer Rechtschreibfördermaßnahmen Rechtschreibleistung von Legasthenikern und Sonderschülern	Langform: ca. 45 Min. Kurzform: 15–20 Min.	hohe Gültigkeit für die Langform	Normen für Schüler mit deutscher und anderer Muttersprache
DRT 4	Okt.–Jan. 4. Klasse	objektive Messung der Rechtschreibleistung im Sinne der Erfassung des orthographisch grundlegenden Wortschatzes und der Befolgung basaler Rechtschreibregeln Planung eines gezielten Förderunterricht schulpsychologische Beratung: Ausprägungsgrad und Art der Rechtschreibschwierigkeit gute Differenzierung, vor allem im unteren Leistungsniveau	30 Min.	sehr hohe Gültigkeit	Klassennormen für Schüler mit deutscher und anderer Muttersprache Ausprägungsgrad einzelner Fehlerschwerpunkte

Tab. 5-17: Standardisierte Rechtschreibtests (Fortsetzung)

Testverfahren	Klassenstufe	theoretischer Hintergrund	Dauer	Reliabilität/Validität	Normierung
SLRT	1.–4. Klasse	differenzierte Diagnose der Schwächen beim Erlernen der Rechtschreibung Unterscheidung von lautorientiertem und orthographischem Schreiben einzusetzen vor allem bei Kindern, die bereits auffällige Rechtschreibleistungen zeigen differenziert gut im unteren Leistungsbereich	20–30 Min.	inhaltlich-logische Validität	Normierung an österreichischen Kindern bezüglich des Fehlertyps O
WRT 4/5	Mitte der 4. Klasse.bis Anfang der 5. Klasse	Überprüfung des Grundwortschatzes mit den entsprechenden Rechtschreibschwierigkeiten („kritische Wörter")	35–40 Min.	hohe inhaltlich-logische Gültigkeit	Normierung 1979
DRT 4/5	Mitte d. 4. u. 5. Klasse	Neue Einzeltests für 4. und 5. Klassen liegen vor			Normierung 1970
DRT 5	Okt.–Jan. 5. Klasse	Überprüfung der Rechtschreibleistung im Sinne des Grundwortschatzes und des bewussten oder automatischen Befolgens von Regeln differenzierte Fehleranalyse	30–45 Min.	hohe inhaltlich-logische Gültigkeit	Eichung 1993 Individual- und Klassennormen der Gesamtleistung für Haupt- und Realschule sowie für Gymnasium für Schüler mit deutscher und anderer Muttersprache Normen bezüglich dem Ausprägungsgrad einiger Fehlerschwerpunkte
WRT 6+	5.–7. Klassen	Überprüfung „kritischer" Wörter gute Differenzierung bei Schülern mit Rechtschreibschwierigkeiten	15–30 Min.	inhaltliche und logische Gültigkeit	Eichung 1980 schulbezogene Normen für Ende der 5. Klasse bis zum Ende der 7. Klasse (Hauptschule: bis Ende der 8. Klasse)
RT	ab 15 Jahren	Erfassung der Rechtschreibkenntnisse im Hinblick auf eine größere Bezugsgruppe in drei Formen: Form C: „Moselfahrt" Form D: „Rummelplatz" Form E: „Der Nichtraucher"	Form C und D: 20–25 Min.; Form E: 25–30 Min.	logische und inhaltliche Validität	Neunormierung 2002

ten, das Lehrerurteil und die Art der Beschulung zur Beurteilung heranzuziehen.

Überprüfung der Intelligenzentwicklung (Achse III)

Die im Folgenden angeführten sprachfreien Verfahren sind bei vor allem bei komorbid auftretenden Sprachentwicklungsstörungen indiziert:
- Grundintelligenztest CFT 1 (Cattell et al. 1997)
- CFT 20-R (Weiß 2006)
- Progressiver Matrizentest (CPM, Raven et al. 2002)
- SPM, APM (Heller et al. 1998)
- Snijders-Oomen nonverbaler Intelligenztest (SON-R, Snijders et al. 1997)

Zur ausführlichen Intelligenzdiagnostik, die immer bei gutachterlichen Stellungnahmen durchgeführt werden sollte, eignen sich:
- Hamburg-Wechsler Intelligenztest für Kinder (HAWIK-III, Tewes et al. 1999)
- Wechsler Intelligenztest für Erwachsene (WIE, Tewes et al. 2006)
- adaptives Intelligenzdiagnostikum (AID-2, Kubinger u. Wurst 2000)
- Intelligenzstrukturtest (I-S-T 2000-R, Amthauer et al. 2001)
- die Kaufman-Assessment Battery for Children (K-ABC, Melchers u. Preuß 1994)

Ergänzende Untersuchungen zur körperlich-neurologischen und psychischen Entwicklung und zu anderen Teilleistungsbereichen (zu den Achsen IV und V)

Die **internistische und neurologische Untersuchung** schließt auch das EEG ein (z. B. zum Ausschluss einer Rolando-Epilepsie). Organische Ursachen, insbesondere Hör- und Sehstörungen oder Zerebralparese, müssen als Ursache der Lese- und Rechtschreibstörung ausgeschlossen werden. Auf feinmotorische Störungen, die sich auf die Graphomotorik und das psychomotorische Tempo auswirken, ist zu achten. Regelhaft empfiehlt sich ein augenärztliches und pädaudiologisches Konsil (Achse IV).
Die Diagnostik weiterer **Teilleistungsbereiche** sollte zur Orientierung zunächst vor allem Konzentration, Sprache und Visuo-Motorik einbeziehen. Sollten sich aus der orientierenden Untersuchung Hinweise für schwerwiegendere Störungen in diesen Bereichen zeigen, so wäre eine weitergehende Diagnostik notwendig.
Der Prüfung der allgemeinen **psychischen Entwicklung** und der Beurteilung der Gefährdung der schulischen Eingliederung infolge der Legasthenie kommt eine besondere Bedeutung bei einem Gutachtenverfahren zur Eingliederungshilfe nach § 35 a SGB VIII zu. Für die orientierende Untersuchung empfehlen sich die Skalen nach Achenbach (CBCL; s. Remschmidt u. Walter 1990). Klinisch ist insbesondere das hyperkinetische Syndrom zu beachten (Achse I).
Die Exploration der **psychosozialen Umstände** konzentriert sich auf die familiären und schulischen Verhältnisse, wobei insbesondere die Unterstützung des Kindes in der Lese- und Rechtschreibentwicklung erfragt sein muss (Achse V; s. Remschmidt et al. 2001).

Differenzialdiagnose

Differenzialdiagnostisch sind Verlustsyndrome der bereits erworbenen Lese- und Rechtschreibfertigkeit infolge einer Hirnschädigung abzugrenzen (Dyslexie R 48.0; Dysgraphie R 48.8). Auszuschließen sind Schriftsprachstörungen, die in einer organischen Erkrankung oder Behinderung wie z. B. der Zerebralparese oder Seh- oder Hörstörung begründet sind (F 93: erworbene Leseverzögerung infolge emotionaler Störung, Lese- und Rechtschreibstörung organischer Genese). Ist die Lese- und Rechtschreibstörung Ausdruck einer unzureichenden schulischen Förderung, so ist von Analphabetismus (Z 55.x) zu sprechen (weiterführend: Deutsche Gesellschaft für Kinder- und Jugendpsychiatrie, Psychosomatik und Psychotherapie et al. 2007).

5.2.2.5 Behandlung und Prävention

Die Hilfestellung zur Prävention und Therapie hat folgende Ansatzpunkte:
- die Prävention
- die Elternberatung und familienorientierte Maßnahmen
- die Legasthenie-Therapie mit dem Kind
- die Hilfe in der Schule
- schulrechtliche und sozialrechtliche Hilfen

Prävention

Vorschulische Prävention setzt vorschulische Früherkennung der Kinder voraus, die wahrscheinlich im Schulalter

eine Lese- und Rechtschreibstörung haben werden. Im deutschen Sprachraum ist die prognostische Gültigkeit des „Bielefelder Screening-Verfahrens" (BISC, Jansen et al. 1999) überprüft.
Auf einer vergleichbaren Konzeption aufbauend, haben Schneider et al. (Küspert 1998; Roth 1999; Schneider et al. 1997; 2000; Plume u. Schneider 2004) ein präventives Trainingsprogramm adaptiert, dessen vorbeugende Wirkung erstmals in Skandinavien nachgewiesen wurde (Lundberg et al. 1988).

Frühdiagnostik am Beispiel des Bielefelder Screening-Verfahrens (BISC)

Das „Bielefelder Screening-Verfahren" ermöglicht die Früherkennung von Kindern im letzten Kindergartenjahr, die wahrscheinlich im Schulalter Lese- und Rechtschreibstörungen haben werden. Die phonologische Bewusstheit im weiteren Sinne wird durch „Reimaufgaben" und „Silben segmentieren" geprüft (so wird z. B. das Wort „Gabel" durch Händeklatschen in Sprechsilben untergliedert). Die Fähigkeit, zwei ähnlich klingende Wörter zu unterscheiden, wird mit Reimpaaren erfasst (z. B. „Kind/Wind" oder „Kind/Stuhl"). Die phonologische Bewusstheit im engeren Sinne wird mit „Laut-zu-Wort-Vergleich" bestimmt (Hörst Du ein „i" in „Igel"?). In dieser Weise werden auch Fertigkeiten der Abrufgeschwindigkeit aus dem Kurzzeitgedächtnis und aus dem Langzeitgedächtnis und schließlich auch Komponenten der visuellen Wahrnehmung untersucht (Beispiel: Ein Standardwort ist einem identischen Wort aus vier alternativen Wörtern zuzuordnen) (s. Tab. 5-18).
In der Bielefelder Längsschnittstudie wurde die prognostische Validität des Screening-Verfahrens vom letzten Kindergartenjahr bis in das 9. Schuljahr untersucht. Die schriftsprachlichen Voraussetzungen, die im Kindergartenalter erfasst wurden, hatten auch noch nach neun Unterrichtsjahren eine signifikante Beziehung zu den Lese- und Rechtschreibfertigkeiten in der Sekundarstufe. Mit der allgemeinen intellektuellen Leistungsfähigkeit war keine gleichwertig sichere Vorhersage möglich (Jansen u. Skowronek 1997). Große Verbreitung hat auch das Verfahren von Breuer und Weuffen (1990; 1995; Breuer 1998) gefunden, die ihrem systematischen Verfahren zur vorschulischen Früherkennung zugleich auch eine systematische Anleitung zur Frühförderung von Schreib-Lese-Lernvoraussetzungen zugeordnet haben.

Tab. 5-18: Aufgaben des Bielefelder Screening (BISC) zur Früherkennung von Lese-Rechtschreibschwierigkeiten (nach Jansen et al. 1999)

phonologische Fähigkeit	Testaufgabe
phonologische Bewusstheit	Reimen Silben-Segmentieren Laute-zu-Wort-Vergleich Laute-Assoziieren
Kurzzeitgedächtnis	Pseudowörter-Nachsprechen
Abrufgeschwindigkeit aus dem Langzeitgedächtnis	schnelles Benennen der Farben 1. von nicht farbigen Objekten 2. von falschfarbigen Objekten
visuelle Aufmerksamkeit	Wort-Vergleich-Suchaufgabe

Die Frühförderung von Komponenten des Lesens und Rechtschreibens als Prävention

Längsschnittlich ist belegt, dass lautsprachliche und lautlich-visuelle Übungen beim Vorschulkind das Erlernen des Lesens und Rechtschreibens im Grundschulalter günstig beeinflussen (Küspert 1998; Küspert u. Schneider 2000a; Schneider et al. 1999). Trainiert wurden im Vorschulalter Fertigkeiten der Analyse und Synthese von Wörtern, Reimen, Silben oder Lauten (s. Tab. 5-19).
Beim „Lauschspiel" soll das Kindergartenkind z. B. ein Schlüsselgeräusch, das die Erzieherin erzeugt, lautlich identifizieren. Die Kinder lernen Reime zu bilden („Reimspiel"), ein Wort in zwei Wörter aufzuteilen („Kaffeemaschine" in „Kaffee" und „Maschine"), Silbengrenzen durch Händeklatschen und rhythmisches Sprechen akustisch zu kennzeichnen oder aus einer vorgesprochenen Silbenfolge (z. B. „Lo-ko-mo-ti-ve") das Wort zu erkennen. Bei der „Anlauterkennung" soll der erste Laut im Wort identifiziert werden. Während bei der Lautsynthese einzelne Laute zu einem Wort verbunden werden (b-u-s bedeutet „Bus"), sollen bei der Lautanalyse die Einzellaute im Wort erkannt werden. Der Umgang mit Buchstabenlauten bildet die wichtigste Übungssequenz. Das Übungsprogramm beinhaltet tägliche Trainingseinheiten von 10–15 Minuten über einen Zeitraum von 20 Wochen. Im Vergleich zu untrainierten Kontrollkindern ist die schriftsprachliche Entwicklung im Grundschulalter signifikant besser. Dabei scheint die Kombination von phonologischen Übungseinheiten und Buchstaben-Laut-Übungen (Übungen zur Phonem-Graphem-Korrespondenz) insbesondere bei „Risikokindern" präventiv am wirksamsten (Roth 1999; Roth u. Schneider 2002; Plume u. Schneider 2004). Im deutschen Sprachraum hat auch das Frühförderprogramm von Breuer und Weuffen (1990; 1995) große praktische Bedeutung gewonnen.

Tab. 5-19: Trainingseinheiten des phonologischen Bewusstheitstrainings (nach Schneider et al. 1999)

Trainingseinheit	Inhalte
1. Lauschspiele	Geräuschen lauschen, Flüsterspiele
2. Reimen	Reime nachsprechen, Reimwörter finden
3. Satz und Wort	Zerlegen von Sätzen in Wörter, Verbinden von Wörtern (z. B. Schnee-Mann)
4. Silben	Silbenklatschen, -tanzen Zerlegen von Wörtern in Silben (Analyse) Zusammenfügen von Silben zu Wörtern (Synthese)
5. Anlaut	Identifikation/Manipulation des ersten Lautes im Wort
6. Phoneme	Zerlegen von Wörtern in Einzellaute (Analyse) Zusammenfügen von Lauten zu Wörtern (Synthese)

Elternberatung und familienorientierte Hilfen

Nach klinischer Erfahrung sind die Erklärung der Diagnose, die Information über die möglichen Hilfen und die Entscheidung über das weitere Vorgehen erstrangige Ziele. Mit der Diagnose erfolgt die Information, dass Hilfe (begrenzt) möglich und auch notwendig ist. Die Zusammenarbeit zwischen Elternhaus und Schule sollte unterstützt werden. Die Eltern sind auf die schulrechtlichen Gegebenheiten (Inhalte der länderspezifischen Legasthenie-Erlasse) und sozialrechtlichen Regelungen (Eingliederungshilfe nach § 35 a SGB VIII) hinzuweisen. Sie werden darüber informiert, dass spezifische Informationen beim Bundesverband Legasthenie bzw. Landes- und Ortsverbänden eingeholt werden können. Kriterien, die eine qualifizierte Legasthenie-Therapie auszeichnen, sollten genannt werden. Das Erstgespräch endet mit einer Verständigung über die nächstmöglichen Behandlungsschritte (Information der Schule, Antrag an die Schule zur Gewährung des Nachteilsausgleichs, Antrag auf Eingliederungshilfe zur Finanzierung der Legasthenie-Therapie). Notwendig ist eine Beratung hinsichtlich der Hausaufgaben. Sind Eltern und Kind in der Hausaufgabensituation chronisch im Streit, so empfiehlt sich die Übertragung der Hausaufgabenhilfe an eine außerfamiliäre Person oder Institution (Firnhaber 2005; Warnke et al. 2002, Schulte-Körne 2004).

Die Therapie der Legasthenie mit dem Kind (Übungsbehandlung)

Die Legasthenie-Therapie umfasst vier Aufgabenbereiche:

- die funktionelle Behandlung des Lesens und der Rechtschreibung (Übungsbehandlung)
- die Unterstützung des Kindes bei der psychischen Bewältigung der Lese- und Rechtschreibstörung (Problem-Management)
- die Behandlung von Begleitstörungen (Psychotherapie und Pharmakotherapie)
- die Behandlung von Störungen des Sehens und Hörens (augen- und ohrenärztliche Hilfen)

Allgemeine Grundsätze der Übungsbehandlung

Jahrzehnte internationaler Erfahrungen zur Legasthenie-Therapie haben zu einem weitgehenden Konsens über die Behandlungsgrundsätze geführt. Die Grundsätze lauten:

- Durch eine Übungsbehandlung des Lesens und der Rechtschreibung lernen die meisten Personen mit einer Lese- und Rechtschreibstörung ausreichend zu lesen und verständlich zu schreiben. Doch auch mit Therapie und optimaler schulischer Unterrichtung wird nicht die gleiche Lese- und Rechtschreibfähigkeit der Altersnorm erreicht.
- Bislang gibt es keine Prävention, die sicherstellt, dass eine Legasthenie beim einzelnen Schüler verhindert wird, auch wenn qualifizierte vorschulische Frühförderprogramme und ein qualifizierter Erstlese- und Erstrechtschreibunterricht präventive Wirkung haben.
- Bislang gibt es kein Therapieverfahren, dass für sich in Anspruch nehmen kann, in jedem Einzelfall eine Heilung zu bewirken.
- Die Behandlung sollte so früh wie möglich eingeleitet werden, in schwersten Fällen bereits in der ersten Klasse, in der Regel innerhalb der ersten drei Grundschuljahre.
- Die Einzeltherapie, die das Lernprogramm an das Lese- und Rechtschreibvermögen des individuellen Schülers

anpasst, ist gruppentherapeutischen Verfahren überlegen. Eine mindestens wöchentliche Therapieeinheit, systematisch unterstützt durch tägliche Übungseinheiten im familiären Rahmen und verbunden mit innerschulischen Fördermaßnahmen, ist empfehlenswert.

- Die Dauer der Therapie beträgt in der Regel 1–2 Jahre, sie hat stetig und systematisch zu sein.
- Der entscheidende Ansatzpunkt ist das Einüben von Lesen und Rechtschreiben.
- Die Therapie von so genannten „basalen Teilleistungsfunktionen" (z. B. Gedächtnis, Aufmerksamkeit, Visuo-Motorik usw.) verbessert die Schriftsprachentwicklung nur dann, wenn diese Fertigkeiten mit dem praktischen Lesen und Rechtschreiben eingeübt werden.
- Eltern und Lehrer sind in die Planung, Organisation und Durchführung der Therapie einzubeziehen.

Die **Übungsbehandlung** der Legasthenie hat grundsätzlich zwei Ansatzpunkte. Im **ersten Ansatz** werden unabhängig vom konkreten Lese- und Rechtschreibvorgang neuropsychologische Funktionen, deren Defizite als begründend für die Lese- und Rechtschreibstörung angesehen werden, einer funktionellen Übungsbehandlung zugeführt (Bakker 1990). Auch für neuere Behandlungsmethoden dieser Art, wie etwa ein apparativ gesteuertes Training willkürlicher Augenbewegung (Fischer u. Hartnegg 2000) oder ein Training der Augendominanz, konnte bislang nicht nachgewiesen werden, dass sich mit der Verbesserung der trainierten „basalen" Funktion tatsächlich auch die Lese-Rechtschreibleistung verbessern lässt.

Die Feststellung von Tallal (1980; Tallal et al. 1993), dass Lesestörungen in Schwächen der Wahrnehmung von nichtsprachlichen Reizen begründet sein können, bedarf noch der Bestätigung ebenso wie daraus abgeleitete Therapieansätze, die die Lesefertigkeit durch ein Wahrnehmungstraining verbessern wollen.

Beispiele für Übungsansätze zu Komponenten des Lese-Rechtschreib-Erwerbs finden sich anschaulich als „Funktionstraining" bei Schenk-Danzinger (1993). Zu diesen „indirekten" Ansätzen, nämlich dem vom Lese- und Rechtschreibvorgang losgelösten Training von angenommenen „basalen" Funktionen, zählen ein jeweils isoliertes Einüben

- visuell räumlicher Funktionen (z. B. Übungen zu Raum-Lage),
- sensomotorischer Funktionen (z. B. kinesiologische Übungen),
- von Funktionen des Gedächtnisses oder der Konzentration (vgl. Grissemann 1984; 1986a).

Zusammenfassend sprechen kritische Analysen dafür, dass Übungsverfahren zu „basalen Funktionen" unabhängig vom gleichzeitigen Lese- und Rechtschreibvorgang nicht effektiv sind (Amorosa et al. 1994).

Als erfolgversprechender hat sich der **zweite grundsätzliche Behandlungsansatz** erwiesen, der Komponenten des Lese- und Rechtschreibprozesses direkt im Zusammenhang mit Lese-Rechtschreib-Aufgaben zum Gegenstand der Therapie macht. Dieser **aufgabenorientierte Ansatz** hat eine sehr lange Tradition (Orton 1937; Scheerer-Neumann 1979; Suchodoletz 2003). Weinschenk (1965, S. 190) stellte bereits fest:

> „Wenn wir uns noch einmal vergegenwärtigen, dass die Störung der kongenitalen Legastheniker in einer Herabsetzung der Fähigkeit besteht, beim Lesen aus optisch und akustisch gegebenen Einzelbuchstaben eine Silbe oder ein Wort zu bilden und beim Diktat- oder Spontanschreiben das akustisch gegebene oder inhaltlich vorgesprochene Wort zu buchstabieren und dann orthographisch einigermaßen richtig zu schreiben, muss diese Methode des Trainings gerade die aufgezeigten mangelnden Fähigkeiten zu verbessern versuchen."

Daraus ergebe sich zwangsläufig, so Weinschenk, dass der Kern jeglicher Behandlung ein gezieltes Training im Lesen und Rechtschreiben sein müsse.

Diese Auffassung hat sich durch die – allerdings wenigen – empirischen Studien bestätigt. Dabei verbinden die verschiedenen Förderprogramme akustische, visuelle und auch psychomotorische (kinästhetische) Lernhilfen. Allen beschriebenen Lese-Rechtschreibprogrammen ist dieser „aufgabenorientierte" Ansatz gemeinsam. Wie durch solch ein Übungsprogramm, das mit der Lautwahrnehmung beginnend und über Buchstaben-Laut-Korrespondenz-Unterrichtung vom Leichten zum Schwereren fortschreitend, sich beim Kind mit Legasthenie Schritt für Schritt die eingeübten Komponenten des Lesens und Rechtschreibens ausbilden, haben Amorosa et al. (1994) in acht Fallstudien anschaulich beschrieben.

Beispiele für spezifische Trainingsprogramme zur Therapie der Legasthenie

Eine Übersicht und kritische Analyse der Therapieverfahren zur Behandlung der Lese- und Rechtschreibstörung hat Suchodoletz (2003) vorgelegt. Die wenigen evaluierten Förderprogramme beziehen sich vor allem auf den Zeitraum der Grundschulzeit. Die erste Wirksamkeitsmessung eines systematischen Lese-Rechtschreibprogramms haben im deutschen Sprachraum Kossow (1979; 1991; 1999) sowie Hoffmann und Koschai (1996) vorgelegt. Die lautgetreue Lese-Rechtschreibförderung von Reuter-Liehr (2000; 2001; 2005;

Tab. 5-20: Fehlertypen nach Reuter-Liehr (1993)

Fehlertypen	Beschreibung
1. Phonemfehler	Verstöße gegen die lautgetreue Schreibung (z. B. Ketreide, Nse)
2. Regelfehler	Verstöße gegen die regelhaften Abweichungen (z. B. Schtall, Forsicht)
3. Speicherfehler	Verstöße gegen die Abweichungen vom Regelhaften (z. B. wegseln, Fahbrik)
4. Restfehler	Verstöße gegen Rechtschreibregeln, die einen höheren Abstraktionsgrad erfordern

Unterberg 2005) setzt in der Mitte der Grundschulzeit ein und reicht bis in die Sekundarstufe (5.–8. Klasse) ohne Beschränkung auf den Schultyp. Der „Kieler Lese- und Rechtschreibaufbau" (Dummer-Smoch u. Hackethal 1994; 1996; Strehlow et al. 1999) ist durch die jahrelange, weit verbreitete Praxiserfahrung mit dem Übungsprogramm und gemäß der Studie von Strehlow et al. (1999) als wirksam anzunehmen. Dass sich eine innerschulische Lese-Rechtschreibförderung nach entsprechender spezifischer Lehrerfortbildung positiv auf die Lese- und Rechtschreibentwicklung von Schülern mit Legasthenie auswirkt, hat das Mecklenburger Modell nachgewiesen (Behrndt u. Steffen 1996).

Bestimmte Behandlungsprinzipien finden sich in allen als wirksam erwiesenen Programmen wieder. Die Übungskonzeption von Kossow (1979; 1991; 1999) sowie Hoffmann und Koschai (1996) betont im ersten Schritt die Schulung der Lautunterscheidung und der Fertigkeit, Laute den Buchstabenzeichen zuzuordnen. Dazu werden Sprech- und Hörübungen genutzt. Die Lese- und Rechtschreibeinübung beginnt mit dem Lesen und Schreiben lautgetreuer Wörter. Das Einüben der Silbenwahrnehmung und schließlich das Erlernen von Rechtschreibregeln (z. B. zur Groß- und Kleinschreibung) vervollständigen diese über Jahrzehnte erprobte und bei Patienten der kinderpsychiatrischen Klinik der Universität Rostock klinisch bewährten Vorgehensweise. Die Grundprinzipien des Verfahrens finden sich weitgehend in allen nachfolgend dargelegten Lese-Rechtschreibprogrammen.

Für den Grundschulbereich konzipiert, setzt auch der „Kieler Lese- und Rechtschreibaufbau" (Dummer-Smoch u. Hackethal 1994; 1996) beim lautierenden Lesen und lautgetreuen Schreiben an. Übungen zum Lesen und Schreiben von Silben aus Konsonant-Vokal-Verbindungen folgen Wortschatzübungen. Die Übungseinheiten sind nach Schwierigkeiten gestaffelt. Charakteristisch für das Programm ist die Nutzung der Lautgebärdensprache (Dummer-Smoch 2002). Die Kinder lernen mit Handzeichen Buchstabenzeichen motorisch umzusetzen und gleichzeitig mit Lauten zu verbinden, womit es manchen Kindern – auch solchen mit schwerer Legasthenie – gelingen kann, Graphem-Phonem-Verknüpfungen herzustellen, die auf rein visuell-sprachlichem Weg ohne Einschaltung der Handmotorik nicht gelingen.

Die „lautgetreue Rechtschreibförderung" von Reuter-Liehr (1993) sichert eine auf den einzelnen Schüler bezogene individuelle Förderung auch in der Gruppe, indem sich das Übungsprogramm nach einer individuell durchgeführten qualitativen Fehleranalyse ausrichtet. Vier Fehlertypen werden unterschieden (s. Tab. 5-20).

Zeigt das Kind Defizite auf der Lautebene, so wird, auf der „Null-Fehler-Grenze" beginnend, zunächst das lautgetreue Schreiben eingeübt. Rhythmisches Sprechen von Wörtern, silbenbetontes Lesen durch Klatschen und Schreiten – körperlich erfahrbar gegliedert und lautierend gesprochen – unterstützen den Lernprozess. Mit der Morphem-Methode werden Regel- und Speicherfehler angegangen. Damit gelingt der Übergang vom lautgetreuen Schreiben zu nicht lautgetreuen Schreibweisen. Durch eine Morphem-Gliederung (Stamm-, Anfangs- und Endmorpheme) kommen auch visuelle Komponenten des Schriftspracherwerbs zum Zuge. Das Gesamtkonzept folgt den Prinzipien vom Leichten zum Schweren und vom Häufigen zum Seltenen. Die Wirksamkeit des Förderprogramms wurde in einer kontrollierten Studie aufgezeigt (Reuter-Liehr 1993; Unterberg 2005). Der sprachsystematische Aufbau des Konzepts orientiert sich an den Stufen des allgemeinen Schriftspracherwerbs, von der phonematischen (alphabetischen) Strategie als Basis zur orthographischen bzw. morphematischen Strategie fortschreitend. Das Lesetraining erfolgt über Silbenbögenlesen mit lautgetreuem Material bis zum flüssigen Lesen von fremden Texten. Lautgebärden werden bei Problemen der Laut-Buchstaben-Zuordnung integriert.

Das „Marburger Rechtschreibtraining" (Schulte-Körne u. Mathwig 2004) ist ein lerntheoretisch fundiertes Übungsprogramm zur Rechtschreibförderung, das in der Einzelförderung, in schulischen Fördergruppen und als Elterntraining erfolgreich evaluiert wurde (Schulte-Körne et al. 1997b; 1998b; 2001c; 2003). Anhand eines systematischen, sehr strukturierten Aufbaus in zehn Kapitel erlernen die legasthenen Kinder neue Strategien zum richtigen Verschrift-

Tab. 5-21: Stufenaufbau des lautgetreuen Schreibens (nach Reuter-Liehr 1993)

Stufen	Inhalt
Stufe 1: Das Wortmaterial beim Sprechen, Lesen und Schreiben ist lautgetreu.	alle Vokale und die Dauerlaute l, m, n, f, r, w, s, sch
Stufe 2: Das Wortmaterial wird erweitert durch Verschlusslaute und schwierige Laute.	Verschlusslaute: b, d, g, k, p, t schwierige Laute: h, z, ch, j
Stufe 3: Das Wortmaterial wird erweitert durch Konsonantenhäufungen innerhalb einer Silbe.	Konsonantenpaare: fr, fl, schl, schm, schn, schr, schw, zw, wr
Stufe 4: Das Wortmaterial wird erweitert durch Konsonantenhäufungen mit einem Verschlusslaut.	Lautverbindungen: bl, br, pl, pr, dr, tr, gl, gr, kl, kr, kn
Stufe 5: Das Wortmaterial wird erweitert durch /i:/, verschriftet als ie.	Wortbeispiele: kriechen, Wiegenlieder etc., aber nicht: Liter
Stufe 6: Das Wortmaterial wird erweitert durch Wörter mit ß zwischen Vokalen.	Wortbeispiel: Ostergrüße, Außenseiter etc.

Tab. 5-22: Übersicht über die Lern- und Übungsbereiche des Marburger Eltern-Kind-Trainingsprogramms (nach Schulte-Körne et al. 1998b)

Lern- und Übungsbereich	Beispiel
Erkennen von Wortstamm, Vor- und Endsilben	Glück, glücklich, glücken, verunglücken
Wortarten-Erkennen	Hauptwort, Verb, Eigenschaftswort
Erkennen des kurz gesprochenen Selbstlautes und Schreibung nach kurzem Selbstlaut	„Katze" – Ist der Selbstlaut kurz oder lang gesprochen?
Erkennen des lang gesprochenen Selbstlautes und Schreibung nach langem Selbstlaut	„Hose" – Ist der Selbstlaut kurz oder lang gesprochen?
Die Schreibung des stummen h	Lehm, Bühne, ernähren
Schreiben von Verben, Grundformbildung	er bringt (bringen), sie schreibt (schreiben)
Schreibung von gleich klingendem „Sch" und „S"	„Schrank" – „Stein"
Ableitregeln zur Schreibung der Endsilben	Wand (Wände), Berg (Berge)
Ableitregeln zur Schreibung gleich klingender Laute	Zähne (Zahn), Zelte (Zelt), Bäume (Baum)
Groß- und Kleinschreibung	das Haus, groß, bringen Erkennen vom Satzanfang

lichen von Wörtern (s. Tab. 5-21 und 5-22). Im Elterntraining wurde der Prozentsatz der Rechtschreibfehler im Mittel signifikant gesenkt (von 40 % auf 15 %) und die Diktatnote im Mittel von 4,6 auf 3,8 gesteigert. Das Selbstwertgefühl der Kinder verbesserte sich. Mütter mit guten Rechtschreibkenntnissen und ohne berufliche Tätigkeit erreichten größere Lernfortschritte bei ihren Kindern. Eine Beratung der Eltern hinsichtlich der Interaktionsprobleme mit dem Kind erleichtert die Therapie.

Die Studie von Strehlow et al. (1999) lässt die große Mühe erkennen, die für eine erfolgreiche Therapie aufzuwenden ist. Die Therapie beinhaltete ein wöchentliches Einzeltraining von 45 Minuten über die Dauer eines Jahres mit zusätzlichen Hausaufgabenübungen von 5–10 Minuten täglich an vier Tagen; hinzu kamen 15-minütige Einheiten lauten Lesens. Fortschritte im Lesen und Rechtschreiben ergaben sich nicht nur absolut, bezogen auf den Vorkenntnisstand, sondern auch im Vergleich zu den Klassenkameraden. Dabei waren die Fortschritte individuell sehr unterschiedlich groß und reichten auch für die trainierte Gruppe nicht aus, um ein wirklich schulisch befriedigendes Rechtschreibniveau zu erlangen (weiterführend: Klicpera u. Gasteiger-Klicpera 1995).

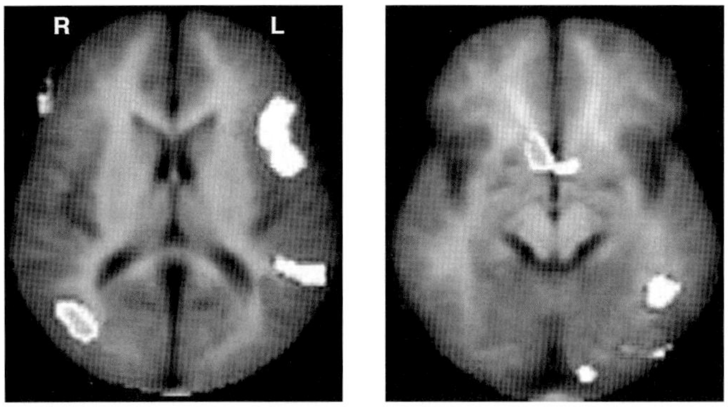

Abb. 5-13: Unterschiede in der Hirnaktivierung nach Jahr 1 (links) und Jahr 3 (rechts) in der Studiengruppe (mod. nach Shaywitz et al. 2004, mit freundlicher Genehmigung von Elsevier).

Die neueren Trainingsprogramme nutzen die Vorteile der rechnergesteuerten Aufgabenvorgabe und Leistungskontrolle. Computerprogramme sind ein motivierender Baustein des Gesamtprogramms (Dummer-Smoch u. Hackethal 1994; 1996; Strehlow et al. 1999). Darüber hinaus gibt es eigenständige rechnergesteuerte Lese- und Rechtschreibprogramme, die beim einzelnen Kind Lernfortschritte bewirken (Castell et al. 2000; weiterführend: Suchodoletz 2003).
Mit Magnetresonanztomographie untersuchte die Arbeitsgruppe von Shaywitz (Shaywitz et al. 2004) Korrelate eines phonologisch konzipierten Lesetrainings mit veränderter zerebraler Organisation bei Kindern mit Legasthenie und aus einer Kontrollgruppe. Unmittelbar nach dem einjährigen Training hatte sich das Lesetempo signifikant verbessert, korreliert mit höherer Aktivierung in linkshemisphärischen Regionen (Gyrus frontalis inferior, Gyrus temporalis medius). Ein Jahr nach der Therapie zeigte die Therapiegruppe höhere Aktivierungsgrade bilateral im Gyrus frontalis inferior sowie linksseitig in oberen temporalen und okzipitotemporalen Regionen (s. Abb. 5-13). Die Ergebnisse sprechen dafür, dass ein empirisch als wirksam erwiesenes Lesetraining die Entwicklung solcher Hirnareale aktiviert, die mit einem Geschichtenlesen assoziiert sind (vgl. auch Aylward et al. 2003).

Schulrechtliche und sozialrechtliche Regelungen

Die schulischen Möglichkeiten einer spezifischen Unterstützung des Kindes mit umschriebener Lese- und Rechtschreibstörung ist länderspezifisch durch „Legasthenie-Erlasse" geregelt. In der Regel sehen die Bestimmungen vor, dass bei „anerkannter Legasthenie" Rechtschreibfehler bei keiner schriftsprachlichen Prüfung benotet werden, wenn die Rechtschreibung selbst nicht Prüfungsgegenstand ist. Die Lese- und Rechtschreibstörung darf kein Grund für eine Nichtversetzung sein und darf nicht den Übergang in eine weiterführende Schule verhindern. Förderkurse sind für innerschulische Hilfen vorgesehen. Bei schriftlichen Arbeiten können Zeitzuschläge gewährt werden.
Anspruch auf Eingliederungshilfe nach § 35 a SGB VIII haben Kinder und Jugendliche mit einer umschriebenen Lese- und Rechtschreibstörung dann, wenn infolge der Legasthenie die schulische, berufliche oder soziale Eingliederung in einem Maße gefährdet ist, dass die Kriterien einer zumindest drohenden seelischen Behinderung erfüllt sind. Die Entscheidung darüber, ob die Kriterien für eine (drohende) seelische Behinderung vorliegen und die gesetzlichen Voraussetzungen für die Gewährung der Eingliederungshilfe gegeben sind, liegt beim örtlich zuständigen Jugendamt. Die Gewährung von Eingliederungshilfe setzt schulische Maßnahmen voraus. Dies bedeutet jedoch nicht, dass schulische Fördermöglichkeiten bereits ausgeschöpft sein müssen, bevor eine außerschulische Behandlung als Eingliederungshilfe in Betracht kommt (Warnke 1999b; 2000; Warnke et al. 2002).

5.2.2.6 Verlauf und Prognose

Risikofaktoren und protektive Faktoren

Vorschulische Risikofaktoren für umschriebene Lernstörungen im Lesen und Rechtschreiben sind Störungen der Sprachentwicklung, insbesondere Defizite in der phonologischen Bewusstheit im Kindergartenalter, Hyperaktivitäts- und Aufmerksamkeitsstörungen sowie sensomotorische und insbesondere visuo-motorische Entwicklungsstörungen. Als relativ spezifischer Risikofaktor sind die Fertigkeiten der phonologischen Bewusstheit (s. Abschnitt 5.2.2.2) zu beachten (Scarborough 1998).
Die Risikofaktoren dürften bei der individuellen vorschulischen Prognose vor allem dann Gewicht haben, wenn in der familiären Aszendenz, insbesondere bei Eltern oder Geschwistern, bereits eine umschriebene Lese- und Rechtschreibstörung vorliegt, sodass man von einer genetischen Determinante ausgehen muss (Lyytinen 1997).
Protektive Faktoren liegen im Kind, seiner Familie und der Schule. Beim Kind sind es das weibliche Geschlecht und auch höhere Intelligenzgrade. Familiär protektiv sind eine gute sprachliche und allgemeine geistige Förderung im Vorschulalter. Passives Zuhören beim Vorlesen wie auch eigenes aktives Lesen und fortdauernde schriftsprachliche Unterrichtung bei Hausaufgaben und Schulunterricht korrelieren mit einer besseren Lese- und Rechtschreibentwicklung.

Schulisch führt ein systematischer Lese- und Rechtschreibunterricht, der dem einzelnen Schüler ein aktives Einüben von Lesen und Rechtschreiben ermöglicht, zu einem besseren allgemeinen Schriftsprachniveau der Klasse.

Zur Prognose und zum Verlauf der Funktionen Lesen und Rechtschreiben

Die Lese- und Rechtschreibstörung ist stabil (Klicpera u. Gasteiger-Klicpera 1993; Strehlow 1994; 1998; Strehlow et al. 1992). Nur etwa 10–15 % der Kinder mit einer Lese- und Rechtschreibstörung erreichen im Grundschulalter ein ausreichendes Schriftsprachniveau (s. Abschnitt 5.2.2.2). Schüler, die in der 1. und zu Beginn der 2. Klasse zu den 5 % der schwachen Leser gehören, sind in aller Regel auch noch in der 8. Klasse in dieser Gruppe. Die Leseleistung entspricht am Ende der Pflichtschulzeit dann in etwa dem Leistungsstand mittelguter Schüler der 1. und 2. Grundschulklasse (Klicpera u. Gasteiger-Klicpera 1995).

Absolut verbessern sich insbesondere die Leseleistungen, sodass im Regelfall eine Lesefertigkeit erworben wird, wenngleich das Lesetempo im Vergleich zu Personen ohne Schriftsprachstörung verlangsamt bleibt. Die Rechtschreibschwierigkeiten persistieren in besonderem Maße bis in das Erwachsenenalter. Die ehemaligen Patienten einer kinderpsychiatrischen Ambulanz waren nach einem Katamnesezeitraum von zwölf Jahren im Vergleich zur Altersnorm nochmals um eine Standardabweichung mehr im Nachteil (Strehlow et al. 1992). Die fortgesetzte schulische Förderung der Schriftsprachentwicklung beeinflusst signifikant Fortschritte im Erlernen des Lesens und Rechtschreibens. Von schulischer und wohl auch therapeutischer Förderung scheinen hierbei Mädchen stärker zu profitieren als Jungen (Haffner et al. 1998).

Verlauf und Prognose der psychischen Entwicklung, schulischen, beruflichen und sozialen Integration

Die **psychische Begleitsymptomatik** ist altersabhängig. Ein Teil der Kinder mit einer Lese- und Rechtschreibstörung ist bereits vor dem **Vorschulalter** insbesondere durch Aktivitäts- und Aufmerksamkeitsstörungen auffällig (McGee et al. 1986). Auch finden sich vorschulisch relativ häufig Sprachauffälligkeiten, visuo-motorische Symptome, Störungen im Sozialverhalten und ungünstige psychosoziale Belastungen. Dabei sind die Symptome z. T. psychische Folgen primärer Teilleistungsstörungen, teilweise aber wohl auch primär und zufällig mit Legasthenie komorbid.

Im **Schulalter** kommt es aufgrund der chronischen Misserfolgserfahrungen bei schriftsprachlichen Anforderungen sehr rasch zu sekundären psychopathologischen Symptomen (Esser u. Schmidt 1993; Jochmus 1971). Schüler, die im Lesen und Rechtschreiben versagen, werden von Lehrern häufiger als emotional auffällig und verhaltensgestört beurteilt. Häufig ist das hyperkinetische Syndrom vergesellschaftet (August u. Garfinkel 1990; Schulte-Körne et al. 1991; Hynd et al. 1990). Kinderpsychiatrisch stationär behandelte Patienten mit einer Lese- und Rechtschreibstörung hatten zwei bis zehn Jahre nach der stationären Behandlung im Vergleich zu anderen Diagnosegruppen die höchste Rate psychopathologischer Symptome (Klicpera et al. 1981). In einer kinder- und jugendpsychiatrischen Inanspruchnahmepopulation fanden sich in relativ hohem Prozentsatz folgende Symptome (Warnke et al. 1989):

- Kopfschmerzen, Bauchschmerzen, Übelkeit (somatische Begleitsymptome, wahrscheinlich als Zeichen von Schulangst)
- Motivationsprobleme (Lernunlust, Überehrgeiz)
- emotionale Beeinträchtigungen (depressive Entwicklung, Angst vor Leistungssituationen)
- Hyperaktivität und Aufmerksamkeitsstörungen
- Störungen des Sozialverhaltens

Die Wahrscheinlichkeit, in den ersten Grundschuljahren als psychisch auffällig wahrgenommen zu werden, ist doppelt so hoch wie bei der Gleichaltrigengruppe. Besonders aufschlussreich sind die Ergebnisse der prospektiven epidemiologischen Längsschnittstudie von Esser und Schmidt (1993; 1994; 2002). Schüler mit Legasthenie wiesen demnach im Alter von acht Jahren zu 43,2 %, im Alter von 13 Jahren zu 44,1 %, im Alter von 18 Jahren zu 34,4 % und im Alter von 25 Jahren noch zu 29 % psychische Störungen auf. Charakteristisch waren Symptome der motorischen Unruhe, Konzentrationsstörungen und dissoziale Verhaltensprobleme. Bis zum Alter von 18 Jahren waren psychische Auffälligkeiten jeweils signifikant häufiger als bei der Gleichaltrigengruppe ohne Legasthenie, und im Alter von 25 Jahren waren die Symptome schwerwiegender und der Konsum von Tabak und Drogen erhöht (Esser u. Schmidt 2002). Im Alter von 18 Jahren erschien die „Suizidgefährdung“ erhöht (13,3 % gegenüber 3,9 % in der Kontrollgruppe). Die Störung im Sozialverhalten erschien nicht wesentlich bestimmt durch die Legasthenie, sondern primär durch externalisierende Verhaltensweisen.

Hausaufgabenkonflikte sind die Regel. Die Kinder sind in der Hausaufgabensituation überfordert, nur sehr schwer zur Hausaufgabe zu motivieren. In der Hausaufgabensituation sind sie häufig missmutig, erscheinen unkonzentriert und abgelenkt und beanspruchen die ständige Unterstützung durch die Eltern (Warnke et al. 1989). Im Grundschulalter ist die durchschnittliche Hausaufgabenzeit mit 2,5 Stunden pro Schultag übermäßig lang (Klicpera u. Gasteiger-Klicpera 1995), im späteren Hauptschulbereich niedriger als bei den Mitschülern – offensichtlich als Zeichen der Resignation und Demotivierung.

Die **schulische Entwicklung** ist erheblich gefährdet. Kinder mit Legasthenie stehen spätestens in der 3. und 4. Klasse in der Gefahr, nicht nur im Fach Deutsch, sondern auch in anderen Schulfächern nicht ihrer Begabung entsprechende Leistungen zu erbringen. In einer klinischen Stichprobe von 59 erwachsenen Personen, bei denen im Kindesalter eine Legasthenie diagnostiziert worden war, erreichten nur sechs das Abitur (Strehlow 1994). Dabei war die soziale Herkunft für den Schulerfolg nicht ausschlaggebend.

Der Zusammenhang zwischen Rechtschreibleistung im Jugend- bzw. Erwachsenenalter und dem Schulerfolg ist signifikant (Haffner et al. 1998). Personen mit Rechtschreibstörung hatten trotz durchschnittlicher allgemeiner Begabung nahezu keine weiterführenden Schulabschlüsse. Nur 7–9 % hatten einen Realschulabschluss und 0–2 % das Abitur erreicht. Nur etwa ein Drittel (37,3 %) der durchschnittlich intelligenten Schüler mit Legasthenie erreichten den Übergang in weiterführende Schulen. Dieses Ergebnis entsprach nicht der Verteilung des Intelligenzniveaus. Die Rechtschreibleistung am Ende der Grundschule erlaubte die signifikante Vorhersage der weiteren schulischen Entwicklung. Die Diktatnote am Ende der Grundschulzeit erklärte etwa ein Drittel der Varianz der Rechtschreibleistung im Jugendalter. Das Rechtschreibniveau im Erwachsenenalter war der aussagekräftigste Vorhersagewert für den erreichten Schulabschluss. Die Faktoren Geschlecht, sprachfreie Intelligenz und Diktatnote am Ende der Grundschulzeit konnten nur weitere 2 % der Varianz aufklären. Die Rechtschreibleistung im Erwachsenenalter konnte durch die Schulform der Sekundarstufe signifikant besser vorhergesagt werden als durch die Diktatnote am Ende der Grundschulzeit. Offenbar kann zumindest bei den intelligenteren Schülern mit Lese- und Rechtschreibstörung bei fortgesetzter qualifizierter schulischer Förderung eine deutliche Verbesserung der schriftsprachlichen Entwicklung erreicht werden.

In einer repräsentativen Stichprobe (Esser u. Schmidt 1993; 2002) erreichten die Schüler mit Legasthenie trotz normaler oder überdurchschnittlicher allgemeiner Begabung nicht nur zu der unbeeinträchtigten Kontrollgruppe, sondern auch im Vergleich zu Schülern mit Sprachentwicklungsstörungen ein **geringeres schulisches Ausbildungsniveau.** Ein Fünftel der Schüler mit Lese- und Rechtschreibstörung hat im Alter von acht Jahren mangelhafte Leistungen in mindestens einem der Kernfächer, und etwa die Hälfte dieser Kinder hat bereits eine Schulklasse wiederholt – trotz durchschnittlicher Intelligenztestwerte. Die Rate der Schulabbrüche und die Beschäftigung mit Lesestoff korrelieren mit dem Schweregrad der Lese- und Rechtschreibstörung. Die schulische Entwicklung ist also erheblich gefährdet. Aus dieser Eingliederungsgefährdung ergibt sich für Schüler mit schwergradiger Legasthenie der Anspruch auf Eingliederungshilfe im Sinne von § 35 a SGB VIII (KJHG; drohende oder manifeste seelische Behinderung).

Die **berufliche Bildung** wird durch die Lese- und Rechtschreibstörung beeinträchtigt. Die große ökonomische Bedeutung der Legasthenie wird aus der Längsschnittstudie von Esser und Schmidt (2002) deutlich. Demnach waren im Alter von 25 Jahren 26 % der Personen, die im Alter von acht Jahren erstmalig als legasthen diagnostiziert wurden, arbeitslos (in der Kontrollgruppe nur 4 %).

Die **soziale Eingliederung** ist wiederum altersabhängig erschwert. International bekannt ist, dass bei delinquenten Jugendlichen und Gefängnisinsassen Beeinträchtigungen in der Lese- und Rechtschreibentwicklung bei 26–73 % der Personen diagnostiziert werden (Schonhaut u. Satz 1984; Maughan et al. 1985; Weinschenk 1981). In der Mannheimer Längsschnittstudie waren 25 % der 18-Jährigen, die im Alter von acht Jahren als lese-rechtschreibgestört diagnostiziert worden waren, wegen strafrechtlicher Delikte gerichtlich verurteilt worden (signifikant mehr als in den Kontrollgruppen). Die dissoziale Gefährdung besteht insbesondere bei Schülern mit Legasthenie aus sozioökonomisch schwachen Familienverhältnissen. Die delinquente Entwicklung nahm bis zum Alter von 25 Jahren deutlich ab, blieb aber noch signifikant erhöht (Esser u. Schmidt 2002).

5.2.2.7 Forschungsanliegen und Ausblick

Kaum eine andere psychische Störung veranschaulicht fundierter den Begriff „Entwicklungspsychiatrie". Eine mehr als 100-jährige Tradition medizinischer, psychologischer, linguistischer und pädagogischer Forschung lieferte eine nicht mehr vollständig überschaubare Fülle an Erkenntnissen. Aufgezeigt sind Zusammenhänge zwischen Normalentwicklung, Entwicklungsaufgabe und Symptombildung. Risikofaktoren und protektive Faktoren sind bekannt. Verlaufsvarianten mit primärer und sekundärer Psychopathologie sind aufgeschlüsselt. Organische, intellektuelle, psychologische und soziale Korrelate des Verhaltenssymptoms „Legasthenie" sind ermittelt. Differenzialdiagnostische und klassifikatorische Fragen werden theoriegeleitet diskutiert. Möglichkeiten der schulischen, therapeutischen, präventiven und sozialrechtlichen Behandlung sind ausgelotet. Dennoch ist der wissenschaftliche Handlungsbedarf immens. Dringend ist eine Verbesserung der diagnostischen Kriterienmessung. Nach wie vor ist das Ziel unerreicht, ätiologische Subgruppen für eine Einzelfalldiagnose tauglich zu bestimmen.

Mit Einführung der bildgebenden Verfahren und der Verfügbarkeit molekulargenetischer Methoden kommt den neurobiologischen Forschungsansätzen eine aktuell hervorragende Bedeutung zu. Ein wichtiges Anliegen ist dabei, die Symptomatik gestörten Lesens und Rechtschreibens in eine kausale Verbindung zu spezifischen strukturellen und funktionellen Besonderheiten der Hirnentwicklung zu bringen. Es ist eine Herausforderung, die bislang sehr heterogenen hirnmorphologischen, neurophysiologischen und neuropsychologischen Befunde zu ordnen und in verifizierte Erklärungsansätze einzugliedern. Von besonderem Interesse sind Hirnregionen, die eine hervorgehobene Funktion in der Informationsverarbeitung von sprachlichen und visuellen Komponenten der Schriftsprache haben.

Eine gleichrangige Herausforderung ist es, die begonnenen und viel versprechenden molekulargenetischen Studien zur Lokalisierung von schriftsprachrelevanten Gen-Orten voranzutreiben, um schließlich das Forschungsziel aufgreifen zu können, den pathogenetischen Weg zwischen Gen-Ort und dem Phänotyp „Lese- und Rechtschreibstörung" aufzuklären.

Die Erkenntnisse zur epidemiologischen und insbesondere längsschnittlichen Entwicklung der Legasthenie sind durch Längsschnittstudien sehr stark bereichert worden. Die Ergebnisse machen deutlich, dass große Anstrengungen hinsichtlich der Prävention und Therapie vonnöten sind. Die Präventionsforschung, die für die Grundschuljahre Erfolge zu verzeichnen hat, ist fortzusetzen.

Therapiestudien sind dringend erforderlich. Die Optimierung des Erstlese- und Rechtschreibunterrichts in den Grundschulen bleibt weiterhin eine schulpädagogische Aufgabenstellung ersten Ranges. Lehrerausbildung und die Ausbildung von Therapeuten für eine Qualifikation zur Legasthenie-Therapie gilt es systematisch voranzubringen (s. hierzu die Empfehlungen des Wissenschaftlichen Beirats des Bundesverbandes Legasthenie und Dyskalkulie e.V.: www.bvl-legasthenie.de). Bildungspolitisch ist es dringend notwendig, dass die vorbildlichen Legasthenie-Erlasse einzelner Bundesländer bundesweite Geltung erlangen. Gesundheitspolitisch muss es ein Ziel bleiben, dass die Legasthenie-Therapie nicht erst nach Eintreten einer drohenden seelischen Behinderung eine Finanzierung über Eingliederungshilfe erfährt. Dazu ist es notwendig, die Legasthenie-Therapie in den Leistungskatalog der Krankenkassen zu bringen. Es wird weiterhin wichtig bleiben, die Kooperation zwischen den Wissenschaftsdisziplinen, der Schule, der therapeutischen Praxis, den Selbsthilfegruppen und Elternverbänden zu stärken.

Literatur

Amorosa H, Müller-Egloff E, Pretzlik E (1994). Treatment approaches in dyslexia. Acta paedopsychiatr; 56: 155–248.

Amthauer R, Brocke B, Liepmann D, Beauducel A (2001). Intelligenz-Struktur-Test 2000-R. Göttingen: Hogrefe.

August GJ, Garfinkel BD (1990). Comorbidity of ADHD and reading disability among clinic-refered schildren. J Abnorm Child Psychol; 18: 29–45.

Aylward EH, Richards TL, Berninger VW, Nagy NE, Field KM, Grimmel AC et al. (2003). Instructional treatment associated with changes in brain activation in children with dyslexia. Neurology; 61: 212–9.

Bakker DJ (1990). Alleviation of dyslexia by stimulation of the brain. In: Pavlidis G (ed). Perspectives on Dyslexia. Chichester: Wiley; 285–92.

Barnard N, Crewther SG, Crewther DP (1998). Development of a magnocellular function in good and poor primary school-age readers. Optometry and Vision Science; 75: 62–8.

Behrndt SM, Steffen M (Hrsg) (1996). Lese-Rechtschreibschwäche im Schulalltag. Frankfurt: Lang.

Berkhan O (1885). Über die Schriftsprache bei Halbidioten und ihre Ähnlichkeit mit dem Stammeln. Archiv für Psychiatrie; 16: 78–86.

Berkhan O (1886). Über die Störung der Schriftsprache bei Halbidioten und ihre Ähnlichkeit mit dem Sprachgebrechen. 2. Stammeln und Stottern. Archiv für Psychiatrie; 17: 861–97.

Birkel P (1994a). Weingartener Grundwortschatz Rechtschreibtest für zweite und dritte Klassen (WRT 2+). Göttingen: Hogrefe.

Birkel P (1994b). Weingartener Grundwortschatz Rechtschreibtest für dritte und vierte Klassen (WRT 3+). Göttingen: Hogrefe.

Birkel P (1995). Weingartener Grundwortschatz Rechtschreibtest für erste und zweite Klassen (WRT 1+). Göttingen: Hogrefe.

Birkel P (1998). Grundwortschatz Rechtschreib-Test für vierte und fünfte Klassen (GRT 4+). Weinheim: Beltz.

Biscaldi M, Fischer B, Hartnegg K (2000). Voluntary saccadic control in dyslexia. Perception; 29: 509–21.

Bisgaard ML, Eiberg H, Moller N, Niebuhr E, Mohr J (1987). Dyslexia and chromosome 15 heteromorphism: Negative lod score in a Danish material. Clin Genet; 32: 118–9.

Boder E (1973). Developmental dyslexia: a diagnostic approach based on three atypical reading-spelling patterns. Dev Med Child Neurol; 15: 663–87.

Boyar FZ, Whitney MM, Lossie AC, Gray BA, Keller KL, Stalker HJ, Zori RT, Geffken G, Mutch J, Edge PJ, Voeller KS, Williams CA, Driscoll DJ (2001). A family with a grand-maternally derived interstitial duplication of proximal 15q. Clin Genet; 60: 421–30.

Brandeis D, Vitacco D, Steinhausen HC (1994). Mapping brain electric micro-states in dyslexic children during reading. Acta Paedopsychiatr; 3: 239–47.

Brecelj J, Strucl M, Raic V (1996). Do visual neurophysiological tests reflect magnocellular deficit in dyslexic children? Pflügers Archiv; 431: 299–300.

Breitenbach E, Lenhard W (2001). Aktuelle Forschung auf der Suche nach neurobiologischen Korrelaten der Lese-Rechtschreibstörung. Z Kinder Jugendpsychiatr Psychother; 29: 167–77.

Breuer H (1998). Früherkennung und Frühförderung von Schreib-Lese-Lernvoraussetzungen. Sprache – Stimme – Gehör; 22: 34–8.

Breuer H, Weuffen M (1990). Gut vorbereitet auf das Lesen- und Schreibenlernen. Berlin: Volk und Wissen.

Breuer H, Weuffen M (1995). Lernschwierigkeiten am Schulanfang. Weinheim: Beltz.

Brown WE, Eliez S, Menon V, Rumsey JM, White CD, Reiss AL (2001). Neurology; 56: 781–3.

Cardon LR, Smith SD, Fulker DW, Kimberling WJ, Pennington BF, De Fries JC (1994). Quantitative trait locus for reading disability on chromosome 6. Science; 266: 276–79.

Cardon LR, Smith SD, Fulker DW, Kimberling WJ, Pennington BF, De Fries JC (1995). Quantitative trait locus for reading disability: correction. Science; 268: 1553.

Castell R, LePair A, Amon P, Schwarz A (2000). Lese- und Rechtschreibförderung von Kindern duch Computerprogramme. Z Kinder Jugendpsychiatrie Psychother; 28: 247–53.

Cattell RB, Weiß RH, Osterland J (1997). Grundintelligenztest Skala I (CFT 1). Braunschweig: Westermann.

Chapman NH, Igo RP, Thomson JB, Matsushita M, Brkanac Z, Holzman T, Berninger VW, Wijsman EM, Raskind WH (2004). Linkage analyses of four regions previously implicated in dyslexia: confirmation of a locus on chromosome 15q. Am J Med Genet B Neuropsychiatr Genet; 131(1): 67–75.

Cope N, Harold D, Hill G, Moskvina V, Stevenson J, Holmans P, Owen MJ, O'Donovan MC, Williams J (2004). Strong evidence that KIAA0319 on chromosome 6p is a susceptibility gene for developmental dyslexia. Am J Hum Genet; 76(4): 581–91.

Cornelissen P, Richardson A, Mason A, Fowler S, Stein JF (1995). Contrast sensitivity and coherent motion detection measured at photopic luminance levels in dyslexics and controls. Vision Res; 35: 1483–94.

Davies CJ, Gayan J, Knopik VS, Smith SD, Cardon LR, Pennington BF, Olson RK, De Fries JC (2001). Etiology of reading difficulties and rapid naming: the Colorado Twin Study of Reading Disability. Behavior genetics; 31: 625–35.

Deffenbacher KE, Kenyon JB, Hoover DM, Olson RK, Pennington BF, DeFries JC, Smith SD (2004). Refinement of the 6p21.3 quantitative trait locus influencing dyslexia: linkage and association analyses. Hum Genet; 115: 128–38.

De Fries JC, Fulker DW, LaBuda MC (1987). Reading disability in twins: Evidence for a genetic etiology. Nature; 329: 537–9.

De Fries JC, Alarcon M, Olson RK (1997). Genetic Aetiologies of Reading and Spelling Deficits: Developmental Differences. In: Hulme C, Snowling M (eds). Dyslexia: Biology, Cognition and Intervention. London: Whurr Publishers Ltd.; 20–37.

de Kovel CG, Hol FA, Heister JG, Willemen JJ, Sandkuijl LA, Franke B, Padberg GW (2004). Genomewide scan identifies susceptibility locus for dyslexia on Xq27 in an extended Dutch family. J Med Genet; 41(9): 652–7.

Demb JB, Boynton GM, Best M, Heeger DJ (1998). Psychophysical evidence for a magnocellular pathway deficit in dyslexia. Vision Res; 38: 1555–9.

Deutsche Gesellschaft für Kinder- und Jugendpsychiatrie, Psychosomatik und Psychotherapie, Bundesarbeitsgemeinschaft leitender Klinikärzte für Kinder- und Jugendpsychiatrie und Psychotherapie, Bundesverband der Ärzte für Kinder- und Jugendpsychiatrie und Psychotherapie (Hrsg) (2007). Leitlinien zu Diagnostik und Therapie von psychischen Störungen im Säuglings-, Kindes- und Jugendalter. 3. Aufl. Köln: Deutscher Ärzte-Verlag.

Dilling H, Mombour W, Schmidt MH (Hrsg) (2005). Internationale Klassifikation psychischer Störungen. ICD-10. Kapitel V. 5. Aufl. Bern: Huber.

Dummer-Smoch L (2002). Mit Phantasie und Fehlerpflaster. Hilfen für Eltern und Lehrer legasthenischer Kinder. München: Reinhardt.

Dummer-Smoch L, Hackethal R (1994). Handbuch zum Kieler Leseaufbau. 4. Aufl. Kiel: Veris.

Dummer-Smoch L, Hackethal R (1996). Handbuch zum Kieler Rechtschreibaufbau. Kiel: Veris.

Eden GF, VanMeter JW, Rumsey JM, Maisog JM, Woods RP, Zeffiro TA (1996). Abnormal processing of visual motion in dyslexia revealed by functional brain imaging. Nature; 382: 66–9.

Ehri LC, Wilce LS (1985). Movement into reading: Is the first stage of printed word learning visual or phonetic? Reading Res Q; 20: 163–79.

Esser G (1991). Was wird aus Kindern mit Teilleistungsschwächen? Stuttgart: Enke.

Esser G, Schmidt MH (1987). Minimale cerebrale Dysfunktion – Leerformel oder Syndrom? Empirische Untersuchungen zur Bedeutung eines zentralen Konzepts in der Kinderpsychiatrie. Stuttgart: Enke.

Esser G, Schmidt MH (1993). Die langfristige Entwicklung von Kindern mit Lese-Rechtschreibschwäche. Z Klin Psychol; 22: 100–16.

Esser G, Schmidt MH (1994). Children with specific reading retardation – early determinants and long-term outcome. Acta paedopsychiatr; 56: 229–38.

Esser G, Schmidt MH (2002). Umschriebene Entwicklungsstörungen. In: Esser G (Hrsg). Lehrbuch der Klinischen Psychologie und Psychotherapie des Kindes- und Jugendalters. Stuttgart: Enke; 134–51.

Fagerheim T, Raeymaekers P, Tonnessen FE, Pedersen M, Tranebjaerg L, Lubs HA (1998). A new gene (DYX3) for dyslexia is located on chromosome? Med Genet; 36: 664–9.

Field LL, Kaplan BJ (1998). Absence of linkage of phonological coding dyslexia to chromosome 6p23-p21.3 in a large family data set. Am J Hum Genet; 63: 1448–56.

Finucci JM, Guthrie JT, Childs AL, Abbey H, Childs B (1976). The genetics of specific reading disability. Am J Hum Genet; 40: 1–23.

Firnhaber M (2005). Legasthenie und andere Wahrnehmungsstörungen. 9. Aufl. Frankfurt a. M.: Fischer.

Fischer B, Biscaldi M, Hartnegg K (1998). Die Bedeutung der Blicksteuerung bei der Lese-Rechtschreibschwäche. Sprache – Stimme – Gehör; 22: 18–24.

Fischer B, Hartnegg K (2000). Effects of visual training on saccade control in dyslexia. Perception; 29: 531–42.

Fischer B, Hartnegg K, Mokler A (2000). Dynamic visual perception of dyslexic children. Perception; 29: 523–30.

Fisher JH (1905). Case of congenital word blindness (inability fo learn to read). Ophthalmol Rev; 24: 315–8.

Fisher SE, Marlow AJ, Lamb J, Maestrini E, Williams DF, Richardson AJ, Weeks DE, Stein JF, Monaco AP (1999). A quantitative-trait locus on chromosome 6p influences different aspects of developmental dyslexia. Am J Hum Genet; 64: 146–56.

Fisher SE, Marlow AJ, Lamb J, Maestrini E, Williams DF, Richardson AJ, Weeks DE, Stein JF, Monaco AP (2002). Independent genome-wide scans identify a chromosome 18 quantitative-trait locus influencing dyslexia. Nat Genet; 30: 86–91.

Fisher SE, Lai CS, Monaco AP (2003). Deciphering the genetic basis of speech and language disorders. Ann Rev Neurosci; 26: 57–80.

Francks C, Fisher SE, Olson RK, Pennington BF, Smith SD, DeFries JC, Monaco AP (2002). Fine mapping of the chromosome 2p12-16 dyslexia susceptibility locus: quantitative association analysis and positional candidate genes SEMA4F and OTX1. Psychiatr Genet; 12(1): 35–41.

Francks C, Paracchini S, Smith SD, Richardson AJ, Scerri TS, Cardon LR, Marlow AJ, MacphieIL, Walter J, Pennington BF, Fisher SE, Olson RK, Defries JC, Stein JF, Monaco AP (2004). A77-kilobase region of chromosome 6p22.2 is associated with dyslexia in families from the United Kingdom and from the United States. Am J Hum Genet; 75: 1046–58.

Frith U (1986). Psychological aspects of orthographic knowledge. In: August G (ed). New Trends in Graphemics and Orthography. New York: de Gruyter; 218–33.

Frith U (1997). Brain, mind and behaviour in dyslexia. In: Hulme C, Snowling M (eds). Dyslexia: Biology, Cognition and Intervention. London: Whurr Publishers Ltd.; 1–19.

Froster U, Schulte-Körne G, Hebebrand J, Remschmidt H (1993). Cosegregation of balanced translocation (1;2) with retarded speech development and dyslexia. Lancet; 342: 178–9.

Galaburda A, Livingstone M (1993). Evidence for a magnocellular defect in developmental dyslexia. In: Tallal P, Galaburda AM, Llinás RR, von Euler C (eds). Temporal Information Processing in the Nervous System: Special reference to dyslexia and dysphrasia. New York: Ann NY Acad Sci; 682: 70–82.

Galaburda AM, Sherman GF, Rosen GD, Aboitiz F, Geschwind N (1985). Developmental dyslexia: four consecutive patients with cortical anomalies. Ann Neurol; 18: 222–33.

Galaburda AM, Corsiglia J, Rosen GD, Sherman GF (1987). Planum temporale asymmetry, repraisel since Geschwind and Levitsky. Neuropsychologia; 25: 853–68.

Galaburda AM, Menard MT, Rosen GD (1994). Evidence for aberrant auditory anatomy in developmental dyslexia. Proc Natl Acad Sci USA; 91: 8010–13.

Gayán J, Smith SD, Cherny SS, Cardon LR, Fulker DW, Brower AM, Olson RK, Pennington BF, De Fries JC (1999). Quantitative-trait locus for specific language and reading deficits on chromosome 6p. Am J Hum Genet; 64: 157–64.

Gayán J, Willcutt EG, Fisher SE, Francks C, Cardon LR, Olson RK, Pennington BF, Smith SD, Monaco AP, DeFries JC (2005). Bivariate linkage scan for reading disability and attention-deficit/hyperactivity disorder localizes pleiotropic loci. J Child Psychol Psychiatry; 46: 1045–56.

Geiger G, Lettvin JY (1987). Peripheral vision in persons with dyslexia. N Engl J Med; 316: 1238–43.

Georgiewa P, Rzanny R, Hopf JM, Knab R, GlauckeV, Kaiser WA, Blanz B (1999). fMRI during word processing in dyslexic and normal reading children. Neuroreport; 10: 3459–65.

Gilger JW, Pennington BF, De Fries JC (1991). Risk for reading disability as a function of parental history in three family studies. Reading and Writing; 3: 205–7.

Graichen J (1979). Zum Begriff der Teilleistungsstörung. In: Lempp R (Hrsg). Teilleistungsstörungen im Kindesalter. Bern: Huber; 43–62.

Grigorenko EL (2001). Developmental dyslexia: an update on genes, brains, and environments. J Child Psychol Psychiatry; 42: 91–125.

Grigorenko EL, Wood FB, Meyer MS, Hart LA, Speed WC, Shuster A, Pauls DL (1997). Susceptibility loci for distinct components of developmental dyslexia on chromosome 6 and 15. Am J Hum Genet; 60: 27–39.

Grigorenko EL, Wood FB, Meyer MS, Pauls DL (2000). Chromosome 6p influences on different dyslexia-related cognitive processes: further confirmation. Am J Hum Genet; 66: 715–23.

Grigorenko EL, Wood FB, Golovyan L, Meyer M, Romano C, Pauls D (2003). Continuing the search for dyslexia genes on 6p. Am J Med Genet; 118: 89–98.

Grimm T (2001). Legasthenie. medgen; 13: 147–50.

Grimm T, Warnke A (2002). Legasthenie. In: Rieß O, Schöls L (Hrsg). Neurogenetik. Berlin: Springer; 285–9.

Grimm T, Noethen M, Schulte-Körne G (1998). Zur Genetik der Legasthenie. Sprache – Stimme – Gehör; 22: 8–12.

Grissemann H (1984). Spätlegasthenie und funktionaler Analphabetismus. Bern: Huber.

Grissemann H (1986a). Pädagogische Psychologie des Lesens und Rechtschreibens. Bern: Huber.

Grissemann H, Baumberger W (1986b). Zürcher Leseverständnistest (ZLVT für das 4.–6. Schuljahr). Bern: Huber.

Gross-Glenn K, Skottun BC, Glenn W, Kushch A, Lingua R, Dunbar M, Jalad B, Lubs HA, Levin B, Rabin M, Parke LA, Duara R (1995). Contrast sensitivity in dyslexia. Visual Neurosci; 12: 153–63.

Grund M, Haug G, Naumann CL (1994a). Diagnostischer Rechtschreibtest für 4. Klassen (DRT 4). Weinheim: Beltz.

Grund M, Haug G, Naumann CL (1994b). Diagnostischer Rechtschreibtest für 5. Klassen (DRT 5). Weinheim: Beltz.

Haffner J, Pfüller U, Resch F, Strehlow U, Zerahn-Hartung C (1995). Neue Normen für das Diktat C „Moselfahrt" aus dem Rechtschreibungstest R-T. Abt. für Kinder- und Jugendpsychiatrie der Psychiatrischen Klinik der Universität Heidelberg.

Haffner J, Zerahn-Hartung C, Pfüller U, Parzer P, Strehlow U, Resch F (1998). Auswirkungen und Bedeutung spezifischer Rechtschreibprobleme bei jungen Erwachsenen – empirische Befunde in einer epidemiologischen Stichprobe. Z Kinder Jugendpsychiatrie Psychother; 26: 124–35.

Hallgren B (1950). Specific dyslexia: A clinical and genetic study. Acta Psychiatr Neurol Scand; 65: 1–287.

Hannula-Jouppi K, Kaminen-Ahola N, Taipale M, Eklund R, Nopola-Hemmi J, Kaariainen H, Kere J (2005). Related articles. The Axon Guidance Receptor Gene ROBO1 is a Candidate Gene for Developmental Dyslexia. PLoS Genet; 1(4): e50.

Hasselhorn M, Schneider W, Marx H (Hrsg) (2000). Diagnostik von Lese-Rechtschreibschwierigkeiten. Göttingen: Hogrefe.

Heller KA, Kratzmeier H, Langfelder A (1998). Ein Handbuch mit deutschen Normen zu den Standard Progressive Matrices (SPM) und Advanced Progressive Matrices (APM). Bd. 1 und Bd. 2. Göttingen: Testzentrale.

Hemminger U, Roth E, Schneck S, Jans T, Warnke A (2000). Testdiagnostische Verfahren zur Überprüfung der Fertigkeiten im Lesen, Rechtschreiben und Rechnen. Eine kritische Übersicht. Z Kinder Jugendpsychiatrie Psychother; 28: 188–201.

Hennighausen K, Remschmidt H, Warnke A (1994). Visually evoked potentials in boys with developmental dyslexia. Eur Child Adolesc Psychiatry; 3: 72–81.

Hinshelwood J (1907). Four cases of congenital word-blindness occurring in the same family. Br Med J; 2: 1229–32.

Hoffmann H, Koschay E (1996). Erarbeitung einer „LRS-spezifischen Lesehilfe" für Kinder mit einer Lese-Rechtschreibschwäche. In: Behrndt SM, Steffen M (Hrsg). Lese-Rechtschreibschwäche im Schulalltag. Frankfurt: Lang; 211–30.

Hsiung GY, Kaplan BJ, Petryshen TL, Lu S, Field LL (2002). A dyslexia susceptibility locus (DYX7) linked to dopamine D4 receptor (DRD4) region on chromosome 11p15.5. Am J Med Genet B Neuropsychiatr Genet; 125(1): 112–9.

Hynd GW, Hiemenz JR (1997). Dyslexia and Gyral Morphology Variation. In: Hulme C, Snowling M (eds). Dyslexia: Biology, Cognition and Intervention. London: Whurr Publishers Ltd.; 38–58.

Hynd GW, Semrud-Cukeman M, Lorys AR, Novea ES, Euopulos D (1990). Brain morphology in developmental dyslexia and attention deficit disorder/hyperactivity. Arch Neurol; 47: 919–26.

Iles J, Walsh V, Richardson A (2000). Visual search performance in dyslexia. Dyslexia; 6: 163–77.

Jansen H, Skowronek H (1997). Lese- und Rechtschreibschwäche und funktionaler Analphabetismus in der Sekundarstufe I. Abschlussbericht. Universität Bielefeld.

Jansen H, Mannhaupt G, Marx H, Skowronek H (1999). Bielefelder Screening zur Früherkennung von Lese-Rechtschreibschwierigkeiten (BISC). Göttingen: Hogrefe.

Jochmus I (1971). Reaktive Depression bei Legasthenikern. In: Annell AL (Hrsg). Depressionszustände bei Kindern und Jugendlichen. Stockholm: Almqvist & Wiksell.

Johannes S, Kussmaul CL, Munte TF, Mangun GR (1996). Developmental dyslexia: passive visual stimulation provides no evidence for a magnocellular processing defect. Neuropsychologia; 34: 1123–7.

Kaminen N, Hannula-Jouppi K, Kestila M, Lahermo P, Muller K, Kaaranen M, Myllyluoma B, Voutilainen A, Lyytinen H, Nopola-Hemmi J, Kere J (2003). A genome scan for developmental dyslexia confirms linkage to chromosome 2p11 and suggests a new locus on 7q32. J Med Genet; 40(5): 340–5.

Kaplan DE, Gayan J, Ahn J, Won TW, Pauls D, Olson RK, DeFries JC, Wood F, Pennington BF, Page GP, Smith SD, Gruen JR (2002). Evidence for linkage and association with reading disability on 6p21.3-22. Am J Hum Genet; 70: 1287–98.

Kersting M, Althoff K (2004). Rechtschreibungstest (RT). 3. Aufl. Göttingen: Hogrefe.

Kibby MY, Marks W, Morgan S, Loug CJ (2004). Specific Impairment in Developmental Reading Disabilities: A Working Memory Approach. J Learn Disab; 37: 349–63.

Klasen E (1971). Das Syndrom der Legasthenie. Bern: Huber.

Klicpera C (1985). Leistungsprofile von Kindern mit spezifischen Lese- und Rechtschreibschwierigkeiten. Heidelberg: Edition Schindele.

Klicpera C, Gasteiger-Klicpera B (1993). Lesen und Schreiben. Entwicklung und Schwierigkeiten. Bern: Huber.

Klicpera C, Gasteiger-Klicpera B (1994). Sind die Lese- und Rechtschreibleistungen von Buben stärker von der Unterrichtsqualität abhängig als jene von Mädchen? Prax Kinderpsychol Kinderpsychiatrie; 43: 2–8.

Klicpera C, Gasteiger-Klicpera B (1995). Psychologie der Lese- und Schreibschwierigkeiten. Weinheim: Beltz Psychologie Verlags Union.

Klicpera C, Warnke A, Kutschera G, Heyse I, Keeser W (1981). Eine Nachuntersuchung von verhaltensgestörten Kindern zwei bis zehn Jahre nach stationärer kinderpsychiatrischer Betreuung. Nervenarzt; 52: 531–7.

Klingberg T, Hedehus M, Temple E, Salz T, Gabrieli JD, Moseley ME, Poldrack RA (2000). Microstructure of temporo-parietal white matter as a basis for reading ability: Evidence from diffusion tensor magnetic resonance imaging. Neuron; 25: 493–500.

Kossow HJ (1979). Zur Therapie der Lese-Rechtschreibschwäche. Berlin: VEB Deutscher Verlag der Wissenschaften.

Kossow HJ (1991). Leitfaden zur Bekämpfung der Lese-Rechtschreibschwäche. Übungsbuch und Kommentare. 2. Aufl. Berlin: Verlag der Wissenschaften.

Kossow HJ (1999). Das Lautwortoperationsverfahren. Bochum: Winkler.

Kubinger KD, Wurst E (2000). Adaptives Intelligenzdiagnostikum 2 (AID 2). Weinheim: Beltz.

Küspert P (1998). Phonologische Bewusstheit und Schriftspracherwerb. Frankfurt: Lang.

Küspert P, Schneider W (2000a). Hören, lauschen, lernen. Sprachspiele für Kinder im Vorschulalter. Würzburger Trainingsprogramm zur Vorbereitung auf den Erwerb der Schriftsprache. 2. Aufl. Göttingen: Vandenhoeck & Ruprecht.

Küspert P, Schneider W (2000b). Würzburger Leise Leseprobe (WLLP). Göttingen: Hogrefe.

Landerl K, Wimmer H (1994). Phonologische Bewusstheit als Prädiktor für Lese- und Schreibfertigkeiten in der Grundschule. Z Päd Psychol; 8: 153–64.

Landerl K, Wimmer H, Moser E (1997). Salzburger Lese-Rechtschreibtest (SLRT). Bern: Huber.

Lempp R (1970). Frühkindliche Hirnschädigung und Neurose. Bern: Huber.

Lempp R (1979a). Hat das Kind einen Hirnschaden? München: Kösel.

Lempp R (1979b). Teilleistungsstörungen im Kindesalter. Bern: Huber.

Linder M (1951). Über Legasthenie. Z Kinder Jugendpsychiatrie Psychother; 18: 97–143.

Linder M, Grissemann H (1996). Zürcher Lesetest (ZLT). 5. Aufl. Bern: Huber.

Livingstone MS, Rosen CD, Dislane FW,Galaburda AM (1991). Physiological and anatomical evidence for a magnocellular defect in developmental dyslexia. Proc Natl Acad Sci USA; 88: 7943–7.

Londin ER, Meng H, Gruen JR (2003). A transcription map of the 6p22.3 reading disability locus identifying candidate genes.BMC Genomics; 4(1): 25.

Lovegrove W (1993). Weakness in the transient visual system: a causal factor in dyslexia. In: Tallal P, Galaburda AM, Llinás RR, von Euler C (eds). Temporal Information Processing in the Nervous System: Special reference to dyslexia and dysphrasia. New York: Ann NY Acad Sci; 682: 70–82.

Lovegrove W, Williams MC (1993). Visual temporal processing deficits in specific reading disability. In: Willows DM, Kruk RS, Corcos E (eds). Visual Processes in Reading and Reading Disabilities. New York, Hillsdale: Lawrence Erlbaum.

Lovegrove WJ, Heddle M, Slaghuis W (1980). Reading disability: spatial frequency specific deficits in visual information store. Neuropsychologia; 18: 111–5.

Lundberg I, Frost J, Petersen O (1988). Effects of an extensive training program for stimulating phonological awareness in preschool children. Reading Res Q; 23: 263–84.

Lyytinen H (1997). In search of the precursors of dyslexia: A prospective study of children at risk for reading problems. In: Hulme C, Snowling M (eds). Dyslexia: Biology, Cognition and Intervention. London: Whurr Publishers Ltd.; 97–107.

Marino C, Giorda R, Vanzin L, Nobile M, Lorusso ML, Baschirotto C et al. (2004). A locus on 15q15-15qter influences dyslexia: further support from a transmission/disequilibrium study in an Italian speaking population. J Med Genet; 41: 42–6.

Marlow AJ, Fisher SE, Richardson AJ, Francks C, Talcott JB, Monaco AP et al. (2001). Investigation of quantitative measures related to reading disability in a large sample of sib-pairs from the UK. Behav Genet; 31: 219–30.

Marlow AJ, Fisher SE, Francks C, MacPhie IL, Cherny SS, Richardson AJ et al. (2003). Use of multivariate linkage analysis for dissection of a complex cognitive trait. Am J Hum Genet; 72: 561–70.

Marjoribanks K (1979). Families and Their Learning Environments. London: Routledge & Kegan Paul.

Martos FJ, Vila J (1990). Difference in eye movements control among dyslexic, retarded readers and normal readers in the Spanish population. Reading and Writing; 2: 175–88.

Marx H (1998). Knuspels Leseaufgaben (KNUSPEL-L). Göttingen: Hogrefe.

Marx H, Jansen H, Mannhaupt G, Skowronek H (1993). Prediction of difficulties in reading and spelling on the basis of the Bielefeld Screening. In: Grimm H, Skowronek H (eds). Language Acquisition Problems and Reading Disorders: Aspects of diagnosis and intervention. Berlin: de Gruyter; 219–41.

Mattis S (1978). Dyslexia syndromes: a working hypothese that works. In: Benton AL, Pearl D (eds). Dyslexia: an appraisal of current knowledge. New York: Oxford University Press; 43–58.

Mattis S, French JH, Rapin I (1975). Dyslexia in children and young adults: Three independent neuropsychological syndromes. Dev Med Child Neurol; 17: 150–63.

Maughan B, Gray G, Rutter M (1985). Reading retardation and antisocial behavior: A follow-up into employment. J Child Psychol Psychiatry; 26: 741–58.

McGee R, Williams S, Share DL, Anderson J, Silva PA (1986). The relationship between specific reading retardation, general reading backwardness and behavioural problems in a large sample of Dunedin Boys: a longitudinal study from five to eleven years. J Child Psychol Psychiatry; 27: 597–610.

Meis R (1991). Diagnostischer Rechtschreibtest für 4. und 5. Klassen (DRT 4-5). Weinheim: Beltz.

Melchers P, Preuß U (1994). Kaufman-Assessment Battery for Children (K-ABC). Swets: Lisse.

Meng H, Hager K, Held M, Page GP, Olson RK, Pennington BF, Defries JC, Smith SD, Gruen JR (2005). TDT-association analysis of EKN1 and dyslexia in a Colorado twin cohort. Hum Genet; 16: 1–4.

Morris DW, Robinson L, Turic D, Duke M, Webb V, Milham C, Hopkin E, Pound K, Fernando S, Easton M, Hamshere M, Williams N, McGuffin P, Stevenson J, Krawczak M, Owen MJ, O'Donovan MC, Williams J (2000). Family-based association mapping provides evidence for a gene for reading disability on chromosome 15q. Hum Mol Genet; 9: 843–8.

Morris DW, Ivanov D, Robinson L, Williams N, Stevenson J, Owen MJ, Williams J, O'Donovan MC (2004). Association analysis of two candidate phospholipase genes that map to the chromosome 15q15.1-15.3 region associated with reading disability. Am J Med Genet B Neuropsychiatr Genet; 129(1): 97–103.

Morton J, Frith U (1995). Causal modeling: a structural approach to developmental psychopathology. In: Cicchetti D, Cohen DJ (eds). Developmental Psychopathology. Vol. 1. New York: Wiley; 357–90.

Müller R (1984). Diagnostischer Lesetest zur Frühdiagnose von Lesestörungen (DLF 1-2). Weinheim: Beltz.

Müller R (1990). Diagnostischer Rechtschreibtest für 2. Klassen (DRT 2). 3. Aufl. Weinheim: Beltz.

Müller R (1991). Diagnostischer Rechtschreibtest für 3. Klassen (DRT 3). 3. Aufl. Weinheim: Beltz.

Müller R (1994). Diagnostischer Rechtschreibtest für 1. Klassen (DRT 1). Weinheim: Beltz.

Näslund JC, Schneider W (1996). Kindergarten letter knowledge, phonological skills, and memory process: Relative effects on early literacy. J Exp Child Psychol; 62: 30–59.

Niebergall G (1987). Diagnostische Aspekte der Legasthenie. Monatsschr Kinderheilk; 135: 297–301.

Niemeyer W (1974). Legasthenie und Milieu. Hannover: Schroedel.

Nopola-Hemmi J, Taipale M, Haltia T, Lehesjoki AE, Voutilainen A, Kere J (2000). Two translocations of chromosome 15q associated with dyslexia. J Med Genet; 37: 771–5.

Nopola-Hemmi J, Myllyluoma B, Haltia T, Taipale M, Ollikainen V, Ahonen T, Voutilainen A, Kere J, Widen E (2001). A dominant gene for developmental dyslexia on chromosome 3. J Med Genet; 38: 658–66.

Nöthen MM, Schulte-Körne G, Grimm T, Cichon S, Vogt IR, Müller-Myhsok B, Propping P, Remschmidt H (1999). Genetic linkage analysis with dyslexia: Evidence for linkage of spelling disability to chromosome 15. Eur Child Adolesc Psychiatry; 8: 56–9.

Oehrle B (1975). Visuelle Wahrnehmung und Legasthenie. Weinheim: Beltz.

Olson RK, Wise BW, Coners F, Rack J, Fulker D (1989). Specific deficits in component reading and language skills: Genetic and environmental influences. J Learn Disabil; 22: 339–49.

Olson RK, Wise B, Conners F, Rack J (1990). Organization, heritability and remediation of component word recognition and language skills in disabled readers. In: Carr TH, Leva BA (eds). Reading and Its Development: Component skills approaches. New York: Academic Press; 261–322.

Olson RK, Forsberg H, Wise B (1994). Genes, Environment and the development of orthographic skills. In: Berninger VW (ed). The Varieties of Orthographic Knowledge I: Theoretical and developmental issues. Dordrecht: Kluwer Academic Publishers; 27–71.

Orton ST (1937). Reading, Writing and Speech Problems in Children. New York: Norton.

Paulesu E, Frith U, Snowling M, Gallagher A, Morton J, Frackowiak RS, Frith CD (1996). Is developmental dyslexia a disconnection syndrome? Brain; 119: 143–57.

Paulesu E, McCrory E, Fazio F, Menoncello L, Brunswick N, Cappa SF, Cotelli M, Cossu G, Corte F, Loruso M, Presenti S, Gallagher A, Perani D, Price C, Frith CD, Frith U (2000). A cultural effect on brain function. Nature Neurosci, 3: 91–6.

Paulesu E, Demonet JF, Fazio F, McCrory E, Chanoine V, Brunswick N, Cappa SF, Cossu G, Habib M, Frith CD, Frith U (2001). Dyslexia: Cultural diversity and biological unity. Science; 291: 2165–7.

Pavlidis GT (1986). The role of eye movements in the diagnosis of dyslexia. In: Pavlidis GT, Fisher D (eds). Dyslexia. Its neuropsychology and treatment. Chichester: Wiley; 97–110.

Peh D, Rathenow P (1984). Test Grundanforderungen Rechtschreibung für die 1. und 2. Klasse (TGR 1/2). Weinheim: Beltz.

Pennington BF (1999). Toward an integrated understanding of dyslexia: genetic, neurological, and cognitive mechanisms. Development and Psychopathology; 11: 1629–54.

Pennington BF, Van Orden GC, Smith SD, Green PA, Haith MM (1990). Phonological processing skills and deficits in adults dyslexics. Child Dev; 61: 1753–78.

Pennington BF, Gilger JW, Pauls D, Smith SA, Smith SD, De Fries JC (1991). Evidence for a major gene transmission of developmental dyslexia. JAMA; 266: 1527–34.

Pennington BF, Gilger J, Olson RK, De Fries IC (1992). The external validity of age- versus IQ-discrepancy definitions of reading disability: Lessons from a twin study. J Learn Disabil; 25: 562–73.

Petryshen TL, Kaplan BJ, Fu Liu M, Field LL (2000). Absence of significant linkage between phonological coding dyslexia and chromosome 6p23-21,3, as determinated by use of quantitative-trait methods: confirmation of qualitative analysis. Am J Hum Genet; 66: 708–14.

Petryshen TL, Kaplan BJ, Fu Liu M, de French NS, Tobias R, Hughes ML, Field LL (2001). Evidence for a susceptibility locus on chromosome 6q influencing phonological coding dyslexia. Am J Med Genet; 105: 507–17.

Petryshen TL, Kaplan BJ, Hughes ML, Tzenova J, Field LL (2002). Supportive evidence for the DYX3 dyslexia susceptibility gene in Canadian families. J Med Genet; 39: 125–6.

Peyrard-Janvid M, Anthoni H, Onkamo P, Lahermo P, Zucchelli M, Kaminen N, Hannula-Jouppi K, Nopola-Hemmi J, Voutilainen A, Lyytinen H, Kere J (2004). Fine mapping of the 2p11 dyslexia locus and exclusion of TACR1 as a candidate gene. Hum Genet; 114(5): 510–6.

Pirozzolo FJ (1979). The Neuropsychology of Developmental Reading Disorders. New York: Praeger.

Plume E, Schneider W (2004). Hören, lauschen, lernen 2. Spiele mit Buchstaben und Lauten für Kinder im Vorschulalter. Das Würzburger Buchstaben-Laut-Training. Göttingen: Vandenhoeck & Ruprecht.

Pöppel D (1996). A critical review of PET studies of phonological processing. Brain and Language; 55: 317–51.

Pringel-Morgan W (1896). A case of congenital word-blindness. Br Med J; 2: 1378.

Rabin M, Wen XL, Hepburn M, Lubs HA, Feldman E, Duara R (1993). Suggestive linkage of developmental dyslexia to chromosome 1p34-p36. Lancet; 342: 178.

Rae C, Lee MA, Dixon RM, Blamire AM, Thompson CH, Styles P, Talcott J, Richardson AJ, Stein JF (1998). Metabolic abnormalities in developmental dyslexia detected by magnetic resonance spectroscopy. Lancet; 351: 1849–52.

Ranschburg P (1916). Die Leseschwäche (Legasthenie) und Rechenschwäche (Arithmasthenie) der Schulkinder im Lichte des Experiments. Berlin: Springer.

Raskind WH, Igo RP, Chapman NH, Berninger VW, Thomson JB, Matsushita M et al. (2005). A genome scan in multigenerational families with dyslexia: Identification of a novel locus on chromosome 2q that contributes to phonological decoding efficiency. Mol Psychiatry; 10: 699–711.

Rathenow P (1980). Westermann Rechtschreibtest 4/5. 2. Aufl. Braunschweig: Westermann.

Rathenow P, Laupenmühle D, Vöge J (1981). Westermann Rechtschreibtest 6+ (WRT 6+). Braunschweig: Westermann.

Raven JC, Court J, Raven J jr (2002). Coloured Progressive Matrices. CPM. Deutsche Bearbeitung von Schmidtke A, Schaller S, Becker P: Raven-Matrizen-Test. 2., verbess. Aufl. Weinheim: Beltz.

Rayner K (1986). Eye movements and the perceptual span: evidence for dyslexic topology. In: Pavlidis GT, Fisher DF (eds). Dyslexia: Its neuropsychology and treatment. Chichester: Wiley; 111–30.

Remschmidt H (1987). Was sind Teilleistungsschwächen? Monatsschr Kinderheilk; 135: 290–6.

Remschmidt H, Walter R (1989). Evaluation kinder- und jugendpsychiatrischer Versorgung. Analysen und Erhebungen in drei hessischen Landkreisen. Stuttgart: Enke.

Remschmidt H, Walter R (1990). Psychische Auffälligkeiten bei Schulkindern. Göttingen: Hogrefe.

Remschmidt H, Hennighausen K, Schulte-Körne G, Deimel W, Warnke A (1999). The influence of different diagnostic approaches on familial aggregation of spelling disability. Eur Child Adolesc Psychiatry; 8: 13–20.

Remschmidt H, Schmidt M, Poustka F (2001). Multiaxiales Klassifikationsschema für psychiatrische Erkrankungen im Kindes- und Jugendalter nach ICD-10. Bern: Huber.

Reuter-Liehr C (1993). Behandlung der Lese-Rechtschreibschwäche nach der Grundschulzeit: Anwendung und Überprüfung eines Konzeptes. Z Kinder Jugendpsychiatrie Psychother; 21: 135–47.

Reuter-Liehr C (2000). Lautgetreue Lese-Rechtschreibförderung. Bd. 2–4 (Materialien). Bochum: Winkler.

Reuter-Liehr C (2001). Lautgetreue Lese-Rechtschreibförderung. Bd. 1: Eine Einführung in das strategiegeleitete Lernen zum Training von Phonemstufen auf der Basis des rhytmischen Syllabierens. Bochum: Winkler.

Reuter-Liehr C (2005). Lautgetreue Lese-Rechtschreibförderung. Elementartraining (Materialien mit Handanweisungen). Bochum: Winkler.

Rispens J, van Yperen T, Yule W (eds) (1998). Perspectives on the Classification of Specific Developmental Disorders. Dordrecht: Kluwer Academic Publishers.

Roth E (1999). Prävention von Lese-Rechtschreibschwierigkeiten: Evaluation einer vorschulischen Förderung der phonologischen Bewusstheit und der Buchstabenkenntnis. Frankfurt: Lang.

Roth E, Schneider W (2002). Langzeiteffekte einer Förderung der phonologischen Bewusstheit und der Buchstabenkenntnis auf den Schriftspracherwerb. Z Päd Psychol; 16: 99–107.

Rumsey JM, Nace K, Donohue B, Wise D, Maisorg JM, Andreason P (1997). A positron emission tomographic study of impaired word recognition and phonological processing in dyslexic men. Arch Neurol; 54: 562–73.

Rutter M, Tizard J, Whitmore K (1970). Education, Health and Behaviour. London: Longmans.

Rutter M, Caspi A, Fergusson D, Horwood LJ, Goodman R, Maughan B, Moffitt TE, Meltzer H, Carroll J (2004). Sex differences in developmental reading disability: new findings from 4 epidemiological studies. JAMA; 291: 2007–12.

Scarborough HS (1998). Early identification of children at risk for reading disabilities. In: Shapiro BC, Accardo PJ, Capute AJ (eds). Specific Reading Disability. New York: Timonium York Press: 75–119.

Scerri TS, Fisher Se, Franks C et al. (2004). Putative functional alleles of DYX1C1 are not associated with dyslexia susceptibility in a large sample of sibling pairs from the UK. J Med Genet; 41(11): 853–7.

Schäfer WD (1998). Visuelle Wahrnehmung bei Legasthenie. Sprache – Stimme – Gehör; 22: 13–6.

Scheerer-Neumann G (1979). Intervention bei Lese-Rechtschreibschwäche. Bochum: Kamp.

Scheerer-Neumann G (1987). Ein Entwicklungsmodell zur Analyse der Rechtschreibschwäche. In: Dummer L (Hrsg). Legasthenie – Bericht über den Fachkongress 1986. Hannover: Bundesverband Legasthenie.

Schenk-Danzinger LL (1993). Legasthenie. Zerebral-funktionelle Interpretation. Diagnose und Therapie. München: Reinhardt.

Scheuerpflug P, Plume E, Vetter V, Schulte-Körne G, Deimel W, Bartling J, Remschmidt H, Warnke A (2004). Visual information processing in dyslexic children. Clin Neurophysiol; 115: 90–6.

Schneider W, Küspert P, Roth E, Visé M, Marx H (1997). Short- and long-term effects of training phonological awareness in kindergarten: Evidence from two German studies. J Exp Child Psychol; 66: 311–40.

Schneider W, Näslund C (1999). The impact of early phonological processing skills on reading and spelling in school: evidence from the Munich longitudinal study. In: Weinert FE, Schneider W (eds). Individual Development from 3 to 12: Findings from the Munich follow-up study. Cambridge: Cambridge University Press; 126–47.

Schneider W, Roth E, Ennemoser M (2000). Training phonological skills and letter knowledge in children at risk for dyslexia: a comparison of three Kindergarten Intervention Programs. J Educ Psychol; 2: 284–95.

Schneider W, Roth E, Küspert P (1999). Frühe Prävention von Lese-Rechtschreibproblemen: Das Würzburger Trainingsprogramm zur Förderung sprachlicher Bewusstheit bei Kindergartenkindern. Kindheit und Entwicklung; 8: 147–52.

Schonhaut S, Satz P (1984). Prognosis for children with learning disabilities: A review of follow-up studies. In: Rutter M (ed). Developmental Neuropsychiatry. New York: Guilford; 542–63.

Schulte-Körne G (2000). Lese-Rechtschreibschwäche und Sprachwahrnehmung. Münster: Waxmann.

Schulte-Körne G (Hrsg) (2001a). Legasthenie: Erkennen, Verstehen, Fördern. Bochum: Winkler.

Schulte-Körne G (2001b). Annotation: Genetics of reading and spelling disorder. J Child Psychol Psychiatry; 42: 985–97.

Schulte-Körne G (2004). Elternratgeber Legasthenie. München: Knaur Verlag.

Schulte-Körne G, Mathwig F (2004). Das Marburger Rechtschreibtraining. Bochum: Winkler.

Schulte-Körne G, Remschmidt H, Warnke A (1991). Selektive visuelle Aufmerksamkeit und Daueraufmerksamkeit bei legasthenen Kindern. Eine experimentelle Untersuchung. Z Kinder Jugendpsychiatrie Psychother; 19: 99–106.

Schulte-Körne G, Deimel W, Müller K, Gutenbrunner C, Remschmidt H, (1996). Familial aggregation of spelling disorder. Journal of Child Psychology and Psychiatry; 37; 817–22.

Schulte-Körne G, Deimel W, Remschmidt H (1997a). Die Bedeutung von phonologischer Decodierfähigkeit und orthographischem Wissen für die Rechtschreibfähigkeit Erwachsener. Z Klin Psychol; 26: 210–7.

Schulte-Körne G, Schäfer J, Deimel W, Remschmidt H (1997b). Das Marburger Eltern-Kind-Rechtschreibtraining. Z Kinder Jugendpsychiatrie Psychother; 25: 151–9.

Schulte-Körne G, Deimel W, Bartling J, Remschmidt H (1998a). Auditory processing and dyslexia: evidence for a specific speech deficit. NeuroReport; 9: 337–40.

Schulte-Körne G, Deimel W, Remschmidt H (1998b). Das Marburger Eltern-Kind-Rechtschreibtraining. Verlaufsuntersuchungen nach zwei Jahren. Z Kinder Jugendpsychiatrie Psychother; 25: 151–9.

Schulte-Körne G, Grimm T, Nöthen MM, Müller-Myhsok B, Cichon S, Vogt IR et al. (1998c). Evidence for linkage of spelling disability to chromosome 15. Am J Hum Genet; 63: 279–82.

Schulte-Körne G, Deimel W, Bartling J, Remschmidt H (1999). The role of phonological awareness, speech perception, and auditory temporal processing for dyslexia. Eur Child Adolesc Psychiatry; 8, Suppl 3: 28–34.

Schulte-Körne G, Deimel W, Remschmidt H (2001a). Zur Diagnostik der Lese-Rechtschreibstörung. Z Kinder Jugendpsychiatrie Psychother; 29: 113–6.

Schulte-Körne G, Deimel W, Bartling J, Remschmidt H (2001b). Speech perception deficit in dyslexic adults as measured by mismatch negativity (MMN). Int J Psychophysiol; 40: 77–87.

Schulte-Körne G, Deimel W, Hülsmann J, Seidler T, Remschmidt H. (2001c). Das Marburger Rechtschreib-Training – Ergebnisse einer Kurzzeitintervention. Z Kinder Jugendpsychiatrie Psychother; 29: 7–15.

Schulte-Körne G, Deimel W Remschmidt H (2003). Rechtschreibtraining in schulischen Fördergruppen – Ergebnisse einer Evaluationsstudie in der Primarstufe. Z Kinder Jugendpsychiatrie Psychother; 31: 85–98.

Schulte-Körne G, Bartling J, Deimel W, Remschmidt H (2004a). Motion-onset VEPs in dyslexia – Evidence for visual perceptual deficit. Neuroreport; 15: 1075–8.

Schulte-Körne G, Bartling J, Deimel W, Remschmidt H (2004b). Visual evoked potentials elicited by coherently moving dots in dyslexic children. Neuroscience Letters; 357: 207–10.

Schumacher J, König IR, Plume E, Propping P, Warnke A, Manthey M, Duell M, Kleensang A, Repsilber D, Preis M, Remschmidt H, Ziegler A., Nöthen MM, Schulte-Körne G (2005). Linkage Analyses of Chromosomal Region 18p11-q12 in Dyslexia. J Neur Transm; 3.

Schumacher J, Anthoni H, Dahdouh F, König IR, Hillmer A, Kluck N, Manthey M, Plume E, Warnke A, Remschmidt R, Hülsmann J, Cichon S, Lindgren CM, Propping P, Zucchelli M, Ziegler A, Peyrard-Janvid M, Schulte-Körne G, Nöthen MM, Kere J (2006). Strong Genetic Evidence for DCDC2 as a Susceptibility Gene for Dyslexia. Am J Hum Genet; 78: 52–62.

Shaywitz, SE, Shaywitz BA, Fletcher JM, Escobar MD (1990). Prevalence of reading disability in boys and girls: results of the Connecticut longitudinal study. JAMA; 264: 998–1002.

Shaywitz BA, Shaywitz SE, Pugh KR, Mencl WE, Fulbright RK, Skudlarski P, Constable RT, Marchione KE, Fletcher JM, Lyon GR, Gore JC (2002). Disruption of posterior brain systems for reading in children with developmental dyslexia. Biol Psychiatry; 52: 101–10.

Shaywitz BA, Shaywitz SE, Blachman BA, Pugh KR, Fulbright RK, Skudlarski P, Mencl WE, Constable RT, Holahan JM, Marchione KE, Fletcher JM, Lyon GR, Gore JC (2004). Development of left occipitotemporal systems for skilled reading in children after a phonologically-based intervention. Biol Psychiatry; 55: 926–33.

Siegel L (1998). The discrepancy formula. In: Shapiro BK, Accardo PJ, Capute AJ (eds). Specific Reading Disability. Timonium Maryland: York Press; 123–35.

Silani G, Frith U, Demonet JF, Fazio F, Perani D, Price C, Frith CD, Paulesu E (2005). Brain abnormalities underlying altered activation in dyslexia: a voxel based morphometry study. Brain; 128: 2453–61.

Silbernagl S, Lang F (1998). Taschenatlas der Pathophysiologie. Stuttgart: Thieme.

Singer W (1986). The brain as a self-organizing system. Eur Arch Psychiatr Neurol Sci; 236: 4–9.

Siok WT, Perfetti CA, Jin Z, Tan LH (2004). Biological abnormality of impaired reading is constrained by culture. Nature; 43: 71–6.

Smith SD, Kimberling WJ, Pennington BF, Lubs HA (1983). Specific reading disability: identification of an inherited form through linkage analysis. Science; 219: 1345–7.

Smith SD, Brower AM, Cardon LR, De Fries JC (1998). Genetics of reading disability. In: Shapiro BK, Accardo PJ, Capute AJ (eds). Specific Reading Disability. Timonium Maryland: York Press; 63–74.

Smith SD, Kimberling WJ, Pennington BF (1991). Screening for multiple genes influencing dyslexia. Read Writ Interdisc; 3: 285–98.

Smith SD, Kelley PM, Askew JW, Hoover DM, Deffenbacher KE, Gayán J, Brower AM, Olson RK (2001). Reading disability and chromosome 6p21.3: evaluation of MOG as a candidate gene. J Learn Disabil; 34(6): 512–9.

Smith SD, Pennington BF, Boada R, Shriberg LD (2005). Linkage of speech sound disorder to reading disability loci. J Child Psychol Psychiatry; 46: 1057–66.

Snijders JT, Tellegen PJ, Laros JA (1997). Snijders-Oomen non-verbaler Intelligenztest (SON-R 5 1/2–17). Frankfurt: Swets Test Services.

Stanovich KE, Siegel LS, Gottardo A (1997). Progress in the Search for Dyslexia Subtypes. In: Hulme C, Snowling M (eds). Dyslexia: Biology, Cognition and Intervention. London: Whurr Publishers Ltd.; 108–30.

Stein CM, Schick JH, Gerry Taylor H, Shriberg LD, Millard C, Kundtz-Kluge A, Russo K, Minich N, Hansen A, Freebairn LA, Elston RC, Lewis BA, Iyengar SK (2004). Pleiotropic effects of a chromosome 3 locus on speech-sound disorder and reading. Am J Hum Genet; 74(2): 283–97.

Stein JF, Fowler S (1982). Diagnosis of dyslexia by means of a new indicator of eye dominance. Br J Ophthalmol; 66: 332–6.

Stein JF, Walsh V (1997). To see but not to read: the magnocellular theory of dyslexia. Trends Neurosci; 20: 147–52.

Stephenson S (1907). Six cases of congenital word blindness affecting three generations of one family. Ophthalmoscope; 5: 482–4.

Stevenson J, Fredman G (1990). The social environmental correlates of reading ability. J Child Psychol Psychiatry; 31: 681–98.

Stevenson J, Graham P, Fredman G, McLoughlin V (1987). A twin study of genetic influences on reading and spelling ability and disability. J Child Psychol Psychiatry; 28: 229–47.

Strehlow U (1994). Katamnestic studies on dyslexia. Acta paedopsychiatr; 56: 219–28.

Strehlow U (1998). Der Verlauf der umschriebenen Lese-Rechtschreibschwäche. Sprache – Stimme – Gehör; 22: 31–3.

Strehlow U, Kluge R, Möller H, Haffner J (1992). Der langfristige Verlauf der Legasthenie über die Schulzeit hinaus: Katamnesen aus einer Kinderpsychiatrischen Ambulanz. Z Kinder Jugendpsychiatrie Psychother; 20: 254–65.

Strehlow U, Haffner J, Busch G, Pfüller U, Rellum T, Zerahn-Hartung C (1999). An Schwächen üben oder durch Stärken ausgleichen? Vergleich zweier Strategien in der Förderung von Kindern mit einer umschriebenen Lese-Rechtschreibschwäche. Z Kinder Jugendpsychiatrie Psychother; 27: 103–13.

Suchodoletz W (1999). 100 Jahre LRS-Forschung – was wissen wir heute? Z Kinder Jugendpsychiatrie Psychother; 27: 199–206.

Suchodoletz W (2003). Therapie der Lese-Rechtschreib-Störung (LRS). Traditionelle und alternative Behandlungsmethoden im Überblick. Stuttgart: Kohlhammer.

Taipale M, Kaminen N, Nopola-Hemmi J, Haltia T, Myllyluoma B, Lyytinen H, Muller K, Kaaranen M, Lindsberg PJ, Hannula-Jouppi K, Kere J (2003). A candidate gene for developmental dyslexia encodes a nuclear tetratricopeptide repeat domain protein dynamically regulated in brain. Proc Natl Acad Sci USA; 100: 11553–8.

Tallal P (1980). Auditory temporal perception, phonics, and reading disability in children. Brain and Language; 9: 182–98.

Tallal P, Miller S, Fitch RH (1993). Neurobiological basis of speech: a case for the preeminence of temporal processing. In: Tallal P, Galaburda A, Llinás RR, von Euler C (eds). Temporal Information Processing in the Nervous System: Special reference to dyslexia and dysphasia. New York: Ann NY Acad Sci; 682: 27–47.

Tewes U, Neubauer A, von Aster M (2006). Wechsler Intelligenztest für Erwachsene (WIE). Göttingen: Hogrefe.

Tewes U, Rossmann P, Schallberger U (1999). Hamburg-Wechsler Intelligenztest für Kinder, Revision 1999: HAWIK-III. Bern: Huber.

Tomblin JB, Zhang X, Buckwalter P, Catts H (2000). The association of reading disability, behavioral disorders, and language impairment among second-grade children. J Child Psychol Psychiatry; 41: 473–82.

Trauzettel-Klosinski S, MacKeben M, Reinhard J, Feucht A, Dürrwächter U, Klosinski G (2002). Pictogram naming in dyslexic and normal children assessed by SLO. Vision Res; 42: 789–99.

Turic D, Robinson L, Duke M, Morris DW, Webb V, Hamshere M, Milham C, Hopkin E, Pound K, Fernando S, Grierson A, Easton M, Williams N, Van Den Bree M, Chowdhury R, Gruen J, Stevenson J, Krawczak M, Owen MJ, O'Donovan MC, Williams J (2003). Linkage disequilibrium mapping provides further evidence of a gene for reading disability on chromosome 6p21.3-22. Mol Psychiatry; 8(2): 176–85.

Tzenova J, Kaplan BJ, Petryshen TL, Field LL (2004). Confirmation of a dyslexia susceptibility locus on chromosome 1p34-p36 in a set of 100 Canadian families. Am J Med Genet B Neuropsychiatr Genet; 127(1): 117–24.

Unterberg DJ (2005). Die Entwicklung von Kindern mit LRS nach Therapie durch ein sprachsystematisches Förderkonzept. Bochum: Winkler.

Valtin R (1970). Legasthenie – Theorien und Untersuchungen. Weinheim: Beltz.

Valtin R (1973). Zur Definition der Legasthenie und zum Problem der Stichprobenauswahl bei Untersuchungen bei Lese-Rechtschreibschwäche. Weinheim: Beltz.

Valtin R (1981). Zur „Machbarkeit" der Ergebnisse der Legasthenieforschung: Eine empirische Untersuchung. In: Valtin R, Jung VOH, Scheerer-Neumann G (Hrsg). Legasthenie in Wissenschaft und Unterricht. Darmstadt: Wissenschaftliche Buchgesellschaft; 88–182.

Vandenberghe R, Price C, Wise R, Josephs O, Frackowiak RS (1996). Functional anatomy of a common semantic system for words and pictures. Nature; 383: 254–6.

Vanni S, Uusitalo M, Kiesilä P, Hari R (1997). Visual motion activates V5 in dyslexics. NeuroReport; 8: 1939–42.

Vellutino FR (1980). Dyslexia. Theory and research. Cambridge: The MIT Press.

Vogler GP, De Fries JC (1985). Bivariate path analysis of familial resemblance for reading ability and symbol processing speed. Behav Genet; 15: 111–21.

Wadsworth SJ, De Fries JC, Stevenson J, Gilger JW, Pennington BF (1992). Gender ratios among reading-disabled children and their siblings as a function of parental impairment. J Child Psychol Psychiatry; 33: 1229–39.

Warnke A (1990). Legasthenie und Hirnfunktion. Bern: Huber.

Warnke A (1999a). Reading and spelling disorders: clinical features and causes. Eur Child Adolesc Psychiatry; 8, Suppl 3: III/2–III/12.

Warnke A (1999b). Sozialrechtliche Hilfen für Schüler mit Lese-Rechtschreibstörung. Kindheit und Entwicklung; 8: 167–70.

Warnke A (2000). Umschriebene Entwicklungsstörungen. In: Remschmidt H (Hrsg). Kinder- und Jugendpsychiatrie. Stuttgart: Thieme; 131–43.

Warnke A, Remschmidt H (1992). Visual information processing in developmentally dyslexic boys: A neuropsychological study. In: Remschmidt H, Schmidt MH (eds). Developmental Psychopathology. Göttingen, Bern: Hogrefe & Huber; 117–30.

Warnke A, Roth E (2000). Umschriebene Lese-Rechtschreibstörung. In: Petermann F (Hrsg). Lehrbuch der klinischen Kinderpsychologie und -psychotherapie. Göttingen: Hogrefe; 454–76.

Warnke A, Remschmidt H, Niebergall G (1989). Legasthenie, sekundäre Symptome und Hausaufgabenkonflikte. In: Bundesverband Legasthenie (Hrsg). Legasthenie als bildungspolitisches Problem. Hannover: Bundesverband Legasthenie; 311–31.

Warnke A, Wewetzer C, Hennighausen K, Schulte-Körne G, Remschmidt H (1999). Neurobiologie und Neuropsychologie der Legasthenie. Kindheit und Entwicklung; 8: 135–40.

Warnke A, Hemminger U, Roth E, Schneck S (2002). Legasthenie: Leitfaden für die Praxis. Göttingen: Hogrefe.

Warnke A, Hemminger U, Plume E (2003). Lese- und Rechtschreibstörung – Leitfaden Kinder- und Jugendpsychiatrie. Göttingen: Hogrefe.

Weinschenk C (1965). Die erbliche Lese-Rechtschreibschwäche und ihre sozialpsychiatrischen Auswirkungen. Bern: Huber.

Weinschenk C (1981). Entschluss zur Tat, Schuldfähigkeit, Resozialisierung, Prävention. Königstein: Athenäum.

Weiß RH (2006). Grundintelligenztest Skala 2-Revision (CFT 20-R). Göttingen: Hogrefe.

White KR (1982). The relation between sociooeconomic status and academic archievement. Psychol Bull; 91: 461–81.

Wigg KG, Couto JM, Feng Y, Anderson B, Cate-Carter TD, Macciardi F, Tannock R, Lovett MW, Humphries TW, Barr CL (2004). Support for EKN1 as the susceptibility locus for dyslexia on 15q21. Mol Psychiatry; 9(12): 1111–21.

Willcutt EG, Pennington BF, Smith SD, Cardon LR, Gayán J, Knopik VS, Olson RK, De Fries JC (2002). Quantitative trait locus for reading disability on chromosome 6p is pleiotropic for attention-deficit/hyperactivity disorder. Am J Med Genet; 114: 260–8.

Willows D, Kruk RS, Corcos E (eds) (1993). Visual Processes in Reading and Reading Disabilities. Hove: LEA.

Wimmer H (1996). The nonword reading deficit in developmental dyslexia: Evidence from children learning to read German. J Exp Child Psychol; 61: 80–90.

Wolff M, Melngailis I (1994). Family patterns of developmental dyslexia. Am J Med Genet; 54: 122–31.

Wolff PH (1993). Impaired temporal resolution in developmental dyslexia. In: Tallal P, Galaburda AM, Llinás RR, von Euler C (eds). Temporal Information Processing in the Nervous System: Special reference to dyslexia and dysphrasia. New York: Ann NY Acad Sci; 682: 87–103.

Zerbin-Rüdin E (1967). Congenital word-blindness. Bull Orton Society; 17: 47–54.

5.2.3 Umschriebene Entwicklungsstörungen der Sprache

H. Amorosa

Inhalt

5.2.3.1 Einleitung

Die Entwicklung des Sprechens und der Sprache wird als wichtiger Gradmesser der gesamten Entwicklung gesehen. Verzögerungen oder Abweichungen vom erwarteten Verlauf sind daher häufig Anlass zur Beunruhigung und führen erstmalig zur Untersuchung des Kindes.
Auffälligkeiten in der Entwicklung von Sprechen und Sprache sind häufig. Die Abgrenzung gegenüber einer nur vorübergehend verzögerten Sprachentwicklung ist gerade bei Kleinkindern oft schwierig, da die normale Entwicklung eine große Variationsbreite zeigt (Michaelis u. Niemann 1999; Grimm 1999).
Bevor ein Kind erste Wörter spricht, ist bereits eine komplexe Entwicklung abgelaufen, die schon vor der Geburt mit dem Hören der mütterlichen Sprache beginnt. Sie schließt die Entwicklung und das Einüben von Dialogen zwischen Kind und Bezugsperson ebenso ein wie die Fähigkeit, andere über Lautäußerungen in ihrer Handlung zu beeinflussen (Papousek 1994).

Die Sprache ist in sich ein sehr komplexes System, das vom Kind erworben werden muss. Es ist aber auch ein System, das auf viele andere Funktionen zurückgreift und auf ihnen aufbaut. Gleichzeitig beeinflusst es viele andere Funktionen und Entwicklungsbereiche.

So ist die Sprache ein wesentliches Instrument der Selbstregulation im emotionalen und kognitiven Bereich (Dale 1996). Sie ist ein wichtiger Faktor in der Beziehung zu Erwachsenen und sehr früh auch in der Kommunikation und Interaktion mit Gleichaltrigen (Chaban 1996).
Neben einer ausreichenden Anregung durch die Umgebung ist die Sprachentwicklung gebunden an eine optimale Hirnentwicklung. Große Teile des Kortex und der subkortikalen Bereiche sind für die schnelle Verarbeitung des akustischen Signals, für die Sprache, das Sprachgedächtnis und die komplexe Koordination der am Sprechen beteiligten motorischen Systeme wichtig. Störungen in einem der Bereiche können zu Auffälligkeiten in der Entwicklung des Sprechens oder der Sprache führen (Suchodoletz 2001). In den folgenden Abschnitten geht es im Wesentlichen um Störungen im Redefluss und umschriebene Störungen der Sprech- und Sprachentwicklung.

5.2.3.2 Definition und Klassifikation

Unter **Stottern** (ICD-10: F 98.5) versteht man eine Störung des Redeflusses, bei der es durch häufige Wiederholung von Lauten, Silben oder Wörtern (Kloni), durch Blockierungen oder Lautdehnungen (Toni) zu einer Unterbrechung der Äußerung kommt. Diese Unterbrechungen werden subjektiv als Verlust der Kontrolle über den Sprechvorgang erlebt (Perkins et al. 1991).
Das **Poltern** (ICD-10: F 98.6) ist gekennzeichnet durch ein unrhythmisches Sprechen mit sehr wechselndem Sprechtempo, Verschlucken von Silben, Wörtern oder Satzteilen, häufigem Umstrukturieren von Äußerungen mit Satzabbrüchen und Neubeginn. Das Poltern wird subjektiv meist nicht als Störung empfunden.
Bei den **umschriebenen Störungen des Sprechens und der Sprache** (ICD-10: F 80) sind die normalen Entwicklungsmuster von frühen Entwicklungsstufen an beeinträchtigt. Die Störungen können nicht direkt neurologischen Störungen, Störungen des Sprechablaufs, sensorischen Beeinträchtigungen, Intelligenzminderungen oder Umweltfaktoren zugeordnet werden. Nach der internationalen Klassifikation der Krankheiten ICD-10 (DIMDI 1994) wird zwischen Artikulationsstörungen, expressiven und rezeptiven Sprachentwicklungsstörungen unterschieden. Ebenso verfährt die amerikanische Klassifikation (DSM-IV); sie unterscheidet zwischen phonologischen Störungen, expressiven und gemischt expressiv-rezeptiven Störungen.
Für die **expressive Störung** (ICD-10: F 80.1) gilt, dass die gesprochene Sprache des Kindes, d.h. aktiver Wortschatz, Grammatik und die Fähigkeit, Inhalte sprachlich auszudrücken, in ihrem Niveau deutlich unter seinem Intelligenzniveau liegt. Das Sprachverständnis ist dagegen altersgemäß. Begleitende Störungen der Artikulation sind häufig.
Für die **rezeptive Störung** (ICD-10: F 80.2) gilt, dass das Sprachverständnis, d.h. die Fähigkeit, gesprochene Sprache altersentsprechend zu entschlüsseln, unterhalb des seinem Intelligenzalter angemessenen Niveaus liegt. Häufig ist auch die expressive Sprache beeinträchtigt. Störungen der Lautproduktion sind insbesondere bei jungen Kindern häufig.
Die Definition verlangt eine Diskrepanz zwischen der Sprachentwicklung und dem kognitiven Entwicklungsstand des Kindes. Dieses Kriterium hat wie bei der Lese- und Rechtschreibstörung viele Diskussionen ausgelöst. Es wurde argumentiert, dass sich Kinder mit einer Sprachentwicklungsstörung mit und ohne Diskrepanz zum Intelligenzquotient (IQ) in der Symptomatik nicht unterscheiden, ebenso wenig wie in dem Ansprechen auf Behandlung (Krassowski u. Plante 1997; Amorosa 1998; van Yperen 1998). Dagegen ist Rutter der Meinung, dass eine Gruppe am äußersten Ende einer Verteilungskurve sich in vielen Aspekten nicht von den übrigen Kindern unterscheidet, diese Abweichung in einem Bereich aber trotzdem entscheidend für andere Entwicklungen des Kindes sein kann, sodass die Einordnung als Störung berechtigt ist (Rutter 1998).
In der ICD-10 und im darauf aufbauenden multiaxialen Klassifikationssystem (MAS) von Remschmidt et al. (2001) werden Sprech- und Sprachstörungen bei Intelligenzminderungen und tiefgreifenden Entwicklungsstörungen nicht gesondert klassifiziert (s. Tab. 5-23).
Die Redefluss-Störungen, Stottern und Poltern, werden auf der ersten Achse mit den psychiatrischen Störungen kodiert, die sprachlichen Auffälligkeiten nach hirnorganischen Läsionen, Hörstörungen oder Fehlbildungen der Artikulationsorgane auf der Achse IV. Die umschriebenen Störungen der Sprech- und Sprachentwicklung bilden zusammen mit den Störungen schulischer Fertigkeiten und dem Landau-Kleffner-Syndrom die Achse II. In der amerikanischen Klassifikation DSM-IV sind Stottern und Poltern zusammen mit den umschriebenen Störungen der Sprech- und Sprachentwicklung als Kommunikationsstörungen zusammengefasst und werden auf der ersten Achse kodiert. Diese Definition trägt der Vorstellung Rechnung, dass es sich bei den Redefluss-Störungen um Störungen handelt, die den Sprechstörungen näher stehen als den „neurotischen“ Störungen, denen sie früher zugeordnet wurden.

Tab. 5-23: Klassifikation der Entwicklungsstörungen des Sprechens und der Sprache nach MAS (ICD-10)

Störungen der Sprech- und Sprachentwicklung, die auf der Achse I kodiert werden
• F 84.x Sprech- und Sprachstörungen bei tiefgreifenden Entwicklungsstörungen • F 98.5 Stottern • F 98.6 Poltern
Störungen der Sprech- und Sprachentwicklung, die auf der Achse II kodiert werden (umschriebene Entwicklungsstörungen des Sprechens und der Sprache [F 80])
• F 80.0 Artikulationsstörung • F 80.1 expressive Sprachstörung • F 80.2 rezeptive Sprachstörung • F 80.3 erworbene Aphasie mit Epilepsie
Störungen der Sprech- und Sprachentwicklung, die auf der Achse III kodiert werden
• F 7 Sprech- und Sprachstörungen bei Intelligenzminderung
Störungen der Sprech- und Sprachentwicklung, die auf der Achse IV kodiert werden
• R 48.2 Apraxie • R 47.0 Aphasie • R 47.1 Dysarthrie • H 91.1 Sprachstörungen als Folge einer Hörstörung • Q 35.9 Beeinträchtigungen der Artikulation bei Gaumenspalten

5.2.3.3 Epidemiologie

Die Prävalenzrate für das Stottern in der Gesamtbevölkerung liegt bei einem Prozent, im Kindergartenalter wird sie mit 2,4 % angegeben, im Schulalter mit 0,8 %. Die Inzidenzrate wird mit 5 % angegeben. Das Stottern beginnt typischerweise zwischen zwei und fünf Jahren, die höchste Rate wird im vierten Lebensjahr erreicht. Bei 74 % der Kinder, die stottern, kommt es zu einer vollständigen Remission (Yairi u. Ambrose 1999; Kern 2001). Die Prävalenzrate für das Poltern liegt deutlich unter einem Prozent. Das Verhältnis Jungen zu Mädchen wird unterschiedlich angegeben, es sind aber bei beiden Störungen deutlich mehr Jungen betroffen.

Es gibt eine Reihe großer epidemiologischer Studien zur Häufigkeit von Sprachentwicklungsstörungen bei Kindern (Beitchman et al. 1986; Richman et al. 1982; Silva 1980). Die Ergebnisse beziehen sich auf Sprachentwicklungsstörungen allgemein, nicht auf umschriebene Sprachentwicklungsstörungen. Bei einzelnen Studien lassen sich Daten auch für spezifische Störungen errechnen, sie liegen zwischen 0,57 und 2,5 %. Die Methoden sind sehr unterschiedlich, ebenso das Alter der Kinder wie auch die Ein- und Ausschlusskriterien.

In Deutschland werden für die umschriebenen Störungen der Sprech- und Sprachentwicklung zwischen drei und 20 % der Kinder als betroffen angegeben (Schöler et al. 1998). Die Zahlen sind abhängig von der Art der Störung, die untersucht wird (Sprech- oder Sprachstörungen), von der Definition (eine oder zwei Standardabweichungen unterhalb der Norm) und den angewandten Verfahren. Die Art der Falldefinition führt zu großen Unterschieden in der Anzahl der als auffällig bezeichneten Kinder (Esser 1991; Howlin u. Kendal 1991; Suchodoletz u. Höfler 1996; Dunn et al. 1996).

Im DSM-IV wird bei 5 % der Kinder von einer umschriebenen Störung der Sprachproduktion und bei 3 % mit zusätzlichen Problemen der Sprachrezeption ausgegangen, ohne dass eine Quelle der Daten angegeben wird (American Psychiatric Association 1994).

In einer großen amerikanischen Studie fanden Tomblin et al. (1997b) eine Prävalenzrate von 7,4 % für umschriebene Störungen der Sprachentwicklung in der von ihnen untersuchten Stichprobe von fast 7000 5- bis 6-jährigen Kindern, die einsprachig aufwuchsen und im mittleren Westen der USA einen öffentlichen Kindergarten besuchten. Dabei verwandten sie als Kriterium eine Sprachleistung von mehr als 1,14 Standardabweichungen unter dem Altersmittelwert. Der Intelligenzquotient musste über 85 liegen. Diese Kriterien waren in einer Voruntersuchung an fast 500 Kindern ermittelt worden. Sie ergaben die höchste Übereinstimmung mit dem klinischen Urteil von Sprachtherapeuten. Wurde die Diskrepanz der Ergebnisse in den Sprachtests zu altersbezogenen Normen auf zwei Standardabweichungen erhöht, dann ergab sich eine Prävalenzrate von 1,12 %. Daten zur altersbezogenen Prävalenz von umschriebenen Störungen gibt es nicht.

Die Zahlen zur Geschlechtsverteilung sind ebenfalls unterschiedlich. In vielen Studien wird ein Überwiegen der Jungen von 2,8 : 1 bis 4,8 : 1 angegeben (Leonard 2000). Tomblin et al. (1997b) fanden in ihrer Studie dagegen keinen signifikanten Unterschied zwischen den Geschlechtern.

5.2.3.4 Symptomentwicklung und Komorbidität

Die Symptome lassen sich am übersichtlichsten in Störungen des Sprechens und Störungen der Sprache unterteilen. Die Symptome kommen in unterschiedlicher, teilweise typischer Kombination und in unterschiedlicher Ausprägung bei den Kindern vor.

Störungen des Sprechens

Die Kinder zeigen sehr häufig Auffälligkeiten in der Sprechatmung, der Stimmgebung, der Lautproduktion und dem Redefluss (s. Tab. 5-24). Diese sind Ausdruck einer mangelnden feinmotorischen Koordination der sehr komplexen Interaktion von verschiedenen am Sprechen beteiligten Systemen. Insbesondere bei jüngeren Kindern können sie zu einer völlig unverständlichen Spontansprache beitragen (Leitao et al. 1997; Iven 1998; Gibbion 1999; Amorosa 2001).
Störungen des Redeflusses sind durch Laut-, Silben- und Wortwiederholungen, Lautdehnungen, erhöhtes Sprechtempo, Blockierungen, Satzabbrüche, Verschlucken von Silben, Wörtern oder Satzteilen gekennzeichnet. Ebenso gibt es Besonderheiten in der Intonation, die auf Schwierigkeiten in der Zeitstruktur zurückzuführen sind (van der Meulen u. Janssen 1997).

Störungen der Sprache

Störungen der Sprache lassen sich in Symptome der expressiven und rezeptiven Sprache unterteilen (s. Tab. 5-25). Im expressiven Bereich fällt ein sehr geringer Wortschatz auf. Die jungen Kinder lernen ein bis zwei Wörter zeitgerecht, aber danach kommt es über längere Zeit zu keiner Erweiterung. Neue Wörter müssen häufiger wiederholt werden, bevor die Kinder sie verwenden können. Später fällt auf, dass sie die Benennung der Farben nur sehr mühsam erlernen, bei Wochentagen und Monatsnamen sehr viele Wiederholungen brauchen und größte Schwierigkeiten beim Erlernen der Namen ihrer Freunde haben. Häufig kommt es zu Wortfindungsstörungen, d.h. dem Kind fällt ein Wort, das es gut kennt, nicht ein, wenn es etwas benennen möchte (Hansson u. Nettelbladt 1995; Bedore u. Leonard 1998; Lahey u. Edwards 1998).
Bildet das Kind Mehrwortäußerungen, dann ist die Wortstellung im Satz auffällig. Das Kind beachtet z.B. nicht, dass im Deutschen das Verb im Hauptsatz an zweiter Position stehen muss. Neben dem Satzbau ist die Morphologie auffällig. Verben werden im Infinitiv benutzt, die Verbformen werden nicht korrekt gebildet, die Kongruenz von Subjekt und Verb wird nicht beachtet, die Artikel werden falsch eingesetzt und die Fälle inkorrekt gebildet. Zunehmend steht die Unfähigkeit der Kinder im Vordergrund, Informationen, Erlebnisse oder Geschichten so verbal darzustellen, dass der Zuhörer sie verstehen kann. Dabei ist den Kindern klar, welche Inhalte sie vermitteln wollen (Lindner u. Johnston 1992; Schöler et al. 1998; Grimm 1999; Marchman et al. 1999).
Im rezeptiven Bereich zeigen die Kinder einen für das Alter zu geringen passiven Wortschatz. Im Satzverständnis bleiben

Tab. 5-24: Symptome im Bereich des Sprechens

Störungen der Sprachatmung
• häufige Atempausen • irreguläre Atempausen
Störungen der Stimmgebung
• raue Stimme • gestörter Stimmeinsatz • Stimmabbruch • Tonsprung • unwillkürliche Vokalisationen
Störungen der Lautproduktion
• Laut-Silben-Auslassung • zusätzliche Laute • Lautersetzung • Lautveränderung
Störungen im Redefluss
• Laut, Silben- und Wortwiederholung • Lautdehnungen • erhöhtes Sprechtempo • Blockierung • Verschlucken von Silben, Wörtern oder Satzteilen

Tab. 5-25: Symptome im Bereich der Sprache

Störungen der expressiven Sprache
• Einschränkungen im aktiven Wortschatz • Auffälligkeiten in der Syntax • Auffälligkeiten in der Morphologie • Wortfindungsstörungen
Störungen der rezeptiven Sprache
• Einschränkungen im Wortverständnis • Einschränkungen im Satzverständnis • Einschränkungen im Textverständnis
Störungen des Sprachgebrauchs

Tab. 5-26: Auffälligkeiten im kognitiven Bereich

Störungen der auditiven Wahrnehmung
• Störungen der Lautdiskrimination • Störungen der Lauterkennung
Störungen des Gedächtnisses
• Störungen des auditiven Kurzzeitgedächtnisses • Störungen des Arbeitsgedächtnisses • Störungen des Langzeitgedächtnisses für sprachliche Inhalte

sie bei der Schlüsselwortstrategie, d.h. sie erfassen den Sinn einer Äußerung aufgrund der ihnen bekannten Bedeutungen der Inhaltswörter. Grammatische Markierungen wie ein Akkusativ oder eine Passivkonstruktion werden nicht beachtet. Der Satz: „Die Mutter wird von dem kleinen Kind gewaschen“ wird nach dem Weltwissen der Kinder als „Die Mutter wäscht das kleine Kind“ ausgeführt (Schöler et al. 1998).

Beim Verstehen von Texten (hierzu zählen auch längere gesprochene Äußerungen) ist es wichtig, Bezüge zwischen Sätzen herzustellen, z.B. Pronomen zu verstehen. Es ist auch notwendig, Verknüpfungen des Inhalts mit dem Wissen aus dem Langzeitgedächtnis herzustellen, da nicht alle Informationen, die nötig sind, um einen Text zu verstehen, tatsächlich im Text angegeben werden. Kinder mit Sprachverständnisstörungen erfassen daher den Inhalt von altersentsprechenden Texten oft nur sehr ungenau (Bishop 1997; Baur u. Endres 1999; Gebhard 2001; Amorosa u. Noterdaeme 2002).

Auffälligkeiten im Sprachgebrauch und in der Kommunikation

Bei Kindern mit Sprech- und Sprachentwicklungsstörungen werden pragmatische Auffälligkeiten beschrieben (Bishop 1997). Durch die Schwierigkeit, die Kinder zu verstehen, sei es aufgrund der Artikulationsstörungen, der Redefluss-Störungen oder der sprachlichen Schwierigkeiten, werden von den Bezugspersonen häufig Situationen vermieden, die zum Aufbau kommunikativer Fähigkeiten wichtig sind. Zusätzlich wirkt sich behindernd aus, dass den Kindern die linguistischen Mittel nicht zur Verfügung stehen, die nötig sind, die Äußerungen dem Kontext entsprechend zu interpretieren bzw. eigene Vorstellungen, Gedanken und Wünsche der Situation entsprechend angemessen auszudrücken (Evans 1996; Joffe et al. 1996; Brinton et al. 1998; Rinaldi 2000).

Kognitive Auffälligkeiten

Neben den Symptomen im Bereich des Sprechens und der Sprache finden sich bei den Kindern spezifische Auffälligkeiten im kognitiven Bereich (s. Tab. 5-26), die zum einen das auditive Kurzzeitgedächtnis und zum anderen die auditive Wahrnehmung betreffen (Johnston 1994; Kushner u. Blake 1996).

Kinder mit umschriebenen Sprachentwicklungsstörungen können sich weniger vorgesprochene Wörter oder Zahlen merken als Gleichaltrige ohne Sprachentwicklungsstörungen. Diese Leistung ist unabhängig davon, ob die Wörter oder Zahlen verbal wiedergegeben werden müssen oder gezeigt werden können.

Die Leistungen im visuellen Kurzzeitgedächtnis sind dagegen typischerweise altersentsprechend (Weismer et al. 2000). Die Auffälligkeiten zeigen sich im Alltag darin, dass die Kinder Aufträge mit mehreren Schritten nur zum Teil ausführen, ebenso beachten sie nur einen Teil einer längeren sprachlichen Äußerung (Gillem et al. 1996; Lauth et al. 1999).

Die Veränderung der auditiven Wahrnehmung zeigt sich bei einem Teil der Kinder in ihrer oft fehlenden Musikalität. Sie können selbst erhebliche Tonhöhenunterschiede nicht erkennen und unterscheiden nicht zwischen zwei deutlich verschiedenen Rhythmen (Schöler et al. 1998). Ein Teil der Kinder erscheint unaufmerksam für Sprache. Einige Kinder können Sprachlaute nicht ausreichend differenzieren (Elliott u. Hammer 1993; Gordon u. Ward 1995; Edwards u. Lahey 1996; Merzenich et al. 1996; Bishop et al. 1999). Das Erkennen von Lauten in Silben oder Wörtern kann erschwert sein und führt dann beim Schriftspracherwerb zu Problemen.

Komorbidität

Psychiatrische Störungen

Bei Kindern, die stottern, kommt es häufig zu gehemmtem, ängstlichem Verhalten, während das Poltern eher mit hyperaktivem, impulsivem Verhalten kombiniert ist.

Als begleitende Störungen sind bei 40–80 %, je nach Ausgangsstichprobe, psychiatrische Störungen, insbesondere Aufmerksamkeitsstörungen mit und ohne Hyperaktivität, nachzuweisen. Daneben kommen Störungen des Sozialverhaltens und emotionale Störungen gehäuft vor. Manchmal stehen diese Störungen ganz im Vordergrund der Symptomatik (Cohen et al. 1993; Beitchman et al. 1996a; Noterdaeme u. Amorosa 1998; Coster et al. 1999).

Carson et al. (1998) berichten, dass bereits bei 2-jährigen Kindern mit einer expressiven Sprachstörung signifikant häufiger Störungen der Kommunikation und des sozialen Verhaltens auftreten als bei gleichaltrigen Kindern ohne Sprachentwicklungsstörung. Die Mütter berichteten von mehr Verhaltensauffälligkeiten im Sinne von Angst, Rückzug, Depression und Schlafproblemen.

Lese- und Rechtschreibstörungen

Mehr als 50 % der Kinder mit umschriebenen Sprachentwicklungsstörungen haben schulische Schwierigkeiten (Snowling et al. 2001; Catts et al. 2002; Larney 2002), überwiegend handelt es sich um Lese- und Rechtschreibstörungen. Dabei sind die metalinguistischen Fähigkeiten (Erkennen von Lauten in Wörtern, Gliedern in Silben, Reimwörter erkennen etc.) der bessere Prädiktor für eine Legasthenie als die Schwere der Sprachentwicklungsstörung (Johnson et al. 1999; Naucler u. Magnussen 1998).

Motorische Störungen

Motorische Auffälligkeiten werden bei sprachentwicklungsgestörten Kindern immer wieder beschrieben (Hill 1998; Noterdaeme et al. 1999). Teilweise überwiegen die feinmotorischen Schwierigkeiten, während Gleichgewicht und Koordination sich nicht signifikant von denen Gleichaltriger unterscheiden.

Veränderung der Symptomatik mit dem Alter

Etwa ein Viertel der Vorschulkinder, die stottern, zeigt einen chronischen Verlauf (Yairi u. Ambrose 1999). Bei jungen Kindern treten besonders Laut-, Wort- und Silbenwiederholungen wie auch tonisches Stottern auf. Erst später bilden sich Sprechangst, Pressversuche und die typischen Mitbewegungen beim Stottern aus.

Das klinische Bild der umschriebenen Sprech- und Sprachentwicklungsstörungen verändert sich mit dem Alter der Kinder. Anfangs stehen der geringe Wortschatz und die Unverständlichkeit vieler Äußerungen ganz im Vordergrund. Später sind die Schwierigkeiten im Satzbau und in der Morphologie das hervorstechende Merkmal. Bei Schulkindern sind neben den Wortfindungsstörungen die Schwierigkeiten im Textverständnis und in der sprachlichen Darstellung von eigenen Ideen oder Erlebnissen ein besonderes Problem.

5.2.3.5 Ätiologie und Pathogenese

Die Diskussion über die Ursachen gestörter Sprech- und Sprachentwicklung werden auf sehr unterschiedlichen Ebenen geführt. Die wichtigsten Bereiche sind die Voraussetzungen innerhalb des linguistischen Systems (Alt et al. 2004), psychologische Theorien aus der Entwicklungspsychologie (Gillam et al. 1996; Miller et al. 2001) und Erklärungsansätze aus der Hirnentwicklung und der Genetik (Aram u. Eisele 1994; Locke 1997; Grimm 1999; Bishop 2000). Es wird diskutiert, inwieweit spezifische Sprachmodule angeboren und genetisch determiniert sind oder ob sie erst im Verlauf des Spracherwerbs entstehen. Auch die Diskussion um den Einfluss psychosozialer Faktoren ist keinesfalls abgeschlossen.

Genetische und perinatale Faktoren

Für das Stottern wird eine genetische Komponente aufgrund von familiärer Häufung und aufgrund von Untersuchungen an Zwillingen angenommen. Felsenfeld et al. (2000) fanden in einer großen australischen Zwillingsstudie, dass 70 % der Varianz durch einen genetischen Faktor erklärt werden konnte.

Bereits Coen (1886), der erste Beschreiber der umschriebenen Sprachentwicklungsstörungen, die er „Hörstummheit" nannte, erwähnt, dass er eine familiäre Belastung mit ähnlichen Störungen häufig beobachtet habe. In neueren Untersuchungen variieren die Kriterien für die Ausgangsstichprobe ebenso wie die Art der Information über die Angehörigen und damit das Ausmaß der familiären Belastung. In einer Meta-Analyse verschiedener Studien berichtet Palmour (1997) von einer familiären Belastung bei 42 % der Probanden. In einer Untersuchung von Tomblin (1999) wurden die Symptome bei Kindern mit bzw. ohne familiäre Belastung verglichen. Es fanden sich keine Unterschiede zwischen den Gruppen.

Zwillingsuntersuchungen, in denen mindestens ein Zwilling eine umschriebene Sprachentwicklungsstörung aufwies, wurden in verschiedenen Ländern durchgeführt (Seeman 1936; Lewis u. Thompson 1992; Viding et al. 2004). In allen Studien wird deutlich, dass bei eineiigen Zwillingen etwa doppelt so häufig beide betroffen sind wie bei zweieiigen gleichgeschlechtlichen Zwillingen. Die absolute Höhe der Konkordanz hängt von der Definition des Phänotyps ab. Die Untersuchungen sprechen dafür, dass es einen wesentlichen genetischen Beitrag zu den umschriebenen Sprachentwicklungsstörungen gibt, dass aber der Ausprägungsgrad nicht allein von den genetischen Bedingungen bestimmt wird.

In genetischen Untersuchungen von Familien mit Sprachentwicklungsstörungen (Weistuch u. Schiff-Myers 1996, SLI Consortium [SLIC] 2004) werden Gene auf verschiedenen Chromosomen als wesentlich beschrieben. Froster et al. (1993) beschrieben zwei Jungen und deren Vater, die bei einer Sprachentwicklungsstörung und einer Legasthenie eine balancierte Translokation eines Armes von Chromosom 1 und 2 aufwiesen. Bei den übrigen Familienmitgliedern mit einer unauffälligen Sprachentwicklung fand sich dieser Befund

nicht. Das SLI-Consortium fand in zwei großen Stichproben signifikant erhöhte Lod-scores auf Chromosom 16 und 19.
Am bekanntesten und umfassendsten ist die Familie KE untersucht worden. Es handelt sich um eine Großfamilie, in der über drei Generationen etwa die Hälfte der Familienmitglieder eine schwere sprechmotorische und eine expressive Sprachstörung aufweist. Die genomweite Linkage-Analyse ergab Veränderungen des Gens SPC1 im Abschnitt 7q31 bei den betroffenen Probanden, aber nicht bei den sprachlich unauffälligen Familienmitgliedern (Fisher et al. 1998). An zwei Einzelfällen mit ähnlichen Symptomen konnten die Autoren ebenfalls Veränderungen in der Region 7q31 nachweisen (Lai et al. 2000).
Bei dieser Region des Gens handelt es sich um die gleiche Region, in der sich bei den genetischen Untersuchungen an Familien mit autistischen Kindern Auffälligkeiten nachweisen ließen. Folstein weist auf die Beziehungen der beiden Störungsbilder hin (Folstein u. Mankowski 2000).

Die Ergebnisse der genetischen Untersuchungen zeigen, dass es zurzeit keine sichere Unterscheidung zwischen genetisch bedingten und anderweitig verursachten Sprachentwicklungsstörungen anhand des Phänotyps gibt. Man muss davon ausgehen, dass es bei einem Teil der Patienten mit einer umschriebenen Sprachentwicklungsstörung einen wesentlichen genetischen Einfluss gibt, während in anderen Fällen andere Faktoren das Krankheitsbild bestimmen.

Bei den Untersuchungen zur Ursache kindlicher Sprachentwicklungsstörungen wird diskutiert, ob es Ereignisse während der Schwangerschaft oder Geburt gibt, die mit dem Auftreten einer umschriebenen Sprachentwicklungsstörung in Zusammenhang gebracht werden können. Tomblin et al. (1997a) befragten Eltern von Kindergartenkindern bezüglich prä- und perinataler Risiken. Sie fanden keinen Zusammenhang mit einer umschriebenen Sprachentwicklungsstörung. Eine Interpretation der Ergebnisse ist dadurch schwierig, dass die Gesamtgruppe der Kinder mit Sprachentwicklungsstörungen mit der Kontrollgruppe verglichen wird. Es könnte sein, dass es eine Untergruppe gibt, bei der die familiäre Belastung, d.h. ein genetischer Faktor, entscheidend ist, und eine zweite Gruppe, möglicherweise eine kleinere, bei der prä- und perinatale Risiken eine wichtige Rolle spielen.
Neben den Risikofaktoren wurde untersucht, inwieweit strukturelle oder funktionelle Veränderungen des Gehirns bei sprachentwicklungsgestörten Kindern nachgewiesen werden können. Bei Kindern mit Sprachentwicklungsstörungen und ihren Verwandten ersten Grades konnten im Bereich der Sylvischen Furche eine abnorme Symmetrie sowie eine Anomalie der Anzahl der Hirnwindungen links frontal und parietal mit bildgebenden Verfahren (MRI) dargestellt werden (Plante 1991; Plante et al. 1991; Jackson u. Plante 1996; Clark u. Plante 1998). Dagegen konnten Preis et al. (1998b) keine atypischen Asymmetrien im Temporal- oder Parietallappen nachweisen.
Die Untersuchung eines eineiigen Zwillingspaares mit einer spezifischen Sprachentwicklungsstörung ergab im MRI bilaterale Heterotopien der grauen Substanz parieto-temporal links mehr als rechts. Die Veränderungen waren ausgeprägter bei dem Zwilling mit der stärkeren sprachlichen Beeinträchtigung (Preis et al. 1998a).
Bei der Untersuchung der bereits oben beschriebenen Familie KE zeigten sich bei den klinisch auffälligen Probanden sowohl in der Positronenemissionstomographie (PET) wie auch im MRI Veränderungen im Nucleus caudatus, im sensomotorischen Kortex und der supplementär motorischen Region links. Die Autoren gehen davon aus, dass die Veränderungen im Nucleus caudatus genetisch bedingt und die Ursache für die Veränderungen in den übrigen Regionen sind (Vargha-Khadem et al. 1998; Watkins et al. 1999). Eine ausführliche Diskussion der hirnorganischen Befunde bei Kindern mit Sprachentwicklungsstörungen findet sich bei Aram und Eisele (1994) sowie bei Suchodoletz (2001).
Elektrophysiologische Untersuchungen haben ergeben, dass die frühen, mittleren und späten akustisch evozierten Potenziale bei sprachentwicklungsgestörten Kindern fast immer unauffällig sind (Suchodoletz u. Wolfram 1996). Auffälligkeiten und Unterschiede zu den Kindern der Kontrollgruppen gibt es bei der Mismatch negativity (MMN). Die MMN stellt das Ergebnis eines automatischen Vergleichs zwischen unterschiedlichen akustischen Reizen dar. Von Korpilathi und Lang (1994) und Holopainen et al. (1997) wurden Auffälligkeiten der MMN bei Tonhöhenunterschieden beobachtet, während Uwer (2001) bei den Kindern mit einer umschriebenen Sprachentwicklungsstörung Unterschiede nur bei der Diskrimination von Silben fand.

Man muss davon ausgehen, dass es hirnorganische Korrelate der Sprachentwicklungsstörungen gibt. Teilweise sind sie genetisch bedingt, teilweise eher durch Ereignisse ausgelöst, die die frühe Hirnentwicklung beeinträchtigen. Sie sind aber vielfältiger als angenommen wurde und spiegeln wider, dass der Spracherwerb ein komplexes Geschehen ist, das von sehr vielen Bereichen aus gestört werden kann.

Psychosoziale Mechanismen

Es gibt Theorien der Stotter-Genese, in denen die Reaktion der Umwelt auf normale Sprechunflüssigkeiten von Kindern als wesentliche Ursache angesehen werden (Johnson 1959;

Shames u. Sherrik 1963). Neuere Theorien sehen in psychosozialen Faktoren eher einen Einfluss, der das Stottern aufrechterhalten oder die Verhaltensauffälligkeiten und den sozialen Rückzug auslösen bzw. verstärken kann.
Sprache muss von der Umgebung erlernt werden. Studien zu Interventionsmaßnahmen zeigen, dass die Art und Häufigkeit des Sprachangebots durch die Bezugspersonen einen deutlichen Einfluss auf den Spracherwerb der Kinder haben (Papousek 1994; Snow 1996).

Das Erlernen der Sprache erfolgt in einem neutralen Gefühlszustand, nicht in Zeiten der Erregung. Die Rate der sprachlichen Entwicklung korreliert mit der Zeit, die das Kind in einem neutralen Gefühlszustand verbringt (Dale 1996).

Vernachlässigte und misshandelte Kinder weisen mit 25 Monaten keinen sprachlichen Rückstand gegenüber einer Kontrollgruppe auf, während mit 31 Monaten ein geringerer aktiver Wortschatz und kürzere Äußerungen beobachtet werden. Ebenso sprachen die vernachlässigten Kinder in Gesprächen mit den Bezugspersonen weniger über Gegenstände, die in der Gesprächssituation nicht vorhanden waren, z.B. über Spielzeug, das sich in einem anderen Raum befand (Dale 1996).
Auch ein Zusammenhang der Sprachentwicklung mit der Schichtzugehörigkeit wird beobachtet. Tomblin et al. (1997b) fanden einen Zusammenhang zwischen dem Ausbildungsniveau der Eltern, besonders des Vaters, und dem Auftreten einer umschriebenen Sprachentwicklungsstörung bei Vorschulkindern. Da gleichzeitig ein Zusammenhang mit dem Auftreten umschriebener Sprachentwicklungsstörungen bei den Vätern bestand, ist zu diskutieren, ob der Ausbildungsgrad der Väter bereits von einer genetisch bedingten Sprachentwicklungsstörung beeinflusst wurde.
In Bezug auf Kinder mit Sprachentwicklungsstörungen wird berichtet, dass die Bezugspersonen sich zwar auf das sprachliche Niveau ihrer Kinder im Gespräch einstellen, dabei aber die kognitiven Fähigkeiten des Kindes, die häufig wesentlich höher liegen, als die sprachlichen Fähigkeiten vermuten lassen, nicht berücksichtigen, d.h. sie sprechen über Inhalte, die für erheblich jüngere Kinder passend sind. Dadurch werden diese nicht ausreichend gefördert (Grimm 1999).

Psychosoziale Faktoren beeinflussen die Sprachentwicklung von Kindern, d.h. sie können, wenn sie günstig sind, eine protektive Wirkung entfalten. Sind sie ungünstig, so können sie eine Kompensation der Sprachentwicklungsstörung erschweren. Sie sind aber nicht die Ursache einer umschriebenen Sprachentwicklungsstörung.

Synopsis

Die Entstehung des Stotterns wird auf eine Mischung aus prädisponierenden Faktoren, die genetisch oder hirnorganisch bedingt sind, Auffälligkeiten in der sensomotorischen Kontrolle des Sprechapparats und in gestörten Lernprozessen im sensomotorischen Bereich gesehen. Im Vorschulalter, wenn sich einerseits die Sprache sehr rasch entwickelt, andererseits die schnelle Integration von linguistischer und paralinguistischer (emotionaler Zustand, der sich in der Intonation ausdrückt) Information noch nicht automatisiert ist, kommt es besonders leicht zu einer Desynchronisation bei der Planung von Äußerungen, die eine Unterbrechung auslöst. Die Reaktion der Umgebung auf die Sprechunflüssigkeiten wird bei ungünstiger Konstellation als ein aufrechterhaltender Faktor, jedoch nicht als ursächlich angesehen (Kalveram 2001; Perkins et al. 1991).
Die Entstehung der Sprachstörung wird unterschiedlich erklärt. Von einigen Autoren wird angenommen, dass ein im Hirn vorhandenes und genetisch angelegtes Sprachmodul beeinträchtigt ist und daher eine ausreichende Entwicklung der Sprache nicht erfolgen kann. Andere Autoren sehen in einer generellen Verlangsamung der Informationsverarbeitung (Windsor et al. 2001; Schul et al. 2004) die Ursache dafür, dass eine Sprachentwicklungsstörung entsteht.
Viele Autoren sehen die primäre Störung in einer unzureichenden Verarbeitung akustischer Information, insbesondere in einer Störung der Analyse sich schnell verändernder akustischer Signale (Visto et al. 1996; Wright et al. 1997). Diese Störung könnte dazu führen, dass die Sprache, die vom Baby gehört wird, nicht ausreichend genau analysiert und gespeichert werden kann und damit der Lernprozess deutlich verzögert wird.
Eine weitere Störung, die bei Kindern mit Sprachentwicklungsstörungen häufig beobachtet wird, zeigt sich in Schwierigkeiten im Erkennen und Imitieren von Rhythmen. Hierin wird ebenfalls eine Grundstörung gesehen, die zur Folge hat, dass die Analyse von Sprache beeinträchtigt ist, der Sprachlernprozess gestört wird und – in der Folge – die emotionale und kognitive Entwicklung beeinträchtigt ist, was wiederum Rückwirkungen auf die Sprachentwicklung hat (Schöler et al. 1998).
Welche Rolle einer Prosodie-Störung (Rhythmus-Störung) als Ursache oder Begleitstörung zukommt, ist in den letzten Jahren zunehmend untersucht worden. Die Befunde sind sehr interessant, aber bei weitem noch nicht gesichert (Weinert 1996; van der Meulen u. Jannsen 1997; Penner 2002).
Die Rolle des auditiven Kurzzeitgedächtnisses und des Arbeitsgedächtnisses als wichtiger Faktor im Spracherwerb wurde als Mitursache für die umschriebenen Sprachentwicklungsstörungen diskutiert (Gathercole u. Baddeley 1995; Amorosa u. Noterdaeme 1998; Schöler et al. 1998; Weis-

Tab. 5-27: Spezielle Fragen zur Anamnese

- Hatte das Kind häufiger Mittelohrentzündungen, evtl. mit Erguss? Wurden Paukenröhrchen eingesetzt?
- Wann wurde das Gehör untersucht?
- Gab oder gibt es Trink- oder Ess-Störungen? Kaut das Kind altersentsprechend?
- Hat das Kind als Baby geplappert? Wie alt war das Kind bei Auftreten der ersten Wörter? Wie schnell nahm der Wortschatz zu? Wann wurden die ersten Zwei- bzw. Dreiwortäußerungen beobachtet? Wie hat sich die Verständlichkeit der Sprache entwickelt? Ab wann konnte das Kind über Dinge sprechen, die in der Situation nicht vorhanden waren?
- Wenn die sprachlichen Möglichkeiten nicht ausreichten, versuchte das Kind dann, sich anders verständlich zu machen?
- Wann sind zum ersten Mal Störungen im Redefluss beobachtet worden? Wie haben sich die Stottersymptome weiter entwickelt?
- Hat das Kind sprachliche Fähigkeiten expressiv oder rezeptiv wieder verloren, die ihm bereits sicher zur Verfügung standen? Hat das Kind Rückschritte in anderen Entwicklungsbereichen gemacht?
- Wie war die Entwicklung im motorischen und kognitiven Bereich, im Spielverhalten und in der Interaktion mit Erwachsenen und Gleichaltrigen?
- Gibt es eine familiäre Belastung mit Sprech-, Sprach-, Lese- und Rechtschreib- oder Hörstörungen?

Mehrsprachigkeit

- Welche Sprachen wurden mit dem Kind gesprochen? Waren die verschiedenen Sprachen an bestimmte Personen oder Situationen gebunden?
- Wie verlief der Spracherwerb in der Muttersprache?
- Hat das Kind durch Umzug o.Ä. einen Sprachwechsel erlebt? Wie lange und wie oft ist es mit der Zielsprache konfrontiert?

mer et al. 1999; Dannenbauer 2001). Die Merkspanne für gehörte Zahlen und Wörter ist bei Kindern mit Sprachentwicklungsstörungen häufig verkürzt.
All diese „Grundstörungen" – seien es die Defizite in der Verarbeitung schneller akustischer Reize, in der Rhythmuserkennung oder in der schnellen Informationsverarbeitung – können Folge früher Störungen der Hirnentwicklung auf genetischer oder anderer Basis sein. Emotionale und kognitive Auffälligkeiten werden dagegen auch als Folge der Sprachentwicklungsstörungen angesehen und nicht nur als gleichzeitig bestehende Defizite.
Die psychosozialen Bedingungen unterstützen oder behindern den Spracherwerbsprozess, der bereits unter ungünstigen Ausgangsbedingungen erfolgt (Siegel 1996).

5.2.3.6 Diagnose und Differenzialdiagnostik

Die Diagnostik umfasst die anamnestischen Angaben, die Beschreibung des derzeitigen Sprachverhaltens des Kindes durch die Bezugspersonen sowie die Beobachtung und Analyse des Sprachverhaltens in der Untersuchungssituation und während der Sprachtests.

Anamnestische Information

Jene Fragen, die zusätzlich zu den üblichen Angaben zur Anamnese geklärt werden sollten, sind in der Tabelle 5-27 aufgeführt.
Die Beschreibung der expressiven Sprache durch die Bezugspersonen gilt in der Regel als zuverlässig. Bei den Angaben zum Sprachverständnis werden die Fähigkeiten des Kindes von den Bezugspersonen meist überschätzt. Wichtige Informationen, die von den Bezugspersonen erfragt werden sollten, sind in der Tabelle 5-28 zusammengestellt.
Neben den Angaben der Bezugspersonen ist eine Beobachtung des Sprechens und der Sprache sowohl in einer freien Situation wie auch in einer Testsituation notwendig.

Beobachtung der Sprache

Die Sprache wird zum einen im Gespräch oder Spiel beobachtet (Rothweiler et al. 1995), zum anderen aber auch mit Tests erfasst. Die Redefluss-Störungen zeigen sich häufig in verschiedenen Situationen in unterschiedlicher Ausprägung. Um die Symptomatik erfassen zu können, ist es daher notwendig, das Kind in Situationen zu untersuchen, die bezüglich der sprachlichen Anforderungen, der kommunikativen Verantwortung, der Stressfaktoren und Strukturiertheit variieren.
Das Poltern nimmt in entspannten Situationen eher zu und kann in sehr strukturierten Anforderungssituationen zu-

Tab. 5-28: Fragen zum augenblicklichen Befund

Redeunflüssigkeiten
• Sind die Redeunflüssigkeiten situationsabhängig? • Wie reagiert das Kind, wenn Unflüssigkeiten auftreten? • Wie gehen die Bezugspersonen mit den Unflüssigkeiten um?
expressive Sprache
• Wie verständlich sind die Äußerungen des Kindes für die Familienmitglieder bzw. für Außenstehende. Kann es seine Äußerungen verändern, wenn es nicht verstanden wird? Wie reagiert es darauf, wenn es nicht verstanden wird? • Wie lang sind die Äußerungen des Kindes? Macht es Wortstellungs- oder Endungsfehler? Kann das Kind Erlebnisse oder Geschichten so berichten, dass der Zuhörer es versteht? Ist der Wortschatz etwa altersgemäß? • Fallen dem Kind Wörter, die es sicher kennt, häufig nicht ein (Wortfindungsstörungen)?
rezeptive Sprache
• Zeigt das Kind wenig Interesse an Sprache, „schaltet" es „ab", wenn gesprochen wird? Lässt es sich nicht gern altersgemäße Texte vorlesen? Kommt es häufiger zu Missverständnissen im Alltag, weil das Kind etwas „falsch verstanden" hat? • Beginnt das Kind häufig mit der Ausführung einer Tätigkeit, bevor der Erwachsene seine Anweisung beendet hat? Antwortet das Kind auffallend häufig mit „ja" auf Fragen? Werden Echolalien beobachtet? • Kann sich das Kind mehrere Aufträge in der richtigen Reihenfolge merken? • Vereinfachen die Bezugspersonen ihre Sprache zum Kind, im Vergleich mit Gleichaltrigen? Setzen die Bezugspersonen verstärkt nonverbale Mittel zur Verständigung ein? Achten die Bezugspersonen darauf, dass sie immer wieder die gleichen Wörter benutzen, damit das Kind sie versteht? • Bestehen Schulleistungsprobleme und in welcher Form? Versteht das Kind beim Lesen altersentsprechende Texte?

rücktreten. Zur Einschätzung der Häufigkeit von Sprechunflüssigkeiten werden halbstandardisierte Situationen hergestellt und analysiert (Rothenberger et al. 1994).

Expressive Störungen sind häufig schnell zu erkennen. Das Kind spricht kaum, die Äußerungen sind teilweise unverständlich, die Sätze dysgrammatisch. Schulkinder sprechen nur in ganz einfachen Hauptsätzen. Sie wenden kaum Nebensätze an. Vielfach bestehen ausgeprägte Wortfindungsstörungen. Manchmal werden bei älteren Kindern die Störungen erst deutlich, wenn das Kind spontan etwas Längeres erzählt. Das Kind ist nur unzureichend in der Lage, Inhalte, die ihm klar sind, verbal darzustellen. Einige Kinder greifen auf nonverbale Mittel zurück und „spielen" z. B. die Begebenheit.

Rezeptive Störungen werden meist nur erfasst, wenn systematisch nach ihnen gesucht wird. An eine Sprachverständnisstörung muss man denken, wenn ein Kind Fragen nicht korrekt oder sehr vage beantwortet, wenn es Anweisungen, die von Gestik begleitet sind, prompt befolgt, aber auf rein verbal gegebene Aufforderungen nicht oder nicht richtig reagiert. Die Kinder „hören nicht zu", sie erscheinen unaufmerksam für Sprache, beobachten das Gesicht des Gesprächspartners aber oft sehr genau. Auch das Verständnis gelesener Texte sollte regelmäßig überprüft werden (Nation et al. 2004).

Sprachtests

Der „Elternfragebogen für die Früherkennung von Risikokindern" (ELFRA) von Grimm und Doil (2001) kann als Screening-Instrument für Kinder mit zwölf und 24 Monaten eingesetzt werden. Er ist als Ergänzung zur U6 bzw. U7 (also zu der 6. bzw. 7. Kinder-Untersuchung) gedacht.

In der Tabelle 5-29 werden Sprachtests aufgeführt, die je nach Alter und Sprachstand des Kindes infrage kommen. Da die Normierung der Tests oft mangelhaft ist, dienen sie eher zur klinischen Einschätzung und nicht als Test im eigentlichen Sinne.

Eine Analyse von Sprachproben eines Kindes, die in einer freien Spielsituation, beim Erzählen einer Geschichte oder im Gespräch erhoben wurden, geben Information über grammatische und semantische Fähigkeiten aber auch über die Fähigkeit, altersgemäße Inhalte sprachlich darzustellen (Southwood u. Russell 2004).

Die Einschätzung der Kommunikation und der Fähigkeit, ein Gespräch zu führen, erfolgt bisher überwiegend informell. Bishop (1998) führt ebenso wie Botting (2004) eine Checkliste zur Einschätzung qualitativer Aspekte der Kommunikation auf.

Tab. 5-29: Sprachtests (Der Altersbereich beschreibt das Alter, für das der jeweilige Test konzipiert wurde; so zeigt z. B. der Eintrag 3;0–9;11 J an, dass der entsprechende Test Normen für Kinder von knapp 3 Jahren bis zum Alter von 9 Jahren und 11 Monaten enthält.)

Test	Was wird überprüft?	Altersbereich	Bemerkungen
Psycholinguistischer Entwicklungstest (PET) Angermeier 1977	umfassender Sprachtest	3;0–9;11 J	sagt Schulleistungen gut vorher, korreliert hoch mit der Intelligenz, sehr kleine deutsche Normierungsstichprobe, nur einzelne Untertests zu empfehlen
Logopädischer Sprachverständnistest Wettstein 1983	Sprachverständnis und expressive Sprache	4;0–8;11 J	sehr kleine Normierungsstichprobe aus der Schweiz, Einschätzung nach den Normen bei weitem zu gut, Teil A zur Überprüfung des Sprachverständnisses auf Satzebene geeignet
Heidelberger Sprachentwicklungstest (HSET) Grimm u. Schöler 1991	umfassender Sprachtest	> 4;0–9;11 J	im Vorschulalter oft schlechte Differenzierung wegen zu geringer Zahl der Items
Psycholinguistischer Sprachverständnis- und Sprachentwicklungstest (PSST) Wettstein 1997	umfassender Sprachtest	4;0–9;10 J	wenig einfache Aufgaben für die jüngeren Kinder, sehr kleine, nicht gut definierte Normierungsstichprobe
Allgemeiner Deutscher Sprachtest (ADST) Steinert 1978	umfassender Sprachtest	3.–10. Klasse aller Schultypen	Normierungsstichprobe nach Schultyp und Klasse
Aktiver Wortschatztest (AWST) Kiese u. Kozielski 1996	aktiver Wortschatz	3;0–5;11 J	sehr geeignet, dient auch zur Beobachtung von Wortfindungsstörungen
Evozierte Sprachdiagnostik grammatischer Fähigkeiten (ESGRAF) Motsch 1999	Test zur Erfassung grammatischer Fähigkeiten	Vorschulkinder und junge Schulkinder	Durch Spielangebote wird versucht, gezielt grammatische Strukturen beim Kind zu evozieren.
Sprachentwicklungstest für zweijährige Kinder (SETK-2) Grimm 2000	Test für expressive und rezeptive Sprache	2–3 Jahre	Normierung an 283 Kindern in 4 Altersgruppen zwischen 24 und 35 Monaten
Sprachentwicklungstest für drei- bis fünfjährige Kinder (SETK-3-5) Grimm 2001	Test für expressive und rezeptive Sprache und auditives Gedächtnis	3–5 Jahre	Normierung an 495 Kindern in 5 Altersgruppen zwischen 3;0 und 5;11 Jahren

Untersuchung kognitiver Fähigkeiten

Bei der Einschätzung der Intelligenz muss auf nonverbale Verfahren zurückgegriffen werden, da die Korrelation zwischen verbalem IQ und sprachlichen Fähigkeiten sehr hoch ist. Mehrdimensionale Tests sind eindimensionalen in jedem Fall vorzuziehen. Die Tabelle 5-30 zeigt eine Reihe von Tests, die zur Einschätzung der Intelligenz geeignet sind.

Soweit der Intelligenztest keine Untertests enthält, die das auditive und visuelle Kurzzeitgedächtnis überprüfen, ist es wichtig, diese Fähigkeit getrennt einzuschätzen. Typischerweise sind Leistungen im auditiven Kurzzeitgedächtnis beeinträchtigt, während Leistungen im visuellen Bereich unauffällig sind (Montgomery 1995).

Bei allen Kindern mit einer Sprachentwicklungsstörung sollte im Jahr vor der Einschulung das „Bielefelder Screening zur Früherkennung von Lese-Rechtschreibschwierigkeiten" (BISC, Jansen et al. 1999) durchgeführt werden.

Tab. 5-30: Intelligenztests, die für die Untersuchung sprachentwicklungsgestörter Kinder geeignet erscheinen (Der Altersbereich beschreibt das Alter, für das der jeweilige Test konzipiert wurde; so zeigt z. B. der Eintrag 2;6–7 J an, dass der entsprechende Test Normen für Kinder von 2 Jahren und sechs Monaten bis zum Alter von 7 Jahren enthält.)

Test	Alter	Bemerkungen
Snijders-Oomen Nonverbaler Intelligenztest (SON-R 2½-7) Tellegen et al. 1996	2;6–7 J	neu normierter Test, der ohne sprachliche Instruktionen durchgeführt werden kann
Kaufman-Assessment Battery for Children (K-ABC) Melchers u. Preuss 1991	2;6–12;5 J	Die nonverbale Skala beruht sehr stark auf Kurzzeitgedächtnistests, was teilweise die Fähigkeiten der Kinder unterschätzt.
Hamburg-Wechsler Intelligenztest für Kinder III (HAWIK-III) Tewes et al. 2000	6;0–16;11 J	Verbal- und Handlungsteil. Auch im Handlungsteil werden sprachliche Instruktionen gegeben. Wichtig ist die Interpretation des Profils. Bei sehr großen Unterschieden zwischen den Untertests sollte kein Gesamtwert errechnet werden.
Adaptives Intelligenzdiagnostikum 2 (AID 2) Kubinger u. Wurst 2000	6–15;11 J	verfügt über eine sprachfreie Instruktion für fünf Untertests und zwei Zusatztests
Snijders-Oomen Nonverbaler Intelligenztest (SON-R 5½-17) Snijders et al. 1997	5;6–17 Jahre	1997 neu normierter Test, der ohne sprachliche Instruktion ausgeführt werden kann

Weitere Untersuchungen

Gehör und auditive Wahrnehmung

Eine pädaudiologische Untersuchung ist unbedingt notwendig, auch wenn klinisch der Eindruck besteht, dass das Gehör unauffällig ist. Eine Beurteilung der zurzeit sehr häufig angewendeten Tests zur Erfassung der auditiven Wahrnehmung ist abschließend nicht möglich, da methodisch ausreichende Untersuchungen dazu eher für eine geringe Validität und Reliabilität sprechen (Cacace u. McFarland 1998; Bishop et al. 1999; Ptok et al. 2000; Suchodoletz et al. 2004).

Entwicklungsneurologische Untersuchung, EEG

Viele der Kinder haben neurologische und insbesondere motorische Auffälligkeiten, die mit einer entwicklungsneurologischen Untersuchung gut zu erfassen sind (Riegel et al. 1995). Ein EEG sollte routinemäßig gemacht werden, ein Schlaf-EEG bei jedem Kind mit einer ausgeprägten Sprachverständnisstörung oder einem Hinweis auf einen Sprachverlust (Rolando-Epilepsie, Landau-Kleffner-Syndrom). Bildgebende Verfahren sind nur in Abhängigkeit vom neurologischen Befund und EEG sinnvoll.

Diagnostik von Stoffwechselstörungen, genetische Untersuchung

Diese Untersuchungen dienen eher dem Ausschluss anderer Störungen als der Diagnose einer spezifischen Sprachentwicklungsstörung. Die bisherigen Verfahren der genetischen Diagnostik sind noch speziellen Studien vorbehalten.

Psychiatrische Abklärung

Da bei über 50 % der Kinder mit einer umschriebenen Sprachentwicklungsstörung psychiatrische Störungen auftreten, die für das therapeutische Vorgehen von entscheidender Bedeutung sind, ist eine kinder- und jugendpsychiatrische Abklärung sinnvoll. Mit dem „Fragebogen zu Verhaltensauffälligkeiten bei Kindern" (CBCL) von Achenbach (1991) kann ein Screening erfolgen (Noterdaeme u. Amorosa 1998).

Differenzialdiagnostik

Die Unterscheidung von Stottern und Poltern kann schwierig sein. Stottern muss aber auch gegenüber den Tic-Störungen, Zwangsstörungen und neurologischen Erkrankungen mit Störungen des Sprechflusses abgegrenzt werden.

Bei jungen Kindern kann es schwierig sein, die Sprachentwicklungsstörung gegenüber einer verlangsamten, aber noch normalen Entwicklung abzugrenzen (Suchodoletz 2004). Der Verlauf, der bei der verlangsamten Entwicklung meist zu einem Aufholen des Rückstandes führt, muss zur Entscheidung herangezogen werden.

Hörstörungen treten häufig auf und führen zu einer Beeinträchtigung der Sprachentwicklung. Sie können aber auch gemeinsam mit umschriebenen Sprachentwicklungsstörungen vorkommen.

Die Intelligenzminderung geht meist mit einem unausgeglichenen Profil der intellektuellen Leistungsfähigkeit und besonders mit einer Sprachbeeinträchtigung einher. Eine Sprachbeeinträchtigung, die deutlich schwerer ist als die Entwicklungsverzögerung nonverbaler Fähigkeiten, sollte als umschriebene Entwicklungsstörung des Sprechens und der Sprache zusätzlich zur Intelligenzminderung kodiert werden. Besteht ein frühkindlicher Autismus, so sollte keine umschriebene Sprachentwicklungsstörung kodiert werden. Für die Abgrenzung, die bei Kindern mit einer rezeptiven Sprachstörung schwierig sein kann, muss die Qualität der Interaktion und Kommunikation beurteilt werden.

Bei jüngeren Kindern mit einer Sprachverständnisstörung muss eine erworbene Aphasie (Landau-Kleffner-Syndrom) ausgeschlossen werden. Hier ist die Vorgeschichte mit einem Verlust bereits erworbener sprachlicher Fähigkeiten ebenso entscheidend wie das Schlaf-EEG.

Ausgeschlossen werden muss immer ein unzureichender Kontakt mit der zu erlernenden Sprache.

5.2.3.7 Prävention und Behandlung

Prävention

Wir unterscheiden zwischen primärer und sekundärer Prävention. Da bei vielen Vorschulkindern Sprechunflüssigkeiten auftreten, die sich nur bei einem kleinen Teil zu einem Stottern entwickeln, ist es wichtig, Eltern über diese häufig vorkommenden Schwierigkeiten aufzuklären.

Als sekundäre Prävention muss die Behandlung ausgeprägter Sprechunflüssigkeiten bei Vorschulkindern angesehen werden (Jones et al. 2000).

Eine primäre Prävention von Sprachstörungen wird in der Unterstützung einer positiven Mutter-Kind-Interaktion gesehen. Auch die bewusste Förderung der Interaktion und des Dialogs in Familien und in Kinderkrippen soll günstige Voraussetzungen für die Sprachentwicklung schaffen (Papousek 1994).

Als sekundäre Prävention kann eine frühe Intervention (bereits im ersten Lebensjahr), wie sie von Ward (1999) und Penner (2002) beschrieben wurde, angesehen werden. Die Ergebnisse zur frühen Intervention sind allerdings umstritten. Denn die Schwierigkeit, im frühen Alter eine sichere Diagnose zu stellen, erschwert die Beurteilung. Von Kindern, die im Alter von zwei Jahren noch keine 50 Wörter erworben haben (late talkers), weiß man, dass die Hälfte derer mit drei Jahren sprachlich unauffällig ist, und zwar auch ohne Intervention (Roberts et al. 1998).

Der Aufbau einer altersentsprechend differenzierten Kommunikation mit anderen Mitteln als der Sprache bei Kindern mit Sprachentwicklungsstörungen dient u. a. der Prävention kognitiver und emotionaler Defizite, die ihrerseits durch die unzureichende Sprachentwicklung entstehen können.

Wichtig ist die gezielte Förderung der kognitiven Fähigkeiten mit anderen als rein sprachlichen Mitteln zur Prävention sekundärer Beeinträchtigungen. Hier ist die den Fähigkeiten des Kindes entsprechende schulische Förderung von entscheidender Bedeutung.

Für die Prävention psychischer Störungen sind die genaue Diagnostik und Beratung der Eltern und die geeignete Förderung der Kinder wichtig.

Behandlung

Für die Behandlung des Stotterns gibt es eine große Anzahl an Methoden. In den letzten Jahren wird immer mehr betont, dass das Programm individuell an das jeweilige Kind und seine Familie angepasst werden muss (Hancock et al. 1998; Riley u. Ingham 2000).

Da die kindlichen Sprachentwicklungsstörungen häufig komplexe Störungen sind, ist es nötig, die Behandlung entsprechend zu planen. Voraussetzung ist eine gezielte Diagnostik aller Bereiche (AACAP 1998). Dies drückt sich in Diagnosen auf allen Achsen der multiaxialen Klassifikation und in einer differenzierten Untersuchung der sprachlichen Fähigkeiten aus.

Am Anfang und therapiebegleitend müssen die Aufklärung und die Beratung der Bezugspersonen und des Patienten stehen. Es ist auch wichtig, das Umfeld in diese Aufklärung direkt oder indirekt durch die Bezugspersonen einzubeziehen. Dabei ist es nötig, die Inhalte den Verständnismöglichkeiten des Patienten und der Bezugspersonen anzupassen. Häufig müssen die Erklärungen mehrfach gegeben werden.

Ziele der Behandlung

Die Ziele der Behandlung beim Stottern sind eine ausreichende Sprechflüssigkeit für Situationen, in denen dies für

den Patienten wichtig ist. Zusätzlich ist der Abbau der auffälligen Mitbewegungen für den Patienten von großer Bedeutung.
Beim Poltern soll durch die Behandlung erreicht werden, dass der Patient das Sprechtempo seinen linguistischen Fähigkeiten anpasst und sein Sprechen so weit kontrolliert, dass er für seine Umgebung verständlich wird.
Die Behandlung der Sprech- und Sprachstörungen hat im Wesentlichen drei große Ziele:

- eine entsprechend der Gesamtentwicklung differenzierte Kommunikation aufzubauen
- Sprechfreude und Interesse am Sprachverstehen zu entwickeln
- die Fähigkeit zu verbessern, komplexe Sprache zu verstehen und sich sprachlich auszudrücken

Das erste Ziel, das aber während der gesamten Behandlung bestehen bleibt, ist die Verbesserung der Kommunikation. Bei Kindern mit schwer gestörter Kommunikationsfähigkeit ist es notwendig, zumindest vorübergehend mit Hilfsmitteln wie Gebärden, Bildern, Schrift, Fotos o. Ä. eine Kommunikation aufzubauen, die so differenziert ist, dass das Kind altersentsprechende Inhalte verstehen bzw. mitteilen kann. Es ist bereits bei jungen Kindern wichtig, dass sie mehr als die allereinfachsten Bedürfnisse ausdrücken können. Es können Tages- bzw. Wochenpläne mit Bildern eingesetzt werden, um kommende Ereignisse anzukündigen. Das Kind sollte leichten Zugang zu Fotos haben, um deutlich machen zu können, dass es z.B. etwas aus dem letzten Urlaub „erzählen" möchte. Man kann Situationen mit einer Sofortbildkamera oder digitalen Kamera aufnehmen, um am Abend mit dem Vater über Ereignisse des Tages zu „sprechen". Diese Hilfsmittel werden unterschiedlich lange und intensiv eingesetzt. Das Ziel der Behandlung ist die gesprochene Sprache, wenn sie erreichbar ist. Die Kinder legen die Hilfsmittel sehr schnell wieder ab, wenn die sprachliche Verständigung sich ausreichend entwickelt hat (Capone u. McGregor 2004).
Das zweite Ziel ist es, die Sprechfreude zu erhalten oder aufzubauen, da das Sprechen selbst die beste Sprechübung darstellt. Dazu ist es nötig, dass man sich sehr bemüht, das Kind zu verstehen. Dies wird erleichtert, wenn Bilder oder Gebärden zu Hilfe genommen werden. Oft ist es nötig, Informationen – z.B. aus dem Kindergarten oder der Schule – zu bekommen, damit man ungefähr weiß, was das Kind erzählen möchte. Neben der Anregung der Sprechfreude wird gleichzeitig die Aufmerksamkeit für auditive Reize trainiert. Es geht darum, dass die Kinder wieder lernen, dass sie über das Ohr wichtige Information aufnehmen können. Immer stärker geht es dann auch um die Aufmerksamkeit für Sprache. Dies wird umso eher erreicht, je besser das Kind die gehörten Äußerungen verstehen kann, je genauer sie also dem Sprachverständnis des Kindes angepasst sind. Die Kinder müssen in der Behandlung lernen, dass man Sprache genau verstehen kann (Skaratis-Doyle u. Mullin 1990, Baur u. Endres 1999; Amorosa u. Noterdaeme 2002).
Erst wenn die Ziele, die Kommunikation zu verbessern sowie Sprechfreude und Interesse für Sprache zu wecken, erreicht sind, geht es darum, das Verständnis für komplexere Sprache aufzubauen und die Verständlichkeit der kindlichen Äußerungen zu verbessern. Dabei steht – je nach Störung – der Aufbau eines passiven Wortschatzes, die Lautproduktion, die Grammatik oder die Fähigkeit, ein Erlebnis oder eine längere Information sprachlich auszudrücken, im Vordergrund.

Methoden der Behandlung

Für die Behandlung des Stotterns von Kindern und Jugendlichen gibt es sehr viele Methoden. Verhaltenstherapeutische Konzepte – kombiniert mit Entspannungstechniken – spielen eine wichtige Rolle in der Behandlung aller Altersgruppen (Kern 2001). Eine Beratung der Bezugspersonen muss integraler Bestandteil der Behandlung sein. Für Vorschulkinder wird zunehmend die direkte Therapie der Kinder gefordert (Onslow et al. 2001; Johannsen u. Schulz 1990; Jones et al. 2000; Druce et al. 1997).
Für die Behandlung von Sprech- und Sprachstörungen gibt es eine Reihe von Methoden, die unter verschiedenen Begriffen zusammengefasst werden (Dames 1999). Zunächst muss festgelegt werden, welcher spezielle Behandlungsschritt innerhalb der drei großen Therapieziele als nächster erarbeitet werden soll. Es kann darum gehen, den passiven Wortschatz für eine spezielle Situation im Alltag, die immer wieder zu Schwierigkeiten führt, einzuüben, eine Satzstruktur oder einen Laut anzubahnen. Für diese Entscheidung werden verschiedene Modelle herangezogen. Man nimmt die normale Entwicklung als Vorbild (entwicklungsproximal, nach Dannenbauer 2001) und richtet sich nach der dort gefundenen Reihenfolge der einzelnen Schritte. Andere Autoren gehen davon aus, dass es für jede Form der Störung notwendig ist, anhand von Untersuchungen eigene Behandlungssequenzen zu erarbeiten (störungsgeleitet). Ein dritter Ansatz geht davon aus, dass für jedes Kind individuell entschieden werden muss, welcher der nächste Behandlungsschritt ist. Dabei werden Strukturen geübt, die bereits in Ansätzen vorhanden sind, oder solche, die für die Kommunikationssituation des Kindes besonders wichtig sind (kindgeleitet).
Wenn auf diese Weise das Therapieziel festgelegt ist, werden unterschiedliche Formen oder Vorgehensweisen eingesetzt. Die Therapieziele können in besonders geeignete Spiele integriert werden (spielerische Behandlung) oder sie können, wenn auch mit spielerischen Mitteln, eher in einer Übungssituation mit dem Kind eintrainiert werden (Endres

u. Baur 2003). Bei der „spielerischen Behandlung" besteht die Vorstellung, dass die zu erlernende Struktur im Spiel zwar häufig angeboten wird, für das Kind aber das Spiel im Vordergrund steht. Häufig ist es ihm nicht bewusst, dass es darum geht, eine bestimmte Struktur oder eine Lautsequenz zu lernen. Bei den „übenden" Verfahren ist dem Kind das Ziel der Übung bewusst (Swisher et al. 1995).

Behandlungen können in unterschiedlichen Settings durchgeführt werden, als Einzel- oder Gruppentherapie mit einem ausgebildeten Sprachtherapeuten, meist 1- bis 2-mal in der Woche für eine begrenzte Zeit oder im Alltag (Milieutherapie). Bei der Milieutherapie werden Bezugspersonen angeleitet, in spezieller Weise im Alltag mit dem Kind sprachlich umzugehen (Tannock u. Girolametto 1992; Gibhard et al. 2004).

In vielen Arbeiten (meist mit kleinen Versuchsgruppen) konnte gezeigt werden, dass mit allen Methoden und den verschiedenen Settings Erfolge zu erzielen sind (Tallal et al. 1996; Goldstein u. Gierut 1998). In den letzten Jahren ging es in der Forschung zunehmend darum, nachzuweisen, dass bestimmte Verfahren für unterschiedliche sprachliche Ziele und für einen bestimmten Entwicklungsstand besonders geeignet sind (Gallagher 1998).

Metaanalysen von Studien zur Effektivität der Sprachbehandlung konnten zeigen, dass Erfolge bei Artikulations- und expressiven Störungen nachzuweisen sind, nicht aber bei rezeptiven Störungen. Dabei ist jedoch zu bedenken, dass nur zwei Studien zur rezeptiven Störung die Einschlusskriterien erfüllten (Law 2004).

Besonderheiten bei der Behandlung der komorbiden Störungen

Da Störungen der Sprachentwicklung selten isoliert auftreten, ist immer auch eine Behandlung der komorbiden Störungen nötig. Dabei geht es vor allem um die motorische Förderung, die Behandlung der Lese- und Rechtschreibstörung und um die psychiatrischen Störungen. Bei allen Behandlungen muss berücksichtigt werden, dass Kinder mit Sprachentwicklungsstörungen Sprache schlechter verstehen als Gleichaltrige und Probleme haben, ihre Gedanken, Einwände oder Wünsche schnell und präzise mitzuteilen. Insbesondere in Gruppen sind sie darauf angewiesen, dass Anweisungen und Erklärungen ihrem Sprachverständnis entsprechen und ihnen ausreichend Zeit und Geduld eingeräumt wird, sich auszudrücken.

Bei der Behandlung der motorischen Auffälligkeiten müssen sowohl die Defizite im grob- wie auch im feinmotorischen Bereich Berücksichtigung finden. Insbesondere bei jüngeren Kindern führen grobmotorische Schwierigkeiten durch die Ungeschicklichkeit der Kinder in der Kindergruppe, aber auch im Alltag häufig zu Problemen. Die feinmotorischen Schwierigkeiten sind durch ihre Auswirkung auf die Graphomotorik ein großes Problem in der Schule. Neben der vereinfachten Ausgangsschrift (Mai 1991) sind in einzelnen Fällen Hilfen wie das Schreiben am Computer eine sinnvolle Unterstützung.

Bei Kindern, deren Leistung im „Bielefelder Screening zur Früherkennung von Lese-Rechtschreibschwierigkeiten" BISC) im Risikobereich liegt, sollte ein entsprechendes Training nach Küspert und Schneider (1999) noch im Vorschulalter durchgeführt werden.

> Die Behandlung der Lese- und Rechtschreibstörung muss bei sprachentwicklungsgestörten Kindern sehr intensiv erfolgen, da der Erwerb der Lesefähigkeit häufig trotz der Schwierigkeiten zu einer Verbesserung des Sprechens und der Sprache führt.

Das Erlernen der Zuordnung von Laut und Buchstabe ist erschwert, entsprechend der Schwierigkeit der Kinder, sich Namen zu merken. Dabei sind phonembetonte Handzeichen eine große Unterstützung. Beim Lesen muss besonders darauf geachtet werden, dass dem Kind der Wortschatz bekannt ist, sodass es sinnentnehmend lesen lernt.

Die gleichzeitig bestehenden psychiatrischen Störungen, überwiegend Aufmerksamkeits- und Aktivitätsstörungen mit oder ohne Störungen des Sozialverhaltens, aber auch emotionale Störungen und Tic-Störungen, werden mit psychotherapeutischen Methoden, evtl. auch mit Medikamenten behandelt. Da insbesondere die Aufmerksamkeitsstörungen die Möglichkeit des Kindes, sprachlich dazuzulernen, sehr einschränkt, sollte auf eine ausreichende Behandlung dieser Defizite geachtet werden. Bei ausgeprägteren Störungen ist es meist nötig, die Sprachstörung und die psychiatrischen Störungen gleichzeitig zu behandeln, da die Behandlung nur einer Störung selten eine erkennbare Verbesserung bringt (Vallance u. Wintre 1997).

Integration der Behandlungen und weitere unterstützende Maßnahmen

Häufig ist eine Förderung im sozialen Bereich nötig, die neben einer Beratung der Bezugspersonen, des Kindergartens oder Hortes auch in Form einer Gruppentherapie oder in einer heilpädagogischen Einrichtung erfolgen sollte.

Psychiatrische Störungen sollten in der Sprachtherapie unbedingt berücksichtigt werden. Dabei muss darauf geachtet werden, dass die verschiedenen Therapeuten sich gut miteinander absprechen, besonders bezüglich der Elternarbeit, und dass die Familie nicht durch zu viele Termine überfordert wird.

5.2.3.8 Verlauf und Prognose

Etwa 75 % der Vorschulkinder, die Sprechunflüssigkeiten zeigen, hören damit ohne Intervention wieder auf. Nur etwa bei einem Prozent kommt es zu einem schweren Stottern bis in das Erwachsenenalter. Anfangs ist das Stottern durch Silben- und Wortwiederholungen gekennzeichnet, später entwickelt sich bei den Kindern eine Erwartungsangst, wieder Stottern zu müssen. Die Kinder versuchen, über Pressen oder Mitbewegungen über die Unflüssigkeit hinwegzukommen. Durch die Reaktion der Umgebung kann es zu massiven emotionalen Problemen kommen, die intensiver Behandlung bedürfen können.

Die Prognose der umschriebenen Sprachentwicklungsstörungen ist abhängig von der Art und Ausprägung der Störung sowie vom Alter der Kinder bei der Untersuchung. Die reine Sprechstörung ist eher günstig im Verlauf, die rezeptive Störung führt zu den stärksten Beeinträchtigungen sowohl in der Schulbildung wie auch im sozialen Verhalten (Beitchman et al. 1996; Stohad et al. 1998).

Es gibt eine Reihe von Langzeitstudien, die etwas über den Verlauf der Sprachstörungen aussagen. Studien an Kindern, die mit zwei Jahren einen Wortschatz von weniger als 50 Wörtern haben (late talkers), sonst aber in ihrer Entwicklung unauffällig sind, zeigen, dass etwa die Hälfte dieser Kinder mit drei Jahren in Sprachtests im Bereich der Altersnorm liegt. Bei Nachuntersuchungen der gleichen Kinder im Alter von 13 Jahren fand Rescorla (2000) jedoch, dass die Kinder in allen sprachlichen Leistungen, im Lesen und Rechtschreiben deutlich geringere Leistungen zeigten als eine Gruppe von Kindern, die nach dem IQ und der sozialen Schicht parallelisiert waren.

Bishop und Edmundson (1987) untersuchten eine Gruppe von 4-jährigen Kindern mit einer Sprachentwicklungsstörung. Etwa die Hälfte dieser Kinder zeigte im Alter zwischen fünf und sechs Jahren Leistungen im unteren Bereich der Norm in Sprachtests. Tomblin und Mitarbeiter (2003) untersuchten Kinder im Alter von acht Jahren nach, bei denen im Alter von vier Jahren eine umschriebene Sprachentwicklungsstörung diagnostiziert worden war. Die sprachlichen Auffälligkeiten waren auch nach vier Jahren noch nachzuweisen.

Im Gegensatz zu den relativ günstigen Verläufen bei Kindern im Vorschulalter ist der Verlauf bei Kindern, die im Schulalter noch auffällig in ihrer Sprache sind, deutlich ungünstiger. So berichten Schöler et al. (1998), dass Jugendliche, die im Grundschulalter als sprachgestört diagnostiziert worden waren, weiterhin ein deutlich gestörtes auditives Kurzzeitgedächtnis hatten und sprachlich eingeschränkt waren. Records et al. (1992) stellten bei jungen Erwachsenen, die als Kinder eine spezifische Sprachentwicklungsstörung aufgewiesen hatten, fest, dass ihr Schulabschluss deutlich niedriger war als bei einer Kontrollgruppe. Joffe et al. (1996) beobachteten persistierende Schwierigkeiten in der Kommunikation bei Jugendlichen, die bezüglich der Sprachstörung als „geheilt" galten.

Mawhood et al. (2000) untersuchten junge Erwachsene, die im Alter von sieben Jahren die Diagnose einer rezeptiven Sprachentwicklungsstörung erhalten hatten. Auffällig war die hohe Rate an jungen Männern mit erheblichen Problemen im sozialen Bereich und im Beruf.

Haynes und Naidoo (1991) haben Jugendliche nachuntersucht, bei denen im Vorschulalter eine Sprachentwicklungsstörung diagnostiziert worden war. Sie fanden eine hohe Rate an Kindern mit schulischen Problemen. Man geht davon aus, dass etwa 50 % der Kinder Schwierigkeiten im Lesen und Rechtschreiben haben. Auch bei Kindern, bei denen bis zum Schulbeginn die Sprachentwicklungsstörung behoben ist, tritt die Legasthenie gehäuft auf. Weitere Probleme in der Schule sind die Textaufgaben in Mathematik, die besonders für Kinder mit rezeptiven Störungen zum Problem werden (Fazio 1999).

5.2.3.9 Forschungsanliegen und Ausblick

Drei Aspekte sind für die weitere Entwicklung des Bereichs der Sprech- und Sprachentwicklungsstörungen wichtig:
- die Klärung der Ursachen und der Ätiopathogenese
- die Verbesserung der Diagnostik
- kontrollierte Studien zur Behandlung

Die Studien zu genetischen Ursachen müssen weitergeführt werden. Es wird aber nötig sein, die klinische Symptomatologie, d.h. den Phänotyp, altersabhängig genau zu beschreiben (Tager-Flusberg u. Cooper 1999). Es sollten bessere Diagnose-Instrumente entwickelt werden. Die vorhandenen Tests sind zumeist nur an kleinen Stichproben normiert. Für ältere Schulkinder sind praktisch keine Tests vorhanden. Auch für die jüngeren Kinder korrelieren niedrige Testergebnisse nur sehr gering mit der klinischen Einschätzung einer Sprachentwicklungsstörung.

Weiterhin ist es wichtig, zu klären, welche der beschriebenen Phänomene tatsächlich relevant und spezifisch sind.

Zur Behandlung fehlen Studien an größeren Kollektiven von Kindern mit umschriebenen Sprachentwicklungsstörungen. Hier besteht ein großer Bedarf, die Effektivität der vielen angebotenen Therapien zu überprüfen und die Spezifität für bestimmte Störungsbilder oder Altersstufen zu untersuchen.

Umschriebene Sprachentwicklungsstörungen sind häufig und haben einen großen Einfluss auf die gesamte Entwicklung des Kindes bis ins Erwachsenenalter hinein. Da sie häufig gemeinsam mit psychiatrischen Störungen auftreten, diese teilweise auch mit bedingen, ist es wichtig, ihr Erscheinungsbild in seiner Abhängigkeit zum Alter zu kennen und gezielt nach den Symptomen zu suchen. Eine Behandlung muss umfassend geplant sein. Diese kann zu einer erheblichen Verbesserung der sprachlichen Leistungen führen, muss aber in vielen Fällen dem Kind Strategien vermitteln, wie es mit seinen bleibenden sprachlichen Schwierigkeiten umgehen kann.

Literatur

AACAP (1998). Practice parameters for the assessment and treatment of children and adolescents with language and learning disorders. J Am Acad Child Adolesc Psychiatry; 37: 46–62.

Achenbach T (1991). Manual for the Child Behavior Checklist/4-14 and Profile. University of Vermont, Department of Psychiatry: Burlington.

American Psychiatric Association (1994). Diagnostic and Statistical Manual of Mental Disorders. 4th ed. DSM-IV. Washington, DC: American Psychiatric Association Press.

Alt M, Plante E, Creusere M (2004). Semantic Features in Fast-Mapping: Performance of Preschoolers With Specific Language Impairment Versus Preschoolers With Normal Language. J Speech Lang Hear Res; 47: 407–20.

Amorosa H (1998). The classification of speech and language disorders. In: Rispens J, van Yperen T, Yule W (eds). Perspectives on the Classification of Specific Developmental Disorders. Dordrecht: Kluwer Academic Publishers; 155–80.

Amorosa H (2001). Auffälligkeiten in der Sprechmotorik. In: Suchodoletz W von (Hrsg). Sprachentwicklungsstörung und Gehirn. Stuttgart: Kohlhammer; 99–117.

Amorosa H, Noterdaeme M (1998). Kongenitale Störungen der Wortperzeption. In: Förster C, Merkenschlager A (Hrsg). Aktuelle Neuropädiatrie 1997. Nürnberg: Novartis Pharma Verlag; 32–8.

Amorosa H, Noterdaeme M (2003). Sprachverständnisstörungen. Göttingen: Hogrefe.

Aram D, Eisele J (1994). Limits to a left hemisphere explanation for specific language impairment. J Speech Lang Hear Res, 37: 824–30.

Baur S, Endres R (1999). Kindliche Sprachverständnisstörungen – Der Umgang im Alltag und in spezifischen Fördersituationen. Sprachheilarbeit; 44: 318–28.

Bedore L, Leonard L (1998). Specific language impairment and grammatical morphology: a discriminant function analysis. J Speech Lang Hear Res; 41: 1185–92.

Beitchman J, Nair R, Clegg M, Patel P (1986). Prevalence of speech and language disorders in 5-year old kindergarten children in the Ottawa-Carleton Region. J Speech Hear Dis; 51: 98–110.

Beitchman J, Wilson B, Brownlie E, Walters H, Inglis A, Lancee W (1996). Long-term consistency in speech/language profiles: II. Behavioral, emotional, and social outcomes. J Am Acad Child Adolesc Psychiatry; 35: 815–25.

Bishop D (1997). Uncommon Understanding. Development and Disorders of Language Comprehension in Children. Hove: Psychology Press.

Bishop D (1998). Development of the Children's Communication Checklist (CCC): a method for assessing qualitative aspects of communicative impairment in children. J Child Psychol Psychiatry; 39: 879–91.

Bishop D (2000). How does the brain learn language? Insights from the study of children with and without language impairment. Dev Med Child Neurol; 42: 133–42.

Bishop D, Edmundson A (1987). Language-impaired 4-year-olds: distinguishing transient from persistent impairment. J Speech Hear Dis; 52: 156–73.

Bishop D, Carlyon R, Deeks J, Bishop S (1999). Auditory temporal processing impairment: neither necessary nor sufficient for causing language impairment in children. J Speech Lang Hear Res; 42: 1295–310.

Brinton B, Fujiki M, McKee L (1998). Negotiation skills of children with specific language impairment. J Speech Lang Hear Res; 41: 927–40.

Botting N (2004). Children's Communication Checklist (CCC) scores in 11-year-old children with communication impairments. Int J Lang Commun Disord; 39: 215–27.

Cacace A, McFarland D (1998). Central auditory processing disorder in school-aged children: a critical review. J Speech Lang Hear Res; 41: 355–73.

Capone N, McGregor K (2004). Gesture Development: A Review for Clinical and Research Practices. J Speech Lang Hear Res; 47: 173–86.

Carson D, Klee T, Perry C, Muskina G, Donaghy T (1998). Comparisons of children with delayed and normal language at 24 months of age on measures of behavioral difficulties, social and cognitive development. Infant Mental Health J; 19: 59–75.

Catts H, Fey M, Tomblin J, Zhang X (2002). A longitudinal investigation of reading outcomes in children with language impairments. J Speech Lang Hear Res; 45: 1142–57.

Chaban P (1996). Understanding language dysfunction from a perspective: an overview of pragmatic theories. In: Beitchman J, Konstantareas M, Tannock R (eds). Language, Learning and Behavior Disorders. New York: Cambridge University Press; 23–37.

Clark M, Plante E (1998). Morphology of the inferior frontal gyrus in developmentally language-disordered adults. Brain Lang; 61: 288–303.

Coen R (1886). Pathologie und Therapie der Sprachanomalien für Ärzte und Studierende. Wien: Urban & Schwarzenberg.

Cohen N, Davine M, Horodezky N, Lipsett L, Isaacson L (1993). Unsuspected language impairment in psychiatrically disturbed children: prevalence, language and behavioral characteristics. J Am Acad Child Adolesc Psychiatry; 32: 595–603.

Coster F, Goorhuis-Brouwer S, Nakken H, Spelberg H (1999). Specific language impairments and behavioural problems. Fol Phoniatr Logop; 51: 99–107.

Dale P (1996). Language and emotion: a developmental perspective. In: Beitschman J, Cohen N, Konstantareas M, Tannock R (eds). Language, Learning and Behavior Disorders. New York: Cambridge University Press; 5–22.

Dames K (1999). Zur Therapie umschriebener Sprachentwicklungsstörungen. Sprache – Stimme – Gehör; 23: 159–62.

Dannenbauer F (2001). Chancen der Frühintervention bei spezifischer Sprachentwicklungsstörung. Sprachheilarbeit; 46: 103–11.

Deutsches Institut für medizinische Dokumentation und Information, DIMDI (1994). ICD-10. Internationale Klassifikation der Krankheiten und verwandter Gesundheitsprobleme. Göttingen: Huber.

Dunn M, Flax J, Sliwinski M, Aram D (1996). The use of spontaneous language measures as criteria for identifying children with specific language impairment: an attempt to reconcile clinical and research incongruence. J Speech Lang Hear Res; 39: 643–54.

Druce T, Debney S, Byrt T (1997). Evaluation of an intensive treatment program for stuttering in young children. J Fluency Disord; 22: 169–86.

Edwards J, Lahey M (1996). Auditory lexical decisions of children with specific language impairment. J Speech Lang Hear Res; 39: 1263–73.

Elliott L, Hammer M (1993). Fine-gained auditory discrimination: factor structures. J Speech Lang Hear Res; 36: 396–409.

Endres R, Baur S (2003). Sprachtherapeutische Interventionen. In: Amorosa H, Noterdaeme M (Hrsg). Rezeptive Sprachstörungen. Göttingen: Hogrefe.

Esser G (1991). Was wird aus Kindern mit Teilleistungsschwächen? Der langfristige Verlauf umschriebener Entwicklungsstörungen. Stuttgart: Enke.

Evans J (1996). SLI subgroups: interaction between discourse constraints and morphosyntactic deficits. J Speech Lang Hear Res; 39: 655–60.

Fazio B (1999). Arithmetic calculation, short-term memory, and language performance in children with specific language impairment: a 5-year follow-up. J Speech Lang Hear Res; 42: 420–31.

Felsenfeld S, Kirk K, Statham D, Neale M, Martin N (2000). A study of the genetic and environmental etiology of stuttering in a selected twin sample. Behav Genet; 30: 359–66.

Fisher S, Vargha-Khadem F, Wilkins K, Monaco A, Pembrey M (1998). Localisation of a gene implicated in a severe speech and language disorder. Nat Genet; 18: 168–70.

Folstein S, Mankoski R (2000). Chromosome 7q: Where autism meets language disorder. Am J Hum Genet; 67: 278–81.

Froster U, Schulte-Körne G, Hebebrand J, Remschmidt H (1993). Cosegregation of balanced translocation (1;2) with retarded speech development and dyslexia. Lancet; 42: 178–9.

Gallagher T (1998). Treatment research in speech, language and swallowing: lessons from child language disorders. Fol Phoniatr Logop; 50: 165–82.

Gathercole S, Baddeley A (1995). Short-term memory may yet be deficient in children with language impairments: a comment on van der Lely & Howard (1993). J Speech Hear Res; 38: 463–6.

Gebhard W (2001). Entwicklungsbedingte Sprachverständnisstörungen bei Kindern im Grundschulalter. München: Herbert Utz Verlag.

Gibbion F (1999). Undifferentiated lingual gestures in children with articulation/phonological disorders. J Speech Lang Hear Res; 42: 382–97.

Gibhard D, Coglan L, MacDonald J (2004). Cost-effetiveness analysis of current practice and parent intervention for children under the age of 3 years presenting with expressive language delay. Int J Lang Commun Disord; 39: 229–44.

Gillam R, Cowan N, Day L (1996). Sequential memory in children with and without language impairment. J Speech Lang Hear Res; 38: 393–402.

Goldstein H, Gierut J (1998). Outcomes measurement in child language and phonological disorders. In: Fratalli C (ed). Measuring Outcomes in Speech-Language Pathology. Stuttgart, New York: Thieme; 406–37.

Gordon N, Ward S (1995). Abnormal response to sound, and central auditory processing disorder. Dev Med Child Neurol; 37: 645–52.

Grimm H (1999). Störungen der Sprachentwicklung. Göttingen: Hogrefe.

Grimm H, Doil H (2000). Elternfragebogen für die Früherkennung von Risikokindern – ELFRA 1&2. Göttingen: Hogrefe.

Hancock K, Craig A, McCready C, McCaul A, Costello D, Campbell K, Gilmore G (1998). Two- to six-year controlled-trial stuttering outcomes for children and adolescents. J Speech Lang Hear Res; 41: 1242–52.

Hansson K, Nettelbladt U (1995). Grammatical characteristics of Swedish children with SLI. J Speech Lang Hear Res; 38: 589–98.

Haynes C, Naidoo S (1991). Children with Specific Speech and Language Impairment. Clinics in Developmental Medicine. No. 119. London: Mac Keith Press.

Hill E (1998). A dyspraxic deficit in specific language impairment and developmental coordination disorder? Evidence from hand and arm movements. Dev Med Child Neurol; 40: 388–95.

Holopainen I, Korpilahti P, Juottonen K, Lang H, Sillanpää M (1997). Attenuated auditory event-related potential (mismach negativity) in children with developmental dysphasia. Neuropediatrics; 28: 253–6.

Howlin P, Kendal L (1991). Assessing children with language tests – which tests to use? Br J Dis Commun; 26: 355–67.

Iven C (1998). Poltern: Aktuelle Erkenntnisse, Meinungen und Forschungsergebnisse zu einer fast vergessenen Sprachstörung. Sprache Stimme Gehör; 22: 54–62.

Jackson T, Plante E (1996). Gyral morphology in the posterior Sylvan region in families affected by developmental language disorder. Neuropsychol Rev; 6: 81–94.

Jansen H, Mannhaupt G, Marx H, Skrowonek H (1999). Bielefelder Screening zur Früherkennung von Lese-Rechtschreibschwierigkeiten (BISC). Göttingen: Hogrefe 1999.

Joffe B, Doyle J, Penn C (1996). The persisting communicative difficulties of „remediated" language-impaired children. Eur J Disord Commun; 31: 369–86.

Johannsen H, Schulze H (1990). Nonfluent speech disturbances – psychobiological interactions. In: Rothenberger A (ed). Brain and Behavior in Child Psychiatry. Berlin: Springer.

Johnson C, Beitchman J, Young A, Escobar M, Atkinson L, Wilson B, Brownlie E, Douglas L, Taback N, Lam I, Wang M (1999). Fourteen-year follow-up of children with and without speech/language impairments: speech/language stability and outcomes. J Speech Lang Hear Res; 42: 744–60.

Johnson W, Boehmler R, Dahstrom W, Darely F, Goodstein L, Kools J, Neelley J, Prather W, Sherman D, Thuerman C, Trotter W, Wiliams D, Young M (1959). The Onset of Stuttering. Minneapolis: University of Minnesota Press.

Johnston J (1994). Specific language impairment, cognition, and the biological basis of language. In: Gopnik M (ed). The Biological Basis of Language. Vancouver Studies in Cognitive Science. Oxford: Oxford University Press.

Jones M, Onslow M, Harrison E, Packman A (2000). Treating stuttering in young children: predicting treatment time in the Lidcombe Program. J Speech Lang Hear Res; 43: 1440–50.

Kalveram K, Natke U (2001). Die Sensomotorik des Stotterns. Sprache Stimme Gehör; 25: 100–9.

Kern H (2001). Stottern. In: Lauth G, Brack U, Linderkamp F (Hrsg). Verhaltenstherapie mit Kindern und Jugendlichen. Weinheim: Beltz; 143–52.

Korpilathi P, Lang A (1994). Auditory ERP components and MMN in dysphasic children. Electroencephalogr Clin Neurophysiol; 91: 256–64.

Krassowski E, Plante E (1997). IQ variability in children with SLI: implications for use of cognitive referencing in determining SLI. J Commun Dis; 30: 1–9.

Küspert P, Schneider W (1999). Hören, Lauschen, Lernen. Göttingen: Vandenhoeck & Rupprecht.

Kushner C, Blake J (1996). The nature of the cognitive deficit in specific language impairment. First Language; 16: 21–40.

Lahey M, Edwards J (1998). Naming errors of children with specific language impairment. J Speech Lang Hear Res; 42: 195–205.

Lai C, Fisher S, Hurst J, Levy E, Hodgson S, Fox M, Jeremiah S, Povery S, Jamison C, Green E, Vargha-Kardem F, Monaco A (2000). The SPCH1 region on human 7q31: genomic characterization of the critical interval and localization of translocations associated with speech and language disorder. Am J Genet; 67: 357–68.

Lauth G, Koch R, Rebeschieá C, Stemann C (1999). Aufmerksamkeitsstörungen und Gedächtniskapazitäten bei sprachauffälligen und unauffälligen Kindern. Prax Kindespsychol Kindespsychiatrie; 48: 260–72.

Larney R (2002). The relationship between early language delay and later difficulties. Early Child Develop Care; 172: 183–93.

Law J, Garrett Z, Nye C (2004). The efficacy of Treatment for Children With Developmental Speech and Language Delay/Disorder: A Meta-Analysis. J Speech Lang Hear Res; 47: 924–43.

Leitao S, Hogben J, Fletcher J (1997). Phonological processing skills in speech and language impaired children. Eur J Dis Commun; 32: 73–93.

Leonard L (2000). Children with Specific Language Impairment. Cambridge: MIT Press.

Lewis B, Thompson L (1992). A study of developmental speech and language disorders in twins. J Speech Lang Hear Res; 35: 1086–94.

Lindner K, Johnston JR (1992). Grammatical morphology in language impaired children acquiring English or German as their first language: A functional perspective. Appl Psycholing; 13: 115–29.

Locke J (1997). A theory of neurolinguistic development. Brain Lang; 58: 265–326.

Mai N (1991). Warum wird Kindern das Schreiben schwer gemacht? Zur Analyse der Schreibbewegungen. Psychol Rundschau; 42: 12–8.

Marchman V, Wulfeck B, Weismer S (1999). Morphological productivity in children with normal language and SLI: a study of the English past tense. J Speech Lang Hear Res; 42: 206–19.

Mawhood L, Howlin P, Rutter M (2000). Autism and developmental receptive language disorder – a comparative follow-up in early adult life. I: Cognitive and language outcomes. J Child Psychol Psychiatry; 41: 547–59.

Melchers P, Preuss U (1991). Kaufman-Assessment-Battery for Children (K-ABC). Deutschsprachige Fassung. Amsterdam: Swets Zeitlinger.

Merzenich M, Jenkins W, Johnston P, Schreiner C, Miller S, Tallal P (1996). Temporal processing deficits of language-learning impaired children ameliorated by training. Science; 271: 77–81.

Michaelis R, Niemann G (1999). Entwicklungsneurologie und Neuropädiatrie. 2. Aufl. Stuttgart: Thieme.

Miller C, Kail R, Leonard B, Tomblin B (2001). Speed of processing in children with specific language impairment. J Speech Lang Hear Res; 44: 416–33.

Montgomery J (1995). Examination of phonological working memory in specifically language-impaired children. Appl Psycholinguist; 16: 35–78.

Nation K, Clarke P, Marshall C, Durand M (2004). Hidden Language Impairments in Children: Parallels Between Poor Reading Comprehension and Specific Language Impairment? J Speech Lang Hear Res; 47: 199–211.

Naucler K, Magnusson E (1998). Reading and writing development: report from an ongoing longitudinal study of language-disordered and normal groups from preschool to adolescence. Folia Phoniatr Logopaed; 50: 271–82.

Noterdaeme M, Amorosa H (1998). Verhaltensauffälligkeiten bei sprachentwicklungsgestörten Kindern. Monatsschr Kinderheilk; 146: 931–7.

Noterdaeme M, Schnöbel E, Amorosa H (1999). Neuromotorische Auffälligkeiten bei sprachentwicklungsgestörten Kindern. Sprache – Stimme – Gehör; 23: 155–8.

Onslow M, Menzies R, Packman A (2001). An operant intervention for early stuttering. The development of the Lidcombe program. Behav Modif; 25: 116–39.

Palmour R (1997). Genetic studies of specific language impairment. J Neurolinguistics; 215–30.

Papousek M (1994). Vom ersten Schrei zum ersten Wort. Bern: Huber.

Paul R, Looney S, Dahm P (1991). Communication and socialization skills at ages 2 and 3 in „late-talking" young children. J Speech Lang Hear Res; 34: 858–65.

Penner Z (2002). Plädoyer für eine präventive Frühintervention bei Kindern mit Spracherwerbsstörungen. In: von Suchodoletz W (Hrsg). Therapie von Sprachentwicklungsstörungen. Stuttgart: Kohlhammer, 106–46.

Perkins W, Kent R, Curlee R (1991). A theory of neuropsycholinguistic function in stuttering. J Speech Lang Hear Res; 34: 734–52.

Plante E (1991). MRI findings in the parents and siblings of specifically language-impaired boys. Brain Lang; 41: 67–80.

Plante E, Swisher L, Vance R, Rapsak S (1991). MRI findings in boys with specific language impairment. Brain Lang; 41: 52–66.

Preis S, Engelbrecht V, Huang Y, Steinmetz H (1998a). Focal grey matter heterotopias in monozygotic twins with developmental language disorder. Eur J Pediatr; 157: 849–52.

Preis S, Jäncke L, Schittler P, Huang Y, Steinmetz H (1998b). Normal intrasylvian anatomical asymmetry in children with developmental language disorder. Neuropsychologia; 36: 849–55.

Ptok M, Berger R, von Deuster C, Gross M, Lamprecht-Dinnesen A, Nickisch A, Radü H, Uttenweiler V (2000). Auditive Verarbeitungs- und Wahrnehmungsstörungen. Konsensus-Statement. HNO; 48: 357–60.

Records N, Tomblin J, Freese P (1992). The quality of life of young adults with histories of specific language impairment. Am J Speech Lang Pathol; 1: 45–53.

Remschmidt H, Schmidt M, Poustka F (2001). Multiaxiales Klassifikationsschema für psychische Störungen des Kindesalters nach ICD-10 der WHO. 4. Aufl. Göttingen: Huber.

Rescorla L (2000). Do late-talking toddlers turn out to have reading difficulties a decade later? Ann Dyslexia; 50: 87–102.

Richman N, Stevenson J, Graham P (1982). Preschool to School: A behavioural study. London: Academic Press.

Riley G, Ingham J (2000). Acoustic duration change associated with two types of treatment for children who stutter. J Speech Lang Hear Res; 43: 965–78.

Riegel K, Ohrt B, Wolke D, Österlund K (1995). Die Entwicklung gefährdet geborener Kinder bis zum fünften Lebensjahr. Stuttgart: Enke.

Rinaldi W (2000). Pragmatic comprehension in secondary school-aged students with specific developmental language disorder. Int J Lang Commun Dis; 35: 1–29.

Roberts J, Rescorla L, Giroux J, Stevens L (1998). Phonological skills of children with specific expressive language impairment (SLI-E): outcome at age 3. J Speech Lang Hear Res; 41: 374–84.

Rothenberger A, Johannsen H, Schulze H, Amorosa H, Rommel D (1994). Medikamente und Stottern. Ulm: Verlag Phoniatrische Ambulanz der Universität Ulm.

Rothweiler M, Pitsch S, Siegmüller J (1995). Spontansprachdiagnose bei Dysgrammatismus. Sprachheilarbeit; 40: 331–50.

Rutter M (1998). Foreword. In: Rispen J, van Yperen T, Yule W (eds). Perspectives on the Classification of Specific Developmental Disorders. Dordrecht: Kluwer Academic Publishers; IX–XVII.

Schöler H, Fromm W, Kany W (1998). Spezifische Sprachentwicklungsstörung und Sprachlernen. Heidelberg: Edition Schindele.

Schul R, Stiles J, Wulfeck B, Towsend J (2004). How ‚generalized' is the ‚slowed processing' in SLI? The case of visuospatial attentional orienting. Neuropsychologia; 42: 661–71.

Seeman M (1974). Sprachstörungen bei Kindern. Berlin: VEB Verlag, Volk und Gesundheit.

Shames G, Sherrick H (1963). A discussion of nonfluency and stuttering as operant behavior. J Speech Hear Disord; 28: 3–18.

Siegel B (1996). Atypical ontogeny: atypical development from a developmental perspective. In: Beitchman J, Cohen N, Konstantareas M, Tannock R (eds). Language, Learning, and Behavior Disorders. New York: Cambridge University Press; 38–58.

Silva P (1980). The prevalence, stability and significance of developmental language delay in preschool children. Dev Med Child Neurol; 22: 768–77.

Skarakis-Doyle E, Mullin K (1990). Comprehension monitoring in language-disordered children: a preliminary investigation of cognitive and linguistic factors. J Speech Hear Dis; 55: 700–5.

SLI Consortium (SLIC) (2004). Highly significant linkage to the SLI1 locus in an expanded sample of individuals effected by specific language impairment. Am J Hum Genet; 74: 225–38.

Snow C (1996). Towards a rational empiricism: Why interactionism is not behaviorism any more than biology is genetics. In: Rice M (ed). Towards a Genetics of Language. Mahwah: Lawrence Erlbaum Assoc; 377–96.

Snowling M, Adams J, Bishop D, Stothard S (2001). Educational attainments of school leavers with a preschool history of speech-language impairment. Int J Lang Commun Dis; 36: 173–83.

Southwood F, Russell A (2004) Comparison of Conversation, Freeplay and Story Generation as Methods of Language Sample Elicitation. J Speech Lang Hear Res; 47: 366–76.

Stohard S, Snowling M, Bishop D, Chipchase B, Kaplan C (1998). Language-impaired preschoolers: a follow-up into adolescence. J Speech Lang Hear Res; 41: 407–18.

Suchodoletz W von (2001). Hirnorganische Repräsentation von Sprache und Sprachentwicklungsstörungen. In: Suchodoletz W von (Hrsg). Sprachentwicklungsstörungen und Gehirn. Stuttgart: Kohlhammer; 27–69.

Suchodoletz W von (2004). Zur Prognose von Kindern mit umschriebenen Sprachentwicklungsstörungen. In: Suchodoletz W von (Hrsg). Welche Chancen haben Kinder mit Entwicklungsstörungen? Göttingen: Hofgrefe.

Suchodoletz W von, Höfler C (1996). Stellenwert des Heidelberger Sprachentwicklungstests (HSET) in der Diagnostik von Kindern mit Sprachentwicklungsstörungen. Z Kinder Jugendpsychiatrie Psychother; 24: 3–11.

Suchodoletz W von, Wolfram I (1996). Frühe akustisch evozierte Potentiale (FAEP) bei Kindern mit Sprachentwicklungsstörungen. Klin Pädiatr; 208: 290–3.

Suchodoletz W von, Alberti A, Berwanger D (2004). Werden umschriebene Sprachentwicklungsstörungen durch auditive Wahrnehmungsstörungen verursacht? Klein Padiatr; 216 (2): 49–56.

Swisher L, Restrepo M, Plante E, Lowell S (1995). Effect of implicit and explicit „rule" presentation on bound-morpheme generalization in specific language impairment. J Speech Lang Hear Res; 38: 168–73.

Tager-Flusberg H, Cooper J (1999). Present and future possibilities for defining a phenotype for specific language impairment. J Speech Lang Hear Res; 42: 1275–8.

Tallal P, Miller S, Bedi G, Byma G, Wang X, Nagarajan S, Schreiner C, Jenkins W, Merzenich M (1996). Language comprehension in language-learning impaired children improved with acoustically modified speech. Science; 271: 81–4.

Tannock R, Girolametto L (1992). Reassessing parent-focused language intervention programs. In: Warren S, Reichle J (eds). Causes and Effects in Communication and Language Intervention. Baltimore: P. Brooks Pub Co; 49–76.

Tomblin J, Smith E, Zhang X (1997a). Epidemiology of specific language impairment: prenatal and perinatal risk factors. J Communic Dis; 30: 325–44.

Tomblin J, Records N, Buchwalter P, Zhang X, Smith E, O'Brian M (1997b). Prevalence of specific language impairment in Kindergarten children. J Speech Lang Hear Res; 40: 1245–60.

Tomblin J, Zhang X (1999). Language Patterns and Etiology in Children With Specific Languae Impairment. In: Tager-Flusberg H (Hrsg). Neurodevelopmental Disorders. Cambridge: MIT Press.

Tomblin J, Zhang X, Buckwalter P, O'Brien M (2003). The stability of primary language disorder: four years after Kindergarten diagnosis. J Speech Lang Hear Res; 46: 1283–96.

Uwer R (2001). Elektrophysiologische Befunde. In: Suchodoletz W von (Hrsg). Sprachentwicklungsstörung und Gehirn. Stuttgart: Kohlhammer.

Vallance D, Wintre M (1997). Discourse processes underlying social competence in children with language learning disabilities. Dev Psychopathol; 9: 95–108.

van der Meulen S, Janssen P (1997). Prosodic abilities in children with specific language impairment. J Communic Dis; 30: 155–70.

Van Yperen T (1998). Specific language and speech disorder: Purifying the concept. In: Rispen J, van Yperen T, Yule W (eds). Perspectives on the Classification of Specific Developmental Disorders. Dordrecht: Kluwer Academic Publishers; 181–206.

Vargha-Khadem F, Watkins K, Price C, Ashburner J, Alcock K, Conelly A, Frackowiac R, Friston K, Pembrey M, Mishkin M, Gadian D, Passingham R (1998). Neural basis of an inherited speech and language disorder. Proc Natl Acad Sci USA; 95: 12695–700.

Viding E, Spinath F, Price T, Bishop D, Dale P, Plomin R (2004). Genetic and environmental influence on language impairment in 4-year-old same sex and opposite sex twins. J Child Psychol Psychiatry; 45: 315–25.

Visto J, Cranford J, Scudder R (1996). Dynamic temporal processing of nonspeech acoustic information by children with specific language impairment. J Speech Lang Hear Res; 39: 510–7.

Ward S (1999). An investigation into the effectiveness of an early intervention method for delayed language development in young children. Int J Lang Communic Dis; 34: 243–64.

Watkins K, Gadian D, Vargha-Khadem F (1999). Human Genetics '99. Functional and structural brain abnormalities associated with a genetic disorder of speech and language. Am J Hum Genet; 65: 1215–21.

Weinert S (1996). Prosodie – Gedächtnis – Geschwindigkeit: Eine vergleichende Studie zu Sprachverarbeitungsgefiziten dysphasisch-sprachgestörter Kinder. Sprache Kognition; 15: 46–69.

Weismer S, Evans J, Hesketh L (1999). An examination of verbal working memory capacity in children with specific language impairment. J Speech Lang Hear Res; 42: 1249–60.

Weismer S, Tomblin J, Zhang X, Buckwalter P, Chynoweth J, Jones M (2000). Nonword repetition performance in school-age children with and without language impairment. J Speech Lang Hear Res; 43: 865–78.

Weistuch L, Schiff-Myers N (1996). Chromosomal translocation in a child with SLI and apraxia. J Speech Lang Hear Res; 39: 668–71.

Windsor J, Hwang M (1999). Testing the generalized slowing hypothesis in specific language impairment. J Speech Lang Hear Res; 42: 1205–18.

Wright B, Lombardino L, King W, Puranik C, Leonard C, Merzenich M (1997). Deficits in auditory temporal and spectral resolution in language-impaired children. Nature; 387: 176–8.

Yairi E, Ambrose N (1999). Early childhood stuttering I: Persistency and recovery rates. J Speech Lang Hear Res; 42: 1097–112.

5.2.4 Umschriebene Rechenstörung

M. von Aster

Inhalt

5.2.4.1 Einleitung

Im Gegensatz zu den Lese- und Rechtschreibstörungen sind die Entwicklungsstörungen der Zahlenverarbeitung und des Rechnens bislang, was die Mechanismen ihrer Entstehung und ihren langfristigen Verlauf betrifft, weniger gut erforscht – und dies, obgleich sie in etwa ebenso häufig sind wie Legasthenien. Man kann heute davon ausgehen, dass der Umgang mit Zahlen und Mengen auf funktionell eigenständigen kortikalen Netzwerken beruht, die sich auf der Grundlage anlagemäßiger Dispositionen im Laufe der Lernentwicklung nutzungsabhängig herausbilden. Am Aufbau dieser numerischen Hirnfunktionen sind sprachliche, visuell-räumliche und motorische Prozesse beteiligt (vgl. von Aster 2000).

5.2.4.2 Definition und Klassifikation

Rechenstörungen werden gemäß den international gebräuchlichen medizinischen Klassifikationssystemen (ICD-10, DSM-IV) als Störungen zentralnervöser Reifungsvorgänge verstanden, die auf verschiedene Weise die Entwicklungsprozesse der spezifischen kognitiven Informationsverarbeitung behindern.

Die **Kriterien**, die für eine Diagnosestellung erfüllt sein müssen oder eine Diagnose ausschließen, sind analog zu denen der Lese- und Rechtschreibstörungen (vgl. Kap. 5.2.2). Sie verlangen in erster Linie eine signifikante Diskrepanz zwischen der gemessenen und der aufgrund des Alters und der allgemeinen Intelligenz erwarteten Schulleistung in Mathematik, wobei die Anwendung anerkannter standardisierter Intelligenz- und Schulleistungstests gefordert wird.

5.2.4.3 Epidemiologie

Untersuchungen in verschiedenen Ländern kommen zu **Häufigkeitsangaben** zwischen 3 und 6 % (Übersicht bei Shalev et al. 2000; Shalev u. Gross-Tsur 2001). Die Höhe des relativen Anteils von Kindern mit kombinierten umschriebenen Lernstörungen (Rechnen und Lesen/Schreiben) wird mit ein Fünftel bis zwei Drittel angegeben (von Aster et al. 2007). Im deutschsprachigen Raum schwanken die Häufigkeitsangaben zwischen 4,4 und 6,7 % (Klauer 1992; Hein et al. 2000; von Aster 1997; von Aster et al. 2005; 2007). Im Unterschied zu den Lese- und Rechtschreibstörungen fanden die meisten Studien, dass Mädchen gleich häufig oder häufiger betroffen sind als Jungen (Shalev et al. 2000; Klauer 1992). Die Gründe hierfür sind vielschichtig und vermutlich nicht ausreichend mit solchen Konzepten erklärt, die umschriebene Leistungsschwächen auf primäre Störungen der kognitiven Informationsverarbeitung zurückführen. Die Forschungsergebnisse zu geschlechtsspezifischen Leistungsunterschieden, die im Rahmen internationaler Vergleichsstudien gefunden wurden (TIMMS, Baumert u. Lehmann 1997; s. auch die PISA-Studie 2000: OECD 2001) zeigen, dass in den meisten, aber nicht allen an diesen Studien beteiligten Ländern Mädchen besser lesen als Jungen und Jungen besser rechnen als Mädchen. Diese Leistungsunterschiede wiederum korrespondieren mit Unterschieden hinsichtlich Interesse an den Fachgebieten sowie spezifischen Lernstrategien und Selbstkonzepten.

> Gerade bei Kindern mit schwachen Leistungen muss davon ausgegangen werden, dass spezifische Lernerfahrungen, geringe Motivation und negatives Selbstkonzept einen jeweils erheblichen Anteil am Zustandekommen der negativen Leistungsentwicklung haben.

5.2.4.4 Symptomentwicklung und Komorbidität

Unter den umschriebenen Beeinträchtigungen von Rechenfertigkeiten versteht man primär Schwächen in den Grundrechenarten Addition, Subtraktion, Multiplikation und Division. Im Einzelnen lassen sich verschiedene Funktionsbereiche unterscheiden, die unabhängig voneinander betroffen sein können. Bei vielen Kindern zeigt sich ein mangelndes Verständnis für arithmetische Prozeduren und Rechenoperation bzw. der ihnen zugrunde liegenden Konzepte (mehr – weniger, ein Vielfaches, Teil – Ganzes). Häufig fällt es solchen Kindern auch schwer, die Größe einer Menge zu erfassen, zu quantifizieren und zu der Größe einer anderen Menge in Beziehung zu setzen (Vergleichen). Die Kinder verfügen häufig nicht über eine altersgemäß entwickelte abstrakte Zahlenstrahl- oder Zahlenraumvorstellung, sie scheitern dann auch häufig beim Schätzen von Rechenergebnissen. Eine weitere Schwierigkeit kann darin bestehen, dass die sprachliche Zahlwortsequenz und die Zählprinzipien nicht ausreichend erworben und automatisiert sind und so auch die Abzählstrategien beim Addieren und Subtrahieren sehr viel fehleranfälliger sind, was zu einem mangelhaften Aufbau von Faktenwissen führen kann. Schließlich stellt der Erwerb des arabischen Notationssystems und seiner spezifischen syntaktischen Regelstrukturen für manche Kinder eine besondere Hürde dar. Sie haben z. B. Schwierigkeiten, Zahlen aus der gesprochenen Sprache in die arabische Notation zu übertragen (und umgekehrt), und sie haben auch Schwierigkeiten beim Erwerb von Rechenprozeduren, die auf dem arabischen Notationssystem basieren.

Bezüglich der psychiatrischen **Komorbidität** scheint es, dass Entwicklungsdyskalkulien im Unterschied zu Legasthenien häufiger mit internalisierenden Störungen (Ängste, Depression) als mit externalisierenden Störungen (Aggressivität, Delinquenz) einhergehen (von Aster 1996). Häufig entwickeln sich Mathematikängste, die sich wiederum negativ auf die spezifische Leistungsentwicklung auswirken (Ashcraft u. Faust 1994; Faust et al. 1996). Von solchen Mathematikängsten sind Mädchen im Übrigen häufiger betroffen als Jungen (Hembree 1990). Etwa ein Drittel der rechenschwachen Kinder zeigen Aufmerksamkeitsdefizit-/Hyperaktivitätsstörungen, und bei mindestens einem weiteren Drittel bestehen Auffälligkeiten in der Sprachentwicklung (Shalev et al. 2000). Dies betrifft insbesondere Kinder mit kombinierten Rechen- und Lese-Rechtschreibstörungen (von Aster et al. 2007). Bei verschiedenen neuropädiatrischen Erkrankungen wurden Rechenschwierigkeiten als häufiges Begleitphänomen beschrieben, so bei Epilepsie, Fragilem X-Syndrom, Phenylketonurie, Fetalem Alkoholsyndrom und Williams-Beuren-Syndrom (vgl. Neumärker u. von Aster 2000; Shalev et al. 2000).

Insbesondere das häufige Zusammentreffen von Rechenstörungen mit Störungen im Bereich der Sprachverarbeitung, der Sensomotorik und der visuell-räumlichen Funktionen haben zur Definition verschiedener Syndrome geführt. Die bekanntesten syndromatischen Konzepte stammen von Gerstmann (1930) und Rourke (1989; 1993).

Schädigungen parietaler Hirnareale, genauer im Bereich des linksseitigen Gyrus angularis, wurden für die vier Symptome des **Gerstmann-Syndroms** verantwortlich gemacht:

- Dyskalkulie
- Dysgraphie
- Rechts-Links-Orientierungsstörung
- Fingeragnosie

Dieses unter Neurologen lange Zeit umstrittene Syndrom (es wurde argumentiert, dass sich diese vier Symptome auf gleichzeitig bestehende Sprachverarbeitungsstörungen zurückführen lassen; s. Poeck u. Orgass 1975) erfährt durch neuere Forschungsergebnisse mit funktionell bildgebenden Verfahren eine Renaissance, da sie belegen, dass Prozesse der semantischen Zahlenverarbeitung (Quantität) in unmittelbarer hirnanatomischer Nachbarschaft zu fingermotorischen und visuell-räumlichen Verarbeitungsprozessen erfolgen (vgl. Butterworth 1999). Kinsbourne (1968) beschrieb das Gerstmann-Symdrom erstmals als Entwicklungsstörung bei Kindern („Developmental Gerstmann Syndrome", DGS).

Die von Rourke und seinen Mitarbeitern in den 70er und 80er Jahren in Kanada durchgeführten Untersuchungen über Zusammenhänge zwischen schulischen Lernschwierigkeiten und neuropsychologischen Funktionsstörungen führten zur Definition von zwei unterschiedlichen Syndromen mit Rechenstörungen. Bei dem ersten Typ bestanden ausschließlich Lernschwierigkeiten in Mathematik, bei dem zweiten sowohl in Mathematik als auch beim Lesen und Schreiben. Den zuerst genannten Typ bezeichnete Rourke als „Nonverbal Learning Disability Syndrome" (NLD), den zweiten als „Subtype RS" (RS für „reading" und „spelling"). Das NLD war insbesondere mit Problemen bei der Durchführung visuell-räumlicher, taktil-kinästhetischer und psychomotorischer Aufgaben assoziiert, zeigte also ein dem DGS ähnliches Muster. Darüber hinaus wurde berichtet, dass NLD-Kinder auch häufig internalisierende psychische Störungen wie Ängste, Depressionen und Kontaktprobleme entwickeln. Man fand heraus, dass Kinder mit NLD Schwächen in den nonverbalen Intelligenzfunktionen und Stärken im Bereich der sprachlichen und schriftsprachlichen Funktionen hatten.

Ein genau umgekehrtes Muster von Stärken und Schwächen traf für den zweiten Typ, den „Subtyp RS", zu. Diese Kinder zeigten primär Schwierigkeiten im Bereich der auditiv-sprachlichen Verarbeitung und Stärken im Bereich der nonverbalen, visuell-räumlichen und psychomotorischen Funktionen. Rourke postuliert für das NLD ein rechts-hemisphärisches und für den Subtyp RS ein linkshemisphärisches Reifungsdefizit.

Es hat sich allerdings gezeigt, dass längst nicht alle Kinder, die visuell-räumliche Verarbeitungsdefizite, graphomotorische Störungen oder Sprachentwicklungsstörungen haben, gleichzeitig auch Schwierigkeiten beim Rechnen-Lernen entwickeln, und auch, dass der umgekehrte Fall nicht gilt. Bei vielen Kindern mit Rechenproblemen finden sich weder die anderen drei Gerstmann-Symptome noch visuell-räumliche Störungen oder Sprachverarbeitungsstörungen (von Aster 1994). Es scheint also, dass allein die Annahme von Reifungsdefiziten im Bereich dieser neuropsychologischen Basisfunktionen zur Erklärung von Teilleistungsstörungen im Rechnen nicht ausreicht (mangelnde Spezifität). Gute visuell-räumliche Fähigkeiten stellen ebensowenig eine hinreichende Bedingung für erfolgreiches Rechnen-Lernen dar wie gute sprachliche oder motorische Funktionen. Dennoch kann angenommen werden, dass diese drei Bereiche von Basisfunktionen wesentliche „Baustoffe" für die Entwicklung und Ausdifferenzierung spezifischer neuronaler Netzwerkstrukturen zur Verarbeitung von Zahlen und Quantität sind.

5.2.4.5 Ätiologie und Pathogenese

Als **Ursachen** für umschriebene Rechenstörungen können zum einen genetisch und frühkindlich bedingte Hirnfunktionsstörungen und zum anderen maladaptive psychologische, soziokulturelle und schulische Faktoren in Betracht gezogen werden.

So fanden Gross-Tsur et al. (1995) bei 42 % der rechenschwachen Kinder Familienangehörige ersten Grades, die ebenfalls entsprechende Lernstörungen hatten. Der sozioökonomische Status dieser Gruppe war – verglichen mit dem Rest der Kohorte – signifikant niedriger. Dass sich chronisches Misserfolgserleben in der Schule sowohl ungünstig auf die Lernmotivation und die Leistungsentwicklung auswirkt als auch das Entstehen sekundärer psychischer Störungen begünstigt, kann kaum bezweifelt werden. Darüber hinaus wird aber auch die Eignung unterschiedlicher mathematikdidaktischer Vorgehensweisen in Hinblick auf die Förderung des mathematischen Verständnisses kritisch diskutiert (Lorenz 2001; Reusser 2000).

Ergebnisse der neuropsychologischen Forschung, der funktionellen Bildgebung und der entwicklungspsychologischen Forschung ermöglichen heute ein genaueres Verständnis der kognitiven Verarbeitungs- und Reifungsmechanismen sowie ihrer Abweichungen.

Neuropsychologie, funktionelle Bildgebung, Entwicklungspsychologie

Die Untersuchung von Patienten mit Hirnschädigungen und daraus folgenden Verlusten umschriebener numerischer Fähigkeiten haben sehr wesentlich dazu beigetragen, die neurokognitiven Mechanismen der Zahlenverarbeitung und ihre hirnlokalen Verankerungen, wie sie sich bei erwachsenen Menschen, also am Ende der kindlichen Entwicklung, darstellen, zu verstehen.

Kognitiv neuropsychologische Modelle wie das so genannte „Triple Code Model" (Dehaene 1992) postulieren eine kategorie- und kodierungsspezifische Verarbeitung numerischer Inhalte innerhalb eines modular gegliederten neuronalen Netzwerkes.

> Einen eindrucksvollen Beleg für diese zahlenbezogene Spezifität liefert der von Butterworth et al. (2001) publizierte Fall eines Patienten, der infolge einer Atrophie im Bereich des linken Temporallappens nahezu vollständig seine Fähigkeit zu lesen und zu schreiben verloren hatte. Dieser Patient behielt aber nicht nur seine Fähigkeit, mit Zahlen umzugehen und zu rechnen, sondern er blieb auch imstande, geschriebene Zahlwörter korrekt zu lesen und zu schreiben. Auch bei Kindern wurde von solchen Dissoziationen berichtet.

Temple (1989) schilderte bei einem elf Jahre alten Jungen ein umgekehrtes Muster. Dieser verfügte über altersentsprechende Lese- und Rechtschreibfähigkeiten, war aber unfähig, arabische Zahlen zu lesen oder nach Diktat zu schreiben. Darüber hinaus war der Junge auch nahezu unfähig, Zahlwörter korrekt zu lesen, trotz seiner ansonsten guten Lesefähigkeiten.

Das „Triple Code Model" unterscheidet drei Funktionseinheiten (Module), in denen Zahlen in ihren unterschiedlichen Kodierungen repräsentiert sind: als Zahlwort, als arabische Zahl und als analoger Ort auf einem inneren, logarithmisch skalierten Zahlenstrahl. Das abstrakt analoge Modul, die mentale Zahlenlinie, ermöglicht das Erkennen der relativen Größe einer Zahl, also deren Bedeutung (Semantik), und wird z. B. zum Schätzen von Mengengrößen, zum Überschlagen von Rechnungsergebnissen und zum Vergleichen von Zahlen benötigt. Dem arabischen Modul wird die Steuerung des Umgangs und des Operierens mit mehrstelligen Zahlen zugeschrieben, aber auch die Fähigkeit, zu beurteilen, ob eine Zahl gerade oder ungerade ist. Die linguistische Zahlwort-Repräsentation schließlich gebrauchen wir bei Zählprozeduren, zum Speichern von numerischem Faktenwissen (wie dem Einmaleins) und zum exakten Rechnen.
Als Beleg für das Vorhandensein einer mentalen abstrakt-analogen Größenrepräsentation gelten drei, in neuropsychologischen Experimenten gemessene Effekte:

- der Distanzeffekt
- der Größeneffekt
- der so genannte SNARC-Effekt

Der **Distanzeffekt** zeigt sich darin, dass erwachsene Probanden zwei Zahlen umso besser und schneller hinsichtlich ihrer Größe vergleichen können, je größer ihre Differenz ist. Der **Größeneffekt** besagt, dass bei identischer Distanz zweier Zahlen die Leistungen schlechter und langsamer werden, je größer die zu vergleichenden Zahlen sind. Der **SNARC-Effekt** (SNARC = Spatial Numerical Association of Response Codes) beschreibt schließlich das Phänomen, dass Probanden bezüglich der Entscheidung, ob eine Zahl gerade oder ungerade ist (im Zahlenraum 0–10), bei kleineren Zahlen schneller mit der linken Hand und bei größeren Zahlen schneller mit der rechten Hand reagieren. Dies gilt als Hinweis für eine räumliche, in Schreibrichtung orientierte mentale Zahlenlinie (Übersicht bei Dehaene 1992). Dieser SNARC-Effekt entwickelt sich erst im Verlauf der 2. Klasse und scheint sich bei Kindern mit Rechenschwäche und visuell-räumlichen Verarbeitungsdefiziten gar nicht oder verspätet zu etablieren (Schweizer et al. 2005; Bachot et al. 2005).

In ihrer 1995 erschienenen Arbeit haben Dehaene und Cohen den Versuch unternommen, die drei Module des „Triple Code Models" anatomisch zu lokalisieren. Die semantische, abstrakt-analoge Repräsentation postulieren die Autoren bilateral im parietalen Kortex, das visuell-arabische Modul (auch die visuelle geschriebene Zahlwortrepräsentation) im Bereich des okzipito-temporalen Kortex, und zwar linkshemisphärisch für die arabische Kodierung sowie die visuell-alphabetische Kodierung und rechtshemispärisch nur für die arabische Notation. Die linguistisch-auditive Zahlwort-Repräsentation schließlich wird in den linksseitigen perisylvischen Sprachregionen lokalisiert. Je nachdem, welche Anforderungen eine komplexe Aufgabe stellt, werden diese okzipito-temporalen, parietalen und links-präfrontalen Netzwerke aktiviert.
Tatsächlich konnten Dehaene et al. (1999) in einer Studie mit funktioneller Magnetresonanztomographie (fMRI) zeigen, dass sich bei erwachsenen Versuchspersonen in Abhängigkeit von der Art der gestellten Aufgabe unterschiedliche Aktivitätsmuster im Gehirn zeigten. Bei Schätzaufgaben („Welches Ergebnis stimmt *eher*? 4 + 5 = 8 oder 3") zeigte sich ein Aktivitätsmaximum im Bereich der inferioren parietalen Regionen beider Hirnhälften. Bei exakten Rechenaufgaben („Welches Ergebnis ist *richtig*? 4 + 5 = 9 oder 7") lag dagegen das Aktivitätsmaximum im Bereich der präfrontalen sprachverarbeitenden Areale der linken Hemisphäre. Diese Studie lieferte einen sichtbaren Beleg für das Vorhandensein und die funktionelle Bedeutung unterschiedlicher Zahlenrepräsentationen in verschiedenen Hirnregionen. Die Bedeutung parietaler Rindenabschnitte für semantische Verarbeitungsprozesse wurde inzwischen in weiteren Untersuchungen mit bildgebenden Verfahren an erwachsenen Probanden bestätigt (z. B. Pinel et al. 2001; Menon et al. 2000).
In einer Untersuchung von Temple und Posner (1998) wurde die Hirnstromaktivität (ERP) beim Durchführen von einfachen Vergleichsaufgaben bei Kindern im Vorschulalter und bei Erwachsenen miteinander verglichen. Die Aufgabe bestand darin, zu entscheiden, ob eine visuell präsentierte Anzahl von Punkten oder eine arabische Zahl größer oder kleiner war als die Referenzmenge von fünf Punkten oder die Referenzzahl 5. Die Vergleichs-Items waren 4, 6, 1 und 9, also zwei Items mit geringer und zwei mit größerer Distanz zur Referenz. Ein Distanzeffekt zeigte sich bei den Kindern nur bei den Punktmengen, bei den Erwachsenen dagegen in beiden Kodierungen, bei Punktmengen und bei arabischen Zahlen. Kinder benötigten wesentlich mehr Zeit als Erwachsene zur Aufgabenlösung. Die Distanzeffekte konnten bei Kindern und Erwachsenen den gleichen kortikalen Regionen zugeordnet werden, nämlich den inferior parietalen Arealen links und rechts. Diese Ergebnisse sprechen dafür, dass bereits bei Kindern im Vorschulalter die Verarbeitung quantitativer Bedeutungen im Parietalhirn erfolgt.

Im Gegensatz dazu fanden Kucian et al. (2004) in einer fMRI-Studie, dass Kinder (9–12 Jahre) im Vergleich zu Erwachsenen stärker frontale Regionen beim Lösen von Schätzaufgaben aktivierten, während Erwachsene erwartungsgemäß parietale Regionen aktivierten. Diese Ergebnisse lassen sich vorläufig dahingehend interpretieren, dass Kinder nach drei bis fünf Schuljahren beim Rechnen noch nicht in dem Maße wie Erwachsene auf ein parietal verankertes neuronales Netzwerk für automatisierte abstrakt-analoge Zahlenverarbeitung (mentale Zahlenlinie) zurückgreifen können. Sie aktivieren stärker solche Regionen, die für Aufmerksamkeit und Arbeitsgedächtnis zuständig sind (Abb. 5-14). Kinder mit Dyskalkulie zeigen im Vergleich zu den normal entwickelten Kindern schwächere frontale und parietale Aktivität. Dies lässt auf Defizite in der Ausbildung räumlicher Zahlenrepräsentationen und auf Defizite im Bereich intellektueller Stützfunktionen schließen (Kucian et al. 2006).

Aus der Perspektive der entwicklungspsychologischen Forschung lässt sich der Erwerb numerischer Kompetenz folgendermaßen zusammenfassen: Bereits Babys können im Alter von wenigen Monaten kleine Mengen erfassen und unterscheiden (Gelman u. Gallistel 1978; Wynn 1992). Dies wird allgemein als Beleg dafür angesehen, dass es eine **angeborene numerische Basiskompetenz**, eine Art **Zahlensinn** gibt (Dehaene 1997).

Die vorschulische Entwicklung ist vor allem dadurch gekennzeichnet, dass Kinder mit Beginn der Sprachentwicklung und im handelnden Umgang mit Objekten die Zahlwortsequenz, **Zählprinzipien** (z. B. Eins-zu-Eins-Zuordnung, stabile Reihenfolge, Kardinalität), das Zu- und Wegzählen zum Verändern von Mengen und Begriffe wie „mehr" und „weniger" gebrauchen lernen sowie einfache arithmetische Operationen (Additionen und Subtraktionen) durch **Zählstrategien** auszuführen beginnen. Diese Entwicklungsschritte erfolgen ohne systematische Unterrichtung im Kontakt mit dem **sozialen** und **familiären Umfeld** und sind eng an den anschaulichen sensomotorischen **Gebrauch der Finger** gebunden. Diese vorschulischen Kompetenzen (Vorläuferfähigkeiten) sind mehr oder weniger kulturübergreifend und werden auch als „primäre" oder „intuitive" mathematische Kompetenzen bezeichnet (Geary 2000; Stern 1998).

Als sekundäre oder kulturvermittelte mathematische Kompetenzen bezeichnet man dagegen jene, die im Rahmen der einsetzenden **systematischen Beschulung** erworben werden. Hier wird zunächst die zweite, nichtlinguistische „Zahlensprache" (das **arabische Notationssystem**) erlernt, welches nur visuell repräsentiert ist und eine ganz eigene, stellenwertbezogene Syntax besitzt, die sich mehr oder weniger stark von den verschiedenen linguistischen Zahlwort-Systemen unterscheidet. Die Kinder erlernen und automatisieren gleichzeitig auch kulturspezifische Übersetzungsregeln für das Übertragen eines gesprochenen oder geschriebenen Zahlwortes in die entsprechende arabische Symbolik und umgekehrt. In der deutschen Zahlwortsequenz ergibt sich hier insbesondere die Schwierigkeit der Zehner-Einer-Inversion (aus dem Wort „einundzwanzig" wird 21).

Das arabische Notationssystem bildet nicht nur die Grundlage für den Umgang mit größeren Zahlen und den Erwerb von Grundrechenarten und komplexeren Rechenprozeduren, sondern – und dies findet im Schulunterricht wenig explizite Beachtung – auch für die Neukonstruktion der semantischen Zahlenrepräsentation, von einer **konkreten Mengen-** zu einer **abstrakten Zahlenraum- oder Zahlenstrahl-Vorstellung**, die durch arabische Zahlen untergliedert ist. Untersuchungen haben gezeigt, dass solche Zahlenraum- oder Zahlenstrahl-Vorstellungen individuell sehr unterschiedliche visuell-räumliche Gestalt annehmen können (Seron et al. 1992; Nuerk et al. 2001). Zudem weisen sie auch gemeinsame Charakteristiken auf, z. B. die, dass mit zunehmender Größe die Distanzen zwischen den Zahlen kleiner erscheinen (so empfinden wir den Abstand zwischen 5 und 9 subjektiv größer als den zwischen 5765 und 5769 [Weber-Fechner-Gesetz]).

Synopsis

Jene Hirnfunktionen, die wir in unserem Kulturkreis zur Lösung mathematischer Probleme oder zur Durchführung von Rechenprozeduren benötigen, reifen im Verlauf der Kindheit und Schulzeit. Diese Reifung setzt gesunde Anlagen und Organsysteme ebenso voraus wie ein geeignetes schulisches und soziales Umfeld. Diese Voraussetzungen prägen entscheidend die Qualität jener individuellen Erfahrungen, die für den Aufbau spezialisierter neuronaler Netzwerke unentbehrlich sind. Die Abbildung 5-14 veranschaulicht die geschilderten Entwicklungsprozesse und stellt schematisch die komplementären neuronalen Reifungs- und Verknüpfungsprozesse dar. Der Übergang von einer (angeborenen) konkret-semantischen Mengenrepräsentation zu einer abstrakt-semantischen mentalen Zahlenlinie ist auf den kulturspezifischen Erwerb sprachlicher und arabischer Zahlenrepräsentationen ebenso angewiesen wie auf eine zunehmende Kapazität von Aufmerksamkeit und Arbeitsgedächtnis. Diesen Entwicklungsschritt kann man mit Bezug auf die Theorie von Karmiloff-Smith (1992) als eine repräsentationale Umstrukturierung („representational redescription") ansehen.

Die semantische Verarbeitung erfolgt in beiden Parietalregionen, während die sprachliche und die visuell-arabische bzw. alphabetische Zahlenrepräsentation links fronto-temporale bzw. okzipitale Netzwerke bildet. Das in der Abbildung 5-14 dargestellte Modell postuliert, dass diese Entwick-

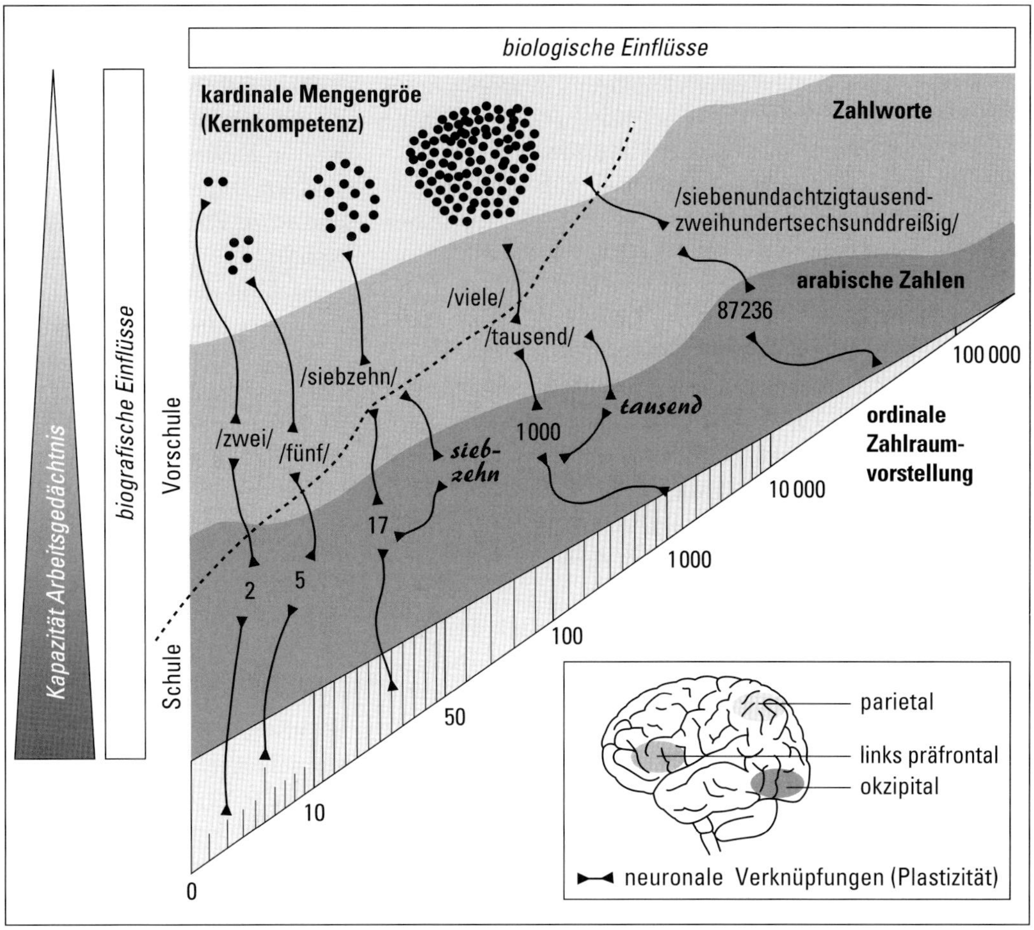

Abb. 5-14: Entwicklung und neuronale Verknüpfung numerischer Repräsentationen

lung von Rechenfähigkeiten auf verschiedenen Stufen sowohl durch biologische als auch durch biografische Einflüsse störbar ist.

Kinder mit Störungen im Bereich der sensomotorischen und visuell-räumlichen Syntheseleistungen haben eher Probleme bezüglich der Entwicklung zahlensemantischer Netzwerke und ein höheres Risiko für umschriebene Rechenstörungen. Kinder mit Sprachentwicklungsstörungen und Störungen der Aufmerksamkeit und Merkfähigkeit laufen eher Gefahr, in angemessener Zeit Faktenwissen zu automatisieren und arithmetische Prozeduren anwenden zu lernen. Hier besteht ein erhöhtes Risiko für die Entwicklung von kombinierten schulischen Entwicklungsstörungen, die den Bereich der Schriftsprache ebenso betreffen wie den der Zahlenverarbeitung.

Ungünstige Lernerfahrungen haben allgemein nicht nur einen negativen Einfluss auf die Lernmotivation und Leistungsbereitschaft, sondern können auch zu spezifischen Ängsten führen, die die umschriebene Lernentwicklung ihrerseits hemmen. Solche Effekte sind für spezifische Mathematikängste gut belegt (Faust et al. 1996). Die Entwicklung sekundärer Störungen im Erleben und Verhalten mit allgemeinem Schulversagen belasten die Langzeitprognose erheblich.

5.2.4.6 Diagnose und Differenzialdiagnostik

Diagnostik, Förderung und Behandlung sollten grundsätzlich so früh und so integrativ wie möglich erfolgen, d.h. unter Einbeziehung von Lehrern und Eltern.

Die störungsspezifische **Diagnostik** schließt analog zu den Leitlinien der Deutschen Gesellschaft für Kinder- und Jugendpsychiatrie, Psychosomatik und Psychotherapie (2007) eine sorgfältige Erfassung der Symptomatik (Schulnoten, Leistungsdiskrepanzen, Fehlermerkmale), der Entwicklungsgeschichte (einschließlich relevanter familiärer und schulischer Rahmenbedingungen), der psychischen Befindlichkeit im Allgemeinen und im Hinblick auf die spezifischen Lernschwierigkeiten ebenso ein wie die Durchführung psychometrischer Testverfahren (Intelligenz, neuropsychologische Basisfunktionen, Zahlenverarbeitung und Rechnen) und eine entwicklungsneurologische Abklärung.

Die „Neuropsychologische Testbatterie für Zahlenverarbeitung und Rechnen bei Kindern" (ZAREKI, von Aster 2001) ermöglicht eine inhaltsbezogene Diagnosestellung auf der Grundlage der Überprüfung relevanter Aspekte der Zahlenverarbeitung und des Rechnens. Sie gibt damit auch Hinweise auf die Art der Schwierigkeiten und die daraus abzuleitenden Ziele für Förder- und Therapiemaßnahmen.

Aufgrund der heute verfügbaren Kenntnisse über vorschulische Entwicklungsprozesse und Vorläuferfähigkeiten ist zu erwarten, dass eine Früherkennung im Kindergartenalter möglich gemacht werden kann. Für den Bereich der Lese- und Rechtschreibstörungen ist dies mit der Überprüfung der „phonologischen Bewusstheit" bereits gelungen, was der Frühförderung wesentliche Impulse verliehen hat. Entsprechende Verfahren für den Bereich der Zahlenverarbeitung befinden sich derzeit in Entwicklung.

Für die insbesondere für die Behandlung von Rechenstörungen relevante Frage nach verschiedenen Unterformen (Subtypen) von Rechenstörungen ist die direkte Untersuchung verschiedener Aspekte der kognitiven Zahlenverarbeitung und des Rechnens erforderlich.

Mit der ZAREKI, die semantische und kodierungsspezifische Elemente der Zahlenverarbeitung in zwölf Subtests erfasst (von Aster 2000; 2001), konnten drei Subtypen anhand von Daten rechenschwacher Kinder der 2. bis 4. Klassenstufe clusteranalytisch unterschieden werden:

- Bei Kindern mit dem so genannten „tiefgreifenden Subtyp" lagen Mittelwert-Abweichungen von mehr als 1,5 Standardabweichungen in beinahe allen überprüften numerischen Fertigkeitsbereichen vor.
- Eine andere Gruppe von Kindern zeigte signifikante Schwierigkeiten nur beim Kopfrechnen (Additionen, Subtraktionen) sowie beim Abzählen von Mengen und beim Rückwärtszählen. Dieser Subtyp wurde mit dem Begriff „sprachlich" bezeichnet.
- Eine dritte Gruppe von Kindern zeigte in erster Linie Probleme beim Übertragen von Zahlwörtern in die arabische Kodierung und umgekehrt (arabische Zahlen lesen und nach Diktat schreiben). Dieser Typ wurde als „arabischer Subtyp" bezeichnet.

Mit Bezug auf das in der Abbildung 5-14 skizzierte Entwicklungsmodell lassen sich Vermutungen über die diesen Subtypen zugrunde liegenden Mechanismen anstellen (vgl. von Aster 2000).

Für Kinder mit dem „tiefgreifenden Subtyp" kann angenommen werden, dass infolge genetischer Belastungen oder frühkindlich bedingter Hirnfunktionsstörungen sich bereits die vorsprachlichen numerischen Kompetenzen nicht angemessen haben ausprägen und entwickeln können, die nötig sind, um, zugespitzt formuliert, überhaupt zu verstehen, wie und wozu Zahlwörter, arabische Zahlen und arithmetische Konzepte gebraucht werden.

Kinder mit dem „sprachlichen Subtyp" machen viele Fehler beim Abzählen (häufig infolge Sprachentwicklungs- oder Aufmerksamkeitsstörungen), und demzufolge sind auch die Zählstrategien beim Addieren und Subtrahieren fehleranfällig. Dies wiederum erschwert den Aufbau von Abrufstrategien und das Anlegen von Faktenwissen. Die Kinder verharren in unreifen, langsamen Zählstrategien und fallen schulisch zurück.

Kindern mit dem „arabischen Subtyp" schließlich fällt das Erlernen des arabischen Notationssystems und der entsprechenden Transkodierungsregeln besonders schwer. Überzufällig häufig fanden sich in dieser Gruppe fremdsprachig oder zweisprachig aufgewachsene Kinder, für die die zahlenlinguistischen Besonderheiten der deutschen Zahlwortreihe vermutlich eine besondere Schwierigkeit darstellen. Transkulturelle Vergleichsstudien mit der ZAREKI haben in der Tat gezeigt, dass der Faktor „Fremd- bzw. Zweisprachigkeit" gerade in der deutschsprachigen Population einen deutlichen Effekt auf die Testleistung hatte, nicht dagegen in einer französischen Vergleichspopulation (von Aster et al. 1997; Dellatolas et al. 2000).

Wegen der komplexen hierarchischen Entwicklungsdynamik zahlenverarbeitender neuronaler Netzwerkstrukturen können solche Subtypenklassifikationen in der Praxis nur eine Orientierungshilfe darstellen, denn solche Muster finden sich nicht immer in Reinform.

Der Fall des 16-jährigen HN mit einer schweren Spracherwerbsstörung, der im Schulalter neben einer Lese- und Rechtschreibstörung eine schwere Dyskalkulie entwickelt hatte, stellt hierfür ein instruktives Beispiel dar (von Aster 2000): Die Unfähigkeit dieses Jungen, längere Zahlwortsequenzen sprachlich zu entschlüsseln, hatte zur Folge, dass er große Zahlen auch nicht mental abbilden konnte. Dies machte ihm eine analoge semantische Verarbeitung von großen Zahlen unmöglich. Er lernte zwar mit viel Mühe, große arabische Zahlen zu lesen und mit ihnen schriftliche Operationen auszuführen, vermochte aber nicht, sie nach Diktat zu schreiben (er konnte sie nur abschreiben), und es war ihm auch nicht möglich, beim schriftlichen Rechnen durch Schätzen zu erkennen, ob die Lösung richtig ist oder nicht.

5.2.4.7 Behandlung und Prävention

Förderung und Therapie setzen zunächst ein differenziertes diagnostisches Verständnis der spezifischen Schwierigkeiten des Kindes voraus. Am Beginn sollte in jedem Fall eine sorgfältige Information und Erklärung der Untersuchungsergebnisse an Eltern und Lehrer erfolgen und mit Hinweisen für die konkrete Unterrichts- und Hausaufgabengestaltung verbunden werden.

Förder- und Therapiemaßnahmen müssen den konkreten Problemen eines jeden Kindes individuell angepasst werden. Trainings, die sich pauschal auf die Verbesserung der Psychomotorik, der Wahrnehmung oder der Sprache beziehen, können für sich allein keine Verbesserung numerischer Kompetenzen bewirken.

Kindern mit schwergradigen oder tiefgreifenden Rechenstörungen gelingt in der Regel der Aufbau abstrakter Zahlenraum- oder Zahlenstrahl-Vorstellungen nicht, wodurch das Verständnis arithmetischer Operationen behindert wird. Diesen Kindern muss unter Zuhilfenahme geeigneter Veranschaulichungsmittel geholfen werden, die notwendigen räumlich-numerischen inneren Repräsentationen selbst zu erzeugen. Sofern Schwierigkeiten in der visuell-räumlichen Orientierung, in der Unterscheidung von rechts und links oder in der Graphomotorik bestehen, können ergänzende Übungsbehandlungen für diese Funktionsbereiche indiziert sein, insbesondere dann, wenn sie mit inhaltsspezifischen Aspekten verknüpft werden. Es gibt durchaus Kinder, die keine Defizite im Bereich der grundlegenden visuell-räumlichen Funktionen haben, aber dennoch erhebliche Mühe mit dem Aufbau einer abstrakten Zahlenraumvorstellung zeigen. Bei solchen Kindern findet man oft eine noch sehr reichhaltige anschaulich-konkrete Phantasietätigkeit, bisweilen Verträumtheit, aber auch eine ängstliche Verunsicherung, was die Konstruktion stabiler abstrakter Vorstellungen (und das rechnerische Manövrieren darin) beeinträchtigen kann. Hier können kinderpsychotherapeutische Maßnahmen indiziert sein und die notwendige inhaltsspezifische Förderung im Rechnen unterstützen.
Auch wenn Kinder z. B. infolge von Sprachentwicklungsbesonderheiten oder Aufmerksamkeitsdefiziten Schwierigkeiten haben beim Zählen, Abzählen, dem Einhalten von Reihenfolgen, dem Behalten von Zwischenschritten oder beim Erlernen des arabischen Notationssystems und seiner Regelstruktur, sind inhaltsspezifische Fördermaßnahmen – gegebenenfalls mit inhaltsübergreifenden Unterstützungsangeboten (z. B. Logopädie, Aufmerksamkeitstraining) – zu kombinieren.

Ein empfehlenswertes Grundlagenwerk, das nützliche Hinweise für die Förderung und Therapie bereitstellt, ist das von Lorenz und Radatz (1993) publizierte „Handbuch des Förderns im Mathematikunterricht". Das jüngst unter dem Titel „Teaching Number" erschienene Buch von Wright et al. (2002) stellt ein auf modernen entwicklungspsychologischen und pädagogisch-psychologischen Erkenntnissen basierendes didaktisches Programm für die Mathematikförderung in der Klasse und im Einzelunterricht dar.
Standardisierte und in Hinblick auf ihre Wirksamkeit evaluierte Therapieprogramme existieren bislang nicht. Hier besteht erheblicher Nachholbedarf, wenngleich angemerkt werden muss, dass es im Unterschied zu Lese-/Rechtschreibprogrammen in der Dyskalkulie-Therapie häufig zwar auch, aber oft nicht primär darauf ankommt, gewisse Prozesse zu automatisieren, sondern zunächst geeignete innere Repräsentationen zu erzeugen, was ein flexibles und individualisiertes Vorgehen nötig macht.
Förderung sollte – wenn möglich – im Regelunterricht stattfinden. Dort, wo dies nicht möglich ist oder nicht ausreicht, sind einzeltherapeutische Fördermaßnahmen bei speziell ausgebildeten Sonder- und Heilpädagogen oder Psychologen sinnvoll. Eine enge Kooperation mit Klassenlehrern ist dabei unbedingt anzustreben. Begleitende psychotherapeutische, verhaltenstherapeutische und medikamentöse Behandlungsmaßnahmen sind dann einzuleiten, wenn der Schweregrad von Angstsymptomen (Schulangst, Leistungs- und Prüfungsangst), depressiven Symptomen oder hyperkinetischen Störungen und Aufmerksamkeitsstörungen dies nahe legt.
Um die schulische Entwicklung und die Persönlichkeitsentwicklung dieser Kinder nicht nachhaltig zu beeinträchtigen, muss die Finanzierung von Förder- und Therapiemaßnahmen sichergestellt und ein Nachteilsausgleich angestrebt werden.

5.2.4.8 Verlauf und Prognose

Über den langfristigen **Verlauf** liegen bislang nur wenige gesicherte Erkenntnisse vor. Ergebnisse einer prospektiv angelegten epidemiologischen Follow-up-Studie aus Israel ergaben, dass bei etwa der Hälfte der Kinder die Kriterien für eine Rechenstörung auch nach drei Jahren noch erfüllt waren (Shalev et al. 1998). Am stärksten prädiktiv für eine Persistenz der Störung waren der Schweregrad zum Zeitpunkt der Erstdiagnose sowie eine familiäre Häufung. Eine 6-Jahres-Katamnese von zehn Kindern mit Rechenstörungen aus einer Berliner Inanspruchnahmepopulation ergab, dass sich nur bei vier Kindern die Mathematikleistungen im Verhältnis zu den Leistungen in anderen Fächern gebessert hatten; bei sechs Kindern blieben sie gleich schwach oder verschlechterten sich noch (von Aster 1997). Insgesamt dürfte der Verlauf – wie bei den Störungen des Sprach- und Schriftspracherwerbs – sehr wesentlich vom Ausmaß und Schweregrad der Entwicklung komorbider Störungen abhängen.

5.2.4.9 Forschungsanliegen und Ausblick

Intensive Forschungsbemühungen sind insbesondere in drei Bereichen nötig: In der **entwicklungspsychopathologischen Forschung** sind die Fragen nach unterschiedlichen Subtypen, spezifischen Ursachen und Verlaufsformen und dem Einfluss genetischer, kultureller und schulischer Faktoren weiter zu klären. Hier gibt es im Vergleich zu den Störungen des Schriftspracherwerbs Nachholbedarf. Große Bedeutung kommt zudem der **Entwicklung von diagnostischen Früherkennungsinstrumenten** und daran angepassten Methoden zur Frühförderung zu (Weinhold-Zulauf et al. 2003). Ein dritter wesentlicher Schwerpunkt liegt im Bereich der **Entwicklung empirisch abgesicherter Therapie- und Fördermaßnahmen** im Schulalter. Dabei müssen auch mathematikdidaktische Konzepte und Unterrichtsmaterialien in Hinblick auf ihre Angemessenheit für Schüler mit Lernschwierigkeiten kritisch überprüft werden. Von der entwicklungspsychologischen, neuropsychologischen und neurophysiologischen Grundlagenforschung sind in Zukunft wichtige Impulse zu erwarten. Sie werden wesentlich zu einem genaueren und besseren Verständnis adaptiver und maladaptiver Reifungsprozesse führen. Moderne Methoden der funktionellen Bildgebung werden vielleicht sogar therapeutisch induzierte Veränderungsprozesse auf physiologischer Ebene abbilden und damit auch zur Evaluation von Therapie beitragen können. Eine Übersicht über den aktuellen Stand der Entwicklungen im Bereich der Neurowissenschaft, der Psychologie und der Pädagogik findet sich bei von Aster und Lorenz (2005).

Literatur

Ashcraft MH, Faust MW (1994). Mathematics anxiety and mental arithmetic performance: An exploratory investigation. Cognition and Emotion; 8: 97–125.

Bachot J, Gevers W, Fias W, Roeyers H (2005). Number sense in Children with Visuospatial Disabilities. Orientation of the Mental Number Line. Psychology Science; 47, 1: 172–84.

Baumert J, Lehmann R (1997). TIMMS: Mathematisch-naturwissenschaftlicher Unterricht im Internationalen Vergleich. Opladen: Leske und Budrich.

Butterworth B (1999). The Mathematical Brain. London: Macmillan Publishers Ltd.

Butterworth B, Cappelletti M, Kopelman M (2001). Category specificity in reading and writing: the case of number words. Nature Neurosci; 4: 784–6.

Dehaene S (1992). Varieties of numerical abilities. Cognition; 44: 1–42.

Dehaene S (1997). The Number Sense – How the mind creates Mathematics. New York, Oxford: Oxford University Press.

Dehaene S, Spelke E, Pinel P, Stanescu R, Tsivkin S (1999). Sources of Mathematical Thinking: Behavioural and Brain-Imaging Evidence. Science; 284: 970–3.

Dellatolas G, von Aster MG, Willadino-Braga L, Meier M, Deloche G (2000). Number processing and mental calculation in school children aged 7 to 10 years: a transcultural comparison. Eur Child Adolesc Psychiatry; 9, Suppl 2: 102–10.

Deutsche Gesellschaft für Kinder- und Jugendpsychiatrie, Psychosomatik und Psychotherapie et al. (Hrsg) (2007). Leitlinien zu Diagnostik und Therapie von psychischen Störungen im Säuglings-, Kindes- und Jugendalter. 3. Aufl. Köln: Deutscher Ärzte-Verlag.

Faust MW, Ashcraft MH, Fleck DE (1996). Mathematics anxiety effects in simple and complex addition. Mathem Cogn; 2: 25–62.

Geary DC (2000). From infancy to adulthood: The development of numerical abilities. Eur Child Adolesc Psychiatry; 9, Suppl 2: 11–6.

Gelman R, Gallistel CR (1978). The child's understanding of number. Cambridge, MA: Harvard University Press.

Gerstmann J (1930). Zur Symptomatologie der Hirnläsionen im Übergangsgebiet der unteren Parietal- und mittleren Occipitalwindung. Nervenarzt; 3: 691–5.

Gross-Tsur V, Shalev RS, Manor O, Amir N (1995). Developmental right hemisphere syndrome: clinical spectrum of the non-verbal learning disability. J Learn Disabil; 28: 80–6.

Hein J, Bzufka MW, Neumärker KJ (2000). The specific disorder of arithmetic skills. Prevalence studies in a rural and an urban population sample and their clinico-neuropsychological validation. Eur Child Adolesc Psychiatry; 9, Suppl 2: 87–101.

Hembree R (1990). The nature, effects and relief of mathematics anxiety. J Res Mathem Educ; 21: 33–46.

Karmiloff-Smith A (1992). Beyond Modularity: A developmental perspective on cognitive science. Cambridge, MA: The MIT Press.

Kinsbourne M (1968). Developmental Gerstmann syndrome. Pediatr Clin N Am; 15: 771–8.

Klauer KJ (1992). In Mathematik mehr leistungsschwache Mädchen, im Rechnen und Rechtschreiben mehr leistungsschwache Jungen? Zur Diagnostik von Teilleistungsschwächen. Z Entwicklungspsychol Pädagog Psychol; 24: 48–65.

Kucian K, Loenneker T, Dietrich T, Martin E, von Aster MG (2004). Children's Brains learn approximate Calculation. In 16th World Congress of the IACAPAP. Berlin: Steinkopff Darmstadt.

Kucian K, Loenneker T, Dietrich T, Dosch M, Martin E, von Aster MG (2006). Evidence for impaired neural networks for number processing in children with developmental dyscalculia. Behavioral and Brain Functions, 2: 31.

Lorenz JH (2001). Grundlagen der Förderung und Therapie rechenschwacher Kinder: Wege und Irrwege. Zürich: Vortrag Kongress Verband Dyslexie Schweiz: Brennpunkt Dyskalkulie.

Lorenz JH, Radatz H (1993). Handbuch des Förderns in Mathematikunterricht. Hannover: Schroedel.

Menon V, Rivera SM, White CD, Glover GH, Reiss AL (2000). Dissociating Prefrontal and Parietal Cortex Activation during Arithmetic Processing. NeuroImage; 12: 357–65.

Neumärker KJ, von Aster MG (eds) (2000). Disorders of Number Processing and Calculation Abilities. A multidimensional approach. Eur Child Adolesc Psychiatry; 9, Suppl 2.

Nuerk HC, Weger U, Willmes K (2001). Decade breaks in the mental number line? Putting the tens and units back in different bins. Cognition; 82: 25–33.

OECD (2001). Lernen für das Leben. Erste Ergebnisse von PISA 2000. Paris: OECD Publications.

Pinel P, Dehaene S, Rivière D, LeBihan D (2001). Modulation of Parietal Activation by Semantic Distance in a Number Comparison Task. NeuroImage; 14: 1013–26.

Poeck K, Orgass B (1975). Gerstmann syndrome without aphasia: Comments on the paper by Strub and Geschwind. Cortex; 11: 291–5.

Reusser K (2000). Success and failure in school mathematics: effects of instruction and school environment. Eur Child Adolesc Psychiatry; 9, Suppl 2: 17–26.

Rourke BP (1989). Nonverbal Learning Disabilities. The syndrome and the model. New York: Guilford Press.

Rourke BP (1993). Arithmetic disabilities, specific and otherwise: A neuropsychological perspective. J Learn Disabil; 26: 214–26.

Seron X, Pesenti M, Noel MP, Deloche G, Cornet JA (1992). Images of numbers, or „when 98 is upper left and 6 sky blue". Cognition; 44: 159–96.

Shalev RS, Auerbach J, Manor O, Gross-Tsur V (2000). Developmental dyscalculia: prevalence and prognosis. Eur Child Adolesc Psychiatry; 9, Suppl 2: 58–64.

Shalev RS, Gross-Tsur V (2001). Developmental Dyscalculia. Pediatr Neurol; 24(5): 337–42.

Shalev RS, Manor O, Auerbach J, Gross-Tsur V (1998). Persistence of developmental dyscalculia: what counts? Results from a three year prospective follow-up study. J Pediatr; 133: 358–62.

Schweiter M, Weinhold-Zulauf M, von Aster MG (2005). Die Entwicklung räumlicher Zahlenrepräsentationen und Rechenfertigkeiten bei Kindern. Zeitschrift für Neuropsychologie; 16(2): 105–13.

Stern E (1998). Entwicklung des mathematischen Verständnisses im Kindesalter. Lengerich: Pabst Science Publishers.

Temple C (1989). Digit dyslexia: A category-specific disorder in developmental dyscalculia. Cognitive Neuropsychol; 6: 93–116.

Temple E, Posner MI (1998). Brain mechanisms of quantity are similar in 5-year-old children and adults. Proc Natl Acad Sci USA; 95: 7836–41.

von Aster MG (1994). Developmental Dyscalculia in Children: Review of the literature and clinical validation. Acta Paedopsychiatr; 56: 169–78.

von Aster MG (1996). Psychopathologische Risiken bei Kindern mit umschriebenen schulischen Entwicklungsstörungen. Kindheit und Entwicklung; 5: 53–9.

von Aster MG (1997). Die Störungen des Rechnens und der Zahlenverarbeitung in der kindlichen Entwicklung. Universität Zürich: Unveröffentl. Habilitationsschrift.

von Aster MG (2000). Developmental cognitive neuropsychology of number processing and calculation: Varieties of developmental dyscalculia. Eur Child Adolesc Psychiatry; 9, Suppl 2: 41–58.

von Aster MG (2001). Neuropsychologische Testbatterie für Zahlenverarbeitung und Rechnen bei Kindern. Manual Lisse: Swets Test Services.

von Aster MG, Lorenz JH (Hrsg) (2005). Rechenstörungen bei Kindern. Neurowissenschaft, Psychologie, Pädagogik. Göttingen: Vandenhoeck & Rupprecht.

von Aster MG, Deloche G, Dellatolas G, Meier M (1997). Number processing and calculation in 2nd and 3rd grade school children: a comparative study of French-speaking and German-speaking children. Z Entwicklungspsychol Pädag Psychol; 24: 151–66.

von Aster MG, Kucian K, Schweiter M, Martin E (2005). Rechenstörungen im Kindesalter. Monatsschrift Kinderheilkunde; 153: 614–22.

von Aster MG, Schweiter M, Weinhold-Zulauf M (2007). Rechenstörungen bei Kindern: Vorläufer, Prävalenz und psychische Symptome. Zeitschrift für Entwicklungspsychologie und Pädagogische Psychologie; 39: 85–96.

Weinhold-Zulauf M, Schweiter M, von Aster MG (2003). Das Kindergartenalter: Sensitive Periode für die Entwickung numerischer Fertigkeiten. Kindheit und Entwicklung; 12, 4: 222–30.

Wright RJ, Martland J, Stafford AK, Stanger G (2002). Teaching Number. Advancing children's skills and strategies. London: Paul Chapman Publishing.

Wynn K (1992). Addition and subtraction by human infants. Nature; 358: 749–50.

5.3 Autismus

H. Remschmidt

Inhalt

5.3.1 Einleitung

Mit dem Begriff „Autismus" beschrieb der Schweizer Psychiater Eugen Bleuler (1911) ein Grundsymptom der Schizophrenie. Er kennzeichnete damit das Verhalten mancher schizophrener Patienten, die dazu neigen, sich in eine gedankliche Binnenwelt zurückzuziehen, zunehmend weniger Kontakt zu ihren Mitmenschen aufrechtzuerhalten und sich traumhaft-phantastischen Gedanken – in sich gekehrt und weltabgewandt – hinzugeben.

Diesen Begriff aufnehmend, beschrieben fast gleichzeitig der ursprünglich aus Österreich stammende amerikanische Kinderpsychiater Leo Kanner (1943) und der österreichische Pädiater Hans Asperger (1944) autistische Störungsbilder bei Kindern. Die Analogie zum Verhalten schizophrener Patienten ist jedoch nicht zutreffend. Denn autistische Kinder ziehen sich nicht aktiv in eine Phantasiewelt zurück, sondern sind primär (von Geburt an) unfähig bzw. nur eingeschränkt fähig, soziale Kontakte zu entwickeln. Trotz dieses Sachverhaltes hat man sich jedoch darauf geeinigt, den Begriff „Autismus" auch im Kindesalter für die entsprechenden Störungen beizubehalten.

Heute werden die autistischen Störungen zu den **tiefgreifenden Entwicklungsstörungen** gerechnet. Damit soll ausgedrückt werden, dass die Entwicklung dieser Kinder von Geburt an erheblich beeinträchtigt und ein Aufholen der Entwicklungsrückstände in der Regel nicht möglich ist. Zu den tiefgreifenden Entwicklungsstörungen gerechnet werden neben dem frühkindlichen Autismus, dem atypischen Autismus und dem Asperger-Syndrom noch das Rett-Syndrom und die desintegrative Störung des Kindesalters. In diesem Kapitel wird nur auf die drei erstgenannten Autismus-Syndrome eingegangen.

5.3.2 Definition und Klassifikation

In der ICD-10 (WHO 1993, S. 282) sind die tiefgreifenden Entwicklungsstörungen wie folgt umschrieben:

„Eine Gruppe von Störungen, die durch qualitative Beeinträchtigungen in gegenseitigen sozialen Interaktionen und Kommunikationsmustern sowie durch ein eingeschränktes, stereotypes, sich wiederholendes Repertoire von Interessen und Aktivitäten charakterisiert sind. Diese qualitativen Abweichungen sind in allen Situationen ein grundlegendes Funktionsmerkmal der betroffenen Person, variieren jedoch im Ausprägungsgrad. In den meisten Fällen besteht von frühester Kindheit an eine auffällige Entwicklung. Mit nur wenigen Ausnahmen sind die Störungen seit den ersten fünf Lebensjahren manifest. Meist besteht eine gewisse allgemeine kognitive Beeinträchtigung, die Störungen sind jedoch durch das Verhalten definiert, das nicht dem Intelligenzalter des Individuums entspricht (sei dieses nun altersentsprechend oder nicht)."

Die diagnostischen Kriterien für den **frühkindlichen Autismus** nach ICD-10 und DSM-IV gehen aus der Tabelle 5-31 hervor.

Die Tabelle zeigt eine weitgehende Übereinstimmung zwischen den beiden diagnostischen Systemen. Nicht enthalten ist jedoch in beiden diagnostischen Systemen ein Hinweis auf die Intelligenzminderung, die bei der überwiegenden Mehrzahl von Kindern mit frühkindlichen Autismus zu finden ist: Etwa 60 % (in manchen Studien bis zu 80 %) sind geistig behindert, ca. 20 % lernbehindert, bei etwa 17 % liegt der Intelligenzquotient (IQ) im Grenzbereich zur Normalität, und nur 3 % weisen einen IQ im Durchschnittsbereich auf. Eine Variante des frühkindlichen Autismus ist der **high functioning-Autismus** (HFA, Autismus mit hohem Funktionsniveau), bei dem ein höheres kognitives Funktionsniveau vorliegt und dessen Abgrenzung vom Asperger-Syndrom Schwierigkeiten bereiten kann.

Der **atypische Autismus** unterscheidet sich vom klassischen frühkindlichen Autismus entweder dadurch, dass die betref-

Tab. 5-31: Diagnostische Leitlinien bzw. Kriterien für den frühkindlichen Autismus nach ICD-10 und DSM-IV (gekürzt und sinngemäß)

ICD-10	DSM-IV
1. qualitative Beeinträchtigungen wechselseitiger sozialer Aktionen (z. B. unangemessene Einschätzung sozialer und emotionaler Signale; geringer Gebrauch sozialer Signale)	1. qualitative Beeinträchtigung der sozialen Interaktion (z. B. bei nonverbalen Verhaltensweisen wie Blickkontakt, etc.; Beziehungsaufnahme zu Gleichaltrigen; Ausdruck von Gefühlen)
2. qualitative Beeinträchtigungen der Kommunikation (z. B. Fehlen eines sozialen Gebrauchs sprachlicher Fertigkeiten; Mangel an emotionaler Resonanz auf verbale und nonverbale Annäherungen durch andere Menschen; Veränderungen der Sprachmelodie)	2. qualitative Beeinträchtigung der Kommunikation (z. B. verzögerte oder ausbleibende Sprachentwicklung; stereotyper oder repetitiver Gebrauch der Sprache; Fehlen von entwicklungsgemäßen Rollen- und Imitationsspielen)
3. eingeschränkte Interessen und stereotype Verhaltensmuster (z. B. starre Routine hinsichtlich alltäglicher Beschäftigungen; Widerstand gegen Veränderungen)	3. beschränkte repetitive und stereotype Verhaltensweisen, Interessen und Aktivitäten
4. unspezifische Probleme wie Befürchtungen, Phobien, Schlaf- und Ess-Störungen, Wutausbrüche, Aggressionen, Selbstverletzungen	4. Beginn vor dem 3. Lebensjahr und Verzögerungen oder abnorme Funktionsfähigkeit
5. Manifestation vor dem 3. Lebensjahr	

Tab. 5-32: Diagnostische Kriterien bzw. Leitlinien für das Asperger-Syndrom nach ICD-10 und DSM-IV (gekürzt und sinngemäß)

ICD-10	DSM-IV
1. Fehlen einer Sprachentwicklungsverzögerung oder einer Verzögerung der kognitiven Entwicklung. Die Diagnose erfordert, dass einzelne Wörter im 2. Lebensjahr oder früher benutzt werden.	1. qualitative Beeinträchtigung der sozialen Interaktion in mehreren (mindestens 2) Bereichen (z. B. bei nonverbalem Verhalten, in der Beziehung zu Gleichaltrigen, in der emotionalen Resonanz)
2. qualitative Beeinträchtigungen der gegenseitigen sozialen Interaktionen (entsprechend den Kriterien des frühkindlichen Autismus)	2. beschränkte repetitive und stereotye Verhaltensmuster (z. B. in den Interessen, Gewohnheiten oder der Motorik)
3. ungewöhnliche und sehr ausgeprägte umschriebene Interessen (ausgestanzte Sonderinteressen) und stereotype Verhaltensmuster	3. klinisch bedeutsame Beeinträchtigung in sozialen oder beruflichen Funktionsbereichen
4. Die Störung ist nicht einer anderen tiefgreifenden Entwicklungsstörung zuzuordnen.	4. kein klinisch bedeutsamer Sprachrückstand und keine klinisch bedeutsamen Verzögerungen der kognitiven Entwicklung
	5. Die Störung erfüllt nicht die Kriterien einer anderen tiefgreifenden Entwicklungsstörung.

fenden Kinder nicht alle Kriterien nach ICD-10 bzw. DSM-IV erfüllen, oder dadurch, dass die abnorme oder beeinträchtigte Entwicklung erst nach dem dritten Lebensjahr manifest wird. Kinder mit atypischem Autismus sind häufig erheblich intelligenzgemindert.

Die diagnostischen Kriterien für das **Asperger-Syndrom** (nach ICD-10 und DSM-IV) sind in der Tabelle 5-32 wiedergegeben. Auch aus dieser Tabelle wird ersichtlich, dass die Kriterien der beiden diagnostischen Systeme nahezu identisch sind.

Im Vergleich zu den Kindern mit Kanner-Syndrom fällt bei den Kindern und Jugendlichen mit Asperger-Syndrom die hochgradige Beziehungsstörung weniger auf. Sie werden im Durchschnitt auch später auffällig als Kinder mit frühkindlichem Autismus, und zwar besonders dann, wenn höhere Anforderungen an ihre soziale Eingliederungsfähigkeit gestellt werden, z. B. beim Besuch des Kindergartens oder spätestens beim Besuch der Schule. Ein weiteres wichtiges Merkmal ist ihre auffällige motorische Ungeschicklichkeit. Man beobachtet bei ihnen häufig dyspraktische Störungen, die dadurch gekennzeichnet sind, dass ein Handlungsentwurf nur unzureichend in eine konkrete Handlung umgesetzt werden kann.

5.3.3 Epidemiologie

Epidemiologische Angaben über die Häufigkeit autistischer Störungen hängen naturgemäß von der Definition des Syndroms ab und von den Stichproben, in denen sie erhoben wurden. Die derzeitige Datenlage ist so, dass für den frühkindlichen Autismus eine größere Anzahl von epidemiologischen Studien vorliegen, für den atypischen Autismus und das Asperger-Syndrom ist die Datenlage deutlich ungünstiger.

Frühkindlicher Autismus

Nach einer Meta-Analyse von Fombonne (1998), in die 19 epidemiologische Studien über einen Zeitraum von 30 Jahren aus der englischen Literatur einbezogen wurden, kann man von einer Häufigkeit von fünf Fällen mit frühkindlichem Autismus auf 10000 Kinder und Jugendliche ausgehen. Dieses Ergebnis berücksichtigt bereits bestimmte Altersvariationen und methodische Probleme, z. B. den Sachverhalt, dass die Häufigkeitsangaben im Schulalter zuverlässiger sind als bei jüngeren Kindern und dass in fast jeder Stichprobe nicht alle Fälle erfasst werden, was zu einer Unterschätzung der Häufigkeitsrate führt. Die Geschlechterrelation zwischen männlichen und weiblichen Patienten wurde mit 3,7 : 1 beziffert, und in rund 80 % aller Fälle kann eine geistige Behinderung festgestellt werden. Fombonne weist weiter darauf hin, dass es eine größere Zahl von Kindern gibt, die gewisse autistische Züge aufweisen, nicht jedoch dem Vollbild des Autismus entsprechen. Die künftige Forschung wird sich diesem Personenkreis zuwenden müssen, nicht zuletzt auch zur Klärung der Frage, ob autistische Syndrome im Sinne eines Spektrum-Konzeptes bzw. eines dimensionalen Modells aufgefasst werden können (Rühl et al. 2001). Ein Trend zur Zunahme des frühkindlichen Autismus besteht nach Fombonne nicht. Die verschiedentlich berichteten Zunahmen autistischer Störungen dürften mit der erhöhten Aufmerksamkeit zusammenhängen, die diesem Störungsmuster in den letzten Jahrzehnten gewidmet wurde. Entgegen früheren Auffassungen besteht auch kein Zusammenhang mit der sozialen Schicht: Autistische Störungen kommen in allen sozialen Schichten etwa gleich häufig vor.

Atypischer Autismus

Zuverlässige epidemiologische Untersuchungen liegen zu diesem weniger gut definierten Störungsmuster nicht vor. In verschiedenen Studien wurde jedoch die Häufigkeit nichtautistischer tiefgreifender Entwicklungsstörungen ermittelt. Ihre Häufigkeit liegt zwischen 1,9 und 10,9 in Bezug auf 10 000 Kinder. Stellt man eine Relation zum frühkindlichen Autismus her, so kommen auf zwei Kinder mit frühkindlichem Autismus etwa drei mit tiefgreifenden Entwicklungsstörungen, die nicht dem Bild des frühkindlichen Autismus entsprechen, wobei die Kinder mit atypischem Autismus in dieser Gruppe enthalten sind (Fombonne 1998).

Asperger-Syndrom

Im Gegensatz zum frühkindlichen Autismus gibt es nur sehr wenige epidemiologische Studien zum Asperger-Syndrom. Dies mag auch damit zusammenhängen, dass diese Störung erst 1992 als eigene Krankheitskategorie in die ICD-10 und erst 1994 in das DSM-IV aufgenommen wurde. Die vor dieser Zeit durchgeführten Untersuchungen haben verschiedene, nicht einheitliche Definitionen zugrunde gelegt. In der bislang einzigen epidemiologischen Untersuchung von Ehlers und Gillberg (1993), in der 1 519 Kinder im Alter von sieben bis 16 Jahren untersucht wurden, ergaben sich Raten von 28,5 auf 10 000 (Konfidenzintervall: 0,6–56,5) nach den ICD-10-Kriterien und von 35,7 auf 10 000 (Konfidenzintervall: 4,5–66,9) nach den eigenen Kriterien der Autoren (Ehlers u. Gillberg 1993; Fombonne 1998). Diese Zahlen erscheinen außerordentlich hoch; vergleicht man sie mit dem Vorkommen des frühkindlichen Autismus, so liegen sie erheblich höher. Dies trifft möglicherweise jedoch nur bei einer sehr breit gefassten Definition des Syndroms zu. Allerdings stellt sich in diesem Zusammenhang auch die Frage, ob die Störung eher unter dimensionalen oder kategorialen Gesichtspunkten betrachtet werden muss, da es zweifellos Fälle von Asperger-Syndrom gibt, die so schwach ausgeprägt sind, dass sie keine klinische Bedeutung haben. Sicherlich wurde aber auch das voll ausgeprägte Bild des Asperger-Syndroms in der Vergangenheit zu selten diagnostiziert (Remschmidt 2000a). Erst in der allerjüngsten Zeit hat das Interesse an dieser Störung zugenommen.

5.3.4 Symptomentwicklung und Komorbidität

Frühkindlicher Autismus

Die in der Tabelle 5-31 angeführten diagnostischen Kriterien umschreiben in allgemeiner Form die Symptomatik, die im Einzelfall sehr vielgestaltig sein kann und auch eine Veränderung im Verlaufe der Entwicklung erfährt (Weber 1970; Remschmidt 2000b).
Die in der Tabelle angeführten Kernsymptome des frühkindlichen Autismus können wie folgt spezifiziert werden.

Qualitative Beeinträchtigungen wechselseitiger sozialer Interaktionen

Den Eltern fällt frühzeitig auf, dass der Blickkontakt fehlt und die Lächelreaktion ausbleibt, die Kinder keine antizipatorischen Bewegungen zeigen (z. B. Ausstrecken der Arme, wenn sie hoch genommen werden wollen); die Kinder vermissen einerseits häufig die Eltern bei Abwesenheit nicht und freuen sich nicht beim Wiedersehen, andererseits zeigen sie aber vielfältige symbiotische Verhaltensweisen; sie essen z. B. nur, wenn sie gefüttert werden, und geben auf ihre Weise zu verstehen, dass sie umsorgt werden wollen. Sie finden im Laufe der Entwicklung besser Kontakt zu Erwachsenen als zu Kindern, die uneinfühlsamer, lauter und bedrängender sind.

Qualitative Beeinträchtigungen der Kommunikation

Es fehlen bei autistischen Kindern Gesten mit symbolischem Gehalt und vor Sprechbeginn das Lallen im Tonfall von Sprache. Etwa 50 % der Kinder entwickeln keine oder sehr verspätet eine zunächst nicht kommunikative Sprache, die später (im Schulalter oder danach) einen partiellen kommunikativen Charakter gewinnt. Viele Kinder zeigen eine unmittelbare oder verzögerte Echolalie, aus der auch die pronominale Umkehr beim Sprechen zu erklären ist. Die Kinder sprechen von sich in der dritten Person und lernen erst sehr spät, die eigene Person mit „ich“ zu bezeichnen. Die Sprache ist stets durch grammatikalische Fehler gekennzeichnet, und einige Kinder erfinden neue Wörter

(Neologismen), die für sie eine spezielle Bedeutung haben können. Bei vielen Kindern ist auch die Stimme auffällig: Sie ist wenig melodisch; die Betonung von Wörtern oder Satzteilen ist oft inadäquat, die Stimmstärke gleich bleibend, und der Sprechrhythmus erscheint oft abgehackt.

Eingeschränkte Interessen und stereotype Verhaltensmuster

Kinder mit frühkindlichem Autismus zeigen ein ängstlich-zwanghaftes Bedürfnis nach Gleicherhaltung der dinglichen Umwelt. Diese Veränderungsängste sind auf die für das jeweilige Kind subjektiv wichtigen Gegebenheiten ausgerichtet, z. B. Angst vor fremden Räumen, neuen Spazierwegen, neuen Speisen, neuen Kleidern; Umstellungen in der Wohnung; Änderungen des Tagesablaufes.
In bestimmten Entwicklungsphasen zeigen autistische Kinder Störungen der Reaktion auf Sinnesreize, z. B. reagieren sie zunächst auf Sprache und auf Geräusche nicht, etwas später kann daneben eine selektive oder totale Geräuschüberempfindlichkeit entstehen. Die Eltern autistischer Kinder vermuten daher häufig anfänglich eine Hörstörung oder eine Sehstörung bei ihren Kindern. Dies ist aber in aller Regel nicht der Fall; vielmehr scheinen die Kinder diese Sinnesreize regelrecht auszublenden.

Bei vielen autistischen Kindern kommt es zu zahlreichen Stereotypien, die als Selbststimulation von Sinnesbereichen gedeutet werden können, z. B. Augenbohren, Fächerbewegungen der Hände vor den Augen, rasches Herumpendeln mit dem Kopf, Schlagen mit den Händen auf die Ohren. Sie lehnen Berührungen und Zärtlichkeiten ab, können aber gleichzeitig unempfindlich sein gegenüber Kälte und Schmerzreizen.

Spielzeug wird oft zweckentfremdet benutzt, z. B. werden alle möglichen Gegenstände ausdauernd zum Rotieren gebracht und fasziniert beobachtet. Es bestehen oft umschriebene Ängste, z. B. vor bestimmten Tieren wie Hunden. Auch der Schlaf-wach-Rhythmus ist häufig gestört.
Die Kernsymptome des frühkindlichen Autismus zeigen, wie bereits erwähnt, eine entwicklungsabhängige Variabilität, die Kernsymptomatik bleibt jedoch auch im **Erwachsenenalter** erhalten. Zwar verbessern sich bei der Mehrzahl autistischer Menschen graduell das Kontakt- und Sozialverhalten, wenn man es mit der diesbezüglichen Symptomatik im Kindes- und Jugendalter vergleicht; auch werden gewisse Routinen im Alltag besser bewältigt, jedoch bleiben die basale Kommunikationsstörung, vielfach auch Stereotypien, Selbststimulationen, die eingeschränkten Interessen und auch die eingeschränkte Fähigkeit zur Kontaktaufnahme mit anderen Menschen erhalten. Einen wichtigen Schlüssel für den gesamten Kontakt- und Sozialbereich bildet natürlich die Sprachentwicklung. Autistische Menschen, die einigermaßen gut sprechen lernen, haben bessere Möglichkeiten der Kontaktaufnahme und sozialen Integration, auch wenn sie die kommunikativen Möglichkeiten der Sprache nur unzulänglich nutzen können.

Atypischer Autismus

Die Symptomatik dieses Syndroms entspricht nicht dem Vollbild des frühkindlichen Autismus, wobei Abweichungen in zweierlei Richtung bedeutsam sind: Entweder erfolgt die Manifestation erst nach dem dritten Lebensjahr oder aber die Symptomatik entspricht nicht dem Vollbild der Störung, d. h. die Kriterien für den frühkindlichen Autismus werden nur teilweise erfüllt.

Asperger-Syndrom

Diese Störung wird in der Regel später diagnostiziert als der frühkindliche Autismus, was vielleicht auf die fehlende Sprachentwicklungsverzögerung und die nicht vorhandene oder geringe kognitive Beeinträchtigung der Kinder zurückzuführen ist (Übersicht bei Remschmidt u. Hebebrand 2001 sowie bei Remschmidt u. Kamp-Becker 2006).
Die charakteristische Symptomatik für das Asperger-Syndrom geht in allgemeiner Form aus der Tabelle 5-32 hervor. Aus der Tabelle wird ferner ersichtlich, dass die beiden diagnostischen Systeme (ICD-10 und DSM-IV) in ihren Kriterien weitgehend übereinstimmen. Die Kernmerkmale des Asperger-Syndroms sind nach beiden diagnostischen Systemen folgende:

Qualitative Beeinträchtigungen der sozialen Interaktion

Damit ist gemeint, dass die betreffenden Kinder und Jugendlichen sowohl in ihrem nonverbalen Verhalten (Gesten, Mienen, Gebärden, Blickkontakt) auffällig sind als auch durch ihre Unfähigkeit, zwanglose Beziehungen zu Gleichaltrigen oder Älteren herzustellen. Sie können auch nicht oder nur unzureichend emotional reagieren und somit an der Freude oder auch an Ärger und Wut anderer teilhaben.

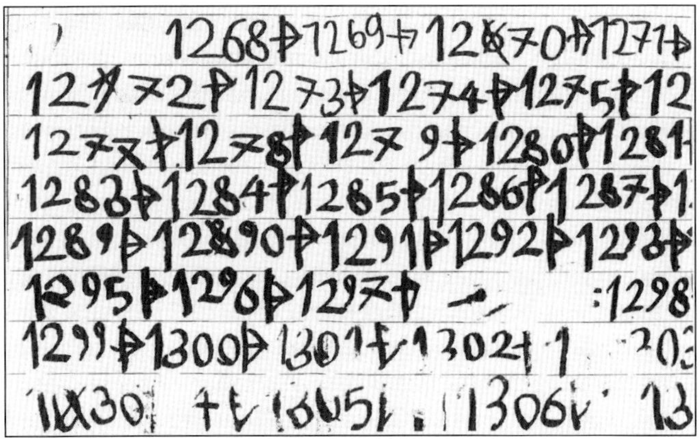

Abb. 5-15: Zahlenbuch des 5-jährigen Max (Diagnose: Asperger-Syndrom). Kommentar der Eltern: „Mit 5 Jahren fing er an, ein Zahlenbuch zu schreiben. Er startete bei 1 und schrieb in jeder freien Minute alle Zahlen bis 1300 auf. Das Zahlenbuch führt er auch heute noch fort, aber nicht mehr in dieser fanatischen Art und Weise."

Ungewöhnlich ausgeprägte und spezielle Interessen und stereotype Verhaltensmuster

Mit dieser Beschreibung kennzeichnet man die häufig zu findende monomane Beschäftigung mit sehr umschriebenen Wissensgebieten, die nicht von allgemeinem Interesse sind, so z.B. das Interesse für Schmelzpunkte von Metallen, für Dinosaurier, für Kirchtürme, Biersorten oder Waschmaschinen. Dabei sind nicht die Interessen als solche unbedingt ungewöhnlich, sondern das Ausmaß, mit dem sich die Betreffenden ihnen widmen. Dies kann so weit gehen, dass sie über Tage und Wochen kein anderes Gesprächsthema haben als ihr spezielles Interessensgebiet, mit dem sie ihre Umgebung permanent konfrontieren (Abb. 5-15).

Fehlen der für den frühkindlichen Autismus typischen verzögerten Sprachentwicklung sowie auch einer Einschränkung der kognitiven Entwicklung

Kinder mit Asperger-Syndrom lernen sehr früh und oft sehr gut artikuliert sprechen. Sie drücken sich häufig sprachlich recht ungewöhnlich aus und bewegen sich mit ihrer Intelligenz in der Regel im Normbereich oder auch darüber.

Die **Sprachentwicklung** setzt oft bereits vor dem freien Laufen ein; die Kinder gewinnen rasch eine wandlungsfähige Sprache mit großem Wortschatz und z.T. originellen Wortschöpfungen. Ihre Sprache ist jedoch in einer anderen Weise in der kommunikativen Funktion gestört als bei Kindern mit frühkindlichem Autismus: Sie reden, wann sie wollen, und ohne Anpassung an die Zuhörer (Spontanrede) und führen auch häufig Selbstgespräche. Sie zeigen nicht die charakteristischen Abweichungen in der Sprache, die den frühkindlichen Autismus kennzeichnen wie Echolalie, Umkehr der Pronomina oder eine allgemeine Sprachentwicklungsverzögerung. Dagegen sind bei ihnen häufig **Auffälligkeiten in der Sprechstimme** zu finden. Aufgrund ihrer in der Regel guten bis sehr guten Intelligenzausstattung verfügen sie über eine hohe Fähigkeit, logisch und abstrakt zu denken, und zeigen diesbezüglich oft eine hohe Originalität. Dagegen werden sie durch ihre praxisfernen, eng umgrenzten **Sonderinteressen** im sozialen Kontext stets auffällig. Manchmal besteht auf bestimmten Wissensgebieten ein geradezu lexikalisches Wissen, das jedoch nicht angewandt werden kann; es überwiegt die reine Wissensspeicherung. Trotz ihrer guten Intelligenz sind sie oft schlechte Schüler, weil sie – ähnlich wie Kinder mit frühkindlichem Autismus – eine ausgeprägte Aufmerksamkeitsstörung haben, die dadurch entsteht, dass sie nicht von außen, sondern von innen her abgelenkt werden, indem sie permanent mit sich selbst beschäftigt sind.

Ein weiteres wichtiges, in den beiden diagnostischen Klassifikationssystemen nicht berücksichtigtes Symptom ist ihre **motorische Ungeschicklichkeit.** Man beobachtet bei ihnen häufig dyspraktische Störungen, die dadurch gekennzeichnet sind, dass ein Handlungsentwurf nur unzureichend in eine konkrete Handlung umgesetzt werden kann. Kinder mit Asperger-Syndrom können sich nur begrenzt auf Mitmenschen oder soziale Situationen einstellen und sind in der Durchsetzung ihrer Wünsche oft rücksichtslos. Sie freuen sich oft am Ärger anderer und haben kein Gefühl für persönliche Distanz und auch nicht für Humor. In ihrem emotionalen Verhalten sind sie einfach qualitativ anders: disharmonisch im Gemüt, oft voller überraschender Widersprüche, aber durchaus zu Gefühlsempfindungen fähig. Durch ihr Verhalten werden sie in der Schule oft zum Gespött, worauf sie wiederum sehr unangepasst reagieren, gelegentlich mit überschießenden aggressiven Handlungen. Durch dieses Verhalten erscheinen sie oft nicht schulfähig und werden zuweilen sogar der Schule verwiesen. Dabei wünschen sie durchaus soziale Kontakte, wissen aber nicht, wie sie diese eingehen sollen.

Beim Asperger-Syndrom kommt es im Erwachsenenalter vielfach zu einer gewissen Abmilderung der Symptomatik, auch wenn die basale Störung in ihrem Kern erhalten bleibt. Menschen mit Asperger-Syndrom sind deutlich besser integriert als solche mit frühkindlichem Autismus, insbesondere dann, wenn sie aufgrund ihrer speziellen Interessen auch eine angemessene berufliche Perspektive finden, z.B. im Computerbereich.

Komorbidität autistischer Störungen

Unter **Komorbidität** versteht man im Allgemeinen das gleichzeitige Vorkommen unterschiedlicher, voneinander abgrenzbarer Erkrankungen bei ein und demselben Individuum. Nach Angold und Costello (2001) kann man eine **homotype** Komorbidität von einer **heterotypen** unterscheiden, wobei homotype Komorbidität ein gemeinsames Vorkommen der jeweiligen Störung mit einer Störung aus demselben Cluster bedeutet (z. B. bipolare Erkrankungen und Dysthymie), während heterotype Komorbidität ein gemeinsames Vorkommen der infrage stehenden Störung mit einer anderen Störung meint, die nicht der gleichen Krankheitsgruppe angehört (z. B. Komorbidität einer depressiven Episode mit einem hyperkinetischen Syndrom oder einer Störung des Sozialverhaltens).

Angold und Costello (2001) unterscheiden ferner eine gleichzeitige Komorbidität von einer sukzessiven. Diese Unterscheidung ist allerdings problematisch, weil eine sukzessive Komorbidität, d. h. das zeitliche Aufeinanderfolgen zweier Störungen, auch unter Verlaufsgesichtspunkten gesehen werden kann.
Im Hinblick auf autistische Syndrome ist bezüglich des zuerst genannten Gesichtspunkts (homotype vs. heterotype Komorbidität) die Grundfrage nach dem **ätiologischen Modell** zu stellen. Geht man von einem dimensionalen Modell aus (auch Spektrum-Ansatz genannt), so lassen sich die verschiedenen autistischen Störungen (frühkindlicher Autismus, atypischer Autismus, high functioning-Autismus und Asperger-Syndrom) auf einem einheitlichen Spektrum an verschiedenen Stellen lokalisieren, wobei der Unterschied zwischen ihnen lediglich in der Schwere und Variabilität der Symptomatik begründet liegt (Rühl et al. 2001). In eine ähnliche Richtung geht das Modell von Gillberg, der verschiedene Störungen (frühkindlicher Autismus, Asperger-Syndrom, Anorexia nervosa, Gilles-de-la-Tourette-Syndrom und DAMP [Deficits in attention, motor control and perception]) als Störungen der Empathie bezeichnet und im Sinne eines dimensionalen Ansatzes auf einer „Empathie-Skala" lokalisiert (Gillberg 1995).
Angesichts dieser Problematik, die im Abschnitt „Ätiologie" noch einmal aufgegriffen wird, gehen wir hier nur auf die heterotype Komorbidität autistischer Störungen ein, wobei das am besten untersuchte Syndrom, der frühkindliche Autismus, im Mittelpunkt steht.
In der Tabelle 5-33 sind die häufigsten mit dem frühkindlichen Autismus assoziierten Erkrankungen wiedergegeben. Die in der Tabelle angeführten, z. T. erheblichen Häufigkeitsunterschiede sind auf unterschiedliche Stichproben zurückzuführen. Wo nur eine Arbeit zitiert ist, handelt es sich um

Tab. 5-33: Überzufällig häufig mit frühkindlichem Autismus assoziierte Erkrankungen

assoziierte Erkrankung	Häufigkeit	Literatur
Epilepsie	~ 25 %	Deykin u. McMahon 1979; Rutter 1970; Volkmar u. Nelson 1990
Chromosomenanomalien (einschließlich Fragiles X-Syndrom)	5–48 %	Lauritsen u. Ewald 2001
Fragiles X-Syndrom bei autistischen Störungen	0–16 % (Median: 4 %) 1,6–2,5 %	Dykens u. Volkmar 1997 (Übersicht); Gillberg u. Wahlström 1975 Bailey et al. 1993
Autismus bei Fragilem X-Syndrom	5–60 %	Dykens u. Volkmar 1997 (Übersicht)
tuberöse Sklerose bei Autismus	0,4–2,8 %	Dykens u. Volkmar 1997 (Übersicht)
tuberöse Sklerose bei Autismus mit Epilepsie	8–14 %	Riikonen u. Annell 1981; Gillberg 1991
Autismus bei tuberöser Sklerose	17–61 %	Dykens u. Volkmar 1997 (Übersicht)
Neurofibromatose bei Autismus	0,2–14 %	Gillberg u. Forsell 1984; Gaffney u. Tsai 1987; Mouridsen et al. 1992
Autismus bei Down-Syndrom	1–2,2 %	Meyers u. Pueschel 1991; Collacott et al. 1992
metabolische Störungen (PKU, Lesch-Nyhan-Syndrom, Histidinämie)	überzufällig	Lowe et al. 1980; Pueschel et al. 1985; Nyhan et al. 1969; Kotsopoulos u. Kutty 1979
Infektionen (Röteln, Zytomegalie, Herpes simplex)	überzufällig	Chess 1971; Gillberg u. Coleman 1992; Stubbs 1978
Röteln	4,1–7,4 %	Chess 1971

ein Sammelreferat, welches sich auf eine Vielzahl von Studien stützt. Aus dem gemeinsamen Vorkommen dieser Erkrankungen mit dem klinischen Bild des frühkindlichen Autismus wurden immer wieder Schlüsse auf die Ätiologie gezogen, wobei nach derzeitigem Kenntnisstand gesagt werden kann, dass generell keines der Syndrome eine substanzielle Erklärung für die Ätiologie des frühkindlichen Autismus liefern kann. Wohl aber ist es möglich, dass es Subgruppen autistischer Störungen gibt, bei denen die in der Tabelle angeführten Syndrome eine wesentliche Komponente im Ätiologie-Spektrum darstellen. Festgehalten werden kann lediglich, dass sie mit dem frühkindlichen Autismus überzufällig häufig vorkommen, was die organische Ätiologie autistischer Störungen bedeutsam unterstreicht.

Am bekanntesten ist das gemeinsame Vorkommen des frühkindlichen Autismus mit einem **Anfallsleiden**, das bereits früh beschrieben wurde. Große Diskussionen hat die Assoziation mit dem **Fragilen X-Syndrom** hervorgerufen, wobei die früheren Arbeiten hierzu wegen der unsicheren zytologischen Diagnose des Fragilen X-Syndroms als problematisch angesehen werden müssen. Nach neueren Untersuchungen kommt das Fragile X-Syndrom bei Kindern mit frühkindlichem Autismus in etwa 4 % der Fälle vor, und umgekehrt findet man autistische Störungen bei Fragilem X-Syndrom in 5–60 % der Fälle. Man geht heute davon aus (Übersicht bei Dykens u. Volkmar 1997), dass das Vorhandensein eines Fragilen X-Syndroms das Risiko für das Entstehen eines frühkindlichen Autismus nicht stärker erhöht als das Vorhandensein einer geistigen Behinderung. Neuere Beobachtungen gehen allerdings dahin, dass Mädchen mit einem Fragilen X-Syndrom häufig als scheu, zurückgezogen, sozial ängstlich, kontaktgestört und als flüchtigen Blickkontakt zeigend beschrieben werden, sodass von diesem Verhaltensmuster möglicherweise eine Verbindung zu autistischen Störungen besteht (Freund et al. 1993; Sobesky et al. 1994).

Weitere Syndrome, deren überzufällig häufige Assoziation mit frühkindlichem Autismus beschrieben wurde, sind die **tuberöse Sklerose**, die **Neurofibromatose** und das **Down-Syndrom**, wobei die tuberöse Sklerose bei Autismus mit Epilepsie häufiger vorkommt als bei autistischen Störungen ohne Epilepsie.

Verschiedentlich wurde in der Literatur auch das **Williams-Beuren-Syndrom** als überzufällig häufig mit Autismus assoziiert beschrieben; diese Beobachtung kann heute nicht mehr aufrechterhalten werden, zumal das Williams-Beuren-Syndrom sich auch neuropsychologisch deutlich vom frühkindlichen Autismus unterscheidet (Dykens u. Volkmar 1997).

Auch hinsichtlich der **metabolischen Störungen** und der **Infektionen**, die überzufällig häufig mit Autismus assoziiert sind, sind Zweifel hinsichtlich ihrer ätiologischen Bedeutung aufgekommen, die sich auf zwei Argumente stützen: Zum einen zeigten viele ursprünglich als autistisch diagnostizierte Patienten bei der Überprüfung ein klinisches Bild, das nicht dem klassischen Bild des frühkindlichen Autismus entsprach (Deykin u. McMahon 1979), zum anderen erwiesen Nachuntersuchungen dieser Kinder, dass sie mehrere Jahre später nicht mehr als autistisch bezeichnet werden konnten. Dies trifft z. B. für die von Chess beschriebenen Fälle mit einer kongenitalen Rötelnerkrankung zu (Chess 1977).

Zusammenfassend kann festgehalten werden, dass es eine Reihe von organischen Erkrankungen gibt, die deutlich überzufällig gehäuft mit dem frühkindlichen Autismus assoziiert sind. Dies hat bedeutsame klinische Implikationen für die Diagnostik und die Therapie. Inwieweit diese Assoziation allerdings ätiologische Bedeutung hat, ist weiterhin unklar.

5.3.5 Ätiologie und Pathogenese

Trotz vielfältiger Forschungsbemühungen fehlt uns bislang ein schlüssiges Modell zur Ätiologie und Genese autistischer Störungen. Die bislang vorliegenden Ergebnisse sprechen jedoch für die Beteiligung folgender Faktoren an Ätiologie und Genese autistischer Störungen, wobei dies für alle drei hier beschriebenen Störungsbilder, den frühkindlichen Autismus, den atypischen Autismus und das Asperger-Syndrom, gilt:

- genetische Faktoren
- assoziierte körperliche Erkrankungen
- Hirnschädigungen bzw. Hirnfunktionsstörungen
- biochemische Anomalien
- kognitive Störungen
- Störungen der Sprachentwicklung und emotionale Auffälligkeiten (Empathie-Störungen)

Genetische Faktoren

Nach derzeitigem Kenntnisstand besteht kein Zweifel daran, dass autistische Störungen, insbesondere der frühkindliche Autismus, eine starke genetische Grundlage haben. Hierfür sprechen die Ergebnisse von Familienuntersuchungen, Zwillingsstudien, zytogenetischen Untersuchungen und molekulargenetischen Untersuchungen. Ihre wesentlichen Ergebnisse sind in der Tabelle 5-34 ausschnittweise wiedergegeben. Übersichten zur Genetik autistischer Störungen finden sich bei Rutter (2000), Lauritsen und Ewald (2001) sowie bei Freitag (2007).

In **Familienstudien** finden sich zahlreiche Hinweise auf eine familiäre Häufung des frühkindlichen Autismus. Wie die Tabelle 5-34 zeigt, haben Geschwister von autistischen Proban-

Tab. 5-34: Genetische Untersuchungen zur Ätiologie des frühkindlichen Autismus (MZ = monozygot; DZ = dizygot)

Studientyp	Ergebnisse	Literatur
Familienstudien	Inzidenz autistischer Störungen bei Geschwistern autistischer Probanden: ~ 3 % (60- bis 100-mal häufiger als in der Durchschnittsbevölkerung)	August et al 1981; Baird u. August 1985; Deykin u. McMahon 1979; Folstein u. Rutter 1977; Minton et al. 1982; Ritvo et al. 1985a; Bolton et al. 1994
Zwillingsstudien	Konkordanzraten (KR) für Autismus: bei MZ zwischen 36 und 96 %, bei DZ zwischen 0 und 23 % KR für begleitende kognitive Beeinträchtigungen: bei MZ über 80 %, bei DZ unter 20 %	Steffenburg et al. 1989; Folstein u. Rutter 1977; Ritvo et al. 1985; Bailey et al. 1995; Zusammenfassung von Einzelstudien nach Smalley et al. 1988; Le Couteur et al. 1989
zytogenetische Untersuchungen/ Chromosomenanomalien	häufig mit Autismus assoziierte Chromosomenanomalien: 15q11-13; 16q23; 17p11.2 häufig assoziierte monogene Erkrankungen: tuberöse Sklerose, Fragiles X-Syndrom und Neurofibromatose	Lauritsen u. Ewald 2001 (Übersicht); Rutter 2000 (Übersicht)
molekulargenetische Untersuchungen (Assoziations- und Kopplungsstudien, Genom-Screens)	Kandidaten-Regionen: 2q13-21; 11p15.5 7q31-35; 13p21.3 Genom-Screens Genom-Screens	Lauritsen u. Erwald 2001 (Übersicht) International Molecular Genetic Study of Autism Consortium 2001 Barret et al. 1999

den ein Erkrankungsrisiko von rund 3 %. Dies bedeutet ein 60- bis 100-mal häufigeres Vorkommen als in der Durchschnittsbevölkerung (Smalley et al. 1988). Nach der großen Studie von Ritvo et al. (1989) haben sogar 9,7 % aller Familien, in denen eine autistische Störung vorkommt, mehr als einen Betroffenen.

Darüber hinaus zeigten Familienstudien, dass nicht nur das Vollbild autistischer Störungen in ihnen gehäuft vorkam, sondern auch einzelne andere Merkmale, die nicht dem Vollbild des autistischen Syndroms entsprachen (z. B. kognitive Defizite, stereotype Verhaltensweisen, ausgeprägte Kontaktstörungen). Dies führte zu der Erkenntnis, dass man in der genetischen Erforschung autistischer Störungen einen **breiteren Phänotyp** zugrunde legen sollte. So konnten Baird und August (1985) eine familiäre Häufung von kognitiven Beeinträchtigungen bei Geschwistern autistischer Kinder zeigen. Sie fanden ein signifikant häufigeres Zusammentreffen von niedrigerem IQ, Lernstörungen und frühkindlichem Autismus bei den Geschwistern autistischer Kinder, die schwerer intellektuell behindert waren (IQ < 70), im Vergleich zu den Geschwistern von autistischen Kindern, deren intellektuelle Beeinträchtigung weniger schwerwiegend war (IQ > 70). Zu ähnlichen Ergebnissen kamen auch Bartak et al. (1975) sowie Minton et al. (1982). Unter kognitiven Funktionsstörungen werden in erster Linie Sprech- und Sprachstörungen, von manchen Autoren auch Wahrnehmungsstörungen verstanden.

Zwillingsstudien

Die bislang vorliegenden Zwillingsstudien zeigen zum einen eine außerordentlich hohe Konkordanzrate bei eineiigen Zwillingen und eine außerordentlich geringe bei zweieiigen Zwillingen; zum anderen ergeben sich ebenso starke Differenzen zwischen eineiigen und zweieiigen Zwillingen im Hinblick auf gleichzeitig vorhandene kognitive und soziale Defizite. Beide Sachverhalte sind in der Tabelle 5-34 angeführt. Wie die Tabelle zeigt, ergeben sich höhere Übereinstimmungen bei eineiigen als bei zweieiigen Zwillingen. Im Hinblick auf das autistische Verhalten zeigt die Studie von Folstein und Rutter (1977) die geringste Konkordanzrate bei den eineiigen Zwillingen und die Studie von Ritvo et al. (1985) die höchste Rate bei den zweieiigen Zwillingen. Die Unterschiede bezüglich der Konkordanzraten können durch Unterschiede in den Stichproben und in den diagnostischen Definitionen erklärt werden (Smalley et al. 1988).

Zytogenetische Untersuchungen/ Chromosomenanomalien

Immer wieder wurde das gemeinsame Vorkommen von Autismus und verschiedenen Chromosomenanomalien beobachtet. Die meisten Studien fanden eine Häufigkeit von Chromosomenanomalien bei Autismus zwischen fünf und 12 %. Am häufigsten berichtet wurden Chromosomenano-

malien bei Autismus in der Region 15q11-13 (Gillberg 1998; Lauritsen et al. 1999). Weitere autosomale Chromosomenanomalien lagen im Bereich 16q23 und 17p11.2 (Lauritsen u. Ewald 2001).
Diese Beobachtungen sind möglicherweise geeignet, Kandidaten-Regionen für Autismus wahrscheinlich zu machen, nach denen dann gezielter gesucht werden kann.

Molekulargenetische Untersuchungen

Die bislang vorliegenden Assoziations- und Kopplungsstudien sowie die mittlerweile vier durchgeführten Genom-Screens haben mehrere Gen-Regionen identifiziert, die mit hoher Wahrscheinlichkeit Gene enthalten, die für die Verursachung des frühkindlichen Autismus verantwortlich sind. Im Vordergrund stehen dabei die beiden Regionen 7q31-35 und 13p21.3, die sich aus den jüngst durchgeführten Genom-Screens ergeben haben, wobei die Region auf Chromosom 7 in zwei unabhängigen Genom-Screens als signifikant identifiziert werden konnte (s. Tab. 5-34).
Die molekulargenetischen Untersuchungen erbringen kontinuierlich neue Ergebnisse, die jedoch nur dann als bedeutsam angesehen werden können, wenn sie repliziert sind. Im Übrigen sind sie stark von der gewählten Bevölkerungsstichprobe abhängig und von der Definition des Phänotyps (weit oder eng gefasste Definition des Phänotyps). Es existieren eine Reihe von Kandidatenregionen, die sich mit denen anderer Störungen überlappen (Übersicht bei Muhle et al. 2004). Es ist an dieser Stelle nicht sinnvoll, auf die sich ständig verändernden Details einzugehen. Die Hoffnung richtet sich auf replizierte Ergebnisse, in deren Folge Funktionsuntersuchungen durchgeführt werden können, um die Pathophysiologie und Genese autistischer Störungen besser zu verstehen.
Zusammenfassend kann gesagt werden, dass eine Vielzahl von Untersuchungen und Argumenten für eine genetische Verursachung des frühkindlichen Autismus vorliegen, dass eine polygene Vererbung sehr wahrscheinlich ist und dass nach derzeitiger Auffassung zwischen sechs und zehn Genen an der Verursachung beteiligt sein dürften.

Assoziierte körperliche Erkrankungen

Es wurde eine Vielzahl von körperlichen Erkrankungen identifiziert, die überzufällig gehäuft mit Autismus einhergehen. Die wichtigsten sind in der Tabelle 5-33 zusammengefasst. Wie der jeweilige Zusammenhang zwischen diesen Erkrankungen und der autistischen Störung zu verstehen ist, ist noch nicht geklärt. Es wäre denkbar, dass ganz verschiedene Erkrankungen bzw. Hirnfunktionsstörungen für den Autismus relevante Gene aktivieren, sodass es zur Manifestation der Störung kommt. Die im Zusammenhang mit Autismus beobachteten Chromosomenanomalien erscheinen geeignet, **Kandidaten-Gen-Regionen** zu vermuten, die für Autismus relevante Gene enthalten. Gleichzeitig spricht die Vielzahl von Erkrankungen, Störungen und Chromosomenanomalien, die gehäuft mit Autismus vorkommen, dafür, der genetischen Analyse einen breiteren Phänotyp zugrunde zu legen.

Hirnschädigungen und Hirnfunktionsstörungen

Die Bedeutsamkeit von Hirnschädigungen und Hirnfunktionsstörungen für die Verursachung autistischer Störungen basiert auf dem Nachweis verschiedener neurologischer Veränderungen und Erkrankungen. Hieraus wurden Theorien über das „autistische Defizit“ abgeleitet, wie etwa eine Funktionsstörung der linken Hirnhälfte (Fein et al. 1984), abnorme Stammhirnveränderungen im Zusammenhang mit Aufmerksamkeitsstörungen (Fein et al. 1981), abnorme sensorische Reiz- und Signalverarbeitung (sensorische Modulation, Ornitz 1978; 1983), abnorme Reifungsstörungen des Gehirns (Bauman u. Kemper 1985) und einige spezifischere Hypothesen wie die der Unterentwicklung des Kleinhirnwurms (Courchesne et al. 1988). Von der zuletzt genannten Beobachtung führen bestimmte Zusammenhänge zu anderen, gleichzeitig reifenden Hirnsystemen, die nachweislich mit dem Gedächtnis und dem emotionalen Verhalten zu tun haben. Ferner gibt es Spekulationen darüber, inwiefern die Unterentwicklung des Kleinhirnwurms mit kognitiven und motorischen Funktionsstörungen verbunden ist und ob Verbindungen zu anderen Strukturen des Gehirns bestehen, die für die Regulation der Aufmerksamkeit und der sensorischen Modulation verantwortlich sind (Courchesne et al. 1988).
Im Hinblick auf den **Entstehungszeitpunkt** der Störung fanden andere Forscher (Piven et al. 1990) bei 54 % ihrer autistischen Stichprobe, aber bei keiner der nichtautistischen Kontrollgruppe abnorme Veränderungen der Hirnrinde, die ihren Ursprung vor dem 6. Schwangerschaftsmonat haben sollen. Dieses Ergebnis und auch die anderen Beobachtungen zur Hirnpathologie bei autistischen Patienten unterstreichen die Bedeutung der **Entwicklungsperspektive**, und zwar nicht nur für das Verhalten, sondern auch für die Differenzierung des Gehirns und seiner Funktionen (Herbert et al. 2005). Die Ergebnisse zeigen aber zugleich auch die Verschiedenartigkeit der Hirnfunktionsstörungen und die Schwierigkeit, sie in eine umfassende Theorie zu integrieren. Der am häufigsten replizierte Befund ist ein vergrößertes Hirnvolumen bei autistischen Patienten, das jedoch altersab-

hängig zu sein scheint. Das Wachstum des Gehirns zeigt während der ersten Lebensjahre eine beschleunigte Entwicklung und fällt im Kleinkindesalter hinter der Wachstumsrate von gesunden Kindern zurück. Zum Zeitpunkt der Adoleszenz ist das Volumen der weißen Substanz und der kortikalen grauen Substanz geringer als bei Normalpersonen (Courchesne 2002; 2004).
Eine Übersicht zu volumetrischen und funktionellen Bildgebungsbefunden bei Menschen mit Autismus findet sich u.a. bei Toal et al. (2005).

Biochemische Besonderheiten

Am verwirrendsten und am uneinheitlichsten sind die Befunde aus dem biochemischen Bereich. In Untersuchungen verschiedener Stoffwechselprozesse wurden hinsichtlich einer Reihe von Hormonen und Neurotransmittern quantitative Veränderungen gefunden (Gillberg 1990). So wurden bei autistischen Kindern Abweichungen im Adrenalin- und Noradrenalinspiegel sowie im Dopaminspiegel festgestellt. Weiterhin wurde u.a. eine Erhöhung bestimmter Endorphine in Verbindung mit einer verminderten Schmerzempfindlichkeit beobachtet.
Es fällt noch schwer, diese Befunde zu bewerten, die zum großen Teil noch nicht repliziert sind. Aus der Wirkung von Neuroleptika beim frühkindlichen Autismus kann jedoch geschlossen werden, dass der **Dopaminstoffwechsel** bei dem Syndrom eine wichtige Rolle spielt. Es gibt auch zahlreiche Anhaltspunkte dafür, dass das **serotoninerge System** beim frühkindlichen Autismus Alterationen aufweist (Poustka 1998). In mehreren Studien konnte nachgewiesen werden, dass bei rund 60 % der Kinder mit frühkindlichem Autismus erhöhte Blutspiegel des Neurotransmitters Serotonin zu finden sind. Vorerst ist nicht klar, wodurch diese Anomalie zustande kommt. Diskutiert wird einerseits eine stärkere Synthese von Serotonin bei diesen Kindern, zum anderen aber auch das Fehlen eines Rückgangs der Serotoninspiegel im Laufe der Entwicklung, wie sie bei normalen Kindern beobachtet wird. Auch für Funktionsstörungen des peptidergen und des noradrenergen Systems gibt es Anhaltspunkte. Zumindest wird dies aus der Wirksamkeit entsprechender Pharmaka geschlossen (Buitelaar u. Willemsen-Swinkels 2000). Die Befunde bezüglich anderer Neurotransmittersysteme sind sehr uneinheitlich (Poustka 1998).

Störungen der affektiven Entwicklung

Die „affektive Theorie" autistischer Störungen von Hobson (1986) geht in Anlehnung an Kanner (1943) davon aus, dass autistische Kinder eine angeborene Störung im affektiven Kontakt aufweisen. Ein solches primäres affektives Defizit meint die Einschränkung der Fähigkeit, den körperlichen Ausdruck unterschiedlicher Befindlichkeitszustände bei anderen Menschen wahrzunehmen. In verschiedenen Experimenten hat Hobson nachgewiesen, dass autistische Kinder Schwierigkeiten in der Erkennung, Verarbeitung und Verknüpfung unterschiedlicher Ausdrucksformen ein und desselben Gefühls haben (z.B. emotionaler Ausdruck, Lautäußerungen, Gestik). Dies wiederum kann ihre Fähigkeit reduzieren, die emotionale Befindlichkeit anderer Menschen zu verstehen. Hierbei handelt es sich nicht um eine einfache Wahrnehmungsstörung, sondern um eine **Störung der Informationsverarbeitung**. Auch Rutter (1983) geht nicht von einem grundlegenden Mangel in der Verarbeitung sensorischer Reize bei autistischen Kindern aus, sondern von einer Andersartigkeit in der Verarbeitung der Hinweisreize mit emotionalem oder sozialem Bedeutungsgehalt.

Störungen der kognitiven Prozesse und der Sprachentwicklung

Exekutive Funktionen

Mit der Bezeichnung „exekutive Funktionen" charakterisiert man eine Vielzahl von Vorgängen, die mit Planungsprozessen, Vorausschau und zielgerichtetem, problemorientiertem Handeln verbunden sind. Derartige Planungsprozesse sind im täglichen Leben von großer Bedeutung und ermöglichen uns, zielgerichtet zu handeln und Probleme des Alltags konstruktiv zu lösen. Schwierigkeiten bei Planungsprozessen stellen für den Betroffenen oft eine schwerwiegende seelische Behinderung dar, die einfache Vorgänge (z.B. beim Finden eines Weges durch die Stadt, bei der Organisation einer Reise oder bei der Zubereitung einer Mahlzeit) erheblich erschwert. Für die Umgebung bleibt dies unverständlich, da diese Behinderung der betroffenen Person nicht anzusehen ist (im Gegensatz zu körperlichen Behinderungen). Es existieren zahlreiche neuropsychologische Methoden zur Prüfung der Exekutivfunktionen. Eine der bekanntesten ist der „Turm von Hanoi". Bei dieser Aufgabe kommt es darauf an, einen Turm, der aus verschiedenen Bestandteilen zusammengesetzt ist, an anderer Stelle wieder genauso aufzubauen, wobei planerische Zwischenschritte notwendig sind. Autistische Kinder und Jugendliche haben größte Schwierigkeiten, diese Aufgabe zu lösen, was als Einschränkung ihrer exekutiven Funktionen interpretiert werden kann. Diese Einschränkungen führen zu Schwierigkeiten im Umschalten der Aufmerksamkeit (von einer Aufgabe auf eine andere), in der Hemmung unangebrachten Verhaltens, im rechtzeitigen Vorausplanen und auch in der Initiierung neuer Verhaltensweisen. Exekutive Funktionen werden überwiegend vom Frontalhirn aus gesteuert; daher weisen Schwierigkeiten in den exekutiven Funktionen auf Störungen der Frontalhirnfunktion hin (Carper u. Courchesne 2000; MacAlonan et al. 2005).

Theory of mind

Baron-Cohen et al. (1985; 1986) postulieren ein **primäres kognitives Defizit** autistischer Kinder und wiesen in verschiedenen Experimenten nach, dass diese Kinder Schwierigkeiten haben, sich vorzustellen, dass andere Menschen unterschiedliche seelische Befindlichkeiten aufweisen können. Daher können sie menschliches Verhalten missverstehen, behandeln Menschen oft wie Objekte und werden durch Verhaltensweisen anderer leicht aus der Fassung gebracht, da sie diese nur schwer einschätzen können. Die Fähigkeit, die Welt aus dem Blickwinkel des anderen zu sehen, wird in der Literatur als „Theory of Mind" bezeichnet (Premack u. Woodruff 1978). Bei normal entwickelten Kindern nimmt man den Beginn der Entwicklung einer Theory of Mind ab Ende des ersten Lebensjahres an (Leslie 1987).
Die Fähigkeit zur Theory of Mind wurde in vielen einfallsreichen Experimenten an autistischen, geistig behinderten Kindern und an Kindern mit anderen Störungen untersucht (Übersicht bei Baron-Cohen et al. 2000; Klicpera u. Innerhofer 1999).
Ausgangspunkt war dabei folgendes Experiment:

> Autistischen, geistig behinderten und normal entwickelten Kindern wurde eine Puppen-Szene vorgespielt, in der die eine Puppe (Sally) eine Murmel in einem vor ihr stehenden Korb besitzt, während die andere Puppe (Anne) eine leere verschlossene Schachtel vor sich stehen hat. Während Sally den Raum verlässt, versteckt Anne die Murmel in ihrer Schachtel. Dann kehrt Sally zurück, und die Kinder werden gefragt, wo Sally nun ihre Murmel sucht. Während geistig behinderte und gesunde Kinder antworten: „In ihrem Korb", sagen autistische Kinder: „In der Schachtel", weil sie sich nicht in die Denkweise und Erwartungshaltung von Sally hineinversetzen können, die natürlich die Murmel dort sucht, wo sie sich befand, als sie den Raum verließ.

Derartige Aufgaben werden in der Literatur als „False belief"-Aufgaben beschrieben.
Die Mehrzahl autistischer Kinder und Jugendlicher zeigen im Hinblick auf Defizite in der Theory of Mind darüber hinaus noch folgende Auffälligkeiten (Baron-Cohen u. Swettenham 1997):

- Sie können physikalische Vorgänge von psychischen Vorgängen nicht unterscheiden.
- Sie haben nur ein unzureichendes Verständnis von psychischen Vorgängen.
- Sie können Wörter, die psychische Zustände bezeichnen, nicht einordnen und mit dem psychischen Zustand nicht in Verbindung bringen.
- Sie sind nicht in der Lage, fiktive Spiele auszuführen.
- Sie haben Einschränkungen im Verständnis emotionaler Situationen.
- Sie können metaphorische Bedeutungen nicht verstehen und insofern auch nicht ironische oder witzige Bemerkungen.
- Sie können vor allem die Intentionen anderer Personen nicht erkennen und bei Ereignissen nicht unterscheiden, ob diese zufällig eingetreten sind oder absichtlich von irgendjemandem herbeigeführt wurden.

Diese Defizite findet man nicht bei geistig behinderten Kindern. Aufgrund dieser Defizite hat man auf einen spezifischen „Theory of Mind-Mechanismus" geschlossen, ohne diesen bislang lokalisieren zu können. Vielleicht lässt er sich auch gar nicht lokalisieren, sondern ist nach bisheriger Auffassung als ein multiples Informationsverarbeitungsdefizit zu verstehen, welches sich aus der Dysfunktion verschiedener zerebraler Regionen ergibt, die funktionell unzureichend miteinander verbunden sind. Insofern könnte man dieses Defizit auch als eine Art Diskonnektionssyndrom betrachten. Neuerdings wurden Fragen nach der Spezifität eines Theory of Mind-Defizits bei autistischen Störungen aufgeworfen sowie die nach seiner Korrelation mit anderen kognitiven und auch sprachlichen Defiziten. Diesbezüglich sind noch viele Fragen offen (Baron-Cohen et al. 2000; Baron-Cohen u. Belmonte 2005). Jedoch ist gerade dieser Ansatz in besonderer Weise geeignet, verschiedene Wissenschaftszweige im Sinne einer entwicklungsorientierten kognitiven Neurowissenschaft (cognitive neuroscience) zusammenzuführen (vgl. hierzu Remschmidt u. Kamp-Becker 2006).

Zentrale Kohärenz

Die von Uta Frith (1989) formulierte Theorie der schwachen zentralen Kohärenz beim Autismus besagt, dass Wahrnehmung und Denken bei nicht autistischen Menschen durch eine zentrale Kohärenz geprägt ist, d. h. die Reize werden stets in ihrem Bezugssystem zu anderen Reizen und Informationen gesehen. Menschen, Objekte und Situationen werden unwillkürlich kontextgebunden und im Sinne einer kohärenten Gestalt wahrgenommen. Bei Menschen mit autistischen Störungen ist die zentrale Kohärenz in der Regel schwach ausgeprägt. Dies bedeutet, dass sie weniger den Kontext und die Zusammenhänge von Gegenständen und Objekten beachten, sondern ihre Wahrnehmung auf einzelne

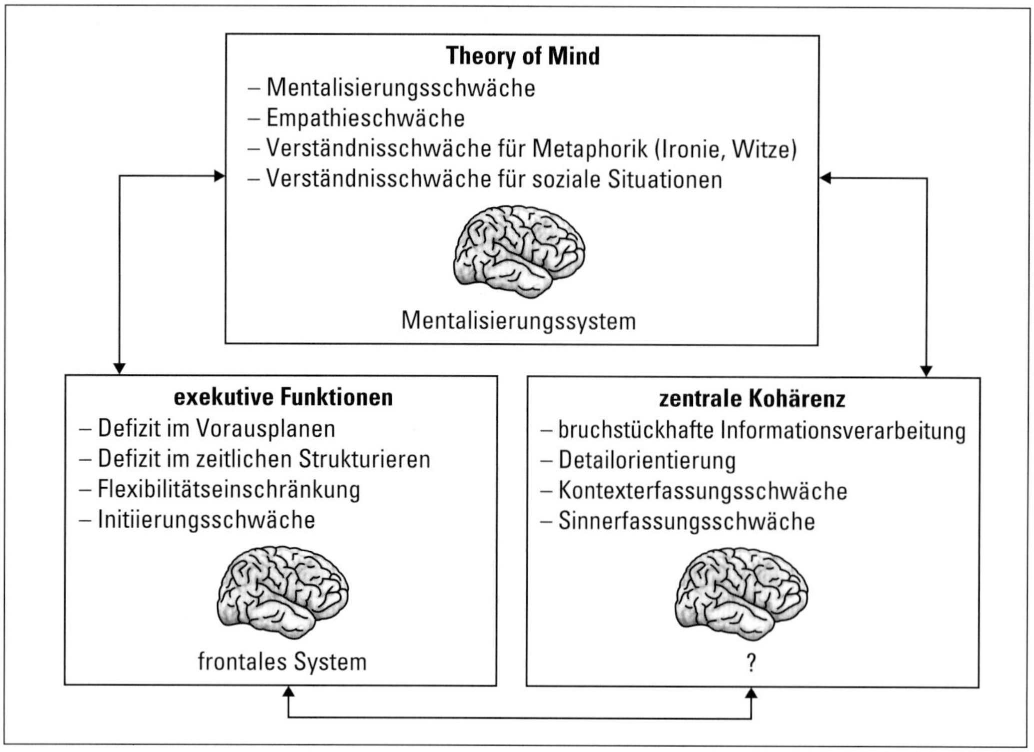

Abb. 5-16: Theoretische Konzepte und Hirnfunktionen bei autistischen Störungen

oder auch isolierte Details richten. Dies ermöglicht ihnen gute Leistungen beim Auffinden von versteckten Figuren, gute Leistungen im Mosaik-Text und beim Behalten von zufälligen Wörtern, die nicht in einem besonderen sprachlichen Kontext stehen. Demnach ist das gute Abschneiden im Mosaik-Test der Wechsler-Skalen dadurch zu erklären, dass die optisch geschlossene Reizvorlage visuell segmentiert wird, was für die Lösung einer solchen Aufgabe von Vorteil ist (Shah u. Frith 1999). Obwohl eine schwach ausgeprägte zentrale Kohärenz bei einigen Aufgaben zur Lösung beitragen kann, stellt sie bei der Interpretation von sozialen Situationen eine erhebliche Beeinträchtigung dar, denn dazu ist eine ganzheitliche und kontextgebundene Wahrnehmung erforderlich (Norbury u. Bishop 2002; Berger et al. 2003).

Versucht man nun, die hier beschriebenen neuropsychologischen Auffälligkeiten autistischer Menschen in ein System zu bringen, so kann man etwa von den Verhältnissen, wie sie in Abbildung 5-16 dargestellt sind, ausgehen.

Die Abbildung zeigt drei wichtige neuropsychologische Theorien, die Theory of mind, die Theorie der exekutiven Funktionen und die Theorie der zentralen Kohärenz mit jeweils vier für diese Theorien konstituierenden Auffälligkeiten bzw. Problemkreisen. Man ist nun zu der Annahme berechtigt, dass die durch die jeweiligen Theorien verkörperten und erklärten Auffälligkeiten miteinander zusammenhängen und dass alle entsprechende Korrelate im Gehirn haben. So ist bekannt, dass die exekutiven Funktionen in der Frontalregion verankert sind und dass das Mentalisierungssystem „als Netzwerk" funktioniert, in das Strukturen der Temporalregion, der Parietalregion und die Amygdala eingebunden sind (Baron-Cohen et al. 2000; Frith 2001; Shaw et al. 2005). Im Hinblick auf die zentrale Kohärenz sind die anatomischen Strukturen noch unklar, weshalb in der Abbildung ein Fragezeichen vermerkt ist.

Versucht man nun, gesamthaft die verschiedenen neuropsychologischen Auffälligkeiten autistischer Menschen in ein System zu bringen, so kann man davon ausgehen, dass sie nicht über ein hinreichend integriertes Gehirn verfügen. So sind die einzelnen psychischen Funktionen unzureichend aufeinander abgestimmt und weder entwicklungs- noch situationsangemessen koordiniert. Mit anderen Worten: Wir können bei autistischen Menschen von einem Integrationsdefizit zerebraler Funktionen ausgehen, welches durch Übungsbehandlungen zwar verbessert, aber nicht grundsätzlich geändert werden kann. Für dieses Integrationsdefizit gibt es Hinweise auf der zellulären Ebene, auf der Ebene anatomischer Strukturen (z.B. Strukturveränderungen im Bereich des Kleinhirns), auf der elektrophysiologischen Ebene und auf der Verhaltensebene. Dabei erreichen die Veränderungen der Hirnstruktur und der Hirnfunktionen nicht das Ausmaß von Hirnverletzungen oder von Folgezuständen nach Entzündungen des Gehirns. Sie sind viel subtiler und zeigen sich in ihren Auswirkungen vorwiegend darin, dass verschiedene Hirnfunktionen nicht hinreichend miteinander abgestimmt und somit nicht angemessen integriert sind (Remschmidt u. Kamp-Becker 2005).

Einige Besonderheiten zur Ätiologiefrage beim Asperger-Syndrom

Bei einigen Hirnfunktionsstörungen, die für den frühkindlichen Autismus beschrieben sind, stellt sich auch die Frage, inwieweit sie für das Asperger-Syndrom (AS) bzw. den high functioning-Autismus (HFA) gelten. Solche Untersuchungen beziehen sich u.a. auch auf histologische Auffälligkeiten des Hippocampus und in funktioneller Hinsicht zusammenhängende Strukturen sowie auf neurophysiologische Auffälligkeiten des parietalen und frontalen Kortex (Minshew 1992). Aus diesen und anderen Defiziten (einschließlich neuropsychologischer Defizite) kann geschlossen werden, dass sowohl das Asperger-Syndrom als auch andere autistische Störungen die Konsequenz einer Entwicklungsstörung neuronaler Netze sind, die zu einer Störung der Verarbeitung komplexer Informationen führt. Diese Fehlentwicklung wird möglicherweise durch genetische Faktoren, Hirnschädigungen und/oder Umwelteinflüsse mit bedingt. Die Untersuchungen von Patienten mit Asperger-Syndrom anhand moderner bildgebender Verfahren haben keine einheitlichen Befunde hervorgebracht. Bislang können daher auch keine eindeutigen Schlüsse aus diesen Untersuchungen gezogen werden. Ein interessantes Ergebnis geht jedoch aus einer PET-Studie an jungen Männern mit Asperger-Syndrom hervor. Dabei ergab sich während der Lösung bestimmter kognitiver Aufgaben bei der Kontrollgruppe eine erhöhte regionale Durchblutung des linken Frontallappens, bei Probanden mit Asperger-Syndrom jedoch eine Mehrdurchblutung in einer völlig anderen Region des Frontallappens (Happé et al. 1996). Dieses Ergebnis deutet möglicherweise auf eine Dysfunktion des Frontallappens bei Patienten mit Asperger-Syndrom hin.

Auch bezüglich einer Funktionsstörung des Temporallappens bei Patienten mit Asperger-Syndrom und HFA gibt es interessante und aufregende neue Befunde. Mittels der funktionellen Kernspintomographie konnte gezeigt werden, dass sich Patienten mit AS und HFA bei der Erkennung von Gesichtern und Objekten von gesunden Probanden hinsichtlich ihrer Hirnfunktion signifikant unterscheiden. Sie aktivieren während einer Aufgabe zur Erkennung von Gesichtern mit unterschiedlicher emotionaler Qualität jene Strukturen des Temporallappens (Gyrus temporalis inferior rechts), die bei Gesunden für die Erkennung von Objekten zuständig sind, d.h. sie verarbeiten Gesichter wie Objekte (Schultz et al. 2000). Dieser Befund wäre, sofern er repliziert werden kann, ein erster Hinweis auf eine hirnphysiologische Erklärung für die Kommunikationsstörung von Menschen mit AS und HFA (s. auch Pierce et al. 2004). In einer rezenten Studie wurde auch bei Eltern von Patienten mit Asperger-Syndrom eine im Vergleich zu Gesunden veränderte Hirnaktivierung bei der Identifizierung von Emotionen in menschlichen Gesichtern gefunden (Baron-Cohen et al. 2006).

Es wurden auch verschiedene neuropsychologische Defizite beschrieben, die für das Asperger-Syndrom typisch sind und mit deren Hilfe man versucht hat, das AS von HFA zu differenzieren (Klin et al. 1997). Auf sie wird später noch eingegangen (vgl. Abschnitt „Differenzialdiagnose", S. 615).

Obwohl Hans Asperger bereits bei der Erstbeschreibung des Syndroms 1944 einen starken genetischen Hintergrund der Störung vermutete, steht die genetische Forschung beim Asperger-Syndrom, im Gegensatz zum frühkindlichen Autismus, erst in den Anfängen. Mehrere Untersuchungen zum frühkindlichen Autismus (darunter auch Genom-Scans) haben jedoch auch Patienten mit Asperger-Syndrom einbezogen. Im bislang ersten durchgeführten Genom-Scan an finnischen Familien, der sich auf einen relativ strikt definierten Phänotyp des Asperger-Syndroms begrenzte, wurden neun relevante Chromosomenregionen identifiziert, von denen sich zwei mit solchen für den frühkindlichen Autismus überschnitten und zwei weitere mit solchen, die bislang als Suszeptibilitätsgenorte für die Schizophrenie beschrieben wurden (Ylisaukko-oja et al. 2004). Dieses Ergebnis ist insofern interessant, als im Langzeitverlauf des Asperger-Syndroms Schizophrenien beobachtet worden sind (Wolff 1995), was für Patienten mit frühkindlichem Autismus nicht zutrifft.

Ein weiterer möglicherweise ätiologisch interessanter Aspekt liegt in der abnormen Gewichtsregulation von Patienten mit Asperger-Syndrom. Sie zeigen, ebenso wie Patienten mit Schizoider Persönlichkeitsstörung, einen gegenüber einer vergleichbaren Durchschnittspopulation signifikant erniedrigten Bodymass-Index (BMI) (Hebebrand et al. 1997). Der Mechanismus, der diesem Zusammenhang zugrunde liegt, ist noch unklar.

Ein hypothetisches multifunktionales Ätiologiemodell

Die bislang beschriebenen Komponenten, die sich aufgrund verschiedener empirischer Untersuchungen für die Ätiologie und Genese autistischer Störungen als bedeutsam erwiesen haben, stehen vorerst noch unvermittelt nebeneinander und lassen sich noch nicht in ein geschlossenes ätiologisches Modell integrieren. In der Abbildung 5-17 wird der Versuch unternommen, wenigstens einige Zusammenhänge herzustellen, wohlwissend, dass derzeit ein einheitlicher Erklärungsansatz noch nicht möglich ist.

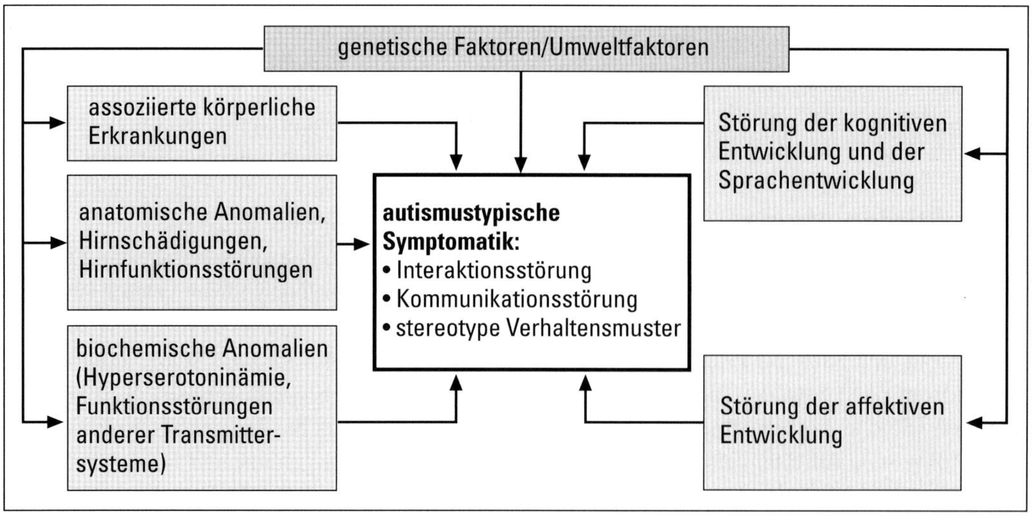

Abb. 5-17: Vereinfachtes Schema zur Ätiologie autistischer Störungen

Die Abbildung 5-17 zeigt zunächst, dass genetische Faktoren sowie ihr bislang ungeklärtes Wechselspiel mit Umweltfaktoren für Ätiologie und Genese autistischer Störungen von großer Bedeutung sind. Dabei bleibt unklar, auf welchem Wege die genetische Disposition zu der für den Autismus typischen Symptomatik führt. Möglicherweise spielen dabei als Zwischenglieder die anderen genannten Komponenten wie Hirnfunktionsstörungen, biochemische Anomalien, aber auch Störungen der kognitiven oder emotionalen Entwicklung eine Rolle. Sie sind vermutlich ebenfalls genetisch determiniert und können an der Symptomvermittlung führend beteiligt sein, z.B. das dopaminerge System hinsichtlich der Vermittlung von stereotypen Handlungsabläufen. Jedenfalls kann das Zusammenspiel der in der Abbildung 5-17 aufgelisteten ursächlichen Komponenten uns einem Verständnis der Ätiologie und Genese des frühkindlichen Autismus näher bringen, ohne dass eine Gewichtung der einzelnen Komponenten derzeit möglich ist.

5.3.6 Diagnose und Differenzialdiagnostik

Frühkindlicher Autismus

Die Diagnose „frühkindlicher Autismus" wird gestellt aufgrund der **Vorgeschichte** und der **Beobachtung** des Kindes in verschiedenen Situationen. Dabei werden die derzeit gültigen diagnostischen Kriterien der beiden international gebräuchlichen Klassifikationssysteme psychischer Störungen und Erkrankungen ICD-10 (WHO 1993) und DSM-IV (APA 1994) zugrunde gelegt. Zusätzliche **Hilfsmittel** sind standardisierte Interviews mit Eltern oder Bezugspersonen oder auch Beobachtungsskalen, die es erlauben, bestimmte Verhaltensweisen genau und quantitativ zu erfassen (Übersicht bei Bölte u. Poustka 2005).

Es existiert mittlerweile auch eine ganze Reihe von Interviews, Skalen und Beobachtungsinstrumenten, die sich vorwiegend auf die Diagnostik des frühkindlichen Autismus konzentrieren, ganz überwiegend aus dem englischen Sprachraum stammen und insbesondere in wissenschaftlichen Untersuchungen eingesetzt werden. Einige dieser Instrumente liegen auch in deutscher Übersetzung vor. Zu erwähnen sind hier:

- das „Autism Diagnostic Interview" in seiner revidierten Form (ADI-R, Lord et al. 1994)
- das „Autism Diagnostic Observation Schedule" (ADOS, Lord et al. 1989; deutsche Bearbeitung: Rühl et al. 2004)
- das „Autism Diagnostic Observation Schedule-Generic" (ADOS-G, Lord et al. 1997)
- die „Childhood Autism Rating Scale" (CARS, Schopler et al. 1980)
- die „Autism Behaviour Checklist" (ABC, Krug et al. 1980)
- die „Marburger Beurteilungsskala zum Asperger-Syndrom" (Kamp-Becker et al. 2005)

Die hier erwähnten standardisierten Untersuchungsinstrumente stellen nur eine Auswahl dar. Auf ältere Instrumente verdienter Autoren wurde hier nicht eingegangen.

Differenzialdiagnose

Abgegrenzt werden muss der frühkindliche Autismus zunächst vom **Asperger-Syndrom**. Die Unterschiede zwischen beiden autistischen Syndromen liegen vor allem im Krankheitsbeginn, im sprachlichen und intellektuellen Bereich sowie in den motorischen Besonderheiten:

> Kinder mit Asperger-Syndrom lernen früher sprechen, entwickeln oft auch eine differenzierte Sprache und weisen meist gute bis durchschnittliche intellektuelle Fähigkeiten auf. Sie entwickeln oft ausgeprägte Sonderinteressen, mit denen sie sich nahezu ausschließlich beschäftigen, und zeigen, wenn sie älter werden, oft zwanghafte Verhaltensweisen.

Abgegrenzt werden muss ferner das **Rett-Syndrom**. Bei diesem kommt es, im Gegensatz zu den beiden Autismus-Varianten, zu einer Rückentwicklung mit Verlust der erworbenen Fähigkeiten, verbunden mit zahlreichen neurologischen Symptomen sowie mit den klassischen Bewegungsstereotypien der Hände (windende Bewegungen der Hände). Die Störung kommt fast ausschließlich bei Mädchen vor und wird verursacht durch eine Mutation des im distalen Abschnitt des X-Chromosoms lokalisierten MECP2-Gens. Tritt diese Mutation bei männlichen Individuen auf, so ist sie in der Regel tödlich. Dies ist der Grund für das nahezu ausschließliche Vorkommen der Störung bei Mädchen (Amir et al. 1999).

Auch **Sinnesdefekte** und **geistige Behinderungen** müssen von autistischen Syndromen abgegrenzt werden. Erstere lassen sich durch genaue Sinnesprüfungen abgrenzen, Letztere dadurch, dass die autistische Symptomatik nicht den Schwerpunkt des klinischen Bildes, sondern allenfalls eine Begleitsymptomatik darstellt. Im Übrigen sind bei geistig behinderten Kindern und Jugendlichen die emotionalen Beziehungen zur personalen und sachlichen Umwelt weniger oder gar nicht gestört. Auch fehlen die sprachlichen und motorischen Besonderheiten des frühkindlichen Autismus vielfach.

Von praktischer und klinischer Bedeutung ist auch die Abgrenzung von der **Schizophrenie**. Sie ist sowohl aufgrund der Symptomatik als auch aufgrund von Anamnese und Verlauf möglich. So weisen Kinder mit einer Schizophrenie, im Gegensatz zu autistischen Kindern, häufig Wahnsymptome oder Halluzinationen auf, haben dafür aber eine bis dahin mehr oder weniger unauffällige Vorgeschichte, jedenfalls im Hinblick auf die eigentliche psychotische Symptomatik.

Schließlich muss auch noch der **Hospitalismus** (Deprivationssyndrom) von autistischen Störungen abgegrenzt werden. Kinder mit einem Deprivationssyndrom können kontaktgestört sein, jedoch äußert sich dies in anderer Weise: eher in einer depressiven Symptomatik, zuweilen auch in distanzlosem Verhalten, keinesfalls jedoch in Form der typischen Symptome autistischer Kinder.

Asperger-Syndrom

Auch die Diagnose des Asperger-Syndroms wird aufgrund der **Vorgeschichte**, der **Exploration** und der **Verhaltensbeobachtung** gestellt. Letztere sollte sich möglichst auf verschiedene Situationen erstrecken. Eine ausführliche psychologische Untersuchung unter Berücksichtigung neuropsychologischer Gesichtspunkte ist nicht nur für die Diagnose hilfreich, sondern auch für die geplanten therapeutischen Maßnahmen. Etwa ab dem 8. bis 10. Lebensjahr können die intellektuell nur wenig oder gar nicht behinderten Kinder und Jugendlichen mit frühkindlichem Autismus denjenigen mit Asperger-Syndrom so ähnlich sein, dass eine Unterscheidung der beiden Störungsformen kaum möglich ist (so genannter „high functioning-Autismus"). Als zusätzliche Hilfsmittel für die Diagnose können die bereits in dem Abschnitt „Frühkindlicher Autismus" erwähnten Interviews und Skalen, die australische Skala von Attwood (2000) in der Übersetzung von Melfsen und Warnke sowie die Marburger Beurteilungsskala zum Asperger-Syndrom (Kamp-Becker et al. 2005; Remschmidt u. Kamp-Becker 2006) verwendet werden.

Differenzialdiagnose

Eine der schwierigsten Abgrenzungen ist diejenige vom **high functioning-Autismus** (HFA). Wenn die Vorstellung Gillbergs (1998) zutrifft, dass es in manchen Fällen angemessen ist, zu einem Zeitpunkt Autismus und zum anderen ein Asperger-Syndrom zu diagnostizieren, dann ist eine klare Differenzialdiagnose gar nicht möglich. Andererseits haben andere Forschergruppen (Klin et al. 1995) gezeigt, dass die beiden Syndrome voneinander unterschieden werden können, indem neuropsychologische Profile verglichen werden, wobei die beiden Gruppen bezüglich Lebensalter und IQ vergleichbar waren. Nach Klin et al. (1995) unterschieden sich die beiden Syndrome, die nach den Forschungskriterien der ICD-10 definiert worden waren, in elf neuropsychologischen Bereichen. Diese elf Bereiche erstreckten sich auf nichtverbale Lernstörungen. Unter ihnen erwiesen sich als **gute Prädiktoren** für die **Diagnose** eines Asperger-Syndroms:

- Defizite in der Feinmotorik
- Defizite in der visuellen Integration
- Defizite in der visuellen Raumwahrnehmung
- Defizite in der nonverbalen Konzeptbildung
- Defizite in der Grobmotorik
- Defizite des visuellen Gedächtnisses

Fünf Faktoren erwiesen sich als gute **Prädiktoren** für den **Ausschluss** eines Asperger-Syndroms, verglichen mit high functioning-Autismus:

- Störung der Artikulation
- Störung des verbalen Ausdrucks
- Störung der auditiven Wahrnehmung
- Störung des Wortschatzes
- Störung des verbalen Gedächtnisses

Schwierigkeiten bereitet oft die Abgrenzung einer **Schizoiden Persönlichkeitsstörung**, wobei es auch Inkonsistenzen in den Diagnoseschemata gibt. So schließt die Diagnose einer Schizoiden Persönlichkeitsstörung (F 61.1) nach ICD-10 ein Asperger-Syndrom aus. Andererseits schließt das Asperger-Syndrom (F 84.5) eine schizoide Störung des Kindesalters ein. Letztere wurde von Wolff (1995) in Anlehnung an Kretschmers Konzept der Schizothymie (Kretschmer 1925) als eine Art der Persönlichkeitsstörung beschrieben. Derzeit ist also nicht ganz klar, inwieweit das Asperger-Syndrom und die Schizoide Persönlichkeitsstörung im Kindesalter die gleiche Störungseinheit darstellen.

Einige Patienten mit Asperger-Syndrom erfüllen auch die Kriterien für eine **Zwangsstörung** oder eine Zwanghafte Persönlichkeitsstörung. In den meisten Fällen einer Zwangsstörung ist eine zuverlässige Differenzialdiagnose möglich, was jedoch nicht immer bei der Zwanghaften Persönlichkeitsstörung der Fall ist. Möglicherweise gibt es einen konstitutionellen Zusammenhang der Patienten mit einer Zwangsstörung und Asperger-Syndrom bzw. einer Schizoiden Persönlichkeitsstörung im Kindesalter, die ja Gemeinsamkeiten aufweisen (z. B. einen BMI unterhalb der altersbezogenen Perzentile der Normalbevölkerung, Hebebrand et al. 1997). In manchen Fällen sind auch ein Gilles-de-la-Tourette-Syndrom und vor allem die Schizophrenie abzugrenzen.

Schizophrene Erkrankungen lassen sich vom Asperger-Syndrom durch ihre andersartige Symptomatik, durch ihre Vorgeschichte und ihren Verlauf abgrenzen. Was die Symptomatik betrifft, so kommen produktive Symptome wie Wahn und Halluzinationen beim Asperger-Syndrom nicht vor. In seltenen Fällen wurde allerdings ein Übergang vom Asperger-Syndrom in eine schizophrene Erkrankung beobachtet.

Im Zusammenhang mit dem Asperger-Syndrom wurde auch immer wieder das Konzept der **nonverbalen Lernstörung** diskutiert. Dieses auf Myklebust (1975) zurückgehende Konzept umfasst verschiedene neuropsychologische Störungen (z. B. Defizite bei der psychomotorischen Koordination, hinsichtlich des Tastsinnes, bei der nonverbalen Problemlösefähigkeit, bei der visuellen Raumwahrnehmung etc.), die ein Kind in der Entwicklung seiner Lernfähigkeit und Persönlichkeit einschränken. Klin und Volkmar (1997) haben darauf hingewiesen, dass diese Eigenschaften bei der nonverbalen Lernstörung als eine Art neurokognitives Modell für das Asperger-Syndrom aufgefasst werden können, nicht jedoch für den Autismus.

5.3.7 Behandlung und Prävention

Pharmakotherapie

Die medikamentöse Behandlung autistischer Störungen kann eine wesentliche Komponente im Behandlungsregime sein und richtet sich nach **Zielsymptomen** aus, die durch eine entsprechende Medikation mehr oder weniger spezifisch beeinflusst werden können.

Eine Literaturrecherche für den Zeitraum von 1982 bis 2000 ergab, dass 40 Studien (unter Einbeziehung von Kasuistiken) zur medikamentösen Therapie autistischer Störungen aufzufinden waren, von denen sich vier auf Erwachsene und 36 auf Kinder und Jugendliche bezogen (Übersicht bei Buitelaar u. Willemsen-Swinkels 2000). Die meisten neueren Studien wurden mit Risperidon durchgeführt, dem insgesamt eine positive Wirkung auf verschiedene Zielsymptome (aggressives Verhalten, Angst, Stereotypien, motorische Unruhe) zugeschrieben werden kann.

Die Tabelle 5-35 gibt eine Übersicht über die entsprechenden Zielsymptome und die zu ihrer Beeinflussung geeigneten Medikationen. Der theoretische und empirische Hintergrund der in der Tabelle angegebenen Behandlungsvorschläge lässt sich nach Buitelaar und Willemsen-Swinkels (2000) nach vier Gesichtspunkten begründen, die im Folgenden vorgestellt werden.

Tab. 5-35: Medikamentöse Behandlung autistischer Störungen nach Zielsymptomen (SSRI = selektive Serotonin-Wiederaufnahme-Hemmer)

Zielsymptome	Medikation
aggressives Verhalten und selbstverletzendes Verhalten	atypische Neuroleptika Lithium Antikonvulsiva Clonidin
Stereotypien, Rituale	SSRI atypische Neuroleptika
Hyperaktivität, impulsives Verhalten	Stimulanzien atypische Neuroleptika Clonidin Naltrexon
Angstzustände	Buspiron atypische Neuroleptika Clonidin
Depression	SSRI

Medikamentöse Beeinflussung der serotoninergen Neurotransmission

Die wenigen bislang vorliegenden Untersuchungen zum Einsatz der **selektiven Serotonin-Wiederaufnahme-Hemmer** (SSRI) zeigen, dass mit ihrer Hilfe Stereotypien, Rituale und rigides Verhalten positiv beeinflusst werden können. Dies gilt sowohl für Fluvoxamin als auch für Fluoxetin und Sertralin. Jedoch sind die Ergebnisse bei Erwachsenen vielversprechender als bei Kindern und Jugendlichen, die offenbar empfindlicher auf Nebenwirkungen reagieren. Kasuistische Beobachtungen liegen auch vor im Hinblick auf eine positive Wirkung von Buspiron, einem Serotonin-$5T_{1A}$-Rezeptor-Agonisten mit anxiolytischer und antidepressiver Wirkung. In einer niederländischen Studie (Buitelaar et al. 1998) konnte ein positiver Effekt im Hinblick auf die Beeinflussung der affektiven Labilität, von Angstzuständen und Schlafproblemen erzielt werden. In Studien an Erwachsenen konnten darüber hinaus aggressives und selbstverletzendes Verhalten reduziert werden (Ratey et al. 1991).

Medikamentöse Beeinflussung der dopaminergen Neurotransmission

Diesbezüglich existieren eine Reihe von Studien, die die Wirksamkeit von Haloperidol in einer Dosierung von 0,25–4 mg/die überprüft haben. Unter dieser Medikation kam es zu einer signifikanten Reduktion der motorischen Stereotypien, hyperaktiven und negativistischen Verhaltens sowie der Rückzugsproblematik. Auch Pimozid (Orap®) wurde in Dosierungen von 0,25–4 mg/die erfolgreich eingesetzt. Im Hinblick auf atypische Neuroleptika, die sowohl auf das dopaminerge als auch auf das serotoninerge System wirken, wurden mit Risperidon mit einer Dosierung bis zu 4 mg/die gute Erfahrungen gemacht. In einer plazebokontrollierten Studie an Erwachsenen (McDougle et al. 1998), in der eine Dosierung von 1,0–6,0 mg/die angewandt wurde, erwies sich Risperidon gegenüber dem Plazebo überlegen in der Wirkung auf folgende Symptome:

- Irritabilität
- Aggression
- repetitives Verhalten
- affektive Symptome

Methylphenidat kann angewandt werden, wenn autistische Kinder zusätzlich zu ihrer Kernsymptomatik durch impulsives Verhalten, Aufmerksamkeitsstörungen und Hyperaktivität gekennzeichnet sind. Auch diesbezüglich existieren Studien, nach denen sich Methylphenidat als signifikant wirksamer als Plazebo im Hinblick auf die Reduktion hyperaktiven Verhaltens erwies (Handen et al. 2000). Jedoch wird die „autistische Kernsymptomatik“ dadurch nicht beeinflusst.
In einer Übersicht zur Pharmakotherapie hyperaktiven Verhaltens bei autistischen Kindern berichten Aman und Langworthy (2000), dass neben den Stimulanzien auch Antipsychotika und Naltrexon diese Symptomatik positiv beeinflussen.

Beeinflussung des peptidergen Systems

Der Einsatz des Opiat-Antagonisten Naltrexon erwies sich nach anfänglich positiven Meldungen nicht als wirksam im Hinblick auf die Beeinflussung autistischen Verhaltens. Ähnlich enttäuschend scheinen die Versuche mit dem Polypeptid Sekretin zu verlaufen, das bereits in mehreren Publikationen als neues „Wundermittel“ gepriesen wurde. Eine bemerkenswerte Wirkung dieses Polypeptids konnte bislang nicht nachgewiesen werden (Sandler et al. 1999).

Beeinflussung der noradrenergen Transmission

Hier stehen zwei Substanzen im Vordergrund: Clonidin und der Betablocker Propranolol. Im Hinblick auf Clonidin liegen kontrollierte Studien vor, die zeigen, dass die Substanz hyperaktives Verhalten, Impulsivität und Irritierbarkeit kurzfristig deutlich reduzieren kann, jedoch treten häufig unangenehme Nebenwirkungen in Form von Müdigkeit, Antriebslosigkeit und Hypotonus auf. Propranolol wurde erfolgreich zur Behandlung aggressiven und selbstverletzenden Verhaltens sowie Impulsivität eingesetzt, in einer Dosierung von 20–30 mg/die, aufgeteilt in drei Dosen. Allerdings ist hier auf Herz- und Kreislaufnebenwirkungen zu achten, wobei kardiovaskuläre Erkrankungen, Lungenerkrankungen und Diabetes mellitus eine Kontraindikation darstellen. Über die genannten Medikamente hinaus wurden Anti-Epileptika wie Carbamazepin zur Beherrschung der oft mit Autismus assoziierten epileptischen Anfälle erfolgreich eingesetzt sowie Lithium bei schweren aggressiven und selbstverletzenden Verhaltensweisen sowie (was selten vorkommt) bei zyklischen Stimmungsschwankungen im Verlauf autistischer Syndrome.

Psychotherapie und sozialintegrative Maßnahmen

Allgemeine Gesichtspunkte

Trotz großer Fortschritte und Anstrengungen ist ein Durchbruch in der Behandlung autistischer Störungen noch nicht gelungen. Dies liegt aber in der Natur dieser Störungen, deren ätiologischen Hintergrund wir noch nicht hinreichend kennen. Im Hinblick auf therapeutische Ansätze sind bei autistischen Störungen folgende **Tendenzen** festzustellen:

- Mit zunehmendem Wissen über die biologischen Ursachen des Autismus verloren psychodynamische Theorien und die daraus abgeleiteten Therapieverfahren an Bedeutung.
- Die individuelle Psychotherapie erhält schwerpunktmäßig einen Stellenwert, im Rahmen einer Beratung autistischen Menschen und ihren Angehörigen zu helfen, ihre Schwierigkeiten besser zu verstehen und anders damit umzugehen. Hilfreich hierfür war u. a. die Forschung über die soziale Wahrnehmung autistischer Menschen.
- Die einzelnen Behandlungsmethoden werden weniger als sich gegenseitig ausschließend angesehen; es besteht vielmehr der Trend, sie in einen multimodalen Plan zu integrieren, sofern sie sich nicht in ihren Grundprinzipien widersprechen.
- Demgemäß wird zunehmend ein ganzheitliches und umfassendes Vorgehen, also ein sinnvolles Zusammenwirken der verschiedenen Methoden, propagiert (Schreibman 1996).
- Ein möglichst früher Beginn der therapeutischen Bemühungen ist von allergrößter Bedeutung für deren Erfolgsaussichten. Dies hat auch in der Hirnentwicklung seine Begründung.
- Die Familie wird stärker und als gleichberechtigter Partner in die Behandlung einbezogen. Dabei spielen auch die Selbsthilfe-Organisationen und Elternvereinigungen eine große Rolle. Sie haben viel dazu beigetragen, dass von der These der elterlichen Schuld Abstand genommen wurde.
- Umfassende pädagogische Programme wurden entwickelt (wie z. B. das TEACCH), welches sich um die Integration von pädagogischen und verhaltenstherapeutischen Maßnahmen bemüht, um auf diese Weise die Kommunikationsfähigkeit zu fördern.
- Zunehmend werden die Programme der sozialen Integration auch auf älter werdende autistische Menschen ausgedehnt, was zu recht guten Erfolgen geführt hat (vgl. Übersicht von Howlin 1997).
- Dennoch gibt es immer wieder den Glauben an „Wundertherapien“, die in Einzelfällen (aus welchen Gründen auch immer) große Erfolge zu bringen scheinen, aber häufig wissenschaftlich nicht begründet sind und gewissen Modetrends folgen: Mal waren es die Vitamintherapie und bestimmte Diäten, mal die Festhalte-Therapie, derzeit ist es wahrscheinlich die Gestützte Kommunikation.
- Keine Behandlungs- oder Fördermethode kann jedoch bislang für sich beanspruchen, eine autistische Störung zu heilen – eine entscheidende Besserung herbeizuführen ist schon viel. Dabei kommt es darauf an, auf bewährten Methoden aufzubauen, diese weiterzuentwickeln und wissenschaftlich zu überprüfen. Auch neuen Behandlungen sollte man aufgeschlossen begegnen, sie jedoch einer sorgfältigen Bewertung unterziehen, um nicht bedauerliche Umwege zu machen und tiefe Enttäuschungen zu erleben.

Behandlungs- und Fördermethoden und ihre Wirksamkeit

In der Tabelle 5-36 sind die am häufigsten angewandten nichtmedikamentösen Behandlungs- und Fördermethoden in knapper Form aufgelistet. Die Tabelle ist selbstverständlich unvollständig.

Die größte Aufmerksamkeit hat – durchaus berechtigterweise – die **Frühförderung** autistischer Kinder erfahren. Die Frühförderung geht – nach gesicherter Diagnose – vom individuellen Entwicklungsprofil des einzelnen Kindes aus und versucht, dieses durch gezielte Übungsmaßnahmen kontinuierlich zu verbessern; ein 2-Jahres-Zeitraum wird als Minimum zugrunde gelegt. Frühförderprogramme wurden verschiedentlich evaluiert. Rogers (1996) gibt einen Überblick über Untersuchungen zu umfassenden Förderprogammen, und wenigstens sechs solcher Programme haben positive Ergebnisse erbracht. So berichteten alle Studien über eine signifikante Beschleunigung der Entwicklung, resultierend in einer signifikanten Zunahme des Intelligenzquotienten, ferner über einen signifikanten Fortschritt in der Sprachentwicklung, ein verbessertes Sozialverhalten und einen Rückgang autistischer Symptome. Die Fortschritte wurden in den meisten Programmen nach ein bis zwei Jahren intensiver vorschulischer Intervention erreicht. Howlin (1997) weist darauf hin, dass die Kinder dann am meisten profitieren, wenn die Intervention sehr früh beginnt (zwischen zwei und vier Jahren), wenn sie intensiv genug ist (15 und mehr Stunden pro Woche) und wenn die Dauer ausreichend ist (mindestens ein bis zwei Jahre oder mehr).

Sehr bewährt und vielfach evaluiert ist auch die **Verhaltenstherapie**. Ihre Vorgehensweisen müssen im Hinblick auf die Besonderheiten autistischer Kinder modifiziert werden. Lovaas (1974), der als einer der ersten verhaltenstherapeuti-

Tab. 5-36: Die am häufigsten angewandten nichtmedikamentösen Behandlungs- und Fördermethoden bei autistischen Störungen

Methode	Prinzip	Ergebnisse
Frühförderung (Rogers 1996; Howlin 1997)	Ausgehend vom individuellen Entwicklungsprofil wird ein Förder- und Behandlungskonzept erstellt, welches in der Fördereinrichtung systematisch durchgeführt wird. Eltern und Bezugspersonen sind beteiligt. Beginn: möglichst früh (ab 2 J.); Intensität: hoch (> 15 Std. pro Woche)	Rückgang der Symptomatik Besserung der sprachlichen Kompetenz Zunahme kognitiver Fähigkeiten
Verhaltenstherapie (Lovaas 1987; 1993; Campbell et al. 1996; Bregmann u. Gerdtz 1997)	Der Abbau unerwünschten und der Aufbau erwünschten Verhaltens wird nach lerntheoretischen Gesichtspunkten durch systematische Übung gefördert. Spezielle Programme für Autismus sind vorhanden (z. B. TEACCH, nach Lovaas).	Rückgang der Symptomatik Abbau selbstverletzenden und aggressiven Verhaltens Sprachanbahnung (in Grenzen erfolgreich)
Festhalte-Therapie (Prekop 1983; Tinbergen u. Tinbergen 1984; Innerhofer u. Klicpera 1988)	Der Widerstand autistischer Kinder gegen Nähe und Körperkontakt wird durch Festhalten des Kindes überwunden.	Positive Berichte liegen vor, in modifizierter Form möglicherweise wirksam.
Gestützte Kommunikation (Howlin 1997)	Es wird die nichtverbale Kommunikation dadurch gefördert, dass ein „Stützer" das autistische Kind am Arm oder an der Hand stützt, während dieses eine Buchstabentabelle oder eine Tastatur benutzt, um sprachliches Material auf diese Weise zu produzieren.	Trotz vieler positiver Einzelberichte ist die Wirksamkeit bislang wissenschaftlich nicht erwiesen.
Neurosensorische Verfahren: Auditorisches Integrationstraining (Arrow 1993; Bettison 1996; Bérard 1993; Rimland u. Edelson 1995)	Die Verfahren gehen von der Annahme aus, dass autistische Kinder (zumindest einige) eine erhöhte Empfindlichkeit in der Wahrnehmung akustischer Reize aufweisen. Durch die Intervention soll die Reizempfindlichkeit herabgesetzt und eine positive Verhaltensänderung erzielt werden.	Trotz positiver Einzelfallschilderungen ist die Wirksamkeit wissenschaftlich nicht belegt.

sche Methoden bei autistischen Störungen angewandt hat, geht bezüglich der Anwendung dieser Methoden von drei Gesichtspunkten aus (Janetzke 1993):

- Autismus wird nicht primär als Beziehungsstörung angesehen, sondern als eine Störung der Perzeption und der Kognition (Wahrnehmungsverarbeitung). Beim Asperger-Syndrom dominiert allerdings die Beziehungsstörung, die eher als Charaktereigenschaft angesehen wird.
- Da Ätiologie und Genese des Autismus noch nicht bekannt sind, ist es auch noch nicht möglich, die Ursache bzw. die Ursachen der Störung in die Behandlung einzubeziehen.
- Verhaltenstherapeutische Behandlungsmaßnahmen können nicht nur von Experten, sondern auch von Eltern und anderen Bezugspersonen durchgeführt werden, sofern diese die Methoden erlernt haben und ihre Prinzipien verstehen. Hier gibt es allerdings Einschränkungen.

Unter diesen Perspektiven wurde eine Vielzahl von verhaltenstherapeutischen Methoden angewandt – vor allem beim frühkindlichen Autismus. Die Methoden sind:

- operantes Konditionieren unter Nutzung von Belohnern und aversiven Reizen
- Prompting (Geben von Hilfestellungen)
- Shaping (Verhaltensformung)
- Fading (schrittweises Zurücknehmen der Hilfestellung)

Begrenzte Hilfe ist im Jugendalter und beim so genannten high functioning-Autismus auch durch ein Verhaltenstraining mit Rollenspiel und Feedback möglich.
Unter den intensiven verhaltenstherapeutischen Programmen bei autistischen Störungen ist zum einen das Programm von Lovaas (1987) zu erwähnen, zum anderen das TEACCH-Programm von Schopler und Mitarbeitern (Schopler et al. 1983; 1995).

Lovaas (1987) berichtet über dramatische positive Veränderungen durch sein intensives verhaltenstherapeutisches Programm, das im häuslichen Umfeld durchgeführt wird (50 Stunden oder mehr pro Woche) und zwei Jahre oder länger praktiziert wurde. Die außerordentlich positiven Berichte riefen eine erhebliche Kontroverse hervor. Kritisiert wurden insbesondere methodologische Schwachpunkte sowie die mangelhafte Repräsentativität und Vergleichbarkeit der Gruppen. Lovaas selbst (1993) ist auf einige Probleme seiner Untersuchungen eingegangen und hat die Erfolge relativiert. Es besteht aber kein Zweifel darüber, dass das Programm eine Verbesserung in verschiedenen Bereichen autistischen Verhaltens bewirkt hat.

Das **TEACCH-Programm** (**T**reatment and **E**ducation of **A**utistic and related **C**ommunication-handicapped **Ch**ildren) beruht auf der Erkenntnis, dass gut strukturierte pädagogische Maßnahmen bei autistischen Kindern wirksam sind. Es hat eine verhaltenstherapeutische Basis, trägt dem Entwicklungsstand des Kindes Rechnung und hebt die Bedeutung des individuellen Lehrens und Lernens hervor, ebenso die Einbeziehung anderer Verhaltenszugänge und kognitiver Zugänge. Es gibt eine große Anzahl von Berichten zur Effektivität des Vorgehens (Campbell et al. 1996), allerdings keine neuere vergleichende Evaluierung. In der Hand erfahrener Lehrer hat das Programm im Unterricht sicher viele Vorteile.

In der **Festhalte-Therapie**, die von Martha Welch (1984) entwickelt wurde, wird der Widerstand autistischer Kinder gegen Nähe und Körperkontakt durch Festhalten überwunden. Nach Tinbergen und Tinbergen (1984) soll auf diese Weise das beim autistischen Kind fehlende „Urvertrauen" dadurch nachgeholt werden, dass dem Kind in äußerst intensiver und unerschütterlicher Weise dieses Vertrauen und die Zuwendung körperlich entgegengebracht werden, ohne dass das Kind ausweichen kann. Problematisch ist bei dieser Therapieform nicht nur die manchmal äußerst dramatische und fast gewalttätig anmutende Vorgehensweise, sondern auch die dem Konzept mehr oder weniger zugrunde liegende These, dass dieses frühe „Urvertrauen" vom Kind nicht erworben werden kann. Im Hinblick auf die Einschätzung dieser Methode, die inzwischen vielfach modifiziert wurde, kann nichts Abschließendes gesagt werden. Es gibt allerdings Berichte, wonach sie durchaus hilfreich sein kann (Prekop 1983; Innerhofer u. Klicpera 1988).

Die **Gestützte Kommunikation** hat in den letzten Jahren viele Anhänger gewonnen, obwohl ihre Wirksamkeit wissenschaftlich bislang nicht nachgewiesen werden konnte. Diese Einschätzung (Howlin 1997) steht im eklatanten Gegensatz zu der subjektiven Überzeugung vieler Eltern und Therapeuten. Von ihnen wurde gegen experimentelle Untersuchungen zur Wirksamkeit dieser Therapieform der fundamentale Einwand gebracht, dass die „Überprüfungssituation" künstlich sei und den Betroffenen unter Druck setze. Dadurch könne keine Vertrauenssituation zwischen dem Stützer und dem Unterstützten entstehen, und das schon durch die experimentelle Situation erzeugte Misstrauen könne kränken und eine starke Belastung hervorrufen.

Neurosensorische Verfahren gehen von der Hypothese aus, dass autistische Kinder (oder zumindest einige von ihnen) eine erhöhte Empfindlichkeit in der Wahrnehmung akustischer Reize zeigen, wobei es sich sowohl um eine Hypo- als auch um eine Hypersensitivität gegenüber verschiedenen unspezifischen Lautfrequenzen handeln kann. Nach Rimland und Edelson (1995) wird dies für eine Subgruppe autistischer Menschen berichtet. Das von Bérard (1993) entwickelte **Auditorische Integrationstraining** (AIT) soll spezifische Lautfrequenzen dämpfen. Man hofft, dass diese Intervention die Geräuschempfindlichkeit herabsetzt, eine positive Änderung des Anpassungsverhaltens bewirkt und – als Folge – eine Reduzierung fehlangepassten Verhaltens entsteht.

Die Ergebnisse einer kontrollierten Doppelblindstudie mit 17 Personen erschienen zunächst viel versprechend (Rimland u. Edelson 1995), aber weitere Untersuchungen sind notwendig, um die Wirksamkeit dieser Methode zu evaluieren. Die meisten Belege für ihre Wirksamkeit beruhen auf subjektiven und unsystematischen Berichten von Eltern, die allerdings keineswegs alle positiv sind (Arrow 1993). Die anfänglich positiven Erwartungen wurden gedämpft durch eine weitere Untersuchung aus dem Arbeitskreis von Rimland, die zeigte, dass die Verbesserung der Kinder auf der „Aberrant Behavior Checklist" (ABC) nur sehr geringfügig ist und – vor allem – dass es unerheblich ist, ob ein Filter zum Abdämpfen der Frequenzen benutzt wurde oder nicht. Gerade auf dieser These aber beruht die Methode. Möglicherweise sind ganz andere Variablen von Bedeutung. So fand Bettison (1996), dass strukturiertes Zuhören einen viel größeren Einfluss auf das Verhalten des Kindes hat als das Auditive Integrationstraining. Daher kann der Wert dieser Methode vor allem darin liegen, das Kind zum ruhigen Sitzen zu ermutigen, und zwar 2-mal je eine halbe Stunde pro Tag. Dadurch können Lernprozesse angestoßen werden, die sonst nicht möglich sind.

Sozialrechtliche Einordnung autistischer Störungen

Seit dem Inkrafttreten des neuen Kinder- und Jugendhilferechts ist die Eingliederungshilfe für seelisch behinderte oder von einer seelischen Behinderung bedrohte Kinder und Jugendliche ab 1. April 1993 nicht mehr Aufgabe der Behindertenhilfe, sondern der Jugendhilfe (§§ 10 und 35 a

KJHG). Für Aufgabe und Ziel der Hilfe, die Bestimmung des Personenkreises sowie die Art der Maßnahmen gelten aber weiterhin die entsprechenden Bedingungen und Bestimmungen des Bundessozialhilfegesetzes und der Eingliederungshilfeverordnung. In diesem Zusammenhang stellt sich die Frage, ob für autistische Kinder und Jugendliche die Jugendhilfe oder die Sozialhilfe als Kostenträger infrage kommen. Der Wissenschaftliche Beirat des Bundesverbandes „Hilfe für das autistische Kind e.V." hat zu dieser Frage eine Stellungnahme ausgearbeitet, in der dargelegt wird, dass es bei der Beurteilung autistischer Störungen nicht möglich ist, von einem Überwiegen einer Behinderungsart (körperlich, geistig oder seelisch) zu sprechen. Daher müssen autistische Kinder und Jugendliche grundsätzlich als mehrfachbehindert angesehen werden. Die Konsequenz aus dieser Beurteilung ist, dass eine klare Zuordnung autistischer Kinder und Jugendlicher zu dem Personenkreis, für den der Gesetzgeber das Recht auf Eingliederungshilfen nach dem Bundessozialhilfegesetz formuliert hat, vorzunehmen ist (vgl. Remschmidt u. Frese 2006).

5.3.8 Verlauf und Prognose

Die meisten Untersuchungen zu Verlauf und Prognose liegen für den frühkindlichen Autismus vor; es gibt kaum Untersuchungen zum Asperger-Syndrom.

Frühkindlicher Autismus

Die Prognose lässt sich im Allgemeinen vom sechsten Lebensjahr an einschätzen, allerdings kann es bei einzelnen Kindern mit geringer ausgeprägter Störung noch nach dem sechsten Lebensjahr zu überraschenden Entwicklungsschüben kommen, und zwar auch ohne Therapie. Erfolgsbeschreibungen unter einer Therapie bei einzelnen Kindern sind deshalb noch kein schlüssiger Beweis für die Wirksamkeit der Therapie. Für die Beurteilung der Prognose haben sich als brauchbar erwiesen:

- der IQ
- das Ausmaß der Störung (Schweregrad)
- der Entwicklungsstand der Sprache (insbesondere das Ausmaß der kommunikativen Sprachfunktion)
- die Dauer der Echolaliephase
- der Entwicklungsstand des Spielverhaltens
- der Schulerfolg

Für die Beurteilung des Verlaufs ist wichtig zu wissen, dass sich die Symptomatik und die Verhaltensauffälligkeiten autistischer Kinder mit der Entwicklung kontinuierlich ändern. Was den **Langzeitverlauf** betrifft, so zeigen Übersichten zu den bislang vorliegenden Längsschnittuntersuchungen (Weber 1985; Schonauer et al. 2001) Folgendes:

- 1–2 % sind im Erwachsenenalter fast unauffällig.
- 5–15 % bewegen sich im Grenzbereich zur psychopathologischen Auffälligkeit.
- 16–25 % bleiben weiterhin psychisch auffällig, lassen sich aber gut führen.
- Bei über 60 % muss der Langzeitverlauf als ungünstig bis sehr ungünstig angesehen werden, d.h. diese Menschen sind stets auf fremde Hilfe angewiesen.

Auch bei jenen Kindern und Jugendlichen, die aufgrund ihrer intellektuellen und sprachlichen Voraussetzungen in die Gruppe derjenigen mit höchstem Funktionsniveau gehören, zeigen viele bei Nachuntersuchungen noch zahlreiche Verhaltensauffälligkeiten wie stereotype Bewegungen, Angstzustände, ausgeprägte Kontaktstörungen, Spracharmut und Sprachauffälligkeiten. In einer Übersichtsarbeit (Schonauer et al. 2001), in der 21 Katamnesestudien mit insgesamt 846 autistischen Patienten (Katamnesealter im Mittel bei 24 Jahren) ausgewertet wurden, zeigten sich eine ausgesprochene **Persistenz der Symptomatik** vom Kindesalter ins Erwachsenenalter, erhebliche Einschränkungen im Arbeitsleben, Defizite in der sprachlichen Kompetenz, Sozialkompetenz, der Beziehungsgestaltung, in der Sexualität sowie eine deutlich über dem Durchschnitt der Bevölkerung liegende Mortalität. Der früher immer wieder vermutete Übergang des frühkindlichen Autismus in eine schizophrene Erkrankung lässt sich empirisch nicht bestätigen.

Asperger-Syndrom

Bisher gibt es keine systematischen Verlaufsstudien auf der Grundlage standardisierter Definitionen des Syndroms. Die wenigen vorhandenen Studien beruhen auf unterschiedlichen Definitionen und beziehen infolgedessen auch unterschiedlicher Schweregrade ein. So schloss die Studie von Tantam (1988a; 1988b; 1991) schwer gestörte Patienten mit Asperger-Syndrom und andere Störungen ein, wobei die Kriterien von Wing zugrunde gelegt wurden. Infolgedessen erscheinen die Ergebnisse nicht sehr viel versprechend und weisen auf eine „lebenslange Absonderlichkeit und soziale Isolation" einer Gruppe von 60 Erwachsenen hin, die zu einem früheren Zeitpunkt psychiatrische Hilfe in Anspruch genommen hatten. Unter ihnen erhielten 46 die Diagnose „Autismus" oder eine „dem Autismus verwandte Störung wie das Asperger-Syndrom", sechs erfüllten die ICD-9-Kriterien für eine schwere Persönlichkeitsstörung, und die verbleibenden acht zeigten Merkmale mehrerer anderer Persönlichkeitsstörungen; das Geschlechterverhältnis männlich/weiblich war 6 : 1, und die meisten Patienten hatten eine normale Intelligenz. Alle waren dauerhaft und schwer sozial beeinträchtigt, und fast die Hälfte zeigte antisoziales Verhalten. Mehr als die Hälfte der Gruppe lebte in Einrichtungen, und nur zwei von 60 lebten allein. 48 % der Patienten hatten eine zweite psychiatrische Diagnose und 11,7 % eine Psychose. Die Ergebnisse dieser Studie ähneln denjenigen von Rumsey et al. (1985) in einer Verlaufsstudie an relativ wenig beeinträchtigten autistischen Kindern.

Zu einer besseren prognostischen Einschätzung kommt Wolff (1995) in ihrer Studie an 32 schizoiden Kindern, die im Erwachsenenalter nachuntersucht wurden (durchschnittliches Alter zum Zeitpunkt der Untersuchung: 27 Jahre). Diese Studie basiert auf einer Stichprobe von schizoiden Kindern, einschließlich Asperger-Syndrom, und auch solchen Kindern, die von Cohen et al. (1986) und van der Gaag (1993) als Patienten mit „multiplex complex developmental disorders" (MCDD, multiple Entwicklungsstörungen) beschrieben wurden.

Wolffs (1995) Ergebnisse zeigen, dass die Diagnose in der Mehrzahl der Fälle stabil und der Verlauf weitaus besser als in den retrospektiven Studien von Tantam (1988a; 1988b; 1991) waren. So hatten beispielsweise 14 von 32 schizoiden jungen Männern eine Vollbeschäftigung zum Zeitpunkt der Nachuntersuchung gegenüber 16 von 32 Kontrollpersonen. Zwei der schizoiden jungen Erwachsenen hatten eine Schizophrenie entwickelt, was natürlich ein viel höherer Anteil als in der Allgemeinbevölkerung ist. Es fand sich kein erhöhtes Risiko in der Gruppe Schizoidie/Asperger-Syndrom in Bezug auf Alkohol- und Drogenabusus sowie Delinquenz. Die Mädchen hatten häufiger eine psychiatrische Begleiterkrankung als die Jungen, insbesondere hinsichtlich einer Störung des Sozialverhaltens. Der Anteil der Mädchen mit einer Entwicklungsstörung entsprach dem der Jungen, war jedoch höher als bei Mädchen, die wegen anderer Diagnosen behandelt wurden. Die Gruppe umfasst insgesamt 33 schizoide Mädchen. Von diesen konnten 25 nachuntersucht werden – sechs verweigerten die Teilnahme an der Untersuchung. Die Ergebnisse von Wolff (1995) stimmen eher mit Aspergers Erwartung überein, dass die Langzeitprognose relativ gut sei. Diese Einschätzung basiert auf ähnlichen Eigenschaften der Familienmitgliedern von Kindern mit Asperger-Syndrom. Asperger glaubte, dass die Prognose dieser Kinder besser sei als die der Kinder mit Kanner-Autismus. In diesem Zusammenhang sollte nicht unerwähnt bleiben, dass alle bislang bekannten Verlaufsuntersuchungen an klinischen Stichproben durchgeführt wurden. Diese Tatsache ist insofern wichtig, als etwa die Hälfte der Probanden mit Asperger-Syndrom aus einer Bevölkerungsstichprobe im Schulalter keinen Ärzten oder Psychologen vorgestellt wurden, auch wenn sie ein Symptom zeigten (Ehlers u. Gillberg 1993). Daher kann man annehmen, dass viele Kinder und Jugendliche mit Asperger-Syndrom undiagnostiziert bleiben und offenbar ohne ärztlich-psychologische Hilfe leben können. Wir stimmen mit Klin und Volkmar (1997) überein, dass die unterschiedlichen Verläufe von Asperger-Syndrom und Autismus der wichtigste Grund für die Abgrenzung beider Symptome darstellt.

5.3.9 Forschungsanliegen und Ausblick

Die zweifellos größte Herausforderung in der Forschung ist die Aufklärung der Ursachen autistischer Störungen. Hier steht heute mit guter Begründung die **Genetik** im Brennpunkt des Interesses. Aber selbst wenn es in absehbarer Zeit gelingt, ursachenrelevante Gene zu identifizieren, so ist der Weg von den Genen zur Therapie noch weit (Rutter 2000). Insofern ist es von größter Bedeutung, auch alle anderen empirischen Forschungsansätze – von der Theory of Mind bis zur Elektrophysiologie, Biochemie und den bildgebenden Verfahren – parallel zu betreiben, in der Hoffnung auf eine spätere Zusammenführung mit den genetischen Befunden. Vor allem muss auch die **Therapie-Forschung** intensiv vorangetrieben werden. Auch hier gibt es bedeutsame neue Gesichtspunkte, z. B. ob und wie durch Verhaltenstherapie oder auch durch Medikamente gestörte Hirnfunktionen verändert bzw. bislang nicht hinreichend eingesetzte Hirnareale aktiviert werden können. Derartige Mechanismen wurden in den letzten Jahren bei verschiedenen neurologischen Störungsmustern beschrieben – auch bei Gesunden, bei denen durch Übung die für den jeweiligen Denk- oder Handlungsablauf zuständigen Hirnareale funktionell vergrößert werden konnten. Auch hier eröffnet sich eine ganz neue Perspektive.

Schließlich muss auch die **sozialrechtliche Einordnung** autistischer Störungen befriedigend gestaltet werden, damit die davon betroffenen Kinder und Jugendlichen auch in angemessener und ihrem Entwicklungsniveau Rechnung tragenden Weise ihren Platz in unserer Gesellschaft finden.

Literatur

Aman MG, Langworthy KS (2000). Pharmacotherapy for hyperactivity in children with autism and other pervasive developmental disorders. J Autism Dev Disord; 30: 451–9.

American Psychiatric Association (1994). Diagnostic and Statistical Manual of Mental Disorders. 4th ed. (DSM-IV). Washington, DC: APA.

Amir RE, van den Veyver JB, Wan M, Tran, CQ, Francke U, Zoghbi HY (1999). Rett Syndrome is caused by mutations in X-linked MECP2, encoding methyl-CpG-binding protein 2. Nature Gen; 23: 185–8.

Angold A, Costello EJ (2001). The epidemiology of depression in children and adolescents. In: Goodyer IM (ed). The Depressed Child and Adolescent. 2nd ed. Cambridge: Cambridge University Press; 143–78.

Arrow P (1993). My experience with auditory integration training at The Light and Sound Centre London. Communication; 27: 8–10.

Asperger H (1944). Die „autistischen Psychopathen" im Kindesalter. Archiv für Psychiatrie und Nervenkrankheiten; 117: 76–136.

Attwood T (2000). Das Asperger-Syndrom. Ein Ratgeber für Eltern. Stuttgart: Trias/Thieme.

August GJ, Stewart MA, Tsai L (1981). The incidence of cognitive disabilities in the siblings of autistic children. Br J Psychiatry; 138: 716–22.

Auranen M, van Halla R, Varilo T, Ayers K, Kempas E, Ylisaukko-oja T, Sinsheimer JS, Peltonen L, Jarvela I (2002). A genomewide screen for autism-spectrum disorders: Evidence for a major susceptibility locus on chromosome 3q25-27. Am J Med Genetics; 71: 777–90.

Badner JA, Gershon ES (2002). Regional meta-analysis of published data supports linkage of autism with markers on chromosome 7. Molecul Psychiat; 7: 56–66.

Bailey A, Bolton P, Butler L, LeCouteur A, Murphy M, Scott S, Webb T, Rutter M (1993). Prevalence of the fragile X-anomaly amongst autistic twins and singletons. J Child Psychol Psychiatry; 34: 673–88.

Bailey A, LeCouteur A, Gottesman I, Bolton P, Simonoff E, Yuzda FJ, Rutter M (1995). Autism as a strong genetic disorder: Evidence from a British twin study. Psychol Med; 25: 63–77.

Baird TD, August GJ (1985). Familial heterogeneity in infantile autism. J Autism Dev Disord; 15: 315–21.

Baron-Cohen S, Swettenham J (1997). Theory of mind in autism: Its relationship to executice function and central coherence. In: Cohen DJ, Volkmar F (eds). Handbook of Autism and Pervasive Developmental Disorders. New York: Wiley & Sons; 880–93.

Baron-Cohen S, Leslie AM, Frith U (1985). Does the autistic child have a „theory of mind"? Cognition; 21: 37–46.

Baron-Cohen S, Leslie AM, Frith U (1986). Mechanical, behavioural and intentional understanding of picture stories in autistic children. Br J Dev Psychol; 4: 113–25.

Baron-Cohen S, Tager-Flusberg H, Cohen DJ (eds) (2000). Understanding Other Minds. Perspectives from developmental cognitive neuroscience. 2nd ed. Oxford: Oxford University Press.

Baron-Cohen S, Belmonte MK (2005). Autism: a window onto the development of the social and the analytic brain. Annu Rev Neurosci; 28: 109–26.

Baron-Cohen S, Ring H, Chitnis X, Wheelwright S, Gregory L, Williams S, Brammer M, Bullmore E (2006). fMRI of parents of children with Asperger Syndrome: A pilot study. Brain Cogn; 61: 122–30.

Bartak L, Rutter M, Cox A (1975). A comparative study of infantile autism and specific developmental receptive language disorders. I. The children. Br J Psychiatry; 126: 127–45.

Bauman M, Kemper TL (1985). Histoanatomic observations of the brain in early infantile autism. Neurology; 35: 866–74.

Bérard G (1993). Hearing Equals Behavior. New Canaan: Keats.

Berger HJ, Aerts FH, van Spaendonck KP, Cools HR, Teunisse JB (2002). Central coherence and cognitive shifting in relation to social improvement in high functioning young adults with autism. J Clin Exp Neuropsychol; 25: 502–11.

Bettison S (1996). The long-term effects of auditory training on children with autism. J Autism Dev Disord; 26: 361–374.

Bleuler E (1911). Dementia praecox oder die Gruppe der Schizophrenen. In: Aschaffenburg G (Hrsg). Handbuch der Psychiatrie. Abt. 4, Teil 1. Leipzig: Deuticke; 1–420.

Bölte S, Poustka F (2005). Psychodiagnostische Verfahren zur Erfassung autistischer Störungen. Zs Kinder-Jugendpsychiat; 33: 5–14.

Bolton P, Macdonald H, Pickles A, Rios P, Goode S, Crowson M, Bailey A, Rutter M (1994). A case-control family history study of autism. J Child Psychol Psychiatry; 35: 877–900.

Bregman JD, Gerdtz J (1997). Behavioral interventions. In: Cohen DJ, Volkmar FR (eds). Handbook of Autism and Developmental Disorders. 2nd ed. New York: Wiley & Sons; 606–30.

Buitelaar JK, van der Gaag RJ, van der Hoeven J (1998). Effects of buspirone in the management of anxiety and irritability in children with pervasive developmental disorders: Open pilot data. J Clin Psychiatry; 59: 56–9.

Buitelaar JK, Willemsen-Swinkels SHN (2000). Medication treatment in subjects with autistic disorders. Eur Child Adolesc Psychiatry, Suppl; 1: 85–97.

Campbell M, Schopler E, Cueva J, Hallin A (1996). Treatment of autistic disorders. J Am Acad Child Adolesc Psychiatry; 35: 134–43.

Chess S (1971). Autism in children with congenital rubella. J Autism Childhood Schizophr; 1: 33–47.

Chess S (1977). Follow-up report on autism in congenital rubella. J Autism Childhood Schizophr; 7: 69–81.

Cohen DJ, Paul R, Volkmar FR (1986). Issues in the classification of pervasive developmental disorders: Toward DSM-IV. J Am Acad Child Adolesc Psychiatry; 25: 213–20.

Collacott RA, Cooper SA, McGrother C (1992). Differential rates of psychiatric disorders in adults with Down's syndrome compared with other mentally handicapped adults. Br J Psychiatry; 161: 671–74.

Courchesne E, Yeung-Courchesne R, Press GA, Hesselink JR, Jernigan TL (1988). Hypoplasia of cerebellar vermal lobules VI and VII in autism. New Engl J Med; 318: 1349–54.

Deykin E, McMahon B (1979). The incidence of seizures among children with autistic syndromes. Am J Psychiatry; 136: 1310–2.

Dykens EM, Volkmar FR (1997). Medical conditions associated with autism. In: Cohen DJ, Volkmar FR (eds). Handbook of Autism and Pervasive Developmental Disorders. 2nd ed. New York: Wiley & Sons; 388–407.

Ehlers S, Gillberg C (1993). The epidemiology of Asperger's syndrome: A total population study. J Child Psychol Psychiatry; 34: 1327–50.

Fein D, Skoff B, Mirsky AF (1981). Clinical correlates of brainstem dysfunction in autistic children. J Autism Dev Disord; 11: 303–16.

Fein D, Humes M, Kaplan E, Lucci D, Waterhouse L (1984). The origin of left-hemisphere dysfunction in autism. Psychol Bull; 95: 258–81.

Folstein S, Rutter M (1977). Infantile autism: a genetic study of 21 twin pairs. J Child Psychol Psychiatry; 18: 297–321.

Fombonne E (1993). Epidemiological surveys of autism. In: Volkmar F (ed). Autism and Pervasive Developmental Disorders. Cambridge: Cambridge University Press; 32–63.

Freitag CM (2007). The genetics of autistic disorders and its clinical relevance: a review of the literature. Mol. Psychiatry; 12: 2–22.

Freund LS, Reiss AL, Abrams MT (1993). Psychiatric disorders associated with fragile X in the young female. Pediatrics; 91: 321–9.

Frith U (1989). Autism: Explaining the enigma. Oxford: Blackwell.

Frith U (2001). Mind blindness and the brain in autism. Neurons; 32: 969–79.

Gaag JR van der (1993). Multiplex Developmental Disorder: An exploration of borderlines on the autistic spectrum. Utrecht: University of Utrecht, MD-thesis.

Gaffney GR, Tsai LY (1987). Magnetic resonance imaging of high level autism. J Autism Dev Disord; 17: 433–8.

Gillberg C (1990). Autism and pervasive developmental disorders. J Child Psychol Psychiatry; 31: 99–119.

Gillberg C (1991). The treatment of epilepsy in autism. J Autism Dev Disord; 21: 61–77.

Gillberg C (1992). Autism and autistic-like conditions: Subclasses among disorders of empathy. Emmanuel Miller Memorial Lecture 1991. J Child Psychol Psychiatry; 33: 813–42.

Gillberg C (1995). Clinical Child Psychiatry. Cambridge: Cambridge University Press.

Gillberg C (1998a). Asperger syndrome and high-functioning autism. Br J Psychiatry; 172: 200–9.

Gillberg C (1998b). Chromosomal disorders and autism. J Autism Dev Disord; 28: 415–25.

Gillberg C, Coleman M (1992). The Biology of Autistic Syndromes. London: McKeath Press.
Gillberg C, Forsell C (1984). Childhood psychosis and neurofibromatosis – more than a coincidence? J Autism Dev Disord; 14: 1–8.
Gillberg C, Wahlström J (1975). Chromosome abnormalities in infantile autism and other childhood psychoses: A population study of 66 cases. Dev Med Child Neurol; 27: 293–304.
Handen BL, Johnson CR, Lubetski M (2000). Efficacy of methylphenidate among children with autism and symptoms of attention-deficit hyperactivity disorder. J Autism Dev Disord; 30: 245–55.
Happé FG, Ehlers S, Fletcher P, Frith U, Johansson M, Gillberg C, Dolan R, Frackowiak R, Frith C (1996). "Theory of mind" in the brain. Evidence from a PET scan study of Asperger Syndrome. Neuroreport; 8: 197–201.
Hebebrand J, Hennighausen K, Nau S, Himmelmann GW, Schulz E, Schäfer H, Remschmidt H (1997). Low body weight in male children and adolescents with schizoid personality disorder or Asperger's disorder. Acta Psychiatr Scand; 96: 64–7.
Herbert MR, Ziegler DA, Deutsch CK, O'Brien LM, Kennedy DN, Filipek PA, Bakardjiev AI, Hodgson J, Takeoka M, Makris N, Caviness VS Jr (2005). Brain asymmetries in autism and developmental language disorder: a nested whole-brain analysis. Brain; 128: 213–26.
Hobson RP (1986). The autistic child's appraisal of expressions of emotion. J Child Psychol Psychiatry; 27: 321–42.
Howlin P (1997). Prognosis in autism: Do specialist treatments affect long-term outcome? Eur Child Adolesc Psychiatry; 6: 55–72.
Innerhofer P, Klicpera C (1988). Die Welt des frühkindlichen Autismus. München, Basel: Ernst Reinhardt Verlag.
International Molecular Genetic Study of Autism Consortium (2001). A genomewide screen for autism: Strong evidence for linkage to chromosome 2q, 7q and 16p. Am J Hum Genetics; 69: 570–81.
Janetzke HR (1993). Stichwort Autismus. München: Heyne.
Kamp-Becker I, Mattejat F, Wolf-Ostermann K, Remschmidt H (2005). Die Marburger Beurteilungsskala zum Asperger-Syndrom (MBAS) – ein Screening-Verfahren für autistische Störungen mit hohem Funktionsniveau. ZS Kinder-Jugendpsychiat; 33: 15–26.
Kanner L (1943). Autistic disturbances of affective contact. Nerv Child; 2: 217–50.
Klicpera C, Innerhofer P (1999). Die Welt des frühkindlichen Autismus. 2. Aufl. München, Basel: Ernst Reinhardt Verlag.
Klin A, Volkmar FR (1997). Asperger's syndrome. In: Cohen DJ, Volkmar FR (eds). Handbook of Autism and Pervasive Developmental Disorders. New York: Wiley; 94–122.
Klin A, Volkmar FR, Sparrow SS, Cicchetti DV, Rourke BP (1995). Validity and neuropsychological characterization of Asperger syndrome: Convergence with non-verbal learning disabilities syndrome. J Child Psychol Psychiatry; 36: 1127–40.
Kotsopoulos S, Kutty KM (1979). Histidinemia and infantile autism. J Autism Dev Disord; 9: 55–60.
Kretschmer E (1925). Physic and Character. London: Kagan-Paul, Trench and Trubner.
Krug DA, Arick J, Almond P (1980). Behaviour checklist for identifying severely handicapped individuals with high levels of autistic behaviour. J Child Psychol Psychiatry; 21: 221–9.
Lauritsen MB, Ewald H (2001). The genetics of autism. Acta Psychiatr Scand; 103: 411–27.
Lauritsen MB, Mors O, Mortensen PB, Ewald A (1999). Infantile autism and associated autosomal chromosome abnormalities: A register-based study and a literature survey. J Child Psychol Psychiatry; 40: 335–45.
Le Couteur A, Rutter M, Lord C, Rios P, Robertson S, Holdgrafer M, McLennan J (1989). Autism diagnostic interview: a standardized investigator-based instrument. J Autism Dev Disord; 19: 363–87.
Leslie AM (1987). Pretence and representation: The origins of „theory of mind". Psychol Rev; 94: 412–26.
Lord C, Rutter M, Goode S, Heemesbergen J (1989). Autism Diagnostic Observation Schedule: A standardized observation of communicative and social behaviour. J Autism Dev Disord; 19: 185–212.
Lord C, Rutter M, Le Couteur A (1994). Autism Diagnostic Interview – Revised: A revised version of diagnostic interviews for caregivers of individuals with possible pervasive developmental disorder. J Autism Dev Disord; 24: 659–85.
Lord C, Rutter M, Di Lavore P (1997). Autism Diagnostic Observation Schedule – Generic. Philadelphia: The Psychological Corporation.
Lovaas OI (1987). Behavioral treatment and normal educational and intellectual functioning in young autistic children. J Consult Clin Psychol; 55: 3–9.
Lovaas OI (1993). The development of a treatment-research project for developmentally disabled and autistic children. J Appl Behav Analysis; 26: 617–30.
Lovaas OI, Schreibman L, Koegel R (1974). A behavior modification approach to the treatment of autistic children. J Autism Childhood Schizophr; 4: 111–29.
Lowe TL, Tanaka K, Seashore R, Young JG, Cohen DJ (1980). Detection on phenylketonuria in autistic and psychotic children. J Am Med Assoc; 243: 126–8.
McDougle CJ, Holmes JP, Carlson DC, Pelton GH, Cohen DJ, Price LH (1998). A double-blind, placebo-controlled study of risperidone in adults with autistic disorder and other pervasive developmental disorders. Arch Gen Psychiatry; 55: 633–41.
Meyers BA, Pueschel SM (1991). Psychiatric disorders in persons with Down-syndrome. J Nerv Ment Dis; 179: 609–13.
Minshew NJ (1992). Neurological localization in autism. In: Schopler E, Mesibov GB (eds). High-functioning Individuals with Autism. Current issues in autism. New York: Plenum Press; 65–89.
Minton J, Campbell M, Green W, Jennings S, Samit C (1982). Cognitive assessment of siblings of autistic children. J Am Acad Child Psychiatry; 21: 256–61.
Mouridsen SE, Andersen LB, Sörensen SA, Rich B, Isager T (1992). Neurofibromatosis in infantile autism and other types of childhood psychoses. Acta Paedopsychiatr; 55: 15–8.
Muhle R, Trentacoste SV, Rapin I (2004). The genetics of autism. Pediatrics; 113: E472–86.
Myklebust HR (1975). Non-verbal learning disabilities: Assessment and intervention. In: Myklebust HR (ed). Progress in Learning Disabilities. Vol. 3. New York: Rune & Stratton; 281–301.
Norbury CF, Bishop DV (2002). Inferential processing and story recall in children with communication problems: A comparison of specific language impairment and high functioning autism. Int J Language Communication Disorders; 37: 227–51.
Nyhan WL, James JA, Teberg HJ, Sweetman L, Nelson LG (1969). A new disorder of purine metabolism with behavioral manifestations. J Pediatr; 74: 20–7.
Ornitz EM (1978). Biological homogeneity or heterogeneity. In: Rutter M, Schopler E (eds). Autism: A reappraisal of concepts and treatment. New York: Plenum Press; 243–50.
Ornitz EM (1983). The functional neuroanatomy of infantile autism. Int J Neurosci; 19: 85–124.
Piven J, Gayle J, Chase G, Fink B, Landa R, Wzorek MM, Folstein S (1990). A family history study of neuropsychiatric disorders in the adult siblings of autistic individuals. J Am Acad Child Adolesc Psychiatry; 29: 177–83.
Poustka F (1998). Neurobiology of autism. In: Volkmar FR (ed). Autism and Pervasive Developmental Disorders. Cambridge: Cambridge University Press; 130–68.
Prekop I (1983). Das Festhalten als Therapie bei Kindern mit Autismus-Syndrom. Frühförderung interdisziplinär; 2: 54–64.
Premack C, Woodruff G (1978). Does the chimpanzee have a „theory of mind"? Behav Brain Sci; 4: 515–26.
Pueschel SM, Herman R, Groden G (1985). Screening children with autism for fragile X-syndrome and phenylketonuria. J Autism Dev Disord; 15: 335–8.

Ratey J, Sovner R, Parks A, Rogentine K (1991). Buspirone treatment of aggression and anxiety in mentally retarded patients: A multiple-baseline placebo lead-in study. J Clin Psychol; 52: 159–62.
Remschmidt H (2000a). Das Asperger-Syndrom: Eine zu wenig bekannte Störung? Deutsch Ärztebl; 97: A-1296–301.
Remschmidt H (2000b). Autismus: Erscheinungsformen, Ursachen, Hilfen. München: C. H. Beck.
Remschmidt H, Frese C (2006). Die sozialrechtliche Zuordnung autistischer Störungen. Autismus; 61: 27–8.
Remschmidt H, Hebebrand J (2001). Das Asperger-Syndrom. Eine aktuelle Übersicht. Z Kinder Jugendpsychiatrie Psychother; 29: 25–35.
Remschmidt H, Kamp-Becker J (2005). Neuropsychologie autistischer Störungen. Fortschr Neurol Psychiat; 73: 654–63.
Remschmidt H, Kamp-Becker J (2006). Asperger-Syndrom. Heidelberg: Springer.
Riikonen R, Annel G (1981). Psychiatric disorders in children with early infantile spasms. Dev Med Child Neurol; 23: 747–60.
Rimland B, Edelson SM (1995). Brief report: A pilot study of auditory integration training in autism. J Autism Dev Disord; 25: 61–70.
Ritvo ER, Freeman BJ, Mason-Brothers A, Ritvo AM (1985). Concordance for the syndrome of autism in 40 pairs of afflicted twins. Am J Psychiatry; 142: 74–7.
Ritvo ER, Freeman BJ, Pingree C, Mason-Brothers A, Jorde L, Jenson WR, McMahon WM, Petersen PB, Mo A, Ritvo A (1989). The UCLA-University of Utah epidemiologic survey of autism: Prevalence. Am J Psychiatry; 146: 194–9.
Rogers S (1996). Brief report: Early intervention in autism. J Autism Dev Disord; 26: 243–6.
Rühl D, Bölte S, Poustka F (2001). Sprachentwicklung und Intelligenzniveau bei Autismus. Nervenarzt; 72: 535–40.
Rühl D, Bölte S, Feineis-Matthews S, Poustka F (2004). Autismus-diagnostische Beobachtungsskala. Deutsche Fassung der Autism Diagnostic Observation Schedule. Bern: Huber.
Rumsey JM, Rapoport JL, Screery WR (1985). Autistic children as adults: Psychiatric, social, and behavioral outcomes. J Am Acad Child Psychiatry; 24: 465–73.
Rutter M (1970). Autistic children: infancy to adulthood. Semin Psychiatry; 2: 435–50.
Rutter M (1983). Cognitive deficits in the pathogenesis of autism. J Child Psychol Psychiatry; 24: 513–31.
Rutter M (1996). Autism research: Prospects and priorities. J Autism Dev Disord; 26: 257–75.
Rutter M (2000). Genetic studies in autism: From the seventies into the millennium. J Abnorm Child Psychol; 28: 3–14.
Sandler HD, Sutton KA, DeWeese J, Girardi MA, Sheppard V, Bodfish JW (1999). Lack of benefit of a single dose of synthetic human secretine in the treatment of autism and pervasive developmental disorders. New Engl J Med; 341: 1801–6.
Schonauer K, Klar M, Kehrer HE, Arolt V (2001). Lebenswege frühkindlicher Autisten im Erwachsenenalter. Fortschr Neurol Psychiatrie; 69: 221–35.
Schopler E, Reichler RJ, DeVellis RF, Daly K (1980). Toward objective classification of childhood autism: Childhood Autism Rating Scale (CARS). J Autism Dev Disord; 10: 91–103.
Schopler E, Reichler RJ, Lansing M (1983). Strategien der Entwicklungsförderung für Eltern, Pädagogen und Therapeuten. Dortmund: Verlag Modernes Lernen.
Schopler E, Mesibov GB, Hearsey K (1995). Structured teaching in the TEACCH system. In: Schopler E, Mesibov GB (eds). Learning and Cognition in Autism. Current issues in autism. New York: Plenum Press; 243–68.
Schreibman L (1996). Brief report: The case for social and behavioral intervention research. J Autism Dev Disord; 26: 247–50.
Schultz RT, Gauthier I, Klin A, Fulbright RK, Anderson AW, Volkmar F, Skudlarski P, Lacadie C, Cohen DJ, Gore JC (2000). Abnormal ventral-temporal cortical activity during face discrimination among individuals with autism and Asperger syndrome. Arch Gen Psychiatry; 57: 331–40.
Shah A, Frith U (1999). Why do autistic individuals show superior performance on the block design task? J Child Psychol Psychiat; 34 : 1351–64
Shao JY, Wolpert CM, Raiford KL, Menold MM, Donnelly SL, Ravan SA, Bass MP, McClaen C, von Wendt L, Vance JM, Abramson RK, Wright HH, Ashley-Koch A, Gilbert JR, DeLong RG, Cuccaro ML, Pericak-Vance MA (2002). Genome screen and follow-up analysis for autistic disorder. Am J Med Genetics; 114: 99–105.
Shao JA, Cuccaro ML, Hauser ER, Raiford KL, Menold MM, Wolpert CM, Ravan SA, Elston L, Decena K, Donnelly SL, Abramson RK, Wright HH, DeLong RG, Gilbert JR, Pericak-Vance MA (2003). Fine-mapping of autistic disorder to chromosome 15q11-q13 by use of phenotypic subtypes. Am J Human Genetics; 72: 539–48.
Shaw P, Bramham J, Lawrence EJ, Morris R, Baron-Cohen S, David AS (2005). Differential effects of lesions of the amygdala and prefrontal cortex on recognizing facial expressions of complex emotions. J Cogn Neurosci; 17: 1410–9.
Smalley SL, Asarnow RF, Spence MA (1988). Autism and genetics. A decade of research. Arch Gen Psychiatry; 45: 953–61.
Sobesky WE, Pennington BF, Porter D, Hull CE, Hagerman RJ (1994). Emotional and neurosensitive deficits in fragile X. Am J Med Genet; 51: 378–85.
Steffenburg S, Gillberg C, Hellgren L, Andersson L, Gillberg IC, Jakobsson G, Bohman M (1989). A twin study of autism in Denmark, Finland, Iceland, Norway and Sweden. J Child Psychol Psychiatry; 30: 405–16.
Stubbs EG (1978). Autistic symptoms in a child with congenital cytomegalovirus infection. J Autism Dev Disord; 8: 37–43.
Tantam D (1988a). Life-long excentricity and social isolation. I. Psychiatric, social, and forensic aspects. Br J Psychiatry; 153: 777–82.
Tantam D (1988b). Life-long excentricity and social isolation. II. Asperger's syndrome or schizoid personality disorder? Br J Psychiatry; 153: 783–91.
Tantam D (1991). Asperger's syndrome in adulthood. In: Frith U (ed). Autism and Asperger-Syndrome. Cambridge: Cambridge University Press; 147–83.
Tinbergen N, Tinbergen EA (1984). Autismus bei Kindern: Fortschritte im Verständnis und neue Heilbehandlungen lassen hoffen. Berlin, Hamburg: Parey.
Toal F, Murphy DGM, Murphy KC (2005). Autistic-spectrum disorders: lessons from neuroimaging. Brit J Psychiatry; 187: 395–7.
Volkmar FR, Nelson DS (1990). Seizure disorders in autism. J Am Acad Child Adolesc Psychiatry; 29: 127–9.
Weber D (1970). Der frühkindliche Autismus unter dem Aspekt der Entwicklung. Bern, Stuttgart, Wien: Huber.
Weber D (1985). Autistische Syndrome. In: Remschmidt H, Schmidt MH (Hrsg). Kinder- und Jugendpsychiatrie in Klinik und Praxis. Bd. II. Stuttgart: Thieme; 269–98.
Welch M (1984). Heilung von Autismus durch Mutter- und Kind-Haltetherapie. In: Tinbergen N, Tinbergen EA (Hrsg). Autismus bei Kindern: Fortschritte im Verständnis und neue Heilbehandlungen lassen hoffen. Berlin, Hamburg: Parey.
Wolff S (1995). Loners. The life path of unusual children. London, New York: Routledge.
World Health Organization (1993). Internationale Klassifikation psychischer Störungen. 2. Aufl. Dt. Ausgabe von Dilling H, Mombour W, Schmidt MH (Hrsg). Bern, Toronto: World Health Organization.
Ylisaukko-oja T, Nieminen-von-Wendt T, Kempas E, Sarenius S, Varilo T, von Wendt L, Peltonen L, Jarvela I. (2004). Genome-wide scan for loci of Asperger syndrome. Molecular Psychiat; 9: 161–8.

5.4 Psychische Störungen des Säuglings- und Kleinkindalters

P. Fuhrmann, A. von Gontard, E. Möhler, F. Resch

Inhalt

5.4.1 Allgemeine Einleitung

Psychische Störungen sind im frühen Kindesalter mindestens genauso häufig wie zum späteren Zeitpunkt: Etwa 14–25 % aller Kleinkinder zeigen klinisch relevante psychische Störungen (Egger u. Angold 2006). Dennoch werden Auffälligkeiten dieses Lebensalters häufig übersehen, nicht adäquat diagnostiziert und als nichtbehandlungsbedürftig angesehen. So werden nur 11–25 % der Kleinkinder mit Verhaltensstörungen tatsächlich vorgestellt (ebd.).

In den letzten Jahren zeigt sich eine zunehmende Forschungstätigkeit auf diesem vernachlässigten Gebiet der Säuglings- und Kleinkindpsychiatrie, die sich in Handbüchern (Zeanah 1993; Papousek et al. 2004), Zeitschriften (wie z. B. die Infant Mental Health Journal) sowie in Fachgesellschaften wie der WAIMH (World Association of Infant Mental Health) und der GAIMH (German Speaking Association of Mental Health) widerspiegelt. In einigen kinderpsychiatrischen Kliniken wurden mit separaten Spezialambulanzen sowie tagesklinischen und vollstationären Mutter-Kind-Einheiten entsprechende Schwerpunkte der „Infant Psychiatry" etabliert. Wegen der Häufigkeit der assoziierten elterlichen Pathologie, vor allem in der postpartalen Periode (Murray et al. 2003), wurden im Rahmen der Erwachsenenpsychiatrie so genannte „Mother-Baby-Units" etabliert. Bei diesen steht jedoch die mütterliche und weniger die kindliche Problematik im Vordergrund.

Das Ziel dieses Kapitels ist es, einen aktuellen wissenschaftlichen und praxisrelevanten Überblick über psychische Störungen bei jungen Kindern zu vermitteln. Es wird sich dabei an dem einzigen und erst kürzlich revidierten Klassifikationsschema Zero to Three-R (DC: 0-3R 2005) orientiert.

5.4.2 Besonderheiten dieses Alters

Psychische Störungen zeigen in diesem jungen Alter Besonderheiten, die bei älteren Kindern und Jugendlichen eine geringere Relevanz haben:

- Bei Säuglingen und Kleinkindern treten rasche Veränderungen durch die besondere Entwicklungsdynamik auf.
- Es finden sich individuelle Entwicklungsverläufe, die von möglichen Normen abweichen können.
- Beziehungsaspekte mit den versorgenden Erwachsenen sind unmittelbar wirksam und von der kindlichen Problematik unabtrennbar.
- Es finden sich in diesem Alter spezifische Störungsbilder, die in den klassischen Klassifikationsschemata der ICD-10 und des DSM-IV nicht genügend abgebildet sind.

5.4.3 Häufigkeit

Die Prävalenz psychischer Störungen ist für das Alter von 2–5 Jahren gut untersucht und liegt in vier Studien zwischen 14 und 26 %. Von schweren Störungen mit erheblicher Beeinträchtigung sind 9–12 % der Kinder betroffen – eine vergleichbare Rate wie bei älteren Kindern (Egger u. Angold 2006). Folgende Störungen sind bei Vorschulkindern sogar häufiger als bei 5- bis 17-Jährigen:

- Störung des Sozialverhaltens mit oppositionellem Verhalten
- emotionale Störung mit Trennungsangst
- generalisierte Angststörungen

5.4.4 Klassifikation

Da die bisherigen Klassifikationsschemata (ICD-10, DSM-IV) die Störungen des Alters von 0–5 Jahren nicht genügend erfassen, wurden zwei verschiedene Reformschritte verfolgt:

- eine Revision der ICD-10- und DSM-IV-Kriterien mit altersentsprechender Anpassung (Task force on research diagnostic criteria: infancy and preschool 2003)
- die Etablierung von Kriterien für neue Störungsbilder speziell für das junge Alter mit dem Klassifikationssystem Zero to Three (DC: 0-3R 2005)

Beide Richtungen könnten sich idealerweise ergänzen, insbesondere da sich die die Zero to Three den Störungen der Säuglinge und jungen Kleinkindern, die Task Force on Research Diagnostic Criteria (im Folgenden kurz: Task Force) auch den Auffälligkeiten der älteren Vorschulkinder widmet. Beide Zugänge sollen deshalb dargestellt werden.

Revision etablierter Kriterien (Task Force 2003)

Egger und Angold (2006) konnten zeigen, dass auch bei Vorschulkindern Störungen wie ADHS (Aufmerksamkeitsdefizit-/Hyperaktivitätsstörung), ODD (Oppositional Defiant Disorder = Störung des Sozialverhaltens mit oppositionellem Verhalten), depressive Störungen und Angststörungen vorkommen – aber auch, dass sich die spezifische Symptomatik von der älterer Kinder unterscheidet. Auch für die Posttraumatische Belastungsstörung (Scheeringa et al. 2005), die reaktive Bindungsstörung (AACAP 2005), Schlaf- (Gaylor et al. 2001) und Fütterstörungen (Chatoor 2002) ist die diagnostische Validität etabliert (Task Force 2003).
Aus diesen Gründen wurde eine Task Force der AACAP (Amerikanische Akademie der Kinder- und Jugendpsychiatrie) gegründet – mit dem Ziel, operationalisierte Kriterien für Störungen des Säuglings- und Kleinkindalter zu definieren. Dabei wurden vier Prinzipien zugrunde gelegt:

- eine enge Anbindung an die DSM-IV-Kriterien
- keine Annahme von „internalen" Zuständen (Kognitionen oder Emotionen) wegen des eingeschränkten sprachlichen Ausdrucks
- kein Einschluss von elterlichem Verhalten in den Diagnosekriterien der kindlichen Störung
- klare Unterscheidung zwischen Symptomen und Beeinträchtigungen: Nur Symptome sollten zur Diagnosestellung verwendet werden

Als weiteres Zeichen des Engagements der AACAP für das junge Alter können die bisherigen Leitlinien zur Diagnostik (AACAP 1997) und zur reaktiven Bindungsstörung (AACAP 2005) gewertet werden.

Entwicklung eines neuen Klassifikationssystems (Zero to Three)

Ein anderer Weg wurde von der „Task Force" der Zero to Three: National Center for Infants, Toddlers, and Families ab 1987 beschritten. Das „Zero-to-Three"-Klassifikationsschema (DC: 0-3) wurde erstmals 1994 veröffentlicht und 1999 übersetzt (Zero to Three: Diagnostische Klassifikation 0-3, 1999). Die DC: 0-3 wurde klinisch eingesetzt und in meh-

reren wissenschaftlichen Untersuchungen überprüft (Zusammenfassung: Emde u. Wise 2003). Es wurde dabei deutlich, dass die Definitionen für manche Störungen revidiert und ihre Operationaliserung verbessert werden müsste. Die Vorschläge der Revisions- „Task-Force“ seit 2003 finden sich in der neuen revidierten Version DC: 0-3R (2005). In der klinischen Anwendung ist sie auch für Kinder im Alter bis vier oder sogar fünf Jahren geeignet.
Die DC: 0-3R (2005) unterscheidet fünf Achsen:

- I. Achse: Klinische (psychische) Störung
- II. Achse: Beziehung
- III. Achse: Medizinische Diagnosen nach ICD-10 und DSM-IV
- IV. Achse: Psychosoziale Stressoren
- V. Achse: Emotionales und soziales Funktionsniveau

Erfahrungsgemäß sind die ersten beiden Achsen am wichtigsten und können die sechs Achsen der MAS des ICD-10 (Remschmidt et al. 2001) optimal ergänzen. In diesem Kapitel wird die erste Achse ausführlich dargestellt und die wichtigsten Aspekte der zweiten Achse zusammengefasst. Bezüglich der vierten und fünften Achse verweisen wir auf das Manual des DC: 0-3R (2005).

Deutsche Leitlinien

Die Klassifikationsvorschläge der Deutschen Leitlinien (von Hofacker et al. 2003) weichen von den internationalen Entwicklungen deutlich ab und behandeln die drei „Regulationsstörungen“ des Säuglingsalters: exzessives Schreien, Schlaf- und Fütterstörungen. Regulationsstörungen werden dabei definiert als eine für das Alter bzw. den Entwicklungsstand des Säuglings außergewöhnliche Schwierigkeit verstanden, sein Verhalten in einem, häufig aber in mehreren Interaktions- und Regulationskontexten adäquat zu regulieren. Für dieses Konstrukt der frühkindlichen Regulationsstörungen gibt es noch keine angemessene Diagnose in den internationalen Klassifikationssystemen ICD-10 oder DSM-IV. Für exzessives Schreien im frühen Säuglingsalter ist keine diagnostische Zuordnung nach ICD-10 vorgesehen. Die nichtorganischen Schlafstörungen gemäß ICD-10 (F 51.0–F 51.9) enthalten keine Kategorie für Schlafstörungen im frühen Kindesalter und können wegen der unterschiedlichen Ätiologie und klinischen Erscheinungsform für diese Altersperiode nicht angewendet werden (von Hofacker et al. 2003). Das Ausmaß einer Fütterstörung (F 98.2) sollte deutlich außerhalb des für den Altersbereich angemessenen Verhaltens liegen.
Diese Definition deckt sich nicht mit den Kriterien der Regulationsstörungen nach Zero to Three (DC: 0-3R 2005), die durch Auffälligkeiten der sensorischen Reizverarbeitung gekennzeichnet sind. Nach Zero to Three sind die Schlaf- und Fütterstörungen eigenständige Störungen. Das exzessive Schreien als häufiges, oft belastendes Symptom wird nicht als Störung klassifiziert, da die vorliegende Forschungslage dies nicht rechtfertigt.
Wegen der hohen Relevanz der Zero to Three für die Praxis und Forschung sollen die Störungen der beiden ersten Achsen ausführlicher dargestellt werden.

5.4.5 Spezielle Störungen nach Zero to Three-R

Achse I: Klinische Störungen

Alle Störungen der ersten Achse werden erwähnt. Die diagnostischen Kriterien sind zusammengefasst. Zur Diagnosestellung sollte immer den Angaben des Manuals gefolgt werden (DC: 0-3R 2005).

Posttraumatische Belastungsstörung (100.)

Die Posttraumatische Belastungsstörung (PTBS) wird im Kleinkindalter diagnostiziert, wenn folgende Kriterien erfüllt sind:

- Erleben eines Traumas mit erheblicher Bedrohung für das Kind oder für einen Angehörigen
- Re-Inszenierungen wie posttraumatisches Spiel, wiederholte aufdrängende Erinnerungen, Albträume
- körperliche und dissoziative Symptome

Assoziierte Symptome wie Verlust von erworbenen Fähigkeiten, aggressives Verhalten und Trennungsängste können vorkommen.

Deprivations-/Misshandlungsstörung (150.)

Diese Störungen können als Folge von diversen Misshandlungs- und Deprivationserlebnissen auftreten. Die DC: 0-3R unterscheidet zwei Hauptformen:

- die Form mit einem **emotional zurückhaltenden, gehemmten Muster**, typische Symptome sind:
  - eingeschränkte Suche nach Trost und Beistand in Zeiten von Kummer und Belastung
  - eingeschränkte positive Affektäußerungen und gesteigerte Irritabilität
  - Trauer oder Angst

  - eingeschränkte zwischenmenschliche Reziprozität in Interaktionen
- die Form mit einem **wahllosen und enthemmten Muster**, typische Zeichen sind hier:
  - distanzloses Verhalten gegenüber Fremden
  - ein Explorationsverhalten ohne Rückversicherung mit einem Erwachsenen

Mischtypen können vorkommen und tiefgreifende Entwicklungsstörungen müssen ausgeschlossen werden.

Störungen des Affekts (200.)

Affektive Störungen sind bei Säuglingen und Kleinkindern häufiger als bisher angenommen, bedingt durch die besonderen Schwierigkeiten der Affektregulation und der Abhängigkeit von der Bezugsperson in diesem Alter.

Verlängerte Trauerreaktion (210.)

Der Verlust einer Bezugsperson stellt in diesem Alter eine außergewöhnliche Belastung dar. Zudem sind die emotionalen und kognitiven Bewältigungsstrategien eingeschränkt. Typische Symptome umfassen:
- die Suche nach der Bezugsperson
- Ablehnung von Trost
- emotionaler Rückzug
- Ess-Störungen und Schlafstörungen
- Entwicklungsrückschritte
- eingeschränkte Affektäußerungen
- Vermeidung der Erinnerung an die Bezugsperson

Angststörungen der frühen Kindheit (220.)

Diese müssen von entwicklungstypischen Ängsten und ängstlichem Temperament abgegrenzt werden. Typische Angststörungen umfassen:

Störung mit Trennungsangst (221.)

Typisch sind die für das Alter exzessive Ängste vor einer befürchteten Trennung oder nach einer Trennung von Bezugspersonen oder der gewohnten Umgebung. Zu den Symptomen zählen:
- untröstbares Weinen
- Selbstverletzung
- persistierende Sorgen um die Bezugperson
- Weigerung, die gewohnte Umgebung zu verlassen und z. B. in den Kindergarten zu gehen
- Weigerung, alleine zu sein
- Anwesenheit von Bezugspersonen beim Einschlafen
- Albträume
- somatische Beschwerden
- Vermeidung von Aktivität

Spezifische Phobie (222.)

Hierbei zeigen Kinder exzessive, nichtentwicklungsadäquate, objektbezogene Ängste und Vermeidungshandlungen. Auch Weinen, Wutanfälle und Klammerverhalten sind typische Symptome in diesem Alter.

Störung mit sozialen Ängsten (Soziale Phobie) (223.)

Kinder zeigen ausgeprägte und persistierende Ängste vor einer oder mehreren fremden sozialen Situationen mit Gleichaltrigen und Erwachsenen (wie Geburtstags- und Familienfeiern, Spielkreisen usw.). Die Ängste äußern sich in Weinen, Panik, Wutanfällen, Rückzug, Erstarrung. Dies führt zu einer Vermeidung der gefürchteten Situation und zu ausgeprägten Einschränkungen.

Generalisierte Angststörung (224.)

Kinder zeigen exzessive, nichtkontrollierbare Ängste und Sorgen während verschiedener Aktivitäten. Typisch sind Unruhe, leichte Ermüdbarkeit, Konzentrationsstörungen, Wutanfälle, Gereiztheit, Anspannung und Schlafstörungen, die das Kind erheblich beeinträchtigen.

Angststörung, nicht näher bezeichnet (225.)

Dies ist eine Restkategorie für Angststörungen, die nicht unter die oben genannten Diagnosen fallen.

Depression der frühen Kindheit (230.)

Die DSM-IV-Kriterien wurden für das Alter entsprechend modifiziert. Grundmerkmal sind persistierende, deutliche Veränderungen des Affekts.

Typ I: Major Depression (231.)

Die Symptome umfassen:
- depressive oder gereizte Stimmung an den meisten Tagen
- Spielunlust
- Gewichtsveränderungen
- Schlafstörungen
- Hypo- oder Hyperaktivität
- Ermüdbarkeit
- Schuldgefühle und Beeinträchtigungen des Selbstwertgefühls
- Konzentrationsstörungen
- gedankliche Beschäftigung mit Tod und verwandte Themen

Typ II: Depressive Störung, nicht näher bezeichnet (232.)

Diese Störung beinhaltet depressive Symptome in geringerem Ausmaß, Umfang und Dauer als beim Typ I.

Emotionale Störung, gemischt (240.)

Diese Störung ist durch einen für das Entwicklungsalter persistierenden, inadäquaten Ausdruck von Emotionen gekennzeichnet, die das Kind erheblich beeinträchtigt. Einerseits können alterstypische Emotionen (wie Freude, Zorn, Angst, Neugier, Trauer, Erregung) fehlen. Andererseits können Emotionen (wie Wut oder Apathie) stärker oder inadäquat ausgedrückt werden.

Anpassungsstörung (300.)

Diese ist durch eine reaktive Verhaltensänderung oder affektive Änderung nach einem oder mehreren belastenden Ereignissen gekennzeichnet.

Regulationsstörungen der sensorischen Verarbeitung (400.)

Regulationsstörungen werden als anlagebedingte Störungen der Antwort auf sensorische Reize konzeptualisiert. Kinder zeigen persistierende, einschränkende Schwierigkeiten in der adäquaten Regulation von Emotionen, Verhalten und Motorik als Antwort auf sensorische Reize. Es werden drei Subtypen unterschieden, die jeweils durch einen spezifischen Reizverarbeitungsmodus, typische motorische Phänomene und Verhaltensmuster gekennzeichnet sind.

Überempfindlicher Typ (410.)

Typisch ist eine überschießende Antwort auf Reize wie Berührung, laute Geräusche, helles Licht, ungewohnte Gerüche und Geschmack, taktil raue Oberflächen oder räumliche Bewegungen. Diese Antwort zeigt sich in zwei unterschiedlichen Mustern:

- Typ A: ängstlich/vorsichtig (411.)
- Typ B: negativ/oppositionell (412.)

Unterempfindlicher/unterreagierender Typ (420.)

Diese Kinder sind eher ruhig und zurückhaltend und benötigen eine hohe Intensität an Reizen, um adäquat zu reagieren.

Stimulationsuchender/impulsiver Typ (430.)

Diese Kinder suchen aktiv ein hohes Ausmaß an sensorischen Reizen. Die Störung kann mit ADHS und mit Störungen des Sozialverhaltens assoziiert sein.

Schlafstörungen (500.)

Diese werden erst ab dem Alter von zwölf Monaten diagnostiziert, da Schlafprobleme im ersten Lebensjahr sehr häufig sind und mit verschiedenen Faktoren assoziiert sein können. Auch müssen sie mindestens vier Wochen persistieren. Es werden unterschieden:

Einschlafstörungen (510.)

Diese zeigen sich in einer verlängerten Dauer bis zum Einschlafen oder der Notwendigkeit der Anwesenheit der Eltern.

Durchschlafstörungen (520.)

Bei diesen sind elterliche Interventionen nach nächtlichem Aufwachen und/oder Weiterschlafen im elterlichen Bett.

Fütterstörungen (600.)

Nach Zero to Three (DC: 0-3R) und Chatoor (2002) werden nicht weniger als sechs verschiedene Fütterstörungen unterschieden:

Regulations-Fütterstörung (601.)

Typische Zeichen sind Fütter- und Gedeihprobleme seit der Neugeborenenperiode. Kinder zeigen beim Füttern Schwierigkeiten, einen ausgeglichenen Zustand beim Füttern zu erreichen und beizubehalten (sie sind dabei zu schläfrig, agitiert oder belastet/gequält).

Fütterstörung der reziproken Interaktion (602.)

Das Kind zeigt nicht einen alterstypischen reziproken Austausch mit seiner Bezugsperson während der Füttersituation (adäquater Blickkontakt, Lächeln, Reden). Gedeihstörungen sind vorhanden.

Frühkindliche Anorexie (603.)

Kinder verweigern adäquate Essensmengen und zeigen Gedeihstörungen. Typischerweise teilen sie ihr Hungergefühl nicht mit, zeigen kein Interesse am Essen, aber dafür umso mehr an Exploration und Interaktion mit ihren Bezugspersonen.

Sensorische Nahrungsverweigerung (604.)

Das Kind verweigert konsequent Nahrungsmittel mit speziellem Geschmack, Geruch oder spezieller Struktur. Die Essensverweigerung tritt beim Übergang zu neuen Nahrungsmitteln auf. Die bevorzugte Nahrung wird problemlos gegessen. Ernährungsdefizite und Störungen der Mundmotorik können auftreten.

Fütterstörung, assoziiert mit medizinischen Erkrankungen (605.)

Wegen einer zugrunde liegenden körperlichen Erkrankung beginnt das Kind zu essen, zeigt aber erhebliche Schwierigkeiten, die Fütterung aufrechtzuerhalten.

Fütterstörung, assoziiert mit Insulten des gastrointestinalen Traktes (606.)

Diese Störung wurde ursprünglich „Posttraumatische Fütterstörung" genannt (Chatoor 2002). Die Nahrungsverweigerung tritt nach aversiven, quälenden einzelnen oder wiederholten Reizen des oberen gastrointestinalen Trakts auf (wie Würgen, Erbrechen, Reflux, Sondierung, Absaugen). Beispielhaft verweigert das Kind die Flasche, aber isst vom Löffel; trinkt aus der Flasche nur im Schlaf; oder verweigert feste, aber trinkt flüssige Nahrung. Erinnerungen an das traumatische Ereignis zeigen sich in antizipatorischen Reaktionen, wenn das Kind in Fütterposition gebracht wird; oder das Kind weigert sich, Nahrung im Mund herunterzuschlucken.

Störungen der Bezogenheit und der Kommunikation (700.)

Diese Störungen gehören zu den tiefgreifenden Entwicklungsstörungen.

Multisystemische Entwicklungsstörung (710.)

Diese kann bei Kindern unter einem Alter von zwei Jahren als Alternative zu den tiefgreifenden Entwicklungsstörungen, nicht näher bezeichnet (ICD-10: F 84.9; DSM-IV: 299.80) gewählt werden.

Andere Störungen (800.)

Alle Störungen, die nach ICD-10 oder DSM-IV klassifiziert werden können, werden hier aufgeführt.

Achse II: Beziehung

Ausgeprägte interaktive Störungen werden für jeweilige Dyaden klassifiziert. Störungen können primär beim Kind, beim Elternteil oder bei beiden liegen. Es werden jeweils beurteilt:

- Qualität des interaktiven Verhaltens
- affektiver Ton
- psychische Involvierung

Folgende Beziehungsstörungen können unterschieden werden:

- überinvolviert
- unterinvolviert
- ängstlich/angespannt
- ärgerlich/ablehnend
- verbal misshandelnd
- körperlich misshandelnd
- sexuell missbrauchend

In der Beziehungsdiagnostik können zwei klinische Instrumente hilfreich sein, die in dem Manual (DC: 0-3R 2005) abgebildet sind: die Parent-Infant Relationship Global Assessment Scale (PIR-GAS) und die Relationship Problems Checklist (RPCL). Nach der PIR-GAS wird die Beziehung auf einer Skala von 0 bis 100 eingeschätzt. Eine gut adaptierte Beziehung liegt bei Werten von 81 bis 100, eine schwer gestörte bei einer Beurteilung von unter 40 Punkten vor.

Häufigkeit von Diagnosen nach Zero to Three

Die Häufigkeit von individuellen Diagnosen nach Zero to Three unterliegt Selektionseffekten und Zuweisungsmodalitäten an verschiedenen Zentren. Emde und Wise (2003) fassten die Diagnosen von 1083 Kindern an fünf Zentren in Montreal, Tel Aviv, Paris, Lissabon und Topeka zusammen. Bezüglich der Achse I hatten durchschnittlich (Minimum/Maximum):

- 21 % (5–43 %) eine Regulationsstörung,
- 4 % (0–12 %) eine Fütterstörung,
- 4 % (0–10 %) eine Schlafstörung,
- 18 % (9–32 %) eine affektive Störung,
- 8 % (7–11 %) eine Anpassungsstörung,
- 4 % (0–12 %) eine Posttraumatische Belastungsstörung,
- 8 % (0–12 %) eine Multisystemische Entwicklungsstörung,
- 3 % (0–12 %) eine andere Störung,
- 30 % (10–55 %) keine Diagnose nach DC: 0-3.

Von den Kindern mit Zero-to-Three-Diagnosen waren demnach Regulationsstörungen und affektive Störungen am häufigsten.

5.4.6 Diagnostik

In der DC: 0-3R werden keine Empfehlungen zur Diagnostik ausgesprochen, außer der, dass der diagnostische Prozess meist 3–5 Sitzungen à 45 Minuten benötigt. In den Practice Parameters for the Psychiatric Assessment of Infants and Toddlers (0–36 Monate) (AACAP 1997) werden die diagnostischen Schritte ausführlich erläutert. Das Ziel der Diagnostik ist es, die Art, den Schweregrad und die Entwicklungsfolgen der kindlichen Verhaltensprobleme, Funktionseinschränkungen und des subjektiven Leidens für das Kind und seine Familie abzuklären sowie mit den Eltern eine weitergehende therapeutische Beziehung zu entwickeln. In anderen Worten: Die Diagnostik stellt den ersten Schritt der Therapie dar. Sie umfasst Familiensitzungen mit Säugling oder dem Kleinkind, um die Beobachtung von Interaktionen und Beziehungen während Interview und Spiel zu ermöglichen; Elternsitzungen ohne Kind, um Eltern die Gelegenheit zu geben, z.B. offen Paarprobleme anzusprechen; und bei Kleinkindern über einem Alter von 18 Monaten Kindsitzungen, um mit dem Kind alleine zu reden, zu spielen und in Kontakt zu treten.
Besonderen Wert wird in den Leitlinien (AACAP 1997) auf die **Anamnese** gelegt. Diese umfasst:

- Vorstellungsanlass
- die aktuelle Symptomatik und Problematik
- die Entwicklungsanamnese, einschließlich der Umstände zum Zeitpunkt der Konzeption, Schwangerschaft, Säuglingszeit, Adoption
- die körperliche und medizinische Anamnese
- die kognitive Entwicklung
- Emotionalität und Temperament
- familiäre Beziehungen
- Beziehung zu Gleichaltrigen
- Lebensereignisse und traumatische Erlebnisse
- familiärer, kultureller und gesellschaftlicher Hintergrund

Es folgt die klinische **Beobachtung von Interaktion und Beziehung**. Wenn möglich, sollte das Kind mit Eltern oder Hauptbezugspersonen zusammen beobachtet werden; es kann zusätzlich mit jedem Elternteil getrennt beobachtet werden, um die beziehungsspezifische Symptomatologie zu erfassen. Dazu wird die Spielsitzung minimal strukturiert, um einen möglichst unverfälschten Eindruck zu gewinnen. Familien werden aufgefordert, so mit dem Kind zu spielen, wie sie es zu Hause tun würden. Eine semistrukturierte, auf Video aufgenommene Interaktionsdiagnostik kann als Ergänzung zur Beobachtung verwendet werden. Die wichtigsten Beobachtungen umfassen:

- die elterliche Fähigkeit, auf das Kind einzugehen
- ihre Feinfühligkeit und Fähigkeit, den emotionalen Ausdruck des Kindes zu regulieren
- Grenzsetzungen in der Erziehung

Ferner werden die Interaktion des Kindes mit seinen Eltern, seine Autonomie und Ablauf und Inhalt des interaktionellen Spiel mit den Eltern beobachtet.
Ein **psychopathologischer Befund** wird nach den Items des ITMSE (Infant and Toddler Mental Status Exam) (AACAP 1997) erhoben. Folgende entwicklungsbezogenen, sozialen und emotionalen Funktionen und Verhaltensweisen innerhalb der Familie und mit dem Untersucher werden mit diesem klinischen Instrument eingeschätzt:

- Erscheinung, körperliches Aussehen, Dysmorphiezeichen
- Reaktion auf neue Situationen, Anpassung an die Untersuchungssituation, Reaktion auf Übergänge
- Selbstregulation: Zustandsregulation, sensorische Regulation, ungewöhnliche Verhaltensweisen, Aktivitätsniveau, Aufmerksamkeitsspanne, Frustrationstoleranz
- motorische Funktionen (grob- und feinneurologisch): Tonus, Koordination, Tics, abnorme Bewegungen, Anfälle
- Vokalisation und Sprachproduktion: expressive und rezeptive Sprache
- Denken: Ängste, Albträume, dissoziative Zustände, Halluzinationen
- Affekt und Stimmung: Ausdrucksformen, Spannbreite, Reaktionsfähigkeit, Dauer, Intensität
- Spiel: Struktur, Inhalt, symbolische Funktion, Modulation von Aggression
- kognitive Funktionen
- Bezogenheit auf Eltern, andere Bezugspersonen, Untersucher

Standardisierte Untersuchungsinstrumente ermöglichen eine systematische Diagnostik einzelner Funktionsbereiche. Die Leitlinien (AACAP 1997) weisen darauf hin, dass sie nie die einzige Grundlage der Einschätzung sein sollten. In diesem Zusammenhang kann die Bandbreite der diagnostischen Verfahren des Säuglings- und Kleinkindalters nicht umfassend dargestellt werden (s. Clark et al. 1993; Crowell et al. 1993). Die Instrumente umfassen beispielhaft:

- **Entwicklungstests**, wie z.B. die Bayley Scales of Infant Development II (Bayley 1993)
- **Intelligenztests,** wie z.B. die Kaufman Assessment Battery for Children (Kaufman u. Kaufman 1983; Melchers u. Preuss 1991)
- **Verhaltensskalen**, wie z.B. die Vineland Adaptive Behavior Scales (Sparrow et al. 1984)

- **Fragebogenverfahren** zum allgemeinen Verhalten, wie z. B. die CBCL 1½ –5 (Eltern) und die C-TRF 1½–5 (Kindergärtnerinnen) (Achenbach u. Rescorla 2000)
- **spezielle Fragebögen**, z.B. zum Temperament
- **Interaktionsinstrumente**, wie die Emotional Availability Scales (Birigen et al. 2000)

Selbstverständlich muss jeder Säugling und jedes Kleinkind **pädiatrisch** untersucht werden, um organische Grunderkrankungen und somatische Begleitsymptome auszuschließen. EEG, entwicklungsneurologische Diagnostik und Labordiagnostik erfolgt nach Indikation (von Hofacker et al. 2003). Es werden weiterhin **Zusatzuntersuchungen und Vorbefunde** von anderen Fachgebieten eingeholt, z.B. aus Kinderheilkunde, Genetik, Pädaudiologie, Logopädie usw. Der nächste Schritt ist die Diagnosestellung nach ICD-10 oder DSM-IV und DC: 0-3R (2005) und die **Erstellung eines Behandlungsplans** mit der Familie.

5.4.7 Therapie

Auch das allgemeine therapeutische Vorgehen kann in diesem Kontext nicht im Detail dargestellt werden. Die therapeutischen Interventionen umfassen:

- Beratung
- Entwicklungsberatung
- Psychoedukation
- Mutter-Kind-Interaktions-Therapien
- videogestützte Therapien
- verhaltenstherapeutische Verfahren
- tiefenpsychologisch-fundierte Psychotherapien
- Therapien mit Fokus auf die Paar- und Familiendynamik
- assoziierte Therapien wie Logopädie und Physiotherapie
- Jugendhilfemaßnahmen
- ab dem Alter von vier Jahren auch Einzelpsychotherapien des Kindes

Das spezifische therapeutische Vorgehen wird den nächsten Abschnitten dieses Kapitels exemplarisch für mehrere ausgewählte Störungen dargestellt.

5.4.8 Ausgewählte Störungen des Kleinkindalters

Im Folgenden werden exemplarisch einige Störungen vorgestellt, die in der Praxis besonders relevant sind. Für das Säuglingsalter sind dies Schlafstörungen, Fütterstörungen und exzessives Schreien, für das Kleinkindalter Störung des Sozialverhaltens mit oppositionellem Verhalten und das Toiletten-Verweigerungs-Syndrom.

Schlafstörungen (500.)

Definition und Klassifikation

Schlafstörungen zeichnen sich durch die über den 6. Lebensmonat (von Hofacker et al. 2003) bzw. den 12. Lebensmonat (DC: 0-3R) hinaus persistierende Unfähigkeit des Säuglings aus, ohne elterliche Hilfe (wieder) einzuschlafen. Eine Einschlafstörung besteht, wenn das Einschlafen nur mithilfe der Eltern gelingt und die Einschlafdauer länger als 30 Minuten ist. Von einer Durchschlafstörung wird gesprochen, wenn das Kind öfter als 4-mal in mindestens vier Nächten der Woche wach wird und die Aufwachperioden durchschnittlich länger als 20 Minuten sind.

Epidemiologie

Wiederholtes, kurzes nächtliches Aufwachen ist im Säuglings- und Kleinkindalter physiologisch. Die meisten Säuglinge erwerben allerdings bereits innerhalb der ersten Lebensmonate die Fähigkeit, ohne wesentliche elterliche Hilfe wieder einzuschlafen (von Hofacker et al. 2003). In den ersten drei Lebensmonaten organisiert sich der Schlaf-wach-Rhythmus in der Regel zu einem regelmäßigen Zyklus. Mit einem Entwicklungsschub mit drei Monaten verbessern sich die Fähigkeiten des Säuglings zur Selbstregulation von Ein- und Durchschlafen. Um den 7.–9. Monat kann es dann wieder erneut und gehäuft zu nächtlichem Aufwachen kommen. Mit zwölf Monaten ist der kindliche Schlaf meist weitgehend konsolidiert und strukturell dem Schlaf des Erwachsenen sehr ähnlich.

Über die Hälfte der Kinder, die mit sechs Monaten eine ausgeprägte Schlafstörung aufwiesen, wachten auch mit zwölf Monaten noch mehrmals pro Nacht auf, 75 % mindestens einmal, und konnten nicht wieder einschlafen (Fegert et al. 1997). Bei 86 % der 1-jährigen schlafgestörten Kinder persistierte die Schlafstörung bis zum 18. Lebensmonat, zwischen 50 und 70 % bis ins dritte Lebensjahr. Schlafstörungen bei 3-Jährigen blieben bis ins Schulalter bestehen (Jenkins et al. 1980). Je nach verwendeten Kriterien zur Diagnose von Schlafstörungen schwanken die Prävalenzraten. So liegt die Prävalenz für Ein- und Durchschlafstörungen in den ersten beiden Lebensjahren (mindestens 3-mal Aufwachen pro Nacht in mindestens fünf Nächten pro Woche bei mindestens 3-monatiger Dauer) zwischen 15 und 20 % (Minde et al. 1993). Wolke (1998) kommt bei dem diagnostischen Kriterium von einmal Aufwachen pro Nacht auf Prävalenzraten von 20–25 %.

Ätiologie und Pathogenese

Die häufigste Ursache nichtorganischer Schlafstörungen bei gesunden Kindern liegt in der Beibehaltung aufwändiger Einschlafhilfen, die im frühen Säuglingsalter sowie im Zusammenhang von Krankheit und Hospitalisation oder unvertrauter Umgebung effizient waren (Papousek et al. 2004). So schlafen exzessiv schreiende Babys häufig nur auf dem Arm, im engen Körperkontakt mit der Mutter, beim Stillen oder Füttern, beim Herumtragen und/oder unter vestibulärer Stimulation ein. Mit fortschreitender Entwicklung haben sich die Kinder dann daran gewöhnt und sind nur noch unter Widerstand bereit, diese Einschlafhilfen aufzugeben. Zudem fehlt ihnen auch die Erfahrung, sich ohne elterliche Unterstützung zu regulieren und einzuschlafen. Auf diese Weise entstehen frühkindliche Schlafstörungen in direkter Fortsetzung des exzessiven Schreiens. Im Kontext von Krankheiten, Urlaubsreisen und Umzügen können Kinder auch ein kurzzeitig verändertes Bedürfnis nach Nähe der Eltern in der Einschlafsituation haben. Nach Stabilisierung der Situation sind sie dann nicht mehr bereit, diese angenehmen Hilfen aufzugeben.

Auch mangelnde Kenntnisse der Eltern über das Schlafbedürfnis und die Einschlaf- und Durchschlaffähigkeiten des Kindes können ursächlich für nichtorganische Schlafstörungen bei Kindern sein. Des Weiteren können unter dem Einfluss psychosozialer Risikofaktoren nichtorganische Schlafstörungen entstehen. Im Kontext emotionaler Vernachlässigung beispielsweise finden die Kinder am Tag zu wenig Zuwendung und holen sich in der Nacht die Nähe, die sie am Tag vermissen. Hier geht es dann primär um Schlafstörungen im Rahmen von Nähe- und Bindungsbedürfnissen sowie Verlassenheitsängsten.

Weiterhin können bei der Entstehung von nichtorganischen Schlafstörungen psychodynamische Themen relevant sein (Barth 1999; 2003). So kann das nächtliche Weinen des Kindes eigene Nähebedürfnisse, Verlassenheitsängste, Erinnerungen an unbewältigte Trennungen der Eltern auslösen. Zudem kann bei nicht offen ausgetragenen Partnerschaftskonflikten eine Schlafstörung aufrechterhalten werden, wenn das Kind einen Elternteil aus dem Schlafzimmer vertreibt und damit eine Platzhalterfunktion einnimmt.

Schließlich können auch konstitutionelle Faktoren als ursächlich für nichtorganische Schlafstörungen angenommen werden (Anders et al. 2000; Carey u. McDevitt 1995; Minde et al. 1993). Demnach sind Kinder mit Schlafstörungen leichter ablenkbar, ihre sensorischen Reizschwellen scheinen erniedrigt zu sein (Anders et al. 2000). Außerdem fordern sie mehr und können sich weniger leicht an eine neue Situation anpassen. Ein erhöhtes Aktivitätsniveau führt dann dazu, dass das Kind übermäßig viel Reize aufnimmt, die es nicht ausreichend verarbeitet, was das Ein- und Durchschlafen erschweren kann.

Diagnostik und Differenzialdiagnose

Bei Schlafstörungen sollten hirnorganisches Anfallsleiden, Obstruktion der Atemwege, Neurodermitis, Schlafapnoe-Syndrom, Pavor nocturnus sowie andere neuropädiatrische Erkrankungen zusätzlich ausgeschlossen werden.

Behandlung und Prävention

Bei der Behandlung von Schlafstörungen ist die Berücksichtigung folgender Aspekte nützlich (vgl. Papousek 2005):

- Führen eines Schlaftagebuchs während der Intervention
- beruhigendes Zubettgeh-/Einschlafritual außerhalb des Bettchens mit viel körperlicher Nähe und ungeteilter Aufmerksamkeit, jeden Abend zur gleichen Zeit, wenn das Kind müde wird, danach wach ins Bettchen legen
- Gewöhnen an bald vertraute, selbst steuerbare Einschlafhilfen (Schmusewindel, Teddy, bei dysregulierten Säuglingen auch Schnuller)
- Verabschieden und den Raum verlassen, die Tür einen Spalt offen lassen, Licht im Flur, im Hintergrund vertraute Geräusche und Stimmen
- Erwartungsgemäß wird das Kind während der Intervention schreien als Ausdruck von (in abnehmender Häufigkeit):
  - Protest gegen Verletzung der bisherigen Gewohnheiten
  - hartnäckigen Versuchen, das Vertraute wieder zu erreichen
  - „Austesten“ der Grenzen
  - Trennungsängsten und Verlassenheitsgefühlen
- bei anhaltendem Schreien in regelmäßigen Abständen (nicht durch Schreien gesteuert, etwa alle fünf Minuten) dem Kind eine kurze Zuwendung und Rückversicherung geben, ohne es aus dem Bett zu nehmen oder Flasche/Brust anzubieten
- Dabei ist entscheidend, dass die Eltern dem Kind Folgendes vermitteln:
  - Wärme, Sicherheit, Verlässlichkeit anstelle (wie bisher) Ängstlichkeit, Hilflosigkeit, Schuldgefühle, Ärger, Straftendenz oder Abwertung
  - eindeutige Regeln
  - Rückversicherung: „Du bist nicht allein“

- Vergewisserung: „Alles ist in Ordnung, schlaf schön, ich schau wieder nach dir"
- Zutrauen: dem Kind zutrauen, sich selbst zu beruhigen und sich seiner Müdigkeit und dem Schlaf anheimzugeben

- Sobald das abendliche Einschlafen gelingt, sollten die Eltern bei nächtlichem Aufwachen und Schreien ebenso vorgehen wie am Abend.

Fütterstörungen (600.)

Definition und Klassifikation

Eine Fütterstörung wird dann diagnostiziert, wenn die Füttersituation von den Eltern länger als einen Monat als problematisch erlebt wird. Als objektive Hinweise für eine Fütterstörung sind bei Kindern, die älter als drei Monate sind, eine durchschnittliche Fütterungsdauer von länger als 45 Minuten und/oder ein weniger als drei Stunden umfassender Intervall zwischen den Mahlzeiten zu werten. Es können u. a. Rumination und Erbrechen, Nahrungsverweigerung sowie von den Eltern als provokativ erlebtes Essverhalten auftreten. Eine Fütterstörung kann, muss aber nicht mit einer Gedeihstörung einhergehen. Kriterien für das zusätzliche Vorliegen einer Gedeihstörung sind für Säuglinge mit einem Geburtsgewicht über der 3. Perzentile ein Gewicht unter der 3. Perzentile und/oder der Wechsel von mehr als zwei Gewichtsperzentilen-Kurven durch Gewichtsverlust oder -stillstand über einen Zeitraum von mindestens zwei Monaten (bei einem Alter unter sechs Lebensmonaten) bzw. mindestens drei Monaten (bei einem Alter über sechs Lebensmonaten). Für Säuglinge mit einem Geburtsgewicht unter der 3. Perzentile gilt als Kriterium für eine Gedeihstörung eine fehlende Gewichtszunahme über einen Zeitraum von mindestens einem Monat.

Die genaueste Unterteilung von Fütterstörungen findet sich bei Chatoor (2002), die inzwischen in der DC: 0-3R (2005) aufgenommen wurde. Es können sechs Subtypen mit jeweils unterschiedlicher klinischer Symptomatik unterschieden werden:

- Regulations-Fütterstörung (601.)
- Fütterstörung der reziproken Interaktion (602.)
- frühkindliche Anorexie (603.)
- sensorische Nahrungsverweigerung (604.)
- Fütterstörung, assoziiert mit medizinischen Erkrankungen (605.)
- Fütterstörung, assoziiert mit Insulten des gastrointestinalen Traktes (606.)

Epidemiologie

Vorübergehende Fütterprobleme sind im Säuglingsalter häufig und werden von jedem dritten Ehepaar gesunder Säuglinge im ersten Lebensmonat berichtet (Forsyth u. Canny 1991). Zwischen dem vierten und achten Lebensmonat befindet sich der Säugling in einer Phase, in der er eine besonders hohe Bereitschaft zum Einführen und zur Akzeptanz neuer Nahrungskonsistenzen und Geschmacksrichtungen besitzt, was mit zunehmendem Alter immer schwieriger wird (Wolke 1999). Der Verlauf von frühkindlichen Fütter- und Gedeihstörungen ist im Wesentlichen davon abhängig, ob sich langfristig ein ausreichendes Gedeihen erzielen lässt. Fütterprobleme ohne Beeinträchtigung des Gedeihens haben eine hohe Persistenz (bis ins Grundschulalter) und gehen nicht mit vermehrten Entwicklungsauffälligkeiten einher (Wolke 2000). Eine verlängerte Verabreichung nichtaltersentsprechender Kost ist ungünstig für die weitere Entwicklung von Mundmotorik, Artikulation, Sprache sowie schädlich für Zähne und Zahnfleisch (O'Brien et al. 1991). Die Prävalenzraten für schwere, persistierende Fütterprobleme im Säuglingsalter liegen zwischen 3 und 10 %. Gedeihstörungen sind im Gegensatz zu Fütterstörungen seltener. So wird eine Häufigkeit von 3–4 % beschrieben (Drewett et al. 1999; Wilensky et al. 1996). Gedeihstörungen haben eine hohe Persistenz. So ist langfristig die physische, kognitive und sozial-emotionale Entwicklung trotz unterschiedlicher, z. T. recht intensiver Interventionen deutlich belastet (Benoit 2000; Wolke 1994).

Ätiologie und Pathogenese

In der Literatur wird von vermehrt leichten neuromotorischen Auffälligkeiten bei gedeihgestörten Säuglingen berichtet (Goldson 1989; Ramsay et al. 1993). Diese können sich in einer Hypotonie der Lippen- und Kaumuskulatur äußern, was u.a. zu sensorischer Abwehr gegenüber der Berührung durch bestimmte Nahrungstexturen, unzureichendem, nichtausdauerndem Saugen, Schluckproblemen oder Intoleranz gegenüber altersentsprechender Kost führen kann. In der Genese frühkindlicher Fütterstörungen können auch konstitutionelle kindliche Verhaltensbereitschaften, insbesondere Probleme, sich auf neue und wechselnde Umweltbedingungen, auf neue Fütterungsmodi, Nahrungskonsistenzen oder Geschmacksrichtungen einzustellen, die Regulation der Nahrungsaufnahme erschweren (Papousek et al. 2004). Darüber hinaus werden biologische Belastungen (vorzeitige Wehen, vorangegangene Fehlgeburten, Geburtskomplikationen usw.) und/oder psychosoziale Belastungen (psychosozialer Stress, Partnerschaftskonflikte usw.) im Kontext von Fütterproblemen beschrieben, die die elterlichen intuitiven

Kompetenzen und die kindlichen selbstregulatorischen Fähigkeiten beim Füttern beeinträchtigen (ebd.).
Insbesondere mütterliche psychische Belastungen stehen in Wechselwirkung mit Fütter- und Gedeihstörungen. So traten in der Vergangenheit von Müttern füttergestörter Säuglinge vermehrt Trennungs- und Verlusterlebnisse auf (Dunitz u. Scheer 1991). Auch mütterliche Ess-Störungen in der Gegenwart und/oder Vergangenheit stehen in Zusammenhang mit frühkindlichen Fütterproblemen. So zeigten beispielsweise 32 % der Mütter reifgeborener, aber untergewichtiger Säuglinge im letzten Viertel der Schwangerschaft Hinweise auf eine klinisch manifeste Ess-Störung (Conti et al. 1998). Auch hatten Kinder essgestörter Mütter häufig ein niedriges Geburtsgewicht (Stein et al. 1996). Schließlich zeigten Mütter mit Ess-Störungen gehäuft Auffälligkeiten auf der Fütterinteraktionsebene (Stein et al. 1999).
Weiterhin spielen dysfunktionale Fütterinteraktionen in der Genese von Fütterproblemen eine Rolle (Papousek et al. 2004). Ein irritabler Säugling reagiert beispielsweise auf erste Angebote von Löffelkost mit Abwehr. Die Mutter andererseits versteht das Signal miss und nimmt an, ihrem Kind schmecke das Essen nicht. Die Folgen sind häufiger Nahrungswechsel und die Sorge, das Kind könne nicht ausreichen gedeihen. Auf diese Weise gerät die Mutter unter Druck, forciert die Nahrungsaufnahme oder wendet Zwang an. Infolgedessen steigert sich kindliche Abwehr noch mehr. Die Reaktionen der Eltern werden immer hilfloser und inkonsistenter. Das Eingehen auf kindliche Ablenkungsversuche ist dann zunächst wirkungsvoll, führt jedoch zu der Lernerfahrung aufseiten des Kindes, dass die Nahrungsverweigerung interessanter ist als das Essen. Somit verstärken die Ablenkungsversuche der Eltern die Nahrungsverweigerung und halten sie aufrecht.
Schließlich sind traumatische Erfahrungen des Kindes, in deren Folge jede Stimulation im Gesichts-Mund-Rachen-Bereich als bedrohlich erlebt wird, ursächlich für Fütterprobleme. Hier wird der angenehme Reiz der Nahrungsaufnahme bei Hunger mit einem aversiven Reiz verbunden (Chatoor et al. 1988). Dies ist oft bei der Anwendung von Zwang beim Füttern der Fall. Auch Säuglinge, die im Rahmen eines gastroösophagealen Refluxes über einen längeren Zeitraum erbrochen haben, können angstbesetzte Fütterprobleme entwickeln (Chatoor et al. 2001). Weiterhin können Säuglinge, die lange Zeit über eine Nasensonde ernährt wurden, die Nahrungsaufnahme als bedrohlich erleben und in der Folge eine Fütterstörung entwickeln.

Diagnostik und Differenzialdiagnose

Eine pädiatrische internistische und neurologische Untersuchung und Labordiagnostik (Blutbild, Elektrolyte, Gesamteiweiß, Eisen, Nieren- und Leberwerte, Urinstatus) ist bei Fütterstörungen sinnvoll. Differenzialdiagnostisch müssen gastrointestinale und allgemeinpädiatrische Erkrankungen, die mit Appetitlosigkeit, Erbrechen, Nahrungsverweigerung und Gedeihstörungen einhergehen können (z.B. Nahrungsmittelallergien, gastroösophagealer Reflux, zystische Fibrose), ausgeschlossen werden.
Ergibt die körperliche Untersuchung einschließlich der orientierenden Labordiagnostik bei Gedeihstörungen keine offensichtliche organische Ursache, ist die Wahrscheinlichkeit, dass sich eine solche in weiteren ausgiebigen Untersuchungen finden lässt, sehr gering (Berwick et al. 1982; Skuse et al. 1992). Bei jeglichem Eingriff sollte nach dem Grundsatz verfahren werden, die Diagnostik für das Kind und seine Eltern so wenig invasiv wie möglich zu gestalten (Dunitz-Scheer et al. 2001). Im Einzelfall sollte auch das Vorliegen von Kindesvernachlässigung und -misshandlung differenzialdiagnostisch abgeklärt werden.

Behandlung und Prävention

Bei Behandlung von Fütterstörungen haben sich „Essensregeln" zur Förderung altersangemessener Nahrungsaufnahme als wirksam erwiesen (vgl. Papousek 2005):

- feste Mahlzeiten mit Nahrungskarenz zwischen den Mahlzeiten
- klare, für das Kind verständliche Trennung von Mahlzeiten und Spielzeiten
- Aufteilung der „Zuständigkeiten" zwischen Mutter und Kind: Kontrolle eines altersadäquaten ausgewogenen Nahrungsangebots durch die Mutter (wann, wie oft und was); Kontrolle der Nahrungsmenge (wie viel) durch Hunger- und Sättigungssignale des Kindes
- freundliches Beenden der Mahlzeit bei deutlichem Ablehnen
- Vermeiden von dysfunktionalen Regulationshilfen (Ablenkung, Druck, Zwang)
- Unterstützen und Verstärken von altersangemessenem, zunehmend selbstständigerem Essverhalten
- Delegation von Sorgen und Ängsten an die Verantwortung des Kinderarztes

Neben diesen allgemeinen Regeln erlaubt die genaue Diagnose der speziellen Fütterstörung ein gezieltes therapeutisches Vorgehen (Chatoor 2002):

- Regulations-Fütterstörung (601.): Unterstützung der Eltern, das Stimulationsausmaß während der Essenszeiten zu regulieren; Behandlung mütterlicher Symptome wie Angst, Depression, Ermüdung; falls die Nahrungsmenge nicht ausreicht, eventuelles Zufüttern per Sonde

- Fütterstörung der reziproken Interaktion (602.): Diese Störung tritt als Folge von Vernachlässigung und Deprivation auf. Häufig ist eine stationäre Therapie erforderlich. In einzelnen Fällen folgt nach stationärer Behandlung eine außerhäusliche Unterbringung.
- frühkindliche Anorexie (603.): Strukturierung der Mahlzeiten; stützende Therapie der Eltern; verhaltenstherapeutische Interventionen während der Mahlzeiten; Hungerversuche mit Entwicklung von kindlichem Appetit und Autonomie
- sensorische Nahrungsverweigerung (604.): Expositionsversuche mit neuen Nahrungsmitteln; verhaltenstherapeutische Interventionen; Modelling durch Eltern; Übung der Mundmotorik und -sensorik
- Fütterstörung, assoziiert mit medizinischen Erkrankungen (605.): genaue Analyse des kindlichen Stresses während der Mahlzeiten und Modifikation der Abläufe; eventuell Zufütterung per Sonde
- Fütterstörung, assoziiert mit Insulten des gastrointestinalen Traktes (606.): Durch die traumatische Erfahrung werden viele Kinder per Sonde ernährt. Das primäre Ziel ist deshalb die Sondenentwöhnung mit systematischer aber gradueller Desensitivierung.

Exzessives Schreien

Definition und Klassifikation

Unter exzessivem Schreien werden anfallsartige, unstillbare Schrei- und Unruheepisoden in den ersten sechs Lebensmonaten ohne erkennbaren Grund bei ansonsten gesunden, wohlgenährten Kindern verstanden (von Hofacker et al. 2003). Nach der so genannten „3er-Regel" von Wessel et al. (1954) schreit ein Kind dann exzessiv, wenn es an mindestens drei Tagen pro Woche durchschnittlich mehr als drei Stunden schreit und dieses Verhalten länger als drei Wochen zeigt.
Exzessives Schreien wird dagegen nach der DC 0-3-R (2005) nicht als Störung klassifiziert.

Epidemiologie

Die Bereitschaft gesunder Säuglinge zu schreien ist während der ersten drei Lebensmonate generell sehr hoch. Auch besteht eine hohe individuelle Variabilität im Ausmaß des täglichen Schreiens. „Normale" Schrei- und Unruheepisoden ohne erkennbaren Grund beginnen meist um die zweite Lebenswoche, nehmen an Intensität und Häufigkeit bis zur sechsten Lebenswoche zu und verringern sich dann bis zum Ende des dritten Monats mit dem Einsetzen des ersten biopsychosozialen Entwicklungsschubs (von Hofacker et al. 2003).
Eine Persistenz des exzessiven Schreiens über den 3.–4. Monat hinaus ist vermutlich durch ein Zusammenwirken von kindlichen (z. B. „schwieriges" Temperament) und elterliche Faktoren (z. B. Depression, geringe Ressourcen, kumulative psychosoziale Belastung auf der Ebene dysfunktionaler Interaktionsmuster) bedingt (Papousek et al. 2004).
In westlichen Industrieländern findet sich in repräsentativen Stichproben eine Prävalenz von exzessivem Schreien zwischen 16 und 29 % (Lehtonen 1994). Für Deutschland geben Wurmser et al. (2001) anhand einer epidemiologischen Untersuchung eine Prävalenzrate von 21 % an.

Ätiologie und Pathogenese

Papousek et al. (2004) fassen exzessives Schreien nicht als isoliertes Symptom auf, sondern als Teil postpartaler, interdependenter Anpassungs- und Entwicklungsprozesse von Mutter, Säugling und familiärem System. Entscheidend für die Verhaltensregulation des Säuglings sind die intuitiven elterlichen Kompetenzen. Diese beinhalten ein kulturübergreifendes charakteristisches Elternverhalten (langsames Sprechen und Gestikulieren, Anheben der Stimme, Übertreibung der Mimik und Gestik, Sprechen in ausgeprägtem Singsang, Vereinfachung der Sprache, Wiederholung der Wörter, Vereinfachung und Ritualisierung der Handlungen usw.), welches sich in einer emotional offenen Interaktion mit dem Kind entfaltet (Papousek u. Papousek 1987). Durch die Anpassung ihres Interaktionsverhaltens unterstützen die Eltern die Verhaltensregulation und Integration von kindlichen Erfahrungen. Ob und inwieweit die Interaktionen gelingen, hängt von den psychosozialen Belastungen der Familie ab. Diese können durch vorhandene familiäre Ressourcen kompensiert werden, andererseits können sie auch eine Überforderung für die Familie darstellen. Solche Belastungen bestehen beispielsweise in einer Post-partum-Depression oder übermäßigen Ängsten, wodurch die intuitiven Kompetenzen der Mutter eingeschränkt werden. Dysregulierte Verhaltenszustände des Kindes beeinträchtigen dann die Interaktionen zwischen Eltern und Kind zunehmend. In der Folge können sich entspannte, spielerische Interaktionen immer mehr reduzieren und schließlich in einer manifesten Beziehungsstörung enden.

Diagnostik und Differenzialdiagnose

Im Säuglingsalter ist die Differenzierung einzelner Störungsbilder oft schwierig, da unstillbare Schreiphasen, chronische Unruhe, Schlaf- und Fütterprobleme auch Symptome entwicklungsphasenspezifischer Störungen sein können, wie z. B. Bindungsstörungen und Störungen der Autonomie/Separation (Wutanfälle).

Akute somatische Erkrankungen, die mit exzessivem Schreien einhergehen, sollten regelhaft ausgeschlossen werden. Dazu gehören beispielsweise Otitis, Harnwegsinfekt, Gastroenteritis sowie eine Mangelernährung durch ein zu geringes Nahrungsangebot. Unter den gastrointestinalen Erkrankungen, die mit exzessivem Schreien einhergehen, werden Laktose- und Kuhmilchintoleranz sowie gastroösophagealer Reflux diskutiert. Gastrointestinale Bedingungsfaktoren sind jedoch in maximal 5 % die alleinige Ursache für exzessives Schreien (Lehtonen et al. 2000).

Behandlung und Prävention

Eine medikamentöse Therapie mit Beruhigungsmitteln zeigt bei exzessivem Schreien und/oder Schlafstörungen keine Langzeiterfolge (von Hofacker et al. 2003). Diese hemmen im Gegenteil die zyklische Aktivität des Schlafs und bewirken eine Beeinträchtigung der Aufmerksamkeit des Kindes am Tage. Ohne eine klare Indikation sind auch Nahrungsmittelumstellungen kontraindiziert. Lediglich bei einer selten auftretenden Kuhmilchintoleranz ist die Wirksamkeit einer streng hydrolisierten Ernährung in Bezug auf eine signifikante Besserung der Schrei- und Unruhephase nachgewiesen. Entschäumende Mittel, wie das Präparat Simethicon, haben sich in mehreren Studien als wirkungslos in der Therapie des unstillbaren Schreiens erwiesen (Lucassen et al. 1998).

Nur begleitende somatische Ko-Faktoren sollten anhand einer medikamentösen Therapie, z. B. bei einem gastroösophagealen Reflux oder einer Diät bei einer Nahrungsmittelallergie, Berücksichtigung finden.

Bei exzessivem Schreien hat sich darüber hinaus die Beachtung folgender Aspekte als wirkungsvoll gezeigt (vgl. Papousek 2005):

- Gestaltung und Unterstützung regelmäßiger Schlaf-wach-Zyklen im Tagesablauf
- Signale des Kindes von Interaktionsbereitschaft, Hunger, Ermüdung, Belastung, Überreiztheit beobachten und verstehen lernen; sich von den Signalen leiten lassen, frühzeitig schlafen legen
- Vermeidung von Übermüdung und Überreizung, von überstimulierenden Beruhigungsstrategien, von permanentem „Bei-Laune-Halten“
- Reizreduktion vor dem Einschlafen und gemeinsame „Ruhe-Inseln“ am Tag
- Informieren über Gefahren des Schüttelns (Shaken-Baby-Syndrom)
- Time-out für die Mutter zur eigenen Entspannung: bei großer Anspannung, Erschöpfung oder aufsteigender Wut zunächst Ablegen des Kindes an sicheren Ort, selbst zur Ruhe kommen (dem Ärger im Nebenraum Luft lassen), erst dann das Kind beruhigen
- „Verordnung“ von Entspannungszeiten für die Mutter/das Elternpaar ohne Kind

Störung des Sozialverhaltens mit oppositionellem Verhalten (F 91.3)

Definition und Klassifikation

Hauptmerkmal von oppositionellem Trotzverhalten ist ein Muster von wiederkehrenden negativen, trotzigen, ungehorsamen und feindseligen Verhaltensweisen gegenüber Autoritätspersonen. Das Kind wird schnell wütend, streitet sich sehr häufig mit Erwachsenen, widersetzt sich aktiv ihren Anweisungen und weigert sich, Regeln zu befolgen. Es verärgert andere vorsätzlich und schiebt die Schuld für eigene Fehler oder eigenes Fehlverhalten auf andere. Das Kind ist reizbar oder lässt sich von anderen leicht aus dem Gleichgewicht bringen, reagiert schnell zornig und ärgert sich rasch. Diese Verhaltensweisen treten deutlich häufiger auf, als dies typischerweise bei Kindern gleichen Alters und gleichen Entwicklungsstandes der Fall ist. Die Symptome müssen mindestens sechs Monate auftreten.

Die Verhaltensprobleme treten fast immer im häuslichen Bereich und im Umgang mit vertrauten Personen auf, während dies in der Öffentlichkeit nicht der Fall sein muss. Da bei Kindern im Vorschulalter (2–5 Jahre) zeitweiliges oppositionelles Verhalten sehr häufig vorkommt, sollte die Diagnose nur mit Vorsicht gestellt werden.

Die im Vorschulalter beobachteten Verhaltensauffälligkeiten müssen von Extremvarianten normaler kindlicher Probleme der emotionalen Verhaltensregulation unterschieden werden, die im Rahmen der Bewältigung von phasentypischen Entwicklungsaufgaben und von kritischen Lebensereignissen (wie Geburt eines Geschwisterkindes, Kindergarteneintritt, Hospitalisation) in gesteigerter Form auftreten können. Zur Exazerbation der häufig transienten Probleme tragen häufig multiple psychosoziale Bedingungen bei, die die Selbstregulation des Kindes und/oder die psychische Verfassung der Eltern und ihrer Kommunikations- und Erziehungskompetenzen beeinträchtigen.

Zur Diagnose des oppositionellen Trotzverhaltens sollten die Verhaltensauffälligkeiten gravierend sein sowie zeitlich und situativ überdauernd auftreten (Keenan u. Wakschlag 2002).

Epidemiologie

Oppositionelle Verhaltensstörungen im Vorschulalter sind weit verbreitet. Für oppositionelles Trotzverhalten im Vorschulalter liegen mehrere epidemiologische Studien vor (Loeber et al. 2000). In den vier verfügbaren Studien aus den USA liegen die Prävalenzraten bemerkenswert nahe beieinander: Earls et al. (1982) ermittelten eine Rate von 4 %, Keenan et al. (1997) von 8 % und Angold et al. (in Vorb.) von 6,6 %. Lediglich in der Studie von Lavigne et al. (1996; 1998) wurde eine Prävalenzrate von 16,6 % errechnet. Die Prävalenz für oppositionelles Trotzverhalten liegt damit durchschnittlich bei 6,2 %.
Diese Befunde decken sich in etwa mit denen mit Bezug auf ältere Kinder und Jugendlicher (Egger u. Angold 2006). Je nach Art der Stichprobe und den Erhebungsmethoden werden Prävalenzraten im Kindes- und Jugendalter von 2–16 % berichtet (Lauth et al. 2001).

Ätiologie und Pathogenese

Als besonders begünstigend für die Entstehung oppositioneller Verhaltensstörungen gilt eine negativ-kontrollierende und inkonsequente Erziehungshaltung (Campbell 1995). Ihr Kennzeichen ist ein für das Kind unüberschaubarer Wechsel zwischen fehlender und übermäßiger Kontrolle: Einmal werden ihm zu wenig Grenzen gesetzt, dann wieder wird es zu sehr reglementiert. In jedem Fall wird die Einhaltung von Grenzen nur unzureichend überwacht. Auf diese Weise wird anfängliches Problemverhalten des Kindes (wie Trotz und Unfolgsamkeit) provoziert und verstärkt. Ein Interaktionsmuster, dem bei der Entstehung und Aufrechterhaltung von Verhaltensstörungen im Vorschulalter große Bedeutung beigemessen wird, stellt das Konzept der **negativen Verstärkung** in den Mittelpunkt (Patterson 1982). Dabei lernen Eltern und Kinder durch den Prozess wechselseitiger negativer Verstärkung, sich gegenseitig unter Druck zu setzen („coercive cycle"). Bestimmend für die Interaktion wird das Erzwingen des Verhaltens des anderen: Das Kind verhält sich seinen Eltern gegenüber so lange aversiv (z. B. Quengeln, Trotzverhalten), bis sie ihren Anforderungen an das Kind aufgeben. Umgekehrt neigen die Eltern dazu, so lange zu drohen und zu strafen, bis das Kind nachgibt. Im weiteren Verlauf der Entwicklung überträgt das Kind die in der Familie erworbenen Beeinflussungstechniken auf andere soziale Kontexte (Kindergarten, Gleichaltrige) und gerät damit zunehmend in eine Außenseiterrolle. In mehreren Längsschnittstudien ließ sich zeigen, dass „koersive" Interaktionsmuster der frühen Kindheit spätere Verhaltensstörungen vorhersagen können (vgl. McCord 1995).

Auch das familiäre Umfeld hat einen Einfluss darauf, ob und wie sich Störungen der Mutter-Kind-Interaktion in Verhaltensauffälligkeiten des Kindes niederschlagen. Dabei kann man davon ausgehen, dass die Qualität der Mutter-Kind-Beziehung umso bedeutsamer für die kindliche Entwicklung ist, je schwieriger sich das familiäre Umfeld darstellt (Shaw u. Bell 1993). In belasteten familiären Verhältnissen kann eine harmonische Beziehung vor den Entwicklungsrisiken schützen – eine konflikthafte Beziehung wird diese Risiken zusätzlich verschärfen.
Auch ungünstige Temperamentsmerkmale des Kindes (etwa exzessives Schreien und Probleme beim Schlaf-wach-Rhythmus in der frühen Kindheit) können die Entstehung des oppositionellen Trotzverhaltens begünstigen (Campbell 1995), insbesondere dann, wenn sie mit den Erwartungen der Eltern nicht im Einklang stehen. Schließlich spielen genetische Faktoren eine erhebliche Rolle. In einer Zwillingsstudie betrugen die Konkordanzraten für eineiige Zwillinge 71 %, für zweieiige 41 % (nach mütterlichen Angaben). 55 % der Varianz ließ sich durch genetische Faktoren, 14 % durch gemeinsame und 22 % durch individuelle Umwelteinflüsse erklären (Hudziak et al. 2005).

Behandlung und Prävention

Für Kinder im Vorschulalter stellt die Familie das primäre Sozialisationsumfeld dar. Das Versagen der elterlichen Erziehungskompetenzen mit inkonsistenter Erziehung oder mangelnder elterlicher Kontrolle spielt bei der Entwicklung von oppositionellem Trotzverhalten eine bedeutsame Rolle. Elterntrainings haben sich bei jüngeren oppositionellen Kindern als besonders effektiv erwiesen. Sie gelten als bislang wirkungsvollste Methode zur Reduktion von oppositionellem Trotzverhalten im Vorschulalter (Essau 2003). Schwerpunkt von Elterntrainings ist einmal die Vermittlung von pädagogisch-therapeutischen Strategien. Diese beinhalten

- den Abbau zu gewährender und inkonsistenter Erziehungspraktiken,
- eine klare Grenzsetzung bei oppositionellem Verhalten und Anleitung in prosozialem Verhalten,
- den Abbau von inadäquatem, verbal und physisch disziplinierendem elterlichen Verhalten, welches als Modell für das kindliche Verhalten fungieren kann.

Weiterhin werden in Elterntrainings positive Eltern-Kind-Interaktionen unterstützt. Dies ist vor allem dann angezeigt, wenn im Umgang zwischen Eltern und Kind negativ-kontrollierende Elemente dominieren und die Eltern-Kind-Beziehung stark beeinträchtigt ist. Hierzu setzt die Beratung an der Verbesserung der Beziehungsqualität zwischen Eltern und Kind im gemeinsamen Spiel an, welches von den Bedürfnissen und Interessen des Kindes geleitet und durch ungeteilte Aufmerksamkeit der Eltern charakterisiert ist. Eine mögliche Generalisierung auf den Alltag wird im Anschluss besprochen.

Für die Behandlung des oppositionellen Trotzverhaltens haben sich spezifische Elterntrainings als wirksam erwiesen. Im deutschen Sprachraum wurde das Therapieprogramm für Kinder mit hyperkinetischen und oppositionellen Problemverhalten (THOP) vorgelegt (Döpfner et al. 1998), das bei Kindern mit oppositionellen Verhaltensauffälligkeiten im Alter von 3–12 Jahren angewandt werden kann. Dieses Programm besteht aus einem Mediatorentraining für Eltern sowie einem Programmteil, der sich an die Kinder richtet. Ein Elternbuch, das nach dem gleichen Grundkonzept aufgebaut ist, lässt sich im Rahmen des Therapieprogramms einsetzen (Döpfner et al. 1999).

Ist die Eltern-Kind-Beziehung stark beeinträchtigt, kann eine interaktions- und beziehungszentrierte Psychotherapie angezeigt sein, die auf eine positive Veränderung dysfunktionaler Verhaltens- und Interaktionsmuster ebenso ausgerichtet ist wie psychodynamische und familiendynamische Aspekte einbezieht (vgl. Papousek et al. 2004).

Im amerikanischen Sprachraum liegt der Schwerpunkt bei der Behandlung von oppositionellem Trotzverhalten im Vorschulalter ebenfalls auf einem „Parent Management Training", welches mit den Eltern als den primären Sozialisationspersonen der Kinder arbeitet. Hier werden den Eltern Erziehungsratschläge und -fertigkeiten vermittelt, welche sie dann im häuslichen Umfeld umsetzen. Manche dieser Programme berücksichtigen lediglich die Rückmeldungen der Eltern, andere ergänzen diese durch In-vivo-Beobachtungen der Mutter-Kind-Interaktion.

Beispiele für diese Trainings, zu denen jeweils mindestens eine kontrollierte Studie durchgeführt wurde, sind:

- Helping the Noncompliant Child (Forehand u. McMahon 1981)
- Oregon Social Learning Program (Patterson et al. 1993)
- Parent-Child Interaction Therapy (Eyberg et al. 1995)
- Reciprocal Skills Training (Barrett et al. 2000)
- Exploring Together (Hemphill u. Littlefield 2001)
- Synthesis Training (Wahler et al. 1993)

Verlauf und Prognose

Bei der Mehrheit der Kinder verschwindet das oppositionelle Verhalten an Häufigkeit und Intensität mit zunehmender Handlungs- und Sprachkompetenz. In der Regel ist die Persistenz bis ins Erwachsenenalter niedrig: Die Prävalenz für oppositionelles Trotzverhalten sank in nichtklinischen Stichproben von 7 % im Vorschulalter über 0,4 % im Kindes- und Jugendalter auf 0,1 % im Erwachsenenalter (Costello et al. 2005; Kessler et al. 2005).

Bei einem signifikanten Prozentsatz geht jedoch das oppositionelle Verhalten entwicklungsmäßig der Störung des Sozialverhaltens voraus (Barkley et al. 2002; Lavigne et al. 1998; Speltz 1999). Die Störung des Sozialverhaltens mit oppositionellem Verhalten kann als mildere Vorläuferstörung der Störung des Sozialverhaltens angesehen werden (vgl. Lahey et al. 1998). In Längsschnittstudien über einen Zeitraum von zwei Jahren hatten Vorschüler mit einer zuvor diagnostizierten Störung des Sozialverhaltens mit oppositionellem Trotzverhalten ein um 50–76 % höheres Risiko, eine Störung des Sozialverhaltens zu entwickeln, als ältere Kinder und Erwachsene (Barkley et al. 2002, Lavigne et al. 1998; Speltz 1999).

Folgende Faktoren tragen zur Persistenz bei (Crockenberg u. Leekes 2000; Shaw et al. 2001):

- männliches Geschlecht
- Temperamentsmerkmale (negative Emotionalität, Impulsivität, geringe Frustrationstoleranz)
- Paarkonflikte
- desorganisierte Bindung
- Armut
- soziale Benachteiligung
- psychische Erkrankung wie Depressionen der Mutter

Toiletten-Verweigerungs-Syndrom (TVS)

Definition und Klassifikation

Das Toiletten-Verweigerungs-Syndrom wird durch eine besondere Angewohnheit von Kleinkinder definiert: Sie verwenden die Toilette zwar zum Wasserlassen, weigern sich jedoch hartnäckig, Stuhl in die Toilette abzusetzen. Sie bestehen auf eine Windel für die Defäkation. Wenn das Verhalten länger als einen Monat persistiert, wird die Diagnose gestellt. Das Syndrom wurde erstmals 1992 von Christophersen und Edwards beschrieben und in den letzten Jahren durch Studien im primär-pädiatrischen Setting untersucht. Schwere Verläufe sind in kindpsychiatrischen Spezialambulanzen und Mutter-Kind-Stationen häufig zu beobachten und oft mit einer chronischen Obstipation (ICD-10: K 59) und/oder einer Störung des Sozialverhaltens mit oppositionellem Verhalten (ICD-10: F 91.3) assoziiert (von Gontard 2004).

Selbst wenn das TVS mit Einnässen oder Einkoten verbunden ist, können entsprechende Diagnosen im Kleinkindalter nicht gestellt werden. Die Diagnose „Enkopresis" (ICD-10: F 98.0) darf erst ab dem Alter von vier Jahren, die Diagnose „Enuresis" (ICD-10: F 98.1) sogar erst ab dem Alter von fünf

Jahren gestellt werden. Trotz der Häufigkeit und typischer Symptomatik ist das TVS weder in der ICD-10 noch im DSM-IV, noch in der DC: 0-3R aufgeführt.

Epidemiologie

Es handelt sich um eine häufige Störung des Kleinkindalters: Bis zu 22 % aller Kindern im Alter von 18 bis 30 Monaten (aus einer Serie von 482 Kindern) zeigten dieses Verhalten für länger al ein Monat. Natürlich handelt es sich dabei um leichtere und vorübergehende Verläufe, die sich oft rasch und spontan zurückbilden Taubman (1997). Die Prävalenz von schweren, mit Obstipation verbundenen Verläufen ist nicht bekannt.

Symptomentwicklung und Komorbidität

Bestimmte Risikofaktoren konnten beschrieben werden:

- Geburt von Geschwistern
- verspätetes Toilettentraining (nach dem Alter von drei Jahren) mit eher zu geringen Anforderungen und Grenzen
- begleitende Verhaltensauffälligkeiten (Taubman 1997)
- „schwieriges" Temperament (Blum et al. 1997)

Übermäßig tolerante elterliche Haltung und verspätetes Sauberkeitstraining (nach 42 Monaten) waren auch in einer neueren Studie wichtige ätiologische Faktoren (Blum et al. 2004b).

Stuhlretention und Obstipation sind häufig begleitende Symptome. Dabei kann das Toiletten-Verweigerungs-Syndrom einerseits ein Vorläufer für eine spätere Enkopresis und chronische Obstipation darstellen (Taubman 1997). Diese soll besonders therapieresistent sein (Taubman u. Buzby 1997). Andererseits kann die Obstipation dem TVS vorausgehen. Harte Stühle und schmerzhafte Defäkation können somit prädisponierende Faktoren für die Toilettenverweigerung darstellen (Blum et al 2004a).

Ätiologie und Pathogenese

Wie oben erwähnt, handelt es sich um ein erlerntes Verhalten, das im Kleinkindalter sehr häufig ist und sich meist spontan zurückbildet. Bei 73 % der Kinder fand sich eine spontane Remission, bei 19 % persitierte das TVS für länger als sechs Monate (Taubman 1997). Das TVS kann durch eine Obstipation begünstigt werden. Bei einigen Kindern ist das TVS als eine Teilsymptomatik einer Störung des Sozialverhaltens mit oppositionellem Verhalten zu verstehen. In diesen Fällen sind weitere oppositionelle Verhaltensweisen und eine angespannte Interaktion in den Familien typisch.

Diagnostik und Differenzialdiagnose

Die Diagnose ist leicht allein durch die klinische Symptomatik zu stellen. Bei der Toilettenphobie verweigern Kinder die Toilette sowohl für die Miktion als auch für die Defäkation (von Gontard 2004). Es handelt sich um eine einfache Phobie, die durch systematische Desensibilisierung behandelt wird.

Dagegen kann die Obstipation leicht übersehen werden: Einige Kinder retinieren Stuhl, obwohl sie jeden Tag Stuhl in die Windel absetzen. Deshalb ist eine körperliche Untersuchung unbedingt erforderlich. Bei einer Obstipation sind Skybala zu tasten und im Ultraschall sind retrovesikale Impressionen und eine Erweiterung des Rektums zu sehen. Der Rektumdurchmesser kann zur Verlaufskontrolle verwendet werden (ebd.).

Behandlung und Prävention

Bei leichteren Fällen sind eine Psychoedukation und die Reduktion von intrafamiliärem Stress und entsprechender Anspannung ausreichend. Eltern werden gebeten, ihren Kindern wieder eine Windel anzuziehen und auf alle aktiven Aspekte des Sauberkeitstrainings zu verzichten. Sie sollen ihren Kindern erklären, dass sie erst dann wieder normale Unterhosen anziehen dürfen, wenn sie auch auf die Toilette gehen. Dies führte bei 89 % der Kinder zu einer Heilung (Taubman 1997).

Bei schwereren, chronischen Verläufen sind die gleichen Therapieschritte notwendig wie bei einer Enkopresis. Kinder werden 3-mal am Tag auf die Toilette geschickt und sollen dort 5–10 Minuten Sitzen. Sie dürfen spielen, Bilderbücher lesen oder anderen Aktivitäten nachgehen. Es ist nicht notwendig, dass sie Stuhl in die Toilette absetzen. Da manche Kinder Angst haben, in die Toilette zu fallen, haben sich so genannte „Toilettenleitern" bewährt. Diese bestehen aus einer Leiter mit kleinem Kindersitz, das an die Toilette gestellt wird. Sie hat zudem noch große Griffe zum Festhalten. Die Kinder entspannen durch die gewonnene Sicherheit.

Wenn sie verstopft sind, erhalten sie zusätzlich ein orales osmotisches Laxans, vorzugsweise Polyethylenglykol, das sich gerade bei Kleinkindern sehr bewährt hat (von Gontard 2004). Die empfohlene Dosis beträgt 0,84 g/kg/Tag (therapeutischer Bereich: 0,27–1,42 g/kg/Tag – jeweils in zwei Dosen; Pashankar u. Bishop 2001). Allerdings benötigen viele Kinder eine sehr viel geringere Dosis, sodass man mit der Hälfte beginnt und nach Bedarf steigert. Falls die Stühle zu dünn werden (die einzige Nebenwirkung), reduziert man die Dosis erneut. Orale Laxanzien sollten lange genug (parallel zum Toilettentraining) gegeben werden (Felt et al. 1999).

Verlauf und Prognose

Wie schon oben erwähnt, ist die Prognose bei leichteren Fällen gut. Eine Subgruppe von Kindern neigt allerdings zum chronischen Verlauf mit einem Übergang in eine Enkopresis mit Obstipation.

5.4.9 Ausblick

Das Ziel des Kapitels war es, einen Überblick über das noch junge Teilgebiet der Säuglings- und Kleinkindpsychiatrie zu vermitteln. Da psychische Störungen in diesem Alter genauso häufig sind wie bei älteren Kindern, sich aber in ihrer klinischen Symptomatik unterscheiden, sind weitere klinische und wissenschaftliche Aktivitäten in diesem Bereich unbedingt erforderlich. Als positiver Schritt kann die Entwicklung des Klassifikationssystems Zero to Three gewertet werden, das in einer revidierten Fassung vorliegt. Es wurde ein Überblick über die Störungen vermittelt, die in Ergänzung zur ICD-10 und des DSM-IV im Säuglings- und Kleinkindalter vorkommen können und in der DC: 0-3R beschrieben sind. Einzelne Störungen wurden exemplarisch dargestellt. Ein möglichst breiter Transfer in die klinische Praxis ist zu wünschen, um eine optimale Therapie von jungen Kindern und ihren Eltern zu ermöglichen.

Literatur

AACAP (1997). Practice Parameters for the Psychiatric Assessment of Infants and Toddlers (0-36 Months). J Am Acad Child Adolesc Psychiatry; 36, Suppl 10: 21S–36S.

AACAP (2005). Practice Parameter for the assessment and treatment of children and adolescents with reactive attachment disorder of infancy and early childhood. J Am Acad Child Adolesc Psychiatry; 44: 1206–19.

Achenbach TM, Rescorla LA (2000). Manual for the ASEBA preschool forms and profiles. Burlington, VT: University of Vermont, Research center for children, youth and families.

Anders T, Goodlin-Jones B, Sadeh A (2000). Sleep disorders. In: Zeanah C (ed). Handbook of Infant Mental Health. 2nd ed. New York, London: Guilford; 326–38.

Angold A, Egger HL, Erkanli A, Keeler G (in prep.). Prevalence and comorbidity of psychaitric disorders in preschoolers attending a large pediatric service. Arch Gen Psychiatry.

Barkley R, Shelton T, Crosswait C, Moorehouse M, Fletcher K, Barrett S, Jenkins L, Mesevia L (2002). Preschool children with disruptive behavior. Three-year-outcome as a function of adaptive disability. Developm Psychopathol; 14: 45–67.

Barrett P, Turner C, Rombours S, Duffy A (2000). Reciprocal skills training in the treatment of externalizing behaviour disorders in childhood: A preliminary investigation. Behav Change; 17: 221–34.

Barth R (1999). Schlafstörungen im Kontext der Autonomieentwicklung. Monatsschr Kinderheilk; 147: 488–92.

Barth R (2003). Schlafstörungen im Säuglings- und Kleinkindesalter als Ausdruck einer ungelösten Trennungsproblematik. Kinderpsychoanalyse; 11: 41–57.

Bayley N (1993). Manual for the Bayley Scales II of Infant Development. New York: Psychological Corporation.

Benoit D (2000). Feeding disorders, failure to thrive and obesity. In: Zeanah C (ed). Handbook of Infant Mental Health. New York: Guilford; 339–52.

Berwick DM, Levy JC, Kleinermann R (1982). Failure to thrive: Diagnostic yield of hospitalisation. Arch Dis Childhood; 57: 347–51.

Birigen Z, Robinson JL, Emde RN (2000). Appendix A: The Emotional Availability Scales. 2nd ed. (An abridged infancy/early childhood version). Attachm Hum Developm; 2: 251–5.

Blum NJ, Taubman B, Osborne ML (1997). Behavioral characteristics of children with stool toileting refusal. Pediatrics; 99: 50–3.

Blum NJ, Taubman B, Nemeth N (2004a). Why is toilet training occurring at older ages? A study of factors associated with later training. J Pediatr; 145: 107–11.

Blum NJ, Taubman B, Nemeth N (2004b). During toilet training, constipation occurs before stool toileting refusal. Pediatrics; 113: e520–e522.

Campbell SB (1995). Behavior problems in preschool children: A review of recent research. J Child Psychol Psychiatry; 36: 113–49.

Carey WB, McDevitt SC (1995). Coping with Children's Temperament. New York: Basic Books.

Chatoor I (2002). Feeding disorders in infants and toddlers: diagnosis and treatment. Child Adolesc Psychiatr Clin N Am; 11: 163–83.

Chatoor L, Egan J, Getson P, Menvielle E, O'Donnell R (1988). Mother-infant interactions in infantile anorexia nervosa. J Am Acad Child Adolesc Psychiatry; 27: 535–40.

Chatoor L, Ganiban J, Harrison J, Hirsch R (2001). Observation of feeding in the diagnosis of post traumatic feeding disorder of infancy. J Am Acad Child Adolesc Psychiatry; 40: 595–602.

Christophersen ER, Edwards KJ (1992). Treatment of elimination disorders: State of the art 1991. Appl Prevent Psychol; 1: 15–22.

Clark R, Paulson A, Conlin S (1993). Assessment of developmental status and parent-infant relationships: the therapeutic process of evaluation. In: Zeanah C (ed). Handbook of Infant Mental Health. New York, Guilford; 191–209.

Conti J, Abraham S, Taylor A (1998). Eating behaviour and pregnancy outcome. J Psychosom Res; 44: 465–77.

Costello EJ, Egger HL, Angold A (2005). 10-year research update review: the epidemiology of child and adolescent psychiatric disorders: I. Methods and public health burden. J Am Acad Child Adolesc Psychiatry; 44: 972–86.

Crockenberg S, Leekes E (2000). Infant social and emotional development in family context. In: Zeanah C (ed). Handbook of Infant Mental Health. 2nd ed. New York: Guilford; 60–90.

Crowell JA, Fleschmann MA (1993). Use of structured research procedures in clinical assessments of infants. In: Zeanah C (ed). Handbook of Infant Mental Health. New York: Guilford; 210–21.

Cunningham CE, Bremner R, Boyle M (1995). Large group community-based parenting programs for families of preschoolers at risk for disruptive behaviour disorders: Utilization, cost, effectiveness, and outcome. J Child Psychol Psychiatry; 36: 1141–59.

Döpfner M, Schürmann S, Fröhlich J (1998). Das Therapieprogramm für Kinder mit hyperkinetischem und oppositionellem Problemverhalten (THOP). 2., korr. Aufl. Weinheim: Psychologie Verlags Union.

Döpfner M, Schürmann S, Lehmkuhl G (1999). Wackelpeter und Trotzkopf. Hilfen bei hyperkinetischem und oppositionellem Verhalten. Weinheim: Psychologie Verlags Union.

Drewett RF, Corbett SS, Wright CM (1999). Cognitive and educational attainments at school age of children who failed to thrive in infancy: A population-based study. J Child Psychol Psychiatry All Discipl; 40: 551–61.

Dunitz M, Scheer PJ (1991). Diagnostik und Therapie der frühen Mutter-Kind-Störung, die sogenannte Gedeihstörung des Säuglings. Monatsschr Kinderheilk; 139: 465–70.

Dunitz-Scheer M, Wilken M, Lamm B, Scheitenberger S, Stadler B, Schein A, Huber A, Schober P, Scheer P (2001). Sonderentwöhnung in der frühen Kindheit. Monatsschr Kinderheilk; 149: 1348–59.

Earls F, Jacobs G, Goldfein D, Silbert A, Beardslee WR, Rivinus T (1982). Concurrent validation of behaviour problems scale to use with 3-years-olds. J Am Acad Child Adolesc Psychiatry; 21: 47–57.

Egger HL, Angold A (2006). Common emotional and behavioral disorders in preschool children. Presentation, nosology and epidemiology. J Child Psychol Psychiatry All Discipl; 47: 313–37.

Emde RN, Wise BK (2003). The cup is half full: initial clinical trials of DC: 0-3 and a recommendation for revision. Inf Ment Health J; 24: 437–46.

Essau CA (ed) (2003). Conduct and Oppositional Defiant Disorders. Mahwah, NJ: Lawrence Erlbaum Associates, Inc.

Eyberg SM, Boggs SR, Algina J (1995). Parent-child interaction therapy – A psychosocial model for treatment of young children with conduct problem behavior and their families. Psychopharmacol Bull; 31: 83–91.

Fegert JM, Schulz J, Bergmann R, Tacke U, Bergmann KE, Wahn U (1997). Schlafverhalten in den ersten drei Lebensjahren. Prax Kinderpsychol Kinderpsychiatrie; 46: 69–91.

Felt B, Wise CG, Olsen A, Kochhar P, Marcus S, Coran A (1999). Guideline for the management of pediatric idiopathic constipation and soiling. Arch Pediatr Adolesc Med; 153: 380–5.

Forehand RL, McMahon RJ (1981). Helping the Noncompliant Child: A clinician's guide to parent training. New York: Guilford.

Forsyth BWC, Canny PF (1991). Perceptions of vulnerability 3? years after problems of feeding and crying behavior in early infancy. Pediatrics; 88: 757–63.

Gaylor EE, Goodlin-Jones BL, Anders TF (2001). Classification of young children's sleep problems: a pilot study. J Am Acad Child Adolesc Psychiatry; 40: 61–7.

Goldson E (1989). Neurological aspects of failure to thrive. Developm Med Child Neurol; 31: 816–26.

Gontard A von (2004). Enkopresis: Erscheinungsformen – Diagnostik – Therapie. Stuttgart: Kohlhammer.

Hemphill SA, Littlefield L (2001). Evaluation of a short-term group therapy program for children with behavior problems and their parents. Behav Res Ther; 39: 823–41.

Hofacker N v, Barth R, Deneke C, Jacubeit T, Papousek M, Riedesser P (2003). Leitlinie Regulationsstörungen im Säuglingsalter. In: Schmidt MH, Poustka F (Hrsg). Leitlinien zu Diagnostik und Therapie von psychischen Störungen im Säuglings-, Kindes- und Jugendalter. 2. Aufl. Köln: Deutscher Ärzte-Verlag; 345–60.

Hudziak JJ, Derks EM, Althoff RR, Copeland W, Boomsma DI (2005). The genetic and environmental contributions to oppositional defiant behavior: a multi-informant twin study. J Am Acad Child Adolesc Psychiatry; 44: 907–14.

Jenkins S, Owen C, Bax M, Hart H (1980). Continuities of common problems in preschool children. J Child Psychol Psychiatry; 25: 75–89.

Kaufman AS, Kaufman NL (1983). K-ABC: Kaufman Assessment Battery for Children. Circle Pines, MINN: American Guidance Service.

Keenan K, Shaw DS, Walsh B, Delliquadri E, Giovanelli J (1997). DSM-III-R disorders in preschool children from low-income families. J Am Acad Child Adolesc Psychiatry; 36: 620–7.

Keenan K, Wakschlag LS (2002). Can a valid diagnosis of disruptive behavior disorder be made in preschool children? Am J Psychiatry; 259: 351–8.

Kessler EC, Berglund P, Demler O, Jin R, Merikangas KR, Walters EE (2005). Lifetime prevalence and age-of-onset distributions of DSM-IV disorders in the national comorbidity survey replication. Arch Gen Psychiatry; 62: 593– 602.

Lahey BB, Pelham WE, Stein MA, Loney J, Trapanic C, Ningent K, Kipp H, Schmidt E, Lee S, Cale M, Gold E, Hartung CM, Willcutt E, Baumann B (1998). Validity of DSM-IV attention-deficit/hyperactivity disorder for younger children. J Am Acad Child Adolesc Psychiatry; 37: 695–702.

Lauth GW, Brack VB, Linderkamp F (Hrsg) (2001). Verhaltenstherapie mit Kindern und Jugendlichen. Weinheim: Psychologie Verlags Union.

Lavigne JV, Gibbons RD, Christoffel KK, Arend R, Rosenbaum D, Binns H, Dawson N, Sobel H, Isaacs C (1996). Prevalence rates and correlates of psychiatric disorders among preschool children. J Am Acad Child Adolesc Psychiatry; 35: 204–14.

Lavigne JV, Arend R, Rosenbaum D, Binns H, Christoffel KK, Gibbons RD (1998). Psychiatric disorders with onset in preschool year. II. Correlates and predictors of stable case status. J Am Acad Child Adolesc Psychiatry; 37: 1255–61.

Lehtonen L (1994). Infantile colic. Annales universitas Turkunensis, Sarja-Ser. D., Medicaodontologica; 151.

Lehtonen L, Gormally S, Barr RG (2000). „Clinical Pies“ for etiology and outcome in infants presenting with early increased crying. In: Barr RG, Hopkins B, Green JA (eds). Crying as a Sign, a Symptom and a Signal. London: MacKeith Press; 67–95.

Loeber R, Barke JD, Lahey BB, Winters A, Zera M (2000). Oppositional defiant and conduct disorder: A review of the past 10 years, part 1. J Am Acad Child Adolesc Psychiatry; 39: 1468–84.

Lucassen PLBJ, Assendelft W, Gubbels J, van Eijk J, van Geldrop W, Knuistingh-Neven A (1998). Effectiveness of treatments for infantile colic: Systematic review. BMJ; 316: 1563–9.

McCord J (ed) (1995). Coercion and Punishment in Long-term Perspectives. New York: Cambridge University Press.

Melchers P, Preuss V (1991). K-ABC Interpretationshandbuch. Amsterdam: Swets and Zeitlinger.

Minde K, Popiel K, Leos N, Falkner S, Parker K, Handley-Derry M (1993). The evaluation and treatment of sleep disturbances in young children. J Child Psychol Psychiatry; 34: 521–33.

Murray L, Cooper P, Hipwell A (2003). Mental health of parents caring for infants. Arch Wom Ment Health; 6, Suppl 2: s71–s77.

O'Brien S, Repp AC, Williams GE, Christophersen ER (1991). Pediatric feeding disorders. Behav Modific; 15: 394–418.

Papousek H, Papousek M (1987). Intuitive parenting: A dialectic counterpart to the infant's integrative competence. In: Osofsky JD (ed). Handbook of Infant Development. 2nd ed. New York: Wiley; 669–720.

Papousek M (2005). Baby schreit dauernd, isst nicht und schläft schlecht. Was dahinter steckt und wie man abhilft. Fortschr Med; 142: 2–31.

Papousek M, Schieche M, Wurmser H (Hrsg.) (2004). Regulationsstörungen der frühen Kindheit. Frühe Risiken und Hilfen im Entwicklungskontext der Eltern-Kind-Beziehungen. Bern: Huber.

Pashankar DS, Bishop WP (2001). Efficacy and optimal dose of daily polyethylene glycol 3350 for treatment of constipation and encopresis in children. J Pediatrics; 139: 428–32.

Patterson G (1982). Coercive Family Process. Eugene, OR: Castalia.

Patterson G, Dishion TJ, Chamberlain P (1993). Outcomes and methological issues relating to treatment of antsocial children. In: Giles TR (ed). Handbook of Effective Psychotherapy. New York: Plenum: 43–87.

Ramsay M, Gisel EG, Boutry M (1993). Non organic failure to thrive: Growth failure secondary to feeding – skills disorder. Developm Med Child Neurol; 35: 285–97.

Remschmidt H, Schmidt MH, Poustka F (Hrsg) (2001). Multiaxiales Klassifikationsschema für psychische Störungen des Kindes- und Jugendalters nach ICD-10 der WHO. 4. Aufl. Bern: Huber.

Scheeringa MS, Zeanah C, Myers L, Putnam FW (2005). Predictive validity in a prospective follow-up of PTSD in preschool children. J Am Acad Child Adolesc Psychiatry; 44: 899–906.

Schmidt MH, Poustka F (Hrsg). Leitlinien zu Diagnostik und Therapie von psychischen Störungen im Säuglings-, Kindes- und Jugendalter. 2. Aufl. Köln: Deutscher Ärzte-Verlag.

Shaw DS, Bell RQ (1993). Developmental theories of parental contributors to antisocial behavior. J Abnorm Child Psychol; 21: 493–519.

Shaw DS, Owens EB, Giovannelli J, Winslow EB (2001). Infant and toddler pathways leading to early externalizing disorders. J Am Acad Child Adolesc Psychiatry; 40: 36–43.

Skuse D, Wolke D, Reilly S (1992). Failure to thrive. Clinical and developmental aspects. In: Remschmidt H, Schmidt M (eds). Child and Youth Psychiatry: European Perspectives. Vol. 2: Developmental Psychopathology. Bern: Huber; 46–71.

Sparrow SS, Balla DA, Cicchetti DV (1984). Vineland Adaptive Bahavioral Scales. Circle Pines, MINN: American Guidance Service.

Speltz M (1999). Attachment in boys with early onset conduct problems. Developm Psychopathol; 11: 269–85.

Stein A, Murray L, Cooper P, Fairburn CG (1996). Infant growth in the context of maternal eating disorders and maternal depression: A comparative study. Psychol Med; 26: 569–74.

Stein A, Woolley H, McPherson K (1999). Conflict between mothers with eating disorders and their infants during mealtimes. Br J Psychiatry; 175: 455–61.

Task Force on Research Diagnostic Criteria: Infancy and Preschool (2003). Research diagnostic criteria for infants and preschool children: the process and empirical support. J Am Acad Child Adolesc Psychiatry; 42: 1504–12.

Taubman B (1997). Toilet training and toileting refusal for stool only: a prospective study. Pediatrics; 99: 54–8.

Taubman B, Buzby M (1997). Overflow encopresis and stool toileting refusal during toilet training: a prospective study on the effect of therapeutic efficacy. J Pediatr; 131(5): 768–71.

Wahler RG, Cartor PG, Fleishman J, Lambert W (1993). The impact of synthesis teaching and parent training with mothers of conduct-disordered children. J Abnorm Child Psychol; 21: 425–40.

Wessel MA, Cobb JC, Jackson EB, Harris GS, Detwiler AC (1954). Paroxysmal fussing in infancy, sometimes called „colic". Pediatrics; 14: 421–34.

Wilensky DS, Ginsberg G, Altman M, Tulchinsky TH, Yiskay FB, Auerbach J (1996). A community based study of failure to thrive in Israel. Arch Dis Childh; 75: 145–8.

Wolke D (1994). Feeding and sleeping across lifespan. In: Rutter M, Hay D (eds). Development Through Life: A handbook for clinicians. Oxford: Blackwell; 517–57.

Wolke D (1998). Probleme bei Neugeborenen und Kleinkindern. In: Margraf J (Hrsg). Lehrbuch der Verhaltenstherapie. Bd. 2. Berlin, Heidelberg, New York: Springer; 463–80.

Wolke D (1999). Interventionen bei Regulationsstörungen. In: Oerter R, Hagen C v, Röper G (Hrsg). Klinische Entwicklungspsychologie. Weinheim: Beltz; 351–80.

Wolke D (2000). Fütterprobleme bei Säuglingen und Kleinkindern. Verhaltenstherapie; 10: 76–87.

Wurmser D, Laubereau B, Hermann M, Papousek M, Kries R v (2001). Excessive infant crying: Often not confined to the first 3 months of age. Early Hum Developm; 64: 1–6.

Zeanah C (ed) (1993). Handbook of Infant Mental Health. New York: Guilford.

Zero to Three (2005). Diagnostic classification of mental health and developmental disorders of infancy and childhood: Rev. ed. (DC: 0-3R). Washington, DC: Zero to Three Press.

Zero to Three, National Center for Clinical Infant Programs (1994). Diagnostic classification: 0-3. Diagnostic classification of mental health and developmental disorders of infancy and early childhood. Arlington: National Center for Clinical Infant Programs.

Zero to Three, National Center for Infants, Toddlers, and Families (Hrsg) (1999). Diagnostische Klassifikation: 0–3. Seelische Gesundheit und entwicklungsbedingte Störungen bei Säuglingen und Kleinkindern. Wien, New York: Springer.

5.5 Bindungsstörungen

E. Pfeiffer, U. Lehmkuhl

Inhalt

5.5.1 Einleitung

Die Bindungsstörungen („attachment disorders") sind eine erst in den letzten zwei Jahrzehnten eingeführte Kategorie, über die – im Gegensatz zu den Konstrukten Bindung/gestörte Bindung (s. Kap. 2.9) – bisher wenig empirisch gesichertes Wissen vorliegt, bei der jedoch in besonderer Weise entwicklungspsychiatrische Aspekte berührt sind. Das Krankheitsbild wird per definitionem durch unzureichende oder traumatisierende Beziehungen in den ersten Lebensjahren verursacht, die Symptomatik ist an das Kleinkind- und Vorschulalter gebunden, die Betroffenen sind jedoch als Hochrisikopatienten für die Entwicklung anderer psychiatrischer Störungen im Langzeitverlauf zu betrachten.

5.5.2 Definition und Klassifikation

In nosologischer Hinsicht nehmen Bindungsstörungen eine einzigartige Stellung (Zeanah u. Emde 1994) unter den kinderpsychiatrischen Krankheitsbildern ein, weil nicht nur intrapersonale Symptomatik, sondern auch interpersonales Beziehungsverhalten als Diagnosekriterium gilt und explizit (DSM-IV) oder implizit (ICD-10) pathogene psychosoziale Umstände zur Diagnosestellung gefordert werden. Dies hat zu vielfältiger theoretischer und methodologischer Kritik geführt (Greenberg 1999; Zeanah 1997). Es herrscht jedoch Übereinstimmung in der Unterscheidung von **zwei Grundformen** (AACAP 2005):

- eine **gehemmte** Form („inhibited") mit Vermeidung, Rückzug, Hypervigilanz

Tab. 5-37: ICD-10- und DSM-IV-Kriterien für Bindungsstörungen

ICD-10	DSM-IV
Reaktive Bindungsstörung des Kindesalter (F 94.1) **A)** Beginn vor dem fünften Lebensjahr **B)** widersprüchliche soziale Reaktionen in verschiedenen sozialen Situationen **C)** emotionale Störungen (Rückzug, Aggressivität, Unglücklichsein, Überempfindlichkeit) **D)** Nachweis von zeitweiser sozialer Ansprechbarkeit in der Interaktion mit gesunden Erwachsenen **E)** keine tiefgreifende Entwicklungsstörung **Bindungsstörung des Kindesalters mit Enthemmung* (F 94.2)** **A)** anhaltende diffuse Bindungen in den ersten fünf Lebensjahren, Fehlen selektiver Bindungen (keine Trostsuche bei Unglücklichsein oder wahllose Trostsuche) **B)** wenig modulierte soziale Interaktionen **C)** anklammerndes, Aufmerksamkeit heischendes oder unterschiedslos freundliches (distanzloses) Verhalten **D)** Kontakt- und Bindungsverhalten sind situationsübergreifend. * Der unglückliche Begriff „Enthemmung" sollte in der nächsten Revision u. E. durch den Begriff „ungehemmt" ersetzt werden.	**Reaktive Bindungsstörung im Säuglingsalter oder in der Frühen Kindheit (313.89)** **A)** bedeutsam gestörte soziale Bezogenheit in den meisten Situationen, beginnend vor dem Alter von fünf Jahren in Form von: 1. durchgehender Mangel in den meisten sozialen Interaktionen mit gehemmtem, hypervigilantem oder ambivalent-widersprüchlichem Verhalten (z. B. Mischung aus Annäherung und Vermeidung, „frozen watchfulness"); 2. diffuse Bindungen mit wahllosen Bindungen, ausgeprägter Distanzlosigkeit zu Fremden und einem Mangel an Selektivität in der Auswahl von Beziehungen **B)** Die Störung ist nicht bedingt durch Entwicklungsrückstände oder tiefgreifende Entwicklungsstörungen. **C)** Nachweis einer pathogenen Umgebung/Fürsorge (mind. 1 der 3 folgenden Merkmale) 1. andauernde Nichtberücksichtigung der grundlegenden emotionalen Bedürfnisse des Kindes 2. andauernde Nichtberücksichtigung der physischen Grundbedürfnisse 3. wiederholte Wechsel der Bezugspersonen mit Verhinderung stabiler Beziehungen **D)** Es kann angenommen werden, dass die pathogene Umgebung (Kriterum C) verantwortlich ist für das gestörte Verhalten (Kriterium A). Spezifizierung des Subtyps: **inhibited type:** Kriterium A1 dominiert das klinische Bild. **disinhibited type:** Kriterium A2 dominiert das klinische Bild.

- eine **ungehemmte** Form („disinhibited") mit vorwiegend nicht selektivem, distanzlos-diffusem Kontaktverhalten

Die diagnostischen Kriterien nach ICD-10 (World Health Organization 1991) und DSM-IV (American Psychiatric Association 1994) zeigt die Tabelle 5-37. Während das DSM-IV von einem Krankheitsbild („reaktive Bindungsstörung im Säuglingsalter oder in der Frühen Kindheit") mit zwei unterschiedlichen Subtypen ausgeht, definiert die ICD-10 zwei verschiedene Krankheitsbilder, die gemeinsam mit dem elektiven Mutismus zu einer Gruppe („Störungen sozialer Funktionen mit Beginn in der Kindheit und Jugend", F 94) zusammengefasst werden.
Einige Vorschläge zu Klassifikationsalternativen liegen vor (Lieberman u. Zeanah 1995; Brisch et al. 1999; Zero to Three 1994), konnten sich bisher jedoch nicht durchsetzen. Eine Studie zur Überprüfung der DSM-IV-Kriterien (Boris et al. 1998) kommt anhand von 48 überprüften klinischen Fällen zu einer schwachen Reliabilität (kappa = 0,46 für die gehemmte, 0,36 für die ungehemmte Form), während sich alternativ formulierte diagnostische Kriterien (fehlende Bindung, Verzerrung der sicheren Basis, unterbrochene Bindung) als deutlich reliabler erwiesen (kappa = 0,53–0,84). In einer Studie an 94 misshandelten, fremdplatzierten Kleinkindern (Zeanah et al. 2004) konnten jedoch die beiden Subtypen der Bindungsstörung zuverlässig identifiziert werden, allerdings zeigte ein Teil der Kinder eine Mischform aus beiden Typen.

5.5.3 Epidemiologie

Ergebnisse epidemiologischer Forschung über die Häufigkeit von Bindungsstörungen liegen nicht vor, Inzidenz und Prävalenz sind deshalb unbekannt. Extrapolierte Schätzungen auf der Basis von Zahlen über Häufigkeit von Misshandlung und Vernachlässigung gehen von einer Prävalenz von ca. 1 % aus (Richters u. Volkmar 1994). Die Prävalenz in Risikogruppen (Kinder aus Institutionen, misshandelte Kinder, Kinder mit Gedeihstörungen) wird als bedeutsam eingeschätzt (Übersicht bei Zeanah u. Emde 1994). Bei 94 misshandelten Kleinkindern fand sich eine Häufigkeit von 38 % nach DSM-IV bzw. 40 % nach ICD-10 (Zeanah et al. 2004). Die Prävalenz von „desorganisiertem Bindungsverhalten" als möglichem Vorläufer einer Bindungsstörung wird mit 10–15 % in normalen Mittelklassestichproben und 80 % in Risikopopulationen (misshandelte Kinder) angegeben (Zeanah 1997). Die englische Studie an rumänischen Adoptivkindern mit unterschiedlich langer Deprivationsdauer (O'Connor u. Rutter 2000) kommt zu folgenden Ergebnissen: Unter den rumänischen Kindern mit einer Deprivationsdauer von über zwei Jahren vor der Adoption hatten im Alter von sechs Jahren 30 % eine ausgeprägte Bindungsstörung; dagegen lag die Häufigkeit an Bindungsstörungen nach einer Deprivationsdauer von unter sechs Monaten vor der Adoption bei nur 7 %.

In der Inanspruchnahmepopulation der Berliner Klinik für Psychiatrie, Psychosomatik und Psychotherapie des Kindes- und Jugendalters lag die prozentuale Häufigkeit in den Jahren 1992 bis 2003 bei 3,9 % – mit einem mittleren Alter von 6,1 Jahren. Bei diesen Kindern fanden wir eine ausgeprägte Häufung abnormer psychosozialer Umstände, wobei besonders die Merkmale „unzureichende elterliche Aufsicht und Steuerung", „Erziehung, die eine unzureichende Erfahrung vermittelt" und „psychische Störungen/abweichendes Verhalten eines Elternteils" herausragten.

5.5.4 Symptomentwicklung und Komorbidität

Bindungsverhalten

Trotz des wiederholt beklagten Mangels an systematischen Studien herrscht weitgehende Einigkeit darüber, dass Kinder mit Bindungsstörungen ein spezifisches klinisches Bild zeigen, das durch andere Diagnosen nicht ausreichend abgebildet wird (Zeanah 1997). Die wenigen vorliegenden Studien über die klinische Symptomatik beschränken sich jedoch auf Fallberichte (Richters u. Volkmar 1994; Boris et al. 2000).

Das klinische Bild ist gekennzeichnet durch ein abnormes Beziehungsmuster mit Störung der sozialen Funktionen und emotionalen Auffälligkeiten, die in der sozialen Interaktion besonders deutlich hervortreten. Kinder mit **reaktiver Bindungsstörung** („inhibited") reagieren auf Zuspruch mit einer eigenartigen Mischung aus Annäherung, Vermeidung oder Widerstand und zeigen eine abnorme Unsicherheit. Es bestehen ein Mangel an sozialer Reagibilität und eine eingeschränkte Interaktion mit Gleichaltrigen, zusätzlich emotionale Symptome wie Furchtsamkeit, beobachtende Übervorsichtigkeit („frozen watchfulness"), Unglücklichsein oder Apathie, die durch Zuwendung nicht beeinflussbar sind. Dagegen reagieren Kinder mit **ungehemmter Bindungsstörung** („disinhibited") in der frühen Kindheit auf Zuspruch mit Anklammerung und diffusem Bindungsverhalten, im Vorschulalter zeigen sie Aufmerksamkeit suchendes, distanzloses, wahllos-freundliches Kontaktverhalten ohne Situationsspezifität. Die Interaktion mit Gleichaltrigen ist meist wenig moduliert, gewöhnlich bestehen Schwierigkeiten beim Aufbau enger, vertrauensvoller Beziehungen. Aggressive Verhaltensweisen gegen sich selbst und andere sind häufig, während weitere emotionale Auffälligkeiten weniger im Vordergrund stehen.

Das Problem der Diagnosestellung bei älteren Kindern oder Jugendlichen ist bisher ungelöst (AACAP 2005).

Somatische Begleiterkrankungen

Wegen der engen Assoziation mit Misshandlungssyndromen finden sich häufig bisher nicht ausreichend diagnostizierte und behandelte somatische Erkrankungen und Beeinträchtigungen. Mit dem gesamten Spektrum der Folgen von körperlicher Misshandlung, sexuellem Missbrauch und Vernachlässigung ist zu rechnen. Besonders bei Kindern mit reaktiver Bindungsstörung ist an folgende spezielle Krankheitsbilder zu denken:

- Die wahrscheinlich häufige **frühkindliche nicht organische Gedeihstörung** (non-organic-failure-to-thrive, NOFT) des Säuglings- und frühen Kleinkindalters ist gekennzeichnet durch somatisch nicht ausreichend erklärbares Untergewicht und Entwicklungsverzögerungen (Steinhausen 1996). Die Kinder werden typischerweise wiederholt in Kinderkliniken stationär behandelt, viele zeigen häufiges Erbrechen, Ess-Störungen, rezidivierende respiratorische Infekte, manche ruminieren.
- Deutlich seltener ist der **psychosoziale Kleinwuchs**, ein spezifisches Syndrom, das mit emotionaler Deprivation eng assoziiert ist. Es findet sich ein ausgeprägter Kleinwuchs ohne Untergewicht mit Verminderung der Wachstumshormonsekretion, Schlafstörungen, Polydipsie, Polyphagie, Herabsetzung der Schmerzempfindlichkeit, psychopathologischen Symptomen und Entwicklungsverzögerungen. Beweisend für die Diagnose ist ein Aufholwachstum mit Normalisierung der Wachstumshormonsekretion nach einer Beendigung der deprivierenden Bedingungen (s. Abschnitt 5.5.7).

Komorbidität

Systematische Studien zur Komorbidität fehlen bisher. Die vorliegenden Fallberichte (Boris et al. 2000; Richters u. Volkmar 1994) beschreiben als dominierende Begleitsymptomatik Impulsivität, Depressivität, Angst und hyperkinetische Störungen, wobei alle Kinder ein komplexes Störungsbild zeigten.
Von 208 Kindern mit Bindungsstörungen, die in der Berliner Klinik für Psychiatrie, Psychosomatik und Psychotherapie des Kindes- und Jugendalters diagnostiziert wurden, hatten 18 % eine kinderpsychiatrische Zweitdiagnose.
Da bei Bindungsstörungen eine grundlegende Störung der sozial-emotionalen Entwicklung vorliegt (Richters u. Volkmar 1994), ist mit erhöhter kinderpsychiatrischer Vulnerabilität zu rechnen, die sich altersbedingt jedoch vor allem als Verlaufskomorbidität manifestiert, z. B. mit Störungen des Sozialverhaltens, hyperkinetischen Störungen, Angststörungen und anderen emotionalen Störungen (Deutsche Gesellschaft für Kinder- und Jugendpsychiatrie, Psychosomatik und Psychotherapie et al. 2007).
Fast regelhaft bestehen allgemeine oder umschriebene Entwicklungsverzögerungen. Letztere fanden sich in dem Berliner Kollektiv bei 70 %.

5.5.5 Ätiologie und Pathogenese

Biologische Ursachen

Obwohl biografische Faktoren in der Pathogenese entscheidend sind, ist zu vermuten, dass biologische Faktoren im Sinne von Vulnerabilitäten eine zusätzliche Rolle spielen.

> Leicht irritierbare Neugeborene entwickeln mit höherer Wahrscheinlichkeit eine unsichere Bindung (Fremmer-Bombik 1996), die als Risikofaktor für die Entwicklung einer Bindungsstörung angesehen wird.

Eine psychobiologische Sichtweise geht davon aus, dass in der frühen kindlichen Entwicklung ein enger Zusammenhang besteht zwischen der neuronalen Entwicklung, besonders im limbischen System und Frontalhirn, und Beziehungserfahrungen (Streeck-Fischer u. van der Kolk 2000). Dies bedeutet, dass bestimmte Elemente der neuronalen Entwicklung auf Interaktionserfahrungen des Kindes angewiesen sind (Glaser 2000). Fehlen von Stimulation kann über diesen Weg zu bleibenden Schäden führen. Bei Nagern wurde gezeigt, dass bereits geringfügige Deprivation zu messbaren Verhaltensänderungen und auch morphologischen und biochemischen Veränderungen führt (Braun et al. 2000; Braun u. Bogerts 2001).
Die **spezielle psychobiologische Bindungsforschung** hat am Modell der neugeborenen Ratte in den letzten Jahren zu einem deutlichen Wissenszuwachs geführt (Übersicht bei Polan u. Hofer 1999). Zusammengefasst zeigte sich im Tierversuch, dass am Prozess des Bindungsaufbaus von Anfang an verschiedene sensorische und motivationale Systeme beteiligt sind, die zunächst unabhängig voneinander wirken und z. T. sogar über verschiedene Neurotransmittersysteme vermittelt werden. Diese Systeme werden Teil eines sich selbst organisierenden Systems mit reziprokem Informationsfluss in der Kind-Mutter-Interaktionseinheit. Bestimmte Komponenten der Interaktion regulieren verschiedene physiologische Systeme und Verhaltenssysteme („hidden regulators"), deren Verlust bei einer Trennung mit Bedrohung der Bindung für die kindlichen Reaktionen verantwortlich ist. Bisher ist jedoch ungeklärt, ob genetisch determinierte Unterschiede in der Reaktion auf Trennung existieren und welche zentralnervösen Strukturen beteiligt sind.

Biografische Ursachen

Es ist unstrittig, dass unzureichende Betreuung in der frühen Kindheit für die Pathogenese die entscheidende Rolle spielt, obwohl Daten an bindungsgestörten Kindern kaum erhoben wurden. Vielmehr handelt es sich eher um Rückschlüsse aus Beschreibungen von Kindern aus institutioneller Erziehung und misshandelten/vernachlässigten Kindern (Übersichten bei Zeanah 1997; Zeanah u. Emde 1994; Greenberg 1999). Allerdings bleibt bei vielen Studien die Frage offen, ob nicht Bindungstypen missverstanden werden als psychopathologische Diagnose im Sinne einer Bindungsstörung (Seiffge-Krenke 1999).
Die bereits erwähnte Studie an adoptierten englischen und rumänischen Kindern mit unterschiedlich langer Deprivationsdauer (O'Connor et al. 1999; O'Connor u. Rutter 2000) zeigt einen eindeutigen Zusammenhang zwischen Deprivationsdauer und Auftreten von Zeichen einer Bindungsstörung. Die Tatsache, dass 70 % der Kinder nach lang dauernder Deprivation keine Bindungsstörung entwickeln, verweist auf die **komplexe Interaktion** pathogener und schützender Faktoren. Die Studie zeigt außerdem, dass auch nach kurz dauernder Deprivation bereits eine Bindungsstörung entstehen kann. Diese Befunde sprechen für ein multifaktorielles Ätiologiemodell, in dem biologische Vulnerabilität, Intensität und Dauer der Deprivation und schützende Faktoren sich zu einem Entwicklungspuzzle („developmental puzzle", O'Connor u. Rutter 2000) zusammenfügen.

5.5.6 Diagnose und Differenzialdiagnostik

Die Diagnose stützt sich zunächst auf die Exploration der Bezugspersonen, dabei sind fremdanamnestische Angaben besonders bedeutsam. In vielen Fällen gibt erst die Befragung von Erzieherinnen, Kinderkrankenschwestern, Kinderärzten oder Mitarbeitern des Jugendamtes entscheidende anamnestische Hinweise. Die videografierte Interaktionsbeobachtung des Kindes mit seiner Bezugsperson (Qualität des Kontaktverhaltens, Reaktion auf Trennung von Bezugsperson) kann entscheidende Zusatzinformationen geben. Ergänzend zur Exploration des Kindes können eine Spielbeobachtung und auch die Beschäftigung mit projektivem Material Informationen bieten; oft sind die Untersuchung und die Exploration jedoch durch die beschriebene Psychopathologie und die Entwicklungsrückstände erschwert.
Die Standardfragebogenverfahren (z. B. CBCL, Döpfner et al. 1994) erfassen Merkmale der Bindungsstörungen nur unzureichend, ebenso wenig existiert ein standardisiertes Interviewverfahren. O'Connor und Rutter schlagen ein semistrukturiertes Interview zur Erfassung von drei diagnostischen Items für die ungehemmte Form (fehlende Differenzierung zwischen Erwachsenen, das Kind würde mit einem Fremden mitgehen, fehlende Rückversicherung mit Bezugsperson in angstauslösender Situation) und einem Item für die gehemmte Form (Kind sucht keinen Zuspruch/Nähe bei Verletzung oder Schmerz) vor (O'Connor u. Rutter 2000).
Eine genaue somatische Abklärung (bei Kleinwuchs einschließlich endokrinologischer Diagnostik) mit entwicklungsneurologischer Untersuchung ist unerlässlich. Bei der Mehrzahl der Kinder – die Häufigkeit umschriebener Entwicklungsstörungen bei den Kindern mit Bindungsstörungen lag in der Berliner Klinik bei 73 % – ist eine zusätzliche ergotherapeutische, krankengymnastische oder pädaudiologisch-logopädische Befunderhebung erforderlich. Die Intelligenzdiagnostik ist zu Anfang oft nur eingeschränkt verwertbar, hier ist eine Verlaufsdiagnostik von vornherein einzuplanen.
Differenzialdiagnostisch abzugrenzende Störungsbilder sind vor allem:

- autistische Störungen
- Intelligenzminderung
- hyperkinetische Störungen
- Anpassungsstörungen
- akute Belastungsreaktionen, z. B. Trennung durch Klinikaufnahme

5.5.7 Behandlung und Prävention

Hauptziel ist die Herstellung und Sicherung eines entwicklungsfördernden, bindungsstabilen Milieus (Deutsche Gesellschaft für Kinder- und Jugendpsychiatrie, Psychosomatik und Psychotherapie et al. 2007). Dies kann die Herausnahme aus dem deprivierenden Milieu einschließen, wenn die Störungen gravierend sind und durch andere Maßnahmen keine ausreichenden Änderungen erzielt werden können.

Arbeit mit den Bezugspersonen und Maßnahmen der Jugendhilfe

Eine Einsicht in die Störung und eine Bereitschaft zur Behandlung ist in der Regel nur in enger Kooperation mit dem Jugendamt herzustellen. Wenn eine ambulante Behandlung mit Verbleib in der Familie zu verantworten ist, sollte – auf der Basis einer Hilfeplanung nach KJHG (§§ 27, 35 a, 36) – die intensive sozialpädagogische Betreuung mit Beratung der Familie (und weiterer Betreuungspersonen) begleitet werden durch regelmäßige kinderpsychiatrische Verlaufskontrollen.
In vielen Fällen wird jedoch das Jugendamt beim Familiengericht die Einschränkung der elterlichen Sorge nach § 1666 BGB beantragen müssen und das Kind – je nach Ergebnis der ambulanten Diagnostik – in stationäre kinderpsychiatrische Behandlung oder in eine sonderpädagogische Pflegestelle mit fachlicher Supervision geben. Einfache Pflegestellen sind durch Kinder mit schweren Bindungsstörungen in der Regel überfordert, und es droht die Gefahr eines erneuten Beziehungsabbruchs.
Bei den in der Regel vorliegenden schweren familiären Störungen in der Vorgeschichte ist insbesondere bei Klein- und Vorschulkindern abzuwägen, ob ein Umgang mit den leiblichen Eltern im Sinne des Kindeswohls ist oder zumindest befristet zu unterbinden ist.

Stationäre milieutherapeutische Maßnahmen

Wenn eine stationäre/teilstationäre kinderpsychiatrische Behandlung erforderlich ist, hat sich ein milieutherapeutisch orientiertes, konstantes Bezugspersonensystem bewährt. An das Team stellen solche Kinder hohe Anforderungen auf der Beziehungsebene.

Entwicklungstherapeutische Maßnahmen

Bei der beschriebenen Häufigkeit umschriebener Entwicklungsrückstände sind krankengymnastische, ergotherapeutische und/oder logopädische Maßnahmen in der Regel erforderlich, auch hier sind bei der Therapieplanung Beziehungsaspekte besonders zu berücksichtigen.

Somatische Maßnahmen

Die Behandlung der Begleiterkrankungen muss durch Kontrolluntersuchungen sichergestellt werden. Bei Gedeihstörungen kommen ernährungsmedizinische Maßnahmen zum Tragen, bei psychosozialem Kleinwuchs ist eine engmaschige Betreuung durch einen pädiatrischen Endokrinologen erforderlich; eine Therapie mit Wachstumshormon jedoch nicht.

Psychotherapeutische Maßnahmen

Spezifische Psychotherapie kommt erst infrage, nachdem die beschriebenen sozial- und heilpädagogischen Maßnahmen die Basis dafür geschaffen haben und ein entsprechendes Entwicklungsalter erreicht ist. Wie bei allen anderen Maßnahmen ist auch hier dafür zu sorgen, dass die Betreuung langfristig geplant und abgesichert ist und die Entwicklung der Kinder nicht durch erneute Beziehungsabbrüche gefährdet wird. Verschiedene Settings und Methoden sind denkbar, publizierte Erfahrungen über differenzielle Wirksamkeit liegen nicht vor.
Vor Maßnahmen, die Bindung durch Überwältigung zu erzwingen suchen, wird ausdrücklich gewarnt (AACAP 2005).

Psychopharmakotherapie

Eine Indikation zur medikamentösen Therapie besteht selten, bei Kindern mit ausgeprägter, gefährdender Unruhe und Aggressivität kommen niederpotente Neuroleptika in Betracht. Die beim psychosozialen Minderwuchs oft bestehende Schlafstörung ist nach Milieuwechsel rasch reversibel.

Prävention

Als Maßnahme der primären Prävention wäre eine Verbesserung der gesellschaftlichen Aufklärung (z. B. über Schulunterricht, Schwangerenberatung, Beratung von Ärzten) bezüglich der Bedeutung von Beziehungskonstanz denkbar. Als sekundäre Prävention wären eine Verbesserung der Früherkennung von Bindungsstörungen sowie verbesserte, langfristig abgesicherte Verlaufskontrollen nach einer Intervention wünschenswert.

5.5.8 Verlauf und Prognose

Trotz einiger Diskrepanzen herrscht insgesamt Einigkeit, dass frühe Auffälligkeiten im Bindungsverhalten (wie „unsichere Bindung" und – besonders – „desorganisierte Bindung") mit einem Risiko für spätere **psychische Auffälligkeiten** behaftet sind (Rutter u. Sroufe 2000; Greenberg 1999; Dozier et al. 1999). Dieser Zusammenhang ließ sich eindeutig jedoch nur für psychosoziale Hochrisikokollektive (z. B. Unterschichtfamilien, misshandelte Kinder) nachweisen, während dies für Kinder aus Mittelklassefamilien nicht zutraf (Übersicht bei Greenberg 1999).
Das einzige vorliegende Ergebnis über den Verlauf von diagnostizierten Bindungsstörungen (O'Connor u. Rutter 2000) zeigt eine hohe Stabilität zwischen dem vierten und sechsten Lebensjahr, obwohl alle Kinder in Pflegefamilien lebten. Im späteren Verlauf zeigte sich, dass sich das gestörte Bindungsverhalten zwischen 6 und 11 Jahren noch deutlich verbesserte (Kreppner 2004). Diese ersten Ergebnisse und klinische Erfahrungen sprechen dafür, dass Kinder mit Bindungsstörungen als kinderpsychiatrische Hochrisikopatienten angesehen werden müssen.

> Es ist in Analogie zu der Verlaufsforschung über Bindungstypen zu vermuten, dass gehemmte Bindungsstörungen eher für internalisierende, ungehemmte eher für externalisierende Störungen prädisponieren.

5.5.9 Forschungsanliegen und Ausblick

Dringend notwendig wäre eine Verzahnung der umfangreichen Forschung über Bindung mit der spärlichen über Bindungsstörungen. Dies könnte die – letztlich noch offene – Frage der Kontinuität zwischen auffälligem Bindungsverhalten und Bindungsstörungen klären. Zu verbessern bzw. erst zu entwickeln sind Interview- und Beobachtungsverfahren zur Diagnosestellung, um anschließend den Langzeitverlauf unter Berücksichtigung der Interventionen studieren zu können. Ein Hauptproblem solcher Studien wird sein, dass „life-events" wie Misshandlung oder Vernachlässigung, die mit Bindungsstörungen assoziiert sind, wichtige Risikofaktoren für jegliche Form späterer Psychopathologie darstellen (Dozier et al. 1999).

Trotz der vielen offenen Fragen und der dürftigen Datenlage scheint es sinnvoll, mit dem beschriebenen Konzept der Bindungsstörungen zu arbeiten, damit eine relevante Gruppe von Kindern mit einer Störung, die ihre Entwicklung beeinträchtigt, die notwendige Hilfe bekommt.

Literatur

AACAP Official Action (Boris NW, Zeanah CH; Work Group on Quality Issues) (2005). Practice parameter for the assessment and treatment of children and adolescents with reactive attachment disorder of infancy and early childhood. J Am Acad Child Adolesc Psychiatry; 44: 1206–19.

American Psychiatric Association. Diagnostic and Statistical Manual of Mental Disorders (DSM-IV) (1994). Washington, DC: American Psychiatry Press. Dt. Bearb. u. Einführung: Saß H, Wittchen HU, Zaudig M (Hrsg) (1996). Diagnostisches und Statistisches Manual Psychischer Störungen DSM-IV. Göttingen, Bern, Toronto, Seattle: Hogrefe.

Boris NW, Zeanah CH, Larrieu JA, Scheeringa MS, Heller SS (1998). Attachment disorders in infancy and early childhood: A preliminary investigation of diagnostic criteria. Am J Psychiatry; 155(2): 295–7.

Boris NW, Wheeler EE, Heller SS, Zeanah CH (2000). Attachment and developmental psychopathology. Psychiatry; 63(1): 75–84.

Braun K, Bogerts B (2001). Erfahrungsgesteuerte neuronale Plastizität. Bedeutung für Pathogenese und Therapie psychischer Erkrankungen. Nervenarzt; 72: 3–10.

Braun K, Lange E, Metzger M, Poeggel G (2000). Maternal separation followed by early social deprivation affects the development of monoaminergic fiber systems in the medial prefrontal cortex of octodon degus. Neuroscience; 95(1): 309–18.

Brisch KH, Buchheim A, Kächele H (1999). Diagnose von Bindungsstörungen. Prax Kinderpsychol Kinderpsychiatrie; 48: 425–37.

Deutsche Gesellschaft für Kinder- und Jugendpsychiatrie, Psychosomatik und Psychotherapie, Bundesarbeitsgemeinschaft leitender Klinikärzte für Kinder- und Jugendpsychiatrie, Psychosomatik und Psychotherapie, Berufsverband der Ärzte für Kinder- und Jugendpsychiatrie, Psychosomatik und Psychotherapie (Hrsg) (2007). Leitlinien zu Diagnostik und Therapie von psychischen Störungen im Säuglings-, Kindes- und Jugendalter. 3. Aufl. Köln: Deutscher Ärzte-Verlag.

Döpfner M, Melchers P, Fegert J, Lehmkuhl G, Lehmkuhl U, Schmeck K, Steinhausen HC, Poustka F (1994). Deutschsprachige Konsensus-Versionen der Child Behavior Checklist (CBCL 4-18), der Teacher Report Form (TRF) und der Youth Self Report Form (YSR). Kindheit und Entwicklung; 3: 54–9.

Dozier M, Stavall KC, Albus KE (1999). Attachment and psychopathology in adulthood. In: Cassidy J, Shaver PR (eds). Handbook of Attachment. New York: Guilford Press; 497–519.

Fremmer-Bombik E (1996). Der Beitrag der Bindungsforschung zur klinischen Beziehungsdiagnostik. Kindheit und Entwicklung; 5: 155–9.

Glaser D (2000). Child abuse and neglect and the brain – a review. J Child Psychol Psychiatry; 41: 97–116.

Greenberg MT (1999). Attachment and psychopathology in childhood. In: Cassidy J, Shaver PR (eds). Handbook of Attachment. New York: Guilford Press; 469–96.

Kreppner J (2004). Are there limits to resilience? Findings from the Romanian study. In: Remschmidt H, Belfer U (eds). Book of Abstracts of the 16th World Congress of the IACAPAP. Darmstadt: Steinkopf.

Lieberman AF, Zeanah CH (1995). Disorders of attachment. Child Adolesc Psychiatr Clin North Am; 4: 571–88.

O'Connor TG, Bredenkamp D, Rutter M, and the English and Romanian Adoption Adoptees Study Team (1999). Attachment disturbances and disorders in children exposed to early severe deprivation. Inf Ment Health J; 20: 10–29.

O'Connor TG, Rutter M (2000). Attachment disorder behavior following early severe deprivation: Extension and longitudinal follow-up. J Am Acad Child Adolesc Psychiatry; 39: 703–12.

Polan HJ, Hofer MA (1999). Psychobiological origins of infant attachment and separation responses. In: Cassidy J, Shaver PR (eds). Handbook of Attachment. New York: Guilford Press; 162–80.

Richters MM, Volkmar FR (1994). Reactive attachment disorder of infancy or early childhood. J Am Acad Child Adolesc Psychiatry; 33: 328–32.

Rutter M, Sroufe A (2000). Developmental psychopathology: Concepts and challenges. Development and Psychopathology; 12: 265–6.

Seiffge-Krenke I (1999). Transmission von Bindung. Editorial. Prax Kinderpsychol Kinderpsychiatrie; 48: 71–2.

Steinhausen HC (1996). Deprivations- und Misshandlungssyndrome. In: Steinhausen HC (Hrsg). Psychische Störungen bei Kindern und Jugendlichen. 3., aktual. Aufl. München, Wien: Urban & Schwarzenberg; 253–72.

Streeck-Fischer A, van der Kolk BA (2000). Down will come baby, cradle and all: diagnostic and therapeutic implications of chronic trauma on child development. Austr New Zeal J Psychiatry; 34: 903–18.

World Health Organization (1991). Tenth revision of the international classification of diseases (ICD-10). Chapter V (F): Mental and behavioural disorders. Geneva: World Health Organization.

Zeanah CH (1997). Psychopathology in infancy. J Child Psychol Psychiatry; 38: 81–99.

Zeanah CH, Emde RN (1994). Attachment of disorders in infancy and childhood. In: Rutter M, Taylor E, Hersov L (eds). Child and Adolescent Psychiatry: Modern approaches. 3rd ed. Oxford: Blackwell Science; 490–504.

Zeanah CH, Scheeringa M, Boris NW, Heller SS, Smyke AT, Trapani J (2004). Reactive attachment disorder in maltreated toddlers. Child Abuse Negl; 28: 877–88.

Zero to Three, Task Force on Diagnostic Classification in Infancy (1994). Diagnostic Classification of Mental Health and Developmental Disorders of Infancy and Early Childhood. Arlington, VA: Zero to Three.

5.6 Enuresis, Enkopresis

A. von Gontard

Inhalt

5.6.1 Einleitung

Enuresis und Enkopresis gehören zu den typischen funktionellen Reifungs- oder Entwicklungsstörungen (siehe von Gontard und Neveus 2006). Sie sind im Kindesalter häufig und weisen eine hohe spontane Remissionsrate auf. Es handelt sich um eine heterogene Gruppe von Störungen mit unterschiedlicher Ätiologie, Pathogenese und klinischem Verlauf. Bei manchen Formen überwiegen genetische Ursachen, den meisten liegen komplexe Interaktionen von biologischen Faktoren und Umweltfaktoren zugrunde, während bei einzelnen Formen psychosoziale Determinanten überwiegen. Daher ist eine differenzierte Betrachtung der verschiedenen Subformen der Ausscheidungsstörungen, wie in diesem Kapitel dargestellt, unbedingt notwendig.

5.6.2 Enuresis

5.6.2.1 Definition und Klassifikation

Die **Enuresis** wird als ein unwillkürlicher Harnabgang ab einem chronologischen Alter von fünf Jahren und einem geistigen Intelligenzalter von vier Jahren definiert (ICD-10 [klinische Kriterien], Dilling et al. 1994; Remschmidt u. Schmidt 1994; s. Tab. 5-38). Ein willkürliches Einnässen dagegen ist oft ein Zeichen einer weitergehenden psychiatrischen Störung und sollte nicht als Enuresis bezeichnet werden. Organische Grunderkrankungen wie Epilepsie, neurologische Inkontinenz, strukturelle Veränderungen des Harntraktes, medizinische Erkrankungen müssen ausgeschlossen werden. Nach der ICD-10 ist bei gleichzeitigem Auftreten von Enuresis und Enkopresis nur Letztere zu verschlüsseln. Diese Vorgabe ist nicht sinnvoll und nach neueren empirischen Untersuchungen nicht nachvollziehbar, da es sich um

verschiedene Störungen mit spezifischen Komorbiditäten handelt. Aus ähnlichen Gründen sollten – entgegen den ICD-10-Kriterien – andere begleitende psychiatrische Störungen immer getrennt klassifiziert werden.
Die Mindestdauer der Symptomatik beträgt drei Monate, die Häufigkeit 2-mal pro Monat unter einem Alter von sieben Jahren und 1-mal pro Monat bei älteren Kindern (ICD-10 [Forschungskriterien], WHO 1993). Deskriptiv wird nach tageszeitlicher Symptomatik zwischen einer Enuresis nocturna, Enuresis diurna und Enuresis nocturna et diurna unterschieden.

Unter einer **primären Enuresis** versteht man ein Einnässen ohne längere trockene Periode, während die **sekundäre Enuresis** durch ein Wiedereinnässen nach Rückfall definiert wird.

Die Dauer der längsten trockenen Periode wird weder nach ICD-10 noch DSM-IV definiert. Klinisch ist ein Intervall von sechs Monaten als Kriterium für eine sekundäre Enuresis am üblichsten, es werden aber auch ein (Largo et al. 1978), drei (Olbing 1993) oder zwölf Monate (Fergusson u. Horwood 1994) verwendet. Bis auf eine höhere Frequenz (2-mal pro Woche) und relevanter Einschränkung im sozialen Umfeld als weiteres Kriterium, unterscheiden sich die Definitionen nach DSM-IV nur minimal (APA 1994) (s. Tab. 5-38). Das Kriterium der sozialen Einschränkung ohne numerische Definition (nasse Tage bzw. Nächte pro Woche) erschwert jedoch die Vergleichbarkeit klinischer und wissenschaftlicher Daten.
Neben diesen offiziellen Definitionen ist eine Differenzierung zwischen einer Enuresis und einer Harninkontinenz wichtig.

Tab. 5-38: Klassifikation der Enuresis nach DSM-IV (APA 1994) und den klinischen Kritierien der ICD-10 (Dilling et al. 1994; Remschmidt u. Schmidt 1994), ergänzt durch die Forschungskriterien (WHO 1993)

	DSM-IV	ICD-10 (klinische Kriterien)
Name	Enuresis 307.6	Enuresis F 98.0
Definition	wiederholter, willkürlicher und unwillkürlicher Urinabgang	unwillkürlicher Harnabgang (nach ICD-Forschung: auch willkürlich)
Alter	chronologisch und geistiges Intelligenzalter: 5 Jahre	chronologisch: 5 Jahre geistiges Intelligenzalter: 4 Jahre
Häufigkeit	mind. 2-mal/Woche oder klinisch relevante Belastung und Einschränkung in sozialen, schulischen und sonstigen Bezügen	nicht angegeben (ICD-Forschung: 2-mal/Monat < 7 Jahre; 1-mal/Monat > 7 Jahre)
Dauer	mind. 3 konsekutive Monate	nicht angegeben (ICD-Forschung: 3 Monate)
Ausschlusskriterien	körperliche Erkrankung: Diabetes mellitus und insipidus, Spina bifida, zerebrale Anfälle, HWI, neurogene Blase	Epilepsie, neurologische Inkontinenz, strukturelle Veränderungen des Harntraktes, medizinische Erkrankungen andere psychiatrische Störungen, die die ICD-10 Kriterien erfüllen Enuresis Hauptdiagnose (bei Komorbidität mit anderen emot. Störungen): nur wenn mehrfach wöchentl. Einnässen, zeitliche Kovarianz der Symptomatik Diagnose: Enkopresis, wenn Enuresis und Enkopresis zusammen auftreten
Subtypen	nocturna, diurna, nocturna et diurna	beschrieben
primär	keine trockene Periode (Dauer nicht angegeben)	Verlängerung der normalen infantilen Inkontinenz
sekundär	trockene Periode vorhanden (Dauer nicht angegeben)	nach einer Periode bereits erworbener Blasenkontrolle

Enuresis bezeichnet eine normale, vollständige Blasenentleerung am falschen Platz und zur falschen Zeit (Olbing 1993). Sie tritt überwiegend nachts auf und ist tagsüber sehr selten. Eine **Harninkontinenz** ist gekennzeichnet durch einen ungewollten Harnabgang mit Blasendysfunktion. Diese kann strukturell, neurogen oder funktionell bedingt sein. Die meisten Kinder, die tagsüber einnässen, haben eine **funktionelle Harninkontinenz** (Olbing 1993; Hjälmas 1992a; 1992b). Eine reine Enuresis dagegen ist tagsüber extrem selten.

Neuere Ergebnisse zeigen, dass die Einteilung nach Tageszeit des Einnässens (nocturna, diurna) und Dauer der trockenen Periode (primär, sekundär) nicht ausreicht. Inzwischen haben sich verschiedene Syndrome definieren lassen, die sich bezüglich klinischer Symptomatik und Ätiologie unterscheiden (von Gontard 2001). Deshalb wurden von der International Children's Continence Society (ICCS) neue Klassifikationsvorschläge formuliert, denen dieses Kapitel weitgehend folgt (Neveus et al. 2006).

Bei den Kindern, die nur nachts einnässen, können folgende vier Formen unterschieden werden (Tab. 5-39):

- die **monosymptomatische (isolierte) Enuresis nocturna**, definiert durch nächtliches Einnässen ohne Zeichen einer Blasendysfunktion (wie Drangsymptome, Aufschub oder Dyskoordination) – diese kann primär oder sekundär auftreten
- die **nichtmonosymptomatische Enuresis nocturna**, definiert durch nächtliches Einnässen, jedoch mit Miktionsauffälligkeiten wie Drangsymptome, Aufschub oder Dyskoordination tagsüber – auch hier sind primäre und sekundäre Formen möglich

Bei tagsüber oder tagsüber und nachts einnässenden Kindern werden primäre und sekundäre Formen meist nicht differenziert. Es können jedoch die folgenden Formen unterschieden werden. Die wichtigsten Leitsymptome finden sich in Tabelle 5-40:

- die **idiopathische Dranginkontinenz**, klinisch gekennzeichnet durch ungewollten Harnabgang mit überstarkem Harndrang, einer Pollakisurie, einer verminderten Blasenkapazität und einem Einsatz von Haltemanövern; urodynamisch wird sie durch Detrusorinstabilität (spontane Kontraktionen des Blasen-Hohlmuskels) während der Füllungsphase der Blase definiert

Tab. 5-39: Übersicht über Formen des nächtlichen Einnässens

	längstes trockenes Intervall < 6 Monate	**längstes trockenes Intervall > 6 Monate**
	primäre Enuresis nocturna	**sekundäre Enuresis nocturna**
keine Blasenfunktionsstörungen* tagsüber	primäre monosymptomatische Enuresis nocturna	sekundäre monosymptomatische Enuresis nocturna
Blasenfunktionsstörungen* tagsüber vorhanden	primäre nichtmonosymptomatische Enuresis nocturna	sekundäre nichtmonosymptomatische Enuresis nocturna

* Zeichen von Drang, Aufschub, Dyskoordination, Einkoten; d. h. ähnlich wie bei der funktionellen Harninkontinenz, jedoch kein Einnässen tags

Tab. 5-40: Übersicht über die wichtigsten Leitsymptome der funktionellen Harninkontinenz

Form des Einnässens tagsüber	**wichtigste Leitsymptome**
idiopathische Dranginkontinenz	häufiger Toilettengang > 7x/Tag, kleine Mengen, Drangsymptome
Harninkontinenz bei Miktionsaufschub	seltener Toilettengang < 5x/Tag mit Hinauszögern
Detrusor-Sphinkter-Dyskoordination	Pressen zu Beginn und während des Wasserlassens, unterbrochener Harnfluss
Stressinkontinenz	Einnässen beim Husten, Niesen, Anspannen, kleine Mengen
Lachinkontinenz	Einnässen beim Lachen, große Mengen mit kompletter Entleerung
„Lazy-Bladder-Syndrom"	unterbrochener Harnfluss, Blasenentleerung nur mit Pressen möglich

- die **Harninkontinenz** bei Miktionsaufschub, gekennzeichnet durch ein Hinauszögern der Miktion und Retention von Urin, sodass es trotz Einsatz von Haltemanövern zum Einnässen tagsüber kommt
- die **Detrusor-Sphinkter-Dyskoordination**, definiert durch eine fehlende Relaxation und paradoxe Kontraktion des Blasenschließmuskels während der Miktion; es kommt zu ausgeprägten Kontraktionen des Beckenbodens mit stakkatoartigen oder fraktionierten Miktionen sowie zu einer inkompletten Blasenentleerung

Seltene Formen umfassen:

- die **Stressinkontinenz** mit Harnabgang in Zusammenhang mit erhöhtem intraabdominellen Druck, z. B. beim Husten oder Niesen
- die **Lachinkontinenz** mit kompletter Blasenentleerung beim Lachen
- das **Lazy-Bladder-Syndrom** (neuerdings in „underactive bladder" umbenannt) als Detrusordekompensation mit seltenen, irregulären Miktionen und großen Restharnmengen

5.6.2.2 Epidemiologie

Die **Enuresis nocturna** ist 2- bis 3-mal häufiger als das Einnässen tagsüber. Das Geschlechterverhältnis beträgt 1,5–2 : 1 (männlich zu weiblich) (Wille 1994). Die spontane Remissionsrate beträgt 13,5 % pro Jahr (de Jonge 1973). Die Prävalenz ist in der Tabelle 5-41 zusammengefasst und nimmt ab von 20,2 % der 4-Jährigen über 10,3 % der 7-Jährigen bis zu 1–2 % der Jugendlichen und 0,3–1,7 % der Erwachsenen.

Tab. 5-41: Übersicht der Prävalenzen der Enuresis nocturna, des Einnässens tagsüber und der Enkopresis (z. T. mit unterschiedlichen Definitionen, Prävalenzen der Studien deshalb nicht direkt vergleichbar)

Alter (Jahre)	Enuresis nocturna	Einnässen tagsüber	Enkopresis
Kleinkindalter			
2	92,5%[1]	98%, 93%[4]	97%, 90%[4]
3	43,2%[1]	47%, 16%[4]	46%, 18%[4]
4	20,2%[1]	12%, 2%[4]	8%, 1%[4], 2,8%[6]
5	15,7%[1]	12%, 2%[4]	7%, 1%[4], 2,2%[6]
Schulkindalter			
6	13,1%[1]	2,9%[4]	4%, 3%[4]; 1,9%[6]
7	10,3%[1]	3,6%[4] 4,8% (2–3%/Woche)[8]	1,3%[4]
8	7,4%[1]	4,0%[4]	2,3%[4]
9	4,5%[4]	4,5%[4]	1,3%[4]
10	2,5%[1]	3,0%[4]	1,7%[4]
Jugendliche	1–2%[2]	< 1%[4]	1,4% (13 J.) keine (> 14 J.)[4]
Erwachsene	0,3–1,7% (33–60 J.)[3]	2–18% (25–64 J.)[5] 9–23% (> 65)[5]	2,7–7,4%[7] (Stuhlinkontinenz)

[1] Fergusson et al. 1986; Fergusson u. Horwood 1994 (Neuseeland); [2] Rutter et al. 1973 (England); [3] Hublin et al. 1998 (Finnland); [4] Largo et al. 1978; 1996 (Schweiz, 1. Zürcher Longitudinal Studie); [5] Herzog u. Fultz 1990 (USA); [6] Bellman 1966 (Schweden); [7] Johanson u. Lafferty 1996 (USA); [8] Hellström et al. 1990

Die primäre Enuresis nocturna ist häufiger als die sekundäre, beim Häufigkeitsgipfel von sieben Jahren jedoch sind die primären (5,2 %) und sekundären Formen (5,1 %) gleich häufig (Fergusson et al. 1986). Die monosymptomatischen sind vermutlich häufiger als die nichtmonosymptomatischen, wobei die epidemiologischen Daten hierzu spärlich sind. Bei 7-Jährigen waren beide Formen gleich häufig (Hellström et al. 1990).

Tagsüber ist das Geschlechtsverhältnis umgekehrt (1,0–1,5 : 1 [weiblich zu männlich]), d. h. Mädchen sind genauso oft oder sogar etwas häufiger betroffen (Bower et al. 1996; Hellström et al. 1990). Vom Kleinkind- zum Jugendalter nässen 18 % der 3-Jährigen (Weir 1982), 4,8 % (2–3 % jede Woche) der 7-Jährigen (Hellström et al. 1990) und weniger als 1 % der Jugendlichen ein (Largo et al. 1978). Die idiopathische Dranginkontinenz ist die häufigste Form des Tagseinnässens (3,8 % der 7-Jährigen, Hellström et al. 1990) und die einzige, bei der Mädchen eindeutig häufiger betroffen sind. Die Harninkontinenz bei Miktionsaufschub ist mit einer höheren Zahl von betroffenen Jungen in klinischen Serien fast genauso häufig (Olbing 1993; von Gontard et al. 1999a; 1999b). Zu den anderen seltenen Formen fehlen epidemiologische Daten.

5.6.2.3 Symptomentwicklung und Komorbidität

Obwohl die Enuresis erst ab dem Alter von fünf Jahren als Störung definiert wird, finden sich schon bei einnässenden Kleinkindern Auffälligkeiten. Bei einer epidemiologischen Untersuchung von 705 3-Jährigen fand sich bei nachts einnässenden Kindern eine positive Assoziation mit Einkoten, bei Jungen eine negative mit dem Entwicklungsstand (Weir 1982). Nicht assoziiert sind Verhaltens-Scores und andere psychosoziale Risikofaktoren. Dagegen zeigten tagsüber einnässende 3-Jährige häufiger Sprachentwicklungsverzögerungen, einen niedrigeren Entwicklungsstand und mehr Verhaltensauffälligkeiten bei den Jungen.

Im Schulkind- und Jugendalter ist die Symptomatik weitgehend vergleichbar (s. Übersichten bei Olbing 1993 und von Gontard 2001). Bei der monosymptomatischen (isolierten) Enuresis nocturna sind folgende Merkmale typisch: tiefer Schlaf und erschwerte Erweckbarkeit (Wolfish et al. 1997) sowie eine Polyurie (Rittig et al. 1989) mit großen Einnässmengen, d. h. das Bett ist nass, nicht nur feucht (Olbing 1993). Bei der nichtmonosymptomatischen Enuresis nocturna gehen Kinder entweder selten auf die Toilette und schieben die Blasenentleerung hinaus (Aufschub) oder sie gehen sehr häufig und plötzlich (Drangsyndrom ohne Einnässen). Auch Pressen und unterbrochener Harnstrahl (Dyskoordination) können nur bei den nichtmonosymptomatischen nächtlichen Einnässern vorkommen. Harnwegsinfekte und Enkopresis können assoziiert sein.

Die **sekundäre Enuresis nocturna** ist durch eine höhere psychiatrische Komorbidität gekennzeichnet, unterscheidet sich ansonsten nicht von der primären Enuresis nocturna. Primäre und sekundäre Enuresis nocturna wurden früher als getrennte Krankheitseinheiten angesehen (Kolvin u. Taunch 1973): die primäre als überwiegend biologisch, die sekundäre als psychosozial bedingte Form des Einnässens. Da auch die sekundären Enuretiker später trocken werden als Kontrollkinder (Fergusson et al. 1990) und bei beiden Formen eine ähnliche genetische Belastung vorliegt (von Gontard et al. 1997), stellen beide eher ein Spektrum von Störungen dar.

Bei der **idiopathischen Dranginkontinenz** liegen folgende Symptome vor:

- hohe Miktionsfrequenz von mehr als 7-mal pro Tag (Pollakisurie) mit kurzen Miktionsabständen
- Drangsymptomatik mit häufigem, plötzlichem, oft imperativem Harndrang
- Einnässen von kleinen Urinmengen, bei Ermüdung gehäuft am Nachmittag
- auffällige Haltemanöver wie Anspannung der Beckenbodenmuskulatur
- Aneinanderpressen der Oberschenkel
- Hüpfen von einem Bein auf das andere
- Hockstellung, Fersensitz
- Vulvovaginitis
- perigenitale Hautmazeration
- rezidivierende Harnwegsinfekte

Typische Merkmale bei der **Harninkontinenz bei Miktionsaufschub** sind:

- niedrige Miktionsfrequenz (weniger als 5-mal pro Tag)
- das Aufschieben der Miktion in bestimmten Situationen (z. B. Heimweg nach der Schule; Ekel vor Toilettenraum; Angst, etwas Spannendes beim Spiel, Fernsehen oder Lesen zu verpassen). Mit zunehmender Dauer eines Miktionsaufschubs wird der Harndrang immer stärker, sodass Haltemanöver eingesetzt werden, die schließlich den Harnabgang nicht mehr zurückhalten können. Häufig sind Obstipation und Enkopresis.

Charakteristisch bei der **Detrusor-Sphinkter-Dyskoordination** sind die folgenden Zeichen:

- wiederholtes Pressen zu Beginn der Miktion gegen den Widerstand des kontrahierten Schließmuskel
- intermittierender und stotternder, z. T. unterbrochener Harnfluss
- unvollständige Blasenentleerung mit Resturin und Harnwegsinfekten
- Stuhlretention

- Obstipation
- Enkopresis
- vesikoureterale Refluxe

Die klinischen Leitsymptome der **Stressinkontinenz** umfassen das Einnässen beim Husten, Niesen und Erhöhungen des intraabdominellen Druckes durch Bauchpresse beim Spielen und Sport. Die **Lachinkontinenz** ist gekennzeichnet durch eine komplette Blasenentleerung (mit großen Urinmengen), die reflektorisch durch Lachen ausgelöst wird. Die Miktion sistiert deshalb auch nicht, wenn das Lachen unterbrochen wird. Klinisch imponieren beim **„Lazy-Bladder-Syndrom"** seltene Miktionen (z. T. 2-mal pro Tag), eine maximal ausgeweitete Blase (Megazystis) mit inkompletten Entleerungen und großen Restharnmengen. Dabei sistiert die Detrusorkontraktion vor dem Ende der Miktion, die per Bauchpresse beendet werden kann.

Generell ist die **psychiatrische Komorbiditätsrate** bei der Gesamtgruppe von einnässenden Kindern um einen Faktor von 2–4 erhöht. Bei einer allgemeinen Prävalenz von 12–14 % für kinderpsychiatrische Störungen (Bird 1996) bedeutet dies eine Prävalenz von 25–50 % (Rutter et al. 1973; Feehan et al. 1990). Erhöhte Raten von Verhaltensproblemen finden sich selbst bei Kindern, die selten (< 6 Episoden pro Jahr) einnässen (Byrd et al. 1996). Aufgrund von Selektionseffekten beträgt die psychiatrische Komorbidität 30 % an Kinderkliniken (Berg et al. 1981) und 70 % an kinderpsychiatrischen Kliniken (Steinhausen u. Göbel 1989).

Insgesamt ist die psychische Komorbidität

- höher bei tagsüber Einnässenden als bei nächtlichen Enuretikern,
- höher bei der Harninkontinenz bei Miktionsaufschub und der Detrusor-Sphinkter-Dyskoordination als bei der idiopathischen Dranginkontinenz (von Gontard et al. 1999),
- höher bei der sekundären als bei der primäre Enuresis nocturna (McGee et al. 1984; Feehan et al. 1990),
- besonders niedrig bei der primären monosymptomatischen Enuresis nocturna.

Expansive, externalisierende Störungen sind häufiger als emotionale, introversive Störungen (Feehan et al. 1990). Spezifisch finden sich:

- Enkopresis und Obstipation bei tagsüber Einnässenden
- emotionale, introversive Störungen bei der sekundären Enuresis nocturna
- oppositionelle Störungen des Sozialverhaltens bei der Harninkontinenz bei Miktionsaufschub
- hyperkinetische Störungen und ADHS sind die häufigsten komorbiden Störungen bei der Enuresis nocturna – und auch Kinder mit ADHS nässen häufiger nachts ein (Baeyens 2005; Biederman et al. 1995; Freitag et al. 2006; Robson et al. 1997). Enuresis mit ADHS ist mit einer schlechteren Compliance und Therapieerfolg assoziiert (Crimmins et al 2003).

In eigenen Untersuchungen erfüllten von 167 einnässenden Kindern 40,1 % die Kriterien für mindestens eine ICD-10-Diagnose (von Gontard et al. 1999a). Für die einzelnen Subformen betrug die Komorbidität nach ICD-10:

- primäre Enuresis nocturna: insgesamt 19,5 %
- primäre, monosymptomatische Enuresis nocturna: 10 %
- primäre, nichtmonosymptomatische Enuresis nocturna: 34,4 %
- sekundäre Enuresis nocturna: 75 %
- idiopathische Dranginkontinenz: 40,9 %
- Harninkontinenz bei Miktionsaufschub: 60,7 %
- Detrusor-Sphinkter-Dyskoordination: 57,1 %

Der **Entwicklungsverlauf** der psychiatrischen Komorbidität der **Enuresis nocturna** zum Jugendalter ist nach den epidemiologischen Untersuchungen widersprüchlich. Die Rate von Betroffenen mit auffälligen Verhaltens-Scores stieg mit dem Alter an, wenn sie häufiger als 6-mal pro Jahr einnässten: So waren 12,1 % der 5- bis 8-Jährigen, aber 30,1 % der 13- bis 17-Jährigen auffällig (Byrd et al. 1996). In einer anderen Studie nahm die Rate von DSM-III-Diagnosen ab: von 30 % bei den 11-Jährigen zu 15 % bei den 15-Jährigen, wobei die 15-jährigen sekundären Enuretiker (20 %) 4-mal häufiger betroffen waren als die primären (5 %) (Feehan et al. 1990). Dabei scheint das Alter der endgültigen Trockenheit entscheidend zu sein. So konnten Fergusson und Horwood (1994) zeigen, dass Kinder, die mit zehn Jahren noch einnässten (unabhängig, ob primär oder sekundär), höhere Raten von Verhaltenssymptomen mit 11–15 Jahren zeigten als Kinder, die vor dem Alter von fünf Jahren trocken geworden waren.

5.6.2.4 Ätiologie und Pathogenese

Biologische Ursachen

Bei der **Enuresis nocturna** handelt es sich um eine genetisch bedingte Reifungsstörung des Zentralnervensystems. So finden sich erhöhte Raten von feinneurologischen Zeichen („soft signs", Shaffer et al. 1984; Järvelin 1989), ein geringeres Längenwachstum (Power u. Manor 1995) und ein verzögertes Knochenalter (Mimouni et al. 1985). Im Wach-EEG finden sich unspezifische Veränderungen (von Gontard et al. 1999b), während andere neurophysiologische Paradigma (Startle-Blink-Inhibition) auf eine Störung der Hirnstammfunktionen hinweisen (Ornitz et al. 1999; 2000).

Formalgenetische (Familien- und Zwillings-)Studien weisen auf eine hohe familiäre Belastung hin (Bakwin 1973) – sowohl bei der primären wie auch bei der sekundären Enuresis nocturna (von Gontard et al. 1997). In den meisten Familien folgt die Enuresis einem autosomal dominanten Erbgang, etwa nur ein Drittel sind sporadische Fälle (Übersichten: von Gontard 1998; von Gontard et al. 2001). **Molekulargenetisch** sind in Kopplungsanalysen mehrere Gen-Orte (Loci) auf den Chromosomen 4, 8, 12, 13 und 22 lokalisiert worden (Locus-Heterogenität) (s. Eiberg et al. 1995 und 2001). Mögliche „Enuresis-(Kandidaten)-Gene" sind bisher nicht identifiziert worden, auch das Genprodukt ist nicht bekannt. Eine genetische Disposition zum nächtlichen Einnässen bleibt auch nach dem Trockenwerden bestehen und kann bei entsprechenden Risikofaktoren reaktiviert werden (Fergusson et al. 1990).

Pathophysiologisch finden sich bei einigen Kindern eine vermehrte Urinproduktion (Polyurie) und eine Variation des zirkadianen Rhythmus des antidiuretischen Hormons (ADH) (Rittig et al. 1989) sowie eine erschwerte Erweckbarkeit (Wolfish et al. 1997) trotz unauffälliger Schlafarchitektur (Neveus et al. 1999). In anderen Worten: Der Füllungsdruck der Blase wird durch den „tiefen" Schlaf nicht wahrgenommen, sodass es zum Einnässen kommt (Koff 1996). Diese Mechanismen unterliegen einem deutlichen **Entwicklungseinfluss**: So sind die hormonellen Veränderungen bis zum Jugendalter nicht mehr nachweisbar (Rittig et al. 1995). Auch die schwere Erweckbarkeit kann als eine Persistenz von Mustern aus dem Kleinkindalter interpretiert werden: So konnten drei verschiedene Reaktionsformen während des Schlafes identifiziert werden (Watanabe u. Azuma 1989; Watanabe 1995). Manche Kinder reagieren mit eindeutig gestörter peripherer Blasenfunktion: Sie zeigen ungehemmte Blasenkontraktionen, aber keine Reaktionen des Zentralnervensystems im EEG (Typ IIb: 32 %). Die meisten jedoch zeigen Reaktionen, die physiologischerweise bei jüngeren Kindern beobachtet werden können und früheren Entwicklungsstadien entsprechen (Norgaard et al. 1997). So entspricht der Typ IIa (10 %) als schwere Störung der Erweckbarkeit (keine EEG-Veränderung vor der Enuresis und keine Blasenkontraktionen) der physiologischen Aufwachreaktion von Kindern unter zwei Jahren. Der Typ I (58 %) als eine leichte Störung der Erweckbarkeit (leichte Arousal-Reaktionen im EEG, jedoch kein Erwachen) ist typisch bei Kindern über zwei Jahren.

Während bei der monosymptomatischen (isolierten) Enuresis nocturna die Funktion der Blase völlig „normal" ist (Norgaard 1991), können Kinder mit einer nichtmonosymptomatischen Enuresis nocturna ähnliche Blasenfunktionsstörungen aufweisen wie Kinder, die tagsüber einnässen. Bei Kindern mit einer sekundären Enuresis nocturna wirkt die genetische Belastung als Disposition, die durch Umweltfaktoren aktiviert wird und zum Rückfall führt (Fergusson et al. 1990).

Bei **tagsüber einnässenden** Kindern spielt eine **periphere Störung der Blasenfunktion** ätiologisch die wichtigste Rolle. Hierbei ist das Verständnis der Entwicklungsphysiologie vom Säuglings- zum Kleinkindalter entscheidend. Die reife, koordinierte Blasenfunktion wird erst in den ersten vier Lebensjahren erworben. Im ersten halben Lebensjahr erfolgt die Kontrolle subkortikal und unwillkürlich. Junge Säuglinge sind kontinent, die Entleerung ist jedoch unkoordiniert und wird alle 1–2 Stunden durch Volumina von ca. 30 ml initiiert. Im Alter von 6–12 Monaten kommt es zu seltenen, unbewussten Miktionen mit einem Volumen von ca. 60 ml. Ab dem Alter von 1–2 Jahren sind eine zunehmende bewusste Wahrnehmung und eine verbale Mitteilung über den Harndrang möglich. Die Entleerung ist koordiniert, die Volumina erreichen 100 ml, aber der Detrusor ist noch „instabil" und weist Kontraktionen auf. Mit 2–4 Jahren wird eine bewusste, willkürliche Kontrolle erreicht, Miktionen können hinausgezögert und willkürlich initiiert werden (Hjälmas 1988; Olbing 1993). Die mittlere Miktionshäufigkeit bei 3- bis 12-Jährigen beträgt 5- bis 6-mal pro Tag (Bloom et al. 1993).

Bei der **idiopathischen Dranginkontinenz** handelt es sich um eine überwiegend genetisch bedingte Instabilität der Blase, d.h. während der Blasenfüllung kommt es zu unwillkürlichen Kontraktionen der Blase, die als Harndrang wahrgenommen werden. Erste molekulargenetische Untersuchungen zeigten eine Kopplung zu Chromosom 17 (Eiberg et al. 2001). Die Häufigkeit nimmt zwar bis zur Pubertät ab (Hellström et al. 1995), steigt jedoch im Erwachsenenalter wieder an (Herzog u. Fultz 1990).

Durch sozialen Druck kann sich die Gewohnheit entwickeln, die externen Sphinkteren übermäßig und „unphysiologisch" einzusetzen – mit der möglichen Folge einer Dyskoordination der Blasenentleerung. So spielen bei der Harninkontinenz, bei Miktionsaufschub und der Detrusor-Sphinkter-Dyskoordination biologische Faktoren primär ätiologisch keine Rolle, können aber im Verlauf zum Lazy-Bladder-Syndrom und zu gravierenden somatischen Folgesymptomen führen.

Die Stressinkontinenz ist im Kindesalter selten und beruht auf einer Insuffizienz des Blasenschließmuskels, sodass jeder erhöhte intraabdominelle Druck zum Urinabgang führt. Bei der Lachinkontinenz handelt es sich eindeutig um eine genetische Störung mit einer Komorbidität zur Kataplexie, bei der Lachen durch einen neurologischen Reflex zu einer kompletten Blasenentleerung führt.

Psychosoziale Faktoren

Entgegen bisherigen Annahmen hat das **Sauberkeitstraining** im Säuglings- und Kleinkindalter keinen Einfluss auf das Erreichen von Trockenheit, wie es im historischen Vergleich der ersten und zweiten Zürcher Längsschnittstudie deutlich wird. So hatten in der ersten Studie (1955) von 413 repräsentativen Kindern 3 % der Eltern das Toilettentraining im Alter von einem Monat, 96 % im Alter von zwölf Monaten begonnen (Median: sieben Monate, vgl. Largo et al. 1978; 1996). 1975 (zweite Studie) dagegen hatten die meisten Mütter erst im Alter von 19–21 Monaten (Median) mit einem Training begonnen, vermutlich aufgrund von vermehrtem Wissen und der Verfügbarkeit von Wegwerfwindeln. Im Verlauf unterschied sich das Alter der endgültigen nächtlichen Trockenheit nicht zwischen den Studien. Tagsüber wurde eine kleine Subgruppe durch intensive mütterliche Aufforderung in den 50er Jahren (erste Studie) mit 18–24 Monaten schneller trocken, mit 36 Monaten waren jedoch mehr Kinder der zweiten Studie trocken (Largo et al. 1996). Largo et al. (1978) folgern, dass „frühzeitiges und intensives Training die Entwicklung der Blasenkontrolle nur unwesentlich beeinflussen kann“ – d. h. biologisch-genetische Faktoren sind hierbei die wesentlichsten. Heutzutage liegt der mittlere Beginn des Sauberkeitstrainings (Übergang von Windeln zu Unterhosen) bei 2,4 Jahren (Bloom et al. 1993).

Epidemiologische Studien konnten ferner zeigen, dass es sich es sich bei der primären Enuresis nocturna nicht um eine psychogen bedingte Störung handelt, da die Rate von psychiatrischen Störungen und anderen psychosozialen Risikofaktoren nicht erhöht ist (Fergusson et al. 1986; McGee et al. 1984; Feehan et al. 1990).

Bei Kindern mit einer sekundären Enuresis nocturna wirken belastende Lebensereignisse und psychiatrische Störungen vor dem Rückfall als Auslöser (Järvelin et al. 1990; Fergusson et al. 1990; McGee et al. 1984; Feehan et al. 1990), die ihre genetische Disposition zum Einnässen reaktivieren. Für belastende Lebensereignisse scheint es zwei Häufigkeitsgipfel zu geben: im frühen Kleinkindalter (2–3 Jahre) und mit 5–6 Jahren; der wichtigste Risikofaktor dabei ist die Trennung/Scheidung der Eltern (Järvelin et al. 1990).

Psychische Störungen (eher introversiv) sind bei der **idiopathischen Dranginkontinenz** selten und treten häufig als sekundäre Folge der Einnäss-Problematik auf (Olbing 1993; von Gontard et al. 1998). Bei der **Harninkontinenz bei Miktionsaufschub** handelt es sich um ein psychogen bedingtes, erlerntes Verweigerungssyndrom mit Retention von Urin und Aufschub der Miktion. Die psychischen Begleitstörungen sind überwiegend expansiv, d. h. es treten Störungen des Sozialverhaltens mit oppositionellem Verhalten und hyperkinetische Störungen auf. (von Gontard et al. 1998; Lettgen et al. 2002). Häufig sind auch intrafamiliäre Interaktionsstörungen. Bei extremer, chronischer Retention mit Resturin-Bildung kann sich im Endstadium ein **Lazy-Bladder-Syndrom** entwickeln, bei dem die erweiterte Blase sich nicht mehr vollständig entleeren kann.

Auch die **Detrusor-Sphinkter-Dyskoordination** ist eine erworbene Störung, die sich in einigen Fällen aus einer Dranginkontinenz entwickeln kann. Statt einer Relaxation während der Blasenentleerung kommt es zu einer paradoxen Anspannung des Beckenbodens mit entsprechender Symptomatik. Nach eigener Beobachtung haben Kinder entweder keine oder sehr schwerwiegende psychische Begleiterkrankungen. Schwere Formen werden als **Hinman-Syndrom** bezeichnet und können mit gravierenden medizinischen Folgen assoziiert sein (Harnwegsinfekte, vesikoureterale Refluxe, obstruktive Nephropathien bis zur Niereninsuffizienz) (Hinman 1986) wie auch mit schweren psychosozialen Belastungen (Varlam u. Dippel 1995).

Multifaktorielles Ätiologiemodell

Obwohl alle Einnässformen als typische „Entwicklungsstörungen“ mit dem Alter an Häufigkeit abnehmen, zeigen die bisherigen Ausführungen, dass die Ätiologie, die Pathogenese und der Entwicklungsverlauf jedes Subtyps so unterschiedlich sind, dass sie differenziert betrachtet werden müssen. Wie in der Tabelle 5-42 zusammengefasst, haben genetische Faktoren und Umweltfaktoren bei den Subformen des Einnässens unterschiedliche Gewichtungen.

Bei allen Formen der **Enuresis nocturna** ist der wichtigste Risikofaktor die genetische Belastung. Umweltfaktoren spielen bei der Genese der primären monosymptomatischen Enuresis nocturna keine Rolle, bei der nichtmonosymptomatischen können die gleichen wie bei tagsüber einnässenden Kindern eine Rolle spielen. Bei Rückfällen, d. h. bei der sekundären Enuresis nocturna, wirken psychiatrische Störungen des Kindes, belastende Lebensereignisse und psychosoziale Stressoren des Umfeldes als Auslöser.

Beim **Einnässen tagsüber** sind die Drang- und die Lachinkontinenz überwiegend genetisch bedingt, während bei allen anderen Formen Umweltfaktoren prädominieren.

Tab. 5-42: Synopsis der verschiedenen Formen des Einnässens und Einkotens

	Definition	Prävalenz	Genetik	Umwelt
Enuresis nocturna				
1. primäre monosymptomatische Enuresis nocturna	nächtliches Einnässen, trockenes Intervall < 6 Monate, keine Blasendysfunktion	+++ häufig	+++ sporadisch (1/3) und aut. dom., Heterogenität (Chromosomen 4, 8, 12, 13, 22)	–
2. primäre nicht-monosymptomatische Enuresis nocturna	nächtliches Einnässen, trockenes Intervall < 6 Monate, Blasendysfunktion tagsüber	+++ häufig	++ s. 1.	+ psychiatrische Störungen leicht erhöht; Zeichen von 4., 5., 6.
3. sekundäre Enuresis nocturna	nächtliches Einnässen, trockenes Intervall > 6 Monate	++ häufig	+++ s. 1.	+++ Lebensereignisse, psychiatrische Störungen
Einnässen tagsüber/funktionelle Harninkontinenz				
4. Dranginkontinenz	Detrusor-Instabilität, häufige Miktionen, Drangsymtome	++ häufig	++ sporadisch und aut. dom. (Chromosom 17)	++ Harnwegsinfekte
5. Miktionsaufschub	Hinauszögern der Miktion und Retention von Urin	++ häufig	–	+++ psychiatrische Störungen, erlerntes Verhalten
6. Dyskoordination	Einnässen tagsüber, Dyskoordination von Detrusor und Sphinkter	(+) selten	–	++ psychiatrische Störungen, erlerntes Verhalten
7. Lazy-Bladder-Syndrom	Dekompensation des Detrusors	(+) selten	–	+++ Entwicklung aus 5. und 6.
8. Stressinkontinenz	Insuffizienz des Sphinkters, Einnässen bei intraabdomineller Druckerhöhung	– sehr selten	– ungeklärt	– ungeklärt
9. Lachinkontinenz	komplette Blasenentleerung bei Lachen; Reflex; Komorbidität mit Kataplexie	– sehr selten	+++ ungeklärt (überwiegend weibliche Überträger)	–
Enkopresis				
10. Enkopresis mit Obstipation	Retention von Stuhl, Obstipation und Einkoten	++ häufig	+	+++ Auslöser: somatische (Schmerzen) und psychische Faktoren
11. isolierte Enkopresis ohne Obstipation	Einkoten ohne Retention	++ häufig	– ungeklärt	+++ ungeklärt, überwiegend psychogen

5.6.2.5 Diagnose und Differenzialdiagnostik

Im Kleinkindalter (vor der Definition einer Störung) ist eine Diagnostik nur bei dem dringenden Verdacht auf eine organische Erkrankung (z.B. Harnwegsinfekte) indiziert. Das diagnostische Vorgehen ist bei Schulkindern und Jugendlichen prinzipiell gleich (s. Olbing 1993; von Gontard 2001). Differenzialdiagnostisch müssen **organische Formen der Harninkontinenz** in Erwägung gezogen werden:

- strukturelle Störungen (z.B. Epispadie, Urethralklappen, andere Fehlbildungen des Harntraktes)
- neurogene Störungen (z.B. Spina bifida occulta, Tethered-cord-Syndrom usw.)
- allgemein-pädiatrische Störungen (z.B. Diabetes insipidus, Diabetes mellitus)

Andere Ursachen des Einnässens, z.B. willkürliches Einnässen im Rahmen anderer schwerer psychiatrischer Störungen, sollten ausgeschlossen werden. Auch emotionale Belastungen können bei der Entstehung einer sekundären Enuresis eine Rolle spielen, z.B. die Geburt eines jüngeren Geschwisterkindes oder die Trennung der Eltern.

Alle komorbiden **psychiatrischen Störungen** sollten erfasst und zusätzlich zu der Einnässform diagnostiziert werden.

Die **Anamnese** ist auch bei der Enuresis die wichtigste diagnostische Maßnahme und sollte ausführlich in Anwesenheit des Kindes erhoben werden. Durch spezielle Fragebögen zum Einnässen können die anamnestische Angaben weiter überprüft und ergänzt werden (Beetz et al. 1995). Die Anamnese sollte in jeden Fall durch ein Miktionsprotokoll ergänzt werden (ebd.). Miktionshäufigkeit und -auffälligkeiten werden von Kindern und Eltern nicht bewusst wahrgenommen und zeigen sich häufig erst bei dieser detaillierten Dokumentation.

Eine komplette **pädiatrisch-internistische Untersuchung**, möglichst auch mit neurologischer Abklärung, ist bei jedem einnässenden Kind erforderlich, ganz besonders bei tagsüber Einnässenden. Ein Urinstatus mit Teststreifen sollte in jedem Fall erfolgen. Bei Verdacht auf Harnwegsinfekt sollte auch eine Urinbakteriologie veranlasst werden. Auch eine Sonographie von Nieren, ableitenden Harnwegen und Blase zum Ausschluss von strukturellen Fehlbildungen und zur Diagnose von Blasenwandverdickung und Resturin als Zeichen einer Blasendysfunktion sollte durchgeführt werden.

Bei einer monosymptomatischen Enuresis nocturna ist eine Uroflowmetrie mit Beckenboden-EMG nicht notwendig. Bei dieser nichtinvasiven Untersuchung werden auf einem speziellen Toilettensitz während der Blasenentleerung Volumen, Flussgeschwindigkeit und zeitlicher Verlauf des Harnstrahls gemessen. Gleichzeitig wird die muskuläre Anspannung des Beckenbodens über ein Oberflächen-EMG mit Klebeelektroden registriert. Sobald sich Hinweise auf eine Blasendysfunktion ergeben, sollte sie veranlasst werden, bei einer Detrusor-Sphinkter-Dyskoordination ist sie obligat.

Radiologische Untersuchungen sind routinemäßig nicht indiziert. Bei Verdacht auf einen vesikoureteralen Reflux sowie auf eine subvesikale Abflussbehinderung ist eine Miktionszystourethrographie (MCU) indiziert. Invasive urologische Untersuchungen (intravesikale Druckmessungen; Zystoskopie) sind routinemäßig nicht indiziert und sollten nur bei entsprechendem Verdacht nach Ausschöpfung aller nichtinvasiven Möglichkeiten durchgeführt werden.

Eine kinder- und jugendpsychiatrische Diagnostik mit Anamnese, Exploration, psychopathologischem Befund und Verhaltensfragebögen sollte immer durchgeführt werden, vor allem bei solchen Formen mit eindeutig erhöhter Komorbidität (z.B. sekundäre Enuresis nocturna und Harninkontinenz bei Miktionsaufschub). Eine **testpsychologische Diagnostik** ist nur bei entsprechender Indikation (vor allem bei Teilleistungsstörungen, allgemeiner Intelligenzminderung usw.) notwendig, aber nicht routinemäßig indiziert.

Auch in anderen Fachgebieten (Pädiatrie und Kinderurologie) wäre es wünschenswert, bei allen einnässenden Kindern ein **Screening** auf Verhaltensauffälligkeiten mit Fragebögen (wie der „Child Behavior Checklist“) durchzuführen und bei entsprechenden Hinweisen kinder- und jugendpsychiatrische Kollegen zu konsultieren.

5.6.2.6 Behandlung und Prävention

Pharmakotherapie

Bei allen Formen des Einnässens sind nicht pharmakologische Methoden effektiver (Houts et al. 1994). **Indikationen** für eine Pharmakotherapie sind bei folgenden Umständen angezeigt:

- Therapie-Resistenz gegenüber anderen Methoden
- bei familiären und sonstigen Belastungen, die eine aufwändige Behandlung nicht erlauben
- andere spezifische Indikationen, z.B. die Notwendigkeit von kurzfristigem Trockenwerden vor Schulausflügen und dergleichen (von Gontard u. Lehmkuhl 1996)

Die Prinzipien der Pharmakotherapie sind im gesamten Kindes- und Jugendalter fast gleich. Der Hauptunterschied liegt darin, dass Jugendliche besonders gut auf DDAVP (Desmopressin) ansprechen, während die Nebenwirkungsrate von Oxybutinin bei jüngeren Kindern höher liegt.

DDAVP (Desmopressin) ist ein synthetisches Analogon des antidiuretischen Hormons (ADH). Bei den meisten Patienten (ca. 70 %) kann eine Reduktion der nassen Nächte erreicht werden. Ein Viertel wird über eine 2-wöchige Periode vollkommen trocken. Nach Absetzen erleiden die meisten einen Rückfall (Moffat et al. 1993) – maximal 18–38 % der Patienten bleiben langfristig trocken (van Kerrebroeck 2002). Die intranasale Applikation von DDAVP (20–40 µg abends) ist bei einigen Kindern effektiver als die perorale (200–400 µg abends). Die individuelle Dosierung muss über vier Wochen titriert werden. Falls Trockenheit erreicht wird, wird die niedrigste erforderliche Dosierung weitere 4–8 Wochen gegeben. Spätestens nach zwölf Wochen sollte ein Absetzversuch durchgeführt werden. Die seltenen Nebenwirkungen umfassen Reizung der Nasenschleimhaut, Kopfschmerzen, Bauchschmerzen, Atemnot, Appetitstörungen, Sehstörungen, Geschmacksveränderungen, niedrigen Blutdruck. Als wichtigste seltene Nebenwirkungen können eine Hyponatriämie und eine Wasserintoxikation auftreten (Hjälmas u. Bengtsson 1993).

Imipramin hat einen eindeutigen antidiuretischen Effekt. Aufgrund von kardialen Nebenwirkungen mit Todesfällen wird die Indikation zunehmend zurückhaltender gestellt. Deshalb sollten folgende Empfehlungen berücksichtigt werden: eine genaue Familienanamnese und körperliche Untersuchung sowie EKG-Ableitungen vor und während der Behandlung. Es sollte mit einer niedrigen Dosierung von 10 bis 25 mg abends ($\leq$ 1 mg pro kg/Tag) begonnen werden; nur falls notwendig, kann alle 4–5 Tage um 20–30 % bis maximal zum Steady-State von 3 mg pro kg/Tag in 2–3 Dosen erhöht werden (Fritz et al. 1994).

Bei der **idiopathischen Dranginkontinenz** ist häufig eine begleitende Pharmakotherapie mit Oxybutinin notwendig, das über eine spasmolytische, anticholinerge und lokal-analgetische Wirkung verfügt. Die Dosierung beträgt 0,3 mg pro kg/Tag in 2–3 Dosen bis maximal 0,6 mg pro kg/Tag Oxybutinin (maximal 15 mg/Tag) unter Fortsetzung der Verhaltenstherapie. Die anticholinergen Nebenwirkungen sind dosisabhängig und reversibel. Als Alternative kommt das Medikament Propiverin in Frage in einer Dosierung von 0,4 bis 0,8 mg pro kg/Tag in 2 Dosen (maximal 15 mg/Tag). Auch eine Umstellung von Oxybutinin auf Propiverin (oder umgekehrt) kann bei fehlender Wirkung angezeigt sein. In therapieresistenten Einzelfällen kann Tolterodin in einer Dosierung von 1–2 mg/Tag in zwei Dosen erwogen werden (Hjälmas et al. 2001). Im Gegensatz zu Erwachsenen ist die Wirksamkeit bei Kindern geringer, sodass es für diese Altersgruppe von der FDA nicht zugelassen wurde. Neuere Medikamente (z. B. Darifenacin) sind in Erprobung, aber noch nicht für Kinder zugelassen.

Psychotherapie

Im Kleinkindalter sollten Behandlungen nur zur Vermeidung von organischen Komplikationen erfolgen – so kann es auch bei Kleinkindern z. B. zu extremen Formen der Harnretention und Dyskoordination kommen. Ansonsten sollten Eltern aufgeklärt und beraten und die Therapie bis zum Alter von fünf Jahren (bei Tagseinnässern mit hohem Leidensdruck eventuell bis zum Alter von vier Jahren) verschoben werden. Im Kindes- und Jugendalter ist die psychotherapeutische Behandlung ähnlich und immer symptomorientiert, wobei bei Jugendlichen die Rate von schwierigen, therapieresistenten Fällen höher ist.

Auch die **primären und sekundären Formen** der Enuresis nocturna werden gleich behandelt, wobei die höhere psychiatrische Komorbidität der sekundären Formen zu berücksichtigen ist. Falls eine **nichtmonosymptomatische Enuresis nocturna** vorliegt, müssen die Miktionsauffälligkeiten (z. B. Drangsymptome) zuerst behandelt werden.

Vor Beginn einer spezifischen Therapie sollte eine „Baseline“ mit Beratung und Einbeziehung der Eltern, positiver Verstärkung, Beruhigung, Motivationsaufbau, Entlastung und **Kalenderführung** (z. B. „Sonne-und-Wolken-Kalender“) durchgeführt werden. Nichteffektive Maßnahmen wie Strafen, Wecken, „Abhalten“, Flüssigkeitsrestriktion und „Blasentraining“ sollten unterlassen werden. Die entlastenden und motivierenden Maßnahmen reichen für manche Kinder aus und werden als erster Schritt empfohlen (AACAP 2004; Glazener u. Evans 2002a). In einer Studie wurden so 19 % (22 von 127) der Patienten ohne spezifische Maßnahmen trocken (Devlin u. O’Cathain 1990). Eine Dauer von 2 bis 4 Wochen wird empfohlen. Bei positivem Effekt kann die Kalenderführung natürlich länger als vier Wochen durchgeführt werden.

Falls diese unspezifischen Maßnahmen nicht ausreichen, ist die apparative Verhaltenstherapie (AVT) mit Abstand das Mittel der ersten Wahl (Mellon u. McGrath 2000). In der Meta-Analyse von Houts et al. (1994) waren 62 % am Behandlungsende, 47 % zum Nachuntersuchungszeitpunkt trocken. In einer neueren Meta-Analyse war die Wahrscheinlichkeit, 14 trockene Nächte hintereinander zu erreichen, bei der AVT 13,3-mal höher als bei Kontrollen (Lister-Sharp et al. 1997).

Tragbare Geräte (so genannte „Klingelhose“) und Bettgeräte (so genannte „Klingelmatte“) sind etwa gleich effektiv (Fordham u. Meadow 1989), sodass die Auswahl den Kindern überlassen werden sollte. Neuere Geräte mit Funkübertragung erleichtern z. B. die Überwachung unter stationären Bedingungen. In einer für das Kind adäquaten Sprache sollte die Wirkungsweise erklärt, Wünsche und Ängste der Kinder exploriert und das Kind in die Verantwortung mit einbezogen werden. Wichtige Instruktionen umfassen die

Notwendigkeit, das Gerät jede Nacht einzusetzen, komplett wach zu werden und die Therapie lange genug fortzusetzen. Das Ziel ist die komplette Trockenheit und nicht nur eine Reduktion der Einnässfrequenz. Es wurden deshalb folgende Beurteilungskritierien definiert (s. Butler 1991):

- initialer Erfolg: mindestens 14 konsekutive trockene Nächte nach maximal 16 Wochen AVT
- Rückfall: zwei nasse Nächte pro Woche
- fortgesetzter Erfolg: kein Rückfall in sechs Monaten
- kompletter Erfolg: kein Rückfall in zwei Jahren

Die Behandlung kann ab einem Alter von fünf Jahren durchgeführt werden. Bei geistig behinderten Kindern ist ein Entwicklungsalter von 6–7 Jahren sinnvoll (Butler 1994). Dabei ist es entscheidend, die psychischen Faktoren, die den Erfolg beeinflussen, zu identifizieren und in die Therapie mit einzubeziehen. Der Therapie-Erfolg wird beeinflusst von folgenden Faktoren (s. Butler 1994):

- Länge der Fahrtwege zur Klinik
- Wartezeit für Termine
- ungünstige Wohnverhältnisse
- familiäre Stressoren
- Kooperation der Eltern
- mütterliche Intoleranz und mütterlicher Ärger
- negatives Selbstwertgefühl beim Kind
- Verhaltensprobleme
- vorheriges Versagen einer AVT
- Einnässform (ungünstiger bei sekundärer Enuresis nocturna und Miktionsauffälligkeiten tagsüber)

Bei therapieresistenten Jugendlichen ist es häufig notwendig, die Wirkung der AVT durch weitere verhaltenstherapeutische Komponenten zu verstärken. Bei dem **Arousal Training** (van Londen et al. 1993) werden Kinder aufgefordert, nach dem Einnässen das Gerät innerhalb von drei Minuten abzustellen, zur Toilette zu gehen und wieder neu anzulegen. Dieses Ziel wird positiv mit zwei Aufklebern verstärkt; falls es nicht erreicht wird, muss ein Token zurückgezahlt werden. Der initiale Erfolg (89 %) und die Trockenheitsrate nach 2½ Jahren (92 %) war höher als mit einem Klingelgerät alleine (73 % bzw. 72 %).

Bei dem **Dry Bed Training** (DBT, Azrin et al. 1974) handelt es sich um ein aufwändiges, aber effektives Programm, das mit einer Intensivnacht mit folgenden Elementen beginnt:

- vor dem Schlafengehen eine detaillierte Instruktion und das so genannte „positive practice", d. h. 20-mal hintereinander auf dem Bett liegen, bis 50 zählen und auf die Toilette gehen
- stündliches Wecken, Anbieten von Flüssigkeit und Retentions-Training, d. h. – falls möglich – Zurückhalten der Miktion
- nach einer Einnäss-Episode: Versorgung der feuchten Bettwäsche und das „positive practice"

In den folgenden Nächten erfolgt ein nur einmaliges Wecken nach einem bestimmten Schema, ansonsten werden die o. g. Elemente beibehalten. Azrin et al. (1974) meinten, dass das DBT effektiver sei die AVT alleine. In einer neuen Meta-Analyse unterschieden sich die Effekte der beiden Methoden nicht wesentlich (Lister-Sharp et al. 1997), weshalb immer erst eine „einfache" AVT bevorzugt und die DBT erst bei Therapie-Resistenz erwogen werden sollte.

Schließlich kann die AVT durch eine Pharmakotherapie verstärkt werden. In Kombination mit Desmopressin (sechs Wochen initial) waren die Therapie-Effekte vor allem bei hoher Einnässfrequenz und begleitenden Verhaltenssymptomen besser (Bradbury u. Meadow 1995). Neuere Studien kamen zu einem gegenteiligen Ergebnis, sodass die Kombination nicht generell empfohlen werden kann (Leebeck-Groenewegen et al. 2001; Gibb et al. 2004). Bei einer nichtmonosymptomatischen Enuresis nocturna mit nachgewiesener Drangsymptomatik ist die Wirksamkeit von AVT und einem Anticholinergikum wie Oxybutinin sehr wirksam (von Gontard und Neveus 2006).

Der Schwerpunkt der Therapie der **idiopathischen Dranginkontinenz** ist ein symptomorientiertes kognitiv-verhaltenstherapeutisches Vorgehen (Gäbel u. Olbing 1993; van Gool u. de Jonge 1989; van Gool et al. 1992). Ziel ist eine zentrale Kontrolle der Drangsymptome ohne motorische Haltemanöver. Die Kinder sollen den Harndrang wahrnehmen, sofort die Toilette aufsuchen und auf Haltemanöver als Gegenmaßnahmen verzichten. In einem so genannten „Fähnchenplan" werden Miktionen ohne Einnässen als Fähnchen, Einnäss-Episoden als Wolken dargestellt.

Bei der **Harninkontinenz bei Miktionsaufschub** sind ein symptomorientiertes Vorgehen mit Entlastung der Eltern und ein beratendes, kognitives Erklären der Zusammenhänge zwischen Einnässen und Aufschub angezeigt (von Gontard 2001). Verhaltenstherapeutische Maßnahmen umfassen eine Kalenderführung mit regelmäßigen „Schickzeiten" zur Toilette, eventuell kombiniert mit einer Digitaluhr mit einstellbaren Klingelzeiten, sodass das Kind nach 3–4 Stunden an den Toilettengang erinnert wird (Meadow 1990). Wegen der hohen psychischen Komorbidität sind häufig weitergehende kinderpsychiatrische und -psychotherapeutische Maßnahmen notwendig.

Therapieprogramme bei der **Detrusor-Sphinkter-Dyskoordination** umfassen Motivationsaufbau, kognitive und verhaltenstherapeutische Elemente, vor allem aber ein spezifisches Training mit Biofeedback-Methoden (Kjolseth et al. 1993; Olbing 1993). Dabei werden visuelle Signale des Harnflusses über Uroflowmetriekurven – kombiniert mit akustischen Signalen über ein Beckenboden-EMG – mit nichtinvasiven

Oberflächenelektroden zurückgemeldet. Schon nach wenigen Trainingstagen ist die Miktion bei den meisten Kindern koordiniert, häufig mit Stabilität in Langzeitkatamnesen (Hanson et al. 1987; Kjolseth et al. 1993).
Die Lachinkontinenz kann durch klassisches Konditionieren (Elzinga-Plomp et al. 1995) oder mit hoch dosiertem Methylphenidat (Sher u. Reinberg 1996) behandelt werden. Bei der Stressinkontienz sind ein Beckenbodentraining und die Gabe von Imipramin, bei dem Lazy-Bladder-Syndrom ein intensives Blasentraining angezeigt (Olbing 1993).

5.6.2.7 Verlauf und Prognose

Neben der hohen Spontanremissionsrate von 13,5 % pro Jahr zeigt die **Enuresis nocturna** unter spezifischer Therapie eine günstige Prognose. Kalenderführung und allgemeine, entlastende, motivationale Maßnahmen (Baseline) führen in 15–20 % der Fälle zur Trockenheit (Devlin u. O'Cathain 1990). Die Effektivität der apparativen Verhaltenstherapie beträgt 60–78 % zum Ende der Therapie und 50 % auch langfristig (Houts et al. 1994; Mellon u. McGrath 2000). Etwa 15 % der Kinder erleiden einen Rückfall, der ebenfalls gut mit AVT behandelt werden kann (Butler 1987). Die Prognose ist am günstigsten für die monosymptomatische (isolierte) Enuresis nocturna ohne Miktionsauffälligkeiten und ohne begleitende Verhaltensprobleme. Die Pharmakotherapie der Enuresis nocturna ist durch hohe Rückfallquoten nach Absetzen gekennzeichnet (Houts et al. 1994).
Die Daten zu Prognose und Verlauf der **funktionellen Harninkontinenz** sind spärlicher. Die **idiopathische Dranginkontinenz** hat klinisch die beste Prognose, wobei häufig eine Kombination von Verhaltenstherapie und Oxybutinin-Medikation notwendig ist. Bei der Harninkontinenz bei Miktionsaufschub mindert vor allem das oppositionelle Verhalten der Kinder den Therapie-Erfolg. Häufig sind weitergehende therapeutische Maßnahmen notwendig. Die Biofeedback-Methoden führen bei der **Detrusor-Sphinkter-Dyskoordination** in der Hälfte der Fälle zu einer vollkommenen, in jeweils einem Viertel zu einer partiellen bzw. keiner Besserung (Kjolseth et al. 1993). Genaue Daten zu der Therapie der seltenen Inkontinenzformen liegen nicht vor.
Die **Enuresis nocturna** kann bis ins Erwachsenenalter persistieren. Auch das Restsymptom einer Nykturie kann langfristig beibehalten werden (Djurhuus et al. 1999). Zudem wirkt eine kindliche Enuresis als Disposition nicht nur für ein nächtliches Einnässen, sondern auch für eine Harninkontinenz und sogar für allgemeine Verhaltensauffälligkeiten im Erwachsenenalter.
Damit ist die Enuresis eindeutig als Entwicklungsstörung (nicht nur als Entwicklungsverzögerung) zu betrachten, bei der ein genetisches Risiko lebenslang persistiert und bei entsprechenden somatischen und psychischen Belastungen reaktiviert werden kann.
Die Prävalenz der reinen Enuresis nocturna liegt bei Erwachsenen (33–60 Jahre) mit wöchentlichem oder monatlichem Einnässen bei 0,4 % der Frauen und 0,3 % der Männer, mit seltenerem Einnässen (seltener als 1-mal/Monat) bei jeweils 1,7 % (Hublin et al. 1998). Das Risiko ist ca. 8fach erhöht, wenn die Betroffenen als Kinder häufig oder gelegentlich eingenässt hatten: 3 % dieser Frauen nässten wöchentlich oder monatlich ein (7,8 % auch seltener) und 2,5 % der Männer (7,8 % auch seltener).
Das Risiko für eine Harninkontinenz nimmt im höheren Erwachsenenalter deutlich zu: Bei 25- bis 64-Jährigen beträgt die Prävalenz 2–18 %, bei den über 65-Jährigen 9–23 %. Frauen sind 1,5- bis 2-mal häufiger betroffen, Stress- und Dranginkontinenz sind etwa gleich häufig (Herzog u. Fultz 1990).
Der **Langzeitverlauf** wurde prospektiv in den Untersuchungen der britischen Geburtskohorte von 1946 analysiert. Frauen, die mit sechs Jahren häufig nachts eingenässt hatten (mehrfach pro Woche), hatten mit 48 Jahren ein 1,3fach höheres Risiko für Stress- (66,7 %) und Drangsymptome (33,3 %) und ein 3fach höheres Risiko für eine schwere Inkontinenz (22,2 %) (Kuh et al. 1999). Ein zusätzliches Einnässen tagsüber mit sechs Jahren erhöhte lediglich das Risiko für Drangsymptome (53,8 %). Zudem waren klinisch relevante psychiatrische Auffälligkeiten häufiger bei Frauen (im Alter von 36 Jahren), die mit sechs Jahren häufig nachts oder tagsüber eingenässt hatten. Bei Männern fand sich dagegen keine starke Assoziation (Rodgers 1990).

5.6.2.8 Forschungsanliegen und Ausblick

Die wichtigsten theoretischen Forschungsanliegen bei der **Enuresis nocturna** sind eine Identifikation der „Enuresis-Gene", deren Genprodukte, die induzierten ZNS-Effekte und deren Modulation durch Umwelteinflüsse. Dabei wird es nötig sein, Subgruppen der Enuresis zu identifizieren und den Phänotyp genauer zu beschreiben.
Praktisch ist eine Erforschung der Ursachen der Therapie-Resistenz, vor allem bei Jugendlichen, vordringlich. Auch die Wirkungsweise der apparativen Verhaltenstherapie (AVT) ist ungeklärt. Bei den meisten Formen des **Einnässens tagsüber** fehlen randomisierte, kontrollierte Therapiestudien mit der Identifikation von spezifischen Wirkkomponenten.

5.6.3 Enkopresis

5.6.3.1 Definition und Klassifikation

Die **Enkopresis** wird nach der ICD-10 definiert als „willkürliches oder unwillkürliches Absetzen von Faeces normaler oder fast normaler Konsistenz an Stellen, die im sozio-kulturellen Umfeld des Betroffenen nicht dafür vorgesehen sind", ab einem Alter von vier Jahren unter Ausschluss neurologischer oder struktureller Inkontinenzformen (ICD-10 [klinische Kriterien], Dilling et al. 1994; Remschmidt u. Schmidt 1994) (s. Tab. 5-43). Die diagnostischen Einschränkungen (ICD-10) bei einer Komorbidität mit Enuresis und anderen psychiatrischen Störungen sind wenig sinnvoll. Eine Häufigkeit von mindestens 1-mal/Monat und eine Dauer von sechs Monaten müssen vorliegen (ICD-10 [Forschungskriterien], WHO 1993). Nach dem DSM-IV wird die funktionelle Enkopresis bis auf eine kürzere Verlaufslänge von drei Monaten ähnlich definiert (APA 1994). Die **zwei wichtigen Subtypen** der Enkopresis werden nur nach DSM-IV unterschieden: eine Enkopresis jeweils mit und ohne Obstipation und Überlaufinkontinenz, die sich sowohl ätiologisch wie auch klinisch unterscheiden.

Die wichtigsten Subformen der Enkopresis sind nach allgemeinem Konsens (Rasquin-Weber et al. 1999; von Gontard 2004, PACCT 2005):

- die Enkopresis mit Obstipation
- die Enkopresis ohne Obstipation

Das Symptom Obstipation kann nicht alleine durch einen seltenen Stuhlgang von weniger als drei Stühlen pro Woche definiert werden. Andere Symptome wie harter Stuhl, Skybala, reduzierter Appetit, Bauchschmerzen, schmerzhafte Defäkation und typische Ultraschallbefunde sind erforderlich (PACCT 2005; von Gontard 2004; Felt et al. 1999).

Die Differenzierung in primäre und sekundäre Enkopresis ist nicht von Relevanz, da sich die beiden Formen nicht (wie bei der Enuresis nocturna) nach klinischer Symptomatik unterscheiden.

Tab. 5-43: Klassifikation der Enkopresis nach DSM-IV (APA 1994) und den klinischen Kritierien der ICD-10 (Dilling et al. 1994; Remschmidt u. Schmidt 1994), ergänzt durch die Forschungskriterien (WHO 1993)

	DSM-IV	ICD-10 (klinische Kriterien)
Name	Enkopresis 307.7; 787.6	Enkopresis F 98.1
Definition	wiederholtes unwillkürliches (selten willkürliches) Absetzen von Stuhl an nicht dafür vorgesehenen Stellen	willkürliches oder unwillkürliches Absetzen von Stuhl an nicht dafür vorgesehenen Stellen
Alter	chronologisches oder Entwicklungsalter: 4 Jahre	chronologisches Alter: 4 Jahre
Häufigkeit	1-mal/Monat	1-mal/Monat
Dauer	3 Monate	6 Monate
Ausschluss-kriterien	nicht Folge von Substanzen (wie Laxantien) oder einer medizinischen Grunderkrankung (Ausnahme: Obstipation)	Spina bifida, Megacolon congenitum und andere organische Erkrankungen Enkopresis Hauptdiagnose (bei Komorbidität mit anderen psychiatrischen Störungen): nur wenn dominantes Phänomen Enkopresis Diagnose, wenn Enuresis und Enkopresis zusammen auftreten
Subtypen	787.6 mit Obstipation und Überlaufinkontinenz 307.7 ohne Obstipation und Überlaufinkontinenz	F 98.11 normale Stuhlkonsistenz F 98.12 überwiegend flüssiger Stuhl (nur ICD-10 Forschung)
primär	beschrieben	Verlängerung der normalen infantilen Inkontinenz
sekundär	beschrieben	nach einer Periode bereits erworbener Darmkontrolle

Zu beachten sind ferner:

- das Toilettenverweigerungs-Syndrom, bei denen Kinder die Toilette zur Miktion, aber nicht zur Defäkation verwenden,
- die Toilettenphobie
- und die hohe Komorbidität von Einnässen und Einkoten (von Gontard u. Hollmann 2004).

5.6.3.2 Epidemiologie

Über 90 % der 2-jährigen Kleinkinder koten heutzutage ein (Largo et al. 1996), d.h. vor dem Definitionsalter der Enkopresis (s. Tab. 5-41 S. 655). Die Prävalenz nimmt von 2,8 % bei den 4-Jährigen (Bellman 1966) langsam bis auf 1,4 % der 13-Jährigen ab, ist aber dann bei Jugendlichen über 14 Jahren kaum vorhanden (Largo et al. 1978). Bei der **Kontinenzentwicklung** besteht ein typischer zeitlicher Verlauf: Zunächst erfolgt die Darmkontrolle, dann die Blasenkontrolle tagsüber und zuletzt die nächtliche Trockenheit.

Die **Enkopresis** tritt ca. 3- bis 4-mal häufiger bei Jungen als bei Mädchen auf. Jeweils die Hälfte leidet unter einer primären bzw. sekundären Form (nach einem sauberen Intervall) (Bellman 1966). Die sekundäre Enkopresis hat einen Häufigkeitsgipfel mit zehn Jahren (Largo et al. 1978). Einkoten am Tage ist deutlich häufiger als das nächtliche Einkoten.

Die Häufigkeit des Stuhlgangs im Kindalter variiert von 1- bis 21-mal pro Woche (Mittelwert: 6,8-mal) und nimmt mit dem Alter ab. So beträgt die 10. bzw. 90. Perzentile bei 3-Jährigen 5- und 12-mal, bei 15-Jährigen 3,6- und 8,7-mal (Bloom et al. 1993).

5.6.3.3 Symptomentwicklung und Komorbidität

Bezüglich der Symptomatologie muss, wie vom DSM-IV vorgesehen, grundsätzlich zwischen der Enkopresis mit und ohne Obstipation unterschieden werden.

Kinder mit **Enkopresis mit Obstipation** haben seltenen Stuhlgang, setzen täglich große Mengen z.T. harten Stuhls überwiegend tagsüber, aber auch nachts ab. Sie geben Schmerzen beim Stuhlgang wie auch allgemeine Bauchschmerzen an. Skybala (harte Kotballen) sind tastbar. Die Transitzeit des Kolons ist verlängert, die Sensibilität herabgesetzt. Der Appetit ist bei 40 % der Kinder reduziert. Laxantien und abführende Maßnahmen sind wirksam. Sie nässen tagsüber, aber vor allem nachts häufiger ein. 38,5 % sind nach der CBCL („Child Behavior Checklist") klinisch auffällig (Benninga et al. 1994).

Die Enkopresis mit einer chronischen Obstipation beginnt oft schon im Kleinkindalter, z.T. auch im Säuglingsalter aus einer akuten Obstipation (Loening-Baucke 1994; Hatch 1988; Levine 1991) und kann durch eine Vielzahl von psychischen und somatischen Faktoren ausgelöst werden. Am wichtigsten ist die schmerzhafte Defäkation (z.B. nach analen Rhagaden [Hautrisse]), die in bis zu 63 % der Fälle der Stuhlretention vorausgeht (Partin et al. 1992). Aber auch belastende Lebensereignisse wie Geburt von Geschwistern und verspätetes Stuhltraining durch die Eltern sind mögliche Auslöser für eine Retention. Auch scheinen Kleinkinder, die den Stuhl nur in Windeln absetzten, aber eine Defäkation auf der Toilette verweigerten (mindestens einen Monat), ein höheres Risiko für eine primäre Enkopresis zu haben (Taubman 1997).

Aus einer vorübergehenden Verweigerung kann sich ein Circulus vitiosus entwickeln, bei dem sich die Retention immer weiter fortsetzt und zu einer z.T. extremen Erweiterung des Dickdarms (Megakolon) führt: Die Sensibilität und Peristaltik im Dickdarmbereich lässt nach, harte Stuhlmassen sammeln sich an, der Darm weitet sich aus, was wiederum zu einer Verminderung von Sensibilität und Peristaltik mit weiterer Retention führt (Levine 1991). Als Folge des Einkotens treten intrapsychische und interpersonelle Symptome auf, wie erniedrigtes Selbstwertgefühl, Ablehnung und Vermeidung (Cox et al. 1998).

Diese Hypothesen treffen nur für die Subgruppe der obstipierten Enkopretiker zu. So gehen nach einer neuen Studie enkopretische Kinder genauso häufig spontan auf die Toilette und setzen Stuhl ab wie ihre Geschwister und Kontrollpersonen. Sie hatten dabei zwar insgesamt häufiger Schmerzen, aber diese waren von nur geringer Intensität. Obwohl Schmerzen initial eine Obstipation auslösen, kann die Schmerzvermeidung im Verlauf nicht mehr der primäre Grund für die Obstipation sein (Borowitz et al. 1999). Deshalb ist die Identifikation der zweiten Hauptform so wichtig.

Kinder mit Enkopresis **ohne Obstipation** (auch: isolierte Enkopresis) haben täglich normal geformten Stuhlgang und koten seltener, aber fast ausschließlich tagsüber ein. Sie verspüren kaum Schmerzen, Skybala sind nicht tastbar, und ihr Appetit ist gut. Die Kolon-Transitzeit ist nicht verlängert und die rektale Wahrnehmung nicht verändert. Eine Behandlung mit Laxantien kann sogar eine Verschlechterung bewirken. Sie nässen seltener ein. 44 % sind nach elterlicher Einschätzung (CBCL) klinisch auffällig (Benninga et al. 1994).

Die pathophysiologischen Zusammenhänge sind bei dieser zweiten Form weniger gut geklärt, möglicherweise weil unterschiedliche Subtypen vorliegen. So beschrieben Hyman und Fleisher (1994) bei der nichtretentiven Enkopresis deutliche psychogene Faktoren wie oppositionelles Verhalten und Interaktionsprobleme.

Bei dem Toilettenverweigerungs-Syndrom (toilet refusal syndrome) bestehen die Kinder auf eine Windel für die Defäkation, benutzen die Toilette für die Miktion. Verzögerte

Sauberkeitserziehung und Obstipation können vorausgehen (Blum et al 2004a und b) – andererseits ist das Toilettenverweigerungs-Syndrom ein Risikofaktor für späteres Einkoten und Obstipation (Taubman u. Buzby 1997). Während jüngere Kindern vom Verhalten her nicht auffälliger sein sollen (Blum et al 1997), zeigen ältere Kleinkinder häufig ein oppositionelles Verhalten.

5.6.3.4 Ätiologie und Pathogenese

Biologische Ursachen

Eine **genetische Komponente** liegt zumindest bei der Enkopresis mit Obstipation vor. In einer Zwillingsstudie zeigte sich für die chronische Obstipation eine 4-mal höhere Konkordanzrate bei eineiigen (70 %) im Vergleich zu zweieiigen Zwillingen (18 %) (Bakwin u. Davidson 1971). Eine überwiegend genetisch bedingte Subform ist die „Slow Transit Constipation“, die durch eine hartnäckige Verstopfung seit dem Kleinkindesalter, jedoch mit weichen Stühlen gekennzeichnet ist (Hutson et al. 2001; Shin et al. 2002). Genetische Untersuchungen wurden zur Enkopresis ohne Obstipation nicht durchgeführt, sodass vermutlich nicht genetische Faktoren in der Genese dieser Form eine größere Rolle spielen.

Auch die meisten anderen Untersuchungen biologischer Faktoren wurden zur Enkopresis mit Obstipation durchgeführt, sodass sich die Ergebnisse überwiegend auf diese Form beziehen. So ist das periphere Nervensystem nicht betroffen, denn die Funktion des Nervus pudendus ist intakt (Sentovich et al. 1998). Dagegen konnten verschiedene Untersuchungen periphere funktionelle Störungen bei der Koordination der Stuhlentleerung nachweisen. Diese **Störungen der Defäkationsdynamik** werden durch rektale Druckmessungen (Manometrie) erhoben. So fand sich als spezifischstes Zeichen eine fehlende Relaxation des Musculus sphincter ani externus (Sutphen et al. 1997); ferner eine erhöhte Rate von dyskoordinierten Defäkationen bei obstipierten Kindern mit Enkopresis (Loening-Baucke 1990). Auch ist die **periphere Sensibilität** deutlich herabgesetzt (Loening-Baucke u. Yamada 1995). Da sich diese Veränderungen unter einer erfolgreichen Behandlung häufig zurückbilden, ist fraglich, ob sie eine primäre Störung oder eine sekundäre Folge der Obstipation darstellen.

Im Zentralnervensystem findet sich eine erhöhte Rate von unspezifisch abnormen EEG-Befunden (höhere Raten von Sharp-waves und eine verlangsamte Grundaktivität). In eigenen Untersuchungen hatten Kinder, die sowohl einkoteten als auch einnässten, in 31,6 % der Fälle normale und in 36,8 % pathologische EEGs. Verlängerte Latenzen von somatisch-sensiblen evozierten Potenzialen, rektal stimuliert, sprechen für eine herabgesetzte Afferenz zum Zentralnervensystem (Loening-Baucke u. Yamada 1995). Weiche neurologische Zeichen (so genannte „soft signs“) sind bei Kindern mit Enkopresis nicht untersucht worden.

Gastrointestinale Hormone wie das Pankreatische Polypeptid, Motilin und Cholezystokinin können bei Kindern mit Enkopresis eine veränderte postprandiale Ausschüttung zeigen (Stern et al. 1995). Diese Befunde könnten dafür sprechen, dass eine verzögerte Magenentleerung sowie eine verminderte Motilität des Dünndarms und des Dickdarms induziert wird. Andere Untersuchungen weisen dagegen nur auf eine verzögerte Transitzeit des Kolons, nicht jedoch des oberen Gastrointestinaltraktes nach (Benninga et al. 1994). Diese Zusammenhänge erfordern deshalb weitere Untersuchungen.

Es findet sich eine hohe **Komorbidität von Enkopresis und Enuresis** – sowohl tagsüber als auch nachts, vor allem bei Obstipation. Zusammengefasst nässen ein Drittel der Kinder mit Enkopresis ein. So nässten in einer Studie von 234 chronisch obstipierten Kindern mit Enkopresis 29 % tagsüber und 34 % nachts ein (Loening-Baucke 1997). Andererseits koten 4–25 % der einnässenden Kinder auch ein (von Gontard 2004).

Da bis zur Pubertät eine enge anatomische Nähe zwischen Rektum und Blasenhinterwand besteht, führt pathogenetisch jede größere Rektumerweiterung zur Kompression der Blase mit sekundären Konsequenzen für den oberen Harntrakt (O'Regan et al. 1986; Yazbeck et al. 1987). So können Resturinbildung und Erweiterung des Nierenbeckens allein durch eine chronische Obstipation bedingt sein (Dohill et al. 1994). Zudem stellt der rektale und urethrale Sphinkter, zusammen mit der Beckenbodenmuskulatur, eine einzige physiologische Einheit dar, sodass eine Kontraktion des rektalen Sphinkters simultan eine Kontraktion des urethralen Sphinkters bewirken kann. So finden sich bei obstipierten enkopretischen Kindern hoch signifikant häufiger Zeichen einer dyskoordinierten Stuhlentleerung mit fehlender Relaxation des analen Sphinkters während der Defäkation (Loening-Baucke 1990). Die höhere Rate von Harnwegsinfekten (HWI) bei obstipierten Enkopretikern trägt ebenfalls zu dem gesteigerten Einnässen bei (Loening-Baucke 1997; 2002).

Die Zusammenhänge mit dem nächtlichen Einnässen sind nicht eindeutig geklärt, aber abführende Maßnahmen können eindeutig zu eine Verringerung der nächtlichen Einnässfrequenz führen (Loening-Baucke 1997).

Psychosoziale Faktoren

Schon im Säuglingsalter spielen psychogene Faktoren bei dem Erlangen der Sauberkeit eine wichtige Rolle. Im Vergleich zwischen den beiden Zürcher Längsschnittuntersuchungen in den 50er und 70er Jahren hatten die Intensität und der Beginn des elterlichen Sauberkeitstrainings initial einen deutlichen Effekt: Kinder wurden früher sauber, erlitten aber häufig einen Rückfall zwischen dem ersten und zweiten Lebensjahr (Largo et al. 1996). Bis zum fünften Lebensjahr hatte die Sauberkeitserziehung keine Auswirkung auf die Häufigkeit des Einkotens mehr. Für eine spätere Enkopresis ist weniger der Zeitpunkt als die Qualität des Sauberkeitstrainings (zu viel Druck oder laisser-faire) ein Risikofaktor (Bellman 1966).

Die Rate von psychischen Auffälligkeiten ist bei Kindern mit Enkopresis eindeutig erhöht, wobei nicht geklärt werden kann, ob diese eine primäre Ursache der Enkopresis oder sekundäre Folgen darstellen.

Die Rate ist deutlich höher als bei Kindern mit angeborenen anorektalen Fehlbildungen, die sich kaum von der Normstichprobe („Child Behavior Checklist", CBCL) unterschieden (Hassink et al. 1998). Dagegen zeigten 40–50 % der Kinder mit Enkopresis psychische Symptome im klinischen Bereich (CBCL) (Benninga et al. 1994; Young et al. 1995; van der Plas et al. 1996a; von Gontard 2004). Im Vergleich zur Normpopulation (10 %) ist die Rate damit um einen Faktor von 4- bis 5-mal erhöht. Es fanden sich keine wesentlichen Unterschiede bei Kindern mit und ohne Obstipation (Benninga et al. 1994). Die erhöhte Rate ist allerdings abhängig von institutionsbedingten Selektionseffekten; sie ist im pädiatrischen Setting niedriger als in der kinderpsychiatrischen Klientel. Zuverlässige epidemiologische Daten liegen nicht vor.

Die psychiatrische Komorbidität ist heterogen, d. h. es gibt keine enkopresisspezifische Psychopathologie. Introversive Störungen scheinen leicht zu überwiegen. Störung des Sozialverhaltens (vor allem mit oppositionellem Verhalten) und hyperkinetische Störungen sind ebenfalls häufig. In einer Studie zeigten 23,4 % der Kinder klinisch relevante Aufmerksamkeitsprobleme (CBCL) – bei den Jugendlichen sogar 30 % (Johnston u. Wright 1993). Kinder, die sowohl einkoten als auch einnässen, hatten besonders häufig komorbide psychische Störungen, bei 45 % externalisierende und bei 25 % emotionale Störungen (von Gontard u. Hollman 2004). Bisher sind kaum oder allenfalls methodisch -unzulängliche Untersuchungen zu Teilleistungsschwächen durchgeführt worden. Die Grundintelligenz soll im Normbereich liegen (Bellman 1966). Allerdings finden sich erhöhte Raten von Enkopresis nach sexuellem Missbrauch und bei Kindern mit geistiger Behinderung (von Gontard 2004).

Multifaktorielles Ätiologiemodell

Insgesamt ist die Enkopresis weniger genau erforscht als die Enuresis. Es ist jedoch unbedingt notwendig, zwischen den beiden Hauptformen zu unterscheiden (s. Tab. 5-41). Bei der **Enkopresis mit Obstipation** liegt eine geringe genetische Komponente vor, die als Disposition zur Stuhlretention wirken könnte. Wichtiger sind jedoch exogene somatische Auslöser wie schmerzhafte Defäkation und psychische Faktoren wie belastende Lebensereignisse. Die Ätiologie der **Enkopresis ohne Obstipation** ist ungeklärt. Vermutlich jedoch überwiegen unspezifische psychogene Faktoren, die die Einkot-Symptomatik begünstigen und aufrechterhalten. Daneben können zentralnervöse und lokale gastrointestinale Faktoren beim Kind Risikofaktoren darstellen.

5.6.3.5 Diagnose und Differenzialdiagnostik

Diagnostisch müssen zunächst **organisch bedingte Formen der Stuhlinkontinenz** ausgeschlossen werden (Hatch 1988; Hyman u. Fleisher 1994; Felt et al. 1999; Loening-Baucke 1994). Zu diesen zählen infektiös bedingte Diarrhöen mit unwillkürlichem, oft flüssigem Stuhlabgang sowie Fehlbildungen des unteren Gastrointestinaltraktes mit entsprechenden sensiblen und motorischen Defiziten im Bereich des analen Sphinkters.

Die Differenzialdiagnose der Obstipation umfasst anatomische, metabolische, endokrine, neurogene und pharmakologische Ursachen (Hatch 1988; von Gontard 2004) Die wichtigste Differenzialdiagnose betrifft die **Hirschsprung-Krankheit**, eine kongenitale parasympathische Aganglionose des Dickdarms. Typische Zeichen sind:

- Beginn seit Geburt
- Zeichen einer Darmobstruktion
- abdominelle Schmerzen
- Stuhl mit dünnem Durchmesser
- bei rektaler Untersuchung leeres Rektum und plötzlicher Austritt von Stuhl und Flatus
- Entwicklungsverzögerungen

Die Diagnose ist bei 82 % bis zum vierten Lebensjahr gestellt (Loening-Baucke 1994), und Kinder mit einer Hirschsprung-Krankheit koten selten ein (Hatch 1988).

Der wichtigste Aspekt der Diagnostik stellt die **Anamnese** dar. Bewährt haben sich spezielle Fragebögen zum Einkoten, die eine systematische Erfassung der Symptomatik ermöglichen. Auch ist es sinnvoll, einen allgemeinen Fragebogen zu Verhaltensauffälligkeiten (wie die „Child Behavior Checklist") wegen der hohen Komorbidität einzusetzen. Wie bei der Enuresis ist eine kinderpsychiatrische Diagnostik wegen

der hohen psychiatrischen Komorbidität notwendig. Eine testpsychologische Diagnostik ist nur bei entsprechender Komorbidität indiziert.
Eine ausführliche internistische und neurologische **pädiatrische Untersuchung** ist obligat, insbesondere im Hinblick auf das Vorliegen von Skybala. Die Analregion sollte inspiziert und u.U. eine rektale Untersuchung durchgeführt werden. Falls sich Hinweise auf eine Infektion ergeben, sollte eine Bakteriologie des Stuhls veranlasst werden. Klinisch gut bewährt hat sich die Sonographie des Abdomens, die deutliche Erweiterungen des Enddarms durch Stuhlmassen mit retrovesikalen Impressionen zeigen kann. Die Sonographie eignet sich auch zu Verlaufskontrollen. Auch mögliche Fehlbildungen (z.B. des ableitenden Harntraktes) lassen sich nachweisen. Dagegen sind Magnetresonanztomographien, die die Erweiterung des gesamten Kolons darstellen können, routinemäßig nicht indiziert. Auch weitergehende Untersuchungen wie Manometrie, Kolon-Kontrast-Einlauf und Saugbiopsien sind nur bei dem Verdacht auf eine organisch bedingte Stuhlinkontinenz indiziert.

5.6.3.6 Behandlung und Prävention

Pharmakotherapie

Am häufigsten werden kombinierte Therapien mit verhaltenstherapeutisch-kognitiven Elementen und zusätzlichen Einläufen, orale Laxantien, Diätveränderungen und Regulierung des Stuhlgangs durch Schickzeiten durchgeführt. Etwa zwei Drittel der Kinder sprechen auf solche kombinierten Behandlungsformen an (Levine 1991). Eine medizinisch-abführende Behandlung alleine, also ohne begleitende verhaltenstherapeutische Maßnahmen, ist dagegen als nicht effektiv anzusehen (Cox et al. 1998; McGrath et al. 2000).
Für Kinder mit Enkopresis und Obstipation wurden ausführliche Leitlinien entwickelt (Felt et al. 1999). Der erste Schritt liegt in der Entleerung der Stuhlmassen durch Einläufe (Desimpaktion). Dazu werden z.B. phosphathaltige Klistiere verschrieben, die von den Eltern verabreicht werden. Es sollte darauf geachtet werden, dass die Klistiere nicht retiniert werden, da es gerade bei jungen Kindern zu schweren Nebenwirkungen kommen kann (Harrington u. Schuh 1997). Nur bei leichteren Formen kann die Desimpaktion mit oralen Laxantien versucht werden.
Im zweiten Schritt (Erhaltungsphase über 6 bis 12 Monate) muss durch die Gabe von oralen Laxantien eine erneute Retention von Stuhl vermieden werden. Früher wurde am häufigsten Laktulose in flüssiger oder in Pulverform verabreicht. Bei einigen Kindern kommt es zu Blähungen, Durchfall und Bauchschmerzen und einige lehnen den süßen Geschmack ab.
Das orale Laxans der Wahl ist inzwischen Polyethylenglykol (PEG) (Laxofalk®, Macrogol). PEG ist ein osmotisches Laxans und besteht aus einem langen, linearen Polymer, das Wassermoleküle durch Wasserstoffbrücken bindet. Es ist in den USA als Nahrungsmittelzusatz von der FDA zugelassen. Es wird nicht resorbiert, nicht metabolisiert, enthält keine Elektrolyte oder Zucker. Es kann in Flüssigkeit oder Nahrung untergerührt werden, und die Compliance ist hoch. Es ist rasch wirksam und hat kaum Nebenwirkungen (Durchfall bei zu hoher Dosierung). Die empfohlene Dosis liegt zwischen 0,26 g/kg pro Tag (Voskuijl et al. 2004) bis 1,27 g/kg pro Tag in zwei Dosen (Pashankar u. Bishop 2001).
Dagegen sind bei Kindern mit **Enkopresis ohne Obstipation** abführende Maßnahmen nicht indiziert und können sogar zu einer Verschlechterung führen (Benninga et al. 1994). Das Vorgehen bei dieser Form ist weniger gut erforscht und standardisiert, beruht aber ausschließlich auf nichtpharmakologischen, psychotherapeutischen Maßnahmen.

Psychotherapie

Die Therapie kann in den meisten Fällen ambulant erfolgen. Nur bei Therapie-Resistenz oder bei ausgeprägter psychiatrischer Begleitproblematik sind teil- oder vollstationäre Behandlungen notwendig. Die Behandlung sollte immer **symptomorientiert** ausgerichtet sein, da eine Besserung der Symptomatik für Eltern und Kind entlastend wirkt, das Selbstwertgefühl steigert und sogar allgemeine Verhaltensauffälligkeiten reduziert (Van der Plas et al. 1996a). Bisherige Therapiestudien zeigen, dass allgemeine verbale Therapien und Spieltherapien zur Behandlung der Enkopresis nur eine geringe Effektivität zeigen, aber **verhaltenstherapeutische Maßnahmen** zu einem deutlich günstigeren Therapie-Erfolg führen (Brooks et al. 2000; McGrath et al. 2000).
Neben Diagnostik, Aufklärung, emotionaler Entlastung und Motivationssteigerung sollte eine Regulierung des Stuhlgangs durch regelmäßige Toilettengänge erfolgen. Dabei sollte das Kind 3- bis 4-mal/Tag nach den Mahlzeiten 5–15 Minuten entspannt auf der Toilette sitzen – mit Fußkontakt zum Boden. Stuhlgang, wie auch Einkot-Episoden, werden in einem Plan vermerkt und können mit einem Token-System verstärkt werden. Durch diese einfachen Maßnahmen wurden 15 % der Betroffenen nach nur einer Beratung innerhalb von sechs Wochen sauber (Van der Plas et al. 1997). Diätetische Änderungen (ballaststoffreiche Diät) sind nur bei einseitiger Kost notwendig – wichtiger ist eine ausreichende Trinkmenge.
In speziellen Zentren werden **Biofeedback-Methoden** mit intrarektaler Druckmessung oder über perianale Oberflä-

chen-EMG bei spezieller Indikation mit Erfolg durchgeführt (Benninga et al. 1993). Neuere Studien konnten jedoch zeigen, dass der klinische Erfolg durch Biofeedback gegenüber konventioneller Therapie nicht gesteigert werden konnte (van der Plas et al. 1996b). Ein intensives verhaltenstherapeutisches Training kann sogar erfolgreicher sein als eine Kombination mit Biofeedback (Reduktion der Einkot-Episoden in drei Monaten: jeweils 76 % und 65 %, s. Cox et al. 1998). Auch bei der Enkopresis ohne Obstipation ist das Biofeedback nicht wirksam (van Ginkel et al. 2000; van der Plas et al 1996). Zusammengefasst kann deshalb Biofeedback bei beiden Formen der Enkopresis nicht als Standardtherapie empfohlen werden.

5.6.3.7 Verlauf und Prognose

In **Katamnesen** zwischen ein und sieben Jahren blieben 58–76 % der Kinder mit Enkopresis symptomfrei, d. h. bis zu ein Drittel zeigt Restsymptome (Rockney et al. 1996; Loening-Baucke 1995; Sutphen et al. 1995; Steinmüller u. Steinhausen 1990). Enkopretiker mit Obstipation haben eine günstigere Prognose. Eine besonders ungünstige Prognose haben Kinder mit einer primären Enkopresis mit einer anamnestisch problematischen Sauberkeitserziehung (Taubman u. Buzby 1997). Eine Identifikation von prognostischen Faktoren, die eine besonders intensive Behandlung und Nachbetreuung indizieren würde, ist daher dringend notwendig.

Im weiteren Verlauf sistiert die Enkopresis meistens bis zum Jugendalter (Largo et al. 1978) und wird bei Jugendlichen überwiegend kasuistisch beschrieben (Fennig u. Fennig 1999; Rex et al. 1992).

Bei Erwachsenen kann die **Enkopresis** im Zusammenhang mit geistiger Behinderung (Smith 1996) und bei schweren psychiatrischen Störungen auftreten. Dagegen ist die Prävalenz der Stuhlinkontinenz bei Erwachsenen über 18 Jahren in epidemiologischen Studien hoch, abhängig von der Definition: 2,7 % koten täglich, 4,5 % wöchentlich und 7,4 % monatlich ein (Johanson u. Lafferty 1996). Sie nimmt, vor allem bei Männern, mit dem Alter zu. Während bei den 50- bis 60-Jährigen 8,4 % der Männer (13,1 % der Frauen) einkoten, sind es in den 80- bis 90-Jährigen 18,2 % (bzw. 20,7 %) (Roberts et al. 1999).

Verlaufsuntersuchungen von der kindlichen Enkopresis bis ins Erwachsenenalter liegen nicht vor. Da die Diagnose „Enkopresis" üblicherweise bei Erwachsenen nicht gestellt wird, ist nicht auszuschließen, dass es sich möglicherweise bei Subgruppen der adulten Stuhlinkontinenz eher um eine Enkopresis handelt.

5.6.3.8 Forschungsanliegen und Ausblick

Bei der Enkopresis ist bei zukünftigen Forschungen eine genaue Differenzierung der beiden Hauptformen (mit und ohne Obstipation) unbedingt erforderlich, da sie sich in Ätiologie, Symptomatik und Behandlung deutlich unterscheiden. Die Pathogenese der isolierten Enkopresis ohne Obstipation ist am wenigsten geklärt. Das Zusammenwirken von Verhalten, Funktionsstörungen des Zentralnervensystems sowie peripherer (gastrointestinaler und endokriner) Faktoren sollte weiter erforscht werden. Kontrollierte Therapiestudien sind für diese Form ebenfalls wichtig.

Literatur

AACP (2002). Practice parameter for the assessment and treatment of children and adolescents with enuresis. J Am Acad Child and Adolesc Psychiatry; 43: 1540–50.

American Psychiatric Association (APA) (1994). Diagnostic and Statistical Manual of Mental Disorders (DSM-IV). Washington, DC: American Psychiatric Association Press.

Azrin NH, Sneed TJ, Foxx RM (1974). Dry-bed training: rapid elimination of childhood enuresis. Behav Res Ther; 12: 147–56.

Baeyens D (2005). The relationship between attention-deficit/hyperactivity disorder (ADHS) and enuresis in children. PhD thesis, Gent, Belgium.

Bakwin H, Davidson MD (1971). Constipation in twins. Am J Dis Child; 121: 179–81.

Bakwin H (1973). The genetics of enuresis. In: Kolvin I, MacKeith RCI, Meadow SR (eds). Bladder Control and Enuresis. London: William Heinemann Medical Books; 73–7.

Beetz R, von Gontard A, Lettgen B (1995). Anamnese-Fragebogen: Einnässen/Harninkontinenz und Erläuterungen zum Anamnese-Fragebogen. Bad Homburg: Enuresis Informationszentrum.

Bellman M (1966). Studies on encopresis. Acta Paediatr Scand; 170, Suppl: 1–151.

Benninga MA, Buller HA, Taminiau JA (1993). Biofeedback training in chronic constipation. Arch Dis Child; 68: 126–9.

Benninga MA, Büller HA, Heymans HS, Tytgat GN, Taminiau JA (1994). Is encopresis always the result of constipation? Arch Dis Child; 71: 186–93.

Berg I, Ellis M, Forsythe I, Mc Guire R (1981). The relationship between the Rutter A Questionnaire and an interview with mother in assessing child psychiatric disturbance among enuretic children. Psychol Med; 11: 647–50.

Biederman J, Santagelo SL, Faraone SV, Kiely K, Guite J, Mick E, Reed ED, Kraus I, Jellinek M, Perrin J (1995). Clinical correlates of enuresis and ADHD and non-ADHD children. J Child Psychol Psychiatry; 36: 865–77.

Bird HR (1996). Epidemiology of childhood disorders in a cross-cultural context. J Child Psychol Psychiatry; 37: 35–49.

Bloom DA, Seeley WW, Ritchey ML, McGuire EJ (1993). Toilet habits and continence in children: an opportunity sampling in search of normal parameters. J Urol; 149: 1087–90.

Blum NJ, Taubman B, Osborne ML (1997). Behavioral characteristics of children with stool toileting refusal. Pediatrics; 99: 50–3.

Blum NJ, Taubman B, Nemeth N (2004a). Why is toilet training occurring at older ages? A study of factors associated with later training. J Pediatr 145; 107–11.

Blum NJ, Taubman B, Nemeth N (2004b). During toilet training, constipation occurs before stool toileting refusal. Pediatrics; 113: e520–e522.

Borowitz SM, Cox DJ, Sutphen JL (1999). Differences in toileting habits between children with chronic encopresis, asymptomatic siblings, and asymptomatic nonsiblings. J Dev Behav Pediatr; 20: 145–9.

Bower WF, Moore KH, Shepherd RB, Adams RD (1996). The epidemiology of enuresis in Australia. Br J Urol; 78: 602–6.

Bradbury M, Meadow SR (1995). Combined treatment with enuresis alarm and desmopressin for nocturnal enuresis. Acta Paediatr; 84: 1014–8.

Brooks RS, Copen RM, Cox DJ, Morris J, Borowitz S, Sutphen J (2000). The treatment literature for encopresis, constipation, and stool-toileting refusal. Ann Behav Med; 22: 260–67.

Butler RJ (1987). Nocturnal Enuresis: Psychological perspectives. Bristol: Wright.

Butler RJ (1991). Etablishment of working definitions in nocturnal enuresis. Arch Dis Child; 66: 267–71.

Butler RJ (1994). Nocturnal Enuresis – the child's experience. Oxford: Butterworth-Heinemann.

Byrd RS, Weitzmann M, Lamphear N, Auinger P (1996). Bed-wetting in US children: epidemiology and related behavior problems. Pediatrics; 98: 414–9.

Cox DJ, Sutphen JL, Borrowitz SM, Korvatchev B, Ling W (1998). Contribution of behavior therapy and biofeedback to laxative therapy in the treatment of pediatric encopresis. Ann Beh Med; 20: 70–6.

Crimmins CR, Rathburn SR, Husman DA (2003). Management of urinary incontinence and nocturnal enuresis in attention-deficit hyperactivity disorder. J Urol; 170: 1347–50.

Devlin JB, O'Cathain C (1990). Predicting treatment outcome in nocturnal enuresis. Arch Dis Child; 65: 1158–61.

Dilling H, Mombur W, Schmidt MH (Hrsg) (1994). Internationale Klassifikation psychischer Störungen (ICD-10). Bern: Huber.

Dohill R, Roberts E, Verrier Jones K, Jenkins HR (1994). Constipation and reversible urinary tract abnormalities. Arch Dis Child; 70: 56–7.

Djurhuus JC, Matthiesen TB, Rittig S (1999). Similarities and dissimilarities between nocturnal enuresis in childhood and nocturia in adults. Br J Urol Int; 84, Suppl 1: 9–12.

Eiberg H, Berendt I, Mohr J (1995). Assignment of dominant inherited nocturnal enuresis (ENUR 1) to chromosome 13q. Nature Genet; 10: 354–6.

Eiberg H, Schaumburg HL, von Gontard A, Rittig S (2001). Linkage study in a large Danish four generation family with urge incontinence and nocturnal enuresis. J Urol; 166: 2401–3.

Elzinga-Plomp A, Boemers TML, Messer AP, Vijverberg MAW, de Jong TPVM, van Gool JD (1995). Treatment of enuresis risoria in children by self-administered electric and imaginary shock. Br J Urol; 76: 775–8.

Feehan M, McGee R, Stanton W, Silva PA (1990). A 6 year follow-up of childhood enuresis: prevalence in adolescence and consequences for mental health. J Paediatr Child Health; 26: 75–9.

Felt B, Wise CG, Olsen A, Kochhar P, Marcus S, Coran A (1999). Guideline for the management of pediatric idiopathic constipation and soiling. Arch Pediatr Adolesc Med; 153: 380–5.

Fennig S, Fennig S (1999). Mangagement of encopresis in early adolescence in a medical-psychiatric unit. Gen Hosp Psychiatry; 21: 360–7.

Fergusson DM, Horwood LJ (1994). Nocturnal enuresis and behavioral problems in adolescence: a 15-year longitudinal study. Pediatrics; 94: 662–8.

Fergusson DM, Horwood LJ, Shannon FT (1986). Factors related to the age of attainment of nocturnal bladder control. Pediatrics; 78: 884–90.

Fergusson DM, Horwood LJ, Shannon FT (1990). Secondary enuresis in a birth cohort of New Zealand children. Pediatr Perinat Epidemiol; 4: 53–63.

Fordham KE, Meadow SR (1989). Controlled trial of standard pad and bell alarm against mini alarm for nocturnal enuresis. Arch Dis Child; 64: 651–66.

Freitag CM, Röhling D, Seifen S, Pukrop R, von Gontard A (2006). Neurophysiology of nocturnal enuresis: Evoked Potentials and Prepulse Inhibition of the Startle Reflex. Dev Med Child Neurol; 48: 278–84.

Fritz GK, Rockney RM, Yeung AS (1994). Plasma levels and efficacy of imipramine treatment of enuresis. J Am Acad Child Adolesc Psychiatry; 33: 60–4.

Gäbel E, Olbing H (1993). Verhaltenstherapie bei Kinder mit funktioneller Harninkontinenz. In: Olbing H (Hrsg). Enuresis und Harninkontinenz bei Kindern. München: Hans Marseille Verlag; 125–39.

Gibb S, Nolan T, South M, Noad L, Bates G, Vidmar S (2004). Evidence against a synergistic effect of desmopressin with conditionning in the treatment of nocturnal enuresis. J Pediatr; 144: 351–7.

Van Ginkel R, Benninga MA, Blommart JE, van der Plas R, Boeckstaens GE, Büller HA, Taminiau J (2000). Lack of benefit of laxatives as an adjunctive therapy for functional nonretentive fecal soiling in children. J Pediatr; 137: 808–13.

Glazener CMA, Evans JHC (2002a). Simple behavioural and physical interventions for nocturnal enuresis in children (Cochrane Review). In: The Cochrane Library, Issue 2, 2002a. Oxford: Update Software.

von Gontard A (1998). Die Genetik der Enuresis nocturna. Med Gen; 10: 415–6.

von Gontard A (2001). Einnässen im Kindesalter: Erscheinungsformen – Diagnostik – Therapie. Stuttgart: Thieme.

von Gontard A (2004). Enkopresis: Erscheinungsformen – Diagnostik – Therapie. Stuttgart: Kohlhammer.

von Gontard A, Hollmann E (2004). Comorbidity of functional urinary incontinence and encopresis: somatic and behavioral associations. J Urol; 171: 2644–7.

von Gontard A, Lehmkuhl G (1996). Pharmakotherapie der Enuresis. Z Kinder Jugendpsychiatrie Psychother; 24: 18–33.

von Gontard A, Neveus T (2006). Management of disorders of bladder and bowel control in children. London: Mac Keith Press.

von Gontard A, Hollmann E, Benden B, Eiberg H, Rittig S, Lehmkuhl G (1997). Clinical enuresis phenotypes in familial nocturnal enuresis. Scand J Urol Nephrol; 31, Suppl 183: 11–6.

von Gontard A, Lettgen B, Gaebel E, Heiken-Löwenau C, Schmitz I, Olbing H (1998). Day wetting children with urge incontinence and voiding postponement – a comparison of a pediatric and child psychiatric sample-behavioural factors. Br J Urol; 81, Suppl 3: 100–6.

von Gontard A, Plück J, Berner W, Lehmkuhl G (1999a). Clinical behavioral problems in day and night wetting children. Pediatr Nephrol; 13: 662–7.

von Gontard A, Benden B, Mauer-Mucke K, Lehmkuhl G (1999b). Somatic correlates of functional enuresis. Eur Child Adolesc Psychiatry; 8: 117–25.

von Gontard A, Schaumburg H, Hollmann E, Eiberg H, Rittig S (2001). The genetics of enuresis – a review. J Urol; 166: 2438–43.

van Gool JD, de Jonge GA (1989). Urge syndrome and urge incontinence. Arch Dis Child; 64: 1629–34.

van Gool JD, Vijverberg MAW, Messer AP, Elzinga-Plomp A, de Jong TPVM (1992). Functional daytime incontinence: non-pharmacological treatment. Scand J Urol Nephrol, Suppl 141: 93–105.

Hanson E, Hellström AL, Hjälmas K (1987). Non-neurogenic discoordinated voiding in children. The longterm effect of bladder retraining. Z Kinderchir; 42: 109–11.

Harrington L, Schuh S (1997). Complications of Fleet enema administration and suggested guidelines for use in the pediatric emergency department. Pediatr Emerg Care; 13: 225–6.

Hassink EAM, Brugman-Booezman ATM, Robbroeckx LMH, Rieu PNM, van Kuyk EM, Wels PMA, Festen C (1998). Parenting children with anlorectal malformations: implications and experiences. Pediatr Surg Int; 13: 377–83.

Hatch TF (1988). Encopresis and constipation in children. Pediatr Clin N Am; 35: 257–80.

Hellström AL, Hanson E, Hansson S, Hjälmas K, Jodal U (1990). Micturition habits and incontinence in 7-year-old Swedish school entrants. Eur J Pediatr; 149: 434–7.

Hellström AL, Hansson E, Hansson S, Hjälmas K, Jodal U (1995). Micturition habits and incontinence at age 17 – reinvestigation of a cohort studied at age 7. Br J Urol; 76: 231–4.

Herzog AR, Fultz N (1990). Epidemiology of urinary incontinence: prevalence, incidence, and correlates in community populations. J Urol; 36, Suppl: 2–10.

Hinman F (1986). Non-neurogenic neurogenic bladder (the Hinman Syndrome) – 15 years later. J Urol; 136: 769–77.

Hjälmas K (1988). Urodynamics in normal infants and children. Scand J Urol Nephrol; 114, Suppl: 20–7.

Hjälmas K (1992a). Urinary incontinence in children: suggestions for definitions and terminology. Scand J Urol Nephrol; 141, Suppl: 1–6.

Hjälmas K (1992b). Functional daytime incontinence: definitions and epidemiology. Scand J Urol Nephrol; 141, Suppl: 39–46.

Hjälmas K, Bengtsson B (1993). Efficacy, safety and dosing of desmopressin for nocturnal enuresis in Europe. Clin Pediatr, special ed.: 19–27.

Hjälmas K, Hellström A-L, Mogren K, Lackgren G, Stenberg A (2001). The overactive bladder: a potential future indication for tolterodine. BJU-Int; 87: 569–74.

Houts AC, Berman JS, Abramson H (1994). Effectiveness of psychological and pharmacological treatments for nocturnal enuresis. J Consult Clin Psychol; 62: 737–45.

Hublin C, Kaprio J, Partinen M, Koskenvuo M (1998). Nocturnal enuresis in a nationwide twin cohort. Sleep; 21: 579–85.

Hutson JM, McNamara J, Gibb S, Shin YM (2001). Slow transit constipation in children. J Paediatr Child Health; 37: 426–30.

Hyman PE, Fleisher DR (1994). A classification of disorders of defecation in infants and children. Sem Gastroint Dis; 5: 20–3.

Järvelin MR (1989). Developmental history and neurological findings in enuretic children. Dev Med Child Neurol; 31: 728–36.

Järvelin MR, Moilanen I, Vikeväinen-Tervonen L, Huttunen NP (1990). Life changes and protective capacities in enuretic and non-enuretic children. J Child Psychol Psychiatry; 31: 763–74.

Johanson JF, Lafferty J (1996). Epidemiology of fecal incontinence: the silent affliction. Am J Gastroenterol; 91: 33–6.

Johnston BD, Wright JA (1993). Attentional dysfunction in children with encopresis. J Dev Behav Pediatr; 14: 381–5.

de Jonge GA (1973). Epidemiology of enuresis: a survey of the literature. In: Kolvin I, MacKeith RC, Meadow SR (eds). Bladder Control and Enuresis. London: William Heinemann Medical Books; 39–46.

van Kerebroeck PEV (2002). Experience with the long-term use of desmopressin for nocturnal enuresis in children and adolescents. BJU Int; 89: 420–5.

Kjolseth D, Knudsen LM, Madsen B, Norgaard JP, Djurhuus JC (1993). Urodynamic biofeedback training for children with bladder-sphincter-dyscoordination during voiding. Neurourol Urodyn; 12: 211–21.

Kolvin I, Taunch J (1973). A dual theory of nocturnal enuresis. In: Kolvin I, MacKeith RC, Meadow SR (eds). Bladder Control and Enuresis. London: William Heinemann Medical Books; 156–72.

Koff SA (1996). Cure of nocturnal enuresis. Why isn't desmopressin very effective? Pediatr Nephrol; 10: 667–70.

Kuh D, Cardozo L, Hardy R (1999). Urinary incontinence in middle aged women: Childhood enuresis and other lifetime risk faktors in a British prospective cohort. J Epidemiol Community Health; 53: 453–8.

Largo RH, Gianciaruso M, Prader A (1978). Die Entwicklung der Darm- und Blasenkontrolle von der Geburt bis zum 18. Lebensjahr. Schweiz Med Wochenschr; 108: 155–60.

Largo RH, Molinari L, von Siebenthal K, Wolfensberger U (1996). Does a profound change in toilet training affect development of bowel and bladder control? Dev Med Child Neurol; 38: 1106–16.

Leebeek-Groenewegen A, Blom J, Sukhai R, van der Heijden B (2001). Efficacy of desmopressin combined with alarm therapy for monosymptomatic nocturnal enuresis. J Urol; 166: 2456–8.

Lettgen B, von Gontard A, Heiken-Löwenau C, Gaebel C, Schmitz I, Olbing H (2002). Urge incontinence and voiding postponement in children: somatic and psycho-social factors. Acta Paediatrica; 91: 978–84.

Levine MD (1991). Encopresis. In: Levine MD, Carey WB, Crocker AC (eds). Developmental-Behavioral Pediatrics. 2nd ed. Philadelphia: Saunders; 389–97.

Lister-Sharp D, O'Meara S, Bradley M, Sheldon TA (1997). A systematic review of the effectiveness of interventions for managing childhood nocturnal enuresis. York: NHS Centre for Reviews and Dissemination, University of York.

Loening-Baucke V (1990). Modulation of abormal defecation dynamics by biofeedback treatment in chronically constipated children with encopresis. J Pediatr; 116: 214–22.

Loening-Baucke V (1994). Management of chronic constipation in infants and toddlers. Am Fam Physician; 49: 397–406.

Loening-Baucke V (1995). Biofeedback treatment for chronic constipation and encopresis in childhood: long-term outcome. Pediatrics; 96: 105–10.

Loening-Baucke V (1997). Urinary incontinence and urinary tract infection and their resolution with treatment of chronic constipation of childhood. Pediatrics; 100: 228–32.

Loening-Baucke V (2002). Polyethylene glycol without electrolytes for children with constipation and encopresis. J Pediatr Gastroenterol Nutr; 34: 372–7.

Loening-Baucke V, Yamada T (1995). Is the afferent pathway from the rectum impaired in children with chronic constipation and encopresis? Gastroenterology; 109: 397–403.

van Londen A, van Londen-Barensten M, van Son M, Mulder G (1993). Arousal training for children suffering from nocturnal enuresis: a 22 year follow-up. Behav Res Ther; 31: 613–5.

McGee R, Makinson T, Williams S, Simpson A, Silva PA (1984). A longitudinal study of enuresis from five to nine years. Austr Paediatr J; 20: 39–42.

McGrath ML, Mellon MW, Murphy L (2000). Empirically supported treatments in pediatric psychology: constipation and encopresis. J Pediatr Psychol; 25: 225–54.

Meadow SR (1990). Day wetting. Pediatr Nephrol; 4: 178–84.

Mellon MW, McGrath ML (2000). Empirically supported treatments in pediatric psychology: nocturnal enuresis. J Pediatr Psychol; 25: 193–214.

Mimouni M, Shuper A, Mimouni F, Grünebaum M, Varsano I (1985). Retarded skeletal maturation in children with primary enuesis. Eur J Pediatr; 144: 234–5.

Moffat MEK, Harlos S, Kirshen AJ, Burd L (1993). Desmopressin acetate and nocturnal enuresis: how much do we know? Pediatrics; 92: 420–5.

Neveus T, Stenberg A, Lackgren G, Tuvemo T, Hetta J (1999). Sleep of children with enuresis: A polysomnographic study. Pediatrics; 103: 1193–7.

Neveus T, von Gontard A, Hoebeke P, Hjälmas K, Bauer S, Bower W, Jörgensen TM, Rittig S, Van de Walle J, Yeung CK, Djurhuss JC (2006). The standardisation of terminology of lower urinary tract function in children and adolescents: report from the Standardisation Committee of the International Children's Continence Society. J Urol; 176: 314–24.

Norgaard JP (1991). Pathophysiology of nocturnal enuresis. Scand J Urol Nephrol, Suppl 140.

Norgaard JP, Djurhuus JC, Watanabe H, Stenberg A, Lettgen B (1997). Experience and current status of research into the pathophysiology of nocturnal enuresis. Br J Urol; 79: 825–35.

Olbing H (Hrsg) (1993). Enuresis und Harninkontinenz bei Kindern. München: Hans Marseille.

O'Regan S, Yazbeck S, Hamberger B, Schick E (1986). Constipation – a commonly unrecognized cause of enuresis. Am J Dis Child; 140: 260–1.

Ornitz EM, Russell AT, Hanna G, Gabikian P, Gehricke JG, Song D, Guthrie D (1999). Prepulse inhibition of startle and the neurobiology of primary nocturnal enuresis. Biol Psychiatry; 45: 1455–66.

Ornitz EM, Russell AT, Gabikian JG, Guthrie D (2000). Prepulse inhibition of startle, intelligence and familial nocturnal enuresis. Acta Paediatr; 89: 475–81.

Partin JC, Hamill SK, Fischel JE, Partin JS (1992). Painful defecation and fecal soiling in children. Pediatrics; 89: 1007–9.

PACCT Group (2005). The Paris consensus on childhood constipation terminology (PACCT) group. J Pediatr Gastroenterol Nutr; 40: 273–5.

Pashankar DS, Bishop WP (2001). Efficacy and optimal dose of daily polyethylene glycol 3350 for treatment of constipation and encopresis in children. J Pediatr; 139: 428–32.

van der Plas RN, Benninga MA, Redekop WK, Taminiau JA, Büller HA (1996a). Randomised trial of biofeedback training for encopresis. Arch Dis Child; 75: 367–74.

van der Plas RN, Benninga MA, Büller HA, Bossuyt PM, Akkermanns LM, Redekop WK, Taminiau JA (1996b). Biofeedback training in treatment of childhood constipation: a randomised controlled study. Lancet; 348: 776–80.

van der Plas RN, Benninga MA, Taminiau JA, Büller HA (1997). Treatment of defecation problems in children: the role of education, demystification and toilet training. Eur J Pediatr; 156: 689–92.

Power C, Manor O (1995). Asthma, enuresis, and chronic illness: longterm impact on height. Arch Dis Childhood; 73: 298–304.

Rasquin-Weber A, Hyman PE, Cucciara S, Fleisher DR, Hyams JS, Milla PJ, Staiano A (1999). Childhood functional gastrointestinal disorders. Gut; 45: II60–II68.

Remschmidt H, Schmidt MH (Hrsg) (1994). Multiaxiales Klassifikationsschema für psychische Störungen des Kindes- und Jugendalters nach ICD-10 der WHO. Bern: Huber.

Rex DK, Fitzgerald JF, Goulet RJ (1992). Chronic constipation with encopresis persisteing beyond 15 years of age. Dis Colon Rectum; 35: 242–4.

Rittig S, Knudsen UB, Norgaard JP, Pedersen EB, Djurhuus JC (1989). Abnormal diurnal rhythm of plasma vasopressin and urinary output in patients with enuresis. Am J Physiol; 25: 664–71.

Rittig S, Matthiesen TB, Hunsballe JM, Pedersen EB, Djurhuus JC (1995). Age-related changes in the circadian control of urine output. Scand J Urol Nephrol, Suppl 173: 71–5.

Roberts RO, Jacobsen SJ, Reilly WT, Pemberton JH, Talley NJ (1999). Prevalence of combined fecal and urinary incontinence: a community-based study. J Am Geriatr Soc; 47: 837–41.

Robson WL, Jackson HP, Blackhurst D, Leung AK (1997). Enuresis in children with attention-deficit hyperactivity disorder. Southern Med J; 90: 503–5.

Rockney RM, McQuade WH, Days AL, Linn HE, Alario AJ (1996). Encopresis treatment outcome: long-term follow-up of 45 cases. J Dev Behav Pediatr; 17: 380–5.

Rodgers B (1990). Behavior and personality in childhood as predictors of adult psychiatric disorder. J Child Psychol Psychiatry; 31: 393–414.

Rutter M, Yule W, Graham P (1973). Enuresis and behavioral deviance: some epidemiological considerations. In: Kolvin I, MacKeith RC, Meadow SR (eds). Bladder Control and Enuresis. London: William Heinemann Medical Books; 137–47.

Sentovich SM, Kaufman SS, Cali RL, Falk PM, Blatchford GJ, Antonson DL, Thorson AG, Christensen MA (1998). Pudendal nerve function in normal and encopretic children. J Paediatr Gastroenterol Nutr; 26: 70–2.

Shaffer D, Gardner A, Hedge B (1984). Behavior and bladder disturbance of enuretic children. Dev Med Child Neurol; 26: 781–92.

Sher PK, Reinberg Y (1996). Successful treatment of giggle incontinence with methylphenidate. J Urol; 156: 656–8.

Shin YM, Southwell BR, Stanton MP; Hutson JM (2002). Signs and symptoms of slow-transit constipation versus functional retention. J Pediatr Surg; 37: 1762–5.

Smith LJ (1996). A behavioural approach to the treatment on non-retentive encopresis in adults with learning disabilities. J Intellect Disabil Res; 40: 130–9.

Steinhausen HC, Göbel D (1989). Enuresis in child psychiatric clinic patients. J Am Acad Child Adoles Psychiatry; 28: 279–81.

Steinmüller A, Steinhausen HC (1990). Der Verlauf der Enkopresis im Kindesalter. Prax Kinderpsychol Kinderpsychiatrie; 39: 74–9.

Stern HP, Stroh SE, Fiedorek SC, Kelleher K, Mellon MW, Pope SK, Rayford PL (1995). Increased plasma levels of pancreatic polypeptide and decreased plasma levels of motilin in encopretic children. Pediatrics; 96: 111–7.

Sutphen JL, Borowitz SM, Hutchison RL, Cox DJ (1995). Long-term follow-up of medically treated childhood constipation. Clin Pediatr; 34: 576–80.

Sutphen J, Borowitz S, Ling W, Cox DJ, Kovatchev B (1997). Anorectal manometric examination in encopretic-constipated children. Dis Colon Rectum; 40: 1051–5.

Taubman B (1997). Toilet training and toileting refusal for stool only: a prospective study. Pediatrics; 99: 54–8.

Taubman B, Buzby M (1997). Overflow encopresis and stool toileting refusal during toilet training: a prospective study on the effect of therapeutic efficacy. J Pediatr; 131: 768–71.

Varlam DE, Dippel J (1995). Non-neurogenic bladder and chronic renal insufficiency in childhood. Pediatr Nephrol; 9: 1–5.

Voskuijl WP, de Lorijn F, Verwijs W, Hogeman P, Heijmans J, Mäkle W, Taminiau J, Benninga MA (2004). PEG 3350 (Transipeg) versus lactulose in the treatment of childhood functional constipation: a double blind, randomised, controlled, multicentre trial. Gut; 53: 1590–4.

Watanabe H (1995). Sleep patterns in children with nocturnal enuresis. Scand J Urol Nephrol, Suppl 173: 55–7.

Watanabe H, Azuma Y (1989). A proposal for a classification system based on overnight simultaneous monitoring of electroencephalography and cystometry. Sleep; 12: 257–64.

Weir K (1982). Night and day wetting among a population of three-year-olds. Dev Med Child Neurol; 24: 479–84.

Wille S (1994). Primary nocturnal enuresis in children. Background and treatment. Lund: Dissertation.

World Health Organization (1993). The ICD-10 Classification of Mental and Behavioural Disorders – diagnostic criteria for research. Geneva: World Health Organization.

Wolfish NM, Pivik RT, Busby KA (1997). Elevated sleep arousal thresholds in enuretic boys: clinical implications. Acta Paediatr; 86: 381–4.

Yazbeck S, Schick E, O'Regan S (1987). Relevance of constipation to enuresis, urinary tract infection and reflux – a review. Eur Urol; 13: 318–21.

Young MH, Brennen LC, Baker RD, Baker SS (1995). Functional encopresis: symptom reduction and behavioral improvement. J Dev Behav Pediatr; 16: 226–32.-

5.7 Aufmerksamkeitsdefizit-/Hyperaktivitätsstörungen (ADHS)

G. Lehmkuhl, K. Konrad, M. Döpfner

Inhalt

5.7.1 Einleitung

Störungen der Aufmerksamkeit, Impulsivität und Hyperaktivität stellen im Kindesalter ein häufiges Problem dar. Die für diese Symptomatik notwendigen diagnostischen Prozeduren und therapeutischen Interventionen werden in den Leitlinien verschiedener Fachgesellschaften ausführlich definiert und festgelegt (American Academy of Child and Adolescent Psychiatry 1997; Taylor et al. 1998; 2004; Deutsche Gesellschaft für Kinder- und Jugendpsychiatrie, Psychosomatik und Psychotherapie et al. 2000; 2007). Da die medikamentöse Behandlung von hyperkinetischen Störungen in den letzten Jahren erheblich zugenommen hat, werden in der Fach- und Laienpresse Nutzen und Risiken verschiedener Therapieansätze kontrovers diskutiert (Schubert et al. 2001;

2004; Köster et al. 2004). Umso wichtiger erscheint der Bezug auf empirisch abgesicherte Ergebnisse zur Diagnostik und Therapie, weil bei einem häufig chronischen Verlauf eine langfristige Therapie und Beratung der Kinder und ihrer Eltern meistens notwendig ist (Steinhausen 2000; Döpfner et al. 2000a; 2004; Döpfner u. Lehmkuhl 2002; 2005; Rasmussen u. Gillberg 2000).

5.7.2 Definition und Klassifikation

Die Kriterien für die Diagnose hyperkinetischer Störungen oder Aufmerksamkeitsdefizit-/Hyperaktivitätsstörungen sind in den international gebräuchlichen Klassifikationssystemen – dem ICD-10 der Weltgesundheitsorganisation und dem DSM-IV der American Psychiatric Association – weitgehend identisch.
Die in der Tabelle 5-44 zusammengefassten Kriterien nach ICD-10 gliedern sich in die zwei Kardinalsymptome „Aufmerksamkeitsstörung“ und „Überaktivität“ sowie die Begleitsymptome „Distanzlosigkeit in sozialen Beziehungen“, „Unbekümmertheit in gefährlichen Situationen“ und „impulsive Missachtung sozialer Regeln“. Die Hauptsymptome sollen in mehr als einem Lebensbereich in Erscheinung treten, z. B. zu Hause, in der Schulklasse oder im Freizeitbe-

Tab. 5-44: Symptomkriterien der hyperkinetischen Störung nach ICD-10 (nach Dilling et al. 2006)

Kardinalsymptome:
• Aufmerksamkeitsstörung • Überaktivität Beide Symptome sind zur Diagnosestellung notwendig und sollten situationsübergreifend vorkommen.
Begleitsymptome, nicht notwendig für die Diagnosestellung, diese jedoch stützend, sind:
• Distanzlosigkeit in sozialen Beziehungen • Unbekümmertheit in gefährlichen Situationen • impulsive Missachtung sozialer Regeln

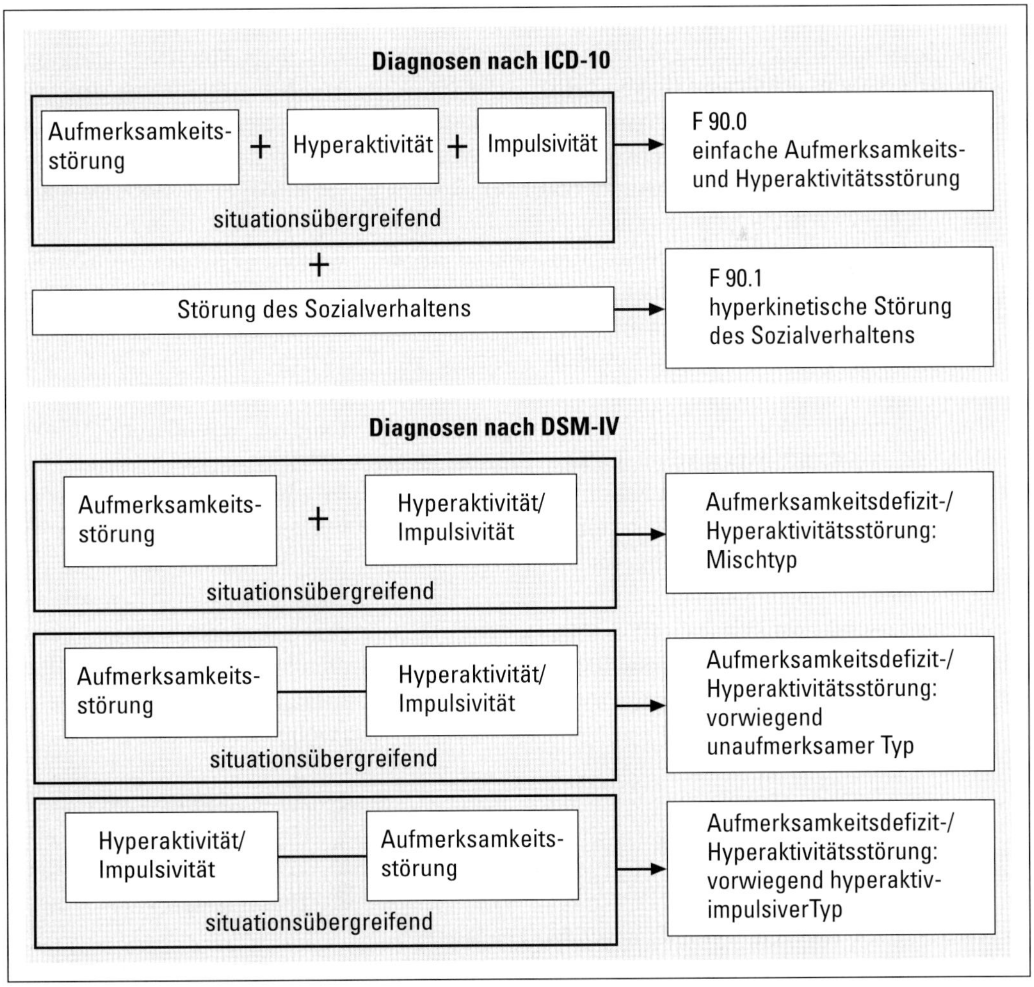

Abb. 5-18: Kriterien für die Diagnose einer hyperkinetischen Störung nach ICD-10 und einer Aufmerksamkeitsdefizit-/Hyperaktivitätsstörung nach DSM-IV (nach Döpfner et al. 1998)

reich. Sie müssen deutlich stärker ausgeprägt sein als bei Kindern gleichen Alters und gleicher Intelligenz. Die charakteristischen Verhaltensmerkmale sollten früh, d.h. vor dem sechsten Lebensjahr, begonnen haben und von längerer Dauer sein. Wegen der breiten altersbedingten Normvariation ist das Störungsbild bei Vorschulkindern nur dann festzustellen, wenn es stark ausgeprägt ist und zu deutlichen Interaktions- und Spielstörungen führt. Auch für das Erwachsenenalter wurden spezielle Leitlinien zur Diagnostik und Therapie entwickelt (Ebert et al. 2003), wobei die relevanten Kriterien für Aufmerksamkeit und Aktivität anhand entwicklungsmäßig angemessener Normen und mit standardisierten Instrumenten beurteilt werden müssen (Feifel 1996; Krause et al. 1998; Lehmkuhl et al. 1998; 2007; Adam et al. 1999; McCann u. Roy-Byrne 2004).

Die beiden Klassifikationssysteme ICD-10 und DSM-IV kombinieren unterschiedlich die Hauptkriterien und kommen so zu verschieden definierten Diagnosegruppen. Nach ICD-10 müssen für die Diagnose einer einfachen Aktivitäts- und Aufmerksamkeitsstörung (F 90.0) sowohl ausgeprägte Aufmerksamkeitsstörungen als auch Hyperaktivität und Impulsivität vorliegen. Außerdem kann auch die Diagnose einer hyperkinetischen Störung des Sozialverhaltens (F 90.1) vergeben werden, und zwar dann, wenn sowohl die Kriterien für eine hyperkinetische Störung als auch die einer Störung des Sozialverhaltens erfüllt sind (s. Abb. 5-18).

Im DSM-IV sind dagegen drei Subtypen spezifiziert:

- Der Mischtyp einer Aufmerksamkeitsdefizit-/Hyperaktivitätsstörung, bei dem sowohl Aufmerksamkeitsstörung als auch Hyperaktivität/Impulsivität vorliegen. Die Kriterien für Hyperaktivität und Impulsivität werden zu einem Kriterienbereich zusammengefasst.
- Der vorherrschend unaufmerksame Typ, bei dem vor allem Aufmerksamkeitsstörungen bestehen, während Hyperaktivität/Impulsivität nicht oder nicht hinreichend stark ausgeprägt sind.
- Der vorherrschend hyperaktiv-impulsive Typ, bei dem vor allem Hyperaktivität/Impulsivität im Vordergrund stehen, während Aufmerksamkeitsstörungen nicht oder nicht hinreichend stark vorhanden sind.

Zusammenfassend lässt sich feststellen, dass in der ICD-10 eine Kerngruppe hyperkinetisch auffälliger Kinder erfasst wird, während DSM-IV eine größere Gruppe unter diesem Störungsbild subsumiert.

5.7.3 Epidemiologie

In Abhängigkeit von den zugrunde liegenden Diagnosekriterien bzw. den verwandten Messinstrumenten schwanken die Prävalenzangaben beträchtlich. In allen Studien zeigt sich, dass Jungen deutlich häufiger betroffen sind als Mädchen – in einem Verhältnis zwischen 2 : 1 und 4 : 1 (Cuffe et al. 2005). Hierbei besitzen die Jungen auch für fast alle Einzelsymptome eine höhere Auffälligkeit (Brühl et al. 2000).

In einer Untersuchung von Grundschülern stellten Baumgärtel et al. (1995) eine Jungen-Mädchen-Relation von 2 : 1 für den unaufmerksamen und 5 : 1 für den hyperaktiv-impulsiven Subtypus fest.

Neben den zugrunde gelegten Diagnosekriterien sind die Prävalenzangaben abhängig von den verwendeten Messinstrumenten, dem untersuchten Altersbereich und den gewählten Untersuchungskohorten. Durch diese Einflussfaktoren lassen sich die z. T. stark voneinander abweichenden Ergebnisse erklären. Prävalenzraten auf der Basis von Eltern- und Lehrerfragebögen schwanken zwischen 3 und 17 % aller Kinder im Alter von vier bis zehn Jahren. Bei älteren Kindern und Jugendlichen sind Aufmerksamkeitsprobleme und hyperkinetische Auffälligkeiten deutlich geringer ausgeprägt (vgl. Döpfner et al. 2000a).

Brühl et al. (2000) fanden bei deutschen Kindern im Alter von sechs bis zehn Jahren auf der Basis der Elternurteile eine Diagnoseprävelanz für eine Aufmerksamkeitsdefizit-/Hyperaktivitätsstörung nach DSM-IV-Kriterien von 6 % und für eine hyperkinetische Störung nach ICD-10 von 1,4 %.

Werden strukturierte Interviews mit den Eltern durchgeführt, dann ergeben sich nach DSM-IV Häufigkeiten zwischen 7 und 17 % aller Jungen und 3,3 bis 6 % aller Mädchen (Szatmari et al. 1989; Cohen et al. 1993). In einer deutschen Stichprobe stellten Esser et al. (1990) mit einem Elterninterview eine Prävalenz von 8,3 % aller Jungen im Alter von acht Jahren und – fünf Jahre später – von 3 % fest.

Bei 3- bis 6-jährigen Kindern lag nach Beurteilung der Erzieherinnen in 12,8 % eine erhöhte Hyperaktivität und Aufmerksamkeitsschwäche vor, wobei 1,3 % diese Symptome in besonderem Ausmaß aufwiesen (Döpfner et al. 1997).

In einer deutschen bundesweit repräsentativen Erhebung werden Kernsymptome der Aufmerksamkeitsdefizit-/Hyperaktivitätsstörung im Urteil der Eltern bei 3 bis knapp 10 % aller Kinder im Alter von 4–10 Jahren als deutlich ausgeprägt vorhanden eingeschätzt (Lehmkuhl et al. 1998). Bei älteren Kindern und Jugendlichen sind diese Merkmale nach Einschätzung der Eltern geringer als bei jüngeren Kindern (Döpfner et al. 1997).

> Aufmerksamkeitsdefizit-/Hyperaktivitätsstörungen treten somit häufig im Vor- und Grundschulalter auf und stellen einen der meisten Anlässe zur Diagnostik und Therapie dar.

5.7.4 Symptomentwicklung und Komorbidität

Die Leitsymptome „Hyperaktivität“, „Impulsivität“ und „Aufmerksamkeitsstörung“ müssen mindestens über einen Zeitraum von sechs Monaten vorhanden und deutlich stärker ausgeprägt sein als bei Kindern gleichen Alters und gleichen Entwicklungsstandes. Bei Kindern mit Intelligenzminderung kann die Einschätzung der Symptomatik besonders schwierig sein. Häufigkeit, Intensität und situative Variabilität der einzelnen Symptome können je nach dem Umgebungskontext verschieden stark ausgeprägt sein. Dabei ist jeweils der Grad der Beeinträchtigung und Belastung des Patienten und seines Umfeldes zu erheben, wobei die Einbeziehung verschiedener Informationsquellen, z. B. Kindergärtnerinnen, Lehrer und Eltern, hilfreich ist (Döpfner et al. 1999; 2000a; 2000c). So beschreiben z.B. mehr als 50 % der Eltern hyperkinetischer Kinder die Hausaufgaben als extrem problematisch, während das in einer Vergleichsgruppe nur in weniger als 10 % der Kinder der Fall ist. Als besonders störungsanfällig nennen Eltern folgende kritische Situationen (s. Döpfner et al. 2006):

- Hausaufgaben
- Mutter telefoniert
- Besuch kommt
- Spiel mit anderen
- Mahlzeiten
- Aufträge erledigen
- Zubettgehen
- in der Öffentlichkeit
- Waschen und Baden
- Fernsehen
- Besuche bei anderen
- im Auto
- Kind spielt alleine
- Mutter ist beschäftigt
- An- und Ausziehen
- wenn Vater daheim ist

Aufmerksamkeits- und Konzentrationsschwächen

Sie zeigen sich durch eine erhöhte Ablenkbarkeit, Aufgaben werden vorzeitig abgebrochen und Tätigkeiten nicht beendet. Hierbei gehen die Kinder Beschäftigungen aus dem Weg, die vermehrte Anstrengungen erfordern. Meist sind die Auffälligkeiten bei jenen Tätigkeiten stärker ausgeprägt, die von anderen vorgegeben und nicht selbst initiiert sind, z. B. Hausaufgaben, Teilnahme an Schulstunden, Gruppensituationen usw. Vor allem bei Kindern im Kindergartenalter, aber auch bei jüngeren Schulkindern kann man diese Aufmerksamkeits- und Konzentrationsschwäche jedoch auch bei selbst bestimmten Tätigkeiten (z. B. in Spielsituationen) beobachten. Nach einer ersten Phase des Interesses verlieren diese Kinder rasch Lust und Bereitschaft an dieser Tätigkeit und wechseln zu einer anderen. Bei älteren Kindern und bei Kindern, die weniger stark von der Problematik betroffen sind, treten diese Störungen bei selbst gewählten und lustbetonten Spielen kaum auf, sondern nur bei fremdbestimmten und weniger angenehmen Tätigkeiten.

Impulsives Verhalten

Kinder mit hyperkinetischen Auffälligkeiten neigen mehr als andere gleichaltrige Kinder dazu, plötzlich und ohne zu überlegen zu handeln. Sie folgen spontan ihren Ideen und Handlungsimpulsen und überdenken nicht deren Folgen. So gelingt es ihnen kaum, Bedürfnisse aufzuschieben und abzuwarten, bis sie an der Reihe sind. Sie platzen häufig mit Antworten heraus, bevor Fragen zu Ende gestellt sind, unterbrechen andere häufig, und es kommt leicht zu heftigen emotionalen Ausbrüchen. Sie geraten deshalb rasch in Streit und schätzen die Folgen ihrer heftigen impulsiven Handlungen nicht ab. Es ist empirisch gut belegt, dass Kinder und Jugendliche mit hyperkinetischen Störungen ein erhöhtes Risiko für Unfälle, körperliche Verletzungen und akzidentielle Vergiftungen aufweisen (Taylor et al. 2004).

Körperliche Unruhe

Vor allem im Kindergarten und im Grundschulalter fallen viele Kinder mit hyperkinetischen Auffälligkeiten durch ihre extreme Ruhelosigkeit und erhöhte motorische Aktivität auf. Diese Störungen treten besonders in Situationen auf, in denen vermehrt Ruhe und Konzentration verlangt werden. Die Kinder stehen häufig im Unterricht oder in anderen Situationen auf, in denen Sitzenbleiben erwartet wird. Es fällt ihnen schwer, ruhig zu spielen, sie laufen oder klettern permanent herum, und diese extreme Unruhe kann durch Aufforderungen der Umgebung kaum dauerhaft beeinflusst und vermindert werden (Döpfner et al. 1999).

Symptome im entwicklungspsychopathologischen Verlauf

Im Säuglingsalter werden Kinder, die später hyperkinetische Störungen entwickeln, häufig als unausgeglichen und wenig adaptiert beschrieben. Bei ihnen sind Ess- und Schlafprobleme häufiger vorhanden, ebenso ein instabiles psycho-

Tab. 5-45: Verlauf hyperkinetischer Störungen (nach Döpfner et al. 2000a)

Säuglings- und Kleinkindalter
• sehr hohes psychophysiologisches Aktivitätsniveau • ungünstige Temperamentsmerkmale (Schlafprobleme, Essprobleme, gereizte Stimmung) und negative Eltern-Kind-Interaktion
Vorschulalter
• Hyperaktivität (ziellose Aktivität) • geringe Spielintensität und -ausdauer • Entwicklungsdefizite • oppositionelles Verhalten • Risikofaktoren für ungünstige Entwicklung: aversive Eltern-Kind-Interaktion, Aggressivität des Kindes, Entwicklungsdefizite
Grundschulalter (Schuleintritt)
• Unruhe/Ablenkbarkeit im Unterricht • Lernschwierigkeiten/Teilleistungsschwächen • Umschulungen/Klassenwiederholungen • aggressives Verhalten (mind. 30–50 %) • Ablehnung durch Gleichaltrige • Leistungsunsicherheit/Selbstwertprobleme
Jugendalter
• Verminderung der motorischen Unruhe • Aufmerksamkeitsstörungen persistieren häufig • aggressives Verhalten • dissoziales Verhalten/Delinquenz (30 %) • Alkohol-/Drogenmissbrauch • emotionale Auffälligkeiten
Erwachsenenalter
• Persistenz hyperkinetischer Symptome bei 30–60 % • ausgeprägte Symptomatik bei ca. 30 % • geringe Schulbildung • Delinquenz und Dissoziale Persönlichkeitsstörung bei etwa 15–30 %

Tab. 5-46: Häufigkeit komorbider Störungen bei Kindern und Jugendlichen mit hyperkinetischen Störungen (nach Döpfner et al. 2000a)

- 50 %: oppositionelle Störung des Sozialverhaltens
- 30–50 %: Störung des Sozialverhaltens (ohne oppositionelle Verhaltensstörung)
- 10–40 %: affektive, vor allem depressive Störungen
- 20–25 %: Angststörungen
- 10–25 %: Lernstörungen, Teilleistungsschwächen
- bis 30 %: Tic-Störungen oder Gilles-de-la-Tourette-Syndrom

physiologisches Aktivitätsniveau. Im Kindergarten- und Vorschulalter wird die motorische Hyperaktivität zum hervorstechenden Symptom, die eine erhöhte Unfallgefährdung sowie eine mangelnde soziale Integration, z. B. im Kindergarten, bedingt. Darüber hinaus imponieren oppositionelle Verhaltenstendenzen gegenüber den Eltern sowie aggressive Reaktionen gegenüber Gleichaltrigen. Entwicklungsrückstände im motorischen Bereich sowie der Sprache und visuellen Wahrnehmungsfähigkeit können das Bild komplizieren. DuPaul et al. (2001) betonen die geringe soziale Kompetenz und die damit verbundenen internalisierten Störungen bei Kindern mit hyperkinetischen Störungen im Vorschulalter (s. Tab. 5-45).

Mit der Schule und den damit erhöhten Anforderungen an die Arbeits- und Selbststeuerungsleistung treten die Aufmerksamkeitsschwäche und die kognitive Impulsivität in den Vordergrund. Die Schullaufbahn hyperkinetischer Kinder ist durch Klassenwiederholungen, Schulverweise sowie Schulabbrüche gekennzeichnet (Lehmkuhl et al. 2007).

Im Jugendalter lässt die motorische Unruhe deutlich nach, während Impulsivität und Aufmerksamkeitsstörung und damit auch die Schulleistungsproblematik weiter persistieren und zunehmend zu Schwierigkeiten führen. Dieses Verhaltensmuster kann sich bis in das Erwachsenenalter hinein fortsetzen.

Hinsichtlich des Verlaufs im Erwachsenenalter sind drei wesentliche Formen beschrieben (Remschmidt u. Heiser 2004). Die Symptomatik bildet sich entweder ab der Adoleszenz zurück oder die Aufmerksamkeitsdefizit-/Hyperaktivitätsstörung bleibt bis ins Erwachsenenalter bestehen, was bei 50 % der Patienten zutrifft. Eine dritte Möglichkeit ist der Übergang der ADHS in eine andere Störung (z. B. Suchterkrankungen, Störungen des Sozialverhaltens sowie Angst- und affektive Störungen) (s. auch Bundesärztekammer 2005).

Komorbidität

Bis zu zwei Drittel aller Kinder mit Aufmerksamkeitsdefizit-/Hyperaktivitätsstörungen weisen neben der Kernsymptomatik weitere komorbide Störungen auf, die für die weitere Entwicklung zusätzliche Risikofaktoren darstellen (Richters et al. 1995; Gillberg et al. 2004). Hierbei sind externale Verhaltensstörungen mit aggressiven und dissozialen Symptomen häufiger vertreten als internale Störungen mit Angst und Depressivität (Jensen et al. 1993; 1997; Piacentini et al. 1993). In der Tabelle 5-46 sind die entsprechenden Prävalenzraten zusammengestellt (vgl. Döpfner et al. 2000a). Diese erhöhten Komorbiditätsraten sind nicht nur in klinischen, sondern auch in epidemiologischen Stichproben nachzuweisen. Bei etwa 50 % der hyperkinetischen Störungen finden sich auch oppositionelle Verhaltensauffälligkeiten, wobei im Jugendalter der Anteil von dissozialen Störungen 50–60 % beträgt (Kadesjö u. Gillberg 2001; Kadesjö et al. 2001). Kinder und Jugendliche mit einer kombinierten Störung aus hyperkinetischen und oppositionell-aggressiven Verhaltensweisen besitzen eine ausgeprägtere Kernsymptomatik sowie eine erhöhte Rate an Teilleistungsstörungen. Auch die Langzeitprognose beider Gruppen unterscheidet sich deutlich: Hyperkinetische Kinder und Jugendliche mit einer besonders früh einsetzenden, ausgeprägten komorbiden Störung des Sozialverhaltens haben ein deutlich höheres Risiko für spätere Delinquenz, Substanzmissbrauch und die Entwicklung einer Antisozialen Persönlichkeitsstörung (Mannuzza et al. 2004).

Depressive Symptome sind bei 9–38 % der betroffenen Kinder vorhanden (Milberger et al. 1995). Eine Erklärung kann darin liegen, dass die schulischen Misserfolge und die zunehmenden sozialen Probleme dieser Kinder den Aufbau eines gesunden Selbstbewusstseins verringern und damit die Entwicklung depressiver Störungen fördern.

Der Zusammenhang zwischen bipolaren Störungen und ADHS wird kontrovers diskutiert (Gillberg et al. 2004). Biederman et al. (2003) weisen auf die ähnliche und schwer zu differenzierende Symptomatik hin, während Masi et al. (2003) bei 27 % ihrer 7- bis 18-Jährigen wegen einer bipolaren Störung behandelten Patienten eine komorbide ADHS feststellten. Aus diesen Gründen wird diskutiert, ob ADHS nicht als ein Vorläufer einer bipolaren Störung verstanden werden kann. Erwachsene, die sowohl eine bipolare Störung als auch eine ADHS aufweisen, sind klinisch stärker beeinträchtigt und erfüllen häufiger die Kriterien des kombinierten Subtyps als Erwachsene mit ADHS ohne begleitende bipolare Störung (Wilens et al. 2003).

Begleitende Angststörungen finden sich bei ca. 25 % der hyperkinetischen Kinder, die jedoch – ebenso wie die depressiven Symptome – häufig übersehen werden, da im Vordergrund die externalen Symptome stehen (Tannock 1994).

Tic-Störungen sind bei bis zu 30 % der Kinder mit hyperkinetischen Störungen vorhanden (Pliszka 2000), während fast 70 % der Patienten mit Tourette-Syndrom eine hyperkinetische Störung aufweisen (Banaschewski et al. 2003). Eine bereits früh vorhandene ADHS-Symptomatik stellt einen Risikofaktor für das Auftreten einer späteren Tic-Störung dar, insbesondere wenn eine entsprechende familiäre Belastung besteht (Freeman et al. 2000).

Umschriebene Entwicklungsstörungen, Lernstörungen und Teilleistungsstörungen treten bei 20–25 % bei Kindern mit hyperkinetischen Störungen auf (Tannock u. Brown 2000). Im Vorschulalter sind häufig psychomotorische Entwicklungsverzögerungen nachweisbar, ebenso können die Sprachentwicklung und die expressive Sprachfähigkeit beeinträchtigt sein. Im Schulalter wurden vermehrt Lese-und Rechtschreibstörungen oder isolierte Rechenstörungen festgestellt. Jensen et al. (2001) definieren aufgrund der Ergebnisse aus der Multimodal-Treatment-Study of Children with ADHD (MTA 1999) folgende drei Symptomprofile: Aufmerksamkeitsdefizit-/Hyperaktivitätsstörungen mit begleitender Angststörung, solche mit oppositionellem und dissozialem Verhalten und eine dritte, bei der sich internale und externale Symptome kombinieren.

Zusammenfassend lässt sich festhalten, dass Kinder und Jugendliche mit Aufmerksamkeitsdefizit-/Hyperaktivitätsstörungen deutlich erhöhte Komorbiditätsraten sowohl für externale als auch für internale Störungen aufweisen. Hinzu kommt eine erhöhte Rate für umschriebene Teilleistungsstörungen, sowohl im motorischen als auch sprachlichen Bereich. Diese Befunde gelten für klinische und für epidemiologische Stichproben (vgl. Döpfner u. Lehmkuhl 2000).

5.7.5 Ätiologie und Pathogenese

Die Genese der Störung ist wie die vieler psychischer Störungen im Kindesalter multifaktoriell bedingt, wobei eine Interaktion psychosozialer und biologischer Faktoren angenommen wird. Die Forschungsergebnisse der letzten Jahre verdeutlichen jedoch, dass psychosozialen Faktoren ein geringerer und biologischen Faktoren ein größerer Stellenwert eingeräumt werden muss (Brown 2000; vgl. Abb. 5-18).

Cantwell (1996) postuliert in einem allgemeinen pathogenetischen Modell eine erhöhte biologische Vulnerabilität, die durch unterschiedliche Ursachen bedingt zu umschriebenen Funktionsstörungen führen kann.

Neurobiologische Faktoren

Die Vielzahl der mit unterschiedlichen Ansätzen und Methoden erhobenen Untersuchungsbefunde legt eine grundlegende Dysfunktion im kortiko-striatalen Netzwerk nahe. Hierbei scheinen genetische Faktoren eine große Rolle zu spielen (Sprich et al. 2000), die vermutlich eine dysfunktionale Informationsverarbeitung zwischen Frontalhirn und Basalganglien bewirken. Diese funktionelle Störung kann möglicherweise auch durch Komplikationen in der Schwangerschaft, durch Exposition gegenüber toxischen Substanzen oder durch neurologische Erkrankungen verursacht bzw. verstärkt werden.

Genetische Faktoren

Familien-, Zwillings- und Adoptionsstudien belegen die hohe genetische Bedeutung für ADHS, wobei die Heritabilität zwischen 60 und 90 % nach den Eltern-Ratings und zwischen 40 und 75 % bei den Lehrerurteilen schwankt (Kent 2004).

In den meisten Zwillingsstudien fand sich für monozygote Zwillingspaare eine deutlich höhere Konkordanzrate für ADHS (81 %) als für dizygote Zwillingspaare (29 %). In Adoptionsstudien konnte ein höheres Ausmaß an Überaktivität unter leiblichen Eltern von betroffenen Kindern verglichen mit Adoptiveltern gefunden werden. Familienstudien ergaben, dass Verwandte ersten Grades männlicher Patienten ein 5-fach erhöhtes Risiko für HKS bzw. ADHS haben (Smidt et al. 2003).

Mehrere Studien legen ferner nahe, dass ein stärkerer genetischer Einfluss eher bei persistierenden Aufmerksamkeitsdefizit-/Hyperaktivitätsstörungen nachzuweisen ist als bei remittierenden Verläufen (Faraone et al. 2000). In einer prospektiven 4-Jahres-Follow-up-Studie konnte bei Adoleszenten gezeigt werden, dass 85 % der Jungen weiterhin eine Aufmerksamkeitsdefizit-/Hyperaktivitätsstörung aufwiesen, während 15 % remittiert waren. Die Prävalenz von Aufmerksamkeitsdefizit-/Hyperaktivitätssymptomen bei den Eltern war mit 16 % in der Gruppe der Jugendlichen mit persistierender Sympomatik häufiger, während sie in der remittierten Gruppe bei 11 % lag. Für Geschwister lagen die vergleichbaren Prävalenzraten bei 24 bzw. 5 %. Diese Daten legen nahe, dass Kinder mit persistierendem Aufmerksamkeitsdefizit-/Hyperaktivitätssyndrom eine höhere familiäre Belastung aufweisen als solche, bei denen sich die Symptome während der Adoleszenz zurückbilden (Faraone 2000).

Molekulargenetische Untersuchungen

Trotz der hohen Heritabilität für das hyperkinetische Syndrom sind die Ergebnisse der vorliegenden Assoziations- und Kopplungsstudien sowie die vier mittlerweile publizierten unabhängigen Genomscans noch sehr heterogen. Assoziationsstudien haben einige Kandidaten-Gene insbesondere im Bereich des dopaminergen Systems bestätigen können. Die robustesten Effekte finden sich für Polymorphismen im DRD-4-Rezeptor-Gen und DAT1-Transporter-Gen (s. Heiser et al. 2004 in einer Übersicht; Hebebrand et al. 2005; Roman et al. 2004). Ferner haben unabhängige Genomscans verschiedene Chromosomenregionen identifiziert, die mit ADHS assoziiert sind. Interessanterweise überlappen einige Regionen mit Regionen, die im Rahmen von Genomscans zum Autismus und zur Dyslexie identifiziert wurden. Inwieweit hier auf gemeinsame genetische Ursachen geschlossen werden kann, ist jedoch noch unklar. Die einzige Region, die in allen vier Genomscans bei ADHS einen LOD-Score größer 1 aufwies, war auf Chromosom 5p13 lokalisiert. Dies ist besonders interessant, weil hier das Kandidaten-Gen DAT1 lokalisiert ist. Erste Arbeiten haben Hinweise auf Endophänotypen der ADHS geliefert, die auf eine unterschiedliche genetische Basis für Subgruppen der Störung hinweisen. Hierzu zählen beispielsweise Patienten mit exekutiven Aufmerksamkeitsdefiziten, Dysfunktionen in fronto-striatalen Arealen oder Unterschiede im Ansprechen auf eine Methylphenidat-Behandlung.

Im Tiermodell wurde primär hyperaktives Verhalten mithilfe von Knock-out-Mäusen oder mithilfe von quantitativen Trait-Loci-Analysen (QTL) untersucht. Im Knock-out-Maus-Modell bestätigten sich wiederum die stabilsten Effekte für dopaminerge Gene. QTL-Analysen ergaben multiple Loci für natürliche und induzierte Hyperaktivität.

Schädigung des Zentralnervensystems

Seit der ersten Beschreibung dieses Syndroms durch George Still (1902) ging man davon aus, dass ADHS primär durch eine biologische Ätiologie erklärt werden kann. Auch die erste deutschsprachige Arbeit zum hyperkinetischen Syndrom von Kramer und Pollnow (1932) beschrieb die Trias Hyperaktivität, Impulsivität und Unaufmerksamkeit als eine neuropsychiatrische Erkrankung. Unterstützung für diese Hypothese fanden frühe Arbeiten in der Beobachtung, dass Kinder, die die große Enzephalitis-Epidemien in den Jahren 1917 und 1926 überlebt hatten, zu einem großen Anteil ADHS-Symptome entwickelten. Später führten dann Studien, die ein gehäuftes Auftreten von prä-, peri- oder postnataler Schädigung des ZNS bei hyperkinetischen Kindern beobachtet hatten, dazu, dass frühkindlich bedingte Hirnfunktionsstörungen für die Genese der ADHS angenommen wurden. Allerdings ließen sich solche Risikofaktoren auch bei gesunden Kindern finden und schienen bei der Mehrzahl der Kinder mit ADHS doch zu fehlen. Ähnliches galt auch für die so genannten weichen neurologischen Zeichen (soft signs), die trotz der hohen Prävalenz in den klinischen Stichproben nicht als pathognomonisch für ADHS bestätigt werden konnten.

Neuere Studien, die Kinder mit erworbenen Hirnschädigungen untersucht haben, zeigten, dass Kinder nach einem Schädel-Hirn-Trauma oder nach Schlaganfällen ein deutlich erhöhtes Risiko aufweisen, sekundär – nach der Hirnschädigung – Symptome einer ADHS zu entwickeln. Dabei überlappen interessanterweise die durch die Läsion geschädigten Hirnregionen mit denjenigen Strukturen, die auch bei entwicklungsbedingten ADHS-Symptomen als dysfunktional beschrieben wurden (Max et al. 2005).

Neurophysiologische und neuroanatomische Befunde

In den letzten Jahren haben eine Reihe von Studien morphometrische Veränderungen bei Kindern und Jugendlichen mit ADHS nachgewiesen. Die Mehrzahl dieser Studien betont eine Volumenminderung im fronto-striato-zerebellären System (Durston 2003). Insgesamt fallen jedoch eine relativ große Heterogenität der Befunde sowie deren mangelnde Spezifität auf. Die hinsichtlich der MRT-Auswertung methodisch aufwändigste Studie wurde von Sowell et al. (2003) durchgeführt. In einer Gruppe von 27 Kindern und Jugendlichen mit ADHS und 46 Kontrollprobanden wurden die kortikalen Veränderungen der grauen Substanz analysiert. Es fanden sich weniger regional begrenzte Veränderungen, sondern vielmehr bilateral reduzierte Volumina im inferioren Anteil des dorsal-präfrontalen Kortex und bilateral in den anterioren Temporallappen. Ferner fanden sich signifikant vergrößerte Volumina bilateral im Bereich der posterioren Temporallappen und des inferioren Parietalkortex. Diese Ergebnisse sprechen dafür, dass ADHS mit relativ globalen morphometrischen Veränderungen des Kortex assoziiert ist, die alle Hirnlappen betreffen.
Castellanos et al. (2002) führten eine erste systematische Querschnittsuntersuchung mit einer großen Stichprobe von 150 Patienten mit ADHS und parallelisierten Kontrollpersonen im Alter von 5 bis 18 Jahren durch, in der sie auch Entwicklungs- und Medikationseffekte kontrollierten. Es zeigte sich, dass nichtmedizierte Kinder mit ADHS im Vergleich zu medizierten Patienten und gesunden Kontrollkindern ein kleineres Gesamtvolumen der grauen Substanz und des Kleinhirns aufwiesen. Diese morphometrischen Abweichungen erwiesen sich als persistent in der Entwicklung. Lediglich das Volumen des Nucleus caudatus war zwar initial bei Patienten mit ADHS vermindert, aber dieser Gruppenunterschied verschwand im Laufe der Adoleszenz, wobei das Volumen auch in der Kontrollgruppe abnahm. Es fanden sich in der Studie von Castellanos et al. (2002) keine geschlechtsspezifischen Unterschiede. In der ADHS-Gruppe wurden ferner signifikante Korrelationen zwischen den Volumenveränderungen und dem Schweregrad der ADHS-Symptomatik beschrieben. Zusammenfassend sprechen diese Daten dafür, dass die Entwicklung der Hirnstrukturen, abgesehen von den Veränderungen des Nucleus caudatus, bei Kindern mit ADHS und gesunden Kindern relativ parallel verläuft und dass die beschriebenen morphometrischen Veränderungen bei Patienten mit ADHS als relativ konstant, nichtprogressiv und unabhängig von einer psychopharmakologischen Behandlung anzusehen sind.

Funktionelle Bildgebungsstudien

Die ersten funktionellen Bildgebungsstudien zu ADHS benutzten SPECT-Untersuchungen, um den regionalen Blutfluss zu untersuchen. Es zeigte sich bei Patienten mit ADHS eine verminderte Perfusion in striatalen Arealen und im präfrontalen Kortex – sowohl unter Ruhebedingungen als auch während der Durchführung einer Konzentrationsaufgabe. Eine Reihe von neueren Arbeiten hat Kinder mit ADHS mittels der funktionellen Magnetresonanztomomographie (fMRT) untersucht. In den meisten Studien wurden Inhibitions- bzw. exekutive Funktionsaufgaben im Scanner durchgeführt, wie z.B. das Go-/No-Go-Paradigma, bei dem auf bestimmte Reize reagiert werden muss (Go-Trials), wohingegen bei anderen Reizen nicht reagiert werden darf (No-Go-Trial), oder die Stopp-Signal-Aufgabe, bei der die motorische Reaktion, die bereits initiiert wurde, nach Vorgabe eines Stopp-Signals unterdrückt werden muss. fMRT-Studien, bei denen Patienten mit ADHS während der Bearbeitung von solchen Inhibitionsaufgaben untersucht wurden, zeigten eine abnorme Aktivierung in fronto-striatalen Systemen (s. Durston 2003 für eine Übersicht).
Allerdings findet sich bei den Patienten mit ADHS eine abnormale Aktivierung in mehreren Hirnarealen, die möglicherweise kompensatorisch einsetzt und mit weiteren subtilen Defiziten assoziiert ist (Konrad et al. 2005b). Alle bisherigen Studien zeigen sehr heterogene Ergebnisse hinsichtlich der Frage, welche Hirnareale genau kompensatorisch bei Patienten mit ADHS aktiviert werden. So ist derzeit keine Aussage darüber möglich, ob dies primär aufgabenspezifische und/oder vielleicht individuell unterschiedliche Netzwerke sind, die anstelle der fronto-striatalen Bahnen aktiviert werden.
Neurophysiologische Untersuchungen konnten insbesondere mit der Technik der evozierten Potenziale Veränderungen bei hyperkinetischen Kindern feststellen. Die Befunde werden mit Funktionsänderung des präfrontalen Kortex in Zusammenhang gebracht, die mit schlechteren Leistungen in Vigilanztests korrelieren. Durch Stimulanziengabe lassen sich diese neurophysiologischen Veränderungen z.T. aufheben (Kupermann et al. 1996). Auch ein Neurofeedback mit slow cortical potentials (SCP) führte zu einer signifikanten Reduzierung der ADHS-Symptomatik sowie zu einer besseren neuropsychologischen Testleistung im CPT.
Mittels der transkraniellen Magnetstimulation (TMS) konnten Moll et al. (2000) zeigen, dass Kinder mit ADHS eine verminderte intrakortikale Inhibition aufweisen, was für ein Inhibitionsdefizit im Bereich des Motorkortex spricht. Auch hier ergab sich unter Stimulanziengabe eine Verbesserung der Inhibitionsstörung.

Neuropsychologische Modelle

Unter neuropsychologischen Aspekten werden insbesondere zwei Mechanismen, und zwar die Hemmung von Impulsen (Inhibition) und das Arbeitsgedächtnis, in ihrer Bedeutung für die Selbstregulation, Planung und Organisation von Verhalten sowie dessen Sequenzierung diskutiert. Personen mit Aufmerksamkeitsdefizit-/Hyperaktivitätsstörungen können möglicherweise auf ein geringeres Reaktionshemmungssystem zurückgreifen und so schlechter Reaktionen kontrollieren, die mit Bestrafung oder Nicht-Verstärkung verbunden sind.

Die z. T. sehr divergenten neuropsychologischen Befunde sowie die verschiedenen theoretischen Ansätze hat Tannock (1998) in einem integrativen Modell zusammengefasst. Es besteht aus folgenden Komponenten:

- mangelnde Inhibition als **Konditionierungsdefizit**: Hier wird eine Imbalance zwischen zwei basalen neuropsychologischen Systemen angenommen, die über Belohnungs- und Bestrafungsreize Verhalten hemmen bzw. aktivieren (Quay 1997).
- mangelnde Reaktionsinhibition als **primäres Defizit** (Barkley 1997a; 1997b)
- mangelnde Inhibition als **motivationale Störung**, und nicht als Defizit: Hierbei wird eine Aversion gegenüber Verzögerung angenommen, sodass die mangelnde Hemmung von Reaktionen nicht durch ein grundlegendes Defizit, sondern durch eine motivationale Störung bedingt ist (Sonuga-Barke et al. 1996).
- mangelnde Inhibition als **Dysfunktion im Anstrengungs-/ Aktivierungssystem**: Hierbei werden drei energetische Systeme postuliert, die den aktuellen Zustand (State) beeinflussen: sensorische Aktivation (Arousal), motorische Aktivation (Activation) und Anstrengung (Afford). Das Zusammenspiel dieser Funktionen wird durch motivationale Faktoren beeinflusst, wobei eine funktionsfähige Balance hergestellt werden muss (Sergeant 2000).

Alle neuropsychologischen Modelle gehen davon aus, dass funktionelle Störungen hauptsächlich in den präfrontalen und frontalen Regionen sowie in den Verbindungen zum limbischen System über das Striatum auftreten, wobei sich die einzelnen Theorien auf die verschiedenen neuroanatomischen und neurophysiologischen Befunde beziehen (Tannock 1998).

Neuropsychologische Testverfahren können ferner dazu beitragen, die Wirksamkeit medikamentöser Behandlungsstrategien zu überprüfen (Konrad et al. 2005a). Beispielsweise zeigten sich in verschiedenen Studien dosisabhängig differenzielle Effekte von Methylphenidat auf verschiedene Aufmerksamkeitsleistungen und das räumlich-visuelle Arbeitsgedächtnis (Bedard et al. 2004; Konrad et al. 2004).

Zusammenfassend spricht die dargestellte Literatur relativ übereinstimmend für ein zentrales Defizit im fronto-striatalen Netzwerk bei ADHS. Dies steht in Übereinstimmung mit einer Vielzahl neuropsychologischer Studien, die als zentrales Defizit eine Inhibitionsstörung bei ADHS annehmen, welches mit fronto-striatalen Dysfunktionen assoziiert ist. Ferner sprechen die neuropsychopharmakologischen und genetischen Studien dafür, dass dieses Defizit primär über das dopaminerge und über das noradrenerge Neurotransmittersystem moduliert wird und es im Rahmen einer medikamentösen Behandlung zu einer Verbesserung eben dieser fronto-striatalen Dysfunktion kommt.

Psychosoziale und familiäre Faktoren

Auch wenn familiären Faktoren keine primäre ätiologische Bedeutung mehr beigemessen wird (Barkley 1998; Quay u. Hogan 1999), besteht doch eine enge Beziehung zwischen ungünstigen familiären Bedingungen, vor allem unvollständigen Familien, psychischen Störungen der Mütter sowie hoher Wohndichte und Aufmerksamkeitsdefizit-/Hyperaktivitätsstörungen (Biederman et al. 1995; Scahill et al. 1999). Diese ungünstigen familiären Bedingungen stehen allerdings stärker mit aggressiven und dissozialen Verhaltensauffälligkeiten in einem Zusammenhang als mit reinen Aufmerksamkeitsdefizit-/Hyperaktivitätsstörungen (Taylor et al. 1986).

> Psychosoziale Belastungen stellen nach dem aktuellen Wissensstand zwar keine primäre Ursache für die hyperaktive Störung dar, sie tragen aber möglicherweise entscheidend zum Schweregrad und zur Stabilität der Störung bei. Das von Barkley (1981) entwickelte Interaktionsmodell gibt Hinweise darauf, dass sich Verhaltensweisen bei Kindern mit einer Aufmerksamkeitsdefizit-/ Hyperaktivitätsstörung durch dysfunktionale Eltern-Kind-Interaktionen verschlimmern können (vgl. Döpfner et al. 1998).

Zu diesen Eltern-Kind-Interaktionsmustern gehört, dass Mütter von Kindern mit hyperkinetischen Störungen häufiger Aufforderungen an diese richten und sich öfter in negativer Weise äußern. Dieses Interaktionsverhalten scheint jedoch eher eine Reaktion auf die hyperkinetische Störung als deren Ursache zu sein. Längsschnittstudien zeigen, dass negative Eltern-Kind-Interaktionen im Vorschulalter zur Stabilität hyperkinetischer Störungen entscheidend beitragen (Campbell 1990).

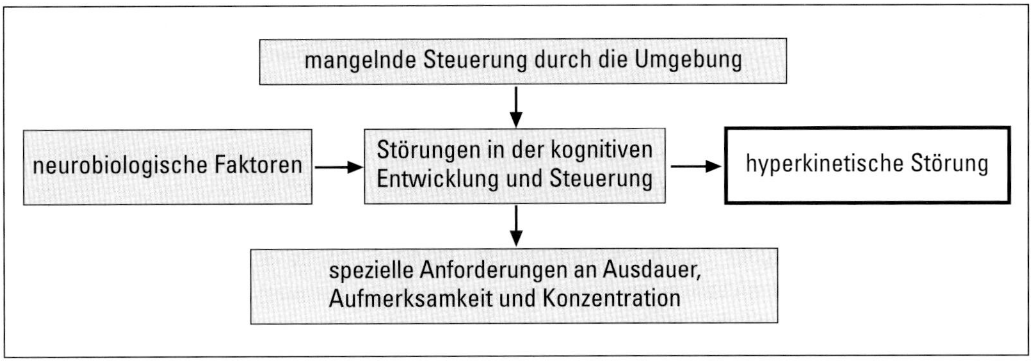

Abb. 5-19: Allgemeines Modell für die Entstehung von hyperkinetischen Störungen (nach Döpfner et al. 2000a)

Biopsychosoziales Entstehungsmodell

Die dargestellten Befunde legen ein pathogenetisches Modell nahe, das, wie die Abbildung 5-19 zeigt, verschiedene Faktoren integriert (s. S. 680; Döpfner et al. 2000a). Danach liegen die primären Ursachen in der genetischen Disposition, die eine Störung des Neurotransmitterstoffwechsels, insbesondere des Dopaminstoffwechsels, bewirkt. Der Einfluss anderer Faktoren, wie Reaktionen auf Nahrungsmittelzusätze oder Folgen von Hirnschädigungen, ist fraglich. Auf der neuropsychologischen Ebene führen diese Ursachen zu Veränderungen in der Selbstregulation, insbesondere der exekutiven Funktionen. Die Symptomatik wird durch negative Interaktionen zwischen dem Kind und seinen Bezugspersonen, ungünstigen Bedingungen in der Familie, Schule und auch in der Gleichaltrigengruppe unterstützt. Diese bewirken ihrerseits eine Zunahme der Kernsymptomatik und unterstützen die Entwicklung weiterer komorbider Symptome. Insofern entsteht ein Circulus vitiosus, der mit dafür verantwortlich ist, dass sich häufig ein chronischer Krankheitsverlauf findet.

5.7.6 Diagnose und Differenzialdiagnostik

In den Leitlinien zur Diagnostik und Therapie von psychischen Störungen im Säuglings-, Kindes- und Jugendalter (Deutsche Gesellschaft für Kinder- und Jugendpsychiatrie, Psychosomatik und Psychotherapie et al. 2000; 2007) wird zwischen einer störungsspezifischen Diagnostik, einer störungsspezifischen Entwicklungsgeschichte sowie störungsrelevanten Rahmenbedingungen unterschieden. Entsprechende Empfehlungen geben auch die Practice Parameters for Assessment and Treatment of Children, Adolescents and Adults with Attention-Deficit-Hyperactivity Disorder der American Academy of Child and Adolescence Psychiatry (1997) sowie die Clinical Guidelines for Hyperkinetic Disorder der europäischen Arbeitsgruppe (Taylor et al. 1998; 2004).

Störungsspezifische Diagnostik

Zur störungsspezifischen Diagnostik gehört die Erfassung der Symptomatik durch eine Exploration der Eltern und des Kindes hinsichtlich der Leitsymptome „Hyperaktivität", „Impulsivität" und „Aufmerksamkeitsstörung" sowie eine Einschätzung der Häufigkeit, Intensität und situativen Variabilität der Symptomatik (ein entsprechendes Explorationsschema findet sich bei Döpfner et al. 2000a). Darüber hinaus steht eine ganze Anzahl von standardisierten Fragebögen für Eltern, Erzieher, Lehrer und für Jugendliche selbst zur Verfügung, die sowohl ein breites Spektrum psychischer Auffälligkeiten (vgl. Döpfner et al. 2000b) als auch die spezifischen Symptombereiche der Aufmerksamkeitsstörung, Impulsivität und Hyperaktivität erfassen. In der störungsspezfischen Diagnostik setzen sich im zunehmenden Maße Verfahren durch, die sich an den Diagnosekriterien von ICD-10 und DSM-IV orientieren (Döpfner u. Lehmkuhl 2000). Spezielle Checklisten sind geeignet, bestimmte Problemsituationen in der Familie, bei Hausaufgaben usw. zu erfassen (Döpfner et al. 2000a). Im Rahmen der störungsspezifischen Diagnostik ist eine Erhebung der störungsspezifischen Entwicklungsgeschichte durch die Eltern hinsichtlich ungünstiger Temperamentsmerkmale im Säuglingsalter, Beginn der Symptomatik vor dem Alter von sechs Jahren und zum Verlauf der Symptomatik dringend notwendig. Auch störungsrelevante Rahmenbedingungen sollten erfasst werden. Hierzu gehören abnorme psychosoziale Bedingungen wie inkonsistentes Erziehungsverhalten, mangelnde Wärme in familiären Beziehungen, aber auch die Bereitschaft der Eltern zur aktiven Mitarbeit und das von ihnen vertretene Störungskonzept.

Bei der neuropsychologischen Diagnostik haben sich bei wissenschaftlichen Fragestellungen und zur Verlaufsbeurtei-

lung vor allem computerbasierte Verfahren zum Messen der Aufmerksamkeit (z. B. Continuous-Performance-Test, CPT) als effektiv erwiesen. Insbesondere Stopp-Signal-Aufgaben stehen in einem engen Zusammenhang mit impulsiven Antwortmustern (Swanson et al. 1999). Die Testbatterie zur Aufmerksamkeitsprüfung (TAP, Zimmermann u. Fimm 1994) erfasst ebenfalls verschiedene Aufmerksamkeitsparadigmen, während der Dortmunder Aufmerksamkeitstest (DAT, Lauth 1993) der deutschen Version des Matching Familiar Figures Test (MFFT) entspricht. Auch wenn diese Verfahren nicht zur klinischen Routine gehören und ihre ökologische Validität kritisch hinterfragt wird (Döpfner et al. 2004), erlauben sie die Beurteilung spezifischer neuropsychologischer Aufmerksamkeitsfunktionen.
Immer notwendig ist eine Intelligenzdiagnostik und bei Verdacht auch eine Abklärung von spezifischen Teilleistungsstörungen aufgrund des häufig gemeinsamen Auftretens mit ADHS. Konzentrationstests oder Tests zur Erfassung von kognitiver Impulsivität können ergänzende Hinweise auf den Schweregrad von Aufmerksamkeitsstörungen liefern, sie eignen sich jedoch nicht zur Diagnosestellung, da der Zusammenhang zwischen diesen Testleistungen und dem Verhalten in anderen Kontexten, z. B. Schule und Familie, eher gering ausgeprägt ist. Bei Kindergartenkindern sollte wegen der hohen Komorbiditätsraten mit Entwicklungsstörungen und der meist fehlenden zuverlässigen Angaben zum Entwicklungsstand in jedem Fall eine differenzierte Entwicklungsdiagnostik erfolgen.
Bei der laborchemischen bzw. apparativen Diagnostik ist auf mögliche begleitende körperliche Erkrankungen, z. B. Störungen des Schilddrüsenstoffwechsels sowie akute und chronische zerebrale Erkrankungen, die durch eine EEG-Ableitung ausgeschlossen werden sollten, zu achten.

Differenzialdiagnostik

Bei der differenzialdiagnostischen Abgrenzung sind andere körperliche Ursachen für die beobachteten Verhaltensauffälligkeiten auszuschließen. Hierzu gehören Seh- und Hörstörungen, Folgen von Schädel-Hirn-Traumata, ausgeprägte Schlafstörungen sowie mögliche Medikamenteneffekte (z. B. Phenobarbital). Darüber hinaus ist die Grenze zwischen einem noch altersgemäßen Bewegungsdrang, einem sehr lebhaften Verhalten und einer bereits hyperaktiven Störung abzuwägen.

> In zunehmendem Maße wird angenommen, dass die hyperkinetische Symptomatik keine diskrete, gut von der Normvariation abgrenzbare diagnostische Einheit darstellt, sondern eher eine dimensionale Betrachtung angemessen ist. Die Bestimmung von Grenzwerten für die Definition von Auffälligkeit muss unter diesem Gesichtspunkt immer fragwürdig bleiben (s. Döpfner u. Lehmkuhl 1997).

Eine weitere Abgrenzung hat gegenüber oppositionellen Verhaltensweisen zu erfolgen. Kinder mit oppositionellen Verhaltensauffälligkeiten können gegen Arbeiten oder schulische Aufgaben Widerstand leisten, die Anstrengung und Aufmerksamkeit verlangen und somit ausgeprägte Schulschwierigkeiten aufweisen, die den Verdacht auf ein hyperkinetisches Syndrom nahe legen. Da oppositionelle Verhaltensweisen bei Kindern mit hyperkinetischen Störungen häufig auftreten und eine hohe Überschneidung von aggressiven und hyperkinetischen Symptomen vorliegt, wurde von manchen Autoren eine entsprechende Differenzierung in zwei Diagnosegruppen infrage gestellt. In einer Vielzahl von empirischen Studien konnte jedoch gezeigt werden, dass sich diese Diagnosegruppen tatsächlich voneinander abgrenzen lassen (vgl. Döpfner et al. 2000a). Auf die Überschneidung mit bipolaren Störungen und die Schwierigkeit der Abgrenzung im Entwicklungsverlauf wurde bereits hingewiesen (Gillberg et al. 2004).

5.7.7 Behandlung und Prävention

In den Leitlinien zur Therapie wird die Bedeutung eines multimodalen Behandlungsansatzes betont. Eine multimodale Behandlung der hyperkinetischen Störung kann dabei folgende Interventionen umfassen:

- Aufklärung und Beratung der Eltern des Kindes/Jugendlichen und – wenn möglich – auch des Umfeldes in Kindergarten und Schule
- Elterntraining und Intervention in der Familie
- Interventionen im Kindergarten/in der Schule
- kognitive Therapie des Kindes zur Verminderung von impulsiven und unorganisierten Aufgabenlösungen (Selbstinstruktionstraining) oder zur Anleitung des Kindes/Jugendlichen zur Modifikation des Problemverhaltens (Selbstmanagement)
- Pharmakotherapie, insbesondere mit Psychostimulanzien

Zur Behandlung der komorbiden Störungen können darüber hinaus soziale Kompetenztrainings, Einzel- und/oder Gruppenpsychotherapie sowie Übungsbehandlungen zur Verminderung von umschriebenen Entwicklungsstörungen hilfreich sein.
Die Wirksamkeit von Diäten hat sich in den meisten Studien nicht nachweisen lassen (Taylor et al. 1998; Schmidt et al. 1997), sodass sie als Regelbehandlung nicht empfohlen werden können. Die Einhaltung einer oligoantigenen Diät ist

umständlich, aufwändig, kostspielig und sozial einschneidend (Egger 2000). Um Fehlernährungen zu vermeiden, muss nach Egger eine solche Diätbehandlung sorgfältig von Arzt und Diätassistentin überwacht werden und sollte deshalb nur in speziellen Zentren durchgeführt werden. Auch für Entspannungsverfahren bzw. Psychomotorik und Ergotherapie ließ sich kein spezifischer Effekt auf die Kernsymptomatik des hyperkinetischen Störungsbildes nachweisen. Präventive Ansätze sollten bereits im Kindergarten einsetzen, um Spielverhalten und Steuerungsfähigkeit der Kinder zu verbessern. Eltern, Kindergärtnerinnen und Erzieher sollten in ein solches Früherkennungs- und Frühinterventionsprogramm eingebunden werden.

Jugendhilfemaßnahmen werden immer dann relevant, wenn trotz intensiver ambulanter und stationärer Behandlungsmaßnahmen kein ausreichender Erfolg erzielt werden konnte und dissoziale Auffälligkeiten bereits in einem frühen Alter hinzutreten.

Tab. 5-47: Übersicht der verhaltenstherapeutischen Interventionsansätze (nach Döpfner et al. 2000a)

Eltern- und familienzentrierte Verfahren, wie Elterntrainings oder Eltern-Kind-Therapien, zielen auf eine Verminderung problematischer Verhaltensweisen in der Familie durch Veränderung der Eltern-Kind-Interaktionen.
Kindergarten- und schulzentrierte Interventionen versuchen, konkrete Verhaltensauffälligkeiten des Kindes oder Jugendlichen im Kindergarten oder in der Schule hauptsächlich durch operante Methoden zu vermindern.
Patientenzentrierte Verfahren setzen direkt beim hyperkinetischen Kind oder Jugendlichen an. Dazu zählen: • Spieltrainings, die darauf abzielen, intensives und ausdauerndes Spielverhalten aufzubauen • Selbstinstruktionstrainings, durch die ein reflexives Arbeitsverhalten aufgebaut werden soll • Selbstmanagement-Verfahren, mit denen ältere Kinder und Jugendliche zu einer eigenständigen Verhaltensänderung angeleitet werden sollen

Verhaltenstherapeutische Interventionen

Die verschiedenen Vorgehensweisen lassen sich nach eltern- und familienzentrierten Verfahren, kindergarten- bzw. schulzentrierten Interventionen und patientenzentrierten Ansätzen differenzieren (s. Tab. 5-47).

Die Wirksamkeit von Elterntrainings und die Langzeitstabilität der Effekte wurden in mehreren Studien nachgewiesen (Pisterman et al. 1992; Kazdin 1997). Pelham et al. (1988) überprüften die Wirksamkeit einer 5-monatigen verhaltenstherapeutischen Behandlung in der Familie, wobei jedoch eine hohe individuelle Variabilität vorlag: 45–80 % der Kinder zeigten Therapie-Effekte auf unterschiedlichen Erfolgsmaßen.

Die Effekte der familienzentrierten Interventionen aus dem Therapieprogramm für Kinder mit hyperkinetischem und oppositionellem Problemverhalten (THOP, Döpfner et al. 1998) wurden im Rahmen einer Studie zur Wirksamkeit multimodaler Therapie bei Kindern mit Aufmerksamkeitsdefizit-/Hyperaktivitätsstörungen untersucht. In der Gesamtgruppe von 75 Kindern ließen sich die Verhaltensauffälligkeiten in der Familie im Verlauf der verhaltenstherapeutischen Interventionen deutlich reduzieren. 50–60 % der Kinder, die ausschließlich mit dem Therapieprogramm behandelt und nicht medikamentös eingestellt worden waren, zeigen im Elternurteil ausreichend günstige Veränderungen (Döpfner et al. 2000b). Das Verhalten in der Schule ändert sich jedoch nicht in gleichem Maße, sodass spezifische Interventionen und Programme für diesen Bereich notwendig sind. Im Rahmen der MTA-Studie konnte die Wirksamkeit verhaltenstherapeutischer Interventionen auf hyperkinetische, aggressive und internale Symptome im Unterricht nachgewiesen werden. Lediglich bei der Veränderung von Aufmerksamkeitsstörungen im Unterricht war die Stimulanzienbehandlung der Verhaltenstherapie überlegen, nicht aber bei der Veränderung von Hyperaktivität und Impulsivität oder der Verhaltensbeobachtung im Klassenzimmer (MTA 1999a; Jensen et al. 2001). Auch mit dem Therapieprogramm THOP konnten Verhaltensauffälligkeiten in der Schule nach dem Urteil der Lehrer deutlich reduziert werden (Döpfner et al. 2000b). Allerdings erwies sich in 30 % der Fälle, in denen zunächst verhaltenstherapeutische Interventionen durchgeführt worden waren, eine ergänzende Medikation als notwendig, da hauptsächlich in der Schule keine hinreichenden Verbesserungen erzielt werden konnten.

Bei den patientenzentrierten Interventionen bietet sich für das Vorschulalter ein spezielles Spieltraining zur Steigerung von Spiel- und Beschäftigungsintensität an (Döpfner u. Sattel 1992; Döpfner et al. 1998).

Für das Schulalter wurden spezielle Selbstinstruktionstechniken entwickelt (Lauth u. Schlottke 1999; Lauth u. Mackowiak 2004), wobei jedoch ein Nachweis über die Generalisierung der Behandlungseffekte auf Alltagssituationen bislang nicht überzeugend erbracht werden konnte (Abikoff 1987; Brown et al. 1985). Mithilfe von Selbstmanagement-Methoden, die häufig auch mit anderen Techniken kombiniert werden (Selbstinstruktion, Fremdverstärkung, Token-Systeme), lässt sich eine erfolgreiche Situationsbewältigung in verschiedenen Kontexten deutlich verbessern – sowohl im Urteil der Eltern als auch in dem der Lehrer (Frölich et al. 2002a; 2002b).

Multimodale Behandlungskonzepte

Die Erwartung, dass eine Kombination verschiedener therapeutischer Ansätze zu einem deutlich verbesserten Ergebnis führt, hat sich als durchgängiger Kurzzeiteffekt nicht bestätigen lassen. Auch wenn einige Autoren über eine geringfügig erhöhte Wirksamkeit multimodaler Interventionen gegenüber einer ausschließlichen Stimulanzientherapie hinweisen (Gittelman et al. 1980; Pelham et al. 1988; MTA 1999a; 1999b; 2004a; 2004b), ist eher von einer komplexen Interaktion zwischen Verhaltens- und Stimulanzientherapie auszugehen, bei der Symptomkonstellation, Alter und Geschlecht relevante Einflussgrößen darstellen (Newcorn et al. 2001; Swanson 2001). Auch in der groß angelegten MTA-Studie zeigte sich auf vielen Maßen, dass die kombinierte Therapie nicht besser ist als Medikation und Beratung (Arnold et al. 2004). Fasst man jedoch mehrere Effektmaße zusammen, dann schneidet die multimodale Therapie besser ab. Erste Ergebnisse zu den Langzeiteffekten scheinen ebenfalls die multimodale Therapie zu favorisieren. Außerdem werden bessere Effekte der multimodalen Therapie bei Kindern mit komorbiden Ängsten belegt. Darüber hinaus waren bei der kombinierten Therapie geringere Tagesdosen notwendig als bei der medikamentösen Behandlung mit Beratung (MTA 1999a; 1999b).

In der Kölner Multimodalen Therapiestudie (Döpfner et al. 2000a; 2000b; 2004) wurden 75 Kinder im Alter von sechs bis zehn Jahren mit der Diagnose einer hyperkinetischen Störung initial entweder verhaltenstherapeutisch oder medikamentös behandelt. Je nach individuellem Behandlungsverlauf kam im weiteren Ablauf die jeweils andere Interventionsform ergänzend hinzu. Die wichtigsten Ergebnisse lassen sich wie folgt zusammenfassen:

- Fast alle Kinder, die initial mit Stimulanzien behandelt wurden, erhielten zusätzlich Verhaltenstherapie (bei überwiegend einmaliger Stimulanziengabe am Morgen).
- 30 % der Kinder, die initial mit Verhaltenstherapie behandelt wurden, bekamen zusätzlich eine Stimulanzienbehandlung.
- Die Kombination von Stimulanzientherapie und Verhaltenstherapie war bei der Verminderung der Verhaltensauffälligkeiten in der Schule der alleinigen Verhaltenstherapie überlegen.

Pharmakotherapie

In der psychopharmakologischen Behandlung stellen Psychostimulanzien die Medikamente der ersten Wahl dar (s. Tab. 5-48). Neuerdings existiert mit dem selektiven Noradrenalin-Wiederaufnahme-Hemmer Atomoxetin eine adäquate Therapie-Alternative. Die therapeutische Wirksam- und Verträglichkeit von Atomoxetin bei der Behandlung von ADHS bei Kindern und Jugendlichen im Alter von 6 bis 18 Jahren wurde in mehreren randomisierten doppelblinden, plazebokontrollierten Studien überprüft. Die Effektstärken liegen bei etwa 0,7 (Kratochvil et al. 2002; 2003) und sind damit annähernd so hoch wie bei Methylphenidat (Lehmkuhl et al. 2007).

Es liegen viele randomisierte Studien vor, die belegen, dass sowohl Methylphenidat als auch trizyklische Antidepressiva die Kernsymptome des hyperkinetischen Syndroms signifikant verbessern, wobei nicht ausreichend gut belegt ist, dass die Kombination von Psychostimulanzien und verhaltenstherapeutischen Interventionen der alleinigen Medikation überlegen ist (Lord u. Paisley 2000). Systematische Reviews und Meta-Analysen zur Wirksamkeit der Interventionen bei Kindern und Jugendlichen lassen folgende Schlussfolgerungen zu:

- Die Kurzzeitwirksamkeit von Psychostimulanzien ist im Kindergartenalter (3–6 Jahre) vermutlich geringer als im Grundschulalter (Spencer et al. 1996; Musten et al. 1997). Ghuman et al. (2001) fanden bei Vorschulkindern mit Entwicklungsschwierigkeiten, dass sie zwar gut auf Sti-

Tab. 5-48: Medikamentöse Behandlung mit Psychostimulanzien im Kindes- und Jugendalter (Methylphenidat ist in Deutschland nur als DL-Amphetamin verschreibbar)

chemische Kurzbezeichnung	Halbwertszeit	mg/kg	Dosierung/Tag (ca.)	Anzahl der Einzelangaben
Methylphenidat	2,5	0,5–1,0	10–40 mg	1–3
Methylphenidat-Retard	5–8	0,5–1,0	20–40 mg	1
DL-Amphetamin	5–8	0,1–0,5	5–20 mg	1–3
Fenetyllin	5–8	0,5–1,5	12,5–100 mg	1–2

mulanzien ansprechen, aber eine enge Kontrolle wegen häufiger Nebenwirkungen benötigen.
- Die Kurzzeitwirksamkeit von Psychostimulanzien im Alter von 6 bis 12 Jahren ist gut belegt (insgesamt 161 Studien mit 5899 Patienten, Spencer et al. 1996).
- Die Kurzzeitwirksamkeit von Psychostimulanzien im Jugendalter ist belegt (ebd.).
- Im Erwachsenenalter ist die Wirkung von Psychostimulanzien vergleichbar mit den Effekten im Kindes- und Jugendalter. Eine Besonderheit des Erwachsenenalters scheint zu sein, dass die optimale Wirkung von Methylphenidat erst im höheren Bereich (ca. 1,0 mg/kg KG) zu erwarten ist und die kognitiven Fähigkeiten hierdurch nicht verschlechtert, sondern – im Gegenteil – verbessert werden, ohne eine erhöhte Nebenwirkungsrate aufzuweisen.

Wegen der hohen interindividuellen Response-Variabilität auf unterschiedliche Dosierungen ist eine individuelle Titration (s. Definition weiter unten) der Therapie notwendig (MTA 1999a; 1999b). Hierbei ist D-Amphetamin vermutlich ebenso wirksam wie Methylphenidat, wobei Patienten jedoch unterschiedlich auf die jeweilige Substanz ansprechen können (Lord u. Paisley 2000).
- Bei Kindern mit komorbiden Tics können sich diese vor allem bei höheren Dosen verschlechtern, jedoch auch unverändert bleiben oder sich sogar bessern (Castellanos et al. 1997; Law u. Schachar 1999).
- Bei Kindern mit Anfällen kann sich die Anfallssituation teilweise verschlechtern (Gross-Tsur et al. 1997), während bei anfallsfreien Kindern keine Anfälle und keine Verschlechterung von EEG-Parametern beobachtet wurden.
- Krause et al. (2000) kommen zu dem Fazit, dass bei unter Antikonvulsiva anfallsfreien Epileptikern die zusätzliche Verordnung von Methylphenidat nicht zum erneuten Auftreten von Anfällen führt. Bei nichtanfallsfreien Kranken komme es zu einer leichten Erhöhung der Anfallsfrequenz, wobei Methylphenidat bei kindlicher Absencen-Epilepsie und juveniler myoklonischer Epilepsie teilweise sogar eine deutliche Verbesserung des Anfallsleidens bedingt.
- Kinder mit geistiger Behinderung und ADHS zeigen eine Besserung sowohl ihrer kognitiven Fähigkeiten als auch ihrer Verhaltensprobleme. Die Effekte sind jedoch geringer als bei nichtbehinderten Kindern, und die Verbesserungen in beiden Bereichen erfolgen häufig unabhängig voneinander.
- In umfangreichen Verlaufsstudien und Meta-Analysen konnte gezeigt werden, dass Psychostimulanzien das Risiko für einen späteren Drogenkonsum bzw. eine Drogenabhängigkeit nicht erhöhen, sondern vielmehr Drogen- sowie Alkoholkonsum weniger häufig auftreten (Barkley et al. 2003; Wilens et al. 2003).
- Bei Kindern mit komorbider Angststörung wird die Wirksamkeit von Methylphenidat kontrovers eingeschätzt. Einige Studien verweisen auf eine verminderte Wirkung bzw. auf eine höhere Plazebo-Response-Rate (Tannock et al. 1995). Dieser Effekt konnte jedoch in neueren Studien mit sorgfältiger Titrierung nicht belegt werden (MTA 1999a; 1999b).
- Auch bei der Gabe von trizyklischen Antidepressiva konnten in den meisten Studien robuste Verbesserungen festgestellt werden, wobei sich die Effekte auch auf die komorbide Depressivität und Angst auswirkten (Spencer et al. 1996).

In der Multimodal-Treatment-Study of Children with ADHD (MTA 1999a; 1999b; 2004a; 2004b) wurden 579 Kinder in sechs amerikanischen Zentren über 14 Monate nach einem multimodalen Vorgehen behandelt. Die Behandlungsbedingungen schlossen eine medikamentöse Behandlung und Beratung, Verhaltenstherapie, kombinierte Therapie und eine Standardtherapie ein, wobei die Effekte der verschiedenen Settings miteinander verglichen wurden.

Standardtherapie ist definiert als die übliche Form der Behandlung in der Praxis, die die Beratung und Medikation einschließt.

Über vier Wochen erfolgte eine genaue Titration, um die Methylphenidat-Effekte zu optimieren. Die Durchschnittstagesdosis nach Titration lag bei 30,5 mg, wobei ein anderes Medikament gewählt wurde, wenn kein ausreichender Effekt eintrat.

Titration bedeutet eine optimale Dosisanpassung, gemessen an den Zielkriterien.

Bei Studienende erhielten 73 % der Kinder Methylphenidat, 10 % D-Amphetamin und nur insgesamt 1,6 % entweder Pemolin, Imipramin oder Buproprion. Die Ergebnisse zur medikamentösen Behandlung lassen sich wie folgt zusammenfassen:
- Bezogen auf die hyperkinetische Symptomatik in der Schule und in der Familie sind medikamentöse Therapie und Beratung meist wirksamer als Verhaltenstherapie und ebenfalls der Standardtherapie überlegen.
- Bei der Reduktion aggressiver und internaler Symptome und bei der Verbesserung sozialer Kompetenzen sind medikamentöse Behandlung und Verhaltenstherapie gleich wirksam (Jensen 2001; Greenhill et al. 2001; Conners et al. 2001; Vitiello et al. 2001).

Diese Effekte wurden 14 Monate nach Therapiebeginn erhoben und haben sich auch über einen Zeitraum von zwei Jahren als anhaltend erwiesen (MTA 2004a; 2004b). Wählt man als Effektmaß einen Algorithmus, der verschiedene Erfolgsmaße und auch komorbide Symptome einbezieht, dann zeigt sich eine leichte Überlegenheit des multimodalen Vorgehens gegenüber unimodaler Pharmakotherapie und unimodaler Verhaltenstherapie (Conners et al. 2001). Betrachtet man die Entwicklung von Kindern, die auf Methylphenidat ansprechen, über einen Zeitraum von zwei Jahren, dann führt die multimodale Therapie zu keinem größeren Effekt als die alleinige Pharmakotherapie und erweist sich als stabil (Abikoff et al. 2004; Hechtman et al. 2004).

5.7.8 Verlauf und Prognose

Untersuchungen zum Langzeitverlauf hyperkinetischer Störungen verdeutlichen, dass es sich hierbei um eine Erkrankung handelt, die bis in das Erwachsenenalter hineinreicht. So berichten Barkley et al. (1990) ebenso wie Fischer et al. (1990) in einer Follow-up-Studie an 123 hyperkinetischen Kindern über einen Katamnesezeitraum von acht Jahren von einer erheblichen Persistenz der Kernsymptomatik. Trotz intensiver Behandlung mit Pharmako- und Psychotherapie wiesen noch fast 72 % der untersuchten jungen Erwachsenen Aufmerksamkeitsstörungen auf, 60 % zeigten eine erhöhte motorische Unruhe, und 82 % reagierten weiterhin mit erhöhter Ablenkbarkeit. In den Follow-up-Studien von hyperkinetischen Kindern erwiesen sich dissoziale Merkmale bei fast 50 % der Patienten als äußerst stabil. In der Montreal-Studie hatten 23 % der ehemals hyperaktiven Patienten die Diagnose einer Dissozialen Persönlichkeitsstörung erhalten (Weiss et al. 1985). Von vergleichbaren Ergebnissen berichten Gittelman et al. (1980) sowie Mannuzzi et al. (1993).
Die Stabilität der Störung beträgt im Alter von 6–9 Jahren ca. 60–70 % und im Jugendalter immerhin noch zwischen 30 und 79 %. In einer Längsschnittuntersuchung, die Kinder im Alter von 8, 13 und 18 Jahren hinsichtlich ihrer Verhaltensmerkmale untersuchte, verringerte sich die Diagnose „Hyperkinetisches Syndrom“ von 4,2 % über 1,6 % auf 1,1 % (Esser et al. 1992).
Entgegen früheren Annahmen bleiben einzelne hyperkinetische Symptome in etwa 50–80 % der Fälle bis in das Erwachsenenalter hinein bestehen (Weiss u. Hechtman 1993; Wender 1995). Insgesamt müssen damit Aufmerksamkeitsdefizit-/Hyperaktivitätsstörungen als eine bis in das Erwachsenenalter hineinreichende persistierende Problematik betrachtet werden.
Nach Mannuzza und Klein (2000) reichen bei zwei Drittel bis drei Viertel der Kinder die hyperkinetischen Symptome bis in das Jugendalter hinein. Entsprechend wichtig ist es daher, mögliche Risikofaktoren früh zu erkennen (Fischer et al. 1993). Bei Patienten mit einem chronifizierten und schweren Verlauf finden sich folgende **Risikofaktoren** (vgl. Döpfner et al. 2000a):

- niedrige Intelligenz
- frühe oppositionelle und aggressive Verhaltensweisen
- schlechte soziale Einbindung
- psychische Störungen bei den Eltern
- familiäre Instabilität
- niedriger sozioökonomischer Status
- strafender und inkonsistenter Erziehungsstil

5.7.9 Forschungsanliegen und Ausblick

Aufmerksamkeitsdeifizit-/Hyperaktivitätsstörungen gehören zu den am intensivsten wissenschaftlich untersuchten Bereichen in der Kinder- und Jugendpsychiatrie. In den nächsten Jahren werden die neurobiologischen Grundlagen dieser Störung wesentlich besser bekannt sein als heute. Insbesondere die Erkenntnisse zu genetischen Grundlagen, verbunden mit Veränderungen im Neurotransmitterstoffwechsel, können möglicherweise zur Identifizierung von Subtypen (Endophänotypen der Erkrankung) und somit zu effektiveren Behandlungsansätzen führen. Insofern wird es auch darum gehen, sowohl auf der neurobiologischen als auch auf der psychopathologischen Ebene eine ausreichende Differenzierung der Befunde zu erreichen. Bislang fehlen solche gut validierten Methoden, insbesondere im Hinblick auf das Vorschulalter, um Risikogruppen früh genug zu erkennen und ihnen Präventionsprogramme anbieten zu können.
Auch die Evaluation von multimodalen Therapieprogrammen sollte trotz der in den letzten Jahren verbesserten Datenlage intensiviert werden, insbesondere in Bezug auf differenzierte Therapie-Effekte bei Patienten mit komorbiden Symptomen oder anderen Risikofaktoren. Trotz vieler empirischer Befunde fehlt es an optimalen Strategien für eine individuelle Therapieplanung und deren mittel- und langfristige Umsetzung (Jensen u. Abikoff 2000). Diagnostische und therapeutische Ansätze im Jugend- und jungen Erwachsenenalter sind zurzeit unzureichend und verlangen nach einer besseren empirischen Datengrundlage. Ebenso ist die prognostische Relevanz bestimmter Risikofaktoren noch nicht ausreichend überprüft worden. Brooks (2001) spricht von einer Vielzahl von Mythen, die in der Öffentlichkeit zur klinischen Symptomatik, aber auch zu den Behandlungsmöglichkeiten und Ansätzen bestehen. Im Hinblick auf die Persistenz und prognostisch kritisch einzuschätzende Entwicklung der betroffenen Kinder scheint es dringend notwendig, so-

wohl die diagnostischen als auch therapeutischen Ansätze weiter zu verbessern.

Literatur

Abikoff H (1987). An evaluation of cognitive behavior therapy for hyperactive children. In: Lahey BB, Kadzin AE (eds). Advances in Clinical Child Psychology. Vol. 10. New York: Plenum; 171–216.

Abikoff H, Hechtman L, Klein RG, Gallagher R, Fleiss K, Etcovitch J, Cousins L, Greenfield B, Martin D, Pollack S (2004). Social functioning in children with ADHD treated with long-term methylphenidate and multimodal psychosocial treatment. J Am Acad Child Adolesc Psychiatry; 43: 820–9.

Adam C, Döpfner M, Lehmkuhl G (1999). Pharmakotherapie hyperkinetischer Störungen im Erwachsenenalter. Fortschr Neurol Psychiatrie; 67: 359–65.

American Academy of Child and Adolescent Psychiatry (1997). Practice parameters for the assessment and treatment of children, adolescents and adults with attention-deficit/hyperactivity disorder. J Am Acad Child Adolesc Psychiatry; 36: 85–121.

American Academy of Child and Adolescent Psychiatry (2002). Practice parameter for the use of stimulant medications in the treatment of children, adolescents, and adults. J Am Acad Child Adolesc Psychiatry, 41: 265–95.

Arnold LE, Chuang S, Davies M, Abikoff HB, Conners CK, Elliott GR, Greenhill LL, Hechtman L, Hinshaw SP, Hoza B, Jensen PS, Kraemer HC, Langworthy-Lam KS, March JS, Newcorn JH, Pelham WE, Severe JB, Swanson JM, Vitiello B, Wells KC, Wigal T. (2004). Nine months of multicomponent behavioral treatment for ADHD and effectiveness of MTA fading procedures. J Abnorm Child Psychol; 32(1): 39–51.

Banaschewski T, Siniatchkin M, Uebel H, Rothenberger A (2003). Compulsive phenomena in children with tic disorder and attention deficit-hyperactive disorder. Z Kinder Jugendpsychiatrie Psychother; 31: 203–11.

Barkley RA (1981). Hyperactive Children: A handbook for diagnosis and treatment. New York: Guilford Press.

Barkley RA (1997a). Behavioral inhibition, substained attention, and executive functions: Constructing a unifying theory of ADHD. Psychol Bull; 121: 65–94.

Barkley RA (1997b). ADHD and the Nature of Self-control. New York: Guilford Press.

Barkley RA (1998). Attention-Deficit Hyperactivity Disorder: A handbook for diagnosis and treatment. 2nd ed. New York: Guilford Press.

Barkley RA, Fischer M, Edelbrock CS, Smallish L (1990). The adolescent outcome of hyperactive children diagnosed by research criteria, I: an 8-year prospective follow-up study. J Am Acad Child Adolesc Psychiatry; 29: 546–57.

Barkley RA, Fischer M, Smallish L, Fletcher K (2003). Does the treatment of attention-deficit/hyperactivity disorder with stimulants contribute to drug use/abuse? A 13-year prospective study. Pediatrics; 111: 97–109.

Baumgärtel A, Wolraich M, Dietrich M (1995). Comparison of diagnostic criteria for attention deficit disorders in a German elementary school sample. J Am Acad Child Adolesc Psychiatry; 34: 629–38.

Beck N, Warnke A, Krüger HP, Barglik W (1996). Hyperkinetisches Syndrom und Auffälligkeiten im Straßenverkehr: Eine fallkontrollierte Pilotstudie. Kinder Jugendpsychiatrie Psychother; 24: 82–91.

Bedard AC, Martinussen R, Ickowicz A, Tannock R (2004). Methylphenidate improves visual-spatial memory in children with attention-deficit/hyperactivity disorder. J Am Acad Child Adolesc Psychiatry; 43(3): 260–8.

Biederman J, Milberger S, Faraone SV, Kiely K, Guite J, Mick E, Ablon JS, Warburton R, Reed E, Davis SG (1995). Impact of adversity on functioning and comorbidity in children with attention-deficit hyperactivity disorder. J Am Acad Child Adolesc Psychiatry; 34: 1495–503.

Biederman J, Mick E, Wozniak J, Monuteaux MC, Caldo M, Faraone SV (2003). Can a subtype of conduct disorder linked to bipolar disorder be identified? Integration of findings from Massachusetts General Hospital Pediatric Psychopharmacology Research Program. Biol Psychiatry; 11: 952–60.

Brooks R (2001). Nurturing islands of competence: Is there really room for a strength-based model in the treatment of ADHD? ADHD Report; 9(2): 1–5.

Brown RT, Wynne ME, Medenis R (1985). Methylphenidate and cognitive therapy: A comparison of treatment approaches with hyperactive boys. J Abnorm Child Psychol; 13: 69–87.

Brown TE (2000). Attention-deficit-disorders with obsessive-compulsive disorder. In: Brown TE (ed). Attention-Deficit Disorders and Comorbidities in Children, Adolescents, and Adults. Washington, DC: American Psychiatric Press; 209–30.

Brühl B, Döpfner M, Lehmkuhl G (2000). Der Fremdbeurteilungsbogen für hyperkinetische Störungen (FBB-HKS) – Prävalenz hyperkinetischer Störungen im Elternurteil und psychometrische Kriterien. Kindheit und Entwicklung; 9: 115–25.

Bundesärztekammer (2005). Stellungnahme zur „Aufmerksamkeitsdefizit-/Hyperaktivitätsstörung (ADHS)". Dtsch Ärztebl; 102, Ausgabe 51–52: A-3609/B-3058/C-2562.

Campbell SB (1990). Behavior Problems in Preschool Children. New York: Guilford.

Cantwell DP (1996). Attention deficit disorder: a review of the past 10 years. J Am Acad Child Adolesc Psychiatry; 35(8): 978–87.

Castellanos FX, Giedd JN, Elia J, Marsh WL, Ritchie GF, Hamburger SD, Rapoport JL (1997). Controlled stimulant treatment of ADHD and comorbid Tourette's syndrome: effects of stimulant and dose. J Am Acad Child Adolesc Psychiatry; 36: 589–96.

Castellanos FX, Lee PP, Sharp W, Jeffries NO, Greenstein DK, Clasen LS, Blumenthal JD, James RS, Ebens CL, Walter JM, Zijdenbos A, Evans AC, Giedd JN, Rapoport JL (2002). Developmental trajectories of brain volume abnormalities in children and adolescents with attention-deficit/hyperactivity disorder. JAMA; 9(288): 1740–8.

Cohen P, Cohen J, Kasen S, Velez CN, Hartmark D, Johnson J, Rojas M, Brook J, Streuning EL (1993). An epidemiological study of disorders in late childhood and adolescence. I: Age and gender specific prevalence. J Child Psychol Psychiatry; 34: 851–67.

Comings DE (1990). Tourette Syndrome and Human Behavior. Duarte, CA: Hope Press.

Comings DE, Comings DG (1987). Tourette-syndrome and attention deficit hyperactivity disorder. Arch Gen Psychiatry; 44: 1023–5.

Conners CK, Epstein JN, March JS, Angold A, Wells KC, Klaric J, Swanson JM, Arnold LE, Abikoff HB, Elliott GR, Greenhill LL, Hechtman L, Hinshaw SP, Hoza B, Jensen PS, Kraemer HC, Newcorn JH, Pelham WE, Severe JB, Vitiello B, Wigal T. (2001). Multimodal treatment of ADHD in the MTA: an alternative outcome analysis? J Am Acad Child Adolesc Psychiatry; 40: 159–67.

Cuffe SP, Moore CG, McKeown RE (2005). Prevalence and correlates of ADHD symptoms in the national health interview survey. J Atten Disord; 9: 392–401.

Deutsche Gesellschaft für Kinder- und Jugendpsychiatrie und Psychotherapie, Berufsverband der Ärzte für Kinder- und Jugendpsychiatrie und Psychotherapie in Deutschland, Bundesarbeitsgemeinschaft der leitenden Klinikärzte für Kinder- und Jugendpsychiatrie und Psychotherapie (2000). Leitlinien für Diagnostik und Therapie, Kinder- und Jugendpsychiatrie und -psychotherapie. Köln: Deutscher Ärzte-Verlag (Internet: www.uni-duesseldorf.de/WWW/AWMF).

Deutsche Gesellschaft für Kinder- und Jugendpsychiatrie, Psychosomatik und Psychotherapie, Berufsverband der Ärzte für Kinder- und Jugendpsychiatrie, Psychosomatik und Psychotherapie in Deutschland, Bundesarbeitsgemeinschaft der leitenden Klinikärzte für Kinder- und Jugendpsychiatrie, Psychosomatik und Psychotherapie (2007). Leitlinien für Diagnostik und Therapie, Kinder- und Jugendpsychiatrie und -psychotherapie. 3. Aufl. Köln: Deutscher Ärzte-Verlag (Internet: www.uni-duesseldorf.de/WWW/AWMF).

Dilling H, Manbour W, Schmidt (Hrsg) (2006). Internationale Klassifikation psychischer Störungen ICD-10. Kapitel V. Bern: Huber.

Döpfner M, Sattel H (1992). Verhaltenstherapeutische Interventionen bei hyperkinetischen Störungen im Vorschulalter. Z Kinder Jugendpsychiatrie Psychother; 19: 254–62.

Döpfner M, Lehmkuhl G (1997). Von der kategorialen zur dimensionalen Diagnostik. Prax Kinderpsychol Kinderpsychiatrie; 46: 519–47.

Döpfner M, Lehmkuhl G (2000). Diagnostik-System für Psychische Störungen im Kindes- und Jugendalter nach ICD-10 und DSM-IV (DISYPS-KJ). 2., korr. u. erg. Aufl. Bern: Huber.

Döpfner M, Lehmkuhl G (2002). Evidenzbasierte Therapie von Kindern und Jugendlichen mit Aufmerksamkeitsdefizit-/Hyperaktivitätsstörung (ADHS). Prax Kinderpsychol Kinderpsychiatrie; 51: 419–40.

Döpfner M, Lehmkuhl G (2005). Störungen der Aufmerksamkeit und Hyperaktivität. In: Schlottke PF, Silbereisen RK, Schneider S, Lauth GW (Hrsg). Enzyklopädie der Psychologie. Göttingen, Bern, Toronto, Seattle: Hogrefe; 609–47.

Döpfner M, Schürmann S, Lehmkuhl G (1997). Hyperkinetische Störungen. In: Petermann F (Hrsg). Fallbuch der klinischen Kinderpsychologie. Göttingen: Hogrefe; 35–58.

Döpfner M, Schürmann S, Frölich J (1998). Das Therapieprogramm für Kinder mit hyperkinetischem und oppositionellem Problemverhalten (THOP). 2., korr. Aufl. Weinheim: Psychologie Verlags Union.

Döpfner M, Schürmann S, Lehmkuhl G (1999/2006). Wackelpeter & Trotzkopf. Hilfen bei hyperkinetischem und oppositionellem Verhalten. 3. Aufl. Weinheim: Psychologie Verlags Union.

Döpfner M, Frölich J, Lehmkuhl G (2000a). Hyperkinetische Störungen. Leitfaden Kinder- und Jugendpsychotherapie. Bd. 1. Göttingen: Hogrefe.

Döpfner M, Frölich J, Lehmkuhl G (2000b). Elterntraining im Rahmen einer multimodalen Therapie hyperkinetischer Störungen. In: Steinhausen HC (Hrsg). Hyperkinetische Störungen im Kindes- und Jugendalter. 2. Aufl. Stuttgart: Kohlhammer.

Döpfner M, Frölich J, Lehmkuhl G (2000c). Ratgeber Hyperkinetische Störungen. Informationen für Betroffene, Eltern, Lehrer und Erzieher. Göttingen: Hogrefe.

Döpfner M, Breuer D, Schürmann S, Wolf Metternich T, Rademacher C, Lehmkuhl G (2004). Effectiveness of an adaptive multimodal treatment in children with Attention-Deficit Hyperactivity Disorder – global outcome. Eur Child Adolesc Psychiatry; 13, Suppl 1: I/117–I/129.

DuPaul GJ, McGoey KE, Eckert TL, Van Brakle J (2001). Preschool children with attention-deficit/hyperactivity disorder: impairments in behavioral, social, and school functioning. J Am Acad Child Adolesc Psychiatry; 40: 508–15.

Durston S (2003). A review of the biological bases of ADHD: what have we learned from imaging studies? Ment Retard Dev Disabil Res Rev; 9: 184–95.

Ebert D, Krause J, Roth-Sackenheim C (2003). ADHS im Erwachsenenalter – Leitlinien auf der Basis eines Expertenkonsensus mit Unterstützung der DGPPN. Nervenarzt; 10: 939–46.

Egger J (2000). Möglichkeiten von Diätbehandlungen bei hyperkinetischen Störungen. In: Steinhausen HC (Hrsg). Hyperkinetische Störungen bei Kindern, Jugendlichen und Erwachsenen. Stuttgart, Berlin, Köln: Kohlhammer; 117–26.

Esser G, Schmidt M, Woerner W (1990). Epidemiology and course of psychiatric disorders in school-age children – results of a longitudinal study. J Child Psychol Psychiatry; 31: 243–63.

Esser G, Schmidt MH, Blanz B, Fätkenheuer B, Fritz A, Koppe T, Laucht M, Rensch B, Rothenberger W (1992). Prävalenz und Verlauf psychischer Störungen im Kindes- und Jugendalter. Kinder Jugendpsychiatrie Psychother; 20: 232–42.

Faraone SV (2000). Genetics of childhood disorders: XX. ADHD, Part 4: Is ADHD genetically heterogeneous? J Am Acad Child Adolesc Psychiatry; 39(11): 1455–7.

Feifel D (1996). Attention-deficit hyperactivity disorder in adults. Postgrad Med; 100: 207–18.

Fischer M, Barkley RA, Edelbrock CS, Smallish L (1990). The adolescent outcome of hyperactive children diagnosed by research criteria: II. Academic, attentional, and neuropsychological status. J Consult Clin Psychol; 58: 580–8.

Fischer M, Barkley RA, Fletcher KE, Smallish L (1993). The adolescent outcome of hyperactive children: III. predictors of psychiatric, academic, social, and emotional adjustment. J Am Acad Child Adolesc Psychiatry; 32: 324–32.

Freeman R, Fast DK, Burd I, Kerbeshian J, Robertson M, Sandor P and Tourette Syndrom International Database Consortium (2000). An international perspective on Tourette Syndrome: selected findings from 3500 cases in 22 countries. Devel Med Child Neurol; 42: 436–47.

Frölich J, Döpfner M, Berner W, Lehmkuhl G (2002a). Behandlungseffekte kombinierter kognitiver Verhaltenstherapie mit Elterntraining bei hyperkinetischen Kindern. Prax Kinderpsychol Kinderpsychiatrie; 51: 476–93.

Frölich J, Döpfner M, Biegert H, Lehmkuhl G (2002b). Praxis des pädagogischen Umgangs mit Lehrern mit hyperkinetisch-aufmerksamkeitsgestörten Kindern im Schulunterricht. Prax Kinderpsychol Kinderpsychiatrie; 51: 494–506.

Ghuman JK, Ginsburg GS, Subramaniam G, Ghuman HS, Kau AS, Riddle MA (2001). Psychostimulants in preschool children with attention-deficit/hyperactivity disorder: clinical evidence from a developmental disorders institution. J Am Acad Child Adolesc Psychiatry; 40(5): 516–24.

Gillberg C, Gillberg IC, Rasmussen P, Kadesjö B, Söderström H, Rästam M, Johnson M, Rothenberger A, Niklasson L (2004). Co-existing disorder in ADHD – implications for diagnosis and intervention. Eur Child Adolesc Psychiatry; 13, Suppl 1: I/80–I/92.

Gittelman R, Abikoff H, Pollack E, Klein DF, Katz S, Mattes JA (1980). A controlled trial of behavior modification and methylphenidate in hyperactive children. In: Wahlen CK, Henker B (eds). Hyperactive Children: The social ecology of identification and treatment. New York: Academic Press; 221–43.

Greenhill LL, Swanson JM, Vitiello B, Davies M, Clevenger W, Wu M, Arnold LE, Abikoff HB, Bukstein OG, Conners CK, Elliott GR, Hechtman L, Hinshaw SP, Hoza B, Jensen PS, Kraemer HC, March JS, Newcorn JH, Severe JB, Wells K, Wigal T (2001). Impairment and deportment responses to different methylphenidate doses in children with ADHD: the MTA titration trial. J Am Acad Child Adolesc Psychiatry; 40: 180–7.

Gross-Tsur V, Manor O, Van der Meere J, Joseph A, Shalev RS (1997). Epilepsy and attention deficit hyperactivity disorder: is methylphenidate safe and effective? J Pediactrics; 130: 670–4.

Hebebrand J, Dempfle A, Saar K, Herpertz-Dahlmann B, Linder M, Kiefl H, Remschmidt H, Hemminger U, Warnke A, Knölker U, Heiser P, Friedel S, Hinney A, Schäfer H, Nürnberg P, Konrad K (2005). Evidence for involvement of SLC6A3 (Solute Carrier 6A3; Dopamine Transporter 1) in attention deficit/hyperactivity disorder detected via a genome-wide scan in 155 German sib pairs. Mol Psychiatry; 11: 196–205.

Hechtman L, Abikoff H, Klein RG, Weiss G, Respitz C, Louri J, Blum C, Greenfield B, Etcovitch J, Fleiss K, Pollack S (2004). Academic achievement and emotional status of children with ADHD treated with long-term methylphenidate and multimodal psychosocial treatment. J Am Acad Child Adolesc Psychiatry; 43(7): 812–9.

Heiser P, Friedel S, Dempfle A, Konrad K, Smidt J, Grabarkiewicz J, Herpertz-Dahlmann B, Remschmidt H, Hebebrand J (2004). Molecular genetic aspects of attention-deficit/hyperactivity disorder. Neurosci Biobehav Rev; 28(6): 625–41.

Jensen PS (2001). ADHD comorbidity and treatment outcomes in the MTA. J Am Acad Child Adolesc Psychiatry; 40: 134–6.

Jensen PS, Abikoff H (2000). Tailoring treatments for individuals with attention-deficit/hyperactivity disorder: Clinical and research perspectives. In: Brown TE (ed). Attention-Deficit Disorders and Comorbidities in Children, Adolescents, and Adults. American Psychiatric Press, Washington, DC: 637–52.

Jensen PS, Shervette RE, Xenakis SN, Richters J (1993). Anxiety and depressive disorders in attention deficit disorder with hyperactivity: new findings. Am J Psychiatry; 150: 1203–9.

Jensen PS, Martin D, Cantwell DP (1997). Comorbidity in ADHD: implications for research, practice and DSM-V. J Am Acad Child Adolesc Psychiatry; 36(8): 1065–79.

Jensen PS, Hinshaw SP, Kraemer HC, Lenora N, Newcorn JH, Abikoff HB, March JS, Arnold LE, Cantwell DP, Conners CK, Elliott GR, Greenhill LL, Hechtman L, Hoza B, Pelham WE, Severe JB, Swanson JM, Wells KC, Wigal T, Vitiello B (2001). ADHD comorbidity findings from the MTA study: comparing comorbid subgroups.J Am Acad Child Adolesc Psychiatry; 40: 147–58.

Kadesjö B, Gillberg C (2001). The comorbidity of ADHD in the general population of Swedish school-age children. J Child Psychol Psychiatry; 42: 487–92.

Kadesjö C, Kadesjö B, Hägglöf B, Gillberg C (2001). ADHD in Swedish 3-7-year-old children. J Am Acad Child Adolesc Psychiatry; 40: 1021–8.

Kazdin AE (1997). Parent management training: evidence, outcomes, and issues. J Am Acad Child Adolesc Psychiatry; 36: 1349–56.

Kent L (2004). Recent advances in the genetics of attention deficit hyperactivity disorder. Curr Psychiatry Rep; 6: 143–8.

Konrad K, Günther T, Hanisch C, Herpertz-Dahlmann B (2004). Differential effects of methylphenidate on attentional functions in children with attention-deficit/hyperactivity disorder. J Am Acad Child Adolesc Psychiatry; 43: 191–8.

Konrad K, Günther T, Gutenbrunner M, Herpertz-Dahlmann B (2005a). Clinical evaluation of subjective and objective changes in motor activity and attention in children with attention-deficit/hyperactivity disorder in a double-blind methylphenidate trial. J Child Adolesc Psychopharmacol; 15: 821–8.

Konrad K, Neufang S, Hanisch C, Fink GR, Herpertz-Dahlmann B (2005b). Dysfunctional attentional networks in children with attention deficit/hyperactivity disorder (ADHD) – evidence from an event-related fMRI study. Biol Psychiatry; 59: 643–51.

Köster I, Schubert I, Döpfner M, Adam C, Ihle P, Lehmkuhl G (2004). Hyperkinetische Störungen bei Kindern und Jugendlichen: Zur Häufigkeit des Behandlungsanlasses in der ambulanten Versorgung nach den Daten der Versichertenstichprobe AOK Hessen/KV Hessen (1998–2001). Z Kinder Jugendpsychiatrie Psychother; 32(4): 307–11.

Kratochvil CJ, Heiligenstein JH, Dittmann R, Spencer TJ, Biederman J, Wernicke J, Newcorn JH, Casat C, Milton D, Michelson D (2002). Atomoxetine and methylphenidate treatment in children with ADHD: a prospective, randomized, open-label trial. J Am Acad Child Adolesc Psychiatry; 41: 776–84.

Kratochvil CJ, Newcorn J, Gao H, Michelson D (2003). Atomoxetine for comorbid ADHD and affective symptoms. Poster American Academy of Child & Adolescent Psychiatry (AACAP), Miami, Abstractband: 160.

Kramer F, Pollnow H (1932). Über eine hyperkinetische Erkrankung im Kindesalter. Monatsschrift für Psychiatrie und Neurologie; 82: 1–40.

Krause J, Krause KH (2003). ADHS im Erwachsenenalter. Die Aufmerksamkeitsdefizit-/Hyperaktivitätsstörung bei Erwachsenen. Stuttgart, New York: Schattauer.

Krause KH, Dresel S, Krause J (2000). Neurobiologie der Aufmerksamkeitsdefizit-/Hyperaktivitätsstörung. Psycho; 26(4): 199–208.

Krause KH, Krause J, Trott GE (1998). Das hyperkinetische Syndrom (Aufmerksamkeitsdefizit-/Hyperaktivitätsstörung) des Erwachsenenalters. Nervenarzt; 68: 543–56.

Kupermann S, Johnson B, Arndt S, Lindgren S, Wolraich M (1996). Quantitative EEG differences in a nonclinical sample of children with ADHD and undifferentiated ADD. J Am Acad Child Adolesc Psychiatry; 35: 1009–17.

Lauth GW (1993). Der Dortmunder Aufmerksamkeitstest. Göttingen: Hogrefe.

Lauth GW, Schlottke PF (1999). Training mit aufmerksamkeitsgestörten Kindern. 4., korr. Aufl. Weinheim: Psychologie Verlags Union.

Lauth GW, Mackowiak K (2004). Unterrichtsverhalten von Kindern mit Aufmerksamkeitsdefizit-/Hyperaktivitätsstörungen. Kindheit und Entwicklung; 13(3): 158–66.

Law SF, Schachar MD (1999). Do typical doses of methylphenidate cause tics in children treated for attention-deficit hyperactivity-disorder? J Am Acad Child Adolesc Psychiatry; 38: 944–51.

Lehmkuhl G, Adam C, Döpfner M (1998). Impulskontrollgestörte Kinder und ihre weitere Entwicklung. In: Klosterkötter J (Hrsg). Frühdiagnostik und Frühbehandlung psychischer Störungen. Berlin: Springer; 97–121.

Lehmkuhl G, Adam C, Frölich J, Sevecke K, Döpfner M (2007). Aufmerksamkeitsdefizit-/Hyperaktivitätsstörung im Kindes-, Jugend- und Erwachsenenalter. 2. Aufl. Bremen: UNI-MED Verlag.

Lord J, Paisley S (2000). The clinical effectiveness and cost-effectiveness of methylphenidate for hyperactivity in childhood. London: National Institute for Clinical Excellence. Version 2, August 2000.

Mannuzza S, Klein RG (2000). Long-term prognosis in attention-deficit/hyperactivity disorder. Child Adolesc Psychiatr Clin North Am; 9; 711–76.

Mannuzza S, Klein RG, Bessler A, Malloy P, LaPadula M (1993). Adult outcome of hyperactiv boys. Arch Gen Psychiatry; 50: 565–76.

Mannuzza S, Klein RG, Abikoff H, Moulton JL. (2004). Significance of childhood conduct problems to later development of conduct disorder among children with ADHD: a prospective follow-up study. J Abnorm Child Psychol; 32(5): 565–73.

Masi G, Toni C, Perugi G, Travierso MC, Millepiedi S, Mucci M, Akiskal HS (2003). Externalizing disorders in consecutively referred children and adolescents with bipolar disorder. Compr Psychiatry; 44: 184–9.

Max JE, Manes FF, Robertson BA, Mathews K, Fox PT, Lancaster J (2005). Prefrontal and executive attention network lesions and the development of attention-deficit/hyperactivity symptomatology. J Am Acad Child Adolesc Psychiatry; 44: 443–50.

McCann B, Roy-Byrne P (2004). Screening and diagnostic utility of self-report attention deficit hyperactivity disorder scales in adults. Compr Psychiatry; 54(3): 175–83.

Milberger S, Biederman J, Faraone SV, Murphy J, Tsuang MT (1995). Attention deficit hyperactivity disorder and comorbid disorders: issues of overlapping symptoms. Am J Psychiatry; 152: 1793–9.

Moll GH, Heinrich H, Trott G, Wirth S, Rothenberger A (2000). Deficient intracortical inhibition in drug-naive children with attention-deficit hyperactivity disorder is enhanced by methylphenidate. Neurosci Lett; 284: 121–5.

Multimodal-Treatment-Study of Children with ADHD; MTA Cooperative Group (1999a). A 14-month randomized clinical trial of treatment strategies for attention-deficit/hyperactivity disorder. Arch Gen Psychiatry; 56: 1073–86.

Multimodal-Treatment-Study of Children with ADHD, MTA Cooperative Group (1999b). Moderators and Mediators of treatment response for children with attention-deficit/hyperactivity disorder. Arch Gen Psychiatry; 56: 1088–96.

Multimodal-Treatment-Study of Children with ADHD; MTA Cooperative Group (2004a). National Institute of Mental Health Multimodal Treatment Study of ADHD follow-up: 24-month outcomes of treatment strategies for attention-deficit/hyperactivity disorder. Pediatrics; 113(4): 754–61.

Multimodal-Treatment-Study of Children with ADHD; MTA Cooperative Group (2004b). National Institute of Mental Health Multimodal Treatment Study of ADHD follow-up: changes in effectiveness and growth after the end of treatment. Pediatrics; 113(4): 762–9.

Musten LM, Firestone P, Pisterman S, Bennett S, Mercer J (1997). Effects of methylphenidate on pre-school children with ADHD: cognitive and behavioral functions. J Am Acad Child Adolesc Psychiatry; 36: 1407–15.

Newcorn JH (2001). Symptom profiles in children with ADHD: effects of comorbidity and gender. J Am Acad Child Adolesc Psychiatry; 40: 137–46.
Pelham WE, Schnedler RW, Bender ME, Nilsson DE, Miller J, Budrow MS, Ronnei M (1988). The combination of behavior therapy and methylphenidate in the treatment of attention deficit disorders: a therapy outcome study. In: Bloomingdale L (ed). Attention Deficit Disorder. Vol. 3. Oxford: Pergamon; 29–48.
Piacentini J, Shaffer D, Fisher P, Schwab-Stone M, Davies M, Gioia P (1993). The diagnostic interview schedule for children – revised version (DISC-R). III: concurrent criterion validity. J Am Acad Child Adolesc Psychiatry; 32: 658–65.
Pisterman S, Firestone P, McGrath P, Goodman JT, Webster I, Mallory R, Goffin B (1992). The role of parent training in treatment of pre-schoolers with ADDH. Am J Orthopsychiatry; 62: 397–408.
Pliszka SR (2000). Patterns of psychiatric comorbidity with attention-deficit/hyperactivity disorder. Child Adolesc Psychiatr Clin N Am; 9: 525–40.
Quay HC (1997). Inhibiton and attention deficit hyperactivity disorder. J Abnorm Child Psychol; 25: 7–13.
Quay HC, Hogan AE (eds) (1999). Handbook of Disruptive Behavior Disorders. New York: Kluwer Academic.
Rasmussen P, Gillberg C (2000). Natural outcome of ADHD with developmental coordination disorder at age 22 years: controlled, longitudinal, community-based study. J Am Acad Child Adolesc Psychiatry; 39(11): 1424–31.
Remschmidt H, Heiser P (2004). Differenzierte Diagnostik und multimodale Therapie hyperkinetischer Störungen. Dtsch Ärztebl; 103(37): B2071–B2078.
Richters JE, Arnold LE, Jensen PS, Abikoff H, Conners CK, Greenhill LL, Hechtman L, Hinshaw SP, Pelham WE, Swanson JM (1995). NIMH collaborative multisite multimodal treatment study of children with ADHD: I. Background and rationale. J Am Acad Child Adolesc Psychiatry; 34: 987–1000.
Roman T, Rohde LA, Hutz MH (2004). Polymorphisms of the Dopamine Transporter Gene. Am J Pharmacogenomics; 4(2): 83–92.
Rothenberger A (1991). Wenn Kinder Tics entwickeln. Stuttgart, New York: Fischer.
Scahill L, Schwab-Stone M, Merikangas KR, Leckman JF, Zhang H, Kasl S (1999). Psychosocial and clinical correlates of ADHD in a community sample of school-age children. J Am Acad Child Adolesc Psychiatry; 38: 976–84.
Schmidt MH, Möcks P, Lay B, Eisert HG, Fojkar R, Fritz-Sigmund D, Marcus A, Musaeus B (1997). Does oligoantigenic diet influence hyperactive/conduct-diordered children – a controlled trial. Eur Child Adolesc Psychiatry; 6: 88–95.
Schubert I, Lehmkuhl G, Spengler A, Döpfner M, Ferber L v (2001). Methylphenidat bei hyperkinetischen Störungen. Deutsch Ärztebl; 98(9), Sonderdruck: 2–5.
Schubert I, Köster I, Ihle P, Lehmkuhl G (2004). Häufigkeit und Behandlung der Hyperkinetischen Störung im Kindes- und Jugendalter. Kinderärztliche Praxis, Sonderheft ADHS: 10–6.
Sergeant J (2000). The cognitive-energetic model: an empirical approach to attention-deficit hyperactivity disorder. Neurosci Biobehav Rev; 24: 7–12.
Smidt J, Heiser P, Dempfle A, Konrad K, Hemminger U, Kathöfer A, Halbach A, Strub J, Grabrakiewicz J, Kiefl H, Linder M, Knölker U, Warnke A, Remschmidt H, Herpertz-Dahlmann B, Hebebrand J (2003). Formalgenetische Befunde zur ADHD. Fortschr Neurol Psychiatrie; 71: 366–77.
Sonuga-Barke EJ, Williams E, Hall M, Saxton T (1996). Hyperactivity and delay aversion. III: The effect on cognitive style of imposing delay after errors. J Child Psychol Psychiatry; 37: 189–94.
Sowell ER, Thompson PM, Welcome SE, Henkenius AL, Toga AW, Peterson BS (2003). Cortical abnormalities in children and adolescents with attention-deficit hyperactivity disorder. Lancet; 22: 1699–707.
Spencer T, Biederman J, Wilens T, Harding M, O'Donnell D, Griffin S (1996). Pharmacotherapy of attention-deficit hyperactivity disorder across the life cycle. J Am Acad Child Adolesc Psychiatry; 35: 409–32.
Sprich S, Biederman J, Crawford MH, Mundy E, Faraone SV (2000). Adoptive and biological families of children and adolescents with ADHD. J Am Acad Child Adolesc Psychiatry; 39(11): 1432–7.
Steinhausen CH (Hrsg) (2000). Hyperkinetische Störungen bei Kindern, Jugendlichen und Erwachsenen. 2. Aufl. Stuttgart: Kohlhammer.
Still GF (1902). Some abnormal psychical conditions in children. Lancet; 1077–82.
Swanson JM, Pasner MI, Cantwell D, Wigal S, Crinella F, Filipek P, Emerson J, Tucker D, Nalcioglu O (1999). Attention deficit/hyperactivity disorder: Symptom domains, cognitive processes and neural networks. In: Parasuraman R (ed). The Attentive Brain. Cambridge: The MIT Press; 445–60.
Swanson JM, Kraemer HC, Hinshaw SP, Arnold LE, Conners CK, Abikoff HB, Clevenger W, Davies M, Elliott GR, Greenhill LL, Hechtman L, Hoza B, Jensen PS, March JS, Newcorn JH, Owens EB, Pelham WE, Schiller E, Severe JB, Simpson S, Vitiello B, Wells K, Wigal T, Wu M (2001). Clinical relevance of the primary findings of the MTA: success rates based on severity of ADHD and ODD symptoms at the end of treatment. J Am Acad Child Adolesc Psychiatry; 40(2): 168–79.
Szatmari P, Offord DR, Boyle MH (1989). Ontario child health study: prevalence of attention deficit disorder with hyperactivity. J Child Psychol Psychiatry; 30: 219–30.
Tannock R (1994). Attention deficit disorders with anxiety disorders. In: Brown TE (ed). Subtypes of Attention Deficit Disorders in Children, Adolescents and Adults. New York: American Psychiatric Press.
Tannock R (1998). Attention deficit hyperactivity disorder: advances in cognitive, neurobiological, and genetic research. J Child Psychol Psychiatry; 39: 65–100.
Tannock R, Brown T (2000). Attention-deficit disorders with learning disorders in children and adolescents. In: Brown T (ed). Attention-Deficit Disorders and Comorbidities in Children, Adolescents and Adults. Washington, DC: American Psychiatric Press; 231–96.
Tannock R, Ickowicz A, Schachar R (1995). Differential effects of methylphenidate on working memory in ADHD children with and without comorbid anxiety. J Am Acad Child Adolesc Psychiatry; 34: 886–96.
Taylor E, Everitt B, Thorley G, Schachar R, Rutter M, Wieselberg HM (1986). Conduct disorder and hyperactivity: II. A cluster analytic approach to the identification of a behavioural syndrome. Br J Psychiatry; 149: 768–77.
Taylor E, Sergeant J, Döpfner M, Gunning B, Overmeyer S, Möbius H, Eisert HG (1998). Clinical guidelines for hyperkinetic disorder. Eur Child Adolesc Psychiatry; 7: 184–200.
Taylor E, Döpfner M, Sergeant J, Asherson P, Banaschewski T, Buitelaar J, Coghill D, Danckaerts M, Rothenberger A, Sonuga-Barke E, Steinhausen H-C, Zuddas A (2004). European clinical guidelines for hyperkinetic disorder – first upgrade. Eur Child Adolesc Psychiatry; 13, Suppl 1: I/7–I/30.
Thapar A, Harrington R, Ross K, McGuffin P (2000). Does the definition of ADHD affect heritability? J Am Acad Child Adolesc Psychiatry; 39: 1528–36.
Trott GE (1993). Das Hyperkinetische Syndrom und seine medikamentöse Behandlung. Leipzig: Ambrosius Barth.
Vitiello B, Severe JB, Greenhill LL, Arnold LE, Abikoff HB, Bukstein OG, Elliott GR, Hechtman L, Jensen PS, Hinshaw SP, March JS, Newcorn JH, Swanson JM, Cantwell DP (2001).Methylphenidate dosage for children with ADHD over time under controlled conditions: lessons from the MTA. J Am Acad Child Adolesc Psychiatry; 40: 188–96.
Weiss G, Hechtman L, Milroy T, Perlman T (1985). Psychiatric status of hyperactives as adults: a controlled 15-year-follow-up of 63 hyperactive children. J Am Acad Child Adolesc Psychiatry; 23: 211–20.
Weiss G, Hechtman LT (1993). Hyperactive Children Grown Up: ADHD in children, adolescents, and adults. 2nd ed. New York: Guilford.

Wender PH (1995). Attention Deficit Hyperactivity Disorder in Adults. New York: Oxford University Press.
Wilens TE, Biederman J, Wozniak J, Gunawardene S, Wong J, Monuteaux M (2003). Can adults with attention-deficit/hyperactivity disorder be distinghuished from those with comorbid bipolar disorder? Findings from a sample of clinically referred adults. Biol Psychiatry; 54: 1–8.
Zillessen KE, Scheuerpflug P, Fallgatter AJ, Strik WK, Warnke A (2001). Changes of the brain electrical fields during the continuous performance test in attention-deficit hyperactivity disorder-boys depending on methylphenidate medication. Clin Neurophysiol; 112: 1166–73.
Zimmermann P, Fimm B (1994). Testbatterie zur Aufmerksamkeitsprüfung TAP. Freiburg: Psytest.

5.8 Tic-Störungen

A. Rothenberger, T. Banaschewski, V. Roessner

Inhalt

5.8.1 Definition und Klassifikation

Tics sind plötzliche, unwillkürliche Bewegungen und/oder Lautäußerungen, bei denen funktionell zusammenhängende Skelettmuskelgruppen in einem oder mehreren Körperbereichen gleichzeitig oder nacheinander einbezogen sind. Sie sind typischerweise schnell, abrupt einschießend und kurz (weniger als eine Sekunde) andauernd, wobei sie sich oft in kurzen Serien stereotyp wiederholen, aber keinen Rhythmus entwickeln (Rothenberger 1991; 1995a; Rothenberger u. Banaschewski 2006). Im Gegensatz zu willkürlichen Verhaltensweisen, denen sie ähneln, sind sie nicht zweckgerichtet und werden subjektiv bedeutungslos erlebt. Sie können aber in Willkürhandlungen eingebaut und in der Regel für unterschiedliche Zeiträume unterdrückt werden (Döpfner 1999; Döpfner u. Rothenberger 2007b; Rothenberger 1996a).

Tics können als isolierte und enthemmte Fragmente willkürlicher Bewegungen und Lautäußerungen betrachtet werden (Leckman u. Cohen 1999; Leckman et al. 2001a).

Tics variieren über die Zeit in ihrer **Erscheinungsform** (Komplexität, Art, Intensität, Häufigkeit) und lassen sich nach ihrer Qualität (motorisch, vokal) und ihrem Komplexitätsgrad (einfach, komplex) unterscheiden (s. Tab. 5-49). Motorische Tics reichen von einfachen plötzlichen Bewegungen (z. B. Blinzeln) zu komplexen Verhaltensweisen (z. B. sequenzielles Ganzkörperzucken). Im Extremfall können sie obszön (z. B. Kopropraxie) oder selbstverletzend (z. B. Schlag gegen eigene Brust) sein. Vokale Tics variieren vom einfachen Räuspern und Schniefen bis zum Auftreten von Sprachfragmenten, Silben, Wörtern oder Wortabfolgen (falls obszöne Inhalte: Koprolalie). Einige Patienten wiederholen unwillkürlich Bewegungen (Echopraxie) und Gesprochenes anderer Menschen (Echolalie) oder eigene Wörter (Palilalie).

Vielfach bestehen **sensomotorische Phänomene**, welche den Tics unmittelbar vorausgehen. Gelegentlich werden diese Vorgefühle als erhöhte diffuse innere Anspannung und Unruhe beschrieben, die in Form einer erhöhten Sensitivität, einer Irritation, eines inneren Drang-, Enge- oder Druckgefühls erlebt werden. Oft werden sie auch fokal in einem umschriebenen Gelenk-, Haut- oder Muskelbereich z. B. als Kribbeln oder Anspannung wahrgenommen (Miguel et al. 2001; Moll u. Rothenberger 1999; Rothenberger 1996a; 1996b; Banaschewski et al. 2003).

Seltener wird von den Betroffenen direkt nach einem Tic das Gefühl, den Tic „nicht richtig“ ausgeführt zu haben, beschrieben. Diese „Nachgefühle“ können so unangenehm

Tab. 5-49: Einteilung der Tics (nach Banaschewski u. Rothenberger 2001)

	motorisch	vokal
einfach	z. B. Blinzeln, Schulterzucken, Kopfrucken	z. B. Räuspern, Pfeifen, Husten, Schnüffeln
komplex	z. B. Hüpfen, Klatschen, Berühren	z. B. Wörter, Sätze, Kurzaussagen
Besonderheiten	Echokinesie, Kopropraxie	Palilalie, Echolalie, Koprolalie

Tab. 5-50: Klassifikation der Tic-Störungen (nach Banaschewski u. Rothenberger 2001)

Diagnose	wichtige Kriterien	ICD-10-Ziffer
vorübergehende Tic-Störung des Kindesalters	vollständiges und endgültiges Verschwinden der meist nur motorischen Tics nach spätestens einem Jahr	F 95.0
chronische Tic-Störung	mehr als ein Jahr dauernde chronische motorische *oder* chronische vokale Tics	F 95.1
Tourette-Syndrom	mehr als ein Jahr dauernde motorische *und* vokale Tics	F 95.2
andere bzw. nicht näher bezeichnete Tic-Störung	Sie erfüllt nicht die Kriterien der vorgenannten Störungen, wie z. B. Dauer mehr als vier Wochen, Beginn der Tics nach dem 18. Lebensjahr.	F 95.8/95.9

sein, dass die Betroffenen das Bewegungsmuster eines Tics mehrfach willentlich vollführen, bis es „genau richtig" ausgeführt ist, wobei dies mit dem kurzfristigen Gefühl der Entlastung von innerer Anspannung verbunden sein, aber auch Ärger, Wut, Unruhe und Resignation auslösen kann (Rothenberger 1996b; Moll u. Rothenberger 1999). Manchmal besitzen solche willkürlich ausgeführten Tics auch eine aggressive oder gefahrvolle Komponente (z. B. mit der Faust gegen die eigene Wange schlagen).

Die Tic-Symptomatik kann hinsichtlich Komplexität, Art, Intensität und Häufigkeit der Tics im zeitlichen Verlauf der Erkrankung unregelmäßig, oft über einen Zeitraum von 6 bis 12 Wochen, ohne erkenntlichen Grund schwanken. Die Symptome können auch unter emotionaler Beteiligung (z. B. Angst, Ärger, Freude), Stress und Ermüdung, selten aber bei Stimulanziengebrauch (Roessner et al. 2006c) zunehmen und lassen oft unter Konzentration auf eine Tätigkeit, bei Ablenkung, Entspannung und im Liegen sowie unter Cannabis- oder Alkoholeinfluss nach; sie interferieren kaum mit intendierten Bewegungen und kommen seltener, in der Stärke abgemildert und weniger komplex in allen Schlafstadien vor (Kirov et al. 2007; Rothenberger et al. 1999; 2001b; Rothenberger u. Banaschewski 2006).

Die Tic-Störungen werden nach der Art (motorisch und/oder vokal) und aufgrund des vorliegenden Chronifizierungsgrades der Tics (Dauer: weniger/mehr als ein Jahr) anhand der üblichen, empirisch entwickelten Klassifikationssysteme (ICD-10, WHO 2005; DSM-IV, APA 1994) unterteilt (s. Tab. 5-50).

Tic-Störungen sind als ein **Störungskontinuum** anzusehen, das von den vorübergehenden Tics des Kindesalters über die chronisch motorische oder vokale Tic-Störung bis zu den Varianten eines Gilles-de-la-Tourette-Syndroms[1] reichen kann (Cohen u. Leckman 1994; Rothenberger 1996a). Die Einteilungen nach den üblichen klinischen Klassifikationsschemata sind dennoch sinnvoll, da sich die Tic-Störungen im Querschnitt gut abgrenzen lassen und sich verschiedene medizinische und/oder psychologische Behandlungsindikationen ergeben.

5.8.2 Epidemiologie

Nach den vorliegenden Prävalenzschätzungen leiden 4–12 % der Kinder im Grundschulalter vorübergehend, 3–4 % chronisch unter Tic-Störungen; für das Tourette-Syndrom wird

1 Dies ist der offizielle deutsche Terminus. Da die internationale Bezeichnung meist „Tourette-Syndrom" lautet, ist im Folgenden auch vom „Tourette-Syndrom", von „Tourette-Patienten" und der „Tourette-Symptomatik" die Rede.

eine Prävalenz von etwa 0,05–3,0 % geschätzt (Khalifa u. von Knorring 2003; Kurlan et al. 2002; Lanzi et al. 2004; Snider et al. 2002; Wang u. Kuo 2003); im Durchschnitt kann von einer Prävalenz von etwa 1 % ausgegangen werden (Robertson 2003). Unterschiede der Prävalenzraten sind auf Charakteristika der untersuchten Stichprobe (Alter, klinische Population vs. Feldstudie, Art der Erhebungsinstrumente) zurückzuführen. Kinder und Jugendliche sind etwa 10fach häufiger betroffen als Erwachsene (Kerbeshian u. Burd 1992), was auf eine Tendenz zur Spontanremission der Symptomatik im Entwicklungsverlauf hinweist. Die Spontanremissionsraten für chronische einfache/multiple Tics liegen bei 50–70 %, für das Tourette-Syndrom zwischen drei und 40 % (Rothenberger 1996a; 1997). Diese Unterschiede der einzelnen Studienergebnisse sind u.a. dadurch erklärbar, dass durch den Einsatz von Fragebogeninventaren oft mehr die subjektive Einschätzung als die tatsächliche Existenz von Tics erhoben wurde. So zeigte denn auch eine Nachuntersuchung von 31 inzwischen erwachsenen Patienten mit Tourette-Syndrom und existierender Voraufnahme aus der Jugendzeit, dass trotz gegenteiliger subjektiver Einschätzung noch bei 90 % Tics in der aktuellen Videoanalyse erkennbar waren (Pappert et al. 2003). In den meisten Fällen wird bei Fortbestehen der Tics eine Reduktion der globalen bzw. spezifischen Beeinträchtigung im Entwicklungsverlauf beobachtet (Coffey et al. 2004). Tic-Störungen finden sich bevorzugt beim männlichen Geschlecht (im Verhältnis von etwa 3–4,5 : 1) und familiär gehäuft. Ihre Inzidenz ist unabhängig von Kultur und ethnischer Zugehörigkeit (Staley et al. 1997). Geschlechterunterschiede bestehen auch hinsichtlich des Auftretens begleitender Erkrankungen: Beim weiblichen Geschlecht finden sich mehr Zwangssymptome, bei männlichen Betroffenen mehr externalisierende Verhaltensauffälligkeiten.

5.8.3 Symptomentwicklung und Komorbidität

In der Regel beginnt die Tic-Störung im Alter zwischen zwei und 15 Jahren, mit einem Median von 6–7 Jahren (Leckman et al. 2001a; Singer u. Walkup 1991). Zu **Beginn der Erkrankung** treten häufig einfache motorische Tics im Gesichtsbereich auf, wo sie auch später häufiger zu finden sind als Tics in anderen Körperregionen. Tics können nach einiger Zeit spontan verschwinden. Nach Pausen von Wochen bis Monaten treten sie im weiteren Verlauf oft erneut auf und breiten sich typischerweise vom Kopf-Schulter-Bereich zu den Extremitäten und dem Körperstamm aus. Vokale Tics beginnen zumeist 2–4 Jahre später als motorische Tics, etwa zwischen 8 und 15 Jahren, und stellen einen qualitativen Sprung dar (Leckman u. Cohen 1999; Rothenberger 1991).

Zu Erkrankungsbeginn besitzen die meisten Kinder keine Kontrolle über die Tics und bemerken häufig auch nicht, wann ihre Tics auftreten. Im Verlauf von Monaten bis Jahren lernen viele Betroffene zunehmend, das Auftreten der Tics bewusst wahrzunehmen. Im Alter von etwa 10–11 Jahren berichten viele Kinder über **sensomotorische Vorgefühle** (z. B. Kitzeln, Stechen, Jucken, Muskelverspannung), die den Tics vorauslaufen und die durch das Ausführen der Tics vorübergehend erleichtert werden (Cohen u. Leckman 1992; Leckman et al. 1993; Rothenberger 1991; 1997; Rothenberger et al. 2001a; Banaschewski et al. 2003). Etwa 90 % aller erwachsenen Patienten beschreiben solche charakteristischen vorausgehenden mentalen Zustände oder sensomotorischen Vorboten, die aber nicht vor jedem einzelnen Tic auftreten. Häufig betroffen sind Schultergürtel, Kehlkopf, Magenbereich, Handflächen und Fußrücken (Leckman et al. 1993). Durch das Ausführen der Tics werden die innere Anspannung und Unruhe vielfach kurzzeitig abgemildert. Mit zunehmendem Alter sind Betroffene besser in der Lage, das Ausführen der Tics für einen gewissen Zeitraum, Minuten bis Stunden, bewusst und willkürlich zu verzögern oder zu unterdrücken, wobei dies allerdings häufig zu einer Zunahme der inneren Anspannung und des Unwohlseins führt, mitunter gefolgt von einem kompensatorischen Anstieg der Tic-Frequenz. Einige ältere Jugendliche und junge Erwachsene entwickeln ein Schamgefühl, da sie die Tics zwar aufschieben können und ihnen diese daher grundsätzlich kontrollierbar scheinen, es ihnen aber nicht gelingt, sie vollständig zu kontrollieren.

Tics treten **selten** als **einzige Symptomatik** auf; häufig besteht eine Komorbidität mit vielfältigen sensomotorischen, kognitiven, emotionalen und/oder sozialen Verhaltensauffälligkeiten (Coffey u. Park 1997; Leckman u. Cohen 1999; Roessner et al. 2007b; Singer u. Rosenberg 1989). Aktuelle Ergebnisse einer seit 1997 entstehenden weltweiten Datenbank zum Tourette-Syndrom (Tourette-Syndrome International Data Base Consortium, TIC) mit damals 3500 (jetzt etwa 7000) Fällen (pers. Mitteilung; Freeman et al. 2000) zeigen, dass sich in klinischen Stichproben bei etwa 85 % der Tourette-Patienten assoziierte neuropsychiatrische Störungen finden, die maßgeblich für bestehende Verhaltensauffälligkeiten (Störungen der emotionalen Impulskontrolle, Schlafschwierigkeiten, Koprolalie, selbstverletzendes Verhalten) und das Ausmaß der klinischen Beeinträchtigung verantwortlich sind (Budman et al. 1998, Coffey et al. 2000a; 2000b; Ozonoff et al. 1998). Parallel zu Anzahl und Schweregrad der assoziierten Störungen steigt auch der Grad der psychosozialen Beeinträchtigung. Komorbide Störungen finden sich häufiger, wenn eine familiäre Belastung mit Tic-Störungen besteht, je früher die Tic-Störung beginnt und je schwerer die Tic-Symptomatik ausgeprägt ist. Dagegen findet sich nur bei etwa 10 % der Betroffenen ausschließlich ein Tourette-Syndrom, welches für sich gewöhnlich nicht mit Verhaltensauffälligkeiten assoziiert ist. Bei der chronisch motorischen bzw. vokalen Tic-Störung liegt diese Zahl höher, und zwar bei etwa 35 % ohne komorbide Störung (eigene Daten zu n = 69 Patienten mit ICD-10 F 95.1).

Bei etwa der Hälfte der Kinder, die aufgrund chronischer Tics oder eines Tourette-Syndroms behandelt werden, besteht ein **hyperkinetisches Syndrom** (HKS) (Coffey u. Park 1997; Gillberg et al. 2004; Rothenberger et al. 1994), während etwa 20 % der Kinder mit HKS eine Tic-Störung aufweisen (Kadesjo u. Gillberg 2001; Newcorn et al. 2001; Rothenberger 1991; Spencer et al. 2001a; Steinhausen et al. 2006). Eine gemeinsame genetische Disposition für das HKS und die Tic-Störung wird gegenwärtig nur für die Fälle diskutiert, in denen die hyperkinetische Symptomatik nach der Tourette-Symptomatik beginnt (Pauls et al. 1993; Yordanova et al. 1996; 1997). Die HKS-Symptomatik läuft der Tic-Symptomatik in der Regel aber um etwa 2–3 Jahre voraus und verschlechtert sich mitunter mit der Entwicklung der Tic-Symptomatik (Cohen u. Leckman 1994). Häufig sind die Patienten durch die komorbid vorliegenden Aufmerksamkeitsprobleme deutlich stärker beeinträchtigt als durch die Tics selbst (Roessner et al. 2006a; 2007c). Je stärker die HKS-Symptomatik ausgeprägt ist, desto deutlicher treten die psychischen Auffälligkeiten der Tic-Kinder hervor (Rothenberger 1996a). Im Vergleich zu Tourette-Patienten ohne HKS haben Tourette-Kinder mit HKS ein erhöhtes Risiko für weitere psychopathologische Auffälligkeiten, insbesondere für emotionale Impulskontrollstörungen (Sukhodolsky et al. 2003; Roessner et al. 2007b) und Schlafschwierigkeiten, aber auch Lernschwierigkeiten, umschriebene schulische Entwicklungsstörungen, emotionale Beeinträchtigungen und externalisierende Verhaltensauffälligkeiten (Leckman u. Cohen 1999; Freeman et al. 2000; Roessner et al. 2005b; 2007). Oft sind es die impulsiven und aggressiven Verhaltensauffälligkeiten im Rahmen des HKS, die zur klinischen Vorstellung führen (Peterson 1996). Es ist nicht sicher, ob schwer und chronisch ausgeprägte Tic-Störungen hier zu weiteren Emotions- und Verhaltensproblemen führen können (Spencer et al. 2001b; Pierre et al. 1999; Stephens u. Sandor 1999).

Phänomenologisch, genetisch, neurobiologisch und epidemiologisch besteht ein enger Zusammenhang zwischen **Zwangsstörungen** und Tic-Störungen, sodass sogar von einer „Nachbarschaft" dieser beiden Störungen gesprochen werden kann. Zwischen 30 und 60 % der Tourette-Patienten leiden unter Zwangsgedanken und -handlungen, etwa 30 % erfüllen die diagnostischen Kriterien einer Zwangsstörung (Hebebrand et al. 1997a; Moll u. Rothenberger 1999; Pauls et al. 1991; 1993; Robertson 1994; Rothenberger 1996a; 1996b). Umgekehrt leiden hingegen Patienten mit einer Zwangsstörung seltener (6–30 %) an einer Tic-Störung (Roessner et al. 2005b). Zwangsphänomene sind selten frühe Vorläufer einer Tic-Störung, entwickeln sich gewöhnlich wenige Jahre nach dem Beginn der motorischen Tics und liegen vor allem im Jugendalter vor. Dies entspricht dem Zeitpunkt, zu dem auch „reine" Zwangsstörungen, d. h. solche ohne weitere Begleitsymptomatik, erstmals gehäuft auftreten. Nicht ungewöhnlich ist, dass mit Besserung der Tic-Symptomatik die zwanghafte Symptomatik in den Vordergrund tritt bzw. erst ihre volle Ausprägung erfährt (Moll u. Rothenberger 1999).

Aufgrund der phänomenologischen Ähnlichkeiten kann es oft schwierig sein, zwischen Zwangshandlungen und komplexen Tics zu unterscheiden (Döpfner u. Rothenberger 2007a; Leckman u. Cohen 1999). Es kann von einem **Symptomkontinuum** zwischen solitär auftretenden Tics über ein Mischbild von Tics und Ritualen/zwanghaften Gedanken und/oder Handlungen bis hin zu eindeutigen Zwangsphänomenen ausgegangen werden. Bei Tics „drängt" sich eher ein unangenehmes sensomotorisches Empfinden auf, oder es entsteht nach der Ausführung der Tics ein innerer sensomotorischer Drang, den Tic in Wiederholungen „nachzubessern", bis er „genau richtig" ist (s. o.). Bei einem Zwang „drängt" dagegen ein unangenehmer, beharrlicher, „affektlogischer", ängstigender sowie unsinniger Gedanke an. Auch sind Zwangshandlungen eher durch den Zweck (z. B. innere Anspannung abbauen) als durch die betroffene Muskelgruppe bestimmt; Tics wiederum haben nicht die Funktion, Ängste, die aus Zwangsvorstellungen resultieren, zu reduzieren (Moll u. Rothenberger 1999).

Sowohl Zwangs- als auch Tic-Patienten können durch das willkürliche Ausführen stereotyper Verhaltensweisen oft eine kurzfristige unmittelbare Entlastung und Entspannung erreichen und teilen mitunter das Empfinden, dass in der unmittelbaren Umgebung etwas nicht „genau richtig" ist (Leckman u. Cohen 1999; Scahill et al. 1997). Manche Patienten beschreiben einen starken Drang, Körperbewegungen auf beiden Körperseiten so auszuführen, dass sich das Gefühl von Symmetrie der Körperempfindungen „genau" einstellt (Cohen u. Leckman 1994; Leckman u. Cohen 1999; Leckman et al. 1994b; 1997; Peterson 1996).

> Während bei Tic-Störungen Zwangssymptome häufiger sexuelle und aggressive Handlungsimpulse und sensomotorische Phänomene beinhalten sowie in Form von Zählzwängen, zwanghaftem Berühren, Antippen und Reiben von Gegenständen, Personen und des eigenen Körpers, Horten und Sammeln von Gegenständen oder der Sorge um taktile und visuelle Symmetrie und Ordnung vorliegen, zeigen Zwangspatienten ohne Tics mehr mentale (Gedanken und Vorstellungen) und autonome Symptome (Angst), begleitet von Ansteckungs- und Verschmutzungsbefürchtungen und in Form von Kontroll- und Waschhandlungen (Roessner et al. 2005b).

Patienten mit beiden Störungsbildern scheinen anfangs mehr komplexe Tics zu haben als Tic-Patienten ohne komorbide Zwangsstörung (Moll u. Rothenberger 1999). Ferner findet sich ein größerer Anteil männlicher Betroffener, häufiger eine Familienanamnese mit chronischen Tic-Störungen, höhere nachmittägliche Plasma-Prolaktin-Spiegel und normale Oxytozin-Spiegel im Liquor sowie ein durchschnittlich schlechteres therapeutisches Ansprechen auf Serotonin-Wiederaufnahme-Hemmer (Leckman et al. 1994a; 1994b; 1998). Schließlich stellen zusätzlich bestehende Zwangsstörungen einen Hauptrisikofaktor für das Auftreten selbstverletzenden Verhaltens dar (Budman et al. 1998; Freeman et al. 2000).

Auch **emotionale Störungen**, vor allem depressive Merkmale (Niedergeschlagenheit, Selbstwertprobleme, Rückzugsverhalten, Somatisierungsneigung), aber auch Ängstlichkeit, Panikattacken und Phobien, finden sich gehäuft und nehmen im Jugendalter eher zu. Des Weiteren werden selbstverletzendes und fremdaggressives Verhalten und – im Jugend- und Erwachsenenalter – auch autistische und schizoide Persönlichkeitsmerkmale beschrieben. Soziale und/oder emotionale Auffälligkeiten sind bei Tourette- Patienten 5- bis 20fach häufiger als in Kontrollgruppen (Coffey u. Park 1997; Freeman et al. 2000; Pauls et al. 1994) und bestehen zumeist schon früh im Krankheitsverlauf, wobei ihr Ausmaß mit der Zeit zunehmend durch die Schwere der Symptomatik beeinflusst wird (Rosenberg et al. 1995). Die emotionalen Beeinträchtigungen, wie psychischer und physischer Stress, Angst und freudige Erregung, können das Ausmaß der Tics verstärken (Silva et al. 1995; Bornstein et al. 1990). Die Schwierigkeit von Tourette-Patienten, Angst, Arousal und Stimmung zu modulieren, führte zu der Hypothese, dass bei ihnen eine erhöhte Reaktivität der Hypothalamus-Hypophysen-Nebennierenrinden-Achse und der peripheren noradrenergen sympathikotonen Aktivität auf Stress bestehe (Leckman u. Cohen 1999). Dies muss aber noch bestätigt werden. Die emotionalen Auffälligkeiten sind vermutlich weniger Ausdruck einer gemeinsamen Ätiologie mit den Tic-Störungen als eine sekundäre Folge der mit der chronischen Störung verbundenen sozialen Schwierigkeiten (Leckman u. Cohen 1999). Auch kann eine depressive Symptomatik (im Sinne von Lustlosigkeit, Antriebsschwäche, Schulvermeidung, Rückzugsverhalten) durch eine medikamentöse Behandlung mit Neuroleptika bedingt sein. Insgesamt ist der Zusammenhang zwischen der Ausprägung der reinen Tic-Symptomatik und dem Ausmaß der emotionalen Beeinträchtigung nicht sehr eng.

Über **Schlafstörungen** berichten 12–44 % der Tourette-Patienten (Cohrs et al. 2001; Kirov et al. 2007; Kostanecka-Endress et al. 2000; 2003; Rothenberger 1996a; Rothenberger et al. 1999; 2001b; Singer u. Walkup 1991). Am häufigsten finden sich:

- Ein- und Durchschlafschwierigkeiten
- nächtliche Trennungsangst
- Parasomnien wie Schlafwandeln und Pavor nocturnus

Polysomnographische Untersuchungen zeigen vor allem eine quantitativ und qualitativ gestörte Schlafarchitektur mit verlängerten Einschlaflatenzen, häufigem Erwachen und verlängerten nächtlichen Wachzeiten, gehäuftem Auftreten von Arousal-Reaktionen, die eine insgesamt verminderte Schlafeffizienz bedingen. Auch werden bei mehr als 80 % der Patienten motorische Tics während des Schlafes gesehen, die von diesen selbst bzw. ihren Angehörigen aber selten bemerkt und berichtet werden (3–14 %). Nächtliche Tics treten in allen Schlafstadien auf. Die verringerte Schlafeffizienz kann wiederum zu latenter Tagesmüdigkeit und einer erhöhten Stressempfindlichkeit führen, wodurch sich die Häufigkeit und Intensität der Tics am Tage verstärken kann (Rothenberger et al. 2001b). Die Häufigkeit von Schlafstörungen bei Tourette-Patienten nimmt zu mit dem Schweregrad der Tic-Symptomatik, bei einer familiären Belastung mit Tic-Störungen und dem Vorliegen komorbider neuropsychiatrischer Störungen. Eine weltweite Datenbank zum Tourette-Syndrom (Tourette-Syndrome International Data Base Consortium, TIC; pers. Mitteilung; Freeman et al. 2000) mit mittlerweile etwa 7000 Fällen zeigt, dass Patienten mit assoziierten Störungen etwa doppelt so häufig anamnestische Schlafschwierigkeiten angeben (26 % vs. 13 %). Welchen spezifischen Einfluss komorbide Störungen auf das Schlafprofil haben, ist noch offen. Relevant sind vor allem hyperkinetische Merkmale, die eng mit einem REM-Schlaf Regulationsdefizit verbunden sind (Kirov et al. 2004a; 2004b; 2007; Rothenberger 1996a; Rothenberger et al. 1999; 2001b; Singer u. Walkup 1991).

Trotz normaler **Intelligenz** zeigen 36–60 % der Kinder mit einem Tourette-Syndrom möglicherweise leichte neurologische Auffälligkeiten, wohingegen neuropsychologische Defizite und Lernschwierigkeiten eher auf vorhandene komorbide Störungen zurückzuführen sind (Davidovicz 1984; Roessner et al. 2006a; 2007c). Beschrieben sind Beeinträchtigungen der visuellen Perzeption und visuo-motorischen Integration, der Feinmotorik und der Sprachrezeption und -flüssigkeit, Legasthenie und Dyskalkulie (Bornstein et al. 1985; Leckman u. Cohen 1999; Schultz et al. 1998; Roessner et al. 2005a; Bloch et al. 2006).

Allerdings erschwert in vielen Studien der fehlende explizite Ausschluss komorbider Störungen, insbesondere eines begleitenden hyperkinetischen Syndroms, eine einheitliche Bewertung der neuropsychologischen und -physiologischen Studienergebnisse bei Tic-Störungen. So scheinen sich bei Tic-Patienten mit Ausschluss komorbider Störungen bei Testung durch einfachere Aufgaben keine Defizite der exekutiven Funktionen (z. B. planvolles zielorientiertes Verhalten, kognitive Flexibilität und kognitive Impulskontrolle) zu finden (Channon et al. 2003; Roessner et al. 2006a; 2007c). Erst bei komplexeren Aufgaben zeigen sich Defizite im Sinne einer langsameren Bearbeitungsgeschwindigkeit. Dies entspricht der Hypothese vermehrter Kompensationsmechanismen, eventuell durch Aktivierung des frontalen Kortex, die z. B. aufgrund der erhöhten frontalhirnbezogenen hirnelektrischen Aktivität bei Tic-Patienten ohne komorbide Störung vermutet wird (Rothenberger 1991; Rothenberger u. Schmidt 2000; Serrien et al. 2005).

Während bei Tourette-Patienten das deklarative Lernen (= Lernen führt zu Wissensbeständen, z.B. Begriffen, Zahlen, Sachwissen, die reproduziert werden können) intakt ist, zeigten sich bei einer Aufgabe zu prozeduralem Lernen oder Handlungslernen (= der oft unbewusste Erwerb von Fähigkeiten durch Üben und Wiederholung) bei betroffenen Kindern und Erwachsenen Defizite, die mit dem Schweregrad der Tics korrelierten (Marsh et al. 2004; Rothenberger et al. 2006). Dieser Befund wird mit Störungen im dorsalen Striatum in Verbindung gebracht.

Sekundäre Abweichungen der **Eltern-Kind-Beziehung** finden sich in den betroffenen Familien häufig (Bunk et al. 1988; Cohen et al. 1988). Gerade die Mütter fühlen sich oft schuldig, verantwortlich und von jedem einzelnen Tic des Kindes getroffen. Mütter benötigen mitunter viele Jahre, ehe sie sachlich und kompetent mit der Tic-Störung ihres Kindes umgehen können. Familiäre Konflikte, Spannungen und Beziehungsprobleme können sich in Form häufiger elterlicher Kritik an misslungenen Kontrollversuchen des Kindes, beständigen Moralisierungen und Schuldzuweisungen, Zuschreibung negativer Rollen, latenter oder offener Feindseligkeit oder gar überstrenger Disziplinierungen äußern, wobei die Krankheitssymptome dann zumeist als Disziplinlosigkeit, Boßhaftigkeit, als „Charakterdefizit" interpretiert werden. Derart negativ getönte Interaktionsmuster, wahrscheinlicher vor allem bei vorauslaufender hyperkinetischer Symptomatik, können ebenso wie Überbehütung, Schonung und Entlastung sekundäre emotionale Störungen und psychopathologisch auffällige Verarbeitungsformen mit bedingen, die im weiteren Krankheitsverlauf u. U. fälschlicherweise als primäre Ursache der Tic-Symptomatik interpretiert werden und die Kompensationsfähigkeiten des Patienten im Umgang mit sozialen Stressoren weiter reduzieren (Banaschewski u. Rothenberger 1997; 1998; Roessner et al. 2006b; 2007a). Nur wenige Betroffene setzen ihre Tic-Muster da und dort willkürlich in Szene, um Kritik auszuweichen und Anforderungen zu vermeiden (z. B. Haus- und Schularbeiten).

Insgesamt sind die Kinder mit Tics stärker zurückgezogen und werden von Gleichaltrigen eher abgelehnt (Stokes et al. 1991). Schwierigkeiten im **Kontakt zu Gleichaltrigen** sind häufiger auf begleitende HKS- und Zwangsmerkmale als auf die bestehende Tic-Symptomatik zurückzuführen (Cohen u. Leckman 1994). Mitunter werden die betroffenen Kinder aber auch aufgrund der Tics gehänselt und abgelehnt. Ausgrenzung aufgrund von Vorurteilen und Stigmatisierung sowie Hänseleien können die soziale und emotionale Entwicklung deutlich beeinträchtigen. Demgegenüber zeigen die meisten Tourette-Patienten altersangemessene Freizeitaktivitäten und Hobbys (Stokes et al. 1991) und verfügen über gute Mechanismen zur Krankheitsbewältigung.

5.8.4 Ätiologie und Pathogenese

Das Erkrankungsrisiko, die Schwere der Symptomatik, der typische Verlauf und die charakteristische Psychopathologie der Tic-Störungen (u. a. Erkrankungsbeginn, Geschlechterunterschiede, anatomische Verteilung der motorischen Tics und der dranghaften Vorgefühle, Komorbidität mit HKS und Zwangsstörungen, Einflüsse zentralnervöser Zustände wie Müdigkeit, Entspannung, Schlaf) werden durch vielfältige Wechselwirkungen genetischer, neurobiologischer, psychologischer Faktoren und Umwelteinflüsse bestimmt (Leckman et al. 1997; Leckman u. Cohen 1999; Roessner u. Rothenberger 2007).

Biologische Mechanismen

Zwillings- und Familienuntersuchungen zeigen die Bedeutung **genetischer Faktoren** bei etwa 30–50 % der Betroffenen. Während etwa 20 % der zweieiigen Zwillingspaare konkordant für das Tourette-Syndrom oder chronische Tic-Störungen sind, liegt die Konkordanzrate bei eineiigen Zwillingen bei 90 % (Pauls et al. 1991; Price et al. 1985). Trotz zunehmender Bemühungen wurde bisher kein Kandidaten-Gen der Tic-Störungen identifiziert (Pauls 2003). Das positive Ergebnis zum 7-repeat-Allel des Dopamin-Rezeptor-D4-Gens (DRD4*7R) (Grice et al. 1996) bei Patienten mit Tourette-Syndrom konnte nicht repliziert werden (Barr et al. 1996; Hebebrand et al. 1997b). Allerdings fanden drei Studien bei Patienten mit Symptomen sowohl einer Tic-Störung als auch einer Zwangsstörung Hinweise auf die Beteiligung des DRD4-Gens (Roessner et al. 2005b; 2007e). Unabhängig hiervon wird diskutiert, inwieweit das Tourette-Syndrom, die chronische multiple Tic-Störung und die Zwangsstörung alternative Manifestationen einer gemeinsamen genetischen Disposition sind (Pauls et al. 1990; Pauls 2001; Singer u. Walkup 1991). Für diese Annahme spricht zudem, dass Zwangsmerkmale stärker in familiären Fällen von Tourette-Syndrom als in sporadischen ausgeprägt sind, während dies für die Tics bzw. hyperkinetischen Merkmale (im Sinne einer

Aufmerksamkeitsdefizit-/Hyperaktivitätsstörung, ADHS) nicht gilt (Lichter et al. 1999).

So geht man aktuell von einem Vererbungsmodell aus, bei dem verschiedene Gene mit großem oder kleinem Einfluss eine Vulnerabilität für Tic-Störungen bedingen und zusätzlich weitere Gene die Expression und die Schwere der Tic-Symptomatik mit beeinflussen, indem sie z.B. die Anfälligkeit für weitere psychiatrische Störungen erhöhen (Walkup et al. 1996; Pauls 2003). Erste Ergebnisse zu einer Gen-Umwelt-Interaktion (State et al. 2003; Walkup 2001) könnten in die Zukunft der genetischen Forschung auf dem Gebiet der Tic-Störungen weisen. Aufgrund der großen Bandbreite der Penetranz und der Uneinheitlichkeit der inzwischen zahlreichen Studienergebnisse nimmt man an, dass Art und Schwere des klinischen Phänotyps auch maßgeblich durch biologische, nichtgenetische Faktoren mit bestimmt werden (Leckman et al. 1997).

Eine komplette systematische Genom-Analyse einer internationalen Forschungskooperation (Tourette Syndrome Association International Consortium for Genetics 1999) mit insgesamt 110 Geschwisterpaaren und 76 betroffenen Familien erbrachte Hinweise auf die Beteiligung zweier Regionen (Chromosom 4q und 8p), während andere Untersuchungen Hinweise auf die Beteiligung von Chromosom 2p (Simonic et al. 2001), 7q (Kroisel et al. 2001), 11q (Merette et al. 2000), 17q (Paschou et al. 2004) und 18q (Cuker et al. 2004) erbrachten. Erst kürzlich wurde eine Mutation im SLITRK 1 Gen (wichtig für die normale Ausbildung der Nervenzellen) bei einigen wenigen Patienten der Gruppe mit Tic-Störungen, jedoch bei keinem der mehr als 10mal größeren Gruppe gesunder Kontrollprobanden gefunden (Abelson et al. 2005). Als Risikofaktoren gelten verschiedene unspezifische Schwangerschafts- (z.B. schwerer Schwindel und Erbrechen, mütterlicher Stress) und Geburtskomplikationen (z.B. perinatale Hypoxie) und ein niedriges Geburtsgewicht (Hyde et al. 1992). Sporadisch treten Tics nach Kopfverletzungen auf. Insbesondere Mykoplasmen-, Borrelien- und Streptokokken-Infektionen können ätiologisch relevant sein. Ein enger zeitlicher Zusammenhang zwischen dem Beginn oder einer Verschlechterung der Tic-Symptomatik nach Hals- und Mittelohrentzündungen durch beta-hämolysierende Streptokokken der Gruppe A bei wenigen Tourette-Patienten könnte darauf hindeuten, dass bei einer Untergruppe Betroffener (man schätzt 5–10 %) postinfektiös **autoimmunologische** Prozesse, bei denen Neuronen des Putamens und des Nucleus caudatus geschädigt wurden, eine Rolle in der Pathogenese von Tics, Zwängen und hyperkinetischem Verhalten spielen können (**PANDAS**, Pediatric Autoimmune Neuropsychiatric Disorders Associated with Streptococcal Infection; Peterson et al. 2000; Loiselle et al. 2004; Kurlan et al. 2004; Snider et al. 2004; Singer et al. 2005). Hier sind aber noch manche Fragen zu klären, da die Phänomenologie von PANDAS wie auch die Spezifität der entsprechenden Laborbefunde strittig sind (ebd.).

Im Hinblick auf den neurobiologischen Hintergrund der Pathogenese der Tic-Störung wird davon ausgegangen, dass die Basalganglien und mit diesen verbundene thalamische und kortikale Strukturen betroffen sind (Blanz u. Rothenberger 2000; Leckman et al. 1995; 1997; 2006b; Leckman u. Cohen 1999; Moll u. Rothenberger 1999; Ziemann et al. 1997; Peterson et al. 2001).

Morphometrische Studien führten zu unterschiedlichen Ergebnissen, die vermutlich auf den Einfluss von Entwicklungseffekten zurückzuführen sind (Plessen et al. 2007). So war im Vergleich zu Gesunden bei Kindern mit Tourette-Syndrom das Volumen des frontalen Kortex erhöht und das des Corpus callosum vermindert, wohingegen sich bei Erwachsenen mit Tourette-Syndrom genau das Gegenteil zeigte (Gerard u. Peterson 2003; Plessen et al. 2004; Peterson et al. 2001). Das Volumen des Nucleus caudatus war sowohl bei Kindern als auch bei Erwachsenen verkleinert. Vornehmlich bei Erwachsenen zeigten Putamen und Globus pallidus eine Volumenreduktion (Peterson et al. 2003). Mittels Diffusion Tensor Imaging (DTI) wurde eine reduzierte Integrität der weißen Substanz des Corpus callosum bei Kindern mit Ticstörung nachgewiesen (Plessen et al. 2006).

Durch den Einsatz **funktioneller Verfahren** wurde eine Reduktion von Blutfluss bzw. Glukose-Utilisation im Bereich der Basalganglien nachgewiesen (Gerard et al. 2003). Darüber hinaus machten PET-Untersuchungen (Stern et al. 2000) deutlich, dass neben den Basalganglien auch andere Hirnbereiche mit der Tic-Aktivität verbunden sind (z.B. sensomotorischer Kortex). Der Nachweis einer vermehrten Dopamin-Freisetzung im Putamen bei Patienten mit Tourette-Syndrom im Vergleich zu Gesunden nach Amphetamin-Gabe stützt die Hypothese einer phasischen Dysfunktion der dortigen dopaminergen Transmission; denn in der Ruhebedingung waren keine Unterschiede erkennbar (Singer et al. 2002).

Mittels der transkraniellen Magnetstimulation erhobene Befunde deuten ebenfalls auf eine zentralnervöse Inhibitionsstörung im Bereich des motorischen Kortex hin (Gilbert et al. 2005; Moll et al. 1999; 2001; Rothenberger 1996a; Ziemann et al. 1997). Inwieweit die oben genannnten Befunde tatsächlich spezielle Entwicklungsprozesse und/oder aber Kompensationsprozesse darstellen, bleibt noch zu klären (Moll et al. 2006; Peterson et al. 2001; Spessot et al. 2004).

Inhibitionsstörungen kortiko-striato-pallido-thalamiko-kortikaler Regelkreise sind sowohl an der Pathophysiologie des Tourette-Syndroms (Cohen u. Leckman 1994; Mink 2006) als auch des HKS (Barkley et al. 1992; Castellanos et al. 1996) und der Zwangsstörung (Mink 2006) beteiligt. Tic- und Zwangsstörungen werden insbesondere auf Defizite des sensomotorischen (Tic-Störung) bzw. orbito-frontalen (Zwangsstörung) Bereichs zurückgeführt (Peterson et al. 1998; Mink 2006; Moll et al. 1999; s. auch Abb. 5-20).

Auf der Neurotransmitter-Ebene werden neben einer Überaktivität des dopaminergen Systems im Bereich der Basalganglien (Müller-Vahl et al. 2000a) auch Störungen des serotoninergen und norepinephrinergen Transmittersystems, die die Aktivität kortiko-striato-pallido-thalamiko-kortikaler Regelkreise beeinflussen und auch bei Zwangsstörungen beteiligt sein sollen, vermutet (Leckman et al. 1997; Leckman u. Cohen 1999).

D2-Rezeptor-blockierende Neuroleptika können Tics wirkungsvoll unterdrücken. Dagegen verstärken sich Tics nach dem Absetzen von Neuroleptika und mitunter durch die Einnahme von zentral wirksamen dopaminagonistischen Substanzen (z. B. Stimulanzienexposition) (Castellanos et al. 1997; Tourette's Syndrome Study Group 2002; Kurlan 2003). Zwischen der Höhe der Dopamin-Spiegel und der Dichte der D1/D2-Rezeptoren in den Basalganglien, die während des Schulkindalters am höchsten ist, einerseits sowie der Schwere der Tic-Symptomatik andererseits bestehen enge Zusammenhänge, sodass die Entwicklung und Reifung des dopaminergen Systems auch den Verlauf der Tic-Störungen erklären könnte (Leckman et al. 1997; Müller-Vahl et al. 2000b; Seeman et al. 1987). Auch die phänotypischen Unterschiede bei eineiigen, d. h. genetisch identischen Zwillingen korrelieren mit Unterschieden der Bindungsaffinität von Dopamin-D2-Rezeptoren im Nucleus caudatus (van de Wetering u. Heuting 1993). Selbst Geschlechtshormone, die die normale Hirnentwicklung beeinflussen (Robertson u. Stern 2000), sowie Opioid-Rezeptoren (van Wattum et al. 2000) sind an der Modulation der Tic- und Zwangssymptomatik beteiligt; in verschiedenen Hirnregionen, die die Aktivität der Basalganglien direkt und indirekt modifizieren (insbesondere in der Substantia nigra, der Amygdala, damit verbundener limbischer Hirnregionen sowie dem Hypothalamus), findet sich eine hohe Dichte an Androgen- und Östrogen-Rezeptoren (Simerly et al. 1990). Dennoch besteht kein sicherer Beleg für eine Verstärkung der Tics während der Pubertät, wohingegen eher ein Zusammenhang zwischen der Reifung des Frontalhirns sowie der Entwicklung inhibitorischer Mechanismen einerseits und der spontanen Linderung der Tics ab dem 15./16. Lebensjahr andererseits gesehen werden kann.

Ein **Modell der Pathogenese** der Tic-Störungen (s. Abb. 5-20) postuliert ein inhibitorisches Funktionsdefizit innerhalb des dopaminerg modulierten sensomotorischen kortiko-striato-pallido-thalamo-kortikalen Regulationssystems, das mit fehlgeleiteten neuronalen Oszillationen sowie einer erhöhten dopaminergen Aktivität im Striatum verbunden ist und zu einer Störung der subkortikalen Eigenhemmung und der automatischen Bewegungskontrolle führt (Leckman et al. 1997; 2006b; Moll u. Rothenberger 1999; Moll et al. 1999; Rothenberger 1991; Ziemann et al. 1997; Mink 2001).

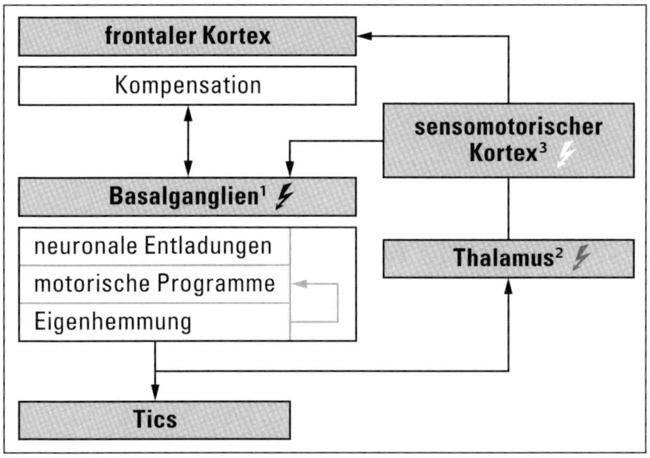

Abb. 5-20: Inhibitions-Modell der Tic-Störungen; Ausgangspunkt ist die ungenügende Hemmung/Koordination neuronaler Entladungen in den Basalganglien (Striatum), die zu einer thalamokortikalen oszillatorischen Dysrhythmie und dadurch zu einer mangelnden neuronalen Hemmung im sensomotorischen Kortex führt. Ein inhibitorische Kompensation auf fronto-kortikaler Ebene ist erforderlich (und möglich), da es sonst zu Tics kommen kann ([1] = Störungen der subkortikalen Eigenhemmung [mangelnde neuronale Koordination, „Überempfindlichkeit" des Dopaminsystems]); [2] = thalamokortikale oszillatorische Dysrhythmie; [3] = mangelnde Hemmung im sensomotorischen Kortex).

> Neurochemisch könnte der erhöhten dopaminergen Aktivität eine Überempfindlichkeit der Dopamin-Rezeptoren entsprechen, evtl. verbunden mit einer erhöhten Anzahl von präsynaptischen Dopamin-Transportern. Als Folge der dopaminergen Überstimulation striataler Neurone kann es über eine erhöhte thalamo-kortikale Stimulation zur unwillkürlichen Auslösung von sensomotorischen Dranggefühlen und motorischen Bewegungsprogrammen kommen, die klinisch als motorische oder vokale Tics in Erscheinung treten.

Die mangelnde neuronale Eigenhemmung der schlecht koordinierten subkortikalen Spontanentladungen muss durch Aktivierung anderer (kortikaler) Kontrollinstanzen gegenreguliert werden, wenn es nicht zu Tics kommen soll (Leckman et al. 2006b). Da die mit Frontalhirnleistungen und Selbstregulationsvorgängen verbundenen exekutiven Funktionen sowie die frontalhirnbezogene hirnelektrische Aktivität bei Tic-Patienten grundsätzlich nicht gestört sind und Probleme höchstens durch assoziierte Störungen wie HKS und Zwangsmerkmale auftreten (Pennington u. Ozonoff

1996; Cirino et al. 2000; Ozonoff et al. 1998; Johannes et al. 2001a; 2001b; Rothenberger 1995a; Rothenberger et al. 2007b), können entsprechende Kompensationsfähigkeiten durchaus erworben und Tics für unterschiedliche Zeiträume unterdrückt werden.

Psychosoziale Mechanismen

Das Zusammenwirken der verminderten Bewegungskontrolle im sensomotorischen Regelkreis mit einer zusätzlichen Störung der Arousal-Regulation kann über ein erhöhtes Arousal auch zu Einschlafstörungen, Parasomnien, vermehrter allgemeiner motorischer Aktivität und nächtlichen Tics beitragen. In der Folge könnte es zu einer mit erhöhter **Stressempfindlichkeit** im Wachzustand verbundenen latenten Tagesmüdigkeit kommen, was schließlich zu einer Vermehrung und Intensivierung der Tics führen kann (s. Abb. 5-21; Rothenberger et al. 2001b).

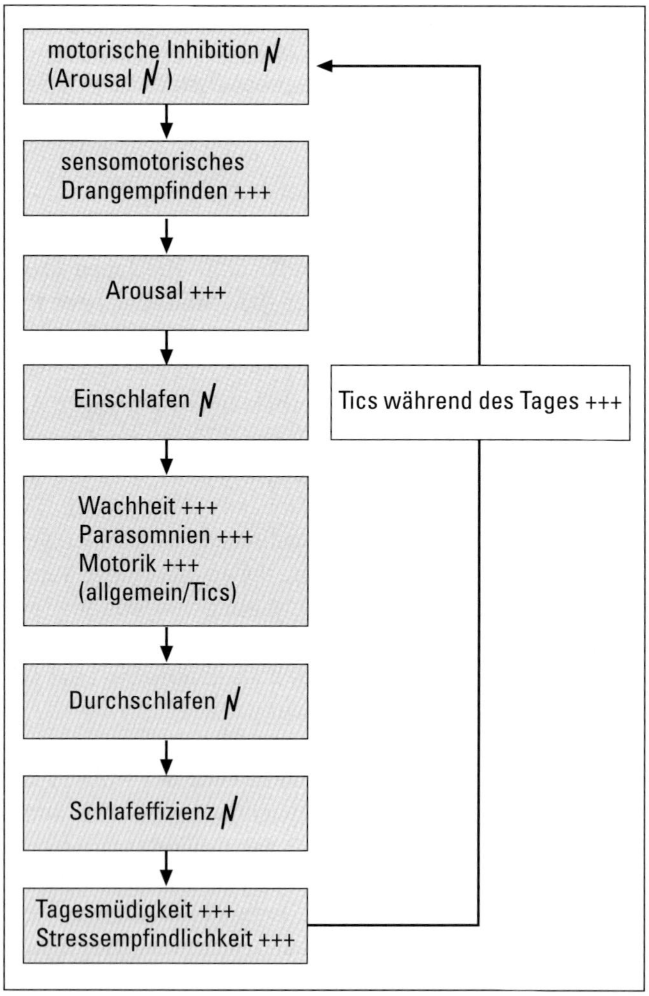

Abb. 5-21: Neurodynamisches Modell: Wechselwirkungen von Tics und anderen Verhaltensmerkmalen (= Störung; +++ verstärkt/erhöht; nach Rothenberger et al. 2001b)

Aus den vorliegenden empirischen Untersuchungen ist abzuleiten, dass Umgebungsfaktoren die Ausprägung der Tics beeinflussen können (Rothenberger et al. 2001a). So fanden Silva et al. (1995) bei 14 Kindern mit Tourette-Syndrom (Alter: etwa 7–15 Jahre) elf Faktoren, die die Symptome linderten, zehn Faktoren ohne jeden Einfluss und 17 Faktoren, die eine Zunahme der Tics mit sich brachten (vor allem Ereignisse, die Angst, emotionale Traumata und soziale Kontakte beinhalten). Daraus ist ersichtlich, dass vorrangig psychosozialer Stress (falls dieser subjektiv als Belastung und nicht als Herausforderung erlebt wird) die Tic-Symptomatik bei einer Reihe von Betroffenen vorübergehend verstärken kann. Es ist aber keinesfalls zu belegen, dass durch stetigen Stress die Tics erst entstehen, d. h. Stress hat höchstens eine Tic-modulierende Wirkung (Hoekstra et al. 2004). Andererseits sind eine geringe Stressempfindlichkeit sowie die Feststellung von Tic-mildernden Situationen (z. B. entspannt-konzentratives Arbeiten) sicherlich gute Voraussetzungen für einen erfolgreichen Umgang mit der Tic-Störung und deren eventuellen assoziierten kinderpsychiatrischen Problemen und/oder sozialen Auswirkungen.
Insgesamt resultiert aus den verschiedenen und unterschiedlich zu gewichtenden ätiologischen sowie modifizierenden Faktoren eine erhöhte Sensitivität gegenüber Veränderungen des internen Milieus des Körpers und der externalen psychosozialen Umwelt, die bei Tic-Störungen und den damit zusammenhängenden Aufälligkeiten zu einem enthemmten Auftreten von isolierten Fragmenten kognitiver, emotionaler und sozialer, aber vor allem motorischer und vokaler Verhaltensweisen führen, die normalerweise im Repertoire des willkürlichen Verhaltens gehemmt und eingebunden sind (Leckman u. Cohen 1999).

5.8.5 Diagnose und Differenzialdiagnostik

Wenngleich es für Tic-Störungen keine eindeutigen Labortests oder pathognomonischen Zeichen im Vorfeld gibt, kann die **Diagnose** in der Regel aufgrund von Anamnese, klinischer Beobachtung und neurologischer Untersuchung zweifelsfrei gestellt werden (Abb. 5-22); denn die Kombination des klinischen Bildes und weiterer charakteristischer Merkmale (kurzfristige Unterdrückbarkeit; Auftreten in Serien; Abnahme der Symptomatik während willkürlicher Handlungen; Auftreten vorauslaufender sensomotorischer „Vorgefühle"; Wechsel von anatomischer Lokalisation; fluktuierende Frequenz und Intensität; Minderung, aber Fortdauern während des Schlafes) ist von anderen Bewegungsstörungen

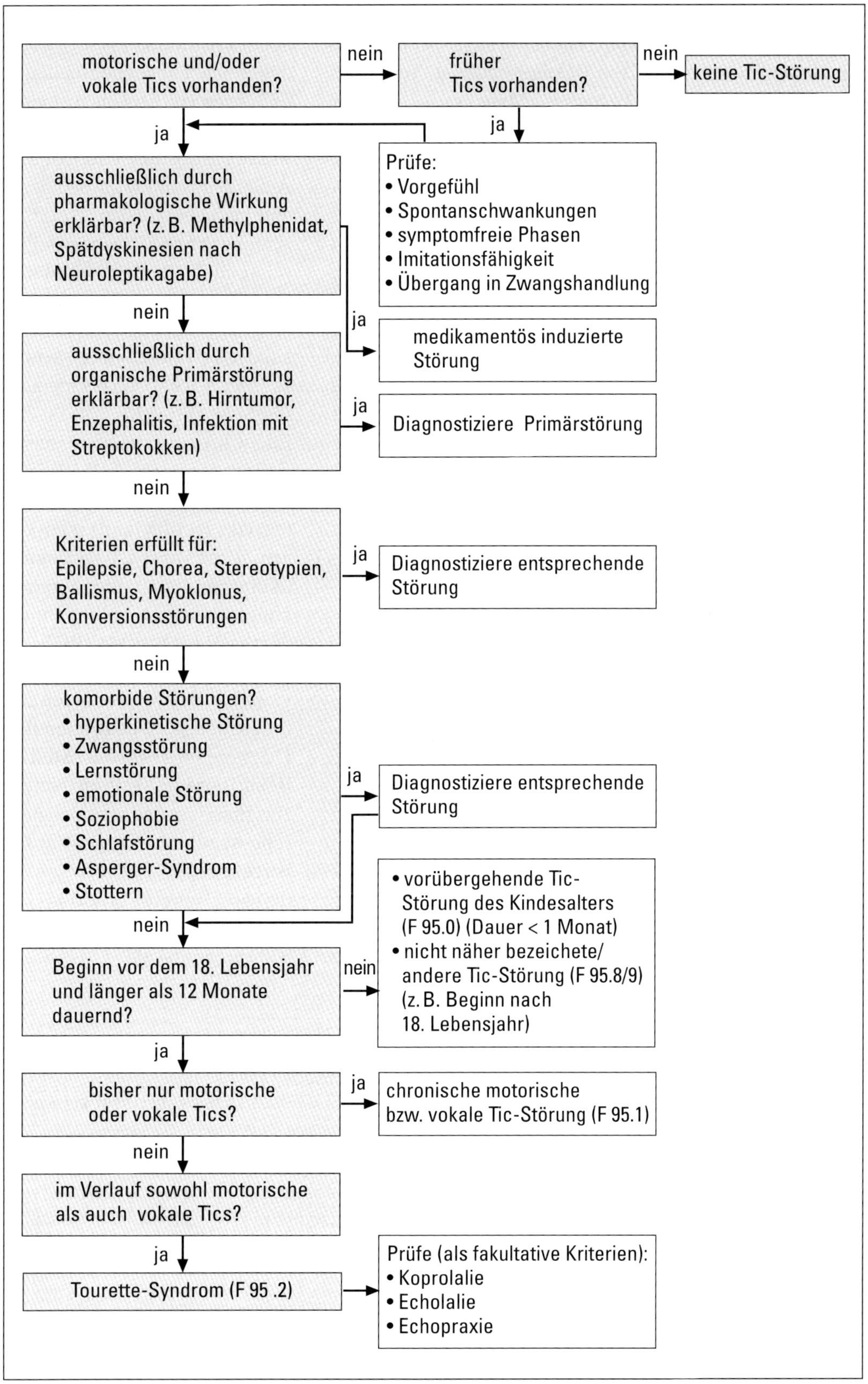

Abb. 5-22: Diagnostik des Tourette-Syndroms und anderer Tic-Störungen (ICD-10: F 95) (mod. nach Rothenberger u. Banaschewski 2003; Rothenberger et al. 2007a)

gut abgrenzbar. **Differenzialdiagnostisch** sollten Tics von Epilepsie, Manierismen, Konversionsstörungen sowie anderen Bewegungsstörungen wie Blepharospasmus, Tortikollis, Stereotypien, Chorea, Dystonien, Myoklonien, Tremor, Athetose, Akathisie, Ballismus abgegrenzt sowie diesbezüglich verschiedene andere Erkrankungen (z. B. Wilson-Krankheit, Sydenham-Chorea [Chorea minor], Hyperthyreose, Enzephalitis, Kopfverletzungen) beachtet werden.

Da vor allem komplexe Tics und Zwangshandlungen einander stark ähneln können, ist eine Unterscheidung nicht immer auf den ersten Blick möglich (Roessner et al. 2007e). Während Zwangshandlungen oft verheimlicht werden, ist dies bei komplexen Tics u.U. aufgrund des schnelleren und mehr einschießenden Charakters eher selten der Fall. Im Gegensatz zu Zwangshandlungen haben Tics nicht die Aufgabe, Ängste, die aus Zwangsvorstellungen resultieren, zu reduzieren (Roessner et al. 2005b).

Die Abgrenzung zur HKS (= hyperkinetische Störung nach ICD-10) bzw. ADHS (= Aufmerksamkeitsdefizit-/Hyperaktivitätsstörung nach DSM-IV-TR) ist besonders wichtig (s. Roessner et al. 2007d), weil

- allgemeine motorische Unruhe mitunter durch Tics bzw. mangelhafte Tic-Kontrolle vorgetäuscht werden kann,
- Aufmerksamkeitsprobleme durch stetige Beschäftigung mit der Tic-Kontrolle entstehen können,
- Impulskontrollstörungen einem Ärger über misslungene Tic-Unterdrückung bzw. als „genau richtig“ beabsichtigte Tic-Durchführung entspringen können.

Zur Erfassung der Symptomatik sollte eine Exploration mit den Eltern und dem Kind/Jugendlichen durchgeführt werden. Am zuverlässigsten sind die Informationen durch die Mutter. Insbesondere jüngere Kinder bemerken nur sehr starke Tics. Es geht darum, Art (motorisch, vokal), Lokalisation (proximal, distal), Häufigkeit, Intensität, Verlauf (z. B. Spontanschwankungen, vorübergehende Remissionen, modulierende Umgebungsbedingungen) sowie eventuelle Empfindungen vor bzw. nach einem Tic zu erfassen und nach Problemverständnis, subjektiven Erklärungsmodellen, psychosozialer Belastung und Krankheitsbewältigung zu fragen.

Außerdem sollte während der Exploration, der körperlichen und psychologischen Untersuchung eine Verhaltensbeobachtung erfolgen. Dabei ist allerdings zu bedenken, dass Tics während dieser Zeit mitunter vollkommen unterdrückt werden. Daher empfiehlt sich eher eine strukturierte Beobachtung durch die Eltern während einer Woche zu Hause anhand der „Yale-Tourette-Syndrom-Symptomliste“ (Cohen et al. 1988, S. 65ff). Auch Videoaufnahmen während des Alltags sind sehr hilfreich.

Eine Chromosomenuntersuchung empfiehlt sich nur bei gezieltem Verdacht (z.B. Fragiles X-Syndrom). Wenn keine speziellen Hinweise aus EEG (z. B. epileptiforme Hirnpotenziale, Herdbefund) oder klinischer Untersuchung vorliegen, kann auf CT (Computertomographie) oder MRT (Kernspintomographie) verzichtet werden. PET-/SPECT-Untersuchungen sollten nur bei spezieller Fragestellung durchgeführt werden (PET = Positronenemissionstomographie; SPECT = Single-Photon-Emissions-Computertomographie). Die Messung der „cortical silent periode“ mittels transkranieller Magnetstimulation kann bei Verkürzung die Diagnose unterstützen (Moll et al. 2001; 2006).

Beim Tourette-Syndrom bieten sich als einfache Instrumente zur Einschätzung der diagnostischen Sicherheit der „Tourette-Syndrome Diagnostic Confidence Index“ (DCI, Robertson et al. 1999) bzw. zur Einschätzung des Schweregrades die „Tourette-Syndrom-Schweregrad-Skala“ (TSSS, Shapiro et al. 1988) an (s. Tab. 5-51) oder die „Yale-Globale-Tic-Schweregradskala“ (YGTSS, Leckman et al. 1989).

Tab. 5-51: Tourette-Syndrom-Schweregrad-Skala; globale Schweregradeinschätzung: (0) = nein: 1; (1) = sehr leicht: 0 bis < 1; (2) = leicht: 1 bis < 2; (3) = mäßig: 2 bis < 4; (4) = deutlich: 4 bis < 6; (5) = schwer: 6 bis 8; (6) = sehr schwer: > 8 (nach Shapiro et al. 1988)

Einschätzungen				
Tics werden von anderen wahrgenommen.	Tics rufen Bemerkungen und Neugier hervor.	Der Patient wird als verrückt oder bizarr angesehen.	Die Tics interferieren mit Alltagsfunktionen.	Die Leistungsunfähigkeit ist an die Wohnung gebunden oder hospitalisiert.
nein (0) von wenigen (0,5) von einigen (1) von den meisten (2) von allen (3)	nein (0) wahrscheinlich (0,5) ja (1)	nein (0) wahrscheinlich (1) ja (2)	nein (0) gelegentlich (1) ja (2)	nein (0) ja (1)
Summe der Schätzwerte:				

Tics treten isoliert, häufig aber in Kombination mit vielfältigen sensomotorischen, kognitiven, emotionalen und/oder sozialen Verhaltensauffälligkeiten auf (Singer u. Rosenberg 1989; Rothenberger 1996a). In klinischen Populationen zeigt etwa die Hälfte der Tourette-Patienten weitere motorische, kognitive, emotionale und soziale Auffälligkeiten, die die Kriterien einer psychiatrischen Diagnose erfüllen (Coffey u. Park 1997), und etwa 85 % zeigen assoziierte Probleme (Freeman et al. 2000). Wichtig ist daher, nicht nur das Ausmaß der Tic-Symptomatik zu erfassen, sondern die gesamte motorische, emotionale, soziale und kognitive Entwicklung des Betroffenen zu erheben. Es besteht kein konsistenter Zusammenhang zwischen der Schwere der Tic-Symptomatik und dem Ausmaß der begleitenden sozialen und emotionalen Beeinträchtigungen (de Groot et al. 1995; Stokes et al. 1991). In diesem Zusammenhang sei darauf verwiesen, dass das in der DSM-IV genannte Diagnosekriterium „Führt zu deutlichem Leiden oder verursacht in bedeutsamer Weise Beeinträchtigungen in sozialen, beruflichen oder anderen wichtigen Funktionsbereichen" aufgrund der schwierigen Abgrenzung und unnötigen diagnostischen Komplizierung/Unschärfe in der revidierten Textversion DSM-IV-TR wieder aufgegeben wurde (Leckman et al. 2006a). Allgemein ist eine starke Ausprägung eines Tourette-Syndroms mit mehr begleitenden Symptomen verbunden, wie z. B. Schlafprobleme und hyperkinetische Merkmale (Cohrs et al. 2001; Roessner et al. 2006d).

Die Beachtung der **Komorbidität** spielt für die Diagnostik und Behandlung eine große Rolle. Insbesondere ist familienanamnestisch auf das Vorliegen einer Störung von Aktivität und Aufmerksamkeit (d. h. HKS/ADHS), von Zwangsphänomenen und/oder ängstlich-depressiver Merkmale zu achten. Aber auch umschriebene Entwicklungsstörungen schulischer Fertigkeiten, Sprechunflüssigkeit, die allgemeine intellektuelle Leistungsfähigkeit, die feinmotorische Koordinationsfähigkeit und die Fähigkeit zur visuo-motorischen Integration sowie die familiären Bedingungen und Beziehungen müssen eingeschätzt werden, da sie als zusätzliche Belastungs- und/oder Bewältigungsfaktoren die Symptomatik und Behandlung beeinflussen können (Banaschewski u. Rothenberger 1997; 1998; Leckman u. Cohen 1999; Roessner et al. 2006b; 2006d; 2007d; Rothenberger u. Banaschewski 2006). Die mangelnde feinmotorische Koordinationsfähigkeit kann möglicherweise sogar als ungünstiges prognostisches Kriterium angesehen werden (Bloch et al. 2006).

Neben der sensiblen und möglichst konkreten Exploration des Kindes oder Jugendlichen sollte auch die Fremdanamnese (Eltern, evtl. Lehrer und weitere wichtige Bezugspersonen) erhoben werden, da die Betroffenen selbst oft eine eingeschränkte Selbstwahrnehmungsfähigkeit besitzen und/ oder auch aufgrund der häufig unangenehmen und peinlichen Symptomatik diese falsch einschätzen. Ergänzen lässt sich die Diagnostik durch Verhaltensbeobachtung und durch den Einsatz von standardisierten Fragebögen zur Selbstbeurteilung. Verschiedene Tics sollten separat protokolliert und die Protokollierungsperiode sollte der Häufigkeit der Tics angepasst werden (Banaschewski u. Rothenberger 1997; 1998; Döpfner 1999). Für hochfrequente Tics kann eine relativ kurze Beobachtungsspanne von zehn Minuten 2- bis 3-mal täglich ausreichen. Seltener auftretende Tics sollten den ganzen Tag über registriert werden. Als günstig hat es sich erwiesen, insbesondere bei jüngeren Kindern, die Selbstbeobachtung durch eine Fremdbeobachtung durch die Bezugspersonen, Eltern und Lehrer, zu ergänzen (Banaschewski u. Rothenberger 1997; 1998; Döpfner 1999; Roessner et al. 2004; 2006b; 2007a).

5.8.6 Behandlung und Prävention

Pharmakotherapie

Vor Beginn der **medikamentösen Behandlung** sollten Art und Ausmaß der Zielsymptomatik (Tics, assoziierte Symptome) und die voraussichtliche Zeitdauer der Behandlung spezifiziert werden. Ist ein pharmakologischer Behandlungsversuch indiziert, so sollte dieser, abhängig vom Alter sowie von der Wirksamkeit und Verträglichkeit der Medikation, in optimierter Dosierung über einen Zeitraum von einem Jahr gegeben werden, ehe über eine Fortsetzung der Medikamentengabe entschieden wird. Vor jedem Versuch, eine medikamentöse Behandlung einzuleiten, ist ein ausführliches Beratungsgespräch von großer Bedeutung. Alle zurzeit für eine Behandlung des Tourette-Syndroms indizierten Medikamente wirken hauptsächlich symptomatisch, greifen also in die Ursache der Erkrankung nicht ein, was nach dem Absetzen der Medikation zur erneuten Verschlechterung der Tic-Störung führen kann. Die Medikamente lindern die Tic-Symptomatik und minimieren damit einen Störfaktor in der allgemeinen psychosozialen Entwicklung des Kindes. Sie lösen aber das zugrunde liegende Problem des Syndroms (im Sinne einer vollständigen Heilung) grundsätzlich nicht. Patient und Familie müssen verstehen lernen, dass eine langfristige konstruktive Auseinandersetzung mit dem Thema unausweichlich ist. Allerdings dürfen sie dabei begründet hoffen, dass nach der Adoleszenz in den meisten Fällen eine spontane Linderung auftritt und Medikamente mitunter nicht mehr nötig werden (Robertson u. Stern 2000; Roessner et al. 2004; Rothenberger et al. 2007a).

Da Tics üblicherweise einen fluktuierenden Verlauf zeigen, d. h. Perioden mit starker Ausprägung bzw. vielen Tic-Salven sich mit Perioden geringerer Intensität und Häufigkeit ab-

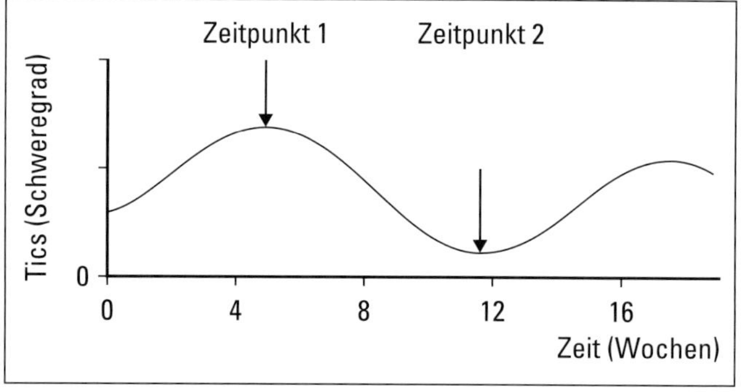

Abb. 5-23: Problematik der Einschätzung der Wirkung von Interventionen bei Tic-Störungen. Eine Intervention zu Zeitpunkt 1 (z. B. Methylphenidat, Tiaprid, Verhaltenstherapie) kann trotz der Möglichkeit, Tics zu induzieren, bzw. trotz fehlender Wirksamkeit eine Reduktion der Tics nach sich ziehen. Verantwortlich hierfür ist in erster Linie nicht die Effektivität der Intervention, sondern die natürliche Schwankung der Tic-Ausprägung. Umgekehrt kann auf eine zum Zeitpunkt 2 erfolgte Intervention trotz nachgewiesener Wirkung eine Zunahme der Tics folgen; möglicherweise aber in abgeschwächter Form. Fazit: Die Einschätzung einer Wirkung ist erst nach längerer Beobachtungszeit sicher zu geben (nach Roessner et al. 2004).

wechseln (Leckman 2002), sollte die Auswirkung einer Intervention, auch der Medikation stets kritisch hinterfragt werden (Roessner et al. 2004). Manchmal ist in erster Linie nicht die zu erwartende bzw. fehlende Effektivität der Intervention, sondern die natürliche Schwankung der Tic-Ausprägung für die anschließend zu beobachtende Reduktion bzw. Aggravation der Tic-Ausprägung verantwortlich. Daher ist die Einschätzung der Wirkung einer Intervention erst nach längerer Beobachtungszeit sicher zu geben (s. Abb. 5-23).

Bei der Planung der pharmakologischen Behandlung ist das Ziel, ein individuell optimales Gleichgewicht von erwünschten Wirkungen und unerwünschten Nebenwirkungen zu erreichen, nicht aber – wie oft von Kind und Eltern erwartet – das Auftreten von Tics vollständig zu unterdrücken.

Aufgrund des schwankenden Verlaufs der Erkrankung sind während kurzzeitiger Verschlechterungen der Symptomatik, die häufig in Zeiten besonderer Anspannung oder Veränderung (z. B. Prüfungen, Beginn des Schuljahres, der Schulferien) eintreten können, normalerweise unterstützende und beruhigende Gespräche ausreichend.

Nur wenn die Symptomverschlechterung über einen Zeitraum von mehreren Wochen bestehen bleibt und die Tics eine deutliche Zunahme der psychosozialen Beeinträchtigung verursachen, ist eine Änderung der medikamentösen Therapie angezeigt. Eine Missachtung dieses Prinzips kann die Einschätzbarkeit der Wirksamkeit der Medikation erschweren, zu einer unnötig hohen Dosierung führen und Nebenwirkungen provozieren (Peterson 1996; Riddle u. Carlson 2001).

Als Medikamente der ersten Wahl zur **Linderung der Tics** können die D2-Rezeptor-Antagonisten (z. B. Tiaprid, Risperidon, Sulpirid, Pimozid) angesehen werden (Bagheri et al. 1999; Robertson u. Stern 2000; Rothenberger 1996a; Singer 2000; Rothenberger u. Banaschewski 2007a; Roessner et al. 2004). Insgesamt etwa 20 plazebokontrollierte Doppelblindstudien zeigen, dass die Substanzen bei etwa 70 % der Patienten hilfreich sind und die Tic-Symptomatik um etwa 60–70 % reduzieren (Robertson u. Stern 2000; Shapiro et al. 1989). Die Benzamide Sulpirid und Tiaprid zeigen deutlich weniger extrapyramidal motorische Nebenwirkungen und ein geringeres Risiko von Spätdyskinesien als Neuroleptika der Butyrophenon- oder der Phenothiazingruppe (Eggers et al. 1988). Wie durch doppelblinde, plazebokontrollierte Studien gezeigt werden konnte, besitzt Pimozid ebenfalls ein günstiges Verhältnis von Wirksamkeit und Nebenwirkungen (Sallee et al. 1997); allerdings ist auf vorhandene EKG-Veränderungen zu achten, da unter Pimozid Q-T-Verlängerungen beschrieben wurden. Zunehmend werden auch atypische Neuroleptika (z. B. Risperidon, Olanzapin, Clozapin, Ziprasidon, Aripiprazol) erfolgreich eingesetzt, wobei die Datenlage bezüglich Risperidon am umfangreichsten ist (Bruun u. Budman 1996; Lombroso et al. 1995; Onofri et al 2000; Brüggemann et al. 2001; Budman et al. 2001; Budman u. Gayer 2001; Roessner et al. 2004; Bubl et al. 2006). Die Medikamente vermindern auch das Auftreten nächtlicher Tics und können das Schlafprofil verbessern (Rothenberger et al. 1999; 2001b).

Als **alternative pharmakologische Behandlung** bei der gegenüber den beschriebenen Medikamenten resistenten Tic-Störung könnte man eine noradrenerg wirkende (Clonidin) bzw. GABA-modulierende (Clonazepam, Baclofen) Medikation sowie Antidepressiva (Desipramin, Clomipramine), andere Dopamin-Antagonisten (Haloperidol, Tetrabenazine), Cannabinoide (Müller-Vahl et al. 1998) und sogar Dopamin-Agonisten (Pergolid, Levodopa) anwenden (Robertson u. Stern 2000; Singer et al. 2001; Black u. Mink 2000; Gilbert et al. 2000). Für alle diese Mittel gibt es kontrollierte Studien, die ihre Wirksamkeit nachweisen. Jedoch haben diese Medikamente erheblich mehr Nebenwirkungen als die oben beschriebenen Substanzen und können gegebenenfalls auch bei einem Teil von Patienten sogar die Tic-Störung verstärken (z. B. Clonidin, Paroxetin) (Kessler 2001; Ruth et al. 2000; eigene Beobachtungen). In schwierigen Fällen muss man an eine Kombination von auf Tics wirkenden Medikamenten denken. Der Einsatz von Botulinum Toxin (Marras et al. 2001; Kwak et al. 2000) kann nur bei speziellen Fällen als experimentelle Therapie infrage kommen, auch wenn von positiven Resultaten berichtet wurde. Die **neurochirurgische Tiefenhirnstimulation** ist den am schwersten Betroffenen

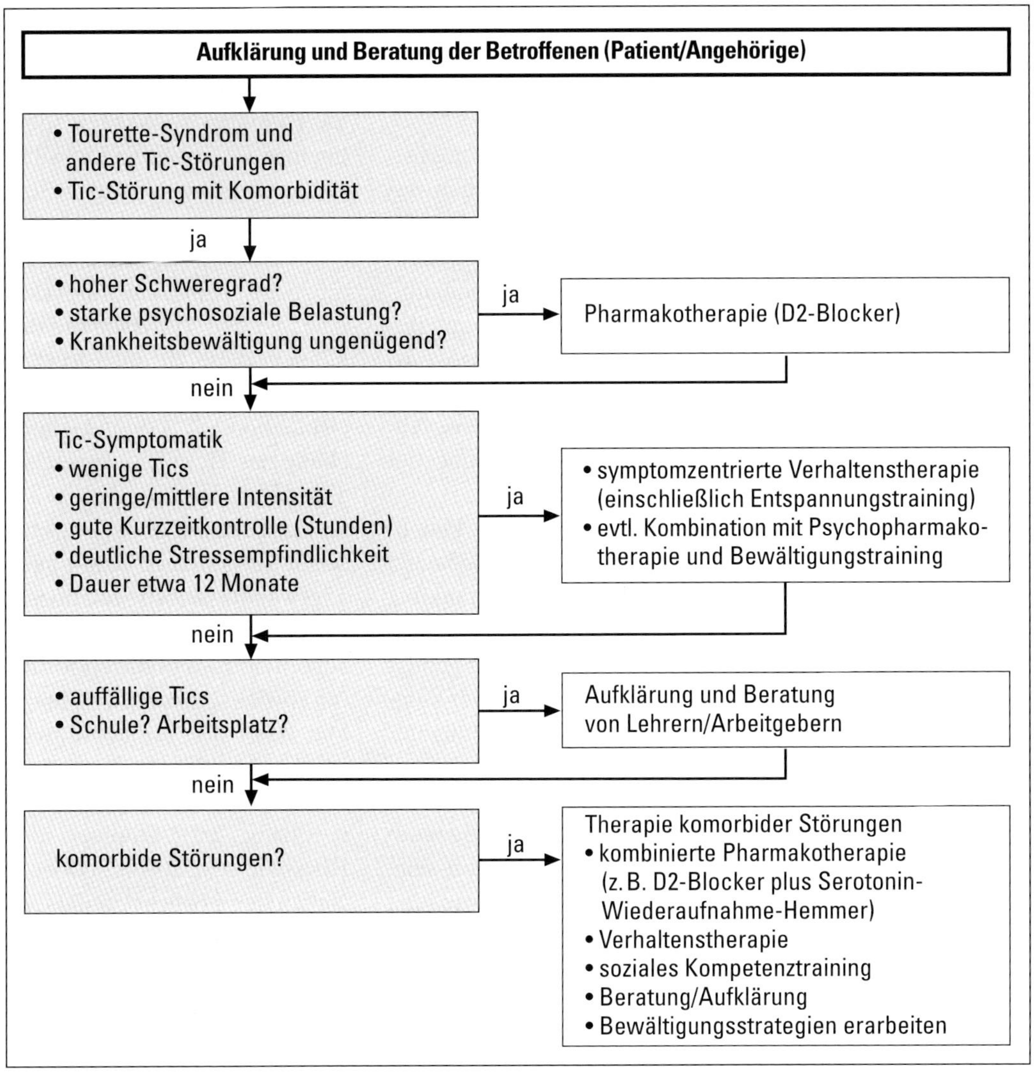

Abb. 5-24: Behandlung von Tourette-Syndrom und anderen Tic-Störungen (ICD-10: F 95) (nach Rothenberger u. Banaschewski 2003; Rothenberger et al. 2007a)

(und nur im Erwachsenenalter) vorbehalten (Roessner et al. 2004).

Bei bestehender Komorbidität von **Tics und HKS-Merkmalen** ist bei geringer Ausprägung die Gabe von Tiaprid empfehlenswert, bei mittlerer Ausprägung kann eine kombinierte Behandlung von Tiaprid und Methylphenidat sinnvoll sein; bei stark ausgeprägtem HKS mit leichten begleitenden Tics muss nicht auf die Erstgabe von Methylphenidat verzichtet werden (Poncin et al. 2007; Roessner et al. 2007d). Wie in Doppelblindstudien gezeigt wurde, muss sich die Tic-Symptomatik unter Stimulanzien nicht verstärken (Castellanos et al. 1997; Tourette's Syndrome Study Group 2002; Kurlan 2003). Ebenso zeigt eine kritische Bewertung in einer Übersichtsarbeit entgegen früherer Berichte kein erhöhtes Risiko für das Neuauftreten von Tics bei Stimulanziengabe (Roessner et al. 2006c). Falls es aber zu einer Zunahme der Tics kommt, sollte der parallele Einsatz von z. B. Tiaprid erwogen werden. Unter der Gabe von Atomoxetin zeigte sich bei Reduktion der HKS-Symptomatik eine Besserung begleitender Tics (Allen et al. 2005). Allerdings wurden auch Fälle berichtet, bei denen das Neuauftreten von bzw. die Verschlechterung bereits bestehender Tics in engem Zusammenhang mit der Gabe von Atomoxetin beobachtet wurden, ohne dass es Hinweise auf einen ursächlichen Zusammenhang gibt (Lee et al. 2004).

Bei der Kombination von **Zwangsphänomenen und Angststörungen** mit einer Tic-Störung sollte primär an Sulpirid, danach an eine Kombinationsbehandlung gedacht werden (s. Abb. 5-24). Mögliche Kombinationen sind (s. Banaschewski u. Rothenberger 1997; 1998; Robertson 2000; Rothenberger 1996a; 1996b; Roessner et al. 2004; 2005b):

- Tiaprid plus Fluvoxamin
- Risperidon plus Fluvoxamin
- Tiaprid bzw. Risperidon plus andere Serotonin-Wiederaufnahme-Hemmer bzw. Clomipramin
- Sulpirid plus Sertralin

Psychotherapie und sozialintegrative Maßnahmen

Die Ausprägung der Tics und der begleitenden neuropsychiatrischen Symptomatik im psychosozialen Kontext, d. h. das Ausmaß der Beeinträchtigung der alltäglichen Funktionsfähigkeit, der psychosozialen Entwicklung, der zwischenmenschlichen Beziehungen und des emotionalen Wohlbefindens sowie das Fehlen hinreichender Selbstkontroll- und Bewältigungsmechanismen (d.h. „Lebensqualität" insgesamt) gibt Gesichtspunkte für die Überlegungen zu einer Behandlungsindikation, wobei stets mit Patient und Eltern eine fallbezogene Entscheidung erarbeitet werden sollte (Poncin et al. 2007; Roessner et al. 2006b).

Fachliche **Information, Beratung** und **Schulung** des Patienten, seiner Familie und weiterer wichtiger Bezugspersonen (z. B. Lehrer) über Hintergrund und Verlauf der Erkrankung sowie die damit verbundenen Probleme und Hilfsmöglichkeiten reichen als Unterstützung häufig aus. Zumeist genügt eine **ambulante Therapie**. Bei der Notwendigkeit einer komplexen Diagnostik, bei besonders schwerer Ausprägung der Tic-Symptomatik oder besonders schwer ausgeprägten assoziierten Störungen (z. B. Zwangsstörungen, Mehrfachkomorbidität oder nach nicht erfolgreicher ambulanter Behandlung) kann aber eine **stationäre Behandlung** indiziert sein, insbesondere um eine optimale medikamentöse Einstellung zu erzielen und/oder die Nützlichkeit einer verhaltenstherapeutischen Behandlung zu prüfen (Banaschewski u. Rothenberger 1997; 1998; Peterson u. Cohen 1998; Rothenberger 1991; 1996a). Neben der medikamentösen Behandlung sollten sowohl bei „reinen" Tic-Störungen als auch bei Tic-Störungen mit assoziierten neuropsychiatrischen Erkrankungen **psychotherapeutische Interventionen** beachtet werden.

Tic-Patienten verwenden spontan verschiedene Strategien, um ihre Tic-Symptomatik willkürlich zu beeinflussen und im Alltag ein gewisses Maß an Selbstkontrolle zu erlangen. Eine entscheidende Voraussetzung für die Möglichkeit, Eigenkontrolle über die Tics zu erlangen, besteht in der Fähigkeit, möglichst frühzeitig vorauslaufende sensomotorische Signale, die evtl. zur Bahnung der Tics dienen könnten, zu erkennen, diese zu unterdrücken, umzuleiten und damit die Entstehung von Tics zu verhindern bzw. zu unterdrücken (Rothenberger 1991). Gelingt eine komplette Unterdrückung des Tics nicht, versuchen die Patienten mitunter, die Tics durch deren Einbau in sozial unauffälligeres Verhalten zu maskieren. Ziel der verschiedenen verhaltenstherapeutischen Verfahren ist damit auch, von den Patienten spontan angewandte Selbstregulationsmechanismen als Ansatzpunkt für das Erlernen erfolgreicher Selbstkontrollstrategien aufzugreifen, zu modifizieren, zu optimieren und systematisieren sowie – schließlich – alltagstauglich zu verallgemeinern.

Die Basis der verhaltenstherapeutischen Therapieplanung ist die **funktionale Verhaltensanalyse** (Kanfer u. Saslow 1969; Banaschewski u. Rothenberger 1997; 1998; Piacentini u. Chang 2001; Döpfner u. Rothenberger 2007a; 2007b; Roessner et al. 2006b; 2007a).

Neben der möglichst umfassenden Beschreibung der aktuellen Tic-Symptomatik gilt es, die unmittelbar vorausgehenden und begleitenden Gedanken, emotionalen Befindlichkeiten und physiologischen Empfindungen zu erheben. Ein Teil der Patienten, insbesondere Erwachsene, kann im Vorfeld des

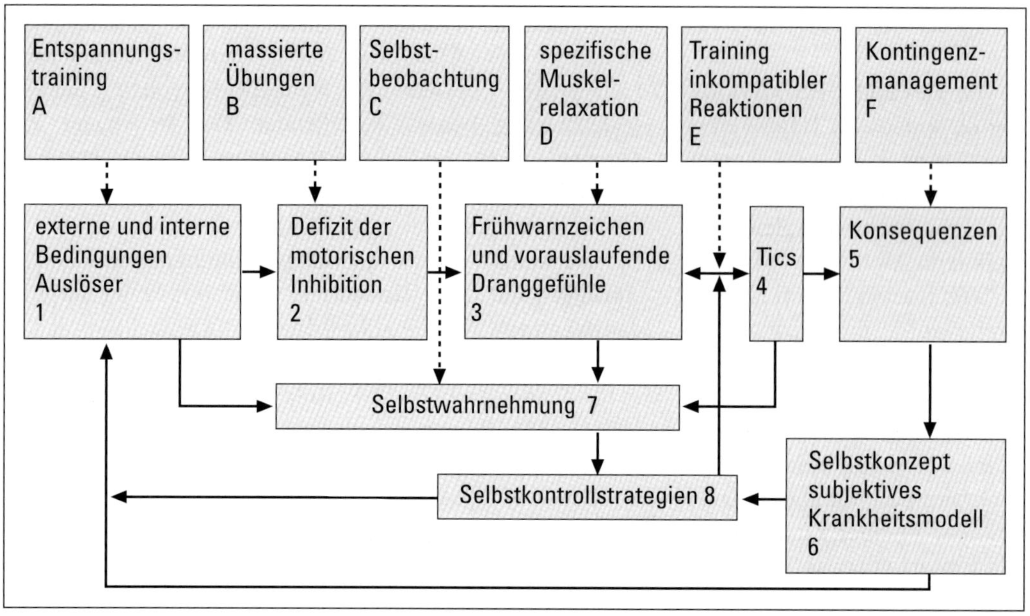

Abb. 5-25: Zusammenhänge zwischen Tic-relevanten Variablen (1 bis 8); hypothetische Ansatzpunkte verhaltenstherapeutischer Techniken (A bis F) (mod. nach Banaschewski u. Rothenberger 1997; 2001)

ausgelösten Tics spezifische Frühwarnzeichen, etwa in Form sensorischer, emotionaler oder kognitiver Vorboten, wahrnehmen, was eine günstige und u. U. notwendige Voraussetzung der Entwicklung und Anwendung von Selbstkontrollstrategien zu sein scheint (s. Abb. 5-25). Anamnestisch sollte auch die bisherige Entwicklung der Tic-Symptomatik (Spontanschwankungen, Symptomwechsel, Chronifizierungsgrad) erfragt werden. Situationale Bedingungen, die das Auftreten der Tics beeinflussen können (z.B. familiäre Stress-Situationen, spezifische überdauernde Gestimmtheiten, Lebensereignisse) sollten erfasst und – wenn möglich – in ihrer Bedeutung als Auslösefaktoren ergründet werden. Auch die verschiedenen Aspekte der Konsequenzen müssen möglichst genau exploriert werden.

Als Folge des Tics können unmittelbar ein Gefühl der Entlastung, aber auch (reaktiv) Scham oder Schuld erlebt werden und negative soziale Rückmeldungen erfolgen. Längerfristig können negative Selbstkognitionen, ein spezielles Krankheitsverhalten und weitere Sekundärfolgen den weiteren Verlauf der Erkrankung beeinflussen und die Manifestationsbedingungen der Symptomatik (z.B. erhöhter Stress) modifizieren. Außerdem sollten bisherige Selbstkontrollstrategien und Behandlungsversuche, das Selbstbild und das subjektive Krankheitsmodell mit entsprechenden Kausal- und Kontrollattributionen erhoben werden.

Zur direkten Modifikation und Reduktion der Tic-Symptomatik werden verschiedene Behandlungstechniken verwendet:

- Kontingenzmanagement (z.B. Belohnungen für das Unterlassen von Tics)
- massierte Übungen (z.B. willkürliches Ausführen der Tic-Bewegung über einen bestimmten Zeitraum)
- Entspannungstraining (z.B. Muskelrelaxation, Atemübungen)
- Selbstbeobachtung (z.B. tägliches Protokollieren der Tics)
- Reaktionsumkehr (z.B. isometrisches Anspannen der den Tic-Bewegungen entgegengesetzten Muskelgruppen)
- Modifikation sensomotorischer Vorgefühle (z.B. spezifische Muskelrelaxation)
- Expositionstraining mit anschließender Reaktionsverhinderung (Verdellen et al. 2004)
- Kognitive Verhaltenstherapie (O'Connor et al. 1997; 2001)

Übersichtsarbeiten unterstreichen allerdings diverse methodologische Unzulänglichkeiten vieler bisheriger Evalutionsstudien, die häufig eine objektive Beurteilung der Behandlungserfolge ausschließen (Banaschewski u. Rothenberger 1997; 1998; Döpfner 1999; Döpfner u. Rothenberger 2007a; 2007b).

Entspannungstechniken werden isoliert oder als Teil multimodaler verhaltenstherapeutischer Behandlungsprogramme eingesetzt, um die Coping-Fähigkeiten im aktuellen Umgang mit situationsspezifischer Ängstlichkeit, Stress, Anspannung und begleitender physiologischer Erregung zu verbessern. Am häufigsten wird die Progressive Muskelrelaxation (Jacobson 1938), daneben aber auch Atemtechniken (Cappo u. Holmes 1984), imaginative Verfahren (Suinn 1990) und das Autogene Training (Schultz 1978) angewendet. Die Effektivität des Entspannungstrainings zur Reduktion der Tic-Symptomatik ist bisher nur in wenigen Studien isoliert untersucht worden. Die Wirkungen sind zumeist kurzfristig (weniger als drei Monate) und generalisieren nur schwer auf Alltagssituationen (Bergin et al. 1998). Entspannungsverfahren können aber, gezielt eingesetzt, hilfreich genutzt werden, um kritische Alltagssituationen (z.B. vor einer Prüfung) zu bewältigen und eine sinnvolle Ergänzung der Behandlung darstellen. Für diese Art der Stressreduktion scheint das sensomotorische Verfahren der Progressiven Muskelrelaxation am Besten geeignet.

Die bislang erfolgversprechendste verhaltenstherapeutische Vorgehensweise zur Tic-Behandlung ist das Training einer willentlichen motorischen Gegenantwort, das die Hauptkomponente des von Azrin und Nunn (1973) entwickelten **Multikomponentenprogramms der Reaktionsumkehr** (s. Tab. 5-52) darstellt (Azrin u. Peterson 1990). Nach einem Wahrnehmungstraining der Tics werden mit den Tic-Bewegungen motorisch inkompatible Reaktionen erlernt, die bei motorischen Tics in der isometrischen Kontraktion antagonistischer Muskelgruppen, bei vokalen Tics in der Kontraktion funktional antagonistischer Muskulatur (z.B. Verschluss der Glottis) oder einer bestimmten Atemtechnik, bei Blinzeltics in einer bestimmten Blinzeltechnik bestehen können. Wichtig ist es, für alle einzelnen Tics spezifische und im sozialen Kontext möglichst unauffällige Gegenregulationsreak-

Tab. 5-52: Training der motorischen Gegenregulation und Reaktionsumkehr (nach Azrin u. Nunn 1973; vgl. Döpfner 1996; Banaschewski u. Rothenberger 1997; 1998; 2001)

- Wahrnehmungstraining
  - Selbstbeobachtung
  - Beschreibung der Tic-Reaktionen
  - Training der Reaktionserkennung
  - Training der Wahrnehmung früher Zeichen einer Tic-Reaktion
  - Training der Wahrnehmung situativer Einflüsse
- Training motorisch inkompatibler Reaktionen
- Generalisierungstraining
- Entspannungsverfahren
- Kontingenzmanagement

tionen zu entwickeln. Entscheidend für deren gezielten frühzeitigen Einsatz ist die Vorfeldwahrnehmung der sich anbahnenden Tic-Reaktion. (Für detaillierte praktische Übersichten, s. Carr 1995; Döpfner 1999; Long u. Miltenberger 1998; Miltenberger et al. 1998; Roessner et al. 2006b; 2007a) Anschließend wird im Generalisierungstraining die Anwendung in kritischen Alltagssituationen schrittweise eingeübt. Begleitend werden ein Entspannungstraining zur Stressreduktion und ein Kontingenzmanagement zur Förderung der Motivation durchgeführt (Banaschewski u. Rothenberger 1997; 1998; Döpfner 1996; Döpfner u. Reister 1997; Roessner et al. 2006b; 2007a).

Das Verfahren der Reaktionsumkehr wurde in einer Reihe von Studien evaluiert (Azrin u. Peterson 1988a; 1990; Döpfner 1996; Döpfner u. Reister 1997; Peterson u. Azrin 1992), wobei die Tic-Häufigkeit insgesamt deutlich reduziert werden konnte. Erfolge sind stark von der Mitarbeit der Patienten, hoher Eigenmotivation und Selbstkontrollfähigkeit abhängig, sodass nur wenige Patienten bereit sind, eine solche Anstrengung auf sich zu nehmen. Vereinfachte Behandlungsversionen wurden erprobt (Woods et al. 1996). Hinsichtlich der endgültigen Bedeutung dieser Therapie für die Gesamtgruppe der Patienten mit Tic-Störungen und der Langzeiteffekte sind weitere kontrollierte Studien erforderlich (Döpfner u. Rothenberger 2007a; 2007b).

Eine verhaltenstherapeutische Behandlung der Tics durch die Modifikation sensomotorischer Vorgefühle mit Tic-spezifischer Muskelrelaxation wird von Evers und van de Wetering (1994) postuliert. Ausgehend von der Hypothese, dass bei einem Teil der Patienten verschiedene sensomotorische Phänomene den Tics vorausgehen, die aus einer erhöhten Anspannung spezifischer Muskelgruppen stammen und z. T. nur nicht bewusst erlebt werden, betrachten sie Tics als über negative Verstärkung operant konditionierte Reaktionen, die zur Reduktion dieser unangenehmen Körperempfindungen führen. Im Rahmen der Behandlung wird geübt, die spezifischen sensomotorischen Vorläufer und die erhöhte Anspannung der an den Tics beteiligten Muskelgruppen genau wahrzunehmen und – basierend auf Übungen der Progressiven Muskelrelaxation nach Jacobson (1938) – alternative, sozial akzeptablere Reaktionen einzusetzen, um die Anspannung abzubauen. Im Gegensatz zum Verfahren der Reaktionsumkehr (Azrin u. Nunn 1973), wobei der Tic motorisch gegenreguliert wird, setzt die hier beschriebene Technik schon an den vorauslaufenden sensomotorischen Signalen an, sodass das alternative Verhalten subtiler und diskreter sein kann. Es ist allerdings zweifelhaft, ob wirklich allen motorischen Tics sensomotorische Signale vorauslaufen oder ob einige Tics nicht eher als bloßer Ausdruck neuronaler Spontanentladungen in motorischen Regelkreisen, die motorische Routineprogramme in Gang setzen, zu verstehen sind. Evaluationsstudien stehen derzeit noch aus (Banaschewski et al. 2003).

Bei Vorliegen einer **komorbiden hyperkinetischen Symptomatik** sind die Erfolgsaussichten verhaltenstherapeutischer Techniken oft aufgrund erhöhter Impulsivität, herabgesetzter Konzentrationsfähigkeit, geringer Toleranz gegenüber Belohnungsaufschub und Frustration oder eingeschränkter Fähigkeit zur adäquaten Selbstwahrnehmung und Einschätzung sozialer Situationen beeinträchtigt (Döpfner u. Rothenberger 2007b; Roessner et al. 2007d).

Bei **komorbider Zwangssymptomatik** empfiehlt sich das Training der Selbstwahrnehmung, da es sowohl für die Diagnostik und Therapie der Tic-Störungen als auch bei Zwangsstörungen einsetzbar ist; allerdings kann sich bei einigen Patienten die Zwangssymptomatik durch Aufmerksamkeitsfokussierung auch verstärken und bei diesen Patienten Ablenkung hilfreicher als Selbstbeobachtung sein. Nützlich sind weiterhin Entspannungstechniken und das Verfahren der inkompatiblen Gegenreaktion, wobei Letzteres auf einem ähnlichen Wirkprinzip wie die Techniken der Reizexposition und der Reaktionsverhinderung bei der Behandlung von Zwangsstörungen beruht (Döpfner u. Rothenberger 2007a).

Finden sich zusätzlich behandlungsrelevante **depressive Symptome**, ist die Indikation verhaltenstherapeutischer Verfahren zur primären Behandlung der Tics besonders kritisch zu prüfen, denn insbesondere Entspannungsübungen und Selbstbeobachtung können auch die Intensität depressiver und ängstlicher Affekte steigern (Banaschewski u. Rothenberger 1997; 1998; 2001).

Der komplexe Zusammenhang verhaltenstherapeutischer Verfahren und medikamentöser Therapie in der Behandlung der Tic-Störungen ist bislang noch weitgehend ungeklärt (Banaschewski u. Rothenberger 1997; 1998). Bei ausgeprägter Tic-Symptomatik sind verhaltenstherapeutische Techniken und die Gabe von Medikamenten nicht als alternative Behandlungsstrategie zu verstehen. So dient bei Kombination von Verhaltenstherapie und Psychopharmakotherapie die letztere zur Vorbereitung und Unterstützung der Verhaltenstherapie und der Stabilisierung ihrer Effekte; aber auch umgekehrt ist durch die Kombination u. U. eine Erhöhung der Compliance für die Medikamenteneinnahme und eine Intensivierung der phamakologischen Wirkung zu erzielen (Schmidt u. Brink 1995). Je schwerer die unter Medikation verbleibende Restsymptomatik ausgeprägt ist, desto eher muss der zusätzliche Einsatz verhaltenstherapeutischer Techniken erwogen werden.

> Eine Alternative bieten verhaltenstherapeutische Techniken bei ausgeprägter Tic-Symptomatik nur dann, wenn die medikamentöse Therapie kontraindiziert ist, keine Wirksamkeit zeigt oder keine hinreichende Compliance für eine medikamentöse Behandlung zu erreichen ist.

Synergistische Effekte sind zu erwarten, wenn die Medikation die Symptomatik derart verringert, dass Selbstkontrollmechanismen leichter und/oder erfolgreicher eingesetzt werden können, z. B. dadurch, dass durch eine Symptomentlastung das Einüben inkompatibler Reaktionen erleichtert wird. Mit antagonistischen Effekten ist in dem Maße zu rechnen, wie infolge medikamentöser Nebenwirkungen die Umsetzung verhaltenstherapeutischer Techniken erschwert wird. Dies kann beispielsweise der Fall sein, wenn die Aufmerksamkeits- und Konzentrationsfähigkeit und damit die Fähigkeit zur Selbstwahrnehmung der Tics stark beeinträchtigt sind.

Trotz intensiver therapeutischer Interventionen können in seltenen Fällen auch **Jugendhilfe- und Rehabilitationsmaßnahmen** erforderlich werden – z. B. dann, wenn eine besonders schwere Tic-Störung (möglicherweise mit Komorbidität) vorliegt und/oder eine bedeutsame Ausgrenzung der Patienten seitens ihres unmittelbaren Umfeldes sowie eine drohende oder tatsächliche Beeinträchtigung der individuellen psychosozialen Entwicklung zu erkennen ist. Mitunter kann so ein Grad der Behinderung von 50–80 % vorliegen.

Die tiefenpsychologische Psychotherapie kann ausdrücklich nicht als primäre Behandlungsmethode zur Therapie der Tics empfohlen werden (Singer u. Walkup 1991; Robertson 2000; Robertson u. Stern 2000). Verhaltenstherapeutische Verfahren (z. B. Reaktionsumkehr, kognitive Umstrukturierung) sind nicht nur für die symptomzentrierte Behandlung von Tics angezeigt, sondern auch für die Therapie begleitender Probleme im Bereich der komorbid auftretenden emotionalen Störungen und Verhaltensauffälligkeiten (Zwangssymptome, Aufmerksamkeitsstörungen, Frustrationsintoleranz, Depressivität) und der sekundären psychopathologischen Verarbeitungsmechanismen geeignet. Ihr exploratorischer Einsatz ist vor allem dann sinnvoll und aussichtsreich, wenn oligosymptomatische (wenige verschiedene) Tics vorliegen. Kriterien der relativen Indikation von Verhaltenstherapie und Psychopharmakotherapie bei Tic-Störungen wurden an anderer Stelle ausführlich erörtert (Banaschewski u. Rothenberger 1997; 1998; Roessner et al. 2004; 2006b; 2007a).

Bei ausgeprägten familiären Interaktionsstörungen ist u. U. neben der Eltern- und Familienberatung auch die Indikation einer strukturierten Familientherapie gegeben. Aber auch eine mögliche, durch die Tic-Erkrankung bedingte Beeinträchtigung der Angehörigen in ihren Kompensationsmöglichkeiten oder in ihren Außenkontakten (z. B. durch Schuld- und Schamgefühle der Eltern, Eifersucht der Geschwister) kann weitere Interventionen erforderlich machen.

Auch **Selbsthilfegruppen** und das damit verbundene konstruktive Zusammenspiel zwischen Fachleuten und Betroffenen (s. z. B. Scholz u. Rothenberger 2001) spielen eine bedeutende Rolle bei dem Versuch, den Patienten und den Familien im Umgang mit chronischen Erkrankungen zu helfen. Für Patienten mit Tourette-Syndrom und ihre Angehörigen gibt es in Deutschland mittlerweile ein Netz von Selbsthilfegruppen (www.tourette-gesellschaft.de). Oft helfen ein persönlicher Austausch und eine gegenseitige Unterstützung dabei, die eigene Isolation zu überwinden, Fachinformationen zu erhalten und ohne die zusätzliche Hilfe von Fachleuten, also selbstverantwortlich Lösungsmöglichkeiten für verschiedene, mit der Krankheit verbundene Probleme zu entwickeln.

5.8.7 Verlauf und Prognose

Zumeist beginnt die Symptomatik allmählich mit einfachen motorischen Tics, beschränkt auf Kopf, Hals und obere Extremitäten, die zunächst immer wieder sporadisch verschwinden können. Auch der weitere Krankheitsverlauf ist durch ein **Fluktuieren der Symptomatik** in Form einer fraktalen Logik (d. h. Häufungen von Häufungen von Häufungen der Tics im Zeitverlauf) bestimmt (Peterson u. Leckman 1998). Physiologischer und psychosozialer Stress (Prüfungssituationen, Familienstreitigkeiten, Schulbeginn), Angst und Ermüdung können zur kurzfristigen Exazerbation der Tic-Symptomatik führen (Bornstein et al. 1990; Silva et al. 1995). Vokale Tics beginnen häufig erst 1–2 Jahre nach den motorischen Tics. Nach einer präpubertären Verschlechterung erfolgt während der Spätadoleszenz und im frühen Erwachsenenalter eher eine Abmilderung der Symptomatik, verbunden mit entwicklungsbedingt besseren zentralnervösen Hemmungsmechanismen, einer besseren sozialen Anpassung und einem wirkungsvolleren Einsatz von Selbstkontroll- und Bewältigungsstrategien (Cohen u. Leckman 1994; Moll et al. 2006). Dies führt dann auch zu einem geringeren Bedarf an Tic-reduzierenden Medikamenten. Bei etwa zwei Drittel der Kinder sind die Tics im Erwachsenenalter deutlich gebessert oder fast vollständig verschwunden. Viele zeigen aber auch als Erwachsene noch leicht ausgeprägte Tics, wenige ein lebenslang schweres und psychosozial beeinträchtigendes Tourette-Syndrom (Bagheri et al. 1999; Leckman et al. 1998; 2001; Peterson 1996). Für die meisten Patienten erfolgt im Laufe der Jahre eine stetige Abnahme der Tic-Symptomatik (Leckman et al. 1998), das Repertoire verschiedener Tics verkleinert sich, bleibt stabil, und ihr Auftreten, vor allem unter Ermüdung und emotionaler Anspannung, wird vorhersehbarer. Trotz der seelischen Belastung durch die Symptomatik und die assoziierten psychischen Auffälligkeiten kommt es nur in einem Teil der Fälle zu wesentlichen Beeinträchtigungen der schulischen, beruflichen und sozialen Entwicklung. Nur etwa 10–30 % der Tourette-Patienten, die als Kinder klinisch gesehen wurden, bleiben bis ins Erwachsenenalter chronisch beeinträchtigt (Bagheri et al 1999; Leckman et al. 1998; 2006b; Shapiro et al. 1988). Burd et al. (2001) berichteten in einer Längsschnittstudie (epidemiologisch definierte Kohorte von Patienten mit Tourette-Syndrom), dass nach etwa 15 Jahren 44 % symptomfrei waren, nur noch 22 % als Erwachsene Medikamente benutzten, der Schweregrad der Tics um 59 % zurückgegangen war, die psychosoziale Funktionstüchtigkeit sich deutlich verbessert hatte und auch weniger Komorbiditäten vorlagen. Diese positive Tendenz konnte auch von Spencer et al. (2001b) bestätigt werden.

Als **prognostische Risikofaktoren** zu werten ist das Vorliegen folgender Faktoren:

- genetische, prä- und perinatale Belastungsfaktoren
- Entwicklungskoordinationsprobleme
- komorbide psychiatrische Erkrankungen
- emotionale Beeinträchtigungen
- vokale oder komplexe periphere Tics

Die Schwere der Tic-Symptomatik selbst und die familiäre psychosoziale Situation (beide während der Kindheit betrachtet) spielen für den weiteren störungsspezifischen Krankheitsverlauf offenbar keine wichtige Rolle.

Eine **günstige Prognose** hinsichtlich des zukünftigen schulischen und sozialen Erfolges der Kinder und ihres späteren emotionalen Wohlbefindens hängt vor allem vom Ausmaß folgender Faktoren ab (vgl. Cohen u. Leckman 1994; Leckman u. Cohen 1999; Peterson 1996):

- interpersonale Beziehungsfähigkeit
- soziale Eingebundenheit in Freundschaften mit Gleichaltrigen
- Impulskontrolle und Affektregulation
- kognitive Fähigkeiten
- Fähigkeiten zur Krankheitsbewältigung
- familiäre und schulische Unterstützung mit entsprechender Entwicklung von „Stressresistenz"

5.8.8 Forschungsanliegen und Ausblick

Innerhalb der letzten zehn Jahre wurden große Fortschritte auf dem Gebiet der Tic-Störungen erzielt (Cohen et al. 2001; Leckman 2002; Leckman et al. 2006b; Rothenberger u. Banaschewski 2006; Rothenberger et al. 2007b). Insbesondere konnte der genetisch-neurobiologische Hintergrund des Störungsspektrums erhellt werden, sodass daher die Forschungsprogramme der nächsten Jahre inhaltlich gewichtet sind (z. B. Suche nach den störungsspezifischen Mustern von Vulnerabilitätsgenen, deren Expression und deren Bedeutung für die kindliche Entwicklung).

Ergänzt wird diese Vorgehensweise durch funktionelle bildgebende Verfahren (in vivo), die uns besser als bisher zeigen, was vor, während und nach einem Tic im Gehirn vorgeht (z. B. intrinsische Motorik der Tics vs. Kompensationsmechanismen). Hier wird die Neurophysiologie mit ihrer hohen zeitlichen Auflösung sowie der Trennungsmöglichkeit von erregenden vs. hemmenden neuronalen Prozessen eine willkommene Unterstützung bieten. Letzteres gilt auch hinsichtlich der Besonderheiten des Schlaf-wach-Rhythmus und der Periodizität der Tics, die einen weiteren wesentlichen Beitrag zur Frage willentlicher vs. nicht willentlicher Faktoren bei Tic-Störungen liefern können.

Spannend bleibt auch die Frage nach den nichtgenetischen Einflüssen bei Entstehung und Verlauf von Tic-Störungen (z. B. prä-/perinatale Faktoren, psychosozialer Stress, Infektionen). Zudem müssten Prävention (inklusive genetischer Beratung) und innovative Therapien (z. B. repetitive transkranielle Magnetstimulation, stereotaktische Tiefenhirnstimulation, Immuntherapien, Neurofeedback) angegangen werden. Letztere sehen sich sogleich vor dem Problem der Komorbidität, welche im klinischen Alltag dringend verbesserter diagnostischer und therapeutischer Differenzierung bedarf, zumal wir wissen, dass einerseits additive Effekte vorkommen, wir es aber andererseits vielfach mit komplexen Wechselwirkungen zu tun haben (Rothenberger et al. 2007c). Umso wichtiger ist es, sowohl als Forscher als auch als Kliniker, eine ganzheitliche Sicht auf die Betroffenen und ihre Probleme/ihr Anliegen zu bewahren, um nicht durch Fixierung auf Einzelsymptome das Gesamtthema zu verfehlen. Die chronische Natur der Tic-Störungen verlangt zum einen die Etablierung einer langzeitigen Partnerschaft mit dem Patienten und seiner Familie und zum anderen eine kontinuierliche Forschung, die von den Fragen, Sorgen und Bedürfnissen der Betroffenen geleitet wird. Gerade die Selbsthilfe-Organisationen werden weiterhin diese Verbindung ermöglichen und anmahnen, sodass in den nächsten zehn Jahren sicher weitere Erkenntnisgewinne sowie therapeutische Fortschritte zu erwarten sind.

Literatur

Abelson JF, Kwan KY, O'Roak BJ, Baek DY, Stillman AA, Morgan TM, Mathews CA, Pauls DL, Rasin MR, Gunel M, Davis NR, Ercan-Sencicek AG, Guez DH, Spertus JA, Leckman JF, Dure LSt, Kurlan R, Singer HS, Gilbert DL, Farhi A, Louvi A, Lifton RP, Sestan N, State MW (2005). Sequence variants in SLITRK1 are associated with Tourette's syndrome. Science; 310: 317–20.

Allen AJ, Kurlan RM, Gilbert DL, Coffey BJ, Linder SL, Lewis DW, Winner PK, Dunn DW, Dure LS, Sallee FR, Milton DR, Mintz MI, Ricardi RK, Erenberg G, Layton LL, Feldman PD, Kelsey DK, Spencer TJ (2005). Atomoxetine treatment in children and adolescents with ADHD and comorbid tic disorders. Neurology; 65: 1941–9.

Allen RP, Singer HS, Brown JE, Salam MM (1992). Sleep disorder in Tourette syndrome: a primary or unrelated problem? Pediatr Neurol; 8: 275–80.

APA (American Psychiatric Association) (1994). Diagnostic and Statistical Manual of Mental Disorders. DSM-IV. 4th ed. Washington, DC: American Psychiatric Association Press.

Azrin NH, Nunn RG (1973). Habit-reversal: a method of eliminating nervous habits and tics. Behav Res Ther; 11: 619–28.

Azrin NH, Peterson AL (1988a). Behavior therapy for Tourette's syndrome and tic disorders. In: Cohen DJ, Bruun RD, Leckman JF (eds). Tourette's syndrome and Tic Disorders. New York: Wiley; 237–55.

Azrin NH, Peterson AL (1988b). Habit reversal for the treatment of the Tourette syndrome. Behav Res Ther; 26: 347–51.

Azrin NH, Peterson AL (1990). Treatment of Tourette syndrome by habit reversal. Behav Ther; 21: 305–18.

Bagheri MM, Kerbeshian J, Burd L (1999). Recognition and management of Tourette's syndrome and tic disorders. Am Fam Physician; 59: 2263–74.

Banaschewski T, Rothenberger A (1997). Verhaltenstherapie bei Tic-Störungen. In: Petermann F (Hrsg). Kinderverhaltenstherapie. Hohengehren, Baltmannsweiler: Schneider-Verlag; 204–43.

Banaschewski T, Rothenberger A (1998). Diagnostische Leitlinien und verhaltenstherapeutische Verfahren bei Tic-Störungen. Kindheit und Entwicklung; 7: 99–111.

Banaschewski T, Rothenberger A (2001). Tic-Störungen. In: Esser G (Hrsg). Klinische Psychologie des Kindes- und Jugendalters. Stuttgart: Enke; 293–306.

Banaschewski T, Woerner W, Rothenberger A (2003). Premonitory sensory phenomena and suppressibility of tics in Tourette Syndrome – developmental aspects in children and adolescents. Dev Med Child Neurol; 45: 700–3.

Barkley RA, Grodzinsky G, Du Paul GJ (1992). Frontal lobe functions in attention deficit hyperactivity deficit disorder with and without hyperactivity: A review and research report. J Abnorm Child Psychol; 20: 163–8.

Barr CL, Wigg KG, Zovko E, Sandor P, Tsui LC (1996). No evidence for a major gene effect of the dopamine D4 receptor gene in the susceptibility to Gilles de la Tourette syndrome in five Canadian families. Am J Med Genet; 67: 301–5.

Bergin A, Waranch HR, Brown J, Carson K, Singer HS (1998). Relaxation therapy in Tourette syndrome: a pilot study. Pediatr Neurol; 18: 136–42.

Black KJ, Mink JW (2000). Response to levodopa challenge in Tourette syndrome. Movement Disord; 6: 1194–8.

Blanz B, Rothenberger A (2000). Bildgebende Verfahren in der Kinder- und Jugendpsychiatrie. In: Hentschel F, Stoppe G (Hrsg). Bildgebende Verfahren in der Psychiatrie. Stuttgart: Fischer; 174–84.

Bloch MH, Sukhodolsky DG, Leckman JF, Schultz RT (2006). Fine-motor skill deficits in childhood predict adulthood tic severity and global psychosocial functioning in Tourette's syndrome. J Child Psychol Psychiatry; 47: 551–9.

Bornstein RA, Carroll A, King G (1985). Relationship of age to neuropsychological deficit in Tourette's syndrome. J Dev Behav Pediatr; 6: 284.

Bornstein RA, Stefl ME, Hammond L (1990): A survey of Tourette syndrome patients and their families: the 1987 Ohio Tourette Survey. J Neuropsychiatry Clin Neurosci; 2: 275–81.

Brüggeman R, van der Linden C, Buitelaar JK, Gericke GS, Hawridge SM, Temlett JA (2001). Risperidone versus pimozide in Tourette's disorder: a comparative double-blind parallel-group study. J Clin Psychiatry; 1: 50–6.

Bruun RD, Budman CL (1996). Risperidone as a treatment for Tourette's syndrome. J Clin Psychiatry; 57: 29–31.

Bubl E, Perlov E, Tebartz Van Elst L (2006). Aripiprazole in patients with Tourette syndrome. World J Biol Psychiatry; 7: 123–5.

Budman CL, Bruun RD, Park KS, Olson ME (1998). Rage attacks in children and adolescents with Tourette's Disorder: a pilot study. J Clin Psychiatry; 59: 576–80.

Budman CL, Gayer A, Lesser M, Shi Q, Bruun RD (2001). An open-label study of the treatment efficacy of Olanzapine for Tourette's Disorder. J Clin Psychiatry; 62: 290–4.

Budman CL, Gayer AI (2001). Low blood glucose and Olanzapine. Am J Psychiatry; 158: 500–1.

Bunk D, Rothenberger A, Eggers C (1988). Familiäre Interaktion und Beziehungsmuster bei Kindern mit chronischen multiplen Tics. Acta Paedopsychiatrica; 51: 156–63.

Burd L, Kereshian PJ, Barth A, Klug MG, Avery PK, Benz B (2001). Long-term follow-up of an epidemiologically defined cohort of patients with Tourette syndrome. J Child Neurol; 6: 431–7.

Cappo BM, Holmes DS (1984). The utility of prolonged respiratory exhalation for reducing physiological and psychological arousal in non-threatening and threatening situations. J Psychosom Res; 28: 265–73.

Carr JE (1995). Competing responses for the treatment of Tourette syndrome and tic disorders. Behav Res Ther; 33: 455–6.

Castellanos FX, Giedd JN, March WL, Hamburger SD, Vaituzis AC, Dickstein DP, Sarfatti SE, Vauss YC, Snell JW, Lange J, Kaysen D, Krain AL, Ritchie GF, Rajapakse JC, Rapoport JL (1996). Quantitative brain magnetic resonance imaging in attention deficit hyperactivity disorder. Arch Gen Psychiatry; 53: 607–16.

Castellanos FX, Giedd JN, Elia J, Marsh WL, Ritchie GF, Hamburger SD, Rapoport JL (1997). Controlled stimulant treatment of ADHD and comorbid Tourette's syndrome: effects of stimulant and dose. J Am Acad Child Adolesc Psychiatry; 5: 589–96.

Channon S, Pratt P, Robertson MM (2003). Executive function, memory, and learning in Tourette's syndrome. Neuropsychology; 17: 247–54.

Cirino PT, Chapieski LM, Massman PJ (2000). Card sorting performance and ADHD symptomatology in children and adolescents with Tourette syndrome. J Clin Exp Neuropsychol; 2: 245–56.

Coffey BJ, Park KS (1997). Behavioral and emotional aspects of Tourette syndrome. Neurol Clin North Am; 15: 277–89.

Coffey BJ, Biederman J, Smoller JW, Geller DA, Sarin P, Schwartz S, Kim GS (2000a). Anxiety disorders and tic severity in juveniles with Tourette's disorder. J Am Acad Child Adolesc Psychiatry; 5: 562–8.

Coffey BJ, Biederman J, Geller DA, Spencer TJ, Kim GS, Bellordre CA, Frazier JA, Cradock K, Magorcevic M (2000b). Distinguishing illness severity from tic severity in children and adolescents with Tourette's disorder. J Am Acad Child Adolesc Psychiatry; 5: 556–61.

Coffey BJ, Biederman J, Geller D, Frazier J, Spencer T, Doyle R, Gianini L, Small A, Frisone DF, Magovcevic M, Stein N, Faraone SV (2004). Reexamining tic persistence and tic-associated impairment in Tourette's Disorder: Findings from a naturalistic follow-up study. J Nerv Ment Dis; 192: 776–80.

Cohen DJ, Leckman JF (1992). Sensory phenomena associated with Gilles de la Tourette's syndrome. J Clin Psychiatry; 53: 319–23.

Cohen DJ, Leckman JF (1994). Developmental psychopathology and neurobiology of Tourette's syndrome. J Am Acad Child Adolesc Psychiatry; 33: 2–15.

Cohen DJ, Ort SI, Leckman JF, Riddle MA, Hardin MT (1988). Familiy functioning and Tourette's syndrome. In: Cohen DJ, Bruun RD, Leckman JF (eds). Tourette's Syndrome and Tic Disorders. New York: Wiley; 179–96.

Cohen DJ, Jankovic J, Goetz CG (2001). Advances in Neurology. Vol. 85. Tourette Syndrome. Baltimore: Williams & Wilkins.

Cohrs S, Rasch T, Altmeyer S, Kinkelbur J, Kostanecka T, Rothenberger A, Rüther E, Hajak G (2001). Decreased sleep quality and increased sleep related movements in patients with Tourette's Syndrome. J Neurol Neurosurg Psychiatry; 70: 192–7.

Cuker A, State MW, King RA, Davis N, Ward DC (2004). Candidate locus for Gilles de la Tourette syndrome/obsessive compulsive disorder/chronic tic disorder at 18q22. Am J Med Gen A; 130: 37–9.

Davidovicz H (1984). Learning problems and the TS child. Tourette Syndrome Association Newsletter.

de Groot CM, Bornstein RA, Janus MD, Maviskalian MR (1995). Patterns of obsessive compulsive symptoms in Tourette subjects are independent of severity. Anxiety; 1: 268–74.

Döpfner M (1996). Behandlung eines Jugendlichen mit Tourette-Syndrom durch Reaktionsumkehr (habit reversal) und Verstärkerrückgabe (response-cost). Kindheit und Entwicklung; 5: 189–96.

Döpfner M (1999). Tics. In: Steinhausen HC, von Aster M (Hrsg). Verhaltenstherapie und Verhaltensmedizin bei Kindern und Jugendlichen. Weinheim: Psychologie Verlags Union; 161–86.

Döpfner M, Reister C (1997). Tic-Störungen. In: Petermann. F (Hrsg). Fallbuch der klinischen Kinderpsychologie. Göttingen: Hogrefe; 59–83.

Döpfner M, Rothenberger A (2007a). Tic- und Zwangsstörungen: Gemeinsamkeiten und Unterschiede in Psychopathologie, Diagnostik und Therapie. Kindheit und Entwicklung; 16: 75–95.

Döpfner M, Rothenberger A (2007b): Behavior therapy in tic disorders with co-existing ADHD. Eur Child Adolesc Psychiatry; 16 (Suppl 1): I/89–I/99.

Eggers C, Rothenberger A, Berghaus R (1988). Clinical and neurobiological findings in children suffering from tic disease following treatment with tiapride. Eur Arch Psychiatry Neurol Sci; 37: 223–9.

Evers RAF, van de Wetering BJM (1994). A treatment model for motor tics based on a specific tension-reduction technique. J Behav Ther Exp Psychiatry; 25: 255–60.

Freeman R, Fast DK, Burd L, Kerbeshian J, Robertson M, Sandor P and Tourette Syndrom International Database Consortium (2000). An international perspective on Tourette Syndrome: selected findings from 3500 cases in 22 countries. Dev Med Child Neurol; 42: 436–47.

Gerard E, Peterson BS (2003). Developmental processes and brain imaging studies in Tourette syndrome. J Psychosom Res; 55: 13–22.

Gilbert DL, Sethuraman G, Sine L, Peters S, Sallee FR (2000). Tourette's syndrome improvement with pergolide in a randomized double-blind, cross-over trial. Neurology; 6: 1310–5.

Gilbert DL, Sallee FR, Zhang J, Lipps TD, Wassermann EM (2005). Transcranial magnetic stimulation-evoked cortical inhibition: a consistent marker of attention-deficit/hyperactivity disorder scores in tourette syndrome. Biol Psychiatry; 57: 1597–600.

Gillberg C, Gillberg IC, Rasmussen P, Kadesjo B, Soderstrom H, Rastam M, Johnson M, Rothenberger A, Niklasson L (2004). Co-existing disorders in ADHD-implications for diagnosis and intervention. Eur Child Adolesc Psychiatry; 13, Suppl 1: I80–92.

Grice DE, Leckman JF, Pauls DL, Kurlan R, Kidd KK, Pakstis AJ, Chang FM, Buxbaum JD, Cohen DJ, Gelernter J (1996). Linkage disequilibrium between an allele at the dopamine D4 receptor locus and Tourette syndrome, by the transmission-disequilibrium test. Am J Hum Genet; 59: 644–52.

Hebebrand J, Klug B, Fimmers R, Seuchter SA, Wettke-Schafer R, Deget F, Camps A, Lisch S, von Gontard A, Lehmkuhl G, Poustka F, Schmidt M, Baur MP, Remschmidt H (1997a). Rates for tic disorders and obsessive compulsive symptomatology in families of children and adolescents with Gilles de la Tourette syndrome. Psychiatry Res; 31: 519–30.

Hebebrand J, Nothen MM, Ziegler A, Klug B, Neidt H, Eggermann K, Lehmkuhl G, Poustka F, Schmidt MH, Propping P, Remschmidt H (1997b). Nonreplication of linkage disequilibrium between the dopamine D4 receptor locus and Tourette syndrome. Am J Hum Genet; 61: 238–9.

Hoekstra PJ, Steenhuis MP, Kallenberg CG, Minderaa RB (2004). Association of small life events with self reports of tic severity in pediatric and adult tic disorder patients: a prospective longitudinal study. J Clin Psychiatry; 65: 426–31.

Hyde TM, Aaronson BA, Randolph C, Rickler KC, Weinberger DR (1992). Relationship of birth weight to the phenotypic expression of Gilles de la Tourette's syndrome in monozygotic twins. Neurology; 42: 652–8.

Jacobson E (1938). Progressive Relaxation. Chicago: University of Chicago Press.

Johannes S, Wieringa BM, Nager W, Müller-Vahl KR, Dengler R, Munte TF (2001a). Electrophysiological measures and dual-task performance in Tourette syndrome indicate deficient divided attention mechanisms. Eur J Neurol; 3: 253–60.

Johannes S, Wieringa BM, Mantey M, Nager W, Rada D, Müller-Vahl KR, Emrich HM, Dengler R, Munte TF, Dietrich D (2001b). Altered inhibition of motor responses in Tourette Syndrome and obsessive-compulsive disorder. Acta Neurol Scand; 1: 36–43.

Kadesjo B, Gillberg C (2001). The comorbidity of ADHD in the general population of Swedish school-age children. J Child Psychol Psychiatry; 42: 487–92.

Kanfer FH, Saslow G (1969). Behavioral diagnosis. In: Franks CM (ed). Behavior Therapy. Appraisal and status. New York: McGraw Hill; 417–44.

Kerbeshian J, Burd L (1992). The North Dakota prevalence studies of Tourette syndrome, and other developmental disorders. In: Chase TN, Friedhoff AJ, Cohen DJ (eds). Tourette Syndrome: Genetics, neurobiology and treatment, advances in neurology. Vol. 58. New York: New Raven Press; 67–74.

Kessler AR (2001). Clonidine treatment increases tics in patients with Tourette syndrome: case report. J Child Neurol; 16: 380–1.

Khalifa N, von Knorring AL (2003). Prevalence of tic disorders and Tourette syndrome in a Swedish school population. Dev Med Child Neurol; 45: 315–9.

Kirov R, Kinkelbur J, Heipke S, Kostanecka-Endress T, Westhoff M, Cohrs S, Ruther E, Hajak G, Banaschewski T, Rothenberger A (2004a). Is there a specific polysomnographic sleep pattern in children with attention deficit/hyperactivity disorder? J Sleep Res; 13: 87–93.

Kirov R, Pillar G, Rothenberger A (2004b). REM-sleep changes in children with attention-deficit/hyperactivity disorder: methodologic and neurobiologic considerations. Sleep; 27: 1215.

Kirov R, Kinkelbur J, Banaschewski T, Rothenberger A (2007). Sleep patterns in children with hyperkinetic disorders. J Child Psychol Psychiatry; 48: 561–70.

Kostanecka-Endress T, Woerner W, Hajak G, Rothenberger A (2000). Tag und Nacht in Bewegung? Schlafverhalten bei hypermotorischen Kindern. Monatsschr Kinderheilk; 148: 1113–28.

Kostanecka-Endress T, Banaschewski T, Kinkelbur J, Wullner I, Lichtblau S, Cohrs S, Ruther E, Woerner W, Hajak G, Rothenberger A (2003). Disturbed sleep in children with Tourette syndrome: a polysomnographic study. J Psychosom Res; 55: 23–9.

Kroisel PM, Petek E, Emberger W, Windpassinger C, Wladika W, Wagner K (2001). Candidate region for Gilles de la Tourette syndrome at 7q31. Am J Med Genet; 101: 259–61.

Kurlan R (2003). Tourette's syndrome: are stimulants safe? Curr Neurol Neurosci Rep; 3: 285–8.

Kurlan R, Kaplan EL (2004). The pediatric autoimmune neuropsychiatric disorders associated with streptococcal infection (PANDAS) etiology for tics and obsessive-compulsive symptoms: hypothesis or entity? Practical considerations for the clinician. Pediatrics; 113: 883–6.

Kurlan R, Como PG, Miller B, Palumbo D, Deeley C, Andresen EM, Eapen S, McDermott MP (2002). The behavioral spectrum of tic disorders: a community-based study. Neurology; 59: 414–20.

Kwak CH, Hanna PA, Jankovic J (2000). Botulinum toxin in the treatment of tics. Arch Neurol; 8: 1190–3.

Lanzi G, Zambrino CA, Termine C, Palestra M, Ferrari Ginevra O, Orcesi S, Manfredi P, Beghi E (2004). Prevalence of tic disorders among primary school students in the city of Pavia, Italy. Arch Dis Child; 89: 45–7.

Leckman JF (2002). Tourette's syndrome. Lancet; 360: 1577–86.

Leckman JF, Cohen DJ (eds) (1999). Tourette's Syndrome – tics, obsessions, compulsions. New York: John Wiley & Sons.

Leckman JF, Riddle MA, Hardin MT, Ort SI, Swartz KL, Stevenson J, Cohen DJ (1989). The Yale Global Tic Severity Scale: initial testing of a clinician-rated scale of tic severity. J Am Acad Child Adolesc Psychiatry; 28: 566–73.

Leckman JF, Walker DE, Cohen DJ (1993). Premonitory urges in Tourette's syndrome. Am J Psychiatry; 150: 98–102.

Leckman JF, Goodman WK, North WG, Chappell PB, Price LH, Pauls DL, Anderson GM, Riddle MA, McSwiggan-Hardin MT, McDougle CJ, Barr LC, Cohen DJ (1994a). Elevated levels of cerebrospinal fluid levels Oxytozin in obsessive compulsive disorder: Comparison with

Tourette's syndrome and healthy controls. Arch Gen Psychiatry; 51: 782–92.

Leckman JF, Walker DE, Goodman WK, Pauls DL, Cohen DJ (1994b). „Just right" perceptions associated with compulsive behaviors in Tourette's syndrome. Am J Psychiatry; 151: 675–80.

Leckman JF, Goodman WK, Anderson GM, Riddle MA, Chappell PB, McSwiggan-Hardin MT, Walker DE, Scahill LD, Ort SI, Pauls DL, Cohen DJ, Price LH (1995). CSF biogenic amines in obsessive compulsive disorder and Tourette's syndrome. Neuropsychopharmacology; 12: 73–86.

Leckman JF, Peterson BS, Anderson EM, Arnsten DL, Pauls DL, Cohen DJ (1997). Pathogenesis of Tourette's Syndrome. J Child Psychol Psychiatry; 38: 119–42.

Leckman JF, Zhang H, Vitale A, Lahnin F, Lynch K, Bondi C, Kim YS, Petersen BS (1998). Trajectories of tic severity in Tourette's syndrome: The first two decades. Pediatrics; 102: 14–9.

Leckman JF, Peterson BS, King RA, Scahill L, Cohen DJ (2001a). Phenomenology of tics and natural history of tic disorders. In: Cohen DJ, Jankovic J, Goetz CG (eds). Advances in Neurology. Vol. 85: Tourette Syndrome. Lippincott, Philadelphia: Williams & Wilkins; 1–14.

Leckman JF, Cohen DJ, Goetz CG, Jankovic C (2001b). Tourette Syndrome: Pieces of the puzzle. In: Cohen DJ, Jankovic J, Goetz CG (eds). Advances in Neurology. Vol. 85: Tourette Syndrome. Lippincott, Philadelphia: Williams & Wilkins; 369–90.

Leckman, JF, Bloch MH, King, RA, Scahill, L (2006a). Phenomenology of tics and natural history of tic disorders. Adv Neurol; 99: 1–16.

Leckman JF, Vaccarino FM, Kalanithi PS, Rothenberger A (2006b). Annotation: Tourette syndrome: a relentless drumbeat – driven by misguided brain oscillations. J Child Psychol Psychiatry; 47: 537–50.

Lee TS, Lee TD, Lombroso PJ, King RA (2004). Atomoxetine and tics in ADHD. J Am Acad Child Adolesc Psychiatry; 43: 1068–9.

Lichter DG, Dmochowski J, Jackson LA, Trinidad KS (1999). Influence of family history on clinical expression of Tourette's syndrome. Neurology; 2: 308–16.

Loiselle CR, Lee O, Moran TH, Singer HS (2004). Striatal microinfusion of Tourette syndrome and PANDAS sera: failure to induce behavioral changes. Mov Disord; 19: 390–6.

Lombroso PJ, Scahill L, King RA, Lynch KL, Chappell PB, Peterson BS, Mc Dougle CJ, Leckman JF (1995). Risperidone treatment of children and adolescent with chronic tic disorders. A preliminary report. J Am Acad Child Adolesc Psychiatry; 9: 1147–52.

Long ES, Miltenberger RG (1998). A review of behavioral and pharmacological treatments for habit disorders in individuals with mental retardation. J Behav Ther Exp Psychiatry; 29: 143–56.

Marras C, Andrews D, Sime E, Lang AE (2001). Botulinum toxin for simple motor tics: a randomized, double-blind, controlled clinical trial. Neurology; 5: 605–10.

Marsh R, Alexander GM, Packard MG, Zhu H, Wingard JC, Quackenbush G, Peterson BS (2004). Habit learning in Tourette syndrome: a translational neuroscience approach to a developmental psychopathology. Arch Gen Psychiatry; 61: 1259–68.

Merette C, Brassard A, Potvin A, Bouvier H, Rousseau F, Emond C, Bissonette L, Roy MA, Maziade M, Ott J, Caron C (2000). Significant linkage for Tourette syndrome in a large French Canadian family. Am J Hum Genet; 4: 1008–13.

Miguel EC, do Rosario-Campos MC, Shavitt RG, Hounie AG, Mercadante MT (2001). The tic-related obsessive-compulsive disorder phenotype and treatment implications. In: Cohen DJ, Jankovic J, Goetz CG (eds). Advances in Neurology. Vol. 85: Tourette Syndrome. Lippincott, Philadelphia: Williams & Wilkins; 43–55.

Miltenberger RG, Fuqua RW, Woods DW (1998). Applying behavior analysis to clinical problems: review and analysis of habit reversal. Review. J Appl Behav Anal; 31: 447–69.

Mink JW (2001). Neurobiology of basal ganglia circuits in Tourette Syndrome: faulty inhibition of unwanted motor patterns? In: Cohen DJ, Jankovic J, Goetz CG (eds). Advances in Neurology. Vol. 85: Tourette Syndrome. Lippincott, Philadelphia: Williams & Wilkins; 113–22.

Mink JW (2006). Neurobiology of basal ganglia and Tourette syndrome: basal ganglia circuits and thalamocortical outputs. Adv Neurol; 99: 89–98.

Moll GH, Rothenberger A (1999). Nachbarschaft von Tic und Zwang. Nervenarzt; 70: 1–10.

Moll GH, Wischer S, Heinrich H, Tergau F, Paulus W, Rothenberger A (1999). Deficient motor control in children with tic disorder: evidence from transcranial magnetic stimulation. Neuroscience Letters; 272: 37–40.

Moll GH, Heinrich H, Trott GE, Wirth S, Bock N, Rothenberger A (2001). Children with comorbid attention-deficit hyperactivity disorder and tic disorder: evidence for additive inhibitory deficits within the motor system. Ann Neurol; 49: 393–6.

Moll GH, Heinrich H, Gevensleben H, Rothenberger A (2006). Tic distribution and inhibitory processes in the sensorimotor circuit during adolescence: a cross-sectional TMS study. Neurosci Lett; 403: 96–9.

Müller-Vahl K, Kolbe H, Schneider U, Emrich HM (1998). Cannabioids: possible role in patho-physiology and therapy of Gilles de la Tourette syndrome. Acta Psychiatr Scand; 6: 502–6.

Müller-Vahl K, Berding G, Kolbe H, Meyer GJ, Hundeshagen H, Dengler R, Knapp WH, Emrich HM (2000a). Dopamine D2 receptor imaging in Gilles de la Tourette syndrome. Acta Neurol Scand; 101: 1–7.

Müller-Vahl K, Berding G, Brucke T, Kolbe H, Meyer GJ, Hundeshagen H, Dengler R, Knapp WH, Emrich HM (2000b). Dopamine transporter binding in Gilles de la Tourette syndrome. J Neurol; 7: 514–20.

Newcorn JH, Halperin JM, Jensen PS, Abikoff HB, Arnold LE, Cantwell DP, Conners CK, Elliott GR, Epstein JN, Greenhill LL, Hechtman L, Hinshaw SP, Hoza B, Kraemer HC, Pelham WE, Severe JB, Swanson JM, Wells KC, Wigal T, Vitiello B (2001). Symptom profiles in children with ADHD: effects of comorbidity and gender. J Am Acad Child Adolesc Psychiatry; 40: 137–46.

O'Connor K, Gareau D, Borgeat F (1997). A comparison of a behavioural and a cognitive-behavioural approach to the management of chronic tic disorders. Clin Psychol Psychother; 4: 75–144.

O'Connor KP, Brault M, Robillard S, Loiselle J, Borgeat F, Stip E (2001). Evaluation of a cognitive-behavioural program for the management of chronic tic and habit disorders. Behav Res Ther; 39: 667–81.

Onofrj M, Paci C, D'Andreamatteo G, Toma L (2000). Olanzapine in severe Gilles de la Tourette syndrome: a 52-week double-blind cross-over study vs. low-dose pimozide. J Neurol; 6: 443–6.

Ozonoff S, Strayer DL, McMahon WM, Filloux F (1998). Inhibitory deficits in Tourette syndrome: a function of comorbidity and symptom severity. J Child Psychol Psychiatry; 8: 1109–18.

Pappert EJ, Goetz CG, Louis ED, Blasucci L, Leurgans S (2003). Objective assessments of longitudinal outcome in Gilles de la Tourette's syndrome. Neurology; 61: 936–40.

Paschou P, Feng Y, Pakstis AJ, Speed WC, DeMille MM, Kidd JR, Jaghori B, Kurlan R, Pauls DL, Sandor P, Barr CL, Kidd KK (2004). Indications of linkage and association of Gilles de la Tourette syndrome in two independent family samples: 17q25 is a putative susceptibility region. Am J Hum Genet; 75: 545–60.

Pauls DL (2001). Update on the genetics of Tourette syndrome. In: Cohen DJ, Jankovic J, Goetz CG (eds). Advances in Neurology. Vol. 85: Tourette Syndrome. Lippincott, Philadelphia: Williams & Wilkins; 281–93.

Pauls DL (2003). An update on the genetics of Gilles de la Tourette syndrome. J Psychosom Res; 55: 7–12.

Pauls DL, Pakstis AJ, Kurlan R, Kidd KK, Leckman JF, Cohen DJ, Kidd JR, Como P, Sparkes R (1990). Segregation and linkage analysis of Tourette's syndrome and related disorders. J Am Acad Child Adolesc Psychiatry; 29: 195–203.

Pauls DL, Alsobrook JP, Almasy L, Leckman JF, Cohen DJ (1991). Genetic and epidemiological analyses of the Yale Tourette's syndrome family study data. Psychiatr Genet; 2: 28.

Pauls DL, Leckman JF, Cohen DJ (1993). Familial relationship between Gilles de la Tourette syndrome, attention deficit disorder, learning disabilities, speech disorder, and stuttering. J Am Acad Child Adolesc Psychiatry; 32: 1044–50.

Pauls DL, Leckman JF, Cohen DJ (1994). Evidence against a genetic relationship between Tourette's syndrome and anxiety, depression, panic and phobic disorders. Br J Psychiatry; 164: 215–21.

Pennington BF, Ozonoff S (1996). Executive function and developmental psychopathology. J Child Psychol Psychiatry; 37: 51–87.

Peterson AL, Azrin NH (1992). An evaluation of behavioral treatments for Tourette syndrome. Behav Res Ther; 30: 167–74.

Peterson BS (1996). Considerations of natural history and pathophysiology in the psychopharmacology of Tourette's syndrome. J Clin Psychiatry; 57: 24–34.

Peterson BS, Cohen DJ (1998). The treatment of Tourette's syndrome: multimodal, developmental intervention. J Clin Psychiatry; 59, Suppl 1: 62–72.

Peterson BS, Leckman F (1998). The temporal dynamics of tics in Gilles de la Tourette syndrome. Biol Psychiatry; 44: 1337–48.

Peterson BS, Skudlarski P, Anderson AW, Zhang H, Gatenby JC, Lacadie CM, Leckman JF, Gore JC (1998). A functional magnetic resonance imaging study of tic suppression in Tourette syndrome. Arch Gen Psychiatry 4: 326–33.

Peterson BS, Leckman JF, Tucker D, Scahill L, Staib L, Zhang H, King R, Cohen DJ, Gore JC, Lombroso P (2000). Preliminary findings of antistreptococcal antibody titers and basal ganglia volumes in tic, obsessive-compulsive, and attention deficit/hyperactivity disorders. Arch Gen Psychiatry; 57: 364–72.

Peterson BS, Staib L, Scahill L, Zhang H, Anderson C, Leckman JF, Cohen DJ, Gore JC, Albert J, Webster R (2001). Regional brain and ventricular volumens in Tourette syndrome. Arch Gen Psychiatry; 5: 427–40.

Peterson BS, Thomas P, Kane MJ, Scahill L, Zhang H, Bronen R, King RA, Leckman JF, Staib L (2003). Basal Ganglia volumes in patients with Gilles de la Tourette syndrome. Arch Gen Psychiatry; 60: 415–24.

Piacentini J, Chang S (2001). Behavioral treatments for Tourette syndrome and tic disorders: state of the art. In: Cohen DJ, Jankovic J, Goetz CG (eds). Advances in Neurology. Vol. 85: Tourette Syndrome. Lippincott, Philadelphia: Williams & Wilkins; 319–32.

Pierre CB, Nolan EE, Gadow KD, Sverd J, Sprafkin J (1999). Comparison of internalizing and externalizing symptoms in children with attention-deficit hyperactivity disorder with and without comorbid tic disorder. J Dev Behav Pediatr; 3: 170–6.

Plessen KJ, Wentzel-Larsen T, Hugdahl K, Feineigle P, Klein J, Staib LH, Leckman JF, Bansal R, Peterson BS (2004). Altered interhemispheric connectivity in individuals with Tourette's disorder. Am J Psychiatry; 161: 2028–37.

Plessen KJ, Gruner R, Lundervold A, Hirsch JG, Xu D, Bansal R, Hammar A, Lundervold AJ, Wentzel-Larsen T, Lie SA, Gass A, Peterson BS, Hugdahl K (2006). Reduced white matter connectivity in the corpus callosum of children with Tourette syndrome. J Child Psychol Psychiatry; 47: 1013–22.

Plessen KJ, Royal J, Peterson AL (2007). Neuroimage of tic disorders with co-existing ADHD. Eur Child Adolesc Psychiatry; 16 (Suppl 1): I/60–I/70.

Poncin Y, Sukhodolsky D, McGuire J, Scahill L (2007). The drug and non-drug treatment of children with ADHD and tic disorders. Eur Child Adolesc Psychiatry; 16 (Suppl 1): I/78–I/88.

Price RA, Kidd KK, Cohen DJ, Pauls DJ, Leckman JF (1985). A twin study of Tourette syndrome. Arch Gen Psychiatry; 42: 815–20.

Riddle MA, Carlson J (2001). Clinical psychopharmacology for Tourette syndrom and associated disorders. In: Cohen DJ, Jankovic J, Goetz CG (eds). Advances in Neurology. Vol. 85: Tourette Syndrome. Lippincott, Philadelphia: Williams & Wilkins; 343–54.

Robertson MM (1994). Annotation: Gilles de la Tourette syndrome – an update. J Child Psychol Psychiatry; 4: 397–411.

Robertson MM (2000). Tourette syndrome, associated conditions and the complexities of treatment. Brain; 123(3): 425–62.

Robertson MM (2003). Diagnosing Tourette syndrome: is it a common disorder? J Psychosom Res; 55: 3–6.

Robertson MM, Stern JS (2000). Gilles de la Tourette syndrome: symptomatic treatment based on evidence. Review. Eur Child Adolesc Psychiatry; 9, Suppl 1: I60–75.

Robertson MM, Banerjee S, Kurlan R, Cohen J, Leckman JF, McMahon W, Pauls DL, Sandor P, van de Wetering BJM (1999). The Tourette Syndrome Diagnostic Confidence Index. Neurology; 53: 2108–12.

Roessner V, Rothenberger A (2007). Neurobiologie bei Tic- und Zwangsstörungen. Kindheit und Entwicklung; 16: 96–109.

Roessner V, Banaschewski T, Rothenberger A (2004). Therapie der Tic-Störungen. Z Kind Jugendpsychiatr Psychother; 32: 245–63.

Roessner V, Banaschewski T, Rothenberger A (2005a). Entwicklungsstörungen. In: Wallesch C-W (Hrsg). Neurologie. München: Elsevier; 891–908.

Roessner V, Becker A, Banaschewski T, Rothenberger A (2005b). Tic disorders and obsessive compulsive disorder: where is the link? J Neural Transm; 69: 69–99.

Roessner V, Banaschewski T, Rothenberger A (2006a): Neuropsychologie bei ADHS und Tic-Störungen: eine Follow-up-Untersuchung. Prax Kinderpsychol Kinderpsychiatr; 55: 314–27.

Roessner V, Banaschewski T, Rothenberger A (2006b). Verhaltenstherapie der Tic-Störungen. In: Mattejat F (Hrsg). Lehrbuch der Psychotherapie für die Ausbildung zur/zum Psychologischen PsychotherapeutIn und die ärztliche Weiterbildung. Bd. 4. München: CIP-Medien; 549–61.

Roessner V, Robatzek M, Knapp G, Banaschewski T, Rothenberger A (2006c). First-onset tics in patients with attention-deficit-hyperactivity disorder: impact of stimulants. Dev Med Child Neurol; 48: 616–21.

Roessner V, Banaschewski T, Rothenberger A (2006d). Ein Tic kommt selten allein. MMW; 148 (Sonderheft 2): 28–30.

Roessner V, Becker A, Banaschewski T, Rothenberger A (2007). Psychopathological profile in children with chronic tic disorder and co-existing ADHD: Additive effects. J Abnorm Child Psychol; 35: 79–85.

Roessner V, Banaschewski T, Rothenberger A (2007a). Tic-Störungen und Tourette-Syndrom. In: Remschmidt H, Mattejat F, Warnke A (Hrsg). Therapie psychischer Störungen im Kindes- und Jugendalter. Ein integratives Lehrbuch für die Praxis. Stuttgart, New York: Thieme; im Druck.

Roessner V, Becker A, Banaschewski T, Freeman R, Rothenberger A (2007b). Developmental psychopathology in chronic tic disorders with and without ADHD. Eur Child Adolesc Psychiatry; 16 (Suppl 1): I/24–I/35.

Roessner V, Becker A, Banaschewski T, Rothenberger A (2007c). Executive functions in children with chronic tic disorders with and without ADHD – new insights. Eur Child Adolesc Psychiatry; 16 (Suppl 1): I/36–I/44.

Roessner V, Becker A, Banaschewski T, Rothenberger A (2007d). Tic-Störungen und ADHS. In: Freitag C, Retz W (Hrsg). ADHS und komorbide Erkrankungen im Kindes- und Erwachsenenalter. Stuttgart: Kohlhammer; im Druck.

Roessner V, Becker A, Rothenberger A (2007e). Psychopathologisches Profil bei Tic- und Zwangsstörungen. Kindheit und Entwicklung; 16: 110–16.

Rosenberg LA, Brown J, Singer HS (1995). Behavioral problems and severity of tics. J Clin Psychol; 51: 760–7.

Rothenberger A (1990). Behandlung von Tic-Störungen bei Kindern. Verhaltenstherapeutische Aspekte. Prax Klin Verhaltensmed Rehabil; 9: 16–21.

Rothenberger A (1991). Wenn Kinder Tics entwickeln. Stuttgart: Fischer.

Rothenberger A (1995a). Was ist ein Tourette-Syndrom? In: Hartung S (Hrsg). Leben mit dem Tourette-Syndrom. Hamburg: Rasch und Röhring; 95–122.

Rothenberger A (1995b). Electrical brain activity in children with hyperkinetic syndrome: evidence of a frontal cortical dysfunction. In: Sergeant

J (ed). European Approaches to Hyperkinetic Disorder. Zürich: Trümpi; 255–70.

Rothenberger A (1996a). Tourette-Syndrom und assoziierte neuropsychiatrische Auffälligkeiten. Z Klin Psychol; 25: 259–79.

Rothenberger A (1996b). Tics und Zwänge – eine enge Nachbarschaft. In: Nissen G (Hrsg). Zwangskrankheiten – Prävention und Therapie. Bern: Huber; 139–53.

Rothenberger A (1997). Sensory aspects of tic disorders. Bibliotheca Psychiatrica; 167: 244–6.

Rothenberger A, Schmidt MH (2000). Die Funktionen des Frontalhirns und der Verlauf psychischer Störungen. Frankfurt a. M.: Lang.

Rothenberger A, Banaschewski T (2003). Diagnose und Behandlung von Tourette Syndrom und anderen Tic-Störungen. In: Arbeitsgemeinschaft Medizinischer Fachgesellschaften (AWMF) (Hrsg). Leitlinien für Diagnostik und Therapie der Deutschen Gesellschaft für Kinder- und Jugendpsychiatrie, -psychotherapie (DGKJPP). Internet, aktual. Fassung: www.uni-duesseldorf.de/AWMF/II/Kinder- und Jugendpsychiatrie und Psychotherapie.

Rothenberger A, Banaschewski T (2006). Tic-Disorders. In: Gillberg C, Harrington R, Steinhausen H-C (Hrsg). A Clinician's Handbook of Child and Adolescent Psychiatry. Cambridge: Cambridge University Press; 598–624.

Rothenberger A, Woerner W, Dumais-Huber C, Moll G, Röhrkohl N, Yordanova Y (1994). Welche Bedeutung haben Merkmale des Hyperkinetischen Syndroms bei Kindern mit Tic-Störungen? In: Todt H, Heinicke D (Hrsg). Aktuelle Neuropädiatrie 1993. Wehr: Ciba-Geigy Verlag; 52–71.

Rothenberger A, Kostanecka T, Kinkelbur J, Wüllner I, Woerner W, Hajak G (1999). Tourette-Syndrom und Schlaf im Kindesalter. Somnologie; 3: 148–54.

Rothenberger A, Gorskowski I, Woerner W (2001a). Fragebogen zum Tourette-Syndrom: Bisherige Ergebnisse, kritische Betrachtung und Weiterentwicklung (zur Lage des Tourette-Syndroms in Deutschland). Bericht für die Tourette-Gesellschaft e.V.

Rothenberger A, Kostanecka T, Kinkelbur J, Cohrs S, Woerner W, Hajak G (2001b). Sleep and Tourette's Syndrome. In: Cohen DJ, Jankovic J, Goetz C (eds). Advances in Neurology. Vol. 85: Tourette Syndrome. Lippincott, Philadelphia: Williams & Wilkins; 245–59.

Rothenberger A, Roessner V, Banaschewski T (2006). Habit formation in Tourette Syndrome with associated obsessive-compulsive behavior: At the crossroads of neurobiological modelling. Behav Brain Sci; 29: 627–8.

Rothenberger A, Banaschewski T, Roessner V (2007a). Ticstörungen. In: Deutsche Gesellschaft für Kinder- und Jugendpsychiatrie und Psychotherapie (Hrsg). Leitlinien zur Diagnostik und Therapie von psychischen Störungen im Säuglings-, Kindes- und Jugendalter. Köln: Deutscher Ärzte Verlag; im Druck.

Rothenberger A, Roessner V, Banaschewski T, Leckman J (2007b): Coexistence of tic disorders and ADHD – recent advances. Eur Child Adolesc Psychiatry; 16 (Suppl 1): I/1–I/4.

Ruth U, Mayer-Rosa J, Schlamp D, Freisleder FJ (2000). Tourette's syndrome and antidepressant therapy: exacerbation of nervous tics with paroxetine. Z Kinder Jugendpsychiatr Psychother; 28: 105–8.

Sallee FR, Nesbitt L, Jackson C, Sine L, Sethuraman G (1997). Relative efficacy of haloperidol and pimozide in children and adolescents with Tourette's disorder. Am J Psychiatry; 8: 1057–62.

Scahill L, Riddle MA, McSwiggin-Hardin M, Ort SI, King RA, Goodman WK, Cicchetti D, Leckman JF (1997). Children's Yale-Brown obsessive compulsive scale: Reliability and validity. J Am Acad Child Adolesc Psychiatry; 65: 844–53.

Schmidt MH, Brink A (1995). Verhaltenstherapie und Pharmakotherapie. Kindheit und Entwicklung; 4: 236–9.

Scholz A, Rothenberger A (2001). Mein Kind hat Tics und Zwänge – Erkennen, Verstehen und Helfen beim Tourette Syndrom. Göttingen: Vandenhoeck & Ruprecht.

Schultz LH (1978). Das autogene Training. Stuttgart: Thieme.

Schultz TR, Carter AS, Gladstone M, Scahill L, Leckman JF, Peterson BS, Zhang H, Cohen DJ, Pauls D (1998). Visual-motor, visuoperceptual and fine motor functioning in children with Tourette syndrome. Neuropsychology; 12: 134–45.

Seeman P, Bzowej NH, Guan HC, Bergeron C, Becker LE, Reynolds GP, Bird ED, Riederer P, Jellinger K, Watanabe S (1987). Human brain dopamine receptors in children and aging adults. Synapse; 1: 399–404.

Serrien DJ, Orth M, Evans AH, Lees AJ, Brown P (2005). Motor inhibition in patients with Gilles de la Tourette syndrome: functional activation patterns as revealed by EEG coherence. Brain; 128: 116–25.

Shapiro AK, Shapiro ES, Young JG, Feinberg TE (1988). History of Tourette and tic disorders. In: Shapiro AK, Shapiro ES, Young JG, Feinberg TE (eds). Gilles de la Tourette Syndrome. New York: Raven Press; 1–27.

Shapiro E, Shapiro AK, Fulpo G, Hubbard M, Mandeli J, Nordlie J, Phillips RA (1989). Controlled study of haloperidol, pimozide and placebo for the treatment of Gilles de la Tourette's syndrome. Arch Gen Psychiatry; 8: 722–30.

Silva RR, Munoz DM, Barickman J, Friedhoff AJ (1995). Environmental factors and related fluctuation of symptoms in children and adolescents with Tourette's disorder. J Child Psychol Psychiatry; 36: 305–12.

Simerly RB, Chang C, Muramatsu M, Swanson JW (1990). Distribution of androgen and estrogen receptor mRNA-containing cells in the rat brain: an in situ hybridization study. J Comp Neurol; 1: 76–95.

Simonic I, Nyholt DR, Gericke GS, Gordon D, Matsumoto N, Ledbetter DH, Ott J, Weber JL (2001). Further evidence of linkage of Gilles de la Tourette syndrome (GTS). Susceptibility loci on chromosoms 2a11, 8q22 and 11q23-24 in South African Africaners. Am J Med Genet; 2: 163–7.

Singer HS (2000). Current issues in Tourette syndrome. Movement Disord; 15: 1051–63.

Singer HS, Rosenberg LA (1989). The development of behavioral and emotional problems in Tourette syndrome. Pediatr Neurol; 5: 41–4.

Singer HS, Walkup JT (1991). Tourette Syndrome and other tic disorders. Medicine; 70: 15–32.

Singer HS, Wendlandt J, Krieger M, Giuliano J (2001). Baclofen treatment in Tourette syndrome: a double-blind, placebo-controlled, crossover trial. Neurology; 5: 599–604.

Singer HS, Szymanski S, Giuliano J, Yokoi F, Dogan AS, Brasic JR, Zhou Y, Grace AA, Wong DF (2002). Elevated intrasynaptic dopamine release in Tourette's syndrome measured by PET. Am J Psychiatry; 159: 1329–36.

Singer HS, Loiselle CR, Lee O, Minzer K, Swedo S, Grus FH (2004). Anti-basal ganglia antibodies in PANDAS. Mov Disord; 19: 406–15.

Singer HS, Hong JJ, Yoon DY, Williams PN (2005). Serum autoantibodies do not differentiate PANDAS and Tourette syndrome from controls. Neurology; 65: 1701–7.

Snider LA, Swedo SE (2004). PANDAS: current status and directions for research. Mol Psychiatry; 9: 900–7.

Snider LA, Seligman LD, Ketchen BR, Levitt SJ, Bates LR, Garvey MA, Swedo SE (2002). Tics and problem behaviors in schoolchildren: prevalence, characterization, and associations. Pediatrics; 110: 331–6.

Spencer T, Biederman J, Coffey B, Geller D, Faraone S, Wilens T (2001a). Tourette disorder and ADHD. Adv Neurol; 85: 57–77.

Spencer T, Biederman J, Faraone S, Mick E, Coffey B, Geller D, Kagan J, Bearman SK, Wilens T (2001b). Impact of tic disorders on ADHD and outcome across the life cycle: findings from a large group of adults with and without ADHD. Am J Psychiatry; 4: 611–7.

Spessot AL, Plessen KJ, Peterson BS (2004). Neuroimaging of developmental psychopathologies: the importance of self-regulatory and neuroplastic processes in adolescence. Ann NY Acad Sci; 1021: 86–104.

Staley D, Wand R, Shady G (1997). Tourette disorder: a cross-cultural review. Compr Psychiatry; 38: 6–16.

State MW, Greally JM, Cuker A, Bowers PN, Henegariu O, Morgan TM, Gunel M, DiLuna M, King RA, Nelson C, Donovan A, Anderson GM, Leckman JF, Hawkins T, Pauls DL, Lifton RP, Ward DC (2003). Epigenetic abnormalities associated with a chromosome 18(q21-q22) inversion and a Gilles de la Tourette syndrome phenotype. Proc Natl Acad Sci USA; 100: 4684–9.

Steinhausen H-C, Novik TS, Baldursson G, Curatolo P, Lorenzo MJ, Rodrigues Pereira R, Ralston SJ, Rothenberger A (2006). Co-existing psychiatric problems in ADHD in the ADORE cohort. Eur Child Adolesc Psychiatry; 15, Suppl 1: i25–9.

Stephens RJ, Sandor P (1999). Aggressive behaviour in children with Tourette syndrome and comorbid attention-deficit hyperactivity disorder an obsessive-compulsive disorder. Can J Psychiatry; 10: 1036–42.

Stern E, Silbersweig DA, Chee KY, Holmes A, Robertson MM, Trimble M, Frith CD, Frackowiak RS, Dolan RJ (2000). A functional neuroanatomy of tics in Tourette syndrome. Arch Gen Psychiatry; 57: 741–8.

Stokes A, Bawden HN, Camfield PR, Backman JE, Dooley MB (1991). Peer problems in Tourette's disorder. Pediatrics; 87: 936–42.

Suinn RM (1990). Anxiety Management Training. A behavior therapy. New York: Plenum Press.

Sukhodolsky DG, Scahill L, Zhang H, Peterson BS, King RA, Lombroso PJ, Katsovich L, Findley D, Leckman JF (2003). Disruptive behavior in children with Tourette's syndrome: association with ADHD comorbidity, tic severity, and functional impairment. J Am Acad Child Adolesc Psychiatry; 42: 98–105.

Tourette Syndrome Association International Consortium for Genetics (1999). A complete genome screen in sib pairs affected by Gilles de la Tourette syndrome. Am J Hum Genet; 65: 1428–36.

Tourette's Syndrome Study Group (2002). Treatment of ADHD in children with tics: a randomized controlled trial. Neurology; 58: 527–36.

Trifiletti RR, Packard AM (1999). Immune mechanisms in pediatric neuropsychiatric disorders. Tourette's syndrome, OCD, and PANDAS. Child Adolesc Psychiatry Clin North Am; 4: 767–75.

van Wattum PJ, Chappell PB, Zelterman D, Scahill LD, Leckman JF (2000). Patterns of response to acute naloxone infusion in Tourette's syndrome. Movement Disord; 6: 1252–4.

van de Wetering BJ, Heutink P (1993). The genetics of the Gilles de la Tourette syndrome. A review. J Lab Clin Med; 121: 638–45.

Verdellen CW, Keijsers GP, Cath DC, Hoogduin CA (2004). Exposure with response prevention versus habit reversal in Tourettes's syndrome: a controlled study. Behav Res Ther; 42: 501–11.

Walkup JT (2001). Epigenetic and environmental risk factors in Tourette syndrome. Adv Neurol; 85: 273–9.

Walkup JT, LaBuda MC, Singer HS, Brown J, Riddle MA, Jurko O (1996). Family study and segregation analysis of Tourette syndrome: evidence for a mixed model of inheritance. Am J Hum Genet; 59: 684–93.

Wang HS, Kuo MF (2003). Tourette's syndrome in Taiwan: an epidemiological study of tic disorders in an elementary school at Taipei County. Brain Dev; 25, Suppl 1: S29–S31.

Woods DW, Miltenberger RG, Lumley VA (1996). Sequential application of major habit-reversal components to treat motor tics in children. J Appl Behav Anal; 29: 483–93.

World Health Organization (WHO) (2005). Internationale Klassifikation psychischer Störungen (ICD-10). 5. Aufl. Bern, Göttingen, Toronto, Seattle: Huber.

Yordanova J, Dumais-Huber C, Rothenberger A (1996). Coexistence of tics and hyperactivity in children: no additive effect at the psychophysiological level. Int J Psychophysiol; 21: 121–33.

Yordanova J, Dumais-Huber C, Rothenberger A, Woerner W (1997). Frontocortical activity in children with comorbidity of tic disorder and attention deficit hyperactivity disorder. Biol Psychiatry; 41: 585–94.

Ziemann U, Paulus W, Rothenberger A (1997). Decreased motor inhibition in Tourette's disorder: evidence from transcranial magnetic stimulation. Am J Psychiatry; 154: 1277–84.

5.9 Zwangsstörungen

C. Wewetzer, M. Simons, K. Konrad, S. Walitza, B. Herpertz-Dahlmann

Inhalt

5.9.1 Einleitung

Noch vor 15 Jahren wurde die Zwangserkrankung im Kindes- und Jugendalter als sehr seltene Erkrankung angesehen. Dieser Eindruck beruhte auf klinischen Stichproben; heute wissen wir aus Feldstudien, dass Kinder und Jugendliche – entsprechend dem Verhalten Erwachsener – ihre Zwangssymptomatik zu verbergen suchen und keine professionelle Hilfe in Anspruch nehmen wollen. Bei etwa 50 % aller Patienten mit einer Zwangssymptomatik liegt der Erkrankungsbeginn im Kindes- und Jugendalter, und zwar im Mittel zwischen dem zehnten und zwölften Lebensjahr. Die Symptomatik unterliegt einem deutlichen alters- und entwicklungsabhängigen Wandel. Im weiteren Verlauf sind komorbide Erkrankungen und Persönlichkeitsstörungen häufig.

5.9.2 Definition und Klassifikation

Nach den Klassifikationssystemen ICD-10 und DSM-IV gelten für Kinder und Jugendliche dieselben Kriterien für die Diagnose einer Zwangsstörung wie für Erwachsene (vgl. Tab. 5-53 u. 5-54). Unterschiede zwischen den beiden Klassifikationssystemen liegen in den Punkten Dauer, Widerstand und Einsicht in das Unsinnige der Gedanken oder Handlungen.

- **Dauer:** Während der ICD-10 zufolge wenigstens zwei Wochen lang an den meisten Tagen quälende und die normalen Aktivitäten störende Zwangshandlungen oder Zwangsgedanken bestehen müssen, setzt das DSM-IV voraus, dass am Tag mindestens eine Stunde für die Zwangsgedanken und -handlungen aufgewendet werden muss.

- **Widerstand:** Widerstand gegen die Zwangssymptomatik wird von den Erkrankten im DSM-IV nicht ausdrücklich verlangt. Diese Erweiterung der Kriterien erscheint sinnvoll, da ein Teil der Patienten gerade bei langen und chronifizierten Krankheitsverläufen resigniert und den Widerstand gegen die Zwangsimpulse aufgibt.
- **Einsichtsfähigkeit:** Im DSM-IV ist nicht explizit gefordert, dass der Erkrankte Einsicht in das Unsinnige seiner Zwangssymptomatik haben muss. Kinder oder Jugendliche erkennen vielfach nicht den krankhaften Charakter ihres Verhaltens, sondern haben ein sehr viel größeres Bedürfnis, die von ihnen erlebte Symptomatik in ihre kindliche Persönlichkeit zu integrieren. Untersuchungen an erwachsenen Zwangspatienten zeigen zudem, dass ein Teil der Patienten mit Zwangsstörungen nicht ganz überzeugt ist, dass die bestehenden Befürchtungen unrealistisch sind. Aus diesen Gründen ist bei Kinder und Jugendliche das DSM-IV dem ICD-10 im Bezug auf die Validität überlegen (Steinberger u. Schuch 2002; Wewetzer 2004).

In beiden Diagnosesystemen werden **Zwangsgedanken** und **Zwangshandlungen** jeweils als ausschließliche Störung und auch als Kombination berücksichtigt (s. Tab. 5-53 und 5-54).

Tab. 5-53: ICD-10-Diagnose der Zwangsstörung (F 42) (gekürzte Darstellung)

A.	Zwangsgedanken und/oder Zwangshandlungen bestehen mindestens zwei Wochen lang.
B.	Die Zwangsgedanken/-handlungen erfüllen die Punkte 1–4: 1. Zwangsgedanken/-handlungen werden als eigene Gedanken/Handlungen angesehen und nicht als von anderen Personen oder Einflüssen eingegeben. 2. Sie wiederholen sich dauernd, werden als unangenehm empfunden und meist als übertrieben oder unsinnig erkannt. 3. Die Betroffenen versuchen, Widerstand gegen die Zwangsgedanken/-handlungen zu leisten. 4. Die Ausführung eines (einer) Zwangsgedanken/-handlung ist unangenehm.
C.	Die Zwangsgedanken/-handlungen führen zu einer erheblichen psychosozialen Beeinträchtigung.
D.	Häufigste Ausschlusskriterien stellen die Schizophrenie und die affektiven Störungen dar.

Tab. 5-54: DSM-IV-Diagnose einer Zwangsstörung (300.3) (gekürzte Darstellung)

A.	Entweder Zwangsgedanken oder Zwangshandlungen: • Zwangsgedanken (Kriterien 1–4 müssen vorliegen) 1. wiederkehrende und anhaltende Gedanken, Impulse oder Vorstellungen, die als aufdringlich und unangemessen empfunden werden und ausgeprägte Angst oder großes Unbehagen hervorrufen 2. Die Gedanken, Impulse oder Vorstellungen sind nicht nur übertriebene Sorgen über reale Lebensprobleme. 3. Die Person versucht, diese Gedanken, Impulse oder Vorstellungen zu ignorieren oder zu unterdrücken oder sie mithilfe anderer Gedanken oder Aktivitäten zu neutralisieren. 4. Die Person erkennt, dass die Zwangsgedanken, -impulse oder -vorstellungen eigene Gedanken darstellen. • Zwangshandlungen (Kriterien 1 und 2 müssen erfüllt sein) 1. wiederholte Verhaltensweisen (Waschen, Ordnen, Kontrollieren) oder gedankliche Handlungen (Beten, Zählen, Wiederholen), zu denen sich die Person gezwungen fühlt 2. Die Verhaltensweisen oder gedanklichen Handlungen dienen dazu, Unwohlsein oder Angst zu verhindern oder zu reduzieren oder gefürchteten Ereignissen oder Situationen vorzubeugen.
B.	Die Zwangsgedanken oder Zwangshandlungen werden vom Betroffenen als übertrieben oder unvernünftig angesehen.
C.	Die Zwangsgedanken oder Zwangshandlungen verursachen eine erhebliche Beeinträchtigung und sind zeitaufwändig (mehr als eine Stunde pro Tag).
D.	Wenn eine andere psychische Störung vorliegt, dürfen sich die Zwangshandlungen oder -rituale nicht ausschließlich auf diese beziehen (z. B. Essrituale bei der Anorexia nervosa).
E.	Somatische Erkrankungen oder Drogenmissbrauch sowie Medikamente müssen als Ursache der Zwangsstörung ausgeschlossen werden.
	Zu spezifizieren ist ferner: „Mit wenig Einsicht" („poor insight type"): Die Person ist nicht in der Lage, die Zwangsgedanken und Zwangshandlungen als übertrieben oder unbegründet anzusehen.

Im DSM-IV werden die Zwangsstörungen unter die Angststörungen subsumiert. Es gibt eine Diskussion darüber, inwieweit diese Klassifikation gerechtfertigt ist, da zwar fließende Übergänge zwischen Angst- und Zwangsstörungen bestehen, innerhalb der Zwangsstörung die Angst jedoch unterschiedliche Funktionen hat.

Während Zwangsgedanken meist als angstauslösend erlebt werden, sind Zwangshandlungen eher angstmindernd. Aus ätiologischer Sicht ist es zweifellos nicht angemessen, alle Formen der Zwangsstörung den Angststörungen zuzurechnen.

5.9.3 Epidemiologie

Anfang der 50er Jahre wurden Zwangsstörungen noch als sehr seltene Krankheitsbilder angesehen. So bezifferte Rüdin (1953) die **Prävalenz** in der Bevölkerung mit 0,05 %. Nach neueren Untersuchungen kann von einer 6-Monats-Prävalenzrate von 1–2 % (Bebbington 1998; Nestadt et al. 1994) und von Lebenszeitprävalenzen zwischen 2 und 3,5 % (Zohar 1999; Angst et al. 2004) ausgegangen werden. Somit gehören Zwänge im Erwachsenenalter zu den häufigsten psychischen Störungen (Eaton et al. 1989).
Auch bei **Kindern** und **Jugendlichen** wird die Prävalenz heute höher eingeschätzt als vor 20 Jahren. Neuere epidemiologische Studien, die sich auf nichtklinische Stichproben beziehen, erfassten Prävalenzraten von 0,25–3,6 % (Heyman et al. 2003; Valleni-Basile et al. 1994); dabei steigen diese stark mit zunehmendem Alter. Studien mit einer selektiven Stichprobe von älteren Jugendlichen fanden Prävalenzraten von 2,1 % (Reinherz et al. 1993) und 2,5 % (Douglass et al. 1995). Alle genannten Studien wurden auf der Basis der DSM-III- oder DSM-III-R-Kriterien durchgeführt. Eine neuere Studie, die die Prävalenz der Zwangserkrankung in einer Feldstudie bei Erwachsenen auf der Basis von DSM-IV-Kriterien erhob, fand eine 12-Monats-Prävalenz von 0,6 %. Der Vergleich mit der Erhebung nach DSM-III machte deutlich, dass nach dem neuen Klassifikationsschema nur schwerer-wiegende Störungen erfasst wurden (Crino et al. 2005).
In einer klinischen Stichprobe zeigten die Studien von Thomsen und Mikkelsen (1991) und Hollingsworth et al. (1980) eine Zwangsstörung bei 1,2 % und 1,33 % der kinder- und jugendpsychiatrischen Patienten auf.
Die offensichtlich höheren Prävalenzraten in neueren Studien stehen im Kontrast zu Ergebnissen früherer Studien. In einer kinder- und jugendpsychiatrischen Stichprobe fand Judd (1965) eine Prävalenzrate von 0,2 %. Die höhere Prävalenz in den Inanspruchnahmepopulationen könnte eine höhere Sensibilität und Professionalität in der Diagnostik, eine verbesserte klinische Versorgung oder aber eine Zunahme dieses Krankheitsbildes bedeuten. Grundsätzlich sind epidemiologische Untersuchungen bei Zwangskranken schwierig, da Kinder und Jugendliche, die unter einer Zwangsstörung leiden, aus Scham ihre Zwangssymptome verheimlichen (s. Thomsen 1994). Heyman und Mitarbeiter (2003) fanden in ihrer Untersuchung, dass die Zwangsstörung gerade bei jüngeren Kindern und Jugendlichen (5–15 Jahren) häufig nicht erkannt und auch nicht behandelt wird. Die vergleichbaren Prävalenzraten bei Kindern und Jugendlichen einerseits und Erwachsenen andererseits verweisen darauf, dass juvenile Zwangsstörungen nicht immer bis in das Erwachsenenalter andauern. Andererseits können die eher geringen Unterschiede zwischen Lebenszeit- und Punktprävalenz auch Hinweise auf eine hohe Persistenz des Störungsbildes geben.
Die erste Studie zur **Inzidenz** in einer nichtklinischen Stichprobe von 3283 Jugendlichen (Valleni-Basile et al. 1996) konnte eine 1-Jahres-Inzidenzrate manifest Zwangserkrankter von 0,7 % aufzeigen. 8,4 % der Jugendlichen hatten eine subklinische Symptomatik. Allerdings war die Untersuchungsmethodik ursprünglich darauf ausgerichtet, depressive Störungen zu erfassen, sodass man von Minimalzahlen ausgehen muss, da die Sensitivität des Verfahrens für die Zwangsstörung nicht in vollem Ausmaß gegeben war.
In den meisten Studien zu Zwangsstörungen im Kindes- und Jugendalter wird das Verhältnis von **Jungen** zu **Mädchen** mit etwa 2 : 1 angegeben (Hanna 1995; Toro et al. 1992). Einige Autoren schlossen daraus, dass Jungen früher und schwerer als Mädchen erkranken. Jungen weisen darüber hinaus eine höhere Komorbidität mit hyperkinetischen Störungen und Tic-Erkrankungen auf, die die Wahrscheinlichkeit der Inanspruchnahme erhöht (s. Abschnitt „Komorbidität").
Zwei epidemiologische Studien zu Zwangsstörungen im **Jugendalter** (Zohar et al. 1992) fanden eine annähernd gleiche Verteilung von männlichen und weiblichen Jugendlichen. Im **Erwachsenenalter** ist die Geschlechterrelation ungefähr gleich verteilt. In einigen Studien wird sogar ein leichtes Überwiegen der Frauen beschrieben (Angst et al. 2004; Reinecker et al. 1994).
Ein Drittel bis die Hälfte aller Patienten mit Zwangsstörungen erkrankt im Kindes- oder Jugendalter. Bei Angst et al. (2004) zeigten sogar 70 % der Betroffenen einen Beginn vor dem 20. Lebensjahr. Das Durchschnittsalter bei **Erkrankungsbeginn im Kindesalter** liegt zwischen zehn und 13 Jahren (Wewetzer et al. 2001). Jungen weisen häufiger einen präpubertären Erkrankungsbeginn auf, Mädchen erkranken vornehmlich im frühen Adoleszentenalter, z. T. auch im Rahmen von Ess-Störungen (Fahy et al. 1993) und Depressionen (Noshirvani et al. 1991). Delorme et al. (2005) beschrieben ein zweigipfliges Modell mit einer Kumulation der Erstmanifestation bei ca. 11 Jahren sowie bei 23 Jahren.

5.9.4 Symptomentwicklung und Komorbidität

Entwicklung von kindlichen Ritualen und Zwangsverhalten

Bei jüngeren Kindern sind häufig abergläubisches Verhalten, magisches Denken und ausgeprägte Rituale zu beobachten (Rapoport et al. 1994). Dabei beziehen sich die kindlichen Rituale vor allem auf Alltagssituationen wie z. B. das Zubettgehen, das Essen oder das Anziehen. Ritualisiertes Verhalten im Kindesalter hat seinen Altersgipfel zwischen dem zweiten und vierten Lebensjahr und nimmt mit zunehmendem Alter ab. Während die meisten kindlichen Rituale im Alter von acht Jahren abgeklungen sind, nimmt die Zwangserkrankung ab diesem Alter an Häufigkeit zu (Leonard et al. 1990).
Mit der Zwangserkrankung haben die kindlichen Rituale die Hartnäckigkeit, mit der auf die exakte Durchführung geachtet wird, und die Situationen des täglichen Lebens, in denen sie auftreten, gemeinsam. Während Zwangsrituale als Ich-dyston (ego-dyston), belastend und quälend erlebt werden, erleben Kleinkinder die so genannten **physiologischen Rituale** positiv; sie dienen dazu, altersabhängige Ängste (z. B. vor Dunkelheit oder Alleinsein) zu bewältigen, und gehören durchaus zu einer normalen emotionalen und sozialen Entwicklung (Evans et al. 2002). Bisher konnte in der Literatur kein Kontinuum von kindlichen Ritualen und Zwangsstörungen belegt werden. So zeigte sich in einer Studie von Leonard et al. (1990), dass Kinder mit einer Zwangskrankheit und deren Eltern nicht häufiger als Kontrollprobanden kindliche Rituale und abergläubisches Verhalten angaben.

Zwangsgedanken

Bei den Zwangsgedanken handelt es sich um Ideen, Vorstellungen oder Impulse, die sich den Erkrankten gegen ihren Willen aufdrängen und die sie immer wieder beschäftigen. Meist sind es zwanghafte Befürchtungen, die sich inhaltlich auf Verschmutzung, Bakterien, Infektionen, Symmetrie, Genauigkeit oder das Sammeln von Gegenständen beziehen. Zwangsvorstellungen können auch aggressive, sexuelle oder religiöse Inhalte haben, die sich dem Bewusstsein aufdrängen (Rasche-Räuchle et al. 1995). Im Unterschied zu einer psychotischen Symptomatik werden Zwangsgedanken als eigene Gedanken erlebt, die nicht von außen kommen oder eingegeben werden. Bei Kindern und Jugendlichen sind die Befürchtungen hinsichtlich Schmutz, Keimen und Umweltgiften am häufigsten. Es folgen Sorgen im Hinblick auf Unfälle, Tod oder Krankheit (Wewetzer et al. 1999; Geller et al. 1998; Knölker 1987; vgl. Tab. 5-55).

Tab. 5-55: Inhalte von Zwangsgedanken und Zwangshandlungen bei Kindern und Jugendlichen (n = 55) (nach Wewetzer et al. 1999)

	Häufigkeit	Prozent
Zwangsgedanken	52	95
Verschmutzungsängste	26	47
religiöse Inhalte	16	29
aggressive Impulse	15	27
auf eigenen Körper bezogen	14	26
schlechtes Gewissen erzeugend	12	22
Symmetriewünsche	8	15
sexuelle Inhalte	4	7
Sammelimpulse	3	6
Zwangshandlungen	50	91
Reinigungs- und Waschzwänge	34	62
Wiederholungszwänge	27	49
Ordnungszwänge	25	46
Kontrollzwänge	20	36
Zählzwänge	9	16
Sammel-/Aufbewahrungszwänge	8	15

Zwangshandlungen

Zwangshandlungen sind häufig wiederholte, ritualisierte, z. T. stereotyp anmutende Handlungen, deren Nichtausführung dem Betroffenen in der Regel nur schwer möglich ist, obwohl die Handlungen der willentlichen Kontrolle unterstehen. Kann eine Zwangshandlung nicht verwirklicht werden, führt dies zu einem Anstieg von Anspannung, Angst, aber auch von Aggression und Wut. Der Patient fürchtet schlimme Folgen für den Fall, dass er die Zwänge nicht ausführt. Typische Zwangshandlungen sind:
- Wasch- und Reinigungsrituale
- exzessives Kontrollieren
- Ordnungs- und Sortierrituale

Zusätzlich kommen Wiederholungsrituale, Sammel-, Berührungs- oder Zählzwänge vor. Zwangshandlungen werden vielfach ausgeführt, um die Angst durch vorausgehende

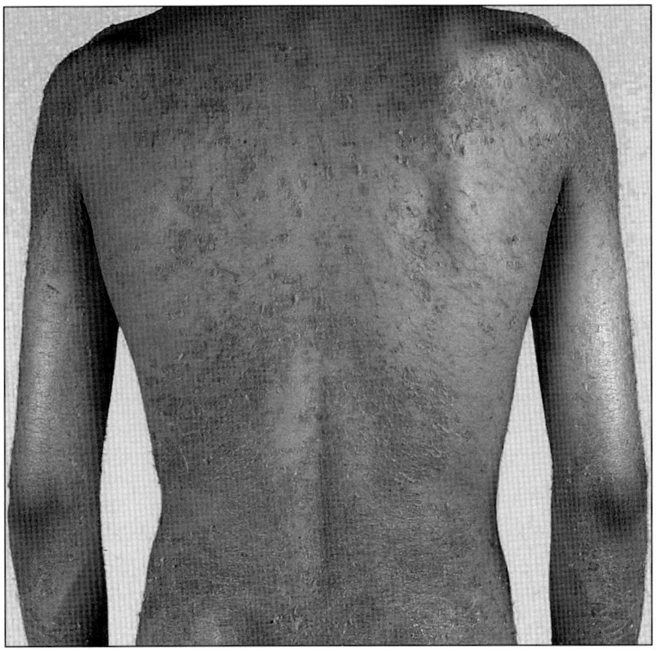

Abb. 5-26: 17-jähriger Patient, Waschzwang mit Scheuerputzmitteln.

Zwangsgedanken zu neutralisieren (s. Abschnitt 5.9.2; Reinecker et al. 1994). Allerdings verliert sich dieser Mechanismus der Neutralisation oft im chronifizierten Stadium. Die Handlungen laufen zunehmend ritualisierter, stereotyper, ohne vorausgehende Zwangsgedanken ab und verselbstständigen sich, was eine Steigerung der Zwangshandlungen im Laufe der Zeit zur Folge haben kann (s. Abb. 5-26) (Zaudig et al. 1998).

Meist treten bei einem Betroffenen mehrere Zwangsgedanken und Zwangshandlungen auf, die funktional miteinander verbunden sind. Manche, meist differenziertere Betroffene entwickeln ein für Außenstehende geradezu groteskes Gebäude von miteinander verwobenen, bizarren Zwangsphänomenen. Hinsichtlich der Inhalte der Zwangssymptomatik lässt sich kein einheitliches Profil erstellen. Eine Reihe von Untersuchungen, die sich mit dem Erscheinungsbild der kindlichen Zwangsstörung befassen, findet ähnliche Symptome wie sie auch bei Erwachsenen beschrieben werden (Wever u. Rey 1997; Hanna 1995). Aus der Tabelle 5-55 gehen die häufigsten Inhalte von Zwangsgedanken und -handlungen hervor, die wir in einer eigenen Untersuchung bei Kindern und Jugendlichen gefunden haben (Wewetzer 2004; Wewetzer et al. 1999).

In der Untersuchung von Valleni-Basile et al. (1994) litten 55 % der Untersuchten sowohl an Zwangshandlungen als auch an Zwangsgedanken. Bei 26 % wurden nur Zwangshandlungen, bei 19 % nur Zwangsgedanken festgestellt. Andere Untersuchungen (Geller et al. 1996; Swedo et al. 1992) beziffern das gemeinsame Auftreten von Zwangshandlungen und Zwangsgedanken im Kindes- und Jugendalter auf 90 % und mehr. Vielfach ändert sich die Symptomatik im Verlauf des Kindes- und Jugendalters. So können primär Waschzwänge, später Ordnungszwänge und schließlich Kontrollzwänge auftreten. Einige Untersuchungen sprechen dafür, dass sehr früh auftretende Zwangssymptome wie Wasch- und Kontrollzwänge während der gesamten Entwicklung persistieren können (Pollock u. Carter 1999).

Komorbidität

Wie im Erwachsenenalter findet sich auch bei Kindern und Jugendlichen, die unter einer Zwangsstörung leiden, eine hohe Komorbidität mit anderen psychiatrischen Erkrankungen. Die häufigsten komorbiden Störungen sind Angststörungen und depressive Erkrankungen, Tic-Störungen und das hyperkinetische Syndrom (Wewetzer et al. 2003; Geller et al. 2003b) (s. Abb. 5-27).

Die Zahl der Kinder und Jugendlichen, die zusätzlich zu ihrer Zwangserkrankung eine **Angstsymptomatik** zeigen, ist hoch und liegt je nach Studie zwischen 25 % und 60 %, für depressive Symptome bei ca 30 % (Wewetzer et al. 2003; Thomsen u. Mikkelsen 1991).

Die hohe Komorbidität mit **depressiven Symptomen** führte – ähnlich wie bei den Angsterkrankungen – zu der Diskussion, inwieweit bei beiden Erkrankungen eine gemeinsame Ätiologie zugrunde liegt und ob die depressive Symp-

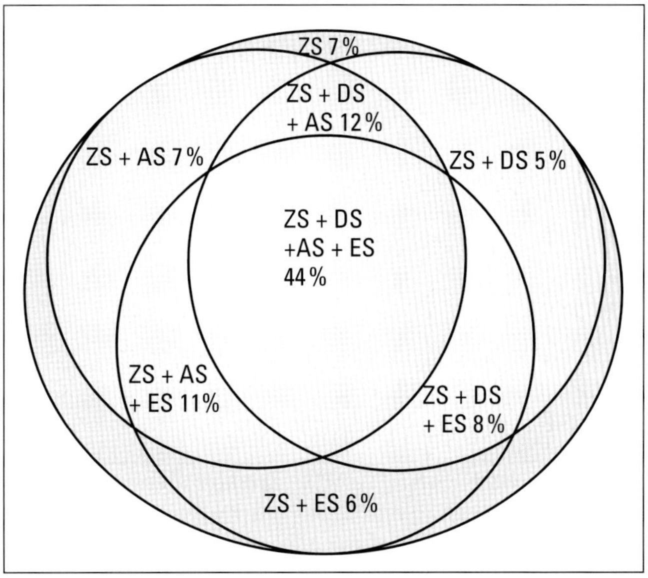

Abb. 5-27: Komorbidität bei jugendlicher Zwangsstörung (ZS = Zwangsstörung; DS = depressive Störung; ES = externalisierende Störung; AS = Angststörung; nach Geller et al. 1998)

tomatik als Kernsymptom der Zwangsstörung anzusehen sei. Wahrscheinlicher sind jedoch lerntheoretische Erklärungsansätze, die die bestehende depressive Symptomatik als eine Reaktion auf die Schwere der Zwangskrankheit auffassen, die alle Lebensbereiche beeinträchtigt.

Trotz der hohen Komorbidität ist die **Suizidrate** relativ gering (Thomsen u. Mikkelsen 1995; Thomsen 1995a; 1995b). Lediglich Flament et al. (1990), die die Suizidhäufigkeit genauer evaluierten, fanden eine relativ hohe Rate von 20 %. In unserer eigenen Nachuntersuchung von 112 Patienten hatte sich ein Patient suizidiert (Wewetzer et al. 1999).

Neurobiologische Untersuchungen weisen auf mögliche ätiologische Zusammenhänge zwischen den Zwangserkrankungen und **Tic-Störungen** hin. Für erwachsene Patienten beträgt die Lebenszeitprävalenz für eine Tic-Störung bis zu 50 % (Holzer et al. 1994; Leonard et al. 1992), bei 25–30 % der zwangskranken Kinder und Jugendlichen lässt sich ebenfalls eine Tic-Störung nachweisen (Punktprävalenz). Umgekehrt finden sich Zwangsphänomene bei 20–40 % aller Kinder mit einem Gilles-de-la-Tourette-Syndrom (Leckman et al. 1994). Allerdings ist es manchmal schwierig, komplexe Tics von einer Zwangshandlung zu unterscheiden. Eine höhere Komorbidität von Zwang- und Tic-Störungen konnte in einer neueren Studie bei jungen männlichen Patienten nicht bestätigt werden (Scahill et al. 2003). Allerdings findet sich hier ein typisches Symptomprofil, das durch aggressives Verhalten, Kontroll- und Ordnungszwänge sowie Gedanken mit sexuellen Inhalten und Symmetriewünschen gekennzeichnet ist (Scahill et al. 2003). Die Betroffenen sprechen dabei schlechter auf eine ausschließlich medikamentöse Behandlung an als die übrigen Patienten mit Zwangserkrankung (Zohar et al. 1997).

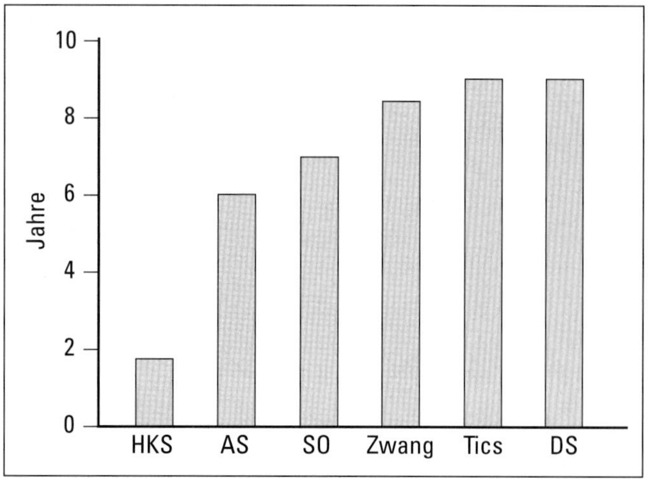

Abb. 5-28: Erkrankungsbeginn häufiger komorbider Störungen bei der kindlichen Zwangserkrankung (HKS = hyperkinetisches Syndrom; AS = Angststörungen; SO = Störung des Sozialverhaltens mit oppositionell-aufsässigem Verhalten; DS = depressive Störung; nach Geller et al. 1996)

Auch bei Verwandten, insbesondere weiblichen Angehörigen von Tourette-Patienten, werden gehäuft Zwangserkrankungen festgestellt (Pauls et al. 1986). Jüngere Kinder mit einer Zwangserkrankung weisen oft zusätzlich **extroversive** Störungen auf, also hyperkinetische Störungen und Störungen des Sozialverhaltens (Geller et al. 1996; Hanna 1995). Der Erkrankungsbeginn der komorbiden Störungen zeigt eine typische Altersverteilung (s. Abb. 5-28; Geller et al. 1996; Kap. 5.8 in diesem Buch).

In vielen Untersuchungen wird diskutiert, inwieweit die **Anorexia nervosa** dem Spektrum der Zwangserkrankungen zuzurechnen sei (Enoch et al. 1998; Rasmussen u. Eisen 1994; s. auch Kap. 5-13; Rapoport et al. 1992). 6–12 % aller Zwangspatienten weisen in ihrer Anamnese Symptome einer Anorexia nervosa auf (Rubenstein et al. 1992). Umgekehrt erfüllten in einer Untersuchung an 93 Patientinnen mit Anorexia oder Bulimia nervosa 49,5 % die Kriterien für eine Zwangserkrankung (Thiel et al. 1995).

Erwachsene Patienten mit Zwangserkrankung weisen oft zusätzlich **Persönlichkeitsstörungen** auf, die im Abschnitt 5.9.8 näher beschrieben werden.

5.9.5 Ätiologie und Pathogenese

Zur Ätiologie und Genese der Zwangserkrankung wurden unterschiedliche Erklärungsmodelle entwickelt, die psychodynamische, lerntheoretische und biologische Faktoren diskutieren. Viele Befunde sprechen dafür, dass es sich bei den Zwangsstörungen um eine Krankheitsentität mit ätiologisch heterogenen Subgruppen handelt, die möglicherweise unterschiedlicher therapeutischer Ansätze bedürfen.

Tiefenpsychologische Modelle

In den letzten Jahren hat der Begriff der Zwangsstörung oder Zwangserkrankung die traditionelle Bezeichnung „Zwangsneurose“ abgelöst, deren Genese auf einen unbewältigten Konflikt in der frühen Kindheit zurückgeführt wurde. Als zentrales Merkmal der Zwangsneurose sah Freud (1908) dabei einen Konflikt zwischen aggressiven sexuellen Trieben einerseits und rigiden Über-Ich-Instanzen andererseits. Eltern von zwangskranken Kindern wurde ein ausgeprägtes Ordnungs- und Reinigungsideal nachgesagt, ohne dass dies in empirischen Studien bestätigt werden konnte (Thomsen 1994). Auf modernere Modellvorstellungen kann an dieser Stelle nicht näher eingegangen werden, da eine tiefenpsychologisch orientierte Behandlung von zwangskranken Kindern und Jugendlichen aufgrund mangelnder empirischer Befunde nicht ausführlich dargestellt werden kann.

Lerntheoretische und kognitive Modelle

Lerntheoretisch lässt sich die Entstehung von Zwangsstörungen mit Mowrers (1960) **Zweifaktorentheorie** erklären. Dabei wird postuliert, dass die Zwangsstörung durch **klassische Konditionierung** entsteht und durch operante Konditionierung (primär: **negative Verstärkung**) aufrecht erhalten wird: Die Patienten erleben Angstreduktion durch passives Vermeiden der auslösenden Stimuli (z. B. keine Türklinke anfassen) und aktive Vermeidung (Zwangsritual: z. B. Hände waschen). Die Aufmerksamkeit, die die Patienten beispielsweise von ihren Angehörigen für ihre Rituale erhalten, dient zusätzlich als **positive Verstärkung**.
In Salkovskis' (1998; 1999) kognitivem Ätiologiemodell werden die Bewertungen und Fehlinterpretationen von aufdringlichen Gedanken (so genannte „Intrusionen") als Ursache von Zwangsstörungen postuliert. Diese Gedanken werden nicht – wie bei Gesunden – als bedeutungslos abgetan. Zwangspatienten befürchten vielmehr, dass solche Gedanken ähnlich zu bewerten sind wie Handlungen („Gedanken-Handlungs-Konfusion"). Sie fühlen sich daher gezwungen, solche Gedanken besonders wachsam zu beobachten (selektive Aufmerksamkeit), sie zu unterdrücken oder durch Zwangshandlungen zu neutralisieren. Durch selektive Aufmerksamkeit wird die Häufigkeit der Gedanken jedoch überschätzt. Gedankenunterdrückung bewirkt, dass die Gedanken sich nur noch heftiger aufdrängen („Rebound-Effekt"). Zwangsrituale verhindern die Realitätstestung. All diese vermeintlichen Lösungsversuche tragen damit zur Aufrechterhaltung und Exazerbation der Zwänge bei (s. auch Abschnitt 5.9.7).

Neurobiologische und neuropsychologische Befunde

Zahlreiche Befunde weisen die Zwangserkrankung als neuropsychiatrische Störung aus. Hierzu gehören:

- Untersuchungsergebnisse, die auf eine genetische Disposition hinweisen
- neuroanatomische und neuroradiologische Studien
- neuropsychologische Ergebnisse
- Untersuchungen zur Neurotransmission
- neuroimmunologische Ergebnisse und neuroendokrinologische Befunde

Familiäre Transmission

Zwillings- und Familienstudien lassen **zwei heterogene Subtypen** der Zwangserkrankung im Kindes- und Jugendalter wahrscheinlich erscheinen: Etwa 50 % aller Betroffenen weisen eine familiäre Belastung auf, während es sich bei den übrigen um isolierte Fälle handelt, die keinen Verwandten mit einer Zwangserkrankung haben (Übersicht bei Pauls u. Alsobrook 1999; Cavallini et al. 1999). Eine sowohl in den Niederlanden als auch in den USA durchgeführte Zwillingsstudie, die die genetischen und umweltbedingten Anteile der mit der CBCL erfassten Zwangsitems untersuchte, ermittelte einen Beitrag genetischer Faktoren von ca. 55 % und individueller Umwelterfahrungen von ca. 45 %. Patienten, die bei Erkrankungsbeginn jünger als 18 Jahre waren, scheinen ein doppelt so hohes familiäres Risiko wie erwachsene Patienten zu haben (Nestadt et al. 2000b; Delorme et al. 2005). Das Risiko für Angehörige, an Zwangsphänomenen zu erkranken, die nicht allen diagnostischen Kriterien nach DSM-III-R entsprachen, war um das 4fache erhöht. Dabei waren mehr Väter als Mütter betroffen (Lenane et al. 1990). Der frühere Erkrankungsbeginn scheint darüber hinaus mit einem erhöhten Risiko für eigene und familiäre Tic-Erkrankungen verbunden zu sein (Conceição do Rosario-Campos et al. 2005; Delorme et al. 2005). Patienten mit familiärem Typus der Zwangserkrankung weisen mehr Ordnungszwänge als Patienten mit sporadischem Typus auf sowie eine erhöhte Prävalenz von familiären Angsterkrankungen (Hanna et al. 2005).
Segregationsanalysen von Familien, in denen sich eine eindeutige familiäre Transmission findet, legen ein gemischtes Transmissionsmodell nahe. Ein solches gemischtes genetisches Modell nimmt ein Gen mit einem Haupteffekt vor einem polygenetischen Hintergrund an, was erklären würde, dass es zahlreiche Gene gibt, die die Zwangsphänomene beeinflussen. Aufschlüsse lassen Untersuchungen an Familien mit mehreren betroffenen Angehörigen erwarten (Nestadt et al. 2000a).
Molekulargenetische Untersuchungen konzentrieren sich zurzeit auf das serotoninerge und dopaminerge System (Grados et al. 2003). Hanna et al. (2002) fanden in einem ersten und bislang einzigen Genomscan, bei der aus 7 Familien 59 Probanden mit Zwangsstörungen mit frühem Erkrankungsbeginn untersucht wurden, als stärksten Befund einen LOD-Score von 2,25 auf Chromosom 9 (9p24). In Assoziationsstudien fanden Enoch et al. (1998) in einer Fall-Kontroll-Untersuchung eine positive Assoziation zwischen dem Auftreten des A-Allels im 5-HT2A-Rezeptor-Gen und dem Vorliegen von Zwangsstörung. Dies konnte mittlerweile auch an einer kinder- und jugendpsychiatrischen Stichprobe repliziert werden (Walitza et al. 2002; 2004). Bei erwachsenen Patienten wurde eine Assoziation von Zwangsstörungen

auch mit Varianten der Dopamin-Rezeptoren ermittelt. Cruz und Mitarbeiter (1997) sowie Nicolini und Mitarbeiter (1998) konnten für Patienten mit Zwangsstörungen bei gleichzeitig bestehender Tic-Störung und dem 7-Repeat-Allel Assoziationen darstellen. Zu anderen dopaminergen Rezeptoren und zum Dopamin-Transporter-Gen wurden bislang keine positiven Befunde beschrieben (Pato et al. 2001). Für einen Überblick der bisherigen molekulargenetischen Untersuchungen sei auf die Arbeiten von Grados et al. (2003) und Pauls et al. (im Druck) verwiesen.

Neuroanatomische und neuroradiologische Befunde

Klinische Befunde und Grundlagenforschung weisen auf ein neuroanatomisches Modell der Zwangserkrankung hin, bei dem die Informationsverarbeitung in einem oder mehreren der **kortiko-striato-thalamo-kortikalen Kreisläufe** gestört ist. Hierfür sprechen u. a. die folgenden klinischen Beobachtungen:

- Bis zu drei Viertel aller Patienten mit Chorea minor (Sydenham-Chorea) entwickeln Symptome, die denen einer Zwangserkrankung ähneln (Snider u. Swedo 2004).
- Es ist ein gehäuftes Auftreten von Zwängen bei Patienten mit postenzephalitischem Parkinson-Stadium nach einer Erkrankung an Encephalitis lethargica beobachtet worden.
- Es gibt einen Zusammenhang zwischen Schädel-Hirn-Verletzungen und der Zwangserkrankung.
- Die Wirksamkeit stereotaktischer Operationen bei schweren Zwangsstörungen ist belegt.

Der präfrontale Kortex hat eine wesentliche Rolle bei der Planung und Durchführung kognitiver und motorischer Aufgaben (Hohagen 1999). Durch die oben genannten Regelkreise ist er mit phylogenetisch älteren Hirnstrukturen wie den Basalganglien, der Substantia nigra und dem Thalamus verbunden, denen exzitatorische und inhibitorische Funktionen zukommen (s. Abb. 5-29).

Eine Dysfunktion einer der beteiligten Hirnstrukturen (s. Abb. 5-29) verhindert die Modulation von Anwortmustern, die für einen gegebenen Stimulus adäquat sind, und hat stattdessen den unkontrollierten Ablauf einprogrammierter Verhaltensmuster zur Folge. Die unterschiedliche Lokalisation defizitärer Funktionen innerhalb dieser Schleifen würde eine Erklärung für die Vielzahl von Zwangsphänomenen bieten, die bei unterschiedlichen Individuen auftreten.

Morphologische Magnetresonanztomographie-Untersuchungen (MRT-Untersuchungen) zeigen sowohl bei Kindern als auch Erwachsenen mit Zwangserkrankungen Veränderungen im präfrontalen Kortex, z. B. Vergrößerung des anterioren Gyrus cinguli bei Kindern mit Zwangserkrankungen (Szesko et al. 2004) und verminderte graue Substanz des anterioren Cingulums bei erwachsenen Zwangspatienten (Valente et al. 2005), im Bereich des Striatum (verminderte Größe des Nucleus caudatus, bei Kindern auch des Putamen) sowie von Corpus callosum, Thalamus (jeweils Vergrößerung bei jungen Patienten) und Hypophyse (vermindertes Volumen vor allem bei männlichen Kindern und Jugendlichen mit Zwangserkrankungen, MacMaster et al. 2006) (Übersicht bei Fitzgerald et al. 1999 sowie Rauch et al. 1998). Allerdings wurden diese Befunde nicht in allen Untersuchungen bestätigt und werden daher widersprüchlich diskutiert. Nach 12-wöchiger Behandlung mit einem Serotonin-Wiederaufnahme-Hemmer (Paroxetin) bildete sich bei den pädiatrischen Patienten die Vergrößerung des Thalamus zurück (Gilbert et al. 2000).

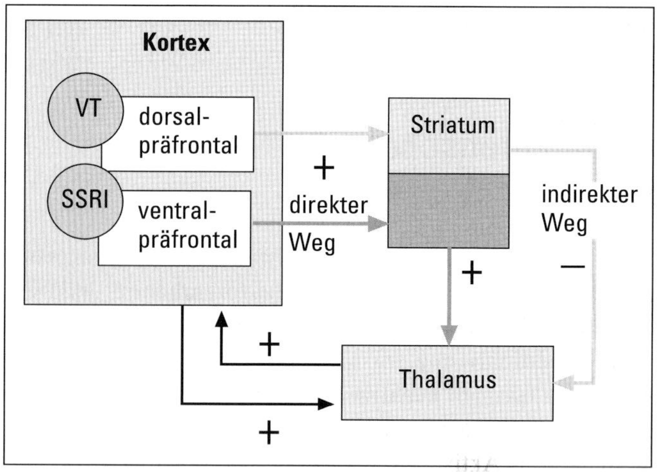

Abb. 5-29: Neurofunktionelles Modell von Zwangsstörungen (nach Saxena et al. 1998). Als Grundlage von Intrusionen wird eine erhöhte neuronale Aktivität zwischen Thalamus und korrespondierenden Kortex-Arealen angenommen. Die thalamische Aktivierung erfolgt über einen direkten Weg, welcher überwiegend Projektionen aus ventral-präfrontalen Kortex-Arealen erhält. Der indirekte Weg inhibiert den Thalamus und erhält Projektionen vermehrt aus dem dorsal-präfrontalen Kortex. Bei Zwangserkrankungen scheint der aktivierende, direkte Weg im Verhältnis zum hemmenden, indirekten Weg relativ stärker aktiviert. Selektive Serotonin-Wiederaufnahme-Hemmer (SSRI) hemmen verstärkt im ventral-präfrontalen Kortex. Die therapeutische Wirkung von SSRI wird durch die Wiederherstellung des Gleichgewichts zwischen direktem und indirektem Weg beschrieben. Verhaltenstherapeutische Interventionen (VT) erhöhen möglicherweise die Effizienz des indirekten Weges und können somit eine erhöhte Aktivierung des Thalamus über den direkten Weg ausgleichen.

Besonders große Fortschritte in Erkenntnissen zur Ätiologie der Zwangserkrankung wurden mit der funktionellen Bildgebung erreicht, wozu die Positronenemissionstomographie (PET), die Single-Photon-Emissions-Computertomographie

(SPECT), die funktionelle Magnetresonanztomographie (fMRT), das Diffusions-MRT sowie die Magnetresonanzspektroskopie gehören. Die drei letzteren Untersuchungen eignen sich auch besonders für die Untersuchung von Kindern, da sie keine Strahlenbelastung mit sich bringen.

Die Mehrzahl der Untersuchungsergebnisse weist darauf hin, dass die Zwangserkrankung mit einer gesteigerten Aktivität im orbito-frontalen Kortex, d.h. mit einer „Hyperfrontalität" einhergeht (Saxena et al. 1998; Rauch et al. 1994). Darüber hinaus konnte durch die funktionelle Bildgebung nachgewiesen werden, dass eine erfolgreiche Behandlung mit Serotonin-Wiederaufnahme-Hemmern (SSRI), die zu einer Reduktion der Zwangssymptomatik führte, mit einer verminderten Aktivität im medialen frontalen Kortex assoziiert war (Swedo et al. 1992). Eine Verminderung der gesteigerten Aktivität nach Behandlung konnte auch erstmals mithilfe neuroradiologischer Verfahren für die **Verhaltenstherapie** nachgewiesen werden (Schwartz 1998; Schwartz et al. 1996). Allerdings zeigten sich in einer SPECT-Untersuchung mit kindlichen Zwangspatienten keine Unterschiede vor und nach erfolgreicher Therapie (Castillo et al. 2005).

Weitere funktionelle neuroradiologische Verfahren zeigten eine abnorme Aktivität im anterioren Gyrus cinguli (Szeszko et al. 2005), Nucleus caudatus (Baxter 1992), Putamen und Thalamus auf (Übersicht bei Fitzgerald et al. 1999; Rosenberg et al. 1997). Ferner zeigten sich im Diffusions-MRT Abweichungen in der weißen Sustanz des anterioren Cingulums bzw. ein Defizit der strukturellen Konnektivität in dem anterioren Cingulum-Basalganglien-thalamo-kortikalen Schleifensystem bei erwachsenen Zwangspatienten (Szesko et al. 2005). Diler und Mitarbeiter (2004) untersuchten mittels SPECT 18 Kinder mit einer Zwangsstörung, behandelten dann über 12 Wochen mit Paroxetin und verglichen die Ergebnisse mit gesunden Kontrollkindern. Im Bereich des rechten und linken Nucleus caudatus, präfrontal dorsolateral rechts und links und im Gyrus cinguli zeigte sich bei den Zwangspatienten eine deutlich höhere Aktivität. Nach Paroxetin-Gabe kam es zu einer signifikanten Normalisierung der gemessenen Aktivität.

Obwohl die Mehrzahl der neuroradiologischen Befunde auf eine veränderte Aktivität im fronto-striatalen Kreislauf hinweist, sind diese Befunde kein eindeutiger Hinweis auf einen originären Defekt in diesem Bereich. Sie können auch Ausdruck einer unspezifischen Reaktion (z.B. Angst) sein, die die Zwangssymptomatik begleitet oder eine kompensatorische Funktion dieser Hirnregionen anzeigen. Dafür sprechen möglicherweise auch neuere SPECT-Untersuchungen, die zwar eine Reduktion der glutaminergen Konzentration im anterioren Cingulum bei kindlichen Zwangspatienten gegenüber Kontrollen finden, jedoch keine Unterschiede zu depressiven Kindern aufzeigen (Rosenberg et al. 2004).

Untersuchungen bei Kindern ermöglichen vielleicht ein tiefer greifendes Verständnis von Ätiologie und Pathogenese der Zwangserkrankung, da hier kompensatorische Vorgänge noch weniger ausgebildet sind und auch kein Effekt durch vorherige Behandlungen (Medikamente oder Psychotherapie) zu erwarten ist. Leider liegen bisher nur vereinzelt funktionelle Untersuchungen bei zwangskranken Kindern vor. In einer Magnetresonanzspektroskopie des Thalamus bei elf zwangskranken Kindern, die noch keine Medikamente erhalten hatten, zeigte sich eine signifikante Verminderung der N-Acetyl-Aspartat-Konzentration als mutmaßlicher Marker neuronaler Aktivität im linken medialen Thalamus, die negativ mit der Schwere der Zwangssymptomatik korrelierte (Fitzgerald et al. 2000).

Neuropsychologische Studien zu Zwangserkrankungen

In den letzten Jahren haben neuropsychologische Studien bei Patienten mit Zwangserkrankungen ein relativ konsistentes Defizitmuster in den Exekutivfunktionen, im Gedächtnis und im Bereich der visuo-perzeptiven Fähigkeiten (Li et al. 2000) nachgewiesen. Hinsichtlich exekutiver Leistungen stellte sich insbesondere die Reaktionsunterdrückung (Mataix-Cols et al. 1999; Rosenberg et al. 1997), hinsichtlich mnestischer Leistungen insbesondere das nonverbale Gedächtnis (Deckersbach et al. 2000; Tallis et al. 1999, Greisberg u. McKay 2003) als beeinträchtigt dar.

So zeigten beispielsweise Rosenberg et al. (1997), dass 8- bis 16-jährige Kinder unmittelbar nach Erkrankungsbeginn Defizite in einer Aufgabe aufwiesen, bei der automatische Sakkadenbewegungen unterdrückt werden müssen (Anti-Sakkadenaufgabe), und dieses okulo-motorische Defizit mit dem Schweregrad der Störung korrelierte. Hingegen waren die Leistungen von Zwangspatienten in anderen Interferenzaufgaben (Hartston u. Swerdlow 1999) oder aber in Aufgaben, die Anforderungen an die Flexibilität, wie z. B. Kategorienwechselaufgaben, stellen, nicht oder weniger konsistent beeinträchtigt (Purcell et al. 1998). In Übereinstimmung hiermit ermittelten auch jüngere fMRT-Studien ähnliche Aktivierungsmuster bei Zwangspatienten und gesunden Kontrollpersonen während der Durchführung eines Stroop-Tests, wobei die Patienten tendenziell schwächere Aktivierungen im anterioren Cingulum und rechten N. caudatus bei gleicher Performanz aufwiesen (Nakao et al. 2005). In einer Planungsaufgabe (Tower von London) zeigten Zwangspatienten hingegen defizitäre Leistungen und eine verminderte fronto-striatale Aktivierung im fMRT, wohingegen das anteriore Cingulum, der ventro-laterale präfrontale und parahippokampale Kortex vermutlich kompensatorisch mehr aktiviert wurden (van den Heuwel et al. 2005).

Zusammenfassend unterstützen diese Befunde die Annahme einer exekutiven Dysfunktion bei Zwangserkankungen, auch wenn sie nicht durchgehend repliziert werden konnten. Diese exekutiven Funktionsstörungen waren mit abweichenden Aktivierungsmustern in sowohl orbito-fronto-striatalen, dem anterioren Cingulum und dem dorso-lateralen präfrontalen Kortex assoziiert.

Konsistente Defizite bei Zwangsstörungen im Erwachsenenalter wurden auch in verschiedenen Testverfahren des nonverbalen Gedächtnisses beschrieben (Christensen et al. 1992; Savage et al. 1996). Unklar ist jedoch bislang, ob die nonverbalen Gedächtnisdefizite eher auf ein Speicher- oder ein Abrufproblem zurückzuführen sind. Savage et al. (1996) untersuchten die Wiedererkennens- und Wiedergabeleistung von nichtverbalem Material bei Zwangspatienten und fanden lediglich Defizite bei der Wiedergabe, nicht jedoch beim Wiedererkennen des Materials. Dies spricht für Beeinträchtigungen beim Abruf von nonverbalen Informationen und gegen ein Defizit der Aufnahmekapazität bei Zwangspatienten. Neuere Studien, die die Enkodierungsstrategien bei Gedächtnisaufgaben untersucht haben, unterstützen ferner die Hypothese, dass bei Zwangspatienten auch die Organisations- und semantischen Ordnungsstrategien während der Enkodierung defizitär sind, welche wiederum über fronto-striatale Bahnen moduliert werden.
Die beschriebenen Befunde lassen bislang keine Aussage darüber zu, ob die neuropsychologischen Defizite bei Zwangspatienten primär vorhanden sind oder ob sie sich im Laufe der Entwicklung sekundär, eventuell bedingt durch die Zwangssymptomatik oder eine vorangegangene pharmakologische Behandlung, entwickelt haben. Henin et al. (2001) haben deshalb die Gedächtnisleistung von Patienten mit frühem (vor dem 18. Lebensjahr) und spätem (nach dem 18. Lebensjahr) Erkrankungsbeginn untersucht und keine Unterschiede zwischen beiden Patientengruppen gefunden. Hingegen berichteten Roth et al. (2005), dass Patienten mit spätem Erkrankungsbeginn eine schlechtere Leistung im Bereich des visuellen Gedächtnisses, exekutiver Funktionen und auditiver Aufmerksamkeit aufwiesen als Patienten mit frühem Erkrankungsbeginn.
Zwei Studien, die zwangserkrankte Kinder unmittelbar nach Erkrankungsbeginn neuropsychologisch untersucht haben, berichten inkonsistente Ergebnisse. Während Behar et al. (1984) exekutive Defizite bei 16 Jugendlichen mit Zwangsstörungen im Vergleich zu gesunden Kontrollpersonen beschrieben, konnte eine Studie von Beers et al. (1999) mit 21 unbehandelten zwangserkrankten Kindern diesen Befund nicht bestätigen. Somit kann derzeit nicht geklärt werden, ob die neuropsychologischen Defizite, die im Erwachsenenalter bei Zwangspatienten beschrieben wurden, sich auch im Kindes- und Jugendalter bereits abbilden lassen. Für ein primäres Defizit im Bereich der exekutiven Funktionen spricht allerdings die Studie von Rosenberg et al. (1997), die ein Defizit in der okulo-motorischen Reaktionsunterdrückung bereits bei Kindern zum Zeitpunkt der Erstmanifestation der Zwangssymptomatik nachweisen konnte.
Zusammenfassend sprechen die heterogenen Befunde dafür, dass die Zwangserkrankung nicht durch ein spezifisches prototypisches neuropsychologisches Defizitmuster charakterisiert ist, sondern dies erheblich in Abhängigkeit von Komorbiditäten, Erkrankungsbeginn und -dauer, Schweregrad und Art der klinischen Symptomatik variieren kann. Möglicherweise können sich mit Hilfe von neuropsychologischen und Bildgebungsmethoden interessante Hinweise auf Subtypen der Erkrankung ergeben.

Tab. 5-56: Kriterien für die PANDAS-Erkrankung im Kindesalter (**P**ediatric **A**utoimmune **N**europsychiatric **D**isorders **A**ssociated with **S**treptococcal Infections)

Manifestationsalter in der Kindheit	Die ersten Symptome zeigen sich zwischen dem 3. Lebensjahr und Pubertätsbeginn.
Vorhandensein von Zwangssymptomen und/oder Tics	Hauptsächlich Waschzwänge, Wiederholungszwänge, Kontrollzwänge; sehr häufig finden sich auch ein hyperkinetisches Syndrom und Trennungsangst.
plötzlicher Beginn und/oder episodischer Verlauf	Die Symptome beginnen ganz plötzlich und oft sehr ausgeprägt, lassen dann langsam nach oder bilden sich zwischen den Episoden ganz zurück.
zeitlicher Zusammenhang von Infektionen mit Streptokokken der Gruppe A und Symptomverschlechterung	Anamnestisch sollte ein Zusammenhang zwischen einer typischen Streptokokkenerkrankung (z. B. Pharyngitis, Scharlach) oder ein positiver Antistreptolysintiter vorliegen.
choreiforme Bewegungen während der Symptomverschlechterung	Diese finden sich vor allem zur Zeit des Erkrankungsbeginns.

Neuroimmunologische und neuroendokrinologische Befunde

In den letzten Jahren wird bei den kindlichen Zwangserkrankungen eine Subgruppe unterschieden, die in einem engen Zusammenhang mit Infektionen durch beta-hämolysierende Streptokokken der Gruppe A auftritt (Swedo u. Grant 2005; Leonard et al. 1999). Im angloamerikanischen Sprachraum wird diese Subgruppe der Zwangserkrankungen als **PANDAS** (Pediatric Autoimmune Neuropsychiatric Disorders Associated with Streptococcal Infections) bezeichnet. Entsprechend der Sydenham-Chorea scheint die Ursache dieser Erkrankung eine Kreuzreaktion von primär gegen beta-hämolysierende Streptokokken der Gruppe A gerichteten Antikörper gegen Basalganglien zu sein (Peterson et al. 2000; Snider u. Swedo 2004). Mithilfe der Magnetresonanztomographie wurde gleichzeitig bei diesen Patienten eine Vergrößerung (entzündliche Schwellung) des Nucleus caudatus gefunden (Swedo et al. 1994).

Das so genannte PANDAS zeichnet sich durch mehrere charakteristische Merkmale aus (s. auch Swedo u. Pekar 2000; Tab. 5-56).

In einer Pilotstudie wurde eine deutliche Besserung der Zwangs- oder Tic-Symptomatik im Rahmen von PANDAS durch **Plasmapherese** oder **intravenöse Immunglobulingabe** erreicht (Perlmutter et al. 1999). Bei Kindern und Jugendlichen, deren Zwangssymptomatik in keinem zeitlichen Zusammenhang mit einer Streptokokken-Erkrankung stand, wurde keine Besserung durch Plasmapherese erzielt, sodass die Hypothese der PANDAS-Erkrankung indirekt bestätigt werden konnte (Nicolson et al. 2000). In einer rezenten Studie wurde erstmalig die Wirksamkeit einer antibiotischen Prophylaxe von Streptokokken-Infektionen mit Azithromycin oder Penicillin bei Kindern, die die Kriterien für eine PANDAS-Erkrankung erfüllen, herausgestellt (Snider et al. 2005).

Neurotransmitter und neuroendokrinologische Befunde

Die noch vor einigen Jahren postulierte „Serotoninmangel-Hypothese" als Ursache der Zwangserkrankung entwickelte sich aus der psychopharmakologischen Forschung, die sehr gute Erfolge durch Behandlung mit selektiven Serotonin-Wiederaufnahme-Hemmern (selective Serotonin-Reuptake-Inhibitors, SSRI) nachweisen konnte. Heute ist der Wirkungsmechanismus dieser Medikamente etwas genauer aufgeklärt. Eine längerfristige Behandlung mit SSRI scheint zu einer Desensibilisierung der präsynaptischen Auto-Rezeptoren zu führen, die in der Hirnregion der Basalganglien und des orbito-frontalen Kortex besonders zahlreich vorhanden sind (Adams et al. 2005). Die Folge ist eine erhöhte Ausscheidung von Serotonin, die den Effekt der postsynaptischen Serotonin-Rezeptoren verstärkt (Zohar et al. 2004). Neben dem serotoninergen Neurotransmittersystem weisen auch weitere Neurotransmittersysteme (Glutamat, Gamma-Aminobuttersäure [GABA], Dopamin und Noradrenalin) Projektionen in Regionen der fronto-striato-thalamischen Informationskreisläufe auf (Bilett et al. 1998). Dies würde auch erklären, warum sich eine Zusatzmedikation mit typischen Neuroleptika (z.B. Haloperidol) und atypischen Neuroleptika (z.B. Risperidon) bei einigen Patienten mit schwerer Zwangserkrankung als wirksam erweist (McDougle et al. 2000; Denys et al. 2004).

Das serotoninerge System hat wesentliche Funktionen bei der Regulation des Schlafrhythmus, der Impulsivität, Aggressivität, Sexualität, des Affektes sowie bei der Steuerung des Essverhaltens (Baumgarten u. Grozdanovic 1998). Durch die zuletzt genannte Funktion lässt sich möglicherweise auch erklären, warum sich bei zwangskranken Kindern eine Verminderung von Körpergröße und Körpergewicht im Vergleich zu einer gesunden und einer psychiatrischen Kontrollgruppe in der Adoleszenz nachweisen ließ (Hennighausen et al. 1999; Hamburger et al. 1989).

Soziokulturelle und familiäre Faktoren

Soziokulturelle Faktoren scheinen für die Ätiologie der Zwangserkrankung keine bedeutsame Rolle zu spielen. Epidemiologische Studien in Europa, den USA, in Taiwan, Neuseeland, Korea und Afrika haben zu der Erkenntnis geführt, dass die Prävalenz der Erkrankung unabhängig vom Kulturkreis etwa gleich hoch ist (Rasmussen u. Eisen 1998). Allerdings weisen der Inhalt und die Ausgestaltung der Zwangssymptomatik einen Zusammenhang mit kulturellen und religiösen Normen auf. So werden in einer Umgebung, die durch einen strengen Moralkodex gekennzeichnet ist, eher Zwänge mit religiösen Inhalten beobachtet (ebd.).

Familiäre Faktoren spielen im Hinblick auf die Einbindung des familiären Umfeldes in die Symptomatik, aber auch im Sinne der Nachahmung und des sekundären Krankheitsgewinns eine Rolle. In einer eigenen Untersuchung (Wewetzer et al. 2003; Wewetzer 2001) gaben 85 % der Eltern an, in unterschiedlicher Intensität in die Zwangssymptomatik ihrer Kinder mit eingebunden zu sein. Dabei zeigte sich eine extrem hohe Aggressionsbelastung in den Familien. Etwa 50 % der Mütter, aber auch ca. 40 % der Väter waren verbalen Aggressionen wie massiven Beschimpfungen und Drohungen etc. ausgesetzt. 20 % der Mütter wurden darüber hinaus auch regelmäßig körperlich durch Schlagen, Treten und Beißen angegriffen.

In der Literatur wurde wiederholt die Auffassung vertreten, dass Familien mit Zwangskranken ein bestimmtes Erziehungsverhalten aufweisen wie einen hohen Stellenwert von Ordnung und Sauberkeit, Tabuisierung von Sexualität, eine strenge moralisierende Einstellung zur Sexualität und ein Erziehungsverhalten, welches sich durch hohe Erwartungen im Leistungsbereich und zwischenmenschlichen Bereich auszeichnet (Knölker 1987; Merkel et al. 1993). In der erwähnten eigenen Studie konnten diese Ergebnisse, wenn man das Elternurteil zugrunde legt, nicht generell bestätigt werden. So unterschieden sich die Väter und Mütter im Hinblick auf ihre Erziehungsziele und Erziehungspraktiken nicht signifikant von einer Referenzstichprobe. Aus Sicht der zwangskranken Kinder und Jugendlichen bestätigten sich die Aussagen aus der Literatur jedoch dahingehend, dass die Eltern stark an religiöse Normvorstellungen gebunden und mit einem deutlichen Leistungsanspruch behaftet sind sowie geringen Wert auf Autonomie und Selbstständigkeit ihrer zwangskranken Kinder legen.

Multifaktorielles Ätiologiemodell

Alle bisherigen Erkenntnisse sprechen dafür, dass es sich bei der Zwangserkrankung um eine neuropsychiatrische Störung handelt. Im Rahmen des Entwicklungsprozesses des kindlichen Gehirns entstehen neuronale Verschaltungen, über die bestimmte Antworten auf bestimmte Stimuli bzw. **Verhaltensmuster** etabliert werden. Solche Netzwerke dienen dazu, das Individuum mit möglichst geringem Energieaufwand optimal an Erfordernisse der Umwelt anzupassen.

> Neurobiologische Modellvorstellungen zur Genese der Zwangserkrankung gehen davon aus, dass die kortiko-striato-thalamischen Informationsschleifen aufgrund einer genetischen Disposition, einer Hirnerkrankung, eines immunologischen Prozesses oder einer Kombination unterschiedlicher Ursachen dysfunktionale Regelkreise aufweisen, welche eine optimale Anpassung des Individuums an die Umwelt erschweren (Moll u. Rothenberger 2000).

Vieles spricht dafür, dass ein Ungleichgewicht zwischen **kortikalen** und **subkortikalen** Anteilen der Regelkreisschleife vorliegt. Während der subkortikale Anteil (Basalganglien, Thalamus) eher den Ablauf gewohnter instinktiver Verhaltensweisen vermittelt, ermöglicht der kortikale Anteil (orbito-frontaler Kortex) die flexible Anpassung an neue Situationen und Umweltanforderungen. Ein Überwiegen des subkortikalen Anteils würde erklären, warum – wie bei den Zwangshandlungen – immer wieder auf meist sehr früh in der Kindheit erlernte Mechanismen (z. B. Waschen, Sortieren) oder früh durch kulturelle Normen geprägte Handlungen (Beten, religiöse Rituale) zurückgegriffen wird, die neuen Gegebenheiten nicht mehr gerecht werden (Fitzgerald et al. 1999). Die durch die Zwangsstörung des Kindes bedingte Aufmerksamkeit der Eltern könnte im Sinne einer „Verstärkung" die Entwicklung nichtadaptiver neuronaler Bahnen fördern. Entsprechend könnte eine verhaltenstherapeutische Behandlung zu einer „Auflösung der gebahnten, festgefahrenen neuronalen Umschaltung" (Moll u. Rothenberger 2000) führen und so zu der Etablierung neuer, adäquaterer Informationskreisläufe beitragen. Die Wirkung der SSRI beruht möglicherweise darauf, dass die hierdurch bedingte vermehrte Freisetzung von Serotonin eine Zunahme serotoninerger Synapsen bewirkt und damit für eine komplexere Verschaltung (mit einer entsprechend höheren Anpassungsfähigkeit) sorgt. Weitere Erkenntnisse aus Molekularbiologie und Bildgebung sind erforderlich, um dieses Modell zu verifizieren und weiterzuentwickeln.

5.9.6 Diagnose und Differenzialdiagnostik

Üblicherweise wird die Diagnose mithilfe einer gründlichen Anamnese gestellt. Zur standardisierten Erfassung können strukturierte Interviews, z. B. das „Diagnostische Interview für psychische Störungen im Kindesalter" (Kinder-DIPS, Unnewehr et al. 1995) oder das K-SADS-PL (Delmo et al. 2000), eingesetzt werden.

Zur spezifischen Erhebung der Zwangssymptomatik findet sich eine ganze Reihe von Selbst- und Fremdbeurteilungsverfahren (s. Übersicht bei Lakatos u. Reinecker 1999 sowie Döpfner 1993). Besonders häufig werden das „Leyton-Inventar für Kinder" (Berg et al. 1985) und die „Children's Yale-Brown Obsessive Compulsive Scale für Kinder" (CY-BOCS) angewandt (Goodman et al. 1991). Letztere hat den Vorteil, dass der errechnete Summenwert, der den Schweregrad der Störung widerspiegelt, unabhängig von der Anzahl der vorhandenen Zwangssymptome ist. Desweiteren zeigt dieses Instrument eine befriedigende Reliabilität und Validität (Storch et al. 2004). Schwierig ist die Abgrenzung von Zwangssymptomen im Rahmen einer Zwangserkrankung und bei zwanghaften Verhaltensweisen ohne eigentlichen Krankheitswert. In der angelsächsischen Literatur werden diese Auffälligkeiten ohne Krankheitswert als „obsessive compulsive symptoms" (OCS) bezeichnet. So berichten Apter et al. (1994), dass bei einer Befragung von 867 Jugendlichen nur 16 % überhaupt keine Zwangssymptome angaben. Dabei konnten die Probanden mit einer manifesten Zwangsstörung und solche mit zwanghaften Verhaltensweisen gut von einer gesunden Kontrollgruppe anhand einer

Tab. 5-57: Differenzialdiagnose der Zwangsstörung (nach Jans 2001)

körperliche Erkrankungen und organische psychische Störungen	z. B. ziellose Aktivitäten bei Temporallappenepilepsie (iktal), postenzephalitische und hirntraumatisch bedingte Stereotypien und sprachliche Iterationen
schizophrene Störungen	Wahn (objektiv falsch, nicht verstehbar, unkorrigierbar, keine Einsicht), Ich-Störungen (Gedankeneingebung: nicht als eigen erlebt)
autistische Störungen	stereotype Verhaltensweisen, Sonderinteressen, Rituale und Veränderungsängste
depressive Störungen	gedankliche Einengung, exzessives Grübeln
Anorexia nervosa	gedankliche Einengung auf Essen und Figur, ritualisiertes Essverhalten und exzessive körperliche Aktivität
hypochondrische und körperdysmorphe Störung	gedankliche Einengung auf körperliche Erkrankung oder Entstellung; angstbindende Verhaltensweisen wie wiederholte Arztbesuche oder exzessives Schminken
Störungen der Impulskontrolle und der Sexualpräferenz	nicht kontrollierbarer Drang zu bestimmten Verhaltensweisen bei Trichotillomanie, Kleptomanie, pathologischem Spielen, Exhibitionismus
Tic-Störungen	komplexe motorische Tics wie etwa Berührungen
Zwanghafte Persönlichkeitsstörung	als Ich-synton erlebte, störend ausgeprägte Einstellungen und Verhaltensweisen wie Ordnungssinn, Pedanterie, Rigidität, Sparsamkeit

Symptomliste abgegrenzt werden. Es gelang jedoch nicht, die Patienten mit einer Zwangserkrankung von denen mit zwanghaften Verhaltensweisen ohne Krankheitswert zu unterscheiden. Die Autoren nehmen deshalb ein Kontinuum von geringer bis schwerer Ausprägung an.

Die im Abschnitt 5.9.2 dargelegten Ausschlusskriterien fordern, dass die Zwangssymptomatik nicht durch eine andere psychische bzw. organische Störung oder durch Substanzmissbrauch verursacht ist. Von einer Zwangsstörung abzugrenzende zwanghafte Verhaltens- und Erlebensweisen sowie mit Zwangsphänomenen leicht zu verwechselnde Symptome bei anderen psychischen Störungen werden in der Tabelle 5-57 dargestellt.

Rituale und wiederholte, zwangsartig anmutende Handlungen werden auch im Rahmen einer Behinderung und des frühkindlichen Autismus (Kanner-Syndrom) (s. Tab. 5-57) beobachtet. Dabei handelt es sich meist um Stereotypien. Im Gegensatz zu Zwangshandlungen fehlt ihnen der funktionale Charakter, und sie werden von dem Betroffenen nicht als quälend oder Ich-dyston (Ich-fremd) erlebt. Hingegen ist das Asperger-Syndrom (s. Kap. 5.3) nicht selten mit einer Zwangsstörung vergesellschaftet (Szatmari et al. 1989).

Neben der psychopathologischen Diagnostik ist auch eine körperlich-neurologische Untersuchung bei jungen Patienten mit Zwangserkrankung erforderlich, da einige Kinder mit Zwangsstörungen neurologische Auffälligkeiten aufweisen, z. B. eine Verzögerung der motorischen Entwicklung oder so genannte „soft signs" (Hemminger 1994; Denckla 1989). Entsprechend den Leitlinien der Deutschen Gesellschaft für Kinder- und Jugendpsychiatrie sollten auch die psychosozialen Bedingungen und Ressourcen der Familie genauer eruiert werden (Wewetzer et al. 2007). Bei Verdacht auf PANDAS empfehlen sich entsprechende Laboruntersuchungen (Antikörper gegen Streptokokken).

5.9.7 Behandlung und Prävention

Die Behandlung der Zwangserkrankung stützt sich auf zwei Vorgehensweisen:

- die **psychotherapeutische Behandlung** unter Einbeziehung der Eltern
- die **medikamentöse Therapie**

Sie hat das Ziel, die Zwangssymptomatik und eventuelle komorbide Störungen zu bessern und eine Reintegration des Patienten in den Alltag – einschließlich Schul- und Ausbildungsfähigkeit – zu erreichen. Vielfach stellt sich die Frage, ob **stationäre** oder **ambulante** Therapiemaßnahmen indiziert sind. In der Literatur gibt es für das Kindes- und Jugendalter wenig empirische Befunde, sodass auf eigene Erfahrungen

Tab. 5-58: Indikation und Vorteile einer stationären Behandlung von Zwangsstörungen (nach Wewetzer et al. 1999)

Indikation
• komorbid auftretende psychiatrische Symptomatik wie z. B. Suizidalität, Hyperaktivität, Tics, Depression, aggressive Störungen • ausgeprägte Symptomatik mit vitaler Gefährdung, z. B. Essensverweigerung • Versagen in der Bewältigung von Alltagsaufgaben, z. B. Schulbesuch, sozialer Rückzug • Trennung von krankheitsaufrechterhaltenden Einflüssen im sozialen Umfeld, z. B.: Eltern und Geschwister sind eng in die Zwangshandlungen einbezogen • Scheitern ambulanter Therapiemaßnahmen
Vorteile
• bessere Kontrolle vorhandener zwangsauslösender und unterstützender Einflüsse • Möglichkeit der fortlaufenden Verhaltensanalyse und Verhaltensbeobachtung • Planung und Umsetzung zeitintensiver Exposition mit Reaktionsverhinderung • Pharmakotherapie mit Verbesserung der Medikamenten-Compliance • Entlastung durch Wechsel der Umgebung • integrierte Behandlungsmöglichkeit: Einzel- und Gruppentherapie; spezielle Beschulung; Pharmakotherapie

und Untersuchungen aus dem Erwachsenenbereich zurückgegriffen werden muss (Winkelmann u. Hohagen 1995; Zielke 1994). Die Indikation für eine stationäre Behandlungsmaßnahme im Kindes- und Jugendbereich ergibt sich aufgrund der in der Tabelle 5-58 aufgeführten medizinischen und sozialen Kriterien.
Nach wie vor ist es für einige Patienten schwierig, wohnortnahe geeignete und kompetente ambulante Therapeuten zu finden, sodass die stationäre Aufnahme aus diesem Grund eine relative Indikation darstellen kann.

Psychotherapie

Die Psychotherapie der Zwangserkrankung bei Kindern und Jugendlichen beruht auf vier Säulen:
- Psychoedukation
- familienorientierte Interventionen
- Verhaltenstherapie (Exposition mit Reaktionsverhinderung)
- Kognitive Therapie

Je jünger ein Kind ist, desto mehr und aktiver sollten die Eltern in die Therapie einbezogen werden. Jüngere Kinder profitieren von primär verhaltensorientierten Interventionen, bei älteren Kindern und Jugendlichen können zudem kognitive Techniken eingesetzt werden.

Entwicklungsorientierte Psychoedukation

Um sich auf eine Behandlung einlassen zu können, müssen die Patienten und ihre Eltern zunächst über die Störung, mögliche Ursachen und Therapieansätze aufgeklärt werden. Sie werden informiert, dass die Zwangsstörung keine „dumme Angewohnheit", „vorübergehende Entwicklungsphase" oder ein „Erziehungsfehler" ist, sondern eine Störung, die wahrscheinlich längerfristiger Hilfestellung bedarf. Sie lernen, welche Faktoren zum Entstehen und zur Aufrechterhaltung der Zwangsprobleme beigetragen haben („Störungskonzept") und welche therapeutischen Maßnahmen sich daraus ableiten („Interventionskonzept"). Gerade bei jüngeren Kindern erweist es sich häufig als hilfreich, den Zwang im Sinne der Narrativen Therapie (White u. Epston 1990) zu **externalisieren**, indem man sich ihn als eigenständiges Wesen vorstellt.

Therapeut:	Wäschst du dir denn gerne die Hände?
Alex:	Nein, ich will das doch gar nicht, aber ich muss!
Therapeut:	Also der Zwang will, dass du dir die Hände wäschst?
Alex:	Genau.
Therapeut:	Ich schätze, das gefällt dem Zwang, wenn du tust, was er will.
Alex:	Ich will das aber gar nicht.
Therapeut:	Heißt das, du würdest ihm gerne den Spaß verderben?
Alex:	Na klar, aber wie?
Therapeut:	Immer, wenn du das Gegenteil von dem tust, was der Zwang will, ärgerst du ihn. Wenn der Zwang also sagt: „Wasche dir die Hände!" – was machst du dann?
Alex:	Dann tue ich es gerade nicht!
Therapeut:	Und wenn du die Hände noch extra schmutzig machen würdest?
Alex (lachend):	Dann flippt der Zwang aus!

Durch Anknüpfen an das kindliche Autonomiestreben und die Verwendung von Humor lässt sich die Therapiemotivation der jungen Patienten steigern. Jugendliche fordern demgegenüber anspruchsvollere Erklärungsmodelle ein. Mit ihnen sollte Salkovskis' kognitives Modell (1996, s. auch Abschnitt „Kognitive Therapie") erarbeitet werden.

Familienorientierte Interventionen

Zwangsstörungen stellen nicht nur für die betroffenen Patienten, sondern auch für ihre Angehörigen eine Belastung dar. Letzere sind zudem häufig in die Ausführung der Zwangsrituale eingebunden: Sie müssen auf ihr Kind bzw. das Geschwisterkind Rücksicht nehmen und beispielsweise warten, bis die Rituale beendet sind. Oft beteiligen sich Angehörige auch an der Durchführung des Rituals (v.a. bei Kontrollzwängen), um es zu verkürzen oder seinen Ablauf zu beschleunigen. In extremen Fällen ist der Einbezug der Eltern sogar Teil des Zwangs; so müssen Eltern beispielsweise dem Kind ausgedehnt Rückversicherungen geben oder abends stundenlange Zu-Bett-Geh-Rituale durchführen. In einer Untersuchung von Wewetzer et al. (2003) beschrieben 85 % der Eltern, in die Zwangssymptomatik ihres Kindes eingebunden zu sein. Auseinandersetzungen im Zusammenhang mit den Zwängen des Kindes erwiesen sich als große Belastung für das Familienklima.

In der Therapie erfahren die Eltern, dass ihre „Lösungsversuche" ungewollt zur Aufrechterhaltung der Zwänge bei ihrem Kind beitragen. Genau wie der Patient in der Expositionsbehandlung sollen die Angehörigen lernen, ihre Teilnahme am Zwangsritual aufzugeben und statt dessen das Kind für die Durchführung von Exposition und Reaktionsverhinderungen (siehe unten) positiv zu verstärken. Selbst wenn die Eltern nicht direkt in die Zwangshandlungen einbezogen sind, verstärken sie häufig die Zwangshandlungen ihrer Kinder (s. Simons u. Herpertz-Dahlmann 2003). Gelingt es, die familiäre Einbindung der Zwänge zu lösen, verbessert sich auch die Prognose für den Patienten (Steketee 1993). Darüber hinaus muss bedacht werden, dass viele Mütter und Väter selbst an einer psychiatrischen Erkrankung leiden und demnach einer Hilfestellung bedürfen.

Primär familienorientierte Interventionen sind angezeigt, wenn die Patienten selbst nicht zur Expositionsbehandlung zu motivieren sind. Im Einzelfall müssen auch Bezugspersonen des außerfamiliären Umfeldes (Lehrer, Klassenkameraden) einbezogen werden, damit die verstärkende Zuwendung bei der Durchführung von Zwangshandlungen vermindert werden kann.

Verhaltenstherapie: Exposition mit Reaktionsverhinderung

Zwangshandlungen reduzieren kurzfristig die durch Zwangsgedanken ausgelösten Ängste. In der Therapie sollen die Patienten sich den angstauslösenden Gedanken und Situationen aussetzen (**Exposition**), ohne die Zwangshandlungen auszuführen (**Reaktions-** bzw. **Ritualverhinderung**). Während der Exposition steigt die Angst zunächst. Angstreduzierende Maßnahmen wie Ablenkung oder Entspannungstechniken sind kontraindiziert, die Patienten sollen die Erfahrung machen, dass die Angst von selbst nachlässt (**Habituation**).

Exposition und Reaktionsverhinderung werden zusammen durchgeführt. Foa et al. (1984) zeigten, dass das kombinierte Vorgehen einer alleinigen Exposition und einer alleinigen Reaktionsverhinderung überlegen ist.

Die Dauer der Expositionsübung hängt von der Stärke des Angsterlebens ab. Sie sollte erst nach deutlicher Angstreduktion beendet werden. Bei vorzeitiger Beendigung besteht die Gefahr, den Patienten für die Ängste zu sensibilisieren und seine Vermeidung zu fördern.

Wegen der geringeren psychischen Belastung wird bei Kindern und Jugendlichen meist die **graduierte (gestufte) Exposition** angewandt. Dabei wird etwa in der Mitte der Angsthierarchie angesetzt und der Schwierigkeitsgrad sukzessive erhöht.

Bei der **massierten Exposition** (Reizüberflutung, Flooding) wird direkt mit dem höchsten Schwierigkeitsgrad begonnen. Dadurch sollen sich Erfolge schneller erzielen lassen. Ein solches Vorgehen erwies sich in erster Linie bei erwachsenen Patienten als erfolgreich. Kinder und Jugendliche lassen sich selten für eine Reizüberflutung motivieren. In seiner Meta-Analyse fand Abramowitz (1996) keine besseren Effekte der massierten gegenüber der graduierten Exposition.

Auch die Reaktionsverhinderung kann gestuft durchgeführt werden. So können die Rituale ganz unterlassen oder auch nur zeitlich verschoben oder hinsichtlich ihres Ablaufs verändert werden („breaking the rules of OCD", March u. Mulle 1998). Abramowitz (1996) weist jedoch darauf hin, dass der völlige Verzicht auf das Ritual mit einem günstigeren Therapie-Erfolg einhergeht.

Die ersten Expositionsübungen sollten in Gegenwart des Therapeuten stattfinden, können dann aber zunehmend selbstständig von den Patienten und Angehörigen zu Hause durchgeführt werden.

Die Exposition mit Reaktionsverhinderung gilt als bestbewährte Therapiemethode der Zwangsstörung sowohl bei Erwachsenen (vgl. Abramowitz 1997; 1998) als auch bei Kindern und Jugendlichen (Abramowitz et al. 2005). Der Expositionsbehandlung sind Grenzen gesetzt, wenn sich die Patienten nicht dazu motivieren lassen. Gründe dafür können zu große Angst vor der Exposition oder mangelnde Einsicht in die Sinnlosigkeit der Zwangsrituale („poor insight type") sein. Zudem können bei Jugendlichen vermehrt Zwangsgedanken vorherrschen. Reine Expositionsbehandlungen gelten dann als unzureichend. Die Entwicklung kognitiver Interventionen hat gerade in diesen Fällen zu einer deutlichen Verbesserung der Behandlungsmöglichkeiten geführt.

Kognitive Therapie

Aus der Sicht der Kognitiven Therapie gehen Zwangsstörungen mit bestimmten Denkfehlern einher, wie z. B. Fehlinterpretationen sowie den daraus resultierenden Lösungsversuchen. In Gedanken- und Verhaltensexperimenten, kognitiver Umstrukturierung und sokratischem Dialog geht es folglich darum, entsprechende Denkfehler zu korrigieren und hilfreichere Lösungen auszuprobieren.

Regelhaft interpretieren Zwangspatienten aufdringliche Zwangsgedanken wie: „Ich könnte jemand umbringen" (so genannte „Intrusionen") als Hinweis auf eine reale Gefahr. Zudem vermischen sie häufig Gedanken und Handlungen (so genannte „Gedanken-Handlungs-Fusion", z. B.: „Wer so etwas denkt, der tut es auch"). Entsprechend versuchen sie, bereits das Bewusstwerden dieser Gedanken zu verhindern. In der Therapie lernen sie, dass Intrusionen bei nahezu allen Menschen auftreten und keinesfalls immer Gefahr signalisieren. Durch Verhaltensexperimente (z. B.: „Denke für eine Minute nicht an ein rosa Krokodil!") erfahren sie, dass Gedankenunterdrückung ein untaugliches Mittel ist, um Gedanken loszuwerden (Rebound-Effekt). Aus diesem Grund wird auch von der „Gedankenstopp-Technik" als Interventionsmethode abgeraten. Stattdessen hat sich die **Gedanken-Exposition** gut bewährt: Die Patienten lernen, die Zwangsgedanken zuzulassen bzw. „wie einen fahrenden Zug vorbeiziehen zu lassen". Dazu werden diese auf eine Endlos-Kassette gesprochen, und der Patient hört sich diese Kassette täglich an. Die Exposition sollte erst bei deutlicher Habituation beendet werden.

Zwangsrituale dienen den Betroffenen vermeintlich dazu, mehr Sicherheit zu erlangen. In der Kognitiven Therapie wird mit den Zwangspatienten erarbeitet, dass diese Sicherheitsstrategien in aller Regel dazu führen, dass die Unsicherheit langfristig größer und damit neue Rückversicherungen notwendig werden. Salkovskis (1999) schlägt dazu seinen Patienten folgendes Gedankenexperiment vor: „Ich verspreche dir, dass dir nichts passieren wird – wenn du mir versprichst, dass dir dieses einmalige Versprechen genügt." Darüber lernen die Patienten, dass es ein wichtiges Therapieziel ist, mehr Unsicherheit ertragen zu können.

Gerade Patienten mit Kontrollzwängen überschätzen häufig ihre Verantwortung für einen antizipierten Schaden sowie das Ausmaß der Katastrophe. „Wenn ich nicht die Steckdosen kontrolliere, kommt es zu einem Kurzschluss, das Haus brennt ab, und ich bin schuld!" In der Therapie lernen sie, die Folgen ihres Tuns – und die ihrer unterlassenen Handlungen! – sowie die persönliche Verantwortung für einen möglichen Schaden realistischer einzuschätzen. Dabei wird häufig deutlich, dass die Patienten mit einem doppelten Maßstab messen: Eigene Handlungen und Versäumnisse werden als schwerwiegender eingeschätzt als die anderer.

Diese ursprünglich von Salkovskis (z.B. Salkovskis u. Kirk 1989; Salkovskis 1999) beschriebenen kognitiven Interventionen für erwachsene Zwangspatienten wurden von Shafran und Somers (1998), Williams et al. (2002) und Simons et al. (2006) auf Kinder und Jugendliche übertragen, aber noch nicht an größeren Stichproben überprüft.

Pharmakotherapie

Die Annahme einer Beteiligung des serotoninergen Neurotransmittersystems begründet die Gabe von Medikamenten, die die Serotonin-Wiederaufnahme hemmen (SSRI). Bei längerfristiger Einnahme kommt es zu adaptiven Vorgängen an den Rezeptoren des serotoninergen Neuromodulatorsystems. Diese adaptiven Veränderungen können die Beobachtung erklären, dass sich bei Gabe eines SSRI in der Regel frühestens nach vier Wochen eine positive Wirkung auf bestehende Zwangsgedanken und -handlungen einstellt (Jefferson u. Greist 1996). Aus diesem Grund sollte auch ein Wechsel des Medikaments oder ein Therapieabbruch bei vermeintlichem Nichtansprechen nicht vor dem Ablauf von 8–12 Wochen erfolgen. Das eine langfristige medikamentöse Behandlung effektiv ist und dabei wenige unerwünschte

Tab. 5-59: Pharmakotherapie mit Clomipramin bei Kindern und Jugendlichen, die unter einer Zwangsstörung leiden (kontrollierte Studien) (Y-BOCS: vgl. Tab. 5-61)

Autor	n	Alter (M)	Vergleich	mittlere Dosis	Dauer	Rating	Ergebnisse
Flament et al. 1985	19	14,5	Plazebo	141 mg	5 Wo.	Leyton	62% Besserung; signifikant
Leonard et al. 1989	48	13,8	Desipramin	150 mg	5 Wo.	Leyton	76% Besserung; signifikant
DeVeaugh-Geiss et al. 1992	31	14,5	Plazebo	~ 150 mg	8 Wo.	Y-BOCS	37% Besserung; 8% bei Plazebo

Tab. 5-60: Häufigste Nebenwirkungen von Clomipramin bei Kindern und Jugendlichen (nach DeVaugh-Geiss et al. 1992)

- trockener Mund
- Schläfrigkeit
- Schwindel
- Erschöpfung
- Tremor
- Verstopfung
- Appetitlosigkeit
- Herzfrequenzanstieg
- Blutdruckabfall
- Störungen der männlichen Sexualfunktion

Wirkungen auftreten, konnten Wagner und Mitarbeiter (Wagner et al. 2003, Cook et al. 2001) aufzeigen, die in einer offenen Studie über 52 Wochen Kinder und Jugendliche erfolgreich mit Sertralin behandelten.

Clomipramin

Clomipramin ist ein trizyklisches Antidepressivum und in Deutschland für den Kinder- und Jugendbereich zugelassen. Für dieses Medikament liegt die meiste klinische Erfahrung in diesem Alter vor. Seine Wirksamkeit bei Kindern und Jugendlichen konnte in drei kontrollierten Studien nachgewiesen werden (s. Tab. 5-59). Die jüngsten Kinder, die in diesen Studien mit Clomipramin behandelt wurden, waren zwischen sechs und acht Jahren alt. Die Nebenwirkungen von Clomipramin sind vornehmlich auf seine anticholinergen sowie alpha-adrenergen Eigenschaften zurückzuführen (s. Tab. 5-60). Vor und während der Behandlung sollten regelmäßig EKG-Untersuchungen durchgeführt werden; darüber hinaus empfiehlt sich die Ableitung eines EEG, da Clomipramin die Krampfschwelle senken kann.

Selektive Serotonin-Wiederaufnahme-Hemmer

Zur Medikation mit selektiven Serotonin-Wiederaufnahme-Hemmern (SSRI) bei Kindern und Jugendlichen, die unter einer Zwangsstörung leiden, finden sich mittlerweile eine ganze Reihe von kontrollierten Studien (s. Tab. 5-61) sowie eine erste Meta-Analyse (Geller et al. 2003a). Dabei zeigt sich in allen Studien (Geller et al. 2001; Riddle et al. 2001; Liebowitz et al. 2002, March et al. 1998) eine signifikante Verbesserung gegenüber Plazebo. In Deutschland ist Fluvoxamin ab dem achten Lebensjahr für die Behandlung von Kindern und Jugendlichen mit einer Zwangsstörung zugelassen.

Die retrospektive Untersuchung von Geller et al. (1995) zeichnet sich durch die Dauer der Beobachtung aus. Fluoxetin wurde im Mittel über 19 Monate verabreicht. An dieser Untersuchung nahmen insgesamt 20 Kinder in einem durchschnittlichen Alter von 9,9 Jahren teil. Die Behandlung erwies sich bei den präpubertären Kindern ähnlich effektiv wie

Tab. 5-61: Pharmakotherapie mit selektiven Serotonin-Wiederaufnahme-Hemmern (SSRI) bei Kindern und Jugendlichen, die unter einer Zwangsstörung leiden (kontrollierte Studien; Y-BOCS = Yale Brown Obsessive Compulsive Scale; CGI = Clinical Global Impression Scale; CBT = Cognitive Behavior Therapy; M = mittleres Alter; POTS = Pediatric OCD Treatment Study)

Autor	n	Alter (M)	Vergleich	Dosis-Mittel	Dauer	Rating	Ergebnisse
Riddle et al. 1992	14	11,8 J.	Plazebo	Fluoxetin 20 mg	8 Wo.	Y-BOCS CGI	44% signifikante Besserung
Riddle et al. 2001	135	8–17 J.	Plazebo	Fluvoxamin 165 mg	10 Wo.	Y-BOCS	42% signifikante Besserung
March et al. 1998	107	6–12 J.	Plazebo	Sertralin 170 mg	8 Wo.	Y-BOCS CGI	42% signifikante Besserung
Geller et al. 2001	103	7–18 J.	Plazebo	Fluoxetin 24,6 mg	13 Wo.	Y-BOCS	49% signifikante Besserung
Liebowitz et al. 2002	43	6–18 J.	Plazebo	Fluoxetin 20–80 mg	8 Wo.	Y-BOCS CGI-S	57% signifikante Besserung
POTS 2004	97	7–17 J.	Plazebo CBT	Sertralin	12 Wo.	Y-BOCS	21% Remission
POTS 2004	97	7–17 J.	Plazebo CBT	Sertralin + CBT	12 Wo.	Y-BOCS	54% Remission

Tab. 5-62: Nebenwirkungen von selektiven Serotonin-Wiederaufnahme-Hemmern (SSRI) bei Kindern und Jugendlichen

häufig
Sedierung
gastrointestinale Beschwerden (Übelkeit, Erbrechen, Durchfall)
Schlaflosigkeit (meist nur zu Beginn)
Kopfschmerzen
Schwindel
Agitation, Erregung, Antriebssteigerung
Reizbarkeit, Störung des Sozialverhaltens
manchmal/selten
Gewichtsverlust
Störungen der Sexualfunktion (männliche Adoleszente!)
suizidales Verhalten
Muskelzucken
Hautausschlag
Fieber
„Amotivationales Frontallappen-Syndrom"
(Antriebs-, Gedächtnisstörung, Entfremdungserlebnisse)
Krampfanfälle
Koma
Hypomanie
Tics
Verminderung der Wachstumsrate (vorläufige Daten)

Tab. 5-63: Dosierung von SSRI bei zwangskranken Kindern und Jugendlichen (in mg/Tag) (nach Grados et al. 1999)

Arzneimittel	Initialdosis	Zieldosis
Clomipramin	25	50–100
Fluoxetin	5–10	5–50
Sertralin	12,5–25	50–200
Fluvoxamin	12,5–25	50–200
Paroxetin	10–25	10–40
Citalopram	10	10–40

bei den Adoleszenten. Das Nebenwirkungsspektrum geht aus der Tabelle 5-62 hervor. Insbesondere bei Kindern fällt manchmal zu Beginn der Behandlung ein agitiertes, unruhiges und sogar aggressives Verhalten auf; daher sollte die Medikation zu Behandlungsbeginn niedrig dosiert und später langsam gesteigert werden.

Primäres Vorgehen und Behandlung bei unzureichender Symptomrückbildung

Bei der medikamentösen Behandlung der Zwangserkrankung im Kindes- und Jugendalter sind SSRI aufgrund ihrer relativ geringen Nebenwirkungsrate die Medikamente der ersten Wahl (Tab. 5-63). Dies gilt auch, obwohl der Einsatz von SSRI – insbesondere bei der Behandlung von Depressionen – aufgrund der Beobachtung suizidalen Verhaltens bei Kindern und Jugendlichen jüngst in das Kreuzfeuer der Kritik geraten ist (Fegert u. Herpertz-Dahlmann 2005). Bei fehlendem Ansprechen auf ein SSRI sollte auf einen zweiten SSRI oder auf Clomipramin umgestellt werden. Während sich in einer großen Meta-Analyse (Geller et al. 2003) Clomipramin bei kindlicher Zwangserkrankung den SSRI als überlegen erwies, fand sich in einer neueren Meta-Analyse (Abramowitz et al. 2005) diese Überlegenheit nicht mehr. In der Literatur wird aufgrund der besseren Verträglichkeit eine primäre Behandlung mit SSRI empfohlen (Fineberg u. Gale 2005; Pediatric OCD Treatment Study [POTS] Team 2004). Kommt es auch unter der Behandlung mit dem alternativen SSRI oder Clomipramin nicht zu einer befriedigenden Besserung, empfiehlt sich die zusätzliche Gabe (Augmentation) eines atypischen Neuroleptikums, z.B. Risperidon (Pallanti et al. 2004; Thomsen 2004; Walsh u. McDougle 2004). In kleineren offenen Studien wurde auch ein Erfolg bei der Kombination von SSRI (z.B. Citalopram) und Clomipramin beobachtet (s. auch Pallanti et al. 2004). Aufgrund möglicher kardiologischer Nebenwirkungen sind regelmäßige Serumspiegel- und EKG-Kontrollen angezeigt.
In jüngster Zeit sind auch nichtpharmakologische Behandlungsverfahren wie die repetitive transkranielle Magnetstimulation und die Tiefenhirnstimulation bei therapierefraktären Zwangserkrankungen im Erwachsenenalter versucht worden. Diese Verfahren befinden sich noch im Experimentierstadium (Pallanti et al. 2004).

Vergleich von psychotherapeutischer und medikamentöser Behandlung

In einer aktuellen Meta-Analyse (Abramowitz et al. 2005) wurden für die Kognitive Verhaltenstherapie (Cognitive Behavior Therapy; CBT) größere Effektstärken und höhere Raten klinisch signifikanter Verbesserungen als für die medikamentöse Behandlung mit SSRI ermittelt. In einer multizentrischen Studie wurde die Wirksamkeit von CBT, SSRI (Sertralin), einer Kombination von beiden und Plazebo miteinander verglichen. Alle drei aktiven Behandlungen waren der Behandlung mit Plazebo überlegen. Die höchste Remissionsrate wurde unter eine Kombinationsbehandlung (CBT und Sertralin) erzielt, die allerdings im Vergleich zu einer Behandlung mit CBT allein nicht statistisch signifikant war (Pediatric OCD Treatment Study [POTS], 2004). In einer Studie bei Erwachsenen wurde ein entsprechendes Ergebnis

beim Vergleich einer Behandlung mit Exposition/Reaktionsverhinderung, Clomipramin und ihrer Kombination im Vergleich zu Plazebo gefunden (Foa et al. 2005).
Zusammengefasst sollte die Behandlung von Zwangserkrankungen im Kindes- und Jugendalter daher primär mit kognitiv-behavioraler Therapie allein oder mit einer Kombination von CBT und einem SSRI begonnen werden (s. auch March 2004).

Prävention

Maßnahmen zur primären Prävention sind wahrscheinlich aufgrund der bedeutenden biologischen Komponente bei der Entstehung von Zwangsstörungen nicht bekannt. Maßnahmen zur sekundären Prävention sind allerdings dringend erforderlich. Im Kindes- und Jugendalter dauert es im Durchschnitt immer noch fast zwei Jahre, bis die Diagnose gestellt wird und die Behandlung einsetzen kann (Jans 2001). Es empfiehlt sich daher eine Aufklärungsarbeit der Eltern, in Schulen und bei ärztlichen Kollegen, die neben der Pädiatrie auch andere Fachdisziplinen einbeziehen sollte. So kann z. B. der Hautarzt, der aufgrund der durch einen Waschzwang hervorgerufenen Hautveränderungen konsultiert wird, der erste ärztliche Ansprechpartner sein.

5.9.8 Verlauf und Prognose

Der Heilungsverlauf der juvenilen Zwangserkrankung muss im Langzeitverlauf insgesamt als ungünstig bewertet werden. Nach Zeitintervallen von 2–15 Jahren litten noch 30–70 % der Patienten unter einer Zwangserkrankung (Wewetzer et al. 2001; Bolton et al. 1995; Übersicht bei Neudörfl u. Herpertz-Dahlmann 1996). Allerdings sprechen die Ergebnisse auch dafür, dass der Schweregrad der Störung im Verlauf abnimmt. So fanden Jans et al. (2001) (mittlere Nachuntersuchungszeit: 11,2 Jahre), Leonard et al. (1993) (mittlere Nachuntersuchungszeit: 3,4 Jahre) und Flament et al. (1990) (mittlere Nachuntersuchungszeit: 4,4 Jahre), dass sich der Schweregrad der Zwangssymptomatik zwischen der Erst- und der Zweituntersuchung deutlich zurückgebildet hatte. Unterschiedliche Ergebnisse wurden in Bezug auf die Häufigkeit **weiterer psychiatrischer Störungen** zum Nachuntersuchungszeitpunkt erzielt. Hierbei wurden Prävalenzraten zwischen 20 % (Allsopp u. Verduyn 1989) und 96 % (Leonard et al. 1993) gefunden. Die häufigsten psychiatrischen Störungen neben der Zwangsstörung zum Katamnesezeitpunkt waren **Angststörungen** und **affektive Störungen** (Wewetzer et al. 2001; Thomsen u. Mikkelsen 1995; Thomsen 1994; Leonard et al. 1993; Flament et al. 1990; Berg et al. 1989). Der im Vergleich zu älteren Verlaufsstudien ermittelte niedrigere Anteil psychotischer Erkrankungen in den oben genannten Studien dürfte durch unterschiedliche Einschlusskriterien der Ursprungsstichproben erklärbar sein. Die häufigsten **Persönlichkeitsstörungen** im Verlauf waren die Zwanghafte und die Ängstlich-Vermeidende Persönlichkeitsstörung. 17–26 % der nachuntersuchten Stichprobe wiesen eine Zwanghafte Persönlichkeitsstörung auf. In der Literatur ist umstritten, ob Zwanghafte Persönlichkeitsstörungen im Verlauf einer Zwangserkrankung häufiger als bei anderen psychiatrischen Erkrankungen auftreten (Matsunaga et al. 1998; Mavissakalian et al. 1990). Es wird postuliert, dass Kinder ihren Widerstand gegen Zwangshandlungen aufgeben, sie in ihren Tagesablauf integrieren und schließlich nicht mehr als Ich-dyston erleben. Dies würde den Anstieg von Zwanghaften Persönlichkeitsstörungen im Erwachsenenalter gegenüber der Kindheit erklären.
Bisher konnten keine eindeutigen **prognostischen Faktoren** für den Verlauf der Zwangserkrankung eruiert werden. Das Alter bei Erkrankungsbeginn scheint keinen Einfluss auf die Prognose zu haben (Thomsen 1994; Allsopp u. Verduyn 1989), was auch für das Geschlecht gilt (Thomsen 1994; Leonard et al. 1993; Knölker 1987). Leonard et al. (1993) und unsere eigene Studie weisen darauf hin, dass das zusätzliche Vorliegen von Tic-Symptomen als ein Prädiktor für einen negativen Verlauf zu werten ist (Wewetzer et al. 2001). Die **psychosoziale Adaptation** im Verlauf der jugendlichen Zwangserkrankung wurde nur unzureichend untersucht. In unserer eigenen Untersuchung führten 76 % der persönlich nachuntersuchten Stichprobe nach einem mittleren Katamnesezeitraum von elf Jahren ihr eigenes Leben, ohne übermäßig von ihren Eltern abhängig zu sein. 84 % der Patienten hatten keine beeinträchtigenden schulischen oder beruflichen Schwierigkeiten. Auch die sozialen Kontakte wurden von drei Viertel der Patienten als befriedigend beurteilt; jedoch hatte nur etwas mehr als die Hälfte der Patienten Partner (Jans et al. 2001). In einer Meta-Analyse (Stewart et al. 2004) bisheriger Studien zum Langzeitverlauf der Zwangsstörung mit Beginn im Kindes- und Jugendalter wurden 16 Studien mit einer Katamnesedauer von 1 bis 15,6 Jahren einbezogen. Im Durchschnitt erfüllten zum Zeitpunkt der Nachuntersuchung noch 41 % der Probanden die Kriterien für eine Zwangsstörung. Früher Erkrankungsbeginn, lange Erkrankungsdauer und stationärer (versus ambulanter) Behandlungsstatus erwiesen sich als besonders ungünstig für den Langzeitverlauf. Die Aussagekraft dieser Meta-Analyse wird allerdings durch methodische Mängel der einzelnen untersuchten Studien und durch eine schlechte Vergleichbarkeit derselben geschmälert. So konnten beispielsweise keine gesicherten Angaben darüber gemacht werden, ob komorbide Störungen den Verlauf beeinträchtigten. Bislang liegen keine kontrollierten Studien zu Langzeiteffekten

psychotherapeutischer oder pharmakologischer Behandlungen von Kindern und Jugendlichen vor. Rufer et al. (2005) führten eine naturalistische Katamnese einer vormals randomisierten und doppelblinden Therapiestudie mit 37 erwachsenen Zwangspatienten durch, die entweder CBT und SSRI oder CBT und Plazebo erhalten hatten. Nach durchschnittlich sieben Jahren wurden 30 dieser Patienten untersucht. Bei 60 % zeigte sich ein guter Verlauf, allerdings hatten 29 der 30 Patienten zwischenzeitlich weitere psycho- und/oder pharmakotherapeutische Behandlungen erhalten. Insgesamt verweisen die Befunde bei den Kindern und Jugendlichen wie auch bei den Erwachsenen darauf, dass bei einem großen Teil der Betroffenen ein Behandlungsbedarf weit über die Akutphase hinaus besteht.

5.9.9 Forschungsanliegen und Ausblick

In den letzten 15 Jahren konnten weitreichende Erkenntnisse zur Epidemiologie und Symptomatik der Zwangserkrankung im Kindes- und Jugendalter gewonnen werden. Fortschritte der biologisch orientierten Forschung (Bildgebung, Neuropsychologie, Immunologie etc.) haben dazu beigtragen, dass sich die Zwangserkrankung als neuropsychiatrische Erkrankung erwies, wenn auch bisher nicht geklärt werden konnte, ob es sich bei den Veränderungen in den kortiko-striato-thalamischen Kreisläufen um die Ursache der Erkrankung oder um Kompensationsmechanismen handelt. Viele der bisher beschriebenen Ergebnisse sind an kleinen Patientenpopulationen gewonnen und bedürfen einer Bestätigung. Vieles spricht dafür, dass es sich bei der Zwangserkrankung nicht um eine nosologisch einheitliche Entität, sondern eher um ein Störungsbild mit ätiologisch diskrepanten Subgruppen handelt. Die Differenzierung solcher Subgruppen wird möglicherweise auch unterschiedliche therapeutische Strategien erfordern. Mittlerweile liegen einige empirische Studien sowohl für psychotherapeutische Interventionen als auch für die medikamentöse Behandlung im Kindes- und Jugendalter vor. Es muss überprüft werden, ob sich die verbesserten Behandlungsansätze in der Akutphase der Erkrankung auch auf den Langzeitverlauf auswirken.

Literatur

Abramowitz JS (1996). Variants of exposure and response prevention in the treatment of obsessive-compulsive disorder. A meta-analysis. Behav Ther; 27: 583–600.

Abramowitz JS (1997). Effectiveness of psychological and pharmacological treatments for obsessive-compulsive disorder: a quantitative review. J Consult Clin Psychol; 65: 44–52.

Abramowitz JS (1998). Does cognitive-behavioral therapy cure obsessive-compulsive disorder? A meta-analytic evaluation of clinical significance. Behav Ther; 29: 339–55.

Abramowitz JS, Whiteside SP, Deacon BJ (2005). The effectiveness of treatment for pediatric obsessive-compulsive disorder: a meta-analysis. Behav Ther; 36: 55–63.

Adams KH, Hansen ES, Pinborg LH, Hasselbalch SG, Svarer C, Holm S, Bolwig TG, Knudsen GM (2005). Patients with obsessive-compulsive disorder have increased 5-HT2A receptor binding in the caudate nuclei. Int J Neuropsychopharmacol; 8: 391–401.

Allsopp M, Verduyn C (1989). A follow-up of adolescents with obsessive-compulsive disorder. Br J Psychiatry; 154: 829–34.

Alonso P, Menchón JM, Mataix-Cols D, Pifarré J, Urretavizcaya M, Crespo JM, Jiménez S, Vallejo G, Vallejo J (2004). Perceived parental rearing style in obsessive-compulsive disorder: relation to symptom dimensions. Psychiatry Res; 127: 267–78.

Angst J, Gamma A, Endrass J, Goodwin R, Ajdacic V, Eich D, Rossler W (2004). Obsessive-compulsive severity spectrum in the community: prevalence, comorbidity, and course. Eur Arch Psychitry Clin Neurosci; 254: 156-164

Apter A, Ratzone G, King RA, Weizmann A, Janca J, Binder M, Riddle MA (1994). Fluvoxamine open-label treatment of adolescent inpatients with obsessive compulsive disorder or depression. J Am Acad Child Adolesc Psychiatry; 33: 342–8.

Arnold PD, Ickowicz A, Chen S, Schachar R (2005). Attention-deficit hyperactivity disorder with and without obsessive-compulsive behaviours: clinical characteristics, cognitive assessment, and risk factors. Can J Psychiatry; 50: 59–66.

Baumgarten HG, Grozdanovic Z (1998). Role of serotonin in obsessive-compulsive disorder. Br J Psychiatry; 173: 13–20.

Baxter LR (1992). Neuroimaging studies of obsessive-compulsive disorder. Psychiatr Clin North Am; 15: 871–84.

Bebbington PE (1998). Epidemiology of obsessive-compulsive disorder. Br J Psychiatry; 173: 2–6.

Beers SR, Rosenberg DR, Dick EL, Williams T, O'Hearn KM, Birmaher B, Ryan CM (1999). Neuropsychological study of frontal lobe function in psychotropic-naive children with obsessive-compulsive disorder. Am J Psychiatry; 156: 777–9.

Behar D, Rapoport JL, Berg CJ, Denckla MB, Mann L, Cox C, Fedio P, Zahn, T, Wolfman MG (1984). Computerized tomography and neuropsychological test measures in adolecents with obsessive compulsive disorder. Am J Psychiatry; 141: 363–9.

Berg CZ, Rapoport J, Flament M (1985). The Leyton obsessional inventory – child version. Psychopharm Bull; 21: 1057–9.

Berg CZ, Rapoport JL, Whitaker A (1989). Childhood obsessive compulsive disorder. A two-year prospective follow-up of a community sample. J Am Acad Child Adolesc Psychiatry; 28: 528–33.

Bilett EA, Richter MA, Sam F, Swinson RP, Dai XY, King N, Badri F, Sasaki T, Buchanan JA, Kennedy JL (1998). Investigation of dopamine system genes in obsessive-compulsive disorder. Psychiatr Gen; 8: 163–9.

Bolton D, Luckie M., Steinberg D (1995). Long-term course of obsessive-compulsive disorder treated in adolescence. J Am Acad Child Adolesc Psychiatry; 34: 1441–50.

Castillo AR, Buchpiguel CA, de Araujo LA, Castillo JC, Asbahr FR, Maia AK, de Oliveira Latorre MR (2005). Brain SPECT imaging in children and adolescents with obsessive-compulsive disorder. J Neural Transm, 12: 1115–29.

Cavallini MC, Pasquale L, Bellodi L, Smeraldi E (1999). Complex segregation analysis for obsessive-compulsive disorder and related disorders. Am J Med Genet (Neuropsychiatr Genet); 88: 38–43.

Christensen KJ, Kim SW, Dysken MW, Hoover KM (1992). Neuropsychological performance in obsessive-compulsive disorder. Biol Psychiatry; 31: 4–18.

Conceiçáo do Rosario-Campos M, Leckman JF, Curi M, Quatrano S, Katsovitch L, Miguel EC, Pauls DL (2005). A family study of early-onset obsessive compulsive disorder. Am J Med Genet; 136B: 92-7.

Cook EH, Wagner KD, March JS, Biedermann J, Landau P, Wolkow R, Messig M (2001). Long-term sertraline treatment of children and adolescents with obsessive-compulsive disorder. J Am Acad Child Adolesc Psychiatry; 40: 1175-1181.

Crino R, Slade T, Andrews G (2005). The changing prevalence and severity of obsessive-compulsive disorder criteria from DSM-III to DSM-IV. Am J Psychiatry; 162: 876-82.

Cruz C, Camarena B, King N, Páez F, Sidenberg D, Ramón de la Fuente J, Nicolini H (1997). Increased prevalence of the seven-repeat variant of the dopamine D4 receptor gene in patients with obsessive-compulsive disorder with tics. Neuroscience Letters; 231: 1–4.

Deckersbach T, Otto MW, Savage CR, Baer L, Jenike MA (2000). The relationship between semantic organization and memory in obsessive-compulsive disorder. Psychother Psychosom; 69: 101–7.

Delmo C, Weiffenbach O, Gabriel M, Poustka F (2000). Kiddie-Sads-Present and Lifetime Version (K-SADS-PL) (DSM-III-R-, DSM-IV-, ICD-10-Algorithmus) Screening Interview, 3. Aufl. der deutschen Forschungsversion, Frankfurt am Main: Klinik für Psychiatrie des Kindes- und Jugendalters.

Delorme R, Golmard JL, Chabane N, Millet B, Krebs MO, Mouren-Simeoni MC, Leboyer M (2005). Admixture analysis of age at onset in obsessive-compulsive disorder. Psychol Med; 35: 237-43.

Denckla M (1989). Neurological examination. In: Rapoport J (ed). Obsessive-Compulsive Disorder in Children and Adolescents. Washington, DC: American Psychiatric Press; 107–15.

Denys D, Zohar J, Westenberg HG (2004). The role of dopamine in obsessive-compulsive disorder: preclinical and clinical evidence. J Clin Psychiatry; 65: 11–7.

DeVeaugh-Geiss J, Moroz G, Biederman J, Cantwell D, Fontaine R, Greist JH, Reichler R, Katz R, Landau P (1992). Clomipramine hydrochloride in childhood and adolescent obsessive-compulsive disorder – a multicenter trial. J Am Acad Child Adolesc Psychiatry; 31: 45–9.

Diler RS, Kibar M, Avci A (2004). Pharmacotherapy and regional cerebral blood flow in children with obsessive compulsive disorder. Yonsei Med J; 45: 90–9.

Döpfner M (1993). Zwangsstörungen. In: Steinhausen HC, von Aster M (Hrsg). Handbuch Verhaltenstherapie und Verhaltensmedizin bei Kindern und Jugendlichen. Weinheim: Beltz; 271–326.

Douglass HM, Moffitt TE, Dar R, McGee R, Silva P (1995). Obsessive-compulsive disorder in a birth cohort of 18-year-olds: prevalence and predictors. J Am Acad Child Adolesc Psychiatry; 34: 1424–31.

Eaton WW, Kramer M, Anthony JC (1989). The incidence of specific DIS/DSM-III mental disorders: data from the NIMH Epidemiologic Catchment Area Program. Acta Psychiatr Scand; 79: 163–78.

Enoch MA, Kaye WH, Rotondo A, Greenberg BD, Murphy DL, Goldman D (1998). 5-HT2A promotor polymorphism – 1438G/A, anorexia nervosa and obsessive-compulsive disorder. Lancet; 351: 1785–6.

Evans DW, Milanak ME, Medeiros B, Ross JL (2002). Magical beliefs and rituals in young children. Child Psychiatry Hum Dev; 33: 33-58.

Fahy TA, Oscar A, Marks I (1993). History of eating disorders in female patients with obsessive-compulsive disorder. Int J Eat Disord; 14: 439–43.

Fegert JM, Herpertz-Dahlmann B (2005). Serotonin-Wiederaufnahmehemmer im Kindes- und Jugendalter. Warnhinweise der Behörden, Analyseergebnisse und Empfehlungen. Nervenarzt; 76: 1330–9.

Fineberg NA, Gale TM (2005). Evidence-based pharmacotherapy of obsessive-compulsive disorder. Int J Neuropsychopharmacol; 8: 107-29.

Fitzgerald K, MacMaster F, Paulson L, Rosenberg D (1999). Neurobiology of childhood obsessive-compulsive disorder. Child Adolesc Psychiatric Clin North Am; 8: 533–73.

Fitzgerald KD, Moore GJ, Paulson LA, Stewart CM, Rosenberg DR (2000). Proton spectroscopic imaging of the thalamus in treatment-naive pediatric obsessive-compulsive disorder. Biol Psychiatry; 47: 174–82.

Flament MF, Rapoport JL, Kilts C (1985). A controlled trial of clomipramine in childhood obsessive disorder. Psychopharmacol Bull; 21: 150–2.

Flament MF, Koby E, Rapoport JL (1990). Childhood obsessive-compulsive disorder. A prospective follow-up-study. J Child Psychol Psychiatry; 31: 363–80.

Foa EB, Liebowitz MR, Kozak MJ, Davies S, Campeas R, Franklin ME, Huppert JD, Kjernisted K, Rowan V, Schmidt AB, Simpson HB, Tu X (2005). Randomized, placebo-controlled trial of exposure and ritual prevention, clomipramine, and their combination in the treatment of obsessive-compulsive disorder. Am J Psychiatry; 162: 151-61.

Foa EB, Steketee GS, Grayson GB, Turner RM, Latimer PR (1984). Deliberate exposure and blocking of obsessive-compulsive rituals: immediate and long term effects. Behav Ther; 15: 450–72.

Franklin ME, Kozak MJ, Cashman LA, Coles ME, Rheingold AA, Foa EB (1998). Cognitive-behavioral treatment of pediatric obsessive-compulsive disorder: an open clinical trial. J Am Acad Child Adolesc Psychiatry; 37: 412–9.

Freud S (1908). Charakter und Analerotik. In: GW 7. Frankfurt a. M.: Fischer; 201–9.

Geller DA, Biederman J, Reed ED, Spencer T, Wilens TE (1995). Similarities in response to fluoxetine in the treatment of children and adolescents with obsessive-compulsive disorder. J Am Acad Child Adolesc Psychiatry; 34: 36–44.

Geller DA, Biederman J, Griffin S, Jones J, Lefowitz TR (1996). Comorbidity of juvenile obsessive-compulsive disorder with disruptive behavior disorder. J Am Acad Child Adolesc Psychiatry; 35: 1637–46.

Geller DA, Biederman J, Jones J, Shapiro S, Schwartz S, Park KS (1998). Obsessive-compulsive disorder in children and adolescents: a review. Havard Rev Psychiatry; 5: 260–73.

Geller DA, Hoog SL, Heiligenstein JH, Ricardi RK, Tamura R, Kluszynski S, Jacobson JG, Fluoxetine Pediatric OCD Study Team (2001). Fluoxetine treatment for obsessive-compulsive disorder in children and adolescents: a placebo-controlled clinical trial. J Am Acad Child Adolesc Psychiatry; 40:773–9.

Geller DA, Biedermann J, Stewart SE, Mullin B, Martin A, Spencer T, Faraone S (2003a). Which SSRI? A meta-analysis of pharmacotherapie trials in pediatric obsessive-compulsive disorder. Am J Psychiatry; 11: 1919-1928

Geller DA, Biedermann J, Stewart SE, Mullin B, Farrell C, Wagner KD, Emslie G, Carpenter D (2003b). Impact of comorbidity on treatment response to paroxetine in pediatric obsessive-compulsive disorder: ist he use of exclusion criterie empirically supported in randomized clinical trials?. J Child Adolesc Psychopharmacol; 13: 19-29

Gilbert AR, Moore GJ, Keshavan MS, Paulson LA, Narula V, MacMaster FP, Stewart CM, Rosenberg DR (2000). Decrease in thalamic volumes of pediatric patients with obsessive-compulsive disorder who are taking Paroxetine. Arch Gen Psychiatry; 57: 449–56.

Goodman W, Price L, Rasmussen S, Riddle M, Rapoport J (1991). Children's Yale-Brown Obsessive-Compulsive Scale (CY-BOCS). New Haven: Clinical Neuroscience Research Unit, Health Center.

Grados M, Scahill L, Riddle MA (1999). Pharmacotherapy in children and adolescents with obsessive-compulsive disorder. Child Adolesc Psychiatric Clin North Am; 8: 617–34.

Grados MA, Walkup J, Walford (2003). Genetics of obsessive-compulsive disorders: new findings and challenges. Brain Dev; 25 Suppl 1: S55–61.

Greisberg S, McKay D (2003). Neurosychology of obsessive-compulsive disorder: a review and treatment implications. Clin Psychol Rev; 23: 95–117.

Hamburger S, Swedo S, Whitaker A, Davies M, Rapoport J (1989). Growth rate in adolescents with obsessive-compulsive disorder. Am J Psychiatry; 146: 652–5.

Hanna GL (1995). Demographic and clinical features of obsessive-compulsive disorder in children and adolescents. J Am Acad Child Adolesc Psychiatry; 34: 19–27.

Hanna GL, Fischer DJ, Chadha KR, Himle JA, Van Etten M (2005). Familial and sporadic subtypes of early-onset obsessive-compulsive disorder. Biol Psychiatry; 57: 895-900.

Hanna GL, Veenstra-VanderWeele J, Cox NJ, Boehnke M, Himle JA, Curtis GC, Leventhal BL, Cook EH Jr. (2002) Genome-wide linkage analysis of families with obsessive-compulsive disorder ascertained through pediatric probands. Am J Med Genet, 8: 541-52.

Hartston HJ, Swerdlow NR (1999). Visuospatial priming and stroop performance in patients with obsessive compulsive disorder. Neuropsychology; 13: 447–57.

Hemminger U (1994). Motorik und Zwangserkrankung im Kindes- und Jugendalter. Ein Vulnerabilitätskonzept. Dissertation, Universität Bamberg.

Henin A, Savage CR, Rauch SL, Deckersbach T, Wilhelm S, Baer L, Otto MW, Jenikke MA (2001). Is age at symptom onset associated with severity of memory impairment in adults with obsessive compulsive disorder? Am J Psychiatry; 158: 127–9.

Hennighausen K, Rischmuller B, Heseker H, Remschmidt H, Hebebrand J (1999). Low body mass indices in adolescents with obsessive-compulsive disorder. Acta Psychiatr Scand; 99: 267–73.

Heyman I, Fombonne E, Simmons H, Ford T, Meltzer H, Goodmann R. (2003). Prevalence of obsessive-compulsive disorder in the British nationwide survey of child mental health. Int Rev Psychiatry; 15: 178-84.

Hohagen F (1999). Zwangsstörungen. In: Berger M (Hrsg). Psychiatrie und Psychotherapie. München, Wien, Baltimore: Urban & Schwarzenberg; 619–40.

Hollingsworth C, Hanguay P, Grossmann L, Pabst P (1980). Long-term outcome of obsessive-compulsive disorder in childhood. J Am Acad Child Adolesc Psychiatry; 19: 134–44.

Holzer JC, Goodmann WK, McDougle CJ, Baer L, Boyarsky BK, Leckman JF, Price LH (1994). Obsessive-compulsive disorder with and without a chronic tic disorder. Br J Psychiatry; 164: 469–73.

Jans T (2001). Der Verlauf der Zwangsstörung mit Beginn im Kindes- und Jugendalter. Bamberg: Inaugural-Dissertation, Otto-Friedrich Universität.

Jans T, Wewetzer C, Müller B, Neudörfl A, Bücherl U, Warnke A, Herpertz-Dahlmann B, Remschmidt H (2001). Der Langzeitverlauf von Zwangsstörungen mit Beginn im Kindes- und Jugendalter: Psychosoziale Adaptation im Erwachsenenalter. Z Kinder Jugendpsychiatrie Psychother; 29: 25–35.

Jefferson JW, Greist JH (1996). The pharmacotherapy of obsessive-compulsive disorder. Psychiatr Ann; 26: 202–9.

Judd L (1965). Obsessive-compulsive neurosis in children. Arch Gen Psychiatry; 12: 136–43.

Knölker U (1987). Zwangssyndrome im Kindes- und Jugendalter. Göttingen: Vandenhoeck & Ruprecht.

Lakatos K, Reinecker H (1999). Kognitive Verhaltenstherapie bei Zwangsstörungen: ein Therapiemanual. Göttingen: Hogrefe.

Leckman J, Walker D, Goodman W, Pauls D, Cohen D (1994). „Just right" perceptions associated with compulsive behavior in Tourette's syndrome. Am J Psychiatry; 151: 675–80.

Lenane M, Swedo S, Leonhard H, Pauls D, Sceery W, Rapoport J (1990). Psychiatric disorders in first degree relatives of children and adolescents with obsessive compulsive disorder. J Am Acad Child Adolesc Psychiatry; 29: 407–12.

Leonard HL, Swedo SE, Rapoport JL, Koby EV, Lenane MC, Cheslow DL, Hamburger SD (1989). Treatment of obsessive-compulsive disorder with clomipramine and desipramine in children and adolescents. A double-blind cross-over comparison. Arch Gen Psychiatry; 46: 1088–92.

Leonard HL, Goldberger, E, Rapoport J, Cheslow D, Swedo S (1990). Childhood rituals: normal development or obsessive-compulsive symptoms? J Am Acad Child Adolesc Psychiatry; 29: 17–23.

Leonard HL, Lenane M, Swedo SE, Rettew DC, Gerson ES, Rapoport JL (1992). Tics and Tourette's disorder: a 2- to 7-year follow-up of 54 obsessive-compulsive children. Am J Psychiatry; 149: 1244–51.

Leonard HL, Swedo SE, Lenane MC, Rettew DC, Hamburger SD, Barko JJ, Rapoport JL (1993). A 2- to 7-year follow-up of 54 obsessive-compulsive children and adolescents. Arch Gen Psychiatry; 50: 429–39.

Leonard HL, Swedo SE, Garvey M, Beer D, Perlmutter S, Lougee L, Karitani M, Dubbert B (1999). Postinfectious and other forms of obsessive-compulsive disorder. Child Adolesc Psychiatr Clin North Am; 8: 497–511.

Li CS, Chen MC, Yang YY, Chang HL, Liu CY Shen S, Xhen CY (2000). Perceptual alternation in obsessive compulsive disorder – implcation for a role of the cortico-striatal circuitry in mediating awareness. Behav Brain Res; 111: 61–9.

Liebowitz MR, Turner SM, Piacentini J, Beidel DC, Clarvit SR, Davies SO, Graae F, Jaffer M, Lin SH, Vallee FR, Schmidt AB, Simpson HB (2002). Fluoxetine in children and adolescents with OCD: a placebo-controlled trial. J Am Acad Child Adolesc Psychiatry; 41: 1431–8.

Mac Master FP, Russell A, Mirza Y, Keshavan MS, Banerjee SP, Bhandari R, Boyd C, Lynch M, Rose M, Ivey J, Moore GJ, Rosenberg DR (2006). Pituitary volume in pediatric obsessive-compulsive disorder. Biol Psychiatry; 59: 252–7.

March JS (2004). Review: clomipramine is more effective than SSRIs for paediatric obsessive compulsive disorder. Evid Based Ment Health; 7: 50.

March JS, Biedermann J, Wolkow R, Saffermann A, Mardekian J, Cook EH, Cutler NR, Dominguez R, Ferguson J, Muller B, Riesenberg R, Rosenthal M, Sallee FR, Wagner KD (1998). Sertraline in children and adolescents with obsessive-compulsive disorder: a multicenter randomized controlled trial. JAMA; 280: 1752–6.

March JS, Mulle K (1998). OCD in Children and Adolescents. A cognitive-behavioral treatment manual. New York: Guilford Press.

Mataix-Cols D, Rauch SL, Manzo PA, Jenike MA, Baer L (1999). Use of factor-analyzed symptom dimensions to predict outcome with serotonin reuptake inhibitors and placebo in the treatment of obsessive-compulsive disorder. Am J Psychiatry; 156: 1409–16.

Matsunaga H, Kiriike N, Miyata A, Iwasaki Y, Matsui T, Nagata T, Takei S, Symagami S (1998). Personality disorders in patients with obsessive-compulsive disorder in Japan. Acta Psychiatr Scand; 98: 128–34.

Mavissakalian M, Hamann MS, Jones B (1990). Correlates of DSM-III personality disorder in obsessive-compulsive disorder. Compr Psychiatry; 31: 481–9.

McDougle CJ, Epperson CN, Pelton GH, Wasylink S, Price LH (2000). A double-blind, placebo-controlled study of risperidone addition in serotonin reuptake inhibitor-refractory obsessive-compulsive disorder. Arch Gen Psychiatry; 57: 794–801.

Merkel WT, Pollard CA, Wiener RL, Staebler CR (1993). Perceived parental characteristics of patients with obsessive-compulsive disorder, depression and panic disorder. Child Psychiatry Hum Dev; 24: 49–57.

Moll GH, Rothenberger A (2000). Verhaltenstherapie bei Kindern und Jugendlichen mit Zwangsstörungen: Verknüpfung von Entwicklung, Verhalten, Neurobiologie und Therapie. Verhaltenstherapie; 10: 120–30.

Mowrer OH (1960). Learning Theory and Behavior. New York: Wiley.

Murphy TK, Goodman WK, Fudge MW, Williams RC, Ayoub EM, Dalal M, Lewis MH, Zabriskie JB (1997). B lymphocyte antigen D8/17: a peripheral marker for childhood-onset obsessive-compulsive disorder and Tourette's syndrome. Am J Psychiatry; 154: 402–7.

Nakao T, Nakagawa A, Yoshiura T, Nakatani E, Nabeyama M, Yoshizato C, Kudoh A, Tada K, Yoshioka K, Kawamoto M (2005). A functional MRI comparison of patients with obsessive-compulsive disorder and normal controls during a Chinese character Stroop task. Psychiatry Res; 139: 101–14.

Nestadt G, Samuels JF, Romanoski AJ, Folstein MF, McHugh PR (1994). Obsessions and compulsions in the community. Acta Psychiatr Scand; 89: 219–24.

Nestadt G, Lan T, Samuels J, Riddle M, Bienvenu OJ, Liang KY, Hoehn-Saric R, Cullen B, Grados M, Beaty TH, Shugart YY (2000a). Complex segregation analysis provides compelling evidence for a major gene unterlying obsessive-compulsive disorder and for heterogenity by sex. Am J Hum Genet; 67: 1611–6.

Nestadt G, Samuels J, Riddle M, Bienvenu J, Liang KY, LaBuda M, Walkup J, Grados M, Hoehn-Saric R (2000b). A family study of obsessive-compulsive disorder. Arch Gen Psychiatry; 57: 358–63.

Neudörfl A, Herpertz-Dahlmann B (1996). Der Verlauf von Zwangserkrankungen im Kindes- und Jugendalter: Eine Literaturübersicht. Z Kinder Jugendpsychiatrie Psychother; 24: 105–16.

Nicolson R, Swedo SE, Lenane M, Bedwell J, Wudarsky M, Gochman P, Hamburger SD, Rapoport J (2000). An open trial of plasma exchange in childhood-onset obsessive-compulsive disorder without poststreptococcal exacerbations. J Am Acad Child Adolesc Psychiatry; 39: 1313–5.

Nicolini H, Cruz C., Paez F, Camarena B (1998): Dopamine D2 and D4 receceptor genes distinguish the clinical presence of tics in obsessive-compulsive disorder. Gac. Med. Mex, 134, 521–7.

Noshirvani HF, Kasvikis Y, Marks IM, Tsakiris F, Monteiro WO (1991). Gender-divergent aetiologic factors in obsessive-compulsive disorder. Br J Psychiatry; 158: 260–3.

Pallanti S, Hollander E, Goodman WK (2004). A qualitative analysis of non-response: management of treatment-refractory obsessive-compulsive disorder. J Clin Psychiatry; 65: 6–10.

Pato M T, Schindler K, Carlos B S, Pato N (2001). The Genetics of Obsessive Compulsive Disorder. Curr Psychiatry Rep, 3: 163-168.

Pauls DL, Alsobrook JP (1999). The inheritance of obsessive-compulsive disorder. Child Adolesc Psychiatr Clin North Am; 8: 481–96.

Pauls DL, Stewart SE. Genetics of Obsessive-Compulsive Disorder. Tens Journal, im Druck.

Pauls DL, Towbin KE, Leckman JF, Zahner GEP, Cohen DJ (1986). Gilles de la Tourette's syndrome and obsessive-compulsive disorder: evidence supporting a genetic relationship. Arch Gen Psychiatry; 43: 1180–2.

Pediatric OCD Treatment Study (POTS) Team (2004). Cognitive-behavior therapy, sertraline, and their combination for children and adolescents with obsessive-compulsive disorder. JAMA; 292: 1969-76.

Perlmutter SJ, Leitman SF, Garvey MA, Hamburger S, Felman W, Leonard HL, Swedo SE (1999). Therapeutic plasma exchange and intravenous immunglobulin for obsessive-compulsive disorder and tic disorder in childhood. Lancet; 354: 1153–8.

Peterson BS, Leckman JF, Tucker D, Scahill L, Staib L, Zhang H, King R, Cohen DJ, Gore JC, Lombroso P (2000). Preliminary findings of anti-streptococcal antibody titers and basal ganglia volumes in tic, obsessive-compulsive, and attention-deficit/hyperactivity disorders. Arch Gen Psychiatry; 57: 364–72.

Pollock RA, Carter AS (1999). The familial and developmental context of obsessive-compulsive disorder. Child Adolesc Psychiatr Clin North Am; 8: 461–79.

Purcell R, Maruff P, Kyrios M, Pantelis C (1998). Cognitive deficits in obsessive-compulsive disorder on tests of frontal-striatal function. Biol Psychiatry; 43: 348–57.

Rapoport JL, Swedo SE, Leonard HL (1992). Childhood obsessive compulsive disorder. J Clin Psychiatry; 53: 11–6.

Rapoport LJ, Swedo S, Leonard H (1994). Obsessive-compulsive disorder. In: Rutter M, Tayler E, Mersov L (eds). Child and Adolescent Psychiatry – Modern approaches. 3rd ed. Oxford: Blackwell Scientific Publications; 441–54.

Rasche-Räuchle H, Winkelmann G, Hohagen F (1995). Zwangsstörungen – Diagnose und Grundlagen. Extracta Psychiatrica; 5: 22–31.

Rasmussen SA, Eisen JL (1994). The epidemiology and differential diagnosis of obsessive-compulsive disorder. J Clin Psychiatry; 55, Suppl: 5–14.

Rasmussen S, Eisen JL (1998). The epidemiology and clinical features of obsessive-compulsive disorder. In: Jenike M, Baer L, Minichiello W (Hrsg). Obsessive-Compulsive Disorders. St. Louis: Mosby Inc.: 65–83.

Rauch S, Jenike M, Alpert N, Baer L, Breiter H, Savage C, Fischman A (1994). Regional cerebral blood flow measured during symptom provocation in obsessive-compulsive disorder using oxygen 15-labeled carbon dioxide and positron emission tomography. Arch Gen Psychiatry; 51: 62.

Rauch S, Whalen P, Dougherty D, Jenike M (1998). Neurobiologic models of obsessive-compulsive disorder. In: Jenike M, Baer L, Minichiello W (eds). Obsessive-Compulsive Disorders. St. Louis: Mosby Inc.; 65–83.

Reinecker H, Zaudig M, Erlbeck R (1994). Die Langzeit-Follow-up Studie Windach. Prax Klin Verhaltensmed Rehabil; 24: 77–82.

Reinherz HZ, Giaconia RM, Lefkowitz ES, Pakiz B, Frost AK (1993). Prevalence of psychiatric disorders in a community population of older adolescents. J Am Acad Child Adolesc Psychiatry; 32: 369–77.

Riddle MA (1996). Fluvoxamine pediatric OCD-study. Oral presentation. American Psychiatric Association (APA), Meeting San Diego.

Riddle MA, Scahill L, King R, Hardin MT, Towbin KE, Ort S, Leckman JF, Lohen DJ (1990). Obsessive-compulsive disorder in children and adolescents: phenomenology and familiy history. J Am Acad Child Adolesc Psychiatry; 5: 766–72.

Riddle MA, Scahill L, King RA, Hardin MT, Anderson GM, Ort SI, Smith JC, Leckman JF, Cohen DJ (1992). Double-blind, crossover trial of fluoxetine and placebo in children and adolescents with obsessive-compulsive disorder. J Am Acad Child Adolesc Psychiatry; 31: 1062–9.

Riddle MA, Reeve EA, Yaryura-Tobias JA, Yang HM, Claghorn JL, Gaffney G, Greist JH, Holland D, McConville BJ, Pigott T, Walkup JT (2001). Fluvoxamine for children and adolescents with obsessive-compulsive disorder: a randomized, controlled, multicenter study. J Am Acad Child Adolesc Psychiatry; 40: 222–9.

Rosenberg DR, Averbach DH, O'Hearn KM, Seymour AB, Birmaher B, Sweeney JA (1997). Oculomotor response inhibition abnormalities in pediatric obsessive-compulsive disorder. Arch Gen Psychiatry; 54: 831–8.

Rosenberg DR, Mirza Y, Russel A, Tang J, Smith JM, Banaree SP, Bhandari R, Rose M, Ivey J, Boyd C, Moore GJ (2004). Reduced anterior cingulate glutamateric concentrations in childhood OCD and major depression versus healthy controls. J Am Acad Child Adolesc Psychiatry; 43: 1146-1153

Roth RM, Milovan D, Baribeau J, O'Connor K (2005). Neuropsychological functioning in early- and late-onset obsessive-compulsive disorder. J Neuropsychiatry Clin Neurosci, 17: 208–13.

Rubenstein CS, Pigott TA, L'Heureus F, Hill JL, Murphy DL (1992). A preliminary investigation of the lifetime prevalence of anorexia and bulimia nervosa in patients with obsessive-compulsive disorder. J Clin Psychiatry; 53: 309–14.

Rüdin E (1953). Ein Beitrag zur Frage der Zwangskrankheit, insbesondere die ihrer hereditären Beziehungen. Arch Psychiatr Nervenkr; 191: 14–54.

Rufer M, Hand I, Alsleben H, Braatz A, Ortmann J, Katenkamp B, Fricke S, Peter H (1005). Long-term course and outcome of obsessive-compulsive patients after cognitive-behavioral therapy in combination with either fluvoxamine or placebo: a 7-year follow-up of a randomized double-blind trial. Eur Arch Psychiatry Clin Neurosci; 255; 121–6.

Salkovskis PMJ (1996). Cognitive-behavioural approaches to the understanding of obsessional problems. In: Rapee R (ed). Current Controversies in the Anxiety Disorders. New York: Guilford Press; 103–33.

Salkovskis PMJ (1998). Psychological approaches to the understanding of obsessional problems. In: Swinson RP, Antony MM, Rachman S, Richter MA (eds). Obsessive-Compulsive Disorder. Theory, research and treatment. New York: The Guilford Press; 33–50.

Salkovskis PMJ (1999). Understanding and treating obsessive-compulsive disorder. Behav Res Ther; 37: 529–52.

Salkovskis PMJ, Kirk J (1989). Obsessional disorders. In: Hawton K (eds). Cognitive Behaviour Therapy for Psychiatric Problems. Oxford: University Press; 29–168.

Savage CR, Keuthen NJ, Jenike MA, Brown HD, Baer L, Kendrick AD, Miguel EC, Rauch SL, Albert MS (1996). Recall and recognition memory in obsessive-compulsive disorder. J Neuropsychiatry Clin Neurosci; 8: 99–103.

Saxena S, Brody AL, Schwartz JM, Baxter LR (1998). Neuroimaging and frontal-subcortical circuitry in obsessive-compulsive disorder. Br J Psychiatry; 137: 26–37.

Scahill L, Kano Y, King RA, Carlson A, Peller A, LeBrun U, Do-Rosario-Campos MC, Leckmann JF (2003). Influence of age and tic disorders on obsessive-compulsive disorder in a pediatric sample. J Child Adolesc Psychopharmacol; 13: 7-17

Schwartz JM (1998). Neuroanatomical aspects of cognitive-behavioural therapy response in obsessive-compulsive disorder. Br J Psychiatry; 173, Suppl: 38–44.

Schwartz J, Stoessel P, Baxter L, Martin J, Phelps M (1996). Systematic changes in cerebral glucose metabolic rate after successful behavior modification treatment of obsessive-compulsive disorder. Arch Gen Psychiatry; 53: 109.

Shafran R, Somers J (1998). Treating adolescent obsessive-compulsive disorder: applications of the cognitive theory. Behav Res Ther; 36: 93–7.

Simons M (2005). Exposition mit Reaktionsverhinderung und metakognitive Therapie bei Kindern und Jugendlichen mit Zwangsstörungen. Dissertation, Universität Basel.

Simons M, Herpertz-Dahlmann B (2003). Psychotherapie der Zwangsstörung bei Kindern und Jugendlichen – eine Übersicht. Z Kinder Jugendpsychiatrie Psychother; 31: 213–21.

Simons M, Schneider S, Herpertz-Dahlmann B (2006). Metacognitive therapy versus exposure and response prevention for pediatric obsessive-compulsive disorder: a case series with randomized allocation. Psychother Psychosom; 75: 257–64.

Snider LA, Swedo SE (2004). PANDAS: current status and directions for research. Mol Psychiatry; 9: 900-907

Snider LA, Lougee L, Slattery M, Grant P, Swedo SE (2005). Antibiotic prophylaxis with azithromycin or penicillin for childhood-onset neuropsychiatric disorders. Biol Psychiatry; 57: 788–92.

Steinberger K & Schuch B (2002). Classification of obsessive-compulsive disorder in childhood and adolescence. Acta Psychiatr Scand 106: 97–102

Steketee G (1993). Social support and treatment outcome of obsessive-compulsive disorder at 9-month follow-up. Behav Psychother; 21: 81–95.

Stewart SE, Geller DA, Jenike M, Pauls D, Shaw D, Mullin B, Faraone SV (2004). Long-term outcome of pediatric obsessive-compulsive disorder: a meta-analysis and qualitative review of the literature. Acta Psychiatr Scan; 110: 4–13.

Storch EA, Murphy TK, Geffken GR, Soto O, Sajid M, Allen P, Roberti JW, Kiliany EM, Goodman WK (2004). Psychometric evaluation of the children`s Yale-Brown Obsessive-Compulsive scale. Psychiatry Res; 129: 91-98.

Swedo SE, Grant PJ (2005). Annotation: PANDAS: a model for human autoimmune disease. J Child Psychol Psychiatry; 46: 227–34.

Swedo SE, Pekar M (2000). PANDAS: a new „species“ of childhood-onset obsessive-compulsive disorder? In: Rapoport JL (ed). Childhood onset of „adult“ psychopathology. American Psychopathological Association. Washington, DC: American Psychiatric Press; 52–9.

Swedo SE, Leonard HL, Rapoport JL (1992). Childhood-onset obsessive-compulsive disorder. Psychiatr Clin North Am, 15: 767–75.

Swedo S, Leonard H, Kiessling L (1994). Speculations on antineuronal antibody-mediated neuropsychiatric disorders of childhood. Pediatrics; 93: 323.

Szatmari P, Bartolucci G, Brenner R (1989). Asperger's syndrome and autism: Comparison of early history and outcome. Dev Med Child Neurol; 31: 709–20.

Szeszko PR, MacMillan S, McMeniman M, Chen S, Baribault K, Lim KO, Ivey J, Rose M, Banerjee SP, Bhandari R, Moore GJ, Rosenberg DR (2004). Brain structural abnormalities in psychotropic drug-naive pediatric patients with obsessive-compulsive disorder. Am J Psychiatry, 161: 1049–56.

Szeszko PR, Ardekani BA, Ashtari M, Malhotra AK, Robinson DG, Bilder RM, Lim KO (2005). White matter abnormalities in obsessive-compulsive disorder: a diffusion tensor imaging study. Arch Gen Psychiatry; 62: 782-90.

Tallis F, Pratt P, Jamani N (1999). Obsessive compulsive disorder, checking, and non-verbal memory: a neuropsychological investigation. Behav Res Ther; 37: 161–6.

Thiel A, Broocks A, Ohlmeier M, Jacoby GE, Schüßler G (1995). Obsessive-compulsive disorder among patients with anorexia nervosa and bulimia nervosa. Am J Psychiatry; 152: 72–5.

Thomsen PH (1994). Obsessive-compulsive disorder in children and adolescents. A study of phenomenology and family functioning in 20 consecutive Danish cases. Eur Child Adolesc Psychiatry; 3: 29–36.

Thomsen PH (1995a). Obsessive-compulsive disorder in children and adolescents: predictors in childhood for long-term phenomenological course. Acta Psychiatr Scand; 92: 255–9.

Thomsen PH (1995b). Obsessive-compulsive disorder in children and adolescents: A 6-22 year follow-up study of social outcome. Eur Child Adolesc Psychiatry: 4: 112–22.

Thomsen PH (2004). Risperidone augmentation in the treatment of severe adolescent OCD in SSRI-refactory cases: a case-series. Ann Clin Psychiatry; 16: 201–7.

Thomsen PH, Mikkelsen HU (1991). Children and adolescents with obsessive-compulsive disorder: the demographic and diagnostic characteristics of 61 Danish patients. Acta Psychiatr Scand; 83: 262–6.

Thomsen PH, Mikkelsen HU (1995). Course of obsessive-compulsive disorder in children and adolescents: A prospective follow-up study of 23 Danish cases. J Am Acad Child Adolesc Psychiatry; 34: 1432–40.

Toro J, Curvera M, Osejo E, Salamero M (1992). Obsessive-compulsive disorder in children and adolescents: A clinical study. J Child Psychol Psychiatry; 33: 1025–37.

Unnewehr S, Schneider S, Margraf J (1995). Kinder DIPS. Diagnostisches Interview bei psychischen Störungen im Kindes- und Jugendalter. Berlin, Heidelberg: Springer.

Valente AA Jr, Miguel EC, Castro CC, Amaro E Jr, Duran FL, Buchpiguel CA, Chitnis X, McGuire PK, Busatto GF (2005). Regional Gray Matter Abnormalities in Obsessive-Compulsive Disorder: A Voxel-Based Morphometry Study. Biol Psychiatry; 58: 479–87.

Valleni-Basile LA, Garrison CZ, Jackson KL, Waller JL, McKeown RE, Addy CL, Cuffe SP (1994). Frequency of obsessive-compulsive disorder in a community sample of young adolescents. J Am Acad Child Adolesc Psychiatry; 33: 782–91.

Valleni-Basile LA, Garrison CZ, Waller JL, Addy CL, McKeown RE, Jackson KL, Cuffe SP (1996). Incidence of obsessive- compulsive disorder in a community sample of young adolescents. J Am Acad Child Adolesc Psychiatry; 35: 898–906.

van den Heuvel OA, Veltman DJ, Groenewegen HJ, Cath DC, van Balkom AJ, van Hartskamp J, Barkhof F, van Dyck R (2005). Frontal-striatal dysfunction during planning in obsessive-compulsive disorder. Arch Gen Psychiatry; 62: 301–9.

Wagner KD, Cook EH, Chung H, Messig M (2003). Remission status after long-term sertraline of pediatric obsessive-compulsive disorder. J Child Adolesc Psychopharamacol; 13: 53–60.

Walitza S, Wewetzer C, Warnke A, Gerlach M, Geller F, Gerber G, Görg T, Herpertz-Dahlmann B, Schulz E, Remschmidt H, Hebebrand J, Hinney A (2002). 5-HT_{2A} promoter polymorphism-1438G/A in children and adolescents with obsessive-compulsive disorders. Molec Psychiatry; 7: 1054–7.

Walitza S, Wewetzer C, Gerlach M, Klampfl K, Geller F, Barth N, Hahn F, Herpertz-Dahlmann B, Gössler M, Fleischhacker C, Schulz E, Hebebrand J, Warnke A, Hinney A. (2004). Transmission disequilibrium studies in children and adolescents with obsessive-compulsive disorders pertaining to polymorphisms of genes of the serotonergic pathway. J Neural Transmission; 111: 817–25.

Walsh KH & McDougle CJ (2004). Pharmacological augmentation strategies for treatment-resitant obsessive-compulsive disorder. Expert Opin Pharmacother; 5: 2059–67.
Wever C, Rey J (1997). Juvenile obsessive-compulsive disorder. Austra N Zeal J Psychiatry; 31: 105–13.
Wewetzer C (2001). Familienuntersuchung zur Zwangsstörung: Komorbidität, familiäre Belastung und familiäre Dynamik. Habilitationsschrift, Universität Würzburg.
Wewetzer C, Hemminger U, Warnke A (1999). Aktuelle Entwicklungen in der Therapie von Zwangsstörungen im Kindes- und Jugendalter. Nervenarzt; 70: 11–9.
Wewetzer C, Jans T, Bücherl U, Neudörfl A, Müller B, Remschmidt H, Warnke A, Herpertz-Dahlmann B (2001). Long-term outcome and prognosis of obsessive-compulsive disorder with onset in childhood or adolescence. Euro Child Adolesc Psychiatry; 10: 37–46.
Wewetzer C, Jans T, Beck N, Reinecker H, Klampfl K, Barth N, Hahn F, Remschmidt H, Herpertz-Dahlmann B, Warnke A (2003). Interaktion, Familienklima, Erziehungsziele und Erziehungspraktiken in Familien mit einem zwangskranken Kind. Verhaltenstherapie; 13: 10–18.
Wewetzer C, Schütze G, Hinrichs G, Aldenhoff-Zöllner A, Arndt R, Haase C, Hobrücker B, Kühl R, Schmitz G (2007). Zwangsstörungen (F42). In: Deutsche Gesellschaft für Kinder- und Jugendpsychiatrie und Psychotherapie u.a. (Hrsg). Leitlinien zur Diagnostik und Therapie von psychischen Störungen im Säuglings-, Kindes- und Jugendalter. 3. überarb. Aufl., Deutscher Ärzte-Verlag; Online-Version: http://www.uniduesseldorf.de/WWW/AWMF/ll/ll_kjpp.htm.
Wewetzer Ch. (2004). Zwänge bei Kindern und Jugendlichen. Göttingen: Hogrefe-Verlag.
White M, Epston D (1990). Die Zähmung der Monster: literarische Mittel zu therapeutischen Zwecken. Heidelberg: Carl Auer Verlag.
Williams TI, Salkovskis PM, Forrester EA, Allsopp MA (2002). Changes in symptoms of OCD and appraisal of responsibility during cognitive behavioural treatment: A pilot study. Behav Cogn Psychotherapy; 30: 69–78.
Winkelmann G, Hohagen F (1995). Zwangsstörung – stationäre Verhaltenstherapie. Fortschr Neurol Psychiatrie; 63: 19–22.
Zaudig M, Hauke W, Hegerl U (Hrsg) (1998). Die Zwangsstörung. Stuttgart, New York: Schattauer.
Zielke M (1994). Indikation zur stationären Verhaltenstherapie. In: Zielke M, Sturm J (Hrsg). Handbuch der stationären Verhaltenstherapie. Weinheim: Beltz; 21–7.
Zohar AH (1999). The epidemiology of obsessive-compulsive disorder in children and adolescents. Child Adolesc Psychiatr Clin North Am; 8: 445–609.
Zohar AH, Ratzoni G, Pauls DL, Apter A, Bleich A, Kron S, Rappaport M, Weizman A, Cohen DJ (1992). An epidemiological study of obsessive-compulsive disorder and related disorders in Israeli adolescents. J Am Acad Child Adolesc Psychiatry; 31: 1057–61.
Zohar AH, Pauls DL, Ratzoni G, Apter A, Dycian A, Binder M, King R, Leckman JF, Kron S, Cohen DJ (1997). Obsessive-compulsive disorder with and without tics in an epidemiological sample of adolescents. Am J Psychiatry; 154: 274–6.
Zohar J, Kennedy JL, Hollander E, Koran LM (2004). Serotonin-1D hypothesis of obsessive-compulsive disorder: an update. J Clin Psychiatry; 65: 18–21.

5.10 Angststörungen

B. Blanz, S. Schneider

Inhalt

5.10.1 Einleitung

Ängste gehören zur normgerechten Entwicklung, dementsprechend kommen sie im Kindes- und Jugendalter häufig vor. Die meisten Ängste sind reifungsabhängige Phänomene, die mit dem Erreichen bestimmter Entwicklungsstufen vorübergehend in den Vordergrund treten (s. Tab. 5-64). Sie sind meist durch die angstauslösende Wirkung neuer Wahrnehmungsstimuli determiniert und entspringen der mangelnden Kenntnis der Realität sowie der Unterschätzung der eigenen Bewältigungsmöglichkeiten. So korrespondiert die ängstliche Reaktion des Kindes im dritten Trimenon Fremden gegenüber – „8-Monats-Angst“ – mit der in diesem Zeitraum erworbenen Fähigkeit, die Mutter von Fremden zu differenzieren. Bei Kleinkindern beziehen sich diese Ängste deshalb auf aktuelle Ereignisse der unmittelbaren Umgebung. Mit zunehmendem Alter und wachsenden Fähigkeiten zu abstrahieren, zu generalisieren, vergangene Ereignisse zu reflektieren und zukünftige zu antizipieren sowie Phantasie und Wirklichkeit zu unterscheiden, werden die Angstinhalte eher von vorgestellten, in der Zukunft liegenden Gefahren bestimmt (z. B. Angst, verlassen zu werden). Ebenso entspringt die Angst vor imaginären Figuren („Gespenster“, „Hexen“) den kindlichen Möglichkeiten der Phantasie und Imagination. Ab dem Grundschulalter gewinnen realere Vorstellungen wie Angst vor Krankheit und Verletzung sowie insbesondere auf soziale Situationen bezogene Ängste

(Reden in der Öffentlichkeit, Schulsituation) zunehmend an Bedeutung. Insgesamt haben mehr jüngere Kinder Ängste als ältere, die Zahl der potenziell angstauslösenden Objekte und Situationen wächst jedoch mit dem Alter (Schmidt u. Blanz 1991). Klinisch relevante Angstsyndrome zählen zu den häufigsten Störungen in diesem Altersbereich; sie können sich von den Ängsten durch den Zeitpunkt ihres Auftretens, der Ausprägung und Dauer der Angstsymptomatik sowie insbesondere durch die Beeinträchtigung der Alltagsfunktionen unterscheiden, wodurch eine gesunde Entwicklung behindert wird. Deshalb ist es wichtig, Angstsyndrome von alterstypischen Ängsten rechtzeitig abzugrenzen und sie adäquat zu behandeln.

Tab. 5-64: Physiologische Ängste im Kindes- und Jugendalter

Alter	Angstinhalte
0–6 Monate	laute Geräusche
6–9 Monate	Fremde
9–12 Monate	Trennung, Verletzung
2. Lebensjahr	imaginäre Figuren, Tod, Einbrecher
3. Lebensjahr	Tiere (Hunde), Alleinsein
4. Lebensjahr	Dunkelheit
6–12 Jahre	Schule, Verletzung, Krankheit, soziale Situationen, Gewitter
13–18 Jahre	Verletzung, Krankheit, soziale Situationen, Sexualität

Tab. 5-65: Angststörungen nach ICD-10

I Angststörungen, die in jeder Altersstufe beginnen können

- phobische Störungen (F 40)
  - Agoraphobie (F 40.0)
  - soziale Phobie (F 40.1)
  - spezifische Phobie (F 40.2)
- sonstige Angststörungen (F 41)
  - Panikstörung (F 41.0)
  - generalisierte Angststörung (F 41.1)
  - Angst und depressive Störung, gemischt (F 41.2)
  - sonstige gemischte Angststörung (F 41.3)
- Anpassungsstörung, Angst und depressive Reaktion, gemischt (F 43.22)

II Angststörungen mit Beginn im Kindesalter

- emotionale Störungen des Kindesalters (F 93)
  - emotionale Störung mit Trennungsangst (F 93.0)
  - phobische Störung des Kindesalters (F 93.1)
  - Störung mit sozialer Überempfindlichkeit (F 93.2)
  - generalisierte Angststörung des Kindesalters (F 93.80)

5.10.2 Definition und Klassifikation

Die Angststörungen werden nach ICD-10 (WHO 1999) in drei Gruppen unterteilt (s. Tab. 5-65). Speziell für das Kindesalter werden separate Kriterien für insgesamt vier Angststörungen im Kindes- und Jugendalter definiert (Remschmidt et al. 2001). Unter der Kategorie „emotionale Störungen des Kindesalters" werden die folgenden Störungsbilder voneinander unterschieden:

- emotionale Störung mit Trennungsangst
- phobische Störung des Kindesalters
- Störung mit sozialer Ängstlichkeit
- generalisierte Angststörung des Kindesalters

Darüber hinaus können in der ICD-10 aber auch Angststörungen des Erwachsenenalters (z.B. spezifische Phobie, Generalisierte Angststörung) bei Kindern und Jugendlichen diagnostiziert werden. Im Gegensatz zu den Angststörungen des Erwachsenenalters, die auf jeder Altersstufe beginnen können, liegt der Beginn der emotionalen Störungen des Kindesalters (F 93) selbstverständlich grundsätzlich im Kindesalter. Mit Ausnahme der emotionalen Störung mit Trennungsangst des Kindesalters (F 93.0) unterscheiden sich die Symptome dieser Störungen nicht grundlegend von den Angststörungen des Erwachsenenalters; allerdings imponiert die Angstsymptomatik eher als Übersteigerung von altersangemessenen Ängsten und weniger als qualitativ abnorm.

Spezifische Angststörungen des Kindesalters

Bei der emotionalen Störung mit **Trennungsangst** des Kindesalters (F 93.0) dominiert übermäßig ausgeprägte Angst vor der Trennung von wichtigen Bezugspersonen, die erstmals während der ersten Lebensjahre auftritt und durch abnorme Dauer zu einer Beeinträchtigung sozialer Funktionen führt. Bei den **phobischen Störungen** des Kindesalters (F 93.1) steht abnorm gesteigerte Angst vor alterstypisch angstbesetzten Objekten oder Situationen im Vordergrund. Ihr Beginn liegt in der entwicklungsangemessenen Altersstufe für solche Ängste, die Ausprägung der Angst ist klinisch relevant und die Symptomatik nicht Teil einer generalisierten Störung. Kinder mit einer Störung mit **sozialer Ängstlichkeit** des Kindesalters (F 93.2) zeigen eine persistente oder wiederkehrende altersunangemessene Furcht vor Fremden. Die Störung beginnt vor dem sechsten Lebensjahr, führt zu einer bedeutsamen sozialen Beeinträchtigung und ist nicht Teil einer generalisierten Störung. Kinder und Jugendliche mit einer generalisierten Angststörung des Kindesalters (F 93.80) klagen meist weniger als Erwachsene über die für die **generalisierte Angststörung** (F 41.1) typischen Beschwerden, außerdem haben die vegetativen Symptome eine geringere Bedeutung als bei Erwachsenen. Wie dort stehen intensive Ängste und Sorgen im Sinne von ängstlichen Erwartungen (z. B. bezogen auf die Qualität von Leistungen bzw. Prüfungen, aber auch hinsichtlich Krankheiten, Katastrophen etc.) im Vordergrund.

Angststörungen mit Beginn in jeder Altersstufe

Phobische Störungen

Bei den **phobischen Störungen** (F 40) wird Angst ausschließlich oder überwiegend durch eindeutig definierte, im Allgemeinen ungefährliche Situationen oder Objekte hervorgerufen. Typischerweise werden diese Situationen oder Objekte gemieden bzw. mit ausgeprägter Angstsymptomatik ertragen, wenn Vermeidung nicht möglich ist. Phobische Ängste unterscheiden sich weder in der affektiven Qualität noch physiologisch oder im Verhalten von anderen Angstformen, ihre Ausprägung variiert zwischen leichtem Unbehagen bis zur Panik. Die Angst wird nicht durch die Erkenntnis gemildert, dass andere solche Situationen oder Objekte als ungefährlich erleben. Die Vorstellung, die phobisch besetzte Situation könnte eintreten, erzeugt in der Regel Erwartungsangst. Bei der Agoraphobie (F 40.0) ist das Hauptmerkmal die Angst, sich an Orten oder in Situationen aufzuhalten, von denen aus ein Rückzug an einen sicheren Platz, im Allgemeinen in die eigene Wohnung, schwierig oder peinlich ist. Diese Angst tritt in mindestens zwei der folgenden Situationen auf:

- in Menschenmengen
- auf öffentlichen Plätzen
- beim alleinigen Reisen
- auf Reisen mit weiter Entfernung von zu Hause

Charakteristisch ist die Vermeidung solcher Situationen. Bei den sozialen Phobien (F 40.1) zentriert sich die Angst auf die prüfende Betrachtung durch andere Menschen in überschaubaren Gruppen, nicht dagegen in Menschenmengen. Die Angst ist auf bestimmte soziale Situationen beschränkt und dann dominierendes Merkmal, in der Regel werden solche Situationen vermieden. Bei den spezifischen Phobien (F 40.2) bezieht sich die Angst auf bestimmte Objekte oder Situationen. Solche Objekte oder Situationen werden in der Regel gemieden.

Sonstige Angststörungen

Hauptsymptomatik der **sonstigen Angststörungen** (F 41) sind Ängste, die nicht auf bestimmte Objekte oder Situationen begrenzt sind, sondern frei flottieren. Geringer ausgeprägte depressive, Zwangssymptome oder phobische Angstsymptome können sekundär auftreten. Wesentliches Kennzeichen der Panikstörung (episodisch paroxysmale Angst, F 41.0) sind wiederkehrende ausgeprägte Angstattacken, die nicht an eine spezifische Situation oder besondere Umstände gebunden und deshalb nicht vorhersehbar sind; dies begründet die ständige Furcht vor einer erneuten Angstattacke. Wesentliches Kernsymptom der generalisierten Angststörung (F 41.1) ist generalisierte und anhaltende Angst, die nicht auf bestimmte Situationen oder Objekte beschränkt ist. Bei dem Syndrom „Angst und depressive Störung, gemischt“ (F 41.2) bestehen gleichzeitig Angstsyndrome und depressive Symptome, ohne dass ein Störungsbild überwiegt. Die Symptomatik ist milde ausgeprägt und erfüllt weder die Kriterien für eine Angststörung noch die für eine depressive Störung. Tritt diese Symptomatik innerhalb eines Monats nach einer signifikanten Lebensveränderung, einem belastenden Lebensereignis oder nach schwerer körperlicher Erkrankung auf und besteht nicht länger als sechs Monate, liegt eine **Anpassungsstörung Angst und depressive Reaktion, gemischt** (F 43.22) vor. Bei den sonstigen gemischten Angststörungen (F 41.3) sind die Kriterien für eine generalisierte Angststörung (F 41.1) erfüllt, gleichzeitig bestehen Symptome einer sog. neurotischen Störung, einer Belastungsstörung und somatoformen Störung (F 42 bis F 48), deren diagnostische Kriterien jedoch nicht vollständig erfüllt sind. In dieser Kombination treten am häufigsten Symptome einer Zwangsstörung (F 42), einer dissoziativen Störung (F 44), von Somatisierungsstörungen (F 45.0, F 45.1) oder einer hypochondrischen Störung (F 45.2) auf.

5.10.3 Epidemiologie

In den letzten Jahren wurden in mehreren Studien systematische Informationen über die Verbreitung von klinisch relevanten Angststörungen im Kindes- und Jugendalter erhoben (Überblick bei Essau et al. 2004). Diesen Studien zufolge gehören Angststörungen zu den häufigsten psychischen Störungen des Kindes- und Jugendalters. Daten zur Verbreitung von Angststörungen im Kindesalter aus Deutschland und der Schweiz weisen in die gleiche Richtung (Essau et al. 1998; Federer et al. 2000b; Steinhausen u. Winkler-Metzke 1998; Wittchen et al. 1998). In diesen Studien wurden in repräsentativen Stichproben mithilfe von strukturierten Interviews die Prävalenzen von Angststörungen über verschiedene Zeiträume hinweg untersucht. Die Tabelle 5-66

Tab. 5-66: Prävalenzraten der Angststörungen im Kindes- und Jugendalter (LZ = Lebenszeit; – = Prävalenzangaben liegen nicht vor; Angaben in Prozent)

	Federer et al. 2000a; 2000b	Steinhausen u. Winkler-Metzke 1998	Essau et al. 1998		Wittchen et al. 1998	
Alter (Jahre)	8	7–16	12–17		14–24	
Stichprobengröße	826	1964	1035		3021	
Prävalenzzeitraum	6 Monate	6 Monate	1 Jahr	LZ	1 Jahr	LZ
Angststörungen gesamt	9,5	11,4	11,3	18,6	9,3	14,4
• Trennungsangst	2,8	0,8	–	–	–	–
• spezifische Phobie	5,2	5,8	2,7	3,5	1,8	2,3
• soziale Phobie	0,4	4,7	1,4	1,6	2,6	3,5
• generalisierte Angststörung	1,4	0,6	0,2	0,4	0,5	0,8
• Panikstörung	0	–	0,5	0,5	1,2	1,6
• Agoraphobie	0	1,9	2,7	4,1	1,6	2,6

gibt einen Überblick über die beobachteten Perioden-Prävalenzen der hier behandelten Angststörungen.

Bereits im Alter von acht Jahren geben ca. 10 % der Kinder an, aktuell eine Angsterkrankung zu haben oder im Laufe des letzten halben Jahres eine Angsterkrankung gehabt zu haben (Federer et al. 2000a). Übereinstimmend zeigen diese Studien, dass spezifische Phobien im Kindes- und Jugendalter am häufigsten auftreten. Bei der Gruppe der 8-Jährigen ist die zweithäufigste Diagnose die „Störung mit Trennungsangst“, während diese bei der im Durchschnitt älteren Stichprobe von Steinhausen u. Winkler-Metzke (1998) deutlich abnimmt und hier die Sozialphobie die zweithäufigste Diagnose ist. Auch kommt es im Jugend- und jungen Erwachsenenalter zu einem Anstieg der Agoraphobie. Die generalisierte Angststörung gehört diesen Studien zufolge zu den selteneren Angststörungen.

Panikstörungen sind im Kindesalter eher selten. Für Kinder, die jünger als zehn Jahre sind, konnte in mehreren epidemiologischen Studien keine Panikstörung diagnostiziert werden (Überblick bei Schneider 2004). Eine Studie von Federer et al. (2000a) widmete sich speziell der Frage, ob bereits 8-Jährige unter plötzlich auftretenden Panikanfällen leiden. Auch bei sorgfältiger Exploration der Kinder mithilfe eines strukturierten Interviews fand sich kein Kind, das über solche Anfälle berichtete. Stattdessen beschrieben 25 % der 8-Jährigen Panikanfälle, die durch eine bestimmte Situation im Zusammenhang mit Dunkelheit, Albträumen, Gespensterimaginationen, Tieren und Trennungen oder durch agoraphobische Situationen ausgelöst wurden. Die kumulative Inzidenz von Panikanfällen und Panikstörungen im Kindes- und Jugendalter wurde in der Münchner Studie Early Developmental Stages of Psychopathology (EDSP) an einer Stichprobe von 3021 Jugendlichen im Alter von 14 bis 24 Jahren untersucht (Reed u. Wittchen 1998). Panikanfälle sind dieser Studie zufolge bis zum Alter von 11 Jahren äußerst selten. Plötzliche Panikanfälle treten meist erst mit Pubertätsbeginn auf, und es kommt in bzw. nach dieser Lebensphase zu einem substanziellen Anstieg der Häufigkeit von Panikanfällen, wobei die Diagnosekriterien für die vollständige Panikstörung zumeist erst im jungen Erwachsenenalter erfüllt werden.

Komorbidität

Bis zu 60 % der Kinder und Jugendlichen mit einer Angststörung leiden an einer weiteren Angststörung, etwa 30 % sogar an zwei weiteren Angststörungen (Kashani u. Orvaschel 1988; 1990; Last et al. 1992). Depressive Störungen treten mit Raten zwischen 28 und 69 % ebenfalls häufig auf, insbesondere bei **Agoraphobie** (AACAP 1997). Dabei gehen Angststörungen weitaus häufiger depressiven Störungen voraus als umgekehrt (Angold u. Costello 1993; Kovacs et al. 1989). Durch eine depressive Episode wird in der Regel eine zuvor bestehende Angstsymptomatik verschlimmert. Betroffene mit einer komorbiden Angst- und Depressionsstörung sind im Durchschnitt älter und haben eine ausgeprägtere Angstsymptomatik als Kinder und Jugendliche mit einer isolierten Angststörung (Bernstein 1991).

Die Komorbiditätsraten in klinischen Stichproben sind noch höher: So wurden bei 5- bis 18-Jährigen mit Angststörungen Komorbiditätsraten zwischen 65 und 95 % für weitere Angststörungen beschrieben, für depressive Störungen Raten zwischen 22 und 44 % und für Störungen des Sozialverhaltens Raten zwischen 8 und 27 % (Last et al. 1992; 1996). Umgekehrt weisen auch Kinder und Jugendliche, die an einer depressiven Störung leiden, ein erhöhtes Risiko für eine komorbide Angststörung auf: Bei 10- bis 20-Jährigen mit einer depressiven Störung wurden Komorbiditätsraten für Angststörungen zwischen 21 und 51 % beschrieben (Übersicht bei Lugt et al. 2002). Weitere komorbide Störungen sind hyperkinetische Syndrome (bei der emotionalen Störung mit Trennungsangst des Kindesalters bis ca. 25 %) und elektiver Mutismus.

Beginn und Verlauf

Bezüglich des Beginns der Angststörungen liefert die National Comorbidity Survey Replication aus den USA interessante Daten (Kessler u. Merikangas 2004; Kessler et al. 2005). Die retrospektive Befragung von 9282 erwachsenen Probanden ergab einen Median von 11 Jahren für das Erstauftretensalter von Angststörungen insgesamt. Bis zum Alter von 21 Jahren hatten sich sogar schon 75 % der Angststörungen entwickelt. Spezifische Phobien und die Störung mit Trennungsangst hatten mit einem Median von 7 Jahren den frühesten Beginn. Der Median bei der sozialen Phobie lag bei 13 Jahren. Das Auftretensalter der weiteren Angststörungen lag im Median zwischen 19 und 31 Jahren, wobei die generalisierte Angststörung den spätesten Beginn aufweist. Diese Daten machen deutlich, dass die Hauptrisikoperiode für die Entwicklung einer Angststörung in der Kindheit liegt. Das Risiko, im Erwachsenenalter erstmalig eine Angststörung zu entwickeln, ist dagegen gering.

Während über lange Zeit Ängste im Kindesalter als Teil passagerer Entwicklungsphasen betrachtet wurden, belegen neue Forschungsarbeiten, dass Angststörungen in der Kindheit zumindest für einen Teil der Betroffenen stabil (z.B. Keller et al. 1992) bzw. ein Risikofaktor für die Ausbildung psychischer Störungen wie Angststörungen, Depressionen oder Substanzabhängigkeit im Erwachsenenalter sind (z.B. Pine et al. 1998; Woodward u. Fergusson 2001). Insbesondere für die Störung mit Trennungsangst in der Kindheit weisen prospektive Längsschnittstudien darauf hin, dass sie mit einer Panikstörung und Agoraphobie im Erwachsenenalter assoziiert ist (Brückl et al., im Druck; Schneider u. Nündel 2002).

Keller et al. (1992) beschrieben 275 Kinder von Erwachsenen mit einer depressiven Störung in einer Längsschnittuntersuchung. 38 von ihnen (14 %) litten an einer Angststörung. Trennungsangststörungen traten durchschnittlich im Alter von acht Jahren auf, generalisierte Angststörungen des Kindesalters mit zehn Jahren. Im Mittel bestand die Angststörung bereits seit vier Jahren. Allerdings wurden nur 24 % der Kinder mit einer Angststörung behandelt. Entsprechende Berechnungen ergaben, dass etwa 46 % der Kinder mindestens acht Jahre lang an ihrer Angststörungen leiden. Last et al. (1996) untersuchten Kinder und Jugendliche, die wegen einer Angststörung vorgestellt worden waren, über einen Zeitraum von 3–4 Jahren nach. Bei 82 % von ihnen war die Angststörung remittiert, bei zwei Drittel der Betroffenen bereits im ersten Jahr nach der Vorstellung. **Generalisierte Angststörungen** brauchten am längsten bis zur Remission. Trennungsangststörungen hatten mit 96 % die höchsten Remissionsraten, Panikstörungen mit 70 % die niedrigsten. Früher Beginn der Angststörung und späte Vorstellung verlängerten den Zeitraum bis zur Remission. Bei 30 % der Betroffenen trat im Nachuntersuchungszeitraum eine psychische Störung neu auf, bei der Hälfte war es eine Angststörung.

Cohen et al. (1993) untersuchten in einer epidemiologischen Längsschnittstudie an 734 Kindern und Jugendlichen auch den Verlauf von generalisierten Angststörungen des Kindesalters. Diese Diagnose blieb bei 23 % der Betroffenen über einen Zeitraum von 18 Monaten stabil; bei hoher Angstausprägung betrug die Stabilität nach zweieinhalb Jahren sogar 47 %. Bernstein et al. (2000; 2001) verfolgten 12- bis 18-Jährige mit einer komorbiden Angst- und Depressionsstörung ein Jahr lang nach Beendigung eines standardisierten Behandlungsprogramms. Zum Nachuntersuchungszeitpunkt wurden zwei Drittel der Patienten psychopharmakologisch behandelt, drei Viertel befanden sich in ambulanter Behandlung; trotz dieser Interventionen lag bei der Hälfte die Diagnose einer Angststörung und bei einem Drittel eine depressive Störung vor. Daraus ergibt sich eine **besonders ausgeprägte Chronifizierungstendenz bei komorbiden Angst- und Depressionsstörungen**. Dies belegen auch Befunde einer großen epidemiologischen Untersuchung an 12- bis 24-Jährigen. Stein et al. (2001) fanden, dass das Vorliegen einer sozialen Phobie mit einem 3,5fach erhöhten Risiko verbunden ist, im Nachuntersuchungszeitraum (34–50 Monate) an einer depressiven Störung zu erkranken. Eine mit einer sozialen Phobie in Kombination auftretende depressive Störung hatte eine deutlich schlechtere Prognose (bezogen auf die Stabilität der depressiven Störung und das Suizidalitätsrisiko) als eine isoliert auftretende depressive Störung.

Verschiedene **Längsschnittstudien** haben die Frage untersucht, in welchem Ausmaß Angststörungen im Kindes- und Jugendalter Vorläufer von Angststörungen im Erwachsenenalter sind. Pine et al. (1998) fanden im 9-Jahres-Verlauf von Angststörungen im Kindes- und Jugendalter ein verdoppeltes Risiko für Angststörungen im Erwachsenenalter. Orvaschel et al. (1995) geben diesbezüglich ein relatives Risiko von 3,4 für eine Angststörung und ein relatives Risiko von 4,4 für eine depressive Störung an. Flakierska-Praquin et al.

(1997) untersuchten die Entwicklung von Kindern mit einer Trennungsangststörung, diagnostiziert im Alter zwischen 7 und 12 Jahren, im Vergleich mit gesunden Kontrollen bis ins mittlere Erwachsenenalter. Im Verlauf von 20–29 Jahren wurden die Betroffenen mit einer Trennungsangststörung häufiger psychiatrisch vorgestellt, sie lebten noch häufiger bei ihren Eltern und hatten weniger eigene Kinder als die Kontrollprobanden. Verschiedene Untersuchungen weisen auf einen Zusammenhang zwischen Trennungsangststörungen im Kindesalter und Agoraphobie sowie sozialer Phobie im Erwachsenenalter hin (Übersicht in AACAP 1997). In einer epidemiologischen Studie wurden 1090 Jugendliche im Alter von 14–24 Jahren im Großraum München über einen Zeitraum von vier Jahren prospektiv beobachtet. Hier zeigte sich, dass Trennungsangst ein bedeutsamer Risikofaktor für die Inzidenz einer Panikstörung war. Daneben erhöhte eine Trennungsangst in der Kindheit aber auch das Risiko, eine spezifische Phobie, eine generalisierte Angststörung, eine Zwangsstörung, eine bipolare Störung, eine Schmerzstörung oder Alkoholabhängigkeit im jungen Erwachsenenalter zu entwickeln (Brückl et al. 2007).

Die in diesem Kapitel zusammengetragenen Befunde machen deutlich, dass Ängste im Kindes- und Jugendalter erhebliches Leid für das Kind oder den Jugendlichen und seine Familie bedeuten. Darüber hinaus ist heute unbestritten, dass Angststörungen zu den häufigsten psychischen Störungen des Kindes- und Jugendalters gehören und ein bedeutender Risikofaktor für das Auftreten von Angststörungen, affektiven Störungen und Abhängigkeitsstörungen im Erwachsenenalter ist.

5.10.4 Symptomentwicklung

Leitsymptome

Spezifische Angststörungen des Kindesalters

Emotionale Störung mit Trennungsangst

Bei der **emotionalen Störung mit Trennungsangst des Kindesalters** zeigen die Kinder nach dem dritten Lebensjahr eine außergewöhnliche Angst vor der Trennung von wichtigen Bezugspersonen. Folgende Symptome sind typisch:

- übertriebene Sorgen, einer Bezugsperson könnte etwas zustoßen bzw. unvorhergesehene Ereignisse könnten zu einer Trennung von einer Bezugsperson führen
- Verweigerung des Kindergarten- bzw. Schulbesuchs, um in der Nähe von Bezugspersonen bleiben zu können
- hartnäckige Weigerung, getrennt von einer Bezugsperson zu schlafen
- unangemessene Angst, ohne eine Bezugsperson zu Hause zu bleiben
- wiederholte Albträume in Bezug auf Trennungen
- wiederholtes Auftreten somatischer Symptome (Übelkeit, Bauchschmerzen, Erbrechen oder Kopfschmerzen) in Erwartung von, während oder unmittelbar nach Trennungen

Die Kinder können eine gereizte, aggressive oder auch apathische Stimmung aufweisen, wenn eine Vermeidung der Trennungssituation nicht möglich ist. So kann das Kind weinen, schreien, um sich schlagen oder sich an die Bezugsperson klammern – mit dem Ziel, die anstehende Trennung zu verhindern. Wiederkehrende körperliche Symptome machen eine ausführliche medizinische Untersuchung notwendig, um organische Ursachen der Beschwerden auszuschließen. Meist sind die körperlichen Symptome im Kontext der Trennungsangst zu verstehen: So lassen etwa die körperlichen Symptome nach, wenn das Kind nicht in den Kindergarten oder die Schule geschickt wird oder sich die Eltern dazu entschließen, bei dem Kind zu bleiben. Gerade die körperlichen Symptome des Kindes verunsichern viele Eltern. Aus dem Wunsch heraus, das Kind zu schützen, unterstützen sie sein Bedürfnis nach Vermeidung, was kurzfristig die Angst des Kindes reduziert, aber mittel- und langfristig zur Aufrechterhaltung und Generalisierung der Trennungsangst beiträgt. Viele Eltern beschreiben, dass sie kaum noch etwas unternehmen und schon gar nicht mehr versuchen, das Kind an andere Betreuungspersonen (wie etwa den abendlichen Babysitter) zu gewöhnen. Diese Symptomatik behindert die altersangemessenen Aktivitäten wie Kindergarten- oder Schulbesuch oder Kontakte zu Gleichaltrigen und beeinträchtigt so die normgerechte Entwicklung.

Phobische emotionale Störung

Die häufigsten Inhalte der „phobischen emotionalen Störung des Kindesalters“ sind bei Vorschulkindern Angst vor Fremden, Dunkelheit und Tieren; bei Grundschulkindern kommen Ängste vor Stürmen, Gewitter, lauten, plötzlichen Geräuschen (z. B. Feuerwerk) und um die eigene Sicherheit hinzu. Bei den 12- bis 17-Jährigen sind die häufigsten Angstinhalte Angst vor Blut, Tieren und vor engen Räumen, Höhen etc. Bei allen Formen der Phobien kommt es zu körperlichen Reaktionen (z. B. Bauchschmerzen, Herzklopfen, Schwitzen), kognitiven Auffälligkeiten („Ich kann das nicht“, „Das ist gefährlich“) und Verhaltensveränderungen (z. B. Flucht). Das Kind reagiert häufig in Form von Schreien, Wutanfällen, Gelähmtsein oder Anklammern an eine Bezugsperson. Klinisch relevante Phobien führen zu erheblichen Beeinträchtigungen des Kindes in familiären und schulischen Bereichen sowie in der Freizeit.

Störung mit sozialer Ängstlichkeit

Bei der **Störung mit sozialer Ängstlichkeit des Kindesalters** zeigen die Betroffenen persistente oder wiederkehrende Ängste vor Kontakten mit Fremden (Erwachsene und Gleichaltrige). Im Zentrum stehen Befangenheit, Verlegenheit oder übertriebene Sorge über die Angemessenheit des eigenen Verhaltens Fremden gegenüber. In der Regel wird versucht, solche Situationen zu vermeiden. Auf erzwungene Kontakte wird mit ausgeprägtem Leid, Unbehagen, Weinen, Schweigen oder Rückzug reagiert. Zu Familienmitgliedern und anderen Vertrauten bestehen unbeeinträchtigte Kontakte und Beziehungen.

Generalisierte Angststörung des Kindesalters

Kinder oder Jugendliche mit einer „generalisierten Angststörung des Kindesalters" (F 93.80) machen sich übermäßig starke oder unbegründete und nichtkontrollierbare Sorgen über verschiedene Situationen und Lebensbereiche: Sorgen über Kleinigkeiten wie Unpünktlichkeit, Sorgen darüber, sich richtig verhalten zu haben, gut genug in der Schule oder im Sport zu sein oder genug Freunde zu haben. Viele dieser Kinder haben ein starkes Bedürfnis nach Anerkennung und Rückmeldung über erbrachte Leistungen und ihr sonstiges Verhalten. Kennzeichnend für diese Störung ist weiterhin das Auftreten körperlicher Symptome der Nervosität und Anspannung. So klagen diese Kinder häufig über Ein- und Durchschlafprobleme, Konzentrationsschwierigkeiten in der Schule oder bei den Hausaufgaben, Muskelverspannungen, Müdigkeit und Reizbarkeit. Des Weiteren kann es zum Nägelkauen oder Haaredrehen kommen, insbesondere während das Kind sich sorgt oder grübelt. Häufig leidet auch die Familie unter den Ängsten und Sorgen des Kindes. Aus dem Bedürfnis heraus, dem Kind keinen Anlass zur Sorge zu geben, herrscht in der Familie Druck und Anspannung, alle Aktivitäten perfekt zu planen und durchzuführen. Die Eltern und auch die Lehrer und Lehrerinnen berichten, viel Zeit damit zu verbringen, das Kind immer wieder zu beruhigen und ihm Fragen bezüglich anstehender Ereignisse oder seiner eigenen Leistung zu beantworten. Beim Kind kommt es häufig zu Vermeidungsverhalten, wenn z. B. in der Schule Tests, Lehrerwechsel, Sportwettbewerbe etc. anstehen. Hierdurch versucht das Kind, schlechten Leistungen oder unvertrauten Situationen aus dem Weg zu gehen.

Angststörungen mit Beginn in jeder Altersstufe

Phobische Störungen

Bei der **sozialen Phobie** zentriert sich die Angst um die prüfende Betrachtung in überschaubaren Gruppen (nicht in Menschenmengen). Anders als Erwachsene sind Kinder nicht immer in der Lage, den Grund ihrer Ängste zu benennen. Als Indikator einer sozialen Phobie im Kindesalter können z. B. folgende Verhaltensweisen auftreten:

- ein Abfall in den Schulleistungen
- Schulverweigerung
- Vermeidung von altersangemessenen sozialen Aktivitäten

Für die Diagnose einer kindlichen sozialen Phobie darf die Angst nicht nur in Interaktionen mit Erwachsenen, sondern muss auch mit Gleichaltrigen auftreten. Die Gedanken von sozialphobischen Kindern und Jugendlichen sind durch einen negativen Selbstfokus und Selbstabwertung gekennzeichnet. Sie befürchten, in sozialen Situationen zu versagen, sich lächerlich zu machen oder gedemütigt zu werden. Aus diesem Grund versuchen sie, den gefürchteten Situationen ganz aus dem Weg zu gehen. Sie vermeiden häufig die Schule, aus Angst, sich in der Schule zu blamieren oder zu versagen. In der Regel ist durch die soziale Phobie die soziale Kontaktfähigkeit des Kindes eingeschränkt, und es besteht ein erheblicher Leidensdruck. Insbesondere bei jüngeren Kindern kann es sein, dass die Einsicht bezüglich der Unangemessenheit ihrer Ängste noch nicht vorhanden ist. Bei ihnen steht eine ausgeprägte und anhaltende Scheu und Angst bei Kontakten mit unbekannten und vor allem gleichaltrigen Personen im Vordergrund. Dagegen besteht zu Familienmitgliedern häufig ein recht inniges Verhältnis. Die Angst kann auf bestimmte Situationen wie Essen oder Sprechen in der Öffentlichkeit oder Treffen mit dem anderen Geschlecht begrenzt sein, sie kann sich jedoch auch auf fast alle Gruppensituationen außerhalb der Familie ausdehnen; bei ausgeprägtem Vermeidungsverhalten kann dies zu vollständiger sozialer Isolation führen. Niedriges Selbstwertgefühl und Furcht vor Kritik wirken häufig bahnend. Als Begleitphänomene können Erröten, Vermeiden von Blickkontakt, Zittern, Übelkeit sowie Drang zum Wasserlassen auftreten. Albano et al. 1995 berichten, dass viele Kinder und Jugendliche mit einer sozialen Phobie für ihr Alter untypische Interessen entwickeln. Es sind oft einsame Hobbys, etwa das Programmieren von Computern, das Verfolgen von Wetterberichten, das Lesen von Büchern o. Ä. Häufig bewerten sie die Interessen der Gleichaltrigen als „unreif", ein Argument, das ihre alternativen, „einsamen" Interessen rechtfertigt. Ihre ungewöhnlichen Interessen werden aber auch zum Mittel,

Aktivitäten mit anderen und somit angstbesetzte Situationen zu vermeiden.
Bei den **spezifischen Phobien** bezieht sich die Angst auf spezifische Objekte oder Situationen wie Tiere, Höhe, Donner, Dunkelheit, Fliegen, geschlossene Räume, Prüfungen, Urinieren oder Defäzieren auf öffentlichen Toiletten, Verzehr bestimmter Speisen, Zahnarztbesuch, Anblick von Blut oder Verletzungen oder darauf, bestimmten Erkrankungen (Strahlenkrankheiten, Geschlechtskrankheiten, Aids) ausgesetzt zu sein. Im Unterschied zur phobischen Störung des Kindesalters kann der Beginn der Phobie in jeder Altersphase sein. Die Angst kann sich bis zur Panik steigern.
Bei der **Agoraphobie** besteht die angstauslösende Situation darin, Geschäfte zu betreten, sich in eine Menschenmenge oder auf öffentliche Plätze zu begeben oder alleine öffentliche Verkehrsmittel zu benutzen. Schlüsselsymptom ist die Angst, sich bei Bedarf aus solchen Situationen nicht unmittelbar nach Hause zurückziehen zu können. Vorstellungen, dann zu kollabieren und hilflos liegen zu bleiben, können Panik auslösen. Das Vermeidungsverhalten kann dazu führen, dass die Betroffenen ihr Zuhause nicht mehr verlassen, was zu einer besonders ausgeprägten Beeinträchtigung der Alltagsfunktionen führt.

Sonstige Angststörungen

Charakteristikum der **Panikstörungen** sind wiederholte und unvorhersehbare Panikattacken. Solche Panikattacken sind abgrenzbare Episoden von intensiver Angst, bei der die folgenden Symptome abrupt auftreten und innerhalb weniger Minuten ein Maximum erreichen:

- Herzklopfen
- Schwitzen
- Mundtrockenheit
- Erstickungsgefühl
- Hyperventilation
- Brustschmerz
- Beklemmungsgefühl
- Übelkeit
- Magen-Darm-Beschwerden
- Schwindel
- Entfremdungsgefühle (Derealisation oder Depersonalisation)
- Angst, die Kontrolle zu verlieren, verrückt zu werden oder zu sterben
- Hitzegefühle oder Kälteschauer
- Parästhesien

Diese Symptomatik führt in der Regel zum fluchtartigen Verlassen des Ortes. Die nachfolgende Furcht vor einer erneuten Attacke veranlasst meist dazu, dass Situationen, in denen eine Panikattacke aufgetreten ist, künftig vermieden werden.

Wesentliche Symptome von **generalisierten Angststörungen** sind persistente generalisierte Ängste, die sich nicht auf bestimmte Situationen beziehen. Zur Kernsymptomatik, die mindestens 4-mal wöchentlich auftritt, gehören übertriebene Sorgen bezüglich alltäglicher Ereignisse wie die Schul- bzw. Arbeitssituation, Befürchtungen von künftigem Unglück, Konzentrationsstörungen und Nervosität; diese Sorgen werden von Symptomen der Anspannung (Muskelverspannung, akute und chronische Schmerzzustände, körperliche Unruhe, Zittern, Unfähigkeit zum Entspannen) und vegetativer Übererregbarkeit (Tachykardie, Tachypnoe, Schwitzen, Schwindel, Benommenheit, Mundtrockenheit, Oberbauchbeschwerden) begleitet. Bei Kindern stehen oft Ruhelosigkeit, Müdigkeit, Erschöpfung, Schlafstörungen, Reizbarkeit, das Bedürfnis nach Beruhigung sowie somatische Beschwerden im Vordergrund (**generalisierte Angststörung des Kindesalters**).
Bei dem Syndrom **Angst und depressive Störung, gemischt** bestehen Angstsymptome und depressive Symptome jeweils in milder Ausprägung gleichgewichtig nebeneinander; sie werden zumindest vorübergehend von vegetativen Symptomen begleitet.

5.10.5 Ätiologie und Pathogenese

Die Genese der Angststörungen ist multifaktoriell, es wirken also biologische Faktoren, Temperamentsfaktoren und familiäre Faktoren sowie Lernerfahrungen in ungünstiger Weise zusammen (Überblick bei Schneider 2004; 2005).

Biologische Faktoren

Angstsymptome und Angststörungen treten familiär gehäuft auf (Biederman et al. 1997; Schneider 2004). Zwillingsstudien verweisen auf eine eindeutige **genetische Disposition** bei Angststörungen, die erklärte Varianz durch genetische Faktoren wird auf 30–40 % geschätzt (Edelbrock et al. 1995; Thapar u. McGuffin 1997). Wird die Angstsymptomatik durch Elternurteile erfasst, ergibt sich eine ausgeprägtere genetische Determination als bei unabhängigen Einschätzungen durch die betroffenen Kinder und Jugendlichen selbst (Thapar u. McGuffin 1994; Eaves et al. 1997). Die genetische Prädisposition für Angststörungen ist bei Mädchen ausgeprägter als bei Jungen (Thapar u. McGuffin 1997). Es ist von polygenetischen Effekten auszugehen; Nachweise für die Beteiligung spezifischer Gen-Orte fehlen bislang. Genetische Faktoren bilden sehr wahrscheinlich eine biologische Basis für die Expression von Angststörungen generell, nicht jedoch für spezifische Angststörungen. Ergebnisse molekulargenetischer Studien sprechen für die genetische Prädisposition von **ängstlichen Persönlichkeitsmerkmalen**, die mit dem dopaminergen sowie dem serotoninergen System assoziiert sind (Eley u. Plomin 1997; Lesch 2001).

Für das Kindes- und Jugendalter konnte gezeigt werden, dass normale Kinder unter Stress sowie Kinder mit einem gehemmten Temperament (behavioral inhibition) einen erhöhten Kortisol-Level aufweisen, was auf die Beteiligung der HPA-Achse schließen lässt (Überblick bei Sallee u. March 2001). Bei schüchtern-gehemmten und ängstlichen Kindern wurde in Ruhe, bei kognitiver Aktivität, in Stress-Situationen und bei der Konfrontation mit angstauslösenden Situationen bzw. Objekten ein erhöhtes, noradrenerg vermitteltes sympathisches Erregungsniveau beobachtet. Weiterhin konnte gezeigt werden, dass ein gesteigertes Erregungsniveau mit Rückzugsverhalten und einem leichteren Ansprechen auf Konditionierungsprozesse assoziiert ist (Kagan et al. 1988).Vor diesem Hintergrund wird eine konstitutionell erniedrigte Erregungsschwelle im limbisch-hypothalamischen System angenommen. Hier könnten erhöhte Noradrenalinaktivitäten bzw. eine erhöhte Noradrenalin-Rezeptordichte zu Fehlfunktionen im Stressregulationsystem und so zu suboptimalen Konditionierungsprozessen führen.

In einer Pilotstudie konnte gezeigt werden, dass generalisierte Angststörungen im Kindes- und Jugendalter mit **vergrößerten Amygdala-Volumen** assoziiert sind; für die übrigen Gehirnregionen fanden sich dagegen keine Unterschiede im Vergleich mit einer Kontrollgruppe (De Bellis et al. 2000). Dies könnte auf eine genetisch vermittelte Sensitivität für angstauslösende Stimuli hinweisen. So konnte bei Erwachsenen mit einer sozialen Phobie mittels fMRI (funktionelle Magnetresonanztomographie) gezeigt werden, dass sich bei aversiven Stimuli ihr Aktivierungsmuster in den Amygdala-Kernen von dem Gesunder signifikant unterschied (Birbaumer et al. 1998).

Bei Erwachsenen mit einer Panikstörung zeigten sich nach Präsentation angstauslösender Stimuli **asymmetrische Aktivitätsmuster** im frontal abgeleiteten EEG: Im Gegensatz zu Gesunden war rechts-frontal die zerebrale Aktivität signifikant niedriger als links-frontal; bei neutralen Reizen ergaben sich dagegen keine Unterschiede zur Kontrollgruppe. Die Autoren interpretieren diesen Befund als Hinweis auf die Aktivierung eines rechts-frontal lokalisierten „Vermeidungs-Rückzugs-Systems“ bei Patienten mit einer Panikstörung und damit als Beleg für eine generelle zerebrale Verarbeitungsstörung (Wiedemann et al. 1999).

Bei Erwachsenen mit einer Panikstörung ist die so genannte **CO_2-Überempfindlichkeit** gut belegt (Übersicht bei Pine et al. 2000); durch das Einatmen von CO_2-angereicherter Atemluft können bei solchen Patienten Angstsymptome experimentell evoziert werden. Durch erfolgreiche Behandlung der Angstsymptomatik wird die CO_2-Überempfindlichkeit ebenfalls reduziert. Pine et al. (2000) konnten bei Kindern und Jugendlichen mit einer Trennungsangststörung ebenfalls eine solche CO_2-Überempfindlichkeit nachweisen. Bei generalisierten Angststörungen wurde eine geringere CO_2-Überempfindlichkeit gefunden, bei sozialen Phobien war sie überhaupt nicht nachweisbar. Die Autoren folgern daraus, dass insbesondere Trennungsangststörungen im Kindes- und Jugendalter und Panikstörungen im Erwachsenenalter vergleichbare pathophysiologische Mechanismen zugrunde liegen. Deshalb könnte eine erfolgreiche Behandlung von Trennungsangststörungen im Kindes- und Jugendalter das Erkrankungsrisiko für Panikstörungen im Erwachsenenalter reduzieren.

Temperament, Bindung und Lernerfahrung

Neuere Forschungsansätze untersuchen die bahnende Wirkung von Temperamentsfaktoren für ängstliches Verhalten. Im Mittelpunkt des Interesses steht insbesondere die so genannte **temperamentsbedingte Gehemmtheit** („behavioral inhibition“), die etwa 15 % der Kinder in ihnen unbekannten Situationen in Form von Scheu, Furcht und Rückzugsverhalten zeigt (Kagan et al. 1988). Für die prädiktive Validität der temperamentsbedingten Gehemmtheit für spezifische Angststörungen liegt empirische Evidenz vor. Die Arbeitsgruppe um Kagan hat in mehreren Studien Befunde zusammengetragen, die **temperamentsbedingte Gehemmtheit** als einen Risikofaktor für Angststörungen nahe legen: So waren Kinder von Personen mit Panikstörung und Agoraphobie im Vergleich zu Kindern von Eltern ohne Panikstörung häufiger verhaltensgehemmt (Rosenbaum et al. 1988; 2000). Dieser Effekt wurde besonders deutlich, wenn ein oder zwei Elternteile der Kinder gleichzeitig eine Depression aufwiesen. Zwei prospektive Studien erbrachten den Befund, dass verhaltensgehemmte Kinder ein höheres Risiko für die Ausbildung kindlicher Angststörungen tragen (Biederman et al. 1990; 1993), insbesondere dann, wenn die Verhaltenshemmung über mehrere Jahre hinweg stabil blieb (Hirshfeld et al. 1992). Des Weiteren konnte die Arbeitsgruppe nachweisen, dass Angststörungen in Familien von verhaltensgehemmten Kindern gehäuft auftreten (Rosenbaum et al. 1991).

Bindungsstil

Erst wenige Studien untersuchten den Zusammenhang zwischen Bindungsstil und klinischer oder subklinischer Angst. In einer ersten Studie wurde beobachtet, dass ausschließlich Kinder, die als unsicher klassifiziert worden waren, also nicht solche, die als sicher gebunden galten, Angststörungen aufwiesen (Manassis u. Bradley 1994). Eine prospektive Längsschnittstudie fand, dass ein unsicherer/widersetzender Bindungsstil in der Kindheit das Risiko für eine Angststörung im Alter von 18 Jahren verdoppelte (Warren et al. 1997). Darüber hinaus zeigte diese Studie, dass der Bindungsstil eine bessere Vorhersage über das Auftreten einer Angststörung erlaubte als die mütterliche Ängstlichkeit oder das Temperament des Kindes. Aufgrund der wenigen prospektiven Studien zum Zusammenhang von Bindungsstil und Angstentwicklung und aufgrund verschiedener methodischer Einschränkungen (z. B. unterschiedliche Definition von Angststörungen) sind diese Befunde noch mit Vorsicht zu interpretieren. Replikationsstudien sind dringend erforderlich.

Elterlicher Erziehungsstil

Besonderheiten im Erziehungsstil wurden schon früh als ein Risikofaktor für das Auftreten von Angststörungen herangezogen (Marks 1969). Bereits die ersten Publikationen weisen dabei auf die Rolle von elterlicher Zuwendung, Überbehütung und Kritik für die Entwicklung von Angststörungen hin (Überblick bei Rapee 1997; Bögels u. Brechman-Toussaint 2006). Grundlage dieser Arbeiten ist die Überlegung, dass die ständige Präsenz eines überbehütenden Elternteils zwar Angst in neuen, unvertrauten Situationen reduziere, gleichzeitig aber das Kind dabei behindere, adäquate Bewältigungsmöglichkeiten zur Angstreduktion zu entwickeln. Goldstein und Chambless (1978) nehmen darüber hinaus an, dass häufige Bestrafung und Kritik von Gefühlsäußerungen des Kindes durch die Eltern dazu führt, dass das Kind generell die Wahrnehmung von Gefühlen als beängstigend erlebt. Des Weiteren könnte das Beobachten von wiederkehrenden, unkontrollierten Gefühlsäußerungen der Eltern dazu beitragen, generell Gefühle mit Angst zu verbinden.

In mehreren Studien wurde der Zusammenhang von elterlichem Erziehungsstil und dem Auftreten von Angststörungen des Kindesalters untersucht. Neben Fragebogenerhebungen liegen für die Beantwortung dieser Fragestellung auch Beobachtungsstudien vor, die das aktuelle Interaktionsverhalten zwischen Eltern und Kindern untersuchten. Während die Befunde der Beobachtungsstudien mit nichtklinischen Stichproben keinen klaren Zusammenhang zwischen elterlichem Erziehungsstil und dem Ausmaß allgemeiner Ängstlichkeit des Kindes fanden (z. B. Krohne u. Hock 1991), sind die Ergebnisse eindeutig, wenn Kinder mit Angststörungen und ihre Eltern untersucht wurden: So finden Studien, die mit der „Five Minute Speech Sample“ das Ausmaß der Expressed Emotions bei Eltern von Kindern mit Angststörungen erhoben, signifikant erhöhte Werte bezüglich Kritikäußerung und emotionalem Überengagement aufseiten der Eltern (Hibbs et al. 1991; Stubbe et al. 1993).

Weitere Hinweise auf die Rolle des elterlichen Erziehungsstils für die Entwicklung von Angststörungen stammen aus Untersuchungen an Erwachsenen mit Angststörungen, bei denen retrospektiv das Erziehungsverhalten der Eltern untersucht wurde. Die Befunde dieser Studien weisen in die gleiche Richtung wie die Ergebnisse der Studien bei Kindern mit Angststörungen. So erinnern Personen mit Angststörungen beide Elternteile als weniger emotional warm als Probanden ohne psychische Störungen. Weniger einheitlich sind die Befunde zur Überbehütung: Hier halten sich Studien, die eine stärkere Überbehütung beider Elternteile bzw. der Mutter bei Probanden mit Angststörungen im Vergleich zu Probanden ohne psychische Störung belegen, mit Studien, die diesen Zusammenhang nicht finden, in etwa die Waage.

Zusammenfassend kann festgehalten werden, dass die bisherige Forschungslage darauf hindeutet, dass ein elterlicher Erziehungsstil, der durch ein hohes Ausmaß an überbehütendem bzw. kontrollierendem Verhalten sowie durch wenig emotionale Wärme bzw. Feinfühligkeit gegenüber dem Kind gekennzeichnet ist, als Risikofaktor für die Entwicklung von Angststörungen infrage kommt.

Kontrollerfahrungen in der Kindheit

Chorpita und Barlow (1998) stellten die Hypothese auf, dass ein geringes Ausmaß an internaler Kontrollüberzeugung ein zentraler Risikofaktor für die Ausbildung von Angst- und depressiven Störungen ist. Frühe Erfahrungen mit unkontrollierbaren und unvorhersagbaren Reizen führten zu einer geringen internalen Kontrollüberzeugung sowie einer erhöhten neurobiologischen Aktivität. Den Autoren zufolge rühren die frühen Erfahrungen von Unkontrollierbarkeit und Unvorhersagbarkeit v. a. auf Erfahrungen mit wichtigen Bezugspersonen (z. B. mangelnde Empathie der Eltern). Die verstärkte neurobiologische Aktivität entspricht den Autoren zufolge einer Aktivierung des von Gray postulierten „Behavioral Inhibition Systems (BIS)“ (Gray 1987) unter starker Beteiligung des CRF-Systems (CRF = Corticotropin-Releasing-Faktor, Hypothalamisches Releasing-Hormon). Neben den physiologischen Auswirkungen vermuten die Autoren, dass eine geringe internale Kontrollüberzeugung auch für die Ausbildung chronischer kognitiver Verzerrungen

(„cognitive biases") verantwortlich sein könnte, die für klinische Angstphänomene gut dokumentiert sind (vgl. Abschnitt unten). Eine geringe internale Kontrollüberzeugung fungiert nun zu einem späteren Zeitpunkt als Vulnerabilitätsfaktor im Kontext belastender Lebensereignisse. Chorpita u. Barlow (1998) nehmen an, dass diese psychologische Dimension zunächst ein Mediator (Vermittler) zwischen belastenden Erfahrungen und Angst sein kann und im Laufe der Zeit zu einer Art stabilem Moderator (Verstärker) für den Ausdruck der Angst wird. Neben zahlreichen Befunden aus der Tierforschung, Entwicklungspsychologie, Familien-, Bindungs-, Stress-, Resilience-Forschung (Überblick bei Chorpita u. Barlow 1998), die mit den Annahmen des Modells einhergehen, existiert eine erste Studie, die die Modellannahmen explizit untersuchte. Diese Studie zeigte, dass ein stark kontrollierendes familiäres Umfeld mit einer hohen externalen Kontrollüberzeugung bei den untersuchten Kindern einherging. Die externale Kontrollüberzeugung wiederum war mit der Ausprägungsstärke von Angstsymptomen positiv korreliert (Chorpita u. Barlow 1998).

Kognitive Faktoren

Angstsensitivität

Reiss und McNally (1985) führten das Konzept der Angstsensitivität als ein Trait-Merkmal zur Erklärung von Angststörungen ein. Unter Angstsensitivität wird die dauerhafte Überzeugung verstanden, dass Angst und die damit assoziierten Symptome (v.a. körperliche Symptome) zu schädigenden körperlichen, psychischen oder sozialen Konsequenzen führen, die über das unmittelbare körperliche Unbehagen während akuter Angst oder eines akuten Panikanfalls hinaus reichen. Reiss und McNally stellten die Hypothese auf, dass eine starke Ausprägung von Angstsensitivität die Wahrscheinlichkeit für das Auftreten von Panikanfällen erhöht, noch bevor eine Angststörung in ihrer ganzen Ausprägung vorhanden sein muss.

Für das Kindes- und Jugendalter (6–17 Jahre) entwickelten Silverman et al. (1991; vgl. auch Schneider 2003) einen auf der Erwachsenen-Version des Anxiety Sensitivity Index aufbauenden Fragebogen zur Erfassung von Angstsensitivität. Mehrere Studien, die mit diesem Fragebogen durchgeführt wurden, unterstützen die Hypothese, dass Angstsensitivität ein Risikofaktor für Panikanfälle und Angststörungen darstellt. Donnell und McNally (1990) untersuchten 425 College-Studenten mit dem ASI und stellten fest, dass 32 % der als stark angstsensitiv eingestuften Personen im vergangenen Jahr mindestens einen Panikanfall erlebt hatten. Die Häufigkeit von Panikanfällen korrelierte signifikant mit der Stärke der Angstsensitivität. Auch in einer weiteren Untersuchung mit College-Studenten zeigten stark angstsensitive Personen signifikant häufiger Panikanfälle als Personen mit einem mittleren oder niedrigen Niveau der Angstsensitivität (Cox et al. 1991).

Für das Kindesalter konnte zunächst nachgewiesen werden, dass Angstsensitivität mit plötzlichen Panikanfällen, Trennungsangst und agoraphobischen Ängsten und nicht mit anderen Angststörungen (etwa sozialer Phobie) assoziiert ist (z. B. Schneider u. Hensdiek 2003; Federer et al. 2000b). Eine prospektive Längsschnittstudie über vier Jahre mit High-School-Schülern ergab, dass Angstsensitivität ein signifikanter Prädiktor für Panikanfälle ist (Hayward et al. 2000). Weiterhin zeigte die Studie, dass Angstsensitivität Panikanfälle und nicht eine Major Depression vorhersagen konnte.

Kognitive Merkmale

Kognitionen spielen eine wichtige Rolle bei der Entstehung von Angststörungen, und in den letzten beiden Dekaden wurde diesem Aspekt in der Forschung intensiv nachgegangen. Während für die Angststörungen im Erwachsenenalter gut ausgearbeitete kognitive Modelle zur Erklärung spezifischer Angststörungen vorliegen, existieren für das Kindes- und Jugendalter kaum solche Ansätze. Ein allgemeines kognitives Modell zur Entstehung und Aufrechterhaltung von Angststörungen im Kindes- und Jugendalter wurde von der Gruppe um Kendall (s. Kendall u. Ronan 1990) formuliert. Dieses Modell enthält zwei zentrale Elemente für die Erklärung der Entstehung und Aufrechterhaltung von Angststörungen:

- die Überaktivierung so genannter Gefahren-Schemata (im Gedächtnis verankerte Informationsnetzwerke)
- das Vorliegen kognitiver Defizite und Verzerrungen

So nimmt dieses Modell an, dass klinische Ängste durch eine chronische Überaktivierung von Gefahren- und Bedrohungs-Schemata charakterisiert sind. Diese Überaktivierung führe zu einer Informationsverarbeitung, bei der bedrohliche Informationen chronisch und unangemessen fokussiert werden. Des Weiteren vermuten die Autoren, dass Kinder und Jugendliche mit Angststörungen kognitive Defizite und kognitive Verzerrungen aufweisen.

Unter **kognitiven Defiziten** wird der Mangel oder unzulängliche Gebrauch von angemessenen kognitiven Fertigkeiten oder Aktivitäten verstanden. **Kognitive Verzerrungen** beziehen sich auf Informationsverarbeitungsprozesse, die einseitig oder falsch sind und dadurch zu dysfunktionalem und fehlangepasstem Verhalten führen.

Diesem Modell zufolge wird angenommen, dass ängstliche Kinder

- Gefahren höher einschätzen,
- mehr katastrophisierende Gedanken berichten,
- ihre Coping-Möglichkeiten unterschätzen,
- ihre Kontrollmöglichkeiten bezüglich der Gefahr unterschätzen,
- negative Selbstverbalisationen aufweisen.

Empirische Unterstützung erfährt die Bedeutung kognitiver Faktoren aus Arbeiten zur Untersuchung von Interpretationsverzerrung, Aufmerksamkeitsverzerrung und Angstsensitivität bei Kindern mit hoher Trait-Angst und Kindern mit Angststörungen (Überblick bei Schneider 2004).

Interpretationsverzerrung

Unter Interpretationsverzerrung (Interpretations-Bias) wird die Neigung verstanden, mehrdeutige angstrelevante Reize als bedrohlich zu bewerten. Eine der ersten Studien zum Vorliegen einer Interpretationsverzerrung bei Kindern mit Angststörungen stammt von Barrett et al. (1996). Die Resultate der Studie zeigten, dass Kinder mit Angststörungen (Trennungsangst, Überängstlichkeit, spezifische Phobie, soziale Phobie) und ihre Eltern häufiger Gefahreninterpretationen von mehrdeutigen Kurzgeschichten aufwiesen als Kinder ohne Angststörungen. Bemerkenswerterweise wählten Kinder mit oppositionellem Trotzverhalten noch häufiger Gefahreninterpretationen als Kinder mit Angststörungen. Jedoch zeigte sich, dass Kinder mit Angststörungen zur Bewältigung bedrohlicher Situationen häufiger vermeidende Lösungen wählten, während die Kinder mit oppositionellem Trotzverhalten eher aggressive Lösungen wählten. Dieser Unterschied verstärkte sich, nachdem die Kinder gebeten wurden, mit ihren Eltern zu beraten, welche Bewältigungsstrategie am besten geeignet ist, um mit bedrohlichen Situationen umzugehen.

Bögels und Zigterman (2000) untersuchten Kinder mit Angststörungen (Trennungsangst, sozial Phobie, generalisierte Angststörung), Kinder mit einer externalisierenden Störungen (oppositionelles Trotzverhalten, Aufmerksamkeitsdefizit-/Hyperaktivitätsstörung, Störung des Sozialverhaltens) und Kinder ohne psychische Störung. Anhand eines Fragebogens mit mehrdeutigen Situationen, die entweder Reize bezüglich Trennungsangst, sozialer Phobie oder generalisierter Angst enthielten, zeigte sich, dass Kinder mit Angststörungen häufiger dysfunktionale Kognitionen bezüglich der mehrdeutigen Situation berichteten (z. B. „Hoffentlich stirbt meine Mutter nicht"), die dargestellten Situationen als bedrohlicher einschätzten und ihre Möglichkeiten, die dargestellte Situation zu bewältigen, unterschätzten. Keine Unterschiede zwischen den Gruppen zeigten sich bezüglich positiver Interpretationen in den erfragten Situationen.

Aufmerksamkeitsverzerrung

Als Aufmerksamkeitsverzerrung (Aufmerksamkeits-Bias) wird die Neigung bezeichnet, die Aufmerksamkeit selektiv auf bestimmte Reize, z. B. bedrohliche Reize, zu lenken. Ausgehend von der Überlegung, dass Angstzustände durch eine selektive Aufmerksamkeit auf Gefahrenreize charakterisiert sein könnten, untersuchten verschiedene Arbeitsgruppen solche Prozesse bei erwachsenen Angst-Patienten anhand experimenteller Methoden. Insbesondere Interferenzeffekte bei der modifizierten Stroop-Farbnenn-Aufgabe wurden in mehreren Untersuchungen an Angst-Patienten nachgewiesen (Überblick bei Williams et al. 1997). Mithilfe einer modifizierten Stroop-Farbnenn-Aufgabe wurden Kinder mit einer Spinnenphobie und Kinder ohne Spinnenphobie im Alter zwischen 6 und 13 Jahren untersucht (Martin et al. 1992). Es konnte nachgewiesen werden, dass Kinder mit Angst vor Spinnen eine Aufmerksamkeitsverschiebung hin auf bedrohliche Reize zeigen: So waren sie im Benennen der Farben, in denen Spinnenwörter geschrieben waren, langsamer als Kinder ohne Angst vor Spinnen. Ein anderes Reaktionszeitparadigma zum Nachweis der Aufmerksamkeitsverschiebung auf bedrohliche Wörter ist das „Dot-probe-Paradigma", eine Signalentdeckungsaufgabe von MacLeod et al. (1986). Vasey et al. (1995) untersuchten mit dieser Methode Kinder mit einer primären Angststörung im Alter von 9–14 Jahren. Sie beobachteten, dass die Kinder mit einer Angststörung die erwartete Aufmerksamkeitsverzerrung in Richtung bedrohlicher Reize aufwiesen. Die Kinder der Kontrollgruppe zeigten jedoch anders als erwartet keine Aufmerksamkeitsabwendung vom bedrohlichen Reiz.

Wie bilden sich kognitive Stile aus?

Wenig Wissen liegt darüber vor, wie es zu der Ausbildung kognitiver Stile bzw. verzerrter Informationsverarbeitung bei Kindern kommt. Zwei Studien weisen darauf hin, dass kognitive Stile familiär weitergegeben werden. So konnte gezeigt werden, dass elterliche Modelle ängstliche Interpretationen mehrdeutiger Situationen bzw. die Auswahl vermeidender Bewältigungsstrategien in als bedrohlich eingeschätzten Situationen begünstigen (Barrett et al. 1996; Schneider et al. 2002). Aber auch für andere Bezugspersonen wie Lehrer konnte nachgewiesen werden, dass sie Bewertungen von Kindern bezüglich verschiedener Situationen beeinflussen können (Field et al. 2001). Denkbar ist ebenfalls,

dass ein elterlicher Erziehungsstil, der durch ein hohes Ausmaß an Kontrolle und geringes Ausmaß an Feinfühligkeit geprägt ist, zur Entwicklung angstrelevanter Kognitionen beiträgt. Insbesondere Eltern, die selbst unter einer Angststörung leiden, scheinen einen solchen Erziehungsstil aufzuweisen (Schneider et al., in Vorb.).
Zusammenfassend konnten wichtige empirische Belege für die Bedeutung kognitiver Aspekte zur Erklärung von Angststörungen bei Kindern und Jugendlichen in verschiedenen Studien gesammelt werden. Es zeigte sich, dass Kinder und Jugendliche mit Angststörungen eine verzerrte und fehlerhafte Informationsverarbeitung aufweisen (Überblick bei Daleiden u. Vasey 1997). Neue Studien geben Hinweise darauf, dass Bewertungen von Kindern durch Bezugspersonen des Kindes beeinflusst werden können. Somit scheinen kognitive Aspekte für die Aufrechterhaltung von Angststörungen bei Kindern bedeutsam zu sein. Inwieweit sie für die Entstehung einer Angststörung relevant sind, kann bislang nicht geklärt werden.

Erklärungsansätze für die hohe Komorbiditätsrate

Zum Hintergrund der hohen Komorbiditätsraten für internalisierende Störungen (Angst und depressive Störungen) werden folgende Hypothesen kontrovers diskutiert (s. Lugt et al. 2002):

- Es existieren gemeinsame ätiopathogenetische Faktoren.
- Die unterschiedliche Symptomatik entspricht entwicklungstypischen Ausdrucksformen eines zugrunde liegenden einheitlichen Syndroms.
- Es kann ein eigenständiges komorbides Syndrom separiert werden, das durch spezifische Risikokonstellationen gekennzeichnet ist.
- Beide Störungsbilder bestehen unabhängig voneinander, das Auftreten einer Störung erhöht insbesondere bei Chronifizierung das Risiko für die komorbide Störung.

Genetische Faktoren sind an den Komorbiditätsraten sehr wahrscheinlich ebenfalls beteiligt. So konnten Thapar und McGuffin (1997) zeigen, dass ein nicht unbeträchtlicher Anteil der Ko-Varianz zwischen Angststörungen und depressiven Symptomen bei 8- bis 16-Jährigen durch gemeinsame genetische Determination erklärt wird. Einschränkend muss jedoch gesehen werden, dass die vorliegenden genetischen Studien auf geringen Fallzahlen sowie auf fragebogengestützten Selbsteinschätzungen bzw. auf Elternbeurteilungen beruhen; die bekannt hohen Korrelationen zwischen Items aus solchen Depressions- und Angst-Inventaren können zu Überschätzungen der gemeinsamen genetischen Grundlage führen (Brady u. Kendall 1992). Auf einen gemeinsamen familiären Hintergrund bei Angst- und Depressionsstörungen weisen auch Befunde aus Familienstudien hin. So tragen Kinder, deren Eltern an einer Angst- und depressiven Störung leiden, im Vergleich zu Kindern, deren Eltern ausschließlich an einer depressiven Störung erkrankt sind, ein signifikant höheres Risiko sowohl für eine Angststörung als auch für eine depressive Störung (Biederman et al. 1997).

Synopsis

Die aktuelle Risikoforschung ist dadurch charakterisiert, dass die bisher untersuchten Risikofaktoren meist isoliert nebeneinander stehen. Es fehlt bislang ein übergreifendes theoretisches Modell, das eine Verbindung zwischen diesen Faktoren zur Verfügung stellt. Diese Situation resultiert sicher daraus, dass die aktuellen Erklärungsansätze wenige und eher unkonkrete Aussagen über die Entstehung einer Angststörung im engeren Sinne treffen. Ein weiteres Problem der Risikoforschung ist, dass erst wenige Studien existieren, die anhand eines prospektiven Längsschnittdesigns Risikomerkmale untersuchten und somit eine weitergehende Interpretation hinsichtlich ihrer kausalen Bedeutung für die Ätiologie der Angststörungen erlauben.

> Der bisher am besten belegte Risikofaktor ist die Familienzugehörigkeit zu einer Person mit einer Angststörung. Moderne Befunde aus Zwillingsstudien weisen jedoch darauf hin, dass die genetische Vermittlung des Störungsbildes selbst bei einer hohen Schätzung nur ca. 30–40 % der Varianz aufklären kann. Somit deuten gerade die genetischen Studien auf die Relevanz von Umweltfaktoren und psychologischen Faktoren bei der Vermittlung von Angststörungen hin.

Bei der Zusammenschau der bisherigen Befunde zu Risikofaktoren der Angststörungen im Kindes- und Jugendalter muss wahrscheinlich davon ausgegangen werden, dass an der Entstehung von Angststörungen allgemeine genetische und nichtgenetische sowie unspezifische und spezifische Risikofaktoren beteiligt sind (vgl. Bouton et al. 2001). Plausibel erscheint dabei ein hierarchisches Modell der Störungsentwicklung, bei dem allgemeine Risikofaktoren wie Verhaltenshemmung, externale Kontrollüberzeugung und biologische Faktoren hierarchisch übergeordnete Risikofaktoren darstellen, denen auf einer untergeordneten Hierarchie-Ebene spezifischere Risikofaktoren wie Angstsensitivität oder verzerrte Informationsverarbeitungsprozesse folgen. Ein solches hierarchisches Modell wurde von Zinbarg und Barlow (1996) anhand von Fragebogendaten an erwachsenen Patienten mit Angststörungen zur Erklärung und Ab-

grenzung der verschiedenen Angststörungen empirisch abgeleitet. Ob ein solches Modell auch auf die Wirkweise der verschiedenen Risikofaktoren bei Angststörungen des Kindes und Jugendalters übertragbar ist, gilt es in zukünftigen Forschungsarbeiten zu klären.
Darüber hinaus muss aber davon ausgegangen werden, dass nicht alleine Risikofaktoren für die Ätiologie der Angststörungen verantwortlich sind. Vielmehr muss von einem 3-Faktoren-Modell ausgegangen werden, bei dem drei Klassen von ätiologischen Faktoren zum Tragen kommen (Margraf 2000):

- **Prädispositionen (auch Vulnerabilität, Anfälligkeit):** Vorexistierende genetische, somatische, psychische oder soziale Merkmale machen das Auftreten einer Angststörung möglich bzw. wahrscheinlich.
- **auslösende Bedingungen:** Psychische, somatische oder soziale Bedingungen (Belastungen, Erfahrungen, Ereignisse, „Stress") lösen das Erstauftreten einer Störung vor dem Hintergrund einer individuellen Vulnerabilität aus.
- **aufrechterhaltende Bedingungen:** Falsche Reaktionen des Betroffenen oder der Umwelt (z. B. Vermeidungsverhalten) oder anhaltende Belastungen verhindern das rasche Abklingen der Angstsymptome und führen zur Chronifizierung.

Insgesamt ist die Aufklärung der beteiligten Mechanismen bei der Entstehung von bestimmten Angststörungen bisher allenfalls rudimentär gelungen. So ist beispielsweise unklar, in welchem Ausmaß bei den einzelnen Angststörungen psychische Konfliktkonstellationen oder traumatische Erlebnisse beteiligt und in welcher Ausprägung relevante Temperamentsfaktoren und spezifische kognitive Stile genetisch determiniert sind (Lugt et al. 2002).

5.10.6 Diagnose und Differenzialdiagnostik

Die relevante Symptomatik ergibt sich aus der **Exploration** des betroffenen Kindes und seiner Bezugspersonen. Für Verhaltensauffälligkeiten (Vermeidungsverhalten) sind generell die Bezugspersonen die besseren Informanten, während Befindlichkeiten und emotionale Auffälligkeiten von den betroffenen Jugendlichen, aber auch schon von Schulkindern adäquat und zuverlässiger als von den Bezugspersonen beschrieben werden können (Lugt-Tappeser 1994; Schneider et al. 1995). Insbesondere bei Kindern muss dabei auf ein entwicklungsangemessenes Vorgehen geachtet werden, denn Kindern fehlen nicht selten Problembewusstheit und Krankheitseinsicht, sodass Ängste und Vermeidungsverhalten nicht als abnorm wahrgenommen werden. Weil die Symptomatik häufig schambesetzt ist, kann vor allem für Jugendliche die **Exploration in Abwesenheit ihrer Bezugspersonen** leichter sein. Dies gilt prinzipiell auch für das Kindesalter, hier muss allerdings berücksichtigt werden, dass die Trennung von den Bezugspersonen auch Ängste mobilisieren kann, die sich dann auf die Auskunftsbereitschaft ungünstig auswirken. Die Befragung Dritter (Lehrerinnen und Lehrer, Gleichaltrige) ist nur im Ausnahmefall notwendig, wenn Qualität und Ausmaß von außerhäuslich auftretenden Angstsymptomen sowie das daraus resultierende Vermeidungsverhalten unklar bleiben.
Die **differenzierte Exploration** erfasst Informationen zu folgenden Bereichen:

- Inhalt (Entwicklungsangemessenheit der Angst, Angst fokussiert oder frei flottierend)
- Ausprägung (Erwartungsangst, Panikattacken) der Angstsymptomatik, einschließlich vegetativer Symptome und Vermeidungsverhalten

Bei Vermeidungsverhalten, das in den Alltag gut integriert ist, brauchen Ängste überhaupt nicht mehr aufzutreten. Deshalb muss das Vermeidungsverhalten sorgfältig exploriert werden. Zu berücksichtigende Faktoren sind (vgl. hierzu auch Schneider u. Döpfner 2004):

- Dauer der aktuellen Angstsymptomatik
- Begleitsymptomatik (depressive Symptome, Zwangssymptome)
- Entstehungsbedingungen und symptomerhaltende Bedingungen (Reaktionen der Bezugspersonen, z. B. Zuwendung und Entlastung von Verpflichtungen, sekundärer Krankheitsgewinn)
- Alltagsfunktionen (Verhalten in der Familie, Freizeitverhalten, Beziehungen zu Gleichaltrigen, Schulverhalten)
- Temperamentsmerkmale und frühere psychische Auffälligkeiten

Familienanamnestisch ist insbesondere auf Angststörungen, depressive und substanzbedingte Störungen zu achten (hinter substanzbedingten Störungen können sich Angststörungen verbergen, weil die entängstigende Wirkung, z. B. von Alkohol, als positiv erlebt und der Konsum dadurch verstärkt wird); weiterhin auf ängstlich-vermeidende Persönlichkeitsmerkmale und Verhaltensstile der Bezugspersonen (Vorbildfunktion) sowie auf Erziehungsstile (Überbehütung, suboptimale Förderung von Konfliktbewältigungsstrategien).
Zur Erfassung der Angstsymptomatik können Fragebögen, Rating-Skalen und Verhaltensbeobachtungsverfahren ergänzend eingesetzt werden (s. Tab. 5-67). Bei Schulleistungsstörungen sind die psychometrische Erfassung der kognitiven Leistungsvoraussetzungen und der Ausschluss von umschrie-

Tab. 5-67: Fragebögen und Rating-Skalen zur Erfassung von Ängsten bei Kindern und Jugendlichen (nach Lugt et al. 2002)

Verfahren	Beschreibung	Alter
Angstfragebogen für Schüler (AFS, Wieczerkowski et al. 1994)	allgemeine Angst, Schulunlust, Prüfungsangst, soziale Erwünschtheit; 50 Items; ca. 10–25 Minuten	9–17 Jahre
Angst-Sensitivitätsindex (CASI, Reiss u. McNally 1985)	Sensitivität gegenüber Erfahrungsreizen; 18 Items; ca. 10–15 Minuten	ab 8 Jahre
Beobachtungsbogen für sozial unsicheres Verhalten (BSU, Petermann u. Petermann 1997)	Sprach- und Gefühlsäußerungen, Gesichts- und Körperausdruck, Sozialkontakt, psychophysiologische Begleiterscheinungen; 12 Items; ca. 10 Minuten	4–14 Jahre
Differentielles Leistungsangst-Inventar (Rost u. Schermer 1999)	Leistungsängste und Bewältigungsstrategien; Item-Anzahl/Dauer abhängig von den verwendeten Skalen	13–19 Jahre
Fear Schedule for Children (FSS-FC, Scherer u. Nakumara 1968; dt. Übs.: Schulte 1976)	Angst vor Verletzungen, Krankheiten, Tod, Unbekanntem, Gefahren, Kritik, Tieren; Bewertung: 80 Items; ca. 20 Minuten	9–12 Jahre
FEAR-Survey-Schedule for Children (FSSC-R, Ollendick 1983); FEAR-Survey Schedule for Children-II (FSSC-II; Gullone u. King 1992); FEAR-Survey Schedule for Children-III (FSSC-III; Bouldin u. Pratt 1998)	Angst vor Tod und Gefahr, Monstern und Gespenstern, Angst vor Kritik, Tierphobien, Angst vor Verletzung; psychischer Stress und Angst vor Erkrankungen, Schulangst, Angst vor Umweltveränderungen; ca. 80 Items, ca. 20 Minuten	3,0–8,9 Jahre
Kinder-Angst-Test II (KAT-II, Thurner u. Tewes 1999)	allgemeine Ängstlichkeit; Form A, P und R; ca. 5–15 Minuten	ab 9 Jahre
Marburger Angstzeichenliste (Lugt-Tappeser et al. 1993)	allgemeine Ängstlichkeit, Verhaltensbeobachtung	4–7 Jahre
Revised Children's Manifest-Anxiety-Scale (RCMAS, Reynolds u. Paget 1981)	physiologische Reaktionen, Besorgtheit, Selbstaufmerksamkeit, soziale Erwünschtheit; 36 Items; ca. 10–15 Minuten	6–19 Jahre
Social Anxiety Scale for Children-Revised (SASC-R, La Greca 1998)	Angst vor negativer Bewertung, Vermeidung von sozialen Situationen und Belastung durch diese; 22 Items; ca. 10–15 Minuten	8–16 Jahre
Social Phobia and Anxiety Inventory for Children (SPAI-C, dt. Übs.: Melfsen et al. 1999)	soziale Ängste; 26 Items; ca. 10–15 Minuten	8–16 Jahre
State-Trait-Angstinventar (STAI, Laux et al. 1981)	Trait und Zustandsangst; pro Skala 20 Items; ca. 5–10 Minuten	ab 15 Jahre

Tab. 5-68: Altersbindung der Angststörungen

Angststörung	Alter
Agoraphobie	spätes Jugendalter
soziale Phobien	mittleres Jugendalter, im Kindesalter selten
spezifische Phobien	alle Altersstufen, im Vorschulalter selten
Panikstörung	Jugendalter
generalisierte Angststörung	Jugendalter
Angst und depressive Störung, gemischt	Jugendalter
emotionale Störung mit Trennungsangst des Kindesalters	Häufigkeitsgipfel bei 6 und 11 Jahren
phobische Störung des Kindesalters	vornehmlich im Vorschul- und Grundschulalter
Störung mit sozialer Ängstlichkeit des Kindesalters	vornehmlich im Vorschul- und Grundschulalter

benen Entwicklungsstörungen schulischer Fertigkeiten (F 81) erforderlich.
Die Diagnose wird ausschließlich nach klinischen Gesichtspunkten gemäß den Klassifikationskriterien (ICD-10; DSM IV) gestellt (Fragebogen- und Ratingverfahren sind dafür untauglich). Für eine reliable und valide Diagnosestellung ist der Gebrauch strukturierter Interviews (Schneider et al., im Druck) oder Checklisten (Döpfner et al. 1999) sinnvoll. Hilfreich kann dabei die Berücksichtigung der **Altersbindung** der Angststörungen sein (s. Tab. 5-68).
Die Abklärung der **körperlichen Begleitsymptomatik** von Angststörungen sollte nur bei notwendiger Indikation erfolgen, denn sie kann insbesondere bei Wiederholung zur Aufrechterhaltung und Verstärkung der Angstsymptomatik beitragen.
Differenzialdiagnostisch ist zu beachten, dass die Unterscheidung zwischen alterstypischen Ängsten und klinisch relevanten Angstsyndromen schwierig sein kann. Kriterium ist, ob die Reife des psychischen Apparates des Kindes die Bewältigung entsprechender Ängste erlaubt oder nicht. In diesem Sinne wäre beispielsweise die Dunkelangst eines normal entwickelten 10-Jährigen nicht mehr als alterstypisch zu betrachten, ebenso wenig die Gewitterangst eines 16-Jährigen. Darüber hinaus stehen nur qualitative Unterscheidungsmerkmale zur Verfügung: Das Merkmal der Intensität ist wenig hilfreich, denn auch alterstypische Ängste von Kindern können phobischen Charakter annehmen, nur ist hier keine Form der kognitiven Bewältigung, sondern die Ich-stützende Anwesenheit des Erwachsenen in der stellvertretenden Wahrnehmung psychischer Funktionen notwendig. Auch die Beeinträchtigung des Alltagslebens oder Entwicklungsverlaufs kann durch solche entwicklungstypischen Ängste erheblich werden, deshalb hilft auch dieses Unterscheidungsmerkmal wenig weiter. Hilfreich ist ein Blick auf die Persistenz der Symptomatik. Andauernde Ängste, die trotz voranschreitender Reifung weiter bestehen, geben eher Hinweise auf pathologische Phänomene, ebenso Ängste, die bezüglich ihrer Objekte eher generalisieren als mit zunehmendem Alter weniger oder andere alterstypische Objekte betreffen. Bei den Angstsyndromen des Kindesalters (F 93) und den alterstypischen Ängsten im Kindesalter sind die Angstinhalte ebenso wie das Auftreten der Ängste in spezifischen Entwicklungsphasen gleich; Unterscheidungskriterien sind Schweregrad oder Persistenz der Symptomatik. Die genannten Gemeinsamkeiten mit den alterstypischen Ängsten im Kindesalter differenzieren die altersspezifischen von den übrigen Angstsyndromen; diese Unterscheidung wird durch die insgesamt günstigere Prognose der altersspezifischen Angstsyndrome gerechtfertigt.
Angstsymptome können auch im Rahmen körperlicher Erkrankungen bzw. Funktionsstörungen auftreten, beispielsweise bei Hyperthyreose, Hyperparathyreose, Hypoglykämie, Phäochromozytom, vestibulärem Syndrom, zerebralem Anfallsleiden und Herz-Kreislauf-Erkrankungen.
Ängste, die nicht typisch für bestimmte Entwicklungsphasen sind, schließen die Diagnose einer phobischen Störung des Kindesalters aus. Depressive und sozialphobische Syndrome sowie Depersonalisations- und Zwangssyndrome können bei einer Agoraphobie begleitend auftreten; sie sind dann mit der Diagnose „Agoraphobie“ vereinbar, wenn sie das klinische Bild nicht beherrschen. Gehen der Angstsymptomatik ausgeprägte depressive Syndrome voraus, kann die Diagnose einer depressiven Störung die zutreffendere Hauptdiagnose sein. Bei **Schizophrenie**, **schizotypen** und **wahnhaften Störungen** können Angstsymptome sekundär auftreten. Bei Zwangsstörungen kommen Angstsymptome in der Regel primär vor und werden durch die Zwangshandlungen zurückgedrängt; Die Angst vor spezifischen Erkrankungen wie Krebs, Herz- oder Geschlechtskrankheiten ist ein Symptom einer **hypochondrischen Störung**. Bezieht sich die Angst jedoch auf eine spezifische Situation, in der eine solche Erkrankung erworben werden könnte, ist sie als **spezifische Phobie** aufzufassen. Die von anderen nicht nachvollziehbare Überzeugung von Abnormität oder Entstellung bestimmter Körperteile (Dysmorphophobie) ist in Abhängigkeit von ihrer Ausprägung und Hartnäckigkeit entweder als hypochondrische Störung oder als wahnhafte Störung zu klassifizieren.

5.10.7 Behandlung und Prävention

Ziel der Behandlung ist, die Betroffenen in die Lage zu versetzen, sich in den angstauslösenden Situationen ohne Vermeidungsverhalten zu behaupten. Für die Behandlung empfiehlt sich generell ein multimodales Vorgehen, es stützt sich auf folgende Säulen:

- Beratung
- Psychotherapie
- Einbeziehung der Familie
- ggf. Psychopharmakotherapie

Die Auswahl des **Interventions-Settings** erfolgt unter Berücksichtigung des Entwicklungsstandes, der Ausprägung der Angstsymptomatik (einschließlich des Vermeidungsverhaltens), der Begleitsymptomatik, der Beeinträchtigung der Bewältigung von notwendigen Entwicklungsaufgaben, dem Ausmaß der Funktionsbeeinträchtigungen sowie den familiären Rahmenbedingungen. **Ambulante** Behandlung ist grundsätzlich aussichtsreich bei mäßiger Ausprägung der Symptomatik und ausreichender Kooperation der Betroffenen und ihrer Familien. **Teilstationäre** Behandlung empfiehlt sich bei stärker ausgeprägter Symptomatik, sie setzt aber eine gute Kooperation voraus. Bedingungen, die eine **voll-**

Tab. 5-69: Indikationen für vollstationäre Behandlung

- ausgeprägte soziale Beeinträchtigung durch die Angstsymptomatik bzw. das Vermeidungsverhalten (z. B. Vermeidung von Schulbesuch, soziale Isolation)
- ausgeprägte Begleitstörungen
- ungünstige bzw. symptomverstärkende Bedingungen in der Familie, die sich als schwer beeinflussbar erweisen (z. B. Überängstlichkeit bzw. eine spezifische Angststörung von Bezugspersonen mit negativer Modellwirkung)
- Misserfolg ambulanter Behandlung

stationäre Behandlung erforderlich machen, zeigt die Tabelle 5-69.

Beratung

Die Beratung umfasst die Information der Betroffenen und ihrer Bezugspersonen über folgende Aspekte:

- wahrscheinliche Entstehungsbedingungen der Störung
- störungserhaltende Faktoren
- die Spontanverlaufsprognose
- die Behandlungsindikation
- Erfolgsaussichten
- unerwünschte Wirkungen verschiedener Therapiemethoden
- eventuell notwendige familientherapeutische Maßnahmen
- die Notwendigkeit von stationärer Behandlung (falls erforderlich)

Weiterhin werden die Therapieziele vereinbart und die Akzeptanz des empfohlenen Therapieprogramms geklärt. Irrationale Erziehungseinstellungen (z. B.: „Mein Kind soll angstfrei aufwachsen") müssen angesprochen werden; in solchen Fällen wird vermittelt, dass die Ermutigung von Kindern, sich ängstigenden Situationen auszusetzen, auch bedeutet, ihnen etwas zuzutrauen und ihre Autonomie zu stärken.

Psychotherapie

Psychotherapie-Forschung

In den letzten Jahren wurden beträchtliche Fortschritte in der Psychotherapie der Angststörungen bei Kindern und Jugendlichen erreicht, und erfreulicherweise liegen heute von mehreren Forschergruppen randomisierte kontrollierte Therapiestudien (Randomized Control Trials, RCT) vor, die eine seriöse Beurteilung der Wirksamkeit von psychotherapeutischen Verfahren erlauben. In dieser Situation ist es sinnvoll, die Befunde der klinischen Studien systematisch zusammenzufassen, um daraus Hinweise für die evidenzbasierte Behandlung zu erhalten. Meta-Analysen erlauben in diesem Zusammenhang eine objektive, valide und transparente Zusammenschau der Ergebnisse mehrerer Therapiestudien.

In einer kürzlich vorgelegten Meta-Analyse wurden ausschließlich randomisierte, kontrollierte Therapiestudien berücksichtigt (In-Albon u. Schneider, 2007). Die Kinder, die in diese Studien aufgenommen wurden, mussten die Kriterien einer ICD- bzw. DSM-Angstdiagnose erfüllen. Insgesamt konnten anhand dieser Einschlusskriterien 24 Therapiestudien aufgenommen werden. Ein interessantes Ergebnis der Zusammenschau war zunächst, dass es sich bei diesen Studien ausschließlich um kognitiv-verhaltenstherapeutische Therapiestudien handelte. Bis auf eine Studie, die nur Kinder mit sozialer Phobie einschloss, wurden in allen Studien Gruppen von Kindern mit unterschiedlichen Angststörungen untersucht, sodass Wirksamkeitsaussagen für die einzelnen spezifischen Angststörungen nicht möglich sind. Die in den Studien eingesetzten Interventionen bestanden aus Konfrontationsverfahren (91 %), kognitiven Interventionen (67 %) und Entspannungstechniken (52 %).

Eine Arbeit von Target und Fonagy (1994), die anhand von Krankenakten die Wirksamkeit psychoanalytischer Psychotherapie bei Kindern mit emotionalen Störungen retrospektiv prüfte, konnte an einer Stichprobe von 352 Kindern eine Verbesserungsrate von 47,2 % bei Kindern mit emotionalen Störungen nachweisen. Jedoch bedarf dieses Ergebnis einer Erhärtung im Rahmen einer randomisierten kontrollierten Therapiestudie. Erst dadurch ist es möglich, die Wirksamkeit eindeutig zu klären.

Kurz- und langfristige Wirksamkeit

Die Wirksamkeit der kognitiven Verhaltenstherapie (KVT) für die Behandlung von Angststörungen im Kindes- und Jugendalter konnte sowohl kurz- als auch langfristig klar belegt werden. Mit einer durchschnittlichen Prä-Post-Effektstärke von 0,86[1] für die Angstsymptomatik zeigte sich für die Behandlungsgruppen ein Therapie-Effekt, der nach den üblichen Konventionen als groß betrachtet werden kann. Erwartungsgemäß konnte kein Effekt der Wartezeit auf die

1 Als Konvention zur Interpretation von Effektstärken hat sich eingebürgert, Werte ab 0,8 als „groß", solche von 0,5–0,8 als „mittel" und solche von 0,2–0,5 als „klein" zu bezeichnen. Werte unter 0,2 gelten als vernachlässigbar bzw. ohne praktische Bedeutsamkeit, und negative Werte bedeuten, dass die Vergleichsbedingung im Durchschnitt besser abschneidet.

Angstsymptome der Kinder beobachtet werden: Die durchschnittliche Prä-Post-Effektstärke für die Wartelistenkontrollgruppe betrug 0,13. Die Stabilität der Behandlungserfolge wurde überprüft, indem die Daten der Erfolgsmessungen nach Therapie-Ende (durchschnittliche Zeitspanne: zehn Monate) analysiert wurden. Die Prä-Follow-up-Effektstärke ergab auch hier mit einer durchschnittlichen Effektstärke von 1,36 einen großen Effekt. Die langfristige Stabilität der Therapie-Erfolge zeigte sich darüber hinaus in Katamnesestudien (Barrett et al. 2001; Kendall et al. 1996; 2004). Diesen Studien zufolge bleiben die Behandlungserfolge bis zu sieben Jahre nach Therapie-Ende bestehen. Die Behandlungserfolge waren dabei nicht nur auf die Angstsymptomatik beschränkt, sondern äußerten sich auch in der Reduktion der depressiven Symptomatik.

Des Weiteren wurde analysiert, wie hoch der prozentuale Anteil der Kinder in der Behandlungs- bzw. Wartelistenkontrollgruppe war, die nach der psychotherapeutischen Behandlung bzw. der Wartezeit noch immer die Kriterien für ihre primäre Angst-Diagnose zu Therapiebeginn erfüllten. Hier ergab sich ein ähnliches Bild wie bei den oben berichteten Effektstärken: So erfüllten 69 % der Kinder in der Behandlungsgruppe nicht mehr die Diagnosekriterien ihrer primären Störung, während dies nur 13 % in der Wartelistenkontrollgruppe taten. Auch hier handelte es sich um einen Befund, der bis zu einem Zeitraum von einem Jahr nach Therapie-Ende stabil blieb.

Vergleich verschiedener Therapie-Settings

Um zu prüfen, ob die Art des Therapie-Settings einen Einfluss auf den Behandlungserfolg hat, wurde in einem nächsten Schritt die Wirksamkeit von Einzeltherapie vs. Gruppentherapie und kindzentrierte vs. familienzentrierte Therapie berechnet. Diesen Analysen zufolge waren die einzeln oder in der Gruppe durchgeführten kognitiven Verhaltenstherapien vergleichbar effektiv. Auch zeigten sich keine Unterschiede in der Wirksamkeit von kind- vs. familienzentrierter Angstbehandlung. Diese Ergebnisse sollten allerdings mit Vorsicht betrachtet werden, da einige der Therapiestudien im Gruppen-Setting gleichzeitig auch familienzentrierte Studien waren und dadurch eine Konfundierung der verschiedenen Settings stattfindet, die eine eindeutige Interpretation der Ergebnisse erschwert. Jedoch fanden auch Muris et al. (2001) in ihrer Therapiestudie, in der sie Einzel- und Gruppentherapie ohne Familieneinbezug direkt verglichen, keine Überlegenheit einer der beiden Setting-Arten.

Bislang fehlen klare Hinweise darauf, wer wann von welchem Therapie-Setting am meisten profitiert. Einzelne Studien fanden jedoch, dass jüngere Kinder und Kinder von Eltern mit Angststörungen stärker von einer familienzentrierten Therapie profitierten als von einer kindzentrierten Therapie (Barrett et al. 1996; Cobham et al. 1998). Hingegen konnte in der Studie von Barrett et al. (1996) die Überlegenheit der familienzentrierten Therapie gegenüber der kindzentrierten Therapie bei der 6-Jahres-Katamnese nicht mehr nachgewiesen werden (Barrett et al. 2001). Einzelne Therapiestudien konnten zeigen, dass für manche Kinder ein kindzentrierter Therapieansatz genügt, um die Angstsymptome zu reduzieren (z. B. Spence et al. 2000; Nauta et al. 2003). Kendall et al. (2003) merken hierzu an, dass ein kindzentrierter Ansatz vor allem für Kinder hilfreich sein könnte, deren Eltern einen überfürsorglichen Erziehungsstil zeigen. Es wird das Ziel zukünftiger Forschung sein, Charakteristiken von Kind und Familie zu identifizieren, die eine optimale Passung der Therapie an die Merkmale des Kindes erlauben.

Evidenzbasierte psychotherapeutische Interventionen

Im Unterschied zu den Angststörungen des Erwachsenenalters liegen für die meisten Angststörungen des Kindes- und Jugendalters keine spezifischen Behandlungsprogramme vor. Vielmehr richten sich die Behandlungsprogramme an Kinder mit Trennungsangst, spezifischer Phobie, sozialer Phobie und generalisierter Angststörung gleichermaßen. Eine Ausnahme stellt die soziale Phobie dar, für die spezifische Therapieprogramme vorliegen (Ahrens-Eippert u. Leplow 2004; Petermann u. Petermann 2007; Joormann u. Unnewehr 2002).

Den vorliegenden Therapiestudien zufolge sind für die erfolgreiche Behandlung von Angststörungen die folgenden psychotherapeutischen Interventionen essenziell:

- Psychoedukation
- kognitive Interventionen mit Kind bzw. Eltern
- Konfrontationsverfahren
- Entspannungsverfahren

Ziele evidenzbasierter Behandlungsprogramme sind der Abbau von Vermeidungsverhalten und Veränderung der Bewertung von Angstauslösern und Angstsymptomen sowie der Aufbau der Selbstwirksamkeitsüberzeugung des Kindes.

Psychoedukation von Eltern und Kind

Eltern und Kind werden über normale und pathologische Angst aufgeklärt. Sie werden über die drei Komponenten der Angst (Körpersymptome, Gedanken, Verhalten), über Ätiologie und Aufrechterhaltung informiert. Insbesondere beim Kind ist auf eine altersgerechte Vermittlung dieser Informationen zu achten. Es werden anschauliche Bildmaterialien oder Bücher verwendet, die diese Informationen in kindgerechter Weise darbieten (z. B. Boie 2001; Schneider u.

Borer 2002; Schneider 2004). Diese Informationen stellen die Grundlage dafür dar, um das Kind anzuleiten, eigene Symptome der Angst, Befürchtungen und Bewältigungsstrategien zu benennen.

Kognitive Interventionen

Bearbeitung dysfunktionaler Gedanken der Eltern: Insbesondere in den neueren familienbasierten Therapiestudien spielt die Bearbeitung so genannter dysfunktionaler Gedanken der Eltern in Bezug auf das Kind eine zentrale Rolle. Unter dysfunktionalen Gedanken der Eltern werden all die Annahmen und Befürchtungen der Eltern verstanden, die die Eltern daran hindern, das Kind in der Auseinandersetzung mit seiner unangemessenen Angst zu unterstützen. Beispiele für solche Gedanken sind: „Ich bin eine schlechte Mutter/einschlechter Vater, wenn ich mein Kind in dieser Situation allein lasse"; „Ich bin schuld, dass mein Kind ängstlich ist"; „Mein Kind wird durch zu starke Angst traumatisiert und für immer Schaden nehmen". Im Gespräch mit den Eltern werden die dysfunktionalen Gedanken systematisch auf ihren Realitätsgehalt überprüft und korrigiert. Es werden alternative Gedanken erarbeitet (z. B.: „Das Bewältigen der Angst wird mein Kind stärken und selbstbewusster machen"), die den Eltern helfen sollen, im späteren Teil der Therapie das Kind bei der Durchführung der Konfrontationsübungen adäquat zu unterstützen. Eine detaillierte Beschreibung dieser Intervention ist bei Schneider (2004) zu lesen.

Bearbeiten dysfunktionaler Gedanken beim Kind: Ebenso lernt das Kind, seine dysfunktionalen Gedanken in Bezug auf die gefürchtete Situation zu korrigieren. Kognitive Umstrukturierung bezweckt den Aufbau und die Stärkung positiver und realistischer Gedanken. Zentral ist dabei die Ausarbeitung der Verbindung zwischen Gedanken, Gefühlen und Verhaltensweisen. Nach der Identifizierung, Überprüfung und Modifikation der angstauslösenden Gedanken werden mit dem Kind Gedanken und Selbstinstruktionen erarbeitet, die helfen sollen, die angstauslösenden Situationen zu bewältigen. Selbstinstruktionen zur Steigerung der Selbstwirksamkeit können z. B. mit dem Kind auf Karteikärtchen geschrieben werden, die es in angstauslösenden Situationen bei sich tragen kann. Beispiele für solche Selbstinstruktionen sind: „Ich bin mutig!" oder „Ich bin stark!". Unterstützend können hier auch mutmachende Figuren (z. B. Pippi Langstrumpf) oder Objekte (z. B. Mutstein) eingesetzt werden.

Reizkonfrontationsverfahren

Mit dem Begriff der Reizkonfrontation werden Verfahren zusammengefasst, bei denen Kinder mit Phobien und Angststörungen den angstauslösenden Stimuli (z. B. Hund, Dunkelheit) ausgesetzt werden. Dabei können zwei Klassen von Verfahren unterschieden werden. Bei der einen Verfahrensklasse werden die Kinder angeleitet, bei Auftreten der Angst sofort angstreduzierende Strategien wie etwa Entspannung einzusetzen. Zu dieser Klasse von Verfahren gehören die systematische Desensibilisierung und Angstbewältigungstrainings. Bei der zweiten Klasse von Reizkonfrontationsmethoden soll das Kind die Angst so lange ertragen, bis es zu einem Rückgang der Angst kommt, ohne dabei jedoch angstreduzierende Techniken einzusetzen.

Das Ziel der Konfrontation besteht darin, dem Kind die Erfahrung zu vermitteln, dass angstauslösende Situationen ertragen werden können, ohne dass die von ihm befürchteten unangenehmen Folgen eintreten. Entscheidend für das Gelingen der Übungen ist die Vorbereitung des Kindes. Die grafische Darstellung des Angstverlaufs hat sich dabei in unserer klinischen Erfahrung als sehr hilfreich erwiesen. Anhand des Verlaufs kann gezeigt werden, dass die Angst kontinuierlich abnimmt, je häufiger die angstauslösende Situation geübt wird. Des Weiteren kann herausgearbeitet werden, dass Vermeidungsverhalten die Angst nur kurzfristig reduziert, jedoch mittel- und langfristig diese aufrechterhält und verstärkt. Des Weiteren sollte dem Kind vor der Konfrontation mitgeteilt werden, dass Flucht und Vermeidungsverhalten verhindert wird, weil man dem Kind helfen möchte, die Angst „kleinzukriegen". Neben der Vorbereitung der Konfrontation bedarf auch die Planung und Durchführung eine hohe Kompetenz der Therapeuten. Die ersten Übungen müssen sorgfältig geplant und durchgeführt werden, da sie entscheidend für den weiteren Therapieverlauf sind. Eine schlecht geplante bzw. schlecht durchgeführte Konfrontationsübung kann u. U. ein motiviertes Kind und motivierte Eltern zu einem Abbruch der Konfrontation bewegen. Die Begleitung der ersten Übungen durch die Therapeutin stellt daher sicher, dass das Kind schnell die zu übende Situation aufsucht (ohne lange Diskussionen mit dem Kind vorab) und lange genug in der Situation verweilt.

Entspannungsverfahren

Entspannungsverfahren sind adjuvante Methoden, die auf Entspannung und Selbstkontrolle zielen. Techniken sind Progressive Muskelrelaxation und Autogenes Training (s. In-Albon et al. 2004). Da Angstreaktionen mit einer Anspannung der Muskulatur, einer Beschleunigung der Atmung und einer Erhöhung des Sympathikustonus einhergehen, werden in der Therapie Entspannungstechniken gelehrt, die dem Kind erlauben, in den angstauslösenden Situationen dieser Reaktionstendenz bewusst entgegenzuwirken. Da jedoch die phobische Reaktion oft so stark und plötzlich auftritt, dass das Kind in situ diese Bewältigungsstrategien nicht anwenden kann, ist es meistens angezeigt, unter Anleitung des Therapeuten zuerst eine systematische Desensibilisierung durchzuführen. Hierbei werden sukzessive tatsächliche oder vorgestellte Angstreize mit einer Enstpannungsreaktion gekoppelt, bis das Kind sogar bei intensiven Angstreizen relativ gelassen reagieren kann. Die Intensität der phobischen Reaktion ist damit vermindert, und das Kind kann dann im Alltag diese Entspannungsreaktion weiter ausbauen. In jedem Fall sollte das Kind ein Enstpannungsverfahren relativ gut beherrschen, bevor mit der Desensibilisierung begonnen wird. Die spezifischen Vorgehensweisen verschiedener Entspannungsverfahren unterscheiden sich geringfügig und erlauben dem Therapeuten damit, flexibel auf die Interessen und schon vorhandenen Fähigkeiten des Kindes einzugehen. Kontrollierte Interventionsstudien, in denen ausschließlich Entspannungstrainings zur Reduktion bzw. Elimination von Ängsten eines Kindes eingesetzt wurden, liegen bislang nicht vor. Allerdings sind Entspannungsverfahren oft Bestandteil kognitiv-verhaltenstherapeutischer Behandlungsprogramme, die als gut überprüft betrachtet werden können. Auch liegen mehrere Wirksamkeitsnachweise für den erfolgreichen Einsatz von systematischer Desensibilisierung vor, bei der Entspannungsverfahren ebenfalls zum Einsatz kommen. Nach einer Meta-Analyse von Beelmann und Schneider (2003) muss jedoch davon ausgegangen werden, dass der alleinige Einsatz von Entspannungsverfahren für die erfolgreiche Behandlung der Angststörung des Kindes nicht ausreicht. Mit einer Effektstärke von 0,3 konnten sie nur einen vergleichsweise kleinen Effekt für dieses Verfahren nachweisen. Zusammenfassend lässt sich sagen, dass Entspannungsverfahren in der Therapie von Angststörungen im Kindes- und Jugendalter häufig eingesetzt werden und sich in Kombination mit anderen kognitiv-verhaltenstherapeutischen Interventionen als wirksam erwiesen haben. Ungeklärt ist jedoch, welcher Stellenwert Entspannungsverfahren als Wirkfaktor in der Behandlung von Phobien bei Kindern und Jugendlichen zukommt.

Einbeziehung der Familie

Beratung zum Umgang der Bezugspersonen mit dem Angst- und Vermeidungsverhalten ihres Kindes ist generell sinnvoll. Mittels **Rollenspielen** sowie **Angstmanagement** werden Bezugspersonen geschult, angstfreies Verhalten, Konfrontation mit den angstauslösenden Situationen sowie Problemlöseversuche ihres Kindes systematisch zu belohnen und – umgekehrt – Vermeidungsverhalten zu ignorieren (Barrett et al. 1996). Insbesondere müssen jene Reaktionen der Bezugspersonen, welche die Symptomatik unterstützen (sekundärer Krankheitsgewinn, überprotektives Verhalten), unbedingt unterbunden werden. Belastet die Angstsymptomatik die Familienbeziehungen oder steht sie damit in ursächlichem Zusammenhang (Angstmodelle in der Familie, konfliktbelastete familiäre Beziehungen), sind familientherapeutische Interventionen im engeren Sinn indiziert. Bei ausgeprägten Angststörungen oder anderen psychiatrischen Störungen von Bezugspersonen ist eine separate Behandlung zu empfehlen.

Psychodynamische Interventionen

Psychodynamische Therapien zielen auf die Förderung folgender Bereiche:

- Persönlichkeitsentwicklung
- Autonomie
- Selbstwerterleben
- soziale Kompetenz
- altersangemessene Bewältigung von Entwicklungsaufgaben

Sie fokussieren auf die Hintergründe des vermuteten aktuellen psychischen Konflikts sowie auf unbewusste Ängste. Häufig angewandte Techniken sind:

- Fokaltherapie
- Imaginationsverfahren
- spieltherapeutische Ansätze

Bisher liegen jedoch keine randomisierten kontrollierten Therapiestudien zur Effektivität von psychodynamischen Therapien bei Angststörungen des Kindes- und Jugendalters vor.

Psychopharmakotherapie

Für die Psychopharmakotherapie von Angststörungen im Kindes- und Jugendalter besteht relative Indikation, klinisch ist sie eher die Ausnahme. Bei ausgeprägten Störungsbildern (z. B. Panikstörungen, Trennungsangststörungen mit Panikattacken), die ein Überwinden von komplexen Schwellenängsten verhindern, sodass z. B. der Schulbesuch nicht möglich ist, können psychopharmakotherapeutische Interventionen hilfreich sein und psychotherapeutische Maßnahmen unterstützen, in Einzelfällen überhaupt erst ermöglichen (Birmaher et al. 1998). Psychopharmakotherapie als einzige Behandlungsmaßnahme ist grundsätzlich abzulehnen.
Infrage kommen selektive Serotonin-Wiederaufnahme-Hemmer (SSRI), trizyklische Antidepressiva, Buspiron, Benzodiazepine und β-Rezeptoren-Blocker. Insgesamt ist die empirische Evidenz für die Anwendung von Psychopharmaka bei Angststörungen im Kindes- und Jugendalter äußerst schmal (Labellarte et al. 1999). Erschwerend kommt hinzu, dass zahlreiche Substanzen für Kinder und Jugendliche nicht zugelassen sind und deshalb nur im Rahmen eines individuellen Heilversuchs mit den sich daraus ergebenden Konsequenzen eingesetzt werden können.

Mittel der **ersten Wahl** sind **selektive Serotonin-Wiederaufnahme-Hemmer**. Ihre Wirksamkeit bei Angststörungen ist im Erwachsenenalter durch zahlreiche kontrollierte Studien belegt. Für die Angststörungen des Kindes- und Jugendalters wurden in jüngster Zeit – aufbauend auf mehreren offenen Medikamentenstudien ohne Plazebokontrolle – erste kontrollierte randomisierte Therapiestudien vorgelegt, in denen die Wirksamkeit von selektiven Serotonin-Wiederaufnahme-Hemmern (SSRI) geprüft wurde (Birmaher et al. 2003; RUPP Anxiety Study Group 2001; Rynn et al. 2001).

Beispielsweise behandelten Walkup et al. (2001a) von 128 6- bis 17-Jährigen mit der Diagnose einer sozialen Phobie, einer Trennungsangststörung oder einer generalisierten Angststörung, die nach 3-wöchiger Psychotherapie keine Verbesserung ihrer Angstsymptomatik gezeigt hatten, eine randomisierte Gruppe von 63 Patienten acht Wochen lang mit Fluvoxamin (bis zu 300 mg pro Tag). Gegenüber den Unbehandelten ergab sich eine signifikante Besserungsrate in der Fluvoxamin-Gruppe (76 % vs. 29 %). Erste Effekte zeigten sich durchschnittlich nach zwei Wochen, sie steigerten sich bis zur sechsten Woche und stabilisierten sich dann etwa auf diesem Niveau. Bis auf erhöhte Raten abdomineller Beschwerden (49 % vs. 28 %) sowie motorischer Unruhe (27 % vs. 12 %) fanden sich – bezogen auf unerwünschte Wirkungen – keine Gruppenunterschiede. Vor diesem Hintergrund empfehlen die Autoren Fluvoxamin als effektive Behandlungsmöglichkeit bei den genannten Angststörungen im Kindes- und Jugendalter. Insgesamt zeigen diese Studien, dass SSRI auch von Kindern und Jugendlichen gut toleriert werden und nur vergleichsweise milde und vorübergehende Nebenwirkungen von den Patienten berichtet werden. In allen Studien konnte eine bedeutsame Reduktion der Angstsymptomatik bei Therapie-Ende nachgewiesen werden. Der Nachweis einer längerfristigen Wirksamkeit ist jedoch offen. Weitere Studien sind dringend erforderlich, um Nebenwirkungen und Effektivität der psychopharmakologischen Behandlung im Langzeitverlauf zu erforschen und mit der Wirksamkeit psychotherapeutischer Methoden direkt zu vergleichen (Herpertz-Dahlmann 2004).

Mittel der **zweiten Wahl** sind serotoninerge und noradrenerge **trizyklische Antidepressiva**, die insbesondere wegen ihres Spektrums unerwünschter Wirkungen zunehmend seltener eingesetzt werden. Außerdem konnten verschiedene kontrollierte Nachfolge-Studien positive Behandlungseffekte einer früheren Untersuchung nicht bestätigen (Übersicht bei Labellarte et al. 1999). Allerdings zeigte sich in einer Untersuchung an 63 12- bis 18-Jährigen mit ausgeprägten Schulfehlzeiten im Rahmen einer komorbiden Angst- und Depressionsstörung, die mit kognitiver Verhaltenstherapie und zusätzlich entweder mit Imipramin (3 mg/kg) oder mit Plazebo behandelt wurden, gemessen am Kriterium Schulbesuch, positive Effekte in der Imipramin-Gruppe (70 % vs. 27 %). Die Autoren führen diesen Effekt insbesondere auf die Verbesserung der depressiven Symptomatik zurück (Bernstein et al. 2000); daraus ergibt sich eine deutliche Beschränkung der Anwendung von Imipramin auf komorbide Angst- und Depressionsstörungen.

Benzodiazepine wirken im Gegensatz zu den bisher genannten Psychopharmaka unmittelbar und werden in der Regel gut vertragen. Sie kommen insbesondere wegen dieser Merkmale zum Einsatz, der allerdings wegen des nicht unerheblichen Suchtpotenzials auf maximal sechs Wochen begrenzen werden sollte.

Beta-Rezeptorenblocker dämpfen durch Blockade peripherer Rezeptoren die vegetativen Begleitsymptome von Angststörungen und können so günstig auf die mit Angstsymptomen verbundenen Emotionen und Kognitionen zurückwirken. Die empirische Evidenz für die Behandlung mit Benzodiazepinen und Beta-Rezeptorenblockern beschränkt sich weitgehend auf das Erwachsenenalter.

Eine interessante Substanz ist **Buspiron**, ein Serotonin-Agonist, der nicht sedierend wirkt. Allerdings liegen zur Wirksamkeit bisher nur vorläufige Daten vor, sodass die Anwendung dieser Substanz derzeit nicht empfohlen werden kann.

Prävention

Bisher liegen für den deutschsprachigen Raum kaum Primärpräventionsprogramme oder -broschüren über Angst im Kindes- und Jugendalter vor. Dies steht in deutlichem Kontrast zu der Tatsache, dass behandlungsbedürftige Ängste in diesem Alter weit verbreitet sind. Die bisher vorliegenden Primärpräventionsprogramme für Angststörungen stammen alle aus Australien: „The Coping Koala" (Barrett et al. 1996) sowie „Friends for Children" und „Friends for Youth" (Barrett et al. 2000).

Das weltweit am häufigsten eingesetzte Programm zur Prävention von Angstsymptomen ist das australische **FRIENDS**-Programm von Paula Barrett und Mitarbeitern (Barrett et al. 2000). FRIENDS ist für den Einsatz in Schulen gedacht und baut auf Philipp Kendalls Therapieprogramm „Coping Cat" auf, das sich in der Behandlung von Angststörungen bei Kindern als erfolgreich erwiesen hat (Kendall 2000). FRIENDS umfasst insgesamt zwölf Sitzungen mit dem Kind (zehn wöchentlich stattfindende Sitzungen und zwei Booster-Sitzungen ein und drei Monate nach der 10. Sitzung) sowie vier Sitzungen mit den Eltern, die parallel zu den Kindersitzungen durchgeführt werden. Die Inhalte der Kindersitzungen sind Entspannungstraining, kognitive Umstrukturierung, Aufmerksamkeitstraining, Expositionstraining und Unterstützung durch Eltern und Gleichaltrige. In den Elternsitzungen werden die Eltern angeleitet, ihre Kinder in der Bewältigung von Ängsten zu unterstützen

(z. B. Hilfestellung bei Exposition, operante Verstärkerstrategien, Förderung von Erziehungskompetenzen). Das Akronym FRIENDS steht für:

- F: Feeling worried?
- R: Relax and feel good
- I: Inner thoughts
- E: Explore plans
- N: Nice work – self reward
- D: Don't forget to practice
- S: Stay calm

Es soll den Kindern helfen, die Schritte zur Angstbewältigung besser zu erinnern. Es existieren zwei Versionen des FRIENDS-Programms: eine Version für Kinder im Alter zwischen 7 und 11 Jahren und eine Version für Jugendliche im Alter zwischen 12 und 16 Jahren. Das FRIENDS-Programm liegt zwischenzeitlich auch in einer deutschen Übersetzung vor (FREUNDE, Essau u. Conradt 2003).

Bei dem Programm **GO!** handelt es sich um ein deutschsprachiges Programm, das zur Vorbeugung von Angststörungen und Depressionen bei Jugendlichen (14–18 Jahren) im schulischen Setting entwickelt wurde (Junge et al. 2002). Das Programm baut auf kognitiv-behavioralen Theorien zu Depressionen und Angststörungen auf und hat zum Ziel, allgemeine gesundheitsfördernde Kompetenzen („Gesundheit") zu stärken und störungsspezifische Fertigkeiten zum Umgang mit Angst und Depression zu vermitteln. In acht 90-minütigen Sitzungen werden die Jugendlichen umfassend über Entstehung und Aufrechterhaltung von Ängsten und depressiver Stimmungen informiert und Möglichkeiten zur Veränderung dieser emotionalen Zustände erarbeitet. Des Weiteren beinhaltet das Programm ein Training sozialer Kompetenzen und die Vermittlung von Stategien zur Stressreduktion (Entspannungstraining, systematisches Problemlösen). Das detaillierte Manual zum Programm ist so geschrieben, dass auch Nicht-Psychologen nach einer sorgfältigen Einarbeitung das GO!-Programm in Gruppen von 10–12 Schülern durchführen können.

Fasst man den Stand der Forschung zur universalen Prävention von Internalisierungsstörungen bei Kindern und Jugendlichen zusammen, zeigt sich, dass wirkungsvolle universale Programme erst seit wenigen Jahren existieren, sodass hier noch wichtige Fragen offen sind (Junge u. Bittner 2004; Pössel et al. 2006). So liegen für keines der dargestellten universalen Präventionsprogramme von Internalisierungsstörungen Daten über Follow-up-Zeiträume von mehreren Jahren vor, wie sie in der Therapieforschung zum normalen Standard gehören. Insgesamt sind die Präventionseffekte klein, und in mehreren Studien konnten sogar keinerlei Effekte auf die Zielsymptomatik Angst oder Depression nachgewiesen werden (Clark u. Ehlers 1993; Manz et al. 2001; Spence et al. 2003). Interessanterweise zeigte sich in zwei Studien (Manz et al. 2001; Pössel et al. 2004), dass Kinder bzw. Jugendliche mit klinisch auffälligen Angst- bzw. Depressionswerten nicht von den universalen Präventionsprogrammen profitierten. Der Einbezug von Eltern in die Präventionsarbeit mit Kindern und Jugendlichen ist eine weitere wichtige Frage, die es zu klären gilt. Dieser Punkt scheint aus zweierlei Gründen besonders bedeutsam zu sein: Zum einen ist einer der am besten belegten Risikofaktoren für Angst und Depressionen das Vorliegen einer psychischen Störung bei den Eltern (Schneider 2004), zum anderen treten Angststörungen bereits im Grundschulalter mit einer 6-Monats-Prävalenz von 10 % häufig auf (Federer et al. 2000a). Prävention von Angststörungen des Kindesalters müsste daher bereits im Vorschulalter stattfinden, was die Präventionsarbeit mit Eltern nahe legt.

Ungeklärt ist auch die Frage der Effektivität von störungsspezifischen Präventionsprogrammen für Angst und Depression vs. störungsübergreifenden Präventionsprogrammen zur allgemeinen Vorbeugung von Verhaltensauffälligkeiten und psychischen Störungen bei Kindern und Jugendlichen (z. B. Triple P Positive Parenting Program, s. Sanders et al. 2000). Insbesondere die Forschung zu Risikofaktoren psychischer Störungen, die wenig Belege für störungsspezifische Risikofaktoren bereit hält, lässt störungsübergreifende Präventionsansätze plausibel erscheinen (Sanders u. Ralph 2005).

5.10.8 Forschungsanliegen und Ausblick

Zahlreiche Befunde haben in den letzten beiden Jahrzehnten zum besseren Verständnis von Angststörungen des Kindes- und Jugendalters und ihrer Grundlagen beigetragen. So wurde die temperamentsbedingte Gehemmtheit, die mit einem gesteigerten, noradrenerg vermittelten sympathischen Erregungsniveau assoziiert ist, als wahrscheinlicher spezifischer Risikofaktor für eine Störung mit sozialer Ängstlichkeit des Kindesalters identifiziert. Dies unterstützt die Annahme, dass das Verständnis von Angststörungen nicht nur psychologische und familiäre Aspekte, sondern auch neurobiologische Faktoren einschließen muss. Die Erarbeitung von Leitlinien für die Diagnostik und Behandlung sowie die Untersuchungen zur therapeutischen Wirksamkeit von selektiven Serotonin-Wiederaufnahme-Hemmern haben die Behandlungsaussichten auch von früh beginnenden Angststörungen wesentlich verbessert. Der aktuelle Stand der Therapieforschung zu Angststörungen bei Kindern und Jugendlichen lässt sich so zusammenfassen, dass die kognitiv-verhaltenstherapeutischen Programme am besten untersucht sind und stabile Behandlungserfolge nachweisen können. In diesen Programmen werden typischerweise kognitive

Interventionen (Veränderung von bedrohlichen Kognitionen) mit behavioralen Methoden (z. B. Konfrontation mit angstauslösender Situation) kombiniert. Ein Problem der Interpretation der bisherigen Behandlungsprogramme ist jedoch, dass sie verschiedene Therapiekomponenten miteinander kombinieren, ohne dass deutlich wird, welche konkrete Intervention für den Behandlungserfolg verantwortlich ist. Auch ist bislang nicht geklärt, ob durch die Formulierung störungsspezifischer Behandlungsansätze eine weitere Verbesserung der bisherigen Therapieansätze erreicht werden könnte. Somit gilt es auch in der Therapieforschung zu Angststörungen des Kindes- und Jugendalters, weitere wichtige Fragen zu beantworten.

Zukunftsweisende Forschungsfelder umfassen die neurobiologischen Grundlagen von Angststörungen, ihre spezifischen Langzeitverlaufsprofile und die Entwicklung von altersoptimierten multimodalen Behandlungsprogrammen. Beispielsweise könnte die Altersbindung von Angststörungen (vgl. Tab. 5-56) darauf verweisen, dass die im Jugendalter gesteigerte Vulnerabilität für Agoraphobie und soziale Phobien stärker als bisher angenommen mit pubertätsbedingten hormonellen Umstellungen assoziiert ist (Bernstein et al. 1996). Die Frage, in welchem Ausmaß im Kindes- und Jugendalter beginnende Angststörungen bis ins Erwachsenenalter persistieren, tangiert sowohl die Klassifikationen als auch Überlegungen zu Behandlungsstrategien. So werden z. B. die emotionale Störung mit Trennungsangst des Kindesalters, die phobische Störung des Kindesalters und die Störung mit sozialer Überempfindlichkeit des Kindesalters in der ICD-10 deshalb zu einem Kapitel zusammengefasst, weil u. a. postuliert wird, dass die Mehrheit der Kinder mit solchen Störungen als Erwachsene unauffällig sind und – umgekehrt – Angststörungen Erwachsener in der Regel keine Vorläufer in der Kindheit haben, also von einer ausgeprägten Diskontinuität zwischen diesen Altersstufen auszugehen ist. Die bisher vorliegenden Längsschnittdaten zu Trennungsangststörungen weisen aber im Gegensatz zu diesem Postulat darauf hin, dass solche Störungen das Risiko sowohl für Angststörungen als auch für depressive Störungen und Substanzerkrankungen im Erwachsenenalter signifikant erhöhen (Brückl et al., im Druck; Moreau u. Follett 1993). Dies trifft wahrscheinlich auch auf komorbide Angst- und Depressionsstörungen zu (Stein et al. 2001).

Trotz der großen Fortschritte in der Diagnostik, Erklärung und Behandlung von Angststörungen des Kindes- und Jugendalters in den letzten Jahren liegt der Forschungsstand hier weit hinter dem bei Erwachsenen zurück. Die Grundlagenforschung zu behandlungsbedürftigen Kinderängsten ist zum aktuellen Zeitpunkt davon geprägt, dass trotz der Unterschiede in den Beschwerdebildern nur selten zwischen den spezifischen Angststörungen „emotionale Störung mit Trennungsangst“, „phobische Störung“, „Störung mit sozialer Ängstlichkeit“ und „generalisierte Angststörung“ differenziert wird. Vielmehr werden sie in den meisten Studien alle „in einen Topf“ geworfen, was zur Folge hat, dass nur allgemeine Aussagen für die Gruppe der Angststörungen im Kindesalter möglich sind. Hier besteht dringender Forschungsbedarf, bei dem es zunächst zu klären gilt, ob und welche psychopathologischen Unterschiede zwischen den einzelnen Angststörungen bestehen. Es ist zu erwarten, dass ähnlich, wie sich dies für Angststörungen des Erwachsenenalters gezeigt hat, eine Ergänzung der bisherigen „globalen“ Angstforschung um spezifische Forschungsfragestellungen wichtige Impulse für das Verständnis und die Behandlung der Angststörungen im Kindes- und Jugendalter geben wird.

Literatur

Ahrens-Eipper S, Leplow B (2004). Mutig werden mit Til Tiger. Ein Trainingsprogramm für unsichere Kinder. Göttingen: Hogrefe.

Albano AM, DiBartolo PM, Heimberg RG, Barlow DH (1995). Children and adolescents: Assessment and treatment. In: Heimberg RG, Liebowitz MR, Hope DA, Schneier FR (eds). Social Phobia. Diagnosis, assessment, and treatment. New York: Guilford Press; 387–425.

American Academy of Child and Adolescent Psychiatry (1997). Practice parameters for the assessment and treatment of children and adolescents with anxiety disorders. J Am Acad Child Adolesc Psychiatry; 36, Suppl: 69s–84s.

American Psychiatric Association (1994). Diagnostic and Statistical Manual of Mental Disorders (DSM-IV). Washington, DC: American Psychiatric Press.

Angold A, Costello E (1993). Depressive comorbidity in children and adolescents: Empirical, theoretical and methodological issues. Am J Psychiatry; 150: 1779–91.

Barrett P, Duffy AL, Dadds MR, Rappee RM (2001). Cognitive-bahavioral treatment of anxiety disorders in children: long-term (6-year) follow-up. J Consult Clin Psychol; 69: 135–41.

Barrett P, Rapee R, Dadds M, Ryan S (1996). Family enhancement of cognitive style in anxious and aggressive children. J Abnorm Child Psychol; 24(2): 187–203.

Barrett P, Webster H, Turner C (2000). Friends for Children. Bowen Hills: Australian Academic Press.

Becker E, Rinck M (2000). Aufmerksamkeit und Gedächtnis bei Angst und Depression. Psychol Rundschau; 51(2): 67–74.

Beelmann A, Schneider S (2003). Wirksamkeit von Psychotherapie bei Kindern und Jugendlichen. Eine Übersicht und Meta-Analyse zum Bestand und zu Ergebnissen der deutschsprachigen Effektivitätsforschung. Z Klin Psychol Psychother; 32: 129–43.

Bernstein G (1991). Comorbidity and severity of anxiety and depressive disorders in a clinic sample. J Am Acad Child Adolesc Psychiatry; 30: 43–50.

Bernstein G, Borchardt C, Perwien R (1996). Anxiety disorders in children and adolescents: a review of the past 10 years. J Am Acad Child Adolesc Psychiatry; 35: 1110–9.

Bernstein G, Borchardt C, Perwien R, Crosby R, Kushner M, Thuras P, Last C (2000). Imipramine plus cognitive-behavioral therapy in the treatment of school refusal. J Am Acad Child Adolesc Psychiatry; 39: 276–83.

Bernstein G, Hektner JM, Borchardt CM, McMillan MH (2001). Treatment of school refusal: one year follow-up. J Am Acad Child Adolesc Psychiatry; 40: 206–13.

Biederman J, Rosenbaum JF, Hirshfeld DR, Faraone SV, Bolduc EA, Gersten M, Meminger SR, Kagan J, Snidman N, Reznick JS (1990). Psychiatric correlates of behavioral inhibition in young children of parents with and without psychiatric disorders. Arch Gen Psychiatry; 47: 21–6.

Biederman J, Rosenbaum J, Bolduc-Murphy E, Faraone S, Charloff J, Hirshfeld D, Kagan J (1993). A 3-year follow-up of children with and without behavioral inhibition. J Am Acad Child Adolesc Psychiatry; 32: 814–21.

Biederman J, Faraone S, Marrs A, Moore P, Garcia J, Ablon S, Mick E, Gershon J, Kearns M (1997). Panic disorder and agoraphobia in consecutively reffered children and adolescents. J Am Acad Child Adolesc Psychiatry; 36(2): 214–23.

Birbaumer N, Grodd W, Diedrich O, Klose U, Erb M, Lotze M, Schneider F, Weiss M, Flor H (1998). FMRI reveals amygdala activation to human faces in social phobics. Neuroreport; 9: 1223–6.

Birmaher B, Yelovich A, Renaud J (1998). Pharmacologic treatment for children and adolescents with anxiety disorders. Pediatr Clin North Am; 45(5): 1187–204.

Birmaher B, Axelson DA, Monk K, Kalas C, Clark DB, Ehmann M, Bridge J, Heo J, Brent DA (2003). Fluoxetine for the treatment of childhood anxiety disorders. J Am Acad Child Adolesc Psychiatry; 42: 415–23.

Bögels S, Zigterman D (2000). Dysfunctional cognitions in children with social phobia, separation anxiety disorder, and generalized anxiety disorder. J Abnorm Child Psychol; 28: 205–11.

Bögels S, Brechman-Toussaint ML (2006). Family issues in child anxiety: Attachment, family functioning, parental rearing and beliefs. Clin Psychol Rev; 26: 834–56.

Boie K (2001). Kirsten Boie erzählt vom Angst haben. Hamburg: Oetinger.

Bouldin P, Pratt C (1998). Utilizing parent report to investigate young children's fears. A modification of the Fear Survey Schedule for children-II: a research note. J Child Psychol Psychiatry; 39(2): 271–7.

Bouton ME, Mineka S, Barlow DH (2001). A modern learning theory perspective on the etiology of panic disorder. Psychol Rev; 108: 32.

Brady E, Kendall P (1992). Comorbidity of anxiety and depression in children an adolescents. Psychol Bull; 111: 244–55.

Brückl T, Wittchen H-U, Höfler M, Pfister H, Schneider S, Lieb R (2007). Childhood separation anxiety and the risk for subsequent psychopathology: Results from a community study. Psychother Psychosom; 76: 47–56.

Cantwell DP, Baker L (1989). Stability and natural history of DSM-III childhood diagnoses. J Am Acad Child Adolesc Psychiatry; 28: 691–700.

Castellanos D, Hunter T (1999). Anxiety disorders in children and adolescents. Southern Med J; 92: 946–54.

Chorpita BF, Barlow DH (1998). The development of anxiety: the role of control in the early environment. Psychol Bull; 124: 3–21.

Clark EM, Ehlers A (1993). An overview of the cognitive theory and treatment of panic disorder. Appl Prev Psychol; 2: 131–9.

Cobham VE, Dadds MR, Spence SH (1998). The role of parental anxiety in the treatment of childhood anxiety. J Consult Clin Psychol; 66: 893–905.

Cohen P, Cohen J, Brook J (1993). An epidemiological study of disorders in late childhood and adolescence: II. Persistence of disorders. J Child Psychol Psychiatry; 34: 869–77.

Cooper P, Eke M (1999). Childhood shyness and maternal social phobia: a community study. Br J Psychiatry; 174: 439–43.

Costello EJ, Angold A (1995). Epidemiology. In: March JS (ed). Anxiety Disorders in Children and Adolescents. New York: The Guilford Press; 109–24.

Costello EJ, Angold A, Burns BJ et al. (1996). The great Smoky Mountains study of youth. Arch Gen Psychiatry; 53: 1129–36.

Cox BJ, Endler NS, Norton GR, Swinson RP (1991). Anxiety sensivity and nonclinical panic attacks. Behav Res Ther; 29: 367–9.

Daleiden EL, Vasey MW (1997). Anxiety and the processing of emotionally threatening stimuli: distinctive patterns of selective attention among high and low test anxious children. Child Dev; 67: 1173–85.

De Bellis MD, Casey BJ, Dahl RE, Birmaher B, Williamson DE, Thomas KM, Axelson DA, Frustaci K, Boring AM, Hall J, Ryan ND (2000). A pilot study of amygdala volumes in pediatric Generalized Anxiety Disorder. Biol Psychiatry; 48: 51–7.

Dilling H, Mombour W, Schmidt MH (Hrsg) (1999). Internationale Klassifikation Psychischer Störungen. ICD-10, Kapitel V (F). Klinisch-diagnostische Leitlinien. 3. Aufl. Bern, Göttingen, Toronto: Huber.

Donnell CD, McNally RJ (1990). Anxiety sensitivity and panic attacks in a nonclinical population. Behav Res Ther; 28: 83–5.

Döpfner M, Berner W, Flechtner H, Lehmkuhl G, Steinhausen H-C (1999). Psychopathologisches Befund-System für Kinder und Jugendliche (CASCAP-D). Göttingen: Hogrefe.

Eaves L, Silberg J, Meyer J, Maes H, Simonoff E, Pickles A, Rutter M, Neale M, Reynolds C, Erikson M, Heath A, Loeber R, Truett T, Hewitt J (1997). Genetics and developmental psychopathology: 2. The main effects of genes and environment on behavioral problem in the Virginia Twin Study of Adolescent Behavioral Development. J Child Psychol Psychiatry; 38: 965–80.

Edelbrock C, Rende R, Plomin R, Thompson LA (1995). A twin study of competence and problem behavior in childhood and early adolescence. J Child Psychol Psychiatry; 36: 775–85.

Eley TC, Plomin R (1997). Genetic analyses of emotionality. Curr Opin Neurobiol; 7: 279–84.

Emmelkamp P, Scholing A (1997). Anxiety disorders. In: Essau CA, Petermann F (eds). Developmental Psychopathology. London: Harwood Academic Publishers; 219–63.

Essau CA, Conradt J (2003). FREUNDE: Prävention von Angst und Depression bei Kindern. München: Reinhardt Verlag.

Essau CA, Conradt J, Reiss B (2004). Klassifikation, Epidemiologie und diagnostisches Vorgehen. In: Schneider S (Hrsg). Angststörungen bei Kindern und Jugendlichen. Berlin: Springer; 79–102.

Essau CA, Karpinski NA, Petermann F, Conradt J (1998). Störungen durch Substanzkonsum bei Jugendlichen. Kindheit und Entwicklung; 7: 199–207.

Federer M, Margraf J, Schneider S (2000a). Leiden schon 8-Jährige an Panik? Z Kinder Jugendpsychiatrie Psychother; 28: 205–14.

Federer M, Schneider S, Margraf J, Herrle J (2000b). Wie erleben Achtjährige Panikanfälle? Z Klin Psychol Psychother; 29: 193–203.

Field AP, Argyris NG, Knowles KA (2001). Who's afraid of the big bad wolf: A prospective paradigm to test Rachman's indirect pathways in children. Behav Res Ther; 39: 1259–76.

Flakierska-Praquin N, Lindstrom M, Gillberg C (1997). School phobia with separation anxiety disorder: a comparative 20- to 29-year follow-up of 35 school refusers. Comp Psychiatry; 38: 17–22.

Foley D, Neale M, Kendler K (1996). A longitudinal study of stressful life events assessed at personal interview with an epidemiological sample of adult bias: the basis of individual variation in risk exposure. Psychol Med; 26: 1239–52.

Fonagy P, Target M (1994). The efficacy of psychoanalysis for children with disruptive disorders. J Am Acad Child Adolesc Psychiatry; 33: 45–55.

Fyer A, Manuzza S, Chapman T (1995). Specifity in familial aggregation of phobic disorders. Arch Gen Psychiatry; 52: 564–73.

Goldstein AJ, Chambless DL (1978). A reanalysis of agoraphobia. Behav Ther; 9: 47–59.

Gray JA (1987). The neuropsychology of emotion and personality. In: Stahl SM, Iversen SD (eds). Cognitive Neurochemistry. New York: Oxford University Press; 171–90.

Gullone E, King NJ (1992). Psychometric evaluation of a revised fear survey schedule for children and adolescents. J Psychopathol Behav Assessm; 7: 1–12.

Hayward C, Killen JD, Kraemer HC, Taylor CB (2000). Predictors of panic attacks in adolescents. J Am Acad Child Adolesc Psychiatry; 39: 207–14.

Herpertz-Dahlmann B (2004). Psychopharmakologische Behandlung. In: Schneider S (Hrsg). Angststörungen bei Kinder- und Jugendlichen. Berlin: Springer; 373–88.

Hibbs ED, Hamburger SD, Lenane M, Rapoport JL (1991). Determinants of expressed emotion in families of disturbed and normal children. J Child Psychol Psychiatry; 32: 757–70.
Hirshfeld DR, Rosenbaum JF, Biederman J, Bolduc EA, Faraone SV, Snidman N, Reznick JS, Kagan J (1992). Stable behavioral inhibition and its association with anxiety disorder. J Am Acad Child Adolesc Psychiatry; 31: 103–11.
In-Albon T, Schneider S (2007). Psychotherapy of childhood anxiety disorders: A meta-analysis. Psychother Psychosom; 76: 47–56..
In-Albon T, Wilhelm FH, Schneider S (2004). Phobien. In: Vaitl D, Petermann F (Hrsg). Entspannungsverfahren – Das Praxishandbuch. 3. Aufl. Weinheim: Beltz; 419–28.
Joormann J, Unnewehr S (2002). The efficacy of a cognitive-behavioral group treatment for children and adolescents withsocial phobia: A controlled trial. Z Klin Psychol Psychother; 31: 284–90.
Junge J, Bittner A (2004). Prävention von Angststörungen im Kindes- und Jugendalter. In: Schneider S (Hrsg). Angststörungen bei Kindern und Jugendlichen. Berlin: Springer; 389–415.
Junge J, Manz R, Neumer S, Margraf J (2002). Gesundheit und Optimismus GO Trainingsprogramm für Jugendliche. Weinheim, Basel, Berlin: Beltz.
Kagan J (1994). Galen's Prophecy. New York: Basic Books.
Kagan J, Reznick J, Snidman N (1988). Biological bases of childhood shyness. Science; 240: 167–73.
Kashani J, Orvaschel H (1988). A community study of anxiety in children and adolescents: a community sample. Am J Psychiatry; 145: 960–4.
Kashani J, Orvaschel H (1990). A community study of anxiety in children and adolescents. Am J Psychiatry; 147: 313–8.
Keller MB, Lavori P, Wunder J, Beardslee WR, Schwarts CE, Roth J (1992). Chronic course of anxiety disorders in children and adolescents. J Am Acad Child Adolesc Psychiatry; 31: 595–9.
Kendall PC (1994). Treating anxiety disorders in children: results of a randomized clinical trial. J Consult Clin Psychol; 62: 100–10.
Kendall PC (2000). Child Behavioral Therapy – Cognitive-Behavioral Procedures. New York: Guilford Press.
Kendall PC, Ronan K (1990). Assessment of children's anxieties, fears and phobias: cognitive-behavioral models and methods. In: Reynolds CR, Kamphaus RW (eds). Handbook of Psychological and Educational Assessment of Children. Vol. 2. Personality, behavior and context. New York: Guilford Press; 223–44.
Kendall PC, Southern-Gerow MQ (1996). Long-term follow-up of a cognitive-behavioral therapy for anxiety-disordered youth. J Consult Clin Psychol; 64(4): 724–30.
Kendall PC, Aschenbrand SG, Hudson JL (2003). Child-focused treatment of anxiety. In: Kazdin AE, Weisz JR (eds). Evidence-based Psychotherapies for Children and Adolescents. New York: Guilford Press; 81–100.
Kendall PC, Safford S, Flannery-Schröder E, Webb A (2004). Child anxiety treatment: Outcomes in adolescence and impact on substance abuse and depression at 7.4 year follow-up. J Consult Clin Psychol; 72: 276–87.
Kendler K, Neale M, Kessler R, Heat A, Eaves L (1992). Major depression and generalized anxiety disorder: same genes (partly) different environments? Arch Gen Psychiatry; 49: 716–22.
Kessler RC, Merikangas KR (2004). The National Comorbidity Survey Replication (NCS-R): background and aims. Int J Methods Psychiatr Res; 13: 60–8.
Kessler RC, Berglund P, Demler O, Jin R, Merikangas KR,, Walters EE (2005). Lifetime prevalence and age-of-onset distributions of DSM-IV disorders in the National Comorbidity Survey Replication. Arch Gen Psychiatry; 62: 593–602.
Kovacs M, Devlin B (1998). Internalizing disorders in childhood. J Child Psychol Psychiatry; 39(1): 47–63.
Kovacs M, Gatsonis C, Paulaskas SL (1989). Depressive disorders in childhood: IV. A longitudinal study of comorbidity with and risk for anxiety disorders. Arch Gen Psychiatry; 46: 776–82.
Krohne HW, Hock M (1991). Relationships between restrictive mother-child interactions and anxiety of the child. Anx Res; 4: 109–24.
La Greca A (1998). Social Anxiety Scales of children and adolescents. Unpublished manual and instructions for the SASC, SASC-R, SAS-A (adolescents) and parent versions of the scales. Miami: University of Miami.
Labellarte MJ, Gingsburg GS, Walkup JT, Riddle MA (1999). The treatment of anxiety disorders in children and adolescents. Biol Psychiatry; 46: 1567–78.
Last CG, Hersen M, Kazdin AE, Finkelstein R, Strauss CC (1987). Comparison of DSM-III separation anxiety and overanxious disorders: demographic charakteristics and patterns of comorbidity. J Am Acad Child Adolesc Psychiatry; 26: 527–31.
Last CG, Hersen M, Kazdin A, Orvaschel H, Perrin S (1991). Anxiety disorders in children and their families. Arch Gen Psychiatry; 48: 928–34.
Last CG, Perrin S, Hersen M, Kazdin AE (1992). DSM-III-R anxiety disorders in children: sociodemographic and clinical characteristics. J Am Acad Child Adolesc Psychiatry; 31: 1070–6.
Last CG, Perrin S, Hersen M, Kazdin A (1996). A prospective study of childhood anxiety disorders. J Am Acad Child Adolesc Psychiatry; 35: 1502–10.
Laux L, Glanzmann P, Schaffner P, Spielberger CD (1981). State-Trait-Angstinventar. Weinheim: Beltz Test.
Lesch KP (2001). Molecular foundation of anxiety disorders. J Neural Transm; 108: 717–46.
Leung PW, Wong M (1998). Can cognitive distortions differentiate between internalising and externalising Problems? J Child Psychol Psychiatry; 39(2): 263–9.
Lugt H, Kriependorf P, Zulauf Logoz M (2002). Angststörungen und Depression. In: Braun-Scharm H (Hrsg). Depressionen und komorbide Störungen bei Kindern und Jugendlichen. Stuttgart: Wissenschaftliche Verlagsgesellschaft; 103–24.
Lugt-Tappeser H (1994). Können Kinder ihre Ängste schildern? Eine Interviewstudie zum Vergleich der Einschätzungen kindlicher Ängste durch Verhaltensbeobachtung, die Kinder selbst, deren Erzieherinnen und Mütter. Prax Kinderpsychol Kinderpsychiatrie; 43: 194–202.
Lugt-Tappeser H, Trudewind C, Schneider K (1993). Die Marburger Angstzeichenliste. Ein Beobachtungsverfahren zur Erfassung der Ängstlichkeit im Vorschulalter. Ruhr Universität Bochum: Berichte aus dem Fachbereich Psychologie I.
MacLeod C, Mathews A, Tata P (1986). Attentional bias in emotional disorders. J Abnorm Psychol; 95: 15–20.
Manassis K, Bradley SJ (1994). The development of childhood anxiety disorders: Toward an integrated model. J Appl Dev Psychol; 15: 345–66.
Mancini C, van Ameringen M, Szatmari P (1996). A high-risk pilot study of the children of adults with social phobia. J Am Acad Child Adolesc Psychiatry; 35: 1511–7.
Manz R, Junge J, Margraf J (2001). Prävention von Angst und Depression bei Jugendlichen. Ergebnisse einer Follow-Up-Untersuchung nach 6 Monaten. Z Gesundheitspsychologie; 9: 168–79.
Margraf J (2000). Angstsyndrome in Ost- und Westdeutschland: Eine repräsentative Bevölkerungserhebung. Z Klin Psychol Psychother; 29: 157–69.
Marks IM (1969). Fears and Phobias. New York: Academic Press.
Martin M, Horder P, Jones GV (1992). Integral bias in naming of phobia-related words. Cognition and Emotion; 6: 479–86.
Melfsen S, Florin I, Walter HJ (1999). Die deutsche Fassung des Social Phobia and Anxiety Inventory for Children (SPAI-C-D): Psychometrische Eigenschaften und Normierung. Diagnostica; 45(2): 95–103.
Moreau D, Follett C (1993). Panic disorder in children and adolescents. Child Adolesc Psychiatr Clin North Am; 2: 581–602.
Muris P, Mayer B, Bartelds E, Tierney S, Bogie N (2001). The revised version of the Screen for Child Anxiety Related Emotional Disorders (SCARED-R): Treatment sensitivity in an early intervention for childhood anxiety disorders. Br J Clin Psychol; 40: 323–36.
Nauta MH, Scholing A, Emmelkamp PM, Minderaa RB (2003). Cognitive-behavioral therapy for children with anxiety disorders in a clinical set-

ting: no additional effect of a cognitive parent training. J Am Acad Child Adolesc Psychiatry; 42: 1270–8.

Ollendick T (1983). Reliability and validity of the Revised Fear Survey Schedule for Children (FSSC-R). Behav Res Ther; 21: 685–92.

Ollendick T, King NJ (1998). Empirically supported treatments for children with phobic and anxiety disorders. Current status. J Clin Child Psychol; 27(2): 156–67.

Ollendick T, Langley A, Jones R, Kephart C (2001). Fear in children and adolescents: relations with negative life events, attributional style, and avoidant coping. J Child Psychol Psychiatry; 42: 1029–34.

Orvaschel H, Lewinsohn P, Seely J (1995). Continuity of psychopathology in a community sample of adolescents. J Am Acad Child Adolesc Psychiatry; 34: 1525–35.

Petermann F, Petermann U (2007). Training mit Jugendlichen. 8. Aufl. Göttingen: Hogrefe.

Petermann U, Petermann F (1997). Training mit sozial unsicheren Kindern. Weinheim: Psychologie Verlags Union.

Pine DS, Cohen P, Gurley D (1998). The risk for early-adulthood anxiety and depressive disorders in adolescents with anxiety and depressive disorders. Arch Gen Psychiatry; 55: 56–64.

Pine DS, Klein RG, Coplan JD, Papp LA, Hoven CW, Martinez J, Kovalenko P, Mandell DJ, Moreau D, Klein DF, Gorman JM (2000). Differential carbon dioxide sensitivity in childhood anxiety disorders and nonill comparison group. Arch Gen Psychiatry; 57: 960–7.

Plomin R, De Fries J (1985). Origins of Individual Differences in Infancy. The Colorado Adoption Project. New York: Academic Press.

Pössel P, Horn AB, Hautzinger M, Groen G (2004). School-based universal primary prevention of depressive symptoms in adolescents: Results of a 6-month follow-up. J Am Acad Child Adolesc Psychiatry; 43: 1003–10.

Pössel P, Schneider S, Seemann S, Hautzinger M (2006). Effekte und Kosten universaler Prävention von Internalisierungsstörungen bei Kindern und Jugendlichen. Verhaltenstherapie; 16: 201–210.

Rapee RM (1997). Potential role of childrearing practices in the development of anxiety and depression. Clin Psychol Rev; 17: 47–67.

Reed V, Wittchen H-U (1998). DSM-IV panic attacks and panic disorder in a community sample of adolescents and young adults: how specific are panic attacks? J Psychiatr Res; 32: 335–45.

Reiss S, McNally R (1985). The expectancy model of fear. In: Reiss S, Bootzin R (eds). Theoretical Issues in Behavior Therapy. New York: Academic Press; 107–21.

Remschmidt H, Schmidt MH, Poustka F (Hrsg) (2001). Multiaxiales Klassifikationsschema für psychische Störungen des Kindes- und Jugendalter nach ICD-10 der WHO. Bern: Huber.

Research Unit on Pediatric Psychopharmacology Anxiety Study Group (RUPP) (2001). Fluvoxamine for the treatment of anxiety disorders in children and adolescents. N Engl J Med; 344(17): 1278–85.

Reynolds C, Paget K (1981). Factor analysis of the revised Children's Manifest-Anxiety-Scale for blacks, whites, males and females with a national normative sample. J Consult Clin Psychol; 49: 352–9.

Rosenbaum J, Bolduc-Murphy E (1993). Behavioral inhibition in childhood a risk factor for anxiety disorders. Harvard Rev Psychiatry; 1: 2–16.

Rosenbaum JF, Biederman J, Gersten M, Hirshfeld DR, Meminger SR, Herman JB, Kagan J, Reznick JS, Snidman N (1988). Behavioral inhibition in children of parents with panic disorder and agoraphobia. Arch Gen Psychiatry; 45: 463–70.

Rosenbaum JF, Biederman J, Hirshfeld DR, Bolduc EA, Faraone SV, Kagan J, Snidman N, Reznick JS (1991). Further evidence of an association between behavioral inhibition and anxiety disorders: results from a family study of children from a non-clinical sample. J Psychiatr Res; 25: 49–65.

Rosenbaum JF, Biederman J, Hirshfeld-Becker DR, Kagan J, Snidman N, Friedman D, Nineberg A, Gallery DJ, Faraone SV (2000). A controlled study of behavioral inhibition in children of parents with panic disorder and depression. Am J Psychiatry; 157: 2002–10.

Rost D, Schermer F (1999). Differentielles Leistungsangst-Inventar. Göttingen: Hogrefe.

Rynn MA, Siqueland L, Rickels K (2001). Placebo-controlled trial of sertraline in the treatment of children with generalized anxiety disorder. Am J Psychiatry; 158: 2008–14.

Sallee FR, March JS (2001). Neuropsychiatry of Paediatric Anxiety Disorders. New York: Cambridge University Press.

Sanders MR et al. (2000). Triple P Positive Parenting Program. A guide to the system. Milton: Families, International Publishing.

Sanders MR, Ralph A (2005). Family Intervention and Prevention of Behavioural and Emotional Disorders in Childhood and Adolescence. New York: Elsevier Science.

Saß H, Wittchen H-U, Zaudig M (Hrsg) (1996). Diagnostisches und Statistisches Manual Psychischer Störungen DSM-IV. Göttingen, Bern, Toronto, Seattle: Hogrefe.

Scherer M, Nakumara CH (1968). A Fear Survey Schedule for Children (FSS-FC): a factor analytic comparison with manifest anxiety (CMAS). Behav Res Ther; 6: 173–82.

Schmidt MH, Blanz B (1991). Spezifische Angstsyndrome im Kindes- und Jugendalter. Deutsch Ärztebl; 88: B2545–8.

Schneider S (2003). Kinder-Angst-Sensitivitätsindex (KASI). In: Hoyer J, Margraf J (Hrsg). Angstdiagnostik Grundlagen und Testverfahren. Göttingen: Hogrefe; 540–3.

Schneider S (Hrsg) (2004). Angststörungen bei Kindern und Jugendlichen. Berlin: Springer.

Schneider S (2005). Psychotherapie mit Kindern und Jugendlichen: Bestandsaufnahme und Zukunftsperspektiven. Verhaltensther Verhaltensmed; 25: 305–16.

Schneider S (in Vorb). Trennungsangstprogramm für Familien (TAFF). Unveröff. Manual. Institut für Psychologie, Universität Basel.

Schneider S, Borer S (2002). Nur keine Panik. Was Kinder über Panik wissen sollten. Zürich: pro juventute.

Schneider S, Döpfner M (2004). Leitlinien zur Diagnostik und Psychotherapie von Angst- und Phobischen Störungen im Kindes- und Jugendalter: Ein evidenzbasierter Diskussionsvorschlag. Kindheit und Entwicklung; 13: 80–96.

Schneider S, Hensdiek M (2003). Panikanfälle und Angstsensitivität im Jugendalter. Z Klin Psychol Psychother; 32: 219–27.

Schneider S, Nündel B (2002). Familial transmission of panic disorder: The role of separation anxiety disorder and cognitive factors. Eur Neuropsychopharmacol; 12: 149–50.

Schneider S, Unnewehr S, Margraf J (1995). In Kinder-DIPS Handbuch. Berlin: Springer.

Schneider S, Unnewehr S, Florin I, Margraf J (2002). Priming panic interpretations in children of patients with panic disorder. J Anx Disord; 16: 605–24.

Schneider S, Gommlich-Schneider S, Ficker C, Nündel B, Wolke D (in Vorb.). Does maternal panic disorder influence mother-child interaction?

Schulte D (1976). Diagnostik in der Verhaltenstherapie. München: Urban & Schwarzenberg.

Schwartz C, Snidman N, Kagan J (1999). Adolescent social anxiety as an outcome of inhibited temperament in childhood. J Am Acad Child Adolesc Psychiatry; 38: 1008–15.

Shaffer D, Fisher P, Dulcan M et al. (1996). The NIMH diagnostic interview schedule for children version 2.3 (DISC-2.3): description, acceptability, prevalence rates and performance in the MECA study. J Am Acad Child Adolesc Psychiatry; 35: 865–77.

Silverman WK, Fleisig W, Rabian B, Peterson RA (1991). Childhood anxiety sensitivity index. J Clin Child Psychol; 20: 162–8.

Spence SH, Donovan C, Brechman-Toussaint M (2000). The treatment of childhood social phobia: The effectiveness of a social skills training-based, cognitive-behavioural intervention, with and without parental involvement. J Child Psychol Psychiatry; 41: 713–41.

Spence SA, Barrett PM, Turner CM (2003). Psychometric properties of the Spence Children's Anxiety Scale with young adolescents. J Anx Disord; 17: 605–25.

Stein MB, Fuetsch M, Müller N, Höfler M, Lieb R, Wittchen HU (2001). Social anxiety disorder and the risk of depression. Arch Gen Psychiatry; 58: 251–6.

Steinhausen H-C, Winkler-Metzke C (1998). Youth self-report of behavioral and emotional problems in a swiss epidemiological study. J Youth Adolesc; 27: 429–41.

Stubbe DE, Zahner GE, Goldstein MJ, Leckman JF (1993). Diagnostic specifity of a brief measure of expressed emotion: a community study of children. J Child Psychol Psychiatry Allied Discipl; 34: 139–54.

Taghavi M, Neshat-Doost H, ‚Moradi A, Yule W, Dalgleish T (1999). Biases in visual attention in children and adolescents with clinical anxiety and mixed anxiety-depression. J Abnorm Child Psychiatry; 27: 215–23.

Target M, Fonagy P (1994). The efficacy of psychoanalysis for children: Prediction of outcome in a developmental context. J Am Acad Child Adolesc Psychiatry; 33: 1134–44.

Thapar A, McGuffin P (1994). A twin study of depressive symptoms in childhood. Br J Psychiatry; 165: 259–65.

Thapar A, McGuffin P (1997). Anxiety and depressive symptoms in childhood – a genetic study of comorbidity. J Child Psychol Psychiatry; 38: 651–6.

Thurner F, Tewes U (1999). Der Kinder-Angst-Test K-A-T. Göttingen: Hogrefe.

Unnewehr S, Schneider S, Margraf J (1995). Diagnostisches Interview psychischer Störungen im Kindes- und Jugendalter (Kinder-DIPS für DSM-IV-TR). Berlin: Springer.

Vasey MW, Daleiden EL, Williams LL, Brown LM (1995). Biased attention in childhood anxiety disorders: a preliminary study. J Abnorm Child Psychol; 23: 267–79.

Walkup JT, Labellarte MJ, Riddle MA et al. (2001a). Fluvoxamine for the treatment of anxiety disorders in children and adolescents. Br J Med; 344: 1279–85.

Walkup JT, McAlpine DD, Olfson M, Labay L, Boyer CA, Hansell S (2001b). Is the substance abuse of inpatients with schizophrenia overlooked? Gen Hosp Psychiatry; 23: 26–30.

Warren SL, Huston L, Egeland B, Sroufe A (1997). Child and adolescent anxiety disorders and early attachment. J Am Acad Child Adolesc Psychiatry; 36: 637–44.

Wieczerkowski F, Nickel M, Janowski P, Fittkau K, Rauer A (1994). Angstfragebogen für Schüler AFS. Göttingen: Hogrefe.

Wiedemann G, Pauli P, Dengler W, Lutzenberger W, Birbaumer N, Buchkremer G (1999). Frontal brain asymmetry as a biological substrate of emotions in patients with panic disorders. Arch Gen Psychiatry; 56: 78–84.

Williams SL, Kinney PJ, Harap ST, Liebmann M (1997). Thoughts of agoraphobic people during scary tasks. J Abnorm Psychol; 106: 511–20.

Wittchen H-U, Nelson CB, Lachner G (1998). Prevalence of mental disorders and psychosocial impairments in adolescents and young adults. Psychol Med; 28: 109–26.

Woodward LJ, Fergusson DM (2001). Life course outcomes of young people with anxiety disorders in adolescence. J Am Acad Child Adolesc Psychiatry; 40: 1086–93.

Zinbarg RE, Barlow DH (1996). Structure of anxiety and the anxiety disorders: a hierarchical model. J Abnorm Psychol; 105: 181–93.

5.11 Affektive Störungen

M. Schulte-Markwort, A. Richterich, N. Forouher

Inhalt

5.11.1 Einleitung

Affectus (lat.) heißt Stimmung, krankhafter Gemütszustand, Leidenschaft, Begierde. Bleuler (1943) sprach von der „Gesamtheit des emotionalen Geschehens". Gängige Definitionen für Affekte reichen von „intensiven Gemütsbewegungen von kurzer Dauer", „leib-seelischem Erregungszustand mit spezifischer Ablaufsform und besonderen Ausdrucksbewegungen" (www.wissen.de 2006) bis zu „heftiger Gemütsbewegung, die meist mit starken Ausdrucksbewegungen einhergeht" (www.Brockhaus.de 2006).

Affektive Störungen sind durch anhaltende und/oder krankhafte Veränderungen der Stimmungslage definiert. Unter Stimmung versteht man subjektiv wahrgenommene (und z. T. auch objektiv beschreibbare) Gefühlszustände, die sich zwischen den Polen Lust und Unlust, Trauer und Freude, Angst und Jubel, Liebe und Hass, Wut und Gleichgültigkeit (wobei sich Letzteres auch auf andere Stimmungen beziehen kann) ansiedeln lassen. Nicht zu allen Affekten gibt es Gegenaffekte.

Auch wenn es bei den affektiven Störungen im Wesentlichen um **Depression** und **Manie** geht, spielen die anderen aufgeführten Stimmungszustände insofern eine Rolle, weil es oft zu Vermischungen oder auch Verschiebungen kommt, wenn z.B. ein depressives Kind primär unlustig oder aggressiv wirkt oder ein anderes primär als ängstlich beschrieben wird.

5.11.2 Definition und Klassifikation

Grundsätzlich wird in der ICD-10 und dem DSM-IV bei den affektiven Störungen die aus der Tabelle 5-70 hervorgehende Einteilung vorgenommen. In der Tabelle wird deutlich, dass speziell das Kapitel der affektiven Störungen zwischen ICD-10 und DSM-IV nur bedingt vergleichbar ist (Schulte-Markwort et al. 2002).

Depression

Die **Melancholie** (von griech. mélas cholos = schwarze Galle) bezeichnet umgangssprachlich eine Vorform der Depression, einen subdepressiven, oft persönlichkeitskonformen Gemütszustand. Klinisch ist es ein Synonym für die Depression. „Im gemeinen Verstand bedeutet Melancholie eine Art fieberfreier Verrücktheit, die normalerweise von grundloser Angst und Trübsinn geprägt ist", schreibt Robert Burton in seiner „Anatomie der Melancholie" (1651).
Schon Kraepelin (1883) beschrieb als „gemeinsamen Grundzug" der „Depressionszustände (...) die Beherrschung des Stimmungshintergrundes durch das Unlustgefühl des psychischen Schmerzes".
Ausgehend von Jaspers (1913), der als Kern seiner – damals üblichen – kategorialen Einteilung der Depression die „tiefe Traurigkeit" und eine „Hemmung allen seelischen Geschehens" zuschreibt, über Kielholz (1966), der die Depression nach drei unterschiedlichen ätiologischen Gesichtspunkten, nämlich psychogen, endogen und somatogen, einteilte, sind heute in der ICD-10 (Dilling et al. 2000) und dem DSM-IV (APA 2000) **dimensionale Einteilungen** gültig. Die Operationalisierung in der ICD-10 lautet:

> „Bei diesen Störungen bestehen die Hauptsymptome in einer Veränderung der Stimmung oder der Affektivität, meist zur Depression hin, mit oder ohne begleitende Angst, oder zur gehobenen Stimmung. Dieser Stimmungswechsel wird in der Regel von einem Wechsel des allgemeinen Aktivitätsniveaus begleitet. (...) Dieses Kapitel behandelt affektive Störungen aller Altersgruppen, auch die in der Kindheit und Jugend beginnenden sollten also hier klassifiziert werden."

Die Tabelle 5-71 gibt in synoptischer Form die Unterschiede und Übereinstimmungen zwischen ICD-10 und DSM-IV-TR bezüglich der Operationalisierung der depressiven Episode bzw. der Major Depression wieder. Die depressive Episode wird in der ICD-10 in den drei Schweregraden leicht, mittel und schwer, in den letzten beiden Schweregraden fakultativ mit psychotischen Symptomen diagnostiziert. Wiederkehrende depressive Episoden werden unter den rezidivierenden depressiven Störungen (F 33) klassifiziert.
Eine eigene Klassifikation depressiver Zustände für das Kindes- und Jugendalter (wie es die ICD-9 noch vorsah) gibt es weder in der ICD-10 noch im DSM-IV-TR. Lediglich die amerikanische Klassifikation sieht zumindest in zwei Punkten altersspezifische depressive Symptome wie Reizbarkeit oder fehlende Gewichtszunahme vor. Spezifische kinder-

Tab. 5-70: Klassifikation affektiver Störung in der ICD-10 und dem DSM-IV-TR

ICD-10	DSM-IV-TR
• depressive Episoden (F 32) • rezidivierende depressive Störungen (F 33) • manische Episode (F 30) • bipolare affektive Störung (F 31) • anhaltende affektive Störung (F 34)	• depressive Störungen – Major Depression – Dysthymia • bipolare Störungen – bipolar I – bipolar II – zyklothyme Störung • substanzinduzierte affektive Störung • depressive Störung NNB – prämenstruell dysphorisch – Minor Depression – rezidivierende kurze depressive Störung – postpsychotisch – Depression überlagert Schizophrenie/wahnhafte Störung

Tab. 5-71: Klassifikation der Depression in der ICD-10 und dem DSM-IV-TR

ICD-10	DSM-IV-TR
F 32: depressive Episode 296: Major Depression	
für eine Dauer von mindestens zwei Wochen: • gedrückte Stimmung • Interessenverlust • Freudlosigkeit • Verminderung des Antriebs zusätzlich häufig: • verminderte Konzentration und Aufmerksamkeit • vermindertes Selbstwertgefühl und Selbstvertrauen • Schuldgefühle und Gefühle von Wertlosigkeit • negative und pessimistische Zukunftsperspektiven • Suizidgedanken, erfolgte Selbstverletzung oder Suizidhandlungen • Schlafstörungen • verminderter Appetit	für eine Dauer von mindestens zwei Wochen mindestens fünf der folgenden Symptome: • depressive Verstimmung (bei Kindern und Jugendlichen auch: reizbar) • Interessenverlust • Gewichtsverlust (> 5 %/Monat) (bei Kindern auch: Ausbleiben der Gewichtszunahme) • Schlaflosigkeit • psychomotorische Unruhe oder Verlangsamung • Müdigkeit oder Energieverlust • Gefühle von Wertlosigkeit/unangemessene Schuldgefühle • verminderte Fähigkeit, zu denken oder sich zu konzentrieren • wiederkehrende Gedanken an den Tod

und jugendpsychiatrische Formen der Depression können nur noch in der kombinierten Störung des Sozialverhaltens und der Emotionen (ICD-10: F 92.0; vgl. Kap. 5.19 in diesem Buch) klassifiziert werden.

Neben der **depressiven Episode** gibt es unter der Kategorie der anhaltenden affektiven Störung (F 34) die **Dysthymie** (F 34.1), die am ehesten dem früheren Begriff der depressiven Neurose entspricht und auch schon in der Adoleszenz beginnen kann. Die Vielfalt der depressiven Zustände und Symptome im Kindes- und Jugendalter ist nur ungenügend abgedeckt, wenngleich aus wissenschaftlicher Sicht zurzeit noch offen bleiben muss, ob es kategoriale Dimensionen der kindlichen und/oder jugendlichen Depression gibt, die eine eigene Operationalisierung rechtfertigen. Darüber hinaus hat sich gezeigt, dass zumindest bei Kindern Depressivität und Ängstlichkeit nur schwer voneinander zu trennen sind, sodass für die häufig anzutreffende Kombination von depressiven Störungen und Angststörungen das Konstrukt der „negativen Affektivität" vorgeschlagen wurde (Rutter 1991; Compas et al. 1993). Inwieweit frühkindliche Bindungs- oder Regulationsstörungen (Zero to Three 2005) auch Vorläufer bzw. Ausdruck depressiver kindlicher Entwicklungen sind, wird kontrovers diskutiert (Costello et al. 2006)

Manie und bipolare Störungen

Mania (griech.) bedeutet Raserei, Besessenheit, Wahnsinn. Grundsätzlich sind heute zwei Bedeutungen zu unterscheiden:

- Übersteigerung einer einzigen spezifischen Verhaltensweise im Sinne einer Monomanie (Esquirol 1827)
- ein abnormer Erregungszustand, insbesondere bei manisch-depressiven Zuständen

„Eine abnorme Erleichterung des Vorstellungsverlaufes und die Umsetzung zentraler Erregungszustände in Handlungen" bilden nach Kraepelin (1883) die Grunderscheinungen der Manie. „Die manische Verstimmung besteht in übertriebenem Frohgemut. Diese Euphorie aber schlägt rasch in Zorn und Wut um", schreibt Bleuler (1943). Die ICD-10 fordert als gemeinsames Charakteristikum der drei Schweregrade der manischen Episode eine gehobene Stimmung sowie eine Steigerung im Ausmaß und in der Geschwindigkeit der körperlichen und psychischen Aktivität. Die Stimmung ist situationsinadäquat gehoben und kann zwischen sorgloser Heiterkeit und fast unkontrollierbarer Erregung schwanken. Dies führt zu Überaktivität, Rededrang und vermindertem Schlafbedürfnis. Eine Episode dauert mindestens eine Woche. In abgeschwächter Form kommt die manische Episode als Hypomanie vor. In der schweren Form treten zusätzlich psychotische Symptome auf.

Die **bipolaren Störungen** sind durch das Auftreten wiederholter Episoden von Depression und/oder Manie gekennzeichnet. Mit einem geringeren Schweregrad können diese Störungen als Zyklothymie auftreten.

5.11.3 Epidemiologie und Prävalenz

Depression

Eine internationale Studie der WHO (Ustün u. Sartorius 1995) zur Häufigkeit psychischer Erkrankungen in der Primärversorgung Erwachsener ergab eine durchschnittliche **Prävalenz** der Major Depression von 10,4 %. Die **Lebenszeitprävalenz** depressiver Störungen wird von Angst (1997) mit 12–17 % angegeben, wobei Frauen etwa doppelt so häufig betroffen sind wie Männer. Die Lebenszeitprävalenz für die Dysthymie schwankt in den Angaben zwischen 1,1 % und 20,6 % (Angst 1995). In der Altersgruppe der 9- bis 17-Jährigen findet sich eine Prävalenz von 6 %, wobei sich in 4,9 % eine Major Depression fand (Shaffer et al. 1996). In den USA wurden in epidemiologischen Studien Prävalenzraten von 0,9 % der Vorschulkinder, 1,9 % der Schulkinder und zwischen 2 % und 8 % der Jugendlichen gefunden (Kashani et al. 1987; Kashani u. Sherman 1988; Roberts et al. 1991). Cytryn und McKnew (1996) gehen von einer Rate von 5–10 % für alle Formen der Depression bei Kindern aus, Fleming und Offord (1990) fanden in dieser Gruppe eine Rate von 3 % für Major Depression, die sich in der Adoleszenz etwa verdoppelt. Dabei scheinen die Raten bei Mädchen – analog zum Erwachsenenalter – höher zu liegen als bei den Jungen (Cooper u. Goodyer 1993; Angold et al. 1998; Wade et al. 2002). Durch verschiedene Studien belegt, steigt die Prävalenz depressiver Erkrankungen ab dem 12. Lebensjahr deutlich an. So konnte eine Metaanalyse (Twenge u. Nolen-Hoeksema, 2002) von 310 Stichproben (n = 61 424) eine Zunahme selbstberichteter depressiver Symptome bei Mädchen belegen. Eine Übersicht über einige Studien gibt die Tabelle 5-72.

In spezifischen pädiatrischen Populationen finden sich erhöhte Prävalenzraten, so z. B. in einer neuropädiatrischen Population mit ungeklärten Kopfschmerzen (40 %, Ling et al. 1979), in kinder- und jugendpsychiatrischen Inanspruchnahmepopulationen (28 %, Carlson u. Cantwell 1980) sowie unter stationär behandelten Jugendlichen (27 %, Robbins et al. 1982).

Manie und bipolare Störungen

Die Lebenszeitprävalenz der Manie schwankt zwischen 1,2 % und 3,1 % (Regier et al. 1993; Kessler et al. 1994), für die Zyklothymie findet sich eine Größenordnung von 0,4 % (Brieger u. Marneros 1997).

Ob es gerechtfertigt ist, die Depression und die Manie als eine Störungsgruppe zu klassifizieren, ist umstritten, ebenso wie das Aufrechthalten einzelner depressiver diagnostischer Kategorien, wie die Dysthymie, und zwar aufgrund der hohen Rate an Komorbidität und Ko-Symptomatik (Bronisch 1990; Angst u. Wicki 1991). In der Altersgruppe 18- bis 24-Jähriger findet sich für eine manische Episode eine Prävalenz von 0,6–1 % (Robins et al. 1984). In der Altersgruppe der 14- bis 16-Jährigen erfüllten 0,6 % alle Kriterien einer Manie, wobei diese Zahl auf bis zu 14 % steigt, wenn man Schweregrad und Dauer der Störung weglässt (Carlson u. Kashani 1988a; 1988b), sodass diese Prozentangabe auch klinisch nicht relevante Fälle einschließt. Da es Hinweise da-

Tab. 5-72: Epidemiologische Studien zur Häufigkeit der Depression im Kindes- und Jugendalter (Alter in Jahren)

Autor/en	Land/Bezirk	n	Alter	%
Nissen 1971	Deutschland	6000	6–18	1,8
Kashani u. Simonds 1979	Mid West, USA	103	7–12	1,9
Kashani et al. 1983	Neuseeland	251	9	4,3
Kashani 1983	USA	350	Kindergarten	0,3
Bird et al. 1988	Puerto Rico	224	9–16	8,0
Costello et al. 1988	Pittsburgh, USA	300	7–11	2,0
Cohen et al. 1991	New York State	975	1–10	3,4
Cooper u. Goodyer 1993	Cambridge, USA	368 (weiblich)	11–16	8,9
Angold et al. 1998	USA	928	11–15	3,2
Angold et al. 2002	USA	921	9–17	1,3–2,7

rauf gibt, dass affektive Störungen in der Bevölkerung seit dem Zweiten Weltkrieg zunehmen (Klerman et al. 1985; Gershon et al. 1987), ist auch damit zu rechnen, dass die Prävalenzzahlen für die Manie höher liegen als bislang bekannt (Papolos u. Papolos 2000), wobei einschränkend darauf hingewiesen werden muss, dass es für das Kindesalter bislang keine verlässlichen Daten gibt. Erwachsene mit bipolaren Störungen berichten immerhin zu 20–40 %, dass ihre Erkrankung im Kindesalter begonnen habe (Joyce 1984; Lish et al. 1994). In einer dänischen kinder- und jugendpsychiatrischen Population betrug die Frequenz manisch-depressiver Psychosen 1,2 % in den Jahren 1970 bis 1986 (23 Jungen und 16 Mädchen; Ersterkrankungsalter: 12,7 Jahre) (Thomsen et al. 1992).

Kohorteneffekte

Klerman et al. (1985) und Gershon et al. (1985) haben von einer **Zunahme der Lebenszeitprävalenz** für Depressionen in den letzten 70 Jahren berichtet (s. auch Knäuper u. Wittchen 1995). Insbesondere kann man eine Zunahme affektiver Störungen unter den Verwandten der untersuchten Populationen beobachten, wobei der Beginn der Erkrankung immer häufiger in die Kindheit und Jugend fällt. Die Autoren gehen davon aus, dass eine bislang unklare Interferenz zwischen genetischen Faktoren und Umgebungsfaktoren für diese Zunahme verantwortlich sind. In einer Zusammenfassung der „Great Smoky Mountains Study“ und der „Virginia Twin Study of Adolescent Behavioral Development“ wird deutlich, dass Depressivität bei den untersuchten Mädchen um etwa eine Standardabweichung ansteigt (Angold et al. 2002).

5.11.4 Symptomentwicklung und Komorbidität

Depression

Trauer und Freude sind Gefühle, die dem Menschen im Prinzip **ab der Geburt** zur Verfügung stehen. Der Beginn von Traurigkeit – und in Zusammenhang damit das Erleben von Freude – wird in unterschiedlichen Untersuchungen an Säuglingen zwischen der Geburt und dem vierten Lebensmonat festgestellt (Field et al. 1982; Izard u. Dougherry 1982; Malatesta u. Haviland 1982; Gaensbauer 1982; Sullivan u. Lewis 1989).
Die sensorische, präkognitive Form des Affekts herrscht im ersten Lebenshalbjahr vor, während später, besonders ab 18 Monaten, phantasiebedingte Emotionsauslösung und die symbolische Repräsentierung von Gefühlen zunehmen und an Bedeutung gewinnen (Dornes 1993).
Während Traurigkeit also ein von Beginn an vorhandenes ubiquitäres Phänomen darstellt, sind Depressivität und Depression Phänomene, die sich in ihrem Ausdruck im Kindesalter sehr von dem im Erwachsenenalter unterscheiden. Die Tabelle 5-73 zeigt die **alterstypischen depressiven Symptome** im Kindes- und Jugendalter.
Bowlby (1958) schilderte ein Zustandsbild nach traumatischen Trennungen bei **Kleinkindern**, das durch psychosomatische Symptome gekennzeichnet ist. Er unterschied drei Phasen:

- Protest
- Depression
- Ablehnung

In der ersten Phase wehrt sich das Kind aktiv mit Schreien und Toben, mit Weinen und Unruhe. Die zweite Phase ist durch passives Verhalten und Ablehnung von neuen Bezugspersonen gekennzeichnet. In der dritten Phase ziehen sich die Kinder resignativ in sich selbst zurück. Die Psychoanalytiker Spitz und Wolf (1946) entwickelten den Begriff der **anaklitischen Depression** (Anklammerungsdepression), die besonders im zweiten Lebensjahr nach der Trennung von einer geliebten Bezugsperson entstehen kann. Dabei kann es zu Ess-Störungen mit Gewichtsverlusten und erhöhter Infektanfälligkeit kommen. Die Kinder wirken passiv und desinteressiert, zeigen z. T. auch Perioden mit heftigen Wein- und Schreikrämpfen und Störungen des Schlaf-wach-Rhythmus.
Im **Vorschulalter** fallen bei depressiven Kindern ein trauriger Gesichtsausdruck sowie eine verminderte Gestik und Mimik auf. Die Kinder sind leicht irritierbar und sehr stimmungslabil, sie können sich nicht richtig freuen, zeigen meist ein introvertiertes Verhalten, können sich aber auch plötzlich aggressiv ausagieren. Ein vermindertes Interesse an motorischen Aktivitäten und an altersgemäßen Spielen wurde beobachtet. Regressive Phänomene wie Einnässen und Einkoten können auftreten, zudem Sprach- und andere Entwicklungsrückstände. Schließlich wurden Ess-Störungen mit Gewichtsveränderungen und Schlafstörungen beschrieben (Carlson u. Kashani 1988b).
Schulkinder sind besser in der Lage, über ihre Befindlichkeit und somit auch über ihre Traurigkeit zu berichten. In diesem Alter können auch schon suizidale Gedanken oder Absichten geäußert werden. Häufig befürchten diese Kinder auch, von den Eltern nicht genügend beachtet und geliebt zu werden (Weller et al. 1996).
Im **Pubertäts- und Jugendalter** nähert sich die Psychopathologie der des Erwachsenenalters an. Im Vordergrund der jugendlichen Befindlichkeit stehen ein vermindertes Selbst-

Tab. 5-73: Alterstypische Symptome bei Depressionen im Kindes- und Jugendalter (mod. nach Spitz u. Wolf 1946; Bowlby 1960; Ryan et al. 1987; Klerman 1988; Carlson u. Kashani 1988b; Weller u. Weller 1989; McCauley et al. 1991; Rutter 1991; Trott et al. 1994; Knölker et al. 2000)

Kleinkindalter (1–3 Jahre)	Vorschulalter (4–6 Jahre)	Schulkinder (7–12 Jahre)	Pubertäts-/Jugendalter (13–18 Jahre)
• vermehrtes Weinen • Ausdrucksarmut • erhöhte Irritabilität • gestörtes Essverhalten • (Ein-)Schlafstörungen • Spielunlust	• wirkt traurig • psychomotorische Hemmung • Ängstlichkeit, Phobien • Appetitlosigkeit • (Ein-)Schlafstörungen • introvertiertes, aber auch aggressives Verhalten	• verbale Berichte über Traurigkeit • psychomotorische Hemmung • Zukunftsangst, Ängstlichkeit • Appetitlosigkeit • (Ein-)Schlafstörungen • suizidale Gedanken	• vermindertes Selbstvertrauen/Selbstzweifel • Lustlosigkeit, Apathie, Konzentrationsmangel • Stimmungslabilität • psychosomatische Beschwerden, Gewichtsverlust • Ein- und Durchschlafstörungen • zirkadiane Schwankungen des Befindens • Suizidalität

vertrauen, Apathie, Angst, Konzentrationsmängel sowie zirkadiane Schwankungen des Befindens (Morgentief) (Poznanski 1982). Zu bedenken ist auch, dass zu fast jeder normalen Pubertät unmotivierte Stimmungsschwankungen gehören, die sich in Lust- und Teilnahmslosigkeit, dysphorisch-moroser Stimmung, Leistungsabwehr oder -abfall, trotzig-aufsässigem oder auch in einem albern-läppischen, inadäquaten Verhalten äußern können.

Depressionen kommen selten in ihrer „reinen" Form vor. Man kann von den verschiedenen Grundformen die gehemmte, die agitierte, die larvierte, die somatisierte und die psychotische Depression unterscheiden. Als komorbide Symptome können Depressionen bei anderen Grunderkrankungen sowie als Reaktion bzw. im Verlauf einer anderen psychischen Störungen, wie z. B. der Schizophrenie, auftreten.

Eine häufige Form der Komorbidität ist die „kombinierte Störung des Sozialverhaltens und der Emotionen" (ICD-10: F 92.0), also eine **depressive Störung des Sozialverhaltens**, die dann zutrifft, wenn sowohl für die Dissozialität als auch für eine depressive Episode oder Dysthymie die entsprechenden Kriterien erfüllt sind.
In Untersuchungen von Kovacs et al. (1984a; 1984b; 1988) wurde deutlich, dass knapp 80 % präpubertärer depressiver Kinder eine zusätzliche Diagnose auf der Achse I aufwiesen. Die häufigste komorbide Störung betrifft die Angststörungen, gefolgt von den Störungen des Sozialverhaltens. Bei Jugendlichen fanden sich 75 % mit einer komorbiden Angststörung und 33 % mit einer Störung des Sozialverhaltens (Kashani u. Sherman 1988).
Ein weiteres wichtiges komorbides Symptom – sowie Lebensgefährdung – stellt die akute und latente **Suizidalität** (vgl. Kap. 5.20) dar.

Manie und bipolare Störungen

Aufgrund des deutlich geringeren Vorkommens manischer Störungen – insbesondere im Kindesalter – liegen für die Manie sehr viel weniger entwicklungssymptomatologische Untersuchungen vor. Während die Symptome im Jugendalter weitgehend denen im Erwachsenenalter ähneln – eine Ausnahme scheint nur das gehäufte Vorkommen psychotischer Symptome beim Ausbruch der Manie vor dem 30. Lebensjahr darzustellen (Ballenger et al. 1982) –, ist das **Spektrum** im Kindesalter sehr viel **unspezifischer**. Eine Übersicht zu alterstypischen Symptomen zeigt die Tabelle 5-74. Im Unterschied zu den aufgeführten einzelnen Symptomen bzw. Symptomenkomplexen gehen DeLong und Aldershof (1987) davon aus, dass Manien im Kindesalter bis in das Jugendalter hinein durch wiederkehrende Zyklen von Dysphorie, Hypomanie und Agitiertheit gekennzeichnet sind.
Eine wichtige Ko-Symptomatologie der Manie und der bipolaren Störungen ist die Aufmerksamkeitsdefizit-/Hyperaktivitätsstörung (s. Kap. 5.7). 90 % der präpubertären und 30 % der pubertären Kinder mit bipolaren Störungen weisen zum Zeitpunkt der Erstdiagnostik eine Aufmerksamkeitsdefizit-/Hyperaktivitätsstörung (ADHS) auf (Geller et al.

Tab. 5-74: Alterstypische Symptome bei Manien im Kindes- und Jugendalter (mod. nach Carlson 1983; Weller et al. 1996; Geller u. Luby 1997; Papolos 2001)

Kindesalter	Jugendalter
< 9 Jahre	
• Irritabilität	• gehobene Stimmung
• emotionale Labilität	• Irritabilität
• Hyperaktivität	• Rededrang
• Schlafstörungen	• Ideenflüchtigkeit
• Konzentrationsstörungen	• Schlaflosigkeit
• Rededrang	• bizarres Verhalten
• Zerstreutheit	• bizarre Kleidung
• sexuelle Überstimulation	• gesteigertes Risikoverhalten
• Trennungangst	• Wahn und Halluzination
• Enuresis und Albträume	
> 9 Jahre zusätzlich:	
• Euphorie	
• Paranoia	
• Größenwahn	
• Hochstimmung	

1995). Die Frage, ob das ADHS dabei ein Vorläufer oder eine zusätzlich bestehende Störung ist, muss oft der Verlauf zeigen. Ähnliches gilt, wenn auch nicht ganz so häufig, für Störungen des Sozialverhaltens, die mit Hyperaktivität und grandiosen bzw. (hypo-)manischen Selbstüberschätzungen einhergehen können.

5.11.5 Ätiologie und Pathogenese

Ein eindeutiges **ätiopathogenetisches Modell** der affektiven Störungen existiert bislang nicht. Darüber hinaus ist zu beachten, dass sich offensichtlich einige der formulierten Entstehungshypothesen auf Subtypen der Depression bzw. affektiver Störungen beziehen. Explizit für Kinder oder Jugendliche liegen kaum Untersuchungen vor, sodass hier im Wesentlichen die Ergebnisse der Forschung an Erwachsenen referiert werden, soweit eine Übertragbarkeit gerechtfertigt scheint.

Depression

Genetische Faktoren

Kinder mit einem **depressiven Elternteil** haben eine Wahrscheinlichkeit von etwa 20 %, selbst eine affektive Störung zu entwickeln, wobei sich die Wahrscheinlichkeit auf 50 % erhöht, wenn beide Elternteile depressiv erkrankt sind (Haug 1996). Dies wird umso deutlicher, wenn es sich bei der Erkrankung der Eltern um schwere rezidivierende Störungen handelt (Tsuang u. Faraone 1990). Methodisch ist bei diesen Untersuchungen zu berücksichtigen, dass alleine aus dem Umstand einer familiären Häufung nicht ausschließlich auf eine genetische Vermittlung geschlossen werden kann, sodass der familiäre Einfluss (impact) alleine eher auf die Umgebungsfaktoren verweist (Rutter 1991).
In Zwillingsstudien haben sich hinsichtlich unipolarer Störungen **Paarkonkordanzraten** von 40 % für eineiige und 14 % für zweieiige Zwillingspaare ergeben (McGuffin et al. 1996). Biologische Verwandte von adoptierten Patienten mit einer affektiven Erkrankung haben gegenüber den gesunden Verwandten dieser erkrankten Personen ein deutlich erhöhtes Risiko, eine uni- oder bipolare affektiven Störung zu entwickeln (Merikangas u. Kupfer 1995).
Molekulargenetische Untersuchungen der letzten Jahre haben Hinweise auf positive Kopplungsbefunde für eine Region am langen Arm von Chromosom 21 (Souery et al. 1997), für die perizentrische Region von Chromosom 18 (Coon et al. 1996; De Bruyn et al. 1996) sowie auf dem kurzen Arm von Chromosom 11 und den distalen Teil von Chromosom 5q (Propping 1989; Mirow et al. 1994) erbracht. Gershon (1996) hat auch das TPH-Gen als „Depressions-Locus" ausgemacht.
In Untersuchungen an Jugendlichen konnte gezeigt werden, dass sich genetische Faktoren, die sich auf die Entstehung einer Depression beziehen, zumindest zu einem Teil auch auf Angststörungen beziehen (Todd u. Heath 1996), sodass auch von einem genetischen Standpunkt aus Gemeinsamkeiten in der Entstehung beider Störungen zu diskutieren sind. Es gibt Hinweise darauf, dass die Heritabilität für mildere Formen der Depression geringer ausgeprägt ist (McGuffin u. Katz 1986), für Depressionen vor dem 18. Lebensjahr jedoch stärker als für Depressionen im Erwachsenenalter (Rutter 1991). In einer Untersuchung an 1990 Kindern und Jugendlichen im Alter zwischen 10 und 20 Jahren konnten Eley et al. (2004) zeigen, dass Umweltfaktoren kei-

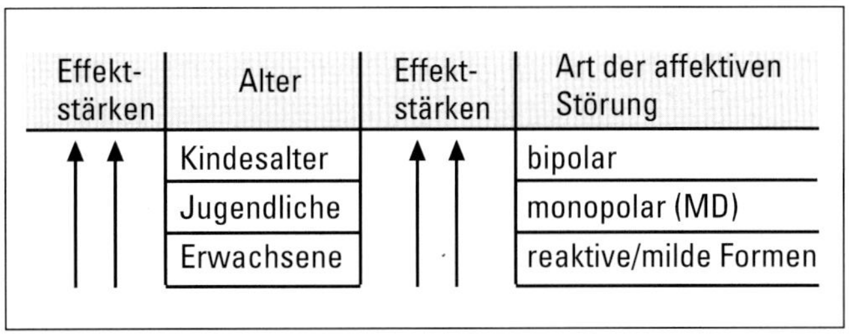

Abb. 5-30: Effektstärken genetischer Faktoren bezüglich der Entstehung einer Depression – bezogen auf Alter und Art der affektiven Störung (MD = Major Depression)

nen prädiktiven Wert für die Vorhersage einer Depression hatten, wohl aber das Geschlecht sowie die Marker HTR2A und TPH, 5HTTLPR hatte zusätzlich einen prädiktiven Wert zur Vorhersage von Depressionen bei Mädchen. Eine Übersicht über die Bedeutung genetischer Faktoren – bezogen auf Alter und Art der affektiven Erkrankung – zeigt die Abbildung 5-30.

Neurotransmission

Ausgehend von den Amindefizit-Hypothesen haben sich über viele Jahre sowohl die **Serotoninmangel-Hypothese** (Coppen 1967) als auch **Katecholamin-/Noradrenalinmangel-Hypothese** (Schildkraut 1965) gehalten. Sie sind heute jedoch differenzierteren Modellen der verminderten Neurotransmission gewichen. Im Einzelnen lassen sich die in der Tabelle 5-75 aufgeführten Befunde zusammenfassen.

Die Aminmangel-Hypothesen haben inzwischen eine Reihe von Modifizierungen erfahren. Einer der wichtigsten Einwände gegen sie ist der Umstand, dass eine Erhöhung der Transmitterkonzentration durch Antidepressiva nicht der eigentliche oder einzige Wirkmechanismus sein kann, weil die Wirkung in der Regel mit deutlicher Latenz einsetzt. Aktuelle **Dysregulationsmodelle** postulieren Störungen auf der Ebene der noradrenergen Rezeptoren (Siever u. Davis 1985), und **Dysbalancemodelle** beziehen den Transmitter Acetylcholin ein. Danach wäre die Grundlage der depressiven Affektlage ein Überwiegen cholinerger Aktivität gegenüber noradrenerger und serotoninerger, die der manischen Affektlage ein Überwiegen im noradrenergen System im Vergleich zum cholinergen (Janowski u. Overstreet 1995).

Sozial extrem ängstlich-phobische Kinder könnten eine erniedrigte Schwelle für limbisch-hypothalamische Erregungen haben (McCauley et al. 2001).

Neuroendokrinologische Symptome

Die meisten neuroendokrinologischen Befunde beziehen sich auf Störungen der Regulation der **Hypothalamus-Hypophysen-Nebennierenrinden-Achse** (bzw. Hypothalamus-Hypophysen-Schilddrüsen-Achse). Ausgangspunkt war die Beobachtung, dass Patienten mit einer somatischen Störung dieser Achse nicht selten eine affektive, in der Regel depressive Symptomatik entwickeln. Eine Übersicht zu den Befunden gibt die Tabelle 5-76.

Die erniedrigte TSH-Response auf TRH-Stimulation ließ sich bei Kindern nicht replizieren (TSH = thyroid stimulating hormone, Thyreotropin; TRH = thyreotropin releasing hormone) (Garcia et al. 1991).

Tab. 5-75: Rezeptor-/Transmitterveränderungen bei Depressionen

Veränderungen	Befunde	Bedeutung
Rezeptorveränderungen	Anstieg postsynaptischer 5-HT_2-Rezeptoren (Smith u. Cowen 1997) Anstieg und verringerte Empfindlichkeit von Alpha-2-Rezeptoren (Schatzberg u. Schildkraut 1995)	verminderte Neurotransmission Serotoninmangel-Hypothese
Transmitter-/ Metabolitenveränderungen	5-HIAA im Liquor verringert (Maes u. Meltzer 1995) MHPG im Urin, Plasma, Liquor erniedrigt (uneinheitlich) (Muscettola et al. 1984; Green et al. 1995)	Serotoninmangel-Hypothese Noradrenalinmangel-Hypothese
Präkursorveränderungen	Tryptophan im Plasma verringert (Anderson et al. 1990)	Serotoninmangel-Hypothese

Tab. 5-76: Neuroendokrinologische Befunde bei Depressionen

Veränderungen/Befunde	Bedeutung
Anstieg des Kortikotropin-Releasing-Faktors im Liquor verringerte ACTH-Response auf CRF-Stimulation (Holsboer 1995) erhöhte ACTH-Produktion, Hyperkortisolismus (Charles 1991)	Dysregulation des Systems Hypothalamus-Hypophyse-Nebennierenrinde
Anstieg von TRH im Liquor erniedrigte TSH-Response auf TRH-Stimulation (Baumgartner 1993)	Dysregulation des Systems Hypothalamus-Hypophyse-Schilddrüse (nur bei Erwachsenen)

Zusätzliche Befunde, die aber uneinheitlich und nicht eindeutig zu interpretieren sind, beziehen sich auf die pharmakologische Stimulation der Hypophyse und auf die Prolaktinausschüttung nach Gabe von Serotonin-Antagonisten. Durch Gabe des die Alpha-2-Rezeptoren stimulierenden Clonidin lässt sich bei Gesunden die Sekretion von STH (Somatotropes Hormon) erhöhen, während dies bei unipolar Depressiven schwächer ausfällt (Matussek 1991).

Nach Gabe des Serotonin-Antagonisten Fenfluramin erhöht sich bei depressiven Patienten die Konzentration von Prolaktin im Vergleich zu gesunden Kontrollpersonen weniger stark (Flory et al. 1998). Dies könnte sich über eine verminderte Empfindlichkeit spezifischer Subtypen von Serotonin-Bindungsstellen erklären lassen.

Insgesamt muss festgehalten werden, dass es den meisten neuroendokrinologischen Befunden an Sensitivität und Spezifität fehlt. Allerdings ist das phänomenologische Krankheitsbild der Depression so heterogen bzw. durch derart viele Subtypen kategorisiert, dass die Identifizierung eines eindeutigen biologischen Markers an nicht ausreichend definierten klinischen Diagnosegruppen unmöglich scheint (van Praag 1993).

Ähnlich wie bei depressiven Erwachsenen ist auch bei Kindern und Jugendlichen der **Dexamethason-Suppressionstest** (DST) pathologisch. In einer Übersicht zeigen Weller und Weller (1988), dass 54 % depressiver Kinder und Jugendlicher einen abnormen DST aufweisen. Dabei scheinen die Ergebnisse bei präpubertären Kindern robuster zu sein (Sensitivität: 70 %) als bei Jugendlichen (Sensitivität: 43 %). Die Interpretation dieses Unterschiedes ist bislang unklar, ebenso wie die ätiologische Bedeutung eines pathologischen DST. Klinisch scheint eine Normalisierung des DST prädiktiv für eine guten Verlauf zu sein (Weller et al. 1985).

In einer Untersuchung von Goodyer et al. (1996) ließ sich ein signifikanter Zusammenhang zwischen abendlicher Kortisolhypersekretion, morgendlicher Dehydroepiandrosteron-Ausschüttung (**DHEA**) und einer Major Depression bei Kindern und Jugendlichen im Alter zwischen acht und 16 Jahren feststellen. Andere Untersuchungen an Jugendlichen im Alter zwischen zwölf und 18 Jahren konnten diese Ergebnisse jedoch nicht replizieren (Schulte-Markwort et al. 2002).

Gestörte Kalzium-Homöostase

Als ein stabiler Befund an Thrombozyten und Lymphozyten bipolar erkrankter Patienten erweist sich eine erhöhte **intrazelluläre Kalziumkonzentration** (Walden u. Grunze 1998). Ist die Leistungsfähigkeit der Natrium-Kalium-ATPase vermindert, so die Annahme, resultiert daraus – je nach Ausmaß dieser Minderaktivität – eine Manie bzw. eine bipolare und schließlich depressive Störung (El-Mallakh 1996).

Chronobiologische Faktoren und Schlaf

Die Bedeutung **chronobiologischer Faktoren** ist insbesondere in der Genese der bipolaren Störungen schon lange bekannt. In den letzten Jahren konnte darüber hinaus die saisonale Depression als eine eigenständige Sonderform identifiziert werden (Kasper 1994; Partonen u. Lönnqvist 1998). Diese Form der Depression scheint durch atypische Symptome, wie vermehrten Appetit und erhöhtes Schlafbedürfnis, gekennzeichnet zu sein. Unterstützt wird die Hypothese der Abhängigkeit von saisonalen Einflüssen durch den Umstand, dass bei diesen Formen der Depression durch Lichttherapie in bis zu 80 % der Fälle eine deutliche Besserung erreicht wird (Kasper 1993; Neuhaus u. Rosenthal 1997).

Zirkadiane Rhythmusstörungen bei schweren Formen der Depression sind pathognomonisch. Solche Patienten zeigen eine längere Einschlaflatenz sowie weniger Tiefschlafphasen. Die REM-Latenz (Zeit zwischen Einschlafen und Auftreten der ersten REM-Phase) ist verkürzt (Rush et al. 1986; Kupfer 1991). Bei Kindern und Jugendlichen konnten diese Ergebnisse bislang nicht einheitlich repliziert werden (Puig-Antich 1987; Emslie et al. 1990, Riemann u. Schmidt 1993), wobei dies insbesondere für Kinder gilt (Dahl et al. 1991). Weiter gehende Theorien gestörter biologischer Rhythmen (z. B. Desynchronisation, Vorverlagerung zirkadianer Prozesse) konnten bislang nicht verifiziert werden (Laux 1997).

Pharmakogene Depressionen

Es gibt eine Reihe von Medikamenten, die eine **pharmakogene Depressionen** induzieren können. Eine Übersicht gibt die Tabelle 5-77.

Somatogene Depressionen

Eine Reihe von somatischen Erkrankungen können mit depressiven Zuständen einhergehen und sind daher auch differenzialdiagnostisch zu berücksichtigen. Die Tabelle 5-78 gibt eine Übersicht über die somatischen Erkrankungen bzw. Bedingungen, die zu einer **somatogenen Depression** führen können.

Tab. 5-77: Übersicht über pharmakogene Depressionen (mod. nach Perenyi et al. 1998; Laux 1997)

gesicherte Nebenwirkung	Nebenwirkung wahrscheinlich/möglich
• Antihypertensiva • Reserpin • α-Methyldopa, Clonidin • Propranolol • Steroide • Prednisolon (< 40 mg/d) • orale Kontrazeptiva (Progesteronanteil) • Vasodilatatoren/Kalzium-Antagonisten • Cinnarizin, Flunarizin • Antibiotika • Fluor-Chinolone • (Gyrasehemmer) • Aknemittel • Isotretinoin • Lipidsenker • Pravastatin • Lovastatin	• ACE-Hemmer • Enalapril • Antiarhythmika • Kalzium-Antagonisten • Diltiazem • Antimykotika • Amphotericin B • Gastroenterologika • Metoclopramid • Cimetidin • Ranitidin • Sulfasalazin • Interferon β-1b • nichtsteroidale Antiphlogistika • Indometazin • Neuroleptika • Haloperidol, Fluphenazin Flupentixol (Perenyi et al. 1998) • Anti-Epileptika • Zytostatika

Tab. 5-78: Ursachen für somatogene Depressionen (mod. nach Trott et al. 1994)

Gebiet	Art der Erkrankung
Infektionen	Influenza Tuberkulose Hepatitis Epstein-Barr-Virus Human Immunodeficiency Virus
neurologische Erkrankungen	Epilepsie Commotio cerebri Subarachnoidalblutung
endokrinologische Erkrankungen	Diabetes mellitus Cushing-Krankheit Addison-Krankheit Hypothyreose Hyperparathyreoidismus Hypopituitarismus
andere Ursachen	Hypokaliämie (z. B. bei Bulimie) Hyponatriämie Anämie Lupus erythematodes Wilson-Krankheit Porphyrie Urämie

Anatomische Veränderungen

Analog zu Forschungsergebnissen im Erwachsenenalter (Nasrallah 1997) zeigte sich in MRT-Untersuchungen an 65 hospitalisierten Kindern (Durchschnittsalter: 13 Jahre) ein signifikant kleineres Verhältnis zwischen frontalem Kortex und Gesamtzerebralvolumen sowie ein größeres Verhältnis zwischen lateralen Ventrikeln und Gesamtzerebralvolumen (Steingard et al. 1996). Insgesamt scheint das Volumen des **präfrontalen Kortex** bei depressiven Kindern und Jugendlichen erniedrigt zu sein (Botteron 1999).

In einer Untersuchung von Pine et al. (2000) ergaben sich Hinweise auf eine veränderte Lateralität bei depressiven Jugendlichen. Insbesondere therapieresistente Formen der Depression scheinen mit hypometabolischen Zuständen im frontalen und temporalen Kortex einherzugehen (Kimbrell et al. 2002).

Lebensereignisse

Im Prinzip kann jedes akut oder chronisch auftretende **traumatische Ereignis**, das die Beziehungskontinuität eines Kindes belastet, zu depressiven Reaktionen bzw. depressiven Störungen führen (Fischer u. Riedesser 1998), wobei dies unterschiedlich ist für reaktive und endogene Depressionen (Brown et al. 1994). Der Zusammenhang zwischen Traumatisierung, den Lebensereignissen und der Entwicklung depressiver Störungen im Kindes- und Jugendalter ist signifikant (Williamson et al. 1995). Bei Jugendlichen finden sich zwölf Monate vor Auftreten ihrer Depression signifikant mehr belastende Lebensereignisse als bei Kontrollgruppen (Birmaher et al. 1995).

Abhängig von der kindlichen Persönlichkeit, seinem Entwicklungsstand und seinen Vorerfahrungen sowie der Gesamtheit seiner neurobiologischen Ausstattung bergen die nachfolgend aufgeführten Lebensereignisse ein hohes Risiko, eine depressive Störung zu induzieren:

- Verlust eines Elternteils (Weller et al. 1991)
- psychische und/oder körperliche Erkrankung eines Elternteils (Dodge 1990)
- Deprivation; emotionaler, körperlicher und/oder sexueller Missbrauch (Harkness u. Monroe 2002)
- längerfristige Trennung im ersten Lebensjahr (Dührssen u. Lieberz 1999)
- übermäßiger Streit und Disharmonie der Eltern (Birmaher et al. 1996)
- Scheidung (Aro u. Palosaari 1992)
- Altersabstand zum nächsten Geschwisterkind kürzer als 18 Monate (Werner u. Smith 1992)
- allein erziehender Elternteil (Furstenberg u. Teitler 1994)
- Armut (Werner u. Smith 1992)

Insbesondere Verlusterlebnisse, Beziehungsprobleme und Schulstress sind dabei – im Vergleich mit Angststörungen – spezifisch für depressive Kinder und Jugendliche (Eley u. Stevenson 2000). Auch wenn es keinen Zweifel an dem Zusammenhang zwischen traumatischen Lebensereignissen und der Entstehung von Depressionen gibt, so entwickeln etwa 30 % aller Patienten mit einer Major Depression diese auch unabhängig von solchen Ereignissen (Kendler et al. 1999), wobei auch zu berücksichtigen ist, dass prädisponierte Patienten – zumindest im Erwachsenenalter – dazu neigen können, Hochrisiko-Umgebungen zu suchen. Auch die Major Depression scheint signifikant mit einer erhöhten Rate an traumatisierenden Lebensereignissen einherzugehen (Harkness u. Monroe 2002).

Persönlichkeitsfaktoren

Im Erwachsenenalter spielen Persönlichkeitsfaktoren eine wichtige Rolle als prädisponierende Faktoren in der Genese der Depressionen. Schon Tellenbach (1961) beschrieb einen „Typus melancholicus" als eine Primärpersönlichkeit, die sich durch „pathologische Normalität" mit Überkorrektheit, Genauigkeit und Aufopferungsbereitschaft auszeichnet. Heute geht man davon aus, dass einige Persönlichkeitsfaktoren einen unspezifischen **Vulnerabilitätseffekt** besitzen (Hirschfeld 1997). Dazu gehören vor allem:

- emotionale Instabilität
- erhöhte interpersonelle Abhängigkeit
- Aggressivität

Da Persönlichkeitsfaktoren im Kindes- und Jugendalter entwicklungsgemäß noch nicht so stabil sind, gibt es bislang kaum Untersuchungen hierzu. Ein Zusammenhang zwischen scheu-ängstlichen Persönlichkeitsmerkmalen im Kleinkindalter und der Entwicklung von Depressionen im Jugendalter scheint nicht zu bestehen (Birmaher et al. 1996).

Familiäre Faktoren

Neben den genetischen Belastungen, denen Kinder von depressiven Eltern ausgesetzt sind, spielen auch **familiendynamische Aspekte** eine bedeutende Rolle. Die Bedeutung psychopathologischer Auffälligkeiten der Eltern – besonders im Sinne von Depressionen (Herpertz-Dahlmann u. Remschmidt 2000) – für die kindliche Entwicklung konnte vielfach in Längsschnittstudien gezeigt werden (Werner u. Smith 1982; Field 1992; Esser et al. 1993; Aro 1994; Dührssen u. Lieberz 1999; Laucht et al. 1999; Hammen u. Brennan 2001; Luoma et al. 2001; Seifer et al. 2001).

> Schon bei Säuglingen lässt sich nachweisen, dass der Kontakt zu einer depressiven Mutter zu psychischen Störungen im Sinne von Regulationsstörungen beim Säugling führen und Konsequenzen für die Hypothalamus-Hypophysen-Nebennierenrinden-Achse haben kann (Graham et al. 1999).

Auch die nachfolgende Entwicklung des **Bindungstyps** (vgl. Kap. 2.9 bzw. 5.5 in diesem Band) kann entsprechend determiniert, die Ausbildung sicherer Bindungen also erschwert sein (Stein et al. 2000). Coyne et al. (1992) konnten zeigen, dass ein signifikanter Anteil von Kindern aus Familien mit einem depressiven Elternteil (hier wurde nicht zwischen Mutter und Vater unterschieden) selbst depressiv war, dass (umgekehrt) 50–75 % der Eltern, die ein depressives Kind haben, selbst depressiv waren und dass es einen zeitlichen Zusammenhang zwischen den depressiven Episoden der Mütter und denen der Kinder gab. Familiendynamisch zeichneten sich die Familien mit einem depressiven Elternteil durch mangelnde Kohärenz (Asarnow et al. 1987), relative Beziehungslosigkeit (Puig-Antich et al. 1993) sowie durch emotionale Dysregulation (Cumsille u. Epstein 1994) aus. Reiter (1995) beschreibt für Familien mit einem depressiven Elternteil einen familiendynamischen Kreislauf, der die Angehörigen in ein unauflösbares Dilemma von Schuld und Aggression bringt.

Aber nicht nur depressive Elternteile sind für das Verständnis kindlicher und/oder adoleszenter Depressionen von Bedeutung, sondern prinzipiell auch jede andere psychische oder auch schwere körperliche Erkrankung (Riedesser u. Schulte-Markwort 1999). Grundlegend ist dabei jeweils die Erfahrung des Kindes, dass ein Elternteil in bestimmten Bereichen des täglichen Zusammenlebens und der gemeinsamen Beziehung beeinträchtigt ist.

Ein spezifisch kognitiver Stil im Sinne der depressiven Trias findet sich auch im Erziehungsverhalten von Eltern depressiver Kinder wieder (Garber u. Hilsman 1992).

Selbsterhaltende Faktoren der Depression

Hat sich einmal eine Depression etabliert, so können zusätzlich selbsterhaltende und selbstverstärkende Faktoren das Krankheitsgeschehen im Sinn einer **Eigendynamik** verstärken und/oder unterhalten. So reduziert sich z. B. bei depressiven Kindern und Jugendlichen, analog zu depressiven Erwachsenen, der Bekannten- und Freundeskreis. Über im depressiven Zirkel entstandenes und/oder verstärktes Erleben von Sinn- und Hilflosigkeit (Hautzinger 1998) können kognitive Kreisläufe entstehen, die das depressive Erleben verstärken.

Die spezifischen Kommunikationsdefizite depressiver Patienten drücken sich auch in ihrer Mimik und Gestik aus und werden von ihrer jeweiligen Umgebung als zurückweisend und depressiv interpretiert (Dixon u. Fisch 1993).
Der enge Zusammenhang zwischen Depression, Angst und Selbstwert führt nicht selten dazu, dass depressive Kinder und/oder Jugendliche nicht nur den depressionserhaltenden spezifischen kognitiven Attributionsstil entwickeln können, sondern auch – verstärkt durch Misserfolgserwartungen – kognitive Defizite im Sinne von defizitärem Lernverhalten entwickeln (Trott 1999), das sich auch in einigen Untertests des HAWIK (Hamburg-Wechsler-Intelligenz-Test für Kinder) darstellte.

Psychodynamik

Ausgehend von einer realen frühkindlichen – im weitesten Sinn des Wortes – Mangelerfahrung als „orales" bzw. narzisstisches Defizit entsteht ein ubiquitäres **Gefühl des Ungenügenden**, das einhergeht mit den Gefühlen, zu kurz gekommen, zu wenig versorgt worden zu sein, nichts wert zu sein und nichts zu können. Dieses basale Gefühl bildet die Grundlage für emotionale Instabilität, übermäßige Bedürftigkeit, hohe Kränkbarkeit sowie ein starkes Bedürfnis nach Anerkennung, das seinen Ausdruck auch in einer gesteigerten Normenorientierung finden kann. Bewältigungsversuche bestehen häufig in engen Beziehungsgestaltungen über Anpassung und Aggressionshemmung sowie einer gesteigerten Leistungsbereitschaft (Mentzos 1996).
Der zugrunde liegende **unbewusste Konflikt** besteht in der Unverträglichkeit zweier Wünsche. Einerseits geht es darum, dem geliebten Beziehungsobjekt möglichst nah sein zu wollen, andererseits darum, die Wut über die Enttäuschung der Mangelerfahrung ausleben zu wollen, von der gefürchtet wird, sie könne die Beziehung zerstören (Will 1998). Es resultiert eine anklammernde und beständig Bestätigung einfordernde Beziehungsgestaltung. Über die selbst gestaltete Behinderung der Verwirklichung eigener Kompetenzen und Wünsche wiederholen sich der Mangel und die Zurückweisung, sodass sich u. U. auch psychodynamisch ein **selbsterhaltender intrapsychischer Zirkel** der Depression manifestiert. Getragen von der Angst vor Liebesverlust und der Angst vor der eigenen Wut aufgrund der Enttäuschung, entsteht eine Konstellation, in der depressive Menschen paradoxerweise das freundlich gemeinte Beziehungsangebot schnell überstrapazieren und letztlich bedrohen oder zerstören (Tyson u. Tyson 1990; Kapfhammer 1995).

Synopsis

Prinzipiell ist jeder Mensch zu depressiven Reaktionen in der Lage. Eine depressive Reaktion (ohne die Kriterien einer depressiven Episode gemäß ICD-10 zu erfüllen) ist eine natürliche Reaktion auf traumatische Ereignisse. Die entscheidenden interindividuellen Unterschiede liegen in der jeweiligen **Vulnerabilität**, die sowohl die Angemessenheit der Reaktion in Bezug auf das Ereignis als auch die Dauer der depressiven Reaktion betrifft. Es gibt Hinweise darauf, dass die präpubertäre Form der Depression stärker auf Umwelteinflüsse zurückzuführen ist als die depressive Störung, die in der Adoleszenz beginnt (Harrington et al. 1997).
Neben biologischen und psychischen Mechanismen, die zu Depressionen führen, sind auch die **Wechselwirkungen** zu beachten. Nur ein vertieftes Verständnis der gegenseitigen Beeinflussung (Mann 1994) wird dem klinischen Phänomen gerecht – auch wenn die Erkenntnisse hierzu erst am Anfang stehen. Ein Beispiel für die endokrinologischen und anatomischen Veränderungen, die durch ausgeprägte Traumatisierung hervorgerufen werden können, zeigen die Arbeiten von Ryan und Dahl (1993), De Bellis et al. (1999a; 1999b) sowie Weiss et al. (1999). Kinder mit einer Posttraumatischen Belastungsstörung sezernierten eine höhere Rate an freiem Kortisol und Katecholaminen im Urin und wiesen kleinere intrakraniale Volumina auf als die Kinder der Kontrollgruppen. Diese Arbeiten unterstreichen die Hypothese von Aldenhoff (1997) eines „biological priming", einer **biologischen Narbe**, die z. B. durch Verlusterlebnisse und andere Traumata hervorgerufen werden können. Aber es müssen nicht unbedingt nur Traumata sein, die diese drastischen und messbaren Veränderungen hervorrufen – auch pathologische Beziehungs- und Erlebensmuster können zu entsprechenden neuronalen Netzwerken (Spitzer 1996) führen und damit das anatomische und neuroendokrinologische Profil eines primär psychischen Erlebens bilden (Heim u. Nemeroff 1999), um es dann ihrerseits in einer Wechselwirkung zu beeinflussen.
Für die Entwicklung depressiver Störungen im Kindes- und Jugendalter heißt dies: Ausgangspunkte der Genese depressiver Störungen im Kindes- und Jugendalter sind einerseits eine genetisch determinierte **Vulnerabilität** und andererseits defizitäre Erlebnisse bzw. Umstände im psychosozialen Bereich. Ein Kind mit einer geringen genetischen Vulnerabilität wird dabei gegenüber Mikro- oder Makro-Traumata widerstandsfähiger sein als das Kind mit einer primären **potenziell depressiogenen Ausstattung**. Zu beachten ist hierbei die Beziehung zwischen Bezugsperson und Kind, wobei aufgrund einer Psychopathologie des Erwachsenen sowohl depressive Emotions- und Verhaltensmuster vermittelt als auch sekundär depressive bzw. potenziell depressiogene Reaktionen

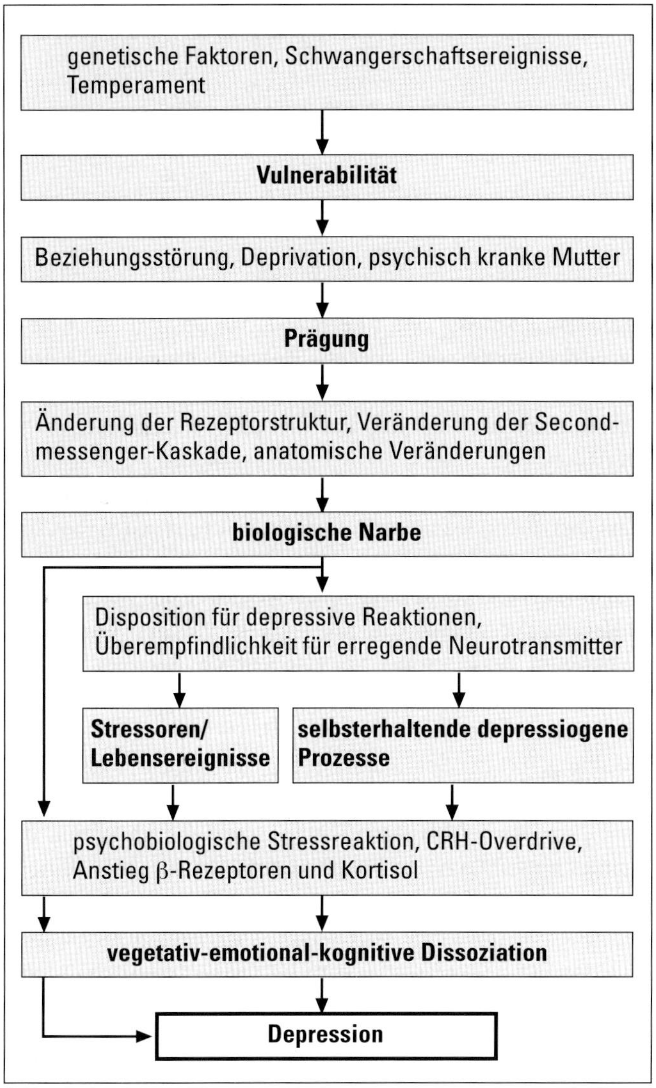

Abb. 5-31: Schema der Synopsis von Depressionen (CRH = Kortikotropin-Releasing-Hormon)

beim Kind hervorgerufen werden können. In **zirkulierenden Wechselwirkungskreisen** kann das Kind fortan eine depressive Entwicklung nehmen, wobei jedes Mikro- und Makro-Trauma additiv oder potenzierend wirken kann, ebenso wie die schon etablierten pathologischen Beziehungsmuster. Eine zweite denkbare Entwicklung postuliert eine symptomlose bzw. symptomarme Phase der kindlichen Entwicklung, die sich erst nach der Konfrontation mit einem psychischen Trauma in eine manifeste Depression wandelt. Das in der Abbildung 5-31 zu sehende Schema gibt die beschriebene Synopsis wieder.

Ätiologie bipolarer Störungen im Kindes- und Jugendalter

Da für die bipolaren Störungen, nicht zuletzt aufgrund ihrer Seltenheit, sehr viel weniger Forschungsergebnisse vorliegen, sollen sie in diesem Abschnitt zusammengefasst aufgeführt werden.

Spezifische Untersuchungen zur Ätiologie bipolarer Störungen für das Kindes- und Jugendalter liegen kaum vor. Für bipolare Störungen liegt der Prozentsatz **familiärer Häufungen** noch deutlich über dem depressiver Erkrankungen. So haben Kinder von Eltern, bei denen ein Elternteil an einer bipolaren Störung leidet, eine Wahrscheinlichkeit von 24 %, selbst eine bipolare Störung zu entwickeln, wobei sich der Prozentsatz auf über 55 % erhöht, wenn beide Elternteile betroffen sind (Merikangas u. Kupfer 1995). Hinsichtlich bipolarer Verläufe ergaben sich bei einer Zusammenstellung von zehn Zwillingsstudien (Allen 1976) **Paarkonkordanzraten** von 72 % bzw. 14 %. Entsprechend der Katecholaminmangel-Hypothese der Depression finden sich bei Erwachsenen in der Manie erhöhte Dopamin- und Noradrenalinkonzentrationen. Die GABA-Mangel-Hypothese (GABA = Gamma-Aminobuttersäure) korrespondiert mit der antimanischen Wirksamkeit mancher Antikonvulsiva (Petty et al. 1998). Eine Induktion manischer Symptome durch Medikamente wie L-Dopa oder auch durch Amphetamine unterstützen zwar die **Katecholamin-Hypothese**, verweisen aber auch gerade im Kindes- und Jugendalter auf die in den letzten Jahren intensiv geführte Diskussion eines Zusammenhanges zwischen Aufmerksamkeitsstörung und Manie.

Einen verkleinerten Thalamus konnten Dasari et al. (1999) zeigen, allerdings auch bei schizophrenen Jugendlichen. Einzelfallstudien verweisen auf vergrößerte Ventrikel bei Kindern und Jugendliche mit einer bipolaren Störung (Botteron et al. 1995).

Im Erwachsenenalter gibt es Hinweise auf Zusammenhänge zwischen einschneidenden sozialen Lebensereignissen und dem Ausbruch einer Manie (Malkoff-Schwartz et al. 1998).

Es gibt Hinweise darauf, dass die Behandlung juveniler Depressionen mit SSRI (selektive Serotonin-Wiederaufnahme-Hemmer) im weiteren Verlauf bipolare Störungen induzieren kann (Biederman et al. 2000). 20–40 % der Jugendlichen mit einer Major Depression entwickeln innerhalb von fünf Jahren eine bipolare Störung (Geller et al. 1994a; 1994b).

5.11.6 Diagnose und Differenzialdiagnostik

Die Diagnose sowohl der Depression als auch der Manie sowie bipolarer Störungen stützt sich wesentlich auf den **psychopathologischen Befund** – in Anlehnung an die Diagnosekriterien der ICD-10 bzw. des DSM-IV – und (fremd-)anamnestische Angaben. Gezielte Explorationsfragen, wie sie z. B. im CASCAP-D (Döpfner et al. 1999) vorgeschlagen werden, sind oft hilfreich, weil sowohl Kinder als auch Jugendliche oft nicht spontan über ihre depressiven Symptome berichten, zumal sie ihnen häufig normal, weil gewohnt vorkommen. Je jünger die Kinder, desto mehr wird man auf den nonverbalen Ausdruck im Spiel oder der Zeichnung achten. Eine Reihe von standardisierten Verfahren kann die kinder- und jugendpsychiatrische Untersuchung sinnvoll ergänzen.

Die im Rahmen der Differenzialdiagnostik bedeutsamen somatischen Erkrankungen sind in der Tabelle 5-78 (s. S. 780) aufgeführt.

Bei kleineren Kindern wird man oft den Verlauf abwarten müssen, um die Diagnose sicherer stellen zu können. Die Bedeutung einer Erhebung der Familienanamnese ergibt sich aus den weiter oben beschriebenen ätiologischen Faktoren, die in der Familie liegen können. Eine Intelligenzdiagnostik sowie eine sorgfältige Anamnese der Umgebungsfaktoren schließen eine Überforderungsdepression durch z. B. unrealistische Leistungserwartungen aus. Eine sorgfältige Traumaexploration erfasst potenzielle Auslöser bzw. unterhaltende Faktoren.

Die Differenzialdiagnostik bezieht sich bei den Depressionen nach Ausschluss einer pharmakogenen und/oder somatogenen Genese auf die Angststörungen (insbesondere im Kleinkindalter). Je älter die Patienten sind, desto wichtiger wird eine Differenzierung zwischen reaktiven, dysthymen Störungen und der Entwicklung majorer und saisonaler Depressionen.

Bei dem Verdacht auf manische Entwicklungen im Kleinkindalter sind alterstypische Größenideen sorgfältig von manischen oder hypomanischen Zuständen zu unterscheiden. In seltenen Fällen muss differenzialdiagnostisch ein Asperger-Syndrom ausgeschlossen werden. Auf die Problematik der Differenzierung zwischen ADS und Manie bzw. ADS als komorbide Symptomatik ist weiter oben bereits eingegangen worden. Eine differenzierte Erfassung rhythmischer Phänomene erfasst den Episodentyp, wobei besondere Sorgfalt auf die Identifikation von schnellem Phasenwechsel (rapid cycling) gerichtet werden muss.

5.11.7 Behandlung und Prävention

Somatische Therapie

Therapie der Depression

Grundlage der Depressionsbehandlung ist eine ausführliche **Aufklärung** sowohl der Eltern als auch des Patienten über die Erkrankung und deren Behandlungsmöglichkeiten. Grundsätzlich ist eine Pharmakotherapie mit anderen Therapieformen gut kombinierbar und sollte zumindest von regelmäßigen stützenden ärztlichen Gesprächen begleitet sein. Die geringe Akzeptanz einer medikamentösen Therapie kann bei nicht wenigen Patienten, häufiger noch bei den Eltern bzw. Sorgeberechtigten, eine zeitaufwändige Überzeugungsarbeit notwendig machen. Ein Eingehen auf die Präferenz für pflanzliche Stoffe (z. B. Johanniskraut bzw. Hypericum perforatum) ist gelegentlich notwendig. Auswahlkriterium für ein Antidepressivum sollte in erster Linie das klinische Erscheinungsbild sein (Schweregrad der Erkrankung, Art der Schlafstörungen, Unruhe, Zwangssymptomatik), aber auch das Nebenwirkungsprofil der Präparate (insbesondere bei Risikopatienten) sowie die Akzeptanz der Familie hinsichtlich des Medikaments. Die an das Kielholz-Schema (s. Tab. 5-79) angelehnte klinisch-praktische Einteilung der Substanzen bezüglich ihrer kurzfristigen Begleitwirkung (sedierend/aktivierend) ist für die Langzeitbehandlung nicht validiert und dient daher nicht als Entscheidungskriterium.

Entscheidend für die langfristige **Compliance** ist eine fundierte Aufklärung bezüglich möglicher unerwünschter Arzneimitteleffekte und der Wirklatenz von bis zu sechs Wochen. Gerade Kinder empfinden aufgrund ihres geringeren Zeithorizonts mehrere Wochen als sehr lang. Durch eine einschleichende Medikamentengabe kann das Risiko für in den ersten Tagen möglicherweise auftretende Nebenwirkungen verringert werden. Es sollte jedoch eine Medikation in ausreichend hoher Dosierung (die mittlere Dosisempfehlung für Erwachsene in Relation zum Körpergewicht) über mindestens sechs Wochen erfolgen, bevor ein Absetzen der Medikation wegen ausbleibender Besserung der Symptomatik in Erwägung gezogen wird. Sicherheitshalber sollte zu Beginn der Behandlung nur die kleinste Packungsgröße verschrieben werden, bei ausgeprägtem Suizidrisiko die Medikation durch die Eltern erfolgen sowie eine Substanz mit geringer Letalität bei Intoxikation gewählt werden (Kapur et al. 1992). Die empfohlenen Kontrolluntersuchungen (Blutwerte, EKG, EEG) für erwachsene Patienten sollten insbesondere bei jüngeren Patienten gewissenhaft eingehalten werden (s. auch Benkert u. Hippius 1996; s. Tab. 5-79 u. 5-80).

Tab. 5-79: Einteilung der Antidepressiva nach ihrer psychomotorischen Wirkung (Kielholz-Schema)

aktivierend	psychomotorisch neutral	sedierend
trizyklische Antidepressiva		
Desipramin	Clomipramin	Amitriptylin
Nortriptylin	Imipramin	Amitriptylinoxid
	Lofepramin	Doxepin
	Dibenzepin	Dothiepin
		Trimipramin
tetrazyklische Antidepressiva		
		Maprotilin
		Mianserin
selektive Antidepressiva		
Reboxetin	Citalopram	Mirtazapin
Viloxazin	Fluoxetin	Nefazodon
	Fluvoxamin	
	Paroxetin	
	Sertralin	
	Venlafaxin	
	Hypericum	
MAO-Inhibitoren		
		reversibel-selektiv: Moclobemid
		irreversibel-unselektiv: Tranylcypromin

Tab. 5-80: Einteilung der Antidepressiva nach Wirkmechanismen (nach Laux 1997)

Antidepressivum	Wirkmechanismus
Trizyklika	NA- und 5-HT-Wiederaufnahme-Hemmung sowie Effekte auf andere Rezeptoren
SSRI	5-HT-Wiederaufnahme-Hemmung
Reboxetin	NA-Wiederaufnahme-Hemmung
Venlafaxin	5-HT- und NA-Wiederaufnahme-Hemmung
Mirtazapin	5-$HT_{2,3}$- und Alpha-2-Rezeptor-Blockade
Nefazodon	5-HT-Wiederaufnahme-Hemmung und 5-HT_2-Rezeptor-Blockade
Tranylcypromin	Monoaminoxidase-Hemmung: nichtselektiv und irreversibel
Moclobemid	Monoaminoxidase-Hemmung: selektiv und reversibel (MAO-A)
L-Tryptophan, Oxitriptan	Aminopräkursoren
Sulpirid, Flupentixol	Dopamin-Agonismus (niedrig dosiert)
Hypericum perforatum	genauer Wirkmechanismus nicht bekannt

Tab. 5-81: Doppelblinde, plazebokontrollierte Studien zu trizyklischen Antidepressiva (amb. = ambulant; stat. = stationär; PLA = Plazebo)

Erstautor, Jahr	n (Dropouts) Alter	Substanz Dosierung	Behandlungsdauer Art	Instrumente	Ergebnis Response-Rate
Puig-Antich 1987	38 (0) 6–14	Imipramin (IMI) 3,3–5,0 mg/kg/d	5 Wochen amb. u. stat.	K-SADS, RDC	IMI ≈ PLA 56%/68%
Preskorn 1987	22 (?) 6–14	IMI 125–250 ng/ml	4 Wochen	DICA, CDRS-R, DSM-III	IMI > PLA 80%/17%
Geller 1989	60 (10) 5–12	Nortriptylin (NTP) 60–100 ng/ml	8 Wochen amb.	K-SADS, CDRS	NTP ≈ PLA 31%/17%
Geller 1990	35 (4) 12–17	NTP 60–100 ng/ml	8 Wochen amb.	K-GAS, CDRS	NTP ≈ PLA 8%/21%
Kutcher 1994	60 (18) 15–20	Desipramin (DMI) 200 mg/d	6 Wochen amb.	K-SADS, BDI, DSM-III-R	DMI ≈ PLA 27%/30%
Kye 1996	31 (?) 12–17	Amitriptylin (AMI) 5,0 mg/kg/d	8 Wochen amb.	K-SADS, CDRS, HDRS	AMI ≈ PLA 56–72%/15–85%
Birmaher 1998	27 (?) Jugendliche	Amitriptylin (AMI) 5,0 mg/kg/d	10 Wochen stat.	HDRS, BDI, DSM-III-R	AMI ≈ PLA 77–78%/57–86%

Tab. 5-82: Doppelblinde, plazebokontrollierte Studien zu SSRI bzw. SNRI (amb. = ambulant; stat. = stationär; PLA = Plazebo)

Erstautor, Jahr	n (Dropouts) Alter	Substanz Dosierung	Behandlungsdauer Art	Instrumente	Ergebnis Response-Rate
Simenon 1990	40 (10) 13–18	Fluoxetin (FLU) 60 mg/d	8 Wochen amb. u. stat.	HDRS, CGI-I F	LU ≈ PLA 71–76%/63%
Emslie 1997	96 (36) 7–17	Fluoxetin (FLU) 20 mg/d	8 Wochen amb.	CGI-I, K-GAS (n.s.)	FLU > PLA 58%/33%
Mandoki 1997	40 (7) 8–17	Venlafaxin (VFX) 37,5–75 mg/d	6 Wochen amb.	HDRS, CDRS, CBCL, CDI	VFX ≈ PLA

Trizyklische Antidepressiva

Trizyklische Antidepressiva wie Amitriptylin, Clomipramin, Desipramin, Doxepin, Imipramin oder Nortriptylin werden seit Jahrzehnten auch im Kindes- und Jugendalter sowohl bei depressiven Syndromen als auch bei enuretischer Symptomatik eingesetzt. Kontrollierte Studien zu diesem Patientenkollektiv sind erst Anfang der 80er Jahre durchgeführt worden, allerdings mit kleinen Fallzahlen. Die erste doppelblinde, plazebokontrollierte Studie ist 1987 von Puig-Antich et al. publiziert worden und untersuchte die Wirksamkeit von Imipramin bei 38 Patienten im Alter zwischen sechs und 14 Jahren. Im Laufe der nächsten zehn Jahre wurde fast ein

Dutzend vergleichbarer Studien zu Amitriptylin, Clomipramin und Nortriptylin veröffentlicht. Die Ergebnisse (s. Tab. 5-81) zeigen im Kindes- und Jugendalter keine Überlegenheit trizyklischer Antidepressiva im Vergleich zu Plazebo. Die hohen Response-Raten von durchschnittlich 50 % auf Plazebo sind weniger auf einen Plazebo-Effekt als auf die starke Fluktuation der depressiven Symptomatik in dieser Altersgruppe zurückzuführen. Des Weiteren tendieren klinische Untersucher dazu, den Behandlungsverlauf erfolgreicher zu bewerten, als er sich z. B. in Selbstbeurteilungsskalen widerspiegelt (Lambert et al. 1986). Meta-Analysen ergeben allenfalls einen **marginalen antidepressiven Effekt** trizyklischer Substanzen. Problematisch hinsichtlich der Aussagekraft der durchgeführten Studien erweisen sich ihre geringen Fallzahlen. Auch entwicklungspsychopathologische Gegebenheiten und die unzureichende Erforschung der Reifungsprozesse von Neurorezeptoren könnten ursächlich für die fehlende Wirksamkeit bei Kindern und Jugendlichen sein.
Im Vergleich zu neueren Antidepressiva zeigen Trizyklika ein ungünstigeres **Nebenwirkungsprofil**. Zu den unerwünschten Wirkungen zählen insbesondere die früh einsetzenden anticholinergen Effekte wie Mundtrockenheit, Obstipation, Sedierung, Akkommodations- und Miktionsstörungen, Tremor, erniedrigte Krampfschwelle und Störungen der Schweißregulation.
Bei der Medikation sollte auf eine einschleichende Dosierung geachtet werden. Die mittlere Dosis entspricht dabei den Empfehlungen für Erwachsene (ca. 5 mg/kg, Birmaher et al. 1998). Häufig wird bei Jugendlichen eine zu niedrige Dosierung gewählt, was infolge der Rezeptoraffinitäten von Trizyklika den anticholinergen Effekt keineswegs mindert, jedoch eine antidepressive Wirkung unwahrscheinlicher werden lässt, die erst bei höherer Dosierung einsetzt. Verständlich wird diese Vorsicht bezüglich der Dosierung angesichts kardiovaskulärer Nebenwirkungen (Tachykardie, Schwindel, orthostatische Dysregulation, Erregungsleitungsstörungen) sowie der Kardiotoxizität (insbesondere Desipramin) in hoher Dosierung (Kutcher et al. 1994)). In jedem Fall ist unter Behandlung mit trizyklischen Antidepressiva immer eine begleitende EKG-Kontrolle angezeigt.
Zusammenfassend muss festgestellt werden, dass eine Behandlung mit trizyklischen Antidepressiva, deren Wirksamkeit im Kindes- und Jugendalter nicht nachgewiesen werden konnte, angesichts ihres ungünstigen Nebenwirkungsprofils und einer niedrigen Intoxikationsschwelle (Trizyklika können bei Überdosierung zum Tode führen) für depressive Jugendliche, die bezüglich impulsiver Suizidversuche eine Risikopatientengruppe sind, **nicht** die Medikation der **ersten Wahl** darstellen sollte (Fegert 2004; Ihle et al. 2004) (s. Tab. 5-82).

Serotonin-selektive Antidepressiva

Mit Einführung der **Serotonin-Wiederaufnahme-Hemmer** (SSRI) hat sich in den letzten zehn Jahren ein Wandel bezüglich der antidepressiven Behandlung Erwachsener vollzogen. Aufgrund ihrer grundsätzlich besseren Verträglichkeit und der einfachen Dosierung (1 Tablette/Tag) werden sie zunehmend auch von fachfremden Ärzten verschrieben. Während in vielen Ländern SSRI als Standard-Antidepressivum auch im Kindesalter eingesetzt werden, gelten sie in den Deutschen AWMF-Richtlinien als Medikament der zweiten Wahl nach den Trizyklika.
Im Gegensatz zu Letzteren sind anticholinerge Nebenwirkungen bei den SSRI zu vernachlässigen. Am häufigsten beschrieben werden gastrointestinale Beschwerden wie Diarrhö oder Obstipation. Weiterhin kann es zu Unruhe, Schwitzen, Nausea, Kopfschmerzen, Schlafstörungen, Tremor und sexuellen Dysfunktionen kommen (Ruhrmann 1997). Dabei unterscheiden sich die einzelnen Substanzen in ihrem Nebenwirkungsprofil kaum, erhebliche Unterschiede bestehen jedoch in ihrer Halbwertszeit aufgrund teilweise aktiver Metabolite (insbesondere Fluoxetin).
Die meisten kontrollierten Wirksamkeitsstudien im Kindes- und Jugendalter vergleichen SSRI mit herkömmlichen Antidepressiva (Trizyklika) und zeigen für beide Substanzgruppen gleichwertige Ergebnisse. Angesichts der nicht erwiesenen Wirksamkeit von Trizyklika in dieser Altersgruppe müssen diese Studienergebnisse jedoch kritisch bewertet werden. Im Rahmen einer plazebokontrollierten Studie konnten Emslie et al. (1997) erstmalig einen deutlichen **antidepressiven Effekt** der SSRI im Vergleich zu Plazebo nachweisen. In den wenigen weiteren Studien mit vergleichbarem Design (Simenon et al. 1990; Mandoki et al. 1997) zeigte sich allenfalls ein leichter positiver Trend bezüglich eines antidepressiven Effekts. Inzwischen liegen Studien zu Citalopram (Wagner et al. 2004b), Escitalopram (Wagner et al. 2004a), Fluoxetin (Emslie et al. 2004; TADS 2004), Paroxetin (Emslie et al. 2004; Keller et al. 2001) und Sertralin (Wagner et al. 2003) vor. Lediglich Paroxetin und Escitalopram (eine Studie) erbrachten keine Überlegenheit gegenüber Plazebo (Pössel u. Hautzinger 2006) (vgl. Tab. 5-82). In einer Metaanalyse zur Frage des Suizidrisikos zeigte sich kein Anstieg suizidalen Verhaltens bzw. von Suizidversuchen (Whittington et al. 2004). Citalopram, Paroxetin und Sertralin hingegen erhöhen das Risiko für das Auftreten von Suizidgedanken.

Serotonin-Noradrenalin-selektive Antidepressiva

Als Weiterentwicklung der SSRI kamen in der zweiten Hälfte der 90er Jahre Substanzen mit noch spezifischeren Rezeptoraffinitäten auf den Markt. Die Serotonin-Noradrenalin-Wiederaufnahme-Hemmer (SNRI) wie Venlafaxin und Mirtazapin sollen aufgrund ihres dualen Wirkmechanismus zumindest bei Erwachsenen ein breiteres Spektrum an depressiven Patienten erreichen und darüber hinaus zu einem schnelleren Wirkeintritt führen (Guelfi et al. 1995; Rickels et al. 1995; Benkert et al. 1996). Reboxetin und Viloxazin scheinen ausschließlich die noradrenergen Rezeptoren zu hemmen und eine psychomotorisch aktivierende Wirkung zu besitzen. Hinsichtlich des Nebenwirkungsprofils ähneln die Beschwerden denen unter SSRI. Unter höherer Dosierung kann es aufgrund der noradrenergen Wirkung zu einer leichten Blutdrucksteigerung kommen (Sinclair et al. 1998).

Im Kindes- und Jugendalter sind diese Substanztypen bisher nur in einer kontrollierten Studie zu Venlafaxin von Mandoki et al. (1997) untersucht worden (s. Tab. 5-82). Die deutliche Abnahme depressiver Symptome (HDRS [„Hamilton Depression Rating Scale"], CBCL [„Child Behavior Checklist"]) konnte nicht auf die Medikation zurückgeführt werden, wobei beachtet werden muss, dass in dieser Studie eine relativ niedrige Dosis eingesetzt wurde. Inzwischen liegt eine weitere Studie zu Venlafaxin vor (Emslie et al. 2004b), bei der sich keine Überlegenheit des Verums gegenüber Plazebo zeigte. Allerdings erhielt die Studiengruppe zusätzlich Psychotherapie, sodass ein pharmakologischer Effekt nicht genau differenziert werden konnte. Bezüglich potenzieller Suizidgefährdung zeigte sich in der Analyse von Whttington et al. (2004) ein erhöhtes Risiko, das auch die Untersuchug von Hammad et al. (2006) bestätigte.

Noradrenerge und selektiv serotonerge Antidepressiva (NaSSA)

Das einzig bislang untersuchte Medikament aus dieser Gruppe ist Mirtazapin. Im Alter zwischen 7 und 17 Jahren fanden sich keine signifikanten Unterschiede zwischen der Studien- und der Kontrollgruppe (FDA, 2004b). Dies bezieht sich auch auf die Frage einer erhöhten Suizidaität (Hammad et al. 2006).

Serotonin$_2$-Antagonisten/Serotonin-Wiederaufnahme-Hemmer (SARI)

Zu Nefazodon liegen bislang zwei Studien vor für das Alter 7 bzw. 12 bis 17 Jahre, bei denen sich ebenfalls keine signifikanten Unterschiede zwischen Studien- und Kontrollgruppe zeigten (FDA 2004a; Rynn et al. 2002). Allerdings zeigt sich in der Gruppe von Rynn et al. (n = 195) eine Besserung der Symptomatik (65 % im CDRS-R versus 45 % bei Plazebogabe).

MAO-Inhibitoren

MAO-Hemmer galten aufgrund ihres Risikos, hypertensive Krisen auszulösen (Tyramin-Effekt), im Kindes- und Jugendalter lange Zeit als obsolet. Sie zeigen jedoch bei therapieresistenten Depressionen eine gute Wirksamkeit, und es liegen positive Erfahrungsberichte gerade bei Kindern und Jugendlichen (auch im Zusammenhang mit dem hyperkinetischen Syndrom) vor (Ryan et al. 1988). Die Entwicklung von reversiblen und selektiven MAO-A-Inhibitoren (in Deutschland ist nur Moclobemid zugelassen) hat Diät-Restriktionen und lange Umstellungsintervalle unnötig werden lassen. Kontrollierte Studien bezüglich der Anwendung von Moclobemid im Kindes- und Jugendalter gibt es bisher jedoch nicht.

Johanniskrautpräparate

Johanniskraut (Hypericum perforatum) ist in Deutschland zu dem meistverordneten Antidepressivum im Erwachsenenbereich avanciert. Es wird in großem Umfang bei leichten und mittelschweren Depressionen, psychovegetativen Verstimmungszuständen, Ängsten und nervöser Unruhe auch in Selbstmedikation eingesetzt. Das Johanniskrautextrakt beinhaltet etwa ein Dutzend biologisch aktiver Substanzen, z. B. Naphtodianthrone (u. a. Hypericin), Flavonoide, Biflavonoide, Phenylpropanoide, Phloroglucinole (u. a. Hyperforin), Xanthone, Gerbstoffe und ätherische Öle (Linde et al. 1996). Welche davon für den klinisch beobachtbaren antidepressiven Effekt verantwortlich sind, konnte noch nicht mit Sicherheit festgestellt werden. Im „Forced-Swimming-Test" an Ratten konnte belegt werden, dass Hypericin und Pseudohypericin antidepressiv aktiv sind (Butterweck et al. 1998). Hyperforin soll die Wiederaufnahme der Neurotransmitter Noradrenalin, Serotonin, Dopamin, GABA und L-Glutamat hemmen (Ravindernath 2000) und somit eine ähnliche Wirkung wie trizyklische Antidepressiva besitzen.

Die **antidepressive Wirksamkeit** des Johanniskrautextrakts konnte in zahlreichen plazebokontrollierten Studien für das Erwachsenenalter nachgewiesen werden (z. B. Sommer 1993; Hängsen et al. 1993). Die antidepressive Potenz im Erwachsenenalter ist mit der von Trizyklika (z. B. Vorbach et al. 1993; Wheatley 1997; Philipp et al. 1999) und SSRI (z. B. Harrer et al. 1999; Schrader et al. 2000) vergleichbar. Dabei werden in den meisten Studien bezüglich des Johanniskrauts deutlich weniger Nebenwirkungen festgestellt (u. a. keine Veränderungen der Blutwerte, keine EKG-Veränderungen). Das Nebenwirkungsprofil besteht hauptsächlich aus gastrointestinalen Beschwerden, allergischen Reaktionen, Müdigkeit und Unruhe (Woelk et al. 1993). In einer Untersuchung an gesunden Probanden zur Photosensibilität bei Johanniskraut-Einnahme konnten Brockmoller et al. (1997) eine Reduktion der Schwelle für die Entwicklung eines Sonnenbrands um 21 % feststellen.

Im Kindes- und Jugendalter sind bisher keine kontrollierten Studien zur Wirksamkeit des Johanniskrautextrakts durchgeführt worden. Offene Studien und Anwendungsbeobachtungen bei Kindern und Jugendlichen bestätigen die Wirksamkeit und die gute Verträglichkeit der Präparate (Walter u. Rey 1999, Findling et al. 2003; Simeon et al. 2005).

Zusammenfassung der psychopharmakologischen Behandlung

Die Wirksamkeit von Antidepressiva im Kindes- und Jugendalter ist unbestritten. Sie konnte jedoch bisher nur für SSRI (Fluoxetin, Citalopram, Sertralin) plazebokontrolliert belegt werden. Hier besteht Forschungsbedarf. Der fehlende Nachweis liegt jedoch nicht in der Tatsache der relativ wenigen Studien in dieser Altersgruppe mit häufig geringen Fallzahlen begründet. Vielmehr scheint es besondere Gegebenheiten bei depressiven Kindern und Jugendlichen zu geben. Unterschiede zu erwachsenen depressiven Patienten könnten sein:

- stärkere Fluktuation depressiver Symptome bei Kindern und Jugendlichen
- höhere Plazebo-Response-Raten in dieser Altersgruppe (Nissen et al. 1998; Keck et al. 2000)
- unterschiedliche Pharmakodynamik und Metabolisierung von Antidepressiva bei präpubertären Patienten (Wagner u. Ambrosini 2001; vgl. auch Kap. 4.3 in diesem Band)
- entwicklungsphysiologische Eigenheiten auf der neuroendokrinologischen Ebene
- noch nicht beendete Reifungsprozesse der Neurotransmitter und Neurorezeptoren

Warnungen haben in der letzten Zeit zu einer Verunsicherung bei Patienten, aber auch bei manchen Ärzten geführt, SSRI, SNRI, SARI und/oder NaSSA aufgrund potenziell erhöhter Suizidgefährdung einzusetzen. Inzwischen liegen von unterschiedlichen Kommissionen auch in Deutschland Kommentare hierzu vor (Fegert u. Herpertz-Dahlmann 2005), die nach differenzierter Analyse der Datenlage zu dem Schluss kommen, dass insbesondere unter Beachtung von bestimmten Kautelen – die schon immer für antriebssteigernde Antidepressiva galten – und insbesondere unter begleitender Psychotherapie die Risiken vertretbar erscheinen.
Im Erwachsenenbereich ist es in den letzten zehn Jahren zu einem fundamentalen Wandel in der antidepressiven Pharmakotherapie gekommen. Serotonin-selektive und Noradrenalin-selektive Antidepressiva gelten als Mittel der ersten Wahl in der Behandlung depressiver Syndrome. Insbesondere im deutschsprachigen Raum werden auch immer häufiger Johanniskrautpräparate bei leichten bis mittelschweren Depressionen erfolgreich eingesetzt. Beide Substanzgruppen zeigen in kontrollierten Studien eine den Trizyklika gleichwertige antidepressive Potenz bei deutlich günstigeren Nebenwirkungsprofilen.

Solange es für den Kindes- und Jugendbereich nicht gelingt, für eine der Substanzen einen fundierten Nachweis ihrer Wirksamkeit zu erbringen, sollte bei der Wahl eines antidepressiven Medikaments sein Nebenwirkungsprofil sowie seine potenzielle Toxizität eine zentrale Rolle spielen. Hier zeigen sich SSRI, SNRI und Johanniskrautextrakte den trizyklischen Antidepressiva deutlich überlegen.

Entgegen der augenblicklich existierenden AWMF-Leitlinien der Deutschen Fachgesellschaft für Kinder- und Jugendpsychiatrie ist eine Verordnung trizyklischer Substanzen lediglich bei therapieresistenten Depressionen als Mittel der zweiten Wahl (neben den MAO-Inhibitoren) zu empfehlen (Schulz u. Remschmidt 2001).
Neuere antidepressive psychopharmakologische Strategien setzen an den melatonergen Rezeptor-Subtypen MT1 und MT2 an. Mit dem Wirkstoff Agomelatin steht erstmals eine Substanz zur Verfügung, die in das melatonerge System eingreift und versucht, physiologische Rhythmen zu beeinflussen. In einer ersten Studie an Erwachsenen zeigte sich Agomelatin Paroxetin bei Erwachsenen überlegen (deBoer et al. 2006)

Lichttherapie

Die **Lichttherapie** wird seit den 80er Jahren vorwiegend bei Patienten mit saisonal abhängiger Depression (SAD) eingesetzt. Kriterien für diesen Subtyp der depressiven Erkrankung wurden von Rosenthal et al. (1984) definiert. Gefordert werden depressive Episoden in mindestens zwei aufeinanderfolgenden Jahren in der Herbst- oder Winterzeit. Patienten mit SAD sollen gehäuft atypische Symptome zeigen, wie Kohlenhydratheißhunger, Gewichtszunahme, ausgeprägte Energielosigkeit und vermehrtes Schlafbedürfnis.
Das Lichttherapieverfahren beinhaltet ein in der Regel 1- bis 2-stündiges Sitzen vor einer Lampe, durch die helles weißes Licht mit einer Intensität von 2500–10000 Lux direkt in die Netzhaut fallen soll. Eine allgemein anerkannte Hypothese zum möglichen Wirkmechanismus der Lichttherapie existiert bislang nicht (Leonhardt u. Wirz-Justice 1995). Studienergebnisse zeigen, dass es entgegen ursprünglichen chronobiologischen Hypothesen keine Rolle zu spielen scheint, zu welcher Tageszeit die Lichtexposition erfolgt (Wirz-Justice et al. 1993; Vorderholzer u. Berger 1999). Effekte auf Neurotransmittersysteme, z. B. auf das serotoninerge System (Neumeister et al. 1997), wären denkbar.
In einer doppelblinden, plazebokontrollierten Studie (baseline/crossover design) haben Swedo et al. (1997) 28 Kinder mit SAD im Alter zwischen sieben und 17 Jahren jeweils eine Woche lang einer einstündigen Lichttherapie oder einer 5-minütigen Dämmerlichtbehandlung unterzogen. Anhand von strukturierten Interviews und Fragebögen zur Selbsteinschätzung konnte eine gegenüber Plazebo und Kontrollphase signifikante **Stimmungsverbesserung** durch Lichttherapie aufgezeigt werden. Der Plazebo-Begriff muss im Rahmen derartiger Studien jedoch kritisch hinterfragt werden:

Da Dämmerlicht und helles weißes Licht für Patienten klar unterscheidbar sind, könnten die unterschiedlichen Erfolgsquoten auch auf eine unterschiedliche Erwartungshaltung der Patienten zurückzuführen sein, die Lichttherapie selbst also als Plazebo wirken. Darüber hinaus muss angemerkt werden, dass das natürliche Tageslicht in nordeuropäischen Breitengraden im Freien bis zu 100000 Lux betragen kann, statt einer Lichttherapiesitzung also auch Spielen im Freien infrage käme. Der Effekt einer derartigen „natürlichen Lichttherapie" konnte von Wirz-Justice et al. (1995) dargestellt werden. Die erwachsenen Patienten, die sich im Freien aufhielten (und nicht vor einer künstlichen Lichtquelle), zeigten eine signifikante Stimmungsaufhellung. Eine Studie bei Kindern mit saisonalen depressiven Symptomen konnte eine deutliche Stimmungsverbesserung zeigen (Swedo et al. 1997).

Zusammenfassend kann für das Kindes- und Jugendalter keine Empfehlung für die Lichttherapie als alleinige antidepressive Behandlung gegeben werden. Sie lässt sich jedoch mit anderen Behandlungsverfahren einfach kombinieren, bzw. ist einsetzbar bei den saisonalen (leichten) Formen der Depression; Nebenwirkungen sind bisher keine beschrieben.

Elektrokonvulsionstherapie

Der antidepressive Wirkmechanismus der **Elektrokonvulsionstherapie** (EKT) bleibt trotz vieler Hypothesen ungeklärt. Gesichert gilt anhand von Tierversuchen (Sackeim 1994), dass elektrisch induzierte Krämpfe zu multiplen neurochemischen und neuroendokrinologischen Veränderungen führen (u.a. Transmitterstimulation im Hypothalamus; Verminderung der REM-Schlafphasen). Welche dieser Veränderungen für den antidepressiven Effekt von zentraler Bedeutung sind und welche nur Epiphänomene darstellen, bleibt ungeklärt (Mukherjee et al. 1994).

Die Indikation zur Elektrokonvulsionstherapie wird international unterschiedlich gestellt. Während sie in angloamerikanischen Ländern bei schweren Depressionen Erwachsener eine nahezu gleichwertige Stellung zur Pharmakotherapie einnimmt, werden in Deutschland nur therapierefraktäre Patienten mittels EKT behandelt, im Kindes- und Jugendalter de facto überhaupt niemand. Folglich gibt es bisher keine deutschsprachigen Studien bezüglich des Einsatzes der EKT im Kindes- und Jugendalter. Walter und Rey (1997) fanden im Rahmen eines systematischen Reviews über die letzen 50 Jahre eine Verbesserungsrate bei depressiven Kindern und Jugendlichen (bis zum 18. Lebensjahr) durch EKT von 63 %, wobei anzumerken ist, dass in keiner der 60 Studien bzw. Einzelfallberichte ein Vergleich mit einer Kontrollgruppe stattfand.

Die in Rahmen der EKT am häufigsten auftretenden Nebenwirkungen sind Kopfschmerzen sowie Konzentrations- und Gedächtnisstörungen. In wenigen Fällen (ca. 1 %) kommt es zu vorübergehenden Episoden von Krampfanfällen. Es gibt keinen fundierten Anhalt, dass EKT langfristig negative Folgen nach sich zieht (Agelink et al. 2001).

Repetitive transkranielle Magnetstimulation (rTMS)

Die ursprünglich zu diagnostischen Zwecken entwickelte transkranielle Magnetstimulation (TMS) hat in den letzten Jahren Eingang in die Behandlung depressiver Erkrankungen gefunden. Mithilfe eines starken magnetischen Feldes wird eine elektrische Reizung von Hirnarealen induziert. Dabei werden mit der rTMS im Gegensatz zur TMS keine Einzelreize, sondern repetitive, hochfrequente Reizserien generiert. Der mögliche antidepressive Wirkmechanismus ist gegenwärtig Forschungsgegenstand zahlreicher Studien. In Versuchen an Ratten konnte gezeigt werden, dass eine elektrische Stimulation des präfrontalen Kortex zu erhöhten Serotoninkonzentrationen und Rezeptorbindungskapazitäten in den betroffenen Hirnarealen führt (Juckel et al. 1999; Kole et al. 1999). Verschiedene Autoren (Belmaker u. Grisaru 1998; Zyss et al. 1999) stellten bei Ratten nach rTMS eine signifikant erhöhte Mobilität im „Forced Swimming Test" (Tiermodell der erlernten Hilflosigkeit) fest, was auf eine antidepressive Wirksamkeit hinweist. Weiterhin gibt es Anzeichen, dass rTMS – ähnlich wie andere antidepressive Verfahren – Einfluss auf den REM-Schlaf hat. Cohrs et al. stellten 1998 in ihrer Studie eine um durchschnittlich 17 Minuten verzögert einsetzende erste REM-Phase sowie eine Verlängerung der REM-Zyklen fest.

Klinische und kontrollierte (Scheinbehandlung mit rTMS) Wirksamkeitsstudien bei Erwachsenen zeigen ein bisher uneinheitliche Ergebnisse. George et al. (1997) konnten beispielsweise in einer kontrollierten Crossover-Studie an zwölf depressiven Patienten viel versprechende Ergebnisse veröffentlichen. Während die mit rTMS behandelten Patienten mit einer signifikanten Stimmungsverbesserung reagierten, kam es nach der Scheinbehandlung zu einer Verschlechterung der Depressionswerte (im HDRS). Neben weiteren Studien, die für eine Wirksamkeit des Verfahrens sprechen (z.B. Triggs et al. 1999; Stikhina et al. 1999; Zwanzger et al. 1999) finden sich auch Studien mit gegenteiligen Ergebnissen (Loo et al. 1999; Markwort et al. 1997). Die Wirksamkeit des Verfahrens im Kindes- und Jugendalter wurde bisher nicht kontrolliert untersucht. Repetitive transkranielle Magnetstimulation (rTMS) gilt als nebenwirkungsarm und sicher. Beschriebene unerwünschte Effekte sind (nach Helmchen 1999):

- Hörschwellenveränderungen
- transienter Tinnitus
- Kopfschmerzen, Migräneanfall (bei bekannter Migräne)
- kurzzeitige Missempfindungen unter der Reizspule
- fokale und sekundär generalisierte epileptische Anfälle

Zusammenfassend kann zum gegenwärtigen Zeitpunkt schon allein aufgrund fehlender Wirksamkeitsstudien im Kindes- und Jugendalter keine Empfehlung für die rTMS als antidepressives Behandlungsverfahren für Patienten dieser Altersgruppe gegeben werden. Es bestehen jedoch berechtigte Hinweise, dass rTMS in Zukunft das Spektrum antidepressiver Therapieverfahren erweitern könnte und eine nebenwirkungsärmere und einfachere Alternative zur EKT werden könnte – insbesondere bei therapieresistenten Depressionen. Hierzu besteht jedoch noch erheblicher Forschungsbedarf. (Loo et al. 2006)

Schlafentzug

In der Erwachsenenpsychiatrie ist der Schlafentzug ein gut untersuchtes Verfahren, das zu einer akuten, nicht anhaltenden Stimmungsverbesserung führt (Van den Hoofdacker 1997). Dieser Befund ist spezifisch für depressiv Erkrankte. Bei jugendlichen Patienten zeigen sich ähnliche Ergebnisse wie für Erwachsene (Naylor et al. 1993; Rieger u. Althoff 1999). Für Kinder bzw. präpubertäre Patienten liegen bislang keine Untersuchungsergebnisse vor. Sinnvoll scheint eine Einbettung des Schlafentzugs in eine multimodale, stationäre Behandlung zu sein (Rieger 2001).

Pharmakotherapie bipolarer Störungen

Untersuchungen zur pharmakologischen Behandlung bipolarer Störungen im Kindes- und Jugendalter liegen kaum vor, sodass nach wie vor aus den Studien an Erwachsenen extrapoliert werden muss, was – angesichts der großen Unterschiede in der Wirksamkeit z. B. der trizyklischen Antidepressiva im Erwachsenen- und Kindesalter – bedenklich stimmt. Die einzige doppelblinde, plazebokontrollierte pharmakologische Untersuchung konnte eine signifikante Überlegenheit von Lithium gegenüber Plazebo zeigen (Geller 1997). Aussagen, man könne das Lithium genauso dosieren und kontrollieren wie im Erwachsenenalter (Fetner u. Geller 1992), stehen Untersuchungen gegenüber, die kognitive Beeinträchtigungen bei Lithium-behandelten Kindern (bei niedrigen Plasma-Spiegeln) zeigen, auch wenn die Indikation Aggressivität (Silva et al. 1992) oder Depression (Geller et al. 1994a; 1994b) lautete. Darüber hinaus zeigt Lithium bei Kindern aufgrund der höheren renalen Effektivität eine kürzere Halbwertszeit als bei Erwachsenen (Geller u. Luby 1997). Alternativen zum Lithium, die nicht zuletzt aufgrund mangelnder familiärer Compliance gefunden werden müssen, sind Valproat und Carbamazepin. Beim Valproat ist zu beachten, dass im Rahmen antikonvulsiver Behandlungen eine erhöhte Rate polyzystischer Ovarien gefunden wurden (Isojarvi et al. 1996). Insgesamt ist für beide Präparate, insbesondere für das Carbamazepin, von einer guten affektstabilisierenden Wirkung auszugehen (Botteron u. Geller 1995).

Psychotherapie

Psychotherapie der Depression

Auch wenn kein Zweifel daran besteht, dass psychotherapeutische Maßnahmen bei depressiven Störungen im Kindes- und Jugendalter wirksam sind, so besteht dennoch ein großer Bedarf an kontrollierten und vergleichenden Studien. Harrington (1993) und Kazdin (1994) konnten zeigen, dass die **kognitive Verhaltenstherapie** (KVT) mit bis zu zwölf Sitzungen zumindest bis zu einem Follow-up nach acht Wochen im Vergleich zu einer Kontrollgruppe einen signifikanten Erfolg aufwies. Stationäre Gruppentherapie mit insgesamt 14 Sitzungen bei depressiven Jugendlichen zeigte im Vergleich zu einer Wartegruppe signifikante Erfolge, die über einen Zeitraum von zwei Jahren stabil waren (Lewinsohn et al. 1990), allerdings blieb etwas mehr als die Hälfte der behandelten Patienten auch nach Behandlungsende depressiv. Inzwischen liegen manualisierte Behandlungsansätze der Verhaltenstherapie vor (Herpertz-Dahlmann 1997; Harrington 2001).

Auch die **interpersonale Psychotherapie** (IPT) in der für Jugendliche modifizierten Form (Moreau et al. 1991) ist eine wirksame Behandlungsform (Mufson et al. 1994).

In der bislang einzigen größeren Studie zur Überprüfung psychodynamischer und **psychoanalytischer Therapien** (Target u. Fonagy 1994a) wurde deutlich, dass 82 % der Kinder und Jugendlichen (n = 65) am Ende der 2-jährigen Behandlung keinerlei depressive Symptome aufwiesen. Entgegen den Ergebnissen anderer Verfahren zeigte sich in dieser Population, dass eine hochfrequente Behandlung mit 4–5 Sitzungen pro Woche im Vergleich mit der niederfrequenten Form mit 1–2 Stunden pro Woche deutlich überlegen war (Target u. Fonagy 1994b).

Der Nutzen von **Trainingsverfahren** sozialer Fertigkeiten ist eindeutig (Fine et al. 1991), allerdings nur als unterstützende, zusätzliche Maßnahme zu psychotherapeutischen Verfahren.

Zusammenfassend lässt sich festhalten:

- Kognitiv-verhaltenstherapeutische Behandlungsprogramme bei depressiven Kindern und Jugendlichen sind effektiv.
- Interpersonale Psychotherapie in der spezifischen Form für Jugendliche ist noch nicht ausreichend evaluiert, die bisherigen Ergebnisse lassen eine 50 %ige Verbesserung der Symptomatik erwarten.

- Soweit sich von einer Studie Schlüsse ziehen lassen, ist die psychoanalytische Psychotherapie den anderen Behandlungsformen ebenbürtig.
- Soziale Trainingsverfahren sind als flankierende Maßnahme in der Behandlung depressiver Kinder und Jugendliche hilfreich.

Neben den genannten Verfahren kommen noch eine Reihe weiterer Formen und Settings in Betracht. Dazu gehören spezifische gruppentherapeutische Verfahren, wie z. B. das Psychodrama sowie familientherapeutische Settings. Die Bedeutung der Aufklärung, Beratung und des Trainings der Eltern sollte nicht unterschätzt werden.

Psychotherapie bipolarer Störungen

Nicht zuletzt, weil die Psychotherapie im Bereich bipolarer Störungen primär nicht indiziert ist, gibt es für das Kindes- und Jugendalter bislang keine Studien. Eine besondere Bedeutung kommt stützenden Psychotherapie-Verfahren sowie der Beachtung familiärer Faktoren und Umgebungsfaktoren zu (Pike u. Plomin 1996). Die Korrelation zwischen negativen „expressed emotions“ (EE) in den Familien betroffener Kinder und Jugendliche und dem Verlauf ist zwar unspezifisch für bipolare Störungen, sollte aber gegebenenfalls familientherapeutisch bzw. -beratend aufgegriffen werden. Sozialpsychiatrische Maßnahmen zur Unterstützung der Rehabilitation bzw. Re-Integration verstehen sich von selbst. Maßnahmen zur Normalisierung interpersonaler und sozialer Rhythmen haben sich als effektiv erwiesen (Miklowitz et al. 1996).

Prävention der Depression und Manie

Solange noch nicht klar ist, welche spezifischen Behandlungsverfahren nach Ausbruch einer Depression wirksam sind, wird man auch kaum Aussagen über wirkungsvolle präventive Maßnahmen treffen können. Unspezifische Maßnahmen, wie frühzeitige Diagnostik und vor allem Aufklärung von Eltern und Lehrern, könnten dabei helfen, den vermutlich hohen Prozentsatz an unbehandelten depressiven Kindern und Jugendlichen (Cohen et al. 1991) zu senken. Hier ist insbesondere auf die hohe Komorbidität von Depression und Angst – gerade im Kindesalter – zu achten und darauf, dass scheue, zurückgezogene Kinder oder auffällig klagsame Kinder in (auch in Bezug auf körperliche Beschwerden) depressiv sein können. Insgesamt liegt die „number-needed-to-screen“ bei etwa 30, d. h. man muss 30 Kinder screenen, um einen Fall von erfolgreich mit psychologischen Interventionen zu detektieren (Cuipers et al. 2006).

Eine differenzierte und fundierte Diagnostik der Aufmerksamkeitsdefizit-/Hyperaktivitätsstörung und eine gute Kontrolle des Verlaufs sollten helfen können, rechtzeitig komorbide und/oder Amphetamin-induzierte bipolare Störungen zu identifizieren.

5.11.8 Verlauf und Prognose

Depression

Es gibt einige Hinweise darauf, dass depressiven Störungen in der Kindheit und Jugend mit einem signifikant höheren **Risiko** behaftet sind, im Erwachsenenalter eine affektive Störung (sowohl depressiv als auch bipolar) zu entwickeln (Harrington et al. 1990; 1991; 1994). Je mehr sich dabei dysthyme Zustände denen depressiver Episoden annähern oder auch parallel vorkommen, desto schlechter ist die Prognose für den Langzeitverlauf (Asarnow et al. 1988), eine vorausgegangene depressive Episode sagt eine weitere Episode doppelt sicher voraus als eine vorangegangene Angststörung (Costello et al. 2006). Die Prognose depressiver Störungen im Kindes- und Jugendalter verschlechtert sich mit dem Ausmaß **komorbider Störungen** und **familiären Belastungsfaktoren** (McCauley et al. 1993). 72 % der Kinder mit einer initialen Episode einer Major Depression und 56 % der Kinder mit einer Dysthymie hatten diese Diagnose auch noch nach fünf Jahren (Kovacs et al. 1984a; 1984b; 1988). Ähnliche Ergebnisse fanden sich in Langzeitstudien, die bis in das Erwachsenenalter hinein durchgeführt wurden (Kandel u. Kavies 1986; Garber et al. 1988; Harrington et al. 1990).

Manie und bipolare Störungen

Während in den 50er Jahren noch davon ausgegangen werden musste, dass 50 % der Manien nach Ablauf von 18 Jahren einen schlechten Verlauf genommen hatten (Landolt 1957), zeigen neuere Untersuchungen, dass 60 % der Patienten nach 20 Jahren gut sozial integriert, 20 % noch signifikant beeinträchtigt waren und 25 % chronisch krank blieben (Carlson et al. 1977), wobei offensichtlich eine gute **Compliance** bezüglich der Lithium-Einnahme den Verlauf positiv beeinflusst (Strober et al. 1990). Patienten, die vor dem 20. Lebensjahr erkrankt waren, hatten eine schlechtere Prognose als diejenigen, die später betroffen waren (McGlashen 1988). Geller und Luby (1997) sehen für das Kindes- und Jugendalter zwei unterschiedliche Verlaufsformen (s. Tab. 5-83).

Tab. 5-83: Klinischer Verlauf bipolarer Störungen in Abhängigkeit vom Alter (mod. nach Geller u. Luby 1997a)

Krankheitsphase/Altersgruppe	präpubertär/frühe Jugend	späte Jugend/Erwachsenenalter
initiale Episode	Major Depression	Manie
Episodentyp	rascher Phasenwechsel, gemischt	plötzlicher Beginn und Ende
Dauer	chronisch	Wochen
interepisodischer Verlauf	nichtepisodisch	unauffällig

25 % einer Gruppe von Adoleszenten, die aufgrund einer bipolaren Störung hospitalisiert worden waren, hatten sich in einem 10-Jahres-Verlauf suizidiert (Welner et al. 1979).

5.11.9 Forschungsanliegen und Ausblick

Ein vorrangiges Forschungsanliegen ist die Untersuchung der Frage, ob es eigenständige, „kindheitsspezifische" Formen von Depressionen gibt. Hierbei ist der spezifisch kinder- und jugendpsychiatrische Blick gefragt, der nicht danach fragt, ob kindliche Depressionen Vorformen adulter depressiver Störungen sind (Rapoport 2000), sondern danach, wie die kindlichen Formen mit welcher Stabilität und welcher Komorbidität in der weiteren Entwicklung verlaufen. Hierbei muss es auch darum gehen, ob es nicht doch kindheits- und entwicklungsspezifische Formen affektiver Störungen gibt, die eigenständig klassifiziert werden können (und müssen). Der Frage einer altersabhängigen möglichen und sinnvollen Trennung von **Angst** und **Depression** muss dabei ebenso gestellt werden wie die nach der **Stabilität** kindlicher und jugendlicher Affekte.

Viele der bislang untersuchten die Therapieverfahren sind in klinischen Populationen untersucht worden. Sowohl kontrollierte und vergleichende Untersuchungen **psychopharmakologischer** als auch **psychotherapeutischer Behandlungsverfahren** im Kindes- und Jugendalter sind dringend notwendig, um spezifische, alters- und schweregradabhängige Verfahren anwenden zu können. Auch hier gilt es, kritisch zu überprüfen, ob die Übernahme von Behandlungsverfahren, die eigentlich Erwachsene betreffen, sinnvoll ist oder ob für manche Störungen oder Altersgruppen nicht spezifische eigene Therapieformen entwickelt werden müssen. Auch die kontrollierte Überprüfung von kombinierten Behandlungen scheint notwendig.

Literatur

Agelink MW, Andrich J, Postert T, Wurzinger U, Zeit T, Klotz P, Przuntek H (2001). Relation between electroconvulsive therapy, cognitive side effects, neuron specific enolase, and protein S-100. J Neurol Neurosurg Psychiatry; 71: 394–6.

Aldenhoff J (1997). Überlegungen zur Psychobiologie der Depression. Nervenarzt; 68: 379–89.

Allen MG (1976). Twin studies of affective illness. Arch Gen Psychiatry; 33: 1476–8.

Ambrosini PJ, Dineen-Wagner K, Biederman J, Glick I, Tan C, Elia J, Hebeler JR, Rabinovich H, Lock J, Geller D (1999). Multicenter open-label sertraline study in adolescent outpatients with major depression. J Am Acad Child Adolesc Psychiatry; 38: 566–72.

American Psychiatric Association (2000). Diagnostic and statistical manual of mental disorders. 4th ed. Text Revision. DSM-IV-TR. Washington, DC: American Psychiatric Association.

Anderson IM, Parry-Billings M, Newsholme EA, Poortmans JR, Cowen PJ (1990). Decreased plasma tryptophan concentration in major depression: Relationship to melancholia and weight loss. J Affect Disord; 20: 185–91.

Angold A, Costello EJ, Worthman CM (1998). Puberty and depression: The roles of age, pubertal status and pubertal timing. Psychol Med; 28: 51–61.

Angold A, Erkanli A, Silberg J, Eaves L, Costello EJ (2002). Depression scale scores in 8-17-year-olds: effects of age and gender. J Child Psychol Psychiatry; 43: 1052–63.

Angst J (1995). The epidemiology of depressive disorders. Eur Neuropsychopharmacol; 5: 95–8.

Angst J (1997). Epidemiology of depression. In: Honig A, van Praag HM (eds). Depression. Chichester: Wiley; 17–30.

Angst J, Wicki W (1991). The Zurich Study. XI. Is dysthymia a separate form of depression? Eur Arch Psychiatry Clin Neurosci; 240: 349–54.

Apter A, Ratzoni G, King RA, Weizman A, Iancu I, Binder M, Riddle MA (1994). Fluvoxamine open-label treatment of adolescent inpatients with obsessive-compulsive disorder or depression. J Am Acad Child Adolesc Psychiatry; 33: 342–8.

Aro H (1994). Risk and protective factors in depression: A developmental perspective. Acta Psychiatr Scand; 377, Suppl; 59–64.

Aro HM, Palosaari UK (1992). Parental divorce, adolescence, and transition to young adulthood: A follow-up study. Am J Orthopsychiatry; 62: 421–9.

Asarnow JR, Carlson GA, Guthrie D (1987). Coping strategies, self-perceptions, hopelessness, and percieved family environments in depressed and suicidal children. J Consult Clin Psychol; 55: 361–6.

Asarnow JR, Goldstein MJ, Carlson GA, Perdue S, Bates S, Keller J (1988). Childhood-onset depressive disorders: A follow-up study of rates of rehospitalization and out-of-home placement among child psychiatric inpatients. J Affect Disord; 15: 245–53.

Ballenger JC, Reuss VI, Post RM (1982). The „atypical" presentation of adolescent mania. Am J Psychiatry; 139: 602–6.

Baumgartner A (1993). Schilddrüsenhormone und depressive Erkrankungen – kritische Übersicht und Perspektiven. Teil I: Klinik. Nervenarzt; 64: 1–10.

Belmaker RH, Grisaru N (1998). Magnetic stimulation of the brain in animal depression models responsive to ECS. J ECT; 14: 194–205.

Bertagnoli MW, Borchardt CM (1990). A review of ECT for children and adolescents. J Am Acad Child Adolesc Psychiatry; 29(5): 840–1.

Biederman J, Mick E, Spencer TJ, Wilens TE (2000). Therapeutic dilemmas in the pharmacotherapy of bipolar depression in the young. J Child Adolesc Psychopharmacol; 10: 185–92.

Birmaher B, Williamson D, Anderson B, Frank E (1995). Life events in depressed and normal adolescents using Life Events and Difficulties Schedule. Presented at the Depression Consortium, Pittsburgh.

Birmaher B, Ryan ND, Williamson DE, Brent DA, Kaufman J, Dahl RE, Perel J, Nelson B (1996). Childhood and adolescent depression: A review of the past 10 years. Part I. J Am Acad Child Adolesc Psychiatry; 35: 1427–39.

Birmaher B, Waterman GS, Ryan ND, Perel J, McNabb J, Balach L, Beaudry MB, Nasr FN, Karambelkar J, Elterich G, Quintana H, Williamson DE, Rao U (1998). Randomized, controlled trial of amitriptyline versus placebo for adolescents with "treatment-resistant" major depression. J Am Acad Child Adolesc Psychiatry; 37: 527–35.

Bleuler E (1943). Lehrbuch der Psychiatrie. Berlin, Heidelberg: Springer.

Botteron KN (1999). Prefrontal limbic neuromorphometry in early onset depression. Paper presented the American Academy of Child and Adolescent Psychiatry 46th Annual Meeting, Illinois, October 19–24, 1999. Symposium 1.www.medscape.com/medscape/CNO/1999/AACAP/AACAP-06.html.

Botteron KN, Geller B (1995). Pharmacologic treatment of childhood and adolescent mania. Child Adolesc Psychiatr Clin North Am; 4: 283–304.

Botteron KN, Vannier MW, Geller B, Todd RD, Lee BC (1995). Preliminary study of magnetic resonance imaging characteristics in 8- to 16-year-olds with mania. J Am Acad Child Adolesc Psychiatry; 34: 742–9.

Bowlby J (1958). The nature of the child's tie to his mother. Int J Psychoanal; 39: 350–71.

Bowlby J (1960). Grief and mourning in infancy and early childhoood. Psychoanal Study Child; 15: 9–52.

Brieger P, Marneros A (1997). Was ist Zyklothymia? Nervenarzt; 68: 531–44.

Brockmoller J, Reum T, Bauer S, Kerb R, Hubner WD, Roots I (1997). Hypericin and pseudohypericin: pharmakokinetics and effects on photosensitivity in humans. Pharmacopsychiatry; 30, Suppl; 94–101.

Bronisch T (1990). Dysthyme Störungen. Nervenarzt; 61: 133–9.

Burton R (1651). The Anatomy of Melancholy. 6th ed. Oxford: Henry Cripps.

Butterweck V, Petereit F, Winterhoff H, Nahrstedt A (1998). Solubilized hypericin and pseudohypericin from Hypericum perforatum exert antidepressant activity in the forced swimming test. Planta Med; 64: 291–4.

Carlson GA (1983). Bipolar affective disorders in childhood and adolescence. In: Cantwell DP, Carlson GA (eds). Affective Disorders in Childhood and Adolescence. New York: Spectrum; 129–44.

Carlson GA, Cantwell DP (1980). A survey of depressive symptoms, syndrome and disorder in a child psychiatric population. J Child Psychol Psychiatry; 21: 19–25.

Carlson GA, Kashani JH (1988a). Manic symptoms in a non-referred adolescent population. J Affect Disord; 15: 219–26.

Carlson GA, Kashani JH (1988b). Phenomenology of major depression from childhood through adulthood: Analysis of three studies. Am J Psychiatry; 145: 1222–5.

Carlson GA, Davenport YB, Jamison K (1977). A comparison of outcome in adolescent and late-onset bipolar manic-depressive illness. Am J Psychiatry; 134: 919–22.

Charles G (1991). DST non-normalization, clinical recovery and symptomatic relapse. In: Ansseau M, von Franckell R, Frank G (eds). Biological Markers of Depression: State of the Art. Amsterdam: Excerpta Medica; 33–6.

Cohen P, Kasen S, Brook JS, Struening EL (1991). Diagnostic predictors of treatment patterns in a cohort of adolescents. J Am Acad Child Adolesc Psychiatry; 30: 989–93.

Compas BE, Ey S, Grant KE (1993). Taxonomy, assessment, and diagnosis of depression during adolescence. Psychol Bull; 114: 323–44.

Coon H, Hoff M, Holik J, Hadley D, Fang N, Reimherr F, Wender P, Byerly W (1996). Analysis of chromosome 18 DANN markers in multiplex pedigrees with manic depression. Biol Psychiatry; 39: 689–96.

Cooper PJ, Goodyer I (1993). A community study of depression in adolescent girls. I: estimates of symptom and syndrome prevalence. Br J Psychiatry; 163: 369–74.

Coppen AJ (1967). The biochemistry of affective disorders. Br J Psychiatry; 113: 1237–64.

Costello EJ, Foley DL, Angold A (2006). 10-year research update review: The epidemiology of child and adolescent psychiatric disorders: II: Develeopmental Epidemiology. J Am Acad Adolesc Psychiat 45: 8–25.

Coyne JC, Downey G, Boergers J (1992). Depression in families: A systems perspective. In: Cicchetti D, Toth SL (eds). Developmental Perspectives on Depression. Rochester: University of Rochester; 211–49.

Cumsille PE, Epstein N (1994). Family cohesion, family adaptability, social support, and adolescent depressive symptoms in outpatient clinic families. J Fam Psychol; 8: 202–14.

Cytryn L, McKnew D (1996). Growing Up Sad. New York: W.W. Norton & Company.

Dahl RE, Ryan ND, Birmaher B, al-Shabbout M, Williamson DE, Neidig M, Nelson B, Puig-Antich J (1991). Electroencephalographic sleep measures in prepubertal depression. Psychiatry Res; 38: 201–14.

Dasari M, Friedman L, Jesberger J, Stuve TA, Findling RL, Swales TP, Schulz SC (1999). A magnetic resonance imaging study of thalamic area in adolescent patients with either schizophrenia or bipolar disorder as compared to healthy controls. Psychiatry Res; 91: 155–62.

De Bellis MD, Baum AS, Birmaher B, Keshavan MS, Eccard CH, Boring AM, Jenkins FJ, Ryan ND (1999a). Developmental traumatology. Part I: Biological stress systems. Biol Psychiatry; 45: 1259–70.

De Bellis MD, Keshavan MS, Clark DB, Casesy BJ, Giedd JN, Boring AM, Frustaci K, Ryan ND (1999b). Developmental traumatology. Part II: Brain development. Biol Psychiatry; 45: 1271–84.

De Boer JA, Bosker FJ, Meesters Y (2006). Clinical efficacy of agomelatine in depression: the evidence. Int Clin Psychopharmacol; 21 Suppl 1: S21–4.

DeBruyn A, Souery D, Mendelbaum K, Medlewitz J, van Broeckhoven C (1996). Linkage analysis of families with bipolar illness and chromosome 18 markers. Biol Psychiatry; 39: 679–88.

DeLong GR, Aldershof AL (1987). Long-term experience with lithium treatment in childhood: Correlation with clinical diagnosis. J Am Acad Child Adolesc Psychiatry; 26: 389–94.

Dilling H, Mombour W, Schmidt MH (2000). Internationale Klassifikation psychischer Störungen. ICD-10. Kapitel V (F). Klinisch-diagnostische Leitlinien. 4. korrigierte und ergänzte Auflage. Bern: Huber.

Dixon AK, Fisch HU (1993). Ethologische Aspekte der depressiven Erkrankung. In: Hell D (Hrsg). Ethologie der Depression. Stuttgart: Gustav Fischer; 19–32.

Dodge KA (1990). Developmental psychopathology in children of depressed mothers. Dev Psychol; 26: 3–6.

Döpfner M, Berner W, Flechtner H, Lehmkuhl G, Steinhausen HC (1999). Psychopathologisches Befundsystem für Kinder und Jugendliche (CASCAP-D). Göttingen: Hogrefe.

Dornes M (1993). Der kompetente Säugling. Frankfurt a. M.: Fischer.

Dührssen A , Lieberz K (1999). Risikovariablen, Risikosumme und Risiko-Index – Ein theoriegeleitetes Forschungsprogramm. In: Dührssen A,

Lieberz K (Hrsg). Der Risiko-Index. Göttingen: Vandenhoeck & Ruprecht; 77–100.

Eley TC, Stevenson J (2000). Specific life events and chronic experiences differentially associated with depression and anxiety in young twins. J Abnorm Chil Psychol; 28: 383–394.

Eley TC, Sugden K, Corsico A, Gregory AM, Sham P, McGuffin P, Plomin R, Craig IW. (2004). Gene-environment interaction analysis of serotonin system markers with adolescent depression. Mol Psychiatry; 9: 908–15.

El-Mallakh RS (1996). Lithium: Actions and Mechanisms. Washington, DC: American Psychiatric Press.

Emslie GJ, Rush AJ, Weinberg WA, Rintelmann JW, Roffwarg HP (1990). Children with major depression show reduced rapid eye movement latencies. Arch Gen Psychiatry; 47: 119–24.

Emslie GJ, Rush AJ, Weinberg WA, Kowatch RA, Hughes CW, Carmody T, Rintelmann J (1997). A double-blind, randomised, placebo-controlled trail of fluoxetine in children and adolescents with depression. Arch Gen Psychiatry; 54: 1031–7.

Emslie GJ, Wagner KD, Kutcher S, Krulewicz S, Carpenter D, Lipschitz A (2004a). Paroxetine treatment in children and adolescents with major depressive disorder. Poster presented at the 51th Annual Meeting of the American Academy of Child and Adolescent Psychiatry. Washington, DC. October 19–24.

Emslie GJ, Findling RL, Yeung PP, Kunz NR, Durn BL (2004b) Efficacy and safety on venlafaxine ER in children and adolescents with major depression disorder. Poster presented at the 157th Annual Meeting of the American Psychiatric Association. New York, May 1–6.

Esquirol JED (1827). Allgemeine und specielle Pathologie und Therapie der Seelenstörungen. Leipzig: Hartmann.

Esser G, Dinter R, Jörg M, Rose F, Villalba P, Laucht M, Schmidt MH (1993). Bedeutung und Determinanten der frühen Mutter-Kind-Beziehung. Z Psychosom Med; 39: 246–64.

FDA (2004a). Joint Meeting of the Psychopharmacological Drugs Advisory Committee and Pediatric Advisory Committee. September 2004. www.fda.gov/ohrms/dockets/ac/04/briefing/2004-4065b1.htm.

FDA (2004b). FDA Statement on Recommendations of the Psychopharmacological Drugs and Pediatric Advisory Committees. www.fda.gov/bbs/topics/news/2004/NEW01116.html.

Fegert JM (2004) Depressionsbehandlung mit SSRI in der Kinder- und Jugendpsychiatrie. Nervenheilkunde; 23: 60–4.

Fetner HH, Geller B (1992). Lithium and tricyclic antidepressants. Psychiatr Clin North Am; 15: 223–224.

Field T (1992). Infants of depressed mothers. Development and Psychopathology; 4: 49–66.

Field T, Woodson R, Greenberg R, Cohen D (1982). Discrimination and imitation of facial expressions by neonates. Science; 218: 179–81.

Findling RL, McNamara NK, O'Riordan MA, Reed MD, Demeter CA, Branicky LA, Blumer JL (2003). An open-label pilot study of St. John's wort in juvenile depression.J Am Acad Child Adolesc Psychiatry; 42: 908–14.

Fischer G, Riedesser P (1998). Lehrbuch der Psychotraumatologie. München: Ernst Reinhardt.

Fleming JE, Offord DR (1990). Epidemiology of childhood depressive disorders: A critical review. J Am Acad Child Adolesc Psychiatry; 29: 571–58.

Flory JD, Mann J, Manuck SB, Muldoon MF (1998). Recovery from major depression is not associated with normalization of serotonergic function. Biol Psychiatry; 43: 320–6.

Furstenberg F, Teitler JO (1994). Reconsidering the effects of marital disruption. What happens to children of divorce in early childhood? J Fam Issues; 15: 173–90.

Gaensbauer TJ (1982). Regulation of emotional expression in infants from two contrasting caretaking environments. J Am Acad Child Psychiatry; 21: 163–70.

Garber J, Hilsman R (1992). Cognition, stress and depression in children and adolescents. Child Adolesc Psychiatr Clin North Am; 27: 129–67.

Garber J, Kriss MR, Koch M, Lindholm L (1988). Recurrent depression in adolescents: A follow-up study. J Am Acad Child Adolesc Psychiatry; 27: 49–54.

Garcia MR, Ryan ND, Rabinovitch H, Ambrosini P, Twomey J, Iyengar S, Novacenko H, Nelson B, Puig-Antich J (1991). Thyroid stimulating hormone response to thyrotropin in prepubertal depression. J Am Acad Child Adolesc Psychiatry; 30: 398–406.

Geller B (1997). Controlled study of prepubertal bipolar disorders. Presented at the NIMH workshop on prepubertal bipolar disorders, March 10–11, Washington, DC.

Geller B, Luby J (1997). Child and adolescent bipolar disorder: A review of the past 10 years. J Am Acad Child Adolesc Psychiatry; 36.1168–76.

Geller B, Cooper TB, Graham DL, Marsteller FA, Bryant DM (1990). Double-blind placebo-controlled study of nortriptyline in depressed adolescents using a "fixed plasma level" design. Psychopharmacol Bull; 26: 85–90.

Geller B, Cooper TB, Graham DL, Fetner HH, Marsteller FA, Wells JM (1992). Pharmacokinetically designed double-blind placebo-controlled study of nortriptyline in six-to-twelve-year-olds with major depressive disorder. J Am Acad Child Adolesc Psychiatry; 31: 34–44.

Geller B, Cooper TB, Zimerman B, Sun K, Williams M, Frazier J (1994a). Double-blind placebo-controlled study of lithium for depressed children with bipolar family histories. Neuropsychopharmacology; 10(S-122): 541S.

Geller B, Fox LW, Clark KA (1994b). Rate and predictors of prepubertal bipolarity during follow-up of 6- to 12-year-old depressed children. J Am Acad Child Adolesc Psychiatry; 33: 461–8.

Geller B, Sun K, Zimerman B, Luby J, Frazier J, Williams M (1995). Complex and rapid-cycling in bipolar children and adolescents: a preliminary study. J Affect Disord; 34: 259–68.

George MS, Wassermann EM, Kimbrell TA et al. (1997). Mood improvement following daily left prefrontal repetitive transcranial magnetic stimulation in patients with depression: a placebo-controlled crossover trial. Am J Psychiatry: 1752–6.

Gershon ES (1996). New findings in the genetics of bipolar illness. In: Ackenheil M, Bondy B, Engel R (eds). Implications of Psychopharmacology to Psychiatry. Berlin: Springer; 23–33.

Gershon ES, Hamovit JH, Guroff JJ, Nurnberger JJ (1987). Birth cohort changes in manic and depressive disorders in relatives of bipolar and schizoaffective patients. Arch Gen Psychiatry; 44: 314–9.

Goodyer IM, Herbert J, Altham PM, Pearson J, Secher SM, Shiers HM (1996). Adrenal secretion during major depression in 8- to 16-year-olds, I. Altered diurnal rhythms in salivary cortisol and dehydroepiandrosterone (DHEA) at presentation. Psychol Med; 26: 245–56.

Graham YP, Heim C, Goodmann SH, Miller AH, Nemeroff CB (1999). The effects of neonatal stress on brain develeopment: Implications for psychopathology. Dev Psychopathol; 11: 545–65.

Green AI, Mooney JJ, Posener JA, Schildkraut JJ (1995). Mood disorders: Biochemical aspects. In: Kaplan HI, Sadock BJ (eds). Comprehensive Textbook of Psychiatry. 6th ed. Baltimore: Williams & Wilkins; 1089–102.

Guelfi JD, White C, Hackett D, Guichoux JY, Magni G (1995). Effectiveness of venlafaxin in patients hospitalized for major depression melancholia. J Clin Psychiatry; 56: 450–8.

Hänsgen KD, Vesper J, Ploch M (1993). Multizentrische Doppelblindstudie zur antidepressiven Wirksamkeit des Hypericum-Extraktes LI 160. Nervenheilkunde; 12: 285–9.

Hammen C, Brennan PA (2001). Depressed adolescents of depressed and nondepressed mothers: tests of an interpersonal impairment hypothesis. J Consult Clin Psychol; 69: 284–94.

Harrer G, Schmidt U, Kuhn U, Biller A (1999). Comparison of equivalence between the St. John's Wort extract LoHyp-57 and fluoxetine. Arzneimittelforschung; 49: 289–96.

Harrington RC (1993). Depressive Disorders in Childhood and Adolescence. Chichester: Wiley.

Harrington RC (2001). Kognitive Verhaltenstherapie bei depressiven Kindern und Jugendlichen. Übersetzt und bearbeitet von Jans T, Warnke A, Remschmidt H. Göttingen: Hogrefe.

Harrington RC, Fudge H, Rutter M, Pickles A, Hill J (1990). Adult outcomes of childhood and adolescent depression. Arch Gen Psychiatry; 47: 465–73.

Harrington RC, Fudge H, Rutter M, Pickles A, Hill J (1991). Adult outcomes of childhood and adolescent depression: II. Links with antisocial disorders. J Am Acad Child Adolesc Psychiatry; 30: 434–9.

Harrington RC, Bredenkamp D, Groothues C, Rutter M, Fudge H, Pickles A (1994). Adult outcomes of childhood and adolescent depression: III. Links with suicidal behaviors. J Child Psychol Psychiatry; 35: 1309–19.

Harrington RC, Rutter M, Weissman M, Fudge H, Groothues C, Bredenkamp D, Pickles A, Rende R, Wickramaratne P (1997). Psychiatric disorders in the relatives of depressed probands, I: comparison of prepubertal, adolescent and early adult onset forms. J Affect Disord; 42: 9–22.

Harkness KL, Monroe SM (2002). Childhood adversity and the endogenous versus nonendogenous distinction in women with major depression. Am J Psychiatry; 159: 387–93.

Haug HJ (1996). Affektive Störungen. In: Freyberger HJ, Stieglitz RD (Hrsg). Kompendium der Psychiatrie und Psychotherapie. 10. Aufl. Basel: Karger.

Hautzinger M (1998). Depression. Fortschritte der Psychotherapie. Bd. IV. Göttingen: Hogrefe.

Heim C, Nemeroff CB (1999). The impact of early adverse experiences on brain systems involved in the pathophysiology of anxiety and affective disorders. Biol Psychiatry; 46: 1509–22.

Herpertz-Dahlmann B (1997). Depressive Syndrome und Suizidhandlungen. In: Remschmidt H (Hrsg). Psychotherapie im Kindes- und Jugendalter. Stuttgart: Thieme; 232–42.

Herpertz-Dahlmann B, Remschmidt H (2000). Störungen der Kind-Umwelt-Interaktion und ihre Auswirkungen auf den Entwicklungsverlauf. In: Petermann F, Niebank K, Scheithauer H (Hrsg). Risiken in der frühkindlichen Entwicklung. Entwicklungspsychopathologie der ersten Lebensjahre. Göttingen: Hogrefe; 224–38.

Hirschfeld RMA, Shea MT, Holzer CE III (1997). Personality dysfunction and depression. In: Honig A, van Praag HM (eds). Depression. Neurobiological, psychopathological and therapeutic advances. Chichester: Wiley; 327–42.

Holsboer F (1995). Neuroendocrinoogy of mood disorders. In: Bloom FE, Kupfer DJ (eds). Psychopharmacology: The fourth generation of progress. New York: Raven Press; 957–69.

Ihle W, Ahle M,E, Jahnke D, Esser G (2004). Leitlinien zur Diagnostik und Psychotherapie von depressiven Störungen im Kindes- und Jugendalter: Ein evidenzbasierter Diskussionsvorschlag. Kindheit und Entwicklung; 13: 64–79.

Izard C, Dougherty L (1982). Two complementary systems for measuring facial expressions in infants and children. In: Izard C (ed). Measuring Emotions in Infants and Children. Vol. 1. Cambridge: Cambridge University Press; 97–126.

Isojarvi JIT, Laatikainen TJ, Pakarinen AJ, Juntunen KTS, Myllyla VV (1993). Polycystic ovaries and hyperandrogenism in women taking valproate for epilepsy. N Engl J Med; 329: 1383–8.

Janowski DS, Overstreet DH (1995). The role of acetycholine mechanisms in mood disorders. In: Bloom FE, Kupfer DJ (eds). Psychopharmacology: The fourth generation of progress. New York: Raven Press; 945–55.

Jaspers K (1913). Allgemeine Psychopathologie. Berlin: Springer.

Joyce PR (1984). Age of onset in bipolar affective disorder and misdiagnosis as schizophrenia. Psychol Med; 14: 145–9.

Juckel G, Mendlin A, Jacobs BL (1999). Electrical stimulation of rat medial prefrontal cortex enhances forebrain serotonin output. Neuropsychopharmacology; 21(3): 391–8.

Kandel D, Davies M (1986). Adult sequelae of adolescent depressive symptoms. Arch Gen Psychiatry; 43: 255–62.

Kapfhammer HP (1995). Entwicklung der Emotionalität. Stuttgart: Kohlhammer.

Kashani JH, Sherman DD (1988). Childhood depression: Epidemiology, etiological models, and treatment implications. Integr Psychiatry; 6: 1–8.

Kashani JH, Beck NC, Hoeper EW, Fallahi C, Corcoran CM, McAllister JA, Rosenberg TK, Reid JC (1987). Psychiatric disorders in a community sample of adolescents. Am J Psychiatry; 144: 584–9.

Kasper S (1993). Der therapeutische Effekt der Lichttherapie. In: Möller HJ (Hrsg). Therapie psychiatrischer Erkrankungen. Stuttgart: Enke; 321–5.

Kasper S (1994). Diagnostik, Epidemiologie und Therapie der saisonal abhängigen Depressionen (SAD). Nervenarzt; 65: 68–72.

Kazdin AE (1994). Psychotherapy for children and adolescents. In: Bergin AE, Garfield SL (eds). Handbook of Psychotherapy and Behavior Change. 4th ed. New York: Wiley; 19–71.

Keck KE jr, Welge JA, Strakowski SM, Arnold LM, McElroy SL (2000). Placebo effect in randomized, controlled maintenance studies of patients with bipolar disorder. Biol Psychiatry; 47: 756–61.

Keller MB, Ryan ND, Strober M, Klein RG, Kutcher SP, Birmaher B, Hagino OR, Koplewicz H, Carlson GA, Clarke GN, Emslie GJ, Feinberg D, Geller B, Kusumakar V, Papatheodorou G, Sack WH, Sweeney M, Wagner KD, Weller EB, Winters NC, Oakes R, McCafferty JP (2001). Efficacy of paroxetine in the treatment of adolescent major depression: a randomized, controlled trial.

J Am Acad Child Adolesc Psychiatry; 40: 762–72.

Kessler RC, McGonagle KA, Zhao S, Nelson CB, Hughes M, Eshleman S, Wittchen HU, Kendler KS (1994). Lifetime and 12-month prevalence of DSM-II-R psychiatric disorders in the United States. Arch Gen Psychiatry; 51: 8–19.

Kielholz P (1966). Diagnose und Therapie der Depressionen für den Praktiker. München: JF Lehmanns.

Klerman GL, Lavori PW, Rice J, Reich T, Endicott J, Andreasen NC, Keller MB, Hirschfield RM (1985). Birthcohort trends in rates of major depression disorder among relatives of patients with affective disorder. Arch Gen Psychiatry; 42: 689–93.

Kimbrell TA, Ketter TA, George MS, Little JT, benson BE, Willis MW, Herscovitch P, Post RM (2002). Regional cerebral glucose utilization in patients with a range of severities of unipolar depression. Biol Psychiatry; 51: 237–52.

Klerman GL (1988). Current age of youthful melancholie: Evidence for increase in depression among adolescents and young adults. Br J Psychiatry; 152: 4–14.

Knäuper B, Wittchen HU (1995). Epidemiologie der Major Depression: Nehmen depressive Erkrankungen zu? Z Klin psychol; 24: 8–21.

Knölker U, Mattejat F, Schulte-Markwort M (2000). Kinder- und Jugendpsychiatrie und -psychotherapie systematisch. 2. Aufl. Bremen: Uni-Med Verlag.

Kole MH, Fuchs E, Ziemann U, Paulus E, Ebert U (1999). Changes in 5-HT1A and NMDA binding sites by a single rapid transcranial magnetic stimulation procedure in rats. Brain Res; 826(2): 309–12.

Kovacs M, Feinberg TL, Crouse-Novak M, Paulauskas SL, Pollock M, Finkelstein R (1984a). Depressive disorders in childhood. I: A longitudinal prospective study of characteristics and recovery. Arch Gen Psychiatry; 41: 229–37.

Kovacs M, Feinberg TL, Crouse-Novak M, Paulauskas SL, Pollock M, Finkelstein R (1984b). Depressive disorders in childhood. II: A longitudinal study of the risk for a subsequent major depression. Arch Gen Psychiatry; 41: 643–9.

Kovacs M, Paulauskas S, Gatsonis C, Richards C (1988). Depressive disorders in childhood. III: A longitudinal study of comorbidity with and risk for conduct disorders. J Affect Disord; 15: 205–17.

Kraepelin E (1883). Compendium der Psychiatrie. Leipzig: Verlag von Ambr. Abel.

Kutcher S (1997). Practitioner review: The pharmacotherapie of adolescent depression. J Child Psychol Psychiatry; 38(7): 755–67.

Kutcher S, Boulos C, Ward B, Narton P, Simeon J, Ferguson B, Szalai J, Katic M, Roberts N, Dubois C (1994). Response to desipramine treatment in adolescent depression: A fixed dose placebo controlled trail. J Am Acad Child Adolesc Psychiatry; 33: 686–94.

Kye CH, Waterman GS, Ryan ND, Birmaher B, Williamson DE, Iyengar S, Dachille S (1996). A randomized, controlled trail of amitriptyline in the acut treatment of adolescent major depression. J Am Acad Child Adolesc Psychiatry; 35: 1139–44.

Lambert MJ, Kingston MD, Edwards BC (1986). Zung, Beck and Hamilton Rating Scales as measures of treatment outcome: a meta-analytic comparison. J Consult Clin Psychol; 54: 54–9.

Landolt AD (1957). Follow-up studies on circular manic depressive reactions occurring in the young. Bull NY Acad Med; 33: 65–73.

Laucht M, Gerhold M, Esser G, Schmidt MH (1999). Strukturmodelle der Genese psychischer Störungen in der Kindheit – Ergebnisse einer prospektiven Studie von der Geburt bis zum Schulalter. In: Dührssen A, Lieberz K (Hrsg). Der Risiko-Index. Göttingen: Vandenhoeck & Ruprecht; 176–96.

Laux G (1997). Affektive Störungen. In: Möller HJ, Laux G, Kapfhammer HP (Hrsg). Psychiatrie und Psychotherapie. 2. Aufl. Berlin: Springer; 1079–177.

Leonhardt G, Wirz-Justice A (1995). Bisherige Erfahrungen und praktische Anwendungen mit Lichttherapie. In: Zulley J, Wirz-Justice A (Hrsg). Lichttherapie. Regensburg: Roderer; 53–62.

Lewinsohn PM, Clarke GN, Hops H, Andrews J (1990). Cognitive-behavioural treatment for depressed adolescents. Behav Ther; 21: 385–401.

Linde K, Ramirez G, Mulrow CD, Pauls A, Weidenhammer W, Melchart D (1996). St. John's Wort for depression – an overview and meta-analysis of randomised clinical trails. Br Med J; 313: 253–8.

Ling W, Oftedal G, Weinberg W (1979). Depressive illness in childhood presenting as severe headache. Am J Dis Child; 120: 122–4.

Lish JD, Dime-Meenan S, Whybrow PC, Price RA, Hirschfeld RM (1994). The national Depressive and Manic-depressive Association (DMDA) survey of bipolar members. J Affect Disord; 31: 281–94.

Loo C, Mitchell P, Sachdev P, McDarmont B, Parker G, Gandevia S (1999). Double-blind controlled investigation of transcranial magnetic stimulation for the treatment of resistant major depression. Am J Psychiatry; 156(6): 946–8.

Loo C, McFarquhar T, Walter G (2006). Transcranial magnetic stimulation in adolescent depression. Australas Psychiatry; 14: 81–5.

Luoma I, Tamminen T, Kaukonen P, Laippala P, Puura K, Salmelin R, Almquist F (2001). Longitudinal study of maternal depressive symptoms and child well-being. J Am Acad Child Adolesc Psychiatry; 40: 1367–74.

Maes M, Meltzer HY (1995). The serotonin hypothesis of major depression. In: Bloom FE, Kupfer DJ (eds). Psychopharmacology: The fourth generation of progress. New York: Raven Press; 933–44.

Malatesta C, Haviland J (1982). Learning display rules: The socialisation of emotion expression in infancy. Child Dev; 53: 991–1003.

Malkoff-Schwartz S, Frank E, Anderson B, Sherrill JT, Siegel L, Patterson D, Kupfer DJ (1998). Stressful life events and social rhythm disruption in the onset of manic and depressive bipolar episodes. Arch Gen Psychiatry; 55: 702–7.

Mandoki MW, Tapia MR, Tapia MA, Sumner GS, Parker JL (1997). Venlafaxine in the treatment of children and adolescents with major depression. Psychopharmacol Bull; 33: 149–54.

Mann CC (1994). Behavioral genetics in transition. Science; 264: 1686–9.

Markwort S, Cordes P, Aldenhoff J (1997). Transcranial magnetic stimulation as an alternative to electroshock therapy in treatment resistant depressions. A literature review. Fortschr Neurol Psychiatrie; 65(12): 540–9.

Matussek N (1991). Katecholamin-Hypothese. In: Beckmann H, Osterheider M (Hrsg). Neurotransmitter und psychische Erkrankungen. Berlin: Springer; 21–7.

McCauley E, Carlson GA, Calderon R (1991). The role of somatic complaints in the diagnosis of depression in children and adolescents. J Am Acad Child Adolesc Psychiatry; 30: 631–5.

McCauley E, Pavlidis K, Kendall K (2001). Developmental precursors of depression: The child and the social environment. In: Goodyer IM (ed). The Depressed Child and Adolescent. 2nd ed. Cambridge: University Press; 46–78.

McGlashen TH (1988). Adolescent versus adult onset mania. Am J Psychiatry; 145: 221–4.

McGuffin P, Katz R (1986). Nature, nurture and affective disorder. In: Deakin JFW (ed). The Biology of Depression. London: Gaskell Press; 26–52.

McGuffin P, Katz R, Watkins S, Rutherford J (1996). A hospital-based twin register of the heretability of DSM-IV unipolar depression. Arch Gen Psychiatry; 53: 129–36.

Mentzos S (1996). Depression und Manie. Psychodynamik und Therapie affektiver Störungen. Götttingen: Vandenhoeck & Ruprecht.

Merikangas KR, Kupfer DJ (1995). Mood disorders: Genetic aspects. In: Kaplan HI, Sadock BJ (eds). Comprehensive Textbook of Psychiatry. 6th ed. Baltimore: Williams & Wilkins; 1102–116.

Miklowitz DJ, Frank E, George EL (1996). New psychosocial treatment for the outpatient management of bipolar disorder. Psychopharmacol Bull; 32: 613–21.

Mirow AL, Kristbjanarson H, Egeland JA, Shilling P, Helgason T, Gillin JC, Hirsch S, Kelsoe JR (1994). A linkage study of distal chromosome 5q and bipolar disorder. Biol Psychiatry; 36: 223–9.

Moreau D, Mufson L, Weissman MM, Klerman GL (1991). Interpersonal psychotherapy for adolescent depression: Description of modification and preliminary application. J Am Acad Child Adolesc Psychiatry; 30: 642–51.

Mufson L, Moreau D, Weissman MM, Wickramaratne P (1994). Modification of interpersonal psychotherapy with depressed adolescents. J Am Acad Child Adolesc Psychiatry; 33: 695–705.

Mukherjee S, Sackeim HA, Schnur DB (1994). Electroconvulsive therapy of acute manic episodes: A review of 50 years' experience. Am J Psychiatry; 151: 169–76.

Muscettola G, Potter WZ, Pickar D, Goodwin FK (1984). Urinary 3-methoxy-4-hydroxypnenylglycol and major affective disorders. A replication and new findings. Arch Gen Psychiatry; 41: 337–42.

Naylor MW, King CA, Lindsay KA, Evans T, Armelagos J, Shain BN, Greden JF (1993). Sleep deprivation in depressed adolescents and psychiatric controls. J Am Acad Child Adolesc Psychiat; 32: 753–9.

Neuhaus IM, Rosenthal NE (1997). Light therapy as a treatment modality for affective disorders. In: Honig A, van Praag SM (eds). Depression. Neurobiological, psychopathological and therapeutic advances. Chichester: Wiley; 591–606.

Nissen G, Fritze J, Trott GE (1998). Psychopharmaka im Kindes- und Jugendalter. Ulm: Gustav Fischer.

Papolos D (2001). About early-onset bipolar disorder. www.bpkids.org/printing/about.htm.

Papolos D, Papolos J (2000). The Bipolar Child. New York: Broadway Books.

Partonen T, Lönnqvist J (1998). Seasonal affective disorder. A guide to diagnosis and management. CNS Drugs; 9: 203–12.

Perenyi A, Norman T, Hopwood M, Burrows G (1998). Negative symptoms, depression, and parkinsonian symptoms in chronic, hospitalised schizophrenic patients. J Affect Disord; 48: 163–9.

Petti T, Law W (1982). Imipramine treatment of depressed children: A double-blind pilot study. J Clin Psychopharmacol; 2: 107–10.

Petty F (1995). GABA and mood disorders: A brief review and hypothesis. J Affect Disord; 34: 275–81.

Philipp M, Kohnen R, Hiller KO (1999). Hypericum extract versus imipramine of placebo in patients with moderate depression: randomized multicentre study of treatment for eight weeks. Br Med J; 319: 1534–9.

Phillips James L, Kearns GL (1995). Cyclic antidepressant toxicity in children and adolescents. J Clin Pharmacol; 35: 343–50.

Pike A, Plomin R (1996). Importance of nonshared environment factors for childhood and adolescent psychopathology. J Am Acad Child Adolesc Psychiatry; 35: 560–70.

Pine DS, Kentgen LM, Bruder GE, Leite P, Bearman K, Ma Y, Klein RG (2000). Cerebral laterality in adolescent major depression. Psychiatry Res; 93: 135–44.

Pössel P, Hautzinger M (2006). Effekte pharmakologischer und psychotherapeutischer Interventionen auf Depressionen bei Kindern und Jugendlichen. Z Kinder- und Jugendpsychiatrie und Psychotherapie; 34: 243–55.

Poznanski EO (1982). The clinical phenomenology of childhood depression. Am J Orthopsychiatry; 52: 308–13.

Propping P (1989). Psychiatrische Genetik – Befunde und Konzepte. Berlin: Springer.

Puig-Antich J, Kaufman J, Ryan ND (1993).The psychosocial functioning and family environment of depressed adolescents. J Am Acad Child Adolesc Psychiatry; 32: 942–7.

Rapoport JL (ed). Childhood Onset of "Adulthood" Psychopathology. Washington, DC: American Psychiatric Press.

Regier DA, Farmer ME, Rae DS, Myers JK, Kramer M, Robins LN, George LK, Karno M, Locke BZ (1993). One-month prevalence of mental disorders in the United States and sociodemographic characteristics: The epidemiologic catchment area study. Acta Psychiatr Scand; 88: 35–47.

Reiter L (1995). Die Rolle der Angehörigen in der Therapie depressiver Patienten. Eine systemisch-integrative Sicht. Psychotherapeut; 40: 358–66.

Rey JM, Walter G (1997). Half a century of ECT use in young people. Am J Psychiatry; 154(5): 595–602.

Rickels K, Derivan A, Entsuah R, Miska S, Rudolph R (1995). Rapid onset of antidepressant activity with venlafaxin treatment. Depression; 3: 146–53.

Riedesser P, Schulte-Markwort M (1999). Kinder kranker Eltern. Deutsch Ärztebl; 96: A2353–7.

Rieger M (2001). Schlafentzugsbehandlung bei depressiven Jugendlichen. In: Freisleder FJ, Schlamp D, Naber G (Hrsg). Depression, Angst, Suizidalität. München: W. Zuckschwerdt; 75–84.

Rieger M, Althoff A (1999). Sleep deprivation in combination with antidepressants. Eur Child Adolesc Psychiatry; 8: 136.

Riemann D, Schmidt MH (1993). REM sleep distribution in adolescents with major depression and schizophrenia (abstract). Sleep Res; 22: 554.

Robbins DR, Alessi NE, Cook SC, Poznanski EO, Yanchyshyn GW (1982). The use of the research diagnostic criteria (RDC) for depression in adolescent psychiatric inpatients. J Am Acad Child Psychiatry; 21: 251–5.

Robins LN, Helzer JE, Weissman MM, Orvaschel H, Gruenberg E, Burke JD, Regier DA (1984). Lifetime prevalence of specific psychiatric disorders in three sites. Arch Gen Psychiatry; 41: 949–58.

Roberts RE, Lewinsohn PM, Seeley JR (1991). Screening for adolescent depression: a comparison of depression scales. J Am Acad Child Adolesc Psychiatry; 30: 58–66.

Rush AJ, Erman MK, Giles DE, Schlesser MA, Carpenter G, Vasavada N, Roffwarg HP (1986). Polysomnographic findings in recently drugfree and clinically remitted depressed patients. Arch Gen Psychiatry; 43: 878–84.

Rutter M (1991). Age changes in depressive disorders: Some developmental considerations. In: Garber J, Dodge KA (eds). The Development of Emotion. Regulation and Dysregulation. Cambridge: Cambridge University Press; 273–300.

Ryan ND, Dahl R (1993). The biology of depression in children and adolescents. In: Mann JJ, Kupfer DJ (eds). The Biology of Depressive Disorders. New York: Plenum Press; 37–58.

Ryan ND, Puig-Antich J, Ambrosini P, Rabinovich H, Robinson D, Nelson B, Iyengar S, Twomey J (1987). The clinical picture of major depression in children and adolescents. Arch Gen Psychiatry; 44: 854–61.

Ryan ND, Puig-Antich J, Rabinovich H, Fried J, Ambrosini P, Meyer V, Torres D, Dachille S, Mazzie D (1988). MAOIs in adolescent major depression unresponsive to tricyclic antidepressants. J Am Acad Child Adolesc Psychiatry; 27: 755–8.

Ryan ND, Birmaher B, Perel JM, Dahl RE, Meyer V, al-Shabbout M, Iyengar S, Puig-Antich J (1992). Neuroendocrine response to L-5-hydroxytryptophan challenge in prepubertal major depression. Depressed vs normal children. Arch Gen Psychiatriy; 49: 843–51.

Sack DA, Duncan W, Rosenthal NE, Mendelson WE, Wehr TA (1988). The timing and duration of sleep in patial sleep deprivation therapy of depression. Acta Psychiatr Scand; 77: 219–24.

Sackeim HA (1994). Mechanisms of action of electroconvulsive therapy. Psychopharmacol Bull; 30(3): 281–308.

Schatzberg AF, Schildkraut JJ (1995). Recent sudies on norepinephrine systems in mood disorders. In: Bloom FE, Kupfer DJ (eds). Psychopharmacology: The fourth generation of progress. New York: Raven Press; 911–20.

Schildkraut JJ (1965). The catecholamine hypothesis of affective disorders: A review of supporting evidence. Am J Psychiatry; 122: 509–22.

Schrader E (2000). Equivalence of St. John's Wort extract (ZE 117) and fluoxetine: a randomised, controlled study in mild-moderate depression. Int Clin Psychopharmacol; 15: 61–8.

Schulte-Markwort M, Marutt K, Riedesser P (2002). Cross-walk ICD-10-DSM-IV. Klassifikation psychischer Störungen: eine Synopsis. Bern: Huber.

Schulz E, Remschmidt H (2001). Psychopharmacology of depressive states in childhood and adolescence. In: Goodyer IM (ed). The Depressed Child and Adolescent. Cambridge: Cambridge University Press; 292–324.

Seifer R, Dickstein S, Sameroff AJ, Magee KD, Hayden LC (2001). Infant mental health and variability of parental depression symptoms. J Am Acad Child Adolesc Psychiatry; 40: 1375–82.

Shaffer D, Fisher P, Dulcan MK, Davies M, Piacentini J, Schwab-Stone ME, Lahey BB, Bourdon K, Jensen PS, Bird, HR, Canino G, Regier DA (1996). The NIMH diagnostic interview schedule for children version 2.3: Description, acceptability, prevalence rates and performance in the MECA study. J Am Acad Child Adolesc Psychiatry; 35: 865–77.

Siever LJ, Davis KL (1985). Overview: Toward a dysregulation hypothesis of depression. Am J Psychiatry; 142: 1017–31.

Silva RR, Campbell M, Small AM, Pataki CS, Rosenberg CR (1992). Side effects associated with lithium ans placebo administration in aggressive children. Psychopharmacol Bull; 28: 319–26.

Simenon J, Dinicola V, Ferguson HB, Copping W (1990). Adolescent depression: a placebo-controlled fluoxetine treatment study and follow-up. Prog Neuropsychopharmacol Biol Psychiatry; 14: 791–5.

Simeon J, Nixon MK, Milin R, Jovanovic R, Walker S. (2005). Open-label pilot study of St. John's wort in adolescent depression.J Child Adolesc Psychopharmacol; 15: 293–301.

Sinclair J, Birtwistle J, Baldwin D (1998). Verträglichkeit von Venlafaxin. Rev Contemp Pharmacother; 9: G45–G57.

Smith KA, Cowen PJ (1997). Serotonin and depression. In: Honig A, van Praag SM (eds). Depression. Neurobiological, psychopathological and therapeutic advances. Chichester: Wiley; 129–46.

Souery D, Lipp O, Mahieu B (1997). Advances in the genetics of depression. In: Honig A, van Praag SM (eds). Depression. Neurobiological, psychopathological and therapeutic advances. Chichester: Wiley; 297–310.

Spitz RA, Wolf KM (1946). Anaclitic depression. An inquiry into the genesis of psychiatric conditions in early childhood II. Psychoanal Study Child; 2: 312–42.

Spitzer M (2000). Geist im Netz. München: Spektrum.

Sullivan M, Lewis M (1989). Emotion and cognition in infancy: Facial expression during contingency learning. Int J Behav Dev; 12: 221–37.

Stein D, Williamson DE, Birmaher B, Brent DA, Kaufman J, Dahl RE, Perel JM, Ryan ND (2000). Parent-child bonding and family functioning in depressed children at high risk and low risk for future depression. J Am Acad Child Adolesc Psychiatry; 39: 1387–95.

Steingard RJ, Renshaw PF, Yurgelun-Todd D, Appelmans KE, Lyoo IK, Shorrock KL, Bucci JP, Cesena M, Abebe D, Zurakowski D, Poussaint TY, Barnes P (1996). Structural abnormalities in brain magnetic resonance images of depressed children. J Am Acad Child Adolesc Psychiatry; 35: 307–11.

Stikhina NI, Lyskov EB, Lomarev MP, Aleksanian ZA, Mikhailov VO, Medvedev SV (1999). Transcranial magnetic stimulation in neurotic depression. Zh Nevrol Psikhiatr Im SS Korsakova; 99(10): 26–9.

Strober M, Morell W, Lampert C, Burroughs J (1990). Relapse following discontinuation of lithium maintenance therapy in adolescents with bipolar I illness: A naturalistic study. Am J Psychiatry; 147: 457–61.

Swedo SE, Allen AJ, Glod CA, Clark CH, Teicher MH, Richter D, Hoffman C, Hamburger SD, Dow S, Brown C, Rosenthal NE (1997). A controlled trial of light therapy for the treatment of pediatric seasonal affective disorder. J Am Acad Child Adolesc Psychiatry; 36(6): 816–21.

Tellenbach H (1961). Melancholie. Berlin: Springer.

The Treatment for Adolescents with Depression Study Team (TADS) (2004). Fluoxetine, cognitive-behavioral therapy, and their combination for adolescents with depression. JAMA; 292: 807–20.

Thomsen PH, Moller LL, Dehlholm B, Brask BH (1992). Manic-depressive psychosis in children younger than 15 years: A register-based investigation of 39 cases in Denmark. Acta Psychiatr Scand; 85: 401–6.

Todd RD, Heath A (1996). The genetic architecture of depression and anxiety in youth. Curr Opin Psychiatry; 9: 257–61.

Triggs WJ, McCoy KJ, Greer R, Rossi F, Bowers D, Kortenkamp S, Nadeau SE, Heilman KM, Goodman WK (1999). Effects of left frontal transcranial magnetic stimulation on depressed mood, cognition, and corticomotor threshold. Biol Psychiatry; 45(11): 1440–6.

Trott GE, Friese HJ, Badura F, Warnke A (1994). Depressive Syndrome bei Kindern und Jugendlichen. Deutsch Ärztebl; 91: A-2939–45.

Trott GE (1999). Depressive Syndrome bei Kindern und Jugendlichen. Psychiatrie und Dialog; 13: 3–7.

Tsuang MT, Faraone SV (1990). The Genetics of Mood Disorders. Baltimore: Johns Hopkins University Press.

Twnge JM, Nolen-Hoeksema S (2002). Age, gender, race, sosioeceonomic status, and birth cohort differences on the Children`s Depression Inventory: A meta-analysis. J Abnormal Psychology; 11: 578–88.

Tyson P, Tyson RL (1990). Lehrbuch der psychoanalytischen Entwicklungspsychologie. Stuttgart: Kohlhammer.

Ustün TB, Sartorius N (1995). Mental Illness in Primary Care: An international study. Chichester: Wiley.

van Praag HM (1993). „Make-Believes“ in Psychiatry or the Perils of Progress. New York: Brunner & Mazel.

van den Hoofdacker RH (1997). Total sleep deprivation: Clinical and theoretical aspects. In: Honig A, van Praag HM (eds). Depression: Neurobiological, psychopathological and therapeutic advances. Chichester: Wiley; 563–89.

Vorbach EU, Hübner WD, Arnoldt KH (1993). Wirksamkeit und Verträglichkeit des Hypericum-Extractes LI 160 im Vergleich mit Imipramin. Randomisierte Doppelblindstudie mit 135 ambulanten Patienten. Nervenheilkunde; 12: 290–6.

Vorbach EU, Arnoldt KH, Hübner WD (1997). Efficacy and tolerability of St. John's Wort extract LI160 versus imipramine in patients with severe depressive episodes according to ICD-10. Pharmacopsychiatry; 30, Suppl; 81–5.

Wade TJ, Cairney J, Pevalin DJ (2002). Emergence of gender differences in depression during adolescence: National panel results from three countries. J Am Acad Child Adolesc Psychiatry; 41: 190–8.

Wagner KD, Ryan ND (1997). Multi-center trial of Paroxetine and Imipramine in the treatment of adolescent depression (abstract). Arch Gen Psychiatry; 54: 1031–7.

Wagner KD, Ambrosini PJ (2001). Childhood depression: pharmacological therapy/treatment (pharmacotherapy of childhood depression). J Clin Child Psychol; 30: 88–97.

Wagner KD, Ambrosini P, RynnM, Wohlberg C, Yang R, Greenbaum MS, Childress A, Donelly A, Deas D (2003). Efficacy of sertraline in the treatment of children and adolescents wirh major depressive disorder – two randomized controlled trials. JAMA; 290: 1033–41.

Wagner KD, Jonas J, Bose A, Tourkodimistris S (2004a). Controlled trial of escitalopram in the treatment of pediatric depression. Poster presented at the 51th Annual Meeting of the American Academy of Child and Adolescent Psychiatry. Washington, DC. October 19–24.

Wagner KD, Robb AS, Findling RL, Jin J, Gutierrez M, Heydorn WE (2004b) A randomized, placebo-controlled trail of citalopram for the treatment of major depression in children and adolescents. Am J Psychiat; 161: 1079–83.

Walden J, Grunze Walden J, Grunze H (1998). Bipolare affektive Störungen. Ursachen und -Behandlung. Stuttgart: Thieme.

Walter G, Rey JM (1997). An epidemiological study of the use of ECT in adolescents. J Am Acad Child Adolesc Psychiatry; 36(6): 809–15.

Walter G, Rey JM (1999). Use of St. John's Wort by adolescents with a psychiatric disorder. J Child Adolesc Psychopharmacol; 9(4): 307–11.

Weiss EL, Longhurst JG, Mazure CM (1999). Childhood sexual abuse as a risk factor for depression in women: Psychosocial and neurobiological correlates. Am J Psychiatry; 156: 816–28.

Weller EB, Weller RA (1989). Pediatric management of depression. Pediatr Ann; 18: 104–13.

Weller EB, Weller RA, Fristad MA, Preskorn SH, Teare M (1985). The dexamethasone suppression test in prepubertal depressed children. J Clin Psychiatry; 46: 511–3.

Weller EB, Weller RA, Svadjian H (1996). Mood disorders. In: Lewis M (ed). Child and Adolescent Psychiatry. A comprehensive textbook. 2nd ed. Baltimore: Williams & Wilkins; 650–65.

Weller RA, Weller EB, Fristad MA, Bowes JM (1991). Depression in recently bereaved prepubertal children. Am J Psychiatry; 148: 1536–40.

Welner A, Welner Z, Fishman R (1979). Psychiatric adolescent inpatients: Eight to ten year follow-up. Arch Gen Psychiatry; 36: 698–700.

Werner EE, Smith RS (1992). Overcoming the Odds. High risk children from birth to adulthood. Ithaka, London: Cornell University Press.

Wheatley D (1997). LI160, an extract of St. John's Wort versus amitriptyline in mildly to moderately depressed outpatients – a controlled six-week clinical trial. Pharmacopsychiatry; 30, Suppl; 77–80.

Whittington CJ, Kendall T, FonagyP, Cottrell D, Cotgrove A, Boddington E (2004). Selective serotonine reuptake inhibitors in childhod depression: Systematic review of published versus unpublished data. The Lancet; 363: 1341–5.

Wilens TE, Biederman J, Baldessarini RJ, Geller B, Schleifer D, Spencer TJ, Birmaher B, Goldblatt A (1996). Cardiovascular effects of therapeutic doses of tricyclic antidepressants in children and adolescents. J Am Acad Child Adolesc Psychiatry; 35: 11.

Will H (1998). Psychodynamik. In: Will H, Grabenstedt Y, Völkl G, Banck G (Hrsg). Depression. Psychodynamik und Therapie. Stuttgart: Kohlhammer; 90–108.

Williamson DE, Birmaher B, Anderson BP, Al-Shabbout M, Ryan ND (1995). Stressful life events in depressed adolescents: The role of dependent events during the depressive episode. J Am Acad Child Adolesc Psychiatry; 34: 591–8.

Wirz-Justice A, Graw P, Kräuchi K, Gisin B, Jochum A, Arendt J, Fisch HU, Buddeberg C, Poldinger W (1993). Light therapy in seasonal affective disorder is independent of time of day or circadian phase. Arch Gen Psychiatry; 50: 929–37.

Wirz-Justice A, Graw P, Kräuchi K, Sarrafzadeh A, English J, Arendt J, Sand L (1995). Natural light treatment of seasonal affective disorder. J Affect Disord; 37: 109–20.

Woelk H, Burkard G, Grünwald J (1993). Nutzen und Risikobewertung des Hypericum-Extraktes LI 160 auf der Basis einer Drug-Monitoring-Studie mit 3250 Patienten. Nervenheilkunde; 12: 308–13.

Wu JC, Bunney WE (1990). The biological bases of an antidepressant response to sleep deprivation and relapse: review and hypotheses. Am J Psychiatry; 147: 14–21.

Zero to Three (2005). Diagnostic Classification of Mental Health and Developmental Disorders of Infancy and Early Childhood, Revised (DC:0-3R). Arlington, VA: Zero to Three.

Zwanzger P, Thoma H, Mikhaiel P, Kathmann N, Hampel H, Möller HJ, Padberg F (1999). Transcranial magnetic stimulation in major depression (Abstract). World Congress of Psychiatry, Hamburg.

Zyss T, Mamczarz J, Vetulani J (1999). The influence of rapid-rate transcranial magnetic stimulation (rTMS) parameters on rTMS effects in Porsolt's forced swimming test. Int J Neuropsychopharmacol; 2: 31–4.

5.12 Schizophrenie

F. Resch

Inhalt

5.12.1 Definition und Klassifikation

Was ist eine Psychose? Als Psychose bezeichnen wir eine komplexe Störung des Selbst- und Weltbezugs, die auch bereits im Kindes- und Jugendalter auftreten kann. Dabei finden wir typische produktive Symptome (wie Wahnphänomene und Halluzinationen im Sinne einer Positivsymptomatik) und Defizite in den Bereichen Wahrnehmung, Auffassung, Bedeutungsgebung, Gedächtnis und Denken sowie Einbußen in der affektiven Ausdrucksfähigkeit (im Sinne einer Negativsymptomatik). In der Regel findet sich ein zeitlich intermittierender Verlauf, der die psychotische Episode als Einbruch in die Kontinuität der Entwicklung des Individuums erkennbar macht.

Unabhängig von der Ätiologie können wir die **Psychose** als eine fundamentale Störung des Realitätsbezugs fassbar machen.
Unter **Realität** verstehen wir jene intersubjektiven Lebenswelten, die dadurch entstehen, dass verschiedene Individuen ihre persönlichen Empfindungen, Wahrnehmungen und Eindrücke so weit mit anderen abstimmen, dass die Bedeutungen, die der eine seinen Wahrnehmungen und Erlebnissen zumisst, dem anderen in gleicher Weise zugänglich werden (Resch 1992).
Als **Realitätskontrolle** bezeichnen wir jenen Abstimmungsvorgang, der aus persönlichen subjektiven Wahrnehmungen und Beurteilungen schließlich solche überindividuell gültigen Bedeutungen hervorbringt.

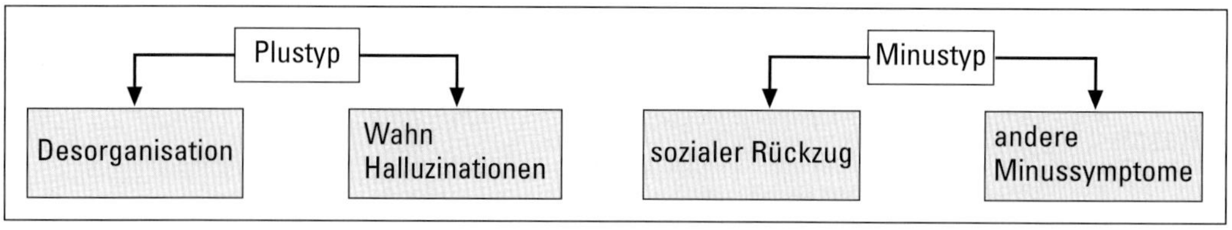

Abb. 5-32: Symptomatik schizophrener Störungen

Störungen der Realitätskontrolle können dazu führen, dass die betroffenen Individuen außergewöhnliche oder abnorme Erlebnisse und Erfahrungen machen, die von einem gesteigerten subjektiven Bedeutungsbewusstsein getragen sind, sodass diese Individuen schließlich Beurteilungen vornehmen und Ansichten für wirklich halten, die von anderen Menschen nicht mehr nachvollzogen werden können. Solche Störungen des Realitätsbezugs können sich auf Einzelerlebnisse oder Interaktionen mit ganz bestimmten Menschen (z.B. Elternfiguren) konzentrieren oder aber allumfassend das gesamte Selbst- und Weltbild einbeziehen. Dann tritt das Individuum in eine Privatwelt ein, die von einer Reihe kommunikativer Prozesse abgekoppelt ist. In der Krankheit tritt der Wahn an die Stelle der mit anderen Menschen teilbaren Wirklichkeit.

Schizophrene Psychosen sind in besonderer Weise durch formale und inhaltliche Denkstörungen – die zu den Veränderungen in Selbst- und Weltbezug hinzutreten – gekennzeichnet. Auf eine genaue Beschreibung der Einzelsymptome wird später noch eingegangen. Schizophrene Psychosen können im Kindes- und Jugendalter nach den gleichen Kriterien definiert und beschrieben werden, wie sie für Erwachsene gelten (Werry 1992; Asarnow 1994).

In historischer Perspektive geht der Begriff „Schizophrenie" auf Eugen Bleuler zurück (Bleuler 1911; 1975). Bleuler sprach von einer Gruppe der Schizophrenien und nahm damit schon sehr früh vorweg, dass die Ätiopathogenese schizophrener Symptome nicht einheitlich ist. Kraepelin (1893) grenzte Psychosen mit schizophrener Symptomatologie aufgrund ihrer Verlaufsgestalt als Dementia praecox von den manisch-depressiven Psychosen, die als affektive Störungen eine bessere Prognose aufwiesen, ab. Emminghaus (1887) beschrieb in seinem ersten Lehrbuch der Kinderpsychiatrie 1887 die kindliche Psychose. 1906 formulierte Santo de Sanktis (vgl. King 1994) den Begriff der Dementia praecocissima, der eine besonders gravierende kindliche Verlaufsform der Dementia praecox nach Kraepelin bezeichnete. Der Erstbeschreiber des frühkindlichen Autismus, Leo Kanner (1944), teilte die kindlichen Psychosen in drei Gruppen: frühkindlichen Autismus, kindliche Schizophrenie und desintegrative Psychosen, wie die Dementia infantilis (Heller-Syndrom, Heller 1908). Er grenzte damit eine autistische Störung von hirnorganischen Psychosen und Schizophrenie ab (Übersicht bei Remschmidt 2001b). Bis zur internationalen Klassifikation psychischer Störungen nach ICD-9 blieben die autistischen Phänomene den kindlichen Psychosen zugerechnet. Erst in den neuesten klassifikatorischen Systemen der ICD-10 und des DSM wurden die tiefgreifenden Entwicklungsstörungen von den kindlichen Psychosen differenzialdiagnostisch abgegrenzt. Heute gehen wir davon aus, dass tiefgreifende Entwicklungsstörungen wie Autismus und Asperger-Syndrom (Asperger 1944) andere Entstehungswege aufweisen als die schizophrenen Psychosen.

Anhand des zeitlichen Verlaufstypus können wir sehr früh beginnende Psychosen (very early onset), die vor dem 13. Lebensjahr ihren Anfang nehmen, von früh beginnenden (early onset) Psychosen unterscheiden, die noch vor dem abgeschlossenen 18. Lebensjahr beginnen (Werry et al. 1991). Nicht selten werden Psychosen, die vor dem 21. Lebensjahr beginnen, als jugendliche Psychosen bezeichnet.

Die Abbildung 5-32 gibt einen Überblick über die Einteilungen der Psychosen nach ihrer Symptomatologie. Dem Plustyp werden Psychosen mit Wahnphänomenen, Halluzinationen und Desorganisation in Denken und Handeln zugeordnet, dem Minustyp Psychosen, bei denen Beeinträchtigungen von Antrieb, Motivation und affektiver Kommunikation im Vordergrund stehen, die Kontaktstörungen aufweisen und zu sozialem Rückzug neigen. Kirkpatrick et al. (2001) versuchen anhand von Verlauf, biologischen Befunden und therapeutischer Ansprechbarkeit, zwei Gruppen von Schizophrenien herauszuarbeiten, die sie als Defizit- und Non-Defizit-Gruppen bezeichnen. Eine Ähnlichkeit mit Kraepelins Dichotomie anhand des Verlaufstyps wird dabei deutlich. Typischerweise tragen positive Symptome (Plussymptome) und negative Symptome (Minussymptome) zur Ausgestaltung schizophrener Psychosen bei. Reine Plus- und reine Minuspsychosen sind selten (Klosterkötter et al. 1994). In der Regel finden wir gerade im Jugendalter Mischformen (Resch 1992). Schizophrene Symptome des Kindes- und Jugendalters werden als Varianten der adulten Schizophrenie angesehen, die sich nur quantitativ von dieser Störung unterscheiden (Caplan 1994; King 1994; Volkmar 1996). Im Kindes- und Jugendalter finden wir jedoch eine erhöhte Rate an schleichendem Beginn, vermehrten entwicklungsneurologischen Defiziten, eine schlechtere prämorbide Anpassung, erhöhte Resistenz gegenüber antipsychotischer Behandlung, eine schlechtere Prognose sowie eine weniger ausdifferenzierte Symptomatologie (Resch 1992; Resch et al. 2004a; 2004b;

Remschmidt 2001a). Früh beginnende Psychosen scheinen auch zudem eine erhöhte Rate an familiärer Belastung mit Schizophrenie zu zeigen (Werry et al. 1991).

Die diagnostischen Kriterien schizophrener Störungen nach ICD-10 und DSM-IV sind der Tabelle 5-84 zu entnehmen. Von der Schizophrenie im engeren Sinne, die zumindest über einen Zeitraum von einem Monat die beschriebene Symptomatik aufweist, werden schizotype Störungen (F 21), anhaltende wahnhafte Störungen (F 22) und akute vorübergehende psychotische Störungen (F 23) abgegrenzt. In der Definition nach DSM-IV muss die Symptomatik mindestens sechs Monate bestehen, um die Diagnose einer Schizophrenie zu rechtfertigen. Bei der schizotypen Störung zeigen betroffene Individuen folgende Symptome:

- seltsames exzentrisches Verhalten
- Beeinträchtigungen des Affekts und der sozialen Beziehungen
- paranoide Tendenzen
- ungewöhnliche Wahrnehmungen
- umständliches, metaphorisches, gekünsteltes Denken
- gelegentliche vorübergehende kurze Episoden mit halluzinatorischen Phänomenen, die jedoch niemals die Kriterien für eine Schizophrenie erfüllen

Wahnhafte Störungen zeigen keine Halluzinationen und halten mindestens drei Monate an. Die vorübergehenden psychotischen Störungen können polymorph psychotisch mit Halluzinationen oder Wahnideen sein oder aber kürzer als einen Monat die Zeichen einer Schizophrenie aufweisen. Schließlich gibt es noch die induzierten wahnhaften Störungen (F 24), die dadurch gekennzeichnet sind, dass Betroffene einen Wahn oder ein Wahnsystem einer anderen Person übernehmen und ihr eigenes Weltbild danach ausrichten. Schizoaffektive Störungen (F 25) zeichnen sich durch deutliche affektive Symptome zusätzlich zur schizophrenen Symptomatologie aus. Die Störungen erfüllen somit sowohl Kriterien für eine affektive als auch für eine schizophrene Störung.

Nach Hollis (2000) besteht eine hohe diagnostische Stabilität für Schizophrenie und affektive Psychosen. Immerhin erwies sich in Verlaufsuntersuchungen die Schizophrenie-Diagnose in 80 % mit einer positiven prädiktiven Validität. Trotzdem finden wir im Kindesalter immer wieder Symptomkonstellationen, die nicht eindeutig den an Erwachsenenstörungen orientierten Kriterien zuzuordnen sind. Es wurden daher von manchen Autoren (Gordon et al. 1994; Kafantaris 1996) Kriterien für die Diagnose eines multidimensionalen Beeinträchtigungssyndroms (Multidimensionally Impaired Syndrome) erarbeitet.

Kinder mit multidimensionalen Störungen weisen flüchtige Halluzinationen, affektive Instabilität mit Wutausbrüchen, Impulshaftigkeit und raschem Stimmungswechsel auf, wobei auch verminderte soziale Fertigkeiten – bei vorhandenen Bedürfnissen mit anderen Kontakt aufzunehmen – nachweisbar sind. Es finden sich altersinadäquate Phantasien, magisches Denken und eine mangelhafte Fähigkeit, zwischen Phantasie und Wirklichkeit zu unterscheiden. Dieses Syndrom zeigt eine starke Überschneidung mit der schizotypen Stö-

Tab. 5-84: Schizophrene Störungen nach ICD-10- und DSM-IV-Symptomatik

ICD-10	DSM-IV
1. mindestens 1 Symptom: • Gedankenlautwerden, Gedankeneingebung, Gedankenentzug, Gedankenausbreitung • Kontrollwahn, Beeinflussungswahn, Wahnwahrnehmung, Gefühl des Gemachten • kommentierende oder dialogische Stimmen • bizarrer Wahn, z. B. mit Außerirdischen in Verbindung zu stehen 2. oder mindestens 2 der folgenden Symptome: • anhaltende Halluzinationen jeder Sinnesmodalität • Neologismen, Gedankenabreißen, Zerfahrenheit • katatone Symptome, wie Haltungsstereotypien und wächserne Biegsamkeit, Mutismus, Stupor, Negativismus • Minussymptome, wie Apathie, Sprachverarmung, Affektverflachung während der meisten Zeit innerhalb eines Monats	1. charakteristische Symptome mindestens 1 Symptom • bizarrer Wahn • kommentierende oder dialogische Stimmen oder mindestens 2 der folgenden Symptome: • Wahn • Halluzination • desorganisierte Sprechweise • grob desorganisiertes oder katatones Verhalten • negative Symptome, d. h. flacher Affekt, Alogie oder Willensschwäche 2. soziale/berufliche Leistungseinbußen in einem oder mehreren Funktionsbereichen (z. B. Arbeit, zwischenmenschliche Beziehungen, Selbstfürsorge) Zeichen des Störungsbildes halten für mindestens 6 Monate an, wobei diese Zeit mindestens 1 Monat mit floriden Symptomen umfassen muss.

rung und kann als subklinische oder bei entsprechendem Verlauf auch als prodromale Psychose aufgefasst werden.

McGorry et al. (1992) stellen fest, dass neben der kategorialen Systematik eine dimensionale Betrachtung unterschiedlicher psychopathologischer Phänomene bei psychotischen Zuständen sinnvoll scheint. Gerade unter Entwicklungsgesichtspunkten ist das genaue Monitoring unterschiedlicher Symptomfacetten im Verlauf von Bedeutung (Stayer et al. 2004). Schizophrene Psychosen weisen vor Ausbruch des Vollbildes Prodromalsymptome auf. Residualsymptome können nach Abklingen der akuten Episode weiter bestehen bleiben. Nach Klosterkötter (1998b) werden in der ICD-10 die Prodromal- und Residualsymptome nicht genügend berücksichtigt und definitorisch nur unbefriedigend gefasst. Im DSM-IV erscheinen die Symptomgruppen unter den Kriterien für schizophrene Störungen, sodass sie immerhin bei der Diagnosestellung Berücksichtigung finden. Während die ICD-10 schizotype Störungen sinnvollerweise in einen engen Zusammenhang mit den schizophrenen Störungen bringt, erscheinen sie im DSM-IV unter Persönlichkeitsstörungen, was vor allem wegen einer hohen Überschneidung der Schizotypiemerkmale mit Prodromal- und Residualsymptomen, die für eine Einschätzung solcher Phänomene als Vulnerabilitätsindikatoren spricht, irreführend ist. Alle nosologischen Einteilungen kindlicher, jugendlicher und erwachsener Psychosen müssen als vorläufig angesehen werden und können unter den Gesichtspunkten neuerer neuropsychologischer und neurobiologischer Erkenntnisse hoffentlich einmal durch bessere Einteilungskriterien ersetzt werden.

5.12.2 Epidemiologie

Schizophrenie ist eine Erkrankung mit einer Lebenszeitprävalenz von etwa 1 % (Regier et al. 1993). Die jährliche Inzidenz beträgt zwei neue Fälle von 10000 in der Gesamtbevölkerung pro Jahr. Der Häufigkeitsgipfel des Psychose-Beginns wird bei Männern mit 24 Jahren und bei Frauen mit 27 Jahren angegeben (Clark u. Lewis 1998). Schon seit den ersten Beschreibungen der Schizophrenie durch Kraepelin (1893) und Bleuler (1911) galt als sicher, dass bis zu 5 % der erwachsenen Schizophrenen ihre erste Episode vor dem 15. Lebensjahr erlebten (Asarnow 1994). Neuere Untersuchungen von Beratis et al. (1994) und Haefner et al. (1994), berichten von 10–39 % der Patienten, deren Symptomatik vor dem 20. Lebensjahr beginnt. Psychosen mit sehr frühem Beginn (very early onset, also vor dem 13. Lebensjahr) haben eine geschätzte Prävalenz von 1,9/100000 (Burd u. Kerbeshian 1987). Eine neue Untersuchung in Schweden ergab eine Prävalenzschätzung von 1,6/100000 in der Gesamtbevölkerung von Kindern (Gillberg 2001). Bei kindlichen Psychosen gibt es einen deutlichen Überhang von Jungen, mit einer Geschlechtsratio von 2–2,5 : 1 gegenüber Mädchen. Jungen weisen außerdem schlechtere prämorbide Anpassung auf und haben mehr prononcierte, schleichende und chronische Verläufe in diesen Altersgruppen (Resch 1992; King 1994; Remschmidt et al. 1994). Adoleszentäre Schizophrenien mit einem Krankheitsbeginn vor dem abgeschlossenen 18. Lebensjahr haben nach Gillberg (2001) eine akkumulierende Prävalenz von 0,23 %, d. h. von allen 20-jährigen Individuen in Göteborg wurden in den 80er Jahren 0,23 % in eine psychiatrische Behandlungseinrichtung wegen der Diagnose „Schizophrenie" aufgenommen, und zwar im Alter von über 13 Jahren. Inzidenzschätzungen legen nahe, dass schizophrene Psychosen vor dem 15. Lebensjahr etwa 50-mal seltener vorkommen als danach.

Im Erwachsenenalter sind die Inzidenzraten mit 1–2 von 10000 in den letzten 50 Jahren über verschiedene Länder und Kulturen stabil geblieben (Haefner u. an der Heiden 1997). Es gibt keinen Hinweis, dass ökologische und soziale Benachteiligung einen Einfluss auf die Häufigkeitsverteilung der Schizophrenien besitzt; es gibt jedoch klare Hinweise, dass früh beginnende Psychosen zu einer Stagnation der psychosozialen Entwicklung und spät beginnende Psychosen zu einem sozialen Abstieg führen. Das Hauptrisikoalter für Schizophrenie liegt zwischen 20 und 35 Jahren. In mehr als 75 % der Fälle findet sich eine prodromale Phase mit einer mittleren Dauer von fünf Jahren und eine psychotische Vorphase, die im Mittel ein Jahr beträgt. Während für beide Geschlechter das gleiche Lebenszeitrisiko ausgewiesen ist, zeigt sich im Altersverlauf folgendes Phänomen: Psychosen mit Beginn vor dem 13. Lebensjahr sind gehäuft bei Jungen zu finden, die Geschlechterverteilung im Adoleszenzalter erweist sich in mehreren Studien als ausgeglichen (Gillberg 2001), im Erwachsenenalter findet sich jedoch eine klare Altersdifferenz zwischen Männern und Frauen, die für unterschiedliche Definitionen von Erstmanifestation der Schizophrenie einen Unterschied zwischen drei und vier Jahren erbringt: Frauen zeigen eine signifikant spätere Symptommanifestation der frühesten Anzeichen einer psychischen Störung, des ersten psychotischen Symptoms und des Beginns der schizophrenen Episode (Haefner et al. 1991).

5.12.3 Symptomentwicklung und Komorbidität

Nach einer kurzen Definition der einzelnen psychotischen Symptome sollen Entwicklungsaspekte des Prodroms und der prämorbiden Persönlichkeit hervorgehoben werden.

Beschreibung der Symptome

Halluzinationen

Halluzinationen sind Trugwahrnehmungen ohne reales Substrat, d. h. Wahrnehmungen ohne korrespondierende Stimuli vonseiten der Außenwelt. Halluzinatorische Erlebnisse sind nicht direkt der willentlichen Kontrolle unterworfen. Illusionäre Verkennungen sind durch Fehlinterpretationen von realen Wahrnehmungsinhalten gekennzeichnet. Unter Entwicklungsgesichtspunkten können Halluzinationen erst im frühen Kleinkindalter erwartet werden, vor der Entwicklung der Symbolisierungsfähigkeit, des Selbst und des autobiografischen Gedächtnisses im zweiten Lebensjahr können Kinder noch nicht von halluzinatorischen Phänomenen in Abgrenzung zu normalen Wahrnehmungen berichten. Nach King und Noshpitz (1991) wird von Halluzinationen frühestens im Alter von 3–4 Jahren berichtet. Halluzinationen können alle Sinnesgebiete umfassen und – vor allem in so frühen Altersgruppen – entweder im Rahmen von Fieberzuständen auftreten oder einen Zusammenhang mit Angstzuständen und psychischen Belastungen zeigen. In der Regel sind sie als visuelle und taktile Halluzinationen fassbar, sie zeigen einen plötzlichen Beginn und treten typischerweise nachts auf. Prognostisch sind solche Trugwahrnehmungen gutartig einzuschätzen (Volkmar 1996). Erst im Schulalter haben halluzinatorische Phänomene einen mehr persistierenden Charakter und zeigen Zusammenhänge mit psychotischen Erlebnisweisen. Auch im Kindesalter haben Halluzinationen keine spezifische diagnostische Qualität, sie werden gelegentlich bei Verhaltensstörungen und emotionalen Störungen beschrieben. Vor allem progressive neurodegenerative Erkrankungen können in Halluzinationen zum Ausdruck kommen. Bei kindlichen Schizophrenien werden halluzinatorische Erlebnisse in über 80 % beschrieben. Spencer und Campbell (1994) berichten bei allen psychotischen Kindern von halluzinatorischen Erlebnissen. Im Jugendalter sind Halluzinationen als komplexe Störungen aller Sinnesgebiete möglich, sie haben eine leibnahe, aufdringliche Qualität wie bei Erwachsenen, im Vordergrund stehen akustische Halluzinationen im Sinne von Imperativen oder dialogischen Stimmen (Resch 1992).

Wahnideen

Unter Wahn versteht man nach Berner (1979) ein komplexes Ideengebäude, in welchem durch eine besondere Bedeutungsgebung gekennzeichnete Ideen und Wahrnehmungen mit anderen, normalen Gedanken verknüpft sind.

Die Ausgestaltung eines Wahns unter Einbeziehung von Erfahrungen, Ideen und Erinnerungen nennt man **Wahnarbeit**.

Die Kriterien, die Wahnideen kennzeichnen, wurden schon Anfang des letzten Jahrhunderts von Jaspers (s. Jaspers 1973) aufgestellt: Wahnideen sind durch eine unvergleichliche subjektive Gewissheit und Unbeeinflussbarkeit durch Erfahrung und logisch zwingende Schlüsse (Unkorrigierbarkeit) und eine Unmöglichkeit des Inhalts gekennzeichnet. Die hohe subjektive Gewissheit resultiert aus einer starken Bedeutsamkeit der Interpretation. Diese entzieht sich auch einer logischen Beeinflussung. Unter Entwicklungsgesichtspunkten kann bis zum Zeitpunkt einer sozialen Perspektivenübernahme (etwa viertes Lebensjahr) noch keine Wahnsymptomatik entstehen, da beispielsweise Beziehungs-, Verfolgungs- und Beeinträchtigungsideen als Vorausetzung haben, sich in eine andere Person und deren Absichten hineinversetzen zu können. Bei Kleinkindern ist die Unterscheidung zwischen Phantasie und Wirklichkeit noch unsicher, vor allem unter affektiven Belastungen, aber auch in spielerischen Situationen können animistische Interpretationen der Welt erfolgen. Bei Schulkindern sind in der Regel die soziale Perspektivenübernahme und eine Unterscheidung von Haupt- und Nebenrealität möglich (Lempp 1984; Resch et al. 1999). Im Schulalter kann eine diffuse Wahnstimmung auftreten, Beziehungs- und Beeinträchtigungsideen, auch abnormes Bedeutungserleben sind bereits fassbar. In der Adoleszenz finden wir Wahnphänomene, die in strukturellem Aufbau und Inhalt wie bei Erwachsenen imponieren. Typisch für das Jugendalter sind weniger systematisierte Phänomene (Resch 1992). Inhaltlich stehen Beziehungs- und Beeinflussungsideen sowie Beeinträchtigungs- und Verfolgsideen im Vordergrund (sie werden jeweils in rund 70 % der Fälle gefunden). Liebeswahn (3–4,5 %) und Größenwahn (6–7 %) werden nur vergleichsweise selten gefunden. Mystisch-religiöse Ideen konnten bei jugendlichen Schizophrenen in etwa 11 % nachgewiesen werden (Resch 1992).

Denkstörungen

Formale Störungen des Denkablaufs können sich in Perseverationen, thematischen Einengungen, Grübeltendenz, Gedankendrängen, Ideenflucht, Sperrungen, Gedankenabreißen und Gedankenblockaden äußern. In krassen Fällen finden sich Zerfahrenheit des Denkens, Faseln und Wortsalat. Formale Denkstörungen sind diagnostisch für schizophrene Psychosen von besonderer Bedeutung. Da bei Vorschulkindern erst die Regeln des Diskurses erarbeitet werden und auch konkretistische Interpretationen von Metaphern noch als normal einzuschätzen sind (Resch et al. 1998), werden formale Denkstörungen erst ab dem Grundschulalter diagnostiziert. Sie äußern sich in folgenden Auffälligkeiten:

- Assoziationslockerungen
- Inkohärenz des Denkens
- unlogische Schlussfolgerungen

Die klassischen formalen Denkstörungen und der Konkretismus finden sich erst im Jugendalter. Unspezifische, kognitive Beeinträchtigungen werden im Vorfeld schizophrener Psychosen häufig gefunden. Eine Untersuchung von Cannon et al. (2000) zeigt, dass in der Altersperiode des Einschulungsalters jene Individuen, die später einmal schizophren erkrankten, kognitive Dysfunktionen in verbalen und nonverbalen Tests aufwiesen. Amminger et al. (2000) konnten zeigen, dass jene Kinder, die später einmal schizophren wurden, eine hohe Diskrepanz zwischen relativ normaler verbaler Intelligenz und deutlich reduzierten Leistungen im Handlungsteil eines standardisierten Intelligenztests aufwiesen. Störungen im Bereich der exekutiven Funktionen, der Aufmerksamkeit und des Gedächtnisses stellen signifikante Bestandteile der früh beginnenden Schizophrenie dar und konnten mittels einer neuropsychologischen Testbatterie bei jugendlichen Erstmanifestationen im Vergleich zu Kontrollen nachgewiesen werden (Brickman et al. 2004).

Andere Symptome

Affektive Beeinträchtigungen, Mangel an Spontanität, Lustlosigkeit, depressive und dysphorische Symptome (Norman et al. 1998) sowie Kontaktstörungen und sozialer Rückzug werden im Spektrum der Minussymptomatik gefunden. Depressive Phänomene finden wir sowohl vor dem Auftreten der floriden, psychotischen Symptomatik als auch nach dem Abklingen derselben im Sinne einer postpsychotischen Depression. Martin (1991) konnte zeigen, dass der Belastung mit affektiven Symptomen eine prädiktive Wertigkeit für einen ungünstigen Verlauf zukommt.

Prodromi und Vorpostensymptome

Schizophrene Psychosen entstehen in der Regel (in über 75 %) über unterschiedliche Vorstadien, die auch als Prodrom bezeichnet werden. Solche Prodromi können von unterschiedlich langer Dauer sein und Zeiträume von wenigen Tagen bis mehreren Jahren einschließen. In mehreren Untersuchungen an jugendlichen und erwachsenen Patienten konnte nachgewiesen werden, dass die Dauer der prodromalen Symptomatik mit dem klinischen Therapie-Erfolg in kurzzeitiger und langzeitiger Perspektive einen Zusammenhang aufweist (Resch 1992; Amminger et al. 1997; Birchwood et al. 1997; McGorry u. Edwards 1998; Bürgin u. Meng 2004). Einzelne produktive Symptome, die nicht zur Ausbildung eines psychotischen Vollbildes voranschreiten, sondern sich wieder rasch zurückbilden, werden auch als Vorpostensymptome bezeichnet. Prodromale Zeichen, die dem Ausbruch der psychotischen Störungen vorangehen, sind weder schizophreniespezifisch noch psychosespezifisch, d.h. das Vorhandensein prodromaler Symptome lässt die Entwicklung eines psychotischen Vollbildes nicht mit Sicherheit vorhersagen. Nach Yung und McGorry (1996) finden wir bei psychotischen Ersterkrankungen Konzentrations- und Aufmerksamkeitsstörungen sowie eine Reihe von affektiven und vegetativen Symptomen als prodromale Phänomene (s. Tab. 5-85). Hervorzuheben ist auch der Leistungsknick auf schulischen, beruflichen und sozialen Feldern sowie ein zunehmendes Rückzugsverhalten, das mit Irritabilität einhergeht. In der Entwicklung des Psychoseprozesses sind es nicht Familie oder Freunde, die erstmals Verhaltensänderungen feststellen, sondern in der Regel können die Patienten selbst Veränderungen in ihren Erlebnis- und Verhaltensweisen beobachten. Schließlich ist die Psychose eine dramatische Veränderung der subjektiven Stellungnahme zur Welt. Die Patienten realisieren auch erstmals ihre psychotischen Symptome selbst, bevor die Umgebung diese wahrnimmt (Yung u. McGorry 1996). Vor allem dem Rückzug aus der normalen sozialen Interaktion wird von manchen Autoren besondere Bedeutung beigemessen (Hans et al. 1992).

Mit ihrem theoretischen Ansatz der Basissymptome bieten Huber und Gross (1997) sowie Klosterkötter (1998a) einen Ansatz zum Verständnis des Übergangs von prodromalen Symptomen in die Psychose.

Tab. 5-85: Prodromale Symptome bei Erstmanifestationen, nach Häufigkeit geordnet (nach Yung u. McGorry 1996)

- Störung von Konzentration und Aufmerksamkeit
- Störung von Antrieb und Motivation
- Schlafstörung
- Angst
- sozialer Rückzug
- Misstrauen
- Leistungsknick in Schule/Beruf
- Irritabilität

Basissymptome sind berichtete subjektive Beschwerden und Erlebnisveränderungen aus dem Bereich der Minussymptome, der kognitiven Beeinträchtigungen sowie zönästhetischer und vegetativer Symptome. Durch ihren subjektiven Charakter können Basissymptome als erste Manifestationsformen des beginnenden psychotischen Prozesses aufgefasst werden. Sie stellen als subjektive Irritationszeichen Spurensymptome dar, die Ausdruck einer schizophrenen Vulnerabilität sein können und in der Folge den psychotischen Prozess reflektieren.

Die so genannte „Übergangsreihen-Hypothese" nach Klosterkötter (1988) macht die Psychose-Entstehung als einen Prozess zunehmender Irritation fassbar. Die Übergangsreihen-Hypothese postuliert, dass mit zunehmender Irritation durch Erhöhung der affektiven Spannung uncharakteristische Basissymptome der Stufe 1, schließlich in mehr schizophreniecharakteristische Basissymptome der Stufe 2 übergehen. Als Basissymptome der Stufe 1 wären beispielsweise aufzufassen:

- Erschöpfbarkeit
- Konzentrationsschwäche
- Lärmempfindlichkeit
- Herzklopfen
- Schlafstörungen
- hypochondrische Beschwerden

Diese gehen bei zunehmender Irritation in schizophreniecharakteristischere Basissymptome der Stufe 2 über, z. B.:

- formale Denkstörungen
- Gedankenblockaden
- Wahrnehmungsstörungen
- Störungen des Handlungsablaufs
- Körpermissempfindungen

Bei Voranschreiten des psychotischen Prozesses kommt es schließlich auf dem Boden solcher Basissymptome zu Entfremdungserlebnissen gegenüber der eigenen Person (Depersonalisation) und gegenüber der Umwelt (Derealisation). Schließlich führt eine weitere affektive Spannungserhöhung zu produktiven Erstrangsymptomen (Schneider 1976), die sich als psychotische Erlebnisweisen im Sinne von Halluzinationen, Wahnwahrnehmungen etc. äußern.

Vor dem Hintergrund der Tatsache, dass die Dauer der prodromalen Symptomatik einen Zusammenhang mit dem Therapie-Erfolg aufweist, müssen kindliche und jugendliche Krisenzeiten, die zu Leistungsknick und sozialem Rückzug führen, unbedingt ernst genommen werden.

Auch wenn einzelne Basissymptome bei Jugendlichen mit psychischen Störungen in ihrem Auftreten unspezifisch sind, finden sich doch deutliche quantitative Unterschiede in den einzelnen Symptomkategorien im Sinne eines erhöhtes Beschwerdedrucks bei Patienten im Vorfeld bei schizophrenen Syndromen (Resch et al. 1998). Vor allem der Derealisation scheint eine differenzialdiagnostische Bedeutung in Richtung Psychose-Manifestation zuzukommen. Eine kritische Anmerkung trotz dieser ersten Hoffnung versprechenden Befunde muss erlaubt sein: Die Frage der Früherkennung des psychotischen Prozesses befindet sich noch immer in einem Forschungsstadium und bleibt weiterhin so lange ungelöst, als nicht spezifischere Konstellationen von Frühsymptomen und kognitiven Befunden eine verlässliche Detektion tatsächlich gefährdeter Jugendlicher erlauben. Zum gegenwärtigen Zeitpunkt erweist sich die schizophrene Vorphase zu unspezifisch, um präventive Maßnahmen – die über stützende, ressourcenfördernde psychotherapeutische Maßnahmen bei Jugendlichen hinausgehen – zu erlauben (Resch et al. 2004a; 2004b).

Betrachtet man die einzelnen Altersabschnitte von der Geburt bis zum Erwachsenenalter, so finden sich unterschiedliche Risiken für Entwicklungsstörungen und Psychosen (s. Abb. 5-33).

Im Alter von 0–6 Jahren finden wir typischerweise autistische Störungen und andere pervasive Entwicklungsstörun-

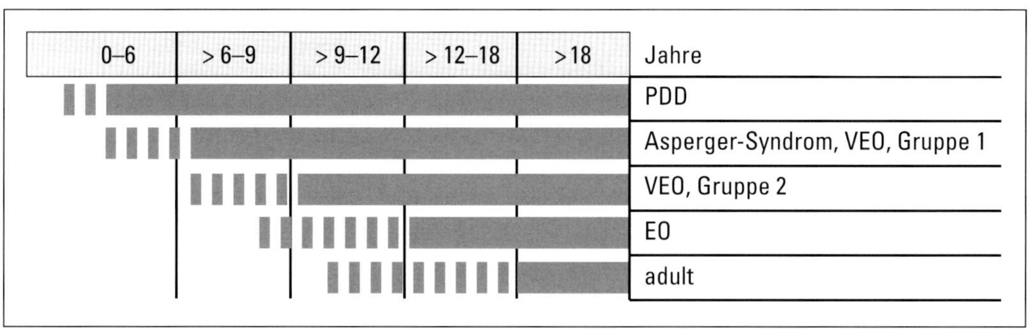

Abb. 5-33: Psychotische und prodromale Phänomene im Kindes- und Jugendalter (PDD = Pervasive Developmental Disorder; VEO = very early onset; EO = early onset)

gen tiefgreifender Art, deren Auswirkungen bis ins Adoleszenzalter wirksam bleiben. Im Alter von 6–9 Jahren zeigen sich erstmals sowohl Entwicklungsstörungen vom Asperger-Typ (Asperger-Syndrom) als auch frühe kindliche Psychosen. Im Alter von 9–12 Jahren finden sich sowohl bereits voll ausgebildete kindliche Psychosen als auch prodromale Zustände von später zur Manifestation kommenden Schizophrenien. Im Jugendalter lassen sich schließlich neben den Ausläufern der oben genannten Störungen sowohl früh beginnende (early onset) Psychosen als auch prodromale Zustände von adulten Schizophrenien erkennen.

Nach Larsen und Opjordsmoen (1996) können wir die zunehmende psychotische Dekompensation in mehreren Stadien beschreiben:

- Aus einem **Äquilibrium** heraus findet sich ein Stadium der Überdrehtheit und Reizoffenheit. Der Betroffene fühlt sich überwältigt und den Umweltanforderungen nicht gewachsen, es kommt zu Zeichen der Überstimulation, Angst und Irritabilität sowie anderen prodromalen Zeichen.
- Die **Phase II** ist durch eine Restriktion des Bewusstseins gekennzeichnet. Es finden sich Apathie und dynamische Einschränkung, sozialer Rückzug und Gefühle der Hilflosigkeit und Einsamkeit.
- Die **Phase III** ist durch eine Desinhibition gekennzeichnet, im Sinne eines hypomanischen Zustandes kann es zu Ausbrüchen sexueller Promiskuität, Wutanfällen und dissoziativen Symptomen kommen. Es treten Beziehungsideen auf, und Anzeichen einer dynamischen Entgleisung machen sich breit.
- Die **Phase IV** ist durch die psychotische Desorganisation gekennzeichnet. Es kommt zu einem Einsturz des Weltbildes, auch das Selbstbild bricht zusammen.
- Die **Phase V** ist im Sinne einer psychotischen Stabilisierung durch halluzinatorische und Wahnphänomene gekennzeichnet.

Solche prototypischen Verlaufsgestalten vermitteln uns eine Vorstellung von dem psychotischen Prozess, wenngleich nicht jeder Patient in dieser Weise Stadien durchläuft. Da das Prodrom von Stunden über Tage bis zu mehreren Jahren dauern kann, bleibt der Psychose-Beginn individuell unterschiedlich.

Symptomentwicklung im Kindes- und Jugendalter

Die Vorfeldsymptomatik kindlicher Schizophrenien wurde in einer groß angelegten Studie der Universität Kalifornien untersucht (UCLA-Studie, Asarnow u. Karatekin 2001). In einer Kohorte von früh beginnenden kindlichen Psychosen des NIMH (Nicolson u. Rapoport 1999) konnten ebenfalls in retrospektiver Weise Symptome erhoben werden. Die NIMH-Studie zeigte bei 47 Kindern in 48 % Sprachstörungen, in 54 % soziale Kontaktstörungen und in 62 % schulisches Versagen schon in den Jahren vor Psychose-Ausbruch. 20 von 28 Jungen, aber nur sechs von 19 Mädchen wiesen motorische Entwicklungsdefizite auf, es fanden sich abnorme Bewegungsmuster, Ungeschicklichkeit und Koordinationsstörungen. Bei 24 von 28 Jungen und bei zwölf von 19 Mädchen fand sich ein schleichender Beginn.

In der UCLA-Studie (Asarnow u. Karatekin 2001) fanden sich bei kindlichen Psychosen im Vorfeld im Alter von 0–30 Monaten zu 72 % Sprachentwicklungsverzögerungen sowie in 72 % motorische Entwicklungsverzögerung und in 28 % Hypotonie der Muskulatur. Im Kleinkindalter konnten zwei Entwicklungsmuster differenziert werden. Die erste Gruppe wies von Beginn an autistoide Verhaltensweisen sowie eine auffällige Sprache und einen Mangel an sozialer Responsivität auf. In einigen Fällen fanden sich auch selbstverletzende Verhaltensweisen. Die psychotischen Symptome treten in dieser Gruppe bereits früh (zwischen dem siebten und neunten Lebensjahr) auf: Es zeigen sich Symptome wie Inkohärenz, formale Störungen des Denkens sowie Affektverflachung (in 71 %). Produktive Symptome wurden nur selten gefunden (in zwei Fällen).

Die zweite Gruppe zeigte weniger Entwicklungsprobleme der Sprache und keine kommunikativen Defizite. In dieser Gruppe kommt es zu einer kontinuierlichen Verschlechterung mit Psychose-Beginn im Alter von 9 bis 11 Jahren. 82 % dieser Patienten zeigen Prodromi im Sinne von sozialer Beeinträchtigung, Ängstlichkeit und Irritabilität, Reduktion des affektiven Ausdrucks und magische Denkweisen. In der Gruppe der 9- bis 11-Jährigen wurden in 71 % Plussymptome gefunden. Typischerweise zeigt die Gruppe 2 auch depressive Symptomatik und paranoide Bereitschaft im Prodromzustand. Etwa 50 % der Kinder wiesen in der „Child Behavior Checklist" vor Auftreten der psychotischen Symptome auch hyperaktive Zeichen auf (s. Tab. 5-86).

Jugendliche Psychosen, die zwischen dem 13. und 18. Lebensjahr auftreten, weisen nach Hollis (1995) soziale, motorische Störungen und Sprachbeeinträchtigungen auf. Diese Beeinträchtigungen in Sprachproduktion und Sprachverständnis sind jedoch geringer ausgeprägt als bei den früh beginnenden kindlichen Psychosen. Im Vorfeld sind schizotype Bezüge, Symptome des Asperger-Syndroms sowie atypische, tiefgreifende Entwicklungsstörungen gehäuft nachzuweisen.

In unseren eigenen Untersuchungen (Resch 1992; Amminger et al. 1997; Resch et al. 1998) zeigte sich, dass jene Patienten, die prodromale Symptome bereits über ein Jahr aufwiesen, schlechtere Chancen auf eine klinische Besserung im stationären Setting aufwiesen als Patienten mit kürzeren Vorverläufen. Auch die Zeit psychotischer Symptome im

Tab. 5-86: Symptomentwicklung bei kindlicher Schizophrenie mit Beginn vor dem 13. Lebensjahr (nach Asarnow u. Karatekin 2001)

Alter	Symptom
0–30 Monate	Sprachentwicklungsverzögerung motorische Entwicklungsverzögerung
31 Monate bis 6. Lebensjahr	Sprachprobleme Tagträumen hyperaktives, impulsives Verhalten Konzentrationsstörungen Stimmungsschwankungen Anhänglichkeit unerklärbare Wutreaktionen
7.–9. Lebensjahr	formale Denkstörungen Affektstörungen
10.–12. Lebensjahr	Halluzinationen Wahnideen

Vorfeld (Duration of Untreated Psychosis = DUP) hat einen deutlichen Einfluss auf den Therapie-Erfolg (Larsen et al. 1998). Zusammenfassend ist festzustellen, dass langsam beginnende, schleichend produktiv psychotisch werdende schizophrene Verläufe mit komplexen Wahrnehmungsstörungen auf mehreren Sinnesgebieten und hoch systematisierten Wahnsyndromen die relativ schlechteste Kurzzeitprognose bei stationärer Therapie aufweisen. Bereits die soziale Anpassung im Grundschulalter hatte Einflüsse auf die Therapieprognose der produktiven Symptomatik: Patienten mit schlechter prämorbider Anpassung hatten geringere Therapie-Erfolge als Patienten mit guter prämorbider sozialer Funktion (Amminger et al. 1997). Zwischen neurobiologischen Defiziten des Arbeitsgedächtnisses und der exekutiven Funktionen einerseits und formalen Denkstörungen sowie Störungen der Interaktion andererseits finden sich statistische Zusammenhänge (Asarnow u. Karatekin 2001). Die Frage, ob Störungen der Persönlichkeitsentwicklung für Schizophrenie prädiktive Bedeutung haben, wurde von Ellison et al. (1998) diskutiert. Jene Patienten, die bei Psychose-Beginn Zeichen des Rückzugs, des sozialen Desinteresses, mangelnde Aktivitäten in der Peer-Gruppe aufweisen, haben auch eine schlechtere Langzeitprognose. Walker und Neuman (1996) fanden heraus, dass frühe neuromotorische Defizite und negative Affektäußerungen bei Kindern mit ausgeprägteren Ventrikelvergrößerungen im Erwachsenenalter assoziiert waren, was sich wiederum ungünstig auf die Langzeitprognose auswirkt. Wir stehen also vor der Tatsache, dass bereits frühe Entwicklungsstörungen der Persönlichkeit negative Einflüsse auf den aktuellen Therapie-Erfolg ausüben und eine schlechte Langzeitprognose vorhersagen lassen.

Immer wieder wurde klinisch festgestellt, dass jene Patienten, die keine schizoiden Persönlichkeitszeichen aufweisen, eine bessere Prognose haben. Kindliche Verhaltenszüge, die Negativsymptome bei der Erstmanifestation schizophrener Psychosen vorhersagen lassen, sind Cannon et al. (1990) zufolge:

- Rückzug
- Einsamkeit
- Schüchternheit
- Passivität

Positive Symptome können durch kindliche Wesenszüge wie Erregbarkeit, Konzentrationsstörungen, unangemessenes Verhalten und aggressive Ausbrüche vorhergesagt werden. Auch Roff und Knight (1995) fanden heraus, dass Positivsymptome der Schizophrenie im Erwachsenenalter durch erhöhte Exzitabilität im Kindesalter vorhersagbar waren. Zusammenfassend ist festzustellen, dass frühe Probleme im Bereich der interpersonalen Beziehungen ein erhöhtes Risiko für spätere Schizophrenie-Entwicklung ausmachen (Malmberg et al. 1998). Interessant ist, dass bei Kindern schizophrener Eltern, wenn sie ebenfalls eine Schizophrenie entwickeln, die Symptomatik zehn Jahre früher beginnt als in der Elterngeneration (McInnis et al. 1999).

5.12.4 Ätiologie und Pathogenese

Trotz intensivster Forschungsbemühungen und einer Reihe von Fortschritten auf den Gebieten der Neurobiologie, der Genetik und der familiären Kommunikation gibt es bis heute keine einheitliche Vorstellung über die Entstehung schizophrener Psychosen. Es können nur Bausteine der Ätiologie und Pathogenese präsentiert werden, die sich in unterschiedlichen Modellvorstellungen zu einem Gesamtbild integrieren lassen.

Es gibt eine Reihe von Untersuchungen, die die Schizophrenie-Entstehung unter Entwicklungsgesichtspunkten berücksichtigen. Studien mit retrospektivem Design (s. Tab. 5-87) untersuchen die Entwicklung der schizophrenen Symptomatik bei bereits erkrankten Patienten durch eine Analyse des Vorfeldes. Nicht selten werden Verlaufsuntersuchungen angeschlossen. Retrospektive Untersuchungen von in unterschiedlichen Altersstufen gesammelten Aufzeichnungen, Tagebüchern und Heimvideos erlauben die Abschätzung von Risikoentwicklungen. Verlaufsuntersuchungen an psychopathologisch definierten Gruppen sind schon prospektiv angelegt (s. Tab. 5-88). Demgegenüber gibt es zwei Arten von Entwicklungsstudien, die besondere Bedeutungen erlangt haben. Einerseits sind die Hochrisikostudien an Kindern mit schizophrenen Elternteilen zu nennen (s. Tab. 5-89) sowie

Tab. 5-87: Entwicklungsstudien mit retrospektivem bzw. prospektivem Design

Studie	Autoren	Stichprobe
Übergangsreihenstudie	Klosterkötter et al. 2001	schizophrene Patienten
ABC-Studie, Mannheim	Haefner et al. 1997	schizophrene Patienten und Kontrollen
Home-video-rating Study	Walker et al. 1994	schizophrene Patienten und Kontrollen
Marburg-/Würzburg-Studie	Remschmidt et al. 1994	kindliche und jugendliche schizophrene Patienten
Heidelberger Basissymptomstudie	Resch et al. 1998	adoleszente schizophrene Patienten und Kontrollen
Mannheim-Studie	Schmidt et al. 1995	adoleszente schizophrene Patienten
Langzeitstudie	Eggers u. Bunk 1997	kindliche schizophrene Patienten

Tab. 5-88: Longitudinalstudien an psychopathologisch definierten Gruppen (nach Olin u. Mednick 1996; Tarrant u. Jones 1999)

Studie	Autoren	Risikogruppe	Kontrollen
UCLA High Risk Project	Goldstein 1987	ambulante Jugendliche mit psychischen Störungen/negative intrafamiliäre Kommunikation n = 31	Jugendliche mit psychischen Störungen/gute intrafamiliäre Kommunikation n = 20
Wisconsin Psychosis Proneness Project	Chapman et al. 1994	junge Erwachsene mit Wahrnehmungsstörungen und magischem Denken n = 355	Normgruppe n = 153

Tab. 5-89: Hochrisiko(HR)-Longitudinalstudien (nach Olin u. Mednick 1996; Tarrant u. Jones 1999)

Studie	Autoren	Risikokinder	Kontrollen	Beginn
New York Infant Study	Fish et al. 1984	n = 12	n = 12	1952
NIMH Israeli Kibbutz-City Study	Marcus et al. 1984	n = 100	n = 100	?
New York High Risk Project	Erlenmeyer-Kimling et al. 1995	n = 63	n = 143	?
Copenhagen High Risk Project	Mednick et al. 1987 Parnas et al. 1993 Cannon et al. 1993	n = 207	n = 104	1962
Finnish Adoptive Family Study	Tienari et al. 1987	n = 155	n = 186	1960–67

Tab. 5-90: Longitudinale Geburtskohortenstudien (nach Tarrant u. Jones 1999)

Studie	Autoren	Stichprobe
National Survey of Health and Development	Jones et al. 1994 van Os et al. 1998	Kinder n = 5362
National Child Development Survey	Done et al. 1991 Jones et al. 1998	Kinder n = 15 398
Swedish Conscript Study	David et al. 1997 Malmberg et al. 1998	Wehrpflichtige n = 49 968 n = 50 087

Geburtskohortenstudien, die repräsentative Stichproben einbeziehen (s. Tab. 5-90). Familienstudien, Zwillingsstudien und Adoptivstudien versuchen die differenziellen Risiken durch genetische Belastung, neurobiologische Entwicklungsrisiken und psychosoziale Umweltfaktoren herauszuarbeiten. Im Folgenden sollen einzelne Risikofaktoren dargestellt werden. Biologische Befunde und Befunde zu familiären Entwicklungseinflüssen werden dargelegt und schließlich in integrativen Modellvorstellungen der Pathogenese dort platziert, wo ihr Stellenwert unter entwicklungsbezogenen Gesichtspunkten bestimmbar wird.

Risikofaktoren

Geburtskomplikationen

Die Rolle von Geburtskomplikationen wird unterschiedlich diskutiert. Eine bevölkerungsbasierte Nachuntersuchung von Kindern mit einem Geburtsgewicht unter 1500 Gramm kommt zu dem Schluss, dass diese ein signifikant erhöhtes Risiko für psychiatrische Störungen im Alter von 14 Jahren aufweisen. Dabei zeigen sich speziell Aufmerksamkeitsstörungen, Angstsymptome und soziale Interaktionsprobleme. Geburtskomplikationen erscheinen damit als unspezifischer Risikofaktor für psychische Störungen im Allgemeinen (Indredavik et al. 2004). Während High-risk-Untersuchungen an Kindern schizophrener Eltern nahe legen, dass für solche Kinder Geburtskomplikationen ein erhöhtes Risiko einer späteren Schizophrenie-Manifestation bedeuten (Mednick et al. 1987), sind die Befunde bei früh beginnenden Psychosen weniger einheitlich. Eine Untersuchung von Smith und Kopala (1998) kommt zu dem Schluss, dass gerade Patienten mit früh beginnenden Psychosen gehäuft eine Anamnese von Geburtskomplikationen aufweisen. Demgegenüber betonen Jacobsen und Rapoport (1998) in einer Übersicht, dass keine überzeugenden Hinweise für die ätiologische Bedeutung obstetrischer Komplikationen bei früh beginnenden Schizophrenien vorliegen. Unklar bleibt, ob solche Geburtskomplikationen vielleicht bereits das Ergebnis einer genetischen Vulnerabilität darstellen. Es gibt jedoch gesicherte Hinweise, dass ihr Vorhandensein die Entwicklungsprognose bei genetisch prädisponierten Individuen ungünstig beeinflussen kann.

Influenza-Infektionen während der Schwangerschaft

Schizophrene Psychosen zeigen das Phänomen der Geburtensaisonalität (Franzek u. Beckmann 1993). Patienten mit schizophrenen Störungen sind überdurchschnittlich häufig in den späten Wintermonaten und in den Frühjahrsmonaten geboren. Dieser epidemiologische Befund wurde häufig repliziert, wobei in der südlichen Hemisphäre ebenfalls die kalten Monate betroffen sind. Der überproportionale Anstieg der Geburtenrate Schizophrener beträgt in den entsprechenden Monaten 10 % (Franzek u. Beckmann 1996). Eine Erklärung für dieses Phänomen ist die Schädigung des in der Entwicklung begriffenen fetalen Gehirns durch Infektionskrankheiten und/oder andere exogene Noxen in den Herbst- und Wintermonaten. Eine ganze Reihe von Studien untersucht die Hypothese, dass virale Infektionen, insbesondere während des zweiten Trimenons in der Schwangerschaft, eine erhöhte Schizophrenie-Gefährdung bedeuten. Einige Studien (Übersicht bei Olin u. Mednick 1996) haben unabhängig voneinander in unterschiedlichen Ländern dieses Faktum beschrieben. Die Überlegungen gehen dahin, dass durch solche Infekte die neuronale Migration und damit die funktionelle Architektur wichtiger Strukturen der Aufmerksamkeitssteuerung und Emotionsregulation beeinträchtigt werden (Franzek u. Beckmann 1996).

Pubertät

Die Gehirnentwicklung basiert auf dem Prinzip, dass mehr Neurone pränatal gebildet werden als für das ausdifferenzierte erwachsene Gehirn benötigt werden. Ein Prozess des programmierten selektiven Zellverlustes durch Apoptose beginnt bereits pränatal und setzt sich bis ins Erwachsenenalter fort. Die interneuronalen Verbindungen werden ebenfalls in redundanter Weise früh angelegt und mit zunehmendem Alter reduziert. Das Gehirn des Neugeborenen hat also mehr Synapsen als das des Erwachsenen (Thompson u. Nelson 2001). Dieser Prozess synaptischer Überproduktion und späterer Reduktion wird auch „Blooming and Pruning" genannt. Vor allem in der Pubertät und in der Adoleszenz finden massive strukturelle Veränderungen des Gehirns statt. Störungen in diesem Differenzierungsprozess können zu neurobehavioralen Störungen Anlass geben. Immer wieder wird die Pubertät als ein Risikofaktor der Entwicklung schizophrener Psychosen genannt, nicht zuletzt steigt die Inzidenz in dieser Altersperiode an. Die Tabelle 5-91 gibt eine Übersicht über normale Veränderungen in der Adoleszenz und über pathologische Abweichungen, die bei Schizophrenen im Vergleich zu Gesunden gefunden werden. Keshavan und Hogarty (1999) machen dabei deutlich, dass eine Reihe von pathologischen Veränderungen lediglich übersteigerte Varianten von normalen, in der Adoleszenz ablaufenden Prozessen darstellen. Weitere Überlegungen von Haefner et al. (1991) gehen dahin, dass Östrogen eine protektive Funktion auf das Gehirn ausübt und dass dadurch in der pubertä-

Tab. 5-91: Vergleich neuronaler Veränderungen in Adoleszenz und Schizophrenie (nach Keshavan et al. 1998)

Untersuchungsebene	normale Veränderungen in der Adoleszenz	pathologische Veränderungen bei Schizophrenie im Vergleich zu Gesunden
Synapsendichte	Abnahme der kortikalen Synapsendichte	Abnahme von Neuropil (Zunahme der Synapsendichte)
Volumen der grauen Substanz	Abnahme	Abnahme
Metabolismus	Abnahme des präfrontalen Metabolismus und des Blutflusses	Abnahme des präfrontalen Metabolismus und des Blutflusses
Membransynthese	Abnahme der Phosphomonoesther im präfrontalen Kortex	Abnahme der Phosphomonoesther im präfrontalen Kortex
Schlaf-EEG	Abnahme des Deltaschlafes	Abnahme des Deltaschlafes

ren Entwicklung Mädchen bezüglich des Ausbruchs einer Psychose besser geschützt seien – wodurch die Verspätung des Häufigkeitsgipfels schizophrener Manifestationen bei Frauen erklärbar sein könnte.

Andere neurologische Erkrankungen

Nur wenige Studien haben den Zusammenhang zwischen neurologischen Erkrankungen und den früh beginnenden Schizophrenien untersucht. Immer wieder finden sich in klinischen Untersuchungen Hinweise darauf, dass epileptische Erkrankungen, Meningitiden oder schwere Kopfverletzungen mit anhaltender Bewusstlosigkeit das Risiko einer Psychose-Manifestation bei prädisponierten Individuen erhöhen kann. Eine Verlaufsuntersuchung an 100 Kindern mit Temporallappenepilepsie zeigte, dass 10 % im Erwachsenenalter eine Schizophrenie entwickelten (s. Übersicht in Jacobsen u. Rapoport 1998). In unserer eigenen Untersuchung (Resch 1992) an schizophrenen Adoleszenten fanden sich neurobiologische Risiken in 16 % der Fälle.

Neurologische „Soft Signs"

Sowohl die Hochrisikostudien (Übersicht bei Tarrant u. Jones 1999) als auch die Untersuchungen von Walker et al. (1994) haben ergeben, dass Kinder mit einem erhöhten Risiko, später an einer Schizophrenie zu erkranken, signifikant häufiger neuromotorische Entwicklungsdefizite aufweisen. Auch Jacobsen und Rapoport (1998) beschrieben an der NIMH-Kohorte mit kindlicher Schizophrenie erhöhte Häufigkeiten neurologischer Dysfunktionen mit Bewegungsstörungen, mangelnder Koordination und beeinträchtigter sensorischer Integrationsleistungen. Auch die Geburtskohortenstudien belegen, dass jene Kinder, die später einmal schizophrene Psychosen entwickeln, die Meilensteine der motorischen Entwicklung später passierten (Jones et al. 1994). Eine Untersuchung an erwachsenen Patienten (Mohr et al. 1996) berichtet, dass vor allem chronisch schizophrene Patienten eine vermehrte Anzahl von neurologischen „Soft Signs" aufweisen, wenn man sie mit schizophrenen Patienten in anderen Stadien der Krankheit, einer Kontrollgruppe von alkoholabhängigen Patienten und mit gesunden Erwachsenen vergleicht. Die Untersuchung zeigte einen deutlichen Zusammenhang zwischen psychomotorischen und kognitiven Beeinträchtigungen. Karp-Illowsky et al. (2001) zeigten, dass auch früh beginnende Schizophrenien in erhöhtem Maße neurologische Auffälligkeiten besitzen. Daraus wird die Hypothese abgeleitet, dass schizophrene Patienten eine Beeinträchtigung der normalen Hirnentwicklung im Adoleszenzalter erleben.

Störungen der Hemisphärenlateralisierung

In einer Übersicht von Sauer und Weisbrod (2000) wird festgestellt, dass gemischte Händigkeit bei Schizophrenen häufiger als bei Kontrollpersonen vorkommt. Es wird eine Häufigkeit von 43 % bei erwachsenen Patienten im Vergleich zu 14,3 % bei Kontrollen angegeben. Die Untersuchungen zur Frage der Hemisphärenlateralisierung in Sprache, Raumwahrnehmung und akustischer Informationsverarbeitung sind nicht einheitlich. Noch weiter unten auszuführende hirnmorphologische und funktionelle Befunde sprechen neben denen zur Händigkeit und Sprache (ungewöhnliche semantische Assoziationen) für eine linkshemisphärische Störung bei Schizophrenen. Hypothesen zur zerebralen Entwicklung gehen davon aus, dass intrauterin die linke Hemisphäre eine langsamere Reifung zeigt als die rechte, was zur Folge hat, dass gerade die linke Hemisphäre im zweiten Trimenon gegenüber exogenen Schädigungen besonders anfällig sein könnte.

Biologische Testbefunde und apparative Untersuchungen

Neuropsychologische Befunde

Es gibt klare Hinweise darauf, dass Jugendliche mit einem erhöhten Schizophrenie-Risiko kognitive Beeinträchtigungen zeigen, die sich in allgemeinen Leistungstests durch relativ erniedrigte Intelligenzquotienten (IQ) äußern (David et al. 1997). Die Studie bezieht sich auf Wehrpflichtige des Jahres 1969/70, die im Alter von 18 Jahren getestet wurden. Diejenigen, die später eine Schizophrenie entwickelten, hatten deutlich niedrigere IQ-Werte im Vergleich zu den anderen Jugendlichen. Neurologische Störungen und Lernbehinderungen waren von vornherein ausgeschlossen worden.
In einer Reihe von Untersuchungsansätzen zeigen Patienten mit schizophrenen Psychosen kognitive Beeinträchtigungen. Tamminga et al. (1998) sprechen daher von einer „diffusen kognitiven Beeinträchtigung". Solche kognitiven Defizite können als schizophrene Kernsymptomatik angesehen werden (Brickman et al. 2004). Diese Patienten zeigen Schwierigkeiten,

- den Aufmerksamkeitsfokus zu halten;
- beim Lernen von neuem Material;
- beim Problemlösen;
- Feedback-Informationen zu nutzen, um die Performanz zu verändern;
- beim Verständnis komplexer Sprachvorgaben und offenbaren daher eine verlängerte Antwortlatenz;
- ihre Gedanken mitzuteilen.

Schließlich sind sie auch in einer Reihe von psychomotorischen Untersuchungen gegenüber Vergleichsgruppen beeinträchtigt. Insgesamt können die neuropsychologischen Defizite als Beeinträchtigungen der adaptativen Funktion und der sozialen Fertigkeiten bezeichnet werden (Green 1996).
Hildebrandt et al. (1998) konnten deutliche Gedächtnisstörungen bei erwachsenen schizophrenen Patienten nachweisen. Karatekin und Asarnow (1998) belegten Defizite in verbalen und räumlichen Arbeitsgedächtnisaufgaben (working memory) bei schizophrenen und hyperkinetischen Kindern. Demgegenüber zeigen sich Findling et al. (1995) bezüglich der neuropsychologischen Beeinträchtigungen von jugendlichen Psychosen skeptisch, da die vorliegenden Ergebnisse mit methodischen Problemen behaftet sind. Sprachgebundene neurobiologische Leistungsuntersuchungen gehen davon aus, dass aufgrund der funktionellen Lateralisierung sprachliche Leistungen in der linken Hemisphäre verarbeitet werden – bei akustischer Stimulation erfolgt die bessere Verarbeitung sprachlicher Stimuli, die dem rechten Ohr präsentiert werden. Dieser Rechtsohrvorteil ist bei Schizophrenen reduziert, wobei diese Verminderung an das Vorliegen florider Symptome (akustische Halluzinationen) gebunden ist (Übersicht bei Sauer u. Weisbrod 2000). Ein verminderter Rechtsohrvorteil wurde auch bei High-risk-Kindern und Eltern schizophrener Patienten gefunden. Möglicherweise handelt es sich dabei um einen „Trait"-Faktor.
Untersuchungen zur räumlichen Wahrnehmung bei Schizophrenen haben uneinheitliche Ergebnisse erbracht. Das Erkennen von Gesichtern wird überwiegend der rechten Hemisphäre zugeschrieben, einige Untersuchungen zeigten bei schizophrenen Patienten eine Beeinträchtigung des Erkennens des emotionalen Ausdrucks von Gesichtern (Grüsser 1991). Diese Defizite können gravierende Auswirkungen auf die nonverbale Kommunikation besitzen.
Neuropsychologische Untersuchungen an Familienangehörigen zeigen, dass die Verwandten von schizophrenen Patienten auch in Bereichen der Daueraufmerksamkeit, der visuo-motorischen Schnelligkeit, der Konzeptbildung und der Abstraktion Beeinträchtigungen zeigen. Dieses Verhaltensmuster legt nahe, dass schizophrene Patienten und ihre Verwandten eine familiäre Dysfunktion präfrontaler, temporal-limbischer Systeme und anderer Aufmerksamkeitssteuerungssysteme aufweisen.

Augenfolgebewegungen

Die Untersuchungen von Holzman (2000) haben bei erwachsenen Schizophrenen deutliche Beeinträchtigungen der langsamen Augenfolgebewegungen nachgewiesen. Auch bei Adoleszenten mit Schizophrenie gibt es Berichte über abnorme Augenfolgebewegungen. Eine Untersuchung an kindlichen Schizophrenien ergab ebenfalls deutliche Beeinträchtigungen der Augenfolgebewegungen gegenüber normalen und hyperkinetischen Kindern. Eine neurobiologische Kontinuität dieses Markers zwischen Kindesalter und Erwachsenenalter wird angenommen (Jacobsen u. Rapoport 1998).

Autonomes Nervensystem

Periphere Maße der autonomen Reaktivität – in Form von Hautleitfähigkeit und Pulsrate – zeigen sich in vielen Untersuchungen bei adulten Individuen abnorm. Bei kindlichen Psychosen fanden sich ebenfalls größere Ausschläge der spontanen Hautleitfähigkeit und auch erhöhte Herzraten gegenüber Kontrollprobanden. Beeinträchtigungen der Hautleitfähigkeit-Response auf Reize legen nahe, dass trotz hoher Ruheaktivität die vegetative Antwort auf neue Stimuli beeinträchtigt sein könnte (Zahn et al. 1997).

Neuroanatomische Befunde

Bei adulten Schizophrenen zeigen sich konsistente Befunde eines verringerten totalen Gehirnvolumens, einer Vergrößerung des ventrikulären Volumens, einer relativen Abnahme der grauen Substanz und einer Volumenabnahme mediotemporaler zerebraler Strukturen inkl. des Hippocampus (McCarley et al. 1999; Blakemore u. Frith 2000; Nakamura et al. 2004). In einer Studie fanden sich bei männlichen Individuen beidseitige Ventrikelvergrößerungen, während bei weiblichen Individuen eine Volumenreduktion des rechten Temporallappens besonders auffiel (Nakamura et al. 2004). Manche Autoren gehen davon aus, dass diese zerebralen Veränderungen bereits vor der klinischen Manifestation schizophrener Symptome nachweisbar sind. Neurohistologische Untersuchungen lassen eine gestörte Zytoarchitektonik im Bereich der Regio entorhinalis nachweisen und postulieren eine Beeinträchtigung der Gehirnentwicklung bei betroffenen Individuen (Falkai et al. 2000). Es gibt Hinweise darauf, dass vor allem die Ventrikelvergrößerung im Rahmen des Krankheitsverlaufs eine Progredienz zeigt (DeLisi 1997). Bis jetzt findet sich kein Hinweis, dass das Volumen an grauer Substanz bei adulten Schizophrenen einen Zusammenhang mit dem Erkrankungsalter aufweist. Untersuchungen an früh beginnenden Psychosen haben signifikant erhöhte Ventrikelvergrößerungen nachweisen können. Der Volumenzuwachs der lateralen Ventrikel im 2- bis 6-jährigen Verlauf schizophrener Patienten mit Krankheitsbeginn um das 14. Lebensjahr (n = 60) zeigte sich im Vergleich zu gesunden Kontrollen um 41% erhöht, der Verlust der grauen Substanz um 19% ausgeprägter (Sporn et al. 2003). Das Ausmaß der Atrophie korrelierte mit der allgemeinen prämorbiden Funktionsbeeinträchtigung und dem Schweregrad der Erkrankung (ebd.). Die NIMH-Kohorte kindlicher Schizophrenien zeigt ebenfalls eine deutliche Verringerung des totalen Gehirnvolumens, die lateralen Ventrikel sind vergrößert und vor allem sagittale, thalamische Areale signifikant verringert. Für Schizophrenien im Kindes- und Jugendalter wurden des Weiteren Volumenreduktionen des Temporal- und Frontalkortex (jeweils 8–9% im Vergleich zu gesunden Kontrollen), des Thalamus (17%), im längeren Krankheitsverlauf auch des Hippocampus (14%) und der Vermis cerebelli (11%) berichtet; geringe Einigkeit besteht zu möglichen Auffälligkeiten des Corpus callosum (Übersicht s. Mehler u. Warnke 2002; s. auch Tab. 5-92). Die physiologische Seitendifferenz (links > rechts) des anterioren Cingulum sei bei Patienten mit kindlicher Schizophrenie zugunsten einer Volumenvergrößerung rechtshemisphärisch reduziert, überdies vermindere sich bei Erkrankten das gesamte Cingulum-Volumen im Verlauf, während es bei Gesunden stabil bleibe oder im vergleichbaren Zeitraum sogar ansteige (Marquardt et al. 2005). Kognitive Defizite, vor allem im Bereich der Aufmerksamkeitsfähigkeit, sowie emotionale Dysregulationen könnten mit den Veränderungen des Cingulums in pathogenetischen Zusammenhang gebracht werden (ebd.). Longitudinalstudien erbrachten Veränderungen in den Basalganglienstrukturen unter Clozapin. Es gibt auch Hinweise darauf, dass die Vergrößerung des Ventrikelvolumens bei kindlichen Psychosen im Verlauf zunimmt (Jacobsen u. Rapoport

Tab. 5-92: Zerebrale Volumenveränderungen bei schizophrenen Erkrankungen; Übersicht über bildgebende Befunde bei Erwachsenen, Kindern und Jugendlichen (mod. nach Mehler-Wex u. Warnke 2002)

	Volumenveränderung	Funktion
Temporalkortex	▼	Gedächtnis, Sprache, formales Denken
Frontalkortex	▼	Aufmerksamkeit, Assoziation, Motorik, Exekutive
Parietalkortex	▼	Assoziation
limbisches System	▼	Gedächtnis, Affektregulation
Basalganglien	▼▲ Einfluss durch Neuroleptika?	Selektion, Inhibierung willentlicher Aktionen
Thalamus	▼	Reizfilterung, Verknüpfung mit Affektregulation
Corpus callosum	▼	Hemisphären-Verschaltung
Zerebellum	Vermis ▼	Kontrolle der Feinmotorik

1998). Die Strukturanomalien bei Krankheitsbeginn im frühen Kindesalter scheinen stärker ausgeprägt zu sein als bei älteren Kindern oder Erwachsenen. Bei einem Beginn vor dem 12. Lebensjahr zeigen sich bereits bei Ersthospitalisierung primäre signifikante Ventrikelsystemerweiterungen und Zerebralatrophien, wohingegen sich bei älteren Kindern die Atrophie des Gesamthirnvolumens erst sekundär progredient im mehrjährigen Verlauf entwickelt (Badura et al. 2001). Gogtay et al. (2004) wiesen die Spezifität des Verlusts der grauen Substanz bei kindlicher Schizophrenie in Abgrenzung zu atypischen Psychose-Erkrankungen nach. Dies unterstreicht die Entwicklungshypothese, dass bereits prämorbide bestehende neuronanatomische zerebrale Entwicklungsstörungen eine ätiopathogenetische Rolle in der Ausbildung der Schizophrenie mit besonders frühem Beginn spielen. Eine neue Studie an zwölf jugendlichen Schizophrenen mit wiederholten MRI-Untersuchungen (MRI = Kernspintomographie) des Gehirns zeigte, dass zerebrale Verluste an grauer Substanz mit typischen Mustern im Verlauf von fünf Jahren auftreten: Erste Substanzdefizite fanden sich in parietalen Regionen, schließlich wurden temporale Regionen mit einbezogen – die bei den ersten Untersuchungen noch unbeeinträchtigt gewesen waren –, zuletzt erfassten die atrophischen Veränderungen auch den dorso-lateralen präfrontalen Kortex und den Gyrus temporalis superior, Regionen, die auch bei erwachsenen Schizophrenen typischerweise von Substanzdefekten bedroht sind (Thompson et al. 2001).

Funktionelle Bildgebung

Funktionelle Untersuchungen mit PET (Positronenemissionstomographie) zur Bestimmung des zerebralen Glukosemetabolismus und fMRI (funktionelle Kernspintomographie) zur Erfassung des regionalen Blutflusses erbrachten bei adulten Schizophrenen inkonsistente Befunde. Während eine Reihe von Arbeitsgruppen Beeinträchtigungen des frontalen Metabolismus und der frontalen Durchblutung im Ruhezustand nachweisen konnte, fanden andere Gruppen diese Ergebnisse nicht (Blakemore u. Frith 2000). Differenzierte Untersuchungen des Glukosemetabolismus oder Blutflusses unter Stimulationsbedingungen mittels kognitiver Tests (Wisconsin Card Sorting Test, Tower of London-Test) legen jedoch eine relative Hypofrontalität nahe. Untersuchungen bei kindlichen Psychosen mit Magnetresonanzspektroskopie konnten verringerte N-Acetylaspartat-Ratios gegenüber Kreatin nachweisen. N-Acetylaspartat gilt als Marker für neuronale Dichte und neuronales Volumen (Jacobsen u. Rapoport 1998). Untersuchungen an jugendlichen Schizophrenen fanden subtile Beeinträchtigungen des frontalen Metabolismus und bilateral erhöhte zerebellare metabolische Aktivität. Magnetresonanzspektroskopisch nachgewiesene Zeichen der Hypofrontalität veränderten sich bei erwachsenen Patienten auch nicht durch antipsychotische Medikation (Pae et al. 2004). In einer PET-Studie an Erwachsenen wurden schwere Negativsymptome neben einer reduzierten präfrontalen Aktivität mit einer Überaktivität des linken Pallidum und des Claustrum-/Insula-Bereichs assoziiert (Galeno et al. 2004).

Biochemie

Die klassische Dopamin-Hypothese der Schizophrenie wurde immer im Zusammenhang mit dem Wirkungsspektrums der typischen Neuroleptika (an den D_2-Rezeptoren) gesehen und besagt, dass dopaminerge Rezeptoren vor allem in mesolimbischen Regionen eine Überempfindlichkeit zeigen. Während früher eine Überaktivität des dopaminergen Systems bei Schizophrenen vermutet wurde, zeichnen sich heute komplizierte Regulationsstörungen des dopaminergen Systems ab.

> Neueste Befunde zur Dopamin-Hypothese besagen, dass ein Zusammenhang zwischen einer reduzierten Dopamin-Aktivität im präfrontalen Kortex und einer gesteigerten stress-sensitiven Dopamin-Aktivität in subkortikalen Regionen angenommen werden muss. Man hat festgestellt, dass eine Verminderung der präfrontalen Dopamin-Aktivität bei Schizophrenen die tonische subkortikale Dopamin-Freisetzung verringert!

Diese Verringerung kann zu kompensatorischen Erhöhungen der Dopamin-Rezeptor-Sensitivität in diesen Regionen führen. Die Erhöhung der Rezeptor-Sensitivität wiederum birgt das Risiko von überschießenden Dopamin-Freisetzungen unter phasischen Stressbedingungen in sich (s. Übersicht bei Keshavan u. Hogarty 1999). Einem verringerten dopaminergen Tonus in subkortikalen Zentren steht also die – durch kompensatorische Rezeptor-Überempfindlichkeit bedingte – überschießende dopaminerge Aktivität unter Stressbedingungen gegenüber.

Diese Erkenntnis einer komplexen Dopamin-Regulation kann für das Verständnis der schizophrenen Vulnerabilität im Adoleszenzalter nutzbar gemacht werden: Man muss eine verringerte Dopamin-Innervation des präfrontalen Kortex bei schizophreniegefährdeten Individuen annehmen. Die intakte Dopamin-Innervation ist jedoch eine wesentliche Voraussetzung für die Entwicklung des normalen präfrontalen Kortex. Dopamin moduliert die Erregbarkeit der Pyramidenzellen und übt dabei einen Einfluss auf die kortikale Informationsverarbeitung aus – vor allem die exekutiven Funktionen zeigen eine dopaminerge Beeinflussung. Nach

Gray (1982) ist das behaviorale Aktivierungssystem an dopaminerge Prozesse gebunden. Nach Keshavan (1999) ist der Beginn des schizophrenen Prozesses im Adoleszenzalter mit einer exzessiven Synapsen-Elimination im Dopamin-System verbunden und resultiert in der oben beschriebenen Weise in einer phasischen Überaktivität desselben. Diese Vorstellung kann klinisch zugleich die Minussymptomatik und die erhöhte Irritabilität verständlich machen.

In dem Zusammenhang zeigt sich auch der Transmitter Glutamat von besonderem Interesse für die Pathophysiologie der Schizophrenie: Glutamat erfüllt nicht nur wichtige Funktionen im Intermediärstoffwechsel jeder Zelle, es wirkt auch als exzitatorischer Transmitter und wird insbesondere an N-Methyl-D-Aspartat(NMDA)-Rezeptoren wirksam. Solche Rezeptoren mediieren Langzeiteffekte, die mit Funktionsbereichen des Arbeitsgedächtnisses, des Lernens und der neuronalen Plastizität in Verbindung stehen. Glutamat-Rezeptoren zeigen einen Zusammenhang mit der Ontogenese des Individuums: Sie werden im Sinne eines progressiven physiologischen Abbaus (Pruning) asymmetrischer Synapsen bei Pyramiden-Neuronen reduziert. Das glutamaterge System ist also intensiv in die Prozesse der neuronalen Plastizität und der synaptischen Modifikationen involviert. Jene Nervenzellen, die ausreichend stimuliert sind, überleben – jene, die unterstimuliert sind, fallen programmierten Abbauvorgängen anheim. Eine Glutamat-Hypothese der Schizophrenie postuliert die Beteiligung von NMDA-Rezeptoren an der Schizophrenie-Genese. Sie leitete sich vor allem durch die klinischen Effekte der Straßendroge „Angel Dust" her, das als Phencyclidin an NMDA-Rezeptoren wirksam wird und psychoseähnliche Symptome hervorrufen kann. Das dopaminerge und das glutamaterge System wirken eng zusammen und sind funktionell miteinander verbunden. Eine Dysfunktion des NMDA-Glutamat-Rezeptors mit mangelnder glutamaterger Aktivität könnte daher zu einer überschießenden Reduktion der dopaminergen Synapsen – gerade in der Phase verstärkter struktureller Differenzierung in der Adoleszenz – führen und auf diese Weise eine Grundlage für die schizophrene Vulnerabilität bilden (Keshavan 1999).

Neben der Dopaminüberschuss- und Glutamatmangel-Hypothese der Schizophrenie wird die so genannte Radikal-Hypothese diskutiert. Bei schizophrenen Patienten wurden in Korrelation mit psychotischen Produktivsymptomen wiederholt erhöhte Aktivität und Expression des Mitochondrien-Komplexes I gefunden (Ben-Shachar 2002; Dror et al. 2002; bestätigt für Kinder und Jugendliche durch Mehler-Wex, Daten noch nicht publiziert). Neurotoxisch bedeutsame Folge einer erhöhten Mitochondrien-Aktivität ist eine vermehrte Superoxid(O_2^-)-Produktion, die als ein kausaler Faktor der Schizophrenie-Pathogenese diskutiert wird (Prabakaran et al. 2004). Vermutlich reaktiv zur Kompensation des erhöhten oxidativen Stresses wurden bei Schizophrenie-Patienten peripher (z. B. Plasma, Urin, Liquor) Veränderungen antioxidativ wirksamer Substanzen wie Bilirubin, Albumin, Glutathion, Harnsäure, Vitamin C und E sowie β-Carotin gefunden (Übersicht: Yao et al. 2001). Freie Radikale führen zu gesteigerter Lipidoxidation, wodurch es zerebral über resultierende Zellmembrandefekte zu generalisierten Störungen der Zellfunktionen kommen kann.

Die Neurotrophin-Hypothese der Schizophrenie geht von einer reduzierten Verfügbarkeit neurotropher Faktoren aus, vor allem bezüglich NGF (nerve growth factor), GDNF (glial-cell-derived neurotrophic factor), BDNF (brain-derived neurotrophic factor) sowie NT-3, NT-6 (neurotrophin 3, 6). Neurotrophe Faktoren sind verantwortlich für die Synapto- sowie Neurogenese und -funktion, für die Modulierung der Neurotransmitterproduktion sowie Neuronenregeneration und -protektion. Als Postmortem-Befunde bei Schizophrenie wurden u.a. reduzierte Plasmaspiegel des NGF in Korrelation mit kognitiven Defiziten gefunden, außerdem verminderte BDNF- bzw. NT-3-, NT-6-mRNA-Expression hippocampal bzw. im Frontal- und Temporalkortex (Übersicht bei Lang et al. 2004).

Magnetresonanzspektroskopische Untersuchungen (MRS-Untersuchungen) können auf nichtinvasive Weise relative Molekülkonzentrationen in ausgewählten Hirnregionen erfassen. Befunde zur Erfassung phosphathaltiger Verbindungen haben zur Hypothese eines veränderten Phospholipidstoffwechsels bei Schizophrenen geführt. Verminderte Phosphomonoesther und erhöhte Phosphodiesther-Anteile sprechen für verstärkte Abbauprozesse, die im Sinne einer Neurodegeneration – verstärkter apoptotischer Aktivität – interpretiert werden könnten (Klemm et al. 2001).

Histomorphologische Untersuchungen bei Schizophrenie-Patienten zeigen im Vergleich zu Gesunden zahlreiche zytoarchitektonische Besonderheiten im Sinne abweichender Dendriten- oder Zellkörpermorphologien, vor allem der Pyramidenzellen der Laminae II, III, V und VI des präfrontalen Kortex (Kalus et al. 1999). Die strukturell atypischen Neuronen und kortikalen Malformationen betreffen insbesondere die für sensorisch integrative Prozesse verantwortliche Regio entorhinalis (Beckmann u. Senitz 2002). In morphometrischen Verfahren konnte in Lamina I des präfrontalen Kortex eine erhöhte Anzahl so genannte Cajal-Retzius-Zellen (CRC) nachgewiesen werden (ebd.), die als erste neuronale Zellen in der Kortikogenese proliferieren und somit eine Schlüsselrolle in der Schichtstrukturbildung des Kortex spielen. Ihr Verbleib in Schicht I gibt Hinweise auf Störungen der neuronalen Migration vermutlich im 2. Schwangerschaftsdrittel (ebd.). Die Zusammenschau der genannten Aspekte legt die Hypothese einer von der neurologischen Entwicklung und Reifung abhängigen, eigenen ätiopathogenetischen Entität der Schizophrenie mit frühem Beginn nahe.

Immunologie

Immunologische Untersuchungen gehen davon aus, dass eine infektiöse oder autoimmunologische Genese schizophrener Vulnerabilität vorliegt. Messungen an Naturalkiller-Zellen (Resch 1992) und Zytokinen (Mittleman et al. 1996) erbrachten immer wieder erhöhte Werte von entzündungsrelevanten Parametern, die eine Aktivierung des Immunsystems nahe legen. Vor allem Parameter, die eine Aktivierung der humoralen Immunität belegen, fanden sich auch bei kindlichen Schizophrenien erhöht.
Epidemiologische Untersuchungen (Rantakallio et al. 1997) bestätigen ein erhöhtes Schizophrenie-Risiko bei Müttern, die im zweiten Trimenon dem Influenza-Virus ausgesetzt waren. Untersuchungen zu zentralnervösen Infektionen im Kindesalter erbrachten ebenfalls ein erhöhtes Risiko von adulten Schizophrenien in diesen Gruppen. Untersuchungen zum Borna-Virus vermuten, dass bei manchen Schizophrenen eine immunologische Genese zerebraler Strukturveränderungen angenommen werden muss (Lipkin et al. 1995).

Tab. 5-93: Mögliche Genorte für schizophrene Erkrankungen (nach Wildenauer u. Schwab 2004)

Chromosom 1q21-q22	nicht repliziert
Chromosom 5q31	Gen für adrenergen Rezeptor und Glukokortikoid-Rezeptor?
Chromosom 6p	von Multicenterstudie bestätigt Tumornekrosefaktor α? Dysbindin
Chromosom 8p22-p21	Neuregulin-1-Gen?
Chromosom 10p14-p11	bei Schizophrenie und bipolaren Störungen
Chromosom 13q14-q32	bei Schizophrenie und bipolaren Störungen
Chromosom 15	bei Schizophrenie und P50-sensory-gating-deficit
Chromosom 22q	Velocardiofacialisyndrom (VCFS) Katecholamin-O-Methyltransferase?

Genetische Studien

Populationsgenetische Untersuchungen an Kindern schizophrener Eltern konnten ein erhöhtes Risiko von 12,8 % nachweisen, selbst schizophren zu werden. Das Risiko steigt bei zwei schizophrenen Elternteilen auf über 46 % an (Flekkoy 1987). Je mehr erkrankte Verwandte eine schizophrene Mutter hat, desto höher wird das Risiko ihres Kindes, auch zu erkranken. Demgegenüber belegen Zwillingsstudien (Stabenau u. Pollin 1993; Scourfield u. McGuffin 2001), dass die Konkordanz eineiiger Zwillinge knapp unter 50 % bleibt. Es scheint also eine deutliche umweltbedingte Komponente bei der Entstehung der schizophrenen Symptomatologie wirksam zu sein. Die finnische Adoptivstudie (Tienari et al. 1989; 1994; Tienari 1991) legt nahe, dass eine Wechselwirkung zwischen genetischer Empfindlichkeit einerseits (Kinder schizophrener Eltern) und familiären Kommunikationsmerkmalen (kommunikative Muster in der Adoptivfamilie) andererseits besteht. Schizophrene Symptome zeigten sich vor allem bei den Kindern mit genetischer Vulnerabilität, die in Adoptivfamilien mit gestörter Kommunikation aufwuchsen. Eine Studie untersuchte 41 Jugendliche mit einem schizophrenen Elternteil im Vergleich zu Jugendlichen mit einem Elternteil, der eine andere (nichtschizophrene) psychische Erkrankung aufwies. Eine dritte Gruppe von Jugendlichen mit psychisch gesunden Eltern diente als Kontrolle. 17,1 % der Jugendlichen mit einer Schizophrenie-Erkrankung in der Familie zeigten das Bild einer schizophrenen Spektrumserkrankung. Schizophrene Störungen kamen nur in dieser Gruppe vor, Persönlichkeitsstörungen vom vermeidenden und paranoiden Typus zeigten sich gehäuft (Hans et al. 2004).
Molekulargenetische Untersuchungen (Übersicht bei Rutter et al. 1999) zeigten eine mögliche Linkage zu einem Marker auf Chromosom 6. Es gibt weitere Befunde für eine mögliche Linkage auf den Chromosomen 8, 10, 15 und 22. Definitive Befunde stehen bis heute aus. Sicher scheint, dass nur ein multigenetisches Modell für die Schizophrenie-Genese infrage kommt. Untersuchungen zum velokardiofazialen Syndrom (VCFS), das durch eine erhöhte Schizophrenie-Frequenz gekennzeichnet ist, legen eine Assoziation mit Deletionen auf Chromosom 22q11 nahe (Murphy et al. 1999). Die positive Linkage des Chromosomenarms 22q und 6p gilt derzeit als schlüssigster Befund (Kirov u. Murray 1997). In der Stichprobe kindlicher Schizophrenien des NIMH fand sich ein Fall von 30, der Mikrodeletionen am Chromosom 22q11 aufwies (s. Tab. 5-93).

Übersicht über die fundamentalen Entwicklungsdefizite

Die Tabelle 5-94 gibt eine Übersicht über prämorbide Charakteristika möglicher schizophrener Vulnerabilität. Die Tabelle 5-95 zeigt altersbezogene Entwicklungsstörungen, die mit einem erhöhten Schizophrenie-Risiko anhand prospektiver Untersuchungsergebnisse einhergehen. So finden sich durchgehend neurobehaviorale Defizite, motorische Entwicklungsstörungen und neurologische „Soft Signs“. Auch die Sprachentwicklung ist beeinträchtigt. Kognitive Störun-

Tab. 5-94: Prämorbide Charakteristika von Vulnerabilität

frühe Risikofaktoren	soziale und behaviorale Faktoren
• Familienanamnese mit Schizophrenie • Geburtskomplikationen • mütterliche Infektion mit Influenza im zweiten Trimenon • neurobehaviorale Maturationsdefizite • frühe Trennung von den Eltern • institutionelle Erziehung • Kommunikationsdefizite in der Familie	• emotionale Labilität • Irritabilität • Kontaktstörungen • Einzelgängertum • Ablehnung durch Gleichaltrige • allgemeine Ängstlichkeit • Jungen: Regelverstöße • Mädchen: Rückzug • sozial zurückgezogen • sozialängstlich • affektflach • eigentümliches Verhalten

Tab. 5-95: Entwicklungsstörungen bei schizophrener Vulnerabilität

	Kleinkindalter (0–6 Jahre)	Schulkindalter (> 6–12 Jahre)	Adoleszenz (> 12 Jahre)
motorisch	motorische Entwicklungsstörung	neurobehaviorale Defizite	neurobehaviorale Defizite, neurologische „Soft signs"
kognitiv	Sprachentwicklungsstörung	Sprachstörungen Sprechstörungen Tagträumen Intelligenztests: • räumlich-logische Defizite • Handlungsteil schlechter als Verbalteil Konzentrationsstörungen	Sprachstörungen Sprechstörungen magisches Denken Intelligenztests: • räumlich-logische Defizite • Handlungsteil schlechter als Verbalteil • IQ-Defizite: Leistungsknick Konzentrationsstörungen
emotional	emotionale Instabilität Trennungsangst	emotionale Instabilität Sozialangst Kontaktstörung	Irritabilität Sozialangst Kontaktstörung Affektverflachung

gen finden sich sowohl im verbalen als auch im nonverbalen Verhalten, durchgängig kann die Konzentrationsstörung nachgewiesen werden (Cornblatt et al. 1999). Eine emotionale Instabilität ist bereits im Kleinkindalter feststellbar und äußert sich im abnormen Klammern und in Trennungsängstlichkeit. Im Schulkindalter ist die emotionale Instabilität durch Sozialangst und Kontaktstörungen verkompliziert. Bei Jungen finden wir vermehrt Regelverstöße, bei Mädchen vermehrt Rückzugsverhalten. Im Jugendalter schließlich finden wir Affektverflachung, eigentümliche Verhaltensweisen und Kontaktprobleme.

Kommunikative Störungen

In den 50er Jahren wurden in England und Amerika familienorientierte und interpersonelle Modelle zur Ätiologie schizophrener Psychosen veröffentlicht. Diesen ist gemeinsam, dass schizophrene Störungen durch spezifische interpersonelle oder transaktionale Vorgänge verursacht werden sollen. Man beschrieb Beziehungsstile der Pseudogemeinschaft in Familien (Wynne 1984) und Kommunikationsmuster im Sinne von Beziehungsfallen (Double-bind-Theorie nach Bateson et al. 1996). Glaubte man damals noch an die schizophrenogene Mutter, in deren Kommunikationsstil man eine kritische Variable erkannte, und damit eine Schuldige gefunden hatte, kann aus heutiger Sicht diese monokausale, schuldzuweisende Konzeption endgültig verworfen werden. Ein Konzept dies, das viel Unsicherheit, Unglück und falsche Bezichtigungen über Familien schizophrener Patienten gebracht hatte (Resch 1994b). Untersuchungen nach dem Konzept der Kommunikationsabweichung (Communication deviance, CD [Doane et al. 1981; Wichstrom u. Holte 1992]) setzten die schizophrene Kommunikationsstörung direkt in Beziehung mit der emotionalen Dynamik in den Familien. Die Form und Struktur der innerfamiliären Beziehungsmuster ist dabei durch Vagheit, Unklarheit, Widersprüchlichkeit und vorübergehende Beziehungsabbrüche ausgezeichnet. Auf diese Weise entsteht eine stressvolle Familienatmosphäre, die den Ausbruch schizophrener Symptome begünstigen kann. In anderen Untersuchungsdesigns wurde der Stil negativer Affektäußerungen in Familien mit einer Erhöhung des Erkrankungsrisikos verbunden.

Das von Brown und seinen Mitarbeitern seit Mitte der 50er Jahre in England begründete Forschungskonzept der „expressed emotion" (EE) geht davon aus, dass das Wiederauftreten von schizophrenen Symptomen bei bereits Erkrankten eng mit dem emotionalen Klima in der Familie verbunden ist (Brown et al. 1972; Vaughn u. Leff 1976). Ein intensives emotionales Engagement, welches sich in Form kritischer oder feindseliger Äußerungen oder einer emotional überinvolvierten, überfürsorglichen und introsiven Einstellung des Angehörigen dem Patienten gegenüber äußert, birgt die Gefahr in sich, vermehrte Rückfälle auszulösen (s. Übersicht bei Hahlweg u. Dose 1998). Die prädiktive Validität des EE-Konzeptes konnte wiederholt bestätigt werden. Der EE-Status zeigt keine Schizophrenie-Spezifität. Neben der Kausalitätshypothese, die besagt, dass eine High-expressed-emotion-Einstellung (HEE-Einstellung) des Angehörigen den Rückfall verursacht, besagt die Reaktionshypothese, dass die EE-Einstellung des Angehörigen durch spezifische Attribute und defizitäre Verhaltensweisen des Patienten provoziert wird. Der EE-Status spiegelt somit die Reaktion oder den Bewältigungsstil der Angehörigen wider (King 2000). Die bereits zitierte Adoptionsstudie von Tienari (1994) erbringt, dass Kinder schizophrener Eltern nur dann ein erhöhtes Psychose-Risiko aufweisen, wenn sie in Adoptivfamilien mit gestörter Kommunikation aufwachsen. Eine Wechselwirkung zwischen familiären Kommunikationsmustern und kindlichen Defiziten bei der Entstehung schizophrener Psychosen kann postuliert werden.

Integrative Modellvorstellungen der Pathogenese

Im Versuch, die einzelnen ätiopathogenetischen Bausteine zu einem Gesamtbild zusammenzufügen, kommen wir zu einem Konzept, das derzeit als die beste integrale Erklärungsfigur gelten kann, die viele Einzelbefunde zusammenzufassen vermag: das Vulnerabilitätskonzept. Es wird in folgender Weise für schizophrene Patienten definiert (Zubin u. Spring 1977; Ciompi 1982; Nüchterlein 1987; Ciompi 1991; Cornblatt et al. 1999):

Das **Vulnerabilitätskonzept** umschreibt ein Set an Pränatalfaktoren (z.B. genetische Faktoren und intrauterine Schädigungen), das in Wechselwirkungen mit biologischen Risikofaktoren (z.B. perinatale und postnatale Traumata, Entzündungen des Zentralnervensystems etc.) und psychosozialen Faktoren (familiäre Kommunikationsmuster, Störungen der Selbst-Entwicklung) zu einer Vulnerabilität des Heranwachsenden führt, welche als spezifische Disposition eine besondere Erlebnisverarbeitung bewirkt, sodass es unter Einwirkung von Stressoren schließlich zu einer psychischen Dekompensation – mit Ausprägung der klinisch psychotischen Symptomatik – kommt (Resch 1994).

Cornblatt et al. (1999) haben dieses Konzept der individuellen Vulnerabilität noch dahingehend erweitert, dass unter genetischem Einfluss strukturelle Gehirnveränderungen mit funktionellen Beeinträchtigungen resultieren. Unter diesen Bedingungen kommt es zu Aufmerksamkeitsstörungen und Beeinträchtigungen des Arbeitsgedächtnisses im Sinne von Vulnerabilitätszeichen. Unter ungünstigen psychosozialen Rahmenbedingungen bildet sich der schizophrene Prozess aus und führt zur psychischen Erkrankung. Unter normalen Lebensbedingungen würde sich eine schizotype Persönlichkeitsentwicklungsstörung entwickeln, die jedoch keine akute psychotische Dekompensation zeigt. Dafür könnten vermehrte sozial-interpersonale Probleme bei Angehörigen von Schizophrenen im Vergleich zu Kontrollen sprechen, die mittels eines Schizotypie-Fragebogens erhoben werden konnten (Calkins et al. 2004). Unter besonders günstigen Entwicklungsbedingungen könnte die Vulnerabilität im weiteren Entwicklungsprozess durch protektive Faktoren so

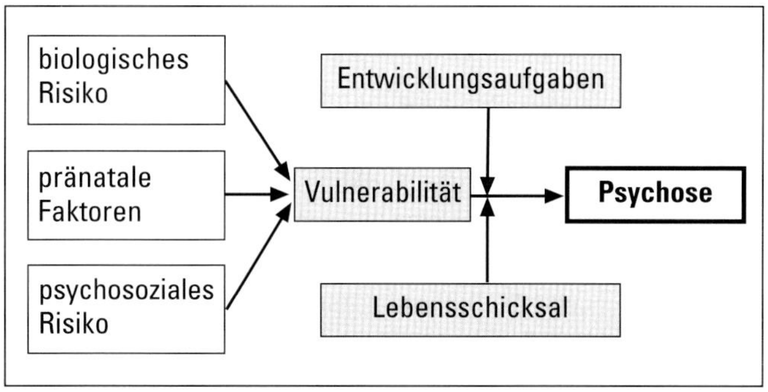

Abb. 5-34: Entwicklung der Psychose (nach Ciompi 1982)

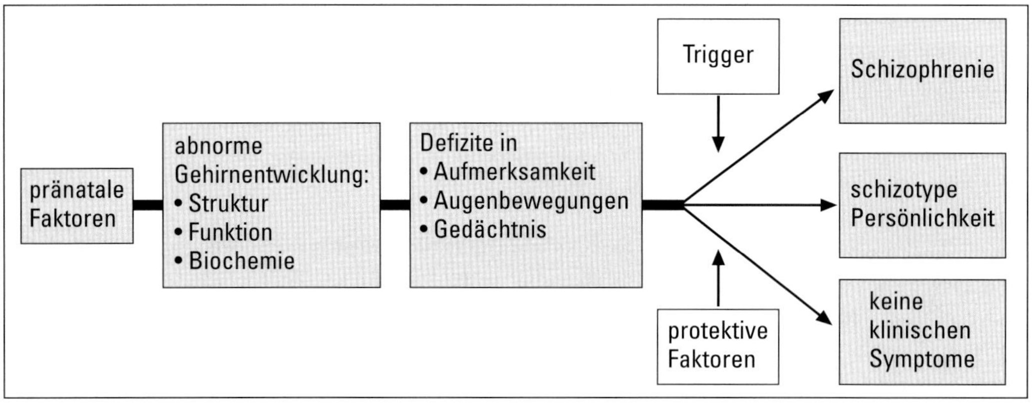

Abb. 5-35: Neurobiologisches Entwicklungsmodell (mod. nach Cornblatt et al. 1999)

kompensiert werden, dass es gar keine klinischen Symptome gibt. Dieses stark an der genvermittelten Neurobiologie ausgerichtete Vulnerabilitätskonzept kann ohne Schwierigkeiten unter den Gesichtspunkten der neuronalen Plastizität mit psychosozialen Lebens- und Rahmenbedingungen in Verbindung gesetzt werden. Ungünstige Entwicklungsfaktoren könnten sich im zerebralen Substrat im Sinne einer biografischen Enkodierung niederschlagen. Grundsätzlich stellt sich die Frage, ob Vulnerabilität bereits ein angeborenes Defizit darstellt oder ob eine Vielzahl möglicher Risiken bei ungünstigen Entwicklungsverläufen erst durch die besondere Komposition das Phänomen einer Vulnerabilität ergeben. Keshavan (1999) differenziert das neurobiologische Modell noch weiter aus und sieht in der Entwicklung von Vulnerabilität eine Störung der NMDA-Rezeptoren im Sinne einer glutamatergen Hypofunktion. Dadurch komme es zu einer Störung der neuronalen Vernetzungen mit gesteigertem synaptischen Pruning der Adoleszenz (Abbau und Reduktion der interneuronalen Verbindungen). Die NMDA-Rezeptor-mediierte tonische Dopamin-Aktivität nehme ab, und es komme zu einer erhöhten phasischen Reagibilität subkortikaler Dopaminregionen, schreibt Keshavan. Nach dieser Hypothese könnte Vulnerabilität als erhöhte Stressempfindlichkeit auf der neuronalen Rezeptor-Ebene beschrieben werden (s. Abb. 5-34 und Abb. 5-35).

Auslöser

Das Vulnerabilitätskonzept geht davon aus, dass psychosoziale Stress-Situtationen als Auslöser für produktive Symptome wirksam werden. In welcher Weise diese Auslöser zu verstehen sind, bleibt bislang noch ungeklärt. Frühere psychoanalytische Hypothesen, die spezifische Auslöser für den Ausbruch schizophrener Symptomatik nahe legten, konnten empirisch nicht bestätigt werden (Remschmidt 1993). Eine Triggerfunktion von Lebensereignissen im letzten Monat vor dem Ausbruch der schizophrenen Symptomatik wurde wiederholt bestätigt (Resch 1994; Bebbington et al. 1996; van Os et al. 1998). Die Auslöser müssen aus entwicklungspathologischer Sicht als alltägliche Mikro-Traumata vor dem Hintergrund von entwicklungstypischen Aufgaben gesehen werden (z. B. Ablösungsprobleme).

Der Beginn der schizophrenen Symptomatik ist im Zusammenhang mit Identitätsbildung und Individuation zu sehen. Auslöser sind Ausgangspunkte des drohenden Ich-Zerfalls und wichtige Schlüsselerlebnisse für das Grundgefühl persönlicher Kontinuität vom normalen Erleben ins psychotische. Die Notwendigkeit der Erarbeitung eines Anlasses wird daher auch wiederholt betont.

Auslöser fallen bereits auf den Boden einer veränderten Informationsverarbeitung, die subjektive Erlebnisqualität ist bereits verändert, und Auslöser-Erlebnisse triggern nunmehr nur die letzte Stufe eines Verlustes der Realitätskontrolle nach dem Prinzip des letzten Tropfens: Die Erlebnisse werden also bereits auf eine Goldwaage subjektiv veränderter Bedeutsamkeit gelegt (Resch 1994).

Die emotionale Regulation wird als dynamischer Prozess aufgefasst, wobei zwischen kognitiven Störungen, kommunikativen Störungen und emotionaler Dysregulation ein Teufelskreis entsteht (s. Abb. 5-36). Die kognitiven Defizite, wie Störung des Arbeitsgedächtnisses oder semantische Probleme, sind von Prozessen affektiver Irritabilität und Hyperarousal sowie kommunikativen Defiziten (Störung des Erkennens von Mimik) nicht unabhängig. Egal, ob nun kognitive Störungen, kommunikative Störungen oder affektive Regulationsstörungen das Primärdefizit darstellen – es kommt schließlich im Zusammenspiel dieser Faktoren zu einem Teufelskreis emotionaler Turbulenz. So werden kognitive Störungen unter Affektdruck verstärkt, wobei Denkstörungen und Wahrnehmungsstörungen die Kommunikation zusätzlich beeinträchtigen. Es kommt also zu einem Prozess

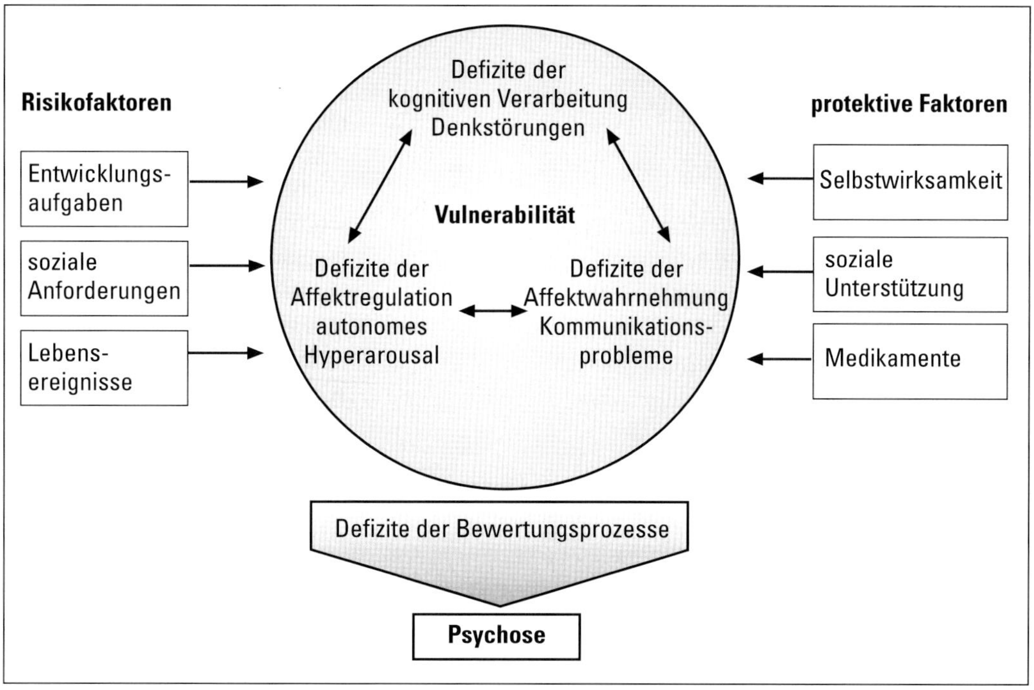

Abb. 5-36: Vulnerabilitäts-Hypothese

zunehmender Irritation, der schließlich zu einem Zusammenbruch von Bewertungsprozessen der externen Realität führt. Auf diese Weise entstehen Wahnstimmung und Wahrnehmungsstörungen, die den Übergang in produktive Symptome ermöglichen. Dieser Teufelskreis kann durch Drogeneinnahmen, wie sie bei Jugendlichen häufig beobachtet werden – nicht zuletzt unter dem Aspekt einer versuchten Selbstmedikation –, noch verstärkt werden. Gegen die dynamischen Defizite, die Leistungseinbußen und die Irritabilität versuchen eine Reihe von Jugendlichen im Prodromalstadium mithilfe von Drogen anzukämpfen. In unseren klinischen Populationen sind es derzeit bis zu 50 %, deren Psychosen im Zusammenhang mit Drogeneinnahmen auftraten. Es gibt ganz klare Hinweise darauf, dass bei schizophreniegefährdeten Individuen die Einnahme von Drogen psychotische Exazerbationen bewirken kann (Blanchard et al. 1999; Cantwell et al. 1999). Darüber hinaus gibt es einen Dosis-Wirkungs-Zusammenhang zwischen Cannabis-Konsum und dem Psychose-Risiko, der sich sogar unabhängig von präexistierenden psychotischen Symptomen zeigte (Vedoux u. Tournier 2004). Cannabis scheint auch ein Risikofaktor für das Auftreten anderer psychischer Störungen zu sein (z.B. affektive Störungen und Angststörungen). Auch der weitere Krankheitsverlauf kann bei kontinuierlicher Drogeneinnahme ungünstig beeinflusst werden (Fleischhaker et al. 2004).

5.12.5 Diagnose und Differenzialdiagnostik

Die Diagnose der Schizophrenie wird in erster Linie aufgrund der psychopathologischen Symptomatik gestellt. Durch Exploration und Verhaltensbeobachtung, Familieninterviews und psychologische Testverfahren kann die Verdachtsdiagnose mit ausreichender Sicherheit festgestellt werden. Durch standardisierte Interviews (z. B. SKID, KID-DIE-SADS) und psychopathologische Rating-Verfahren (PANSS, BPRS, SANS) kann versucht werden, die Diagnose durch reliable Verfahren zu sichern. Gerade im Kindes- und Jugendalter kann die Symptompräsentation situativ stark wechseln, im Zeitverlauf über Tage kann die Zuordnung zu einzelnen nosologischen Kategorien wechseln. Insbesondere das Ausmaß affektiver Symptome zeigt eine hohe intraindividuelle Variabilität. Es ist sinnvoll, neben der kategorialen Diagnostik die einzelnen Symptomfacetten im Zeitverlauf auch dimensional zu erfassen, um Kernsymptome von flüchtigen akzessorischen Symptomen zu unterscheiden. Die diagnostische Sicherung und differenzialdiagnostische Abklärung sollte immer eine pädiatrisch-internistische Untersuchung sowie eine neurologische Abklärung mit einschließen. Auch Untersuchungen der Blutchemie, des Blutzuckerspiegels, der Schilddrüsenhormone, der Leber- und Nierenfunktion sind notwendig. Bei entsprechendem Verdacht müssen immunologische Abklärungen von Infektionen sowie toxikologische Untersuchungen erfolgen. EEG und ein bildge-

Tab. 5-96: Differenzialdiagnostik schizophrener Störungen

• wahnhafte Störungen (Paranoia) • polymorphe psychotische Störungen • schizophreniforme Störungen • induzierte wahnhafte Störungen (folie à deux) • schizoaffektive Störungen • affektive Störungen mit psychotischen Symptomen • multidimensionally impaired syndrome
• Autismus • Asperger-Syndrom • andere tiefgreifende Entwicklungsstörungen • hyperkinetisches Syndrom
• Borderline-Persönlichkeitsstörungen • schizoide/paranoide Persönlichkeit • Zwangsstörungen • Dysmorphophobie • drogeninduzierte Störungen
• Temporallappenepilepsie • multiple Sklerose • Hirntumor • Meningoenzephalitis • Neuroborreliose

bendes Verfahren (in der Regel ein MRI-Befund) werden routinemäßig durchgeführt. Weiterführende diagnostische Maßnahmen (z.B. Liquorpunktion) erfolgen nur bei entsprechender Verdachtsdiagnose eines neurologischen Prozesses.

Die Tabelle 5-96 gibt eine Übersicht über die Differenzialdiagnose schizophrener Störungen. Im Rahmen des schizophrenen Spektrums wird von der Schizophrenie die Störung mit wahnhafter Symptomatik abgegrenzt, bei der keine ausgeprägten kognitiven Beeinträchtigungen (formalen Denkstörungen) bestehen. Polymorphe psychotische Störungen und schizophrenieforme Störungen erfüllen aufgrund ihrer Symptomatik und Dauer nicht die vollen Kriterien der Schizophrenie. Die schizotype Störung ist durch Auffälligkeiten im Sinne von Exzentrizität, bizarrem Verhalten, affektiver Unnahbarkeit, Neigung zu magischem Denken, Misstrauen bis hin zur paranoiden Verkennung definiert. Auch Wahrnehmungsveränderungen und kurzfristige psychotische Erlebnisse können vorkommen. Solche schizotypen Symptome können das Prodromalstadium schizophrener Erkrankungen kennzeichnen und finden sich in Familien mit schizophrenen Patienten gehäuft. Induzierte wahnhafte Störungen findet man bei Kindern schizophrener Eltern dann, wenn sie in Wahnsysteme der Verfolgung oder Beeinträchtigung einbezogen sind und sich mit dem veränderten Weltbild ihrer Eltern vollkommen identifizieren. Die Abgrenzung von schizophrenen und schizoaffektiven Störungen kann im Jugendalter Probleme bereiten. Rein affektive Störungen mit psychotischen Symptomen im Sinne von psychotischen Depressionen oder halluzinierender Manie sind selten. Die multidimensionale Beeinträchtigung kann eine Art der Präsentation kindlicher Psychosen sein (Kafantaris 1996).

Wichtig ist die Abgrenzung psychotischer Störungen des schizophrenen Spektrums von den tiefgreifenden Entwicklungsstörungen (Autismus, Asperger-Syndrom und nicht näher spezifizierte Entwicklungsstörungen). Auch hyperkinetische Syndrome und Störungen des Sozialverhaltens müssen differenzialdiagnostisch abgegrenzt werden. Adoleszentäre Anpassungskrisen (Remschmidt 1992) können als Identitätskrisen und narzisstische Krisen nicht selten prodromalen Zuständen gleichen und müssen genau auf weitere Vulnerabilitätsmerkmale und Frühwarnzeichen untersucht werden (Resch u. Koch 1995). Früh beginnende Psychosen haben nicht selten einen Krankheitsverlauf, der mit – mehrere Funktionsbereiche (z.B. Motorik, Kontaktverhalten, Emotionalität, Schulleistungen) umfassenden – Entwicklungsstörungen beginnt. Eine Untersuchung von Wolf (1999) konnte belegen, dass rund 6 % von Patienten mit autistischen Syndromen einen Übergang in psychotische Störungen des schizophrenen Spektrums zeigen. Abgrenzungen der Schizophrenie von Borderline-Störungen und anderen Persönlichkeitsstörungen sind ebenso notwendig wie die Differenzialdiagnose zu den Zwangsstörungen, Dysmorphophobien und drogeninduzierten Beeinträchtigungen. Die Drogenpsychosen sollten von durch Drogen ausgelösten schizophrenen Psychosen insofern abgegrenzt werden, als Drogenpsychosen üblicherweise bei Sistieren des Drogengebrauchs innerhalb eines Monats abklingen. Besteht die psychotische Symptomatik länger als einige Monate – insgesamt mehr als ein halbes Jahr –, muss an eine drogeninduzierte Schizophrenie gedacht werden.

Die organische Differenzialdiagnose schließt neben epileptischen Erkrankungen (Temporallappenepilepsie) metabolische und hormonelle Störungen, virale Infekte, exogene Toxine und degenerative Systemerkrankungen ein. Beispielsweise können die metachromatische Leukodystrophie und die subakut sklerosierende Panenzephalitis in ihren Frühformen eine Phänokopie schizophrener Syndrome bilden.

Eine große Bedeutung kommt der frühen Diagnostik schizophrener Störungen zu, die bereits in ihren prodromalen Vorstadien erfasst und rasch zum Abklingen gebracht werden sollen.

> Da die Diagnose aber immer noch auf der psychopathologischen Symptomatik beruht, ist es schwierig, schizophrene Prodrome von anderen, nichtpsychotischen Störungen des Kindes- und Jugendalters abzugrenzen!

Bei jugendlichen Leistungseinbrüchen, plötzlich auftretendem Rückzugsverhalten und kognitiven Beeinträchtigungen sollte unbedingt eine differenzialdiagnostische Frühabklärung eines beginnenden psychotischen Geschehens erfolgen. Vor allem Träger der psychosozialen und medizinischen Primärversorgung wie Hausärzte, Pädiater und Schulpsychologen sollten mehr über Wesen und Entstehungsweisen schizophrener Syndrome aufgeklärt werden. In einigen universitären Zentren (Köln, Heidelberg) sind Früherkennungszentren zur Differenzialdiagnostik und Frühbehandlung im Entstehen begriffen. Kinder- und Jugendpsychiater und Pädiater sehen häufig die Jugendlichen in ihrer psychotischen Frühphase und sind daher für die Früherkennung und Frühbehandlung von schizophrenen Psychosen die zentralen Ansprechpartner.

5.12.6 Behandlung und Prävention

Die Behandlung schizophrener Psychosen richtet sich nicht nur nach der Symptomatik, sondern muss auch die alterstypischen Entwicklungsaufgaben mit in den Fokus nehmen. Es reicht nicht, symptomorientierte Interventionen anzubieten, die zum Abklingen der Psychose führen, da gerade Kinder und Jugendliche durch die Psychose oft massive soziale Einbrüche erleiden, die ihrerseits zum Abbruch von Freundschaftsbeziehungen und Kontakten oder zu einem Knick in der Schulkarriere führen. Das therapeutische Angebot muss solche Entwicklungsrisiken unter rehabilitativen Gesichtspunkten in den Fokus nehmen.

Der Gesamtbehandlungsplan

Die Therapie schizophrener Psychosen in Kindheit, Adoleszenz und jungem Erwachsenenalter kann nicht auf die neuroleptische Medikation reduziert werden. Vielmehr stützt sich die Therapie auf drei Säulen: Neben der Psychopharmakotherapie spielt die Psychotherapie (als stützende individuelle Psychotherapie und psychoedukative Familienintervention) ebenso eine Rolle wie sozial- und/oder milieutherapeutische Maßnahmen, wie sie beispielsweise durch ein mobiles Bezugspersonensystem vonseiten des Pflegedienstes repräsentiert werden. Die mobile Bezugsperson begleitet den Patienten durch alle Phasen der Krankheit und der Therapie hindurch und hält auch nach der Entlassung noch den Kontakt – beispielsweise durch Besuche in der Familie, um als Ansprechpartner der Patienten und ihrer Familien zur Verfügung zu stehen. Dadurch entsteht ein komplementäres Hilfenetz, das die klassischen ambulanten Nachbetreuungsmodelle mit niedergelassenen Kollegen ergänzen kann.

Drei Therapiephasen und eine präventive Nachbetreuungsphase können unterschieden werden (Resch 2004):

- Die **erste Phase** stellt die symptomatische Therapie in den Vordergrund. Ziel ist es, zuerst die psychotische Symptomatik (wie Angst und Katastrophengefühl) zu lindern und die Kontaktfähigkeit des Patienten wiederherzustellen. Durch Reizbeschränkung, Abschirmung, klar überschaubare, liebevolle Betreuung in Kleingruppen kann die Irritation verringert werden, bis die Wahrnehmungsleistungen und Denkfunktionen so weit wieder normalisiert sind, dass eine Realitätskontrolle möglich wird. In dieser Phase spielt die neuroleptische Medikation eine wichtige Rolle. Die Milieubedingungen bei stationärer Behandlung sollten in dieser Phase vorwiegend

Tab. 5-97: Psychotherapie

	Familie	individuell
Symptomreduktion	Aufklärung Erläuterung Anleitung	Kontakt Beziehungsanbahnung Symptomkontrolle
Beziehungsaufbau	Konfliktlösungsstrategien Kommunikationstraining Problemlösungstechniken	Realitätskontrolle Selbstkontrolle positive emotionale Erfahrungen
Entwicklungsförderung	Nähe-Distanz-Verhältnis Unterstützung Akzeptanz	Selbstaktualisierung Selbstregulation Affiliation
Prävention	Alltagsmanagement	Stressmanagement Lebensstil

protektiv, stressverringert, abschirmend und von wohlwollender Akzeptanz getragen sein (Resch 1994).

- Die **zweite Phase** ist durch die Betonung von Beziehungsaspekten gekennzeichnet. Nun beginnen vor allem psychotherapeutische und soziotherapeutische Maßnahmen zu greifen. Die Tabelle 5-97 zeigt eine Übersicht über die einzelnen Therapiebausteine, die in individueller Gewichtung zur Anwendung kommen können. Neben individuell supportiven Maßnahmen durch stützende, ressourcenorientierte Psychotherapie, die soziale Neuerfahrungen ermöglicht und selbststärkende Wirkung entfaltet, sind psychoedukative Familieninterventionen sowie gruppentherapeutische Behandlungen angezeigt. Bei ausgeprägten familiären Konflikten und dysfunktionalen Kommunikationsmustern können familientherapeutische Interventionen vonnöten sein.
- Die **dritte Phase** ist durch die alterstypische Entwicklungsförderung gekennzeichnet. Es gilt, kognitive und soziale Fertigkeiten des Patienten zu verbessern, seinen Selbstwert zu erhöhen und den Lebensstil den Bedingungen der Vulnerabilität anzupassen. Bewältigungsmechanismen und Stressverarbeitungsstrategien sollen erarbeitet sowie eine Verbesserung des sozialen Netzwerkes erreicht werden. Das therapeutische Milieu soll nun auch Anforderungen des Alltags, soziale Regeln und dosierte Aufgabenstellungen an den Patienten herantragen. Die therapeutische Begleitung eines Menschen mit schizophrenen Psychosen verlangt vielfältige Kompetenzen auf psychopharmakologischem, psychotherapeutischem und pädagogischem Gebiet. Protektive (entwicklungsverlangsamende und Defizite ausgleichende) und progressive (entwicklungsfördernde und Anregungen setzende) Maßnahmen müssen in individuell dosierter Abstimmung angeboten werden.
- Die **Nachbetreuungsphase** bezieht sich auf die Rückfallprophylaxe und umfasst Maßnahmen, die das Wiederauftreten psychotischer Störungen verhindern sollen. Die Therapiesäulen werden nun im Einzelnen besprochen.

Psychopharmakologische Behandlung

In der Akutbehandlung schizophrener Syndrome stellen Psychopharmaka aus der Gruppe der Neuroleptika eine unverzichtbare Basis dar. Eine Reihe von Studien (s. Übersicht bei Meltzer 1997; Lewis 1998; Schulz et al. 1998), die als offene klinische Studien durchgeführt worden waren, konnten eine Wirksamkeit von klassischen Neuroleptika wie Flufenazine und Haloperidol in der Reduktion von produktiven Symptomen bestätigen. Systematische kontrollierte Studien sind rar (Lewis 1998). Die Nebenwirkungsraten klassischer Neuroleptika sind hoch, so wird in 75 % von extrapyramidalen Symptomen berichtet. Die Prävalenz von Akathisie wird mit 30–40 % angegeben (Sachdev 1995).

Von speziellem Interesse für die Therapie sind heute atypische Neuroleptika, da sie in Bezug auf ihr Nebenwirkungsprofil besser und auch bezüglich der Positiv- und Negativsymptomatik effektiver sind. Eine Reihe von Fallstudien konnte positive Effekte nachweisen (Lewis 1998; Remschmidt et al. 2001). Erfahrungsberichte von Behandlungen mit Risperidon und Olanzapin liegen vor. Systematische Studien mit Plazebokontrolle stehen noch aus. Neue atypische Anti-Psychotika wie Ziprasidon und Quetiapin eignen sich ebenfalls für eine Anwendung bei jüngeren Altersgruppen (Remschmidt et al. 2001).

Die mangelnde systematische Erforschung neuroleptischer Interventionen im Kindes- und Jugendalter ist unverständlich. So kann nicht als gesichert gelten, dass sich Pharmakodynamik und Pharmakogenetik bei Kindern und Jugendlichen gleich verhalten wie im Erwachsenenalter (Remschmidt et al. 2001). Auch Geschlechtseffekte müssen beachtet werden. So gibt es Hinweise, dass bei Frauen die Halbwertszeit von Psychopharmaka verlängert ist, dass sie höhere Plasma-Spiegel entwickeln und bei ihnen auch die Nebenwirkungen eine höhere Inzidenz zeigen (Adler et al. 1995). Die Standardreferenz bei den atypischen Neuroleptika ist immer noch das Clozapin (Meltzer 1997). Trotz der potenziellen Gefahr einer Blutbildschädigung empfiehlt es sich (bei striktem Monitoring des Blutbildes), nach einem erfolglosen Therapieversuch mit einem konventionellen Neuroleptikum auf Clozapin umzustellen. Folgt man den klinischen Leitlinien der australischen Mental-health-Bewegung, empfiehlt es sich, gerade bei jugendlichen Erstmanifestationen und im Kindesalter sofort atypische Neuroleptika (ohne einen konventionellen Erstversuch) anzuwenden (Australian Clinical Guidelines for Early Psychosis 1999). Da die meisten atypischen Neuroleptika für den Gebrauch im Kin-

Tab. 5-98: Pharmakotherapie

Symptomreduktion	Wirkungs-/Nebenwirkungsanalysen Drug monitoring
Beziehungsaufbau	Aufklärung Information
Entwicklungsförderung	Selbstverantwortung Compliance
Prävention	Erhaltungsmedikation low dose Drug holidays

Tab. 5-99: Auswahl klassischer Neuroleptika (nach Nissen et al. 1998; Remschmidt et al. 2001)

	neuroleptische Potenz	antidopaminerg	antiserotoninerg	anticholinerg	antiadrenerg
Flupenthixol	50	+	+	+/–	+
Fluphenazin	30	+	+/–	–	+/–
Fluspirilen	300	+	–	–	–
Haloperidol	60	+	+/–	–	+/–
Pimozid	50	+	–	–	–
Chlorpromazin	1	+	+	+	+
Chlorprothixen	0,8	+	+	+	+
Levomepromazin	0,8	+/–	+	+	+
Perazin	0,5	+/–	+	+	+
Pipameron	0,2	+/–	+	–	+/–
Thioridazin	0,7	+	+	+	–

Tab. 5-100: Auswahl atypischer Neuroleptika (Inhibitionskonstanten [Ki-Werte, nmol/l]; niedrige Werte zeigen eine hohe Rezeptor-Affinität an) (nach Lambert et al. 1999)

	D_1	D_2	D_3	D_4	5-HT_{2A}	α_1	H_1	$t_{1/2}$ (in Std.)
Clozapin	53	36	160	22	4	3,7	17	16
Olanzapin	10	2,1	49	27	1,9	7,3	5,6	30,5
Quetiapin	390	69	340	1600	20	130	730	6,8
Risperidon	21	0,44	14	16	0,39	0,69	88	3,6
Sertindol	12	0,45	12	11	0,20	1,4	440	72
Zotepin	32,7	4,5	3,1	8,9	0,83	4,4	7,4	12

des- und Jugendalter in Deutschland nicht offiziell zugelassen sind, entspricht jede Anwendung einem individuellen Heilversuch. Die australischen Dosierungsempfehlungen gehen dahin, mit der niedrigstmöglichen Dosis an atypischen Neuroleptika auszukommen (s. Tab. 5-98, 5-99 und 5-100). Die Tabelle 5-101 zeigt die vom Schizophrenia Patient Outcome Research Team (PORT) herausgegebenen Empfehlungen zur Dosierung von atypischen Neuroleptika. Als generelle Empfehlung gilt, bei Erstmanifestationen nur die untere Hälfte des Dosisbereichs einzusetzen (Lehman et al. 2004).

Tab. 5-101: Dosierungsempfehlungen (pro Tag) von Neuroleptika der 2. Generation (nach Lehman et al. 2004)

Substanz	Akuttherapie	Erhaltungstherapie
Clozapin	150–600 mg	150–600 mg
Risperidon	2–8 mg	2–8 mg
Olanzapin	10–20 mg	10–20 mg
Quetiapin	300–750 mg	300–750 mg
Ziprasidon	120–160 mg	120–160 mg
Aripiprazol	10–30 mg	10–30 mg

Soziotherapeutische Maßnahmen

Systematische Untersuchungen über soziotherapeutische Maßnahmen stehen noch aus. Eine Übersicht über die Effekte von Ergotherapie auf die Prognose schizophrener Erkrankungen kommt zu keinen schlüssigen Ergebnissen. Drei Studien aus den 80er Jahren legen nahe, dass beschäftigungsorientierte Therapieverfahren effektiver als verbale Gruppeninterventionen sind, um soziale und kommunikative Fertigkeiten zu verbessern (Henry u. Coster 1996). Die Tabelle 5-102 gibt eine Übersicht über soziotherapeutische Maßnahmen im multidisziplinären Team. Die soziotherapeutische Maßnahmen stellen gleichsam die Matrix dar, in der individuelle psychotherapeutische und pharmkotherapeutische Interventionen – am Therapieprozess orientiert – erfolgen können. Die PORT-Empfehlungen befürworten psychosoziale Unterstützungsmaßnahmen bei schizophrenen Patienten ausdrücklich (Lehman et al. 2004). Die Verbesserung von Alltagsfertigkeiten und sozialen Fertigkeiten wird hervorgehoben. Neuere Entwicklungen haben zur Etablierung eines mobilen Bezugspersonensystems im Pflegebereich geführt. Mitglieder dieses therapeutischen Teams nehmen bereits in der stationären Phase mit dem Patienten Kontakt auf und bleiben als stützende Bezugspersonen auch bis in die ambulante Phase hinein wirksam. Das Bezugspersonensystem unterstützt den Patienten in der ambulanten Phase, interveniert in den Familien und soll eine frühe Rückfallsprävention ermöglichen. Spezielle Rehabilitationseinrichtungen zur Nachbehandlung schizophrener Jugendlicher sind als Kooperationsmodelle mit der Jugendhilfe eingerichtet (z. B. Rehabilitationseinrichtung Leppermühle bei Marburg) und können vor allem bei komplizierten Verläufen eine wertvolle Unterstützung zur Bewältigung der alterstypischen Entwicklungsaufgaben leisten (Martin 1991; Remschmidt et al. 2001).

Tab. 5-102: Sozialtherapie

Symptomreduktion	protektives Milieu Nähe-Distanz Kontakt Engagement Unterstützung
Beziehungsaufbau	Kommunikation positive Interaktion Bindungsbeziehung nonverbale Therapieverfahren
Entwicklungsförderung	soziales Lernen Fertigkeiten-Training Ergotherapie Berufsausbildung, Schule
Prävention	Sozialarbeit soziales Netzwerk

Psychotherapeutische Maßnahmen

Den aktuellen Stand der Psychotherapie-Forschung bei erwachsenen schizophrenen Patienten geben die Practice Guidelines der American Psychiatric Association wieder (Lehman u. Lieberman 2004). Auskunft über therapeutische Effizienzstudien bei Kindern und Jugendlichen geben Schulz und Remschmidt (2001; s. auch Abb. 5-37).

Während klassische psychoanalytische Vorgehensweisen zum gegenwärtigen Zeitpunkt bei der Behandlung der schizophrenen Psychosen nicht empfohlen werden können, haben sich mehr supportiv orientierte und psychoedukative Verfahren durchgesetzt und in ihrer Effizienz auch nachweisen lassen. Tiefenpsychologische Orientierungen äußern sich mehr in der Selbstreflexion des therapeutischen Teams und in einem Versuch, den therapeutischen Prozess zu reflektieren, während therapeutische Angebote und Maßnahmen stärker verhaltensorientiert sind (du Bois u. Günter 2000). Es existieren an der Verhaltenstherapie orientierte Programme zur Reduktion von produktiven Symptomen, wie Halluzinationen und Wahnvorstellungen bei Therapieresistenz. Untersuchungen von Kingdon et al. (1994), Tarrier et al. (1993; 1999) und Kuipers et al. (1997) konnten die Wirkung solcher Maßnahmen bestätigen. Tarrier et al. (2004) konnten sogar bei Erst- und Frühmanifestationen einen symptomverbessernden Effekt durch kognitiv-behaviorale Maßnahmen nachweisen, wenn diese zusätzlich zu üblichen Neuroleptika-Behandlungsmaßnahmen angeboten wurden. Empirische Studien zum Training sozialer Fertigkeiten (Liberman u. Corrigan 1993) konnten eine Verbesserung in sozialer Anpassung und Befindlichkeit bei Erwachsenen nachweisen. Kognitiv orientierte psychologische Therapieprogramme (Roder et al. 1996) und Verfahren zur Bewältigung von mal-

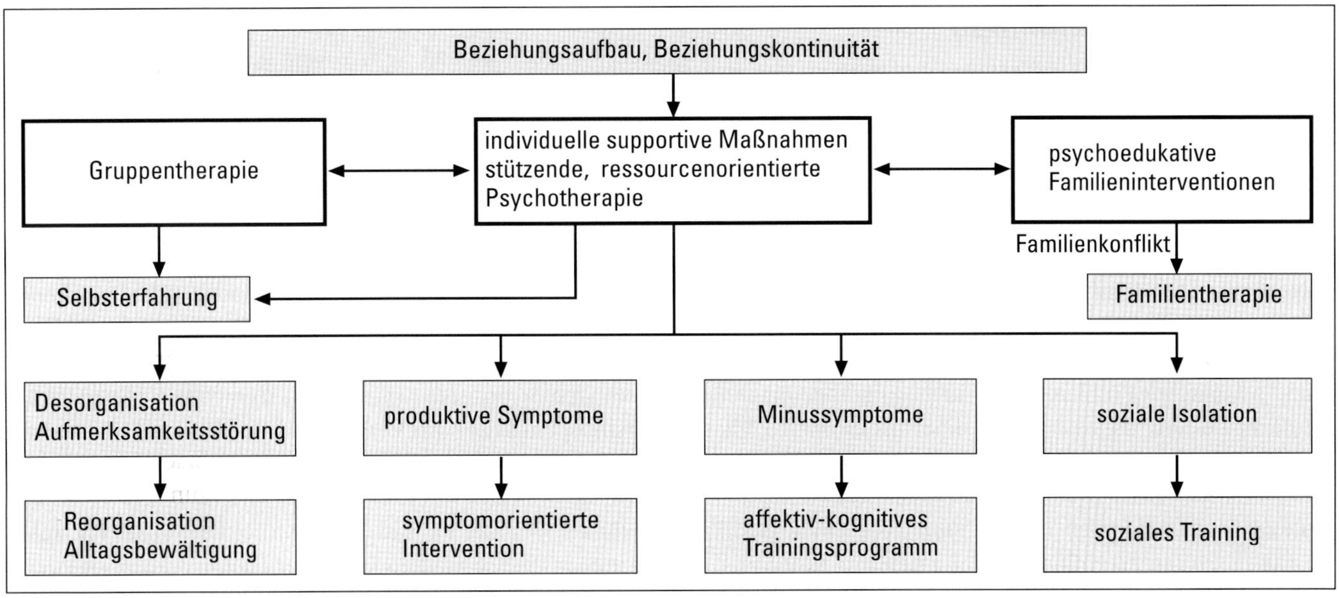

Abb. 5-37: Psychotherapie der Schizophrenie

adaptiven Emotionen (Hodel et al. 1998) werden in den nächsten Jahren zur Entwicklung von Trainingsprogrammen für emotionale Intelligenz führen. Familienorientierte Interventionen konnten ebenfalls ihre Effizienz unter Beweis stellen (Übersicht bei Asarnow et al. 2001). Sie werden in den PORT-Empfehlungen zur Schizophrenie-Behandlung ebenso ausdrücklich erwähnt wie kognitiv-behaviorale Interventionen (Lehman et al. 2004). Die Tabelle 5-103 gibt eine Übersicht über die therapeutischen Gesamtziele.

Die therapeutischen Maßnahmen sollen den Überstieg des Patienten aus seiner rein privaten Nebenrealität, die durch wahnhafte Welt-Interpretationen gekennzeichnet ist, in die gemeinsame Realität unterstützen. Nicht durch Überzeugung, sondern durch identifikatorische Prozesse kann der Überstieg ermöglicht werden. Der Patient selbst tritt in Distanz zu seinen überwertigen Ideen. Die notwendige Auseinandersetzung mit dem Beginn der schizophrenen Erkrankung und mit möglichen Anzeichen der nahenden subjektiven Katastrophe ist von hoher präventiver Bedeutung. Die Konzepte der Basissymptome und psychopathologischen Übergangsreihen sind dabei hilfreich. Dem Patienten soll die subjektive Kontrolle über Beginn oder Nicht-Beginn eines neuen psychotischen Geschehens vermittelt werden. Der Aufbau von neuen sozialen Kontakten und Beziehungen kann durch das therapeutische Team unterstützt werden. Für Konflikte und Probleme können Bewältigungsstrategien erarbeitet werden. Maßnahmen zur subjektiven Stressverringerung sind Teil des therapeutischen Repertoires. Die Lösung der alterstypischen Entwicklungsaufgaben soll durch das therapeutische Team unterstützt werden, das auch Maßnahmen zur Stärkung des Selbst trifft. Dazu gehören:

- positive Selbsterfahrungen im emotionalen Bereich
- erfolgsorientierte kommunikative Angebote
- Ausdifferenzierung von Kompetenzen und Talenten in kreativen Gruppentherapien

Schließlich gilt es, den Patienten ein Vulnerabilitätsbewusstsein einer besonderen Empfindlichkeit und Verletzlichkeit zu vermitteln. Da die Therapie psychotischer Jugendlicher immer ein polyvalentes Angebot darstellt, ist die Abstimmung der einzelnen Interventionen untereinander ein wichtiges Ziel. Gegenüber einer strengen Schulen-Treue einzelner psychotherapeutischer Ausbildungskurrikula sollte in der Therapie schizophrener Patienten, gerade im Kindes- und Jugendalter, eine kreative, kontextabhängige Vorgangsweise vorgezogen werden (Resch 1994b; 2004).

Tab. 5-103: Therapeutische Richtlinien bei adoleszenten Psychosen

- Hilfe beim Überstieg in der akuten Phase
- Aufarbeiten der psychotischen Episode
- Verbesserung der Kontaktfähigkeit und Affiliation
- Verbesserung von Konflikt- und Problemlösungsstrategien
- Unterstützung bei der Bewältigung von Entwicklungsaufgaben
- Verbesserung des Selbstwertes
- Erkennen persönlicher Grenzen und Ressourcen (Vulnerabilitätsbewusstsein)
- Koordination des multiprofessionellen Teams

Präventive Maßnahmen

Besonders modern sind mittlerweile Früherkennung und Frühintervention, um floride psychotische Symptome zu verhindern. Neben der universellen Prävention, die allgemeine öffentliche Maßnahmen zur Risikoverringerung darstellt (z. B. Verhinderung intrauteriner Infektionen etc.), bezieht sich die selektive Prävention auf jene Subgruppen der Bevölkerung, deren Risiko, einmal schizophren zu erkranken, erhöht ist (z. B. Kinder schizophrener Eltern). Die indizierte Prävention schließlich betrifft jene Individuen, die selbst aufgrund psychischer Probleme Hilfe suchen und bei denen der Verdacht besteht, dass sie sich in einer prodromalen Phase befinden. Systematische Therapieversuche zur Behandlung von Patienten in der prodromalen Phase werden derzeit in multizentrischen Studien durchgeführt. Vor einer medikamentösen Frühintervention bei Patienten mit prodromaler Symptomatik muss aus gegenwärtiger Sicht ausdrücklich gewarnt werden. Die Symptomatik des schizophrenen Vorfeldes ist unspezifisch und in ähnlicher Weise auch bei einer Reihe von adoleszentären Krisen zu finden, die nicht in schizophrene Psychosen münden – eine zu rasch einsetzende Prophylaxe birgt die Gefahr in sich, dass auch Patienten ohne Psychose-Gefährdung Neuroleptika (mit all ihren Anwendungsrisiken) erhalten könnten. Bevor nicht eine bessere Erkennung der tatsächlich Gefährdeten möglich ist, muss sich jegliche Frühintervention vor Psychose-Ausbruch auf supportive psychoedukative Maßnahmen oder auf die spezifische Behandlung anderer komorbider Zielsymptome (z. B. Angst) beschränken (Resch et al. 2004a; 2004b). Die präventive Effizienz solcher Maßnahmen muss dahingestellt bleiben, da bei keinem Patienten mit Sicherheit gesagt werden kann, ob er durch entsprechende Interventionen vor dem Vollbild einer Psychose bewahrt blieb oder ob er vielleicht sowieso niemals eine Psychose bekommen hätte! Das Auffinden spezifischer prodromaler Symptomkonstellationen bleibt eine große Herausforderung (McGorry 1998).

5.12.7 Verlauf und Prognose

Das Auftreten psychotischer Symptome verschlimmert den Verlauf einer Reihe von psychischen Störungen des Jugendalters – insbesondere die Depression (Phillips et al. 2000). Die Schizophrenie im Kindes- und Jugendalter zeigt auch noch gegenüber psychotischen Formen mit späterem Beginn eine deutlich ungünstigere Verlaufsgestalt. Merry und Werry (2001) geben einen Überblick über acht Studien, die seit 1990 durchgeführt wurden. Dabei zeigt sich, dass nur zwischen 20 und 28 % der Patienten eine gute Prognose besitzen; zwischen 20 und 30 % zeigen geringe Beeinträchtigungen, und etwa die Hälfte der Patienten leidet bis ins Erwachsenenalter hinein an ihrer schizophrenen Erkrankung. Auch nach 42 Jahren (s. die Follow-up-Studie von Eggers und Bunk [1997]) zeigten sich immer noch 50 % der Fälle beeinträchtigt.

Werden Einzelsymptome unter klinischen Aspekten erfasst, erscheinen nur 10–25 % der erwachsenen Schizophrenen komplett symptomfrei (Merry u. Werry 2001). Diskrete Denkstörungen finden sich in 75–80 %. 60–75 % beschreiben noch immer positive psychotische Symptome, die nach der Ersthospitalisation im Verlauf aufgetreten waren. Vor allem die Negativsymptome werden als besonders belastend erlebt, sie verkomplizieren den postpsychotischen Verlauf in mehr als 50 % der Fälle, wobei etwa ein Drittel der Patienten bereits in frühen Stadien (nach der Erstmanifestation) deutliche Minussymptome erlebte. Kindliche Psychosen scheinen eine noch ungünstigere Prognose aufzuweisen, nach 27 Jahren waren nur vier von 57 psychotischen Kindern symptomfrei. Rund drei Viertel der Patienten benötigen weitere therapeutische Betreuung (Gillberg et al. 1993; Schmidt et al. 1995).

Betrachtet man die soziale Anpassung, kommt man zu ähnlichen Ergebnissen: Sozial unbeeinträchtigt im Erwachsenenalter sind die Verläufe je nach Studie nur in 14–30 % (Westermeyer u. Harrow 1988; Merry u. Werry 2001). Die Psychose im Kindes- und Jugendalter hat einen tiefgreifenden Einfluss auf die weitere Entwicklung. Die Patienten leben oft bis weit ins Erwachsenenalter hinein mit ihren Eltern und können die Entwicklungsaufgabe der Ablösung nicht bewältigen. Gut ein Viertel der Kohorte von Schmidt et al. (1995) brauchte unmittelbare institutionelle Unterstützung. Im Vergleich zur Psychose des Erwachsenenalters hatten die früh beginnenden Psychosen deutliche Zeichen der sozialen Beeinträchtigung aufzuweisen.

Schulkarriere und Ausbildung weisen in den meisten Fällen einen deutlichen Knick auf. Schon im Erwachsenenalter haben 50–75 % der Patienten Defizite in ihrem Arbeitsleben zu verzeichnen. In der Kohorte von Werry et al. (1991) verfolgten nur 17 % eine Schulkarriere oder waren vollzeitbeschäftigt.

Die Tabelle 5-104 gibt eine Übersicht über Prädiktoren eines günstigen und ungünstigen Verlaufs der schizophrenen Psychosen. Dabei wird deutlich, dass nicht nur das Alter bei Beginn und männliches Geschlecht, sondern das Auftreten von beeinträchtigenden Minussymptomen im Rahmen des Prodroms ungünstige Auswirkungen besitzen. Auch die sozialen Anforderungen komplexer Zivilisationen scheinen den Langzeitverlauf ungünstig zu beeinflussen.

Tab. 5-104: Verlaufsprädiktoren schizophrener Psychosen (mod. nach Riecher-Rössler u. Rössler 1998)

günstig	ungünstig
• höheres Lebensalter bei Erkrankungsbeginn	• früher Erkrankungsbeginn
• weibliches Geschlecht	• männliches Geschlecht
• verheiratet/stabile Partnerschaft	• unverheiratet/ohne stabile Partnerschaft
• prämorbid gesellig	• prämorbid schizoid
• gute prämorbide Sozialanpassung	• schlechte prämorbide Sozialanpassung
• psychoreaktiver Auslöser	• genetisches Risiko
• akuter Beginn	• schleichender Beginn
• affektive Symptome zu Beginn	• negative Symptome zu Beginn
• Niedrig-Expressed-Emotion(NEE)-Status der Angehörigen	• Hoch-Expressed-Emotion(HEE)-Status der Anghörigen
• Leben in Entwicklungsländern	• Leben in Industrieländern

Die sozialen Chancen in einer stark nach ökonomischen Kriterien ausgerichteten Informationsgesellschaft sind auch bei psychopathologischer Genese schon durch geringe Beeinträchtigungen der Belastbarkeit deutlich reduziert. Wie sehr sich die subjektive Erfahrung mangelnder Lebenschancen auf die rehabilitative Motivation und einen möglicherweise freiwilligen Rückzug in psychotische Nebenrealitäten auswirkt, ist bislang nicht systematisch untersucht worden.

Eine wesentliche Problematik im Verlauf der Schizophrenien stellt die Suizidalität dar. Es ist bekannt, dass etwa 10–13 % der schizophren Erkrankten an Suizid sterben (Merry u. Werry 2001; Pompili et al. 2004). Suizidgedanken treten auch bei früh beginnenden Psychosen auf, und zwar in etwa einem Drittel der Fälle. Bei Adoleszentenpsychosen liegt die Suizidrate zwischen zwei und 15 %. In einer eigenen Untersuchung zu den motivationalen Rahmenbedingungen von Suizidhandlungen konnten wir zeigen, dass in gut zwei Drittel der Fälle die Patienten in einem psychosefreien Intervall im Sinne von Bilanzierung und Depression Suizid verüben (Resch u. Strobl 1989). Dies stellt eine Herausforderung an die therapeutische Betreuung dar.

Auch wenn auf der einen Seite überzeugend postuliert wird, dass frühe Verlaufsformen der Schizophrenie eher virulente Krankheitsmanifestationen darstellen könnten, wobei eine starke biologische Prädisposition festzustellen ist, muss der biologische Determinismus der ungünstigen Verläufe trotzdem angezweifelt werden. Es gibt Studien, die davon ausgehen, dass gerade die familiäre Belastung mit guten Prognosen behaftet ist – im Vergleich zu sporadischen Verläufen mit schleichendem Beginn und starker Negativsymptomatik. Betrachtet man die unsystematischen Versuche der Therapie in vielen Zentren und die Kluft, die nicht selten zwischen kinder- und jugendpsychiatrischen und erwachsenenpsychiatrischen Behandlungsangeboten spürbar wird – eine Kluft, in die nicht selten der Patient fällt und somit unbetreut bleibt –, dann sollten uns diese negativen Verläufe gegenüber unseren Therapie- und Nachsorgemaßnahmen kritisch machen: Gerade unter Entwicklungsperspektiven erscheint es klar, dass der schizophrene Einbruch in einer Zeit vieler psychosozialer Weichenstellungen ungünstige Entwicklungseinflüsse haben muss. Die weitere schulische und berufliche Karriere, der Kontakt zu Gleichaltrigen und die in Ablösung begriffene Beziehung zu den Eltern bei Jugendlichen wird durch das psychotische Geschehen massiv beeinträchtigt und kann in der weiteren Folge nicht einfach einem natürlichen Verlauf überlassen werden: Ein besseres Behandlungsangebot könnte die negative Verlaufsbilanz bessern helfen!

5.12.8 Forschungsanliegen und Ausblick

Trotz eines enormen Wissenszuwachses in den letzten 15 Jahren ist die schizophrene Erkrankung des Kindes- und Jugendalters mit vielen Rätseln behaftet. In Zukunft wird es wichtig sein, die Einzelbefunde zu Ätiologie und Pathogenese in ein Gesamtbild eines Entwicklungsmodells zu integrieren. Mehrebenenuntersuchungen, die zwischen den Einzelbefunden mathematisch formulierbare Zusammenhänge erkennen lassen, sind daher gefragt. Insbesondere Untersuchungen neuropsychologischer Parameter unter komplexen Bedingungen, wie Zeitdruck und Ablenkung, die dann mit entsprechenden bildgebenden Verfahren zur Aktivitätsmessung einzelner Hirnregionen kombiniert werden, sind dringend erforderlich.

Eine weitere Forschungsstrategie muss sich mit der Frage beschäftigen, ob entsprechende neurobiologische und neuropsychologische Parameter im Sinne eines angeborenen Defektes zu interpretieren sind oder diese sich erst im Verlauf der Vulnerabiliäts- und Krankheitsentwicklung herausbilden. Danach könnten präventive Programme orientiert werden.

Schließlich muss es ein wesentliches Ziel der Früherkennung sein, spezifische Früherkennungszeichen der beginnenden Psychose auszumachen, um rechtzeitig eine indizierte Prävention betreiben zu können. Solche spezifischen Prodromalparameter wären als Vulnerabilitätsparameter auf biologischer, psychologischer und sozialer Ebene definierbar.

Die Therapie-Forschung muss um neurogenetische Forschungsbereiche erweitert werden, vielleicht können wir dereinst spezifischer an zerebralen Rezeptoren wirksame Pharmaka oder an spezifische Transducer gekoppelte Pharmaka auch im Kindes- und Jugendalter zur Anwendung bringen, die nicht eine solche Fülle problematischer Nebenwirkungen wie die heutigen Psychopharmaka mit sich bringen. Schließlich müssen die psychotherapeutischen und soziotherapeutischen Maßnahmen ausdifferenziert, verfeinert und im Gesamtbehandlungsplan als individuelles Therapie-Angebot, das dem Heilungsprozess des Patienten zu jedem Zeitpunkt Rechnung trägt, eingebaut werden. Gerade im Bereich der Überprüfung solcher Therapiemodelle stehen wir erst am Anfang.

Literatur

Adler DA, Pajer K, Ellison JM, Dorwart R, Siris S, Goldman H, Lehman A, Berlant J (1995). Schizophrenia and the life cycle. Community Ment Health J; 31(3): 249–62.

Amminger GP, Resch F, Mutschlechner R, Friedrich MH, Ernst E (1997). Premorbid adjustment and remission of positive symptoms in first-episode psychosis. Eur Child Adolesc Psychiatry; 6: 212–8.

Amminger GP, Schlogelhofer M, Lehner T, Looser Ott S, Friedrich MH, Aschauer HN (2000). Premorbid performance IQ deficit in schizophrenia. Acta Psychiatr Scand; 102(6): 414–22.

Asarnow JR (1994). Annotation: childhood-onset schizophrenia. J Child Psychol Psychiatry; 35(8): 1345–71.

Asarnow JR, Karatekin C (2001). Neurobehavioral perspective. In: Remschmidt H (ed). Schizophrenia in Children and Adolescents. Cambridge: Cambridge University Press; 135–67.

Asarnow JR, Tompson M, Goldstein JM (2001). Psychosocial factors: the social context of child and adolescent onset schizophrenia. In: Remschmidt H (ed). Schizophrenia in Children and Adolescents. Cambridge: Cambridge University Press; 168–91.

Asperger H (1944). Die autistischen Psychopathen im Kindesalter. Arch Psychiatrie Nervenkrankheiten; 117: 76–136.

Australian Clinical Guidelines for Early Psychosis (1998). National Mental Health strategy. Melbourne.

Badura F, Trott GE, Mehler C, Scheuerpflug P, Hofmann E, Warmuth-Metz M, Nadjmi M, Solymosi L, Warnke A (2001). A study of cranial computertomograms in very early and early onset schizophrenia. J Neur Transm; 108: 1335–44.

Bateson G, Jackson DD, Haley J, Weakland J (1996). Auf dem Weg zu einer Schizophrenie-Theorie. In: Bateson G, Jackson DD, Haley J, Weakland J, Wynne LC (Hrsg). Schizophrenie und Familie. Frankfurt a. M.: Suhrkamp; 11–42.

Bebbington P, Wilkins S, Sham P, Jones P, van Os J, Murray R, Toone B, Lewis S (1996). Life events before psychotic episodes: do clinical and social variables affect the relationship? Soc Psychiatry Psychiatr Epidemiol; 31(3–4): 122–8.

Beckmann H, Senitz D (2002). Developmental malformations in cerebral structures in „endogenous psychoses". J Neural Transm; 109(3): 421–31.

Ben-Shachar D (2002). Mitochondrial dysfunction in schizophrenia: A possible linkage to dopamine. J Neurochem; 83: 1241–51.

Beratis S, Gabriel J, Hoidas S (1994). Age at onset in subtypes of schizophrenic disorders. Schizophr Bull; 20(2): 287–96.

Berner P (1979). Psychiatrische Systematik: ein Lehrbuch. Bern: Huber.

Birchwood M, McGorry P, Jackson H (1997). Early intervention in schizophrenia. Br J Psychiatry; 170: 2–5.

Blakemore SJ, Frith C (2000). Functional neuroimaging studies of schizophrenia. In: Mazziotta JC, Toga AW, Frackowiak RSJ (eds). Brain Mapping. The Disorders. San Diego, London: Academic Press; 523–44.

Blanchard JJ, Squires D, Henry T, Horan WP, Bogenschutz M, Lauriello J, Bustillo J (1999). Examining an affect regulation model of substance abuse in schizophrenia. The role of traits and coping. J Nerv Ment Dis; 187(2): 72–9.

Bleuler E (1911). Dementia praecox oder die Gruppe der Schizophrenien. Leipzig: Deuticke.

Bleuler E (1975). Lehrbuch der Psychiatrie. Berlin: Springer.

Brickman AM, Buchsbaum MS, Bloom R, Bokhoven P et al. (2004). Neuropsychological functioning in first-break, never-medicated adolescents with psychosis. J Nerv Ment Dis; 192(9): 615–22.

Brown GW, Birley JL, Wing JK (1972). Influence of family life on the course of schizophrenic disorders: a replication. Br J Psychiatry; 121(562): 241–58.

Burd L, Kerbeshian J (1987). A North Dakota prevalence study of schizophrenia presenting in childhood. J Am Acad Child Adolesc Psychiatry; 26(3): 347–50.

Bürgin D, Meng H (ed) (2004). Childhood and Adolescent Psychosis. Basel: Karger.

Calkins ME, Curtis CE, Grove WM, Iacono WG (2004). Multiple dimensions of schizotypy in first degree biological relatives of schizophrenia patients. Schizophr Bull; 30: 317–25.

Cannon TD, Mednick SA (1993). The schizophrenia high risk project in Copenhagen: three decades of progress. Acta Psychiatr Scand; 370, Suppl: 33–47.

Cannon TD, Bearden CE, Hollister JM, Rosso IM, Sanchez LE, Hadley T (2000). Childhood cognitive functioning in schizophrenia patients and their unaffected siblings: a prospective cohort study. Schizophr Bull; 26(2): 379–93.

Cannon TD, Mednick SA, Parnas J (1990). Antecedents of predominantly negative- and predominantly positive-symptom schizophrenia in a high-risk population. Arch Gen Psychiatry; 47: 622–32.

Cantwell R, Brewin J, Glazebrook C, Dalkin T, Fox R, Medley I, Harrison G (1999). Prevalence of substance misuse in first-episode psychosis. Br J Psychiatry; 174: 150–3.

Caplan R (1994). Childhood schizophrenia assessment and treatment: a developmental approach. In: Volkmar FR (ed). Psychoses and Pervasive Developmental Disorders. Philadelphia: Saunders; 15–30.

Chapman LJ, Chapman JP, Kwapil TR, Eckblad M, Zinser MC (1994). Putatively psychosis-prone subjects 10 years later. J Abnorm Psychol; 103(2): 171–83.

Ciompi L (1982). Affektlogik über die Struktur der Psyche und ihre Entwicklung. Stuttgart: Klett-Cotta.

Ciompi L (1991). Affect logic and schizophrenia. In: Eggers C (ed). Schizophrenia and Youth. Heidelberg: Springer: 15–27.

Clark AF, Lewis SW (1998). Treatment of schizophrenia in childhood and adolescence. J Child Psychol Psychiatry; 39(8): 1071–81.

Cornblatt B, Obuchowski M, Roberts S, Pollack S, Erlenmeyer-Kimling L (1999). Cognitive and behavioral precursors of schizophrenia. Dev Psychopathol; 11(3): 487–508.

David AS, Malmberg A, Brandt L, Allebeck P, Lewis G (1997). IQ and risk for schizophrenia: a population-based cohort study. Psychol Med; 27(6): 1311–23.

DeLisi LE (1997). Is schizophrenia a lifetime disorder of brain plasticity, growth and aging? Schizophr Res; 23(2): 119–29.
Doane JA, West KL, Goldstein MJ, Rodnick EH, Jones JE (1981). Parental communication deviance and affective style. Arch Gen Psychiatry; 38: 679–85.
Done JD, Johnstone EC, Frith CD, Golding J, Shepherd PM, Crow TJ (1991). Complications of pregnancy and delivery in relation to psychosis in adult life: data from the British perinatal mortalitiy survey sample. Br Med J; 302(29): 1576–80.
Dror N, Klein E, Karry R, Sheinkman A, Kirsh Z, Mazor M, Tzukerman M, Ben-Shachar D (2002). State-dependent alterations in mitochondrial complex I activity in platelets: a potential peripheral marker for schizophrenia. Mol Psychiatry; 7: 995–1001.
du Bois R, Günter M (2000). Psychoanalytisch orientierte Behandlung schwerer juveniler Psychosen im stationären Setting. Forum Psychoanal; 16: 315–30.
Eggers C, Bunk D (1997). The long-term course of childhood-onset schizophrenia: a 42-year follow up. Schizophr Bull; 23(1): 105–17.
Ellison Z, van Os J, Murray R (1998). Special feature: childhood personality characteristics of schizophrenia: manifestations of, or risk factors for, the disorder? J Personal Disord; 12(3): 247–61.
Emminghaus H (1887). Die Psychischen Störungen des Kindesalters. Tübingen: Laupp.
Erlenmeyer-Kimling L, Squires-Wheeler E, Adamo UH, Bassett AS, Cornblatt BA, Kestenbaum CJ, Rock D, Roberts SA, Gottesman II (1995). The New York High-Risk Project. Psychoses and cluster A personality disorders in offspring of schizophrenic parents at 23 years of follow-up. Arch Gen Psychiatry; 52(10): 857–65.
Falkai P, Schneider-Axmann T, Honer WG (2000). Entorhinal cortex pre-alpha clusters in schizophrenia: quantitative evidence of a developmental abnormality. Biol Psychiatry; 47: 937–43.
Findling RL, Friedman L, Kenny JT, Swales TP, Cola DM, Schulz SC (1995). Adolescent schizophrenia: a methodologic review of the current neuroimaging and neuropsychologic literature. J Autism Dev Disord; 25(6): 627–39.
Fish B (1984). Characteristics and sequelae of the neurointegrative disorder in infants at risk for schizophrenia: 1952–1982. In: Watt NF, Anthony EJ, Wynne LC, Rolf JE (eds). Children at Risk for Schizophrenia: A longitudinal perspective. Cambridge: Cambridge University Press; 423–39.
Fleischhaker C, Schulz E, Remschmidt H (2004). Psychotische Störungen und Substanzmißbrauch bei Jugendlichen und jungen Erwachsenen. In: Remschmidt H (Hrsg). Schizophrene Erkrankungen im Kindes- und Jugendalter. Stuttgart, New York: Schattauer; 41–50.
Flekkoy K (1987). Epidemiologie und Genetik. In: Kisker KP, Lauter HE, Meyer JE, Müller C, Strømgren E (Hrsg). Schizophrenien. Berlin: Springer: 120–53.
Franzek E, Beckmann H (1993). Schizophrenia and birth seasonality – contrary results in relation to genetic risk. Fortschr Neurol Psychiatrie; 61(1): 22–6.
Franzek E, Beckmann H (1996). Gene-environment interaction in schizophrenia: season-of-birth effect reveals etiologically different subgroups. Psychopathology; 29(1): 14–26.
Galeno R, Molina M, Guirao M, Isoardi R (2004). Severity of negative symptoms in schizophrenia correlated to hyperactivity of the left globus pallidus and the right claustrum. A PET study. World J Biol Psychiatry; 5: 20–5.
Gillberg C (2001). Epidemiology of early onset schizophrenia. In: Remschmidt H (ed). Schizophrenia in Children and Adolescents. Cambridge: Cambridge University Press; 43–59.
Gillberg IC, Hellgren L, Gillberg C (1993). Psychotic disorders diagnosed in adolescence. Outcome at age 30 years. J Child Psychol Psychiatry; 34(7): 1173–85.
Gogtay N, Sporn A, Clasen LS, Nugent TF, Greenstein D, Nicolson R, Giedd JN, Lenane M, Gochman P, Evans A, Rapoport JL (2004). Comparison of progressive cortical gray matter loss in childhood-onset schizophrenia with that in childhood-onset atypical psychoses. Arch Gen Psychiatry; 61: 17–22.
Goldstein MJ (1987). The UCLA High-Risk Project. Schizophr Bull; 13(3): 505–14.
Gordon CT, Frazier JA, McKenna K, Giedd J, Zametkin A, Zahn T, Hommer D, Hong W, Kaysen D, Albus KE et al. (1994). Childhood-onset schizophrenia: an NIMH study in progress. Schizophr Bull; 20(4): 697–712.
Gray JA (1982). The Neuropsychology of Anxiety: An inquiry into the function of the septohippocampal system. New York: Oxford University Press.
Green MF (1996). What are the functional consequences of neurocognitive deficits in schizophrenia? Am J Psychiatry; 153(3): 321–30.
Grüsser OJ (1991). Impairment of perception and recognition of faces, facial expression and gestures in schizophrenic children and adolescents. In: Eggers C (ed). Schizophrenia and Youth. Heidelberg: Springer: 100–18.
Haefner H, Riecher A, Maurer K, Fätkenheuer B, Löffler W, an der Heiden W, Munk-Jorgensen P, Strømgren E (1991). Geschlechtsunterschiede bei schizophrenen Erkrankungen. Fortschr Neurol Psychiatrie; 59: 343–60.
Haefner H, Loeffler W, Maurer K (1994). The epidemiology of early schizophrenia influence of age and gender on onset and early course. Br J Psychiatry; 164, Suppl 23: 29–38.
Haefner H, an der Heiden W (1997). Epidemiology of schizophrenia. Can J Psychiatry; 42: 139–51.
Hahlweg K, Dose M (1998). Schizophrenie. Göttingen: Hogrefe.
Hans SL, Marcus J, Henson L, Auerbach JG, Mirsky AF (1992). Interpersonal behavior of children at risk for schizophrenia. Psychiatry; 55(4): 314–35.
Hans SL, Auerbach JG, Styr B, Marcus J (2004). Offspring of parents with schizophrenia: mental disorders during childhood and adolescence. Schizophr Bull; 30(2): 303–15.
Heller T (1908). Über Dementia infantilis. Zeitschrift zur Erforschung und Behandlung Jugendlichen Schwachsinns; 2: 17–9.
Henry AD, Coster WJ (1996). Predictors of functional outcome among adolescents and young adults with psychotic disorders. Am J Occupation Ther; 50(3): 171–81.
Hildebrandt H, Brand A, Mahler A, Kleen IK, Spannhuth K (1998). Gedächtnisstörungen bei psychopathologischen Untergruppen schizophrener Störungen. Z Klin Psychol; 27(1): 41–50.
Hodel B, Brenner HD, Merlo MCG, Teuber JF (1998). Emotional management therapy in early psychosis. Br J Psychiatry; 172: 128–33.
Hollis C (1995). Child and adolescent (juvenile onset) schizophrenia. A case control study of premorbid developmental impairments. Br J Psychiatry; 166(4): 489–95.
Hollis C (2000). Adult outcomes of child- and adolescent-onset schizophrenia: diagnostic stability and predictive validity. Am J Psychiatry; 157(10): 1652–9.
Holzman PS (2000). Eye movements and the search for the essence of schizophrenia. Brain Res Brain Res Rev; 31(2–3): 350–6.
Huber G, Gross G (1997). Advances in therapy and prevention of schizophrenic disorders. Neurol Psychiatry Brain Res; 5: 1–8.
Indredavik MS, Vik T, Heyerdahl S, Kulseng S, Fayers P, Brubakk AM (2004). Psychiatric symptoms and disorders in adolescents with low birth weight. Arch Dis Child Fetal Neonatal Ed; 89: F445–50.
Jacobsen LK, Rapoport JL (1998). Research update: childhood-onset schizophrenia: implications of clinical and neurobiological research. J Child Psychol Psychiatry; 39(1): 101–13.
Jaspers K (1973). Allgemeine Psychopathologie. Berlin: Springer.
Jones P, Rodgers B, Murray R, Marmot M (1994). Child development risk factors for adult schizophrenia in the British 1946 birth cohort. Lancet; 344: 1398–402.
Jones PB, Rantakallio P, Hartikainen AL, Isohanni M, Sipila P (1998). Schizophrenia as a long-term outcome of pregnancy, delivery, and perinatal complications: a 28-year follow-up of the 1966 north Finland general population birth cohort. Am J Psychiatry; 155(3): 355–64.

Kafantaris V (1996). Diagnostic issues in childhood psychosis. Curr Opin Psychiatry; 9: 247–50.

Kalus P, Senitz D, Beckmann H (1999) Cortical layer changes in schizophrenia: a marker for impaired brain development? J Neur Transm; 104: 549–59.

Kanner L (1944). Child psychiatry: early infantile autism. J Pediatr; 25: 211–7.

Karatekin C, Asarnow RF (1998). Working memory in childhood-onset schizophrenia and attention-deficit/hyperactivity disorder. Psychiatry Res; 80(2): 165–76.

Karp-Illowsky B, Garvey M, Jacobsen LK, Frazier JA, Hamburger SD, Bedwell JS, Rapoport JL (2001). Abnormal neurologic maturation in adolescents with early-onset schizophrenia. Am J Psychiatry; 158(1): 118–22.

Keshavan MS (1999). Development, disease and degeneration in schizophrenia: a unitary pathophysiological model. J Psychiatr Res; 33(6): 513–21.

Keshavan MS, Hogarty GE (1999). Brain maturational processes and delayed onset in schizophrenia. Dev Psychopathol; 11(3): 525–43.

Keshavan MS, Schooler NR, Sweeney JA, Haas GL, Pettegrew JW (1998). Research and treatment strategies in first-episode psychoses. Br J Psychiatry; 172: 60–5.

Keshavan MS, Duggal HS, Veeragandham G, McLaughlin NM, Montrose DM, Haas GL, Schooler NR (2005). Personality dimensions in first-episode psychoses. Am J Psychiatry; 162: 102–9.

King RA (1994). Childhood-onset schizophrenia: development and pathogenesis. In: Volkmar FR (ed). Psychoses and Pervasive Developmental Disorders. Philadelphia: Saunders: 1–13.

King RA, Noshpitz J (1991). Pathways of Growth. Essentials of child psychiatry: psychopathology. New York: John Wiley.

King S (2000). Is expressed emotion cause or effect in the mothers of schizophrenic young adults? Schizophr Res; 45(1–2): 65–78.

Kingdon DG, Turkington D (1994). Cognitive Behavior Therapy of Schizophrenia. New York: Guilford Press.

Kirkpatrick B, Buchanan RW, Ross DE, Carpenter WT (2001). A separate disease within the syndrome of schizophrenia. Arch Gen Psychiatry; 58(2): 165–71.

Kirov G, Murray R (1997). The molecular genetics of schizophrenia: progress so far. Mol Med Today; 3(3): 124–30.

Klemm S, Gerhard UJ, Blanz B (2001). Schizophrenierisiko und Bildgebung zum zerebralen Membranmetabolismus. Z Kinder Jugendpsychiatrie Psychother; 29(1): 50–8.

Klosterkötter J (1988). Basissymptome und Endphänomene der Schizophrenie. Berlin: Springer.

Klosterkötter J (Hrsg) (1998a). Frühdiagnostik und Frühbehandlung. Berlin: Springer.

Klosterkötter J (1998b). Zur definitorischen Neufassung der schizophrenen Störung in ICD-10 und DSM-IV. Fortschr Neurol Psychiatrie; 66: 133–43.

Klosterkötter J, Albers M, Steinmeyer EM, Hensen A, Saß H (1994). Positive oder negative Symptome. Was ist brauchbarer für die Diagnose Schizophrenie? Nervenarzt; 65: 444–53.

Klosterkötter J, Hellmich M, Steinmeyer EM, Schultze-Lutter F (2001). Diagnosing schizophrenia in the initial prodromal phase. Arch Gen Psychiatry; 58(2): 158–64.

Kraepelin E (1893). Ein kurzes Lehrbuch für Studierende und Ärzte. Leipzig: Abel.

Kuipers E, Garety P, Fowler D, Dunn G, Bebbington P, Freeman D, Hadley C (1997). London-East Anglia randomised controlled trial of cognitive-behavioural therapy for psychosis. I: Effects of the treatment phase. Br J Psychiatry; 171: 319–27.

Lambert M, Perro C, Holzbach R, Krausz M, Naber D (1999). Olanzapin. Ein Antipsychotikum der zweiten Generation in der Behandlung schizophrener Erkrankungen. Psychopharmakotherapie; 6(2): 38–52.

Lang UE, Jockers-Scherübl MC, Hellweg R (2004). State of the art of the neurotrophin hypothesis in psychiatric disorders: implications and limitations. J Neural Transm; 111: 387–411.

Larsen TK, Opjordsmoen S (1996). Early identification and treatment of schizophrenia: conceptual and ethical considerations. Psychiatry; 59(4): 371–80.

Larsen TK, Johannessen JO, Opjordsmoen S (1998). First-episode schizophrenia with long duration of untreated psychosis. Br J Psychiatry; 172(33): 45–52.

Lehman AF, Lieberman JA (2004). Practice Guidelines for the Treatment of Patients with Schizophrenia. 2nd ed. Washington, DC: American Psychiatric Association.

Lehman AF, Kreyenbuhl J, Buchanan RW, Dickerson FB, Dixon LB, Goldberg R, Green-Paden LD, Tenhula WN, Boerescu D, Tek C, Sandson N, Steinwachs D (2004). The Schizophrenia Patient Outcome Research Team (PORT): Updated Treatment Recommendations 2003. Schizophr Bull; 30(2): 193–217.

Lempp R (1984). Psychische Entwicklung und Schizophrenie. Bern: Huber.

Lewis R (1998). Typical and atypical antipsychotics in adolescent schizophrenia: efficacy, tolerability, and differential sensitivity to extrapyramidal symptoms. Can J Psychiatry; 43(6): 596–604.

Liberman RP, Corrigan PW (1993). Designing new psychosocial treatments for schizophrenia. Psychiatry; 56(3): 238–49, discussion: 250–3.

Lipkin WI, Schneemann A, Solbrig MV (1995). Borna disease virus: implications for human neuropsychiatric illness. Trends Microbiol; 3(2): 64–9.

Malmberg A, Lewis G, David A, Allebeck P (1998). Premorbid adjustment and personality in people with schizophrenia. Br J Psychiatry; 172: 308–13, discussion: 314–5.

Marcus J, Auerbach J, Wilkinson L, Burack CM (1984). Infants at risk for schizophrenia: the Jerusalem Infant Development Study. In: Watt NF, Anthony EJ, Wynne LC, Rolf JE (eds). Children at Risk for Schizophrenia. Cambridge: Cambridge University Press; 440–64.

Marquardt RK, Levitt JG, Blanton RE, Caplan R, Asarnow R, Siddarth P, Fadale D, McCracken JT, Toga AW (2005). Abnormal development of the anterior cingulate in childhood-onset schizophrenia: a preliminary quantitative MRI study. Psychiatry Res Neuroimaging; 138: 221–33.

Martin M (1991). Verlauf der Schizophrenie im Jugendalter unter Rehabilitationsbedingungen. Stuttgart: Enke.

McCarley RW, Wible CG, Frumin M, Hirayasu Y, Levitt JJ, Fischer IA, Shenton ME (1999). MRI anatomy of schizophrenia. Biol Psychiatry; 45: 1099–119.

McGorry PD (1998). A stitch in time ... the scope for preventive strategies in early psychosis. Eur Arch Psychiatry Clin Neurosci; 248(1): 22–31.

McGorry PD, Edwards J (1998). The feasibility and effectiveness of early intervention in psychotic disorders: the Australian experience. Int Clin Psychopharmacol; 13(1): S47–S52.

McGorry PD, Singh BS, Connell S, McKenzie D, Van Riel RJ, Copolov DL (1992). Diagnostic concordance in functional psychosis revisited: a study of inter-relationships between alternative concepts of psychotic disorder. Psychol Med; 22: 367–78.

McInnis MG, McMahon FJ, Crow T, Ross CA, DeLisi LE (1999). Anticipation in schizophrenia: a review and reconsideration. Am J Med Genet; 88(6): 686–93.

Mednick SA, Parnas J, Schulsinger F (1987). The Copenhagen High-Risk Project, 1962–86. Schizophr Bull; 13: 485–95.

Mehler-Wex C, Warnke A (2002). Structural brain abnormalities specific to childhood-onset schizophrenia identified by neuroimaging techniques. J Neur Transm; 109: 219–34.

Meltzer HY (1997). Treatment-resistant schizophrenia – the role of clozapine. Curr Med Res Opin; 14(1): 1–20.

Merry S, Werry JS (2001). Course and prognosis. In: Remschmidt H (ed). Schizophrenia in Children and Adolescents. Cambridge: Cambridge University Press; 268–97.

Mittleman BB, Jacobsen LK, Rapoport JL, Shearer GM (1996). The role of cytokines in untreated and treated childhood-onset schizophrenia. Abstracts of the Second Annual Stanley Symposium on Neurovirology and

Neuroimmunology of Schizophrenia and Bipolar Disorder. Baltimore, MD.

Mohr F, Hubmann W, Cohen R, Bender W, Haslacher C, Honicke S, Schlenker R, Wahlheim C, Werther P (1996). Neurological soft signs in schizophrenia: assessment and correlates. Eur Arch Psychiatry Clin Neurosci; 246(5): 240–8.

Murphy KC, Jones LA, Owen MJ (1999). High rates of schizophrenia in adults with velo-cardio-facial syndrome. Arch Gen Psychiatry; 56(10): 940–5.

Nakamura K, Kawasaki Y, Suzuki M, Hagino H, Kurokawa K, Takahashi T, Niu L, Matsui M, Seto H, Kurachi M (2004). Multiple structural brain measures obtained by three-dimensional magnetic resonance imaging to distinguish between schizophrenia patients and normal subjects. Schizophr Bull; 30: 393–404.

Nicolson R, Rapoport JL (1999). Childhood-onset schizophrenia: rare but worth studying. Biol Psychiatry; 46(10): 1418–28.

Nissen G, Fritze J, Trott GE (1998). Psychopharmaka im Kindes- und Jugendalter. Ulm, Stuttgart, Jena, Lübeck: Gustav Fischer.

Norman RM, Malla AK, Cortese L, Diaz F (1998). Aspects of dysphoria and symptoms of schizophrenia. Psychol Med; 28(6): 1433–41.

Nüchterlein KH (1987). Vulnerability models for schizophrenia. States of the art. In: Haefner H, Gattaz WF, Janzarik W (eds). Search for the Causes of Schizophrenia. Berlin: Springer: 297–316.

Olin SC, Mednick SA (1996). Risk factors of psychosis: identifying vulnerable populations premorbidly. Schizophr Bull; 22(2): 223–40.

Pae CU, Choe BY, Joo RH, Lim HK, Kim TS, Yoo SS, Choi BG, Kim JJ, Lee SJ, Lee C, Paik IH, Lee CU (2004). Neuronal dysfunction of the frontal lobe in schizophrenia. Neuropsychobiology; 50: 211–5.

Parnas J, Cannon TD, Jacobsen B, Schulsinger H, Schulsinger F, Mednick SA (1993). Lifetime DSM-III-R diagnostic outcomes in the offspring of schizophrenic mothers. Results from the Copenhagen High-Risk Study. Arch Gen Psychiatry; 50: 707–14.

Phillips SD, Hargis MB, Kramer TL, Lensing SY, Taylor JL, Burns BJ, Robbins JM (2000). Toward a level playing field: predictive factors for the outcomes of mental health treatment for adolescents. J Am Acad Child Adolesc Psychiatry; 39(12): 1485–95.

Pompili M, Girardi P, Ruberto A, Tatarelli R (2004). Toward a new prevention of suicide in schizophrenia. World J Biol Psychiatry; 5: 201–10.

Prabakaran S, Swatton JE, Ryan MM, Huffaker SJ, Huang JJ, Griffin JL, Wayland M, Freeman T, Dudbridge F, Lilley KS, Karp NA et al. (2004). Immediate communication. Mitochondrial dysfunction in Schizophrenia: evidence for compromised brain metabolism and oxidative stress. Mol Psychiatry; 9: 684–97.

Rantakallio P, Jones P, Moring J, Von Wendt L (1997). Association between central nervous system infections during childhood and adult onset schizophrenia and other psychoses: a 28-year follow-up. Int J Epidemiol; 26(4): 837–43.

Regier DA, Narrow WE, Rae DS, Manderscheid RW, Locke BZ, Goodwin FK (1993). The de facto US mental and addictive disorder service system: Epidemiologic catchment area prospective 1-year prevalence rates of disorders and services. Arch Gen Psychiatry; 50: 85–94.

Remschmidt H (1992). Psychiatrie der Adoleszenz. Stuttgart: Thieme.

Remschmidt H (1993). Childhood and adolescent schizophrenia. Curr Opin Psychiatry; 6: 470–9.

Remschmidt H (ed) (2001a). Schizophrenia in Children and Adolescents. Cambridge: Cambridge University Press.

Remschmidt H (2001b). Definition and classification. In: Remschmidt H (ed). Schizophrenia in Children and Adolescents. Cambridge: Cambridge University Press; 24–42.

Remschmidt H, Martin M, Hennighausen K, Schulz E (2001). Treatment and rehabilitation. In: Remschmidt H (ed). Schizophrenia in Children and Adolescents. Cambridge: Cambridge University Press; 192–267.

Remschmidt H, Schulz E, Martin M, Fleischhaker C, Trott GE (1994). Early manifestations of schizophrenic psychoses. Z Kinder Jugendpsychiatrie Psychother; 22(4): 239–52.

Resch F (1992). Therapie der Adoleszentenpsychosen: Psychopathologische, psychobiologische und entwicklungspsychologische Aspekte aus therapeutischer Sicht. Stuttgart: Thieme.

Resch F (1994a). Beiträge zur Phänomenologie und Therapie der Schizophrenien aus individualpsychologischer Sicht. Z Individualpsychol; 19: 243–61.

Resch F (1994b). Psychotherapeutische und soziotherapeutische Aspekte bei schizophrenen Psychosen des Kinder- und Jugendalters. Z Kinder Jugendpsychiatrie Psychother; 22: 275–84.

Resch F (2004). Früherkennung, Frühbehandlung und Rehabilitation bei jugendlichen Patienten mit Psychosen aus dem schizophrenen Formenkreis. In: Frank R (Hrsg). Rehabilitation neuropsychiatrischer Erkrankungen des Jugendalters. München: Lambertus Verlag.

Resch F, Strobl R (1989). Selbstmord bei schizophrenen Patienten. Psychiatr Prax; 16(4): 136–40.

Resch F, Koch E (1995). Adoleszentenkrisen – Adoleszentenpsychosen. In: Frischenschlager O, Hexel M, Kantner-Rumplmair W, Ringler M, Söllner W, Wisiak UV (Hrsg). Lehrbuch der Psychosozialen Medizin. Wien: Springer; 489–501.

Resch F, Parzer P, Amminger P, Hedemann S, Brunner RH, Koch E (1998). On the existence of early warning signs of schizophrenic syndromes among children and adolescents. Neurol Psychiatry Brain Res; 6: 45–50.

Resch F, Parzer P, Brunner M, Haffner J, Koch E, Oelkers R, Schuch B, Strewlow U (1999). Entwicklungspsychopathologie des Kindes- und Jugendalters. Ein Lehrbuch. Weinheim: Psychologie Verlags Union.

Resch F, Meng H, Parzer P, Koch E, Bürgin D (2004a). Early detection of psychoses in adolescents: Do basic symptoms specifically reflect at-risk states? In: Bürgin D, Meng H (eds). Childhood and Adolescent Psychosis. Basel: Karger; 27–35.

Resch F, Parzer P, Bürgin D (2004b). Zur Frühdiagnose schizophrener Erkrankungen im Kindes- und Jugendalter. In: Remschmidt H (Hrsg). Schizophrene Erkrankungen im Kindes- und Jugendalter. Stuttgart, New York: Schattauer; 3–13.

Riecher-Rössler A, Rössler W (1998). The course of schizophrenic psychoses: what do we really know? A selective review from an epidemiological perspective. Eur Arch Psychiatry Clin Neurosci; 248(4): 189–202.

Roder V, Zorn P, Keppeler U, Brenner HD (1996). Integriertes Psychologisches Therapieprogramm für schizophren Erkrankte. Psychotherapeut; 41(3): 181–9.

Roff JD, Knight RA (1995). Childhood antecedents of stable positive symptoms in schizophrenia. Psychol Rep; 77(1): 323–9.

Rutter M, Silberg J, O'Connor T, Simonoff E (1999). Genetics and child psychiatry: II Empirical research findings. J Child Psychol Psychiatry; 40(1): 19–55.

Sachdev P (1995). The epidemiology of drug-induced akathisia: Part II. Chronic, tardive, and withdrawal akathisias. Schizophr Bull; 21(3): 451–61.

Sauer H, Weisbrod M (2000). Schizophrene und affektive Störungen. In: Helmchen H, Henn F, Lauter H, Sartorius N (Hrsg). Psychiatrie der Gegenwart. Berlin, Heidelberg: Springer; 105–16.

Schmidt M, Blanz B, Dippe A, Koppe T, Lay B (1995). Course of patients diagnosed as having schizophrenia during first episode occurring under age 18 years. Eur Arch Psychiatry Clin Neurosci; 245: 93–100.

Schneider K (1976). Klinische Psychopathologie. Stuttgart: Thieme.

Schulz E, Remschmidt H (2001). Psychopharmacology of depressive states in childhood and adolescence. The depressed child and adolescent. In: Goodyer IM (ed). Cambridge Child and Adolescent Psychiatry. Cambridge: Cambridge University Press; 292–324.

Schulz SC, Findling RL, Friedman L, Kenny JT, Wise AL (1998). Treatment and outcomes in adolescents with schizophrenia. J Clin Psychiatry; 59, Suppl 1: 50–4, discussion 55–6.

Scourfield J, McGuffin P (2001). Genetic aspects. In: Remschmidt H (ed). Schizophrenia in Children and Adolescents. Cambridge: Cambridge University Press; 119–34.

Smith GN, Kopala JS (1998). Obstetric complications, treatment, response and brain morphology in adult-onset and early on-set males with schizophrenia. Psychol Med; 28(3): 645–53.

Spencer EK, Campbell M (1994). Children with schizophrenia: diagnosis, phenomenology, and pharmacotherapy. Schizophr Bull; 20(4): 713–25.

Sporn AL, Greenstein DK, Gogtay N, Jeffries NO, Lenane M, Gochman P, Clasen LS, Blumenthal J, Giedd JN, Rapoport JL (2003). Progressive brain volume loss during adolescence in childhood-onset schizophrenia. Am J Psychiatry; 160: 2181–9.

Stabenau JR, Pollin W (1993). Heredity and environment in schizophrenia, revisited. The contribution of twin and high risk studies. J Nerv Ment Dis; 181: 290–7.

Stayer C, Sporn A, Gogtay N, Tossel J, Lenane M, Gochman P, Rapoport JL (2004). Looking for childhood schizophrenia: case series of false positives. J Am Acad Child Adolesc Psychiatry; 43(8): 1026–9.

Tamminga CA, Buchanan RW, Gold JM (1998). The role of negative symptoms and cognitive dysfunction in schizophrenia outcome. Int Clin Psychopharmacol; 13, Suppl 3: S21–6.

Tarrant CJ, Jones PB (1999). Precursors to schizophrenia: do biological markers have specificity? Can J Psychiatry; 44(4): 335–49.

Tarrier N, Beckett R, Harwood S, Baker A, Yusupoff L, Ugarteburu I (1993). A trial of two cognitive-behavioural methods of treating drug-resistant residual psychotic symptoms in schizophrenic patients: I. Outcome. Br J Psychiatry; 162: 524–32.

Tarrier N, Wittkowski A, Kinney C, McCarthy E, Morris J, Humphreys L (1999). Durability of the effects of cognitive-behavioural therapy in the treatment of chronic schizophrenia: 12-month follow-up. Br J Psychiatry; 174: 500–4.

Tarrier N, Lewis S, Haddock G, Bentall R, Drake R, Kinderman P, Kingdon D, Siddle R, Everitt J, Leadley K, Benn A, Grazebrook K, Haley C, Akhtar S, Davies L, Palmer S, Dunn G (2004). Cognitive-behavioral therapy in first-episode and early schizophrenia. Br J Psychiatry; 184: 231–9.

Thompson PM, Vidal C, Giedd JN, Gochman P, Blumenthal J, Nicolson R, Toga AW, Rapoport JL (2001). Mapping adolescent brain change reveals dynamic wave of accelerated gray matter loss in very early-onset schizophrenia. PNAS; 98(20): 11650–5.

Thompson RA, Nelson CA (2001). Developmental science and the media. Am Psychologist; 56(1): 5–15.

Tienari P (1991). Interaction between genetic vulnerability and family environment: the Finnish adoptive family study of schizophrenia. Acta Psychiatr Scand; 84: 460–5.

Tienari P, Lahti I, Sorri A, Naarala M, Moring J, Wahlberg KE, Wynne LC (1987). The Finnish adoptive family study of schizophrenia. J Psychiatr Res; 21(4): 437–45.

Tienari P, Lahti I, Sorri A, Naarala M, Moring J, Wahlberg KE, Wynne LC (1989). Die finnische Adoptionsfamilienstudie über Schizophrenie: Mögliche Wechselwirkungen von genetischer Vulnerabilität und Familien-Milieu. In: Böker W, Brenner HD (Hrsg). Schizophrenie als systemische Störung. Die Bedeutung intermediärer Prozesse für Theorie und Therapie. Bern: Huber; 52–64.

Tienari P, Wynne LC, Moring J, Lahti I, Naarala M, Sorri A, Wahlberg KE, Saarento O, Seitamaa M, Kaleva M et al. (1994). The Finnish adoptive family study of schizophrenia. Implications for family research. Br J Psychiatry; 23, Suppl: 20–6.

van Os J, Jones P, Sham P, Bebbington P, Murray RM (1998). Risk factors for onset and persistence of psychosis. Soc Psychiatry Psychiatr Epidemiol; 33(12): 596–605.

Vaughn CE, Leff JP (1976). The measurement of expressed emotion in the families of psychiatric patients. Br J Psychiatry; 121: 241–58.

Vedoux H, Tournier M (2004). Cannabis use and risk of psychosis: an ethological link? Epidemiol Psychiatr Soc; 13(2): 113–9.

Volkmar F (1996). Childhood and adolescent psychosis: a review of the past 10 years. J Am Acad Child Adolesc Psychiatry; 35: 843–51.

Walker EF, Savoie T, Davis D (1994). Neuromotor precursors of schizophrenia. Schizophr Bull; 20(3): 441–51.

Walker EM, Neuman CC (1996). The development pathways to schizophrenia: potential moderation effects of stress. Development and Psychopathology; 8: 647–65.

Werry JS (1992). Child and adolescent (early onset) schizophrenia: a review in light of DSM-III-R. J Autism Dev Disord; 22(4): 601–24.

Werry JS, McClellan JM, Chard L (1991). Childhood and adolescent schizophrenic, bipolar, and schizoaffective disorders: a clinical and outcome study. J Am Acad Child Adolesc Psychiatry; 30(3): 457–65.

Westermeyer JF, Harrow M (1988). Courses and outcome in schizophrenia. In: Tsuang MT, Simpson JS (eds). Handbook of Schizophrenia: Nosology, epidemiology and genetics. Amsterdam: Elsevier: 205–44.

Wichstrom L, Holte A (1992). Reciprocated self-disqualification among parents of schizophrenics. Acta Psychiatr Scand; 86: 201–6.

Wildenauer DB, Schwab SG (2004). Genetik schizophrener Erkrankungen. In: Remschmidt H (Hrsg). Schizophrene Erkrankungen im Kindes- und Jugendalter. Stuttgart, New York: Schattauer; 53–64.

Wolf FJ (1999). Werden Autisten psychotisch? Zur Symptomatologie schwerer psychischer Krisen bei Autisten im Jugendalter. Universitätsklinik für Psychiatrie und Psychotherapie Tübingen, Abt. für Psychiatrie und Psychotherapie im Kindes- und Jugendalter. Tübingen: Eberhard-Karls-Universität.

Wynne LC (1984). Communication patterns and family relations of children at risk for schizophrenia. In: Watt NF, Anthony EJ, Wynne LC, Rolf JE (eds). Children at Risk for Schizophrenia. Cambridge: Cambridge University Press; 551–6.

Yao JK, Reddy RD, van Kammen DP (2001). Oxidative damage and schizophrenia. An overview of the evidence and its therapeutic implications. CNS Drugs; 15: 287–310.

Yung AR, McGorry PD (1996). The prodromal phase of first-episode psychosis: past and current conceptualizations. Schizophr Bull; 22(2): 353–70.

Zahn TP, Jacobsen LK, Gordon CT, McKenna K, Frazier JA, Rapoport JL (1997). Autonomic nervous system markers of psychopathology in childhood-onset schizophrenia. Arch Gen Psychiatry; 54(10): 904–12.

Zubin J, Spring B (1977). Vulnerability – a new view of schizophrenia. J Abnorm Psychol; 86(2): 103–26.

5.13 Ess-Störungen

B. Herpertz-Dahlmann, J. Hebebrand

Inhalt

5.13.1 Einleitung

Die Ess-Störungen Anorexia nervosa und Bulimia nervosa stellen entwicklungspsychiatrische Störungen „par excellence“ dar. Wie der deutsche Begriff „Pubertätsmagersucht“ deutlich macht, handelt es sich bei der **Anorexia nervosa** um eine Erkrankung, die typischerweise während der weiblichen Adoleszenz auftritt. Von der postmenarchalen Form müssen präpuberale und prämenarchale Formen abgegrenzt werden.

Die **Bulimia nervosa** ist gleichfalls eine Erkrankung, die vornehmlich bei jüngeren Frauen beobachtet wird und deren Prävalenz mit zunehmendem Lebensalter zurückgeht. Unter entwicklungspsychopathologischen Aspekten ist hervorzuheben, dass sich die Bulimie nicht selten als Folgeerkrankung einer Anorexia nervosa entwickelt. Symptomatische, ätiologische und entwicklungsspezifische Zusammenhänge werden durch das gemeinsame Attribut „nervosa“ verdeutlicht.

5.13.2 Definition und Klassifikation

Die Kriterien nach ICD-10 (World Health Organization 1991) sowie nach dem amerikanischen Klassifikationsschema DSM-IV (American Psychiatric Association 1994) gehen aus den Tabellen 5-105 und 5-106 hervor.

Das **Gewichtskriterium** zur Diagnosestellung einer Anorexia nervosa ist gemäß beider Klassifikationsschemata erfüllt, wenn ein Gewicht von 85 % oder weniger des zu erwartenden mittleren Gewichts der Altersgruppe vorliegt. Für beide Geschlechter entspricht dieses Kriterium BMI-Werten zwischen der 5. und 10. Altersperzentile (Hebebrand et al. 1996; 2000). Bei einer angenommenen Punktprävalenz der Anorexia nervosa von 0,5 % hätte demnach nur eine von 10–20 Mädchen bzw. Frauen, die das Gewichtskriterium erfüllen, tatsächlich diese Ess-Störung. Die Spezifität des Kriteriums ist folglich gering.

In der ICD-10, aber auch im DSM-IV wird zusätzlich auf einen BMI-Schwellenwert von 17,5 kg/m² verwiesen. Dieser BMI entspricht bei Mädchen und Jungen im Altersbereich von 10–12 Jahren in etwa der 50. Perzentile, im Altersbereich von 18–20 Jahren der 5. Perzentile bei Frauen und einem Gewicht deutlich unterhalb der 3. Altersperzentile bei Männern. Das ICD-10-Kriterium ist somit starr und lässt sich nicht auf verschiedene Altersstufen und beide Geschlechter übertragen, ohne dass es zu systematischen Fehlern kommt. Wir haben als Alternative zu den genannten Gewichtskriterien die Anwendung der 10. BMI-Altersperzentile vorgeschlagen, sodass der BMI als allgemein üblicher Index zur Beurteilung des für die Körperhöhe adjustierten Gewichts und die Entwicklungsabhängigkeit dieses Index berücksichtigt werden kann (Hebebrand et al. 2004; www.uni-duesseldorf.de/WWW/AWMF/ll/kjpp-011.htm). Über BMI-Perzentilen ist zudem die epidemiologische Einordung des Schweregrads einer Kachexie bei einer individuellen Patientin evident; bei extremem Untergewicht (BMI ≤ 1. Perzentil) kann über „standard deviation scores“ für den BMI (BMI-SDS) der Ausprägungsgrad der Kachexie weiter differenziert werden. Für Deutschland lassen sich sowohl BMI-Perzentile als auch BMI-SDS rasch über die Website www.mybmi.de bestimmen.

Ein weiteres Kriterium der diagnostischen Leitlinien nach ICD-10 zeigt Folgen der Anorexia nervosa für die somatische Entwicklung auf, die für die präpuberalen und prämen-

Tab. 5-105: ICD-10-Kriterien für Anorexia nervosa und Bulimia nervosa

Kriterien für Anorexia nervosa nach ICD-10 (F 50.0)	Kriterien für Bulimia nervosa nach ICD-10 (F 50.2)
• Körpergewicht mindestens 15% unterhalb der Norm bzw. Bodymass-Index ≤ 17,5 • der Gewichtsverlust ist selbst verursacht • Körperschemastörung und „überwertige“ Idee, zu dick zu sein • endokrine Störung auf der Hypothalamus-Hypophysen-Gonaden-Achse • bei Erkrankungsbeginn vor der Pubertät Störung der pubertären Entwicklung einschließlich des Wachstums, die nach Remission häufig reversibel ist	• andauernde Beschäftigung mit Essen und Heißhungerattacken, bei denen große Mengen Nahrung in kurzer Zeit konsumiert werden • Versuche, dem dick machenden Effekt des Essens durch verschiedene Verhaltensweisen entgegenzusteuern, z.B. selbst induziertes Erbrechen, Laxanzienabusus, restriktive Diät etc. • krankhafte Furcht, zu dick zu werden • häufig Anorexia nervosa in der Vorgeschichte

Tab. 5-106: DSM-IV-Kriterien für Anorexia nervosa und Bulimia nervosa

Kriterien für Anorexia nervosa nach DSM-IV	Kriterien für Bulimia nervosa nach DSM-IV
• Weigerung, das Minimum des für Alter und Körpergröße normalen Körpergewichtes zu halten (< 85% des zu erwartenden Gewichtes) • ausgeprägte Ängste vor einer Gewichtszunahme • Störung in der Wahrnehmung der eigenen Figur und des Körpergewichtes • Amenorrhö bei postmenarchalen Frauen	• wiederholte Episoden von „Fressattacken“ • wiederholte Anwendung von unangemessenen, einer Gewichtszunahme gegensteuernden Maßnahmen • Häufigkeit der Heißhungerattacken und des Kompensationsverhaltens mindestens zweimal pro Woche über drei Monate • übermäßiger Einfluss von Figur und Körpergewicht auf die Selbstbewertung • nicht ausschließliches Auftreten im Rahmen einer Anorexia nervosa

archalen Formen besonders typisch sind. Hierbei wird insbesondere auf eine primäre bzw. sekundäre Amenorrhö (DSM-IV) bzw. eine Störung der Hypothalamus-Hypophysen-Gonaden-Achse (ICD-10) hingewiesen. Die Störung dieser Achse und die hieraus resultierende Amenorrhö werden maßgeblich durch den Abfall des Leptinspiegels im Blut unterhalb eines kritischen Schwellenwerts als Folge von Nahrungsrestriktion und Gewichtsabnahme getriggert (Hebebrand et al. 2004). Tatsächlich kann bei Mensch und Tier das Wiederauftreten des weiblichen Zyklus durch exogene Gabe von Leptin erzielt werden (Chebab et al. 1996; Holtkamp et al. 2003; Welt et al. 2004).
Anorexia nervosa und Bulimia nervosa haben die Überbewertung von Figur und Gewicht gemeinsam. Hingegen wird das Vorliegen einer Körperschemastörung als typisches Merkmal einer Ess-Störung in jüngster Zeit kontrovers diskutiert (Hennighausen et al. 1999; Hebebrand et al. 2004).
Die **DSM-IV-Kriterien** für die Anorexia nervosa unterscheiden den restriktiven Typus von Formen, die mit Essattacken und/oder mit eingreifenden gewichtsreduzierenden Maßnahmen (Erbrechen, Abführmittel bzw. sonstiger Medikamentenmissbrauch mit dem Ziel der Gewichtsabnahme) einhergehen (engl. Bezeichnung nach DSM-IV: Binge eating/purging type; im Folgenden als „bulimischer Typus“ bezeichnet). Entwicklungsperspektivisch geht der restriktive Typus dem bulimischen Typus fast immer voraus. Bei der Bulimie wird nach DSM-IV zwischen dem Purging-Typus (eingreifende gewichtsreduzierende Methoden wie Erbrechen und Laxanzienabusus) und dem Nicht-Purging-Typus (Fasten, körperliche Betätigung) unterschieden, wobei der letztere eher bei jüngeren Patienten auftritt.

Die so genannte Binge eating disorder (BED; Ess-Störung mit Essattacken) ist häufig mit einer Adipositas assoziiert. Sie wird auch im Kapitel 5.14 besprochen.

5.13.3 Epidemiologie

Die meisten epidemiologischen Studien stimmen darin überein, dass die Inzidenz und Prävalenz der **Anorexia nervosa** weitgehend konstant bleibt (Hoek u. van Hoeken 2003; Currin et al. 2005). Die höchste **Inzidenz** findet sich in der Gruppe der 10- bis 19-Jährigen. Auf der Basis der z. T. prospektiv erhobenen Daten der Mayo-Klinik, die auf einer Feldstudie in Rochester, Minnesota, beruhen, nahm die **Inzidenz** in der Gruppe der 15- bis 24-Jährigen von 20 pro 100 000 Personen in diesem Alter Ende der 30er Jahre auf 50 pro 100 000 der entsprechenden Altersgruppe Ende der 80er Jahre zu (Lucas et al. 1999; s. Abb. 5-38). Bei adoleszenten Mädchen stellt die Anorexia nervosa (AN) die dritthäufigste chronische Erkrankung dar (Nicholls u. Viner 2005).
Die **Prävalenzrate** (Punktprävalenz) dieser Altersgruppe wird derzeit zwischen 0,3 und 1 % geschätzt (Hoek u. van Hoeken 2003). Die Lebenszeitprävalenz für 30-jährige Frauen beträgt 1,6 %. Der **Erkrankungsgipfel** der Magersucht liegt bei 14 Jahren (s. Abb. 5-39).
Seit den 50er Jahren wird ebenfalls ein deutlicher Anstieg bei der kindlichen Anorexia nervosa (10–14 Jahre) gefunden (Lucas et al. 1999). Vereinzelte Studien zur Prävalenz gehen davon aus, dass diese frühe Erkrankungsform bei ca. 5 % aller an Magersucht erkrankten Patienten auftritt (Gowers et al. 1991).

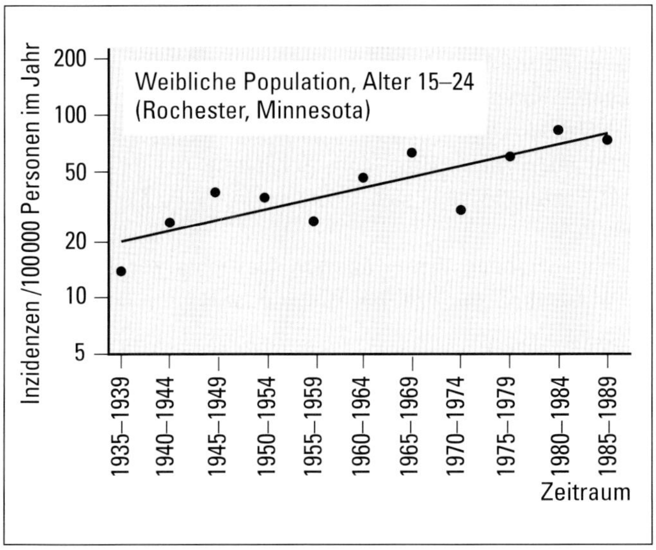

Abb. 5-38: Veränderung der Inzidenz (Logarithmusskalen) der Anorexia nervosa (nach Lucas et al. 1999)

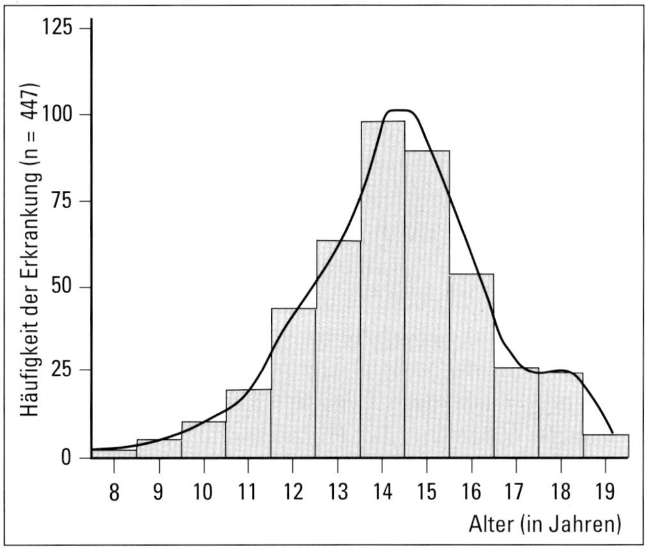

Abb. 5-39: Erkrankungsbeginn bei Anorexia nervosa (nach Casper 1996)

Das Verhältnis von **Männern** und **Frauen** in Feldstudien und klinischen Studien beträgt 1:10 bis 1:12; eine Veränderung des geschlechtsbedingten Prävalenzverhältnisses konnte während der letzten Jahrzehnte nicht beobachtet werden (Lucas et al. 1999; Currin et al. 2005).

Die Lebenszeit**prävalenz** der Bulimia nervosa liegt zwischen 1 und 4 % (Übersicht bei Hoek u. van Hoeken 2003). Für den Zeitraum der Adoleszenz wird die Prävalenz für das weibliche Geschlecht in unterschiedlichen westlichen Ländern übereinstimmend mit 1–2 % und für das männliche Geschlecht mit 0,2–0,3 % angegeben (Kaltiala-Heino et al. 1999). Ess-Störungssyndrome, die nicht alle Klassifikationskriterien erfüllen (so genannte **partielle Ess-Störungen**) sind häufiger und finden sich bei 10–15 % der weiblichen Adoleszenten (Neumark-Sztainer u. Hannan 2000; Kaltiala-Heino et al. 1999).

Die **Inzidenz** für die Bulimia nervosa beträgt ca. 12/100 000 Einwohner/Jahr (Hoek u. van Hoeken et al. 2003).

Da das Krankheitsbild der Bulimia nervosa erst 1979 von Russell definiert wurde und im Jahre 1980 Eingang in das amerikanische Klassifikationsschema fand, lassen sich kaum verlässliche Angaben über einen Anstieg der Inzidenz bulimischer Ess-Störungen machen. Eine Studie der Mayo-Klinik, Rochester (Soundy et al. 1995), zeigt zwischen 1980 und 1983 einen deutlichen Anstieg der Inzidenzraten bei Frauen, während vor 1980 keine Krankheitsfälle identifiziert werden konnten. In den letzten Jahren scheint die Erkrankungshäufigkeit konstant zu bleiben oder abzunehmen (Currin et al. 2005). Da die Inzidenzraten auf der Häufigkeit ärztlicher Diagnosen beruhen, müssen allerdings systematische Fehler wie Nachlassen des Interesses an der Erkrankung sowie anderes Inanspruchnahmeverhalten der Betroffenen in Betracht gezogen werden.

Bei der Mehrzahl der Erkrankten beginnt die Bulimie zwischen 16 und 19 Jahren und damit später als die Anorexia nervosa (s. o.). Bulimische Ess-Störungen im Kindesalter (< 14 Jahren) sind sehr selten und werden mit einer der adoleszenten Form entsprechenden Symptomatik bei 12- bis 13-jährigen Mädchen beobachtet (Bryant-Waugh u. Lask 1995). Ganz vereinzelt wurden auch prämenarchale Formen (< 1 % aller an Bulimie Erkrankten) beschrieben (Kent et al. 1992).

Einige adoleszente „Risikogruppen“ weisen eine höhere Prävalenzrate anorektischer und bulimischer Ess-Störungen auf. Hierzu gehören Angehörige von Berufen, die besonders mit dem Schlankheitsideal konfrontiert werden (z.B. Models), aber auch junge Leistungssportlerinnen (Herpertz-Dahlmann u. Müller 2000; Hopkinson u. Lock 2004). Eine Untersuchung bei norwegischen Spitzensportlern zeigte auf, dass 42 % der Aktiven in ästhetischen Sportarten eine partielle Ess-Störung oder ihr Vollbild aufwiesen (Sundgot-Borgen u. Torstveit 2004).

5.13.4 Symptomentwicklung und Komorbidität

Das Körpergewicht

Bei Jungen ist die BMI-Zunahme in der Adoleszenz primär durch einen Anstieg der Muskelmasse bedingt, der Anteil der Fettmasse am Gesamtkörpergewicht bleibt mit ca. 15–18 % konstant. Bei Mädchen kommt es hingegen zu einer deutlichen Zunahme der Fettmasse, deren Anteil am Gesamtkörpergewicht von ca. 17 auf 24 % ansteigt. Zudem verändert sich durch den Einfluss von Östrogen das Fettverteilungsmuster. Ob und inwieweit diese Entwicklungsaspekte für die Pathogenese von Ess-Störungen und deren Auftreten primär beim weiblichen Geschlecht von Bedeutung sind, ist unbekannt. Aus diesen Zusammenhängen kann aber geschlossen werden, dass postpuberale Mädchen und junge Frauen im Vergleich zum männlichen Geschlecht bei der Gewichtsabnahme vor einem Abbau fettfreier Masse zunächst besser „geschützt“ sind. Im Vergleich zum Erwachsenen oder Adoleszenten verfügt das Kind über eine bedeutend geringere Fettmasse, sodass die somatischen Folgen des Hungerns bei den frühen Ess-Störungsformen meist gravierender sind (Bryant-Waugh u. Lask 1995).

Die **Gewichtsabnahme** erfolgt im Rahmen der **Anorexia nervosa** unterschiedlich schnell: Während einige Patienten langsam und kontinuierlich an Gewicht abnehmen, zeigt sich bei anderen ein perakuter Verlauf. Diese Patienten nehmen oft innerhalb weniger Wochen um 25 % ihres Ausgangsgewichts ab. Je schneller die Gewichtsabnahme erfolgt, desto gravierender sind die somatischen Veränderungen.

Die Ermittlung der BMI-Altersperzentile bei Beginn der Ess-Störung ermöglicht eine epidemiologische Einordnung des prämorbiden Gewichts einer individuellen Patientin. Angaben einer Patientin (z.B.: „Ich habe mich zu dick gefühlt“) oder von Familienangehörigen lassen sich somit objektiv überprüfen. Eine gute Schätzung der prämorbiden BMI-Perzentile lässt sich erzielen durch (s. Coners et al. 1999):

- Heranziehung des erinnerten Gewichts vor erster Gewichtsabnahme bzw. bei Bulimie zu Beginn der Essattacken
- Berücksichtigung des damaligen Alters
- Berücksichtigung aktuell gemessener Körperhöhe

Anorexia-nervosa-Patientinnen mit niedrigen BMI-Werten bei Aufnahme zur stationären Therapie waren prämorbid meist unter- bis normalgewichtig. Hingegen weisen prämorbid übergewichtige Patientinnen vergleichsweise hohe BMI-Werte bei der Aufnahme auf; die Korrelation zwischen prämorbider BMI-Perzentile und Aufnahme-BMI beträgt 0,6. Ehemals übergewichtige Patientinnen haben jedoch deutlich mehr Gewicht verloren als solche mit prämorbidem Unter- bzw. Normalgewicht (Coners et al. 1999). Nach Garner et al. (1981) weisen die vor Ausbruch der Erkrankung übergewichtigen Patientinnen im Verlauf das höhere Risiko für den bulimischen Typus der AN auf. Da sich dieser Typus bei Jugendlichen jedoch häufig erst später einstellt, lässt sich bei restriktivem Typus anhand der prämorbiden BMI-Perzentile eine Abschätzung für das Risiko des Auftretens einer bulimischen Symptomatik grob vornehmen.

Bei Patientinnen mit **Bulimia nervosa** existieren bislang nur einzelne Studien zu Gewichtsaspekten (Hebebrand et al. 2002). Kindliches Übergewicht findet sich ebenso wie elterliches Übergewicht gehäuft bei diesen Patientinnen gegenüber gesunden Kontrollen (Fairburn et al. 2000; Fairburn u. Harrison 2003). Es scheint, dass der BMI von stationär behandelten Patientinnen weitgehend im Normbereich liegt, jedoch Übergewicht und Adipositas bei vielen Betroffenen in der Vorgeschichte vorhanden waren.

Essverhalten

Unter entwicklungspsychopathologischen Aspekten zeigt die Symptomatik der Ess-Störung einen typischen Verlauf: Frühe Formen der Anorexia nervosa (d. h. kindliche und zu Beginn der Adoleszenz auftretende Erstmanifestationen) sind fast ausnahmslos restriktiv, d. h. ein Gewichtsverlust wird ausschließlich durch **Einschränkung der Nahrungszufuhr** und/oder eine **verstärkte körperliche Aktivität** erreicht. Typischerweise versuchen die Patienten zuerst, auf hoch kalorische Nahrungsmittel (z. B. Süßigkeiten, Streichfett) zu verzichten, vermeiden dann vielfach fleischhaltige Nahrungsmittel und lassen schließlich ganze Hauptmahlzeiten (meist zuerst das Mittagessen) weg. Insbesondere bei jungen Patientinnen mit restriktiver Anorexia nervosa wird manchmal auch eine **Verweigerung von Flüssigkeit** beobachtet, die sich ebenfalls durch eine extreme Angst vor Gewichtszunahme erklärt (Lowinger et al. 1999).

Die Mehrzahl der Patienten zeigt im Verlauf der Anorexia ein zunehmend wählerisches Essverhalten, welches zudem durch **Essensrituale** gekennzeichnet ist. Diese an eine Zwangserkrankung erinnernden Verhaltensweisen können als solitäres Phänomen oder auch im Rahmen einer komorbiden Zwangserkrankung (s. u.) auftreten. Ein ritualisiertes Essverhalten wird aber auch bei gesunden Personen beobachtet, die einer Semi-Starvation ausgesetzt sind. Bei einem länger anhaltenden Hungerzustand werden Mahlzeiten häufig über Stunden gestreckt, das Essen wird ritualisiert zubereitet und aufgenommen (Keys et al. 1950). Demnach kann das auffällige Essverhalten im Rahmen der Anorexia nervosa auch als Folge des Hungerzustands interpretiert werden.

Es ist nicht geklärt, warum einige Patienten den ausschließlich restriktiven Ess-Störungstypus beibehalten, andere hingegen bulimische Attacken entwickeln und/oder zusätzliche Methoden zur Gewichtsreduktion ergreifen. Auf den Zusammenhang zum prämorbiden Gewicht ist bereits hingewiesen worden. Da sich Persönlichkeit und psychiatrische Komorbidität von Patientinnen mit der restriktiven versus der bulimischen Form deutlich unterscheiden (Fassino et al. 2002), können diese Unterschiede bei einer neu erkrankten Patientin mit dem restriktiven Typus zu einer Risikoabschätzung für die Entwicklung des bulimischen Typus beitragen (Tozzi et al. 2005). Der typische Verlauf der Ess-Störungssymptomatik in Abhängigkeit vom Alter ist der Abbildung 5-40 zu entnehmen.

Beim Übergang vom restriktiven Typus zum **„Binge eating/ purging type“** wird die Dauerdiät schließlich durch **Essattacken** unterbrochen, die wahrscheinlich durch den mit hypoglykämischen Zuständen verbundenen Heißhunger begünstigt werden. Essattacken zeichnen sich im Allgemeinen durch ein hastiges Herunterschlingen von großen Mengen hochkalorischer, weicher und damit wenig zu kauender Nahrung aus, die meist keiner besonderen Zubereitung bedarf. Während diese Attacken zu Beginn der Erkrankung nicht selten durch emotionalen Stress provoziert werden, entwickeln sie sich im Verlauf der Erkrankung meist zu einem habitualisierten Verhalten, das therapeutisch weniger gut zu beeinflussen ist.

Obwohl einige anorektische Patienten neben Fasten und körperlicher Überaktivität auch Erbrechen induzieren und Abführmittelmissbrauch betreiben, ist dieses Verhalten bei der Mehrzahl der essgestörten Mädchen als kompensatorisches Verhalten bei Essattacken anzusehen.

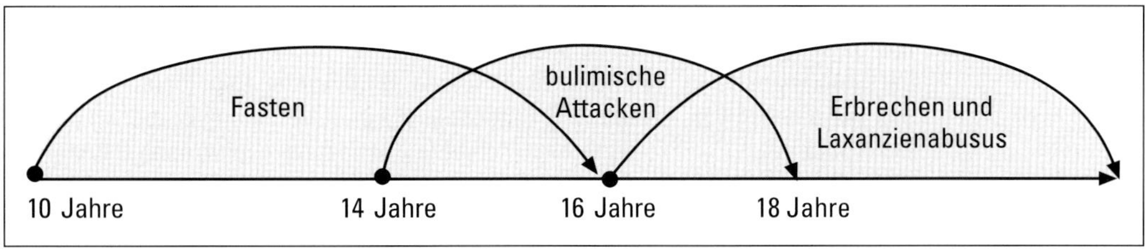

Abb. 5-40: Ess-Störungssymptomatik in Abhängigkeit vom Alter

Somatische Veränderungen

Die für die Anorexia nervosa und Bulimia nervosa typischen körperlichen Veränderungen sind der Tabelle 5-107 zu entnehmen. Als Faustregel kann formuliert werden, dass die somatischen Veränderungen umso gravierender sind, je jünger die Patientin und je ausgeprägter und je rapider der Gewichtsverlust ist. Die Veränderungen hängen zudem davon ab, ob zusätzlich zum Fasten weitere Methoden der Gewichtsreduktion angewandt werden. Bislang gibt es keine eindeutigen Unterschiede im Hinblick auf somatische und endokrinologische Befunde zwischen der Anorexia nervosa und einem exogen bedingten Hungerzustand.

In einer eigenen Langzeituntersuchung an kindlichen Patienten zeigte sich, dass das Körperlängenwachstum bei Patientinnen mit chronischem Verlauf der Anorexia nervosa beeinträchtigt ist. So hatten Patientinnen, die größer als ihre Mutter waren, signifikant häufiger einen guten Heilungserfolg als Patientinnen, die gleich groß oder kleiner waren (Neudörfl 1999). In Einzelfällen wurde das Wachstum noch

Tab. 5-107: Körperliche Veränderungen bei Anorexia nervosa und Bulimia nervosa (mod. nach Herpertz-Dahlmann et al. 2005; Symptome, die sich ausschließlich auf eines der beiden Krankheitsbilder beziehen, sind mit dem jeweiligen Buchstaben [A oder B] gekennzeichnet)

Diagnostik		Befunde
Inspektion	**körperliche Untersuchung**	trockene, schuppige Epidermis (A) Lanugobehaarung Akrozyanose, Cutis marmorata (A) Haarausfall Speicheldrüsenschwellung ausgeprägte Karies (B) Schwielen an den Fingern oder Läsionen am Handrücken, durch wiederholtes manuelles Auslösen des Würgereflexes Minderwuchs (A) und verzögerte Pubertätsentwicklung (A)
Labor	**Blutbild, Blutzucker, Elektrolyte, Harnstoff, Kreatinin, Transaminasen, Gesamteiweiß, Cholesterin, Amylase, Lipase, Zink, LDH, Harnsäure**	Blutbildveränderungen (Leukopenie, Anämie und Thrombozytopenie) (A) Elektrolytstörungen (Hypokaliämie) Erhöhung von Transaminasen, Amylase und harnpflichtigen Substanzen Veränderungen im Lipidstoffwechsel Erniedrigung von Gesamteiweiß und Albumin Zinkmangel
Endokrinologie	**fT3, TSH, Kortisol, FSH, LH, Östradiol**	Störung der Hypothalamus-Hypophysen-Nebennierenrinden-Achse (Erhöhung von CRF und Kortisol) Hypothalamus-Hypophysen-Schilddrüsen-Achse (TSH und T4 normal bis erniedrigt, T3 erniedrigt) Hypothalamus-Hypophysen-Gonaden-Achse (FSH, LH und Estradiol erniedrigt) Erhöhung des Wachstumshormons Erniedrigung von Leptin
übrige	**kraniales MRT/ CT und Sono-Abdomen bei Erstmanifestation und untypischen Verlaufsformen EKG, EEG, insb. bei Elektrolytstörungen**	CT-, MRT-Veränderungen (Pseudoatrophia cerebri) Ösophagitis EKG-Veränderungen, Bradykardie, Hypotonie durch Laxantienabusus induzierte Komplikationen (z. B. Osteomalazie, Malabsorptions-Syndrome, schwere Obstipation, hypertrophe Osteoarthropathie) Osteoporose

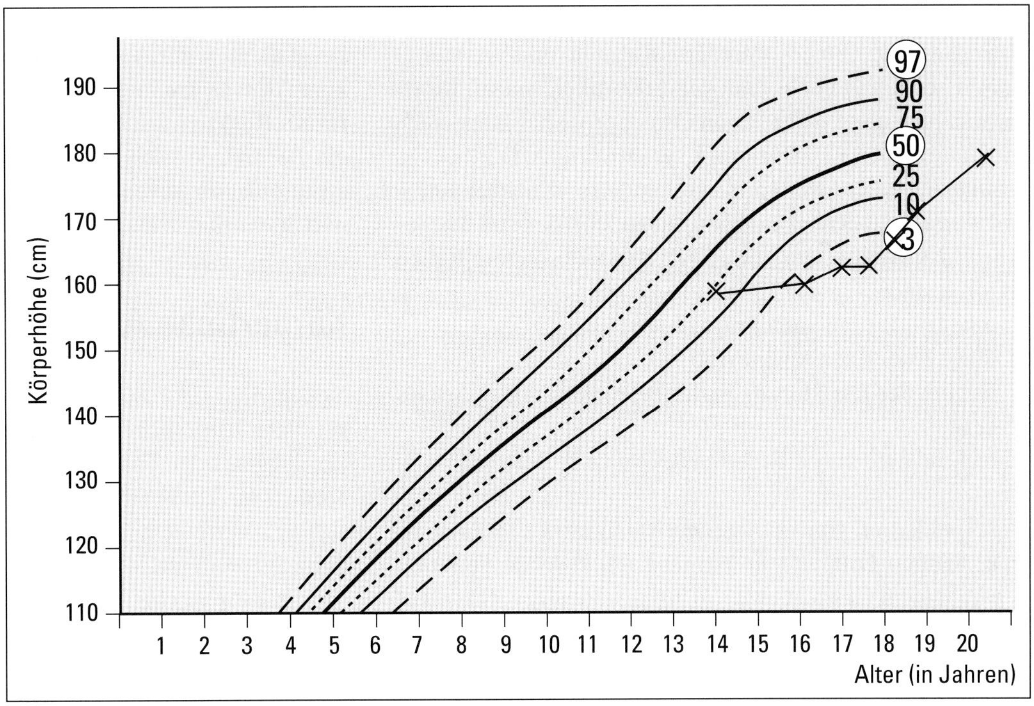

Abb. 5-41: Wachstumsverlauf bei einem anorektischen männlichen Patienten: Erkrankungsbeginn mit 13 Jahren, Gewichtsnormalisierung mit 18 Jahren. Die Kurve zeigt, dass das Wachstum ab dem 13. Lebensjahr sistiert, unter die 3. Perzentile abfällt und mit Gewichtsnormalisierung wieder die Ursprungsperzentile erreicht.

sehr spät und oft erst nach Erreichen des Normalgewichts abgeschlossen (vgl. Abb. 5-41). Bereits bei Aufnahme war der Anteil der Patientinnen mit einer Körpergröße unterhalb der 10. Perzentile sehr hoch. Dabei konnte nicht geklärt werden, ob die Zeit der Mangelernährung vor der stationären Aufnahme bereits zu einer Beeinträchtigung des Längenwachstums geführt hatte oder ob eine geringe Körpergröße ein prädisponierender Faktor für die Entstehung einer Anorexia nervosa ist.

Neuroendokrinologisch ist die Bedeutung des Hormons Leptin für die Pathophysiologie der Anorexia nervosa hervorzuheben. Leptin wird primär in Fettzellen gebildet und beeinflusst Energieaufnahme und -verbrauch. Unter kurzfristigem Fasten und bei Gewichtsabnahme fällt der Serumleptinspiegel ab. Dementsprechend findet sich eine ausgeprägte Hypoleptinämie als ein Kardinalsymptom bei Patientinnen mit Anorexia nervosa. Wie auch bei Gesunden korreliert bei Patientinnen mit Anorexia nervosa der Serumleptinspiegel hoch mit der mittels DEXA bestimmten Fettmasse (Mathiak et al. 1999); bei Beginn und im Verlauf einer Behandlung sollte deshalb zur Abschätzung des Schweregrads der Semi-Starvation (und somit der Entleerung der Energiespeicher) der Leptinspiegel bestimmt werden. Die Spannbreite der Serumleptinspiegel bei Patientinnen liegt zwischen 0,01 und 2,0 μg/L; gesunde untergewichtige Frauen haben meist einen Leptinspiegel > 2 μg/L (Kopp et al. 1997).

Nebst der zuvor beschriebenen Triggerfunktion der Hypoleptinämie für die Amenorrhö und der mutmaßlichen Auswirkung der erniedrigten Leptinspiegel auf den Bewegungsdrang von Patientinnen mit Anorexia nervosa (s. u.) geht im Tiermodell eine **Hypoleptinämie** mit einer Reduktion des Längenwachstums („Stunting“) einher (Gat-Yablonski et al. 2004). Das Gen für den Leptin-Rezeptor wird auch in menschlichen Osteoblasten exprimiert, sodass dieses Hormon wahrscheinlich auch eine bedeutende Rolle bei der Knochenmineralisation spielt (Whitfield 2001; Heer et al. 2004). Eine Mitwirkung der Hypoleptinämie am Zustandekommen der verminderten Blutzellbildung ist ebenfalls anzunehmen (Cioffi et al. 1996). Zudem ist zu diskutieren, inwieweit die Hypoleptinämie nicht auch zu den typischen psychopathologischen Befunden der akuten Anorexia nervosa beiträgt (Holtkamp et al. 2004a).

Bei der Gewichtszunahme kommt es bei einigen anorektischen Patienten zu einem steilen Anstieg der Serumleptinspiegel. Insbesondere bei rascher Zunahme von mehr als 2 kg/m^2 zeigt sich vorübergehend gehäuft eine Hyperleptinämie (Hebebrand et al. 1997b). Hierbei steigen die Spiegel deutlich über die von altersentsprechenden und BMI-gematchten Gesunden an (ebd.). Inwieweit diese Dynamik eine Gewichtszunahme bzw. die Beibehaltung des Zielgewichts erschwert, ist noch nicht geklärt. Erste Daten sprechen dafür, dass Patientinnen mit einer Hyperleptinämie ein erhöhtes Risiko für eine erneute Gewichtsabnahme aufweisen (Holtkamp et al. 2004b).

Neben einer reduzierten Leptinsekretion sind erniedrigte Östrogenspiegel, eine verminderte Kalzium- und Vitamin-D-Zufuhr sowie ein hoher endogener Kortikoidspiegel für die Entwicklung einer frühzeitigen Osteoporose bei Magersucht und bulimischen Ess-Störungen verantwortlich. Der bei Ess-Störungen nachzuweisende verminderte Knochenaufbau und vermehrte Knochenabbau entspricht der bei körperlicher Inaktivität (Heer et al. 2002; 2004). Besondere Risikofaktoren sind:

- eine langfristige ausgeprägte Kachexie
- lange Dauer der Amenorrhö
- Beginn der Ess-Störung in der Präpubertät oder Adoleszenz
- eine relative körperliche Inaktivität (z. B. Bettruhe)

Die Applikation von Östrogenderivaten erwies sich nur bei einer kleinen Gruppe von extrem kachektischen Patientinnen mit einem Gewicht unter 70 % ihres Idealgewichts als effizient (Klibanski et al. 1995). Gewichtszunahme und der damit verbundene Anstieg der Leptinkonzentration sind wesentliche Faktoren für die Behandlung und Prävention der Osteoporose bei der Anorexia nervosa (Heer et al. 2004).

Veränderungen der **Gehirnstruktur** und **-funktion** gehören zu den häufigsten und frühen somatischen Folgen bei Anorexia nervosa. CT- und MRT-Untersuchungen anorektischer Patienten im Akutstadium der Erkrankung zeigen vergrößerte Ventrikel, eine Aufweitung zerebraler Sulci und eine Verminderung von grauer und weißer Substanz (Kerem u. Katzman 2003). Auch bei einem Teil der normalgewichtigen bulimischen Patientinnen lassen sich vergrößerte Ventrikel und erweiterte Sulci nachweisen, im Vergleich zu anorektischen Patienten jedoch in deutlich geringerem Ausmaß. Die Ursachen dieser auch als **Pseudatrophia cerebri** bezeichneten Veränderungen sind nicht ganz klar. Es ist zu vermuten, dass ein erhöhter Kortisol- und Vasopressinspiegel sowie ein verminderter kolloidosmotischer Druck im Serum zu Flüssigkeitsverschiebungen und Zellverlust führen. Zerebrale Veränderungen bilden sich nach Gewichtsrestitution bzw. nach Normalisierung des Essverhaltens bei der Mehrzahl, allerdings nicht bei allen Patientinnen zurück. Dabei ist bis heute nicht geklärt, wovon die Normalisierung der Hirnstruktur abhängt. Insbesondere liegen widersprüchliche Aussagen zu einer irreversiblen Verminderung der grauen Substanz nach erfolgter Gewichtsrehabilitation bei anorektischen Patienten vor (Swayze et al. 2003). Kürzlich konnte gezeigt werden, dass Leptin eine trophische Wirkung auf das Gehirn ausübt, sodass auch die Pseudoatrophia cerebri möglicherweise mit durch die erniedrigte Leptinsynthese im Akutstadium der Anorexie bedingt ist (Matochik et al. 2005).

Die starvationsbedingten Veränderungen der Hirnstruktur haben z. T. schwerwiegende neuropsychologische Folgen. In ersten funktionellen Bildgebungsstudien (fMRI) fand sich bei Patienten mit Anorexia oder Bulimia nervosa eine stärkere Aktivierung im Bereich des medialen präfrontalen Kortex als Reaktion auf die Präsentation von Nahrungsmitteln – ein Befund, der sich bei entsprechenden Provokationen mit symptomassoziierten Stimuli auch bei Zwangserkrankungen und Sucht finden lässt (Uher et al. 2004).

Körperliche Aktivität

Neben einer rigorosen Diät zeigen viele Betroffene eine ausgeprägte körperliche Aktivität, meist in Form von Gymnastik, Joggen oder Fahrrad fahren. Viele Patientinnen geben an, dass sie dieses Verhalten zu Beginn ihrer Ess-Störung absichtlich verfolgt haben, um die Gewichtsabnahme zu fördern. Im weiteren Verlauf beschreiben sie aber häufig, dass sie die körperliche Aktivität zwanghaft betreiben müssen; obwohl sie körperlich erschöpft sind, müssen sie aktiv sein. In der Literatur finden sich dementsprechend recht unterschiedliche Beschreibungen der körperlichen Aktivierung (Hebebrand et al. 2003): Die Begriffe reichen von „paradoxer Lebendigkeit", „körperlicher Aktivierung", „motorischer Unruhe" bzw. „Hyperaktivität" hin zu „zwanghafter Aktivität". Entsprechend problematisch gestaltet sich die Operationalisierung der Hyperaktivität. Es verwundert in diesem Zusammenhang nicht, dass die Häufigkeit einer Hyperaktivität bei Patientinnen mit Anorexia nervosa zwischen 20 und 80 % aller Patientinnen angegeben wird. Als Risikofaktoren für die Entwicklung einer Hyperaktivität werden sportliche Aktivitäten vor Erkrankungsbeginn und prämorbid ängstlich-zwanghaftes Verhalten angegeben. In einer eigenen Untersuchung zeigte sich, dass Angstsymptome und Nahrungsrestriktion den größten Teil der Varianz körperlicher Aktivität erklärten (Holtkamp et al. 2004a).

In jüngster Vergangenheit wurde dementsprechend eine neuroendokrine Genese der Hyperaktivität diskutiert. Bei Ratten kommt es im Rahmen einer Futterrestriktion zu einer Hyperaktivität, sofern ein Laufrad in den Käfig gesetzt wird. Die Umdrehungen steigen innerhalb von Tagen auf ca. 300–400 % des Ausgangsniveaus, bis die Tiere schließlich an den Folgen dieser Hyperaktivität versterben. Während bislang primär Veränderungen des serotoninergen Systems kausal mit diesem Tiermodell in Verbindung gebracht wurden, konnte eindrucksvoll gezeigt werden, dass eine exogene Gabe von Leptin das Zustandekommen der Hyperaktivität bei Ratten verhindert. Auch konnte Leptin bei diesen Tieren nach Auftreten der Hyperaktivität „therapeutisch" eingesetzt werden (Exner et al. 2000). Bei Patientinnen mit Anorexia nervosa mehren sich die Hinweise, dass in Analogie zu dem Tiermodell das Ausmaß der motorischen Unruhe von zirkulierenden Leptinspiegeln abhängt. Patientinnen mit einem sehr niedrigen Leptinspiegel zeigen die größte Unruhe (Exner et al. 2000; Holtkamp et al. 2003; Hebebrand et al. 2003; Holtkamp et al. 2006).

Komorbidität

Patienten mit Ess-Störungen weisen neben der Kernsymptomatik ein breites Spektrum weiterer psychiatrischer Erkrankungen auf. Die häufigsten komorbiden Störungen bei der Magersucht und Bulimie sind die Zwangs- und die Angsterkrankungen und die Depression (s. Abb. 5-42). Bei all diesen Störungen stellt sich die Frage, ob es sich um nosologisch eigenständige Erkrankungen oder um Folgezustände des Hungerns handelt.

Zwangssymptome

Zwanghafte und ritualisierte Verhaltensweisen bei der Anorexia nervosa sind so häufig, dass einige Autoren diese Erkrankung als Subgruppe der Zwangsstörung ansehen. Von anderen wird sie den Spektrumstörungen der Zwangserkrankung zugeordnet (Übersicht bei Lilenfeld 2004). Neben Essritualen sind Ordnungs- und Säuberungszwänge, Perfektionismus und Unheilsbefürchtungen die häufigsten Zwangsphänomene bei anorektischen Patienten. Nach neueren Studien erfüllen 10–70 % aller magersüchtigen Patienten im Laufe ihres Lebens alle Kriterien für eine Zwangserkrankung nach DSM-III-R oder DSM-IV (Kaye et al. 2004; Lilenfeld 2004, Godart et al. 2000). In einer Untersuchung von Kaye und seiner Gruppe (Kaye et al. 2004) begann bei einem Fünftel der essgestörten Patienten die Zwangserkrankung vor der Anorexia nervosa in der Kindheit, während in Feldstichproben nur bei 2 % eine kindliche Zwangserkrankung vorlag.
Allerdings konnten auch bei gesunden Probanden im Rahmen des so genannten Minnesota-Experiments Zwangssymptome durch Hungerzustände induziert werden (Keys et al. 1950). Auch nach Überwindung der Ess-Störung lassen sich Zwangsphänomene und Perfektionismus nachweisen (Herpertz-Dahlmann et al. 2001).

Zusammenfassend treten zwanghafte Persönlichkeitszüge und Zwangssymptome bei der Magersucht auch unabhängig von der Ess-Störungssymptomatik auf, werden aber durch eine akute Starvation (Hungerzustand) verstärkt.

Die Anzahl der Studien, welche die Komorbidität von Bulimie und Zwangserkrankung untersuchen, ist geringer als bei den restriktiven Ess-Störungen, aber auch hier lassen sich

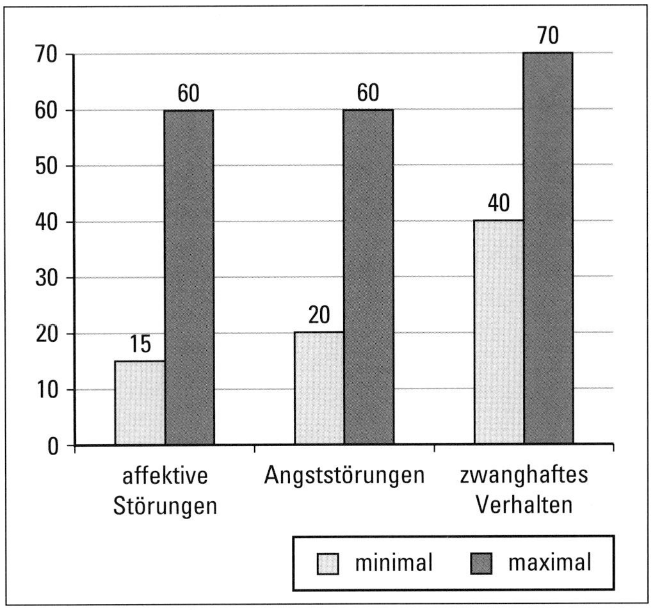

Abb. 5-42: Psychiatrische Komorbidität bei Anorexia nervosa (Lebenszeitprävalenz). Minimale (hell) und maximale (dunkel) Prävalenzrate; berücksichtigt wurden Studien von 1985 bis 2005.

Prävalenzraten von 8–33 % nachweisen (Lilenfeld 2004). Die Zwangsphänomene entsprechen denen bei Anorexia nervosa:

- Bedürfnis nach Symmetrie und Exaktheit
- Säuberungs- und Waschzwänge
- Kontrollzwänge

Im Vergleich zur Magersucht treten vermehrt Zwangsgedanken mit aggressiven Inhalten auf (von Ranson et al. 1999).

Angstsymptome

Angsterkrankungen lassen sich bei 20–60 % aller **anorektischen** Patienten nachweisen (Lilenfeld 2004; Godart et al. 2000). Die häufigsten Angststörungen bei Patienten mit adoleszenter Anorexia nervosa sind die soziale Phobie, die einfache Phobie und die Panikstörung mit und ohne Agoraphobie (Godart et al. 2000). Die höchste Komorbidität fand sich für die soziale Phobie, von der 20–55 % aller magersüchtigen Patientinnen betroffen sind (Kaye et al. 2004).
Die Prävalenzrate für Angsterkrankungen bei Erwachsenen mit **Bulimia nervosa** liegt zwischen 30 und 70 % (Bulik et al. 1997). Entsprechende Häufigkeiten lassen sich auch im Rahmen adoleszenter bulimischer Ess-Störungen beobachten, wobei es sich beim Typus der Angsterkrankungen ebenfalls um soziale Phobien, generalisierte Angststörungen und einfache Phobien handelt (Godart et al. 2000).

Entwicklungsperspektivisch stellt sich die Frage, was zuerst auftritt, die Angsterkrankung oder die Ess-Störung. Die Befunde in der Literatur sind widersprüchlich: Während die meisten Autoren bei der Mehrzahl der anorektischen Patienten eine Angsterkrankung vor Beginn der Ess-Störungssymptomatik fanden (Godart et al. 2000; Kaye et al. 2004), verweisen andere auf einen späteren Beginn der Angsterkrankung. In einer eigenen Studie bei ausschließlich anorektischen Patienten ließ sich zeigen, dass sowohl die Angsterkrankung als auch die Ess-Störung als primäre Symptomatik auftraten (Herpertz-Dahlmann et al. 1996). Bei genauerer Analyse der primären Manifestation einzelner Angststörungen traten einfache Phobien regelhaft vor der Ess-Störung, Panikerkrankungen vornehmlich nach Beginn der Ess-Störung auf, während soziale Phobien sich sowohl vor als auch nach Ess-Störungsbeginn manifestierten (Godart et al. 2000; Herpertz-Dahlmann et al. 1996). Ein nosologischer Zusammenhang von Angsterkrankung und anorektisch-bulimischen Ess-Störungen wurde vor dem Hintergrund eines Auftretens gehäufter kindlicher Angststörungen bei essgestörten Patienten postuliert, wobei die Angaben für eine kindliche Trennungsangst zwischen 17 und 66 % bei der Anorexia nervosa schwankten (Godart et al. 2000; Herpertz-Dahlmann et al. 2001).

Es muss darauf hingewiesen werden, dass es sich bei all diesen Angaben um retrospektive Datenerhebungen handelt, die bezüglich des Erstmanifestationszeitpunktes mit hohen Unsicherheiten behaftet sind. Prospektive Studien liegen unseres Wissens nicht vor. Ein direkter Zusammenhang zwischen psychischen Störungen in der Kindheit und späteren komorbiden Erkrankungen (z. B. Trennungsangst im Vorschulalter und soziale Phobie als komorbide Symptomatik der Ess-Störung) konnte nur im Rahmen von Einzelfallanalysen nachgewiesen werden (Müller et al. 2000).

Depressive Symptome

Depressive Verstimmungen sind typische Begleitsymptome von Anorexia nervosa und Bulimia nervosa im akuten Krankheitszustand. Essgestörte Patienten zeigen häufig eine gedrückte Stimmungslage und sind leicht irritierbar. Sie haben ein niedriges Selbstwertgefühl und klagen über Schuldgefühle und Hoffnungslosigkeit. Nicht selten lassen sich auch vitale Symptome wie Schlaflosigkeit und Konzentrationsstörungen nachweisen. In psychometrischen Verfahren erreichen essgestörte Patienten vor Behandlungsbeginn Werte im Bereich mäßiger bis mittelschwerer Depression; im Vergleich zu Patienten mit primären affektiven Störungen weisen sie allerdings niedrigere Punktwerte auf und zeigen eine geringere vitale Beeinträchtigung. Im DSM-IV wird auf die häufige Komorbidität sowohl von Magersucht als auch Bulimie mit einer „Major Depressive Disorder" hingewiesen (APA 1994, S. 340). Studien zur Prävalenz affektiver Störungen bei magersüchtigen Patienten finden Häufigkeiten zwischen 15 und 60 %, wobei sie sich auf Kriterien des DSM-III bzw. DSM-III-R beziehen. Bei bulimischen Patienten wird die Häufigkeitsrate zwischen 20 und 70 % angegeben (Herpertz-Dahlmann 2002). Diese Angaben beziehen sich ausschließlich auf klinische Stichproben, wohingegen kaum Daten aus Feldstudien vorliegen. In einer Studie von Rastam (1992) wurde eine depressive Symptomatik bei 86 % der adoleszenten anorektischen Stichproben nachgewiesen, wobei sich kein Unterschied zwischen Probanden aus der Feldstudie und der Inanspruchnahmepopulation ergab. Prävalenzangaben aus Inanspruchnahmepopulationen beinhalten Stichprobeneffekte, die wahrscheinlich in Richtung zu hoher Raten verfälschen. So wird die Doppeldiagnose „Ess-Störung und affektive Störung" mit höherer Wahrscheinlichkeit zu einer klinischen Behandlung führen (z. B. aufgrund des größeren Suizidrisikos) als die Diagnose einer Ess-Störung allein (ausführliche Darstellung bei Herpertz-Dahlmann 2002).

Keys et al. (1950) wiesen in dem so genannten Minnesota-Experiment (s. o.) nach, dass anhaltende Hungerzustände zu ausgeprägten psychischen Veränderungen wie emotionaler Labilität, Entscheidungsschwäche, Libidoverlust und niedergedrückter Stimmung führen. Ähnliche Befunde lassen sich auch im Laborexperiment bei freiwillig fastenden Probandinnen nachweisen (Fichter 1985). In einer eigenen Untersuchung an jugendlichen anorektischen Patienten beobachteten wir, dass Patienten mit „Major Depression" ein signifikant niedrigeres Aufnahmegewicht hatten als Patienten ohne „Major Depression" (Herpertz-Dahlmann u. Remschmidt 1989). Demnach hängt die depressive Symptomatik auch vom Ausprägungsgrad des Untergewichts ab. Die Starvation hat bedeutsame Veränderungen des neuroendokrinen Systems sowie des Neurotransmitterstoffwechsels zur Folge, die zur Entstehung und Aufrechterhaltung der depressiven Symptomatik bei den Ess-Störungen beitragen (s. u.). Andererseits zeigt die klinische Praxis, dass ein Teil der essgestörten Patienten bereits vor der Erkrankung depressive Symptome hatte. In einer eigenen Studie litten einige der Patienten seit ihrer Kindheit an depressiven Störungen (Herpertz-Dahlmann 1988). Einige Patienten berichteten sogar, dass sich ihre niedergedrückte Stimmungslage zu Beginn der Ess-Störung für eine Zeitlang gebessert habe, bis ein gravierender Gewichtsverlust eintrat.

Epidemiologische Studien machen deutlich, dass subklinische Ess-Störungen in der Adoleszenz häufig mit Störungen des Selbstwertgefühls und depressiver Psychopathologie in Zusammenhang stehen (Fairburn et al. 1999a; Schmidt 1998). In einer Untersuchung an 1000 Londoner Schulmädchen entwickelten diejenigen ein Jahr später eine Ess-Störung, die

besonders introvertiert waren und Schwierigkeiten in ihren sozialen Beziehungen hatten (Patton et al. 1990).
Bulimische bzw. bulim-anorektische Ess-Störungen zeigen darüber hinaus eine erhöhte Komorbidität mit oppositionellen Störungen bzw. Störungen des Sozialverhaltens (Geist et al. 1998).

Suchterkrankungen und Störungen der Impulskontrolle

Bei der Komorbidität mit Suchterkrankungen muss zwischen Patienten mit restriktiven und bulimischen Ess-Störungen differenziert werden. Während sich bei bulimischen und anorektischen Patienten mit dem Binge-Purging-Subtypus eine deutlich erhöhte Prävalenz von Abhängigkeitserkrankungen findet, lässt sich eine entsprechende Komorbidität bei restriktiven Ess-Störungen nicht nachweisen (Übersicht bei Lilenfeld 2004). Alkoholabhängigkeit oder -missbrauch wird bei 23 % aller bulimischen Patienten gefunden (Bulik et al. 2004; Holderness et al. 1994). Auch andere Störungen der Impulskontrolle (Promiskuität, Ladendiebstahl und ein rücksichtsloser Fahrstil) sowie Selbstverletzungs- und parasuizidales Verhalten sind bei bulimischen Ess-Störungen häufig (Stein et al. 2004).

5.13.5 Ätiologie und Pathogenese

Die Genese der Ess-Störung ist multifaktoriell, d. h., es handelt sich um ein Zusammenwirken biologischer, persönlichkeitsbedingter (z. T. ebenfalls genetisch geprägter), soziokultureller und familiärer Faktoren. Es ist anzunehmen, dass die Ess-Störungen keine nosologisch einheitliche Krankheitsgruppe bilden, sondern sich in Subgruppen differenzieren, bei denen den einzelnen kausalen Faktoren eine jeweils unterschiedliche Bedeutung zukommt. Eine Übersicht über allgemeine und spezielle ätiologische Faktoren gibt die Tabelle 5-108.

Tab. 5-108: Risikofaktoren für Anorexia und Bulimia nervosa (mod. nach Fairburn u. Harrison 2003)

allgemein
• weibliches Geschlecht • Adoleszenz und frühes Erwachsenenalter • westliche Kultur
individuelle Faktoren
Familienanamnese • Ess-Störungen in der Familie (→ wahrscheinlich genetische Faktoren) • Depressionen, Zwänge und Angsterkrankungen • Substanzmissbrauch, auch Alkohol (vor allem bei Bulimie) • Übergewicht (Bulimie)
prämorbide Erfahrungen • Verhalten der Eltern geringer Kontakt, Eheprobleme der Eltern (besonders bei Bulimie), hohe Erwartungen, überbehütendes und ängstliches Verhalten (besonders bei Anorexia nervosa) • sexueller Missbrauch • häufiges Diäthalten in der Familie • Kritik an Essverhalten, Figur oder Gewicht durch Familienangehörige oder Freunde • berufs- oder freizeitbedingter Schlankheitsdruck (Model, Leistungssportlerin, Tänzerin)
prämorbide Auffälligkeiten • niedriges Selbstwertgefühl • Perfektionismus (vorwiegend bei Anorexia nervosa) • Angst und Angsterkrankungen, vor allem soziale Phobie und Trennungsangst • Adipositas (vor allem bei Bulimie) • frühe Menarche (vor allem bei Bulimie)

Biologische Ursachen

Genetische und perinatale Faktoren

Zwillings- und Familienstudien stützen insgesamt die Annahme, dass erbliche Faktoren an der Genese der Anorexia nervosa beteiligt sind (Hebebrand et al. 1995; 2003; Hinney et al. 2000; Kipman et al. 1999; Strober et al. 2000). Basierend auf den teilweise deutlich höheren Konkordanzraten bei eineiigen als bei zweieiigen Zwillingen, sind maximale Erblichkeitsschätzungen von über 80 % ermittelt worden; eine realistische Erblichkeitschätzung dürfte aber eher in der Größenordnung von ca. 50 % liegen. Bei den Familienstudien findet sich relativ einheitlich ein empirisches Wiederholungsrisiko bei weiblichen erstgradigen Angehörigen in der Größenordnung von ca. 5–10 %. Dieses Wiederholungsrisiko trifft jedoch nicht spezifisch auf die Anorexia nervosa selbst zu, sondern umfasst auch atypische Ess-Störungen und die Bulimia nervosa. Das γSib beträgt ca. 10 und rechtfertigt die Initiierung molekulargenetischer Untersuchungen. Das γSib wird allgemein ermittelt, indem das empirische Wiederholungsrisiko für Geschwister – im Fall der Anorexie also ca. 5 % – durch das populationsbezogene Lebenszeitrisiko (Anorexie: ca. 0,5 %) geteilt wird; im Falle der Anorexia nervosa bezieht sich das γSib ausschließlich auf die Schwestern.
Entsprechend unsichere Befunde ergeben die Zwillingsuntersuchungen bei der Bulimia nervosa: Je nach „harten" oder „weichen" Kriterien, Berücksichtigung der „Equal-

environment"-Annahme und Reliabilität der Diagnose ergab sich bei der gleichen Stichprobe eine familiäre Belastung für Bulimie zwischen 0 und 83 % (Fairburn et al. 1999b). Die retrospektive Erfassung der Bulimie-Kriterien zur Erstellung einer Lebenszeitdiagnose ist mit zahlreichen Unsicherheiten verbunden (z. B. subjektive Bewertung von Essattacken, Häufigkeit der Attacken etc.). Eine Wiederholung der Befragung mit 5-jährigem Zeitabstand erbrachte stark diskrepante Ergebnisse (Bulik et al. 1998). Darüber hinaus war der Einfluss geteilter Umwelteinflüsse (shared environment) nur unzureichend berücksichtigt worden (Fairburn et al. 1999b). Neben den Ess-Störungen wurde eine familiäre Häufung von Zwangsstörungen und depressiven Erkrankungen gefunden. In den Familien bulimischer Patienten wurde darüber hinaus eine erhöhte Prävalenz von Substanzabhängigkeit nachgewiesen. Die Häufung dieser Erkrankungen trat in Abhängigkeit von der Komorbidität des Index-Probanden auf und zeigte eine von der Ess-Störung unabhängige familiäre Transmission. Zwanghafte Persönlichkeitsstörungen treten vornehmlich bei den Angehörigen anorektischer Patienten auf und lassen ein gemeinsames familiäres Risiko mit der Anorexia nervosa vermuten (Lilenfeld et al. 1998).

In der **molekulargenetischen Forschung** werden wie bei anderen komplexen Erkrankungen im Wesentlichen zwei Ansätze verfolgt:

Bei dem Kandidaten-Gen-Ansatz wird untersucht, ob ein definiertes Gen an der Entstehung der Erkrankung beteiligt ist. In einem solchen Gen werden Varianten gesucht, die dann bei einer größeren Anzahl von „Fällen" und Kontrollen genotypisiert werden. Ergeben sich signifikante Unterschiede im Hinblick auf die Frequenz einer solchen Variante, so spricht man von Assoziation. Beim Kandidaten-Gen-Ansatz ist wesentlich, dass man zunächst über eine Hypothese zur Entstehung der Erkrankung verfügt. Nur so kann eines der ca. 35 000 menschlichen Gene als potenziell relevant eingestuft werden. Kandidaten-Gene werden aufgrund biochemischer, physiologischer, pharmakologischer, molekulargenetischer bzw. molekularbiologischer Erkenntnisse ausgewählt. Ein Beispiel hierfür ist das serotoninerge System, dass mehreren Untersuchungen zur Folge an der Entstehung einer Ess-Störung beteiligt sein soll (Blundell et al. 1995; Kaye et al. 1999; 2005; Frank et al. 2002). Hieraus ergibt sich zunächst die Hypothese, dass genetische Varianten der Gene dieses Neurotransmittersystems an der Entstehung der AN beteiligt sind. Die konkrete Untersuchung dieser Hypothese auf molekularer Ebene bedeutet, dass u.a. die Gene der verschiedenen Serotonin-Rezeptoren, der Enzyme des Serotoninstoffwechsels und des Serotonintransporters untersucht werden (z.B. Bulik et al. 2003; Hinney et al. 1997; Gorwood et al. 2002). Ein Beispiel für eine weitere Hypothese, die zur Auswahl eines Kandidaten-Gens herangezogen wurde, ist die Beteiligung des Östrogens und entsprechender Regelkreise an der Anorexie. Genetische Variabilität der entsprechenden Kandidaten-Gene könnte für die Geschlechtswendigkeit und das Manifestationsalter eine Erklärung liefern. Untersuchungen des Östrogen-β-Rezeptorgens erbrachten jedoch keine eindeutigen Hinweise dafür, dass dieses Gen – eines von vielen in diesem hormonellen Regelkreis – an der Entstehung der Anorexia nervosa beteiligt ist (Rosenkranz et al. 1998).

Mittlerweile gibt es eine Reihe von Untersuchungen zum Melanokortin-4-Rezeptorgen (MC4R) bei Bulimia nervosa und der Binge-eating-Störung. Mutationen in diesem Gen können zu einer Adipositas führen, wobei diese primär durch eine erhöhte Nahrungsaufnahme bedingt ist (Farooqi et al. 2003). Aufgrund des Vorkommens von Essattacken und der bekannten individuellen und familiären Häufung von Adipositas bei Patienten mit Bulimia nervosa und Binge-eating-Störung erschien das MC4R sehr gut als Kandidaten-Gen geeignet. Tatsächlich fand eine Gruppe bei allen Trägern von MC4R-Varianten eine Binge-eating-Störung (Branson et al. 2003). Zuvor waren bereits je eine Patientin mit Bulimie (Hebebrand et al. 2002) bzw. Binge-eating-Störung (Sina et al. 1999) identifiziert worden, die MC4R-Mutationen aufwiesen. In der Folge gelang es aber nicht, den Zusammenhang von MC4R-Mutationen mit Bulimie oder Binge-eating-Störung zu erhärten (Herpertz et al. 2003; Hebebrand et al. 2004).

Zusammengefasst gibt es bislang trotz mittlerweile zahlreicher Studien **keinen mehrfach replizierten Kandidaten-Gen-Befund**, der eine sichere Beteiligung einer spezifischen Genvariante bzw. eines spezifischen Gens unzweideutig belegen würde (s. Tab. 5-109).

Neben dem Kandidaten-Gen-Ansatz können auch hypothesenfreie Verfahren zur Identifikation eines Gens angewandt werden. Eines der hierfür häufigsten Rekrutierungsverfahren bezieht zwei oder mehr betroffene Geschwister mit dem gleichen Phänotyp ein (Kaye et al. 2000), um nach Rekrutierung von mehr als 100 derartiger Familien einen Genomscan durchführen zu können. Das Ziel ist es, **Kopplung** bzw. Kopplungsregionen zu identifizieren. Hierbei handelt es sich um chromosomale Regionen, an denen betroffene Geschwister überzufällig häufig jeweils die gleichen Genotypen aufweisen. Bislang ist weltweit lediglich ein Genomscan zu Anorexia nervosa erfolgt (Kaye et al. 2000; Grice et al. 2002). Die entsprechenden Familien, die auch solche umfassten, in denen die Geschwister eine andere Form der Ess-Störung aufwiesen, wurden an mehreren Zentren weltweit rekrutiert. Bei dem unter Einschluss aller Familien durchgeführten Genomscan fanden sich keine signifikanten Hinweise auf Kopplung. Erst bei ausschließlicher Berücksichtigung von solchen Familien, in denen zwei Geschwister die restriktive Form der Anorexia nervosa aufwiesen, ließ sich Kopplung zum kurzen Arm von Chromosom 1 nachweisen. Dieser Befund ist bis-

Tab. 5-109: Genetische Befunde bei Ess-Störungen (modifiziert nach Hinney et al. 2004; Detailliteratur bei den Autoren)

Kandidaten-Gene
• β_3-Adrenozeptor
• Agouti-verwandtes Protein (AGRP)
• BDNF-Rezeptor (NTRK2)
• Brain derived neurotrophic factor (BDNF)
• Catechol-O-Methyltransferase (COMT)
• Dopamin-D_2-Rezeptor
• Dopamin-D_3-Rezeptor
• Dopamin-D_4-Rezeptor
• Dopamintransporter
• Entkopplerproteine 2 und 3 (UCP 2, 3)
• 5-$HT_{1B}/_{1D}\beta$-Rezeptor
• 5-HT_{2A}-Rezeptor
• 5-HT_{2C}-Rezeptor
• 5-HT_7-Rezeptor
• Kalzium-aktivierter Kaliumkanal (hSKCa3)
• Leptin
• Leptinrezeptor
• Melanokortin-4-Rezeptor
• Neuropeptid Y-Y_1-Rezeptor
• Neuropeptid Y-Y_5-Rezeptor
• Noradrenalintransporter
• Östrogen-β-Rezeptor
• Pro-Opiomelanokortin
• Serotonintransporter (SERT, 5-HTT)
• Tryptophanhydroxylase
• Tumornekrosefaktor alpha (TNFα)

lang nicht repliziert worden; auch ist es nicht gelungen, das Gen oder die Gene zu identifizieren, die den Kopplungsbefund vollständig erklären könnten. Bei zwei Genen, die jeweils für einen Opioid- bzw. Serotonin-Rezeptor in der entsprechenden Region kodieren (Bergen et al. 2003), konnte eine Assoziation ermittelt werden; möglicherweise gibt es noch weitere Gene in der gleichen Region.
In einer weiterführenden Arbeit des o.g. internationalen Konsortiums sind Scores für „Drang zum Dünnsein“ und „Zwanghaftigkeit“ als Kovariablen berücksichtigt worden. Kopplungsregionen auf den Chromosomen 1, 2 und 13 wurden identifiziert (Devlin et al. 2002). Für gezügeltes Essverhalten wurde von einer anderen Gruppe Kopplung zu den Chromosomen 3 und 6 ermittelt (Steinle et al. 2002).
Ein Genomscan zur Bulimia nervosa ist ebenfalls durchgeführt worden (Bulik et al. 2003a). Die statistisch signifikanteste Kopplung wurde zu Chromosom 10 ermittelt. Da in der gleichen Region von verschiedenen anderen Gruppen Kopplung zu Adipositas gefunden wurde, könnte ein „Adipositas-Gen“ in dieser Region primär oder bedingt durch die Gegenregulation zur Pathogenese der Bulimia nervosa beitragen.
Klinische und systematische Beobachtungen sprechen dafür, dass anorektische Patientinnen – ähnlich wie andere psychiatrische Patienten auch – eine erhöhte Anzahl perinataler Risikofaktoren aufweisen, z. B. Geburtskomplikationen und Frühgeburtlichkeit. In einer großen prospektiven Studie an 3900 Probanden wurde beobachtet, dass Patienten mit Anorexia nervosa (n = 781) signifikant häufiger zu früh (vor der 33. Schwangerschaftswoche) geboren worden waren als gesunde Individuen und mit höherer Wahrscheinlichkeit ein Kephalhämatom aufwiesen (Cnattingius et al. 1999). In einer rezenten Studie wurde eine Häufung von Schwangerschafts- und Geburtskomplikationen bei essgestörten Patienten im Vergleich zu einer Kontrollgruppe bestätigt (Favaro et al. 2006). Eine Beeinträchtigung oder Schädigung zerebraler Funktionen könnte als weiterer, wahrscheinlich unspezifischer Risikofaktor für die Ätiologie der Ess-Störungen interpretiert werden.

Temperaments- und Persönlichkeitsfaktoren sowie neuropsychologische Befunde

Vor allem anorektische Patienten mit vornehmlich restriktiver Symptomatik zeichnen sich durch typische Persönlichkeitsmerkmale aus (Andeluh et al. 2003; Bulik et al. 2003):

- Beharrlichkeit und Zähigkeit
- Rigidität
- Introvertiertheit
- eine gut durchschnittliche bis überdurchschnittliche Intelligenz

Die jungen Mädchen und Frauen sind oft sehr angepasst und bemüht, es anderen recht zu machen. Sie gehen Konflikten aus dem Wege, sind wenig autonom, haben ein niedriges Selbstwertgefühl und vermeiden unbekannte Situationen (Klump et al. 2000; 2004).
Da alle Untersuchungen von Persönlichkeitszügen und Temperamentseigenschaften erst nach Manifestation der Ess-Störung durchgeführt werden, ist nicht klar, ob es sich um Vulnerabilitätsfaktoren oder Folgezustände der Starvation, d. h. des Hungerzustandes, handelt. Zur Klärung dieses Problems können prospektive Studien beitragen, die bisher nur ganz vereinzelt publiziert wurden. In einer australischen Studie, bei der Kinder ab dem 4.–8. Lebensmonat bis zum 12.–13. Lebensjahr (Risikoalter für eine Ess-Störung) insgesamt 5-mal untersucht wurden, zeigte sich, dass die beiden **Temperamentsfaktoren** „negativer Affekt“ (am ehesten assoziiert mit depressiven Symptomen) und „Persistenz“ (Beständigkeit; „Zähigkeit“; Fähigkeit, bei der Sache zu bleiben) einen deutlichen Zusammenhang mit dem Auftreten von Ess-

Störungssymptomen in der Pubertät zeigten (Martin et al. 2000). Auch „Perfektionismus" und zwanghafte Persönlichkeitszüge weisen einen signifikanten Zusammenhang mit Ess-Störungen auf, wobei diese retrospektiv bereits vor Entwicklung der Ess-Störung prominent waren (Andeluh et al. 2003; Bulik et al. 2003b).

Primär bulimische Patienten scheinen weniger sthenisch und kontrolliert, frustrationsintoleranter, sexuell aktiver und extrovertierter zu sein als anorektische Patienten. Patienten mit bulimanorektischen Ess-Störungen haben Persönlichkeitszüge, die eher denen bulimischer Patienten entsprechen, zeigen aber einen ähnlichen Perfektionismus wie die restriktiv anorektischen Patienten (Matsunaga et al. 1999; Fassino et al. 2002).

Neuropsychologische Studien beschreiben kognitive Defizite bei essgestörten Patienten, die sich vor allem auf Aufmerksamkeit, visuell-räumliche Funktionen und Problemlösefähigkeit beziehen. Insbesondere wird eine Verminderung der kognitiven Flexibilität beschrieben (Tchanturia et al. 2004). Die Funktionseinschränkungen besserten sich nur teilweise nach Gewichtsrehabilitation bzw. Normalisierung des Essverhaltens (Lauer et al. 1999).

Soziokulturelle Faktoren

Für den Einfluss soziokultureller Faktoren sprechen die hohe Prävalenz der Ess-Störungen in der westlichen Welt gegenüber anderen Kulturkreisen, das erhöhte Auftreten bei Einwanderern in diese Länder gegenüber ihren Landsleuten in den Heimatregionen, die Zunahme in den letzten Jahrzehnten und die immer noch vorhandene höhere Prävalenz in Mittel- und Oberschichten sowie bei Risikogruppen (Sportler, Models). In östlichen Kulturkreisen ist bis auf Japan die Prävalenz von Ess-Störungen niedriger als bei uns. In einer chinesischen Studie lag die Prävalenz für das gesamte Ess-Störungsspektrum bei weiblichen jungen Erwachsenen unter 0,5 % (Lee 1993), wobei in den letzten Jahren auch hier ein Anstieg zu beobachten ist (Lee 2000). In Malaysia wurden in einer Befragung, die sich auf einen Zeitraum von 26 Jahren erstreckte, nur Einzelfälle gefunden (Goh et al. 1993). Afroamerikaner, die in westlichen Gesellschaften leben, akzeptieren innerhalb ihrer ethnischen Gruppe Übergewichtige mehr, als die weiße Bevölkerung Adipöse in ihren Lebensgemeinschaften akzeptiert. Hinweise für die Bedeutung soziokultureller Faktoren bei der Entstehung von Ess-Störungen gibt eine Untersuchung auf Curaçao, einer Insel in der Karibik mit vorwiegend schwarzer Bevölkerung und einer weißen bzw. gemischten Minderheit. Während die Inzidenz der Anorexia nervosa bei der schwarzen Bevölkerung der Insel gleich null war, entsprach die Inzidenz bei der gemischten Minderheit der westlicher Länder (Hoek et al. 2005). Alle an Anorexia nervosa erkrankten jungen Frauen gehörten zu einer hohen Einkommens- und Bildungsschicht, und fast alle hatten längere Auslandsaufenthalte in Übersee (westliche Gesellschaften) hinter sich. Sie identifizierten sich mit der westlichen Kultur und standen dem traditionellen weiblichen Rollenbild ihres eigenen Landes ambivalent gegenüber (Katzman et al. 2004).

Eine gesunde normalgewichtige junge Frau verfügt über 22–25 % Fettmasse, wohingegen das geläufige westliche Schönheitsideal lediglich eine Körperfettmasse von 10–15 % erlaubt (Hebebrand et al. 1995). Dementsprechend erfüllen viele so genannte „Super-Models" das Gewichtskriterium für die Anorexia nervosa. Mädchen und Frauen unterliegen dem Druck des Schlankheitsideals mehr als ihre männlichen Altersgenossen – eine weitere Erklärung dafür, dass Ess-Störungen bevorzugt beim weiblichen Geschlecht auftreten.

Etwa ab dem 9. Lebensjahr sind Kinder in der Lage, Sinn und Zweck des Diäthaltens zu verstehen (Hill 1993). Ungefähr ein Drittel bis die Hälfte der 9-jährigen Mädchen in England und den USA will dünner sein als sie sind, und 15–20 % haben bereits eine Diät durchgeführt (Schur et al. 2000). Bei den Teenagern ist die Zahl noch höher: Zwischen einem Drittel und zwei Drittel führen in dieser Lebensphase eine Diät durch (Patton et al. 1997). Dabei konnte ein signifikanter Zusammenhang zwischen dem Einfluss von Massenmedien (Fernsehen, Kino und Modezeitschriften) und Diätversuchen sowie anderen Methoden der Gewichtsreduktion (Erbrechen, Laxanzienabusus) festgestellt werden (Field et al. 1999; 2001). Auch der Einfluss der jeweiligen Peer-Group spielt eine bedeutsame Rolle (Paxton et al. 1999).

> Zwischen Diät halten und der Inzidenz von Ess-Störungen besteht ein signifikanter Zusammenhang. In einer prospektiven Untersuchung bei 15-jährigen Londoner Schülerinnen, die zwölf Monate nach der Erstbefundung nachuntersucht werden konnten, entwickelten 21 % der Mädchen, die zu Beginn der Befragung eine Diät machten, aber nur 3 % der Schülerinnen, die keine Diät durchgeführt hatten, ein Jahr später eine Ess-Störung (Patton et al. 1990). Diätverhalten bei Jugendlichen ist mit Substanzmissbrauch und -abhängigkeit, risikoreichem Sexualverhalten, Delinquenz und Suizidversuchen assoziiert (Neumark-Sztainer et al. 1996). Diätversuche bedingen bei Jugendlichen ein erhöhtes Risiko für überproportionale Gewichtszunahmen (Field et al. 2003).

Allerdings sollte darauf hingewiesen werden, dass zwar ein Drittel bis zwei Drittel aller Teenager eine Diät durchführt (s. o.), jedoch nur bis zu 1 % von ihnen an einer Magersucht und weitere 10 % an einer partiellen oder bulimischen Ess-Störung erkranken. Demnach ist die Durchführung einer

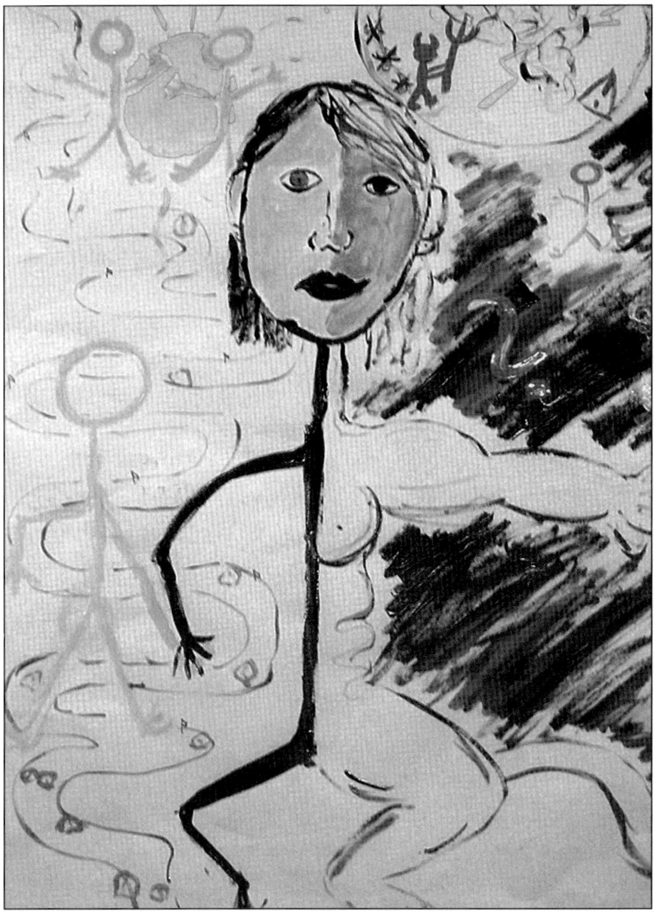

Abb. 5-43: 17-jähriges Mädchen mit Magersucht. Das Bild zeigt die Ambivalenz der Patientin bei der Gewichtszunahme.

Diät eine notwendige, aber keineswegs hinreichende Voraussetzung für die Entwicklung einer Ess-Störung. Bis heute kann nicht eindeutig beantwortet werden, welche Individuen für die Entwicklung einer Ess-Störung nach einer Diät prädisponiert sind. Die Mehrzahl der Studien weist jedoch darauf hin, dass Mädchen, die über einen längeren Zeitraum eine sehr restriktive Diät durchführen, oft ein niedriges Selbstwertgefühl sowie depressive Verstimmungen und Angstsymptome aufweisen (Hill u. Pallin 1998; Patton et al. 1997), d.h. psychopathologisch auffällig sind (Abb. 5-43)

Familiäre Faktoren

Noch bis vor wenigen Jahren wurden familiäre Faktoren als wesentliches ätiologisches Moment für die Ess-Störung diskutiert. Der These zur familiären Genese der Erkrankung lag die vor allem in den Gruppen von Selvini-Palazzoni (1978), Minuchin (Minuchin et al. 1978) und Stierlin (1975) formulierte Annahme zugrunde, dass in den Familien essgestörter Patienten emotionale Probleme in somatische transformiert würden. Minuchin et al. (1978) postulierten typische Transaktionsmuster in **anorektischen** Familien: Verschmelzung, Rigidität, Überbehütung und Konfliktvermeidung. Empirische Untersuchungen, die das Konzept überprüften, ergaben, dass sich nur in wenigen Familien solche Transaktionsmuster nachweisen ließen. In einigen fanden sich sogar entgegengesetzte Verhaltensweisen (Kog et al. 1987).

Aus entwicklungspsychiatrischer Sicht ist daher eher ein Konzept zu bevorzugen, welches das Kind nicht länger als „Werkzeug" der Eltern ansieht, sondern die familiäre Interaktion als Resultat eines subtilen reziproken Prozesses betrachtet, der von allen Beteiligten – Kind und Bezugspersonen – aktiv gestaltet wird.

So werden die typischen Persönlichkeitsmerkmale anorektischer Patienten – ausgeprägtes Harmoniebedürfnis, Perfektionismus, mangelnde Autonomie und soziale Ängstlichkeit – Einfluss auf das familiäre Funktionsniveau nehmen und einen behütenden, möglicherweise auch einengenden Erziehungsstil protegieren. Mütter anorektischer Patienten berichten im Vergleich zu Müttern gesunder Mädchen über ausgeprägtere Schlafstörungen ihrer Töchter in der Kleinkindzeit, erhebliche Schwierigkeiten in Trennungssituationen und über ein signifikant späteres Lebensalter des Kindes beim ersten „Auswärtsschlafen" (Shoebridge u. Gowers 2000). Die „Genträger" Mutter und Vater sind gleichzeitig auch Mitgestalter der Umwelt des Kindes, sodass genetische und umweltbedingte Einflüsse eng ineinander greifen. Mütter anorektischer Patienten gaben häufiger als die gesunder Kontrollpersonen an, dass sie sich fast ausschließlich der Kindererziehung gewidmet hatten und keiner anderen Tätigkeit nachgingen. Sie wiesen darüber hinaus mehr ängstlich-vermeidende Persönlichkeitszüge auf (s. auch den Abschnitt „Genetische und perinatale Faktoren", S. 845) und ähnelten damit ihren Töchtern (Shoebridge u. Gowers 2000). In den Familien anorektischer Patienten ließen sich darüber hinaus hohe Erwartungen und Leistungsansprüche an die Kinder nachweisen (Fairburn u. Harrison 2003). Familienuntersuchungen bei Familien **bulimischer** Patienten ergaben, dass auch hier – ähnlich wie bei den „anorektischen Familien" – erhebliche Unterschiede im Funktionsniveau der einzelnen Familien nachzuweisen sind (Übersicht u.a. bei Woodside et al. 1995). Gering ausgeprägte emotionale Beziehungen zwischen Eltern und Kind sowie eheliche Schwierigkeiten scheinen hier eher als unspezifische Risikofaktoren zu wirken (Fairburn u. Harrison 2003).

Anhaltspunkte für einen Zusammenhang zwischen der Schwere einer Ess-Störung und familiären Interaktionsschwierigkeiten fanden sich bisher nicht (Gowers u. North 1999). Hingegen lässt sich ein Zusammenhang zwischen müt-

terlicher Kritik (Expressed Emotions) an der kranken Tochter und dem Verlauf der Ess-Störung nachweisen: Das Ausmaß negativer Kommentare korrelierte mit einem schlechteren Heilungserfolg (van Furth et al. 1996).
Auch wenn die Bedeutung familiärer Faktoren für die Genese der Ess-Störungen in den letzten Jahren zunehmend infrage gestellt wurde, spricht dies nicht gegen die Wichtigkeit der Integration der Eltern in die Behandlung (s. Abschnitt 5.13.7). Familienberatende oder -therapeutische Maßnahmen haben sich gerade bei den adoleszenten Ess-Störungsformen als besonders effizient erwiesen.

Sexueller Missbrauch

Obwohl in den letzten Jahren sexueller Missbrauch als spezifischer ätiologischer Faktor für die Entwicklung einer Ess-Störung diskutiert wurde, zeigt die Mehrzahl kontrollierter Studien, dass die Wahrscheinlichkeit für essgestörte Frauen, einen Missbrauch erlitten zu haben, der von Frauen mit anderen psychiatrischen Erkrankungen entspricht. Demnach muss ein sexueller Missbrauch in der Kindheit oder Jugend eher als unspezifischer denn als spezifischer Risikofaktor für eine Ess-Störung angesehen werden (Fairburn et al. 1999a; Welch u. Fairburn 1996). Er verschlechtert jedoch die Prognose bulimischer Patienten. Eine ähnliche Bedeutung kommt auch körperlicher Misshandlung und emotionaler Vernachlässigung zu (Kent et al. 1999).

Multifaktorielles Ätiologiemodell

Die oben beschriebenen Befunde (erhöhte familiäre Belastung mit Erkrankungen aus dem Angst-, Zwangs- und affektiven Formenkreis; ängstlich-vermeidende, zwanghafte Persönlichkeitsmerkmale; prämorbide introversive Störungen) integrieren sich in ein Ätiologiemodell, welches von einer **genetisch bedingten Vulnerabilität** ausgeht. Eine Beteiligung des **serotoninergen Neurotransmittersystems** liegt nahe. Es wird mit Verhaltensinhibition und -kontrolle assoziiert; eine Dysfunktion dieses Transmitters wird bei Störungen des Affektes, bei Angst- und Zwangserkrankungen sowie Störungen der Appetitregulation vermutet. Die genannte Vulnerabilität könnte noch durch **frühe Umwelteinflüsse** (perinatale Risikofaktoren, s. o.) oder **traumatisierende Erfahrungen** (Missbrauch, Misshandlung, Vernachlässigung, s. o.; Fairburn et al. 2000) verstärkt werden.
Laboruntersuchungen bei erwachsenen anorektischen Patienten ergaben im Akutzustand der Erkrankung eine Verminderung der 5-Hydroxyindolessigsäure im Liquor; bei bulimischen Patienten wurden hingegen normale Konzentrationen gefunden (Kaye et al. 1998; 1991). Nach Gewichtsrehabilitation (anorektische Patienten) bzw. Normalisierung des Essverhaltens (bulimische Patienten) war der 5-Hydroxyindolessigsäure-Spiegel bei beiden Ess-Störungsformen im Vergleich zu gesunden jungen Frauen erhöht (Abb. 5-44). Obwohl die Anzahl der untersuchten Patienten relativ klein war (n = 8–17, je nach Studie), könnte dieser Befund eine Erklärung dafür liefern, warum essgestörte Patienten auch nach Überwindung der Ess-Störung ängstliche und zwanghafte Verhaltensweisen zeigen und häufig depressive Symptome aufweisen (s. Abschnitt 5.13.8). Ängstlich-angepasste und vermeidende Verhaltensweisen werden durch eine behütende und kontrollierende Erziehung (s. o.) gefördert, flexibles oder exploratives Verhalten eher gehemmt, sodass Einflüsse der Umgebung die genetisch (mit-)bedingten Temperaments- und Persönlichkeitsmerkmale verstärken.

Im Gegensatz zur Kindheit, in der abhängig-vermeidendes Verhalten eines Individuums noch toleriert wird, erwartet die Gesellschaft vom Jugendlichen zunehmende Autonomie und Selbstbehauptung. Es liegt nahe, dass junge Frauen mit einem niedrigen Selbstwertgefühl (Fairburn et al. 2000) und rigiden Verhaltensweisen auf diese Anforderungen mit noch mehr Anpassungsbereitschaft reagieren und versuchen, gesellschaftliche Normen (z. B. das Schlankheitsideal) optimal zu erfüllen. Auf der anderen Seite ist nicht auszuschließen, dass sich bestimmte genetische Risikofaktoren erst zum Zeitpunkt der Pubertät manifestieren.

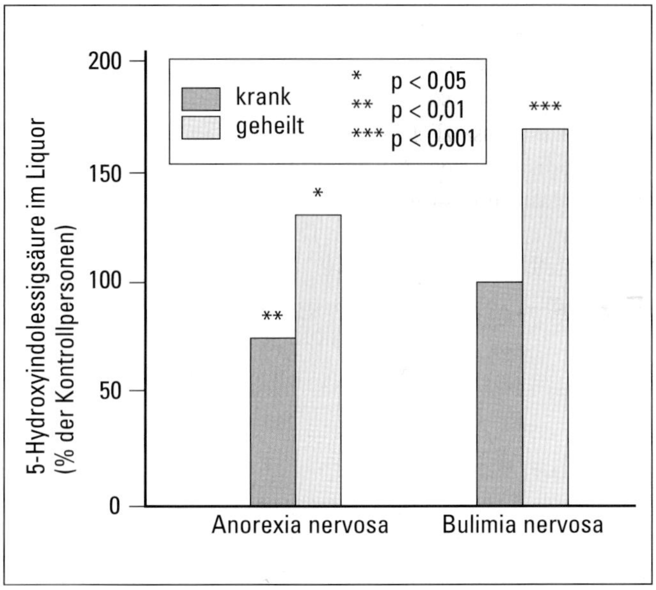

Abb. 5-44: 5-Hydroxyindolessigsäure im Liquor anorektischer und bulimischer Patienten – prozentual im Vergleich zu gesunden Kontrollpersonen (nach Kaye et al. 1998)

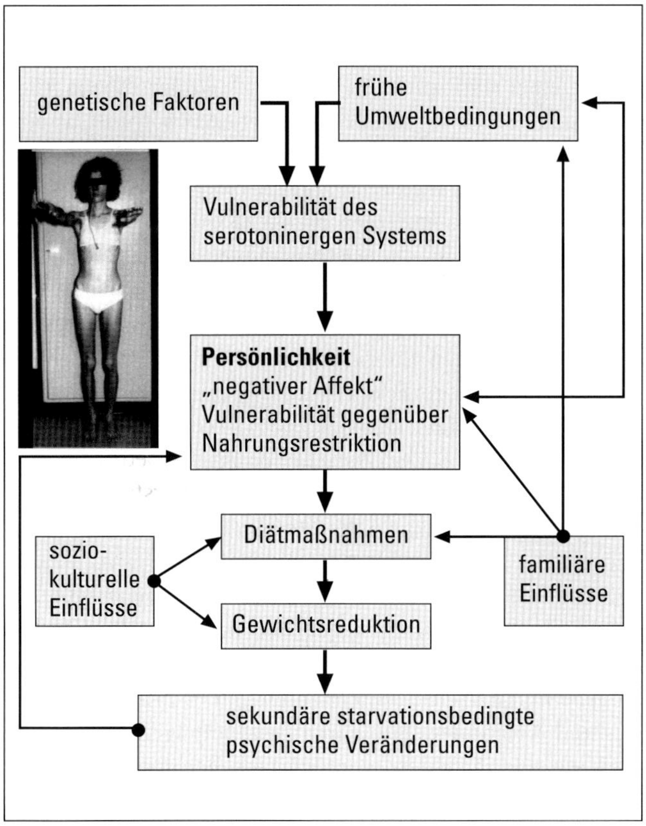

Abb. 5-45: Multifaktorielles Ätiologiemodell der Ess-Störungen

Es wird vermutet, dass Diät und Starvation zu einer „Entgleisung" des ohnehin vulnerablen serotoninergen Systems führen, die weitere Komplikationen (depressive Symptomatik, Körperschemastörung, Hyperaktivität) nach sich zieht. Die hierdurch wiederum induzierte Intensivierung der elterlichen Betreuung sowie eine längerfristige Hospitalisierung erschweren zusätzlich eine altersentsprechende Entwicklung, sodass sich ein Circulus vitiosus mit der Folge einer chronifizierten Ess-Störung entwickeln kann (s. Abb. 5-45).

5.13.6 Diagnose und Differenzialdiagnostik

Die Diagnose einer **Magersucht** ist im Allgemeinen leicht zu stellen, wenn Symptomatik, Lebensalter und Geschlecht typisch sind. Die Anorexia nervosa muss von körperlichen Erkrankungen mit Gewichtsverlust abgegrenzt werden, kann jedoch in Einzelfällen auch erst im Rahmen einer solchen somatischen Erkrankung manifest werden. Überzufällig häufig erkranken junge Mädchen, die an der Crohn-Krankheit oder einer Colitis ulcerosa leiden, zusätzlich an einer Magersucht, wobei es manchmal schwierig ist, zwischen dem krankheitsbedingten Appetitverlust und der anorektischen Ess-Störung zu unterscheiden (Kaplan u. Katz 1993). Häufiger sind anorektische oder bulimische Ess-Störungen beim Diabetes mellitus, wo Einsparen oder Weglassen von Insulin als gewichtsreduzierende Maßnahme genutzt wird (Rodin et al. 2002). Anorektische Syndrome können auch im Rahmen **anderer psychiatrischer Erkrankungen** auftreten (s. Tab. 5-110). Im Gegensatz zur Anorexia nervosa und Bulimia nervosa fehlt bei diesen anderen psychiatrischen Störungen und bei den somatischen Erkrankungen meist die Gewichtsphobie, deren Vorhandensein ausdrücklich untersucht werden sollte. Verhaltensänderungen, die vielfach den Beginn einer jugendlichen Ess-Störung anzeigen und zur Verifizierung der Diagnose herangezogen werden können, sind der Tabelle 5-111 zu entnehmen.

Bulimische Erkrankungen werden leichter übersehen als anorektische und dementsprechend später behandelt. Differenzialdiagnostisch müssen Heißhunger- und Essattacken bei somatischen Erkrankungen ausgeschlossen werden, z.B. bei **Tumoren des ZNS** und **Schädel-Hirn-Traumata**.

Tab. 5-110: Differenzialdiagnose der Anorexia nervosa bei Kindern und Jugendlichen

somatische Erkrankungen	psychiatrische Erkrankungen
• Crohn-Krankheit	• Schizophrenie
• Colitis ulcerosa	• affektive Störungen
• Zöliakie	• Zwangsstörungen
• Hypothyreose	• somatoforme Störungen
• Diabetes mellitus	
• Addison-Krankheit	
• Hypophysenvorderlappen-insuffizienz	
• Hypothalamus-Tumoren	
• maligne Tumoren	
• Nebenwirkung von Medikamenten (z.B. Amphetamine)	

Tab. 5-111: Primärsymptomatik einer Ess-Störung

- zunehmendes Interesse für Nahrungszusammensetzung und Kaloriengehalt
- Vermeidung oder Verweigerung von Hauptmahlzeiten
- Beschränkung auf so genannte „gesunde" Nahrungsmittel
- häufige Gewichtskontrollen
- Unzufriedenheit mit eigenem Aussehen und Figur
- ausgeprägte körperliche Hyperaktivität
- zunehmende Leistungsorientierung und Isolation
- primäre oder sekundäre Amenorrhö

Als Instrument zur Diagnostik und Verlaufsbeobachtung von Ess-Störungen eignet sich das „Strukturierte Interview für Anorexia und Bulimia nervosa" (SIAB, Fichter u. Quadflieg 1999b; Herpertz-Dahlmann 1999), welches DSM-IV- und ICD-10-Kriterien, Komorbidität und den Schweregrad der Ess-Störung erfasst. Als Inventar zur Selbstbeurteilung können der „Fragebogen für Ess-Störungen" („Eating Disorder Inventory" [EDI], Garner 1991), der „Fragebogen über Einstellung zum Essen" („Eating Attitudes Test" [EAT], Garner et al. 1982) sowie das „Anorexia-Nervosa-Inventar zur Selbstbeurteilung" (ANIS, Fichter u. Keeser 1980) herangezogen werden. Für die Bulimie kommt außerdem der „Bulimia Test" (BULIT-R, Thelen et al. 1991) infrage.

5.13.7 Behandlung und Prävention

Für die Behandlung der Anorexia nervosa gibt es kaum kontrollierte Studien (Agras et al. 2004). Ein großer Teil der Behandlungsempfehlungen stützt sich auf klinische Erfahrungen, die dringend einer Validierung nach den Kriterien der „Evidence-based Medicine" bedürfen.

Die Therapie der Ess-Störungen beinhaltet **drei Säulen** (APA 1995; 2000; Deutsche Gesellschaft für Kinder- und Jugendpsychiatrie, Psychosomatik und Psychotherapie et al. 2007; National Institute for Clinical Excellence (NICE) 2004):

- somatische Rehabilitation und Ernährungstherapie
- individuelle psychotherapeutische Behandlung
- Einbeziehung der Familie

Bei einem Teil der Patienten kann zusätzlich eine medikamentöse Therapie angezeigt sein. Die Kriterien für die Einleitung einer stationären Behandlung sind der Tabelle 5-112 zu entnehmen. Dabei ist nur unzureichend überprüft, ob eine tagesklinische Behandlung nicht zu ähnlichen Heilungserfolgen führt wie eine vollstationäre. Eine Studie bei Adoleszenten zeigte auf, dass Patienten, die keine somatischen Komplikationen aufwiesen, ähnlich von einer tagesklinischen Behandlung profitierten wie von einer stationären (Crisp et al. 1991). Aufgrund eines anderen Versicherungssystems wird in der amerikanischen Literatur vielfach eine ambulante Behandlung der Anorexia nervosa favorisiert. Diese geht z.T. von anderen Voraussetzungen aus, z.B. von einem für deutsche Verhältnisse unrealistisch hohen BMI (Le Grange et al. 2005). Eine Übersicht über ein stationäres Behandlungskonzept gibt die Abbildung 5-46 (Herpertz-Dahlmann u. Hagenah 2004).

Die Erfahrung zeigt, dass bei Kindern und Jugendlichen die Frage einer Behandlung gegen den ausdrücklichen Willen der Patientin nur selten erwogen wird. Ambulante Vorgespräche sind hilfreich, um Patienten und Eltern auf den Modus und Ablauf der stationären Behandlung vorzubereiten. Vielfach sind die Eltern von den täglichen Auseinandersetzungen um das Essen und von der Sorge um die Tochter erschöpft, und nicht wenige Patientinnen erleben den Ausweg aus einer meist völlig „verfahrenen" Situation zu Hause als Hilfe. Bei vitaler Gefährdung oder drohender chronischer Gesundheitsschädigung muss allerdings bei mangelnder Kooperation auch eine stationäre Aufnahme nach § 1631 b (Unterbringung mit Freiheitsentziehung) in Erwägung gezogen werden.

Tab. 5-112: Indikationen für eine stationäre Behandlung

	medizinische Kriterien	psychosoziale Kriterien
Anorexia nervosa	• kritisches Untergewicht, rapider Gewichtsverlust • somatische Komplikationen • Suizidgefahr • Komorbidität mit schwerwiegenden anderen psychiatrischen Erkrankungen	• festgefahrene familiäre Interaktion • soziale Isolation • Scheitern ambulanter Behandlungsversuche
Bulimia nervosa	• somatische Komplikationen (z.B. Elektrolytstörungen) • sehr häufige Heißhungerattacken • weitere Störungen der Impulskontrolle • Selbstverletzungsverhalten • Entwicklung einer Persönlichkeitsstörung • Drogenmissbrauch	wie oben

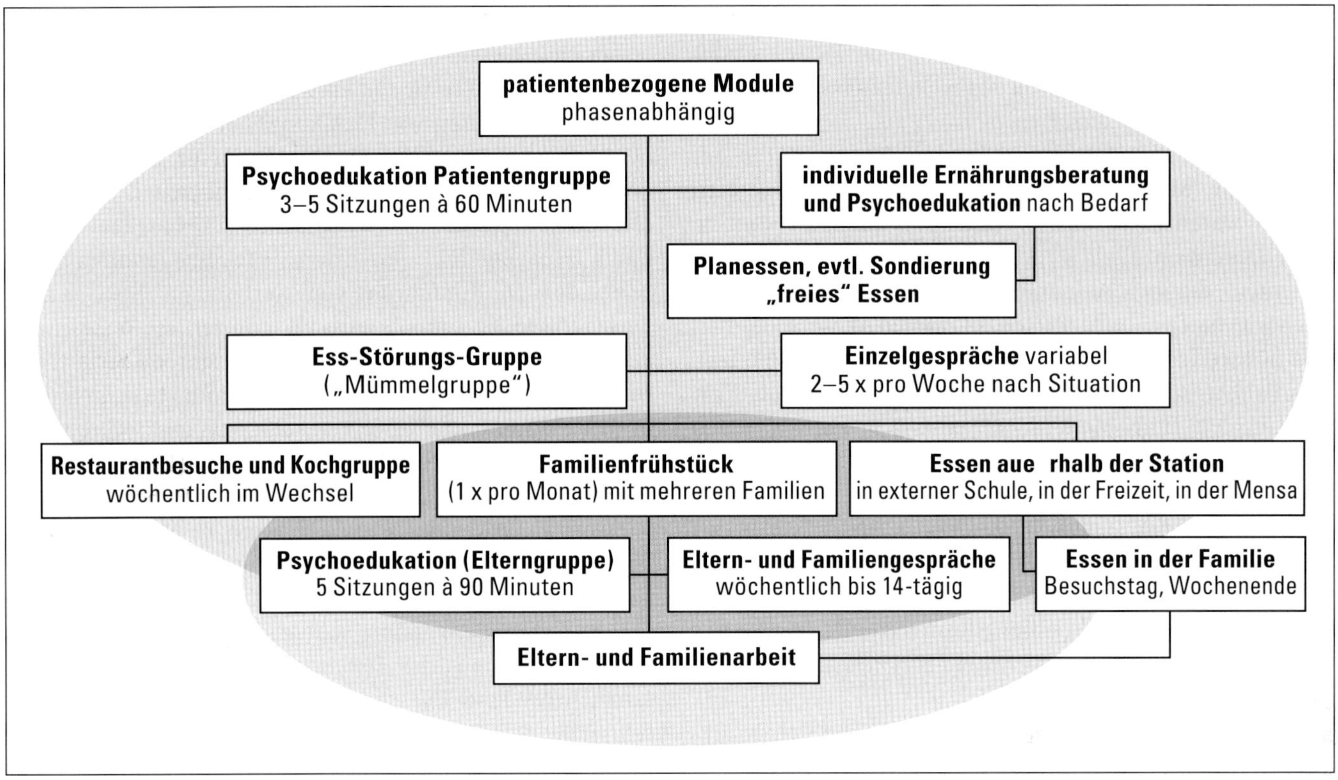

Abb. 5-46: Multimodale Behandlung bei adoleszenter Anorexia nervosa am Beispiel des stationären Therapieprogramms Aachen

Somatische Rehabilitation und Ernährungstherapie

Die erste Säule der Behandlung von essgestörten Patienten beinhaltet folgende Punkte:

- Behandlung somatischer Komplikationen
- Gewichtsrehabilitation mit Erreichen des Gewichts, bei dem die Menstruation wieder eintritt (bei Anorexia nervosa)
- Unterbrechung des Teufelskreises von Heißhungerattacken und Erbrechen (bei Bulimia nervosa)
- Normalisierung des Essverhaltens

Bei ausgeprägter Kachexie finden sich vielfach zusätzlich Zeichen einer **Dehydratation** mit entsprechenden Elektrolytverschiebungen; bei der Bulimie ist eine Hypokaliämie häufig. Bei chronischem Laxanzienabusus kann diese von kardialen Arrhythmien sowie einer hypokaliämischen Nephropathie und Myopathie begleitet sein. Hypophosphatämien treten bei kohlehydratreicher Realimentation ohne ausreichenden Phosphatzusatz auf und können zu einer vitalen Gefährdung führen (Fisher et al. 2000). Bei bereits länger anhaltenden und gravierenden Starvationszuständen empfiehlt sich ein sowohl qualitativ als auch quantitativ langsamer Nahrungsaufbau, d.h., die täglichen Kalorienmengen bedürfen einer vorsichtigen Steigerung. Ein zu hoher Fettanteil kann zu einer Pankreasaffektion (Anstieg von Amylase und Lipase) bzw. Leberaffektion (Transaminasenanstieg) führen. Auch bei der Rehydratation ist Vorsicht geboten, vor allem bei sehr jungen Patientinnen. Eine zu schnelle und zu hohe Flüssigkeitszufuhr erhöht die Gefahr kardialer Komplikationen (Kardiomyopathie, Perikarderguss; Mitchell et al. 1997).

In Übereinstimmung mit anderen Autoren (Wilson u. Shafran 2005) empfehlen wir eine wöchentliche Gewichtszunahme von 0,5 bis 1 kg, bis die Patienten ihr **Zielgewicht** erreicht haben. Das Zielgewicht wird durch die 25. Altersperzentile definiert; bei einzelnen Patienten reicht dieses Gewicht nicht aus, damit die Menstruation wieder eintritt. In diesem Fall orientiert man sich an dem Gewicht, bei dem die Menstruation im Verlauf der Gewichtsabnahme ausblieb. Bei Kindern und jugendlichen Patienten darf nicht vergessen werden, das Zielgewicht an die Wachstumskurve bei wiederholter Körperlängenbestimmung anzupassen.

Die Gewichtszunahme sollte kontinuierlich und nicht zu schnell sein. Nach Untersuchungen von Holtkamp et al. (2004b) ist ein steiler Gewichtsanstieg mit hohen Leptinspiegeln bei Entlassung prognostisch ungünstig, aber auch eine extrem langsame Gewichtszunahme lässt keinen zufrieden

stellenden Heilungserfolg erwarten. Bei unzureichender Gewichtszunahme sollte eine Verordnung von Bettruhe aufgrund der durch die Inaktivität begünstigten Osteoporose allenfalls stundenweise erfolgen.
Hebebrand et al. (1997b) zeigten, dass Patienten, die mit einem Body-Mass-Index unter 13 stationär aufgenommen worden waren, nach einem Katamnese-Intervall von ca. zwölf Jahren ein niedrigeres Körpergewicht erreichten als Patienten, die bei Aufnahme eine weniger ausgeprägte Kachexie hatten. Darüber hinaus wiesen diese Patienten eine höhere Letalität auf. Howard et al. (1999) stellten fest, dass Patienten, die mit einem Gewicht unterhalb von 90 % des „idealen Body-Mass-Index" entlassen wurden, einen schlechteren Heilungserfolg aufwiesen als Patienten, die ein höheres Gewicht erreicht hatten (s. auch Baran et al. 1995). Bei beiden Studien stellt sich allerdings die Frage, ob es sich bei den Patienten mit dem niedrigen Ausgangs- bzw. Entlassungsgewicht nicht um Individuen mit einer therapieresistenten gravierenden Erkrankungsform handelte, bei der das niedrige Gewicht als Folge, nicht aber als Ursache angesehen werden muss.
Um eine Gewichtszunahme zu erreichen, haben sich im stationären Behandlungssetting **verhaltenstherapeutische Programme** bewährt. Als Verstärker dienen Erweiterungen des Aktivitätsradius, z. B. durch folgende Maßnahmen:

- Besuch der Klinikschule
- Ausgang mit anderen Patienten
- Besuch zu Hause

Mit dieser Strukturierung kommen auch jüngere Patienten in der ersten Phase der Gewichtsrehabilitation im Allgemeinen gut zurecht. Bei ausgeprägter Kachexie und/oder vollständiger Nahrungsverweigerung kann eine Ernährung über eine nasogastrale Sonde erforderlich werden. Die Gewichtsrehabilitation magersüchtiger Patienten und die Vermeidung von Essattacken bei bulimischen Patienten implizieren eine Auseinandersetzung mit Ernährung und Essverhalten, die im Rahmen einer Ernährungsberatung und -therapie stattfinden sollte. Aus unserer Sicht ist eine Diät-Assistentin oder Ökotrophologin (Ernährungsberaterin) für das Team einer Station, die viele essgestörte Patienten behandelt, eine große Hilfe. Essgestörte Patienten können zwar häufig exakte Kalorienangaben zu einzelnen Speisen machen, weisen aber ansonsten wenig fundiertes Wissen über gesunde Ernährung und Nahrungsbestandteile auf. Im Rahmen einer psychoedukativen Gruppe kann über eine gesunde Zusammensetzung der Nahrungsbestandteile, Austauschmöglichkeiten von Speisen sowie Zubereitungsmöglichkeiten informiert werden. Mehrere Studien haben gezeigt, dass bereits eine ausschließlich psychoedukative Behandlung bei der Bulimie zu einer signifikanten Reduktion der Heißhungerattacken führt (Garner 1997; Hsu et al. 2001). Der erste Schritt ist die Erhebung einer Ernährungsanamnese, welche die Art der bisher eingehaltenen Diät (einschließlich erlaubter und verbotener Speisen) sowie die Frequenz, den Ablauf und situative Besonderheiten von Heißhungerattacken erfasst. In einem zweiten Schritt wird mit den Patienten ein Essensplan erarbeitet, der Haupt- und Zwischenmahlzeiten beinhaltet. Die Einhaltung der Zwischenmahlzeiten hat den Zweck, durch Hungergefühl provozierte Heißhungerattacken zu vermeiden. Die Einführung von „verbotenen" Speisen mindert Gefühle der Entbehrung und reduziert die Wahrscheinlichkeit von Kontrollverlusten. Kalorienreduzierte Nahrungsmittel und so genannte „Light"-Produkte sollten nicht in den Essensplan integriert werden; vor und während der Mahlzeit sollten keine großen Mengen getrunken werden, da dies ein Sättigungsgefühl bewirkt und das Erbrechen erleichtert (s. auch Herpertz-Dahlmann u. Hagenah 2004). Viele essgestörte Patienten sind verunsichert, welche Nahrungsmengen sie benötigen, um ihr Gewicht zu halten. Gegen Ende der Behandlung sollten die Patienten daher lernen, den Umfang der Essensportionen selbstständig zusammenzustellen. Bei chronifizierten Ess-Störungen oder sehr jungen Patientinnen empfiehlt sich ein so genanntes „Modellessen", d. h. das gemeinsame Essen mit einem Betreuer, der ein normales Essverhalten hat und die Patientin korrigiert. In diesem Sinne können auch Kochgruppen und gemeinsame Restaurantbesuche hilfreich sein. Auch für die Eltern der Betroffenen empfiehlt sich eine psychoedukative Gruppe, in der sie über die Folgen der Starvation für den Organismus, aber auch für das Verhalten ihrer Tochter informiert werden. Dies erleichtert das Verständnis für das Kind und bewirkt in vielen Fällen eine „Ent-Emotionalisierung" im Umgang sowie eine Minderung der Schuldgefühle (Uehara et al. 2001; Hagenah u. Vloet 2005). Allerdings sind zum jetzigen Zeitpunkt keine Aussagen zum Einfluss psychoedukativer Maßnahmen auf den längerfristigen Verlauf der Ess-Störungen möglich.

Individuelle psychotherapeutische Behandlung

Für die Psychotherapie der Ess-Störung konnte die Effizienz zweier Verfahren evaluiert werden:

- die kognitive Verhaltenstherapie
- die interpersonale Therapie

Kontrollierte Studien zur kognitiv-behavioralen Therapie (CBT) wurden fast ausschließlich bei bulimischen Patienten und Patienten mit Binge eating disorder (BED) durchgeführt (Lundgren et al. 2004; Hsu et al. 2001), während für die Anorexia nervosa weniger Erfahrungen mit dieser Therapie vorliegen (Fairburn, im Druck; Bowers 2001). Studien zur interpersonalen Therapie (IPT) fanden bisher kontrolliert vorwiegend bei Bulimia nervosa statt; bei der Anorexia nervosa liegt eine entsprechende Studie vor (McIntosh et al. 2005). Die genannten Studien beziehen sich vornehmlich auf Erwachsene (die jüngsten Patienten waren 17 Jahre alt), wohingegen für Kinder und jüngere Adoleszente kaum Erfahrungen vorliegen.

Im Rahmen der **kognitiv-behavioralen** Therapie werden typische, mit einer Ess-Störung verbundene dysfunktionale Gedanken hinterfragt, die sich mit der zentralen Bedeutung von Figur und Gewicht für das Selbsterleben und das Selbstwertgefühl der Betroffenen beschäftigen. In einem ersten Schritt wird die Patientin ermutigt, eine Pro- und Kontraliste für die Aufrechterhaltung der Ess-Störung aufzustellen. Die „Vorteile" machen vielfach deutlich, welche Defizite und Probleme der Betroffenen durch die Ess-Störung kompensiert werden sollen; die „Nachteile" können vom Therapeuten oder der Therapeutin zur Motivationssteigerung der Patientin aufgegriffen werden. In einem zweiten Schritt wird die Patientin aufgefordert, ihre fixierten Denkschemata bezüglich Gewicht und Figur zu überprüfen, ihre Überzeugung zu hinterfragen und schließlich stärker durch an der Realität orientierte Gedanken zu ersetzen (Herpertz-Dahlmann u. Hagenah 2004; Schmidt 1998). Nach unserer Erfahrung und der von anderen Autoren (Nicholls u. Bryant-Waugh 2003) eignet sich die kognitiv-behaviorale Therapie vornehmlich für die Behandlung älterer und motivierter Patienten, insbesondere im Rahmen einer ambulanten Behandlung von bulimischen jungen Frauen. Jüngere Patientinnen und solche mit geringer Krankheitseinsicht – vor allem bei chronifizierter Magersucht – weigern sich vielfach, ihr Verhalten und ihre Überzeugungen infrage zu stellen.

Die **interpersonale Therapie** (IPT) der Ess-Störungen ist eine zeitlich limitierte und strukturierte Behandlung, die ursprünglich zur Therapie depressiver Störungen entwickelt wurde (Klerman et al. 1984). Ihr Konzept sieht sich unabhängig von der Ätiologie der jeweiligen Störung; Ziel ist vielmehr die Auseinandersetzung mit deren Folgen für das interpersonale Bezugssystem des Patienten. Der Anwendungsmodus der IPT zeigt Gemeinsamkeiten mit der nondirektiven psychodynamischen Behandlung der Anorexia nervosa von Hilde Bruch; beide basieren u. a. auf den Arbeiten von H. Sullivan (1953) (McIntosh et al. 2000). Eine eigenständige theoretische Basis fehlt jedoch weitgehend. Das Vorgehen ist sehr konkret auf eine Verbesserung der gegenwärtigen Lebenssituation der Patientin ausgerichtet; auf Deutungen wird verzichtet.

Die IPT versucht, die Beziehungsfähigkeit der Patientin zu verbessern, indem sie auf die folgenden vier Problembereiche (s. auch Grawe et al. 1995) fokussiert:

- aktuelle zwischenmenschliche Konflikte
- Probleme bei Übergängen zwischen sozialen Rollen (z. B. vom Kind zum Erwachsenen, von der Schule in die Berufstätigkeit etc.)
- unzureichende Bewältigung von Verlust (Trauerarbeit)
- Verarbeitung interpersonaler Defizite

Vergleichende Studien zu kognitiver und interpersonaler Therapie bei Bulimia nervosa zeigen auf, dass die kognitive Therapie, insbesondere auf Manualbasis, wirksam ist; allerdings ist die Qualität der Studien sehr unterschiedlich und die Stichprobengröße klein. Exposition und Reaktionsverhinderung verbessern nicht die Effizienz der CBT. Auch IPT ist wirksam, vor allem im Langzeitverlauf (Hay et al. 2004). Bei der Anorexia nervosa liegt lediglich eine kontrollierte CPT-Studie für die poststationäre Behandlung vor: Die Patienten, die nach dem CBT-Konzept behandelt wurden, zeigten einen besseren Heilungserfolg und geringere Drop-out-Raten. Allerdings fanden sich auch in dieser Studie mehrere Einflussvariablen, deren Effekt nicht kontrolliert worden waren (Pike et al. 2003). Eine kontrollierte Studie zur Wirksamkeit von IPT bei der Anorexia nervosa zeigte keine Überlegenheit gegenüber supportiven Behandlungsverfahren, allerdings ließ sich diese auch nicht für die CBT nachweisen (McIntosh et al. 2005). Studien bei adoleszenten Patienten liegen nicht vor. Hier besteht ein großer Forschungsbedarf, da – ähnlich wie bei der kognitiv-behavioralen Therapie – Behandlungserfolge bei erwachsenen Patienten nicht ohne Weiteres auf jugendliche Patienten übertragen werden können (Deutsche Gesellschaft für Kinder- und Jugendpsychiatrie, Psychosomatik und Psychotherapie et al. 2007).

Obwohl psychodynamische Behandlungsansätze eine lange Tradition bei der Therapie der Ess-Störungen haben, gibt es unseres Wissens nach hierzu kaum kontrollierte Studien. In einem Vergleich mit familientherapeutischen und kognitiv-analytischen Verfahren erwies sich die fokale analytische Therapie als ähnlich effektiv; allerdings war der Heilungserfolg insgesamt wenig zufrieden stellend (Dare et al. 2001). Aufgrund eigener Erfahrung erweisen sich diese Behandlungsansätze vor allem bei nicht chronifizierten Ess-Störungen, die sich in einer Lebens- oder Reifungskrise der Patientin entwickelt haben, oder bei traumatischen Kindheitserfahrungen (z. B. sexueller Missbrauch) als hilfreich.

Einbeziehung der Familie

Bei Kindern mit Anorexia nervosa und essgestörten jugendlichen Patienten gehört die Einbeziehung der Familie zu den tragenden Säulen der Behandlung (Le Grange u. Lock 2005; s. zu psychoedukativen Maßnahmen für Eltern den Abschnitt „Somatische Rehabilitation und Ernährungstherapie", S. 853). Randomisierte Evaluationsstudien der Gruppe um Russell haben den Nachweis erbracht, dass Familientherapie bei Patienten, deren Erkrankung kürzer als drei Jahre bestand und vor dem 19. Lebensjahr begonnen hatte, wirksamer als eine einzeltherapeutische Behandlung war. Bei den älteren Patienten zeigte hingegen die **Individualtherapie** einen besseren Heilungserfolg. Diese Ergebnisse bestätigten sich auch noch nach 5-jähriger Katamnesedauer (Eisler et al. 1997; Russell et al. 1987). Demnach ist die Familientherapie das bisher einzige psychotherapeutische Verfahren, das bei jungen anorektischen Patienten einem kontrollierten Wirksamkeitsnachweis unterzogen wurde. Allerdings muss auch hier kritisch angemerkt werden, dass die jeweiligen Vergleichsgruppen nicht mehr als 20 Patienten umfassten. Eine vergleichende Untersuchung von Familienberatung, in der Eltern und Patienten getrennt behandelt wurden, und „klassischer" Familientherapie zeigte keine Unterschiede bezüglich ihrer Effektivität auf (Eisler et al. 2000). Robin et al. (1999) bestätigten, dass bei adoleszenten anorektischen Patienten zwischen 11 und 20 Jahren eine verhaltenstherapeutisch orientierte Familientherapie einer individuell-supportiven Therapie überlegen war; allerdings war in der Einzeltherapie im Gegensatz zur Familienbehandlung die Gewichtszunahme keine Bedingung. Ein Vergleich von „klassischer" Familientherapie und Familienpsychoedukation während stationärer Behandlung ergab gleichfalls keine signifikanten Unterschiede (Geist et al. 2000). Auf die Bedeutung psychoedukativer Maßnahmen für die Eltern wurde oben bereits hingewiesen.

Aufgrund unserer Erfahrung und der von anderen Autoren (Le Grange et al. 2005) sollte den Eltern vermittelt werden, dass die Familie nicht als Ursache der Erkrankung, wohl aber als wirksame Ressource für deren Überwindung angesehen wird.

Weitere Maßnahmen im Rahmen eines multimodalen Therapiekonzeptes

Bei jungen Patientinnen ist es in besonderem Maße notwendig, das Selbstwertgefühl, die Selbstakzeptanz und die soziale Kompetenz zu fördern. Hierzu eignen sich vor allem ambulante oder stationäre **gruppentherapeutische** Verfahren. Notwendig sind auch Integrationsmaßnahmen bei Gleichaltrigen, aber auch direkte Verfahren zur Reduktion einer sozialen Phobie (z. B. soziales Kompetenztraining). Wird während der Therapie keine ausreichende Verbesserung des Selbstwertgefühls erzielt, kommt es unserer Erfahrung nach häufig zu einem Rückfall, da sich die Patienten erneut auf Figur und Gewicht als einzige Ausdrucksmöglichkeit ihrer Selbstbehauptung und -akzeptanz verlegen.

Im Rahmen eines interdisziplinären Teams sind zusätzlich **körperorientierte Verfahren** wie Entspannungstraining, Körpererfahrung, Ergo- bzw. Kunsttherapie sowie Musiktherapie hilfreich. Gerade bei sehr kachektischen, völlig auf Figur und Gewicht fixierten Patienten können gestaltende Therapien (**Ergo- bzw. Kunsttherapie**) eine wichtige Zugangsmöglichkeit sein.

Medikamentöse Behandlung

Bei der Bulimia nervosa hat sich eine Behandlung mit selektiven Serotonin-Wiederaufnahme-Hemmern (SSRI; Fluoxetin, Fluvoxamin) bei einem großen Patientenkollektiv als wirksam erwiesen (Bacaltchuk u. Hay 2003; Wilson u. Shafran 2005). Dabei ist ihre Wirkung unabhängig davon, ob eine depressive Symptomatik besteht oder nicht (Goldstein et al. 1999). Die therapeutische Dosis bei der Bulimia nervosa liegt drei- bis vierfach höher als bei der Depression.

Eine Medikation mit Serotonin-Wiederaufnahme-Hemmern bringt im Zustand der Untergewichtigkeit bei Anorexia nervosa keine Erfolge (Ferguson et al. 1999). Dies ist wahrscheinlich auf die mangelnde Verfügbarkeit von Neurotransmittervorstufen (Tryptophan) bei Untergewichtigkeit zurückzuführen. Auch die Wirksamkeit von SSRI zur Rückfallprophylaxe ist nicht eindeutig belegt. Bei Erwachsenen weist lediglich eine Studie mit einer kleinen Stichprobe darauf hin, dass SSRI die Rückfallraten senken können (Kaye et al. 1998). Die Wirksamkeit von SSRI für die adoleszente oder kindliche Rückfallprävention der Magersucht ist nicht belegt. In einer eigenen Studie konnte im Vergleich zu einer nichtmedizierten Patientengruppe kein signifikanter Effekt auf die Gewichtsstabilisierung, auf Depressivität oder zwanghaftes Verhalten nachgewiesen werden (Holtkamp et al. 2005). In Fallstudien und in einer offenen klinischen Studie wurde ein positiver Effekt von Olanzapin auf Gewicht und komorbide Symptomatik bei anorektischen (einschließlich adoleszenten) Patienten gefunden, der durch kontrollierte Studien überprüft werden muss (Barbarich et al. 2004; Dunican u. DelDotto 2007).

Prävention

Maßnahmen zur primären Prävention von Ess-Störungen betreffen Aufklärungsarbeit in Schulen zu Gefahren restriktiver Diätmaßnahmen sowie eine Ernährungsberatung (Austin et al. 2005). Sie sollen dazu beitragen, die Schülerinnen vor dem Einfluss des Schlankheits- und Schönheitsideals der Medien zu schützen und die Resistenz gegenüber Gruppennormen zu erhöhen. In jüngster Zeit wurde in England der Versuch unternommen, die Mode- und Gewichtsreduktionsindustrie von staatlicher Seite zu beeinflussen. Es bleibt abzuwarten, ob eine solche Sanktionierung etwas verändern kann. Vor dem Hintergrund der komplexen Ätiologie der Ess-Störung ist es jedoch nicht verwunderlich, dass sich bisher fast all diese Maßnahmen als wenig effizient erwiesen haben, dass sie die Inzidenz der Ess-Störungen also nicht beeinflussen konnten (Fairburn 1997). Selbst wenn durch entsprechende Interventionsprogramme das Ernährungs- und Gewichtsverhalten vieler junger Mädchen und Frauen verbessert werden kann, ist es fraglich, ob Individuen mit einer Erkrankungsdisposition und entsprechenden psychopathologischen Merkmalen (s. o.) durch diese Maßnahmen erreicht werden können. Strategien, die sich bevorzugt an Risikogruppen (z. B. Leistungssportler, aber auch Mädchen mit Angstsyndromen und depressiven Syndromen) richten, erweisen sich möglicherweise als effektiver, erfordern aber einen hohen Aufwand, z. B. frühzeitige Screening-Untersuchungen ganzer Schuljahrgänge.

Die Sekundärprävention betrifft Maßnahmen, die bei bereits vorhandener Symptomatik die Entwicklung einer schwerwiegenden Ess-Störung verhindern (McVey et al. 2005). Durch Intensivierung der Information von Eltern, Lehrern und Hausärzten können betroffene Individuen frühzeitiger identifiziert und schneller einer spezifischen Therapie zugeführt werden. Da die Prognose der Ess-Störungen eng mit dem Ausmaß des Gewichtsverlustes und der Erkrankungsdauer vor Behandlungsbeginn korreliert, könnte eine rechtzeitige Diagnose die Chancen auf eine Heilung tatsächlich verbessern.

5.13.8 Verlauf und Prognose

Anorexia nervosa

Die Verlaufsforschung der letzten Dekade hat gezeigt, dass sich die Prognose von jungen Patientinnen mit Anorexia nervosa verbessert hat und in den meisten Fällen günstiger als die erwachsener Patientinnen zu sein scheint.

In einer Meta-Analyse von 31 Verlaufsstudien bei adoleszenten Patienten, die zwischen 1960 und 1996 durchgeführt worden waren, konnte eine mittlere **Mortalitätsrate** von 2,16 % ermittelt werden (Steinhausen 1997); bei der Mehrzahl der jüngsten 10-Jahres-Katamnese-Studien waren keine Todesfälle mehr nachweisbar (Herpertz-Dahlmann et al. 2001; Wentz-Nilsson et al. 1999; Strober et al. 1997); lediglich zwei Autoren beobachteten noch Mortalitätsraten zwischen 8 und 11 % (Steinhausen et al. 2000; Theander 1996). In einer meta-analytischen Studie, die sowohl adoleszente als auch erwachsene Patienten umfasste, wurden 119 Publikationen zwischen 1953 und 1999 mit insgesamt 5590 Patienten analysiert. Die Mortalitätsrate über alle Studien (und damit alle Altersgruppen und Katamnesedauern) hinweg betrug 5 % (Steinhausen 2002). In der „gemischten" Meta-Analyse von Studien bei Adoleszenten und Erwachsenen fand sich ein guter Heilungserfolg bei weniger als der Hälfte der Patienten, bei einem Fünftel verlief der Erkrankung chronisch. Ein großer Teil der Patienten litt zum Zeitpunkt der Katamnese an affektiven Störungen, Angst- und Zwangserkrankungen. Positive Einflussfaktoren für den Heilungserfolg waren eine lange Katamnesedauer sowie – wenn auch weniger deutlich – junges Alter bei Krankheitsbeginn (Steinhausen 2002). In zwei deutschen Katamnesestudien mit 6- bzw. 21-jähriger Beobachtungszeit waren 6 bzw. 16 % der ehemaligen Patientinnen verstorben (Zipfel et al. 2000; Fichter u. Quadflieg 1999a).

Neben der Senkung der Mortalitätsrate zeichnet sich in den letzten Jahren auch ein günstigerer **Heilungserfolg** bei den jüngeren Patienten ab. Während man noch vor 10–15 Jahren davon ausging, dass nur 40–50 % aller anorektischen Patientinnen gesunden (Übersicht bei Hsu 1990; Wewetzer 1990), zeigen sich in den neueren Studien Heilungsraten zwischen 70 und 80 % (Herpertz-Dahlmann et al. 2001; Steinhausen et al. 2000; Wentz-Nilsson et al. 1999; Strober et al. 1997). Eine umfassendere Information von Ärzten und Therapeuten über die Krankheitsbilder der Ess-Störungen, eine durch die Aufklärung der Medien bedingte größere Behandlungsbereitschaft sowie verbesserte Therapieprogramme haben wahrscheinlich zu dieser Entwicklung beigetragen. Prognosefaktoren, die in einigen Studien zum Verlauf der Anorexia nervosa statistisch signifikant waren, gehen aus der Tabelle 5-113 hervor.

In Studien mit langer Beobachtungsdauer und ausreichend großer Stichprobe erwiesen sich jedoch lediglich Krankheitsdauer und das Ausmaß des Gewichtsverlustes vor Behandlungsbeginn als aussagekräftig (Zipfel et al. 2000; Steinhausen 1997; 2002; Hebebrand et al. 1997b).

Morgan und Russell haben 1975 ein niedriges Aufnahmegewicht als Risikofaktor für eine schlechte Prognose der

Tab. 5-113: Prognostische Faktoren bei Anorexia nervosa

- Alter bei Krankheitsbeginn
- Krankheitsdauer vor Behandlungsbeginn
- Dauer der stationären Behandlung
- Ausmaß des Gewichtsverlustes
- Ess-Störungssymptomatik (restriktiv vs. bulimisch)
- prämorbide Entwicklungsauffälligkeiten
- prämorbide Ess-Störung
- prämorbides Übergewicht
- prämorbide Psychopathologie
- Trennung der Eltern

Anorexia nervosa ermittelt. Auch in anderen, aber nicht allen Katamnesestudien konnte dies bestätigt werden (Steinhausen et al. 2002). Der Zusammenhang zwischen Aufnahme-BMI und BMI nach durchschnittlich 10-jähriger Katamnesedauer konnte in einer Meta-Analyse von insgesamt 272 Patientinnen untersucht werden (Hebebrand et al. 1997b): Die Aufnahme-BMI erklärten ca. 10 % der Varianz der Katamnese-BMI. Bei Analyse der Katamnese-BMI in Abhängigkeit von den Aufnahme-BMI ergab sich jedoch ein deutlicher nichtlinearer Zusammenhang. Die 100 Patientinnen mit einem Aufnahme-BMI unter 13 kg/m^2 blieben in ihrer Gewichtsentwicklung deutlich gegenüber den 172 Patientinnen mit höherem Aufnahme-BMI zurück. 56 dieser 100 Patientinnen hatten zum Katamnesezeitpunkt einen BMI unter der 10. Altersperzentile, 11 der 12 Patientinnen, die im Katamnesezeitraum verstarben, hatten einen Aufnahme-BMI unter 13 kg/m^2. Therapeutisch resultiert aufgrund dieser Zusammenhänge die Forderung, Gewichtsabnahmen auf unter 13 kg/m^2 zu verhindern.

Bisher ist nicht geklärt, ob bei chronisch erkrankten Patientinnen bzw. bei erst im Erwachsenenalter sich manifestierender Anorexia nervosa ebenfalls ein Zusammenhang zwischen BMI bei stationärer Aufnahme und der prämorbiden BMI-Perzentile besteht. Auch ist unklar, ob gerade prämorbid untergewichtige Patientinnen, die häufig – trotz vergleichsweise geringen absoluten Gewichtsabnahmen – besonders niedrige Aufnahme-BMI aufweisen, auch im Langzeitverlauf ein erhöhtes Mortalitätsrisiko haben.

Die Prognose der **kindlichen Magersucht** ist weiterhin umstritten. Während ältere Studien einen Erkrankungsbeginn unter zwölf Jahren als prognostisch ungünstig ansehen (Walford u. McCune 1991; Bryant-Waugh et al. 1988), sollte aus unserer Sicht ein Vergleich zwischen einer primär kindlichen und einer adoleszenten Stichprobe bei übereinstimmendem Lebensalter (nicht bei übereinstimmendem Katamnesezeitraum!) erfolgen, da die kindlichen Patienten noch die „Risikozeit" der Pubertät bewältigen müssen. Bei Patientinnen, die im Lebensalter von Anfang 20 nachuntersucht wurden, zeigte sich unabhängig vom Beginn der Ess-Störung in der Kindheit oder Pubertät ein ähnlicher Heilungserfolg (Neudörfl 1999; Schulze et al. 1997).

In Verlaufsuntersuchungen bei erwachsenen Patienten mit einem durchschnittlichen Erkrankungsbeginn bei 20 Jahren lag der Heilungserfolg nach 10- bis 20-jähriger Beobachtungsdauer nur bei 30–50 % (Zipfel et al. 2000; Halmi et al. 1991). Der schlechtere Heilungserfolg bei den erwachsenen Patienten erklärt sich wahrscheinlich durch eine längere Erkrankungsdauer vor der ersten stationären Aufnahme (s. o.). Allerdings weisen auch jugendliche Patienten vielfach einen protrahierten Krankheitsverlauf auf (Lay u. Schmidt 1999). Ein Teil der Patientinnen überwindet erst nach einem Zeitraum von 5–7 Jahren die Ess-Störung (Herpertz-Dahlmann et al. 2001; Steinhausen et al. 2000; Herzog et al. 1999), sodass auch nach längerer Erkrankungsdauer die Hoffnung auf endgültige Heilung nicht aufgegeben werden sollte. Während des Krankheitsverlaufs entwickeln ungefähr ein Fünftel

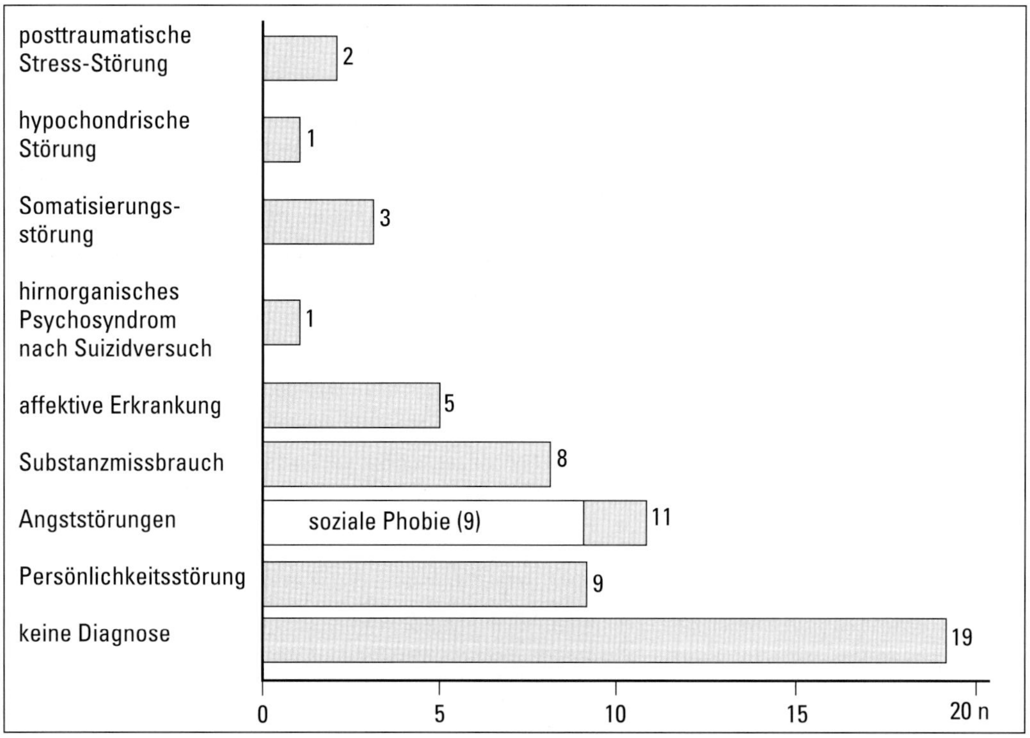

Abb. 5-47: Psychiatrische Komorbidität zum Zeitpunkt der 10-Jahres-Katamnese; n = 39 (einige Patienten erhielten mehr als eine Diagnose) (nach Müller et al. 2000)

aller Patientinnen eine **Bulimia nervosa**, vornehmlich in den ersten Jahren nach Erkrankungsbeginn (Tozzi et al. 2005; Herpertz-Dahlmann et al. 2001; Fichter u. Quadflieg 1999a; Strober et al. 1997). Die Morbidität hinsichtlich weiterer psychiatrischer Erkrankungen und Persönlichkeitsstörungen ist hoch. Entsprechend der **Komorbidität** in akuten Krankheitsstadien leiden anorektische Patienten auch in späteren Lebensepisoden an Angsterkrankungen und affektiven Erkrankungen sowie Drogen- und Alkoholmissbrauch (s. Abb. 5-47; Müller et al. 2000; Fichter u. Quadflieg 1999a; Rastam et al. 1996; Halmi et al. 1991). Unter den Angststörungen ist die soziale Phobie die häufigste (Müller et al. 2000; Smith et al. 1993). Vor allem Patienten mit chronischem Verlauf der Ess-Störung weisen ein hohes Risiko auf, an weiteren psychiatrischen Störungen zu erkranken.
Bei den Persönlichkeitsstörungen werden vorwiegend Ängstlich-Abhängige und Zwanghafte Störungen (Cluster C des DSM-III-R bzw. DSM-IV) im Verlauf der Anorexia nervosa beschrieben (Müller et al. 2000; Wentz-Nilsson et al. 1999). Zusammenfassend ordnet sich die hohe Morbidität an Angsterkrankungen sowie an ängstlich-abhängigen und zwanghaften Verhaltensweisen im akuten Stadium der Erkrankung und im späteren Verlauf in das Konzept einer „anorektischen Persönlichkeit“ ein, die durch die Merkmale „zwanghaft beherrscht“, „risikovermeidend“ und „sozial phobisch“ charakterisiert ist und bei der die oben genannten Befunde für eine Vulnerabilität des serotoninergen Systems sprechen (s. Abschnitt 5.13.5).

Bulimia nervosa

Über den Verlauf der Bulimia nervosa liegen deutlich weniger Befunde vor, da die Bulimie als eigenständiges Krankheitsbild erst später definiert wurde (s. o.). Im Vergleich zur Anorexia nervosa findet eine Behandlung meist erst nach längerem Krankheitsverlauf, d.h. in der dritten Lebensdekade statt (Fairburn et al. 2000; Keel et al. 1999). Rezente Katamnesestudien, die einen Zeitraum von 5–6 Jahren übersehen, finden Remissionsraten von 30–60 % (Fairburn et al. 2000). Zwischen 10 und 25 % der Patientinnen aus der Ursprungsstichprobe leiden zum Untersuchungszeitpunkt immer noch am Vollbild der Bulimie. Studien, die einen Zeitraum von zehn Jahren und länger umfassen, sind bisher nur ganz vereinzelt publiziert worden und finden chronische Verläufe bei ca. einem Drittel der ehemaligen Patienten (Keel et al. 1999). In einer deutschen 12-Jahres-Katamnesestudie von 196 bulimischen Patienten mit Purging-Verhalten hatten 70 % ihre Ess-Störung überwunden; 13 % hatten weiterhin eine unspezifische Ess-Störung, 10 % litten noch an einer Bulimie (Fichter u. Quadflieg 2004). Der Übergang in eine anorektische Ess-Störung scheint sehr selten zu sein, wohingegen affektive Störungen, Angsterkrankungen, Substanzmissbrauch und Störung der Impulskontrolle häufige psychiatrische Störungen im Verlauf sind. Die Mortalität der Bulimie ist deutlich niedriger als die der Anorexia nervosa und liegt bei 2 %. In der Untersuchung der Gruppe um Fichter erwiesen sich komorbide Störungen als Faktoren von hohem prognostischem Aussagewert für den Heilungserfolg der Ess-Störung zu jedem Nachuntersuchungszeitpunkt (ebd.). Das Alter zu Beginn der Ess-Störung ist im Allgemeinen kein signifikanter prognostischer Faktor, weil die Stichproben meistens zu altershomogen sind und nur wenige jugendliche Patienten umfassen.

5.13.9 Forschungsanliegen und Ausblick

Seit den 80er Jahren wurden weitreichende Erkenntnisse auf dem Gebiet der Ess-Störungen gewonnen. Dazu gehören eine übereinstimmende Klassifikation, die multizentrische Forschungsprojekte ermöglichte, sowie zuverlässige epidemiologische Befunde, die über die hohe Prävalenz anorektischer und bulimischer Ess-Störungen im Jugendalter aufklärten. Besonders große Fortschritte konnten in der experimentell-biologischen Forschung über den Mechanismus der Appetitregulation sowie starvationsbedingte somatische und psychopathologische Veränderungen erzielt werden, vor allem auf dem Gebiet der Endokrinologie und der Neurotransmittersysteme. All diese Erkenntnisse führten dazu, die Ess-Störungen nicht mehr als vornehmlich neurotisch-reaktive, durch familiäre Dysfunktion bedingte oder soziokulturelle Erkrankungen anzusehen, sondern sie auch in ihrer neurobiologischen Dimension zu begreifen.
Nichtsdestoweniger bleiben viele Fragen offen: Die ätiologischen Modelle basieren zum großen Teil immer noch auf Hypothesen, und die Gewichtung genetischer, psychologischer und soziokultureller Anteile an der Genese der Ess-Störungen ist weiterhin unklar. Trotz intensiver multizentrischer Forschung haben sich bisher keine definitiven genetischen Befunde ergeben. Da die Ätiologieforschung bisher keine eindeutigen Ursachen von Anorexia und Bulimia nervosa aufzeigen konnte, verfahren auch Therapiestudien immer noch nach dem Versuch- und Irrtumsprinzip. Aus der Sicht des Wohlergehens unserer jungen Patienten finden sich hier die größten Defizite. Es besteht ein dringender Bedarf an kontrollierten psychotherapeutischen und psychopharmakologischen Studien für kindliche und adoleszente essgestörte Patienten. Wie die Familientherapiestudie von Russell et al. (1987) aufzeigte, sind Ergebnisse, die bei jungen Erwachsenen erzielt wurden, noch lange nicht auf jugendliche Patienten übertragbar. Während der letzten Dekade konnte die

Heilungsrate bei den adoleszenten Patienten deutlich gesteigert werden; trotzdem sind die Ess-Störungen immer noch durch einen prolongierten und viele Rückfälle beinhaltenden Verlauf gekennzeichnet, durch den die psychosoziale Entwicklung unserer Kinder und Jugendlichen beeinträchtigt wird. Die hohe Rate an komorbiden Störungen erforderte neue Behandlungsstrategien. In unserer Katamnesestudie äußerten viele der ehemaligen, mittlerweile erwachsenen Patientinnen, dass ihnen die Magersucht wichtige Jugendjahre und -erlebnisse genommen habe. Diese Erfahrung sollte unsere Bemühungen um Erkenntnisse zur Ätiologie und Behandlung der Ess-Störungen verstärken und vorantreiben.

Literatur

Agras WS, Brandt HA, Bulik CM,Dolan-Sewell R, Fairburn CG, Halmi KA, Herzog DB, Jimerson DC, Kaplan AS, Kaye WH, le Grange D, Lock J, Mitchell JE, Rudorfer MV, Street LL, Striegel-Moore R, Vitousek KM, Walsh BT, Wifley DE (2004). Report of the National of Health workshop on overcoming barriers to treatment research in anorexia nervosa. Int J Eat Disord; 35: 509–21.

American Psychiatric Association (1994). Diagnostic and Statistical Manual of Mental Disorders (DSM-IV). Washington, DC: American Psychiatric Press.

American Psychiatric Association (1995). Practice guideline for eating disorders. Am J Psychiatry; 150: 207–28.

American Psychiatric Association Work Group on Eating Disorders (2000). Practice guideline for the treatment of patients with eating disorders (revision). Am J Psychiatry; 157: 1–39.

Andeluh MB, Tchanturia K, Rabe-Hesketh S, Treasure J (2003). Childhood obsessive-compulsive personality traits in adult women with eating disorders: defining a broader eating disorder phenotype. Am J Psychiatry; 160: 242–7.

Austin SB, Field AE,Wiecha J, Peterson KE, Gortmaker SL (2005). The impact of a school-based obesity prevention trial on disordered weight-control behaviors in early adolescent girls. Arch Pediatr Adolesc Med; 159: 225–30.

Bacaltchuk J, Hay P (2003). Antidepressants versus placebo for people with bulimia nervosa. Cochrane Database Syste Rev; CD003391.

Baran SA, Weltzin TE, Kaye WH (1995). Low discharge weight and outcome in anorexia nervosa. Am J Psychiatry; 152: 1070–2.

Barbarich NC, McConaha CW, Gaskill J, La Via M, Frank GK, Achenbach S, Plotnicov KH, Kaye WH (2004). An open trial of olanzapine in anorexia nervosa. J Clin Psychiatry; 65: 1480–2.

Bergen AW, Yeager M, Welch R, Ganjei JK, Deep-Soboslay A, Haque K, van den Bree MB, Goldman D, Berrettini WH, Kaye WH; The Price Foundation Colloborative Group (2003). Candidate gene analysis of the Price Foundation anorexia nervosa affected relative pair dataset. Curr Drug Targets CNS Neurol Disord; 2: 41–51.

Blundell JE, Lawton CL, Halford JC (1995). Serotonin, eating behavior, and fat intake. Obes Res; 3, Suppl 4: 471–6.

Bowers WA (2001). Basic principles for applying cognitive-behavioral therapy to anorexia nervosa. Psychiatr Clin North Am; 24: 293–303.

Branson R, Potoczna N, Kral JG, Lentes KU, Hoehe MR, Horber FF (2003). Binge eating as a major phenotype of melanocortin 4 receptor gene mutations. N Engl J Med; 348: 1096–103.

Bryant-Waugh R, Lask B (1995). Eating disorders in children. J Child Psychol Psychiatry 36: 191–202.

Bryant-Waugh R, Knibbs J, Fosson A, Kaminski Z, Lask B (1988). Long term follow up of patients with early onset anorexia nervosa. Arch Dis Child; 63(1): 5–9.

Bulik CM, Sullivan PF, Fear JL, Joyce PR (1997). Eating disorders and antecedent anxiety disorders: a controlled study. Acta Psychiatr Scand; 96: 101–7.

Bulik CM, Sullivan PF, Kendler KS (1998). Heritability of binge-eating and broadly defined bulimia nervosa. Biol Psychiatry; 44: 1210–8.

Bulik CM, Tozzi F, Anderson C, Mazzeo SE, Aggen S, Sullivan PF (2003). The relation between eating disorders and components of perfectionism. Am J Psychiytry; 160: 366–8.

Bulik CM, Devlin B, Bacanu SA, Thornton L, Klump KL, Fichter MM, Halmi KA, Kaplan AS, Strober M, Woodside DB, Bergen AW, Ganjei JK, Crow S, Mitchell J, Rotondo A, Mauri M, Cassano G, Keel P, Berrettini WH, Kaye WH (2003a). Significant linkage on chromosome 10p in families with bulimia nervosa. Am J Hum Genet; 72: 200–7.

Bulik CM, Klump KL, Thornton L, Kaplan AS, Devlin B, Fichter MM, Halmi KA, Strober M, Woodside DB, Crow S, Mitchell JE, Rotondo A, Mauri M, Cassano GB, Keel PK, Berrettini WH, Kaye WH (2004). Alcohol use disorder Comorbidity in eating disorders: a multicenter study. J Clin Psychiatry; 65: 1000–6.

Chebab FF, Lim NE, Lu R (1996). Correction of the sterility defect in homozygous obese female mice by treatment with the human recombinant leptin. Nat Genet; 12: 318–20.

Cioffi JA, Shafer AW, Zupancic TJ, Smith-Gbur J, Mikhail A, Platika D, Snodgrass HR (1996). Novel B219/OB receptor isoforms: possible role of leptin in hematopoiesis and reproduction. Nat Med; 2: 585–9.

Cnattingius S, Hultman CM, Dahl M, Sparen P (1999). Very preterm birth, birth trauma, and the risk of anorexia nervosa among girls. Arch Gen Psychiatry; 56: 634–8.

Coners H, Remschmidt H, Hebebrand J (1999). The relationship between premorbid body weight, weight loss, and weight at referral in adolescent patients with anorexia nervosa. Int J Eat Disord; 26: 171–8.

Crisp AH, Norton K, Gowers S, Halek C, Bowyer C, Yeldham D, Levett (1991). A controlled study of the effect of therapies aimed at adolescent and family psychopathology in anorexia nervosa. Br J Psychiatry; 159: 325–33.

Currin L, Schmidt U, Treasure J, Jick H. (2005). Time trends in eating disorder incidence. Br J Psychiatry; 186: 132–5.

Dare C, Eisler I, Russell G, Treasure J, Dodge L (2001). Psychological therapies for adults with anorexia nervosa: randomised controlled trial of out-patient treatments. Br J Psychiatry; 178: 216-21.

Deutsche Gesellschaft für Kinder- und Jugendpsychiatrie, Psychosomatik und Psychotherapie, Bundesarbeitsgemeinschaft leitender Klinikärzte für Kinder- und Jugendpsychiatrie, Psychosomatik und Psychotherapie, Berufsverband der Ärzte für Kinder- und Jugendpsychiatrie, Psychosomatik und Psychotherapie (Hrsg) (2007). Leitlinien zu Diagnostik und Therapie von psychischen Störungen im Säuglings-, Kindes- und Jugendalter. 3. Aufl. Köln: Deutscher Ärzte-Verlag.

Devlin B, Bacanu SA, Klump KL, Bulik CM, Fichter MM, Halmi KA, Kaplan AS, Strober M, Treasure J, Woodside DB, Berrettini WH, Kaye WH (2002). Linkage analysis of anorexia nervosa incorporating behavioral covariates. Hum Mol Genet; 11: 689–96.

Dunican KC, DelDotto D (2007). The role of olanzapine in the treatment of anorexia nervosa. Ann Pharmacothr; 41: 111–5.

Eisler I, Dare C, Russell GF, Szmukler G, le Grange D, Dodge E (1997). Family and individual therapy in anorexia nervosa. A 5-year follow-up. Arch Gen Psychiatry; 54: 1025–30.

Eisler I, Dare C, Hodes M, Russell GFM, Dodge E, Le Grange D (2000). Family therapy for adolescent anorexia nervosa: the results of a controlled comparison of two family interventions. J Child Psychol Psychiatry; 41: 727–36.

Exner C, Hebebrand J, Remschmidt H, Wewetzer C, Ziegler A, Herpertz S, Schweiger U, Blum WF, Preibisch G, Heldmaier G, Klingenspor M (2000). Leptin suppresses semi-starvation induced hyperactivity in rats: implications for anorexia nervosa. Mol Psychiatry; 5: 476–81.

Fairburn CG (1997). Bulimia outcome. Am J Psychiatry; 154: 1791–2.

Fairburn CG. Evidence-based treatment of Anorexia nervosa. Int J Eat Disord; im Druck.

Fairburn CG, Harrison PJ (2003). Eating Disorders. Lancet; 361: 407–16.

Fairburn CG, Cooper Z, Doll HA, Welch SL (1999a). Risk factors for anorexia nervosa: three integrated case-control comparisons. Arch Gen Psychiatry; 56: 468–76.

Fairburn CG, Cowen PJ, Harrison PJ (1999b). Twin studies and the etiology of eating disorders. Int J Eat Disord; 26: 349–58.

Fairburn CG, Cooper Z, Doll HA, Norman P, O'Connor M (2000). The natural course of bulimia nervosa and binge eating disorder in young women. Arch Gen Psychiatry; 57: 659–65.

Farooqi IS, Yeo GS, O'Rahilly S (2003). Binge eating as a phenotype of melanocortin 4 receptor gene mutations. N Engl J Med; 349: 606–9.

Fassino S, Abbate-Daga G, Amianto F, Leombruni P, Boggio S, Rovera GG (2002). Temperament and character profile of eating disorders: a controlled study with the Temperament and Character Inventory. Int J Eat Disord; 32: 412–25.

Favaro A, Tenconi E, Santonastaso P (2006). Perinatal factors and the risk of developing anorexia nervosa and bulimia nervosa. Arch Gen Psychiatry; 63: 82–8.

Ferguson CP, La Via MC, Crossan MP, Kaye WH (1999). Are serotonin selective reuptake inhibitors effective in underweight anorexia nervosa? Int J Eat Disord; 25: 11-7.

Fichter M (1985). Magersucht und Bulimia. Berlin, Heidelberg, New York, Tokio: Springer.

Fichter M, Keeser W (1980). Das Anorexia nervosa-Inventar zur Selbstbeurteilung (ANIS). Arch Psychiatr Nervenheilk; 288: 67–89.

Fichter M, Quadflieg NN (1999a). Six-year course and outcome of anorexia nervosa. Int J Eat Disord; 26: 359–85.

Fichter M, Quadflieg NN (Hrsg) (1999b). Strukturiertes Inventar für anorektische und bulimische Eßstörungen. Göttingen: Hogrefe.

Fichter M, Quadflieg N (2004). Twelve-year course and outcome of bulimia nervosa. Psychol Med; 34: 1395–406.

Field AE, Cheung L, Wolf AM, Herzog DB, Gortmaker SL, Colditz GA (1999). Exposure to the mass media and weight concerns among girls. Pediatrics; 103; E36.

Field AE, Camargo CA Jr., Taylor CB, Berkey CS, Roberts SB, Colditz GA (2001). Peer, parent, and media influences on the development of weight concerns and frequent dieting among preadolescent and adolescent girls and boys. Pediatrics; 107: 54–60.

Field AE, Austin SB, Taylor CB, Malspeis S, Rosner B, Rockett HR, Gillman MW, Colditz GA (2003). Relation between dieting and weight change among preadolescents and adolescents. Pediatrics; 112: 900–6.

Fisher M, Simpser E, Schneider M (2000). Hypophosphatemia secondary to oral refeeding in anorexia nervosa. Int J Eating Disord; 28: 181–7.

Frank GK, Kaye WH, Meltzer CC, Price JC, Greer P, McConaha C, Skovira K (2002). Reduced 5-HT2A receptor binding after recovery from anorexia nervosa. Biol Psychiatry; 52: 896–906.

Garner DM (1991). Eating Disorder Inventory. 2nd professional manual. A comprehensive reference source for the EDI. Odessa, FL: Psychological assessment resources.

Garner DM (1997). Psychoeducational principles in treatment. In: Garner DM, Garfinkel PE (eds). Handbook of Treatment for Eating Disorders. New York, London: Guilford Press; 145–77.

Garner DM, Olmsted MP, Bohr Y, Garfinkel PE (1982). The eating attitudes test: psychometric features and clinical correlates. The primary reference for the EAT. Psychol Med; 12: 871–8.

Gat-Yablonski G, Ben-Ari T, Shtaif B, Potievsky O, Moran O, Eshet R, Maor G, Segev Y, Phillip M (2004). Leptin reverses the inhibitory effect of caloric restriction on longitudinal growth. Endocrinology; 145: 343–50.

Geist R, Davis R, Heinmaa M (1998). Binge/Purge symptoms and comorbidity in adolescents with eating disorders. Can J Psychiatry; 43: 507–12.

Geist R, Heinmaa M, Stephens D, Davis R, Katzman DK (2000). Comparison of family therapy and family group psychoeducation in adolescents with anorexia nervosa. Can J Psychiatry; 45: 173–8.

Godart NT, Flament MF, Lecrubier Y, Jeammet P (2000). Anxiety disorders in anorexia nervosa and bulimia nervosa: co-morbidity and chronology of appearance. Eur Psychiatry; 15: 38–45.

Goh SE, Ong SB, Subramaniam M (1993). Eating disorders in Hong Kong. Br J Psychiatry; 162: 276–7.

Goldstein DJ, Wilson MG, Ascroft RC, al-Banna M (1999). Effectiveness of fluoxetine therapy in bulimia nervosa regardless of comorbid depression. Int J Eat Disord 25: 19-27.

Gorwood P, Ades J, Bellodi L, Cellini E, Collier DA, Di Bella D, Di Bernardo M, Estivill X, Fernandez-Aranda F, Gratacos M, Hebebrand J, Hinney A, Hu X, Karwautz A, Kipman A, Mouren-Simeoni MC, Nacmias B, Ribases M, Remschmidt H, Ricca V, Rotella CM, Sorbi S, Treasure J, EC Framework V „Factors in Healthy Eating" consortium (2002). The 5-HT(2A) -1438G/A polymorphism in anorexia nervosa: a combined analysis of 316 trios from six European centres. Mol Psychiatry; 7: 90–4.

Gowers SG, North C (1999). Difficulties in family functioning and adolescent anorexia nervosa. Br J Psychiatry; 174: 63–6.

Gowers SG, Crisp AH, Joughin N, Bhat A (1991). Premenarcheal anorexia nervosa. J Child Psychol Psychiatry; 32: 515–24.

Grawe K, Donati R, Bernauer F (1995). Psychotherapie im Wandel. Von der Konfession zur Profession. 4. Aufl. Göttingen: Hogrefe.

Grice DE, Halmi KA, Fichter MM, Strober M, Woodside DB, Treasure JT, Kaplan AS, Magistretti PJ, Goldman D, Bulik CM, Kaye WH, Berrettini WH (2002). Evidence for a susceptibility gene for anorexia nervosa on chromosome 1. Am J Hum Genet; 70: 787–92 (Epub 2002 Jan 17).

Hagenah U, Vloet T (2005). Parent psychoeducation groups in the treatment of adolescents with eating disorders. Prax Kinderpsychol Kinderpsychiatrie; 54(4): 303–17.

Halmi KA, Eckert E, Marchi P, Sampugnaro V, Apple R, Cohen J (1991). Comorbidity of psychiatric diagnoses in anorexia nervosa. Arch Gen Psychiatry; 48: 712–8.

Hay PJ, Bacaltchuk J, Stefano S (2004). Psychotherapy for bulimia nervosa and binging. Cochrane Database Syst Rev; CD000562.

Hebebrand J, Herpertz-Dahlmann B, Remschmidt H (1995). Anorexia nervosa – Aspekte moderner Gewichtsforschung. Therapiewoche; 28: 1663–8.

Hebebrand J, Himmelmann GW, Heseker H, Schäfer H, Remschmidt H (1996). Use of percentiles for the body mass index in anorexia nervosa: Diagnostic, epidemiological, and therapeutic considerations. Int J Eat Disord; 19: 359–69.

Hebebrand J, Blum WF, Barth M, Coners H, Englaro P, Juul A, Ziegler A, Warnke A, Rascher W, Remschmidt H (1997a). Leptin levels in patients with anoexia nervosa are reduced in the acute stage and evaluated upon short-term weight restoration. Mol Psychiatry; 2: 330–4.

Hebebrand J, Himmelmann GW, Herzog W, Herpertz-Dahlmann B, Steinhausen, HC, Amstein M, Seidel R, Deter HC, Remschmidt H, Schäfer H (1997b). Prediction of low body weight at long-term follow-up in acute anorexia nervosa by low body weight at referral. Am J Psychiatry; 154: 566–9.

Hebebrand J, Wehmeier PM, Remschmidt H (2000). Letter to the editor: Weight criteria for diagnosis of anorexia nervosa. Am J Psychiatry; 157: 1024 (letter).

Hebebrand J, Fichter M, Gerber G, Gorg T, Hermann H, Geller F, Schäfer H, Remschmidt H, Hinney A (2002). Genetic predisposition to obesity in bulimia nervosa: a mutation screen of the melanocortin-4 receptor gene. Mol Psychiatry; 7: 647–51.

Hebebrand J, Exner C, Hebebrand K, Holtkamp K, Casper RC, Remschmidt H, Herpertz-Dahlmann B, Klingenspor M (2003). Hyperactivity in Patients with anorexia nervosa and in semistarved rats: evidence for a pivotal role of hypoleptinemia. Physiol Behav; 79: 25–37.

Hebebrand J, Casper R, Treasure J, Schweiger U (2004). The need to revise the diagnostic criteria for anorexia nervosa. J Neural Transm; 111: 827–40.

Heer M, Mika C, Grzella I, Drummer C, Herpertz-Dahlmann B (2002). Changes in bone turnover in patients with anorexia nervosa during eleven weeks of inpatient dietary treatment. Clin Chem; 48: 754–60.

Heer M, Mika C, Grzella I, Heussen N, Herpertz-Dahlmann B (2004). Bone turnover during inpatient nutritional therapy and outpatient follow-up in patients with anorexia nervosa compared with that in healthy control subjects. Am J Clin Nutr; 80(3):774-81.

Hennighausen K, Enkelmann D, Wewetzer C, Remschmidt H (1999). Body image distortion in anorexia nervosa – is there really a perceptual deficit? Eur Child Adolesc Psychiatry; 8: 200–6.

Herpertz S, Siffert W, Hebebrand J (2003). Binge eating as a phenotype of melanocortin 4 receptor gene mutations. N Engl J Med; 349: 606-9.

Herpertz-Dahlmann B (1988). Psychiatrische Erkrankungen im Vorfeld der Anorexia nervosa. Klin Päd; 200: 108–12.

Herpertz-Dahlmann B (1999). Spezielle Hinweise für die Durchführung des SIAB mit Jugendlichen. In: Fichter M, Quadflieg N (Hrsg). Strukturiertes Inventar für anorektische und bulimische Eßstörungen. Göttingen: Hogrefe; 103–11.

Herpertz-Dahlmann B (2002). Essstörungen und Depression. In: Braun-Scharm H (Hrsg). Depressionen und komorbide Störungen bei Kindern und Jugendlichen. Stuttgart: Wissenschaftliche Verlagsgesellschaft; 125–41.

Herpertz-Dahlmann B, Remschmidt H (1989). Anorexia nervosa und Depression – zur Gewichtsabhängigkeit der depressiven Symptomatik. Nervenarzt; 60: 490–5.

Herpertz-Dahlmann B, Müller B (2000). Leistungssport und Essstörungen aus kinder- und jugendpsychiatrischer Sicht. Monatsschr Kinderheilk; 148: 462–8.

Herpertz-Dahlmann B, Hagenah U (2004). Psychotherapie bei Anorexia und Bulimia nervosa. In: Remschmidt H (Hrsg). Praxis der Psychotherapie mit Kindern und Jugendlichen. Köln: Deutscher Ärzteverlag; 111–26.

Herpertz-Dahlmann B, Wewetzer C, Schulz E, Remschmidt H (1996). Course and outcome in adolescent anorexia nervosa. Int J Eat Disord; 19: 335–45.

Herpertz-Dahlmann B, Müller B, Herpertz S, Heussen N, Neudörfl A, Hebebrand H, Remschmidt H (2001). Prospective ten-year follow-up in adolescent anorexia nervosa – course, outcome and psychiatric comorbidity. J Child Psychol Psychiatry; 42: 603–12.

Herpertz-Dahlmann B, Hagenah U, Vloet T, Holtkamp K (2005). Essstörungen in der Adoleszenz. Prax Kinderpsychol Kinderpsychiatrie; 54: 248–67.

Herzog DB, Dorer DJ, Keel PK, Selwyn SE, Ekeblad ER, Flores AT, Greenwood DN, Burwell RA, Keller MB (1999). Recovery and relapse in anorexia and bulimia nervosa: a 7,5-year follow-up study. J Am Acad Child Adolesc Psychiatry; 38: 829–37.

Hill AJ (1993). Pre-adolescent dieting: implications for eating disorders. Int Rev Psychiatry; 5: 87–100.

Hill AJ, Pallin V (1998). Dieting awareness and low self-worth: related issues in 8-year-old girls. Int J Eat Disord; 24: 405–13.

Hinney A, Ziegler A, Nothen MM, Remschmidt H, Hebebrand J (1997). 5-HT2A receptor gene polymorphisms, anorexia nervosa and obesity. Lancet 350: 1324–5.

Hinney A, Remschmidt H, Hebebrand J (2000). Candidate gene polymorphisms in eating disorders. Eur J Pharmacol;410:147-159.

Hinney A, Friedel S, Remschmidt H, Hebebrand J (2004). Genetic risk factors in eating disorders. Am J Pharmacogenomics; 4: 209-23.

Hoek HW, van Hoeken D (2003). Review of the prevalence and incidence of eating disorders. Int J Eat Disord; 34: 383–96.

Hoek HW, van Harten PN, Hermans KM, Katzman MA, Matroos GE, Susser ES (2005). The incidence of anorexia nervosa on Curacao. Am J Psychiatry; 162: 748–52.

Holderness CC, Brooks-Gunn J, Warren WP (1994). Co-morbidity of eating disorders and substance abuse. Int J Eat Disord; 16: 1–34.

Holtkamp K, Herpertz-Dahlmann B, Mika C, Heer M, Heussen N, Fichter M, Herpertz S, Senf W, Blum WF, Schweiger U, Warnke A, Ballauff A, Remschmidt H, Hebebrand J (2003). Elevated physical activity and low leptin levels co-occur in patients with anorexia nervosa. J Clin Endocrinol Metab; 88: 5169–74.

Holtkamp K, Hebebrand J, Herpertz-Dahlmann B (2004a). The contribution of anxiety and food restriction on physical activity levels in acute anorexia nervosa. Int J Eat Disord; 36: 163–71.

Holtkamp K, Hebebrand J, Mika C, Heer M, Heussen N, Herpertz-Dahlmann B (2004b). High serum leptin levels subsequent to weight gain predict renewed weight loss in patients with anorexia nervosa. Psychoendocrinology; 29: 791–7.

Holtkamp K, Konrad K, Kaiser N, Ploennes Y, Heussen N, Grzella I, Herpertz-Dahlmann B (2005). A retrospective study of SSRI treatment in adolescent anorexia nervosa: insufficient evidence for efficacy. J Psychiatr Res; 39: 303–10.

Holtkamp K, Herpertz-Dahlmann B, Hebebrand K, Mika C, Kratzsch J, Hebebrand J (2006). Physical activity and restlessness correlate with Leptin levels in patients with anorexia nervosa. Biol Psychiatry; 60: 311–3

Hopkinson RA, Lock J (2004). Athletics, perfectionism, and disordered eating. Eat Weight Disord; 9: 99–106.

Howard WT, Evans KK, Quintero-Howard CV, Bowers WA, Andersen AE (1999). Predictors of success or failure of transition to day hospital treatment for inpatients with anorexia nervosa. Am J Psychiatry; 156: 1697–702.

Hsu LK (1990). Eating Disorders. New York, London: The Guilford Press.

Hsu LK, Rand W, Sullivan S, Liu DW, Mulliken B, McDonagh B, Kaye WH (2001). Cognitive therapy, nutritional therapy and their combination in the treatment of bulimia nervosa. Psychol Med; 31: 871–9.

Kaltiala-Heino R, Rissanen A, Rimpelä M, Rantanen P (1999). Bulimia and bulimic behaviour in middle adolescence: more common than thought? Acta Psychiatr Scand; 100: 33–9.

Kaplan AS, Katz M (1993). Medical illnesses associated with weight loss and binge eating. In: Kaplan AS, Garfinkel PE (eds). Medical Illness and the Eating Disorders. New York: Brunner & Mazel: 17–38.

Katzman MA, Hermans KM, Van Hoeken D, Hoek HW (2004). Not your „Typical island woman": anorexia nervosa is reported only in subcultures in Curacao. Cult Med Psychiatry; 28: 463–92.

Kaye WH, Gwirtsman HE, George DT, Ebert H (1991). Altered serotonin activity in anorexia nervosa after long-term weight recovery. Arch Gen Psychiatry; 48: 556–67.

Kaye WH, Gendall K, Strober M (1998). Serotonin neuronal function and selective serotonin reuptake inhibitor treatment in anorexia and bulimia nervosa. Biol Psychiatry; 44: 825–38.

Kaye WH, Strober M, Stein D, Gendall K (1999). New directions in treatment research of anorexia and bulimia nervosa. Biol Psychiatry; 45: 1285–92.

Kaye WH, Lilenfeld LR, Berrettini WH, Strober M, Devlin B, Klump KL, Goldman D, Bulik CM, Halmi KA, Fichter MM, Kaplan A, Woodside DB, Treasure J, Plotnicov KH, Pollice C, Rao R, McConaha CW (2000). A search for susceptibility loci for anorexia nervosa: methods and sample description. Biol Psychiatry; 47: 794–803.

Kaye WH, Bulik CM, Thornton L, Barbarich N, Masters K (2004). Comorbidity of anxiety disorders with anorexia and bulima nervosa. Am J Psychiatry; 161: 2215–21.

Kaye WH, Frank GK, Bailer UF, Henry SE (2005). Neurobiology of anorexia nervosa: clinical implications of alterations of the function of serotonin and other neuronal systems. Int J Eat Disord; 37, Suppl: S15–19.

Keel PK, Mitchell JE, Miller KB, Davis TL, Crow SJ (1999). Long-term outcome of bulimia nervosa. Arch Gen Psychiatry; 56: 63–9.

Kent A, Lacey H, McCluskey SE (1992). Pre-menarchal bulimia nervosa. J Psychosom Res; 36: 205–10.

Kent A, Waller G, Dagnan D (1999). A greater role of emotional than physical or sexual abuse in predicting disordered eating attitudes: the role of mediating variables. Int J Eat Disord; 25: 159–67.

Kerem NC, Katzman D (2003). Brain structure and function in adolescents with anorexia nervosa. Adolesc Med; 14: 109–18.

Keys A, Brozek J, Henschel A, Mickelsen O, Taylor HL (1950). The Biology of Human Starvation. Minneapolis: University of Minneapolis Press.

Kipman A, Gorwood P, Mouren-Simeoni MC, Ades J (1999). Genetic factors in anorexia nervosa. Eur Psychiatry; 14: 189–98.

Klerman GL, Weissmann MM, Rounsaville BJ, Chevron ES (1984). Interpersonal Psychotherapy of Depression. New York: Basic Books 1984.

Klibanski A, Biller BM, Schoenfeld DA, Herzog DB, Saxe VC (1995). The effects of estrogen administration on trabecular bone loss in young women with anorexia nervosa. J Clin Endocrinol Metab; 80: 898–904.

Klump KL, Bulik CM, Pollice C, Halmi KA, Fichter MM, Berrettini WH, Devlin B, Strober M, Kaplan A, Woodside DB, Treasure J, Shabbout M, Lilenfeld LR, Plotnicov KH, Kaye WH (2000). Temperament and character in women with anorexia nervosa. J Nerv Ment Dis; 188: 559–67.

Klump KL, Strober M, Bulik CM, Thornton L, Johnson C, Devlin B, Fichter MM, Halmi KA, Kaplan AS, Woodside DB, Crow S, Mitchell J, Rotondo A, Keel PK, Berrettini WH, Plotnicov K, Pollice C, Lilenfeld LR, Kaye WH (2004). Personality characteristics of women before and after recovery from an eating disorder. Psychol Med; 34: 1407–18.

Kog E, Vertommen H, Vandereyken W (1987). Minuchin's psychosomatic family model revised: a concept-validation study using a multitrait-multimethod approach. Fam Process; 26: 235–53.

Kopp W, Blum WF, von Pritwitz S, Ziegler A, Lubbert H, Emons G, Herzog W, Herpertz S, Deter HC, Remschmidt H, Hebebrand J (1997). Low leptin levels predict amenorrhea in underweight and eating disordered females. Mol Psychiatry; 2: 267–9.

Lauer CJ, Gorzewski B, Gerlinghoff M, Backmund H, Zihl J (1999). Neuropsychological assessments before and after treatment of patients with anorexia nervosa and bulimia nervosa. J Psychiatr Res; 33: 129–38.

Lay B, Schmidt MH (1999). Rückfälle im Krankheitsverlauf der Anorexia nervosa. Z Kinder Jugendpsychiatrie Psychother; 27: 207–19.

Le Grange D, Lock J (2005). The dearth of psychological treatment studies for anorexia nervosa. Int J Eat Disord; 37: 79–91.

Le Grange D, Binford R, Loeb K (2005). Manualized family-based treatment for anorexia nervosa: a case series. J Am Acad Child Adolesc Psychiatry; 44: 41–6.

Lee S (1993). How abnormal is the desire to slimness? A survey of eating attitudes and behaviour in Hong Kong. Psychol Med; 23: 437–51.

Lee S (2000). Eating disorders are becoming more common in the East too. Br Med J; 320: 1023.

Lilenfeld LR (2004). Psychiatric comorbidity associated with anorexia bervosa, bulima nervosa, and binge eating disorder. In: Brewerton TD (ed). Clinical Handbook of Eating Disorders. New York, Basel: Marcel Dekker, Inc; 183–208.

Lilenfeld LR, Kaye WH, Greeno CG, Merikangas KR, Plotnicov K, Pollice C, Rao R, Strober M, Bulik CM, Nagy L (1998). A controlled family study of anorexia nervosa and bulimia nervosa: psychiatria disorders in first-degree relatives and effects of proband comorbidity. Arch Gen Psychiatry; 55: 603–10.

Lowinger K, Griffiths, RA, Beumont PJ, Seichuna H, Touzy SW (1999). Fluid restriction in anorexia nervosa: a neglected symptom or new phenomeno. Int J Eat Disord; 26: 392–6.

Lucas AR, Crowson CS, O'Fallon WM, Melton LJ III (1999). The ups and downs of anorexia nervosa. Int J Eat Disord; 26: 397–405.

Lundgren JD, Danoff-Burg S, Anderson DA (2004). Cognitive-behavioral therapy for bulimia nervosa: an empirical analysis of clinical significance. Int J Eat Disord; 35: 262–74.

Mathiak K, Gowin W, Hebebrand J, Ziegler A, Blum WF, Felsenberg D, Lubbert H, Kopp W (1999). Serum leptin levels, body fat deposition, and weight in females with anorexia or bulima nervosa. Horm Metab Res; 31: 274–7.

Martin GC, Wertheim EH, Prior M, Smart D, Sanson A, Oberklaid F (2000). A longitudinal study of the role of childhood temperament in the later development of eating concerns. Int J Eat Disord; 27: 150–62.

Matochik JA, London ED, Yildiz BO, Ozata M, Caglayan S, DePaoli AM, Wong ML, Licinio J (2005). Effect of leptin replacement on brain structure in genetically leptin-deficient adults. J Clin Endocrinol Metab; 90: 2851–4.

Matsunaga H, Kiriike N, Miyata A, Iwasaki Y, Matsui T, Fujimoto K, Kasai S, Kaye WH (1999). Prevalence and symptomatology of comorbid obsessive-compulsive disorder among bulimic patients. Psychiatry Clin Neurosci; 53: 661–6.

McIntosh VV, Bulik CM, McKenzie JM, Luty SE, Jordan J (2000). Interpersonal psychotherapy for anorexia nervosa. Int J Eat Disord; 27: 125–39.

McIntosh VV, Jordan J, Carter FA, Luty SE, McKenzie JM, Bulik CM, Frampton CM, Joyce PR (2005). Three psychotherapies for anorexia nervosa: a randomized, controlled trial. Am J Psychiatry; 162: 741–7.

McVey Gl, Davis R, Kaplan AS, Katzman Dk, Pinhas L, Geist R, Heinmaa M, Forsyth G (2005). A community-based training program for eating disorders and ist contribution to a provincial network of specialized services. Int J Eat Disord; 37, Suppl: 35–40.

Minuchin S., Rosman BL, Baker L (1978). Psychosomatic Families. Cambridge: Harvard University Press.

Mitchell JE, Pomeroy C, Adson DE (1997). Managing medical complications. In: Garner DM, Garfinkel PE (eds). Handbook of Treatment for Eating Disorders. New York, London: Guilford Press; 383–93.

Müller B, Herpertz S, Heussen N, Neudörfl A, Wewetzer C, Remschmidt H, Herpertz-Dahlmann B (2000). Persönlichkeitsstörungen und psychiatrische Morbidität im Verlauf der adoleszenten Anorexia nervosa. Z Kind Jugendpsychiatrie Psychother; 28: 81–91.

National Institute for Clinical Excellence („NICE") (2004). Eating disorders: Core interventions in the treatment and management of anorexia nervosa, bulimia nervosa and related eating disorders (www.nice.org.uk).

Neudörfl A (1999). Die Prognose der kindlichen Anorexia nervosa. Inaugural-Dissertation, Marburg.

Neumark-Sztainer D, Story M, French SA (1996). Covariations of unhealthy weight loss behaviors and other high-risk behaviors among adolescents. Arch Pediatr Adolesc Med; 150: 304–8.

Neumark-Sztainer D, Hannan PJ (2000). Weight-related behaviors among adolescent girls and boys: results from a national survey. Arch Pediatr Adolesc Med; 154: 569–77.

Nicholls D, Viner R (2005). Eating disorders and weight problems. Br Med J; 330: 950–3.

Nicholls D, Bryant-Waugh R (2003). Children and young adolescents. In: Treasure J, Schmidt U, van Furth E (eds). Handbook of Eating Disorders. John Wiley & Sons, Ltd.; 415–33.

Patton CG, Johnson-Sabine E, Wood K, Mann AH, Wakeling A (1990). Abnormal eating attitudes in London schoolgirls – a prospective epidemiological study: outcome at twelve month follow-up. Psychol Med; 20: 383–94.

Patton GC, Carlin JB, Shao Q, Hibbert ME, Rosier M, Selzer R, Bowes G (1997). Adolescent dieting: healthy weight control or borderline eating disorder? J Child Psychol Psychiatry; 38: 299–306.

Paxton SJ, Schutz HK, Wertheim EH, Muir SL (1999). Friendship clique and peer influence on body image concerns, dietary restraint, extreme weight-loss behaviors, and binge eating in adolescent girls. J Abnorm Psychol; 108: 255–66.

Pike KM, Walsh BT, Vitousek K, Wilson GT, Bauer J (2003). Cognitive behavior therapy in the posthospitalization treatment of anorexia nervosa. Am J Psychiatry; 160: 2046–9.

Ranson KM v, Kaye WH, Weltzin TE, Rao R, Matsunaga H (1999). Obsessive-compulsive disorder symptoms before and after recovery from bulimia nervosa. Am J Psychiatry; 156: 1703–8.

Rastam M (1992). Anorexia nervosa in 51 Swedish adolescents: premorbid problems and comorbidity. J Am Acad Child Adolesc Psychiatry; 31: 819–29.

Rastam M, Gillberg G, Gillberg IC (1996). A six-year follow-up study of anorexia nervosa subjects with teenage onset. J Youth Adolesc; 25: 439–54.

Robin AL, Siegel PT, Moye AW, Gilroy M, Baker Dennis A, Sikand A (1999). A controlled comparison of family versus individual therapy for adolescents with anorexia nervosa. J Am Acad Child Adolesc Psychiatry; 38: 1482–9.

Rodin G, Olmsted MP, Rydall AC, Maharaj SI, Colton PA, Jones JM, Biancucci LA, Daneman D (2002). Eating disorders in young women with type 1 diabetes mellitus. J Psychosom Res; 53: 943–9.

Rosenkranz K, Hinney A, Ziegler A, von Prittwitz S, Barth N, Roth H, Mayer H, Siegfried W, Lehmkuhl G, Poustka F, Schmidt M, Schafer H, Remschmidt H, Hebebrand J (1998). Screening for mutations in the neuropeptide Y Y5 receptor gene in cohorts belonging to different weight extremes. Int J Obes Relat Metab Disord; 22: 157–63.

Russell GFM, Szmukler GI, Dare C, Eisler I (1987). An evaluation of family therapy in anorexia nervosa and bulimia nervosa. Arch Gen Psychiatry; 44: 1047–56.

Schmidt U (1998). Eating disorders and obesity. In: Graham P (ed). Cognitive-Behaviour Therapy for Children and Families. Cambridge: University Press; 262–81.

Schulze U, Neudörfl A, Krill A, Warnke A, Remschmidt H, Herpertz-Dahlmann B (1997). Verlauf und Heilungserfolg der frühen Anorexia nervosa. Z Kinder Jugendpsychiatrie Psychother; 25: 5–16.

Schur EA, Sanders M, Steiner H (2000). Body dissatisfaction and dieting in young children. Int J Eat Disord; 27: 74–82.

Selvini-Palazzoli M (1978). Self-Starvation – from individual to family therapy in the treatment of anorexia nervosa. 2nd ed. New York: Jason Aronson.

Shoebridge P, Gowers SG (2000). Parenteral high concern and adolescent-onset anorexia nervosa. A case-control study to investigate direction of causality. Br J Psychiatry; 176: 132–7.

Sina M, Hinney A, Ziegler A, Neupert T, Mayer H, Siegfried W, Blum WF, Remschmidt H, Hebebrand J (1999). Phenotypes in three pedigrees with autosomal dominant obesity caused by haploinsufficiency mutations in the melanocortin-4 receptor gene. Am J Hum Genet; 65: 1501–7.

Smith C, Feldmann S, Nasserbakht A, Steiner H (1993). Psychological characteristics and DSM-III-R diagnoses at 6-year follow-up of adolescent anorexia nervosa. J Am Acad Child Adolesc Psychiatry; 32: 1237–45.

Soundy TJ, Lucas AR, Suman VJ, Melton LJ III (1995). Bulimia nervosa in Rochester, Minnesota, from 1980 to 1990. Psychol Med; 25: 1065–71.

Stein D, Kaye WH, Matsunaga H, Orbach I, Har-Even D, Frank G, McConaha CW, Rao R (2002). Eating-related concerns, mood, and personality traits in recovered bulimia nervosa subjects: a replication study. Int J Eat Disord; 32: 225–9.

Stein D, Lilenfeld LR, Wildmann PC, Marcus MD (2004). Attempted suicide and self-injury in patients diagnosed with eating disorders. Compr Psychiatry; 45: 447–51.

Steinhausen HC (1997). Annotation: outcome of anorexia nervosa in the younger patient. J Child Psychol Psychiatry; 38: 271–6.

Steinhausen HC, Seidel R, Winkler-Metzke C (2000). Evaluation of treatment and intermediate and long-term outcome of adolescent eating disorders. Psychol Med; 30: 1089–98.

Steinhausen HC (2002). The outcome of anorexia nervosa in the 20th century. Am J Psychiatry; 159:1284-93.

Steinle NI, Hsueh WC, Snitker S, Pollin TI, Sakul H, St Jean PL, Bell CJ, Mitchell BD, Shuldiner AR (2002). Eating behavior in the Old Order Amish: heritability analysis and a genome-wide linkage analysis. Am J Clin Nutr; 75: 1098–106.

Stierlin H (1975). Eltern und Kinder im Prozeß der Ablösung. Frankfurt a. M.: Suhrkamp.

Strober M, Freeman R, Morrell W (1997). The long term course of severe anorexia nervosa in adolescents: survival analysis of recovery, relapse, and outcome predictors over 10–15 years in a prospective study. Int J Eat Disord; 22: 339–60.

Strober M, Freeman R, Lampert C, Diamond J, Kaye W (2000). Controlled family study of anorexia nervosa and bulimia nervosa: evidence of shared liability and transmission of partial syndromes. Am J Psychiatry; 157:393-401.

Sullivan H (1953). The Interpersonal Theory of Psychiatry. New York: Norton.

Sundgot-Borgen J, Torstveit MK. (2004). Prevalence of eating disorders in elite athletes is higher than in the general population. Clin J Sport Med; 14:25-32

Swayze VW 2nd, Andersen AE, Andreasen NC, Arndt S, Sato Y, Ziebell S (2003). Brain tissue volume segmentation in patients with anorexia nervosa before and after weight normalization. Int J Eat Disord; 33: 33–44.

Tchanturia K, Anderluh MB, Morris Rg, Rabe-Hesketh S, Collier DA, Sanchez P, Treasure JL (2004). Cognitive flexibility in anorexia nervosa and bulima nervosa. J Int Neuropsychol Soc; 10: 513–20.

Thelen MH, Farmer J, Wonderlich S, Smith M (1991). A revision of the bulimia test: the BULIT. The primary reference for the development and validation of the BULIT-R. Psychol Assess; 3: 119–24.

Tozzi F, Thornton LM, Klump KL, Fichter MM, Halmi KA, Kaplan AS, Strober M, Woodside DB, Crow S, Mitchell J, Rotondo A, Mauri M, Cassano G, Keel P, Plotnicov KH, Pollice C, Lilenfeld LR, Berrettini WH, Bulik CM, Kaye WH (2005). Symptom fluctuation in eating disorders: correlates of diagnostic crossover. Am J Psychiatry; 162: 732–40.

Uehara T, Kawashima Y, Goto M, Tasaki SI, Someya T (2001). Psychoeducation for the families of patients with eating disorders and changes in expressed emotion: A prelimanary study. Compr Psychiat; 42: 132–8.

Uher R, Murphy T, Brammer MJ, Dalgleish T, Phillips ML, Ng VW, Andrew CM, Williams SC, Campbell IC, Treasure J (2004). Medial prefrontal cortex activity associated with symptom provocation in eating disorders. Am J Psychiatry; 161: 1238–46.

van Furth EF, van Strien DC, Martina LM, van Son MJ, Hendrickx JJ, van Engeland H (1996). Expressed emotion and the prediction of outcome in adolescent eating disorders. Int J Eat Disord; 20: 19–31.

Walford G, McCune N (1991). Long-term outcome in early-onset anorexia nervosa. Br J Psychiatry; 159: 383–9.

Welch SL, Fairburn CG (1996). Childhood sexual and physical abuse as risk factors for the development of bulimia nervosa: a community-based case control study. Child Abuse Negl; 20: 633–42.

Welt CK, Chan JL, Bullen J, Murphy R, Smith P, DePaoli AM, Karalis A, Mantzoros CS (2004). Recombinant human leptin in women with hypothalamic amenorrhea.N Engl J Med; 351: 987–97.

Wentz-Nilsson EW, Gillberg C, Gillberg IC, Rastam ME (1999). Ten-year follow-up of adolescent-onset anorexia nervosa: personality disorders. J Am Acad Child Adolesc Psychiatry; 38: 1389–95.

Wewetzer C (1990). Katamnestische Untersuchung an Patienten mit Anorexia nervosa: Klinischer Erfolg und Behandlungserfolg. Inaugural-Dissertation, Marburg.

Whitfield JF (2001). Leptin: brains and bones. Expert Opin Investig Drugs; 10: 1617–22.

Wilson GT, Shafran R (2005). Eating disorders guidelines from NICE. Lancet; 365: 79–81.

Woodside DB, Shakter-Wolfson L, Garfinkel PE, Olmsted MP, Kaplan AS, Maddocks SE (1995). Family interactions in bulimia nervosa I: study design comparisons to established population norms, and changes over the course of an intensive day hospital treatment program. Int J Eat Disord; 17: 105–15.

World Health Organization (1991). Tenth Revision of the International Classification of Diseases (ICD-10). Chapter V (F): Mental and Behavioural Disorders. Geneva: World Health Organization.

Zipfel S, Löwe B, Reas DL, Deter HCD, Herzog W (2000). Long-term prognosis in anorexia nervosa: lessons from a 21-year follow-up. Lancet; 355: 721–2.

5.14 Adipositas und Gewichtsentwicklung

J. Hebebrand, B. Herpertz-Dahlmann

Inhalt

5.14.1 Einleitung

Das Interesse an Adipositas hat im letzten Jahrzehnt deutlich zugenommen. Ursächlich hierfür sind die rezente Zunahme der Prävalenzraten für Übergewicht und Adipositas im Kindes-, Jugend- und Erwachsenenalter und die neuen biomedizinischen Erkenntnisse zur Gewichtsregulation. Adipositas ist meist eine chronische Störung; Verhalten, das eine übermäßige Energiezufuhr bzw. einen erniedrigten Energieverbrauch begünstigt, spielt bei der Genese der Störung eine wichtige Rolle. Ein weiterer Grund für die Beschäftigung mit Übergewicht in einem kinder- und jugendpsychiatrischen Lehrbuch ergibt sich aufgrund der psychischen Folgen. Zudem sind in jüngster Vergangenheit eine Reihe von Arbeiten erschienen, die einen Zusammenhang zwischen Depressivität im Kindes- und Jugendalter und der späteren Entwicklung von Übergewicht nahe legen.

5.14.2 Definition

Übergewicht liegt vor, wenn das auf die Körperhöhe bezogene Körpergewicht ein definiertes Maß übersteigt. Adipositas hingegen bezeichnet einen überdurchschnittlich hohen Anteil der Fettmasse am Gesamtkörpergewicht. Somit müsste streng genommen zur Diagnostik einer Adipositas die Körperzusammensetzung bestimmt werden. Hierfür werden in der klinischen Praxis meist die Dicke verschiedener Hautfalten oder aber die bioelektrische Impedanz gemessen. Darüber hinaus gibt es deutlich präzisere Methoden (z. B. stabile Isotope, Unterwasserdensitometrie, Magnetresonanz), die aber in der klinischen Praxis nicht eingesetzt werden können (Fusch 2005).

Klinisch hat sich die Verwendung der einfach messbaren Parameter Körpergröße und -gewicht und des daraus abgeleiteten Körpermassenindex (Body-Mass-Index, BMI; kg/m²) zur Einteilung der Gewichtsklassen im Erwachsenenalter durchgesetzt. Nach der Definition der WHO (1998) ist Übergewicht durch einen BMI ≥ 25 kg/m² gekennzeichnet; in Deutschland erfüllen ca. 60 % der adulten Bevölkerung dieses Kriterium. Gemäß der WHO-Einteilung wird Übergewicht in vier Schweregrade eingeteilt:

- Prä-Adipositas (25–29,9 kg/m²)
- Adipositas Grad I (30–34,9 kg/m²)
- Adipositas Grad II (35–39,9 kg/m²)
- Adipositas Grad III (≥ 40 kg/m²)

Die Einteilung der Gewichtsklassen im Erwachsenenalter wurde in Abhängigkeit der Morbiditäts- und Mortalitätsrisiken festgelegt; ab einem BMI ≥ 25 kg/m² steigen die Raten der Folgestörungen und somit die Morbiditätsrisiken langsam an, ab einem BMI ≥ 30 kg/m² kommt es zu einer steileren Zunahme. In Deutschland sind jeweils 20 % aller Männer und Frauen adipös (BMI ≥ 30 kg/m²).

Im Säuglingsalter wird gelegentlich der Ponderal-Index (kg/m³) herangezogen (Khoury et al. 1990); ansonsten hat sich in den meisten Ländern für das Kindes- und Jugendalter ebenfalls der BMI durchgesetzt. Dieser Index vereinigt eine hohe Korrelation zum Körpergewicht (r = 0,6–0,8) mit einer niedrigen zur Körperhöhe (je nach Lebensalter Korrelationen von r = –0,2 bis +0,35; im Erwachsenenalter ca. –0,15; Watson et al. 1979). In zahlreichen Untersuchungen konnte gezeigt werden, dass der BMI auch bei Kindern und Jugendlichen ein akzeptables Maß für die Abschätzung der Fettmasse darstellt (Kromeyer-Hauschild 2005). Zur Beurteilung eines spezifischen BMI sollte dennoch der Körperbau des individuellen Kindes mit berücksichtigt werden. Die für das Erwachsenenalter gängige WHO-Klassifikation der Gewichtsklassen kann nicht auf Kinder und Jugendliche übertragen werden. Dies liegt an dem noch nicht abgeschlossenen Längenwachstum und entwicklungsabhängigen Schwankungen des BMI (s. Abschnitt „Postnatale Entwicklungsaspekte des Körpergewichts", S. 868). Um den BMI eines Kindes oder Jugendlichen in Beziehung zur bevölkerungsbasierten BMI-Verteilung setzen zu können, werden BMI-Perzentile herangezogen (für Deutschland z. B.: Kromeyer-Hauschild et al. 2001; Hebebrand et al. 1994; Schäfer et al. 1998; Zabransky et al. 2000). Während es international keine Einigung im Hinblick auf die Definition von Übergewicht und Adipositas im Kindes- und Jugendalter gibt, hat sich in Deutschland, ebenso wie in anderen europäischen Ländern, die Heranziehung des 90. und 97. Perzentils als Schwellenwert für Übergewicht bzw. Adipositas durchgesetzt (Kromeyer-Hauschild et al. 2001; Kromeyer-Hauschild 2005). Als Referenzpopulation haben Kromeyer-Hauschild et al. (2001) die Daten verschiedenster deutscher Studien herangezogen, die nach 1985 durchgeführt worden waren. Der BMI eines Kindes bzw. Jugendlichen kann ebenso wie das BMI-Perzentil und der BMI-Standard-Deviation-Score (BMI-SDS) basierend auf der Studie von Kromeyer-Hauschild et al. (2001) online über die Website www.mybmi.de bestimmt werden. Der BMI-SDS drückt aus, um ein Wievielfaches einer Standardabweichung ein individueller BMI bei gegebenem Alter und Geschlecht ober- oder unterhalb des BMI-Medianwertes liegt. BMI-SDS-Werte sind insbesondere bei extremer Adipositas (BMI > 99. Perzentil) bzw. bei extremem Untergewicht (BMI < 1. Perzentil) hilfreich.

Bei der Heranziehung von BMI-Perzentilen ist kritisch zu beachten, dass die BMI-Verteilung der Bevölkerung bzw. einer Altersgruppe nicht eine konstante Größe darstellt. Gerade angesichts der steigenden Prävalenzraten für Adipositas im Kindes- und Jugendalter „veralten" Perzentile-Kurven. So kann die Rate an Kindern mit Adipositas deutlich mehr als 3 % (unter Berücksichtigung der Definition über einen BMI ≥ 97. Perzentile) betragen, sofern die Erhebung der Referenzpopulation mehrere Jahre zurückliegt. Zudem ist zu berücksichtigen, dass BMI-Perzentile-Kurven für die gesamte Bevölkerung keine Unterschiede im Hinblick auf BMI-Verteilungen in Abhängigkeit von der Region bzw. vom sozioökonomischen Status ermöglichen. Neuere Untersuchungen aus ausgewählten Regionen Deutschlands zeigen, dass die Adipositasrate unter Heranziehung des 97. Perzentils nach Kromeyer-Hauschild et al. (2001) für Kinder und Jugendliche aus aktuellen gesamtdeutschen Untersuchungen die Rate von 3 % teilweise deutlich übersteigt (Herpertz-Dahlmann et al. 2003; Kromeyer-Hauschild 2005).

5.14.3 Epidemiologie

In zahlreichen Industrienationen, aber auch in Schwellenländern, sind die Raten für Adipositas im Kindes- und Jugendalter um bis zu 400 % im Verlauf der letzten 30 Jahre angestiegen (Ebbeling et al. 2002). In Deutschland haben verschiedene Studien einen Anstieg des durchschnittlichen BMI im Verlauf der letzten Jahrzehnte aufgezeigt (Herpertz-Dahlmann et al. 2003; Kromeyer-Hauschild et al. 1999). In der Aachener Untersuchung (Herpertz-Dahlmann et al. 2003) konnte gezeigt werden, dass dieser säkulare Trend insbesondere die übergewichtigen Kinder und Jugendlichen betrifft (s. Abb. 5-48). Es ist unklar, ob der langfristige Anstieg

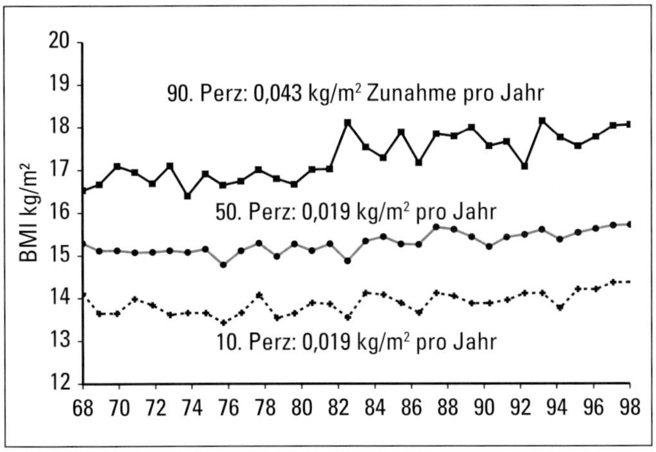

Abb. 5-48: Zunahme des BMI von 1968 bis 1998 entsprechend des 10., 50. und 90. Perzentils für 5081 männliche Einschüler aus Aachen (mod. nach Herpertz-Dahlmann et al. 2003)

des BMI weiterhin anhält. Historisch ist bei deutschen Rekruten ein Anstieg der Körperhöhe von ca. 15 cm von der Mitte des 19. Jahrhunderts bis 1994 nachgewiesen (Jaeger et al. 2001). Dieser Körperhöhenanstieg ist in den letzten Jahren zum Stillstand gekommen.

In Schwellenländern sind insbesondere Kinder und Jugendliche der Mittel- und Oberschicht von Übergewicht betroffen. In den Industrienationen sind hingegen mehrfach erhöhte Raten bei Kindern und Jugendlichen aus Familien mit niedrigem sozioökonomischen Status beobachtet worden. In Aachen fand sich z. B. beim Vergleich von Kindern mit dem niedrigsten vs. dem höchsten sozioökonomischen Status ein 3,3-fach erhöhtes Risiko für Adipositas. Hierbei erwies sich der Bildungsstatus der Eltern als der relevanteste Faktor (Lamerz et al. 2005a). Höhere Adipositasraten bei Migrantenkindern in Deutschland ließen sich maßgeblich auf den mütterlichen Bildungsgrad und den Fernsehkonsum zurückführen (Küpper-Nybelen et al. 2005).

5.14.4 Symptomentwicklung und Komorbidität

Nachfolgend sollen entwicklungsabhängige Aspekte des Körpergewichts und der Adipositas beleuchtet werden.

Intrauterines Wachstum und Geburtsgewicht

Das intrauterine Wachstum und das Geburtsgewicht werden von zahlreichen Faktoren beeinflusst. Hierbei scheint insbesondere der austragenden Mutter – im Gegensatz zur Ei-Spenderin und genetischen Faktoren des Kindes – eine erhebliche Rolle zuzukommen (Barker 2000; Barker et al. 1989; 1995). Während des ersten Trimenons erfolgt die Organogenese, im zweiten und dritten Trimenon kommt es zu einem rapiden Wachstum des Feten. So betragen die durchschnittlichen fetalen Gewichte mit 12, 20, 28 und 36 Wochen 45, 460, 1300 und 2900 Gramm. Zwischen der 26. und 29. SSW macht das weiße Körperfett 3,5 % des gesamten fetalen Gewichts aus. Bei Geburt beträgt dieser Anteil ca. 16 % (Moore 1982).

Gründe für eine intrauterine Wachstumsretardierung (Geburtsgewicht < 2500 g bei termingerechten Neugeborenen) umfassen u.a. Rauchen in der Schwangerschaft, niedrige Körperhöhe der Mutter und niedriger maternaler BMI vor Eintritt der Schwangerschaft. Eine geringe Gewichtszunahme der Mutter im zweiten und/oder dritten Trimenon – nicht jedoch im ersten Trimenon – geht mit einer intrauterinen Wachstumsretardierung einher (Strauss u. Dietz 1998). Ein Grund für eine geringe maternale Gewichtszunahme im letzten Schwangerschaftsdrittel kann aber auch das zu geringe Wachstum des Feten und der Plazenta sein, die gemeinsam ca. die Hälfte der Gewichtszunahme der werdenden Mutter in dieser Zeit ausmachen. Demnach kann eine unterdurchschnittliche Gewichtszunahme der Schwangeren im letzten Trimenon sowohl Ursache als auch Folge des zu geringen Wachstums des Feten sein. 16-jährige und jüngere Schwangere tragen ein deutlich erhöhtes Risiko für untergewichtige Neugeborene.

Gemäß der Barker-Hypothese haben „Small-for-date"-Neugeborene ein erhöhtes Risiko für die Entwicklung verschiedener chronischer Erkrankungen im Erwachsenenalter, u. a. Hypertonie und Typ-2-Diabetes mellitus (Barker et al. 1989; 1995; Barker 1995; 1999). Nach Barker erfolgt eine Programmierung verschiedener Organsysteme intrauterin; langfristige gesundheitliche Risiken ergeben sich, wenn eine durch Mangelversorgung des Feten bedingte „Fehlprogrammierung" dieser Organsysteme vorliegt. Entsprechende Anpassungsmechanismen, die zu einer fetalen Wachstumsverlangsamung führen, verändern dauerhaft die Struktur und Funktion des Körpers und verschiedener Organsysteme. Diese Zusammenhänge gelten nach Barker unabhängig von postnatalen Risikofaktoren, wie z. B. niedriger sozioökonomischer Status oder Rauchen. Die Folgen der intrauterinen „Fehlprogrammierung" werden aggraviert durch eine kompensatorisch bedingte übermäßige postnatale Gewichtszunahme solcher „Small-for-date"-Neugeborenen („catch-up growth", Erikson et al. 1999). Unter intrauterinen Mangelbedingungen wird das Wachstum des fetalen Kopfumfangs in der Regel aufrechterhalten, sodass offenbar das Gehirn das am besten „geschützte" Organ ist.

Im Hinblick auf psychiatrische Erkrankungen sind nach der Barker-Hypothese zwei Befunde zu nennen:

- **Affektive Störungen und Suizid:** Ein niedriges Geburtsgewicht geht bei Männern, nicht aber bei Frauen, mit einem erhöhten Risiko für die Entwicklung einer Depression einher (Syddall et al. 2001). Männer und Frauen, die der niederländischen Hungersnot im Zweiten Weltkrieg im zweiten und dritten Schwangerschaftsdrittel ausgesetzt waren, tragen ein erhöhtes Risiko für unipolare und bipolare affektive Störungen (Brown et al. 2000). Darüber hinaus bedingt eine niedrige Gewichtszunahme im ersten Lebensjahr bei beiden Geschlechtern ein erhöhtes Suizidrisiko (Barker et al. 1995). Gemäß der entsprechenden englischen Studie war das Geburtsgewicht der Personen, die sich durchschnittlich im Alter von 51 Jahren suizidierten, nicht signifikant niedriger (32 Gramm) als bei anderen Männern und Frauen. Jedoch wogen die Suizidanten im Alter von einem Jahr im Durchschnitt 443 Gramm weniger.
- **Schizophrenie:** Die Entwicklung einer Schizophrenie ist anscheinend assoziiert mit einem niedrigen maternalen BMI, einer niedrigen Körperlänge bei Geburt und Untergewicht im Kindesalter (Wahlbeck et al. 2001). So hatten Personen mit einer Geburtslänge von ≤ 49 cm und einem BMI im untersten Drittel im Alter von sieben Jahren ein vierfach erhöhtes Risiko, eine Schizophrenie zu entwickeln. Untergewicht im Kindesalter erwies sich hierbei als unabhängiger Prädiktor. Die Autoren mutmaßen, dass Unterernährung im Kindesalter pathogenetisch hierfür verantwortlich sein könnte. Diese Annahme wird gestützt durch Beobachtungen, wonach Patienten mit Schizophrenie, die im ersten Schwangerschaftsdrittel der Hungersnot in den Niederlanden exponiert gewesen waren, vermehrt Auffälligkeiten der weißen Hirnsubstanz aufwiesen (Hulshoff et al. 2000).

Die Barker-Hypothese ist umstritten, weil möglicherweise konfundierende Variablen nicht adäquat berücksichtigt wurden bzw. werden können. Hierzu zählen u. a. Rauchen der Mutter, Plazenta-Insuffizienz, Körperzusammensetzung (Fettmasse/fettfreie Masse), sozioökonomische und genetische Faktoren. So ist maternales Rauchen der wichtigste Risikofaktor für den Abfall fetaler Wachstumsperzentilen; zugleich besteht eine Assoziation mit postnatalem „Catch-up"-Wachstum. Die Häufung von kardiovaskulären Erkrankungen im Erwachsenenalter bei ehemals „Small-for-date"-Kindern könnte mit dadurch erklärt werden, dass deren Mütter selbst ein erhöhtes Risiko für diese Erkrankungen aufweisen, wodurch das Auftreten einer Plazenta-Insuffizienz begünstigt würde. Letztlich könnten die gleichen Genvarianten sowohl zu niedrigem Geburtsgewicht als auch der Prädisposition zur Entwicklung einer spezifischen Erkrankung im Erwachsenenalter beitragen (Poulter 2001).

In einer Longitudinalstudie (Wright et al. 2001), im Rahmen derer primär die Auswirkung des BMI im Alter von 9 und 13 Jahren auf diverse metabolische Risikofaktoren im Alter von 50 Jahren untersucht wurde, ist erstmalig die Körperzusammensetzung im Alter von 50 Jahren berücksichtigt worden. Nach Adjustierung für den adulten Fettanteil ergab sich eine schwache inverse (!) Korrelation für den BMI im Alter von 9 Jahren und metabolischen Risikofaktoren im Erwachsenenalter.

Auch Zwillingsstudien geben Anlass, die Barker-Hypothese zu hinterfragen. So ist bei Zwillingen, die im Vergleich mit einem niedrigeren Gewicht zur Welt kommen, der Blutdruck im Alter von 9 und 18 Jahren dennoch niedriger als bei Einlingen (Williams u. Poulton 1999). Zwillinge von Raucherinnen hatten hingegen zu beiden Zeitpunkten einen höheren Blutdruck als die von Nichtraucherinnen.

Postnatale Entwicklungsaspekte des Körpergewichts

Das Geburtsgewicht zeigt eine nur minimale Korrelation zum Erwachsenengewicht. So erklärt das Geburtsgewicht lediglich 1,7 % bzw. 0,3 % der Varianz des BMI im Alter von 7 bzw. 33 Jahren (Parsons et al. 2001). Diese sehr geringen Zusammenhänge werden weitgehend durch Säuglinge mit hohem Geburtsgewicht erklärt, das durch mütterliches Übergewicht bedingt ist. Hiernach hätte das fetale Wachstum keinen nennenswerten Einfluss auf den BMI im Kindes- und Erwachsenenalter.

Innerhalb der ersten beiden Lebensjahre kommt es zu einer sehr großen Variabilität an relativer Gewichtszunahme, die im Einzelfall mit den Begriffen „catch-up growth" (Aufholwachstum) bzw. „catch-down growth" (Dezelerationswachstum) beschrieben werden kann. In diesem frühen Lebensabschnitt werden scheinbar intrauterine Wachstumshindernisse („restraint) bzw. -begünstigungen kompensiert. Ab einem Alter von zwei Jahren folgt das Wachstum dann dem genetisch vorgegebenen „Bauplan" (Ong et al. 2000).

Tatsächlich haben Jungen mit niedrigem Geburtsgewicht und einem höheren prozentualen Anteil ihrer adulten Körperhöhe im Alter von sieben Jahren (d. h. sie sind vergleichsweise rasch gewachsen) selbst nach Adjustierung für den mütterlichen BMI ein erhöhtes Risiko für die Entwicklung einer Adipositas im Erwachsenenalter (Parsons et al. 2001). „Catch-up growth", das als ein Gewichtsanstieg um mehr als 0,67 Standardabweichungen zwischen Geburt und dem Alter von zwei Jahren definiert wurde (ca. ein Drittel der untersuchten Geburtskohorte), bedingte einer englischen Studie zufolge sowohl eine höhere Körperhöhe als auch ein höheres Gewicht im Alter von fünf Jahren. Zudem wiesen diese Kinder einen höheren Bauchumfang und einen erhöhten Körperfettgehalt auf (Ong et al. 2000). Niedriges Geburtsgewicht, niedrige Geburtslänge, hohe Körperhöhe des Vaters, niedriges mütterliches Geburtsgewicht, Status als Erstgebärende und mütterliches Rauchen in der Schwangerschaft waren mit „catch-up growth“ assoziiert, nicht hingegen mütterliche Körperhöhe, mütterlicher BMI und mütterliches Gewicht vor der Schwangerschaft. Eine Interaktion zwischen mütterlich und väterlich ererbten Genotypen könnten für fetale Wachstumshindernisse und „catch-up growth“ verantwortlich sein. Möglicherweise werden also die vorgenannten Assoziationen zwischen niedrigem Geburtsgewicht und Typ-2-Diabetes mellitus und kardiovaskulären Erkrankungen durch das Auftreten von Übergewicht und Adipositas verstärkt oder gar verursacht.

Zusammengefasst kommt möglicherweise dem intrauterinen Wachstum keine so große Bedeutung für gesundheitliche Risikofaktoren im Erwachsenenalter zu, wie nach der Barker-Hypothese zu vermuten wäre. Vielmehr weisen rezente Studien auf die Bedeutung des Wachstums in den ersten Lebensjahren hin.

Longitudinale Untersuchungen haben gezeigt, dass mit steigendem Alter des Kindes die Korrelation zum Erwachsenen-BMI stetig zunimmt (Guo et al. 1994; 2002). Im Alter von 10 bzw. 18 Jahren beträgt die Korrelation zum BMI im Alter von 35 Jahren ca. 0,35 bzw. 0,75. Der Zusammenhang des BMI im Alter von 9 und 13 Jahren zum BMI im Alter von 50 Jahren beträgt $r = 0{,}24$ bzw. $r = 0{,}39$ (Wright et al. 2001). Es scheint, dass diese Korrelationen primär auf der fettfreien Masse und nicht auf der Fettmasse beruhen, da der BMI im Alter von 9 und 13 Jahren nur zu 0,1 (nichtsignifikant) und 0,22 ($p < 0{,}001$) mit dem prozentualen Anteil der Fettmasse am Gesamtkörpergewicht im Alter von 50 korreliert. Im Hinblick auf Adipositas im Erwachsenalter ist festzuhalten, dass zwar übergewichtige Jugendliche ein erhöhtes Risiko für die Persistenz eines hohen Körpergewichts tragen, jedoch nur ein kleiner Anteil der Adipositas bei Erwachsenen durch Adipositas im Kindes- und Jugendalter erklärt werden kann.

Der prädiktive Wert des BMI im Kindes- bzw. Jugendalter für die Gewichtsentwicklung im Erwachsenenalter kann durch Berücksichtigung verschiedenster Aspekte erheblich verbessert werden. Zu nennen sind insbesondere

- die individuelle Wachstumsdynamik,
- das Gewicht der Eltern,
- der Ausprägungsgrad einer Adipositas im Kindes- und Jugendalter.

Einer Hypothese zufolge gibt es drei vulnerable Phasen für die Entstehung von Übergewicht. Die erste vulnerable Phase ist die Pränatalperiode; Untersuchungen an Söhnen solcher niederländischer Mütter, die während der sechs Monate anhaltenden Hungerepidemie im Jahre 1944/1945 schwanger waren, ergaben, dass Übergewicht im Alter von 18 Jahren (Rekruten) häufiger auftrat, wenn die reduzierte Energiezufuhr im ersten Trimenon erfolgt war. Übergewicht war hingegen seltener bei den Söhnen im Alter von 18 Jahren zu beobachten, die im dritten Trimenon der Hungersnot ausgesetzt gewesen waren (Ravelli et al. 1976). Im Alter von 50 Jahren war hingegen lediglich der BMI von Frauen, nicht aber der von Männern erhöht, die im ersten Trimenon der Schwangerschaft der Hungersnot ausgesetzt gewesen waren (Ravelli et al. 1999).

Der „Adiposity-Rebound“ (Zeitpunkt des erneuten BMI-Anstiegs nach dem Abfall im Kleinkindesalter; üblicherweise um das sechste Lebensjahr) stellt die zweite vulnerable Phase dar. Kinder, die diesen Rebound früh (beispielsweise mit drei Jahren) erleben, tragen ein erhöhtes Risiko für die Entwicklung einer persistierenden Adipositas. Umgekehrt neigen die Kinder, die erst spät den „Rebound“ aufweisen, zu Untergewicht im Jugendalter (Rolland-Cachera et al. 1987). Die dritte vulnerable Phase ist die Adoleszenz. Bei Jungen ist die BMI-Zunahme in diesem Lebensabschnitt primär durch einen Anstieg der Muskelmasse bedingt, der Anteil der Fettmasse am Gesamtkörpergewicht bleibt mit ca. 15–18 % konstant. Bei Mädchen kommt es hingegen zu einer deutlichen Zunahme der Fettmasse, deren Anteil am Gesamtkörpergewicht von ca. 17 auf 24 % ansteigt. Zudem verändert sich durch den Einfluss von Östrogen das Fettverteilungsmuster. Eine besonders hohe Zunahme des Körpergewichts in diesem Zeitraum scheint bei beiden Geschlechtern ein Risiko für Übergewicht und Adipositas im Erwachsenenalter darzustellen.

Nebst diesen dynamischen Aspekten der individuellen Körpergewichtsentwicklung trägt das Gewicht der Eltern eine erhebliche Information (Whitaker et al. 1997). Ist beispielsweise mindestens ein Elternteil eines übergewichtigen Kindes im Alter von ein bis zwei Jahren selbst adipös, so beträgt das Risiko dieses Kindes, auch noch im Erwachsenenalter adipös zu sein, ca. 40 % (s. Abb. 5-49). Ist hingegen kein Elternteil adipös, so liegt das Risiko dieses Kindes unter 10 %. Es wird somit deutlich, dass das elterliche Gewicht einen ganz erheblichen Einfluss auf die Vorhersagekraft eines kindlichen BMI für das Gewicht im Erwachsenenalter hat. Praktisch bedeutet dies, dass therapeutische Maßnahmen zur Gewichtsreduktion bzw. zum Gewichthalten insbesondere bei solchen Kindern unter zehn Jahren indiziert sind, die mindestens ein übergewichtiges Elternteil haben. Umgekehrt kann mit einiger Wahrscheinlichkeit davon ausgegangen werden, dass das Übergewicht eines Kindes im weiteren Verlauf nicht persistiert, wenn Adipositas bei den Eltern nicht vorkommt. Die Erhebung der Gewichtsanamnese bei solch normalgewichtigen Eltern ergibt dann nicht

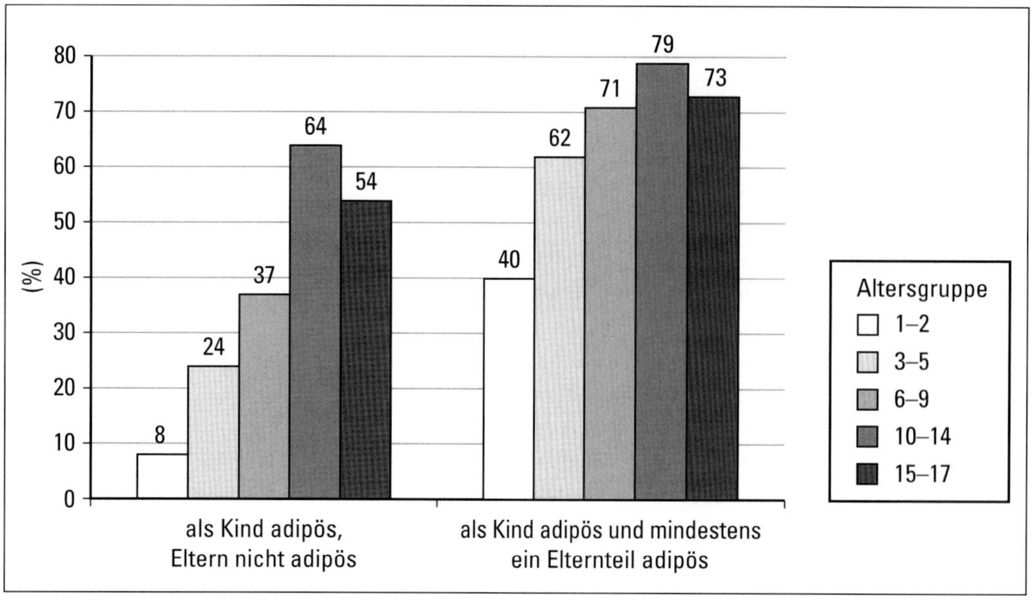

Abb. 5-49: Risiko für die Persistenz der kindlichen Adipositas ins Erwachsenenalter hinein – in Abhängigkeit von der elterlichen Belastung mit Adipositas (mod. nach Whitaker et al. 1997)

selten, dass ein Elternteil als Kind ebenfalls übergewichtig war.

Unabhängig von den vorgenannten Faktoren ist der Ausprägungsgrad der kindlichen Adipositas für deren Persistenz relevant. Je extremer diese ist, desto wahrscheinlicher wird die Persistenz im Erwachsenenalter (Serdula et al. 1993).

Somatische Komorbidität

Eine erhöhte Morbidität und Mortalität als Folge einer Adipositas im Kindes- und Jugendalter ist gut belegt. Das Fettgewebe stellt quasi ein endokrines Organ dar (Synthese und Sekretion von u. a. Leptin, Zytokinen, Adiponektin, Steroidhormonen, Gerinnungsfaktoren). Ein Teil der Folgestörungen der Adipositas ist durch die endokrine Funktion des überschüssigen Fettgewebes im Rahmen der Adipositas bedingt. Eine differenzierte Betrachtung der metabolischen Veränderungen und der somatischen Folgestörungen sprengt den Rahmen eines kinder- und jugendpsychiatrischen Lehrbuchs (gute deutsche Übersicht in Wabitsch et al. 2005). An dieser Stelle seien genannt:

- Veränderungen der Insulinsensitivität und -resistenz
- Störungen der Glukosetoleranz einschließlich des Typ-2-Diabetes mellitus
- Hypertonie
- kardiale Veränderungen (insbesondere linksventrikuläre Erhöhung der Herzmasse)
- Fettleber
- Cholezystopathie
- respiratorische Veränderungen einschließlich obstruktiver Schlafapnoe
- orthopädische Folgestörungen

Adipositas geht auch mit einem erhöhten Risiko zur Ausbildung verschiedener Krebsarten einher.

Psychiatrische Komorbidität

Diese wird in einem eigenen Abschnitt am Ende des Kapitels zusammen mit den Ess-Störungen dargestellt.

5.14.5 Ätiologie und Pathogenese

In Anbetracht der Zunahme der Prävalenzraten für Adipositas im Kindes- und Jugendalter in zahlreichen Ländern ist festzuhalten, dass hierfür primär Umweltfaktoren, einschließlich der bereits genannten sozialen Aspekte, in Betracht kommen. Diese bedingen eine Erhöhung der Energiezufuhr und/oder eine Erniedrigung des Energieverbrauchs. Letztere wird durch körperliche Inaktivität verursacht. Wahrscheinlich haben sich im Laufe der Jahrmillionen bei Vertebraten, einschließlich des Menschen, Genvarianten angehäuft, die die Energiespeicherung in Form von Fett begünstigen. Folglich kann die Adipositas-Epidemie als das Resultat des Aufeinandertreffens unserer modernen Lebensweise und eines bei vielen Menschen vorliegenden Genotyps aufgefasst werden, der die Energiespeicherung begünstigt und somit in früheren Zeiten das Überleben einer Hungerepisode wahrscheinlicher machte (Neel 1962; Neel et al. 1998). Ehe ausführlich auf die der Adipositas-Epidemie zugrunde liegenden Umweltfaktoren eingegangen wird, sollen zunächst die genetischen Befunde zur Adipositas beleuchtet werden. Es gibt bislang auch zwei Theorien, nach denen auch genetische Faktoren am Zustandekommen der Adipositas-Epidemie beteiligt sein könnten:

- Übergewichtige Frauen bekommen mehr Kinder als normalgewichtige, sodass der relative Anteil der zu Übergewicht prädisponierenden Genotypen in der Allgemeinbevölkerung häufiger wird (Ellis u. Haman 2004).
- Durch eine Zunahme der Stigmatisierung von Menschen mit Adipositas im Verlauf der letzten Jahrzehnte könnte es vermehrt zu Partnerschaften zwischen Übergewichtigen kommen, sodass deren Nachkommen eine bilineale Belastung mit Übergewicht aufweisen (Hebebrand et al. 2000). In Deutschland wurde eine Zunahme der Stigmatisierung zwischen den Jahren 1971 und 1979 ermittelt (Westenhöfer u. Pudel 1990). In einer rezenten amerikanischen Studie konnte gezeigt werden, dass Fünft- und Sechstklässler, die 1961 bzw. 2001 Abbildungen von gesunden Kindern, Kindern mit Adipositas oder diversen körperlichen Gebrechen bewerteten, zu beiden Zeitpunkten die Abbildung des adipösen Kindes am schlechtesten einstuften. Die Bewertung im Jahre 2001 fiel signifikant schlechter aus als 1961 (Latner u. Stunkard 2003).

Genetische Faktoren

Individuelle Unterschiede in Art und Anzahl der zu Übergewicht prädisponierenden Genvarianten (Allele) entscheiden mit darüber, wann, unter welchen Umweltbedingungen, über welche Mechanismen und in welchem Umfang Adipositas entsteht (Hebebrand et al. 2001a; 2001b). Genetische Faktoren nehmen auch Einfluss auf Art und Schweregrad der Folgestörungen. Die genetische Prädisposition zur Entwicklung von Übergewicht resultiert aus der Wirkung aller Genvarianten eines Individuums auf Energiezufuhr, -aufnahme und -verbrauch (Bouchard u. Perusse 1993). Hierbei haben mutmaßlich viele einzelne Genvarianten einen nur sehr kleinen, seltener hingegen einzelne Gene einen großen (Hauptgen) quantitativen Einfluss auf das Körpergewicht. Die genetische Prädisposition wirkt sich auf den Stoffwechsel ebenso wie auf das Verhalten aus.

Formalgenetische Aspekte

Zahlreiche Zwillings-, Adoptions- und Familienstudien belegen die Bedeutung genetischer Faktoren für das Körpergewicht im Allgemeinen sowie Übergewicht und Adipositas im Besonderen. Bei eineiigen Zwillingen ist die Intrapaarkorrelation des BMI über das Kindes-, Jugend- und Erwachsenenalter relativ einheitlich hoch; möglicherweise ist sie im späten Kindes- und Jugendalter am höchsten (Pietilainen et al. 1999). Insgesamt liegen die Heritabilitätsschätzungen zwischen 0,6 und max. 0,9 (Maes et al. 1997). Unter dem genetischen Anteil der Varianz des BMI werden sowohl direkte als auch indirekte genetische Einflüsse subsumiert. Unter einem direkten Einfluss kann beispielsweise ein erblich bedingter übermäßiger Hunger im Säuglingsalter verstanden werden. Auf diesen Hunger werden Mütter selbst dann, wenn sie unterschiedlichen Kulturen angehören, reagieren, indem sie zunächst einen derartigen Säugling häufiger stillen bzw. füttern. Obwohl dies eine Umweltbedingung darstellt, wird die häufigere Energiezufuhr als indirekter genetischer Einfluss dem genetischen Anteil der Varianz des Körpergewichts zugeschrieben.

In einzelnen Studien konnten auch getrennt aufgewachsene ein- bzw. zweieiige Zwillinge untersucht werden. Interessanterweise fand sich in der größten dieser Studien kein Unterschied im Hinblick auf die jeweiligen Intrapaarkorrelationen des BMI (Stunkard et al. 1990). Demnach würden gemeinsame Umwelterfahrungen keine wesentliche Rolle für das Körpergewicht spielen. Dieser Befund wird durch Adoptionsstudien gestützt, die ebenfalls von einem nur geringen Einfluss der gemeinsamen Umwelt ausgehen. In groß angelegten Adoptionsstudien fand sich kein Zusammenhang zwischen dem BMI männlicher Adoptivlinge bei der Musterung und dem der Adoptiveltern. Hingegen stieg der BMI der leiblichen Eltern in Abhängigkeit von der Gewichtsklasse der Adoptivlinge (Stunkard et al. 1986). Neuere Erkenntnisse legen nahe, dass gemeinsam erlebte Umweltfaktoren auf Klein- bzw. Schulkinder noch Einfluss auf das Gewicht nehmen, wohingegen dies im weiteren Verlauf des Lebens nicht mehr bzw. kaum noch der Fall ist (Hebebrand et al. 2005a).

Eltern-Kind-Korrelationen für den BMI liegen in zahlreichen Studien zwischen 0,1 und 0,3. Wiederholt sind höhere Mutter- als Vater-Kind-Korrelationen ermittelt worden; hierfür könnten genetische Faktoren, intrauterine Prägung und/oder die größere Bedeutung der Mütter für die Umwelt der Kinder verantwortlich sein. Geschwisterkorrelationen für den BMI liegen im Allgemeinen geringfügig über den Eltern-Kind-Korrelationen (Hebebrand et al. 2005a). Im Vergleich zu den Zwillingsstudien streuen jene Erblichkeitsschätzungen deutlich stärker, die in Familienstudien erzielt wurden. In einigen rezenten und groß angelegten Familienstudien wurde die Heritabilität mit 0,7 etwa so hoch wie in den Zwillingsstudien eingeschätzt (Maes et al. 1997). Andere Familienuntersuchungen resultierten in deutlich niedrigeren Erblichkeitsschätzungen.

Hat ein junger Mann bei der Musterung einen BMI im obersten Altersdezil, so ist die Wahrscheinlichkeit gering, dass dessen Geschwister – sofern kein großer Altersabstand vorliegt und diese ebenfalls gesund sind – BMI-Werte unterhalb des 50. Perzentils aufweisen. Das Vorkommen von dünnen (unterstes BMI-Dezil) und adipösen (oberstes Dezil) Kindern innerhalb einer Geschwisterreihe ist selten (Magnusson u. Rasmussen 2002). Wahrscheinlich sind im Verlauf des Lebens teilweise unterschiedliche Gene relevant für die Gewichtsregulation. In einer Zwillingsstudie wurde geschätzt, dass nur ca. 40 % der genetischen Faktoren, die den BMI im Alter von 20 Jahren beeinflussen, noch im Alter von 48 bzw. 63 Jahren wirksam sind (Fabsitz et al. 1992). Hingegen schienen sich die für das Körpergewicht relevanten genetischen Faktoren nicht zwischen dem Alter von 48 und 63 Jahren zu unterscheiden. Aufgrund solcher Befunde wird die niedrige Korrelation des BMI im Kindes- und Erwachsenenalter verständlich.

Molekulargenetische Befunde

Grundsätzlich gilt es, die seltenen **monogenen** Formen der Adipositas von den **polygen** bedingten zu unterscheiden. Ferner muss zwischen normaler bzw. idiopathischer und syndromal bedingter Adipositas unterschieden werden. Das bekannteste Beispiel für eine syndromal bedingte Form der Adipositas ist das Prader-Labhart-Willi-Syndrom, das mit einer Häufigkeit von ca. 1 : 15 000 vorkommt (Pankau 2005). Dieses Syndrom, das durch Gedeihstörung im Säuglingsalter, im Kleinkindalter einsetzender Hyperphagie, Adipositas, spezifischen Dysmorphiezeichen, Minderwuchs, Verhaltensauffälligkeiten und Intelligenzminderung gekennzeichnet ist, beruht auf einer paternal ererbten Deletion in der Region 15q11-13 oder einer maternalen uniparentalen Disomie der Chromosomen 15. Andere Formen der syndromalen Adipositas umfassen das Bardet-Biedl-Syndrom (mehrere Mutationen in verschiedenen Genen bekannt) und das Alström-Syndrom (ebenfalls molekulargenetisch aufgeklärt).

Die seltenen monogenen Formen der Adipositas ohne Intelligenzminderung lassen sich im Prinzip ebenfalls den syndromalen Formen zuordnen, da neben der Adipositas spezifische neuroendokrine Auffälligkeiten vorliegen. So bedingt die autosomal rezessiv ererbte Leptindefizienz nebst Hyperphagie und massiver Adipositas auch einen primären Hypogonadismus und immunologische Auffälligkeiten (Montague et al. 1997; Ozata et al. 1999). Weltweit sind nur wenige Betroffene beschrieben. Analog verhält es sich bei Menschen, die funktionell relevante Mutationen im Leptin-Rezeptorgen ererbt haben (Clément et al. 1998).

Patienten mit Mutationen im Proopiomelanokortin-Gen weisen rote Haare und einen ACTH- und somit Kortisolmangel auf, an dem sie versterben können (Krude et al. 1998). Bei diesen Personen wird aus dem Proopiomelanokortin weder das ACTH noch das α-Melanozyten-stimulierende-Hormon (α-MSH) produziert. Das Fehlen des α-MSH in den Follikelzellen führt zu der charakteristischen roten Haarfarbe; das Fehlen dieses Peptids im Hypothalamus bedingt ein reduziertes Sättigungsgefühl. α-MSH bindet dort an den Melanokortin-4-Rezeptor.

Mit der Entdeckung des **Leptin-Gens** (Zhang et al. 1994) hat die molekulare Adipositas-Forschung immensen Auftrieb erhalten. Es gelang in den letzten zehn Jahren wichtige hypothalamische Regelkreise zu identifizieren. Das Leptin, das primär in Fettzellen gebildet und in die Blutbahn sekretiert wird, reguliert die Anpassung eines Organismus an eine Semistarvation. Zum gegenwärtigen Zeitpunkt sind aber lediglich Mutationen im Melanocortin-4-Rezeptorgen von klinischer Bedeutung im Hinblick auf die Adipositas im Kindes- und Jugendalter. Bei funktionsrelevanten Mutationen in diesem Gen kann der Rezeptor nicht adäquat das Sättigungssignal α-MSH empfangen und/oder umsetzen. Etwa 2,5 % aller untersuchten Kinder und Jugendlichen mit extremer Adipositas weisen einer deutschen Untersuchung zufolge Mutationen in diesem Gen auf (Hinney et al. 2003); bei jeweils 100 Kindern einer ambulanten Adipositas-Therapiegruppe bzw. einer konsekutiven Inanspruchnahmepopulation der Adipositas-Ambulanz einer universitären Kinderklinik fanden sich je zwei Kinder mit funktionell relevanten Mutationen (unveröff. Daten).

Weltweit sind über 60 verschiedene Mutationen in dem MC4R-Gen beschrieben worden. Bereits Heterozygote haben ein erhöhtes Gewicht; bei Homozygotie (die gleiche Mutation kommt in beiden Allelen vor; die Erbanlagen des Menschen sind doppelt vorhanden, bis auf die der Geschlechtschromosomen des Mannes) oder Compound-Heterozygotie (die beiden Allele weisen jeweils eine andere Mutation auf) ist die Auswirkung auf das Körpergewicht sehr viel stärker (Hinney et al. 1999; 2003; Farooqi et al. 2000; 2003). Funktionell relevante MC4R-Mutationen wurden weltweit fast ausschließlich bei Kindern, Jugendlichen und Erwachsenen mit Adipositas, hingegen deutlich seltener bei normalgewichtigen Kontrollen gefunden. In entsprechenden Stammbäumen segregiert die Mutation mit dem Phänotyp Adipositas (Sina et al. 1999; Dempfle et al. 2004). In einzelnen Fällen können Mutationsträger in solchen Familien aber auch normalgewichtig sein (Vaisse et al. 2000). Männliche bzw. weibliche Mutationsträger sind ca. 5 bzw. 10 kg/m^2 schwerer als ihre Familienangehörigen mit einem Wildtyp-Genotyp (Dempfle et al. 2004). Kinder mit MC4R-Mutationen sollen im Vergleich zu BMI-gematchten Kontrollen ein schnelleres Längenwachstum aufweisen, wobei die Endlänge sich aber nicht unterscheidet. Auch die Knochendichte ist überdurchschnittlich hoch. Ein ausgeprägter Hyperinsuli-

nismus kennzeichnet ferner Mutationsträger im Kindesalter (Farooqi et al. 2003). Für die in der Literatur berichtete starke Assoziation (Branson et al. 2003) zwischen der Binge-eating-Störung und dem Status als Mutationsträger fanden Hebebrand et al. (2004a) bei einer großen Anzahl an Trägern keinen Hinweis. Bei Patienten mit Binge-eating-Störung konnte in einer weiteren Studie die Assoziation mit MC4R-Mutationen nicht bestätigt werden (Herpertz et al. 2003).
Die Identifikation von Polygenen gestaltet sich schwierig. In Hunderten von Kandidaten-Gen-Studien sind zahlreiche Gene untersucht worden, für die eine Beteiligung an der Gewichtsregulation angenommen wird. Da falsch positive Befunde aufgrund der Vielzahl durchgeführter Untersuchungen keine Seltenheit sind, ist die mehrfache Bestätigung in unabhängigen Kollektiven zu fordern, ehe ein solcher Befund als validiert gelten kann. Die Effektstärken der entsprechenden Genvarianten sind klein und somit nur in großen bis sehr großen Stichproben zu identifizieren. Das beste Beispiel für einen solchen Befund ist der V103I-Polymorphismus im MC4R. Während diese Variante zunächst als funktionell irrelevant eingestuft wurde, haben neuere Untersuchungen, einschließlich einer Meta-Analyse (Geller et al. 2004), gezeigt, dass die Variante einen um ca. 0,5 kg/m^2 erniedrigten BMI bedingt (entspricht bei einem 1,80 m großen Mann ca. 1,6 kg). Der Polymorphismus kommt bei ca. 3,5 % der deutschen Bevölkerung vor; es mussten fast 8000 Personen repräsentativ für die Allgemeinbevölkerung untersucht werden, um den Effekt des Polymorphismus auf das Körpergewicht zu sichern (Heid et al. 2005).
Es ist zu erwarten, dass in den nächsten Jahren weitere Polygene identifiziert werden, wobei die obigen Ausführungen die Probleme bei der Validierung positiver Assoziationsbefunde verdeutlichen. Wahrscheinlich müssen sehr große Stichproben untersucht werden. Nach der Identifikation einer entsprechenden Anzahl solcher Polygene können Gen-Gen-Interaktionen untersucht werden. Hierbei wird sich zeigen, ob solche Effekte additiv oder nichtadditiv wirksam sind.
Seit ca. zehn Jahren erfolgen zum Phänotyp Adipositas auch Kopplungsstudien. Bislang sind zwei Gene in derartigen Kopplungsregionen identifiziert worden, in denen genetische Variabilität für die Kopplungsbefunde verantwortlich sein soll. Weitere Forschungsanstrengungen sind erforderlich, um diese Befunde abzusichern.

Soziokulturelle Faktoren

Die Umwelt von Kindern und Jugendlichen hat sich in den letzten Jahrzehnten gravierend verändert. Zu nennen sind insbesondere veränderte Ernährungs- und Bewegungsgewohnheiten, die wiederum die Folge einer Vielzahl von wirtschaftlichen und sozialen Veränderungen, aber auch des wissenschaftlichen und technischen Fortschritts unserer Zeit darstellen. Der epidemiologischen Forschung ist es in den letzten Jahren erstmalig gelungen, einzelne Faktoren kausal mit der Zunahme des mittleren Körpergewichts von Kindern und Jugendlichen in Verbindung zu bringen. Insgesamt muss jedoch betont werden, dass die ermittelten Risikofaktoren jeweils relativ geringe Effekte zeigen. Es ist folglich anzunehmen, dass viele Faktoren für die Gesamtentwicklung verantwortlich sind, die sich zudem möglicherweise individuell unterschiedlich auswirken.
Die protektive Wirkung des **Stillens** wird kontrovers diskutiert. Arenz et al. (2004) ermittelten unlängst in einer Meta-Analyse ein adjustiertes relatives Risiko für die Entwicklung einer kindlichen Adipositas von 0,78 bei gestillten Säuglingen. Eine Dosis-Wirkungs-Beziehung im Hinblick auf die Dauer des Stillens auf die Adipositas-Prävalenz konnte in vier der neun analysierten Studien nachgewiesen werden.
Umwelteinflüsse, die Auswirkungen auf das Essverhalten haben, umfassen Veränderungen des Nahrungsangebots, Zunahme des außerhäuslichen Verzehrs, Werbung für Lebensmittelprodukte, Marketing und die Preisgestaltung für Nahrungsmittel (Nestle 2003). Bedingt durch die Zunahme der Berufstätigkeit von Frauen steht weniger Zeit für die Nahrungszubereitung zur Verfügung. Portionsgrößen haben zugenommen. Amerikanische Studien aus den letzten drei Jahrzehnten zeigen, dass Jugendliche heute einen geringeren Anteil ihrer Energiezufuhr zu Hause decken, wohingegen der Konsum von außerhäuslichem Fastfood und der Gasthausverzehr zugenommen haben. Auch das Essen zwischen den Mahlzeiten in Form von salzigen und süßen Knabbereien und zuckerhaltigen Getränken hat zugenommen. Im gleichen Zeitraum hat die Anzahl der Kinder abgenommen, die die empfohlenen Mengen an Obst, Gemüse und Milchprodukten zu sich nehmen (St-Onge et al. 2003).
Der Nachweis, dass diese Veränderungen der Qualität und Quantität der Nahrungszufuhr für die Zunahme der Adipositas-Prävalenzraten kausal mitverantwortlich sind, ist schwer zu erbringen. Querschnittsstudien ermöglichen lediglich die Aussage, dass solche Veränderungen der Energiezufuhr stattgefunden haben. In einer prospektiven Beobachtungsstudie haben Ludwig et al. (2001) fast 600 Schulkinder über 19 Monate verfolgt, um den Konsum von zuckerhaltigen Getränken zum Ausgangszeitpunkt in Beziehung zu den im Verlauf aufgetretenen BMI-Zunahmen zu setzen; für potenziell konfundierende Variablen wurde adjustiert. Pro zuckerhaltiges Getränk zum Ausgangszeitpunkt fand sich eine BMI-Zunahme um durchschnittlich 0,18 kg/m^2. Selbst bei dieser Studie kann nicht gänzlich ausgeschlossen werden, dass Kinder, die zuckerhaltige Getränke bevorzugen, sich beispielsweise auch fettreicher ernähren, sodass der kausale Zusammenhang zwischen Getränkekon-

sum und Gewichtszunahme letztlich nicht eindeutig bewiesen ist.

Beim Vergleich der Übergewicht- und Adipositas-Prävalenzraten von Schulkindern aus 34 Ländern und deren Bewegungs- und Ernährungsgewohnheiten fand sich, dass in Ländern mit hohen Prävalenzraten die körperliche Aktivität übergewichtiger Kinder geringer und der Fernsehkonsum höher als bei normalgewichtigen Jugendlichen war; in fast allen Ländern nahmen übergewichtige Kinder weniger Süßigkeiten zu sich. Übergewicht war nicht assoziiert mit dem Verzehr von Obst, Gemüse und zuckerhaltigen Getränken. Auch fand sich keine Assoziation zur Dauer der PC-Nutzung (Janssen et al. 2005).

Während einige Experten den veränderten Ernährungsgewohnheiten eine große Bedeutung beimessen, überwiegt zum gegenwärtigen Zeitpunkt die Tendenz, dem Rückgang an körperlicher Aktivität bzw. der Zunahme an sitzender Tätigkeit einen höheren Stellenwert einzuräumen. Die körperliche Aktivität heutiger Kleinkinder ist gering.

So beträgt der durchschnittliche körperliche Aktivitätspegel (= Gesamtenergieverbrauch geteilt durch den Grundumsatz) lediglich ca. 1,6 bei 3- und 5-Jährigen. Fast 80 % der Wachzeit wird durchschnittlich bei der Durchführung sitzender Tätigkeiten, lediglich ca. 3 % unter mittelgradiger bis stärkerer körperlicher Aktivität verbracht (Reilly et al. 2004). Die motorische Leistungsfähigkeit von Kindern und Jugendlichen hat sich in den letzten 25 Jahren um ca. 10 % verschlechtert (Hebebrand u. Boes 2005).

Die Bedeutung des **Fernsehens** (s. auch Tab. 5-114) für die Entwicklung von Übergewicht ist vielfach untersucht worden. In den meisten Querschnittsstudien fand sich eine Beziehung zwischen der Dauer des täglichen Fernsehkonsums und dem BMI. Solche Studien erlauben jedoch nicht den Rückschluss, dass übermäßiges Fernsehen zu Übergewicht führt. Auch die umgekehrte Interpretation – Übergewicht bewirkt, dass Kinder vermehrt fernsehen – muss berücksichtigt werden (Hebebrand u. Boes 2005).

Prospektiv ausgerichtete Longitudinalstudien sind erwartungsgemäß seltener durchgeführt worden: In einer amerikanischen Studie (Dietz u. Gortmaker 1985; Gortmaker u. Dietz 1996) fand sich eine Assoziation zwischen dem von den Eltern angegebenen Fernsehkonsum im Alter von 6–11 Jahren und der Adipositas-Prävalenz mit 12–17 Jahren. Die Gruppe um Robinson (2001) fand hingegen bei 279 prospektiv untersuchten Sechst- und Siebtklässlern keinen Zusammenhang zwischen dem Fernsehkonsum zum Ausgangszeitpunkt und dem BMI 7–24 Monate später. In einer Longitudinalstudie aus Neuseeland konnte erstmalig ein Zusammenhang zwischen Fernsehkonsum im Kindes- und Jugendalter und dem BMI im Erwachsenenalter festgestellt werden. Bei fast 1000 Kindern wurde der Fernsehkonsum insgesamt 7-mal zwischen dem Alter von 5 und 21 Jahren erfasst. Im Alter von 26 war der Fernsehkonsum zwischen 5 und 15 Jahren assoziiert mit höherem BMI, erhöhtem Zigarettenkonsum, erhöhtem Cholesterinspiegel und erniedrigter kardio-respiratorischer Fitness. 17 % des Übergewichts im Alter von 26 Jahren ging nach dieser Studie auf den Fernsehkonsum im Kindes- und Jugendalter zurück (Hancox et al. 2004).

Fernsehen könnte im Prinzip über drei mögliche Mechanismen zu Übergewicht führen (Robinson 2001):

- Fernsehen ersetzt körperliche Aktivität und führt somit zu einem erniedrigten Energieverbrauch.
- Fernsehen führt zu einer erhöhten Energieaufnahme durch parallel erfolgendes Essen bzw. durch die Auswirkung von Werbung auf das Essverhalten. Der Einfluss der Fernsehwerbung auf die Nahrungsmittelpräferenzen von Kindern ist in einzelnen Studien nachgewiesen worden (Borzekowski u. Robinson 2001; Halford et al. 2004).
- Fernsehen bewirkt eine Herabsenkung des Ruheumsatzes.

In Querschnittsstudien konnte ein protektiver Effekt einer längeren Schlafdauer auf Übergewicht und Adipositas im Kindesalter gefunden werden. Unklar ist hierbei, ob die kürzere Schlafdauer bei übergewichtigen Kindern die Folge oder aber eine Ursache für die Entwicklung des Übergewichts darstellt. Mütterliches Rauchen, besonders in der Frühschwangerschaft, geht mit einem erhöhten Risiko für die Entwicklung von Übergewicht des Kindes einher. Es scheint, als ob es sich hierbei nicht nur um ein Surrogat für andere Risikofaktoren handelt (von Kries 2005).

Tab. 5-114: Entwicklung des öffentlich-rechtlichen Fernsehens und der Privatsender in Deutschland

1953	< 1000 Deutsche hatten einen Fernseher
1981	Vormittagsprogramm (öffentl.-rechtl.)
1984	RTL
1985	SAT 1
1988	14- bis 29-Jährige: durchschnittl. 92 Min./Tag Fernsehen
1989	Pro 7
1992	Morgenmagazin (öffentl.-rechtl.)
1993	Vox, RTL 2, Viva
1995	VIVA 2, Super RTL, TM3
1997	Kinderkanal (öffentl.-rechtl.)
1999	14- bis 29-Jährige: durchschnittl. 135 Min./Tag Fernsehen

5.14.6 Therapie

Von grundsätzlicher Bedeutung ist die Frage, ob es sich bei der Adipositas um eine eigenständige Krankheit handelt (Hebebrand et al. 2004b). Bei (Klein-)Kindern ist zu berücksichtigen, dass Übergewicht häufig nicht im Jugend- bzw. Erwachsenenalter fortbesteht; dies gilt primär, wenn keine familiäre Belastung vorliegt und das Kind noch jung ist. Aus medizinischer Sicht kommt es darauf an, Individuen aus Risikopopulationen zu identifizieren, deren Gesundheitszustand, Handeln und/oder Verhalten als krankhaft anzusehen ist. Im Hinblick auf therapeutische Bemühungen zur Reduktion des Körpergewichts ist auch kritisch zu fragen, welche Nebenwirkungen auftreten. Bei Erwachsenen konnte unlängst in einer Longitudinalstudie gezeigt werden, dass die Mortalität bei Personen mit Adipositas, die bewusst abgenommen hatten, höher war, als bei initial gleich schweren Individuen, die zwar auch abnehmen wollten, dies dann aber im Verlauf der Studie nicht taten (Sorensen et al. 2005). Während es viel zu früh ist, dieser Studie ein allzu großes Gewicht beizumessen, müssen dringend weitere Longitudinalstudien erfolgen, um potenzielle gesundheitliche Risiken von Gewichtsabnahmen zu erfassen; dies gilt insbesondere für Kinder und Jugendliche.
Bei der Indikationsstellung müssen folgende Aspekte berücksichtigt werden:

- Schweregrad der Adipositas
- Alter
- soziale und funktionelle Beeinträchtigung
- Komorbidität (somatische und psychiatrische Störungen)
- Therapiemotivation
- die psychosoziale Situation der Familie

Vor Beginn einer Therapie sollten der Patient und seine Eltern darüber informiert werden, dass keine großen Gewichtsabnahmen erwartet werden können. So hat ein Jugendlicher das Recht zu fragen, ob eine Gewichtsabnahme um 5 % – ein Erfolgskriterium gängiger Adipositastherapie im Erwachsenenalter, sofern diese für ein Jahr gehalten werden kann – wirklich die damit verbundenen Anstrengungen wert ist, zumal er ja a priori nicht weiß, ob er überhaupt diesen Erfolg erzielen kann. Wichtig ist, dass die starke Gegenregulation des Organismus auf eine Gewichtsabnahme besprochen wird. Gegebenenfalls kann durch Aufzeigen der familiären Belastung und durch den Hinweis auf die Beteiligung genetischer Faktoren auch eine Entlastung des Patienten bzw. der Familie erzielt werden. Häufig wird das Übergewicht eines Kindes bzw. Jugendlichen trotz evidenter familiärer Belastung individuellen, u. U. auch psychischen Ursachen zugeschrieben.

Kontraindikationen für eine Therapie können gemäß den Leitlinien der Arbeitsgemeinschaft Adipositas im Kindes- und Jugendalter eine andere schwerwiegende Erkrankung, eine schwere psychosoziale Belastung oder ein deutliches Risiko für die Entwicklung sein. Im Gegensatz zum Erwachsenenalter ergibt sich bei noch nicht erreichter Endkörperhöhe die Möglichkeit, durch Halten des Körpergewichts aufgrund des weiteren Längenwachstums den BMI günstig zu beeinflussen. Es ist aber unbekannt, ob Kinder und Jugendliche tatsächlich leichter ihr Gewicht halten können als Erwachsene.
Die übergeordneten Ziele einer Adipositastherapie sind (Wabitsch et al. 2005):

- langfristige Gewichtsreduktion
- Verbesserung der adipositasassoziierten Komorbidität
- Verbesserung des aktuellen Ess- und Bewegungsverhaltens
- Vermeiden von unerwünschten Therapieeffekten

Die wesentlichen Therapiebausteine sind Diätberatung, Kochkurse, spielerische Förderung von körperlicher Aktivität und Reduktion von sitzenden Tätigkeiten (Fernsehen, Video, PC). Im Einzelfall gilt es, vorhandene somatische oder psychiatrische Störungen zu behandeln. Eine Adipositastherapie sollte ambulant erfolgen; als problematisch erweist sich hierbei in Deutschland ebenso wie in anderen Ländern das weitgehende Fehlen geeigneter therapeutischer Anlaufstellen, die die o. g. Therapiebausteine in einem interdisziplinären Gesamtkonzept anbieten. In Deutschland gibt es jedoch eine Tradition für stationäre Rehabilitationsmaßnahmen, deren kurzfristige Wirksamkeit zwar belegt ist, deren längerfristige Wirksamkeit (bei fehlender Nachbetreuung) aber bezweifelt werden muss.
Bei Erwachsenen gilt eine BMI-Reduktion um 1 kg/m^2 oder eine Gewichtsabnahme von mindestens 5 % als erfolgreich, sofern diese für ein Jahr gehalten werden können. Gewichtsabnahmen in dieser Größenordnung führen bereits zu einer Verbesserung der Morbidität und Mortalität. Bei Kindern und Jugendlichen gibt es bisher keine analogen Kriterien (Reinehr 2005); ebenso wie bei Erwachsenen können sich aber vergleichsweise geringe Gewichtsabnahmen günstig auf Blutdruck und metabolische Faktoren auswirken.
Trotz der epidemischen Ausbreitung der Adipositas im Kindes- und Jugendalter sind wissenschaftlich geleitete Therapiestudien rar. In Deutschland ist lediglich das ambulante Therapieprogramm „Obeldicks“ systematisch evaluiert. Am Ende des einjährigen Therapieprogramms hatten 71 % der 132 Kinder mit einem durchschnittlichen Alter von 10,7 Jahren ihr relatives Übergewicht um > 5 % und 55 % um mehr als 10 % reduziert. Die Reduktion des SDS-BMI betrug im Mittel –0,43 (Reinehr et al. 2003). Reinehr et al. betonen die Notwendigkeit, die Therapie auf motivierte Kinder und Fa-

milien zu begrenzen; hierdurch lässt sich die initiale Drop-out-Rate deutlich reduzieren und die Erfolgsquote verbessern.
In einer Cochrane-Analyse gelangten Summerbell et al. (2003) zu dem Ergebnis, dass sich zuverlässige direkte Schlussfolgerungen aus den bisherigen Therapiestudien nicht ziehen lassen. Es wurden insgesamt 18 randomisiert kontrollierte Studien mit 975 Teilnehmern unter 18 Jahren in die Analyse einbezogen. Die Studiengruppen waren jeweils klein, zudem handelte es sich um ausschließlich homogen motivierte Gruppen in klinischen Settings, sodass sich die Ergebnisse als nur eingeschränkt verallgemeinerbar erwiesen. Dieses Fazit wurde unlängst von Munsch et al. (2005) für ambulante Therapieprogramme bestätigt.
Die meisten Untersucher propagieren einen interdisziplinären Therapieansatz unter Einbeziehung sowohl der Eltern als auch der Kinder. Golan und Crow (2004) zeigten in einer randomisierten Studie, dass zum Zeitpunkt der 7-Jahres-Katamnese die ausschließliche Therapie der Eltern bessere Ergebnisse lieferte als die alleinige Therapie von 7- bis 12-jährigen Kindern.
Unlängst sind die Ergebnisse von 10 Monate lang stationär behandelten jungen Patienten veröffentlicht worden, die 14 Monate nach ihrer Entlassung nachuntersucht worden waren (Braet et al. 2004). Die Kinder und Jugendlichen (Durchschnittsalter: 12,7; Spanne: 7–17) hatten während der Behandlung durchschnittlich 49 % ihres Gewichts reduziert; zum Katamnesezeitpunkt waren dies noch 32 % (BMI-Reduktion um durchschnittlich 4,9 kg/m^2) gewesen: In einer eigenen Untersuchung an Jugendlichen, die ca. 6 Monate lang stationär behandelt wurden, war der durchschnittliche Aufnahme-BMI mit dem zur 1-Jahres-Katamnese fast identisch. 35 % und 20 % der Jugendlichen wiesen einen um mindestens 5 % bzw. 10 % erniedrigten BMI auf (Mieg et al., unveröff. Daten).
Bislang sind keine Medikamente zur Behandlung von Übergewicht im Kindes- und Jugendalter zugelassen. Chirurgische Verfahren sind bei extremer Adipositas auch im Jugendalter erfolgreich eingesetzt worden, können aber in Einzelfällen zu gravierenden Nebenwirkungen führen.
Es ist evident, dass weitere Therapiestudien erforderlich sind. Gleichzeitig gilt es aber auch festzuhalten, dass angesichts der Adipositas-Epidemie der Prävention von Übergewicht mehr als bislang Beachtung geschenkt werden muss. Die bis jetzt vorliegenden Studien erlauben keine klare Aussage im Hinblick auf einzuschlagende Strategien; es „erscheint sinnvoll (…), dass eine Konzentration auf Strategien erfolgt, die eine Reduktion sitzender Tätigkeiten und eine Erhöhung der körperlichen Aktivität vorschlagen" (Campbell et al. 2002).

5.14.7 Psychiatrische Komorbidität und Ess-Störungen

Nach Laienmeinung werden Entstehung und Aufrechterhaltung von Übergewicht und Adipositas mit psychischen Störungen, insbesondere mit depressiven und ängstlichen Symptomen, in Verbindung gebracht („Frustesser", „Kummerspeck"). Im Gegensatz dazu gibt es keine eindeutigen empirischen Belege, dass psychische Störungen bei Adipositas gehäuft auftreten, solange sie nicht mit Ess-Störungen assoziiert sind. Allerdings muss zwischen Untersuchungen an **Inanspruchnahmepopulationen** und **Feldstudien** unterschieden werden.
Übereinstimmend wird in klinischen Populationen eine erhöhte Rate psychischer Störungen gefunden, während die Ergebnisse in repräsentativen Erhebungen widersprüchlich sind. Insbesondere wird diskutiert, ob das Risiko für depressive und somatoforme Störungen sowie Angsterkrankungen bei adipösen Erwachsenen erhöht ist. Während in einigen Studien z. B. eine erhöhte Rate von **Angsterkrankungen** (Becker et al. 2001) bei jungen Erwachsenen gefunden wurde, bestätigten andere dieses Ergebnis nicht (Lamertz et al. 2002). Ähnlich widersprüchlich sind die Befunde für **affektive Erkrankungen**.
Die mangelnde Vergleichbarkeit dieser Studien beruht u. a. darauf, dass unterschiedliche BMI-Klassen verglichen wurden, nicht immer eine standardisierte psychiatrische Untersuchung zur Feststellung psychiatrischer Komorbiditäten durchgeführt wurde, Probanden mit Ess-Störungen nicht separat betrachtet wurden und bei multiplen statistischen Vergleichen eine Korrektur für multiples Testen fehlte. Auch Faktoren wie die vielfach mit einer antidepressiven Therapie assoziierte Gewichtszunahme sowie vice versa eine medikamenteninduzierte Depression infolge einer Behandlung gewichtsbedingter medizinischer Probleme müssen hier berücksichtigt werden.
Eine große Meta-Analyse hat jüngst aufgezeigt, dass die meisten übergewichtigen oder adipösen Erwachsenen einer Feldstichprobe keine affektive Störung haben, wobei auf bestimmte Bevölkerungsgruppen differenziertere Feststellungen zutreffen. Die Prävalenz von Major Depression ist bei jungen adipösen Frauen erhöht. Auch bei so genannten atypischen Depressionen (z. B. saisonale Depression), die mit erhöhtem Appetit und psychomotorischer Verlangsamung einhergehen, findet sich beim weiblichen Geschlecht eine erhöhte Rate von Gewichtszunahme, Übergewicht und Adipositas. Darüber hinaus scheint der Zusammenhang zwischen abdomineller Adipositas (Taillen-Hüftumfang) und depressiven Störungen bei beiden Geschlechtern stärker zu sein als

der zwischen allgemeiner Adipositas (BMI) und Depression (Übersicht bei McElroy et al. 2004).
Die Befunde bei **Kindern** und **Jugendlichen** entsprechen im Wesentlichen denen bei Erwachsenen. In repräsentativen Studien der Allgemeinbevölkerung lässt sich keine erhöhte psychiatrische Morbidität bei übergewichtigen und adipösen Kindern und Jugendlichen nachweisen (z. B. Lamertz et al. 2002). Allerdings zeigen Langzeitstudien auf, dass chronisches Übergewicht (erhöhtes Körpergewicht sowohl als Kind als auch als Jugendlicher) mit oppositioneller Störung des Sozialverhaltens und depressiven Störungen (Letzteres nur bei Jungen) verbunden war (Mustillo et al. 2003).
In unserer eigenen Feldstudie bei **Vorschulkindern** zeichnete sich ein Trend für erhöhte Häufigkeitsraten von Trennungsangst und Enkopresis bei adipösen Individuen ab, der aber aufgrund der kleinen Fallzahl nichtsignifikant war. Bei jugendlichen **Inanspruchnahmepopulationen** lässt sich hingegen eine deutlich erhöhte Rate psychiatrischer Störungen nachweisen. Bei adipösen Jugendlichen, die sich einer Langzeitrehabilitationsmaßnahme zur Gewichtsreduktion unterzogen, fand die Arbeitsgruppe von Hebebrand eine zweifach erhöhte Prävalenz von Angsterkrankungen und affektiven Störungen bei extrem adipösen Jugendlichen (Durchschnitts-BMI: 42 kg/m^2) im Vergleich zu altersentsprechenden Kontrollen (Britz et al. 2000). Jugendliche und junge Erwachsene beiderlei Geschlechts mit den höchsten BMI-Werten (n = 47) von insgesamt 1655 untersuchten Probanden zeigten in einer Feldstudie des gleichen Altersspektrums keine vergleichbaren Symptome. Allerdings hatten die Probanden aus der Feldstichprobe deutlich niedrigere BMI-Werte.
Bei einer weiteren Untersuchung an 5- bis 17-jährigen Kindern und Jugendlichen, die aufgrund ihrer Adipositas vorgestellt und mit einem standardisierten diagnostischen Interview untersucht worden waren, wiesen mehr als die Hälfte eine psychiatrische Störung auf, in der Mehrzahl eine Angststörung (Vila et al. 2004).
Zusammenfassend zeigen Inanspruchnahmepopulationen adipöser Kinder und Jugendlicher übereinstimmend eine erhöhte Rate psychiatrischer Störungen im Vergleich zu normalen Probanden, während sich dies in Feldstichproben nicht nachweisen lässt. Dabei ist nicht klar, ob die psychiatrischen Störungen der klinischen Stichproben dazu führen, Behandlung zu suchen, und/oder die psychiatrische Morbidität der Inanspruchnahmepopulationen durch den höheren Schweregrad der Adipositas bedingt ist.

Psychiatrische Störungen und Adipositas

In jüngster Zeit wurde dem Zusammenhang zwischen einer psychiatrischen Störung im Kindes- und Jugendalter und späterer Adipositas zunehmend Beachtung geschenkt. Mehrere Studien konnten aufzeigen, dass eine Depression im Kindes- oder Jugendalter mit einem höheren BMI im Erwachsenenalter assoziiert war. Dieser Zusammenhang war unabhängig von einer etwaigen medikamentösen Behandlung, Zigaretten- und/oder Alkoholabusus, Geschlecht und sozioökonomischem Status (Pine et al. 2001). Zwischen Dauer der Depression und BMI im Erwachsenenalter zeigte sich eine signifikante positive Korrelation: Je länger die Depression im Jugendalter anhielt, desto höher war der spätere BMI. Diese Beziehung zwischen jugendlicher Depression und Adipositas wurde in der Dunedin-Studie, einer Verlaufsstudie in Neuseeland, allerdings nur für das weibliche Geschlecht bestätigt (Richardson et al. 2003). Der Zusammenhang zwischen juveniler Depression (vor dem 17. Lebensjahr) und Adipositas im Erwachsenenalter wurde in der großen Züricher Kohortenstudie bestätigt. Beim männlichen Geschlecht fand sich lediglich ein signifikanter Zusammenhang zwischen jugendlicher Depression und einer im Vergleich zu nichtdepressiven Probanden erhöhten Gewichtszunahme. Konfundierende Variablen wie familiäres Übergewicht, körperliche Aktivität, Alkohol- und Nikotinabusus sowie demografische Parameter wurden in dieser Studie berücksichtigt, sodass der Zusammenhang zwischen kindlicher Depression und späterem Übergewicht offensichtlich ist (Hasler et al. 2005). In einer weiteren Untersuchung waren erhöhte CBCL-Scores unabhängig von internalisierenden oder externalisierenden Symptomen mit späterem Übergewicht assoziiert (Lumeng et al. 2003).
Demnach stellt nicht nur die Adipositas im Kindes- und Jugendalter einen Risikofaktor für psychiatrische Störungen dar; vielmehr muss auch davon ausgegangen werden, dass psychiatrische Störungen im Kindes- und Jugendalter ein erhöhtes Risiko für eine Adipositas im Erwachsenenalter mit sich bringen. Dies ist insbesondere für Aspekte der Prävention von Bedeutung. Mediatoren könnten eine veränderte körperliche Aktivität und Ernährung bei Kindern mit psychiatrischen Störungen sein. So konnten wir z. B. bei hyperaktiven Kindern einen erhöhten BMI im Vergleich zu Normalprobanden nachweisen (Holtkamp et al. 2004).

Ess-Störungen bei Adipositas

Die beiden häufigsten Ess-Störungen bei Adipositas sind das Binge-eating-Syndrom (Binge Eating Disorder, BED) und das so genannte Night-eating-Syndrom (NES). Die BED wurde zunächst bei Erwachsenen untersucht und fand erst in jüngster Zeit Beachtung bei Kindern und Jugendlichen. Die Forschungskriterien nach DSM-IV gehen aus der Tabelle 5-115 hervor.

In der ICD-10 (WHO 1992) findet sich keine der BED entsprechende Erkrankung. Die unter der Kategorie F 50.4 aufgeführten „Essattacken bei anderen psychischen Störungen" sind mit der BED nicht gleichzusetzen, da die ICD-10-Kategorie Essattacken ausschließlich als Reaktion auf belastende Ereignisse beschreibt. Differenzialdiagnostisch muss die BED von der **Bulimie** abgegrenzt werden. Beide zeichnen sich durch rezidivierende Essattacken aus. Allerdings werden bei der BED keine zusätzlichen Maßnahmen zur Gewichtsreduktion ergriffen; während eine bulimische Attacke in vielen Fällen durch Erbrechen beendet wird und damit zeitlich abgrenzbar ist, ziehen sich die Essattacken bei der BED oft über mehrere Tage hin. Beiden Ess-Störungen ist eine hohe Rate komorbider psychiatrischer Auffälligkeiten gemeinsam.

Die Forschungskriterien nach DSM-IV (American Psychiatric Association 1994) für die BED werden einer Ess-Störung im Kindes- und gegebenenfalls frühen Jugendalter nicht gerecht, obwohl „Binge eating" auch bei adipösen Kindern bekannt ist. Jüngere Kinder sind in der Mehrzahl nicht in der Lage, ein Gefühl von Kontrollverlust zu erleben und/oder zu verbalisieren und darüber Scham oder Schuld zu empfinden. In den letzten Jahren wird daher häufig in der Literatur empfohlen, die Kriterien der BED für das Kindes- und Jugendalter zu modifizieren (Nicolls et al. 2000). In

Tab. 5-115: Forschungskriterien für die Binge-eating-Störung nach DSM-IV

- Wiederholte Episoden von „Fressanfällen". Eine Episode von „Fressanfällen" ist durch die beiden folgenden Kriterien charakterisiert:
  - Essen einer Nahrungsmenge in einem abgrenzbaren Zeitraum
  - Gefühl des Kontrollverlustes über das Essen während der Episode
- Die Episoden von „Fressanfällen" treten gemeinsam mit mindestens drei der folgenden Symptome auf:
  - wesentlich schneller essen als normal
  - Essen bis zu einem unangenehmen Völlegefühl
  - Essen großer Nahrungsmengen, wenn man sich körperlich nicht hungrig fühlt
  - alleine essen aus Verlegenheit über die Menge, die man isst
  - Ekelgefühle gegenüber sich selbst, Deprimiertheit oder große Schuldgefühle nach dem übermäßigen Essen
- Es besteht deutliches Leiden wegen der „Fressanfälle".
- Die „Fressanfälle" treten im Durchschnitt an mindestens 2 Tagen in der Woche für 6 Monate auf.
- Die „Fressanfälle" gehen nicht mit dem regelmäßigen Einsatz von unangemessenen kompensatorischen Verhaltensweisen einher (z. B. „Purging-Verhalten", Fasten oder exzessive körperliche Betätigung), und sie treten nicht ausschließlich im Verlauf einer Anorexia nervosa oder Bulimia nervosa auf.

Tab. 5-116: Provisorische BED-Forschungskriterien für Kinder (nach Marcus u. Kalarchian 2003)

Wiederkehrende Episoden von Binge eating

- Binge eating ist wie folgt charakterisiert:
  - Essen ohne Hungergefühl (z. B. nach einer Mahlzeit)
  - Kontrollverlust über das Essen (z. B. das Gefühl „Wenn ich einmal angefangen habe zu essen, kann ich nicht mehr aufhören")
- Binge eating ist mit einem oder mehreren der folgenden Merkmale assoziiert:
  - Essen als Affektantwort (z. B. Traurigkeit, Langeweile, Unruhe)
  - Essen als Belohnung
  - heimliches Essen oder Verstecken von Essen
- Die Symptome bestehen für eine Zeitspanne von drei Monaten.

Essen ist nicht verbunden mit dem regelmäßigen Einsatz von kompensatorischen Verhaltensweisen (z. B. Erbrechen, Fasten, exzessive Bewegung) und tritt nicht ausschließlich im Rahmen einer Anorexia oder Bulimia nervosa auf.

jüngster Zeit vorgestellte provisorische BED-Forschungskriterien für Kinder sind der Tabelle 5-116 zu entnehmen. Studien, die retrospektiv den Beginn der BED erfassen, konnten aufzeigen, dass Kinder und Jugendliche, die nur einen Teil der Definitionskriterien erfüllen, später oft das Vollbild einer Ess-Störung entwickeln (Ackard et al. 2003).

Epidemiologie

Wie bereits oben ausgeführt, muss bei Untersuchungen zu psychiatrischer Komorbidität bei Adipositas zwischen Feldstudien und klinischen Stichproben unterschieden werden. In Feldstudien bei **Erwachsenen** liegt die Prävalenz der BED bei 2–4 %, in klinischen Populationen (z. B. bei extrem Adipösen, die eine chirurgische Intervention zur Behandlung ihrer Adipositas anstreben) bei 25–50 % (Stunkard u. Allison 2003a). Männer erkranken ähnlich häufig wie Frauen (Striegel-Moore u. Franko 2003).

Für **Kinder** und **Jugendliche** liegen nur vereinzelte epidemiologische Angaben vor. In einer repräsentativen Studie, bei der 98 % aller Vorschulkinder der Stadt Aachen erfasst werden konnten, wurde Binge eating (ohne alle Kriterien für eine BED nach DSM-IV zu erfüllen) bei 2 % aller Vorschulkinder und bei 6 % der adipösen Kinder (BMI > 90. Perzentile) gefunden. Kinder von Müttern, die selbst an einer Binge-eating-Störung litten, hatten deutlich häufiger Heißhungerattacken (Lamerz et al. 2005b). Eine weitere Feldstudie, bei der die Prävalenz der BED nach DSM-IV bei Jugendlichen erfasst wurde, zeigte eine Häufigkeit von 3,1 % bei den Mädchen und 0,9 % bei den Jungen auf (Ackard et al. 2003). Die Prävalenzraten bei den Mädchen entsprachen demnach denen bei Bulimie.

In Untersuchungen, die Patienten einer stationären oder ambulanten Einrichtung zur Gewichtsreduktion einschlossen, fand sich eine Prävalenz für die BED, die alle Klassifikationskriterien nach DSM-IV erfüllte, von 1 %. Bei 9 % der Klientel wurden objektive Essattacken mit Kontrollverlust beobachtet, ohne dass alle übrigen Kriterien für die BED nach DSM-IV erfüllt waren; 12 % der adipösen Kinder und Jugendlichen berichteten von Essattacken ohne Kontrollverlust (Decaluwé u. Braet 2003). Bei den Patienten, die Essattacken mit Kontrollverlust hatten, waren fast immer Essattacken ohne Kontrollverlust vorausgegangen (Herpertz-Dahlmann 2005).

In einer Studie bei Jugendlichen, die aufgrund extremer Adipositas an einer Langzeitrehabilitationsmaßnahme teilnahmen (s. o.), litten 57 % der Mädchen und 35 % der Jungen an „Binge eating“ (Britz et al. 2000).

Tab. 5-117: Merkmale der Adipositas mit Binge-eating-Störung im Vergleich zu „einfacher“ Adipositas

Bei Patienten mit BED finden sich
• ausgeprägteres Übergewicht
• früherer Beginn der Adipositas
• früherer Diätbeginn
• häufigere Diätphasen
• ausgeprägtere Psychopathologie
• schlechteres Ansprechen auf Therapiemaßnahmen

Symptomentwicklung und Komorbidität

Ein großer Teil der Erwachsenen mit BED war schon in der Kindheit übergewichtig (Fairburn et al. 1998). In den meisten Fällen scheint das Übergewicht der BED vorauszugehen, wobei Diät- oder Fastenphasen keine notwendige Bedingung für die Entwicklung von Essattacken zu sein scheinen. Bei Kindern und Erwachsenen konnte ein Zusammenhang zwischen (altersadjustiertem) BMI und „Binge eating“ gefunden werden (Decaluwé u. Braet 2003). Die Tabelle 5-117 zeigt die Unterschiede zwischen „einfacher“ Adipositas und Adipositas mit Binge-eating-Störung auf.

Komorbidität

Ähnlich wie Patienten mit Bulimia nervosa weisen Erwachsene mit BED eine erhöhte Prävalenz an Angststörungen, affektiven Erkrankungen und Persönlichkeitsstörungen auf. Im Vergleich zu adipösen Individuen ohne BED haben sie ein 3fach erhöhtes Risiko, an depressiven Symptomen zu leiden, und berichten über Probleme bei der Arbeit, der sozialen Interaktion und eine schlechtere Lebensqualität (Übersicht bei bei Wilfley et al. 2003; Reichborn-Kjennerud et al. 2004). Die häufigsten Persönlichkeitsstörungen betreffen den Cluster-B-Formenkreis (Impulsiv-Antisoziale Persönlichkeitsstörungen) und den Cluster-C-Formenkreis (Ängstlich-Vermeidende Persönlichkeitsstörungen) (Stunkard u. Allison 2003b). Für das Kindes- und Jugendalter liegen keine ausreichenden empirischen Belege für die Komorbidität von BED mit anderen psychiatrischen Störungen vor. In der oben genannten Studie von Britz et al. (2000), die extrem adipöse Jugendliche in einer Rehabilitationseinrichtung untersuchten, litten Jugendliche mit BED vermehrt an komorbiden affektiven Störungen sowie Angststörungen. In einer epidemiologischen Studie an 12- bis 17-jährigen Jugendlichen zeigte sich ein enger Zusammenhang zwischen Essattacken mit depressiver Verstimmung und niedrigem Selbstwertgefühl. Kinder und Jugendliche, die über das Auftreten von Essattacken mit und ohne Kontrollverlust berichteten, hatten den höchsten BMI, berichteten über die häufigsten Diätphasen im letzten Jahr und maßen Figur und Gewicht die größte Bedeutung bei. Patienten, die darüber hinaus alle Klassifikationskriterien für eine BED erfüllten, zeigten auch nach statistischer Kontrolle die höchsten Depressions-Scores und das niedrigste Selbstwertgefühl für den BMI. Darüber hinaus hatten 28,6 % der Mädchen und 27,8 % der Jungen mit einer BED bereits einen Suizidversuch verübt, im Vergleich zu weniger als 10 % der Kinder, die nicht über Essanfälle berichteten (Ackard et al. 2003).

Diagnose und Differenzialdiagnostik

Beim Vorliegen einer Adipositas sollten Kinder und Jugendliche sowie ihre Eltern nach folgenden Symptomen befragt werden:

- Hat das Kind/der Jugendliche Essanfälle, d. h., stopft er große Mengen Nahrung anfallsartig und ohne sich zu beherrschen in sich hinein?
- Treten diese Essanfälle auch im gesättigten Zustand auf, z. B. nach einer Mahlzeit, und gehen sie mit Kontrollverlust einher („Wenn du anfängst zu essen, isst du dann immer weiter, ohne aufhören zu können?")?
- Treten die Essanfälle im Zusammenhang mit Verstimmungen auf (z. B. bei Enttäuschung, Langeweile), oder wird Essen als Belohnung eingesetzt?
- Wird Nahrung gehortet oder versteckt?

Differenzialdiagnostisch muss ein Prader-Labhart-Willi-Syndrom ausgeschlossen werden, das aber im Allgemeinen durch die typische Anamnese und spezifische Dysmorphiezeichen gekennzeichnet ist.

Behandlung und Prävention

Psychotherapie

Auch hierzu gibt es für das Kindes- und Jugendalter noch keine Untersuchungen. Bei Erwachsenen wurden kognitiv-behaviorale Therapien, die Dialektisch-behaviorale Psychotherapie (DBT) und die Interpersonelle Psychotherapie (IPT) angewandt: Obwohl bei ca. der Hälfte der Patienten eine Reduktion der Essattacken erreicht werden konnte, ließ sich kein Effekt auf das Gewicht nachweisen. Hingegen erzielten unspezifische Verfahren zur Gewichtsreduktion eine ähnliche Reduktion der Essattacken. Insofern stellt sich die Frage, ob die BED tatsächlich einer spezifischen psychotherapeutischen Behandlung bedarf oder ob nicht vielmehr die begleitende Psychopathologie (Angst und Depression) störungsspezifisch therapiert werden sollte.

Pharmakologische Behandlung

Auch hier liegen für Kinder und Jugendliche keine Empfehlungen vor. Bei Erwachsenen mit BED wurden SSRI, Sibutramin und Antikonvulsiva (Topiramat) verwandt (s. auch Herpertz-Dahlmann u. Lamerz 2004). Auch wenn bei SSRI im Erwachsenenalter Erfolge nachgewiesen werden konnten, bedarf es hier weiterer intensiver Forschung, bevor Behandlungsrichtlinien gegeben werden können. Wir selbst haben zufrieden stellende Erfolge bei einem an die Behandlung der Bulimie angelehnten Vorgehen gefunden, das eine mäßige und langsame Gewichtsabnahme mit regelmäßigen und strukturierten Maßnahmen und körperlicher Bewegung impliziert.

Verlauf und Prognose

Prospektive Studien mit einem recht kurzen Beobachtungszeitraum sowie retrospektive Erhebungen verweisen auf einen progressiven Verlauf der Ess-Störung. Während in jüngeren Lebensaltern Essattacken ohne Kontrollverlust und in geringerer Frequenz auftreten, nehmen die Essattacken im Laufe der Entwicklung an Häufigkeit, Ausmaß und Kontrollverlust zu (Stice et al. 2002).

Nächtliches Essen (Night-eating-Syndrom, NES)

In etablierten Klassifikationssystemen lässt sich noch keine Definition des NES finden. Von der Arbeitsgruppe um Birketvedt et al. (1999) wurden vorläufige Kriterien erarbeitet. Diese sind der Tabelle 5-118 zu entnehmen.
Während gesunde Erwachsene bis zum frühen Abend mehr als zwei Drittel ihrer täglichen Kalorien zu sich nehmen, essen Patienten mit NES zwischen 20.00 Uhr abends und 6.00

Tab. 5-118: Vorläufige Kriterien für das Night-eating-Syndrom (nach Birketvedt et al. 1999)

- morgendliche Appetitlosigkeit (auch wenn der Patient ein Frühstück zu sich nimmt)
- abendliche Hyperphagie (wenigstens 50 % der täglichen Kalorienmenge wird nach der letzten Abendmahlzeit zu sich genommen)
- mindestens einmaliges nächtliches Erwachen in mindestens drei Nächten/Woche
- bei der nächtlichen Nahrungsaufnahme häufig Verzehr hochkalorischer Nahrungsmittel
- Die beschriebenen Symptome werden über einen Zeitraum von mindestens drei Monaten beobachtet.

Uhr früh mehr als die Hälfte ihrer täglichen Nahrungsmenge. Die Schlafstörungen äußern sich meist als Einschlaf- oder Durchschlafstörungen. Bei vielen Betroffenen findet sich darüber hinaus eine morgendliche depressive Verstimmung, die zum Abend hin abnimmt.

In einer Feldstudie konnte NES bei 1,5 % der Bevölkerung nachgewiesen werden; bei Behandlung suchenden Adipösen ist die Prävalenz deutlich höher. In einer Studie bei 11- bis 19-jährigen Mädchen wurden ähnliche Prävalenzraten wie bei Erwachsenen gefunden. Legte man die Birketvedt-Kriterien zugrunde, fand sich NES bei 1,5 % der 11-Jährigen und 3,5 % der 19-Jährigen (Striegel-Moore et al. 2004). In der Aachener Vorschulkinderstudie fanden wir eine Häufigkeit von 1 %, ohne einen eindeutigen Zusammenhang zur Adipositas herstellen zu können (Lamerz et al. 2005b). Auch retrospektive Studien verweisen darauf, dass der Beginn der Night-eating-Störung im Kindesalter liegt.

Als **Ursache** des NES wird eine Phasenverschiebung des biologischen Rhythmus angesehen (O'Reardon et al. 2004). Dies würde eine Erklärung sowohl für die Appetitlosigkeit am Morgen als auch für den verstärkten Hunger am Abend liefern. Weiterhin ließ sich eine Störung des zirkadianen hormonellen Sekretionsmusters finden mit fehlendem nächtlichem Anstieg von Leptin und erhöhtem Kortisolspiegel unabhängig vom zirkadianen Rhythmus (Birketvedt et al. 1999). Diese Befunde bedürfen allerdings der Replikation.

Ähnlich wie bei der BED ist die **Komorbidität** an psychiatrischen Störungen hoch, insbesondere an affektiven Störungen und Substanzmissbrauch. Zur **Behandlung** liegen keine gesicherten Ergebnisse vor. Erste Erfolge konnten offenbar durch SSRI erreicht werden. In jedem Fall empfiehlt sich eine Behandlung der komorbiden psychiatrischen Störungen.

Literatur

Ackard DM, Neumark-Sztainer D, Story M, Perry C (2003). Overeating among adolescents: prevalence and associations with weight-related characteristics and psychological health. Pediatrics; 111: 67–74.

American Psychiatric Association (1994). Diagnostic and Statistical Manual of Mental Disorders. DSM-IV. 4th ed. Washington, DC: American Psychiatric Association.

Arenz S, Ruckerl R, Koletzko B, von Kries R. (2004). Breast-feeding and childhood obesity – a systematic review. Int J Obes Relat Metab Disord; 28: 1247–56.

Barker DJP (1995). Fetal origins of coronary heart disease. BMJ; 311: 171–4.

Barker DJP (1999). Early growth and cardiovascular disease. Arch Dis Child; 80: 305–7.

Barker DJP (2000). In utero programming of cardiovascular disease. Theriogenology; 53: 555–74.

Barker DJP, Osmond C, Rodin I, Fall CHD, Winter PD (1995). Low weight gain in infancy and suicide in adult life. BMJ; 311: 1203.

Barker DJP, Osmond C, Winter PD, Margetts B, Simmonds SJ (1989). Weight in infancy and death from ischaemic heart disease. Lancet; 2: 577–80.

Becker ES, Margraf J, Türke V, Soeder U, Neumer S (2001). Obesity and mental illness in a representative sample of young women. Int J Obes; 25: 55–9.

Birketvedt GS, Florholmen J, Sundsfjord J, Osterud B, Dinges D, Bilker W, Stunkard A (1999). Behavioral and neuroendocrine characteristics of the night-eating syndrome. JAMA; 282: 657–63.

Borzekowski DL, Robinson TN (2001). The 30-second effect: an experiment revealing the impact of television commercials on food preferences of preschoolers. J Am Diet Assoc; 101: 42–6.

Bouchard C, Perusse L (1993). Genetic aspects of obesity. Ann N Y Acad Sci; 699: 26–35.

Braet C, Tanghe A, Decaluwe V, Moens E, Rosseel Y (2004) Inpatient treatment for children with obesity: weight loss, psychological well-being, and eating behavior. J Pediatr Psychol; 29(7): 519–29.

Branson R, Potoczna N, Kral JG, Lentes KU, Hoehe MR, Horber FF (2003). Binge eating as a major phenotype of melanocortin 4 receptor gene mutations. N Engl J Med; 348: 1096–103.

Britz B, Siegfried M, Ziegler A, Lamertz C, Herpertz-Dahlmann B, Remschmidt H, Wittchen H-J, Hebebrand J (2000). Rates of psychiatric disorders in a clinical study group of adolescents with extreme obesity and in obese adolescents ascertained via a population based study. Int J Obes; 24: 1707–14.

Brown AS, van Os J, Driessens C, Hoek HW, Susser ES (2000). Further evidence of relation between prenatal famine and major affective disorder. Am J Psychiatry; 157: 190–5.

Campbell K, Waters E, O'Meara S, Kelly S, Summerbell C (2002). Interventions for preventing obesity in children. Cochrane Database Syst Rev (2): CD001871. Review.

Clément K, Vaisse C, Lahlou N, Cabrol S, Pelloux V, Cassuto D, Gourmelen M, Dina C, Chambaz J, Lacorte JM, Basdevant A, Bougneres P, Lebouc Y, Froguel P, Guy-Grand B (1998). A mutation in the human leptin receptor gene causes obesity and pituitary dysfunction. Nature; 392: 398–401.

Decaluwé V, Braet C (2003). Prevalence of binge-eating disorder in obese children and adolescents seeking weight-loss treatment. Int J Obes; 27: 404–9.

Dempfle A, Hinney A, Heinzel-Gutenbrunner M, Raab M, Geller F, Gudermann T, Schafer H, Hebebrand J (2004). Large quantitative effect of melanocortin-4 receptor gene mutations on body mass index. J Med Genet; 41: 795–800.

Dietz WH Jr, Gortmaker SL (1985). Do we fatten our children at the television set? Obesity and television viewing in children and adolescents. Pediatrics; 75: 807–12.

Ebbeling CB, Pawlak DB, Ludwig DS (2002). Childhood obesity: public-health crisis, common sense cure. Lancet; 360: 473–82.

Ellis L, Haman D (2004). Population increases in obesity appear to be partly due to genetics. J Biosoc Sci; 36: 547–59.

Eriksson JG, Forsen R, Tuomilehto J, Winter PD, Osmond C, Barker DJP (1999). Catch-up growth in childhood and death from coronary heart disease: a longitudinal study. BMJ; 318: 7–11.

Fabsitz RR, Carmelli D, Hewitt JK (1992). Evidence for independent genetic influences on obesity in middle age. Int J Obes Relat Metab Disord; 16: 657–66.

Fairburn CG, Doll HA, Welch SL, Hay PJ, Davies BA, O'Connor ME (1998). Risk factors for binge eating disorder: a community-based, case-control study. Arch Gen Psychiatry; 55: 425–32.

Farooqi IS, Yeo GS, Keogh JM, Aminian S, Jebb SA, Butler G, Cheetham T, O'Rahilly S (2000). Dominant and recessive inheritance of morbid obesity associated with melanocortin 4 receptor deficiency. J Clin Invest; 106: 271–9.

Farooqi IS, Keogh JM, Yeo GS, Lank EJ, Cheetham T, O'Rahilly S (2003). Clinical spectrum of obesity and mutations in the melanocortin 4 receptor gene. N Engl J Med; 348: 1085–95.

Fusch (2005). Methoden zur Messung der Körperzusammensetzung. In: Wabitsch M, Zwieauer K, Hebebrand J, Kiess W (Hrsg). Adipositas bei Kindern und Jugendlichen. Berlin: Springer; 265–74.

Geller F, Reichwald K, Dempfle A, Illig T, Vollmert C, Herpertz S, Siffert W, Platzer M, Hess C, Gudermann T, Biebermann H, Wichmann HE, Schafer H, Hinney A, Hebebrand J (2004). Melanocortin-4 receptor gene variant I103 is negatively associated with obesity. Am J Hum Genet; 74: 572–81.

Golan M, Crow S (2004). Targeting parents exclusively in the treatment of childhood obesity: long-term results. Obes Res; 12: 357–61.

Gortmaker SL, Must A, Sobol AM, Peterson K, Colditz GA, Dietz WH (1996). Television viewing as a cause of increasing obesity among children in the United States, 1986–1990. Arch Pediatr Adolesc Med; 150: 356–62.

Guo SS, Roche AF, Chumlea WC, Gardner JD, Siervogel RM (1994). The predictive value of childhood body mass index values for overweight at age 35 y. Am J Clin Nutr; 59: 810–9.

Guo SS, Wu W, Chumlea WC, Roche AF (2002). Predicting overweight and obesity in adulthood from body mass index values in childhood and adolescence. Am J Clin Nutr; 76: 653–8.

Halford JC, Gillespie J, Brown V, Pontin EE, Dovey TM (2004). Effect of television advertisements for foods on food consumption in children. Appetite; 42: 221–5.

Hancox RJ, Milne BJ, Poulton R (2004). Association between child and adolescent television viewing and adult health: a longitudinal birth cohort study. Lancet; 364: 257–62.

Hasler G, Pine DS, Kleinbaum DG, Gamma A, Luckenbaugh D, Ajdacic V, Eich D, Rossler W, Angst J (2005). Depressive symptoms during childhood and adult obesity: the Zurich Cohort Study. Mol Psychiatry; 10: 842–50.

Hebebrand J, Boes K (2005). Umgebungsfaktoren – Körperliche Aktivität. In: Wabitsch M, Zwieauer K, Hebebrand J, Kiess W (Hrsg). Adipositas bei Kindern und Jugendlichen. Berlin: Springer; 50–60.

Hebebrand J, Heseker H, Himmelmann W, Schäfer H, Remschmidt H (1994). Altersperzentilen für den Body-Mass-Index aus Daten der Nationalen Verzehrstudie einschließlich einer Übersicht zu relevanten Einflußfaktoren. Akt Ernähr Med; 19: 259–65.

Hebebrand J, Wulftange H, Görg T, Ziegler A, Hinney A, Barth N, Mayer H, Remschmidt H (2000). Epidemic obesity: are genetic factors involved via increased rates of assortative mating? Int J Obes Relat Metab Disord; 24: 345–53.

Hebebrand J, Hinney A, Oeffner F (2001a). Molekulare Grundlagen der Adipositas. In: Ganten D, Ruckpaul K (Hrsg). Molekularmedizinische Grundlagen von Endokrinopathien. Berlin: Springer; 387–426.

Hebebrand J, Sommerlad C, Geller F, Görg T, Hinney A (2001b). The Genetics of obesity: practical implications. Int J Obes; 25: 10–8.

Hebebrand J, Dabrock P, Lingenfelder M, Mand E, Rief W, Voit W (2004a). Ist Adipositas eine Krankheit? Interdisziplinäre Perspektiven. Deutsch Ärztebl; 101(37): A-2468/B-2080/C-2001.

Hebebrand J, Geller F, Dempfle A, Heinzel-Gutenbrunner M, Raab M, Gerber G, Wermter AK, Horro FF, Blundell J, Schafer H, Remschmidt H, Herpertz S, Hinney A (2004b). Binge-eating episodes are not characteristic of carriers of melanocortin-4 receptor gene mutations. Mol Psychiatry; 9: 796–800.

Hebebrand J, Wermter AK, Hinney A (2005a). Genetik und Gen-Umwelt-Interaktion. In: Wabitsch M, Zwieauer K, Hebebrand J, Kiess W (Hrsg). Adipositas bei Kindern und Jugendlichen. Berlin: Springer; 27–36.

Hebebrand J, Kiess W, Zwieauer K, Wabitsch M (2005b). Grundsätzliche Überlegungen zu Grenzen und Möglichkeiten der Therapie. In: Wabitsch M, Zwieauer K, Hebebrand J, Kiess W (Hrsg). Adipositas bei Kindern und Jugendlichen. Berlin: Springer; 291–6.

Heid IM, Vollmert C, Hinney A, Doring A, Geller F, Lowel H, Wichmann HE, Illig T, Hebebrand J, Kronenberg F, KORA Group (2005). Association of the 103I MC4R allele with decreased body mass in 7937 participants of two population based surveys. J Med Genet; 42: e21.

Herpertz S, Siffert W, Hebebrand J (2003). Binge eating as a phenotype of melanocortin 4 receptor gene mutations. N Engl J Med; 349: 606–9.

Herpertz-Dahlmann B (2005). Verhaltensauffälligkeiten, psychiatrische Komorbidität und Essstörungen. In: Wabitsch M, Zwieauer K, Hebebrand J, Kiess W (Hrsg). Adipositas bei Kindern und Jugendlichen. Berlin: Springer; 223–33.

Herpertz-Dahlmann B, Geller F, Bohle C, Khalil C, Trost-Brinkhues G, Ziegler A, Hebebrand J (2003). Secular trends in body mass index measurements in preschool children from the city of Aachen, Germany. Eur J Pediatr; 162: 104–9.

Herpertz-Dahlmann B, Lamerz A (2004). Essstörungen bei Adipositas im Kindes- und Jugendalter. Monatsschr Kinderheilk; 152: 1295–301.

Hinney A, Schmidt A, Nottebom K, Heibült O, Becker I, Ziegler A, Gerber G, Sina M, Görg T, Mayer H, Siegfried W, Fichter M, Remschmidt H, Hebebrand J (1999). Several mutations in the melanocortin-4 receptor gene including a nonsense and a frameshift mutation associated with dominantly inherited obesity in humans. J Clin Endocrinol Metab; 84: 1483–6.

Hinney A, Hohmann S, Geller F, Vogel C, Hess C, Wermter AK, Brokamp B, Goldschmidt H, Siegfried W, Remschmidt H, Schafer H, Gudermann T, Hebebrand J (2003). Melanocortin-4 receptor gene: case-control study and transmission disequilibrium test confirm that functionally relevant mutations are compatible with a major gene effect for extreme obesity. J Clin Endocrinol Metab; 88: 4258–67.

Holtkamp K, Konrad K, Muller B, Heussen N, Herpertz S, Herpertz-Dahlmann B, Hebebrand J (2004). Overweight and obesity in children with Attention-Deficit/Hyperactivity Disorder. Int J Obes Relat Metab Disord; 28: 685–9.

Hulshoff PHE, Hoek HW, Susser E, Brown AS, Dingemans A, Schnack HG, van Haren NE, Pereira RLM, Gispen-de Wied CC, Kahn RS (2000). Prenatal exposure to famine and brain morphology in schizophrenia. Am J Psychiatry; 157: 1170–2.

Jaeger U, Zellner K, Kromeyer-Hauschild K, Ludde R, Eisele R, Hebebrand J (2001). Body height, body weight and body mass index of German military recruits. Historical retrospect and current status. Anthropol Anz; 59: 251–73.

Janssen I, Katzmarzyk PT, Boyce WF, Vereecken C, Mulvihill C, Roberts C, Currie C, Pickett W (2005). Health behaviour in school-aged children obesity working group. Comparison of overweight and obesity prevalence in school-aged youth from 34 countries and their relationships with physical activity and dietary patterns. Obes Rev; 6: 123–32.

Khoury MJ, Berg CJ, Calle EE (1990). The ponderal index in term newborn siblings. Am J Epidemiol; 132: 576–83.

Kries v R (2005). Epidemiologie. In: Wabitsch M, Zwieauer K, Hebebrand J, Kiess W (Hrsg). Adipositas bei Kindern und Jugendlichen. Berlin: Springer; 16–26.

Kromeyer-Hauschild (2005). Definition, Anthropometrie und deutsche Referenzwerte für BMI. In: Wabitsch M, Zwieauer K, Hebebrand J, Kiess W (Hrsg). Adipositas bei Kindern und Jugendlichen. Berlin: Springer; 3–15.

Kromeyer-Hauschild K, Zellner K, Jaeger U, Hoyer H (1999). Prevalence of overweight and obesity among school children in Jena (Germany). Int J Obes Relat Metab Disord; 23: 1143–50.

Kromeyer-Hauschild K, Wabitsch M, Geller F, Ziegler A, Geiß HC, Hesse V, Hippel V, Jäger U, Johnsen D, Kiess W, Korte W, Kunze D, Menner K, Müller M, Niemann-Pilatus A, Remer T, Schäfer F, Wittchen H-U, Zabransky S, Zellner K, Hebebrand J (2001). Perzentile für den Body-Mass-Index für das Kindes- und Jugendalter unter Heranziehung verschiedener deutscher Stichproben. Monatsschr Kinderheilk; 149: 807–18.

Krude H, Biebermann H, Luck W, Horn R, Brabant G, Gruters A (1998). Severe early-onset obesity, adrenal insufficiency and red hair pigmentation caused by POMC mutations in humans. Nat Genet; 19: 155–7.

Kuepper-Nybelen J, Lamerz A, Bruning N, Hebebrand J, Herpertz-Dahlmann B, Brenner H (2005). Major differences in prevalence of overweight according to nationality in preschool children living in Germany: determinants and public health implications. Arch Dis Child; 90: 359–63.

Lamertz CM, Jacobi C, Yassouridis A, Arnold K, Henkel AW (2002). Are obese adolescents and young adults at higher risk for mental disorders? A community survey. Obes Res; 10: 1152–60.

Lamerz A, Kuepper-Nybelen J, Wehle C, Bruning N, Trost-Brinkhues G, Brenner H, Hebebrand J, Herpertz-Dahlmann B (2005a). Social class, parental education, and obesity prevalence in a study of six-year-old children in Germany. Int J Obes Relat Metab Disord; 29: 373–80.

Lamerz A, Kuepper-Nybelen J, Bruning N, Wehle C, Trost-Brinkhues G, Brenner H, Hebebrand J, Herpertz-Dahlmann B (2005b). Prevalence of obesity, binge eating, and night eating in a cross-sectional field survey of 6-year-old children and their parents in a German urban population. J Child Psychol Psychiatry; 46: 385–93.

Latner JD, Stunkard AJ (2003). Getting worse: the stigmatization of obese children. Obes Res; 11: 452–6.

Ludwig DS, Peterson KE, Gortmaker SL (2001). Relation between consumption of sugar-sweetened drinks and childhood obesity: a prospective, observational analysis. Lancet; 357: 505–8.

Lumeng JC, Gannon K, Cabral HJ, Frank DA, Zuckermann B (2003). Association between clinically meaningful behavior problems and overweight in children. Pediatrics; 112: 1138–45.

Maes HH, Neale MC, Eaves LJ (1997). Genetic and environmental factors in relative body weight and human adiposity. Behav Genet; 27: 325–51.

Magnusson PK, Rasmussen F (2002). Familial resemblance of body mass index and familial risk of high and low body mass index. A study of young men in Sweden. Int J Obes Relat Metab Disord; 26: 1225–31.

Marcus MD, Kalarchian MA (2003). Binge eating in children and adolescents. Int J Eat Disord; 34, Suppl: S47–57.

McElroy SL, Kotwal R, Malhotra S, Nelson EB, Keck PE, Nemeroff CB (2004). Are Mood Disorders And Obesity Related? A Review for the Mental Health Professional. J Clin Psychiatry; 65: 634–51.

Montague CT, Farooqi IS, Whitehead JP, Soos MA, Rau H, Wareham NJ, Sewter CP, Digby JE, Mohammed SN, Hurst JA, Cheetham CH, Earley AR, Barnett AH, Prins JB, O'Rahilly S (1997). Congenital leptin deficiency is associated with severe early-onset obesity in humans. Nature; 387: 903–8.

Moore KL (1982). The Developing Human. 3rd ed. Philadelphia: WB Saunders Company.

Munsch S, Biedert E, Roth B, Speck V, Roth S (2005). Outpatient treatment of childhood and adolescent obesity. Z Kinder Jugendpsychiatrie Psychother; 33: 89–103.

Mustillo S, Worthman C, Erkanli A, Keeler G, Angold A, Costello EJ (2003). Obesity and psychiatric disorder: developmental trajectories. Pediatrics; 111: 851–9.

Neel JV (1962). Diabetes mellitus: a „thrifty" genotype rendered detrimental by „progress"? Am J Hum Genet; 14: 353–62.

Neel JV, Weder AB, Julius S (1998). Type II diabetes, essential hypertension, and obesity as „syndromes of impaired genetic homeostasis": the „thrifty genotype" hypothesis enters the 21st century. Perspect Biol Med; 42: 44–74.

Nestle M (2003). Food Politics. Berkeley: University of California Press.

Nicolls D, Charter R, Lask B (2000). Children into DSM don't go: A comparison of classification systems for eating disorders in childhood and early adolescence. Int J Eat Disord; 28: 317–24.

O'Reardon JP, Ringel BL, Dinges DF, Allison KC, Rogers NL, Martino NS, Stunkard AJ (2004). Circadian eating and sleeping patterns in the night eating syndrome. Obes Res; 12: 1789–96.

Ong KKL, Ahmed ML, Emmett PM, Preece MA, Dunger DB (2000). The Avon Longitudinal Study of Pregnancy and Childhood Study Team. Association between postnatal catch-up growth and obesity in childhood: prospective cohort study. BMJ; 320: 967–71.

Ozata M, Ozdemir IC, Licinio J (1999). Human leptin deficiency caused by a missense mutation: multiple endocrine defects, decreased sympathetic tone, and immune system dysfunction indicate new targets for leptin action, greater central than peripheral resistance to the effects of leptin, and spontaneous correction of leptin-mediated defects. J Clin Endocrinol Metab; 84: 3686–95.

Pankau R (2005). Syndromale Formen der Adipositas. In: Wabitsch M, Zwieauer K, Hebebrand J, Kiess W (Hrsg). Adipositas bei Kindern und Jugendlichen. Berlin: Springer; 37–49.

Parsons TJ, Power C, Manor O (2001). Fetal and early life growth and body mass index from birth to early adulthood in 1958 British cohort: longitudinal study. BMJ; 323: 1331–5.

Pietilainen KH, Kaprio J, Rissanen A, Winter T, Rimpela A, Viken RJ, Rose RJ (1999). Distribution and heritability of BMI in Finnish adolescents aged 16y and 17y: a study of 4884 twins and 2509 singletons. Int J Obes Relat Metab Disord; 23: 107–15.

Pine DS, Goldstein RB, Wolk S, Weissman MM (2001). The association between childhood depression and adulthood body mass index. Pediatrics; 107: 1049–56.

Poulter NR (2001). Birthweights, maternal cardiovascular events, and Barker hypothesis. Lancet; 357: 1990–1.

Ravelli ACJ, van der Meulen JHP, Osmond C, Barker DJP, Bleker OP (1999). Obesity at the age of 50 y in men and women exposed to famine prenatally. Am J Clin Nutr; 70: 811–6.

Ravelli GP, Stein ZA, Susser MW (1976). Obesity in young men after famine exposure in utero and early infancy. N Engl J Med; 295: 349–53.

Reichborn-Kjennerud T, Bulik CM, Sullivan PF, Tambs K, Harris JR (2004). Psychiatric and medical symptoms in binge eating in the absence of compensatory behaviors. Obes Res; 12: 1445–54.

Reilly JJ, Jackson DM, Montgomery C, Kelly LA, Slater C, Grant S, Paton JY (2004). Total energy expenditure and physical activity in young Scottish children: mixed longitudinal study. Lancet; 363: 211–2.

Reinehr T (2005). Übersicht über konventionelle Therapiemöglichkeiten. In: Wabitsch M, Zwieauer K, Hebebrand J, Kiess W (Hrsg). Adipositas bei Kindern und Jugendlichen. Berlin: Springer; 301–14.

Reinehr T, Brylak K, Alexy U, Kersting M, Andler W (2003). Predictors to success in outpatient training in obese children and adolescents. Int J Obes Relat Metab Disord; 27: 1087–92.

Richardson LP, Davis R, Poulton R, McCauley E, Moffitt TE, Caspi A, Connell F (2003). A longitudinal evaluation of adolescent depression and adult obesity. Arch Pediatr Adolesc Med; 157: 739–45.

Robinson TN (2001). Television viewing and childhood obesity. Pediatr Clin North Am; 48: 1017–25.

Rolland-Cachera MF, Deheeger M, Avons P, Bataille M, Patois E, Sempe M (1987). Tracking adiposity patterns from 1 month to adulthood. Ann Hum Biol; 14: 219–22.

Schäfer F, Georgi M, Wühl E, Schärer K (1998). Body mass index and percentage fat mass in healthy German schoolchildren and adolescents. Int J Obes Relat Metab Disord; 22: 461–9.

Serdula MK, Ivery D, Coates RJ, Freedman DS, Williamson DF, Byers T (1993). Do obese children become obese adults? A review of the literature. Prev Med; 22: 167–77.

Sina M, Hinney A, Ziegler A, Neupert T, Mayer H, Siegfried W, Blum WF, Remschmidt H, Hebebrand J (1999). Phenotypes in three pedigrees with autosomal dominant obesity caused by haploinsufficiency mutations in the melano-cortin-4 receptor gene. Am J Hum Genet; 65: 1501–7.

Sorensen TI, Rissanen A, Korkeila M, Kaprio J (2005). Intention to lose weight, weight changes, and 18-y mortality in overweight individuals without co-morbidities. PLoS Med; 2: e171.

Stice E, Presnell K, Spangler D (2002). Risk factors for binge eating onset in adolescent girls: a 2-year prospective investigation. Health Psychol; 21: 131–8.

St-Onge MP, Keller KL, Heymsfield SB (2003). Changes in childhood food consumption patterns: a cause for concern in light of increasing body weights. Am J Clin Nutr; 78: 1068–73.

Strauss RS, Dietz WH (1998). Growth and development of term children born with low birth weight: effects of genetic and environmental factors. J Pediatr; 133: 67–72.

Striegel-Moore RH, Franko DL (2003). Epidemiology of binge eating disorder. Int J Eat Disord; 34, Suppl: 19–29.

Striegel-Moore RH, Thompson D, Franko DL, Barton B, Affenito S, Schreiber GB, Daniels SR (2004). Definitions of night eating in adolescent girls. Obes Res; 12: 1311–21.

Stunkard AJ, Allison KC (2003a). Binge Eating Disorder: Disorder or marker? Int J Eat Disord; 34: 107–16.
Stunkard AJ, Allison KC (2003b). Two forms of disordered eating in obesity: binge eating and night eating. Int J Obes; 27: 1–12.
Stunkard AJ, Harris JR, Pedersen NL, McClearn GE (1990). The body mass index of twins who have been reared apart. N Engl J Med; 222: 1483–7.
Stunkard AJ, Sorensen TI, Hanis C, Teasdale TW, Chakraborty R, Schull WJ, Schulsinger F (1986). An adoption study of human obesity. N Engl J Med; 314: 193–8.
Summerbell CD, Ashton V, Campbell KJ, Edmunds L, Kelly S, Waters E (2003). Interventions for treating obesity in children. Cochrane Database Syst Rev; (3): CD001872.
Syddall H, Rodin I, Osmond C, Barker DJP (2001). Birth weight and the risk of depressive disorder in late life. Br J Psychiatry; 179: 450–5.
Vaisse C, Clement K, Durand E, Hercberg S, Guy-Grand B, Froguel P (2000). Melanocortin-4 receptor mutations are a frequent and heterogeneous cause of morbid obesity. J Clin Invest; 106: 253–62.
Vila G, Zipper E, Dabbas M, Bertrand C, Robert JJ, Ricour C, Mouren-Simeoni MC (2004). Mental disorders in obese children and adolescents. Psychosom Med; 66: 387–94.
Wabitsch M, Kunze D, Zwiauer K (2005). Indikation zur Behandlung und Therapieziele. In: Wabitsch M, Zwieauer K, Hebebrand J, Kiess W (Hrsg). Adipositas bei Kindern und Jugendlichen. Berlin: Springer; 297–300.
Wahlbeck K, Forsen T, Osmond C, Barker DJP, Eriksson GJ (2001). Association of schizophrenia with low maternal body mass index, small size at birth, and thinness during childhood. Arch Gen Psychiatry; 58: 48–52.
Watson PE, Watson ID, Batt RD (1979). Obesity indices. Am J Clin Nutr; 32: 736–7.
Westenhöfer J, Pudel V (1990). Einstellungen der deutschen Bevölkerung zum Essen. Ernährungsumschau; 37: 311–6.
Whitaker RC, Wright JA, Pepe MS, Seidel KD, Dietz WH (1997). Predicting obesity in young adulthood from childhood and parental obesity. N Engl J Med; 337: 869–73.
Wilfley DE, Wilson GT, Agras WS (2003). The clinical significance of binge eating disorder. Int J Eat Disord; 34: 96–106.
Williams S, Poulton R (1999). Twins and maternal smoking: ordeals for the fetal origins hypothesis? A cohort study. BMJ; 318: 897–900.
World Health Organization (1992). The ICD-10 Classification of Mental and Behavioral Disorders – Clinical descriptions and diagnostic guidelines. Geneva: World Health Organization.
World Health Organization (1998). Chronic diseases associated with obesity. In: WHO (ed). Preventing and Managing the Global Epidemic. Geneva: World Health Organization.
Wright CM, Parker L, Lamont D, Craft AW (2001). Implications of childhood obesity for adult health: findings from thousand families cohort study. BMJ; 323: 1280–4.
Zabransky S, Weinand C, Schmidgen A, Schafmeister C, Müller S, Hollinger-Philipp R, Danker-Hopfe H (2000). Saarländische Wachstumsstudie: Perzentilenkurven für Körperhöhe, Körpergewicht und Body Mass Index (BMI) für saarländische Jungen und Mädchen im Alter von 4–18 Jahren. Wien Med Wochenschr; 150: 145–52.
Zhang Y, Proenca R, Maffei M, Barone M, Leopold L, Friedman JM (1994). Positional cloning of the mouse obese gene and its human homologue. Nature; 372: 425–32.

5.15 Suchtstörungen

R. Thomasius, M. Jung, M. Schulte-Markwort

Inhalt

5.15.1 Einleitung

In Deutschland hat sich in den vergangenen Jahren das Einstiegsalter in den Konsum legaler und illegaler psychoaktiver Substanzen in immer jüngere Altersgruppen verschoben. Die Affinität zu den psychotrop wirksamen Substanzen in den neuen Bundesländern hat sich den Verhältnissen im Westen annähernd angeglichen. Zeitgleich haben riskante Konsumformen mit teilweise erheblichen gesundheitlichen Folgen bei den Jugendlichen signifikant zugenommen. In der Altersgruppe der 12- bis 24-Jährigen weisen etwa 15 % einen behandlungsbedürftigen Alkoholmissbrauch bzw. eine Alkoholabhängigkeit auf und zusätzlich 6 % einen Missbrauch bzw. eine Abhängigkeit von illegalen Drogen. Daher gehören die Suchtstörungen zu den epidemiologisch wichtigsten entwicklungsbezogenen Störungen des Kindes- und Jugendalters überhaupt.

Dem hohen Ausmaß der Suchtstörungen in der adoleszenten Bevölkerung stehen erhebliche Defizite und Mängel in der medizinischen und psychotherapeutischen Versorgung dieser Patientengruppe gegenüber, aber auch unzureichende strukturelle Voraussetzungen im Bereich der entwicklungs- und störungsspezifischen Prävention und Forschung. Von wenigen Ausnahmen abgesehen, fehlen in Deutschland spezielle Behandlungsangebote für süchtige Kinder und Jugendliche. Das Thema „Jugend und Sucht“ zählt nach wie vor zu den wissenschaftlich kaum bearbeiteten Feldern. Zu diesem Manko tragen zwei Umstände in besonderer Weise bei: In der Behandlungspraxis und in der Wissenschaft wurde in den vergangenen Jahren der Fokus einseitig auf die späten Erscheinungsformen und Folgen der Substanzabhängigkeit gesetzt (Verbesserung der Therapie-Angebote für erwachsene Alkoholabhängige im ambulanten, teilstationären und stationären Bereich; Einführung des Konzeptes der Schadenminimierung im Bereich „illegale Drogen“ und Schaffung alternativer Behandlungsmodelle für erwachsene Opiatkonsumenten; Methadonprogramme; Heroinvergabeprogramm). Zur selben Zeit unterlagen die Bedingungen des problematischen Substanzkonsums, u.a. das Einstiegsalter und die Konsummotive und -kontexte, einem starken Wandel.

Mehr denn je sind nun verschiedene Disziplinen in der Krankenversorgung, Sucht- und Jugendhilfe sowie der Suchtforschung gefordert, sich auf die **frühen Erscheinungsformen** des problematischen Substanzkonsums einzustellen. Dazu gehört auch eine wissenschaftliche Erkundung der bisher kaum evaluierten Maßnahmen der Primär-, Sekundär- und Tertiärprävention im Suchtbereich. Hinreichende Kenntnisse über die verschiedenen Störungen durch psychoaktive Substanzen, ihre gesundheitlichen Folgen sowie auch deren Bedingungsfaktoren, Begleiterkrankungen und komplexen Wechselbeziehungen sind für eine frühzeitige Prävention und Intervention im Kindes- und Jugendalter von hoher Relevanz.

5.15.2 Definition und Klassifikation

In der „Internationalen Klassifikation psychischer Störungen“ (ICD-10, Dilling et al. 1993) der Weltgesundheitsorganisation wird im Kapitel F 1 („Psychische und Verhaltensstörungen durch psychotrope Substanzen“) ein detaillierter Kriterienkatalog für die Verschlüsselung der Störungen durch einen Substanzmissbrauch vorgelegt. Die Operationalisierungen des „Diagnostischen und statistischen Manuals psychischer Störungen“ (DSM-IV, APA 1994) stimmen im Hinblick auf den Substanzmissbrauch und dessen Störungen mit dem ICD-10 weitgehend überein. Eine Anwendung dieser Systematiken auf das Kindes- und Jugendalter ist allerdings nicht immer unproblematisch. Weder in der ICD-10 noch im DSM-IV liegen altersbezogene Kriterien für die Störungen durch psychotrope Substanzen vor.

Dem Abhängigkeitsbegriff der **ICD-10** liegen konzeptionell Definitionen von Edwards und Gross (1976) und Jellinek (1946) zugrunde. In diesen Abhandlungen werden der Kontrollverlust und die körperlichen Entzugssymtome als zentrale Kriterien einer Substanzabhängigkeit herausgestellt.

Im Katalog der ICD-10 (S. 92) wird das **Abhängigkeitssyndrom** als „eine Gruppe körperlicher, Verhaltens- und kognitiver Phänomene“ definiert, „bei denen der Konsum einer Substanz oder einer Substanzklasse für die betroffene Person Vorrang hat gegenüber anderen Verhaltensweisen, die von ihm früher höher bewertet wurden. Ein entscheidendes Charakteristikum der Abhängigkeit ist der starke, gelegentlich übermächtige Wunsch, Substanzen oder Medikamente (ärztlich verordnet oder nicht), Alkohol oder Tabak zu konsumieren“.

Die Diagnose eines Abhängigkeitssyndroms wird gestellt, wenn mindestens drei von insgesamt sechs der in der Tabelle 5-119 dargestellten diagnostischen Kriterien erfüllt werden (bzw. mindestens drei von insgesamt sieben Kriterien im DSM-IV; s. Tab. 5-120): Unter **Toleranzentwicklung** versteht man die Abnahme der Substanzwirkung bei chronischer Zufuhr. Dem Wirkungsverlust kann bei vielen psychoaktiven Substanzen durch eine Erhöhung der Konsummenge entgegengesteuert werden. Der Toleranzentwicklung können Adaptationsprozesse in unterschiedlichen Organsystemen zugrunde liegen: Psychoaktive Substanzen werden bei regelmäßiger Einnahme im Verdauungssystem in stärkerem Ausmaß abgebaut als bei gelegentlichem Konsum. Anpassungsvorgänge auf neuronaler Ebene im Bereich des Zentralnervensystems sind eine weitere Folge. Das Kriterium der **körperlichen Abhängigkeit** wird erfüllt, wenn nach dem Absetzen der Substanz ein Entzugssyndrom mit innerlicher Unruhe, Schlafstörung, depressiver Verstimmung, Schreckhaftigkeit, gesteigerter Suggestibilität, Angst, Schwitzen, Erbrechen und Durchfall auftritt. Falls die psychomotorische Unruhe und vegetative Zeichen (Blutdruckerhöhung, Pulsbeschleunigung, feinschlägiger Tremor der Hände und Zunge) durch Orientierungsstörungen und optische oder szenische Halluzinationen ergänzt werden (typischerweise kleinformatige, sich bewegende Gegenstände oder Lebewesen), spricht man von einem Delirium tremens. Unter dem Begriff der **psychischen Abhängigkeit** wird eine Gruppe von kognitiven Phänomenen und Verhaltensphänomenen definiert, z.B. ein beobachtbarer Verlust an Selbstkontrolle bei der Substanzzufuhr („Kontrollverlust“) oder ein starkes, unwiderstehliches Verlangen nach Suchtmitteln („Craving“). Obwohl die Unterscheidung von „körperlicher“ und „psychischer“ Abhängigkeit eine Dichotomie von somatischen und psychischen Phänomenen nahe legt, sind diese Prozesse doch tatsächlich eng miteinander verzahnt (s. Abschnitt 5.15.5).

Von dem Abhängigkeitssyndrom wird im Katalog der ICD-10 der so genannte **schädliche Gebrauch** abgegrenzt (s. Tab. 5-121). Dieser wird diagnostiziert, wenn der Substanzkonsum zu nachweisbaren körperlichen oder psychischen Schä-

Tab. 5-119: Kriterien für das Abhängigkeitssyndrom nach ICD-10 (nach Dilling et al. 1993)

Drei oder mehr der folgenden Kriterien müssen innerhalb des letzten Jahres gleichzeitig vorhanden gewesen sein:
- ein starker Wunsch oder eine Art Zwang, Substanzen oder Alkohol zu konsumieren
- verminderte Kontrollfähigkeit bezüglich des Beginns, der Beendigung und der Menge des Substanzkonsums
- ein körperliches Entzugssyndrom
- Nachweis einer Toleranz
- fortschreitende Vernachlässigung anderer Interessen zugunsten des Substanzkonsums
- anhaltender Substanzkonsum trotz Nachweises eindeutiger schädlicher Folgen

Tab. 5-120: Kriterien für eine Substanzabhängigkeit nach DSM-IV (nach Saß et al. 1998)

Ein unangepasstes Muster von Substanzgebrauch führt in klinisch bedeutsamer Weise zu Beeinträchtigung oder Leiden, wobei mindestens drei der folgenden Kriterien in einem 12-Monats-Zeitraum auftreten:

(1) Toleranzentwicklung (1988: Verlangen nach ausgeprägter Dosissteigerung; 1989: deutliche Wirkungsminderung bei derselben Dosis)
(2) Entzugssymptome, die sich durch eines der folgenden Kriterien äußern (1990: charakteristisches Entzugssyndrom der jeweiligen Substanz; 1991: dieselbe oder eine ähnliche Substanz wird eingenommen, um Entzugssymptome zu lindern oder zu vermeiden)
(3) Die Substanz wird häufig in größeren Mengen oder länger als beabsichtigt eingenommen.
(4) anhaltender Wunsch oder erfolglose Versuche, den Substanzkonsum zu verringern oder zu kontrollieren
(5) viel Zeit für Aktivitäten, um die Substanz zu beschaffen, sie zu sich zu nehmen oder sich von ihrer Wirkung zu erholen
(6) Wichtige soziale, berufliche oder Freizeitaktivitäten werden aufgrund des Substanzkonsums aufgegeben oder eingeschränkt.
(7) fortgesetzter Substanzkonsum trotz Kenntnis eines anhaltenden oder wiederkehrenden körperlichen oder psychischen Problems, das wahrscheinlich durch die Substanz verursacht oder verstärkt wurde
   a) mit körperlicher Abhängigkeit: Vorliegen von Toleranzentwicklung oder Entzugserscheinungen (Kriterium 1 oder 2 ist erfüllt)
   b) ohne körperliche Abhängigkeit: kein Vorliegen von Toleranzentwicklung oder Entzugserscheinungen (weder Kriterium 1 noch Kriterium 2 ist erfüllt)

Tab. 5-121: Kriterien für den schädlichen Gebrauch nach ICD-10 (nach Dilling et al. 1993)

Für die Diagnose müssen die folgenden Kriterien erfüllt werden:
- Die Diagnose erfordert eine tatsächliche Schädigung der physischen oder psychischen Gesundheit.
- Schädliches Konsumverhalten wird häufig von anderen kritisiert und hat unterschiedliche soziale Folgen.
- Schädlicher Gebrauch ist bei einem Abhängigkeitssyndrom, einer psychotischen Störung oder bei anderen substanzbedingten Störungen nicht zu diagnostizieren.

Tab. 5-122: Kriterien für einen Substanzmissbrauch nach DSM-IV (nach Saß et al. 1998)

A: Ein unangepasstes Muster von Substanzkonsum führt in klinisch bedeutsamer Weise zu Beeinträchtigung oder Leiden, wobei sich mindestens eines der folgenden Kriterien innerhalb eines 12-Monats-Zeitraums manifestiert:
   (3) wiederholter Substanzkonsum, der zu einem Versagen bei der Erfüllung wichtiger Verpflichtungen bei der Arbeit, in der Schule oder zu Hause führt
   (4) wiederholter Substanzkonsum in Situationen, in denen es aufgrund des Konsums zu körperlichen Gefährdungen kommen kann (Alkohol am Steuer, Bedienen von Maschinen unter Substanzeinfluss etc.)
   (5) wiederkehrende Probleme mit dem Gesetz in Zusammenhang mit dem Substanzkonsum
   (6) fortgesetzter Substanzkonsum trotz ständiger oder wiederholter sozialer oder zwischenmenschlicher Probleme, die durch die Auswirkungen der psychotropen Substanz verursacht oder verstärkt werden

B: Die Symptome haben niemals die Kriterien der Substanzabhängigkeit erfüllt.

digungen geführt hat, jedoch kein Abhängigkeitssyndrom vorliegt. Des Weiteren dürfen substanzinduzierte Störungen, insbesondere Entzugssyndrome, Psychosen und Gedächtnisstörungen, nicht vorhanden sein; für sie sind im Kapitel F 1 eigene Diagnosen vorgesehen. Im **DSM-IV** wird demgegenüber unter dem Begriff **Substanzmissbrauch** ein Verhaltensmuster definiert, welches über einen Zeitraum von mindestens zwölf Monaten zu klinisch bedeutsamen Beeinträchtigungen führt (unter Ausschluss einer Abhängigkeitsdiagnose): Wichtige psychosoziale Verpflichtungen werden nicht mehr erfüllt, und wiederholt kommt es zu solchen Ausprägungen des Substanzkonsums, dass Konflikte mit dem Gesetz sowie zwischenmenschliche Probleme entstehen (s. Tab. 5-122). Die Kriterien des DSM-IV zielen stärker auf die potenzielle Gefährdung der Gesundheit und die sozialen Folgen als die Kriterien der ICD-10. Der Vereinfachung halber wird im Folgenden „Substanzmissbrauch" als Oberbegriff für beide Ausprägungen, also die „Abhängigkeit" und den „schädlichen Gebrauch" psychoaktiver Substanzen, verwendet.

In beiden Klassifikationssystemen werden die Substanzabhängigkeit und der Substanzmissbrauch bzw. der schädliche Gebrauch von den **substanzinduzierten Störungen** abgegrenzt (Rauschmittelintoxikation, Entzugssyndrom, Delir sowie substanzinduzierte demenzielle und amnestische, psychotische, affektive, Angststörungen und andere Störungen; s. Tab. 5-123).

Eine **Rauschmittelintoxikation** ist ein Syndrom überwiegend negativ erlebter substanzspezifischer Rauschwirkungen (APA 1994). Sie kann durch eine Überdosierung oder eine individuell erhöhte Substanzempfindlichkeit bedingt sein und remittiert zumeist innerhalb einiger Stunden, seltener innerhalb weniger Tage.

Intoxikationspsychosen können nach dem Konsum stimulierender und halluzinogener psychoaktiver Substanzen auftreten. Sie ähneln dem klinischen Bild einer akuten paranoiden Schizophrenie, sind in der Regel kurz dauernd und voll reversibel. Typisch ist das isolierte oder kombinierte Auftreten von Beziehungs- und Verfolgungswahn, optischen und akustischen Halluzinationen, Veränderungen des Körpererlebens und Überaktivität mit stereotypen Bewegungsabläufen. Weiterhin können maniforme oder delirante Syndrome auftreten, aber auch Dämmer- oder Erregungszustände, Angstzustände oder aggressive Impulsdurchbrüche werden beobachtet. Die substanzinduzierten **psychotischen Störungen** überdauern die Substanzwirkung. Sie treten am häufigsten nach dem Konsum halluzinogener Substanzen auf, die im Sinne eines Triggers auf die klinische Manifestation der Erkrankung wirken. Substanzinduzierte psychotische Störungen sind zu Erkrankungsbeginn von einer Schizophrenie oder Wahnerkrankung klinisch schwer zu unterscheiden. Häufig, aber keinesfalls als notwendige Bedingung, treten sie bei Jugendlichen mit einer Vulnerabilität für solche Störungen auf. Drogeninduzierte Psychosen können nach einer gewissen Zeit spontan remittieren, jedoch im Unterschied zu den Intoxikationspsychosen auch chronifizieren (Bron 1986).

Ein besonderes Problem bei der Diagnostik des Substanzmissbrauchs ergibt sich in beiden Klassifikationssystemen durch den Umstand, dass die Kriterien einen besonders engen Bezug zu psychoaktiven Substanzen aufweisen, die primär betäubend wirken und ein hohes körperliches Abhängigkeitspotenzial besitzen (Alkohol, Barbiturate, Benzodiazepine, Opioide). Die Substanzen mit einem vergleichsweise geringen körperlichen Abhängigkeitspotenzial (u. a. Cannabinoide, Amphetamine, Kokain, Halluzinogene) sind weniger gut mit dem Kriterienkatalog abgestimmt worden. Problematisch ist die Anwendung der Kriterienkataloge auch deshalb, weil die üblichen Manifestationen des Substanzmissbrauchs, etwa Toleranzphänomene oder Entzugssymptome, sowie psychosoziale und körperliche Auswirkungen des Missbrauchs (z. B. kriminelles Verhalten, körperliche Langzeitschäden) bei Kindern und Jugendlichen anderen entwicklungsbezogenen Voraussetzungen unterliegen als bei Erwachsenen (s. Abschnitt 5.15.4).

Unter Berücksichtigung dieser Umstände haben Newcomb und Bentler (1989) **entwicklungsbezogene Kriterien** zur Unterscheidung von Gebrauch und Missbrauch psychotroper Substanzen speziell für das Kindes- und Jugendalter definiert. Sie erwähnen vier Gesichtspunkte, die allein oder kombiniert zur Beurteilung herangezogen werden sollen:

- **Substanz und Konsumumstände:** Die psychoaktiven Substanzen unterscheiden sich hinsichtlich ihrer akuten physiologischen und psychologischen Effekte und ihrer gesundheitlichen Auswirkungen erheblich. Missbrauch liegt vor, wenn Substanzen mit hohem gesundheitlichen Risikopotenzial konsumiert werden. Unabhängig von der speziellen Substanz sollte jeder Konsum großer Mengen bzw. mittlerer Mengen über längere Zeit sowie kleiner Mengen in unangemessenen Situationen (am Ausbildungsplatz, bei der Teilnahme am Straßenverkehr etc.) als Missbrauch bewertet werden.
- **Person:** Missbrauch liegt vor, wenn die persönlichen und physiologischen Voraussetzungen für einen verantwortlichen Gebrauch der Substanz nicht erfüllt werden oder wenn durch den Konsum die altersgerechte Entwicklung behindert wird (regelmäßiger Konsum vor der Pubertät, Konsum ohne relevante Wissens- und Entscheidungsgrundlagen etc.).
- **Reaktion:** Anzeichen einer körperlichen Abhängigkeit, substanzbedingte Einschränkungen der Funktionstüchtigkeit und eine zunehmende Unfähigkeit, den Anforde-

Tab. 5-123: Auftreten von Abhängigkeit, Missbrauch, Entzugszeichen und anderen substanzinduzierten Störungen bei verschiedenen Substanzklassen nach DSM-IV (I = Intoxikation; E = Entzug; P = persistierend) (nach Saß et al. 1998)

	Abhängigkeit	Missbrauch	Intoxikation	Entzug	Intoxikationsdelir	Entzugsdelir	Demenz	amnestische Störung	psychotische Störung	affektive Störung	Angststörung	sexuelle Funktionsstörung	Schlafstörung
Alkohol	X	X	X	X	I	E	P	P	I/E	I/E	I/E	I	I/E
Amphetamine	X	X	X	X	I				I	I/E	I	I	I/E
Cannabis	X	X	X		I				I		I		
Halluzinogene	X	X	X		I				I	I	I		
Inhalanzien	X	X	X		I		P		I	I	I		
Koffein			X								I		I
Kokain	X	X	X	X	I				I	I/E	I/E	I	I/E
Nikotin	X			X									
Opiate	X	X	X	X	I				I	I		I	I/E
Phencyclidine	X	X	X		I				I	I	I		
Sedativa, Hypnotika, Anxiolytika	X	X	X	X	I	E	P	P	I/E	I/E	E	I	I/E
multiple Substanzen	X												
andere	X	X	X	X	I	E	P	P	I/E	I/E	I/E	I	I/E

rungen des Alltags ohne Substanzeinnahme gerecht zu werden, sind eindeutige Missbrauchkriterien.

- **Konsequenzen:** Von Missbrauch ist zu sprechen, wenn die Gesundheit durch den Konsum beeinträchtigt wird, soziale Beziehungen negativ beeinflusst werden, Gewalttätigkeit auftritt und Rechtsbrüche erfolgen.

Leider werden auch von Newcomb und Bentler substanzspezifische Differenzierungen nicht berücksichtigt. Der entwicklungsbezogene Aspekt der Kriterien ist nicht durchgängig erkennbar. In dieser Hinsicht liefert das Modell von Comerzi (1987) eine wertvolle Ergänzung. Es unterscheidet fünf aufeinander folgende Stadien:

- Gefährdung
- Experimentalstadium
- regelmäßiger Konsum ohne Kontrollverlust
- regelmäßiger Konsum mit Kontrollverlust
- abhängiger Konsum multipler Substanzen

5.15.3 Epidemiologie

In Deutschland werden seit den frühen 70er Jahren in drei- bis vierjährlichen Abständen Untersuchungen an repräsentativen Bevölkerungsstichproben mit standardisierten und seit 1997 auch mit diagnosebezogenen Instrumenten durchgeführt, um die wahre Prävalenz des Substanzkonsums und -missbrauchs in der erwachsenen Allgemeinbevölkerung zu bestimmen. Teilweise wurden in den Erhebungen auch jüngere Altersgruppen berücksichtigt. Den Ergebnissen ist ein Trend zu entnehmen, dass der Konsum von **Tabak** in den letzten Jahren in der deutschen Bevölkerung insgesamt zwar langsam zurück geht, aber dennoch gibt es in der Altersgruppe der Jugendlichen ein Viertel ständige Raucher, mit etwa gleichen Quoten bei Mädchen und Jungen. Besonders angestiegen ist seit Mitte der 90er Jahre die Anzahl der jungen Mädchen, die mit dem Rauchen beginnen. In der Gruppe der 24- bis 25-Jährigen sind ein Drittel starke Raucher (Bundesministerium für Gesundheit 2001). Häufig findet man unter den erwachsenen Nikotinabhängigen einen weiteren Missbrauch von Alkohol, Benzodiazepinen und Koffein. Etwa 80–90 % der erwachsenen Alkohol- oder Opiatabhängigen sind starke Raucher.

In der längsschnittlich angelegten Münchner Untersuchung „Early developmental stages of psychopathology", Erhebungswelle 1995 (Holly et al. 1997), wurden Prävalenzraten (DSM-IV) für den Missbrauch und die Abhängigkeit von unterschiedlichen Substanzen für die jüngeren Altersgruppen bestimmt. **Alkoholmissbrauch** (bzw. Alkoholabhängigkeit) wiesen in der Altersgruppe der 14- bis 15-Jährigen 1,2 % (1,2 %), der 16- bis 17-Jährigen 8,9 % (3,9 %), der 18- bis 19-Jährigen 11,0 % (6,3 %) und der mindestens 20-Jährigen 12,0 % (8,2 %) auf. Bei der dritten Erhebungswelle erfüllten insgesamt 19,5 % der befragten 14- bis 24-Jährigen die Kriterien eines Lebenszeit-Alkoholmissbrauchs (9,5 % Abhängigkeit) (Sydow et al. 2002).

Die Prävalenzraten des Konsums **illegaler Drogen** (außer Cannabis) sind im Zeitraum von 1990 bis 1995 in der Altersgruppe der 18- bis 39-Jährigen im Westteil Deutschlands weiterhin angestiegen (Kraus u. Bauernfeind 1998). Dieser allgemeine Trend zeigt sich am deutlichsten bei den stimulierenden Substanzen. So haben sich im Hinblick auf den Kokainkonsum im Westteil Deutschlands die Lebenszeitprävalenz in dieser Altersgruppe mehr als verdoppelt (1,5 % im Jahr 1990 gegenüber 3,7 % im Jahr 1995) und die 12-Monats-Prävalenz vervierfacht (von 0,4 % im Jahr 1990 auf 1,6 % im Jahr 1995). Am deutlichsten fallen die Steigerungen in den Altersgruppen der 18- bis 20-Jährigen und der 21- bis 24-Jährigen aus. Die Verbreitung des Amphetaminkonsums wurde nicht isoliert untersucht, stattdessen wurde das Amphetamin der Sammelkategorie „Aufputschmittel" (inkl. Ecstasy) zugerechnet. Bei dieser Substanzgruppe stieg die Lebenszeitprävalenz bei den 18- bis 39-Jährigen im Zeitraum von 1990 bis 1995 im Westteil Deutschlands von 3,2 % auf 4,1 %, die 12-Monats-Prävalenz von 0,5 % auf 1,5 % an. Im Ostteil Deutschlands stieg der Anteil Konsum-Erfahrener von 0,1 % auf 1,3 % (Lebenszeitprävalenz) bzw. von 0,0 % auf 0,4 % (12-Monats-Prävalenz) an. Die höchsten Prävalenzraten finden sich wiederum in den jüngeren Altersgruppen (Herbst et al. 1996).

Epidemiologische Studien, die über eine Ermittlung der Häufigkeit des Rauschmittelkonsums hinausgehen und Aussagen zur Prävalenz von Missbrauchs- und Abhängigkeitserkrankungen erlauben, sind mit einem hohen Aufwand verbunden und wurden bisher nicht bundesweit durchgeführt. In einer aktuellen, längsschnittlich angelegten Untersuchung von 3021 zufällig ausgewählten Probanden im Alter von 14 bis 24 Jahren aus dem Großraum München fand sich in der ersten Erhebungswelle (Perkonigg et al. 1997) ein Anteil von 2,9 % mit einer Missbrauchssymptomatik sowie ein Anteil von 2 % mit einer Abhängigkeitssymptomatik. 2,7 % erhielten die Diagnose „Cannabis-Missbrauch" und weitere 1,4 % die Diagnose „Cannabis-Abhängigkeit". Für die spezifischen Diagnosen „Kokainmissbrauch" und „Kokainabhängigkeit" ergaben sich jeweils Prävalenzraten von 0,3 %. Das Amphetamin wurde unter die Sammelgruppe „Stimulanzien" subsumiert. Bezogen auf die untersuchte Altersgruppe, ergaben sich für die Diagnosen „Missbrauch" und „Abhängigkeit" Lebenszeitprävalenzraten von 0,3 % bzw. 0,2 %. Bei der dritten Erhebung erfüllten 2,2 % die Kriterien einer Lebenszeit-Cannabis-Abhängigkeit (5,5 % Missbrauch), eine Abhängigkeit (Missbrauch) von Stimulanzien war bei 0,6 % (1,0 %) und von Kokain bei 0,5 % (1,0 %) zu konstatieren (Sydow et al., in press). Epidemiologische Angaben über das Ausmaß der Opioidabhängigkeit liegen in Deutschland nicht vor. Es ist davon auszugehen, dass die Prävalenz der Opioidabhängigkeit in der Gesamtbevölkerung deutlich unter 1 % liegt.

Laut polizeilicher Kriminalstatistik hat sich seit Anfang der 90er Jahre der rückläufige Trend in der Nachfrage und Konsumhäufigkeit von Heroin verfestigt. Die Fallzahlen stagnieren auf hohem Niveau. Auf der Grundlage der statistisch erfassten erstauffälligen Konsumenten harter Drogen kann die These bestätigt werden, dass Heroin zugunsten von Kokain und insbesondere von synthetischen Drogen an Bedeutung verloren hat. Bei den Amphetamin-Derivaten gibt es in Deutschland besonders viele Einzelsicherstellungen. Dies deutet auf professionelle Herstellung, organisierten Schmuggel und Verteilung hin. Obwohl die Rauschgift-Todeszahlen rückläufig sind, haben der illegale Handel und der Konsum von harten und weichen Drogen erheblich zugenommen. Aufgrund des Überangebotes an Amphetaminen und Amphetamin-Derivaten (Ecstasy), ihrer leichten Zugangsmöglichkeiten und einfachen Applikationsart halber, dürften Ecstasy und andere stimulierende synthetische Drogen mittelfristig die „traditionellen" harten Drogen vom Markt zurückdrängen (Bundeskriminalamt 1998; 1999).

5.15.4 Symptomentwicklung und Komorbidität

Allgemeine Symptomatik

Der Substanzmissbrauch kann im Jugendalter einen progressiven Verlauf aufweisen, der mit dem Experimentieren und gelegentlichen Gebrauch von Tabak und Alkohol beginnt und in späteren Phasen durch den Konsum von Cannabinoiden und anderen illegalen Drogen ergänzt wird. Es ist belegt, dass das Tabakrauchen im Jugendalter den Missbrauch von Alkohol und illegalen Drogen im Sinne einer „gateway-drug" bahnt (Dusenbury u. Botvin 1990; Sernlitz u. Gold 1986). Für Tabak- und Alkoholkonsum liegt das Einstiegsalter bei den meisten Jugendlichen zwischen 12 und 16 Jahren (Nelson u. Wittchen 1998b). In Deutschland sind die Raten für regelmäßigen Konsum von Alkohol (70 % der Jungen und jungen Männer bzw. 60 % der Mädchen und jungen Frauen jenseits des 14. Lebensjahres) und Nikotin (beide Geschlechter etwa 30 %) den Raten für regelmäßigen Konsum anderer Substanzen weit überlegen (Nelson u. Wittchen 1998a). Fast immer ist Marihuana die erste illegale Droge, mit der zunächst experimentiert wird. Cannabinoide werden von etwa 35 % der Jugendlichen mindestens einmal konsumiert, und zwar erstmalig im Alter zwischen 16 und 18 Jahren. Regelmäßiger Cannabis-Konsum wird von etwa 15 % der 14- bis 24-Jährigen berichtet. Etwa 80 % der Cannabiserfahrenen Adoleszenten beschränken den regelmäßigen Konsum und Missbrauch illegaler psychotroper Stoffe auf diese Substanz (Lieb et al. 2000). Auf den Konsum von Cannabinoiden folgt in manchen Fällen der Konsum und Missbrauch anderer illegaler Drogen, beispielsweise Amphetamin, Ecstasy, Kokain und LSD. Diese Substanzen variieren im Erstkonsumalter gering, und fast alle jungen Männer und Frauen, die einen amphetamin- oder halluzinogenbedingten Missbrauch zeigen, missbrauchen auch andere illegale Substanzen (**Mischkonsum**). Der Erstkonsum von Amphetaminen, LSD und Kokain findet bei nahezu der Hälfte der Ecstasy-Konsumenten im gleichen Jahr statt, in dem auch erstmals Ecstasy konsumiert wurde (Nelson u. Wittchen 1988a; Thomasius 2000a).

Die Progression des Substanzkonsums erfolgt bei rund 90 % aller Adoleszenten in einer konstanten Abfolge (Alkohol, Nikotin, Cannabis, Amphetamine, Ecstasy), wobei die späten Stadien nur von einer Minderheit erreicht werden (Pedersen u. Skrondal 1999; Balding 1998; Sutherland u. Willner 1999; Bauman u. Phongsavan 1999; Höfler et al. 1999; Lewinsohn et al. 1999; Fergusson u. Horwood 2000).

Eine Untergruppe der drogenerfahrenen Jugendlichen steigt in einem sehr frühen Lebensalter in den Substanzmissbrauch ein, entwickelt rasch intensive Konsummuster und durchläuft eine sehr schnelle Progression (Kandel 1978; Hamburg et al. 1975; Yamaguchi u. Kandel 1984).

Der anfängliche Konsum psychoaktiver Substanzen erzeugt bei Jugendlichen, die sich durch die psychotropen Effekte in besonderer Weise angesprochen fühlen, neue und positiv bewertete Erlebnisformen; zudem wird die anfängliche Integration in eine Jugendszene, in der bestimmte psychoaktive Substanzen konsumiert werden, von vielen Betroffenen als durchaus bereichernd erlebt. Negative Auswirkungen auf die Gesundheit werden zu diesem frühen Zeitpunkt des Konsums und Missbrauchs nicht von allen Jugendlichen reflektiert. Einigen unter ihnen ist die Kehrseite des Substanzmissbrauchs sehr wohl bewusst, dies führt aber nicht zwangsläufig zu Handlungskonsequenzen. Wenn sich aus dem sporadischen Substanzgebrauch ein regelmäßiger Missbrauch entwickelt, dann entstehen Toleranzphänomene, die einen erhöhten und teilweise täglichen Substanzkonsum zur Folge haben können. Die Gründe für den Drogenkonsum ändern sich in dieser Phase des Substanzmissbrauchs – Neugier und die Suche nach ungewöhnlichen, anregenden Reizen treten bei den Konsummotiven nun immer stärker in den Hintergrund. Stattdessen sind beim fortgesetzten Substanzmissbrauch eine Beeinflussung negativer Emotionen und Affekte, wachsendes Verlangen nach bestimmten Substanzen (Craving) und die Vermeidung von Entzugssymptomen entscheidende Konsummotive.

> Der fortgesetzte Substanzmissbrauch wirkt sich negativ auf eventuelle Entwicklungsstörungen, intrapsychische und interpersonale Konflikte sowie soziale Problemlagen aus. Zu diesem Zeitpunkt des Substanzmissbrauchs geben einige Adoleszente ihr normatives Verhältnis zu verschiedenen Sozialsystemen auf.

Die gesellschaftlichen Identifikations- und Statusanreize haben für sie endgültig an persönlichem Wert verloren, und die Repräsentanzen tragfähiger gesellschaftlicher Normen werden für ungültig erklärt (vgl. Kandel 1996; Silbereisen 1995). Zu dem Umstand, dass eine initiale Behandlung des Substanzmissbrauchs teilweise erheblich verzögert wird, tragen unterschiedliche personale, familiäre und soziale Faktoren bei. Die Leugnung des Substanzmissbrauchs durch betroffene Jugendliche, aber auch durch Eltern und andere Bezugspersonen (Freunde, Lehrer, Ausbilder u. a.), ein fortgesetzter Kontakt zu substanzmissbrauchenden Gleichaltrigen sowie eine fehlende Bereitschaft zum Konsumverzicht sind Gründe dafür, dass sich süchtiges Verhalten teilweise über viele Jahre hinweg perpetuiert, bevor dann, also erst im fortgeschrittenen Stadium der Suchtentwicklung, eine **Behandlungsbereitschaft** entsteht (vgl. Wheeler u. Malmquist 1987). Prochaska und DiClimente (1986) haben belegt, dass sich das Problembewusstsein und die Veränderungsbereitschaft bezüglich des Substanzmissbrauchs im Verlauf der Suchterkrankung prozesshaft ändern. Ein Substanzabhängiger durchläuft diesen Zyklus mehrmals, da er immer wieder rückfällig wird. Im Erwachsenenalter werden die Rückfallzeiten im Laufe der Jahre kürzer und die abstinenten Phasen länger. Prochaska und DiClimente unterscheiden **vier Phasen der Veränderungsbereitschaft**:

- Die Phase 1 ist durch fehlendes Problembewusstsein (Precontemplation) und fehlende Veränderungsbereitschaft gekennzeichnet.
- In der Phase 2 (Contemplation) wird ein Problembewusstsein allmählich aufgebaut. Die Fähigkeit zur Selbstbeobachtung sowie die bewusste Anteilnahme an den Reaktionen Dritter auf den eigenen Substanzmissbrauch und das Abwägen der Vor- und Nachteile des Substanzkonsums nehmen zu.
- In der Phase 3 (Action) stellt sich eine ernsthafte Veränderungsbereitschaft ein; häufig wird nun eine Behandlung des Substanzmissbrauchs erwogen und initiiert.
- Die Phase 4 (Maintendance) ist dadurch gekennzeichnet, dass die Behandlungsziele und erreichten Veränderungen aufrechterhalten werden, bis es dann zum Rückfall (Relapse) mit längeren Phasen erneuten Substanzmissbrauchs kommt.

Hinweise auf einen Substanzmissbrauch geben einige unspezifische Verhaltensmerkmale und Umgebungsfaktoren:

- Leistungseinbußen in Schul- und Berufsausbildung
- veränderte Muster in der Beziehungsaufnahme und -gestaltung bzw. Rückzug aus sozialen Kontakten (auch im Elternhaus)
- Störungen des Sozialverhaltens mit Impulsdurchbrüchen, Aggressivität, Affektlabilität
- Veränderung von Freizeitinteressen
- Anschluss an Gleichaltrige mit einem Substanzmissbrauch
- Auffinden bestimmter Zubereitungen von Tabakprodukten, alkoholischen Getränken, botanischen, halbsynthetischen und synthetischen Drogen (diverse Harze, Pflanzen, Pilze, Samen, Lösungen, Tabletten, Pulver, bedrucktes Löschpapier etc.) bzw. Applikationsutensilien (Zigarettenpapier, Silberfolie, Kerze, Löffel, Spritzenbesteck, Schlauch, Glaspfeife etc.)
- Auftreten von substanzinduzierten psychopathologischen Syndromen und körperlichen Folgeerkrankungen (s. Abschnitt „Suchtmittelspezifische Symptomatik")

Die Gründe für eine Überweisung des betroffenen Jugendlichen an eine Behandlungseinrichtung sind vielfältig: Konflikte mit Eltern, Lehrern und Vorgesetzten infolge des Substanzmissbrauchs sind der häufigste **Vorstellungsgrund**. Weitere Anlässe sind psychische Beschwerden (depressive Verstimmung, Antriebsstörung, Selbstzweifel, Störung der Kognition, innere Unruhe, Leeregefühl, Suizidgedanken), Leistungsstörungen (Schule, Berufsausbildung, Freizeitaktivitäten), negative Rauscherfahrungen (Panikattacken, Stimmungsschwankungen, Horrortrips, Impulsdurchbrüche, Intoxikationen) sowie drogeninduzierte psychiatrische Erkrankungen (Angststörungen, affektive und psychotische Störungen). Die Konfrontation mit justiziellen Konsequenzen oder auch körperliche Folgen und Langzeitschäden des Substanzmissbrauchs sind weitere Gründe (Wiedenmann et al. 2001).

Suchtmittelspezifische Symptomatik

Die akuten psychischen Auswirkungen und Störungen des Substanzmissbrauchs variieren in Auftreten und Ausprägungsgraden je nach Art der eingenommenen bzw. verabreichten Substanz, der subjektiven Erwartungshaltung hinsichtlich der psychotropen Effekte sowie der individuellen psychophysiologischen Reagibilität auf die chemischen Inhaltsstoffe der Substanzen (s. Tab. 5-124). Im Katalog des DSM-IV werden insgesamt zehn Substanzklassen benannt, die entsprechend ihrer Wirkung auf das Zentralnervensystem (ZNS) drei Kategorien zugeordnet werden:

- Substanzen mit einer überwiegend sedierenden Wirkung auf das ZNS (Alkohol, Opiate, Sedativa)
- Substanzen mit stimulierenden Eigenschaften (Koffein, Nikotin, Amphetamin, Kokain, Inhalanzien)
- Halluzinogene (Meskalin, Psylocybin, synthetische Halluzinogene)

Die Cannabinoide nehmen eine Zwischenstellung ein, da sie sedierende, stimulierende und halluzinogene Eigenschaften besitzen (s. Tab. 5-124).
Auf der Basis von etwa 2500 Studien wurde belegt, dass das Inhalieren von **Tabakwaren** abhängig machen kann (Mann u. Günthner 1999). Die psychotropen Wirkungen des Nikotins bestehen in einer Steigerung des Wohlbefindens sowie einer besseren Gedächtnis- und Aufmerksamkeitsfähigkeit und psychomotorischen Leistung; die Stresstoleranz nimmt zu, und Angst, Aggressivität und Anspannung gehen zurück. Die wesentlichen gesundheitlichen Schäden werden durch die im Tabakrauch enthaltenen Substanzen verursacht. Es wird geschätzt, dass allein in den alten Ländern der Bundesrepublik Deutschland jährlich 90000–140000 Menschen an den Folgen des Zigarettenrauchens sterben. Das relative Risiko, an Krebs zu sterben, ist bei Rauchern je nach Art der Erkrankung (Mundhöhlen-, Lungen-, Kehlkopf- und Speiseröhrenkrebs) und des Geschlechts um das 8- bis 28fache erhöht. Außerdem weisen Raucher im Erwachsenenalter stark

Tab. 5-124: Psychische Effekte des Konsums psychotroper Substanzen (mod. nach Köhler 1999a)

Substanz	Euphorisierung	Sedierung	Antriebssteigerung	halluzinogene (psychedelische) Effekte
Alkohol	+	+	(+)[a,b]	–
Barbiturate	+	++	(+)[d]	–
Benzodiazepine	(+)[c]	++	(+)[d]	–
Cannabis	+	+	(+)	+
flüchtige Lösungsmittel	(+)	(+, ++)	(+)	(+)
Halluzinogene	+	–	(+), +	++
Kokain	++	–	++	(+)[e]
Nikotin	+	+[a]	+[a]	–
Opioide	++	+	–	(+)
Psychostimulanzien (Amphetamine)	++	– +	+	(+)[e]

Anmerkungen:
– tritt in der Regel nicht auf
(+) kann auftreten
\+ tritt mit gewisser Regelmäßigkeit auf
++ tritt regelmäßig und stark auf
[a] dosis- und ausgangslagenabhängig
[b] evtl. im pathologischen Rausch
[c] evtl. indirekte Euphorisierung durch Anxiolyse
[d] evtl. als paradoxer Effekt
[e] evtl. bei akuten psychotischen Symptomen

erhöhte Morbiditäts- und Mortalitätsraten bei Erkrankungen des Herz-Kreislauf-Systems auf. Nikotin-Intoxikationen werden vor allem bei Kindern und Jugendlichen beobachtet. Eine Übersicht über weitere Folgeschäden des Tabakmissbrauchs findet sich bei Batra (1995).

Körperliche Folgeerkrankungen des **Alkoholmissbrauchs** manifestieren sich mit zunehmender Dauer und Intensität an unterschiedlichen Organsystemen (Übersicht bei Feuerlein et al. 1998):

- Nervensystem (morphologische Veränderungen des Zentralnervensystems und des peripheren Nervensystems mit abgestuften Funktionsminderungen bis hin zu Wernicke-Enzephalopathie, Korsakow-Syndrom und Polyneuropathie)
- Herz-Kreislauf-System (Kardiomyopathie; Arrhythmien; Bluthochdruckerkrankung; Schlaganfälle)
- Leber (Fettleber; alkoholische Hepatitis; Leberzirrhose; Leberkrebs)
- Magen-Darm-Trakt (Ösophagusvarizen; Magengeschwüre; Entzündungen der Bauchspeicheldrüse; Mund-, Rachen-, Speiseröhren- und Darmkrebs)
- Störung der Blutbildung (weiße und rote Blutkörperchen; Blutplättchen) mit der Folge hoher Infektanfälligkeit, Anämie und Blutungsneigung
- Störung der Fortpflanzung (Alkoholembryopathie: Minderwuchs, globale Verkleinerung des Gehirns, Gesichtsmissbildungen)
- Impotenz durch Hormonstörungen

Cannabinoide (Haschisch, Marihuana, Joint, Hanf, Dope, Shit, Kiff; chem.: Tetrahydrocannabinol) werden fast ausschließlich geraucht. Im illegalen Handel befindet sich hauptsächlich das gepresste Harz (Haschisch). Seltener werden die getrockneten Blüten (Marihuana) oder konzentriertes Cannabis-Öl verkauft. Der Rauschzustand, der etwa 2–3 Stunden anhält, ist durch eine milde Euphorie, Wohlbefinden, körperliche Entspannung und gesteigerte Sensualität gekennzeichnet. Zeiterleben, Konzentration und Denkabläufe werden verändert. Bei Intoxikationen oder langfristig schwerem Missbrauch (bzw. kurzer Missbrauchsdauer mit Bestehen einer hohen Vulnerabilität für psychotische Störungen) können Wahrnehmungsstörungen bei intakter Realitätsprüfung sowie psychotische Zustandsbilder mit Wahn, Depersonalisation, Derealisation und Halluzinationen auftreten.

Unter dem Begriff **Amotivationales Syndrom,** das bei schwerem Cannabis-Missbrauch beobachtet wird, werden Antriebsminderung, psychomotorische Verlangsamung, Interessenverlust, Isolierungstendenzen sowie Lern- und Leistungsstörungen zusammengefasst (Imade u. Ebie 1991; Milin 1996).

Die Evidenzen für unterschiedliche Organ- und Systemerkrankungen durch einen chronischen Cannabis-Missbrauch hängen stark von der Art der Erkrankung ab. Gut gesichert sind obstruktive Bronchialerkrankungen sowie Tumoren im Mund- und Rachenbereich und der Atemwege als Folge des chronischen Missbrauchs; für Störungen des Immunsystems, Fertilitätsstörungen und Fruchtschädigungen besteht eine unsichere Kenntnislage (Thomasius 1999a; Köhler 2000).

Die synthetisch erzeugten **Amphetamine** (Speed, Amph, Met, Ice, Crystal, Crack) spielen bei Jugendlichen am häufigsten in der Funktion einer so genannten „Partydroge" eine Rolle, insbesondere in den Jugendszenen mit Vorlieben für einen besonderen Musikstil, der so genannten Techno-Kultur (Kraus et al. 2000; Tossmann 2001). Als Weckmittel und Appetitzügler wurden Amphetamine von Jugendlichen noch bis in das vergangene Jahrzehnt hinein eingenommen. Heute wird die Substanz in der Medizin nur bei der Behandlung des hyperkinetischen Syndroms im Kindes- und Jugendalter eingesetzt. Über die missbräuchliche Verwendung als Dopingmittel im Hochleistungssport ist wenig Verlässliches bekannt. Amphetamine werden meistens oral eingenommen; nach dem Auflösen in Wasser lässt sich die Substanz aber auch intravenös applizieren. Bei der oralen Einnahme vergehen maximal 60 Minuten bis zum Beginn der positiv erlebten Rauschwirkung (Stimulation, Leistungs- und Antriebssteigerung). Sie hält etwa 5–10 Stunden an. Danach stellen sich eine dysphorisch-aggressive Stimmungslage, Erschöpfung mit starker Müdigkeit und Schlafstörungen ein (Fleischmann 1991; Geschwinde 1996; Parnefjord 1997). Die vegetativen Begleiterscheinungen des Amphetamin-Rausches bestehen in einer Steigerung der Pulsrate, des Blutdrucks, der Körpertemperatur, Atemfrequenz und Atemtiefe; die Pupillen sind weit gestellt. Zu den psychiatrischen Komplikationen des Amphetamin-Konsums gehören Rauschmittel-Intoxikationen, Intoxikationspsychosen und bestimmte anhaltende psychiatrische Folgeerkrankungen. Ferner können bei chronischem Missbrauch drogeninduzierte Angststörungen, depressive Störungen, sexuelle Funktionsstörungen und Schlafstörungen auftreten. Merkmale eines dauerhaften Missbrauchs sind Antriebs- und Konzentrationsstörungen, bei schwerem Missbrauch findet man Apathie mit Passivität, Interessenverlust und sozialem Rückzug (Gold 1997; Täschner 1987). Die somatischen Langzeitschäden sind durch Auszehrung, Abmagerung und allgemeinen körperlichen Verfall gekennzeichnet. Bei der intravenösen Applikationsform werden zudem Erkrankungen des Kreislauf- und Gefäßsystems riskiert (Megges 1986; Peterson 1995).

Bestimmte synthetische Abkömmlinge des Amphetamins, so genannte **Methylendioxyamphetamine**, werden in Tablettenform unter dem Namen „Ecstasy" (Empathy, Adam, Eve, E) illegal gehandelt. Die Rauschwirkung dieser Stoffe weist zusätzlich zur aktivierenden Rauschwirkung des reinen Amphetamins zugleich auch euphorisierende, sozial enthemmende, erlebnisintensivierende und milde halluzinogene Eigenschaften auf (Thomasius et al. 1997; Gouzoulis-Mayfrank et al. 1996). Die weit überwiegende Mehrheit der Ecstasy-Konsumenten (etwa 90 %) sind Mehrfachkonsumenten. Sie haben Erfahrungen mit Cannabis und seltener auch mit Amphetaminen, LSD und Kokain (Tossmann 1997; Rakete u. Flüsmeier 1997; Ayer et al. 1997). Etwa jeweils die Hälfte der Konsumenten klagt über Nebenwirkungen des Rausches (Übelkeit und Erbrechen, Depressionen, Angst und Wahnerleben, Schmerzen, Kreislaufprobleme, Zittern) bzw. über unangenehme Wirkungen, die den Rausch mehrere Tage überdauern (Depressionen, Ängste, Antriebsstörungen, körperliche Erschöpfung, Schmerzen, Gewichtsverlust). Ein weiteres Risiko des Missbrauchs von Ecstasy liegt in den psychiatrischen, neurologischen und internistischen Akut- und Langzeitschäden, die jenen des Amphetaminmissbrauchs ähneln (Thomasius 1999b). Zusätzlich weisen die Ergebnisse aktueller tierexperimenteller Studien und Human-Studien auf das hohe neurotoxische Potenzial der wichtigsten Inhaltsstoffe von Ecstasy, Methylendioxymethamphetamin (MDMA), Methylendioxyethylamphetamin (MDE) und Methylendioxyamphetamin (MDA), hin (Übersichten bei Obrocki 1999; Schmoldt 1999). Diese Substanzen wirken selektiv neurotoxisch auf serotoninerge präsynaptische Nervenendigungen im Bereich der Stammganglien des limbischen Systems. Über die Reversibilität der eingetretenen Schäden beim Menschen liegen derzeit noch keine gesicherten Erkenntnisse vor. Klinisch werden von schweren Ecstasy-Konsumenten recht häufig Störungen der Kognitionen (Konzentration, Aufmerksamkeit, Gedächtnisfunktionen) und der Affekte (depressive Störungen, Angststörungen, psychotische Störungen) beklagt (Thomasius 2000a), und auch in neuropsychologischen Tests zeichnen sich dosisabhängige Effekte des Ecstasy-Konsums auf das mittelfristige Gedächtnis und das Kurzzeitgedächtnis ab (Gouzoulis-Mayfrank et al. 2000; Andresen et al. 2000).

Der Missbrauch des Kokains („Schnee", „Koks", „Puder", „Crack", „Rocks") spielt bei Kindern und Jugendlichen eine vergleichsweise untergeordnete Rolle. Neben den erwachsenen Opiatabhängigen und Kokainisten wird die Substanz von einigen Adoleszenten zusammen mit anderen so genannten „Partydrogen" (Cannabis, Amphetamine, Ecstasy, Halluzinogene) konsumiert. Die so genannten „Babyfixer" (s. u.) mischen das Straßenheroin bevorzugt mit Kokain (Speedball), um auf diese Weise das Rausch-Erleben zu intensivieren. Die häufigste Zubereitungsform des Kokains ist das Kokainhydrochlorid, das in pulverisierter Form über die Nasenschleimhaut „geschnupft" oder – in Wasser gelöst – intravenös injiziert werden kann. Eine zunehmende Bedeutung erhält seit einigen Jahren das so genannte **Crack**, eine Mischung des Kokains mit Backpulver (Natriumbicarbonat), das in kleinen Brocken getrocknet wird und sich zur Inhalation mittels besonderer Glaspfeifen eignet (Gold u. Miller 1997). „Geschnupftes" Kokain entfaltet nach etwa 3–5 Minuten seine Wirkung, gerauchtes Crack innerhalb von wenigen Sekunden. Der **Kokainrausch** ist gekennzeichnet durch:

- gehobene Stimmungslage
- erhöhtes Selbstwertgefühl
- eine Steigerung von Antrieb, Denken, Sinneswahrnehmung und Kreativität
- Gefühle der Sorglosigkeit
- soziale und sexuelle Enthemmung
- erhöhte Libido
- vermindertes Schlafbedürfnis

Der Konsument erlebt sich subjektiv leistungsfähiger, „stärker" und intelligenter. Depressive Verstimmung, Niedergeschlagenheit, Antriebslosigkeit und Müdigkeit folgen dem Rauschzustand mit einer gewissen Latenz (Täschner 1987; Parnefjord 1997; Freye 1999). Typisch für die durch Kokain ausgelöste Intoxikationspsychose ist eine ängstliche Grundstimmung mit Gereiztheit, Wahnideen, illusionären Verkennungen sowie akustischen, optischen (Schneelichter) oder taktilen (Kokainwanzen) Halluzinationen. Die akuten körperlichen Folgeerkrankungen betreffen vor allem das Herz-Kreislauf-System und das Gefäßsystem (Herzrhythmusstörung, Herzinfarkt, zerebraler Krampfanfall, spontane Hirnblutung, Schlaganfall, Atemlähmung) (Täschner 1983). **Langzeitschäden** bei chronischem Kokainmissbrauch sind:

- allgemeiner körperlicher Verfall
- toxisch bedingte Krampfanfälle
- fettige Leberdegeneration

Ferner wurden Blutbildveränderungen, Herzmuskelerkrankungen, Augenerkrankungen und Muskelschwund beschrieben (Gold u. Miller 1997).

Der Missbrauch halbsynthetischer **Opioide** (Heroin, H, Gift, Stoff, China White; chem.: Diacetylmorphin) ist zumeist auf das Erwachsenenalter beschränkt. 14- bis 18-jährige Heroin-Konsumenten, so genannte „Babyfixer", werden in den Einrichtungen der deutschen Suchtkrankenhilfe jedoch immer öfter behandelt. Heroin kann oral, intranasal und intravenös verabreicht oder auch geraucht werden. Von Jugendlichen wird das Heroin meistens geraucht. Dazu wird das Pulver auf ein Stück Silberfolie (Staniolpapier) gelegt und von unten über einer Kerze bzw. mit dem Feuerzeug erhitzt. Die entweichenden Heroindämpfe werden mit einem kleinen Rohr inhaliert. Die Substanz verursacht beim Konsumenten eine starke Euphorie, intensives Wohlbefinden, Sorglosigkeit und ein Gefühl tiefer Zufriedenheit. Die „Babyfixer" beginnen mit dem Konsum von (legalen wie auch illegalen) Suchtmitteln in einem sehr frühen Lebensalter. Der Wechsel von weichen illegalen Drogen (Cannabis, Amphetamine) zu harten illegalen Drogen (Opioide, Kokain, LSD) erfolgt bei ihnen in rascher Abfolge; massive Konsummuster sind üblich. Die Schwelle zu Prostitution, Beschaffungskriminalität und Handel mit illegalen Drogen überschreiten die „Babyfixer" früher als jene, die erst im Erwachsenenalter mit dem Opioid-Konsum beginnen. Die Schulausbildung wird zu einem frühen Zeitpunkt abgebrochen, Berufsausbildungen beginnen nur die allerwenigsten. Entwicklungspsychopathologisch fallen behandelte „Babyfixer" durch erhebliche psychische Entwicklungsdefizite, selbstverletzendes Verhalten, suizidale Krisen und Störungen des Sozialverhaltens auf (Huck 1988; Thomasius 1996). Täglicher Opioid-Konsum kann innerhalb eines Zeitraums von einigen Tagen bis zu wenigen Wochen zur Entwicklung eines Abhängigkeitssyndroms führen. Körperliche Folgeerkrankungen bei Verwendung von Straßenheroin und unsterilem Spritzenmaterial sind Abszesse, Hepatitis, Rhabdomyolyse, Sepsis, Kardiomyopathie und HIV-Infektion. Überdosierungen des Mittels führen zum Atemstillstand und Tod durch Hypoxie (Ladewig 2000; Mann u. Günthner 1999).

Komorbidität

In klinischen Kollektiven weisen substanzmissbrauchende Kinder und Adoleszente sehr häufig komorbide psychische Störungen auf. Im Gegensatz zur großen Fülle an Untersuchungen bei Erwachsenen liegen nur wenige Komorbiditätsstudien vor, die speziell das Jugendalter betreffen. Nichtklinische Stichproben sind zu dieser Fragestellung ausgesprochen selten untersucht worden. Die wenigen vorliegenden Ergebnisse weisen auf einen engen Zusammenhang zwischen dem Missbrauch illegaler Drogen einerseits und dem Auftreten von Verhaltensstörungen sowie depressiven Symptombelastungen andererseits hin (Paton et al. 1977; Lawik u. Onstad 1986; Johnston et al. 1995). In Behandlungsstichproben wird zahlenmäßig am häufigsten eine **Störung des Sozialverhaltens** diagnostiziert. Die Prävalenzraten variieren je nach Untersuchung zwischen 28 % und 62 %. Eine weitere wichtige Untergruppe bilden substanzmissbrauchende Adoleszente mit **depressiven Störungen** (16–61 %).

Bei etwa 12–38 % der substanzmissbrauchenden Jugendlichen findet man Hinweise für das komorbide Bestehen aller drei Diagnosen (Substanzmissbrauch, Verhaltensstörung, affektive Störung). Vergleichsweise deutlich niedriger – gegenüber den nicht substanzmissbrauchenden Altersgenossen aber immer noch signifikant erhöht – liegen bei substanzmissbrauchenden Jugendlichen die Prävalenzraten für **Angststörungen**, **sozialphobische Störungen**, **Ess-Störungen** (insbesondere Binge eating/purging type [s. Kap. 5.13] und Bulimia nervosa), beginnende **Borderline-Persönlichkeitsstörungen**, **drogeninduzierte Psychosen** (Cannabis, Ecstasy, Amphetamine, Kokain, LSD) und **schizophrene Psychosen** (Clark et al. 1995; Holderness et al. 1994; Hovens et al. 1994; Strober et al. 1996; Clark u. Neighbors 1996; Kaminer 1992a; 1996). Einzelnen Berichten aus deutschen Behandlungseinrichtungen zufolge nimmt der Anteil jugendlicher Substanzabhängiger mit solchen schweren psychischen Begleitstörungen mit der Zeit zu (Huck 1993; Jung 2000). In einer Untersuchung an Adoleszenten im stationären Drogenentzug wurden komorbide psychische Störungen insgesamt in mehr als 60 % der Fälle diagnostiziert (Thomasius 1996).

Die komplexen Zusammenhänge zwischen dem Substanzmissbrauch und den komorbiden psychischen Störungen sind für das Jugendalter weitgehend unerforscht. Bereits die Frage, ob komorbide Störungen dem Substanzmissbrauch vorausgehen und dessen Auftreten begünstigen oder ob der Substanzmissbrauch das Auftreten von komorbiden Störungen begünstigt oder ob ein dritter Faktor für beide Störungen verantwortlich ist, lässt sich nicht sicher beantworten. Familien-, Adoptions- und Zwillingsstudien sowie andere Untersuchungen, welche Aufschluss über den Einfluss genetischer und umweltbedingter Belastungen geben könnten, sind bei Jugendlichen mit einem Substanzmissbrauch nur sehr selten durchgeführt worden.

Empirisch gut belegt ist lediglich der Umstand, dass einer **Antisozialen Persönlichkeitsstörung**, die im Erwachsenenalter eng mit einem Substanzmissbrauch assoziiert ist (vgl. Driessen u. Hill 1998; Thomasius 1998), häufig eine Störung des Sozialverhaltens im Kindesalter (DSM-IV, Achse II) vorausgeht. Bereits vor mehr als 20 Jahren haben Robins und Ratcliff (1979) gezeigt, dass etwa 25 % jener Jungen, die in der Kindheit die Kriterien für eine Störung des Sozialverhaltens erfüllen, im Erwachsenenalter eine Antisoziale Persönlichkeitsstörung aufweisen. In einer Studie jüngeren Datums betrug dieser Anteil sogar 59 % (Mannuzza et al. 1993). Demgegenüber werden bei jungen Frauen mit einer vorausgegangenen Verhaltensstörung im Jugendalter zu einem späteren Zeitpunkt der Entwicklung häufig depressive Störungen oder Angststörungen diagnostiziert (Zoccolillo 1992), welche wiederum hoch und geschlechtsspezifisch mit einem Substanzmissbrauch korrelieren (Übersicht bei Maier et al. 1999).

Diskutiert wird des Weiteren die Annahme, dass eine **Aufmerksamkeitsdefizit-/Hyperaktivitätsstörung** im Kindesalter den Substanzmissbrauch in der Adoleszenz begünstigt. In klinischen Stichproben weisen adoleszente und erwachsene Substanzabhängige häufiger hyperkinetische Störungen auf als der altersgleiche Bevölkerungsdurchschnitt (Caroll u. Rounsaville 1993; DeMilio 1989; Horton et al. 1987; Wood et al. 1983), und in prospektiv angelegten Untersuchungen (Mannuzza et al. 1993; Chilcoat u. Breslauf 1999) wird bei hyperaktiven Kindern in späteren Lebensabschnitten 2- bis 3-mal so häufig eine Substanzabhängigkeit diagnostiziert wie bei unbelasteten Altersgenossen. Allerdings relativieren sich diese Befunde, wenn man bedenkt, dass die Koinzidenz von einer Störung des Sozialverhaltens im Jugendalter und einer Substanzabhängigkeit im Erwachsenenalter weitaus höher liegt (s. Abschnitt 5.15.5). Offenbar ist die Aufmerksamkeitsdefizit-/Hyperaktivitätsstörung nur in jenen Fällen ein wichtiger Prädiktor für den Substanzmissbrauch, wenn primäre Symptome des Syndroms (Aufmerksamkeitsstörung, Impulsivität, Hyperaktivität) die Adoleszenz überdauern und bis in das Erwachsenenalter fortbestehen bzw. wenn sich die hyperkinetische Störung in späteren Lebensabschnitten in Gestalt einer dissozialen Störung manifestiert. In einer Mannheimer Längsschnittstudie wechselten diese Diagnosen bis zum Erreichen der Volljährigkeit bei etwa 40 % der Probanden (Schmidt et al. 1991).

5.15.5 Ätiologie und Pathogenese

Biologische Modelle

Eine Suchtstörung entsteht vor dem Hintergrund eines komplexen Bedingungsgeflechtes, in das die spezifische Substanzwirkung, die individuelle Prädisposition und Umgebungsfaktoren einwirken. Die biologischen Mechanismen haben einen besonders engen Bezug zu den Substanzwirkungen einerseits und den personalen Faktoren andererseits. Man unterscheidet die unspezifischen biologischen Risikofaktoren (komorbide Störungen bzw. allgemeine Risikofaktoren der Suchtstörung; s. die Abschnitte „Komorbidität" und „Multifaktorielles Ätiologiemodell") von den spezifischen biologischen Risikofaktoren, die im Folgenden exemplarisch angesprochen werden. Ausführliche Darstellungen zum aktuellen Forschungsstand findet man bei Rommelspacher (1999) und Ferstl (1998).

Für die Alkoholabhängigkeit ist eine **genetische Prädisposition** belegt. Der genetische Anteil der Alkoholsucht wird für Männer mit etwa 50 % und für Frauen mit 25 % angegeben. Zwillingsstudien, neuere Adoptionsstudien und Tiermodelle lassen den Schluss zu, dass die Ausprägung des Alkoholismus durch mehrere Gene moduliert wird. Möglicherweise werden Varianten des Dopamin-D2-Rezeptor-Gens und bestimmte Gen-Loci, welche die Verstoffwechselung von Aldehyd und Alkoholdehydrogenase steuern, vererbt. Die genetische Beeinflussung der Suchtstörungen ist in Bezug auf die anderen Substanzgruppen weniger gut untersucht worden; auch für den Missbrauch des Nikotins und der Opiate finden sich Hinweise auf eine genetische Prädisposition (vgl. Maier 1996). Aus Tiermodellen lässt sich ableiten, dass bei der Entstehung der Substanzabhängigkeit ein **biologisches Belohnungssystem** (Reward-System) beteiligt ist, dessen Effekt über dopaminerge Neurone vermittelt wird. Dieses System löst ein Wohlgefühl aus, es fördert Aufmerksamkeit und Konzentrationsfähigkeit und unterstützt Lernvorgänge. Das Reward-System ist im ventralen Tegmentum und dem Nucleus accumbens lokalisiert (mesokortiko-limbisches System). Die Effekte des **Bestrafungs-(Angst-)Systems** werden u. a. über Cholezystokinin und Acetylcholin vermittelt. Das Angst-System wird durch Gamma-Aminobuttersäure (GABA) gehemmt (Ewert 1998).

Der Schlüsselmechanismus des Belohnungssystems beruht auf einer Erhöhung der Dopaminkonzentration im synaptischen Spalt der Nervenzellen. Außerdem wird das System durch eine Vielzahl weiterer aktivierender oder hemmender Neuronentypen moduliert (vgl. Rommelspacher 1996). Im Tiermodell erweisen sich die limbische Aktivierung und das nachfolgende Drogenverlangen („drug-seeking-behavior") als gemeinsame Endstrecke einer Vielzahl unterschiedlicher biologischer Mechanismen, welche im Folgenden für verschiedene psychotrope Substanzen kurz dargestellt werden.

Kokain und **Amphetamine** sind zentral wirksame Sympathomimetika. Sie blockieren den Dopamin-Reuptake im synaptischen Spalt und haben eine dopaminerge Stimulation vor allem im Bereich des Nucleus accumbens zur Folge (vgl. Benkert u. Hippius 1996).

Das **Morphin** und seine Derivate entfalten ihre Wirkung über spezifische Rezeptoren, von denen bislang vier (μ, δ, κ, ϵ) bekannt sind (vgl. Benkert u. Hippius 1996). Natürliche Liganden der Opiat-Rezeptoren sind Endorphine, Enzephaline und Dynorphine. Die euphorisierende Wirkung wird über den μ-Rezeptor vermittelt. Die Symptome des Opiatentzugs lassen sich durch eine funktionelle neuronale Hemmung des Locus coerulus in der Pons erklären. Opiate verursachen rasch eine körperliche Abhängigkeit; die Toleranzentwicklung vollzieht sich sehr schnell.

Die Abhängigkeit von **Alkohol** wird unter anderen Faktoren ebenfalls durch eine Aktivierung des Opiat-Systems erklärt; daneben beeinflusst Alkohol $GABA_A$- und N-Methyl-D-Aspartat(NMDA)-Rezeptoren sowie spannungsabhängige Ca^{2+}-Kanäle und das dopaminerge limbische System, wobei über einzelne Wirkmechanismen unterschiedliche Alkoholwirkungen erklärt werden können.

Die **Benzodiazepine** wirken über spezifische Benzodiazepin-Rezeptoren (Möhler u. Okada 1977; Squires u. Baestrup 1977) auf das GABA-System. Benzodiazepine verstärken die hemmende Funktion GABAerger Neurone. Sie sind im Großhirnkortex, im limbischen System sowie im Zerebellum konzentriert zu finden und weniger häufig in Rückenmark, Pons und Medulla oblongata (vgl. Benkert u. Hippius 1996).

Im Säugetiergehirn wurde der **Cannabinoid-Rezeptor** CB_1 identifiziert, dessen natürlicher Ligand ein Metabolit der Arachidonsäure ist (Anandamid). Er selbst ist weniger wirksam als das Tetrahydrocannabinol (THC). Die Wirkung des THC wird über verschiedene Neurotransmitter vermittelt – der genaue Wirkmechanismus ist noch nicht geklärt. CB_1-Rezeptoren finden sich u. a. im Kleinhirn, in den Basalganglien, der Hirnrinde und im Hippocampus. In der Peripherie werden u. a. Milz und Lymphknoten über CB_2-Rezeptoren versorgt. Die jüngste Forschung hat sich der Suche nach einer therapeutischen Nutzung der Cannabinoid-Rezeptoren verpflichtet, u. a. durch synthetische Liganden.

Das Belohnungssystem allein kann eine Suchtentwicklung nicht befriedigend erklären. Im Tiermodell ist nachweisbar, dass andere substanzspezifische Faktoren ebenfalls eine wichtige Rolle spielen (Wolffgramm 1996). Dämpfende und aktivierende Mechanismen könnten bei einer Suchtentwicklung gleichermaßen beteiligt sein. Diskutiert wird außerdem, inwieweit genetische Grundlagen für eine mangelhafte Ausprägung des Belohnungssystems verantwortlich sind (Noble 2000; Comings u. Blum 2000). Hinweise für die Plausibilität einer Belohnungsdefizit-Hypothese ergeben sich aus dem Tierexperiment. Zusätzlich ist belegt, dass Drogen mit einem hohen Abhängigkeitspotenzial (z. B. Morphin) bestimmte Neurotransmitter und Neurorezeptoren in unterschiedlicher Weise beeinflussen können, je nachdem, ob die Droge durch einen Experimentator verabreicht wird oder die Einnahme freiwillig durch das Tier erfolgt (vgl. Rommelspacher 1996).

Jede Substanzeinnahme hinterlässt **Erinnerungsspuren**, welche mit den Sinnesqualitäten der jeweiligen Situation verbunden sind und bereits im Vorfeld des Konsums das Belohnungssystem aktivieren. Im Rauschzustand stellen sich intensive Emotionen ein, die ihrerseits spezifische Lernprozesse bahnen („Suchtgedächtnis", O'Brien 1997). Als relevante Strukturen haben sich die Amygdala, der Hippocampus und das Septum erwiesen (Teuchert-Noodt u. Todzy 1996). Die Lern- und Sensibilisierungsprozesse werden vor allem durch die Neurotransmitter Glutamat und Serotonin vermittelt (Gamberino u. Gold 1999).

Biologische **Adaptationsvorgänge** tragen zur Erklärung der substanzspezifischen Entzugssymptomatik bzw. der Toleranzphänomene bei. Beispielsweise reagiert das Zentralnervensystem auf wiederholte Kokainzufuhr mit einer Erhöhung der Dopaminbindungsstellen, wodurch das Dopamin-Überangebot kompensiert wird (Little et al. 1999). Kom-

plexe Adaptationsvorgänge begründen möglicherweise die Veränderung der subjektiven Rauschwirkung bei chronischem Kokainmissbrauch. Das abstinente Intervall imponiert durch einen relativen Dopaminmangel – ein Umstand, der Entzugssymptome, depressive Verstimmung und Antriebsmangel erklärt (vgl. Benkert u. Hippius 1996).
Unter entwicklungspsychiatrischen Gesichtspunkten ist der Einfluss der toxischen Eigenschaften verschiedener psychotroper Substanzen auf die **vulnerablen Reifungsphasen** des Zentralnervensystems von besonderem Interesse.

Die Reifung des präfrontalen Kortex vollzieht sich über die gesamte Kindheit und Jugend und wird vor dem Hintergrund einer prolongierten Reifung der meso-präfrontalen Dopaminprojektionen erst zwischen dem 16. und 18. Lebensjahr abgeschlossen. Eine kritische Phase für die aktivitätsabhängige Anpassung des präfrontalen Kortex stellt die mittlere Jugend dar, in der die Reifungsprozesse sowohl durch traumatisierende Ereignisse als auch durch drogentoxische Einflüsse irritierbar sind (Teuchert-Noodt u. Dawirs 1999).

In diesem Kontext konnten Ehrenreich et al. (1999) eine spezifische Hirnschädigung durch Cannabis-Konsum vor dem 16. Lebensjahr plausibel machen.

Psychosoziale Modelle

Die **entwicklungspsychologische** Forschung ist in der jüngeren Vergangenheit vor allem der Frage nachgegangen, ob sich vor dem Hintergrund bestimmter moderierender Variablen der Gebrauch vom Missbrauch psychotroper Substanzen trennen lässt. Das entwicklungspsychologische Modell postuliert zwei getrennt verlaufende Entwicklungspfade (Silbereisen 1995; 1999): Während der Substanzgebrauch vor allem durch soziale Erfahrungen in der Jugendzeit beeinflusst wird, spielen beim fortgesetzten Missbrauch psychische und psychopathologische Merkmale eine dominierende Rolle. Problematische Formen des Alkohol- und Drogengebrauchs werden mit der Übernahme von Erwachsenenrollen (Familiengründung, Berufsausübung etc.) in jenen Fällen beendet, wenn keine psychischen und sozialen Beeinträchtigungen aus der Kindheit die Akzeleration behindern und soziale Netzwerke als Protektionsfaktoren wirken. Demgegenüber droht anhaltende Belastung durch Alkohol- und Drogengebrauch für jene Jugendliche, bei denen lebensgeschichtlich frühe Risikofaktoren mit problematischen Formen des Substanzkonsums im Jugendalter zusammentreffen. Häufig ist in diesen Fällen der Alkohol- und Drogengebrauch mit anderem Problemverhalten assoziiert. Die Konsequenzen für die psychosoziale Entwicklung dieser Jugendlichen sind durch beschleunigte Übergänge zu Erwachsenenrollen charakterisiert, und zwar mit der Folge, dass die Optionen des „jugendtypischen Moratoriums“ (Silbereisen 1995) für die Ausbildung einer eigenen Identität nicht ausgeschöpft werden. Neben dem Scheitern von jugendtypischen Entwicklungsaufgaben werden soziale Fertigkeiten, Bewältigungsmechanismen und Entscheidungsstrategien als Voraussetzungen für eine positive Entwicklung nicht oder unzureichend erworben.
Moffitt (1993) geht davon aus, dass etwa 10 % der Population lebensgeschichtlich lang anhaltende Anpassungsstörungen mit Alkohol- und Drogenmissbrauch aufweisen („life-course-persistent“). Bei diesen Jugendlichen ist eskalierendes Problemverhalten bis in die Kindheit zurückzuverfolgen und durch Aggressivität, Aufmerksamkeitsstörungen, Impulsivität und Frustrationsintoleranz gekennzeichnet. Bei der Mehrheit der Jugendlichen, die mit Alkohol- und Drogenproblemen belastet sind, bestehen derartige Hintergründe nicht („adolescence-limited“). Hier sind vielmehr strukturelle Aspekte der Jugendphase für den problematischen Substanzkonsum verantwortlich, beispielsweise frühe sexuelle Entwicklung bei zeitgleich verlängerten Ausbildungszeiten oder soziale Statusprobleme.
Ein anderer Erklärungsansatz für den Substanzmissbrauch baut auf die entwicklungspsychologische Theorie Bowlbys (1969; 1973; 1980) auf. Die Befunde aus den wenigen vorliegenden Untersuchungen zum Bindungsverhalten Suchtkranker sind nicht einheitlich. Fonagy et al. (1996) fanden bei Drogenabhängigen ganz überwiegend anklammernde und weit weniger häufig abweisende und sichere Bindungsstile. In einer Studie von Allen et al. (1996) dominieren hingegen abweisende Bindungsstile bei den untersuchten Konsumenten harter illegaler Drogen. Schindler (2001) fand bei adoleszenten Drogenabhängigen überwiegend ängstlich-vermeidende und anklammernde Bindungsstile. Aus der Sicht der Bindungstheorie wird angenommen, dass eine unsichere Bindungshaltung allgemein mit Problemen der Regulation der eigenen Affekte, höherer psychischer Instabilität und einer höheren Neigung zu Drogenmissbrauch einhergeht. Dabei können je nach Art der unsicheren Bindungshaltung unterschiedliche Probleme der Affektregulation dazu führen, dass die gleiche Droge aus konträren Motiven genutzt wird (Cooper et al. 1995; Magai 1999). Die aufgeführten, scheinbar inkonsistenten Forschungsergebnisse sind insofern schlüssig, als dass Menschen mit Drogenmissbrauch überproportional häufig unsichere Bindungsstile haben.
Aus **sozialpsychologischer** Sicht unterliegt der Konsum psychoaktiver Substanzen nicht allein einer Lebenslaufdynamik, sondern auch den gesellschaftlichen Einflüssen über kürzere oder längere historische Epochen. Der Alkoholkonsum nahm in allen industrialisierten Ländern seit den 50er Jahren beständig zu. Sulkunen (1983) begründet diesen Trend mit

einem grundlegenden Wandel der Lebensumstände (Trennung von Arbeit und Freizeit, Stress am Arbeitsplatz, Auflösung von Nachbarschaftsverhältnissen) und den daraus erwachsenden Anforderungen an die soziale Kompetenz des Einzelnen. Durch Alkohol ließen sich die soziale Interaktion und Integration sowie Alltagsanforderungen erleichtern. Nach einer Analyse einer großen Anzahl von Studien durch Silbereisen et al. (1996) sind für Zunahmen von Alkohol- und Drogengebrauch nachlassende soziale Kontrolle, veränderte Familienstrukturen und die allgemeine Freizeitausweitung von entscheidender Bedeutung. Demgegenüber können Abnahmen (etwa des Drogengebrauchs Anfang der 80er Jahre) durch politische Maßnahmen (Jugendschutzbestimmungen, Betäubungsmittelgesetz, Sanktionierung, Verfügbarkeit etc.), eigene Erfahrungen mit negativen Effekten des Konsums, geschärfte Wahrnehmung der Risiken sowie steigende Ablehnung unter Gleichaltrigen erklärt werden.

Risikofaktoren-Konzepte dienen der Aufdeckung korrelativer Zusammenhänge zwischen bestimmten Risikofaktoren und dem Auftreten von Substanzmissbrauch. Mit diesen Konzepten wird der Tatsache Rechnung getragen, dass eine monokausale, unidirektionale Erklärung für das Zustandekommen des Substanzmissbrauchs nicht existiert. Es müssen vielmehr verschiedene Risiko- und Protektivfaktoren in einem bio-psycho-sozialen Modell berücksichtigt werden. Die biologischen Risikofaktoren wurden bereits weiter oben besprochen. Der Bedeutung von psychischen Risikofaktoren des Substanzmissbrauchs gingen seit Anfang der 80er Jahre zahlreiche Studien nach. Allenfalls für die schweren Formen des Substanzmissbrauchs im Erwachsenenalter ließen sich Zusammenhänge mit einer abnormen Anpassung (psychopathologische Variablen) und mit Selbstwertstörungen belegen (Dielman et al. 1984; Braucht et al. 1973; Patton 1995). Es ließ sich jedoch nicht eindeutig bekräftigen, dass der Substanzmissbrauch allein durch charakteristische Persönlichkeitseigenschaften („traits“) determiniert wird. Die Ergebnisse zu dieser Fragestellung sind inkonsistent: Am häufigsten, aber nicht als notwendige Bedingung, findet man bei Probanden mit einem Substanzmissbrauch folgende Eigenschaften:

- hohe Ausprägungen von Ängstlichkeit
- Depressivität
- Pessimismus
- Aggressivität
- Impulsivität

Diese Akzentuierungen können dem Substanzmissbrauch vorausgehen oder ihn begleiten (Jessor u. Jessor 1977; Battjes u. Jones 1985; Patton 1995; Lieb et al. 2000). Aktuelle Langzeitstudien belegen, dass Adoleszente mit einem signifikanten Substanzmissbrauch bereits im Kindergartenalter hohe Ausprägungsgrade in den Bereichen des „Sensation Seeking“ (hohe Stimulussuche, vgl. Potts et al. 1995 sowie Donohew et al. 1999) und der aggressiv-expansiven Verhaltensmerkmale (Impulsivität, Frustrationsintoleranz, unüberlegtes Handeln, Defizite in sozial-adaptiven Funktionen) aufweisen (Colder u. Chassin 1997; Dobkin et al. 1997; Hawkins et al. 1992; Masse u. Tremblay 1997). Insgesamt muss man jedoch kritisch resümieren, dass der emotionale Einflussbereich des Substanzmissbrauchs noch sehr ungenügend erforscht ist.

Suchtprotektive Faktoren schwächen das Risiko eines Substanzmissbrauchs durch eine Veränderung des Risikos selbst ab oder reduzieren negative Folgewirkungen. Indirekt dienen sie dem Aufbau und der Aufrechterhaltung von persönlicher Selbstachtung und Selbstzufriedenheit. Sie werden auch durch die Schaffung von günstigen Rahmenbedingungen, beispielsweise in Schule und Erziehung, wirksam. Nach wie vor mangelt es an Untersuchungen, die sich mit den Schutzfaktoren für den Substanzmissbrauch im Kindes- und Jugendalter beschäftigen. Die wenigen vorliegenden Studien resümiert Silbereisen (1995) dahingehend, dass Jugendliche, die keine dauerhaften Formen des Substanzmissbrauchs aufweisen, aus Familien stammen, die Geborgenheit und Zuwendung in Verbindung mit klaren Erwartungen vermitteln und dadurch die Entwicklung kognitiver und sozialer Kompetenzen fördern (s. dazu auch Metzke u. Steinhausen 1999a; 1999b; Reinherz et al. 2000).

Familiäre Faktoren

Die Zusammenhänge zwischen **familiären Risikofaktoren** und Substanzmissbrauch sind vergleichsweise gut belegt: Wenn die Eltern oder Geschwister antisoziales Verhalten oder geringe Konventionalität aufweisen oder wenn sie kaum Einflussnahme ausüben und wenig Unterstützung geben, dann unterliegen Jugendliche einem erhöhten Risiko für den Substanzmissbrauch (Übersichten bei Baumrind 1991; Küfner 1999). Der Erziehungsstil weist ebenfalls eine enge Beziehung zum Substanzmissbrauch auf. Inkonsequenz im Verhalten der Eltern, Gleichgültigkeit und Verständnislosigkeit für die emotionalen und materiellen Belange der Kinder, aber auch überprotektive Erziehungsstile korrelieren mit den problematischen Formen des Substanzgebrauchs der Kinder (Schweitzer u. Lawton 1989; Patton 1995; Bernadi et al. 1989; Anasagasti u. Denia 1988; Jiloha et al. 1988; Climent et al. 1990; Cervantes et al. 1988, Thomasius 1996). Als weitere familiäre Risikofaktoren sind zu nennen (vgl. Lachner u. Wittchen 1995):

- Alkohol- und Drogenmissbrauch der Eltern und Geschwister
- Trennung oder Scheidung der Eltern
- früher Verlust eines Elternteils

Sexuelle Missbraucherfahrungen in der Kindheit sind zumindest beim weiblichen Geschlecht ein Risikofaktor für den Substanzmissbrauch (Davis u. Wood 1999; Vogeltanz et al. 1997). Zeugenschaft von Gewalt und Posttraumatische Belastungsstörungen stellen weitere Risikofaktoren dar (Kilpatrick et al. 2000).

Multifaktorielles Ätiologiemodell

Die einschlägige Fachliteratur zu den Erklärungsmodellen über die Entstehung von Substanzstörungen weist eine fast unübersehbare Vielfalt an unterschiedlichen Genese-Modellen auf. Die Modelle richten sich stark an dem jeweils zugrunde liegenden Forschungsansatz (biologisch, psychobiologisch, psychologisch, sozialpsychologisch, sozialwissenschaftlich), den untersuchten Substanzen und Konsumkontexten und der rekrutierten Teilpopulation aus. Ein allgemein gültiges Ätiologiemodell der Substanzstörungen steht bis heute aus. Allenfalls liegen bruchstückhafte Teile einer umfassenden Theorie von der Entstehung der Suchtstörungen vor. Daher versucht man, unter dem Begriff eines multifaktoriellen Bedingungsgefüges verschiedene Befunde zu einer vorläufigen Hypothese über die Ätiologie der Substanzstörungen zu integrieren. Im Hinblick auf eine Anwendbarkeit auf das Jugendalter sind die Modelle in jeweils unterschiedlichem Maße brauchbar.
In der aktuellen biologischen Suchtforschung werden vorwiegend die im Folgenden genannten Ansätze verfolgt (vgl. Rommelspacher 1998):

- Tiermodelle zu positiven und negativen Verstärkermechanismen
- Modelle zum Alkohol- und Drogenverlangen (Craving)
- Modelle zum meso-limbischen Belohnungssystem
- Modelle zur Aufrechterhaltung der Abhängigkeit (Sensitivierung, Entzugssyndrom, Rolle des endorphinergen Systems und weiterer Rezeptoren und Schaltkreise)

Die verschiedenen psychologischen Modelle wurden ebenfalls bereits dargestellt: entwicklungspsychologische, persönlichkeitspsychologische, tiefenpsychologische und familienpsychologische. Die Bedeutung einiger sozialpsychologischer Modelle (vgl. Fuchs 1998) wurde durch die Ergebnisse aus Längsschnittuntersuchungen teilweise empirisch bestätigt: Sie fokussieren mit jeweils unterschiedlicher Gewichtung den Stellenwert von Problemverhalten, Selbstbeeinträchtigung, Drogensubkulturen, Entwicklungsstadien und psychosozialen Gleichgewichten. Die sozialwissenschaftlichen Ansätze (vgl. Degwitz 1998) verfolgen die Einflüsse von Entwicklungsaufgaben, Handlungskompetenzen, Identität, Rollen, Peers, Werten, Verhaltensnormen und abweichendem Verhalten auf einen Substanzkonsum und -missbrauch. Des Weiteren spielen Problemdispositionen, soziale Indikatoren (Alter, Schicht, Milieu), Lebensereignisse, Statuspassagen, epochale gesellschaftliche Entwicklungen und ökonomische Einflüsse (Verfügbarkeit, Griffnähe) bei der Entwicklung eines Substanzmissbrauchs wichtige Rollen.
Das Modell von Edwards et al. (1981) verbindet verschiedene Dimensionen unter Einbeziehung des Entwicklungsaspektes und ist deshalb zur Modell-Bildung der Suchtstörungen für das Jugend- und junge Erwachsenenalter besonders geeignet. Hinsichtlich der Manifestation von Substanzstörungen wird zwischen personalen/familiären und sozialen Vulnerabilitätsfaktoren einerseits und modifizierenden proximalen Risikofaktoren andererseits unterschieden. Die **personale/familiäre Vulnerabilität** wird durch folgende Faktoren vermittelt:

- Alter
- Geschlecht
- Persönlichkeit
- Temperament
- genetische Vulnerabilität
- familiäre Faktoren
- frühe psychische Störungen

Die **soziale Vulnerabilität** wird übertragen durch:

- Gesellschaft
- Familie
- soziales Netz
- Einstellungen
- Werte
- Normen
- Bildungsvariablen

Zu den eher **proximal ansetzenden modifizierenden Variablen** werden folgende Faktoren gezählt:

- substanzspezifische Wirksamkeitserwartungen
- Aktualbelastungen
- Life skills
- Verfügbarkeit von Substanzen
- Substanzkonsum unter Peers

Ein Substanzmissbrauch entwickelt sich, wenn eine Vulnerabilität für Substanzstörungen vorhanden ist und proximale Risikfaktoren zu einer Manifestation beitragen. Der Abhängigkeit kann ein schädlicher Gebrauch bestimmter psychotroper Substanzen vorausgehen, dies ist aber keine notwendige Bedingung. Das Modell von Edwards et al. ist auch die theoretische Grundlage für die deutsche prospektive Verlaufsstudie „Early Developmental Stages of Substance Problems“ (Übersicht bei Wittchen u. Nelson 1998), in der Jugendliche und junge Erwachsene im Alter zwischen 14 und 24 Jahren in drei Untersuchungswellen zu Konsum, Missbrauch und Abhängigkeit psychotroper Substanzen unter-

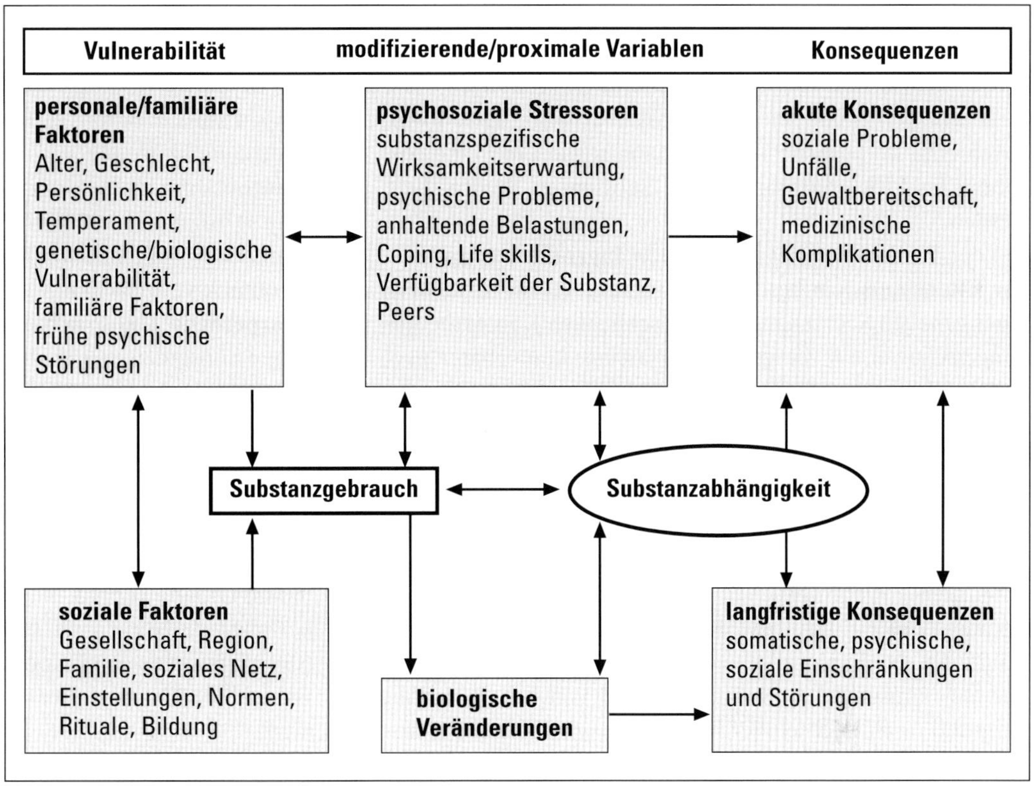

Abb. 5-50: Modell zur Entstehung von Substanzstörungen (mod. nach Lieb et al. 2000)

sucht wurden (s. Abb. 5-50). In frühen Stadien des Cannabis-Konsums haben sich in dieser Studie folgende Einflussfaktoren als signifikant erwiesen (s. auch Höfler et al. 1999; Lieb et al. 2000):

- familiäre Belastung mit einer Substanzstörung
- niedriges Selbstwertgefühl
- leichte Verfügbarkeit von Drogen
- mangelnde Überzeugung, zukünftig keine Drogen zu nehmen
- Drogenkonsum im persönlichen Umfeld
- Nikotinabhängigkeit
- Alkoholstörung

Für eine Alkoholstörung bei Kindern hat sich familiärer Alkoholismus als besonders bedeutsam erwiesen (Lieb et al. 1999), und vom Nikotin-Konsum sind in erster Linie Kinder rauchender Mütter betroffen (Sonntag et al. 1998). Daneben spielen frühe psychopathologische Auffälligkeiten, insbesondere Angststörungen eine wichtige Rolle (Holly, im Druck).

5.15.6 Diagnose und Differenzialdiagnostik

Für die Diagnostik von Jugendlichen mit Suchtstörungen liegen einschlägige Empfehlungen seitens der amerikanischen Fachgesellschaften für Kinder- und Jugendpsychiatrie und Pädiatrie vor (AACAP 1997; American Academy of Pediatrics 2000). In den Leitlinien der Deutschen Gesellschaft für Kinder- und Jugendpsychiatrie werden die Suchtstörungen ebenfalls in einem eigenen Kapitel berücksichtigt (DGKJPP et al. 2007). An diesen Empfehlungen orientieren sich die folgenden Ausführungen.

Suchtstörungen im Kindes- und Jugendalter müssen vor dem Hintergrund einer **multiaxialen Diagnostik** erfasst und eingeordnet werden. Wie bereits ausgeführt wurde, sind die diagnostischen Kriterien der Klassifikationsschlüssel zu diesem Zweck nur begrenzt brauchbar. Für eine sichere Einordnung der Störungen durch psychotrope Substanzen ist neben der Erfassung der Leitsymptome eine genaue Diagnostik der spezifischen Entwicklungsstörungen notwendig sowie Diagnosen des Intelligenzniveaus, der somatischen Erkrankungen, der psychosozialen Umstände und des Funktionsniveaus im schulischen, familiären und sozialen Umfeld. Ergänzend ist eine Beurteilung der konfliktfreien Lebensbereiche, inklusive vorhandener Kompetenzen, vorzunehmen (drogenabstinente Freunde, tragfähige Beziehungen, Leidensdruck, Einsicht, Veränderungsbereitschaft etc.). Grundsätzlich sollte die jugendpsychiatrische Diagnostik durch eine körperliche Untersuchung sowie eine Untersuchung des Urins auf harnfremde Substanzen komplettiert werden.

Bei der **Exploration des betroffenen Jugendlichen und seiner Eltern** muss ein besonderes Gewicht auf die Erfassung einer genauen Suchtanamnese (einschließlich Kontextbedingungen) sowie auf die gezielte Erfassung komorbider psychischer und körperlicher Beschwerden und Erkrankungen gelegt werden (Entzugssymtome, Intoxikationszeichen, toxikologische Auswirkungen der Substanzen auf innere Organe, Haut, Zentralnervensystem und peripheres Nervensystem).

Die Erhebung der **Suchtanamnese** kann durch Leugnungstendenzen sowohl vonseiten des betroffenen Jugendlichen als auch seiner Eltern bzw. durch ungünstige situative Umstände bei der Exploration erheblich erschwert werden. Die ehemals konsumierten Substanzen sind von den Patienten aufgrund rasch wechselnder Herstellungs- und Vertriebsmodalitäten (Inhaltsstoffe von Tabletten, Lösungen, pulverisierte Zubereitungen, botanische Substanzen) nicht immer exakt benennbar. Zudem werden Quantifizierungen des Konsums durch Erinnerungslücken und -verzerrung (Rauschzustände, Abwehrhaltungen etc.) erschwert. Die Vielfalt der Namen psychotrop wirksamer Substanzen (Szene-Jargons), aber auch deren unterschiedliche chemische Bezeichnungen, Wirkungen, Neben- und Folgewirkungen setzen beim Therapeuten besondere Kenntnisse über die physiologischen und toxikologischen Eigenschaften der Rauschmittel voraus. Im Fall eines fortgesetzten Konsums illegaler Drogen müssen zusätzlich auch die juristischen, sozialen und finanziellen Folgen erfragt werden (Strafverfahren, Bewährungsauflagen, Schulschwierigkeiten, Schuldenregulierung, Wohnungsprobleme, Maßnahmen der Jugendhilfe etc.). Bei der differenzialdiagnostischen Einordnung der Suchtanamnese ist ein besonderes Augenmerk auf die Abgrenzung der Entwicklungsstörungen bzw. primären kinder- und jugendpsychiatrischen Störungen von den psychischen und sozialen Auswirkungen des Substanzmissbrauchs zu legen (Verfälschungen ergeben sich durch inkomplette Anamnesedaten, falsche Attribuierungen, Fehlinterpretationen etc.). Hilfreich sind mitunter fremdanamnestische Quellen (Zeugnisse, Befundberichte) und der Einsatz von Screening-Verfahren („Youth Self Report", „Child Behaviour Checklist" u. a.).

Der **psychopathologische Befund** muss im Behandlungsverlauf wiederholt erhoben werden – vor allem im Fall einer akuten Substanzeinwirkung. Nicht selten kann erst nach einem mehrwöchigen Intervall eine genaue differenzialdiagnostische Zuordnung der psychopathologischen Phänome erfolgen (beispielsweise bei der Unterscheidung zwischen Intoxikation, drogeninduzierter psychotischer Störung, delirantem Syndrom und schizophrener Psychose). Affektive Störungen müssen bereits initial berücksichtigt (Suizidalität) und fortlaufend weiter verfolgt werden. Da polyvalenter Substanzmissbrauch bei Jugendlichen üblich ist, kann eine abrupte Abstinenz mehrgipflige Entzugsverläufe mit stark schwankender psychopathologischer (und körperlicher) Symptomatik verursachen.

Die **körperliche Untersuchung** kann einen ersten Hinweis auf einen Substanzmissbrauch geben. Somatische Komplikationen und Langzeitschäden durch einen Substanzmissbrauch sind weitere Gründe für eine sorgfältige Untersuchung. Eine besondere Bedeutung haben:

- Pupillenweite und -reagibilität (Intoxikation)
- Haut (Einstichstellen, Infektionen der Haut, sexuell und parenteral übertragbare Krankheiten etc.)
- innere Organe (Leber, Niere, Herz)
- peripheres Nervensystem und Zentralnervensystem (Gleichgewichts- und Koordinationsstörungen, Hirnnervenausfälle, Bewusstseinsstörungen, kognitive Störungen etc.)

Hier ist zu berücksichtigen, dass die klinischen Befunde bestimmter internistischer oder neurologischer Erkrankungen (z. B. Diabetes mellitus, Enzephalitis) den Symptomen einer akuten Intoxikation sehr ähnlich sein können.

Chemische und virologische Laboruntersuchungen ergänzen die klinischen Befunde (Leber- und Pankreasenzyme im Blut, Nierenwerte, Blutbild, Eiweiß, Gerinnung, Hepatitis, HIV, Tbc etc.). Die Aussagekraft des **Drogennachweises im Urin** wird durch eine begrenzte Nachweiszeit und eine hohe Störanfälligkeit der Methode limitiert (empfehlenswert ist deshalb eine unverzügliche Urinabgabe unter Aufsicht). Der Nachweis von Alkohol gelingt über die Atemluft oder im Blut.

> Da Jugendliche vielfach mit pflanzlichen Drogen experimentieren, die mit üblichen Nachweismethoden nicht erfasst werden, ist u. U. eine enge Kooperation mit dem Labor für den (technisch und finanziell aufwändigen) Nachweis dieser Substanzen erforderlich. Bei der Interpretation der Befunde müssen Nachweisgrenzen, Halbwertszeiten der verschiedenen Substanzen und methodische Eigenarten der unterschiedlichen Tests berücksichtigt werden (Kreuztoleranzen).

Die Haar-Analyse hat in der klinischen Praxis keine Relevanz. Das aufwändige Verfahren wird vor allem für forensische und wissenschaftliche Fragestellungen eingesetzt. Grundsätzlich sollte ein **EEG** abgeleitet werden (Beeinflussung der Krampfschwelle durch psychotrope Substanzen,

Entzug, medikamentöse Behandlung). Im Einzelfall können (beispielsweise zum Nachweis entzündlicher oder toxischer Veränderungen) weitere Zusatzuntersuchungen erforderlich werden (CCT, NMR, Liquorpunktion etc.).

Testpsychologisch hat bei den Suchtstörungen die Beurteilung der kognitiven Leistungsfähigkeit eine besondere Bedeutung. **Suchtspezifische Selbst- und Fremdbeurteilungsinstrumente** wurden vor allem für Erwachsene entwickelt, im angloamerikanischen Sprachraum liegen spezielle Versionen für Jugendliche vor (Weinberg et al. 1998), u.a. der „Adolescent Addiction Severity Index" (AASI).

Differenzialdiagnostisch sind im Kindes- und Jugendalter von den psychischen Störungen und Verhaltensstörungen durch psychotrope Substanzen folgende im ICD-10 aufgeführte Syndrome abzugrenzen:

- organische psychische Störungen (F 0)
- endogene Psychosen (F 20 bis F 29)
- Affektstörungen, vor allem depressive Störungen (F 31 bis F 33, F 38)
- Angststörungen (F 40 bis F 43)
- dissoziative Störungen (F 44)
- Persönlichkeitsstörungen, insbesondere Borderline-Persönlichkeitsstörungen (F 60.3, F 63)
- intellektuelle Behinderung (F 7)
- spezifische Entwicklungsstörungen (F 80 bis F 84)
- Störungen des Sozialverhaltens (F 90 bis F 92)

5.15.7 Behandlung und Prävention

Die Behandlung des Substanzmissbrauchs im Adoleszentenalter erfordert ein hohes Maß an **störungs- und altersspezifischer Orientierung**. Sie muss die besonderen psychosozialen und suchtmedizinischen Umstände und Auswirkungen des Missbrauchs verschiedener psychoaktiver Substanzen ebenso berücksichtigen wie die entwicklungspsychologischen und -psychopathologischen Besonderheiten des Kindes- und Jugendalters. Dem Umstand, dass einschlägige Behandlungskonzepte für süchtige Erwachsene nicht ohne weiteres auf betroffene Kinder und Jugendliche übertragen werden können, liegt eine ganze Reihe alterskorrelierter Eigenarten zugrunde:

- Im Jugendalter wird der Behandlungswunsch sehr viel häufiger durch die Angehörigen vorgetragen als durch die Betroffenen selbst.
- Zu Behandlungsbeginn weisen Adoleszente mit einem Substanzmissbrauch häufig familiäre Konflikte auf, und selbst noch im Behandlungsprozess sind ihre Bedürfnisse nach elterlicher Unterstützung ungebrochen hoch.
- Außerdem sind die Anforderungen nach pädagogischer Förderung sowie nach schulischen und beruflichen Qualifikationsmöglichkeiten in dieser Altersgruppe ungleich größer als bei den erwachsenen Patienten (Brömer 1991; Junge 1991).

Behandlungsebenen und -spektrum

Bei der Behandlung der Störungen durch Substanzmissbrauch müssen **drei unterschiedliche Ebenen** berücksichtigt werden (Bühringer u. Ferstl 1998):

- **Behandlung der körperlichen Auswirkungen des Substanzmissbrauchs:** körperliche Abhängigkeit von mindestens einer psychoaktiven Leitsubstanz (Entzugssymptomatik); zusätzlicher Missbrauch anderer Substanzen; körperliche Begleit- und Folgeerkrankungen des Substanzmissbrauchs (Infektionskrankheiten, Haut- und Geschlechtskrankheiten, Magen- und Darmerkrankungen, Zahnerkrankungen, Polyneuropathien; kognitive Störungen etc.)
- **Behandlung der psychischen Funktionsstörungen:** Wahrnehmungsstörungen (Entzugserscheinungen, Verlangen nach psychoaktiven Substanzen); Problemlösungsstörungen (zwanghaft eingeengtes Denken über Beschaffung und Einnahme psychoaktiver Substanzen); Ausdrucksstörungen (szenebezogenes Sprachrepertoire, defizitäre emotionale Ausdruckfähigkeit); emotionale Störungen (impulsives Verhalten, rasch wechselnde Stimmungslagen); Motivationsstörungen (geringe Begeisterungsfähigkeit und Frustrationstoleranz, anhedonistische Haltungen); Störungen der Psychomotorik (entsprechend des Substanzmissbrauchs agitiert oder verlangsamt)
- **Behandlung der Entwicklungsstörungen:** entwicklungspsychopathologische Syndrome und Defizite; fehlende Schul- und Berufsausbildung; substanzmissbrauchende Bezugsgruppe; fehlende Lebensperspektiven

Die meisten Behandlungseinrichtungen für Kinder und Jugendliche mit einem Substanzmissbrauch setzen neben den medizinischen Interventionen und pädagogischen Fördermaßnahmen ein weites Spektrum an **psycho- und sozialtherapeutischen Verfahren** ein. Üblicherweise werden im psycho- und sozialtherapeutischen Bereich eklektische Ansätze vertreten. In den stationären Einrichtungen findet man folgende Therapie-Elemente:

- Einzel- und Gruppentherapie
- Entspannungsverfahren
- Selbstsicherheitstraining
- soziales Training
- Rückfallmanagement
- Arbeits- und Beschäftigungstherapie
- Unterrichtsprogramme (Schule, Berufsorientierung, Suchtkunde)

Tab. 5-125: Kriterien für die Wahl des geeigneten Behandlungsrahmens (nach American Academy of Pediatrics 2000)

Behandlungs-Setting / Kriterium	Level 0,5 Frühintervention	Level I ambulante Behandlung	Level II intensive ambulante Behandlung	Level III medizinisch überwachte stationäre Behandlung	Level IV medizinisch überwachte stationäre Intensivbehandlung
körperliche Entzugssymptome	kein Entzugsrisiko	kein Entzugsrisiko	kein Risiko für manifeste Entzugssymptome	Risiko für ein Entzugssyndrom	Risiko für ein schweres Entzugssyndrom
medizinische Komplikationen	keine Komplikation	keine Komplikation	keine oder geringgradige Komplikation (ohne Beeinträchtigung der Suchtbehandlung)	medizinisches Monitoring erforderlich (jedoch keine intensive Behandlung)	permanente medizinische und pflegerische Überwachung erforderlich
emotionale Störungen und Verhaltensstörungen	keine Störung (oder sehr stabil)	keine Störung (oder ambulant zu bewältigen)	Störung milden Schweregrads vorhanden	Störung erfordert ein stationäres strukturiertes Setting	Schwere Störung erfordert eine permanente psychiatrische und Suchtbehandlung.
Behandlungseinsicht	Pat. möchte verstehen, wie der Drogenkonsum persönliche Ziele beeinflusst	Pat. ist kooperativ, benötigt Motivationsförderung und Überwachung	Widerstand ist im ambulanten Setting zu bearbeiten/ zu bewältigen.	hoher Widerstand trotz negativer Konsequenzen; notwendig ist eine permanente und intensive stationäre Motivationsförderung	Kriterium spielt für Level 4 keine Rolle.
Rückfallpotenzial	Pat. benötigt Verständnis oder Anreiz, um Gebrauchsmuster zu ändern.	Pat. kann das Abstinenzziel mit minimaler Unterstützung erreichen.	Pat. weist Abhängigkeitssymptome und ein mittelgradiges Rückfallrisiko auf.	Pat. ist unfähig, den Konsum zu kontrollieren (trotz vorausgegangener Teilnahme an einem ambulanten Setting); Dauerüberwachung ist erforderlich.	Kriterium spielt für Level 4 keine Rolle.
Umgebungsfaktoren	Konflikte bestehen im sozialen Umfeld infolge Alkohol- oder Drogengebrauchs.	unterstützende Umgebung	Umgebung nicht unterstützend; Patient verfügt aber über bestimmte psychosoziale Ressourcen.	Umgebung erfordert eine räumliche Distanz, oder es bestehen logistische Hindernisse für eine ambulante Behandlung.	Kriterium spielt für Level 4 keine Rolle.

- soziale Hilfen
- freizeitpädagogische Aktivitäten

Wochenendbeurlaubungen, Angehörigengruppen und Familiengespräche sollen im fortgeschrittenen Behandlungsverlauf dabei helfen, die Kontakte mit der Außenwelt zu aktivieren. In Deutschland werden die Prinzipien der therapeutischen Wohngemeinschaft (gemeinsame Gestaltung des Tagesablaufs, Verantwortungsübernahme für bestimmte Organisationsabläufe) häufig mit typischen Strukturmerkmalen klinischer Einrichtungen (Weisungsbefugnis der Mitarbeiter gegenüber den Patienten, Verantwortung für Konzeption und Einhaltung von Haus- und Stationsregeln) kombiniert. Die Behandlungsprogramme orientieren sich im Idealfall an den individuellen Bedürfnissen und Erfordernissen des einzelnen Patienten. Hinsichtlich der Behandlungsdauer haben sich zwei Varianten durchgesetzt: Kurzzeittherapien mit einer Behandlungsdauer von 3–6 Monaten und Langzeittherapien mit 12- bis 18-monatiger Behandlungsdauer. Bei jüngeren Patienten mit erheblichen Entwicklungsdefiziten ist eine Langzeitbehandlung üblich (vgl. DGKJP 2000). Die Wahl des geeigneten Behandlungs-Settings ist u.a. von folgenden Voraussetzungen seitens des Patienten abhängig (s. auch Tab. 5-125):

- Vorhandensein medizinischer Komplikationen und Folgen des Substanzkonsums
- Art und Ausprägung von psychischen Funktionsstörungen und Entwicklungsstörungen
- Vorhandensein einer Behandlungsmotivation
- Rückfallpotenzial
- diverse Umgebungsfaktoren

Entgiftungsbehandlung

Die Entgiftungsbehandlung nimmt in dem gegliederten Versorgungssystem häufig eine Schlüsselfunktion ein. Doch mangels struktureller Voraussetzungen führt nur ein Bruchteil der spezialisierten stationären Behandlungseinrichtungen für Kinder und Jugendliche die Entgiftung ihrer Patienten selbst durch. Deshalb werden in Deutschland betroffene Kinder und Jugendliche meistens auf Spezialstationen für Erwachsene entgiftet, bevor sie von der Therapie-Einrichtung übernommen werden. In Deutschland hat sich in den wenigen Entgiftungseinrichtungen für Kinder und Jugendliche – wie bei den Erwachsenen – die so genannte „qualifizierte Entgiftungsbehandlung" (vgl. Schwoon 2000) durchgesetzt. Sie verfolgt folgende Ziele:

- medizinische Diagnostik
- Behandlung von Entzugssyndromen
- Behandlung der Begleiterkrankungen und medizinischen Notfälle
- psychologisch-psychiatrische und psychosoziale Diagnostik
- Förderung von Einsicht in die Problematik des Substanzkonsums
- Motivierung zur Inanspruchnahme einer Abstinenztherapie
- Hilfestellung bei der Vermittlung in eine Abstinenztherapie
- Förderung und Festigung von kurz-, mittel- und längerfristigen Lebensperspektiven

Die Entzugsbehandlung von Kindern und Jugendlichen macht eine intensive ärztliche, psychologische und pflegerische Betreuung erforderlich. Insbesondere zu Beginn der Entgiftung ist eine enge, die Ich-Funktionen stützende therapeutische Beziehung notwendig, weil der Entzug des Suchtmittels normalerweise zu einer tiefen affektiven Regression beiträgt, welche sich auf die Entzugsmotivation in negativer Hinsicht auswirken und zum vorzeitigen Behandlungsabbruch führen kann. Die Dauer der Entgiftungsbehandlung ist von der Schwere des Entzugssyndroms, dem Ausmaß behandlungsbedürftiger Begleiterkrankungen und der Motivationslage für weiterführende Behandlungsansätze abhängig. In der Mehrzahl der Fälle ist ein regulärer Behandlungsabschluss innerhalb eines Zeitrahmens von 10–21 Behandlungstagen zu realisieren. In Einzelfällen sollte aber auch eine länger dauernde Behandlung möglich sein.

Somatische Behandlung

In medizinischer Hinsicht treten im Verlauf der Entgiftungsbehandlung in erster Linie Schwierigkeiten im Zahn-Mund-Kiefer-Bereich sowie dermatologische, internistische und gynäkologische Probleme auf. Über das Ausmaß ihrer Behandlungsbedürftigkeit existieren sehr unterschiedliche Aussagen. Daunderer et al. (1979) sahen in einer Behandlungsgruppe von 450 jugendlichen Opiatabhängigen „keinen jugendlichen Drogenpatienten, der nicht irgendeine therapiebedürftige Begleiterkrankung hatte" (ebd., S. 8). Schwegler und May (1988) fanden in einem Kollektiv von 125 jugendlichen opiatabhängigen Entgiftungspatienten in nahezu 60 % der Fälle Hinweise auf ein akutes Leberleiden. Bei 21,6 % bestand der dringende Verdacht auf eine chronische Lebererkrankung. Mehrfachinfektionen mit dem Hepatitis-B-Virus (HBV), dem Hepatitis-A-Virus (HAV), dem Zytomegalie-Virus (CMV) oder dem Epstein-Barr-Virus (EBV) wurden bei einem Drittel der Abhängigen diagnostiziert. Der Anteil HIV-infizierter, drogenabhängiger Minderjähriger ist unbekannt. In der Gruppe der erwachsenen Drogenabhängigen wird er je nach Untersuchung mit 10–25 % angegeben. Die Untersuchung einer Zufallsstichprobe aller jugendlichen Drogenentzugspatienten einer Psychiatrischen Universitätsklinik hatte zum Ergebnis, dass sich 14 % aller Patienten bei der Aufnahme in einem schlechten Allgemein- und Ernährungszustand befanden. Annähernd 40 % wiesen mindestens eine behandlungsbedürftige Begleiterkrankung auf. Fachärztliche konsiliarische Untersuchungen und Behandlungen waren bei Hautärzten in 14 %, bei Gynäkologen und Internisten in jeweils 11 % und bei Zahnärzten in 9 % der Fälle erforderlich. Hinweise auf ein akutes oder chronisches Leberleiden ergaben sich bei 34 % der Patienten. Die Diagnose einer akuten Leberinfektion (HAV, HBV, HCV) ließ sich bei 14 % serologisch sichern. Zeichen der spezifischen oder unspezifischen Erregbarkeitssteigerung im EEG wiesen 14 % aller jugendlichen Patienten im Drogenentzug auf (Thomasius 1994). Seltener als bei Erwachsenen traten im Entzug medizinische Notfallsituationen auf (lebensbedrohliche Schocksymptomatik, epileptiforme Krämpfe, Hyperventilationstetanien oder Halluzinationen in Zusammenhang mit exogenen und endogenen Psychosen).

Pharmakologische Behandlung

Die Zielbereiche für den Einsatz von **Psychopharmaka** bei Kindern und Jugendlichen mit einem Substanzmissbrauch betreffen das Auftreten von Entzugssymptomen in der Entgiftungsbehandlung, die zeitlich befristete Substitution mit Ersatzstoffen bei prolongierten Entzugssyndromen, den Einsatz von Substanz-Antagonisten im Rahmen der Rehabilitationsbehandlung und die Behandlung von komorbiden psychiatrischen Störungen (AACAP 1997). Obwohl klinisch signifikante Entzugssyndrome nach Absetzen abhängigkeitserzeugender Substanzen im Jugendalter nicht regelmäßig auftreten (Martin et al. 1995), ist in Einzelfällen der Einsatz von entzugsmildernden Medikamenten sinnvoll. Die Behandlung sollte sich an den Standards im Erwachsenenbereich orientieren; die Dosierungen müssen entsprechend angepasst werden. Bei schweren Entzugssymptomen des Alkoholabhängigkeitssyndroms ist im stationären Setting der Einsatz von Clomethiazol (oral) angezeigt, bei einem Opioidabhängigkeitssyndrom der vorübergehende Einsatz von Methadon und bei einem Barbituratabhängigkeitssyndrom der Einsatz eines entsprechenden Agonisten (Mann et al. 1999). Subjektiv mildernde Effekte auf das Auftreten von Entzugssymptomen werden auch durch eine begleitende Akupunkturbehandlung erzielt (Oudemans 2000). Im Kindes- und Jugendalter gibt es keine Indikation für eine Substitutionsbehandlung (AACAP 1997; DGKJPP et al. 2007). Klinische Studien über den Einsatz von Antagonisten, welche den Substanzeffekt blockieren (Naltrexon bei Opioidabhängigkeit), oder von „Anti-Craving-Substanzen" (Naltrexon bei Alkoholabhängigkeit, Desipramin bei Kokainabhängigkeit) sind bei Kindern und Jugendlichen nicht durchgeführt worden. Eine psychopharmakologische Behandlung der komorbiden psychischen Störungen sollte grundsätzlich erst dann erwogen und in diesem Fall an üblichen kinder- und jugendpsychiatrischen Behandlungsprinzipien ausgerichtet werden, wenn der adoleszente Patient über einen ausreichend langen Zeitraum drogenabstinent gewesen ist (z. B. in einem schützenden stationären Setting) und eine ausführliche diagnostische Abklärung der komorbiden Störung erfolgen konnte. Über den Erfolg der pharmakologischen Behandlung präexistierender psychischer Störungen bzw. drogeninduzierter psychischer Störungen liegen keine empirischen Studien vor. In den Behandlungsleitlinien der AACAP werden für die psychopharmakologische Behandlung folgende Indikationen benannt (AACAP 1997):

- eindeutig präexistierende und im abstinenten Intervall anhaltende psychische Störungen
- signifikante familiäre psychiatrische Belastungen
- vorausgegangene gescheiterter Rehabilitationsbehandlung (Therapieversager)
- vorausgegangene erfolgreiche psychopharmakologische Behandlung der komorbiden psychischen Störung

Grundsätzlich dürfen bei substanzmissbrauchenden Adoleszenten nur Medikamente mit einem geringen suchterzeugenden Eigenpotenzial eingesetzt werden.

Psychotherapeutische Behandlung

Im Gegensatz zur umfangreichen Psychotherapie-Forschung im Erwachsenenbereich sind Untersuchungen zur Effektivität der psychotherapeutischen Behandlung von Adoleszenten mit Substanzstörungen nur sehr selten durchgeführt worden. Aus klinischer Sicht ist der Stellenwert der psychotherapeutischen Methoden jedoch sehr hoch einzuschätzen. In der Praxis orientieren sich die eingesetzten Verfahren überwiegend an Modellen der Kognitiv-behavioralen Therapie, der Verhaltenstherapie und der Psychodynamischen Psychotherapie. Die hauptsächlichen Anwendungsbereiche der **kognitiv-behavioralen** Behandlungstechniken beziehen sich auf maladaptive Kognitionen: Negative Vorstellungen, Gefühle und Verhaltensmuster (inklusive des Substanzmissbrauchs) lassen sich durch eine verbesserte Selbstkontrolle, die Identifikation interner und externer Triggerfaktoren und das Erlernen von Strategien zur positiven Stressbewältigung günstig beeinflussen (Van Hasselt et al. 1992; 1993). Ein wesentliches Rückfallmoment bei den jugendlichen Drogenkonsumenten stellen die angenehmen Vorstellungen über bzw. Erinnerungen an den Substanzkonsum dar. Häufig sind diese Phantasien der erste Schritt in Richtung eines Rückfalls. Um solchen maladaptiven Prozessen vorzubeugen,

lernt der Patient bereits zu Behandlungsbeginn, seine positiven Konnotationen mit unangenehmen Konsequenzen gedanklich zu verbinden (convert sensitization). Eine andere Technik, die den Patienten darin unterstützt, die oftmals quälenden Gedanken an den Substanzkonsum zu überwinden, besteht darin, die erwünschten Folgen der Abstinenz mit den unangenehmen Auswirkungen des Konsums in prägnanten Sätzen zusammenzustellen. Diese Sätze können dann im Bedarfsfall gedanklich abgerufen werden (converant control). **Verhaltenstherapeutische Elemente** werden in den meisten Behandlungseinrichtungen für substanzmissbrauchende und -abhängige Adoleszente eingesetzt. Beispielsweise werden die Rechte und Pflichten des Patienten in den stationären Behandlungsprogrammen üblicherweise im Behandlungsplan schriftlich festgelegt. Der Plan überlässt dem Patienten im Verlauf der Zeit zunehmend mehr attraktive Rechte, wohingegen die erste Behandlungsphase straff organisiert ist und wenig Freiraum vorsieht (contract management). Andere praktische Anwendungen der Verhaltenstherapie beziehen sich auf die Therapiemotivation, die Therapeut-Patient-Beziehung, den Problemlöse- und Entscheidungsfindungsansatz (Reflexion des Substanzkonsums als fehlgeschlagene Problemlösung innerhalb eines komplexen Bedingungsgefüges, Aufbau von Alternativen zur psychotropen Wirkung des Suchtmittels) und auf die Betonung der Selbstregulationsfähigkeiten (Aufbau eines effektiven Verhaltens in Angebots- und Versuchungssituationen, Einübung von Selbstsicherheit und Selbstorganisation, Anleitung zur sinnvollen Freizeitgestaltung) (vgl. Beck et al. 1997; Bühringer 1996; Vollmer u. Krauth 2000). Die Ansätze der **Psychodynamischen Psychotherapie** zielen in erster Linie auf die Verbesserung von psychostrukturellen Defiziten (Erkennen eigener Gefühle, Verbesserung der Affektdifferenzierung und Impulskontrolle), eine Bearbeitung des Abhängigkeits-Autonomie-Konflikts (realistische Wahrnehmung und Abgrenzung von den Bedürfnissen des anderen, Verbesserung der Beziehungsfähigkeit, Ertragen von Autonomie), die Stabilisierung des Selbstwertsystems (realistische Einschätzung eigener Fähigkeiten und Grenzen, Erhöhung der Frustrationstoleranz, Reduzierung von Größenphantasien und Minderwertigkeitsgefühlen) und eine Bearbeitung der Entwicklungsaufgaben der Spätadoleszenz (Abschied, Übergang, Neubeginn, Verantwortungsübernahme) (vgl. Bilitza 1993; Heigl-Evers et al. 1995; Wurmser 1997; Burian 2000).
Familientherapeutische und **systemische** Ansätze gewinnen in der Behandlung und Prävention von Suchtstörungen im Adoleszentenalter zusehends an Bedeutung.

> Kinder und Jugendliche mit einem Substanzmissbrauch unterhalten zu ihren Herkunftsfamilien zu einem hohen Prozentsatz konflikthafte Beziehungen, die bei Nichtbeachtung oder Ausgrenzung aus dem Behandlungsprozess Therapie-Erfolge wesentlich schmälern können. Die Familientherapie zielt neben der Beendigung des Substanzkonsums auf eine Verbesserung der psychischen Befindlichkeiten aller Familienmitglieder.

Besondere Berücksichtigung finden die komplexen Wechselwirkungen zwischen dem Suchtmittelkonsum, den interpersonalen Konflikten auf dem Feld der familiären Beziehungen und der Erziehungsstile (vgl. Rennert 1989; Thomasius 2000b).
Die Datenlage zur **klinischen Signifikanz** der Interventionen bei Kindern und Jugendlichen ist sehr viel schlechter als bei Erwachsenen. Eine vergleichende Bewertung der vorliegenden Untersuchungen wird zusätzlich durch die Verwendung unterschiedlicher Diagnosesysteme, heterogene Patientenpopulationen, abweichende Behandlungsmodalitäten sowie kaum vergleichbare Operationalisierungen des Therapie-Erfolgs erschwert. Deshalb haben Newcomb und Bentler (1989) relevante **Bewertungskriterien** für den Behandlungserfolg von Kindern und Jugendlichen mit einem Substanzmissbrauch vorgeschlagen:
- Schulerfolg
- soziale Integration
- Drogenkonsummuster
- Behandlungsdauer
- reguläre Behandlungsbeendigung

Leider werden diese brauchbaren Kriterien noch viel zu selten in der Praxis angewandt. Evaluationen einschlägiger Programme beschränken sich überwiegend auf die Veränderung der Drogenkonsummuster.
In US-amerikanischen Untersuchungen der 80er Jahre variieren die Abstinenzraten bei Therapiebeendigung zwischen 24 % und 66 % bei stationär behandelten polytoxikomanen Patienten im Alter zwischen 9 und 20 Jahren (Grenier 1985; Langrod et al. 1981). Die Patienten ambulanter Programme weisen geringere Abstinenzraten auf (Friedman et al. 1989; Friedman u. Glickman 1986). Die Überlegenheit stationärer Programme gegenüber den ambulanten Interventionen wurde in einer amerikanischen multizentrischen Vergleichsstudie (TOPS, Hubbard et al. 1985) belegt: Bei den stationär behandelten Patienten im Alter zwischen 12 und 17 Jahren waren zwölf Monate nach Behandlungsende die Diagnosen „schwerer Cannabis-Missbrauch" (79 % aller Patienten zu Therapiebeginn vs. 12 % bei Beendigung der Behandlung), „schwerer Alkoholmissbrauch" (56 % vs. 29 %) und „illegale Aktivitäten" (71 % vs. 36 %) signifikant zurückgegangen. Demgegenüber hatte sich der Anteil der schweren Cannabis-Missbraucher bei den ambulant behandelten Patienten von 48 % zu Therapiebeginn auf 54 % zum Nachbefragungszeitpunkt erhöht. Die ambulante Therapie hatte einen günstigen Einfluss auf schweren Alkoholmiss-

brauch (54 % vs. 41 %) und delinquentes Verhalten (53 % vs. 36 %).

In jüngeren Sekundäranalysen ergeben sich für familienbasierte Therapien mit drogenmissbrauchenden Jugendlichen bei Behandlungsende international Abstinenzquoten von 54–73 %; für 1-Jahres-Katamnesen ergibt sich eine Abstinenzquote von 38 % (nach Williams u. Chang 2000), für Europa ergeben sich 30–50 % (Crome 1999). Einer Studie zum „12-Steps-Minnesota-Programm" (Winters et al. 2000) kommt insofern besondere Bedeutung zu, als deren jugendliche Patienten eindeutig als abhängig nach DSM-III diagnostiziert wurden: Die dortige Abstinenzquote lag bei 19 % nach einem Jahr.

Es liegen nur sehr wenige **differenzielle Vergleichsuntersuchungen** zu bestimmten psycho- und sozialtherapeutischen Behandlungsmethoden für substanzmissbrauchende Adoleszente vor. Vorhandene Studien beziehen sich auf einen Vergleich von ambulanten familientherapeutischen Interventionen bei drogenmissbrauchenden Adoleszenten mit Individualberatung/-therapie, Familien-Psychoedukation und Gruppentherapie (Szapocznik et al. 1983; 1986; Friedman et al. 1989; Lewis et al. 1990; Hengeler et al. 1991; Joanning et al. 1992; Azrin et al. 1994; Liddle et al. 1995). Eine Meta-Analyse zur Effektivität von Drogentherapien belegt, dass die Familientherapie effektiver als eine Individualberatung/-therapie, eine Gruppentherapie oder eine Familien-Psychoedukation ist. Eine Besonderheit der Familientherapie ist, dass die Abbrecherraten geringer sind als bei anderen Ansätzen, also mehr Patienten mit schlechterer Prognose in der Interventionsgruppe verbleiben. Wird das nicht berücksichtigt, so schneidet die Familientherapie im Vergleich weniger gut ab. Bei einer Re-Analyse, in der Abbrecher als negative Resultate gewertet wurden, änderte sich jedoch das Bild zugunsten der Familientherapie (Stanton u. Shadish 1997). In einer deutschen Studie vergleicht Thomasius (2004) die Familientherapie mit der Einzeltherapie. Aufgrund von 62 durchgeführten familientherapeutischen Behandlungen erfolgte eine Beurteilung des Therapie-Erfolgs sowie eine Darstellung der Therapieprozesse. Insgesamt profitieren Familien mit unterschiedlichen Beziehungsmustern gleichermaßen von der familientherapeutischen Behandlung, wobei die Beziehungsmuster im Therapieverlauf funktionaler werden. Die Symptombelastung sinkt im Therapieverlauf – insbesondere bei den Indexpatienten und bei den Müttern. In der Prozessanalyse zeigt sich, dass es bei Familien mit anfänglich niedrigen („losgelösten") Beziehungsmustern zunächst zu einer Verschlechterung in der Familiendynamik kommt, die sich im weiteren Verlauf im Vergleich zum Ausgangsniveau verbessert. Dagegen ist die Verbesserung bei Familien mit hoher interpersonaler Bezogenheit („Verstrickung") progredient.

Zur Frage der **Prädiktion des Behandlungserfolgs** liegen ebenfalls nur wenige Untersuchungen vor. In einer US-amerikanischen Multicenter-Studie, in die 31 stationäre und 43 ambulante therapeutische Programme für Jugendliche mit einem Substanzmissbrauch einbezogen worden waren (Friedman et al. 1983), erwiesen sich zwei **Einrichtungs- und Therapiemerkmale** im Hinblick auf den Behandlungserfolg als besonders bedeutsam:

- Förderung von Kompetenzen, die zu einer konstruktiven Lösung persönlicher und sozialer Konflikte bzw. zur Beendigung des Substanzmissbrauchs beitragen
- Einbeziehung der Herkunftsfamilie in den therapeutischen Prozess

Die Ergebnisse einer vergleichenden Therapiestudie, in die 5789 Jugendliche aus 30 Behandlungsprogrammen einbezogen wurden (Friedman u. Glickman 1986), zeigen, dass sich die folgenden Einrichtungsmerkmale auf den Behandlungserfolg günstig auswirken:

- hohe Anzahl an Behandlungsfällen
- hohe Einrichtungsbudgets
- hohe Anzahl an Mitarbeitern mit einer mindestens 2-jährigen fachspezifischen Berufserfahrung
- Schulunterricht für Schulabbrecher
- Bereitstellung von Berufsberatung
- Vermittlung von Freizeitaktivitäten
- Einsatz von Krisenintervention, Gestaltungstherapie, Musik-, Kunst- und Gruppentherapie
- Umgangsregeln, die die Patienten zu emotionalen und spontanen Ausdrucksformen ermutigen

In derselben Studie wurden auch **Patientenmerkmale** prospektiv untersucht. Die Präsenz folgender Merkmale spricht für eine erfolgreiche ambulante Behandlung des Substanzmissbrauchs in der Adoleszenz (vgl. auch Sernlitz u. Gold 1986):

- Abwesenheit akuter oder chronischer medizinischer und psychiatrischer Erkrankungen
- Bereitschaft zum Verzicht auf die Einnahme psychoaktiver Substanzen
- Einverständnis mit unangekündigten Urinproben
- vorausgegangene, erfolgreich abgeschlossene ambulante Behandlung
- Einbeziehung der Herkunftsfamilie in die Behandlung
- Eigenmotivation zur aktuellen Behandlung

Der längerfristige Erfolg der ambulanten Behandlung korreliert mit der Behandlungsdauer, der Anzahl vorausgegangener Behandlungen des Substanzmissbrauchs und mit dem Einstiegsalter in den Substanzmissbrauch (Friedman et al. 1989). Therapie-Abbrecher weisen im Vergleich zu adoleszenten Patienten mit einem regulären Therapieabschluss in einem stationären Programm häufiger Verhaltensstörungen auf. Umgekehrt findet man bei Patienten mit einem regulären Therapieabschluss häufiger komorbide affektive Störungen und Anpassungsstörungen, aber auch einen höheren Anteil an psychopharmakologisch behandelten Patienten (Kaminer et al. 1992).

Allgemein gilt im Suchtbereich die Haltequote der regulär beendeten Therapien als der beste Indikator für langfristigen Erfolg. Roch et al. (1992) fanden im internationalen Gesamtmittel, d. h. über Behandlungsformen und behandelte Patientengruppen hinweg, eine Haltequote von 22 %. Europaweit liegt diese mittlerweile bei 25–60 % (Sonntag u. Künzel 2000). Speziell bei jugendlichen Patienten liegen die internationalen Haltequoten – über alle Behandlungsformen hinweg – bei 60–65 % (Williams u. Chang 2000), in Familientherapien sind sie am höchsten, nämlich bei 70–90 % (Liddle u. Dakof 1995; Ozechowsky u. Liddle 2000).

Nach der Meta-Analyse von Brewer et al. (1998) zu alters- und schulenübergreifenden Studien scheinen zumindest wichtige **Komponenten** eines Therapie-Erfolgs benennbar zu sein:

- ein reguläres Therapie-Ende
- ein geringer Substanzkonsum bei Therapiebeginn
- protektiv wirkende psychosoziale Faktoren (abstinente Peers, eine unterstützende Familiensituation, eine sinnvolle Ausbildungs- bzw. Berufsperspektive)
- keine komorbide psychiatrische Störung

Zu vergleichbaren Indikatoren kommen Williams et al. (2000) sowie Sonntag und Künzel (2000) aufgrund von Sekundäranalysen. Sie ergänzen um die eben genannten Indikatoren um folgende:

- Intensität und Strukturiertheit der Therapie
- Flexibilität im Hinblick auf Patientenbedürfnisse
- Nachsorge und (vor allem) die Inanspruchnahme von Nachsorge-Angeboten
- eine gute Therapeut-Patient-Beziehung
- eine größere Erfahrung der Therapeuten (nicht deren formale Qualifikation)

Patientenmerkmale – wie Geschlecht, Alter, sozioökonomischer Status – erlauben kaum eine Vorhersage des Behandlungserfolges (Roch et al. 1992; Brewer et al. 1998).

Sozialintegrative Maßnahmen

Bei der Behandlung von Kindern und Jugendlichen mit Suchtstörungen orientiert man sich hinsichtlich des Einsatzes sozialintegrativer Maßnahmen an der Funktionsfähigkeit des Patienten in mehreren Lebensbereichen:

- Fertigkeiten der Alltagsbewältigung
- Anzahl und Art drogenfreier sozialer Kontakte
- Leistungen in Schule und am Arbeitsplatz
- Beziehungen in Familie bzw. zu relevanten erwachsenen Bezugspersonen

Obwohl fast alle stationären Behandlungsprogramme für Kinder und Jugendliche mit Suchtstörungen besondere sozialintegrative Behandlungselemente anbieten oder auch für die poststationäre Behandlungsphase einleiten (Huck 1990; Jung 2001), sind die differenziellen Behandlungseffekte dieser Methode wissenschaftlich kaum untersucht worden. Belegt ist bisher lediglich, dass der Umstand einer regulären Beendigung eines vorwiegend sozialintegrativen Progamms einen wichtigen Prädiktor für den Behandlungserfolg darstellt (Winters u. Stinchfield 1995).

Die Indikation für eine **stationäre Rehabilitation** in einer spezialisierten Behandlungseinrichtung wird in aller Regel gestellt, wenn der Substanzmissbrauch des Jugendlichen ganz im Vordergrund des klinischen Bildes steht. Die Behandlungsdauer variiert je nach Einrichtung zwischen drei und zwölf Monaten. Wichtige Behandlungsziele sind die Suchtmittelabstinenz, die Befähigung zur drogenfreien Alltags- und Freizeitgestaltung, die schulische bzw. berufliche Integration und die Einleitung einer ambulanten Psychotherapie. Demgegenüber sollte einer **jugendpsychiatrischen Behandlung** bzw. **Jugendhilfemaßnahme** der Vorzug gegeben werden, wenn bestimmte psychische Störungen des Kindes- und Jugendalters bzw. pädagogische Problematiken als vorrangig gegenüber der Suchtstörung bewertet werden. Die Angebote der Jugendhilfe für substanzmissbrauchende Jugendliche hängen in Art und Umfang stark von den jeweiligen regionalen Gegebenheiten ab (Moos et al. 2000).

Bei fortgeschrittenen Erkrankungsverläufen ist in manchen Fällen eine stationäre Jugendhilfemaßnahme (**Fremdunterbringung**) angezeigt. Die pädagogischen Konzepte und Hausordnungen dieser Einrichtungen sind nicht einheitlich, sie verfolgen aber gemeinsam das Ziel, den Abstinenzwunsch des Jugendlichen zu unterstützen. Des Weiteren kommt für manche Jugendliche mit einem Substanzmissbrauch eine **sozialpädagogische Intensivbetreuung** in Betracht. Die konsumakzeptierenden Ansätze der **szenenahen niederschwelligen Angebote** und der **Streetworker** zielen vor allem auf deprivierte Kinder und Jugendliche, bei denen wenig Krankheitseinsicht und Behandlungsmotivation vorhanden ist.

Die meisten Behandlungsprogramme verfügen über eine schulische Beratung bzw. bestimmte Formen des Schulunterrichts und der berufsfindenden, -beratenden und -anbahnenden Maßnahmen sowie der Rechtsberatung.

Juristische Behandlungsauflagen wirken sich in manchen Fällen auf die Behandlungseinsicht des Patienten sehr förderlich aus und können die therapeutischen und sozialinte-

grativen Bemühungen der Behandlungseinrichtung unterstützen (Hirschberg 1996). Eine kinder- und jugendpsychiatrische Behandlung unter geschlossenen Rahmenbedingungen mit vorübergehendem Freiheitsentzug ist bei akuter Suizidalität, erheblicher Eigengefährdung infolge vorzeitiger Beendigung einer Entgiftungsbehandlung und bei (drogeninduzierten) psychotischen Syndromen mit erheblicher Eigen- oder Fremdgefährdung erforderlich.
Der Elternarbeit ist bei den Suchtstörungen im Kindes- und Jugendalter eine sehr hohe Bedeutung beizumessen, da bestimmte familiäre Gewohnheiten wie auch Bindungs- und Erziehungsstile den Substanzmissbrauch fördern bzw. zum Rückfall beitragen können (s. Abschnitt „Familiäre Faktoren"). Die Einbindung der Eltern in den Behandlungsprozess dient der Förderung von Einsicht, der Modifikation von Erziehungsstilen sowie einer Entlastung und Anleitung der Eltern. Angehörigengruppen unterstützen v. a. allem die Eltern des unbehandelten und uneinsichtigen Jugendlichen. Sie können den Angehörigen wertvolle Impulse für die eigene Lebensgestaltung liefern und einen sinnvollen Umgang mit dem süchtigen Jugendlichen anregen (Mann et al. 1995).

Prävention

Die Ziele der **Primärprävention** des Substanzmissbrauchs beziehen sich auf die Identifizierung und Definition von Risikopersonen, die Reduktion der Anzahl von Personen mit einem Substanzmissbrauch und auf die Förderung solchen Verhaltens, das die Wahrscheinlichkeit für die Entwicklung eines Substanzmissbrauchs herabsetzt bzw. mit einem Substanzmissbrauch unvereinbar ist (vgl. Meyer 1994). Die präventiven Maßnahmen sind auf verschiedene Zielgruppen ausgerichtet und weisen ein weites Methodenspektrum auf (vgl. Küfner 1999). Eingesetzt werden u. a.:

- Techniken der Massenkommunikation und der personalen Kommunikation im direkten Kontakt
- lerntheoretische Methoden
- gesetzliche Maßnahmen
- Besteuerungsmaßnahmen bei unterschiedlichen psychoaktiven Substanzen

Diese Methoden werden beispielsweise zur Aufklärung über die Folgen des Substanzmissbrauchs genutzt, aber auch zur Erweiterung von Lebenskompetenz, zur Wert- und Einstellungsänderung und zur Förderung eines allgemeinen gesundheitsbewussten Verhaltens. Als wichtige Änderungsziele der Primärprävention werden folgende Ergebnisse anvisiert:

- ein fundiertes Wissen um die Gefahren und Risiken des Substanzmissbrauchs
- die Verhinderung des Gebrauchs bestimmter psychoaktiver Substanzen
- ein in spätere Lebensabschnitte hinausgezögerter Erstkonsum
- eine Reduktion des Gebrauchs
- eine Änderung von Einstellungen und Werten zum Konsum bestimmter psychoaktiver Substanzen

Empirische Studien zeigen, dass der illegale Status der modernen synthetischen Drogen auf die Konsumenten dieser Substanzen kaum abschreckend wirkt (Wilkens et al. 1997). Hingegen gelingt es durch das Verbot offensichtlich, einen Teil der Nicht-Konsumenten vom Konsum dieser Substanzen abzuhalten (Rabes 1995; Wilkens et al. 1997). Bei einem weiteren Teil der potenziell neugierigen Jugendlichen tragen die Zugangsschranken zumindest zu einer zeitlichen Verschiebung des Erstkonsums in spätere, stabilere Lebensphasen bei. Durch einen verzögerten Einstieg steigen die Chancen für einen selbstbestimmten, nicht zur Abhängigkeit führenden Konsum (Püschl 1997; Kaminer 1994).
Mehrere deutsche und britische Studien belegen, dass synthetische Drogen von den Nicht-Konsumenten vor allem deshalb abgelehnt werden, weil deren kurz- und längerfristige Gesundheitsschäden befürchtet werden. Darüber hinaus stellt die Angst um die Leistungsfähigkeit und Gesundheit auch die wichtigste Ausstiegsmotivation für Gelegenheitskonsumenten dar (Schuster u. Wittchen 1996; Wilckens et al. 1997; Tossmann 1997; Mix Mag 1996). Hieraus ist zu folgern, dass insbesondere die Nicht- und Gelegenheitskonsumenten sowie die Probierer von psychoaktiven Substanzen für gesundheitsorientierte Präventionsbotschaften zugänglich sind.
In den 90er Jahren sind eine ganze Reihe von Präventionsprogrammen an Schulen evaluiert worden (vgl. Tobler u. Stratton 1997). Man unterscheidet interaktionsorientierte von nichtinteraktionsorientierten Programmen. Die Effektgrößen der interaktiven Programme liegen etwa um 10-mal höher als bei den nichtinteraktiven Formen, die als wirkungslos eingeschätzt werden müssen. Die interaktiven Programme weisen eine positive, aber quantitativ mäßige Wirkung auf (Küfner 1999). Sie dienen der Vermittlung und Förderung sozialer Kompetenzen, speziell dem Aufbau von Widerstand gegen negative Peer-Gruppen-Einflüsse (frühzeitiges Erkennen von sozialem Konsumdruck, Nein-Sagen-Können bei Angeboten, positive Bewertung der selbstbestimmten Substanzfreiheit). Ferner machen einzelne Beispiele aus der Jugendarbeit anschaulich deutlich, dass die „funktionalen Äquivalente" des Substanzkonsums durch unterschiedliche Erlebnis-, Bildungs- und Kulturangebote sowie durch pädagogische Angebote angesprochen werden können und somit die individuelle und soziale Bedeutung des Substanzgebrauchs wie auch die Einstiegsmotivation minimieren, aber auch die Ausstiegsmotivation bei manchen Gelegenheitskonsumenten erhöhen können (Harm 1997).

Leider sind solche Ansätze bisher viel zu selten wissenschaftlich evaluiert worden.
Als sekundäre Prävention werden Maßnahmen bei beginnendem Substanzmissbrauch bezeichnet. In der Vergangenheit hat sich in mehreren Projekten der **Sekundärprävention** im In- und Ausland erwiesen, dass Jugendliche, die sich für einen Konsum illegaler Rauschmittel entschieden haben, über einen akzeptierenden Zugang gut zu erreichen sind (Domes u. Rabes 1997; Wardle 1995; Jamin 1995). Sie sind offen für eine differenzierte Information über die Risiken und Gefahren des Konsums, und sie möchten sich an dem Aufklärungsprozess aktiv beteiligen. Nach bisherigen Erfahrungen sind niedrig schwellige, szenenahe Projekte, die mit den Methoden der **Risikominimierung** und **Kompetenzorientierung** sowie mit **Peer-to-Peer-Ansätzen** und **geschlechtsspezifischen Ansätzen** arbeiten, in einem sekundärpräventiven Sinn hilfreich. Neben der direkten Information für drogenkonsumierende Adoleszente spielen auch spezielle Aufklärungs- und Informationsangebote für Multiplikatoren (Schulbereich, Jugendhilfe, Bildungseinrichtungen, soziale Dienste) eine wichtige Rolle (Schlömer et al. 1997).
Mithilfe des so genannten „Drug-Checking" wird beabsichtigt, die Selbstverantwortung des Konsumenten zu fördern und die Qualität der auf dem Markt befindlichen Designer-Drogen zu kontrollieren. Zurzeit wird in der Fachöffentlichkeit in diesem Zusammenhang aber auch diskutiert, ob Tablettentests eine Schein-Sicherheit suggerieren, denen kein Schnelltestverfahren standhalten kann. Allenfalls in sehr aufwändigen gaschromatographischen Analysen können die einzelnen Bestandteile der Designer-Drogen exakt bestimmt werden. Solche quantitativen Analysen setzen einen großen technischen und finanziellen Aufwand voraus, und die Ergebnisermittlung dauert in der Regel mehrere Tage (Käferstein 1988). Außerdem hängt das Gefahrenpotenzial der synthetischen Drogen nur sehr bedingt mit dem Reinheitsgrad der Tabletten zusammen. Beispielsweise kann bei den Ecstasy-Präparaten ein sehr hoher Reinheitsgehalt an MDMA (Methylendioxymethamphetamin) ernsthafte Komplikationen und Folgeerkrankungen verursachen (s. Abschnitt „Suchtmittelspezifische Symtomatik"). Überdies relativiert sich der Nutzen des „Drug-Checking" dadurch, dass der weit überwiegende Teil der Konsumenten einen Mischkonsum betreibt und insofern das Risiko komplexer Wechselwirkungen ohnehin auf sich nimmt (Ayer et al. 1997; Rakete u. Flüsmeier 1997; Wilkens et al. 1997). Zu überlegen ist des Weiteren, inwiefern durch das „Drug-Checking" die Risikowahrnehmung substanzkonsumierender Jugendlicher und junger Erwachsener in eine einseitige, nämlich substanzspezifische Richtung gelenkt wird. Hilfreich ist der Test aus der Sicht der Autoren aber dann, wenn er als Mediator in der Drogen- und Jugendhilfe eingesetzt wird. Eine Initiative des Drogenberatungszentrums Hannover zeigt, dass über das Angebot der „Pillenidentifizierung" ein Zugang zu Betroffenen gefunden werden kann, insofern dem Test ein professionelles Beratungsangebot zur Seite gestellt wird. In diesem Fall lassen sich auch jene Konsumenten erreichen, die problematische Konsummuster aufweisen und erste negative Konsequenzen im Alltag bemerken (Märtens 1997).
Im Rahmen der **Tertiärprävention** wird eine Verhinderung negativer Folgen des fortbestehenden Substanzmissbrauchs beabsichtigt. In Deutschland konzentrieren sich die Behandlungsangebote für Alkoholabhängige fast ausschließlich auf die erwachsene Bevölkerung. Die Maßnahmen der Drogenhilfe sind ganz überwiegend auf (polytoxikomane) Opiatabhängige ausgerichtet. Von dieser Zielgruppe grenzen sich junge Konsumenten mit einem Missbrauch so genannter „Partydrogen" (Cannabinoide, Amphetamine, Ecstasy, Lachgas, botanische Rauschmittel, Kokain) bewusst ab. Nur im Ausnahmefall überwinden sie die Schwelle zu einer herkömmlichen Drogenberatungs- und Behandlungsstelle (Märtens 1997; Harm 1997). Aus diesem Umstand ergeben sich neue Aufgabenstellungen für die Einrichtungen der Jugend- und Suchthilfe. Sie müssen zukünftig frühzeitige psycho- und sozialtherapeutische Hilfen im Sinne der frühen Intervention (early intervention) bereithalten, die die Bedürfnisse der alkoholmissbrauchenden Jugendlichen bzw. Partydrogen-Konsumenten direkt aufgreifen. Da 30–60 % der Konsumenten so genannter „Partydrogen" noch zu Hause, also bei den Eltern leben (Wilkens et al. 1997; Tossmann 2001), sollte u. a. auch der Elternarbeit und Familientherapie ein stärkeres Augenmerk gewidmet werden.
Die Konsumenten mit einem Missbrauch von „Partydrogen" werden außerdem aufgrund psychischer oder somatischer Komplikationen oder Langzeitschäden des Substanzmissbrauchs in einem zahlenmäßig unbekannten Umfang in psychiatrischen bzw. internistischen Fachabteilungen und Notfallambulanzen behandelt. Damit über die vorwiegend symptomatische Hilfestellung hinaus eine ergänzende Behandlung der zugrunde liegenden bzw. komorbiden Störungen des Substanzmissbrauchs erfolgen kann, müssen diese Einrichtungen zukünftig mit der Sucht- und Jugendhilfe sowie auch mit psychiatrischen Kliniken und Ambulatorien des Kindes- und Jugendalters sehr viel besser vernetzt werden.

5.15.8 Verlauf und Prognose

In Abhängigkeit von der Art und Schwere der konsumierten Substanzen, dem Vorhandensein und Ausmaß der komorbiden Störungen und den Begleitumständen des Konsums kann der chronische Substanzmissbrauch zu ernsthaften gesundheitlichen Schäden, einer verringerten Lebenserwartung und sozialem Abstieg führen. Bei einem chronischen

Substanzmissbrauch im Jugendalter werden die Familie, der Freundeskreis und die Schul- und Berufsausbildung der Betroffenen teilweise erheblich beeinträchtigt. Nicht selten werden im Rauschzustand Straftaten begangen. Die Beschaffungskriminalität nimmt bei den chronischen Konsumenten illegaler Drogen im Verlauf einer Drogenabhängigkeit zu. Viele Suchtkranke leiden ein Leben lang unter ihrer Erkrankung. Neben den individuellen und familiären Folgen führen die Suchterkrankungen zu erheblichen volkswirtschaftlichen Kosten. Sie werden durch suchtbedingte Begleiterkrankungen, langfristige Arbeitsunfähigkeit und frühzeitige Berentung des Suchtkranken verursacht. Bei den illegalen Suchtmitteln schlagen zusätzlich noch volkswirtschaftliche Belastungen zu Buche, die auf die weltweiten Auswirkungen der Drogenkriminalität zurückzuführen sind. Die Weltgesundheitsorganisation (WHO) schätzt die wirtschaftlichen Folgekosten der Suchterkrankungen für die europäischen Länder auf 5–6 % des Bruttosozialproduktes.

Insgesamt ist die Verlaufsprognose der Substanzstörungen speziell für das Kindes- und Jugendalter noch völlig ungenügend erforscht. In einzelnen Untersuchungen (vgl. Hawkins et al. 1992; Petraitis et al. 1999) korreliert das Vorhandensein einer oder mehrerer der im Folgenden genannten Merkmale mit einer ungünstigen Verlaufsbeeinflussung. Kontextuelle Risikofaktoren sind:

- begünstigende gesetzliche Regelungen
- Verfügbarkeit von psychoaktiven Substanzen
- extreme ökonomische Benachteiligung
- negative Peer-Rollenvorbilder
- inadäquate Beschulung
- desorganisierte Nachbarschaftsverhältnisse

Des Weiteren wirken sich komorbide Störungen, aber auch Substanzmissbrauch und andere psychiatrische Störungen der Eltern auf den Substanzmissbrauch bei Jugendlichen ungünstig aus (Luthar et al. 1998; Miller et al. 1991; Petraitis et al. 1999; s. auch Abschnitt 5.15.5). Demgegenüber hatten hohe Ausprägungsgrade der im Folgenden genannten Merkmale einen günstigen Einfluss auf die Verlaufsprognose des Substanzmissbrauchs bei Jugendlichen (s. Höfler et al. 1999):

- Angst vor negativen Folgen des Substanzkonsums
- Selbstvertrauen
- psychosoziale Kompetenz
- Abwesenheit komorbider psychischer Störungen
- abstinente Peers
- emotionale Unterstützung durch die Eltern

Für manche weibliche Teenager stellt eine Schwangerschaft eine Chance dar, den Drogenmissbrauch aufzugeben (Flanagan u. Kokotailo 1999). Behandelte Jugendliche mit einer primären psychiatrischen Erkrankung und einem Substanzmissbrauch weisen eine ungünstigere Prognose auf als behandelte Jugendliche mit einer substanzinduzierten psychischen Störung, gemessen an dem Ausmaß an Behandlungsbereitschaft, Resozialisierung und negativen Folgen des Substanzmissbrauchs (Sher u. Gotham 1999).

5.15.9 Forschungsanliegen und Ausblick

Über die bereits erwähnten Forschungsdefizite hinaus besteht ein vorrangiger Forschungsbedarf für Längs- und Querschnittstudien, in denen die kritischen Zeiträume des Substanzmissbrauchs im Kindes- und Adoleszentenalter untersucht werden – insbesondere die Einstiegs-, Ausstiegs- und Rückfallphasen –, damit die verschiedenen Risiko- und Protektivfaktoren weiter aufgehellt werden. Wenig aufgeklärt sind des Weiteren die Zusammenhänge zwischen Probier-Intensität und Abhängigkeitsentwicklung sowie die Einflüsse enger Bezugspersonen und anderer Sozialisationsinstanzen auf den Konsumverlauf. Es müssen zudem die Einflüsse von positiven und negativen Lebensereignissen auf den Konsum und Missbrauch psychoaktiver Substanzen analysiert werden sowie die Einflüsse von sozialen und emotionalen Variablen auf den Substanzmissbrauch und auf das „Maturing-out-Phenomenon" (Ausstiegsprozesse ohne Behandlung). Über bestimmte Wechselwirkungen zwischen individuellen und sozialen Risikofaktoren bzw. zwischen Risiko- und Schutzfaktoren des Substanzmissbrauchs in der Adoleszenz ist bisher kaum etwas bekannt.

Hinsichtlich der speziellen Suchtformen ist zu konstatieren, dass zu der unter Kindern und Adoleszenten am weitesten verbreiteten Form des Missbrauchs psychoaktiver Substanzen, nämlich dem Rauchen, nur sehr wenige Arbeiten in der Literatur existieren, die sich mit den ätiologischen und therapeutischen Faktoren beschäftigen. Diese Aussage ist auf die Substanzklasse der Cannabinoide fast uneingeschränkt übertragbar.

Die spärliche Datenlage auf dem weiten Feld der entwicklungsbezogenen Behandlung und Prävention des Substanzmissbrauchs macht darüber hinaus deutlich, wie hoch der Bedarf einer zukünftigen Therapie-Forschung ist. Dringlicher Bedarf ist für eine substanzielle wissenschaftliche Aufhellung der differenziellen Behandlungsindikation zu konstatieren. Solange dies ausbleibt, werden eine Zuweisung von substanzmissbrauchenden Kindern und Jugendlichen in bestimmte Formen der ambulanten oder stationären Behandlung sowie die Entscheidung über den Einsatz unterschiedlicher Behandlungselemente auch weiterhin auf einer kaum abgesicherten, erfahrungsorientierten Basis geschehen. Spezielle therapeutische Angebote für bestimmte Risikogruppen im Adoleszentenalter (Heiminsassen, Straßenkinder, Prostituierte, Therapie-Abbrecher) sind bisher viel zu selten eingerichtet, geschweige denn jemals solide evaluiert worden. Ähnliches gilt für die Einflüsse justiziellen Zwangs auf die Therapie-Ergebnisse. Therapie-Angebote für die Konsumenten so genannter „Mode- und Partydrogen" (Amphetamine, Ecstasy, Kokain, Cannabinoide) fehlen bisher im deutschsprachigen Raum fast vollständig. Deshalb ist es dringend notwendig, in wissenschaftlich fundierten Modellprojekten sinnvolle und hilfreiche Behandlungsstrategien für diese Konsumentengruppen zu entwickeln und zu erproben. Die Versorgungssystem-Forschung hat die vordringliche Aufgabe, Kriterien-Kataloge für eine differentielle Zuweisung von verschiedenen Behandlungselementen innerhalb des weit gegliederten Behandlungssystems zu erarbeiten. Maßnahmen zur Qualitätskontrolle und Qualitätsförderung müssen in die Suchtkrankenhilfe des Kindes- und Jugendalters in ähnlicher Weise implementiert werden, wie es zurzeit im Erwachsenenbereich geschieht.

Literatur

AACAP (1997). Practice parameters for the assessment and treatment of children and adolescents with substance use disorders. J Am Acad Child Adolesc Psychiatry; 36, Suppl: 140S–56S.

Allen JP, Hauser ST, Borman-Spurelle M (1996). Attachment theory as a frame work for understanding sequelae of severe adolescence psychopathology: An eleven-year follow-up study. J Consult Clin Psychol; 64: 254-63.

Am Acad Pediatrics (2000). Indications for management and referral of patients involved in substance abuse. J Pediatr; 106: 143–8.

American Psychiatric Association (APA) (1987). Diagnostic and Statistical Manual of Mental Disorders. 3rd ed., revised (DSM-III-R). Washington, DC: American Psychiatric Association.

American Psychiatric Association (APA) (1994). Diagnostic and Statistical Manual of Mental Disorders. 4th ed. (DSM-IV). Washington, DC: American Psychiatric Association.

Anasagasti JI, Denia M (1988). Opiate addicts and their perceived parental rearing. Acta Psychiatr Scand; 78: 121–6.

Andresen B, Thomasius R, Anders L, Moritz S, Petersen KU, Luck S (2000). Neuropsychologische Ergebnisse. In: Thomasius R (Hrsg). Ecstasy – Eine Studie zu gesundheitlichen und psychosozialen Folgen des Missbrauchs. Frankfurt: Wissenschaftliche Verlagsgesellschaft; 171–87.

Ayer S, Gmel G, Schmid H (1997). Ecstasy und Techno – eine Befragung in der französisch-sprachigen Schweiz. Sucht; 43: 182–90.

Azrin NH, Donohue B, Besalel VA, Kogan ES, Acicmo R (1994). Youth drug abuse treatment A controlled outcome study. J Child Adolesc Substance Abuse; 3: 1–16.

Bader TH, Heise CH (2000). Behandlungsangebote für Suchtkranke im Verbundsystem der Suchthilfe: Rehabilitative Aspekte. In: Thomasius R (Hrsg). Psychotherapie der Suchterkrankungen. Krankheitsmodelle und Therapiepraxis – störungsspezifisch und schulenübergreifend. Stuttgart, New York: Thieme; 161–80.

Balding J (1998). Young people and illegal drugs in 1998. Exeter: Schools health education unit.

Batra A (1995). Tabak: Neue Befunde zu Gefährdungspotenzialen. In: Deutsche Hauptstelle gegen die Suchtgefahren (Hrsg). Jahrbuch Sucht 1996. Geesthacht: Neuland; 84–93.

Batra A, Buchkremer G (1999). Nikotin. In: Gastpar M, Mann K, Rommelspacher H (Hrsg). Lehrbuch der Suchterkrankungen. Stuttgart, New York: Thieme; 208–16.

Battjes RJ, Jones CL (1985). Implications of etiological research for preventive interventions and future research. NIDA Res Mongr; 56: 269–76.

Bauman A, Phongsavan P (1999). Epidemiology of substance abuse in adolescence: prevalence, trends and policy implications. Drug Alcohol Depend; 55: 187–207.

Baumrind D (1991). The influence of parenting style on adolescent competence and substance use. J Early Adolesc; 1156–95.

Beck AT, Wright FD, Newman CF, Liese BS (Hrsg) (1997). Kognitive Therapie der Sucht. Weinheim: Beltz.

Benkert O, Hippius H (1996). Psychiatrische Pharmakotherapie. Berlin: Springer.

Bernadi E, Jones M, Tennant C (1989). Quality of parenting in alcoholics and narcotic addicts. Br J Psychiatry; 154: 677–82.

Bilitza KW (Hrsg) (1993). Suchttherapie und Sozialtherapie: Psychoanalytisches Grundwissen für die Praxis. Göttingen: Vandenhoeck & Ruprecht.

Bowlby J (1969). Attachment and Loss. Vol. 1: Attachment. London: Hogarth.

Bowlby J (1973). Attachment and Loss. Vol. 2: Separation: Anxiety and anger. London: Hogarth.

Bowlby J (1980). Attachment and Loss. Vol. 3: Loss: Sadness and depression. London: Hogarth.

Braucht GN, Brakarsh D, Follingstad D, Berry KL (1973). Deviant drug abuse in adolescence: a review of psychosocial correlates. Psychol Bull; 79: 92–106.

Brewer DD, Catalano RF, Haggerty K, Gainey RR, Fleming CB (1998). A meta-analysis of predictors of continued drug use during and after treatment for opiate addiction. Addiction; 93: 73–92.

Brömer H (1991). Therapeutische Gemeinschaften als pädagogisch-therapeutisches Lern- und Lebensmodell. In: Heckmann W (Hrsg). Drogentherapie in der Praxis. Beltz: Weinheim; 45–56.

Bron B (1986). Drogenpsychosen. In: Kisker KP, Lauter H, Meyer JE, Müller C, Strömgren E (Hrsg). Psychiatrie der Gegenwart. 3: Abhängigkeit und Sucht. 3. Aufl. Heidelberg: Springer; 234–57.

Brown SA (1990). Adolescent Alcohol expectancies and risk for alcohol abuse. Addict Recovery; 10: 16–9.

Bühringer G (1996). Schädlicher Gebrauch und Abhängigkeit von psychoaktiven Substanzen. In: Margraf J (Hrsg). Lehrbuch der Verhaltenstherapie. Bd. 2. Berlin: Springer; 215–43.

Bühringer G, Ferstl R (1988). Störungen durch psychotrope Substanzen: Intervention. In: Baumann U, Perrez M (Hrsg). Lehrbuch Klinische Psychologie/Psychotherapie. 2. Aufl. Bern, Göttingen, Toronto, Seattle: Huber; 799–817.

Bundeskriminalamt (BKA) (1998). Rauschgift-Jahresbericht Bundesrepublik Deutschland 1997. Wiesbaden: Eigendruck.

Bundeskriminalamt (BKA) (1999). Rauschgift-Jahresbericht Bundesrepublik Deutschland 1998. Wiesbaden: Eigendruck.

Bundesministerium für Gesundheit (Hrsg) (2001). Sucht- und Drogenbericht 2000. Berlin: Eigendruck.

Burian W (2000). Psychodynamische Psychotherapie bei Suchterkrankungen. In: Thomasius R (Hrsg). Psychotherapie der Suchterkrankungen. Krankheitsmodelle und Threapiepraxis – störungsspezifisch und schulenübergreifend. Stuttgart, New York: Thieme; 90–101.

Caroll KM, Rounsaville BJ (1993). History and significance of child attention deficit disorder in treatment-seeking cocain-abusers. Comprehensive Psychiatry; 34: 75–82.

Cervantes OF, Sorensen JL, Wermuth L et al. (1988). Family ties of drug abusers. Psychol Addict Behav; 2: 34–9.

Chilcoat HD, Breslauf N (1999). Passways from ADHD to early drug-use. J Am Acad Child Adolesc Psychiatry, 38: 1347–54.

Clark DB, Neighbors B (1996). Adolescent substance abuse and internalizing disorders. Child Adolesc Psychiatr Clin North Am; 5: 45–57.

Clark DB, Bukstein OG, Smith MG, Kaczynski NA, Mezzich AC, Donovan JE (1995). Identifying anxiety disorders in adolescents hospitalisied for alcohol abuse or dependence. Psychiatr Serv; 46: 618–20.

Climent CE, Aragon LV, Plutchik R (1990). Prediction of risk for drug use in high school students. Int J Addict; 25: 545–56.

Colder CR, Chassin L (1997). Affectivity and impulsivity: Temperament risk for adolescent alcohol involvement. Psychol Addict Behav; 11: 83–97.

Comerzi GD (1987). Recognizing the 5 stages of substance abuse. Contemp Pediatr; 2: 57–68.

Comings DE, Blum K (2000). Reward deficiency syndrome: genetic aspects of behavioral disorders. Prog Brain Res; 126: 325–41.

Cooper ML, Peircer RS, Tidwell MCO (1995). Parentel drinking problems and adolescent-offspring substance use: Moderating effects of demographic and familial factors. Psychol Addict Behav; 9: 36–52.

Crome IB (1999). Treatment interventions: looking towards the millennium. Drug Alcohol Depend; 55 (Special Issue: Substance use in young people): 247–63.

Daunderer M, Kerscher M, Bühringer G (1974). Entgiftung jugendlicher Drogenabhängiger in einem Allgemeinkrankenhaus. Med Klin; 69: 1329–32.

Davis TM, Wood PS (1999). Substance abuse and sexual trauma in a female veteran population. J Subst Abuse Treat; 16: 123–7.

Degwitz P (1998). Modelle der Abhängigkeit: Sozialwissenschftliche Modelle. In: Gölz J (Hrsg). Moderne Suchtmedizin: Diagnostik und Therapie der somatischen, psychischen und sozialen Syndrome. Stuttgart, New York: Thieme; B 2.2/1–10.

DeLeon G (1995). Therapeutic communities for addiction: a theoretical frame work. Int J Addict; 30: 1603–45.

DeMilio L (1989). Psychiatric Syndroms in adolescent substance abusers. Am J Psychiatry; 146: 1212–4.

DGKJPP, BAG, BÄKJ (Hrsg) (2007). Leitlinien zu Diagnostik und Therapie von psychischen Störungen im Säuglings-, Kindes- und Jugendalter. 3. Aufl. Köln: Deutscher Ärzte-Verlag.

Dielman TE, Leech SL, Loringer AT, Horvath WJ (1984). Health locus of control and self-esteem as related to adolescent health behaviour and intentions. Adolescence; 19: 935–50.

Dilling H, Mombour W, Schmidt MH (Hrsg) (1993). Internationale Klassifikation psychischer Störungen. ICD-10. Kapitel V (F). 2. Aufl. Bern: Huber.

Dobkin PL, Tremblay RE, Sacchitelle C (1997). Predicting boys' early-onset substance abuse from father's alcoholism, son's desruptiveness, and mother's pareting behaviour. J Consult Clin Psychol; 65: 86–92.

Domes R, Rabes M (1997). Europäisches Modellprojekt erarbeitet Ecstasy-Materialien. Berichtsband des Büro für Suchtprävention. Hamburg: Eigendruck.

Donohew RL, Hoyle RH, Clayton RR, Skinner WF, Colon SE, Rice RE (1999). Sensation seeking in drug use by adolescents and their friends: model for marijuana and alcohol. J Stud Alcohol; 60: 622–31.

Driessen M, Hill A (1998). Persönlichkeitsstörungen und Alkoholismus. Persönlichkeitsstörungen; 3: 112–8.

Dusenbury L, Botvin GJ (1990). Competence enhancement and the prevention of adolescent problem behaviour. In: Hurrelmann K, Losel F (eds). Health Hazards in Adolescence. Berlin: Walter de Gruyter; 459–77.

Edwards G, Arif A, Hodgson R (1981). Nomenclature and classification of drug- and alcohol-related problems: A WHO-Memorandum. Bulletin of the World Health-Organisation; 59: 225–42.

Edwards G, Gross MM (1976). Alcohol dependence; provisional description of a clinical syndrom. Br Med J; 1: 1058–61.

Ehrenreich H, Rinn T, Kunert HJ, Moeller MR, Poser W, Schilling L, Gigerezer G, Hohe MR (1999). Specific attentional dysfunction in adults following early start of cannabis use. Psychopharmacology; 142: 295–301.

Ewert JP (1998). Neurobiologie des Verhaltens. Bern: Huber.

Fergusson DM, Horwood LJ (2000). Does cannabis use encourage other forms of illicit drug use? Addiction; 95: 505–20.

Ferstl R (1998). Störungen durch psychotrope Substanzen: Ätiologie/Bedingungsanalyse. In: Baumann U, Perrez M (Hrsg). Lehrbuch Klinische Psychologie/Psychotherapie. 2. Aufl. Bern, Göttingen, Toronto, Seattle: Huber; 785–96.

Feuerlein W, Küfner H, Soyka M (1998). Alkoholismus – Missbrauch und Abhängigkeit. Stuttgart: Thieme.

Flanagan P, Koktailo P (1999). Adolescent pregnancy and substance use. Clin Perinatol; 26: 185–200.

Fleischmann H (1991). Designer-Drogen. Krankenhauspsychiatrie; 2: 185–9.

Fonagy P, Leight P, Steele M, Steele H, Kennedy R, Mattoon G, Target M, Gerber A (1996). The relation of attachment status, psychiatric classification and response to psychotherapy. J Consult Clin Psychol; 64: 22–31.

Freitag M, Hurrelmann K (1999). Epidemiologie des Alkoholgebrauchs bei Kindern und Jugendlichen. Psycho; 25: 54–65.

Freye E (1999). Kokainabhängigkeit. In: Zerdick J (Hrsg). Entwicklungen in der Suchtmedizin. Berlin: Verlag für Wissenschaft und Bildung.

Friedman AS (1989). Family therapy vs. parent groups: effects on adolescent drug abusers. Am J Fam Ther; 57: 335–47.

Friedman AS, Glickman NW (1986). Program characteristics for successful treatment of adolescent drug abuse. J Nerv Ment Dis; 174: 669–79.

Friedman AS, Santo Y, Glickman NW (1983). The program characteristics that predict to successful treatment of adolescent drug abuse. Rockville, MD: National Institute on Drug Abuse.

Friedman AS, Schwartz R, Rutada A (1989). Outcome of a unique use drug abuse program: a follow-up study of clients of straights, Inc. J Substance Abuse Treatment; 6: 259–68.

Fuchs WJ (1998). Modelle der Abhängigkeit: Sozialpsychologische Modelle. In: Gölz J (Hrsg). Moderne Suchtmedizin: Diagnostik und Therapie der somatischen, psychischen und sozialen Syndrome. Stuttgart, New York: Thieme; B 2.3/1–3.

Gamberino WC, Gold MS (1999). Neurobiology of tobacco smoking and other addictive disorders. Psychiatr Clin North Am; 22: 301–12.

Geschwinde T (1996). Rauschdrogen: Marktformen und Wirkungsweisen. 3. Aufl. Berlin: Springer.

Gold MS (1997). Cocaine (and Crack): Clinical aspects. In: Lowinson J, Ruiz P, Millman R, Langrod J (eds). Substance Abuse: A comprehensive textbook. 3rd ed. Baltimore: Williams & Wilkins; 181–98.

Gold MS, Miller NS (1997). Cocaine (and Crack): Neurobiology. In: Lowinson J, Ruiz P, Millman R, Langrod J (eds). Substance Abuse: A comprehensive textbook. 3rd ed. Baltimore: Williams & Wilkins; 166–80.

Gouzoulis-Mayfrank E, Hermle L, Kovar KA, Saß H (1996). Die Entaktogene „Ecstasy" (MDMA), „Eve" (MDE) und andere ringsubstituierte Methamphetaminderivate. Nervenarzt; 67: 369–80.

Gouzoulis-Mayfrank E, Daumann J, Tuchtenhagen F, Pelz S, Bäcker S, Kunert HK, Fimm B, Saß H (2000). Impert cognitive performance in drug-free users of recreational Ecstasy (MDMA). J Neurol Neurosurg Psychiatry; 68: 719–25.

Grenier C (1985). Treatment effectiveness in an adolescent chemical dependancy treatment program: a quasi-experimental design. Int J Addict; 20: 381–91.

Hamburg BA, Braemer HC, Jahnke WA (1975). Hierarchy of drug use in adolescence: behavioural and attitudinal correlates of substancial drug use. Am J Psychiatry; 132: 1155–67.

Harm W (1997). Zwischen Drogenakzeptanz und Suchtprävention: Überlegungen zum Umgang mit Drogenkonsumentinnen und Drogenkonsumenten in der Jugendarbeit. In: Rabes M, Harm W (Hrsg). Ecstasy – Wirkungen, Risiken, Vorbeugungsmöglichkeiten und Jugendkultur. Reinbek: Rowohlt; 222–37.

Hawkins JD, Catalano RF, Miller JY (1992). Risk and protective factors for alcohol and other drug problems in adolescence and early adulthood: Implications for substance abuse prevention. Psychol Bull; 112: 64–105.

Heigl-Evers A, Helas I, Vollmer HC (Hrsg) (1995). Suchtkranke in ihrer und äußeren Realität: Praxis der Suchttherapie im Methodenvergleich. Göttingen: Vandenhoeck & Ruprecht.

Henggeler SW, Borduin CM, Melton GB, Mann BJ, Smith LA, Hall JA, Conc L, Fucci BR (1991). Effects of multisystemic therapy on drug use and abuse in serious juvenile offenders: A progress report from two outcome studies. Fam Dyn Addict Q; 40–51.

Herbst K, Kraus L, Scherer K (1996). Repräsentativerhebung zum Gebrauch psychoaktiver Substanzen bei Erwachsenen in Deutschland. Schriftliche Erhebung 1995. Berichtsband des Bundesministeriums für Gesundheit (BMG). Bonn: Eigendruck.

Hird S, Khuri ET, Dusenbury L, Millman RB (1997). Adolescence. In: Lowinson JH, Ruiz B, Millman RB, Langrod JG (eds). Substance Abuse: A comprehensive textbook. 3rd ed. Baltimore: Williams & Wilkens; 683–92.

Hirschberg W (1996). Stationäre Sozialtherapie bei Jugendlichen mit Störungen des Sozialverhaltens. Prax Kinderpsychol Kinderpsychiatrie; 45: 374–82.

Höfler M, Lieb R, Perkonnig A, Schuster P, Sonntag H, Wittchen HU (1999). Covariates of cannabis use progression patterns in a representative population sample of adolescents: a prospective examination of vulnerability and risk factors. Addiction; 94: 1679–94.

Holderness CC, Brooks-Gunn J, Warren MP (1994). Co-morbidity of eating disorders and substance abuse: review of the literature. Int J Eat Disord; 16: 1–34.

Holly A (im Druck). Alkoholstörungen bei Jugendlichen – welche Rolle spielen Angststörungen? Universität Marburg.

Holly A, Turk D, Nilson CB, Pfister H, Wittchen HU (1997). Prävalenz von Alkoholkonsum, Alkoholmissbrauch und -abhängigkeit bei Jugendlichen und jungen Erwachsenen. Z Klin Psychol; 26: 171–8.

Horton AM jr, Slond DG, Fiscella R (1987). Age and education effects in the diagnosis of attention deficit disorder, residual type in an alcoholic population. Int J Neurosci; 33(3–4): 175–7.

Hovens JGFM, Cantwell DP, Kiriako SR (1994). Psychiatric comorbidity in hospitalisied adolescent substance abusers. J Am Acad Child Adolesc Psychiatry; 33: 476–83.

Hubbard RL, Cavanaugh ER, Craddock SG, Rachal JV (1985). Characteristics, behaviours, and outcomes for use in the TOPS. In: Friedman AS, Beschner GN (eds). Treatment Services for Adolescent Substance Abusers. NIDA-DHHS Publication No. ADN-85-1342. Rockville, MD: National Institute on Drug Abuse; 49–65.

Huck W (1988). „Babyfixer" – Problem der Therapie und sozialen Integration. In: Hellbrügge T (Hrsg). Drogen im Kindes- und Jugendalter. Reihe Fortschritte der Sozialpädiatrie. Bd. 10. Lübeck: Hansisches Verlagskontor; 229–37.

Huck W (1990). Integration von Patienten mit einer drogeninduzierten Psychose in einer Klientel polytoxikomaner Patienten. Acta Paedopsychiatr; 53: 207–16.

Huck W (1993). Stationäre Arbeit mit jungen Drogenabhängigen. In: Deutsche Hauptstelle gegen die Suchtgefahren (Hrsg). Sucht und Familie. Freiburg: Lambertus; 186–92

Imade AG, Ebie JC (1991). A retrospective study of symptom patterns of cannabis-induced psychosis. Acta Psychiatr Scand; 83: 134–6.

Jamin J (1995). Verbotene Früchte – Drogenprävention nach Maß. Die niederländische Drogenpolitik der Schadensreduzierung am Beispiel Ecstasy – Monitoring, Qualitätskontrolle, Präventionsstrategien. In: Büro für Suchtprävention (Hrsg). Ecstasy: Prävention des Missbrauchs. Geesthacht: Neuland; 91–106.

Jellinek EM (1946). Phases in the drinking history of alcoholics. Quarterly J Stud Alcohol; 7: 1–88.

Jessor J, Jessor SL (1977). Problem behaviour and psychosocial development: a longitudinal study of youth. New York: Academic Press; 281.

Jiloha RC, Agnihotri BR, Munjal GC (1988). Adolescent heroin: addicts and their families. J Person Clin Stud; 4: 201–3.

Joanning H, Quinn W, Thomas F, Mullen R (1992). Treating adolescent drug abuse: a comparison of family systems therapy, group therapy and family drug education. J Marit Fam Ther; 18: 345–56.

Johnston LD, Bachman JG, O'Malley PM (1995). Adolescent substance use: epidemiology and implications for public policy. J Pediatr Clin North Am; 42: 241–60.

Jung M (2000). Jugendliche Drogenkonsumenten zwischen Jugendhilfe und Kinder- und Jugendpsychiatie. In: Landesstelle gegen die Suchtgefahren für Schleswig-Holstein (Hrsg). „Partydrogen" – Anforderung an die Beratung und Therapie. Kiel: Eigendruck; 81–7.

Jung M (2001). Besonderheiten einer jugendpsychiatrischen Station für abhängigkeitskranke Jugendliche. In: Olbrich R (Hrsg). Neue Therapieansätze zur Alkoholkrankheit und anderen Suchtformen. Regensburg: Roderer; 149–62.

Junge S (1991). Die klinische Entwöhnungsbehandlung. In: Heckmann W (Hrsg). Drogentherapie in der Praxis. Beltz: Weinheim; 29–44.

Käferstein H (1988). Moderne Methoden des Drogennachweises und ihre Bewertung. In: Staak M (Hrsg). Betäubungsmittelmissbrauch. Berlin: Springer; 30–7.

Kaminer Y (1992a). Clinical implications of the relationship between attention deficit hyperactivity disorder and psycho-active substance use disorders. Am J Addict; 1: 257–64.

Kaminer Y (1992b). Psychoactive substance abuse and dependence as a risk factor in adolescent-attempted and completed suicide. Am J Addic; 1: 21–9.

Kaminer Y (1994). Adolescent Substance Use: A comprehensive guide to theory and practice. New York, London: Plenum.

Kaminer Y (1996). Adolescent substance abuse and suicidal behaviour. Child Adolesc Psychiatr Clin North Am; 5: 59–71.

Kaminer Y, Seifer R, Mastrian A (1992). Observational measurement of symptoms responsive to treatment of major depressive disorder in children and adolescents. J Nerv Ment Dis; 180: 639–43.

Kandel DB (1978). Convergences in prospective longitudinal surveys of drug use in normal populations. In: Kandel DB (ed). Longitudinal Research on Drug Use. Emperical findings and methodological issues. Washington, DC: Hemisphere (Halsted-Wiley); 3–38.

Kandel DB (1996). The parental and peer contects of adolescent deviance: An algebra of interpersonal influences. J Drug Issues; 26: 289–315.

Kilpatrick DG, Acierno R, Saunders B, Resnick HS, Best CL, Schnurr PP (2000). Risk factors for adolescent substance abuse and dependence: data from a national sample. J Consult Clin Psychol; 68: 19–30.

Köhler T (1999). Biologische Grundlagen psychischer Störungen. Stuttgart: Thieme.

Köhler T (2000). Rauschdrogen und andere psychotrope Substanzen – Formen, Wirkungen, Wirkmechanismen. Stuttgart: Kohlhammer.

Kraus C, Kraus D, Thomasius R (2000). Kokain- und Amphetaminabhängigkeit. In: Thomasius R (Hrsg). Psychotherapie der Suchterkrankungen. Krankheitsmodelle und Therapiepraxis – störungsspezifisch und schulenübergreifend. Stuttgart, New York: Thieme; 29–39.

Kraus L (1997). Prävalenzschätzungen zum Konsum illegaler Drogen in Europa. Sucht; 43: 329–40.

Kraus L (1998). Konsumtrends illegaler Drogen in Deutschland: Daten aus Bevölkerungssurveys 1990–1995. Sucht; 44: 169–82.

Küfner H (1999). Prävention. In: Gastpar M, Mann K, Rommelspacher H (Hrsg). Lehrbuch der Suchterkrankungen. Stuttgart, New York: Thieme; 15–27.

Lachner G, Wittchen HU (1995). Familiär übertragene Vulnerabilitätsmerkmale für Alkoholmissbrauch und -abhängigkeit. Z Klin Psychol; 24: 118–46.

Ladewig D (2000). Opiatabhängigkeit. In: Thomasius R (Hrsg). Psychotherapie der Suchterkrankungen. Krankheitsmodelle und Therapiepraxis – störungsspezifisch und schulenübergreifend. Stuttgart, New York: Thieme; 21–8.

Langrod L, Alksne L, Gomez E (1981). A religious approach to the rehabilitation of addicts. In: Lawison JH, Ruiz P (eds). Substance Abuse, Clinical Problems and Perspectives. Baltimore: Williams & Wilkens; 408–20.

Lawik NJ, Onstad S (1986). Drug use and psychiatric symptoms in adolescence. Acta Psychiatr Scand; 73: 437–40.

Lewinsohn PM, Rohde P, Brown R (1999). Level of current and past adolescent cigarette smoking as predictor of future substance use disorders in young adulthood. Addiction; 94: 913–21.

Lewis RA, Piecy FP, Sprenkle DH, Trepper TS (1990). Family based interventions for helping drug-abusing-adolescents. J Adolesc Res; 5: 82–5.
Liddle HA, Dakof GA (1995). Efficacy of family therapy for drug abuse promising but not definitive. J Marit Fam Ther; 21: 511–43.
Lieb R, Hoefler M, Merikangas KR, Sonntag H, Wittchen HU (1999). Gender-specific effects of early developmental and familiar factors on drug problems in adolescence. Presentation at the 61st Annual Scientific Meeting of the College on Problems on Drug Dependence (CPDD). Acapulco, Mexico, June 1999.
Lieb R, Schuster P, Pfister H, Fuetsch M, Höfler M, Isensee B, Müller N, Sonntag H, Wittchen HU (2000). Epidemiologie des Konsums, Missbrauchs und der Abhängigkeit von legalen und illegalen Drogen bei Jugendlichen und jungen Erwachsenen: Die prospektiv-longitudinale Verlaufsstudie EDSP. Sucht; 46: 18–31.
Little KY, Zhang L, Desmond T, Frey KA, Dalack GW, Cassin BJ (1999). Striatal dopaminergic abnormalities in human cocaine users. Am J Psychiatry; 156: 238–45.
Luthar SS, Cushing G, Mrikangas KR, Rounsaville BJ (1998). Multiple jeopardy: Risk and protective factors among addicted mother's offspring. Development and Psychopathology; 10: 117–36.
Maier W (1996). Genetik von Alkoholabusus und Alkoholabhängigkeit. In: Mann K, Buchkremer G (Hrsg). Sucht – Grundlagen, Diagnostik, Therapie. Stuttgart: Fischer; 85–97.
Maier W, Franke P, Linz M (1999). Mehrfach-Diagnosen (Komorbität). In: Gastpar M, Mann K, Rommelspacher H (Hrsg). Lehrbuch der Suchterkrankungen. Stuttgart: Thieme; 83–93.
Mann K (1999). Alkohol. In: Gastpar M, Mann K, Rommelspacher H (Hrsg). Lehrbuch der Suchterkrankungen. Stuttgart, New York: Thieme; 183–201.
Mann K, Günthner A (1999). Suchterkrankungen. In: Berger M (Hrsg). Psychiatrie und Psychotherapie. München: Urban & Schwarzenberg; 345–403.
Mann K, Schwärzler F (2000). Alkoholabhängigkeit. In: Thomasius R (Hrsg). Psychotherapie der Suchterkrankungen. Krankheitsmodelle und Therapiepraxis – störungsspezifisch und schulenübergreifend. Stuttgart, New York: Thieme; 1–9.
Mann K, Stetter F, Günthner A, Buchkremer G (1995). Qualitätsverbesserung in der Entzugsbehandlung von Alkoholabhängigen. Dtsch Ärztebl; 92A: 3052–9.
Mannuzza S, Klein RG, Bessler A, Malloy P, LaPadula M (1993). Adult outcome of hyperactive boys. Arch Gen Psychiatry; 50: 565–76.
Märtens P (1997). Angebote und Erfahrungen des Jugend- und Drogenberatungszentrums Hannover auf Raves – DROBS-Info-Mobil, Aufklärungsmaterialien und Pillenidentifikation. In: Rabes M, Harm W (Hrsg). Ecstasy – Wirkungen, Risiken, Vorbeugungsmöglichkeiten und Jugendkultur. Reinbek: Rowohlt; 181–98.
Martin CS, Kaczinsky NA, Maisto SA, Bukstein OG, Moos HB (1995). Patterns of DSM-IV alcohol abuse and dependence symptoms in adolescent drinkers. J Stud Alcohol; 56: 672–80.
Masse LC, Tremblay RE (1997). Behaviour of boys in Kindergarten and the onset of substance use during adolescence. Arch Gen Psychiatry; 54: 62–8.
Megges G (1986). „Speed": Zur Suchtgefährlichkeit der Amphetamine. Kriminalistik; 5: 224–7.
Metzke CW, Steinhausen HC (1999a). Risiko-, Protektions- und Vulnerabilitätsfaktoren für seelische Gesundheit und psychische Störungen im Jugendalter. Teil I: Die Bedeutung von Bewältigungsfertigkeiten und selbstbezogenen Kognitionen. Z Klin Psychol; 28: 45–53.
Metzke CW, Steinhausen HC (1999b). Risiko-, Protektions- und Vulnerabilitätsfaktoren für seelische Gesundheit und psychische Störungen im Jugendalter. Teil II: Die Bedeutung von elterlichem Erziehungsverhalten, schulischer Umwelt und sozialem Netzwerk. Z Klin Psychol; 28: 95–104.
Meyer AL (1994). Minimisation of substance use: What can be said at this point? In: Gullotta TP, Adams GR, Montemayor R (eds). Substance Misuse in Adolescence. Thousand Oaks: Sage Publications; 201–33.
Milin RP (1996). Comorbidity of substance abuse and psychotic disorders: Focus on adolescents and young adults. Child Adolesc Psychiatr Clin North Am; 5: 111–21.
Miller NS, Mahler JC, Gold MS (1991). Suicide risk associated with drug and alcohol dependence. J Addict Dis; 10: 49–61.
Mix Mag (1996). How much ecstasy do the British really take? Magazine Mix Mag; 7.
Moffitt TE (1993). Adolescents-limited and life-course persistend anti-social behaviour: a developmental taxonomy. Psychol Rev; 100: 674–701.
Möhler H, Okada T (1977). Benzodiazepine receptor: Demonstration in the central nervous system. Science; 198: 849–51.
Moos RH, Finney JW, Moos BS (2000). Inpatient substance abuse care and the outcome of subsequent community residenzial and outpatient care. Addiction; 95: 833–46.
Morrison SF, Rogers PD, Thomas MH (1995). Alcohol and adolscence. J Pediatr Clin North Am; 42: 371–87.
Nelson CB, Wittchen HU (1998a). DSM-IV alcohol disorders in a general population sample of adolescents and young adults. Addiction; 93: 1065–77.
Nelson CB, Wittchen HU (1998b). Smoking and nicotin dependence. Results from sample of forteen- to twentyfour-year-olds in Germany. Eur Addict Res; 4: 42–9.
Newcomb MD, Bentler PM (1989). Substance use and abuse among children and teenagers. Am Psychologist; 44: 242–8.
Noble EP (2000). Addiction and its reward process through polymorphisms of the D2 dopamine receptor gen: a review. Eur Psychiatry; 15: 79–89.
O'Brien CP (1997). Progress in the science of addiction. Am J Psychiatry; 154: 1195–7.
Obrocki J (1999). Wirkungen und Risiken des Ecstasy-Konsums: Funktionelle und strukturelle Hirnschädigungen. In: Thomasius R (Hrsg). Ecstasy: Wirkungen – Risiken – Interventionen. Ein Leitfaden für die Praxis. Stuttgart: Enke; 53–69.
Oudemans E (2000). Akupunktur in der Alkohol- und Drogenentzugsbehandlung. 2. Aufl. Stuttgart: Hippokrates.
Ozechowski TJ, Liddle HA (2000). Family-based therapy for adolescent drug abuse: knowns and unknowns. Clin Child Fam Psychol Rev; 3: 269–98.
Parnefjord R (1997). Das Drogentaschenbuch. Stuttgart: Enke.
Paton S, Kessler RC, Kandel DB (1977). Depressive mood and illegal drug use: A longitudinal analysis. J Genet Psychol; 131: 267–89.
Patton LH (1995). Adolescence substance abuse: risk factors and protective factors. J Pediatr Clin North Am; 42: 283–93.
Pedersen W, Skrondal A (1999). Ecstasy and new patterns of drug use: A normal population study. Addiction; 94: 1695–706.
Perkonigg A, Beloch E, Garzynski E, Nelson CB, Pfister H, Wittchen HU (1997). Prävalenz von Drogenmissbrauch und -abhängigkeit bei Jugendlichen und jungen Erwachsenen: Gebrauch, Diagnosen und Auftreten erster Missbrauchs- und Abhängigkeitsmerkmale. Z Klin Psychol; 26: 247–57.
Peterson R (1995). Rauschgiftlage 1995. In: Deutsche Hauptstelle gegen die Suchtgefahren (Hrsg). Jahrbuch Sucht 1996. Geesthacht: Neuland; 134–46.
Petraitis JU, Flay BR, Todd QM, Torpy EJ, Greiner B (1999). Illicit substance use among adolescents: A matrix of prospective predictors. Subst Use Misuse; 13: 2561–604.
Potts R, Martinez IG, Dedmon A (1995). Childhood risk taking and injury: self-report and informant measures. J Pediatr Psychol; 20: 5–12.
Prochaska JO, DiClemente CC (1986). Towards a comprehensive model of change. In: Miller WE, Heather N (eds). Treating Addictive Behaviors. Processes of change. New York: Plenum; 3–27.
Prochaska JO, DiClimente CC (1992). Stages of change in the modification of problem bevaviours. In: Hersen M, Eisler RM, Miller PM (eds). Progress in Behaviour Modification. Sycamore: Sycamore; 184–214.
Püschl M (1997). Aufklärung und Konsumberatung – oder was sich in der Suchtprävention durch Ecstasy verändert hat. In: Rabes M, Harm W

(Hrsg). Ecstasy – Wirkungen, Risiken, Vorbeugungsmöglichkeiten und Jugendkultur. Reinbek: Rowohlt; 201–11.

Rabes M (1995). Ecstasy und Partydrogen. In: Deutsche Hauptstelle gegen die Suchtgefahren (Hrsg). Jahrbuch Sucht '96. Geesthacht: Neuland; 116–77.

Rakete G, Flüsmeier U (1997). Der Konsum von Ecstasy: Empirische Studie zu Mustern und psychosozialen Effekten des Ecstasykonsums. Berichtsband der Bundeszentrale für gesundheitliche Aufklärung. Köln: Eigendruck.

Reeder LG (1977). Sociocultural factors in the etiology of smoking behaviour: an assessment. NIDA Res Monogr; 17: 186–201.

Reinherz HZ, Giaconia RM, Carmola Hauf AM, Wasserman MS, Paradis AD (2000). General and specific childhood risk factors for depression and drug disorders by early adulthood. J Am Acad Child Adolesc Psychiatry; 39: 223–31.

Rennert M (1989). Co-Abhängigkeit: Was Sucht für die Familie bedeutet. Freiburg: Lambertus.

Rist F, Watzl H (1999). Modelle der Entstehung und Aufrechterhaltung süchtigen Verhaltens: Psychologische Ansätze. In: Gastpar M, Mann K, Rommelspacher H (Hrsg). Lehrbuch der Suchterkrankungen. Stuttgart, New York: Thieme; 39–49.

Robins LN, Ratcliff KS (1979). Risk factors in the continuation of childhood antisocial behavior into adulthood. Int J Ment Health; 7: 96–111.

Roch I, Küfner H, Arzt J, Böhmer M, Denis A (1992). Empirische Ergebnisse zum Therapieabbruch bei Drogenabhängigen: Ein Literaturüberblick. Sucht; 38: 304–22.

Rommelspacher H (1996). Welche neurobiologischen Mechanismen erklären süchtiges Verhalten? In: Mann K, Buchkremer G (Hrsg). Sucht – Grundlagen, Diagnostik, Therapie. Stuttgart: Fischer; 41–52.

Rommelspacher H (1998). Modelle der Abhängigkeit: Biologische Modelle. In: Gölz J (Hrsg). Moderne Suchtmedizin: Diagnostik und Therapie der somatischen, psychischen und sozialen Syndrome. Stuttgart, New York: Thieme; B 2.1/1–9.

Rommelspacher H (1999). Modelle der Entstehung und Aufrechterhaltung süchtigen Verhaltens: Neurobiologische Ansätze. In: Gastpar M, Mann K, Rommelspacher H (Hrsg). Lehrbuch der Suchterkrankungen. Stuttgart, New York: Thieme; 28–38.

Saß H, Wittchen H, Zaudik M (Hrsg) (1996). Diagnostisches und statistisches Manual psychischer Störungen DSM-IV. Göttingen: Hogrefe.

Saß H, Wittchen HU, Zaudig M, Houben I (1998). Diagnostische Kriterien DSM-IV; dt. Bearb. Göttingen: Hogrefe.

Schindler A (2001). Bindungsstile in den Familien Drogenabhängiger. Schriftenreihe Studien zur Familienforschung. Bd. 9. Hamburg: Kovac.

Schlöhmer H, Schmidtholz S, Fehrmann S (1997). Ecstasy als Unterrichtsthema – Orientierungen und Anregungen für Projekte im Schulbereich. In: Rabes M, Harm W (Hrsg). Ecstasy – Wirkungen, Risiken, Vorbeugungsmöglichkeiten und Jugendkultur. Reinbek: Rowohlt; 238–48.

Schmidt MH, Esser G, Moll GH (1991). Der Verlauf hyperkinetischer Syndrome in klinischen und Feldstichproben. Z Kinder Jugendpsychiatrie Psychother; 19: 240–7.

Schmoldt A (1999). Spektrum der Designerdrogen: Pharmakologische und toxikologische Aspekte. In: Thomasius R (Hrsg). Ecstasy: Wirkungen – Risiken – Interventionen. Ein Leitfaden für die Praxis. Stuttgart: Enke; 23–38.

Schulz E, Remschmidt H (1999). Substanzmissbrauch und Drogenabhängigkeit im Kindes- und Jugendalter: Neuere Befunde der Forschung. Dtsch Ärztebl; 96: A-414–8.

Schuster P, Wittchen HU (1996). Ecstasy- und Halluzinogengebrauch bei Jugendlichen. Gibt es eine Zunahme? Verhaltenstherapie; 6: 222–32.

Schwegler U, May B (1988). Körperliche Folgen der Drogenabhängigkeit und klinischer Entgiftung. In: Staak M (Hrsg). Betäubungsmittelmissbrauch. Springer: Berlin; 41–9.

Schweizer RD, Lawton PA (1989). Drug abusers' perceptions of their parents. Br J Addict; 84: 309–14.

Schwoon DR (2000). Veränderungsprozesse bei Suchtkranken im Verbundsystem der Suchthilfe: Psychologische Aspekte. In: Thomasius R (Hrsg). Psychotherapie der Suchterkrankungen. Stuttgart: Thieme; 147–60.

Sernlitz L, Gold MS (1986). Adolescent drug abuse: diagnosis, treatment and prevention. J Psychiatr Clin North Am; 9: 455–73.

Silbereisen RK (1995). Entwicklungspsychologische Aspekte von Alkohol- und Drogengebrauch. In: Oerter R, Montada L (Hrsg). Entwicklungspsychologie. Weinheim: Beltz; 1056–68.

Silbereisen RK (1996). Psychosoziale Aspeke des Ecstasy-Konsums: Entwicklungspsychologische Aspekte. In: Thomasius R (Hrsg). Ecstasy – Wirkungen, Risiken, Interventionen. Stuttgart: Enke; 70–82.

Silbereisen RK, Rubins L, Rutter M (1996). Secular trends and substance use: concepts and data on the impact of social change on alcohol and drug use. In: Rutter M, Smith DJ (eds). Psychosocial Disorders in Young People: Time trends and their origins. Chichester: Wiley; 490–543.

Sonntag D, Künzel J (2000). Hat die Therapiedauer bei alkohol- und drogenabhängigen Patienten einen positiven Einfluss auf den Therapieerfolg? Sucht; 46, Sonderheft 2: 89–176.

Sonntag H, Hoefler M, Lieb R, Wittchen HU (1998). Rauchende Mütter – rauchende Töchter? Beitrag auf dem 41. Kongress der Deutschen Gesellschaft für Psychologie. Dresden, September 1998.

Squires RF, Baestrup RF (1977). Benzodiacepine receptors in rat brain. Nature; 266: 732–4.

Stanton MD, Shadish WR (1997). Outcome, attrition, and family-couples treatment for drug-abuse: A meta-analysis and review of the controlled, comparative studies. Psychol Bull; 122: 170–91.

Strober M, Freeman R, Bowe S, Rigali J (1996). Binge eating in anorexia nervosa predicts later onset of substance use disorder: a ten-year prospective longitudinal follow-up of 95 adolescents. J Use Adolesc; 25: 519–32.

Sulkunen P (1983). Alcohol consumption and the transformation of living conditions: a comparative study. In: Smart RG, Glaser FB, Israel Y, Kalant H, Pophan RE, Schmidt W (eds). Research Advances in Alcohol and Drug Problems. Vol. 7. New York: Plenum; 247–97.

Sutherland I, Willner P (1999). Patterns of alcohol, cigarette and illicit drug use in English adolescents. Addiction; 93: 199–208.

Sydow K von, Lieb R, Pfister H, Hofler M, Wittchen HU (2002). Use, abuse and dependence of ecstasy and related drugs in adolescents and young adults – a transient phenomenon? Results from a longitudinal community study. Drug Alcohol Depend; 66(2): 147–59.

Szapocznik J, Kurtines WM, Foote F, Perrez-Vidal A, Hervis D (1983). Conjoint vs. one-person family therapy: some evidence for the effectiveness of conducting family therapy through one person. J Consult Clin Psychol; 51: 889–99.

Szapocznik J, Kurtines WM, Foote F, Perez-Vidal A, Hervis D (1986). Conjoint vs. one-person family therapy: further evidence for the effectiveness of conducting family therapy through one person with drug-abusing adolescents. J Consult Clin Psychol; 54: 395–7.

Täschner KL (1983). Kokain – Schnee von gestern ? Inform Arzt; 11: 33–40.

Täschner KL (1986). Klinik der Rauschdrogen. In: Kisker KP, Lauter H, Meyer JE, Müller C, Strömgren E (Hrsg). Psychiatrie der Gegenwart. Bd. 3: Abhängigkeit und Sucht. 3. Aufl. Heidelberg, New York, Tokyo: Springer; 307–44.

Täschner KL (1987). Kokainmissbrauch – eine unterschätzte Gefahr? Suchtgefahren; 33: 369–78.

Teuchert-Noodt G, Todzy S (1996). Wirkung von Drogen auf höhere Hirnfunktionen. Teil 1: Modulation höherer Hirnfunktionen durch Neurotransmitter. Biologie in der Schule; 45: 368–74.

Teuchert-Noodt G, Dawirs RR (1999). Beeinflussung der Hirnreifung durch psychoaktive Substanzen am Tiermodell. In: Fegert JM, Hässler F, Rothärmel S (Hrsg). Atypische Neuroleptika in der Jugendpsychiatrie. Stuttgart, New York: Schattauer; 111–22.

Thomasius R (1994). Konzept für die Einrichtung einer Behandlungseinheit für opiatabhängige Jugendliche und junge Erwachsene („Qualifizierter niedrigschwelliger Drogenentzug") im Universitäts-Krankenhaus Eppendorf in Kooperation mit der BAGS und der BWF. Hamburg: Eigendruck.

Thomasius R (1996). Familiendiagnostik bei Drogenabhängigkeit. Eine Querschnittstudie zur Detailanalyse von Familien mit opiatabhängigen Jungerwachsenen. Berlin: Springer.

Thomasius R (1998). Persönlichkeitsstörungen bei Konsumenten illegaler Drogen – Komorbidität, Entwicklungspfade und Auswirkungen auf die Behandlung. Persönlichkeitsstörungen; 3: 142–50.

Thomasius R (1999a). Drogen und Lunge. Pneumologische Notizen; 14: 4–8.

Thomasius R (Hrsg) (1999b). Ecstasy: Wirkungen – Risiken – Interventionen. Ein Leitfaden für die Praxis. Stuttgart: Enke.

Thomasius R (Hrsg) (2000a). Ecstasy – Eine Studie zu gesundheitlichen und psychosozialen Folgen des Missbrauchs. Frankfurt: Wissenschaftliche Verlagsgesellschaft.

Thomasius R (2000b). Interpersonale Aspekte der Suchterkrankungen. In: Thomasius R (Hrsg). Psychotherapie der Suchterkrankungen. Stuttgart: Thieme; 71–89.

Thomasius R (2001). Psychotherapeutische Behandlung von Ecstasy- und Partydrogenabhängigen. In: Mauthe IH (Hrsg). Prävention in Psychiatrie und Psychotherapie. Königslutter: Axept; 38–50.

Thomasius R (Hrsg) (2004). Familientherapeutische Frühbehandlung des Drogenmissbrauchs. Eine Studie zu Therapieeffekten und -prozessen. Hamburg: Kovac.

Thomasius R, Schmolke M, Kraus D (1997). MDMA(„Ecstasy“)-Konsum: ein Überblick zu psychiatrischen und medizinischen Folgen. Fortschr Neurol Psychiatrie; 65: 49–61.

Thomasius R, Gemeinhardt B, Schindler A (2000). Familientherapie und systemische Therapie bei Suchterkrankungen. In: Thomasius R (Hrsg). Psychotherapie der Suchterkrankungen. Krankheitsmodelle und Therapiepraxis – störungsspezifisch und schulenübergreifend. Stuttgart, New York: Thieme; 122–46.

Tobler NS, Stratton HH (1989). Effectiveness of school-based drug prevention programmes: a meta-analysis of the research. In: Tölle R, Buchkremer G (Hrsg). Zigarettenrauchen. New York: Springer.

Tossmann HP (1997). Ecstasy – Konsummuster, Konsumkontexte und Komplikationen. Ergebnisse der Ecstasy-Infoline. Sucht; 43: 121–9.

Tossmann HP (2001). Ecstasy – „Einbahnstraße“ in die Abhängigkeit?: Drogenkonsummuster in der Techno-Party-Szene und deren Veränderung in längsschnittlicher Perspektive; eine empirische Untersuchung zur Variabilität und Stabilität des Drogenkonsums in der Techno-Party-Szene. Forschung und Praxis der Gesundheitsförderung. Bd. 14. Köln: Bundeszentrale für gesundheitliche Aufklärung.

Van Hasselt VB, Ammerman RT, Glancy LJ, Bukstein OG (1992). Mal treatment in psychiatrically hospitalisite dualy diagnosted adolescent substance abusers. J Am Acad Child Adolesc Psychiatry; 31: 868–74.

Van Hasselt VB, Null JA, Kempton T, Bukstein OG (1993). Social skills and depression in adolescent substance abusers. Addict Behav; 18: 9–18.

Vogeltanz ND, Harris TR, Klassen AD, Wilsnack SC (1997). Childhood sexual abuse and women's substance abuse: National servey findings. J Stud Alcohol; 58: 264–71.

Vollmer HC (2000). Verhaltenstheoretische Aspekte der Suchterkrankungen. In: Thomasius R (Hrsg). Psychotherapie der Suchterkrankungen. Krankheitsmodelle und Therapiepraxis – störungsspezifisch und schulenübergreifend. Stuttgart, New York: Thieme; 71–89.

Vollmer HC, Krauth J (2000). Verhaltenstherapie bei Suchterkrankungen. In: Thomasius R (Hrsg). Psychotherapie der Suchterkrankungen. Krankheitsmodelle und Therapiepraxis – störungsspezifisch und schulenübergreifend. Stuttgart, New York: Thieme; 102–21.

Wardle I (1995). Ecstasy (MDMA) und Eve (MDEA) in Großbritannien – Zielsetzungen, Erfahrungen und Informationsmaterialien aus der „Saver-Use“-Kampagne des Lifeline-Projektes. In: Büro für Suchtprävention (Hrsg). Ecstasy: Prävention des Missbrauchs. Geesthacht: Neuland; 81–90.

Weinberg NZ, Rahdert E, Colliver JD, Glantz MD (1998). Adolescent substance abuse: A Review over the past 10 years. J Am Acad Child Adolesc Psychiatry; 37: 252–61.

Wheeler K, Malmquist J (1987). Treatment approaches in adolescent chemical dependency. J Pediatr Clin North Am; 34: 437–47.

Wiedenmann H, Küstner U, Schindler A, Sack PM, Thomasius R (2001). Jahresstatistik 2000 der Drogenambulanz für Jugendliche und junge Erwachsene im Universitätsklinikum Hamburg-Eppendorf. Hamburg: Eigendruck.

Wilkens W, Thiel G, Friedrich E (1997). Illegal oder (l)egal – rechtlicher Status und Konsum von MBDB und anderen Ecstasy-Wirkstoffen. Eine Szenebefragung aus dem Herbst 1996. Berichtsband des Hamburger Fortbildungs-Instituts für Hamburg Drogen und Aids. Hamburg: Eigendruck.

Williams RJ, Chang SY, Addiction Centre Adolescent Research Group (2000). A comprehensive and comparative review of adolescent substance abuse treatment outcome. Clin Pychol; 7: 138–66.

Winters KC, Stinchfield RD (1995). Current issues and further needs in the assessment of adolescent drug abuse. NIDA Res Monogr; 156: 146–71.

Winters KC, Stinchfield RD, Opland E, Weller C, Latimer WW (2000). The effectiveness of the Minnesota Model approach in the treatment of adolescent drug abusers. Addiction; 95: 601–12.

Wittchen HU, Nelson CB (eds) (1998). Early developmental stages of substance abuse. Eur Addict Res; 4 (1–2).

Wolffgramm J (1996). Die Bedeutung der Grundlagenforschung für die Behandlung von Abhängigen. In: Mann K, Buchkremer G (Hrsg). Sucht – Grundlagen, Diagnostik, Therapie. Stuttgart: Fischer; 3–18.

Wood D, Wender PH, Reimher RW (1983). Prevalence of attention deficit disorder, residual type, or minimal brain dysfunction, in a population of male alcoholic patients. Am J Psychiatry; 140: 95–8.

Wurmser L (1997). Die verborgene Dimension: Psychodynamik des Drogenzwangs. Göttingen: Vandenhoeck & Ruprecht.

Wurmser L (2000). Psychodynamische Aspekte der Suchterkrankungen. In: Thomasius R (Hrsg). Psychotherapie der Suchterkrankungen. Krankheitsmodelle und Therapiepraxis – störungsspezifisch und schulenübergreifend. Stuttgart, New York: Thieme; 40–54.

Yamaguchi K, Kandel D (1984). Patterns of drug use from adolescence to young adulthood. II. Sequences of pogression. Am J Public Health; 74: 668–72.

Zoccolillo M (1992). Co-occurrence of conduct disorders and its outcomes with depressive and anxiety disorders: A review. J Am Acad Child Adolesc Psychiatry; 31: 547–56.

5.16 Schlaf und Schlafstörungen

C. Mehler-Wex

Inhalt

5.16.1 Einleitung

Bei den Schlafstörungen gilt es, zwischen vermindertem Schlaf (Hyposomnie), erhöhtem Schlafbedürfnis (Hypersomnie) und Schlafstörungen im Sinne von Unterbrechungen oder sonstigen unphysiologischen Abläufen (Para- bzw. In-/Dyssomnien) zu unterscheiden. Wie in der Tabelle 5-126 aufgeführt, bestehen die physiologischen, sich mehrmals pro Nacht wiederholenden Schlafzyklen aus dem ruhigen Non-REM-Schlaf (REM = rapid eye movement) mit den an Tiefe zunehmenden Schlafstadien I bis IV und einer motorisch unruhigeren REM-Phase. Die genannte Schlafarchitektur bildet sich in der polysomnographischen Diagnostik („Schlaflabor“) durch spezifische Hirnstrom- (EEG), Herz- (EKG) und motorische Aktivitäten (Elektromyographie [EMG] und Elektrookulogramm [EOG]) sowie Atemfrequenz ab.

Neben Neurotransmitterwechselwirkungen, spezifischen Schlafregulationsneuronen und Funktionsarealen des Hirnstamms sind endokrinologische Parameter und Zytokine als weitere biologische Instanzen an der Schlaffunktion beteiligt. Dementsprechend zeigt sich bei frühen Schädel-Hirn-Traumata oder prä- bzw. perinatalen zentralnervösen Schädigungen (z.B. Anoxie) eine verzögerte Regulation des Schlafrhythmus. So wie die schlaf- und wachabhängige elektrophysiologische Regulation der Hirnstromaktivität reifungsgebunden ist, spielt der Entwicklungsaspekt ebenfalls eine besonders wichtige Rolle. Hirnorganische Reifungsverzögerungen mit Dysbalancen und Funktionsstörungen in dem dargestellten sensiblen System führen oft zu Schlafstörungen.

Außer den neurobiologischen sind exogene Faktoren ausschlaggebend, also Schlafhygiene, Tagesstruktur, Abendaktivitäten, Substanzgebrauch, Alltagsstressoren, belastende Er-

Tab. 5-126: Physiologische Stadien des Schlafs. Der initiale Schlafzyklus dauert bei Kindern ca. 50 Min., bei Erwachsenen ca. 90 Min. und setzt sich wie folgt zusammen: aus einer ruhigen Non-REM-Phase mit Abfolge der Stadien I bis IV (III und IV werden als Tiefschlaf zusammengefasst; ihr Anteil am gesamten Non-REM-Schlaf beträgt nach Ausreifung 20 %) und der umgekehrten Abfolge bis Stadium II; und aus der darauf folgenden motorisch und vegetativ aktiveren REM-Phase. Dieser Zyklus wiederholt sich 4- bis 6-mal pro Nacht, wobei später die Tiefschlafstadien III und IV nicht mehr erreicht werden und somit der Non-REM-Anteil nur noch aus Stadium II besteht. Dementgegen verlängern sich die REM-Phasen im weiteren Nachtschlaf.

Stadium	Wellenform	Schlafspindeln SS* K-Komplexe K** Vertexwellen V***	Amplitude (µV)	Dauer (Min.)	Besonderheiten
Non-REM					
I	alpha, theta	selten V	50		Ablauf → I → II → III → IV → III → II
II	theta häufig	V, SS, K	↓	50–70	Tiefschlaf = III u. IV
III	delta/theta	seltener SS			III u. IV v. a. erstes Nachtdrittel, später nur noch II
IV	> 50 % delta	–	200		
REM					
	alpha, theta	–	50	20–60	v. a. zweite Nachthälfte zunehmend

* Schlafspindeln: zeitlich begrenzte Wellenfolge mit an- und absteigender Amplitude (Spindelform), frontal 12/Sek., parietal 14/Sek.; leichter bis mitteltiefer Schlaf

** K-Komplexe: hohe, langsame, biphasische, generalisierte Welle, Maximum präzentral, gefolgt von Gruppe niedrigamplitudiger schneller Wellen; mitteltiefer Schlaf, Reaktion auf exogene Reize

*** Vertexwellen: steile negative Wellen, Maximum im Vertex, eventuell gefolgt von Spindel; Einschlafstadium und leichter Schlaf

eignisse, erzieherischer Umgang mit dem Schlafverhalten des Kindes und familiäre Schlafgewohnheiten. Intrapsychische Besonderheiten wie psychiatrische Erkrankungen, Persönlichkeitsfaktoren und die subjektive Bewertung und Handhabung der Schlafproblematik können ebenfalls zur Aggravierung beitragen.

5.16.2 Definition und Klassifikation

Nach ICD-10 werden organisch und nichtorganisch bedingte Schlafstörungen unterschieden. Organische Ursachen für Schlafstörungen können u. a. Schmerzsyndrome, endokrinologische Erkrankungen und hirnorganische Syndrome sein. Schlafapnoe-Syndrome und Narkolepsie sind z. T. assoziiert mit Atemwegsobstruktion bzw. hirnorganischen Prozessen, können jedoch auch durch zentralnervöse Dysregulation bedingt auftreten. Eine Übersicht über die ICD-10-Klassifikation der Schlafstörungen mit kurzen Definitionen bietet die Tabelle 5-127.

Unter Insomnien werden Ein- und Durchschlafstörungen sowie fehlende Schlafeffizienz subsumiert, unter Hypersomnien exzessive Schläfrigkeit und Tagesmüdigkeit und unter Parasomnien eine Diskrepanz zwischen eigenem Schlaf-wach-Rhythmus und äußeren Bedingungen; hier werden auch besondere, dem physiologischen Schlaf nicht entsprechende Vorgänge wie Schlafwandeln, Sprechen im Schlaf, Bruxismus (nächtliches Zähneknirschen), Pavor nocturnus und Albträume eingerechnet.

Von den bislang aufgeführten Schlafstörungen ist die so genannte **induzierte Schlafstörung** abzugrenzen, die interaktiv von Bezugspersonen oder Kind ausgelöst bzw. aufrechterhalten wird. Das Kind, älter als fünf Jahre, besteht zum Schlafen auf Beisein und Unterstützung der Eltern, bzw. die Eltern sind der Überzeugung, dass das Kind darauf angewiesen sei. Die Schlafqualität an sich ist dabei nicht beeinträchtigt, es besteht kein durch die Schlafstörung bedingter Leidensdruck vonseiten des Kindes, sodass die Kriterien der nichtorganischen Insomnie (ICD-10: F 51.0) nicht erfüllt sind. ICD-10 empfiehlt, induzierte Schlafstörungen als „unzureichende elterliche Betreuung und Kontrolle" (Z 62.0) zu klassifizieren. Diese Auffassung wird jedoch der interaktiven Komponente nicht gerecht. Eine eindeutige Diagnosekategorie für diese nicht seltene Subform fehlt somit. Diese Lücke wird auch nicht im DSM-IV gefüllt.

Tab. 5-127: Klassifizierung der Schlafstörungen im Kindes- und Jugendalter (LJ = Lebensjahr)

Art	Subtypen	ICD-10	Diagnosekriterien	Zeitpunkt des Auftretens
organisch bedingt				
Insomnie		G 47.0	erhöhte Schlaflatenz, Durchschlafstörungen, nicht erholsamer Schlaf	unspezifisch
Hypersomnie		G 47.1	erhöhter Schlafbedarf, Tagesmüdigkeit	Jugend
	Kleine-Levin-Syndrom	G 47.8	phasisch erhöhter Schlafbedarf, Stimmungslabilität, bei ca. 50 % Hyperphagie und/oder sexuelle Enthemmung	ca. 15. LJ, Jungen 4-mal häufiger
	Schlafapnoe	G 47.3	bis 60 Sekunden dauernde Apnoe, Azidose, Hypoxämie, Hyperkapnie	2.–6. LJ, Jugend
	Narkolepsie	G 47.4	Schlafanfälle u. Kataplexie tagsüber; hypnagoge Phänomene, Schlafparalyse	ab 15 Jahren; REM
Parasomnie		G 47.2	Schlafwandeln, Albträume, Sprechen im Schlaf	unspezifisch
nicht organisch bedingt				
Insomnie		F 51.0	Dauer u. Qualität des Schlafs ↓; Ein- u. Durchschlafstörungen, Früherwachen; 3x/Woche mind.; Ausschluss: Begleitsymptom einer Achse-I-Erkrankung	unspezifisch
Hypersomnie		F 51.1	exzessive Schläfrigkeit, Schlafattacken tagsüber, erschwertes Erwachen; Ausschluss: inadäquate Schlafdauer als Ursache	unspezifisch
Parasomnie		F 51.2	mangelnde Übereinstimmung zwischen individuellem und durch die Umgebung erforderlichem Schlaf-wach-Rhythmus	innerhalb 2 h nach dem Einschlafen; Non-REM
	Somnambulismus	F 51.3	Bewusstseinslage zwischen Schlaf und Wachsein, reduzierte Reaktion und Geschicklichkeit, fehlende Erinnerung	Kleinkindalter; erstes Drittel des Nachtschlafs
	Pavor nocturnus	F 51.4	äußerste nächtliche Furcht mit Schreien und vegetativer Symptomatik, Fluchtversuche, fehlende Erinnerung	Kleinkind-/Vorschulalter; erstes Nachtdrittel (Stadien III und IV)
	Albträume	F 51.5	lebhaftes Traumerleben von Angst, autonome Stimulation, detaillierte Erinnerung nach dem Erwachen	Vorschulalter; 2. Schlafhälfte, Schlaf-wach-Übergang, REM
sonstige		F 51.8		unspezifisch
nicht näher bezeichnet		F 51.9		

5.16.3 Epidemiologie

Unregelmäßiges Schlafverhalten im Säuglingsalter ist sehr häufig und assoziiert mit der noch in Reifung befindlichen Schlafarchitektur. Das Verhalten der Eltern in den Aufwachphasen nimmt jedoch ebenfalls erheblich Einfluss: Eine Untersuchung an Kindern im dritten Lebensmonat ergab, dass diejenigen, die täglich zu einer gleich bleibenden Zeit in ihr eigenes Bett gebracht wurden, unabhängig davon, ob sie noch wach waren, im Falle des nächtlichen Aufwachens besser selbstständig in den Schlaf zurückfanden als diejenigen, die erst nach ihrem Einschlafen zu Bett getragen wurden (Anders et al. 1992). Gestillte Säuglinge neigen im Vergleich zu nichtgestillten Kindern häufiger zu Durchschlafstörungen und weisen eine geringere Gesamtschlafdauer auf. Dies ist im Sinne einer Konditionierung zu deuten: Das Aufwachen wird oft mit Hungergefühlen interpretiert, sodass die verstärkende mütterliche Zuwendung durch Stillversuch erfolgt.

Zwischen dem ersten und dritten Lebensjahr liegt die Prävalenz der Insomnien bei 15–35 %, zwischen dem vierten und sechsten Lebensjahr bei 10–15 %. Verlaufsstudien zeigten eine erneute Zunahme der Einschlafschwierigkeiten auf bis zu 50 % nach dem siebten Lebensjahr (vgl. Niedermeyer 1999).

Ein- oder mehrfaches nächtliches Erwachen kommt bei 50–60 % der bis 5-Jährigen vor, wobei dies bei raschem Wiedereinschlafen nicht als pathologisch zu werten ist. Entscheidend ist hierbei die Wahrnehmung, Bewertung und Reaktion der Eltern, da eine übermäßige Bedeutungszumessung und situativ inadäquate Zuwendungen tatsächlich zu einer Schlafstörung im eigentlichen Sinne führen können (Skuse 1994).

Albträume werden (bei bis zu 60 %) im Vorschulalter sehr häufig beobachtet und sind nicht als pathologisch zu werten, sofern keine Beeinträchtigung tagsüber besteht. Kinder mit Ein- und Durchschlafproblemen suchen häufig die Eltern auf bzw. fordern das Einschlafen in deren Nähe, wobei die Rate der Weigerung, in das eigene Bett zurückzukehren, im Alter von 2–4 Jahren zwischen 36 und 53 % liegt, im Alter von 7 Jahren bei 27 %, von 11 Jahren bei 2 % (Warnke et al. 2004). Im Schulalter schlafen Jungen deutlich häufiger als Mädchen noch im Bett der Eltern. Das altersinadäquate Schlafen im Bett der Eltern wiederum birgt ein erhöhtes Risiko für induzierte Insomnien.

Hypersomnien betreffen rund 5 % der Gesamtbevölkerung. Bei Minderjährigen ist vor allem der Eintritt in die Pubertät mit erhöhtem Schlafbedarf assoziiert. Für Somnambulismus ist ein Peak im zwölften Lebensjahr zu verzeichnen; die Prävalenz insgesamt beträgt ca. 5 %, bei Pavor nocturnus um 3 %. Narkolepsien treten vor allem in der späten Adoleszenz auf; die Häufigkeit in der Gesamtbevölkerung liegt bei unter 1 ‰.

Schlafstörungen sind trotz relativ häufigen Vorkommens (bis zu 2 % der Kinder und Jugendlichen) verhältnismäßig selten Vorstellungsanlass in kinder- und jugendpsychiaterischen Praxen, häufiger jedoch in pädiatrischen Institutionen.

5.16.4 Symptomentwicklung und Komorbidität

Entwicklung der Schlafarchitektur und des Schlaf-wach-Rhythmus

Der Wechsel zwischen dem motorisch unruhiger imponierenden sowie durch Bulbusbewegungen und Atemunregelmäßigkeiten geprägten REM-Schlaf und den ruhigen Non-REM-Phasen sowie die charakteristische Schlafarchitektur mit entsprechenden EEG-Korrelaten differenzieren sich erst im Laufe des Kindesalters; eine Übersicht der physiologischen Entwicklungsstadien findet sich in der Tabelle 5-128.

Bei der Geburt beträgt der Anteil des „primitiveren", aktiven, durch Erhöhung der EEG-Aktivität sowie der kardiovaskulären und respiratorischen Aktivität, durch Muskelerschlaffung und Bulbusbewegungen geprägten REM-Schlafs bis zu 50 %, wohingegen der „kontrolliertere" und somit von zerebraler Reifung zeugende Non-REM-Schlaf mit regulierten vegetativen Funktionen bis zu 35 % und das Übergangsstadium mit undifferenziertem Schlafmuster 15 % einnehmen. Studien zeigten einen Zusammenhang zwischen dem Grad der elektrophysiologischen Reifung bei der Geburt und der Schlafarchitektur (Niedermeyer 1999).

Im Alter ab drei Jahren bis ins Erwachsenenalter sinkt, in Korrelation mit der hirnorganischen Entwicklung, der REM-Anteil zugunsten des Non-REM-Schlafs auf 20 % der Gesamtschlafdauer (vgl. Kap. 1.5). Während das Neugeborene seinen Schlaf mit einer REM-Phase initiiert bei proportionaler Gleichverteilung der REM- und Non-REM-Anteile über die Gesamtschlafdauer hinweg, ist beim Erwachsenen zunächst ein 70- bis 100-minütiger Non-REM-Schlaf zu verzeichnen, mit erhöhtem REM-Anteil erst im letzten Schlafdrittel (Handford u. Vgontzas 2002). Die Dauer eines gesamten Non-REM/REM-Schlafzyklus beträgt bei Säuglingen nur 50 Minuten, im Erwachsenenalter 90–120 Minuten.

Das Durchschlafen ist im ersten Lebensjahr noch nicht zu erwarten, da der physiologische Schlaf-wach-Rhythmus und die Schlafarchitektur noch nicht ausgebildet sind. Vorherrschend ist ein durch Hungergefühle gesteuerter 3- bis 4-stündiger Rhythmus. Die Tabelle 5-128 gibt eine Übersicht über

Tab. 5-128: Zerebrale Reifung und altersabhängige Schlaf- und Wachaktivität im EEG (KW = Woche nach Konzeption; LM = Lebensmonat; LJ = Lebensjahr)

Entwicklungsalter	Schlaf-wach-Rhythmus	Wach-Ableitung	Schlaf-Ableitung	Besonderheiten
21. KW	–	0,5–2/Sek. Aktivität	–	
24.–27. KW	–	wechselnd 1–20/Sek. Aktivität okzipital betont, 8–14/Sek. zentrotemporal		
31. KW	90 % REM-Schlaf	generalisierte Deltawellen		intermittierend 16/Sek. „brushes"
33. KW	allmählich klarere Abgrenzung zwischen aktiven und ruhigen Phasen			Beginn der Differenzierung zwischen Schlaf und Wachsein
36. KW–1. LM	16 Std. Schlaf/ Tag, 6–7 Schlafepisoden mit 3–4 Std. Wachsein, 50 % REM	wechselnde Schlafmuster mit niedrigen langsamen und intermittierenden steilen Wellen („tracé alternant") im EEG: REM- bzw. Non-REM- bzw. Übergangs-Phasen; bis 10/Sek. Aktivität während Wachheit		Differenzierung von 4 Bewusstseinsstadien: Wachsein, REM/Non-REM (ohne Stadium IV), Übergangsstadium
3. LM	14 Std. Schlaf/ Tag, 8 Std. durchgehender Schlaf möglich plus 2 kurze Schlafepisoden, 40 % REM	höheramplitudige, irreguläre Delta-Aktivität	4/Sek. Rhythmisierung, Überwiegen des Non-REM-Schlafs	erste 12–15/Sek. Schlafspindeln
5. LM	13 Std. Schlaf/Tag, 2 Schlafepisoden tagsüber, 30 % REM	zunehmend höheramplitudige Theta-Wellen, beginnende Rhythmisierung	beim Einschlafen charakteristische Gruppen hoher, synchroner 4–6/Sek. Wellen ab Vertex	erste Vertexwellen und K-Komplexe
2. LJ	11 Std. Schlaf/Tag, kurzer Mittagsschlaf, 20 % REM	Theta-Grundaktivität mit Alpha-Einlagerungen	beim Einschlafen seltener Gruppen hoher, synchroner 6–7/Sek. Wellen, Maximum präzentral	1.–12. LJ. okzipitale oder zentrotemporale (Rolando-)Spikes möglich, oft ohne klinisches Korrelat
6. LJ	1 Schlafepisode, 20 % REM	Zunahme der Alpha-Aktivität, Theta-Einlagerungen, niedrigere Amplituden	Desynchronisierung, frontal rhythmisierte 6–7/Sek. Aktivität und 14- bzw. 6/Sek. Spikes	
ab 12. LJ	8 Std. Schlaf/Tag, 1 Schlafepisode, 20 % REM	zunehmend dem adulten EEG entsprechend (Alpha-Aktivität mit einzelnen Theta-Wellen, okzipitale Rhythmisierung, frontookzipitale Gliederung; Schlaf-EEG: s. Tab. 5-126)		

die altersabhängige Reifung der Hirnstromaktivität, die das Schlafverhalten maßgeblich beeinflusst. Während im Alter von einem Jahr 16 Stunden Schlaf pro Tag benötigt werden, sind es ab zehn Jahren nur noch ca. 8 Stunden. Zunächst werden maximal 3–4 Stunden durchgängig geschlafen, ab dem vierten Lebensmonat sind es bereits bis zu 8 Stunden.

Ein zirkadianer Schlaf-wach-Rhythmus mit langer Durchschlafphase nachts und einem kurzen Tagesschlaf bildet sich ab dem zweiten Lebensjahr; ca. ab dem dritten Lebensjahr schwindet der Bedarf nach außernächtlichem Schlaf, ausschließlicher Nachtschlaf konsolidiert sich ab dem vierten Lebensjahr (s. Kap. 2.2, S. 125ff.). Bis zu 12 Stunden Schlaf pro Tag sind in diesem Alter noch die Regel; erst ab dem zwölften Lebensjahr reichen 8–9 Stunden aus, wobei in der Pubertät nochmals ein leichter Anstieg des Schlafbedürfnisses zu verzeichnen ist, bis sich in der späteren Adoleszenz das auch für das Erwachsenenalter gültige individuelle Schlafmaß endgültig einstellt.

Altersspezifische Schlafstörungen

Die Prävalenz von Ein- und Durchschlafproblemen sowie spezifischen Parasomnien ist hinsichtlich ihrer altersspezifischen Verteilung in der Abbildung 5-51 dargestellt.
Bei **Kleinkindern** sind Ein- oder Durchschlafstörungen (Insomnien), auch im Zusammenhang mit Albträumen, oft begründet in als angsteinflößend erlebten Situationen des vergangenen Tages.

Von einer **Einschlafstörung** im Kleinkindalter ist dann auszugehen, wenn das Kind für die Mindestdauer eines Monats länger als 60 Minuten bzw. bei zusätzlicher Zuwendung durch die Eltern (Umhertragen, Streicheln) länger als 30 Minuten zum Einschlafen benötigt.
Eine **Durchschlafstörung** liegt vor, wenn das Kind mehr als dreimal pro Woche mindestens einen Monat lang erwacht und sofortige elterliche Zuwendung fordert.

Ursachen können Trennungs- oder Dunkelängste sein bzw. emotionale Belastungsfaktoren. Entscheidend ist außerdem der erzieherische und strukturierende Einfluss der Eltern bezüglich des kindlichen Schlafverhaltens im Hinblick auf induzierte bzw. durch Verstärkung aufrechterhaltene Schlafstörungen. Psychiatrische Störungsbilder wie Autismus oder Aufmerksamkeitsdefizit-/Hyperaktivitätsstörung können das abendliche Entspannen und Akzeptieren von Ermüdung beeinträchtigen. Als spezifische Schlafstörung kann das Schlafapnoe-Syndrom u. U. bereits ab dem zweiten Lebensjahr beobachtet werden.
Typische Schlafstörungen mit Beginn im **Vorschulalter** sind Parasomnien, die beim Übergang des Non-REM-Stadiums IV zur anschließenden REM-Phase im ersten Nachtdrittel entstehen. Die Ursache scheint in reifungsbedingten irregulären Arousal-Dysfunktionen zu liegen. Begünstigend wirken familiär gehäuftes Auftreten von Parasomnien und Umstände, die zu kompensatorischer Zunahme des erholsamen Non-REM-Stadium IV führen, z. B. Schlafentzug und Überanstrengung. Zu den Parasomnien zählen Somnambulismus oder Sprechen im Schlaf und der meist auf das Vorschulalter begrenzte **Pavor nocturnus**: Ohne ersichtliche Ursache kommt es ca. 1–3 Stunden nach dem Einschlafen zu schweren Angstzuständen mit Schreien, Abwehr- und eventuell Fluchtbewegungen bei geöffneten Augen und starker autonomer Reaktion (Schwitzen, Tachykardie, schweres Atmen). Weckversuche sind ergebnislos und werden abgewehrt, Beruhigung kann nicht angenommen werden. Nach dem Erwachen besteht keine Erinnerung an den Vorgang, die vegetativen Zeichen klingen sofort ab, das Kind schläft rasch wieder ein. Im Gegensatz dazu treten **Albträume** erst in der zweiten Nachthälfte auf, die Kinder verlangen und bemerken den Trost und Schutz durch die Eltern, die Ängstlichkeit hält länger an. Beim Schlafwandeln hingegen sind Erweckbarkeit und Erinnerungsfähigkeit, ähnlich wie beim Pavor nocturnus, ebenfalls reduziert. Im Vorschulalter sind Einschlafstörungen die häufigste Form der Schlafstörung (bis zu 35 %), wobei diese zu 75 % in der Verweigerung des Zubettgehens begründet sind und keine Schlafstörung im eigentlichen Sinne darstellen (Wolke 2001).
Bei **Schulkindern** stehen oft reaktive Komponenten bei Ein- oder Durchschlafstörungen im Vordergrund, z. B. schulische Stressoren, familiäre bzw. soziale Konflikte, Überforderung oder exogene Belastungsfaktoren.
In der **Adoleszenz** aggraviert sich die Bedeutung emotional belastender Bedingungen für das Schlafvermögen, wobei zu geringe Schlafdauer wiederum Hypersomnien und schwere

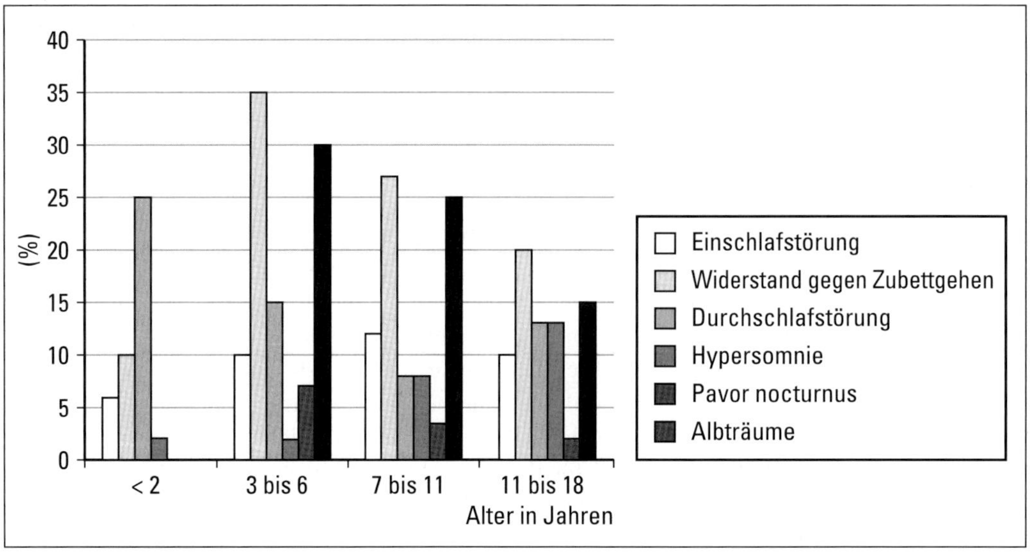

Abb. 5-51: Altersspezifische Prävalenz von Insomnien und Parasomnien bei Kindern und Jugendlichen (nach Wolke 2001)

morgendliche Erweckbarkeit mit sich bringen kann. Insomnien kommen bei bis zu 17 % der Jugendlichen vor. Tagesmüdigkeit, Reizbarkeit und Konzentrationsstörungen sind die Folge. Zur Einschlafzeit sind die Betroffenen oft in angespannter Erwartungshaltung, was sich als autonome Hyperaktivität mit erhöhter Herzfrequenz und Körpertemperatur, muskulärer Anspannung und peripherer Vasokonstriktion vegetativ abbildet (Vgontzas u. Kales 1999). Zusammenhänge mit eventuellen psychiatrischen Komorbiditäten wie depressive Störungen, Zwangs- oder Angsterkrankungen, maniforme oder schizophreniforme Syndrome, Substanzmissbrauch und Aufmerksamkeitsdefizit-/Hyperaktivitätsstörung sind diagnostisch zu klären und spezifisch zu behandeln. Im Jugendalter können auch organische Schlafstörungen wie **Schlafapnoe** auftreten, eine Hypersomnieform mit bis zu einminütigen wiederholten Atempausen im Schlaf, und **Narkolepsie** mit imperativen Schlafanfällen und Kataplexie (vorübergehende Steuerungsunfähigkeit der Willkürmotorik) tagsüber bei häufig initialem Sturz wegen plötzlichem Tonusverlust.

Während der Säugling auf die körperliche Nähe einer Bezugsperson beim Einschlafen angewiesen ist, sollte dies mit Älterwerden des Kindes zunehmend seltener werden. Mit Beginn des Laufalters nächtigen noch bis zu 50 % der Kinder im Elternbett. Dies entspricht der Übergangsphase zur Verselbstständigung des Kindes mit dem Ziel der Bewältigung von Trennung und nächtlichem Alleinsein. In der Regel jedoch fordert das Sicherheits- und Vertrauensbedürfnis des Kleinkindes verlässliche Einschlafrituale zusammen mit den Eltern und „Einschlafhilfen" wie Kuscheltiere oder Puppen. Heftiges Kopfschütteln, Schaukeln und unruhige Körperbewegungen sind um den zehnten Lebensmonat sehr häufig (30–43 %) und nicht als pathologisch zu werten; nach Vollendung des zweiten Lebensjahres sind diese motorischen Phänomene nur noch sehr selten zu beobachten (5–3 %, Skuse 1994).

5.16.5 Ätiologie und Pathogenese

Hirnstammfunktionskreise

Die Schlafregulation erfolgt nach heutigen Erkenntnissen durch den Hirnstamm. Zu unterscheiden sind von der Pons ausgehende, durch Acetylcholin gesteuerte REM-induzierende Neurone (REM-on-Neurone) und adrenerge sowie serotoninerge REM-off-Neurone der dorsalen Raphekerne und des Locus coeruleus, jeweils mit Bahnen zum Kortex und zu den Motoneuronen der Medulla oblongata. Im Wachzustand sind das aminerge und cholinerge System auf hohem Niveau, im Non-REM-Schlaf auf niedrigem Niveau – jeweils im Gleichgewicht. Im REM-Schlaf entspricht die cholinerge Aktivität dem Wachzustand, wohingegen die aminerge Neurotransmission stark erniedrigt ist. REM-off-Neurone regulieren ihre Aktivität auf konstantem Niveau durch kompensatorische Inhibition von Nachbarneuronen nach dem Feuern von Impulsen; außerdem hemmen sie in aktivem Zustand die REM-on-Neurone. Das Ergebnis ist der ruhige Non-REM-Schlaf. REM-on-Neurone übernehmen die Schlafregulation, sobald die REM-off-Neurone inaktivieren. REM-on-Neurone potenzieren über Rückkopplung ihre cholinerge Feuerungsrate mit jedem Impuls; es entsteht der als unregelmäßig imponierende REM-Schlaf mit Traumtätigkeit, schnellen Augenbewegungen und vermehrt motorischer Unruhe infolge der Aktivierung kortikaler Motoneurone. Die Träume werden nicht erinnert, da die für Gedächtnisfunktionen wichtigen aminen Neurotransmitter in der REM-Phase zugunsten des Acetycholins fehlen. Ein Wecken in der REM-Phase jedoch aktiviert spontan das Serotonin- und Noradrenalin-System, sodass Trauminhalte dann unmittelbar wiedergegeben werden können (Hobson 1990).

Bei Hypersomnie nimmt der Non-REM-Schlaf den größeren Teil ein; es kommt auf Neurotransmitterebene zu einem Überwiegen der cholinergen und Absinken der serotoninergen und noradrenergen Reizüberleitung. Umgekehrt kommt es bei mit Serotonin- oder Noradrenalin-Anstieg assoziierten Erkrankungen und Phänomenen (z.B. Angstreaktion, Anspannung) zur Reduktion der cholinergen Aktivität mit Schlafstörungen. Bei Depressionen überwiegt das cholinerge System bei herabgesetzter Empfindlichkeit gegenüber der aminergen Neurotransmission, was zu verkürzter REM-Latenz, d.h. vorgezogenem Schlafrhythmus (mit der Konsequenz des Früherwachens) und verlängerten REM-Phasen führt. Antidepressiva wirken dementsprechend schlafregulierend durch Stärkung des aminergen und Schwächung des cholinergen Systems. Eine mangelhafte Unterdrückung der REM-aktivierenden Prozesse bzw. eine Verstärkung der cholinergen Regulation bzw. Störungen der zirkadianen Rhythmik des Hypothalamus können zu Narkolepsie, Somnambulismus, Sprechen im Schlaf oder Bruxismus führen (ebd.).

Nach Alkoholgenuss kommt es zunächst zu einer Non-REM-Tiefschlafphase, bis durch Aldehydabbauprodukte unruhige Schlafunterbrechungen eintreten. Insgesamt wird der REM-Schlaf unterdrückt, wodurch starke Müdigkeit und Erschöpfung („Kater") folgen. Im Entzug wird der REM-Schlaf nachgeholt. Da die Regulation der zirkadianen Rhythmik, die durch Alkoholismus ins Ungleichgewicht gerät, insbesondere im Hinblick auf die REM-Aktivität mit der physiologischen Thermoregulation (sinusförmiger Verlauf mit höchster Körpertemperatur am Abend und niedrigster nach der ersten Nachtschlafhälfte) zusammenhängt, kann es im Entzug zu instabiler, mitunter lebensbedrohlicher Entgleisung der Körpertemperatur kommen (ebd.).

Tab. 5-129: Korrelationen zwischen Ausschüttung endokriner Parameter und zirkadianem Rhythmus (STH = somatotropes Hormon; TSH = thyreoidstimulierendes Hormon) (vgl. Dreßing u. Riemann 1994)

Hormon	Sekretionspeak	Sekretionsminimum	24-h-Rhythmus?	Korrelation mit Schlaf
Kortisol	morgens	nachmittags/abends	ja	–
Melatonin	nachts	tagsüber	ja (Hell-dunkel-Abhängigkeit)	Einschlafen
Renin	nachts	tagsüber	nein	REM
Prolaktin	nachts	tagsüber	ja	REM-Phasen?
STH	nachts, Stadium IV	tagsüber	nein	initiale Non-REM-Phase
TSH	abends		ja	Einschlafen?

Endokrinologische und sonstige Faktoren

Endokrinologische Sekretionsvorgänge korrelieren ebenfalls häufig mit dem Schlaf-wach-Rhythmus. Mögliche Zusammenhänge sind in der Tabelle 5-129 aufgeführt.
Herz- und Atemfrequenz sind ebenfalls an die Schlafstadien gebunden: Während REM-Phasen von Frequenzbeschleunigungen und -unregelmäßigkeiten geprägt sind, kann im Non-REM-Schlaf eine Verlangsamung der Herzrate auf bis zu 40/min (bei 1-monatigen Säuglingen: 135/Min.; bei 6-monatigen Babys: 115/min) auftreten. Die Körpertemperatur ist mit Schwankungen von 1,5–2 °C am Spätnachmittag am höchsten und in der letzten Schlafphase frühmorgens am niedrigsten. In REM-Phasen passt sich die Körper- an die Raumtemperatur an. Temperatur- und Schlaf-wach-Regulation hängen eng zusammen (Ware et al. 2001).
In einer Positronenemissionstomographie-Untersuchung (Nofzinger et al. 2004) an sieben Erwachsenen mit primärer Insomnie nach DSM-IV-Kriterien wurde im Vergleich zu gesunden Kontrollen im Einschlafstadium ein Hypermetabolismus im Thalamus, anterioren Cingulum und medialen präfrontalen Kortex gefunden – ein möglicher Hinweis auf eine fehlende Herabregulation der Arousal-Funktionen als Ursache der Einschlafproblematik. Des Weiteren wurde als Korrelat der resultierenden Tagesmüdigkeit eine präfrontale Hypoaktivität detektiert.

Umgebungsfaktoren

Induzierte Insomnien entstehen aus kausaler Interaktion zwischen kindlichem Zubettgeh-, Einschlaf- und Durchschlafverhalten und elterlichen Reaktionen. Trotzige Verweigerung vonseiten des Kindes, Ausdruck unerfüllter Grundbedürfnisse (z. B. Hungergefühle) oder primärer Ängste (Dunkel- oder Trennungsangst; Ängste, nicht mehr aufzuwachen; Erinnerung an erregende Tagesereignisse usw.) bzw. organische Erkrankungen und Behinderungen, die Unregelmäßigkeiten des Schlafs mit sich bringen (z. B. Erkältungserkrankungen mit respiratorischer Beeinträchtigung; geistige Behinderung; Risikoentwicklung bei Frühgeburt), bedingen bei den Eltern eine verstärkte Zuwendung. Die reaktiv vermehrten pflegerischen und erzieherischen Maßnahmen durch die Bezugspersonen verstärken im Sinne operanter Konditionierung die Verzögerung des Zubettgehens, die Dauer des Einschlafens oder die Frequenz und Dauer des nächtlichen Wachseins.
Insomnien werden häufiger bei Kindern von depressiven oder ängstlichen Müttern berichtet. Überfürsorglichkeit, Unsicherheit und erzieherische Differenzen zwischen den Eltern können Anlass sein für inkonsequentes Verhalten hinsichtlich Zubettgeh- und Aufwachsituationen (z. B. ständiges Vergewissern, ob das Kind noch schläft). Unphysiologisches Füttern (ab dem zweiten Lebenshalbjahr ist ein nächtliches Stillen nicht mehr notwendig) oder übermäßige Flüssigkeitszufuhr, die schließlich zum Einnässen führt, kann zu nächtlichen Schlafunterbrechungen führen. Weitere Faktoren sind:
- unregelmäßige Fütterungs- und Zubettgehzeiten
- unangemessene Tagesschlafzeiten
- oft wechselnde Schlafplätze
- fehlende oder inkonsequente und wenig liebevolle Rituale beim Zubettgehen
- Lärm

Durchschlafstörungen werden durch unangemessene Zuwendung bei nächtlichen Wachphasen (Spielen, Singen, Schaukeln, unnötiges Füttern) verstärkt. Des Weiteren sind peristatische psychosoziale Belastungsfaktoren und psychiatrische Begleiterkrankungen zu berücksichtigen.

Synopsis

Schlafstörungen sind ein klassisches Beispiel, an dem sich der Begriff **Entwicklungspsychiatrie** aufzeigen lässt. Der Schlafrhythmus und der Schlaf-wach-Rhythmus und deren Störungen sind genetisch verankert, in ihren quantitativen und qualitativen Ausdrucksformen korreliert mit der biologischen Reifung des Zentralnervensystems und, da das Gehirn ein lernendes Organ ist, das Ergebnis der Interaktion des genetisch vorgegebenen und durch Umwelteinflüsse bestimmten Wechselspiels anatomischer Lokalisation (wesentlich Stammhirn), biochemischer Stoffwechselvorgänge (z. B. hormonelle und Neurotransmitterkorrelate) und hirnelektrischer Prozesse (z. B. EEG-Schlafstadien) sowie neurophysiologischen (z. B. REM-Phasen) und Erlebens- und Verhaltensmerkmalen (z. B. Traumerleben; Schlafgewohnheiten). Störungen im Schlaferleben und Schlafverhalten haben definitorisch relevante Korrelate in den genannten entwicklungsbiologisch sich altersabhängig verändernden anatomischen, biochemischen und hirnelektrischen Systemen des ZNS, auf das Umwelteinflüsse und individuelle Verhaltensweisen (z. B. Schlafentzug, Alkoholkonsum) modifizierend oder auch kausal einwirken (z. B. elterliche Reaktion auf nächtliches Aufwachen des Kindes; Straßenlärm). Schließlich sind Besonderheiten des Schlafs und Schlafstörungen das Resultat bzw. Symptom von anderen organischen und psychischen Befindlichkeiten und Erkrankungen (z. B. bei Depression, Manie). Damit eignet sich die Erforschung von Schlaf-wach-Charakteristika in hervorragender Weise für das Verständnis der Interaktion genetischer und nichtgenetischer ZNS-Korrelate von Erleben, Verhalten und Bewusstsein auf verschiedenen Messebenen (Anatomie, Biochemie, Physiologie, Psychologie) in Abhängigkeit des menschlichen Alterns. Ein multifaktorielles Ätiologiemodell der Schlafstörungen zeigt die Abbildung 5-52. (Faktoren spezifischer Schlafstörungen werden im folgenden Abschnitt ausführlich dargestellt.)

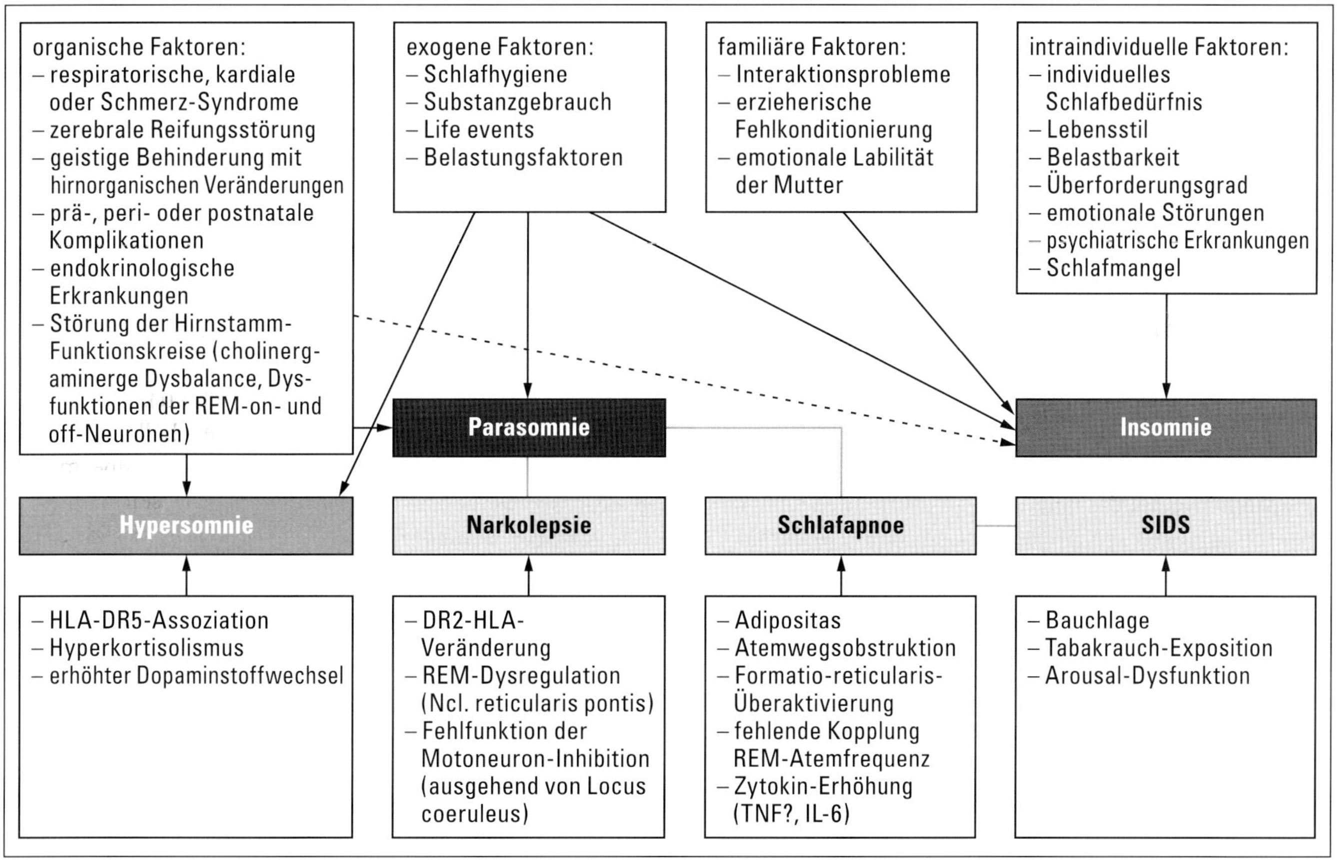

Abb. 5-52: Ätiologische Faktoren der verschiedenen Schlafstörungen (SIDS = Sudden Infant Death Syndrome; HLA = Humanes-Leukozyten-Antigen)

5.16.6 Diagnose und Differenzialdiagnostik

Exogene Ursachen

Grundlage der Diagnostik muss eine ausführliche **Anamnese** sein mit dem betreffenden Kind oder Jugendlichen und dessen Bezugspersonen. Zubettgeh- und Aufstehzeiten, eventuelle Tagesschlafphasen, Gewohnheiten und Aktivitäten vor dem Schlafengehen, Aktivitätsgrad tagsüber (auch körperlich), Tagesstruktur, Tagesmüdigkeit, sportliche Aktivitäten vor dem Schlafengehen, Einnahme von Medikamenten (v. a. β-Rezeptoren-Blocker, Theophyllin, Thyroxin, Steroide, Antibiotika, Diuretika, antriebssteigernde Antidepressiva), von Alkohol, Koffein oder sonstigen psychotropen Substanzen, Einschlaflatenz, zeitliche Dauer und Frequenz von nächtlichem Erwachen bzw. Früherwachen, Schlafumgebungsbedingungen sowie bisherige Selbst- oder Fremdhilfestrategien und Umgangsweise mit der Schlafstörung sind wichtige Inhalte des Anamnesegesprächs. Ungünstige äußere Schlafbedingungen (Grad der Dunkelheit, Lautstärke, Beschaffenheit der Schlafstätte, räumliche Entfernung zu den Eltern etc.) können die Problematik aggravieren. Über einen repräsentativen Zeitraum von mindestens zwei Wochen hinweg sollten Schlaf- und Wachphasen, Abendaktivitäten und eventuell Substanz- oder Medikamentengebrauch exakt protokolliert werden. Bei älteren Kindern genügt nicht allein die subjektive Schilderung von Schlafstörungen, da das Ausmaß oft fehl- bzw. meist überschätzt wird, sondern hier wird die genaue Beobachtung durch die Erziehungsberechtigten unabdingbar. Bei den Parasomnien sind Symptomatik, Häufigkeit, Dauer und Erinnerungsvermögen an das Ereignis zu erfragen.

Morrell (1999) zeigte die wichtige Bedeutung **erzieherischer Unsicherheiten** auf das kindliche Schlafverhalten auf – unter Entwicklung eines spezifischen Fragebogens (Maternal Cognitions about Infant Sleep Questionnaire).

> Ist der erzieherische Umgang mit den Schlafgewohnheiten des Kindes durch Inkonsequenz und Wechselhaftigkeit geprägt (fehlende Pünktlichkeit des Zubettgehens, mangelnde Rituale, Nachgiebigkeit bei Verweigerung des Einschlafens, überprotektives Verhalten ohne Vollzug einer altersentsprechenden Trennung in der Schlafsituation, unzuverlässige Anwesenheitszusagen etc.), ist von einer induzierten Schlafstörung auszugehen.

Des Weiteren ist die **emotionale Stabilität der Mutter** bzw. der Hauptbezugsperson ein wichtiger Faktor (Armstrong et al. 1998). Trennungsängste als Grundlage einer Einschlafstörung sind typisch für das zweite oder dritte Lebensjahr; im Vordergrund steht hierbei die Furcht. Trotzige Verweigerung des Zubettgehens kommt vor allem im Alter von drei bis sechs Jahren vor; in höherem Alter ist diese Form der oppositionell bedingten Einschlafproblematik einfacher als solche zu erkennen.

Die Klärung möglicher **Überforderungen** im Leistungs- oder Sozialbereich gilt vor allem im Schulalter (Ein- und Durchschlafstörung als Symptom von Schulangst) als wichtiger Bestandteil der Routinediagnostik bei Schlafstörungen. Inadäquater TV-Konsum vor dem Schlafengehen ist bei älteren Kindern und Jugendlichen (hier sind auch Internetaktivitäten zu erfragen) ein trivialer, aber häufiger Hintergrund für Einschlafstörungen (Owens et al. 1999). Vorschulkinder fürchten sich insbesondere nach Konfrontation mit konkreten angsteinflößenden Situationen oder fiktiven Kreaturen, z. B. aus den Medien, wohingegen ältere Kinder zunehmend potenziell reale Bedrohungen (schwere Erkrankung, Tod, Unfälle, Krieg) fürchten (King et al. 1992).

Organische Korrelate

Voraussetzung für die Diagnose einer Schlafstörung im Sinne der ICD-10 (F 51) ist der Ausschluss einer zugrunde liegenden **organischen Erkrankung** (z. B. endokrinologische, kardiale, respiratorische oder gastroinestinale Dysfunktion sowie schmerzassoziierte Erkrankungen). Des Weiteren müssen die bisherige Schlafentwicklung seit der Geburt und die Eckdaten der frühkindlichen Entwicklung erhoben werden, um Hinweise auf eine allgemeine **Reifungsverzögerung** auszuschließen. Sind persistierende Schlafstörungen seit der Geburt vorhanden, liegt eine durch hirnorganische Dysregulation bedingte Genese nahe. Insofern sind auch prä-, perioder postnatale Komplikationen (Infektionen, Traumata, Frühgeburt) zu eruieren. Eine **Epilepsie** muss ebenfalls ausgeschlossen werden.

Bei **geistiger Behinderung**, die per se mit hirnorganischen Reifungsverzögerungen oder Dysfunktionen einhergeht, werden aufgrund der mangelhaften zirkadianen Mechanismen hohe Prozentsätze für Einschlafstörungen (bis 56 %) und Durchschlafstörungen (bis 67 %) berichtet, des Weiteren mangelnde Erholsamkeit des Schlafs (bis 36 %) und gehäuftes Schlafen im Elternbett (bis 41 %) (Sarimski u. Hoffmann 1993). Besonders häufig finden sich Schlafstörungen bei Zerebralparese und Down-Syndrom (71 bzw. 44 %). Bei autistischen Syndromen können Veränderungen im Schlafzimmer (z. B. neue Möblierung) und andere Umstrukturierungen eines gewohnten Tagesablaufs Schlafstörungen induzieren. Mit den Schlafstörungen korrelieren Gereiztheit, Unruhe, Aggressivität, Unkonzentriertheit und Distanzminderung tagsüber. Erschwerend sind z. T. überforderungsbedingte inadäquate überprotektive oder überstrenge erzieherische Umgangsmaßnahmen, die Fehlkonditionierungen aufrechterhalten, sowie eine erhöhte Rate an depressiven Verstimmungen bei den Müttern, die kindliche Schlafstörungen ebenfalls fördern. Die gesellschaftliche Erwartung, einem behinderten Kind besonders viel Zuwendung schenken zu müssen und Wutgefühle zu tabuisieren, setzt die Eltern unter zusätzlichen Druck, es bei ihrem Kind „besonders gut" machen zu wollen. Therapeutisch sind hier vor allem verhaltenstherapeutische Maßnahmen indiziert.

Psychiatrische Komorbidität

Bei Kindern ab dem dritten Lebensjahr sollten Eltern und sonstige Bezugspersonen (z.B. Kindergärtner, Lehrer) vor allem bei neu auftretenden Schlafstörungen die allgemeine psychosoziale Kompetenz und Anpassungsfähigkeit sowie altersinadäquate Wesens- oder Verhaltensbesonderheiten des Kindes erfragen, außerdem exogene Belastungsfaktoren oder Life events. Bei entsprechendem Verdacht sollte eine störungsspezifische Diagnostik zur Abklärung einer möglichen psychiatrischen Erkrankung erfolgen. Hierbei ist bei jungen Kindern vor allem an hyperkinetische und depressive

Tab. 5-130: Schlafstörungen bei psychiatrischer Komorbidität (SSRI = selektive Serotonin-Wiederaufnahme-Hemmer)

Diagnose	Schlafbesonderheiten	Literatur	Therapie
Angsterkrankung, Posttraumatische Belastungsstörung	Einschlafstörungen bzw. -ängste, Albträume (traumatische Erlebnisse als Inhalt) Kortisolwirkung auf Hippocampus als pathogenetisches Korrelat?	Van der Kolk 1987	Psychotherapie, atypische Neuroleptika, (Clonidin) (vgl. Kap. 5.18)
Aufmerksamkeitsdefizit-/ Hyperaktivitätsstörung	erhöhte Einschlaflatenz, vermehrte Schlafbewegungen (Korrelation zur Hyperkinese), kürzere Gesamtschlafzeit, Non-REM verkürzt, Albträume, häufiger langsame Wellen im EEG (Zeichen für verlangsamtes Arousal)	Corkum et al. 1998	Verhaltenstherapie, niedrigpotente Neuroleptika, evtl. Clonidin 0,05–0,4 mg zur Nacht
Autistisches Syndrom	bis 65 % Ein- und Durchschlafstörungen und Früherwachen, motorische Unruhe, Stereotypien	Patzold et al. 1998; Richdale 1999	Chronotherapie, niedrigpotente Neuroleptika, Melatonin
bipolare Störungen	gestörter Schlaf-wach-Rhythmus, reduziertes Schlafbedürfnis bei Manie		atypische Neuroleptika, evtl. akut Benzodiazepine oder niedrig potente Neuroleptika
Depressive Störung	weniger REM-Schlaf, längere Einschlaflatenz, deutlich höherer Schlafbedarf; Schlafentzug bessert Depression (endokrinologische Zusammenhänge mit Wachstumshormonausschüttung?)	Emslie et al. 2001; Goetz et al. 2001	SSRI, Mirtazapin
Persönlichkeitsstörungen	höheres Risiko für Delayed Sleep Phase Syndrome (DSPS)	Dagan et al. 1998	Psychotherapie, symptomatisch
Rett-Syndrom	verringerter REM-Anteil, respiratorische Unregelmäßigkeiten	Glaze et al. 1987	niedrigpotente Neuroleptika
Schizophrenie	gestörter Schlaf-wach-Rhythmus, Einschlafstörungen		atypische Neuroleptika + niedrigpotente Neuroleptika oder akut Benzodiazepine
Teilleistungsstörungen	weniger REM-Schlaf mit längerer Latenz bei Legasthenie?	Mercier et al. 1993	symptomatisch
Tourette-Syndrom	reduzierter REM-Schlaf, Durchschlafstörungen, häufiger Somnambulismus, Früherwachen, Bruxismus, plötzliche Hirnstromaktivierungen (Zusammenhang mit Dopaminaktivität?)	Glaze et al. 1983	Neuroleptika

Störungen sowie an Zwangs-, Angst- oder autistische Störungen zu denken, bei Jugendlichen darüber hinaus an schizophreniforme oder manische Erkrankungen und Substanzmissbrauch. Die Tabelle 5-130 gibt einen Überblick über psychiatrische Erkrankungen mit Schlafstörungen.

Bezüglich der **Aufmerksamkeitsdefizit-/Hyperaktivitätsstörung** (ADHS) wurden für Schlafstörungen gemeinsame, die Vigilanzfähigkeit betreffende pathogenetische Grundlagen diskutiert, z. B. Veränderungen im präfrontalen Kortex oder dysregulierte Micro-Arousals im Schlaf (Gruber et al. 2000). Die Gesamtschlafzeit ist beim ADHS generell verkürzt, wobei der Non-REM-Anteil erhöht ist (Frölich et al. 2005). Die Schlafeffizienz ist in der Regel dennoch ausreichend. Es kommt zu häufigeren Phasenwechseln als bei nichthyperkinetischen Kindern und Jugendlichen. Unter Stimulanzien mitunter zu verzeichnende Verlängerungen der Einschlaf- und REM-Latenz sind nicht als pathologisch zu werten (Corkum et al. 1998). Insgesamt scheinen Schlafstörungen im Rahmen einer Aufmerksamkeitsdefizit-/Hyperaktivitätsstörung nicht spezifisch von Schlafstörungen bei Gesunden unterschieden zu sein. Allerdings wird eine gehäufte Inzidenz von Restless-Legs- und Periodic-limb-movement-Syndromen (s. unten) mit ADHS, insbesondere im Falle der Komorbidität mit **Tic-Störungen**, berichtet. Bei Tic-Erkrankungen werden von bis zu 60 % der Betroffenen In- und Parasomnien beklagt; im Vordergrund stehen Einschlafprobleme und verringerte Schlafeffizienz bei vermehrten nächtlichen motorischen Phänomenen mit resultierenden Unterbrechungen der tieferen Schlafstadien bis hin zu kurzzeitigem Erwachen (Cohrs et al. 2001; Rothenberger et al. 1999).

Bei **Depression** bzw. Dysthymie sind in Studien an Kindern und Jugendlichen verlängerte Schlaflatenz, verringerte Schlafeffizienz und verkürzte REM-Latenz als prämorbide Marker postuliert worden (Emslie et al. 2001; Goetz et al. 2001; Williamson et al. 1995). In einzelnen Untersuchungen bei Posttraumatischen Belastungsstörungen wurden erhöhte REM-Anteile festgestellt (Hagenah 2002).

Im Rahmen von **Angststörungen** werden (bei fehlenden Daten für das Kindes- und Jugendalter) in Erwachsenenstudien verlängerte Einschlaflatenzen sowie eine Verringerung von Schlafeffizienz und den Tiefschlaf-Stadien III und IV beobachtet (ebd.). Bei jugendlichen Patientinnen mit einer **Anorexia nervosa** detektierten Nobili et al. (1999) eine Korrelation zwischen Body-Mass-Index und Non-REM-Reduktion; es überwiegt Stadium I bei häufigen Durchschlafstörungen.

Bei **frühkindlichen Entwicklungsstörungen** mit Implikation hirnorganischer Reifungsstörungen zeigten Studien an autistischen Patienten (u.a. Kinder und Jugendliche) eine undifferenziertere Schlafarchitektur mit regellosen, jedoch insgesamt reduzierten REM-Phasen-Einlagerungen (Diomedi et al. 1999). Symptomatisch kommen Ein- und Durchschlafstörungen vor, wobei die Sensibilität der Eltern autistischer Kinder besonders erhöht zu sein scheint (Hagenah 2002).

Spezifische Schlafstörungen und Differenzialdiagnosen

Die Tabelle 5-131 zeigt die wichtigsten spezifischen Schlafstörungen mit ihren symptomatischen Charakteristika und den zu beachtenden Differenzialdiagnosen.

Narkolepsie tritt vor allem in der späten Adoleszenz auf. Imperative Schlafattacken von Sekunden bis zu 30 Minuten Dauer tagsüber – oft induziert durch monotone Beschäftigung – sind in bis zu 80 % der Fälle begleitet von plötzlichem, Sekunden bis zu 2 Minuten andauerndem Muskeltonusverlust (Kataplexie), der sich durch Undeutlichkeit der Sprache, eventuell Vorsinken des Kopfes bis zum Einknicken der Beine mit Sturz abzeichnet. Auch starke emotionale Reaktionen können kataplektische Zustände auslösen. Zum Rating der Schlafneigung bietet sich die Epworth Sleepiness Scale an (Johns 1991, dt. Version: Bloch et al. 1999). Ein weiteres typisches Symptom ist die im Aufwachstadium noch kurz anhaltende so genannte Schlaflähmung; hypnagoge Phänomene, d.h. halluzinatorisch anmutende Wahrnehmungen, können beim Einschlafen auftreten. Parkes et al. (1998) bemühten sich um die Erstellung eines Diagnosefragebogens, der neben Tagesschläfrigkeit auch die typischen Symptome wie verkürzte Einschlaflatenz, Schlaflähmungen, kataplektische Ereignisse und Insomnie erhebt. Pathogenetisch ist bei Narkolepsie von Dysfunktionen aktivierender Hirnstammareale wie Nucleus reticularis pontis mit entsprechender Fehlregulation der Hirnströme in der REM-Phase auszugehen (Handford u. Vgontzas 2002). Beim Einschlafen tritt nicht zunächst eine 70- bis 90-minütige Non-REM-Phase ein, sondern sofort der REM-Schlaf, wodurch das hypnagoge Erleben erklärbar wird. Diese Narkolepsie-typische Sleep-Onset-REM-Phase lässt sich durch den Multiplen Schlaf-Latenz-Test (MSLT) feststellen, d. h. einer mehrfach zu standardisierten Tageszeiten durchgeführten Schlaflaboruntersuchung, bei welcher der Proband in 20-minütigen Phasen versuchen soll einzuschlafen. Hierbei werden die Einschlaf- und REM-Latenz bestimmt. Man geht davon aus, dass die physiologische REM-Inhibition während der Non-REM-Phasen und im Tagesverlauf insuffizient ist, wodurch sich das häufig typische 90- bis 100-Minuten-Intervall zwischen zwei narkoleptischen Anfällen erklären ließe: Der imperative Schlaf tritt in gleicher Periodizität auf wie der nächtliche REM-Schlaf. Areflexie und Muskeltonusverlust scheinen mit einer Fehlaktivierung inhibitorischer Bahnen assoziiert zu sein, ausgehend vom Locus coeruleus. Eine epileptogene Ursache besteht nicht (ebd.).

Tab. 5-131: Synopsis spezifischer Schlafstörungen (HOPS = Hirnorganisches Psychosyndrom; LP = Liquorpunktion; SSRI = selektive Serotonin-Wiederaufnahme-Hemmer)

Diagnose	Symptomatik	Differenzialdiagnosen	Prävalenz, Zeitpunkt	Ätiologie	Therapie
Kleine-Levine-Syndrom	episodische Hypersomnie, phasische Schläfrigkeit tagsüber, Hyperphagie, sexualisiertes Verhalten, Gereiztheit und Aggressivität; Prodromi: Fieber, Übelkeit, Photosensibilität, Stimmungslabilität; Dauer 1–2 Wochen	Epilepsie (EEG), HOPS (Anamnese, Bildgebung, LP), Reifungsstörungen, Schizophrenie, Manie, emotionale Labilität (psychiatrische Diagnostik)	v.a. Jungen, Pubertät	diffuse paroxysmale Verlangsamungen im EEG unbekannter Ursache	Stimulanzien
Pavor nocturnus	starke vegetative Angstsymptome, erschwerte Weckbarkeit, Abwehr von Hilfe, fehlende Erinnerung, sofortiges Wiedereinschlafen	Albträume (REM), Panikattacken (Stadium II), Temporallappenepilepsie (selten nachts, EEG-Paroxysmen)	3 % der Vorschulkinder, endet meist in Jugend; 1. Schlafdrittel (Non-REM, Stadium III und IV)	multifaktorielle Genese mit Reifungsverzögerung des Zentralnervensystems, Umweltfaktoren, Fieber, genetische Komponente	Schutz vor Verletzung, Abwarten, kein Beruhigungsversuch oder Wecken, bei zeitlich regelmäßigem Auftreten der Symptomatik vorheriges Wecken
Somnambulismus	„Schlafwandeln" (bis zu 20 Min. Dauer), reduzierte Wahrnehmung, Abwesenheit, fehlende Erinnerung	Temporallappenepilepsie (selten nachts, EEG-Paroxysmen), dissoziative Störungen, Histrione Persönlichkeitsstörung	5 % der Gesamtbevölkerung, Beginn v. a. im Alter von 5–7 (15 %), Sistieren in Jugend; 1. Schlafdrittel (Non-REM, Stadium IV)	hirnorganische Störungen (Anfallsleiden, Infektionen, Traumata), genetische Komponente, instabile Hirnstromaktivität	Schutz vor Verletzung, Anbringen von Fenster- und Türschlössern, bei zeitlich regelmäßigem Auftreten der Symptomatik vorheriges Wecken
Narkolepsie	imperative Schlafattacken tagsüber, Kataplexie, Schlafparalyse, hypnagoge Phänomene	Epilepsie	1‰ der Gesamtbevölkerung, v. a. späte Adoleszenz	Dysfunktion von REM-Mechanismen und Nucleus reticularis pontis	Methylphenidat, Modafinil, SSRI bei Kataplexie
Schlafapnoe-Syndrom	kurzphasiges Aussetzen der Atmung im Schlaf	adenotonsilläre Hypertrophie	0,7–2 % der Vorschulkinder	Atemwegsobstruktionen; zentralnervöse Störung	bei Korrelat operativer Eingriff
Albträume	Angstzeichen, Hilferufe, Erinnerung vorhanden, anhaltende Ängstlichkeit, erschwertes Wiedereinschlafen	Pavor nocturnus	bis 22 % aller Kinder; letztes Schlafdrittel (REM)	äußere Belastungsfaktoren, nächtliche Fehlwahrnehmungen bei Kleinkindern, reale Angsterlebnisse am Tag	Beruhigung durch Zuwendung; Prävention: Meiden ängstigender Einflüsse (TV)

Bei bis zu 50 % der Patienten findet sich eine familiäre Häufung der Narkolepsie. Genetisch wurden gefunden:

- Veränderungen des HLA-Markers (DR2-Humanes-Leukozyten-Antigen-Marker) (DQB1*0602, Mignot et al. 1998)
- Mutationen des Orexin-Rezeptor-2-Gens (Lin et al. 1999)
- reduzierte Hypocretin-1(Orexin-A)-Konzentrationen im Liquor (Guilleminaut u. Pelayo 2000; Mignot et al. 2002)

Eine HLA-Typisierung ist oft diagnoseführend. Orexin ist nicht nur in die Schlaf-wach-Regulation involviert, sondern auch in Appetitkontrolle und vegetative sowie neuroendokrinologische Vorgänge (Taheri et al. 2002). Interessanterweise zeigt sich dieser Parameter auch bei der spezifischen Hypersomnie des **Kleine-Levin-Syndroms** im Liquor erniedrigt, wodurch sich dessen häufige Begleitsymptome der sexuellen Disinhibition und Hyperphagie erklären ließen. Einzelbefunde beim Kleine-Levin-Syndrom deuten auf eine Erhöhung des Leucin-Enkephalin-Serumspiegels hin, eines endogenen Opioid-Peptids mit morphinartiger, schlafanstoßender und Gonaden-kontrollierender Wirkung (Fröscher et al. 2004).

Bei Hypersomnien allgemein wurden Assoziationen mit HLA-DR5, erhöhter Dopaminstoffwechsel, Hypokortisolismus und erniedrigte Kortikotropin-Releasing-Hormon-Konzentrationen postuliert (Vgontzas u. Kales 1999).

Von Narkolepsie ist auch das **Moebius-Syndrom** abzugrenzen, eine Agenesie oder Aplasie der Ganglienzellen der Hirnnervenkerne mit entsprechenden motorischen Ausfällen, vor allem der Hirnnerven II, VI und VII. Bei Vorliegen der chromosomalen Deletion 13q12 ist das Bild geprägt von komaartigem Schlaf ohne REM-Anteile bei unzureichender Ausbildung der Non-REM-Stadien III und IV und exzessiver Tagesschläfrigkeit mit atonischen, kataplexieartigen Ereignissen (Parkes 1999). Bei **idiopathischen Hypersomnien** fehlen in Abgrenzung zur Narkolepsie Kataplexie, imperative Schlafanfälle tagsüber mit erholsamem Kurzschlaf (bei Hypersomnie persistiert die Müdigkeit), die durchschnittlich sehr kurze Einschlaflatenz von ca. fünf Minuten und die initiale REM-Aktivität beim Einschlafen.

Kataplektische Ereignisse und verlängerte REM-Phasen mit schwerer Erweckbarkeit werden auch beim **Norrie-Syndrom** beschrieben, welches einhergeht mit Blindheit, z.T. Taubheit (25 %), Intelligenzminderung, atonischen zerebralen Anfällen und veränderten peripheren Katecholamin- und Serotonin-Spiegeln; Korrelat ist eine Deletion oder Punktmutation auf dem X-Chromosom (Xp 11.3-11.4, Nähe MAOA- und MAOB-Genloci; Parkes 1999).

Das **Schlafapnoe-Syndrom** ist gekennzeichnet durch mindestens 10-mal pro Stunde auftretendes, plötzliches, länger als zehn Sekunden anhaltendes Aussetzen der Atmung im Schlaf, gefolgt von schnarchähnlichen Geräuschen bei Wiedereinsetzen. Motorisch unruhiger Schlaf und nächtliches Schwitzen sind häufig. Folgesymptome sind Tagesmüdigkeit, Konzentrationsschwierigkeiten, Leistungsprobleme und Kopfschmerzen. Ursache können Obstruktionen der Atemwege sein (Tonsillenhyperplasie, Adenoide, Mikrognathie, Malformationen), die sich oft auch im Tagesverlauf durch Bevorzugung der Mundatmung manifestieren; des Weiteren bestehen Korrelationen mit Adipositas, Hypothyreoidismus und Trisomie 21 (Handford u. Vgontzas 2002). Zentralnervös ist von einer übermäßigen Inaktivierung der Atmungskontrollinstanz, Formatio reticularis, im Schlafzustand auszugehen, bei gleichzeitig starker Muskeltonuserschlaffung, wodurch sich Einengungen der Atemwege ergeben können. Die fehlende Korrelation zwischen unruhigem REM-Schlaf und erhöhter Atmung kann sekundär über dysregulierte Rückkopplungsprozesse zu einer Verstärkung der Schlaf- und Atemrhythmusstörungen führen (Hobson 1990). Bei besonders hoher Frequenz der Apnoe kann es zu Hypoxämie- bzw. Hyperkapnie-bedingten, überdauernden Funktionseinschränkungen der Organe und zu einer Polyglobulie kommen; häufig sind Bradykardien und reaktive Tachyarrhythmien, systemische Hypertonie, Entgleisungen des Glukose-Metabolismus sowie pulmonale Hypertonie mit Implikation einer verkürzten Lebenserwartung bei Chronifizierung aufgrund einer Rechtsherzinsuffizienz (He et al. 1988). In der Polysomnographie zeigen sich postapnoeisch ein reaktives Arousal im EEG, eine sinusförmige Sauerstoffsättigungskurve und ein zwischen Ruhe, Apnoe-assoziierter Brady- und reaktiver Tachykardie wechselndes EKG. Diagnoseführend sind außerdem Langzeit-EKG, nasale Luftdruckmessungen, Oximetrie, Echokardiographie, Blutgasbestimmung und Blutbild (Hämatokrit). Assoziationen mit dem **Sudden Infant Death Syndrome** (SIDS) werden postuliert. Studien fanden hier genetisch bedingte Hirnstammveränderungen und – wie auch beim Schlafapnoe-Syndrom – veränderte Zytokinprofile mit Erhöhungen der proinflammatorischen Zytokine Tumor Nekrosis Faktor α (TNFα) und Interleukin-6 (IL-6) (Gordon et al. 2002; Vgontzas et al. 1997). Während nach einer Atempause beim Gesunden eine Aktivierung (Arousal) im Sinne einer Signalweiterleitung mit kompensatorischer Reaktion erfolgt, scheint die Arousal-Funktion bei SIDS beeinträchtigt zu sein. Die vulnerable Phase beginnt um den dritten Lebensmonat mit reifungsbestimmten Prozessen der Arousal-Mechanismen (Ware et al. 2001). Hauptrisikofaktoren des plötzlichen Kindstodes sind Bauchlage und übermäßiges Zudecken als Ursache für eine eingeschränkte Sauerstoffzufuhr mit unzulänglicher Oxygenierung des Blutes. Nächtigen im Bett der Eltern mit säuglingsinadäquaten Lakengrößen birgt ebenfalls die erhöhte Gefahr einer Überdeckung des Gesichts (Franco et al. 2002). Tabakrauch-Exposition bedingt eine Reduktion der Arousal-Funktion (Chang et al. 2003; Horne et al. 2002) und ist

ebenfalls ein wichtiger Risikofaktor für SIDS. Entsprechende Aufklärungskampagnen in der Bevölkerung konnten die Prävalenz des SIDS mittlerweile um 60 % senken (Halbower u. Marcus 2003).
Das **Prader-Willi-Syndrom** (Deletion 15q 11-q13) mit Hypothalamus-Reifungsstörung und den Symptomen einer Adipositas, sexuellen Funktionsstörung, Hyperphagie und Intelligenzminderung wird wegen intermittierenden apnoeischen Phasen und Schnarchgeräuschen sowohl mit dem Schlafapnoe-Syndrom in Verbindung gebracht als auch mit Narkolepsie, da beim Einschlafen sofort REM-Phasen eintreten und eine starke Tagesmüdigkeit besteht (Parkes 1999).
Insomnien können auch durch die quälende Unruhe und Dysästhesien beim **Restless-Legs-Syndrom** (RLS) oder dem **Syndrom der periodischen Beinbewegungen im Schlaf** (PLM) bedingt sein. Die Prävalenz des RLS liegt bei 5–15 % mit häufigstem Beginn erst im dritten Lebensjahrzehnt, das PLM tritt vor allem jenseits des fünften Lebensjahrzehnts auf (bis zu 34 %) (Mayer 1995). Symptomatisch stehen beim RLS die unangenehmen Empfindungen und kompensatorischen Bewegungen der unteren Extremitäten im Vordergrund, beim PLM nächtliche rhythmische Stereotypien der Beine (Zehen, Kniegelenke, Hüfte) von bis zu 5 Sekunden Dauer in 20- bis 40-Sekunden-Intervallen mit reaktiven Aufwachphasen (Behandlungsbedarf ab 5 Aufwachphasen pro Stunde und Tagesmüdigkeit). Bei beiden Syndromen wird eine Übererregbarkeit der retikulären Bahnen als Ursache vermutet (Dreßing u Riemann 1994). Differenzialdiagnostisch müssen durch Dopplersonographie und Elektromyographie vaskuläre Störungen bzw. eine Polyneuropathie ausgeschlossen werden. Auch eine Niereninsuffizienz, Eisenmangel, Schwangerschaft und Schilddrüsendysfunktionen können mit Beinunruhe assoziiert sein (ebd.). Therapeutisch waren Clonazepam, Carbamazepin und Dopamin z.T. hilfreich.
Differenzialdiagnostisch ist auch das so genannte **Delayed Sleep Phase Syndrome** (DSPS) auszuschließen, welches durch verzögertes Einschlafen mit erschwertem Erlangen eines zeitlich adäquaten morgendlichen Erwachens charakterisiert ist. Dieses Syndrom ist oft assoziiert mit einer depressiven Erkrankung (Regestein u. Monk 1995), woraus sich entsprechende Therapiekonsequenzen ergeben.

5.16.7 Behandlung und Prävention

Praktische Maßnahmen und Verhaltenstherapie

Handelt es sich um unspezifische Schlafstörungen, ist oft eine ausführliche Beratung der Familie zu Merkmalen des normalen altersadäquaten Schlafs, zu **Maßnahmen zur Schlafhygiene** (s. Tab. 5-132) sowie zur Unterstützung der altersentsprechenden Selbstständigkeit und Ablösung des Kindes und Entängstigung ausreichend. Sind organische Korrelate, z.B. bei Apnoe-Syndromen, vorhanden, sollten diese spezifisch behandelt werden (Tonsillektomie, Tracheostoma), das Gleiche gilt bei eventuell assoziierten psychiatrischen Komorbiditäten (vgl. Tab. 5-130, S. 929). Bei exoge-

Tab. 5-132: Maßnahmen zu Schlafhygiene und Gestaltung der Abend- und Einschlafsituation

- Meiden von Koffeinhaltigem und Alkohol „als Schlafmittel"
- leichtes, nicht zu spätes Abendessen
- tagsüber Einhalten eines Mindestmaßes an körperlicher Aktivierung
- Lärmabschirmung im Schlafbereich
- adäquate Gestaltung der Beleuchtung (relative Dunkelheit mit evtl. kleinem Nachtlicht zur Orientierung)
- angenehme Raumtemperatur
- angemessenes, bequemes Bettzeug
- liebevolle, aber nachdrückliche Zuweisung des Kindes ans eigene Bett, im Bedarfsfall wiederholt
- altersabhängig: Einbeziehung des Kindes in die Gestaltung des eigenen Schlafplatzes
- Gewährleistung befriedigter Grundbedürfnisse (bzgl. Hunger, Durst, Ausscheidung)
- pünktliche Zubettgehzeiten, feste Weckzeit am Morgen, geregelter Tag-Nacht-Rhythmus, Vermeiden von übermäßigem Schlaf tagsüber
- allabendliche, liebevolle Rituale für das Sicherheitsgefühl des Kindes
- Miteinbeziehung beruhigend wirkender Kuscheltiere oder Puppen
- Ermutigung des Kindes, alleine zu schlafen
- Belobigung bei Gelingen der Verselbstständigung und Kooperation
- kein TV-, PC- oder Videogerät im Schlafzimmer
- Bettnutzung ausschließlich als Schlafplatz

nen Stressoren ist bei älteren, introspektionsfähigen Kindern und Jugendlichen eine konflikt- bzw. belastungsorientierte **Psychotherapie** indiziert.

Verhaltenstherapeutisch gilt es, die Erkennung fehlkonditionierter Mechanismen und das Verständnis der sich wechselseitig bedingenden Verhaltensweisen bei den Eltern zu fördern. Das die Schlafstörung fördernde Verhalten sollte abgebaut (z. B. sachliche, geringstmögliche Zuwendung bei nächtlichem Erwachen), und das selbstständige Übernachten des Kindes im eigenen Bett sowie die Akzeptanz pünktlichen klaglosen Zubettgehens sollten positiv verstärkt werden. Das Maß elterlicher Involvierung in den Einschlafprozess des Kindes sollte konsequent möglichst gering gehalten werden. Logisch-konsistentes, konsequentes und zuverlässiges Verhalten der Eltern trägt maßgeblich zur Strukturierung der Situation bei.

Bei angstbedingter Einschlafproblematik sollten nicht nur die Anteile des Kindes, sondern bei symbiotischer oder überprotektiver Haltung der Eltern auch deren Ängste Therapie-Inhalt sein.

Verhaltenstherapeutische Konzepte zur Verstärkung der Selbstberuhigung bei nächtlichem Erwachen bzw. zur Strukturierung des Zubettgehens sind von primärer Bedeutung in der Behandlung. Mittels **Extinktion** soll erreicht werden, dass durch Ignorieren das nächtliche Schreien bzw. die Aufmerksamkeitssuche vom älteren Kind zur Vermeidung des Zubettgehens bzw. des Alleineschlafens sistieren und das Kind selbst Mechanismen erlernt, sich zu beruhigen oder zu strukturieren. Diese Methode ist oft nicht durchführbar, da z. B. die Umgebung durch nächtliches Schreien gestört werden könnte bzw. die Anwendung dieser Technik den Eltern aus Sorge um das Wohlergehen des Kindes emotional sehr schwerfällt. Positive Verstärkung bei Erlangung von Teilzielen (z. B. protestfreies Einhalten der Zubettgehzeit; immer längere Phasen alleine im eigenen Bett schlafen; Selbstberuhigung bei nächtlichem Erwachen ohne elterliche Kontaktaufnahme) unterstützen den Lernprozess zur Erlangung eines physiologischen Schlafrhythmus.

Bei älteren Kindern und Jugendlichen sind Techniken zum **Stressmanagement** und zur **Selbstinstruktion** indiziert. Konfliktbearbeitungen sollten nicht in die Abendstunden verschoben werden, Grübeln über Schlaflosigkeit sollte durch ablenkende, beruhigende Tätigkeiten durchbrochen werden. Dysfunktionale Gedanken („Ich bin morgen nicht leistungsfähig, wenn ich jetzt nicht einschlafe“; „Ich brauche mindestens acht Stunden Schlaf“ etc.) können durch **kognitives Training** therapeutisch angegangen werden („Ich hatte schon oft erfolgreiche Tage, obwohl ich vorher nicht so gut geschlafen habe“; „Jeder Mensch braucht unterschiedliche Mengen an Schlaf, wenn es heute nicht so gut klappt, schlafe ich ein anderes Mal umso besser“ usw.).

Durch **Entspannungstechniken** kann eine willentlich herbeigeführte, graduelle Reduktion des Muskeltonus erreicht werden, mit über medulläre Motoneurone gelenkter Rückkopplung in den Hirnstamm, wo sekundär aminerge Neurone ihren aktivierenden Impulsstrom senken – mit dem Resultat der Hirnstromberuhigung und Entspannung zum Übergang in den Schlaf.

Pharmakotherapie

Die Indikation für eine symptomatische Pharmakotherapie der Schlafstörung ist abzwägen bei nichtorganischen, chronifizierten bzw. schweren In-/Hypersomnien, Pavor nocturnus, Somnambulismus sowie adjuvant bei psychiatrischen Grunderkrankungen, deren störungsspezifischer Behandlungserfolg mit Wirklatenz zu erwarten ist (z. B. bei Psychosen oder schwerer Depression: Wirkeintritt der Neuroleptika bzw. Antidepressiva erst nach 10 Tagen bzw. 3–4 Wochen).

Zur Behandlung kommen Antidepressiva, Hypnotika und Neuroleptika sowie im Falle nichtorganischer Hypersomnien wie Narkolepsie Psychostimulanzien infrage (Übersicht: Seifert et al. 2004). Bei der Wahl der Medikation sind verschiedene Faktoren zu berücksichtigen (s. Tab. 5-133). Grundsätzlich gilt für den Einsatz von Benzodiazepinen bei Kindern und Jugendlichen im Zusammenhang mit Schlafstörungen strengste Indikationsstellung; andere Substanzen sind unbedingt vorzuziehen.

Bei Einschlaf- und Durchschlafstörungen in der ersten Nachthälfte sind kurz wirksame **Benzodiazepine** wie z. B. Zolpidem oder Temazepam indiziert (empfohlene Dosis: 5–10 bzw. 10–20 mg, Halbwertszeit [HWZ]: 1–3,5 Std. bzw. 5 Std.), die ein halbe Stunde vor dem Schlafengehen verabreicht werden sollten. Im Rahmen von Durchschlafstörungen kommen Präparate mit mittellanger (8–16 Std.) oder langer Wirkdauer (bei Nordazepam: 50–100 Std.) wie bestimmte Benzodiazepine (Lorazepam, Lormetazepam bzw. Nordazepam), Opipramol oder Antihistaminika zur Anwendung. Benzodiazepine wirken agonistisch am GABA (Gamma-Aminobuttersäure)$_A$-Rezeptor-Cl-Kanal-Komplex und hemmen somit die serotoninerge Aktivierung. Lorazepam oder Nordazepam werden bei mehr als halbstündigem Aufwachen als Einzelgabe verabreicht (0,05 mg/kg Körpergewicht bei Kindern, 0,5–2,5 mg bei Jugendlichen). Nach 3.00 Uhr morgens sollten diese Substanzen wegen eines Wirkungsüberhangs bis in den Tag hinein nicht mehr gegeben werden. Diazepam wird bei Säuglingen (ab sechstem Lebensmonat, nur bei strengster Indikation) 0,5–2 mg/Tag, bei Kleinkindern 1–6 mg/Tag, Schulkindern 2,5–10 mg/Tag und älteren Jugendlichen bis 15 mg/Tag dosiert. Das Absetzen sollte kleinschrittig erfolgen; die Zeitdauer der Absetzung sollte ein Zehntel der Einnahmedauer (z. B. bei Einnahme-

Tab. 5-133: Aspekte bei der Wahl der Medikation zur Schlafregulation

- Alter und Gewicht des Patienten
- Berücksichtigung von Kontraindikationen, Wechselwirkungen mit anderen Medikamenten (z. B. zentrale Dämpfung, Atemdepression bei Benzodiazepinen)
- Kenntnis über bisherige Behandlungsversuche
- bei Suchtanamnese Meiden von Tranquilizern bzw. nur kurzfristige, klar strukturierte und kontrollierte Gabe
- Aufklärung über die bei Benzodiazepinen unbedingt einzuhaltende zeitliche Begrenzung der Medikation wegen Toleranzentwicklung
- niedrigstmögliche Dosierung wählen, um Tagessedierung und Nebenwirkungen auf Konzentration und Reaktionsgeschwindigkeit tagsüber zu vermeiden bzw. zu minimieren
- kurze Behandlungsdauer (v.a. bei Benzodiazepinen)
- bei ambulanter Behandlung Verschreibung von möglichst geringen Packungsgrößen
- engmaschige fachärztliche Wiedervorstellungstermine
- abruptes Absetzen vermeiden wegen möglicher Reboundreaktionen (Schlafstörung, Angsterleben)
- Berücksichtigung möglicher paradoxer Reaktionen auf Benzodiazepine, insbesondere bei Kindern mit ADHS, Intelligenzminderung oder hirnorganischen Erkrankungen

dauer von zwölf Monaten Absetzung im Zeitraum von sechs Wochen) betragen (Warnke et al. 2004). Wichtigste Nebenwirkung ist die Gefahr einer psychischen Gewöhnung an die Einnahme (Niederdosis-Abhängigkeit) mit Angst- oder Schlafstörungssymptomen bei plötzlichem Absetzen. Tagsüber können Müdigkeit und entsprechende Einbußen der Leistungs- und Aufmerksamkeitsfähigkeit wegen der mitunter sehr langen Halbwertszeiten anhalten.

Opipramol ist ein Anxiolytikum mit vorrangig antagonistischer Wirkung an Histamin-Rezeptoren, sekundär auch an Dopamin-D_2-, Serotonin-5-HT_{2A}- und adrenergen α_1-Rezeptoren. Es vereint Eigenschaften von trizyklischen Antidepressiva und Neuroleptika und ist bei Erwachsenen bewährt in der Therapie von ängstlich-depressiven und somatoformen Störungen (Möller et al. 2001). Die empfohlene Tagesdosis (ab dem sechsten Lebensjahr) beträgt nach schrittweiser Aufdosierung 50–150 mg (1–2 abendliche Gaben). Wegen der fehlenden Affinität zu cholinergen Rezeptoren besteht eine gute Verträglichkeit.

Antihistaminika hemmen H_1- und H_2-Rezeptoren, welche im Hirnstamm an der Schlaf-wach-Regulation beteiligt sind. Folge ist eine im Vergleich zu Benzodiazepinen leichtere Schlafinduktion bei jedoch problematischem, anticholinergem Nebenwirkungsprofil mit damit assoziiertem Intoxikationsrisiko und entsprechend zu prüfenden Kontraindikationen (z. B. Engwinkelglaukom, obstruktive Erkrankungen des Gastrointestinaltraktes oder der abführenden Harnwege, Einnahme anderer zentral dämpfender Substanzen wie Alkohol). Bei Schlafstörungen können Diphenhydramin (25–50 mg), Doxylamin (12,5–25 mg) und Promethazin (25 mg) Anwendung finden.

Bei den der Schlafstörung zugrunde liegenden psychiatrischen Begleitdiagnosen wie Depression oder Angststörungen bzw. emotionalen Störungen sind **Antidepressiva** indiziert zur störungsspezifischen Behandlung, möglicherweise im Rahmen der Wirklatenz kombiniert mit einem niedrigpotenten Neuroleptikum zur Schlafregulation. Alternativ kommen per se sedierende Antidepressiva wie Amitriptylin, Doxepin oder Trimipramin infrage, deren schlafinduzierende und die Schlafeffizienz steigernde Wirkungen bei primären Insomnien durch Studien im Erwachsenenalter belegt sind. Die Dosierung erfolgt bei Kindern und Jugendlichen 1–2 Stunden vor dem Schlafengehen in niedrigen Dosierungen (z. B. 25 mg Doxepin). Aufgrund des Nebenwirkungsprofils und des erhöhten Bedarfs an vordiagnostischen Kontrollen und Verlaufskontrollen sowie der Unkenntnis über Langzeitverläufe sind Antidepressiva bei isolierten Insomnien nur Substanzen zweiter Wahl. Vorteil der Antidepressiva gegenüber Benzodiazepinen ist die fehlende suchtinduzierende Wirkung, weshalb sie bei Substanzabusus vorzuziehen sind.

Eine weitere, akut wirksame, in der Regel gut verträgliche Alternative ohne Suchtpotenzial stellen niedrigpotente, sedierende **Neuroleptika** dar, jeweils etwa eine halbe Stunde vor dem Schlafengehen als Einmaldosierung zu verabreichen, z. B. Levomepromazin (25–50 mg), Pipamperon (20–40 mg), Chlorprothixen (25–50 mg) oder Melperon (12,5–25 mg). Für das Kindes- und Jugendalter sind allerdings nur Chlorprothixen (ab dem dritten Lebensjahr), Melperon (ab dem zwölften Lebensjahr) und Pipamperon zugelassen. Bei Insomnien im Rahmen einer Psychose oder Manie empfiehlt sich die Kombination hochpotenter Neuroleptika mit Benzodiazepinen oder niedrigpotenten Neuroleptika.

Bei leichten Einschlafstörungen ohne Alltagsbeeinträchtigungen können natürliche Arzneistoffe wie **Phytotherapeutika** erwogen werden, deren Wirksamkeit auf Schlafstörun-

Tab. 5-134: Rezepturen für die phytotherapeutische Begleitbehandlung leichter Schlafstörungen (nach Fintelmann et al. 1993 und Warnke et al. 2004)

Pflanze	Dosis/Tag (Trockengewicht)	Zubereitung
Baldrian	15 g	2 TL zerkleinerte Baldrianwurzel in 1 Tasse mit kochendem Wasser 5 Min. ziehen lassen, abseihen
Hopfen	0,5 g	1 TL zerkleinerte Hopfenzapfen in 1 Tasse mit kochendem Wasser 10 Min. bedeckt ziehen lassen, abseihen
Melisse	8–10 g	2 TL geschnittene Melissenblätter in 1 Tasse mit kochendem Wasser 5 Min. ziehen lassen, abseihen

gen jedoch nicht eindeutig nachgewiesen werden konnte; in einer plazebokontrollierten Doppelblindstudie für hochdosierte Baldrianextrakt-Präparate konnte jedoch eine leichte schlafinduzierende Wirkung bestätigt werden (Nachtmann u. Hajak 1995; Fintelmann et al. 1993). Zudem ist der Plazeboeffekt einer medikamentösen Behandlung von Schlafstörungen mit etwa 50 % erheblich. Zu den gebräuchlichsten pflanzlichen Hypnotika zählen Baldrian-, Melisse- und Hopfenextrakte. Entsprechende Mono- oder Kombinationspräparate sind frei käuflich, wobei bei Kindern auf alkoholfreie Zubereitungen geachtet werden muss. Einen Anwendungsüberblick gibt die Tabelle 5-134.

Bei Störungen des Schlaf-wach-Rhythmus findet das Hormon **Melatonin** Verwendung. In einer Doppelblindstudie an zehn erwachsenen Patienten mit einer primären Insomnie wurde jedoch keine Überlegenheit gegenüber Plazebo nachgewiesen (Montes et al. 2003). Relativ gut belegt ist die Wirksamkeit gegen das Jetlag-Syndrom. Die zirkadiane Ausschüttung des Melatonins erfolgt über Vermittlung durch β-Adrenozeptoren und ist abhängig von Lichteinfluss, körperlicher Aktivität und Nahrungsaufnahme. β-Rezeptoren-Blocker und nichtsteroidale Antiphlogistika unterdrücken, Antidepressiva erhöhen die nächtliche Melatonin-Sekretion. Melatonin wird in Deutschland, anders als in den USA, nicht als Lebensmittelergänzungsstoff, sondern als Pharmakon geführt, ist jedoch als solches nicht zugelassen. Apotheken können Melatonin aus dem Ausland bestellen; qualitativ sollte darauf geachtet werden, dass das verwendete Präparat synthetischen und nichttierischen Ursprungs ist. Zur Schlafinduktion werden 30–60 Minuten vor dem Zubettgehen 1–5 mg eingenommen (Aufdosierung in 1-mg-Schritten). Klinische Erfahrungen zeigen eine gute Effizienz bei Schlafstörungen, vor allem im Rahmen eines beeinträchtigten Schlaf-wach-Rhythmus bei sehgeschädigten und mehrfach behinderten Kindern und Jugendlichen (Warnke et al. 2004). Wegen der spärlichen Datenlage zu Nebenwirkungen (v. a. Hypothermie) und Wechselwirkungen sowie zu längerfristiger Anwendung ist Achtsamkeit geboten; eine Verabreichung an Vorschulkinder sollte vermieden werden.

Zu den spezifischen Schlafstörungen lassen sich folgende Feststellungen treffen:

Pavor nocturnus und Somnambulismus sind keine ernsthaften psychiatrischen oder neurologischen Erkrankungen. Wichtig ist die Umgebungssicherung zur Prophylaxe von Verletzungen. Bei regelmäßigem Eintritt kann Wecken kurz vor dem erwarteten Zeitpunkt das Ereignis mitunter verhindern. Ein ausreichender Nachtschlaf ist jedoch sicherzustellen, da Übermüdung und Überanstrengung das vulnerable Non-REM-Stadium IV verlängern. Die Indikation zur Medikation ist dann gegeben, wenn die Gefahr der körperlichen Verletzung durch herkömmliche Schutzmaßnahmen nicht sicher abgewendet werden kann, die Familie durch Schwere und Häufigkeit des Pavor nocturnus erheblich beeinträchtigt ist und das Kind unter Tagesfolgebeschwerden leidet. Pavor nocturnus lässt sich unter Monotherapie oder Kombination von Imipramin und Diazepam (6–10 mg) behandeln; Diazepam verkürzt das Stadium IV des Non-REM-Schlafs, innerhalb dessen die Symptomatik auftritt. Zu beachten ist jedoch ein mögliches Rebound-Phänomen nach Absetzen der Medikation mit erneuter Symptomexazerbation.

Bei periodischem Verlauf einer Narkolepsie empfiehlt sich eine Anpassung der Tagesstruktur mit bewusster Nutzung der symptomfreien Intervalle und gesteuertem Kurzschlaf kurz vor dem erwarteten Schlafanfall. Medikamentös helfen Stimulanzien und trizyklische Antidepressiva, da sie durch Noradrenalin-Wiederaufnahmehemmung aminerg und zudem aufgrund ihres Rezeptorprofils anticholinerg und somit unterdrückend auf REM-on-Neurone wirken. Bei Kataplexie und hypnagogen Symptomen kann Imipramin eingesetzt werden. Modafinil, das orexinhaltige Neuronen aktivieren soll (Anders 2004), ist für Erwachsene zugelassen zur Behandlung von Narkolepsie und obstruktivem, therapieresistentem Schlafapnoe-Syndrom mit exzessiver Tagesmüdigkeit (Dosis: 200–400 mg/tag, verteilt auf 1–2 Gaben morgens und mittags). Als häufige Nebenwirkungen sind Kopfschmerzen, Tachykardien, Durchfall, Obstipation, Leberfunktionsstörungen und verschwommenes Sehen zu berücksichtigen, gelegentlich treten Rückenschmerzen, Allergien, kardiale Arrhythmien, Hypertonie, Reflux, Erbrechen, Leukopenien, Eosinophilie, Muskelschwäche, Dyskinesien, Atemstörungen, Dysurien und Dysmenorrhöen auf.

Das Schlafapnoe-Syndrom erfährt bei organischem Korrelat durch operative Entfernung der Obstruktion Besserung. Bei mehr als 75 % der betroffenen Kinder stellt sich die Adenotonsillektomie als Heilungsmethode dar (Halbower u. Marcus 2003). Bei Übergewicht ist dringend eine Gewichtsreduktion anzuraten; auf Alkohol, Nikotin und atemdepressive Substanzen sollte verzichtet werden. Das Vermeiden der Rückenlage ist ebenfalls von Vorteil. Bei leichten bis mittelgradigen obstruktiven Beschwerden kann auch Theophyllin, bis 700 mg, helfen (Peter et al. 1987). Mittels einer individuell anzufertigenden so genannten Esmarch-Prothese kann durch Ventralpositionierung des Unterkiefers der Zungengrund frei gehalten werden. Gute Erfolge bei schwerer Obstruktion kann die Methode des Continuous Positive Airway Pressure (CPAP) ermöglichen, die durch einen nasal zugeführten permanenten 5- bis 15-mm-Hg-Luftdruck den Rachen offen hält (Gibson 2005). Bei Therapieresistenz kann als Ultima Ratio eine Tracheostomie indiziert sein. Additiv kann Modafinil erwogen werden.

5.16.8 Verlauf und Prognose

Schlafstörungen sind eine häufige „Volkskrankheit" und hängen von multiplen Faktoren ab. Saisonale Schwankungen, exogene Belastungen, emotionale Befindlichkeit, situative Störfaktoren und biologische Regulationsmechanismen sind involviert. Insofern sind reaktive Schlafstörungen unterschiedlicher Ausprägung und Dauer häufig und bei Fehlen von Chronifizierung und übergreifender Beeinträchtigung der Tagesverfassung nicht als pathologisch zu werten; sie sind in der Regel episodisch und sistieren ohne konkrete therapeutische Hilfe. Der versäumte Non-REM-Schlaf wird als wichtigster Anteil der Schlafeffizienz zuerst kompensatorisch nachgeholt, dann erst folgt der Ausgleich des REM-Schlafs. Behandlungsbedürftig sind jedoch andauernde, gravierende Schlafstörungen mit Einschränkungen der Leistungs- und Konzentrationsfähigkeit und mit negativen Auswirkungen auf die Gesamtbefindlichkeit. Eine gute Diagnostik und adäquate Therapie sind für den weiteren Verlauf entscheidend. Meist genügt eine Beratung zur Schlafhygiene. Bei Säuglingen und Kleinkindern mit Durchschlafstörungen oder oppositionell bedingter bzw. angstbedingter Abwehr der Einschlafsituation ist eine klare, verhaltenstherapeutisch orientierte Vorgehensweise erfolgversprechend, sofern sie mit erzieherischer Konsequenz durchgeführt wird. Pavor nocturnus und Schlafwandeln haben eine sehr gute Prognose mit Sistieren der Symptomatik im Jugendalter, wohingegen sich erst im Erwachsenenalter auftretender Pavor nocturnus oder Schlafwandeln prognostisch sehr ungünstig darstellen. Schlafstörungen in Assoziation mit psychiatrischen bzw. hirnorganischen Erkrankungen korrelieren in ihrem Verlauf in der Regel mit der psychopathologischen Symptombesserung. In- oder Parasomnien bei Intelligenzminderung oder bleibenden hirnorganischen Defekten sind meist überdauernd und müssen oft symptomatisch langfristig medikamentös behandelt werden. Bei zeitlicher Regelmäßigkeit der Symptomatik können sich Betroffene durch Anpassung ihrer Tagesstruktur mit Narkolepsie-Beschwerden mitunter recht gut arrangieren. Da eine grundlegende Störung der REM-Regulationsmechanismen zugrunde liegt, bleibt die Erkrankung erhalten. Allerdings können Stimulanzien, Antidepressiva oder Modafinil den Verlauf günstig beeinflussen.

5.16.9 Forschungsanliegen und Ausblick

Die pathogenetischen Zusammenhänge bei Schlafstörungen bedürfen weiterer Klärung. Zum Kindes- und Jugendalter sind kaum Daten zur empirischen Evaluation therapeutischer Maßnahmen vorhanden. Die größte Anzahl der Schlafbeschwerden wird beim Hausarzt oder niedergelassenen Pädiater beklagt; in der kinder- und jugendpsychiatrischen Praxis imponieren Schlafstörungen meist als Begleitsymptom einer anderen Grunderkrankung. Die Diagnose einer Schlafstörung wird nur selten, vielleicht zu selten gestellt. Des Weiteren ist wegen zunehmender Autonomie eine hohe Dunkelziffer für das Jugendalter zu vermuten. Problematisch in der Erfassung und diagnostischen Festlegung sind die multiplen exogenen, intrapsychischen und biologischen (z. B. endokrinologische Veränderungen in der Pubertät, hirnorganische Reifung) Einflussfaktoren, die die Gewinnung einer homogenen, beforschbaren Population sehr erschweren. Hinzu kommen Aspekte der unterschiedlichen subjektiven und objektiven Wahrnehmung und Bewertung der Beschwerden.

Ziel müsste wegen der geringen Fallzahlen im Kindes- und Jugendalter eine interdisziplinäre, zentrenübergreifende, schematisierte Erfassung der Betroffenen sein. Diagnostisch müssten die potenziell interferierenden pathogenetischen Faktoren durch eine störungsspezifische Routinediagnostik überprüft werden. Hierbei wären Entwicklungsstand, auch mit Bezug auf zerebrale Reifung und Funktionsfähigkeit, die individuelle zirkadiane Rhythmik (einschließlich korrelierender hormoneller Vorgänge), polysomnographische Parameter sowie Neurotransmittersysteme mit einzubeziehen. Das Wissen über die multifaktoriellen Zusammenhänge wird künftig insbesondere mit der Weiterentwicklung genetischer und bildgebender funktioneller Verfahren ein weiterhin ergiebiges Forschungsfeld sein, das für das Säuglings-, Kindes- und Jugendalter noch weitgehend brachliegt.

Literatur

Anders TF (2004). Sleep disorders in infancy through adolescence. In: Wiener JM, Dulcan MK (eds). Textbook of Child and Adolescent Psychiatry. 3rd ed. Washington DC, London: American Psychiatric Publishing; 727–42.

Anders TF, Halpern LF, Hua J (1992). Sleeping through the night: A developmental perspective. Pediatrics; 90: 554–60.

Armstrong KL, O'Donnell H, McCallum R, Dadds M (1998). Childhood sleep problems: Association with prenatal factors and maternal disstress/depression. J Pediatr Child Health; 34(3): 263–6.

Blanz B, Remschmidt H, Schmidt M, Warnke A (2006). Induzierte Schlafstörung. In: Psychische Störungen im Kindes- und Jugendalter. Ein entwicklungspsychopathologisches Lehrbuch. Stuttgart, New York: Schattauer; 293–6.

Bloch KE, Schoch OD, Zhang JN, Russi EW (1999). German version of the Epworth Sleepiness Scale. Respiration; 66: 440–7.

Chang AD, Wilson SJ, Masters IB, Yuill M, Williams J, Williams G, Hubbard M (2003). Altered arousal response in infants exposed to cigarette smoke. Arch Dis Child; 88: 30–3.

Cohrs S, Rasch T, Altmeyer S, Kinkelbur J, Kostanecka T, Rothenberger A, Ruther E, Hajak G (2001). Decreased sleep quality and increased sleep related movements in patients with Tourette's syndrome. J Neurol Neurosurg Psychiatry; 70: 192–7.

Corkum P, Tannock R, Moldofsky H (1998). Sleep disturbances in children with attention deficit/hyperactivity disorder. J Am Acad Child Adolesc Psychiatry; 37: 637–46.

Dagan Y, Stein D, Steinbock M, Yovel I, Hallis D (1998). Frequency of Delayed Sleep Phase Syndrome among hospitalized adolescent psychiatric patients. J Psychosom Res; 45: 15–20.

Dauvilliers Y, Mayer G, Lecendreux M, Neidhart E, Peraita-Adrados R, Sonka K, Billiard M, Tafti M (2002). Kleine-Levine syndrome: an autoimmune hypothesis based on clinical and genetic analyses. Neurology; 59: 1739–45.

Diomedi M, Curatolo P, Scalise A, Placidi F, Caretto F, Gigli GL (1999). Sleep abnormalities in mentally retarded autistic subjects, Down's syndrome with mental retardation and normal subjects. Brain and Development; 21: 548–53.

Dreßing H, Riemann D (1994). Diagnostik und Therapie von Schlafstörungen. Stuttgart, Jena, New York: Gustav Fischer Verlag.

Emslie GJ, Armitage R, Weinberg WA, Rush AJ, Mayes TL, Hoffmann RF (2001). Sleep polysomnography as a predictor of recurrence in children and adolescents with major depressive disorder. Int J Neuropsychopharmacol; 4: 159–68.

Fintelmann V, Menßen HG, Siegers C-P (1993). Phytotherapie Manual. Pharmazeutischer, pharmakologischer und therapeutischer Standard. 2., vollst. überarb. u. erw. Aufl. Stuttgart: Hippokrates.

Franco P, Lipshutz W, Valente F, Adams S, Scaillet S, Kahn A (2002). Decreased arousals in infants who sleep with the face covered by bedclothes. Pediatrics; 109: 1112–7.

Frölich J, Lehmkuhl G, Wiater A (2005). Schlafstörungen bei hyperkinetischen Kindern – Polysomnographische Untersuchungen zur Schlafstruktur und -architektur. Z Kind Jugendpsychiatrie Psychother; 33: 205–16.

Fröscher W, Fritz-Fiaux A, Maier V, Heckeroth H (2004). Periodische Hypersomnie. Kasuistik mit biochemischen Befunden. Nervenheilkunde; 8: 79–82.

Gibson GJ (2005). Obstructive sleep apnoea syndrome: underestimated and undertreated. Br Med Bull; 72: 49–65.

Glaze DG, Frost JD Jr, Jankovic J (1983). Sleep in Gilles de la Tourette syndrome: Disorder of arousal. Neurology; 33: 586–92.

Glaze DG, Frost JD, Zoghbi HY, Percy AK (1987). Rett's syndrome. Correlations of electroencephalographic characteristics with clinical staging. Arch Neurol; 44: 1053–6.

Goetz RR, Wolk SI, Coplan JD, Ryan ND, Weissman MM (2001). Premorbid polysomnographic signs in depressed adolescents: areanalysis of EEG sleep after longitudinal follow-up in adulthood. Biol Psychiatry; 49: 930–42.

Gordon AE, MacKenzie DA, El Ahmer OR, Al Madani OM, Braun JM, Weir DM, Busuttil A, Blackwell CC (2002). Evidence for a genetic component in sudden infant death syndrome. Child Care Health Dev; 28, Suppl 1: 27–9.

Gruber R, Sadeh A, Raviv A (2000). Instability of sleep patterns in children with attention deficit hyperactivity disorder. J Am Acad Child Adolesc Psychiatry; 39(4): 495–501.

Guilleminaut C, Pelayo R (2000). Narcolepsy in children: a practical guide to its diagnosis, treatment and follow-up. Pediatr Drugs; 2: 1–9.

Hagenah U (2002). Schlafstörungen bei kinder- und jugendpsychiatrischen Erkrankungen. Z Kind Jugendpsychiatrie Psychother; 30(3): 185–98.

Halbower AC, Marcus CL (2003). Sleep disorders in children. Curr Opin Pulmonary Med; 9: 471–6.

Handford HA, Vgontzas AN (2002). Sleep disturbances and disorders. In: Lewis M (ed). Child and Adolescent Psychiatry. Philadelphia: Lippincott, Williams and Wilkins; 876–88.

Hobson JA (1990). Schlaf. Gehirnaktivität im Ruhezustand. Spektrum der Wissenschaft; Bd. 25.

Horne RS, Ferens D, Watts AM, Vitkovic J, Lacey B, Andrew S, Cranage SM, Chau B, Greaves R, Adamson TM (2002). Effects of maternal tobacco smoking, sleeping position, and sleep state on arousal in healthy term infants. Arch Dis Child Fetal Neonatal Ed; 87: F100–5.

Johns MW (1991). A new method for measuring daytime sleepiness: the Epworth Sleepiness Sclae. Sleep; 14; 540–5.

King NJ, Tonge BJ, Ollendick TH (1992). Night-time fears in children. J Pediatr Child Health; 28: 347–50.

Lin L, Faraco J, Li R, Kadotani H, Rogers W, Lin XY, Qiu XH, de Jong PJ, Nishino S, Mignot E (1999). The sleep disorder canine narcolepsy is caused by a mutation in the hypocretin (orexin) receptor 2 gene. Cell; 98: 365–76.

Martinelli P, Coccagna G, Lugaresi E (1987). Nal myoclonus, restless legs syndrome, and abnormal electrophysiological findings. Ann Neurol; 21: 515.

Mayer G (1995). Hypersomnien. In: Peter JH, Köhler D, Knab B, Mayer G, Penzel T, Raschke F, Zulley J (Hrsg). Weißbuch Schlafmedizin. Deutsche Gesellschaft für Schlafforschung und Schlafmedizin. Arbeitsgruppe nächtliche Atmungs- und Kreislaufstörungen. Regensburg: Roderer; 68.

Mercier L, Pivik RT, Busby K (1993). Sleep patterns in reading disabled children. Sleep; 16: 207–15.

Mignot L, Pivik RT, Busby K (1998). Genetic and familial aspects of narcolepsy. Neurology; 50, Suppl 1: 16–22.

Mignot E, Lammers GJ, Ripley B, Okun M, Nevsimalova S, Overeem S, Vankova J, Black J, Harsh J, Bassetti C, Schrader H, Nishino S (2002). The role of cerebrospinal fluid hypocretin measurement in the diagnosis of narcolepsy and other hypersomnias. Arch Neurol; 59: 1553–62.

Möller HJ, Volz HP, Reimann IW, Stoll KD (2001). Opipramol for the treatment of generalized anxiety disorder: a placebo-controlled trial including an alprazolam-treated group. J Clin Psychopharmacol; 21(2): 59–65.

Montes LGA, Uribe MPO, Sotres JC, Martin GH (2003). Treatment of primary insomnia with melatonin: a double blind, placebo-controlled crossover study. J Psychiatry Neurosci; 28: 191–6.

Morrell JM (1999). The role of maternal cognitions in infant sleep problems assessed by a new instrument, the Maternal Cognitions about Infant Sleep Questionnaire. J Child Adolesc Psychiatry; 40: 247–58.

Nachtmann A, Hajak G (1995). Gegen Schlafstörung ist so manches Kraut gewachsen. Extracta Geriatrica; 9: 11–2.

Niedermeyer E (1999). Maturation of the EEG: Development of waking and sleep patterns. In: Niedermeyer E, Lopes da Silva F (eds). Electroencephalography: Basic principles, clinical applications, and related fields. 4th ed. Philadelphia: Lippincott, Williams and Wilkins; 189–214.

Nobili L, Bagliettto MG, De Carli F, Savoini M, Schiavi G, Zanotto E, Ferrillo F, De Negri M (1999). A quantified analysis of sleep electroencephalography in anorectic adolescents. Biol Psychiatry; 45: 771–5.

Nofzinger EA, Buysse DJ, Germain A, Price JC, Miewald JM, Kupfer DJ (2004). Functional neuroimaging evidence for hyperarousal in insomnia. Am J Psychiatry; 161: 2126–9.

Owens J, Maxim R, McGuinn M, Kadotani H, Rogers W, Lin XY, Qiu XH, de Jong PJ, Nishino S, Mignot E (1999). Television-viewing habits and sleep disturbance in school children. Pediatrics; 104: A1–A8.

Parkes JD (1999). Genetic factors in human sleep disorders with special reference to Norrie disease, Prader-Willi syndrome and Moebius syndrome. J Sleep Res; 8, Suppl 1: 14–22.

Parkes JD, Chen SY, Clift SJ, Dahlitz MJ, Dunn G (1998). The clinical diagnosis of the narcoleptic syndrome. J Sleep Res; 7(1): 41–52.

Patzold LM, Richdale AL, Tonge BJ (1998). A investigation into sleep characteristics of children with autism and Asperger's disorder. J Pediatr Child Health; 34: 528–33.

Peter JH, Amend G, Stephan S, Jung W, Ockenga A, Himmelmann H, von Wichert P (1987). Therapie der Schlafapnoe mit Theophyllin. Prax Klin Pneumol; 41: 433–7.

Regestein QR, Monk TH (1995). Delayed sleep phase syndrome: A review of its clinical aspects. Am J Psychiatry; 152: 602–8.

Reite M (1998). Sleep disorders presenting as psychiatric disorders. Psychiatr Clin North Am; 21: 591–607.

Richdale AL (1999). Sleep problems in autism: Prevalence, cause and intervention. Dev Med Child Neurol; 41: 60–6.

Rothenberger A, Kostanecka T, Kinkelbur J, Cohrs S, Woerner W, Hajak G (1999). Tourette-Syndrom und Schlaf im Kindesalter. Somnologie; 3: 313–26.

Sarimski K, Hoffmann IW (1993). Schlafstörungen bei behinderten Kindern. In: Innerhofer P, Speck O, Weinmann HM, Wurst F (Hrsg). Frühförderung interdisziplinär; 12: 14–20.

Seifert J, Schubert Ch, Gerlach M (2004). Anxiolytika und Hypnotika. In: Gerlach M, Warnke A, Wewetzer C (Hrsg). Neuro-Psychopharmaka im Kindes und Jugendalter. Grundlagen und Therapie. Wien: Springer; 129–49.

Skuse D (1994). Sleep. In: Rutter M, Taylor E, Hersov L (eds). Child and Adolescent Psychiatry. Modern approaches. Oxford: Blackwell Scientific Publications; 474–89.

Taheri S, Zeitzer JM, Mignot E (2002). The role of hypocretins (orexins) in sleep regulation and narcolepsy. Ann Rev Neurosci; 15: 231–5.

Van der Kolk B (1987). The trauma spectrum: The interaction of biological and social events in the genesis of the trauma response. J Trauma Stress; 1: 273–90.

Vgontzas AN, Kales A (1999). Sleep and its disorders. Ann Rev Med; 50: 387–400.

Vgontzas AN, Papanicolaou DA, Bixler EO, Kales A, Tyson K, Chrousos GP (1997). Elevation of plasma cytokines in disorders of excessive daytime sleepiness: role of sleep disturbance and obesity. J Clin Endocrinol Metab; 82: 1313–6.

Ware JC, Orr WC, Bond T (2001). Evaluation and treatment of sleep disorders in children. In: Walker CE, Roberts MC (eds). Handbook of Clinical Child Psychology. 3rd ed. New York: John Wiley & Sons; 317–37.

Warnke A, Seifert J, Knapp D, Wewetzer C (2004). Schlafstörungen. In: Gerlach M, Warnke A, Wewetzer C (Hrsg). Neuro-Psychopharmaka im Kindes und Jugendalter. Grundlagen und Therapie. Wien: Springer; 291–6.

Williamson DE, Dahl RE, Birmaher B, Goetz RR, Nelson B, Ryan ND (1995). Stressful life events and EEG sleep in depressed and normal control adolescents. Biol Psychiatry; 37: 859–65.

Wolke D (2001). Schlafstörungen. In: Steinhausen H-C (Hrsg). Entwicklungsstörungen im Kindes- und Jugendalter. Ein interdisziplinäres Handbuch. Stuttgart: Kohlhammer; 148–67.

5.17 Dissoziative und somatoforme Störungen

R. Brunner, F. Resch

Inhalt

5.17.1 Einleitung

Die Gruppe der dissoziativen und somatoformen Störungen stellt die Hauptgruppe der ehemals als „hysterisch" bezeichneten psychiatrischen Krankheitsbilder dar. Aufgrund störungsübergreifender ätiopathogenetischer Mechanismen sowie gemeinsamer diagnostischer und therapeutischer Prinzipien werden die Krankheitsbilder zusammenfassend beschrieben.

Der Kern der dissoziativen Störungen besteht in einer Störung der integrativen Funktionen der Identität, des Gedächtnisses und des Bewusstseins sowie der unmittelbaren Empfindungen und Kontrolle von Körperbewegungen (Dilling et al. 1993). Die unterschiedlichen dissoziativen Störungen sind insbesondere gekennzeichnet durch Störungen der Selbstwahrnehmung bzw. -organisation. Als zentrale dissoziative Mechanismen werden die Automatisierung des Verhaltens, die Kompartimentalisierung der Information und des Affektes sowie Identitätsalterationen und eine Entfremdung vom Selbst beschrieben, die sich in umschriebenen Syndromen niederschlagen können: So bestehen beispielsweise bei der dissoziativen Amnesie retrograde Erinnerungsdefizite an wichtige biografische Ereignisse, bei der dissoziativen Identitätsstörung alternierende Persönlichkeitsdimensionen. Depersonalisations- und Derealisationserfahrungen stellen Entfremdungserlebnisse im Hinblick auf die Selbst-, Körper- und Umweltwahrnehmung dar. Während bei den dissoziativen Bewusstseinsstörungen die gestörte Selbstwahrnehmung und das gestörte Identitätsbewusstsein im Vordergrund stehen, sind bei den dissoziativen Störungen vom körpersymptomatischen Typus (Konversionsstörungen) insbesondere Störungen der Selbststeuerung vorherrschend, die sich z. B. in einem Kontrollverlust über Körperbewegungen und einer eingeschränkten Willensbildung manifestieren.

Das gemeinsame Kennzeichen der somatoformen Störungen ist die wiederholte Präsentation von körperlichen Krankheitssymptomen, die eine medizinische Ursache nahe legen, aber nicht oder nicht vollständig durch ein organisches Korrelat hinsichtlich des Ausmaßes an körperlichen und seelischen Funktionseinschränkungen erklärt werden können (Dilling et al. 1993). Charakteristisch sind polysymptomatische, z. T. wechselnde und wiederholt auftretende körperliche Symptome, die sich auf jeden Körperteil und jedes Organsystem beziehen können (Somatisierungsstörung) oder mit Schmerzen verbunden sind (somatoforme Schmerzstörungen) oder Störungen des Vegetativums einschließen (somatoforme autonome Funktionsstörung).

Folgende diagnoseübergreifende gemeinsame Charakteristiken der dissoziativen und somatoformen Störungen existieren:

- In Bezug auf das Ausmaß und die Schwere treten dissoziative und somatoforme Symptome entlang eines Kontinuums auf, das von unerklärten, fluktuierenden oder vorübergehenden Symptomen bis hin zu lang anhaltenden, schwer therapeutisch zugänglichen chronifizierten Syndromen reicht.
- Dimensional beschreibbare Symptome können bereits klinisch bedeutsam sein, auch wenn keine kategoriale Diagnosezuordnung möglich ist, und sind häufig im Kontext anderweitiger psychiatrischer Störungen anzutreffen.
- Beide Störungsbilder treten häufig im Kontext traumatischer Belastungen auf und sind auch Bestandteil der Symptomkonstellation bei akuten oder Posttraumatischen Belastungsstörungen.
- Die Symptome scheinen der Aufrechterhaltung eines emotionalen Gleichgewichtes in der Konfrontation mit akuten oder chronischen Stressoren zu dienen und führen selbst zu einem erneuten Stresserleben, verbunden mit psychosozialen Funktionseinschränkungen (Maldonado et al. 1998).
- Insbesondere bei den körpersymptomatischen dissoziativen Störungen und somatoformen Störungen führt eine hohe Chronifizierungsneigung zusammen mit einem spezifischen Krankheitsverhalten der Betroffenen (und ihrer elterlichen Bezugspersonen) zu einer wiederholt inadäquaten Inanspruchnahme medizinischer Dienste, die nicht nur hohe Kosten verursacht, sondern nicht selten auch mit iatrogenen Schädigungen einhergehen kann.
- Die mangelnde Krankheitseinsicht und die schwierige Arzt-Patient-Beziehung erschweren eine adäquate Diagnostik und Einleitung fachspezifischer Behandlungen.

Ein weiteres gemeinsames Merkmal ist die klinische Symptomatik, die insbesondere eine neurologische oder internistische Erkrankung nahe legt und dadurch Patienten bzw. Eltern – einem somatischen Krankheitsverständnis folgend – dazu veranlasst, medizinische Einrichtungen der Primärversorgung aufzusuchen und nicht psychiatrische Hilfestellungen in Anspruch zu nehmen. Die Unerklärbarkeit der Symptome führte zur Postulierung eines krankheitsverursachenden psychologischen Mechanismus, der jedoch in seinem Einwirken auf die körperlichen Funktionen unzureichend verstanden wurde.

Auch wenn die Klassifikationsschemata an der Forderung des Nachweises einer fehlenden Organläsion als Definitionskriterium festhalten, ließen sich jüngst pathophysiologische Mechanismen im Verlauf dissoziativer Störungen nachweisen, die auch in der klassischen Gruppe der „reaktiven Störungen" den Geist-Körper-Dualismus hinfällig machen (Sharpe u. Carson 2001).

Zudem stellen die Forderungen nach einer unwillentlichen und unbewussten Generierung der Symptomatik bisher schwierig zu verifizierende Konstrukte dar. Fehlende beschreibbare pathophysiologische Mechanismen im medizinisch-naturwissenschaftlichen Verständnis waren nicht selten Ausgangsort zur Diskreditierung der Validität der Diagnose und/oder des Diagnostikers. Ausgehend vom modernen Dissoziationskonzept und unter Einschluss moderner neurobiologischer Untersuchungsmethoden wird die unerklärliche Störung zunehmend erklärbar (Resch u. Brunner, 2004; Ron 2001). Darüber hinaus führt die wissenschaftliche Beschäftigung mit den dissoziativen Störungen zu fundamentalen Fragen über Konzepte des Selbst, der Identität und der Rolle des Bewusstseins, der Willensbildung und Handlungssteuerung sowie der Gedächtnisfunktionen in der Entwicklung und Konsolidierung der Persönlichkeit (Kihlstrom et al. 1994; Resch u. Brunner 2004; Spiegel 1997). Die neuen Erkenntnisse könnten sehr wesentlich zur Ent-Stigmatisierung dieser Patientengruppe beitragen und zu einer erweiterten diagnostischen und therapeutischen Handlungsfähigkeit führen.

5.17.2 Definition und Klassifikation

Ausgehend vom historischen Hysterie-Konzept wurden die einzelnen dissoziativen und somatoformen Störungen in unterschiedlicher Weise den Diagnosekategorien der Klassifikationsschemata (ICD-10 versus DSM-IV) zugeordnet (vgl. Tab. 5-135). Der wesentlichste Unterschied der beiden Klassifikationssysteme ist, dass das DSM-IV die dissoziativen Störungen vom körpersymptomatischen Typus (Konversionsstörungen) unter die Kategorie der somatoformen Störungen gruppiert. Während das DSM-IV die körpersymptomatischen Störungen von den dissoziativen Bewusstseinsstörungen trennt, fasst die ICD-10 diese Störungen zusammen, vor allem mit der Begründung einer hohen Komorbidität

Tab. 5-135: Klassifikation der dissoziativen und somatoformen Störungen im Vergleich von ICD-10 und DSM-IV

ICD-10		DSM-IV	
F 44 dissoziative Störungen		**dissoziative Störungen**	
F 44.0	dissoziative Amnesie	300.12	dissoziative Amnesie
F 44.1	dissoziative Fugue	300.13	dissoziative Fugue
F 44.2	dissoziativer Stupor	300.15	
F 44.3	dissoziative Trance- und Besessenheitszustände	300.15	
F 44.4	dissoziative Bewegungsstörungen	300.11	Konversionsstörungen (werden den somatoformen Störungen zugeordnet)
F 44.5	dissoziative Krampfanfälle	300.11	
F 44.6	dissoziative Sensibilitäts- und Empfindungsstörungen	300.11	
F 44.7	dissoziative Störungen, gemischt	300.11	
F 44.8	sonstige dissoziative Störungen		
F 44.80	Ganser-Syndrom	300.15	
F 44.81	multiple Persönlichkeit	300.14	Multiple Persönlichkeitsstörung (dissoziative Identitätsstörung)
F 44.82	vorübergehende dissoziative Störungen in der Kindheit und Jugend		
F 44.9	nicht näher bezeichnete dissoziative Störungen	300.15	nicht näher bezeichnete dissoziative Störungen
F 45 somatoforme Störungen		**somatoforme Störungen**	
F 45.0	Somatisierungsstörung	300.81	Somatisierungsstörung
F 45.1	undifferenzierte Somatisierungsstörung	300.70	undifferenzierte somatoforme Störung
F 45.2	hypochondrische Störung	300.70	hypochondrische Störung
F 45.3	somatoforme autonome Funktionsstörung		
F 45.4	anhaltende somatoforme Schmerzstörung	300.80	somatoforme Schmerzstörung
F 48 sonstige neurotische Störungen			
F 48.0	Neurasthenie		
F 48.1	Depersonalisations-/Derealisationsyndrom	300.60	Depersonalisationsstörung (wird den dissoziativen Störungen zugeordnet)
F 60 Persönlichkeitsstörungen		**Persönlichkeitsstörungen**	
F 60.4	Histrionische Persönlichkeitsstörung	301.50	Histrionische Persönlichkeitsstörung

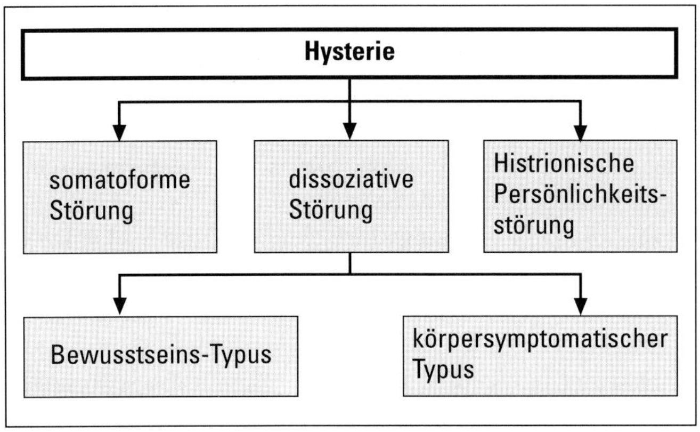

Abb. 5-53: Zerlegung des historischen Hysterie-Konzeptes in der ICD-10

beider Phänomene (s. Abb. 5-53). Aufgrund der unterschiedlichen nosologischen sowie klassifikatorischen Zuordnung der dissoziativen und somatoformen Störungen werden aus inhaltlichen und didaktischen Gründen neben einer übergreifenden Darstellung gemeinsamer Aspekte der dissoziativen und somatoformen Störungen differierende Aspekte beschrieben, und zwar aufgetrennt nach folgenden drei Gruppen: Die in der DSM-IV-Klassifikation zusammengefassten dissoziativen Störungen werden hier als **dissoziative Bewusstseinsstörungen** beschrieben – in Abgrenzung zu den Konversionsstörungen, die im Folgenden als **dissoziative Störungen vom körpersymptomatischen Typus** bezeichnet werden. Diese Vorgehensweise wurde gewählt, um wegen der in der US-Nomenklatur vorgenommenen Eingruppierung der Konversionsstörungen unter die somatoformen Störungen keine begrifflichen Unschärfen zu erzeugen. Bei der Gruppe der dissoziativen Bewusstseinsstörungen stehen Störungen des Gedächtnisses und der Wahrnehmung im Vordergrund, wobei bei den dissoziativen Störungen vom körpersymptomatischen Typus vorrangig Störungen der motorischen oder sensorischen Funktionen zu verzeichnen sind. Prozesse des Bewusstseins, der Handlungskontrolle und der Willensbildung sind jedoch gleichermaßen übergreifend bei beiden Störungsbildern essenziell.

Die Definitionskriterien und Klassifikationsunterschiede werden getrennt nach folgenden Hauptgruppen beschrieben:

- dissoziative Störungen vom Bewusstseins-Typus (einschließlich des Depersonalisations- und Derealisationssyndroms)
- dissoziative Störungen vom körpersymptomatischen Typus (Konversionsstörungen)
- somatoforme Störungen (einschließlich der Neurasthenie)

Dissoziative Bewusstseinsstörungen

Folgende einzelne dissoziative Störungen vom Bewusstseinstypus werden unterschieden:

- dissoziative Amnesie (ICD-10: F 44.0; DSM-IV: 300.12)
- dissoziative Fugue (ICD-10: F 44.1; DSM-IV: 300.13)
- dissoziativer Stupor (ICD-10: F 44.2; DSM-IV: 300.15)
- Trance- und Besessenheitszustände (ICD-10: F 44.3; DSM-IV: 300.15)
- Ganser-Syndrom (ICD-10: F 44.8; DSM-IV: 300.15)
- Multiple Persönlichkeitsstörung (dissoziative Identitätsstörung) (ICD-10: F 44.81; DSM-IV: 300.14)
- Depersonalisations- und Derealisationssyndrom (ICD-10: F 48.1; DSM-IV: 300.66)

Als allgemeine Kriterien für die Diagnosestellung gelten in der ICD-10 der Ausschluss des Vorliegens einer die Symptomatik verursachenden körperlichen Erkrankung sowie der Nachweis eines überzeugenden zeitlichen Zusammenhangs zwischen der dissoziativen Symptomatik und belastenden Ereignissen, Problemen oder Bedürfnissen (Dilling et al. 1993).

Im Gegensatz dazu führt das DSM-IV den von der ICD-10-Klassifikation geforderten Zusammenhang zwischen einer vorangegangenen Belastung und der Exazerbation der dissoziativen Symptomatik nicht als explizites Diagnosekriterium; jedoch wird das Vorliegen einer klinisch bedeutsamen psychosozialen Funktionseinschränkung infolge der Symptomatik gefordert (Saß et al. 1996). Während für sonstige (F 44.88) oder nicht näher bezeichnete dissoziative Störungen (F 44.9) keine speziellen Diagnosekriterien in der ICD-10 definiert wurden, fallen in der DSM-IV-Klassifikation in die Gruppe der nicht näher bezeichneten dissoziativen Störungen (300.15) die dissoziative Trancestörung, der dissoziative Stupor und das Ganser-Syndrom. Zudem werden in dieser Restkategorie Fälle einer dissoziativen Identitätsstörung, die nicht sämtliche Kriterien erfüllen, eingruppiert sowie ein Derealisationserleben, das nicht von Depersonalisationserfahrungen begleitet wird (Saß et al. 1996). Während die ICD-10 eine gemeinsame Diagnose für das Depersonalisations- und Derealisationserleben bildet und – getrennt von der Gruppe der dissoziativen Störungen – bei den anderweitigen neurotischen Störungen der Gruppe F 4 aufführt, stellt im DSM-IV das Depersonalisationserleben das Hauptkriterium und eine eigenständige Diagnose in der Gruppe der dissoziativen Störungen dar. Das Derealisationserleben ohne Depersonalisationserfahrungen wird durch die Diagnose der nicht „näher bezeichneten dissoziativen Störung" (300.6) erfasst.

Die **dissoziative Amnesie** wird als Kernsymptomatik dissoziativer Störungen betrachtet, die häufig auch Bestandteil anderweitiger dissoziativer Störungen, Belastungsstörungen oder Angststörungen ist. Patienten mit einer dissoziativen Amnesie sind sich im Allgemeinen ihrer Gedächtniseinbußen bewusst. Die Lücken beziehen sich zumeist auf autobiografische Informationen. Erinnerungen an Details der persönlichen Lebensgeschichte können häufig nur lückenhaft wiedergegeben werden, neben akuten und schweren Amnesien wird auch von chronische Formen berichtet (Maldonado et al. 1998). Die **dissoziative Fugue** ist charakterisiert durch eine plötzliche, unerwartete Entfernung vom Zuhause oder vom Arbeitsplatz oder eine Unterbrechung der allgemeinen Aktivität, wobei die Patienten als völlig normal ohne Anzeichen von psychopathologischen Auffälligkeiten oder kognitiven Defiziten erscheinen (Saß et al. 1996). Patienten mit einer dissoziativen Fugue reisen häufig an für sie emotional bedeutsame Orte, sind z. T. tagelang unterwegs, ohne Defizite in der Selbstversorgung oder Reiseorganisation. Manche Patienten zeigen einen Verlust ihrer Identität und nehmen eine neue Identität an, gleichzeitig besteht eine teilweise oder vollständige Amnesie für den Fugue-Zustand. Das Ganser-Syndrom, stuporöse oder Trancezustände treten häufig mit anderweitigen Störungen aus dem dissoziativen Symptomenkomplex auf. Bei der **dissoziativen Identitätsstörung** treten unterschiedliche Persönlichkeitszustände auf, die jeweils mit einer unterschiedlichen Biografie und Identität mit verschiedenen Namen imponieren können. Die einzelnen Identitäten können sich unterscheiden im berichteten Alter, Geschlecht, in der Sprache, im kognitiven Niveau oder Affektausdruck (Saß et al. 1996). Die unterschiedlichen Persönlichkeiten sind sich häufig der Existenz der anderen nicht oder kaum bewusst. Das nach dem früheren Konzept der multiplen Persönlichkeit geforderte Vorhandensein mehrerer distinkter alternierender Persönlichkeiten wird heute abgeschwächt – zugunsten eines häufigen Wechsels zwischen Persönlichkeitsanteilen, wobei jedoch die Kernidentität erhalten bleibt (Putnam 1997). Die **Depersonalisationsstörung** ist charakterisiert durch persistierende oder wiederkehrende Episoden von Entfremdungserleben, das sich sowohl auf das Selbst (autopsychische Depersonalisation) oder den Körper (somatopsychische Depersonalisation) beziehen kann (Klosterkötter 1988). Betroffene berichten von einem Gefühl, von ihrem eigenen Selbst entfernt zu sein, erleben ihr eigenes Denken, ihre Vorstellungen oder Erinnerungen als fremd und unbekannt. Die Realitätsprüfung bleibt jedoch intakt, die angstinduzierende Qualität von Depersonalitätserfahrungen führt zur Sorge der Patienten, „verrückt" zu sein. Derealisationsphänomene treten häufig mit Depersonalisationsphänomenen auf und bedeuten eine Entfremdung von der Umwelt, die häufig plötzlich als fremd, unbekannt oder verändert wahrgenommen wird.

Dissoziative Störungen vom körpersymptomatischen Typus

Die dissoziativen Störungen vom körpersymptomatischen Typus umfassen folgende Störungen:

- dissoziative Bewegungsstörungen (ICD-10: F 44.4; DSM-IV: 300.11)
- dissoziative Krampfanfälle (ICD-10: F 44.5; DSM-IV: 300.11)
- dissoziative Sensibilitäts- und Empfindungsstörungen (ICD-10: F 44.6; DSM-IV: 300.11)
- dissoziative Störungen (Konversionsstörungen), gemischt (ICD-10: F 44.7; DSM-IV: 300.11)

Das DSM-IV erfasst alle Störungen vom körpersymptomatischen Typus (44.4 bis 44.6) in der Gruppe der somatoformen Störungen (300.11). Die Diagnosekriterien sind im Wesentlichen identisch mit der ICD-10 – mit Ausnahme der DSM-typischen Forderung nach dem Vorliegen psychosozialer Funktionseinschränkungen.

Das Hauptmerkmal der körpersymptomatischen dissoziativen Störungen (Konversionsstörungen) ist das Auftreten von Symptomen oder Ausfällen, die willkürliche, motorische oder sensorische Funktionen betreffen und eine neurologische („pseudoneurologische") oder andere medizinische Krankheitsfaktoren nahe legen (Saß et al. 1996). Der Ausschluss einer der Symptomatik zugrunde liegenden körperlichen Erkrankung und der Nachweis eines Zusammenhangs der Exazerbation der Symptomatik im Zusammenhang mit belastenden Ereignissen und Konflikten wird in beiden Klassifikationssystemen als allgemeines Diagnosekriterium gefordert.

Die **dissoziative Bewegungsstörung** (F 44.4) ist der vollständige oder partielle Verlust der Bewegungsfähigkeit, zumeist der oberen oder unteren Extremitäten. Es können verschieden stark ausgeprägte oder wechselnde Grade von Koordinationsstörungen (Ataxie) auftreten sowie verschieden ausgeprägte Grade der Unfähigkeit, ohne Hilfe zu stehen (Astasie) oder zu gehen (Abasie). Auch die psychogene Dysarthrie und Aphonie wird den dissoziativen Bewegungsstörungen zugeordnet. **Dissoziative Krampfanfälle** (F 44.5) können epileptischen Anfällen sehr ähnlich sein, jedoch sind epilepsietypische Merkmale wie Zungenbiss, Urin-Inkontinenz oder Verletzung beim Sturz sehr selten. Statt eines Bewusstseinsverlustes sind stuporöse Zustände charakteristisch. **Dissoziative Sensibilitäts- und Empfindungsstörungen** (F 44.6) sind gekennzeichnet durch einen teilweisen oder vollständigen Verlust aller normalen Hautempfindungen an Körperteilen oder am ganzen Körper (Hypo-, Hyper- oder Parästhesien). Seh-, Hör- oder Riechverluste sind typischerweise selten vollständig, bei Sehbeeinträchtigungen wird von Patienten häufig eine Gesichtsfeldeinschränkung im Sinne eines „Tunnelsehens“ angegeben (Dilling et al. 1993). Die Bildung der eigenständigen Diagnose **dissoziative Störung, gemischt** (F 44.7) trägt dem Umstand Rechnung, dass häufig eine Kombination aus mehreren körpersymptomatischen dissoziativen Störungen vorliegt.

Somatoforme Störungen

Fünf Hauptdiagnosen werden im Bereich der somatoformen Störungen klassifiziert:

- Somatisierungsstörung (ICD-10: F 45.0; DSM-IV: 300.81)
- undifferenzierte Somatisierungsstörung (ICD-10: F 45.1; DSM-IV: 300.81)
- hypochondrische Störung und körperdysmorphophobe Störung (ICD-10: F 45.2; DSM-IV: 300.7)
- somatoforme autonome Funktionsstörung (ICD-10: F 45.3)
- anhaltende somatoforme Schmerzstörung (ICD-10: F 45.4; DSM-IV: 307.80/307.89)

Die **Somatisierungsstörung** (F 45.0) ist gekennzeichnet durch ein anhaltendes Muster von multiplen, wiederkehrenden und häufig wechselnden körperlichen Symptomen, für die trotz wiederholt durchgeführter Untersuchungen keine medizinische Ursache gefunden wurde. Die diagnostischen Kriterien der ICD-10 (Remschmidt et al. 2001) fordern das Vorhandensein von mindestens sechs Symptomen aus mindestens zwei verschiedenen Gruppen und insgesamt vier Symptomenbereichen (gastrointestinale, kardio-vaskuläre, urogenitale Symptome sowie Haut- und Schmerzsymptome). Eine lang anhaltende Vorgeschichte der Symptomatik von mindestens zwei Jahren, mehrfach durchgeführte ärztliche Konsultationen sowie die Nicht-Akzeptanz, dass keine ausreichende körperliche Ursache für die Beschwerden vorliegt, sind weitere Hauptkriterien dieser Störung. Das DSM-IV fordert im Zuge des Krankheitsverlaufs hingegen das Vorliegen von vier spezifischen Schmerzsymptomen, zwei gastrointestinalen Symptomen, ein sexuelles Symptom sowie ein pseudo-neurologisches (dissoziatives) Symptom.

Die Diagnose einer **undifferenzierten Somatisierungsstörung** (F 45.1) wird vergeben, wenn die Zeitdauer (mindestens sechs Monate), die Symptomvielfalt und die Häufigkeit der Arztbesuche nicht das Ausmaß einer Somatisierungsstörung annehmen.

Die **hypochondrische Störung** (F 45.2) ist charakterisiert durch die übermäßige Beschäftigung mit der Angst, an einer ernsthaften körperlichen Erkrankung zu leiden. Die Befürchtung, an einer oder mehreren schweren und fortschreitenden körperlichen Erkrankung zu leiden, hält trotz gegenteiliger medizinischer Befunde beharrlich an. Typisch ist häufig nur eine vorübergehende Akzeptanz eines Nachweises einer körperlichen Erkrankung, meistens im unmittelbaren Anschluss an ärztliche Konsultationen (Remschmidt et al. 2001). Grundlagen für die Befürchtung stellen üblicherweise Missinterpretationen von normalen Körpersensationen dar, wie der Herzschlag, die Magen-Darm-Peristaltik oder Erkältungsanzeichen. Eine Untergruppe der hypochondrischen Störung stellt die **Körperdysmorphophobie** dar. Das Hauptmerkmal dieser Störung besteht in einer übermäßigen Beschäftigung und der Überzeugung, dass ein Mangel oder eine Entstellung im körperlichen Erscheinungsbild besteht. Es besteht ein häufig (verheimlichter) ausgeprägter Leidensdruck, der nicht selten zu kosmetisch-chirurgischen Eingriffen führt.

Die **somatoforme autonome Funktionsstörung** (F 45.3) ist gekennzeichnet durch ein Klagen der Patienten über fehlerhafte Organe oder Organsysteme, die überwiegend oder vollständig vegetativ innerviert sind. Typisch sind das Beklagen kardio-vaskulärer („Herzneurose“), respiratorischer (z.B. Singultus, Hyperventilation) oder gastrointestinaler (nervöser Durchfall) Probleme. Die Kombination einer objektiven vegetativen Symptomatik mit zusätzlich nicht spezifischen subjektiven Klagen und einem Beharren auf ein besonderes Organ oder Organsystem als Ursache der Störung ist charakteristisch (Remschmidt et al. 2001).

Die **somatoforme Schmerzstörung** (F 45.4) ist definiert durch die Beschwerden des Patienten über andauernde, schwere und quälende Schmerzen, die nicht oder zumindest nicht in ihrer Intensität durch einen physiologischen Prozess oder eine körperliche Störung erklärt werden können. Während die ICD-10 nur die Diagnose für eine Schmerzstörung bei einer über sechs Monate anhaltenden Schmerzsymptomatik vergibt, unterscheidet das DSM-IV einen akuten Typus (Dauer der Symptomatik unter sechs Monaten) und einen chronischen Typus (länger als sechs Monate). Weiterhin nimmt das DSM-IV eine Subtypisierung der Schmerzstörung (307.80) vor: die Schmerzstörung in Verbindung mit psychischen Faktoren (307.80), bei der psychischen Faktoren eine wichtige Rolle in der Exazerbation und Aufrechterhaltung der Schmerzen zugeschrieben wird, und eine weitere Form (307.89), bei der die Schmerzsymptomatik als Folge sowohl psychischer als auch somatischer Krankheitsfaktoren angesehen wird. Unter der Rubrik **sonstige somatoforme Störungen** (F 45.8) werden Störungen wie der Globus hystericus (Kloßgefühl im Hals) und die Schluckstörungen (Dysphagien) klassifiziert.

Die **Neurasthenie** (chronisches Müdigkeitssyndrom bzw. Chronic Fatigue Syndrom, CFS) (F 48.0) ist gekennzeichnet durch ein Klagen über eine übermäßige geistige oder körperliche Ermüdbarkeit bei bereits nur geringer Anstrengung. Charakteristisch sind die Unfähigkeit, sich zu entspannen, das Beklagen von körperlichen Missempfindungen

(z. B. Schwindel und Spannungskopfschmerz, Schlafstörungen) und die Sorge über ein abnehmendes geistiges und körperliches Wohlbefinden. Eine analoge diagnostische Klassifikation der Neurasthenie und der autonomen somatoformen Funktionsstörung existiert im DSM-IV nicht.

5.17.3 Epidemiologie

Die Prävalenz dissoziativer Bewusstseinsstörungen ist aufgrund unzureichender epidemiologischer Studien bisher nicht hinreichend bekannt (Maldonado et al. 1998; Putnam 1997). Während dimensionale Erhebungsmethoden auf eine hohe Prävalenz einzelner Symptome aus dem Gesamtspektrum dissoziativer Bewusstseinsstörungen in der Allgemeinbevölkerung im Kindes-, Jugend- und Erwachsenenalter hinweisen (Brunner et al. 1999), erfüllen nur wenige die kategoriale Zuordnung zu einer Diagnose nach der ICD-10 oder dem DSM-IV. Mithilfe einer nach den DSM-IV-Kriterien modifizierten Fassung (M-CIDI, Wittchen et al. 1998) des „Composite Diagnostic Interview" (CIDI, WHO 1992) wurde anhand einer bevölkerungsrepräsentativen Stichprobe die Häufigkeit somatoformer Störungen – einschließlich der Konversionsstörungen und dissoziativen Störungen bei Jugendlichen und jungen Erwachsenen – untersucht (Lieb et al. 1998). Eine dissoziative Störung vom konversionsneurotischen Typus wiesen 0,35 % in der Gesamtgruppe der 14- bis 24-Jährigen auf, weitere 0,28 % eine dissoziative Störung. Es wurde jedoch nur die Häufigkeit von Schwindel, Ohnmachtsanfällen, Bewusstlosigkeit und Amnesien erfragt. Das Auftreten der Konversionssymptome und der dissoziativen Symptome zeigte einen signifikanten Geschlechtseffekt zugunsten eines vermehrten Auftretens bei weiblichen Jugendlichen und jungen Erwachsenen. Nach dieser Untersuchung zeigte die Konversionsstörung und die nicht näher bezeichneten dissoziativen Störungen erst ab dem 16./17. Lebensjahr einen bemerkenswerten Anstieg. Beide Störungen zeigten im Vergleich zu den anderen somatoformen Störungen die höchste Komorbiditätsrate, insbesondere schienen beide Störungen von einer affektiven Störung und/oder Ess-Störung begleitet zu sein (Lieb et al. 1998).

Die Prävalenzraten für dissoziative Bewusstseinstörungen lagen innerhalb erwachsenenpsychiatrischer Inanspruchnahmepopulationen zwischen 5 und 8 % (Friedl u. Draijer 2000; Gast et al. 2001). Systematische Untersuchungen zur Prävalenz dissoziativer Störungen vom kategorialen Rang fehlen bislang im Kindes- und Jugendalter. Ein Auftreten von körpersymptomatischen dissoziativen Störungen vor dem neunten Lebensjahr sind sehr selten, Untersuchungen in kinder- und jugendpsychiatrischen Populationen weisen ein Geschlechterverhältnis von 4/5 : 1 zugunsten der Mädchen auf; es dominieren im Gesamtspektrum der Konversionsstörungen die dissoziativen Bewegungsstörungen (vor allem Lähmungen und Gangstörungen) und Krampfanfälle (Lehmkuhl et al. 1989; Steinhausen et al. 1989).

In jugend- und erwachsenenpsychiatrischen Populationen zeigten bis zu 20 % der Patienten ein diagnoseübergreifendes klinisch bedeutsames Ausmaß an dissoziativen Erlebens- und Verhaltensmustern (Armstrong et al. 1997; Brunner et al. 1999; Freyberger et al. 1998; Putnam et al. 1996). Neben den dissoziativen Störungen im kategorialen Sinne fanden sich eine hohe Assoziation zur Borderline-Persönlichkeitsstörung und zu den affektiven Störungen (Brunner et al. 1999). Bei der dimensionalen Untersuchungsmethodik konnten sowohl im Jugendalter als auch im jungen Erwachsenenalter keine geschlechts-, alters- oder bildungsabhängige Einflüsse auf das Ausmaß der dissoziativen Erlebens- und Verhaltensmuster erhoben werden (Armstrong et al. 1997; Brunner et al. 1999; Putnam 1997). In klinischen Stichproben schien das erhöhte Auftreten dissoziativer Symptome beim weiblichen Geschlecht auf die erhöhte Trauma-Prävalenz in der Gruppe der weiblichen Patienten zurückzugehen (Resch et al. 1998). Systematische Untersuchungen zu dissoziativen Verhaltensweisen im Kindesalter, gemessen mit der Fremdbeurteilungsskala CDC (Putnam et al. 1993), fehlen bislang. Erste Untersuchungen weisen auf klinisch bedeutsame Auffälligkeiten bei ca. 5 % der Kinder der Allgemeinbevölkerung hin (Brunner u. Resch 2004; Brunner u. Tiffin-Richards 1993).

Somatisierungstörungen, somatoforme Beschwerden und somatoforme Schmerzstörungen werden häufig in der wissenschaftlichen Literatur und in Studien weder voneinander getrennt noch exakt definiert und klassifiziert, sodass insbesondere eine exakte Beschreibung der epidemiologischen Verteilung dieser Störungen nur sehr eingeschränkt möglich ist. Im Kindes- und Jugendalter dominieren somatoforme Beschwerden, die mit Schmerzsensationen verbunden sind, die ihrerseits weder die kategoriale Zuordnung zu einer Somatisierungsstörung noch zu einer anhaltenden somatoformen Schmerzstörung erreichten. Eine Untersuchung an einer bevölkerungsrepräsentativen Stichprobe von 14- bis 24-Jährigen in der Bundesrepublik ergab eine Prävalenzrate von 2,7 % nach den im DSM-IV operationalisierten Kriterien einer somatoformen Störung (Lieb et al. 1998). Als häufigste somatoforme Störung wurde die anhaltende Schmerzstörung (ICD-10: F 45.4) ermittelt. Unterschwellige Störungsbilder lagen zu etwa 11 % vor. 50 % der befragten Jugendlichen und Erwachsenen gaben an, irgendwann in ihrem Leben ein klinisch relevantes, aber nicht hinreichend medizinisch erklärbares Symptom gehabt zu haben. Von diesen Beschwerden wurden von beiden Geschlechtern gleich häufig berichtet, wenn gynäkologische Beschwerden ausgeschlossen wurden. Die Somatisierungsstörung als kategoriale Dia-

gnose nach der ICD-10 bzw. dem DSM-IV liegt sehr selten im jugendlichen Bereich und noch seltener bei präpubertären Kindern vor (Offord et al. 1987). Untersuchungen bei Kindern im Schulalter wiesen eine Prozentrate von ca. 1 % auf. Die seltene Diagnosestellung ist vermutlich Ausdruck für die in Bezug auf das Kindesalter unzureichenden spezifischen diagnostischen Kriterien (Fritz et al. 1997). Im Kindes- und Jugendalter dominieren Beschwerden und Beschwerdekomplexe, die selten die von den Klassifikationsschemata geforderte Häufigkeiten oder Kombinationen der Symptome erreichen. Offord et al. (1987) fanden bei 11 % der Mädchen und 4 % der Jungen im Alter von 12–16 Jahren wiederkehrende somatoforme Beschwerden. Im Feld durchgeführte Prävalenzstudien mithilfe der „Child Behavior Checklist" (CBCL, Achenbach 1991) zeigten, dass zumindest eine somatoforme Beschwerde bei 3,6 % der Jungen und 5,2 % aller Mädchen von 4–10 Jahren von den Eltern berichtet wurden (Lehmkuhl et al. 1998). Kopfschmerzen, Magenschmerzen und Hauterkrankungssymptome waren die Leitsymptomatiken. Ein behandlungsbedürftiger Kopfschmerz findet sich schon bei etwa 8 % der Einschulungskinder (Haffner et al. 1998). Alterseinflüsse schienen wesentlich die Art der Symptomatik sowie die Art, in der über sie berichtet wird, zu bestimmen. Während im jungen Kindesalter rekurrierende abdominelle Schmerzen dominieren, wächst die Prävalenz an Kopf- und Gliederschmerzen mit zunehmendem Alter (Campo u. Fritsch 1994). Nach einer großen epidemiologischen Studie in England (Ramchandani et al. 2006) wiesen 11,8 % aller sechsjährigen (bei einem leichten Überwiegen der Mädchen) rekurrierende abdominelle Schmerzen auf. Diese Gruppe zeigte außerdem eine hohe Assoziation mit Kopf- und Gliederschmerzen sowie Angstsymptomen. Nach Querschnittsuntersuchungen (u. a. Offord et al. 1987) sind polysymptomatische somatoforme Beschwerden für das Adoleszenzalter charakteristisch. Während für das frühe Kindesalter keine Geschlechterdifferenz der Prävalenz nachzuweisen war, überwogen mit zunehmendem Alter bei den Mädchen die Beschwerdehäufigkeiten (Campo u. Fritsch 1994). Die meisten epidemiologischen Studien zu somatoformen Störungen schlossen jedoch keine medizinischen Untersuchungen ein, um zu überprüfen, ob die berichteten Symptome wirklich als unerklärt angesehen und mögliche medizinischen Determinanten ausgeschlossen werden konnten (Campo et al. 2000).
Epidemiologische Daten zur Prävalenz der hypochondrischen Störung (einschließlich der körperdysmorphophoben Störung) im Kindes- und Jugendalter liegen nicht vor. Vermutet wird ein gehäuftes Auftreten in der pädiatrischen und allgemeinmedizinischen Versorgung. Die Notwendigkeit der Einbeziehung der Eltern bei der Inanspruchnahme medizinischer Leistungen/Untersuchungen sowie Schamgefühle und die Verheimlichungstendenz – vor allem der körperdysmorphophoben Symptomatik – könnten für eine Unterschätzung des Ausmaßes dieser Störungsbilder verantwortlich sein (Grant et al. 2001). Das Hauptmanifestationsalter der Störung liegt im Durchschnitt bei 16 Jahren; ein Beginn der Störung in einem Alter von zwölf Jahren scheint typisch; ein Auftreten unter zehn Jahren ist nur sehr selten beschrieben worden (Phillips et al. 1995). Das Auftreten der Störung wurde überwiegend im Adoleszenzalter bei Mädchen beobachtet, während im Erwachsenenalter eine annähernd gleiche Verteilung der Geschlechter vorzuliegen schien (Albertini u. Phillips 1999). Die Prävalenz des chronischen Müdigkeitssyndroms wird bei Kindern unter 18 Jahren auf ca. 0,05 % geschätzt. Befunde aus klinischen Stichproben weisen auf einen Beginn der Störung zwischen dem 12. und 15. Lebensjahr und ein vermehrtes Auftreten bei Mädchen hin (Wright et al. 2000).

5.17.4 Symptomentwicklung und Komorbidität

Dissoziative Störungen

Ein pathologisches Ausmaß an dissoziativen Bewusstseinsphänomenen im Kindes-, Jugend- und Erwachsenenalter ist unabhängig vom Erreichen eines Schweregrades, der eine kategoriale Diagnosezuordnung erlaubt, klinisch bedeutsam. Nach dem von Putnam (1997) postulierten Kontinuumsmodell wird die Dissoziation in ihrer heutigen modernen Konzeption als komplexer psychophysiologischer Prozess angesehen, der von geringfügigem physiologischen Ausprägungsgrad, wie z. B. exzessivem Tagträumen über periodisch auftretende Depersonalisationszustände, bis hin zur ausgeprägten psychiatrischen Störung, wie der dissoziative Identitätsstörung, reicht (Putnam 1997).
Innerhalb des globalen Konstruktes pathologischer Dissoziation werden nach Putnam (1997) primäre dissoziative Symptome wie Amnesien, Gedächtnissymptome und dissoziative Prozess-Symptome unterschieden (s. Tab. 5-136). Insbesondere im Kindesalter kann die Einordnung dissoziativer Symptome und Verhaltensmuster in der Bandbreite zwischen einer physiologischen und pathologischen Symptomatik schwierig sein. So werden entwicklungsbedingte Phänomene wie imaginäre Spielgefährten und exzessive Phantasietätigkeiten als physiologische, nichtpathologische dissoziative Phänomene betrachtet, die jedoch beim Erwachsenen als ein Hinweis für einen Realitätsverlust und somit als abnorme Symptomatik eingestuft würden (Putnam 1996). Imaginäre Spielgefährten und exzessive Tagträume können jedoch auch im Kindesalter eine pathologische Bedeutsamkeit

Tab. 5-136: Symptome und Verhaltensweisen bei Jugendlichen mit pathologischer Dissoziation (nach Putnam 1997)

primäre dissoziative Symptome

- Amnesien und Gedächtnissymptome
  - Amnesien und Blackouts
  - überraschender Wechsel in Fähigkeiten, Gewohnheiten und Wissen
  - Fugue-Episoden
  - fragmentarische autobiografische Erinnerungen
  - dissoziative Flashbacks
- dissoziative Prozess-Symptome
  - Depersonalisation, Derealisation
  - passive Beeinflussung/Interferenzerfahrungen
  - tranceartige Zustände
  - wechselhaftes Verhalten („switching behaviors")
  - Identitätskonfusionen, -alterationen

assoziierte posttraumatische Symptome

- Wiedererleben traumatischer Ereignisse
- Vermeidungsverhalten mit emotionalem und sozialem Rückzug
- vegetative Übererregtheit

sekundäre Symptome

- Depression, Angst, Affektlabilität
- somatoforme Beschwerden
- geringer Selbstwert

tertiäre Symptome

- suizidale Impulse oder Suizidversuche, selbstverletzendes Verhalten
- sexualisierte Verhaltensweisen, Drogenmissbrauch

erlangen, wenn sie mit psychosozialen Funktionseinschränkungen einhergehen. Imaginäre Begleiter treten bei Kindern häufig auf, insbesondere in der Altersperiode von 5 bis 6 Jahren. 30–60 % aller normalen Kinder berichten davon, wobei der Anteil der Mädchen den der Jungen übersteigt (Sanders 1992). Tranceartige Zustände, exzessives Aufgesogen-Sein in einem Spiel oder bei anderweitigen Beschäftigungen, Vor-sich-Hinstarren und z. T. lebhafte systematisierte exzessive Tagträume und Phantasietätigkeiten fallen ebenso in das Spektrum physiologischer kindlicher und jugendlicher Verhaltensweisen. Auch wird das vermehrte vorübergehende Auftreten von Depersonalisationserfahrungen im Jugendlichenalter als ein entwicklungstypisches Phänomen angesehen, das im Zusammenhang der forcierten Selbst- und Identitätsentwicklung in der Adoleszenz auftritt (Putnam 1997; Resch 1999).

Auch wird von einem Gefühl der Trennung von Teilen des Körpers („losgelöst") oder von einer Entfremdung von Emotionen berichtet, was zu roboterhaftem Empfinden führen kann. Patienten nehmen sich häufig so wahr, als ob sie in einem Traum oder in einem Film lebten, und empfinden sich so, als wären sie ein außen stehender Beobachter ihres eigenen Tuns (Saß et al. 1996). Das Gefühl, das eigene Handeln – einschließlich der Sprache – nicht selbst völlig beherrschen oder kontrollieren zu können, ist typisch. Der Verlust bzw. die Einschränkung der willentlichen Kontrolle über die eigenen Gefühle, Gedanken, Impulse und Handlungen werden als passive Beeinflussungserlebnisse/Interferenzerfahrungen beschrieben (Putnam 1997).

Dissoziative Amnesien, Fugue-Zustände oder Trance- und Besessenheitszustände treten im Jugendalter sehr selten auf. Amnesien beziehen sich häufig auf biografisch bedeutsame oder traumatische Ereignisse, die nur z. T. erinnert oder gänzlich nicht erinnert werden können. Die Spannbreite der Erinnerungsdefizite kann sich auf einige Stunden oder Tage beziehen oder ganze Zeiträumen (Jahresabschnitte) umfassen. Das Ausmaß der Amnesien kann von Tag zu Tag variieren und bei verschiedenen Untersuchern unterschiedlich ausgeprägt ausfallen (Remschmidt et al. 2001).

Fünf unterschiedliche Formen amnestischer Zustände werden beschrieben (Saß et al. 1996): Während die generalisierte Form Gedächtniseinbußen bezüglich der gesamten Lebensgeschichte beschreibt und sehr selten auftritt, häufig in Verbindung mit einer dissoziativen Fugue, werden **selektive Amnesien** (z. B. wenn man sich nicht an bestimmte Personen oder Ereignisse erinnert) und **lokalisierte Amnesien** (Erinnerungsdefizite an Personen oder Ereignisse während umschriebener Zeitabschnitte) häufiger beobachtet. Die **kontinuierliche Amnesie** bezieht sich auf den Zeitraum zwischen einem häufig mit einem Trauma koinzidierenden Zeitpunkt bis in die Gegenwart; die **systematisierte Amnesie** wird als Erinnerungsverlust für bestimmte Inhaltskategorien (z. B. der Herkunftsfamilie) beschrieben. Die letzten zwei Formen stehen häufig in Verbindung zu komplexen dissoziativen Störungen wie der dissoziativen Identitätsstörung.

Die vermehrte Selbstbeobachtung mit dem Versuch der Erklärung und Integration von wesentlichen Selbstaspekten im Zusammenhang mit der Bewältigung von Entwicklungsaufgaben kann auch eine Vulnerabilität bedingen, die zu Identitätskonfusionen oder -alterationen führen können (Harter 1986; Resch 1999). Auch können ausgeprägte überdauernde Identitätskonfusionen und -alterationen Ausdruck einer dissoziativen Identitätsstörung sein.

Mit **Identitätskonfusionen** wird das subjektive Gefühl von Unsicherheiten und Konflikten hinsichtlich der eigenen Identität der betroffenen Personen beschrieben. Betroffene beschreiben einen ständigen inneren Kampf um die eigene innere Ordnung und beschreiben Bilder von Wut, Konflikt oder Gewalt. Die **Identitätsalteration** ist gekennzeichnet durch einen Wechsel der Rolle oder Identität der Person, der auch von außen daran sichtbar wird, dass sich das Verhalten der betroffenen Person plötzlich verändert.

Das nach dem früheren Konzept der multiplen Persönlichkeit geforderte Vorhandensein mehrerer alternierender Persönlichkeiten ist heute abgeschwächt zugunsten eines „switching behaviors" zwischen Persönlichkeitsanteilen, wobei jedoch die Kernidentität erhalten bleibt (Putnam 1997).

Dissoziative Störungen vom körpersymptomatischen Typus können sich vielfältig manifestieren. Am häufigsten ist eine einer neurologischen Erkrankung nahe liegende Symptomatik im Bereich der Bewegung und der Sinnesempfindung. Paresen treten zumeist als Para- oder Hemisymptomatik auf, es können jedoch auch Mono- oder Tetrasymptomatiken auftreten. Die Lähmung kann vollständig sein oder auch als partielle Schwäche imponieren, z.T. mit Zittern oder Schütteln der betroffenen Extremitäten verbunden sein (Egle u. Ecker-Egle 1998). Neben dem Auftreten einer Astasie/Abasie sind Gangstörungen charakteristisch, die häufig von übertrieben wirkenden ausfahrenden Bewegungen begleitet sind. Die Patienten lehnen sich häufig an Begleitpersonen an, um Unterstützung für ihre Schwäche zu erhalten. Häufig kommt es zu einer zügigen Remission der Symptomatik, jedoch können schwere Formen der Astasie/Abasie z.B. in eine ausgeprägte Immobilität mit Rollstuhlpflichtigkeit münden. Zu den dissoziativen Bewegungsstörungen werden auch die psychogene Dysphonie und Aphonie gezählt, die durch einen zumeist plötzlichen Beginn oder rezidivierenden, z.T. vollständigen Verlust der Stimme gekennzeichnet sind. Neben einer Kommunikation durch Flüstern (hypofunktionelle Dysphonie) und einer mühsamen Artikulation mit gequälter, stöhnender Stimme (hyperfunktionelle Dysphonie) wird ein mutistisches Sprachverhalten (Aphonie) beschrieben, bei der der Patient schweigt und keine Anstrengung unternimmt, sich sprachlich zu äußern (Egle u. Ecker-Egle 1998). Dissoziative Krampfanfälle zeigen eine große Bandbreite zwischen Ohnmachten tonisch-klonischer Symptomatik, die einen Grand Mal imitieren, bis hin zu sehr dramatischen Ausdrucksformen wie dem „Arc de cercle" (massives Überstrecken des ganzen Körpers mit nach oben gerichteten Körperbogen). Diese und ähnliche dissoziative Krampfanfälle imitieren in ihrem Ausdruck nicht selten einen Sexualakt bzw. die Abwehr eines Sexualaktes. Die Patienten zeigen zumeist eine vollständige oder partielle Amnesie für die Dauer des Anfalls; dieser geht – anders als bei einem epileptischen Anfall – nicht mit einem Bewusstseinsverlust einher und zeigt stattdessen eher das Bild eines dissoziativen Stupors. Im Bereich dissoziativer Sensibilitäts- und Empfindungsstörungen dominieren Hautempfindungsstörungen und Visusbeeinträchtigungen. Die Patienten geben häufig anästhetische Hautareale an, die jedoch nicht den neurologisch definierten Segmenten entsprechen, und beklagen häufig abwechselnd oder zusätzlich Parästhesien. Ein vollständiger Verlust der Sehfähigkeit wurde bei Kindern und Jugendlichen selten beschrieben, jedoch – ähnlich wie bei Erwachsenen – das Klagen über tunnelartige Gesichtsfeldeinschränkungen, verschwommenes Sehen und einem Verlust der Sehschärfe. Charakteristisch scheinen die Annahme der Hilfe zur Bewältigung der Funktionseinschränkungen und eine hohe Fluktuation der Symptomatik – auch in Abhängigkeit belastender oder entlastender Umgebungseinflüsse oder durch Beobachtung (Egle u. Ecker-Egle 1998). Auffällig ist häufig der geringe Leidensdruck im Kontrast zur Schwere der Symptomatik (la belle indifférence). Dieses Phänomen stellt auch ein wichtiges differenzialdiagnostisches Charakteristikum in Abgrenzung zu einer somatoformen Störung dar (Wewetzer u. Warnke 1999). Trotz einer häufig schnellen Remission oder Teilremission der Symptomatik sind chronifizierte Formen, Übergänge oder ein gleichzeitiges Auftreten verschiedener Symptome aus dem Formenkreis dissoziativer Störungen vom körpersymptomatischen Typus nicht selten.

Somatoforme Störungen

Ein weites Spektrum an körperlichen Beschwerden wird trotz Ausschluss einer somatischen Erkrankung wiederholt von Kindern und Jugendlichen beklagt. Abdominelle Beschwerden – nicht selten begleitet von Klagen über Übelkeit –, Kopfschmerzen, muskuläre Schwäche, Nachlassen der körperlichen Energie, Rücken- und Gliederschmerzen sowie Nahrungsmittelintoleranzen mit Diarrhöen stellen die häufigsten Beschwerden dar (Garralda 1999). Unklare Schmerzsensationen (Bauch- und Kopfschmerzen) sind der häufigste Anlass für die häufig wiederholte Inanspruchnahme medizinischer Dienste. Schwere anhaltende Formen können die Diagnose einer anhaltenden somatoformen Schmerzstörung auch im nosologischen Sinne rechtfertigen. Nicht selten beginnt das wiederkehrende Klagen über Bauchschmerzen im Anschluss an eine akute gastrointestinale Infektion oder eine Bewegungseinschränkung von Gliedmaßen nach einer körperlichen Verletzung, häufig verbunden mit Phasen der Immobilität. Das Klagen über körperliche Beschwerden erscheint nicht selten als Anpassungsreaktion auf widrige psychosoziale Umgebungseinflüsse, z.B.:

- familiäre Konflikte
- Integrationsprobleme mit Zurückweisungen durch Gleichaltrige
- Schulleistungsprobleme
- durch Überforderung oder überhöhte elterliche Leistungserwartungen

Neben Trennungsängsten und depressiven Symptomen stellen insbesondere somatoforme Beschwerden eine Leitsymptomatik der Schulphobie dar (Bernstein et al. 1997).
Somatoforme Beschwerden stehen in einem engen Zusammenhang mit emotionalen und sozialen Reaktionen von Kindern und Jugendlichen und führen nicht selten zu schweren psychosozialen Funktionseinschränkungen. Inadäquate Inanspruchnahmen fachlicher Hilfen führen zu immensen Kosten in der Gesundheitsversorgung und fördern nicht selten die Chronifizierung des Symptomatik beim Ausbleiben einer fachspezifischen Behandlung. Die im Sinne der Klassifikationsschemata definierte somatoforme Störung stellt das Ende eines Kontinuums dar, das von einer vorübergehenden alltäglichen Schmerzsymptomatik zu unerklärbaren chronifizierten „funktionellen Symptomen" reicht (Fritz et al. 1997). Während psychiatrische Kliniken häufig nur mit schweren Krankheitsverläufen konfrontiert sind, sind die ärztlichen Dienste der Primärversorgung sehr häufig mit dieser Störung konfrontiert.
Entwicklungsbedingte Differenzen beeinflussen die klinische Präsentation der verschiedenen Symptome. Die Ausbildung eines typischen Krankheitsverhaltens (illness behavior) scheint stark davon abhängig zu sein, wie elterliche Bezugspersonen, aber auch die in der Konsultation involvierten Ärzte reagieren. Wie Eltern beispielsweise auf rekurrierende körperliche Beschwerden reagieren (oder sie ignorieren), welche Bedeutung sie den Beschwerden zuschreiben, ob sie die Inanspruchnahme von ärztlichen Untersuchungen fördern oder den Umgang mit alltäglichen Anforderungen regulieren, scheint sehr bedeutsam (Eminson 2001a; 2001b). Auch scheinen die kognitiven und verbalen Entwicklungsvoraussetzungen einen wichtigen Einfluss auf die Fähigkeit, emotionale Belastungen zu verbalisieren, zu haben. Somatoforme Beschwerden gehen häufig früh mit einem Vermeidungsverhalten einher und tragen zum weiteren sozialen Rückzug bei, verbunden mit Peergroup-Verlusten und schulischen Leistungseinbußen (Bernstein et al. 1997). Schwere und chronifizierte somatoforme Beschwerdebilder stehen bei Jugendlichen häufig im Zusammenhang mit akuten oder kumulativen biografischen Belastungen (Shapiro u. Rosenfeld 1987).

Komorbidität

Dissoziative Symptome und Syndrome aus der Gruppe der dissoziativen Bewusstseinsstörungen sind häufig assoziiert mit weiterhin stressbezogenen psychiatrischen Krankheitsbildern. Die peritraumatische dissoziative Symptomatik zählt zur Kernsymptomatik der akuten Belastungsreaktion; fortgesetzte dissoziative Erlebens- und Verhaltensmuster sind ebenso vergesellschaftet mit einer Posttraumatischen Belastungsstörung (van der Kolk 1994). Dissoziative Störungen zeigen ebenso eine hohe Koinzidenz zur Borderline-Persönlichkeitsstörung im Jugendlichenalter (Brunner et al. 2001) und Erwachsenenalter (Shearer 1994; Zanarini et al. 2000) sowie zur Somatisierungsstörung (Saxe et al. 1993). Während die hohe Assoziation dissoziativer Störungen mit der Borderline-Persönlichkeitsstörung mehrfach repliziert wurde, ist der Zusammenhang mit anderen Persönlichkeitsstörungen bzw. Persönlichkeits- und Temperamentsfaktoren unzureichend untersucht. Während Simeon et al. (2002) eine hohe Assoziation der Depersonalisationsstörung bei Erwachsenen mit einer großen behavioralen Inhibition nach dem Temperamentmodell von Cloninger (2000) fand, konnte eine Studie von Grabe et al. (1999) Temperamentsfaktoren keinen prädiktiven Wert zumessen. Studien bei erwachsenen Patienten (Spitzer et al. 1994) mit dissoziativen Störungen vom körpersymptomatischen Typus zeigten eine hohe Komorbidität mit Angststörungen, depressiven Störungen und somatoformen Störungen sowie eine ausgeprägte Komorbidität mit Persönlichkeitsstörungen vom Cluster B (emotionale Instabilität) und C (ängstlich-vermeidende) (vgl. Jans u. Warnke 1999). Nach der Übersicht verschiedener Studien zum Verlauf dissoziativer Störungen vom körpersymptomatischen Typus von Jans und Warnke (1999) wiesen 11,5–37,8 % eine komorbide psychiatrische Störung auf. Überwiegend wurden Angststörungen diagnostiziert, bei Patienten mit dissoziativen Krampfanfällen (Lancman et al. 1994) und Sehstörungen (Wynick et al. 1997) sind gehäuft zwanghafte Persönlichkeitszüge beobachtet worden. Das komorbide Auftreten schwerer depressiver Störungen bei dissoziativen Krampfanfällen stand nach einer Studie von Wyllie et al. (1999) in einem engen Zusammenhang mit dem Erleben schwerer Belastungen (meist sexueller Missbrauch), während das komorbide Auftreten von Trennungsängstlichkeit und Schulvermeidung mit geringeren psychosozialen Stressoren einherging.
Komorbidität bei Kindern und Jugendlichen mit somatoformen Beschwerden zeigen häufig eine Assoziation mit Symptomen und Störungen der Depression und Angst (Campo u. Fritsch 1994). Eine besonders hohe Assoziation findet sich bei rekurrierenden abdominellen Beschwerden mit Angststörungen, häufig verbunden mit einer Trennungsängstlichkeit und depressiven Symptomen (Campo u. Fritsch 1994;

Dorn et al. 2003). Mehrere Studien fanden ausgeprägte Selbstwerteinbußen und weit hinter den Erwartungen liegende Schulleistungen (Eminson 2001a). Ausgeprägte psychosoziale Funktionseinschränkungen (u.a. ausbleibender Schulbesuch, Vermeidung von sportlichen Aktivitäten, Schlafstörungen) konnten von Konijnenberg et al. (2005) in einer Gruppe zwölfjähriger Mädchen mit somatoformen Schmerzsyndromen nachgewiesen werden. Während Pine et al. (1996) eine geschlechterübergreifende Assoziation von Kopfschmerzen und Depression fanden, konnten Egger et al. (1998) in ihrer epidemiologischen Studie einen Zusammenhang zwischen Kopfschmerzen mit Angstsymptomen und depressiven Störungen nur bei Mädchen nachweisen (s. auch Just et al. 2002). Nach der epidemiologischen Untersuchung von Lieb et al. (1998) waren somatoforme Störungen/Syndrome in der Altersgruppe der 14- bis 24-Jährigen am häufigsten mit affektiven Störungen assoziiert. Die Untersuchten mit den Diagnosen einer Schmerzstörung, einer Konversionsstörung oder der nicht näher bezeichneten somatoformen Syndromen wiesen ein mehr als 4-mal höheres Risiko auf, die Diagnose einer affektiven Störung zu erhalten. Über alle somatoformen Störungsbilder hinweg nahm die Komorbidität mit dem Alter zu, ebenso die Anzahl an komorbiden Symptomatiken (Lieb et al. 1998). Umgekehrt sind – von der Betrachtung psychiatrischer Störungen bei Kindern und Jugendlichen ausgehend – eine Vielzahl von Störungen mit somatoformen Beschwerdebildern verknüpft. Vor allem zeigen Belastungsstörungen mit emotionalen Störungen, bis hin zu Persönlichkeitsstörungen vom emotional instabilen Typus eine besonders hohe Verknüpfung (Brunner et al. 1996; Egle 1993; Resch 1999). Die enge Verbindung zwischen depressiver Symptomatik und somatoformen Störungen wurde unter dem Konzept der larvierten Depression bzw. der depressiven Somatisierung bei erwachsenen Patienten diskutiert (Rudolf 1998).

Eine weltweit durchgeführte Studie der WHO (Simon et al. 1999) in der gesundheitlichen Primärversorgung konnte die hohe Assoziation zwischen Depression und somatoformen Beschwerden bestätigen, wenngleich kulturelle Differenzen und unterschiedliche Versorgungsstrukturen die Prävalenzrate beeinflussten. Studien im Erwachsenenbereich zeigen auch eine enge Verbindung zwischen Persönlichkeitsfaktoren bzw. -störungen mit somatoformen Störungen. So scheinen nach Studien von Noyes et al. (2001) und Stern et al. (1993) die Symptomproduktion und das Krankheitsverhalten stark abhängig von zugrunde liegenden Persönlichkeitsfaktoren, die überwiegend durch passiv-abhängige, histrionische und sensitiv-aggressive Persönlichkeitszüge charakterisiert waren.

5.17.5 Ätiologie und Pathogenese

Historischer Exkurs

Janet (1889) führte nach Vorarbeiten von Charcot (1886) das Dissoziationskonzept ein, indem er behauptete, dass die Abspaltung bestimmter Erlebnisse aus dem Bewusstsein („désagrégation") der ausschlaggebende Pathomechanismus für die ehemals als „hysterisch" bezeichneten Krankheitsbilder sei. Janet sprach von einem psychologischen Automatismus, der als Traumafolge dissoziative Zustände wachruft und unterhält. Janet ging im Gegensatz zum heutigen Dissoziationsverständnis überwiegend davon aus, dass das dissoziative Erleben ein pathologischer Vorgang sei. Freud (1952) sah die Hysterie vor allem im Zusammenhang motorischer, sensorischer und/oder charakterlicher Symptome. Freud fokussierte vorrangig auf sein Konversionskonzept, in dem die Umkehrung eines seelischen Konfliktes in ein körperliches Symptom im Mittelpunkt stand. Während Janet die dissoziativen Störungen als Ausdruck einer autoregulativen, passiven Verarbeitung ansah, betrachtete Freud diese Störungen als das psychodynamische Ergebnis aktiver mentaler Verdrängungsprozesse. Janet sah das mentale Leben aus psychischen Elementen zusammengesetzt, die er als psychologische Automatismen bezeichnete, die ihrerseits unter traumatischen Belastungsbedingungen jedoch in vereinzelte Automatismen abgespalten bzw. vom übrigen Bewusstsein dissoziiert werden könnten (Kapfhammer 2001). Nach Janets Vorstellungen gehen diese Trauma-Erfahrungen jedoch nicht verloren, sondern existieren als unbewusste „fixe Idee" weiter und üben weiterhin Einfluss auf Wahrnehmung, Stimmung und Verhalten aus, jedoch ohne eine selbstreflexive kognitive Kontrolle des Individuums (Kapfhammer 2001).
Die Entwicklung zum Konzept der Somatisierungsstörung basiert auf den Beschreibungen zur chronifizierten polysymptomatischen Verlaufsform der Hysterie, die ihren Ursprung in den Beschreibungen von Briquet (1859) hatte. Im Gegensatz zu Janet, der Dissoziation grundsätzlich als einen pathologischen Mechanismus ansah, wird die dissoziative Symptomatologie in ihrer modernen Konzeptualisierung als ein Kontinuum zwischen physiologischer und pathologischer Dissoziation angesehen (vgl. Putnam 1997). In Anlehnung an die Neuformulierung von Janets Modellvorstellungen durch Ludwig (1983) beschreibt Putnam (1997) die Abwehrfunktion der Dissoziation in drei wesentlichen Kategorien (vgl. Resch 1999):

- **Automatisierung des Verhaltens:** Als normale Automatisierung von Verhaltensweisen werden die Fähigkeit zur Bewältigung paralleler mentaler Aktivitäten sowie ein Wechsel bzw. eine Verschiebung der Aufmerksamkeit zwischen verschiedenen Aktivitäten bezeichnet. Automatisierung beinhaltet auch die Fähigkeit der Neuausrichtung der bewussten Wahrnehmung (attentional shift) weg von repetitiven oder prozeduralen Aktivitäten. Bei dissoziativen Automatismen scheinen diese physiologischen metakognitiven Fähigkeiten gestört zu sein. So treten beispielsweise komplexe dissoziative Automatismen bei der Konfrontation mit schweren Katastrophen auf (z. B. Naturkatastrophen, Verkehrsunfälle). Dabei kann es beispielsweise zu dissoziativen Fugue-Zuständen kommen, bei denen sich die betroffene Person äußerlich unauffällig verhält, jedoch häufig Erinnerungsverluste hinsichtlich des traumatischen Ereignisses bestehen (dissoziative Amnesie).

- **Kompartimentalisation der Information und des Affektes:** Kompartimentalisation bedeutet eine Isolation von überwältigenden Affekten und den dazugehörigen Erinnerungen. Durch Stimuli mit Bezug zu einem Trauma können jedoch schmerzhafte Erinnerungen, häufig in Form von intrusiven Gedanken oder Flashbacks, wieder zum Vorschein kommen. Untersuchungen im Bereich der Posttraumatischen Belastungsstörung konnten nachweisen, dass traumabezogene Stimuli intrusive Kognition und Affekte triggern können.
- **Identitätsalterationen und Entfremdung vom Selbst:** Unter Entfremdungserlebnissen werden Störungen des konsistenten Erlebens bzw. Verhaltens einer Person verstanden. Sämtliche Entfremdungserfahrungen führen nicht selten zu massiven Ängsten vor einem Selbstverlust, rufen Anspannung und ein Gefühl des Gequältseins hervor. Diese Entfremdungserfahrungen werden nicht selten zum Ausgangsort selbstdestruktiver Verhaltensweisen.

Während der Einfluss traumatischer Lebenserfahrungen in der Vorgeschichte von Kindern, Jugendlichen und Erwachsenen mit dissoziativen Störungen umfangreich untersucht wurde, sind entwicklungspsychologische Faktoren im Zusammenhang mit Alter, Geschlecht und kognitiver Entwicklung nicht ausreichend untersucht, ebensowenig mögliche genetische Faktoren, kulturelle Einflüsse und Faktoren des familiären Kontextes (Putnam 1997).

Die Entwicklung des dissoziativen Symptomkomplexes wurde ausführlich im entwicklungspsychopathologischen Paradigma interpretiert (Resch 1999; Resch et al. 1998). Durch wiederholte Traumata sowie das Fehlen von protektiven Faktoren und sozialer Unterstützung erlebt das Kind Symptome einer posttraumatischen Stressverarbeitung, die bei anhaltender Traumatisierung in ein komplexes dissoziatives Muster mit Amnesien, tranceartigen Zuständen, Wechseln von Stimmungen und Verhaltensweisen, Störungen der Affektregulation, Aufmerksamkeits- und Gedächtnisbeeinträchtigungen als Abwehr- und Bewältigungsstil entwickeln (s. Abb. 5-54). Pathologische Ausmaße dissoziativer Erlebens- und Verhaltensmuster stehen nach den Untersuchungen der Arbeitsgruppe um Putnam (1997) in einer engen Beziehung zu folgenden Symptomen:

- erhöhte allgemeine Psychopathologie
- veränderte neurophysiologische Reaktionen auf Stress
- Störungen in der Entwicklung und Konsolidierung eines einheitlichen Ich-Gefühls
- Störungen des Gedächtnisses und der Kognition
- Störungen der Impulskontrolle
- Probleme bei der Regulierung von Affekten und Emotionen

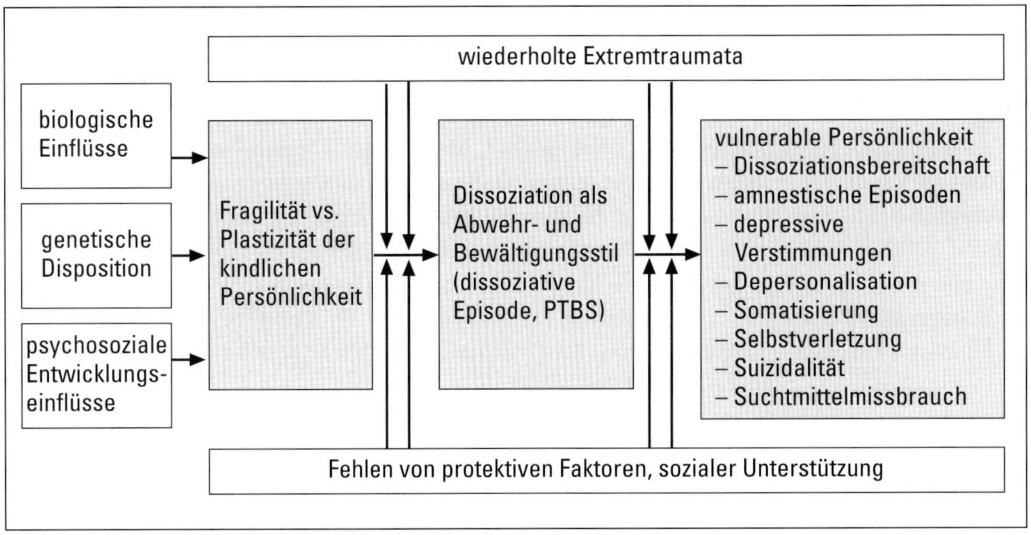

Abb. 5-54: Entwicklung des dissoziativen Symptomkomplexes (PTBS = Posttraumatische Belastungsstörung) (nach Resch 1999)

Die Ausbildung pathologischer dissoziativer Mechanismen und deren Auswirkungen auf die Entwicklung des Selbst wurde durch einen prospektiven Untersuchungsansatz von Ogawa et al. (1997) untersucht. Als stärkste Prädiktoren für die Ausbildung eines pathologischen Ausmaßes an dissoziativen Symptomen erwiesen sich:

- das Alter bei Beginn
- die Chronizität und Schwere der traumatischen Ereignisse
- ein vermeidender und desorganisierter Bindungsstil

Im Kindesalter schienen sich dissoziative Symptome als eine transiente Reaktion auf Trennungen und Stresserfahrungen zu entwickeln, während eine dissoziative Symptomatologie in der Adoleszenz und im jungen Erwachsenenalter eher als Ausdruck einer manifestierten Psychopathologie imponierte. Die Entwicklung eines dissoziativen Abwehrmechanismus schien sich beim fragilen Selbst häufig zu entwickeln, während das gesunde Selbst eine vermehrte Kapazität zur Integration belastender Erfahrungen zeigte. Kinder mit dem Bindungstyp D (desorganisierter Bindungstyp) wuchsen gehäuft bei Müttern auf, die selbst dissoziative Erlebens- und Verhaltensmuster aufwiesen. Die dissoziativen Muster der Eltern schienen das Kind mit sprunghaften und unberechenbaren Handlungen und affektiven Zuständen zu konfrontieren – die erzwungene Anpassung des Kindes an diese wechselhaften Verhaltensmuster der Eltern führt zu einem Verlust bzw. zu Defiziten der Selbstregulationsfähigkeit, die ihrerseits in einem engen Zusammenhang mit der Impulskontrolle und der Affektsteuerung steht (Putnam 1997; van der Kolk u. Fisler 1994). Die eingeschränkte Fähigkeit, Emotionen und Affekte zu modulieren, stehen wiederum in einem engen Zusammenhang zu Verhaltensmustern, die als Versuche zur Selbstregulation gelten (Resch 1999):

- aggressive Verhaltensweisen
- autodestruktives Verhalten
- Ess-Störungen
- Substanzmissbrauch

Diese Symptomatik wurde als die externale Dimension der Dissoziation beschrieben (Steinberg 1995). Wie anhaltende dissoziative Mechanismen aufgrund akuter chronischer oder kumulativer Stressbelastungen die Entwicklung des Selbst und der Selbstregulation bis hin zu überdauernden Konsequenzen für die Persönlichkeitsentwicklung generiert, wurde im entwicklungspsychopathologischen Paradigma beschrieben (Brunner et al. 1996; Ogawa et al. 1997; Putnam 1997; Resch 1999).

Neurobiologische Aspekte dissoziativer Störungen

Einen besonderen Stellenwert in den aktuellen ätiopathogenetischen Modellen der Dissoziation nehmen Forschungsergebnisse zum Zusammenhang von Stress und Gedächtnis ein (Fiedler 1999). In Untersuchungen zu möglichen strukturellen morphologischen Veränderungen, insbesondere in den gedächtnisrelevanten Hirnarealen, scheint es wichtig, auch die Auswirkungen von Neurotransmittern und Neuropeptiden im Zusammenhang von Stressreaktionen auf die Gedächtnisfunktionen zu berücksichtigen (Kapfhammer 2001). Insbesondere vor dem Hintergrund des funktionalen Geschehens dissoziativer Störungen ist es notwendig, die Modulation des Gedächtnisses, bedingt durch eine Aktivierung verschiedenster Stressantwortsysteme (Hypthalamus-Hypophysen-Nebennierenrinden-Achse, biogene Amine), während des Stresserlebens zu berücksichtigen. In diesem Zusammenhang könnte auch die Genese der dissoziativen Amnesie verständlich werden.

> Mehreren Untersuchungen zufolge interferiert Stress mit einem Abruf kurz zuvor gespeicherter Informationen im Sinne einer retrograden Amnesie, während eine anterograde Amnesie nicht feststellbar ist. Stress führt zu einer vorübergehenden Unterbrechung der hippocampalen Funktion, die verhaltensmäßig als retrograde Amnesie und physiologisch als eine Blockade der synaptischen Plastizität imponiert (Diamond u. Rose 1994).

Die Neurotransmitter-Expression insgesamt steht wiederum in einem engen Zusammenhang zur Vigilanz und zum Arousal-Niveau. So ist beispielsweise bei Patienten mit einer Posttraumatischen Belastungsstörung bekannt, dass auch durch unspezifische Stressoren – über einen Katecholaminanstieg vermittelt – Erinnerungen, Flashbacks, Amnesien oder Hypermnesien an biografisch bedeutsame Ereignisse wachgerufen werden (van der Kolk 1994). Als mögliche physiologische Grundlage von dissoziativen Amnesien wurden jedoch nicht nur stressbedingte Änderungen von Neurotransmitterausschüttungen sondern auch von Stresshormonen (Kortisol) diskutiert (Markowitsch et al. 1999). Untersuchungen zu Gedächtnisdefiziten unter akuter oder anhaltender Kortisolapplikation bei Patienten mit neurologischen (Brunner et al. 2005) oder intensivmedizinischen Erkrankungen (Schelling et al. 2004) führten zur Bestärkung dieser Hypothese. Auch scheinen die kortikale Kontrolle und die Differenzierung von internalen und externalen Hinweisreizen unter Stressbelastungen erheblich erschwert. Die verschlechterte kortikale Kontrolle über subkortikale Gebiete (z.B. durch stressbedingte Veränderungen der Neurotransmitter-Aktivität) scheinen mit verantwortlich für eine Störung des Lernens, der Habituation und Stimulusdiskrimination. Durch Alkohol, Schlafentzug oder stressbedingte verminderte behaviorale Inhibierung können affektive Zustände, körperliche Sensationen oder visuelle Imagines ausgelöst werden, die nicht selten im Zusammenhang mit einer gelockerten Impulskontrolle zum Ausgangspunkt selbstschädigender Verhaltensweisen werden.

Insbesondere vor dem Hintergrund des funktionalen Geschehens dissoziativer Störungen scheint es notwendig, die Modulation des Gedächtnisses, bedingt durch Neurotransmitter und Neuropeptide, während des Stresserlebens zu berücksichtigen. Zunehmend verweisen die wissenschaftlichen Befunde (Bremner u. Narayan 1998) darauf hin, dass die tempero-limbischen Strukturen, insbesondere der Amygdala-Hippocampus-Komplex, bei der Regulation von Aufmerksamkeit, Gedächtnis, Emotion und der autonomen Reaktivität bedeutsam ist. Dieses System integriert Informationen nicht nur aus diesen Quellen, sondern spielt eine wichtige Rolle in der Verwendung kognitiver Ressourcen beim Problemlöseverhalten und anderweitiger exekutiver Funktionen, sodass nicht nur die affektive, sondern auch die behaviorale Dysregulation von Patienten (z. B. Borderline-Patienten) unter Stressbedingungen verstehbar wird (Resch u. Brunner 2004). Einen zentralen Stellenwert in der aktuellen Diskussion ätiopathogenetischer Modelle der Dissoziation nimmt die von Sierra und Berrios (1998) postulierte frontolimbische Diskonnektivitätstheorie ein. So nehmen die Autoren an, dass ein Depersonalisationserleben Ausdruck eines gestörten Informationsaustauschprozesses zwischen dem somatosensorischen Kortex und limbischen System ist, der im Rahmen eines Angstbewältigungsversuches auftritt. Insbesondere kommen der Amygdala, dem anterioren Cingulum sowie dem medialen präfrontalen Kortex in der Integration von emotionalen Antworten eine entscheidende Rolle zu (Damasio 1994). Wird die Schwelle der Angstbewältigungsfähigkeit überschritten, so inhibiert der mediale präfrontale Kortex die Emotionsverarbeitung in der Amygdala (und ihr bezogener Strukturen) und bedingt eine Dämpfung des sympathischen autonomen Arousal und reduziert das emotionale Empfinden (Sierra u. Berrios 1998). Das emotionale Betäubtsein (Numbing) in Stresssituationen, ein vermindertes Schmerzempfinden sowie die Beeinträchtigung bzw. der Verlust an Lebendigkeitsgefühlen und der Realitätswahrnehmung wären das dissoziative Korrelat dieser Verarbeitungsstörung.

Biologische Ursachen

Dissoziative Symptome der Wahrnehmung – wie Veränderungen im Zeiterleben, der visuellen Wahrnehmung, der Kontextwahrnehmung, der Propriozeption und Schmerzwahrnehmung – stehen in einer engen Verbindung mit funktionellen Störungen des Thalamus (Kapfhammer 2001). Diese Störungen können ausgelöst werden durch Schlafentzug, einen vermehrten affektiven Arousal bei Stresserfahrungen oder auch durch epileptische Erkrankungen. In Bezug auf Patienten mit einer Temporallappenepilepsie ist insbesondere von dissoziativen Symptomen im Sinne ausgeprägter Depersonalisations- und Derealisationssymptomatiken sowie von akustischen und visuellen Halluzinationen berichtet worden. Dissoziationsartige Alterationen des Bewusstseins durch eine veränderte Thalamus-Aktivierung bei der Absence-Epilepsie bestätigen die besondere Rolle des Thalamus bei der sensorischen Integration deklarativer und prozeduraler Informationsverarbeitungsprozesse. Ein ausgeprägt affektives Arousal führt dazu, dass eine kohärente Integration sensorischer Informationen nicht mehr gelingt und nicht nur dissoziative Phänomene im Sinne von Depersonalisation degeneriert werden, sondern auch zu grundlegenden Veränderungen des Selbst- und Identitätsgefühls führt (Kapfhammer 2001; Krystal et al. 1998). Eine mithilfe eines bildgebenden Verfahrens (Positronenemissionstomographie, PET) durchgeführte Untersuchung (Simeon et al. 2000) bei Patienten mit einer Depersonalisationsstörung zeigte im Vergleich mit gesunden Probanden eine signifikant reduzierte metabolische Aktivität bei den rechtsseitigen Brodmann-Arealen sowie eine höhere Aktivität parietaler und okzipitaler Areale. Diese Befunde sprechen für eine funktionale Abnormalität sensorischer Areale des Kortex (visuell, akustisch, somato-sensorisch) und weiterer Areale, die für die Wahrnehmung eines integrierten Körperschemas verantwortlich sind. Der Verlust eines integrierten Körperschemas könnten die im Selbstbericht der Patienten geäußerten Entfremdungserlebnisse widerspiegeln (vgl. Simeon et al. 2000). Neurobiologische Untersuchungsansätze im Bereich der körpersymptomatischen dissoziativen Störungen konnten funktionale neuroanatomische Korrelate bei Patienten mit einer Pseudoparalyse ihrer Extremitäten erheben (Spence et al. 2000; Vuilleumier et al. 2001). Als neuronale Korrelate dissoziativer Bewegungsstörungen konnten Störungen im Bereich der Basalganglien und des Thalamus identifiziert werden. Vorübergehende unilaterale dissoziative Bewegungsstörungen einer Extremität waren assoziiert mit einer relativen Minderaktivierung der kontralateralen thalamischen Schaltkreise sowie der Basalganglien, die bei einer Remission der Lähmung jedoch rückläufig war (Spence et al. 2000). Dissoziative Lähmungen könnten demnach durch eine selektive Hemmung von motorischen Aktionen durch die Modulation spezifischer Systeme der Basalganglien und des Thalamus verursacht sein; eine Hemmung, die möglicherweise durch bestimmte, außerhalb des Bewusstseins liegende emotionale Stressoren (prozedurales emotionales Gedächtnis), die durch limbische Einflüsse von der Amygdala oder des orbito-frontalen Kortex vermittelt sind, hervorgerufen wird (Vuilleumier et al. 2001). Eine verminderte Aktivität in den Basalganglien-Thalamus-Schaltkreisen könnte das motorische System in einen funktionalen Zustand (state) versetzen, charakterisiert durch verschlechterte motorische Handlungsbereitschaften, resultierend in einem abnormen, der normalen Willensbildung entzogenen Verhalten (ebd.). Die Intaktheit der sensorischen Systeme weist darauf hin, dass höhere kortikale Regionen bei der Symptomgenerierung mitbeteiligt sind und somit Aufmerksamkeits- und motivationale Prozesse möglicherweise den sensomotorischen Prozess beeinflussen (Höchstätter et al. 2002; Krem 2004).

Empirische Untersuchungen zur kognitiven Basis dissoziativer Symptome und Syndrome fallen bisher sehr widersprüchlich aus (Brunner u. Resch 2004; Prohl et al. 2001). Die Frage, ob generelle oder spezifische Gedächtnisfunktionen gestört sind und ob Defizite nur unter Stresseinfluss auftreten, sind ein zentraler Aspekt der Forschung (s. 5.17.9). So wird der Frage nachgegangen, ob eine Störung im Initialstadium des Lernens während der Konfrontation mit traumatischen Ereignissen oder eine Störung des Zugriffs auf die Erinnerungen (amnestische Barrieren) den wesentlichen Pathomechanismus darstellt (Guralnik et al. 2000). Im Rahmen der Neo-Dissoziationstheorie (Hilgard 1994) wurde postuliert, dass der dissoziative Mechanismus durch eine Schwächung höherer kognitiver Kontrollfunktionen (exekutive Kontrolle) mit einer nachfolgenden Schwächung distinkter Gedächtnissysteme bedingt sei. Im Gegensatz zur posttraumatischen Belastungsstörung wurden psychophysiologische Untersuchungen bei Patienten mit einer dissoziativen Symptomatik oder Syndromatik bisher sehr selten durchgeführt. So erreichten jugendliche Patienten, die von einem erhöhten Ausmaß dissoziativen Erlebens berichtet hatten, ein höheres Niveau des autonomen Arousals in der Konfrontation mit aversiven neutralen Reizen in einem Laborexperiment (Anstieg der Herzfrequenz, Abnahme des Hautleitwiderstandes). Dieser Befund eines erhöhten Arousals wurde im Sinne einer erhöhten Stresssensitivität interpretiert, die im Zusammenhang mit der Exazerbationsneigung dissoziativer Symptome unter Stresseinwirkung stehen könnte (Brunner et al. 2005). Einen erhöhten autonomen Arousal auf neutrale aversive Reize (startling noise) konnten auch Sierra et al. (2002) bei Patienten mit einer chronischen Depersonalisationsstörung im Vergleich zu einer Gruppe mit Angststörungen und gesunden Probanden bestätigen. Jedoch zeigte sich in Konfrontation mit emotional aversiven Reizen ein gegenteiliger Effekt (reduzierte Amplitude und eine erhöhte Latenz in der Hautleitfähigkeitsreaktion). Während der erste Befund ein Zustand erhöhter Vigilanz anzeigt, wurde der zweite Befund mit einer selektiven Inhibition der emotionalen Informationsverarbeitung interpretiert. Die Depersonalisation erscheint so als adaptativer Mechanismus mit gegenteiligen Reaktionstendenzen. Die eine Tendenz dient der Intensivierung der Vigilanz und Wachheit und die andere der Eindämmung desorganisierender Emotionen in der Konfrontation mit Stressoren. Während das emotionale Betäubtsein (Numbing) aus einer reziproken Inhibierung des anterioren Cingulum resultiert und ein generelles Modell für das emotionale Betäubtsein darstellen könnte, resultiert die gesteigerte Vigilanz aus einer Aktivierung des präfrontalen Aktivierungssystems, das im rechtsseitigen dorsolateralen präfrontalen Kortex lokalisiert ist (Sierra u. Berrios 1998).

Die Aufklärung genetischer Einflüsse auf eine dissoziative Symptomatologie könnte dazu beitragen, das Verständnis in der Variabilität der Reaktion von Kindern und Jugendlichen auf belastende und traumatische Ereignisse zu erweitern. Zwei Zwillingsstudien (Jang et al. 1998; Waller u. Ross 1997) untersuchten die Umwelt- und Genetikkomponenten dissoziativer Symptome, die sie mit einer 8-Items-Subskala (DES-T) der DES erhoben, die empirisch gesichert die schwersten dissoziativen Symptome aus der gesamten Skala repräsentieren. So fanden Waller und Ross (1997) in ihrer Untersuchung an adoleszentären monozygoten (n = 140) und dizygoten (n = 74) Zwillingspaaren aus der Bevölkerung keinen Hinweis auf einen genetischen Einfluss im Hinblick auf das Ausmaß sowohl pathologischer wie auch nichtpathologischer Dissoziationsscores. Im Kontrast zu den Befunden von Waller und Ross (1997) konnten Jang et al. (1998) in einer Zwillingsstudie mit Erwachsenen aus der Bevölkerung (n = 177 MZ-, 152 DZ-Paare) ermitteln, dass die pathologischen und nicht-pathologischen Dissoziationsscores eine ausgepägte genetische Varianz (48 %) aufwiesen. Die Autoren schlossen daraus, dass sowohl pathologisches und nichtpathologisches dissoziatives Erleben durch eine genetische Prädisposition beeinflusst wird, modifiziert jedoch durch Umweltfaktoren. Signifikante genetische Korrelationen zwischen dem DES-Score und spezifischen Persönlichkeitsfaktoren (kognitive Dysregulation, affektive Labilität und Vigilanz) legen jedoch nahe, dass die den spezifischen Persönlichkeitsmerkmalen zugrunde liegenden genetischen Faktoren die Kapazität zu dissoziieren beeinflussen (Jang et al. 1998).

Für die gehäufte familiäre Aggregation von somaformen Störungen fehlen nach den bisher vorliegenden genetischen Untersuchungen (vgl. Torgensen 1986) überzeugende Nachweise einer genetischen Verursachung. Vor dem Hintergrund eines psychobiologischen Persönlichkeitsmodells sieht Cloninger (1986) spezifische Vulnerabilitäten bei Patienten mit einer Somatisierungsneigung:

- erniedrigte Schwellen der Schmerzwahrnehmung
- eingeschränkte verbale Kommunikationsfähigkeit
- Informationsverarbeitungsstörungen mit Störungen der Aufmerksamkeit und Impulsivität

- eingeschränkte Fähigkeit zur Stimulusdiskrimierung und Habituation auf repetitive Reize

Somatoforme Kopfschmerzen stehen nicht selten im Zusammenhang mit gleichzeitig vorhandenen oder ursprünglich vorgelegenen primären Kopfschmerzen (Migräne und Spannungskopfschmerz). Aufgrund bekannter und vermuteter psychophysiologischer Mechanismen zur Auslösung und Aufrechterhaltung primärer Kopfschmerzformen werden diese Störungen in der ICD-10-Kategorie F 54 klassifiziert. Es mehren sich Hinweise darauf, dass die Vulnerabilität für Migräne-Attacken vererbt wird (Honkasalo et al. 1995). Neurophysiologische Untersuchungen unterstützen die Hypothese einer reifungsabhängigen Informationsverarbeitungsstörung, die mit kortikalen Hypersensitivitäten assoziiert zu sein scheint (Bender et al., 2002; Gerber u. Schoenen 1998; Oelkers et al. 1999; 2004).

Familiäre Faktoren

Biologische, psychologische und soziale Faktoren beeinflussen sowohl die somatoformen Beschwerden selbst wie auch das Krankheitsverhalten (vgl. Eminson 2001a). Es besteht eine weite Bandbreite an prädispositionellen und aufrechterhaltenden Faktoren, die sowohl bei den betroffenen Kindern als auch bei deren Familien liegen können.
Familien mit Kindern und Jugendlichen mit einer Somatisierungsstörung zeigen im Vergleich zu Kontrollgruppen eine erhöhte Auftretenswahrscheinlichkeit psychiatrischer Störungen, insbesondere von Angststörungen und depressiven Störungen (Campo u. Fritsch 1994). Gehäufte Konsultationen finden sich nicht nur bei Eltern mit diesen Störungen, sondern auch bei deren Kindern in der ärztlichen Primär- und Sekundärversorgung (Garralda 1999). Empirische Studien zeigen, dass Eltern mit körperlichen oder seelischen Störungen gehäuft Kinder mit somatoformen Beschwerden haben (Hotopf et al. 1998). Sowohl von der Tendenz zur Überbehütung als auch von Trennungsängsten ist in Bezug auf Eltern von Kindern mit somatoformen Beschwerden berichtet worden, in deren Folge sich eine gesteigerte Vulnerabilität für die Entwicklung einer späteren Somatisierungsneigung und Hypochondrie nachweisen ließ (vgl. Campo u. Fritsch 1994). Eine Übernahme der Symptome in Anlehnung an ein Modell (im Sinne eines Imitationslernens) wird sowohl bei der dissoziativen Störung vom körpersymptomatischen Typus als auch den somatoformen Störungen häufig beobachtet. Das Modell stellt häufig eine emotional bedeutsame Bezugsperson für das betroffene Kind dar (Strunk 1985). Psychiatrische Störungen wie somatoforme Beschwerdeäußerungen oder Funktionseinschränkung aufgrund körperlicher Erkrankungen (z.B. nach Unfällen) der Bezugspersonen dienen nicht selten als Modell.
Kinder, deren Eltern eine Somatisierungsstörung aufwiesen, schienen insbesondere dem Risiko zur Entwicklung einer psychiatrischen Störung – einschließlich einer somatoformen Störung – ausgesetzt zu sein (Livingston et al. 1988; vgl. auch Craig et al. 2002). Da Eltern häufig mit einer höheren Aufmerksamkeit auf körperliche Beschwerden als auf emotionale Probleme reagieren, können Kinder schnell somatoforme Beschwerden als Wunsch nach Zuwendung/Versorgung präsentieren, die durch die Reaktion der Familie und des erweiterten sozialen Umfeldes in einen sekundären Krankheitsgewinn münden kann. Die elterliche Wahrnehmung/Reaktion auf die präsentierten Beschwerden des Kindes sowie deren Krankheitsverständnis tragen wesentlich zum Verlauf der somatoformen Beschwerden bei (Eminson 2001a). Die ärztliche Reaktion spielt bei den somatoformen Störungen ebenso eine entscheidende Rolle für die Aggravierung oder Aufrechterhaltung der Störung – insbesondere bei den dissoziativen Störungen des körpersymptomatischen Typus. Eine erhöhte Beschäftigung bzw. erhöhte Sensitivität gegenüber Körpersensationen als Ursache für die Entwicklung somatoformer Störungen wurde unter dem Konzept der somatosensorischen Amplifikation beschrieben (Barsky et al. 1988). Psychodynamische Erklärungsmodelle sehen in den somatoformen Beschwerden im Sinne des Konversionsmodelles von Freud einen psychischen Abwehrmechanismus, mit dem emotionale Spannungen körperlich ausgedrückt werden und der der Abwehr unangenehmer Konflikte und Erinnerungen dient.

Umweltfaktoren/Risikofaktoren

Die ätiologische Bedeutung traumatischer Erlebnisse in der Genese dissoziativer Störungen ist unstrittig (Putnam 1995); jedoch sollte die Einbeziehung anderweitiger Mediatoren (individuelle Stress- und Affektregulationsfähigkeit, Temperamentsdimensionen) nicht vernachlässigt werden. Sexuelle Traumatisierung, emotionale Vernachlässigung durch die Eltern und vor allem deren Kombination stellen nach mehreren Studien (u.a. Brunner et al. 2000b; Chu u. Dill 1990; Roelofs et al. 2002) die bedeutsamsten Prädiktoren für die Ausbildung einer dissoziativen Symptomatik oder Syndromatik bei jugendlichen und erwachsenen Patienten dar; jedoch wurde die Bedeutung umschriebener oder chronischer sexueller Traumatisierungen überschätzt (Merckelbach u. Muris 2001). Neuere Studien (Brunner et al. 2000b; Simeon et al. 2001) konnten das Ausmaß an dissoziativem Erleben nicht eindeutig auf den Schweregrad spezifischer traumatischer Erfahrungen beziehen. Insbesondere der Risikofaktor der

emotionalen Vernachlässigung und das Ausmaß des psychischen Beschwerdedruckes selbst im Zusammenhang des Erlebens einer psychiatrischen Erkrankung schienen für die Entwicklung einer dissoziativen Symptomatik pathogenetisch ebenso bedeutsam (Mulder et al. 1998; Prohl et al. 2001).
Auch wurden somatoforme Erkrankungen sowie Alkoholmissbrauch und Antisoziale Persönlichkeitsstörungen bei den elterlichen Bezugspersonen gehäuft im Umfeld von Kindern und Jugendlichen mit somatoformen Beschwerdebildern angetroffen (Shapiro u. Rosenfeld 1987). Chronisch überfordernde Umgebungseinflüsse, vor allem schwergradige traumatische Erlebnisse wie z.B. körperliche oder gar sexuelle Traumatisierungen im inner- oder außerfamiliären Kontext, sind überzufällig häufig, insbesondere bei Adoleszenten mit chronischen Somatisierungsneigungen, zu finden und stellen häufig nur ein Symptom der stressbezogenen Psychopathologie dar. Diese ausgeprägte Assoziation wurde mehrfach in Studien zum Jugendalter (u.a. Brunner et al. 1996) und Erwachsenenalter repliziert (u.a. Egle 1993). Für vorübergehende somatoforme Beschwerden können insbesondere Belastungen wie entwicklungsspezifische Schwellensituationen (Trennungen, Schulbeginn etc.) bedeutsam sein. Die Bedeutung von Lebensereignissen (life-events), Bindungserfahrungen und Persönlichkeitsfaktoren für die Pathogenese somatoformer Störungen wurde auch in Studien des Erwachsenenalters bestätigt (Katon et al. 2001; Taylor et al. 2000).

Multifaktorielles Ätiologiemodell

Die oben beschriebenen grundlagenwissenschaftlichen Erkenntnisse zum Einfluss von Stress auf die Informationsverarbeitung und Affektregulation nehmen einen besonderen Stellenwert im pathogenetischen Modell dissoziativer und somatoformer Störungen ein (Resch u. Brunner 2004): Psychobiologische Stressantwortsysteme (z.B. bedingt durch Überproduktion von Neurotransmittern und Stresshormonen) führen zu funktionellen und/oder strukturellen Beeinträchtigungen der Informationsverarbeitung (Gedächtnisfunktionen einschließlich der exekutiven Funktionen) und Affektregulation (beeinflusst durch individuelle Temperamentsdifferenzen) und sind direkt an der Exazerbation der Psychopathologie mit posttraumatischen, dissoziativen und somatoformen Symptomen beteiligt (s. Abb. 5-55). Die Störungen der Informationsverarbeitung und Affektregulation stehen zudem in einer wechselseitigen Beziehung zueinander und generieren, über den posttraumatischen dissoziativen Symptomkomplex hinaus, die mit dieser Störung häufig assozierte Psychopathologie, zu der auch somatoforme Beschwerdekomplexe zählen. Das Erleben der Psychopathologie stellt selbst einen Stressor dar, der die Selbstregulationsfähigkeit weiter unterminiert und im Sinne eines Circulus vitiosus auf die Persönlichkeitsentwicklung einen schädigenden Einfluss ausübt.
Die aufgrund von Umwelterfahrungen biologisch verankerte Beeinträchtigung der Informationsverarbeitung und Affektregulationsfähigkeit können als „Trait" die Matrix bilden, auf der die Exazerbation der psychopathologischen Phänomene bei erneut einsetzendem emotionalen (inter- oder intrapersonellen) Stress erfolgt. Dieser Mechanismus könnte eine wesentliche Grundlage für die ausgeprägte Fluktuation dissoziativer Störungen oder der affektiven und behavioralen Dysregulationen bei der Borderline-Persönlichkeitsstörung darstellen.

> Chronifizierte Belastungsstörungen unterscheiden sich von den Achse-I-Störungen insbesondere durch die chronifizierten oder episodisch einsetzenden Dysregulationen der biologischen Stressantwortsysteme, die das intra- und interpersonelle Verhalten/Erleben dauerhaft nachhaltig beeinflussen (Resch u. Brunner 2004).

Die neurobiologischen Befunde führen zu einem erweiterten Verständnismodell, wie Hyperarousal, aggressives Verhalten, dissoziative Reaktionen, Störungen der exekutiven Funktionen und entwicklungsmäßige Beeinträchtigungen bei trau-

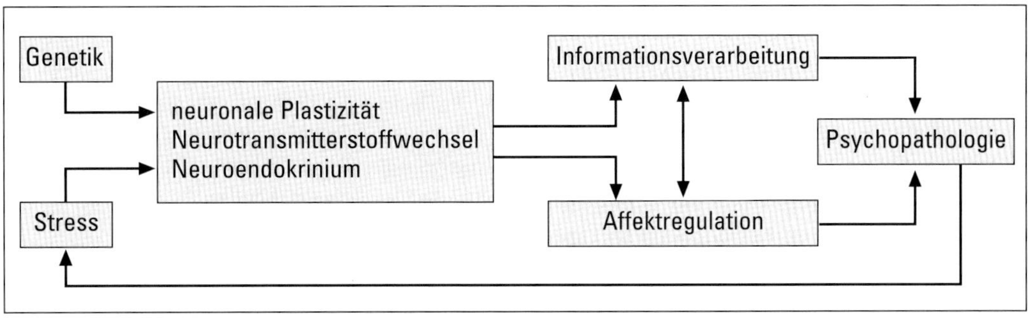

Abb. 5-55: Pathogenetisches Modell stressbezogener Psychopathologie (nach Resch u. Brunner 2004)

matisierten Kindern, Jugendlichen und Erwachsenen besser verstanden werden können (vgl. Glaser 2000). Es ist erforderlich, psychologische und biologische Konsequenzen von Stresserfahrungen über den gesamten Entwicklungsverlauf zu betrachten (Cicchetti u. Walker 2001). Es bestehen multiple konvergierende Wegstrecken zur Psychopathologie, die jedoch nicht nur auf durch psychologische oder körperliche Stressoren veränderten neuralen Schaltkreisen beruhen, sondern ebenso beeinflusst werden durch genetische Faktoren, frühe Erfahrungen und weiter anhaltende bedeutsame Lebensereignisse (life-events), die alle insgesamt auch die neuralen Reaktionen auf unterschiedliche Stressoren bestimmen (McEwen u. Sapolsky 1995).

5.17.6 Diagnose und Differenzialdiagnostik

Die diagnostische Erfassung der häufigsten Störungen in der Reihe der dissoziativen Bewusstseinsstörungen – der Amnesien und der Depersonalisations- und Derealisationsstörung – ist bislang auf den Selbstbericht des Patienten/Betroffenen angewiesen, während die dissoziative Fugue und die dissoziative Identitätsstörung auch durch abnorme Verhaltensmuster in Erscheinung treten. Bei den körpersymptomatischen Störungen sind ein plötzlicher Beginn (häufig im Zusammenhang mit belastenden Situationen), Fluktuationen oder ein Wechsel der Symptomatik charakteristisch. Auch stellt die plötzliche Remission ein typisches klinisches Merkmal dar, wobei jedoch eine erneute Exazerbation mit einer ausgeprägten Wiederholungsneigung nicht selten ist. Während im Bereich einzelner Störungen aus dem Spektrum der dissoziativen Bewusstseinsstörungen (Fugue-Zustände und stupuröse Zustände) der abrupte Wechsel ebenso charakteristisch ist, stellen die Gedächtnissymptome, das Entfremdungserleben und die Identitätskonfusionen/Alterationen häufig eine überdauernde belastungsunabhängige Dissoziationsneigung dar, die jedoch unter Belastung weiter aggravieren kann.

Die Tabellen 5-137 und 5-138 geben die wichtigsten somatischen und psychiatrischen Differenzialdiagnosen der dissoziativen Bewusstseinsstörungen wieder. Bei der differenzialdiagnostischen Abgrenzung zwischen der schizophrenen Störung und der Borderline-Persönlichkeitsstörung (s. Tab. 5-139) ist die Erfassung dissoziativer Erlebens- und Verhaltensmuster essenziell, da nicht selten die auch bei einer dissoziativen Störung oder Borderline-Persönlichkeitsstörung anzutreffende Erstrangsymptomatik zu diagnostischen Fehleinschätzungen mit weit reichenden therapeutischen Implikationen führen kann (Brunner et al. 2000a; Ross et al. 1990; Steinberg 1994). Da insbesondere alle Formen der körpersymptomatischen dissoziativen Störungen Ausdruck einer organischen Erkrankung darstellen können, ist häufig eine umfassende körperlich-neurologische Diagnostik erforderlich. Zu den wichtigsten somatischen Differenzialdiagnosen zählen neben den Anfallserkrankungen entzündliche und raumfordernde Prozesse (s. Tab. 5-138). Die Notwendigkeit einer differenzialdiagnostischen Sorgfalt wird auch aus den Ergebnissen der Studie von Reuber et al. (2003) deutlich, die in einer retrospektiven Untersuchung an erwachsenen Patienten mit dissoziativen Krampfanfällen herausfanden, dass durchschnittlich sieben Jahre bis zu einer korrekten Diagnosestellung vergingen und drei Viertel der Patienten zunächst mit Antikonsulviva behandelt wurden. In der klinischen Untersuchung lassen sich bereits häufig dissoziative Störungen von neurologischen Erkrankungen dadurch abgrenzen, dass sie sich nicht an den morphologischen oder funktionellen anatomischen Bedingungen orientieren (z. B. nicht den Dermatomen entsprechende Sensibilitätsstörungen; Lähmungen erstrecken sich häufig nur über ein Gelenk, Schutzreflexe sind erhalten). Ebenso sind Fluktuationen, Symptomverstärkungen in emotional belastenden Situationen, die Anwesenheit von Publikum sowie Besserung und Ablenkung typische Charakteristika (Egle u. Ecker-Egle 1998).

Tab. 5-137: Psychiatrische Differenzialdiagnosen bei dissoziativen Bewusstseinsstörungen

- Aufmerksamkeitsdefizit-/Hyperaktivitätsstörungen
- Störung des Sozialverhaltens
- depressiver Stupor
- rapid cycling bei bipolaren Störungen
- Schizophrenie und andere psychotische Störungen
- Borderline-Persönlichkeitsstörung
- Posttraumatische Belastungsstörung
- akute Belastungsstörung
- Substanzmissbrauch
- Simulation

Tab. 5-138: Somatische Differenzialdiagosen bei dissoziativen Störungen vom körpersymptomatischen Typus

- Myasthenia gravis, multiple Sklerose, Guillain-Barré-Syndrom
- degenerative Erkrankungen der Basalganglien
- Polyneuropathien
- Myopathien
- medikamentös bedingte extrapyramidale Symptome
- zerebraler Insult, zerebellare Störungen
- Anfallserkrankungen
- tumoröse Erkrankungen

Tab. 5-139: Differenzialdiagnostische Aspekte zwischen Schizophrenie und Borderline-Störung (nach Steinberg 1994)

Symptombereiche	schizophrene Störung	Borderline-Störung
dissoziative Symptome	isolierte Depersonalisations-/ Derealisationserfahrungen prä- und postpsychotisch	wiederkehrende bis persistierende Symptome: Amnesie, Depersonalisation/Derealisation, Identitäts-konfusion/-alteration
inhaltliche Denkstörungen	„Ich-synton" bizarre, paranoide Ideen	„Ich-dyston" hypnagoge Wahrnehmungen, szenische Ausgestaltungen
formale Denkstörungen	inkohärentes Denken	keine
Affekt	Negativsymptomatik	affektive Instabilität, Störung der Impulskontrolle
Selbstschädigung	singuläre, schwere Handlungen	repetitive offene oder heimliche Selbstbeschädigungen
Funktionseinschränkungen, Krankheitsverlauf	kontinuierliche Symptomatik mit langer Remissionszeit	Fluktuation der Symptomatik

Tab. 5-140: Positive Kriterien als Hinweis für eine dissoziative Störung (nach Resch 1999)

- Übernahme von Symptomen in Anlehnung an ein Modell
- belle indifférence
- gehäuftes Auftreten von psychosomatischen/psychiatrischen Erkrankungen in der Herkunftsfamilie
- Coping-Verhalten bei früheren vorangegangenen organischen Erkrankungen
- frühe Somatisierungsphänomene
- organische Erkrankungen am oder vor dem Beginn oder während des Beginns der dissoziativen Symptomatik
- Symptomwechsel, -ausdehnung, -veränderung im Rahmen der medizinischen Untersuchungen
- primärer und sekundärer Krankheitsgewinn
- Symbolgehalt/Ausdrucksgehalt der Symptomatik
- körperliche Belastungen durch Deformitäten oder bleibende Krankheitsfolgen
- manipulative Handlungen bis hin zu selbstschädigenden Handlungen
- Doctorshopping
- Persönlichkeitsentwicklungsstörungen (vor allem emotional instabiler Typus)
- traumatische Lebensereignisse

Symptomauslösend sind nicht selten auch unspezifische emotionale Belastungen oder Überforderungen bei der Bewältigung von Schulleistungsanforderungen. Testpsychologische Untersuchungen zur kognitiven Entwicklung erhalten hier eine besondere Wertigkeit (Leitlinien der Deutschen Gesellschaft für Kinder- und Jugendpsychiatrie und Psychotherapie 2000).

Verdachtsmomente in der klinischen Diagnostik auf das Vorliegen einer dissoziativen Störung sollten jedoch frühzeitig zu einer Einbeziehung positiver Diagnosekriterien (s. Tab. 5-140), die für die Diagnose einer dissoziativen Störung sprechen, im Sinne einer Ein- statt Ausschlussdiagnostik, führen (Maisami u. Freeman 1987; Resch 1999; Strunk 1985). Die nicht seltene Koinzidenz einer neurologischen und dissoziativen Störung, z.B. bei einer Mischung von dissoziativen Krampfanfällen mit organisch bedingten epileptischen Anfällen (Hystero-Epilepsie), oder nur unzureichend erklärbare Schmerzsymptome und Funktionsausfälle nach initialen Mini-Traumata machen eine umfassende diagnostische Einschätzung erforderlich. Eine auf das Leitsymptom ausgerichtete Untersuchung und das Bedürfnis nach monokausalen Erklärungen stellen häufige Ursachen für Fehldiagnosen dar – sowohl seitens des Psychiaters als auch des Neurologen (Rüger 1987). Das Bedürfnis der Patienten und/oder elterlichen Bezugspersonen nach einer somatischen Ätiologie führt häufig zu Behandlungsabbrüchen mit einer Wiederaufnahme somatischer Untersuchungen mit allen Gefahren der iatrogenen Schädigung und Chronifizierung der Störung.

Der therapeutische Umgang mit dem somatischen Krankheitskonzept der Betroffenen stellt einen zentralen Aspekt im Behandlungskontext dar. Der Ausschluss einer symptomatischen Genese der Beschwerden ist bei den somatoformen Störungen ebenso essenziell wie die bei den dissoziativen Störungen. Somatoforme Beschwerden sind insbesondere gegenüber hypochondrischen Ängsten, Simulationen sowie einem Münchhausen-by-proxy-Syndrom abzugrenzen (Leitlinien der Deutschen Gesellschaft für Kinder- und Jugendpsychiatrie und Psychotherapie 2000).

Zur psychometrischen Erfassung dissoziativer Symptome wurden von der Arbeitsgruppe um Putnam Selbstbericht-Instrumente zum Einsatz bei Erwachsenen („Dissociative Experiences Scale", DES) (Bernstein u. Putnam 1986), Jugendlichen („Adolescent Dissociative Experiences Scale", A-DES) (Armstrong et al. 1997) und Kindern („Child Dissociative Checklist", CDC) (Putnam et al. 1993) entwickelt. Eine deutschsprachige Bearbeitung der „Dissociative Experiences Scale", ergänzt um Fragen zu den körpersymptomatischen dissoziativen Störungen, wurde von Freyberger et al. (1999) vorgelegt. Das von der Heidelberger Arbeitsgruppe entwickelte Inventar (Brunner et al. 1999) beinhaltet neben der deutschsprachigen Bearbeitung der Erwachsenenversion (DES-II) und Jugendlichenversion (A-DES) ein eigens entwickeltes strukturiertes klinisches Interview zur kategorialen Zuordnung dissoziativer Phänomene nach den Diagnosekriterien der ICD-10 (Dilling et al. 1994) und/oder DSM-IV (APA 1994). Zur kategorialen Zuordnung dissoziativer Störungen nach dem DSM-IV-Konzept liegt die deutschsprachige Bearbeitung (SKID-D, Gast et al. 2000) des von Steinberg (1994) entwickelten strukturierten klinischen Interviews für dissoziative Störungen vor. Zur psychometrischen Erfassung somatoformer Beschwerden per Selbstbericht eignet sich der Gießener Beschwerdefragebogen, und zwar sowohl für den Bereich der Kinder und Jugendlichen (GBB-KJ, Brähler 1992) als auch bei Erwachsenen (GBB, Brähler u. Scheer 1995). Ein Screening-Fragebogen für somatoforme Störungen (SOMS, Rief et al. 1997) zur Erleichterung der Klassifikation, der Quantifizierung sowie der Verlaufsbeschreibung von Personen ab 15 Jahren liegt vor.

5.17.7 Behandlung und Prävention

Trotz überschneidender ätiologischer Aspekte und therapeutischer Prinzipien bestehen in allen drei Störungsbereichen unterschiedliche Therapieschwerpunkte. Während dissoziative Bewusstseinsstörungen und somatoforme Störungen häufig von überdauerndem Charakter sind, treten dissoziative Störungen vom körpersymptomatischen Typus häufig akut bzw. episodisch auf und sind oft mit ausgeprägten Funktionseinschränkungen verbunden. Abhängig von der Art und vom Schweregrad der Störungen erfolgt eine adaptative Indikationsstellung hinsichtlich der Schwerpunktsetzung psychotherapeutischer, milieutherapeutischer und psychopharmakologischer Vorgehensweisen.

Psychotherapie

Der Umgang mit akuten oder zurückliegenden traumatischen Lebenserfahrungen nimmt insbesondere bei den dissoziativen Bewusstseinsstörungen einen zentralen Stellenwert ein (Eckhardt u. Hoffmann 1997; Fiedler 2002). Behandlungsmethoden dissoziativer Bewusstseinsstörungen sind bisher keiner empirischen Überprüfung unterzogen worden (Maldonado et al. 1998). Da dissoziative Bewusstseinsstörungen häufig in einem aus einer posttraumatischen Symptomatik, einer Somatisierungsneigung und Affektregulationsproblemen bestehenden Gesamtkomplex stehen, ist es schwierig, eine auf die dissoziative Symptomatik ausgerichtete spezifische Behandlung zu etablieren. Da insbesondere Störungen der Affektregulation in einem wechselseitigen Verhältnis zur Dissoziationsneigung stehen und häufig zum Ausgangspunkt einer behavioralen Dysregulation mit selbstschädigenden Verhaltensweisen werden, ist eine **Reduktion der Dissoziationsneigung** ein wesentliches therapeutisches Ziel. So haben sich im Bereich des psychotherapeutischen Zuganges kombinierte psychodynamische und kognitiv-verhaltenstherapeutische Behandlungsmaßnahmen, wie sie in der Behandlung von Patienten mit einer Borderline-Persönlichkeitsstörung erfolgreich erprobt wurden (Bohus u. Schmahl 2001; Linehan 1993), bewährt. Zentrales Anliegen zu Beginn der Behandlung stellen Maßnahmen zur Stressreduktion dar, durch die eine Reduktion der Dissoziationsbereitschaft erzielt werden soll. In der initialen Stabilisierungsphase zählt zu den therapeutischen Prinzipien der Dialektisch-behavioralen Therapie (DBT, Linehan 1993) die Steigerung der Affekt-toleranz, durch die eine differenzierte Wahrnehmung und Verbalisierung von Gefühlszuständen und deren Bewertung ermöglicht werden soll. Eine durch kognitive Strategien gelenkte Emotionsregulierung zur Verbesserung des Copings bei Stresserfahrungen nimmt in der verhaltenstherapeutischen Methodik einen besonderen Stellenwert ein. Da selbstschädigende Verhaltensweisen häufig als kompensatorisches Affektregulans verwandt werden, erscheinen die Entwicklung und Erprobung alternativer Methoden sowie die Stärkung internaler Affektregulationsmechanismen als Voraussetzungen zu deren therapeutischen Beeinflussung. Affektmanagement-Strategien (Bohus u. Schmahl 2001; Wolfsdorf u. Zlotnick 2001) beinhalten:

- das Erlernen von Konfliktlösungsfähigkeiten (soziales Kompetenztraining, Fertigkeitentraining)
- Entspannungsverfahren
- Stimulusprävention/-desensibilisierung

- kognitive Umstrukturierung
- selbstfürsorgliche Maßnahmen
- Krisenplanung

Stressreduktion im einzeltherapeutischen Setting bedeutet auch, einen Rahmen zu schaffen, der angstmindernd wirkt und nicht schwere Affektdysregulationen produziert. Daher ist es sinnvoll, anfänglich auf eine Konfrontation mit den biografischen traumatischen Erlebnissen zu verzichten, denn diese führen erneut zu Hilflosigkeitsgefühlen und Affektüberflutungen, durch die dissoziative Zustände induziert werden können (Brunner et al. 1996). Gefühle des Kontrollverlustes führen häufig zum Rückzug aus der Therapie und können einen erneuten Rückzug auf pathogene familiäre Bindungen auslösen (Kluft u. Fine 1993). Die Behandlung primärer dissoziativer Symptome sowie die des assoziierten Symptomkomplexes bei Kindern und Jugendlichen muss vor allem die familiären Lebensumstände berücksichtigen. Betroffene Kinder und Jugendliche sind häufig konfrontiert mit vernachlässigenden oder misshandelnden Familienmitgliedern und z.T. mit ausgeprägten psychopathologischen Störungen der Eltern oder auch ihrer Geschwister (Putnam 1997). Das weitere familiäre Zusammenleben kann als überdauernder Stressor dissoziative Erlebens- und Verhaltensmuster weiter unterhalten.

> Dissoziative Störungen vor dem Hintergrund schwerwiegender kumulativer familiärer Belastungen sind häufig mit schweren Störungen der Emotionen und des Sozialverhaltens vergesellschaftet, sodass über die individuelle Hilfe hinaus häufig umfassende Therapie-Angebote, einschließlich institutioneller Hilfen, erforderlich sind.

Dissoziative Störungen vom körpersymptomatischen Typus und somatoforme Beschwerdebilder werden zumeist initial in pädiatrischen bzw. neuropädiatrischen Abteilungen gesehen. Das somatische Krankheitsverständnis der Eltern und/oder Patienten erschwert häufig die Inanspruchnahme kinder- und jugendpsychiatrischer Dienste. Eine effektive Behandlung setzt eine besondere Aufmerksamkeit für die Etablierung und Aufrechterhaltung eines therapeutischen Arbeitsbündnisses voraus (Simon 1998). Ein Verständnis für das Krankheitskonzept der Eltern und der Patienten, das Ausmaß der Überzeugung auf das Vorliegen einer körperlichen Erkrankung, das Ausmaß der Zufriedenheit mit den körperlichen Untersuchungen und den entsprechenden Erklärungen sowie die Sichtweisen bezüglich der psychiatrischen Untersuchung/Überweisung stellen kritische Faktoren für eine erfolgreiche Behandlungsaufnahme dar (Eminson 2001b). Das therapeutische Bündnis ist immer wieder bedroht durch das unterschiedliche Krankheitskonzept der Betroffenen bzw. deren Eltern und dem ärztlichen-psychotherapeutischen Team. Zum Aufbau eines tragfähigen Arbeitsbündnisses gelten vor allem in der initialen Phase folgende allgemeine Prinzipien (Campo u. Fritz 2001; Eminson 2001b; Garralda 1999; Simon 1998):

- Die Anerkennung der vorgetragenen Symptome als real ist von fundamentaler Bedeutung – eine Dichotomisierung in somatisch oder psychisch generierte Symptome vonseiten des Patienten oder auch vonseiten des Arztes stellt eine Barriere für eine erfolgreiche Behandlungsaufnahme dar.
- Ein Fokussieren auf eine Reduktion der Symptome ist ebenso essenziell wie die Vereinbarung eines realistischen, akzeptablen Behandlungsziels (nicht Schmerzfreiheit oder absolute Sicherheit im Ausschluss einer somatischen Erkrankung). Jedoch sollte eine prioritätenorientierte Untersuchung zum Ausschluss eines akuten somatischen Krankheitsprozesses aus grundsätzlichen Überlegungen zügig durchgeführt werden, damit auch eine schnelle Ent-Ängstigung von Patient und Eltern erreicht werden kann.
- Bei Verdacht auf Vorliegen einer dissoziativen/somatoformen Störung ist eine frühzeitige Einbeziehung psychologischer Hypothesen erforderlich, da es häufig nach lang anhaltenden, z.T. invasiven Untersuchungen (mit der Schlusserklärung: „Wir haben nichts gefunden") zu einem berechtigten Zweifel der Eltern/Patienten an der Qualität und Intensität der körperlich-neurologischen Diagnostik kommt. Ein schwerer Glaubwürdigkeitsverlust sowohl des Somatikers als auch des Psychiaters ist die Folge und zieht häufig Behandlungsabbrüche und die Wiederaufnahme von Untersuchungen bei anderweitigen medizinischen Diensten nach sich.
- Initiales Ziel der Therapie ist die Reduktion der Symptome, der psychosozialen Belastungen und Funktionseinschränkungen sowie eine Begrenzung einer inadäquaten Inanspruchnahme von medizinischen Ressourcen. Wichtig ist es, das somatische Krankheitskonzept der Eltern zu respektieren, jedoch ein eigenes Erklärungsmodell anzubieten, das in Analogie zu anerkannten stressbezogenen körperlichen Störungen steht (z.B. Magen- oder Kopfschmerzen, s. Eminson 2001b; Maisami u. Freeman 1987).
- Es scheint günstig, insbesondere die für die Aufrechterhaltung der Symptomatik komplexe Interaktion zwischen körperlichen, sozialen und emotionalen Faktoren zu verdeutlichen.
- Es ist wichtig, die Notwendigkeit rehabilitativer Maßnahmen zur Symptomreduktion zu betonen – trotz eines initial fehlenden umfassenden ätiologischen Verständnisses. Gerade in Situationen persistierender diagnostischer Unsicherheit kann ein Ansprechen der Behandlung mit einer Teilremission der Störung die Behandlungsmotivation weiter fördern, und dies bietet dann die Möglichkeit,

die komorbiden emotionalen und verhaltensmäßigen Probleme aufzugreifen (Campo u. Fritz 2001).

- Sinnvoll ist auch die Präsentation einer gemeinsamen diagnostischen Einschätzung von Pädiatern und Kinderpsychiatern im Rahmen einer Feedback-Konferenz zur Vermeidung von Missinterpretationen oder verzerrten Darstellungen über diagnostische Einschätzungen oder therapeutische Maßnahmen. Bei drohendem Abbruch oder mangelnden Fortschritten in der Therapie kann die Feedback-Konferenz auch wiederholt einberufen werden. Körperlich-neurologische Verlaufsuntersuchungen sollten regelmäßig und durch einen hauptverantwortlichen Arzt vorgenommen werden.

Schwere oder chronifizierte Störungen mit z.T. erheblichen psychosozialen Funktionseinschränkungen bedürfen eines stationären Behandlungsrahmens. Bei den dissoziativen Bewegungsstörungen hat sich ein integratives Behandlungskonzept bewährt, bei dem eine symptomorientierte Therapie, konfliktaufarbeitende Psychotherapie und milieutherapeutische Maßnahmen zum Einsatz kommen (Campo u. Negrini 2000; Maisami u. Freeman 1987; Trott et al. 1996). Das stationäre Setting soll dem Kind zum einen Schutz, Zuwendung und das Ausleben regressiver Bedürfnisse gestatten und zum anderen auf eine fordernde, auf Progression ausgerichtete Haltung der Behandler treffen, um schrittweise auch den sekundären Krankheitsgewinn minimieren zu können. Ein ausgeprägtes Rückzugsverhalten – verbunden mit einem primären und sekundären Krankheitsgewinn – macht verhaltenstherapeutisch ausgerichtete Therapiebausteine (Verstärkerpläne) häufig unerlässlich. Die Verbindung von aktiven und passiven symptomorientierten Behandlungsformen scheint günstig zu sein. Die aktiven Formen wie Bewegungsübungen (z.B. sukzessive Belastungen durch das Laufen an Krücken bei der Abasie/Astasie), Krankengymnastik und Körpertherapie zielen auf eine Symptomreduktion unter der Selbstkontrolle der Patienten unter Wahrung seines Gesichts („escape under honour", Maisami u. Freeman 1987). Die Attribution in die eigenen Bemühungen sind bedeutsam zur Stärkung des Selbstkonzeptes und zur Stärkung des Vertrauens in die eigenen Problemlösefähigkeiten. Passive Formen wie Massagen, Wärmebehandlungen, Reizstimulationen etc. tragen einen z.T. suggestiven Charakter und dienen auch dem Ausleben regressiver Bedürfnisse. Eine unterstützende, angstmindernde und konfliktaufarbeitende Psychotherapie in Form einer Einzel-, Familien- oder Gruppentherapie ist erforderlich, um auslösende und krankheitsaufrechterhaltende Faktoren zu erkennen und Rezidive und Symptomverschiebungen zu vermeiden. Die im Bereich der dissoziativen Bewegungsstörungen elaborierten Konzepte sind in Abwandlung auch auf einen Teil der somatoformen Störungen und anderweitigen dissoziativen Störungen vom körpersymptomatischen Typus übertragbar. Die oben beschriebenen Behandlungskonzepte wurden bisher jedoch nicht in einem kontrollierten Studiendesign untersucht. Bei somatoformen Schmerzstörungen (rekurrierende abdominelle Schmerzen) im Kindesalter konnte die Wirksamkeit kognitiv-behavioraler Therapieverfahren empirisch gesichert werden (Sanders et al. 1994; vgl. auch Oelkers 2006).

Pharmakotherapie

Ein überzeugender Nachweis spezifischer Effekte von distinkten Psychopharmaka auf dissoziative Störungen steht bislang aus. Klinische Beobachtungen weisen auf eine Abnahme eines Depersonalisationserlebens im Zusammenhang der Einnahme von Psychopharmaka unterschiedlicher Substanzgruppen (SSRI [selektive Serotonin-Wiederaufnahme-Hemmer], trizyklische Antidepressiva, Tranquilizer) hin, die vermutlich aber durch eine allgemeine Reduktion der Affektspannung und Angstreduktion erreicht wird (Brunner et al. 1996; Steinberg 1995). In kontrollierten Therapiestudien konnten für Fluoxetin (Simeon et al. 2004) und Lamotrigen (Sierra et al. 2003) kein Effekt in der Behandlung erwachsener Patienten mit einer Depersonalisationssymptomatik nachgewiesen werden. Auch scheint die Ansprechbarkeit von Antidepressiva auf eine depressive Symptomatik und Angstsymptomatik im Rahmen einer Borderline-Persönlichkeitsstörung auch zu einer Abnahme der dissoziativen Symptomatik zu führen, sodass die Anwendung einer Pharmakotherapie sich auch nach dem Vorliegen einer komorbiden Störung bzw. der Grunderkrankung (Borderline-Störung) ausrichten sollte. Neuere Untersuchungen konnten die Abnahme dissoziativer Symptome durch die Gabe von Opioid-Rezeptor-Antagonisten nachweisen (Bohus et al. 1999). An dieser Stelle setzen auch therapeutische Bemühungen ein, die durch den Einsatz von Opiat-Antagonisten (Naltrexon) die Repetition selbstverletzenden Verhaltens senken konnte (Roth et al. 1996). Die Indikation zur psychopharmakologischen Adjuvanstherapie sollte aber gerade bei jugendlichen Patienten nach strengen Indikationskriterien gestellt werden. Eine partielle Remission intrusiver Gedanken und der vegetativen Hyperreagibilität im Rahmen einer assoziierten Posttraumatischen Störung scheint auch nach empirischer Prüfung durch eine antidepressive Medikation (SSRI) und Betablocker (Propranolol) erreichbar zu sein (van der Kolk et al. 1994). Systematische Studien zur psychopharmakologischen Adjuvanstherapie bei den somatoformen Störungen im Kindesalter liegen bislang nicht vor, kontrollierte Therapiestudien im Erwachsenenalter sprechen jedoch für den günstigen Effekt trizyklischer Antidepressiva oder der Medikamente aus dem Spektrum der Serotonin-Wiederaufnahme-Hemmer – insbesondere bei somatoformen Schmerzsyndromen, die von einer depressiven Symptomatik oder Angstsymptomatik begleitet sind (Campo u. Fritz 2001; Simon 1998).

5.17.8 Verlauf und Prognose

Der Verlauf dissoziativer Bewusstseinsstörungen im Kindes- und Jugendalter ist beinahe unbekannt, auch fehlen bisher Verlaufsstudien, die Änderung im Ausmaß dissoziativer Erlebens- und Verhaltensmuster im spontanen Verlauf oder in Abhängigkeit von Therapie-Einflüssen untersucht haben. Im Bereich der Bewusstseinsstörungen wird der Verlauf nur aus wenigen deskriptiven Fallstudien berichtet, zumeist bei Kindern mit einer dissoziativen Identitätsstörung (Putnam 1997). Verlaufsstudien bei den körpersymptomatischen dissoziativen Störungen zeigen eine Abhängigkeit der unterschiedlichen Störungsbilder unheitliche Ergebnisse (Jans u. Warnke 1999): Trotz hoher Raten an kurzfristigen Vollremissionen körpersymptomatischer dissoziativer Störungen scheint die Langzeitprognose jedoch deutlich ungünstiger: Nach kurz- bis mittelfristigen (1–3 Jahre) Katamneseintervallen zeigten nach einer Auswertung von zahlreichen Verlaufsstudien 14–54 % der Patienten eine bei der Nachuntersuchung bestehende dissoziative Symptomatik oder Syndromatik. 20–30 % mit anhaltenden dissoziativen Symptomatiken zeigten einen Symptomwechsel innerhalb der Gruppe der dissoziativen Störungen; dissoziative Krampfanfälle und Sehstörungen wiesen gegenüber den dissoziativen Bewegungsstörungen einen schlechteren Verlauf auf. Auch nach einem langfristigen Katamneseintervall von zwölf Jahren zeigten 22,2 % von ehemals in der Frühadoleszenz behandelten Patienten mit einer Störung aus dem Gesamtspektrum der dissoziativen Störungen weiterhin eine dissoziative Störung (Schneck et al. 2002). Drei Viertel der ehemaligen Patienten dieser Studie wiesen zum Nachuntersuchungszeitpunkt eine psychische Störung auf – mit einem Schwerpunkt im Bereich der Angststörungen, somatoformen Störungen und Persönlichkeitsstörungen.

Ein Diagnosewechsel von ursprünglich körpersymptomatischen dissoziativen Störungen in eine Somatisierungsstörung wurde insbesondere in Verlaufsstudien bei erwachsenen Patienten beobachtet. Ob die häufig anzutreffende Komorbidität mit Angstsymptomen und depressiven Störungen einen Verlaufsprädiktor der körpersymptomatischen dissoziativen Störungen darstellt, wird bislang widersprüchlich beurteilt (Jans u. Warnke 1999). Dahingegen war eine kürzere Symptomdauer bis zum Behandlungsbeginn mit einem günstigeren Verlauf assoziiert – sowohl bei Kindern als auch bei erwachsenen Patienten. Nach einer Studie von Goodyer und Mitchell (1989) zeigten polysymptomatische Patienten gegenüber Patienten mit einer Monosymptomatik keinen schlechteren Behandlungserfolg. Nach der Übersicht von Jans und Warnke (1999) schienen Kinder und Jugendliche durch einen günstigeren Verlauf gegenüber Erwachsenen ausgezeichnet zu sein; Geschlechterdifferenzen konnten nicht erhoben werden. Akut einsetzende dissoziative Reaktionen und umschriebene identifizierbare stressbesetzte Auslösesituationen waren günstige Faktoren für den Behandlungserfolg, während sich eine fehlende Behandlungsaufnahme nach Diagnosestellung, Behandlungsabbrüche sowie lange Anamnesen mit medizinischen und z. T. chirurgischen Interventionen als ungünstige Faktoren erwiesen. Mehrere Studien (Bremner u. Brett 1997; Ehlers et al. 1998) konnten zeigen, dass das Ausmaß an dissoziativen Erfahrungen zum Zeitpunkt des Erlebens des Traumas (die so genannte **peritraumatische Dissoziation**) einen starken Prädiktor für die Entwicklung und Aufrechterhaltung einer Posttraumatischen Belastungsstörung (PTBS) darstellt. Nicht nur das unmittelbare Ausmaß des peritraumatischen dissoziativen Erlebens, sondern insbesondere ein nach der Konfrontation mit dem Trauma anhaltendes dissoziatives Erleben scheint nach einer neuen Studie einen wesentlichen Prädiktor für die Ausbildung einer PTBS darzustellen (Murray et al. 2002). Die peritraumatische dissoziative Symptomatik bildet neben den physiologischen Reaktionen auch die Kernsymptomatik der akuten Belastungsreaktion, wie sie in der ICD-10 und im DSM-IV definiert werden (Dilling et al. 1994; Saß et al. 1996). Eine besonders hohe Assoziation mit dissoziativen Symptomen zeigt die Borderline-Persönlichkeitsstörung sowohl im Erwachsenenalter als auch im Jugendalter, und sie gilt in diesem Zusammenhang auch als Prädiktor für das Auftreten selbstschädigender Verhaltensweisen, insbesondere für das repetitive selbstverletzende Verhalten (Brunner et al. 2001; Shearer 1994; Zanarini et al. 2000). Quälend erlebte Dissoziationserfahrungen werden nicht selten zum Ausgangspunkt selbstschädigender Handlungen, die ihrerseits als Versuch einer Emotionsregulierung bei Borderline-Patienten, aber auch bei PTBS-Patienten und Patienten mit einer Somatisierungsneigung zu verstehen sind (Resch et al. 1998; Sachsse 1996).

Im Bereich der somatoformen Beschwerden konnten epidemiologische Untersuchungen mithilfe von Geburtskohorten eine Kontinuität vom Jugendalter ins Erwachsenenalter sowie ein erhöhtes Risiko zur Ausbildung einer (häufig weiteren) psychiatrischen Störung nachweisen (Fearon u. Hotopf 2001; Hotopf et al. 1998). So zeigten Jugendliche mit somatoformen Beschwerden im Alter von 13–16 Jahren in einer vier Jahre später durchgeführten Nachuntersuchung ein besonders hohes Risiko, eine schwere depressive Störung zu entwickeln (Zwaigenbaum et al. 1999) – bemerkenswerterweise aber nur diejenigen Jugendlichen, die in der initialen

Untersuchung keine Komorbidität mit einer emotionalen Störung aufgewiesen hatten. Der Befund war geschlechterübergreifend. Eine besondere Aufmerksamkeit sollte nach diesen Befunden also auch den isoliert auftretenden somatoformen Beschwerden gelten und der Frage, ob sich daraus die Notwendigkeit ableiten lässt, diese Patienten langfristig in eine Therapie einzubinden (Zwaigenbaum et al. 1999). Campo et al. (2001) konnten diesen Befund nicht replizieren, jedoch stellten die rekurrierenden abdominellen Beschwerden in der Kindheit und Jugend (in einer Gruppe von 6–17 Jahre alten Jugendlichen) bei einer elf Jahre später durchgeführten Nachuntersuchung einen starken Prädiktor für eine Ausbildung einer Angststörung, hypochondrischer Befürchtungen, verschlechterten psychosozialen Funktionen und Häufigkeit von psychiatrischen Behandlungen dar. Eine prospektive Studie (Geburtskohorte) in England (Hotopf et al. 2000) konnte nachweisen, dass Hospitalisierungen wegen unerklärlicher körperlicher Beschwerden bei 15- bis 43-jährigen Patienten mit einer Vorgeschichte an somatoformen Beschwerden in der Kindheit zusammenhing. Kinder mit einem Vorliegen von eindeutig körperlichen Erkrankungen zeigten kein erhöhtes Risiko im späteren Leben, wegen unerklärlicher Symptome hospitalisiert zu werden (ebd.).

5.17.9 Forschungsanliegen und Ausblick

Das pathogenetische Verständnis dissoziativer und somatoformer Störungen ist vor dem Hintergrund neurobiologisch ausgerichteter Forschungsanstrengungen deutlich gewachsen. Die neurobiologischen Konsequenzen von akuten und chronischen Belastungserfahrungen im Zusammenhang mit Informationsverarbeitungs- und Affektregulationsstörungen nehmen einen zentralen Stellenwert ein. Die im entwicklungspsychologischen Kontext bewerteten emotionalen, verhaltensmäßigen und biologischen Konsequenzen von Stresserfahrungen haben das Verständnis von belastungsreaktiven Störungen im Kindes- und Jugendalter erheblich erweitert. Der gelungene Nachweis pathophysiologischer Mechanismen im Bereich der dissoziativen Bewegungsstörungen wirkt dem immer noch anzutreffenden Geist-Körper-Dualismus entgegen und kann zur Ent-Stigmatisierung einer großen Patientengruppe beitragen (vgl. auch Sharpe u. Carson 2001).

Das subjektive Gefühl der Patienten, dass ihre Störung durch eine unerklärliche körperliche Erkrankung bedingt sei, wird verständlich durch die auch biologisch begründbare Störung z. B. motorischer Funktionen durch ein vermutlich stressbedingtes Versagen bzw. eine Einschränkung der Willensbildung. In der vorfreudianischen Zeit wurden bereits Hypothesen zur eingeschränkten Willensbildung bei hysterischen Störungen formuliert, die jetzt eine empirische Verifizierung erfahren. Der Patient sagt: „Ich kann nicht", es sieht aus wie: „Ich will nicht", aber es ist: „Ich kann nicht wollen" (Paget 1873, zit. nach Merskey 1995; Spence et al. 2000). Weiterer Forschungsbedarf besteht in der Untersuchung von übergreifenden und trennenden pathogenetischen Aspekten dissoziativer Störungen vom Bewusstseins-Typus, dem körpersymptomatischen Typus und den somatoformen Störungen. Eine Etablierung externer Validitätskriterien, wie z. B. psychophysiologischer oder neuropsychologischer Marker, könnte helfen, die Validität der Diagnosen zu testen, und zur Re-Definition von Diagnosen und nosologischer Klassifikation beitragen. Die Entwicklung altersspezifischer Instrumente (insbesondere für die Schmerzstörungen und autonomen Funktionsstörungen) scheint erforderlich, um auch zu einer Etablierung von altersentsprechenden Diagnosekriterien zu gelangen (Fritz et al. 1997). Neben einem dringenden Bedarf zur Durchführung von Verlaufsstudien und kontrollierten Therapiestudien sind insbesondere auch epidemiologische Untersuchung im Bereich dissoziativer Störungen erforderlich. Die hohen Prävalenzraten somatoformer und dissoziativer Symptome/Syndrome in der ärztlichen Primärversorgung machen disziplinenübergreifende Interventionen erforderlich, die eine Ausweitung kinder- und jugendpsychiatrischer Konsiliar-/Liaisondienste nach sich ziehen. Frühzeitige Interventionen sind unabdingbar, um für einen Großteil von Kindern und Jugendlichen den Übergang in chronifizierte Störungen mit z. T. gravierenden psychischen und sozialen Funktionseinschränkungen abwenden zu können.

Literatur

Achenbach TM (1991). Manual for the Child Behavior Checklist/4-18 and 1991 Profile. Burlington: University of Vermont, Department of Psychiatry.

Albertini RS, Phillips KA (1999). Thirty-three cases of body dysmorphic disorder in children and adolescents. J Am Acad Child Adolesc Psychiatry; 38: 453–9.

Armstrong JG, Putnam FW, Carlson EB, Libero DZ, Smith SR (1997). Development and validation of a measure of adolescent dissociation: The Adolescent Dissociative Experiences Scale. J Nerv Ment Dis; 185: 491–5.

Barsky AJ, Goodson JD, Lane RS, Cleary PD (1988). The amplification of somatic symptoms. Psychosom Med; 50: 510–9.

Bender S, Weisbrod M, Just U, Pfüller U, Parzer P, Resch F, Oelkers R (2002). Lack of age-dependent development of the contigent negative variation (CNV) in migraine children. Cephalalgia; 22: 132–6.

Bernstein EM, Putnam FW (1986). Development, reliability and validity of a dissociation scale. J Nerv Ment Dis; 174: 727–35.

Bernstein GA, Massie ED, Thuras PD, Perwein AR, Borchardt CM, Crosby RD (1997). Somatic symptoms in anxious-depressed school refusers. J Am Acad Child Adolesc Psychiatry; 36: 661–8.

Bohus M, Schmahl C (2001). Therapeutische Prinzipien der Dialektisch-Behavioralen Therapie für Borderline-Störungen. Persönlichkeitsstörungen; 5: 91–102.

Bohus MJ, Landwehrmeyer GB, Stiglmayr CE, Limberger MF, Böhme R, Schmahl CG (1999). Naltrexone in the treatment of dissociative symptoms in patients with borderline personality disorder: an open-label trial. J Clin Psychiatry; 60: 598–603.

Brähler E (1992). Gießener Beschwerdebogen für Kinder und Jugendliche (GBB-KJ). Bern, Göttingen, Toronto: Huber.

Brähler E, Scheer JW (1995). Gießener Beschwerdebogen (GBB). Bern, Göttingen, Toronto, Seattle: Huber.

Bremner JD, Brett E (1997). Trauma-related dissociative states and long-term psychopathology in posttraumatic stress disorder. J Trauma Stress; 10: 37–50.

Bremner JD, Narayan M (1998). The effects of stress on memory and the hippocampus throughout the life cycle: Implications for childhood development and aging. Dev Psychopathol; 10: 871–85.

Briquet P (1859). Traite de l'hysterie. Paris: Bailliere et Fils.

Brunner R, Tiffin-Richards M (1993). Skala dissoziativen Verhaltens bei Kindern (SDV-K). Unveröffentlichte deutschsprachige Bearbeitung der Child Dissociative Checklist. Heidelberg: Universität Heidelberg.

Brunner R, Resch F (2004). Dissoziative Bewusstseinsstörungen im Kindes- und Jugendalter. In: Eckhardt-Henn A, Hoffmann SO (Hrsg). Dissoziative Bewusstseinsstörungen. Stuttgart, New York: Schattauer; 249–62.

Brunner R, Resch F, Parzer P, Koch E (1996). Dissoziation und Trauma: Psychotherapeutische Gesichtspunkte. In: Hofmann P, Lux M, Probst C, Steinbauer M, Taucher J, Zapotoczky HG (Hrsg). Klinische Psychotherapie. Wien, New York: Springer; 312–8.

Brunner R, Resch F, Parzer P, Koch E (1999). Heidelberger Dissoziations-Inventar (HDI). Frankfurt a. M.: Swets Test Services.

Brunner R, Parzer P, Schuld V, Resch F (2000). Dissociative symptomatology and traumatogenic factors in adolescent psychiatric patients. J Nerv Ment Dis; 188: 71–7.

Brunner R, Parzer P, Resch F (2001). Dissoziative Symptome und traumatische Lebensereignisse bei Jugendlichen mit einer Borderline-Störung. Persönlichkeitsstörungen; 5: 4–12.

Brunner R, Parzer P, Resch F (2004). Dissociative symptoms in schizophrenia: A comparative analysis of patients with borderline personality disorder and healthy controls. Psychopathology; 37: 281–4.

Brunner R, Schaefer D, Hess K, Parzer P, Resch F, Schwab S (2005). Effects of cortisol on short-term and long-term memory. Neurology; 64: 335–7.

Brunner R, Resch F (2005). Neurobiologische Grundlagen dissoziativer Störungen. In: Resch F, Schulte-Markwort M (Hrsg). Jahrbuch für integrative Kinder- und Jugendpsychotherapie. Weinheim: Beltz Psychologie Verlags Union; 21–39.

Brunner R, Müller C, Parzer P, Resch F (submitted). Physiological stress reactivity in adolescent psychiatric patients with dissociative symptomatology.

Campo JV, Fritsch SL (1994). Somatization in children and adolescents. J Am Acad Child Adolesc Psychiatry; 33: 1223–35.

Campo JV, Negrini BJ (2000). Case study: negative reinforcement and behavioral management of conversion disorder. J Am Acad Child Adolesc Psychiatry; 39: 787–90.

Campo JV, Fritz GK (2001). A management model for pediatric somatization. Psychosomatics; 42: 467–76.

Campo JV, Jansen-McWilliams L, Comer DM, Kelleher KJ (2000). Somatization in pediatric primary care: association with psychopathology, functional impairment, and use of services. J Am Acad Child Adolesc Psychiatry; 38: 543–4.

Campo JV, Di Lorenzo C, Chiappetta L, Bridge J, Colborn DK, Gartner JC, Gaffney P, Kocoshis S, Brent D (2001). Adult outcomes of pediatric recurrent abdominla pain: do they just grow out of it? Pediatrics; 108: 1–7.

Campo JV, Bridge J, Ehmann M, Altman S, Lucas A, Birhamer B, Di Lorenzo C, Iyengar S, Brent DA (2004). Recurrent abdominal pain, anxiety, and depression in primary care. Pediatrics; 113: 817–24.

Charcot JM (1886). Neue Vorlesungen über die Krankheiten des Nervensystems, insbesondere über Hysterie. Leipzig: Toeplitz & Deuticke.

Chu JA, Dill DL (1990). Dissociative symptoms in relation to childhood physical and sexual abuse. Am J Psychiatry; 147: 887–92.

Cicchetti D, Walker EF (2001). Stress and development: Biological and psychological consequences. Dev Psychopathol; 13: 413–8.

Cloninger CR (2000). Biology of personality dimensions. Curr Opin Psychiatry; 13: 611–6.

Cloninger CR, Martin RL, Guze RB, Clayton PJ (1986). A prospective follow-up and family study of somatization in men and women. Am J Psychiatry; 143: 873–8.

Craig TKJ, Cox AD, Klein K (2002). Intergenerational transmission of somatization behaviour: a study of chronic somatizers and their children. Psychological Medicine; 32: 805–16.

Damasio AR (1994). Descartes' Error. Emotion, reason and the Human Brain. New York: Avon Books.

Diamond DM, Rose GM (1994). Stress impairs LTP and hippocampal-dependent memory. Ann NY Acad Sci; 30: 411–4.

Dilling H, Mombour W, Schmidt MH (Hrsg) (1993). Internationale Klassifikation psychischer Störungen: ICD-10, Kapitel V (F); Klinisch-diagnostische Leitlinien der WHO. 2. korr. Aufl. Bern: Huber.

Dilling H, Mombour W, Schmidt MH, Schulte-Markwort E (Hrsg) (1994). Internationale Klassifikation psychischer Störungen: ICD-10, Kapitel V (F); Forschungskriterien. Bern: Huber.

Dorn LD, Campo JC, Thato S, Dahl, R.E, Lewin D, Chandra R, Di Lorenzo C (2003). Psychological comorbidity and stress reactivity in children and adolescents with recurrent abdominal pain and anxiety disorders. J Am Acad Child Adolesc Psychiatry; 42: 66–75.

Eckhardt A, Hoffmann SO (1997). Dissoziative Störungen. In: Egle U, Hoffmann SO, Joraschky P (Hrsg). Sexueller Mißbrauch, Mißhandlung, Vernachlässigung. Stuttgart, New York: Schattauer; 225–36.

Egger HL, Angold A, Costello E (1998). Headaches and psychopathology in children and adolescents. J Am Acad Child Adolesc Psychiatry; 37: 951–8.

Egle UT (1993). Mißbrauch und emotionale Deprivation bei psychogenen Schmerzpatienten. Fundamenta Psychiatrica; 7: 92–9.

Egle UT, Ecker-Egle ML (1998). Psychogene Störungen in der Neurologie. Dissoziative und Konversionsstörungen. Psychotherapeut; 43: 247–61.

Ehlers A, Mayou RA, Bryant B (1998). Psychological predictors of chronic posttraumatic stress disorder after motor vehicle accidents. J Abnorm Psychol; 107: 508–19.

Eminson DM (2001a). Somatising in children and adolescents. 1. Clinical presentations and aetiological factors. Adv Psychiatr Treatm; 7: 266–74.

Eminson DM (2001b). Somatising in children and adolescents. 2. Management and outcomes. Adv Psychiatr Treatm; 7: 388–98.

Fearon P, Hotopf M (2001). Relation between headache in childhood and physical and psychiatric symptoms in adulthood: national birth cohort study. Br Med J; 322: 1145–8.

Fiedler P (2001). Dissoziative Störungen und Konversion. Weinheim: Beltz Psychologie Verlags Union.

Fiedler P (2002). Dissoziative Störungen. Göttingen: Hogrefe.

Freud S (1959). Gesammelte Werke. Frankfurt a. M.: Fischer.

Freyberger HJ, Spitzer C, Stieglitz RD, Kuhn G, Magdeburg N, Bernstein-Carlson E (1998). Fragebogen zu dissoziativen Symptomen (FDS). Psychother Psychosom Med Psychol; 48: 223–9.

Freyberger HJ, Spitzer C, Stieglitz RD (1999). Fragebogen zu dissoziativen Symptomen (FDS): Deutsche Adaptation der Dissociative Experiences Scale (DES). Bern: Huber.

Friedl MC, Draijer N (2000). Dissociative disorders in Dutch psychiatric inpatients. Am J Psychiatry; 157: 1012–3.

Fritz GK, Fritsch S, Hagino O (1997). Somatoform disorders in children and adolescents: a review of the past 10 years. J Am Acad Child Adolesc Psychiatry; 36: 1329–38.

Garralda ME (1999). Practitioner review: assessment and management of somatisation in childhood and adolescence: a practical perspective. J Child Psychol Psychiatry; 40: 1159–67.

Gast U, Oswald T, Zündorf F, Hofmann A (2000). Strukturiertes Klinisches Interview für Dissoziative Störungen (SKID-D). Göttingen, Bern: Hogrefe.

Gast U, Rodewald F, Nickel V, Emrich HM (2001). Prevalence of dissociative disorders among psychiatric inpatients in a German university clinic. J Nerv Ment Dis; 189: 249–57.

Gerber WD, Schoenen J (1998). Biobehavioral correlates in migraine: the role of hypersensivity and information-processing dysfunction. Cephalalgia; 21: 5–11.

Glaser D (2000). Child abuse and neglect and the brain: A review. J Child Psychol Psychiatry; 41: 97–116.

Glover V, Jarman J, Sandler M (1993). Migraine and depression. J Psychiatr Res; 2: 223–31.

Goodyer IM, Mitchell C (1989). Somatic emotional disorders in childhood and adolescence. J Psychosom Res; 33: 681–8.

Grabe HJ, Spitzer C, Freyberger HJ (1999). Relationship of dissociation to temperament and character in men and women. Am J Psychiatry; 156: 1811–83.

Grant JE, Kim SW, Crow SJ (2001). Prevalence and clinical feature of body dysmorphic disordered adolescent and adult psychiatric inpatients. J Clin Psychiatry; 62: 517–22.

Haffner J, Esther C, Münch H, Parzer P, Raue B, Steen R, Klett M, Resch F (1998). Veränderte Kindheit – Neue Wirklichkeiten. Verhaltensauffälligkeiten im Einschulungsalter. Ergebnisse einer epidemiologischen Studie. Heidelberg: Gesundheitsamt Rhein-Neckar-Kreis.

Harter S (1986). Cognitive developmental processes in the integration of concepts about emotions and the self. Social Cogn; 4: 119–51.

Hoechstetter K, Meinck HM, Henningsen P, Scherg M, Rupp A (2002). Psychogenic sensory loss: magnetic source imaging reveals normal tactile evoked activity of the human primary and secondary somatosensory cortex. Neurosci lett; 323: 137–40.

Honkasalo ML, Kaprio J, Winter T, Heikkila K, Sillanpaa M, Koskenvuo M (1995). Migraine and concominant symptoms among 8167 adult twin pairs. Headache; 35: 70–8.

Hotopf M, Carr S, Mayou RA, Wadsworth ME, Wessely S (1998). Why do children have chronic abdominal pain, and what happens to them when thes grow up? Population based cohort study. Br Med J; 316: 1196–200.

Hotopf M, Mayou RA, Wadsworth ME, Wessely S (1999). Childhood risk factors for adults with medically unexplained symptoms: results from a national birth cohort study. Am J Psychiatry; 156: 1796–800.

Hotopf M, Wilson-Jones C, Mayou RA, Wadsworth ME, Wessely S (2000). Childhood predictors of adult medically unexplained hospitalisations. Results from a national birth cohort study. Br J Psychiatry; 2000: 273–80.

Janet P (1889). L'automatisme psychologique. Paris: Alcan.

Jang KL, Paris J, Zweig-Frank H, Livesley WJ (1998). Twin study of dissociative experience. J Nerv Ment Dis; 186: 345–51.

Jans T, Warnke A (1999). Der Verlauf dissoziativer Störungen im Kindes- und Jugendalter – eine Literaturübersicht. Z Kinder Jugendpsychiatrie Psychother; 27: 139–50.

Just U, Oelkers R, Bender S, Parzer P, Ebinger F, Weisbrod M, Resch F (2003). Emotional and behavioral problems in children and adolescents with primary headache? Cephalalgia; 23: 206–13.

Kapfhammer HP (2001). Trauma und Dissoziation – eine neurobiologische Perspektive. Persönlichkeitsstörungen; 5: 4–27.

Katon W, Sullivan M, Walker E (2001). Medical symptoms without identified pathology: relationship to psychiatric disorders, childhood and adult trauma, and personality traits. Ann Int Med; 134: 917–25.

Kihlstrom JF, Glisky ML, Angiulo MJ (1994). Dissociative tendencies and dissociative disorders. J Abnorm Psychol; 103: 117–24.

Klosterkötter J (1988). Basissymptome und Endphänomene der Schizophrenie. Berlin, Heidelberg, New York, Tokyo: Springer.

Kluft RP, Fine CG (1993). Clinical Perspectives on Multiple Personality Disorder. Washington, DC: American Psychiatric Press.

Konijnenberg AY, Uiterwaal CSPM, Kimpen JLL, van der Hoeven J, Buitelaar JK, de Graeff-Meeder ER (2005). Cildren with unexplained chronic pain: substantial impairment in everyday life. Arch Dis Child; 90: 680–6.

Krem MM (2004). Motor conversion disorders reviewed from a neuropsychiatric perspective. J Clin Psychiatry; 65: 783–90.

Krystal JH, Bremner JD, Southwick SM, Charney DS (1998). The emerging neurobiology of dissociation: Implications for treatment of posttraumatic stress disorder. In: Bremner JD, Marmar CR (eds). Trauma, Memory and Disociation. Washington, DC: American Psychiatric Press; 321–64.

Lancman ME, Asconape JJ, Graves S, Gibson PA (1994). Psychogenic seizures in children: Long-term analysis of 43 cases. J Child Neurol; 9: 498–502.

Lehmkuhl G, Blanz B, Lehmkuhl U, Braun-Scharm H (1989). Conversion disorder (DSM-III 300.11): symptomatology and course in childhood and adolescence. Eur Arch Psychiatry Neurol Sci; 238: 155–60.

Lehmkuhl G, Döpfner M, Plück J, Berner W, Fegert JM, Huss M, Lenz K, Schmeck K, Lehmkuhl U, Poustka F (1998). Häufigkeit psychischer Auffälligkeiten und somatischer Beschwerden bei vier- und zehnjährigen Kindern in Deutschland im Urteil der Eltern – ein Vergleich normorientierter und kriterienorientierter Modelle. Z Kinder Jugenpsychiatrie Psychother; 26: 83–96.

Lieb R, Mastaler M, Wittchen HU (1998). Gibt es somatoforme Störungen bei Jugendlichen und jungen Erwachsenen? Erste epidemiologische Befunde der Untersuchung einer bevölkerungsrepräsentativen Stichprobe. Verhaltenstherapie; 8: 81–93.

Linehan MM (1993). Cognitive-behavioral Treatment of Borderline Personality Disorder. New York: Guilford Press.

Livingston R, Taylor JL, Crawford SL (1988). A study of somatic complaints and psychiatric diagnosis in children. J Am Acad Child Adolesc Psychiatry; 27: 185–7.

Ludwig AM (1983). The psychobiological functions of dissociation. Am J Clin Hypn; 26: 93–9.

Maisami M, Freeman JM (1987). Conversions reactions in children as body language: a combined child psychiatry/neurology team approach to the management of functional neurologic disorders in children. Pediatrics; 80: 46–52.

Maldonado JR, Butler LD, Spiegel D (1998). Treatments for dissociative disorders. In: Nathan PE, Gorman JM (eds). A Guide to Treatments that Work. New York: Oxford University Press; 423–46.

Markowitsch HJ, Kessler J, Fröhlich L, Schneider B, Maurer K (1999). Mnestic block syndrome. Cortex; 35: 219–30.

McEwen BS, Sapolsky RM (1995). Stress and cognitive function. Curr Opin Neurobiol; 5: 205–16.

Merckelbach H, Muris P (2001). The causal link between self-reported trauma and dissociation: A critical review. Behav Res Ther; 39: 245–54.

Merskey H (1995). The Analysis of Hysteria: Understanding conversion and dissociation. 2nd ed. London: Gaskell.

Mulder RT, Beautrais AL, Joyce PR, Fergusson DM (1998). Relationship between dissociation, childhood sexual abuse, childhood physical abuse, and mental illness in a general population sample. Am J Psychiatry; 155: 806–11.

Murray J, Ehlers A, Mayou RA (2002). Dissociation and post-traumatic stress disorder: two prospective studies of road traffic accident survivors. Br J Psychiatry; 180: 363–8.

Noyes R, Langbehn DR, Happel RL, Stout LR, Muller BA, Longley SL (2001). Personality dysfunction among somatizing patients. Psychosomatics; 42: 320–9.

Oelkers R, Grosser K, Lang E, Geisslinger G, Kobal G, Brune K, Lötsch J (1999). Visual evoked potentials in migraine patients: alterations depend on pattern spatial frequency. Brain; 122: 1147–55.

Oelkers-Ax R, Bender S, Just U, Pfüller U, Parzer P, Resch F, Weisbrod M (2004). Pattern-reversal visual-evoked potentials in children with migraine and other primary headache: evidence for maturation disorder? Pain; 108: 267–75.

Oelkers-Ax R (2006). Schmerz bei Kindern und Jugendlichen. Psychotherapeutische Verfahren. München: Ernst Reinhardt Verlag.

Offord DR, Boyle MH, Szatmari P (1987). Ontario Child Health Study: II. Six-months prevalence of disorder and rates of service utillization. Arch Gen Psychiatry; 44: 832–6.

Ogawa JR, Sroufe LA, Weinfeld NS, Carlson EA, Egeland B (1997). Development and the fragmented self: Longitudinal study of dissociative symptomatology in a nonclinical sample. Dev Psychopathol; 9: 855–79.

Phillips KA, Atala KD, Albertini RS (1995). Body dysmorphobic disorder in adolescents. J Am Acad Child Adolesc Psychiatry; 34: 1216–20.

Phillips M, Sierra M (2003). Depersonalzation Disorder: A functional neuroanatomical perspective. Stress; 6: 157–65.

Pine DS, Cohen P, Brook J (1996). The association between major depression and headache: results of a longitudinal epidemiologic study in youth. J Child Adolesc Psychopharmacol; 6: 153–64.

Prohl J, Resch F, Parzer P, Brunner R (2001). The relationship between dissociative symptomatology and declarative and procedural memory in adolescent psychiatric patients. J Nerv Ment Dis; 189: 602–7.

Putnam FW (1995). Development of dissociative disorders. In: Cicchetti D, Cohen DJ (eds). Developmental Psychopathology. Vol. 2. New York: John Wiley & Sons; 581–608.

Putnam FW (1996). Child development and dissociation. Child Adolesc Psychiatr Clin North Am; 5: 285–301.

Putnam FW (1997). Dissociation in Children and Adolescents. A developmental perspective. New York, London: Guilford Press.

Putnam FW, Helmers K, Trickett PK (1993). Development, reliability and validity of a child dissociation scale. Child Abuse Negl; 17: 731–41.

Putnam FW, Carlson EB, Ross CA, Anderson G, Clark P, Torem M, Bowmann E, Coons P, Chu JA, Dill DL, Loewenstein RJ, Braun BG (1996). Patterns of dissociation in clinical and nonclinical samples. J Nerv Ment Dis; 11: 763–79.

Ramchandani PG, Hotopf M, Sandhu B, Stein A, and ALSPAC Study Team (2006). The epidemiology of recurrent abdominal pain from 2 to 6 years of age: results of a large, population-based study. Pediatrics; 116: 46–50.

Remschmidt H, Schmidt MH, Poustka F (2001). Multiaxiales Klassifikationsschema für psychische Störungen des Kindes- und Jugendalters nach ICD-10 der WHO. 4. Aufl. Bern, Göttingen, Toronto, Seattle: Huber.

Resch F (1999). Entwicklungspsychopathologie des Kindes- und Jugendalters. 2. Aufl. Weinheim: Beltz Psychologie Verlags Union.

Resch F, Brunner R (2004). Dissoziative Mechanismen und Persönlichkeitsentwicklung. In: Eckhardt-Henn A, Hoffmann SO (Hrsg). Dissoziative Bewusstseinsstörungen. Stuttgart, New York: Schattauer; 74–93.

Resch F, Brunner R, Parzer P (1998). Dissoziative Mechanismen und Persönlichkeitsentwicklung. In: Klosterkötter J (Hrsg). Frühdiagnostik und Frühbehandlung psychischer Störungen. Berlin, Heidelberg: Springer; 125–40.

Reuber M, Pukrop R, Bauer J, Helmstaedter C, Tessendorf N, Elger CE (2003) Outcome in psychogenic nonepileptic seizures: 1 to 10-year follow-up in 164 patients. Ann Neurol; 53: 305–11.

Rief W, Hiller W, Heuser J (1997). Screening für Somatoforme Störungen (SOMS). Bern, Göttingen, Toronto, Seattle: Hogrefe.

Roelofs K, Keijsers, GPJ, Hoogduin KAL, Näring, GWB, Moene FC (2002). Childhood abuse in patients with conversion disorder. Am J Psychiatry; 159: 1908–13.

Ron M (2001). Explaining the unexplained: understanding hysteria (editorial). Brain; 124: 1065–6.

Ross CA, Miller SD, Reagor P, Bjornson L, Fraser GA, Anderson G (1990). Schneiderian symptoms in multiple personality disorder and schizophrenia. Compr Psychiatry; 31: 111–8.

Roth AS, Ostroff RB, Hoffman RE (1996). Naltraxone as a treatment for repetitive self-injurious behavior: an open-label trial. J Clin Psychiatry; 57: 233–7.

Rudolf G (1998). Der Prozeß der depressiven Somatisierung. In: Rudolf G, Henningsen P (Hrsg). Somatoforme Störungen. Stuttgart, New York: Schattauer; 171–84.

Rüger U (1987). Fehldiagnosen „Psychosomatische Erkrankung". Prax Psychother Psychosom; 32: 12–20.

Sachsse U (1996). Selbstverletzendes Verhalten. Psychodynamik-Psychotherapie. Das Trauma, die Dissoziation und ihre Behandlung. Göttingen, Zürich: Vandenhoek & Ruprecht.

Sanders B (1992). The imaginary companion experience in multiple personality disorder. Dissociation; 5: 159–62.

Sanders MR, Shepherd RW, Cleghorn G, Woolford H (1994). The treatment of recurrent abdominal pain in children: a controlled comparison of cognitive-behavioral family intervention and standard pediatric care. J Consult Clin Psychol; 62: 306–14.

Saß H, Wittchen HU, Zaudig M (Hrsg) (1996). Diagnostisches und Statistisches Manual Psychischer Störungen DSM-IV. Deutsche Bearbeitung des Diagnostic and Statistical Manual of Mental Disorders der American Psychiatric Association. Göttingen: Hogrefe.

Saxe GN, van der Kolk BA, Berkowitz R, Chinman G, Hall K, Lieberg G, Schwartz J (1993). Dissociative disorders in psychiatric inpatients. Am J Psychiatry; 150: 1037–42.

Schelling G, Kilger E, Roozendaal B, de Quervain DJ, Briegel J, Dagge A, Rothenhausler HB, Krauseneck T, Nollert G, Kapfhammer HP (2004). Stress doses of hydrocortisone, traumatic memories, and symtoms of posttraumatic stress disorder in patients after cardiac surgery. A randomized study. Biol Psychiatry; 55: 627–33.

Schneck S, Ellgring H, Warnke A (2002). Der Verlauf dissoziativer Störungen im Kindes- und Jugendalter. XXVII. Berlin: Kongress der Deutschen Gesellschaft für Kinder- und Jugendpsychiatrie und Psychotherapie, 3.–6. April.

Shapiro EG, Rosenfeld AA (1987). The Somatizing Child. Diagnosis and treatment of conversion and somatizing disorders. New York, Berlin: Springer.

Sharpe M, Carson A (2001). „Unexplained" somatic symptoms, functional syndromes, and somatization: Do we need a paradigm shift? Ann Int Med; 134: 926–30.

Shearer SL (1994). Dissociative phenomena in women with borderline personality disorder. Am J Psychiatry; 151: 1324–8.

Sierra M, Berrios GE (1998). Depersonalization: Neurobiological perspectives. Biol Psychiatry; 44: 898–908.

Sierra M, Senior C, Dalton J, McDonough M, Bond A, Phillips ML, O'Dwyer AM, David AS (2002). Autonomic response in depersonalization disorder. Arch Gen Psychiatry; 59: 833–8.

Sierra M, Phillips ML, Ivin G, Krystal J, David AS (2003). A placebo-controlled, cross-over trial of lamotrigine in depersonalization disorder. J Psychopharmacol; 17: 103–5.

Simeon D, Guralnik O, Hazlett EA, Spiegel-Cohen J, Hollander E, Buchsbaum MS (2000). Feeling unreal: a PET study of depersonalization disorder. Am J Psychiatry; 157: 1782–8.

Simeon D, Guralnik O, Schmeidler J, Sirof B, Knutelska M (2001). The role of childhood interpersonal trauma in depersonalization disorder. Am J Psychiatry; 158: 1027–33.

Simeon D, Guralnik O, Knutelska M, Schmeidler J (2002). Personality factors associated with dissociation: Temperament, defenses, and cognitive schemata. Am J Psychiatry; 159: 489–91.

Simeon D, Guralnik O, Knutelska M, Yehuda R, Schmeidler J (2003). Basal norepinephrine in depersonalization disorder. Psychiatry Research; 121: 93–7.

Simeon D, Guralnik O, Schmeidler J, Knutelska M (2004). Fluoxetine therapy in depersonalisation disorder: randomised controlled trial. Br J Psychiat; 185: 31–6.

Simon GE (1998). Management of somatoform and factitious disorders. In: Nathan PE, Gorman JM (eds). A Guide to Treatments that Work. Oxford, New York: Oxford University Press; 408–22.

Simon GE, VonKorff M, Piccinelli M, Fullerton C, Ormel J (1999). An international study of the relation between somatic symptoms and depression. N Engl J Med; 341: 1329–35.

Spence SA, Crimlisk HL, Cope H, Ron MA, Grasby PM (2000). Discrete neurophysiological correlaters in prefrontal cortex during hysterical and feigned disorder of movement. Lancet; 355: 1243–4.

Spiegel D (1997). Trauma, dissociation, and memory. In: Yehuda R, McFarlane AC (eds). Psychobiology of Posttraumatic Stress Disorder. Vol. 821. Annals of the New York Academy of Science. New York: The New York Academy of Science; 225–37.

Spitzer C, Freyberger HJ, Kömpf D, Kessler C (1994). Psychiatrische Komorbidität dissoziativer Störungen in der Neurologie. Nervenarzt; 65: 680–8.

Steinberg M (1994). Structured Clinical Interview for DSM-IV Dissociative Disorders (SCID-D-R). Washington, DC: American Psychiatric Press.

Steinberg M (1995). Handbook for the Assessment of Dissociation: A clinical guide. Washington, DC: American Psychiatric Press.

Steinhausen HC, von Aster M, Pfeiffer E, Gobel D (1989). Comparative studies of conversion disorders in childhood and adolescence. J Child Psychol Psychiatry; 30: 615–21.

Stern J, Murphy M, Bass C (1993). Personality disorders in patients with somatization disorder: a controlled study. Br J Psychiatry; 163: 785–9.

Stone J, Smyth R, Carson A, Lewis S, Prescott R, Warow C, Sharpe M (2005). Systematic review of misdiagnosis of conversion symptoms and „hysteria". BMJ; Epub 2005 Oct 13.

Strunk P (1985). Konversionssyndrome. In: Remschmidt H, Schmidt MH (Hrsg). Kinder- und Jugendpsychiatrie in Klinik und Praxis. Vol. 3. Stuttgart: Thieme; 147–56.

Taylor RB, Mann AH, White NJ, Goldberg DP (2000). Attachment style in patients with unexplained physical complaints. Psychol Med; 30: 931–41.

Torgensen S (1986). Genetics of somatoform disorders. Arch Gen Psychiatry; 43: 502–5.

Trott GE, Friese HJ, Wirth S, Nissen G (1996). Somatoforme und konversionelle Syndrome bei Kindern und Jugendlichen und ihre Therapie. Monatsschr Kinderheilk; 144: 544–51.

van der Kolk BA (1994). The body keeps the score: memory and the evolving psychobiology of posttraumatic stress. Harv Rev Psychiatry; 1: 253–6.

van der Kolk BA, Fisler RE (1994). Childhood abuse and neglect and loss of self-regulation. Bull Menninger Clin; 58: 145–68.

van der Kolk BA, Dreyfuss D, Michaels M, Shera D, Berkowitz R, Fisler RE, Saxe G (1994). Fluoxetine in posttraumatic stress disorder. J Clin Psychol; 155: 517–22.

Vuilleumier P, Chicherio C, Assal F, Schwartz S, Slosman D, Landis T (2001). Functional neuroanatomical correlates of hystericla sensorimotor loss. Brain; 124: 1077–90.

Waller NG, Ross CA (1997). The prevalence and biometric structur of pathological dissociation in the general population: taxometric and behavior genetic findings. J Abnorm Psychol; 106: 499–510.

Wewetzer C, Warnke A (1999). Differentialdiagnose einer „Konversionsstörung". Z Kinder Jugendpsychiatrie Psychother; 27: 221–6.

Wittchen HU, Lachner G, Wunderlich U, Pfister H (1998). Test-retest reliability of the computerized DSM-IV version of the Munich Composite International Diagnostic Interview (M-CIDI). Soc Psychiatry Psychiatr Epidemiol; 33: 568–78.

Wolfsdorf BA, Zlotnick C (2001). Affect management in group therapy for women with posttraumatic stress disorder and histories of childhood sexual abuse. Psychother Practice; 57: 169–81.

World Health Organization (WHO) (1992). Composite International Diagnostic Interview: Core version 1.1. Geneva: World Health Organization.

Wright B, Partridge I, Williams C (2000). Management of chronic fatigue syndrome in children. Adv Psychiatr Treatm; 6: 145–52.

Wyllie E, Glazer JP, Benbadis S, Kotagal P, Wolgamuth B (1999). Psychiatric features of children and adolescents with pseudoseizures. Arch Pediatr Adolesc Med; 153: 244–8.

Wynick S, Hobson RP, Jones RB (1997). Psychogenic disorders of vision in childhood („visual conversion reactions") – perspectives from adolescence: a research note. J Child Psychol Psychiatry; 38: 375–9.

Zanarini MC, Ruser T, Frankenburg FR, Hennen J (2000). The dissociative experiences of borderline patients. Compr Psychiatry; 41: 223–7.

Zwaigenbaum L, Szatmari P, Boyle MH, Offord DR (1999). Highly somatizing young adolescents and the risk of depression. Pediatrics; 103: 1203–9.

5.18 Posttraumatische Belastungsstörung

B. Herpertz-Dahlmann

Inhalt

5.18.1 Einleitung

Traumatische Erfahrungen sind nicht auf das Erwachsenenalter beschränkt, sondern betreffen auch Kinder und Jugendliche in vielfältiger Weise, z. B. durch körperliche und sexuelle Misshandlung, Erleben von häuslicher Gewalt einschließlich Verletzung und Tötung eines nahen Angehörigen, schwere und todbringende Erkrankungen sowie Verkehrsunfälle. Kinder und Jugendliche werden Zeugen und Opfer terroristischer Gewalthandlungen sowie von schweren Naturkatastrophen.
Trotzdem wurde die Posttraumatische Belastungsstörung (PTBS; engl.: Posttraumatic Stress Disorder, PTSD) des Kindes- und Jugendalters im Vergleich zu der des Erwachsenenalters erst viel später beschrieben. Während eine erste Klassifikation der Störung für das Erwachsenenalter bereits im DSM-I („Gross Stress Reaction") erfolgte (Andreasen 2004), wurden typische Symptome im Kindes- und Jugendalter erstmals in der revidierten Fassung des DSM-III definiert. In den letzten Jahren wird durch neue Forschungsergebnisse offensichtlich, dass frühe traumatische Erfahrungen nicht nur eine PTBS zur Folge haben können, sondern auch an der Entstehung anderer, auch erwachsenentypischer psychiatrischer Erkrankungen beteiligt sind (Pine 2003; s. auch Kap. 3.3 in diesem Buch).

5.18.2 Definition und Klassifikation

Für die DSM-IV-Diagnose einer PTBS werden Symptome intensiven Wiedererlebens und anhaltender Vermeidung traumabezogener Reize sowie eines erhöhten Arousals gefordert. Die Symptomatik sollte in „klinisch bedeutsamer Weise Leiden oder Beeinträchtigungen in sozialen, beruflichen oder anderen wichtigen Funktionsbereichen" zur Folge haben. Wie im Erwachsenenalter definiert das amerikanische Klassifikationssystem sechs Cluster für die PTBS im Kindes- und Jugendalter, wobei je nach Cluster eine unterschiedliche Anzahl von Kriterien erfüllt sein muss (Cluster A: beide Kriterien; Cluster B: ein Kriterium; Cluster C: drei Kriterien; Cluster D: zwei Kriterien obligatorisch für die Diagnose; E und F beinhalten jeweils nur ein Kriterium). Im Gegensatz zur ICD-10 werden im DSM-IV für einige PTBS-Symptome spezifische kindliche Ausdrucksformen beschrieben (s. auch Tab. 5-141).

Die Kriterien der ICD-10 stimmen im Übrigen wesentlich mit denen des DSM-IV überein, unterscheiden sich aber hinsichtlich der geforderten Anzahl der Symptome. Wesentliches Kriterium nach ICD-10 ist die wiederholte unausweichliche Erinnerung oder Wiederinszenierung des traumatischen Ereignisses.

Sowohl die Qualität als auch die Quantität der geforderten Kriterien nach DSM-IV oder ICD-10 wird der Symptomatik einer PTBS bei jüngeren Kindern nicht gerecht (Scheeringa et al. 2003). So kann der Schweregrad einzelner PTBS-Symptome bei Kindern so stark ausgeprägt sein, dass faktisch eine psychiatrische Störung vorliegt, ohne dass die Anzahl der geforderten Kriterien nach DSM-IV oder ICD-10 erfüllt ist (Carrion et al. 2002).

Aus der Tabelle 5-141 gehen die Kriterien für die PTBS nach ICD-10 und DSM-IV hervor. Dabei sind diejenigen Merkmale, die sich in erster Linie auf das Kindes- und Jugendalter beziehen, durch Fettdruck gekennzeichnet.

Für Klein- und Vorschulkinder wird eine Revision der PTBS-Kriterien empfohlen, die nur ein Kriterium aus Cluster B, ein Kriterium aus Cluster C und zwei Kriterien aus Cluster D fordert. Als bedeutsame weitere Symptome der PTBS in diesem Lebensalter werden eine nach dem Trauma auftretende Trennungsangst, Verlust bereits erlernter Fähigkeiten, aggressives Verhalten sowie bisher nichtbeobachtete Befürchtungen angesehen, die in keinem direkten Zusammenhang mit dem Trauma stehen müssen (Scheeringa et al. 2003).

Tab. 5-141: Gegenüberstellung der PTBS-Kriterien in DSM-IV und ICD-10

DSM-IV	ICD-10
A. Die Person wurde mit einem traumatischen Ereignis konfrontiert, bei dem die beiden folgenden Kriterien vorhanden waren: (1) Die Person erlebte, beobachtete oder war mit einem oder mehreren Ereignissen konfrontiert, die tatsächlichen oder drohenden Tod oder ernsthafte Verletzung oder eine Gefahr der körperlichen Unversehrtheit der eigenen Person oder anderer Personen beinhalteten. (2) Die Reaktion der Person umfasste intensive Furcht, Hilflosigkeit oder Entsetzen. **Beachte: Bei Kindern kann sich dies auch durch aufgelöstes oder agitiertes Verhalten äußern.**	**A.** Die Betroffenen sind einem kurz- oder langfristigen Ereignis oder Geschehen von außergewöhnlicher Bedrohung oder mit katastrophalem Ausmaß ausgesetzt, das nahezu bei jedem tiefgreifende Verzweiflung auslösen würde.
B. Das traumatische Ereignis wird beharrlich auf mindestens eine der folgenden Weisen wiedererlebt: (1) Wiederkehrende und eindringliche belastende Erinnerungen an das Ereignis, die Bilder, Gedanken oder Wahrnehmungen umfassen können. **Beachte: Bei kleinen Kindern können Spiele auftreten, in denen wiederholt Themen oder Aspekte des Traumas ausgedrückt werden.** (2) Wiederkehrende, belastende Träume von dem Ereignis. **Beachte: Bei Kindern können stark beängstigende Träume ohne wieder erkennbaren Inhalt auftreten.** (3) Handeln oder Fühlen, als ob das traumatische Ereignis wiederkehrt (beinhaltet das Gefühl, das Ereignis wieder zu erleben, Illusionen, Halluzinationen und dissoziative Flashback-Episoden, einschließlich solcher, die beim Aufwachen oder bei Intoxikationen auftreten). **Beachte: Bei kleinen Kindern kann eine traumaspezifische Neuinszenierung auftreten.** (4) Intensive psychische Belastung bei der Konfrontation mit internalen Hinweisreizen, die einen Aspekt desselben erinnern. (5) Körperliche Reaktionen bei der Konfrontation mit internalen oder externalen Hinweisreizen, die einen Aspekt des traumatischen Ereignisses symbolisieren oder an Aspekte desselben erinnern.	**B.** Anhaltende Erinnerungen oder Wiedererleben der Belastung durch aufdringliche Nachhallerinnerungen (Flashbacks), lebendige Erinnerungen, sich wiederholende Träume oder durch innere Bedrängnis in Situationen, die der Belastung ähneln oder mit ihr in Zusammenhang stehen.

Tab. 5-141: Gegenüberstellung der PTBS-Kriterien in DSM-IV und ICD-10 (Fortsetzung)

DSM-IV	ICD-10
C. Anhaltende Vermeidung von Reizen, die mit dem Trauma verbunden sind, oder eine Abflachung der allgemeinen Reagibilität (vor dem Trauma nicht vorhanden). Mindestens drei der folgenden Symptome liegen vor: (1) bewusstes Vermeiden von Gedanken, Gefühlen oder Gesprächen, die mit dem Trauma in Verbindung stehen (2) bewusstes Vermeiden von Aktivitäten, Orten oder Menschen, die mit dem Trauma in Verbindung stehen (3) Unfähigkeit, einen wichtigen Aspekt des Traumas zu ertragen (4) deutlich vermindertes Interesse oder verminderte Teilnahme an wichtigen Aktivitäten (5) Gefühl der Losgelöstheit oder Entfremdung von anderen (6) eingeschränkte Bandbreite des Affekts (z. B. Unfähigkeit, zärtliche Gefühle zu empfinden) (7) Gefühl einer eingeschränkten Zukunft (z. B. erwartet nicht, Karriere, Ehe, Kinder oder ein normal langes Leben zu haben)	**C.** Umstände, die der Belastung ähneln oder mit ihr im Zusammenhang stehen, werden tatsächlich oder möglichst vermieden. Dieses Verhalten bestand nicht vor dem belastenden Erlebnis.
D. anhaltende Symptome erhöhten Arousals (vor dem Trauma nicht vorhanden) (1) Schwierigkeiten, ein- oder durchzuschlafen (2) Reizbarkeit oder Wutausbrüche (3) Konzentrationsschwierigkeiten (4) übermäßige Wachsamkeit (Hypervigilanz) (5) übertriebene Schreckreaktion	**D.** Entweder 1. oder 2. (1) teilweise oder vollständige Unfähigkeit, einige wichtige Aspekte der Belastung zu erinnern (2) anhaltende Symptome einer erhöhten psychischen Sensitivität und Erregung (nicht vorhanden vor der Belastung) mit zwei der folgenden Merkmale: a. Ein- und Durchschlafstörungen b. Reizbarkeit oder Wutausbrüche c. Konzentrationsschwierigkeiten d. Hypervigilanz e. erhöhte Schreckhaftigkeit
E. Das Störungsbild (Symptome und Kriterium B, C und D) dauert länger als einen Monat.	**E.** Die Kriterien B, C und D treten innerhalb von 6 Monaten nach dem Belastungsereignis oder nach Ende einer Belastungsperiode auf (in einigen speziellen Fällen kann ein späterer Beginn berücksichtigt werden, dies sollte aber gesondert angegeben werden).
F. Das Störungsbild verursacht in klinisch bedeutsamer Weise Leiden oder Beeinträchtigungen in sozialen, beruflichen oder anderen wichtigen Funktionsbereichen.	
Bestimme, ob: – Akut: Wenn die Symptome weniger als 3 Monate andauern. – Chronisch: Wenn die Symptome mehr als 3 Monate andauern. Bestimme, ob: – Mit verzögertem Beginn: Wenn der Beginn der Symptome mindestens 6 Monate nach dem Belastungsfaktor liegt.	

5.18.3 Epidemiologie

Die Anzahl epidemiologischer Studien zur Prävalenz der PTBS im Kindes- und Jugendalter ist gering. Die Lebenszeitprävalenz bei 14- bis 18-jährigen Jugendlichen liegt zwischen 5 und 10 % (Elklit 2002; Brown 2002). Für eine mangelnde Adaptation der PTBS-Kriterien an das Kleinkind- und Vorschulalter spricht die bei 2- bis 5-jährigen Kindern gefundene Prävalenzrate von 0,1 % (Lavigne et al. 1996).

Im Rahmen der Bremer Jugendstudie wurden erstmals Felddaten in Deutschland für die PTBS erhoben (Essau et al. 1999): 1035 bei einer Zufallsauswahl rekrutierte Jugendliche zwischen 12 und 17 Jahren wurden im Rahmen eines standardisierten Interviews, das eine Vielzahl psychischer Störungen erfasst, u. a. zu traumatischen Erfahrungen befragt. 22,5 % der Jugendlichen berichteten, mindestens ein Trauma erlebt zu haben. 7,3 % der Traumatisierten erfüllten die DSM-IV-Kriterien der PTBS entsprechend einer Lebenszeitprävalenz in der Gesamtstichprobe von 1,6 %. Von den Jugendlichen, die die Kriterien einer PTBS erfüllten, gaben 90 % an, in ihrem Alltagsleben beeinträchtigt zu sein. Nur 33 % der Betroffenen nahmen professionelle Hilfe in Anspruch, davon 11 % bei einem Allgemeinarzt und 23 % in Einrichtungen der psychosozialen Versorgung.

In der Traumaambulanz für Kinder und Jugendliche am Universitätsklinikum Aachen wurden innerhalb von zwei Jahren 140 Kinder und Jugendliche behandelt. Bei einem Viertel der aufgrund einer Traumaexposition vorgestellten Patienten konnte die Diagnose einer PTBS gestellt werden. Allerdings zeigte sich auch bei unserer Klientel, dass eine deutlich geringere Anzahl der jüngeren Kinder – trotz ähnlichem Schweregrad des Traumas – die Kriterien für eine PTBS erfüllten, was auf die Altersabhängigkeit der diagnostischen Kriterien verweist (Herpertz-Dahlmann et al. 2005).

Mädchen erkranken häufiger an einer PTBS als Jungen. Obwohl beide Geschlechter in vergleichbarer Häufigkeit in einer repräsentativen Längsschnittstudie (Giaconia et al. 1995) von traumatischen Lebensereignissen berichteten, wurde bei Mädchen sechsmal häufiger eine PTBS diagnostiziert. Eine Ursache für das höhere Risiko des weiblichen Geschlechts hängt möglicherweise mit der größeren Wahrscheinlichkeit zusammen, Opfer eines sexuellen Delikts zu werden, welches als schwerwiegendes Trauma mit häufigen psychischen Folgesymptomen angesehen wird (Teicher et al. 2003). Allerdings zeigen Mädchen auch nach gleicher Traumaerfahrung häufiger Symptome einer Posttraumatischen Belastungsstörung, was offenbar auf neurobiologische Faktoren (s. Abschnitt 5.18.5) zurückzuführen ist.

Auch das **Alter** des Kindes spielt für die Entwicklung einer PTBS eine große Rolle. Während bei Ereignissen, deren Bedrohlichkeit eine Einsichtsfähigkeit erforderte (z. B. Atomreaktorkatastrophe in Tschernobyl), Kinder eine geringere Reaktion auf das Trauma als ihre Eltern zeigten, war die Psychopathologie bei missbrauchten und misshandelten Kindern umso größer, je jünger die Kinder waren (Pfefferbaum 2002). Allerdings muss bei missbrauchten und misshandelten Kindern davon ausgegangen werden, dass es sich um chronische Traumata mit entsprechenden Auswirkungen auf das sich entwickelnde Nervensystem handelte (s. unten).

Besonders gefährdet sind auch Kinder mit einer Lernbehinderung oder Intelligenzminderung. In unserer Traumaambulanz hatten ein Viertel der Patienten einen Intelligenzquotient unterhalb von 85. Dies erklärt sich zum einen dadurch, dass Kinder und Jugendliche mit einer niedrigen Intelligenz nicht selten distanzlos auf fremde Erwachsene zugehen und Gefahren nicht abschätzen können; zum anderen ist für die Täter die Hemmschwelle niedriger, da sie weniger Sanktionen fürchten (Herpertz-Dahlmann et al. 2005).

5.18.4 Symptomentwicklung und Komorbidität

Als typische Reaktion auf ein Trauma wird von den beiden Klassifikationssystemen **Furcht** oder **Hilflosigkeit** genannt (Kriterium A nach DSM-IV). Jüngeren oder intellektuell minderbegabten Kindern fällt es oft schwer, ihre Reaktionen auf ein traumatisches Ereignis zu verbalisieren. Stattdessen beobachtet man bei dieser Patientengruppe vielfach ein **aufgelöstes** oder **agitiertes** Verhalten.

Wiederkehrendes Erleben und Erinnern des Traumas (Kriterium B) beinhaltet sich wiederholende intrusive Erinnerungen oder plötzliche überwältigende Gedanken, die mit dem Trauma verbunden sind. Dies kann sich im Kleinkind- oder Vorschulalter in repetitivem monotonem Spiel zeigen, bei dem die Inhalte des traumatischen Erlebens wiederholt werden. Dieses Verhalten, das keine Lösungsversuche aufzeigt, muss vom Spiel als kindspezifischem Verarbeitungsmechanismus abgegrenzt werden. Wiederkehrende Albträume oder großer Kummer und Angst bei Erinnerung an das Trauma gehören ebenfalls zu dieser Symptomatik. Die Albträume müssen sich nicht direkt auf das Trauma beziehen, sondern können ohne wiedererkennbaren Inhalt sein. Vielfach treten die quälenden und sich wiederholenden Gedanken dann auf, wenn das Kind oder der Jugendliche zur Ruhe kommt.

Eine 17-jährige Patientin hatte ihren Vater gefunden, der sich durch Erhängen suizidiert hatte. Die Gedanken an den Vater tauchten immer wieder vor dem Einschlafen auf und führten dazu, dass die Patientin die Zeit des Zubettgehens bis in die tiefe Nacht verschob.

Flashbacks, d.h. besonders real wirkende Erinnerungen, werden bei Kindern im Gegensatz zu Erwachsenen weniger häufig beobachtet (Perrin et al. 2000). Bei kleineren Kindern können traumaspezifische Neuinszenierungen auftreten, z.B. beim Rollen- oder Puppenspiel, die nicht mit dem Hergang des realen Traumas übereinstimmen müssen, was bei Glaubwürdigkeitsgutachten von Bedeutung sein kann (ebd.). Die Flashback-Symptomatik kann sich auch als Dissoziation äußern, bei der der Patient die traumatische Situation als quasireales Ereignis neu erlebt.

Eine 16-jährige Patientin war über viele Jahre wiederholt von ihrem Vater sexuell missbraucht worden. Geringfügige Ereignisse oder auch Gegenstände lösten ein dissoziatives Erleben aus, bei dem die Patientin wieder mit dem missbrauchenden Vater konfrontiert war. Die dissoziativen Zustände endeten regelmäßig mit selbstverletzenden Verhaltensweisen.

Entsprechend dem Verhalten Erwachsener versuchen auch Kinder und Jugendliche, **belastende Erinnerungen** und Gedanken an das Trauma **zu vermeiden** (Kriterium C nach DSM-IV). Kinder sind vielfach unfähig, sich an wichtige Details des Traumas zu erinnern; in einigen Fällen negieren die Kinder, dass das traumatische Ereignis überhaupt stattgefunden hat.

Ein Mädchen, das mit seinen drei Geschwistern dem Mord an der Mutter durch den Vater beigewohnt hatte, zeichnete im Rahmen des projektiven Testverfahrens „Familie in Tieren" auch noch viele Wochen nach dem Tod der Mutter eine vollständige Familie, in der die Mutter weiterhin anwesend war.

Gefühle der Abstumpfung oder Leere werden eher von älteren Jugendlichen angegeben. Die so genannte „emotionale Taubheit" oder „emotionale Stumpfheit" wird als zunehmend bedeutsames Merkmal der PTBS angesehen, sodass sie als mögliches neues Kriterium für eine ICD-11 diskutiert wird. Bei Kindern findet sich vielfach auch ein Verlust des Interesses an Aktivitäten, die die Betroffenen vorher gern ausgeübt hatten.

Verstärktes Arousal (Kriterium D nach DSM-IV) kann sich in Form von Schlaflosigkeit, Irritierbarkeit, Wutanfällen und Konzentrationsstörung äußern. Bei einigen Patienten lassen sich verstärkte Schreckreaktionen nachweisen. Bei starker Ausprägung dieser Symptomatik kann eine PTBS leicht mit einer ADHS verwechselt werden.

Die Unterteilung nach **Dauer der Symptomatik** (Kriterium E nach DSM-IV) entspricht der für Erwachsene; es werden akute (Dauer weniger als drei Monate), chronische (mehr als drei Monate) und verzögerte (Beginn sechs Monate nach dem Trauma und später) Formen unterschieden. Damit eine PTBS diagnostiziert werden kann, müssen die Symptome mehr als einen Monat anhalten.

Eine **Beeinträchtigung** der **Alltagsfunktionen** (Kriterium F) äußert sich bei Kindern vielfach in regressivem Verhalten, besonders anhänglichem Verhalten sowie somatischen Beschwerden. Bei jüngeren Kindern wird häufig ein **Verlust bereits erworbener Fähigkeiten** beobachtet, z.B. erneutes Einnässen und/oder Einkoten sowie ein Verlust bereits erworbener sprachlicher oder motorischer Fähigkeiten. Vermehrte Anhänglichkeit an erwachsene Bezugspersonen bis hin zu

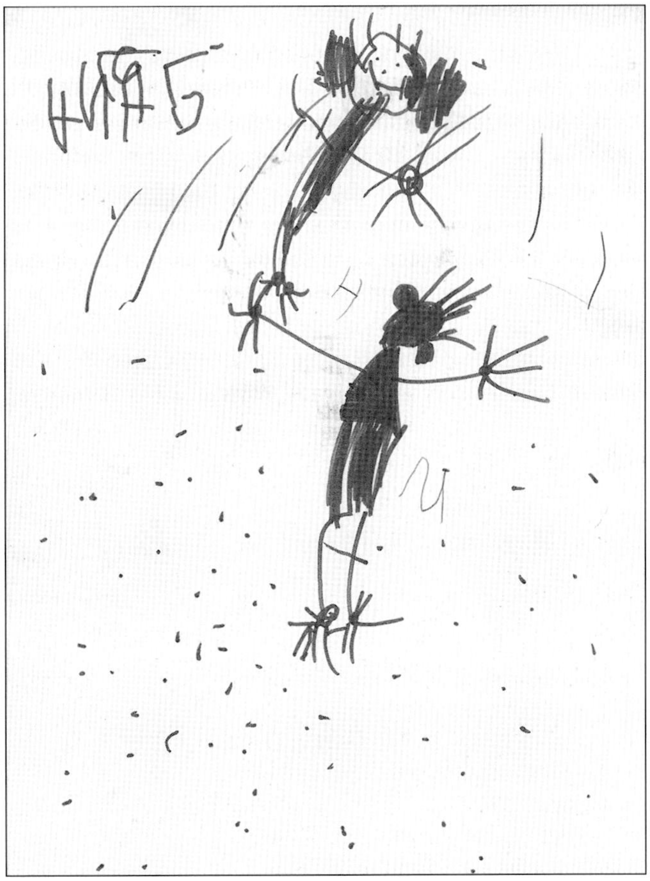

Abb. 5-56: Bild eines 4-jährigen Jungen nach Unfalltod der Eltern: „Eltern liegen tot auf der Straße"

ausgeprägter Trennungsangst (Scheeringa et al. 1995) fanden wir als häufiges Symptom bei jüngeren Kindern (Herpertz-Dahlmann et al. 2005). Kinder können sich infolge des Traumas weigern, allein zur Schule zu gehen, allein zu Hause zu bleiben oder allein zu schlafen. Besonders häufig sind auch **Somatisierungsbeschwerden** in Form von Kopf- und Bauchschmerzen (Winje u. Ulvick 1998).

Das in den DSM-IV-Kriterien geforderte Gefühl von **Leid** und **Kummer** äußert sich bei Kindern entsprechend einer kindlichen depressiven Symptomatik oft sehr unspezifisch, z. B. in dysphorisch-ablehnendem Verhalten, Rückzug oder Störung des Sozialverhaltens.

Die PTBS wird aufgrund ihrer Variabilität im Ausdruck, übereinstimmender Symptomatik mit anderen Erkrankungen und ihrer häufigen Komorbidität oft als „Chamäleon" unter den kinder- und jugendpsychiatrischen Erkrankungen angesehen (Donnelly u. Amaya-Jackson 2002; vgl. Abb. 5-56).

Komorbidität

Komorbide Erkrankungen bei der PTBS sind eher die Regel als die Ausnahme (Brady 1997; Goenjian et al. 1995). Jüngere Kinder mit PTBS zeigen häufig die typische Symptomatik eines ADHS, einschließlich motorischer Unruhe, Impulsivität und Aufmerksamkeitsstörung. Bei älteren Kindern und Jugendlichen werden darüber hinaus häufig **Störungen des Sozialverhaltens** sowie **Drogenabusus** (s. unten) gefunden (Steiner et al. 1997). Handelt es sich um die Folge intrafamiliärer Traumata, werden nicht selten **Bindungsstörungen** beobachtet. Die häufigsten komorbiden Störungen in der Aachener Traumaambulanz waren depressive Reaktionen, Angststörungen sowie Störungen des Sozialverhaltens. In der Untersuchung von Essau et al. (1999) waren die häufigsten komorbiden Erkrankungen depressive Störungen (41,2 %), somatoforme Störungen (35,3 %) sowie Störungen durch Substanzabusus (29,4 %). Dabei muss berücksichtigt werden, dass in dieser Erhebung die traumatische Erfahrung bei der Mehrzahl der Befragten länger zurücklag und es sich ausschließlich um Jugendliche handelte.

5.18.5 Ätiologie und Pathogenese

Die Wahrscheinlichkeit, als Folge eines Traumas an einer PTBS zu erkranken, hängt von verschiedenen Risikofaktoren ab, die in drei Kategorien unterteilt werden können (Herpertz-Dahlmann et al. 2005):

- prätraumatische Faktoren
- Faktoren, die unmittelbar mit dem Trauma in Zusammenhang stehen
- posttraumatische Faktoren

Eine Auflistung dieser Risikofaktoren geht aus der Tabelle 5-142 hervor. Eine andere Differenzierung ätiologischer Faktoren unterscheidet biologische, psychologische (d. h. erlernte) und umweltbedingte Ursachen.

Biologische Ursachen

Genetische Faktoren

Untersuchungen bei monozygoten und dizygoten Zwillingspaaren, z. B. an Veteranen des Vietnam-Kriegs, haben gezeigt, dass sowohl die Wahrscheinlichkeit, ein Trauma zu erleiden, als auch das, an einer PTBS zu erkranken, von genetischen Faktoren abhängt (Stein et al. 2002; Taylor et al. 2002). Hierfür sind u. a. Persönlichkeitszüge verantwortlich.

Tab. 5-142: Risikofaktoren für eine PTBS

vor dem Trauma	im Zusammenhang mit dem Trauma	nach dem Trauma
• Armut der Eltern • vorausgegangene adversive Ereignisse, z. B. Misshandlung • psychiatrische Erkrankungen der Eltern • psychiatrische Erkrankungen des Kindes • Introversion • weibliches Geschlecht • somatische Erkrankungen • wiederholte Konfrontation mit dem Täter • finanzielle Probleme	• Nähe zum Trauma • Art des Traumas	• unzureichende soziale Unterstützung • weitere adversive Ereignisse, z. B. Schul- oder Ortswechsel

Bremner et al. (2003) konnten mithilfe eines strukturellen MRT einen Unterschied im Hippocampusvolumen von sexuell missbrauchten Frauen darstellen. Dabei wiesen die Frauen, die eine PTBS entwickelt hatten, ein geringeres Hippocampusvolumen auf als die missbrauchten Frauen ohne PTBS. Hierfür bieten sich zwei Erklärungen an: Zum einen kann das geringere Hippocampusvolumen als Folge des Traumas angesehen werden („Scars that won't heal", Teicher 2002); zum anderen sprechen einige Befunde dafür, dass ein vermindertes Hippocampusvolumen auch die Vulnerabilität für die Entstehung einer PTBS erhöht (Gilbertson et al. 2002; Wignall et al. 2004). So konnte in einer sehr aufwändigen Studie bei monozygoten Zwillingspaaren, von denen ein Zwilling Vietnam-Veteran war, der andere hingegen nicht als Soldat gekämpft hatte, beobachtet werden, dass derjenige eine schwere PTBS entwickelte, dessen nichtexponierter Zwillingsbruder ein kleineres Hippocampusvolumen aufwies.

Neurobiologische Veränderungen

Bei der Entstehung einer PTBS oder anderer psychiatrischer Erkrankungen spielt das Alter zum Zeitpunkt der kindlichen Traumaerfahrungen eine wichtige Rolle. Nach Arbeiten von Pynoos et al. (1997) und Ornitz (1996) werden vier Phasen unterschieden, in denen das menschliche Gehirn wichtige strukturelle Veränderungen erfährt:

- zwischen 15 Monaten und 4 Jahren
- 6–10 Jahre
- Pubertät
- mittlere Adoleszenz

Je nachdem, in welcher Phase der Hirnentwicklung und mit welcher Dauer das Kind oder der Jugendliche die Traumaexposition erfährt, ergeben sich unterschiedliche strukturelle und funktionelle neuronale Veränderungen. Ältere Kinder, Jugendliche und Erwachsene manifestieren im Rahmen traumatischer Ereignisse ein so genanntes „Hyperarousal", das mit einer gesteigerten Aktivität des sympathikotonen Nervensystems (Blutdruckerhöhung, Herzfrequenzsteigerung) einhergeht und den Organismus auf eine Fight-oder-Flight-Reaktion vorbereitet (s. auch Kap. 2.8). Im Gegensatz dazu reagieren jüngere Kinder bei wiederholter Traumaexposition mit einer Tonuserhöhung des Parasympathikus (Blutdruckerniedrigung, Herzfrequenzverlangsamung), die mit Passivität, „Fügen in das Unvermeidliche" und verminderten Affekten („emotionale Taubheit", s. o.) verbunden ist und sich bei späterem dissoziativen Erleben wiederfindet (Weber u. Reynolds 2004).
Neben der Bedeutung des Alters gibt es **geschlechtsspezifische Effekte**: So neigen Jungen eher zu dem oben beschriebenen „Hyperarousal" (Fight-oder-Flight-Reaktion), während sich bei Mädchen vermehrt parasympathische Reaktionsmuster (und damit dissoziative Symptome) nachweisen lassen (ebd.).
Die Gruppe um Nemeroff (s. Heim u. Nemeroff 1999) hat die Hypothese aufgestellt, dass persistierende Veränderungen der CRF-Neurotransmission (und damit der Hypothalamus-Hypophysen-Nebennierenrinden-Achse, HHNA) die Erklärung für den Zusammenhang zwischen frühen Stresserfahrungen und späteren psychiatrischen Störungen liefern. Bei traumatisierten Kindern lassen sich erhöhte Kortisolspiegel im Vergleich zu gesunden Kontrollpersonen nachweisen (Carrion et al. 2002). Im Rahmen von Longitudinaluntersuchungen wurde gefunden, dass es im Verlauf der Entwicklung zu einer „Down-Regulation" der HHNA kommt – mit verminderter ACTH-Sekretion nach CRH-Provokation. Besonders empfindlich sind Regionen, die zum Zeitpunkt des Traumas eine hohe Zellteilungsrate aufweisen. Hierzu gehören Hippocampus und Amygdala, Corpus callosum und Kleinhirn.
Unter dem **limbischen System** werden die Hirnregionen verstanden, die für die Selbsterhaltung und Fortpflanzung zuständig sind (van der Kolk 2003). Ein wesentliches Neuronengebiet des limibischen Systems sind die **Amygdalae**. Die Amygdalae haben die Funktion, Informationen in Bezug auf ihre existenzielle Relevanz zu überprüfen (z. B. bedrohliche Stimuli) und Schutzmaßnahmen zu veranlassen. Signale der Amygdala aktivieren das autonome Nervensystem mit der Folge einer Herzfrequenzsteigerung und Blutdruckerhöhung. Sie initiieren die hier bereits erwähnte Fight-oder-Flight-Reaktion. Die Signalverarbeitung durch das limbische System umgeht das kortikale Neuronengebiet, sodass eine schnelle (aber „irrationale") Notfallreaktion möglich wird (ebd.). Erinnerungen an ein Trauma sind mit einer Amygdala-Aktivierung verbunden, die den Organismus zu einer stereotypen, aber umfassenden Reaktion veranlasst (s. auch Kap. 3.3). Ein „Verlernen" dieser quasi vorgegebenen Reaktion ist so schwierig, dass Le Doux sie als „indelible" (unauslöschlich) bezeichnet hat (Le Doux et al. 1991).
Die intakte Funktion des **Hippocampus** ist bedeutsam für das so genannte „episodische", d. h. kontextabhängige Gedächtnis. Durch die hohe Dichte an Glukokortikoid-Rezeptoren ist der Hippocampus sehr sensibel gegenüber hohen Kortisolspiegeln. Dies erklärt das verminderte Hippocampusvolumen bei Erwachsenen nach einer Traumaexposition als Kind. Defizitäre hippocampale Strukturen gehen (wie bei der PTBS) mit einem situations- oder kontextinadäquaten Verhalten einher.
Der **präfrontale Kortex**, einschließlich des Gyrus cinguli und des orbifrontalen Kortex, ist für die exekutiven Funktionen zuständig, d.h. für Handlungsplanung und -ausführung, Inhibition vorzeitiger oder inadäquater Reaktionen und „Lö-

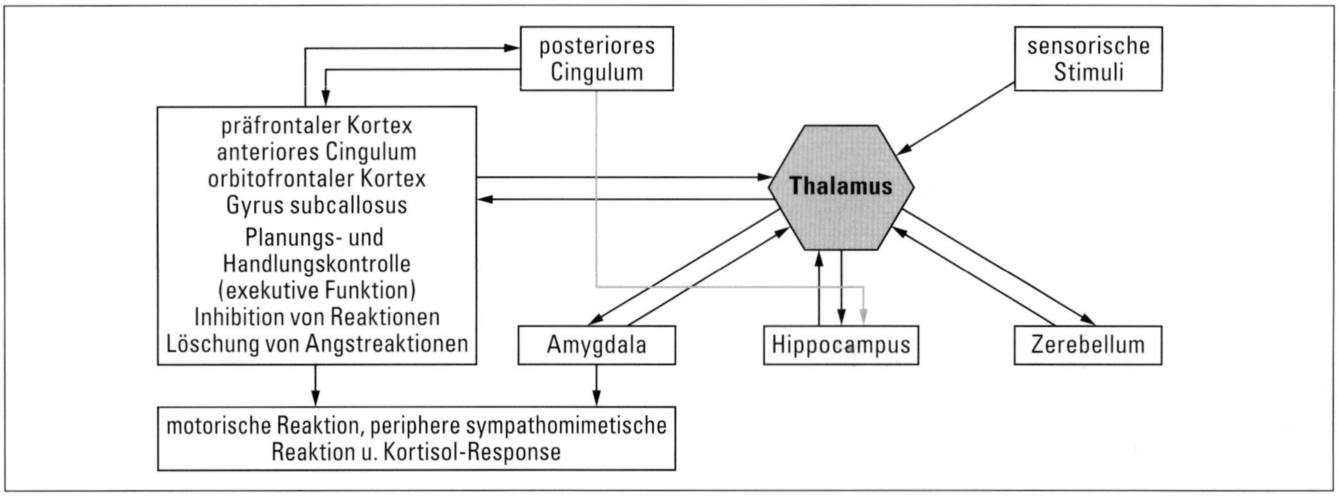

Abb. 5-57: Neuronaler Kreislauf bei PTBS nach Traumaerfahrung in der Kindheit (mod. nach Bremner 2003): Frühe Stresserfahrungen führen zu Struktur- und Funktionsveränderungen des Hippocampus, der wichtige Lern- und Gedächtnisaufgaben wahrnimmt. Der Hippocampus steht einerseits in enger Verbindung mit den Amygdalae, die Stimuli registrieren und bewerten und stereotype Angstreaktionen auslösen. Die im präfrontalen Kortex erfolgende Handlungskontrolle kann eine Extinktion der Amygdala-vermittelten Furchtreaktion bewirken; bei der PTBS ist das Gleichgewicht zwischen den beiden Hirnregionen verändert, sodass die Kontrollfunktion des präfrontalen Kortex für eine Löschung der Angstreaktion nicht ausreicht.

schung" von Furchtreaktionen. Traumatisierte Erwachsene und Kinder zeigen eine Störung im Bereich dieser Funktionen, z.B. Defizite der Aufmerksamkeitsleistungen, abstrakter Denkfunktionen und der Impulsivität. Darüber hinaus gibt die Forschung Hinweise auf eine veränderte **Lateralisierung der Hemisphären**. Während die rechte Hemisphäre bei traumatisierten Erwachsenen und Kindern keine Veränderung zeigt, ist die linke Hemisphäre unterentwickelt, obwohl es sich bei den Probanden um rechtshändige Individuen und damit um die dominante Hemisphäre handelte (Teicher et al. 2002). Entsprechend wurde bei traumatisierten Kindern eine Asymmetrie des Frontallappens nachgewiesen (Carrion et al. 2001). Da die beiden Hemisphären durch das **Corpus callosum** verbunden werden, wurde nach strukturellen Veränderungen des Balkens gesucht. Dabei fand sich bei traumaexponierten Kindern eine Verkleinerung in den mittleren Anteilen. Diese Veränderungen waren vor allem bei Jungen nach Vernachlässigung und Deprivation, bei Mädchen nach sexuellem Missbrauch vorhanden (Teicher et al. 2002). Der typische neuronale Kreislauf der Informationsverarbeitung bei PTBS geht aus der Abbildung 5-57 hervor (s. auch Bremner et al. 2003).

Psychologische Faktoren

Prätraumatische psychopathologische Auffälligkeiten erhöhen das Risiko für ein Kind, eine PTBS zu entwickeln. In der Kinder- und Jugendpsychiatrie stellen extroversive Verhaltensweisen im Allgemeinen einen höheren Risikofaktor für die Entwicklung einer psychiatrischen Erkrankung dar als introversive Störungen. In der Psychotraumatologie scheinen hingegen introversive Auffälligkeiten für die Entwicklung einer PTBS zu disponieren. In einer Gruppe von Kindern, die von La Greca et al. (1998) vor und nach einem Hurrikan untersucht worden waren, prädizierte das Ausmaß an prätraumatischer Ängstlichkeit und Aufmerksamkeitsproblemen die PTBS-Symptomatik. Keinen Einfluss hatten vor dem Trauma bestehende Verhaltensschwierigkeiten wie Aggressivität und oppositionelles Verhalten. Allerdings erhöhen extroversive Verhaltensstörungen die Wahrscheinlichkeit, ein Trauma zu erleiden.

Faktoren, die von dem Trauma selbst abhängen

Die Wahrscheinlichkeit, nach einem Trauma psychische Beeinträchtigungen zu erleben, variiert in Abhängigkeit von der Art der Traumaerfahrung. In einer Studie von Giaconia et al. (1995) erhielten 50 % von Vergewaltigungsopfern eine PTBS-Diagnose im Vergleich zu 12 %, die einen Verkehrsunfall erlitten hatten. Zusammenfassend ist das Risiko für eine PTBS umso höher, je näher der Täter dem Opfer steht und je häufiger das Kind dem traumatischen Ereignis ausgesetzt ist.
Auch die **Distanz** des betroffenen Kindes oder Jugendlichen zum Trauma spielt eine wichtige Rolle. So ist von Bedeutung,

ob das Kind selbst Betroffener ist oder Zeuge, wie nahe ihm der betroffene Angehörige steht, wie schwer die davongetragene Verletzung ist etc. Dies gilt sowohl für Naturkatastrophen (z. B. Aufenthalt im Zentrum eines Erdbebens) als auch für menschlich verursachte Katastrophen (z. B. direkter Zeuge eines Mordes).

Umweltabhängige Faktoren

Traumatische Erfahrungen ziehen oft weitere negative Lebensereignisse nach sich, z. B.:

- Herausnahme des Kindes aus der Familie nach Misshandlung
- Verlust des Wohnortes und der damit verbundenen sozialen Strukturen
- bei Naturkatastrophen nachfolgende materielle Not der Eltern

In einer israelischen Studie konnte beobachtet werden, dass psychiatrische Symptome bei Kindern, deren Familien aufgrund von Raketenangriffen hatten umgesiedelt werden müssen, schwerwiegender waren als bei denjenigen, die an ihrem Wohnort verbleiben konnten (Laor et al. 1996).
Übereinstimmend haben diverse Studien bei unterschiedlichen traumatischen Ereignissen aufgezeigt, dass das Ausmaß der **sozialen Unterstützung**, die ein Kind nach einer traumatischen Belastungssituation erhielt, in einem direkten Zusammenhang mit der Besserung der akuten Symptomatik, aber auch mit dem langfristigen Heilungserfolg stand (s. auch Kap. 3.3).
Bei der Bewertung und Bewältigung traumatischer Ereignisse sind Kinder auf die Unterstützung von erwachsenen Bezugspersonen angewiesen. Dabei spielen die Reaktionen der Eltern auf das Trauma und ihr Umgang damit bedeutende Rollen. In vielen Fällen treten die PTBS-Symptome bei den Kindern mit einer zeitlichen Verzögerung gegenüber dem Manifestationszeitpunkt bei den Eltern auf. Dies spricht dafür, dass es u.U. erst zu einer sekundären Traumatisierung der Kinder kommt, und betont die Notwendigkeit einer frühzeitigen Intervention bei den betroffenen Eltern. Andere Studien zeigen, dass Eltern durch dysfunktionale Bewältigungsstrategien, beispielsweise Vermeidung von Gesprächen, die sich auf das Trauma beziehen, zur Aufrechterhaltung kindlicher PTBS-Symptomatik beitragen können (Pine u. Cohen 2002). Eine positive und stützende Eltern-Kind-Beziehung ist als **protektiver Faktor** gegenüber der Entwicklung einer PTBS anzusehen und kann selbst die Auswirkung schwerer Traumata mildern. Dagegen ist es Eltern mit einer eigenen PTBS nach gemeinsam erlebtem Trauma nur unzureichend möglich, ihre Kinder bei der Verarbeitung des Erlebten zu unterstützen.

5.18.6 Diagnose und Differenzialdiagnostik

Untersuchung des Patienten

Das Kind oder der Jugendliche wird – wenn möglich – in Abwesenheit der Eltern oder Bezugspersonen ermutigt, vom Hergang des Traumas zu berichten, möglichst ohne Nachfragen oder Ergänzungen vonseiten des Untersuchers. Äußert das Kind Ängste vor einer Befragung ohne nahe Bezugsperson, sollte diese allerdings unbedingt hinzugebeten werden, um dem Kind die Kontrolle über die Situation zu ermöglichen.
In einer zweiten Exploration kann der Untersucher Einzelheiten zum Traumaablauf erfragen sowie die Emotionen und Affekte eruieren, die für das Kind mit dem Erlebnis verbunden sind. Er sollte darauf achten, dass das Kind oder der Jugendliche das Sprechzimmer wieder gefasst verlassen kann.
Scheeringa et al. (1995) kritisieren an den kinderspezifischen PTBS-Symptomen im DSM-IV, dass allein acht Items von dem Betroffenen eine sprachliche Beschreibung erfordern. Dies lässt die entwicklungsabhängigen Besonderheiten jüngerer Kinder unberücksichtigt, da es für diese oft schwierig ist, ihre Gedanken und Gefühle zu verbalisieren. Die Autoren entwickelten aufgrund dessen alternative Kriterien, um posttraumatische Symptome bei Kleinkindern erfassen zu können. Diese beschreiben anstelle subjektiven Erlebens, die einer sprachlichen Darstellung bedürfen, konkrete Verhaltensweisen, die von den Eltern erfragt werden können. Scheeringa et al. bezeichnen beispielhaft das Symptom „vermindertes Interesse an Aktivitäten, die vor dem Trauma wichtig waren" als „Einschränkung des Spielverhaltens". Statt „Gefühl der Entfremdung von anderen" schlagen sie „sozialer Rückzug" vor. Ein adäquater Algorithmus für dieses Lebensalter konnte jedoch noch nicht gefunden werden (Scheeringa et al. 2003).
Probleme bei der Diagnosestellung können allerdings auch dann auftreten, wenn sich bei der Beurteilung der psychischen Befindlichkeit von Kindern ausschließlich auf Elternaussagen verlassen wird. Eltern neigen dazu, vor allem die internalisierenden Symptome ihrer Kinder bei einer PTBS zu unterschätzen. Andererseits nehmen sie verändertes Spielverhalten oder erhöhte Aggressivität wahrscheinlich bewusster wahr als die Kinder selbst. Yule und Williams (1990) machen auf einen zusätzlichen wichtigen Aspekt bei der Diagnostik aufmerksam: Kinder, die ein Fährunglück überlebt hatten, berichteten ein stärkeres Maß an Beeinträchtigung, wenn sie getrennt von ihren Eltern befragt wurden. Die Autoren erklärten diesen Effekt mit dem Wunsch der Kinder, ihre Eltern vor zusätzlichen Belastungen zu schützen.

Befragung der Eltern

Auch die Eltern sollten nicht in Anwesenheit des Kindes befragt werden. Zur Anamnese gehört die psychiatrische Krankengeschichte einschließlich Misshandlungs- und Missbrauchserfahrung der Eltern bei entsprechenden Traumaerfahrungen des Kindes sowie Informationen zu Partnerschaftskonflikten und Trennungen. Weiterhin muss eine genaue Entwicklungsanamnese des Kindes einschließlich seiner Verhaltensweisen vor dem Trauma erhoben werden. Der Untersucher sollte sich den Traumaablauf und seine Implikation für das Kind aus der Sicht der Eltern schildern lassen und erfragen, welche Vorstellungen die Eltern über die Reaktionsweisen ihres Kindes haben und welche Hilfsangebote sie wünschen.

Fragebogen und Interviewverfahren

Im Gegensatz zum englischen existiert im deutschen Sprachraum nur eine begrenzte Anzahl von Verfahren zur Diagnostik der PTBS bei Kindern. Das in Forschungsstudien am häufigsten eingesetzte Instrument – der Children's Posttraumatic Stress Reaction Index (CPTS-RI, Übersetzung und Adaptation: Landolt 2003) – liegt in deutscher Übersetzung vor. Bestehend aus 20 Items kann er wahlweise als Instrument der Selbstbeurteilung oder als Interview durchgeführt werden. Einsetzbar ist das Verfahren bei Kindern ab 8 Jahren. Da sich die Items nicht direkt den PTBS-Kriterien nach ICD-10 bzw. DSM-IV zuordnen lassen, wurden zur Bestimmung des PTBS-Schweregrades Cut-off-Werte festgelegt. Der CPTS-RI lässt keine Aussagen über Beeinträchtigungen der Alltagsfunktion zu.
Das Interview zu Belastungsstörungen bei Kindern und Jugendlichen ist für Kinder und Jugendliche zwischen 7 und 16 Jahren geeignet (Steil u. Füchsel 2006). Das strukturierte klinische Interview prüft durch kindgerecht formulierte Fragen das Vorhandensein der für eine PTBS-Diagnose notwendigen Symptome. Dabei wird explizit auf die im DSM-IV formulierten Zusatzkriterien für Kinder eingegangen. Neben der aktuellen PTBS-Symptomatik werden mögliche Beeinträchtigungen im sozialen und schulischen Bereich sowie in der Entwicklung des Kindes erfasst.
Yule und Williams (1990) adaptierten die Impact of Event Scale (IES, Horowitz et al. 1979) für Kinder und Jugendliche. Die 13 Items der revidierten Fassung (CRIES-13) erfragen Intrusionen, Vermeidung und Arousal. Die Skala erwies sich bei Untersuchungen in verschiedenen Kriegs- und Katastrophengebieten (z. B. Smith et al. 2001) als valide und reliabel. Eine deutsche Version (Simons 2004) ist über die Children and War Foundation (www.childrenandwar.org) abrufbar.
Das „Diagnostische Interview für psychische Störungen im Kindes- und Jugendalter" (Unnewehr et al. 1995) ist ebenfalls für eine PTBS-Diagnostik geeignet. Das Interview besteht aus einer Elternversion sowie einer parallelen Kinderversion und ist bei Kindern ab 6 Jahren einsetzbar. Es liegen jedoch keine speziellen Gütekriterien zur Erfassung der PTBS vor.

Differenzialdiagnose

Die wichtigste Differenzialdiagnose ist die **akute Belastungsreaktion** (ICD: F 43.0), die im Gegensatz zur PTBS meist sofort nach dem Trauma auftritt und innerhalb von wenigen Stunden oder Tagen abklingt. Nach DSM-IV-Kriterien muss die akute Belastungsreaktion innerhalb von vier Wochen nach der traumatischen Erfahrung auftreten und innerhalb von zwei Tagen bis vier Wochen abklingen. Hingegen halten PTBS-Symptome definitionsgemäß länger als vier Wochen an.
Die Symptomatik der akuten Belastungsreaktion äußert sich in Angst, Verzweiflung und/oder Ärger; nicht selten sind auch dissoziative Symptome wie Bewusstseinstrübung, Bewusstseinseinengung, Desorientiertheit oder Fugue. Auch eine Anpassungsstörung (ICD: F 43.10) muss differenzialdiagnostisch nach belastenden Ereignissen in Betracht gezogen werden. Mit Ausnahme der längeren depressiven Reaktion (F 43.21) beginnen die Symptome bis zu vier Wochen nach der traumatischen Erfahrung und dauern nicht länger als sechs Monate an. Je nachdem, welche Symptomatik vorherrscht, werden Anpassungsstörungen mit vorherrschenden affektiven Symptomen, Angstsymptomen oder anderen Emotionen diagnostiziert. Im Jugendalter sind Störungen des Sozialverhaltens oder gemischte Störungen der Emotionen und des Sozialverhaltens nicht selten, im Kindesalter werden vielfach regressive Reaktionen beobachtet.
Wie bereits oben ausgeführt, kann die PTBS mit der Symptomatik vieler anderer psychiatrischer Störungen imponieren. Allerdings ist diesen Erkrankungen kein traumatisches Ereignis vorausgegangen. Differenzialdiagnostisch ist die Abgrenzung von **Konversionsstörungen** oder **dissoziativen Störungen** besonders schwierig, wenn der Patient vorgibt (bewusst oder unbewusst), in der Vergangenheit Opfer eines Traumas gewesen zu sein. Dies ist vor allem in den Fällen zu beobachten, wenn traumatische Ereignisse häufig auf der Station verbalisiert werden, ein enger Angehöriger ein solches Ereignis erlitten hat oder der Therapeut annimmt, dass sein Patient eine entsprechende Erfahrung gemacht hat.

5.18.7 Behandlung und Prävention

Damit sich ein Kind und Jugendlicher auf therapeutische Maßnahmen einlassen kann und diese wirksam werden, ist ein Schutz vor Retraumatisierung und ein vom Kind als sicher und kontrollierbar erlebtes Umfeld erforderlich. Neben der Berücksichtigung des Entwicklungsniveaus ist auch die Einbeziehung von Bezugspersonen erforderlich. Bei sehr ausgeprägten posttraumatischen Symptomen kann auch eine passagere medikamentöse Behandlung notwendig werden.

Einleitende Interventionen

Um die Symptomatik als typische Reaktion auf außergewöhnliche Erfahrungen einordnen zu können, ist eine ausführliche Aufklärung über die psychische Manifestation von Traumafolgen indiziert (Psychoedukation). Bei der Verbalisierung der traumatischen Erfahrungen brauchen Kind und Eltern vielfach Hilfestellung.

Psychotherapeutische Behandlung

Obwohl es mittlerweile zahlreiche Arbeiten zur Effizienz psychotherapeutischer Behandlungsverfahren gibt, weisen die wenigsten Studien ein Design auf, welches zwei Behandlungsmethoden miteinander vergleicht (Taylor u. Chemtob 2004). Die meisten kontrollierten Studien verwenden ein Wartelisten-Design, das wenig aussagekräftig ist, da unspezifische Wirkfaktoren (wie Zuwendung, vermehrte Beschäftigung mit dem Betroffenen) nicht kontrolliert werden können. Darüber hinaus wurde bei der Mehrzahl der Studien die PTBS-Symptomatik nicht standardisiert erfasst, und es wurden keine eindeutigen Heilungserfolgskriterien definiert.
Von den psychotherapeutischen Methoden wurde die kognitiv-behaviorale Therapie (CBT) am häufigsten evaluiert. Sie umfasst verschiedene verhaltenstherapeutische Techniken, die der Tabelle 5-143 zu entnehmen sind.
Im Rahmen der CBT soll der Patient lernen, dysfunktionale Überzeugungen kritisch zu überdenken und durch konstruktive, stärker an der Realität orientierte Gedanken zu ersetzen. Bei der **kognitiven Bearbeitung** des Traumas werden die Einstellungen und Attributionen des Kindes erfragt, um mögliche kognitive Verzerrungen zu identifizieren. So schreiben sich jüngere Kinder nicht selten selbst die Schuld für das traumatische Ereignis zu.

Tab. 5-143: CBT-Techniken zur Behandlung der PTBS im Kindes- und Jugendalter

- kognitive Bearbeitung
- Strategien zur Stressbewältigung und Aneignung von Bewältigungsfertigkeiten
- Exposition

> Die Mutter eines 6-jährigen Jungen verunglückte tödlich mit dem Auto. Der Autofahrt war eine nichtige Auseinandersetzung mit dem Kind vorausgegangen, die der Junge als Ursache für den Unfall ansah und sich dafür die Schuld gab.

Andere Kinder sind durch eine Verallgemeinerung der traumatischen Erfahrung belastet, die sie auf andere, ansonsten unproblematische Situationen übertragen.
Techniken zur Stressbewältigung können Entspannungsverfahren (z. B. Progressive Muskelrelaxation nach Jacobson), die Imagination positiver Bilder oder Situationen („sicherer Ort") und Anleitungen zur Selbstinstruktion umfassen.
Expositionstechniken sollen negative, mit hohem vegetativen Arousal einhergehende Emotionen mindern, die bei Erinnerung an die traumatische Situation auftreten. Das Kind wird ermutigt, sich in Gegenwart des Therapeuten mit traumabezogenen Inhalten zu konfrontieren. Der Therapeut nimmt eine aktive, empathische Rolle ein. Im Unterschied zu Erwachsenen bedient man sich bei Kindern und Jugendlichen der graduierten Exposition. Dabei berichtet das Kind zuerst diejenigen Begebenheiten, die es als weniger belastend erlebt hat, bis hin zu den Details, die für das betroffene Individuum mit den stärksten Emotionen verbunden sind. Manchmal ist es hilfreich, ein Skript über die Situation anzufertigen oder eine Geschichte schreiben bzw. ein Bild malen zu lassen. Die Konfrontation sollte so lange andauern, bis eine Angstreduktion eintritt, die mithilfe einer Intervallskala, auf der das Kind die Stärke seiner Befürchtungen angibt, erfasst werden kann. Entsprechend der neurobiologischen Basis der posttraumatischen Reaktion ist es sehr wichtig, dass das Kind in der Psychotherapie niemals die Kontrolle über die Situation verliert (Einübung von Kontrollfunktionen des präfrontalen Kortex, s. Abschnitt „Neurobiologische Veränderungen").
Gegenüber dem Wartelisten-Design erwies sich die CBT als wirksam, während der Vergleich mit individueller supportiver Therapie keine eindeutige Überlegenheit der CBT aufzeigte (Deblinger et al. 2001; Celano et al. 1996).
In Arbeiten, die kind- und elternzentrierte Maßnahmen mit gemeinsamen Eltern-Kind-Settings verglichen, zeigte sich nicht immer ein Unterschied in der Verbesserung der posttraumatischen Symptomatik (King et al. 2000). Allerdings führte die Einbeziehung der Eltern zu effektiveren Erziehungsstrategien, einer Reduktion externalisierter Verhal-

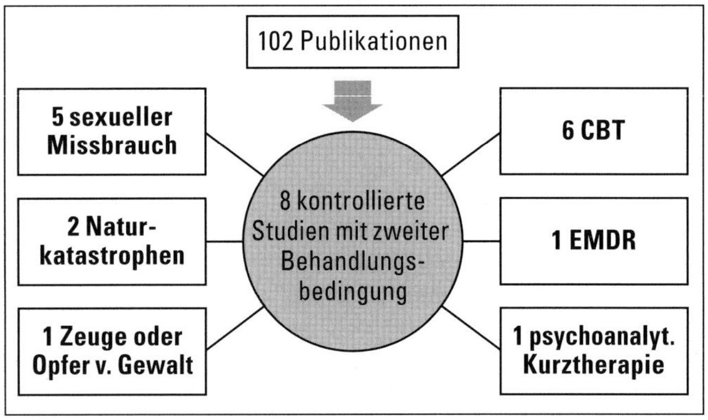

Abb. 5-58: Psychotherapeutische Behandlung im Kindes- und Jugendalter (Stand der Forschung) (CBT = kognitiv-behaviorale Therapie; EMDR = Eye Movement Desensitization and Reprocessing) (mod. nach Taylor u. Chemtob 2004)

tensweisen sowie der depressiven Symptomatik des Kindes (Deblinger et al. 2001; Cohen et al. 2004). Unsere eigenen Erfahrungen machen deutlich, dass eine Einbeziehung der Eltern in die Behandlung des Kindes bedeutsam ist. So konnten wir häufig feststellen, dass Eltern die Befürchtungen und Ängste ihres Kindes eher verstärken und zum Vermeidungsverhalten auffordern (indem sie z.B. das Kind darin bestätigen, das Elternhaus nach einer Gewalterfahrung nicht mehr zu verlassen, nach einem Autounfall keine Straße mehr zu überqueren etc.).

In zwei weiteren Studien wurde die Wirksamkeit von **EMDR** (Eye Movement Desensitization and Reprocessing) (Chemtob et al. 2002a) und von individueller psychoanalytischer Kurztherapie im Vergleich zu einer Gruppenintervention mit psychoedukativen Behandlungselementen (Chemtob et al. 2002b) untersucht. EMDR erwies sich gegenüber dem Wartelisten-Design als wirksam. Nach Angaben der Autoren waren die Patienten, die Opfer einer Naturkatastrophe geworden waren, alle vor der EMDR-Behandlung erfolglos mit anderen Methoden behandelt worden. Die Patienten, die eine individuelle psychoanalytische Kurztherapie erhielten, zeigten in Bezug auf die PTBS-Symptomatik eine größere Verbesserung als nach Gruppen-Psychoedukation; allerdings erhielten sie fast doppelt so viele Behandlungseinheiten (vgl. Abb. 5-58).

Zusammenfassend wurde bisher nur die kognitiv-behaviorale Therapie bei der Behandlung traumatisierter Kinder und Jugendlicher in mehr einer Studie als wirksam angesehen. Allerdings fehlen Vergleichsstudien mit anderen Methoden. Für psychodynamische Verfahren stehen replizierte kontrollierte Wirksamkeitsnachweise noch aus.

Pharmakologische Behandlung

Zur medikamentösen Therapie der PTBS im Kindes- und Jugendalter liegen keine gesicherten Erkenntnisse vor. Die meisten (angloamerikanischen) Autoren empfehlen selektive Serotonin-Wiederaufnahme-Hemmer (SSRI) als Medikamente der ersten Wahl. Sertralin und Paroxetin sind von der FDA (Food and Drug Administration, USA) für die Behandlung der PTBS im Erwachsenenalter zugelassen; auch Fluoxetin, Fluvoxamin und Citalopram haben sich in Studien bei Erwachsenen als wirksam erwiesen. Kontrollierte Studien zur Effektivität von SSRI bei Kindern und Jugendlichen mit PTBS liegen nicht vor. Es existiert lediglich eine offene Studie zu Citalopram, in der acht Jugendliche mit mäßiger bis schwerer PTBS über zwölf Wochen behandelt wurden. Nach den Ergebnissen dieser Studie kam es zu einem signifikanten Rückgang der PTBS-Kernsymptomatik, aber zu keiner Verbesserung der begleitenden depressiven Symptome (Seedat u. Stein 2001). Nach den Erkenntnissen zu einer erhöhten Nebenwirkungsrate von SSRI bei der Behandlung von Depressionen im Kindes- und Jugendalter (s. Fegert u. Herpertz-Dahlmann 2005) sind häufige Kontrollen des Behandlungserfolgs indiziert. Es empfiehlt sich, den Patienten insbesondere während der ersten Wochen der Behandlung regelmäßig einzubestellen und den Verlauf genau zu beobachten. Dabei ist vor allem an Suizidgedanken und an suizidales Verhalten zu denken, die mit Selbstverletzungsverhalten bei PTBS verwechselt werden können. Nach Donnelly und Amaya-Jackson (2002) (s. auch Donelly 2003) sollen sich SSRI besonders günstig auf traumatisches Wiedererleben, Vermeidungsverhalten und vegetatives Hyperarousal auswirken.

Adrenerge Substanzen wie das in den USA häufig verordnete Clonidin sowie β-Rezeptoren-Blocker wie Propranolol eignen sich in erster Linie zur Behandlung eines vegetativen Hyperarousals. Indikationen sind Schlaflosigkeit, Albträume, Impulsivität und Agitation. Allerdings muss darauf hingewiesen werden, dass es sich bei den offenen Studien, die bei Kindern und Jugendlichen mit PTBS durchgeführt wurden, um relativ alte Studien handelt (Übersicht bei Donnelly 2003). Bei häufigem dissoziativen Erleben, bei Flashbacks und Hyperarousal sowie bei aggressiven Durchbrüchen im Rahmen einer PTBS haben wir selbst und andere (Donnelly u. Amaya-Jackson 2003) gute Erfahrungen mit **atypischen Neuroleptika** gemacht (Olanzapin, Risperidon). Bei Erwachsenen wurde jüngst eine plazebokontrollierte, doppelblinde Studie mit Risperidon durchgeführt. Die mit Risperidon behandelten Patienten zeigten eine signifikante Verbesserung der PTBS-Symptomatik im Vergleich zu der mit Plazebo behandelten Gruppe (Bartzokis et al. 2005). Studien zur pharmakologischen Behandlung der PTBS im Kindes- und Jugendalter sind dringend erforderlich.

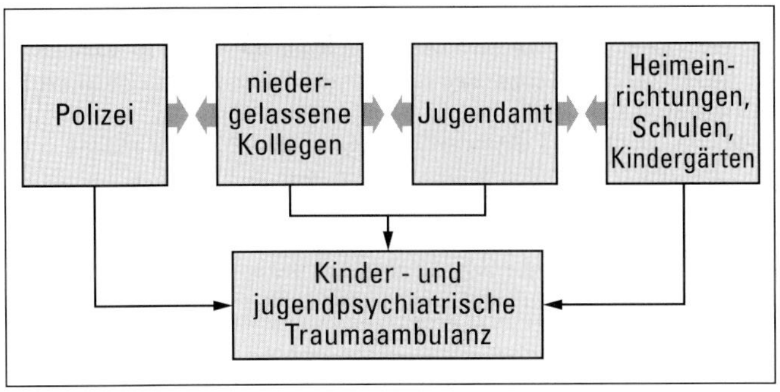

Abb. 5-59: Vernetzung zwischen Erstversorgungsstrukturen und „Experten"

Prävention

Es wird nicht möglich sein, naturbedingte oder durch Menschen verursachte Katastrophen vollständig zu verhindern. Nach einer solchen Katastrophe sollte das Kind oder der Jugendliche möglichst schnell einer kompetenten Hilfe zugeführt werden. An vielen Orten werden jetzt auf Initiative der Opferschutzbeauftragten der Polizei sowie der Versorgungsämter spezielle Traumaambulanzen für Kinder und Jugendliche eingerichtet, um eine Akutversorgung zu gewährleisten. In Aachen finanziert das Versorgungsamt fünf therapeutische Sitzungen, um über die Notwendigkeit einer nachfolgenden Therapie zu entscheiden. Jugendliche ab 14 Jahre können einen Antrag eigenständig stellen. Betroffene, die nicht Opfer einer Gewalttat, sondern einer Naturkatastrophe, eines Verkehrsunfalls oder einer schweren Krankheit geworden sind, werden im Rahmen der Traumaambulanz durch andere Kostenträger versorgt. Einweisende Institutionen sind Polizei, Jugendämter, Schulen, Versorgungsamt und andere soziale Einrichtungen, aber auch niedergelassene psychologische oder ärztliche Kollegen (s. Abb. 5-59). Eine engmaschige Betreuung sollten vor allem jene Kinder und Jugendliche erhalten, die nach einem Trauma ein hohes Risiko haben, eine PTBS oder eine andere psychiatrische Störung zu entwickeln. Dazu gehören vor allem Kinder, die eine besonders schwere Traumatisierung erfahren haben, bereits vor dem Trauma psychiatrische Symptome aufwiesen und/oder deren Umfeld durch zahlreiche psychosoziale Belastungsfaktoren gekennzeichnet ist. Die zukünftige Forschung muss klären, ob durch eine solche frühzeitige Intervention gravierende Folgen wie die PTBS, aber auch spätere psychiatrische Erkrankungen vermieden oder abgemildert werden können.

5.18.8 Verlauf und Prognose

Da die Bedeutung der PTBS des Kindes- und Jugendalters erst in den letzten Jahren von Klinikern und Forschern erkannt wurde, liegen nur wenige Untersuchungen zum Verlauf vor. Immerhin haben einige Studien dargestellt, dass jugendliche Betroffene mit PTBS im Verlauf durch zusätzliche Probleme belastet sind, insbesondere durch weitere psychiatrische Erkrankungen, schulische und soziale Schwierigkeiten. So zeigte sich in einer Untersuchung bei Jugendlichen aus Kambodscha, die unter der Herrschaft von Pol Pot durch Tötung der Eltern, Trennung von der Familie, Isolation etc. schwer traumatisiert worden waren, noch 15 Jahre später bei fast 60 % eine oder mehrere psychiatrische Störungen, vorwiegend depressive Störungen und Angststörungen (Hubbard et al. 1995). Auch das Suizidrisiko bei ehemals traumatisierten Kindern und Jugendlichen ist noch im mittleren bis späteren Erwachsenenalter um das Zwei- bis Fünffache erhöht (Dube et al. 2001; Warheit et al. 1996). Die Ursachen für die vielfach ungünstige Prognose sind mehrdimensional. Zum einen führt eine chronische Traumatisierung im frühen Kindesalter zu neuronalen Veränderungen, die weitere psychische Folgeerkrankungen nach sich ziehen können. Zum anderen bringen Traumata – wie wir bereits sahen – oft weitere Stressoren (Umsiedlung, Veränderung der familiären Situation, Armut) mit sich, die die negativen Auswirkungen des primären Traumas potenzieren können. Eine besonders große Rolle scheinen die Vulnerabilität und psychische Gesundheit der engsten Bezugspersonen, vor allem der Mutter, zu spielen (Laor et al. 2001). Als weiterer belastender Faktor kann der Schweregrad der PTBS-Symptomatik an sich angesehen werden. So können Vermeidungsverhalten und dissoziatives Erleben einen verstärkten sozialen Rückzug begünstigen, der die Lösung altersentsprechender Entwicklungsaufgaben hemmt. Negative interpersonale Erfahrungen und Traumatisierungen können zu vermehrtem Misstrauen, niedrigem Selbstwertgefühl und negativer Erwartungshaltung mit nachfolgendem dissozialen Verhalten führen (Pynoos et al. 1997; Übersicht bei Lonigan et al. 2003).

5.18.9 Forschungsanliegen und Ausblick

Der Forschungsbedarf für die erst jetzt in ihrer Bedeutung erkannte Störung ist hoch. Da weder DSM-IV noch ICD-10 der Symptomatik einer Posttraumatischen Belastungsstörung im frühen Kindesalter gerecht werden, ist es dringend erforderlich, entsprechende PTBS-Kriterien für das Kleinkind- und Vorschulalter zu entwickeln. Weiterhin fehlt es an

Studien zur Therapie dieser Störung, sowohl in Bezug auf psychotherapeutische als auch pharmakologische Behandlungsstrategien. Jüngste Erfahrungen zu SSRI bei Kindern und Jugendlichen haben gezeigt, dass Befunde bei Erwachsenen nicht ohne Weiteres auf Kinder und Jugendliche übertragen werden dürfen. Um Aufschlüsse über Risikofaktoren und protektive Faktoren zu erhalten, sind prospektive Studien dringend erforderlich. Nicht alle Individuen entwickeln schwerwiegende psychische Störungen nach einer traumatischen Erfahrung. Hier wäre es wichtig, die Bedingungen für Resilienz zu erforschen (Tiet et al. 1998). Weiterhin mangelt es an neurobiologischer Forschung zur PTBS bei Kindern und Jugendlichen. Die nicht mit Strahlenbelastung verbundenen Untersuchungsverfahren wie fMRI eröffnen die Möglichkeit, neuronale Veränderungen im Verlauf der Entwicklung zu überprüfen und Auswirkungen von Behandlungsmaßnahmen festzustellen.

Zusammenfassend scheint das Ausmaß der Traumatisierung durch Naturereignisse, Kriege und zwischenmenschliche Katastrophen auch im 21. Jahrhundert nicht abzunehmen. Es ist daher dringend erforderlich, unsere Bemühungen um das Verständnis neurobiologischer Folgen, aber auch um eine effektivere Behandlung, Prävention und Aktivierung individueller Ressourcen zu verstärken.

Literatur

Andreasen NC (2004). Acute and delayed posttraumatic stress disorders: a history and some issues. Am J Psychiatry; 161: 1321–3.

Bartzokis G, Lu PH, Turner J, Mintz J, Saunders CS (2005). Adjunctive risperidone in the treatment of chronic combat-related posttraumatic stress disorder. Biol Psychiatry; 57: 474–9.

Brady KT (1997). Posttraumatic stress disorder and comorbidity: recognizing the many faces of PTSD. J Clin Psychiatry; 58: 12–5.

Bremner JD (2003). Long-term effects of childhood abuse on brain and neurobiology. Child Adolesc Psychiatr Clin N Am; 12: 271–92.

Bremner JD, Vythilingam M, Vermetten E, Southwick SM, McGlashan T, Nazeer A, Khan S, Vaccarino LV, Soufer R, Garg PK, Ng CK, Staib LH, Duncan JS, Charney DS (2003). MRI and PET study of deficits in hippocampal structure and function in women with childhood sexual abuse and posttraumatic stress disorder. Am J Psychiatry; 160: 924–32.

Brown GW (2002). Measurement and the epidemiology of childhood trauma. Semin Clin Neuropsychiatry; 7: 66–79.

Carrion VG, Weems CF, Eliez S, Patwardhan A, Brown W, Ray RD, Reiss AL (2001). Attenuation of frontal asymmetry in pediatric posttraumatic stress disorder. Biol Psychiatry; 50: 943–51.

Carrion VG, Weems CF, Ray R, Reiss AL (2002). Toward an empirical definition of pediatric PTSD: the phenomenology of PTSD symptoms in youth. J Am Acad Child Adolesc Psychiatry; 41: 166–73.

Celano M, Hazzard A, Webb C, McCall C (1996). Treatment of traumagenic beliefs among sexually abused girls and their mothers: an evaluation study. J Abnorm Child Psychol; 24: 1–17.

Chemtob CM, Nakashima JP, Hamada RS, Carlson JG (2002a). Brief treatment for elementary school children with disaster-related posttraumatic stress disorder: a field study. J Clin Psychol; 58: 99–112.

Chemtob CM, Nakashima JP, Hamada RS, Roitblat HL (2002b). Psychosocial intervention for post-disaster trauma symptoms in elementary school children: a controlled community field study. Arch Pediatr Adolesc Med; 156: 211–6.

Cohen JA, Deblinger E, Mannarino AP, Steer RA (2004). A multisite, randomized controlled trial for children with sex abuse-related PTSD symptoms. J Am Acad Child Adolesc Psychiatry; 43: 113.

Deblinger E, Stauffer LB, Steer RA (2001). Comparative efficacies of supportive and cognitive behavioral group therapies for young children who have been sexually abused and their nonoffending mothers. Child Maltreat; 6: 332–43.

Donnelly CL (2003). Pharmacologic treatment approaches for children and adolescents with posttraumatic stress disorder. Child Adolesc Psychiatr N Am; 12: 251–69.

Donnelly CL, Amaya-Jackson L (2002). Post-traumatic stress disorder in children and adolescents. Epidemiology, diagnosis and treatment options. Pediatr Drugs; 4: 159–70.

Dube SR, Anda RF, Felitti VJ, Chapman DP, Williamson DF, Giles WH (2001). Childhood abuse, household dysfunction, and the risk of attempted suicid throughout the lifespan: findings from the adverse childhood experiences study. JAMA; 286: 3089–96.

Elklit A (2002). Victimization and PTSD in a Danish national youth probability sample. J Am Acad Child Adolesc Psychiatry; 41: 174–81.

Essau CA, Conradt J, Petermann F (1999). Häufigkeit der Posttraumatischen Belastungsstörung bei Jugendlichen: Ergebnisse der Bremer Jugendstudie. Z Kinder- und Jugendpychiatrie Psychotherapie; 27: 37–45.

Fegert JM, Herpertz-Dahlmann B (2005). Serotonin-Wiederaufnahmehemmer (SSRI) im Kindes- und Jugendalter. Warnhinweise der Behörden, Analyseergebnisse und Empfehlungen. Nervenarzt; 76: 1330–9.

Giaconia RM, Reinherz HZ, Silverman AB, Pakiz B, Frost AK, Cohen E (1995). Traumas and posttraumatic stress disorder in a community population of older adolescents. J Am Acad Child Adolesc Psychiatry; 34: 1369–80.

Gilbertson MW, Shenton ME, Ciszewski A, Kasai K, Lasko NB, Orr Pitman RK (2002). Smaller hippocampal volume predicts pathologic vulnerability to psychological trauma. Nat Neurosci; 1: 1242–7.

Goenjian AK, Pynoos RS, Steinberg AM, Najarian LM, Asarnow JR, Karayan L, Ghurabi M, Fairbanks LA (1995). Psychiatric comorbidity in children after the 1988 earthquake in Armenia. J Am Acad Child Adolesc Psychiatry; 34: 1174–84.

Heim C, Nemeroff CB (1999). The impact of early adverse experiences on brain systems involved in the pathophysiology of anxiety and affective disorders. Biol Psychiatry; 46: 1509–22.

Herpertz-Dahlmann B, Hahn F, Hempt A (2005). Diagnostik und Therapie der posttraumatischen Belastungsstörung im Kindes- und Jugendalter. Nervenarzt; 76: 546–56.

Horowitz MJ, Wilner N, Alvarez W (1979). Impact of event scale: A measure of subjective stress. Psychosom Med; 41: 209–18.

Hubbard J, Realmuto GM, Northwood AK, Masten AS (1995). Comorbidity of psychiatric diagnoses with posttraumatic stress disorder in survivors of childhood trauma. J Am Acad Child Adolesc Psychiatry; 34: 1167–73.

King NJ, Tonge BJ, Mullen P, Myerson N, Heyne D, Rolling S, Martin R, Ollendick TH (2000). Treating sexually abused children with posttraumatic stress symptoms: a randomized clinical trial. J Am Acad Child Adolesc Psychiatry; 39; 1347–55.

La Greca AM, Silverman WK, Wasserstein SB (1998). Children's predisaster functioning as a predictor of posttraumatic stress following hurricane Andrew. J Consult Clin Psychology; 66: 883–92.

Landolt M (2003). CPTS-RI. Markus.Landolt@kispi.unizh.ch

Laor N, Wolmer L, Mayes LC, Golomb A, Silverberg DS, Weizman R, Cohen DJ (1996) Israeli preschoolers under Scud missile attacks. A developmental perspective on risk-modifying factors. Arch Gen Psychiatry; 53: 416–23.

Laor N, Wolmer L, Cohen DJ (2001). Mother's functioning and children's symptoms 5 years after a SCUD missile attack. Am J Psychiatry; 158: 1020–6.

Lavigne JV, Gibbons RD, Christoffel KK, Arend R, Rosenbaum D, Binns H, Dawson N, Sobel H, Isaacs C (1996). Prevalence rates and correlates of psychiatric disorders among preschool children. J Am Acad Child Adolesc Psychiatry; 35: 204–14.

Le Doux J, Romanski L, Xagoraris A (1991). Indelibility of subcortical emotional memories. J Cogn Neurosci; 1: 238–43.

Lonigan CL, Phillips BM, Richey JA (2003). Posttraumatic stress disorder in children: diagnosis, assessment, and associated features. Child Adolesc Psychiatric Clin N Am; 12: 171–94.

Ornitz E (1996). Developmental aspects of neurophysiology. In: Lewis M (ed). Child and Adolescent Psychiatry. 3rd ed. Baltimore: Lippincott, Williams & Wilkings; 39–51.

Perrin S, Smith P, Yule W (2000). The assessment and treatment of Post-traumatic Stress Disorder in children and adolescents. J Child Psychol Psychiatry; 41: 277–89.

Pfefferbaum B (2002). Posttraumatic Stress Disorder. In: Lewis M (ed). Child and Adolescent Psychiatry. 3rd ed. Baltimore: Lippincott, Williams & Wilkings; 912–25.

Pine DS (2003). Developmental psychobiology and response to threats: relevance to trauma in children and adolescents. Biol Psychiatry; 53: 796–808.

Pine DS, Cohen JA (2002). Trauma in children and adolescents: risk and treatment of psychiatric sequelae. Biol Psychiatry; 51: 519–31.

Pynoos RS, Steinberg AM, Ornitz EM, Goenjian AK (1997). Issues in the developmental neurobiology of traumatic stress. Ann NY Acad Sci; 821: 176–93.

Scheeringa MS, Zeanah CH, Drell MJ, Larrieu JA (1995). Two approaches to the diagnosis of posttraumtic stress disorder in infancy and early childhood. J Am Acad Adolesc Psychiatry; 34: 191–200.

Scheeringa MS, Zeanah CH, Myers L, Putnam FW (2003). New findings on alternative criteria for PTSD in preschool children. J Am Acad Child Adolesc Psychiatry; 42: 561–70.

Seedat S, Stein MB (2001). Post-traumatic stress disorder: a review of recent findings. Curr Psychiatry Rep; 3: 288–94.

Simons M (2004). Revised Child Impact of Events Scale (dt. Übersetzung: www.childrenandwar.org).

Smith P, Perrin S, Yule W, Rabe-Hesketh S (2001). War-exposure and maternal reactions in the psychological adjustment of children from Bosnia-Hercegovina. J Child Psychol Psychiatry; 42: 395–404.

Steil R, Füchsel G (2006). Interviews zu Belastungsstörungen bei Kindern und Jugendlichen (IBS-KJ). Göttingen: Hogrefe.

Steil R, Gundlach P, Müller S (1998). Die deutsche Übersetzung der Clinician Administered PTSD Scale für Kinder und Jugendliche. Jena: Universität Jena. Unveröff. Manuskript.

Stein MB, Jang KL, Taylor S, Vernon PA, Livesley WJ (2002). Genetic and environmental influences on trauma exposure and posttraumatic stress disorder symptoms: a twin study. Am J Psychiatry; 159: 1675–81.

Steiner H, Garcia IG, Matthews Z (1997). Posttraumatic stress disorder in incarcerated juvenile deliquents. J Am Acad Child Adolesc Psychiatry; 36: 357–65.

Taylor TL, Chemtob CM (2004). Efficacy of treatment for child and adolescent traumatic stress. Arch Pediatr Adolesc Med; 158: 786–91.

Taylor S, Vernon PA, Livesley WJ (2002). Genetic and environmental influences on trauma exposure and posttraumatic stress disorder symptoms: a twin study. Am J Psychiatry; 159: 1675–81.

Teicher MH (2002). Scars that won't heal: the neurobiology of child abuse. Sci Am; 286: 68–75.

Teicher M, Anderson S, Polcari A (2002). Developmental neurobiology of childhood stress and trauma. Psychiatr Clin North Am; 25: 397–426.

Teicher MH, Andersen SL, Polcari A, Anderson CM, Navalta CP, Kim DM (2003). The neurobiological consequences of early stress and childhood maltreatment. Neurosci Biobehav Rev; 27: 33–44.

Tiet QQ, Bird HR, Davies M, Hoven C, Cohen P, Jensen PS, Goodman S (1998). Adverse life events and resilience. J Am Acad Child Adolesc Psychiatry; 37: 1191–200.

Unnewehr S, Schneider S, Margraf J (Eds) (1995). Kinder-Dips: Diagnostisches Interview bei psychischen Störungen im Kindes- und Jugendalter. Berlin: Springer.

Van der Kolk BA (2003). The neurobiology of childhood trauma and abuse. Child Adolesc Psychiatr Clin N Am; 12: 293–317.

Warheit GJ, Zimmerman RS, Khoury EL. Vega WA (1996). Disaster related stresses, depressive signs and symptoms, and suicidal ideation among a multi-racial/ethnic sample of adolescents: a longituinal analysis. J Child Psychol Psychiatry; 37: 435–44.

Weber DA, Reynolds CR (2004). Clinical perspectives on neurobiological effects of psychological trauma. Neuropsychol Rev; 14: 115–29.

Wignall EL, Dickson JM, Vaugham P, Farrow FG, Wilkinson ID, Hunter MD, Woodruff PWR (2004). Smaller hippocampal volume in patients with recent-onset posttraumatic stress disorder. Biol Psychiatry; 56: 832–6.

Winje D, Ulvik A (1998). Long-term outcome of trauma in children: The psychological consequences of a bus accident. J Child Psychology Psychiatry; 39: 635–42.

Yule W, Williams R (1990). Post traumatic stress reactions in children. J Trauma Stress; 3: 279–95.

5.19 Störungen des Sozialverhaltens

W. Matthys, F. Poustka, H. van Engeland, F. Resch

Inhalt

5.19.1 Definition und Klassifikation

Definitorische Vorbemerkung

Die Selbstbehauptung und Sicherung der eigenen Position in territorialen und sozialen Auseinandersetzungen ist ein fundamentales Prinzip der Selbst- und Arterhaltung. Zur Verteidigung der eigenen Angehörigen, der eigenen Rechte und manchmal sogar des eigenen Überlebens ist es dem Menschen möglich, auch aggressive Strategien erfolgreich einzusetzen. Solche Formen natürlicher Aggression werden auch ethisch gerechtfertigt und in sozialen Regelsystemen legitimiert. Das Brechen sozialer Regeln kann ebenfalls nicht mit Psychopathologie gleichgesetzt werden (Rutter 1996). Es gibt Formen von zivilem Ungehorsam und Widerstand gegen geltende Regeln, die gesellschaftlich akzeptiert sind und in demokratischen Systemen mit Meinungsäußerung und Zivilcourage in Verbindung gesetzt werden. Auch alltägliche Widerstände von Kindern gegenüber den von Erwachsenen aufgestellten Regeln sind im Rahmen des Entwicklungsprozesses normal, wobei Raufereien, Streit, Necken und das Ärgern anderer zur kindlichen Lebenswelt gehören, dem Erlernen sozialer Verhaltensweisen nicht grundsätzlich abträglich sind und durch Erziehungsmaßnahmen kanalisiert werden sollen. Selbstbehauptung und natürliche Aggression müssen entwickelt und in einem von Erwachsenen gelenkten Erziehungsprozess kooperativ entfaltet werden. Auch kleine Lügen und das Schwindeln können im kindlichen Alltag nach der Entwicklung der sozialen Perspektivenübernahme zum Durchsetzen eigener Interessen normalerweise herangezogen werden, wobei eine Erziehung zu Offenheit und Ehrlichkeit nur in einem vertrauensvollen Beziehungskontext mit den erwachsenen Bezugspersonen möglich ist. Wenn jedoch oppositionelle, antisoziale und aggressive Verhaltensweisen auf vielen Lebensfeldern über längere Zeit wiederholt auftreten und ein Verhalten einschließen, das in praktisch allen Gesellschaftssystemen abgelehnt und sanktioniert wird – weil es mit einem funktionierenden Sozialleben nicht vereinbar ist –, sprechen wir von Dissozialität und Störungen des Sozialverhaltens. Die Definitionskriterien sind fließend, und von Störung sprechen wir bei jenen Sozialverhaltensweisen, die auf den weiteren Entwicklungsverlauf des Kindes einen ungünstigen Einfluss nehmen. Nach Rutter (1996) finden wir aber keine klare Schwelle, die leichtere Grade antisozialen Verhaltens ohne Risiko für die weitere Entwicklung von schwereren Graden unterscheiden lässt, die die Gefahr einer antisozialen Persönlichkeitsentwicklung in sich tragen. Als Hauptmerkmal der Störungen des Sozialverhaltens gilt ein sich wiederholendes und durchgängiges Verhaltensmuster, bei dem die grundlegenden Rechte anderer sowie wichtige altersentsprechende soziale Normen und Regeln verletzt werden. Nach den diagnostischen Kriterien des DSM-IV-TR können diese Verhaltensweisen in vier Gruppen eingeteilt werden:

- aggressives Verhalten gegenüber Menschen und Tieren mit Bedrohung, körperlichen oder seelischen Verletzungen, Beraubungen, Grausamkeiten oder Zwang zu sexuellen Handlungen;
- Zerstörung von Eigentum durch vorsätzliche Beschädigung mit Brandstiftung oder anderen vorsätzlichen Beschädigungen
- Betrug oder Diebstahl durch Einbrechen in fremde Wohnungen, Gebäude oder Autos, durch häufiges Lügen, um andere „hereinzulegen“ oder durch das Stehlen von Gegenständen z.B. beim Ladendiebstahl oder bei Fälschungen
- schwere Regelverstöße gegen das elterliche Verbot durch Wegbleiben oder Fortlaufen über Nacht oder häufiges Schuleschwänzen vor dem 13. Lebensjahr

Die Verhaltensstörung verursacht dabei in bedeutsamer Weise Beeinträchtigungen in sozialen, schulischen oder beruflichen Funktionsbereichen.

DSM-IV-TR unterscheidet zwischen zwei Typen, definiert durch das Alter zu Beginn der Störung: Typus mit Beginn in der Kindheit (vor dem 10. Lebensjahr) oder mit Beginn in der Adoleszenz. Diese Einteilung ist bedeutsam wegen der erheblich schlechteren Prognose bei frühem Beginn der Störung.

Störungen des Sozialverhaltens beeinträchtigen dabei definitionsgemäß die sozialen, schulischen, beruflichen und privaten Funktionsbereiche. Als Leitsymptome können gelten:

- ein Übermaß an Ungehorsam, Streitlust und tyrannisierendem Verhalten
- übermäßig häufige und schwere Wutausbrüche
- die Entfaltung von Grausamkeit gegenüber anderen Menschen oder Tieren
- erhebliche Zerstörungswut gegenüber Eigentum
- Zündeln, Stehlen, häufiges Lügen und Betrügen
- Schuleschwänzen
- unangemessenes Weglaufen von zu Hause

Ein wichtiges Definitionskriterium ist die Entfaltung von dissozialen Verhaltensweisen in unterschiedlichen Lebenskontexten mit dem Ziel eines unmittelbaren persönlichen Vorteils. Delinquenz ist nicht mit Störungen des Sozialverhaltens gleichzusetzen. Delinquenz setzt das Verhalten in Bezug zu strafgesetzlichen Bestimmungen. Ein Verhalten wird dann als delinquent bezeichnet, wenn es sich um eine Straftat handelt, die nach gängigem Gesetz juristisch verfolgt wird. Während Delinquenz also wesentlich von der Legislative und Exekutive eines Staatssystems formuliert wird, ergeben sich dissoziale Störungen eher aus dem Verstoß gegen natürliches Recht im Rahmen menschlichen Zusammenlebens. Umgekehrt muss nicht jedes Kind oder jeder Jugendliche, der unter einer Störung des Sozialverhaltens leidet, auch delinquent sein. Allerdings ist in unseren demokratischen Staatssystemen das Risiko hoch, dass bei wiederholten und ernsthaften delinquenten Handlungen auch eine Störung des Sozialverhaltens vorliegen könnte.

Klassifikation

Die beiden DSM-IV-Kategorien (APA 1994, 2000) für Störungen des Sozialverhaltens zeigen zwar eine definitorische Verwandtschaft, sind jedoch klar voneinander zu unterscheiden (Hinshaw et al. 1993). Störungen des Sozialverhaltens mit oppositionellem Verhalten (oppositional defiant disorder) gehen mit Symptomen einher, die eine milde Form dissozialen Verhaltens kennzeichnen. In der Tabelle 5-144 sind die entsprechenden diagnostischen Kriterien aufgeführt (DSM-IV 313.81). Die Tabelle 5-145 enthält diagnostische Kriterien für die Störungen des Sozialverhaltens nach DSM-IV 312.8. Diese Störung ist durch Symptome gravierenden dissozialen Verhaltens gekennzeichnet. Die beiden Diagnosegruppen sind sowohl von einem Entwicklungsstandpunkt aus als auch unter hierarchischen Gesichtspunkten zu betrachten. Entwicklungspsychopathologisch betrachtet zeigen Kinder nicht selten zunächst im Kindergarten und Grundschulalter (zwischen fünf und sieben Jahren) eine Störung des Sozialverhaltens mit oppositionellen Verhaltensweisen und erfüllen erst später (im Alter von acht bis zehn Jahren) bei ungünstiger weiterer Entwicklung die Kriterien einer Störung des Sozialverhaltens. Ein in der Kindheit beginnender Typus (so genannte „early starters“) wird von einem in der Adoleszenz beginnenden („late starters“) unterschieden. Zwischen beiden Typen von Sozialverhaltensstörungen bestehen bedeutsame Unterschiede, auf die im Abschnitt 5.19.3 noch näher eingegangen wird.

Nach der ICD-10 werden folgende klassifikatorische Untergruppen unterschieden:

- eine **auf den familiären Rahmen beschränkte Störung des Sozialverhaltens** (F 91.0): Hierbei bleibt die Problematik auf Konflikte mit Mitgliedern des primären sozialen Umfeldes beschränkt. Stehlen, Zerstören von Gegenständen, Feuerlegen und aggressive Übergriffe kenn-

Tab. 5-144: Diagnostische Kriterien für die Störung des Sozialverhaltens mit oppositionellem Verhalten nach DSM-IV: 313.81

A)	Ein mindestens sechs Monate anhaltendes Muster von negativistischem, feindseligem und trotzigem Verhalten, wobei vier (oder mehr) der folgenden Symptome auftreten: • wird schnell ärgerlich • streitet sich häufig mit Erwachsenen • widersetzt sich häufig aktiv den Anweisungen oder Regeln von Erwachsenen oder weigert sich, diese zu befolgen • verärgert andere häufig absichtlich • schiebt häufig die Schuld für eigene Fehler oder eigenes Fehlverhalten auf andere • ist häufig empfindlich oder lässt sich von anderen leicht verärgern • ist häufig wütend und beleidigt • ist häufig boshaft und nachtragend Beachte: Ein Kriterium gilt nur dann als erfüllt, wenn das Verhalten häufiger auftritt, als typischerweise bei Personen vergleichbaren Alters und Entwicklungsniveaus beobachtet wird.
B)	Die Verhaltensstörung verursacht in klinisch bedeutsamer Weise Beeinträchtigungen in sozialen, schulischen oder beruflichen Bereichen.
C)	Die Verhaltensweisen treten nicht ausschließlich im Verlauf einer psychotischen oder affektiven Störung auf.
D)	Bei Personen, die 18 Jahre oder älter sind, sind nicht die Kriterien einer Störung des Sozialverhaltens oder einer Antisozialen Persönlichkeitsstörung erfüllt.

zeichnen die Störung, die nahezu ausschließlich im familiären Rahmen auftritt.

- Die **Störung des Sozialverhaltens bei fehlenden sozialen Bindungen** (F 91.1) zeigt neben den definitorischen Merkmalen der Störung des Sozialverhaltens auch eine schwere Beeinträchtigung der Beziehung des Kindes zu anderen Gleichaltrigen und meist auch zu Erwachsenen. Die dissozialen Verhaltensweisen betreffen in der Regel ein isoliertes Kind, das nicht in Gesellschaft anderer Personen gemeinschaftlich organisierte dissoziale Regelverstöße plant und umsetzt.
- Demgegenüber kennzeichnet die **Störung des Sozialverhaltens bei vorhandenen sozialen Bindungen** (F 91.2) ein Kind, das gut in die Altersgruppe integriert ist, wobei es in Interessensgruppen ebenfalls dissozialer Gleichaltriger sein Verhalten ausübt.
- Eine **Störung des Sozialverhaltens mit oppositionellem und aufsässigem Verhalten** (F 91.3) kennzeichnet dissoziale oder aggressive Handlungen mit aufsässigem Ungehorsam und feindseligem Verhalten. Gesellschaftliche Regeln werden gezielt missachtet und Mitmenschen gezielt geärgert. Häufig ist die Frustrationstoleranz niedrig, Wutausbrüche kennzeichnen die Affektregulation.

5.19.2 Epidemiologie

Aussagen zur Epidemiologie sind teilweise unterschiedlich, da sich die einzelnen Studien auf unterschiedliche diagnostische Kriterien und Erhebungsverfahren stützen. Je nachdem, ob Eltern, die Kinder selbst oder Lehrer befragt werden, finden wir unterschiedliche Angaben (Warnke et al. 2001). Nach rezenten Studien in Europa und Nordamerika sind antisoziale Verhaltensmuster bei Jugendlichen weit verbreitet (Laucht 2001). So berichtet mehr als die Hälfte aller männlichen Jugendlichen, zumindest eine kriminelle Handlung begangen zu haben. Die Schätzungen der Häufigkeit antisozialer Verhaltensstörungen bei Kindern und Jugendlichen schwanken bei aggressiven Verhaltensweisen zwischen 1,8 % (Esser et al. 1992; Petermann u. Warschburger 1998) und 10,1 % (Offord et al. 1987). Untersuchungen von Remschmidt und Walter (1990) zeigten bei 4,4 % der 4- bis 10-Jährigen und 7 % der 11- bis 18-Jährigen aggressiv-dissoziale Verhaltensweisen. In einer epidemiologischen Untersuchung an 3981 Kindern des Rhein-Neckar-Kreises, die die 4. Grundschulklasse besuchten, zeigte sich eine Häufigkeit von 6–13 % offener Aggression gegen Personen oder Dinge (Haffner et al. 2001). Für die Störung des Sozialverhaltens nach DSM-Kriterien finden sich Prävalenzzahlen bis zu 11,9 % – mit einem Median von 2 % – in Repräsentativstichproben (Lahey et al. 1999a; 1999b). Störungen mit oppositionellem Trotzverhalten finden sich mit einer Häufigkeit von 0,3–22,5 %, mit einem Median von 3,2 % (Lahey et al. 1999a; 1999b). Der Häufigkeitsgipfel zeigt sich in verschiedenen Längsschnittstudien im frühen Jugendalter (Esser et al. 1992). Nach Laucht (2001) finden sich in Abhängigkeit von der Symptomatik unterschiedliche Alterstrends. Während nichtaggressive Formen einen kontinuierlichen Anstieg bis ins Jugendalter aufweisen, zeigt die Anzahl körperlich ag-

Tab. 5-145: Diagnostische Kriterien für die Störung des Sozialverhaltens nach DSM-IV: 312.8

A) Es liegt ein repetetives und anhaltendes Verhaltensmuster vor, durch das die grundlegenden Rechte anderer und wichtige altersentsprechende gesellschaftliche Normen oder Regeln verletzt werden. Dies manifestiert sich durch das Auftreten von mindestens drei der folgenden Kriterien während der letzten zwölf Monate, wobei mindestens ein Kriterium in den letzten sechs Monaten aufgetreten sein muss:

- aggressives Verhalten gegenüber Menschen und Tieren
  - bedroht oder schüchtert andere häufig ein
  - beginnt häufig Schlägereien
  - hat Waffen benutzt, die anderen schweren körperlichen Schaden zufügen können (z. B. Schlagstöcke, Ziegelsteine, zerbrochene Flaschen, Messer, Gewehre)
  - war körperlich grausam zu Menschen
  - quälte Tiere
  - hat in Konfrontation mit dem Opfer gestohlen (z. B. Überfall, Taschendiebstahl, Erpressung, bewaffneter Raubüberfall)
  - zwang andere zu sexuellen Handlungen
- Zerstörung von Eigentum
  - beging vorsätzlich Brandstiftung mit der Absicht, schweren Schaden zu verursachen
  - zerstörte vorsätzlich fremdes Eigentum (jedoch nicht durch Brandstiftung)
- Betrug oder Diebstahl
  - brach in fremde Wohnungen, Gebäude oder Autos ein
  - lügt häufig, um sich Güter oder Vorteile zu verschaffen oder um Verpflichtungen zu entgehen (d. h. „legt andere herein")
  - stahl Gegenstände von erheblichem Wert ohne Konfrontation mit dem Opfer (z. B. Diebstahl, jedoch ohne Einbruch, Fälschungen)
- schwere Regelverstöße
  - bleibt schon vor dem Alter von 13 Jahren trotz elterlichem Verbot häufig über Nacht weg
  - lief mindestens zweimal über Nacht von zu Hause weg, während er/sie noch bei den Eltern oder bei einer anderen Bezugsperson wohnte (oder nur einmal mit Rückkehr erst nach längerer Zeit)

B) Die Verhaltensstörung verursacht in klinisch bedeutsamer Weise Beeinträchtigungen in sozialen, schulischen oder beruflichen Bereichen.

C) Bei Personen, die 18 Jahre oder älter sind, sind nicht die Kriterien einer Antisozialen Persönlichkeitsstörung erfüllt.
Typus mit Beginn in der Kindheit: Der Beginn mindestens eines der für die Störung des Sozialverhaltens charakteristischen Kriterien muss vor dem Alter von 10 Jahren liegen.
Typus mit Beginn in der Adoleszenz: Keines der für die Störung des Sozialverhaltens charakteristischen Kriterien tritt vor dem Alter von 10 Jahren auf.

gressiver Verhaltensweisen einen rückläufigen Trend mit zunehmenden Alter. Es gibt jedoch eine Kerngruppe von überwiegend männlichen Jugendlichen, deren körperliche Gewaltbereitschaft gegen den allgemeinen Trend in der Adoleszenz weiter zunimmt. Nach Rutter und Smith (1995) haben delinquente Verhaltensweisen in den letzten Jahrzehnten zugenommen. Immerhin zeigen in der polizeilichen Kriminalstatistik des Bundeskriminalamtes für 2004 4,9 % der deutschen Kinder unter 14 Jahren und 12,5 % der Jugendlichen bis 18 Jahren einen Tatverdacht (Bundeskriminalamt 2000). Die Statistik für das Kindes- und Jugendalter weist seit 1993 einen steilen Aufwärtstrend auf. Seit 1999 scheint es bei Jugendlichen eine Stagnation auf hohem Niveau zu geben. Nur das Delikt der Körperverletzung unterliegt einem weitergehenden Aufwärtstrend. Bei den vorliegenden Zahlen sind jedoch die delinquenten Akte des Dunkelfeldes noch nicht berücksichtigt. Insgesamt muss der Anstieg jugendlicher krimineller Verhaltensweisen als ernst zu nehmendes gesellschaftliches Problem angesehen werden. Die Epidemiologie dissozialer Verhaltensweisen zeigt deutliche Geschlechterunterschiede. Während Störungen mit oppositionellem Verhalten bei beiden Geschlechtern gleich häufig aufzutreten scheinen, ist die Prävalenz von Störungen des Sozialverhaltens bei Jungen höher als bei Mädchen einzuschätzen (Lahey et al. 1999a; 1999b).

Jungen überwiegen vor allem bei den im Kindesalter beginnenden Störungen, wobei die Anzahl dissozialer Mädchen im Jugendalter ansteigt. Während Mädchen vor allem nichtaggressive Erscheinungsformen dissozialer Verhaltensweisen an den Tag legen, finden sich aggressive Verhaltensweisen bei jugendlichen männlichen Individuen gehäuft.

5.19.3 Symptomentwicklung und Komorbidität

Wenn man dissoziales Verhalten als den Verstoß gegen soziale Regeln definiert, finden sich leichte Formen bei fast jedem Menschen im Zuge der Entwicklung, die das Austesten von Grenzen und Regeln, deren Einforderung und Gültigkeit beinhalten. Oppositionelles Trotzverhalten und Störungen des Sozialverhaltens jedoch sind durch eine durchgängige Missachtung der natürlichen Regeln des Zusammenlebens gekennzeichnet, die mit dem Überschreiten von Körpergrenzen, Intimitätsgrenzen und Rechtsfreiräumen des Individuums einhergeht. Die einzelnen Ausprägungen dissozialen Verhaltens sind als diagnostische Kriterien bereits weiter oben erörtert worden.

Hervorzuheben ist, dass das oppositionelle aufsässige Verhalten sowie das antisoziale Verhalten nicht nur das Zusammenleben mit anderen Menschen erschweren oder gar unmöglich machen, sondern auch für den Entwicklungsverlauf des dissozialen Individuums selbst ungünstige Konsequenzen haben. Nicht selten wird durch solche Verhaltensweisen der emotionale Dialog mit Bezugspersonen so tiefgreifend und nachhaltig beeinträchtigt, dass die Bindung – die oft schon vor dem Auftreten dissozialer Verhaltensweisen unsicher ist – weiter gefährdet wird. Der Aufbau moralischer Ordnungssysteme ist jedoch an ein funktionierendes Vertrauenssystem mit Bezugspersonen gebunden. So ist es nicht nur die Angst vor Bestrafung, die über das behaviorale Inhibitionssystem (Barkley 2000) das Bewusstsein für soziale Regeln entwickeln lässt, sondern auch Beziehungswünsche, Einfühlung in den anderen und der Wunsch, andere zu erfreuen und zufrieden zu stellen. Nach Stilwell (1997) bilden Beziehungssicherheit, Geborgenheit und Sicherheitsgefühl die Grundlagen der durch das Bindungsbedürfnis motivierten Seite der moralischen Entwicklung. Weil das Kind liebende Zuwendung erfährt, hält es anderen Menschen zuliebe soziale Regeln ein. Das Gewissen hilft, Selbstentfaltungsstreben und Beziehungswünsche zu integrieren, und dient schließlich als prosoziale Entscheidungsgrundlage für das handelnde Selbst (Resch et al. 1999). Dissoziale Verhaltensweisen beeinträchtigen fundamental den Aufbau von Vertrauensbeziehungen mit anderen Menschen und wirken sich so nachhaltig negativ auf den weiteren Entwicklungsverlauf aus.

Die fundamentale Verletzung der Grenzen und Rechte anderer kann auf physischer und psychischer Ebene erfolgen. Nicht nur körperliche Auseinandersetzungen und das Ausüben von Gewalt gegen andere Personen und Dinge, sondern auch das vorsätzliche Lügen, Betrügen, Täuschen und Erpressen stellen solche Grenzverletzungen dar. **Offenes antisoziales Verhalten** – beispielsweise durch Wutausbrüche, Bedrohung oder körperliche Angriffe – machen andere Personen direkt zu Betroffenen. Diese Formen des antisozialen Verhaltens stellen schwere Erziehungsaufgaben an die Eltern dar. **Verdecktes antisoziales Verhalten** wie Lügen, Demolieren, Stehlen und Zündeln bleibt den Eltern häufig über längere Zeit verborgen. Wenn Eltern das Verhalten bei ihren Kindern später durchschauen, führt dies nicht selten zu einem abrupten Vertrauensbruch und tiefgreifenden Störungen der Eltern-Kind-Beziehung.

Nicht unbetont soll die Zunahme an jugendlicher Kriminalität in der zweiten Hälfte des 20. Jahrhunderts bleiben (Rutter u. Smith 1995). Trotzdem kann die Delinquenzrate nur indirekt als Maßstab für Störungen des Sozialverhaltens herangezogen werden, und es zeigt sich, dass die Nichteinhaltung sozialer Regeln und Grenzen ein immer weiter verbreitetes Phänomen bei Kindern und Jugendlichen wird. Für Jugendliche ergibt sich eine Rangreihe der Verteilungshäufigkeit nach Delikten in folgender Weise (Warnke et al. 2001):

- Diebstahl
- Rohheitsdelikte mit Körperverletzung
- Tötung und Mord
- Raub und Erpressung
- Straftaten gegen die öffentliche Ordnung
- Rauschgiftdelikte
- Sexualdelikte

Die häufigsten Formen der Schülerkriminalität sind durch Sachbeschädigung von schulischem Eigentum, Diebstahl von Mitschülereigentum und körperliche Angriffe gegen Mitschüler gekennzeichnet.

Aggressive Verhaltensweisen stellen eine wichtige Symptomatik bei kinder- und jugendpsychiatrischen Inanspruchnahmegruppen dar. So finden sich bei bis zu 48 % ambulanter und stationärer Patienten Störungen des Sozialverhaltens, Impulshaftigkeit und hyperkinetische Verhaltensweisen (Schmeck u. Poustka 2000). Aggressive Symptome kennzeichnen nicht nur Störungen des Sozialverhaltens, sie sind auch häufig mit hyperkinetischen Syndromen und spezifischen emotionalen Störungen des Kindesalters verbunden. Innerhalb des aggressiven Verhaltens werden eine reaktive und eine instrumentelle Form unterschieden (Vitiello u. Stoff 1997; Kempes et al. 2005; 2006). **Reaktives aggressives Verhalten** ist eine feindselige, bösartige Reaktion als Antwort auf eine Frustration. Diese impulsive Form der Aggression wird auch affektive Aggression genannt und stellt sich als Verteidigungssituation dar, in der sich die Person bedroht und gedemütigt fühlt und ein Gegenüber als bedrohlich und frustrierend erlebt. Wenn beispielsweise ein Junge in der Schule seinen Altersgenossen wütend attackiert, der ihn gerade gehänselt hat, oder das Vorschulkind wütend seine Mutter schlägt, weil seine Wünsche nicht erfüllt wurden, stellt dies ein reaktiv aggressives Verhalten dar. Demgegenüber ist **instrumentelles aggressives Verhalten** kontrolliert. Bei dieser Form wird aggressives Verhalten zielgerichtet eingesetzt, um durch die vorsätzliche Überschreitung der Grenzen zu anderen persönliche Vorteile zu erlangen. Wenn beispielsweise ein Kind ein anderes vorsätzlich auf die Straße drängt, um es zu gefährden, oder verleumdet, um seine dominante Position in der Gruppe zu behaupten, oder eine Schülergruppe von anderen Schutzgelder erpresst oder deren Windjacken unter Gewaltandrohung an sich reißt, handelt es sich um instrumentelles aggressives Verhalten. Feindselige Aggressivität unterscheidet sich von der Aggressivität, die der eigenen Verteidigung oder Unversehrtheit des eigenen „Territoriums" dient, dadurch, dass bei ersterer die Schädigung des Angreifers oder Opfers im Vordergrund steht, nicht aber der eigene Vorteil.

Die Anwesenheit komorbider Störungen sowohl bei oppositionell aufsässigem wie antisozialem Verhalten ist eher die Regel denn die Ausnahme. Die Komorbidität mit Aufmerksamkeitsstörungen und Hyperaktivität (Odds ratio: 10,1), depressiven Störungen (Odds ratio: 6,6) und Angststörungen (Odds ratio: 3,1) ist häufig zu beobachten (Angold u. Costello 2001). Auch Lese- und Rechtschreibstörungen sowie Sprachstörungen werden im Rahmen von Störungen des Sozialverhaltens überzufällig gehäuft beobachtet (Hinshaw et al. 1993). Adoleszente zeigen darüber hinaus andere Risikoverhaltensweisen wie Zigarettenrauchen, Alkohol- und Drogenmissbrauch. Zusammenhänge von aggressiven und dissozialen Verhaltensweisen mit traumatisierenden Gewalterfahrungen und Posttraumatischen Störungen der Affektregulation werden immer wieder diskutiert (Cicchetti u. Cohen 1995; Resch et al. 1999). Posttraumatische Stress Belastung (PSTB) und Delinquenz fand sich sowohl in kalifornischen wie auch unter russischen inhaftierten Jugendlichen in einem bedeutsamen Ausmaß (rund ein Viertel litt an PSTB im engeren und die Hälfte im weiteren Sinn [leichtere Form]) (Cauffman et al. 1989; Ruchkin et al. 2002).

Dissoziale Verhaltensweisen müssen unter Entwicklungsgesichtspunkten als Risikoverhaltensweisen betrachtet werden. So hat Moffit (1993) in Übereinstimmung mit Patterson (1989), Loeber et al. (1991) und Lahey et al. (1998) (Übersicht bei Laucht 2001) zwei Entwicklungspfade antisozialen Verhaltens beschrieben, die sich sowohl durch den Störungsbeginn als auch in Bezug auf die Rahmenbedingung hinsichtlich ihrer Bestimmung unterscheiden. Moffit unterscheidet einen sehr frühzeitig, ab dem Vorschulalter auftretenden Typ (early starter), der mit aggressiven oppositionellen und delinquenten Verhaltensproblemen einhergeht, eine Tendenz zur Verschlechterung zeigt und eine hohe Persistenz bis ins Erwachsenenalter aufweist. Dem wird ein auf das Jugendalter begrenzter Typ (late starter) entgegengesetzt, der durch erstmalig im Pubertätsalter auftretende oppositionelle und delinquente Verhaltensprobleme gekennzeichnet ist, die ihrerseits einen episodenhaften Charakter aufweisen und spätestens bis zum Erreichen des Erwachsenenalters remittieren sollen. In der Erscheinungsform und in der Häufigkeit des Auftretens unterscheiden sich beide Typen. Während man annimmt, dass 5–10 % der männlichen Jugendlichen dem Early-starter-Typ zuzuordnen sind, finden sich bei bis zu 25 % der Jugendlichen im episodenhaften Typus. Der **frühe persistente Typ** ist durch vermehrte körperliche Aggression und die Gefahr von Antisozialen Persönlichkeitsstörungen gekennzeichnet. Er weist eine hohe Komorbidität mit anderen Störungen auf, beispielsweise mit dem hyperkinetischen Syndrom. Der **späte episodenhafte Typ** ist meist nicht aggressiv und besitzt eine unauffällige Persönlichkeitsstruktur sowie geringere Komorbiditätsraten. Hinsichtlich der Entstehungsbedingungen ist der persistente Typ durch eine ganze Reihe kumulativ wirksamer Risikofaktoren verkompliziert, während der episodenhafte Typ eher als übersteigerte Form phasenspezifischer Bewältigungsversuche von adoleszentären Entwicklungsaufgaben aufgefasst wird.

5.19.4 Ätiologie und Pathogenese

Biologische Risikofaktoren

Biologische Faktoren spielen für das Entstehen und den Verlauf aggressiver und dissozialer Verhaltensweisen eine Rolle. Sie erklären diese Verhaltensweise jedoch nicht vollständig. Biologische Korrelate des Verhaltens müssen außerdem nicht notwendigerweise Ausdruck angeborener Dispositionen sein, sondern können sich unter den Aspekten der neuronalen Plastizität auch als Erfahrungsspuren der bisherigen Lebensgeschichte in der Funktionsweise der neuronalen Netzwerke gleichsam niedergelegt haben. Biologische Korrelate lassen sich vor allem bei aggressiven und impulsiven Verhaltensweisen beschreiben. Nichtdelinquente und nichtaggressive Verhaltensformen erscheinen demgegenüber biologisch heterogen (Eley et al. 1999).

Genetische Befunde

Zwillings- und Adoptionsstudien belegen, dass kriminelle Verhaltensweisen im Erwachsenenalter eher genetisch beeinflusst werden als dissoziale und delinquente Verhaltensweisen im Kindes- und Jugendalter (Rutter et al. 1990; Simonoff et al. 1998). In einer Zwillingsstudie (Edelbrock et al. 1995) wurden gleichgeschlechtliche monozygote und dizygote Zwillinge im Alter von rund elf Jahren untersucht. Dabei zeigten sich für aggressive Verhaltensweisen signifikante genetische Effekte – mit einer erklärten Varianz von 60 %. Die miteinander geteilten Umwelteinflüsse (shared environment) blieben eher unbedeutend – nur 15 % erklärte Varianz. In einer Studie von Waldmann et al. (1997) fand sich die höchste Heritabilität für oppositionelles Verhalten, gefolgt von Aggressivität und delinquenten Verhaltensformen (s. Übersicht bei Laucht 2001). Nach Rutter et al. (1997) können sowohl Umwelt-Kovariationen als auch Gen-Umwelt-Interaktionen zur Heritabilität dissozialer Verhaltensweisen beitragen. Bei der Gen-Umwelt-Kovariation zeigen genetische und umweltbezogene Risiken einen unmittelbaren Zusammenhang.

Es kann davon ausgegangen werden, dass Eltern mit einer eigenen Disposition zu antisozialen Verhaltensweisen besonders ungünstige Entwicklungsbedingungen für ihre Kinder bereitstellen – dieses Phänomen wird als passive Kovariation bezeichnet. Kinder mit antisozialen Auffälligkeiten rufen aber durch ihr Verhalten auch verstärkt negative Reaktionen in ihrer Umwelt hervor und tragen auf diese Weise auch zur Beeinträchtigung ihres Entwicklungsmilieus bei – dieses Phänomen wird als aktive Kovariation bezeichnet.

Vor allem in Adoptionsstudien wurden auch Gen-Umwelt-Interaktionen nachgewiesen (Laucht 2001). Die höchsten Raten antisozialen Verhaltens zeigten sich bei denjenigen Familien, in denen eine genetische Belastung der Kinder und ungünstige familiäre Bedingungen der Adoptivfamilie zusammentrafen.

Molekulargenetische Studien legen Zusammenhänge zwischen Mutationen der Serotonin-Rezeptor-Gens 5-HT_{1A} und 5-HT_{1B} mit erhöhter Aggressivität nahe. Aber auch von Assoziationen zwischen Polymorphismen, dopaminerger Ge-ne und impulsivem Verhalten wurde berichtet. Als besonders interessanter Kandidat gilt das Dopamin-D4-Rezeptor-Gen (DRD-4), da ein signifikanter Zusammenhang zwischen Polymorphismen des DRD-4 und dem Temperamentsfaktor Neugierverhalten nahe gelegt wurde (Laucht 2001; Laucht et al. 2005

Gen-Umfeld-Interaktion

Schwerwiegende chronische Deprivationseinflüsse haben auf die kindliche Entwicklung beträchtliche psychische Folgewirkungen wie Bindungsstörungen, so genannte quasi autistiformen Störungen und Defizite der Aufmerksamkeit und Konzentration, aber keine bedeutsamen auf das aggressive Verhalten (Rutter et al. 2001). Offenbar sind direkte aggressive Einwirkungen auf das Kind eine Voraussetzung für die Entstehung von Aggressionen und der Störung des Sozialverhaltens, insbesondere dann, wenn diese mit bestimmten (verschiedenen) genetischen Dispositionen verknüpft sind.

So haben in den Familien- bzw. Längsschnittsuntersuchungen von Patterson et al. (2000) abnorme, aggressive elterliche Verhaltensweisen deutliche Auswirkungen – im Sinne kausaler Bedingungen – für Störungen des Sozialverhaltens (SSV) nicht aber für Hyperkinetische Störungen (HKS). Obwohl SSV und HKS deutlich miteinander sowie mit abnormen Erziehungsbedingungen korrelieren, lässt sich eine kausale Bedingung dieser Korrelation beim HKS dann nicht mehr nachweisen, wenn die negativen elterlichen Erziehungspraktiken berücksichtigt werden. Insbesondere solche „harschen" elterlichen Erziehungsmethoden wie ausagierendes Schlagen, unkontrolliertes, häufiges Schreien oder Strafen, die einmal sehr heftig auf kleine, dann wieder weniger stark für große Vergehen ausfallen, sodass sie unangemessen und unvorhersehbar wirken. Dies bedeutet, dass eine hohe Komorbidität von hyperaktivem mit dissozialem Verhalten verdeutlicht werden kann – aber hyperaktives Verhalten tritt vor dem aggressivem Verhalten auf. Für die Entwicklung dissozialen Verhaltens sind jedoch abnorme Erziehungsbedingungen in Form einer negativen, misshandelnden elterlichen „Disziplinierung" mit ausschlaggebend. Diese Zusammenhänge sind am ehesten damit zu erklären, dass bestimmte frühe Temperamentscharakteristika des Kindes mit aggressiven Erziehungspraktiken der Eltern zusammentreffen.

Schmeck und Poustka (2000) fanden heraus, dass in Klinikpopulationen bestimmte, genetisch bedingte Temperamentsmerkmale, wie z. B. Neugierverhalten (Cloninger 1994), mit höheren abnormen psychosozialen Belastungen linear ansteigend korreliert sind. Dies steht in Einklang mit den epidemiologischen Untersuchungen zu dissozialen Verhaltensweisen im Längsschnitt: Voraussetzungen im Hinblick auf antisoziales Verhalten waren – neben Armut, hoher Wohnungsdichte und Kriminalität in der Familie – das Vorhandensein von Defiziten in der Konzentration und impulsives Verhalten bei den Kindern, wenn aggressives elterliches Erziehungsverhalten (Farrington 1995) wie auch außerfamiliäre Einflüsse (Kontakte zu schwierigen Gleichaltrigen, Schule und Nachbarschaft) zusammentreffen (Loeber u. Farrington 2000).

Umgekehrt zeigen manche widerstandsfähigen Jugendlichen auch mit hoher abnormer familiärer Belastung seltener Probleme (d. h. kein Drogenmissbrauch, keine externalisierenden Störungen, keine Delinquenz sowie keine Schulprobleme), wenn sie einen höheren IQ, ein niedriges Neugierverhalten (und damit einhergehend auch eine bessere Impulskontrolle) sowie keine Kontakte zu delinquenten Gleichaltrigen haben (Fergusson u. Lynskey 1996). Auch

hier fließen Temperamentsfaktoren und Umfeldeinflüsse ineinander.
Adoptionsstudien belegen nachhaltig die Auswirkungen genetischer Einflüsse und solcher, die aus dem Umfeld herrühren, besonders dann, wenn sie zudem die Entwicklung des Verhaltens von Kindern auch im Längsschnitt untersuchen. Schon Bohmann et al. 1996 konnten zeigen, dass kriminelles Verhalten der biologischen Eltern mit einer erhöhten Delinquenzrate ihrer Nachkommen zusammenhing, obwohl diese Kinder gleich nach ihrer Geburt bei Adoptiveltern aufwuchsen (die höchste Delinquenzrate zeigten jene Kinder, deren Adoptiv- wie auch biologische Eltern delinquent waren, die zweithöchste, wenn dies nur für die biologischen Eltern zutraf). Die Colorado Adoptionsstudie (CAP) untersuchte Kinder, deren Adoptiveltern sich getrennt hatten: Bedeutsame Effekte wie externalisierendes, aggressives Verhalten des Kindes im schulischen wie auch im familiären Umfeld ließen sich dann erkennen, wenn der Trennungsstress durch eine genetische Komponente – z. B. psychopathologische Persönlichkeit der biologischen Mutter (negative Emotionalität mit einem hohem Ausmaß an Reizbarkeit und Neigung zu reizbaren Irritationen und Durchbrüchen) – beeinflusst wurde (O'Connor et al. 2003).
Genauere Betrachtungen können aber auch die Komplexität genetischer Einwirkungen belegen. Zwillingsuntersuchungen des TEDS-Projekts (Twins early Development Study, Trouton et al. 2002) lassen in einer Untersuchung von annähernd 3700 Zwillingen erkennen, dass aggressives Verhalten, das im ersten Schuljahr deutlich wird, dann eine hohe Erblichkeit aufweist, wenn es mit einer psychopathischen Komponente verbunden ist: mit hoher Gefühllosigkeit und geringer Empathie. Dabei haben auch gemeinsame Umfeldeinflüsse eine geringe Bedeutung (Viding et al. 2005).
Deater-Deckard et al. (1999) versuchten (als Teil des CAP Projekts) „kindergenetische" von „elterngenetischen" Effekten getrennt darzustellen. Die von Eltern angegebene „Wärme" (Akzeptanz der Kinder, positive Beziehung, „gemeinsame-Entscheidungen-treffen") und auch die „Negativität" (Schuldzuweisung, Feindseligkeit, emotionaler Rückzug gegenüber dem Kind) zeigten eine eher mäßige genetische Varianz auf, eine höhere dagegen der von den Angaben der Kinder herrührende Faktor „geringe Leistungsorientierung" (Leistung, die seitens der Eltern nicht erwartet oder zu der das Kind nicht angeregt wurde). Die genetische Varianz war hingegen vernachlässigbar gering in Bezug auf die von den Eltern berichtete „inkonsistente Erziehung" und die von den Kindern erfahrene (berichtete) „Positivität" (hoher Zusammenhalt, wenige Konflikte in der Familie). In einer anderen Untersuchung derselben Forschungsgruppe (Deater-Denckard u. Petrill 2004; Deater-Deckard u. O'Connor 2000) wurden adoptierte Kinder und ihre nicht verwandten (adoptierten) oder biologischen Nachkommen untersucht. Eine geringe gegenseitige Beziehung (zielorientierte Kooperation zwischen Eltern und Kind, wechselseitige prompte Ansprechbarkeit, positiver Affekt und Augenkontakt) korrelierte mit hoher aggressiver und widersetzlicher Störung beim Kind, war aber unabhängig von genetischen Einflüssen. Im Gegensatz dazu kovariieren aber offensichtlich dissoziale Probleme der Kinder nicht nur mit negativen Affekten und Kontrolle der Mutter sowie mit elterlichen Erziehungsfaktoren, sondern auch mit genetischen Effekten (höhere Konkordanz unter eineiigen gegenüber zweieiigen Zwillingen, Deater-Denckard 2000).
Der Meinung, dass viele kleine genetische Effekt mit kleinen Umfeldeffekten ohne deutlich erkennbaren Haupteffekt mit Verhaltensproblemen von Kindern assoziiert sind (Rutter 2002), stehen die Studien gegenüber, in denen die genetischen Einwirkungen von früher Misshandlung und bestimmten Genvarianten – der des MAO-A-Gens (Caspi et al. 2002, epidemiologische Studie; Foley et al. 2004) und dem des COMT-Gens (val Allel; Thapar et al. 2005; Familienstudie von klinisch betreuten Kindern) – untersucht wurden. Die jeweilig untersuchte molekulargenetische Komponente steht dabei nicht allein in einem direkten Zusammenhang zur dissozialen Störung, sondern als Mediator bei früh erlebter Misshandlung (Caspi et al. 2002) bzw. hyperaktivem Verhalten und niedrigem Geburtsgewicht (Thapar et al. 2005).
Frühe Misshandlungen und genetische Effekte sind auch in formalen genetischen (Zwillings-)Untersuchungen deutlich mit Dissozialität korreliert (Jaffee et al. 2005; Boivin et al. 2005, s. auch Moffitt 2005).

Neuroanatomische Befunde

Immer wieder werden strukturelle Defizite im Gehirn mit aggressiven Verhaltensweisen in Verbindung gebracht. Kasuistisch wurden Patienten mit Läsionen im Hypothalamus, in den Amygdalae und im präfrontalen Kortex beschrieben, die eine erhöhte Bereitschaft zu Aggression aufwiesen (Übersicht bei Blanz 2001). In einer quantitativen Magnetresonanzstudie konnte bei Patienten mit einer Temporallappenepilepsie eine vermehrte Aggressivität mit Atrophien bzw. Läsionen im Bereich der Amygdalae in Verbindung gebracht werden (van Elst et al. 2000). Die beeinträchtigte Unterdrückung von negativen Emotionen wird mit Störungen des behavioralen Inhibitionssystems in Verbindung gebracht (Davidson et al. 2000), wobei orbito-frontale Regionen als auch die Amygdalae diesem Inhibitionssystem zugeordnet werden.
Bei Erwachsenen mit einer Antisozialen Persönlichkeitsstörung wurden im Vergleich zu gesunden Probanden strukturelle Defizite im präfrontalen Kortex gefunden (Raine et al. 2000). Spezifische Zusammenhänge wurden außerdem zwi-

schen Antisozialen Persönlichkeitsstörungen, strukturell zerebralen Defiziten und einem erniedrigten Hautleitwert hergestellt. Die Störung im präfrontalen Kortex könnte eine Verringerung der Aktivität im autonomen Nervensystem und damit eine verringerte Konditionierungsempfindlichkeit verursachen. Ob solche Veränderungen auch nach wiederholter Erfahrung von gewalttätiger Bestrafung möglich ist, muss beim derzeitigen Forschungsstand noch dahingestellt bleiben.

Neurophysiologische Befunde

Das Aktivitätsniveau des autonomen Nervensystems wurde wiederholt bei Erwachsenen mit antisozialem delinquenten und aggressiven Verhalten untersucht und eine niedrige Herzfrequenz sowie ein geringerer Hautleitwert gegenüber Kontrollpersonen festgestellt (Raine 1997; Raine et al. 1997). Auch bei Kindern mit Störungen des Sozialverhaltens wurden im Vergleich zu gesunden Probanden eine erniedrigte Herzfrequenz (van Goozen et al. 1998a; 2000) sowie erniedrigte Hautleitwerte (van Goozen et al. 2000; Herpertz et al. 2001; 2005) gefunden. Die durchschnittliche Effektgröße in insgesamt 14 Studien mit Kindern und Adoleszenten betrug 0,84 für den Unterschied bezüglich der Herzfrequenz (Raine 1993). Auch prospektiv longitudinale Studien konnten belegen, dass ein niedriges Aktivierungsniveau des autonomen Nervensystems eine Vorhersagekraft bezüglich des Auftretens aggressiver und delinquenter Verhaltensweisen im späteren Lebensalter hatte. Zwischen niedrigem Hautleitwert im Alter von drei Jahren und der Häufigkeit körperlicher Auseinandersetzungen im Alter von neun Jahren bestand eine positive Korrelation (Venables 1989). Auch zeigte sich, dass Kinder mit einer niedrigen Herzfrequenz im Alter von drei Jahren bei einer Messung im Alter von elf Jahren aggressiver waren als Kinder mit einer höheren Herzfrequenz (Raine 1997; Raine et al. 1997). Eine aktuelle Studie konnte jedoch keinen Zusammenhang zwischen einer niedrigen Herzfrequenz in den Altersstufen 14, 20, 24 und 36 Monaten und aggressiven Verhaltensweisen im Alter von sieben Jahren feststellen. Möglicherweise gibt es im Alter von sieben Jahren diesen Zusammenhang noch nicht, aber vier Jahre später doch (van Hulle et al. 2000). Schließlich konnten Parameter wie Herzfrequenz, Hautleitwert und EEG bei normalen Probanden delinquente Verhaltensweisen im Alter von 24 Jahren vorhersagen: 74,4 % der Jungen erhielten aufgrund dieser drei Parameter eine richtige Zuordnung als Delinquent oder Nicht-Delinquent (Raine et al. 1990).

Offen bleibt, was das niedrige Aktivierungsniveau des autonomen Nervensystems bedeutet. Es könnte durch eine geringe Furcht-Reaktion auf drohende Gefahr oder drohende Strafe verursacht werden („fearless theory“, Raine 1993). Demzufolge könnten Kinder weniger durch Gefahrenreize oder Strafe konditionierbar sein und sich auf diese Weise solchen Lernprozessen in der Erziehung entziehen, was mit einem erhöhten Risiko für aggressive oppositionelle und antisoziale Verhaltensweisen einhergehen könnte. Die erniedrigte Konditionierbarkeit wurde sowohl im Rahmen klassischer als auch operanter Konditionierungen untersucht. Bei der klassischen Konditionierung erhalten ein neutrales Geschehen und ein nichtkonditionierter Stimulus (z. B. die Verlockung, ein wohlschmeckendes Keks in der Bäckerei einfach zu nehmen) durch Assoziationen mit einem aversiven Geschehen (Strafe oder Ermahnung durch die Eltern) die Eigenschaften eines aversiven Geschehens. Lerntheoretisch könnte man davon ausgehen, dass jene Kinder, die weniger konditionierbar sind, weil sie weniger Angst vor aversiven Stimuli haben, eine geringere Entwicklung des Gewissens aufweisen (Eysenck 1977). Dies scheint jedoch eine zu eng fokussierte Sichtweise, da ja die Komplexität des Gewissens nicht nur durch Prozesse der klassischen Konditionierung erklärbar ist.

Im Rahmen der operanten Konditionierung wurde erforscht, ob Kinder mit antisozialem oder aggressivem Verhalten weniger empfindlich für Strafe oder besonders empfänglich für Belohnung sind. Dies leitet direkt über zur Temperamentsforschung, da vor allem nach der Theorie von Gray (1982) die Balance zwischen behavioraler Aktivierung und behavioraler Inhibition das Verhalten bestimmt. Bei Kindern mit Störungen des Sozialverhaltens wurde eine besondere Empfänglichkeit für Belohnung festgestellt. Außerdem besteht ein Zusammenhang zwischen einer verringerten Empfindlichkeit für Strafe und einem erniedrigten Hautleitwert (Matthys et al. 2000).

Neuroendokrinologische Befunde

Da sich bei fast allen Spezies im Tierreich männliche Individuen aggressiver als weibliche verhalten und in tierexperimentellen Befunden eine enge Assoziation zwischen aggressivem und sexuellem Verhalten gezeigt werden konnte (Übersicht bei Blanz 2001), wurde der Einfluss von Geschlechtshormonen, insbesondere von Testosteron, auf aggressives Verhalten bevorzugt untersucht. Ein Zusammenhang zwischen erhöhten Testosteronspiegeln und vermehrter Aggressivität konnte in Tierversuchen und Untersuchungen an Erwachsenen nachgewiesen werden (Brain u. Susman 1997). Bei Kindern und Jugendlichen zeigen sich die Befunde nicht so einheitlich (Laucht 2001). Offensichtlich überlagern reifungsbedingte Veränderungen der Testosteronsekretion im intraindividuellen Verlauf die interindividuellen Unterschiede von Kindern am Übergang ins Jugendlichenalter. Auch andere Hormone aus dem androgenen

Spektrum, die der Nebenniere entstammen, zeigten einen Zusammenhang mit expansiven Verhaltensweisen: So konnten van Goozen et al. (1998b) zeigen, dass 8- bis 12-jährige Jungen mit Störungen des Sozialverhaltens erhöhte Dehydroepiandrosteronspiegel aufwiesen. Korrelationen ergaben sich mit dem Schweregrad des aggressiven und delinquenten Verhaltens.

Auch das Hypophysen-Nebennierenrinden-System (HPA) scheint an der Steuerung von aggressiven Verhaltensweisen beteiligt. So konnte an Erwachsenen gezeigt werden, dass aggressives Verhalten mit einem erniedrigten Kortisolspiegel assoziiert ist (Brain u. Susman 1997). Kinder mit Verhaltensstörungen haben im Speichel ebenfalls erniedrigte Kortisolwerte – vor allem, wenn sie unter Stressbedingungen untersucht werden (van Goozen et al. 1998a; 2000). Manche Untersucher folgern daraus, dass Kinder und Jugendliche mit aggressiven Verhaltensweisen weniger stressempfindlich seien und eine erhöhte Spannungsschwelle besitzen. Dies bietet auch eine Erklärung für das erniedrigte Aktivitätsniveau des autonomen Nervensystems. Nach der „Sensation Seeking"-Theorie von Quay (1965) ist dieses niedrige Aktivitätsniveau mit unangenehmen Gefühlen assoziiert, die durch spannungserzeugende Aktivitäten („Sensation Seeking") ausgeglichen werden können. Vor allem persistierendes aggressives Verhalten scheint mit erniedrigten Kortisolspiegeln einen Zusammenhang zu besitzen (McBurnett et al. 2000). Dagegen scheint ein erhöhter Kortisolspiegel einen Schutz gegen aggressives Verhalten darzustellen: McBurnett et al. (1991) konnten zeigen, dass verhaltensgestörte Kinder mit einer komorbiden Angststörung nicht nur weniger aggressive Verhaltensweisen zeigten als Kinder ohne Angststörung, sondern auch ein erhöhtes Kortisolniveau aufwiesen. So gesehen könnte ein erhöhtes Angstniveau hinsichtlich der Entwicklung von Aggressionen und Delinquenz einen protektiven Faktor darstellen. Diese Befunde sind jedoch nicht unwidersprochen. Schulz et al. (1997) fanden in ihrer Untersuchung keine Beziehung zwischen Plasmakortisol und aggressivem Verhalten bei 7- bis 11-jährigen Jungen.

Neurochemische Befunde

Aggressive und dissoziale Verhaltensstörungen sind nicht spezifisch an ein Neurotransmittersystem gebunden. Es finden sich Veränderungen im Serotonin-, Noradrenalin-, Dopamin-, Acetylcholin- und im Gamma-Aminobuttersäure-System (GABA-System). Besonders intensiv wurde in neurochemischen Analysen jedoch die serotoninerge Funktion untersucht. Generell scheint in übereinstimmender Weise eine verminderte serotoninerge Funktion mit gesteigerten aggressiven Verhaltensweisen assoziiert zu sein. So fanden sich erniedrigte Konzentrationen des Abbauproduktes 5-Hydroxyindolessigsäure (5-HIAA) im Liquor von Straftätern mit antisozialer Persönlichkeit sowie bei Gewalttätern und Kindern und Jugendlichen mit Störungen des Sozialverhaltens (Blanz 2001; Laucht 2001). Van Goozen et al. (1999) und Kruesi et al. (1992) fanden auch bei Jungen mit oppositionellem Trotzverhalten erniedrigte 5-HIAA-Werte im Plasma. Auch direkte Messungen von Serotonin im Blut von gewalttätigen jungen Männern erbrachten jedoch deutlich erhöhte Serotoninwerte im Gegensatz zu nicht erhöhten Konzentrationen bei Frauen mit gewalttätigem Verhalten (Moffitt et al. 1998). Diese auf den ersten Blick widersprüchlichen Befunde wurden dahingehend interpretiert, dass Serotonin im Blut – im Unterschied zu anderen Indikatoren – das präsynaptische Niveau der Serotonin-Funktion abbilde (Laucht 2001). Durch diese Erklärung würde das Modell einer serotoninergen Unterfunktion weiter unterstützt. Zusammenfassend weist Blanz (2001) darauf hin, dass eher impulsiv-aggressives Verhalten – nicht aggressives Verhalten im Allgemeinen – mit einer Dysfunktion des serotoninergen Systems einhergeht. Dafür sprechen Befunde an Wirbeltieren, Primaten und am Menschen – Befunde, die zeigen, dass impulsives, aggressives und suizidales Verhalten mit einem erniedrigten Aktivierungsgrad des serotoninergen Systems einhergehen.

Neuere Befunde können diese Annahme stützen: In einer Untersuchung, die die Aufnahmegeschwindigkeit (V_{max}) von Serotonin (5-HT) in Thrombozyten prüfte, wurde eine signifikante negative Korrelation zwischen hohen Aggressionswerten bei Adoleszenten und Vmax ermittelt. Dies wurde als spezifische Assoziation zwischen hoher Aggression und einer Dysfunktion der Serotonintransportmechanismen interpretiert (Stadler et al. 2004). In einer weiteren Untersuchung wurde von Zepf et al. (eingereicht) mit Hilfe einer Tryptophan-Depletion (rapid tryptophan depletion, RTD) eine Reduktion des zentral verfügbaren Serotonins provoziert. Dies führte bei den untersuchten Kindern (im Alter von 9–16 Jahren) mit niedriger Impulsivität (niedrigem Neugierverhalten) zu erhöhter Impulsivität und aggressivem Verhalten. Dies stützt die Annahme, dass die veränderte Serotonin-Funktion in Probanden mit hyperkinetischem Verhalten die Komorbidität mit disruptivem Verhalten (gemessen anhand von provozierten Aggressionen bei Spielsituationen im Labor) negativ beeinflusst.

Serotonin wird als der Neurotransmitter des behavioralen Inhibitionssystems angesehen, welches im septo-hippocampalen und im präfrontalen System lokalisiert wird.

Wenn auch den Neurotransmittersystemen eine genetische Regulation zugrunde gelegt wird, könnte unter Aspekten der neuronalen Plastizität eine erniedrigte serotoninerge Funktion nicht unbedingt nur genetische Ursachen haben, sondern eine biologische Antwort auf wiederholte traumatisierende Erfahrungen darstellen. So konnte in Studien an Affen gezeigt werden, dass eine häufige Abwesenheit der Mutter, die mit einem nicht vorhersehbaren Sorgeverhalten einherging, einen permanenten Effekt auf die Entwicklung des serotoninergen Systems ausübt (Rosenblum et al. 1994).

Temperament, Persönlichkeit und expansive Störungen

Temperament und emotionale Regulation

In den letzten Jahren haben Untersuchungen zum Temperament und zur Persönlichkeitsentwicklung wieder zunehmende Bedeutung erlangt. Während nach Fiedler (1995) die Persönlichkeit eines Menschen durch charakteristische Verhaltensweisen und Interaktionsmuster definiert ist, mit denen das Individuum gesellschaftlichen und kulturellen Anforderungen zu entsprechen und seine zwischenmenschlichen Beziehungen mit Sinn zu füllen versucht, beschreibt das Temperament eher die physiologischen und konstitutionellen Grundlagen der Persönlichkeit.

Temperamentsmerkmale können als ontogenetisch verankerte, genetisch bedingte, durch Entwicklungs-, Erfahrungs- und Umwelteinflüsse modifizierbare, interindividuelle Unterschiede in Aktivität, Reaktivität und motorischem Verhalten verstanden werden (Resch u. Möhler 2001).

Die Renaissance des Temperamentansatzes begann mit den Untersuchungen von Thomas und Chess (1977). Die Autoren untersuchten nicht die Inhalte des Verhaltens, sondern Stilmerkmale an 133 Kindern aus 84 Familien. Anhand von neun Temperamentsfaktoren (Aktivität, Regelmäßigkeit und Vorhersagbarkeit, Reagibilität gegenüber unbekannten Reizen, Anpassungsfähigkeit, Reizschwelle, Stimmungslage, Intensität, Ablenkbarkeit und Ausdauer) wurden die Kinder in Gruppen eingeteilt. Etwa 10 % der untersuchten Kinder erwiesen sich als „schwierige" Kinder, die durch Unregelmäßigkeit biologischer Funktionen, Vermeidungsverhalten angesichts neuer Menschen und Situationen, langsames Anpassungsvermögen an Veränderungen und eine hohe Intensität von Reaktionen mit vorwiegend negativer Stimmungslage gekennzeichnet waren. Merkmale eines „schwierigen" Temperaments können sich später in Auffälligkeiten einer Störung mit oppositionellem Trotzverhalten, mit aufsässigem, streitsüchtigem oder feindseligem Verhalten niederschlagen. Kinder mit frühen Störungen des Sozialverhaltens und komorbiden hyperkinetischen Störungen sind im Hinblick auf einen ungünstigen Verlauf besonders gefährdet. Der Zusammenhang zwischen Temperament und Störungen des Sozialverhaltens ist jedoch noch lange nicht aufgeklärt. Caspi et al. (1995) fanden bei Kindern im Alter von drei und fünf Jahren die Merkmale emotionaler Instabilität, von Unruhe, kurzer Aufmerksamkeitsspanne und Negativismus. Diese Merkmale formten zusammen einen so genannten „Lack of control"-Faktor. In dieser prospektiven Längsschnittstudie schien dieser „Lack of control"-Faktor mit geringer Impulskontrolle vergesellschaftet und spezifisch mit Hyperaktivität und antisozialem Verhalten im Alter von 9, 11, 13 und 15 Jahren Zusammenhänge zu zeigen. Der Temperamentsfaktor einer geringen Impulskontrolle kann sowohl als Risikofaktor für Störungen des Sozialverhaltens als auch für hyperkinetische Störungen angesehen werden. Ungeklärt bleibt, ob diese Temperamentsmerkmale Risikofaktoren der Persönlichkeit oder frühe subklinische Manifestationen später diagnostizierter Störungen darstellen (Rutter 1987).

Stadler et al. (2007) stießen auf eine bemerkenswerte Verbindung zwischen reduzierter Aktivierung des rechten vorderen Anteils des kortikalen Cingulums (ACC), welches in die Regulation des kognitiven bzw. emotionalen Verhaltens involviert ist, und der Reaktion auf negative affektive Bilder. Dabei erwies sich die Temperamentsdimension „Neugierverhalten" (novelty seeking der Temperamentsfaktoren nach Cloninger) als signifikanter Prädiktor für die geringe Reaktivität des ACC auf die Darbietung negativer affektiver Bilder in der MRT-Untersuchung aggressiver Jungendlicher gegenüber einer gesunden Kontrollgruppe. Darüber hinaus verwendeten erstere eine weniger zielführende Strategie bei einem standardisierten Kartenspiel und zeigten ein niedriges Niveau im sozio-moralischen Denken.

Lahey et al. (1999b) beschreiben eine antisoziale Neigung als latenten Faktor, der Jugendlichen zuzuschreiben sei, die sich vermehrt antisozial verhalten. Solche Jugendliche zeigen ein früheres Manifestationsalter und ein höheres Chronifizierungsrisiko. Antisoziale Neigungen werden in einem Prozess negativer Wechselwirkungen zwischen Temperamentseigenschaften des Kindes und negativen Reaktionen seitens der Umwelt aufrechterhalten und weiter propagiert. Es zeigt sich, dass eine Subgruppe von Kindern mit Störungen des Sozialverhaltens durch einen Mangel an Empathie, ein vermindertes Schuldempfinden, verstärkte Selbstbezogenheit und mangelndes affektives Mitschwingen charakterisiert ist (Christian et al. 1997). Ob solche Zeichen einer emotionalen Restriktion einer eigenen Persönlichkeitsdimension auf angeborener Basis entsprechen oder aber das Ergebnis anhaltender negativer Erfahrungen von Gewalt und emotionaler Vernachlässigung sind, ist noch Gegenstand der Diskussion (Resch u. Brunner 2004).

Ein Ausgangspunkt weiterführender Theorien ist das Modell eines behavioralen Aktivierungssystems (BAS, Gray 1982), dem ein behaviorales Inhibitionssystem (BIS) gegenübergestellt wird (s. dazu auch Kap. 2.8). Das behaviorale Aktivierungssystem wird durch Belohnung gesteuert und hat sein neurophysiologisches Substrat in den Basalganglien. Insbesondere umfasst es dopaminerge Nervenbahnen, welche vom Mittelhirn zu den Basalganglien aufsteigen. Gleichzeitig seien, so Gray, thalamische Kerne, der präfrontal motorische und sensomotorische Kortex beteiligt. Die Rolle des Dopamins ist in ihren Einzelheiten nicht aufgeklärt. Das behaviorale Aktivierungssystem fördert exploratorisches und zielgerichetes Verhalten und wird von manchen Autoren mit Extraversion sowie dem Neugierverhalten in Verbindung gebracht. Hohe Spiegel von Dopamin fördern auch im Tierexperiment extravertiertes belohnungs- und vergnügungsorientiertes Verhalten (Übersicht bei Resch u. Möhler 2001). Das behaviorale Inhibitionssystem setzt Transmitter frei, welche das Verhalten hemmen. Gefahrensignale, die vom frontalen Kortex zum limbischen System gesendet werden, setzen das behaviorale Inhibitionssystem in Kraft. Dies führt zu einer Tendenz, extrem vorsichtig, wachsam und zurückhaltend zu sein. Eine Verbindung mit dem Serotonin-System wird hergestellt: Hohe Serotoninspiegel könnten mit behavioraler Inhibition in Verbindung stehen. Behaviorale Inhibition und Schadensvermeidung werden als gleichgerichtete Verhaltenstendenzen eingeschätzt. Das behaviorale Aktivierungssystem zeigt vor allem eine Reagibilität gegenüber Einschränkungen und Frustrationen. Wut ist der Leitaffekt, Aggressivität und Impulshaftigkeit stellen Risiken dar. Die Reagibilität gegenüber unbekannten Reizen ist Ausdruck des behavioralen Inhibitionssystems, Leitaffekt ist die Angst, Rückzugsverhalten und negativer Affekt kennzeichnen die Aktivierung dieses Systems. Ein sehr ähnliches Temperamentsmodell wurde von Cloninger (1987) vorgestellt. Die Dimensionen „novelty seeking“ (Neugierverhalten), „harm avoidance“ (Schadensvermeidung) und „reward dependance“ (Belohnungsabhängigkeit) werden mit jeweils unterschiedlichen Neurotransmittersystemen in Verbindung gebracht. So hinge das Neugierverhalten mit dem dopaminergen, die Schadensvermeidung mit dem serotoninergen und die Belohnungsabhängigkeit mit dem noradrenergen System zusammen. Die empirischen Befunde zu diesem Modell sind widersprüchlich (Herbst et al. 2000).

Nach dem Konzept von Barkley (1997) besteht eine Imbalance von behavioralem Aktivierungs- und Inhibitionssystem an der Basis von Verhaltensauffälligkeiten. Eine verringerte behaviorale Inhibition wird in Zusammenhang mit einer ausgeprägt hohen Sensibilität gegenüber Reizsignalen, einer niedrigen Stimulusmodulation sowie einer verminderten Habituationsfähigkeit gesehen. Affektive Instabilität und Störungen der Impulskontrolle werden damit in Verbindung gebracht (Winkler u. Rossi 2001). Neuropsychologische Untersuchungen an Patienten mit Impulshaftigkeit zeigten vorrangig Defizite in den exekutiven Funktionen. Diese mentalen Funktionen umfassen:

- Willensbildung
- Planen
- zielorientiertes intentionales Handeln
- Resistenz gegenüber Ablenkung
- Problemlösen und Konzeptentwicklung
- Flexibilität und Veränderung von Routinen nach situativen Voraussetzungen
- die Aufrechterhaltung einer Zielorientierung und einer Selbstaufmerksamkeit auch unter Stressbedingungen

Viele Forscher sehen eine Gleichsetzung exekutiver Funktionen mit der Fähigkeit zur Selbstregulation (Barkley 1997). Als zentraler Bestandteil der exekutiven Funktionen wird das Arbeitsgedächtnis angesehen. Die Entwicklung voll ausgebildeter exekutiver Funktionen wird als zentraler Reifungsschritt im Übergang vom Kindes- zum Erwachsenenalter angesehen (Posner u. Rothbarth 2000). Störungen der exekutiven Funktionen erweisen sich als Risikofaktor der Entwicklung. Eine Vorgeschichte an psychischen Traumata kann zur Beeinträchtigung der Entwicklung exekutiver Funktionen führen (siehe auch Kapitel 5.18). Temperament und Selbstregulation dürfen also nicht nur unter genetischen Gesichtspunkten betrachtet, sondern müssen auch unter interaktionellen Gesichtspunkten gesehen werden (Resch u. Möhler 2001).

Psychosoziale Risikofaktoren

Es gibt eine Reihe von psychosozialen Faktoren, die für die Entwicklung von Verhaltensstörungen bedeutsam sind. Dazu zählen (vgl. Kazdin 1995):

- Persönlichkeitsmerkmale der Eltern (z.B. Depression, Erregbarkeit und emotionale Distanzierung)
- psychiatrische Störungen bei den Eltern (Persönlichkeitsstörungen, Suchtverhalten)
- Delinquenz der Eltern, eheliche Disharmonie mit offen ausgetragenen Konflikten und aggressiven Verhaltensweisen
- wiederholter Wechsel der Elternfiguren
- Misshandlung
- niedriger sozialer Status
- allein erziehende Elternteile
- soziale Isolierung der Familie

Der Zusammenhang zwischen diesen Merkmalen und den Verhaltensstörungen ist nicht direkt herstellbar, sondern wird über Erziehungsmerkmale vermittelt. So gelten ungenügende und inkonsistente Handhabungen von Regeln und Absprachen, nichtkonsequentes und oft hartes Bestrafen, das Erteilen von Aufgaben auf kommandierende Art, wenig Respekt für sozial erwünschtes Verhalten, wenig direkte Beaufsichtigung des Kindes und ein mangelnder Überblick über emotionale Beziehungen und Tätigkeiten des Kindes als besonders ungünstig (Kazdin 1995). Nach Petermann und Warschburger (1998) ist das **Erziehungsverhalten der Eltern** von Kindern mit Störungen des Sozialverhaltens besonders durch folgende Merkmale gekennzeichnet:

- Sie stellen entweder zu viele oder zu wenige soziale Regeln auf.
- Sie achten nicht konsequent auf die Einhaltung der Regeln.
- Sie dulden oder verstärken sozial störendes und aggressives Verhalten ihrer Kinder.
- Sie sind oft selbst den Kindern Modell für aggressives Verhalten.

Aspekte der Vernachlässigung umfassen das mangelnde Wissen über die Tagesgestaltung der Kinder, mangelnde Kontrolle und Betreuung sowie geringes Interesse an den kindlichen Aktivitäten. Der Mechanismus, über den solche Erziehungsmerkmale zu Verhaltensstörungen führen, wurden durch Patterson et al. aus dem Blickwinkel der operanten Lerntheorie untersucht (Patterson et al. 1992; Patterson 1982). Ausgangspunkt ist die alltägliche Eltern-Kind-Aktion. Folgende Interaktionsmuster zeigen sich beispielhaft für Familien mit einem Kind mit antisozialem Verhalten: Die Eltern erteilen dem Kind eine Aufgabe. Wenn das Kind Widerstand leistet, ziehen die Eltern die Aufgabe wieder zurück. Auf diese Weise lernt das Kind, dass es durch Ungehorsam und Widerstand solchermaßen gestellten Aufgaben entgehen kann. Widerstrebendes Verhalten wird also verstärkt. Das Kind wird in Zukunft das Verhalten des Widerstrebens in zunehmenden Maße nutzen, um seine Ziele zu erreichen. Später wird es diesen innerhalb der Familie erlernten Interaktionsstil auch außerhalb der Familie in Schul- und Gleichaltrigengruppen benutzen. Dieser Stil ist mutmaßlich einer der Kernmechanismen, durch den antisoziales Verhalten aufrechterhalten wird: ein kurzfristiger Gewinn, der sich mit druckmachendem, andere beherrschendem und manipulativem Verhalten erreichen lässt. Ein solchermaßen erzwingender Interaktionsstil und die Rolle negativer Verstärkung wurden bereits bei Familien mit Kindern im Alter von vier und fünf Jahren beobachtet (Kiesner et al. 2001; Snyder u. Patterson 1995).

Aggressives Verhalten kann aber auch durch andere Mechanismen gelernt werden, beispielsweise durch Lernen an aggressiven Modellen. Solche Modelle finden sich bei Eltern, Geschwistern, dissozialen Kindern und Jugendlichen in der Nachbarschaft, aber auch über die Medien, in Fernsehen und Computerspielen.

Longitudinale Untersuchungen konnten zeigen, dass Misshandlungen während der ersten Lebensjahre mit aggressivem Verhalten im Alter von acht und neun Jahren zusammenhängen (Dodge et al. 1997). Frühe Misshandlungen führten dazu, dass Kinder anderen ungerechtfertigt feindselige Absichten unterstellten und aggressive Lösungsstrategien für soziale Probleme entwickelten. Solche kognitiven Strategien für soziale Zusammenhänge – soziale Kognitionen – scheinen als Merkmale eine modulierende Rolle zwischen Misshandlung und aggressivem Verhalten einzunehmen. Im Vergleich zu nichtaggressiven Kindern sahen sich Kinder mit Störungen des Sozialverhaltens eher in der Lage, ihre Probleme durch Aggressivität zu lösen, und sie wählten aus verschiedenen Optionen häufiger eine aggressive Lösung (Matthys et al. 1999). Sie verhalten sich egozentrisch und nicht altersgemäß (Matthys et al. 1995) und haben mehr Schwierigkeiten, sich in andere hineinzuversetzen (Cohen et al. 1985), was auf ein Entwicklungsdefizit bei der Ausbildung der sozialen Perspektivenübernahme hinweist.

Zu weiteren ungünstigen Umgebungsfaktoren gehört die Gleichaltrigengruppe: So erwies sich der Anschluss an eine Gruppe von prädelinquenten Altersgenossen als Risikofaktor – vor allem bei der in der Adoleszenz beginnenden Störung des Sozialverhaltens. Möglicherweise spielen hierbei auch Fehlverhaltensweisen der Eltern bezüglich der normalen Adoleszenzproblematik ihrer Kinder eine Rolle.

Auch Untersuchungen zum Bindungsverhalten zeigen einen Zusammenhang zwischen unsicheren Bindungstypen und späteren Verhaltensauffälligkeiten (Kusch u. Petermann 1993). Vor allem unsicher-vermeidende Bindungen können zu erpresserisch eskalierenden Bindungsmustern des Vorschulalters führen und schließlich zu expansiven Störungen der späteren Kindheit Anlass geben. Auf die Bedeutung von Beziehungssicherheit und Geborgenheit als Grundlage der moralischen Entwicklung wurde schon hingewiesen. Für Zusammenhänge zwischen traumatischen Erfahrungen, Unsicherheit der Beziehung zu den elterlichen Personen, Mangel an Empathie-Entwicklung und Beeinträchtigung der moralischen Entwicklung konnten empirische Belege erbracht werden (Resch et al. 1999).

Entwicklungsmodell expansiver Störungen

Eine Reihe von Längsschnittstudien spricht dafür, dass bei der Entwicklung von expansiven Störungen eine Wechselwirkung von biologischen und psychosozialen Risiken vorliegt.

Das **transaktionale Anlage-Umwelt-Modell** versucht der wechselseitigen Bedeutung von konstitutionellen Faktoren und Milieubedingungen Rechnung zu tragen. Dabei ist zu berücksichtigen, dass es sich nicht um einen linearen Einfluss der Umwelt auf die Reagibilität und Regulation des Kindes handelt, da das Kind selbst auch seine soziale Umwelt beeinflussen und modifizieren kann.

Das transaktionale Modell führt zum Konzept der Passung, wonach Temperament- und Umweltvariablen in additiver oder multiplikativer Weise zusammenwirken.

Das **Konzept der Passung** verbindet ein aktives, selbst motiviertes und seine Entwicklung modifizierendes Individuum mit einer ebenso aktiven, fordernden, erfüllenden oder vernachlässigenden Umwelt.

So erscheint die Persönlichkeitsentwicklung des Kindes als komplexer Prozess bidirektionaler Wechselwirkungen, die psychosoziale Resonanzphänomene in der Persönlichkeitsentwicklung hervorrufen (Resch u. Möhler 2001). Nach Lahey et al. (1999a) und Moffit (1993) ist der transaktionale Prozess zwischen Kind und Umwelt durch eine Reihe von entwicklungsbedingten Transformationen gekennzeichnet. So entwickelt sich aus einem „schwierigen" Säugling ein aufsässiges Vorschulkind, und Eltern, die sich im Kontakt mit ihrem Säugling wenig responsiv verhalten, werden schließlich zu Bezugspersonen, die immer weniger Interesse an ihrem Vorschulkind zeigen (Laucht 2001). Eine Studie zur Mutter-Kind-Interaktion bei 8-Jährigen mit externalisierenden Störungen (Trautmann-Villalbe et al. 2001) zeigte, dass eine Interaktion zwischen aggressivem Kindverhalten und restriktivem Verhalten der Mutter zu vermehrten dissozialen Symptomen beiträgt. Überdies wurde eine größere Anzahl hyperkinetischer Symptome durch die Interaktion zwischen impulsivem Kindverhalten und mütterlicher Aversivität begünstigt. Transaktionen zwischen Eltern und Kind äußern sich in spezifischen reziproken Verhaltensweisen, die schließlich das Verhalten der Kinder verfestigen lassen.
Auch manche komorbide Störungen, wie z.B. die Aufmerksamkeitsdefizit-/Hyperaktivitätsstörung, können ein erhöhtes Risiko für die Entwicklung dissozialer Verhaltensweisen bedeuten. So haben Patterson et al. (1992) gezeigt, dass Eltern, die nicht konsequent in ihren Erziehungsmaßnahmen auf kindliche Grenzüberschreitungen reagieren, das Risiko von sozialen Verhaltensstörungen erhöhen. Gerade Kinder mit hyperkinetischer Symptomatik stellen für die erzieherischen Fähigkeiten von Eltern eine besondere Herausforderung dar. Auch der ermittelte Zusammenhang zwischen Störungen des Sozialverhaltens und Störungen der Sprachentwicklung kann aus Problemen beim Verstehen komplexer sozialer Situationen und einer mangelnden Ausdrucksweise erklärt werden. So können Wünsche und Meinungen nicht adäquat verbal geäußert werden. Außerdem behindert eine beeinträchtigte Sprachentwicklung auch das Wiedererkennen, Benennen und adäquate Regulieren von Affekten wie Wut und Zorn im inneren Dialog. Ob dies ein Erklärungsmuster für den häufigen Zusammenhang zwischen Störungen des Sozialverhaltens und Lernbehinderungen, vor allem im Bereich sprachabhängiger intellektueller Fertigkeiten, sein könnte, muss vorläufig dahingestellt bleiben.
Die entwicklungsorientierte Sichtweise geht davon aus, dass über transaktionale Mechanismen aus Risikofaktoren und Dispositionen schließlich eine Fehlanpassung wird, die als psychische Auffälligkeit wiederum negative Rückmeldungen aus der sozialen Umwelt hervorruft. In der weiteren Entwicklung resultiert daraus eine psychische Störung mit Krankheitswert, die sich schließlich bei ungünstigen Reaktionen vonseiten des sozialen Umfeldes in eine chronifizierte psychische Störung umbilden kann. Auf die therapeutischen Implikationen solcher Mechanismen wird im Abschnitt 5.19.6 eingegangen. Nach Loeber et al. (2000) finden sich Entwicklungssequenzen dahingehend, dass das Kind aus ungünstigen Temperamentfaktoren und hyperkinetischen Zügen schließlich ein oppositionelles Trotzverhalten entwickelt, das in Wechselwirkung mit der sozialen Umwelt schließlich zum Vollbild der sozialen Verhaltensstörung führen kann. Nicht selten finden sich komorbide Angststörungen, depressive Phänomene und somatoforme Probleme. Im Adoleszenzalter können Substanzmissbrauch und andere Risikoverhaltensweisen den Verlauf verkomplizieren. Chronifizierte Verhaltensstörungen können schließlich die Entwicklung einer antisozialen Persönlichkeit begünstigen.

5.19.5 Diagnose und Differenzialdiagnostik

Bei dem Verdacht auf das Vorliegen einer Störung mit oppositionellem Trotzverhalten oder einer Störung des Sozialverhaltens ist eine ausführliche kinder- und jugendpsychiatrische Diagnostik unerlässlich. Neben der Erhebung der Anamnese mit Kind und Eltern sowie einer Exploration des Kindes zur Erhebung eines psychopathologischen Befundes werden psychodiagnostische, neurologische und internistische Befunde eingeholt. Einzuschließen ist eine EEG-Untersuchung. Es empfiehlt sich, nicht nur die betroffene Familie im Gesamtverband zu explorieren, sondern auch das betroffene Kind und die Eltern in Einzelsitzungen zu befragen. Die Tabelle 5-146 gibt einen Überblick über die Merkmale der störungsspezifischen Entwicklungsgeschichte.

Tab. 5-146: Merkmale der Anamnese bei dissozialem Verhalten (nach Warnke et al. 2001)

- vorgeburtliche und geburtliche Anamnese
- mütterlicher Alkohol- und Drogenmissbrauch, mütterliche Infektion und Einnahme von Medikamenten während der Schwangerschaft
- medizinische Vorgeschichte des Kindes (zerebrale Anfallsleiden, Unfälle mit Hirnschädigung)
- Vorgeschichte bezüglich körperlicher Misshandlung und sexuellem Missbrauch
- Schullaufbahn, schulische Leistungsschwierigkeiten
- Beziehung zur Gleichaltrigengruppe in Schule und Freizeitbereichen
- begangene Delikte (evtl. Bestrafungen)
- Suchtmittelmissbrauch
- sexuelle Entwicklung

Bei der körperlichen und neurologischen Untersuchung soll auch auf Kennzeichen für körperliche oder sexuelle Misshandlung, neurologische Schädigungen und Suchtmittelmissbrauch geachtet werden. Bei begründetem Verdacht empfehlen sich ein Drogen-Screening und die Bestimmung des Blutalkoholspiegels.

Die Entwicklungsanamnese soll nicht nur die Meilensteine der Entwicklung erfassen, sondern auch Interaktions- und Beziehungsaspekte zu den Eltern, zu den Geschwistern, zu anderen Erwachsenen im nahen Umfeld und zu Gleichaltrigen umfassen. Bei Vorliegen von oppositionellen und antisozial-aggressiven Verhaltensweisen sollte geklärt werden, in welchem Alter das Verhalten erstmals auftrat. Weitere zu klärende Aspekte sind:

- Häufigkeit und Frequenz des Verhaltens (Tag/Woche/Monat)
- die Situation, in der das Verhalten auftritt (zu Hause, Schule, Nachbarschaft, Hort)
- die Interaktion, in der das Verhalten auftritt (mit welchen Personen also, z.B. mit Erwachsenen oder mit anderen Kindern)
- die Konsequenzen, die das Verhalten auf die soziale Position hat (Platz in der Gruppe Gleichaltriger: Gruppenführer, Außenseiter, Opferrolle)

Außerdem sollten die Einflüsse auf Schule und Leistungsverhalten geklärt werden (Lernfortschritte, Beziehung zu Lehrern). Die systematische dimensionale Erfassung kann mit folgenden Skalen durchgeführt werden:

- Syndromskalen aggressives und destruktives Verhalten der „Child Behavior Checklist" (CBCL) nach Achenbach (1991) für Eltern und Kinder im Alter von 2–3 Jahren (bzw. die Syndromskalen Aggression und Delinquenz der „Child Behavior Checklist" für die Altersgruppe von 4–18 Jahren)
- Syndromskalen Aggression und Delinquenz des „Lehrerfragebogens" (TRF nach Achenbach 1991) für die Altersgruppe von 4–8 Jahren
- Syndromskalen Aggression und Delinquenz des „Youth Self Report" (YSR nach Achenbach 1991) für Jungen und Mädchen im Alter zwischen elf und 18 Jahren

Über spezifische Aspekte der Familienanamnese und ergänzende Informationen geben die Tabellen 5-147 und 5-148 Auskunft.

Dass antisoziale Verhaltensprobleme eine hohe Komorbidität mit anderen psychischen Störungen aufweisen, ist bereits betont worden (Angold et al. 1999). Bei rund der Hälfte der Kinder und Jugendlichen mit Störungen des Sozialverhaltens finden sich auch komorbide Störungen. Besonders hoch ist die Komorbidität mit hyperkinetischen Syndromen. Enge Assoziationen finden sich auch zwischen Störungen des Sozialverhaltens und emotionalen Störungen (Steinhausen et al. 1998). Risikoverhaltensweisen wie Schulverweigerung und Drogenmissbrauch finden sich bei Jugendlichen mit antisozialem Verhalten gehäuft. Die Komorbidität ist auch unter Entwicklungsgesichtspunkten von Bedeutung. So scheint eine komorbide Angststörung die Prognose eher zu begünstigen.

Differenzialdiagnostisch ist im Besonderen auf organische Psychosyndrome, Suchtmittelmissbrauch, Anpassungsstörungen mit vorwiegender Störung des Sozialverhaltens, Aufmerksamkeitsstörungen, dysthyme und depressive Störungen sowie reaktive Bindungsstörungen des Kindesalters zu achten. Auch Zwangserkrankungen, atypischer Autismus und Asperger-Syndrom können gelegentlich zu schweren Beeinträchtigungen sozialer Verhaltensweisen führen. Posttraumatische Belastungsreaktionen, Persönlichkeitsentwicklungsstörungen (Borderline-Persönlichkeitsstörung) müssen beachtet werden. Delinquente Akte, z.B. der Diebstahl im Rahmen der Bulimia nervosa, dürfen nicht mit Störungen des Sozialverhaltens verwechselt werden. Auch im Rahmen des Prodroms von schizophrenen Entwicklungen und zu Beginn von manischen Episoden können soziale Regelübertretungen und aggressive Verhaltensweisen das Bild prägen.

Tab. 5-147: Familienanamnese

- Zusammensetzung und Vorgeschichte der Familie (vor allem bei Stieffamilien und „Patchwork"-Familien)
- sozioökonomischer Status, Ausbildung der Eltern, Kontakte mit der Familie und Umgebung (soziale Unterstützung versus Isolierung), Merkmale der Nachbarschaft (Kontakte mit dissozial-delinquenten Gleichaltrigen)
- psychosoziale Ressourcen und Fähigkeiten der Eltern (z. B. Einschränkung durch körperliche oder psychiatrische Erkrankungen, Verdacht auf Psychopathologie, Arbeitslosigkeit) und als Eheleute (eheliche Dysharmonie)
- die Eltern als Erzieher (Erziehungsmerkmale erörtern):
  - Maß der Unterstützung: Aufmerksamkeit und Liebe zeigen, gemeinsame Aktivitäten, Helfen, Unterstützen
  - Maß der Regulierung: konsequent Regeln und Absprachen handhaben, Art von Aufträge erteilen, Verhältnis zwischen Belohnung und Strafe, Art von Belohnung (sozial, materiell), Art der Strafen (mild, direkt nach dem Versagen, mit für das Kind deutlichen Erklärungen), Maß der Aufsicht/Kontrolle
- Auftreten von Aggressionen, körperlicher Misshandlung, sexuellem Missbrauch
- Familienanamnese für: Impulsivität, Hyperaktivität, Aufmerksamkeitsdefizite, Lese- und Rechtschreibstörungen, Sprachstörungen, Delinquenz, Suchtverhalten

Tab. 5-148: Ergänzende Informationen und Untersuchungen

Schulinformationen

- didaktisches Niveau von Lesen, Sprache und Rechnen
- Aufmerksamkeit, Arbeitshaltung, Aktivitätsniveau, Impulskontrolle
- Akzeptanz von Leitung durch Lehrer
- Beziehung zu anderen Kindern (Platz in der Gruppe, Freunde)

psychologische Untersuchung

- Intelligenzdiagnostik: in der Regel indiziert aufgrund häufig anwesender kognitiver Mängel, es sei denn, die Schulinformationen, Informationen der Eltern und die eigene Einschätzung aus der psychiatrischen Untersuchung weisen auf altersentsprechende kognitive Funktionen hin
- neuropsychologische Untersuchung nach spezieller Indikation (z. B. Hinweise auf Störung spezifischer Funktionen durch die Intelligenzdiagnostik)
- Sprachuntersuchung (fakultativ)
- Persönlichkeitsdiagnostik (fakultativ)

didaktische Untersuchung

- Niveau und Qualität von Lesen, Sprache, Rechnen (bei Diskrepanz zwischen Lernniveau laut Information des Lehrers und andererseits Intelligenz und Lernangebot)

andere

- körperliche Untersuchung und ergänzende fachärztliche Untersuchungen (z. B. Neuropädiatrie) und andere Untersuchungen (z. B. Logopädie)

Familiendiagnostik

- wenn indiziert (bei Zweifel über Angemessenheit der Beurteilung der Eltern über die eigenen Erziehungsfähigkeiten; vor allem bei Behandlungsbedarf durch ernsthafte Eheproblematik oder Problemen zwischen den Eltern nach einer Trennung)
- regulär bei Kindern und Jugendlichen aus Einwandererfamilien, damit die Problematik gegen den Hintergrund der eigenen Kultur betrachtet werden kann

5.19.6 Behandlung und Prävention

Alle therapeutischen Bemühungen haben zum Ziel, das entwicklungsbeeinträchtigende Verhalten zu verbessern, eine Delinquenz abzuwenden und eine existenzsichernde soziale Integration zu ermöglichen. Kind- bzw. jugendlichenorientierte Verfahren, familienzentrierte Verfahren, gleichaltrigengruppenorientierte Interventionen spielen dabei eine ebenso wichtige Rolle wie kommunale bzw. lebensumfeldnahe Maßnahmen und Jugendhilfemaßnahmen.

Pharmakotherapeutische Strategien haben vor allem bei der Behandlung von komorbiden Aufmerksamkeitsdefizit-/Hyperaktivitätsstörungen und Depressionen ihre Indikation. Durch die erfolgreiche Behandlung der komorbiden Symptomatik werden auch häufig die Symptome der Störung des Sozialverhaltens reduziert. Dies könnte eine indirekte Folge sein, wenn durch die Verbesserung der hyperkinetischen Symptomatik beispielsweise weniger negative Interaktionen zwischen dem Kind und seiner Umgebung stattfinden, sodass dysfunktionale transaktionale Prozesse unterbrochen werden und so oppositionelle und aggressive Verhaltensweisen in den Hintergrund treten können. Manche Autoren schreiben dem Methylphenidat auch einen direkten günstigen Effekt auf Aggressionen zu (Klein et al. 1997). Auch der antidepressiven Medikation – vor allem den Serotonin-Wiederaufnahme-Hemmern – wird ein direkter günstiger Effekt auf aggressive Verhaltensweisen bescheinigt (Coccaro u. Kavoussi 1997).

Zum gegenwärtigen Zeitpunkt gibt es kein Medikament, das eine spezifische Wirkung gegen Aggressionen im Kindes- und Jugendalter aufweist. Bei schweren aggressiven Symptomen, die mit Einengung der Wahrnehmung und Impulshaftigkeit einhergehen, können atypische Neuroleptika zur Anwendung kommen. Der Effekt von Risperidon, einem atypischen, antipsychotisch wirksamen Medikament, konnte in solchen Fällen nachgewiesen werden (Buitelaar 2000; Findling et al. 2000; Patel et al. 2005). Hierbei ist jedoch eine Gewichtszunahme als Nebenwirkung zu beachten. Auch Lithium konnte vor allem bei explosiven Aggressionen erfolgreich eingesetzt werden. Nebenwirkungen wie Übelkeit, Erbrechen und Polyurie traten aber häufiger auf (Malone et al. 2000). Da aufgrund der geringen therapeutischen Breite regelmäßige Spiegelbestimmungen notwendig sind, ist Lithium im klinischen Bereich besser einsetzbar als im ambulanten Bereich. Keine Wirkung konnte für die Behandlung von aggressiven Verhaltensweisen mit Carbamazepin festgestellt werden (Cueva et al. 1996).

Psychotherapeutische Verfahren stellen immer noch die zentrale Säule bei Kindern und Jugendlichen mit Störungen des Sozialverhaltens dar. Da ein früher Beginn der Störung eine sehr ungünstige Prognose hat, ist eine frühe Intervention wichtig. Soziale Wahrnehmung und soziale Kognitionen sollen verbessert werden. Fertigkeiten zur sozialen Problemlösung sollen in Einzel- und Gruppentherapien geschult werden. Die individuumzentrierten Psychotherapien haben zum Ziel, interpsychische Ursachen dissozialer Verhaltensweisen, vor allem Konflikte und aversive psychologische Prozesse im Entwicklungsverlauf zu beeinflussen. Das primäre therapeutische Instrument ist in diesem Zusammenhang die Beziehung zum Therapeuten, die auf der Basis von Einsicht und einer Erprobung alternativer Verhaltensweisen eine korrigierende emotionale Erfahrung vermittelt (Herpertz-Dahlmann 1997). Gruppentherapeutische Verfahren können helfen, soziale Probleme zu identifizieren und ihre Ursachen zu erkennen, die Konsequenzen eigenen Verhaltens einzuschätzen sowie Techniken der Selbstbehauptung und Selbstkontrolle zu nutzen und einzuüben. Zusätzlicher Wirkfaktor ist die Bestätigung durch Gleichaltrige. Das Einfühlen in die Empfindung anderer kann gelernt werden. In der kindzentrierten Verhaltenstherapie sind spezifische Verhaltensauffälligkeiten die Zielsymptome. Dysfunktionale Verhaltensweisen sollen unterlassen, prosoziale Verhaltensweisen direkt geübt werden. Durch Training und Rollenspiel sowie Verhaltensmodifikationstechniken sollen Verhaltensänderungen erarbeitet werden. Das situationsspezifische Training kann zu Hause – in der Lebenswelt des Betroffenen – erfolgen. Ein Problemlösungstraining soll dem Kind helfen, in Konfliktsituationen richtige Schritte der Problemlösung anzuwenden. Lernhilfen durch Selbstinstruktion bzw. durch den inneren Dialog werden angeboten. Die letzte Form kindzentrierter Therapien ist die stationäre Behandlung, wenn ambulante Techniken nicht zum Erfolg führen. Auf der Station können unterschiedliche therapeutische Verfahren in Beziehungsorientierung und Verhaltensmodifikation angewandt werden. Die Trennung von misshandelnden Milieus sowie die Unterbrechung dysfunktionaler Transaktionen können sich therapeutisch hilfreich auswirken.

Familienzentrierte Verfahren sind zum einen Familientherapie und zum anderen das Elterntraining. Bei der Familientherapie steht im Mittelpunkt der Behandlung das familiäre Funktionssystem, nicht der Patient selbst. Die innerfamiliären Beziehungen, Rollenfunktionen und die Dynamik der Beziehungen der einzelnen Familienmitglieder zueinander werden in den Fokus genommen. Es geht um die Beziehungsstrukturen innerhalb der Familie, Autonomie-Prozesse des Jugendlichen werden aufgegriffen, Problemlösungs- und Behandlungsstrategien werden erarbeitet. Das Elterntraining versucht dysfunktionale Transaktionen zwischen Eltern und Kinder zu verändern. Die Eltern sollen eine neue Sichtweise zu den Verhaltensauffälligkeiten des Kindes entwickeln. Im Fokus steht die Eltern-Kind-Interaktion zu Hause, die verbessert werden soll. Direkte Trainingsverfahren leiten die Eltern an, sich kompetent mit kindlichen Problemverhaltensweisen auseinander zu setzen. Techniken des sozialen Lernens sollen verwendet werden (s. z. B. Döpfner et al. 1996). Eltern muss klargemacht werden, dass sie eine zentrale Funktion in der Sozialisierung ihres Kindes erfüllen (Kiesner et al. 2001). Körperliche Strafen unterbrechen zwar unerwünschtes Verhalten schnell, längerfristig erhöhen sie aber die Wahrscheinlichkeit für aggressives Verhalten (Deater-Deckard u. Dodge 1997). Das Vorenthalten von Privilegien oder Belohnen von erwünschtem Verhalten ist ein adäquates Mittel zur Reduktion von unerwünschtem Verhalten.

Im **Training der Erziehungsfähigkeiten** (Kazdin 2005) werden Eltern – oft auch in Gruppen – angeleitet, adäquate Erziehungsmaßnahmen einzusetzen: Loben und Belohnen von erwünschtem Verhalten, Negieren milderer Formen unerwünschten Verhaltens und angemessene Sanktionierung von deutlich unerwünschtem Verhalten. Die Eltern lernen Verhaltens- und Punktepläne einzusetzen, in denen für klar definierte erwünschte Verhaltensweisen Punkte gutgeschrieben werden, die – zusammengezählt pro Tag oder pro Woche – eine vereinbarte Belohnung nach sich ziehen. Für unerwünschtes Verhalten werden keine Punkte vergeben, bei extremen Verhaltensstörungen sogar Punkte abgezogen. Die Prinzipien und Methoden des Elterntrainings können auch in anderen Erziehungsumgebungen außerhalb der Familie Anwendung finden (z. B. in der Schule oder in tagesklinischen Gruppen, s. Matthys 1997).

Diese Form der Beeinflussung des Verhaltens in Alltagssituationen wird als **Kontingenzmanagement** bezeichnet.

Wichtige Vorteile solcher Elterntrainings bestehen in der Generalisierbarkeit des Effekts auf andere Situationen, also auf solche außerhalb der Familie, wie z. B. in der Schule, und in Hinweisen auf länger anhaltende Effekte (Kazdin et al. 1987; Long et al. 1994; Zonnevylle-Bender et al. 2007). Zudem liegen erste Belege, zumindest für Adoleszente, vor, dass positive Veränderungen der Erziehungsfähigkeit der Eltern zu einer Abnahme von antisozialem Verhalten der Kinder führen (Eddy u. Chamberlain 2000). Die Effektgröße von Elterntrainings weist diese als deutlich effektive Behandlungsmethode aus (McCart et al. 2006). Sie stimmt auch mit der durchschnittlichen Effektgröße von Psychotherapien für Kindern, Adoleszenten und Erwachsenen im Allgemeinen überein (Weisz et al. 1995). Kommunale bzw. lebensumfeldnahe Maßnahmen sind im deutschen Sprachraum als Jugendhilfemaßnahmen operationalisiert und legitimiert. Fremdunterbringungen in sozialpädagogisch-therapeutischen Einrichtungen können stationär erfolgen. Bei Straffälligkeit sind Kontakte mit dem Jugendgericht bzw. Bewährungshelfern zusätzlich notwendig (Warnke et al. 2001). Die Wiedereingliederung von delinquenten Jugendlichen in die Herkunftsfamilie und Heimatschule setzt in der Regel eine fortlaufende ambulante Betreuung und begleitende Jugendhilfemaßnahmen voraus. Das Kinder- und Jugendhilfegesetz sieht das Angebot sozialer Gruppenarbeit (§ 29 KJHG) vor. Ebenso ist die Unterstützung durch Betreuungshelfer oder Erziehungsbeistandschaft (§ 30 KJHG) möglich. Bei besonders intensivem Unterstützungsbedarf kann eine sozialpädagogische Familienhilfe (§ 31 KJHG) gewährt werden. Außerfamiliäre stationäre Jugendhilfemaßnahmen sind dann angezeigt, wenn der Schweregrad der Störung eine ambulante oder teilstationäre Betreuung nicht zulässt und die Herausnahme des betroffenen Kindes oder Jugendlichen aus den ungünstigen Familienverhältnissen oder ungünstigen Gleichaltrigengruppen unerlässlich erscheint. Ziel ist es, die soziale Kompetenz und tragfähige Beziehungen zu fördern. Prosoziale Verhaltensweisen sollen aufgebaut und antisoziale Verhaltensweisen vermieden werden.

Eine präventive Wirkung hinsichtlich der Reduktion von Störungen des Sozialverhaltens oder oppositionellem Trotzverhalten konnte bislang bei keiner Behandlungsmethode in Verlaufsstudien belegt werden (LeMarquand et al. 2001). Bei derzeit laufenden Studien für Schulkinder (Conduct Problems Prevention Research Group 1999a; 1999b; Bierman et al. 2004) sind vor allem Kombinationsbehandlungen aus Elterntrainings und Kontingenzmanagement in Schulen sowie das Training sozialer Problemlösungsstrategien die überwiegenden Interventionsformen. Diesen liegt der Gedanke zugrunde, dass sowohl Kindfaktoren als auch Umgebungsfaktoren in synergetischer Weise beeinflusst werden müssen.

5.19.7 Verlauf und Prognose

Wie bereits in Abschnitt 5.19.4 aufgezeigt, sind dissoziale Verhaltensprobleme multifaktoriell bedingt. Prospektive Längsschnittstudien haben belegt, dass die zwei Entwicklungspfade antisozialen Verhaltens, wie sie Moffit et al. (1998) postuliert haben, tatsächlich unterscheidbar waren. (siehe auch Moffitt et al. 2002). In der Dunedin-Studie von Moffit fand sich jedoch neben der Gruppe mit frühzeitigem Beginn und persistentem Verlauf und einer Gruppe mit spätem Beginn und günstigem Verlauf eine zahlenmäßig relevante dritte Gruppe (5,9 % der Jungen), die sich nach einem frühzeitigen Beginn der antisozialen Symptomatik günstig entwickelte und im Jugendalter unauffällig war. Ein Determinismus ist nicht gegeben, und die früh beginnende Gruppe ist offensichtlich bezüglich der Entstehungsmechanismen und Prognose heterogen (Laucht 2001).

Jungen mit stabilen pervasiven Verhaltensstörungen zeigen vermehrt kognitive, sprachliche und motorische Defizite, komorbide Aufmerksamkeitsstörungen, ausgeprägte aggressive Verhaltensweisen, vermehrt Impulsivität sowie negative elterliche Erziehungspraktiken und eine Herkunft aus sozial benachteiligten Familienverhältnissen (Moffitt et al. 1994). Vor allem eine komorbide Aufmerksamkeitsstörung erhöht das Risiko für einen persistenten Verlauf der antisozialen Symptomatik in besonderer Weise (Babinski et al. 1999).

Es ist schließlich zu erwarten, dass ein frühzeitiger Beginn mit chronischer Verlaufsgestalt eher durch biologische Faktoren bestimmt wird und in einem engeren Zusammenhang mit biologischen Indikatoren gesehen werden muss als episodische Verläufe (siehe auch Kapitel 5.22). Auch die Gruppe mit spätem Beginn ist in Bezug auf eine günstige Prognose nicht homogen. Erste Hinweise zeigen, dass Jugendliche mit spätem Beginn antisozialen Verhaltens mehr von emotionalen Problemen und Stressbelastungen berichten. Es gibt auch Jugendliche der „Late onset“-Gruppe, die ihre antisozialen Aktivitäten im Erwachsenenalter nicht aufgeben (Petras et al. 2004). Die transaktionalen Entwicklungsbedingungen, die zum Auftreten dissozialer Verhaltensweisen führen, scheinen auch in weiterer Folge den Entwicklungsverlauf zu bestimmen.

Besonderes Augenmerk sollte der frühzeitigen Erkennung derjeniger Kinder gelten, die mit einem erhöhten Risiko für eine persistente antisoziale Entwicklung behaftet sind. Anhaltende dissoziale Verhaltensweisen begünstigen die Entwicklung einer antisozialen Persönlichkeit.

5.19.8 Forschungsanliegen und Ausblick

Zukünftig sind weitere Studien zur Erfassung der transaktionalen Mechanismen zwischen Kindfaktoren und Faktoren der sozialen Umwelt notwendig, um spezifische Muster der Wechselwirkung erkennbar zu machen. Überdies bedarf es Forschungen nach der Effizienz verhaltenstherapeutischer und anderer psychotherapeutischer Methoden in der klinischen Praxis. Die Identifikation von Risikogruppen für chronische antisoziale Verhaltensweisen und aggressives Verhalten auf biologischer und psychosozialer Ebene ist ein wichtiges Ziel. Insbesondere muss hervorgehoben werden, dass die Verbesserung der Behandlungsmöglichkeiten aggressiv impulsiven und dissozialen Verhaltens nur in einem interdisziplinären Kontext gelingen kann. Adäquate pharmakologische Behandlungsmöglichkeiten, psychotherapeutische Ansätze und soziotherapeutische Maßnahmen können nur synergetisch der Zunahme dissozialer Verhaltensweisen entgegenwirken. Störungen mit oppositionellem Trotzverhalten und Störungen des Sozialverhaltens stellen nicht nur ein medizinisch-psychiatrisches Problem dar, sie müssen auch im schulischen Kontext und im Lebensalltag gesellschaftlich angemessen beantwortet werden.

Literatur

Angold A, Costello E (2001). The epidemiology of disorders of conduct: nosological issues and comorbidity. In: Hill J, Maughan B (eds). Conduct Disorders in Childhood and Adolescence. Cambridge: Cambridge University Press; 126–68.

Angold A, Costello EJ, Erkanli A (1999). Comorbidity. J Child Psychol Psychiatry Allied Discipl; 40(1): 57–87.

Babinski LM, Hartsough CS, Lambert NM (1999). Childhood conduct problems, hyperactivity-impulsivity, and inattention as predictors of adult criminal activity. J Child Psychol Psychiatry Allied Discipl; 40(3): 347–55.

Barkley RA (1997). Attention-deficit/hyperactivity disorder, self-regulation, and time: toward a more comprehensive theory. J Dev Behav Pediatr; 18(4): 271–9.

Barkley RA (2000). Genetics of childhood disorders: XVII. ADHD, Part 1: The executive functions and ADHD. J Am Acad Child Adolesc Psychiatry; 39: 1064–8.

Bierman KL, Coie JD, Dodge KA, Foster EM, Greenberg MT, Lochman JE, McMahon RJ, Pinderhughes EE; Conduct Problems Prevention Research Group (2004). The effects of the fast track program on serious problem outcomes at the end of elementary school. J Clin Child Adolesc Psychol; 33(4): 650–61.

Blanz B (2001). Biologische Grundlagen von Störungen des Sozialverhaltens und von aggressivem Verhalten. In: Warnke A, Beck N, Adams G (eds). Dissozialität: Eine Herausforderung für Kinder- und Jugendpsychiatrie, Kinder- und Jugendhilfe, Schule und Justiz. Würzburg: Lohrer Selbsthilfe gGmbH; 31–48.

Bohman M (1996). Predisposition to criminality: Swedish adoption studies in retrospect. Ciba Found Symp; 194: 99–114.

Boivin M, Perusse D, Dionne G, Saysset V, Zoccolillo M, Tarabulsy GM, Tremblay N, Tremblay RE (2005). The genetic-environmental etiology of parents' perceptions and self-assessed behaviours toward their 5-month-old infants in a large twin and singleton sample . J Child Psychol Psychiatry; 46(6): 612–30.

Brain PF, Susman EJ (1997). Hormonal aspects of aggression and violence. In: Stoff DM, Breiling J, Maser JD (eds). Handbook of Antisocial Behaviour. New York: Wiley; 314–23.

Buitelaar JK (2000). Open-label treatment with risperidone of 26 psychiatrically-hospitalized children and adolescents with mixed diagnoses and aggressive behavior. J Child Adolesc Psychopharmacol; 10(1): 19–26.

Bundeskriminalamt (2006). Polizeiliche Kriminalstatistik. http://www.bka.de/pks/.

Caspi A, Henry B, McGee RO, Moffitt TE, Silva PA (1995). Temperamental origins of child and adolescent behavior problems: from age three to age fifteen. Child Dev; 66(1): 55–68.

Caspi A, McClay J, Moffitt TE, Mill J, Martin J, Craig IW, Taylor A, Poulton R (2002). Role of genotype in the cycle of violence in maltreated children. Science; 297: 851–4.

Cauffman E, Feldman SS, Waterman J, Steiner H (1998). Posttraumatic stress disorder among female juvenile offenders. J Am Acad Child Adolesc Psychiatry; 37(11): 1209–16.

Christian RE, Frick PJ, Hill NL, Tyler L, Frazer DR (1997). Psychopathy and conduct problems in children: II. Implications for subtyping children with conduct problems. J Am Acad Child Adolesc Psychiatry; 36(2): 233–41.

Cicchetti D, Cohen DJ (eds) (1995). Developmental Psychopathology. New York: Wiley.

Cloninger CR (1994). Temperament and personality. Curr Opin Neurobiol; 4: 266–73.

Cloninger CR (1987). A systematic method for clinical description and classification of personality variants. A proposal. Arch Gen Psychiatry; 44(6): 573–88.

Coccaro EF, Kavoussi RJ (1997). Fluoxetine and impulsive aggressive behavior in personality-disordered subjects. Arch Gen Psychiatry; 54(12): 1081–8.

Cohen NJ, Kershner J, Wehrspann W (1985). Characteristics of social cognition in children with different symptom patterns. J Appl Dev Psychology; 6: 277–90.

Conduct Problems Prevention Research Group (1999a). Initial impact of the Fast Track prevention trial for conduct problems: I. The high-risk sample. Conduct Problems Prevention Research Group. J Consult Clin Psychol; 67(5): 631–47.

Conduct Problems Prevention Research Group (1999b). Initial impact of the Fast Track prevention trial for conduct problems: II. Classroom effects. Conduct Problems Prevention Research Group. J Consult Clin Psychol; 67(5): 648–57.

Cueva JE, Overall JE, Small AM, Armenteros JL, Perry R, Campbell M (1996). Carbamazepine in aggressive children with conduct disorder: a double-blind and placebo-controlled study. J Am Acad Child Adolesc Psychiatry; 35(4): 480–90.

Davidson RJ, Putnam KM, Larson CL (2000). Dysfunction in the neural circuitry of emotion regulation – a possible prelude to violence. Science; 289: 591–4.

Deater-Deckard K, Dodge KA (1997). Externalizing behavior problems and discipline revisited: Nonlinear effects and variation by culture, context and gender. Psychol Inq; 8: 161–75.

Deater-Deckard K, Fulker DW, Plomin R (1999). A genetic study of the family environment in the transition to early adolescence. J Child Psychol Psychiatry; 40(5): 769–75.

Deater-Deckard K (2000). Child Development; 71(2): 468–84.

Deater-Deckard K, O'Connor TG (2000). Parent-child mutuality in early childhood: two behavioral genetic studies. Dev Psychol; 36(5): 561–70.

Deater-Deckard K, Petrill SA (2004). Parent-child dyadic mutuality and child behavior problems: an investigation of gene-environment processes. J Child Psychol Psychiatry; 45(6): 1171–9.

Dodge KA, Bates JE, Pettit GS, Valente E (1997). Social information-processing patterns partially mediate the effect of early physical abuse on later conduct problems. J Abnorm Child Psychol; 104: 632–43.

Döpfner M, Lehmkuhl G, Schürmann S (1996). Das Therapieprogramm für Kinder mit hyperkinetischem und oppositionellem Problemverhalten (THOP) – Aufbau und Einzelfall-Evaluation. Z Kinder Jugendpsychiatrie Psychother; 24: 145–63.

Eddy JM, Chamberlain P (2000). Family management and deviant peer association as mediators of the impact of treatment condition on youth antisocial behavior. J Consult Clin Psychol; 68(5): 857–63.

Edelbrock C, Rende R, Plomin R, Thompson LA (1995). A twin study of competence and problem behavior in childhood and early adolescence. J Child Psychol Psychiatry Allied Discipl; 36(5): 775–85.

Eley TC, Lichtenstein P, Stevenson J (1999). Sex differences in the etiology of aggressive and nonaggressive antisocial behavior: results from two twin studies. Child Dev; 70(1): 155–68.

Esser G, Schmidt MH, Blanz B, Fritz A, Koppe T, Laucht M, Rensch B, Rothenberger W (1992). Prävalenz und Verlauf psychischer Störungen im Kindes- und Jugendalter. Z Kinder Jugendpsychiatrie Psychother; 20(4): 232–42.

Eysenck H (1977). Crime and Personality. 3rd ed. St Albans, UK: Paladin.

Farrington DP (1995). The Twelfth Jack Tizard Memorial Lecture. The development of offending and antisocial behaviour from childhood: key findings from the Cambridge Study in Delinquent Development. J Child Psychol Psychiatry; 36(6): 929–64.

Fergusson DM, Lynskey MT (1996). Adolescent resiliency to family adversity. J Child Psychol Psychiatry; 37(3): 281–92.

Fiedler P (1995). Persönlichkeitsstörungen. 2. Aufl. Weinheim: Psychologie Verlags Union.

Foley DL, Eaves LJ, Wormley B, Silberg JL, Maes HH, Kuhn J, Riley B (2004). Childhood adversity, monoamine oxidase a genotype, and risk for conduct disorder. Arch Gen Psychiatry; 61: 738–44.

Findling RL, McNamara NK, Branicky LA, Schluchter MD, Lemon E, Blumer JL (2000). A double-blind pilot study of risperidone in the treatment of conduct disorder. J Am Acad Child Adolesc Psychiatry; 39(4): 509–16.

Gray JA (1982). The Neuropsychology of Anxiety: An inquiry into the function of the septohippocampal system. New York: Oxford University Press.

Haffner J, Parzer P, Raue B, Steen R, Münch H, Giovannini S, Esther C, Klett M, Resch F (Hrsg) (2001). Lebenssituation und Verhalten von Kindern im zeitlichen Wandel. Heidelberg: Gesundheitsamt Heidelberg/Rhein-Neckar-Kreis.

Herbst JH, Zonderman AB, McCrae RR, Costa PT jr (2000). Do the dimensions of the Temperament and Character Inventory map a simple genetic architecture? Evidence from molecular genetics and factor analysis. Am J Psychiatry; 157(8): 1285–90.

Herpertz-Dahlmann B (1997). Dissozialität, Delinquenz und Verwahrlosung. In: Remschmidt H (Hrsg). Psychotherapie im Kindes- und Jugendalter. Stuttgart, New York: Thieme; 392–401.

Herpertz SC, Mueller B, Qunaibi M, Lichterfeld C, Konrad K, Herpertz-Dahlmann B (2005). Response to emotional stimuli in boys with conduct disorder. Am J Psychiatry; 162: 1100–7.

Herpertz SC, Wenning B, Mueller B, Qunaibi M, Sass H, Herpertz-Dahlmann B (2001). Psychophysiological responses in ADHD boys with and without conduct disorder: implications for adult antisocial behavior. J Am Acad Child Adolesc Psychiatry; 40: 1222–30.

Hinshaw SP, Lahey BB, Hart EL (1993). Issues of taxonomy and comorbidity in the development of conduct disorder. Development and Psychopathology; 5: 31–49.

Jaffee SR, Caspi A, Moffitt TE, Dodge KA, Rutter M, Taylor A, Tully LA (2005). Nature x nurture: Genetic vulnerabilities interact with physical maltreatment to promote conduct problems. Development and Psychopathology; 17: 67–84.

Kazdin AE (1995). Conduct Disorders in Childhood and Adolescence. 2nd ed. Thousand Oaks, CA: Sage.

Kazdin A (2005). Parent management Training. Treatment of oppositional, aggressive, and antisocial behavior in children and adolescents. Oxford: University Press.

Kazdin AE, Esveldt-Dawson K, French NH, Unis AS (1987). Effects of parent management training and problem-solving skills training combined in the treatment of antisocial child behavior. J Am Acad Child Adolesc Psychiatry; 26(3): 416–24.

Kempes M, Matthys W, de Vries H, van Engeland H (2005). Reactive and proactive aggression in children: A review of theory, findings and the relevance for child and adolescent psychiatry. European Child and Adolescent Psychiatry; 14: 11–9.

Kempes M, Matthys W, Maassen G, van Goozen S, van Engeland H (2006). A parent questionnaire for distinguishing between reactive and proactive aggression in children. European Child and Adolescent Psychiatry; 13: 38–45.

Kiesner J, Dishion TJ, Poulin F (2001). A reinforcement model of conduct problems in children and adolescents: Advances in theory and intervention. In: Hill J, Maughan B (eds). Conduct Disorders in Childhood and Adolescence. Cambridge: Cambridge University Press; 264–91.

Klein RG, Abikoff H, Klass E, Ganeles D, Seese LM, Pollack S (1997). Clinical efficacy of methylphenidate in conduct disorder with and without attention deficit hyperactivity disorder. Arch Gen Psychiatry; 54(12): 1073–80.

Kruesi MJ, Hibbs ED, Zahn TP, Keysor CS, Hamburger SD, Bartko JJ, Rapoport JL (1992). A 2-year prospective follow-up study of children and adolescents with disruptive behavior disorders. Prediction by cerebrospinal fluid 5-hydroxyindoleacetic acid, homovanillic acid, and autonomic measures? Arch Gen Psychiatry; 49(6): 429–35.

Kusch M, Petermann F (1993). Entwicklungspsychopathologie von Verhaltensstörungen im Vorschulalter. Kindheit und Entwicklung; 2: 6–16.

Lahey BB, Loeber R, Quay HC, Applegate B, Shaffer D, Waldman I, Hart EL, McBurnett K, Frick PJ, Jensen PS, Dulcan MK, Canino G, Bird HR (1998). Validity of DSM-IV subtypes of conduct disorder based on age of onset. J Am Acad Child Adolesc Psychiatry; 37(4): 435–42.

Lahey BB, Miller TL, Gordon RA, Riley AW (1999a). Developmental epidemiology of the disruptive behavior disorders. In: Quay HC, Hogan AE (eds). Handbook of Disruptive Behavior Disorders in Childhood and Adolescence. New York: Kluwer Academic/Plenum Publishers; 449–77.

Lahey BB, Waldman ID, McBurnett K (1999b). Annotation. The development of antisocial behavior: an integrative causal model. J Child Psychol Psychiatry Allied Discipl; 40(5): 669–82.

Laucht M (2001). Antisoziales Verhalten im Jugendalter: Entstehungsbedingungen und Verlaufsformen. Z Kinder Jugendpsychiatrie Psychother; 29(4): 297–311.

Laucht M, Becker K, El-Faddagh M, Hohm E, Schmidt MH (2005). Association of the DRD4 exon III polymorphism with smoking in fifteen-year-olds: a mediating role for novelty seeking? J Am Acad Child Adolesc Psychiatry; 44: 477–84.

LeMarquand D, Tremblay RE, Vitario F (2001). The prevention of conduct disorder: A review of successful and unsuccessful experiments. In: Hill J, Maughan B (eds). Conduct Disorders in Childhood and Adolescence. Cambridge: Cambridge University Press; 449–77.

Loeber R, Stouthamer-Loeber M, Green S (1991). Age at onset of problem behaviour in boys, and later disruptive and delinquent behaviours. Crimin Behav Ment Health; 1: 229–46.

Loeber R, Farrington DP (2000). Young children who commit crime: epidemiology, developmental origins, risk factors, early interventions, and policy implications. Dev Psychopathol; 12(4): 737–62.

Loeber R, Burke JD, Lahey BB, Winters A, Zera M (2000). Oppositional defiant and conduct disorder: a review of the past 10 years. Part I. J Am Acad Child Adolesc Psychiatry; 39(12): 1468–84.

Long P, Forehand R, Wierson M, Morgan A (1994). Does parent training with young noncompliant children have long-term effects? Behav Res Ther; 32(1): 101–7.

Malone RP, Delaney MA, Luebbert JF, Cater J, Campbell M (2000). A double-blind placebo-controlled study of lithium in hospitalized aggressive children and adolescents with conduct disorder. Arch Gen Psychiatry; 57(7): 649–54.

Matthys W (1997). Residential behavior therapy for children with conduct disorders. Behav Modification; 21(4): 512–32.

Matthys W, Walterbos W, van Engeland H, Koops W (1995). Conduct disordered boy's perceptions of their liked peers. Cogn Ther Res; 19: 357–72.

Matthys W, Cuperus JM, van Engeland H (1999). Deficient social problem-solving in boys with ODD/CD, with ADHD, and with both disorders. J Am Acad Child Adolesc Psychiatry; 38(3): 311–21.

Matthys W, van Goozen S, Snoek H, van Engeland H (2004). Response preservation and sensitivity to reward and punishment in boys with oppositional defiant disorder. European Child and Adolescent Psychiatry; 13: 362–4.

McBurnett K, Lahey BB, Frick PJ, Risch C, Loeber R, Hart EL, Christ MA, Hanson KS (1991). Anxiety, inhibition, and conduct disorder in children: II. Relation to salivary cortisol. J Am Acad Child Adolesc Psychiatry; 30(2): 192–6.

McBurnett K, Lahey BB, Rathouz PJ, Loeber R (2000). Low salivary cortisol and persistent aggression in boys referred for disruptive behavior. Arch Gen Psychiatry; 57(1): 38–43.

McCart MR, Priester PE, Davies WH, Azen R (2006). Differential effectiveness of behavioral parent-training and cognitive-behavioral therapy for antisocial youth: a meta-analysis. J Abnorm Child Psychol; 34: 527–43.

Moffitt TE (1993). The neuropsychology of conduct disorder. Development and Psychopathology; 5: 135–51.

Moffitt TE (2005). The New Look of Behavioral Genetics in Developmental Psychopathology: Gene–Environment Interplay in Antisocial Behaviors. Psychological Bulletin; 131(4): 533–54.

Moffitt TE, Lynam D, Silva P (1994). Neuropsychological tests predict persistent male delinquency. Criminology; 32: 101–24.

Moffitt TE, Brammer GL, Caspi A, Fawcett JP, Raleigh M, Yuwiler A, Silva P (1998). Whole blood serotonin relates to violence in an epidemiological study. Biol Psychiatry; 43(6): 446–57.

Moffitt TE, Caspi A, Harrington H, Milne BJ (2002). Males on the life-course-persistent and adolescence-limited antisocial pathways: follow-up at age 26 years. Dev Psychopathol; 14: 179–207.

O'Connor TG, Heron J, Golding J, Glover V; ALSPAC Study Team (2003). Maternal antenatal anxiety and behavioural/emotional problems in children: a test of a programming hypothesis. J Child Psychol Psychiatry; 44(7):1025–36.

O'Connor TG, Caspi A, Defries JC, Plomin R (2003). Genotype-environment interaction in children's adjustment to parental separation. J Child Psychol Psychiatry; 44(6):849–56.

Offord DR, Boyle MH, Szatmari P (1987). Ontario Child Health Study II: Six-month prevalence of disorder and rates of service utilization. Arch Gen Psychiatry; 44: 832–6.

Patel NC, Crismon ML, Hoagwood K, Jensen PS (2005). Unanswered questions regarding atypical antipsychotic use in aggressive children and adolescents. J Child Adolesc Psychopharmacol; 15: 270–84.

Patterson GR, DeGarmo DS, Knutson N (2000). Hyperactive and antisocial behaviors: comorbid or two points in the same process? Development and Psychopathology; 12(1): 91–106.

Petras H, Schaeffer CM, Ialongo N, Hubbard S, Muthen B, Lambert SF, Poduska J, Kellam S (2004). When the course of aggressive behavior in childhood does not predict antisocial outcomes in adolescence and young adulthood: an examination of potential explanatory variables. Dev Psychopathol; 16: 919–41.

Patterson GR (1982). Coercive Family Process. Eugene, OR: Castalia.

Patterson GR, DeBaryshe BD, Ramsey E (1989). A developmental perspective on antisocial behavior. Am Psychologist; 44: 329–35.

Patterson GR, Reid J, Dishion TJ (1992). Antisocial Boys. Eugene, OR: Castalia.

Petermann F, Warschburger P (1998). Aggression. In: Petermann F (Hrsg). Lehrbuch der klinischen Kinderpsychologie. Göttingen: Hogrefe; 127–63.

Posner MI, Rothbarth MK (2000). Developing mechanism of self-regulation. Development and Psychopathology; 12(3): 427–41.

Quay HC (1965). Psychopathic personality as pathological stimulation-seeking. Am J Psychiatry; 122: 180–3.

Raine A (1993). The Psychopathology of Crime: Criminal behavior as a clinical disorder. San Diego: Academic Press.

Raine A (1997). Antisocial behavior and psychophysiology: A biosocial perspective and a prefrontal dysfunction hypothesis. In: Stoff D, Breiling J, Maser JD (eds). Handbook of Antisocial Behavior. New York: Wiley; 289–304.

Raine A, Venables PH, Williams M (1990). Autonomic orienting responses in 15-year-old male subjects and criminal behavior at age 24. Am J Psychiatry; 147(7): 933–7.

Raine A, Venables PH, Mednick SA (1997). Low resting heart rate at age 3 years predisposes to aggression at age 11 years: evidence from the Mauritius Child Health Project. J Am Acad Child Adolesc Psychiatry; 36(10): 1457–64.

Raine A, Lencz T, Bihrle S, LaCasse L, Colletti P (2000). Reduced prefrontal gray matter volume and reduced autonomic activity in antisocial personality disorder. Arch Gen Psychiatry; 57(2): 119–27.

Remschmidt H, Walter R (1990). Psychische Auffälligkeiten bei Schulkindern. Göttingen: Hogrefe.

Resch F, Möhler E (2001). Wie entwickelt sich die kindliche Persönlichkeit? Beiträge zur Diskussion um Vererbung und Umwelt. In: Wink M (Hrsg). Vererbung und Milieu. Heidelberger Jahrbücher XLV. Heidelberg: Springer; 95–151.

Resch F, Brunner R (2004). Dissoziative Mechanismen und Persönlichkeitsentwicklung. In: Eckardt-Henn A, Hoffmann SO (Hrsg). Dissoziative Bewusstseinsstörungen. Stuttgart, New York: Schattauer; 74–93.

Resch F, Parzer P, Brunner M, Haffner J, Koch E, Oelkers R, Schuch B, Strewlow U (1999). Entwicklungspsychopathologie des Kindes- und Jugendalters. Ein Lehrbuch. 2. Aufl. Weinheim: Psychologie Verlags Union.

Rosenblum LA, Coplan JD, Friedman S, Bassoff T, Gorman JM, Andrews MW (1994). Adverse early experiences affect noradrenergic and serotonergic functioning in adult primates. Biol Psychiatry; 35(4): 221–7.

Ruchkin VV, Schwab-Stone M, Koposov R, Vermeiren R, Steiner H (2002). Violence exposure, posttraumatic stress, and personality in juvenile delinquents. J Am Acad Child Adolesc Psychiatry; 41(3): 322–9.

Rutter M (1987). Temperament, personality and personality disorder. Br J Psychiatry; 150: 443–58.

Rutter M (1996). Introduction: concepts of antisocial behaviour, of cause, and of genetic influence. In: Bock GR, Goode JA (eds). Genetics of Criminal and Antisocial Behaviour. Based on the Symposium on Genetics of Criminal and Antisocial Behaviour held at the Ciba Foundation 1995. Chichester: Wiley; 1–14.

Rutter M (2002). Nature, nuture, and development: from evangelism through science toward policy and practice. Development and Psychopathology; 73(1): 1–21.

Rutter M, Smith DJ (1995). Psychosocial Disorders in Young People. Time, trends and their causes. Chichester, New York: Wiley & Sons.

Rutter M, Macdonald H, Le Couteur A, Harrington R, Bolton P, Bailey A (1990). Genetic factors in child psychiatric disorders – II. Empirical findings. J Child Psychol Psychiatry Allied Discipl; 31(1): 39–83.

Rutter M, Dunn J, Plomin R, Simonoff E, Pickles A, Maughan B, Ormel J, Meyer J, Eaves L (1997). Integrating nature and nurture: implications of person-environment correlations and interactions for developmental psychopathology. Development and Psychopathology; 9(2): 335–64.

Rutter ML, Kreppner JM, O'Connor TG. and the English and Romanian Adoptees (ERA) study team (2001). Specificity and heterogeneity in children's responses to profound institutional privation. Br J Psychiatry; 179: 97–103.

Schmeck K, Poustka F (2000). Biologische Grundlagen von impulsiv-aggressivem Verhalten. Kindheit und Entwicklung; 9: 3–13.

Schulz KP, Halperin JM, Newcorn JH, Sharma V, Gabriel S (1997). Plasma cortisol and aggression in boys with ADHD. J Am Acad Child Adolesc Psychiatry; 36(5): 605–9.

Simonoff E, Pickles A, Meyer J, Silberg J, Maes H (1998). Genetic and environmental influences on subtypes of conduct disorder behavior in boys. J Abnorm Child Psychol; 26(6): 495–509.

Snyder JJ, Patterson GR (1995). Individual differences in social aggression: A test of a reinforcement model of socialization in the natural environment. Behav Ther; 26: 371–91.

Stadler C, Schmeck K, Nowraty I, Muller WE, Poustka F (2004). Platelet 5-HT uptake in boys with conduct disorder. Neuropsychobiology; 50(3): 244–51.

Stadler C, Sterzer P, Schmeck K, Krebs A, Kleinschmidt A, Poustka F (2007). Reduced anterior cingulate activity in aggressive children and adolescents during affective stimulation: association with temperament traits. J Psychiatr Res; 41: 410–7.

Steinhausen HC, Metzke CW, Meier M, Kannenberg R (1998). Prevalence of child and adolescent psychiatric disorders: the Zurich Epidemiological Study. Acta Psychiatr Scand; 98(4): 262–71.

Sterzer P, Stadler C, Krebs A, Kleinschmidt A, Poustka F (2005). Abnormal neural responses to emotional visual stimuli in adolescents with conduct disorder. Biological Psychiatry; 57(1): 7–15.

Stilwell BM, Galvin M, Kopta SM, Padgett RJ, Holt JW (1997). Moralization of attachment. A fourth domain of conscience functioning. J Am Acad Child Adolesc Psychiatry; 36: 1140–7.

Thapar A, Langley K, Fowler T, Rice F, Turic D, Whittinger N, Aggleton J, Van den Bree M, Owen M, O'Donovan M (2005). Catechol O-methyltransferase gene variant and birth weight predict early-onset antisocial behavior in children with attention-deficit/hyperactivity disorder. Arch Gen Psychiatry; 62(11): 1275–8.

Thomas A, Chess S (1977). Temperament and Development. New York: Brunner/Mazel.

Trautmann-Villalbe P, Gerhold M, Polowczyk M, Dinter-Jörg M, Laucht M, Esser G, Schmidt MH (2001). Mutter-Kind-Interaktion und externalisierende Störungen bei Kindern im Grundschulalter. Z Kinder Jugendpsychiatrie Psychother; 29(4): 263–73.

van Elst LT, Woermann FG, Lemieux L, Thompson PJ, Trimble MR (2000). Affective aggression in patients with temporal lobe epilepsy: a quantitative MRI study of the amygdala. Brain; 123(Pt 2): 234–43.

van Goozen SH, Matthys W, Cohen-Kettenis PT, Gispen-de Wied C, Wiegant V, van Engeland H (1998a). Salivary cortisol and cardiovascular activity during stress in oppositional defiant disorder boys and normal controls. Biol Psychiatry; 43: 531–9.

van Goozen SH, Matthys W, Cohen-Kettenis PT, Thijssen JH, van Engeland H (1998b). Adrenal androgens and aggression in conduct disorder prepubertal boys and normal controls. Biol Psychiatry; 43(2): 156–8.

van Goozen SH, Matthys W, Cohen-Kettenis PT, Westenberg H, van Engeland H (1999). Plasma monoamine metabolites and aggression: two studies of normal and oppositional defiant disorder children. Eur Neuropsychopharmacol; 9(1–2): 141–7.

van Goozen SH, Matthys W, Cohen-Kettenis PT, Buitelaar JK, van Engeland H (2000). Hypothalamic-pituitary-adrenal axis and autonomic nervous system activity in disruptive children and matched controls. J Am Acad Child Adolesc Psychiatry; 39(11): 1438–45.

van Hulle CA, Corley R, Zahn-Waxler C, Kagan J, Hewitt JK (2000). Early childhood heart rate does not predict externalizing behavior problems at age 7 years. J Am Acad Child Adolesc Psychiatry; 39(10): 1238–44.

Venables PH (1989). The Emanuel Miller memorial lecture 1987 childhood markers for adult disorders. J Child Psychol Psychiatry Allied Discipl; 30(3): 347–64.

Vitiello B, Stoff DM (1997). Subtypes of aggression and their relevance to child psychiatry. J Am Acad Child Adolesc Psychiatry; 36(3): 307–15.

Waldman I, Levy F, Hay DA (1997). Competing models for genetic and environmental influences on childhood disruptive behavior disorders. Paper presented at the Annual Meeting of The International Society for Research on Child and Adolescent Psychopathology. Paris, France.

Warnke A, Wewetzer C, Beck N, Hemminger U (2001). Störung der Sozialverhaltens – Aggressives Verhalten des Kindes. In: Warnke A, Beck N, Adams G (Hrsg). Dissozialität: Eine Herausforderung für Kinder- und Jugendpsychiatrie, Kinder- und Jugendhilfe, Schule und Justiz. Würzburg: Lohrer Selbsthilfe gGmbH; 1–20.

Weisz JR, Weiss B, Han SS, Granger DA, Morton T (1995). Effects of psychotherapy with children and adolescents revisited: a meta-analysis of treatment outcome studies. Psychol Bull; 117(3): 450–68.

Winkler M, Rossi P (2001). Borderline-Persönlichkeitsstörung und Aufmerksamkeitsdefizit-/Hyperaktivitätsstörung bei Erwachsenen. Persönlichkeitsstörungen; 5(1): 39–48.

Zepf F, Demisch L, Schmitt M, Landgraf M, Stadler C, Poustka F (eingereicht). Central nervous effects of serotonin on the relationship between impulsivity and aggression in attention-deficit/hyperactivity disordered boys: Influence of rapid tryptophan depletion on laboratory-provoked aggressive responding.

Zonnevylle-Bender MJ, Matthys W, van de Wiel NM, Lochman JE (2007). Preventive effects of treatment of disruptive behavior disorder in middle childhood on substance use and delinquent behavior. J Am Acad Child Adolesc Psychiatry; 46: 33–9.

5.20 Suizid und Suizidversuch – Suizidalität

A. Warnke

Inhalt

5.20.1 Definition und Klassifikation

Suizid bezeichnet die Selbsttötung eines Menschen. Der Suizid ist in westlichen Gesellschaften eine häufige Todesursache, im Jugendalter nach tödlichen Verkehrsunfällen die zweithäufigste. Auch im Kindesalter kommen Suizide – wenn auch selten – vor. **Suizidalität** ist ein vielfach begründetes und in allen Kulturen gegebenes mögliches menschliches Verhalten:

> „Suizidalität meint die Summe aller Denk- und Verhaltensweisen von Menschen, die in Gedanken, durch aktives Handeln oder passives Unterlassen oder durch Handelnlassen den eigenen Tod anstreben bzw. als mögliches Ergebnis einer Handlung in Kauf nehmen." (Wolfersdorf 1999, S. 148)

Klassifikatorisch werden weder Suizid noch Suizidalität als „Störung" gewertet. Nach der ICD-10 (Dilling et al. 2005) ist die „äußere Ursache" einer „vorsätzlichen Selbstschädigung" (die vorsätzlich selbst zugefügte Vergiftung und Verletzung und Suizid einschließend) mit den Kategorien x60 bis x84 klassifizierbar.

Suizidideen sind Gedanken, zu sterben und solche an den Tod, insbesondere an den eigenen Tod, verbunden mit Todeswunsch und Vorstellungen über Möglichkeiten der Selbsttötung oder von Suizidhandlungen.

> Der **Parasuizid** bezeichnet eine nichthabituelle Selbstschädigung mit potenzieller, aber nicht intendierter Lebensbedrohung. Parasuizid wurde von der Arbeitsgruppe der WHO 1989 folgendermaßen definiert: „Eine Handlung mit nichttödlichem Ausgang, bei der ein Individuum absichtlich ein nichthabituelles Verhalten beginnt, das ohne Intervention von dritter Seite eine Selbstschädigung bewirken würde, oder absichtlich eine Substanz in einer Dosis einnimmt, die über die verschriebene oder im Allgemeinen als therapeutisch angesehene Dosis hinausgeht und die zum Ziel hat, durch die aktuellen oder erwarteten Konsequenzen Veränderungen zu bewirken." (Bronisch 1999b, S. 141; nach Platt et al. 1992)

Diese Definition beinhaltet die Intention der Selbstschädigung, aber nicht unbedingt die der Selbsttötung. Der Begriff ist also weiter gefasst als der des Suizidversuchs.

Parasuizid betont den appellativen und manipulativen Charakter selbstschädigenden Verhaltens, dessen Hauptziel nicht der eigene Tod, sondern der Wunsch nach Veränderung von Erlebens- und Lebensverhältnissen ist. Die Bezeichnung „Parasuizid“ wird in der klinischen Praxis der Beurteilung eines selbstschädigenden Verhaltens gerecht, wenn die Selbsttötungsabsicht nicht gesichert werden kann und der Wunsch nach entlastender Ruhe und Pause („parasuizidale Pause“), nach Veränderung einer unerträglichen Lebenssituation oder nach vermehrter Zuwendung und Beachtung durch Bezugspersonen („parasuizidale Geste“) ausschlaggebend war.

Suizidversuch bezeichnet alle vorbereiteten und durchgeführten Handlungen, die mit dem Wissen, dem Wunsch und dem Ziel durchgeführt wurden, sich mit der angewandten Methode das eigene Leben zu nehmen, die Handlung aber in der Vorbereitung abgebrochen oder überlebt wurde. Im Unterschied zum Begriff „Parasuizid“ impliziert der Begriff „Suizidversuch“ die Selbsttötungsabsicht.

„Erweiterter Suizid“ oder „erweiterte suizidale Handlung“ bezeichnet die Einbeziehung anderer Personen in die eigene suizidale Handlung. Davon zu unterscheiden ist der Mord an einer Person mit anschließendem Suizidversuch.

„Doppelsuizid“ ist die gemeinsame Selbsttötung von zwei Personen. **„Bilanzsuizid“** meint die Annahme, dass die Selbsttötung nicht affektiv-impulsiv aus einer Verzweiflung heraus, sondern nach reiflicher Überlegung und Bilanzierung des bisherigen Lebens durchgeführt wurde. Der Begriff **„präsuizidales Syndrom“** bezeichnet einen Zustand von Suizidalität, der einer suizidalen Handlung vorausgehen kann.

Unter motivationalen Gesichtspunkten lassen sich nach Feuerlein (1971) unterscheiden:

- **parasuizidale Pause:** die selbstschädigende Handlung (z. B. Tabletteneinnahme) ist Ausdruck des Wunsches, „abschalten“ zu wollen
- **parasuizidale Geste:** die suizidale Handlung wurde nicht mit „harter“ Methode durchgeführt, der Suizident war leicht auffindbar und hat die suizidale Handlung unter Umständen auch in Anwesenheit einer Person unternommen, um auf eine eigene Not aufmerksam zu machen

5.20.2 Epidemiologie

Die Epidemiologie der Suizidalität ist bestimmt von Alter, Geschlecht und soziokulturellen (transkulturellen) Faktoren. Der Suizid gehört zu den häufigsten Todesursachen überhaupt. In der Bundesrepublik starben 2003 insgesamt 11 150 Menschen an Suizid, davon 8179 Männer und 2 971 Frauen. Die höchste Rate an Suizidversuchen findet sich im Jugendalter. Somit ist die Suizidalität eine der wichtigen Themenstellungen in der Kinder- und Jugendpsychiatrie.

Die Suizid- und Suizidversuchsraten sind altersabhängig. Unter den Personen, die Suizid begingen, waren keine Kinder im Alter zwischen fünf und zehn Jahren, 23 Kinder im Alter von 10–15 Jahren (Suizidziffer: 0,52 Suizide/100 000 der Altersgruppe) und 244 im Alter von 15–20 Jahre (Suizidziffer: 5,15 Suizide/100 000 der Altersgruppe). Von einer Dunkelziffer ist auszugehen. Der Suizid ist in der Altersgruppe der 15- bis 19-Jährigen die zweithäufigste Todesursache nach den Verkehrsunfällen.

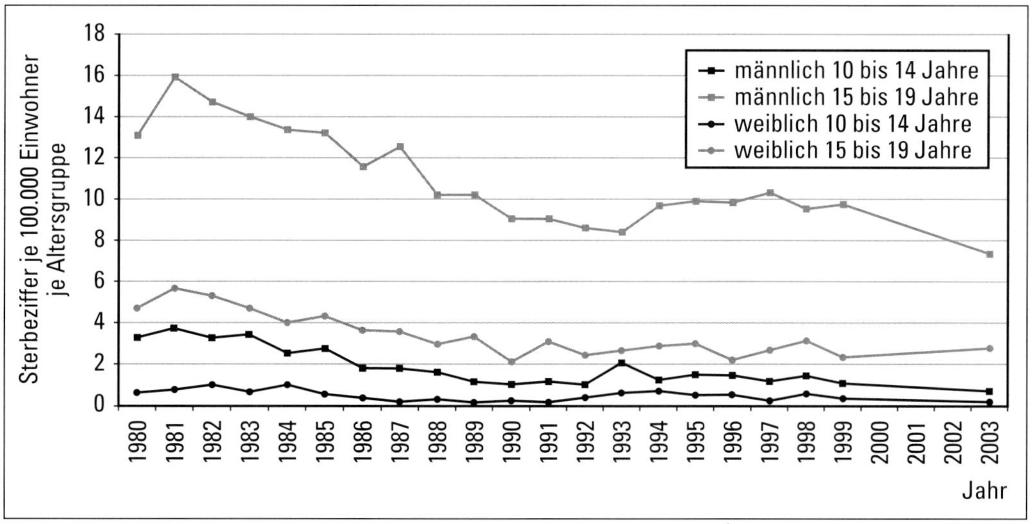

Abb. 5-60: Todesfälle durch Selbstmord bzw. vorsätzliche Selbstbeschädigung (Sterbeziffer je 100 000 Einwohner und je Altersgruppe)

Die Stabilität der Suizidraten im Kindes- und Jugendalter erscheint in den westlichen Zivilisationen über ein Jahrhundert hinweg extrem hoch, so auch in den letzten beiden Jahrzehnten in der Bundesrepublik (s. Abb. 5-60).

Die Suizidraten schwanken innerhalb enger Grenzen. So lagen z. B. in Bayern in der Altersgruppe der 10- bis 14-Jährigen die Suizidraten im Zeitraum von 1900 bis 1913 bei 1,5, im Zeitraum von 1980 bis 1990 bei 1,6 und jene der 15- bis 19-Jährigen zwischen 10,1 bis 10,3 in den Jahren 1900 bis 1990 (Nissen u. Trott 1989). Eine Zunahme der Suizidhäufigkeit

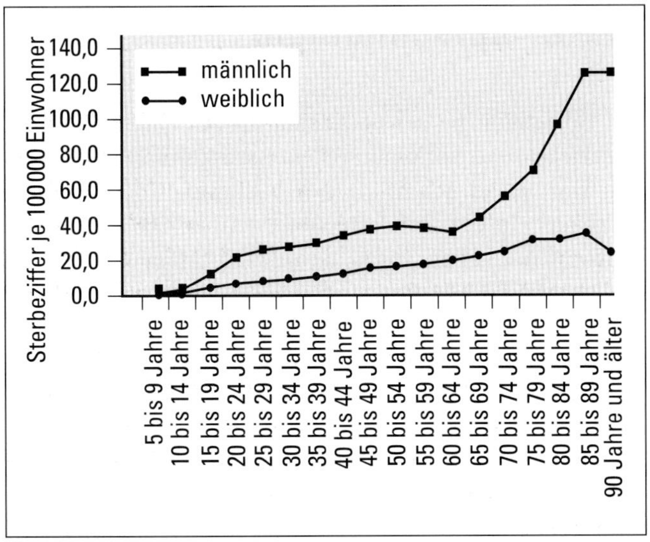

Abb. 5-61: Todesfälle durch Selbstmord bzw. vorsätzliche Selbstbeschädigung in Abhängigkeit vom Alter

und auch der Suizidversuchsraten bei Kindern und Jugendlichen kann für die letzten 50 Jahre in der Bundesrepublik nicht nachgewiesen werden. So wurden etwa im Gebiet der alten Bundesländer im Jahr 1982 insgesamt 575 Suizide und 1996 nur noch 222 Suizide bei Jugendlichen gezählt. Hinter den Ziffern von Drogen- und Verkehrstoten könnte sich zusätzlich eine Dunkelziffer von „versteckten Suiziden" (Schmidtke et al. 1993) verbergen.

Suizidversuche sind im Jugendalter viel häufiger als Suizide. Selbstmordgedanken haben bis zu 30 % der Jugendlichen.

Geschlechtsunterschiede für Suizidraten und Suizidversuchsraten sind altersübergreifend hochgradig stabil (vgl. Abb. 5-60, 5-61 und 5-62).

Die Suizidrate ist im Jugend- und auch Erwachsenenalter bei der männlichen Population höher als der weiblichen, während die Rate der Suizidversuche in der Population der weiblichen Jugendlichen 2- bis 3-mal höher liegt (Lewinsohn et al. 2001). Im Jahr 2002 wurden z. B. in Würzburg bei männlichen Jugendlichen zwischen 15–19 Jahren eine Quote von 206 Suizidversuchen pro 100000 Einwohner dieser Altersgruppe und bei weiblichen Jugendlichen eine Suizidversuchsquote von 535/100000 registriert. 2003 war die Suizidquote bei den männlichen Jugendlichen in dieser Altersgruppe (15–20 Jahre) mit 7,36 Suizide/100000 um ein Mehrfaches höher als die Suizidquote von 2,82 Suizide/100000 bei den weiblichen Jugendlichen. Für dieses „Geschlechterparadox" wurden verschiedene Erklärungsansätze angeführt:

- Wahl der „härteren Methode" durch männliche Personen
- eine größere Offenheit, Suizidversuche zuzugeben bei weiblichen Personen

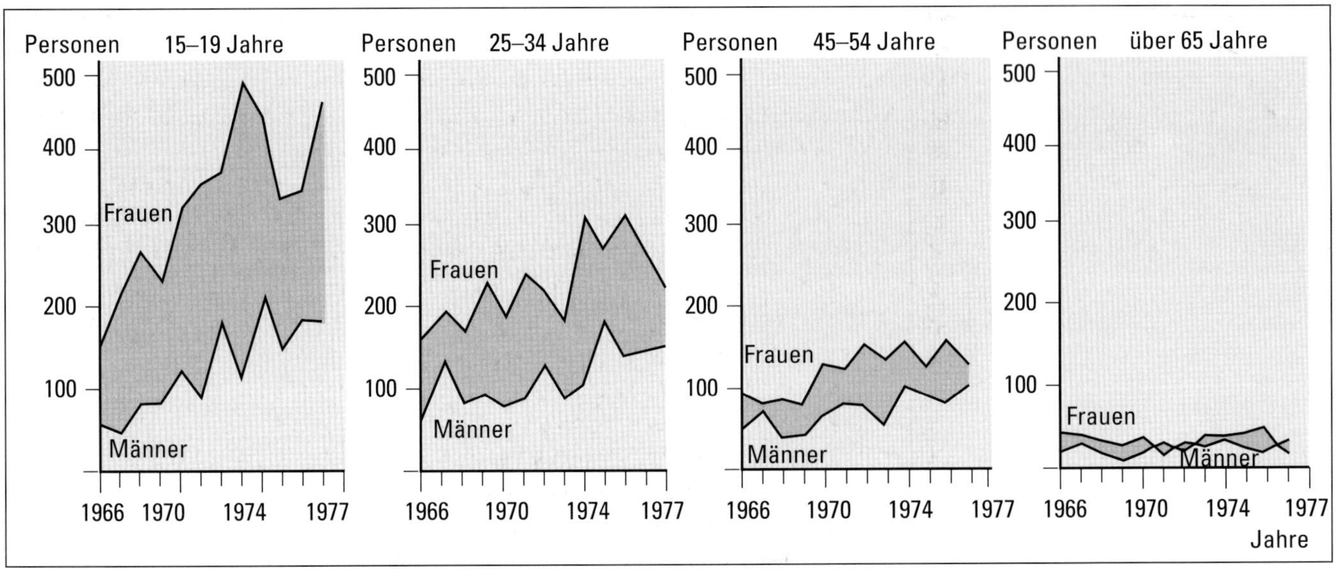

Abb. 5-62: Suizidversuchsraten pro 100000 Einwohner nach Altersgruppen und Geschlecht in der BRD (1966 bis 1977) (nach Bronisch 2002)

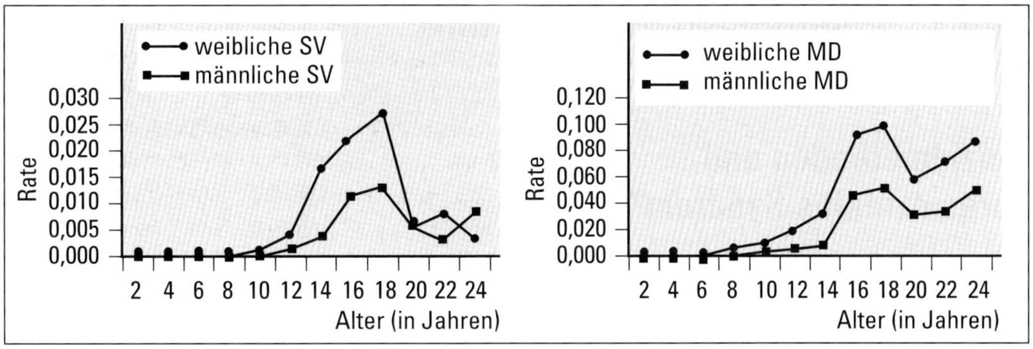

Abb. 5-63: Jährliche Raten von Suizidversuchen (SV) und von Depressionen (MD, Major Depression) in Abhängigkeit vom Geschlecht (nach Lewinsohn et al. 2001)

- die höhere Rate von Suchtmittelmissbrauch bei männlichen Personen
- Sozialisationseinflüsse

Aus der Abbildung 5-63 ist zu ersehen, dass die Suizidversuchsraten beim weiblichen Geschlecht bis zum Alter von 18 Jahren wesentlich höher lagen als bei den männlichen Jugendlichen. Ebenso übertraf die Rate der depressiven weiblichen Jugendlichen die der männlichen Jugendlichen (Fallstichprobe von 1709 Jugendlichen im Alter von 14–18 Jahren aus neun „Senior Highschools in Western Oregon"). Das Verschwinden der höheren Suizidversuchsrate von Frauen mit dem Alter von 19 Jahren im Vergleich zu Männern im gleichen Alter jedoch korrelierte nicht mit einer Angleichung der Depressionsraten (Lewinsohn et al. 2001). Demnach lassen sich gemäß dieser Studie die unterschiedlichen Suizidversuchsraten zwischen männlicher und weiblicher Population im Jugendalter nicht durch erhöhte Depressionsraten bei den weiblichen Jugendlichen erklären.

Kulturelle Einflüsse werden durch transkulturelle Vergleiche erkennbar. Auch wenn die Verlässlichkeit der Suizidstatistiken in den Ländern unterschiedlich ist, so lässt sich aus den in der Abbildung 5-64 dargestellten Suizidraten ablesen, dass erhebliche transkulturelle Unterschiede bestehen. Für einzelne Länder wie z. B. Deutschland, Frankreich oder Ungarn ist die Konstanz der Suizidraten – zurückreichend bis zum Anfang des 19. Jahrhunderts – belegt (Bronisch 1999a). Innerhalb Deutschlands sind traditionell die Suizidraten in Sachsen höher als in anderen Regionen des deutschen Sprachraumes. Kulturelle Einflüsse werden auch bei politischen Umwälzungen deutlich. So sanken die Suizidraten während der beiden Weltkriege auch bei Frauen und auch in Ländern (wie z. B. der Schweiz), die nicht am Krieg beteiligt waren. Mit der Öffnung des „eisernen Vorhangs" kam es in den osteuropäischen Staaten und in den neuen Bundesländern zu einem Absinken der Suizidraten um bis zu 40 % (Diekstra 1996), neuerdings jedoch wohl wieder zu einer Zunahme.

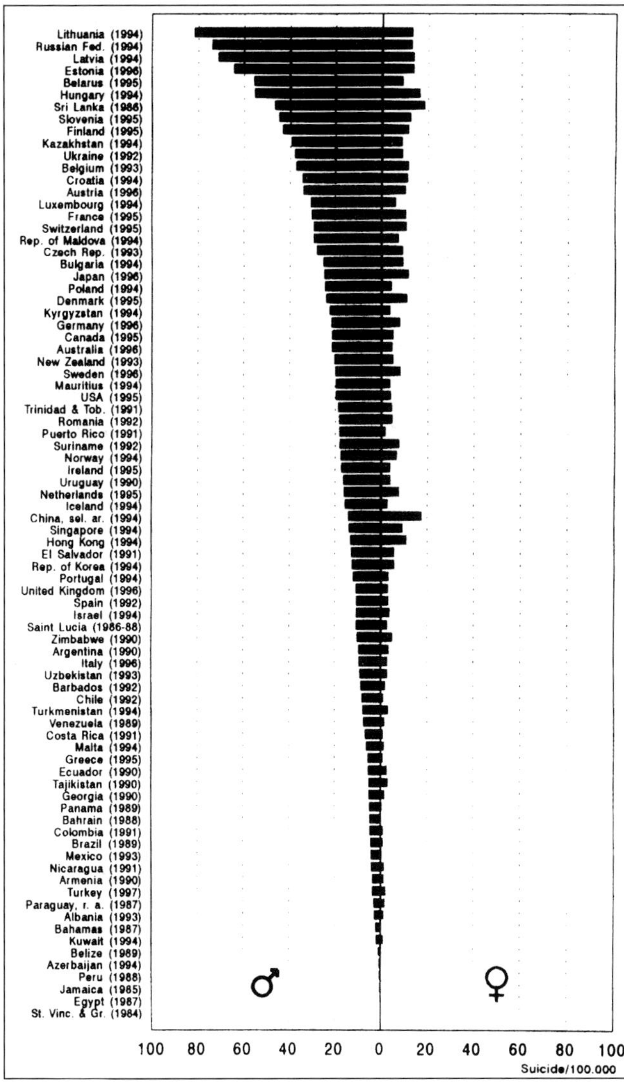

Abb. 5-64: Suizidraten 100000 Einwohner in den Staaten mit offiziellen Suizidstatistiken (WHO 1994–1996) (nach Bronisch 2002)

5.20.3 Symptomentwicklung und Komorbidität

Suizidmethoden und „präsuizidales Syndrom"

Den **Suizid** verüben Kinder und Jugendliche absolut am häufigsten durch Erhängen oder durch Sturz aus großer Höhe (vgl. Abb. 5-65).
Bei Jungen ist auch der Feuerwaffengebrauch häufig. Vergiftungen führen relativ selten zum Tode. Dies ist wahrscheinlich durch die gute medizinische Versorgungsstruktur erklärt, da in medizinisch unterversorgten Regionen der Suizid durch Vergiftung noch häufiger vorkommt (Shaffer u. Piacentini 1994). Haushaltsgas, das früher eines der häufigsten Suizidmittel war, spielt keine Rolle mehr (Althaus 2005).

Bei **Suizidversuchen** sind Vergiftungen, Schneiden, Stechen und auch Alkoholintoxikation häufigste Methoden. Zu den „harten Methoden" zählen Erhängen, Erschießen, Sprung aus der Höhe, Erstechen, sich auf Bahnschienen zu legen oder sich direkt vor den Zug zu werfen. Zu den „weichen Methoden" werden Einnahme von Tabletten, Schnittverletzungen (nichtautomutilative Handlungen) und das Einatmen von Gasen gerechnet.

Die Begriffe „präsuizidales Syndrom" und „suizidale Entwicklungskette" dienen einer systematisierten Beobachtung suizidrelevanter kindlicher Merkmale und situativer Einflüsse. Das „präsuizidale Syndrom" (Löchel 1983; Ringel 1985) geht jedoch gerade bei Kindern und Jugendlichen keinesfalls immer einer suizidalen Handlung voraus, da impulsive suizidale Handlungen bei Kindern und Jugendlichen eher charakteristisch sind. Das „präsuizidale Syndrom" ist durch folgende Kriterien gekennzeichnet:

- ein Gefühl von Ohnmacht, des Unverstandenseins und des mangelnden Selbstwertes
- Grübeln, Selbstmitleid („Einengung")
- Initiativelosigkeit und soziale Isolierung
- eine gegen die eigene Person gerichtete Aggression („Aggressionsumkehr")
- konkrete Vorstellungen zur Durchführung des Suizids
- dysphorische Verstimmungen
- „psychosomatische" Beschwerden wie Schlafstörungen, Appetitlosigkeit und Müdigkeit (insbesondere bei Kindern)

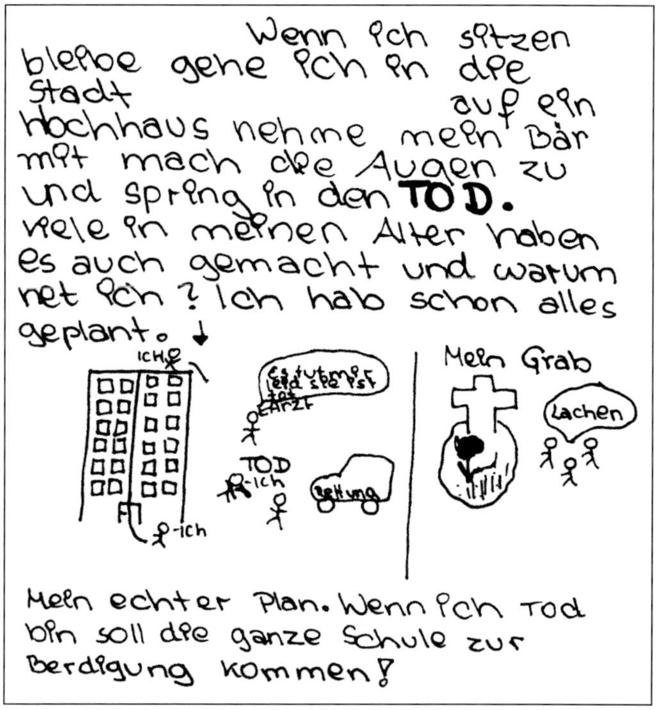

Abb. 5-65: „Abschiedsbrief" eines jugendlichen Patienten im Rahmen suizidaler Befindlichkeit (nach Warnke u. Hemminger 1999)

Kriterien von Suizidalität

Indikatoren für eine akute Suizidalität sind in der Tabelle 5-149 zusammengefasst.
Eine **suizidale Entwicklungskette** hat Poustka (1986) beschrieben:

> lang andauernde Traumatisierung → neurotische Lebensgestaltung (z. B. Kontaktstörung; soziale Isolierung) → Krise (z. B. durch Erkrankung, Verlust wichtiger Bezugspersonen) → Einengung (z. B. Grübeln, Selbstmitleid) → Aggressionsumkehr (z. B. Selbstvorwürfe, Ritzen) → Selbstmordphantasien (z. B. konkrete Planung) → Selbstmordhandlungen

Bei Kindern und Jugendlichen ist es jedoch möglich, dass sich suizidale Handlungen auch impulsiv aus einer panischen Reaktion oder Verzweiflung akut und ohne vorher erkennbare suizidale Entwicklungen ereignen.
Die Leitlinien (Deutsche Gesellschaft für Kinder- und Jugendpsychiatrie, Psychosomatik und Psychotherapie et al. 2007) nehmen folgende **Schweregradeinteilung** vor:

- **nach dem Ausmaß der Letalitätsabsicht**
  - hoch: die suizidale Person erwartet den Tod
  - mittel: Gefühle, leben oder sterben zu wollen, halten sich die Waage

Tab. 5-149: Indikatoren für akute Suizidalität (nach Muus 1992; Walrath et al. 2001; Verdoux et al. 2001; Feuerlein 2001; Bronisch 1995; Lewinsohn et al. 2001; Hulten et al. 2001)

akute personale Faktoren des Patienten

- distanziert sich nicht von Suizidideen bzw. vom Suizidversuch
- erlebt drängende Suizidgedanken; hat konkreten Suizidplan
- wirkt ausgesprochen hoffnungslos
- hat keine Zukunftsperspektiven; hat schlechte Schulleistungen bzw. scheitert beruflich
- ist sozial isoliert und hat sich in letzter Zeit zunehmend zurückgezogen
- hat Konflikt, der zu Suizidideen und Suizidversuch führte, nicht gelöst
- reagiert ausgesprochen gereizt-aggressiv oder agitiert – ein tragfähiger Gesprächskontakt kommt nicht zustande
- hat schwere depressive Verstimmungen, evtl. mit depressiven Wahnideen
- ist drogen- oder alkoholintoxikiert
- befindet sich in einem akuten psychotischen Zustand
- hat eine mangelnde Impulskontrolle, z. B. bei akuter Alkoholintoxikation, im Alkoholentzug oder bei akuter Manie
- hat eine Persönlichkeitsstörung und Störung des Sozialverhaltens, insbesondere in Verbindung mit Alkoholmissbrauch

eigenanamnestische Faktoren des Patienten

- frühere Suizidversuche
- Verlust einer bedeutungsvollen Bezugsperson – meist eines Elternteils – durch Suizid, natürlichen Tod, Trennung, Scheidung oder langfristige Abwesenheit
- Auflösung einer Liebes- oder Freundschaftsbeziehung
- Fehlen von mitmenschlichen Kontakten, sodass der Anschluss an eine Bezugsgruppe fehlt und sich Gefühle von Einsamkeit, Verlassenheit und von Ausgestoßensein ausbilden, dies insbesondere nach Auswanderung und sozialer Verpflanzung
- ausweglos erscheinende Konflikte durch unerwünschte Schwangerschaft
- aggressives und delinquentes Verhalten
- psychiatrische Erkrankungen, insbesondere Depression
- Wunsch nach stationärer Aufnahme
- Zeitpunkt der Untersuchung liegt innerhalb des ersten Jahres nach letztem Suizidversuch
- bei Kindern: Disziplinschwierigkeiten, Schulversäumnisse, Suizidankündigung
- Drogen- und Alkoholmissbrauch

spezifische Merkmale der suizidalen Handlung

- Der Suizidversuch wurde in Isolation ausgeführt.
- Der Zeitpunkt macht eine Entdeckung und Intervention unwahrscheinlich.
- Es wurden Vorsorgemaßnahmen gegenüber einer Entdeckung ergriffen.
- Es wurden Dritte vorher über die Absicht informiert.
- Vorsätzlichkeit bestand, und ein genauer Suizidplan lag vor.
- Eine Nachricht war hinterlegt.
- Eine Alarmierung Dritter nach dem Suizidversuch blieb aus.
- Patient unternahm einen Suizidversuch mit harter Methode oder hat Suizidgedanken mit harter Methode (Erhängen, Erschießen, Sprung aus der Höhe, Sich-Erstechen, Sich-auf-die-Bahnschiene-Legen, Sich-vor-den-Zug-Werfen).

die gleichzeitige Kombination von Belastungsfaktoren

- Die Belastung liegt in den Bereichen „Sexualität und Liebe", „Leistungsdruck", „Suizid in der Familie" und „persönlicher Beziehungsverlust" jeweils hoch.
- Suizidversuch eines Freundes, eigene körperliche Erkrankung mit funktioneller Beeinträchtigung im Jugendalter, niedrige elterliche Bildung und eine „Teenagermother" (Mutter war bei Geburt des Kindes Jugendliche)
- stationäre Patienten mit Persönlichkeitsstörung und Depression, die bereits vorstationär autoaggressive Handlungen und Drogenmissbrauch betrieben haben

familienanamnestische Aspekte

- positive Familienanamnese mit Suiziden und/oder Suizidversuchen
- Gewalt in der Familie und Drogenmissbrauch
- sozial destabilisierende Familienverhältnisse (ungelöste familiäre Konflikte), sodass sozialer Rückhalt fehlt

- niedrig: kein bewusster Selbsttötungsversuch
- keine: völlige Abwesenheit einer Selbsttötungsabsicht
- **nach dem Arrangement der näheren Umstände**
  - hoher Schweregrad: Verwendung harter Mittel oder einer großen Anzahl von Tabletten als „weiches Mittel"; Wirkung des Mittels subjektiv als sicher lebensgefährlich eingestuft und auch objektiv gefährlich; lebensrettende Entdeckung sehr unwahrscheinlich; kein kommunikativer Akt (Appell, Demonstration) deutlich
  - mittlerer Schweregrad: Verwendung eher weicher Mittel; Wirkung des Mittels subjektiv als gefährlich, aber nicht unbedingt tödlich eingestuft; rechtzeitige Entdeckung kann möglich sein; kommunikative Absichten noch vorhanden
  - leichter Schweregrad: Verwendung weicher Mittel; Wirkung des Mittels subjektiv eher als ungefährlich eingestuft; Entdeckung sehr wahrscheinlich oder andere Personen sind unmittelbar zugegen; kommunikative Aspekte stehen im Vordergrund

Psychische Störungen und Suizidalität

Kinder und Jugendliche, die eine kinder- und jugendpsychiatrische Behandlung oder eine andere institutionalisierte Beratung aufgrund von psychischen Störungen erhielten, haben eine höhere Suizidrate im Vergleich zur übrigen Altersgruppe. Sowohl Suizid als auch Suizidversuche sind in hohem Maße mit psychiatrischen Störungen verknüpft (Shaffer et al. 1996; Mortensen et al. 2000; Sher 2006; Sher u. Zaesman 2005). In der Population ambulanter psychiatrischer Patienten weisen 25 % vorausgehende Suizidversuche auf. Bei hospitalisierten psychiatrischen Patienten ist der Anteil noch höher (Apter et al. 1995; Walrath et al. 2001). Nach Goldston et al. (1999) begingen 25 % der Jugendlichen, die früher wegen psychiatrischer Störungen hospitalisiert waren, im späteren Leben einen Suizidversuch, meistens innerhalb der ersten zwölf Monate nach stationärer Entlassung. Dies unterstreicht die Bedeutung psychischer Störungen für suizidale Handlungen. **Psychische Störungen**, die bei Suizidalität relativ häufig vorkommen, sind nach Walrath et al. (2001):

- Depression (30–96 % Rate in verschiedenen Studien)
- Störungen des Sozialverhaltens mit aggressivem Verhalten (bis zu 50 % der Fälle)
- Anpassungsstörungen und akute Belastungsreaktionen (bei stationären kinder- und jugendpsychiatrischen Patienten zu 25 %)
- Alkohol- und Drogenmissbrauch (20–65 % in verschiedenen Studien)
- affektive und schizophrene Psychosen
- Persönlichkeitsstörung (Boderline-Störung, Narzisstische Persönlichkeitsstörung)

Suizidale Patienten in stationärer kinder- und jugendpsychiatrischer Behandlung waren insbesondere belastet mit Anpassungsstörungen und akuten Belastungsreaktionen (25 %), ängstlich-depressiven emotionalen Störungen (16 %), Neurosen (Angst, Depression, Zwang; 15 %), Störungen des Sozialverhaltens (14 %), Persönlichkeitsstörungen (8 %), schizophrenen Psychosen (7 %), affektiven Psychosen (5 %) und anderen psychischen Störungen (6 %). Relativ spezifisch erschien die Assoziation mit Anpassungsstörungen und akuter Belastungsreaktion, mit akuten Konflikten und Überforderungserleben (Warnke et al. 1996).
Die Suizidalität während stationärer kinder- und jugendpsychiatrischer Behandlung ist relativ häufiger bei Patienten mit Persönlichkeitsstörung und ausgeprägter depressiver Entwicklung, die bereits vor stationärer Aufnahme autoaggressive Handlungen sowie Alkohol- und Drogenmissbrauch betrieben haben (Braun-Scharm 1996).
Die Morbiditätsverhältnisse erscheinen unterschiedlich in der Gruppe der Patienten, die erstmalig einen Suizidversuch durchgeführt haben und der Gruppe von den Suizidenten, die Suizidversuche wiederholt vorgenommen haben (Walrath et al. 2001). Von 4677 Kindern und Jugendlichen im Alter von 5–17,5 Jahren bei Eintritt in die Studie, die in den Jahren 1993–1998 in eine Beratungsstelle gekommen waren, hatten 21 % Suizidversuche durchgeführt. Von den Suizidenten mit wiederholtem Suizidversuch hatten 66 % auch eine stationäre psychiatrische Behandlung erfahren.
Demgegenüber wurden 20,3 % der Patienten, die nie einen Suizidversuch begangen hatten, und 35,6 % der Patienten mit nur einem Suizidversuch in der Vorgeschichte stationär psychiatrisch behandelt. Patienten, die anamnestisch einen Suizidversuch vorgenommen hatten, und solche, die wiederholt Suizidversuche durchgeführt hatten, waren signifikant durch familiäre Gewalttätigkeit und Drogenmissbrauch belastet. Patienten, die wiederholt einen Suizidversuch begangen hatten, waren relativ zu den Vergleichsgruppen signifikant häufiger depressiv, während solche Patienten, die bis zu ihrer Vorstellung in der Beratungsstelle nie einen Suizidversuch unternommen hatten, signifikant häufiger eine Störung des Sozialverhaltens aufwiesen (vgl. Hulen et al. 2001).

5.20.4 Ätiologie und Pathogenese

Suizidales Verhalten ist komplex begründet. Soziologische Erklärungsmodelle betonen Zusammenhänge mit gesellschaftlichen Werte-Entwicklungen, wofür die transkulturellen Unterschiede sprechen. Tiefenpsychologische Modelle betonen intrapsychische Konflikte. Lerntheoretische Erklärungsansätze interpretieren Suizidaliät als Ergebnis eines Lernprozesses im Zusammenhang mit einem Überforderungserleben. Biologische Erklärungskonzepte berücksichtigen genetische Befunde, Besonderheiten des Neurotransmitterstoffwechsels und auch Zusammenhänge mit genetisch bestimmten psychiatrischen Erkrankungen. Im Krankheitsmodell ist suizidales Verhalten Ausdruck einer primären psychischen Störung, die suizidales Fühlen, Denken und Handeln bestimmt. Krisenmodelle betonen die Überforderung, die zu einem Erleben existenzieller Ausweglosigkeit führt. Entwicklungspsychiatrisch ist zu bedenken, dass suizidale Gedanken und Äußerungen, dass das Leben keinen Sinn habe und man sich umbringen wolle, bei Kindern Anzeichen einer akuten Überforderung sind, die jedoch unterhalb des Alters von zehn Jahren nur extrem selten in Suizidversuchen münden. Eine Erklärung wird darin gesehen, dass Kinder noch nicht das Todesverständnis des Erwachsenen haben (z.B. fehlt das Wissen um die Endgültigkeit des Todes), sie vom Suizid als „Lösungsmöglichkeit" noch nicht erfahren haben, noch nicht über das notwendige Wissen und Planungsvermögen zur Durchführung des Suizids verfügen und nicht die mit der Suizidalität verbundene Fähigkeit zur Selbstreflexion haben. Erst etwa im Alter von 9 Jahren gewinnen Kinder das Verständnis für den Tod als ein irreversibles Ende biologischen und psychischen Lebens (Wittkowski 1990). Eine Verflechtung und Interaktion der verschiedenen Determinanten für Suizidalität ist anzunehmen.

Biologische Mechanismen

Die Suche nach einem biologischen Marker für suizidales Verhalten wurde wesentlich durch Studien zum Serotonin-Stoffwechsel bestimmt, nachdem Asberg et al. (1976) in einer Gruppe depressiver Patienten im Liquor erhöhte und auch erniedrigte Spiegel von 5-Hydroxyindolessigsäure (5-HIAA) fanden. Die beiden Patienten, die später Suizid begingen, gehörten zur Gruppe mit niedrigen 5-HIAA-Werten. Die Korrelation zwischen niedrigem Liquor-Spiegel des Abbauproduktes von Serotonin mit Suizidversuchen konnte bestätigt werden (vgl. Mann u. Malone 1997; Sher u. Stanley et al. 2005). Dieser Befund ist jedoch nicht spezifisch, da die Korrelation auch bei anderen Störungen, die mit Impulskontrollstörungen einhergehen, vorliegt. Postmortem-Studien von Suizidenten verwiesen auf Besonderheiten im Serotonin-Transporter-System (s. zur Übersicht: Roy et al. 1999). Die Ergebnisse konnten nicht eindeutig repliziert werden.
Genetische Erklärungsansätze fußen auf Familien-, Zwillings- und Adoptionsstudien sowie auf molekulargenetischen Untersuchungen. Eine familiäre Belastung mit Suiziden und Suizidversuchen erhöht das Risiko zu suizidalen Handlungen (Roy 1983). Auch besteht ein Zusammenhang von suizidalem Verhalten und affektiven Störungen in der familiären Aszendenz. Die Konkordanz für psychiatrische Störungen mit Suizidrisiko ist bei eineiigen Zwillingen höher als bei zweieiigen Zwillingen. Von einem polygenetischen Einfluss ist auszugehen. Adoptionsstudien stützen die Annahme, dass die biologische Elternschaft ausschlaggebender ist für suizidale Entwicklungen als das Lebensmilieu. In der Gruppe der Adoptierten mit Suizidversuch war der Anteil von biologischen Verwandten mit Suizid höher als in der Gruppe der Adoptierten ohne Suizidversuch (Schulsinger et al. 1979; Wender et al. 1986). Molekulargenetische Studien verwiesen auf Polymorphismen im Tryptophan-Hydroxylase-Gen (TPH). Dies lenkt wieder die Aufmerksamkeit auf das serotoninerge Transmittersystem, da TPH in der Biosynthese des Serotonins eine Rolle spielt. Die genetisch bestimmten Einflussfaktoren auf suizidales Verhalten werden wahrscheinlich erst beim Durchleben schwerster Lebenskrisen oder im Zusammenhang mit psychiatrischen Erkrankungen wirksam (Roy et al. 1999).

Psychosoziale Zusammenhänge

Der empirische Nachweis, dass es suizidspezifische Risikofaktoren der Kindheitsentwicklung oder eine Konfliktspezifität für suizidales Verhalten gibt, fehlt. Gesichert sind die Korrelationen von Suizidalität mit chronischen und auch akuten Lebensbelastungen. Insbesondere sind Störungen von familiären psychosozialen Verhältnissen bei Kindern und Jugendlichen mit suizidalem Verhalten häufiger als in der Allgemeinbevölkerung, ohne dass diese familiären Faktoren spezifisch für Suizidalität sind (Schaller u. Schmittke 1991). Die Belastung mit abnormen psychosozialen Umständen wird insbesondere bei stationär kinder- und jugendpsychiatrisch behandelten Patienten mit suizidalem Verhalten deutlich (Warnke et al. 1996). Häufigere psychosoziale Belastungen in der stationären „Population" waren:

- Abwesenheit eines oder beider Elternteile durch Trennung, Scheidung oder Tod (20 %)
- psychische Störungen bei anderen Familienmitgliedern, z.B. Depressionen, Suchterkrankungen (19 %)
- Disharmonien in der intrafamiliären Kommunikation (9 %)
- Mangel an emotionaler Wärme in intrafamiliären Beziehungen (8 %)
- unzureichende oder inkonsistente elterliche Kontrolle (6 %)

Auswanderung und soziale Verpflanzung waren dabei relativ spezifische, wenn auch seltene Korrelate von suizidalem

Tab. 5-150: Gründe für Suizidversuche bei Jugendlichen im Selbstreport (n = 120) (nach Boegers et al. 1998 sowie Holtkamp u. Herpertz-Dahlmann 2001)

Gründe für Suizidversuche	primärer Grund (%)	ein Grund (%)
Sterben wollen	28	56
Erleichterung eines unerträglichen Gefühlszustandes	18	57
zeitweiliges Entfliehen aus einer unlösbaren Situation	13	55
jemandem seine Verzweiflung mitteilen	9	28
Herausfinden, ob man wirklich geliebt wird	5	27
jemandem ein schlechtes Gewissen bereiten	4	29
jemandem zeigen, wie sehr man ihn geliebt hat	2	21
Hilfe bekommen	1	13
andere	18	18

Tab. 5-151: Auslösende Ereignisse für schwere Suizidversuche 13- bis 24-Jähriger (in %; n = 129) (nach Beautrais et al. 1996 sowie Holtkamp u. Herpertz-Dahlmann 2001)

auslösende Ereignisse	%
zwischenmenschliche Probleme	27
Ende einer Partnerschaft	24
finanzielle Probleme	9
Probleme mit dem Gesetz/der Polizei	7
Schulprobleme	6
Probleme am Arbeitsplatz	4
andere	19

Verhalten bei stationären kinder- und jugendpsychiatrischen Patienten. Gestörte soziale Beziehungen zu den Eltern und Geschwistern wie auch zur Gleichaltrigengruppe kennzeichnen häufig die soziale Situation bei Kindern und Jugendlichen mit suizidalem Verhalten. Dazu gehören ein Mangel an liebevoller und verlässlicher emotionaler Zuwendung und erzieherischer Führung, Isolierung und Zurückweisung. Eine so begründete Hoffnungslosigkeit ist ein starker Indikator für Suizidalität (Levi et al. 1995). Die häufigste subjektive Begründung für parasuizidale Handlung ist der Wille, zu sterben, also der Suizidversuch (s. die Tabellen 5-150 und 5-151).

Konflikt, akute Belastungen und das Vorbild als Auslöser suizidalen Handelns

Der akute Konflikt, das akute Überforderungserleben, wie z.B. der Verlust einer engen Freundschaft oder die Beendigung einer Liebesbeziehung, bewirken Suizidalität insbesondere dann, wenn außerhalb dieser einen Bindung kein tragfähiger alternativer Kontakt, vor allem kein familiärer Halt besteht. Personen, die einen sexuellen Missbrauch erlebt haben, haben ein 4fach erhöhtes Suizidrisiko (Brent 1995; Brent et al. 1999). Beispiele für auslösende Ereignisse sind in der Tabelle 5-151 angeführt (s. auch die Abschnitte „Kriterien von Suizidalität", „Psychische Störungen und Suizidalität" und „Psychosoziale Zusammenhänge").
Der Einfluss von Medienberichten auf Suizidhandlungen ist erwiesen (Werther-Effekt).

Der Begriff **Werther-Effekt** bezeichnet die Auslösung von Suiziden durch die Identifikation mit einem Idol oder einer emotional nahe stehenden Bezugsperson, die Suizid begangen hat.

Die Information, dass Suizid als „Problemlösung" möglich ist, kann über Zeitungsberichte wie auch durch Fernsehfilme eine bereits zur Suizidalität disponierten Person zur Nachahmung von suizidalen Handlungen verleiten (Schmidtke u. Häfner 1988; Martin 1996; Etzersdorfer u. Sonneck 1999). Nach Etzersdorfer und Sonneck (1999) wird der Imitationseffekt umso größer sein, je mehr spezielle Details der Suizidmethode dargestellt werden, der Suizid als

„unverständlich" beurteilt wird („Wo er doch alles hatte, was das Leben zu bieten hat"), romantisierende Motive verwendet werden („ewig vereint sein") und Simplifizierungen vorkommen („Selbstmord wegen ‚ungenügend' als Zeugnisnote"), wenn der Bericht auf der Titelseite der Zeitung erscheint, der Ausdruck „Selbstmord" in der Artikelüberschrift verwendet wird, ein Foto dazu erscheint und die Haltung des Suizidenten als bewundernswert, heroisch oder billigend dargestellt wird („In dieser Situation war es eigentlich nur klar, dass ...").

Ein rücksichtsvolles Medienverhalten verhindert den Werther-Effekt. So nahm parallel zu einer veränderten, d.h. nahezu unterbliebenen Berichterstattung über U-Bahn-Suizide die Zahl der Suizidhandlungen mit der U-Bahn innerhalb eines halben Jahres um mehr als 80 % ab und verblieb auf diesem niedrigen Niveau (Etzersdorfer u. Sonneck 1999).

Synopsis

Suizidalität wird nicht als umschriebenes eigenständiges Krankheitsbild verstanden. Vielmehr ist es ein Zustand menschlichen Erlebens und Verhaltens, in dem die Absicht der Selbstschädigung mit der willentlichen Gefährdung des eigenen Lebens einhergeht. Die Begründungszusammenhänge sind komplex. Genetische Einflüsse spielen eine Rolle. Dafür sprechen die innerhalb verschiedener Kulturen über sehr unterschiedliche Zeiträume hinweg stabilen Suizidraten, die stabilen Geschlechterdifferenzen, das signifikante Maß der familiären Belastung und die erhöhten Konkordanzraten bei eineiigen Zwillingen und Adoptionsstudien. Als Indikatoren genetischer Einwirkung gelten auch die alterskorrelierten und somit auch reifungsabhängigen Raten suizidalen Verhaltens sowie unspezifische Besonderheiten im Serotonin-Stoffwechsel – zumindest bei einer Subgruppe der Menschen mit suizidalem Verhalten. Für soziokulturelle Einflüsse sprechen die statistischen Unterschiede in den Suizidraten unterschiedlicher Kulturen, die Abnahme von Suizidraten in Kriegszeiten sowie die Zunahme von Suizidquoten durch suizidales Verhalten induzierende Medieninformationen, die zur Nachahmung von suizidalem Verhalten verleiten. Für das Kindes- und Jugendalter ist das Krisenmodell bedeutsam, das suizidales Verhalten als impulsive Reaktion auf Überforderung mit dem Erleben existenzieller Ausweglosigkeit und als Ausdruck einer Anpassungsstörung oder akuten Belastungsreaktion begreift. Die signifikant erhöhte Rate psychiatrischer Morbidität bei Personen mit suizidalem Verhalten führt schließlich dazu, die Erklärungskonzepte durch ein Krankheitsmodell zu ergänzen, wonach suizidales Verhalten ein immanenter Ausdruck oder aber ein Ergebnis einer primären psychischen oder organischen Erkrankung ist. Im Einzelfall ist suizidales Verhalten die Auswirkung eines chronischen Gefüges der biologisch begründeten und (in Wechselwirkung) zugleich psychosozial beeinflussten Lebensverhältnisse, die aus einer meist länger andauernden Traumatisierung hervorgehen. Bei einer ersten Person erscheint das suizidale Verhalten entscheidend organisch begründet (z.B. Psychose), bei einer zweiten Person durch psychosoziale Traumatisierung erklärt. Mancher Suizid erscheint bedingungslos.

In der Regel ist suizidales Verhalten bei Kindern und Jugendlichen Ausdruck einer multifaktoriell begründeten Notlage mit dem Gefühl von Sinnlosigkeit, Ausweglosigkeit und Hoffnungslosigkeit.

5.20.5 Diagnose und Differenzialdiagnostik

In der **Akutphase** nach einem Suizidversuch ist der Patient besonders sensibel und meist empfänglich für diagnostische und therapeutische Maßnahmen. Im Erstgespräch, das möglichst in einem störungsfreien Raum stattfinden sollte, kommt es auf eine vertrauensbildende Befunderhebung an (Eigenanamnese, Exploration, Erhebung des psychopathologischen Befundes, Familienanamnese), mit dem Ziel, zu einer Einschätzung der akuten Suizidalität zu kommen. Anzustreben ist nachfolgend eine multiaxiale Diagnostik. Sie kann meist erst nach der Intensivmaßnahme vollständig durchgeführt werden.

Die Bedingungsanalyse durch Exploration der aktuellen Umstände zur suizidalen Handlung hat Vorrang vor anderen diagnostischen Maßnahmen. Die Bedingungsanalyse zielt auf Einsichten in folgende Elemente:

- die akute Ursache des Suizidversuchs (Konfliktanalyse)
- Probleme und Wünsche des Suizidenten (Zielanalyse)
- psychopathologischer Befund (Diagnose)
- die familiären und sozialen Verhältnisse, Belastungen und Hilfsmöglichkeiten (Situationsanalyse)
- das Ausmaß der erforderlichen Hilfen (Hilfebedarf)

Die Anamnese zielt auf Informationen zu subjektiven und objektiven Belastungsfaktoren, die als Kriterien für Suizidalität und auch Wiederholungsrisiko (wie sie in der Tabelle 5-149 aufgeführt sind) relevant sind. Der Ablauf von Diagnostik und Kriseninterventionen ist als Flussdiagramm in der Abbildung 5-66 beschrieben.

Im Kindes- und Jugendalter ist die Verknüpfung zwischen psychiatrischer Erkrankung und Suizid nicht so eng wie im

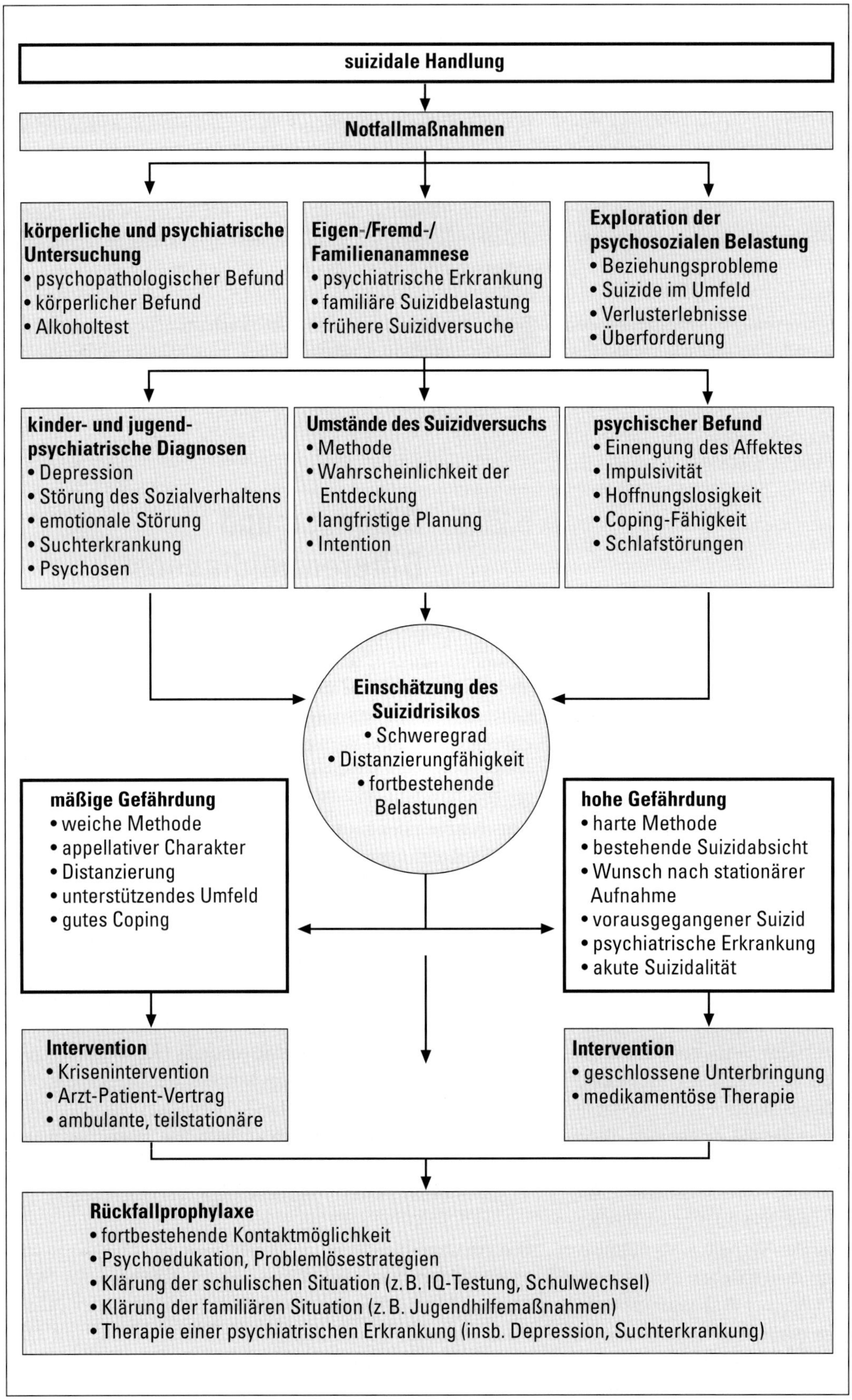

Abb. 5-66: Ablauf der Diagnostik und der Krisenintervention als Flussdiagramm (nach Holtkamp u. Herpertz-Dahlmann 2001)

Erwachsenenalter. Dennoch sind psychiatrische Begleitstörungen zu beachten und differenzialdiagnostisch zu erfassen. Dies gilt auch für die Suizidalität induzierenden Lebensverhältnisse und Konflikte.

Das Suizidrisiko lässt sich im stationären Rahmen mit Checkliste (Simon 2004) prüfen:

- Ermittle die für den jeweiligen Patienten spezifischen Suizidrisiken.
- Ermittle die akuten Risikofaktoren.
- Ermittle protektive Faktoren.
- Bewerte den Status der Beziehung zwischen Patient und Therapeut.
- Ermittle die Informationen des behandelnden Teams.
- Befrage die Familienangehörigen oder andere Bezugspersonen.
- Spreche mit gegenwärtigen oder früheren Therapeuten.
- Prüfe die täglichen klinischen Verlaufsberichte.

Die damit gewonnenen Informationen zur Suizidalität entscheiden über die Wahl des therapeutischen Settings. Bei Feststellung fortbestehender akuter Suizidalität ist eine stationäre intensivpsychiatrische Behandlung in geschlossener Station rechtlich vorgeschrieben.

Die **multiaxiale Diagnostik** wird in der Regel nach der Akutphase vervollständigt (Remschmidt et al. 2001; Deutsche Gesellschaft für Kinder- und Jugendpsychiatrie, Psychosomatik und Psychotherapie et al. 2007; American Psychiatric Association 2003).

Differenzialdiagnostisch sind selbstverletzendes ritualisiertes Verhalten ohne Suizidalität sowie Unfallereignisse auszuschließen.

5.20.6 Behandlung und Prävention

Erstes Ziel ist die Überwindung der Suizidalität, also die Distanzierung von Suizidgedanken und Suizidhandlungen. Nachfolgende Ziele sind die Behebung der Konfliktsituation bzw. einer Krankheitsursache, der Aufbau von Problemlösungskompetenz, die Sicherung unterstützender psychosozialer Lebensverhältnisse sowie gegebenenfalls die längerfristige Behandlung primärer psychiatrischer Erkrankungen. Die Interventionen sind dabei dem Behandlungsverlauf anzupassen (s. Tab. 5-152; vgl. auch Wolfersdorf et al. 1999).

Die erste Frage nach akutem Suizidversuch oder bei akuter Suizidalität ist die des notwendigen **Settings**. Eine **ambulante Therapie** ist ausreichend, wenn eine akute Suizidalität ausgeschlossen ist, keine stationär behandlungsbedürftige organische oder psychiatrische Grunderkrankung vorliegt, der Suizident hinreichend kooperativ ist und in einer tragfähigen sozialen Lebensgemeinschaft (in der Regel die Familie) Aufnahme finden kann, der Suizid erstmalig und mit „weicher" Methode erfolgte und die Vermittlung an einen erfahrenen Therapeuten möglich ist. Die **stationäre Behandlung** ist indiziert bei wiederholtem Suizidversuch, Vorliegen einer stationär behandlungsbedürftigen organischen oder psychiatrischen Grunderkrankung, bei Anwendung einer „harten Methode", sozialer Isolierung ohne unterstützendes soziales (insbesondere familiäres) Umfeld, bei Fortbestehen des Konfliktes bzw. der psychischen Belastung und bei fehlender Distanzierung von Suizidgedanken und Suizidplänen.

Der zunächst **wichtigste Merksatz** lautet: Die Diagnose „akute Suizidalität" ist schriftlich zu dokumentieren, und sie hat rechtlich immer eine intensivmedizinische, d. h. geschlossene Unterbringung notwendig zur Folge (§ 1367 BGB). Wird die geschlossene Unterbringung beendet, ist dies schriftlich zu dokumentieren und schriftlich zu vermerken, dass keine akute Suizidalität mehr festzustellen ist (zu den Rechtsproblemen der Behandlung suizidaler Patienten: s. Weber 1999).

Bei Suizidversuch und Suizid ist immer auch zu entscheiden, inwieweit eine ambulante und gegebenenfalls auch mobile Betreuung der Angehörigen und Freunde, von Schulklassen wie auch des Klinikpersonals angezeigt ist.

Bei der **Akutbehandlung**, die aus diagnostischen, aber auch aus therapeutischen Gründen bevorzugt zunächst stationär erfolgen sollte, ist darauf zu achten, dass keine geeigneten Gegenstände für Suizidhandlungen (Stichwerkzeuge, Messer, Medikamente und toxische Substanzen) im Gepäck oder den Kleidungsstücken verborgen sind. Mitgebrachte Medikamente müssen abgegeben werden. Der Suizidalitätsgrad ist zu dokumentieren.

Die Zusammenarbeit mit den Angehörigen ist von Anfang an Teil der Behandlungsmaßnahmen. Für die therapeutischen Schritte ist nicht nur die Kooperation des Kindes oder Jugendlichen, sondern immer auch die der Eltern (sorgeberechtigte Bezugsperson) erforderlich. Das **therapeutische Vorgehen** beinhaltet regelhaft patientenorientierte, familienbezogene und oft auch integrationsfördernde Maßnahmen (s. auch Tab. 5-152):

- Nach einem Suizidversuch sind (falls erforderlich) **lebensrettende Maßnahmen**, Entgiftung, Wundversorgung, überlappend mit psychiatrischer Beurteilung und Krisenintervention, vorzunehmen.
- Parasuizidale Handlungen sollten niemals als „harmlos" eingestuft werden (immer zumindest eine diagnostische Intervention und Beratung durchführen).
- Sorgeberechtigte Bezugspersonen („Schlüsselpersonen") sollten einbezogen werden.
- Bei akuter Suizidalität ist eine **psychopharmakologische Behandlung** sorgfältig zu erwägen, da eine medikamentöse Sedierung in der Regel angezeigt ist. Bei ausgepräg-

Tab. 5-152: Schrittweises therapeutisches Vorgehen nach oder bei drohendem Suizidversuch (ergänzt nach Herpertz-Dahlmann 1997 und nach Warnke u. Hemminger 1999)

	Akut-Phase 1 (klinische Behandlung)	Akut-Phase 2 (klinische Behandlung)	Erholungsphase (klinische Behandlung)	Remissionsphase (ambulante Nachbetreuung)
Ort	Intensivstation (immer vorgeschrieben bei akuter Suizidalität)	psychiatrisch-psychotherapeutische Station	psychiatrisch-psychotherapeutische Station	Poliklinik, Praxis
Interventionen	Behandlung somatischer Komplikationen bei hochgradiger Suizidalität: medikamentöse Sedierung	frequente sorgfältige Beobachtung und Betreuung durch Pflegepersonal	Ausdehnung des Aktionsradius (z. B. Mitpatientenausgang, Schulbesuch in Klinikschule)	Beobachtung durch Bezugspersonen im häuslichen Umfeld
	(konsiliarische) psychiatrisch-psychotherapeutische Betreuung, Eruierung der Suizidmotive, aktueller Ziele und Lebenswünsche	regelmäßige, für den Patienten verlässlich zeitlich vereinbarte Einzelgespräche zur weiteren Klärung der Suiziddynamik, Entwicklung von Zielen und Bewältigungsstrategien, Erstellen eines Antisuizidvertrags	Fortsetzung der Einzelgespräche, Entwicklung eines Präventionsplans	engmaschige Gespräche mit dem Therapeuten, evtl. auch telefonisch
	Erhebung des psychopathologischen Befundes (psychische Störung?)	gegebenenfalls Diagnostik und Therapie der primären psychischen Störung, z. B. Depression, Psychose		gegebenenfalls fortgesetzte Therapie der psychischen Störung und Verlaufskontrolle
		Integration in stationäre Gruppenarbeit, z. B. Beschäftigungstherapie und Schulbesuch	Fortsetzung der Gruppenarbeit, z. B. Training sozialer Fertigkeiten und von Selbstbehauptung	
	Kontaktaufnahme zur Familie	Entscheidung über Art und Intensität der Familienarbeit, z. B. Beratung oder Familientherapie	Intensivierung der Eltern- und Familiengespräche zur Vorbereitung der Entlassung	Fortsetzung der Eltern- oder Familienarbeit, Bewältigung neu auftretender Belastungen oder Konflikte
	Antisuizidvertrag		umweltbezogene Maßnahmen, z. B. Kontaktaufnahme zu weiteren Bezugspersonen: Freunden, Lehrern, Arbeitgebern	Hilfestellung bei der Re-Integration in das soziale Umfeld, z. B. schulbezogene Maßnahmen bzw. berufliche Eingliederung

ten depressiven, ängstlichen und impulsiven Symptomen kommen selektive Serotonin-Wiederaufnahme-Hemmer infrage (Aufklärungsrichtlinien beachten, wenn das Medikament für die Altersgruppe nicht zugelassen ist!). Antidepressiva können das Risiko suizidaler Gedanken und suizidaler Handlungen erhöhen, wahrscheinlich SSRI eher als andere. Daher ist insbesondere bei Therapiebeginn dem Befinden des Patienten besondere Aufmerksamkeit zu widmen (Fritze et al. 2005; siehe Kapitel 4.3 in diesem Buch; Fegert u. Herpertz-Dahlmann 2005). Zu beachten ist, dass Serotonin-Wiederaufnahme-Hemmer u. U. erst nach 14–21 Tagen eine antidepressive Wirkung zeigen, während sie anfänglich oft eine Aktivierung bewirken, sodass sie bei akuter Suizidalität nicht das Medikament der ersten Wahl sind. Eine Sedierung ist durch niederpotente Neuroleptika empfehlenswert. Benzodiazepine sind möglich, wenn keine Gefahr der Abhängigkeitsentwicklung besteht. In der akuten Phase setzt die Medikation eine andauernde und verlässliche Überwachung des Patienten voraus. Die Gefahr der Tablettenintoxikation in suizidaler Absicht ist besonders zu beachten. Bei akuter Suizidalität sollten keine trizyklischen Antidepressiva verordnet werden, da diese bei Überdosierung eine vitale Bedrohung darstellen. Verlaufs- und Laborkontrollen sind sicherzustellen. Die Aspekte der Lebensführung sind zu klären (z. B. Abstinenz von Alkoholkonsum).

- Zur **Suizidprävention** (Gefahr der Nachahmung) ist auch die Betreuung des Freundeskreises, der Klassenkameraden und der Mitpatienten notwendig; dies gilt insbesondere bei vollzogenem Suizid.
- Die **Kontaktaufnahme** nach einem Suizidversuch sollte möglichst rasch erfolgen. Bei einem Konflikt zwischen Patient und Familie ergeben sich oft unklare Entscheidungsverhältnisse; zur Entscheidungsfindung ist daher ein aktives Vorgehen des Therapeuten notwendig.
- Um eine **Vertrauensbeziehung** zu Patient und Angehörigen nicht zu gefährden, sind moralisierende Aussagen und schuldinduzierende Erklärungsansätze strikt zu vermeiden.
- Kinder und Jugendliche bedürfen einer direkten **aktiven therapeutischen Führung**. Gleichzeitig jedoch sind insbesondere Jugendliche auch in ihrer Eigenverantwortlichkeit und Selbstständigkeitsentwicklung zu unterstützen.
- Bei ambulanter Behandlung sollte ein **Plan** zu den nächst notwendigen Betreuungsmaßnahmen vereinbart sein, und Regelungen für den Notfall (erneute Suizidalität) sind zu treffen.
- Ein **„Antisuizidvertrag“** erfüllt über eine kurze Zeitspanne (Stunden bis wenige Tage) den Zweck, nicht nur den Patienten, sondern auch den Therapeuten zu verbindlichen Verhaltensweisen zu verpflichten, wenn sich erneut eine akute Suizidalität einstellt.
- Die **Psychotherapie** beinhaltet einzeltherapeutische und gruppentherapeutische Verfahren. Dabei gelten die allgemeinen Prinzipien der Psychotherapie. Erstrangige Ziele sind die Konfliktentlastung und die Behandlung einer gegebenenfalls vorliegenden primären psychiatrischen Erkrankung. Nach Klärung der nächsten antisuizidal gerichteten Lebensziele geht es darum, den Patienten ermutigende und entlastende Erfahrungen zu ermöglichen. Vorrangig ist die Entschärfung der Überforderungssituation oder Konfliktlage (Klärung der Schwierigkeiten in Familie, Schule, Arbeitsplatz, Gleichaltrigengruppe).
- Bei einem **kognitiv-verhaltenstherapeutischen Ansatz**, der im Jugendalter möglich ist, wird die Veränderung inadäquater Denkstile, also die Einübung alternativer Denk- und Handlungsspielräume angestrebt (Schmidtke u. Schaller 1988; 2001; Steinhausen u. von Aster 1999; Herpertz-Dahlmann 1997). Zu den therapeutischen Inhalten gehören: Hausaufgaben zur Strukturierung des Alltags (Festlegung von Aufsteh- und Zubettgehzeiten, von Essenszeiten, Hausaufgabenzeiten, Freizeitbeschäftigungen); Beseitigung von Auslösebedingungen (Beendigung sozialer Isolierung, Unterbindung von Alkohol- und Drogenkonsum); kognitive Umstrukturierung (Veränderung von Gedanken von Hoffnungslosigkeit, negativer Selbstbewertung, negativer Zukunftserwartung; Einübung positiver Denkstile; Gedankenstopp bei negativen Gedanken); Einübung von Problemlösefertigkeiten und Handlungsspielräumen (Selbstkontrolltechniken, Selbstbelohnungsstrategien, Einübung sozialer Fertigkeiten; Selbsthilfemöglichkeiten bei impulsiven Reaktionstendenzen, Wahrnehmung von Emotionen und ihre Kontrolle, z. B. mit Entspannung); Einbeziehung wichtigster Bezugspersonen in die Behandlung (Lösung von Konflikten, Sicherung von Beaufsichtigung [Harrington 2001]).
- Mit der Gruppentherapie lassen sich soziale Fertigkeiten, Kommunikationsfähigkeiten und auch Entspannungsverfahren einüben. Ein Gruppenprogramm für Jugendliche mit suizidalen Handlungen wurde von Haecock (1996) entwickelt.
- Das **Arbeitsbündnis mit der Familie** ist zu fördern und eine weiterführende Kooperation zur ambulanten Behandlung zu planen.
- Die **Sicherung der nachstationären Betreuung** ist besonders wichtig, da eine Rezidivquote von 20–25 % innerhalb des ersten Jahres nach dem Suizidversuch besteht. Gleichzeitig ist mit oft unzureichender Kooperation der Patienten zu rechnen.

- **Jugendhilfe und Rehabilitationsmaßnahmen** sind von dem Grad der Eingliederungsgefährdung und der Art der Grunderkrankung abhängig. Bei sozialer Isolierung und nicht tragfähigen familiären und sozialen Lebensverhältnissen sind auch stationäre Jugendhilfemaßnahmen indiziert.

Eine **Prävention** wird dadurch angestrebt, dass die Risikofaktoren, die zu einer Suizidalität beitragen, vermieden bzw. verhindert werden. Tritt suizidales Verhalten im Zusammenhang mit psychiatrischen Erkrankungen auf, so kommt der Behandlung der Grunderkrankung eine präventive Bedeutung zu (z.B. Melter et al. 2003). Präventiv ist auch die Bewältigung von Alkoholmissbrauch. Grundsätzlich sind aber die Korrelationen zwischen den Risikofaktoren und den tatsächlichen Suizidversuchen niedrig. Eine Studie zur Prävention der Wiederholung von Suizidversuchen in den Niederlanden (Sande 1997) verlief enttäuschend. Trotz aufwändiger und qualifizierter psychosozialer Hilfsangebote nach dem Suizidversuch war vor allem die Kooperationsbereitschaft der Jugendlichen Suizidenten gering. Eine Erklärung wurde darin gesehen, dass zwischen dem Suizidversuch und dem ersten Gespräch mit dem Therapeuten ein zu großer Zeitraum lag, was dazu geführt habe, dass die zugrunde liegende Problematik bagatellisiert und verleugnet wurde (van Engeland 2001). Eine Meta-Analyse (Sande 1997) führte zu dem Ergebnis, dass bislang keine Wirksamkeitsnachweise präventiver Interventionen speziell für Jugendliche nach einem Suizidversuch vorliegen. Die niederländische Intervention beinhaltete einen kurzen Klinikaufenthalt in einer Spezialabteilung. Durchgeführt wurden eine familienbezogene Krisenintervention, ein Problemlösungstraining, Hausbesuche mit dem Angebot weiterer Gespräche zur Problemlösung. Die Jugendlichen konnten die Klinik Tag und Nacht erreichen. Es gelang nicht nachzuweisen, dass diese intensive Betreuung von Patienten im Alter von 15–24 Jahren erfolgreich war (Sande 1997; Sande et al. 1997a; 1997b; van Engeland 2001; zur Übersicht: Althaus u. Hegerl 2003; Althaus 2005; Hepp et al. 2004).

Der Suizid ist Tod infolge einer intimsten subjektiven Entscheidung. Dieser Entscheidungsmoment ist aller Liebe und Fürsorge von Angehörigen, allem medizinischen Vermögen im Einzelfall weder präventiv noch therapeutisch zugänglich; auch das gilt es anzunehmen, ohne in der wissenschaftlichen Bemühung nachzulassen, Mittel zu finden, den Freitod zu verhindern. Es ist dasselbe Annehmen, das dem Arzt angesichts maligner Erkrankungen aufgegeben ist.

5.20.7 Verlauf und Prognose

Suizidales Verhalten tritt bei Kindern unter zehn Jahren selten auf, kommt aber ab dem vierten Lebensjahr in Form von verbalen Suizidäußerungen („Ich will nicht mehr leben") und Suiziddrohungen vor. Suizide sind im Alter bis zu zehn Jahren extrem selten. Ein Anstieg suizidalen Verhaltens ist ab dem Alter von zehn Jahren zu beobachten.

> Das Risiko für suizidale Handlungen steigt im Alter von 14–18 Jahren. Die Risikofaktoren sind ein Indikator für die längerfristigen Verläufe. Kinder und Jugendliche, die in Einrichtungen zur Behandlung psychischer Störungen vorstellig werden, haben ein höheres Risiko, Suizid zu begehen. Dies gilt insbesondere für Patienten mit psychiatrischen Erkrankungen.

Bis zu 78 % der Personen, die im Alter von 13–24 Jahren einen Suizidversuch begangen haben, hatten vorher Kontakt mit einer Beratungsstelle bzw. ärztlichen Praxis (Beautrais et al. 1996). In der prospektiven 5-Jahres-Studie von Goldston et al. (1999) verübten von den ehemaligen psychiatrischen Patienten 25 % Suizidversuche, diese meist in den ersten zwölf Monaten nach der Entlassung aus stationärer Behandlung. Davon scheinen insbesondere Kinder mit depressiver Entwicklung betroffen, von denen nach Carlson und Cantwel (1982) 30 % im Vergleich zu 18 % der Kinder mit anderer psychiatrischer Diagnose einen Suizidversuch unternommen haben. Dabei darf das Risiko bei Kindern und Jugendlichen mit aggressiv-dissozialem Verhalten und Störungen des Sozialverhaltens sowie mit Anpassungsstörungen nicht übersehen werden (Apter et al. 1995; Goldston et al. 1998). Studien bei Jugendlichen mit Alkohol- und Drogenmissbrauch ergaben Suizidversuchsquoten zwischen 20 und 45 % (Walrath et al. 2001). Das Risiko für wiederholte Suizidversuche ist auch bei Personen mit schlechter sozialer Integration, mit der Erfahrung körperlicher oder sexueller Misshandlung und sozialer Isolierung erhöht.

Psychotische Patienten mit schlechtem klinischen Verlauf und mit Drogenmissbrauch haben ein erhöhtes Risiko, innerhalb von zwei Jahren nach Ausbruch der psychotischen Erkrankung einen Suizidversuch zu unternehmen. Das Suizidrisiko bei Alkoholikern (Lebenszeittrinker) wird in den USA auf 2–3,4 % geschätzt und läge damit 60- bis 120-mal höher als das der nicht psychisch erkrankten Normalbevölkerung (Feuerlein 2001). Je häufiger die Anzahl der Suizidversuche, desto höher das Risiko für Suizid. Von den Patienten mit Suizidversuch im Jugendalter versterben im weiteren Lebenslauf 4 % durch Suizid. Je länger der Katamnesezeitraum, desto höher die Suizidraten.

5.20.8 Forschungsanliegen und Ausblick

Ein vorrangiges Forschungsanliegen sind Therapiestudien, verbunden mit der Zielsetzung, präventiv die Wiederholung von suizidalen Handlungen zu verhindern. Kenntnisse fehlen, wodurch die therapeutische und auch die präventiv wirksame Kooperation der Patienten nach stationärer Krisenintervention verbessert werden können. Forschungsbedarf besteht in der weiteren Aufschlüsselung pathogenetisch bedeutsamer biologischer Faktoren für Suizidalität. Noch nicht erklärt sind die Ursachen für den Anstieg des Suizidrisikos im Jugendalter und für die Geschlechterdifferenzen. Zu erwarten ist eine weitergehende Aufschlüsselung der genetischen Einflüsse, der indirekten (Suizidalität bei genetisch beeinflussten Erkrankungen) und direkten (Impulsivität und Depression?). Notwendig bleibt eine andauernde Kooperation mit den Medien, um eine suizidinduzierende Berichterstattung zu verhindern.

Literatur

Althaus D, Hegerl U (2003). The Evaluation of Suicide Prevention Activities: State of the art. World J Biol Psychiatry; 4: 156–65.

Althaus D (2005). Suizidprävention: Vorgehensweisen und Wirksamkeit. Verhaltenstherapie; 15: 12–9.

American Psychiatric Association (2003). Practice Guideline for the Assessment and Treatment of Patients with Suicidal Behaviors. Am J Psychiatry; 160 (suppl): 1–60.

Apter A, Gothelf D, Orbach I, Weizman R, Ratzoni G, Har-Even D, Tyano S (1995). Correlation of suicidal and violent behaviour in different categories in hospitalised adolescent patients. J Am Acad Child Adolesc Psychiatry; 34: 912–8.

Asberg M, Träskman L, Thoren P (1976). 5-HIAA in the cerebrospinal fluid: a biochemical suicide predictor? Arch Gen Psychiatry; 33: 1193–7.

Beautrais AL, Joyce PR, Mulder RT (1996). Risk factors for serious suicide attempts among youths aged 13 through 24 years. J Am Acad Child Adolesc Psychiatry; 35: 1174–82.

Becker K, Schmidt MH (2001). "Es hätte mich nichts davon abhalten können, Gott und die Welt nicht". Z Kinder Jugendpsychiatrie Psychother; 29: 127–35.

Boegers J, Spirito A, Donaldson D (1998). Reasons for adolescent suicide attempts: associations with psychological functioning. J Am Child Adolesc Psychiatry; 37: 1287–93.

Braun-Scharm H (1996). Koinzidenz von zunehmender Suizidalität und beginnender Persönlichkeitsstörungen im Jugendalter? In: Bronisch T, Wolfersdorf M (Hrsg). Persönlichkeit – Persönlichkeitsstörungen und suizidales Verhalten. Regensburg: Roderer; 18–23.

Brent DA (1987). Correlates of medical lethality of suicide attempts in children and adolescents. J Am Acad Child Adolesc Psychiatry; 26: 87–91.

Brent DA (1995). Risk factors for adolescent suicide and suicidal behaviour: mental and substance abuse disorders, family environmental factors and life stress. Suic Life Threat Behav; 25, Suppl: 52–63.

Brent DA, Baugher M, Bridge J, Chen T, Chiappetta L (1999). Age- and sex-related risk factors for adolescent suicide. J Am Child Adolesc Psychiatry; 38: 1497–505.

Bronisch T (1995). Der Suizid. Ursachen – Warnsignale – Prävention. München: C. H. Beck.

Bronisch T (1999a). Zur Bedeutung von Suizidalität. J Psychother; 4(2): 136–40.

Bronisch T (1999b). Erkennen von Suizidalität. J Psychother Psychiatrie, Psychotherap Med Klin Psychol; 4(2): 141–4.

Bronisch T (2002). Zur Epidemiologie von Suizidalität. In: Bronisch T (Hrsg). Psychotherapie der Suizidalität. Stuttgart: Thieme; 1–8.

Carlson G, Cantwel O (1982). Suicidal behaviour and depression in children and adolescents. J Am Acad Child Adolesc Psychiatry; 21: 361–8.

Deutsche Gesellschaft für Kinder- und Jugendpsychiatrie, Psychosomatik und Psychotherapie et al. (2007). Leitlinien zur Diagnostik und Therapie von psychischen Störungen im Säuglings-, Kindes- und Jugendalter. 3. Aufl. Köln: Deutscher Ärzteverlag.

Diekstra RFW (1996). The epidemiology of suicide and parasuicide. Arch Suicide Res 2: 1–29.

Dilling H, Mombour W, Schmidt MH (Hrsg) (2005). Internationale Klassifikation psychischer Störungen. ICD-10. Kapitel V. 5. Aufl. Bern: Huber.

Engeland van H (2001). Suizidales Verhalten in der Adoleszenz. In: Freisleder FJ, Schlamp D, Naber G (Hrsg). Depression, Angst, Suizidalität. München: Zuckschwert Verlag; 47–54.

Etzersdorfer E, Sonneck G (1999). Suizidprävention durch Beeinflussung von Medienberichten. Psychotherapie; 4(2): 199–205.

Fergusson DM, Lnyskey MT (1995). Childhood circumstances, adolescent adjustment and suicide attempt in a New Zealand birth cohort. J Am Acad Child Adolesc Psychiatry; 34(5): 612–22.

Feuerlein W (2001). Sucht und Suizidalität. Fundamenta Psychiatrica; 2: 72–7.

Feuerlein W (1971). Selbstmordversuch oder parasuizidale Handlung? Tendenzen suizidalen Verhaltens. Nervenarzt; 3: 127–30.

Freisleder FJ, Schlamp D, Naber G (Hrsg) (2001). Depression, Angst, Suizidalität. München: Zuckschwerdt Verlag.

Fritze J, Aldenhoff JB, Bergmann F, Maler W, Möller HJ (2005). Antidepressiva: Lebensgefährliche Plazebos? psychoneuro; 31(10): 480–4.

Gerisch B (1999). Wissenschaftstheoretische und psychoanalytische Aspekte zur weiblichen Suizidalität. J Psychother; 4(2): 156–63.

Goldston D, Daniel S, Reboussin B, Reboussin D, Kelley A, Frazier P (1998). Psychiatric diagnoses of previous suicide attempters, first-time attempters, and repeat attempters on an adolescent inpatient psychiatry unit. J Am Acad Child Adolesc Psychiatry; 37: 924–32.

Goldston D, Daniel S, Reboussin D, Reboussin B, Frazier P, Kelley A (1999). Suicide attempts among formerly hospitalized adolescents: a prospective naturalistic study of risk during the first 5 years after discharge. J Am Acad Child Adolesc Psychiatry; 38: 660–71.

Haecock DR (1996). Suicidal adolescents. In: Kymissis P, Halperin DA (eds). Group Therapy with Children and Adolescents. Washington, DC: American Psychiatric Press; 295–307.

Harrington (2001). Kognitive Verhaltenstherapie bei depressiven Kindern und Jugendlichen. Aus dem Englischen übersetzt, überarbeitet und ergänzt von T. Jans, A. Warnke und H. Remschmidt. Göttingen: Hogrefe.

Hawton K (1986). Suicide and Attempted Suicide Among Children and Adolescents. Beverly Hills, CA: Sage Publications.

Hepp U, Wittmann L, Schnyder U, Michel K (2004). Psychological and Psychosocial Intervention after Attempted Suicide: An Overview of Treatment Studies. Crises; 25: 108–17.

Herpertz-Dahlmann B (1997). Depressive Syndrome und Suizidhandlungen. In: Remschmidt H (Hrsg). Psychotherapie im Kindes- und Jugendalter. Stuttgart: Thieme; 232–42.

Holtkamp K, Herpertz-Dahlmann B (2001). Suizide und Suizidversuche im Kindes- und Jugendalter. Monatsschr Kinderheilk; 7: 717–28.

Hulten A, Jiang GX, Wasserman D, Hawton K, Hjelmeland H, DeLeo D, Ostamo A, Salander-Renberg E, Schmidtke A (2001). Repetition of attempted suicide among teenagers in Europe: frequency, timing and risk factors. Eur Child Adolesc Psychiatry; 10: 161–9.

Kienhorst CWM, De Wilde EJ, Diekstra RFW, Wolters WHG (1990). Construction of an index for predicting suicide attempts in depressed adolescents. Br J Psychiatry; 159: 676–82.

Kienhorst CW, Wolters WHG, Diekstra RFW, Otte E (1987). A study of the frequency of suicidal behaviour in children aged 5–14. J Child Psychol Psychiatry; 28: 153–65.

King RA, Apter A (eds) (2003). Suicide in Children and Adolescents. Cambridge: Cambridge University Press.

Lauth GW, Brack UB, Linderkamp F (Hrsg) (2001). Verhaltenstherapie mit Kindern und Jugendlichen. Weinheim: Beltz Psychologie Verlags Union.

Levy SR, Jurkovic GL, Spirito A (1995). A multisystems analysis of adolescent suicide attempters. J Abnorm Child Psychol; 23: 221–34.

Lewinsohn PM, Rohde P, Seeley JR, Baldwin CL (2001). Gender differences in suicide attemps from adolescence to young adulthood. J Am Acad Child Adolesc Psychiatry; 40: 427–34.

Löchel M (1983). Die präsuizidale Symptomatik bei Kindern und Jugendlichen – ein Beitrag zur Früherkennung der Selbstmordgefährdung. In: Jochmus I, Förster E (Hrsg). Suizid bei Kindern und Jugendlichen. Stuttgart: Enke; 61–5.

Mann JJ, Malone KM (1997). Cerebrospinal fluid amines and higher-lethality suicide attempts in depressed inpatients. Biol Psychiatry; 41: 162–71.

Martin G (1996). The influence of television suicide in a normal adolescent population. Arch Suic Res; 2: 103–17.

Marttunen MJ, Aro HM, Lönnqvist JK (1993). Precipitant stressors in adolescent suicide. J Am. Acad Child Adolesc Psychiatry ; 32(6): 1178–82.

Marttunen MJ, Aro HM, Henriksson MH, Lönnqvist JK (1994). Adolescent suicides with adjustment disorders or no psychiatric diagnosis. Eur Child Adolesc Psychiatry; 32(2): 101–10.

Meltzer HY, Alphs L, Green AI, et al. (2003). Clozapine Treatment for Suicidality in Schizophrenia: International Suicide Prevention Trial (InterSePT). Arch Gen Psychiatry 60: 82–91

Möller HJ, Laux G, Kapfhammer HP (Hrsg) (2000). Psychiatrie und Psychotherapie. Berlin, Heidelberg: Springer.

Mortensen PB, Agerbo E, Erikson T, Qin P, Westergaard NN (2000). Psychiatric Illness and Risk Factors for Suicide in Denmark. Lancet; 355: 9–12.

Muus RE (1992). Prävention des Suizids Jugendlicher. Kinderarzt; 23: 1177–84.

Nissen G, Trott GE (1989). Suizidales Verhalten von Kindern und Jugendlichen. Deutsch Ärztebl; 86: 3787–93.

Platt S, Bille-Brahe U, Kerhof A, Schmidtke A, Bjerke T, Crepet P, De Leo D, Haring C, Lönqvist J, Michel K, Philippe A, Pommerau X, Querejeta I, Salander-Renberg E, temesvary B, Wasserman D, Sampato FJ (1992). Parasuicide in Europe: the WHO/EURO mulitcentre study on parasuicide. I.Introductin and preliminary analysis for 1989. Acta Psychiatr Scand; 85: 97–104.

Poustka F (1986). Suizide und Suizidversuche im Kindes- und Jugendalter. In: Remschmidt H, Schmidt MH (Hrsg). Kinder- und Jugendpsychiatrie in Klinik und Praxis. Bd. III. Stuttgart: Thieme; 214–45.

Prinstein MJ, Nock MK, Spirito A, Grapentine WL (2001). Multimethod assessment of suicidality in adolescent psychiatric inpatients: Preliminary-Results. J Am Acad Child Adolesc Psychiatry; 40(9): 1053–61.

Remschmidt H, Schmidt M, Poustka F (2001). Multiaxiales Klassifkationsschema für psychische Störungen des Kindes- und Jugendalters nach ICD-10 der WHO. Bern: Huber.

Remschmidt H (Hrsg) (1997). Psychotherapie im Kindes- und Jugendalter. Stuttgart: Thieme.

Ringel E (1953). Der Selbstmord. Abschluss einer krankhaften psychischen Entwicklung. Wien, Düsseldorf: Maudrich.

Ringel E (1985). Der Selbstmord. 4. Aufl. Frankfurt a. M.: Fachbuchhandlung für Psychologie.

Roy A (1983). Family history of suicide. Arch Gen Psychiatry; 40: 971–4.

Roy A, Nielsen D, Rylander G, Sarchiapone M, Segal N (1999). Genetics of suicide in depression. J Clin Psychiatry; 60, Suppl 2: 12–7.

Sande R van der (1997). Clinical studies on secondary prevention of suicide attempts. University Utrecht, Thesis.

Sande R van der, Buskens E, Allart E, Graaf Y van der, Engeland H van (1997a). Psychological intervention following suicide attempts: a systematic review of treatment interventions. Acta Psychiatr Scan; 96: 43–50.

Sande R van der, Rooyen L van, Buskens E, Allart E, Hawton K, Graaf Y van der, Engeland H van (1997b). Intensive in-patient and community intervention versus routine care after attempted suicide. Br J Psychiatry; 171: 35–41.

Sarimski K (2001). Störungen mit Trennungsangst. In: Lauth GW, Brack UB, Linderkamp F (Hrsg). Verhaltenstherapie mit Kindern und Jugendlichen. Weinheim: Beltz Psychologie Verlags Union; 105–21.

Schaller S, Schmidtke A (1991) Strukturell und funktional abweichende Familienverhältnisse und suizidales Verhalten. In: Felber W, Reimer C (Hrsg). Klinische Suizidologie. Berlin, Heidelberg: Springer; 61–82.

Schmidtke A, Häfner A (1988). The Werther effect after television films: New evidence for an old hypothesis. Psychol Med; 18: 665–76.

Schmidtke A, Schaller S (1988). Kognitive Therapie bei suizidalem und selbstschädigendem Verhalten. Psychobiologie; 36: 51–91.

Schmidtke A, Schaller S (2001). Suizidalität. In: Lauth G, Brack U, Linderkamp F (Hrsg). Verhaltenstherapie mit Kindern und Jugendlichen. Weinheim: Beltz Psychologie Verlags Union; 96–104.

Schmidtke A, Weinacker B, Pototzky W (1993). Suizid- und Suizidversuchsraten bei Kindern und Jugendlichen in den alten Ländern der Bundesrepublik und in der ehemaligen DDR. Kinderarzt; 24: 1–8.

Schmidtke A, Weinacker B, Fricke S (1996). Epidemiologie von Suizid und Suizidversuch. Nervenheilkunde; 15: 496–506.

Schmidtke A, Bille-Brahe U, DeLeo D, Kerkhof A, Bjerke T, Crepet P, Haring C, Hawton K, Lönnqvist J, Michel K, Pommerau X, Querejete I, Phillipe I, Salander-Renberg E, Temesvary B, Wasserman D, Fricke S, Weinacker B, Scampaio-Faria JG (1999a). Suicide rates in the world: update. Acta Psychiatr Scand; 93: 327–38.

Schmidtke A, Weinacker B, Apter A, Batt A, Berman A, Bille-Brahe U, Botsis A, De Leo D, Doneux A, Goldney R, Grad O, Haring C, Hawton K, Hjelmeland H, Kelleher M, Kerkhof A, Leenaars A, Lönnqvist J, Michel K, Ostamo A, Salander-Renberg E, Sayil I, Takahashi Y, von Heeringen C, Vörnik A, Wasserman D (1999b). Suicide rates in the world: update. Arch of Suic Res; 5: 81–9.

Schulsinger F, Keta SS, Rosenthal D, Wender PH (1979). A family study of suicide. In: Schou M, Strömgren E (eds). Origin. Prevention and treatment of affective disorders. London, New York, San Francisco: Academic Press; 277–87.

Shaffer D, Piacentini J (1994). Suicide and attemped suicide. In: Rutter M, Tayler E, Hersov L (eds). Child and Adolescent Psychiatry. 3rd ed. Oxford: Blackwell Science; 407–24.

Shaffer D, Gould MS, Fisher P, Trautmann P, Moreau D, Kleinman M, Flory M (1996). Psychiatric diagnosis in child and adolescent suicide. Arch Gen Psychiatry; 53: 339–48.

Sher L, Zalsman G (2005). Alcohol and Adolescent Suicide. Int J Adolesc Med Health; 17: 197–203.

Sher L, Stanley BH, Grunebaum MF, et al. (2005). Lower Cerebrospinal Fluid 5-hydroxyindolacetic acid levels in depressed high-lethality suicide attempters with comorbid alcoholism. Biol Psychiatry; 57(85): 1365.

Sher L (2006). Alcoholism and Suicidal Behavior: a Clinical Overview. Acta PsychiatrScand; 113: 13–22.

Simon RJ (2004). Suicide Risk. Guidelines for clinically Based Risk Management. Washington DC: American Psychiatric Publishing.

Sonneck G, Etzerdorfer E (1992). Krisenintervention. In: Wedler H, Wolfersdorf M, Welz R (Hrsg). Therapie bei Suizidgefährdung. Regensburg: Roderer; 57–79.

Sonneck G, Etzersdorfer E, Nagel-Kuess S (1994). Initative suicide on the Viennese subway. Soc Sci Med; 38: 453–7.

Steinhausen C, von Aster M (Hrsg) (1999). Handbuch Verhaltenstherapie und Verhaltensmedizin bei Kindern und Jugendlichen. Weinheim: Beltz.

Verdoux H, Liraud F, Gonzales B, Assens F, Abalan F, Os van J (2001). Predictors and outcome characteristics associated with suicidal behaviour in early psychosis: a two-year follow-up of first-admitted subjects. Acta Psychiatr Scand; 103: 347–54.

Walrath CM, Mandell DS, Qinghong Liao, Holden EW, Carolis de G, Santiago RL, Leaf PJ (2001). Suicide attempts in the „Comprehensive Community Mental Health Services for Children and their Families" Program. J Am Child Adolesc Psychiatry; 40: 1197–205.

Warnke A, Hemminger U (1999). Der Umgang mit suizidalen Kindern und Jugendlichen. J Psychother; 4(2); 164–71.

Warnke A, Friese HJ, Trott GE, Wewetzer C (1996). Persönlichkeitsstörungen und suizidales Verhalten bei kinder- und jugendpsychiatrischen Patienten in stationärer Behandlung. In: Bronisch T, Wolfersdorf M (Hrsg). Persönlichkeit – Persönlichkeitsstörungen und suizidales Verhalten. Regensburg: Roderer; 24–36.

Weber M (1999). Rechtsprobleme der Behandlung suizidaler Patienten. J Psychother; 4(2): 191–8.

Wender PH, Ketty SS, Rosenthal D, Schulsinger F, Ortmann J, Lunden I (1986). Psychiatric disorders in the biological and adoptive families of adopted individuals with affective disorders. Arch Gen Psychiatry; 43: 923–9

Wittkowski J (1990). Psychologie des Todes. Darmstadt: Wissenschaftliche Buchgesellschaft. .

Wolfersdorf M, Mauerer C, Franke C, Schiller M, König F (1999). Krisenintervention bei Suizidalität. J Psychother; 4(2): 146–54.

5.21 Psychosomatik chronischer Erkrankungen im Kindes- und Jugendalter

M. Schulte-Markwort, J. G. Behrens, C. Bindt

Inhalt

5.21.1 Definition und Klassifikation

Chronische Erkrankungen sind dadurch definiert, dass sie allenfalls zu lindern, aber nicht zu heilen sind. Grundsätzlich ist es sinnvoll, zwischen zwei Formen chronischer Erkrankungen zu unterscheiden:

- chronische Krankheit ab Geburt
- chronische Krankheit ab späterem Lebenszeitpunkt

Alle chronischen Erkrankungen sind neben ihrem Schwere- und Ausprägungsgrad durch das jeweilige Maß der Behinderung zu unterscheiden. Darüber hinaus müssen zwei kategorial verschiedene Formen des Erwerbs der chronischen Erkrankung unterschieden werden:

- erworbene chronische Erkrankungen (z. B. Diabetes mellitus Typ I, Epilepsie)
- traumatische chronische Erkrankungen (z. B. nach Infektionen oder Unfällen)

Ebenfalls berücksichtigt werden müssen der Verlauf und die Heilungschancen bzw. der Grad der Lebensbeeinträchtigung (Petermann 2002):

- konstanter vs. progredienter Verlauf
- Heilungschancen bzw. der Grad der Lebensbeeinträchtigung

Die Belastungen durch die chronische Erkrankung setzen sich aus erkrankungs- und behandlungsbedingten Belastungen zusammen (Blanz 1994). So sind z. B. die Schmerzzustände bei rheumatoider Arthritis erkrankungsbedingt, die erhebliche kumulative Schmerzbelastung Diabetes-Kranker durch Blutzucker-Messungen und Insulin-Injektionen behandlungsbedingt.
Auch wenn die jeweilige Bandbreite bezüglich der Ausprägung und des Schweregrads des chronischen bzw. chronifizierenden Verlaufs individuell sehr unterschiedlich sein kann, müssen das betroffene Kind/der Jugendliche und seine Familie mit der Erkrankung leben lernen. Wie in der Psychotraumatologie gilt auch hier:

> Der objektive Umfang einer Beeinträchtigung durch die chronische Erkrankung erlaubt keinen Rückschluss auf das Ausmaß der subjektiv wahrgenommenen Beeinträchtigung und auf das damit einhergehende Maß an psychischer Beeinträchtigung und Störung.

Die Bandbreite der Anpassungsleistungen von Kindern und Jugendlichen als Reaktion auf eine chronische körperliche Krankheit ist sehr groß. Immer wieder fallen chronisch kranke Kinder durch extrem ausgeprägte Adaptationsprozesse auf, die es ihnen ermöglichen, über lange Jahre schmerzvolle Symptome und medizinische Prozeduren sowie ständige Unterbrechungen ihrer Sozialkontakte, beispielsweise durch Krankenhausaufenthalte, zu tolerieren. In einer Literaturanalyse von 147 Studien konnte keine auffällig erhöhte Störungsrate bei den erkrankten Kindern und Jugendlichen festgestellt werden (Roth u. Seiffge-Krenke 1996). Andererseits ist gut belegt, dass schwere chronische Erkrankungen zu psychischen Beeinträchtigungen führen bzw. die emotionale Entwicklung der betroffenen Kinder beeinträchtigen können (Cadman et al. 1987; Barlow u. Ellard 2006; Bennett 1994; Gortmaker et al. 1990; Seiffge-Krenke u. Skaletz 2006).
Besonders komplex und eine Herausforderung an die interdisziplinäre Zusammenarbeit ist die Behandlung eben dieser Patienten, die neben ihrer somatischen Erkrankung beispielsweise eine voll ausgeprägte Depression entwickeln. So konnten Stein et al. (2006) in einer repräsentativen epidemiologischen Querschnittsstudie (n = 130 880), in die Personen ab dem Alter von zwölf Jahren eingeschlossen wurden, eine stark erhöhte Inanspruchnahme medizinischer Versorgung bei komorbide bestehender körperlicher Erkrankung und depressiver Störung nachweisen. Eine mögliche Erklärung hierfür sind die Auswirkungen einer Depression auf das Gesundheitsverhalten, wie z. B. Ernährungsgewohnheiten, Rauchen, körperliche Aktivität oder Compliance, aber auch Veränderungen physiologischer Parameter. Neben den deutlich erhöhten Kosten, die dadurch entstehen, gibt es zudem für den Erwachsenenbereich vermehrt Hinweise, dass die depressiven Störungen mit einer erhöhten Morbidität und Mortalität an Erkrankungen wie Diabetes und Herz-Kreislauf-Erkrankungen assoziiert sind (Katon 2003).
Grundsätzlich gibt es zwei wesentliche Strategien, mit denen man sich dem Verständnis der psychischen Reaktionen von Kindern und Jugendlichen auf eine chronische Erkrankung nähern kann: Die erste Strategie untersucht typische Reaktionen von Kindern/Jugendlichen auf ein breites Spektrum von Erkrankungen und versucht, die krankheitsübergreifenden Prozesse zu eliminieren und zu beschreiben. Die Gefahr bei diesem Vorgehen ist, dass eher unspezifische Folgen beschrieben werden, z. B. Selbstwertprobleme und die Notwendigkeit supportiver Beziehungen zu Gleichaltrigen – Probleme, die auch bei körperlich gesunden Kindern und Jugendlichen vorkommen, nicht nur bei psychisch kranken. Die zweite Strategie untersucht die psychischen Reaktionen der Kinder in Abhängigkeit von der spezifischen somatischen Erkrankung und versucht krankheitsspezifische Risikofaktoren zu eliminieren. Letztlich muss es individuell darum gehen, die Interaktionen von objektiven und subjektiven krankheitsspezifischen Belastungen und Risikofaktoren, intrapsychischen (u. U. prämorbiden) Faktoren und Umgebungsfaktoren sowie familiären Risiko- und Schutzfaktoren aufzuzeichnen, um daraus ein individuelles Risiko bzw. eine entsprechende Behandlungsbedürftigkeit abzuleiten (Sameroff 1998; Petermann 2002). Die Analyse von Risiko- und Schutzfaktoren wird sich dann immer an den vorhandenen Ressourcen orientieren.
Die Vergleichbarkeit der aufgeführten empirischen Befunde ist aufgrund methodischer Unterschiede im Studiendesign oft eingeschränkt. Grob zusammengefasst besteht immer noch ein Mangel an prospektiven Längsschnittuntersuchungen, das Problem der Stichprobenselektion und -größe und Kontrollgruppen sowie die Verwendung unterschiedlicher Outcome-Variablen (Blanz 1994). Erfreulich ist, dass in jüngeren Untersuchungen mehr standardisierte und international verbreitete Untersuchungsinstrumente zur dimensionalen Erfassung psychischer Belastungen oder kategorialen Diagnosestellung psychischer Störungen eingesetzt wurden

und das Familiensystem mehr einbezogen wurde (Seiffge-Krenke u. Skaletz 2006).

5.21.2 Epidemiologie

Für Deutschland ist von knapp einer Million chronisch kranker Kinder auszugehen. Durch den beständigen Fortschritt der medizinischen Diagnostik und Behandlung ist davon auszugehen, dass die Häufigkeit chronischer Erkrankungen im Kindes- und Jugendalter langsam, aber kontinuierlich zunimmt. In einer amerikanischen Übersicht zeigte sich eine kumulative soziale Benachteiligung als zentraler Risikofaktor für chronische Erkrankungen im Kindes- und Jugendalter, die beobachteten Unterschiede ließen sich dabei nicht durch das Vorhandensein einer Krankenversicherung erklären (Bauman et al. 2006). Nachfolgend werden die Prävalenzraten für die einzelnen chronischen Erkrankungen in der Reihenfolge der Kapitelgliederung weiter unten aufgeführt.

Die Prävalenzraten für **Asthma** schwanken 2 % und 30 %. Für die USA und England werden Raten von 5,8 % für Kinder unter 5 Jahren und 7,4 % für Kinder bis 14 Jahre angegeben (Mannino et al. 1998). In isolierten Populationen der pazifischen Inseln schnellen die Raten auf bis zu 30 % hoch, während in skandinavischen Ländern, in der Schweiz, in Israel und in Japan Prävalenzraten von 2 % angegeben werden (Cookson 1987). In Deutschland geht man von einer kumulativen Prävalenz von 8–10 % aller Kinder bis zum Alter von 11 Jahren aus (Reinhardt et al. 2004). Die großen Unterschiede in der Häufigkeit verweisen offensichtlich sowohl auf die ausgeprägte genetische Komponente in der Entstehung des Asthmas als auch auf die deutliche Umgebungsabhängigkeit. In industrialisierten Ländern ist die Prävalenz wesentlich höher als in Ländern der Dritten Welt, in Städten höher als auf dem Land (Mutius 2001).

Die **atopische Dermatitis** kommt mit einer Prävalenz von 5 % vor (Halpern et al. 1973). Aktuelle Angaben für Deutschland gehen von einer Prävalenz von 12–15 % aus (Höger 2004). Damit ist das atopische Ekzem die häufigste chronische Erkrankung im Kindesalter. 40 % der Säuglinge mit einer atopischen Dermatitis leiden an einer Nahrungsmittelallergie.

Die Prävalenz für die **juvenile rheumatoide Arthritis** liegt bei etwa 100–200 Betroffene auf 100000 Kinder. Für Deutschland geht man von einer Inzidenz von 10–20 und einer Prävalenz von 50–150 pro 100000 Kindern und Jugendlichen vor dem 16. Lebensjahr (Horneff u. Wahn 2004).

Die **zystische Fibrose** ist die häufigste autosomal rezessive Erkrankung des Kindesalters. Etwa 5 % der Erwachsenen sind heterozygot für Polymorphismen des Zystische Fibrose Transmembran Conductor Regulationsgens (CFTR) (Riordan et al. 1989). Ein Kind von 2000 Kindern ist homozygot für ein defektes CFTR und entwickelt die Krankheit. Etwa 600 beschriebene Polymorphismen deuten auf das klinisch breite Spektrum der zystischen Fibrose hin. Die Genfrequenz beträgt bei Weißen 1 : 10 bis 1 : 25, in der schwarzen Bevölkerung ca. 1 : 200. In Deutschland sind jährlich 300–400 Neugeborene mit zystischer Fibrose zu erwarten, zurzeit sind rund 6000 Patienten erfasst.

Die Anzahl der Patienten mit **Diabetes mellitus Typ I** hat weltweit zugenommen. Für Deutschland errechnet sich für den Zeitraum von 1987 bis 1998 eine Inzidenz von 12,9 : 100000 pro Jahr. Das entspricht einem Inzidenzanstieg von 47 %. Trendanalysen besagen, dass die Inzidenz im Jahr 2010 bei 20 : 100000 pro Jahr liegen wird (Heinze u. Holl 2004). Die höchste Inzidenz mit 42,6 : 100000 wird aus Finnland berichtet, mit einer jährlichen Zunahme von 2,8 %. In der Schweiz erkranken 7,9, in Österreich 9,1 pro 100000 Kindern unter 15 Jahren.

Etwa 3–5 % aller Menschen erleiden im Laufe ihres Lebens einen **epileptischen Anfall**. Im ersten Lebensjahr ist das Risiko am höchsten, fällt dann ab und steigt im hohen Lebensalter wieder an. Ein epileptischer Anfall verweist nicht automatisch auf das Vorliegen einer Epilepsie. Die Prävalenz der Epilepsie im Kindesalter beträgt 5 : 1000. Sie muss unterschieden werden von der sehr viel häufigeren Prävalenz der epileptischen Gelegenheitsanfälle (Fieberkrämpfe oder Anfälle im Rahmen einer akuten Erkrankung, z. B. Meningoenzephalitis), die bei 50 : 1000 liegt. Die kumulative Inzidenz für Fieberkrämpfe bis zum fünften Lebensjahr liegt bei 2–5 %, wobei 20 % der Fieberkrämpfe „kompliziert" sind (Holthausen 2004). 10–20 % der Kinder und Jugendlichen, die in Epilepsie- Kliniken vorgestellt werden, leiden mit einer sehr ähnlichen Symptomatik, jedoch ohne elektroenzephalographische, epilepsietypische Veränderungen im Anfall an psychogenen, „stressbedingten" Anfällen (Lesser 1996; Wood et al. 2004).

Bei 35 % der bösartigen Erkrankungen im Kindes- und Jugendalter handelt es sich um **Leukämien**. Pro Jahr treten in Deutschland etwa 800 Neuerkrankungen auf. Davon machen die akuten lymphoblastischen Leukämien etwa 80 % aus, etwa 15 % sind myeloische Leukämien, die in der Regel akut verlaufen.

Die **chronisch entzündlichen Darmerkrankungen** werden in Mittel- und Nordeuropa sowie in Nordamerika etwa 2,5 bis 3,5 : 100000 Einwohner für die Crohn-Krankheit und 1 bis 2,5 : 100000 Einwohner für die Colitis ulcerosa diagnostiziert. In 15–25 % der Fälle manifestieren sich diese Krankheitsbilder vor dem 18. Lebensjahr (Kim u. Ferry 2004).

5.21.3 Krankheitsübergreifende Bedingungen und Faktoren

Krankheitsspezifische Risikofaktoren

Unter krankheitsspezifischen Risikofaktoren sind in diesem Kontext Charakteristika einer chronischen Erkrankung zu verstehen, die das Risiko für betroffene Kinder, eine psychische Störung zu entwickeln, erhöhen. Zusätzliche belastende Faktoren, die auch körperlich gesunde Kinder einem entsprechenden Risiko aussetzen, sind hiervon abzugrenzen. Darüber hinaus sind krankheitsspezifische Schutzfaktoren zu berücksichtigen. Hier ist in erster Linie an eine besonders umfassende medizinische Versorgung zu denken, aber auch an besonders geschützte Positionen und Rücksicht im sozialen Umfeld oder auch an materielle Vergünstigungen. Die Abbildung 5-67 zeigt schematisch den Zusammenhang zwischen den verschiedenen Risiko- und Schutzfaktoren und der Anpassungsleistung auf.
Eine chronische Erkrankung muss sich nicht immer pathogen oder entwicklungshemmend auswirken, im Gegenteil kann es sein, dass ein Kind unter entsprechenden Umständen einen Entwicklungsschub vollzieht, indem es die krankheitsbedingten Einschränkungen nutzt, um mit einem aktiven Coping auch in anderen psychosozialen Bereichen seines Lebens voranzukommen. So kann es durch die krankheitsbedingt veränderte Weltsicht und besondere Beziehungserfahrungen zu einer akzelerierten und modifizierten persönlichen Reifung kommen. Allerdings kann eine extrem überangepasste Reaktion, die nicht mit einem aktiven Coping verwechselt werden darf, ebenso wie eine pathologische Reaktion zu einer Behandlungsindikation führen.

Krankheitsübergreifende Risikofaktoren

Ein niedriger sozioökonomischer Status ist eine wichtiger Risikofaktor sowohl für chronische körperliche Erkrankungen bei Kindern (Bauman et al. 2006) als auch für die Entwicklung psychischer Störungen. Das Vorliegen einer chronischen Erkrankung (Asthma) beim Kind stellt einen Belastungsfaktor für den psychischen Zustand der betreuenden Bezugsperson dar, der nicht vernachlässigt werden darf (Shalowitz et al. 2006). So stellt das Vorliegen psychischer Störungen bei den Eltern oder dem chronisch erkrankten Kind selbst wiederum ein Risiko für Non-Compliance dar und verursacht eine hohe und manchmal unspezifische Inanspruchnahme des Gesundheitssystems (Stein et al. 2006).

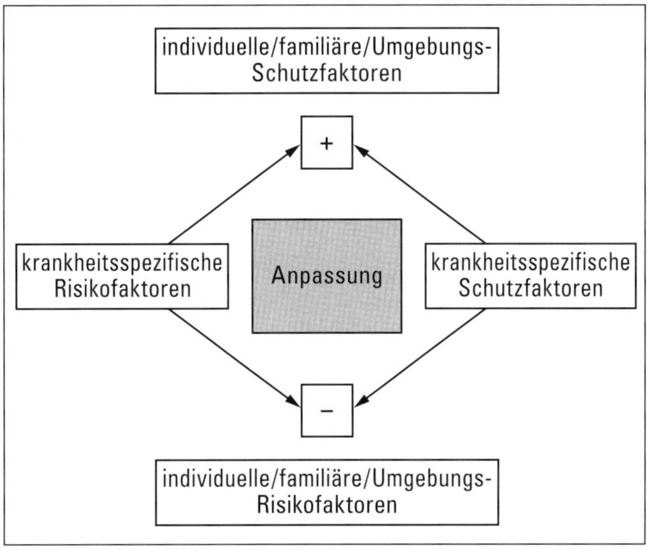

Abb. 5-67: Schema der Anpassungsleistung und der Risiko- und Schutzfaktoren

Ätiologie

Je schicksalhafter eine Erkrankung ein Kind und seine Familie trifft, desto größer ist die Chance, damit angemessen umgehen zu können. Je mehr Elemente dazukommen, die auf eine Verantwortlichkeit der Eltern verweisen, desto höher ist das Risiko, dass sich auf der Basis von Schuldgefühlen psychopathologische Reaktionsmuster auf das Kind oder den Jugendlichen übertragen. Hierbei spielt es u.U. eine nachgeordnete Rolle, wie rational die Annahmen über das Verhinderungspotenzial tatsächlich sind. So kann z.B. ein Elternteil, der – wie sich nach der Geburt des ersten Kindes herausstellt – ein Merkmalsträger für die kindliche Erkrankung war, ohne dass er dies hatte wissen können, sich schwere Vorwürfe darüber machen, nichts davon gewusst zu haben. Je deutlicher wird, dass ein Kind tatsächlich aufgrund mangelhafter Fürsorge seiner Eltern chronisch erkrankt ist (z.B. aufgrund nichterfolgter Impfung), desto größer ist der Risikofaktor für die Entstehung psychischer Störungen – sowohl beim Kind als auch bei den Eltern. Zur Einschätzung dieses Risikofaktors ist es immer von großer Bedeutung, die individuellen Krankheitskonzepte der einzelnen Familienmitglieder zu erfassen (Petermann 2002). Religiöse Überzeugungen gehören ebenso dazu wie spirituelle oder paramedizinische Annahmen.

Krankheitsbeginn

Je früher im Leben eines Kindes eine chronische Krankheit beginnt, desto größer ist die Fähigkeit, sich damit zu arrangieren und alle mit der Erkrankung verbundenen Einschränkungen und medizinischen Prozeduren ohne wesentliche Beeinträchtigung über sich ergehen zu lassen. Viel bedeutsamer in diesem Kontext ist die Reaktion der Familie, insbesondere der Hauptbezugsperson. Ist sie psychisch besonders betroffen und/oder reagiert sie mit bewussten oder unbewussten Schuldgefühlen, so muss das Kind den Eindruck haben, dass etwas sehr Schlimmes geschehen sei. In der Kindergartenzeit kann es allerdings sein, dass der Beginn einer Erkrankung in eine vulnerable Phase eines Kindes fällt, z. B. im Rahmen einer Schwellensituation, und dann weniger gut verarbeitet werden kann. Insbesondere im Rahmen magischer Denkweisen kann ein Kindergarten- bzw. Schulkind die Vorstellung entwickeln, dass die Krankheit eine Strafe für schlechtes Benehmen in der Vergangenheit ist.

Die Manifestation einer chronischen Krankheit in der frühen Kindheit kann – bedingt durch die initial notwendige umfangreiche Verantwortungsübernahme im meist täglichen Krankheitsmanagement – zu einer fortgesetzten, zumindest in Teilbereichen entwicklungsinadäquaten Beziehungskonstellation zwischen Kind/Jugendlichem und Bezugsperson führen. Mögliche Folgen können u. a. eine beeinträchtigte Autonomie-Entwicklung und Compliance-Probleme bezüglich regelmäßig durchzuführender Behandlungen (z. B. Inhalieren, BZ-Messungen, Dauermedikation etc.) sein. Psychodynamisch betrachtet werden so über Mal-Compliance ausagierte Autonomiebestrebungen nicht nur gegen die Eltern, sondern aufgrund möglicher Symptomverschlechterung auch strafend gegen den eigenen (oft negativ erlebten) Körper gerichtet.

Besonders vulnerabel für psychopathologische Reaktionen im Kontext einer chronischen Erkrankung sind Jugendliche. Da sie sowieso sehr anfällig sind für Kränkungen und sich ihres Selbstwerts, einschließlich eines sicheren und positiven Körperbilds, nicht immer gleichmäßig sicher sind, kann die Erkrankung wie eine massive Beschädigung des Selbst erlebt werden (Seiffge-Krenke 1990).

Diagnose

Je früher sich ein Kind und eine Familie mit einer endgültigen Diagnose auseinandersetzen können, desto größer ist die Chance, dass adäquat reagiert werden kann. Lange Phasen diagnostischer Unsicherheit oder – von wem auch immer verursachte – Phasen des Abwartens verringern die Coping-Kapazitäten der betroffenen Familie.

Analog zur peritraumatischen Reaktion, wie sie von der Psychotraumatologie beschrieben wird, führt auch die erste Konfrontation mit der Diagnose einer chronischen, unheilbaren Erkrankung zu einer Abfolge von psychischen Reaktionen, die von Betroffenheit und Trauer, dem nachfolgenden psychischen Widerstand („Das kann nicht sein!") und schließlich der akzeptierenden Verarbeitung gekennzeichnet ist. Dabei hängt naturgemäß viel von den psychosozialen Konsequenzen für das Kind und seine Familie ab, verbunden mit den Zukunftsperspektiven in Abhängigkeit der bis dahin vorhandenen Lebensentwürfe und -pläne. Von hoher Bedeutung im Positiven wie im Negativen sind Vorerfahrungen mit dem spezifischen Krankheitsbild oder anderen chronischen Erkrankungen im Familiensystem.

Eine besondere Bedeutung im Umgang mit der Diagnose kommt dem jeweiligen Diagnostiker zu. Ist er unsicher im Umgang mit der Mitteilung schwieriger Diagnosen bzw. Prognosen, wird er immer wieder dafür sorgen, dass die unsicheren psychischen Prozesse in der Familie sich zu einem Risikofaktor ausweiten. Die Bestrebungen, die Arzt-Patienten-Kommunikation schon während des Medizin-Studiums gerade in diesen schwierigen Situationen zu trainieren und zu verbessern, sind deshalb zu begrüßen. Auch die rechtzeitige Kontaktanbahnung in die Kinder- und Jugendpsychiatrie bzw. -psychosomatik dient der Minimierung dieser der medizinischen Prozedur immanenten Risikofaktoren.

Körperliche Behinderung und Entstellung

Je mehr eine chronische Krankheit mit körperlicher Behinderung einhergeht bzw. körperliche Entstellungen im Sinne von Deformitäten hinzukommen, desto größer ist der jeweilige krankheitsspezifische Risikofaktor. Von besonderer Bedeutung in diesem Kontext ist der Zeitpunkt des Auftretens der Behinderung. Je länger das Kind einen unversehrten Körper erlebt hat, desto größer wird der psychische Einbruch sein, wenn es sich plötzlich auf ein Leben mit Behinderung einstellen muss. Die Nicht-Sichtbarkeit einer chronischen Erkrankung wie Diabetes mellitus oder Asthma bronchiale verleitet Kinder oder Jugendliche häufig dazu, ihre Krankheit gegenüber Gleichaltrigen zu verbergen, und kann aufgrund des Unverständnisses von krankheitsbedingten Einschränkungen zu Hänseleien führen. Eine Information des schulischen und privaten Umfelds ist deshalb auch und gerade dann notwendig, wenn diese nicht offensichtlich oder ubiquitär einschränkend ist.

Eine weitere wichtige Bedeutung kommt einer etwaigen Progredienz der Entstellung zu. Nimmt diese beständig zu oder wird sie immanent durch die somatische Behandlung immer wieder verstärkt, so erhöht sich der krankheitsbedingte Risikofaktor. Erfahrungen mit gleichgestellten Kindern, etwa in einer Körperbehindertenschule, können das Risiko wieder abmildern. Die Notwendigkeit integrativer Maßnahmen muss in jedem Einzelfall individuell eingeschätzt werden. Dabei ist es wichtig zu wissen, dass nicht jedem Kind mit einer Behinderung z. B. eine Beschulung in einer Integrationsklasse gut tut, weil die tägliche Konfrontation mit den eigenen Defiziten, dem eigenen Unvermögen sowie dem Angewiesenen-Sein auf Unterstützung nicht immer hilfreich ist. Auch wenn der Umgang mit behinderten Klassenkameraden den nichtbehinderten Kindern hilft, soziale Verhaltensweisen der Rücksicht und Fürsorge zu erlernen, darf dies nicht zu einem pädagogischen Missbrauch behinderter Kinder führen.

Schweregrad und Prognose

Die individuellen und familiären Krankheitskonzepte bzw. das konkrete Wissen um die reale Prognose hat einen erheblichen Einfluss auf die Adaptationsprozesse. Bei Jugendlichen ist die subjektive Einschätzung des Schweregrads der eigenen Erkrankung – die häufig nicht mit der ärztlichen Einschätzung korreliert – ein wichtiger Prädiktor für das gesamte psychosoziale Wohlergehen (Leung et al. 1997). Eine Familie, die getragen ist von der Idee, dass es eines Tages eine wirksame Behandlung geben wird, oder nicht aufgibt, medizinische Experten in aller Welt zu konsultieren, kann, gestützt auf das Gefühl der Hoffnung, u. U. besser mit der chronischen Erkrankung ihres Kindes leben als eine, die allen Optimismus aufgegeben hat. Es gehört sehr viel Erfahrung und Fingerspitzengefühl dazu, jede Familie mit der für sie adäquaten Coping-Strategie zu unterstützen. Bildet sich allerdings ein Damokles-Syndrom (Koocher u. O'Malley 1981) aus, in dessen Verlauf sich die Familie bzw. das Kind beständig übermäßig bedroht und verunsichert fühlt, wird es darum gehen, ihnen Strategien an die Hand zu geben, die Befürchtungen zu minimieren oder an der Realität gemessen gering zu halten.

Geschlecht

Ohne Zweifel gibt es geschlechtsspezifische Risiko- und Schutzfaktoren, die auch im Kontext einer chronischen Erkrankung wirksam sind. Diese sind in hohem Maße von kultur- und sozialisationsabhängigen Rollenzuweisungen beeinflusst. So ist z. B. eine Erkrankung, die einen Jungen an sportlichen Aktivitäten hindert, für ihn in der Regel beeinträchtigender als für Mädchen. Andererseits sind möglicherweise entstellende Stigmata für Mädchen schwerer zu kompensieren als für Jungen, denen es leichter fällt, sich z. B. auf eine kognitive Kompensation zu stützen. Auch wenn es hierzu bislang keinerlei Untersuchungen gibt, sollte jeder Behandler geschlechtsspezifische Faktoren berücksichtigen (Seiffge-Krenke 1990).

Coping und Empowerment

Auch wenn grundsätzlich gilt, dass aktive Coping-Stile mit den entsprechenden Kontrollüberzeugungen besonders hilfreich sind, um mit einer chronischen Erkrankung fertig zu werden, so ist auch zu beachten, dass die Bandbreite der von Kindern und ihren Familien angewandten Coping-Stilen sehr variabel ist, sodass immer nur im Einzelfall darüber entschieden werden kann und sollte, wann ein spezifischer Coping-Stil dysfunktional ist. Nicht immer sind dann die psychohygienischen Vorstellungen eines Psychotherapeuten, der es sich an der „Normalität" orientiert, hilfreich.

Nicht zu unterschätzen sind in diesem Zusammenhang auch die psychischen Mechanismen, die zu einer – u. U. vorzeitigen – Verselbstständigung des betroffenen Kindes/Jugendlichen führen. So ein Verhalten vorschnell als Überanpassung zu markieren diffamiert das gelungene Coping eines Kindes und seiner Familie. Chronische Erkrankungen aktivieren immer wieder Akzelerationsprozesse, die keineswegs dysfunktional sein müssen.

Kultureller Kontext

Die Bedeutung und Zuordnung chronischer Erkrankungen ist kulturabhängig. So kann es z. B. sein, dass eine Familie die Erkrankung ihres Kindes als Gottesstrafe, als Fluch oder auch als Schande wahrnimmt. Dies hat erhebliche Konsequenzen für den Umgang sowohl mit der Krankheit als auch mit dem Kind. Dabei darf nicht unterschätzt werden, dass die Tatsache, in einer westlichen Industrienation zu leben, nichts aussagt über das Ausmaß der Integration und Assimilation oder die Wirksamkeit religiöser oder kulturspezifischer Annahmen. Dies gilt nicht nur für subjektive ätiologische Hypothesen, sondern auch für den Umgang und die Bedeutungszuschreibung medikamentöser Behandlungsansätze.

So zeigt eine jüngere Untersuchung der Situation in Deutschland, dass insbesondere türkische Patienten in der allgemeinmedizinischen Versorgung oft sehr lange im Einverständnis zwischen Arzt und Patient symptombezogen mit Medikamenten behandelt werden (von Ferber et al. 2003). Brucks (2004) spricht in diesem Zusammenhang von einem „Einverständnis im Missverständnis". Ein Einverständnis bestehe darüber, dass sich Arzt und Patient bemühen, die Schmerzen zu beseitigen. Sie befänden sich jedoch in einem gegenseitigen Missverständnis hinsichtlich der Behandlungserwartungen bzw. der Therapieoptionen. Beide Beteiligte seien davon überzeugt, dass der andere nur die Reduktion der Schmerzsymptome wünsche bzw. leisten könne, aber nicht das Gespräch über die psychosozialen Hintergründe führen wolle.

Im Zweifelsfall sollten die individuellen ätiologischen Krankheitsvorstellungen und die psychosoziale Situation konkret erfragt, möglichst wertungsfrei und vor allem immer mit einem professionellen Dolmetscher angegangen werden.

Kindliche Krankheitskonzepte

Die Entwicklung der kindlichen Krankheitskonzepte verläuft parallel zu der kognitiven Entwicklung, wie sie schon von Piaget (1929) beschrieben wurde. Im Rahmen der biologischen Reifung und der Akkumulation von Erfahrung durchläuft das Kind vier sequenzielle Stadien der kognitiven Entwicklung:

- die sensomotorische Phase (1. Lebensjahr)
- die präoperationale Phase (2.–7. Lebensjahr)
- die konkret-operationale Phase (7.–11. Lebensjahr)
- die formal-operationale Phase (ab 12. Lebensjahr)

Kinder, die sich in der präoperationalen Phrase befinden, sind abhängig von direkten persönlichen Erfahrungen und besitzen noch wenig Fähigkeiten zur Übertragung bzw. Generalisierung. Ihre gedanklichen Prozesse sind empirisch ausgerichtet und ordnen sich keiner formal-logischen Struktur unter. Mit zunehmendem Alter und differenzierender Entwicklung sind die Kinder mehr und mehr in der Lage, zu abstrahieren, sich selbst von anderen getrennt zu betrachten und innere Zustände anderer empathisch wahrzunehmen. Nichtsdestotrotz können Kinder erheblichen Fehlannahmen unterliegen, die eine medizinische Untersuchung bzw. Behandlung erheblich erschweren können. Irrationale und überängstliche Reaktionen von Kindern können auf solchen (z. B. magischen) Annahmen beruhen und werden sich erst dann nachhaltig auflösen lassen, wenn man sie als Untersucher erfragt. Dabei existiert keine ausreichende Korrelation zwischen der globalen Intelligenz bzw. kognitiven Entwicklung eines Kindes und seinen Krankheitskonzepten. Auch der Fähigkeit, allgemeine Kausalität zu erkennen und zu verstehen, hinkt das Verständnis für die Krankheitsentstehung in der Regel hinterher (Perrin u. Gerrity 1981).

Für die psychosomatische/psychotherapeutische Behandlung von besonderer Bedeutung sind kindliche Phantasien von Schuld und Strafe. So kann nicht nur ein Unfall, sondern auch der Beginn einer chronischen Erkrankung – bewusst oder unbewusst – als Bestrafung für ein nichtregelkonformes Verhalten aufgefasst werden (Wilkinson 1988) und z. B. als Non-Compliance im Sinne einer Selbstbestrafung seine Fortsetzung finden. Hierbei dürfen elterliche Annahmen in ihrer Irrationalität und Bedeutung nicht unterschätzt werden. Ebenso darf nicht unterschätzt werden, in welchem Ausmaß Kinder u. U. Symptome schwerer Erkrankungen nicht nennen, weil sie sich z. B. schämen (Pidgeon 1985). Speziell im Kontext kinder- und jugendpsychiatrischer Erkrankungen, die in der Regel nur sekundär mit somatischen Symptomen einhergehen, können implizite oder explizite Krankheitskonzepte der Patienten von großer Bedeutung für die Behandlung sein. So hielten sich in einer eigenen Untersuchung Kinder und Jugendliche im Alter zwischen 11 und 18 Jahren erst vier Wochen nach der stationären Aufnahme selbst für signifikant krank, wohingegen sie zum Zeitpunkt der Aufnahme davon ausgegangen waren, das Pflegepersonal sei psychisch kränker als sie selbst (Schulte-Markwort 1995).

Besonders bei chronisch kranken Kindern, die sich von Zeit zu Zeit entwicklungsabhängig verweigern, ist es sinnvoll, die Eltern so aufzuklären, dass sie die jeweiligen Krankheitskonzepte ihres Kindes adäquat einschätzen und entsprechend darauf reagieren können (Schonfeld 1996).

Informed Consent

Aus juristischer Sicht sind minderjährige Patienten nicht bzw. ab dem 16. Lebensjahr begrenzt in der Lage, ein wirksames Einverständnis in eine Behandlung zu geben. Dazu müssen sie in der Lage sein, die Art und Weise einer geplanten Behandlung komplett zu verstehen, Vorteile, Risiken und Nebenwirkungen in einen abwägenden Prozess einzubeziehen und Alternativen zu benennen. Aus moralischer Sicht jedoch sind Kinder in jedem Alter so in einen Entscheidungsprozess einzubeziehen, dass ein entwicklungsadäquater Informed Consent entsteht (vgl. Kap. 4.7).

Wiederholte Hospitalisationen

Wiederholte Hospitalisationen im Kontext einer chronischen Erkrankung haben einen negativen Einfluss auf die nachfolgende Adaptation (Mrazek 1984), allerdings dürften veränderte medizinische Behandlungsregimes, die kindgerechter sind, diese Forschungslage verändert haben. Im Prinzip gelten für die Auswirkungen wiederholter Hospitalisationen ähnliche Zusammenhänge wie für die chronischen Erkrankungen überhaupt. Zu berücksichtigen sind:

- die Art der Erkrankung
- die Qualität früherer und aktueller Krankenhauserfahrungen
- der soziokulturelle Kontext der Hospitalisation
- familiäre Ressourcen und Risikofaktoren

Auch wenn ein Elternteil übermäßig ängstlich auf den Krankenhausaufenthalt reagiert und dies unübersehbar einen entsprechenden Einfluss auf das Verhalten und die Erfahrung des Kindes hat, macht es – von wenigen Ausnahmen abgesehen – in der Regel wenig Sinn, die Eltern auszuschließen. Vielmehr wird die Frage einer psychotherapeutischen Intervention bei dem betroffenen Elternteil abzuwägen sein. Hospitalisationen in den ersten sechs Lebensmonaten haben dann keinen negativen Effekt, wenn die Beziehungsanbahnung bzw. deren Bindungsaufbau einigermaßen ungestört ablaufen kann. Auch wenn ein möglichst umfassender altersentsprechender Einbezug von Kindern in medizinische Prozeduren in der Regel hilfreich und notwendig ist (s. Abschnitt „Informed Consent"), darf man sich von einem einseitig rational orientierten Zugang zum Kind nicht zu viel versprechen. Erst wenn auch potenzielle magische – oder im Jugendalter irrationale – Annahmen und Befürchtungen abgefragt bzw. aufgegriffen werden, kann das Kind in die Untersuchung/Behandlung einbezogen werden. Dabei wird man immer dafür Sorge tragen müssen, dass die begleitenden Eltern in der Lage sind und bleiben, einen ausreichend sicheren emotionalen Rahmen für das Kind zu gewährleisten. Bei jugendlichen und jungen erwachsenen chronisch kranken Patienten darf nicht unterschätzt werden, was es u. U. für eine Kränkung bedeutet, in einer Kinderklinik behandelt werden zu müssen. Nicht selten sind diese jugendlichen Patienten aufgrund der Dauer ihrer Erkrankung emotional und organisatorisch sehr an eine bestimmte Kinderklinik und deren Behandlungsteam gebunden und finden aus dieser Ambivalenz keine gute Lösung für sich. Hier ist es hilfreich, diese widerstreitenden emotionalen Impulse aufzugreifen, zu thematisieren und insbesondere mit dem Pflegeteam dafür Sorge zu tragen, dass die Jugendlichen entsprechend respektiert und von den kleineren Patienten ferngehalten werden.

In Notfallsituationen, in denen Eltern zu dekompensieren drohen, ist es notwendig, eine entsprechende psychiatrisch-psychotherapeutische Kriseninterventionsmöglichkeit bereit zu halten. Bei langen Krankenhausaufenthalten wird es bei kleineren Kindern primär darum gehen, die Eltern zu entlasten, z. B. dadurch, dass auf der Grundlage einer aufsuchenden pflegerischen oder sozialpädagogischen Unterstützung Entlastung für zu Hause organisiert wird, oder dadurch, dass einem belasteten Ehepaar eine entsprechende stützende Paartherapie angeboten wird. Bei älteren Kindern bzw. Jugendlichen wird man dafür Sorge tragen, dass ein ausreichendes schulisches Angebot vorgehalten wird, das einen engen Kontakt zur abgebenden Schule hält, und hilft, schulische und kognitive Defizite zu minimieren. Ein guter Kontakt zur alten Klasse sowie zu Freunden ist ein stabiler Prädiktor für ein angemessenes Coping.

Tod und Sterben

Kindliche Todeskonzepte

Die unterschiedlichen Stadien kindlicher Todeskonzepte sind sowohl mit der kognitiven Entwicklung als auch mit den Krankheitskonzepten eng verknüpft (s. Abschnitt „Krankheitskonzepte"). Zentral mit dem Tod verbunden sind mindestens vier grundlegende Konzepte:

- Irreversibilität
- Finalität
- Kausalität
- Unvermeidbarkeit

Die meisten Studien zu diesem Thema konnten zeigen, dass zumindest die drei erstgenannten Konzepte zwischen dem fünften und siebten Lebensjahr erworben werden (Speece u. Brent 1984). Die Rolle einer persönlichen Erfahrung mit dem Tod spielt dabei bei unterschiedlichen Untersuchungen eine unterschiedliche Rolle und wird entsprechend kontrovers diskutiert (Lewis u. Schonfeld 2002). In kulturvergleichenden Untersuchungen wurde deutlich, dass lediglich der entwicklungspsychologische Rahmen über alle Kulturen robust ist, dass aber soziokulturelle Ausformungen einen erheblichen Einfluss auf die kindlichen (und gesellschaftlichen) Todeskonzepte haben. Zwischen dem 10. und 15. Lebensjahr nähert sich das Todeskonzept der Kinder/Jugendlichen an das der sie umgebenden Erwachsenenwelt ein. Emotionale Faktoren spielen nun eine weitaus wichtigere Rolle im Umgang mit dem Tod als die jeweiligen kognitiven Fähigkeiten.

Kübler-Ross (1972) war die Erste, die Reaktionen von Menschen, die sterben, systematisch untersucht hat. Die von ihr beschriebenen kognitiven und emotionalen Reaktionen, die auch Eingang in die Psychotraumatologie gefunden haben, finden sich entwicklungsabhängig auch bei Kindern und Jugendlichen wieder. Die einzelnen Phasen der Verarbeitung sind gekennzeichnet vom primären psychischen Aufschrei des Schrecks und des Entsetzens (was insbesondere bei Kindern primär durch die Reaktion der Eltern bzw. der Umgebung ausgelöst sein kann), gefolgt von der Phase der Verleugnung (die bei Kindern nicht verwechselt werden darf mit kognitiven Limitationen, die ihrerseits entwicklungsspezifisch bei Jugendlichen sehr ausgeprägt sein kann) sowie der Phase der depressiven Reaktionen und schließlich der Aussöhnung mit dem nahenden Tod. In allen Phasen ist es wichtig, dem Kind und seiner Familie immer nur so weit zu folgen, wie diese psychisch und kognitiv dazu in der Lage sind. In der letzten Phase muss es auch darum gehen, in den Gesprächen über den nahenden Tod Wünsche des Kindes in Bezug auf seine Beerdigung zu erfassen, damit diese entsprechend respektvoll umgesetzt werden können (Freyer 2004). Auch wenn ein Testament eines – aus juristischer Sicht – nichtgeschäftsfähigen Kindes ungültig ist, gehört es zu einem respektvollen Umgang mit dem sterbenden Kind dazu, dass seine Wünsche bezüglich des Umgangs mit seinen Besitztümern unterschrieben dokumentiert und umgesetzt werden.

Umgebungsreaktionen

Eltern

Die emotionale Bedeutung von sterbenden Kindern wird nicht zuletzt dadurch deutlich, dass es eine Vielzahl von Selbsthilfegruppen und besonders krankheitsbezogenen Fördervereinen gibt. Nach dem Verlust eines Kindes können Eltern noch ein Leben lang von der Trauer gezeichnet sein und sich entsprechend für andere einsetzen, indem sie die Versorgung anderer von der gleichen Krankheit betroffener Kinder verbessern und sich um Forschungsförderung bemühen.

Grundsätzlich ist davon auszugehen, dass Eltern in die gleichen Phasen der Todesverarbeitung geraten wie selbst vom Tod betroffene Menschen. Insbesondere bei schnell eintretenden Todesfällen sind Eltern gefährdet, auf der Suche nach den Ursachen die Behandlung mit in Betracht zu ziehen. Dies kann entsprechende juristische Konsequenzen haben, die dann primär der Verlustverarbeitung als einer an der Realität orientierten Auseinandersetzung mit Fehlern dienen. Bei längeren Krankheitsprozessen und entsprechender professioneller Begleitung wird es den Eltern besser gelingen, in einen adäquaten Trauerprozess zu kommen. Bei sehr langen und quälenden Prozessen des Sterbens wird es darum gehen müssen, die Eltern rechtzeitig zu entlasten (z. B. durch Verlegung des Kindes in eine Palliativeinheit oder ein Kinderhospiz) und u. U. zu behandeln. Beim Tod von Kindern nach langen chronischen Krankheiten kann es sein, dass Eltern auch die Erlaubnis von außen brauchen, erlöst zu sein.

Wenn Eltern plötzlich mit einer schweren, chronischen Erkrankung ihres Kindes konfrontiert sind, kann dies in einigen Fällen dazu führen, dass die individuellen Bewältigungskapazitäten überschritten werden und es nicht gelingt, dieses traumatische Erlebnis zu überwinden. Als eine mögliche Folge kann es zur Entwicklung einer Posttraumatischen Belastungsstörung (PTBS) kommen (Best et al. 2001; Kazak et al. 1998; 2004; Landolt et al. 2002; 2003; s. auch Kap. 5.18 in diesem Buch). In Studien zu Eltern von an Krebs erkrankten Kindern ist das in 10–30 % der Fall (Barakat et al. 1997; Smith et al. 1999; Taieb et al. 2003), bei an Diabetes mellitus erkrankten Kindern entwickelten in einer prospektiven Studie 20 % der Mütter und 8 % der Väter eine voll ausgeprägte Posttraumatische Belastungsstörung (Landolt et al. 2005). Inzwischen gibt es spezifische Behandlungsprogramme, die auf die Situation von Eltern schwer chronisch kranker Kinder zugeschnitten sind und ersten Ergebnissen nach positive Auswirkungen auf die mütterliche psychische Verfassung und im Vergleich zur Kontrollgruppe zu einer Reduktion von Verhaltensauffälligkeiten der betroffenen Kinder im Verlauf führen (Melnyk et al. 2004).

Auch lange Jahre überdauernde pathologische Trauerreaktionen, die eine nicht zu unterschätzende Belastung für überlebende Geschwister darstellen können, sind entsprechend zu diagnostizieren und einer adäquaten Behandlung zuzuführen.

Geschwister

Nicht selten werden Geschwisterkinder von chronisch Kranken bzw. sterbenden Kindern zu selten bzw. zu spät professionell gesehen. Sie befinden sich mitunter „zwischen Parentifizierung und Vernachlässigung“ (Seiffge-Krenke 2000a), da sie bemüht sind, belastete Elternteile möglichst zu entlasten und eigene Bedürfnisse zurückzustellen. Als Geschwister chronisch Kranker weisen sie ein erhöhte Risiko von psychischen Auffälligkeiten auf (Alderfer et al. 2003; Barlow u. Ellard 2006; Sharpe u. Rossiter 2002; Williams et al. 2003). In einer Meta-Analyse (Sharpe u. Rossiter 2002) zeigten sich die Effektstärken erwartungsgemäß heterogen, zu beachten ist, dass die Belastung der Geschwisterkinder im Elternurteil höher als im Selbsturteil ausfällt.

> Insbesondere jüngere Kinder leiden unter dem vermeintlichen Liebesverlust, der für sie dadurch entsteht, dass die Eltern sich beständig um das kranke/sterbende Kind kümmern (müssen). Nicht zu unterschätzen sind hierbei magische Beschreibungen von Geschwisterkindern, die fürchten, die Krankheit ihres Geschwisters sei zurückzuführen auf Verwünschungen, die im Streit bzw. im Rahmen der Geschwisterrivalität ihren Ausdruck gefunden haben.

Eine nachhaltige Entlastung – u. U. im Rahmen einer professionellen Begleitung – muss hier das Ziel sein. Eine mögliche Parentifizierung von älteren Kindern/Jugendlichen, die besonders „vernünftig“ reagieren und zu Hause ausgleichen und Elternanteile ersetzen, sollte ebenfalls ein Grund für eine professionelle Diagnostik und gegebenenfalls Beratung/Behandlung sein.

Die Überlebensschuld nach dem Tod eines Geschwisters kann sich lebenslang auswirken und zu subklinischen oder auch akut behandlungsbedürftigen Depressionen führen (Lifton 1967). Maloney (1980) fand bei 58 % der Geschwister verstorbener Kinder Konversionsstörungen, die umso ausgeprägter waren, je mehr sich die Geschwister mit dem verstorbenen Kind identifizierten.

Ärzte und Pflegepersonal

Auch professionelle und langfristig in dem entsprechenden Bereich arbeitende Schwestern, Pfleger und Ärzte sind bisweilen in der Gefahr, die Trauerreaktion durch Aktionismus psychisch abzuarbeiten. Die beständige Auseinandersetzung mit dem Tod in Kombination mit der beständigen Erfahrung der „Niederlage" kann zu vorzeitigen Symptomen des Burnout mit entsprechenden behandlungsbedürftigen psychischen Erkrankungen führen. Die Schwierigkeit, beständig eine psychische Balance zwischen den Geboten „Todesfälle dürfen nicht vorkommen" einerseits und „Todesfälle sind nicht zu verhindern" andererseits darf beim medizinischen Personal nicht unterschätzt werden. Die Wahrnehmung und Bewertung des Todes im Krankenhaus unterscheidet sich zwischen den beteiligten Berufsgruppen teilweise signifikant (Levy et al. 2005).

Bei Aufklärungsgesprächen durch das Fachpersonal darf nicht unterschätzt werden, wie groß das Ausmaß an „Missverständnissen" sein kann, weil Eltern im Rahmen ihrer Verarbeitungsreaktionen von Hoffnung getragen bleiben wollen. Niemals dürfen Ärzte sich darauf verlassen, dass die Eltern in einem einmaligen Aufklärungsgespräch „alles" gehört hätten. Ungeduld über vermeintlich kognitiv eingeschränkte Eltern gehört in den Bereich von Fehleinschätzungen, die nicht antizipieren, wie ausgeprägt eine Pseudodebilität von Eltern angesichts der Lebensbedrohung ihres Kindes sein kann.

Das moribunde Kind

Bei Kindern mit infausten Prognosen bzw. in Situationen einer Palliativbehandlung ist oft eine intensive Einbeziehung der Eltern mit u. U. nachfolgender Beratung/Behandlung notwendig. Bevor Eltern in eine bestimmte Richtung beraten werden, sollte sich das jeweilige Team einig sein und von Fall zu Fall unter Hinzuziehung einer Ethik-Kommission für einen Konsens gesorgt haben. Erst wenn es eine medizinisch und ethisch eindeutige Haltung gibt, kann eine sinnvolle Beratung mit den Eltern stattfinden. Im Zweifelsfall sollte sich niemand der Beteiligten scheuen, eine übergeordnete Ethik-Kommission bzw. ein Gericht anzurufen. Dies gilt insbesondere dann, wenn die Eltern uneins sind oder die Haltung des Behandlungsteams unvereinbar gegenüber der der Eltern steht. Nicht unterschätzt werden dürfen die massiven Schuldgefühle, die bei Eltern entstehen können, wenn sie dafür plädiert haben, die Behandlung ihres Kindes abzubrechen. In solchen Fällen muss sichergestellt sein, dass mit dem Tod des Kindes nicht die Behandlung der Eltern endet.

Auf der anderen Seite sind die Wünsche der Eltern zunächst immer zu respektieren. Dazu gehört es auch, ausführlich vorher zu besprechen, in welcher Form die Eltern in das Sterben ihres Kindes einbezogen werden wollen und wie dann Möglichkeiten des Abschiednehmens und weiterer Trauerrituale gestaltet werden können. Auf etwaige kulturelle Besonderheiten ist in diesem Kontext Rücksicht zu nehmen. Geschwisterkinder sind entsprechend der weiter oben schon beschriebenen Kautelen einzubeziehen.

Sterbende Eltern

Kinder kranker und/oder sterbender Eltern haben ein erhöhtes Risiko für die Entwicklung einer psychischen Störung (Romer et al. 2002; 2006).

> Einem besonderen Risiko sind Kinder vor dem 5. Lebensjahr sowie während der frühen Adoleszenz ausgesetzt. Der Verlust einer Mutter für Mädchen vor dem 11. Lebensjahr und der Verlust eines Vaters für einen adoleszenten Jungen sind mit einem besonderen Risiko behaftet.

Ebenso sind die Kinder mit einem besonderen Risiko für die Entwicklung einer psychischen Erkrankung ausgestattet, die eine konfliktreiche Beziehung zu dem verstorbenen Elternteil hatten. Eine schlechte Prognose für das hinterlassene Kind geht einher mit einem psychisch vulnerablen zurückbleibenden Elternteil. In der Regel sind plötzliche Todesfälle und dabei insbesondere die Suizide mit einem erhöhten Risiko für die Kinder behaftet (Osterweis et al. 1984).

5.21.4 Grundprinzipien psychosomatischer Behandlung

Eine wesentliche Grundlage der psychosomatischen Behandlung chronischer Erkrankungen im Kindes- und Jugendalters stellt die enge und gleichberechtigte Kooperation mit dem somatischen Behandler, meistens dem Pädiater, dar. Wenn die psychiatrisch-psychotherapeutische Kompetenz immer erst dann abgerufen wird, wenn sich psychopathologische Phänomene ebenfalls chronifiziert haben oder die Hinzuziehung als „letzter Versuch" angesehen und formuliert wird, wird dem Patienten und seiner Familie die Behandlung der psychischen Seite implizit als minderwertig vermittelt und hat entsprechend schlechtere Chancen, angenommen zu werden und zu wirken. Umgekehrt wird jede psychosomatische Behandlung im Kindes- und Jugendalter eine umfassende somatische Diagnostik und Behandlung immer rechtzeitig mit einzubeziehen haben.

Grundsätzlich geht es in jeder Behandlung eines chronisch kranken Kindes darum, ein gemeinsames Krankheitskon-

zept mit dem Kind und seiner Familie zu erarbeiten. Neben der alters- und entwicklungsadäquaten Aufklärung geht es vor allem darum, intrafamiliäre dysfunktionale Konzepte aufzugreifen und zu korrigieren. Das Vorbesprechen medizinischer Prozeduren in einer praxisorientierten und kindgerechten Art gehört dann ebenso dazu wie das Durchspielen im Rollenspiel. In Kombination mit Entspannungsverfahren können so die Angst und die Compliance beim Kind verbessert werden. Dabei sollte nicht unterschätzt werden, dass Jugendliche oft längst nicht so souverän sind, wie sie vordergründig vorgeben. Häufig wird die Bedeutung einer umfassenden Aufklärung bzw. eines umfassenden Wissens bei Kindern und Jugendlichen über die eigene Erkrankung überschätzt. In vielen Studien konnte gezeigt werden, dass gute Kenntnisse über die eigene Erkrankung keine Vorhersage über die Qualität der Verarbeitung erlauben.
Die eigentliche psychiatrisch-psychotherapeutische Behandlung wird sich je nach psychischer Symptomatik an den Richtlinien der Deutschen Gesellschaft für Kinder- und Jugendpsychiatrie, Psychosomatik und Psychotherapie orientieren (www.awmf.de). Bei jeder pharmakologischen Intervention sind die besonderen Kautelen in Bezug auf die Interferenzen in Zusammenhang mit der medikamentösen Behandlung der Grunderkrankung zu beachten, sehr sorgfältig und gegebenenfalls unter konsiliarischem Einbezug eines klinischen Pharmakologen sollte dies bei zytostatischer Behandlung erfolgen, z. B. bei Transplantierten (Crone u. Gabriel 2004) oder malignen Erkrankungen. Da für Erkrankungen vor dem 18. Lebensjahr diesbezüglich oftmals wenig Erfahrungen bzw. keinerlei Studien vorliegen, muss man sich an die Erfahrungen aus der Erwachsenenmedizin halten und besonders vorsichtig (häufig im Rahmen eines individuellen Heilversuchs) vorgehen.

5.21.5 Psychosomatik chronischer Krankheiten des Kindes- und Jugendalters

Asthma bronchiale

Obwohl ohne Frage die Entstehung des Asthmas als primär somatogen anzusehen ist, gilt als sicher, dass akute und chronische Stressoren den Verlauf der Erkrankung erheblich beeinflussen können. Emotionale Faktoren beeinflussen über eine Reduktion der Compliance den Krankheitsverlauf (Kaugars et al. 2004; Wright et al. 1998), auch direkte psychobiologische Zusammenhänge zwischen Stress, Emotionen und der Krankheitsaktivität werden diskutiert (Chen et al. 2006; Griffin u. Chen 2006; Krishnakumar et al. 2002; Lemanske u. Busse 2003; Wright et al. 1998). So konnten beispielsweise Griffin und Chen (2006) einen Zusammenhang zwischen dem Level subjektiv wahrgenommener Kontrollmöglichkeiten und signifikant verbesserten Lungenfunktionsparametern (FCV, FEV1, Peakflow-Raten) sowie erniedrigter Produktion asthmarelevanter Zytokine wie IL-4, IL-5 und IL-1 feststellen, die sich weder durch die Schwere der Erkrankung noch durch Unterschiede in der Compliance erklären ließen. Die Autoren vermuten einen Zusammenhang zwischen den internalen Kontrollüberzeugungen und besserem Gesundheitsverhalten. Chen et al. (2006) konnten bei asthmatischen Kindern eine Assoziation zwischen niedrigem sozioökonomischem Status und immunologischen Parametern zeigen. Buske-Kirschbaum et al. (2003) fanden bei asthmatischen Kindern in einer Untersuchung im Vergleich zur Kontrollgruppe signifikant veränderte Kortisolspiegel unter Stressbelastung.
In einer Meta-Analyse von 26 Studien zur psychosozialen Belastung asthmakranker Kinder fanden McQuaid et al. (2001) erhöhte Raten internalisierender psychischer Störungen wie Angst und Depression, die mit dem Schweregrad der asthmatischen Erkrankung korrelierten. Dies sind Ergebnisse, die in aktuellen Untersuchungen (Halterman et al. 2006; Waxmonsky et al. 2006) bestätigt werden: Waxmonsky et al. stellten bei 26 % der Patienten und 43 % der Mütter klinisch relevante depressive Symptome fest.
Es gibt Hinweise auf die Relevanz entwicklungspsychiatrischer Aspekte, da Kinder mit einer frühen Manifestation der asthmatischen Erkrankung ein höheres Risiko für spätere Verhaltensauffälligkeiten aufweisen (Alati et al. 2005; Calam et al. 2003; 2005). Diskutiert wird auch eine zugrunde liegende erhöhte genetische Vulnerabilität im Sinn einer autonomen Dysregulation, die zur Entstehung sowohl psychischer Auffälligkeiten als auch asthmatischer Erkrankungen beitragen könnte (Mrazek 2003). In einer prospektiven Längsschnitt-Studie (n = 663, s. Calam et al. 2003) mit pränataler Einschätzung des Atopie-Risikos zeigte sich ein erhöhtes Risiko für Verhaltensauffälligkeiten im Alter von drei Jahren, wenn gleichzeitig asthmaverdächtige Symptome vorlagen. Das Risiko des Auftretens von Verhaltensauffälligkeiten war nochmals erhöht, wenn die Familienanamnese bezüglich asthmatischer oder allergischer Erkrankungen negativ war.
Der Anteil genetischer Belastungen bei der Entstehung des Asthmas ist erheblich. Verwandte ersten Grades haben ein deutlich erhöhtes Risiko, eine asthmatische Erkrankung zu entwickeln. Zur Frage der Wechselwirkungen in der Bedeutung der Genese eines Asthma bronchiale zwischen Infekten und Allergien bestehen derzeit zwei Hypothesen. Einerseits haben häufige virale Infekte im Kindesalter einen protektiven Effekt auf die Entwicklung eines späteren Asthma bronchiale. Offenbar kommt es durch häufige Infekte zu einer

Verschiebung des Th1/Th2-Gleichgewichts zugunsten der Th1-Zellen. Andererseits schädigen virale Infekte die wachsende Lunge und das heranreifende Immunsystem. Die Annahme eines protektiven Effekts von Infektionen ist damit deshalb nicht widerlegt, weil es sich offenbar nur um spezifische Viren, wie z. B. das respiratorische Synzitialvirus (RSV) handelt. Chronische und/oder wiederkehrende Entzündungen des Atemwegsepithels bedingen eine bronchiale Hyperreagilibität, auf deren Grundlage dann exogene Allergene wie Infektionen, Zigarettenrauch, Kälte, aber auch andere Stoffe wie Ozon oder hypertone Kochsalzlösung asthmatische Bronchokonstriktionen auslösen können (Reinhardt et al. 2004).

Sichtbare Stigmata werden selten von Asthma-Kindern entwickelt. In 5–10 % der Fälle kann sich eine Steroidabhängigkeit entwickeln, in sehr seltenen Fällen therapierefraktären Asthmas werden die somatischen Konsequenzen einer systemischen Steroidgabe in Form eines Cushing-Syndroms oder Minderwuchses deutlich.

Für die psychische Situation ausschlaggebend ist die potenziell panische Reaktion, die durch die akute Atemnot ausgelöst werden kann. Dies gilt für jüngere Kinder mehr als für Kinder bzw. Jugendliche in der Adoleszenz, in der speziell auf die chronische Erkrankung des Asthmas in der Regel milder reagiert wird als auf andere Krankheiten. Dies hängt wahrscheinlich wesentlich mit der Entwicklung der modernen Dosieraerosole zusammen, die es insbesondere dem älteren Kind erlauben, durch das Selbstmanagement ein Gefühl der Kontrolle zu erlangen und dem Asthmaanfall nicht ausgeliefert zu sein. In der psychoneuroimmunologischen Forschung wurden für diese internalen Kontrollüberzeugungen signifikante Auswirkungen auf das Immunsystem nachgewiesen (Peters et al. 1999; Wiedenfeld et al. 1990).

Insbesondere Angststörungen und depressive Störungen werden für Asthma-Patienten berichtet, aber auch externalisierende Störungen (Halterman et al. 2006; McQuaid et al. 2001; Vila et al. 1999). In einer Longitudinaluntersuchung zeigten Kinder, die als 5-Jährige an Asthma/Bronchitis gelitten hatten, als Jugendliche signifikant häufiger internalisierende Störungen (Alati et al. 2005). Es gibt Hinweise auf einen Zusammenhang zwischen der Schwere der asthmatischen Erkrankung und der psychopathologischen Symptombildung (Vila et al. 1998) und eine negative Korrelation internalisierender Auffälligkeiten mit der Lebensqualität der Betroffenen und ihrer Eltern (Vila et al. 2003). In einer Gruppe von Asthma-Patienten mit moderaten und schweren somatischen Symptomen fanden sich 42 % an psychiatrischen Störungen, vornehmlich aus dem Formenkreis der Angststörungen und Depressionen (Vila et al. 2000). Hierbei ist allerdings von Bedeutung, wie sicher die Bindung des betroffenen Kindes ist. Sicher gebundene Kinder mit Asthma entwickeln signifikant seltener depressive Symptome als unsicher gebundene (Bleil et al. 2000). Die deutlichsten psychosozialen Restriktionen werden für die betroffenen Kinder bei Einschränkungen ihrer sportlichen Aktivitäten deutlich. Ein modernes medikamentöses Management wird allerdings dafür sorgen, dass diese Einschränkungen möglichst gering sind. Die frühere Vorgabe, die Kinder sollten sich nach Möglichkeit schonen, gilt in dieser Form heute nicht mehr.

Es gibt Hinweise darauf, dass zumindest in den USA die Formen schwerer Asthmaanfälle zunehmen (Sly u. O'Donnell 1997), ohne dass klar ist, in welchem Zusammenhang diese Entwicklung zu verstehen ist. Eine Interpretation ist, dass durch die Zunahme antigener Fremdstoffe in den Industrienationen auch die Allergierate in der Bevölkerung zunimmt, was zumindest auf das allergische Asthma zutreffen würde.

Neben den Belastungen durch krankheitsbedingte Einschränkungen in symptomatischen Phasen sind als weitere Aspekte von Bedeutung:

- krankheitsbedingte familiäre Konflikte
- Überlastung der Hauptpflegeperson
- asthma- und behandlungsspezifische Ängste
- Umgang mit Asthma in der Peergroup

Psychosomatische Behandlung

Eine sorgfältige Einschätzung der individuellen psychischen Verfassung und psychosozialen Situation der Familie ist integraler Bestandteil der Behandlung des Asthma bronchiale, die sich aus einer medikamentösen Therapie, einer möglichst umfassenden Allergenkarenz sowie einer Hyposensibilisierung zusammensetzt.

Die wichtigste Aufgabe von Kindern mit Asthma ist es, beständig sehr wachsam gegenüber ihrer Symptomatik zu sein, um rechtzeitig mit ihrem Aerosol, das sie immer bei sich führen müssen, intervenieren zu können. Dabei darf der Plazeboeffekt des mitgeführten Medikaments nicht unterschätzt werden und kann im Rahmen einer psychotherapeutischen begleitenden Behandlung entsprechend eingesetzt werden. Das Gefühl der Abhängigkeit von dem Medikament, verbunden mit der Angst vor einem Anfall, und das beständige Erleben der eigenen körperlichen Vulnerabilität können zu erheblichen psychischen Symptomen führen. Beim Einsatz von β_2-Sympathomimetika ist bei Unruhezuständen differenzialdiagnostisch auf eine individuelle Überempfindlichkeit bzw. zu hohe Dosierung zu denken.

Erfahrungsgemäß ist es von großem Nutzen, wenn die betroffenen Kinder/Jugendlichen und ihre Familien im Rahmen von professionellen ambulanten oder stationären Asthma-Schulungen ihr Wissen über die Erkrankung und den Umgang damit vergrößern können. Die dort für Kinder und Eltern zu erlernende sichere Anwendung eines „Notfallplans“ führt häufig zu deutlicher Entängstigung und soll

einen sichereren Umgang mit Akutsituationen ermöglichen. Dies hat auch eine psychisch stabilisierende Wirkung. Psychosoziale Aspekte der Erkrankung sowie im Krankheitskontext entstehende Konfliktsituationen oder in der Peergroup werden im Rahmen einer solchen Schulung in Form von Psychoedukation behandelt (Petermann 2002).
Die Behandlung wird sich darauf konzentrieren, gemeinsam mit dem Kind Strategien zu entwickeln, die helfen, Asthma-Symptome rechtzeitig wahrzunehmen und adäquat auf diese zu reagieren, um dann allgemeine Stressoren im Leben des betroffenen Kindes zu minimieren bzw. den Umgang damit zu verbessern. Entspannungsverfahren und Interozeptionstraining sind hier die Mittel der Wahl, wenn nicht eine manifeste psychische Störung im Sinne einer Angststörung oder Depression eine entsprechende spezifische Behandlung (Monga u. Manassis 2006) – u.U. unter Einbeziehung psychopharmakologischer Strategien – nach sich ziehen muss.
Eine entsprechende Einbeziehung der Familie wird man immer fordern, sei es, um die Eltern mit fundierter Aufklärung in die Behandlungsprinzipien einzubeziehen, sei es, um ein belastetes Geschwisterkind nicht zu übersehen – oder sei es, um unausgesprochene Schuldkonflikte der Eltern entdecken und aufarbeiten zu können. Eine Familientherapie wird immer dann indiziert sein, wenn familiäre Faktoren im Sinne von Belastungsfaktoren die Symptomatik aufrechterhalten oder die Familie im Umgang mit der chronischen Erkrankung ihres Kindes überfordert ist.

Atopische Dermatitis

Die atopische Dermatitis ist eine Hauterkrankung, die in der Regel im ersten Lebensjahr beginnt und nur in schweren Fällen bis in das Erwachsenenalter hinein persistiert. Zu den atopierelevanten Genregionen zählen die Chromosomenabschnitte 5q31-33, 11q13 und 16p12.1-2. Die Zunahme der Häufigkeit atopischer Erkrankungen wird am besten durch die „Hygiene-Hypothese" erklärt. Das Immunsystem des Fetus bzw. des Neugeborenen ist durch einen Überwiegen der TH2-Zellen gekennzeichnet. Durch den nach der Geburt einsetzenden Kontakt mit Mikroorganismen erfolgt normalerweise eine Stimulation der TH1-Zellen. Minimiert sich dieser Kontakt bzw. bleibt er ganz aus, aufgrund der verbesserten hygienischen Umweltbedingungen, dominieren weiterhin die TH2-Zellen, deren Zytokinmuster entscheidend ist in der Pathogenese atopischer Erkrankungen (Höger 2004).
Die Symptomatik ist gekennzeichnet durch stark juckende, erythematöse und teilweise papulös-entzündliche Hautveränderungen, deren Ausdehnung und Schweregrad stark variieren können. Der Verlauf ist typischerweise undulierend. Betroffen sind vor allem die Beugen, Knöchel- und/oder Halsregion sowie Stirn und Wangen. Das klinische Manifestationsmuster ist altersabhängig. Prinzipien der Therapie stützen sich auf:

- rückfettende Hautpflege
- antipruriginöse Therapie
- antiseptische Therapie
- antiinflammatorische Therapie

Es kann davon ausgegangen werden, dass bei ca. 30 % der dermatologischen Erkrankungen psychische Faktoren eine wichtige Rolle spielen und somit ein Teil der dermatologischen Patienten von spezifischer Beratung und Behandlung profitiert (Gupta u. Gupta 2003). So gibt es auch bei der atopischen Dermatitis zahlreiche Hinweise auf psychobiologische Zusammenhänge in der Pathogenese und im Verlauf der Erkrankung (Buske-Kirschbaum et al. 2001). Auf die psychoimmunologische Relevanz weist hin, dass die bei Patienten mit atopischer Dermatitis erhöhte Ängstlichkeit, wenn sie als Persönlichkeitszug vorliegt, mit erhöhtem Serum IgE und TH2-Shifting korreliert (Hashizume et al. 2005). Ein wichtiger psychoendokrinologischer Faktor könnte die bei an atopischer Dermatitis Erkrankten beobachtete Veränderung der Stressreagibilität der Hypothalamus-Hypophysen-Nebennierenrinden-Achse sein (Buske-Kirschbaum et al. 1998).
Anfangs sind die entscheidenden Vermittler im Umgang mit der Erkrankung die Eltern, insbesondere die Mutter. Sie muss schon den Säugling davon abhalten, das juckende Ekzem aufzukratzen, um weitere Komplikationen und chronifizierende Prozesse zu verhindern. Die emotionale Annahme eines Kindes mit stark veränderter Haut, die nichts mit der „klassischen Babyhaut" gemein hat, kann dazu führen, dass die Mütter sich schwer tun, ihr Kind entsprechend anzunehmen und zu pflegen. Dies wiederum kann erhebliche Konsequenzen für das Mutter-Kind-Verhältnis und deren Bindung nach sich ziehen. Darüber können die Kinder von Geburt an erleben, dass mit ihnen „etwas nicht stimmt", und sind in der Gefahr, ihrerseits darauf mit vermehrten depressiven Symptomen zu reagieren. Persistiert die Symptomatik bis in die Adoleszenz, so sind defizitäre Selbstwertentwicklungen nicht selten zu beobachten, weil den Jugendlichen – und hier sind Mädchen vulnerabler als Jungen – in einer Lebensphase, in der Äußeres einen hohen Stellenwert bekommt, im Aussehen beeinträchtigt sind.

Psychosomatische Behandlung

Gerade bei Kindern können familienorientierte psychosomatisch-psychotherapeutische Maßnahmen den Verlauf der atopischen Dermatitis günstig beeinflussen (Gustafsson et al. 2002). Bei einem frühen Beginn der Erkrankung werden vornehmlich die Eltern bzw. die Mutter im Zentrum der Aufmerksamkeit stehen. Hier geht es darum, mit ihnen Strategien der Trauerarbeit und schließlich adäquaten Akzeptanz der kindlichen Erkrankung zu erarbeiten.

> Je mehr Raum die Mutter hat, auch ihre schamhaft erlebten Gefühle der Ablehnung gegenüber dem Kind auszudrücken, desto größer ist die Chance einer Integration dieser Gefühle und damit der Erarbeitung einer tragfähigen und liebevollen Beziehung zum Kind.

Den Eltern und später den betroffenen Kindern sollten frühzeitig geeignete praktische Strategien zum Umgang mit dem zentralen Problem des Juckreizes vermittelt werden. Verhaltenstherapeutische Maßnahmen, wie sie auch in entsprechenden Schulungsmaßnahmen vermittelt werden, haben sich hier bewährt (Warschburger 2005).
Mit dem Kind wird man in Absprache mit dem behandelnden dermatologischen Pädiater und in Abhängigkeit des Entwicklungsstandes des Kindes Strategien der Stressvermeidung anwenden, gekoppelt mit Techniken wie Selbstbeobachtung, Habit-Reversal (Unterbrechung von Verhaltensketten durch konkurrierende Verhaltensweisen), Aufbau von Kratzalternativen, Psychoedukation in Bezug auf das Kratzen. Mit zunehmendem Alter wird man sich bei Persistenz der Symptomatik mehr um Fragen der Selbstwertentwicklung zu kümmern haben. In einer randomisiert kontrollierten Untersuchung (Ehlers et al. 1995) konnte bestätigt werden, dass psychotherapeutische Maßnahmen wie Entspannungsverfahren, Verhaltenstherapie allein und in Kombination mit dermatologischer Psychoedukation im Vergleich zu einer intensiven dermatologischen Behandlung zu einer signifikanten Verbesserung des Hautzustandes und Verringerung des Steroideinsatzes führten.

Juvenile rheumatoide Arthritis

Als häufigste Erkrankung aus dem rheumatoiden Formenkreis ist die juvenile rheumatoide Arthritis durch chronische und wechselnde Gelenkentzündungen gekennzeichnet. Man unterteilt sie in drei unterschiedliche Formen: die sytemische Form, die pauciartikuläre und die polyartikuläre Form. Genetische Untersuchungen verweisen darauf, dass die drei Formen einem unterschiedlichen genetischen Polymorphismus unterliegen (Date et al. 1999). Hauptmanifestation dieser Erkrankung auf autoimmunologischer Basis ist eine Synovitis großer und/oder kleiner Gelenke. Da im Kindesalter im Zusammenhang mit der juvenilen rheumatoiden Arthritis häufig Schmerzangaben vonseiten der Kinder fehlen, muss auf Bewegungseinschränkungen, Schonhaltungen und Fehlstellungen geachtet werden. Aus psychosomatischer Sicht ist differenzialdiagnostisch eine dissoziative Bewegungsstörung auszuschließen.
Neuere Untersuchungen gehen von einer Mortalitätsrate unter 1 % aus, wobei vor allem Kinder mit systemischer Arthritis gefährdet sind. Todesursachen sind neben kardiologischen Komplikationen eine Amyloidose, ein Makrophagenaktivierungssyndrom sowie therapiebedingte Komplikationen (Petty 1999). In neueren Untersuchungen zeigten 22–41 % der Kinder mit oligoartikulärem, ca. 50 % der Kinder mit polyartikulärem und 27–48 % der Kinder mit systemischem Beginn persistierend aktive Arthritiden über einen Zeitraum von über zehn Jahren (Horneff u. Wahn 2004).
Die Untersuchungsergebnisse zu psychischen Störungen oder Verhaltenauffälligkeiten bei den betroffenenen Kindern ist uneinheitlich: Huygen et al. (2000) stellten in einer Querschnittsuntersuchung mit Kontrollgruppe an 47 betroffenen Kindern und Jugendlichen im Selbsturteil keine erhöhte Inzidenz psychischer Auffälligkeit, sondern eine insgesamt hohe Anpassungsleistung fest. Einer anderen Untersuchung nach ist der Schweregrad der Erkrankung assoziiert mit Verhaltensauffälligkeiten (im Elternurteil) (Daltroy et al. 1992) sowie einer erhöhten Rate an depressiven Symptomen (David et al. 1994). In einer deutschen Untersuchung fanden sich bei 20 % der erkrankten Kinder und Jugendlichen auffällige Werte auf mindestens einer Skala der Child Behavior Checklist (Müller-Godeffroy et al. 2005). Zusammenfassend stellten LeBovidge et al. (2003) in ihrer meta-analytischen Übersichtsarbeit von 21 Studien zur psychischen Situation an rheumatoider Arthritis erkrankter Kinder und Jugendlicher erhöhte Raten für Anpassungsprobleme und internalisierende Störungen, nicht aber für externalisierende Verhaltensauffälligkeiten fest.
Ätiologisch zu berücksichtigen bei der Ausbildung depressiver Symptome ist die Tatsache, dass die Patienten bei chronischen Verläufen langen und immer wiederkehrenden Phasen von starken Schmerzen ausgesetzt sind, die häufig mehr oder weniger erfolgreiche antiphlogistische und schmerztherapeutische Interventionen nach sich ziehen und zur Einschränkung von Schul- und Freizeitaktivitäten führen. Insbesondere Jugendliche berichten in diesem Kontext von Erschöpfungsgefühlen und einer gewissen Therapiemüdigkeit, die sich in Form einer allgemeinen Anhedonie auch auf die sozialen Bereiche, wie z. B. die Schule, ausdehnen können.

Psychosomatische Behandlung

Die Grundlage jeder Behandlung wird zunächst eine enge Kooperation zwischen dem behandelnden Pädiater/Rheumatologen/Schmerztherapeuten und dem Kinderpsychiater bzw. -psychotherapeuten sein. Eine psychotherapeutische Behandlung insbesondere der Schmerzen macht nur Sinn,

wenn die somatische Schmerzsymptomatik ausreichend abgedeckt ist. Allerdings kann es auch Sinn machen, über Entspannungsverfahren oder hypnotherapeutische Techniken die Schmerzen bzw. deren psychogenen Anteil auch psychotherapeutisch anzugehen. Darüber hinaus wird es um die frühzeitige Identifikation und Behandlung internalisierender Symptome und Störungen gehen, die bei entsprechender Ausprägung auch psychopharmakologisch therapiert werden sollten.
Eine besondere differenzialpsychotherapeutische Herausforderung stellen Mischformen bzw. Überschneidungen zwischen somatischen und psychogenen Schmerzen dar oder auch, wenn somatische Schmerzen im Rahmen einer beispielsweise depressiven Symptomatik aggraviert werden. In solchen Fällen können zusätzlich zu den schon genannten Entspannungsverfahren expositionsorientierte Strategien angebracht sein. Nicht zu unterschätzen ist das Ausmaß an Schmerzmittelabusus bis hin zur Opiatabhängigkeit, sodass suchttherapeutische Kompetenz hinzugezogen werden muss.

Zystische Fibrose

Die klassischen Symptome der zystischen Fibrose (cystische Fibrose, CF) betreffen die Lunge mit chronischer Luftwegsobstruktion, was häufig zu respiratorischen Infektionen führt, sowie mit der aus dem Defekt der Pankreasenzyme resultierenden Maldigestion. Weitere betroffene Organe können die Leber sowie der Genitalbereich sein. Die schwerwiegendste Komplikation einer dekompensierten Leberzirrhose (eine bekannte Komplikation der CF) ist die Enzephalopathie, die sich primär in psychischer Labilität, Überempfindlichkeit, Irritabilität sowie Phasen von Apathie im Wechsel mit euphorischen Stimmungsschwankungen zeigen kann. Hier ist rechtzeitig eine somatopsychische Differenzialdiagnostik angesagt. Bei Jungen besteht zu nahezu 100 % eine anatomische Sterilität (Fehlen des Vas deferens) und bei Mädchen kann eine funktionelle Sterilität (verdickter Zervikalschleim und verminderte Ovulationstätigkeit) vorliegen, allerdings sind Frauen mit zystischen Fibrose potenziell fertil und können schwanger werden.
Für die meisten Patienten gehören regelmäßige Inhalationen und antiobstruktive physiotherapeutische Maßnahmen zum Tagesablauf. Maldigestion und erhöhter Energieumsatz bedingen teilweise erhöhte Nahrungszufuhr. Bakterielle Infektionen der Atemwege müssen häufiger stationär antibiotisch behandelt werden, was zu schulischen, beruflichen und sozialen Ausfallzeiten führt.
Heute erreichen 90 % der Kinder das Erwachsenalter, und die Lebenserwartung liegt bei etwa 40 Jahren. Das mediane Überlebensalter hat in den letzten Jahrzehnten progressiv zugenommen und liegt in Europa um 32 Jahre (Paul et al. 2004).
In einem Vergleich der Prävalenz psychiatrischer Auffälligkeiten zwischen 61 CF-Patienten im Alter von 8–15 Jahren und 36 CF-Patienten im Alter von 16–45 Jahren zeigte sich ein entwicklungsabhängiges Muster (Pearson et al. 1991). Während bei der älteren Gruppe Depression und Ängstlichkeit erhöht waren, zeigten sich bei den jüngeren eher ausgeprägte Symptome von Ess-Störungen. Während in kontrollierten Untersuchungen mit kleinen Fallzahlen teilweise keine erhöhte psychiatrische Morbidität festgestellt wird (Raymond et al. 2000), erscheint jedoch insgesamt im Verlauf der Erkrankung die Inzidenz von depressiven Störungen erhöht, die Ergebnisse hinsichtlich eines Zusammenhangs zwischen dem Schweregrad der Erkrankung und der Ausbildung psychischer Störungen sind uneinheitlich (Pfeffer et al. 2003).

Psychosomatische Behandlung

Eine psychosomatische Behandlung von Kindern und Jugendlichen wird zunächst die individuelle Beeinträchtigung im Alltag in den Mittelpunkt stellen. Mit zunehmendem Alter rücken Fragen der Lebensperspektive in den Fokus der Aufmerksamkeit. Die in vielen Fällen stationär durchgeführten intravenösen antibiotischen Behandlungen bieten günstige Möglichkeit zur konsiliarischen kinder- und jugendpsychosomatischen bzw. -psychiatrischen Evaluation der Patienten im Verlauf der Erkrankung.
Die Organisation von speziellen Ferienlagern für Kinder und Jugendliche mit zystischer Fibrose wird kontrovers diskutiert. Es ist wissenschaftlich nachgewiesen, dass Infektionen von Patient zu Patient vermehrt übertragen werden und damit das Risiko für einen bis dahin Pseudomonas-negativen Patienten, sich im Rahmen so eines Ferienlagers zu infizieren, groß ist. Daher sind solche Maßnahmen nur mit homogenen Erregerträgern vertretbar. Darüber hinaus ist zu beachten, dass nicht jedes Kind/Jugendlicher mit zystischer Fibrose auf das Angebot einer Selbsthilfegruppe positiv reagiert. Nicht jeder Patient wird entlastet durch den Austausch mit gleichartig erkrankten Kindern und Jugendlichen.
Wenn es im Behandlungsverlauf zu der Entscheidung für eine Lungentransplantation kommt, besteht vor und nach der Transplantation ein erhöhter psychosomatisch-psychotherapeutischer Betreuungsbedarf.

Diabetes mellitus Typ I

Bei Kindern und Jugendlichen ist der immunologisch bedingte insulinabhängige Diabetes Typ I die häufigste Form der Zuckerkrankheit. Er beruht auf einer schrittweisen autoimmunologischen Zerstörung der β-Zellen der Langerhans-Inseln im Pankreas. Nach der Erstmanifestation zeigt sich bei adäquater Behandlung oft eine Remissionsphase mit zwar verminderter, aber noch nachweisbarer Restsekretion von Insulin. Einige Jahre nach Erstmanifestation sistiert die Sekretion des Insulins und ist auch nicht mehr stimulierbar (Heinze u. Holl 2004).

Die β-Zellen der Langerhans-Inseln bilden aus Präproinsulin Proinsulin und anschließend durch Konversion Insulin und C-Peptid. Nach der Sekretion bindet das Insulin an die beiden β-Untereinheiten des Rezeptors, der in der Zellmembran lokalisiert ist, während das Signal des Hormons über die beiden β-Untereinheiten vermittelt wird. Das Gen für Insulin liegt auf dem kurzen Arm von Chromosom 11, das Gen für den Insulin-Rezeptor konnte auf dem kurzen Arm von Chromosom 19 lokalisiert werden.

Die Therapie des in Diabetes folgt vier Prinzipien:

- Insulingabe
- Diät
- Schulung
- Sport

Entscheidend für den ersten Bereich ist die beständige Kontrolle des kindlichen Blutzuckers in Abhängigkeit der zu sich genommenen Broteinheiten (BE). Während dies bei kleineren Kindern durch die Eltern erfolgen muss, ist es ein wichtiges Therapieprinzip der Diabetes-Behandlung, dass die Kinder möglichst schnell lernen, diesen Bereich eigenständig abzudecken. Eine besondere Diabetes-Diät gibt es nicht, lediglich Menge und Zusammensetzung der zugeführten Kohlenhydrate muss beachtet werden. Die tägliche Kalorienmenge entspricht der eines gesunden Kindes. Die Gesamtkalorienmenge, die aus etwa 50 % Kohlenhydraten, 30 % Eiweiß sowie 20 % Fett bestehen sollte, wird wie bei gesunden Kindern auf drei Haupt- und mehrere Zwischenmahlzeiten verteilt. Sport ist insofern von großer therapeutischer Bedeutung, weil durch körperliche Aktivität die Insulinempfindlichkeit zunimmt und der Insulinbedarf absinkt.

Die beiden wichtigsten Komplikationen des Diabetes mellitus sind die Ketoazidose und die Hypoglykämie. Die Mortalität in der diabetischen Ketoazidose ist für alle Altersgruppen im Kindes- und Jugendalter erhöht und beträgt etwa 1 %. Jüngere Kinder bis zum fünften Lebensjahr sind besonders gefährdet, im Zusammenhang mit einer Ketoazidose ein Hirnödem zu entwickeln. Unterzuckerungen sind durch Konzentrationsschwäche, Kopfschmerzen, Koordinationsstörungen, Streitlust und Empfindungsstörungen gekennzeichnet. Ausgeprägte Hypoglykämien können zur Bewusstlosigkeit führen. Alle Zustände der Unterzuckerungen sind durch eine schnelle Zufuhr von Glukose zu behandeln.

Durch diverse Untersuchungen konnte die hohe Relevanz psychosozialer Faktoren im Umgang mit Diabetes mellitus bei Kindern belegt und die Effizienz spezifischer Unterstützung und Behandlung in diesem Bereich nachgewiesen werden (Delamater et al. 2001).

Im Unterschied zu vielen anderen chronischen Erkrankungen verursacht Diabetes mellitus im Kindes- und Jugendalter kaum subjektive Beschwerden. Das Einhalten der diätetischen Regeln folgt einem für das Kind/den Jugendlichen lediglich auf Vernunftbasis zugänglichen Muster. Insofern ist das Einhalten der Diät genauso anfällig gegenüber Tendenzen der Auflehnung und Verweigerung wie alle anderen Bereiche des täglichen kindlichen Lebens, in denen Vernunftleistungen erbracht werden müssen. Die aufgrund der Insulingaben oft strenger geplanten Tagesabläufe und die teilweise notwendige elterliche Kontrolle des Einhaltens der diabetologischen Vorgaben kann die Ablösung der Jugendlichen aus dem Elternhaus und die Integration in die Gleichaltrigengruppe erschweren, es kommt zu einem Dilemma zwischen Entwicklungsprogression und Krankheitsanpassung (Seiffge-Krenke 2000b). Besonders problematisch ist es, wenn Adoleszente ihre entwicklungsphasenspezifischen Konflikte über eine mangelnde Compliance ausagieren (Bräutigam et al. 2003). Schulkinder und Jugendliche befürchten oft Hänseleien durch Mitschüler, die sich über die notwendigen Blutzucker-Messungen und Insulingaben lustig machen. Dies führt mitunter dazu, dass die Betroffenen ihre Messungen vernachlässigen oder nur heimlich, z. B. auf der Schultoilette, durchführen, was die Phantasien der Mitschüler weiter anstacheln kann. Es besteht eine positive Korrelation zwischen Hänseleien durch Gleichaltrige und dem HbA1c, vermutlich vermittelt über die Vernachlässigung von Messungen und Insulingaben sowie konfundiert durch depressive Störungen (Storch et al. 2004; 2006).

Vor diesem Hintergrund wird frühzeitige, möglichst präpubertäre Identifikation von Risikokonstellationen für eine ungünstige psychische Entwicklung und gegenenfalls Intervention gefordert (Cameron u. Northam 2005).

Eine suboptimale Blutzucker-Einstellung (Anderson et al. 2002; Lustman et al. 2000; Snoek u. Skinner 2002) und Komplikationen im Rahmen des Diabetes sind nach einer umfangreichen Meta-Analyse von 42 Studien (Anderson et al. 2001) in 11–30 % mit depressiven Störungen vergesellschaftet. Es finden sich auch eine Assoziation von Diabetes mellitus mit Ess-Störungen (10–15 %) (Jones et al. 2000; Peveler et al. 2005; Rydall et al. 1997), diabetesspezifischen Ängsten (Cox et al. 1987; Gold et al. 1997) und generalisierter Angststörung (Grigsby et al. 2002) sowie neurokognitiven Einbußen im Alter (Noeker 2005). In einer Meta-Analyse von 27 Studien zeigte sich eine signifikante und konsistente Assoziation von diabetischen Komplikationen und depressiven Symptomen bei Erwachsenen (de Groot et al. 2001). Für diesen Zusammenhang gibt es verhaltensbezogene und physiologische Ursachen: Zum einen erschwert eine Depression das Krankheitsmanagement, zum anderen könnte die im Rahmen der Depression erhöhte Kortisolausschüttung die Stoffwechsellage verschlechtern (Grey et al. 2002). Umgekehrt ist eine normoglykämische Einstellung bei Jugendlichen mit höherer Lebensqualität im Selbsturteil assoziiert (Hoey et al. 2001).

Bei Jugendlichen ist das Vorliegen einer Ess-Störung mit einer schlechteren Stoffwechseleinstellung vergesellschaftet (Jones et al. 2000) und zeigt sich in einer Längsschnittstudie über 5 Jahre bei 18 % als persistierendes Problem (Rydall et al. 1997). Als Gründe für die erhöhte Inzidenz von Ess-Störungen bei jungen Diabetikern werden die zum Zeitpunkt der Diagnosestellung meist auftretenden Gewichtsschwankungen angeführt und die notwendige intensive Beschäftigung mit diabetesspezifischen Essregeln (BE zählen etc; Daneman et al. 1998). Auch das von ca. 13 % der Jugendlichen (Jones et al. 2000) und 30–39 % der Erwachsenen (Rydall et al. 1997) eingesetzte Weglassen von Insulin-Injektionen zum Gewichtsreduktion birgt Gefahren.

Somit scheint das Risiko, an einer psychiatrischen Störung zu erkranken, für Jugendliche mit Diabetes mellitus erhöht; in einer Untersuchung zeigten sich 37 % mit einem psychiatrischen Selbstbeurteilungsinstrument hochauffällig (Northam et al. 2005). Insbesondere schwere Hypoglykämien mit Bewusstseinsverlust führen bei Kindern und Jugendlichen zur starker Angst und Beunruhigung (Nordfeldt u. Ludvigsson 2005) und könnten die Entstehung von Angststörungen begünstigen. In einer zehn Jahre umfassenden Längsschnittstudie zu Prävalenzraten und Risikofaktoren für psychiatrische Störungen bei neu an Diabetes erkrankten Kindern fanden Kovacs et al. (1997) im gesamten Verlauf bei 42 % der Diabetiker mindestens eine Episode mindestens einer psychiatrischen Störung, vor allem Major Depression. Als Risikofaktor fanden sich mütterliche Störungen, vor allem depressive Störungen, und vorangegangene eigene psychische Leiden (ebd.). In einer deutschen Längsschnittstudie (Seiffge-Krenke et al. 1996) fand sich keine erhöhte Inzidenz psychischer Störungen bei Jugendlichen, was als Hinweise auf Abwehrprozesse zur Aufrechterhaltung einer „normativen Fassade“ interpretiert wurde (Seiffge-Krenke u. Nieder 2001).

Nach einer aktuellen Meta-Analyse von 21 Studien zur Möglichkeit, mit Unterstützung von psychotherapeutischen Maßnahmen eine verbesserte Stoffwechseleinstellung zu erreichen, können derartige Behandlungen bei Kindern – nicht jedoch bei Erwachsenen – die glykämische Einstellung leicht verbessern (Winkley et al. 2006). Hinsichtlich der spezifischen Effizienz und Wirkmechanismen psychosomatisch-psychotherapeutischer (Mit-)Behandlung im Rahmen des Krankheitsmanagements bedarf es weiterer, methodisch hochwertiger Untersuchungen (Snoek u. Skinner 2002).

Die Forschungsergebnisse zur Bewältigung des Diabetes mellitus durch Kinder und Jugendliche lassen sich wie folgt zusammenfassen:

- Es gibt keinen eindeutigen Zusammenhang zwischen dem Alter und der Güte der Verarbeitung, vielmehr lassen sich in jeder Altersstufe spezifische Probleme benennen.
- Es gibt keinen linearen Zusammenhang zwischen Wissensstand/Kenntnissen über Diabetes und Krankheitsverarbeitung.
- Eine gute metabolische Kontrolle geht gehäuft mit einem kohäsiven und konfliktarmen Familienklima einher.
- Kritische Lebensereignisse bergen keinen empirisch nachweisbaren Effekt auf den Zeitpunkt der Erstmanifestation (Cosgrove 2004; Littorin et al. 2001), wohl aber auf Kontrolle und Verlauf der Erkrankung, wie auch auf akute psychische Belastungen.

Seiffge-Krenke und Nieder (2001) fanden in ihrer zehnjährigen Längsschnittstudie, in der Entwicklungsverläufe von diabetischen und gesunden Jugendlichen verglichen wurden, bei den Diabetikern zahlreiche Entwicklungsdefizite: Sie gingen verzögert romantische Beziehungen ein, wiesen ein unreiferes Körperkonzept und flachere emotionale Bindungen zu Gleichaltrigen auf. Im Vergleich zur Gruppe der Gesunden wurden körperliche und psychische Beschwerden stark geleugnet, sie wahrten eine „Fassade der Supernormalität“. Im Entwicklungsverlauf glich sich die diabetische Gruppe jedoch weitgehend an die gesunde Gruppe an, wobei eine Zurückhaltung im Verbalisieren von Beeinträchtigungen erhalten blieb.

Von besonderer Bedeutung sind Familienstruktur und Familienklima, d. h. Risiko- und Schutzfaktoren, die unspezifisch bei allen psychischen Erkrankungen bzw. Symptomen von Bedeutung sind.

Psychosomatische Behandlung

Der zentrale Ansatz einer psychosomatischen Begleitung/Behandlung richtet sich auf den Umstand, dass diabetische Kinder sich entgegen ihrer subjektiven Wahrnehmung einem diätetischen und therapeutischen Regime unterwerfen müssen, das sie subjektiv sehr viel mehr am Leben hindert als die eigentliche Erkrankung. Hier kommt dem Umgang der Eltern mit der Krankheit bzw. ihrer Kontrolle eine erhebliche Bedeutung zu. Aus der Sicht des Kindes als verfolgend erlebte Eltern werden das Gegenteil von dem erreichen, was sie sich eigentlich wünschen. Eine angemessene Autonomie-Entwicklung, die in manchen Bereichen akzeleriert sein muss, sollte im Mittelpunkt der Behandlung stehen. Vorwurfsvolle moralisierende Ansprachen kennen die Kinder im Zweifelsfall genug. Wenn es gelingt, die beständige Frustration und Kränkung im Kontext der diabetischen Erkrankung zu thematisieren, aufzugreifen und zu verarbeiten, sind bessere Voraussetzungen für eine möglichst wenig autoaggressive Haltung geschaffen. Vermeintliche aggressive Impulse den Eltern und den Behandlungen gegenüber lassen sich dann am besten auflösen, wenn die Kinder/Jugendlichen verstehen, wie sehr sie sich selbst schaden. Mit „Verstehen" ist in diesem Kontext allerdings kein kognitives Verständnis gemeint, sondern eine emotionale Einsicht in die eigene Abwehrhaltung der Verschiebung.

Epileptische Anfälle und Epilepsie

Ein epileptischer Anfall ist die klinische Manifestation von abnormen, ungesteuerten und exzessiven Entladungen von Neuronenverbänden im Gehirn. Ein Anfall besteht typischerweise aus plötzlich und vorübergehend auftretenden Phänomenen, die von der Bewusstseinsveränderung über sensorische und autonome Ereignisse bis zu den motorischen Phänomenen reichen.. Nach aktueller Definition der Fachgesellschaften (Fisher et al. 2005) ist die Epilepsie „eine Erkrankung des Gehirns, die durch eine überdauernde Prädisposition, epileptische Anfälle zu generieren, und durch neurobiologische, kognitive, psychische und soziale Konsequenzen der Erkrankung charakterisiert ist."
Die Klassifikation der Epilepsien und epileptischen Syndrome folgt zwei Einteilungsprinzipien:

- ätiologisch
  a idiopathisch
  b symptomatisch (läsionell)
- lokalisatorisch
  a fokal
  b (primär) generalisiert

Die Leitsymptome der epileptischen Anfälle folgen den lokalisatorischen Einteilungsprinzipien. Fokale Anfälle sind gekennzeichnet durch motorische, sensible/sensorische, vegetative und/oder kognitive/psychische Symptome. Sie sind als „einfach" zu bezeichnen, wenn das Bewusstsein erhalten ist, und werden bei Ausweitung auf die limbischen Strukturen und bei eingeschränktem Bewusstsein „komplex" genannt. Generalisierte Anfälle mit Beteiligung weiterer Strukturen gehen fast immer mit einem Bewusstseinsverlust einher und treten entweder als Absencen auf oder sind gekennzeichnet durch motorische Phänomene mit tonischen, myoklonischen, klonischen oder atonischen Mustern (Groß-Selbeck u. Boenigk 2005). Ein Fieberkrampf ist ein epileptischer Anfall, der nach dem ersten Lebensmonat in Verbindung mit Fieber auftritt, ohne einen Hinweis auf eine zerebrale Infektion oder andere anfallsauslösende Ursachen und ohne vorher bestehende Neugeborenenkrämpfe. Fieberkrämpfe treten selten vor dem dritten Lebensmonat und selten nach dem fünften Lebensjahr auf, der Altersschwerpunkt liegt im zweiten Lebensjahr.
Neben der massiven psychischen Beeinträchtigung für das betroffene Kind und seine Eltern liegt ein wichtiger Schwerpunkt der prognostischen Einschätzung im Bereich der kognitiven Entwicklung, weil Epilepsien kognitive Leistungseinbußen nach sich ziehen können. Die meisten an Epilepsie erkrankten Kinder haben zwar eine kognitive Leistungsfähigkeit im Normbereich, eine Minderheit jedoch entwickelt diskrete bis massive Lernstörungen, wobei die genaue Ätiologie der Lernstörung aufgrund der vielen konfundierenden Faktoren gerade bei den höherfrequenten, sich früh manifestierenden und meist mit höheren Medikamentendosen behandelten Patienten schwer zu erfassen ist (Noeker 2005). Nach einer Studie von Nolan et al. (2003) waren Risikofaktoren für die Entwicklung einer Lernstörung in der Reihenfolge ihrer Signifikanz:

- Alter bei Erstmanifestation
- Anfallshäufigkeit
- Erkrankungsdauer mit Anfallsaktivität
- medikamentöse Polytherapie

Beachtet werden sollte, dass die eingesetzten Antikonvulsiva nicht nur unerwünschte, sondern auch erwünschte Wirkungen auf die kognitiven und regulativen Fähigkeiten haben können (Noeker 2005). Bei an Epilepsie erkrankten Kindern und Jugendlichen besteht eine deutliche Komorbidität mit ADS und ADHS (Dunn et al. 2003).

Psychosomatische Behandlung

Auch heute noch gilt die Epilepsie in der Bevölkerung vielfach als eine besonders negativ bewertete Erkrankung der „Nerven" und ist entsprechend mit Vorurteilen belastet. Nicht selten zeigen auch Erwachsene eine große Scheu, mit epileptischen Kindern umzugehen. Diese psychosoziale „Aura" kann zu entsprechenden Stigmatisierungen bei den betroffenen Kindern führen und sollte daher rechtzeitig in die Behandlung integriert werden. Ein Einbezug der Schulklasse oder auch des Freundeskreises kann hierbei einem fortschreitenden sozialen Ausschluss entgegenwirken.
Erst mit zunehmender Einsichtsfähigkeit sind Kinder mit einer Epilepsie auch in der Lage, kognitive Beeinträchtigungen wahrzunehmen und einzuschätzen. Dies führt nicht selten zu erheblichen Einbrüchen in der Selbstwertentwicklung und muss durch eine entsprechend liebevolle Haltung der Eltern kompensiert werden. Genügt dies nicht, so muss sich auch bei dieser chronischen Erkrankung eine psychosomati-

sche Behandlung um den Umgang mit den durch die Krankheit gesetzten Grenzen für den Patienten kümmern.

Leukämien

Eine Krebserkrankung im Kindes- und Jugendalter stellt hohe psychische Anforderungen an die betroffenen Patienten und ihre Familien. In den meisten Fällen scheint die Adaptation an diese besondere Situation zufrieden stellend zu gelingen. Die in den letzten Jahrzehnten erheblich verbesserte Prognose trägt hierzu ihren Teil bei, dank moderner Therapieoptimierungsprotokolle überleben heute ca. 70 % aller Kinder und Jugendlichen ihre bösartige Erkrankung (Niemeyer 2000).

Die Symptome der Leukämien resultieren aus der durch die leukämische Proliferation bedingten Veränderung der physiologischen Hämatopoese. Dies führt zu Blässe, Infektanfälligkeit und im weiteren Verlauf thrombozytopenisch bedingten Blutungen. Aus Organinfiltrationen resultieren u. U. eine Vergrößerung von Milz, Leber und Lymphknoten. Darüber hinaus können noch weitere Organe integriert sein, wie z. B. Haut, Nieren, Gonaden und Meningen. Nach modernen Therapieprinzipien behandelte Kinder mit einer ALL (akute lymphoblastische Leukämie), der häufigsten bösartigen Erkrankung im Kindes- und Jugendalter, haben mit etwa 75 % Heilungschance eine gute Prognose. Die Prognose in der Rückfallsituation hängt ab von Zeitpunkt und Ort des Rezidivs. Je früher ein Knochenmarkrezidiv oder ein extramedulläres Rezidiv auftritt, desto ungünstiger sind die Aussichten einer erneuten Therapie sowohl für die Remissionseinleitung als auch für die Dauer einer erneuten Remission. Den ungünstigsten Verlauf zeigen Rückfälle innerhalb von zwei Jahren nach der Diagnosestellung. Die überwiegende Anzahl der betroffenen Kinder überlebt die Erkrankung und die Behandlung ohne offensichtliche Beeinträchtigung (Noll et al. 1999). Einzelne Berichte über organische Folgen und Leistungsschwäche nach ZNS-Therapie, verminderte Organparenchymleistung durch Zytostatika und Induktion von Zweittumoren (z. B. Glioblastomen) belegen nicht nur die Schwere der Erkrankung, sondern auch die der Behandlung und weisen auf die Notwendigkeit von Weiterentwicklung und weitergehender Stratifizierung der Behandlungskonzepte hin (Jürgens et al. 2004).

Das klinische Erscheinungsbild einer akuten myeloischen Leukämie (AML) ähnelt dem der ALL und wird wesentlich von der Organinfiltration bestimmt. Diagnostisch wegweisend ist eine Infiltration der Mundschleimhaut, die als Gingivahyperplasie imponiert. Heute können etwa 50 % aller Kinder mit AML geheilt werden.

Die im Kindesalter eher seltene chronische myeloische Leukämie (CML) kann nur durch eine Stammzelltransplantation in der chronischen Phase geheilt werden.

Bei den Überlebenden von pädiatrischen Krebserkrankungen insgesamt sind nach der Übersichtsarbeit von Eiser et al. (2000) keine erhöhte Ängstlichkeit, Depression oder Selbstwertzweifel festzustellen. Die Ergebnisse hierzu sind jedoch inkonsistent und generieren sich aus methodisch sehr unterschiedlichen und teilweise kaum vergleichbaren Studien (Stam et al. 2001). So wurden in der Childhood Cancer Survivor Study (Zebrack et al. 2002) als Kontrollgruppe die Geschwister der Krebs-Patienten gewählt, eine selbst überdurchschnittlich belastete Gruppe (Alderfer et al. 2003; Sahler et al. 1994). In dieser zahlenmäßig bisher größten Untersuchung (n = 5736), die an erwachsenen Überlebenden von Leukämien sowie Hodgkin- und Non-Hodgkin-Lymphomen durchgeführt wurde, zeigte sich ein erhöhtes Risiko für die ehemaligen Krebs-Patienten für depressive Symptome oder körperliche Beschwerden. Ein erheblicher Teil der Varianz wurde hierbei neben einer intensiven Chemotherapie durch die aus der Allgemeinbevölkerung bekannten Faktoren „weibliches Geschlecht“ und „niedriger sozioökonomischer Status“ aufgeklärt.

Mit Ausnahme der Hirntumor-Patienten erfolgte nach einer landesweiten retrospektiven populationsbasierten retrospektiven Kohortenstudie in Dänemark (Ross et al. 2003) keine im Vergleich zur Normalbevölkerung erhöhte Aufnahme in psychiatrische Kliniken.

Die Diagnose einer eigenen Krebserkrankung oder die des eigenen Kindes stellt hohe Anforderungen an die psychische Adaptationsfähigkeit eines Menschen und stellt ein potenziell traumatisches Ereignis dar, weshalb zahlreiche Studien zur Entwicklung Posttraumatischer Belastungsstörungen bei an Krebs erkrankten Kinder und Jugendlichen sowie ihren Eltern und Geschwistern durchgeführt worden sind. In einer Übersichtsarbeit zur Häufigkeit von posttraumatischen Stress-Symptomen nach Krebserkrankungen, in der 20 Studien ausgewertet wurden, wird die Prävalenz posttraumatischer Stress-Symptome und/oder der voll ausgeprägten Posttraumatischen Belastungsstörung bei den Überlebenden von Krebserkrankungen im Kindesalter mit 2–20 % veranschlagt (Taieb et al. 2003). Aufgrund der größten Fallzahlen wurden meistens an Leukämien und Lymphomen erkrankte Kinder und ihre Familien untersucht. Die Symptomatik zeigte sich unabhängig vom Abstand zwischen dem Untersuchungszeitpunkt und der Diagnose der Krebserkrankung und war z. T. auch deutlich später als fünf Jahre nach dem Abschluss der Behandlung nachweisbar. In mehreren Studien hat sich gezeigt, dass nicht nur von einer malignen Erkrankung betroffene Kinder in dieser Form psychisch belastet und u. U. überlastet sein können, sondern auch ihre Mütter, Väter und Geschwister (Alderfer et al. 2003; Barakat et al. 1997; Brown et al. 1993; Kazak et al. 2004; Kazak u. Barakat 1997; Landolt et al. 2003; Manne et al. 2000; Sahler et al. 1994; Stuber et al. 1996). Bei den Eltern wurden Prävalenzen posttraumatischer Stress-Symptomatik im moderaten bis schweren Bereich von 10–30 % festgestellt (Kazak et al. 2004; Taieb et al. 2003), bei Geschwistern in einer Untersuchung 32 % (Alderfer et al. 2003).

Psychosomatische Behandlung

Zentral in der psychosomatischen Beurteilung und Behandlung der Leukämien sind die Auffassung und der Umgang des betroffenen Kindes und seiner Familie mit der Diagnose und Behandlung. Die relativ gute Prognose der ALL lässt hierbei keinen Rückschluss auf den Ausprägungsgrad der subjektiv empfundenen Belastung zu. Durch die relativ gute Prognose der häufigsten Leukämieformen sind neben dem akuten Umgang des Kindes und der Familie mit der Diagnose Faktoren und Bedingungen in das Zentrum klinischer und wissenschaftlicher Aufmerksamkeit gerückt, die sich mehr mit den Langzeitfolgen beschäftigen. Dies bezieht sich sowohl auf Auswirkungen durch die Erkrankung als auch auf Langzeitfolgen und Nebenwirkungen der medikamentösen Behandlung. Für eine differenzierte Betrachtung der psychischen Folgen einer kindlichen Krebserkrankung sind folgende Bereiche von Bedeutung (Glazer u. Ivan 1996):

- psychosoziale Auswirkungen der Krebserkrankung
- individuelle psychische Faktoren der Anpassung
- familiäre Einflüsse
- Schmerzen und Stress im Rahmen der Behandlung
- kognitive Folgen der Chemotherapie

Auch wenn die aktuelle Studienlage bezüglich des Ausmaßes psychischer Folgen einer Krebserkrankung und ihrer Behandlung sehr variiert, ist es doch unzweifelhaft, dass es überdauernde psychische Effekte gibt. Dabei gibt es Hinweise darauf, dass Abwehrmechanismen wie Verdrängung und Verleugnung eher günstig für den weiteren Verlauf sind (Phipps et al. 1995). Alter und Entwicklungsstand eines Kindes haben ebenfalls eine große Bedeutung für die Einschätzung von Coping-Strategien. Kinder unter sechs Jahren sind offensichtlich weniger anfällig für die Entwicklung einer Posttraumatischen Belastungsstörung, zeigen dafür aber eher neuropsychologische Konsequenzen. Adoleszente zeigen dagegen mehr Anpassungsstörungen (Hill u. Stuber 1998). Jüngere Kinder entwickeln im Kontext einer malignen Erkrankung eher soziale Ängstlichkeit und Schüchternheit, während Adoleszente mehr Verhaltensweisen entwickeln, die zu sozialer Isolation führen. Dieser Zustand darf nicht verwechselt werden mit einer Depression. Aus diesen Forschungsergebnissen leitet sich die zentrale Forderung ab, insbesondere Adoleszente frühzeitig und effektiv sozial zu unterstützen und zu integrieren (Varni u. Katz 1997). Hier kommt einer raschen und erfolgreichen Integration in die Schule eine große Bedeutung zu.

Nicht unterschätzt werden dürfen das Ausmaß und die Bedeutung der elterlichen Reaktionen auf die Diagnose ihres Kindes. Bis zu 30 % der Eltern entwickeln in der ersten Phase depressive Symptome, und 25 % der Eltern berichten von Eheproblemen und Differenzen in Bezug auf Ängstlichkeit und Coping-Stil (Dahlquist et al. 1993). Die mitunter differenten Coping-Stile der Eltern sollten durchaus bei der psychosomatischen Betreuung unterstützt werden, wenn sie einander ergänzen, für den Umgang der Familie mit der Erkrankung sinnvoll scheinen und nicht zu einer Belastung für das betroffene Kind werden (Goldbeck 2001).

In einer kontrollierten Längsschnittuntersuchung an 41 Eltern von an Leukämie und Hodgkin-Lymphom erkrankten Kindern wurden während der Phase der Diagnosestellung bei 50 % der Eltern akute emotionale Belastungen in Form von erheblicher Trennungsängstlichkeit, Zwangshandlungen und Schlafstörungen mit der Symptom Distress Checklist (SCL-90) beschrieben. Ängstlichkeit, Depression und Schlafstörungen waren bei 78 % der Eltern zu den Untersuchungszeitpunkten 8 und 20 Monate nach Diagnosestellung in zumindest moderater klinisch relevanter Ausprägung nachweisbar (Magni et al. 1986).

Die Eröffnung einer Krebsdiagnose mobilisiert bei allen Eltern unabhängig von der Prognose extreme Verlustängste. In dieser peritraumatischen Situation kann nicht davon ausgegangen werden, dass die Eltern auf ein Hilfsangebot dankbar eingehen. Im Gegenteil muss man sich im Rahmen einer psychosomatischen Versorgung darauf einstellen, zurückgewiesen zu werden und zu erleben, dass die Eltern sich z. B. im Sinne einer „Wagenburg-Reaktion" komplett von der Umwelt abschotten. In der Regel wird man diese Zustände von Familien aufmerksam respektieren und lediglich im Extremfall im Rahmen einer Notfallversorgung pharmakologisch intervenieren. Nicht unterschätzt werden dürfen in diesem Kontext die Folgen von Appetit- und Schlaflosigkeit, die u. U. dazu beitragen, die traumatische Situation für die Eltern und die Familie zu verstärken. Etwa 50 % der Eltern entwickeln in der Phase der Diagnosestellung Symptome von Trennungsangst, Schlafstörungen sowie Zwanghaftigkeit (Magni et al. 1986). Der Respekt vor der Zurückweisung des Hilfsangebots durch die Eltern darf allerdings auch nicht dazu führen, dass nicht beständig immer wieder auf die Eltern zugegangen wird. Die Etablierung eines niedrigschwelligen psychosomatisch-psychotherapeutischen Angebots darf nicht bedeuten, dass es ausschließlich in der Verantwortung der Eltern liegt, ob sie dies aufgreifen. Immerhin konnte in einer Studie von Kindern mit ALL gezeigt werden, lassen 34 % der Mütter Symptome entwickelten, die eine

Diagnose gemäß DSM-III-R nach sich zogen (Brown et al. 1993). Dabei ist auch die Rückwirkung der elterlichen psychischen Reaktionen von Bedeutung: Kinder betroffener Eltern zeigen mehr Angstsymptome als andere (Glazer u. Ivan 1996).

Ein schwieriger Bereich der psychosomatischen Behandlung der Eltern ist der Umgang mit den „objektiven" medizinischen Daten. So wichtig es einerseits ist, die subjektive Befindlichkeit und die subjektive Wahrnehmung der Eltern in den Mittelpunkt der Behandlung zu stellen, so sehr ist es andererseits auch von großer Bedeutung, den somatischen Verlauf der Krebserkrankung zu berücksichtigen und in die Behandlung zu integrieren. So macht es beispielsweise keinen Sinn, die verleugnende Hoffnung von Eltern, die trotz extrem schlechter Prognose an ein Überleben ihres Kindes glauben, unkritisch mitzutragen. In solchen Konstellationen ist es sinnvoll, immer wieder gemeinsame Besprechungen mit den pädiatrischen Onkologen durchzuführen. Besteht auch aus rein somatischer Sicht eine Unsicherheit bezüglich der Prognose, ist es ratsam, auch hierüber immer wieder Transparenz zu schaffen. Es darf nicht unterschätzt werden, wie schnell sich paranoide Phantasien etablieren, wenn Eltern nicht ausreichend in den diagnostischen und therapeutischen Prozess der somatischen Behandlung einbezogen sind. Eine rechtzeitige und fundierte sozialarbeiterische Beratung der Eltern kann dafür sorgen, dass die Eltern ausreichend über ihre Rechte und Möglichkeiten informiert sind, um sich adäquat Hilfe zu holen. Es sollte nicht unterschätzt werden, welche Sicherheit ein solcher Rahmen schaffen kann.

Von Beginn der Behandlung an müssen Geschwisterkinder in die psychosomatische Behandlung integriert werden. Im Rahmen der Diagnostik muss insbesondere rechtzeitig ein eigenständiger psychotherapeutischer Behandlungsbedarf bei den Geschwisterkindern identifiziert werden. Sehr entlastend für beide Seiten können Geschwistergespräche sein, in denen neben der Aufklärung über Behandlungsprozeduren, Nebenwirkungen usw. die gegenseitige subjektive Befindlichkeit sowie die Sorgen übereinander thematisiert werden können. Eltern mit einem „dysfunktional" reagierenden Geschwisterkind haben ein deutlich erhöhtes Risiko, selbst mit behandlungsbedürftigen psychischen Symptomen zu reagieren (Sahler et al. 1997).

Für das betroffene Kind selber sind Abwehrmechanismen wie Verleugnung und Verdrängung keineswegs so dysfunktional, wie sie normalerweise eingeschätzt werden müssen (Hill u. Stuber 1998; Phipps et al. 1995). Von großer Bedeutung sind die entwicklungsabhängig unterschiedlichen Konsequenzen der Krebserkrankung: So sind Vorschüler maßgeblich und einschneidend in ihrer Auseinandersetzung mit narzisstischer Omnipotenz betroffen, Schulkinder mehr im Rahmen ihrer körperlichen Entwicklung und Jugendliche am ehesten im Rahmen ihrer Suche nach Identität. In der letzten Gruppe darf nicht unterschätzt werden, welche Auswirkungen die Krebserkrankung und die chemotherapeutische Behandlung auf die sexuelle Entwicklung hatten. Dies bezieht sich nicht nur auf die psychosexuelle Entwicklung, sondern auch auf die somatisch-sexuelle, sodass bei männlichen Patienten vor Beginn der Chemotherapie u. U. über die Inanspruchnahme einer Samenbank nachgedacht werden muss.

Einen besonderen Raum kann im Rahmen der Behandlung die mangelnde oder nachlassende Compliance der Patienten einnehmen. Dadurch dass die chemotherapeutische Behandlung z. T. schwer erträgliche Nebenwirkungen zeigt, wird man immer wieder nur mit Strategien des Durchhaltens im Zusammenwirken mit Entspannungstechniken oder Hypnotherapie versuchen können, eine ausreichende Mitarbeit im Rahmen der Behandlung zu erreichen.

Ein weiterer zentraler Bereich im Rahmen der Behandlung sind die soziale Unterstützung bzw. Integration sowie eine rechtzeitige und suffiziente Integration in die Schule. Dabei hat sich gezeigt, dass jene Kinder die beste Prognose sowohl für ihre psychosoziale Entwicklung als auch für die schulische Re-Integration hatten, die einen regelmäßigen und guten Kontakt zu ihrer Schule halten konnten.

Aber Jahre nach Abschluss der chemotherapeutischen Behandlung sind psychische Beeinträchtigungen festzustellen. In einer deutschen Multicenter-Querschnittsuntersuchung von 103 ehemaligen ALL-Patienten mit der CBCL (Döpfner et al. 1994), durchschnittlich sieben Jahre nach Abschluss der Chemotherapie, stellten Winkler von Mohrenfels et al. (2002) bei 20–30 % der ehemaligen Patienten Beeinträchtigungen in den Bereichen „Aufmerksamkeitsstörung", „sozialer Rückzug", „Angst/Depressivität" und „aggressives Verhalten" fest.

Im Rahmen der eigentlichen psychotherapeutischen Behandlung des krebserkrankten Kindes haben sich nonverbale Therapieformen wie Musik- oder Kunsttherapie sowie suggestive Verfahren besonders bewährt. Im Übrigen gelten die Vorgaben der psychotraumatologischen Arbeit bzw. die etablierten Strategien im Umgang mit Tod und Sterben.

Crohn-Krankheit und Colitis ulcerosa

Die beiden genannten Erkrankungen gehören zu den chronisch-entzündlichen Darmerkrankungen. Bei der Crohn-Krankheit handelt es sich um eine chronische transmurale Entzündung, die sich im gesamten Gastrointestinaltrakt vom Mundbereich bis zum Anus manifestieren kann. Am häufigsten, nämlich in 70–80 % der Fälle, ist der Dünndarm und dabei insbesondere das terminale Ileum betroffen. Charakteristisch ist ein diskontinuierlicher Befall von Darmabschnitten, die weit voneinander entfernt liegen können.

Die Colitis ulcerosa dagegen ist eine chronische Entzündung der Darmschleimhaut, die sich auf das Kolon und das Rektum beschränkt und chirurgisch durch eine Kolektomie heilbar ist. Eine Differenzierung zwischen Crohn-Krankheit und Colitis ulcerosa gelingt durch klinische (d.h. symptombezogene), radiologische, endoskopische und histologische Kriterien. In den 10% der Fälle, in denen eine Klassifizierung nicht gelingt, spricht man von einer nichtklassifizierbaren Kolitis.

Die Ausdehnung der Darmbeteiligung sowie die Aktivität der Entzündung werden heute durch eine endoskopische Untersuchung von Kolon, terminalem Ileum und oberem Gastrointestinaltrakt mit Entnahme von Stufenbiopsien erfasst. Nach einer Leberbeteiligung sowie anderen extraintestinalen Mitbeteiligungen muss gezielt gesucht werden. Die Ätiologie der chronisch entzündlichen Darmerkrankungen ist letztlich unbekannt, unbestritten spielen sowohl genetische Einflüsse – insbesondere bei der Crohn-Krankheit – und Umwelteinflüsse eine Rolle. Offensichtlich sind für die Erstmanifestation eher eine genetische Vulnerabilität und für den Krankheitsverlauf zusätzlich Umwelteinflüsse und psychosoziale Faktoren maßgebend (Mawdsley u. Rampton 2005). Tiermodelle von Darmentzündungen deuten eindeutig auf eine sekundär erhöhte Darmepithel-Permeabilität als entzündungsverstärkenden Faktor nach Stressbelastung hin (Qiu et al. 1999; Santos et al. 1999; Saunders et al. 2002).

Insgesamt stellen die chronisch-entzündlichen Darmerkrankungen mit ihrem Zusammenspiel immunologischer, endokrinologischer psychischer und Verhaltensfaktoren ein gutes Beispiel für das biopsychosoziale Krankheitsmodell dar (Levenstein 2002).

In der zum damaligen Zeitpunkt umfassenden Übersichtsarbeit von North et al. (1990) wurde der Beitrag psychiatrischer Faktoren zur Colitis ulcerosa als sehr gering eingeschätzt und berechtigte Kritik an methodologischen Unzulänglichkeiten eines Großteils der Studien geübt. Bei einer ähnlichen Übersichtsarbeit fanden sich dagegen Hinweise auf einen statistischen Zusammenhang zwischen psychiatrischen Erkrankungen und Crohn-Krankheit (North u. Alpers 1994). In den letzten Jahren führten methodisch bessere Studien am Menschen und Tiermodelle zu klareren, wenn auch immer noch inkonsistenten Hinweisen auf einen Zusammenhang zwischen Stress bzw. psychiatrischer Erkrankung und der Entstehung oder Exazerbation chronisch-entzündlicher Darmerkrankungen (Maunder 2005; Mawdsley u. Rampton 2005).

Für Kinder und Jugendliche sind neben dem Leiden unter akuten Krankheitssymptomen wie Diarrhö und Schmerzen und den häufig dadurch bedingten Einschränkungen in Schule und Freizeit auch das verringerte Längenwachstum und die verzögert einsetzende Pubertätsentwicklung psychisch mitunter stark belastend (Kim u. Ferry 2004; Mackner et al. 2006).

Es ist anzunehmen, dass sich ein Großteil der psychischen Auffälligkeiten und Störungen bei CED-Patienten (CED = chronisch entzündliche Darmerkrankungen) sekundär aufgrund der belastenden Symptomatik und der damit verbundenen Einschränkungen entwickelt (Addolorato et al. 1996; Kurina et al. 2001). Studienergebnisse zur Beziehung zwischen aktueller Krankheitsaktivität und psychischer Belastung erbrachten uneinheitliche Ergebnisse (Mackner et al. 2006). In kanadischen repräsentativen epidemiologischen Untersuchungen zur Prävalenz depressiver Störungen fand sich bei den Teilnehmern, die angaben, eine Kolitis oder eine Crohn-Krankheit zu haben, dreimal so häufig wie in der Normalbevölkerung eine Depression (Fuller-Thomson u. Sulman 2006).

Aufgrund der erhöhten Inzidenz (Burke et al. 1989; De Boer et al. 2005; Mackner u. Crandall 2005; Szigethy et al. 2004) depressiver und ängstlicher Störungen sollten Jugendliche mit CED diesbezüglich untersucht werden, um diese Subgruppe zu identifizieren und spezifischer Therapie zukommen zu lassen (Porcelli et al. 1996; Szigethy et al. 2004). Sie haben besonders starke Einbußen in der gesundheitsbezogenen Lebensqualität (Loonen et al. 2002).

Psychosomatische Behandlung

Im Zentrum der psychosomatisch-psychotherapeutischen Behandlung werden immer zwei zentrale Bereiche stehen:

- die intrapsychische Auseinandersetzung mit der Erkrankung und allen sich daraus ergebenden Konsequenzen für das tägliche Leben und die Zukunft des Kindes bzw. Jugendlichen
- die Förderung von adäquaten Coping-Stilen, insbesondere die Reduktion von Stress und das Erlernen von Entspannungsverfahren

In Studien bei Erwachsenen fand sich bei unselektierten Stichproben jedoch kein signifikanter Benefit durch psychotherapeutische Kurzbehandlungen oder Entspannungsverfahren (Keller et al. 2004; Maunder 2005). Jugendliche depressive Patienten mit chronisch-entzündlichen Darmerkrankungen profitieren einer Studie nach von einem spezifischen Behandlungsprogramm (Szigethy et al. 2006).

Darüber hinaus wird man sich in Abhängigkeit von der medikamentösen Behandlung mit den psychischen Konsequenzen beschäftigen müssen, die z.B. aus einer Kortison-Therapie herrühren (etwa Übergewicht, Striae oder Depressionen). Im Rahmen von Familienberatung bzw. -therapie müssen familiäre Coping-Stile analysiert und u.U. angepasst werden sowie mit den Eltern eine entsprechende

Trauerarbeit über die kindliche Erkrankung geleistet werden.

5.21.6 Diagnose und Differenzialdiagnostik

Die Diagnostik der jeweiligen psychischen Störung wird sich an der einzelnen Psychopathologie orientieren und sich insofern nicht von der Diagnostik und den entsprechenden Standards der Kinder- und Jugendpsychiatrie unterscheiden (s. die jeweiligen Kapitel). Eine besondere differenzialdiagnostische Herausforderung ist die manchmal notwendige Differenzierung zwischen dem Einfluss der somatischen Grunderkrankung und dem ihrer Behandlung auf die Psychopathologie und weiteren Auslösern, Stressoren und Traumata. Dies ist insofern von Bedeutung, als zusätzliche Stressoren u. U. eine andere psychotherapeutische, z. B. eher aufarbeitende Intervention erfordern als eine primär stressreduzierende und ressourcenorientierte Adaptationstherapie mit Fokus auf die somatische Grunderkrankung.

Innerhalb der Differenzialdiagnostik psychischer Auffälligkeiten im Kontext chronischer somatischer Erkrankung darf die Möglichkeit pharmakogener psychischer Auffälligkeiten keinesfalls vernachlässigt werden. Insbesondere die in der Behandlung chronischer Erkrankungen häufig eingesetzten systemischen Glukokortikoide können in seltenen Fällen zu unterschiedlichen psychischen Auffälligkeiten führen. Viele andere Medikamente können als seltene unerwünschte Arzneimittelwirkung ebenfalls psychiatrische Symptome hervorrufen, sodass eine sorgfältige Durchsicht der Medikation in jedem Fall geboten ist.

Eine besondere Bedeutung erfährt die Familiendiagnostik. Hier ist ganz besonders zu berücksichtigen, dass die chronische Erkrankung des Kindes u. U. erhebliche Auswirkungen auf die elterliche Psyche und das gesamte Familiensystem haben kann. Eltern, die ohne somatische Erkrankung ihres Kindes als überprotektiv gelten würden, sind im Kontext der Erkrankung und der beständigen Bedrohung vielleicht als angemessen besorgt bzw. selbst traumatisiert zu bezeichnen. Voreilige Rückschlüsse, dass die überfürsorgliche Haltung der Eltern verantwortlich zu machen sei für ein maladaptives Coping des Kindes verbieten sich so lange, bis verstanden ist, wie die elterliche Haltung vor der Manifestation der kindlichen Erkrankung war, und dürfen erst dann als pathologisch eingestuft werden, wenn das Ausmaß der elterlichen Sorge, dass angemessen ist, „abgezogen" ist.

Ein weiterer wichtiger Bereich der Diagnostik ist die Lebensqualität. In vielen Untersuchungen konnte gezeigt werden, dass rehabilitative Maßnahmen umso mehr Erfolg zeigen, je intensiver auf die Lebensqualität geachtet wird (Bullinger u. Ravens-Sieberer 2006). Unter Umständen muss in diesem Zusammenhang auch eine entsprechende differenzierte sozialpädagogische Diagnostik erfolgen.

5.21.7 Forschungsanliegen und Ausblick

Zum besseren Verständnis des Zusammenhangs zwischen chronischer Erkrankung und psychischer Belastung oder Störung sind weitere, methodisch hochwertige Studien zum tieferen Verständnis der Wirkmechanismen, zur Identifikation von Risiko- und Schutzfaktoren und zu den langfristigen Auswirkungen therapeutischer Interventionen notwendig.

Mögliche Ansatzpunkte in der Erforschung des Zusammenhangs zwischen körperlichen Erkrankungen und psychischen Störungen sind u. a. genetisch vermittelte Unterschiede in der Stressbewältigungsfähigkeit und der Gen-Umwelt-Interaktion. Erfolgversprechend scheinen hier etwa Studien zum Polymorphismus der Promotor-Region des Serotonin-Transporter-Gens (5-HTTLPR; s. Bennett et al. 2002; Caspi u. Moffitt 2006; Hariri et al. 2002).

Die endokrinologischen, möglicherweise zytokinvermittelten Zusammenhänge zwischen chronischen Entzündungsreaktionen und psychopathologischen Symptomen wie Anhedonie, Appetitmangel und Erschöpfung (Mackner et al. 2006) bieten ebenfalls interessante Ansatzpunkte.

Literatur

Addolorato G, Stefanini GF, Capristo E, Caputo F, Gasbarrini A, Gasbarrini G (1996). Anxiety and depression in adult untreated celiac subjects and in patients affected by inflammatory bowel disease: a personality „trait" or a reactive illness? Hepatogastroenterology; 43(12): 1513–7.

Alati R, O'Callaghan M, Najman JM, Williams GM, Bor W, Lawlor DA (2005). Asthma and internalizing behavior problems in adolescence: a longitudinal study. Psychosom Med; 67(3): 462–70.

Alderfer MA, Labay LE, Kazak AE (2003). Brief report: Does posttraumatic stress apply to siblings of childhood cancer survivors? J Pediatr Psychol; 28(4): 281–6.

Anderson RJ, Freedland KE, Clouse RE, Lustman PJ (2001). The prevalence of comorbid depression in adults with diabetes: a meta-analysis. Diabetes Care; 24(6): 1069–78.

Anderson RJ, Grigsby AB, Freedland KE, de Groot M, McGill JB, Clouse RE et al. (2002). Anxiety and poor glycemic control: a meta-analytic review of the literature. Int J Psychiatry Med; 32(3): 235–47.

Barakat LP, Kazak AE, Meadows AT, Casey R, Meeske K, Stuber ML (1997). Families surviving childhood cancer: a comparison of posttraumatic stress symptoms with families of healthy children. J Pediatr Psychol; 22(6): 843–59.

Barlow JH, Ellard DR (2006). The psychosocial well-being of children with chronic disease, their parents and siblings: an overview of the research evidence base. Child Care Health Dev; 32(1): 19–31.

Bauman LJ, Silver EJ, Stein RE (2006). Cumulative social disadvantage and child health. Pediatrics; 117(4): 1321–8.

Bennett AJ, Lesch KP, Heils A, Long JC, Lorenz JG, Shoaf SE et al. (2002). Early experience and serotonin transporter gene variation interact to influence primate CNS function. Mol Psychiatry; 7(1): 118–22.

Bennett DS (1994). Depression among children with chronic medical problems: a meta-analysis. J Pediatr Psychol; 19(2): 149–69.

Best M, Streisand R, Catania L, Kazak AE (2001). Parental distress during pediatric leukemia and posttraumatic stress symptoms (PTSS) after treatment ends. J Pediatr Psychol; 26(5): 299–307.

Blanz B (1994). Die psychischen Folgen chronischer Krankheiten im Kindes- und Jugendalter. In: Petermann F (Hrsg). Chronische Krankheiten bei Kindern und Jugendlichen. München: Quintessenz; 11–28.

Bleil ME, Ramesh S, Miller BD, Wood BL (2000). The influence of parent-child relatedness on depressive symptoms in children with asthma: Tests of moderator and mediator models. J Pediatr Psychol; 25(7): 481–91.

Bräutigam B, Wagner V, Schnitker A (2003). Autonomie und (Insulin-)Abhängigkeit – Erschwerte Bewältigung von Entwicklungsaufgaben in der Adoleszenz bei einem Jugendlichen mit Diabetes mellitus und Zöliakie. Monatsschr Kinderheilk; 151: 405–8.

Brown RT, Kaslow NJ, Madan-Swain A (1993). Parental psychopathology and childrens adjustment to leukaemia. J Am Acad Child Adolesc Psychiatry; 32: 554–61.

Brown RT, Kaslow NJ, Madan-Swain A, Doepke KJ, Sexson SB, Hill LJ (1993). Parental psychopathology and children's adjustment to leukemia. J Am Acad Child Adolesc Psychiatry; 32(3): 554–61.

Brucks U (2004). Der blinde Fleck der medizinischen Versorgung in Deutschland – Migration und psychische Erkrankung. Psychoneuro; 30(4): 228–31.

Bullinger M, Ravens-Sieberer U (2006). Lebensqualität und chronische Krankheit: die Perspektive von Kindern und Jugendlichen in der Rehabilitation. Prax Kinderpsychol Kinderpsychiatrie; 55(1): 23–35.

Burke P, Meyer V, Kocoshis S, Orenstein DM, Chandra R, Nord DJ et al. (1989). Depression and anxiety in pediatric inflammatory bowel disease and cystic fibrosis. J Am Acad Child Adolesc Psychiatry; 28(6): 948–51.

Buske-Kirschbaum A, Jobst S, Hellhammer DH (1998). Altered reactivity of the hypothalamus-pituitary-adrenal axis in patients with atopic dermatitis: pathologic factor or symptom? Ann NY Acad Sci; 840: 747–54.

Buske-Kirschbaum A, Geiben A, Hellhammer D (2001). Psychobiological aspects of atopic dermatitis: an overview. Psychother Psychosom; 70(1): 6–16.

Buske-Kirschbaum A, Auer K v, Krieger S, Weis S, Rauh W, Hellhammer D (2003). Blunted cortisol responses to psychosocial stress in asthmatic children: a general feature of atopic disease? Psychosom Med; 65(5): 806–10.

Cadman D, Boyle M, Szatmari P, Offord DR (1987). Chronic illness, disability, and mental and social well-being: findings of the Ontario Child Health Study. Pediatrics; 79(5): 805–13.

Calam R, Gregg L, Simpson B, Morris J, Woodcock A, Custovic A (2003). Childhood asthma, behavior problems, and family functioning. J Allergy Clin Immunol; 112(3): 499–504.

Calam R, Gregg L, Simpson A, Simpson B, Woodcock A, Custovic A (2005). Behavior problems antecede the development of wheeze in childhood: a birth cohort study. Am J Respir Crit Care Med; 171(4): 323–7.

Cameron FJ, Northam EA (2005). Childhood precursors of adolescent outcomes in type 1 diabetes mellitus. J Pediatr Endocrinol Metab; 18(3): 223–34.

Caspi A, Moffitt TE (2006). Gene-environment interactions in psychiatry: joining forces with neuroscience. Nat Rev Neurosci; 7(7): 583–90.

Chen E, Hanson MD, Paterson LQ, Griffin MJ, Walker HA, Miller GE (2006). Socioeconomic status and inflammatory processes in childhood asthma: the role of psychological stress. J Allergy Clin Immunol; 117(5): 1014–20.

Cookson JB (1987). Prevalence rates of asthma in developing countries and their comparison with those in Europe and North America. Chest; 91, Suppl: 97S–103S.

Cosgrove M (2004). Do stressful life events cause type 1 diabetes? Occup Med; 54(4): 250–4.

Cox DJ, Irvine A, Gonder-Frederick L, Nowacek G, Butterfield J (1987). Fear of hypoglycemia: quantification, validation, and utilization. Diabetes Care; 10(5): 617–21.

Crone CC, Gabriel GM (2004). Treatment of anxiety and depression in transplant patients: pharmacokinetic considerations. Clin Pharmacokinet; 43(6): 361–94.

Dahlquist LM, Czyzewski DI, Copeland KG (1993). Parents of children with newly diagnosed cancer: Anxiety, coping, and marital distress. J Pediatr Psychol; 18: 365–76.

Daltroy LH, Larson MG, Eaton HM, Partridge AJ, Pless IB, Rogers MP et al. (1992). Psychosocial adjustment in juvenile arthritis. J Pediatr Psychol; 17(3): 277–89.

Daneman D, Olmsted MP, Rydall AC, Maharaj SI, Rodin G (1998). Eating disorders in young women with type 1 diabetes. Hormone Res; 50: 79–86.

Date Y, Seki N, Kamizono S, Higuchi T, Hirata T, Miyata K et al. (1999). Identification of a genetic risk factor for systemic juvenile rheumatoid arthritis in the 5'-flanking region of the TNFalpha gene and HLA genes. Arthritis Rheum; 42(12): 2577–82.

David J, Cooper C, Hickey L, Lloyd J, Dore C, McCullough C et al. (1994). The functional and psychological outcomes of juvenile chronic arthritis in young adulthood. Br J Rheumatol; 33(9): 876–81.

De Boer M, Grootenhuis M, Derkx B, Last B (2005). Health-related quality of life and psychosocial functioning of adolescents with inflammatory bowel disease. Inflamm Bowel Dis; 11(4): 400–6.

de Groot M, Anderson R, Freedland KE, Clouse RE, Lustman PJ (2001). Association of depression and diabetes complications: a meta-analysis. Psychosom Med; 63(4): 619–30.

Delamater AM, Jacobson AM, Anderson B, Cox D, Fisher L, Lustman P et al. (2001). Psychosocial therapies in diabetes: report of the Psychosocial Therapies Working Group. Diabetes Care; 24(7): 1286–92.

Döpfner M, Melchers P, Fegert J, Lehmkuhl G, Lehmkuhl U, Schmeck K et al. (1994). Deutschsprachige Konsensus-Versionen der Child Behavior Checklist (CBCL 4-18), der Teacher Report Form (TRF) und der Youth Self Report Form (YSR). Kindheit und Entwicklung; 3: 54–9.

Dunn DW, Austin JK, Harezlak J, Ambrosius WT (2003). ADHD and epilepsy in childhood. Dev Med Child Neurol; 45(1): 50–4.

Ehlers A, Stangier U, Gieler U (1995). Treatment of atopic dermatitis: a comparison of psychological and dermatological approaches to relapse prevention. J Consult Clin Psychol; 63(4): 624–35.

Eiser C, Hill JJ, Vance YH (2000). Examining the psychological consequences of surviving childhood cancer: Systematic review as a research method in pediatric psychology. J Pediatr Psychol; 25(6): 449–60.

Fisher RS, van Emde Boas W, Blume W, Elger C, Genton P, Lee P et al. (2005). Epileptic seizures and epilepsy: definitions proposed by the International League Against Epilepsy (ILAE) and the International Bureau for Epilepsy (IBE). Epilepsia; 46(4): 470–2.

Freyer DR (2004). Care of the dying adolescent: special considerations. Pediatrics; 113(2): 381–8.

Fuller-Thomson E, Sulman J (2006). Depression and inflammatory bowel disease: findings from two nationally representative Canadian surveys. Inflamm Bowel Dis; 12(8): 697–707.

Glazer JP, Ivan TM (1996). Psychiatric aspects of cancer in childhood and adolescence. In: Lewis M (ed). Child and Adolescent Psychiatry. A comprehensive textbook. Philadelphia: Lippincott, Williams & Wilkins; 956–67.

Gold AE, Deary IJ, Frier BM (1997). Hypoglycaemia and non-cognitive aspects of psychological function in insulin-dependent (type 1) diabetes mellitus (IDDM). Diabet Med; 14(2): 111–8.

Goldbeck L (2001). Parental coping with the diagnosis of childhood cancer: gender effects, dissimilarity within couples, and quality of life. Psychooncology; 10(4): 325–35.

Gortmaker SL, Walker DK, Weitzman M, Sobol AM (1990). Chronic conditions, socioeconomic risks, and behavioral problems in children and adolescents. Pediatrics; 85(3): 267–76.

Grey M, Whittemore R, Tamborlane W (2002). Depression in type 1 diabetes in children: natural history and correlates. J Psychosom Res; 53(4): 907–11.

Griffin MJ, Chen E (2006). Perceived control and immune and pulmonary outcomes in children with asthma. Psychosom Med; 68(3): 493–9.

Grigsby AB, Anderson RJ, Freedland KE, Clouse RE, Lustman PJ (2002). Prevalence of anxiety in adults with diabetes: a systematic review. J Psychosom Res; 53(6): 1053–60.

Groß-Selbeck G, Boenigk HE (2005). Diagnostische und therapeutische Prinzipien bei Epilepsien im Kindesalter. In: Deutsche Gesellschaft für Kinder- und Jugendmedizin (Hrsg). Leitlinien Kinder- und Jugendmedizin. München, Jena: Urban u. Fischer; Leitlinie Q4.

Gupta MA, Gupta AK (2003). Psychiatric and psychological co-morbidity in patients with dermatologic disorders: epidemiology and management. Am J Clin Dermatol; 4(12): 833–42.

Gustafsson PA, Kjellman NI, Bjorksten B (2002). Family interaction and a supportive social network as salutogenic factors in childhood atopic illness. Pediatr Allergy Immunol; 13(1): 51–7.

Halterman JS, Conn KM, Forbes-Jones E, Fagnano M, Hightower AD, Szilagyi PG (2006). Behavior problems among inner-city children with asthma: findings from a community-based sample. Pediatrics; 117(2): 192–9.

Hariri AR, Mattay VS, Tessitore A, Kolachana B, Fera F, Goldman D et al. (2002). Serotonin transporter genetic variation and the response of the human amygdala. Science; 297(5580): 400–3.

Halpern SR, Sellars WA, Johnson RB, Anderson DW, Saperstein S, Reisch JS (1973). Development of childhood allergy in infants fed breast, soy, or cow milk. J Allergy Clin Immunol; 51(3): 139–51.

Hashizume H, Horibe T, Ohshima A, Ito T, Yagi H, Takigawa M (2005). Anxiety accelerates T-helper 2-tilted immune responses in patients with atopic dermatitis. Br J Dermatol; 152(6): 1161–4.

Heinze E, Holl R (2004). Diabetes mellitus. In: Reinhardt D (Hrsg). Therapie der Krankheiten im Kindes- und Jugendalter. 7. Aufl. Berlin, Heidelberg: Springer; 143–57.

Hill JM, Stuber ML (1998). Long-term adaptation, psychiatric sequelae, and PTSD. In: Holland J (ed). Psycho-Oncology. New York: Oxford University Press; 923–9.

Hoey H, Aanstoot HJ, Chiarelli F, Daneman D, Danne T, Dorchy H et al. (2001). Good metabolic control is associated with better quality of life in 2,101 adolescents with type 1 diabetes. Diabetes Care; 24(11): 1923–8.

Höger P (2004). Ekzeme. In: Reinhardt D (Hrsg). Therapie der Krankheiten im Kindes- und Jugendalter. 7. Aufl. Berlin, Heidelberg: Springer; 1399–406.

Holthausen H (2004). Epileptische Anfälle. In: Reinhardt D (Hrsg). Therapie der Krankheiten im Kindes- und Jugendalter. 7. Aufl. Berlin, Heidelberg: Springer; 1651–75.

Horneff G, Wahn, V (2004). Juvenile idiopathische Arthritis. In: Reinhardt D (Hrsg). Therapie der Krankheiten im Kindes- und Jugendalter. 7. Aufl. Berlin, Heidelberg: Springer; 457–68.

Huygen AC, Kuis W, Sinnema G (2000). Psychological, behavioural, and social adjustment in children and adolescents with juvenile chronic arthritis. Ann Rheum Dis; 59(4): 276–82.

Jones JM, Lawson ML, Daneman D, Olmsted MP, Rodin G (2000). Eating disorders in adolescent females with and without type 1 diabetes: cross sectional study. Br Med J; 320(7249): 1563–6.

Jürgens H, Burdach S, Göbel U (2004). Leukämien. In: Reinhardt D (Hrsg). Therapie der Krankheiten im Kindes- und Jugendalter. 7. Aufl. Berlin, Heidelberg: Springer; 588–99.

Katon WJ (2003). Clinical and health services relationships between major depression, depressive symptoms, and general medical illness. Biol Psychiatry; 54(3): 216–26.

Kaugars AS, Klinnert MD, Bender BG (2004). Family influences on pediatric asthma. J Pediatr Psychol; 29(7): 475–91.

Kazak AE, Barakat LP (1997). Brief report: parenting stress and quality of life during treatment for childhood leukemia predicts child and parent adjustment after treatment ends. J Pediatr Psychol; 22(5): 749–58.

Kazak AE, Stuber ML, Barakat LP, Meeske K, Guthrie D, Meadows AT (1998). Predicting posttraumatic stress symptoms in mothers and fathers of survivors of childhood cancers. J Am Acad Child Adolesc Psychiatry; 37(8): 823–31.

Kazak AE, Alderfer M, Rourke MT, Simms S, Streisand R, Grossman JR (2004). Posttraumatic stress disorder (PTSD) and posttraumatic stress symptoms (PTSS) in families of adolescent childhood cancer survivors. J Pediatr Psychol; 29(3): 211–9.

Keller W, Pritsch M, Wietersheim J v, Scheib P, Osborn W, Balck F et al. (2004). Effect of psychotherapy and relaxation on the psychosocial and somatic course of Crohn's disease: main results of the German Prospective Multicenter Psychotherapy Treatment study on Crohn's Disease. J Psychosom Res; 56(6): 687–96.

Kim SC, Ferry GD (2004). Inflammatory bowel diseases in pediatric and adolescent patients: clinical, therapeutic, and psychosocial considerations. Gastroenterology; 126(6): 1550–60.

Koocher G, O'Malley J (1981). The Damocles Syndrome. New York: McGraw-Hill.

Kovacs M, Goldston D, Obrosky DS, Bonar LK (1997). Psychiatric disorders in youths with IDDM: rates and risk factors. Diabetes Care; 20(1): 36–44.

Krishnakumar S, Holmes EP, Moore RM, Kappel L, Venugopal CS (2002). Non-adrenergic non-cholinergic excitatory innervation in the airways: role of neurokinin-2 receptors. Auton Autacoid Pharmacol; 22(4): 215–24.

Kübler-Ross E (1972). On death and dying. JAMA; 221: 174–9.

Kurina LM, Goldacre MJ, Yeates D, Gill LE (2001). Depression and anxiety in people with inflammatory bowel disease. J Epidemiol Community Health; 55(10): 716–20.

Landolt MA, Ribi K, Laimbacher J, Vollrath M, Gnehm HE, Sennhauser FH (2002). Posttraumatic stress disorder in parents of children with newly diagnosed type 1 diabetes. J Pediatr Psychol; 27(7): 647–52.

Landolt MA, Vollrath M, Ribi K, Gnehm HE, Sennhauser FH (2003). Incidence and associations of parental and child posttraumatic stress symptoms in pediatric patients. J Child Psychol Psychiatry; 44(8): 1199–207.

Landolt MA, Vollrath M, Laimbacher J, Gnehm HE, Sennhauser FH (2005). Prospective study of posttraumatic stress disorder in parents of children with newly diagnosed type 1 diabetes. J Am Acad Child Adolesc Psychiatry; 44(7): 682–9.

LeBovidge JS, Lavigne JV, Donenberg GR, Miller ML (2003). Psychological adjustment of children and adolescents with chronic arthritis: a meta-analytic review. J Pediatr Psychol; 28(1): 29–39.

Lemanske RF Jr., Busse WW (2003). Asthma. J Allergy Clin Immunol; 111(2), Suppl: S502–S519.

Lesser RP (1996). Psychogenic seizures. Neurology; 46(6): 1499–507.

Leung SS, Steinbeck KS, Morris SL, Kohn MR, Towns SJ, Bennett DL (1997). Chronic illness perception in adolescence: implications for the doctor-patient relationship. J Paediatr Child Health; 33(2): 107–12.

Levenstein S (2002). Psychosocial factors in peptic ulcer and inflammatory bowel disease. J Consult Clin Psychol; 70(3): 739–50.

Levy CR, Ely EW, Payne K, Engelberg RA, Patrick DL, Curtis JR (2005). Quality of dying and death in two medical ICUs: perceptions of family and clinicians. Chest; 127(5): 1775–83.

Lewis M, Schonfeld DJ (2002). Dying and death in childhood and adolescence. In: Lewis M (ed). Child and Adolescent Psychiatry. A comprehensive textbook. Philadelphia: Lippincott, Williams & Wilkins; 1066–73.

Lifton RJ (1967). Death in Life. New York: Random House.
Littorin B, Sundkvist G, Nystrom L, Carlson A, Landin-Olsson M, Ostman J et al. (2001). Family characteristics and life events before the onset of autoimmune type 1 diabetes in young adults: a nationwide study. Diabetes Care; 24(6): 1033–7.
Loonen HJ, Grootenhuis MA, Last BF, Koopman HM, Derkx HH (2002). Quality of life in paediatric inflammatory bowel disease measured by a generic and a disease-specific questionnaire. Acta Paediatr; 91(3): 348–54.
Lustman PJ, Anderson RJ, Freedland KE, de Groot M, Carney RM, Clouse RE (2000). Depression and poor glycemic control: a meta-analytic review of the literature. Diabetes Care; 23(7): 934–42.
Mackner LM, Crandall WV (2005). Long-term psychosocial outcomes reported by children and adolescents with inflammatory bowel disease. Am J Gastroenterol; 100(6): 1386–92.
Mackner LM, Crandall WV, Szigethy EM (2006). Psychosocial functioning in pediatric inflammatory bowel disease. Inflamm Bowel Dis; 12(3): 239–44.
Magni G, Carli M, Deleo D, Tshilolo M, Zanesco L (1986). Longitudinal evaluation of psychological distress in parents of children with malignancies. Acta Pediatr Scand; 75: 283–8.
Maloney M (1980). Diagnosing hysterical conversion reactions in children. J Pediatr; 97: 1016–20.
Manne S, DuHamel K, Redd WH (2000). Association of psychological vulnerability factors to post-traumatic stress symptomatology in mothers of pediatric cancer survivors. Psychooncology; 9(5): 372–84.
Mannino DM, Homa DM, Pertowski CA, Ashizawa A, Nixon LL, Johnson CA et al. (1998). Surveillance for asthma – United States, 1960–1995. MMWR CDC Surveill Summ; 47(1): 1–27.
Maunder RG (2005). Evidence that stress contributes to inflammatory bowel disease: evaluation, synthesis, and future directions. Inflamm Bowel Dis; 11(6): 600–8.
Mawdsley JE, Rampton DS (2005). Psychological stress in IBD: new insights into pathogenic and therapeutic implications. Gut; 54(10): 1481–91.
McQuaid EL, Kopel SJ, Nassau JH (2001). Behavioral adjustment in children with asthma: a meta-analysis. J Dev Behav Pediatr; 22(6): 430–9.
Melnyk BM, Alpert-Gillis L, Feinstein NF, Crean HF, Johnson J, Fairbanks E et al. (2004). Creating opportunities for parent empowerment: program effects on the mental health/coping outcomes of critically ill young children and their mothers. Pediatrics; 113(6): e597–607.
Monga S, Manassis K (2006). Treating anxiety in children with life-threatening anaphylactic conditions. J Am Acad Child Adolesc Psychiatry; 45(8): 1007–10.
Mrazek DA (1984). Effects of hospitalization on early child development. In: Emde RN, Harmon RJ (eds). Continuities and Discontinuities in Development. New York: Plenum; 21–245.
Mrazek DA (2003). Psychiatric symptoms in patients with asthma causality, comorbidity, or shared genetic etiology. Child Adolesc Psychiatr Clin N Am; 12(3): 459–71.
Müller-Godeffroy E, Lehmann H, Küster R, Thyen U (2005). Lebensqualität und psychosoziale Anpassung bei Kindern und Jugendlichen mit juveniler idiopathischer Arthritis und reaktiven Arthritiden. Z Rheumatol; 64(3): 177–87.
Mutius E (2001). Epidemiologie des Asthma bronchiale. Monatsschr Kinderheilk; 149: 86–93.
Niemeyer C (2000). Hämatologische Erkrankungen und Krebserkrankungen. In: Koletzko B (Hrsg). Kinderheilkunde (begr. von G. A. von Harnack). 11. Aufl. Berlin, Heidelberg: Springer; 344–69.
Noeker M (2005). Lernstörungen bei chronischer Erkrankung. Monatsschr Kinderheilk; 153: 630–9.
Nolan MA, Redoblado MA, Lah S, Sabaz M, Lawson JA, Cunningham AM et al. (2003). Intelligence in childhood epilepsy syndromes. Epilepsy Res; 53(1–2): 139–50.
Noll RB, Gartstein MA, Vannatta K, Correll J, Bukowski WM, Davies WH (1999). Social, emotional, and behavioral functioning of children with cancer. Pediatrics; 103(1): 71–8.
Nordfeldt S, Ludvigsson J (2005). Fear and other disturbances of severe hypoglycaemia in children and adolescents with type 1 diabetes mellitus. J Pediatr Endocrinol Metab; 18(1): 83–91.
North CS, Alpers DH (1994). A review of studies of psychiatric factors in Crohn's disease: etiologic implications. Ann Clin Psychiatry; 6(2): 117–24.
North CS, Clouse RE, Spitznagel EL, Alpers DH (1990). The relation of ulcerative colitis to psychiatric factors: a review of findings and methods. Am J Psychiatry; 147(8): 974–81.
Northam EA, Matthews LK, Anderson PJ, Cameron FJ, Werther GA (2005). Psychiatric morbidity and health outcome in Type 1 diabetes – perspectives from a prospective longitudinal study. Diabet Med; 22(2): 152–7.
Osterweis M, Solomon F, Green M (1984). Bereavement: Reactions, consequences, and care. Washington, DC: National Academy Press.
Paul K, Griese M, Schöni MH (2004). Zystische Fibrose. In: Reinhardt D (Hrsg). Therapie der Krankheiten im Kindes- und Jugendalter. 7. Aufl. Berlin, Heidelberg: Springer; 965–98.
Pearson DA, Pumariega AJ, Seilheimer DK (1991). The development of psychiatric symptomatology in patients with cystic fibrosis. J Am Acad Child Adolesc Psychiatry; 30(2): 290–7.
Perrin E, Gerrity S (1981). There's a demon in your belly: Children's understanding of illness. Pediatrics; 67: 841–9.
Petermann F (2002). Verhaltensmedizin und chronische Erkrankungen im Kindesalter. Psychol Rundsch; 53(4): 194–204.
Peters ML, Godaert GL, Ballieux RE, Brosschot JF, Sweep FC, Swinkels LM et al. (1999). Immune responses to experimental stress: effects of mental effort and uncontrollability. Psychosom Med; 61(4): 513–24.
Petty RE (1999). Prognosis in children with rheumatic diseases: Justification for consideration of new therapies. Rheumatology; 38: 739–42.
Peveler RC, Bryden KS, Neil HA, Fairburn CG, Mayou RA, Dunger DB et al. (2005). The relationship of disordered eating habits and attitudes to clinical outcomes in young adult females with type 1 diabetes. Diabetes Care; 28(1): 84–8.
Pfeffer PE, Pfeffer JM, Hodson ME (2003). The psychosocial and psychiatric side of cystic fibrosis in adolescents and adults. J Cyst Fibros; 2(2): 61–8.
Phipps S, Fairclough D, Mulhern R (1995). Avoidant coping in children with cancer. J Pediatr Psychol; 20: 217–32.
Piaget J (1929). The Child's Conception of the World. New York: Harcourt Brace Jovanovich.
Pidgeon V (1985). Children's concepts of illness: Implications for health teaching. Matern Child Nurs J; 14: 23–35.
Porcelli P, Leoci C, Guerra V (1996). A prospective study of the relationship between disease activity and psychologic distress in patients with inflammatory bowel disease. Scand J Gastroenterol; 31(8): 792–6.
Qiu BS, Vallance BA, Blennerhassett PA, Collins SM (1999). The role of CD4+ lymphocytes in the susceptibility of mice to stress-induced reactivation of experimental colitis. Nat Med; 5(10): 1178–82.
Raymond NC, Chang PN, Crow SJ, Mitchell JE, Dieperink BS, Beck MM et al. (2000). Eating disorders in patients with cystic fibrosis. J Adolesc; 23(3): 359–63.
Reinhardt D (Hrsg) (2004). Therapie der Krankheiten im Kindes- und Jugendalter. 7. Aufl. Berlin, Heidelberg: Springer.
Reinhardt D, Griese M, Kabesch M, Berdel D (2004). Asthma bronchiale. In: Reinhardt D (Hrsg). Therapie der Krankheiten im Kindes- und Jugendalter. 7. Aufl. Berlin, Heidelberg: Springer; 884–904.
Riordan JR, Rommens JM, Kerem B, Alon N, Rozmahel R, Grzelczak Z et al. (1989). Identification of the cystic fibrosis gene: cloning and characterization of complementary DNA. Science; 245(4922): 1066–73.
Romer G, Barkmann C, Schulte-Markwort M, Thomalla G, Riedesser P (2002). Children of somatically ill parents: A methodological review. J Child Psychol Psychiatry; 7: 17–38.
Romer G, Stavenow K, Baldus C, Bruggemann A, Barkmann C, Riedesser P (2006). Kindliches Erleben der chronischen körperlichen Erkrankung eines Elternteils: Eine qualitative Analyse von Interviews mit Kindern

dialysepflichtiger Eltern. Prax Kinderpsychol Kinderpsychiatrie; 55(1): 53–72.

Ross L, Johansen C, Dalton SO, Mellemkjaer L, Thomassen LH, Mortensen PB et al. (2003). Psychiatric hospitalizations among survivors of cancer in childhood or adolescence. N Engl J Med; 349(7): 650–7.

Roth M, Seiffge-Krenke I (1996). Psychische Störungen bei chronisch kranken Jugendlichen: Verdeutlichung der Probleme eines Forschungsbereichs anhand der Literaturanalyse. Z Gesundheitspsychol; 4(1): 3–21.

Rydall AC, Rodin GM, Olmsted MP, Devenyi RG, Daneman D (1997). Disordered eating behavior and microvascular complications in young women with insulin-dependent diabetes mellitus. N Engl J Med; 336(26): 1849–54.

Sahler OJ, Roghmann KJ, Carpenter PJ, Mulhern RK, Dolgin MJ, Sargent JR et al. (1994). Sibling adaptation to childhood cancer collaborative study: prevalence of sibling distress and definition of adaptation levels. J Dev Behav Pediatr; 15(5): 353–66.

Sahler OJ, Roghmann KJ, Mulhern RK, Carpenter PJ, Sargent JR, Copeland D R et al. (1997). Sibling adaptation to childhood cancer collaborative study: The association with maternal well-being, physical health, and resource use. J Dev Behav Pediatr; 18: 233–43.

Sameroff AJ (1998). Environmental risk factors in infancy. Pediatrics; 102, 5 Suppl E: 1287–92.

Santos J, Saunders PR, Hanssen NP, Yang PC, Yates D, Groot JA et al. (1999). Corticotropin-releasing hormone mimics stress-induced colonic epithelial pathophysiology in the rat. Am J Physiol; 277(2 Pt 1): G391–9.

Saunders PR, Santos J, Hanssen NP, Yates D, Groot JA, Perdue MH (2002). Physical and psychological stress in rats enhances colonic epithelial permeability via peripheral CRH. Dig Dis Sci; 47(1): 208–15.

Schonfeld DJ (1996). Child's cognitive understanding of illness. In: Lewis M (ed). Child and Adolescent Psychiatry. A comprehensive textbook. Philadelphia: Lippincott, Williams & Wilkins; 943–6.

Schulte-Markwort M (1995). Krankheitskonzepte kinder- und jugendpsychiatrischer Patienten. Lübeck: Habilitationsschrift.

Seiffge-Krenke I (Hrsg) (1990). Krankheitsverarbeitung bei Kindern und Jugendlichen. Berlin: Jahrbuch der medizinischen Psychologie, Bd. 4.

Seiffge-Krenke I (2000a). Geschwister chronisch kranker Jugendlicher: zwischen Parentifizierung und Vernachlässigung. In: Klosinski G (Hrsg). Verschwistert mit Leib und Seele. Tübingen: Attempo; 176–94.

Seiffge-Krenke I (2000b). Zwischen Krankheitsanpassung und Entwicklungsprogression: Diabetische Jugendliche im Entwicklungsdilemma. In: Bullinger M, Siegrist J, Ravens-Sieberer U (Hrsg). Jahrbuch der Medizinischen Psychologie. Göttingen: Hogrefe; 273–88.

Seiffge-Krenke I, Nieder T (2001). Stress, Krankheit und Bewältigung: Bewältigen Jugendliche mit Diabetes Alltagsstressoren weniger kompetent als gesunde Jugendliche? Kindheit und Entwicklung; 10(4): 206–15.

Seiffge-Krenke I, Skaletz C (2006). Chronisch krank und auch noch psychisch beeintrachtigt? Die Ergebnisse einer neuen Literaturrecherche. Prax Kinderpsychol Kinderpsychiatrie; 55(1): 73–90.

Seiffge-Krenke I, Boeger A, Schmidt C, Kollmar F, Floss A, Roth M (1996). Chronisch kranke Jugendliche und ihre Familien: Belastung, Bewältigung und psychosoziale Folgen. Stuttgart: Kohlhammer.

Shalowitz MU, Mijanovich T, Berry CA, Clark-Kauffman E, Quinn KA, Perez EL (2006). Context matters: a community-based study of maternal mental health, life stressors, social support, and children's asthma. Pediatrics; 117(5): 940–8.

Sharpe D, Rossiter L (2002). Siblings of children with a chronic illness: a meta-analysis. J Pediatr Psychol; 27(8): 699–710.

Sly RM, O'Donnell R (1997). Stabilization of asthma mortality. Ann Allergy Asthma Immunol; 78(4): 347–54.

Smith MY, Redd WH, Peyser C, Vogl D (1999). Post-traumatic stress disorder in cancer: a review. Psychooncology; 8(6): 521–37.

Snoek FJ, Skinner TC (2002). Psychological counselling in problematic diabetes: does it help? Diabet Med; 19(4): 265–73.

Speece M, Brent S (1984). Children's understanding of death: A review of three components of a death concept. Child Dev; 55: 1671–86.

Stam H, Grootenhuis MA, Last BF (2001). Social and emotional adjustment in young survivors of childhood cancer. Support Care Cancer; 9(7): 489–513.

Stein MB, Cox BJ, Afifi TO, Belik SL, Sareen J (2006). Does co-morbid depressive illness magnify the impact of chronic physical illness? A population-based perspective. Psychol Med; 36(5): 587–96.

Storch EA, Lewin AB, Silverstein JH, Heidgerken AD, Strawser MS, Baumeister A et al. (2004). Social-psychological correlates of peer victimization in children with endocrine disorders. J Pediatr; 145(6): 784–9.

Storch EA, Heidgerken AD, Geffken GR, Lewin AB, Ohleyer V, Freddo M et al. (2006). Bullying, regimen self-management, and metabolic control in youth with type I diabetes. J Pediatr; 148(6): 784–7.

Stuber ML, Christakis DA, Houskamp B, Kazak AE (1996). Posttrauma symptoms in childhood leukemia survivors and their parents. Psychosomatics; 37(3): 254–61.

Szigethy E, Levy-Warren A, Whitton S, Bousvaros A, Gauvreau K, Leichtner AM et al. (2004). Depressive symptoms and inflammatory bowel disease in children and adolescents: A cross-sectional study. J Pediatr Gastroenterol Nutr; 39(4): 395–403.

Szigethy E, Carpenter J, Baum E, Kenney E, Baptista-Neto L, Beardslee WR et al. (2006). Case study: longitudinal treatment of adolescents with depression and inflammatory bowel disease. J Am Acad Child Adolesc Psychiatry; 45(4): 396–400.

Taieb O, Moro MR, Baubet T, Revah-Levy A, Flament MF (2003). Posttraumatic stress symptoms after childhood cancer. Eur Child Adolesc Psychiatry; 12(6): 255–64.

Varni JW, Katz E (1997). Stress, social support and negative affectivity in children with newly diagnosed cancer: A retrospective transactional analysis. Psychooncology; 6: 267–78.

Vila G, Nollet-Clemencon C, de Blic J, Mouren-Simeoni MC, Scheinmann P (1998). Asthma severity and psychopathology in a tertiary care department for children and adolescent. Eur Child Adolesc Psychiatry; 7(3): 137–44.

Vila G, Nollet-Clemencon C, Vera M, Robert JJ, de Blic J, Jouvent R et al. (1999). Prevalence of DSM-IV disorders in children and adolescents with asthma versus diabetes. Can J Psychiatry; 44(6): 562–9.

Vila G, Nollet-Clemencon C, de Blic J, Mouren-Simeoni MC, Scheinmann P (2000). Prevalence of DSM IV anxiety and affective disorders in a pediatric population of asthmatic children and adolescents. J Affect Disord; 58(3): 223–31.

Vila G, Hayder R, Bertrand C, Falissard B, De Blic J, Mouren-Simeoni MC et al. (2003). Psychopathology and quality of life for adolescents with asthma and their parents. Psychosomatics; 44(4): 319–28.

von Ferber L, Koster I, Celayir-Erdogan N (2003). Türkische und deutsche Hausarztpatienten. Erkrankungen, Arzneimittelerwartungen und Verordnungen. Gesundheitswesen; 65(5): 304–11.

Warschburger P (2005). Verhaltenstherapie bei Neurodermitis. Monatsschr Kinderheilk; 153: 1048–53.

Waxmonsky J, Wood BL, Stern T, Ballow M, Lillis K, Cramer-Benjamin D et al. (2006). Association of depressive symptoms and disease activity in children with asthma: methodological and clinical implications. J Am Acad Child Adolesc Psychiatry; 45(8): 945–54.

Wiedenfeld SA, O'Leary A, Bandura A, Brown S, Levine S, Raska K (1990). Impact of perceived self-efficacy in coping with stressors on components of the immune system. J Pers Soc Psychol; 59(5): 1082–94.

Wilkinson S (1988). The Child's World of Illness: The development of health and illness behavior. Cambridge: Cambridge University Press.

Williams PD, Williams AR, Graff JC, Hanson S, Stanton A, Hafeman C et al. (2003). A community-based intervention for siblings and parents of children with chronic illness or disability: the ISEE study. J Pediatr; 143(3): 386–93.

Winkler von Mohrenfels U, Ittner E, Beck JD, Langer T (2002). Behavior problems, emotional changes and physical complaints in children suffering from acute lymphoblastic leukemia (ALL) – Indications for a psychooncological follow-up in pediatric oncology. Pravention und Rehabilitation; 14(3): 129–37.

Winkley K, Ismail K, Landau S, Eisler I (2006). Psychological interventions to improve glycaemic control in patients with type 1 diabetes: systematic review and meta-analysis of randomised controlled trials. Br Med J; 333(7558): 65.

Wood BL, Haque S, Weinstock A, Miller BD (2004). Pediatric stress-related seizures: conceptualization, evaluation, and treatment of nonepileptic seizures in children and adolescents. Curr Opin Pediatr; 16(5): 523–31.

Wright RJ, Rodriguez M, Cohen S (1998). Review of psychosocial stress and asthma: an integrated biopsychosocial approach. Thorax; 53(12): 1066–74.

Zebrack BJ, Zeltzer LK, Whitton J, Mertens AC, Odom L, Berkow R et al. (2002). Psychological outcomes in long-term survivors of childhood leukemia, Hodgkin's disease, and non-Hodgkin's lymphoma: a report from the Childhood Cancer Survivor Study. Pediatrics; 110(1 Pt 1): 42–52.

5.22 Persönlichkeitsstörungen

B. Herpertz-Dahlmann, S. C. Herpertz

Inhalt

5.22.1 Einleitung

Frühsymptome von Persönlichkeitsstörungen zeigen sich häufig schon in der Kindheit, differenzieren sich in der Adoleszenz und manifestieren sich in typischer Form auf Dauer im frühen Erwachsenenalter. Persönlichkeitsstörungen sind daher besonders gut geeignet, Kontinuität (aber auch Diskontinuität) von Verhaltensweisen eines Individuums über die Lebensspanne hinweg zu untersuchen und psychische Störungen als interaktionellen Prozess von Anlagefaktoren auf der einen Seite und Umweltreaktionen auf der anderen Seite zu verstehen.

5.22.2 Definition und Klassifikation

In den letzten Jahrzehnten hat die Kinder- und Jugendpsychiatrie im Gegensatz zur Psychiatrie des Erwachsenenalters den Begriff der Persönlichkeitsstörung bei der Klassifikation jugendlicher Störungen weitestgehend vermieden (s. auch Herpertz-Dahlmann 2003).

Gemäß der psychiatrischen Klassifikationssysteme ICD-10 und DSM-IV wird eine **Persönlichkeitsstörung** diagnostiziert, wenn bei einem Individuum rigide und wenig angepasste Verhaltensweisen vorliegen, die eine hohe zeitliche Stabilität aufweisen, situationsübergreifend auftreten und zu persönlichem Leid und/oder gestörter sozialer Funktionsfähigkeit führen.

Demgegenüber hat die Kinder- und Jugendpsychiatrie vor allem den Entwicklungsaspekt bei der Entstehung und Behandlung psychischer Störungen betont, der in gewissem Gegensatz zu der definitionsgemäß angenommenen Persistenz und Stabilität persönlichkeitsimmanenter Reaktionsmuster steht. In jüngster Zeit wird dieser Widerspruch zwischen der Psychiatrie des Erwachsenenalters und der Kinder- und Jugendpsychiatrie zunehmend aufgehoben: So ist die Stabilität auch im Erwachsenenalter mit Remissionsraten von ca. 30 % bei der Borderline-Persönlichkeitsstörung innerhalb von drei Jahren (Zanarini et al. 2005) weit geringer als bisher angenommen, sodass die Zeitkriterien für eine Persönlichkeitsstörung („anhaltender Charakterzug") zunehmend mehr infrage gestellt werden (Lenzenweger et al. 2004). Des Weiteren hat die kinder- und jugendpsychiatrische Verlaufsforschung eindeutige Kontinuen zwischen Verhaltensweisen in Kindheit und Jugend und denen des Erwachsenenalters nachgewiesen; darüber hinaus werden unter dem Aspekt einer möglichen Veränderung und Beeinflussbarkeit persönlichkeitstypischer Merkmale immer mehr psychotherapeutische und pharmakologische Methoden zur Behandlung von Persönlichkeitsstörungen entwickelt.

Laut **ICD-10** ist die Diagnose einer Persönlichkeitsstörung vor Abschluss der Pubertät, d. h. vor dem 16.–17. Lebensjahr, „wahrscheinlich unangemessen" (ICD-10: F 60). Vor diesem Lebensalter sollte sie nach ICD-10 nur dann vergeben werden, wenn die Mindestzahl der geforderten Kriterien erfüllt ist, die spezifischen Verhaltensmuster bereits in der Adoleszenz zeit- und situationsübergreifend auftreten und zur Einschränkung der schulischen, beruflichen und sozialen Leistungsfähigkeit führen. Für die Diagnose einer **spezifischen Persönlichkeitsstörung** sollten laut ICD-10 mindestens drei der allgemeinen Kriterien erfüllt sein.

Im **DSM-IV** wird der Persönlichkeitsstörungs-Begriff großzügiger als in der ICD-10 gehandhabt. Er darf auch für Kinder und Jugendliche verwandt werden, wenn sich bestimmte Persönlichkeitszüge („traits") als pervasiv und überdauernd und nicht auf eine Entwicklungsepisode beschränkt erweisen. Voraussetzung für die Diagnose ist die Persistenz der Symptome über mindestens ein Jahr. Eine Ausnahme macht lediglich die Antisoziale Persönlichkeitsstörung. Diese Diagnose darf vor dem Alter von 18 Jahren nicht gestellt werden; die dem Kindes- und Jugendalter entsprechende Diagnose ist die Störung des Sozialverhaltens.

Vor dem Hintergrund der oben beschriebenen Erkenntnisse zur Stabilität von Persönlichkeitsstörungen im Erwachsenenalter muss die bisher sehr restriktive Haltung der Kinder- und Jugendpsychiatrie gegenüber der Diagnose einer Persönlichkeitsstörung im Jugendalter neu überdacht werden. Allerdings sollte berücksichtigt werden, dass sich bei Jugendlichen eine hohe Überlappung der einzelnen Kriterien der Persönlichkeitsstörungen im Jugendalter auf der Basis des DSM-IV nachweisen lässt und die internale Konsistenz (reproduzierbares gemeinsames Auftreten zusammengehöriger Kriterien) bei unterschiedlichen Verfahren gering ist (Becker et al. 1999).

Aus der Tabelle 5-153 gehen die ähnlich lautenden Kriterien für eine Persönlichkeitsstörung nach der ICD-10 bzw. dem DSM-IV hervor. Für das Jugendalter ist zu beachten, dass im Gegensatz zum Erwachsenen Persönlichkeitsstörungen eher egosynthon und weniger mit „subjektivem Leid" verbunden sind.

Im Gegensatz zur ICD-10 handelt es sich beim DSM-IV – ähnlich der kinder- und jugendpsychiatrischen Klassifikation – um ein multiaxiales Schema. Persönlichkeitsstörungen werden in diesem System auf der Achse II – unabhängig und möglicherweise gleichzeitig zum Vorliegen von Störungen auf der Achse I – beurteilt. Diese Form der Klassifikation betont – mehr als die ICD-10 – die Bedeutung der **Komorbidität** von psychiatrischen Erkrankungen und Persönlichkeitsstörungen.

Spezifische Persönlichkeitsstörungen in der ICD-10 und im DSM-IV sind:

- Paranoide Persönlichkeitsstörung
- Schizoide Persönlichkeitsstörung
- Dissoziale (bzw. Antisoziale) Persönlichkeitsstörung
- Borderline-Persönlichkeitsstörung
- Histrionische Persönlichkeitsstörung
- Zwanghafte Persönlichkeitsstörung
- Ängstlich-Vermeidende (Selbstunsichere) Persönlichkeitsstörung
- Abhängige (Dependente) Persönlichkeitsstörung
- Anankastische (Zwanghafte) Persönlichkeitsstörung

Die Schizotypische und die Narzisstische Persönlichkeitsstörung finden sich ausschließlich im DSM-IV, zwei weitere Persönlichkeitsstörungen (Passiv-aggressiv-negativistische und Depressive Persönlichkeitsstörung) finden sich im Anhang des DSM-IV und bedürfen der weiteren Forschung. Ausschließlich in der ICD-10 findet sich der impulsive Typus (F 60.30) der Emotional instabilen Persönlichkeitsstörung, der vor allem bei Patienten mit Alkohol- und Drogenexzessen sowie Straftätern beobachtet wird.

Tab. 5-153: Kriterien für eine Persönlichkeitsstörung nach ICD-10 bzw. DSM-IV

ICD-10	DSM-IV
Hier liegt eine schwere Störung der charakterlichen Konstitution und des Verhaltens vor, die mehrere Bereiche der Persönlichkeit betrifft. Sie geht meist mit persönlichen und sozialen Beeinträchtigungen einher. Persönlichkeitsstörungen treten häufig erstmals in der Kindheit oder in der Adoleszenz in Erscheinung und manifestieren sich endgültig im Erwachsenenalter. Die Diagnose einer Persönlichkeitsstörung vor dem Alter von 16 oder 17 Jahren ist daher wahrscheinlich unangemessen. Diagnostische Leitlinien: Die Zustandsbilder sind nicht direkt auf Hirnschädigungen oder -krankheiten oder auf eine andere psychiatrische Störung zurückzuführen und erfüllen die folgenden Kriterien: 1. deutliche Unausgeglichenheit in den Einstellungen und im Verhalten in mehreren Funktionsbereichen wie Affektivität, Antrieb, Impulskontrolle, Wahrnehmen und Denken sowie in den Beziehungen zu anderen 2. Das abnorme Verhaltensmuster ist andauernd und nicht auf Episoden psychischer Krankheiten begrenzt. 3. Das abnorme Verhaltensmuster ist tiefgreifend und in vielen persönlichen und sozialen Situationen eindeutig unpassend. 4. Die Störungen beginnen immer in der Kindheit oder Jugend und manifestieren sich auf Dauer im Erwachsenenalter. 5. Die Störung führt zu deutlichem subjektiven Leiden, manchmal erst im späteren Verlauf. 6. Die Störung ist meistens mit deutlichen Einschränkungen der beruflichen und sozialen Leistungsfähigkeit verbunden.	A. Ein überdauerndes Muster von innerem Erleben und Verhalten, das merklich von den Erwartungen der soziokulturellen Umgebung abweicht. Dieses Muster manifestiert sich in mindestens 2 der folgenden Bereiche: 1. Kognition (also die Art, sich selbst, andere Menschen und Ereignisse wahrzunehmen und zu interpretieren) 2. Affektivität (also die Variationsbreite, die Intensität, die Labilität und Angemessenheit emotionaler Reaktionen) 3. Gestaltung zwischenmenschlicher Beziehungen 4. Impulskontrolle B. Das überdauernde Muster ist inflexibel und tiefgreifend in einem weiten Bereich persönlicher und sozialer Situationen. C. Das überdauernde Muster führt in klinisch bedeutsamer Weise zu Leiden oder Beeinträchtigungen in sozialen, beruflichen oder anderen wichtigen Funktionsbereichen. D. Das Muster ist stabil und lang andauernd, und sein Beginn ist zumindest bis in die Adoleszenz oder ins frühe Erwachsenenalter zurückzuverfolgen. E. Das überdauernde Muster lässt sich nicht besser als Manifestation oder Folge einer anderen psychischen Störung erklären. F. Das überdauernde Muster geht nicht auf die direkte körperliche Wirkung einer Substanz (z. B. Droge, Medikament) oder eines medizinischen Krankheitsfaktors (z. B. Hirnverletzung) zurück.

Im Gegensatz zur ICD-10, die eine ausschließlich **kategoriale** Einteilung kennt, findet sich im DSM-IV zusätzlich eine Darstellung **dimensionaler** Aspekte von Persönlichkeitsstörungen, die auf übergreifenden Reaktionsmustern beruht. So werden die Paranoide, Schizoide und Schizotypische Persönlichkeitsstörung im so genannten Cluster A, die Histrionische, Narzisstische, Antisoziale und die Borderline-Persönlichkeitsstörung im Cluster B und die Ängstlich-Zwanghaften Persönlichkeitstörungen im Cluster C zusammengefasst. Da viele der spezifischen Persönlichkeitsstörungen im Jugendalter recht selten sind und eine umfassende Darstellung die Möglichkeiten des vorliegenden Kapitels übersteigt, werden wir uns vorwiegend auf zwei Persönlichkeitsstörungen – Borderline-Persönlichkeitsstörung und Antisoziale Persönlichkeitsstörung – beschränken, die im Jugendalter besonders häufig und von hoher klinischer Relevanz sind. Darüber hinaus weisen sie einen engen Bezug zu kinderpsychiatrischen Erkrankungen auf, sodass der Entwicklungsaspekt besonders gut aufgezeigt werden kann.

5.22.3 Epidemiologie

In einer großen US-amerikanischen Feldstudie wurde eine Prävalenzrate der Persönlichkeitsstörungen von 15 % bei Erwachsenen gefunden (Grant et al. 2004). Die häufigste Diagnose war die Zwanghafte Persönlichkeitsstörung. Im Vergleich zu Studien bei Erwachsenen wird eine höhere **Prävalenzrate** von Persönlichkeitsstörungen im Kindes- und Jugendalter angegeben. Schwerer wiegende Persönlichkeitsstörungen lassen sich in Feldstudien bei 16–20 % aller 11- bis 17-Jährigen nachweisen (Johnson et al. 2000a). Bei Inanspruchnahmepopulationen (ambulant und stationär) liegen die Prävalenzraten noch höher; nach Angaben in der amerikanischen Literatur erhalten 50–60 % aller stationären adoleszenten Patienten die zusätzliche Diagnose einer Persönlichkeitsstörung nach DSM-III-R (Becker et al. 1999; Grilo et al. 1996). Dabei muss nochmals bemerkt werden, dass der Persönlichkeitsstörungs-Begriff in der amerikanischen Klassifikation im Vergleich zur ICD-10 weiter gefasst wird und die Validität der Interviewverfahren für adoleszente Probanden nicht immer erwiesen ist (Becker et al. 1999) (s. auch Abschnitt 5.22.2). Die Angaben zu Häufigkeiten spezifischer Persönlichkeitsstörungen differieren stark zwischen den einzelnen Autoren; in den Studien bei stationären Patienten wurden am häufigsten Borderline-Störungen gefunden (Levy et al. 1999). **Geschlechtsunterschiede** bei der Häufigkeit von Persönlichkeitsstörungen im Jugendalter wurden nur selten untersucht. Dabei fanden sich in klinischen Populationen signifikant mehr Borderline-Störungen bei weiblichen Patienten gegenüber männlichen (Grilo et al. 1996).

5.22.4 Symptomentwicklung und Komorbidität

Während einige Persönlichkeitsstörungen typische Vorläufersymptome im Kindes- und Jugendalter aufweisen (z. B. Störungen des Sozialverhaltens und Antisoziale Persönlichkeitsstörung, s. u.), sind andere (z. B. juvenile Depression und Dissoziale Persönlichkeitsstörung) eher unspezifische Prodromalzeichen. Dabei ist die Psychopathologie umso unspezifischer, je jünger die Kinder sind. Insbesondere die kindliche Depression scheint ein häufiger Vorläufer späterer Persönlichkeitsstörungen zu sein, wobei sie sowohl mit einer späteren Dependenten, Antisozialen oder Histrionischen Persönlichkeitsstörung assoziiert sein kann (Kasen et al. 2001).

Je mehr jugendliches Problemverhalten in verschiedenen Bereichen auftritt, umso höher ist die Wahrscheinlichkeit einer späteren Persönlichkeitsstörung. So konnte z. B. gezeigt werden, dass vier oder mehr Problemverhaltensweisen vor dem Alter von 15 Jahren (z. B. Rauchen, Drogen-, Alkoholmissbrauch, Ärger mit der Polizei und/oder Geschlechtsverkehr) bei 90 % der jungen männlichen Erwachsenen und bei 35 % der jungen weiblichen Erwachsenen mit einer Antisozialen Persönlichkeitsstörung assoziiert war (McGue u. Iacono 2005).

5.22.5 Ätiologie und Pathogenese

Die Entstehung der Persönlichkeitsstörung zeigt die Bedeutung reziproker Prozesse von biologischen Faktoren und Umweltfaktoren exemplarisch auf. Besonders eindrucksvoll sind neue Forschungsergebnisse zu den Auswirkungen von adversiven Lebensbedingungen im frühen Kindesalter auf die Etablierung und Veränderung neuronaler Netzwerke sowie Erkenntnisse zu **epigenetischen Prozessen**.

Biologische Ursachen

Genetische Befunde

Die genetische Forschung in Form von Familien- und Zwillingsstudien sowie molekulargenetischen Untersuchungen macht deutlich, dass eher Persönlichkeitsmerkmale als spezifische Persönlichkeitsstörungen genetisch (mit) bedingt sind. Allerdings konnte bisher nicht geklärt werden, ob sich die genetische Basis der Persönlichkeitsentwicklung eher auf **Persönlichkeitsdimensionen** (z. B. ängstlich-rigide Verhaltensweisen) oder aber spezifische **Persönlichkeitszüge** („traits"; z. B. Neugierverhalten, affektive Labilität, Zwanghaftigkeit) bezieht. In einer Zwillingsuntersuchung bei 686 Zwillingspaaren wiesen Livesley und seine Arbeitsgruppe (Livesley et al. 1998; Jang et al. 1996) deutlich höhere Korrelationen bei monozygoten gegenüber dizygoten Zwillingen nach. Genetische Faktoren und Umweltfaktoren zeigten einen fast ebenbürtigen Effekt. Individuumspezifische Umwelteinflüsse hatten eine wesentlich größere Bedeutung als gemeinsame Umwelterfahrungen (z. B. familiäre Faktoren). Andererseits assoziierten Lesch et al. (1996) „Neurotizismus" mit einer kurzen Variante des Polymorphismus in der 5-HT-Transporter-Gen-Transkription. In jüngster Zeit wurden vermehrt epigenetische Zusammenhänge diskutiert (z. B. Rutter 2005). Hierunter werden Gen-Umwelt-Interaktionen verstanden, z. B., dass bestimmte Effekte eines Gens nur unter speziellen Umweltbedingungen zum Tragen kommen. Besondere Beachtung fand eine erniedrigte Monoaminoxidase-A-Aktivität bei Jungen in Zusammenhang mit adversiven familiären Bedingungen (z. B. Misshandlung und Vernachlässigung), die in dieser Konstellation das Risiko für eine antisoziale Störung bei Kindern, Jugendlichen und Erwachsenen erheblich erhöhten. Das alleinige Vorhandensein des MAO-A-Polymorphismus erhöhte die Wahrscheinlichkeit dissozialen Verhaltens nicht (Caspi et al. 2002; Foley et al. 2004). Von anderen Autoren konnte dieser Zusammenhang allerdings nicht repliziert werden (Haberstick et al. 2005).

Auch bei Kindern und Jugendlichen wurden vereinzelt Untersuchungen zur Aufklärung der genetisch bedingten Varianz von Persönlichkeitsstörungen durchgeführt. Eine Studie von Coolidge et al. (2001), die auf der standardisierten Befragung der Eltern von Zwillingspaaren beruhte, zeigte hohe Konkordanzraten von Persönlichkeitsstörungen bei monozygoten gegenüber dizygoten Zwillingen auf. Entscheidende Nachteile dieser Untersuchung waren allerdings die fehlende Erfassung psychiatrischer Erkrankungen (Achse I) sowie das zu breite Altersspektrum (5–17 Jahre). Auf die Bedeutung des **Temperaments** als biologisch fundierte Variable von Persönlichkeitsstörungen wird in dem entsprechenden

Kapitel (s. Kap. 2.8) eingegangen. Hier wurden Assoziationen zwischen dem DRD 4 Exon III-Polymorphismus und Neugierverhalten („novelty seeking") gefunden (Laucht et al. 2005).

Neuropsychologische und neuroradiologische Befunde

Persönlichkeitsveränderungen als Folge von Hirnläsionen sind hinlänglich bekannt. Durch neuropsychologische Untersuchungen bei diesen Patienten konnten spezifische Auffälligkeiten genau definierten Hirnschädigungen zugeordnet werden.

Eine besondere Bedeutung kommt dem präfrontalen Kortex zu, der wesentliche Funktionen bei Aufmerksamkeitsprozessen (z. B. Verschiebung der Aufmerksamkeit, geteilte Aufmerksamkeit), der kognitiven und behavioralen Inhibition und der Affektsteuerung hat. Er nimmt eine hervorragende Rolle im Bereich exekutiver Funktionen ein, zu denen Handlungsplanung, Handlungsinitiierung und -überwachung gehören. Die Stimulation des orbito- und ventro-medialen Anteils des präfrontalen Kortex hat die Unterdrückung von Ärger und Aggression zur Folge, während neurodegenerative, traumatische und tumorbedingte Veränderungen zu einer Enthemmung führen.

In einer Untersuchung von White et al. (1994) bei impulsiven Jugendlichen wurde ein Zusammenhang zwischen kognitiven Dysfunktionen und dem Verhaltensstil nachgewiesen. Diese äußerten sich vor allem bei Aufgaben zur Verschiebung der Aufmerksamkeit als auch bei Inhibitionsprozessen (Unterdrückung bestimmter erlernter Antworten zugunsten der Initiierung neuer Lösungswege). Bei Probanden mit früherem antisozialen Verhalten wurde außerdem eine Störung von Gedächtnis und räumlichen Funktionen nachgewiesen (Raine et al. 2005).
In einer volumetrischen MRI-Studie wiesen Raine et al. (2000) eine Verminderung der grauen Substanz bei Erwachsenen mit Antisozialer Persönlichkeitsstörung im frontalen Kortex nach. Der orbitofrontale Kortex erhält zahlreiche neuronale Projektionen der Amygdala und vice versa. Von Tiihonen et al. (2000) wurde ein geringeres Volumen der Amygdala bei psychopathischen Gewalttätern gegenüber solchen mit geringen psychopathischen Symptomen gefunden. Bei „normalen" Personen wurde eine Reduktion des Blutflusses bei der Imagination aggressiver Szenen im ventro-medialen präfrontalen Kortex beobachtet (Pietrini et al. 2000). Darüber hinaus haben PET-Studien einen verminderten Glukose-Metabolismus im orbito-frontalen Kortex bei Patienten mit Persönlichkeitsstörungen nachgewiesen, die in ihrer Anamnese über aggressive Verhaltensweisen berichtet hatten (Goyer et al. 1994).
Die Mehrzahl von weiteren Ergebnissen von neuropsychologischen und neuroradiologischen Untersuchungen liegen zur Antisozialen Persönlichkeitsstörung und zur Borderline-Störung vor, auf die in den jeweiligen Unterabschnitten gesondert eingegangen wird.

Biochemische Befunde

Nach dem Modell von Cloninger et al. (1993; s. auch Kap. 2.8 in diesem Buch) werden die drei wesentlichen Persönlichkeitsdimensionen mit bestimmten Transmittersystemen assoziiert:

- „Novelty Seeking" (ausgeprägtes Neugierverhalten, Suche nach „Thrill") wird als Ausdruck **dopaminerger Reaktionen** interpretiert.
- Schadensvermeidung und Hemmung zeigt Zusammenhänge mit dem **serotoninergen System**.
- Orientierung an Belohnung bzw. Verstärkung durch soziale Anerkennung wird mit dem **noradrenergen System** in Verbindung gebracht.

Im Kapitel „Temperament und Persönlichkeit" (Kap. 2.8) wurde bereits auf das „Fight-Flight"-System hingewiesen. Demnach vermitteln dopaminerge Projektionen, die vom baso-lateralen Kerngebiet der Amygdala und vom ventralen Striatum ausgehen, vorwiegend exploratives Verhalten, während serotoninerge Projektionen aus dem zentralen Amygdala-Kerngebiet, die zum präfrontalen Kortex, Hypothalamus und Hirnstammkern hinführen, eine Verhaltenshemmung vermitteln. Entsprechend wird explorativ-extroversives Verhalten durch Dopamin-Agonisten gefördert, durch Dopamin-Antagonisten (z. B. Neuroleptika) hingegen gehemmt.
Nach neueren Erkenntnissen wird das noradrenerge System eher mit der Reagibilität einer Person als mit einer Abhängigkeit von Belohnung (reward dependence) in Verbindung gebracht. Noradrenerge Projektionen vom Locus coeruleus zum limbischen Kortex regulieren emotionale Reaktionen, aber auch das Energieniveau sowie psychomotorische Hemmung bzw. Erregung. Ein Überangebot noradrenerger Transmissionen (z. B. nach Koffeingenuss) kann bei vulnerablen Personen Panikattacken mit dem damit verbundenen vegetativen Arousal hervorrufen.
Ausführungen zu spezifischen Veränderungen der Neurotransmittersysteme bei Borderline-Persönlichkeitsstörung bzw. Antisozialer Persönlichkeitsstörung folgen in den spezifischen Abschnitten (s. Abschnitte 5.22.8 bzw. 5.22.9).

Pränatale Einflüsse

Pränatale Alkohol- und Drogenexposition erhöhen die Vulnerabilität für spätere psychiatrische Erkrankungen und Persönlichkeitsstörungen (Übersicht bei Mick et al. 2002). Kinder mit fetalen Alkoholsyndromen zeigen auf der Verhaltensebene fast immer typische Merkmale einer Aufmerksamkeitsdefizit-/Hyperaktivitätsstörung. Auch wenn der Säugling keine typischen Dysmorphiezeichen des Fetalen Alkoholsyndroms zeigt, kann **Alkoholgenuss** während der Schwangerschaft zu kognitiven Veränderungen und Verhaltensauffälligkeiten führen, die der Symptomatik des hyperkinetischen Syndroms (ADHS) vergleichbar sind (Coles et al. 1997). Folgen von **Kokainmissbrauch** während der Schwangerschaft sind für das Kind Störungen der visuellen Aufmerksamkeit; **Cannabis-Abusus** führt beim Kind zu Störungen intellektueller Funktionen.

Durch die weite Verbreitung von Zigaretten kommt **Nikotin** zurzeit die epidemiologisch größte Bedeutung für toxische Einflüsse während der Schwangerschaft zu. Rauchen der Mutter während der Schwangerschaft ist mit einem 2- bis 4fach erhöhten Risiko für Störungen des Sozialverhaltens verbunden (Ernst et al. 2001). Weitere Studien machen deutlich, dass Rauchen während der Schwangerschaft auch das Risiko für hyperkinetische Syndrome erhöht – unabhängig von der Transmission von Störungen des Sozialverhaltens, Antisozialer Persönlichkeitsstörung, Drogenmissbrauch sowie niedrigem sozioökonomischen Status (Mick et al. 2002; Laucht u. Schmidt 2004).

Neben den genannten direkten und indirekten toxischen Effekten für den Fetus gehen Angst und Stresszustände der Mutter während der Schwangerschaft nicht nur mit einer erhöhten Frühgeburtlichkeit und einem niedrigen Geburtsgewicht einher, sondern auch mit vermehrten Verhaltensauffälligkeiten des Kleinkindes, die unabhängig von einer genetischen Disposition zu sein scheinen (Übersicht bei Glover u. O'Connor 2002).

Auch Mangelernährung im frühen Kindesalter geht mit einem erhöhten Risiko für späteres antisoziales Verhalten einher (Liu et al. 2004).

Psychosoziale Faktoren

In einer Feldstudie, die mehr als 700 Familien mit Kindern zwischen einem und zehn Jahren über einen Zeitraum von 18 Jahren untersuchte, ließ sich ein signifikanter Zusammenhang zwischen emotionaler und körperlicher Vernachlässigung des Kindes sowie unzureichender Beaufsichtigung und Betreuung durch die Eltern und Persönlichkeitsstörungs-Symptomen bei den entsprechenden Adoleszenten und jungen Erwachsenen nachweisen (Johnson et al. 2000b). Emotionale und körperliche Vernachlässigungen waren mit einem erhöhten Risiko für eine Symptomatik aus dem Cluster-A-Formenkreis der Persönlichkeitsstörungen nach DSM-IV verbunden, während unzureichende Beaufsichtigung mit einer vermehrten Symptomatik der Cluster-B-Persönlichkeitsstörungen assoziiert war. Die Untersuchung bestätigte damit frühere Studien, die ebenfalls einen Zusammenhang zwischen Vernachlässigung im Kindesalter und einem erhöhten Risiko für Persönlichkeitsstörungen im Erwachsenenalter nachgewiesen hatten (Übersicht bei Johnson et al. 2000b). Obwohl Nachteile dieser Studie die mangelnde Erfassung kindlicher Variablen sowie die Beschränkung auf schwere Vernachlässigungsformen waren, sprechen die wiederholten Untersuchungen und der lange Beobachtungszeitraum für eine Konsistenz der Ergebnisse.

In retrospektiven Untersuchungen bei Erwachsenen mit Persönlichkeitsstörungen wurde gleichfalls eine hohe Rate von Missbrauch und Vernachlässigung gefunden (Battle et al. 2004).

Multifaktorielles Ätiologiemodell

Je nach Schule wurden Persönlichkeitsstörungen entweder als genetisch determiniert oder aber als ausschließlich psychosozial bedingt aufgefasst. In den letzten Jahren erwies sich die biologische Forschung vielfach als Bindeglied zwischen beiden dichotomen Auffassungen. So mehren sich Befunde über neurobiologische und psychophysiologische Dysfunktionen, die zum einen auf genetische Faktoren zurückgeführt werden können, zum anderen aber auch als somatische Folge von spezifischen Lernerfahrungen und traumatischen Beziehungserfahrungen imponieren. Insbesondere Vernachlässigung, inkonsistente Zuwendung sowie Misshandlung in der Kindheit und Jugend können zu erheblichen Beeinträchtigungen neurobiologischer Reifungsprozesse und damit einhergehender emotionaler und kognitiver Störungen führen, auf die im Einzelnen bei der Borderline-Persönlichkeitsstörung und Dissozialen Persönlichkeitsstörung eingegangen werden soll (s. Abschnitte 5.22.8 und 5.22.9; Coplan et al. 2001). Darüber hinaus muss aber an dieser Stelle nochmals betont werden, dass genetische Risiken häufig mit umweltbedingten Risiken korrelieren, d.h., dass Eltern als Genträger psychologischer Risikofaktoren in vielen Fällen auch gleichzeitig wenig förderliche Erziehungsmethoden praktizieren und unzureichende Zuwendung zeigen (für eine Übersicht: s. Rutter 2005).

5.22.6 Diagnose und Differenzialdiagnostik

Die Anamnese sollte mit Eltern und Jugendlichen getrennt erhoben werden und Hinweise dafür liefern, dass die Symptomatik bereits seit der Kindheit bzw. seit dem frühen Jugendalter besteht. Sie sollte „typisch" für die Person des Jugendlichen sein und in unterschiedlichen Lebenssituationen auftreten (Deutsche Gesellschaft für Kinder- und Jugendpsychiatrie, Psychosomatik und Psychotherapie et al. 2007). Wie bei allen anderen psychiatrischen Störungen des Jugendalters ergibt sich die Diagnose als Resultat einer multiaxialen Diagnostik – einschließlich einer Überprüfung der Intelligenz. Im Kindesalter sollte die Diagnose einer Persönlichkeitsstörung gar nicht und im frühen Jugendalter nur dann (s. Abschnitt 5.22.8) gestellt werden, wenn die Verhaltensmuster über einen längeren Zeitraum und situationsübergreifend auftreten.
Als strukturierte Interviewverfahren können zur systematischen Erhebung oder Verifizierung von Persönlichkeitsstörungen das „Strukturierte klinische Interview für DSM-IV, Achse II" (SKID-II, Wittchen et al. 1997) und die „International Personality Disorder Examination" (IPDE, Loranger 1999) durchgeführt werden.
Gebräuchliche Verfahren zur Persönlichkeitsdiagnostik sind beispielsweise der „Persönlichkeitsfragebogen für Kinder zwischen 9 und 14 Jahren" (PFK 9-14, Seitz u. Rausche 2004) und die revidierte Fassung des „Freiburger Persönlichkeitsinventars" (FPI-R, Fahrenberg et al. 2001), das ab dem Alter von 16 Jahren durchgeführt werden kann. Anders als diese Verfahren orientiert sich das „Persönlichkeits-Stil- und Störungsinventar" (PSSI, Kuhl u. Kazén 1997) an den in DSM-IV und ICD-10 beschriebenen Persönlichkeitsstörungen. Über 14 Skalen (140 Items) hinweg werden die nichtpathologischen Entsprechungen dieser Persönlichkeitsstörungen erfragt. Extrem hohe oder extrem niedrige Werte legen eine Persönlichkeitsakzentuierung und die Frage einer Persönlichkeitsstörung nahe. Einsetzbar ist dieses Verfahren bei Jugendlichen ab 14 Jahren und bei Erwachsenen.
Die wichtigste Differenzialdiagnose der jugendlichen Persönlichkeitsstörung ist die **Adoleszentenkrise**. Dieser Begriff findet sich weder in der ICD-10 noch im DSM-IV, sondern ist als pragmatischer Begriff für eine Reihe von Störungsmustern zu verstehen, deren gemeinsame Merkmale der Zeitpunkt des Auftretens und eine oft dramatisch verlaufende Symptomatik sind (Remschmidt 1992).

Adoleszentenkrisen können sich als Störung der Sexualentwicklung, Autoritäts-, Identitätskrisen, narzisstische Krisen, aber auch als Depersonalisations- und Derealisationserscheinungen äußern und sind als Überspitzung normaler adoleszenter Entwicklungsvorgänge zu erklären. Im Gegensatz zur Persönlichkeitsstörung zeichnet sich die Adoleszentenkrise durch einen meist plötzlichen Beginn aus.

Vielfach erfolgt eine völlige Normalisierung des Verhaltens und Erlebens; die Adoleszentenkrise kann aber auch Vorläufer einer Persönlichkeitsstörung oder einer psychotischen Erkrankung sein.

5.22.7 Verlauf und Prognose

Diagnosen von Persönlichkeitsstörungen im Kindes- und Jugendalter erweisen sich als wenig stabil. Zwischen dem frühen Jugendalter und dem frühen Erwachsenenalter fallen die Prävalenzraten deutlich ab (Johnson et al. 2000a). Dieser Befund entspricht der Abnahme des Ausprägungsgrades von psychiatrischer Symptomatik während dieser Lebensspanne und hängt damit zusammen, dass jungen Erwachsenen die Anpassung an gesellschaftliche Normen leichter fällt als Adoleszenten. Der Reifungsprozess führt bei vielen Individuen zu einer Abschwächung exzessiver Verhaltensmuster, sodass die Kriterien für eine Persönlichkeitsstörung nicht mehr erfüllt sind, obwohl sich eine **Kontinuität der jeweiligen Persönlichkeitszüge** nachweisen lässt. Eine Ausnahme stellt die Antisoziale Persönlichkeitsstörung in der späteren Adoleszenz dar (Chanen et al. 2004), die eine hohe Persistenz aufweist.
Ein Rückgang von Persönlichkeitsstörungen lässt sich für die meisten Persönlichkeitsstörungen auch in späteren Lebensphasen feststellen; er vollzieht sich im Allgemeinen aber langsamer als zwischen Jugend und frühem Erwachsenenalter. Die **spezifischen diagnostischen Kategorien** erweisen sich ebenfalls nicht als zeitlich stabil. Allerdings hatten Patienten, die im jungen Lebensalter die Diagnose einer Persönlichkeitsstörung erhielten, zu späteren Untersuchungszeitpunkten ein höheres Risiko, erneut eine psychiatrische Diagnose (Achse I oder II nach DSM-IV) zu erhalten (Johnson et al. 2000a). Umgekehrt hatten Individuen, die als Kinder oder Jugendliche eine psychiatrische Störung hatten, ein erhöhtes Risiko, als Erwachsene an einer Persönlichkeitsstörung zu erkranken. Prognostisch ungünstig waren vor allem externalisierende Störungen (s. Abschnitt 5.22.9), Angststörungen sowie eine schwerer wiegende depressive Störung (Kasen et al. 2001; 1999). So erhöhte sich die „Odds Ratio" auf 13 bzw. 10 für die Wahrscheinlichkeit der Entwicklung ei-

ner Dependenten und Antisozialen Persönlichkeitsstörung, wenn im Jugendalter eine depressive Störung vorlag.

5.22.8 Borderline-Persönlichkeitsstörung

5.22.8.1 Definition und Klassifikation

Der Begriff der Borderline-Persönlichkeitsstörung wurde ursprünglich durch Vertreter psychoanalytischer Schulen konzipiert und sollte einen Zwischenbereich von neurotischen und psychotischen Störungen definieren. Die heutige Definition und Klassifikation der Borderline-Persönlichkeitsstörung beruht auf empirischen Befunden. Demnach ist die Borderline-Störung durch vier wesentliche Verhaltensmuster, die sich in diversen Symptomen äußern, charakterisiert (s. auch Lieb et al. 2004; Herpertz u. Wenning 2003):

- Impulsivität
- affektive Instabilität
- Instabilität in der Beziehungsgestaltung
- Störungen der Kognition und Identitätsstörung

Bei einer Subgruppe von Borderline-Patienten spielen dissoziative Phänomene eine bedeutende Rolle. Die Klassifikation nach der ICD-10 und dem DSM-IV geht aus der Tabelle 5-154 hervor.

Die Konzepte der Borderline-Störung nach ICD-10 und DSM-IV zeigen durchaus bedeutsame Unterschiede (Her-

Tab. 5-154: Kriterien für eine Borderline-Persönlichkeitsstörung nach ICD-10 (als Subgruppe der Emotional instabilen Persönlichkeitsstörungen) bzw. DSM-IV

ICD-10	DSM-IV
1. deutliche Neigung, unerwartet und ohne Berücksichtigung der Konsequenzen zu handeln 2. wechselnde, instabile Stimmung 3. Die Fähigkeit, vorauszuplanen, ist gering. 4. Ausbrüche intensiven Ärgers können zu oft gewalttätigem und explosiblem Verhalten führen. 5. Gewalttätiges und explosibles Verhalten wird leicht ausgelöst, wenn impulsive Handlungen von anderen kritisiert oder behindert werden. 6. Störungen und Unsicherheiten über das Selbstbild, Ziele und die „inneren Präferenzen" (einschließlich der sexuellen) 7. chronisches Gefühl innerer Leere 8. Neigung zu intensiven, aber unbeständigen Beziehungen kann zu wiederholten emotionalen Krisen führen. 9. übermäßige Anstrengungen, nicht verlassen zu werden 10. Suiziddrohungen oder selbstschädigende Handlungen (diese können auch ohne deutliche Auslöser vorkommen) Die Diagnose des Borderline-Typus wird gestellt, wenn zum einen mindestens 2 der Kriterien 1–5 erfüllt sind und sich zusätzlich mindestens 1 der Kriterien 6–10 findet.	Ein tiefgreifendes Muster von Instabilität in zwischenmenschlichen Beziehungen, im Selbstbild und in den Affekten sowie von deutlicher Impulsivität. Der Beginn liegt im frühen Erwachsenenalter und manifestiert sich in den verschiedenen Lebensbereichen. Mindestens 5 der folgenden Kriterien müssen erfüllt sein: 1. verzweifeltes Bemühen, tatsächliches oder vermutetes Verlassenwerden zu vermeiden. **Beachte**: Hier werden keine suizidalen oder selbstverletzenden Handlungen berücksichtigt, die in Kriterium 5 enthalten sind. 2. ein Muster instabiler, aber intensiver zwischenmenschlicher Beziehungen, das durch einen Wechsel zwischen den Extremen der Idealisierung und Entwertung gekennzeichnet ist 3. Identitätsstörung: ausgeprägte und andauernde Instabilität des Selbstbildes oder der Selbstwahrnehmung 4. Impulsivität in mindestens zwei potenziell selbstschädigenden Bereichen (Geldausgaben, Sexualität, Substanzmissbrauch, rücksichtsloses Fahren, „Fressanfälle"). **Beachte**: Hier werden keine suizidalen oder selbstverletzenden Handlungen berücksichtigt, die in Kriterium 5 enthalten sind. 5. wiederholte suizidale Handlungen, Selbstmordandeutungen oder -drohungen oder Selbstverletzungsverhalten 6. affektive Instabilität infolge einer ausgeprägten Reaktivität der Stimmung (z. B. hochgradige episodische Dysphorie, Reizbarkeit oder Angst, wobei diese Verstimmungen gewöhnlich einige Stunden und nur selten mehr als einige Tage andauern) 7. chronische Gefühle von Leere 8. unangemessene, heftige Wut oder Schwierigkeiten, die Wut zu kontrollieren (z. B. häufige Wutausbrüche, andauernde Wut, wiederholte körperliche Auseinandersetzungen) 9. vorübergehende, durch Belastungen ausgelöste paranoide Vorstellungen oder schwere dissoziative Symptome

pertz u. Saß 2000). Während die ICD-10 die **Impulsivität** als Hauptmerkmal der Borderline-Störung aufweist, betont das DSM-IV die **Instabilität** von Stimmung, Verhalten und Beziehungsgestaltung. Die bei Borderline-Patienten ebenfalls häufig zu beobachtenden dissoziativen oder paranoiden Symptome werden in der ICD-10 gar nicht erwähnt, das diagnostisch bedeutsame Leeregefühl sowie Verlassenheitsängste finden sich nur in den Forschungskriterien.

5.22.8.2 Symptomentwicklung und Komorbidität

Symptomatik

Typischerweise beginnt die Borderline-Störung im Jugendalter. Adoleszente Patienten mit Borderline-Störungen fallen durch ausgeprägte, vielfach „kurzwellige" Stimmungsschwankungen auf. Diesen liegt eine unzureichende Affektkontrolle als zentrales Merkmal der Borderline-Störung zugrunde. Die Affektregulationsstörung äußert sich zum einen in überschießenden affektiven Reaktionen auf unbedeutende oder geringfügige Stimuli, zum anderen in der mangelnden Differenzierungsfähigkeit zwischen einzelnen Gefühlsqualitäten (z. B. Trauer oder Wut). Schließlich wurde auch ein verzögertes Abklingen von emotionaler Erregung als typisches Merkmal der Affektregulationsstörung bei Borderline-Patienten herausgearbeitet.

Als zweites zentrales Merkmal muss ein Konflikt zwischen Autonomie und dem Bedürfnis nach Nähe angenommen werden – ein Konflikt, der sich vor allem bei Jugendlichen in extremen Anlehnungs- und Bindungswünschen äußert, aber auch zu abrupten Beziehungsabbrüchen und -wechseln führt. Entsprechend der Affektregulationsstörung leiden Jugendliche mit Borderline-Störungen an einer chronischen dysphorischen Verstimmung, unterbrochen durch extreme Affektauslenkungen, die sich einerseits in Stimmungen des „High-Seins" und der Euphorie, andererseits in tiefer Verzweiflung und Gefühlen von Ausweglosigkeit äußern. Weiterhin zeigen Adoleszente mit Borderline-Störungen vielfach ein promiskuitives Verhalten, parasuizidale und suizidale Handlungen sowie weitere Störungen der Impulskontrolle wie Alkohol-, Ess- und Drogenexzesse. Selbstverletzende Handlungen sind als Versuch zu deuten, die quälende innere Spannung zu unterbrechen. Durch den Wechsel von Spannungsabbau als Konsequenz der Selbstschädigung und nachfolgendem Spannungswiederaufbau entwickelt sich nicht selten ein habitualisiertes Verhalten.

Auch **dissoziative Erlebnisweisen** (manchmal auch verbunden mit einer „Flashback"-Erfahrung) lassen sich häufig bei jugendlichen Patienten mit Borderline-Störungen beobachten (s. auch Kap. 5.17), insbesondere dann, wenn gravierende traumatische Erfahrungen in der Anamnese sind. Bei einem Teil der Patienten finden sich überwertige Ideen (z. B. die, ein schlechter Mensch zu sein), Misstrauen und Beziehungsideen, die einen wahnhaften Charakter annehmen können (Lieb et al. 2004). Obwohl Identitätskrisen im Jugendalter nicht selten sind, haben empirische Untersuchungen aufgezeigt, dass adoleszente psychiatrische Patienten mit einer Borderline-Störung über ein deutlich unsichereres Selbstkonzept und eine unzureichendere Identitätsbildung verfügen als Nicht-Borderline-Patienten. Gerade in der Adoleszenz kann dies auch zu Störungen der Geschlechtsidentität führen – mit abwechselnd hetero- und homosexuellen Verhaltensweisen.

Komorbidität

Bei weiblichen Jugendlichen ist eine Komorbidität mit Ess-Störungen, insbesondere vom bulimischen oder bulimisch-anorektischen Typus, häufig. Auch Binge-eating-Störungen (Binge eating disorder, BED = Ess-Störung mit Essattacken) sind nicht selten mit einer Borderline-Persönlichkeitsstörung assoziiert. Allerdings bestimmt die Persönlichkeitsstörung fast immer den Schweregrad der Gesamtmorbidität.

Weitere Störungen der Impulskontrolle sind bei Jugendlichen mit Borderline-Persönlichkeitsstörungen abzuklären: Nicht selten sind **Alkohol**- und **Drogenmissbrauch** bzw. -abhängigkeit sowie Glücksspielsucht. Am häufigsten sind **affektive Störungen** (40–80 %), die das gesamte Spektrum von der Dysthymie bis hin zur schweren depressiven Episode umfassen können, sowie Angsterkrankungen, insbesondere in Form der sozialen Phobie und Panikstörung.

Als weitere komorbide, aber auch differenzialdiagnostische Störungen kommen die Posttraumatische Belastungsstörung und die Aufmerksamkeitsdefizit-/Hyperaktivitätsstörung infrage (s. u.), letztere insbesondere bei hoher Impulsivität (impulsiver Typ der Emotional instabilen Persönlichkeitsstörung nach ICD-10).

5.22.8.3 Diagnose und Differenzialdiagnostik

Eine Borderline-Persönlichkeitsstörung im Jugendalter ist nicht immer leicht von einer juvenilen Psychose abzugrenzen, da beide Störungen vielfach im Jugendalter beginnen und mit Depersonalisations- bzw. Derealisationsphänomenen sowie paranoidem bzw. pseudohalluzinatorischem Erleben einhergehen können (s. auch Brunner et al. 2003; 2004). Zur Diagnosefindung können der Ausschluss formaler Denkstörungen bei der Borderline-Persönlichkeitsstörung hilfreich sein sowie die meist krisenhaft zugespitzten Affektdurchbrüche, die in dieser Form nur selten bei einer juvenilen Psychose beobachtet werden. Vorwiegend bei männlichen Jugendlichen (aber auch bei weiblichen) sollte das Vorliegen eines hyperkinetischen Syndroms (s. Kap. 5.7 in diesem Buch) differenzialdiagnostisch (und als **komorbide Störung**) in Erwägung gezogen werden.

Die Borderline-Persönlichkeitsstörung und das hyperkinetische Syndrom (Aufmerksamkeitsdefizit-/Hyperaktivitätsstörung) unterscheiden sich in Bezug auf die beim hyperkinetischen Syndrom ausgeprägte motorische Unruhe (bei älteren Jugendlichen oder jungen Erwachsenen vorwiegend erkennbar an ständiger Unruhe der Hände und Beine sowie Bewegungsdrang) und in Bezug auf die Aufmerksamkeitsstörung, die unter Umständen einer neuropsychologischen Abklärung bedarf.

Unterscheidendes Merkmal zur **Posttraumatischen Belastungsstörung** (PTBS) ist der zeitliche Zusammenhang des Auftretens von Symptomen der Belastungsstörung mit einem Ereignis außergewöhnlicher Bedrohung oder katastrophenartigen Ausmaßes. Eine allgemeine affektive Hyperreagibilität und selbstschädigende Verhaltensweisen sind überdies kein typisches Symptom einer Posttraumatischen Belastungsstörung. Auf dem Gebiet der Persönlichkeitsstörungen gibt es häufig Überlappungen mit der Histrionischen (s. auch Kap. 5.17) sowie der Dependenten und der Selbstunsicheren Persönlichkeitsstörung (Herpertz u. Wenning 2003).

5.22.8.4 Ätiologie und Pathogenese

Biologische Faktoren

Es gibt nur wenige Untersuchungen zur **genetischen Disposition** bei der Borderline-Persönlichkeitsstörung (Skodol et al. 2002). Eine Studie untersuchte Prävalenzraten bei Zwillingen und der allgemeinen Bevölkerung und fand eine genetisch bedingte Varianz von 69 % (Torgersen 2000). Einschränkend ist bei dieser Studie festzustellen, dass komorbide Störungen nicht berücksichtigt wurden.

Neuropsychologische Untersuchungen konnten keine konsistenten **kognitiven Dysfunktionen** bei Borderline-Persönlichkeitsstörungen nachweisen (z. B. Kunert et al. 2003). Hingegen ergaben sich Hinweise auf Störungen der **emotionalen Informationsverarbeitung**. So werden eine Hypervigilanz für emotionale Stimuli bei Patienten mit Borderline-Störung beobachtet, die kognitive Prozesse, z. B. Gedächtnisfunktionen, unterbrechen oder stören können (z. B. Arntz et al. 2000). Grundsätzlich erfolgt die Regulation des Verhaltens in enger Abstimmung von attentionalen und motivationalen Systemen. Während einerseits enge Verbindungen zwischen Kortex und dem so genannten limbischen System, welches dem motivationalen Regelkreis entspricht, bestehen, um nichtadaptive emotionale Einflüsse zu kontrollieren (so genannte „Control-down"-Reaktionen), können andererseits laufende kognitive Vorgänge durch amygdala-kortikale Informationsschleifen sofort unterbrochen werden (so genannte „Bottom-up"-Reaktionen). Von der Umgebung ausgehende bedrohliche Stimuli werden durch Thalamus und Amygdala registriert und verarbeitet; mithilfe direkter Verbindungen zwischen Amygdala und Hirnstamm können motorische und autonome Reaktionen initiiert werden, die der Flucht oder Abwehr dienen. In diesem Sinne wird bei der Borderline-Persönlichkeitsstörung ein **Ungleichgewicht** zwischen „Bottom-up"- und „Control-down"-Prozessen postuliert, das zu einer Störung der Selbstregulation führt (Herpertz 2003).

Befunde der **funktionellen Bildgebung** (Postitronenemissionstomographie [PET], funktionelle Kernspintomographie [fMRI]) weisen zum einen auf eine Dysfunktion des präfrontalen Kortex, zum anderen auf eine gesteigerte Aktivität im Bereich der thalamo-amygdala-kortikalen Informationsschleifen hin. Wie bereits oben ausgeführt, übernimmt der präfrontale Kortex wesentliche Funktionen der Impulskontrolle. Bisherige PET-Studien bei der Borderline-Persönlichkeitsstörung weisen eine verminderte Glukose-Utilisation in diesem Bereich auf (Soloff et al. 2000). In einer Studie bei Patienten mit Läsionen im orbitofrontalen Kortex fanden sich ähnliche Störungen der Impulskontrolle wie bei Borderline-Patienten (Berlin et al. 2005). Morphometrische MRI-Studien fanden eine Volumenverminderung im frontalen Kortex (Lyoo et al. 1998), in den Amygdala und im Hippocampus (Tebartz van Elst et al. 2003; Driessen et al. 2000). In einer eigenen fMRI-Untersuchung konnte eine verstärkte Aktivierung der Amygdala bei der Konfrontation mit Bildern aus dem „Affective Picture System" nach Lang und Greenwald (1988), die negative Emotionen auslösten, provoziert werden. Die verstärkte Aktivierung der Amygdala wurde von einer verminderten Aktivität des ventralen präfrontalen Kortex begleitet, wohingegen man bei gesunden und auch depressiven Patienten eine Aktivitätssteigerung im präfrontalen Kortex durch Konfrontation mit negativem Bildmaterial auslösen kann (Herpertz et al. 2001a). Der Befund einer Amygdala-Hyperreagibilität konnte inzwischen auch für die Wahrnehmung von Gesichtern, und zwar emotionalen und neutralen Gesichtern, gesichert werden (Donegan et al. 2003). In weiteren so genannten Challenge-Studien, in deren Rahmen Borderline-Patienten mit emotional belastendem Material konfrontiert wurden (z. B. mit Erinnerungen an Verlassen-Werden oder sexuellen Missbrauch in der Kindheit), zeigte sich eine verminderte Aktivität im an-

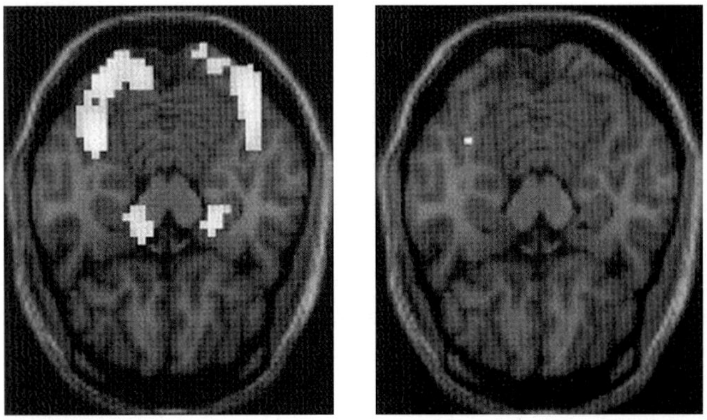

Abb. 5-68: Reaktion auf die Präsentation aversiver Bilder bei weiblichen Patienten mit Borderline-Persönlichkeitsstörung (links) und bei gesunden Probanden. Die Aktivierung zeigt sich bilateral in der Amygdala und im Gyrus fusiformis bei den Borderline-Patienten, aber nicht bei den gesunden Kontrollen (mod. nach Herpertz et al. 2001a).

terioren Gyrus cinguli, einer Hirnregion, der affektregulierende Funktionen zugeschrieben werden (Schmahl et al. 2003; 2004; vgl. auch Abb. 5-68).

Zusammenfassend verweisen die Befunde der funktionellen Bildgebung auf eine Dysfunktion thalamo-amygdala-kortikaler Regelkreise, die sowohl eine gesteigerte Sensibilität für internale (d. h. im Gedächtnis gespeicherte) und neue äußere Ereignisse als auch eine verzögerte Löschung negativer Affekte erklären könnte.

Psychosoziale Faktoren

In der Lebensgeschichte von Patienten mit Borderline-Persönlichkeitsstörungen findet sich regelhaft eine Vielfalt von gravierenden psychosozialen Belastungsfaktoren. Hierzu zählen insbesondere folgende Faktoren:

- schwerwiegende Vernachlässigung
- sexueller Missbrauch und elterliche Gewalterfahrungen in der Kindheit (Rohde-Dachser 1996; Paris 2000)
- chaotische und feindselige Familienatmosphäre
- ein entwürdigender Erziehungsstil

Erfahrungen sexuellen Missbrauchs und/oder körperlicher Misshandlungen, die sich bei 60–80 % aller Borderline-Patienten finden, führen bei Kindern in besonderer Weise zu Defiziten in der Entwicklung adäquater Affektsteuerung und Verhaltenskontrolle – besonders dann, wenn sie sich über einen längeren Zeitraum erstrecken (s. Abschnitt 5.22.8.5; Zanarini et al. 2002). Die erst in Reifung begriffenen Regulations- und Bewältigungsmöglichkeiten werden überfordert und gerade wachsende Orientierungen und Wertvorstellungen erschüttert.

An typischen psychopathologischen Symptomen nach Misshandlungen werden überschießende Reagibilität, expansive Verhaltensauffälligkeiten und eine verminderte Fähigkeit zum verbalen Ausdruck von emotionalem Erleben angegeben (Resch 1996). Die traumatischen Erfahrungen wirken sich besonders gravierend auf die weitere Persönlichkeitsentwicklung aus, weil sie sich gewöhnlich vor dem Hintergrund einer Umwelt ereignen, die die situationsadäquaten Wahrnehmungen und Emotionen des betroffenen Kindes missachtet oder hierauf unberechenbar reagiert (Linehan 1993).

Des Weiteren werden die Familieninteraktionen von Borderline-Patienten häufig als desorganisiert, chaotisch, konfliktreich und feindselig beschrieben (Links 1992). Auf diese Weise gefährden sie die Entwicklung langfristiger Zielorientierungen und moralischer Normen, die in erster Linie durch Beobachtung, Identifikationen und Internalisierung elterlichen Verhaltens gelernt werden. Allerdings sind traumatische Kindheitserfahrungen nicht pathognomonisch für die Borderline-Persönlichkeitsstörung, sondern finden sich auch bei anderen Persönlichkeitsstörungen (Golier et al. 2003).

Multifaktorielles Ätiologiemodell

Erkenntnisse aus der Stress-Forschung, wie sie für die Posttraumatische Belastungsstörung von Bedeutung sind, spielen wahrscheinlich auch bei Persönlichkeitsstörungen mit hoher Stressanfälligkeit wie der Borderline-Persönlichkeitsstörung eine große Rolle (s. auch Kap. 5.18). So scheinen in Kindheit und Pubertät, z. T. auch noch im Erwachsenenalter, der Hippocampus, die Amygdala, der präfrontale Kortex und das Corpus callosum eine hohe Vulnerabilität gegenüber einer erhöhten Glukokortikoid-Ausschüttung aufzuweisen (Pynoos et al. 1997) – also exakt jene Strukturen, denen hinsichtlich des pathogenetischen Verständnisses der Borderline-Persönlichkeitsstörung wahrscheinlich eine wichtige Bedeutung zukommt. So konnte in Tierversuchen bei Säugern (einschließlich Primaten) gezeigt werden, dass ein „nicht vorhersehbares" Verhalten der Mütter zu einer veränderten Aktivität der Hypothalamus-Hypophysen-Nebennierenrinden-Achse (HHNA) führte. Während eine kürzere oder längere, aber stets absehbare Abwesenheit der Mütter keine Induktion der HHNA-Achse zur Folge hatte, war die inkonsistente Abwesenheit der Muttertiere mit veränderten Kortikotropin-Releasing-Hormon-(CRH)-Konzentrationen im Liquor verbunden. Obwohl sich keine somatischen Folgen einer Nahrungsdeprivation (wie z. B. Störungen des

Wachstums) bei jungen Affen zeigte, wiesen die Jungtiere ein verändertes Verhalten mit größeren Ängsten, stärkerer Abhängigkeit von der Mutter, geringerem Explorationsverhalten sowie untergeordnetem Verhalten auf. Die „inkonsistent" aufgezogenen Affen zeigten Auffälligkeiten vor allem in solchen neuroendokrinen Systemen, die die Stress-Response und die Affektregulation modulieren (Coplan et al. 1996). Die erhöhten CRH-Spiegel korrelierten mit einer Erhöhung von Somatostatin und Serotonin- und Dopamin-Metaboliten. Eine spätere Untersuchung bei der gleichen Stichprobe wies nach, dass die endokrinologischen Veränderungen bis in das Erwachsenenalter der „inkonsistent betreuten" Affen nachgewiesen werden konnten (Coplan et al. 2001).

Hohe Konzentrationen von CRH im Liquor führen insbesondere im jungen Lebensalter zu einem anhaltenden und progressiven Verlust hippocampaler Zellen, der wiederum Gedächtnisstörungen (insbesondere expliziter Gedächtnisfunktionen) zur Folge hat (Brunson et al. 2001; s. auch Brunner et al. 2005). Entsprechend konnte bei Frauen, die als Kinder Opfer von sexueller und anderer körperlicher Misshandlung geworden waren, eine deutlich veränderte Hypophysen-Nebennierenrinden-Reaktion unter milden psychosozialen Stressbedingungen im Labor nachgewiesen werden. Sie zeigten eine mehr als 6fach höhere ACTH-Antwort (ACTH = „adrenocorticotropic hormone", Kortikotropin) auf die Stressinduktion als altersentsprechende gesunde Kontrollen (Heim et al. 2000). Zudem unterbricht die verstärkte Amygdala-Aktivität die erhöhte Aktivität der HHNA-Achse, indem sie via Hypothalamus die CRH-Sekretion weiter stimuliert (McEwen 2005). Entsprechend zeigen Borderline-Patienten im Vergleich zu Normalpersonen signifikant häufiger eine Nonsuppression im Dexamethason-Suppressions-Test (Grossmann et al. 2003).

Zusammenfassend wird die als zentrales Merkmal der Borderline-Persönlichkeitsstörung angesehene Affektdysregulation als Ausdruck eines „schwierigen" Temperaments (Paris et al. 1994) bzw. einer primären affektiven Vulnerabilität aufgefasst (Linehan 1993), die in der Interaktion mit einer traumatisierenden Beziehungsgeschichte und mangelhaften Lernerfahrungen zur Ausbildung einer Borderline-Persönlichkeitsstörung führt. Dabei wird unter Berücksichtigung erster neurobiologischer Befunde ursächlich eine Hypersensitivität des limbischen Systems diskutiert, die dispositionell vorhanden und/oder Folge chronischer Stressbelastung sein kann (Bohus et al. 2004; Herpertz u. Wenning 2003; Renneberg et al. 2003; Corrigan et al. 2000; s. auch Abb. 5-69).

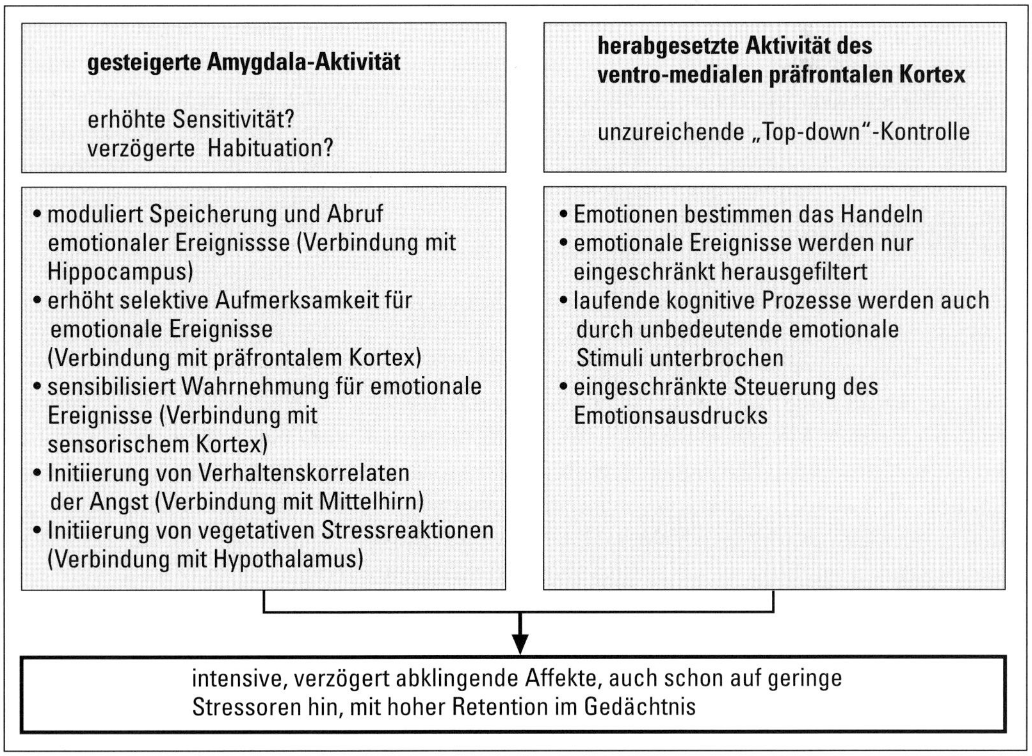

Abb. 5-69: Neurobiologisches Modell der Genese der Borderline-Persönlichkeitsstörung (mod. nach Herpertz u. Wenning 2003)

5.22.8.5 Behandlung und Prävention

Eine umfassende Darstellung der Therapie von Borderline-Störungen findet sich in den entsprechenden Monografien (z. B. Herpertz u. Wenning 2003; Bohus 2002; Linehan 1993). Empirische Befunde zur psychotherapeutischen Behandlung der Borderline-Störung bei Jugendlichen liegen allerdings nur ganz vereinzelt vor.

Primäres Therapieziel ist eine Verbesserung der **Emotionsregulation** und Spannungstoleranz. Nach Erreichen einer effektiveren Affektkontrolle kann in einer zweiten Therapiephase die Verarbeitung traumatischer Beziehungserfahrungen erfolgen. In einem dritten (bei ambulanten Patienten auch parallelen) Behandlungsschritt wird eine altersentsprechend selbstständige Alltagsbewältigung angestrebt – einschließlich des Schulbesuchs bzw. der Arbeitsfähigkeit.

In der **therapeutischen Beziehung** zu Borderline-Patienten ist eine hinsichtlich Nähe und Distanz gut reflektierte und ausgeglichene Haltung angezeigt, die an die Ressourcen der Patienten anknüpft und damit erste Erfolgserlebnisse ermöglicht. Therapeutische Interventionen sollen für den Patienten transparent, nachvollziehbar und zielgerichtet stattfinden, wobei die Ziele von Therapeut und Patient zu Beginn der Behandlung gemeinsam erarbeitet werden. Der Umgang mit dem Patienten ist durch ein Gleichgewicht von **Akzeptanz** auf der einen Seite sowie **Forderung nach Veränderung** auf der anderen Seite geprägt (Linehan 1993).

Das stationäre Behandlungskonzept ist schulenübergreifend und basiert auf drei Säulen:

- Psychoedukation
- ein kognitiv-behaviorales Konzept zur Verbesserung der Verhaltenskontrolle
- psychodynamische Ansätze zur Verarbeitung traumatischer Beziehungserfahrungen

Psychoedukation

In der Psychoedukation werden die Stärken und Schwächen des Reaktionsstils der Borderline-Persönlichkeit herausgearbeitet. Stärken des Persönlichkeitsstils sind die ausgeprägte Sensibilität und Sensitivität, Schwächen sind demgegenüber extreme Affektzuspitzungen. Weiterhin werden Modelle zur Entstehung und Aufrechterhaltung der Störung vermittelt, die biologische Erklärungen im Sinne einer angeborenen oder früh erworbenen Vulnerabilität sowie psychosoziale Faktoren im Sinne invasiver Beziehungserfahrungen beinhalten. Wichtig sind die Anerkennung der subjektiven Sinnhaftigkeit der Symptomatik (als Reaktion auf dramatisch erlebte Beziehungen) bei gleichzeitiger Analyse ihrer Untauglichkeit für die Bewältigung der Gegenwart und die daraus folgenden Konsequenzen für zukünftige Beziehungen des Patienten.

Behaviorale Ansätze

Unter den kognitiv-behavioralen Therapieformen ist die „Dialektisch-behaviorale Therapie" (DBT) nach Linehan (1993) am weitesten verbreitet. Sie wurde für erwachsene Patienten konzipiert und validiert. Mittlerweile liegen mindestens sieben kontrollierte Studien z. T. unabhängig arbeitender Arbeitsgruppen vor, die eine Überlegenheit dieser Therapie gegenüber anderen Verfahren aufzeigen (für eine Übersicht s. Lieb et al. 2004). Für Jugendliche liegen bisher keine kontrollierten Studien, aber ein Therapiemanual vor (Böhme et al. 2001).

Die DBT gliedert sich in eine standardisierte Gruppentherapie („skills training") sowie in eine Einzeltherapie. Ergänzende Maßnahmen sind Telefonberatung bei akuten Krisen sowie eine regelmäßige Kommunikation von Einzel- und Gruppentherapeut in der Supervisionsgruppe (Bohus 2002).

Module des **Trainings in der Gruppe** ist der Erwerb folgender Fertigkeiten (Herpertz u. Wenning 2003; Bohus 2002):

- zur Stresstoleranz und der Spannungsreduktion
- zur Affektregulation
- zur Verbesserung der sozialen Kompetenz
- der so genannten „inneren Achtsamkeit" (auch als „wise mind" bezeichnet), d. h. der frühzeitigen Wahrnehmung inneren Erlebens

Der Erwerb von Fertigkeiten der Stresstoleranz beinhaltet Selbstkontrolltechniken zur Verbesserung der Wahrnehmung und Hinterfragung dysfunktionaler kognitiv-emotionaler Schemata und deren schrittweise Substitution durch funktionellere Verhaltensweisen. Eine verbesserte Affektregulation wird durch eine gezielte Reizexposition erreicht (z. B. Vermeiden aversiver Stimuli und Aufsuchen positiver Situationen), eine andere Bewertung der jeweils auftretenden Emotionen sowie durch deren Umsetzung in adäquate (d. h. nicht überschießend-aggressive oder verletzt-depressive) Aktionen.

Gruppentherapie-Programme, die die o. g. Module berücksichtigen und eine Reduktion suizidalen und selbstverletzenden Verhaltens zum Ziel haben, konnten in jüngster Zeit erstmals auch für adoleszente Patienten evaluiert werden (Katz et al. 2004; Rathus u. Miller 2002; Wood et al. 2001). In einem Pilotprojekt konnte eine signifikante Reduktion von selbstverletzendem und suizidalem Verhalten nachgewiesen werden (Fleischhaker et al. 2006).

Die **Einzeltherapie** besteht nach einer Vorbereitungsphase aus drei Behandlungsphasen:

- In der **ersten Behandlungsphase** („schwere Probleme auf der Verhaltensebene", Bohus 2002) wird eine Veränderung des suizidalen und parasuizidalen Verhaltens angestrebt; weitere wesentliche Therapieziele sind eine Stärkung der Compliance zur Vermeidung der für viele Borderline-Patienten typischen Therapie-Abbrüche sowie eine Verbesserung der Lebensqualität. Unter Lebensqualität wird hier eine Veränderung selbstverachtender und selbstschädigender Verhaltensmuster des Patienten verstanden, wie Drogen- und Alkoholexzesse, Ess-Störungen, Vernachlässigung des eigenen Körpers, promiskuitives Verhalten etc.
- In der **zweiten Behandlungsphase – nach der Verbesserung der Affektregulation** – setzt sich der Patient mithilfe des Therapeuten mit den Folgen vorausgegangener traumatischer Erfahrungen auseinander. Hierbei geht es nicht um das Wiedererleben oder das „Integrieren" früherer Ereignisse oder Situationen, sondern um die Erkenntnisse, dass diese der Vergangenheit angehören und die mit diesen Traumata assoziierten und „gebundenen" Emotionen als Ressourcen für gegenwärtige oder zukünftige Ziele des Patienten genutzt werden können. Ziel ist es, dass anstelle undifferenzierter, überwältigender dysphorischer und körperlicher Spannungszustände differenzierte Empfindungen entstehen, die dann auch als Gefühle von Enttäuschung, Kränkung, Traurigkeit und Wut sprachlich fassbar werden. Solche abgrenzbaren benennbaren Gefühle lassen sich besser kontrollieren, u. a. durch ihre Kommunizierbarkeit. In diese Behandlungsphase gehört auch die Unterbrechung dissoziativer Zustände (s. auch Kap. 5.17). Eine Evaluation dieser Behandlungsphase liegt alleredings noch nicht vor.
- In der **dritten Behandlungsphase** geht es schließlich um konkrete Pläne zur gegenwärtigen Alltagsgestaltung sowie um an der Realität orientierte Zukunftsperspektiven.

Die **Einbeziehung der Familie** ist von besonderer Bedeutung, da der Jugendliche durch selbstverletzendes Verhalten und – bei Dissoziation – eine vermehrte Zuwendung und damit Verstärkung durch seine Eltern und seine Geschwister erfährt. Aus diesem Grunde sind familienbezogene Programme entwickelt worden, die den Angehörigen Fertigkeiten für die Kommunikation und im Bereich der Affektregulation vermitteln sollen (Hoffmann u. Hooley 1998). Bei ausgeprägten Störungen der familiären Interaktion muss auch eine außerhäusliche Unterbringung im Rahmen der Jugendhilfe (§ 35 a KJHG) in Erwägung gezogen werden.

Für die Wirksamkeit der DBT bei jugendlichen Patienten besteht großer Forschungsbedarf, da Behandlungserfolge bei erwachsenen Patienten nicht ohne weiteres auf Adoleszente übertragen werden können. Nach unserer Erfahrung profitieren Jugendliche weniger von entsprechenden Therapieverfahren als junge Erwachsene, da Jugendliche oft über eine unzureichende Krankheitseinsicht verfügen und noch weniger als Erwachsene in der Lage sind, Gefühlsqualitäten und situative Auslöser für Impulsdurchbrüche wahrzunehmen. Trotzdem sind erste Pilotstudien sehr viel versprechend (Katz et al. 2004; Fleischhaker et al. 2006).

Psychodynamische Ansätze

Als spezifischer Behandlungsansatz für Patienten mit Borderline-Störungen wurde die übertragungsfokussierte Psychotherapie („Transference Focused Psychotherapy", TFP) entwickelt. Ausgangspunkt dieser Therapiemethode ist die Auffassung, dass die Schwierigkeiten des Patienten als im „Hier-und-Jetzt" erfolgte unbewusste Wiederholungen von pathologischen, internalisierten Beziehungen aus früherer Zeit zu verstehen sind. Inzwischen liegt ein störungsspezifisches, trainierbares und empirisch gestütztes Therapiemanual vor, das u. a. klare Vorgaben bezüglich Therapievereinbarung, Umgang mit Regelüberschreitungen, Abweichung von der technischen Neutralität sowie eine verfahrensspezifische Skala zur Manualtreue und Manualkompetenz beinhaltet (Clarkin et al. 2001). Der zentrale Ansatzpunkt dieser Therapie ist die Analyse der Übertragung, in der sich die psychischen Konflikte des Patienten darstellen. Die Behandlungsmethode ist darauf angelegt, einen Nachreifungsprozess zu initiieren – mit einer Stärkung der Ich-Funktionen im Sinne einer reiferen Impulskontrolle, Angsttoleranz und Realitätsprüfung sowie einer verbesserten Fähigkeit zum Aufbau befriedigenderer Beziehungen. Während neuere Studien zur Effizienz-Evaluation der TFP noch nicht abgeschlossen sind, konnte für ein anderes psychodynamisch orientiertes Therapieprogramm, die so genannte „Mentalization-based"-Behandlung, in der tagesklinischen Form Wirksamkeit nachgewiesen werden (Bateman u. Fonagy 2001; 2004).

Pharmakotherapie

Eine pharmakologische Behandlung der Borderline-Störung gibt es nicht. Vielmehr zielt die pharmakologische Behandlung auf die Behandlung einzelner Symptome ab, z. B. der Depression, der affektiven Instabilität, der Aggressivität, der Impulsivität, der Spannungszustände etc. (für eine Übersicht s. Markovitz 2004). Eine Vielzahl dieser Symptome spricht auf SSRI (selektive Serotonin-Wiederaufnahme-Hemmer) an, für die bei Jugendlichen aber keine kontrollierten Studien vorliegen. Gesteigerte Aggressivität und vermehrtes suizidales Verhalten zu Beginn der Behandlung sind zu beachten. Bei hoher Impulsivität und Aggressivität, aber ebenso bei ausgeprägter, auf SSRI nicht ansprechender affektiver

Instabilität sollte auch ein Einsatz von atypischen Neuroleptika (z. B. Risperidon) in Erwägung gezogen werden. Kleinere kontrollierte Studien mit 40–60 eingeschlossenen Patienten liegen bei Erwachsenen zu Olanzapin vor (Zanarini u. Frankenberg 2001; Bogenschutz u. George 2004; Soler et al. 2005).

5.22.8.6 Verlauf und Prognose

Entsprechend dem Abfall der Prävalenzraten von Persönlichkeitsstörungen zwischen Adoleszenz und frühem Erwachsenenalter nimmt auch die Borderline-Störung in dieser Lebenszeit deutlich ab. Im Vergleich zu den übrigen Persönlichkeitsstörungen zeigen Borderline-Persönlichkeitsstörungen und Ängstlich-Vermeidende Persönlichkeitsstörungen die stärkste Abnahme (Johnson et al. 2000a). Dieses Ergebnis wurde auch für adoleszente Patienten bestätigt, die zwei Jahre nach einer Hospitalisierung auf einer psychiatrischen Station nachuntersucht wurden. Die Diagnose einer Borderline-Persönlichkeitsstörung zeigte zusammen mit der Schizotypischen und der Ängstlich-Vermeidenden Persönlichkeitsstörung die geringste Stabilität (Grilo et al. 2001). Ein ähnliches Ergebnis fand sich auch bei Chanen et al. (2004), allerdings bei kleinen Fallzahlen. Die Befunde aus der Verlaufsforschung sprechen dafür, die Diagnose einer Borderline-Persönlichkeitsstörung bei einem Jugendlichen mit Zurückhaltung und Wissen um die zeitliche Instabilität zu stellen.

5.22.9 Dissoziale Persönlichkeitsstörung

5.22.9.1 Definition und Klassifikation

Die Dissoziale Persönlichkeitsstörung zeichnet sich aus durch eine deutliche Diskrepanz zwischen geltenden sozialen Normen und dem Verhalten des Betroffenen. Dabei sollte sie nicht mit Delinquenz oder Kriminalität gleichgesetzt werden; vielmehr geht die Dissoziale Persönlichkeitsstörung in vielen Fällen mit einem Mangel an Empathie, mit Beziehungsschwierigkeiten und mangelndem Schuldbewusstsein einher, was nicht typisch sein muss für delinquentes Verhalten. Die Diagnose einer Persönlichkeitsstörung sollte für solche Formen dissozialen Verhaltens verwandt werden, bei denen die beschriebenen Verhaltensmerkmale in einem offensichtlichen Zusammenhang mit psychopathologisch relevanten Auffälligkeiten des Individuums stehen (Müller-Isberner et al. 2003). Die Diagnosekriterien der Dissozialen Persönlichkeitsstörung nach der ICD-10 sowie nach dem DSM-IV gehen aus der Tabelle 5-155 hervor.

Das Konzept der Persönlichkeitsstörung nach DSM-IV unterscheidet sich von dem der ICD-10 vor allem dadurch, dass im DSM-IV eine Reihe dissozialer Verhaltensauffälligkeiten genannt werden, ohne einen Bezug zu einer tiefgreifenden Störung der Charakterbildung herzustellen (s. Müller-Isberner et al. 2003). Dies bezieht sich z. B. auf den Mangel an Empathie und Defizite in der Beziehungsfähigkeit, die in den Kriterien nach ICD-10 durchaus beschrieben werden. Die Auflistung dissozialer Verhaltensweisen nach DSM-IV führt dazu, dass die Diagnose einer Antisozialen Persönlichkeitsstörung zwar häufig gestellt wird, dafür aber eine geringe zeitliche Stabilität vorliegt und eine hohe Überlappung mit den Kriterien des Substanzmissbrauchs besteht (Cunningham u. Reidy 1998). Eine weitere Konsequenz ist eine disproportionale Häufung der Diagnose beim männlichen Geschlecht, wohingegen dissoziales Verhalten bei weiblichen Jugendlichen ebenfalls zu tiefgreifenden Störungen der Charakterentwicklung mit sozial deviantem Verhalten führt, nicht aber mit der späteren Diagnose einer Antisozialen Persönlichkeitsstörung nach DSM-IV assoziiert ist (Herpertz u. Saß 1999; Rutherford et al. 1999).

5.22.9.2 Symptomentwicklung und Komorbidität

Symptomatik

Individuen mit Dissozialer Persönlichkeitsstörung zeichnen sich durch eine **hohe Impulsivität** und eine **unzureichende Reflexionsfähigkeit** aus. Sie reagieren schnell gereizt und aggressiv bei geringfügigen Anlässen. Ihre Handlungen sind oft sprunghaft und wenig vorausschauend, konfliktträchtige Situationen werden nicht antizipiert. Zudem bestehen Defizite im Entwickeln alternativer Lösungsstrategien.

> Jugendliche mit Dissozialer Persönlichkeitsstörung geben an, dass das Leben zu wenig „spektakulär" ist und sie auf der Suche nach intensiven und neuartigen, starken Gefühlen seien, die häufig in Gefahrensituationen empfunden werden.

Sexualität und männliches Rollenverständnis sind vielfach mit aktivem Eroberungswillen assoziiert, während Zurückhaltung und Scham als negative Eigenschaften bewertet werden. Nicht selten findet sich bei betroffenen Jugendlichen die Grundannahme, dass andere Menschen parasitär auszunutzen sind und soziale Regeln nur von Dummen und Schwachen eingehalten würden. Entsprechend der Störung des Sozialverhaltens ohne soziale Bindung nach ICD-10 sehen sich

Tab. 5-155: Kriterien für eine Dissoziale Persönlichkeitsstörung nach ICD-10 bzw. DSM-IV

ICD-10	DSM-IV
Diese Persönlichkeitsstörung fällt durch eine große Diskrepanz zwischen dem Verhalten und den geltenden sozialen Normen auf und ist charakterisiert durch: 1. dickfelliges Unbeteiligtsein gegenüber den Gefühlen anderer und Mangel an Empathie 2. deutliche und andauernde Verantwortungslosigkeit und Missachtung sozialer Normen, Regeln und Verpflichtungen 3. Unvermögen zur Beibehaltung längerfristiger Beziehungen 4. sehr geringe Frustrationstoleranz und niedrige Schwelle für aggressives, auch gewalttätiges Verhalten 5. Unfähigkeit zum Erleben von Schuldbewusstsein und zum Lernen aus Erfahrung, besonders aus Bestrafung 6. Neigung, andere zu beschuldigen oder vordergründige Rationalisierungen für das eigene Verhalten anzubieten, durch das die Person in einen Konflikt mit der Gesellschaft gerät 7. andauernde Reizbarkeit	A. Es besteht ein tiefgreifendes Muster von Missachtung und Verletzung der Rechte anderer, das seit dem 15. Lebensjahr auftritt. Mindestens 3 der folgenden Kriterien müssen erfüllt sein: 1. Versagen, sich in Bezug auf gesetzmäßiges Verhalten gesellschaftlichen Normen anzupassen, was sich in wiederholtem Begehen von Handlungen äußert, die einen Grund für eine Festnahme darstellen 2. Falschheit, die sich in wiederholtem Lügen, dem Gebrauch von Decknamen oder dem Betrügen anderer zum persönlichen Vorteil oder Vergnügen äußert 3. Impulsivität oder Versagen, vorausschauend zu planen 4. Reizbarkeit und Aggressivität, die sich in wiederholten Schlägereien oder Überfällen äußert 5. rücksichtslose Missachtung der eigenen Sicherheit bzw. der Sicherheit anderer 6. durchgängige Verantwortungslosigkeit, die sich im wiederholten Versagen zeigt, eine dauerhafte Tätigkeit auszuüben oder finanziellen Verpflichtungen nachzukommen 7. fehlende Reue, die sich in Gleichgültigkeit oder Rationalisierung äußert, wenn die Person andere Menschen gekränkt, misshandelt oder bestohlen hat B. Die Person ist mindestens 18 Jahre alt. C. Eine Störung des Sozialverhaltens war bereits vor Vollendung des 15. Lebensjahres erkennbar. D. Das antisoziale Verhalten tritt nicht ausschließlich im Verlauf einer Schizophrenie oder einer manischen Episode auf.

viele Individuen mit antisozialer Persönlichkeit als Einzelgänger und unabhängig von dem Bedürfnis nach Zuneigung. Der Subtyp des so genannten **„Psychopathen"** (Blair 2003; Herpertz u. Saß 2000; Hare 1991) zeigt neben der Impulsivität Gefühlsarmut (emotional detachment), Unfähigkeit, Schuld zu empfinden, und eine Angstfreiheit, die als pathologisch anzusehen ist. Jugendliche äußern dies z. B. in Form von waghalsigem Auto oder Motorrad fahren und gefährlichen Hobbys (z. B. U-Bahn-Surfen). Verhaltensmerkmale des psychopathischen Subtyps in Kindheit und Jugend wie Gefühllosigkeit, Egozentrizität und manipulatives Verhalten gegenüber anderen sind prognostische Indikatoren für eine spätere Dissoziale Persönlichkeitsstörung (Frick 1998). Sie sind nicht bemüht, Strafe und soziale Missbilligung zu vermeiden, und können sich in Trauer und Angstgefühle von anderen nicht hineinversetzen (Blair 2003). Loeber et al. (2000) fanden bei 69 % von 7- bis 12-jährigen Jungen mit Störungen des Sozialverhaltens bereits drei oder mehr Symptome einer Antisozialen Persönlichkeitsstörung im Vergleich zu nur 38,5 % der Jungen ohne Störung des Sozialverhaltens. In der Dunedin-Langzeitstudie, in der die Probanden bisher von der Geburt bis zum 26. Lebensjahr nachverfolgt werden konnten, zeigte sich, dass kindliches psychopathisches Verhalten ein hoher prognostischer Indikator für schwerwiegendes und stabiles antisoziales Verhalten in der Adoleszenz und im jungen Erwachsenenalter war (Moffitt et al. 2002). Vieles spricht dafür, dass diese psychopathischen Verhaltensmerkmale besonders bei Kindern beobachtet werden, die schon sehr früh eine Störung des Sozialverhaltens aufweisen (early starters).

Komorbidität

Häufige komorbide Störungen der Dissozialen Persönlichkeitsstörung sind Alkohol- und Drogenmissbrauch bzw. -abhängigkeit. Auch andere Störungen der Impulskontrolle, wie z. B. Glücksspielsucht, können mit einer Dissozialen Persönlichkeitsstörung im Jugendalter assoziiert sein. Ein Aufmerksamkeitsdefizit-/Hyperaktivitätssyndrom (hyperkinetisches Syndrom) muss sowohl differenzialdiagnostisch als auch als komorbide Störung in Erwägung gezogen werden. Bereits im Kindes- und Jugendalter ist die hyperkinetische Störung des Sozialverhaltens schwerwiegender als die hyperkinetische Störung allein (s. auch Kap. 5.7 in diesem Buch). Dies betrifft sowohl kognitive als auch soziale Funktionen. Jugendliche mit einer hyperkinetischen Störung des Sozialverhaltens haben ein hohes Risiko für späteren Drogenmissbrauch, Führerscheinentzug, eine Antisoziale Persönlichkeitsstörung und für kriminelles Verhalten (Übersicht bei Pliszka et al. 1999; Barkley et al. 2004).

5.22.9.3 Diagnose und Differenzialdiagnostik

Im Jugendalter ist die Störung des Sozialverhaltens mit und ohne vorhandene soziale Bindungen die wichtigste Differenzialdiagnose. Im Vergleich zur Störung des Sozialverhaltens zeichnet sich die Antisoziale Persönlichkeitsstörung durch lang anhaltendes, stabiles antisoziales Verhalten mit hohem Schweregrad aus, bei dem der Arzt oder der Gutachter davon ausgeht, dass dieses Verhalten noch weit bis in das Erwachsenenalter fort besteht. Dissoziales Verhalten, das ausschließlich im Rahmen einer schizophrenen oder bipolaren Erkrankung auftritt, ist von der Symptomatik einer Dissozialen Persönlichkeitsstörung zu unterscheiden.
Bei der Abgrenzung der einzelnen Persönlichkeitsstörungen finden sich die engsten Beziehungen zwischen der Narzisstischen und der Dissozialen Persönlichkeitsstörung, wobei bei der Narzisstischen Persönlichkeitsstörung impulsive Verhaltensmerkmale, delinquentes Verhalten und Aggressivität meist fehlen. Symptomüberlappungen kommen auch mit der Borderline-Störung (Impulsivität) sowie mit der Histrionischen Persönlichkeitsstörung (oberflächliche Emotionalität und mangelnde Beziehungsfähigkeit) vor.

5.22.9.4 Ätiologie und Pathogenese

Erkenntnisse zur Ätiologie der Dissozialen Persönlichkeitsstörung stimmen in hohem Maße mit denen für die Störung des Sozialverhaltens überein und finden sich in Kapitel 5.19 (s. S. 989ff).

Biologische Befunde

Genetische Befunde

In zahlreichen Studien konnte beobachtet werden, dass antisoziales und kriminelles Verhalten gehäuft familiär auftritt und eine Transmission von einer Generation auf die nächste zeigt (Hicks et al. 2004; Smith u. Farrington 2004). Farrington (1997) stellte in seiner Untersuchung an einer Londoner Risikopopulation fest, dass 63 % der Söhne aufgrund kriminellen Verhaltens verurteilt werden, wenn bereits die Väter selbst aufgrund einer Straftat verurteilt worden waren. Hingegen waren nur 30 % der Söhne betroffen, wenn der Vater vorstrafenfrei war (ebd.). Bei dissozialen Störungen, die im frühen Kindesalter beginnen und bis in das Erwachsenenalter andauern, scheint die genetische Komponente ausgeprägter zu sein als bei Störungen, die ausschließlich auf die Kindheit oder Adoleszenz beschränkt sind. Dies wurde im Rahmen von Zwillingsstudien bei Jugendlichen und Erwachsenen mit antisozialem Verhalten festgestellt (z. B. Button et al. 2005), aber auch in Meta-Analysen von Zwillings- und Adoptionsstudien bei Probanden mit aggressivem Verhalten (Miles u. Carey 1997; Langbehn u. Cadoret 2001). Zu den anderen genetisch vermittelten Faktoren, die die Wahrscheinlichkeit für antisoziales bzw. kriminelles Verhalten erhöhen, gehören:

- Intelligenz
- Temperaments- und Persönlichkeitsmerkmale
- Hyperaktivität
- neuropsychologische Auffälligkeiten
- bestimmte biologische Merkmale, wie z. B. hormonelle Einflüsse und autonome Reaktivität

Neuroanatomische, neuroradiologische und neuropsychologische Befunde

Auf die Bedeutung frontaler zerebraler Strukturen wurde bereits zu Beginn dieses Kapitels eingegangen. Wie erwähnt, kommt dem **orbito-frontalen Kortex** eine besondere Bedeutung bei der Modulation aggressiven Verhaltens zu. Unter anderem wurde eine Reduktion der grauen Substanz des präfrontalen Kortex von durchschnittlich 11 % bei Individuen mit Antisozialer Persönlichkeitsstörung im Vergleich zu gesunden Kontrollpersonen nachgewiesen (Raine et al. 2000). Defizitäre **fronto-temporale** Funktionen bei psychopathischen antisozialen Persönlichkeiten konnten weiterhin in einer SPECT-Untersuchung (SPECT = Single-Photon-Emissions-Computertomographie) nachgewiesen werden, bei der psychopathische antisoziale Persönlichkeiten und Kontrollpersonen lexikalisch zwischen emotionalen und neutralen Wörtern unterscheiden mussten. Die Individuen mit einer Antisozialen Persönlichkeitsstörung wiesen eine erhöhte fronto-temporale Aktivierung auf, was von den Autoren als Ausdruck einer erhöhten Anstrengung bei der Aufgabenlösung gedeutet wurde (Intrator et al. 1997). Andere Untersuchungen mit negativen Stimuli, z. B. Bildern, zeigten ebenfalls eine verstärkte Aktivierung des linken präzentralen Kortex und des rechten anterioren Gyrus cinguli sowie eine verminderte Aktivierung im linken Lobus paracentralis und dorsalen Cinguli (Müller et al. 2003). Auf konditionierte aversive Stimuli reagierten die Probanden mit Antisozialer Persönlichkeitsstörung in Form von gesteigerter Aktivierung

im dorso-lateralen präfrontalen Kortex und verminderter Aktivierung im orbito-frontalen Kortex, die die Autoren als Kompensationsmechanismus deuteten, um die emotionale Responsivität zu verstärken (Schneider et al. 2000). In der gleichen Studie zeigten die Probanden im Vergleich zu Kontrollpersonen in Reaktion auf negative Geruchsstimuli eine verminderte Amygdala-Aktivität (für eine Übersicht: s. auch McCloskey et al. 2005).
In einer volumetrischen MRT-Untersuchung wurde eine Reduktion des rechten und linken Temporallappens bei zehn Kindern und Jugendlichen mit früh begonnener Störung des Sozialverhaltens im Vergleich zu unauffälligen Kindern nachgewiesen (Kruesi et al. 2004). Zudem gibt es beim psychopathischen Typus Hinweise auf eine verminderte amygdalene Aktivität (Übersicht bei Blair 2003).
Zusammenfassend weisen die neuroradiologischen Befunde auf eine funktionelle Stilllegung (shut down) orbito-frontaler und temporaler Strukturen bei gewalttätigen antisozialen Persönlichkeiten hin (Pietrini et al. 2000). Diese Befunde werden durch neuropsychologische Untersuchungen unterstützt, mit denen sowohl Defizite im dorso-lateralen präfrontalen Kortex (zuständig für Handlungsplanung, Handlungskontrolle und Inhibition vorprogrammierten Verhaltens) als auch Defizite des ventro-medialen Kortex (zuständig für die Inhibition eines primär verstärkten Verhaltensmusters, das keine weitere Belohnung erfährt) bei Antisozialen Persönlichkeitsstörungen nachgewiesen werden konnten (Dolan u. Park 2002). Verminderte Lesefähigkeiten und niedrige Intelligenz waren ebenfalls Prädiktoren für die Entwicklung einer Antisozialen Persönlichkeitsstörung (Simonoff et al. 2004).

Psychophysiologische Faktoren

Auf typische psychophysiologische Befunde bei Kindern mit Störungen des Sozialverhaltens wird bereits in Kapitel 5.19 eingegangen. Der psychophysiologische Reaktionsstil von kriminellen Erwachsenen mit psychopathischer Antisozialer Persönlichkeitsstörung ist durch eine verminderte autonome Reaktionsfähigkeit gekennzeichnet, die sich z.B. in einer verminderten Herzfrequenz-Dezeleration, herabgesetzten elektrodermalen Reaktionen sowie in einer Abschwächung des Startle-Reflexes bei der Konfrontation mit emotionalen, aber auch neutralen Stimuli nachweisen lässt (Herpertz et al. 2001c). Ein entsprechender negativer Zusammenhang zwischen Hautleitwert und psychopathischen Merkmalen ließ sich auch bei Adoleszenten finden (Fung et al. 2005; für eine Übersicht: s. Scarpa u. Raine 2004). Nach der Hypothese von Lang (1997) zeigen „normale“ Personen bei der Konfrontation mit bedrohlichen Reizen im Sinne einer Abwehrkaskade eine Verstärkung der selektiven Aufmerksamkeit mit erhöhter Vigilanz (Herzfrequenz-Dezeleration und Hautleitwerterhöhung), die von einer Bahnung der Schutz- und Abwehrreflexe (Zunahme des Blinzelreflexes) gefolgt ist. Die verminderte autonome Responsibilität verweist auf eine „pathologische Angstfreiheit“, die dazu führt, dass entsprechende Individuen nicht aus Strafe lernen und mangelndes Vermeidungsverhalten gegenüber Gefahren oder Sanktionen zeigen. In eigenen Untersuchungen konnten wir beobachten, dass bereits 8- bis 12-jährige Kinder mit dissozialen Störungen eine herabgesetzte autonome Responsibilität zeigen, die sich als Reaktion auf unspezifische Umweltereignisse und unter Stressbedingungen äußert (Herpertz et al. 2001b). Interessanterweise ließ sich die Veränderung der Responsibilität nicht bei Kindern nachweisen, die ausschließlich an einer hyperaktiven Störung litten, wohl aber bei Kindern mit kombinierter hyperaktiver Störung und Störung des Sozialverhaltens (Herpertz et al. 2005).

Neurochemische Befunde

Ausführungen zu Zusammenhängen zwischen **Neurotransmitterfunktionen** und Verhaltensstil finden sich in den Kapiteln 2.8 und 5.19 dieses Buchs.
Zusammenfassend scheint der Zusammenhang zwischen impulsiv-aggressivem Verhalten und einer Dysfunktion des zentralen serotoninergen Systems gesichert, der auch bei Straftätern mit habituellem impulsiv-aggressiven Verhalten nachgewiesen werden konnte (Übersicht bei Herpertz u. Saß 2000). In mehreren Studien bei Kindern wurde eine Dysfunktion des serotoninergen Systems bei aggressiven und dissozialen Probanden nachgewiesen, wobei vornehmlich erhöhte Blut-Serotonin-Spiegel (als Hinweis auf niedrige ZNS-Serotonin-Aktivität) gefunden wurden (Übersicht bei Hill 2002).
Neurohormonale Einflüsse der Verhaltensregulation lassen sich einerseits für Testosteron, dem ein positiver Zusammenhang mit dominantem Verhalten in sozialen Kontexten nachgewiesen werden kann, und andererseits für Kortisol finden, das eine hemmende Funktion gegenüber aggressiv-impulsivem Verhalten einnimmt (Van Goozen et al. 1998; Rowe et al. 2004).

Psychosoziale Faktoren

Eine ausführliche Darstellung der Risikofaktoren für antisoziales Verhalten findet sich in dem Kapitel „Störungen des Sozialverhaltens“ (Kap. 5.19 in diesem Buch). An dieser Stelle sollen solche Risikofaktoren herausgestellt werden, die vor allem bei Individuen mit persistentem, d.h. über den Lebenslauf stabilem Typus antisozialen Verhaltens, auftreten.
Als prognostisch ungünstig erweist sich das Lebensalter der Mutter zum Zeitpunkt der Geburt des ersten Kindes. Bei weiblichen Jugendlichen hat sich gezeigt, dass antisoziales

Verhalten häufig mit Schwangerschaften im Teenageralter und impulsiven Beziehungen zu antisozialen Partnern verbunden ist – mit den Folgen einer hohen Trennungsrate der jugendlichen Eltern und wiederholtem Wechsel der Bezugsperson für das Kind.

In der Dunedin-Studie erwies sich ein häufiger Wechsel der Bezugsperson zwischen der Geburt und elf Lebensjahren als hoher Risikofaktor für persistentes antisoziales Verhalten (Rutter et al. 1998; Moffit u. Caspi 2001). Weitere Risikofaktoren sind hartes Bestrafen, Misshandlung und Vernachlässigung des Kindes durch die Eltern. So konnte gezeigt werden, dass väterliches aggressives Verhalten gegenüber dem Kind eine „Odds Ratio" von 2,5 für eine kindliche Störung des Sozialverhaltens und von 4,4 für eine erwachsene Antisoziale Persönlichkeitsstörung beinhaltet (Kessler et al. 1997). In einer 2-Zeitpunkte-Studie bei monozygoten Zwillingen zeigte derjenige des Zwillingspaares zwei Jahre später vermehrte antisoziale Verhaltensweisen, der bei der Erstuntersuchung weniger mütterliche Wärme und vermehrte negative Zuwendung („expressed emotions") erfahren hatte. Von den Müttern wurden u.a. als Erklärung für diskrepantes Verhalten gegenüber dem jeweiligen Zwilling Ähnlichkeit mit dem ehemaligen (mittlerweile ungeliebten) Partner, Ereignisse bei oder kurz nach der Geburt sowie längere Trennungen vom Kind (z.B. durch Krankenhausaufenthalt) angegeben (Caspi et al. 2004).

Als besonders problematisch hat sich weiterhin ein inkonsistentes Erziehungsverhalten bzw. eine geringe Beachtung sozial erwünschten Verhaltens erwiesen.Die Art einer solchen Eltern-Kind-Interaktion wird als **Verstärkerfalle** (coercion) bezeichnet (Caspi et al. 1987): Aggressives Verhalten wird in zweifacher Hinsicht, d.h. bei den Eltern und beim Kind, verstärkt, wenn Eltern dem durch dieses Verhalten ausgeübten Druck des Kindes nachgeben. Die „Falle" liegt darin, dass die Eltern kurzfristig eine Erleichterung durch die Beendigung des unangepassten Verhaltens erleben, langfristig aber die Wahrscheinlichkeit für ein solches Verhalten beim Kind erhöhen.

Weitere Risikofaktoren für ein persistentes antisoziales Verhalten sind Arbeitslosigkeit und niedriger sozioökonomischer Status der Eltern sowie eine psychiatrische Erkrankung der Mutter (Moffitt u. Caspi 2001; Hill 2002).

Multifaktorielles Ätiologiemodell

Aus der Abbildung 5-70 geht ein Entwicklungsmodell zum Einfluss biologischer und psychosozialer Faktoren bei der Entstehung der Antisozialen Persönlichkeitsstörungen hervor (Hill 2002; s. auch Laucht 2001; Moffitt u. Caspi 2001).

5.22.9.5 Behandlung und Prävention

Psychotherapie

Die effektivste Prävention einer Dissozialen Persönlichkeitsstörung des Jugendlichen bzw. jungen Erwachsenen besteht in der möglichst frühzeitigen Behandlung einer Störung des Sozialverhaltens beim Kind. Darauf wird in dem Kapitel 5.19 ausführlich eingegangen. Präventionsprogramme haben sich als wirksam erwiesen, wenn sie in verschiedenen Bereichen und mit verschiedenen Zielsetzungen arbeiten (so genannte Multisystem-Programme). Hierzu gehören immer familienbezogene Maßnahmen, z.B. in Form von Elterntraining, aber auch Behandlungsstrategien, die die elterliche Psychopathologie wie Drogenabusus und Ehekonflikte einbeziehen. Individuumzentrierte Maßnahmen, wie z.B. soziales Kompetenztraining und schulische Förderung, haben sich vornehmlich im Verbund mit anderen Methoden als wirksam erwiesen. Hilfreich war insbesondere auch die Einbeziehung der Schule mit Beratung des Klassenlehrers in Bezug auf verhaltenstherapeutische Techniken und Etablierung allgemeiner prosozialer Verhaltensweisen in Klassenraum und Schule (z.B. durch allgemein gültige Verhaltensleitlinien). Longitudinaluntersuchungen nach vier Jahren zeigten einen Rückgang des antisozialen Verhaltens bei den betreuten Kindern im Vergleich zu einer Kontrollgruppe, der allerdings sehr moderat war (Bierman et al. 2004). Dabei scheint die Motivation der betroffenen Familien eine große Rolle zu spielen (Martens 2004). Je früher Interventionsprogramme einsetzen, desto größer ist die Erfolgswahrscheinlichkeit. Förderung, die nicht nur auf einzelne verhaltenstherapeutische Techniken, sondern eine breite Schulung sozialer Kompetenz sowie musischer und akademischer Fertigkeiten ausgerichtet war und bereits bei jungen Kindergartenkindern über mehrere Jahre eingesetzt wurde, hatte – wahrscheinlich aufgrund der in diesem Alter noch hohen neuronalen Plastizität – sogar eine Verbesserung der vegetativen Reagibilität als protektiven Faktor zur Folge (Raine et al. 2003).

Die Evaluation der Behandlung antisozialer Verhaltensweisen bezieht sich vor allem auf die Rückfallprophylaxe von Straftätern. Meta-Analysen zeigen auf, dass erfolgreiche Behandlungsstrategien verhaltenstherapeutisch oder kognitiv-behavioral konzipiert und hoch strukturiert sind (Müller-Isberner et al. 2003; Rice et al. 1992). Sie orientieren sich an dem „handlungsorientierten Lernstil von Straftätern" (Müller-Isberner et al. 2003) und beruhen auf ähnlichen Prinzipien wie jene, die bei jugendlichen Störungen des Sozialverhaltens angewendet werden: Neue prosoziale Verhaltensweisen werden durch direktes Training und Rollenspiel sowie durch Verhaltensmodifikationstechniken wie Modeling und Verstärkung erarbeitet und Problemlösefähigkeiten in Kon-

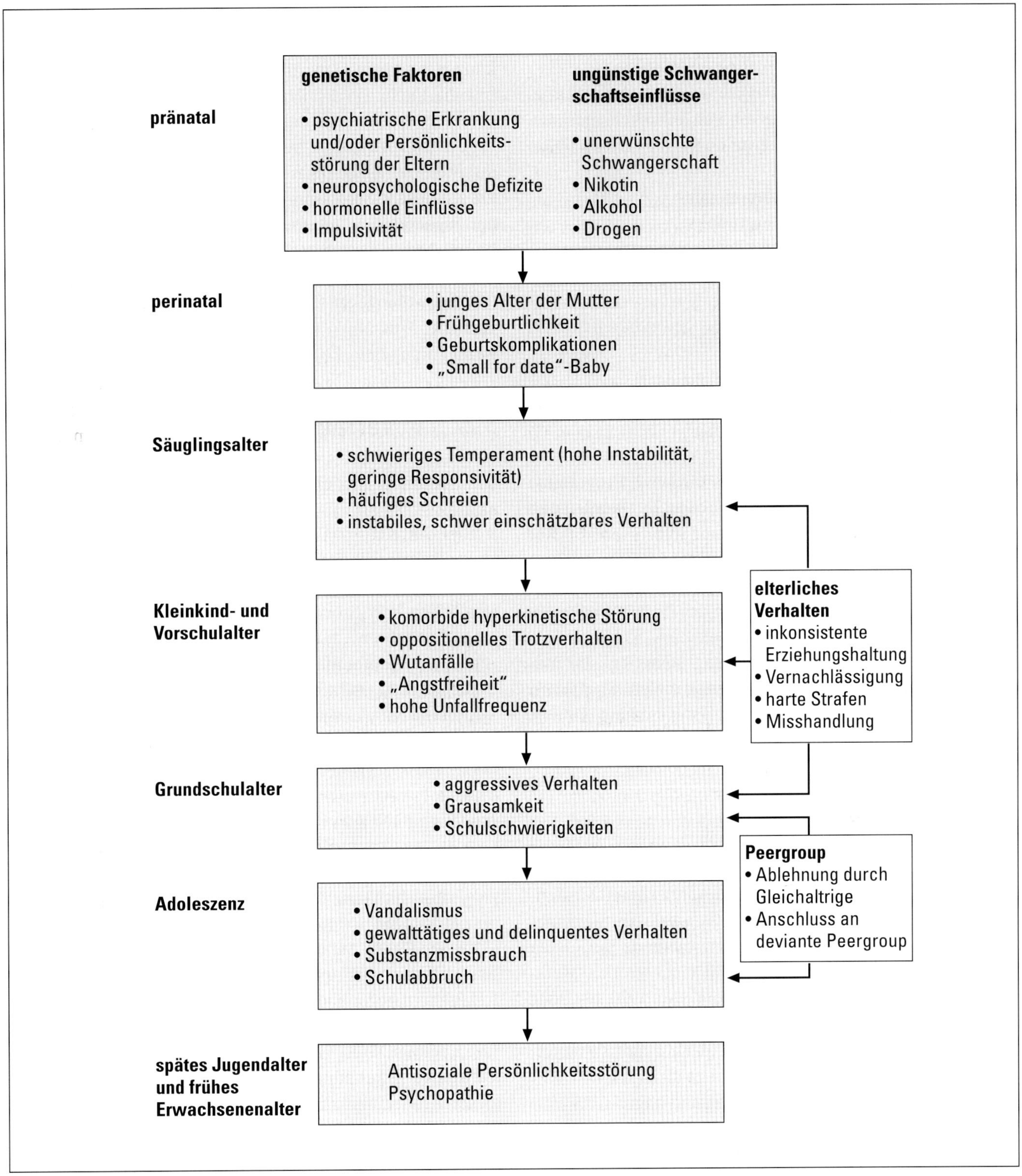

Abb. 5-70: Stufenmodell der Entwicklung einer Antisozialen Persönlichkeitsstörung

fliktsituationen in einzelnen Schritten erlernt, z.B. durch Selbstinstruktion bzw. „inneren Dialog" und direktes Üben und Wiederholen konstruktiver Problemlösungen.
Nach Müller-Isberner et al. (2003) zielen erfolgreiche Strategien nicht auf die Veränderung von Persönlichkeitsmerkmalen, sondern auf so genannte „kriminogene" Faktoren. Dazu gehören:

- antisoziale Ansichten und Emotionen
- Kontakte zu dissozialen Peergruppen
- unzureichende Planungs- und Problemlösestrategien
- mangelnde Antizipation konfliktträchtiger Situationen
- Impulsivität
- Identifikation mit antisozialen und gewaltbereiten Vorbildern und Rollen
- Alkohol- und Drogenabusus
- Egozentrik
- Externalisierung von Verantwortung

Empirische Studien zeigen auf, dass effektive Programme eher in Freiheit als in Institutionen durchgeführt werden und von hoher Intensität und langer Dauer sind (s.u.a. Eucker 1998). Zum multimodalen Behandlungsprogramm gehören weiterhin Ansätze des so genannten Empathie-Trainings. Dabei soll sich der Täter in die Rolle des Opfers eindenken und sein Delikt vor der Gruppe darlegen.
Im Sinne der Ressourcenorientierung sollte bei Jugendlichen oder jungen erwachsenen antisozialen Straftätern auch ein Schulabschluss bzw. eine Berufsbildung initiiert werden.

Pharmakotherapie

Pharmakotherapie kann bei der Behandlung einer hohen Impulsivität sowie einer begleitenden Aufmerksamkeitsdefizit-/Hyperaktivitätsstörung (ADHS) indiziert sein. Sie eignet sich jedoch keinesfalls als Behandlungsmethode der ersten Wahl oder als einzige Maßnahme. In einer großen Meta-Analyse, die 28 Studien im Zeitraum von 1970 bis 2001 untersuchte, konnte ein hoch signifikanter Effekt von Methylphenidat auf offenes und auch verdeckt aggressives Verhalten nachgewiesen werden (Connor et al. 2002). Die Wirkung von Risperidon auf Impulsivität und aggressives Verhalten im Rahmen von jugendlichen Störungen des Sozialverhaltens wird in Deutschland zurzeit klinisch erprobt. Risperidon ist bei Kindern und Jugendlichen mit unterdurchschnittlicher Intelligenz und Störung des Sozialverhaltens in Deutschland ab dem 5. Lebensjahr zugelassen und zeigt nach eigener Erfahrung und der von anderen (Turgay et al. 2005) eine aggressionslösende und impulsivitätshemmende Wirkung. Es hat keine negativen Effekte auf die Aufmerksamkeitsfunktionen von Kindern und Jugendlichen (Günther et al. 2006). Häufig zu beobachtende Nebenwirkungen sind eine Gewichtszunahme und eine Hyperprolaktinämie, die in Einzelfällen auch zu einem Absetzen des Medikamentes führen können (für eine Übersicht s. Mehler-Wex u. Warnke 2005). Bei Erwachsenen wurde Risperidon nur in Einzelfällen eingesetzt (Hirose 2001; Markovitz 2004). Ob spezifische Serotonin-Wiederaufnahme-Hemmer (SSRI) bei Jugendlichen impulsiv-aggressives Verhalten hemmen, konnte bisher nicht ausreichend geklärt werden. Die antiaggressiven Effekte stellen sich erst nach zwei bis drei Monaten ein, wohingegen in den ersten Behandlungstagen auch verstärkt Wutanfälle und erhöhte Aggressivität beobachtet werden können (s. Fegert u. Herpertz-Dahlmann 2005).

5.22.9.6 Verlauf und Prognose

Die Kriterien für die Antisoziale Persönlichkeitsstörung nach DSM-IV setzen voraus, dass die Betroffenen bereits als Kinder durch dissoziales Verhalten auffällig geworden sind. Verlaufsuntersuchungen bei unterschiedlichen Stichproben haben ergeben, dass weniger als 50 % aller Kinder und Jugendlichen mit Störungen des Sozialverhaltens auch als junge Erwachsene dissoziales Verhalten aufweisen. Bei Jungen ist die Kontinuität in Form einer Antisozialen Persönlichkeitsstörung höher als bei Mädchen, die eher introversive Symptome entwickeln. Kinder, bei denen dissoziales Verhalten schon im Vorschulalter beobachtet wurde (so genannte „early starters"), haben eine ungünstigere Prognose als diejenigen, bei denen das antisoziale Verhalten erstmals im Jugendalter beobachtet wird (so genannter „late onset") (s. Kap. 5.19 in diesem Buch). So genannte „early starters" weisen mehr kognitive Defizite, vor allem in den Bereichen von Gedächtnisfunktionen, verbaler Intelligenz und Teilleistungsstörungen, sowie eine Aufmerksamkeitsdefizit-/Hyperaktivitätsstörung auf (Moffit et al. 1996). Für den Typus des „early starter" zeigt sich ein Geschlechterverhältnis von 10 : 1 (Männern gegenüber Frauen), wohingegen das Verhältnis von Männern und Frauen für den Typus des „late onset" nur 1,5 : 1 beträgt. Diese Befunde machen deutlich, dass nur eine frühzeitige Erkennung dissozialen Verhaltens die Prognose dieser Kinder und Jugendlichen verbessern kann. Aus der Tabelle 5-156 geht hervor, welche Charakteristika antisozialen Verhaltens in Kindheit und Jugend mit einer hohen Wahrscheinlichkeit für eine Antisoziale Persönlichkeitsstörung im Erwachsenenalter verbunden sind (Kazdin 1996; Herpertz-Dahlmann 2003). In mehreren Langzeitstudien konnte Drogenmissbrauch in der Adoleszenz als hoher Risikofaktor für eine spätere Antisoziale Persönlichkeitsstörung bestätigt werden (s. Cohen et al. 2005).

Tab. 5-156: Merkmale kindlichen dissozialen Verhaltens mit hohem Risiko für die Entwicklung einer Antisozialen Persönlichkeitsstörung (nach Kazdin 1996)

Alter bei Beginn	früher Beginn dissozialen Verhaltens (vor dem Alter von 10–12 Jahren)
breites Spektrum dissozialer Verhaltensweisen	viele unterschiedliche dissoziale Verhaltensweisen wie Lügen, Streunen und Grausamkeit gegenüber Tieren; eine Vielzahl von Situationen, in denen dissoziales Verhalten beobachtet wird, z. B. zu Hause, in der Schule und im Verein; unterschiedliche Personen, gegen die sich das dissoziale Verhalten richtet
Häufigkeit dissozialen Verhaltens	große Anzahl dissozialer Akte
Schweregrad des antisozialen Verhaltens	schwerwiegendes antisoziales Verhalten, welches z. B. mit Grausamkeit verbunden ist, oder Delinquenz
Art der dissozialen Verhaltensweisen	spezifisches antisoziales Verhalten, vor allem Lügen, Impulsivität, Betrug, Weglaufen, Diebstahl und nächtliches Heimkehren
Merkmale der Eltern	dissoziales und delinquentes Verhalten der Eltern, Vorstrafen, Arbeitslosigkeit und Alkoholismus; inkonsistentes Erziehungsverhalten und mangelnde Beaufsichtigung des Kindes
Familie	Eheprobleme und höhere Kinderanzahl

5.22.10 Forschungsanliegen und Ausblick

Die derzeitige und künftige Forschung bei Persönlichkeitsstörungen wird die bisherige Perspektive auf die Ätiologie psychiatrischer Erkrankungen erweitern, indem sie auf enge Interaktionen zwischen Disposition und Lernen bzw. Beziehungserfahrungen verweist. Fortschritte auf dem Gebiet der Neuropsychologie und der funktionellen Bildgebung zeigen erstmals neurofunktionelle Korrelate wichtiger psychopathologischer Symptome, z. B. von Aggressivität, emotionaler Hyperreagibilität und sozialer Wahrnehmung, die für die psychiatrische Forschung im Allgemeinen von großer Bedeutung sind.

Wesentliche Forschungsimpulse aus der Kinder- und Jugendpsychiatrie müssen Konzepte für die primäre und sekundäre Prävention von Persönlichkeitsstörungen beinhalten. In der Behandlung des Kindes (und vielleicht auch noch Jugendlichen) liegt die Chance, dass aus psychischen Störungen des Kindes keine Persönlichkeitsstörung des Erwachsenen wird. Ähnlich wie bei den Störungen des Sozialverhaltens und der Antisozialen Persönlichkeitsstörung gilt es, prognostische Indikatoren zu identifizieren, die das Risiko für den Übergang einer kinderpsychiatrischen Störung (Achse I nach DSM-IV) in eine Persönlichkeitsstörung (Achse II) abschätzen lassen, um die Betroffenen einer intensivierten Behandlung zuzuführen.

Im Gegensatz zu den Behandlungsmethoden bei den introversiven Störungen, wo die Verhaltenstherapie, aber auch Medikamente effektive und anhaltende Erfolge zeigen, ist die Behandlung vieler extroversiver Störungen noch unzureichend und damit der Übergang in eine Antisoziale Persönlichkeitsstörung sehr wahrscheinlich. Wie bereits im Kapitel „Temperament und Persönlichkeit" (Kap. 2.8) aufgezeigt, sollten Persönlichkeitsmerkmale wie „Sensation Seeking" (hohe Stimulussuche), Angstfreiheit, mangelnde Empathie etc. in neue Behandlungskonzepte integriert werden: Strategien, die auf Sanktionierung und damit auf Angst vor Strafe beruhen, können bei Individuen mit „pathologischer Angstfreiheit" wenig bewirken.

Maßnahmen der Sekundärprävention beziehen sich auf die Behandlung von Persönlichkeitsstörungen bei Jugendlichen. Konzepte, die sich bei Erwachsenen als wirksam erwiesen haben, werden vielfach ohne weitere Prüfung auf Jugendliche übertragen. Hier bedarf es einer besseren Evaluation sowie alters- bzw. entwicklungsspezifischer Konzepte, die in Form von manualgeleiteten Therapieprogrammen Hilfestellung geben.

Literatur

Arntz A, Appels C, Sieswerda S (2000). Hypervigilance in borderline: a test with the emotional stroop paradigm. J Personal Disord; 14: 366–72.

Barkley RA, Fischer M, Smallish L, Fletcher K (2004). Young adult follow-up of hyperactive children: antisocial activities and drug use. J Child Psychol Psychiatry; 45: 195–211.

Bateman A, Fonagy P (2001). Treatment of borderline personality disorder with psychoanalytically oriented partial hospitalization: an 18-month follow-up. Am J Psychiatry; 158: 36–42.

Bateman A, Fonagy P (2004). Mentalization-based treatment of BPD. J Personal Disord; 18: 36–51.

Battle CL, Shea MT, Johnson DM, Yen S, Zlotnik C, Zanarini MC, Sanislow CA, Skodol AE, Gunderson JG, Grilo CM, McGlashan TH, Morey LC (2004). Childhood maltreatment associated with adult personality disorders: findings from the Collaborative Longitudinal Personality Disorders Study. J Personal Disord; 18: 193–211.

Becker DF, Grilo CM, Morey LC, Walker ML, Edell WS, McGlashan TH (1999). Applicability of personality disorder criteria to hospitalized adolescents: evaluation of internal consistency and criterion overlap. J Am Acad Child Adolesc Psychiatry; 38: 200–5.

Berlin HA, Rolls ET, Iversen SD (2005). Borderline personality disorder, impulsivity, and the orbitofrontal cortex. Am J Psychiatry; 162: 2360–73.

Bierman KL, Coie JD, Dodge KA, Foster EM, Greenberg MT, Lochman JE, McMahon RJ, Pinderhughes EE, Conduct Problems Prevention Research Group (2004). The effects of the fast track program on serious problem outcomes at the end of elementary school. J Clin Child Adolesc Psychol; 33: 650–61.

Blair RJ (2003). Neurobiological basis of psychopathy. Br J Psychiatry; 182: 5–7.

Blair RJ (2001). Neurocognitive models of aggression, the antisocial personality disorders, and psychopathy. J Neurol Neurosurg Psychiatry; 71: 727–31.

Böhme R, Fleischhaker C, Mayer-Bruns K, Schulz E (2001). Dialektisch-Behaviorale Therapie für Jugendliche (DBT-A). Ein Therapiemanual, Universität Freiburg.

Bogenschutz MP, George Nurnberg H (2004). Olanzapine versus placebo in the treatment of borderline personality disorder. J Clin Psychiatry; 65: 104–9.

Bohus M (2002). Borderline-Störung. In: Schulte D, Grawe K, Hohlweg K, Vaitl D (Hrsg). Fortschritte der Psychotherapie. Bd. 14. Göttingen: Hogrefe.

Bohus M, Schmahl C, Lieb K (2004). New developments in the neurobiology of borderline personality disorder. Curr Psychiatry Reports; 6: 43–50.

Brunner R, von Ceumern-Lindenstjerna IA, Renneberg B, Resch F (2003). Borderline-Persönlichkeitsstörung bei Jugendlichen: Klinische und klassifikatorische Probleme der Diagnosesicherung. Verhaltensther Verhaltensmed; 3: 365–81.

Brunner R, Parzer P, Resch F (2004). Dissociative symptoms in schizophrenia: A comparative analysis of patients with borderline personality disorder and healthy controls. Psychopathology; 37: 281–84.

Brunner R, Schaefer D, Hess K, Parzer P, Resch F, Schwab S (2005). Effect of corticosteriods on short-term and long-term memory. Neurology; 64: 184–5.

Brunson KL, Eghbal-Ahmadi M, Bender R, Chen Y, Baram TZ (2001). Long-term, progressive hippocampal cell loss and dysfunction induced by early-life administration of corticotropin-releasing hormone reproduce the effects of early-life stress. Proc Natl Acad Sci USA; 98: 8856–61.

Button TM, Scourfield J, Martin N, Purcell S, McGuffin P (2005). Family dysfunction interacts with genes in the causation of antisocial symptoms. Behav Genet; 35: 115–20.

Caspi A, Elder GH jr, Bem DJ (1987). Moving against the world: Life course patterns of explosive children. Dev Psychol; 23; 308–13.

Caspi A, McClay J, Moffitt TE, Mill J, Martin J, Craig IW, Taylor A, Poulton R (2002). Role of genotype in the cycle of violence in maltreated children. Science; 297: 851–4.

Caspi A, Moffitt TE, Morgan J, Rutter M, Taylor A, Arseneault L, Tully L, Jacobs C, Kim-Cohen J, Polo-Tomas M (2004). Maternal expressed emotion predicts children's antisocial behavior problems: using monozygotic-twin differences to identify environmental effects on behavioral development. Dev Psychol; 40: 149–61.

Chanen AM, Jackson HJ, McGorry PD, Allot KA, Clarkson V, Yuen HP (2004). Two-year stability of personality disorder in older adolescent outpatients. J Personal Disord; 18: 526–41.

Clarkin JF, Yeomans F, Kernberg OF (2001). Psychotherapie der Borderline-Persönlichkeit: Manual zur Transference-Focused Psychotherapy (TFP). Stuttgart, New York: Schattauer.

Cohen P, Crawford TN, Johnson JG, Kasen S (2005). The children in the community study of developmental course of personality disorder. J Pers Disord; 19: 466–86.

Coles CD, Platzman KA, Raskind-Hood CL, Brown RT, Falek A, Smith IE (1997). A comparison of children affected by prenatal alcohol exposure and attention deficit, hyperactivity disorder. Alcohol Clin Exp Res; 21: 150–61.

Connor DF, Glatt SJ, Lopez ID, Jackson D, Melloni RH jr (2002). Psychopharmacology and aggression. I: A meta-analysis of stimulant effects on overt/covert aggression-related behaviors in ADHD. J Am Acad Child Adolesc Psychiatry; 41: 253–61.

Coolidge FL, Thede LL, Jang KL (2001). Heritability of personality disorders in childhood: a preliminary investigation. J Personal Disord; 15(1): 33–40.

Coplan JD, Andrews MW, Rosenblum LA, Owens MJ, Friedman S, Gorman JM, Nemeroff CB (1996). Persistent elevations of cerebrospinal fluid concentrations of corticotropin-releasing factor in adult nonhuman primates exposed to early-life stressors: implications for the pathophysiology of mood and anxiety disorders. Proc Natl Acad Sci USA; 93: 1619–23.

Coplan JD, Smith EL, Altemus M, Scharf BA, Owens MJ, Nemeroff CB, Gorman JM, Rosenblum LA (2001). Variable foraging demand rearing: sustained elevations in cisternal cerebrospinal fluid corticotropin-releasing factor concentrations in adult primates. Biol Psychiatry; 50: 200–4.

Corrigan FM, Davidson A, Heard H (2000). The role of dysregulated amygdalic emotion in borderline personality disorder. Med Hypotheses; 54: 574–9.

Cunningham MD, Reidy TJ (1998). Antisocial personality disorder and psychopathy: diagnostic dilemmas in classifying patterns of antisocial behavior in sentencing evaluations. Behav Science Law; 16: 333–51.

Deutsche Gesellschaft für Kinder- und Jugendpsychiatrie, Psychosomatik und Psychotherapie, Bundesarbeitsgemeinschaft leitender Klinikärzte für Kinder- und Jugendpsychiatrie, Psychosomatik und Psychotherapie und Berufsverband der Ärzte für Kinder- und Jugendpsychiatrie, Psychosomatik und Psychotherapie (Hrsg) (2007). Leitlinien zu Diagnostik und Therapie von psychischen Störungen im Säuglings-, Kindes- und Jugendalter. 3. Aufl. Köln: Deutscher Ärzteverlag.

Dolan M, Park I (2002). The neuropsychology of antisocial personality disorder. Psychol Med; 32: 417–27.

Donegan NH, Sanislow CA, Blumberg HP, Fulbright RK, Lacadie C, Skudlarski P, Gore JC, Olson IR, McGlashan TH, Wexler BE (2003). Amygdala hyperreactivity in borderline personality disorder: implications for emotional dysregulation. Biol Psychiatry; 54: 1284–93.

Driessen M, Herrmann J, Stahl K, Zwaan M, Meier S, Hill A, Osterheider M, Petersen D (2000). Magnetic resonance imaging volumes of the hippocampus and the amygdala in women with borderline personality disorder and early traumatization. Arch Gen Psychiatry; 57: 1115–22.

Ernst M, Moolchan ET, Robinson ML (2001). Behavioral and neural consequences of prenatal exposure to nicotine. J Am Acad Child Adolesc Psychiatry; 40: 630–41.

Eucker S (1998). Verhaltenstherapeutische Methoden in der Straftäterbehandlung. In: Kröber HL, Dahle KP (Hrsg). Sexualstraftaten und Gewaltdelikte. Heidelberg: Kriminalistik-Verlag, Hüthig GmbH; 189–210.

Fahrenberg J, Hampel R, Selg H (2001). Das Freiburger Persönlichkeitsinventar (FPI-R). 7., überarb. u. neu normierte Aufl. Göttingen: Hogrefe.

Farrington DP (1997). A critical analysis of research on the development of antisocial behavior from birth to adulthood. In: Stoff DM, Breiling J, Maser JD (eds). Handbook of Antisocial Behavior. New York: Wiley; 234–40.

Fegert JM, Herpertz-Dahlmann B (2005) Serotoninwiederaufnahmehemmer im Kindes- und Jugendalter. Warnhinweise der Behörden, Analyseergebnisse und Empfehlungen. Nervenarzt; 76: 1330–9.Fiedler P (1995). Persönlichkeitsstörungen. München: Beltz Psychologie Verlags Union.

Fleischhaker C, Munz M, Böhme R, Sixt B, Schulz E (2006). Dialektisch-Behaviorale Therapie für Adoleszente (DBT-A) – Eine Pilotstudie zur Therapie von Suizidalität, Parasuizidalität und selbstverletzenden Verhaltensweisen bei Patientinnen mit Symptomen einer Borderlinestörung. Z Kind Jugendpsychiatrie; 34: 15–27.

Foley DL, Eaves LJ, Wormley B, Silberg JL, Maes HH, Kuhn J, Riley B (2004). Childhood adversity, monoamine oxidase a genotype, and risk for conduct disorder. Arch Gen Psychiatry; 61: 738–44.

Frick PJ (1998). Conduct Disorders and Severe Antisocial Behavior. New York: Plenum.

Fung MT, Raine A, Loeber R, Lynam DR, Steinhauer SR, Venables PH, Stouthamer-Loeber M (2005). Reduced electrodermal activity in psychopathy-prone adolescents. J Abnorm Psychol; 114: 187–96.

Glover V, O'Connor TG (2002). Effects of antenatal stress and anxiety. Br J Psychiatry; 180: 389–91.

Golier JA, Yehuda R, Bierer LM, Mitropoulou V, New AS, Schmeidler J, Silverman JM, Siever LJ (2003). The relationship of borderline personality disorder to posttraumatic stress disorder and traumatic events. Am J Psychiatry; 160: 2018–24.

Goyer PF, Andreason PJ, Semple WE, Clayton AH, King AC, Compton-Tomt BA, Schulz SC, Cohen RM (1994). Positron-emission tomography and personality disorders. Neuropharmacology; 10: 21–8.

Grant BF, Hasin DS, Stinson FS, Dawson DA, Chou SP, Ruan WJ, Pickering RP (2004). Prevalence, correlates, and disability of personality disorders in the United States: results from the national epidemiologic survey on alcohol and related conditions. J Clin Psychiatry; 65: 948–58.

Grilo CM, Becker DF, Fehon DC, Walker ML, Edell WS, McGlashan TH (1996). Gender differences in personality disorders in psychiatrically hospitalized adolescents. Am J Psychiatry; 153: 1089–91.

Grilo CM, Becker DF, Edell WS, McGlashan TH (2001). Stability and change of DSM-III-R personality disorder dimensions in adolescents followed up 2 years after psychiatric hospitalization. Compr Psychiatry; 42: 364–8.

Grossman R, Yehuda R, New A, Schmeidler J, Silverman J, Mitropoulou V, Sta Maria N, Golier J, Siever L (2003). Dexamethasone suppression test findings in subjects with personality disorders: associations with posttraumatic stress disorder and major depression. Am J Psychiatry; 160: 1291–8.

Günther T, Konrad K, Jolles J, Herpertz-Dahlmann B (2006). The influence of risperidone on attention in children and adolescents with ADHD and comorbid disruptive behavior disorder. J Child Adolesc Psychopharm; 16: 725–35.

Haberstick BC, Lessem JM, Hopfer CJ, Smolen A, Ehringer MA, Timberlake D, Hewitt JK (2005). Monoamine oxidase A (MAOA) and antisocial behaviors in the presence of childhood and adolescent maltreatment. Am J Genet B Neuropsychiatr Genet; 135: 59–64.

Hare RD (1991). The Hare Psychopathy Checklist – Revised. Toronto, Ontario: Multi-Health Systems.

Heim C, Newport DJ, Heit S, Graham YP, Wilcox M, Bonsall R, Miller AH, Nemeroff CB (2000). Pituitary-adrenal and autonomic responses to stress in women after sexual and physical abuse in childhood. JAMA; 284: 592–7.

Herpertz SC (2003). Biologische Störungsmodelle. In: Herpertz S, Saß H (Hrsg). Persönlichkeitsstörungen. Stuttgart: Thieme; 17–26.

Herpertz SC, Saß H (1999). Personality disorder and the law, with a German perspective. Curr Opin Psychiatry; 12: 689–93.

Herpertz SC, Saß H (2000). Emotional deficiency and psychopathy. Behav Sciences Law; 18: 567–80.

Herpertz SC, Wenning B (2003). Emotional instabile Persönlichkeitsstörung. In: Herpertz S, Saß H (Hrsg). Persönlichkeitsstörungen. Stuttgart: Thieme; 84–102.

Herpertz SC, Dietrich TM, Wenning B, Erberich SG, Krings T, Thron A, Saß H (2001a). Evidence of abnormal amygdala functioning in borderline personality disorder: a functional MRI study. Biol Psychiatry; 50: 292–8.

Herpertz SC, Wenning B, Müller B, Qunaibi M, Saß H, Herpertz-Dahlmann B (2001b). Psychophysiological responses in ADHD boys with and without conduct disorder – implications for adult antisocial behavior. J Am Acad Child Adolesc Psychiatry; 40: 1222–30.

Herpertz SC, Werth U, Lukas G, Qunaibi BS, Schuerkens A, Kunert HJ, Freese R, Flesch M, Mueller-Isberner R, Osterheide M, Saß H (2001c). Emotion in criminal offenders with psychopathy and borderline personality disorder. Arch Gen Psychiatry; 58: 737–45.

Herpertz SC, Müller B, Qunaibi M, Lichterfeld C, Herpertz-Dahlmann B (2005). Emotional responses in boys with conduct disorder. Am J Psychiatry; 162: 1100–7.

Herpertz-Dahlmann B (2003). Persönlichkeitsstörungen aus kinder- und jugendpsychiatrischer Sicht. In: Herpertz S, Saß H (Hrsg). Persönlichkeitsstörungen. Stuttgart: Thieme; 167–76.

Hicks BM, Krueger RF, Iacono WG, McGue M, Patrick CJ (2004). Family transmission and heritability of externalizing disorders: a twin-family study. Arch Gen Psychiatry; 61: 922–8.

Hill J (2002). Biological, psychological and social processes in the conduct disorders. J Child Psychol Psychiatry; 43: 133–64.

Hirose S (2001). Effective treatment of aggression and impulsivity in antisocial personality disorder with risperidone. Psychiatry Clin Neurosci; 55: 161–2.

Hoffmann PD, Hooley JM (1998). Expressed emotion and the treatment of borderline personality disorder. Psychother Pract; 4: 39–54.

Intrator J, Hare R, Stritzke P, Brichtswein K, Dorfman D, Harpur T, Bernstein D, Handelsman L, Schaefer C, Keilp J, Rosen J, Machac J (1997). A brain imaging (single photon emission computerized tomography) study of semantic and affective processing in psychopaths. Biol Psychiatry; 42: 96–103.

Jang KL, Livesley WJ, Vernon PA, Jackson DN (1996). Heritability of personality disorder traits: a twin study. Acta Psychiatr Scand; 94: 438–44.

Johnson JG, Cohen P, Kasen S, Skodol AE, Hamagami F, Brook JS (2000a). Age-related change in personality disorder trait levels between early adolescence and adulthood: a community-based longitudinal investigation. Acta Psychiatr Scand; 102: 265–75.

Johnson JG, Smailes EM, Cohen P, Brown J, Bernstein DP (2000b). Associations between four types of childhood neglect and personality disorder symptoms during adolescence and early adulthood: findings of a community-based longitudinal study. J Person Disord; 14: 171–87.

Kasen S, Cohen P, Skodol AE, Johnson JG, Brook JS (1999). Influence of child and adolescent psychiatric disorders on young adult personality disorder. Am J Psychiatry; 156(10): 1529–35.

Kasen S, Cohen P, Skodol AE, Johnson JG, Smailes E, Brook JS (2001). Childhood depression and adult personality disorder: alternative pathways of continuity. Arch Gen Psychiatry; 58(3): 231–6.

Katz LY, Cox BJ, Gunasekara S, Miller AL (2004). Feasibility of dialectical behavior therapy for suicidal adolescent inpatients. J Am Acad Child Adolesc Psychiatry; 43: 276–82.

Kazdin AE (1996). Conduct Disorders in Childhood and Adolescence. 2nd ed. London, New Delhi: SAGE Publications.

Kessler RC, Davis CG, Kendler S (1997). Childhood adversity and adult psychiatric disorder in the US National Comorbidity Survey. Psychol Med; 27: 1101–19.

Kruesi MJ, Casanova MF, Mannheim G, Johnson-Bilder A (2004). Reduced temporal lobe volume in early onset conduct disorder. Psychiatry Res; 132: 1–11.

Kuhl J, Kazén M (1997). Persönlichkeits-Stil- und Störungsinventar (PSSI). Göttingen: Hogrefe.

Kunert HJ, Drücke HW, Saß H, Herpertz SC (2003). Frontal lobe dysfunctions in borderline personality disorder? J Personal Disord; 17: 497–509.

Lang PJ, Greenwald MK (1988). The international affective picture system standardization procedere und initial group results for affective judgement. Gainsville, University of Florida, Center for Research and Psychophysiology.

Lang PJ, Bradley MM, Cuthbart BN (1997). Motivated attention: affect, activation and action. In: Lang P, Simons R, Balaban M (eds). Attention and Orienting: Sensory and Motivations Processes. Mahwah, NJ: Erlbaum; 97–136.

Langbehn DR, Cadoret RJ (2001). The adult antisocial syndrome with and without antecedent conduct disorder: comparisons from an adoption study. Compr Psychiatry; 42: 272–82.

Laucht M (2001). Antisoziales Verhalten im Jugendalter: Entstehungsbedingungen und Verlaufsformen. Z Kinder Jugendpsychiatrie Psychother; 29: 297–311.

Laucht M, Schmidt MH (2004). Mütterliches Rauchen in der Schwangerschaft: Risikofaktor für eine ADHS des Kindes? Z Kinder Jugendpsychiatrie Psychother; 33: 3–4.

Laucht M, Becker K, El-Faddagh M, Hohm E, Schmidt MH (2005). Association of the DRD4 exon III polymorphism with smoking in fifteen-year-olds: a mediating role for novelty seeking? J Am Acad Child Adolesc Psychiatry; 44: 477–84.

Lenzenweger MF, Johnson MD, Willett JB (2004). Individual growth curve analysis illuminates stability and change in personality disorder features: the longitudinal study of personality disorders. Arch Gen Psychiatry; 61: 1015–24.

Lesch KP, Bengel D, Heils A. Sabol SZ, Greenberg BD, Petri S, Benjamin J, Muller CR, Hamer DH, Murphy DL (1996). Association of anxiety-related traits with a polymorphism in the serotonin transporter gene regulatory region. Science; 274: 1527–31.

Levy KN, Becker DF, Grilo CM, Mattanah JJ, Garnet KE, Quinlan DM, Edell WS, McGlashan TH (1999). Concurrent and predictive validity of the personality disorder diagnosis in adolescent inpatients. Am J Psychiatry; 156: 1522–8.

Lieb K, Zanarini MC, Schmal C, Linehan MM, Bohus M (2004). Borderline personality disorder. Lancet; 364: 453–61.

Linehan MM (1993). Cognitive-behavioral Treatment of Borderline Personality Disorder. New York: The Guilford Press.

Links PS (1992). Family environment and family psychopathology in the etiology of borderline personality disorder. In: Clarkin JF, Marziali E, Monroe-Blum H (eds). Borderline Personality Disorder. Clinical and empirical perspectives. New York: Guilford; 45–66.

Liu J, Raine A, Venables PH, Mednick SA (2004). Malnutrition at age 3 years and externalizing behavior problems at ages 8, 11, and 17 years. Am J Psychiatry; 161: 2005–13.

Livesley WJ, Jang KL, Vernon PA (1998). Phenotypic and genetic structure of traits delineating personality disorder. Arch Gen Psychiatry; 55: 941–8.

Loeber R, Burke JD, Lahey BB, Winters A, Zera M (2000). Oppositional defiant and conduct disorder: a review of the past 10 years, part I. J Am Acad Child Adolesc Psychiatry; 39: 1468–84.

Loranger AW (1999). International Personality Disorder Examination (IPDE): DSM-IV and ICD-10 modules. Odessa, FL: Psychological Assessment Resources.

Lyoo IK, Han MH, Cho DY (1998). A brain MRI study in subjects with borderline personality disorder. J Affect Disord; 50(2/3): 235–43.

Markovitz PJ (2004). Recent trends in the pharmacotherapy of personality disorders. J Personal Disord; 18: 90–101.

Martens WH (2004). Multisystemic therapy for antisocial juveniles: suggestions for improvement. Int J Offender Ther Comp Criminol; 48: 389–94.

McCloskey MS, Phan KL, Coccaro EF (2005). Neuroimaging and personality disorders. Curr Psychiatry Rep; 7: 65–72.

McEwen BS (2005). Glucocorticoids, depression, and mood disorders: Structural remodeling in the brain. Metabolism; 54: 20–3.

McGue M, Iacono WG (2005). The association of early adolescent problem behavior with adult psychopathology. Am J Psychiatry; 162: 1118–24.

Mehler-Wex C, Warnke A (2005). Aggressives und autoaggressives Verhalten, Impulskontrollstörung, Störung des Sozialverhaltens. In: Gerlach M, Warnke A, Wewetzer C (Hrsg). Neuro-Psychopharmaka im Kindes- und Jugendalter. Wien, New York: Springer; 201–8.

Mick E, Biederman J, Faraone S, Sayer J, Kleinman S (2002). Case-control study of attention-deficit hyperactivity disorder and maternal smoking, alcohol use, and drug use during pregnancy. J Am Acad Child Adolesc Psychiatry; 41: 378–85.

Miles DR, Carey G (1997). The genetic and environmental architecture of human aggression. J Person Soc Psychol; 72: 207–17.

Moffitt TE, Caspi A (2001). Childhood predictors differentiate life-course persistent and adolescence-limited antisocial pathways among males and females. Dev Psychopathol; 13: 355–75.

Moffitt TE, Caspi A, Dickson N, Silva PA, Stanton W (1996). Childhood-onset versus adolescent-onset antisocial conduct in males: Natural history from age 3 to 18. Dev Psychopathol; 8: 399–424.

Moffitt TE, Caspi A, Harrington H, Milne BJ (2002). Males on the life-course-persistent and adolescence-limited antisocial pathways: Follow-up at age 26 years. Dev Psychopath; 14: 179–207.

Muller JL, Sommer M, Wagner V, Lange K, Taschler H, Roder CH, Schuierer G, Klein HE, Hajak G (2003). Abnormalities in emotion processing within cortical and subcortical regions in criminal psychopaths: evidence from a functional magnetic resonance imaging study using pictures with emotional content. Biol Psychiatry; 54: 152–62.

Müller-Isberner R, Eucker S, Herpertz SC (2003). Dissoziale Persönlichkeitsstörung. In: Herpertz S, Saß H (Hrsg). Persönlichkeitsstörungen. Stuttgart: Thieme; 71–6.

Paris J (2000). Kindheitstrauma und Borderline-Persönlichkeitsstörung. In: Kernberg O, Dulz B, Sachsse U (Hrsg). Handbuch der Borderline-Störungen. Stuttgart, New York: Schattauer; 159–66.

Paris J, Zweig-Frank H, Guzder J (1994). Psychological risk factors for borderline personality in female patients. Compr Psychiatry; 35: 301–5.

Pietrini P, Guazzelli M, Basso G, Jaffe K, Grafman J (2000). Neural correlates of imaginal aggressive behavior assessed by positron emission tomography in healthy subjects. Am J Psychiatry; 157: 1772–81.

Pliszka SR, Carlson CL, Swanson JM (1999). ADHD with Comorbid Disorders, Clinical Assessment and Management. New York: The Guilford Press.

Pynoos RS, Steinberg AM, Ornitz EM, Goenjran AK (1997). Issues in the developmental neurobiology of traumatic stress. Ann NY Acad Sci; 821: 176–93.

Raine A, Lencz T, Bihrle S, LaCasse L, Colletti P (2000). Reduced prefrontal grey matter volume and reduced autonomic activity in antisocial personality disorder. Arch Gen Psychiatry; 57(2): 119–27.

Raine A, Mellingen K, Liu J, Venables P, Mednick SA (2003). Effects of environmental enrichment at ages 3-5 years on schizotypal personality and antisocial behavior at ages 17 und 23 years. Am J Psychiatry; 160: 1627–35.

Raine A, Moffitt TE, Caspi A, Loeber R, Stouthamer-Loeber M, Lynam D (2005). Neurocognitive impairments in boys on the life-course persistent antisocial path. J Abnorm Psychol; 114: 38–49.

Rathus JH, Miller AL (2002). Dialectical behavior therapy adapted for suicidal adolescents. Suic Life-Threaten Beh; 32: 146–57.

Remschmidt H (1992). Sogenannte Adoleszentenkrisen. In: Remschmidt H (Hrsg). Psychiatrie in der Adoleszenz. Stuttgart: Thieme; 278–83.

Renneberg B, Weiß M, Unger J, Fiedler P, Brunner R (2003). Ätiologische Faktoren der Borderline Persönlichkeitsstörung. Verhaltensther Verhaltensmed; 3: 347–64.

Resch F (1996). Entwicklungspsychopathologie des Kindes- und Jugendalters. Weinheim: Beltz Psychologie Verlags Union.

Rice ME, Haris GT, Cornier C (1992). Evaluation of a maximum security therapeutic community for psychopaths and other mentally disordered of fenders. Law Hum Behav; 16: 399–412.

Rohde-Dachser C (1996). Psychoanalytische Therapie bei Borderlinestörungen. In: Senf W, Broda M (Hrsg). Praxis der Psychotherapie. Stuttgart, New York: Thieme; 297–301.

Rowe R, Maughan B, Worthman CM, Costello EJ, Angold A (2004). Testosterone, antisocial behavior, and social dominance in boys: pubertal development and biosocial interaction. Biol Psychiatry; 55: 546–52.

Rutherford MJ, Cacciola JS, Alterman AI (1999). Antisocial personality disorder and psychopathy in cocaine-dependent women. Am J Psychiatry; 156: 849–56.

Rutter M (2005). Environmentally mediated risks for psychopathology: research strategies and findings. J Am Acad Child Adolesc Psychiatry; 44: 3–18.

Rutter M, Giller H, Hagell A (Hrsg) (1998). Antisocial Behavior by Young People. Cambridge: Cambridge University Press.

Scarpa A, Raine A (2004). The psychophysiology of child misconduct. Ped Ann; 33: 297–304.

Schmahl CG, Elzinga BM, Vermetten E, Sanislow C, McGlashan TH, Bremner JD (2003). Neural correlates of memories of abandonment in women with and without borderline personality disorder. Biol Psychiatry; 54: 142–51.

Schmahl CG, Vermetten E, Elzinga BM, Bremner JD (2004). A positron emission tomography study of memories of childhood abuse in borderline personality disorder. Biol Psychiatry; 55: 759–65.

Schneider F, Habel U, Kessler C, Posse S, Grodd W, Muller-Gartner HW (2000). Functional imaging of conditioned aversive emotional responses in antisocial personality disorder. Neuropsychobiology; 42: 192–201.

Seitz W, Rausche A (2004). Persönlichkeitsfragebogen für Kinder zwischen 9 und 14 Jahren. 4., überarb. u. neu normierte Aufl. Göttingen: Hogrefe.

Simonoff E, Elander J, Holmshaw J, Pickles A, Murray R, Rutter M (2004). Predictors of antisocial personality. B J Psychiatry; 184: 118–27.

Skodol AE, Siever LJ, Livesley WJ, Gunderson JG, Pfohl B, Widiger TA (2002). The borderline diagnosis II: biology, genetics, and clinical course. Biol Psychiatry; 51: 933–5.

Smith CA, Farrington DP (2004). Continuities in antisocial behavior and parenting across three generations. J Child Psychol Psychiatry; 45: 230–47.

Soler J, Pascual JC, Campins J, Barrachina J, Puigdemont D, Alvarez E, Pérez V (2005). Double-blind, placebo-controlled study of dialectical behavior therapy plus olanzapine for borderline personality disorder. Am J Psychiatry; 162: 1221–4.

Soloff PH, Meltzer CC, Greer PJ, Constantine D, Kelly TM (2000). A fenfluramine-activated FDG-PET study of borderline personality disorder. Biol Psychiatry; 47(6): 540–7.

Tebartz van Elst L, Hesslinger B, Thiel T, Geiger E, Haegele K, Lemieux L, Lieb K. Bohus M, Hennig J, Ebert D (2003). Frontolimbic brain abnormalities in patients with borderline personality disorder: a volumetric magnetic resonance imaging study. Biol Psychiatry; 54: 163–71.

Tiihonen J, Hodgins S, Vaurio O, Laakso M, Repo E, Soininen H et al. (2000). Amygdaloid volume loss in psychopathy. In: Society for Neuroscience 2000 Annual Meeting, New Orleans.

Torgersen S (2000). Genetics of patients with borderline personality disorder. Psychiatr Clin North Am; 23: 1–9.

Turgay A (2005). Treatment of comorbidity in conduct disorder with attention-deficit hyperactivity disorder (ADHD). Essent Psychopharmacol; 277–90.

Van Goozen SH, Matthys W Cohen-Kettenis PT, Thijssen JH, van Engeland H (1998). Adrenal androgens and aggression in conduct disorder prepubertal boys and normal controls. Biol Psychiatry; 15: 156–8.

White JL, Moffitt TE, Caspi A, Bartusch DJ, Needles DJ, Stouthamer-Loeber M (1994). Measuring impulsivity and examining its relationship to delinquency. J Abnorm Psychol; 103: 192–205.

Wittchen HU, Zaudig M, Fydrich T (1997). Strukturiertes Klinisches Interview für DSM-IV (SKID). Göttingen: Hogrefe.

Wood A, Trainor G, Rothwell J, Moore A, Harrington R (2001). Randomized trial of group therapy for repeated deliberate self-harm in adolescents. J Am Acad Child Adolesc Psychiatry; 40: 1246–53.

Zanarini MC, Frankenburg FR (2001). Olanzapine treatment of female borderline personality disorder patients: a double-blind, placebo-controlled pilot study. J Clin Psychiatry; 62: 849–54.

Zanarini MC, Yong L, Frankenburg FR, Hennen J, Reich DB, Marino MF, Vujanovic AA (2002). Severity of reported childhood sexual abuse and its relationship to severity of borderline psychopathology and psychosocial impairment among borderline inpatients. J Nerv Ment Dis; 190: 381–7.

Zanarini MC, Frankenburg FR, Hennen J, Reich DB, Silk KR (2005). Psychosocial functioning of borderline patients and axis II comparison subjects followed prospectively for six years. J Personal Disord; 19: 19–29.

Sachverzeichnis

H

J

K

Q

R

T

W

Kinder- und Jugendpsychiatrie und -psychotherapie

Blanz/Remschmidt/Schmidt/Warnke
Psychische Störungen im Kindes- und Jugendalter
Ein entwicklungspsychopathologisches Lehrbuch

2006. 582 Seiten, 7 Abb., 84 Tab., geb.
€ 99,– (D) / € 101,80 (A)
ISBN 978-3-7945-2175-3

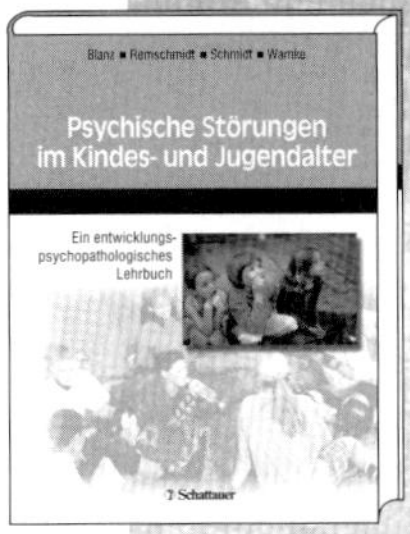

- Neues didaktisches Konzept: Praxisorientierte Klassifikation nach dem Verlauf der Störungen
- Einheitlicher Aufbau der störungsbezogenen Kapitel
- Systematische Darstellung der häufigsten Krankheitsbilder, ihre Ursachen und ihre Therapie auf gesicherter empirischer Grundlage

„Das Buch ist [ein] gelungenes, innovatives Werk" Recht & Psychiatrie, 1/2007

„Das ausgezeichnet strukturierte Lehrbuch gibt in sehr komprimierter Form jedoch einen fundierten Überblick über den aktuellen Wissensstand der Kinder- und Jugendpsychiatrie sowie -psychotherapie. Hervorheben möchte ich hier z. B. die nützlichen Hinweise auf die in den letzten Jahren immer wichtiger gewordenen Resilienzforschung, die sich u.a. mit den protektiven Faktoren in der Bewältigung schwieriger Konstellationen auseinandergesetzt hat." Forum, 1/2007

Schanze
Psychiatrische Diagnostik und Therapie bei Menschen mit Intelligenzminderung
Ein Arbeits- und Praxisbuch für Ärzte, Psychologen, Heilerziehungspfleger und -pädagogen

2007. 320 Seiten, 26 Abb., 53 Tab., kart., mit DVD
€ 49,95 (D) / € 51,40 (A)
ISBN 978-3-7945-2422-8

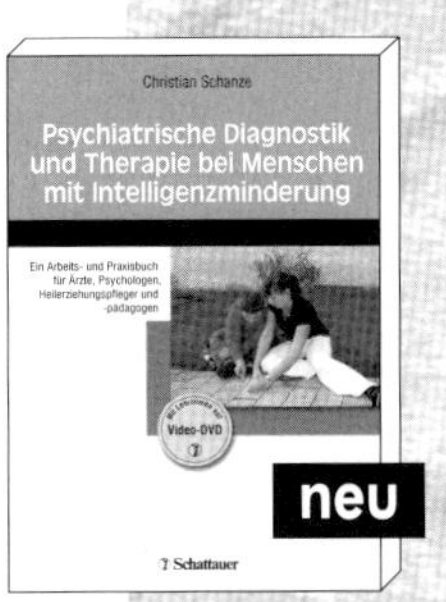

- Hoher Praxisbezug durch zahlreiche Kasuistiken
- Interdisziplinäres Werk für Fachärzte und Ärzte in Weiterbildung zum Facharzt für Psychiatrie und Psychotherapie, Psychologen, Heilerziehungspfleger und -pädagogen
- DVD mit Fallbeispielen und Therapieverfahren

Dieses Arbeitsbuch vermittelt erstmalig einen umfassenden und durch zahlreiche Kasuistiken praxisnahen Überblick über sämtliche psychiatrischen Störungsbilder bei Menschen mit Intelligenzminderung. Neben der psychopharmakologischen Behandlung und psychotherapeutischen Verfahren wird ausführlich auf die Pädagogik im Umgang mit intelligenzgeminderten Menschen eingegangen.

Remschmidt (Hrsg.)
Schizophrene Erkrankungen im Kindes- und Jugendalter
Klinik, Ätiologie, Therapie und Rehabilitation

2004. 199 Seiten, 17 Abb., 61 Tab., kart.
€ 29,95 (D) / € 30,80 (A)
ISBN 978-3-7945-2328-3

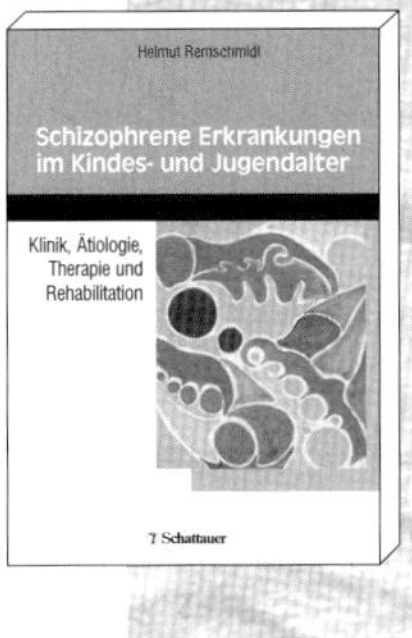

Der erste Teil des Buches beschäftigt sich mit der Klinik schizophrener Erkrankungen im Kindes- und Jugendalter und bezieht Möglichkeiten und Grenzen der Frühdiagnostik ebenso ein wie Differenzialdiagnostik und Verlaufsaspekte.

Der zweite Teil behandelt die Ätiologie der Erkrankungen, wobei hier auf genetische Ursachenforschung und neurobiologische Erkenntnisse Bezug genommen wird.

Der dritte und umfangreichste Teil beschäftigt sich mit der Therapie und Rehabilitation. In diesem Zusammenhang kommt den atypischen Neuroleptika ein besonderer Stellenwert zu. Die große Bedeutung von Psychotherapie und Rehabilitationsmaßnahmen als wichtiger Teil des Behandlungsplans wird in eigenen Beiträgen dargestellt. Ein spezielles Kapitel beschäftigt sich mit einem integrativen Behandlungssystem, in dem der niedergelassene Kinder- und Jugendpsychiater eine zentrale Rolle spielt.

Warnke/Lehmkuhl (Red.)
Kinder- und Jugendpsychiatrie und Psychotherapie in Deutschland
Die Versorgung von psychisch kranken Kindern, Jugendlichen und ihrer Familien

3. Aufl. 2003. 219 Seiten, 19 Abb., 8 Tab., kart.
€ 26,95 (D) / € 27,80 (A)
ISBN 978-3-7945-2247-7

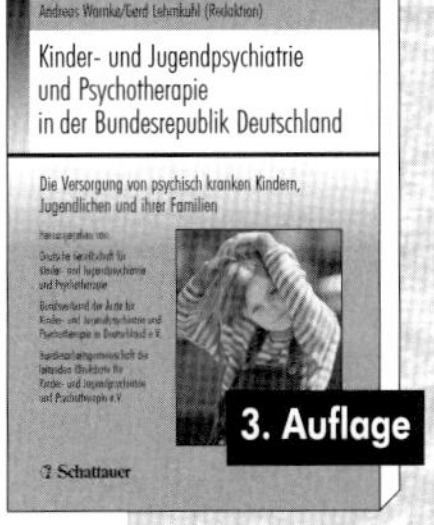

Herausgegeben von den Vorständen der Deutschen Gesellschaft für Kinder- und Jugendpsychiatrie und Psychotherapie, des Berufsverbandes der Ärzte für Kinder- und Jugendpsychiatrie und Psychotherapie in Deutschland und der Bundesarbeitsgemeinschaft der leitenden Klinikärzte für Kinder- und Jugendpsychiatrie und -psychotherapie

Das Buch dokumentiert die Versorgungssituation in Deutschland und betont die Notwendigkeit der interdisziplinären Zusammenarbeit, ohne die psychisch kranken Kindern, Jugendlichen und Heranwachsenden nicht wirksam geholfen werden kann. Es soll Informationen geben und dazu beitragen, dass die Kinder- und Jugendpsychiatrie entsprechend ihrer gesundheitspolitischen Bedeutung in ihrem Anliegen besser erkannt wird und mehr Förderung erfährt.

Schattauer

www.schattauer.de

Irrtum und Preisänderungen vorbehalten

Kinder- und Jugendpsychiatrie und -psychotherapie

Nissen (Hrsg.)

Psychische Störungen im Kindesalter und ihre Prognose

2004. 199 Seiten, 18 Abb., 19 Tab., kart.
€ 24,95 (D) / € 25,70 (A)
ISBN 978-3-7945-2305-4

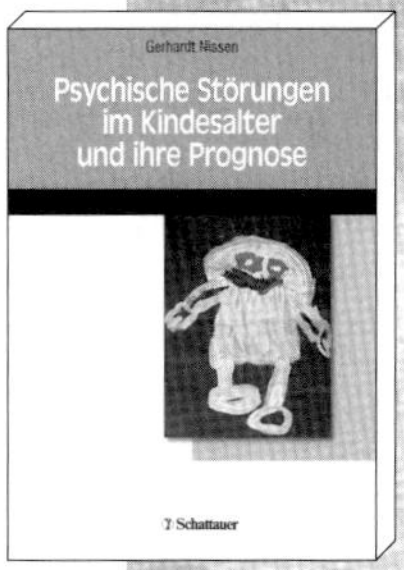

Durch pro- und retrospektive Studien ist es in den letzten Jahren gelungen, eine Reihe von Kriterien zu finden, die eine bessere Vorhersage über die Entwicklung psychischer Störungen bei Kindern und Jugendlichen erlauben. Von einer normalen oder einer gestörten psychischen Entwicklung hängen nicht nur Gesundheit oder Krankheit, sondern – noch mehr als früher – der Erfolg in der Schule und später im Beruf und damit Lebenserfolg und Zufriedenheit ab. Daher ist es verständlich, dass es immer dieselben Fragen sind, die an Therapeuten gerichtet werden:

„Geht das wieder vorüber?", „Kommt das wieder?", „Ist das damit erledigt?", „Was wird aus dem Kind werden?"

Das Buch gibt einen umfassenden Überblick über die wichtigsten Resultate neuerer Studien zu dieser Thematik. Darüber hinaus behandelt es Fragen zur Krankheitsentstehung aus der Perspektive der Kinder- und Jugendpsychiatrie und ihrer möglichst optimalen Behandlung.

Nissen/Warnke/Badura (Hrsg.)

Therapie altersabhängiger psychischer Störungen

2005. 165 Seiten, 7 Abb., 16 Tab., kart.,
€ 29,95 (D) / € 30,80 (A)
ISBN 978-3-7945-2426-6

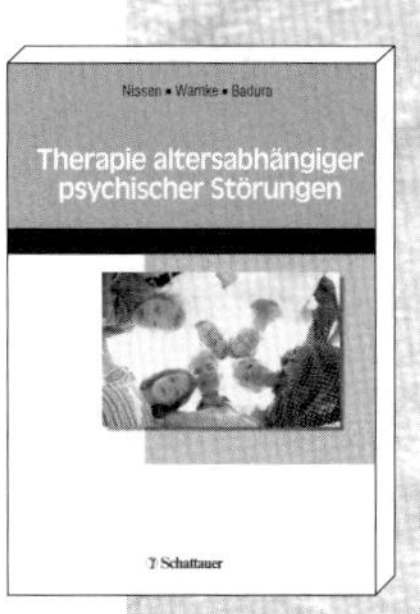

- Überblick über die wichtigsten psychischen Erkrankungen vom Kleinkind bis zum Senior
- Praxisorientierte Darstellung neuer Therapiekonzepte
- Von den führenden Experten ihres Fachgebietes geschrieben

Die Herausgeber und ihre Autoren, alle renommierte Experten ihres jeweiligen Fachgebietes, stellen anschaulich und praxisbezogen die Behandlungsmöglichkeiten vor. Sie konzentrieren sich dabei auf die wichtigsten und häufig vorkommenden psychischen Erkrankungen bei Kindern, Jugendlichen und Erwachsenen. Dem Leser wird ein breites Spektrum an Therapieansätzen präsentiert: von der Eltern-Kind-Psychotherapie im Säuglingsalter über Behandlungsmaßnahmen bei z.B. Essstörungen, ADHS und Psychosen im Kindes- und Jugendalter bis zu psychischen Störungen im Alter.

Häßler/Fegert (Hrsg.)

Geistige Behinderung und seelische Gesundheit

Kompendium für Ärzte, Psychologen, Sozialarbeiter und Pflegekräfte

2005. 291 Seiten, 41 Abb., 36 Tab., kart.
€ 36,95 (D) / € 38,– (A)
ISBN 978-3-7945-2338-2

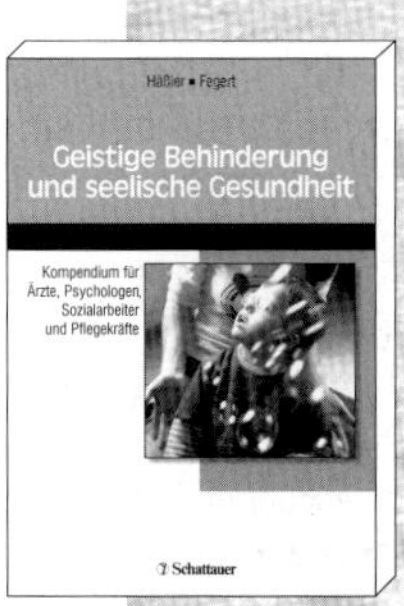

Dieses Buch richtet sich an alle Personen, die in der Betreuung geistig Behinderter tätig sind. Es vermittelt dem Leser den aktuellen Wissens- und Diskussionsstand der gesundheitlichen Probleme, die mit geistiger Behinderung assoziiert sind.

In besonderer Weise wird ein Bogen geschlagen von der historischen Betrachtung der geistigen Behinderung über medizinische Aspekte, ethische Prinzipien und rechtliche Schutzbestimmungen sowie Therapiemöglichkeiten im Rahmen ambulanter und stationärer Versorgungssysteme einschließlich moderner Pharmakotherapien. Erstmalig finden in einem solchen Kontext die Themen Sexualität und Alkohol Beachtung. Ebenfalls beschrieben werden Epilepsien und deren effektive multimodale Behandlung bei Menschen mit geistiger Behinderung.

Häßler/Rebernig/Schnoor/Schläfke/Fegert (Hrsg.)

Forensische Kinder-, Jugend- und Erwachsenenpsychiatrie

Aspekte der forensischen Begutachtung

2003. 271 Seiten, 52 Abb., 27 Tab., kart.
€ 44,95 (D) / € 46,30 (A)
ISBN 978-3-7945-2217-0

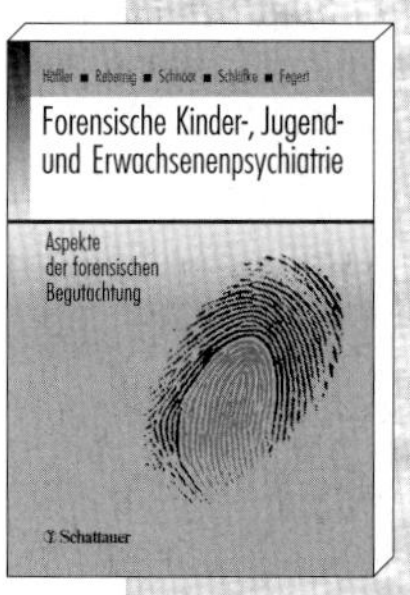

Die Qualität der forensischen Begutachtung gerät, wenn es zu Fehleinschätzungen gekommen ist, in der Öffentlichkeit in ein kritisches Licht. In den meisten Fällen baut die richterliche Entscheidung auf einem psychiatrisch-psychologischen Prognosegutachten auf. Deshalb hat die so entstandene Gesetzeslage auch in der forensisch-psychiatrischen Fachwelt eine neue Diskussion um Gutachtenstandards, Qualitätsmerkmale sowie die Möglichkeit bzw. Unmöglichkeit, über Prädiktoren und Checklisten Prognosesicherheit zu erzielen, ausgelöst.

In diesem Band geht es um Begutachtungsqualität und die interdisziplinäre Herangehensweise bei so genannten gefährlichen Straftätern. Die Autoren befassen sich mit der Verantwortung und den Risiken aller am Prozess forensischer Begutachtung und der Therapien in den Maßregelvollzugseinrichtungen Beteiligten.

Schattauer

www.schattauer.de

Irrtum und Preisänderungen vorbehalten